Naunyn-Schmiedebergs
Archiv für Pharmakologie
und Experimentelle Pathologie

Herausgeber	**L. Heilmeyer,** Ulm
	H. Herken, Berlin
	P. Holtz, Frankfurt/M.
	F. Lembeck, Tübingen
	L. Lendle, Göttingen
Beirat	H. Blaschko, Oxford G. Kuschinsky, Mainz
	N. Brock, Brackwede/Westf. F. Markwardt, Erfurt
	F. Brücke, Wien G. Peters, Lausanne
	W. Feldberg, London K. Repke, Berlin
	H. Kewitz, Berlin H. J. Schümann, Essen
	H. Konzett, Innsbruck M. Vogt, Cambridge
	O. Krayer, Boston W. Wilbrandt, Bern

Band 262 · 1969

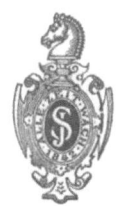

Springer-Verlag Berlin Heidelberg GmbH

Alle Rechte, einschließlich das der Übersetzung in fremde Sprachen und das der fotomechanischen Wiedergabe oder einer sonstigen Vervielfältigung, vorbehalten. Jedoch wird gewerblichen Unternehmen für den innerbetrieblichen Gebrauch nach Maßgabe des zwischen dem Börsenverein des Deutschen Buchhandels e. V. und dem Bundesverband der Deutschen Industrie abgeschlossenen Rahmenabkommens die Anfertigung einer fotomechanischen Vervielfältigung gestattet. Wenn für diese Zeitschrift kein Pauschalabkommen mit dem Verlag vereinbart worden ist, ist eine Wertmarke im Betrage von DM 0,30 pro Seite zu verwenden. *Der Verlag läßt diese Beträge den Autorenverbänden zufließen.*

Die Wiedergabe von Gebrauchsnamen, Handelsnamen, Warenbezeichnungen usw. in dieser Zeitschrift berechtigt auch ohne besondere Kennzeichnung nicht zu der Annahme, daß solche Namen im Sinne der Warenzeichen- und Markenschutz-Gesetzgebung als frei zu betrachten wären und daher von jedermann benutzt werden dürften.

ISBN 978-3-662-38809-9   ISBN 978-3-662-39718-3 (eBook)
DOI 10.1007/978-3-662-39718-3

Springer-Verlag Berlin Heidelberg
Ursprünglich erschienen bei Springer-Verlag Berlin Heidelberg New York 1969.
Softcover reprint of the hardcover 1st edition 1969

Inhaltsverzeichnis

Seite

ANDRES, H., s. FORTH, W., et al. 53
BABILLI, S., s. VOGT, W., et. al. 124
BALDAUF, J., H. IVEN und G. ZETLER: Verteilung von darmkontrahierenden Peptiden im menschlichen Gehirn 453
BAUMEISTER, R., s. SCHIEVELBEIN, H., et al. 358
BODAMMER, G.: Untersuchungen über den Mechanismus der Blutdruckwirkung des Anaphylatoxins bei Katzen und Meerschweinchen 197
BRADE, W., H. HERKEN und H. J. MERKER unter Mitarbeit von W. DRESCHER: Schädigung und Regeneration renaler Tubuluszellen nach Folsäuregabe .. 228
BRUCHHAUSEN, F. v., I. KAISER und H. HERKEN: Über Wirkungen von N-Amidino-3,5-diamino-6-chloro-pyrazin-carboxamid (Amilorid) auf den Glucosetransport und den Leucineinbau in Proteine des epididymalen Fettgewebes der Ratte 139
— und J. STREUBEL: Wirkungen von Amilorid und Triamteren auf die Lipolyse und den durch Enzyme induzierten Glucosetransport isolierter Fettzellen 251
BÜCH, H., s. RUMMEL, W., et al. 366
BURGER, A., A. PHILIPPU und H. J. SCHÜMANN: ATP-Spaltung und Aminaufnahme durch Milznervengranula 208
BUZELLO, W., s. RUMMEL, W., et al. 366
DRESCHER, W., s. BRADE, W., et al. 228
FORTH, W., E. FURUKAWA und W. RUMMEL unter Mitarbeit von H. ANDRES: Intestinale Resorption von Herzglykosiden in vitro und in vivo 53
FÜLGRAFF, G., O. HEIDENREICH, K. HEINTZE und H. OSSWALD: Die Wirkung von α- und β-Sympathomimetica und Sympatholytica auf die renale Exkretion und Resorption von Flüssigkeit und Elektrolyten in Ausscheidungs- und Mikropunktionsversuchen an Ratten 295
FURUKAWA, E., s. FORTH, W., et al. 53
GARBE, G., s. VOGT, W., et al. 399
GÜNTHER, R.: Der Einfluß von Chelatbildnern auf die Verteilung und Ausscheidung von Radioeisen bei der Ratte 405
HABERMANN, E., K. O. RÄKER und G. ZEUNER: Solid-phase-Radioimmunassay und Blutspiegel von Staphylokokken-α-Toxin 165
HASSELBLATT, A.: Die Hemmung der Ketogenese im Lebergewebe durch Tolbutamid und Glykodiazin in vitro 152
— Elevated Plasma Corticosterone and Increased Hepatic Gluconeogenesis in Fasting Rats Following 3,5-Dimethylisoxazole 441
— s. MÜLLER-OERLINGHAUSEN, B., et al. 17
— s. POSER, W., et al. 42
HEIDENREICH, O., s. FÜLGRAFF, G., et al. 295
HEINTZE, K., s. FÜLGRAFF, G., et al. 295
HENATSCH, H.-D., s. TAN, Ü. 337
HERKEN, H., s. BRADE, W., et al. 228
— s. BRUCHHAUSEN, F. v., et al. 139
HOFMANN, P., und U. WOLLERT: Die Verteilung des Progesteron-3,20-bisguanylhydrazon und des Dodecandion-2,11-bisguanylhydrazon im Meerschweinchenorganismus 484
IVEN, H., s. BALDAUF, J., et al. 453
JAHNS, R., s. MÜLLER-OERLINGHAUSEN, B., et al. 17

JURNA, I., and G. LANZER: Inhibition of the Effect of Reserpine on Motor Control by Drugs which Influence Reserpine Rigidity 309
KABELA, E., s. MENDEZ, R., et al. 325
KAISER, F., und W. SCHAUMANN: Stoffwechsel von Derivaten des Helveticosids und Helveticosols 87
KAISER, I., s. BRUCHHAUSEN, F. v., et al. 139
KALLER, H., s. STOEPEL, K., et al. 189
KÖHLER, E., s. NEUBERT, D., et al. 264
KRIEGLSTEIN, J.: Über die Wechselbeziehung der Plasma- und Gewebsproteinbindung von Promazin, untersucht an der isoliert perfundierten Rattenleber 474
— und G. KUSCHINSKY: Über die Wechselwirkung von Phenothiazinderivaten mit Rinderserumalbumin 1
KRONEBERG, G., s. STOEPEL, K., et al. 189
KÜNZEL, B., und B. MÜLLER-OERLINGHAUSEN: Wirkung von Testosteron und einem Anti-Androgen (Cyproteronacetat) auf die Glucuronidbildung in der Rattenleber. 112
— s. MÜLLER-OERLINGHAUSEN, B., et al. 17
KUNZE, H., s. VOGT, W., et al. 124
KUSCHINSKY, G., s. KRIEGLSTEIN, J. 1
KUSCHINSKY, K.: Über die Bindungseigenschaften von Plasmaproteinen für Herzglykoside. 388
— und P. A. VAN ZWIETEN: Über das Verhalten von Digoxin, Digitoxin und Digitoxigenin in isoliertem Herzgewebe und im Plasma von Meerschweinchen nach Reserpin-Vorbehandlung 463
LANZER, G., s. JURNA, I. 309
LIBÁNSKÁ, R., s. MAŠEK, K., et al. 419
LUFFT, E., s. VOGT, W., et al. 124
MARTÍNEZ-LÓPEZ, M., s. MENDEZ, R., et al. 325
MAŠEK, K., J. LIBÁNSKÁ, R. NOSÁL, and H. RAŠKOVÁ: The Effect of Staphylococcal α-Toxin on Blood Platelets 419
MENDEZ, R., E. KABELA, G. PASTELIN, M. MARTÍNEZ-LÓPEZ, and S. SÁNCHEZ-PÉREZ: Antiarrhythmic Actions of Clemizole as Pharmacologic Evidence for a Circus Movement Mechanism in Atrial Flutter 325
MERKER, H. J., s. BRADE, W., et al. 228
MEYER, U., s. VOGT, W., et al. 124
MÖNKEMEIER, D., s. ZETLER, G., et al. 97
MÜLLER-OERLINGHAUSEN, B., R. JAHNS, B. KÜNZEL und A. HASSELBLATT: Die Wirkung von Tolbutamid auf Blutglucose und Glucuronsäurekonjugation im Lebergewebe normaler und adrenalektomierter Mäuse 17
— s. KÜNZEL, B.. 112
NETTER, K. J.: Untersuchungen zur mikrosomalen Naphthalinhydroxylierung 375
NEUBERT, D., ST. TESKE, M. SCHMIEDER, E. KÖHLER und E. OBERDISSE: Vergleichende Untersuchungen über die DNA-Polymerase-Aktivität in isolierten Mitochondrien und Kernen von Wirbeltierzellen 264
NEUROHR, O., s. RUMMEL, W., et al. 366
NOSÁL, R., s. MAŠEK, K., et al. 419
OBERDISSE, E., s. NEUBERT, D., et al.. 264
OSSWALD, H., s. FÜLGRAFF, G., et al. 295
PASTELIN, G., s. MENDEZ, R., et al.. 325
PHILIPPU, A., s. BURGER, A., et al. 208
POSER, W., A. HASSELBLATT und U. SCHWABE: Die blutzuckersenkende Wirkung von Sulfafurazol und Sulfamethoxazol an der Ratte 42
RÄKER, K. O., s. HABERMANN, E., et al.. 165
RAŠKOVÁ, H., s. MASEK, K., et al. 419
RATAPONGS, CH.: In vitro-Untersuchungen zur Wirkung von Chromomycin A_3 auf den Nucleinsäurestoffwechsel von Ehrlich-Ascitestumorzellen . . . 183
RUMMEL, W., H. BÜCH, W. BUZELLO und O. NEUROHR: Durchtritt von Pharmaka durch nichtporöse Membranen aus Gummi und Kunststoff . . 366
— s. FORTH, W., et al. 53

Inhaltsverzeichnis

SÁNCHEZ-PÉREZ, S., s. MENDEZ, R., et al. 325
SCHAUMANN, W., und R. WEGERLE: Verbesserung der Resorption von Helveticosid und Helveticosol durch Substitution der Hydroxylwasserstoffe an der Digitoxose 73
— s. KAISER, F. 87
SCHIEVELBEIN, H., E. WERLE, E. K. SCHULZ und R. BAUMEISTER: The Influence of Tobacco Smoke and Nicotine on Thiocyanate Metabolism . . . 358
SCHMIEDER, M., s. NEUBERT, D., et al. 264
SCHÜMANN, H. J., s. BURGER, A., et al. 208
SCHULZ, E. K., s. SCHIEVELBEIN, H., et al. 358
SCHWABE, U., s. POSER, W., et al. 42
SEIDEL, G., und W. VOGT: Kininogenspezifität von acetonaktiviertem menschlichem Plasmakallikrein 135
SEWING, K.-FR.: Aufnahme und Verteilung von ^{14}C-L-Glutaminsäure in der Magenschleimhaut von Katzen. 428
STOEPEL, K., H. KALLER und G. KRONEBERG: Quantitative Bestimmung der Wirksamkeit von Hochdruckmittel-Kombinationen 189
STREUBEL, J., s. BRUCHHAUSEN, F. v. 251
TAN, Ü., und H.-D. HENATSCH: Wirkungen von Imipramin auf die spinalmotorischen Extensor- und Flexor-Systeme der Katze 337
TESKE, ST., s. NEUBERT, D., et al. 264
VOGT, W., U. MEYER, H. KUNZE, E. LUFFT und S. BABILLI: Entstehung von SRS-C in der durchströmten Meerschweinchenlunge durch Phospholipase A. Identifizierung mit Prostaglandin 124
— N. ZEMAN und G. GARBE: Histaminunabhängige Wirkungen von Anaphylatoxin auf glatte Muskulatur isolierter Organe 399
— s. SEIDEL, G. 135
WATANABE, M.: Eine Modifikation des isolierten N. hypogastricus-Vas deferens-Präparates vom Meerschweinchen für die Prüfung von ganglionären Wirkungen 221
WEGERLE, R., s. SCHAUMANN, W. 73
WELLHÖNER, H.-H.: Spinale Wirkungen von Apamin 29
WERLE, E., s. SCHIEVELBEIN, H., et al. 358
WIECHELL, H., s. ZETLER, G., et al. 97
WOLLERT, U., s. HOFMANN, P. 484
ZEMAN, N., s. VOGT, W., et al. 399
ZETLER, G., D. MÖNKEMEIER und H. WIECHELL: Peptid-Receptoren für Tachykinine in der Tuba uterina des Menschen 97
— s. BALDAUF, J., et al. 453
ZEUNER, G., s. HABERMANN, E., et al. 165
ZWIETEN, P. A. VAN, s. KUSCHINSKY, K. 463

Hinweise für die Autoren

1. Die Manuskripte werden maschinengeschrieben, mit weitem Zeilenabstand, breitem Rand und auf einseitig beschriebenen Blättern erbeten. Sie sollen formal wie inhaltlich so durchgearbeitet sein, daß Änderungen in den Korrekturabzügen unnötig sind. Mit Korrekturkosten in Höhe von mehr als 10% der Satzkosten werden die Autoren belastet.

2. Die Arbeiten müssen sorgfältig in einfacher klarer Sprache und *ohne Wiederholungen* abgefaßt sein. Ausführliche historische Einleitungen sind zu vermeiden. Die Fragestellung kann durch wenige Sätze klargelegt werden. Der Anschluß an frühere Behandlungen des Themas ist durch Hinweis auf die letzten Literaturzusammenstellungen (in Monographien, „Ergebnissen", Handbüchern) herzustellen. Der Weg, auf dem die Resultate gewonnen wurden, muß klar erkennbar sein; jedoch hat eine ausführliche Darstellung der Methodik nur dann Wert, wenn sie wesentlich Neues enthält.

3. Jeder Arbeit ist eine kurze **Zusammenfassung** der wesentlichen Ergebnisse 1. in einer sprachlich einwandfreien englischen, 2. wenn gewünscht, auch in einer deutschen Fassung voranzustellen. Die englische und deutsche Zusammenfassung sollen nicht mehr als je eine $3/4$ Schreibmaschinenseite DIN A4 (nicht mehr als 250 Wörter) einnehmen. Für deutsche Artikel wird eine englische Übersetzung des Beitragstitels erbeten.

4. Am Kopf jeden Manuskriptes sollen bis zu **5 Key-Words** (in Deutsch und Englisch), die für den Inhalt bzw. die Einordnung der Arbeit unter Sachgebiete charakteristisch sind, vermerkt werden. Es sind möglichst Stichwörter des Index Medicus zu verwenden. Wenn sie dort nicht vorhanden sind (z. B. bei Untersuchung neuer Arzneistoffgruppen), dann können auch andere Key-Words angegeben werden, die sich an das Prinzip des Index Medicus halten.

5. Von jeder Versuchsart bzw. jedem Tatsachenbestand genügt in der Regel nur *ein* Protokoll (Krankengeschichten, Sektionsbefunde, Versuch) im Telegrammstil. Das übrige Beweismaterial kann im Text oder, wenn dies nicht zu umgehen ist, in Tabellenform gebracht werden; dabei müssen aber zu umfangreiche tabellarische Zusammenstellungen unbedingt vermieden werden. Es wird empfohlen, durch eine Fußnote darauf hinzuweisen, in welchem Institut das gesamte Beweismaterial eingesehen oder angefordert werden kann.

6. Die **Abbildungen** müssen auf ein für das *Verständnis des Textes* unerläßliches Minimum beschränkt werden. (Ruß-)Kurven, Diagramme, Reproduktionen von optischen Registrierungen etc., *die nur zur Illustration von Befunden dienen* und ohne weiteres im Text beschrieben werden können, werden zurückgewiesen. Unzulässig ist neben der Bildbeschriftung eine ausführliche Befundbeschreibung im Text, ebenso eine doppelte Wiedergabe des gleichen Tatbestandes in Tabelle *und* Kurve. Farbige sowie bereits anderwärts veröffentlichte Bilder können in der Regel nicht aufgenommen werden. Als **Vorlagen** werden Originalkurven oder saubere, in klarem Schwarz und in einheitlicher Linienstärke angelegte Tuschzeichnungen erbeten (falls der Autor dazu nicht in der Lage ist, genügen klar leserliche Skizzen, die vom Verlag umgezeichnet werden). Für Halbtonbilder (Photos, Mikrophotos, Rußkurven) sind saubere, scharfe, tonwertreiche und genaue rechtwinklig beschnittene Hochglanzabzüge einzureichen, für Halbtonzeichnungen die Originale.

Die **Beschriftung** der Abbildungen mit Buchstaben oder Ziffern erfolgt **durch den Verlag**. Die Hinweise hierfür sollen keinesfalls in der Abbildung selbst, sondern auf einem darüberliegenden transparenten Deckblatt angegeben werden. Dort sind auch *Abstriche* oder gewünschte *Bildausschnitte* zu bezeichnen. Hinweispfeile oder -linien sind ebenfalls auf dem Deckblatt anzubringen, wobei die Endpunkte durch Einstich mit einer feinen Nadel auf der darunterliegenden Originalvorlage fixiert werden sollen. Es empfiehlt sich ferner, auf dem Deckblatt wichtige Abbildungspartien zu kennzeichnen, damit die Kunstanstalt bei der Ätzung ihr besonderes Augenmerk darauf richten kann. Jede Abbildung sollte mit einer knappen, klaren **Unterschrift** versehen sein. Die Legenden gehören zum Text und sind diesem als Anhang anzufügen.

7. Im **Literatur-Verzeichnis** sollen nur im Text berücksichtigte Arbeiten angeführt werden. Bei Zeitschriften-Artikeln sind folgende Angaben unerläßlich: Initialen und Namen sämtlicher Autoren, Zeitschriften-Titel in der Abkürzung nach den World Medical Periodicals, **vollständiger Titel der Arbeit**, Band-, Seiten- (möglichst auch End-Seitenzahl) und Jahreszahl. Bücher werden mit Autorennamen, vollem Titel, Auflage, Ort, Verlag und Jahr zitiert.

Die Zitate sind am Schluß der Arbeit nach dem Namen des jeweils ersten Autors *alphabetisch* anzuordnen; mehrere Beiträge eines Verfassers oder des gleichen Verfasser-Teams werden chronologisch aufgeführt.

Bei größeren Literaturverzeichnissen wird empfohlen, die Arbeiten durchzunumerieren und im Text jeweils nur die entsprechende Nummer zu bringen, bei kleineren dagegen im Text den Namen des Autors und die Jahreszahl der Arbeit (nötigenfalls ergänzt durch a, b und c) anzugeben.

8. Methodik, Protokolle und weniger wichtige Abschnitte sollten für **Kleindruck** vorgemerkt werden. Kleindruck bedeutet infolge der höheren Satzkosten keine Ersparnis, sondern soll lediglich zur besseren Gliederung dienen.

9. **Fußnoten**, die nicht zum Beitragskopf gehören, sind durchzunumerieren.

10. Der **Kolumnentitel** (Seitenüberschrift) darf 67 Buchstaben einschließlich Wortzwischenräume nicht überschreiten. Bei umfangreicheren Beitragstiteln wird der Autor gebeten, eine entsprechende Kurzfassung auf der ersten Manuskriptseite anzugeben.

11. Das Zerlegen einer Arbeit in mehrere Mitteilungen, um den Anschein größerer Kürze zu erwecken, ist unzulässig.

12. Bei der Aufführung von Arzneimitteln ist der Internationale Freiname (generic name) zu verwenden. In der Methodik soll auch der Handelsname sowie die chemische Zusammensetzung und die Herstellerfirma angegeben werden.

13. Doppeltitel sind aus bibliographischen Gründen unerwünscht. Das gilt insbesondere, wenn die Autoren in Ober- und Untertitel nicht die gleichen sind.

Instructions to Authors

1. Manuscripts must be typed on one side of the sheet only, double spaced with a broad margin. The paper must be in its final version so as to keep corrections in the proofs to a minimum. Costs of corrections exceeding 10% of composition costs will be charged to the author.

2. Articles must be written clearly and concisely. Detailed historical introductions should be avoided. Problems to be dealt with should be stated briefly. References to previous literature on the same subject should be made by citing the most recent bibliographies (monographs, reviews, handbooks). How the results were obtained should be set forth clearly; however, a detailed account of the methods used is of value only if something essentially new is described.

3. All articles should be preceded by a brief **summary** of the essential results in correct English. A German summary may be added if desired. The English and German summaries each should not exceed $^3/_4$ of a typed DIN A4 page (not more than 250 words). For German articles an English translation of the title is requested.

4. In the heading up to five **key-words** (in German and English) characteristic of the contents and of the relevant field should be indicated. Key-words should as far as possible be taken from the Index Medicus or failing this (e.g. when testing new drugs types), composed on the same principle.

5. Normally *one* brief statement of each category of experimental data or newly established fact (case history, test, necropsy finding) is sufficient. Other evidence may be given in the text or, if this is impracticable, in tabular form. Extensive tables must be avoided. Authors are advised to indicate by a footnote where the complete available evidence can be inspected or requested.

6. The number of **illustrations** must be kept to a minimum. Graphs and diagrams optical records etc. which can easily be described in the text will not be accepted.

Extensive legends to figures *and* detailed elaborations of the same material in the text are not admissible. Neither should data be duplicated in both graphs *and* tables. As rule coloured illustrations and pictures already published cannot be accepted. Line drawings and graphs should be drawn with deep black Indian ink on smooth white paper or Bristol board. (If the author is unable to supply such drawings, clear sketches may be sent for redrawing by the publisher.) For half-tone reproduction (photographs, micrographs, kymograph tracing) clear glossy prints trimmed precisely at right angles and of high quality with sharp contrast should be submitted. Half-tone drawings must be submitted as originals.

The **publisher will attend to the lettering** of illustrations with letters or numerals. Instructions for this should on no account be given in the illustration itself, but on a transparent cover sheet on which cropping should be marked. Indicator arrows or lines should also be made on the cover sheet and the endpoints marked on the original by pin-pricks; moreover, important sections of the illustration may be indicated for special attention by the engraver.

Each illustration should have a concise descriptive **legend.** Legends should follow the text in the manuscript.

7. All papers mentioned in the text, and only these, should be cited in the **bibliography.** The following information should be provided for journal articles: last names and initials of all authors, **complete title of paper,** name of journal (abbreviated in accord with World Medical Periodicals), number of volume, first and last pages and year of publication. Books are cited by authors' names, full title, edition, place of publication, publisher and year.

The bibliography to be placed at the end of the paper should be in *alphabetical* order by last names. Several publications by the same authors or group of authors should be listed in chronological order; those that appear in the same year should be distinguished by the suffixes a, b, c, etc.

If the bibliography is very voluminous the references should be numbered and only the numbers cited in the text; in all other cases in the text, names of authors should be followed by the year of publication (in parentheses).

8. Accounts of methods, record, and other less important sections, should be marked for **small print,** not in order that printing costs be reduced—they are not—but that a clearer arrangement of the article be facilitated.

9. **Footnotes** which do not refer to the heading of the article should be numbered consecutively and typed on a separate sheet.

10. The **running title** (page headings) must not exceed 67 letters including spaces. For longer titles a suitable shorter version should be given on the first page of the manuscript.

11. Unusual length does not preclude publication of an otherwise acceptable article; division into several reports to simulate brevity is not advisable.

12. When citing medicine the international generic name is to be used. In the paragraph "Methods" the trade name as well as the chemical compound and the producer should be indicated.

13. Double titles are undesirable for bibliographic reasons especially where the authors in the main and in the subheading are not the same.

Über die Wechselwirkung von Phenothiazinderivaten mit Rinderserumalbumin * ** ***

J. KRIEGLSTEIN und G. KUSCHINSKY

Pharmakologisches Institut der Universität Mainz
(Direktor: Prof. Dr. G. KUSCHINSKY)

Eingegangen am 5. August 1968

The Interaction of Phenothiazine Derivatives with Bovine Serum Albumin

Summary. 1. The degree of binding of acepromazine, promazine, methopromazine, chlorpromazine and triflupromazine to bovine serum albumin was determined by gel filtration on Sephadex® columns.
2. Some characteristics of this type of binding are given. These are the proportion of the drug bound, the overall binding constant K_1, the apparent binding constant k^+, and the free energy ΔF^0. The binding capacity of a 1% solution of bovine serum albumin for different phenothiazines increases in the order given above.
3. The partition coefficients (n-heptane/buffer solution pH 7.4) are correlated to the degree of protein binding only in some of the compounds studied.
4. The protein binding of promazine varies with the pH of the solution especially in the range of pH 6.8 to 8.0.
5. The ways of presenting the results of binding experiments as well as the influence of various substituents and of the pH of the solution are discussed.

Key-Words: Protein Binding — Phenothiazine Derivatives.

Zusammenfassung. 1. Die Bindung von Acepromazin, Promazin, Methopromazin, Chlorpromazin und Triflupromazin an Rinderserumalbumin wurde mit Hilfe der Sephadexgelfiltration bestimmt.
2. Die Wechselwirkung wird charakterisiert durch den prozentualen Anteil an freiem bzw. gebundenem Pharmakon, die Gesamtbindungskonstante K_1, die apparente Bindungskonstante k^+, und die freie Reaktionsenergie ΔF^0. Das Bindungsvermögen einer 1%igen Rinderserumalbuminlösung nimmt in der oben angegebenen Reihenfolge der Derivate zu.
3. Die Verteilungskoeffizienten zwischen n-Heptan und Pufferlösung pH 7,4 sind nur zum Teil mit der Eiweißbindung der untersuchten Verbindungen korreliert.
4. Die Promazineiweißbindung ist zwischen pH 6,8 und 8,0 stark vom pH-Wert der Lösung abhängig.

---
* Herrn Professor Dr. L. LENDLE zum 70. Geburtstag gewidmet.
** Über einen Teil der Ergebnisse wurde auf der 9. Frühjahrstagung der Deutschen Pharmakologischen Gesellschaft in Mainz, März 1968, berichtet (KRIEGLSTEIN u. KUSCHINSKY).
*** Die Arbeit wurde mit Unterstützung der Deutschen Forschungsgemeinschaft durchgeführt.

5. Die geläufigen Darstellungsmethoden für Eiweißbindungsversuche, sowie der Einfluß der einzelnen Substituenten und des pH-Werts der Lösung auf die Eiweißbindung werden diskutiert.

Schlüsselwörter: Eiweißbindung — Phenothiazinderivate.

Die meisten Arzneimittel sind in unterschiedlichem Maße an die Eiweißkörper des Serums gebunden. Durch das Ausmaß dieser Bindung werden Wirkungseintritt, Wirkungsdauer, Stoffwechsel und Ausscheidung wesentlich mitbestimmt (z. B. BRODIE, 1965; GOLDSTEIN, 1949).

Von verschiedenen Autoren konnte gezeigt werden, daß sich das Bindungsvermögen von Serumalbumin, Ovalbumin, Insulin und Ribonucleinsäure für verschiedene Pharmaka und organische Farbstoffe gleichsinnig verhält (z. B. FREDERICQ, 1954, 1955; SCHOLTAN, 1968). Bei Substitution eines Wasserstoffatoms der organischen Verbindungen änderte sich das Bindungsvermögen der verschiedenen Eiweißkörper und der Ribonucleinsäure in gleicher Richtung.

Aufgrund der pharmakokinetischen Bedeutung und der Möglichkeit, allgemeine Gesetzmäßigkeiten für die Eiweißbindung ableiten zu können, erscheint uns die Untersuchung der Serumproteinbindung interessant und notwendig.

Im folgenden untersuchten wir die Bindung von fünf Phenothiazinderivaten an Rinderserumalbumin, um Aufschluß über die Serumproteinbindung dieser Verbindungsklasse zu bekommen. Weiter beabsichtigten wir, aus dem Verhalten der substituierten Verbindungen auf die Natur der Eiweißbindung zu schließen.

Methodik

Folgende Phenothiazinderivate[1] wurden untersucht: 10-(3'-Dimethylaminopropyl)-phenothiazin (Promazin), 2-Acetyl-10-(3'-dimethylaminopropyl)-phenothiazin (Acepromazin), 2-Methoxy-10-(3'-dimethylaminopropyl)-phenothiazin (Methopromazin), 2-Chlor-10-(3'-dimethylaminopropyl)-phenothiazin (Chlorpromazin), 2-Trifluormethyl-10-(3'-dimethylaminopropyl)-phenothiazin (Triflupromazin).

Die Bestimmung der Eiweißbindung erfolgte mit Hilfe der Sephadexgelfiltration (KRIEGLSTEIN u. KUSCHINSKY, 1968). 20 ml der phenothiazinhaltigen Albuminlösung wurden auf eine Sephadexsäule (G-50 fine, Chromatographierohr aus braunem Glas) von 20 cm Länge und 1,2 cm Durchmesser gebracht und bei Zimmertemperatur mit einer Durchflußgeschwindigkeit von 18 ml/h eluiert. Nur freies Arzneimittel kann in die Poren des Sephadexgels eindringen und wird infolge der längeren Wegstrecke durch die innere Phase des Maschenwerks gebremst. Dadurch wird nicht an Albumin gebundene Substanz aus der schneller wandernden Eiweiß-

---

[1] Wir danken den Herstellerfirmen für Versuchsmengen: Farbenfabriken Bayer, Leverkusen, für Promazin (Verophen®) und Chlorpromazin (Megaphen®), Clin-Byla, Paris, für Acepromazin (Plegicin®), Rhône-Poulenc, Paris, für Methopromazin (Mopazine®) und Chemische Fabrik von Heyden, München, für Triflupromazin (Psyquil®).

zone herauschromatographiert (vgl. Abb.1). Die Phenothiazinderivate wurden in einem Konzentrationsbereich von etwa 0,4—30 mg-% in 1%iger Rinderserumalbuminlösung (Albumin vom Rind, trocken, „reinst"; Behring-Werke, Marburg) untersucht. Als Lösungs- und Elutionsmittel für die Gelfiltration diente eine 0,02 M Phosphatpufferlösung pH 7,4, die zusätzlich 0,9% Natriumchlorid und 0,05% Natriumthiosulfat enthielt (Standardpufferlösung). Zur Kontrolle der Gelfiltrationsmethode wurden für jede Verbindung einige Dialyseversuche durchgeführt (KURZ, 1967).

Zur Bestimmung der pH-Abhängigkeit der Promazineiweißbindung wurde der pH-Wert einer 4%igen Rinderserumalbuminlösung, die 10 mg-% Promazin enthielt, von pH 5,5—8,0 variiert.

Bei allen Versuchen wurde der pH-Wert der Phenothiazin-Albuminlösung an einem pH-Meter kontrolliert und falls erforderlich korrigiert.

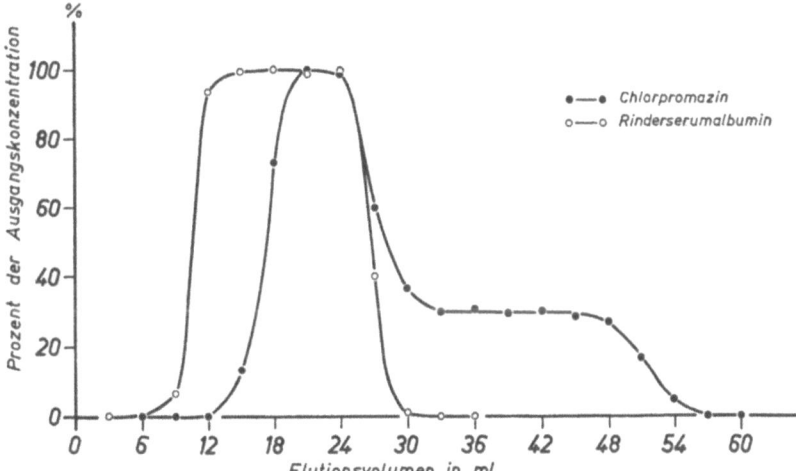

Abb.1. Gelfiltration einer chlorpromazinhaltigen 1%igen Rinderserumalbuminlösung. Abszisse: Elutionsvolumen in ml. Ordinate: % der Ausgangskonzentration von Chlorpromazin bzw. Rinderserumalbumin

In den zu 3 ml aufgefangenen Fraktionen der Gelfiltration wurde der Eiweißgehalt refraktometrisch und die Phenothiazinderivate nach Ausschütteln mit n-Heptan in 50%iger Schwefelsäure, die 10 mg-% Eisen(III)-chlorid enthielt, photometrisch bestimmt (KRIEGLSTEIN u. KUSCHINSKY, 1968). Abb.1 zeigt eine für Chlorpromazin in 1%iger Rinderserumalbuminlösung erhaltene Elutionskurve. Das auf die Eiweißzone folgende Plateau der Elutionskurve entspricht dem prozentualen Anteil α an freiem Chlorpromazin. Bei serienmäßig durchgeführten Versuchen für eine Substanz wurden nur die Fraktionen der eiweißfreien Plateauzone, in Abb.1 entsprechend das Elutionsvolumen von etwa 30—50 ml bestimmt.

Zur Bestimmung der Verteilungskoeffizienten wurden die Phenothiazinderivate ($3 \cdot 10^{-4}$ M) in n-Heptan oder 0,2 M Trispufferlösung pH 7,4 gelöst. Je 10 ml n-Heptan und Pufferlösung wurden 1 Std maschinell geschüttelt. Nach dem Zentrifugieren wurde in beiden Phasen und in der Ausgangslösung der Phenothiazingehalt bestimmt. Der Verteilungskoeffizient P wurde als Quotient der Arzneimittelkonzentration in der organischen und der wäßrigen Phase angegeben.

Die zur Bestimmung und Charakterisierung der Eiweißbindung verwendeten Größen sind in Tab. 1 zusammengestellt.

Die in den Abbildungen angegebenen Werte stellen Einzelwerte dar.

Ergebnisse

1. Der prozentuale Anteil α bzw. β an freiem bzw. gebundenem Pharmakon

Die Albuminbindung der untersuchten Phenothiazinderivate zeigt eine im Prinzip gleichartige Abhängigkeit des α- bzw. β-Werts von der Phenothiazingesamtkonzentration (Abb. 2). Die α-Werte nehmen mit steigender Gesamtkonzentration bis etwa 5 mg-% deutlich zu. Bei

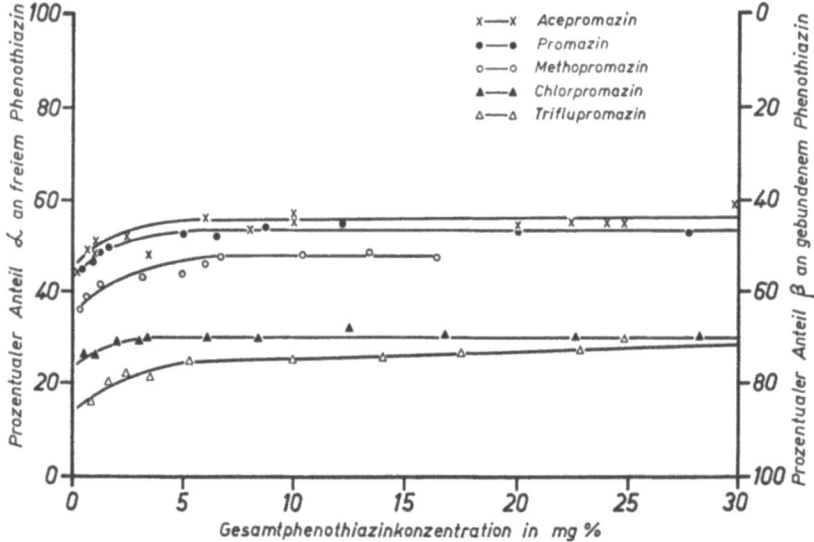

Abb. 2. Bindungsvermögen einer 1%igen Rinderserumalbuminlösung für Phenothiazinderivate. Abhängigkeit des prozentualen Anteils α bzw. β an gebundenem bzw. freiem Phenothiazin (in Prozent, Ordinate) von der Gesamtphenothiazinkonzentration (in mg-%, Abszisse)

höheren Gesamtkonzentrationen bis etwa 30 mg-% bleibt für Acepromazin, Promazin, Methopromazin und Chlorpromazin der α-Wert nahezu konstant, während die Eiweißbindung von Triflupromazin über 5 mg-% Gesamtkonzentration im Vergleich zu den übrigen Derivaten stärker abnimmt. Bei 30 mg-% Gesamtkonzentration sind die α-Werte von Chlorpromazin und Triflupromazin nicht mehr wesentlich verschieden (Abb. 2, Tab. 2). Die Einführung eines Chloratoms in das Promazinmolekül bewirkt im niedrigen Konzentrationsbereich eine Zunahme der Eiweißbindung um etwa 20%, die Einführung der Trifluormethylgruppe um etwa 30%. Die Acetylgruppe bewirkt eine geringfügige Abnahme und die Methoxygruppe eine deutliche Zunahme der Eiweißbindung im Falle der untersuchten Derivate.

2. Gesamtbindungskonstante K_1, Anzahl n der Bindungsstellen und freie Reaktionsenergie ΔF^0

Die Darstellung der Versuchsergebnisse nach SCATCHARD (1949) ergibt gekrümmte Linien (Abb. 3). Es müssen demnach zwei Sätze von bindenden Gruppen unterschiedlicher Affinität vorliegen. Die Gesamtbindungskonstante K_1 ergibt sich als Schnittpunkt der Kurve mit der

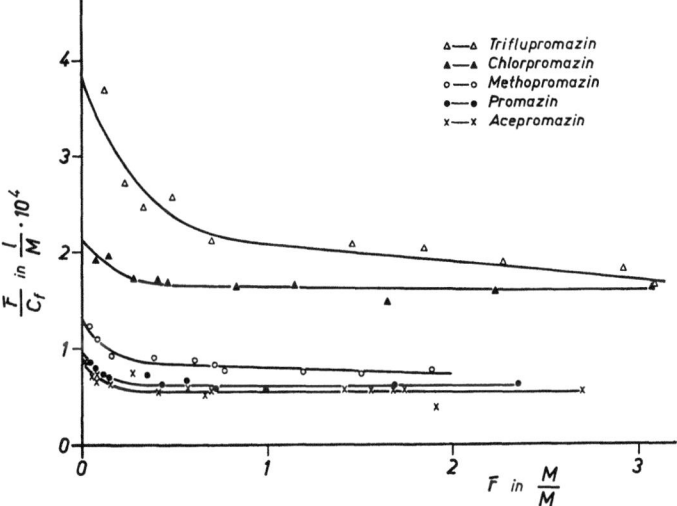

Abb. 3. Einfluß der Substitution eines H-Atoms in Stellung 2 am Phenothiazingerüst auf das Bindungsvermögen einer 1%igen Rinderserumalbuminlösung. Abhängigkeit des Quotienten $\bar{r}/c_f$ (in $10^4 \cdot 1/M$, Ordinate) vom spezifischen Bindungsvermögen $\bar{r}$ (in M/M, Abszisse) nach SCATCHARD. Vgl. Tab. 2

Ordinate und die Anzahl n der Bindungsstellen pro Albuminmolekül als Schnittpunkt mit der Abszisse (Ableitung aus dem Massenwirkungsgesetz, siehe Tab. 1). Die erhaltenen Kurven verlaufen jedoch im hohen Konzentrationsbereich nahezu parallel zur Abszisse. Aus Abb. 3 wird ersichtlich, daß für die untersuchten Phenothiazinderivate die Anzahl n der Bindungsstellen am Albuminmolekül wesentlich größer als 3 sein muß.

Die Bestimmung von n ist auch mittels der Darstellung der Abb. 4 möglich. Der reziproke Wert von n ergibt sich als Schnittpunkt der Kurve mit der Ordinate ($1/c_f \to 0$ bzw. $c_f \to \infty$, s. Tab. 1). Acepromazin: $n = 28$, Promazin: $n = 18$, Methopromazin: $n = 14$, Chlorpromazin: $n = 23$, Triflupromazin: $n = 10$.

Über den Sättigungszustand des Albumins gibt die Auftragung von $\bar{r}$ gegen c_f Aufschluß (Abb. 5). Außer Triflupromazin ergeben die untersuchten Verbindungen in dieser Darstellung Gerade. Demnach nehmen in

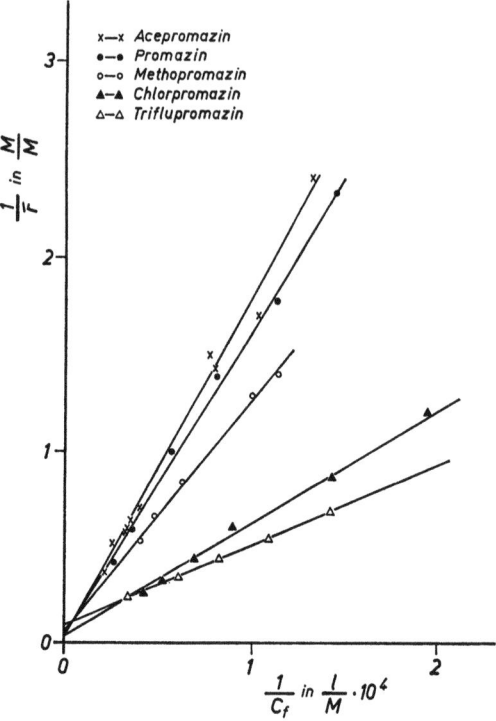

Abb. 4. Einfluß verschiedener Substituenten auf das Phenothiazinbindungsvermögen einer 1%igen Rinderserumalbuminlösung. Abhängigkeit des reziproken spezifischen Bindungsvermögens $\bar{r}$ (in M/M, Ordinate) von der reziproken freien Phenothiazinkonzentration c_f (in $10^4 \cdot 1/M$, Abszisse)

dem untersuchten Konzentrationsbereich die besetzten Bindungsstellen $\bar{r}$ proportional der Konzentration c_f an freier Substanz zu, und es spricht nichts dafür, daß sich die Bindungskapazität des Albumins einem maximalen Wert nähert.

Eine der Gesamtbindungskonstante K_1 proportionale Größe K erhält man nach SCHOLTAN (1964) aus Abb. 6. Wird der Wert K durch die molare Konzentration an Rinderserumalbumin dividiert, erhält man die Gesamtbindungskonstante K_1 (Tab. 1 und 2).

Aus der Gleichgewichtskonstanten K_1 berechnet sich die freie Reaktionsenergie ΔF^0 (Tab. 2) nach der Gleichung:

$$\Delta F^0 = -RT \ln K_1$$

Tabelle 1. *Bezeichnung, Symbol, Dimension und Ermittlung der verwendeten Größen*

Bezeichnung	Symbol	Maßeinheit	Bestimmung
Phenothiazingesamtkonzentration	c	mg-%, 10^{-4}M	Einwaage
Konzentration an freiem Phenothiazin	c_f	mg-%, 10^{-4}M	Analyse
Konzentration an gebundenem Phenothiazin	c_g	mg-%, 10^{-4}M	$c_g = c - c_f$
Albumingesamtkonzentration	c_p	g-%, 10^{-4}M	Einwaage bzw. Refraktometrie
Prozentualer Anteil an freiem Phenothiazin	α	%	Analyse
Prozentualer Anteil an gebundenem Phenothiazin	β	%	$\beta = 100 - \alpha$
Spezifisches Bindungsvermögen	$\bar{r}$	M/M	$\bar{r} = c_g/c_p$
Steigungskonstante	m	—	Abb. 7
Apparente Bindungskonstante	k^+	(mg-%)$^{1-m}$	$k^+ = c_g/c_f^m$
Gesamtbindungskonstante	K_1	$10^4 \cdot 1/M$	$\lim_{c_f \to 0} \bar{r}/c_f = \sum_{i=1}^{n} \dfrac{n_i \cdot k_i}{1 + k_i \cdot c_f} = K_1$ (siehe Abb. 3)
Freie Reaktionsenergie	ΔF^0	cal/M	$\Delta F^0 = -RT \ln K_1$
Universelle Gaskonstante	R	cal/M.grad	1,9865
Absolute Temperatur	T	°K	Messung
Anzahl der Bindungsstellen pro Albuminmolekül	n	—	$\lim_{c_f \to \infty} \bar{r} = \sum_{i=1}^{n} \dfrac{n_i\, k_i\, c_f}{1 + k_i\, c_f} = n$; $\lim_{c_f \to \infty} 1/\bar{r} = \sum_{i=1}^{n} \dfrac{1 + k_i\, c_f}{n_i\, k_i\, c_f} = 1/n$ (siehe Abb. 3) (siehe Abb. 4)
Proportionale Größe der Gesamtbindungskonstante	K	—	$\lim_{c_g \to 0} c_g/c_f = \sum_{i=1}^{n} \dfrac{n_i\, k_i\, c_p}{1 + c_g/c_p} = K$ (siehe Abb. 6)
Verteilungskoeffizient	P	—	Analyse

Tabelle 2. *Der Einfluß verschiedener Substituenten auf die Gesamtbindungskonstante K, die freie Reaktionsenergie ΔF^0 und den β-Wert für die Wechselwirkung von Rinderserumalbumin (1%ige Lösung) und Phenothiazinderivaten*

Phenothiazinderivat	R	K (Abb. 6)	K_1 [10^4 l/M] aus K ber.	K_1 [10^4 l/M] n. SCATCHARD (Abb. 3)	$-\Delta F^0$ [cal/M]	β [%] für $c = 0.5$ mg-%	β [%] für $c = 25$ mg-%
Triflupromazin	CF_3	5,3	3,7	3,8	6140	84	72
Chlorpromazin	Cl	3,1	2,1	2,1	5790	75	70
Methopromazin	OCH_3	1,9	1,3	1,3	5510	62	—
Promazin	H	1,3	0,9	1,0	5330	55	47
Acepromazin	$OCCH_3$	1,2	0,8	0,9	5300	52	44

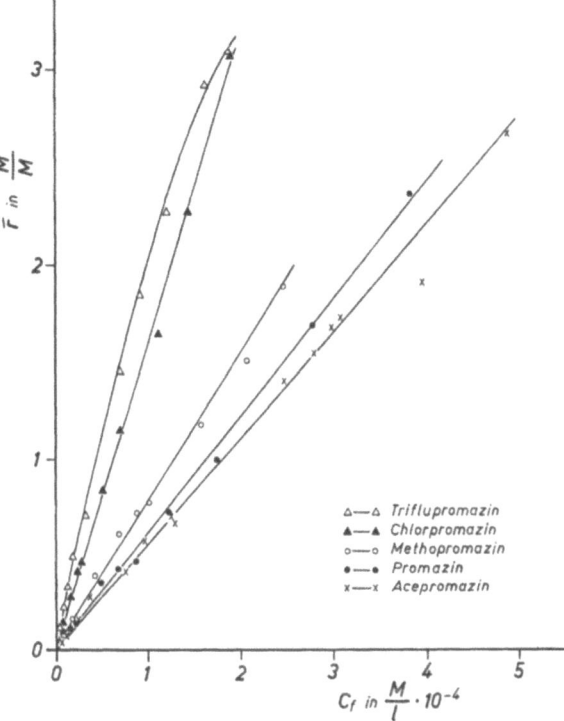

Abb. 5. Bindungsvermögen einer 1%igen Rinderserumalbuminlösung für Phenothiazinderivate. Abhängigkeit des spezifischen Bindungsvermögens $\bar{r}$ (in M/M, Ordinate) von der freien Phenothiazin-Konzentration c_f (in 10^{-4} M; Abszisse)

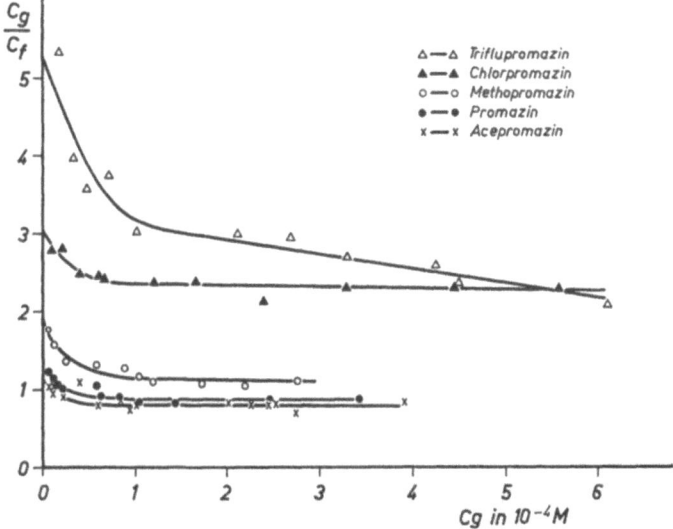

Abb. 6. Bindungsvermögen einer 1%igen Rinderserumalbuminlösung für Phenothiazinderivate. Abhängigkeit des Quotienten c_g/c_f (Ordinate) von der Konzentration c_g (in 10^{-4} M, Abszisse) an gebundenem Phenothiazin. Vgl. Tab. 2

3. Apparente Bindungskonstante k^+

In der Darstellung der Abb. 7 lassen sich die Bindungsversuche als gerade Linien wiedergeben, die in einem großen Konzentrationsbereich der Gleichung

$$\log c_g = \log k^+ + m \log c_f; \quad k^+ = c_g/c_f{}^m$$

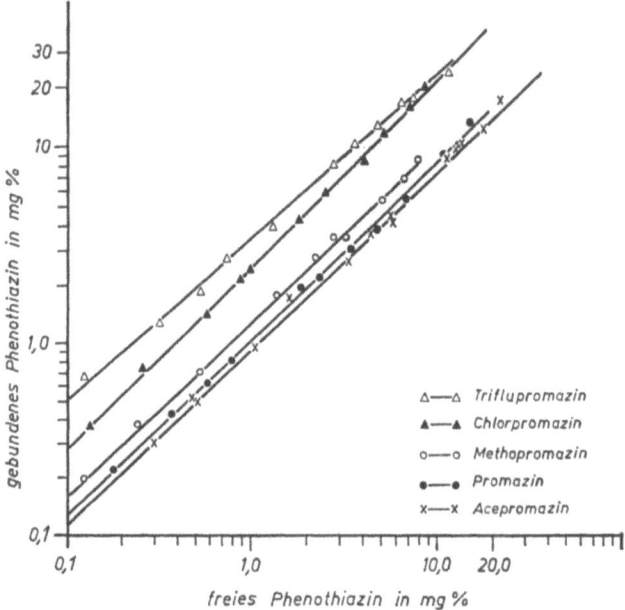

Abb. 7. Einfluß verschiedener Substituenten auf das Phenothiazinbindungsvermögen einer 1%igen Rinderserumalbuminlösung. Abhängigkeit der Konzentration c_g an gebundenem Phenothiazin (in mg-%, Ordinate) von der Konzentration c_f an freiem Phenothiazin (in mg-%, Abszisse). Darstellung im doppelt-logarithmischen Maßstab. Vgl. Tab. 3

Tabelle 3. *Der Einfluß verschiedener Substituenten auf die Steigungskonstante m, die apparente Bindungskonstante k^+, den pK-Wert und den Verteilungskoeffizienten P zwischen Heptan und Pufferlösung pH 7,4. m und k^+ sind Abb. 7 entnommen. Die pK-Werte für Triflupromazin, Chlorpromazin und Promazin wurden von Green (1967), für Methopromazin von der Herstellerfirma angegeben*

Phenothiazinderivat	m	k^+ [(mg-%)$^{1-m}$]	P	pK	
Triflupromazin	0,84	3,44	14,2	9,2;	9,4
Chlorpromazin	0,95	2,47	72,4	9,3;	9,2
Methopromazin	0,91	1,27	32,4	9,8	
Promazin	0,92	1,06	51,4	9,4	
Acepromazin	0,91	0,92	7,5	—	

gehorchen (SCHOLTAN, 1962). Für die untersuchten Phenothiazinderivate ist m kleiner als 1, d.h. die Konstanten der mit steigender Konzentration besetzten Bindungsstellen nehmen ab (SCHOLTAN, 1962). Die apparente Bindungskonstante k^+ charakterisiert die Bindungsfähigkeit des Pharmakons in dem jeweils untersuchten Konzentrationsbereich (Tab. 3).

4. Der Verteilungskoeffizient P

Die Verteilungskoeffizienten der Phenothiazinderivate zwischen n-Heptan und Pufferlösung pH 7,4 sind nur zum Teil mit der Eiweißbindung korreliert (Tab. 3). Besonders auffallend ist der relativ niedrige Verteilungskoeffizient für das am stärksten gebundene Triflupromazin.

5. pH-Abhängigkeit der Promazineiweißbindung

Bei Änderung des pH-Wertes der Promazinalbuminlösung blieb der α-Wert von Promazin zwischen pH 5,5—6,7 nahezu konstant, während das Bindungsvermögen der 4%igen Albuminlösung von pH 6,8—8,0

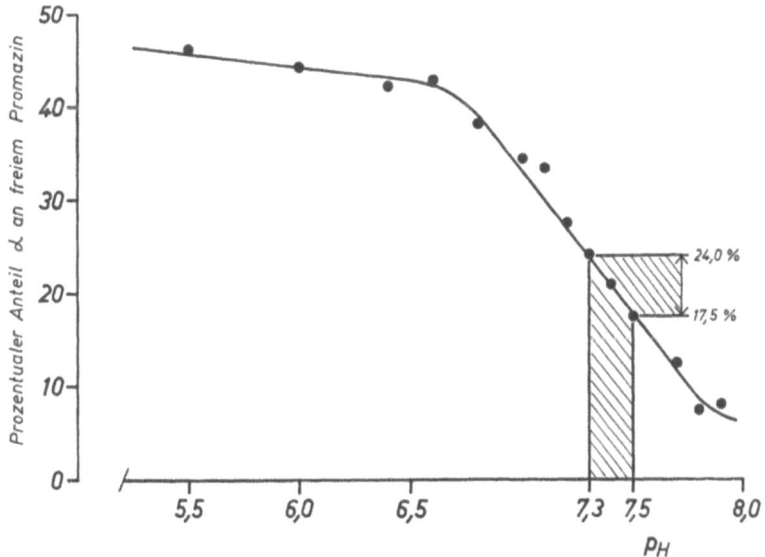

Abb. 8. Promazinbindungsvermögen einer 4%igen Rinderserumalbuminlösung. Abhängigkeit des prozentualen Anteils α an freiem Promazin (in %, Ordinate) vom pH-Wert der Lösung (Abszisse)

stark zunahm. Allein im physiologischen pH-Bereich von 7,3—7,5 ging der α-Wert von 24 auf 17,5% zurück. Bei pH 7 beträgt der α-Wert 33%, bei pH 7,8 8,5% (Abb. 8).

Diskussion

1. Darstellungsmethoden der Eiweißbindungsversuche

Die Beschreibung der Eiweißbindung eines Arzneimittels nur durch Angabe des α- oder β-Werts ist unzureichend. Auch in Verbindung mit der Gesamtkonzentration reicht der prozentuale Anteil der Konzentration an freier bzw. gebundener Substanz (Abb. 2) zur Charakterisierung der Bindungsverhältnisse nicht aus. Ein hoher β-Wert kann durch eine hohe Bindungskonstante und wenig Bindungsstellen des Pharmakons am Albuminmolekül oder umgekehrt durch eine kleine Bindungskonstante und viele Bindungsstellen bedingt sein. Deshalb ist es erforderlich, neben α- und β-Wert die Bindungskonstante der untersuchten Verbindungen zu bestimmen.

Einfach und exakt kann die Eiweißbindung mit Hilfe der logarithmischen Bindungsgleichung beschrieben werden (SCHOLTAN, 1962). Die auf dem Massenwirkungsgesetz beruhende Darstellung ergibt die Steigungskonstante m und die apparente Bindungskonstante k^+ ohne Extrapolation auf einen Grenzwert (Tab. 1 und 2; Abb. 7). Außerdem lassen sich die Bindungsversuche als Gerade wiedergeben, während alle anderen Darstellungsmethoden einen nicht linearen Verlauf ergeben.

Die aus der Darstellung nach SCATCHARD (1949) durch Extrapolation gewonnene Gesamtbindungskonstante K_1 (Abb. 3) ist wichtig für energetische Betrachtungen (Berechnung von ΔF^0, siehe Tab. 1) und bei therapeutischen Arzneimittelkonzentrationen weitgehend dem β-Wert korreliert (Tab. 2). Jedoch wird mit K_1 nicht die Konzentrationsabhängigkeit der Eiweißbindung erfaßt.

Die Anzahl n der Bindungsstellen eines Pharmakons am Albuminmolekül wird durch Extrapolation auf $c_f \to \infty$ bestimmt. Jedoch sollte grundsätzlich nur dann auf $c_f \to \infty$ extrapoliert werden, wenn die experimentell ermittelten Werte von $\bar{r}$ nicht mehr wesentlich von n verschieden sind. Die Konzentration des Pharmakons muß so weit erhöht werden, daß die maximale Bindungskapazität des Albumins annähernd erreicht wird. Dieser Sättigungszustand ist nach Abb. 5 für 30 mg-% Phenothiazingesamtkonzentration noch nicht gegeben. Folglich fehlt die Voraussetzung zur verläßlichen Bestimmung der Anzahl n der Bindungsstellen am Albuminmolekül. Da aber eine Erhöhung der Arzneimittelkonzentration eine Konfigurationsänderung des Eiweißmoleküls und damit eine Zunahme der bindenden Zentren oder/und eine Änderung der Affinität bewirkt (KLOTZ u. Mitarb., 1953), können bei der Ermittlung der Bindungsstellen kaum Werte erhalten werden, die den physiologischen Verhältnissen entsprechen. KARUSH (1950) vermutet, daß die Bindungskapazität des Albumins für alle organischen Anionen einer gewissen Größenklasse gleich ist und hält die unterschiedliche Bindung für eine

Folge der unterschiedlichen Bindungsstärke der einzelnen Gruppen. Somit erscheint die Bindungskonstante zur Charakterisierung der Eiweißbindung wichtiger als die Anzahl der Bindungsstellen.

2. Der Einfluß verschiedener Substituenten auf die Eiweißbindung

Für die Beeinflussung der Eiweißbindung durch die Substituenten in Stellung 2 des Phenothiazinmoleküls bieten sich drei Erklärungsmöglichkeiten an:

a) Die Substituenten ändern den Dissoziationsgrad der Ausgangssubstanz und damit die ionogenen Kräfte der Eiweißbindung.

b) Die Substituenten sind direkt durch hydrophobe Wechselbeziehungen mit dem Albumin an der Bindung beteiligt.

c) In Anlehnung an die Hypothese von JARDETZKY (1967) werden nur die aromatischen Ringe des Phenothiazins hydrophob gebunden. Die Substituenten am Benzolring beeinflussen dessen Affinität zu den Bindungsstellen am Rinderserumalbumin.

Da die pK-Werte der Phenothiazinderivate weitgehend übereinstimmen, ist eine Änderung der Eiweißbindung auf Grund elektrostatischer Kräfte unwahrscheinlich. Eine Entscheidung zwischen den Hypothesen b und c wäre unter Umständen mit Hilfe kernmagnetischer Resonanzspektren zu treffen.

Die Verstärkung der Eiweißbindung einer organischen Substanz nach Einführung eines Chloratoms in das Molekül wurde bereits für verschiedene Verbindungen und an verschiedenen Eiweißkörpern beschrieben und scheint allgemein gültig zu sein (BIRD u. Mitarb., 1967; HANSCH u. Mitarb., 1962 und 1965; KUNTZMAN u. Mitarb., 1967). Bei den Penicillinen und Steroidbisguanylhydrazonen beträgt die Zunahme der Bindungsaffinität pro Chloratom in einer $1^0/_0$igen Humanalbuminlösung etwa 300 cal/M, bei den Tetracyclinen 1050 cal/M und den Sulfonamiden 1950 cal/M (SCHOLTAN, 1968). Nach Chlorsubstitution des Promazinmoleküls in Stellung 2 erhöht sich in $1^0/_0$iger Rinderserumalbuminlösung die freie Reaktionsenergie um 450 cal/M.

Nach Einführung einer Acetyl- bzw. Methoxygruppe wird die Eiweißbindung der Ausgangssubstanz nicht immer im gleichen Sinne verändert. Während wir im Falle des Acepromazins eine geringe Abnahme der Bindung gegenüber Promazin fanden, wurde von SCHOLTAN (1964) nach Acetylierung der Aminogruppe von Sulfamethoxydiazin eine merkliche Erhöhung der Bindungsfähigkeit nachgewiesen.

Die Methoxygruppe in Stellung 2 des Promazinmoleküls bewirkte eine deutliche Zunahme der Eiweißbindung, was ebenso für andere Verbindungen gezeigt werden konnte (BIRD u. Mitarb., 1967; HANSCH u. Mitarb., 1965; SCHOLTAN, 1964 und 1968). Jedoch wurden von BIRD u. Mitarb. (1967) auch Penicillinderivate beschrieben, deren Bindungsaffinität nach Substitution eines H-Atoms durch eine Methoxygruppe abnahm.

Die scheinbare Diskrepanz im Verhalten dieser Gruppen ist darauf zurückzuführen, daß nicht nur die Beschaffenheit des Substituenten (Substituenteneffekt), sondern auch seine Stellung im Molekül (Stellungseffekt) die Eiweißbindung beeinflußt. Der bei der Bestimmung der Eiweißbindung meßbare Effekt der Substitution ist die Resultante aus diesen beiden Komponenten. Der Substituent und seine Stellung im Molekül können die Eiweißbindung im gleichen oder entgegengesetzten Sinne beeinflussen. Somit sind alle Möglichkeiten von Zunahme bis Abnahme der Eiweißbindung nach Substitution gegeben. Ist der Substituenteneffekt relativ groß gegenüber dem Stellungseffekt, wie vermutlich im Falle des Chloratoms, findet man für verschiedene Moleküle oder verschiedene Stellen des gleichen Moleküls eine quantitativ unterschiedliche, aber in der Richtung gleiche Beeinflussung der Eiweißbindung.

Die für die Trifluormethylgruppe gefundene Zunahme der Bindungsaffinität um 810 cal/M steht in Übereinstimmung mit den Ergebnissen anderer Autoren (BIRD u. Mitarb., 1967; HANSCH u. Mitarb., 1965).

Interessant erscheint uns, daß die pharmakologische Wirksamkeit der Phenothiazinderivate (GORDON, 1967) in der gleichen Reihenfolge zunimmt wie die von uns gefundene Eiweißbindung. Möglicherweise gilt die für Albumin nachgewiesene Reihenfolge der Bindungsaffinität (Tab. 2) auch für spezifische und unspezifische Gewebsproteine.

3. Verteilungskoeffizient und Eiweißbindung

Die Verteilungskoeffizienten von Acepromazin, Methopromazin und Triflupromazin sind nicht mit der Eiweißbindung dieser Derivate korreliert (siehe Tab. 3). Eine Zunahme der Eiweißbindung verbunden mit einer Abnahme des Verteilungskoeffizienten nach Substitution durch eine Methoxygruppe ist auch von anderen Autoren beschrieben worden (HANSCH u. Mitarb., 1965; BIRD u. Mitarb., 1967). Demnach besteht kein streng gesetzmäßiger Zusammenhang zwischen Verteilungskoeffizient und Eiweißbindung einer Substanz. Eine Erklärung dafür geben die verschiedenen Mechanismen der Eiweißbindung (z.B. hydrophobe, Ionen-, Wasserstoffbrückenbindungen). Nur die hydrophoben Wechselbeziehungen einer organischen Substanz mit dem Eiweiß sind mit dem Verteilungskoeffizienten korreliert. Deshalb nimmt die Bindungsaffinität mit dem hydrophoben Charakter und damit dem Verteilungskoeffizienten einer Substanz zu, doch kann nicht umgekehrt gefolgert werden, daß mit der Eiweißbindung auch der Verteilungskoeffizient ansteigen muß. Da aber die hydrophoben Bindungen bei den meisten organischen Substanzen den wesentlichen Teil der Eiweißbindung darstellen, gehen Bindungsaffinität und Verteilungskoeffizient häufig konform. Das Verhalten der Acetyl-, Methoxy- und Trifluormethylgruppe könnte mit ihrer Fähigkeit zur passiven Wasserstoffbrückenbindung erklärt werden.

4. Die pH-Abhängigkeit der Promazineiweißbindung

Bei einer Erhöhung des pH-Werts einer Albuminlösung über den isoelektrischen Punkt hinaus sind folgende Änderungen am Albuminmolekül zu erwarten:

a) Die positiven Ladungen des Albuminmoleküls nehmen ab, während die negativen Ladungen zunehmen (KLOTZ u. Mitarb., 1953; TANFORD, 1955).

b) Nach KLOTZ u. Mitarb. (1953) werden durch Schwellung und Entfaltung des Proteinmoleküls neue Bindungsstellen geschaffen.

Alle angeführten Veränderungen des Albuminmoleküls begünstigen die Bindung positiv geladener Substanzen. Aus diesem Grunde halten wir es für sehr wahrscheinlich, daß die Eiweißbindung aller kationischen Pharmaka mit über den isoelektrischen Punkt steigendem pH-Wert, wie in Abb. 8 für Promazin dargestellt, zunimmt (siehe auch HOFMANN u. Mitarb., 1968; KURZ u. Mitarb., 1968). Demnach wäre insbesondere für Arzneimittel mit positiver Ladung und hoher Serumproteinbindung eine starke Abhängigkeit der Verteilung im Organismus und damit ihrer Wirkung vom Blut-pH-Wert zu erwarten.

Die allgemeine Vermehrung der Bindungsstellen mit steigendem pH-Wert würde zwar eine zunehmende Bindung aller Pharmaka begünstigen, doch können die abnehmenden positiven und zunehmenden negativen Ladungen des Albuminmoleküls eine gesteigerte Bindung von Anionen verhindern.

Literatur

BIRD, A. E., and A. C. MARSHALL: Correlation of serum binding of penicillins with partition coefficients. Biochem. Pharmacol. 16, 2275—2290 (1967).
BRODIE, B. B.: Displacement of one drug by another from carrier or receptor sites. Proc. roy. Soc. Med. 58, 946—955 (1965)..
FREDERICQ, E.: Interactions de protéines et d'ions en solution. I. Influences de structure dans les associations entre protéines et anions organiques. Bull. Soc. Chim. Belg. 63, 158—181 (1954).
— Interactions de protéines et d'ions en solution. II. Energie d'association de la sérumalbumine et d'anions organiques. Bull. Soc. Chim. Belg. 64, 639—657 (1955).
GOLDSTEIN, A.: The interactions of drugs and plasma proteins. Pharmacol. Rev. 1, 102—165 (1949).
GORDON, M.: Psychopharmacological Agents, Voll. II, pp. 119—120. New York-London: Academic Press 1967.
GREEN, A. L.: Ionization constants and water solubilities of some aminoalkylphenothiazine tranquillizers and related compounds. J. Pharm. Pharmacol. 19, 10—16 (1967).

Hansch, C., K. Kiehs, and G. L. Lawrence: The role of substituents in the hydrophobic bonding of phenols by serum and mitochondrial proteins. J. Amer. chem. Soc. **87**, 5770—5773 (1965).

— P. P. Maloney, and T. Fujita: Correlation of biological activity of phenoxyacetic acids with Hammett substituent constants and partition coefficients. Nature (Lond.) **194**, 178—180 (1962).

Hofmann, P., J. Krieglstein, G. Kuschinsky, E. Mutschler u. U. Wollert: Über die Eiweißbindung von Bisguanylhydrazonen der 4,4′-Diacetyldiphenyl-Reihe in Abhängigkeit von der Struktur. Naunyn-Schmiedebergs Arch. Pharmak. exp. Path. **260**, 145—146 (1968).

Karush, F.: Heterogeneity of the binding sites of bovine serum albumin. J. Amer. chem. Soc. **72**, 2705—2713 (1950).

Klotz, J. M., and J. Ayers: Protein interactions with organic molecules. Discuss. Faraday Soc. **13**, 189—196 (1953).

Krieglstein, J., u. G. Kuschinsky: Quantitative Bestimmung der Eiweißbindung von Pharmaka durch Gelfiltration. Arzneimittel-Forsch. **18**, 287—289 (1968).

— — Die Bindung von Phenothiazinderivaten an Rinderserumalbumin. Naunyn-Schmiedebergs Arch. Pharmak. exp. Path. **260**, 160—161 (1968).

Kuntzman, R., I. Isai, and J. J. Burns: Importance of tissue and plasma binding in determining the retention of norchlorcyclizine and norcyclizine. J. Pharmacol. exp. Ther. **158**, 332—339 (1967).

Kurz, H.: Persönliche Mitteilung (1967).

—, u. E. Mohr: Der Einfluß von Acidose und Alkalose auf die Bindung von Arzneimitteln an Plasmaproteine. Naunyn-Schmiedebergs Arch. Pharmak. exp. Path. **260**, 164 (1968).

Scatchard, G.: The attractions of proteins for small molecules and ions. Ann. N.Y. Acad. Sci. **51**, 660—672 (1949).

Scholtan, W.: Über die Bindung der Langzeitsulfonamide an die Serumeiweißkörper. Makromol. Chem. **54**, 24—59 (1962).

— Die Bindung der Sulfonamide an Eiweißkörper. 3. Mitteilung: Abhängigkeit der Eiweißbindung vom pH-Wert der Lösung, von der Konstitution der Sulfonamide und von der Art des Eiweißkörpers (1. Teil). Arzneimittel-Forsch. **14**, 348—356 (1964).

— Die hydrophobe Bindung der Pharmaka an Humanalbumin und Ribonucleinsäure. Arzneimittel-Forsch. **18**, 505—517 (1968).

Tanford, C., S. A. Swanson, and W. S. Shore: Hydrogen ion equilibria of bovine serum albumin. J. Amer. chem. Soc. **77**, 6414—6421 (1955).

Prof. Dr. G. Kuschinsky
Pharmakologisches Institut
der Universität
6500 Mainz, Langenbeckstr. 1

Die Wirkung von Tolbutamid auf Blutglucose und Glucuronsäurekonjugation im Lebergewebe normaler und adrenalektomierter Mäuse*

B. MÜLLER-OERLINGHAUSEN, R. JAHNS**, B. KÜNZEL und A. HASSELBLATT

Pharmakologisches Institut der Universität Göttingen
(Direktor: Prof. Dr. L. LENDLE)

Eingegangen am 30. August 1968

Effect of Tolbutamide on Blood Glucose and Glucuronic Acid Conjugation in Liver Tissue of Normal and Adrenalectomised Mice

Summary. Liver tissue of mice which had been injected with tolbutamide synthesised more glucuronide when incubated *in vitro* with o-aminophenol. This effect is explained by an additional formation of UDP-glucuronic acid in the liver following tolbutamide. A maximal stimulation of glucuronic acid conjugation was present within 15 minutes. Insulin, when given in a dose which lowered blood glucose to the same extent as tolbutamide, had only a slight effect on glucuronide synthesis. The formation of o-aminophenol glucuronide was markedly reduced in liver tissue from adrenalectomised mice. Although these animals showed an increased hypoglycaemic response to tolbutamide, the immediate stimulatory effect on glucuronide synthesis was no longer present. When, however, the adrenalectomised animals had received cortisone, a stimulation of glucuronide synthesis following tolbutamide could again be demonstrated. These results suggest that tolbutamide may have a direct effect on hepatic metabolism.

Key-Words: Cortisone — Glucuronate — Hypoglycaemia — Liver Function — Tolbutamide.

Zusammenfassung. Die Vorbehandlung von Mäusen mit Tolbutamid führt zu einer gesteigerten Glucuronidsynthese im Lebergewebe, die durch eine vermehrte Bildung von UDP-Glucuronsäure erklärt werden kann. Der Effekt erreicht bereits 15 min nach der Injektion ein Maximum. Eine — auf das Ausmaß der Hypoglykämie bezogen — äquieffektive Dosis Insulin hat demgegenüber nur eine schwache Wirkung auf die Glucuronidsynthese. Lebergewebe von adrenalektomierten Tieren besitzt eine erheblich verminderte Konjugationsleistung. Auf Tolbutamid reagieren solche Tiere mit einer stärkeren Blutzuckersenkung, die schnell einsetzende Wirkung auf die Glucuronidsynthese ist jedoch nicht mehr zu beobachten. Cortisonbehandlung der adrenalektomierten Tiere stellt sowohl den ursprünglichen Verlauf der Blutzuckerkurve als auch die damit korrelierten Veränderungen der hepatischen

---

* Unserem verehrten Lehrer, Herrn Prof. Dr. L. LENDLE zum 70. Geburtstag gewidmet.

** Stipendiat der Volkswagen-Stiftung. Die Ergebnisse dieser Arbeit stellen einen Teil der Dissertation von Herrn JAHNS dar.

Glucuronidierungsleistung wieder her. Die Befunde werden im Hinblick auf einen hepatischen Angriffspunkt der oralen Antidiabetica diskutiert.

Schlüsselwörter: Cortison — Glucuronide — Hypoglykämie — Leberstoffwechsel — Tolbutamid.

Der biochemische Angriffspunkt oral wirksamer Antidiabetica vom Typ der Sulfonylharnstoffe ist bis heute unklar. Die Vorstellung, daß diese Stoffe über eine vermehrte Bereitstellung von Insulin wirken, wird durch viele Befunde gestützt, andererseits wird seit langem auch die Möglichkeit einer direkten Beeinflussung des Leberstoffwechsels diskutiert (vgl. Frawley et al., 1959; Creutzfeldt u. Söling, 1960; Duncan u. Baird, 1960; Hasselblatt, 1966). In diesem Zusammenhang kommt vor allem solchen Befunden eine Bedeutung zu, die eine Veränderung hepatischer Stoffwechselgrößen zeigen, welche durch Insulin nicht bewirkt werden kann. — In früheren Versuchen an Ratten hatten wir gefunden daß Tolbutamid und ebenso Insulin die Fähigkeit der Leber, Glucuronide zu synthetisieren, steigert (Müller-Oerlinghausen et al., 1968). Um einen Hinweis dafür zu erhalten, ob ein enger Zusammenhang zwischen der Wirkung von Tolbutamid auf die Blutglucosekonzentration und auf die hepatische Glucuronidbildung besteht, wurde jetzt der zeitliche Ablauf der Glucuronsäurekonjugation in der Leber nach einer Tolbutamidinjektion mit dem Verlauf der Sulfonylharnstoffhypoglykämie verglichen. Da sich in unseren Versuchen eine Beziehung zwischen diesen beiden Parametern ergab, wurde weiter geprüft, ob bei adrenalektomierten Tieren, die auf Tolbutamid sehr empfindlich mit schweren Hypoglykämien reagieren, auch die Wirkung des Sulfonylharnstoffderivats auf die Glucuronidsynthese verändert ist.

Methodik

1. Tiermaterial und Versuchsbedingungen. Männliche Mäuse des Stammes NMRI im Gewicht zwischen 20 und 30 g wurden verwendet. Sie erhielten Altromin® als Standardfutter und Leitungswasser ad lib. 12 Std vor dem Versuch wurden die Tiere in kleine Käfige zu je zwei Tieren abgesetzt und in einem ruhigen Raum bei einer konstanten Temperatur von 25°C gehalten. Das Futter wurde nicht entzogen. Die *Adrenalektomie* wurde in Pentobarbitalnarkose (100 mg/kg i.p.) durchgeführt. Nach der Operation erhielten die Tiere für 3 Tage 5% Glucose und 1% NaCl im Trinkwasser, am 4. und 5. postoperativen Tag nur noch 1% NaCl. Sie wurden am 5. Tag in den Versuch genommen.

Cortisonbehandlung der adrenalektomierten Mäuse: Den Tieren wurde am 3. postoperativen Tag 2,5 mg einer Cortisonkristallsuspension zusammen mit 1 ml einer 15%igen Glucoselösung i.p. injiziert. Am 4. Tag betrug die Cortisondosis 1,25 mg. Am 5. Tag kamen die Tiere in den Versuch.

Tolbutamid und Insulin wurden intraperitoneal injiziert.

2. Messung der Glucuronidsynthese in vitro. Die Versuche wurden immer in den Morgenstunden durchgeführt. Nach Dekapitation der Tiere wurde die Leber schnell entnommen und nach Entfernung der Gallenblase durch ein feines Plastiksieb gepreßt. Von dem dabei entstandenen Leberbrei wurden 70 µl, entsprechend einem Trockengewicht von 21 mg, in die Inkubationsgefäße eingebracht.

Die Inkubation und die Bestimmung des entstandenen o-Aminophenolglucuronids wurde nach der Methode von LEVVY u. STOREY (1949) durchgeführt. Das Inkubationsmedium war folgendermaßen zusammengesetzt: 0,45 ml 1,5 mM o-Aminophenol (in 1 mM Ascorbinsäure), 0,5 ml 0,2 M Kaliumphosphatpuffer, pH 7,4, 0,1 ml 0,3 M $MgCl_2$ und 1,95 ml Wasser.

3. Die Bestimmung der Blutglucose erfolgte mit der Glucoseoxidasemethode (Biochemica Test Boehringer)[1].

Ergebnisse

Lebergewebe, das zusammen mit o-Aminophenol inkubiert wird, bildet in vitro o-Aminophenolglucuronid. Für die Menge des in der Zeiteinheit gebildeten Glucuronids könnten theoretisch die folgenden

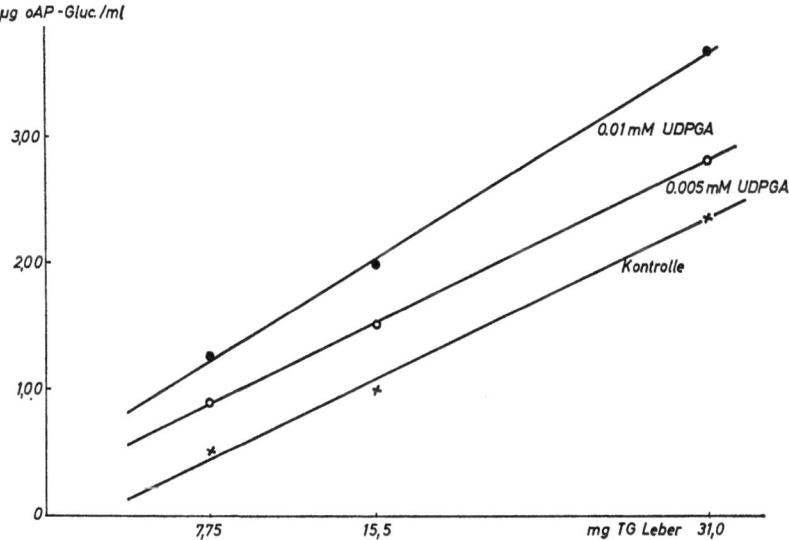

Abb. 1. Bildung von o-Aminophenolglucuronid in vitro durch verschieden große Mengen von Lebergewebe (mg Trockengewicht) mit und ohne Zusatz von UDPGA. Die angegebenen UDPGA-Konzentrationen beziehen sich auf die eingewogene Menge. Der Absolutgehalt des verwendeten Präparats beträgt 78%

Faktoren entscheidend sein: Erstens die Konzentration der beiden Reaktionspartner, also von o-Aminophenol und von in der Leberzelle gebildeter Uridindiphosphat-Glucuronsäure (UDPGA), zweitens die Aktivität oder die Menge des für die Reaktion verantwortlichen Enzyms, der UDP-Glucuronyltransferase. Vom zugesetzten o-Aminophenol werden nur ca. 5% glucuronidiert, die Konzentration dieses Acceptors stellt also keinen

---

[1] Wir danken der Fa. Boehringer, Mannheim, für die Überlassung entsprechender Versuchsmengen.

begrenzenden Faktor dar. Auch die UDP-Glucuronyltransferase ist im Überschuß anwesend und daher für die Menge des gebildeten Glucuronids nicht limitierend. Die Abb. 1 zeigt, daß bereits kleine Mengen von Lebergewebe genügend Transferase enthalten, um der Reaktionsmischung zugesetztes UDPGA voll für die Glucuronidsynthese zu verwerten. Ein Zusatz von 0,005 mM UDPGA steigert die Glucuronidsynthese unabhängig von der eingesetzten Lebermenge um den gleichen Absolutbetrag. Unter unseren Versuchsbedingungen wird also die Ausbeute an o-Aminophenolglucuronid allein durch die Menge der zur Verfügung stehenden UDP-Glucuronsäure bestimmt.

1. Die Wirkung von Tolbutamid auf die Glucuronidsynthese im Lebergewebe normaler und adrenalektomierter Mäuse

Da die injizierte Tolbutamidlösung alkalisch war (pH 7,8), wurde den Kontrolltieren eine äquimolekulare Lösung von Natriumbicarbonat mit gleichem pH-Wert injiziert. Durch diese Behandlung wurde weder die Blutglucosekonzentration noch die Fähigkeit des Lebergewebes, Glucuronide zu bilden, beeinflußt. Eine Vorbehandlung mit 200 mg/kg Tolbutamid steigerte dagegen die Glucuronidsynthese durch Lebergewebe der Maus. Bemerkenswert ist dabei, daß Lebergewebe, das zu verschiedenen Zeitpunkten nach der Injektion von Tolbutamid gewonnen wurde, sich in vitro verschieden verhält. Wenn die Leber bereits 15 min nach der Injektion entnommen wird, ist die Glucuronidsynthese in vitro bereits um $50^0/_0$ erhöht. Dies ist jedoch kein bleibender Effekt, vielmehr fällt die Ausbeute an Glucuronid innerhalb weiterer 15 min wieder ab, um dann 60 min nach der Injektion einen zweiten Gipfel zu erreichen. Auch 2 Std nach der Tolbutamidgabe wird noch eine vermehrte Glucuronidbildung beobachtet (Abb. 2).

Vergleicht man diesen Verlauf mit den jeweils zugeordneten Blutzuckerwerten, so fällt auf, daß der erste Gipfel der Glucuronidbildung mit einem deutlichen Knick in der Blutzuckerkurve zusammenfällt. Die Glucosekonzentration im Blut fällt unter Tolbutamid nicht kontinuierlich ab, sondern nur bis zu einem bestimmten Wert, der dann offenbar durch gegenregulatorische Maßnahmen des Organismus konstant gehalten wird (Abb. 3). Dieser besondere Verlauf der Blutzuckerkurve unter Tolbutamid ist vom Vorhandensein der Nebennieren abhängig. Exstirpiert man den Mäusen die Nebennieren, so sinkt die Glucosekonzentration im Blut unter der Wirkung des Sulfonylharnstoffs auf sehr viel tiefere Werte ab; der Verlauf der Kurve ähnelt dann dem nach einer Insulininjektion. Behandlung der adrenalektomierten Tiere mit Cortison stellt die ursprüngliche Form der Blutzuckerkurve wieder her, wenn auch die Absolutwerte niedriger liegen als bei Kontrolltieren. Bei den adrenalektomierten Tieren ist die Glucuronidierungsfähigkeit des Lebergewebes

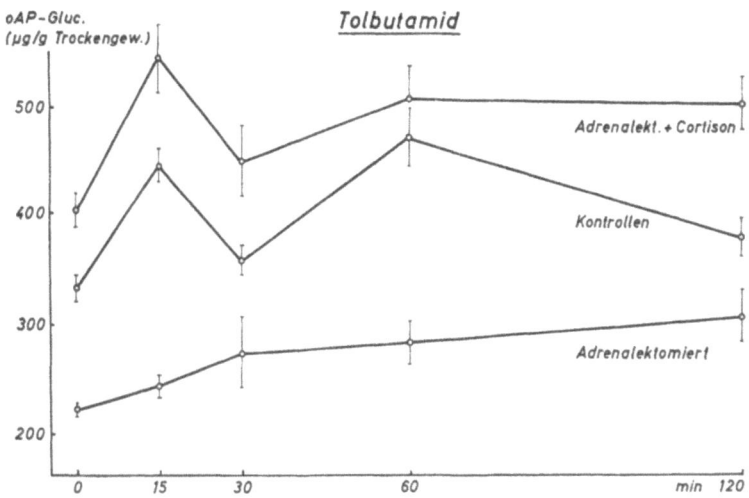

Abb. 2. Bildung von o-Aminophenolglucuronid durch Lebergewebe, das zu verschiedenen Zeitpunkten (Abscisse) nach einer Injektion von Tolbutamid (200 mg/kg) bei a) normalen, b) adrenalektomierten, c) adrenalektomierten und Cortison behandelten Mäusen entnommen wurde. Den jeweils angegebenen Mittelwerten ($\bar{x} \pm s_{\bar{x}}$) liegen 7—19 Einzelwerte zugrunde

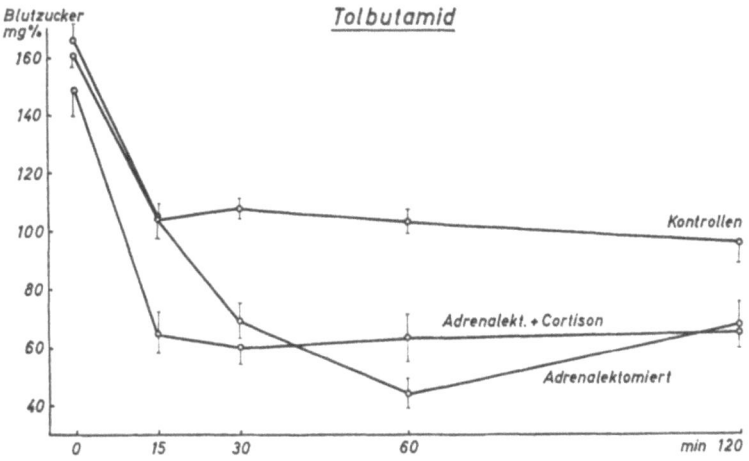

Abb. 3. Wirkung von Tolbutamid (200 mg/kg) auf die Blutzuckerkonzentration zu verschiedenen Zeitpunkten nach der Injektion bei a) normalen, b) adrenalektomierten, c) adrenalektomierten und Cortison behandelten Mäusen. Den jeweils angegebenen Mittelwerten ($\bar{x} \pm s_{\bar{x}}$) liegen 7—19 Einzelwerte zugrunde

signifikant vermindert und der typische zeitliche Verlauf der Glucuronidsynthese nach Tolbutamidgabe ist verschwunden. Behandlung mit Cortison stellt wieder ähnliche Verhältnisse wie bei normalen Tieren her. Die Absolutwerte der gebildeten Glucuronidmenge lagen dabei zu den jeweiligen Zeiten höher als die der entsprechenden Kontrolltiere (Abb. 2).

2. Die Wirkung von Insulin auf die Glucuronidsynthese im Lebergewebe normaler und adrenalektomierter Mäuse

Vergleichsweise wurde untersucht, ob Insulin in einer Dosis, die — bezogen auf das Ausmaß der Hypoglykämie — der verwandten Tolbutamiddosis äquieffektiv war, ebenfalls einen Einfluß auf die hepatische Glucuronidierungsleistung bei der Maus besitzt. 1 IE Insulin/kg, intraperitoneal gegeben, erhöhte die Ausbeute an Glucuronid nach der Inkubation nur geringfügig (nicht signifikant), und der zeitliche Verlauf zeigte

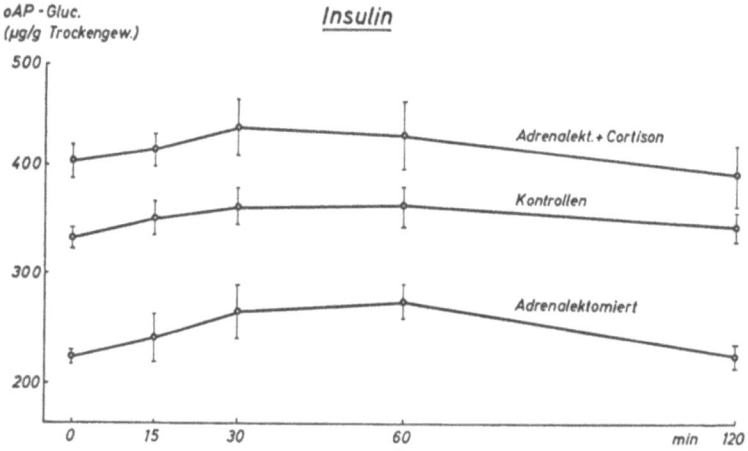

Abb. 4. Bildung von o-Aminophenolglucuronid durch Lebergewebe, das zu verschiedenen Zeitpunkten (Abscisse) nach der Injektion von 1 IE/kg Insulin bei a) normalen, b) adrenalektomierten, c) adrenalektomierten und Cortison behandelten Mäusen entnommen wurde. Den jeweils angegebenen Mittelwerten ($\bar{x} \pm s_{\bar{x}}$) liegen 9—16 Einzelwerte zugrunde

nicht die gleiche charakteristische, zweigipflige Kurve wie bei den Versuchen mit Tolbutamid. Adrenalektomie und Behandlung mit Cortison veränderten nur quantitativ, nicht qualitativ, den zeitlichen Ablauf der o-Aminophenolglucuronidierung unter Insulin (Abb. 4). Die Blutzuckerkonzentration fiel bei adrenalektomierten Tieren unter der Wirkung von Insulin besonders stark ab. Auffällig ist, daß die Cortisonbehandlung dazu führt, daß sich nun auch nach Gabe von Insulin, ähnlich wie unter der Tolbutamidwirkung, 30 min nach der Injektion eine gegenregulatorische Zacke in der Blutzuckerkurve findet, und daß die Absolutwerte der Blutglucosekonzentration noch über denen der Kontrolltiere liegen (Abb. 5).

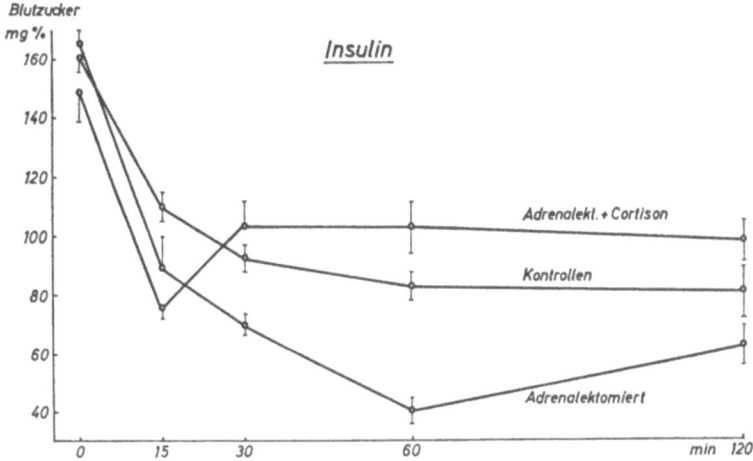

Abb. 5. Wirkung von Insulin (1 IE/kg) auf die Blutzuckerkonzentration zu verschiedenen Zeitpunkten nach der Injektion bei a) normalen, b) adrenalektomierten, c) adrenalektomierten und Cortison behandelten Mäusen. Den jeweils angegebenen Mittelwerten ($\bar{x} \pm s_{\bar{x}}$) liegen 6—19 Einzelwerte zugrunde

3. Zeitlicher Verlauf der Glucuronidbildung im Lebergewebe während der Inkubation

Als Stütze der Hypothese, daß in unseren Versuchen allein die von der Leber gebildete Menge an UDPGA entscheidend für das Ausmaß der Glucuronidsynthese ist, wurde Lebergewebe von normalen, adrenal-

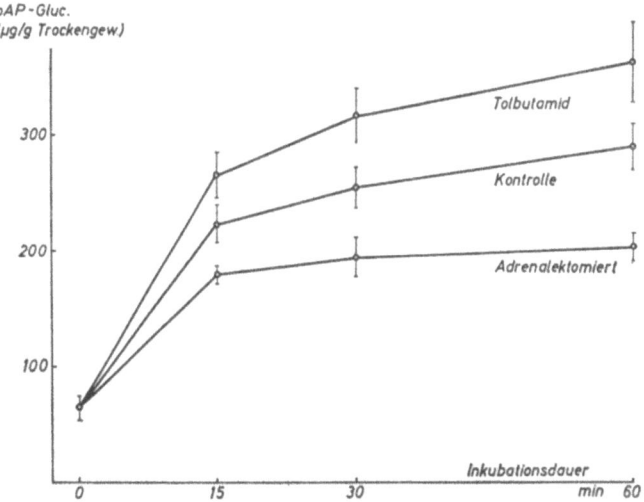

Abb. 6. Zeitlicher Verlauf der o-Aminophenolglucuronidbildung in vitro während der Inkubation von Lebergewebe a) unbehandelter, b) adrenalektomierter, c) mit Tolbutamid (200 mg/kg, 15 min vor dem Versuch) vorbehandelter Tiere. Den jeweils angegebenen Mittelwerten ($\bar{x} \pm s_{\bar{x}}$) liegen 6—16 Einzelwerte zugrunde

ektomierten und von mit Tolbutamid behandelten Tieren inkubiert und die gebildete Glucuronidmenge zu verschiedenen Zeiten nach Beginn der Inkubation gemessen. Schon nach 15 min zeigte die Glucuronidsynthese durch die einzelnen Leberpräparationen deutliche Unterschiede. Innerhalb der nächsten 45 min nahm die gebildete Glucuronidmenge nur noch wenig zu (Abb. 6). Wurde jedoch von Anfang an dem Inkubationsansatz UDPGA (0,13 mM) zugesetzt, so war nach 10 min in allen drei Ansätzen gleichviel o-Aminophenolglucuronid vorhanden. Das bedeutet also, daß eine verminderte oder erhöhte Aktivität der UDP-Glucuronyltransferase nicht die beobachtete, unterschiedliche Glucuronidierungsleistung bei adrenalektomierten bzw. bei den mit Tolbutamid vorbehandelten Tieren erklären kann, sondern daß hierfür die Menge an zur Verfügung stehender UDPGA verantwortlich sein muß.

Diskussion

Die Entgiftung von Aglyconen durch Konjugation mit Glucuronsäure ist eine synthetische Reaktion, bei der aktivierte Glucuronsäure (UDPGA) aus dem Kohlehydratstoffwechsel ständig neu bereitgestellt werden muß (vgl. DUTTON, 1966). Deshalb ist zu erwarten, daß Veränderungen des Glucosestoffwechsels auch die Glucuronidierungsleistung des Lebergewebes beeinflussen können. Blutzuckerwirksame Sulfonylharnstoffderivate erhöhen dosisabhängig die Glucuronidierung geeigneter Aglycone und führen zu einer gesteigerten Ausscheidung von Bilirubinglucuronid in der Galle (MÜLLER-OERLINGHAUSEN et al., 1968). Mit diesem Ergebnis stimmte der Befund überein, daß Tolbutamid die UDPGA-Konzentration in der Leber erhöht. Die Ergebnisse dieser Arbeit zeigen, daß die Fähigkeit des Lebergewebes, Glucuronide zu bilden, bereits frühzeitig, und zwar gleichzeitig mit dem Absinken der Blutglucosekonzentration, ansteigt. Wenn man mit CAHILL et al. (1959) annimmt, daß die Membran der Leberzelle für Glucose frei permeabel ist, müßte eine Abnahme der Glucosekonzentration im Blut auch das Angebot an freier Glucose in der Leber senken, die für die Synthese von UDPG und UDPGA zur Verfügung steht.

Tatsächlich ist die Glucuronidsynthese in der Leber vermindert, wenn die Blutglucosekonzentration im Hunger absinkt (LIPSCHITZ u. BUEDING, 1939; MIETTINEN u. LESKINEN, 1963). Nun ist allerdings die Hungerhypoglykämie mit der Wirkung der Sulfonylharnstoffe nicht vergleichbar. Wenn im Hunger keine Glucose mehr aus dem Darm resorbiert werden kann, muß die Leber Glucose aus ihren Glykogenspeichern mobilisieren oder über die Gluconeogenese synthetisieren: Die Glucoseabgabe aus der Leber an das Blut ist erhöht. Unter der Wirkung von Sulfonylharnstoffen dagegen wird weniger Glucose von der Leber an das Blut abgegeben. Gerade auf diesen Befund stützt sich ja die Vorstellung, daß diese antidiabetisch wirksamen Verbindungen den Kohlehydratstoffwechsel nicht nur dadurch beeinflussen, daß sie vermehrt Insulin freisetzen, sondern auch indem sie den Leberstoffwechsel verändern (Lit. bei CREUTZFELDT u. SÖLING, 1960). Um welche Veränderungen es sich jedoch dabei im einzelnen handelt, darüber ist bis jetzt nur wenig bekannt. Bei hungernden Tieren ist ein Anstieg der Glykogenkonzentration nach Tolbutamid in der Leber gefunden worden (CREUTZFELDT u. SÜTTERLE, 1957), bei gefütterten Tieren ist dieser Effekt jedoch nicht zu beobachten. Daher ist der Befund interessant, daß an gefütterten Mäusen bereits 15 min nach der Injektion von Tolbutamid eine Umstellung des Leberstoffwechsels nachweisbar wird, die sich in einem Anstieg der UDPGA-Konzentration und damit einer verbesserten Glucuronidsynthese äußert.

Zwar läßt sich auch durch Insulin die Glucuronidsynthese beeinflussen, wie frühere Versuche an der Ratte ergaben (MÜLLER-OERLINGHAUSEN et al., 1968), während der geringe Anstieg, der bei der Maus einer Insulininjektion folgt, nicht statistisch zu sichern war. Auffällig sind aber die Unterschiede im zeitlichen Verlauf dieser Wirkung. In der Versuchsreihe, in der die Leber zu verschiedenen Zeiten nach der Injektion von Tolbutamid entnommen wurde, fand sich bereits nach 15 min ein Maximum der Glucuronidsynthese, die dann wieder abnahm, um nach 1 Std erneut einen Gipfel zu erreichen. Exogenes, injiziertes Insulin löste demgegenüber nur einen geringen, trägen Anstieg aus, so daß sich besonders in den ersten 30 min nach der Injektion, in der Zeitspanne also, in der die Blutzuckerwerte absinken, Insulin und Tolbutamid in ihrer Wirkung deutlich unterscheiden. Diese Beobachtung kann als ein Hinweis dafür gewertet werden, daß Tolbutamid eine direkte Wirkung auf den Leberstoffwechsel hat, die nicht durch zusätzlich aus der Bauchspeicheldrüse freigesetztes Insulin vermittelt wird. Sie stellt allerdings keinen sicheren Beweis dar, weil offenbleiben muß, inwieweit die Injektion von exogenem Insulin mit einer Sekretion körpereigenen Insulins in die Pankreasvene verglichen werden kann (FRAWLEY, 1959).

Die schnelle Reaktion auf Tolbutamid ist offenbar an eine funktionsfähige Nebenniere gebunden. Adrenalektomierte Tiere reagieren auf Tolbutamid mit einem langsamen Anstieg der Glucuronidsynthese, dessen zeitlicher Verlauf der Wirkung von Insulin am intakten Tier entspricht. Ein starker Anstieg der Glucuronidsynthese in den ersten 30 min nach der Injektion von Tolbutamid trat auch bei den adrenalektomierten Tieren auf, wenn sie mit Cortison behandelt wurden. Nur, wenn die Leber mit Glucocorticoiden versorgt ist, kann sie demnach auf Tolbutamid schnell vermehrt UDPGA bereitstellen und daher besser Glucuronsäurekonjugate bilden. Die Wirkung von Tolbutamid läßt sich nicht damit erklären, daß unmittelbar nach der Injektion Glucocorticoide aus der Nebenniere freigesetzt werden. Auch ein derartiger Effekt wäre zwar am nebennierenlosen Tier nicht mehr nachzuweisen, er müßte aber auch dann ausbleiben, wenn diese Tiere mit Cortison behandelt werden. Die Glucocorticoide lösen also die schnelle Reaktion des Leberstoffwechsels auf Tolbutamid nicht aus, sie sind jedoch für das Zustandekommen dieses Effektes notwendig.

Unabhängig von dieser „permissiven" Wirkung der Glucocorticoide hat die intakte Nebennierenrindenfunktion, wie unsere Versuche zeigen, eine entscheidende Bedeutung für die Glucuronsäurekonjugation überhaupt. Das Lebergewebe adrenalektomierter Mäuse bildet in vitro um 33% weniger o-Aminophenolglucuronid, während mit Cortison behandelte Tiere Werte aufweisen, die über denen von normalen Kontrolltieren liegen. Dieses Resultat steht in Übereinstimmung mit klinischen Beobachtungen; denn BECK et al. (1957) hatten bereits unter der Wirkung von Glucocorticoiden eine erhöhte und beschleunigte Ausscheidung von Glucuronsäure nach einer Belastung mit N-Acetyl-para-aminophenol am Menschen gesehen und diesen Befund mit einer vermehrten Bereitstellung von UDP-Glucuronsäure gedeutet. Dabei ist eine direkte Stimulierung der Glucuronidsynthese durch das Cortison unwahrscheinlich, denn unter der Wirkung von Glucocorticoiden ist eine verminderte Aktivität der UDPG-Dehydrogenase in der Leber (MARCHI, 1965) und in der Haut (SASAKI u. KETKAR, 1968) beobachtet worden. In eigenen Versuchen an Ratten (unveröffentlicht) haben wir dementsprechend eine geringe Erhöhung der UDPG-Dehydrogenaseaktivität in der Leber adrenalektomierter Tiere gesehen, während die UDPGA-Konzentration um ca. ein Drittel gegenüber Kontrollwerten vermindert war. Ob dieser Abfall der UDPGA-Konzentration in der Leber mit einer gleichsinnigen Veränderung von UDP-Glucose, als der Vorstufe von UDPGA, einhergeht, kann noch nicht eindeutig beantwortet werden. Bei BOLE u. LEUTZ (1967) sowie HORNBROOK et al. (1965) finden sich Hinweise dafür, daß Hydrocortison bei der gefütterten Ratte zu einem Anstieg von UDP-Glucose in der Leber führt, während bei der hungernden Ratte (HORNBROOK et al., 1965 und 1966) sowie beim Meerschweinchen (MILLS, 1965) ein gegenteiliger Effekt beobachtet wurde. Inwieweit eine Veränderung der stationären Konzentration an UDP-Glucose die UDPGA-Bildung beeinflussen kann, darüber liegen bislang keine Untersuchungen vor. Für die Bereitstellung von UDPGA scheint jedoch das Ausmaß der Glykogensynthese, die ja über die Vorstufe UDP-Glucose verläuft, eine Rolle zu spielen. Von diesem durch die „Glykogensynthetase" (UDP-α-glucanglykogen-glucosyl-transferase) katalysierten Stoffwechselweg (LELOIR u. CARDINI, 1957) zweigt quasi die durch die UDPG-Dehydrogenase vermittelte UDPGA-Synthese ab (STROMINGER et al., 1957). Die Vermutung, daß nicht so sehr die Größe des vorhandenen Glykogenvorrats als vielmehr die Aktivität der Glykogensynthese entscheidend für die Glucuronsäurekonjugation ist, wurde auch von MIETTINEN u. LESKINEN (1963) ausgesprochen. In dieses Bild würde sich die Erhöhung der Glucuronidsynthese durch Cortison gut einfügen, nachdem von HORNBROOK et al. (1966) gezeigt wurde, daß die I-Form der „Glykogensynthetase" unter der Wirkung von Hydrocortison, aktiviert bzw. nach Adrenalektomie inaktiviert, d.h. in die D-Form umgewandelt wird.

Literatur

BECK, K., F. AZIMI u. P. M. REISERT: Über den Einfluß synthetischer Glucocorticoide auf die Bildung und Ausscheidung gepaarter Glucuronsäure. 2.Mitt. Spät einsetzende Wirkungen. Klin. Wschr. **45**, 428 (1967).

BOLE, G. G., and J. C. LEUTZ: Hydrocortisone induced changes in sugar nucleotides content of sponge biopsy connective tissue in the absence of comparable changes in the liver. J. Lab. clin. Med. **69**, 610 (1967).

CAHILL, G. F., G. F. ASHMORE, A. E. RENOLD, and A. B. HASTINGS: Blood glucose and the liver. Amer. J. Med. **26**, 264 (1959).

CREUTZFELDT, W., u. D. SÖLING: Orale Diabetestherapie und ihre experimentellen Grundlagen. Ergebn. inn. Med. Kinderheilk. N.F. **15** (1960).

—, u. H. SÜTTERLE: Vergleichende Untersuchungen über das Verhalten des Leber- und Diaphragma-Glykogens der Ratte unter Insulin und D 860. Dtsch. med. Wschr. **1957**, 1574.

DUNCAN, L. J. P., and J. D. BAIRD: Compounds administered orally in the treatment of diabetes mellitus. Pharmacol. Rev. **12**, 91 (1960).

DUTTON, J. (Ed.): Glucuronic acid, free and combined. New York-London: Academic Press 1966.

FRAWLEY, T. F., T. F. SHELLEY, J. W. RUNYAN, JR., E. J. MARGULIES, and J. J. CINCOTTI: Further studies on the significant role of the liver in sulfonylurea hypoglycemia. Ann. N.Y. Acad. Sci. **82**, 460 (1959).

HASSELBLATT, A.: Biochemische Gesichtspunkte zur Erklärung der blutzuckersenkenden und antidiabetischen Wirksamkeit von Sulfonylharnstoffderivaten. Internist **7**, 369 (1966).

HORNBROOK, K. R., H. B. BURCH, and O. H. LOWRY: Changes in substrate levels in liver during glycogen synthesis induced by lactate and hydrocortisone. Biochem. biophys. Res. Comm. **18**, 206 (1965).

— — — The effects of adrenalectomy and hydrocortisone on rat liver metabolites and glycogen synthetase activity. Molec. Pharmacol. **2**, 106 (1966).

LELOIR, L. F., and C. E. CARDINI: Biosynthesis of glycogen from uridine diphosphate glucose. J. Amer. chem. Soc. **79**, 6340 (1957).

LEVVY, G. A., and I. D. E. STOREY: The measurement of glucuronide synthesis by tissue preparations. Biochem. J. **44**, 295 (1949).

LIPSCHITZ, W. L., and E. BUEDING: Mechanism of the biological formation of conjugated glucuronic acids. J. biol. Chem. **129**, 333 (1939).

MARCHI, S., U. BERTAZZONI, and V. ZAMBOTTI: Effect of hydrocortisone on UDPG-dehydrogenase. Enzymol. biol. clin. **3**, 168 (1965).

MIETTINEN, T. A., and E. LESKINEN: Enzyme levels of glucuronic acid metabolism in normal and fasted rats. Biochem. Pharmacol. **12**, 565 (1963).

Mills, G. C.: Liver nucleotides in hydrocortisone diabetic guinea pigs. Fed. Proc. **24**, 600 (1965).

Müller-Oerlinghausen, B., A. Hasselblatt u. R. Jahns: Vermehrte Bildung von Bilirubinglucuronid in der Leber während der Insulin- und Sulfonylharnstoff-Hypoglykämie. Naunyn-Schmiedebergs Arch. Pharmak. exp. Path. **260**, 254 (1968).

Sasaki, S., and M. B. Ketkar: Effect of hormones on acid mucopolysaccharide synthesis in mouse skin. Experientia (Basel) **24**, 128 (1968).

Strominger, J. L., E. S. Maxwell, J. Axelrod, and H. M. Kalckar: Enzymatic formation of uridine diphosphoglucuronic acid. J. biol. Chem. **224**, 79 (1957).

Dr. B. Müller-Oerlinghausen
Pharmakol. Institut der Universität
3400 Göttingen, Geiststraße 9

Naunyn-Schmiedebergs Arch. Pharmak. exp. Path. 262, 29—41 (1969)

Spinale Wirkungen von Apamin*

HANS-H. WELLHÖNER

Max-Planck-Institut für experimentelle Medizin, Abteilung Pharmakologie
(Dir.: Prof. Dr. Dr. W. KOLL)

Eingegangen am 4. September 1968

Spinal Actions of Apamin

Summary. Apamin, a neurotoxic polypeptide from bee venom, has been investigated for activity on the spinal cord in spinal cats. 15 minutes after intravenous injection of 0,5—1,0 mg/kg, the mean and the standard deviation of the amplitudes of the monosynaptic extensor reflex potentials increased. With monosynaptic flexor reflex potentials, no uniform influence on the mean of the amplitudes became apparent, but again the standard deviation was significantly increased by the drug. Polysynaptic reflex potentials from flexor reflex afferents were also greatly increased. While dorsal root potentials and dorsal root reflexes were slightly augmented, the effectiveness of polysynaptic inhibition exerted on the monosynaptic gastrocnemius reflex by conditioning stimulation of Ia-afferents from the posterior biceps + semitendinosus nerve became smaller. No influence of apamin on the spatial and temporal summation, on the direct inhibition, and on the recurrent inhibition could be observed using the conditioning technique. From the results it is concluded that apamin mainly augments polysynaptic reflexes and that excitatory polysynaptic pathways become more effective than inhibitory polysynaptic mechanisms.

Key-Words: Apamin — Spinal Reflexes.

Zusammenfassung. Die spinalen Wirkungen von Apamin, einem neurotoxischen Polypeptid aus Bienengift, wurden an spinalisierten Katzen untersucht. 15 min nach i.v. Injektion von 0,5—1,0 mg/kg war der Mittelwert und die Streuung der Amplitudenmaxima der monosynaptischen Extensorreflexpotentiale signifikant gewachsen. Die Mittelwerte der Amplitudenmaxima bei den monosynaptischen Flexorreflexpotentialen verhielten sich unter Apamin uneinheitlich, jedoch nahm die Streuung der Einzelwerte ebenfalls stark zu. Die polysynaptischen Komponenten der Reflexpotentiale nach Reizung von Flexorreflexafferenzen wurden stark vergrößert, das Dorsalwurzelpotential und der Dorsalwurzelreflex nahmen mäßig zu. Die Effektivität der polysynaptischen Hemmung eines Gastrocnemiusreflexes durch konditionierende Reizung des N. biceps post. + semitendinosus nahm jedoch ab. Mit der Konditionierungstechnik ließ sich eine Änderung der direkten Hemmung, der rekurrenten Hemmung sowie der räumlichen und zeitlichen Förderung durch Apamin nicht nachweisen. Aus den Versuchen wird geschlossen, daß Apamin vornehmlich polysynaptische Reflexbögen erregt und daß hierbei excitatorische Mechanismen stärker gefördert werden als inhibitorische.

Schlüsselwörter: Apamin — spinale Reflexe.

---

* Herrn Prof. Dr. L. LENDLE zum 70. Geburtstag gewidmet.

Bei der Auftrennung des Bienengiftes in seine Komponenten konnten HABERMANN u. REIZ (1965) u. a. das Polypeptid Apamin isolieren. Die Aminosäuresequenz wurde vor kurzem aufgeklärt (HAUX, SAWERTHAL u. HABERMANN, 1967). Bereits in der Voruntersuchung zeigte sich eine stark zentral erregende Wirkung (HABERMANN, 1963; HABERMANN u. REIZ, 1965). Apamin ist das erste Polypeptid, dem diese Eigenschaft augenscheinlich mit hoher Selektivität zukommt. Aus dem Vergiftungsbild gewannen die Autoren den Eindruck, daß hierfür nicht nur supraspinale, sondern auch spinale Angriffspunkte in Frage kommen. Die Objektivierung solcher Angriffspunkte bildet den Gegenstand der vorliegenden Untersuchung.

Methoden

Entsprechend der einschlägigen Literatur werden folgende Abkürzungen benutzt:

DP   N. peroneus prof.
DR   Radix spinalis dorsalis
DRP   Dorsalwurzelpotential
DRR   Dorsalwurzelreflex
GS   N. gastrocnemius + soleus
NAP   Nervenaktionspotential (Massenaktionspotential eines peripheren Nerven, gemessen an einer Dorsalwurzel bei peripherer Reizung des Nerven)
MRP   Massenreflexpotential, gemessen an einer Ventralwurzel oder einem Ventralwurzelfilament
PBST   N. biceps post. + semitendinosus
SP   N. peroneus superf.
SU   N. suralis
TI   N. tibialis
VR   Radix spinalis ventralis

Versuchstiere waren 28 männl. und weibl. Katzen im Gewicht von 1,8—3,9 kg. Von ihnen wurden elf bei C1 und weitere elf bei C1 und Th 12/L1 in Äthernarkose nach Ligatur der Aa. carotides et vertebrales spinalisiert und anschließend mit Luft beatmet, zwei wurden in Nembutalnarkose (30 mg/kg i.p.) allein bei Th 12/L1 spinalisiert und atmeten spontan, drei weitere waren nur mit Nembutal narkotisiert und dienten lediglich der Untersuchung der NAP, an einer nicht narkotisierten Katze wurde das Vergiftungsbild nach Injektion von 4 mg/kg Apamin beobachtet. Das präparative Vorgehen (periphere Deafferenzierung, Laminektomie, Darstellung von peripheren Nerven, Dorsal- und Ventralwurzeln, Fixierung des Versuchstiers in hängender Position mit dem Rücken nach oben, Abdecken der freigelegten nervösen Strukturen mit warmem Paraffinöl) war konventionell. Zur Wahrung einer ausreichenden Blutversorgung blieben mit Ausnahme der ipsilateralen VR L7 und VR S1 alle Ventralwurzeln intakt. Der arterielle Druck wurde blutig intermittierend in einer A. carotis gemessen. Die Reflexversuche begannen frühestens 5 Std nach der Spinalisierung. Mit Rücksicht auf die starke Temperaturabhängigkeit besonders von DRR und DRP (BROOKS et al., 1955) wurde die Temperatur des Paraffinöls oberhalb des Rückenmarks und die Rectaltemperatur sorgfältig konstant gehalten.

Rechteckimpulse von 0,2 msec Breite und variabler Höhe, appliziert über bipolare Platindrahtelektroden, dienten zur elektrischen Stimulation der proximalen

Stümpfe der durchtrennten peripheren Nerven und von Filamenten aus den zentralen Stümpfen der durchtrennten Ventralwurzeln. Alle Reflexe wurden in einem Abstand von 4 sec, in einigen Versuchen von 3 sec, ausgelöst, wodurch inhibitorische Prozesse zwischen den einzelnen Reflexen hinreichend lange abklingen konnten (JEFFERSON u. SCHLAPP, 1953; LLOYD u. WILSON, 1957; DECANDIA u. PROVINI, 1966). — Mit Silberdrahtelektroden abgeleitet wurden die NAP vom distalen Stumpf der durchtrennten DR L7, die DRP und DRR vom zentralen Stumpf eines caudalen Filaments aus der im übrigen intakten DR L7, die MRP vom zentralen Stumpf der durchtrennten VR L7 oder VR S1. Die Potentiale wurden über einen Vorverstärker ($R_E = 10$ Megohm) einem Oscillographen und einem Magnetband (FM-Betrieb) zugeführt. Die Frequenzgrenzen des Registriersystems (3 dB) lagen bei 8 Hz und 10 kHz, bei Registrierung des DRP jedoch entsprechend den Forderungen von ECCLES, MAGNI u. WILLIS (1962) bei 0,2 Hz und 10 kHz. Der Inhalt des Magnetbandes wurde nach Versuchsende in einem mittelwertsbildenden Elektronenrechner verarbeitet, der aus je 25 konsekutiven Potentialen ein mittleres Potential bildete.

Folgende funktionelle Werte und ihre Änderung nach i.v. Injektion von Apamin wurden untersucht:

1. Größe und Latenz des NAP motorischer und sensibler Nerven, ausgelöst durch Einzelreiz von PBST, SU oder SP, abgeleitet von DR L7.

2. Mittlere Latenz, mittleres Amplitudenmaximum, Streuung der Amplitudenmaxima, räumliche und zeitliche Förderung des monosynaptischen Extensorreflexes, ausgelöst an GS oder TI, abgeleitet von VR L7 oder VR S1 (LLOYD, 1943, 1946).

3. Mittlere Latenz, mittleres Amplitudenmaximum sowie Streuung der Amplitudenmaxima des monosynaptischen Flexorreflexes, ausgelöst an DP oder PBST, abgeleitet von VR L7 oder VR S1 (LLOYD, 1943, 1946).

4. Polysynaptische Reflexe, ausgelöst durch Einzelreiz von SP sowie TI und DP mit höheren Reizstärken, abgeleitet von VR L7 oder VR S1 (LLOYD, 1943).

5. Das DRP und der DRR, ausgelöst durch Einzelreiz von SP, abgeleitet von einem Filament aus DR L7 (BROOKS u. KOIZUMI, 1956; ECCLES, MAGNI u. WILLIS, 1962; ECCLES, SCHMIDT u. WILLIS, 1963; CARPENTER et al., 1963).

6. Die präsynaptisch hemmende Wirkung einer Reizung von PBST auf den monosynaptischen GS-Reflex (FRANK u. FUORTES, 1957; ECCLES, SCHMIDT u. WILLIS, 1962, 1963; siehe jedoch GREEN u. KELLERTH, 1966, für die Kritik am präsynaptischen Charakter dieser polysynaptischen Inhibiton).

7. Die postsynaptisch hemmende Wirkung einer Reizung von GS auf einen nachfolgenden monosynaptischen DP-Reflex, oder einer DP-Reizung auf die monosynaptische Komponente eines nachfolgenden TI-Reflexes (direkte postsynaptische Hemmung, LLOYD, 1946; BRADLEY, EASTON u. ECCLES, 1953).

8. Die postsynaptisch hemmende Wirkung der antidromen Reizung eines Filaments aus VR L7 auf einen nachfolgenden monosynaptischen GS-Reflex (rekurrente postsynaptische Hemmung, BROOKS u. WILSON, 1959).

Kristallisiertes Apamin wurde in Tyrodelösung gelöst und unmittelbar anschließend in Dosen zwischen 0,5 und 1,0 mg/kg i.v. injiziert. Wegen der nach etwa 15 min einsetzenden motorischen Unruhe wurde in einem Teil der Versuche mit Gallamin (1 mg/kg i.v.) relaxiert. Gallamin hat in dieser Dosierung auf Spinalreflexe keinen Einfluß (DE JONG et al., 1968).

Ergebnisse

Allgemeines

15 min nach i.v. Injektion von 0,5—1,0 mg/kg Apamin ließen sich sowohl bei den narkotisierten als auch bei den spinalisierten Tieren unkoordinierte oder wenig koordinierte Muskelkontraktionen beobachten.

Diese Wirkung war nach 45 min maximal, blieb während der restlichen Versuchszeit unvermindert über mehrere Stunden bestehen, ging nie in eine Extensorenstarre über und erstreckte sich nur auf Muskeln mit intakter nervöser Versorgung; die deafferenzierten Muskeln der Hinterextremitäten waren hingegen in keinem Fall mitbetroffen. Parallel mit der motorischen Unruhe entwickelten sich Änderungen der spinalen Reflexpotentiale. Bei zu heftiger Kontraktion der (nicht deafferenzierten) Bauch-, Brust- und Rückenmuskulatur war die Ableitung der Reflexpotentiale erst nach Relaxation des Versuchstieres mit 0,5—1,0 mg/kg Gallamin wieder möglich. Wie bei DE JONG et al. (1968) blieben auch in den vorliegenden Versuchen die Reflexpotentiale durch die Injektion des Relaxans unverändert. Fünf Tiere wurden bereits vor den Kontrollversuchen relaxiert. Bei ihnen blieb nach Injektion von Apamin die motorische Unruhe aus, die Reflexpotentiale veränderten sich jedoch wie bei Abwesenheit von Gallamin. — Der arterielle Mitteldruck blieb nach Apamin unverändert oder stieg vorübergehend (15—30 min) und wenig (20 mm Hg) an. — Das Vergiftungsbild der einen nicht narkotisierten Katze war völlig entsprechend: Es entwickelten sich Muskelkontraktionen, die in den Extremitäten zunächst noch koordiniert (Automatismen) später aber zunehmend unkoordiniert verliefen, jedoch bis zum Exitus nicht in eine Extensorenstarre übergingen.

Leitungszeiten

Die durch supramaximale Einzelreize ausgelösten NAP der peripheren Nerven PBST, SU und SP zeigten 15 und 45 min nach Apamininjektion keine Veränderungen, insbesondere blieben Latenz, Breite und Maximalamplitude der einzelnen NAP-Komponenten gleich. Für eine unveränderte Leitungszeit in den Ia-Afferenzen sprechen zusätzlich die Ergebnisse der Reflexversuche: Die mittlere Latenzzeit der monosynaptischen MRP-Komponente blieb auch nach mehr als einstündiger Apaminwirkung gleich.

Monosynaptische Reflexe

Monosynaptischer Extensorreflex. Die Wirkung von Apamin auf die monosynaptische Komponente des Reflexpotentials nach Reizung von Extensornerven (supramaximal für I-Afferenzen) wurde in 15 Versuchen geprüft. Elfmal nahm der Mittelwert der Amplitudenmaxima z.T. sehr stark zu, zweimal blieb er unverändert, zweimal nahm er wenig oder vorübergehend ab. — Unabhängig vom Anwachsen des Mittelwerts nimmt auch die Streuung der Amplitudenmaxima stark zu. Die Latenzzeit der monosynaptischen Reflexe blieb unverändert. Diese Befunde demonstriert Abb. 1. Die Differenz der Mittelwerte der Amplitudenmaxima vor und nach Apamin ist signifikant (t-Test, $P = 0,001$) trotz des gleichzeitigen signifikanten Anstiegs der Streuung der einzelnen Amplitudenmaxima (kleinster Quotient der Streuungen > 1 bei $P = 0,001$, berechnet nach WEBER, 1967).

Nach allgemeiner Erfahrung ist es bei vielen Katzen nach Spinalisierung nicht mehr möglich, mit einem Einzelreiz (supramaximal für Ia-Afferenzen) auf TI oder GS noch ein Reflexpotential in den Ventralwurzeln auszulösen, da die Polarisation der Motoneurone durch Wegfall

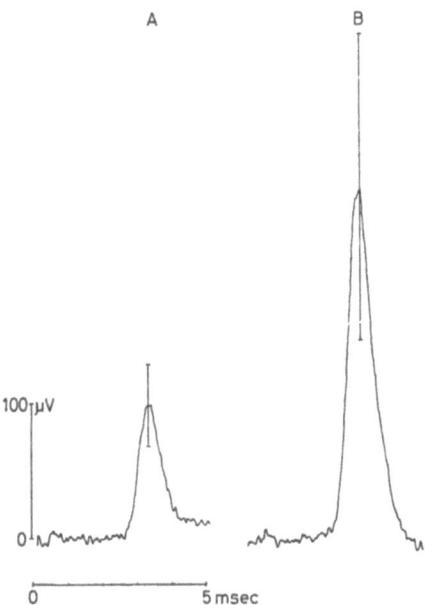

Abb. 1. Mittelwert und Streuung der Maxima eines monosynaptischen Extensorreflexpotentials (Gastrocnemius-Soleus-Reflex). A Kontrollwert vor Injektion von Apamin; B 15 min nach Apamin 0,5 mg/kg i.v. Die Kurven sind Mittelwerte aus je 25 Reflexpotentialen. Katze spinalisiert nur bei C1

der supraspinalen Antriebe zu groß geworden ist. Ein Reflexpotential erhält man in diesen Fällen, wenn man dem supramaximalen Einzelreiz einen konditionierenden Vorreiz (pre-pulse) voranstellt (ECCLES, SCHMIDT u. WILLIS, 1962; Abstand zum Hauptimpuls 2 msec). Die Stärke des Vorimpulses ist jedoch kritisch in pharmakologischen Untersuchungen, bei denen die Reflexantwort nach GS-Reizung unter dem Einfluß von Wirkstoffen zunimmt. Zur optimalen und definierten Konditionierung des Hauptreizes muß der Vorreiz eine Mindeststärke haben. Diese Mindeststärke genügte in den vorliegenden Untersuchungen aber häufig, um nach Apamininjektion ein eigenes Reflexpotential auszulösen. Dem Doppelreiz folgte mithin vor der Apamininjektion ein Reflexpotential, nach voller Ausbildung der Apaminwirkung jedoch zwei Reflexpotentiale. Qualitativ bedeutet das zweifellos eine Förderung des monosynaptischen GS-Reflexes, jedoch ist die quantitative Erfassung dieser Förderung problematisch.

Die *räumliche und zeitliche Förderung* des monosynaptischen Reflexes und ihre Veränderung unter Einwirkung von Apamin wurde an Katzen untersucht, bei denen auch noch nach Spinalisierung ein Einzelreiz R_b auf nur einen Ast von GS zur Auslösung eines MRP der Höhe b ausreichte. Ein Einzelreiz R_a auf den anderen GS-Ast führte in den hier vorliegenden Versuchen nicht mehr zur Auslösung eines MRP (d.h. $a = 0$).

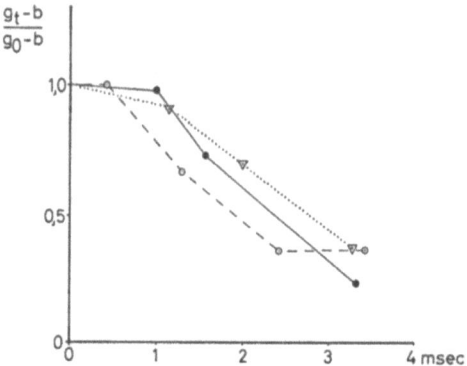

Abb. 2. Fehlender Einfluß von Apamin auf die zeitliche Förderung bei Reizung der GS-Äste. b Reflexpotential bei Reizung des medialen Astes allein; g_0 Reflexpotential bei gleichzeitiger Reizung beider Äste; g_t Reflexpotential bei Reizung des lateralen Astes t msec vor dem medialen; t Zeitdifferenz zwischen den beiden Einzelreizen auf den lateralen und medialen Ast; • Kontrollwerte vor Injektion von Apamin; ○ Werte ermittelt in der 42.—58. min nach Apamin 0,5 mg/kg i.v.; ▵ Werte ermittelt in der 60.—74. min nach Injektion. Katze spinalisiert nur bei C1

Gleichzeitige Reizung beider Äste gab ein großes Potential der Höhe g_0, wobei $g_0 > b + a$ als Ausdruck der bekannten räumlichen Förderung war. Diese räumliche Förderung wurde durch Apamin nicht signifikant verändert. — Wenn man R_a nicht gleichzeitig mit, sondern zeitlich vor R_b appliziert, so nimmt die Förderung von R_a auf das durch R_b ausgelöste Potential um so mehr ab, je größer die Zeitdifferenz zwischen der Applikation von R_a und R_b wird. Man mißt Potentiale g_t, die kleiner sind als g_0, aber noch größer als b ($g_0 > g_t > b$). Diese Erscheinung wird als zeitliche Förderung bezeichnet. Abb. 2 zeigt an einem Beispiel, daß die zeitliche Förderung bei monosynaptischen Reflexen unter der Einwirkung von Apamin praktisch unverändert bleibt.

Monosynaptischer Flexorreflex. Die Wirkung von Apamin auf die monosynaptische Komponente des Reflexpotentials nach Reizung von Flexornerven (supramaximal für I-Afferenzen) wurde in neun Versuchen geprüft. Der Mittelwert der Amplitudenmaxima nahm in drei Versuchen wenig und in einem Versuch stark zu, in vier Versuchen nahm er wenig und in einem Versuch stark ab. Unabhängig vom Verhalten des Mittelwertes vergrößerte sich jedoch die Streuung der einzelnen Amplitudenmaxima stark. Die Latenzzeiten der monosynaptischen Reflexkomponenten blieben im wesentlichen unverändert. Dies demonstriert Abb. 3. Obwohl hier der Mittelwert der Amplitudenmaxima nach Apamin nahezu unverändert bleibt, nimmt die Streuung signifikant zu.

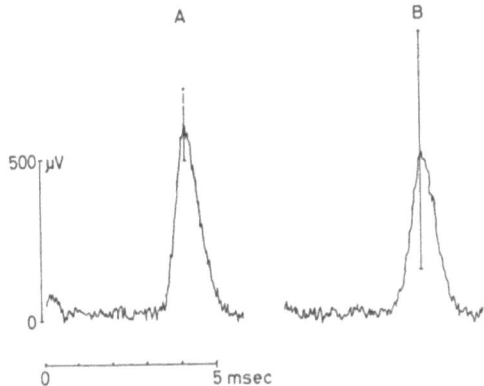

Abb. 3 A und B. Mittelwert und Streuung der Maxima eines monosynaptischen Flexorreflexpotentials (Peroneus-profundus-Reflex). A Kontrollwert vor Injektion von Apamin; B 69 min nach Apamin 0,5 mg/kg i.v. Die Kurven sind Mittelwerte aus je 25 Reflexpotentialen. Katze spinalisiert nur bei C1

Polysynaptische exzitatorische Reflexe

Durch Reizung von SP oder von TI und DP mit höheren Spannungen wurden sogenannte Flexorreflexafferenzen erregt und damit polysynap-

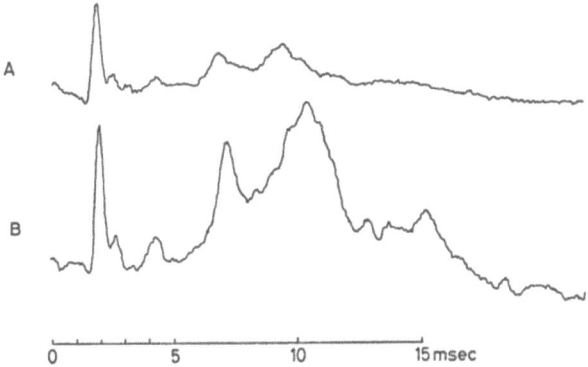

Abb. 4 A und B. Zunahme polysynaptischer (und monosynaptischer) Komponenten des Reflexpotentials, ausgelöst durch Einzelreize am N. tibialis. A Kontrollwerte vor Injektion von Apamin; B 24 min nach Apamin 1,3 mg/kg i.v. Die Kurven sind Mittelwerte aus je 25 Reflexpotentialen. Katze spinalisiert bei C1 und Th 12/L1

tische Reflexbögen aktiviert, die ihrerseits die Erregung nur in die Flexormuskulatur weitergeben (LLOYD, 1943). Die zugehörigen Potentialkomponenten im MRP nahmen nach Injektion von Apamin noch sehr viel stärker zu als die Potentialkomponente des monosynaptischen Extensorreflexes. Ein Beispiel gibt Abb. 4.

Disynaptische inhibitorische Reflexe

Direkte Hemmung. Die Aktivierung von Ia-Afferenzen aus einem Agonisten bewirkt u. a. die Aktivierung einer Interneuronengruppe, die ihrerseits auf die Motoneurone des Antagonisten (postsynaptisch) inhibierend wirkt. Ein Einfluß von Apamin auf diesen disynaptischen inhibitorischen Reflex wurde an fünf Tieren untersucht. In keinem Fall ließ sich eine Veränderung durch Apamin nachweisen (Abb. 5). Die anschließende

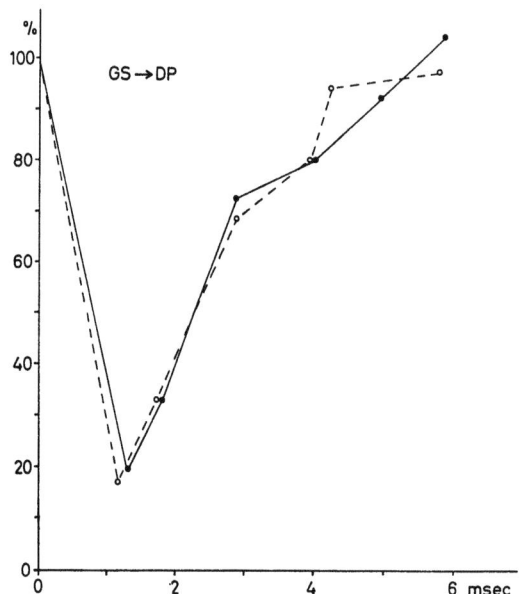

Abb. 5. Fehlender Einfluß von Apamin auf die direkte Hemmung eines monosynaptischen DP-Reflexes durch einen konditionierenden GS-Reiz. • Werte vor Injektion von Apamin; ○ Werte, aufgenommen in der 21.—37. min nach Apamin 0,5 mg/kg i.v. Die Punkte entsprechen den Mittelwerten der Potentialmaxima der DP-Reflexantworten und sind in Prozent des unkonditionierten DP-Reflexes am Beginn jeder Serie aufgetragen. Katze spinalisiert nur bei C1

Kontrollinjektion von 20 µg/kg Strychnin genügte hingegen zur sofortigen stärkeren Reduktion der direkten Hemmung, wie nach BRADLEY, EASTON u. ECCLES (1953) zu erwarten.

Rekurrente Hemmung. Die antidrome Reizung von skeletomotorischen (α-)Axonen eines Agonisten bewirkt über die rekurrenten Kollateralen der

Axone die Aktivierung von Interneuronen eines bestimmten Typs, der Renshaw-Zellen, die ihrerseits auf die α-Motoneurone des Agonisten (postsynaptisch) hemmend einwirken. Der Einfluß von Apamin auf diesen disynaptischen inhibitorischen Reflex wurde an drei Tieren untersucht. Eine signifikante Veränderung durch Apamin ließ sich nicht nachweisen (Abb. 6).

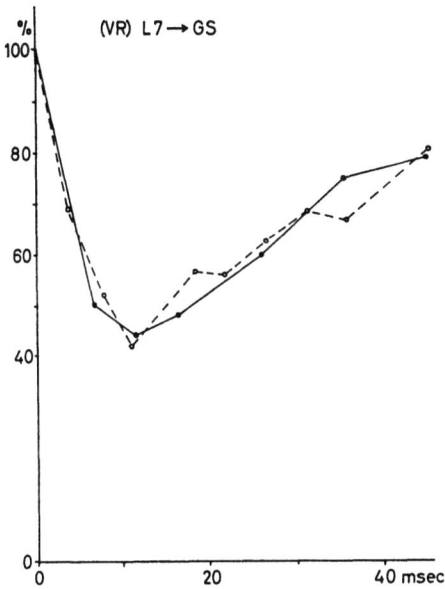

Abb. 6. Fehlender Einfluß von Apamin auf die rekurrente Hemmung eines monosynaptischen Extensorreflexes (GS-Reflex) durch einen konditionierenden antidromen Reiz eines Filaments aus der Ventralwurzel L7. • Werte vor Injektion von Apamin; ○ Werte, aufgenommen in der 13.—32. min nach Injektion von 0,5 mg/kg Apamin i.v. Die Punkte entsprechen den Mittelwerten der Potentialmaxima der GS-Reflexantworten und sind in Prozent des unkonditionierten GS-Reflexpotentials am Beginn jeder Serie aufgetragen. Katze spinalisiert bei C1 und Th 12/L1

Polysynaptische inhibitorische Reflexe

Als polysynaptischer Reflex mit inhibitorischer Wirkung ist die sogenannte präsynaptische Hemmung (FRANK u. FUORTES, 1957) am weitesten physiologisch und pharmakologisch untersucht. Dem Vorgehen von ECCLES, SCHMIDT u. WILLIS (1963) folgend, wurde der Einfluß von Apamin sowohl auf die Aktivierbarkeit einer polysynaptisch inhibierenden Neuronenkette (Messung von DRP, DRR) als auch auf die Effektivität der dadurch bedingten Hemmung (Konditionierung eines GS-Reflexes durch PBST-Reiz) untersucht. Aktivierbarkeit und Effektivität der polysynaptischen Hemmung können von der gleichen Substanz pharmakologisch unterschiedlich beeinflußt werden, wie SWERDLOW u. ALEKSEEVA

(1966) für Tetanustoxin nachgewiesen haben. Auch in den vorliegenden Untersuchungen zeigte Apamin ein differenziertes Verhalten. In Versuchen an drei Tieren nahmen DRP und DRR leicht bis mäßig zu (Abb. 7);

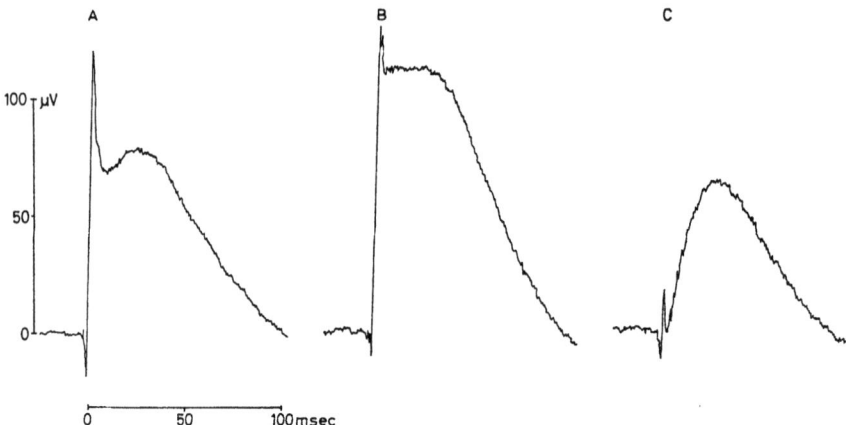

Abb. 7 A—C. Einfluß von Apamin auf das Dorsalwurzelpotential und den Dorsalwurzelreflex (ausgelöst durch Einzelreize auf den N. peron. superf.). A vor Injektion von Apamin; B 60 min nach Apamin 0,65 mg/kg i.v.; C 75 min nach Apamin und 10 min nach Picrotoxin 1 mg/kg i.v. Die Kurven sind Mittelwerte aus je 25 Potentialabläufen. Katze spinalisiert bei C1 und Th 12/L1

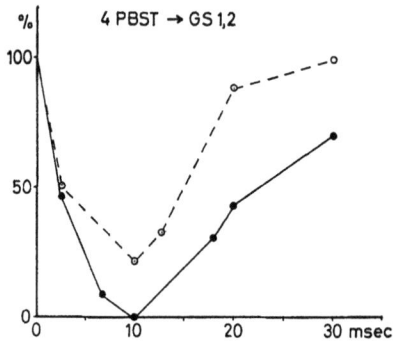

Abb. 8. Einfluß von Apamin auf die präsynaptisch hemmende Wirkung einer Reizung des N. biceps post. + semitendin. (4 Reize in 3,3 msec Abstand) auf einen Gastrocnemius-Soleus-Reflex; konditionierender Vorimpuls 1 msec vor dem Hauptreiz. • Vor Injektion von Apamin; ○ Werte, aufgenommen in der 20.—40. min nach Apamin 1 mg/kg i.v. Die Punkte entsprechen den Mittelwerten der GS-Antworten und sind in Prozent des unkonditionierten GS-Wertes jeder Serie aufgetragen. — Katze spinalisiert nur bei C1

auf eine nachfolgende Kontrollinjektion von Picrotoxin gingen sie stark und schnell zurück, wie nach den Untersuchungen von ECCLES, SCHMIDT

u. WILLIS (1963) zu erwarten. Die polysynaptisch hemmende Wirkung eines PBST-Reizes auf einen monosynaptischen Reflex nahm hingegen unter Apamin ab (Abb. 8).

Diskussion

Die Untersuchungen zeigen zunächst, daß Apamin in der Tat eine starke spinale Wirkung hat, und bestätigen damit den Eindruck, den HABERMANN u. Mitarb. aus dem Vergiftungsbild gewannen. Die Auslösung der motorischen Unruhe, die auch bei den spinalisierten Tieren zu beobachten ist, erfolgt nicht in der Peripherie, d.h. nicht an den Axonen der peripheren Nerven, den neuromuskulären Synapsen oder den Muskelzellen: Die Aktionspotentiale peripherer Nerven und auch die Latenzzeiten monosynaptischer Reflexpotentiale blieben unter Apamin unverändert, nach Durchtrennung der peripheren Nerven war in den entsprechenden Muskeln nach Apamininjektion keine Kontraktion mehr zu beobachten. Für die spinalen Wirkungen, die sich als Veränderungen der Reflexpotentiale messen lassen, kommen auch Veränderungen des arteriellen Druckes nicht in Frage, da Apamin ihn wenig und vorübergehend beeinflußt.

Die Deutung der spinalen Apaminwirkung wäre einfach, wenn das Polypeptid ein überschaubares spinales Reflexsystem selektiv beeinflußt, wie dies z.B. vom Strychnin oder Picrotoxin her bekannt ist. Hierauf gerichtete Erwartungen haben sich nicht erfüllt. Folgendes läßt sich jedoch sagen:

1. Die Zunahme des Mittelwertes der Amplitudenmaxima ist bei den monosynaptischen Extensorreflexpotentialen stark, bei den entsprechenden Potentialen der monosynaptischen Flexorreflexe schwach, nicht vorhanden oder gar in eine Abnahme verkehrt. Eine ausgesprochen gegensinnige Veränderung der Potentialhöhe von Extensor- und Flexorreflex, wie sie z.B. HAASE u. TAN (1965) für Methamphetamin beschrieben haben, besteht zwar nicht, jedoch sind die Unterschiede noch deutlich genug, um gegen einen selektiven Angriff von Apamin allgemein an der Motoneuronenmembran zu sprechen. Als eine Wirkungskomponente unter anderen läßt sich ein Mechanismus an oder in unmittelbarer Nähe der Motoneuronenmembran damit nicht ausschließen. Es läßt sich jedoch zeigen, daß für einen solchen Mechanismus zwei Möglichkeiten nicht in Betracht kommen: Erstens ist eine Verzögerung des Transmitterabbaus oder allgemeiner der Repolarisation des Motoneurons nach synaptischer Erregung wenig wahrscheinlich, da die Kurve der zeitlichen Förderung durch Apamin unverändert bleibt. Zweitens ist auch eine Beeinträchtigung der disynaptischen (postsynaptischen) Hemmung wenig wahrscheinlich, denn die direkte und die recurrente Hemmung als Spezialfälle dieser Hemmung bleiben durch Apamin ebenfalls unbeeinflußt.

2. Der Einfluß von Apamin auf polysynaptische Reflexsysteme scheint für die spinale Wirkung des Polypeptids von größerer Bedeutung zu sein. Ausdruck der Förderung polysynaptischer Reflexbögen ist nicht nur die Zunahme entsprechender Komponenten im MRP bei Reizung von Flexorreflexafferenzen, sondern auch die Vergrößerung von DRP und DRR bei Reizung der Flexorreflexafferenzen in SP. Die Effektivität inhibitorischer polysynaptischer Mechanismen nimmt jedoch ungeachtet ihrer unter Apamin wachsenden Aktivierbarkeit ab: Obwohl DRP und DRR nach Injektion des Polypeptids zunehmen (steigende Aktivierbarkeit), wird ein konditionierender PBST-Reiz auf einen nachfolgenden GS-Reflex weniger wirksam (fallende Effektivität). SWERDLOW u. ALEKSEEVA (1966) interpretieren ihren analogen Befund mit Tetanustoxin dahingehend, daß die präsynaptische Hemmung (keine Zunahme) wegen der stark erregten Motoneurone weniger wirksam werde. Mit gebotener Vorsicht wird man mithin sagen dürfen, daß unter Apamin sowohl polysynaptische excitatorische als auch polysynaptische inhibitorische Reflexe gefördert werden, daß aber besonders an den Extensormotoneuronen der Einfluß excitatorischer polysynaptischer Antriebe überwiegt. RUDOMIN u. DUTTON (1967) wiesen nach, daß die Streuung der Amplituden monosynaptischer Reflexe unter dem Einfluß einer präsynaptischen Hemmung abnimmt (während sie von der postsynaptischen Hemmung unabhängig ist). Angesichts der sinkenden Effektivität der präsynaptischen Hemmung nach Injektion von Apamin im untersuchten Beispiel PBST → GS wird mithin verständlich, warum die Streuung der Amplitudenmaxima der Reflexpotentiale gleichzeitig wächst.

Ich danke Herrn BOES für technische Hilfe, Herrn Prof. HAASE für Ratschläge bei der Abfassung des Manuskriptes und Herrn Prof. HABERMANN für die Überlassung von Apamin.

Literatur

BRADLEY, K. D., D. M. EASTON, and J. C. ECCLES: An investigation of primary or direct inhibition. J. Physiol. (Lond.) 122, 474—488 (1953).

BROOKS, C. McC., K. KOIZUMI, and J. L. MALCOLM: Effects of changes in temperature on reactions of spinal cord. J. Neurophysiol. 18, 205—216 (1955).

— — — Origin of the dorsal root reflex. J. Neurophysiol. 19, 61—74 (1956).

BROOKS, V. B., and V. J. WILSON: Recurrent inhibition in the cat's spinal cord. J. Physiol. (Lond.) 146, 380—391 (1959).

CARPENTER, D., I. ENGBERT, H. FUNKSTEIN, and A. LUNDBERG: Decerebrate control of reflexes to primary afferents. Acta physiol. scand. 59, 424—437 (1963).

DECANDIA, M., and L. PROVINI: Motoneurone excitability during repetitive stimulation of group I afferent fibres. Experientia (Basel) 22, 187—188 (1966).

ECCLES, J. C., F. MAGNI, and W. D. WILLIS: Depolarization of central terminals of group I afferent fibres from muscle. J. Physiol. (Lond.) 160, 62—93 (1962).

— R. SCHMIDT, and W. D. WILLIS: Presynaptic inhibition on the spinal monosynaptic reflex pathway. J. Physiol. (Lond.) 161, 282—297 (1962).

— — — Pharmacological studies on presynaptic inhibition. J. Physiol. (Lond.) 168, 500—530 (1963).

FRANK, K., and M. G. F. FUORTES: Presynaptic and postsynaptic inhibition of monosynaptic reflexes. Fed. Proc. **16**, 39—40 (1957).

GREEN, D. G., and J. O. KELLERTH: Polysynaptic versus presynaptic inhibition in antagonistic stretch reflexes. Science **152**, 1097—1099 (1966).

HAASE, J., u. Ü. TAN: Die excitatorischen Wirkungen von Desoxyephedrin (Pervitin) auf die tonische Spinalmotorik der Katze. Naunyn-Schmiedebergs Arch. exp. Path. Pharmak. **252**, 20—31 (1965).

HABERMANN, E.: Recent studies in Hymenoptera venoms. Proc. II. Int. Pharmacol. Meet. Prague 1963, Vol. 9, pp. 53—62. Oxford: Pergamon 1965.

—, u. K.-G. REIZ: Ein neues Verfahren zur Gewinnung der Komponenten von Bienengift, insbesondere des zentral wirksamen Peptids Apamin. Biochem. Z. **341**, 451—466 (1965).

HAUX, P., H. SAWERTHAL u. E. HABERMANN: Sequenzanalyse des Bienengift-Neurotoxins (Apamin) aus seinen tryptischen und chymotryptischen Spaltstücken. Hoppe-Seylers Z. physiol. Chem. **348**, 737—738 (1967).

JEFFERSON, A. A., and W. SCHLAPP: Some effects of repetitive stimulation of afferents on reflex conduction. In: WOLSTENTOLME, G. E. W. (Edit.): Ciba Found. Symp. on The Spinal Cord. Boston: Little and Brown 1953.

JONG, R. H. DE, R. ROBLES, and K. I. MORIKAWA: Gallamine (Flaxedil) and synaptic transmission in the spinal cord. Science **160**, 768—769 (1968).

LLOYD, D. P. C.: Neuron patterns controlling transmission of ipsilateral handlimb reflexes in cat. J. Neurophysiol. **6**, 293—315 (1943).

— Facilitation and inhibition of spinal motoneurones. J. Neurophysiol. **9**, 421—438 (1946).

—, and V. J. WILSON: Reflex depression in rhythmically active monosynaptic reflex pathways. J. gen. Physiol. **40**, 409—426 (1957).

RUDOMIN, P., and H. DUTTON: Effects of presynaptic and postsynaptic inhibition on the variability of the monosynaptic reflex. Nature (Lond.) **216**, 292—293 (1967).

SWERDLOW, Y. S., and V. I. ALEKSEEVA: Effect of tetanus toxin on presynaptic inhibition in the spinal cord. Fed. Proc. **25**, T 931 — T 936 (1966).

WEBER, ERNA: Grundriß der biologischen Statistik, 6. Aufl. Jena: G. Fischer 1967.

Priv.-Doz. Dr. H. WELLHÖNER
Max-Planck-Institut für experim. Medizin
3400 Göttingen, Hermann Rein-Straße 3

Die blutzuckersenkende Wirkung von Sulfafurazol und Sulfamethoxazol an der Ratte*

W. POSER, A. HASSELBLATT und U. SCHWABE

Pharmakologisches Institut der Universität Göttingen
(Direktor: Prof. Dr. L. LENDLE)

Eingegangen am 7. Oktober 1968

The Blood Sugar Lowering Effect of Sulfafurazole and Sulfamethoxazole in the Rat

Summary. The sulfonamides sulfafurazole and sulfamethoxazole lowered the blood glucose concentration in fasting rats. This effect was related to the dose and was maximal following the intraperitoneal injection of 450 mgs sulfafurazole/kg and 200 mgs sulfamethoxazole/kg respectively. As the molecule of both sulfonamides contains methylated isoxazole rings this effect could correspond to the mild hypoglycaemia observed in rats following 3,5-dimethylisoxazole, which is known to lower free fatty acids in plasma. On the other hand it could be related to the well known hypoglycaemic response to sulfonylurea derivatives such as tolbutamide. Sulfafurazole and tolbutamide, but not sulfamethoxazole, lowered the concentration of the unesterified fatty acids in plasma. The isoxazole moiety of sulfafurazole, 3,4-dimethyl-5-amino-isoxazole, failed to induce any change in plasma fatty acids or blood glucose. 3-amino-5-methyl-isoxazole which is part of the molecule of sulfamethoxazole did, however, very effectively lower the concentration of the unesterified fatty acids in plasma without affecting blood glucose concentration. In severely alloxandiabetic rats, sulfafurazole and sulfamethoxazole, like tolbutamide, failed to reduce the elevated levels of blood glucose and plasma fatty acids. After removal of the pancreatic gland as in eviscerated rats, both sulfonamides, like tolbutamide, were without effect on blood glucose. In hepatectomised rats where the endocrine function of the pancreas is maintained, sulfafurazole and sulfamethoxazole did lower blood glucose concentration as did tolbutamide.

Although the isoxazole moiety of sulfamethoxazole proved to be an effective agent in lowering plasma fatty acids in these experiments, the results clearly demonstrate that neither the sulfonamides tested nor possible metabolites arising from them in the rat do lower blood glucose concentration in a way comparable to 3,5-dimethylisoxazole. The response to these sulfonamides in rats corresponds to the hypoglycaemic reaction following tolbutamide. Rats are more sensitive to the blood sugar lowering effect of sulfafurazole and sulfamethoxazole than other species. As high doses are required, even in rats, to demonstrate an effect it seems unlikely that hypoglycaemia could arise from the treatment with sulfafurazole or sulfamethoxazole in man.

Key-Words: Hypoglycaemia — Free Fatty Acids — Isoxazoles — Tolbutamide — Sulfonamides.

---

* Herrn Professor Dr. L. LENDLE in Verehrung zum 70. Geburtstag gewidmet.

Zusammenfassung. Die beiden Sulfonamide Sulfafurazol und Sulfamethoxazol senken die Blutglucosekonzentration von Ratten im Hunger. Diese Wirkung tritt dosisabhängig auf und erreicht bei 450 mg Sulfafurazol/kg bzw. 200 mg Sulfamethoxazol/kg ein Maximum. Da beide Sulfonamide methylierte Isoxazolringe enthalten, wurde untersucht, ob dieser Effekt mit der blutzuckersenkenden Wirkung des 3,5-Dimethylisoxazol vergleichbar ist, das vor allem bekannt geworden ist, weil es die Konzentration der unveresterten Fettsäuren im Blut erniedrigt. Es zeigte sich jedoch, daß die Wirkung beider Sulfonamide eher der hypoglykämischen Reaktion auf das Sulfonylharnstoffderivat Tolbutamid entspricht. Die Konzentration der unveresterten Fettsäuren im Plasma wurde durch Tolbutamid und Sulfafurazol geringfügig, durch Sulfamethoxazol nicht erniedrigt. Bei schwer alloxandiabetischen Ratten vermochten Sulfafurazol und Sulfamethoxazol ebensowenig wie Tolbutamid die erhöhte Konzentration der Glucose und der Fettsäuren im Blut zu senken. An eviscerierten Ratten, deren Pankreas bei dem Eingriff entfernt wurde, waren beide Sulfonamide ebenso wie Tolbutamid ohne Wirkung auf die Blutzuckerwerte. Dagegen war der blutzuckersenkende Effekt ebenso wie der des Tolbutamids bei hepatektomierten Ratten mit erhaltener endokriner Pankreasfunktion nachzuweisen. Obwohl in der Isoxazolgruppe des Sulfamethoxazols ein Stoff gefunden wurde, der in niedrigen Dosen die Konzentration der unveresterten Fettsäuren im Plasma senkt, schließen diese Ergebnisse aus, daß die geprüften Sulfonamide entweder selbst oder über aus ihnen gebildete Metabolite die Glucosekonzentration im Blut in gleicher Weise erniedrigen, wie die Lipolysehemmstoffe vom Typ des 3,5-Dimethylisoxazols. Ihre Wirkung an der Ratte entspricht vielmehr derjenigen des Tolbutamids. Da Ratten besonders empfindlich auf Sulfafurazol und Sulfamethoxazol reagieren und selbst hier hohe Dosen erforderlich waren, um einen Effekt auf die Blutglucosekonzentration nachzuweisen, erscheint es wenig wahrscheinlich, daß diese Verbindungen bei der üblichen Dosierung am Menschen hypoglykämische Zwischenfälle auslösen können.

Schlüsselwörter: Hypoglykämie — unveresterte Fettsäuren — Isoxazole — Tolbutamid — Sulfonamide.

Bisher galt das häufig verwendete Sulfonamid Sulfafurazol (Sulfisoxazol, Gantrisin®) als blutzuckerunwirksam und ist daher bei Versuchen mit blutzuckersenkenden Sulfonylharnstoffderivaten als Kontrollsubstanz verwendet worden (BERTHET u. Mitarb., 1956; WALLENFELS u. SUMM, 1957). Eine Zufallsbeobachtung zeigte uns jedoch, daß dieses Sulfonamid zumindest bei Ratten und in hohen Dosen die Blutglucosekonzentration erniedrigen kann. In der vorliegenden Arbeit wurde diese Wirkung von Sulfafurazol und vom chemisch verwandten Sulfamethoxazol (Gantanol®) untersucht. Dabei war zu klären, ob diese beiden Sulfonamide in gleichem Sinne wirken wie die Sulfonylharnstoffderivate. Das erschien fraglich, weil beide Verbindungen als Substituenten methylierte Isoxazolringe tragen und in letzter Zeit eine Reihe von Methylisoxazolen beschrieben worden sind, die zwar hauptsächlich die Lipolyse im Fettgewebe hemmen, bei Ratten jedoch auch Hypoglykämien auslösen können (DULIN u. GERRITSEN, 1963, 1966). Es sind dies vor allem das 3,5-Dimethylisoxazol und sein Oxydationsprodukt, die 3-Methylisoxazol-5-carbonsäure. Die Wirkung dieser Stoffgruppe läßt sich pharmakologisch eindeutig von derjenigen der Sulfonylharnstoffderivate abgrenzen. Es bestand durchaus die Möglichkeit, daß die beiden Sulfonamide entweder selbst als Isoxazolderivate wirksam sind, oder im Stoffwechsel den heterocyclischen Isoxazolring freigeben, der dann seinerseits für die beobachtete Wirkung verantwortlich sein kann. Aus diesem Grunde wurden, neben Sulfafurazol, Sulfamethoxazol und der Vergleichssubstanz Tolbutamid, in unsere Untersuchungen auch die heterocyclischen Substituenten der beiden Sulfonamide einbezogen.

NH$_2$—⟨ ⟩—SO$_2$—NH—[CH$_3$, CH$_3$ isoxazol] Sulfafurazol Gantrisin R

H$_3$C—[CH$_3$ isoxazol] 3,5-Dimethyl-isoxazol

NH$_2$—⟨ ⟩—SO$_2$—NH—[CH$_3$ isoxazol] Sulfamethoxazol Gantanol R

Methoden

Die Versuche wurden an männlichen Ratten (Wistar-FW 49) durchgeführt, denen das Futter 16 Std vor der Injektion der Sulfonamide bzw. 20 Std vor Gabe der Isoxazolderivate entzogen wurde. Tolbutamid und die geprüften Sulfonamide wurden als Natriumsalze gelöst und in der im Ergebnisteil angegebenen Dosierung intraperitoneal injiziert. Kontrolltiere erhielten äquimolare Mengen von Natriumbicarbonat. Der Substituent des Sulfafurazols, das 3,4-Dimethyl-5-amino-isoxazol und das 3-Amino-5-methyl-isoxazol[1], das im Molekül des Sulfamethoxazol enthalten ist, wurden in physiologischer Kochsalzlösung injiziert. Kontrolltiere erhielten nur Kochsalzlösung. Wenn nicht anders angegeben, wurden die Ratten 2 Std nach der Injektion durch Aufschlagen betäubt und aus den Halsgefäßen entblutet. Es wurde die Glucose- und Sulfonamidkonzentration im Blut und im Plasma die Konzentration der unveresterten Fettsäuren bestimmt.

Alloxandiabetes. Weibliche Ratten (Sprague Dawley, 80—130 g) erhielten nach einer Nahrungskarenz von 48 Std in Pentobarbitalnarkose 70 mg Alloxantetrahydrat/kg intravenös. Als Kriterium für eine ausreichende Substitution mit Insulin diente in den folgenden 4—8 Wochen der stetige Anstieg des Körpergewichtes. Die mittlere Insulindosis betrug in dieser Zeit 6 IE je Ratte, verwendet wurde Long Insulin Hoechst[2]. 48 Std nach der letzten Insulininjektion wurde Sulfafurazol, Sulfamethoxazol, Tolbutamid oder Natriumbicarbonat intraperitoneal injiziert. In kurzer Halothan-Narkose[2] wurde 2 Std danach Blut aus der Zungenvene gewonnen und die Konzentration von Glucose und unveresterten Fettsäuren im Blut bestimmt. Jede der 24 diabetischen Ratten wurde viermal in den Versuch genommen und erhielt die beiden Sulfonamide, Tolbutamid und im Kontrollversuch Bicarbonat in jeweils anderer Reihenfolge. Da ein Teil der Tiere am schweren diabetischen Koma verstarb, kamen je Gruppe 16—17 Tiere zum Versuch.

Eviscerierte Ratten. Männlichen Ratten (Wistar-FW 49) wurde in Pentobarbitalnarkose eine Trachealkanüle und Katheter in die A. carotis und V. jugularis eingelegt. Die Bauchdecken wurden breit eröffnet. Nach Unterbindung der zuführenden Arterien wurde der Magendarm-Trakt, die Milz und das Pankreas entfernt. Die

---

[1] Wir danken der Deutschen Hoffmann-La-Roche AG für diese Substanzen.

[2] Insulin und Halothan wurde uns freundlicherweise von den Farbwerken Hoechst AG zur Verfügung gestellt.

Leberpforte wurde dabei abgebunden. Im Augenblick der Unterbindung der visceralen Arterien begann eine intravenöse Dauerinfusion, über die 300 mg Glucose/kg/Std zugeführt wurden. Die Körpertemperatur wurde genau auf 37°C eingestellt. Nach 3 Std wurde bei einem Teil der Tiere die Infusionslösung gewechselt und nun zusätzlich zur Glucose Sulfafurazol, Sulfamethoxazol oder Tolbutamid infundiert. Kontrolltiere erhielten weiterhin Glucose. In stündlichen Abständen wurde aus dem Carotiskatheter Blut zur Glucosebestimmung entnommen.

Hepatektomie. Die Leber wurde bei männlichen Ratten (Wistar-FW 49) nach der von uns modifizierten Methode (POSER u. JAHNS, 1967) von BERNSTEIN u. CHEIKES (1959) funktionell ausgeschaltet. Auch hier begann, nachdem die Lebergefäße unterbunden waren, eine Infusion, mit der neben 300 mg Glucose/kg/Std Sulfafurazol, Tolbutamid und bei den Kontrollen Bicarbonat zugeführt wurde. In einer zweiten, zeitlich getrennt durchgeführten Versuchsgruppe mußte den Tieren, die Sulfamethoxazol erhielten, ebenso wie den dazugehörigen Kontrollen 450 mg Glucose/kg/Std zugeführt werden, um einen spontanen Abfall der Blutzuckerwerte zu vermeiden. In halbstündigen Abständen wurde die Blutglucosekonzentration bestimmt; die Tiere wurden nach zweistündiger Infusion entblutet. Bei den eviscerierten und hepatektomierten Ratten wurde die Sulfonamidkonzentration im Plasma bei Versuchsende bestimmt.

Chemische Bestimmungsmethoden. Die Blutglucose wurde enzymatisch mit Glucoseoxydase, freie Sulfonamide nach BRATTON u. MARSHALL (1939) und Tolbutamid nach SPINGLER (1957) bestimmt. Die unveresterten Fettsäuren im Plasma wurden colorimetrisch nach DUNCOMBE (1964), bei den alloxandiabetischen Ratten nach LAURELL u. TIBBLING (1967) und in Versuchen mit 3-Amino-5-methyl-isoxazol nach DOLE u. MEINERTZ (1960) titrimetrisch gemessen. Von den zugeführten Substanzen störte lediglich Tolbutamid die Fettsäurebestimmung nach LAURELL u. TIBBLING. Da der dadurch bedingte Fehler unter unseren Bedingungen unter 5% lag, wurde er vernachlässigt.

Statistische Auswertung. Angegeben werden arithmetische Mittelwerte und deren Standardabweichung. Zahlenreihen wurden mit dem Wilcoxon-Rangtest auf signifikante Unterschiede geprüft. Meßwerte, die wie bei den eviscerierten und hepatektomierten Tieren einen Verlauf wiedergeben, wurden nach Prüfung auf Homogenität mit der Varianzanalyse verglichen. Alle Prüfungen erfolgten einseitig, weil die Richtung der erwarteten Änderungen voraussagbar war; als Signifikanzschranke legten wir 0,05 fest.

Ergebnisse

Sulfafurazol und Sulfamethoxazol senken die Glucosekonzentration im Blut von Ratten signifikant (Tab. 1). Dabei erwies sich das Sulfamethoxazol als deutlich wirksamer als das Sulfafurazol, ohne jedoch die Wirkungsstärke des Sulfonylharnstoffderivates Tolbutamid zu erreichen. Die Sulfonamidkonzentrationen im Plasma zum Zeitpunkt der Tötung zeigen an, daß die schwächere Wirkung der beiden Sulfonamide nicht durch eine schnellere Elimination erklärt werden kann. Um eine möglicherweise schon vor Ablauf von 2 Std einsetzende Reaktion auf das nur schwach wirksame Sulfafurazol nicht zu übersehen, ist hier auch der zeitliche Verlauf der Blutzuckerreaktion geprüft worden (Tab. 2). Dabei zeigte sich, daß die Blutglucosekonzentration bereits 30 min nach der Injektion gegenüber den gleichzeitig getöteten Kontrolltieren signifikant vermindert ist. Diese schnelle Wirkung entspricht eher der Reaktion auf

Tabelle 1. *Wirkung verschiedener Dosen von Sulfafurazol, Sulfamethoxazol und Tolbutamid auf die Konzentration der Glucose im Blut bei Ratten*

	Zahl der Tiere	Blutglucose in mg/100 ml	Vergleich mit Kontrollen	Abfall in %	Sulfonamid im Plasma in mg/100 ml
Kontrollen	13	72,1 ± 2,9	—	—	—
Sulfafurazol 150 mg/kg	10	66,2 ± 3,1	n.s.	8,2	17,7 ± 0,8
Sulfafurazol 450 mg/kg	10	55,8 ± 3,0	$P < 0,01$	22,6	34,8 ± 1,4
Kontrollen	15	72,2 ± 2,9	—	—	—
Sulfafurazol 900 mg/kg	15	55,9 ± 4,8	$P < 0,01$	22,6	82,7 ± 5,5
Kontrollen	15	62,4 ± 2,1	—	—	—
Sulfamethoxazol 50 mg/kg	15	55,4 ± 2,0	$P < 0,025$	11,3	14,2 ± 2,1
Kontrollen	10	61,4 ± 3,0	—	—	—
Sulfamethoxazol 100 mg/kg	10	49,3 ± 1,5	$P < 0,01$	19,7	21,8 ± 0,7
Sulfamethoxazol 400 mg/kg	10	46,7 ± 1,8	$P < 0,01$	23,9	58,8 ± 1,8
Kontrollen	21	65,4 ± 4,4	—	—	—
Sulfamethoxazol 200 mg/kg	10	47,8 ± 2,2	$P < 0,01$	26,9	46,9 ± 3,0
Kontrollen	17	66,3 ± 2,2	—	—	—
Tolbutamid 18 mg/kg	19	48,2 ± 2,4	$P < 0,01$	27,3	12,8 ± 1,8
Tolbutamid 50 mg/kg	18	39,6 ± 1,7	$P < 0,01$	40,3	22,3 ± 1,6

Tabelle 2. *Der zeitliche Verlauf der Blutglucosereaktion auf Sulfafurazol (450 mg/kg i.p.) im Vergleich zu gleichzeitig getöteten Kontrolltieren (150 mg Natriumbicarbonat/kg i.p.)*

Zeit (Std)	Behandlung	Zahl der Tiere	Blutglucose in mg/100 ml	Vergleich mit Kontrollen	Abfall in %	Sulfonamid im Plasma in mg/100 ml
½	Kontrollen	9	76,0 ± 2,2	—	—	—
	Sulfafurazol	6	58,5 ± 3,6	$P < 0,005$	23,1	89,2 ± 3,4
1	Kontrollen	6	72,3 ± 3,8	—	—	—
	Sulfafurazol	6	63,5 ± 3,9	n.s.	12,2	60,8 ± 5,1
2	Kontrollen	13	72,1 ± 2,9	—	—	—
	Sulfafurazol	10	55,8 ± 3,0	$P < 0,005$	22,6	34,9 ± 1,4
4	Kontrollen	6	70,8 ± 4,2	—	—	—
	Sulfafurazol	11	58,2 ± 2,5	$P < 0,025$	17,9	22,7 ± 2,1
8	Kontrollen	6	64,5 ± 2,8	—	—	—
	Sulfafurazol	6	73,2 ± 7,5	—	Anstieg	10,7 ± 0,9

Tabelle 3. *Die Wirkung von Sulfafurazol, Sulfamethoxazol und Tolbutamid auf die Konzentration der unveresterten Fettsäuren (UFS) im Plasma und die Glucosekonzentration im Blut*

	Zahl der Tiere	UFS µval/ml	Vergleich mit Kontrollen	Blutglucose mg/100 ml	Sulfonamid im Plasma mg/100 ml
Bicarbonat 150 mg/kg	15	0,78 ± 0,066	—	54,8 ± 2,7	—
Sulfafurazol 450 mg/kg	8	0,54 ± 0,027	$P < 0{,}005$	49,1 ± 3,0	39,2 ± 2,6
Tolbutamid 100 mg/kg	6	0,48 ± 0,027	$P < 0{,}005$	34,9 ± 3,3	23,3 ± 3,3
Bicarbonat 70 mg/kg	8	0,86 ± 0,069	—	62,3 ± 1,4	—
Sulfamethoxazol 200 mg/kg	8	0,80 ± 0,036	n.s.	52,7 ± 2,9	nicht bestimmt

Tabelle 4. *Die Wirkung von 3,4-Dimethyl-5-amino-isoxazol und von 3-Amino-5-methyl-isoxazol auf die Konzentration der Glucose und der unveresterten Fettsäuren (UFS) im Plasma*

	Zahl der Tiere	Blutglucose mg/100 ml	Vergleich mit Kontrollen	UFS µval/ml	Vergleich mit Kontrollen
Kontrollen	4	76,3 ± 3,6	—	0,74 ± 0,053	—
3,4-Dimethyl-5-amino-isoxazol 5 mg/kg	4	71,3 ± 7,8	n.s.	0,74 ± 0,066	n.s.
Kontrollen	6	55,7 ± 3,8	—	0,89 ± 0,033	—
3,4-Dimethyl-5-amino-isoxazol 50 mg/kg	6	57,2 ± 4,8	n.s.	0,86 ± 0,036	n.s.
Kontrollen	11	63,3 ± 2,9	—	0,89 ± 0,101	—
3-Amino-5-methyl-isoxazol 50 mg/kg	11	55,7 ± 3,4	n.s.	0,46 ± 0,070	$P < 0{,}005$

Sulfonylharnstoffderivate als auf 3,5-Dimethylisoxazol, dessen Wirkung auf die Blutglucosekonzentration langsam einsetzt. Die Konzentration der unveresterten Fettsäuren im Plasma wurde durch Sulfafurazol schwächer erniedrigt als durch Tolbutamid, Sulfamethoxazol hatte keine sichere Wirkung (Tab. 3) Beide Sulfonamide sind also keine sehr wirksamen Hemmstoffe der Lipolyse.

Die heterocyclischen Substituenten von Sulfafurazol und Sulfamethoxazol hatten im Gegensatz zu den Ausgangssubstanzen keine sichere blutzuckersenkende Wirkung (Tab. 4). Auch die Konzentration der un-

Tabelle 5. *Wirkung verschiedener Dosen von 3-Amino-5-methyl-isoxazol auf die Konzentration der unveresterten Fettsäuren (UFS) im Plasma*

		Zahl der Tiere	UFS μval/ml
Kontrollen		18	0,73 ± 0,031
3-Amino-5-methyl-isoxazol	0,05 mg/kg	7	0,62 ± 0,091
	0,10 mg/kg	7	0,62 ± 0,087
	0,50 mg/kg	14	0,48 ± 0,034
	5,00 mg/kg	7	0,36 ± 0,021
	50,00 mg/kg	7	0,32 ± 0,013

Tabelle 6. *Fehlende Wirkung von Sulfafurazol, Sulfamethoxazol und Tolbutamid auf die Konzentration der Blutglucose und der unveresterten Fettsäuren (UFS) im Vollblut bei alloxandiabetischen Ratten*

		Zahl der Tiere	Blutglucose mg/100 ml	UFS μval/ml
Bicarbonat	70 mg/kg	17	379 ± 33,0	0,43 ± 0,048
Sulfafurazol	450 mg/kg	17	390 ± 31,1	0,42 ± 0,044
Sulfamethoxazol	200 mg/kg	17	404 ± 45,9	0,53 ± 0,062
Tolbutamid	100 mg/kg	16	396 ± 39,5	0,36 ± 0,061

veresterten Fettsäuren im Plasma wird durch das im Sulfafurazol enthaltene 3,4-Dimethyl-5-amino-isoxazol nicht verändert. Im Gegensatz dazu führt das im Sulfamethoxazol enthaltene 3-Amino-5-methyl-isoxazol zu einem starken Abfall der freien Fettsäuren im Plasma (Tab. 4). Eine Untersuchung der Dosis-Wirkungsbeziehungen dieser Substanz zeigte, daß bereits 0,5 mg dieses Isoxazolderivates pro kg eine starke und signifikante Verminderung der Fettsäurekonzentration bewirken (Tab. 5). Da Sulfamethoxazol selbst die Plasmawerte der unveresterten Fettsäuren nicht beeinflußt, erscheint unwahrscheinlich, daß dieser hochwirksame Bestandteil seines Moleküls im Organismus freigesetzt wird.

Sulfafurazol und Sulfamethoxazol unterscheiden sich in ihrer Wirkung also deutlich von den in ihnen enthaltenen Isoxazolgruppen. Beide Substituenten hatten keine Wirkung auf die Blutglucosekonzentration und sind daher am blutzuckersenkenden Effekt der Sulfonamide nicht beteiligt. Deutliche Parallelen zeigen sich jedoch zwischen der Reaktion auf Sulfafurazol und Sulfamethoxazol und auf das Sulfonylharnstoffderivat Tolbutamid. So vermochten beide Sulfonamide ebensowenig wie Tolbutamid bei Ratten mit schwerem Alloxandiabetes die stark erhöhten Blutzuckerwerte zu senken (Tab. 6). Die geringen Unterschiede in der Konzentration der Blutfettsäuren erreichen keine statische Signifikanz. Auch an eviscerierten Ratten, deren Bauchspeicheldrüse bei dem Eingriff entfernt wurde, verhielten sich beide Sulfonamide ähnlich wie Tolbutamid. Da hier auch die Leber ausgeschaltet wurde, mußte durch eine Glucoseinfusion verhindert werden, daß sich spontan eine Hypoglykämie entwickelt. Bei den Kontrolltieren stiegen die Blutzuckerwerte unter der Infusion über 6 Std langsam an (Abb. 1). Dieser Kurvenverlauf wurde nicht verändert, wenn von der dritten Stunde an zusätzlich entweder Tolbutamid oder Sulfafurazol bzw. Sulfamethoxazol infundiert wurde.

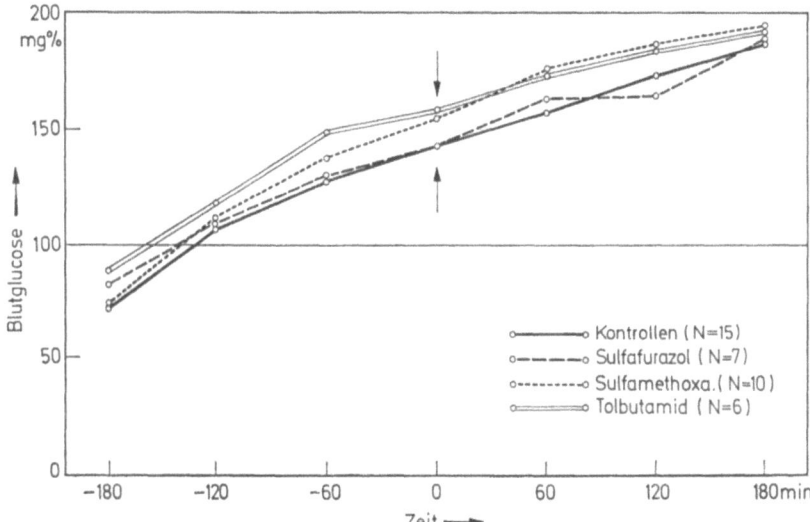

Abb. 1. Verlauf der Blutglucosekonzentration bei eviscerierten Ratten unter einer konstanten Glucoseinfusion. Vom Pfeil ab erhielten die Tiere zusätzlich Sulfafurazol (100 mg/kg/Std), Sulfamethoxazol (100 mg/kg/Std) oder Tolbutamid (50 mg/kg/Std), Kontrolltiere weiterhin nur Glucose. Sulfonamidkonzentration im Plasma bei Versuchsende in mg/100 ml: Sulfafurazol $67,3 \pm 2,1$; Sulfamethoxazol $62,2 \pm 1,7$; Tolbutamid $48,6 \pm 1,1$

Ebenso war bei Ratten, deren Leber aus dem Blutkreislauf ausgeschaltet wurde, eine Glucoseinfusion nötig, um die Spontanhypoglykämie zu verhindern. Die niedrigen Blutzuckerwerte im Kontrollversuch zeigen an, daß hier die endokrine Pankrasfunktion erhalten ist (Abb. 2). Die beiden Sulfonamide senken ebenso wie Tolbutamid in dieser Versuchsanordnung die Blutglucosekonzentration signifikant.

Diskussion

Sulfafurazol und Sulfamethoxazol senken die Blutglucosekonzentration von Ratten. Obwohl dieser Effekt beim Sulfafurazol erst in sehr hohen Dosen auftritt, wird sich diese Substanz in Untersuchungen mit dem mehr als zehnfach stärker wirksamen Sulfonylharnstoffderivat Tol-

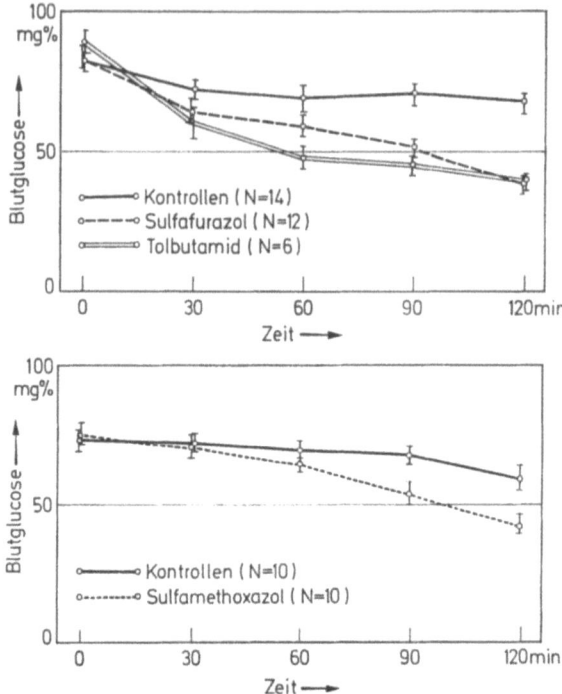

Abb. 2. Verlauf der Blutglucosekonzentration bei funktionell hepatektomierten Ratten unter konstanter Glucoseinfusion. Neben Glucose erhielten die Tiere Sulfafurazol (200 mg/kg/Std), Sulfamethoxazol (200 mg/kg/Std), Tolbutamid (100 mg/kg/Std), die Kontrollen Bicarbonat (70 mg/kg/Std). Sulfonamidkonzentration im Plasma bei Versuchsende in mg/100 ml: Sulfafurazol $103,7 \pm 6,4$; Sulfamethoxazol $78,4 \pm 2,7$; Tolbutamid $36,7 \pm 1,6$

butamid nicht als inaktive Kontrollsubstanz einsetzen lassen. In der klinischen Anwendung dieses Sulfonamids am Menschen sind bisher keine hypoglykämischen Reaktionen beschrieben worden. Das erklärt sich aus der geringeren Dosierung. Die übliche Initialdosis am Menschen beträgt 4—6 g, also etwa 60 mg/kg, womit auch an der Ratte kein Blutzuckereffekt nachzuweisen ist. Auch nach Sulfamethoxazol sind am Menschen keine Hypoglykämien bekannt geworden. Als Initialdosis werden 2 g Sulfamethoxazol, also 30 mg/kg gegeben. Immerhin sind bei falscher Dosierung oder bei Niereninsuffizienz Plasmakonzentrationen über 40 mg/100 ml beschrieben worden (KISER u. Mitarb., 1961), die an der Ratte stark blutzuckersenkend wirken. Wenn trotzdem Hypoglykämien beim Menschen nicht beobachtet wurden, so liegt das wahrscheinlich daran, daß nach unseren Erfahrungen die Ratte besonders empfindlich auf die beiden isoxazoltragenden Sulfonamide reagiert. Dafür sprechen Versuche am Kaninchen, auf die im Ergebnisteil nicht eingegangen werden konnte. Unter einer Infusion von 100 mg Sulfamethoxazol/kg/Std betrug die Blutglucose nach 90 min 73,9 ± 2,70 und nach 120 min 72,0 ± 3,69 mg/100 ml. Bei Kontrolltieren, die Bicarbonat erhielten, waren die entsprechenden Werte 80,7 ± 4,23 und 82,8 ± 3,38 mg/100 ml. Als Serumsulfonamidkonzentration wurden 38,4 ± 1,45 bzw. 47,8 ± 1,64 mg/100 ml gemessen, das sind Werte, die bei Ratten eine sehr viel stärkere Blutzuckerreaktion auslösten. Sulfafurazol beeinflußte am Kaninchen die Blutglucose nicht. Gerade dieser Speziesunterschied in der Empfindlichkeit gegenüber beiden Sulfonamiden veranlaßte uns zu prüfen, ob in Abweichung von anderen Tierarten bei der Ratte durch einen artspezifischen Stoffwechselweg freie blutzuckerwirksame Isoxazolderivate entstehen. Diese könnten ebenso wie das 3,5-Dimethylisoxazol und die aus ihm gebildete Carbonsäure (DULIN u. GERRITSEN, 1963, 1966) bei der Ratte Hypoglykämien auslösen. Ebenso wie bei der Ratte hemmen diese Verbindungen auch am Menschen Lipolyse im Fettgewebe, ohne jedoch hier die Blutglucosekonzentration zu beeinflussen (BUBENHEIMER u. Mitarb., 1966).

Alle Befunde dieser Arbeit sprechen jedoch dagegen, daß aus Sulfafurazol und Sulfamethoxazol Metaboliten im Körper der Ratte freigesetzt werden, deren Wirkung auf den Stoffwechsel von Fettsäuren und Glucose derjenigen des 3,5-Dimethylisoxazol entspricht. Das im Molekül des Sulfafurazol enthaltene 3,4-Dimethyl-5-amino-isoxazol hatte keine Wirkung auf Blutglucose und Plasmafettsäuren. Es kann daher für den Blutzuckereffekt, der beobachtet wurde, nicht verantwortlich sein. Auch der Isoxazolbestandteil des Sulfamethoxazol, das 3-Amino-5-methyl-isoxazol hatte keine eindeutig blutzuckersenkenden Eigenschaften. Es erniedrigte zwar die Konzentration der Plasmafettsäuren sehr eindrucksvoll; da aber die Muttersubstanz, das Sulfamethoxazol, diese Wirkung nicht zeigte, ist wenig wahrscheinlich, daß dieser wirksame Bestandteil des Moleküls im Organismus freigesetzt wird. Dementsprechend war dünnschicht-chromatographisch weder im Urin noch im Plasmaextrakt von Ratten, die 200 mg Sulfamethoxazol/kg erhalten hatten, 3-Amino-5-methylisoxazol nachzuweisen.

Sulfafurazol und Sulfamethoxazol wirken offenbar nicht über ihren Isoxazolanteil, sondern gehören ebenso wie das Sulfonylharnstoffderivat Tolbutamid zur Gruppe der blutzuckerwirksamen Arylsulfonamide. Ebenso wie Tolbutamid sind sie unwirksam, wenn, wie am eviscerierten Tier, die Bauchspeicheldrüse operativ entfernt oder selektiv durch Alloxan geschädigt wurde. Am hepatektomierten Tier, bei dem die endokrine Pankreasfunktion erhalten ist, sind beide Sulfonamide wie auch Tolbutamid wirksam. An der Ratte lösen Sulfafurazol und Sulfamethoxazol die gleiche Reaktion aus wie Tolbutamid, ihre Wirkung ist jedoch schwächer. Eine Diskrepanz besteht lediglich im Verhalten der Plasmafettsäuren. Hier war Tolbutamid stärker wirksam als Sulfafurazol, während Sulfamethoxazol zwar eine Hypoglykämie, nicht aber einen Abfall der freien Fettsäuren auslöste. Die stärkere hypoglykämische Reaktion auf Tolbutamid kann dazu führen, daß anstelle der fehlenden Glucose vermehrt Fettsäuren im Stoffwechsel verwertet werden. Außerdem aber kann Tolbutamid selbst die Lipolyse im Fettgewebe hemmen und so den Zustrom der Fettsäuren in das Blut drosseln (STONE u. Mitarb., 1966). Diese Eigenwirkung von Tolbutamid kann erklären, daß es hier zu einem so deutlichen Abfall der Konzentration der unveresterten Fettsäuren gekommen ist.

Literatur

BERNSTEIN, D. E., and S. CHEIKES: Simple technique for porto-caval shunt in the rat. J. appl. Physiol. 14, 469 (1959).
BERTHET, J., E. W. SUTHERLAND, and M. H. MAKMAN: Observation on the action of certain sufonylurea derivatives. Metabolism 5, 768 (1956).
BRATTON, A. C., and E. K. MARSHALL, jr.: A new coupling component for sulfanilamide determination. J. biol. Chem. 128, 537 (1939).
BUBENHEIMER, P., A. HASSELBLATT u. U. SCHWABE: Hemmung der Ketonämie bei Hunger und Insulinmangel durch 3,5-Dimethylisoxazol. Klin. Wschr. 44, 713 (1966).
DOLE, V. P., and H. MEINERTZ: Microdetermination of long-chain fatty acids in plasma and tissues. J. biol. Chem. 235, 2595 (1960).
DULIN, W. E., and G. C. GERRITSEN: Hypoglycemic activity of 3,5-Dimethylisoxazole. Proc. Soc. exp. Biol. (N. Y.) 113, 683 (1963).
— — Effects of 5-carboxy-3-methylisoxazole on carbohydrate and fat metabolism. Proc. Soc. exp. Biol. (N. Y.) 121, 777 (1966).
DUNCOMBE, W. G.: The colorimetric micro-determination of nonesterified fatty acids in plasma. Clin. chim. Acta. 9, 122 (1964)
KISER, W. S.. P. BORMEL, J. D. YOUNG, jr,. and E. H. SILVERSTEIN: Clinical evaluation of RO-4-2130, a new Sulfonamide. J. Urol. (Baltimore) 85, 849 (1961)
LAURELL, S., and G. TIBBLING: Colorimetric micro-determination of free fatty acids in plasma. Clin. chim. Acta 16, 57 (1967)
POSER, W., u. R. JAHNS: Eine vereinfachte Methode zur funktionellen Hepatektomie. Pflügers Arch. ges. Physiol. 297, 196 (1967)
SPINGLER, H.: Über eine Möglichkeit zur colorimetrischen Bestimmung von N-(4-Methyl-benzolsulfonyl)-N-butylharnstoff im Serum. Klin. Wschr. 35, 533 (1957)
STONE, P. D., J. D. BROWN, and C. P. COX: The effect of tolbutamide and phenformine on lipolysis in adipose tissue in vitro. Amer. J. Physiol. 210, 26 (1966).
WALLENFELS, K., u. H. D. SUMM: Hemmung und Aktivierung von DPN$^+$-abhängigen Zinkenzymen durch blutzuckersenkende Sulfonylharnstoffverbindungen. Klin. Wschr. 35, 849 (1957).

Dr. W. POSER
Priv.-Doz. Dr. A. HASSELBLATT
Priv.-Doz. Dr. U. Schwabe
Pharmakologisches Institut der
Universität
3400 Göttingen, Geiststr. 9

Intestinale Resorption von Herzglykosiden in vitro und in vivo* **

W. FORTH, E. FURUKAWA und W. RUMMEL
unter Mitarbeit von H. ANDRES

Institut für Pharmakologie und Toxikologie der Universität des Saarlandes
(Direktor: Prof. Dr. W. RUMMEL)

Eingegangen am 2. August 1968

Intestinal Absorption of Cardiac Glycosides in vitro and in vivo
Summary. 1. Penetration and binding of tritiated ouabain, digitoxin, digoxin, peruvosid and proscillaridin were studied on isolated segments of the small intestine of rats and guinea pigs *in vitro*.
2. *Penetration* of glycosides through the intestinal wall is proportional to concentration. In rat intestine the penetration rate follows the order: digitoxin, peruvosid, proscillaridin = digoxin, ouabain; in guinea pig intestine: proscillaridin peruvosid = digitoxin, ouabain, digoxin.
3. In intestinal tissue of rats as well as of guinea pigs *binding* of digitoxin is highest. The relation of the glycoside content per g intestine to the content per ml perfusion fluid in the rat is 3.3 for digitoxin, 0.18 for ouabain, 0.6 for digoxin, 1.1 for peruvosid and 1.2 for proscillaridin; in the guinea pig 4.2 for digitoxin, 0.8 for ouabain, 0.16 for digoxin and 0.9 for peruvosid and 1.4 for proscillaridin.
4. Also *in vivo* the absorption of glycosides in tied loops of rat intestine is proportional to the amount offered. The retention of glycosides depends mainly on the excretion via the bile.
5. There is no indication that the absorption of glycosides depends on a process of limited capacity.

Key-Words: Cardiac Glycosides — Intestinal Absorption — Rat — Guinea Pig.

Zusammenfassung. 1. Durchtritt und Bindung von ^{3}H-markiertem Ouabain, Digitoxin, Digoxin, Peruvosid und Proscillaridin wurden am isolierten, durchströmten Dünndarm von Ratten und Meerschweinchen *in vitro* untersucht.
2. Der *Durchtritt* der Glykoside durch die Darmwand ist proportional der Konzentration. Für die Penetrationsfähigkeit ergibt sich bei der Ratte die Reihenfolge: Digitoxin, Peruvosid, Proscillaridin = Digoxin, Ouabain; für das Meeschweinchen: Proscillaridin, Peruvosid = Digitoxin, Ouabain, Digoxin.
3. Die *Bindung* von Digitoxin im Darmgewebe ist bei Ratte und Meerschweinchen am größten. Das Verhältnis der Glykosid-Gehalte pro g Gewebe und pro ml Durchströmungsflüssigkeit betrug bei der Ratte für Digitoxin 3,3, für Ouabain 0,18, für Digoxin 0,6, für Peruvosid 1,1 und für Proscillaridin 1,2; beim Meerschweinchen für Digitoxin 4,2, für Ouabain 0,8, für Digoxin 0,16, für Peruvosid 0,9 und für Proscillaridin 1,4.

---
* Herrn Professor Dr. L. Lendle zum 70. Geburtstag gewidmet.
** Ein Teil der Befunde wurde bereits als Kurzmitteilung veröffentlicht (FORTH u. RUMMEL 1968 b)

4. Auch *in vivo*, an abgebundenen Jejunumschlingen nimmt bei Ratten die resorbierte Menge proportional mit dem Angebot zu. Die Retention hängt vor allem von der mit der Galle ausgeschiedene Menge ab.

5. Es ergab sich kein Anhaltspunkt dafür, daß bei der Resorption der Glykoside ein Prozeß mit begrenzter Kapazität limitierend wird.

Schlüsselwörter: Herzglykoside — enterale Resorption — Ratte — Meerschweinchen.

Unmittelbare Bestimmungen der enteralen Resorption von Herzglykosiden sind nicht sehr zahlreich. Der Grund dafür ist die Aufwendigkeit und unzureichende Empfindlichkeit der *chemischen* Nachweismethoden. In der Regel mußte man sich bisher mit einem *indirekten*, biologischen Test begnügen und nach enteraler Gabe eines Glykosides mit Hilfe der intravenösen „Auffülldosis" die resorbierte Menge ermitteln (Lit. s. bei NEUMANN, 1949). Durch Verteilung, Abbau und Ausscheidung werden so gewonnene Resorptionswerte zwangsläufig verfälscht.

Nachdem *tritium-markierte* Herzglykoside zur Verfügung stehen, ist es möglich, die enterale Resorption direkt zu messen. Hierfür wurden zwei Methoden verwendet: 1. das nichtdurchblutete, isoliert durchströmte Darmpräparat nach FISHER u. PARSONS (1949). An ihm wurde der Durchtritt und die Bindung von fünf Herzglykosiden in Abhängigkeit von der angebotenen Konzentration geprüft. Neben Meerschweinchen wurden in diesen Versuchen absichtlich auch Ratten verwendet, weil aufgrund ihrer geringen Empfindlichkeit gegenüber Herzglykosiden zu erwarten war, daß physiologische Resorptionsleistungen, wie die Natrium-, Wasser- oder Glucose-Resorption, nicht oder nur wenig beeinträchtigt werden.

Mit der 2. Methode, der durchbluteten Darmschlinge in situ, wurde ebenfalls die Resorption von Herzglykosiden und ihre Bindung in der Darmwand in Abhängigkeit vom Angebot gemessen. Da die im Organismus verfügbare Glykosid-Menge nicht nur von der Resorption, sondern — abgesehen von der metabolischen Inaktivierung — auch von der Ausscheidung der Glykoside abhängt, wurde außerdem auch der mit der Galle ausgeschiedene Anteil bestimmt. Bei den nur 20 min dauernden Versuchen ist die mit dem Urin ausgeschiedene Glykosid-Menge vernachlässigbar klein. Die Versuche wurden mit folgenden Glykosiden durchgeführt: ^{3}H-Ouabain, -Digitoxin, -Digoxin, -Peruvosid und -Proscillaridin.

Methoden

Wir verwendeten Wistar-Ratten (weiblich, 200 g Gewicht) der Fa. R. Reupohl (Lage/Lippe) und Meerschweinchen (weiblich, 300 g Gewicht) der Fa. E. Stock (Gelnhausen). Die Tiere wurden mit „sniff"-Ratten- bzw. Meerschweinchen-Futter ernährt (G. Plange, Soest).

1. In vitro-Versuche

Die Technik der Durchströmung isolierter Jejunumsegmente nach FISHER u. PARSONS (1949) ist bereits andernorts ausführlich beschrieben worden (FORTH u.

RUMMEL 1965). Den Tieren wurde 20 Std vor Versuchsbeginn das Futter entzogen. Darmabschnitte: Ratten; von der Flexura duodenojejunalis an 8 cm lang ($n=170$; $s_x = 1{,}2$); Feuchtgewicht: 0,19 g ($s_x = 0{,}02$). Meerschweinchen; 8,3 cm lang ($n = 144$; $s_x = 1{,}1$); Feuchtgewicht: 0,21 g ($s_x = 0{,}03$). Pro Tier wurden jeweils zwei Darmsegmente entnommen. Bei der Ratte wurde unmittelbar an der Flexura duodenojejunalis mit der Präparation begonnen, beim Meerschweinchen 10 cm unterhalb der Flexura. Die Darmstücke wurden 2 Std bei 37°C mit einer Tyrodelösung folgender Zusammensetzung durchströmt: NaCl 8,0; KCl 0,2; CaCl$_2$ (2 H$_2$O) 0,2; MgCl$_2$ (6 H$_2$O) 0,1; NaHCO$_3$ 1,0; NaH$_2$PO$_4$ 0,05 und Glucose 2,7 g/l. Die Flüssigkeit wurde mit einem Gasgemisch aus 95% O$_2$ und 5% CO$_2$ belüftet und in Zirkulation gehalten. Der pH-Wert der Lösung betrug 6,9—7,0

In Abwandlung des Vorgehens von FISHER u. PARSONS war das Thermostatgefäß, in dem der Darm hing, nicht mit Flüssigkeit gefüllt, sondern diente nur als feuchte Kammer, an deren Boden die abtropfende Flüssigkeit (Resorbat) aufgefangen wurde. Die Resorbate wurden gewogen. Die Darmsegmente wurden aufgeschnitten, sorgfältig mit Filterpapier von Flüssigkeit und Schleim gereinigt und gewogen. Die ^{3}H-Aktivität wurde zu Versuchsbeginn und am Ende in der Durchströmungsflüssigkeit sowie im Resorbat und im Darmgewebe gemessen.

Ein Teil der Versuche wurden mit dem von WILSON u. WISEMAN (1957) beschriebenen everted-sac-Präparat durchgeführt; Einzelheiten der Methode wurden bereits ausführlich publiziert (FORTH u. RUMMEL, 1966 und 1967). Die Darmsegmente waren 5 cm lang ($n = 60$; $s_x = 0{,}5$); ihr Feuchtgewicht betrug 0,13 g ($s_x = 0{,}02$). Pro Tier wurden vom oberen Jejunum (an der Flexura duodenojejunalis beginnend) bzw. vom terminalen Ileum (3 cm proximal der Valvula ileocoecalis beginnend) jeweils zwei Darmsegmente entnommen. Die Segmente wurden in Tyrodelösung inkubiert, die mit einem Gemisch aus O$_2$ und CO$_2$ belüftet wurde. Die ^{3}H-Aktivität wurde zu Beginn und am Ende in der Inkubationsflüssigkeit, in der auf der Serosaseite des Präparates befindlichen Flüssigkeit und im Darmgewebe gemessen.

2. Versuche an durchbluteten Jejunumschlingen in situ

Einzelheiten der Methode wurden bereits andernorts ausführlich beschrieben (FORTH, RUMMEL u. BALDAUF, 1966). In Pentobarbital-Narkose (50 mg/kg) wurden 20 cm lange Jejunumsegmente von Ratten (von der Flexura duodenojejunalis an gemessen; $n = 86$; $s_x = 1{,}5$; Feuchtgewicht 1,1 g; $s_x = 0{,}15$) mit 2 ml Tyrodelösung gefüllt, der die radioaktiven Glykoside zugesetzt worden waren. In den Gallengang der Tiere war ein PVC-Schlauch eingelegt (⌀ 1 mm), so daß die ausfließende Galle aufgefangen werden konnte. Während des Versuchs, der 20 min dauerte, wurden die Tiere im Wärmeschrank bei 37°C gehalten. Am Versuchsende wurde die Darmschlinge entfernt, der Schlingeninhalt aufgefangen (Restflüssigkeit) und gewogen. Die ausgeschiedene Galle wurde ebenfalls gewogen. Die ^{3}H-Aktivität wurde in der angebotenen Lösung, der Restflüssigkeit, der Galle und im Darmgewebe gemessen.

3. Herzglykoside

Folgende mit ^{3}H-markierte Glykoside wurden verwendet: ^{3}H-Ouabain (840 mCi/mM), ^{3}H-Digitoxin (700 mCi/mM) und ^{3}H-Digoxin (780 mCi/mM) der Fa. NEN-Corp. Boston (USA) sowie ^{3}H-Digitoxin und ^{3}H-Peruvosid der Fa. E. Merck AG, Darmstadt (270 bzw. 165 mCi/mM; hergestellt von der Ges. f. Kernforschung mbH, Karlsruhe) und ^{3}H-Proscillaridin (300 mCi/mM) der Fa. Knoll AG, Ludwigshafen. Die Glykoside der Fa. NEN waren durch katalytischen Austausch, die übrigen nach WILZBACH tritiert worden. Zwischen den Ergebnissen, die mit ^{3}H-Digitoxin der Fa. NEN gewonnen wurden und denen mit ^{3}H-Digitoxin der

Ges. f. Kernforschung mbH, Karlsruhe, bestand kein Unterschied. Die radioaktiven Glykoside waren in einem Gemisch aus neun Teilen Äthanol und einem Teil Benzol gelöst. Wo nötig, wurden die markierten Glykoside mit nichtmarkierten vermischt, die in Äthanol gelöst waren. Die Äthanolkonzentration in der Durchströmungs- bzw. Inkubationsflüssigkeit in vitro betrug 1%, die des Benzols 0,1%; in der in vivo angebotenen Lösung war die Äthanolkonzentration 4%, die des Benzols 0,04%.

4. Messung der Radioaktivität

Von den zu messenden Flüssigkeiten wurden 0,1 ml mit 2 ml Methanol versetzt, die ausgefallenen Proteine abzentrifugiert und 1,5 ml des Überstandes in 9 ml der üblichen Szintillationsflüssigkeit (Dioxan-Basis) gegeben. Wenn die ^{3}H-Aktivität im Gewebe gemessen wurde, wurden die Darmsegmente mit 5 ml Methanol in einem Potter-Elvehjem-Homogenisator (1 min) zerkleinert. Die Suspension wurde zentrifugiert und 1,5 ml des Überstandes mit 9 ml Szintillationsflüssigkeit versetzt. Durch Wiederauffindversuche haben wir uns vergewissert, daß auf diese Weise aus Flüssigkeiten und Gewebe zugesetzte Glykoside ohne Verluste erfaßt werden. Durch Zugabe eines inneren Standards zu den Meßproben wurde der Quench-Effekt korrigiert. Mit Hilfe von Standardproben wurde die gemessene Radioaktivität in Prozent des Angebotes, Prozent der angebotenen Konzentration bzw. nM umgerechnet.

Ein Teil der Proben wurde — wo nötig nach Zusatz der nichtmarkierten Glykoside — mit Hilfe von Dünnschicht-Chromatographie analysiert. Proben, die Ouabain enthielten, wurden in einem Gemisch aus Chloroform, Methanol und Wasser (65/30/5) entwickelt; die übrigen Glykoside in wassergesättigtem Methyl-äthylketon. Die Glykoside wurden auf den Dünnschichtplatten mit TCE-Chloramin-Reagens sichtbar gemacht, ausgekratzt und die im Glykosid-Fleck gemessene ^{3}H-Aktivität in Prozent der insgesamt aufgetragenen Radioaktivität angegeben. Mit Hilfe einer Kühlfalle überzeugten wir uns davon, daß in den untersuchten Flüssigkeiten in vitro und in vivo keine meßbare volatile ^{3}H-Aktivität auftrat. Die Radioaktivität wurde mit einem Flüssigkeitsszintillationsmeßgerät der Fa. Packard (USA) gemessen.

Ergebnisse und Besprechung

1. Durchtritt von Herzglykosiden am isoliert durchströmten Jejunum der Ratte in Abhängigkeit von der Konzentration

In Vorversuchen wurde am everted sac-Präparat der Ratte der Durchtritt von Ouabain und Digitoxin (Angebot: 1,5 nM/ml) an zwei verschiedenen Abschnitten des Dünndarms verglichen. Der Durchtritt beider Glykoside war im oberen *Jejunum* gerade doppelt so groß wie derjenige im terminalen *Ileum*, was etwa dem Verhältnis der Größe der Oberflächen beider Darmabschnitte entspricht (FISHER u. PARSONS, 1950). Die folgenden Versuche wurden nur noch mit Abschnitten des oberen Jejunum durchgeführt.

Aus der Abb. 1 geht hervor, daß in Abhängigkeit von der angebotenen Glykosid-Konzentration die *Konzentration im Resorbat* proportional zunimmt. Der Vergleich der Prozentzahlen der ^{3}H-Aktivität im Resorbat (vgl. Tab. 1 a—e) beweist, daß in einem Konzentrationsbereich von ca. 1—100 nM/ml bei allen Glykosiden die resorbierten Mengen prozentual gleich sind; die Differenzen sind statistisch nicht zu sichern. Ein Konzentrationsausgleich zwischen der auf der Mucosaseite angebotenen Flüssigkeit und dem Resorbat wird während der Versuchszeit nicht erreicht. Den höchsten Wert erlangt Digitoxin mit 30% der angebotenen Konzentration und den niedrigsten Ouabain mit 4%. Mit anderen Worten, die Durchtrittsrate von Digitoxin ist 7—8mal höher als die von Ouabain.

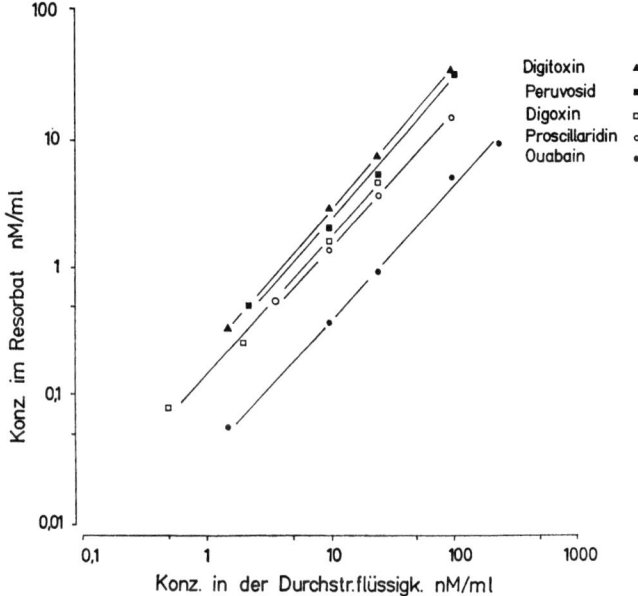

Abb. 1. *Durchtritt von Herzglykosiden am isoliert durchströmten Jejunum der Ratte in vitro.* Abszisse: Glykosid-Konzentration in der Durchströmungsflüssigkeit; nM/ml. Ordinate: Glykoside-Konzentration im Resorbat; nM/ml. Die Punkte wurden aufgrund der Daten der Tab. 1 berechnet. Die Regressionsgeraden sind in der folgenden Reihe statistisch gesichert unterschieden: Digitoxin, Peruvosid, Digoxin = Proscillaridin, Ouabain. Das Steigungsmaß der einzelnen Regressionsgeraden ist statistisch nicht different

Ordnet man die Glykoside nach ihrem Penetrationsvermögen, dann ergibt sich die Reihenfolge Digitoxin, Peruvosid, Digoxin = Proscillaridin, Ouabain (vgl. Abb. 1). Die Unterschiede sind aufgrund der Berechnung der Regressionsgeraden statistisch gesichert. Diese Reihe entspricht der Folge, die sich ergibt, wenn man die Glykoside nach abnehmender Polarität ordnet; dabei wurde die Wanderungsstrecke der Glykoside in wassergesättigtem Methyläthylketon auf der Dünnschichtplatte zugrunde gelegt. Die Feststellung, daß die Penetrationsfähigkeit der Glykoside um so größer ist, je geringer ihre Polarität ist, oder vereinfacht ausgedrückt, je lipophiler sie sind, ist nicht neu (Lit. s. bei NEUMANN, 1949).

Sie steht auch in Übereinstimmung mit den für die Arzneistoff-Resorption gültigen Gesetzmäßigkeiten. Hierbei wird stillschweigend vorausgesetzt, daß die Glykoside nicht frei durch Poren diffundieren, sondern ihren Weg durch die lipoiden Teile der Zellmembranen nehmen.

Neben der Glykosid-Konzentration im Resorbat wurde das Volumen der *resorbierten Flüssigkeit* und die *Glucose-Konzentration* gemessen (Tab. 1a—e). Informationen hierüber sind deshalb wichtig, weil nur so festgestellt werden kann, ob bei der jeweiligen Konzentration bereits

Tabelle 1. *Durchtritt von Herzglykosiden am isoliert durchströmten Jejunum der Ratte in vitro. Darmlänge: 8 cm (von der Flexura duodenojejunalis an). Versuchsdauer: 2 Std Temperatur: 37° C. Die Zahlen sind die Mittelwerte aus 4—8 Versuchen ± der Standardabweichung s_x*

1 a. Ouabain

Konz. in der Durchström.-Flüssigkeit nM/ml	Resorbat g	Glucose-Konz. im Resorbat μM/ml	³H im Resorbat bezogen auf die angeb. Konz. %	Ouabain-Menge[b] im Resorbat nM
—	1,9 ± 0,4	38,4 ± 6,7	—	—
1,5	1,8 ± 0,2	41,5 ± 7,0	3,8 ± 2,4	0,05
10	1,9 ± 0,4	33,0 ± 5,5	3,8 ± 1,5	0,3
25	2,1 ± 0,3	40,0 ± 5,2	3,8 ± 2,4	1,1
100	2,0 ± 0,3	36,5 ± 4,2	5,1 ± 1,9	5,2
250	1,9 ± 0,2	39,4 ± 2,2	3,8 ± 1,9	9,6

1 b. Digitoxin

Konz. in der Durchström.-Flüssigkeit nM/ml	Resorbat g	Glucose-Konz. im Resorbat μM/ml	³H-im Resorbat bezogen auf die angeb. Konz. %	Digitoxin-Menge[b] im Resorbat nM
1,3	1,8 ± 0,3	34,0 ± 4,3	23,0 ± 11	0,4
10	1,9 ± 0,1	29,6[a] ± 3,0	30,0 ± 1,4	4,1
25	1,7 ± 0,2	28,6[a] ± 2,8	30,8 ± 6,0	9,7
100	1,4[a] ± 0,2	24,8[a] ± 1,7	37,2 ± 3,4	38,0

1c. Digoxin

Konz. in der Durchström.-Flüssigkeit nM/ml	Resorbat g	Glucose-Konz. im Resorbat µM/ml	³H im Resorbat bezogen auf die angeb. Konz. %	Digoxin-Menge[b] im Resorbat nM
0,5	1,8 ± 0,2	37,0 ± 3,9	16,5 ± 5,8	0,09
2	1,8 ± 0,3	35,4 ± 6,2	13,3 ± 2,3	0,3
10	2,0 ± 0,2	34,0 ± 2,5	16,2 ± 2,3	1,9
25	1,8 ± 0,4	35,0 ± 3,5	19,7 ± 5,5	5,2

1d. Peruvosid

Konz. in der Durchström.-Flüssigkeit nM/ml	Resorbat g	Glucose-Konz. im Resorbat µM/ml	³H im Resorbat bezogen auf die angeb. Konz. %	Peruvosid-Menge[b] im Resorbat nM
2,2	1,9 ± 0,3	35,7 ± 4,3	23,8 ± 7,0	0,6
10	1,7 ± 0,2	37,5 ± 4,5	21,0 ± 9,2	2,4
25	1,8 ± 0,3	35,0 ± 3,7	22,4 ± 3,6	6,0
100	1,9 ± 0,4	37,4 ± 3,4	35,3 ± 6,4	53,0

1e. Proscillaridin

Konz. in der Durchström.-Flüssigkeit nM/ml	Resorbat g	Glucose-Konz. im Resorbat µM/ml	³H im Resorbat bezogen auf die angeb. Konz. %	Proscill.-Menge[b] im Resorbat nM
3,7	1,9 ± 0,5	30,6 ± 0,6	15,2 ± 2,9	0,6
10	2,0 ± 0,5	34,7 ± 3,5	14,3 ± 3,0	1,6
25	1,8 ± 0,6	27,6[a] ± 7,0	15,0 ± 5,0	3,8
100	1,0[b] ± 0,2	20,5[a] ± 4,9	15,3 ± 3,4	8,2

[a] $p < 0,01$ gegen die Kontrollen
[b] Die Glykosid-Mengen im Resorbat sind aufgrund der Angaben in Tab. 3 korrigiert.

Transportprozesse beeinträchtigt werden oder nicht; es war nämlich mit der Möglichkeit zu rechnen, daß z.B. eine Einschränkung der Natrium- und Wasser-Resorption Rückwirkungen auf die Durchtrittsrate eines Glykosides hat. Ouabain, Digoxin und Peruvosid beeinflußten auch in den höchsten Konzentrationen weder die Glucose- noch die Wasser-Resorption am Jejunum der Ratte. Digitoxin und Proscillaridin hingegen hemmten in einer Konzentration von 100 nM/ml die Wasser-Resorption um 22 bzw. 47 $^0/_0$ und schränkten den Glucose-Transport bereits in einer Konzentration von 10 bzw. 25 nM/ml um rund 30 $^0/_0$ ein.

Errechnet man aus dem Volumen und der Glykosid-Konzentration die *Glykosid-Mengen* im Resorbat, dann ergibt sich für diejenigen Glykoside, die die Wasser-Resorption nicht beeinträchtigen, auch für die durchgetretene Menge eine direkt proportionale Beziehung zum Angebot. Das trifft konsequentermaßen für Digitoxin und Proscillaridin nicht zu. Die Abweichungen von der linearen Beziehung zwischen Angebot und resorbierter Menge sind allerdings nur gering.

Die Prüfung der *Temperaturabhängigkeit* am everted sac-Präparat der Ratte erbrachte bei 20° und 37°C für den Durchtritt von Ouabain und Digitoxin unterschiedliche Ergebnisse. Der Q_{10}-Wert war für den Durchtritt von Ouabain nur wenig größer als 1, für Digitoxin betrug er jedoch 2,3. Die gleichen Verhältnisse ergaben sich für die Bindung der beiden Glykoside in der Darmwand. Das besagt, daß für den Durchtritt von Digitoxin, der auch von LAUTERBACH (1963, 1967) im wesentlichen als Diffusionsprozeß erklärt wird, eine hohe Temperaturabhängigkeit existiert. Daß es sich dabei trotzdem um einen passiven, vom Stoffwechsel unabhängigen Vorgang handelt, wird auch dadurch verdeutlicht, daß 2,4-Dinitrophenol (10^{-3} M/l) in einer Konzentration, die den Glucose-Transport völlig zum Erliegen bringt, ohne Wirkung auf den Glykosid-Durchtritt ist. Der hohe Q_{10}-Wert besagt nur soviel, daß der Durchtritt von Digitoxin, d.h. der Vorgang seiner Lösung im Lipoidanteil der Zellmembranen, eine hohe Aktivierungsenergie benötigt. Es konnte auch in vitro, an künstlichen porenlosen Membranen aus Gummi bzw. Kunststoff gezeigt werden, daß die Penetration lipoidlöslicher Stoffe eine hohe Temperaturabhängigkeit hat (RUMMEL, BÜCH, BUZELLO u. NEUROHR, 1968). Die Tatsache, daß für den Durchtritt von Ouabain nur ein kleiner Q_{10}-Wert gemessen wird, könnte als Hinweis darauf gedeutet werden, daß es aufgrund seiner wesentlich höheren Polarität beim Durchtritt durch die Darmwand einen anderen Weg als Digitoxin benutzt.

2. Durchtritt von Herzglykosiden am isoliert durchströmten Jejunum von Meerschweinchen in Abhängigkeit von der Konzentration

Im Unterschied zu den Untersuchungen am Rattendünndarm wurde hier beim Meerschweinchen auf den Vergleich zwischen Jejunum und

Ileum verzichtet. Eine Stellungnahme zu Versuchen von WAGENER (1966), bei denen von der Wirkung auf die Resorption geschlossen wurde und die beim Meerschweinchen eine stärkere Resorption von Acetyldigitoxin im Ileum ergaben, ist deshalb nicht möglich.

In Abb. 2 ist die Beziehung zwischen *Konzentration* und Durchtritt dargestellt. Wegen der größeren Empfindlichkeit der Transportsysteme des Meerschweinchendarmes für Herzglykoside (FORTH u. RUMMEL, 1967;

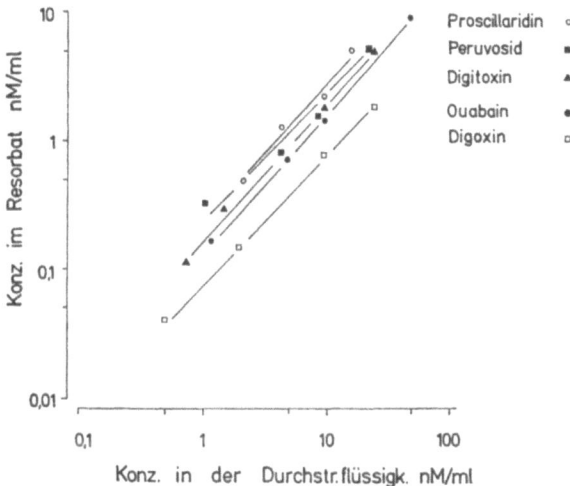

Abb. 2. *Durchtritt von Herzglykosiden am isoliert durchströmten Jejunum des Meerschweinchens in vitro.* Abszisse: Glykosid-Konzentration in der Durchströmungsflüssigkeit; nM/ml. Ordinate: Glykosid-Konzentration im Resorbat; nM/ml. Die Punkte wurden aufgrund der Daten der Tab. 2 berechnet. Die Regressionsgeraden sind in der folgenden Reihe statistisch gesichert unterschieden: Proscillaridin, Peruvosid = Digitoxin, Ouabain, Digoxin. Das Steigungsmaß der einzelnen Regressionsgeraden ist statistisch nicht different

LAUTERBACH, 1965 a u. b; RUMMEL u. STUPP, 1962) wurden die höheren Konzentrationen weggelassen. Auch hier ist der Durchtritt der Herzglykoside durch die Darmwand proportional der Konzentration (vgl. Abb. 2). Daß beim Meerschweinchen bereits bei sehr niederen Konzentrationen sowohl die Glucose- als auch die Wasser-Resorption eingeschränkt wird, geht aus Tab. 2 a—e hervor. Allerdings bestehen große Unterschiede in dieser Hinsicht zwischen den Glykosiden. Am stärksten hemmen Digoxin und Proscillaridin. Bei Digoxin ist bereits mit 0,5 nM/ml und bei Proscillaridin mit 2,2 nM/ml die Glucose- und die Wasser-Resorption maximal gehemmt. Die Zahlen lassen erkennen, daß das Glucose-Transportsystem nicht mehr in der Lage ist, einen Gradienten zu errichten. Mit Digitoxin wird dieser Effekt erst mit 10 nM/ml erreicht. Bei Peruvosid vermag etwas mehr als die doppelte Konzentration

(22,5 nM/ml) die Glucose-Resorption gerade um 20% einzuschränken. Ouabain hingegen ist auch bei 50 nM/ml noch völlig unwirksam. Trotz der Hemmung der Wasser-Resorption — bei Digoxin und Proscillaridin unter Umständen bis zu 50% — nimmt auch im höheren Konzentrationsbereich die durchgetretene Glykosid-Menge proportional der angebotenen Konzentration zu. Hinsichtlich der Unterschiede zwischen Ratten- und Meerschweinchendarm ist die mehrfach höhere Empfindlichkeit des Meerschweinchendarmes gegenüber Digoxin besonders beachtenswert.

Auch beim Vergleich der Durchtrittsraten der Glykoside ergaben sich bemerkenswerte Unterschiede zwischen *Meerschweinchen* und *Ratten*. Ge-

Tabelle 2. *Durchtritt von Herzglykosiden am isoliert durchströmten Jejunum des Meerschweinchens in vitro. Darmlänge: 8 cm; (von der Flexura duodenojejunalis an). Versuchsdauer: 2 Std, Temperatur: 37° C. Die Zahlen sind die Mittelwerte von 4—8 Einzelversuchen ± der Standardabweichung s_x*

2a. Ouabain

Konz. in der Durchström.-Flüssigkeit nM/ml	Resorbat g	Glucose-Konz. im Resorbat μM/ml	^{3}H im Resorbat bezogen auf die angeb. Konz. %	Ouabain-Menge[b] im Resorbat nM
—	1,8 ± 0,4	25,0 ± 4	—	—
1,2	± 1,2 ± 0,3	23,4 ± 4,1	14,2 ± 1,4	0,2
5	1,1 ± 0,3	24,1 ± 2,1	14,9 ± 4,9	0,7
10	1,0 ± 2	24,0 ± 2,6	14,7 ± 7,3	1,3
50	1,1 ± 0,2	23,2 ± 2,3	18,6 ± 8,6	8,6

2b. Digitoxin

Konz. in der Durchström.-Flüssigkeit nM/ml	Resorbat g	Glucose-Konz. im Resorbat μM/ml	^{3}H im Resorbat bezogen auf die angeb. Konz. %	Digitoxin-Menge[b] im Resorbat nM
0,75	1,1 ± 0,2	23,5 ± 1,8	15,3 ± 5,7	0,1
1,5	± 1,1 ± 0,1	25,8 ± 3,2	21,8 ± 3,7	0,3
10	0,8[a] ± 0,3	15,6[a] ± 2,7	18,6 ± 6,4	1,0
25	0,8[a] ± 0,3	13,3[a] ± 2,7	20,5 ± 8,6	3,0

2c. Digoxin

Konz. in der Durchström.-Flüssigkeit nM/ml	Resorbat g	Glucose-Konz. im Resorbat μM/ml	^{3}H im Resorbat bezogen auf die angeb. Konz. %	Digoxin-Menge [b] im Resorbat nM
0,5	0,8[a] ± 0,06	14,6[a] ± 2,5	8,0 ± 4,0	0,02
2	0,8[a] ± 0,1	18,0[a] ± 3,4	7,3 ± 3,3	0,07
10	0,8[a] ± 0,1	18,6[a] ± 4,3	7,6 ± 1,2	0,3
25	0,6[a] ± 0,05	15,1[a] ± 1,3	7,7 ± 0,9	0,5

2d. Peruvosid

Konz. in der Durchström.-Flüssigkeit nM/ml	Resorbat g	Glucose-Konz. im Resorbat μM/ml	^{3}H im Resorbat bezogen auf die angeb. Konz. %	Peruvosid-Menge im Resorbat nM
1,1	1,0 ± 0,1	26,6 ± 3,0	30,0 ± 17,1	0,3
4,5	0,9 ± 0,1	24,3 ± 2,3	18,5 ± 5,3	0,6
10	0,9 ± 0,1	26,2 ± 4,3	18,2 ± 8,2	1,3
22,5	0,9 ± 0,2	20,4[a] ± 2,5	24,0 ± 8,3	4,2

2e. Proscillaridin

Konz. in der Durchström.-Flüssigkeit nM/ml	Resorbat g	Glucose-Konz. im Resorbat μM/ml	^{3}H im Resorbat bezogen auf die angeb. Konz. %	Proscill.-Menge im Resorbat nM
2,2	0,8[a] ± 0,2	15,1[a] ± 4,0	26,4 ± 14,9	0,2
4,4	0,8[a] ± 0,3	13,6[a] ± 4,1	30,0 ± 18,2	0,6
10	0,7[a] ± 0,2	13,1[a] ± 1,7	29,0 ± 21,0	0,8
16,5	0,7[a] ± 0,2	12,4[a] ± 2,6	30,0 ± 16,3	2,5

[a] $p < 0,01$ gegen die Kontrollen.
[b] Die Glykosid-Mengen im Resorbat sind aufgrund der Angaben in Tab. 3 korrigiert.

messen an der ^{3}H-Konzentration im Resorbat tritt beim Meerschweinchen von Proscillaridin doppelt so viel wie bei der Ratte durch die Darmwand. Die Durchtrittsrate von Proscillaridin ist damit im Vergleich zu den übrigen Glykosiden am höchsten, während die von Digoxin am niedrigsten liegt. Ouabain, das bei der Ratte am schlechtesten resorbiert wurde, passiert beim Meerschweinchen die Darmwand fast genauso gut wie Peruvosid und Digitoxin, d.h. daß beim Meerschweinchen rund viermal mehr Ouabain durchtritt als bei der Ratte. Beim Meerschweinchen ergibt sich demnach folgende, nicht mehr nach der Polarität geordnete Reihe: Proscillaridin, Peruvosid = Digitoxin, Ouabain, Digoxin; die Unterschiede sind aufgrund der Berechnung der Regressionsgeraden statistisch gesichert (vgl. Abb. 2).

Tabelle 3. *Anteil des ^{3}H-markierten Glykosids an der ^{3}H-Gesamtaktivität in Durchströmungsflüssigkeit, Resorbat und Darmgewebe. Die Daten wurden bei den in vitro-Versuchen am Jejunum von Ratte und Meerschweinchen gewonnen; vgl. Tab. 1 und 2. Die Zahlen geben den prozentualen Anteil an der ^{3}H-Aktivität an; sie sind Mittelwerte aus 4—12 Bestimmungen $\pm$ der Standardabweichung s_x*

Herzglykosid	% ^{3}H-Glykosid in:					
	Durchstr.-Flüssigk.		Resorbat		Darmgewebe	
	Ratte	Meerschw.	Ratte	Meerschw.	Ratte	Meerschw.
Ouabain	95 $\pm$ 1	98 $\pm$ 9	53 $\pm$ 11	82 $\pm$ 18	76 $\pm$ 10	93 $\pm$ 6
Digitoxin	89 $\pm$ 4	81 $\pm$ 2	73 $\pm$ 14	70 $\pm$ 5	92 $\pm$ 3	87 $\pm$ 9
Digoxin	93 $\pm$ 2	98 $\pm$ 2	60 $\pm$ 9	60 $\pm$ 12	80 $\pm$ 6	80 $\pm$ 10
Peruvosid	84 $\pm$ 4	91 $\pm$ 2	66 $\pm$ 12	85 $\pm$ 2	71 $\pm$ 13	84 $\pm$ 3
Proscillaridin	77 $\pm$ 0,6	70 $\pm$ 7	56 $\pm$ 3	52 $\pm$ 4	73 $\pm$ 4	55 $\pm$ 9

Vor der Aufstellung dieser Reihe wurden wie bereits bei den Versuchen am Rattendünndarm die gemessenen Werte aufgrund der in Tab. 3 zusammengestellten Daten korrigiert. In dieser Tabelle sind die prozentualen Anteile der ^{3}H-Glykoside an der gesamten, gemessenen ^{3}H-Aktivität aufgeführt. Da kein Unterschied zwischen den Versuchen mit verschiedenen Glykosid-Konzentrationen bestand, sind die Mittelwerte sämtlicher Ergebnisse wiedergegeben. Während der Versuche blieb die ^{3}H-Konzentration sowie der Anteil der unveränderten Glykoside daran konstant. Von Proscillaridin abgesehen, war der Grad der Verunreinigung — wie die ersten beiden Spalten (Tab. 3) zeigen — geringfügig.

Bemerkenswert ist, daß der Glykosid-Anteil im Resorbat in allen Fällen niedriger ist als in der angebotenen Lösung. Für Ouabain und Peruvosid besteht hierbei ein Speziesunterschied. Bei der Ratte liegen die Werte für beide Glykoside viel niedriger als beim Meerschweinchen. Da der im Darmgewebe gefundene Glykosid-Anteil an der ^{3}H-Gesamtaktivität immer höher liegt als im Resorbat, kommt es folglich entweder beim Durchtritt durch die Mucosa oder erst im Resorbat zu dieser Abnahme. Welcher Vorgang dafür verantwortlich ist und welche Metabolite dabei entstehen, läßt sich noch nicht sagen. Es ist damit zu rechnen, daß Glykosidasen im Spiele sind (LAUTERBACH u. REPKE, 1960). Die in Tab. 1 und 2 sowie in Abb. 1 und 2 für die Glykosid-Konzentration im Resorbat angegebenen Werte wurden nicht korrigiert, d.h. sie stellen Maximalwerte dar, deren Korrektur vor allem dann notwendig sein wird, wenn sich herausstellen sollte, daß die noch unbekannten Metabolite keine kardiotone Wirksamkeit mehr besitzen.

3. Bindung von Herzglykosiden in der Darmwand bei Ratte und Meerschweinchen

Die *Bindung* der Glykoside wurde bei allen in vitro-Versuchen gemessen. Dabei ergab sich zunächst, daß zwischen Jejunum und Ileum hinsichtlich der im Gewebe gebundenen Ouabain- bzw. Digitoxin-Menge kein Unterschied bestand. Durch 2,4-Dinitrophenol (10^{-3} M/l) wurde die Bindung der beiden Glykoside nicht beeinträchtigt. Daß 2,4-Dinitrophenol die Bindung anderer Stoffe in der Mucosa hemmen kann, dafür ist Eisen ein Beispiel (FORTH u. RUMMEL, 1968 a).

Wie unterschiedlich groß von Glykosid zu Glykosid und von einer Spezies zur anderen die gebundene Menge sein kann, geht aus Tab. 4 hervor. Bei der *Ratte* besteht die größte Differenz zwischen Ouabain und Digitoxin, von dem rund 19mal mehr als von Ouabain in der Darmwand enthalten ist. Beim *Meerschweinchen* hingegen, bei dem 5mal mehr Ouabain in der Darmwand gebunden ist als bei der Ratte, besteht der größte Abstand zwischen Digitoxin und Digoxin. Der Gehalt an Digitoxin ist 27mal höher als der an Digoxin. Der *Anreicherungsgrad* der Glykoside in der Darmwand wird durch Abb. 3 veranschaulicht.

Aus dem Glykosid-Gehalt pro g Gewebe (G) und der Konzentration im Durchströmungsmedium (M) wurde ein Quotient (G/M) gebildet, dessen Höhe in Säulen dargestellt ist. Die gesamte Höhe der Säulen repräsentiert die unkorrigierten Werte, die aufgrund der ^{3}H-Aktivität im Darm berechnet wurden; der schraffierte Teil der Säulen bezieht sich auf diejenigen Quotienten, die sich ergaben, wenn man die Werte für den ^{3}H-Anteil der Berechnung zugrunde legte, der dem Gehalt an unveränderten Glykosiden im Gewebe entsprach (vgl. Tab. 4). Die Konzentration von Digitoxin im Gewebe ist 3—4mal höher als im Medium. Diese hohe An-

Tabelle 4. *Gehalt von Herzglykosiden im Darmgewebe von Ratten und Meerschweinchen. Glykosid-Angebot in der Durchströmungsflüssigkeit: 10 nM/ml. Versuchsdauer: 2 Std, Temperatur: 37° C. Die Zahlen sind die Mittelwerte aus 4—8 Versuchen ± der Standardabweichung s_x; sie geben den Glykosid-Gehalt in nM/g Feuchtgewicht an, der aus der ^3H-Aktivität berechnet wurde; die Werte sind aufgrund der Angaben in Tab. 3 korrigiert*

Herzglykosid	Ratte	Meerschweinchen
Ouabain	1,7 ± 1,1	8,6 ± 1,9
Digitoxin	33,0 ± 7,5	42,5 ± 15,0
Digoxin	6,0 ± 1,1	1,6 ± 0,6
Peruvosid	11,0 ± 1,2	8,0 ± 6,0
Proscillaridin	± 11,9 ± 0,7	11,0 ± 0,7

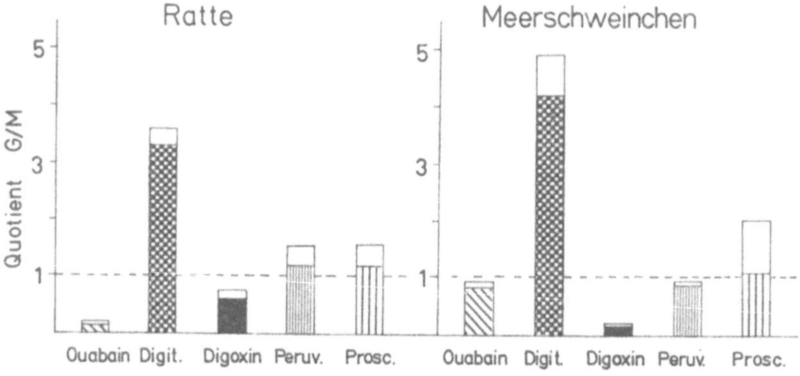

Abb. 3. *Bindung von Herzglykosiden im Darmgewebe von Ratten und Meerschweinchen. Die Ordinate gibt den Quotient G/M an, der aus dem Glykosid-Gehalt/g Darmgewebe (G) und der Glykosid-Konzentration (M) in 1 ml Durchströmungsmedium gebildet wurde. Einzelheiten sind dem Text zu entnehmen (vgl. S. 65—66)*

reicherung ist, wie bereits die Unbeeinflußbarkeit durch 2,4-Dinitrophenol anzeigte, nicht etwa die Folge eines Transportvorganges, sondern die Folge besonderer Löslichkeits- und Bindungsverhältnisse. Sofern man bei der Bildung des Quotienten die gesamte im Gewebe gemessene ^3H-Aktivität zugrunde legt, ist auch für Peruvosid und Proscillaridin eine Anreicherung im Gewebe festzustellen, während für Ouabain bei der Ratte und Digoxin beim Meerschweinchen die Konzentration im Gewebe nur 20% derjenigen des Mediums erreicht. Bemerkenswert ist, daß beim

Meerschweinchen die Ouabain-Konzentration in der Darmwand fast gleich hoch ist wie im Medium.

Die Tatsache, daß beim Meerschweinchen Digoxin und bei der Ratte Ouabain am wenigsten gebunden wird, stimmt überein mit der Beobachtung, daß diese Glykoside jeweils auch am schlechtesten die Darmwand zu penetrieren vermögen (s. Abb. 1 und 2).

Die Speziesunterschiede lehren, daß die Lipoidaffinität der Glykoside keineswegs die einzige Eigenschaft ist, die sich auf die Anreicherung in der Mucosa und auf den Durchtritt durch die Mucosa auswirkt. Das sollte nicht überraschen, da die Membranen neben Lipoiden auch noch Eiweiße und andere Bestandteile enthalten.

4. Die Resorption von Herzglykosiden in situ aus Jejunumschlingen von Ratten in Abhängigkeit von der Konzentration

In dieser Versuchsreihe sollte geprüft werden, ob auch in vivo an durchbluteten Jejunumschlingen zwischen der angebotenen Glykosid-Konzentration und der resorbierten Menge eine direkte Proportionalität besteht.

Tabelle 5. *Anteil des ^3H-markierten Glykosids an der ^3H-Aktivität in der angebotenen und der Rest-Flüssigkeit im Darmlumen bei Ratten in vivo. Die Zahlen geben den prozentualen Anteil aus der ^3H-Aktivität an; sie sind Mittelwerte aus 4—21 Bestimmungen $\pm$ der Standardabweichung s_x*

Herzglykosid	% ^3H-Glykosid in:	
	angebotene Flüssigkeit	Rest-Flüssigkeit
Ouabain	95,1 $\pm$ 2,5	95,9 $\pm$ 1,4
Digitoxin	88,2 $\pm$ 5,1	58,7 $\pm$ 8,4
Digoxin	89,8 $\pm$ 2,3	87,2 $\pm$ 5,1
Peruvosid	86,8 $\pm$ 4,9	67,9 $\pm$ 9,4
Proscillaridin	75,1 $\pm$ 8,3	47,8 $\pm$ 10,9

Auch in diesen Versuchen wurde ein Teil der Proben einer chromatographischen Analyse unterworfen: die Werte für die so bestimmten Anteile an unveränderten Glykosiden in der angebotenen und in der restlichen Flüssigkeit im Darmlumen sind in Tab. 5 zusammengestellt. Auf die Angaben über den Anteil der unveränderten Glykoside im Gewebe und in der Galle kann hier verzichtet werden, weil sie bereits mitgeteilt wurden (FORTH u. RUMMEL, 1968 b).

Proscillaridin wurde am stärksten abgebaut; der Anteil des unveränderten Proscillaridins an der Gesamtaktivität der Restflüssigkeit war um 37%, der von Digitoxin um 33% und der von Peruvosid um 22% geringer als in der angebotenen Lösung. Ouabain und Digoxin wurden unter diesen Bedingungen praktisch nicht verändert. Im Gegensatz zu den in vitro-Versuchen, bei denen die Glykoside im Darmlumen nicht angegriffen wurden, nahm in vivo die Konzentration an unveränderten Glykosiden entweder unter der Einwirkung von Mucosa- oder Bakterien-Enzymen ab. Über die Natur der Metabolite — hinsichtlich Resorbierbarkeit und Wirksamkeit — kann auch hier nichts ausgesagt werden. Die Angaben über die Resorption von Proscillaridin, Digitoxin und Peruvosid sind infolge des Abbaus im Darmlumen korrekturbedürftig. Das Ausmaß der Mißweisung kann nicht abgeschätzt werden, weil im Unterschied zum in vitro-Versuch der Anteil der unverändert resorbierten Glykoside unbekannt ist.

Zur Berechnung der *inkorporierten* Glykosid-Menge (vgl. Tab. 6) wurde von der aus dem Darmlumen verschwundenen Menge die noch im Darmgewebe enthaltene abgezogen. Die Wasser-Resorption wurde von keinem Glykosid — auch nicht in der höchsten Konzentration — gehemmt. Das steht nicht im Widerspruch zu den in vitro-Versuchen, wo Digitoxin und Proscillaridin — aber erst in doppelt so hoher Konzen-

Tabelle 6. *Resorption von Herzglykosiden in situ aus abgebundenen Jejunumschlingen von Ratten. Länge der Darmschlinge: 20 cm (von der Flexura duodenojejunalis an); Schlingenfüllung: 2 ml; Versuchsdauer: 20 min; Narkose: Pentobarbital 50 mg/kg i.p.*
Die Zahlen sind die Mittelwerte aus 5 Versuchen ± der Standardabweichung s_x

6a. Ouabain

Konz. in der angeb. Flüssigkeit	Darminhalt		Darmgewebe ^{3}H-Gehalt bez. auf die angeb. Menge	Galle		inkorporierte Ouabain-Menge
	Restflüssigkeit	^{3}H i.d. Restflüssigkeit bez. auf die angeb. Konz.		ausgesch. Vol.	^{3}H in der Galle bez. auf die angeb. Konz.	
nM/ml	g	%	%	g	%	nM
1	1,3 ± 0,1	124 ± 8,9	10,0 ± 3,2	0,32 ± 0,05	1,3 ± 0,8	0,2
10	1,1 ± 0,1	140 ± 12,1	12,0 ± 1,6	0,29 ± 0,06	0,6 ± 0,2	0,8
16	1,6 ± 0,1	115 ± 9,0	8,5 ± 0,5	0,31 ± 0,09	0,2 ± 0,2	1,4
25	1,2 ± 0,1	139 ± 15,1	11,9 ± 2,0	0,34 ± 0,08	1,1 ± 0,5	3,6
50	1,2 ± 0,1	139 ± 22,4	11,3 ± 4,3	0,22 ± 0,05	0,9 ± 0,2	5,7

6b. *Digitoxin*

| Konz. in der angeb. Flüssigkeit | Darminhalt | | Darmgewebe ^{3}H-Gehalt bez. auf die angeb. Menge | Galle | | inkorporierte Digitoxin-Menge |
| | Restflüssigkeit | ^{3}H i. d. Restflüssigkeit bez. auf die angeb. Konz. | | ausgesch. Vol. | ^{3}H in der Galle bez. auf die angeb. Konz. | |
nM/ml	g	%	%	g	%	nM
2,3	1,1 ± 0,2	54 ± 2,5	12,5 ± 1,9	0,34 ± 0,03	18,0 ± 2,0	2,6
7,6	± 1,2 ± 0,1	49 ± 5,5	11,8 ± 1,8	0,34 ± 0,09	17,0 ± 3,3	9,8
16	1,1 ± 0,3	64 ± 6,1	9,4 ± 1,8	0,26 ± 0,1	19,7 ± 4,0	17,7
31	1,3 ± 0,07	43 ± 5,4	11,7 ± 1,7	0,26 ± 0,03	21,6 ± 1,6	36,7
54	1,3 ± 0,09	48 ± 5,8	10,0 ± 1,8	0,28 ± 0,04	24,6 ± 8,7	64,2

6c. *Digoxin*

| Konz. in der angeb. Flüssigkeit | Darminhalt | | Darmgewebe ^{3}H-Gehalt bez. auf die angeb. Menge | Galle | | inkorporierte Digoxin-Menge |
| | Restflüssigkeit | ^{3}H i. d. Restflüssigkeit bez. auf die angeb. Konz. | | ausgesch. Vol. | ^{3}H in der Galle bez. auf die angeb. Konz. | |
nM/ml	g	%	%	g	%	nM
2,7	1,5 ± 0,2	46 ± 0,5	13,7 ± 1,8	0,31 ± 0,02	9,8 ± 0,5	1,3
10	1,4 ± 0,09	42 ± 2,4	11,2 ± 1,3	0,34 ± 0,04	11,0 ± 1,7	6,8
30	1,5 ± 0,2	41 ± 3,5	11,2 ± 1,2	0,30 ± 0,02	10,0 ± 0,8	20,7
50	1,6 ± 0,06	40 ± 1,8	14,6 ± 1,6	0,28 ± 0,03	8,9 ± 1,3	27,7

tration — wirksam waren, zumal in vivo besonders bei Digitoxin — aber auch bei Digoxin — die Konzentration im Lumen im Laufe des Versuches stark abgenommen hat. Interessant ist, daß im Unterschied hierzu die Konzentration des schwer resorbierbaren Ouabains infolge der Verminderung des Wasservolumens bis zu 40% über die ursprüngliche Konzentration ansteigt.

Die Reihenfolge der Glykoside nach den inkorporierten Mengen geordnet lautet: Digitoxin, Peruvosid = Proscillaridin, Digoxin, Ouabain.

6d. *Peruvosid*

Konz. in der angeb. Flüssigkeit	Darminhalt		Darmgewebe ³H-Gehalt bez. auf die angeb. Menge	Galle		inkorporierte Peruvosid-Menge
	Restflüssigkeit	³H i.d. Restflüssigkeit bez. auf die angeb. Konz.		ausgesch. Vol.	³H in der Galle bez. auf die angeb. Konz.	
nM/ml	g	%	%	g	%	nM
2,5	1,3 ± 0,07	85 ± 9,4	10,5 ± 4,1	0,27 ± 0,05	52,0 ± 17,0	1,8
5	1,2 ± 0,09	86 ± 2,2	7,4 ± 2,8	0,27 ± 0,07	45,5 ± 8,6	4,0
16	1,2 ± 0,2	88 ± 10,3	5,7 ± 1,5	0,36 ± 0,04	51,0 ± 9,7	12,9
25	1,3 ± 0,05	84 ± 7,9	12,6 ± 5,7	0,32 ± 0,05	59,8 ± 16,4	17,4
50	1,4 ± 0,08	78 ± 8,2	7,2 ± 2,3	0,28 ± 0,03	51,2 ± 5,6	39,6

6e. *Proscillaridin*

Konz. in der angeb. Flüssigkeit	Darminhalt		Darmgewebe ³H-Gehalt bez. auf die angeb. Menge	Galle		inkorporierte Proscill.-Menge
	Restflüssigkeit	³H i.d. Restflüssigkeit bez. auf die angeb. Konz.		ausgesch. Vol.	³H in der Galle bez. auf die angeb. Konz.	
nM/ml	g	%	%	g	%	nM
15	1,3 ± 0,1	78 ± 5,0	8,4 ± 1,1	0,30 ± 0,03	20,8 ± 2,8	11,6
30	1,4 ± 0,1	79 ± 17,8	10,2 ± 7,1	0,28 ± 0,12	21,0 ± 3,0	21,7
45	1,2 ± 0,1	73 ± 16,0	13,7 ± 7,1	0,36 ± 0,12	26,8 ± 5,2	36,4
60	1,2 ± 0,1	75 ± 9,2	8,7 ± 1,5	0,33 ± 0,02	24,8 ± 6,3	56,1

Die Unterschiede zwischen den entsprechenden Regressionsgeraden sind statistisch gesichert, nicht jedoch der Unterschied zwischen den Steigungsmaßen. Der auf das Angebot bezogene ³H-Gehalt ist sowohl im Darmgewebe als auch in der Galle bei allen Glykosiden, wenn man von gewissen Schwankungen absieht, im Durchschnitt gleich. Das bedeutet mit anderen Worten, daß sowohl der Glykosid-Gehalt in der Darmwand als auch in der Galle der angebotenen Konzentration proportional ist.

Demnach ist nicht verwunderlich, daß auch die *retinierte* Menge, die sich als Differenz aus der inkorporierten und der mit der Galle ausgeschiedenen Menge ergibt, der angebotenen Konzentration proportional ist (Abb. 4).

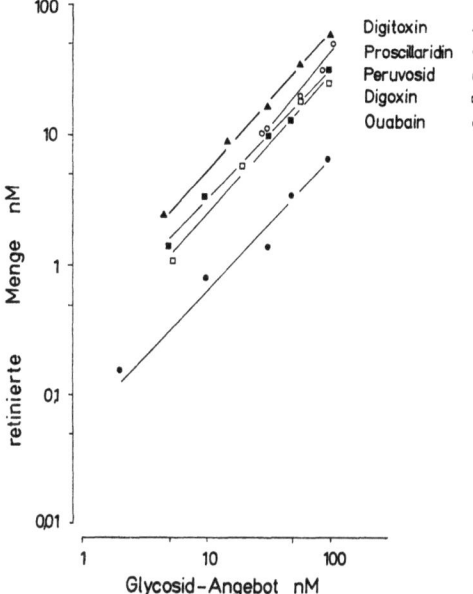

Abb. 4. *Resorption von Herzglykosiden in situ aus abgebundenen Jejunumschlingen von Ratten.* Abszisse: Glykosid-Angebot in 2 ml Schlingenfüllung; nM. Ordinate: effektiv resorbierte Glykosid-Menge; nM. Sie wurde aus dem im Darmlumen verbliebenen Rest abzüglich der im Darmgewebe gebundenen und der mit der Galle ausgeschiedenen Menge berechnet (vgl. Tab. 6)

Kleinere Unterschiede hinsichtlich der Reihenfolge der Glykoside zwischen den in vivo und den in vitro gewonnenen Resultaten können nicht gewertet werden, da sich auf die retinierte Menge beim in vivo-Versuch einerseits die unterschiedliche Bindung der Glykoside an Serumalbumin und andererseits die unterschiedliche Ausscheidung mit der Galle auswirken. Die Ausscheidung mit dem Harn kann, wie festgestellt wurde, während der kurzen Versuchsdauer von 20 min vernachlässigt werden.

Es ergab sich kein Anhaltspunkt dafür, daß die hier untersuchten Glykoside durch die Vermittlung eines Transportsystems mit begrenzter Kapazität in den Organismus aufgenommen werden, wie es von LAUTERBACH für Convallatoxin beschrieben wurde (1963, 1967, 1968). Sowohl in vitro als auch die in vivo erhobenen Befunde sprechen dafür, daß auch die Resorption der Herzglykoside wie die der Mehrzahl der Pharmaka der angebotenen Konzentration proportional ist.

Literatur

FISHER, R. B., and D. S. PARSONS: A preparation of surviving rat small intestine for the study of absorption. J. Physiol. (Lond.) **110**, 36 (1949).
— — The gradient of mucosal surface in the small intestine of the rat. J. Anat. (Lond). **84**, 272 (1950).

FORTH, W., u. W. RUMMEL: Eisenresorption an isolierten Dünndarmpräparaten von normalen und anämischen Ratten. Naunyn-Schmiedebergs Arch. exp. Path. Pharmak. **252**, 205 (1965).
— — Abhängigkeit der Eisenresorption von der Eisenbindung durch den Darm. Med. Pharmacol. exp. **14**, 384 (1966).
— — Wirkung von Herzglykosiden auf Calcium-, Natrium-, Wasser- und Glucosetransport am isolierten Dünndarm. Helv. physiol. pharmacol. Acta **25**, 8 (1967).
— — Zur Frage der metabolischen Abhängigkeit von Eisenbindung und -Durchtritt durch den isolierten Dünndarm. Naunyn-Schmiedebergs Arch. Pharmak. exp. Path. **260**, 50 (1968 a).
— — Vergleichende Untersuchung der intestinalen Resorption von ^{3}H-markierten Herzglykosiden in vitro und vivo. Naunyn-Schmiedebergs Arch. Pharmak. exp. Path. **260**, 112 (1968 b).
— u. J. BALDAUF: Wasser- und Elektrolytbewegung am Dünn- und Dickdarm unter dem Einfluß von Laxantien; ein Beitrag zur Klärung ihres Wirkungsmechanismus. Naunyn-Schmiedebergs Arch. Pharmak. exp. Path. **254**, 18 (1966).
LAUTERBACH, F.: Über Mechanismus und Umfang der enteralen Resorption und den enterohepatischen Kreislauf von Herzglykosiden. Naunyn-Schmiedebergs Arch. exp. Path. Pharmak. **245**, 67 (1963).
— Einfluß von Herzglykosiden auf die enterale Resorption. Naunyn-Schmiedebergs Arch. exp. Path. Pharmak. **250**, 232 (1965 a).
— Die Wirkung cardiotoner Steroide auf die enterale Resorption aktiv transportierter und diffundierender Substanzen und auf deren Beziehung zur Na^+-Konzentration und Na^+-Transport. Biochim. biophys. Acta (Amst.) **135**, 273 (1965 b).
— Über Unterschiede im Mechanismus der enteralen Resorption kardiotoner Steroide und an den Pharmaka. Naunyn-Schmiedebergs Arch. Pharmak. exp. Path. **257**, 432 (1967).
— Comparison of intestinal penetration of cortisol and convallatoxin: Demonstration of a transport mechanism for cardiotonic steroids. Biochem. biophys. Acta (Amst.) **150**, 146 (1968).
—, u. K. REPKE: Über Verteilung herzglykosidspaltender Fermente im tierischen Organismus. Naunyn-Schmiedebergs Arch. exp. Path. Pharmak. **240**, 45 (1960).
NEUMANN, W.: Pharmakologie der Digitaliskörper. Naunyn-Schmiedebergs Arch. exp. Path. Pharmak. **208**, 87 (1949).
RUMMEL, W., H. BÜCH, W. BUZELLO u. O. NEUBOHR: Durchtritt von Pharmaka durch nichtporöse Membranen aus Gummi und Kunststoff. Naunyn-Schmiedebergs Arch. Pharmak. exp. Path. (im Druck) (1969).
—, and F. H. STUPP: The influence of diuretics on the absorption of salts, glucose, and water from the isolated small intestine of the rat. Experientia (Basel) **18**, 303 (1962).
WAGENER, H. H.: Vergleich der enteralen Resorbierbarkeit von β-Acetyldigoxin und Digoxin am Meerschweinchen. Naunyn-Schmiedebergs Arch. Pharmak. exp. Path. **255**, 365 (1966).
WILSON, T. H., and G. WISEMAN: The use of sacs of everted small intestine for the study of transferrence of substance from the mucosal to the serosal surface. J. Physiol. (Lond.) **123**, 116 (1957).

Priv.-Doz. Dr. W. FORTH
Prof. Dr. W. RUMMEL
Institut für Pharmakologie
und Toxikologie der
Universität des Saarlandes,
6650 Homburg/Saar

Verbesserung der Resorption von Helveticosid und Helveticosol durch Substitution der Hydroxylwasserstoffe an der Digitoxose*

W. Schaumann und R. Wegerle

Medizinische Forschung, Boehringer Mannheim GmbH

Eingegangen am 19. September 1968

Esters and Ethers of Helveticosid and Helveticosol. Cardiotoxic Activity and Absorption from the Gut

Summary. The efficacy of several esters and ethers of Helveticosid and Helveticosol was assayed by intravenous and intraduodenal administration to cats and guinea-pigs.

1. In guinea-pigs, Helveticosol and its derivatives were approximately twice as active on intravenous infusion as the analogous derivatives of Helveticosid; in cats there was no significant difference. The monomethylethers Cymarin and Cymarol were equally or slightly more potent, all other derivatives were weaker than the original compound.

2. In guinea-pigs the lethal doses of some compounds on intraduodenal injection were equal to or even lower than those on intravenous infusion. This may partly be accounted for by a reduction of Helveticosid and its derivatives to the more potent Helveticosol analogues, partly by a hydrolysis of the esters, yielding compounds of higher activity.

3. On intraduodenal infusion in cats, all the investigated esters and ethers were more active than Helveticosid and Helveticosol. The relative enteral activity calculated from the ratio of the toxic doses on intravenous and intraduodenal infusion varied between 20 and 50%.

4. Due to a delayed absorption from the gastrointestinal tract, the toxic dose falls with a reduced speed of intraduodenal infusion. Assuming an exponential and complete absorption, the half time of absorption was calculated. For some of the compounds investigated, the speed of absorption was comparable to that of Digoxin and Digitoxin.

The difference between the relative enteral activities determined by comparing equiactive doses on enteral and parenteral administration and the percentages of the glycosides which are absorbed from the gastrointestinal tract is pointed out. The latter is of prime importance for obtaining reproducible effects after enteral administration.

Key-Words: Strophanthidine Derivatives — Toxicity — Absorption — Guinea-Pig — Cat.

Zusammenfassung. Es wurde die Wirksamkeit verschiedener Ester und Äther von Helveticosid und Helveticosol bei i.v. und intraduodenaler Zufuhr an Katzen und Meerschweinchen geprüft.

---
* Herrn Prof. Dr. L. Lendle zum 70. Geburtstag gewidmet.

1. Bei i.v. Dauerinfusion waren Helveticosol und seine Derivate bei Meerschweinchen etwa doppelt so wirksam wie die analogen Helveticosidverbindungen. Bei der Katze bestand kein Unterschied. Die Monomethyläther Cymarin und Cymarol waren gleich oder sogar stärker wirksam, alle übrigen Derivate deutlich schwächer als die Ausgangssubstanzen.

2. Die tödlichen Dosen bei intraduodenaler Injektion lagen beim Meerschweinchen für einige Substanzen in gleicher Größenordnung oder niedriger als die Titer bei i.v. Infusion. Diese hohe enterale Wirksamkeit kann bei Helveticosid und seinen Derivaten durch eine Reduktion zu dem wirksameren Helveticosol, bei Estern außerdem durch eine Hydrolyse zu wirksameren Glykosiden vorgetäuscht werden.

3. Bei intraduodenaler Infusion an Katzen waren alle geprüften Ester und Äther wirksamer als Helveticosid und Helveticosol. Die aus dem Verhältnis der toxischen Dosen bei i.v. und intraduodenaler Infusion berechnete enterale Wirksamkeit lag zwischen 20 und 50%.

4. Unterschiede in der Dauer der intraduodenalen Infusion bei Katzen lassen sich berücksichtigen, wenn man von der theoretischen Annahme einer exponentiellen und vollständigen Resorption ausgeht und die Halbwertszeit für die Resorption berechnet. Die minimale Resorptionsgeschwindigkeit lag bei einigen Derivaten in gleicher Größenordnung wie bei Digoxin und Digitoxin.

Es wird auf den Unterschied zwischen der auf Grund der pharmakologischen Wirkung bestimmten relativen enteralen Wirksamkeit und der Resorptionsquote hingewiesen. Letztere ist für die Verläßlichkeit der therapeutischen Wirkung eines Glykosids bei oraler Gabe maßgebend.

Schlüsselwörter: Strophanthidinderivate — Toxicität — Resorption — Meerschweinchen — Katze.

MEGGES u. REPKE (1961) konnten zeigen, daß Pentaacetylgitoxin von Ratten wesentlich schneller resorbiert wird als Gitoxin. Auch die Resorption von Digoxin kann durch Acetylierung verbessert werden (HABERLAND; GREEFF, SCHWARZMANN u. WASCHULZIK; BENTHE u. CHENPANICH, 1965b). Durch Substitution der freien Hydroxylwasserstoffe verlieren die Glykoside an Polarität, was ganz allgemein die Resorptionsfähigkeit verbessern soll (MEGGES u. REPKE, 1963; BENTHE u. CHENPANICH, 1965a). Freie Hydroxylgruppen können auch durch eine Ätherbindung substituiert werden. Äther haben den Vorteil, daß sie chemisch stabiler und leichter löslich sind und durch Esterasen nicht gespalten werden (KAISER u. SCHAUMANN).

KAISER, VOIGTLÄNDER u. STACH stellten in den letzten Jahren eine Reihe von halbsynthetischen Derivaten des Helveticosids dar, über deren pharmakologische Prüfung im folgenden berichtet werden soll. Helveticosid ist eine Kurzbezeichnung für Strophanthidin-monodigitoxosid. Durch Reduktion der Aldehydgruppe des Strophanthidins erhält man Strophanthidol-monodigitoxosid (Helveticosol) und die entsprechenden Derivate. Zur Substitution eignen sich besonders die beiden Hydroxylgruppen an der Digitoxose. Die chemische Konstitution der geprüften Glykoside ist in Tab. 1 zusammengestellt.

Tabelle 1. *Chemische Konstitution der untersuchten Glykoside*

Helveticosid: X = CHO   Helveticosol: X = CH$_2$OH

Substituent am Zucker	R$_1$	R$_2$
—	H	H
3',4'-Diformylester	HCO	HCO
3',4'-Diacetylester	CH$_3$CO	CH$_3$CO
3',4'-Dipropionylester	C$_2$H$_5$-CO	C$_2$H$_5$CO
3'-Monomethyläther	CH$_3$	H
3',4'-Dimethyläther	CH$_3$	CH$_3$
3',4'-Acetonid	\C/ H$_3$C CH$_3$	

Methoden

I. Versuche an Meerschweinchen

Die Versuche wurden an Meerschweinchen beiderlei Geschlechts von 260—380 g durchgeführt. In Urethannarkose wurde eine Kanüle zur i.v. Infusion in eine V. jugularis, zur intraduodenalen Injektion eine weitere Kanüle oberhalb der Einmündung des Gallenganges in das Duodenum eingebunden. Um vergleichbare Versuchsbedingungen zu haben, erhielten auch die Tiere eine Duodenalkanüle, bei denen das Glykosid i.v. infundiert wurde. Der Herzstillstand wurde festgestellt, wenn auf dem Oscilloskop während 4 sec kein EKG mehr zu sehen war. Die mittleren tödlichen Dosen, im folgenden kurz „Titer" genannt, und ihre mittlere Abweichung wurden auf logarithmischer Basis aus mindestens sechs Einzelwerten berechnet. Als Lösungsmittel wurden Dimethylacetamid (DMA) und Äthanol verwendet. Es wurde versucht, mit möglichst wenig Flüssigkeit und Lösungsmittel auszukommen. Wegen der unterschiedlichen Wirksamkeit und Löslichkeit der Glykoside mußten Lösungen verschiedener Zusammensetzung verwendet werden (Tab. 2).

Intraduodenal wurden die Glykoside in 10 ml/kg 5%igem DMA gegeben. Die Substanzen wurden zunächst in reinem DMA gelöst und kurz vor dem Versuch mit 1%iger Tyloselösung verdünnt. Nach der intraduodenalen Injektion wurden durch Beobachtung des EKGs auf dem Oscilloskop die Zeiten bis zu den ersten EKG-Veränderungen und bis zum Herzstillstand festgestellt und auf logarithmischer Basis gemittelt. 2 Std nach der Injektion wurde der Versuch beendet. Tiere, die keine Reaktion zeigten, wurden in die Berechnung der Mittelwerte nicht einbezogen; auf eine Angabe der Vertrauensgrenzen wurde in diesen Fällen verzichtet.

Tabelle 2. *Zusammensetzung und infundierte Mengen der verwendeten Lösungsmittel bei Meerschweinchen*

Substituent am Zucker	Helveticosid			Helveticosol		
	DMA %	Äthanol %	ml Tier	DMA %	Äthanol %	ml Tier
—	—	—	1 2,9	4	—	8,5 2,2
3',4'-Diformylester	5	—	2,2	—	—	—
3',4'-Diacetylester	6	—	1,63	4	—	3,4
3',4'-Dipropionylester	10	40	2,3	4	—	2,7
3'-Monomethyläther	5	—	1,54	10	40	2,2
3',4'-Dimethyläther	10	—	1,1	5	—	2,8
3',4'-Acetonid	2,5	5	8,6	5 2,5	— 5	5,0 5,7

II. Versuche an Katzen

Bei Katzen in Urethannarkose wurde entsprechend den Angaben von LORENZ u. STOECKERT eine Sonde durch die Magenwand und den Pylorus ins Duodenum vorgeschoben und dort fixiert. Zur i.v. Infusion wurden die Tiere in gleicher Weise präpariert, um einen eventuellen Einfluß der Operation auf die Empfindlichkeit gegenüber den Glykosiden zu berücksichtigen. Außerdem erhielten die Tiere eine Kanüle zur i.v. Infusion in eine V. jugularis.

Zur i.v. wie auch zur intraduodenalen Gabe wurden alle Glykoside in 5% DMA gelöst und mit einer Geschwindigkeit von 0,1 ml/min infundiert. Es wurden die Dosen ermittelt, nach denen auf dem Oscilloskop die ersten EKG-Veränderungen beobachtet wurden und nach denen Herzstillstand eintrat. Mittelwerte und ihre mittleren Fehler wurden auf logarithmischer Basis berechnet.

Ergebnisse
I. Versuche an Meerschweinchen
1. Wirksamkeit bei i.v. Dauerinfusion

Die Infusionsgeschwindigkeit der Glykoside wurde so bemessen, daß der Herzstillstand nach durchschnittlich 20—40 min eintrat. Fehler durch Übertitration oder durch Elimination wurden dadurch weitgehend vermieden. Schwierigkeiten traten lediglich mit Helveticosid und Helveticosid-monomethyläther (Cymarin) auf, deren Titer bei einer Infusionsdauer von mehr als 2 Std auf weniger als die Hälfte absank und außerdem bei wiederholten Versuchen mit gleicher Infusionsgeschwindigkeit stärker schwankte, als das auf Grund der individuellen Streuung zu erwarten war. Es wurde ferner darauf geachtet, daß die insgesamt infundierte Flüssigkeitsmenge nicht zu groß wurde, da sonst die Wirksamkeit herabgesetzt wird (SCHAUMANN, 1962).

Ein Vergleich der rechten und linken Seite in Tab. 3 zeigt, daß Helveticosol und seine Derivate beim Meerschweinchen durchweg zwei- bis dreimal wirksamer waren als die analogen von Helveticosid ausgehenden Verbindungen. In beiden Gruppen sank die Wirksamkeit bei Verschluß der freien Hydroxylgruppen am Zucker erheblich ab.

2. Wirksamkeit bei intraduodenaler Injektion

Die sogenannte Auffüllmethode zur Bestimmung der Resorption ist unsicher, da in der Zeit zwischen Zufuhr der Substanz aus dem Magen-Darm-Trakt und i.v. Infusion die Empfindlichkeit des Tieres sich ändern kann (SCHAUMANN, 1963). Es wurde daher versucht, die Resorption auf Grund der Wirkung des enteral gegebenen Glykosids selbst zu erfassen.

Die ersten toxischen Erscheinungen bei einer i.v. Infusion sind Überleitungsstörungen und ventrikuläre Extrasystolen. In einigen Versuchen wurde das EKG in regelmäßigen Abständen aufgezeichnet und gleichzeitig auf dem Oscilloskop beobachtet. Dabei konnte festgestellt werden, daß der Eintritt der EKG-Veränderungen sich am Oscilloskop genauso verläßlich erfassen ließ wie aus den Aufzeichnungen.

In Tab. 4 sind nur die Ergebnisse mit höheren Dosen aufgeführt, die bei der Mehrzahl der Tiere zum Herzstillstand führten. Regelmäßig stieg die Latenzzeit bis zum Auftreten von EKG-Veränderungen und Herzstillstand mit abnehmender Dosis. Die maximale Latenzzeit bis zum Eintritt des Herzstillstandes war unter-

Tabelle 3. *Akute Toxicität bei intravenöser Infusion an Meerschweinchen $\bar{x} \pm s_{\bar{x}}$ auf logarithmischer Basis von mindestens sechs Tieren*

Substituent am Zucker	Helveticosol			Helveticosid		
	$\frac{\mu g}{kg \cdot min}$	Titer mg/kg	µM/kg	$\frac{\mu g}{kg \cdot min}$	Titer mg/kg	µM/kg
—	35	1,02	1,90 (1,83—1,98)	5—15	0,375	0,70 (0,65—0,77)
3',4'-Diformylester	100	2,18	3,7 (3,3—4,1)	—	—	—
3',4'-Diacetylester	310	8,1	13,1 (12,6—13,6)	100	3,40	5,5 (5,2—5,8)
3',4'-Dipropionylester	100	2,17	3,4 (3,0—3,9)	50	1,36	2,1 (2,0—2,2)
3'-Monomethyläther	25	0,61	1,12 (1,04—1,20)	10	0,29	0,53 (0,50—0,56)
3',4'-Dimethyläther	250	5,4	9,6 (8,5—10,7)	25	1,12	2,0 (1,9—2,1)
3',4'-Acetonid	100	3,45	6,0 (5,9—6,1)	25—100	2,19	3,8 (3,7—3,9)

Tabelle 4. *Latenzzeit bis zum Eintritt von EKG-Veränderungen und Herzstillstand nach intraduodenaler Injektion bei Meerschweinchen $\bar{x} \pm s_{\bar{x}}$ in Minuten auf logarithmischer Basis. Wenn EKG-Veränderungen bzw. Herzstillstand nur bei einem Teil der Tiere auftraten, ist deren Zahl in eckigen Klammern [ ] angegeben*

Substituent am Zucker	Helveticosid				Helveticosol			
	n	mg/kg	EKG-Veränderungen	Herzstillstand	n	mg/kg	EKG-Veränderungen	Herzstillstand
—	7	10	20	67 (57—78)	6	10	27	61 (53—70)
	6	5	57	110 [4]	6	5	36 [3]	88 [3]
3′,4′-Diformylester	6	10	7	21 (19—24)	—	—	—	—
	6	5	16	62 (57—68)				
3′,4′-Diacetylester	6	10	9	26 (23—30)	6	10	6	18 (17—19)
	6	7	100 [4]	98 [4]	6	5	11	36 (28—47)
3′,4′-Dipropionylester	6	10	6	16 (14—18)	6	3	6	18 (16—21)
	6	5	14	57 (47—69)	6	2	8	22 (18—27)
3′-Monomethyläther	4	10	6	16 (15—17)	6	5	8	17 (16—18)
	6	5	8	27 [4]	8	3	12	32 (24—42)
3′,4′-Dimethyläther	6	5	4	11 (10—12)	6	5	5	12 (11—13)
	6	3	7	28 [4]	8	3	8	20 (19—22)
3′,4′-Acetonid	6	5	9	47 (36—63)	6	5	5	14 (13—15)
					10	3	12	30 [6]

schiedlich. So gingen vier von sechs Tieren bei 5 mg/kg Helveticosid nach durchschnittlich 110 min ein, bei der gleichen Dosis Monomethyl-Helveticosid nach 27 min. 3 mg/kg beider Glykoside wurden von allen Tieren überlebt. Helveticosol hatte ebenfalls eine hohe maximale Latenzzeit, während sie bei seinen Derivaten ausgesprochen kurz war.

3. Berechnung der relativen enteralen Wirksamkeit

Zieht man die in Tab. 4 nicht enthaltenen Ergebnisse mit kleineren Dosen hinzu, so lassen sich die tödlichen Dosen bei intraduodenaler Gabe recht genau abschätzen. Der Titer bei i.v. Infusion ergibt, in Prozent der DL_{id} umgerechnet (Tab. 5), ein Maß für die relative enterale Wirksamkeit (reW).

Tabelle 5. *Berechnung von intraduodenal tödlicher Dosis und relativer enteraler Wirksamkeit beim Meerschweinchen. DL_{id} = mittlere tödliche Dosis bei intraduodenaler Injektion, reW = relative enterale Wirksamkeit. In Klammern die Werte mit dem analogen Helveticosolderivat als Bezugsgröße*

Substituent am Zucker	Helveticosid		Helveticosol	
	DL_{id} mg/kg	reW %	DL_{id} mg/kg	reW %
—	5	20 (7,5)	5	7,5
3′,4′-Diformylester	4	55	—	—
3′,4′-Diacetylester	6,5	125 (52)	3,5	100
3′,4′-Dipropionylester	4	55 (34)	1,4	100
3′-Monomethyläther	4	15 (7)	2,5	12
3′,4′-Dimethyläther	2,5	216 (45)	2,5	45
3′,4′-Acetonid	4	86 (55)	2,5	88

Diese allgemein übliche Berechnungsweise ist nur formal richtig. Daß sie sinnwidrig sein kann, geht bereits daraus hervor, daß Diacetyl- und Dimethyl-Helveticosid bei intraduodenaler Gabe wirksamer waren als bei i.v. Infusion. Offenbar entstehen bei der Passage von Darmwand und Leber Metabolite, die toxischer sind als die Ausgangssubstanzen. Dünndarm und Leber von Ratten reduzieren Helveticosid und Cymarin zu Helveticosol und Cymarol (LAUTERBACH, 1963b; MOERMANN; ZATHURECKY, KRUPA u. ROCHOVA). Möglicherweise geschieht dasselbe bei der Resorption von Helveticosid und seinen Derivaten beim Meerschweinchen. In diesem Falle müßte man zur Berechnung der reW die Titer der analogen Helveticosol-Verbindungen heranziehen, woraus sich die in Klammern angegebenen Werte der Tab. 5 ergeben. Die Wahrheit liegt vermutlich in der Mitte: Bei einer einmaligen Passage von Darmwand und Leber ist eine quantitative Reduktion kaum anzunehmen, und man muß damit rechnen, daß die Substitution am Zucker die Reduzierbarkeit verändert.

Bei Helveticosol und seinen Derivaten fällt diese Schwierigkeit in der Deutung der Ergebnisse weg. Zu berücksichtigen ist dagegen, daß die 4-Acylgruppe durch die Leber besonders leicht hydrolysiert wird (KAISER u. SCHAUMANN). Von den Propionylestern dürfte bei intraduodenaler Gabe ausschließlich, von den Acetylestern vorwiegend das 3-Monoacylderivat zur Wirkung kommen. Einigermaßen verläßliche Resultate liefern somit nur die Äther des Helveticosols, die in vitro weder hydrolysiert noch reduziert werden können.

II. Versuche an Katzen

1. Wirksamkeit bei i.v. und intraduodenaler Infusion

Nur ein Teil der in Tab. 1 aufgeführten Glykoside wurde an Katzen geprüft. Soweit vergleichbare Daten vorliegen, waren Helveticosol und seine Derivate bei i.v. Infusion nicht wirksamer als Helveticosid und analoge Verbindungen (Tab. 6). Das gilt auch für die beiden Monomethyläther, für die LINGNER et al. Titer von 0,21 µM/kg fanden. Selbst wenn die Aldehyde beim Übergang vom Darmlumen in das Blut zu den entsprechenden Alkoholen reduziert werden, ergibt sich daraus nicht dieselbe Schwierigkeit in der Beurteilung der Ergebnisse wie beim Meerschweinchen.

Die Derivate von Helveticosid und Helveticosol waren bei i.v. Infusion zwar ebenfalls schwächer wirksam, doch war der Unterschied gegenüber den Muttersubstanzen geringer als beim Meerschweinchen. Das ist insofern von Bedeutung, als der sogenannte Vollwirkspiegel beim Menschen besser mit dem Titer bei der Katze korreliert ist als mit dem beim Meerschweinchen (KAISER, POPELAK u. SCHAUMANN).

Bei Katzen führt die intraduodenale Infusion resorbierbarer Herzglykoside so wie die intravenöse zum Herzstillstand (ROTHLIN u. BIRCHER; LORENZ u. STOECKERT). In den vorliegenden Versuchen wählten wir zur intraduodenalen Infusion in der Regel die doppelte Geschwindigkeit mit Ausnahme von Helveticosid und Helveticosol, die höher dosiert werden mußten. Trotz ihres niedrigen Titers waren die beiden Ausgangssubstanzen bei intraduodenaler Gabe weniger wirksam als die Derivate (Tab. 7). Bei diesen schwankte die mittlere Infusionsdauer zwischen 75 und 110 min, bei Helveticosid und Helveticosol war sie noch länger.

2. Berechnung von relativer enteraler Wirksamkeit und Resorptionsgeschwindigkeit

Die wirksamen Dosen aller Glykoside lagen bei intraduodenaler Infusion höher als bei intravenöser. Das kann einmal darauf beruhen, daß die

Tabelle 6. *Akute Toxicität bei intravenöser Infusion an Katzen.* $\bar{x} \pm s_{\bar{x}}$ *in* $\mu M/kg$ *auf logarithmischer Basis von mindestens sechs Tieren*

Substituent am Zucker	Helveticosid			Helveticosol		
	$\frac{m\mu M}{kg \cdot min}$	EKG-Veränderungen	Herzstillstand	$\frac{m\mu M}{kg \cdot min}$	EKG-Veränderungen	Herzstillstand
—	5	—	0,20 (0,19—0,21)*	2—4	0,123 (0,108—0,140)	0,225 (0,21—0,245)
3',4'-Diformylester	8,5	0,17 (0,15—0,20)	0,28 (0,26—0,30)	—	—	—
3',4'-Diacetylester	3,2	—	0,59 (0,56—0,62)	8,1	0,52 (0,48 —0,56)	0,82 (0,78—0,86)
3',4'-Dipropionylester	7,7	0,30 (0,25—0,37)	0,61 (0,54—0,69)	7,8	0,38 (0,34 —0,43)	0,67 (0,63—0,72)
3',4'-Dimethyläther	—	—	—	7,1	0,169 (0,144—0,197)	0,36 (0,34—0,39)
3',4'-Acetonid	—	—	—	8,7	0,275 (0,25 —0,30)	0,57 (0,52—0,63)

* BABULOVA et al.

Tabelle 7. *Akute Toxicität bei intraduodenaler Infusion an Katzen.* $\bar{x} \pm s_{\bar{x}}$ *auf logarithmischer Basis in* $\mu M/kg$ *von mindestens fünf Tieren*

Substituent am Zucker	Helveticosid			Helveticosol		
	$\frac{m\mu M}{kg \cdot min}$	EKG-Veränderungen	Herzstillstand	$\frac{m\mu M}{kg \cdot min}$	EKG-Veränderungen	Herzstillstand
—	18,8	1,91 (1,66—2,21)	2,64 (2,44—2,86)	19	2,07 (1,86—2,31)	2,98 (2,77—3,23)
3',4'-Diformylester	17	0,70 (0,59—0,82)	1,16 (1,00—1,35)	—	—	—
3',4'-Diacetylester	16,2	—	1,19 (1,00—1,42)	16,2	—	1,73 (1,45—2,08)
3',4'-Dipropionylester	15,5	0,68 (0,57—0,81)	1,31 (1,15—1,50)	15,5	1,02 (0,87—1,19)	1,67 (1,45—1,92)
3',4'-Dimethyläther	—	—	—	14,2	0,83 (0,76—0,91)	1,41 (1,26—1,59)
3',4'-Acetonid	—	—	—	17,4	0,73 (0,64—0,83)	1,57 (1,40—1,76)

Glykoside nur teilweise in unveränderter Form resorbiert werden oder aber darauf, daß es infolge des langsamen Überganges vom Darmlumen in das Blut zu einer erheblichen Übertitration kommt. Beide Faktoren sind nicht voneinander zu trennen. Im folgenden werden die Ergebnisse der Tab. 6 und 7 einmal unter Vernachlässigung der Verzögerung ausgewertet, zum anderen unter Vernachlässigung einer möglicherweise unvollständigen Resorption.

a) Berechnung der relativen enteralen Wirksamkeit. Rechnet man die wirksamen Dosen bei i.v. in Prozent derjenigen bei intraduodenaler Infusion aus, so erhält man in üblicher Weise ein Maß für die relative enterale Wirksamkeit. Sie betrug für Helveticosid und Helveticosol weniger als 10% während sie bei den Derivaten zwischen 20 und 50% lag (Tab. 8). In analogen Versuchen mit Digoxin wurde eine reW von 50% gefunden. Es wäre somit zu erwarten, daß einige der Derivate hinsichtlich relativer enteraler Wirksamkeit an Digoxin herankommen.

b) Berechnung der Resorptionsgeschwindigkeit. Bei der folgenden Berechnung wird von der Annahme ausgegangen, daß die Resorption des Glykosids aus dem Darmlumen exponentiell erfolgt und vollständig ist. Bei der Infusionsgeschwindigkeit I und einer Geschwindigkeitskonstanten k für die Resorption läßt sich die nach t min im Darm vorhandene Menge S nach folgender Gleichung berechnen:

$$S = \frac{I}{k}(1 - e^{-k \cdot t}). \tag{1}$$

Nimmt man ferner an, daß bei intraduodenaler Gabe die Wirkung dann eintritt, wenn die bei i.v. Infusion bestimmte wirksame Dosis resorbiert wurde, so ergibt sich die nach t min im Darm verbliebene Menge S aus der Differenz zwischen den wirksamen Dosen bei intraduodenaler und i.v. Infusion. Durch Einsetzen verschiedener Zahlen kann man jetzt den Wert von k ermitteln, bei dem Gl. (1) aufgeht. Aus der Geschwindigkeitskonstanten k wurde die Halbwertszeit τ berechnet (Tab. 8), da sie ein anschaulicheres Maß für die Resorptionsgeschwindigkeit darstellt.

Eine Analyse der Ergebnisse von Lorenz u. Stoeckert mit Digitoxin zeigt, daß man durch Berechnung der Resorptionsgeschwindigkeit den Einfluß einer unterschiedlichen Infusionsdauer weitgehend ausschalten kann. Lorenz u. Stoeckert infundierten Digitoxin mit 1,8 und 28 µg/kg · min intraduodenal und erhielten nach 199 bzw. 64 min tödliche Dosen von 0,44 und 1,48 mg/kg. Nach Gl. (1) ergibt sich für die langsame Infusion eine Halbwertszeit von $\tau = 50$ min, für die rasche Infusion eine Halbwertszeit von 47 min. Der große Unterschied in den tödlichen Dosen läßt sich somit durch die Übertitration infolge einer langsamen Resorption vollständig erklären. Die obige Annahme einer vollständigen Resorption bei genügend langer Beobachtungsdauer dürfte für Digitoxin somit zutreffen.

Bis zum Eintritt der EKG-Veränderungen wurde durchweg eine raschere Resorption berechnet als für die gesamte Versuchsdauer. Das ist verständlich, da erfahrungsgemäß die Resorptionsquote bei zunehmendem Angebot im Darm sinkt (LAUTERBACH u. VOGEL, 1966; 1968). Ferner ist zu erwarten, daß mit zunehmender Vergiftung das Herzminutenvolumen und damit die Durchblutung der Darmschleimhaut abnimmt, was die Resorption ebenfalls beeinträchtigt (SCHAUMANN, 1964).

Tabelle 8. *Berechnung von relativer enteraler Wirksamkeit und Resorptionsgeschwindigkeit bei Katzen; reW = relative enterale Wirksamkeit, τ = Halbwertszeit für die Resorption, Berechnungen aufgrund des Auftretens von EKG-Veränderungen (EV) und Herzstillstand (HS)*

Substituent am Zucker	Helveticosid				Helveticosol			
	reW (%)		τ (min)		reW (%)		τ (min)	
	EV	HS	EV	HS	EV	HS	EV	HS
—	—	7,6	—	578	5,9	7,6	693	1386
3',4'-Diformylester	24	24	48	82	—	—	—	—
3',4'-Diacetylester	—	50	—	32	—	47	—	50
3',4'-Dipropionylester	44	47	23	41	38	40	46	65
3',4'-Dimethyläther	—	—	—	—	20	26	82	110
3',4'-Acetonid	—	—	—	—	38	36	28	64

Für einige der Derivate von Helveticosid und Helveticosol lag die Halbwertszeit bis zum Eintritt des Herzstillstandes in gleicher Größenordnung wie für Digitoxin in den Versuchen von LORENZ u. STOECKERT. Würde man die möglicherweise unvollständige Resorption in Rechnung stellen, so ergäbe sich für den in wirksamer Form in das Blut übergetretenen Teil des Glykosids eine noch höhere Resorptionsgeschwindigkeit. In den erwähnten eigenen Untersuchungen mit Digoxin betrug $\tau = 78$ min, was so wie bei den Glykosiden in Tab. 8 als Maximalwert anzusehen ist.

3. Resorptionsgeschwindigkeit und relative enterale Wirksamkeit bei intraduodenaler Injektion

Einige Glykoside wurden in analoger Weise wie bei den Meerschweinchen intraduodenal injiziert und die Zeit bis zum Auftreten von EKG-Veränderungen und Herzstillstand registriert. Nimmt man wiederum an, daß die Resorption exponentiell erfolgt und vollständig ist und das bis zum Eintritt der Wirkung die bei i.v. Infusion bestimmte Dosis resorbiert wurde, so läßt sich aus der intraduodenal injizierten Dosis D_{id}, der i.v. wirksamen Dosis D_{iv} und der Latenzzeit t die Halbwertszeit τ nach folgender Gleichung berechnen:

$$\tau = \frac{0{,}301 \cdot t}{\lg\left[\dfrac{D_{id}}{D_{id} - D_{iv}}\right]} . \tag{2}$$

Tabelle 9. *Berechnung der Resorptionsgeschwindigkeit und relativer enteraler Wirksamkeit bei intraduodenaler Injektion an Katzen Latenzzeit t und Halbwertszeit τ in Minuten, $\bar{x} \pm s_{\bar{x}}$ auf logarithmischer Basis*

Glykosid	$\frac{\mu M}{kg}$	n	EKG-Veränderungen		Herzstillstand		reW %
			t	τ	t	τ	
Helveticoosid	1,86	4	42 (35—49)	—	64 (58—71)	393	> 11
Helveticosol	1,87	5	54 (50—60)	540	164 (124—217)	880	> 12
Diformyl-Helveticoosid	1,18	5	15 (13—18)	66	36 (28—47)	92	> 24
	1,69	5	9 (8—11)	59	16,5 (14—19)	63	
Diacetyl-Helveticoosid	1,62	4	12 (8—18)	—	21 (19—23)	32	> 36
Dipropionyl-Helveticoosid	1,55	5	17 (14—20)	54	31 (23—42)	43	> 39
Dimethyl-Helveticosol	1,24	4	51 (47—55)	242	—	—	> 13 < 29
Helveticosol-Acetonid	1,21	6	12 (5)(10—14)	39	—	—	> 23 < 47

Für Helveticosid und Helveticosol wurde nach diesem Verfahren eine etwas raschere Resorption ermittelt als bei intraduodenaler Infusion (Tab. 9). Übereinstimmend mit diesen Versuchen ergab sich, daß Helveticosol bei der Katze anscheinend schlechter resorbiert wird als Helveticosid. Das war insofern überraschend, als FÖRSTER u. GUHLKE Helveticosol als enteral stark wirksames Glykosid herausstellten. Sie fanden bei intraduodenaler Injektion steigender Dosen eine mittlere tödliche Dosis von rund 1,0 µM/kg. Auf Grund ihrer Dosiswirkungskurven wäre nach 1,86 µM/kg (1,0 mg/kg) zu erwarten gewesen, daß vier von fünf Tieren eingingen. In unseren Versuchen überlebte bei einer Beobachtungsdauer von mehr als 4 Std keines der Tiere, so daß hinsichtlich der Höhe der wirksamen Dosis eine gute Übereinstimmung besteht. Die Diskrepanz in der Interpretation rührt lediglich daher, daß FÖRSTER u. GUHLKE die hohe Wirksamkeit von Helveticosol bei i.v. Gabe nicht in Rechnung stellten.

Bei den Derivaten bestand eine befriedigende Übereinstimmung der Ergebnisse bei intraduodenaler Infusion und Injektion. Dimethyl-Helveticosol scheint eine Ausnahme zu machen, was vermutlich dadurch zu erklären ist, daß die intraduodenal injizierte Dosis von 0,7 mg/kg nahe der Wirkungsschwelle war.

Helveticosol sowie Helveticosid und seine Ester wurden nur in einer Dosis geprüft, die bei allen Tieren zum Herzstillstand führte. Es lassen sich somit unter Bezug auf die Titer bei i.v. Infusion nur Mindestwerte für die relative enterale Wirksamkeit angeben. Dimethyl-Helveticosol und Helveticosol-Acetonid führten in der gegebenen Dosierung zu EKG-Veränderungen, nicht aber zu Herzstillstand. Bezieht man sich wiederum auf die wirksamen Dosen bei i.v. Infusion in Tab. 6, so kann man aus dem Eintritt der EKG-Veränderungen einen Mindestwert, aus dem Überleben der Tiere einen Höchstwert für die relative enterale Wirksamkeit berechnen.

Literatur

BENTHE, H. F., u. K. CHENPANICH: Vergleichende Prüfung der enteralen Resorbierbarkeit verschiedener Lanata-Glykoside. Naunyn-Schmiedebergs Arch. exp. Path. Pharmak. **250**, 233 (1965a).
— — Vergleich der enteralen Wirksamkeit von Digoxin, Acetyldigoxin und Digitoxin. Arzneimittel-Forsch. **15**, 486 (1965b).
FÖRSTER, W., u. I. GUHLKE: Helveticosol, ein neues, enteral stark wirksames Glykosid. Acta biol. med. germ. **15**, 874 (1965).
GREEFF, K., D. SCHWARZMANN u. G. WASCHULZIK: β-Acetyl-digoxin und Digoxin. Vergleichende pharmakologische Untersuchungen, ihre Wirksamkeit und enterale Resorption. Arzneimittel-Forsch. **15**, 483 (1965).
KAISER, F., u. W. SCHAUMANN: Stoffwechsel von Derivaten des Helveticosids und Helveticosols. Naunyn-Schmiedebergs Arch. Pharmak. exp. Path. **262**, 87 (1968).
— W. VOIGTLÄNDER u. K. STACH: Über Helveticosid-Derivate. Arzneimittel-Forsch. (im Druck).

LAUTERBACH, F.: Über die Bedeutung der Metabolisierung von Herzglykosiden in der Leber für deren toxikologisch bestimmte enterale Resorptionsquote. Naunyn-Schmiedebergs Arch. exp. Path. Pharmak. **246**, 36 (1963).
—, u. G. VOGEL: Untersuchungen über den enteralen Transport kardiotoner Steroide in vitro und in vivo. Naunyn-Schmiedebergs Arch. exp. Path. Pharmak. **255**, 37 (1966).
— — Die Abhängigkeit der enteralen Wirkungsquote kardiotoner Steroide von der angebotenen Dosis. Naunyn-Schmiedebergs Arch. exp. Path. Pharmak. **259**, 248 (1968).
LINGNER, K., K. IRMSCHER, W. KÜSSNER, R. HOTOVY u. I. GILLISSEN: Enterale und parenterale Wirksamkeiten von Derivaten der Herzglykoside. Arzneimittel-Forsch. **13**, 142 (1963).
LORENZ, D., u. I. STOECKERT: Die nativen herzwirksamen Glykoside der Convallaria majalis. II. Mitt. zur Pharmakologie. Arzneimittel-Forsch. 8, 557 (1958).
MEGGES, R., u. K. REPKE: Über Faktoren, welche die orale Wirksamkeit von Herzglykosiden bestimmen. Naunyn-Schmiedebergs Arch. exp. Path. Pharmak. **241**, 534 (1961).
— — Die limitierenden Faktoren für die orale Wirksamkeit cardiotonischer Steroide. Mber. dtsch. Akad. Wiss. Berlin **5**, 136 (1963).
MOERMAN, E.: Distribution, excretion and metabolism of cymarin in the rat. Arch. int. Pharmacodyn. **156**, 489 (1965).
ROTHLIN, E., u. R. BIRCHER: Pharmakodynamische Grundlagen der Therapie mit herzwirksamen Glykosiden. Ergebn. inn. Med. Kinderheilk. 5, 458 (1954).
SCHAUMANN, W.: Zunahme der tödlichen Dosis von g-Strophanthin beim Meerschweinchen in Abhängigkeit von der infundierten Flüssigkeitsmenge. Experientia (Basel) **18**, 470 (1962).
— Über- und unteradditive Wirkung von Herzglykosiden. Naunyn-Schmiedebergs Arch. exp. Path. Pharmak. **246**, 152 (1963).
— Kreislaufwirkungen von g-Strophanthin am normalen und herzinsuffizienten Meerschweinchen. Naunyn-Schmiedebergs Arch. exp. Path. Pharmak. **247**, 229 (1964).
ZATHURECKÝ, L., V. KRUPA u. M. ROCHOVÁ: Über die Reduktion der Aldehydgruppe des Helveticosids und Convallatoxins im Dünndarm der Ratte. Pharmazie **21**, 322 (1966).

Prof. Dr. W. SCHAUMANN
Boehringer Mannheim GmbH
6800 Mannheim, Sandhofer-Straße 116

Stoffwechsel von Derivaten des Helveticosids und Helveticosols*

F. KAISER und W. SCHAUMANN

Chemische und Medizinische Forschung Boehringer Mannheim GmbH

Eingegangen am 19. September 1968

Metabolism of Helveticoside and Helveticosol Derivatives

Summary. In vitro studies of the metabolism of esters, ethers and ketals of helveticoside and helveticosol were made with preparations of human, guinea pig and cat intestine, liver and kidney and with human serum and whole blood. Investigations in vivo were made with preparations of the small intestine of the guinea pig.

1. Diacyl derivatives were predominantly metabolised to 3′-mono-acylderivatives. The enzymatic activities of the human and guinea pig preparations were of the same order of magnitude and higher than those from cat organs. Acetyl groups were split off more slowly than other acylgroups. Helveticosol derivatives esterified at the C-atom 19 of the aglycone were hydrolysed only by guinea pig preparations. While guinea pig and human preparations deacylated 4′-mono-acyl derivatives mainly to helveticoside, cat preparations were found to transform the compounds mainly to 3′-mono-acyl-derivatives. Human serum and whole blood hardly hydrolysed any of the diesters.

2. In all in vitro and in vivo studies, diethers and ketals were only metabolized to a very small extent.

Key-Words: Cardiac Glycosides — Helveticoside Derivatives — Metabolism.

Zusammenfassung. Der Metabolismus von Estern, Äthern und Ketalen des Helveticosids und Helveticosols wurde an Darm-, Leber- und Nierenpräparaten von Mensch, Meerschweinchen und Katze und mit menschlichem Serum und Vollblut in vitro, außerdem mit Meerschweinchendünndarm in vivo geprüft.

1. Diacyl-Derivate wurden überwiegend zu 3′-Monoacyl-Derivaten gespalten. Die Enzymaktivitäten der Präparate von Mensch und Meerschweinchen lagen in gleicher Größenordnung und waren höher als bei der Katze. Acetylgruppen wurden am langsamsten abgespalten. Am C-Atom 19 des Aglykons veresterte Helveticosol-Derivate wurden nur von Meerschweinchenpräparaten gespalten. 4′-Monoacyl-Derivate wurden durch Organpräparate von Mensch und Meerschweinchen überwiegend zu Helveticosid entacyliert, während bei der Katze mehr eine Umacylierung zu 3′-Acyl-Derivat vorherrschte. Menschliches Serum und Vollblut spaltete Diester kaum.

2. Diäther und Ketale wurden bei sämtlichen Versuchen in vitro und in vivo nur in ganz geringem Ausmaß metabolisiert.

Schlüsselwörter: Herzglykoside — Helveticosid-Derivate — Metabolismus.

---

* Herrn Prof. Dr. L. LENDLE zum 70. Geburtstag gewidmet.

In der vorangegangenen Arbeit (SCHAUMANN u. WEGERLE) wurde über die Verbesserung der Resorption von Helveticosid-Derivaten mit verschlossenen Hydroxylgruppen am Digitoxoserest berichtet. Bei der enteralen Gabe solcher Derivate, insbesondere der Ester, muß damit gerechnet werden, daß sie bei der Passage von Darmwand und Leber ganz oder teilweise gespalten werden (REPKE). Die Geschwindigkeit, mit der das geschieht, kann für ihre relative enterale Wirksamkeit (reW) entscheidend sein. Erfolgt die Abspaltung bereits im Darm, so kann eine geringe reW wegen der schlechten Resorption von Helveticosid und Helveticosol resultieren. Werden die Derivate erst in der Leber verändert, so kann eine „überhöhte" reW dann eine zu hohe Resorption vortäuschen, wenn das Spaltprodukt wirksamer ist als das applizierte Derivat.

Die folgenden Versuche sollten Hinweise auf das Stoffwechselschicksal einiger Ester und Äther von Helveticosid und Helveticosol geben und damit die Beurteilung der gefundenen enteralen Wirksamkeiten unterstützen.

Über die Chemie der Glykoside siehe KAISER, VOIGTLÄNDER u. STACH, Strukturformel: SCHAUMANN u. WEGERLE.

Methoden
1. Inkubationen mit Enzympräparaten

Die menschlichen Organe (vom Opfer eines tödlichen Unfalls) wurden wenige Stunden nach dem Tod entnommen und bis zur Aufarbeitung eingefroren. Katzen wurden durch Luftembolie getötet, Meerschweinchen durch Genickschlag. Der Dünndarm wurde der Länge nach aufgeschnitten und unter fließendem Wasser gespült. Mit einem stumpfen Instrument wurde die Oberfläche abgekratzt. Bei Mensch und Katze wurde auf diese Weise reine Schleimhaut gewonnen, bei Meerschweinchen wurde die Ringmuskulatur mit entfernt. Darmschleimhaut, Leber und Niere wurden in $5^0/_0$iger Glucose homogenisiert und 10 min lang bei 600 g zentrifugiert. Der Überstand wurde lyophilisiert. Zum Versuch wurde das Gesamteiweiß nach der Biuretmethode bestimmt und mit $5^0/_0$iger Glucose auf $0,1-1,0^0/_0$ eingestellt. Zu Proben von 4,75 ml wurde 1 mg der Glykoside in 0,25 ml DMA zugesetzt und 2 Std bei 37°C inkubiert. Sie wurden anschließend in Eiswasser eingebracht um die Fermente zu bremsen und sofort weiterverarbeitet. Eine Inaktivierung der Esterasen durch Erhitzen hatte sich wegen der teilweise erfolgenden Umlagerung der noch verbleibenden Estergruppen als unzweckmäßig erwiesen.

Zur Bestimmung der Metabolite wurden die Proben mit 80 ml Methanol versetzt, 10 min geschüttelt und vom ausgefällten Eiweiß abfiltriert. Der Methanolextrakt wurde mit 80 ml Wasser und 1 ml gesättigter Kochsalzlösung versetzt und zweimal mit je 80 ml Petroläther ausgeschüttelt. Die wäßrig-alkoholische Lösung wurde dreimal über je 70 ml Chloroform ausgeschüttelt, die vereinigten Chloroformextrakte mit Wasser gewaschen, über Natriumsulfat getrocknet, i. vac. eingeengt, in ein 5 ml Spitzkölbchen überführt und i. vac. zur Trockne gebracht.

2. In vitro-Versuche mit Meerschweinchendünndarm

Der Dünndarm frisch getöteter Tiere wurde in drei gleiche Teile geteilt. Je 1 mg Glykosid wurde in 2,5 ml Tylöselösung mit $5^0/_0$ DMA gelöst, in je eine der drei abgebundenen Darmschlingen injiziert und 1 Std bei 37° inkubiert. Als Inkubationsflüssigkeit dienten 50 ml Tyrode, die mit Sauerstoff durchperlt wurden. Danach wurden die Darmschlingen und Außenflüssigkeiten getrennt mit Eiswasser gekühlt und sofort aufgearbeitet.

a) Die Darmschlingen wurden in Methanol homogenisiert und wie unter 1. behandelt.

b) Die Außenflüssigkeit wurde dreimal mit je 50 ml Chloroform ausgeschüttelt, die vereinigten Chloroformextrakte wie unter 1. behandelt.

3. In vivo-Versuche mit Meerschweinchendünndarm

Je 6 Tieren wurde in Urethannarkose 4 mg/kg Glykosid in 10 ml/kg 1%iger Tylose mit 5% DMA in das abgebundene Duodenum injiziert. Nach dem Tode wurde der Darm entnommen und in Methanol homogenisiert. Die Aufarbeitung bis zum trockenen Chloroformextrakt geschah wie unter 1. beschrieben.

4. Inkubation mit menschlichem Serum und Vollblut

1 mg Glykosid in 0,25 ml DMA und 3,75 ml isotoner Glucoselösung wurden mit 1 ml Vollblut bzw. 1 ml verdünntem Serum 2 Std bei 37° inkubiert. Das Blut hatte einen Hämatokrit von 0,47. Dementsprechend wurden 0,53 ml des reinen Serums mit 0,47 ml Glucoselösung verdünnt, so daß alle Proben gleich viel Serum enthielten. Die Inkubationslösungen wurden sofort nach dem Versuch mit Eiswasser gekühlt und aufgearbeitet. Nach Versetzen mit 80 ml Methanol wurde die Aufarbeitung wie unter 1. durchgeführt.

5. Papierchromatographische Auswertung (KAISER)

Papier Schl. & Sch. 2043 b mgl, 35 × 12 cm.

Imprägnierung: 20% Formamid in Aceton.

Entwicklung: Xylol-Methyläthylketon 1:1
Heptan-Methyläthylketon 1:1 (bei Dibutyryl-helveticosid und 19-Propionyl-3′,4′-di-O-methylhelveticosol).

Auftragung: 5 µl der in 0,1 ml Chloroform-Methanol 1:1 gelösten Chloroformextrakte 1.–4.

Testreihen (10, 30 und 50 µg) des im jeweiligen Versuch eingesetzten Helveticosid-Derivates; außerdem Helveticosol bzw. Helveticosol (10 µg) und 10, 30, 50 µg des zu erwartenden Metaboliten (Monoester).

Detektion und Abschätzung. Die fertigen Chromatogramme wurden mit Trichloressigsäure-Chloraminreagens (25% Trichloressigsäure in Äthanol-3% Chloramin in H_2O 15:1) besprüht, 3 min auf 130° erhitzt und unter der UV-Lampe (366 mµ) durch Vergleich der Fluorescenzintensitäten mit den Testreihen ausgewertet.

Zur zweiten Auswertung wurden die Chromatogramme im Trockenschrank mit Umluft bei 100°C von der überschüssigen Trichloressigsäure befreit und anschließend mit Kedde-Reagens besprüht (2 g 3,5-Dinitrobenzoesäure in 100 ml Methanol + 100 ml N KOH).

Abschätzung der blauen Farbflecken erfolgte nach Größe und Intensität.

Durch diese doppelte Auswertung konnte eine für den Zweck der Untersuchungen ausreichende Fehlerbreite von etwa ± 20% der Schätzwerte erreicht werden.

Die Ergebnisse wurden in Prozent Glykosid bzw. Metabolit bezogen auf die Gesamtmenge der wiedergefundenen Glykoside berechnet.

Ergebnisse

1. Inkubation mit Enzympräparaten

Untersucht wurden alle in Tab. 1 verzeichneten Ester von Helveticosid und Helveticosol an Leberpräparaten von Mensch, Meerschweinchen und Katze, ein Teil auch mit Darm- und Nierenpräparaten. Die Äther und cyclischen Äther 3′,4′-Di-O-methyl-helveticosol, Helveticosid- und Helveticosol-acetonid (Isopropyliden-helveticosid bzw. Isopropyliden-helveticosol) wurden ebenfalls mit den Leberpräparaten der drei Species, Isobutyliden-helveticosid und Cyclohexyliden-helveticosol nur mit dem menschlichen Leberpräparat inkubiert.

Ester. Wie die in Tab. 1 zusammengefaßten Daten zeigen, fand in allen Fällen überwiegend eine Abspaltung nur einer Acylgruppe statt. Die Leberpräparate entfalteten dabei die stärkste Enzymaktivität. Die Verseifungsgeschwindigkeiten lagen bei den Organpräparaten von Mensch und Meerschweinchen in der gleichen Größenordnung, während die Esterasen in den Organen der Katze weniger aktiv waren. Von allen untersuchten Estergruppen wurden die Acetylgruppen am langsamsten abgespalten. Das ist ein überraschendes Ergebnis, wenn man an die Befunde von MEGGES u. REPKE (1962) denkt, wo von verschiedenen Gitoxinestern gerade die Acetylgitoxine am schnellsten gespalten wurden.

Bei den Diestern blieb die Esterspaltung fast ganz auf der Stufe der 3′-Monoester stehen.

Acylgruppen in 3′-Stellung der Digitoxose wurden also von den Esterasen kaum angegriffen. Das entspricht ganz den Ergebnissen, die MEGGES u. REPKE (1963) mit α-Acetylgitoxin an Ratten erhielten.

Die von Monoacetylglykosiden, z. B. Acetyldigitoxin, Acetyldigoxin und Acetylgitoxin bekannte, unter bestimmten Bedingungen in Lösungen erfolgende Acetylwanderung (STOLL und KREIS 1934, 1952; HABERLAND), ließ sich auch bei den Helveticosid- und Helveticosolestern provozieren. Als wir bei den ersten Vesuchen die Enzymeinwirkung durch Erhitzen der Probe im heißen Wasserbad abbrachen, wurde aus Diestern entstandener 3′-Monoester zum Teil in 4′-Monoester umgewandelt. Umgekehrt entstanden beim Kochen von 4′-Monoestern in wäßrigem Alkohol die 3′-Monoester (KAISER, VOIGTLÄNDER u. STACH). Wurde der Inkubationsversuch statt mit kochendem Wasser mit Eiswasser abgebrochen, so bildete sich meist kein oder nur sehr wenig 4′-Acylglykosid. Eine auffallende Ausnahme machte das Leberpräparat der Katze. Hier fanden sich beide Monoester im Extrakt, auch wenn statt der Diester der 4′-Monoester eingesetzt worden war. Daß es sich in diesem Fall um eine echte Enzymwirkung handelte, zeigte das Fehlen von 3′-Monoester bei der Einwirkung von Leberpräparat, das durch Heißwassereinwirkung inaktiviert worden war.

Tabelle 1. *Entacylierung von Helveticosid- und Helveticosol-Estern durch Leber-, Dünndarm- und Nierenhomogenate von Mensch, Meerschweinchen und Katze*
Ausgangsglykosid und Metabolite in Prozent der extrahierten Gesamtmenge

Substanz	Anzahl Acylgruppen	Mensch Darm Eiweiß 1%	Leber 1%	0,5%	0,1%	Niere 0,5%
Diformyl-helveticosid	2			Sp	50	
	1			70+15	30+5	
	0			15	15	
Diacetyl-helveticosid	2	30	15	40	95	80
	1	65	75	55	5	20
	0	5	10	5	0	0
4′-Monoacetyl-helveticosid	1			25*		
	0			70		
Triacetyl-helveticosol	3	35	15			
	2	60	75			
	1	5	10			
	0	0	0			
Diacetyl-helveticosol	2	40	20	60	95	60
	1	55	70	40	5	40
	0	5	10	0	0	Sp
Dipropionyl-helveticosid	2	0	0	0	0	
	1	95	95	95	95	
	0	5	5	5	5	
4′-Monopropionyl-helveticosid	1			5	45	
	0			90	45	
Dipropionyl-helveticosol	2			0	25	
	1			98	75	
	0			2	0	
Dibutyryl-helveticosid	2	0	0			
	1	70	60			
	0	30	40			
19-Propionyl-3′,4′-di-O-methyl-helveticosol	1			100	100	
	0			0	0	

Bemerkenswert ist das Auftauchen von 4′-Monoformyl-helveticosid neben allerdings der drei- bis sechsfachen Menge 3′-Monoformyl-helveticosid, was für eine besonders leicht verlaufende Umlagerung der Formylgruppe spricht. In Tab. 1 ist das Vorkommen beider Monoester durch zwei Zahlen kenntlich gemacht, wobei die erste die Menge des 3′-Monoesters, die zweite den Anteil des 4′-Monoesters angibt. Bei den Versuchen mit Diformyl- und Diacetyl-helveticosid am Leberpräparat der Katze konn-

Tabelle 1 (Fortsetzung)

Substanz	Anzahl Acylgruppen	Meerschweinchen Darm Eiweiß 1%	Leber 1%	0,5%	0,1%	Niere 1%
Diformyl-helveticosid	2			0	30	
	1			30+10	30+10	
	0			60	30	
Diacetyl-helveticosid	2	65	10	30	80	95
	1	32	60	60	20	5
	0	3	30	10	0	0
4′-Monoacetyl-helveticosid	1			20*		
	0			75		
Triacetyl-helveticosol	3	50		15		
	2	45		75		
	1	5		10		
	0	0		0		
Diacetyl-helveticosol	2	50		25	70	95
	1	45		75	30	5
	0	5		Sp	Sp	0
Dipropionyl-helveticosid	2	0	0	0	0	0
	1	70	95	95	100	80
	0	30	5	5	0	15
4′-Monopropionyl-helveticosid	1			0	5+15	
	0			95	80	
Dipropionyl-helveticosol	2			0	0	
	1			100	95	
	0			0	5	
Dibutyryl-helveticosid	2			0		
	1			70		
	0			30		
19-Propionyl-3′,4′-di-O-methyl-helveticosol	1			25	60	
	0			75	40	

ten wegen nicht ausreichender Trennung im PC die Mengenverhältnisse der beiden Monoester nicht abgeschätzt werden.

Am C-Atom 19 des Aglykons veresterte Helveticosol-Derivate (Triacetyl-helveticosol, 19-Propionyl-3′,4′-di-O-methyl-helveticosol) wurden von Mensch und Katze nicht gespalten, dagegen vom Meerschweinchen. Da 19-acylierte Strophanthidinglykoside eine erheblich verringerte i.v. Wirksamkeit haben, ist gerade bei ihnen die Abspaltung der Acylgruppe Voraussetzung für die enterale Wirksamkeit.

Tabelle 1 (Fortsetzung)

Substanz	Anzahl Acylgruppen	Katze Darm Eiweiß 1%	Darm 1%	Leber 0,5%	Leber 0,1%	Niere 1%
Diformyl-helveticosid	2			20	30	
	1			30	35	
	0			50	35	
Diacetyl-helveticosid	2	> 95	60	80	95	80
	1	< 5	30	15	5	20
	0	0	10	5	0	0
4'-Monoacetyl-helveticosid	1			20 + 50*		
	0			10		
Triacetyl-helveticosol	3					
	2					
	1					
	0					
Diacetyl-helveticosol	2	> 95	93	90	97	60
	1	< 5	7	6 + 4	2 + 1	40
	0	0	0	0	0	Sp
Dipropionyl-helveticosid	2	60	Sp	5	80	
	1	40	> 95	30 + 60	15 + 5	
	0	0	0	5	0	
4'-Monopropionyl-helveticosid	1			30 + 50	30 + 55	
	0			20	15	
Dipropionyl-helveticosol	2			10	40	
	1			40 + 50	20 + 40	
	0			0	0	
Dibutyryl-helveticosid	2	30	Sp			
	1	70	> 95			
	0	0	0			
19-Propionyl-3',4'-di-O-methyl-helveticosol	1			100	100	
	0			0	0	

* 0,25% Eiweiß.

Die 4'-Monoacyl-helveticoside wurden durch die Leberpräparate von Mensch und Meerschweinchen weitgehend zu Helveticosid gespalten. Auf den Chromatogrammen fanden wir in geringen Mengen ein oder zwei Flecken von polaren Glykosiden, die offenbar durch Oxydation an C19 entstanden waren (von WARTBURG, BINKERT u. ANGLIKER; REPKE, KUBASCH u. ČARMAN-KRŽAN). In solchen Fällen ergänzen sich die Prozentangaben in Tab. 1 nicht zu 100.

Di-Äther und cyclische Äther. 3',4'-Di-O-methyl-helveticosol, Helveticosid-acetonid und Helveticosol-acetonid wurden durch die Leber-

Tabelle 2. *Analyse des im abgebundenen Dünndarm nach dem Herzstillstand verbliebenen Restes an Glykosid und Metabolit. Je sechs Meerschweinchen erhielten 4 mg/kg intraduodenal*

Substanz	Tod nach min	Rest im Darm in Prozent der Dosis					
		HA	HA-Metabolit	DMH	PDMH	Cymarol	Σ
Helveticosol-acetonid (HA)	12,8 (10,2—15,9)	26 (25—30)	1 (<1—2)				27
3',4'-Di-O-methyl-helveticosol (DMH)	10,4 (8,3—11,3)			35 (30—40)		2 (1—3)	37
19-Propionyl-3',4'-di-O-methyl-helveticosol (PDMH)	9,4 (7,7—10,3)			8 (4—12)	5 (2—8)	1 (<1—2)	14

präparate von Mensch, Meerschweinchen und Katze nicht verändert. Cyclohexyliden-helveticosol wurde nach Inkubation mit menschlichem Leberpräparat unverändert, Isobutyliden-helveticosid zu 90% unverändert wiedergefunden.

2. In vitro-Versuche mit Meerschweinchendünndarm

Die eingesetzten Glykoside Helveticosol-acetonid und 3',4'-Di-O-methyl-helveticosol blieben in jedem der drei Darmabschnitte weitgehend unverändert. Lediglich 2—5% der wiedergefundenen Menge waren metabolisiert, im Falle des Acetonids zu einem Produkt, das nach Lage im Chromatogramm nur noch eine verschlossene Hydroxylgruppe enthielt, im Falle des Diäthers zum Monoäther Cymarol. Der am C-Atom 19 veresterte Dimethyläther des Helveticosols, 19-Propionyl-3',4'-di-O-methyl-helveticosol, wurde durch die Esterasen fast vollständig zum Helveticosol-3',4'-dimethyläther gespalten. Nur 5% waren unverändert und 5% zu 3'-Mono-methyläther metabolisiert.

In den Außenflüssigkeiten fanden sich in allen Fällen nur einige Prozent der unveränderten Substanzen und Metabolite bezogen auf die im Darm vorhandenen Mengen. Eine Verschiebung der Mengenverhältnisse war nicht nachweisbar.

3. In vivo-Versuche mit Meerschweinchendünndarm

Während der kurzen Überlebenszeit von 8—16 min wurden Diäther und cyclische Äther im Darm lebender Tiere nur in geringer Menge gespalten, wobei aus Helveticosol-3',4'-dimethyläther ein wenig Cymarol und aus Helveticosol-acetonid ein Metabolit entstand, der nach seiner Stellung im Chromatogramm vermutlich ein Derivat mit nur einer verschlossenen Hydroxylgruppe darstellt.

Die Propionylgruppe im 19-Propionyl-helveticosol-3',4'-dimethyläther wurde im Darm des lebenden Tieres, wie bei den Versuchen mit Leberhomogenat und isoliertem Dünndarm des Meerschweinchens, bereits während der kurzen Zeit weitgehend abgespalten.

In der letzten Spalte der Tab. 2 ist die Summe der wiedergefundenen Glykoside in Prozent der injizierten Dosis angegeben. Erfahrungsgemäß werden bei dem verwendeten Extraktionsverfahren mindestens 90% Glykosid wiedergefunden. Der aus dem Darm verschwundene Teil entspricht ohne nennenswerte Korrektur der Resorptionsquote. Von Helveticosol-acetonid wurden somit 2,9 mg/kg aufgenommen, was recht gut der von SCHAUMANN u. WEGERLE bestimmten intraduodenal tödlichen Dosis von 2,5 mg/kg entspricht. Eine nennenswerte Inaktivierung während der Resorption ist somit auszuschließen. Noch besser ist die Übereinstimmung bei dem Dimethyläther; die aufgenommene Menge von 2,5 mg/kg entspricht genau der tödlichen Dosis. Mit dem 19-Propionyl-ester des Dimethyläthers wäre dasselbe Ergebnis zu erwarten gewesen, da der Ester offenbar nur als „Gleitschiene" im Sinne von MEGGES u. REPKE (1961) dient. Die Substanz wirkt beim Meerschweinchen noch schneller als der Dimethyläther, doch liegen die intraduodenal tödlichen Dosen in gleicher Höhe. Trotzdem wurde ein deutlich höherer Prozentsatz resorbiert.

4. Inkubation mit menschlichem Serum und Gesamtblut

Diacetyl-helveticosid und Dipropionyl-helveticosid blieben im Serum überwiegend unverändert. Nur 2—3% der applizierten Menge wurden zu 3'-Mono-acyl-Derivat gespalten. 4'-Monopropionyl-helveticosid wurde zum größten Teil in 3'-Monopropionyl-helveticosid umgelagert. Mit Gesamtblut haben wir nur Dipropionyl-helveticosol inkubiert. Ca. 95% blieben unverändert. Je 2—3% 3'-Monopropionyl-helveticosid und Helveticosid waren nachweisbar.

Die Esterspaltung findet im Blut demnach nur in ganz geringem Umfang statt.

Literatur

HABERLAND, G.: Darstellung und Eigenschaften von Glykosidestern. Arzneimittel-Forsch. **15**, 481 (1965).

KAISER, F.: Die papierchromatographische Trennung von Herzgiftglykosiden. Chem. Ber. **88**, 556 (1955).

— W. VOIGTLÄNDER u. K. STACH: Über Helveticosid-Derivate. Arzneimittel-Forsch. (im Druck).

MEGGES, R., u. K. REPKE: Über Faktoren, welche die orale Wirksamkeit von Herzglykosiden bestimmen. Naunyn-Schmiedebergs Arch. exp. Path. Pharmak. **241**, 534 (1961).
— — Über den Einfluß von Acylresten auf die fermentative Spaltung von Herzglykosiden. Naunyn-Schmiedebergs Arch. exp. Path. Pharmak. **243**, 330 (1962).
— — Die limitierenden Faktoren für die orale Wirksamkeit cardiotonischer Steroide. Mber. dtsch. Akad. Wiss. Berlin **5**, 136 (1963).
REPKE, K.: Biochemie und Klinik der Digitalis. Internist **7**, 418 (1966).
— U. KUBASCH u. M. ČARMAN-KRŽAN: Atmosphärische Oxydation von 19-Oxocardenoliden in wäßriger Lösung. Arzneimittel-Forsch. **16**, 1469 (1966).
SCHAUMANN, W., u. R. WEGERLE: Verbesserung der Resorption von Helveticosid und Helveticosol durch Verschluß freier Hydroxylgruppen. Naunyn-Schmiedebergs Arch. exp. Path. Pharmak. **262**, 73 (1969).
STOLL, A., u. W. KREIS: Acetyldigitoxin, Acetylgitoxin und Acetyldigoxin. Helv. chim. Acta **17**, 592 (1934).
— — Acetyldigitoxin-α und Acetyldigitoxin-β. Helv. chim. Acta **35**, 1318 (1952).
WARTBURG, A. VON, I. BINKERT u. E ANGLIKER: Über die Autoxydation des Strophanthidins. Helv. chim. Acta **45**, 2122, 2139 (1962).

Dr. F. KAISER und
Prof. Dr. W. SCHAUMANN
Boehringer Mannheim GmbH
6800 Mannheim 31, Sandhofer Str. 112—124

Peptid-Receptoren für Tachykinine in der Tuba uterina des Menschen*

G. ZETLER, D. MÖNKEMEIER und H. WIECHELL

Institut für Pharmakologie der Medizinischen Akademie Lübeck, Lübeck
(Direktor: Prof. Dr. G. ZETLER)

Eingegangen am 20. September 1968

Peptide Receptors for Tachykinins in the Human Fallopian Tube

Summary. 1. The stimulating action of biogenic substances having pharmacological activity was quantitatively determined on the isolated infundibulum of human Fallopian tube, and compared with their action on the isolated guinea-pig ileum.

2. Oxytocin, bradykinin, kallidin, angiotensin, and noradrenaline were practically inactive. The affinity and intrinsic activity of 5-hydroxytryptamine, histamine, and acetylcholine were very low. Prostaglandin $F_{2\alpha}$ had a high affinity but a low activity.

3. Affinity and activity were highest for the "tachykinins" eledoisin, physalaemin, substance P, and two synthetic analogs of eledoisin. Met-Lys-bradykinin was of lower potency. There are indications of a relationship between chemical structure of the peptides and their action on the Fallopian tube.

4. The sensitivity of the human Fallopian tube for tachykinins and prostaglandin $F_{2\alpha}$ is so high that such compounds could play a physiological role in humoral activation of the tube during ovulation.

5. Corresponding work on isolated Fallopian tubes of guinea-pig, rat, rabbit, cat, pig and sheep revealed different sensitivities for biogenic stimulants. Only the rabbit Fallopian Tube reacted to eledoisin.

Key-Words: Fallopian Tube (human and mammalian) — Tissue Hormones — Peptides — Substance P — Prostaglandin $F_{2\alpha}$.

Zusammenfassung. 1. Die kontrahierende Wirkung pharmakologisch aktiver biogener Substanzen auf das isolierte Infundibulum der menschlichen Tube wurde quantitativ bestimmt und mit der Wirkung auf das Meerschweinchen-Ileum verglichen.

2. Oxytocin, Bradykinin, Kallidin, Angiotensin und Noradrenalin waren praktisch wirkungslos. Affinität und Aktivität von 5-Hydroxytryptamin, Histamin und Acetylcholin waren sehr gering. Prostaglandin $F_{2\alpha}$ hatte hohe Affinität und geringe Aktivität.

3. Die größte Affinität und Aktivität hatten die „Tachykinine" Eledoisin, Physalaemin und Substanz P sowie zwei synthetische Eledoisin-Analoga. Met-Lys-Bradykinin war schwächer wirksam. Es ergaben sich Beziehungen zwischen Peptidstruktur und Wirkung auf die Tube.

---

* Herrn Prof. Dr. L. LENDLE zum 70. Geburtstag gewidmet.

4. Für Tachykinine und Prostaglandin $F_{2\alpha}$ ist die menschliche Tube so empfindlich, daß durch solche Substanzen eine physiologische humorale Stimulierung der Tube zur Zeit der Ovulation zustande kommen könnte.
5. Entsprechende Untersuchungen an isolierten Tuben von Meerschweinchen, Ratte, Kaninchen, Katze, Schwein und Schaf ergaben eine uneinheitliche Empfindlichkeit für biogene Substanzen. Nur die Tube des Kaninchens reagierte auf Eledoisin.

Schlüsselwörter: Tuba uterina (Mensch und Säugetiere) — Gewebshormone — Peptide — Substanz P — Prostaglandin $F_{2\alpha}$.

Zur Zeit der Ovulation zeigt die menschliche Tube — allerdings nur auf der Seite des reifen Follikels — starke motorische Aktivität, bewegt sich „zielstrebig" zu dem Follikel und umfaßt mit den Fimbrien diese Stelle des Ovars. Die Regulation dieses wichtigen physiologischen Vorgangs ist nicht bekannt (LOWI, 1960; MASTROIANNI, 1962; HORSTMANN u. STEGNER, 1966), eine nervöse Steuerung ist weniger wahrscheinlich als eine humorale. Eine physiologische Stimulation der Tube durch biogene Substanzen mit pharmakologischer Aktivität setzt eine adäquate Empfindlichkeit des Organs voraus, die sich am leichtesten und am klarsten durch Versuche in vitro bestimmen läßt. Entsprechende Untersuchungen der letzten Jahre haben jedoch nicht zu Ergebnissen geführt, die diese Frage beantworten könnten (SANDBERG, INGELMAN-SUNDBERG, LINDGREN u. RYDÉN, 1960; SANDBERG, INGELMAN-SUNDBERG u. RYDÉN, 1963a, b, 1965, 1967; HAWKINS, 1964; RORIE u. NEWTON, 1965; ROSENBLUM u. STEIN, 1966; ERB u. WENNER, 1967; INGELMAN-SUNDBERG, SANDBERG u. RYDÉN, 1967). Es schien uns deshalb nötig, die Empfindlichkeit der Tube des Menschen für pharmakologisch aktive Verbindungen biogener Natur mit quantitativen, in der Pharmakologie bewährten Methoden zu bestimmen.

Material und Methodik

Wir untersuchten 84 Tuben, die aus dem normalen Operationsmaterial der Frauenklinik der Medizinischen Akademie Lübeck stammten[1]. In jedem Falle war der Zeitpunkt der letzten Menstruation bekannt, Tuben mit Entzündungen oder anderen pathologischen Veränderungen sowie mit undurchgängigem Lumen wurden verworfen. Die Patientinnen waren 15—75 Jahre alt (vgl. Tab. 2).

30—40 mm lange und etwa 3—4 mm breite Streifen aus dem Infundibulum der Tube wurden innerhalb von 30 min nach der Operation in 10 ml Carbogen-durchperlter und 32° C warmer Krebs-Henseleit-Lösung folgender Zusammensetzung suspendiert: Pro Liter 6,87 g NaCl, 0,43 g KCl, 0,28 g $CaCl_2$, 0,14 g $MgSO_4$, 0,14 g NaH_2PO_4, 2,1 g $NaHCO_3$ und 1,0 g Dextrose. Die Kontraktionen wurden mit etwa 5facher Vergrößerung isotonisch auf berußtem Papier registriert, etwa 30 min nach der Suspension begann der Versuch. Jede Dosis einer Substanz wurde so lange in der Suspensionslösung belassen, bis die Reaktion des Organs einen konstanten Wert erreicht hatte (vgl. Abb. 1 und 3), was mindestens 3—5 min dauerte. Die Pause nach

---

[1] Wir danken dem Direktor, Herrn Prof. Dr. W. Frhr. VON MASSENBACH, und seinen Mitarbeitern für die freundliche Überlassung der Tuben.

dem Auswaschen betrug 5 min, im Falle von Prostaglandin $F_{2\alpha}$ wurde zur Verhinderung der sehr leicht entstehenden Tachyphylaxie nach jeder Kontraktion 30 min gewartet.

Für alle Substanzen wurden Dosis-Wirkungskurven aufgestellt, um so zu den charakteristischen Werten für Affinität und Aktivität zu kommen (ARIËNS, 1964). Die mittlere Dosiswirkungsgerade jeder Substanz ergab sich nach dem Vorschlag von ARIËNS (1964, S. 146) aus den Mittelwerten derjenigen Konzentrationen, die 15, 50 und 85% der Maximalkontraktion bewirkten; diese Regressionslinien sind in Abb. 2 dargestellt. — In gleicher Weise bestimmten wir die Wirksamkeit der Substanzen an den isolierten Tuben von Meerschweinchen, Ratte, Kaninchen, Katze, Schwein und Schaf (Badvolumen 5 ml, Schwein: 10 ml; 32° C) sowie am isolierten Ileum des Meerschweinchens (Badvolumen 3,5 ml; 32° C). Die Tuben dieser Tiere wurden an einem Dehnungsmeßstreifen befestigt, ihre Kontraktion mit Verstärker und Schreibgerät der Fa. Hellige aufgezeichnet.

Bei dem in Tab. 2 vorgenommenen statistischen Vergleich wurde der Wilcoxon-Test angewandt und die Null-Hypothese verworfen, da $P > 0,05$ war.

Für die freundliche Überlassung von Substanzen danken wir sehr Herrn Prof. V. ERSPAMER, Parma, und der Fa. Farmitalia, Milano (Physalaemin), Herrn Dr. J. E. PIKE, Kalamazoo, Mich. (Prostaglandin $F_{2\alpha}$), Herrn Dr. E. SCHRÖDER, Berlin (Eledoisin, Eledoisin-Analoga und Methionyl-Lysyl-Bradykinin), Herrn Dr. E. STÜRMER, Basel (Eledoisin, Bradykinin, Kallidin, Oxytocin und Vasopressin) sowie der Fa. CIBA, Wehr (Val[5]-Angiotensin-II-Asp-β-amid).

Ergebnisse

Die Resultate der in der Einleitung genannten Arbeiten ließen erwarten, daß die menschliche Tube in vitro sich nur sehr schwach kontrahiert, so daß quantitative pharmakologische Versuche schwierig oder unmöglich sein würden. Abb. 1 zeigt jedoch, daß bei unserer Methodik von der Dosis abhängige Kontraktionen auftraten, wie man sie von anderen glattmuskeligen Organen gewöhnt ist. Die sehr große Differenz zwischen den Eledoisin- und Acetylcholinkonzentrationen in diesem Experiment sowie die submaximale Wirksamkeit der höchsten Acetylcholindosis geben ein Beispiel für die starken Unterschiede in der Affinität und Aktivität (ARIËNS, 1964) der an der Tube wirksamen Substanzen.

Dieser Eindruck wird durch Tab. 1 bestätigt, in der Bradykinin, Kallidin, Oxytocin, Angiotensin und Noradrenalin fehlen, weil sie entweder ganz wirkungslos oder nur sehr unzuverlässig und ohne quantitative Beziehung zur Pharmakonkonzentration wirksam waren (vgl. Abb. 3: Noradrenalin). Für die Substanzen der Tab. 1 wurden jedoch Dosiswirkungskurven erhalten, deren lineare Teile in Abb. 2 (ohne Prostaglandin $F_{2\alpha}$) dargestellt sind; der parallele Verlauf der Peptidlinien ist evident. 5-Hydroxytryptamin, Acetylcholin und Histamin waren von viel geringerer Wirksamkeit als die Peptide, die wirksamsten synthetischen Peptide waren Eledoisin und Physalaemin (Tab. 1). Die beiden Eledoisin-Analoga untersuchten wir, da sie trotz kürzerer Peptidkette und modifizierter Struktur zwar am isolierten Meerschweinchen-

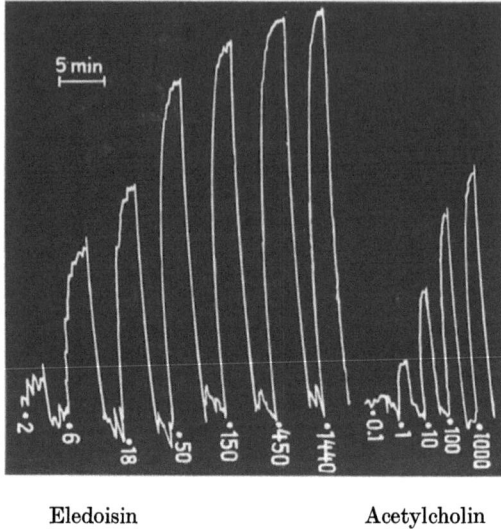

Eledoisin   Acetylcholin
(ng/ml)   (µg/ml)

Abb. 1. Infundibulum der Tube einer 42jährigen Frau (21. Tag des Menstruationscyclus). Kontraktionen nach Eledoisin und Acetylcholin

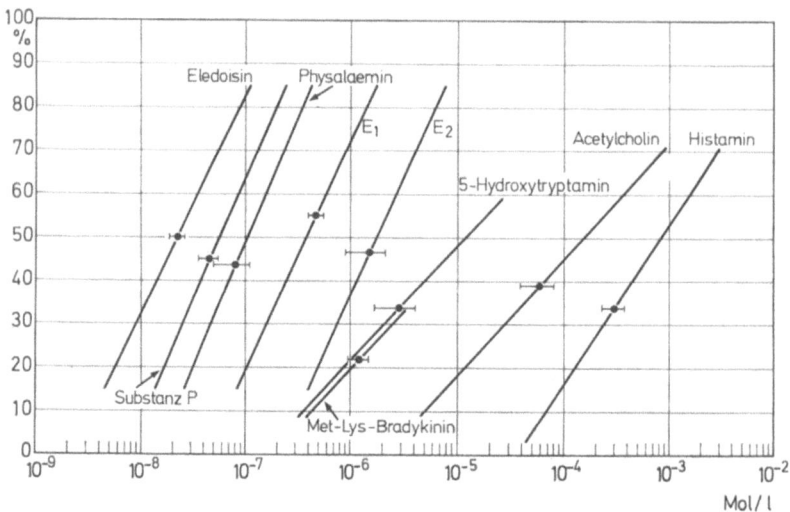

Abb. 2. Regressionsgeraden der auf die menschliche Tube in vitro kontrahierend wirkenden Substanzen. In jede Gerade ist die „EC_{50} nach Ariëns" aus Tab. 1 eingetragen. Abszisse (logarithmische Einteilung): Konzentration der Substanzen in Mol/l. Ordinate: Effekt in Prozent der durch Eledoisin bewirkten Maximalkontraktion. E_1: Gly^5-Val^8-Eledoisin 5—11. E_2: Gly^5-Leu^8-Eledoisin 5—11

Tabelle 1. *Kontrahierende Wirkung auf die menschliche Tuba Fallopii in vitro*

Substanz	Molekular-gewicht	n	Methode ARIËNS [a]		intrinsic activity	auf Eledoisin bezogen [b]		relative Aktivität
			EC_{50} (µM/l) $\bar{x}$	$s_{\bar{x}}$		EC_{50} (µM/l) $\bar{x}$	$s_{\bar{x}}$	
Eledoisin	1233	24	0,022 ±	0,0036	1	0,022 ±	0,0036	100
Gly⁵-Val⁸-Eledoisin 5—11	711	5	0,46 ±	0,073	1,08	0,38 ±	0,09	6
Gly⁵-Leu⁸-Eledoisin 5—11	743	4	1,51 ±	0,61	0,9	1,78 ±	0,78	1,3
Physalaemin	1264	4	0,081 ±	0,031	0,93	0,087 ±	0,031	25
Substanz P	≧1650	5	≦0,045 ±	0,009	0,9	≦0,057 ±	0,014	≧39
Met-Lys-Bradykinin	1644	7	1,2 ±	0,26	0,4	*		
5-Hydroxytryptamin [c]	405	10	2,86 ±	1,08	0,6	9,8 ±	2,8	0,23
Acetylcholinchlorid	182	23	59,0 ±	20,0	0,8	710,0 ±	280,0	0,003
Histamindihydrochlorid	184	8	300,0 ±	70,0	0,8	840,0 ±	270,0	0,0027
Prostaglandin $F_{2\alpha}$	355	10 [d]	0,026 ±	0,008	0,5	0,11 ±	0,037	20

* Maximale Wirkung blieb unter 50%igem Eledoisin-Effekt.
[a] EC_{50}: Konzentration, die 50% des maximalen Effektes der fraglichen Substanz bewirkt.
[b] EC_{50}: Konzentration, die 50% des maximalen Eledoisin-Effektes bewirkt.
[c] Kreatininphosphat.
[d] Nur für 5 Tuben konnte die EC_{50} auf Eledoisin bezogen werden (siehe Text).

ileum praktisch so aktiv waren wie Eledoisin, ihre hypotensive Wirkung aber im Falle von Gly^5-Val^8-Eledoisin 5—11 nur geringfügig und im Falle von Gly^5-Leu^8-Eledoisin 5—11 zu 95% verloren hatten (SCHRÖDER u. LÜBKE, 1964). Diese Veränderungen der Eledoisinstruktur verminderten die Affinität stark, ohne jedoch die Aktivität zu verändern. Im Gegensatz zu Bradykinin und Kallidin war Met-Lys-Bradykinin wirksam, Affinität und Aktivität waren aber gering. Da Eledoisin und Physalaemin

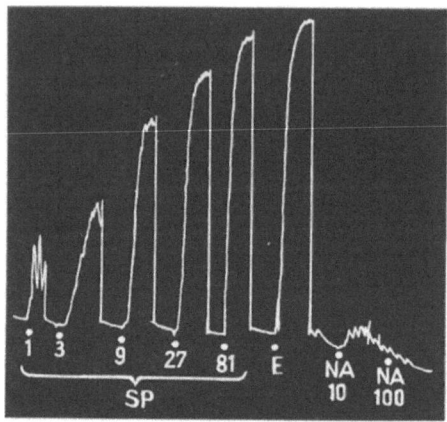

Abb. 3. Infundibulum der Tube einer 22 jährigen Frau (20. Tag des Menstruationscyclus). Kontraktionen nach Substanz P (SP; Zahlen: E/ml), Eledoisin (E; 700 ng/ml) und Noradrenalin (NA; Zahlen: μg/ml)

nur bei Kaltblütern vorkommen, versuchten wir, ein an der Tube wirksames Warmblüterpeptid zu finden. Wir wählten Substanz P, weil sich dieses Peptid pharmakologisch nicht von Eledoisin und Physalaemin unterscheidet (BERTACCINI, CEI u. ERSPAMER, 1965; LEMBECK u. FISCHER, 1967; LEMBECK u. STARKE, 1968) und deshalb zusammen mit Eledoisin und Physalaemin als Gruppe der „Tachykinine" den langsamer wirkenden Bradykininen gegenübergestellt wurde (ERSPAMER u. ANASTASI, 1966). Unsere Substanz P-Präparate waren aus Rindergehirn hergestellt und wurden nach Reinigung an Al_2O_3-Säulen (ZETLER u. BALDAUF, 1967; BALDAUF u. ZETLER, 1968) als Fraktion Fa, Fraktion Fb oder Mischung aus Fa und Fb angewandt (biologische Aktivität 11—52 Einheiten/mg).

Substanz P war hinsichtlich Affinität und Aktivität von ausgezeichneter Wirksamkeit, die klar von der Konzentration abhing (Abb. 3), und die Dosiswirkungsgerade verlief parallel zu den Eledoisin- und Physalaemingeraden (Abb. 2). Auch in diesen Versuchen war Substanz P nicht von Eledoisin und Physalaemin zu unterscheiden, 10 E Substanz P waren so aktiv wie 28 ng Eledoisin oder 116 ng Physalaemin. Leider stand uns kein reines Substanz P-Präparat zur Verfügung; wir betrachten deshalb diese Resultate als vorläufig, besonders da auch chemische Struktur und Molekulargewicht des Peptids Substanz P noch nicht sicher bekannt sind. Für die Berechnung der molaren Substanz P-Konzentration gingen wir von dem wahrscheinlichen Molekulargewicht 1650 (VOGLER et al., 1963) und einer biologischen Aktivität von 100000 E/mg der reinen Substanz P aus. Da aber für die maximale Aktivität mehrmals Werte über 100000 E/mg gefunden wurden (VOGLER et al., 1963; ZUBER, 1966; MEINARDI u. CRAIG, 1966) und das Molekulargewicht vielleicht zwischen 2373 und 3051 liegt (ZUBER, 1966; MEINARDI u. CRAIG, 1966), ist die wahre Wirksamkeit reiner Substanz P an der Tube möglicherweise sogar höher als in Tab. 1 angegeben. Auf diesen Überlegungen beruhen die Symbole, die wir in Tab. 1 den für Substanz P gültigen Zahlen vorangestellt haben.

Aus der Reihe der Prostaglandine untersuchten wir nur Prostaglandin $F_{2\alpha}$, das von diesen Verbindungen die stärkste Wirkung auf die Tube des Menschen und des Kaninchens hat (HORTON, 1965; HORTON u. MAIN, 1965; INGELMAN-SUNDBERG, SANDBERG u. RYDÉN, 1967; SANDBERG, INGELMAN-SUNDBERG u. RYDÉN, 1967). Die Affinität des Prostaglandins $F_{2\alpha}$ war zwar sehr hoch, aber die intrinsic activity war generell gering, so daß bei 5 von 10 Tuben auch durch maximale Konzentrationen (bis 85 µM/l) 50% der durch Eledoisin erreichbaren Maximalkontraktion nicht ausgelöst wurde. Wahrscheinlich trat trotz der Pausen von 30 min zwischen den Dosen Tachyphylaxie (autoinhibition) ein und verminderte die zunächst sehr gute Reaktion der Tuben; einen typischen Fall zeigt Abb. 4. Es ist bekannt, daß Tachyphylaxie für Prostaglandine sich sehr leicht entwickelt (EULER u. ELIASSON, 1967).

Die Anzahl unserer Versuchsergebnisse ist viel zu gering, als daß man einen Einfluß der Phasen des Menstruationscyclus auf die Empfindlichkeit der Tube feststellen könnte. Natürlich interessiert am meisten die Zeit um den Follikelsprung. Nur bei 4 von 24 Eledoisinversuchen befanden sich die Patientinnen mit Sicherheit im Intermenstruum, die mittlere Eledoisinempfindlichkeit ihrer Tuben entsprach jedoch genau dem Gesamtmittelwert. Etwas mehr Material steht für die Frage nach der Rolle des Lebensalters zur Verfügung; ein sicherer Einfluß ergab sich jedoch nicht, obwohl die Differenz der beiden mittleren Lebensalter 25 Jahre beträgt (Tab. 2). Selbst in der Menopause traten keine ungewöhnlichen Werte auf. Tab. 2 zeigt ferner, daß die Empfindlichkeit der Tuben für Acetylcholin viel stärker variierte als für Eledoisin.

Ein Vergleich mit dem isolierten Meerschweinchenileum (Tab. 3), dem pharmakologischen Standardobjekt mit glatter Muskulatur, zeigt, daß die Tube generell eine geringere Empfindlichkeit besitzt. Prostaglandin $F_{2\alpha}$ war die einzige Substanz, deren Affinität für die menschliche

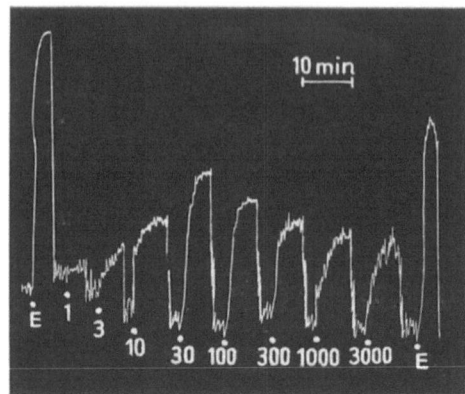

Abb. 4. Infundibulum der Tube einer 48jährigen Frau (seit 2 Jahren Menopause). Kontraktionen nach Eledoisin (E; 700 ng/ml zur Erzielung der Maximalkontraktion) und Prostaglandin $F_{2\alpha}$ (Zahlen: ng/ml)

Tabelle 2. *Fehlender Einfluß des Lebensalters auf die Empfindlichkeit der menschlichen Tube für Eledoisin und Acetylcholin (Wilcoxon-Test)*

Alter (Jahre)	Eledoisin		Acetylcholinchlorid	
	EC_{50} ng/ml	Rang	EC_{50} µg/ml	Rang
15	19	10	5	8,5
19	54	19	1,5	4
21	20	11	0,4	2
21	28	14,5	110	16,5
24	10	4,5	1,2	3
28	21	12	500	20
30[a]	37	16	340	19
30[a]	28	14,5	2,5	7
$\bar{x}$: 23,5	Rangsumme:	101,5	Rangsumme:	80,0
41	16	7	150	18
42	7	2	560	21
42	10	4,5	70	15
42	45	17,5	60	14
43	8	3	9	12
44	16	7	16	13
45	16	7	2	5
47	88	22	5	8,5
49[b]	23	13	2,2	6
50[b]	3	1	110	16,5
50[b]	50	20	0,2	1
50	45	17,5	1000	22
58[b]	66	21	7	10
75[b]	18	9	8,5	11
$\bar{x}$: 48,4	Rangsumme: 151,5 $P > 0,1$		Rangsumme: 173 $P > 0,1$	

[a] Gravidität; [b] Menopause.

Tube größer war als für das Meerschweinchenileum (Faktor 7,6 bzw. 1,8). An beiden Organen hatten Eledoisin, Physalaemin und Substanz P eine viel größere Affinität als Histamin, Acetylcholin und 5-Hydroxytryptamin. Die relative Wirksamkeit der Substanzen ergibt für die Tube ein anderes Bild als für das Meerschweinchenileum, wobei die sehr geringen Werte für Acetylcholin und Histamin charakteristisch sind; am Meerschweinchenileum hatten alle in Tab. 3 aufgeführten Substanzen eine „intrinsic activity" von praktisch 1,0.

Tabelle 3. *Kontrahierende Wirksamkeit einiger biogener Substanzen auf das isolierte Meerschweinchenileum, ausgedrückt als EC_{50} (Konzentration, die 50% der möglichen Maximalkontraktion bewirkt). Die relative Aktivität erlaubt einen Vergleich dieser Ergebnisse mit den für die menschliche Tube gewonnenen Zahlen*

Substanz	EC_{50} nM/l			relative Wirksamkeit	
	n	$\bar{x}$	$s_{\bar{x}}$	Meerschweinchenileum	menschliche Tube[a]
Eledoisin	7	2,4 $\pm$	0,8	100	100
Physalaemin	7	1,3 $\pm$	0,34	185	25
Bradykinin	7	6,8 $\pm$	2,1	35	0
Substanz P[b]	6	3,5 $\pm$	0,23	69	39
Acetylcholinchlorid	28	19,7 $\pm$	3,0	12	0,003
Histamindihydrochlorid	7	181 $\pm$	65,2	1,3	0,0027
5-Hydroxytryptamin[c]	7	488	$\pm$ 182	0,49	0,23
Prostaglandin $F_{2\alpha}$	8	198	$\pm$ 46	1,2	20

[a] Aus Tab.1; [b] Aktivität 11 E/mg; [c] Kreatininphosphat.

Nicotinbitartrat wurde bei 15 Tuben in Konzentrationen bis zu 500 µg/ml angewandt. Nur 3 Tuben reagierten mit einer Kontraktion, in 2 Fällen nach 40 µg/ml und in einem Fall nach 100 µg/ml.

Die zum Vergleich untersuchten Tuben von Meerschweinchen, Ratte, Kaninchen, Katze, Schwein und Schaf verhielten sich uneinheitlich und generell ganz anders als die menschliche Tube. Nur die Tuben von Meerschweinchen, Kaninchen, Katze und Schwein reagierten mit deutlichen und von der Dosis abhängigen Kontraktionen, so daß Dosiswirkungskurven und EC_{50}-Werte gewonnen werden konnten (Tab.4). Nicht selten sprachen einzelne Tuben auf sonst wirksame Substanzen nicht an, was in Tab. 4 angegeben ist; es ist unklar, ob dies auf endocrinen Einflüssen beruhte. Die Tube des Kaninchens reagierte auf die meisten Substanzen (Abb.5), Eledoisin wirkte nur in diesem Falle und zwar mit einer Affinität, die der an der menschlichen Tube nahekam, aber mit einer intrinsic activity von nur 0,76. Speciesunterschiede ergaben sich auch hinsichtlich der jeweils aktivsten Substanz: am aktivsten war beim Kaninchen Noradrenalin, bei Katze und Meerschweinchen Histamin, beim Schwein Acetylcholin. Prostaglandin $F_{2\alpha}$ war bei Kaninchen und

Tabelle 4. *Kontrahierende Wirkung einiger Substanzen auf die Tube des Meerschweinchens, des Kaninchens, der Katze und des Schweines in vitro (∅: keine Wirkung)*

Substanz	Meerschweinchen			Kaninchen			Katze			Schwein		
	n^a	$EC_{50}\,(\mu M/l)^b$ $\bar{x} \pm s_{\bar{x}}$	IA^c	n	$EC_{50}\,(\mu M/l)$ $\bar{x} \pm s_{\bar{x}}$	IA^c	n	$EC_{50}\,(\mu M/l)$ $\bar{x} \pm s_{\bar{x}}$	IA^c	n	$EC_{50}\,(\mu M/l)$ $\bar{x} \pm s_{\bar{x}}$	IA^c
Acetylcholin-chlorid	(5)	∅	0	9	16,5 ± 5,5	0,8	10	0,85 ± 0,20	0,85	13	0,36 ± 0,09	1,0
Noradrenalin-hydrochlorid	6 (3)	3,0 ± 1,16	0,9	13	3,5 ± 0,5	1,0	(8)	∅	0	(9)	∅	0
Histamin-dihydrochlorid	7 (2)	4,2 ± 0,92	1,0	(12)	∅	0	9	1,03 ± 0,13	1,0	5 (3)	6,6 ± 3,6	0,5
Eledoisin	(9)	∅	0	8	0,03 ± 0,008	0,76	(10)	∅	0	(12)	∅	0
Prostaglandin $F_{2\alpha}$	(5)	∅	0	4 (4)	0,01 ± 0,005	0,44	6 (3)	0,32 ± 0,08	0,45	6 (5)	1,7 ± 0,6	0,57
5-Hydroxy-tryptamin^d	(5)	∅	0	(12)	∅	0	(10)	∅	0	(9)	∅	0

[a] n: Anzahl der Tuben, in Klammern die Zahl nicht reagierender Präparate.
[b] EC_{50}: Konzentration, die 50% des maximalen Effektes der jeweiligen Substanz bewirkt (ARIËNS, 1964).
[c] IA: Intrinsic activity.
[d] Kreatininphosphat.

Katze zwar von geringer Aktivität, aber von beachtlicher Affinität, es war beim Meerschweinchen wirkungslos. Eine besondere Empfindlichkeit der Meerschweinchen-Tube für Histamin zeigte sich nicht. Gänzlich ohne Wirkung war 5-Hydroxytryptamin. Alle Substanzen erwiesen sich bei den Tuben von Ratte ($n = 5$) und Schaf ($n = 2$) als inaktiv. Die Tube der Ratte ist allerdings nur etwa 0,3 mm dick und für unsere Versuche vielleicht zu schwach. In pharmakologischer Hinsicht war die Tube des Kaninchens der menschlichen Tube am ähnlichsten.

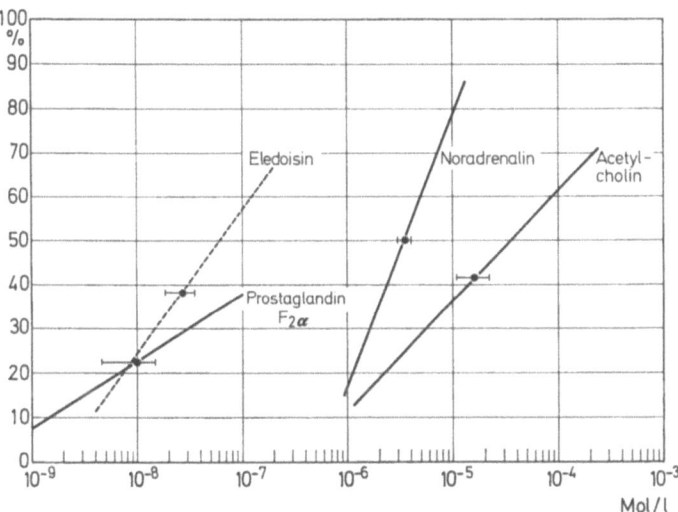

Abb. 5. Regressionsgeraden der auf die isolierte Tube des Kaninchens kontrahierend wirkenden Substanzen. In jede Gerade ist die ,,EC$_{50}$ nach ARIËNS'' aus Tab. 4 eingetragen. Abszisse (logarithmische Einteilung): Konzentration der Substanzen in Mol/l. Ordinate: Effekt in Prozent der durch Noradrenalin bewirkten Maximalkontraktion

Diskussion

Unsere Resultate zeigen, daß in der menschlichen Tube Receptoren für pharmakologisch aktive Substanzen biogener Natur mit stimulierender Wirkung vorkommen. Dies wäre eine Basis für eine humorale Stimulierung der Tube zur Zeit des Follikelsprungs. Die meisten von uns untersuchten Substanzen waren jedoch so schwach wirksam, daß sie keine physiologische Rolle spielen können. Dies gilt jedoch nicht für die Tachykinin-Peptide Substanz P, Eledoisin und Physalaemin, von denen die letzten beiden freilich Kaltblüter-Peptide sind. Die physiologische Stimulierung der Tube könnte demnach durch ein Peptid geschehen, das aus der Tube selbst oder dem Follikel kurz vor, während oder nach der Ovulation liberiert wird. Es ist denkbar, daß das aktive Peptid aus einer Vorstufe im Follikel entsteht und aus ihm freigesetzt wird, denn in der

Follikelflüssigkeit existieren Proteine (PERLOFF, SCHULZ, FARRIS u. BALIN, 1955) und Proteasen (JUNG u. HELD, 1959; REICHERT, 1962), kurz vor der Ovulation diffundiert bereits Flüssigkeit aus dem Follikel in die Bauchhöhle (ESPEY u. LIPNER, 1965), und zur Zeit des Follikelsprungs ist die Permeabilität der Blut-Follikelschranke erhöht (ZACHARIAE u. JENSEN, 1958). — Auch Prostaglandin $F_{2\alpha}$ hatte eine sehr hohe Affinität, die eine quantitative Basis für eine physiologische Funktion sein könnte. Die geringe intrinsic activity steht dem nicht entgegen, denn für eine physiologische Aufgabe dürfte hohe Affinität wichtiger sein als maximale Aktivität, und ferner ist die geringe Aktivität in unseren Versuchen vielleicht nur ein durch starke Tachyphylaxie bewirkter Artefakt (s. Abb. 4).

Die Wirksamkeit der Peptide war von der Struktur abhängig. Ein Vergleich der Aminosäure-Sequenzen (Tab. 5) zeigt Methionin als Gemeinsamkeit der aktiven Peptide, denn auch Substanz P enthält Methionin (MEINARDI u. CRAIG, 1966; ZUBER, 1966). Die Wichtigkeit des Methionins ergibt sich aus dem wesentlichen Unterschied zwischen Kallidin und Met-Lys-Bradykinin. Trotz sehr verschiedener Affinität hatten die vier ersten Peptide der Tab. 5 dieselbe Aktivität. Die Sequenz -Gly-Leu-Met-NH_2 ist also für die Aktivität optimal und kann deshalb auch in dem Substanz P-Molekül erwartet werden, dessen Struktur noch nicht bekannt ist. Die stark verminderte Affinität der beiden Eledoisin-Analoga deutet an, daß für den Grad der Affinität die Länge der Peptidkette wichtig sein könnte; nach WOOLLEY u. MERRIFIELD (1963) beruht die optimale biologische Wirksamkeit eines Peptid-Moleküls nicht nur auf einer bestimmten Aminosäure-Sequenz sondern auch auf einer optimalen Länge der Peptid-Kette. Demnach sollte das Substanz P-Molekül wegen seiner hohen Wirksamkeit in unseren Versuchen nicht nur die Sequenz -Gly-Leu-Met-NH_2 sondern auch eine Kettenlänge von mindestens elf Aminosäuren besitzen, was dem angenommenen Molekulargewicht 1650 etwa entsprechen würde.

Unsere Resultate rechtfertigen folgende Hypothese: Die menschliche Tube wird zur Zeit der Ovulation durch ein lokal auftretendes Peptid stimuliert, das pharmakologisch und chemisch zu den Tachykininen (Eledoisin, Physalaemin, Substanz P) gehört.

Diese Hypothese kann allerdings nicht auf alle Warmblüter ausgedehnt werden, denn nur die Tube des Kaninchens reagierte auf Eledoisin. Unerwartet und nicht erklärbar sind die großen qualitativen Speciesunterschiede (Tab. 4). Wenn demnach auch nur die Tube des Kaninchens Peptid-Receptoren besitzt, so verfügen die Tuben aller Tiere (vielleicht mit Ausnahme des Schafes), die wir untersuchten, über genügende Empfindlichkeit für andere biogene Substanzen mit pharmakologischer Aktivität, um eine humorale Regulierung der Tuben-

Tabelle 5. *Struktur der synthetischen Peptide, die an der menschlichen Tube angewandt wurden*

Sequenz	Peptid	aktiv?
H-Pyroglu-Pro-Ser-Lys-Asp-Ala-Phe-Ile-Gly-Leu-*Met*-NH$_2$	Eledoisin	ja
H-Gly-Ala-Phe-Val-Gly-Leu-*Met*-NH$_2$	Gly^5-Val^8-Eledoisin 5—11	ja
H-Gly-Ala-Phe-Leu-Gly-Leu-*Met*-NH$_2$	Gly^5-Leu^8-Eledoisin 5—11	ja
H-Pyroglu-Ala-Asp-Pro-Asp-Lys-Phe-Tyr-Gly-Leu-*Met*-NH$_2$	Physalaemin	ja
H-Arg-Pro-Pro-Gly-Phe-Ser-Pro-Phe-Arg-OH	Bradykinin	nein
H-Lys-Arg-Pro-Pro-Gly-Phe-Ser-Pro-Phe-Arg-OH	Kallidin	nein
H-*Met*-Lys-Arg-Pro-Pro-Gly-Phe-Ser-Pro-Phe-Arg-OH	Methionyl-Lysyl-Bradykinin	ja
H-Asp-Arg-Val-Tyr-Ile-His-Pro-Phe-OH	Angiotensin II	nein
H-Cys-Tyr-Ile-Glu-Asp-Cys-Pro-Leu-Gly-NH$_2$ NH$_2$ NH$_2$	Oxytocin	nein

funktion möglich erscheinen zu lassen. Allerdings ist es schwer vorstellbar, daß bei einer Funktion von solch fundamentaler Bedeutung derart erhebliche Speciesunterschiede herrschen sollten, wie man dies aus Tab. 4 schließen müßte.

Literatur

ARIËNS, E. J.: Molecular pharmacology I. New York: Academic Press 1964.
BALDAUF, J., u. G. ZETLER: Darmkontrahierende Hirnpeptide in Cortex und Subcortex. Naunyn-Schmiedebergs Arch. Pharmak. exp. Path. **260**, 242–253 (1968).
BERTACCINI, G., J. M. CEI, and V. ERSPAMER: Occurrence of physalaemin in extracts of the skin of physalaemus fuscumaculatus and its pharmacological actions on extravascular smooth muscle. Brit. J. Pharmacol. **25**, 363–379 (1965).
ERB, H., and R. WENNER: Influence of progesterone on motility of Fallopian tubes in menopause (in vitro experiments on human Fallopian tubes). In: Fertility and Sterility, pp. 286–289. Proceedings of the fifth world congress, June 16–22, 1966, Stockholm (Eds: B. WESTIN and N. WIQVIST). Amsterdam: Excerpta Medica Foundation 1967.
ERSPAMER, V., and A. ANASTASI: Polypeptides active on plain muscle in the amphibian skin. In: Hypotensive Peptides (E. G. ERDÖS, N. BACK, and F. SICUTERI, eds.) pp. 63–75. Berlin-Heidelberg-New York: Springer 1966.
ESPEY, L. L., and H. LIPNER: Enzyme-induced rupture of rabbit Graafian follicle. Amer. J. Physiol. **208**, 208–213 (1965).
EULER, U. S. VON, and R. ELIASSON: Prostaglandins. New York: Academic Press 1967.
HAWKINS, D. F.: Some pharmacological reactions of isolated rings of human Fallopian tube. Arch. int. Pharmacodyn. **152**, 474–478 (1964).
HORSTMANN, E., u. H.-E. STEGNER: Tube, Vagina und äußere weibliche Genitalorgane. In: Handb. d. mikrosk. Anat. d. Menschen, Bd. 7/IV, S. 1–211. Berlin-Heidelberg-New York: Springer 1966.
HORTON, E. W.: Biological activities of pure prostaglandins. Experientia (Basel) **21**, 113–118 (1965).
—, and I. H. M. MAIN: A comparison of the actions of prostaglandins $F_{2\alpha}$ and E_1 on smooth muscle. Brit. J. Pharmacol. **24**, 470–476 (1965).
INGELMAN-SUNDBERG, A., F. SANDBERG, and G. RYDÉN: Tubular muscular activity in vitro. In: Fertility and Sterility, pp. 211–213. Proceedings of the fifth world congress, June 16–22, 1966, Stockholm (Eds: B. WESTIN and N. WIQVIST). Amsterdam: Excerpta Medica Foundation 1967.
JUNG, G., u. H. HELD: Über Fermente in der Follikelflüssigkeit. Arch. Gynäk. **192**, 146–150 (1959).
LEMBECK, F., u. G. FISCHER: Gekreuzte Tachyphylaxie von Peptiden. Naunyn-Schmiedebergs Arch. Pharmak. exp. Path. **258**, 452–456 (1967).
—, u. K. STARKE: Substanz P und Speichelsekretion. Naunyn-Schmiedebergs Arch. Pharmak. exp. Path. **259**, 375–385 (1968).
LOWI, R. N. P.: Uterine tube physiology. Obstet. and Gynec. **16**, 322–326 (1960).
MASTROIANNI, L., JR.: The structure and function of the Fallopian tube. Clin. Obstet. Gynec. **5**, 781–790 (1962).
MEINARDI, H., and L. C. CRAIG: Studies on substance P. In: Hypotensive Peptides (E. G. ERDÖS, N. BACK, and F. SICUTERI, eds.), pp. 594–607. Berlin-Heidelberg-New-York: Springer-Verlag 1966.

PERLOFF, W. H., J. SCHULTZ, E. J. FARRIS, and H. BALIN: Some aspects of chemical nature of human ovarian Follicular fluid. Fertil. and Steril. **6**, 11—17 (1955).
REICHERT, L. E., JR.: Further studies on proteinases of the rat ovary. Endocrinology **71**, 838—839 (1962).
RORIE, D. K., and M. NEWTON: Response of isolated human fallopian tube to oxytocin: A preliminary report. Fertil. and Steril. **16**, 27—32 (1965).
ROSENBLUM, J., and A. A. STEIN: Autonomic responses of the circular muscles of the isolated human Fallopian tube. Amer. J. Physiol. **210**, 1127—1129 (1966).
SANDBERG, F., A. INGELMAN-SUNDBERG, L. LINDGREN, and G. RYDÉN: In vitro studies of the motility of the human Fallopian tube. Part I: The effects of acetylcholine, adrenaline, noradrenaline, and oxytocin on the spontaneous motility. Acta obstet. gynec. scand. **39**, 506—516 (1960).
— — and G. RYDÉN: The specific effect of prostaglandin on different parts of the human Fallopian tube. J. Obstet. Gynaec. Brit. Cwlth **70**, 130—134 (1963a).
— — — The effect of prostaglandin E_1 on the human uterus and the Fallopian tubes in vitro. Acta obstet. gynec. scand. **42**, 269—278 (1963b).
— — — The effect of prostaglandin $F_{1\alpha}$, $F_{1\beta}$, $F_{2\alpha}$, and $F_{2\beta}$, on the human uterus and the Fallopian tubes in vitro. Acta obstet. gynec. scand. **44**, 585—594 (1965).
— — — The effect of prostaglandins E_1, E_2, E_3, $F_{1\alpha}$, $F_{1\beta}$, $F_{2\alpha}$, and $F_{2\beta}$ on the human uterus and the Fallopian tube. In: Fertility and Sterility, pp. 675—677. Proceedings of the fifth world congress, June 16—22, 1966, Stockholm (Eds: B. WESTIN, and N. WIQVIST), Amsterdam: Excerpta Medica Foundation 1967.
SCHRÖDER, E., u. K. LÜBKE: Über Peptidsynthesen. C-terminale Teilsequenzen des Eledoisins und eledoisinanaloger Verbindungen. Experientia (Basel) **20**, 19—21 (1964).
VOGLER, K., W. HAEFELY, A. HÜRLIMANN, R. O. STUDER, W. LERGIER, R. STRÄSSLE, and K. H. BERNEIS: A new purification procedure and biological properties of substance P. Ann. N. Y. Acad. Sci. **104**, 378—389 (1963).
WOOLLEY, D. W., and R. B. MERRIFIELD: Anomalies of the structural specificity of peptides. Ann. N. Y. Acad. Sci. **104**, 161—171 (1963).
ZACHARIAE, F., and C. E. JENSEN: Studies on the mechanism of ovulation: Permeability of the blood-liquor barrier. Acta endocr. (Kbh.) **27**, 339—342 (1958).
ZETLER, G., u. J. BALDAUF: Chromatographische Analyse eines rohen Substanz P-Präparates. Naunyn-Schmiedebergs Arch. Pharmak. exp. Path. **256**, 86—98 (1967).
ZUBER, H.: Purification of substance P. In: Hypotensive Peptides (E. G. ERDÖS, N. BACK, and F. SICUTERI, eds.) pp. 584—593. Berlin-Heidelberg-New York: Springer 1966.

Prof. Dr. G. ZETLER
Institut für Pharmakologie
der Medizinischen Akademie Lübeck
2400 Lübeck
Ratzeburger Allee 160

Wirkung von Testosteron und einem Anti-Androgen (Cyproteronacetat) auf die Glucuronidbildung in der Rattenleber* **

B. KÜNZEL und B. MÜLLER-OERLINGHAUSEN

Pharmakologisches Institut der Universität Göttingen
(Direktor: Prof. Dr. L. LENDLE)

Eingegangen am 7. Oktober 1968

The Influence of Testosterone and an Anti-Androgen, Cyproterone Acetate, on Glucuronide Synthesis in Rat Liver Tissue

Summary. Glucuronide synthesis *in vitro* is much higher when male rat liver tissue is incubated instead of liver from female animals. This difference is caused by a larger supply of UDP-glucuronic acid in liver tissue of males, which corresponds with a higher activity of UDPG-dehydrogenase. A significant decrease of glucuronide synthesis is induced by castration of the male animals, this change being reversible by treatment of the castrated animals with testosterone. Injection of more than 100 μg testosterone propionate daily results in a slight decrease of glucuronide formation. Addition of testosterone *in vitro* (10^{-4} M) decreases the production of o-aminophenyl glucuronide during incubation to 50% of control values. The increase of glucuronide synthesis which has been induced by testosterone can *not* be inhibited by injection of Cyproterone acetate, which is a very potent anti-androgenic substance. On the other hand, Cyproterone acetate itself has a testosterone like activity, i.e. it stimulates the glucuronide synthesis when it has been given *in vivo* over 10 days.

Therefore, the observation, that Cyproterone does not impair the testosterone induced increase of glucuronide synthesis, can not give the answer to the question whether testosterone itself is responsible for the observed sex difference.

Key-Words: Anti-Androgen — Glucuronates — Liver — Sex Difference — Testosterone.

Zusammenfassung. Lebergewebe männlicher Ratten bildet in vitro mehr o-Aminophenylglucuronid als solches von weiblichen Tieren. Dieser Unterschied ist bedingt durch ein höheres Angebot an UDP-Glucuronsäure in der Leber, was durch die verschieden hohe Aktivität der UDPG-Dehydrogenase bei männlichen und weiblichen Tieren erklärt werden kann. Kastration männlicher Ratten führt zur Verminderung der Glucuronidsynthese in vitro, die durch Testosteronbehandlung dosisabhängig wieder auf normale Werte gesteigert werden kann. Eine höhere Dosis als 100 μg täglich hemmt die Glucuronidsynthese. Zusatz von Testosteron in vitro (10^{-4} M) bewirkt eine 50%ige Hemmung. Das Anti-Androgen, Cypro-

---

* Unserem verehrten Lehrer, Herrn Prof. Dr. LUDWIG LENDLE zum 70. Geburtstag gewidmet.

** Über einen Teil der Ergebnisse wurde auf der 9. Frühjahrstagung der Deutschen Pharmakologischen Gesellschaft in Mainz, 1968, kurz berichtet.

teronacetat, vermag die durch Testosteron bewirkte Steigerung der Glucuronid synthese *nicht* zu hemmen. Andererseits führt Cyproteronacetat selbst zu einer vermehrten Glucuronidbildung, wirkt also in diesem Falle selber „testosteronähnlich". Deshalb ist es nicht möglich, durch Anwendung dieses Anti-Androgens die Frage zu klären, ob Testosteron selbst für die beobachtete Geschlechtsdifferenz verantwortlich ist.

Schlüsselwörter: Anti-Androgen — Geschlechtsdifferenz — Glucuronidbildung — Leber — Testosteron.

Männliche und weibliche Ratten unterscheiden sich auffällig hinsichtlich ihrer Empfindlichkeit gegenüber bestimmten Arzneimitteln. Dieser Befund wurde vor über 30 Jahren anhand der unterschiedlichen Schlafzeit nach Gabe von Barbituraten erhoben (NICHOLAS and BARRON, 1932; HOLCK and KANAN, 1935). Der beobachtete Geschlechtsunterschied hat seinen Grund nicht etwa in einer verschiedenen Empfindlichkeit des Zentralnervensystems, sondern in einer verschieden hohen Aktivität des oxidativen Arzneimittelabbaus bei männlichen und weiblichen Tieren (QUINN et al., 1954, 1958). Es hat sich in der Folgezeit gezeigt, daß nicht nur der oxidative Abbau von Barbituraten, sondern ebenso zahlreicher anderer Stoffe, die oxidativ, reduktiv oder hydrolytisch abgebaut werden, solche Geschlechtsunterschiede zeigt (vgl. die Übersicht bei LANGECKER, 1965). Weniger ist über Geschlechtsdifferenzen bei synthetischen Abbauwegen, wie etwa der Glucuronsäurekonjugation bekannt, dazu soll u. a. die vorliegende Arbeit einen Beitrag liefern.

Trotz der Fülle der vorliegenden Befunde ist jedoch die Frage nach der Ursache dieser Differenzen bis jetzt nicht befriedigend beantwortet worden. Zweifel an der These, daß Testosteron allein verantwortlich für die beobachteten Geschlechtsunterschiede ist, müßten schon dadurch geweckt werden, daß sich diese fast ausnahmslos nur bei der Ratte, und auch hier in ausgeprägter Weise nur bei bestimmten Stämmen finden, während sie bei anderen Species nicht beobachtet werden (KATO et al., 1962; BRODIE et al., 1958). Nun ist neuerdings durch die Entdeckung potenter Anti-Androgene die Möglichkeit gegeben, die Wirkung von Testosteron am Wirkort selbst auszuschalten. Wir haben deshalb bei unseren Untersuchungen über Geschlechtsdifferenzen bei der Glucuronidsynthese geprüft, ob und in welcher Weise das Anti-Androgen Cyproteronacetat (1,2α-Methylen-6-chlor-$\Delta^{4,6}$-pregnadien-17α-ol-3,20-dion-17α-acetat), das von NEUMANN u. Mitarb. ausführlich untersucht worden ist (NEUMANN et al., 1966, 1967a,b; ELGER et al., 1967), diese Reaktion zu beeinflussen vermag.

Methodik

Tiermaterial und Versuchsbedingungen. Es wurden männliche und weibliche Sprague-Dawley-Ratten (Züchter Fa. Schwenke, Nauheim) im Gewicht von 200 bis 220 g verwendet. Sie erhielten ein Standardfutter (Sniff®) und Leitungswasser ad libitum. Die Stalltemperatur betrug konstant 25°C. Alle Versuche wurden an gefütterten Tieren vorgenommen.

Die Kastration der männlichen Tiere wurde in Pentobarbitalnarkose ausgeführt. Als Kontrolltiere wurden ebenfalls einmal narkotisierte Tiere verwendet.

Cyproteron, Cyproteronacetat und Testosteronpropionat[1] wurden nach den Angaben von NEUMANN (1966b) in einer Mischung aus Ricinusöl und Benzylbenzoat 1:10 gelöst. Um Cyproteronacetat oder Cyproteron vollständig zu lösen, muß das Gemisch bis auf 80°C erhitzt werden, dies beeinträchtigt nicht Struktur und Wirkung der Substanz. Die Substanzen wurden den Tieren in 0,1 ml subcutan injiziert. Testosteron und Cyproteron(acetat) wurden, wenn sie zusammen injiziert werden sollten, in der gleichen Menge Lösungsmittel gelöst. Kontrolltiere bekamen das Lösungsmittel. Die Behandlung wurde jeweils 10 Tage durchgeführt, am 12. Tag wurden die Tiere in den Versuch genommen.

Für Versuche, bei denen die obengenannten Steroide in vitro zugesetzt wurden, verwandten wir als Lösungsmittel Äthanol, das durch kurzes Abdunsten bei 60°C aus den Inkubationsgefäßen wieder entfernt wurde.

Bestimmung der Prostata- und Samenblasengewichte. Prostata und Samenblase wurden nach Tötung der Tiere zusammen mit der Harnblase als ein Paket herausgenommen und 24 Std in Bouinscher Lösung (ROMÉIS, 1948) fixiert. Danach wurden die beiden ventralen Prostatalappen vom ventralen Blasenhals stumpf abpräpariert, aus ihrer Kapsel geschält, kurz abgetupft und zusammen auf der Torsionswaage gewogen. Die beiden Samenblasen wurden ebenfalls stumpf aus dem dorsalen Prostatateil herauspräpariert, vom umhüllenden Bindegewebe befreit und gewogen.

Die Bestimmung der o-Aminophenolglucuronidbildung durch inkubiertes Lebergewebe wurde, wie früher beschrieben, durchgeführt (MÜLLER-OERLINGHAUSEN et al., 1967; 1968a,b). 0,1 ml des durch ein Plastiksieb gepreßten Lebergewebes wurde in dieser Form bei der Inkubation eingesetzt.

Lediglich bei denjenigen Versuchen, in denen wir die Wirkung von in vitro zugesetzten Substanzen prüften, verwandten wir Leberhomogenate, die aus dem beschriebenen Leberbrei nach Suspension 1:10 in 0,154 M eiskalter KCl-Lösung in einem Potter-Elvehjem-Homogenisator mit ganz locker eingepaßtem Glasstempel hergestellt wurden.

Die Messung der Aktivität der UDPG-Dehydrogenase erfolgte ebenfalls wie früher beschrieben (a.a.O.).

Die Bestimmung des *UDPGA-Gehaltes* im hitzedenaturierten Leberextrakt wurde nach zwei verschiedenen Methoden durchgeführt. Methode I wurde in früheren Arbeiten beschrieben (a.a.O.) und erlaubt nur eine relative Schätzung des Gehaltes an UDPGA anhand der pro ml Extrakt gebildeten Menge an o-Aminophenolglucuronid nach Inkubation zusammen mit einer Suspension der mikrosomalen Fraktion von Meerschweinchenleber.

Methode II wurde kürzlich von WONG u. SOURKES (1967) angegeben. Dabei wird der hitzedenaturierte Leberextrakt zusammen mit Harmolhydrobromid und einer Transferase-haltigen Mikrosomensuspension inkubiert, und nach dünnschichtchromatographischer Trennung das entstandene Harmolglucuronid fluorometrisch bestimmt. Bei Mitführung eines Standards von UDPGA[2] in mehreren Konzentrationen gestattet diese Methode die Angabe von Absolutmengen UDPGA im gekochten Extrakt. Wir gingen im wesentlichen nach den Angaben von WONG u.

---

[1] Wir danken Herrn Dr. F. NEUMANN, Schering AG, Berlin, für die freundliche Überlassung der Substanzen.

[2] Wir danken Herrn Dr. F. H. SCHMIDT, Biochemische Abteilung der Fa. C. F. Boehringer & Soehne, Mannheim, für die großzügige Überlassung entsprechender Versuchsmengen.

SOURKES vor, mit folgenden Modifikationen: Die Harmolkonzentration im Inkubationsmedium wurde auf 0,5 mM erhöht (Harmolhydrobromid, Fa. Fluka); dies erwies sich als notwendig, da unsere Transferasepräparation offensichtlich sehr viel aktiver war, als die von den genannten Autoren benutzte. Zur Herstellung der Transferasepräparation wurde Lebergewebe von Meerschweinchen schnell durch eine PVC-Presse gedrückt, mit 0,154 M KCl 1:4 aufgerührt, 20 min bei 15000 × g und 0°C zentrifugiert. Die mikrosomale Fraktion im Überstand wurde bei 100000 × g, 90 min bei 0°C zentrifugiert, einmal mit 0,154 M KCl gewaschen, dann in wenig Aqua bidest. 30 min bei 0°C gerührt, anschließend mit einem Potter-Elvehjem-Homogenisator mit Teflonstempel bei niedrigen Drehzahlen noch feiner suspendiert. In einem Aliquot wurde nach der modifizierten Methode von LOWRY (RIEDER, 1966) der Proteingehalt bestimmt, die Suspension auf 12 mg Protein/ml eingestellt, in kleinen Portionen eingefroren und bei −15°C bis zu 4 Wochen aufbewahrt. Kurz vor dem Versuch wurde die Suspension vorsichtig aufgetaut, 1:1 verdünnt, anschließend mit dem Sonifier (Branson) auf Stufe 2 zweimal je 1 sec ultrabeschallt und sofort einpipettiert. Je 0,1 ml/ml Inkubationsmedium wurden eingesetzt. Zur besseren Solubilisierung setzten wir dem Medium je 0,1 ml einer 0,2%igen Triton X-Lösung zu (Triton X, pract. Fa. Serva, Heidelberg), entsprechend den Angaben von LUEDERS u. KUFF (1967).

Die *Ergebnisse* werden angegeben als $\bar{x} \pm s_{\bar{x}}$. Die Berechnung der Signifikanz erfolgte mit dem Student-Test.

Ergebnisse

Inkubiert man Lebergewebe von Ratten zusammen mit einem geeigneten Acceptor, z.B. o-Aminophenol, so zeigt sich, daß bei Verwendung männlicher Tiere ca. 80% mehr o-Aminophenolglucuronid (oAP-Gluc.) in vitro gebildet wird, als bei Versuchen mit weiblichen Tieren. Da die Aktivität der mikrosomalen UDP-Glucuronyltransferase nicht limitierend für die Glucuronidsynthese ist, muß dieser Befund seinen Grund in einem verschieden hohen Angebot an aktivierter Glucuronsäure (UDP-Glucuronsäure = UDPGA) haben. Dafür spricht auch, daß der Zusatz einer Mikrosomensuspension, die aus Lebergewebe männlicher Tiere hergestellt wurde und ca. 143 bzw. 286 mg Leberfrischgewicht entsprach, zu einem Inkubationsansatz mit Lebergewebe weiblicher Tiere die Ausbeute an o-Aminophenolglucuronid nicht erhöhte. Der Gehalt an UDPGA im hitzedenaturierten Leberextrakt ist dagegen, wie die Tab.1 zeigt, bei Männchen und Weibchen signifikant verschieden. Dieser Befund erklärt sich, wenn man die Aktivität der UDPG-Dehydrogenase betrachtet, unter deren Wirkung UDP-Glucose zu UDP-Glucuronsäure oxidiert wird; sie ist im 100000 × g-Überstand von Lebergewebe männlicher Tiere signifikant höher, verglichen mit den bei weiblichen Tieren erhaltenen Werten[3]. Werden die männlichen Tiere kastriert, so bildet deren Lebergewebe, 12 Tage nach der Operation, bedeutend weniger o-Aminophenolglucuronid; die Syntheserate ist derjenigen von weiblichen Tieren angenähert. 10tägige Gabe von Testosteron erhöht dosisabhängig

---

[3] Diese Befunde wurden gesondert als kurze Mitteilung veröffentlicht (MÜLLER-OERLINGHAUSEN u. KÜNZEL, 1968).

Tabelle 1. *Geschlechtsdifferenzen der o-Aminophenol-Glucuronidbildung, der Aktivität der UDPG-Dehydrogenase und des UDPGA-Gehalts in der Leber*
($\bar{x} \pm s_{\bar{x}}$, (n) = Tierzahl)

	Männchen	Weibchen	P
oAP-Glucuronidbildung µg/g Tr.-Gew.	354,6 ± 8,81 (21)	198,2 ± 7,11 (23)	< 0,0005
UDPG-Dehydrogenase nM UDPG/mg N_2 · min	16,02 ± 0,97 (8)	11,17 ± 0,57 (8)	< 0,0005
UDPGA im Lebergewebe I. µg oAP-Glucuronid/ml Extrakt	29,51 ± 1,05 (5)	21,56 ± 1,62 (7)	< 0,0025
II. nM UDPGA/g Fr.-Gew.	272,3 ± 22,4 (4)	196,2 ± 3,87 (4)	< 0,025

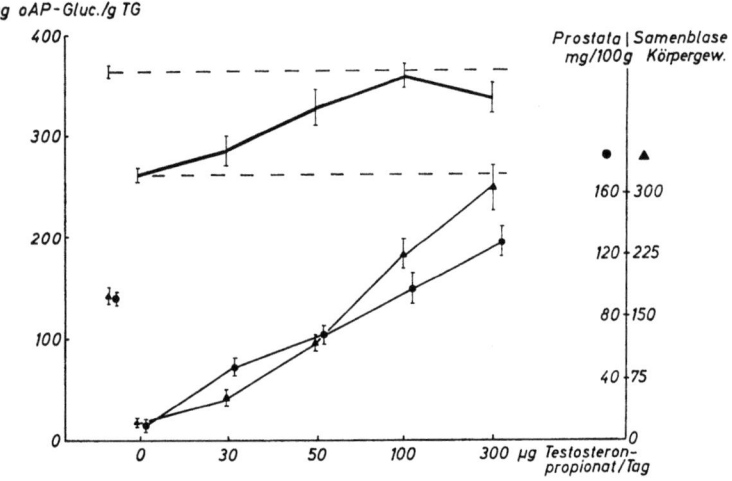

Abb. 1. Die Wirkung einer zehntägigen Behandlung kastrierter männlicher Ratten mit verschiedenen Dosen von Testosteronpropionat. Obere Kurve: Bildung von o-Aminophenolglucuronid. Die obere gestrichelte Linie gibt den bei Normaltieren, die untere den bei kastrierten Tieren ohne Behandlung gefundenen Wert an. Untere Kurve: Verhalten der Prostata- und Samenblasengewichte. Die beiden einzelnen, nicht verbundenen Werte gelten für normale, unbehandelte Tiere ($\bar{x} \pm s_{\bar{x}}$)

die Glucuronidsynthese bis auf Normalwerte, während höhere Dosen als 100 µg täglich zu keiner weiteren Steigerung, sondern zu einer Abnahme der Glucuronidbildung führen (Abb. 1).

Injiziert man nun kastrierten männlichen Tieren zusammen mit dem Testosteron und über den gleichen Zeitraum die 10—20fache Menge, d. h. 1 mg täglich Cyproteronacetat, so wird, wie die Tab. 2 zeigt, der Effekt des Testosterons am kastrierten Tier dadurch nicht aufgehoben.

Tabelle 2. *Wirkung von Cyproteronacetat (zehntägige Behandlung mit täglich 1 bzw. 3 mg) auf die durch Testosteron bei kastrierten männlichen Ratten gesteigerte Glucuronidsynthese ($\bar{x} \pm s_{\bar{x}}$, (n) = Tierzahl). Die Signifikanzprüfung, somit das angegebene „p" bezieht sich nur auf die Glucuronidbildung, nicht auf Samenblasen- und Prostatagewicht. Geprüft wurde jeweils gegen die Gruppe, die allein mit der entsprechenden Testosterondosis behandelt worden war*

Behandlung	oAP-Gluc. µg/g Tr.-Gew.	Prostata mg/100 g K.-Gew.	Samenblase mg/100 g K.-Gew.	p
50 µg Testosteron	327,7 ± 17,9 (8)	68,5 ± 5,2 (8)	114,8 ± 7,8 (8)	
100 µg Testosteron	359,4 ± 12,8 (7)	98,4 ± 9,9 (8)	225,1 ± 20,1 (8)	
50 µg Testosteron +1 mg Cyprot.acet.	331,5 ± 17,4 (8)	30,6 ± 4,3 (8)	32,9 ± 3,2 (8)	n.s.
100 µg Testosteron +1 mg Cyprot.acet.	363,0 ± 15,3 (8)	40,9 ± 4,8 (8)	48,4 ± 5,8 (8)	n.s.
50 µg Testosteron +3 mg Cyprot.acet.	344,0 ± 4,5 (6)	31,3 ± 2,8 (6)	29,0 ± 2,4 (6)	n.s.
100 µg Testosteron +3 mg Cyprot-acet.	358,1 ± 6,9 (6)	42,8 ± 3,3 (6)	32,2 ± 4,0 (6)	n.s.

Auch eine dreifach höhere Dosis von Cyproteronacetat hat keinen Effekt auf die durch Testosteron bewirkte Steigerung der Glucuronidsynthese. Daß andererseits Cyproteronacetat bei diesen Tieren anti-androgen wirksam ist, zeigt sich dagegen deutlich an der Verminderung des Samenblasen- und Prostatawachstums, verglichen mit den nur mit Testosteron behandelten kastrierten Tieren. An diesem Parameter gemessen, blockiert also Cyproteronacetat die Testosteronwirkung vollkommen.

Angesichts dieses Ergebnisses mußte geprüft werden, welche Wirkung Cyproteronacetat allein am intakten oder kastrierten Tier besitzt. Wie die Tab. 3 verdeutlicht, besitzt Cyproteronacetat selbst einen fördernden Einfluß auf die Glucuronidsynthese in vitro, wenn man es ohne gleichzeitige Gabe von Testosteron kastrierten Tieren 10 Tage lang injiziert. Bei intakten männlichen Tieren findet sich kein nennenswerter Effekt. Samenblasen- und Prostatagewicht dagegen werden bei kastrierten Tieren nicht weiter verändert, bei den intakten Tieren dagegen dosisabhängig gesenkt.

Da vom Cyproteronacetat bekannt ist (WIECHERT et al., 1967), daß es zusätzlich zu seinen anti-androgenen auch starke gestagene Eigenschaften besitzt, wurde in einer weiteren Versuchsreihe der Einfluß des seltener verwandten, nicht veresterten Alkohols (Cyproteron) geprüft, der

Tabelle 3. *Die Wirkung von Cyproteronacetat (zehntägige Behandlung mit täglich 1 bzw. 3 mg) auf die Glucuronidbildung bei kastrierten und intakten, nicht mit Testosteron behandelten männlichen Ratten ($\bar{x} \pm s_{\bar{x}}$, (n) = Tierzahl). Zur Signifikanzprüfung vgl. Legende zu Tab. 2. Geprüft wurde jeweils gegen die entsprechende Gruppe ohne Behandlung mit Cyproteronacetat*

Behandlung	oAP-Gluc. µg/g Tr.-Gew.	Prostata mg/100 g K.-Gew.	Samenblase mg/100 g K.-Gew.	p
Kastriert	262,2 ± 6,9 (23)	10,6 ± 0,6 (23)	22,6 ± 1,5 (23)	
Kastriert + 1 mg Cyprot.acet.	370,6 ± 15,1 (8)	11,2 ± 1,1 (8)	31,8 ± 2,2 (8)	< 0,0005
Kastriert + 3 mg Cyprot.acet.	359,0 ± 11,9 (8)	11,9 ± 0,9 (8)	23,6 ± 2,3 (8)	< 0,0005
Normal	365,8 ± 6,1 (23)	91,9 ± 4,0 (23)	177,6 ± 9,1 (23)	
Normal + 1 mg Cyprot.acet.	422,3 ± 24,1 (8)	75,9 ± 6,7 (8)	132,8 ± 17,0 (8)	< 0,05
Normal + 3 mg Cyprot.acet.	373,2 ± 20,6 (8)	62,0 ± 3,7 (8)	90,0 ± 7,9 (8)	n.s.

Tabelle 4. *Die Wirkung von unverestertem Cyproteron (zehntägige Behandlung mit 5 mg täglich) auf die Glucuronidbildung bei kastrierten, sowie bei kastrierten und mit Testosteron behandelten Ratten ($\bar{x} \pm s_{\bar{x}}$, (n) = Tierzahl). Zur Signifikanzprüfung vgl. Legende zu Tab. 2 und 3*

Behandlung	oAP-Gluc. µg/g Tr.-Gew.	Prostata mg/100 g K.-Gew.	Samenblase mg/100 g K.-Gew.	p
Kastriert	262,2 ± 6,9 (23)	10,6 ± 0,6 (23)	22,6 ± 1,5 (23)	
Kastriert + 5 mg Cyproteron	274,8 ± 10,0 (6)	10,7 ± 1,0 (6)	19,4 ± 1,2 (6)	n.s.
50 µg Testosteron	327,7 ± 17,9 (8)	68,5 ± 5,2 (8)	114,8 ± 7,8 (8)	
50 µg Testosteron + 5 mg Cyproteron	289,0 ± 5,6 (6)	58,0 ± 4,5 (6)	76,6 ± 11,1 (6)	< 0,05
100 µg Testosteron	359,4 ± 12,8 (7)	98,4 ± 9,9 (8)	225,1 ± 20,1 (8)	
100 µg Testosteron + 5 mg Cyproteron	328,1 ± 7,9 (6)	78,7 ± 5,3 (6)	160,2 ± 16,9 (6)	< 0,05

im Gegensatz zum Cyproteronacetat nur anti-androgen, nicht aber gestagen wirksam sein soll. Da Cyproteron eine flachere Dosiswirkungskurve besitzt als das Acetat, wurde es in einer höheren Dosierung von 5 mg täglich gegeben. Noch höhere Dosen sicher zu applizieren, war wegen der schweren Löslichkeit des Stoffes nicht möglich. Wie die Tab. 4 zeigt, unterscheidet sich der freie Alkohol in seiner Wirkung auf die Glucuronidsynthese vom Cyproteronacetat. Er steigert beim kastrierten, nicht mit Testosteron behandelten Tier die Glucuronidsynthese nicht, bewirkt aber eine geringe Hemmung der Konjugation bei den mit 50 bzw. 100 µg Testosteron behandelten Tieren um 12 bzw. 9%. Der hemmende Einfluß auf die

Tabelle 5. *Beeinflussung der o-Aminophenolglucuronidbildung durch in vitro zugesetztes Testosteron, Cyproteron und Cyproteronacetat ($\bar{x} \pm s_{\bar{x}}$, n = Anzahl der Inkubationen)*

	oAP-Glucuronid µg/g Fr.-Gew.	n	p
Kontrolle	108,5 ± 4,74	12	
Testosteron			
10^{-4} M	57,7 ± 1,5	8	< 0,0005
10^{-3} M	52,1 ± 2,7	8	< 0,0005
Cyproteron			
10^{-4} M	114,5 ± 6,2	8	n.s.
10^{-3} M	106,4 ± 3,7	10	n.s.
Cyproteronacetat			
10^{-4} M	108,4 ± 6,2	8	n.s.
10^{-3} M	98,3 ± 5,1	10	n.s.

Samenblasen- und Prostatagewichte ist deutlich schwächer als in den Versuchen mit Cyproteronacetat, obwohl die verwandte Dosis fünffach höher war.

Werden Cyproteronacetat oder Cyproteron in vitro einem Inkubationsansatz mit Lebergewebe zugesetzt, so haben sie keinen Einfluß auf die Glucuronidsynthese. Sie unterscheiden sich damit deutlich vom Testosteron, das bereits in einer Dosierung von 10^{-4} M zu einer 50%igen Hemmung führt, die durch eine höhere Konzentration nicht weiter gesteigert werden kann. Bei diesen Versuchen wurde die Leber als Homogenat zugesetzt, um eine bessere Verteilung und Bindung der schwer löslichen Steroide zu erreichen.

Diskussion

Über Geschlechtsdifferenzen bei der Konjugationsreaktion mit Glucuronsäure ist bis jetzt wenig bekannt. INSCOE u. AXELROD fanden 1960, daß die Aktivität der UDP-Glucuronyltransferase, entsprechend anderen mikrosomalen Enzymen, im Lebergewebe männlicher Sprague-Dawley-Ratten erhöht ist, und daß sie durch Kastration dieser Tiere auf etwa die bei Weibchen gefundenen Werte gesenkt wird. HARTIALA u. PULKKINEN (1964) fanden, allerdings bei Wistar-Ratten in verschiedenen Organen keinen Unterschied in der Glucuronidbildung bei Männchen und Weibchen.

Die vorstehenden Ergebnisse zeigen, daß auch das Angebot an aktivierter Glucuronsäure (UDPGA), das zumindest in vitro das Ausmaß der Glucuronidsynthese bestimmt (MÜLLER-OERLINGHAUSEN et al., 1968, 1969), eine Geschlechtsdifferenz aufweist.

Männliche Sprague-Dawley-Ratten bilden mehr UDPGA als weibliche Tiere, da im Lebergewebe dieser Tiere die Aktivität der UDPG-Dehydrogenase, die kein mikrosomales, sondern ein lösliches Enzym darstellt, erhöht ist. Dementsprechend findet sich auch bei Inkubation von Lebergewebe dieser Tiere in vitro eine erhöhte Ausbeute an Glucuronid, wenn man einen geeigneten phenolischen Acceptor zusetzt.

Die Tatsache, daß Cyproteronacetat, das nach den Untersuchungen von NEUMANN et al., (1967a, b) zumindest alle „androgenen" Wirkungen von Testosteron kompetitiv zu hemmen vermag, die durch Testosteron bewirkte Steigerung der Glucuronidsynthese nicht beeinflußt, wurde von uns zunächst als weiterer Hinweis dafür aufgefaßt, daß Testosteron selbst für die beobachteten Geschlechtsdifferenzen nicht verantwortlich sein kann (REMMER, 1962). Dabei muß darauf hingewiesen werden, daß die in unseren Versuchen applizierte Testosterondosis quasi physiologisch war, d. h. der bei kastrierten Tieren notwendigen Substitutionsdosis, wie sie in Vorversuchen ermittelt worden war, entsprach. FADIAL et al. (1966) geben hierfür 23—46 µg/100 g Körpergewicht an. Höhere Dosen, wie sie von manchen Autoren angegeben werden (QUINN, 1958; KATO, 1962), zu verwenden, ist schon deshalb nicht sinnvoll, da sie in vivo und in vitro die Glucuronsäurekonjugation hemmen, was in Übereinstimmung mit den von HSIA et al. (1963) erhobenen Befunden steht.

Die anti-androgene Wirkung zeigt sich auch in unseren Versuchen deutlich am verminderten Wachstum von Samenblase und Prostata. Auf die Glucuronidsynthese jedoch wirkt Cyproteronacetat selbst „testosteronähnlich" — es führt bei kastrierten Tieren zu einer vermehrten Glucuronidsynthese in vitro. Dieser überraschende Befund schränkt die Aussagekraft unserer Ergebnisse, soweit sie das Problem der Spezifität des Testosteroneffektes betreffen, ein; denn es wäre denkbar, daß Cyproteronacetat eine dissoziierte Wirkung auf die gleiche Reaktion besitzt, d. h., daß es einerseits als Steroid unspezifisch induzierend und als Anti-Androgen über die Blockade des Testosterons hemmend wirkt, so daß sich im Endeffekt diese beiden Wirkungen gegenseitig aufheben. Der freie Alkohol scheint diese induzierende Wirkung nicht zu besitzen, er ist aber auch als Anti-Androgen schwächer wirksam.

Von HOFFMANN et al. (1968) wurde beschrieben, daß die Aktivität der Glucuronyltransferase, gemessen an der Bildung von Testosteronglucuronid, durch Cyproteronacetat vermindert wird. Wenn man das ungeklärte Problem der Substratspezifität der UDP-Glucuronyltransferase einmal außer acht läßt (vgl. hierzu DUTTON, 1966) und annimmt, daß o-Aminophenolglucuronid und Testosteron durch die gleiche Transferase konjugiert werden, so wäre dieser Befund als ein indirekter Beweis dafür aufzufassen, daß die Transferaseaktivität in unseren Versuchen keine Rolle spielt. Ob die Hemmung der β-Glucuronidaseaktivität, wie sie an der Mäuseniere unter Cyproteronacetat beobachtet wurde (NEUMANN, 1967b), auch in der Rattenleber eintritt, wissen wir nicht. Für die Deutung unserer Ergebnisse würde dies auch keine Bedeutung haben, da die Aktivität dieses Enzyms die Bildung von o-Aminophenolglucuronid in vitro nicht beeinflußt (KARUNAIRATNAM et al., 1949). Von Cyproteron wurde berichtet, daß es die Aktivität verschiedener Enzyme, die Geschlechtsdifferenzen aufweisen, hemmt; außer den genannten Beispielen wurde dies für den Fall der renalen Indoxylesterase und alkalischen Phosphatase beschrieben (NEUMANN et al., 1967b). Dagegen fand HEMPEL (1968) in Parallele zu unseren Befunden, daß sich der Barbituratabbau bei männlichen Ratten, gemessen an der Schlafzeit, unter der Wirkung von Cyproteronacetat nicht verlangsamt, sondern daß es im Gegenteil zu einer Verkürzung der Schlafzeit und zu einer erhöhten Metabolisierungsrate von Glykodiazin, einem oralen Antidiabeticum, kommt.

Das Anti-Androgen Cyproteronacetat hemmt also nicht in jedem Falle Stoffwechselreaktionen, deren Aktivität bei männlichen Ratten höher ist als bei weiblichen Tieren. Es kann vielmehr selbst auch induzierend wirken, was bei einer eventuellen klinischen Anwendung unter Umständen von Interesse sein könnte.

Literatur

BRODIE, B. B., J. R. GILLETTE, and B. N. LADU: Enzymatic metabolism of drugs and other foreign compounds. Ann. Rev. Biochem. **27**, 427 (1958).

DUTTON, G. J.: The biosynthesis of glucuronides, in: Glucuronic acid, free and combined, ed. G. J. DUTTON. New York-London: Academic Press 1966.

ELGER, W., R. v. BERSWORDT-WALLRABE u. F. NEUMANN: Der Einfluß von Anti-Androgenen auf androgenabhängige Vorgänge im Organismus. Naturwissenschaften **21**, 549 (1967).

FADIAL, J. B., M. J. FREGLY, and J. A. STRAW: Requirement of castrated male rats for testosterone propionate. Tex. Rep. Biol. Med. **25**, 251 (1967).

HARTIALA, K. J. W., and M. O. PULKKINEN: Studies of the possible role of sex hormones on the change in conjugation capacity at various ages in rat. I. Comparison of total glucuronide conjugation, UDPGA-transferase and β-glucuronidase activity in growing rats. Ann. Acad. Sci. fenn. V. Med. **106/12**, 3 (1964).

HEMPEL, R.: Zur hormonellen Beeinflussung des Hexobarbitalschlafs der Ratte. Naunyn-Schmiedebergs Arch. Pharmak. exp. Path. **259**, 413 (1968).

HOFFMANN, W., H. BREUER u. F. NEUMANN: Wirkung einer Behandlung mit einem Anti-Androgen (Cyproteron) auf die Aktivitäten von Steroidenzymen bei der Ratte. Arzneimittel-Forsch. **18**, 586 (1968).

HOLCK, H. G. O., and M. A. KANAN: Sex difference in white rat in tolerance to certain barbiturates. Proc. Soc. exp. Biol. (N.Y.) **32**, 700 (1935).

HSIA, D. Y. Y., S. RIABOV, and R. M. DOWBEN: Inhibition of glucuronyltransferase by steroid hormones. Arch. Biochem. **103**, 181 (1963).

INSCOE, J. K., and J. AXELROD: Some factors affecting glucuronide formation in vitro. J. Pharmacol. exp. Ther. **129**, 128 (1960).

KARUNAIRATNAM, M. C., L. M. H. KERR, and S. A. LEVVY: The glucuronide-synthesizing system in the mouse and its relationship to β-glucuronidase. Biochem. J. **45**, 496 (1949).

KATO, R., E. CHIESARA, and G. FRONTINO: Influence of sex difference on the pharmacological action and metabolism of some drugs. Biochem. Pharmacol. **11**, 221 (1962).

LANGECKER, H.: Geschlechtsdifferenzen bei pharmakologischen Reaktionen und ihre Beziehung zu Abbauvorgängen. Berl. Med. **16**, 258 (1965).

LUEDERS, K. K. and E. L. KUFF: Spontaneous and detergent activation of a glucuronyltransferase in vitro. Arch. Biochem. Biophys. **120**, 198 (1967).

MÜLLER-OERLINGHAUSEN, B., A. HASSELBLATT, and R. JAHNS: Impaired hepatic synthesis of glucuronic acid conjugates in diabetic rats. Life Sci. **6**, 1529 (1967).

— Vermehrte Bildung von Bilirubinglucuronid in der Leber während der Insulin- und Sulfonylharnstoff-Hypoglykämie. Naunyn-Schmiedebergs Arch. Pharmak. exp. Path. **260**, 254 (1968).

— R. JAHNS u. A. HASSELBLATT: Die Wirkung von Tolbutamid auf Blutglucose und Glucuronsäurekonjugation im Lebergewebe normaler und adrenalektomierter Mäuse. Naunyn-Schmiedebergs Arch. Pharmak. exp. Path. **262**, 17 (1969).

—, and B. KÜNZEL: Sex differences in the activity of rat liver UDPG-Dehydrogenase. Life Sci. **7**, 1129 (1968).

NEUMANN, F.: Auftreten von Kastrationszellen im Hypophysenvorderlappen männlicher Ratten nach Behandlung mit einem Antiandrogen. Acta endocr. (Kbh.) **53**, 53 (1966).

— W. ELGER u. R. v. BERSWORDT-WALLRABE: Intersexualität männlicher Feten und Hemmung Androgen-abhängiger Funktionen bei erwachsenen Tieren durch Testosteronblocker. Dtsch. med. Wschr. **92**, 360 (1967a).

— — — u. M. KRAMER: Beeinflussung der Regelmechanismen des Hypophysenzwischenhirnsystems von Ratten durch einen Testosteron-Antagonisten, Cyproteron (1,2α-Methylen-6-chlor-$\Delta^{4,6}$-pregnadien-17α-ol-3,20-dion). Naunyn-Schmiedebergs Arch. Pharmak. exp. Path. **255**, 221 (1966).

— R. v. BERSWORDT-WALLRABE, W. ELGER u. H. STEINBECK: Hormonhemmer-Untersuchungen mit Testosteronantagonisten. 18.Kolloquium der Gesellschaft für physiol. Chem., April 1967 (b) in Mosbach/Baden. Berlin-Heidelberg-New York: Springer 1967.

NICHOLAS, J. S., and D. H. BARRON: The use of sodium Amytal in the production of anaesthesia in the rat. J. Pharmacol. exp. Ther. **46**, 125 (1932).

QUINN, G. P., J. AXELROD, and B. B. BRODIE: Species and sex differences in metabolism and duration of action of hexobarbital (Evipal). Fed. Proc. **13**, 395 (1954).

— — — Species, strain and sex differences in metabolism of hexobarbital, amidopyrine, antipyrine and anilin. Biochem. Pharmacol. **1**, 152 (1958).

REMMER, H.: Hemmung und Steigerung mikrosomaler Oxydationen durch körpereigene und körperfremde Stoffe. Gemeinsame Tagung der Deutschen Gesellschaft für physiol. Chemie und der österr. Biochem. Gesellschaft, Wien 1962.
RIEDER, H. P.: Eine neue Modifikation der Cu-Folin-Methode zur Bestimmung des Totalproteins im Liquor cerebrospinalis. Klin. Wschr. **44**, 1036 (1966).
ROMEIS, B.: Mikroskopische Technik. München: R. Oldenbourg 1948.
WIECHERT, R., H. STEINBECK, W. ELGER u. F. NEUMANN: Wirkungen und Struktur neuer antiandrogener Steroide. Arzneimittel-Forsch. **17**, 1103 (1967).
WONG, K. P., and T. L. SOURKES: Determination of UDPG and UDPGA in tissues. Analyt. Biochem. **21**, 444 (1967).

Dr. B. MÜLLER-OERLINGHAUSEN
Pharmakol. Institut der Universität
3400 Göttingen, Geiststr. 9

Entstehung von SRS-C in der durchströmten Meerschweinchenlunge durch Phospholipase A

Identifizierung mit Prostaglandin*

W. Vogt, U. Meyer, H. Kunze, E. Lufft und S. Babilli

Max-Planck-Institut für experimentelle Medizin,
Abteilung Biochemische Pharmakologie, Göttingen

Eingegangen am 23. Oktober 1968

Formation by Phospholipase A of SRS-C in Perfused Guinea-Pig Lung

Identification with Prostaglandin

Summary. SRS-C appears in perfusates of guinea-pig lungs when the lungs are treated with phospholipase A or venoms containing this enzyme. SRS-C has been concentrated and purified from such perfusates.

The biological activity of SRS-C depends mainly on the presence of prostaglandins and to a minor degree also on peroxides. Both compounds originate from unsaturated fatty acids.

The liberated prostaglandins are only partially preformed. The bulk of them is formed after cleavage of the precursor acids from tissue phosphatides. Prostaglandins have not been detected as constituents of lung phosphatides.

Key-Words: Prostaglandins — Guinea-Pig Lung — Phospholipase A — Cobra Venom — Biosynthesis.

Zusammenfassung. SRS-C tritt in Perfusaten von Meerschweinchenlungen auf, wenn Phospholipase A-haltige Gifte einwirken. Sie wurde aus den Perfusaten angereichert.

Die Wirkung von SRS-C beruht im wesentlichen auf Prostaglandinen, z.T. auf Peroxyden. Beide stammen von mehrfach ungesättigten Fettsäuren ab.

Die freigesetzten Prostaglandine sind nur z. T. im Gewebe vorgebildet, der größere Teil entsteht neu nach Abspaltung der als Vorstufen dienenden Fettsäuren aus Phosphatiden. In den Lungenphosphatiden selbst wurde Prostaglandin als Bestandteil nicht gefunden.

Schlüsselwörter: Prostaglandine — Meerschweinchenlunge — Phospholipase A — Kobragift — Biosynthese.

Feldberg u. Kellaway (1937a, 1937b, 1938) beobachteten, daß eine Reihe tierischer Gifte aus durchströmten Organen neben Histamin einen weiteren Wirkstoff freisetzten. Wegen der langsamen Kontraktion, die er am isolierten Meerschweinchendarm auslöste, nannten sie ihn „slow reacting substance" (SRS, später als SRS-C bezeichnet). Die Sub-

---

* Herrn Prof. Dr. Ludwig Lendle zum 70. Geburtstag gewidmet.

stanz wurde als ungesättigte Fettsäure charakterisiert (VOGT, 1957; SCHÜTZ u. VOGT, 1961). Nähere Untersuchungen, über die hier berichtet wird, haben nun ergeben, daß es sich um Prostaglandine, d. h. hydroxylierte Säuren, z. T. auch um Autoxydationsprodukte von ungesättigten Fettsäuren handelt.

Über einen Teil der Befunde wurde früher kurz berichtet (BABILLI u. VOGT, 1965; VOGT, SUZUKI u. BABILLI, 1966; VOGT, 1967). Ausführlichere Darstellungen finden sich in den Dissertationen von BABILLI (1965) und MEYER (1968).

A. Methoden

Durchströmungsversuche. Isolierte Meerschweinchenlungen wurden mit Tyrodelösung durchströmt und beatmet (SCHÜTZ u. VOGT, 1961). Lösungen der tierischen Gifte oder von Phospholipase A injizierten wir in einem Volumen von 1 ml nahe der Pulmonalarterie in das zuführende Schlauchsystem. Die Perfusate wurden unter Eiskühlung aufgefangen. Die Gewichte der Lungen stellten wir fest, indem wir die ganzen herauspräparierten Brustorgane vor der Perfusion wogen und davon das Gewicht der nach der Perfusion abgetrennten, nicht durchströmten Teile (Herz und Lungenhilus) abzogen.

Isolierte Organe und biologische Auswertung. Zur biologischen Auswertung benutzten wir das isolierte Meerschweinchenileum und das Kaninchenjejunum in Tyrodelösung von 34° bzw. 37°C, das Hamstercolon in de Jalon-Lösung von 30°C (AMBACHE, 1959). Als Standard diente PGE$_1$, z. T. ein danach eingestellter Extrakt aus Vesiculardrüsen vom Hammel. Alle Prostaglandinaktivitäten sind in Wirkungsäquivalenten von PGE$_1$ (am Kaninchendarm ausgewertet) angegeben.

Chemische Reaktionen. Hydroperoxyde wurden durch Zusatz einer Spatelspitze von Triphenylphosphin zur wäßrigen Lösung der Testsubstanz (einige ml) und Inkubation bei 37°C für $^1/_2$ Std zerstört. Die Ansätze konnten ohne weitere Aufarbeitung biologisch ausgewertet werden (DAKHIL u. VOGT, 1962). Hydroxylgruppen wurden mit Phenylisocyanat nach dem Verfahren von AMBACHE (1959) blockiert. Zur Acetylierung wurden die Substanzen getrocknet, in wasserfreiem Äther gelöst und mit Acetylchlorid versetzt. Der Äther wurde unter Feuchtigkeitsausschluß langsam abgedampft, dann der Ansatz im Exsiccator über NaOH getrocknet.

Peroxyde bestimmten wir wie früher (DAKHIL u. VOGT, 1962) nach dem Prinzip der Methode von GLAVIND u. HARTMANN (1955). Phosphorbestimmung nach BARTLETT (1959), Fettsäuretitration mit Nilblau A (ZÖLLNER u. EBERHAGEN, 1965).

Extraktion von Prostaglandin aus der Meerschweinchenlunge (ÄNGGÅRD, 1965). 5—10 Lungen wurden in 4 ml 95—99% Äthylalkohol/g Gewebe homogenisiert, zentrifugiert und der alkoholische Extrakt unter vermindertem Druck eingeengt. Nach Ansäuern mit 1 n HCl auf etwa pH 3 wurde das Prostaglandin mit Essigester extrahiert. Die erhaltene Lösung wurde mit H$_2$O gewaschen, im Vakuum eingedampft und der Rückstand in dem Zweiphasengemisch von 1 ml Petroläther und 1 ml 67% Alkohol/g Gewebe aufgenommen. Es folgte eine vierfache Gegenstromverteilung in diesem Lösungsmittelsystem. Die Prostaglandine fanden sich in der wäßrig-alkoholischen Phase, aus der sie bei pH 3 mit Essigester extrahiert und für die anschließende Chromatographie in Essigester-Benzol (E.-B.) 30:70 Vol. überführt wurden. In manchen Versuchen wurde auf die Gegenstromverteilung verzichtet.

Säulen-Chromatographie von Prostaglandinextrakten (SAMUELSSON, 1963). 5 g Kieselgel-Mallinckrodt wurden 1 Std bei 120°C getrocknet, dann in E.-B. 30:70 aufgeschlämmt und in ein Chromatographierohr gefüllt. Das aus Perfusaten oder Lungengewebe extrahierte Material wurde im gleichen Lösungsmittel auf die Säule gegeben und mit 150 ml E.-B. 30:70 entwickelt. Danach eluierten wir mit 300 ml E.-B. 60:40 die PGE-Fraktion und mit 300 ml E.-B. 80:20 die PGF-Fraktion. Prostaglandinextrakte aus Lungengewebe enthielten noch weitere darmwirksame lipoide Säuren, die sich anschließend mit Methanol (300 ml) eluieren ließen.

Substanzen. Das Kobragift war ein lyophilisiertes Präparat von Naja naja (Celo, Zweibrücken). Getrocknetes Bienengift stammte von der Fa. Mack.

Phospholipase A wurde aus Bienengift angereichert (HABERMANN u. REIZ, 1965). Abweichend von dem dort beschriebenen Verfahren wurde die nach der Chromatographie an Amberlite CG 50 erhaltene gereinigte Substanz an Sephadex G 10 entsalzt und gefriergetrocknet. Nähere Daten werden an anderer Stelle beschrieben (PATZER u. VOGT, in Vorbereitung).

Als Prostaglandine standen zwei Präparate von synthetischem PGE_1 (Upjohn, Kalamazoo und Unilever, Vlaardingen) und ein Extrakt aus Hammel-Vesiculardrüsen (Dr. ELIASSON, Stockholm) zur Verfügung.

B. Ergebnisse

1. Nachweis von biologisch wirksamen Hydroperoxyden ungesättigter Fettsäuren in SRS-C

Meerschweinchenlungen wurden mit Tyrodelösung durchströmt, bis das Perfusat blutfrei erschien. Dann injizierten wir 1 ml 0,2% Bienengift und fingen 30 min lang Perfusat auf. Die Lösung wurde mit HCl auf pH 2—3 gebracht, mit dem gleichen Volumen Äther, anschließend mit Äthylacetat ausgeschüttelt, die aus mehreren Perfusaten erhaltenen organischen Phasen vereinigt, im Vakuum eingedampft und der Rückstand in $1/10$ des ursprünglichen Perfusatvolumens Methanol gelöst.

Die konzentrierten Extrakte zeigten nach Überführung in Tyrodelösung am Meerschweinchendarm die charakteristische SRS-Wirkung: eine langsam zunehmende Kontraktion, die durch Antihistaminica nicht blockiert wurde.

Wenn SRS-C in Tyrodelösung mit Triphenylphosphin versetzt und 30 min bei 37°C inkubiert wurde (DAKHIL u. VOGT, 1962), so nahm die Wirkung ab, im Mittel von drei Versuchen um rund die Hälfte. Chemisch ließen sich regelmäßig Peroxyde nachweisen. In einem Sammelkonzentrat von acht Lungenperfusaten waren es 0,23 µÄq/Lunge. Dieser Extrakt kontrahierte den Darm in Dosen entsprechend 0,01 µÄq Peroxyd/10 ml Bad.

2. Nachweis von biologisch wirksamen Hydroxysäuren in SRS-C

Nach Einwirken von Phenylisocyanat auf SRS-C-Konzentrate in Tyrodelösung verschwand die Wirkung auf den Meerschweinchendarm und das Hamstercolon völlig. Auch durch Acetylierung ging nahezu die gesamte Aktivität verloren. Beide Eigenschaften sprechen für das Vorliegen von Hydroxygruppen in den Wirkstoffen, die für den Effekt erforderlich sind. Dies ließ vermuten, daß es sich um Prostaglandine handelte. Phenylisocyanat inaktivierte außerdem offensichtlich auch die Peroxyde.

3. Nachweis von Prostaglandinen

SRS-C-Konzentrate wurden auf Kieselgel-Dünnschichtplatten mit Petroläther-Äther-Eisessig-Methanol (40:50:5:5 Vol.) (HORTON u. THOMPSON, 1963) entwickelt, die Schicht anschließend in 1 cm breiten Streifen abgekratzt und mit Methanol eluiert. Die Eluate dicht unterhalb der Mitte der Chromatogramme (R_f durchschnittlich um 0,4) enthielten die darmerregende Substanz. In gleicher Höhe fand sich die Wirkung von Prostaglandin, aus Vesiculardrüsen extrahiert, und von synthetischem PGE_1.

Ungesättigte Fettsäuren und deren darmwirksame Autoxydationsprodukte, auch Ricinolsäure wanderten im gleichen Lösungsmittelgemisch mit der Front. In diesem Bereich wurde bei den SRS-C-Chromatogrammen nur schwache oder keine Wirkung entdeckt. Phosphatidsäure blieb am Start sitzen bzw. zog sich zu einem vom Start wenige Zentimeter weit reichenden Strich aus.

Nachdem SRS-C sich bei der Dünnschicht-Chromatographie wie Prostaglandin verhielt, wurde für die weiteren Untersuchungen als Testobjekt der Kaninchendarm verwendet, der auf Prostaglandin empfindlicher reagiert als der Meerschweinchendarm.

Perfusate, die von 5—10 Durchströmungsversuchen mit Kobragift (1 ml 0,1 % Lösung) stammten, wurden mit Citronensäure auf pH ~ 4 gebracht, mit dem gleichen Volumen Butanol ausgeschüttelt und an SiO_2-Säulen (10 g) mit Gemischen von Essigester und Benzol chromatographiert (SAMUELSSON, 1963). Im Durchlauf (E.-B. 30:70) fanden sich allenfalls Spuren von Darmwirkung. Mit E.-B. 60:40, das die PGE-Gruppe eluiert, erschien ein Teil der Wirkung. Die Hauptmenge wirksamer Substanz wurde mit E.-B. 80:20, entsprechend PGF, eluiert. Abb. 1 zeigt die Verteilung der PGE- und PGF-Aktivität im Chromatogramm. Anschließend ließen wir 300 ml Methanol durch die Säule laufen, um noch stärker polare Lipide abzulösen. Auch diese Fraktion brachte wieder eine allerdings nur geringe Menge darmwirksamer Substanz.

Im Dünnschicht-Chromatogramm mit dem Laufmittelsystem A I von GRÉEN u. SAMUELSSON (1964), das die PGE- von der PGF-Gruppe trennt, verhielt sich die Säulenfraktion 60:40 wie PGE, die Fraktion 80:20 wie PGF (Abb. 2). Die mit Methanol eluierten wirksamen Lipide blieben am Start sitzen, die vor Prostaglandin eluierten liefen mit der Front.

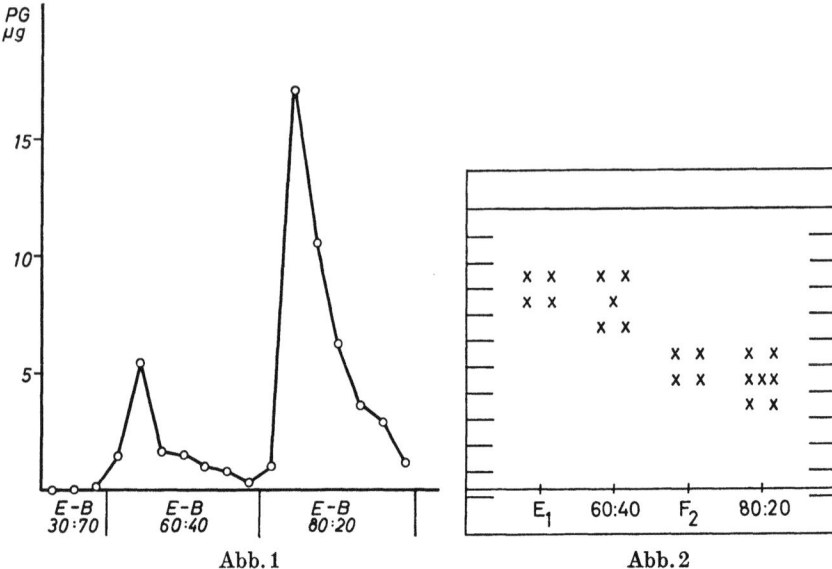

Abb. 1. Chromatographie eines Extraktes aus Lungenperfusaten, die nach Injektion von Kobragift gesammelt wurden. Bestimmung der Wirksamkeit von aufeinanderfolgenden Fraktionen (je 45 ml) in µg PGE_1-Äquivalenten am isolierten Kaninchenduodenum

Abb. 2. Dünnschicht-Chromatogramm der nach Säulen-Chromatographie von Perfusaten erhaltenen PGE- (60:40) und PGF-Fraktionen (80:20). Zum Vergleich liefen synthetisches PGE_1 (E_1) und $PGF_{2\alpha}$ (F_2) mit. Lösungsmittelsystem A I (GRÉEN u. SAMUELSSON, vgl. Text). Einteilung des Chromatogramms zur Elution wie am re. und li. Rand angezeichnet. Darmwirksame Zonen je nach Stärke mit × bis × × × bezeichnet

In Perfusaten, die wir aus nicht mit Gift behandelten Lungen auffingen, fanden wir kein PGE, wohl aber geringe Mengen von PGF (s.u.).

4. Nachweis der Neubildung von Prostaglandin nach Injektion von phospholipasehaltigem Gift bzw. gereinigter Phospholipase A

Lungenperfusate, 15 min lang vor bzw. nach Injektion von 1 ml 0,1% Kobragift aufgefangen, wurden mit Butanol extrahiert und an SiO_2-Säulen in die PGE- und PGF-Fraktion getrennt. Die Auswertung am Kaninchendarm gegen synthetisches PGE_1 als Standard ergab die in Tab. 1 gezeigten Werte.

Ein ähnliches Resultat wurde erzielt, wenn statt Kobragift ein aus Bienengift gereinigtes Phospholipase A-Präparat (1 ml 0,01% Lösung) injiziert wurde (Tab. 2).

Um den gesamten Prostaglandingehalt von Lungengewebe zu bestimmen, wurden 5—10 Lungen sofort nach der Entnahme in Alkohol

Tabelle 1. *Prostaglandin-Gehalt von 15 min-Perfusaten durchströmter Meerschweinchenlungen vor und nach Injektion von 1 ml 0,1% Kobragift (in biologischen µg-Äquivalenten PGE_1/g Lunge, mit Standardabweichung). Für jeden der vier Versuche wurden die Perfusate von fünf durchströmten Lungen gesammelt*

	PGE		PGF	
	vor	nach	vor	nach
	Kobragift		Kobragift	
1	< 0,01	0,17	< 0,01	0,47
2	< 0,01	0,07	< 0,01	0,40
3	< 0,01	0,05	< 0,01	0,33
4	< 0,01	0,05	< 0,01	0,54
Mittel	< 0,01	0,09 ± 0,06	< 0,01	0,44 ± 0,09

Tabelle 2. *Prostaglandin-Gehalt von 15 min-Perfusaten durchströmter Meerschweinchenlungen vor und nach Injektion von 1 ml 0,01% Phospholipase A (in biologischen µg-Äquivalenten PGE_1/g Lunge, mit Standardabweichung). Für jeden Versuch wurden die Perfusate von fünf Lungen gesammelt*

	PGE		PGF	
	vor	nach	vor	nach
	Phospholipase A		Phospholipase A	
1	< 0,01	< 0,01	< 0,01	0,47
2	< 0,01	< 0,01	< 0,01	0,62
3	< 0,01	< 0,01	< 0,01	0,28
4	< 0,01	< 0,01	< 0,01	0,64
5	< 0,01	< 0,01	< 0,01	0,33
Mittel	< 0,01	< 0,01	< 0,01	0,47 ± 0,16

(4 ml/g Gewebe) homogenisiert und der alkoholische Extrakt nach Angaben von ÄNGGÅRD (1965) gereinigt. Die erhaltenen Prostaglandinextrakte wurden an SiO_2-Säulen in die PGE-, PGF- und Methanolfraktion getrennt. Im Mittel von sieben derartigen Extraktionsversuchen fanden wir 0,03 µg PGF/g Gewebe ($s = \pm 0,036$), als PGE_1 am Kaninchendarm gemessen. Die PGE-Fraktion enthielt geringere Wirksamkeit, die Methanolfraktion gelegentlich erstaunlich viel. Wie Dünnschicht-Chromatogramme zeigten, beruhten diese Wirkungen z. T. ebenfalls auf PGF, das offenbar zu früh bzw. zu spät von der Säule eluiert wurde.

Addiert man die in den drei Fraktionen gefundenen Aktivitäten und wertet sie als PGF, so ergeben sich 0,13 µg/g ($s = \pm 0,14$). Diese Zahl liegt sicher zu hoch, da in ihr andere darmkontrahierende lipoidlösliche Säuren der Methanolfraktion als PGF erscheinen.

In drei weiteren Extraktionsversuchen blieben die Lungen nach der Entnahme 1—3 Std bei Zimmertemperatur intakt liegen, bevor sie in Alkohol gebracht und zerkleinert wurden; in zwei von den drei Versuchen wurden die Lungen zunächst mit Tyrodelösung durchströmt. Aus diesen „gealterten" Organen extrahierten wir größere Mengen von Prostaglandin: in der PGF-Fraktion fanden wir im Mittel 0,27 µg/g; in PGE-, PGF- und Methanolfraktion zusammen 0,46 µg/g, wiederum mit PGE_1 als Standard am Kaninchendarm gemessen.

5. Fehlen von Prostaglandin in den Phosphatiden der Meerschweinchenlunge

Aus 17 Lungen (57 g Feuchtgewicht) wurde nach dem Verfahren von BLIGH u. DYER (1959) das lipoide Material mit Chloroform-Methanol extrahiert und anschließend an 10 g Kieselgel fraktioniert. Neutralfett, Fettsäuren, freies Prostaglandin u. a. weniger komplexe Lipoide wurden mit 200 ml Essigester-Benzol 80:20 eluiert, ein geringer Rest mit den folgenden 200 ml E.-B. 90:10. Beide Fraktionen enthielten nur Spuren von Phosphor. Die Phosphatide eluierten wir anschließend mit 200 ml Methanol und gewannen, auf 1 g Lunge umgerechnet, 13 mg Substanz mit 3,6% P.

200 mg des Phosphatids wurden in 20 ml eines Gemisches aus Äther, Pyridin, 4,5 mmol $CaCl_2$ (100:10:1 Vol.) gelöst und mit 0,2 ml 0,1% wäßriger Phospholipaselösung versetzt (VOGT u. STEGEMANN, 1964). Nach etwa $1/_2$ Std Stehen bei Zimmertemperatur fiel Lysophosphatid als Zeichen der Spaltung aus, die Reaktion wurde aber erst nach 3 Std abgebrochen. Je Mol Phosphat waren 0,75 Mol Fettsäure abgespalten worden.

Der Ansatz wurde in Essigester-Benzol 30:70 überführt und an Kieselgel fraktioniert, wobei PGE und PGF gemeinsam mit E.-B. 80:20 eluiert wurden. Die biologische Auswertung ergab nur Spuren von Wirksamkeit in der Prostaglandinfraktion. Je Gramm Lunge fanden wir ein Äquivalent von 0,0026 µg PGE_1.

Abänderung der Versuchsanordnung, z. B. Entfernen des Lysolecithins aus dem Spaltungsansatz vor der Fraktionierung oder andere Aufarbeitung und Anreicherung der Phosphatide aus dem Gewebe erbrachten keine höheren Prostaglandinwerte. Es zeigte sich nebenbei, daß präformiertes Prostaglandin aus dem in Chloroform gelösten Phosphatidgemisch durch Extraktion mit dem gleichen Volumen 0,5 m Sodalösung nur unvollkommen extrahiert wird.

C. Diskussion

Die Untersuchungen zur Natur der SRS-C haben ergeben, daß es sich um abgewandelte ungesättigte Fettsäuren handelt, die als Folge der Einwirkung von Phospholipase A bzw. phospholipasehaltigen Giften entstehen. Zum Teil sind es Hydroperoxyde, deren darmerregende Wirkung von DAKHIL u. VOGT (1962) früher beobachtet wurde.

Triphenylphosphin inaktiviert autoxydierte ungesättigte Fettsäuren völlig (DAKHIL u. VOGT, 1962). Da SRS-C nur einen Teil der Wirkung verliert, müssen weitere Wirkstoffe darin enthalten sein. Die Peroxyde machen nur etwa die Hälfte der Wirkung aus, wenn am isolierten Meerschweinchendarm ausgewertet wird. An anderen Organen ist der Anteil noch geringer; das Meerschweinchenileum ist gegenüber Peroxyden besonders empfindlich, spricht dafür weniger leicht auf Hydroxysäuren an (HAMMADI, 1965). Es ist nicht ausgeschlossen, daß die Oxydation der Fettsäuren erst nachträglich in den Perfusaten bzw. Extrakten daraus stattfindet. Die Bedeutung der Peroxyde als wirksamer Bestandteil der SRS-C ist daher aus mehreren Gründen zweifelhaft.

Als wesentliche Inhaltsstoffe von SRS-C sind die Hydroxyfettsäuren anzusehen, die sich in allen Eigenschaften wie Prostaglandine verhalten: in der biologischen Wirkung, Extraktion, chemischen Reaktionen, sowie Säulen- und Dünnschicht-Chromatographie. Von Autoxydationsprodukten ungesättigter Fettsäuren, einfachen Hydroxysäuren wie Ricinolsäure, Phosphatidsäure oder anderen sauren Phosphatiden lassen sie sich unterscheiden. Wirkungsmäßig überwiegt — bei Prüfung am Kaninchendarm — PGF, aber auch PGE wird durch Kobragift und Bienengift-Phospholipase freigesetzt.

Es wäre vorstellbar, daß die injizierte Phospholipase über Lysolecithinbildung prostaglandinspeichernde Zellen schädigt und dadurch die Wirkstoffe freisetzt. FELDBERG, HOLDEN u. KELLAWAY (1938) fanden aber bereits, daß nach Lysolecithininjektion allenfalls geringe Mengen von SRS auftreten, viel weniger als nach Kobragift. Vergleicht man weiter die Prostaglandinwerte, die sich in den Perfusaten nach Injektion von Phospholipase bzw. phospholipasehaltigen Giften fanden, mit dem extrahierbaren Prostaglandingehalt frischer Lungen, so wird deutlich, daß Phospholipase nicht nur präformiertes Prostaglandin liberiert, sondern eine Neubildung induziert. Dies steht im Einklang mit früheren Befunden über SRS (FELDBERG u. KELLAWAY, 1938; SCHÜTZ u. VOGT, 1961). Aus frischem Lungengewebe ließen sich im Mittel nur 0,03 µg PGF/g (in PGE_1-Äquivalenten am Kaninchendarm gemessen) gewinnen. Selbst wenn man alle gefundenen darmwirksamen lipoiden Säuren als PGF zusammenfaßt, waren es nur 0,13 µg/g. Demgegenüber enthielten die nach Phospholipase A-(Kobragift-)Injektion in 15 min aufgefangenen Perfusate 0,44 (0,47) µg PGF/g Gewebe. Dabei ist zu berücksichtigen, daß während dieser Zeit nur ein Teil der gebildeten Menge im Perfusat erscheint. FELDBERG u. KELLAWAY (1938) fanden noch 90 min nach Giftinjektion SRS in den durchströmten Lungen.

ÄNGGÅRD (1965) gibt einen Gehalt von 0,5 µg $PGF_{2\alpha}$/g Meerschweinchenlunge an, andere Prostaglandine sind in unbedeutender Menge vorhanden. Nach HORTON u. MAIN (1965) ist $PGF_{2\alpha}$ am Kaninchendünndarm rund 20mal wirksamer als PGE_1, das unsere Bezugssubstanz war. Danach würden die wahren Werte für PGF etwa 5% von dem betragen, was wir in PGE_1-Äquivalenten ausgedrückt haben. Nach direkter Extraktion von Lungengewebe hätten wir demnach nur wenige Prozent der von ÄNGGÅRD gefundenen Menge erhalten. Es ist aber zu berücksichtigen, daß der Wert von ÄNGGÅRD rechnerisch nach Elimination von Aufarbeitungsverlusten ermittelt wurde. Außerdem handelte es sich bei den von ÄNGGÅRD extrahierten Lungen um gelagertes Material, in dem bis zur Extraktion eine mikrosomale Neubildung von Prostaglandin (ohne Abbau durch die nicht strukturgebundenen Enzyme) möglich war (persönliche Mitteilung). In der Tat fanden wir bereits nach kurzer Lagerung der Lungen höhere Werte.

Die einzige bekannte Wirkung von Phospholipase A ist, die β-ständige Fettsäure aus Glycerinphosphatiden abzuspalten — normalerweise eine ungesättigte. Nachdem zwei von uns (BABILLI u. VOGT, 1965) die Neuentstehung von freiem Prostaglandin nach Einwirkung von Phospholipase A auf die Meerschweinchenlunge zuerst beobachtet hatten, nahmen wir zunächst an, daß dieses Prostaglandin möglicherweise direkt aus Phosphatiden stammte, deren eine Fettsäurekomponente es darstellen würde. Dieser Gedanke ist auch von RAMWELL, SHAW, DOUGLAS u. POISNER (1966) aufgegriffen worden, die eine Prostaglandinbildung in der Nebenniere beobachteten. Es wird jedoch durch die erfolglose Suche nach Prostaglandin in Lungenphosphatiden widerlegt. Einer Menge von allenfalls 0,003 µg Prostaglandin/Phosphatid aus 1 g Lunge steht rund das 200fache gegenüber, das sich nach Phospholipaseinjektion im Perfusat findet.

Die Funktion der Phospholipase A bei der Prostaglandinbildung ist nunmehr darin zu sehen, daß sie mit der Abspaltung der ungesättigten Fettsäuren aus Phosphatiden Substrat für das von BERGSTRÖM et al. (1964) und VAN DORP et al. (1964) gefundene Enzymsystem liefert, das geeignete Fettsäuren in Prostaglandine umwandelt. Ein ähnlicher zweistufiger Entstehungsmechanismus von Prostaglandin wurde kürzlich auch im Froschdarm beobachtet (BARTELS, VOGT u. WILLE, 1968). Das Enzymsystem wurde zunächst in der Vesiculardrüse von Schafen entdeckt, ist aber inzwischen auch in der Meerschweinchenlunge direkt nachgewiesen worden (ÄNGGÅRD u. SAMUELSSON, 1965).

Den Herren Dr. R. ELIASSON (Stockholm), Dr. D. VAN DORP (Unilever, Vlaardingen) und Dr. E. PIKE (Upjohn, Kalamazoo) sind wir für Prostaglandinpräparate, Herrn Dr. K.-A. FORSTER (Fa. Mack, Illertissen) für größere Mengen von Bienengift sehr zu Dank verpflichtet.

Literatur

AMBACHE, N.: Further studies on the preparation, purification and nature of irin. J. Physiol. (Lond.) **146**, 255—294 (1959).

ÄNGGÅRD, E.: The isolation and determination of prostaglandins in lungs of sheep, guinea pig, monkey and man. Biochem. Pharmacol. **14**, 1507—1516 (1965).

—, and B. SAMUELSSON: Biosynthesis of prostaglandins from arachidonic acid in guinea-pig lung. J. biol. Chem. **240**, 3518—3521 (1965).

BABILLI, S.: Über die Natur der durch phospholipase A-haltige Gifte in Lungengeweben freigesetzten pharmakologisch wirksamen Fettsäuren (SRS-C). Dissertation, Göttingen 1965.
—, and W. VOGT: Nature of the fatty acids acting as "slow reacting substance" (SRS-C). J. Physiol. (Lond.) 177, 31—32P (1965).
BARTELS, J., W. VOGT, and G. WILLE: Prostaglandin release from and formation in perfused frog intestine. Naunyn-Schmiedebergs Arch. Pharmak. exp. Path. 259, 153—154 (1968).
BERGSTRÖM, S., H. DANIELSSON, and B. SAMUELSSON: The enzymic formation of prostaglandin E_2 from arachidonic acid. Prostaglandins and related factors 32. Biochim. biophys. Acta (Amst.) 90, 207—210 (1964).
BLIGH, E. G., and W. J. DYER: A rapid method of total lipid extraction and purification. Canad. J. Biochem. 37, 911—917 (1959).
DAKHIL, T., u. W. VOGT: Hydroperoxyde als Träger der darmerregenden Wirkung hochungesättigter Fettsäuren. Naunyn-Schmiedebergs Arch. exp. Path. Pharmak. 243, 174—186 (1962).
FELDBERG, W., H. F. HOLDEN, and C. H. KELLAWAY: The formation of lysocithin and of a muscle-stimulating substance by snake venoms. J. Physiol. (Lond.) 94, 232—248 (1938).
—, and C. H. KELLAWAY: Liberation of histamine from the perfused lung by snake venoms. J. Physiol. (Lond.) 90, 257—295 (1937a).
— — Liberation of histamine from the perfused lung of the guinea pig by bee venom. J. Physiol. (Lond.) 91, 2—3P (1937b).
— — Liberation of histamine and formation of lysocithin-like substances by cobra venom. J. Physiol. (Lond.) 94, 187—226 (1938).
GLAVIND, J., and S. HARTMANN: Studies on methods for the determination of lipoperoxides. Acta chem. scand. 9, 497—508 (1955).
GRÉEN, K., and B. SAMUELSSON: Thin layer chromatography of the prostaglandins. J. Lipid Res. 5, 117—120 (1964).
HABERMANN, E., u. K.-G. REIZ: Ein neues Verfahren zur Gewinnung der Komponenten von Bienengift, insbesondere des zentral wirksamen Peptids Apamin. Biochem. Z. 341, 451—466 (1965).
HAMMADI, M.: Zur Wirkung von Peroxyden und sekundären Oxydationsprodukten ungesättigter Fettsäuren auf isolierte Organe. Dissertation, Göttingen 1964.
HORTON, E., and I. H. M. MAIN: A comparison of the actions of prostaglandins $F_{2\alpha}$ and E_1 on smooth muscle. Brit. J. Pharmacol. 24, 470—476 (1965).
—, and C. J. THOMPSON: Thin-layer chromatography and bio-assay of prostaglandins. J. Physiol. (Lond.) 167, 15P (1963).
MEYER, U.: Freisetzung von Prostaglandin durch Phospholipase A aus der Meerschweinchenlunge. Dissertation, Göttingen 1968 (in Vorbereitung).
RAMWELL, P. W., J. E. SHAW, W. W. DOUGLAS, and A. M. POISNER: Efflux of prostaglandin from adrenal glands stimulated with acetylcholine. Nature (Lond.) 210, 273—274 (1966).
SAMUELSSON, B.: Isolation and identification of prostaglandins from human seminal plasma. J. biol. Chem. 238, 3229—3234 (1963).
SCHÜTZ, R. M., u. W. VOGT: Über die Natur der durch Kobragift in durchströmten Meerschweinchenlungen freigesetzten „slow reacting substance". Naunyn-Schmiedebergs Arch. exp. Path. Pharmak. 240, 504—513 (1961).
VAN DORP, D. A., R. K. BEERTHUIS, D. H. NUGTEREN, and H. VONKEMAN: The biosynthesis of prostaglandins. Biochim. biophys. Acta (Amst.) 90, 204—207 (1964).

Vogt, W.: Pharmacologically active substances formed in egg yolk by cobra venom. J. Physiol. (Lond.) **136**, 131—147 (1957).

—, u. H. Stegemann: Serienbestimmung der Phospholipase A-Aktivität in chromatographischen Fraktionen. Experientia (Basel) **20**, 293—294 (1964).

— T. Suzuki, and S. Babilli: Prostaglandins in SRS-C and in a darmstoff preparation from frog intestinal dialysates. In: Endogenous substances affecting the myometrium. Ed. by V. R. Pickles and R. J. Fitzpatrick. London: Cambridge University Press 1966.

Zöllner, N., u. D. Eberhagen: Untersuchung und Bestimmung der Lipoide im Blut, S. 340. Berlin-Heidelberg-New York: Springer 1965.

Prof. Dr. W. Vogt
Max-Planck-Institut f. experim. Medizin
Abt. Biochemische Pharmakologie
3400 Göttingen, Hermann Rein-Str. 3

Kininogenspezifität
von acetonaktiviertem menschlichem Plasmakallikrein [*]

G. SEIDEL und W. VOGT

Max-Planck-Institut für experimentelle Medizin
Abteilung Biochemische Pharmakologie, Göttingen

Eingegangen am 23. Oktober 1968

Kininogen Specifity of Aceton-Activated Human Plasma Kallikrein
Summary. Precipitation by acetone of human plasma proteins induces both kininogenase I and II activities. On further treatment or purification the kininogenase II is lost, leaving a kininogenase I preparation.
Human plasma activated with 20% acetone (v/v) for 4 hours and dialyzed, releases kinin only from kininogen I. This classical plasma kallikrein preparation thus corresponds to kininogenase I.
Key-Words: Kallikrein — Kininogenase — Kinin — Plasma.

Zusammenfassung. Durch Acetonfällung von menschlichem Plasma werden Kininogenase I und II aktiviert. Bei weiterer Aufarbeitung geht die Kininogenase II-Aktivität verloren, so daß man ein Kininogenase I-Präparat gewinnt.
Nach vierstündiger Aktivierung von menschlichem Plasma mit 20% Aceton und Dialyse wird eine ausschließlich auf Kininogen I gerichtete Aktivität erhalten. Dieses klassische Plasmakallikrein entspricht somit der Kininogenase I.
Schlüsselwörter: Kallikrein — Kininogenase — Kinin — Plasma.

In menschlichem Plasma sind zwei kininbildende Systeme erkennbar, die aus je einer Kininogenase und einem dazu passenden Kininogen bestehen (VOGT et al., 1967). Kininogenase I läßt sich durch Säurebehandlung von Plasma aktivieren, Kininogenase II ist nach Kontakt von Plasma mit Glas nachweisbar. Kininogenase I greift von den beiden funktionell unterscheidbaren Substraten vorwiegend oder ausschließlich Kininogen I an, Kininogenase II nur Kininogen II (VOGT u. WAWRETSCHEK, 1968).

FREY, KRAUT u. WERLE (1950) haben Serumkallikrein durch Fällung mit der sechsfachen Menge Aceton aktiviert. WEBSTER u. PIERCE (1960) gewannen Kallikrein nach vierstündiger Behandlung von Plasma mit 20% Aceton.

Es stellte sich die Frage nach der enzymatischen Spezifität des acetonaktivierten Kallikreins gegenüber Kininogen I und II und damit seiner Einordnung in das Schema der beiden kininbildenden Systeme. Wir haben deshalb durch Acetonaktivierung gewonnene menschliche Plasma-

---
[*] Herrn Prof. Dr. LUDWIG LENDLE zu seinem 70. Geburtstag gewidmet.

kallikrein-Präparate jeweils mit einem der beiden Kininogene inkubiert und die Kininbildung in den Inkubaten zeitabhängig verfolgt. Vergleichsweise wurde die Kininbildung aus den gleichen Substraten mit säureaktivierter Kininogenase I und glasaktivierter Kininogenase II untersucht. — Tagungsmitteilung: SEIDEL u. VOGT (1968).

A. Methodik

Präparate. Kininogen I- und II-Präparate, säureaktivierte Kininogenase I und glasaktivierte Kininogenase II wurden nach den Angaben von VOGT u. WAWRETSCHEK (1968) hergestellt.

„Rohes Plasmakallikrein" (FREY, KRAUT u. WERLE, 1950): Menschliches Plasma wurde unter Rühren bei 0°C mit dem sechsfachen Volumen eiskaltem Aceton versetzt und nach 10 min zentrifugiert. Die erhaltene Fällung wurde zweimal mit Aceton, zweimal mit Aceton—Äther 1:1 und zweimal mit Äther gewaschen. Nach Trocknung unter Stickstoff wurde der Niederschlag in der Hälfte des Ausgangsvolumens 0,025 m Natriumbicarbonat-Lösung aufgenommen und ca. 24 Std bei Raumtemperatur gehalten. Durch Zugabe von 0,1 n Salzsäure wurde das pH der Lösung auf 7,5 eingestellt. Diese Lösung haben wir als „rohes Plasmakallikrein" verwendet. Aufbewahrung bei — 20°C.

„Gereinigtes Plasmakallikrein" (WEBSTER u. PIERCE, 1960): Plasma aus verfallenen Konserven wurde mit 0,1 n Natronlauge auf pH 7,5 eingestellt. Nach vierstündiger Inkubation mit Aceton (0,2 ml/ml Plasma) bei Raumtemperatur wurde es 2 Tage lang bei 4°C gegen demin.Wasser dialysiert. Danach hatte sich eine Flockung im Retentat gebildet. Der Überstand nach Zentrifugation wurde mit demin.Wasser auf das fünffache Ausgangsvolumen aufgefüllt und pro Liter mit 200 g DEAE-Cellulose (Typ SH, Serva, Heidelberg), die sich im Gleichgewicht mit 0,05 m Phosphatpuffer, pH 7,1 befand, versetzt. Nach dem Mischen wurde das pH neu auf 7,0—7,2 eingestellt. Nach einstündigem Rühren bei Zimmertemperatur haben wir die Cellulose abzentrifugiert und den Überstand gefriergetrocknet. Die Lösung des Trockenpulvers in einem Zehntel des Ausgangsvolumens 0,04 m Phosphatpuffer, pH 7,4, ergab „gereinigtes Plasmakallikrein". Aufbewahrung bei — 20°C.

Kininbildung. Kininogen- und Kininogenase-Lösungen wurden zu gleichen Teilen gemischt und mit 0,1 ml/ml 1% o-Phenanthrolin-HCl versetzt, um Kininasen zu hemmen. In Kontrollansätzen wurden die Präparate mit Phenanthrolin einzeln inkubiert. Keines der verwendeten Präparate war allein in der Lage, Kinin zu entwickeln.

Auswertung. Die Messung des gebildeten Kinins in den Inkubaten erfolgte sofort, ohne Stopp der Reaktion oder Aufarbeitung, am isolierten Ileum des Meerschweinchens unter Verwendung von synthetischem Bradykinin (Sandoz AG) als Standard. Alle Angaben über Kininmengen beziehen sich auf Bradykininäquivalente.

B. Ergebnisse

Kininbildung durch rohes Plasmakallikrein

Abb. 1 demonstriert die Kininfreisetzung aus Kininogen I bzw. II durch rohes Serumkallikrein. Die verwendete Kininogen I-Lösung lieferte bei 15 min langer Inkubation mit 2 mg Trypsin/ml 2,1 µg Bradykininäquivalente/ml, die Kininogen II-Lösung 1,6 µg/ml. Das rohe Serumkallikrein setzte aus Kininogen I einen größeren Anteil des liberierbaren Kinins frei als aus Kininogen II. Immerhin führt das Enzympräparat sowohl mit Kininogen I wie II zu nachweisbarer Kininentwicklung. In anderen Versuchen war der Umsatz von Kininogen II nicht schlechter als der von Kininogen I.

Nach Konzentration des rohen Kallikreins auf die Hälfte seines Volumens durch Ultrafiltration in Kollodiumhülsen entwickelte es aus Kininogen I in 60 min zwar mehr Kinin als vor der Konzentrierung (1,45 µg/ml gegenüber 0,88 µg/ml Substrat), aus Kininogen II wurde

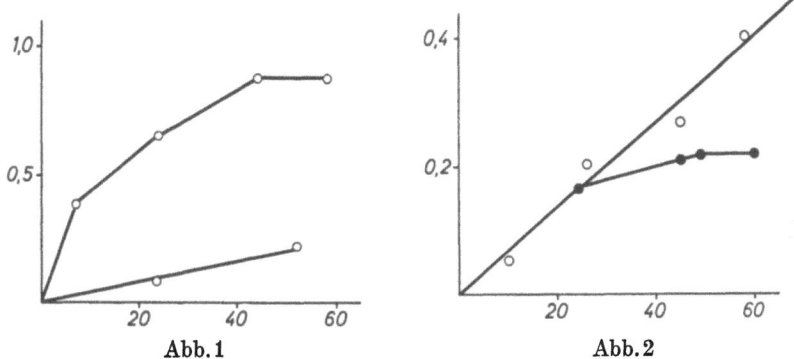

Abb. 1   Abb. 2

Abb. 1. Kininentwicklung in Inkubaten aus „rohem Serumkallikrein" und Kininogen I (obere Kurve) bzw. Kininogen II (untere Kurve). Abszisse: Zeit in Minuten. Ordinate: µg Bradykininäquivalente/ml Kininogenlösung

Abb. 2. Kininentwicklung in Inkubaten aus Kininogen I und „gereinigtem Plasmakallikrein" (obere Kurve) bzw. Kininogen II und glasaktivierter Kininogenase II (untere Kurve). Abszisse und Ordinate s. Abb. 1. Gleiche Kininogenpräparate wie im Versuch von Abb. 1

Kinin aber nicht mehr in nachweisbarer Menge freigesetzt. Ebenso ließ sich die auf Kininogen II gerichtete enzymatische Aktivität acetongefällter Kininogenase-Präparate dann nicht mehr nachweisen, wenn diese wiederholt eingefroren und aufgetaut waren.

Nach der Chromatographie von rohen Kallikrein-Präparaten an DEAE-Cellulose bei 4°C in 0,04 m Phosphatpuffer, pH 8, erhielten wir zwei durch Messung bei 280 mµ erkennbare Proteinpeaks. Der erste enthielt auf Kininogen I gerichtete enzymatische Aktivität. Sie war nachweisbar, wenn das Eluat auf eine Konzentration gebracht wurde, die der ursprünglichen entsprach. Bei gleicher Konzentrierung wurde Kininogen II nicht angegriffen. Der zweite Proteinpeak zeigte keine nachweisbare enzymatische Aktivität gegenüber Kininogenen.

Kininbildung durch gereinigtes Plasmakallikrein

Abb. 2 (obere Kurve) zeigt die Kininbildung in einem Inkubat aus Kininogen I und gereinigtem Kallikrein. Aus Kininogen II setzte das Fermentpräparat keine nachweisbaren Kininmengen frei. Säureaktivierte

Kininogenase griff ebenfalls nur Kininogen I an, während glasaktiviertes Ferment nur aus den Kininogen II-Präparaten Kinin freilegte. Die untere Kurve auf Abb. 2 zeigt zum Vergleich diese Kininentwicklung.

C. Diskussion

Rohes Plasmakallikrein legte sowohl aus Kininogen I wie aus Kininogen II Kinin frei. Dies ist nicht als unspezifische Wirkung *eines* Fermentes aufzufassen, sondern auf die Anwesenheit von zwei Fermenten — Kininogenase I und II — zurückzuführen. Durch weitere Behandlung wird die Kininogenase II-Aktivität selektiv eliminiert. Offenbar ist Kininogenase II — zumindestens in dieser Präparation — ein sehr labiles Enzym. Es verlor seine Wirkung durch mehrfaches Frieren und Tauen, bei Chromatographieversuchen und selbst während einer Konzentrierung durch Ultrafiltration. Die Kininogenase I-Aktivität dagegen überstand diese Maßnahmen. Nach Konzentrierung der Präparate durch Ultrafiltration war sie verstärkt nachweisbar, ein Hinweis mehr, daß sie auf einem von Kininogenase II verschiedenen Enzym beruht.

Gereinigtes Plasmakallikrein setzt von vornherein nur aus Kininogen I Kinin frei. Damit enthält es nur Kininogenase I. Möglicherweise wird bei der vierstündigen Inkubation mit Aceton zunächst auch Kininogenase II aktiviert, dann aber im Laufe der Inkubation oder der weiteren Aufarbeitung inaktiviert.

Die acetonaktivierte Kininogenase I entspricht funktionell dem säureaktivierten Ferment. Damit sind beide klassischen, durch Aceton oder Säure aktivierten Kallikreine des menschlichen Plasmas identisch mit Kininogenase I.

Die Kininogenase II des rohen Serumkallikreins dürfte der glasaktivierbaren Kininogenase II entsprechen.

Herrn B. APELT danken wir für die technische Hilfe bei den Versuchen.

Literatur

FREY, E. K., H. KRAUT u. E. WERLE: Kallikrein, S. 111. Stuttgart: F. Enke 1950.
SEIDEL, G., u. W. VOGT: Kininogenspezifität von acetonaktiviertem menschlichen Plasma. Naunyn-Schmiedebergs Arch. Pharmak. exp. Path. **260**, 199 (1968).
VOGT, W., G. GARBE u. G. SCHMIDT: Untersuchungen zur Existenz zweier verschiedener kininbildender Systeme in menschlichem Plasma. Naunyn-Schmiedebergs Arch. Pharmak. exp. Path. **256**, 127—138 (1967).
—, u. W. WAWRETSCHEK: Weitere Untersuchungen zur Existenz zweier kininbildender Systeme in menschlichem Plasma. Naunyn-Schmiedebergs Arch. Pharmak. exp. Path. **260**, 223—230 (1968).
WEBSTER, M. E., and J. V. PIERCE: Studies on plasma kallikrein and its relationship to plasmin. J. Pharmacol. exp. Ther. **130**, 484—491 (1960).

Prof. Dr. W. VOGT, Dr. G. SEIDEL
Max-Planck-Institut f. experim. Medizin
Abt. Biochemische Pharmakologie
3400 Göttingen, Hermann Rein-Str. 3

Über Wirkungen von N-Amidino-3,5-diamino-6-chloro-pyrazin-carboxamid (Amilorid) auf den Glucosetransport und den Leucineinbau in Proteine des epididymalen Fettgewebes der Ratte* **

FRANZ V. BRUCHHAUSEN, INGEBORG KAISER und HANS HERKEN

Pharmakologisches Institut der Freien Universität Berlin

Eingegangen am 13. November 1968

On the Effect of N-Amidino-3,5-Diamino-6-Chloro-pyrazin Carboxamide (Amiloride) on Glucose Transport and Incorporation of Leucine into the Proteins of the Epididymal Adipose Tissue of the Rat

Summary. 1. The uptake of glucose and the formation of $^{14}CO_2$ from [1-^{14}C]-glucose were used as a measure of transport processes, and the incorporation of [1-^{14}C]-leucine into the protein of adipose tissue served as a measure of protein synthesis before and after the addition of amiloride to the isolated epididymal adipose tissue of the rat in vitro.

2. In a concentration of 10^{-4} M, amiloride decreases the glucose transport through tissue membranes by 50% with and without stimulation by insulin. It can be deduced from the kinetics of the transport that amiloride slows down the maximal velocity of the complete process without influencing the transport constant.

3. The incorporation of leucine into adipose tissue protein was diminished to 10% by amiloride in a concentration of 3×10^{-4} M. Experiments with [1-^{14}C]-α-aminoisobutyric acid allow the conclusion that the amino acid transport through the membrane of the adipose tissue remains uninfluenced.

4. The effects of amiloride on the adipose tissue are similar to those of triamterene and of 6-aminonicotinamide. In addition, they all inhibit renal sodium and potassium transport in the distal part of the nephron.

5. It is possible, that there is a connection between the inhibiting effects of these drugs on the incorporation of leucine into the protein of adipose tissue and the disturbance of transport processes through biological membranes.

Key-Words: Amiloride — Insulin — Glucose Transport — Leucine Incorporation — Isolated Adipose Tissue.

---
* Herrn Prof. Dr. L. LENDLE zum 70. Geburtstag gewidmet.
** Teile der vorliegenden Arbeit wurden auf der 9. Frühjahrstagung der Deutschen Pharmakologischen Gesellschaft in Mainz im März 1968 vorgetragen [vgl. Naunyn-Schmiedebergs Arch. Pharmak. exp. Path. 260, 149 (1968)].
Wir danken Frl. B. NEUHAUS und Frl. R. TUCHEN für umsichtige technische Mitarbeit.

Zusammenfassung. 1. Die Aufnahme von Glucose ins isolierte epididymale Fettgewebe und die Bildung von $^{14}CO_2$ aus [1-^{14}C]-Glucose wurde als Maß von Transportvorgängen, die Incorporation von [1-^{14}C]-Leucin ins Fettgewebsprotein als Maß der Proteinsynthese vor und nach Zusatz von Amilorid in vitro verwendet.
2. Amilorid setzt den Transport durch die Membran sowohl ohne als auch mit Stimulierung durch Insulin halbmaximal in 10^{-4} M-Konzentration herab. Aus der Kinetik des Transportes kann geschlossen werden, daß Amilorid die maximale Geschwindigkeit des gesamten Vorganges verlangsamt, ohne die Transportkonstante zu verändern.
3. Der Einbau von Leucin ins Fettgewebsprotein wird durch Amilorid in $3 \cdot 10^{-4}$ M-Konzentration auf ein Zehntel herabgesetzt. Das Verhalten von [1-^{14}C]-α-Aminoisobuttersäure läßt den Schluß zu, daß der Aminosäuretransport durch die Membran des Fettgewebes nicht beeinflußt wird.
4. Die Wirkungen des Amilorids am Fettgewebe entsprechen im Prinzip denjenigen des Triamterens und des 6-Aminonicotinsäureamids. Ebenso ist allen gemeinsam, daß sie den renalen Natrium- und Kaliumtransport im distalen Abschnitt des Nephrons hemmen.
5. Es ist möglich, daß ein Zusammenhang zwischen den hemmenden Wirkungen dieser Pharmaka auf den Leucin-Einbau in das Fettgewebsprotein und der Störung von Transportvorgängen durch biologische Membranen besteht.

Schlüsselwörter: Amilorid — Insulin — Glucosetransport — Leucineinbau — isoliertes Fettgewebe.

Bei unseren Untersuchungen über den Glucosestoffwechsel am epididymalen Fettgewebe der Ratte haben wir gefunden, daß 6-Aminonicotinamid (v. BRUCHHAUSEN u. HERKEN, 1966) und Triamteren (v. BRUCHHAUSEN, HERKEN, VOSS u. MERKER, 1967) den Glucosetransport und bestimmte intracelluläre Stoffwechselvorgänge hemmen, die durch Insulin stimulierbar waren. Es war auffallend, daß die hier wirksamen Pharmaka zugleich auch den Na^+- und K^+-Transport durch die Membran des distalen Tubulusepithels in entgegengesetzter Richtung beeinflussen (BALL u. GREENE, 1963; HERKEN, SENFT u. ZEMISCH, 1964; WIEBELHAUS et al., 1965; WIEDERHOLT, HIERHOLZER, SENFT u. HERKEN, 1968).

Andere Diuretica, die neben der Steigerung der Na^+-Ausscheidung zu einer vermehrten K^+-Elimination führen, wie Hydrochlorothiazid und Furosemid, haben keine hemmende Wirkung auf den Transport von Glucose durch die Membran des Fettgewebes.

Da der Stoffwechsel des Fettgewebes besser zu analysieren ist als die komplizierten Vorgänge in den einzelnen Tubulusabschnitten, haben wir inzwischen weitere Untersuchungen mit dem neuen Diureticum Amilorid vorgenommen, dessen renale Wirkungen im Prinzip denjenigen des Triamterens entsprechen (BAER, JONES, SPITZER u. RUSSO, 1967; HERKEN, 1968). Die Wirkungen dieser Substanzen auf den Elektrolythaushalt der Niere sind den Wirkungen des Aldosterons entgegengesetzt. Sie lassen sich aber im Vergleich zu den Wirkungen echter Antialdosterone noch am adrenalektomierten Tier nachweisen (HERKEN u. SENFT, 1961).

Triamteren und Amilorid wurden daher als Pseudo-Antialdosterone bezeichnet (HERKEN, i.Vorb.). Es ist die Absicht der vorliegenden Arbeit, durch Klärung von Stoffwechselwirkungen am Fettgewebe dem Grundmechanismus näherzukommen.

Material und Methoden

Verwendete Substanzen: Amilorid = N-Amidino-3,5-diamino-6-chloro-pyrazincarboxamid-hydrochlorid (MK 870); Kristallinsulin, 40 E/ml (Fa. Hoechst, Frankfurt a.M.-Höchst); Rinderserumalbumin reinst (Fa. Behringwerke, Marburg); Hyamin = p-Diisobutylcresoxyäthoxyäthyl-dimethylbenzyl-ammonium-hydroxyd (Fa. Packard Instruments); Glucoseoxydase-Blutzucker-Testkombination (Fa. C. F. Boehringer & Soehne, Mannheim); [1-^{14}C]-D-Glucose, 2,8—2,9 mCi/mmol, [1-^{14}C]-Leucin, 32—34 mCi/mmol, [1-^{14}C]-α-Aminoisobuttersäure, 44,2 mCi/mmol (Fa. Radiochemical Centre, Amersham).

Die Methoden wurden in einer vorausgehenden Arbeit (v. BRUCHHAUSEN u. HERKEN, 1966) ausführlich beschrieben: Schonend entnommene epididymale Fettgewebsschleier 150—250 g schwerer Wistar-Ratten wurden auf 8—12 Ansätze verteilt und mit Krebs-Henseleit-Bicarbonatpuffer inkubiert. Zur Bestimmung der Glucoseaufnahme wurde die Glucoseabnahme im Außenmedium zeitlich verfolgt. Die $^{14}CO_2$-Bildung aus [1-^{14}C]-Glucose wurde im geschlossenen System durch Auffangen des am Ende der Inkubationszeit aus dem angesäuerten Medium freigesetzten Kohlendioxyds in ein eingehängtes Gläschen mit Hyamin ermittelt. Zur Bestimmung der Radiomarkierung der Lipide aus [1-^{14}C]-Glucose wurde das Gewebe nach der Methode von FOLCH, LEES u. SLOANE-STANLEY (1957) extrahiert, sorgfältig gewaschen und in Scintillatortoluol gezählt (Tricarb, Packard). Die [1-^{14}C]-Leucin-Inkorporation ins Fettgewebsprotein wurde als radioaktive Markierung eines in der Modifikation von HAMID, RUBINSTEIN, FERGUSON u. BECK (1965) nach HERRERA u. RENOLD (1960) gewonnenen Restproteins nach Auflösung in Hyamin verfolgt. Zur Ermittlung des α-Aminobuttersäure (AIB)-Raums wurden die Gewebe in Gegenwart von 0,2 µCi [^{14}C]-AIB, 1 µmol Glucose und 10 mg Inulin in Ansätzen von 5 ml ohne Gelatine-Zusatz inkubiert. Danach wurden die Gewebe herausgenommen, sorgfältig abgetupft, in etwa zwei gleiche Teile geteilt und jeweils genau gewogen. Ein Teil wurde in 0,5 ml dest. Wasser überführt. Nach gleichmäßiger Verteilung des Inulins wurde eine Probe mit Dimedon und Phosphorsäure auf Inulin analysiert. Ein mittlerer Extracellulärraum von 20% wurde bei der Umrechnung für das Gewebsstückchen zugrunde gelegt. Aus der auf diese Weise ermittelten Inulinmenge in einer Gewebshälfte wurde der Extracellulärraum mit Hilfe der Inulinkonzentration des Mediums bei Inkubationsende berechnet und für die andere Gewebshälfte zugrunde gelegt. Diese Gewebshälfte wurde in Hyamin aufgelöst. Der Vergleich der Radioaktivität des Gewebes und des Mediums bei Inkubationsende ermöglichte es, den gesamten AIB-Raum zu ermitteln, der durch Abzug des oben beschriebenen Wertes für den „extracellulären" Raum den eigentlichen intracellulären AIB-Raum ergab. Alle Werte wurden auf 100 mg Frischgewicht bezogen.

Alle Angaben sind Mittelwerte aus 4—5 Einzelbestimmungen. Die statistische Sicherung erfolgte rechnerisch nach der Student-t-Verteilung mit graphischer Endauswertung nach PÄTAU (1943).

Ergebnisse

Amilorid hemmt die Aufnahme von Glucose ins Fettgewebe in 10^{-5} M Konzentration auch in Abwesenheit von Insulin signifikant. Bei

10^{-4} M Zusatz wird der basale Glucosetransport um die Hälfte reduziert. In Anwesenheit von 1 mE/ml Insulin fällt die Glucoseaufnahme bei Zusatz von 10^{-4} M Amilorid ebenfalls auf die Hälfte ab (Abb. 1). Obwohl es sich beim Glucosetransport wahrscheinlich um sehr komplexe Reaktionen handelt, haben wir die gemessenen Werte bei verschiedenen

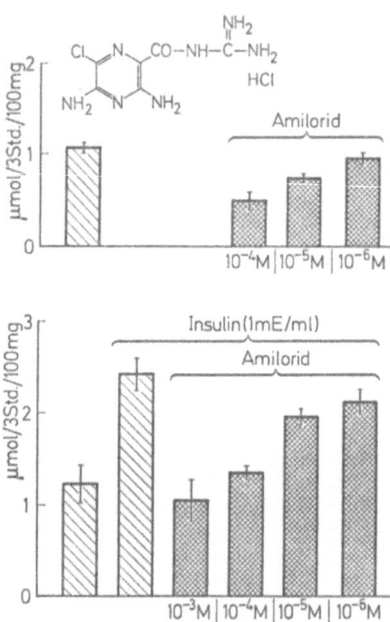

Abb. 1. Glucoseaufnahme ins Fettgewebe unter Zusatz von Amilorid verschiedener Konzentrationen. Ansätze enthalten in 5 ml Krebs-Henseleit-Bicarbonatpuffer 5 μmol Glucose und 1% Gelatine. Jeweils 4 Proben zu 0,1 ml werden über 3 Std entnommen und auf Glucosegehalt untersucht. Berechnung in μmol/3 Std/100 mg Frischgewicht. Mittelwerte aus 4 Bestimmungen. Streuungen als mittlere Fehler des Mittelwertes. Oben: in Abwesenheit von Insulin (basale Glucoseaufnahme); unten: in Gegenwart von Insulin (0,2 mE/ml)

Glucosekonzentrationen in ein Diagramm eingezeichnet (Abb. 2), das ähnlich wie ein Lineweaver-Burk-Diagramm die reziproken Werte der Transportgeschwindigkeit bei verschiedenen Glucosekonzentrationen enthält. Wir finden die so erhaltenen Transportkonstanten K_T unter Amilorid nicht verändert, die maximale Reaktionsgeschwindigkeit verringert sich dagegen von 0,715 μmol/3 Std/100 mg auf 0,455, während sie in Gegenwart von Insulin von 3,33 auf 0,715 μmol/3 Std/100 mg Gewebe absinkt. Die Hemmwirkung von Amilorid auf die $^{14}CO_2$-Bildung aus [1-^{14}C]-Glucose, die als Maß des Glucosetransportes angesehen wird,

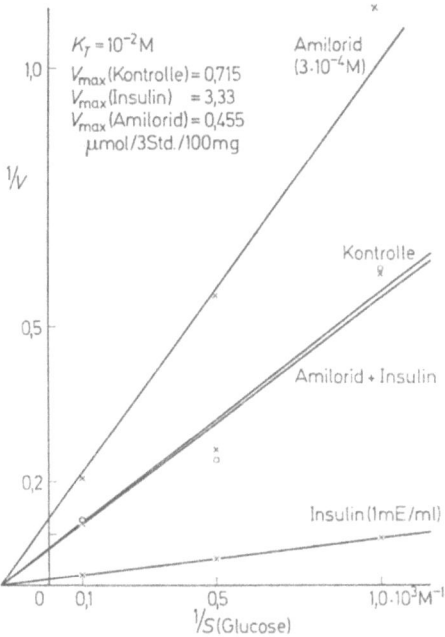

Abb. 2. Kinetik des gesamten Transportprozesses für Glucose aus der Glucoseaufnahme. Angaben in reziproken Werten der Geschwindigkeiten (in μmol/3 Std/ 100 mg) gegen die vorgelegte Glucosemenge (in M Konzentration). Die Werte für die Transportkonstante K_T und die maximalen Geschwindigkeiten wurden aus der Abbildung abgelesen

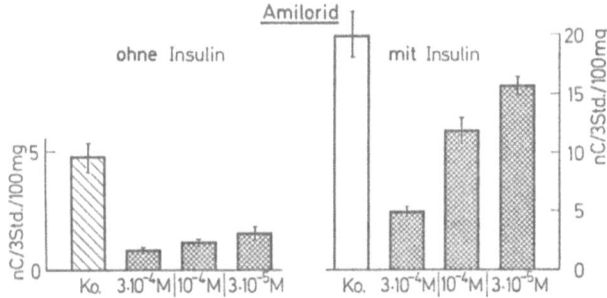

Abb. 3. Wirkung von Amilorid auf die Kohlendioxydbildung aus [1-^{14}C]-Glucose mit und ohne Insulin (0,2 mE/ml). Ansätze wie in Abb. 1. Zusätzlich 0,1 μCi/ Ansatz [1-^{14}C]-Glucose und Auffanggläschen mit 0,4 ml Hyamin. Abstoppen der Inkubation bei 37° C mit 0,25 ml 10% Schwefelsäure. Berechnung der ausgezählten Radioaktivität in nCi/3 Std/100 mg

fällt dementsprechend in vergleichbaren Konzentrationen ebenfalls stark ab (Abb. 3). Das verminderte Angebot an Glucose äußert sich in einer geringeren Markierung der Gesamtlipide in der Fettgewebszelle beim Angebot von [1-¹⁴C]-Glucose. Dieser Effekt verläuft linear über einen Zeitraum von 2 Std (Abb. 4).

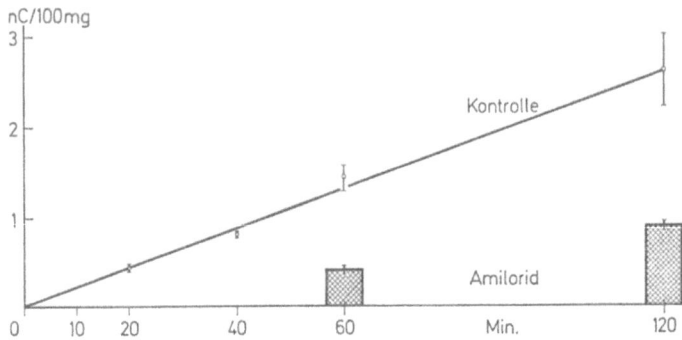

Abb. 4. Verwertung von [1-¹⁴C]-Glucose bei der Biosynthese von Lipiden. Ansätze wie in Abb. 2. Vor Säurezugabe Entnahme der Gewebe zur Lipidextraktion. Angaben in nCi/100 mg Frischgewebe

Die Inkorporation von [1-¹⁴C]-Leucin ins fettfreie Protein des Fettgewebes wird in Gegenwart und Abwesenheit von Insulin durch Zugabe von Amilorid ebenfalls stark herabgesetzt (Abb. 5). Sie sinkt bei $3 \cdot 10^{-4}$ M Konzentration der Substanz um 90% ab. Da zunächst nicht ausgeschlossen werden konnte, daß dies, ähnlich wie bei der Glucose, auf einem verminderten Transport der Aminosäure durch die Zellmembran beruht, wurden Versuche mit ¹⁴C-α-Aminoisobuttersäure vorgenommen. Sie wird ebenso wie natürliche Aminosäuren transportiert (KIPNIS u. NOALL, 1958), kann aber nicht in Proteine eingebaut werden. Es liegen keine Befunde vor, die Unterschiede im Transportvorgang zwischen α-Aminoisobuttersäure und Leucin am Fettgewebe nachweisen. Unter Berücksichtigung der Erfassung des extracellulären Raumes mit Inulin ergab sich in Gegenwart und Abwesenheit von Amilorid der gleiche Verteilungsraum für α-Aminoisobuttersäure im Fettgewebe (Abb. 5, unten). Bezogen auf einen intracellulären Raum von etwa 4—5 μl/100 mg Fettgewebe errechnet sich eine mehrfache Anreicherung der Modell-Aminosäure, auf die GOODMAN (1966) hingewiesen hatte. Sie wird durch Amilorid nicht verändert. Die Hemmung des Leucineinbaus in das Fettgewebsprotein erfolgt ohne wesentliche Latenzzeit. 20 min nach Zugabe von Amilorid werden Unterschiede deutlich (Abb. 6). Aus der folgenden Tabelle geht hervor, daß andere gebräuchliche Diuretica in diesen Versuchen unwirksam sind (Tab. 1). Lediglich Triamteren (v. BRUCHHAUSEN et al., 1967) verhält sich wie Amilorid. Äthacrynsäure vermindert den

Transport in das Gewebe wesentlich, so daß die gefundenen Werte keine Einschränkung der Proteinsynthese ausdrücken. Unter der Wirkung dieses Diureticums fanden ZIEVE u. SOLOMON (1968) auch die Aufnahme

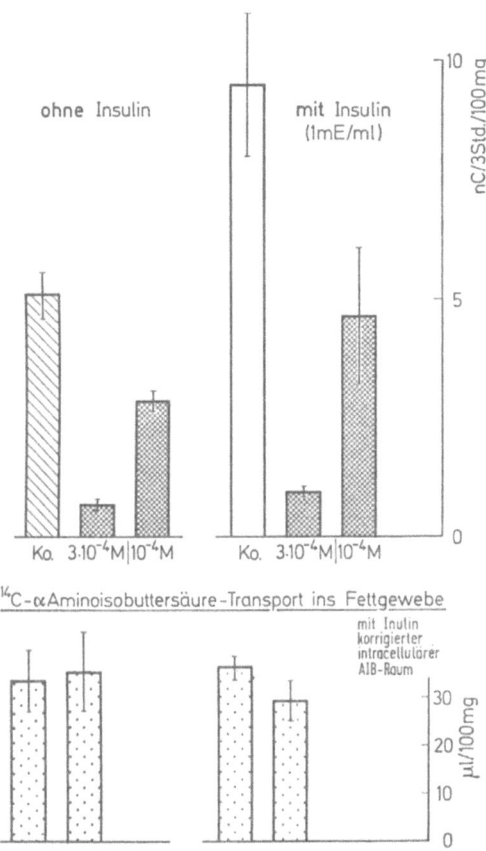

Abb. 5. Leucineinbau in Fettgewebsprotein. Ansätze wie in Abb. 1, Medium ohne Gelatinezusatz. Zugabe von 0,3 µCi/Ansatz an [1-^{14}C]-Leucin und insgesamt 10 µmol Glucose. Am Ende der Inkubation Entfettung unter Zusatz von 30 mg Rinderserumalbumin. Angaben in nCi/3 Std/100 mg Gewebe. Bestimmung des intracellulären Raumes von ^{14}C-α-Aminoisobuttersäure (= AIB) siehe unter Methoden

von Glycin und Glutaminsäure in Thrombocyten eingeschränkt. Verglichen mit Amilorid hemmt sein Desamino-Derivat, das N-Amidino-3-amino-6-chloro-pyrazincarboxamid, den Leucineinbau wesentlich weniger, obwohl es den Glucosetransport stark einschränkt (Tab. 2). Allerdings sind seine diuretischen Eigenschaften ebenfalls geringer.

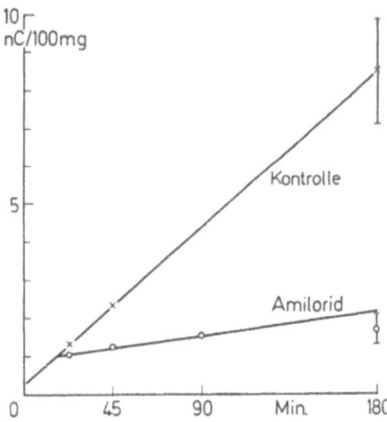

Abb. 6. Zeitlicher Verlauf der Hemmwirkung des Amilorids auf die Proteinsynthese. Ansätze wie unter Abb. 5 angegeben. Untersuchung und Aufarbeitung der Ansätze im angegebenen Zeitraum nach Zusatz von [1-^{14}C]-Leucin

Tabelle 1. *Einfluß von Diuretica auf die Leucinincorporation ins Fettgewebsprotein*

Zusätze (3 · 10^{-4} M)	In Abwesenheit von Insulin		mit Insulin	
	(nCi/3 Std/100 mg)	p	(nCi/3 Std/100 mg)	p
Keine	8,05 ± 0,27		24,45 ± 0,75	
Chlorothiazid	8,05 ± 0,34	0,05	24,33 ± 0,84	0,18
Furosemid	7,49 ± 1,45	0,05	24,56 ± 0,7	0,78
Mefrusid	7,64 ± 0,07	0,05	19,87 ± 0,65	
Äthacrynsäure	2,08 ± 0,51	0,001	3,91 ± 0,2	0,0002
Amilorid	0,99 ± 0,16	0,0002	2,32 ± 0,2	

Tabelle 2. *Wirkungen von Desamino-Amilorid auf Glucosetransport und Leucineinbau ins Fettgewebsprotein*

	Leucinincorporation (nCi/3 Std/100 mg)		Glucosetransport	
	ohne Insulin	mit Insulin	ohne Insulin	mit Insulin
Kontrollen	5,27 ± 0,4	7,81 ± 0,42	2,91 ± 0,39	9,39 ± 0,37
Desaminoamilorid	4,19 ± 0,34	7,05 ± 0,65	0,46 ± 0,03	2,84 ± 0,32

Diskussion

Aus den beschriebenen Ergebnissen geht hervor, daß die Wirkungen des Amilorids auf Leistungen des isolierten Fettgewebes im Prinzip denjenigen des Triamterens entsprechen. Das Beispiel der Glucoseaufnahme ins Fettgewebe zeigt allerdings, daß die Wirkung auf die Hemmung des basalen Glucosetransports übergreift. Die Verbindung ist hier wirksamer als Triamteren und 6-Aminonicotinamid, die den basalen Glucosetransport kaum beeinträchtigen. Die Hemmwirkung auf die insulinstimulierte Glucoseaufnahme übertrifft diejenige auf die basale Glucoseaufnahme um den doppelten Betrag, wenn man die absoluten Werte zum Vergleich heranzieht. Halbmaximale Hemmungen lassen sich mit 10^{-5} M Konzentrationen erreichen. Nach Zugabe von Anti-Insulin-Serum, das endogenes Insulin ausschaltet, fanden wir nur eine unwesentliche Veränderung der basalen Glucoseaufnahme. Darin weichen unsere Ergebnisse von den Angaben ab, die BELOFF-CHAIN, CATANZARO u. CHAIN (1967) mitteilten. Wir möchten daher annehmen, daß die Wirkungen des Amilorids den stimulierenden Wirkungen des Insulins entgegengerichtet sind, jedoch keine spezifische Aufhebung der Insulinwirkung darstellen. Unter diesen Bedingungen ließ sich die Wirkung des Amilorids durch Zusatz größerer Mengen Insulins nicht durchbrechen. Außerdem verhält sich Amilorid antagonistisch auch gegenüber enzymatischen Stimulantien wie Phospholipase A, α-Chymotrypsin und Trypsin (v. BRUCHHAUSEN u. STREUBEL), welche die Wirkungen des Insulins am Fettgewebe nicht nur auf den Glucosetransport nachahmen, aber vermutlich einen anderen Wirkungsmechanismus besitzen.

Es ist aus mehreren Gründen berechtigt, von einem gehemmten Glucosetransport unter Amilorid zu sprechen. Es wird tatsächlich weniger Glucose durch die Membran transportiert, wie aus der Herabsetzung der Glucoseaufnahme hervorgeht. Eine weitere Bestätigung ergibt sich aus den Messungen der $^{14}CO_2$-Bildung aus [1-^{14}C]-Glucose. Es ist bisher nicht bekannt geworden, daß Störungen im Bereich der Glucosephosphorylierung und der ersten enzymatischen Schritte im Pentosephosphat-Cyclus zur Einschränkung des Glucosetransportes ins Fettgewebe führen. Außerdem haben HERNANDEZ u. SOLS (1963) sowie WEBER et al. (1965) gefunden, daß die enzymatischen Umsetzungen, die bis zur Decarboxylierung von C 1 führen, keine limitierenden Schritte darstellen.

Insulin beeinflußt den Transport-Vorgang der Glucose durch die Membran durch Steigerung der maximalen Geschwindigkeit, nicht durch Veränderung der Transportkonstante (FROESCH u. GINSBERG, 1962; HERNANDEZ u. SOLS, 1963; DENTON, YORKE u. RANDLE, 1966; KUO, DILL u. HOLMLUND, 1967; CAYGILL u. STEIN, 1967). Amilorid setzt ebenfalls die maximale Reaktionsgeschwindigkeit herab, ohne die Transportkonstante zu verändern. In dieser Hinsicht kann es mit einem typischen Hemmstoff des Membrantransportes, dem Phlorrizin (FRERICHS u. BALL, 1964; KUO, DILL u. HOLMLUND, 1967) verglichen werden. Weitere Aussagen sind nicht möglich, solange sich der wahrscheinlich mehrstufige Transport-Vorgang nicht in Einzelreaktionen mit definierter Kinetik auflösen läßt. Ebensowenig wie unter Triamteren wirkt sich die verminderte Glucoseaufnahme auf die Glucosekonzentration im Blut aus (KAMPFFMEYER u. CONWAY, 1968).

Amilorid hemmt in $3 \cdot 10^{-4}$ M Konzentration den Einbau von [1-^{14}C]-Leucin in das Fettgewebsprotein auf 10% des Kontrollwertes. Folgende Kriterien wurden angewandt, um zu beurteilen, ob es sich hierbei um eine Hemmung der Proteinsynthese durch Amilorid handelt: Die spezifische Aktivität des Leucins in der Zelle muß mit und ohne Zugabe von Amilorid gleich hoch sein. Wir haben daher mit Hilfe der markierten Modell-Aminosäure α-Aminoisobuttersäure ausgeschlossen, daß Amilorid auf den Transport von Aminosäuren ins Fettgewebe Einfluß nimmt. Insulin verändert nicht den Aminosäuretransport ins Fettgewebe, wie auch GOODMAN (1966) gefunden hat. Außerdem haben HERRERA u. RENOLD (1965) sich dafür ausgesprochen, daß es sich nicht um spezifische Austausch- oder Adsorptionsvorgänge, sondern um den Einbau der Aminosäure in Fettgewebsproteine handelt, weil sich ein zeitabhängiger Syntheseverlauf verfolgen, die Hemmbarkeit durch Puromycin nachweisen und eine charakteristische Verteilung zweier markierter Aminosäuren ermitteln lassen. Daraus ergibt sich, daß die markierte Aminosäure Leucin in das Protein des Fettgewebes inkorporiert worden ist. Unsere Befunde sprechen dafür, daß Amilorid den Einbau von Leucin in Proteine hemmen kann. Da durch Insulin die Proteinsynthese angeregt wird, wenn Glucose durch Pyruvat ersetzt wird, greift Amilorid auch in diesen insulinstimulierten Vorgang ein. Ebenso wie Triamteren hemmt Amilorid auch die durch Insulin angeregte Inkorporation von Glucose ins Fettgewebsglykogen (OFORI-NKANSAH, 1968) und hebt den Hemmeffekt des Insulins auf die durch Dexamethason und Wachstumshormon angeregte Lipolyse weitgehend auf (V. BRUCHHAUSEN u. STREUBEL).

Die Wirkung des Amilorids scheint recht spezifisch zu sein, da sein Desamino-Derivat in gleicher Konzentration keine wesentliche Hemmung der Leucininkorporation ins Fettgewebsprotein erzeugt. Innerhalb der gebräuchlichen Diuretica begrenzt sich diese Wirkung auf die Proteinsynthese auf Triamteren und Amilorid.

Ob Amilorid und Triamteren als Pseudo-Antialdosterone auf diesem Wege in Prozesse eingreifen können, die beim Ionen-Transport eine Rolle spielen, ist noch fraglich. Wie Untersuchungen von EDELMAN (Übersicht, 1966) an der Krötenblase sowie von CASTLES u. WILLIAMSON (1967) an der Säugerniere ergeben haben, stimuliert Aldosteron die RNS-abhängige Proteinsynthese, wobei eine Korrelation zum Natrium-Transport beobachtet wurde. Amilorid ist zwar ebenso wie Triamteren kein Aldosteron-Antagonist, doch läßt sich beim Vergleich ihrer Wirkungen bei adrenalektomierten Tieren und solchen mit erhaltenen Nebennieren feststellen, daß Unterschiede im Ausmaß der renalen

Natrium- und Kalium-Elimination bestehen. Beide Verbindungen sind bei Tieren mit Nebennieren wirksamer. Es ist daher nicht ausgeschlossen, daß Amilorid ebenso wie Triamteren basale Funktionen einer Reaktionskette inhibiert, die durch Aldosteron stimulierbar ist. Allerdings läßt sich zur Zeit noch nicht sagen, ob die am Fettgewebe gemessene Hemmung des Leucineinbaues in ein Protein auch für andere Gewebe gültig ist. Hierbei ist noch zu berücksichtigen, daß die Ursache der stimulierenden Wirkungen des Aldosterons durch verschiedene Autoren nicht gleich beurteilt wird. Sowohl die Produktion eines Transportproteins als auch eine enzymatische Begünstigung der Permeabilität für Na^+ (SHARP, COGGINS, LICHTENSTEIN u. LEAF, 1966) oder die Enzyminduktion im Bereich der α-Ketoglutarat-Synthese über Oxalacetat (EDELMAN, 1966a, 1966b; FIMOGNARI, PORTER u. EDELMAN, 1967) sind als Ursachen angegeben worden. Außerdem sind auch direkte Einschränkungen der Funktion mitochondraler Dehydrogenasen (Isocitrat- und Ketoglutarat-Dehydrogenasen) durch Amilorid und Triamteren von v. BERGMANN (1968) und LOSERT, SITT, SENFT u. ZESCH (1967) beschrieben worden. Untersuchungen über die Wirkungen des Amilorids auf die renale Proteinsynthese liegen noch nicht vor.

Literatur

BAER, J. E., C. B. JONES, S. A. SPITZER, and H. F. RUSSO: The potassium-sparing and natriuretic activity of N-amidino-3, 5-diamino-6-chloropyrazin carboxamide hydrochloride dihydrate (Amiloride hydrochloride). J. Pharmacol. exp. Ther. **157**, 472—485 (1967).

BALL, G. M., and J. A. GREENE: Localization of the site of action of triamterene diuretic. Proc. Soc. exp. Biol. (N.Y.) **113**, 326—328 (1963).

BELOFF-CHAIN, A., R. CATANZARO, and E. B. CHAIN: Influence of anti-insulin serum on glucose metabolism. I. In isolated adipose tissue. Diabetes **16**, 472 (1967).

BERGMANN, K. v.: Einfluß von d-Aldosteron, Triamteren und Amilorid auf die Aktivität mitochondraler, hyaloplasmatischer und mikrosomaler Enzyme in der Rattenniere. Diss., Berlin 1968.

BRUCHHAUSEN, F. v.: Hemmung des α-Amino-isobuttersäure-Transportes in das isolierte Fettgewebe durch N^6,O^2-Dibutyryl-adenosin-3',5'-phosphat. Hoppe-Seylers Z. physiol. Chem. **349**, 1437—1439 (1968).

—, u. H. HERKEN: Wirkung des 6-Aminonicotinsäureamids auf die insulinabhängige Glucoseaufnahme in das epididymale Fettgewebe. Naunyn-Schmiedebergs Arch. Pharmak. exp. Path. **254**, 388—400 (1966).

— — H. J. VOSS u. H.-J. MERKER: Wirkung von Triamteren auf insulinstimulierbare Prozesse des Fettgewebes. Naunyn-Schmiedebergs Arch. Pharmak. exp. Path. **256**, 416—429 (1967).

—, u. J. STREUBEL: Wirkungen von Amilorid und Triamteren auf die Lipolyse und den durch Enzyme induzierten Glucosetransport isolierter Fettzellen. Naunyn-Schmiedebergs Arch. Pharmak. exp. Path. (im Druck).

CASTLES, T. R., and H. E. WILLIAMSON: Mediation of aldosterone induced antinatriuresis via RNA-synthesis de novo. Proc. Soc. exp. Biol. (N.Y.) **124**, 717 (1967).

CAYGILL, C. P. J., and W. D. STEIN: Glucose uptake by isolated fat cells and the influence of insulin. Biochem. J. 105, 17P (1967).

DENTON, R. M., R. E. YORKE, and P. J. RANDLE: Measurement of concentrations of metabolites in adipose tissue and effects of insulin, alloxan-diabetes, and adrenaline. Biochem. J. 100, 407—419 (1966).

EDELMAN, I. S.: Subcellular distribution and mode of action of aldosterone, in: Steroid dynamics (PINCUS, NAKAO, TAIT, edit.), p. 551. New York und London: Academic Press 1966.

— Molecular process in steroid regulation of sodium transport, p. 43. II. Int. Congress on Hormonal Steroids. Amsterdam-New York-Milan-Tokyo-Buenos Aires: Excerpta Medica Foundation 1966.

— Action of aldosterone on sodium transport, p. 67. Int. Congress Nephrol., Washington 1966.

FIMOGNARI, G. M., G. A. PORTER, and I. S. EDELMAN: The role of the tricarboxylic acid cycle in the action of aldosterone on sodium transport. Biochim. biophys. Acta (Amst.) 135, 89—99 (1967).

FOLCH, P., M. LEES, and G. H. SLOANE-STANLEY: A simple method for the isolation and purification of total lipides from animal tissues. J. biol. Chem. 226, 497 bis 509 (1957).

FRERICHS, H., and E. G. BALL: Studies on the metabolism of adipose tissue XVI. Inhibition by phlorizin and phloretin of the insulin-stimulated uptake of glucose. Biochemistry 3, 981—985 (1964).

FROESCH, E. R., and J. L. GINSBERG: Fructose metabolism of adipose tissue I. Comparison of fructose and glucose metabolism in epididymal adipose tissue of normal rats. J. biol. Chem. 237, 3317—3324 (1962).

GOODMAN, H. M.: Alpha amino isobutyric acid transport in adipose tissue. Amer. J. Physiol. 211, 815—820 (1966).

HAMID, M. A., D. RUBINSTEIN, K. A. FERGUSON, and J. C. BECK: The effect of growth hormone and prolactin preparations on the intermediary metabolism of rat adipose tissue. Biochim. biophys. Acta (Amst.) 100, 179—192 (1965).

HERKEN, H.: Biosynthesis and action of dinucleotides containing 6-Aminonicotinamide on membrane transport processes. Arzneimittel-Forsch. 18, 1235 (1968).

— Pseudo-Antialdosterone. In: HEFFTER-HEUBNERS Handbuch der exp. Pharmakologie, Bd. XXIV (im Druck).

—, u. G. SENFT: 2-, 4-, 7-Triamino-6-phenylpteridin als „Aldosteronantagonist". Klin. Wschr. 39, 1205—1206 (1961).

— — u. B. ZEMISCH: Die Einschränkung des tubulären Natrium- und Kaliumtransportes durch Biosynthese 6-Aminonicotinsäureamid enthaltender Nucleotide. Naunyn-Schmiedebergs Arch. exp. Path. Pharmak. 249, 54 (1964).

HERNANDEZ, A., and A. SOLS: Transport and phosphorylation of sugars in adipose tissue. Biochem. J. 86, 166 (1963).

HERRERA, M. G., and A. E. RENOLD: Hormonal effects of glycine metabolism in rat epididymal adipose tissue. Biochim. biophys. Acta (Amst.) 44, 165—167 (1960).

— — Amino acid and protein metabolism. In: Handbook of physiology, V. Adipose tissue (RENOLD and CAHILL, edit.), p. 375. Washington: Amer. Physiol. Soc. 1965.

KAMPFFMEYER, H., and J. CONWAY: The antihypertensive and diuretic effects of amiloride and of its combination with hydrochlorothiazide. Clin. Pharmacol. Ther. 9, 350—354 (1968).

KIPNIS, D. M., and M. W. NOALL: Stimulation of amino acid transport by insulin in isolated rat diaphragm. Biochim. biophys. Acta (Amst.) 28, 226 (1958).

Kuo, J. F., I. K. Dill, and C. E. Holmlund: Inhibition by phlorizin of insulin and protease-stimulated glucose utilization in isolated adipose cells. Biochim. biophys. Acta (Amst.) **144**, 252—258 (1967).

Losert, W., R. Sitt, G. Senft, and A. Zesch: Biochemical studies on mechanisms of action of compounds influencing tubular sodium transport: I. Aldosterone, amiloride, triamterene. 5. Symp. Nephrolog., Lausanne 1967.

Ofori-Nkansah, N.: Unveröff. Versuche (1968).

Pätau, K.: Zur statistischen Beurteilung von Messungsreihen (eine t-Tafel). Biol. Zbl. **63**, 154 (1943).

Senft, G.: Über den Mechanismus und die Lokalisation der renalen Wirkung von 2,4,7-Triamino-6-phenylpteridin. Naunyn-Schmiedebergs Arch. exp. Path. Pharmak. **243**, 352 (1962).

Sharp, G. W. G., C. H. Coggins, N. S. Lichtenstein, and A. Leaf: Evidence for a mucosal effect of aldosterone on sodium transport in the toad bladder. J. clin. Invest. **45**, 1640 (1966).

Weber, G., H. J. Hird, N. B. Stamm, and D. S. Wagle: Enzymes involved in carbohydrate metabolism in adipose tissue. In: Handbook of physiology, vol. 5, p. 225. Washington: Amer. Physiol. Soc. 1965.

Wiebelhaus, V. D., J. Weinstock, A. R. Maass, F. T. Brennan, G. Sosnowski, and T. Larsen: The diuretic and natruretic activity of triamterene and several related pteridines in the rat. J. Pharmacol. exp. Ther. **149**, 397—403 (1965).

Wiederholt, M., K. Hierholzer, G. Senft u. H. Herken: Lokalisation der natriuretischen Wirkung von 6-Aminonicotinamid in der Rattenniere. Naunyn-Schmiedebergs Arch. Pharmak. exp. Path. **261**, 143—151 (1968).

Zieve, P. D., and H. M. Solomon: Effect of diuretics on the human platelet. Amer. J. Physiol. **215**, 650—654 (1968).

Prof. Dr. H. Herken
Pharmakologisches Institut der Freien
Universität
1000 Berlin 33, Thielallee 69/73

Die Hemmung der Ketogenese im Lebergewebe durch Tolbutamid und Glykodiazin in vitro*

A. HASSELBLATT

Pharmakologisches Institut der Universität Göttingen
(Direktor: Prof. Dr. L. LENDLE)

Eingegangen am 18. Oktober 1968

Inhibition of Ketogenesis in Liver Tissue by Tolbutamide and Glymidine when Added in vitro

Summary. The effect of tolbutamide and the blood sugar lowering agent glymidine on ketogenesis in incubated liver tissue of rats has been investigated. In the presence of tolbutamide liver slices from fasting rats formed less acetoacetic acid and β-hydroxybutyric acid. A methylsulfonylurea which has no hypoglycaemic activity failed to be similarily effective. Glymidine proved to be a more potent inhibitor of ketogenesis in vitro than tolbutamide. The metabolite I of glymidine, which is still capable of inducing hypoglycaemia had no effect on ketone body formation by liver slices. Glymidine also inhibited ketogenesis in liver tissue taken from alloxan diabetic rats and from rats made insulin deficient by injection of anti-insulin-serum. Glymidine when given in vivo failed, however, to reduce ketonaemia in these diabetic rats. The well defined in vitro effect of glymidine has no bearing upon ketogenesis in vivo as the liver forms ketone bodies from unesterified fatty acids supplied by the blood. Even in vitro glymidine failed to inhibit the incorporation of ^{14}C from acetate or palmitic acid into ketone bodies. Glymidine did inhibit, however, the formation of ketone bodies from esterified ^{14}C-palmitic acid. This has been demonstrated in experiments where labelled chylomicrons had been added to liver slices or ^{14}C-palmitic acid had been incorporated into the esterified fatty acid pool of the liver tissue incubated in vitro. In both instances glymidine inhibited the formation of labelled ketone bodies. It is concluded from these results that ketogenesis in vitro is reduced by glymidine because it inhibits the lipolytic cleavage of fatty acid esters in the liver cell. As a result less fatty acids are available for the oxidation to ketone bodies. Because in diabetic animals ketone bodies are formed from unesterified fatty acids, glymidine fails to suppress diabetic ketonaemia in vivo.

Key-Words: Liver — Ketone Bodies — Lipase — Antidiabetics — Tolbutamide.

Zusammenfassung. Die Wirkung von Tolbutamid und dem ebenfalls blutzuckerwirksamen Glykodiazin auf die Ketonkörperbildung im inkubierten Lebergewebe von Ratten wurde untersucht. Leberschnitte hungernder Ratten bildeten in Gegenwart von Tolbutamid weniger Acetessigsäure und β-Hydroxybuttersäure. Ein blutzuckerunwirksamer Methylsulfonylharnstoff hatte keine entsprechende Wirkung. Glykodiazin hemmte die Ketogenese stärker als Tolbutamid. Der Meta-

---
* Herrn Prof. Dr. LUDWIG LENDLE zum 70. Geburtstag in Verehrung gewidmet.

bolit I des Glykodiazin, der ebenfalls noch Hypoglykämien auslösen kann, war unwirksam. Auch die Ketonkörperbildung in Leberschnitten alloxandiabetischer Ratten und von Ratten, bei denen durch Anti-Insulin-Serum ein akuter Insulinmangel ausgelöst worden war, wurde durch Glykodiazin gehemmt. Dagegen erniedrigte Glykodiazin in vivo die Konzentration der Ketonkörper im Blut der diabetischen Tiere nicht. Der eindeutige in vitro Effekt wirkt sich auf die Ketose in vivo nicht aus, weil die Leber hier Ketonkörper aus unveresterten Fettsäuren bildet, die sie mit dem Blut erreichen. Auch in vitro hemmte Glykodiazin die Umwandlung von ^{14}C-Acetat und ^{14}C-Palmitinsäure in markierte Ketonkörper nicht. Dagegen hemmte Glykodiazin die Bildung von Ketonkörpern aus Estern der ^{14}C-Palmitinsäure. Das zeigte sich in Versuchen, in denen Leberschnitte in Gegenwart von markierten Chylomikronen inkubiert wurden oder in denen die Fettsäure-Ester der Leber selbst durch eine Vorbehandlung mit ^{14}C-Palmitinsäure markiert worden waren. In beiden Fällen wurden in Gegenwart von Glykodiazin weniger markierte Ketonkörper gebildet. Die Ergebnisse zeigen, daß Glykodiazin die Ketonkörperbildung in inkubierten Leberschnitten hemmt, weil es die lipolytische Spaltung der Fettsäure-Ester in der Leber unterdrückt. Dadurch werden weniger Fettsäuren für den oxydativen Abbau zu Ketonkörpern zur Verfügung gestellt. Die Leber diabetischer Tiere bildet Ketonkörper aus unveresterten Fettsäuren. Daher vermag Glykodiazin nicht die Ketonämie diabetischer Tiere zu unterdrücken.

Schlüsselwörter: Leber — Ketonkörper — Lipase — Antidiabetica — Tolbutamid.

Die blutzuckersenkenden Sulfonylharnstoffderivate verdanken ihre günstige Wirkung beim Altersdiabetes sicher teilweise der Fähigkeit, die Inselzellen der Bauchspeicheldrüse zu einer Insulinabgabe anzuregen. Daneben aber haben sie direkte Wirkungen auf den Leberstoffwechsel, die durch Insulin nicht auszulösen sind und daher als Eigenwirkung dieser Stoffgruppe aufgefaßt werden müssen (Literatur bei CREUTZFELDT u. SÖLING, 1960; HASSELBLATT, 1966). Ein derartiger direkter Effekt des Tolbutamid wurde schon 1959 von RENOLD u. Mitarb. und von der gleichen Arbeitsgruppe 1960 (BOSHELL u. Mitarb.) beschrieben. In ihren Versuchen hemmte Tolbutamid, wenn es in vitro inkubierten Leberschnitten zugesetzt wurde, die Bildung von Ketonkörpern. Insulin hatte in diesem System keine Wirkung. Der Effekt trat bereits bei einer Konzentration von 20 mg Tolbutamid/100 ml auf, wie sie auch nach therapeutischen Gaben im Plasma gefunden werden kann. Trotzdem spricht die klinische Erfahrung nicht dafür, daß Sulfonylharnstoffderivate die Ketogenese in der diabetischen Leber direkt hemmen können, weil sie bei ketotischen Diabetikern nur wenig oder gar nicht wirksam sind (CREUTZFELDT u. Mitarb., 1967). Wenn Tolbutamid trotzdem bei hungernden Ratten (BRESSLER u. ENGEL, 1957) oder bei diabetischen Patienten, die gut auf die perorale Behandlung ansprechen (BOSHELL u. Mitarb., 1960), auch die Ketonkörperkonzentration im Blut erniedrigen kann, so muß es sich dabei nicht um eine direkte hepatische Wirkung des Sulfonylharnstoffderivates handeln. Vielmehr ist damit zu rechnen, daß Tolbutamid die Sekretion von endogenem Insulin angeregt hat und so indirekt auch die Ketonämie günstig beeinflussen konnte. Bei Ratten mit schwerem Alloxandiabetes oder bei Tieren, deren Bauchspeicheldrüse operativ entfernt wurde, ist eine endogene Insulinsekretion nicht mehr möglich, und es ist bekannt, daß die diabetische Stoffwechselstörung dieser Tiere auf Tolbutamid nicht anspricht. In den Versuchen der Arbeitsgruppe von RENOLD zeigte sich jedoch, daß Tolbutamid die Ketogenese im Lebergewebe dieser diabetischen Tiere ebenfalls hemmen kann. Es ergab sich also ein Widerspruch zwischen der eindeutigen Wirksamkeit in vitro und dem Fehlen einer sicheren Wirkung auf den Stoffwechsel der diabetischen Ratten in vivo. Die Interpretation des in vitro-Effektes von Tolbutamid auf die Ketogenese in Leberschnitten wird weiter dadurch erschwert, daß auch an der isolierten, perfundierten Leber diabetischer Ratten das Sulfonylharnstoffderivat Carbutamid die Bildung von Ketonkörpern nicht hemmte (CREUTZFELDT u. Mitarb., 1967). In der vorliegenden Arbeit sollte geklärt werden, warum der in vitro bereits in niedrigen Konzentrationen von Tolbutamid nachgewiesene hemmende Effekt auf die Ketogenese im Lebergewebe sich in vivo auf die diabetische Ketose offenbar nicht auswirkt. In den meisten Versuchen wurde Glykodiazin (Redul®) verwendet, weil es wirksamer war als Tolbutamid.

Methodik

Versuchstiere. Verwendet wurden männliche Wistar-Ratten (FW 49, 170 bis 210 g). Um eine Hungerketose auszulösen, erhielten die Tiere 40 Std vor dem Versuch kein Futter. Eine Ketose durch akuten Insulinmangel erhielten wir bei gefütterten Ratten durch i.p. Injektion von 8 ml eines Meerschweinchenserums, das insulinbindende Antikörper enthielt. Durch 1 ml dieses Serums wurde die Wirkung von 2 IE Rinderinsulin (gemessen an der Oxydation von 1-^{14}C-Glucose durch epididymales Fettgewebe der Ratte) voll aufgehoben. Das Serum wurde abends injiziert und die Tiere 13 Std später am nächsten Tag in den Versuch genommen. Eine Ketose bei alloxandiabetischen Ratten wurde nach STEINER u. Mitarb. (1961) ausgelöst. Weibliche Sprague Dawley-Ratten (80—120 g) erhielten nach 48 Std Nahrungskarenz in Pentobarbitalnarkose 70 mg Alloxantetrahydrat/kg i.v. Anschließend wurden die Tiere 4—6 Wochen mit Insulin behandelt. In der ersten Woche wurden täglich 4, später 6 IE Long-Insulin-Hoechst je Ratte injiziert. Die stetige Gewichtszunahme der Tiere zeigte an, daß die Insulindosis ausreichend war. Die letzte Insulininjektion erhielten die Tiere 40 Std vor dem Versuch, so daß sich zum Zeitpunkt der Tötung eine schwere diabetische Ketose entwickelt hatte. Ein Teil der alloxandiabetischen und der mit Anti-Insulin-Serum behandelten Tiere erhielt 100 mg Glykodiazin/kg i.p. injiziert und wurde 2 Std später ebenso wie die Kontrolltiere beider Gruppen getötet. Die Tiere wurden durch Aufschlagen betäubt und aus den durch einen Scherenschlag eröffneten Halsgefäßen wurde etwa 4 ml Blut in Zentrifugengläsern aufgefangen, die 0,2 ml einer 1%igen Heparinlösung enthielten. Danach wurden die Tiere dekapitiert. Lebergewebe der diabetischen Kontrolltiere wurde anschließend mit und ohne Zusatz von Glykodiazin inkubiert.

Ketogenese in vitro. Vom linken, länglichen Leberlappen wurden 9—12 Leberschnitte hergestellt, in Krebs-Ringer-Bicarbonat-Puffer aufgeschwemmt und auf Filterpapier übertragen. Sie wurden dabei in drei gleich große Teile aufgeteilt, wovon einer in Gegenwart der geprüften Substanz, der zweite ohne Zusatz als Kontrolle inkubiert wurde. Der dritte Anteil wurde unmittelbar aufgearbeitet, um den Ketonkörpergehalt des Gewebes zu Beginn der Inkubation zu bestimmen. In 2 ml Inkubationslösung wurden 3—4 Leberschnitte, entsprechend etwa 250 mg F.-Gew. oder 7 mg Kjeldahl-Stickstoff in Warburg-Trögen ohne Mittelstück bei 37°C und einer Schüttelfrequenz von 100/min 90 min inkubiert. Als Inkubationsmedium diente Krebs-Ringer-Bicarbonat-Puffer bei dem, ebenso wie in der Arbeit von BOSHELL u. Mitarb. (1960) ein Teil der Na^+-Ionen durch K^+ ersetzt war (Na^+: 85,4; K^+: 64,1 mval/l). Wenn Fettsäure oder Chylomicronen dem Medium zugesetzt wurde, wurde Ca^{++}-freie Pufferlösung verwendet. Dadurch sollte vermieden werden, daß sich schwerlösliche Ca-Salze der Fettsäuren bilden. Die Gasphase für den Puffer und während der Inkubation war CO_2 5% und O_2 95%.

Aufarbeiten des Gewebes. Nach der Inkubation wurde der gesamte Troginhalt unter Eiskühlung homogenisiert und das Homogenat zu gleichen Teilen mit 2 m Perchlorsäure versetzt. Der Überstand wurde mit KOH neutralisiert und das Perchlorat im Kältebad bei —2°C ausgefällt. Im Überstand wurden D(—)-β-Hydroxybuttersäure und Acetessigsäure mit β-Hydroxybuttersäuredehydrogenase[1] nach WILLIAMSON u. Mitarb. (1962) getrennt bestimmt. Ebenso wie im Homogenat wurden die Ketonkörper im Blut nach Enteiweißen mit Perchlorsäure gemessen. Als Bezugspunkt wurde in aliquoten Teilen des Gewebshomogenates vor der Fällung der Stickstoff nach KJELDAHL bestimmt. Die während der Inkubation gebildete β-Hydroxybuttersäure und Acetessigsäure wird in µval/10 mg Gewebsstickstoff angegeben. Die Glucosekonzentration im Blut wurde enzymatisch mit Glucose-Oxydase (Testkombination Boehringer) und die Konzentration der unveresterten Fettsäuren im Plasma nach DOLE u. MEINERTZ (1960) titrimetrisch bestimmt.

Versuche mit ^{14}C-markierten Verbindungen. Lebergewebe von Ratten, die 40 Std kein Futter erhalten hatten, wurde wie beschrieben mit und ohne einen Zusatz von Glykodiazin inkubiert. Die 2 ml Inkubationsmedium enthielten 0,1 µc von 1-^{14}C-Acetat (29 mc/mM), 1-^{14}C-Palmitinsäure (20—40 mc/mM) oder u-^{14}C-Tyrosin (5,5 mc/mM). Intestinale Lymphe wurde von Ratten nach BOLLMAN u. Mitarb. (1948) abgeleitet, nachdem die Tiere mit der Schlundsonde 1-^{14}C-Palmitinsäure erhalten hatten. Das Inkubationsmedium bestand in dieser Versuchsgruppe zu 10% aus Lymphe. In jeden Ansatz von 2 ml wurde dadurch eine Aktivität von 21 779 Imp/min eingebracht. In Versuchen, in denen markierte Palmitinsäure in vivo injiziert wurde, erhielten männliche Ratten, die 40 Std nicht gefüttert waren, 10 µc 1-^{14}C-Palmitinsäure/100 g in kurzer Halothannarkose in die Schwanzvene injiziert und wurden 8 min später getötet. Ihre Lebern wurden geschnitten und inkubiert.

Bildung markierter Ketonkörper in vitro. Die Inkubation erfolgte in Packard-Gläsern, wie sie beim Tri-Carb-Szintillationszähler verwendet werden. In Versuchen, in denen die gebildete $^{14}CO_2$ aufgefangen werden sollte, waren die Schraubdeckel der Gläser durchbohrt und durch Unterlegen einer weichen Gummiplatte verschlossen. Durch die Gummiplatte wurde ein dünner PVC-Stab eingeführt und diente, nachdem das Ende hakenförmig umgebogen war, als Halterung für einen Filterpapierstreifen. Bei Versuchsende wurde durch die Membran mit einer Injek-

---

[1] Wir danken der Fa. Boehringer, Mannheim, Herrn Dr. F. H. SCHMIDT, biochemische Abteilung für Enzyme und Substrate.

tionsspritze 0,5 ml 5 n HCl in das Medium und 0,03 ml 20%ige KOH auf den Papierstreifen injiziert. Anschließend wurde 60 min weiter inkubiert, danach war die aus dem Medium ausgetriebene CO_2 vollständig am alkaligetränkten Papierfähnchen gebunden, das dann in Äthanolamin-Toluol-Szintillator geworfen und die Aktivität im Flüssigkeits-Szintillationszähler gemessen wurde. Vom Gewebe gebildete markierte Ketonkörper wurden nach VAN SLYKE (1917) zu Aceton decarboxyliert und als wasserunlöslicher, kristalliner Quecksilberkomplex isoliert. Dabei wurde die Inkubationslösung und 2 ml Wasser, in dem das inkubierte Gewebe gewaschen worden war, in die Bestimmung eingesetzt. Um die Kristallmenge zu erhöhen, wurden jeder Probe 20 mg nichtmarkierter β-Hydroxybuttersäure zugesetzt. 50 mg der gewaschenen und getrockneten Kristalle wurden nach KALBERER u. RUTSCHMANN (1961) verbrannt und die dabei gebildete $^{14}CO_2$ im Szintillationszähler gemessen. Als Bezugspunkt wurde das Trockengewicht der ausgewaschenen Gewebsschnitte bestimmt.

Substanzen. Die Wirkung der folgenden Substanzen auf die Ketonkörperbildung durch in vitro inkubiertes Lebergewebe wurde untersucht: 1. Tolbutamid (Rastinon®, Artosin®), ein N-(Methyl-benzolsulfonyl)-N'-n-butylharnstoff. 2. Als blutzuckerunwirksames Sulfonylharnstoffderivat der N-(Methyl-benzolsulfonyl-N'-methylharnstoff[2]). 3. Glykodiazin (Redul®), ein 2-Benzolsulfonamido-5(β-methoxyäthoxy)-pyrimidin und 4. als Vergleichssubstanz der im Stoffwechsel gebildete Metabolit I des Glykodiazin (GERHARDS u. Mitarb., 1964), nämlich das 2-Benzolsulfonamido-5(β-hydroxyäthoxy)-pyrimidin[2], das noch blutzuckersenkend wirkt (KRAMER u. Mitarb., 1964).

Ergebnisse

Die Ketonkörperbildung in inkubierten Leberschnitten ist, wie die Werte in Tab.1 zeigen, von der Stoffwechselsituation der Spendertiere abhängig. Lebergewebe von normal gefütterten Ratten bildet während

Tabelle 1. *Bildung von β-Hydroxybuttersäure (β-HBS) und Acetessigsäure (AcAc) durch in vitro inkubiertes Lebergewebe von gefütterten und hungernden Ratten, von Ratten in akutem Insulinmangel nach Anti-Insulin-Serum (AIS) und von alloxandiabetischen Ratten ($\bar{x} \pm S_{\bar{x}}$). Inkubationsdauer 90 min*

	Zahl der Werte	β-HBS µval/10 mg N	AcAc µval/10 mg N	β-HBS + AcAc µval/10 mg N
Gefütterte Ratten	8	0,45 ± 0,03	1,12 ± 0,10	1,57 ± 0,09
40 Std Hunger	62	1,28 ± 0,08	6,92 ± 0,30	8,20 ± 0,36
AIS	11	3,39 ± 0,58	6,43 ± 2,13	9,82 ± 2,42
Alloxandiabetes	19	9,37 ± 1,60	9,40 ± 1,15	18,78 ± 2,20

der Inkubation nur wenig β-Hydroxybuttersäure und Acetessigsäure. Durch Hunger wurde die Ketogenese etwa fünffach durch Anti-Insulin-Serum etwa sechsfach und durch einen Alloxandiabetes etwa zwölffach gesteigert. In Gegenwart von Tolbutamid bildeten Leberschnitte hun-

---

[2] Wir danken den Farbwerken Hoechst AG und der Schering AG für die verwendeten Substanzen.

gernder Ratten signifikant weniger β-Hydroxybuttersäure und Acetessigsäure. Dieser Effekt war mit dem Methylsulfonylharnstoff, einer blutzuckerunwirksamen Substanz, nicht in gleicher Weise auszulösen (Tab. 2). Glykodiazin war wirksamer als Tolbutamid und senkte die

Tabelle 2. *Wirkung von Tolbutamid und Methylsulfonylharnstoff, von Glykodiazin und seinem Metaboliten I auf die Bildung von β-Hydroxybuttersäure (β-HBS) und Acetessigsäure (AcAc) durch Lebergewebe hungernder Ratten. 0,74 mM Tolbutamid entspricht 20 mg/100 ml, 0,80 mM Glykodiazin entspricht 24,8 mg/100 ml ($\bar{x} \pm S_{\bar{x}}$)*

	Zahl der Werte	β-HBS μval/10 mg N	Vergleich mit Kontrollen	AcAc μval/10 mg N	Vergleich mit Kontrollen
Kontrollen	18	1,39 ± 0,17	—	7,27 ± 0,40	—
Tolbutamid 0,74 mM	18	0,92 ± 0,07	— 33,8 % $P < 0,05$	5,74 ± 0,47	— 21,1 % $P < 0,02$
Kontrollen Methylsulfonyl-	5	2,42 ± 0,12	—	7,44 ± 0,58	—
harnstoff 0,74 mM	5	2,14 ± 0,15	— 11,6 % n.s.	6,72 ± 0,42	— 9,7 % n.s.
Kontrollen	18	1,12 ± 0,12	—	6,11 ± 0,44	—
Glykodiazin 0,80 mM	18	0,26 ± 0,04	— 76,8 % $P < 0,001$	1,53 ± 0,21	— 75,0 % $P < 0,001$
Kontrollen	7	1,08 ± 0,13	—	6,12 ± 0,64	—
Metabolit I 0,80 mM	7	1,39 ± 0,15	+ 28,7 % n.s.	6,23 ± 0,74	+ 1,8 % n.s.

Tabelle 3. *Glykodiazin (100 mg/kg i.p.) vermag bei Ratten im akuten Insulinmangel nach Anti-Insulin-Serum und bei alloxandiabetischen Ratten nicht die Konzentration der β-Hydroxybuttersäure (β-HBS), der Acetessigsäure (AcAc) und der Glucose im Blut zu senken. Eine geringe Abnahme war lediglich in der Konzentration der unveresterten Fettsäuren (UFS) im Plasma nachzuweisen. ($\bar{x} \pm S_{\bar{x}}$)*

	Zahl der Tiere	β-HBS μval/ml	AcAc μval/ml	Blut- glucose mg/100 ml	UFS μval/ml	
Anti-Insulin- serum						
Kontrollen	10	1,76 ± 0,25	0,42 ± 0,08	252 ± 6,0	1,05 ± 0,07	
Glykodiazin	7	1,88 ± 0,25	0,52 ± 0,14	247 ± 7,6	0,79 ± 0,03	— 24,1 % $P < 0,01$
Alloxan- diabetes						
Kontrollen	17	8,64 ± 1,46	3,49 ± 0,69	449 ± 19,6	1,15 ± 0,05	
Glykodiazin	11	9,75 ± 1,26	4,64 ± 1,02	405 ± 25,1	0,95 ± 0,07	— 17,5 % $P < 0,02$

Ketonkörperbildung auf ein Viertel des Kontrollwertes. Der Metabolit I des Glykodiazin, der im Organismus durch Demethylierung entsteht, hatte in diesem System keine Wirkung, obwohl er, wie die Ausgangssubstanz selbst, die Glucosekonzentration im Blut erniedrigt. Tab. 3 zeigt, daß Glykodiazin die Ketonämie bei alloxandiabetischen Ratten und bei Tieren in einem akuten Insulinmangel nicht beeinflußt. Auch die erhöhte Blutglucosekonzentration wurde durch Glykodiazin nicht erniedrigt. Die geringe Abnahme in der Konzentration der unveresterten Fettsäuren im Plasma ist möglicherweise darauf zurückzuführen, daß Glykodiazin, ebenso wie es von STONE u. Mitarb. (1966) für Tolbutamid beschrieben wurde, die Lipolyse im Fettgewebe direkt hemmt. Jedenfalls zeigen die unverändert hohen Blutglucosewerte an, daß Glykodiazin bei diesen diabetischen Tieren keine zusätzlichen Insulinreserven freigesetzt hat. Obwohl Glykodiazin die Blutketonkörper in diesem Versuch nicht erniedrigte, hemmte es die Ketogenese im Lebergewebe dieser diabetischen Tiere in vitro (Tab. 4). Das Ausmaß der diabetischen Stoffwechselstörung, die bei den Tieren dieser Versuchsgruppen durch Alloxan oder die Injektion von Anti-Insulin-Serum ausgelöst wurde, schwankte natürlich von Tier zu Tier. Da die Leber jedes Einzeltieres mit und ohne Zusatz von Glykodiazin inkubiert wurde, sind für die statistische Prüfung Paardifferenzen gebildet worden (Tab. 4). Die Befunde zeigen, daß

Tabelle 4. *Die Bildung von β-Hydroxybuttersäure (β-HBS) und Acetessigsäure (AcAc) in vitro durch Lebergewebe von Ratten in akutem Insulinmangel nach Anti-Insulin-Serum (AIS) und von alloxandiabetischen Ratten wird durch Glykodiazin (0,80 mM) gehemmt. ($\bar{x} \pm S_{\bar{x}}$, Wilcoxon-Test der Paardifferenzen)*

	Zahl der Werte	β-HBS μval/10 mg N	AcAc μval/10 mg N	β-HBS + AcAc μval/10 mg N	Differenz der Versuchspaare
AIS					
Kontrollen	11	3,39 ± 0,58	6,43 ± 2,13	9,82 ± 2,42	—
Glykodiazin	11	2,68 ± 0,42	5,27 ± 1,94	7,95 ± 2,10	1,88 ± 0,89 $2P<0,05$
Alloxandiabetes					
Kontrollen	19	9,37 ± 1,60	9,40 ± 1,15	18,78 ± 2,20	—
Glykodiazin	19	6,30 ± 1,59	6,13 ± 1,02	12,42 ± 2,17	6,36 ± 0,72 $2P<0,01$

sich die Ketonkörperbildung in isoliertem Lebergewebe in vitro zwar durch Glykodiazin hemmen läßt, während in vivo die diabetische Ketonämie durch die Behandlung mit Glykodiazin nicht unterdrückt werden kann. Die Bildung von β-Hydroxybuttersäure und Acetessigsäure in

Leberschnitten muß sich daher von der Ketogenese im Ganztier unterscheiden. Beim diabetischen Tier bildet die Leber Ketonkörper aus den unveresterten Fettsäuren, die sie mit dem Blut erreichen. Auch in vitro inkubierte Leberschnitte bilden aus Fettsäuren Ketonkörper, daher wurde geprüft, ob Glykodiazin in vitro die Umwandlung von Acetat oder Palmitinsäure in Ketonkörper hemmt. Die Ergebnisse der Tab. 5 zeigen, daß in Gegenwart von Glykodiazin ebensoviel markierte Ketonkörper aus ^{14}C-Acetat oder ^{14}C-Palmitinsäure gebildet wurden, wie im Kontrollversuch. Auch die Oxydation beider Substrate zu $^{14}CO_2$ wurde durch Glykodiazin nicht beeinflußt. Außer aus Fettsäuren und Acetat kann Acetessigsäure auch direkt beim Abbau der Aminosäure Tyrosin entstehen. Auch dieser Weg der Ketonkörperbildung wird durch Glykodiazin nicht gehemmt (Tab. 5).

Tabelle 5. *Einbau von ^{14}C in Ketonkörper und Oxydation zu $^{14}CO_2$ bei Zusatz von 1-^{14}C-Acetat, 1-^{14}C-Palmitinsäure oder u-^{14}C-Tyrosin zu Lebergewebe hungernder Ratten, das in vitro mit und ohne Glykodiazin (0,80 mM) inkubiert wurde. Die Inkubationsdauer betrug in Versuchen mit Palmitinsäure und Acetat 90 min, mit Tyrosin 20 min. ($\bar{x} \pm s_{\bar{x}}$)*

	Zahl der Werte	^{14}C in Ketonkörper Imp/min/100 mg Tr.-Gewicht	Zahl der Werte	^{14}C in $^{14}CO_2$ Imp/min/100 mg Tr.-Gewicht
1-^{14}C-Acetat				
Kontrolle	6	3680 ± 527	10	10331 ± 831
Glykodiazin	6	3042 ± 438	10	10753 ± 889
1-^{14}C-Palmitinsäure				
Kontrolle	16	3680 ± 411	16	3214 ± 309
Glykodiazin	16	3511 ± 382	16	3352 ± 243
u-^{14}C-Tyrosin				
Kontrolle	5	25040 ± 2580	6	3520 ± 284
Glykodiazin	6	24200 ± 1710	6	2980 ± 504

Die weiteren Untersuchungen gingen von der Überlegung aus, daß dem in vitro inkubierten Lebergewebe unveresterte Fettsäuren als Substrat für die Ketogenese nur in begrenztem Umfang zur Verfügung stehen. Ketonkörper könnten daher von dem inkubierten Gewebe möglicherweise aus den Fettsäuren gebildet werden, die in Esterbindung in der Leberzelle selbst gespeichert sind. Daher wurde die Wirkung von Glykodiazin auf die Ketogenese aus veresterter markierter Palmitinsäure untersucht. In den Versuchen, deren Ergebnisse die Tab. 6 zeigt, wurde Ratten markierte Palmitinsäure injiziert und die Leber kurz darauf entnommen. Das Gewebe, das die markierte Palmitinsäure aufgenommen und in die Fettsäureester eingebaut hatte, bildete in Gegenwart von Glykodiazin weniger markierte Ketonkörper als im Kontrollversuch. In einer zweiten Versuchsreihe wurden Leberschnitte mit Chylomikronen inkubiert, die markierte Palmitinsäure in veresterter Form enthielten. Auch in diesem Versuch hemmte Glykodiazin die Bildung von markierten Ketonkörpern (Tab. 6).

Tabelle 6. *Glykodiazin (0,80 mM) hemmt den Einbau von ^{14}C aus veresterter 1-^{14}C-Palmitinsäure in Ketonkörper in vitro durch Lebergewebe hungernder Ratten. Um einen Einbau in die Fettsäure-Ester der Leberzelle zu erhalten, wurde 1-^{14}C-Palmitinsäure vor der Tötung injiziert. In der zweiten Versuchsgruppe wurden Chylomikronen zugesetzt, die veresterte 1-^{14}C-Palmitinsäure enthielten. ($\bar{x} \pm S_{\bar{x}}$, Wilcoxon-Test der Paardifferenzen)*

	Zahl der Werte	Imp/min/100 mg Tr.-Gewicht	Differenz der Versuchspaare	
1-^{14}C-Palmitinsäure in vivo				
Kontrolle	10	2171 ± 195	—	
Glykodiazin	10	1227 ± 89	943 ± 143	$2P<0,01$
Chylomikronen in vitro				
Kontrolle	11	1832 ± 360	—	
Glykodiazin	11	1155 ± 260	677 ± 143	$2P<0,01$

Diskussion

In Versuchen der Arbeitsgruppe um RENOLD (RENOLD u. Mitarb., 1959; BOSHELL u. Mitarb., 1960) hatte sich gezeigt, daß Tolbutamid die Ketonkörperbildung in inkubiertem Lebergewebe hemmen kann. Dieser Effekt war auch an Leberschnitten von alloxandiabetischen und pankreatektomierten Ratten nachzuweisen, bei denen die blutzuckersenkende Wirkung von Tolbutamid deutlich abgeschwächt oder aufgehoben ist. Daher erschien den Autoren fraglich, ob der in vitro beobachtete Effekt eine Bedeutung für die hypoglykämische Reaktion auf Sulfonylharnstoffderivate hat. Immerhin wurde durch diesen Befund erneut gezeigt, daß Tolbutamid nicht nur auf die Inselzellen in der Bauchspeicheldrüse wirkt, sondern auch den Stoffwechsel des Lebergewebes verändern kann. Es war den Autoren jedoch nicht bekannt, wodurch Tolbutamid die Ketonkörperbildung in Leberschnitten hemmt. In unseren Versuchen bestätigten sich die Befunde dieser früheren Arbeiten. Tolbutamid hemmte die Ketonkörperbildung in Leberschnitten hungernder Ratten, wenn es dem Inkubationsmedium in einer Konzentration von 0,76 mM oder 20 mg/100 ml zugesetzt wurde. Dieser Effekt scheint besonders deutlich bei blutzuckerwirksamen Sulfonylharnstoffderivaten zu sein, da er mit dem Methylsulfonylharnstoff, der keine Hypoglykämien auslöst, nicht erhalten wurde. Sehr viel stärker als Tolbutamid hemmte

Glykodiazin die Ketogenese im Lebergewebe. In Versuchen, auf die im Ergebnisteil nicht eingegangen wurde, zeigte sich, daß diese Hemmung schon bei einer Konzentration von 0,4 mM Glykodiazin nachzuweisen ist. Eine Konzentration von 0,16 mM hatte keine Wirkung mehr. Einen maximalen Effekt erhielten wir bei 0,8 mM, er konnte durch Verdoppelung der Konzentration von Glykodiazin auf 1,6 mM nicht weiter gesteigert werden. Auch die Leberschnitte von alloxandiabetischen Tieren und von Ratten, bei denen durch die Injektion von Anti-Insulin-Serum ein akuter Insulinmangel ausgelöst worden war, bildeten in vitro weniger Ketonkörper, wenn dem Medium Glykodiazin zugesetzt wurde. Trotzdem konnte die schwere diabetische Ketonämie dieser Tiere durch eine Behandlung mit Glykodiazin nicht erniedrigt werden. Es muß also ein Unterschied zwischen der Ketonkörperbildung in isolierten Leberschnitten und der Ketogenese in der Leber diabetischer Tiere bestehen. Die Leber bildet normalerweise Ketonkörper aus unveresterten Fettsäuren, die sie mit dem Blut erreichen. Aus Versuchen an isolierten, perfundierten Lebern ist bekannt, daß allein das Angebot an unveresterten Fettsäuren das Ausmaß der Ketogenese in der Leber bestimmt (WIELAND u. Mitarb., 1963; SÖLING u. Mitarb., 1966). Auch unsere eignen früheren Untersuchungen sprechen in diesem Sinne. Dort wurde nämlich gezeigt, daß sich die diabetische Ketose schlagartig beseitigen läßt, wenn die Konzentration der unveresterten Fettsäuren im Plasma erniedrigt wird (BUBENHEIMER u. Mitarb., 1966). Durch Glykodiazin wurden die erhöhten Werte der Plasmafettsäuren bei den diabetischen Tieren nur geringfügig erniedrigt. Es vermochte daher nicht die Ketogenese dadurch zu hemmen, daß es den Einstrom von Fettsäuren in die Leber drosselt. Unsere Versuche mit markierter Palmitinsäure zeigen, daß auch die Umwandlung von Fettsäure in Ketonkörper in der Leber nicht durch Glykodiazin gehemmt wird. Daher ist nicht zu erwarten, daß Glykodiazin die diabetische Ketose günstig beeinflussen kann. Ebenso läßt sich erklären, daß die Ketogenese in der isolierten, perfundierten Leber bei den Versuchen von CREUTZFELDT u. Mitarb. (1967) nicht durch das Sulfonylharnstoffderivat Carbutamid gehemmt wurde. Da dem Perfusionsmedium Albumin zugesetzt wurde, das stets gebundene unveresterte Fettsäuren enthält, wurden auch in diesen Versuchen Ketonkörper wahrscheinlich aus Fettsäuren gebildet, auf einem Wege also, der auch in unseren Versuchen an Leberschnitten nicht durch Glykodiazin gehemmt wurde.

Bei den in vitro inkubierten Leberschnitten ist die Zufuhr von freien Fettsäuren mit dem Blut unterbrochen. Das Lebergewebe selbst enthält nur wenig unveresterte Fettsäuren. Von ROSE u. Mitarb. (1964) wurde in der Leber gefütterter Tiere 0,56 µval/g F.-Gewicht gefunden, wobei es sich hauptsächlich um Palmitinsäure und noch längere Fettsäuren handelte. Wenn man annimmt, daß die Gewebsfettsäuren ebenso wie die in unseren Versuchen in vitro zugesetzte Palmitinsäure zu etwa gleichen Anteilen zu CO_2 und zu Ketonkörpern oxydiert wird (Tab. 5), so ergibt eine Überschlagsrechnung, daß in einer Gewebsmenge von 353 mg F.-Gewicht, die etwa 10 mg Kjeldahl-Stickstoff entspricht, nur 0,1 µval langkettige Fettsäuren für die Bildung von 0,4 µval Ketonkörpern zur Verfügung stehen. Tatsächlich wurden im Lebergewebe gefütterter Ratten 1,57 µval/10 mg N, gebildet von denen nur ein Viertel aus den unveresterten Fettsäuren des Gewebes stammen kann. Ketogene Aminosäuren werden wahrscheinlich in den inkubierten Leberschnitten nicht in einem Umfang umgesetzt, der die Ketogenese im Gewebe erklären könnte. Nach den Befunden von ONTKO (1967) scheinen sie nicht wesentlich zu der Ketonkörperbildung in Leberhomogenaten beizutragen. Beim Abbau der Aminosäure Tyrosin entsteht Acetessigsäure direkt und unabhängig vom Stoffwechsel der Fettsäuren und des Acetats in der Leber. Auch diese Form der Ketogenese wurde nicht durch Glykodiazin gehemmt.

Wahrscheinlich werden Ketonkörper durch die in substratfreier Ringer-Lösung inkubierten Leberschnitte aus Fettsäuren gebildet, die aus den in der Leberzelle gespeicherten Fettsäure-Estern abgespalten werden. Die Wirkung von Glykodiazin könnte darin bestehen, daß es die Spaltung der Esterbindung hemmt, so daß im inkubierten Gewebe weniger Fettsäuren für den oxydativen Abbau zu Ketonkörpern zur Verfügung stehen. Die Befunde bestätigen diese Überlegung. Aus veresterter ^{14}C-Palmitinsäure wurden durch Leberschnitte weniger markierte Ketonkörper gebildet, wenn Glykodiazin dem Medium zugesetzt wurde. In diesen Versuchen wurde 1-^{14}C-Palmitinsäure, kurz bevor die Tiere getötet und die Lebern entnommen wurden, i.v. injiziert. Dadurch konnte ein Teil der markierten Palmitinsäure in die Fettsäure-Ester der Leberzelle eingebaut werden. In ähnlich angelegten Versuchen fanden STEIN u. SHAPIRO (1959), daß innerhalb von 15 min 60% der injizierten 1-^{14}C-Palmitinsäure in der Leber gebunden werden; davon waren zwei Drittel in Triglyceriden und der Rest in Phospholipiden verestert. In den unveresterten Fettsäuren des Plasmas und der Leber war markierter Kohlenstoff nur in Spuren enthalten. Wir nehmen daher an, daß auch in unseren Versuchen die injizierte 1-^{14}C-Palmitinsäure zum überwiegenden Teil als Ester in dem inkubierten Lebergewebe enthalten war. Ihr Abbau zu Ketonkörpern wurde durch einen Zusatz von Glykodiazin zum Inkubationsmedium signifikant gehemmt. In einem zweiten Versuch wurden den Leberschnitten Chylomikronen zugesetzt, die veresterte 1-^{14}C-Palmitinsäure enthielten. Auch hier wurden in Gegenwart von Glykodiazin weniger markierte Ketonkörper gebildet als im Kontrollversuch. Nur ein kleiner Anteil der mit den Chylomikronen eingebrachten Aktivität wurde in den Ketonkörpern wiedergefunden. Im Kontrollversuch waren es 0,67% und in Gegenwart von Glykodiazin 0,41%. Das Lebergewebe kann offenbar die mit dem Chylomikronen angebotenen Triglyceride nur schlecht verwerten. In guter Übereinstimmung damit haben FELTS u. MAYES (1965) gefunden, daß durch die perfundierte Rattenleber nur 0,5% der angebotenen Chylomikronen oxydiert werden. Der niedrige Wert war für uns auch ein Hinweis dafür, daß nur ein geringer Anteil der eingesetzten Aktivität in der Lymphe als freie, unveresterte Palmitinsäure enthalten sein kann. Freie Fettsäuren werden nämlich durch Leberschnitte sehr schnell oxydiert.

Die Ergebnisse zeigen, daß Leberschnitte in vitro in Gegenwart von Glykodiazin weniger Ketonkörper bilden, weil die lipolytische Spaltung der Fettsäure-Ester in der Leberzelle gehemmt wird. Daher ist verständlich, daß Glykodiazin beim diabetischen Tier in vivo, wo Ketonkörper aus den unveresterten Fettsäuren des Blutes gebildet werden, keinen Einfluß auf die Ketogenese und die Ketonämie haben kann.

Nachdem die Versuche, über die berichtet wurde, abgeschlossen waren, erhielten wir Kenntnis von einer Arbeit von BEWSHER u. ASHMORE (1966), die sich mit der lipolytischen Wirkung von Glucagon in der Leber befaßt. Hier findet sich die kurze Angabe, daß Tolbutamid die hepatische Lipase-Aktivität hemmt.

Über die Befunde dieser Arbeit wurde in einem Vortrag bereits berichtet (HASSELBLATT, 1967). Aufgrund dieser Mitteilung haben WEISS u. Mitarb. (1968) bei Untersuchungen der lipolytischen Systeme in der Rattenleber ebenfalls Glykodiazin eingesetzt. Dabei zeigte sich, daß Glykodiazin ein wirksamer Hemmstoff der strukturgebundenen, lysosomalen Triglyceridlipase der Leber ist.

Literatur

BEWSHER, P. D., and J. ASHMORE: Ketogenic and lipolytic effects of glucagon on liver. Biochem. biophys. Res. Commun. 24, 431 (1966).
BOLLMAN, J. L., J. C. CAIN, and J. H. GRINDLAY: Techniques for the collection of lymph from the liver, small intestine, or thoracic duct of the rat. J. Lab. clin. Med. 33, 1349 (1948).
BOSHELL, B. R., G. R. ZAHND, and A. E. RENOLD: An effect of tolbutamide on ketogenesis in vivo and in vitro. Metabolism 9, 21 (1960).
BRESSLER, R., and F. L. ENGEL: Some metabolic effects of orinase. Proc. Soc. exp. Biol. (N.Y.) 95, 738 (1957).
BUBENHEIMER,P., A.HASSELBLATT u.U.SCHWABE: Hemmung der Ketonämie bei Hunger und Insulinmangel durch 3,5-Dimethylisoxazol. Klin.Wschr.44,713(1966).
CREUTZFELDT, W., E. SKUTELLA, D. MOSHAGEN, P. KNEER u. H. D. SÖLING: Die Wirkung von N_1-Sulfanil-N_2-butylcarbamid (Carbutamid) auf den Stoffwechsel der isolierten perfundierten Leber von normalen und alloxandiabetischen ketotischen Ratten. Diabetologia 3, 9 (1967).
—, u. H. D. SÖLING: Orale Diabetestherapie und ihre experimentellen Grundlagen. In: Erg. d. inn. Med. und Kinderheilk. N.F. (Hrsg. L. HEILMEYER, B. DE RUDDER u. R. SCHOEN), Bd. 15. Berlin-Göttingen-Heidelberg: Springer 1960.

DOLE, V. P., and H. MEINERTZ: Microdetermination of long-chain fatty acids in plasma and tissues. J. biol. Chem. 235, 2595 (1960).
FELTS, J. M., and P. A. MAYES: Lack of uptake and oxidation of chylomicron triglyceride to carbon dioxide and ketone bodies by the perfused liver. Nature (Lond.) 206, 195 (1965).
GERHARDS, E., H. GIBIAN u. K. H. KOLB: 2-Benzolsulfonamido-5(β-methoxy-äthoxy)-pyrimidin (Glykodiazin), eine neue blutzuckersenkende Substanz. I. Der Stoffwechsel von Glykodiazin beim Menschen. Arzneimittel-Forsch. 14, 394 (1964).
HASSELBLATT, A.: Biochemische Gesichtspunkte zur Erklärung der blutzuckersenkenden und antidiabetischen Wirksamkeit von Sulfonylharnstoffderivaten. Internist 7, 369 (1966).
— Die Hemmung der Ketonkörperbildung im Lebergewebe durch in vitro zugesetzte blutzuckersenkende Pharmaka (Vortragsreferat). Naunyn-Schmiedebergs Arch. Pharmak. exp. Path. 257, 281 (1967).
KALBERER, F., u. J. RUTSCHMANN: Eine Schnellmethode zur Bestimmung von Tritium, Radiokohlenstoff und Radioschwefel in beliebigem organischem Probenmaterial mittels des Flüssigkeits-Szintialltions-Zählers. Helv. chim. Acta 44, 1956 (1961).
KRAMER, M., G. HECHT, H. LANGECKER, A. HARWART, K. D. RICHTER u. CH. GLOXHUBER: Pharmakologie des 2-Benzolsulfonamido-5(β-methoxy-äthoxy)-pyrimidins (Glykodiazin), einer neuen blutzuckersenkenden Verbindung. Arzneimittel-Forsch. 14, 377 (1964).
ONTKO, J. A.: Endogenous hepatic ketogenesis, cofactor requirements. Biochim. biophys. Acta (Amst.) 137, 1 (1967).
RENOLD, A. E., G. R. ZAHND, B. JEANRENAUD, and B. R. BOSHELL: Some effects of tolbutamide and chlorpropamide in vitro. Ann. N.Y. Acad. Sci. 74, 490 (1959).
ROSE, H., M. VAUGHAN, and D. STEINBERG: Utilisation of fatty acids by rat liver slices as a function of medium concentration. Amer. J. Physiol. 206, 345 (1964).
SÖLING, H. D., R. KATTERMANN, H. SCHMIDT, and P. KNEER: The redox state of NAD^+-NADH systems in rat liver during ketosis and the so-called "triosephosphate block". Biochim. biophys. Acta (Amst.) 115, 1 (1966).
STEIN, Y., and B. SHAPIRO: Assimilation and dissimilation of fatty acids by the rat liver. Amer. J. Physiol. 196, 1238 (1959).
STEINER, D. F., V. RAUDA, and R. H. WILLIAMS: Severe ketoacidosis in the alloxan diabetic rat. Endocrinology 68, 809 (1961).
STONE, P. D., J. D. BROWN, and C. P. COX: The effect of tolbutamide and phenformine on lipolysis in adipose tissue in vitro. Amer. J. Physiol. 210, 26 (1966).
VAN SLYKE, D. D.: Studies on acidosis. J. biol. Chem. 32, 455 (1917).
WEISS, L., W. GUDER u. O. WIELAND: Untersuchungen über eine lysosomale Lipase in der Rattenleber. Vortrag, gehalten auf dem 3. Kongreß der Deutschen Diabetes-Gesellschaft in Göttingen, 1968.
WIELAND, O., L. WEISS, I. EGER-NEUFELDT, and U. MÜLLER: Ketone formation and inhibition of liver lipid synthesis by chylomicrons. Life Sci. 7, 441 (1963).
WILLIAMSON, D. H., J. MELLANBY, and H. A. KREBS: Enzymic determination of D(-)-β-hydroxybutyric acid and acetoacetic acid in blood. Biochem. J. 82, 90 (1962).

Priv.-Doz. Dr. A. HASSELBLATT
Pharmakol. Institut der Universität
3400 Göttingen, Geiststr. 9

Solid-phase-Radioimmunassay und Blutspiegel von Staphylokokken-α-Toxin *

E. HABERMANN, K. O. RÄKER und G. ZEUNER

Pharmakologisches Institut der Justus Liebig-Universität Gießen

Eingegangen am 2. November 1968

Solid-Phase Radioimmunassay and Blood Level of Staphylococcal α-Toxin
Summary. 1. A solid-phase radioimmunassay has been developed which utilizes antibodies covalently bound to cellulose. Its advantages and reaction conditions have been demonstrated with staphylococcal α-toxin.
2. Sera of some rabbits, human plasma and especially native antitoxic sera contain precipitating antibodies which bind added radioactive toxin in proportion to the concentration of native toxin ("inverse" radioimmunassay).
3. Native and labelled toxins disappear very quickly from the circulating blood of rabbits (half-life time below 5 min). After its disappearance from the blood, radioactive toxin cannot be redistributed into the circulation by injection of antitoxin. Previous injection of normal or antitoxic bovine serum delays the elimination of α-toxin.
4. Previous ligation of both kidneys delays the elimination of labelled toxin from the blood stream considerably. Ligation of the ureters is less effective in this respect.

Key-Words: Radioimmunassay — Blood Level — Staphylococcal Toxin — Solid Phase — Antibodies.

Zusammenfassung. 1. Es wird ein „solid-phase-radioimmunassay" unter Verwendung von kovalent an Cellulose gebundenen Antikörpern entwickelt. Vorteile und Reaktionsbedingungen werden am Beispiel des Staphylokokken-α-Toxins dargestellt.
2. Einige der untersuchten Kaninchenseren, Humanplasma und vor allem natives antitoxisches Serum enthalten präcipitierende Antikörper, welche von der zugesetzten Radioaktivität um so mehr binden, je höher die Konzentration an unmarkiertem Toxin ist („inverser" Radioimmunassay).
3. Unmarkiertes und markiertes Toxin verschwinden ungewöhnlich schnell (Halbwertszeit $<$ 5 min) aus dem zirkulierenden Blut des Kaninchens. Eliminiertes markiertes Toxin läßt sich durch Gabe von Antitoxin nicht in die Blutbahn zurückholen. Vorherige Applikation von Normal-Rinderserum und von antitoxischem Rinderserum verzögert die Elimination des α-Toxins.
4. Nach doppelseitiger Nierenligatur wird markiertes Toxin erheblich langsamer aus der Blutbahn eliminiert; Ligatur beider Ureteren ist in dieser Hinsicht weniger effektiv.

Schlüsselwörter: Radioimmunassay — Blutspiegel — Staphylokokken-Toxin — Festphase — Antikörper.

---
* Herrn Prof. Dr. LUDWIG LENDLE zum 70. Geburtstag gewidmet.

Über die Pharmakokinetik toxikologisch oder pharmakologisch interessanter Proteine ist noch wenig bekannt. Methodische Schwierigkeiten der quantitativen Bestimmung sind dafür verantwortlich; denn die Nachweisgrenze muß Nanogramm- bzw. Pikogramm-Mengen einschließen, will man Toxine und andere hochwirksame Antigene in biologisch bedeutsamen Bereichen erfassen. Für die Lösung mancher Probleme bietet sich der Radioimmunassay an, der die Spezifität der immunologischen Methoden mit der Empfindlichkeit der radiologischen verbindet. Ein auf mehrere Antigene anwendbares, hochempfindliches Verfahren ist der solid phase-radioimmunassay, für den wir erstmals kovalent an Cellulose gebundene Antikörper einsetzten. Dadurch wurde es möglich, das bisher unbekannte Verhalten von nativem Staphylokokken-α-Toxin im Organismus zu verfolgen und mit dem Schicksal von markiertem Toxin zu vergleichen.

Versuchsteil

A. Methodik und Substanzen

Prinzip. Der solid phase-Radioimmunassay beruht auf der Kompetition von hochgereinigtem, markiertem Antigen und unmarkiertem Antigen um eine begrenzte Menge an Antikörper. Neu ist an unserem Verfahren die Verwendung unlöslicher, kovalenter Cellulose-Antikörper-Konjugate. Gebundenes und freies Antigen lassen sich daher durch Abzentrifugieren und Waschen der festen Phase trennen. Die Radioaktivität des fixierten Antigens ist ein inverses Maß der Menge an unmarkiertem Antigen im Ansatz.

Cellulose-gebundene Antikörper. a) Herstellung von Bromacetyl-Cellulose: nach ROBBINS et al. (1967). b) Herstellung der Antikörper-Konjugate (in Anlehnung an ROBBINS et al., 1967): 1 ml γ-Globulin-Fraktion (ca. 15 mg Protein) in Phosphat-Citrat-Puffer wird mit 1 ml Bromacetylcellulose (ca. 50 mg/ml in Wasser) und 2 ml Phosphat-Citrat-Puffer pH 4,0 für 30 Std bei Zimmertemperatur kräftig gerührt, dann abzentrifugiert. Das adsorbierte Protein wird durch Einstellen auf pH 8,9 (0,1 M $NaHCO_3$-Na_2CO_3-Puffer) unter 24stündigem Rühren bei 4°C kovalent gebunden. Die verbleibenden reaktiven Gruppen verschließt man, indem man weitere 24 Std mit 0,05 M Aminoäthanol in Bicarbonatpuffer behandelt. Nun wird in der Zentrifuge zweimal mit veronalgepufferter Kochsalzlösung, dann einmal mit albuminhaltiger, veronalgepufferter Kochsalzlösung (s. u.) gewaschen und das Konjugat als ca. 1%ige Suspension bei ca. +4°C gelagert. Nach etwa dreimonatiger Aufbewahrung neigt die Cellulose zur Aggregation; es empfiehlt sich dann, ein frisches Konjugat zu bereiten.

Neben der grobfaserigen Whatman-Cellulose setzten wir mikrokristalline Cellulose (Macherey, Nagel & Co., „Avicel") und ultrafeine Cellulose (Macherey, Nagel & Co. MN 300 HR) zu Antikörper-Konjugaten um. Alle Cellulosetypen waren brauchbar; doch waren Versuche mit mikrokristalliner Cellulose besonders gut reproduzierbar, so daß wir dieses Produkt vorzogen.

Konjugate von Antikörpern mit Bromacetyl-Sephadex G 25 hatten weit weniger als ein Zehntel der Adsorptionskapazität von Bromacetylcellulose-Konjugaten. Ihr Bindungsvermögen lag immer noch über demjenigen von Sephadex-Konjugaten, die wir nach WIDE et al. (1967) mittels BrCN-Behandlung hergestellt hatten. Bromcyancellulose-Konjugate hatten zwar eine geringere Kapazität als Bromacetylcellulose-Konjugate, waren aber im Prinzip brauchbar. — Umsetzung von Gesamtserum mit Bromacetylcellulose ergab ein Immunsorbens, dessen Bindungskapazität derjenigen des γ-Globulin-Konjugates etwas überlegen war; doch zogen wir es vor, weiterhin mit gereinigten Antikörpern zu arbeiten. Diese vergleichenden Versuche wurden mit Humanalbumin und entsprechenden Antikörpern durchgeführt (ARNDTS, 1968).

Gewinnung angereicherter Antikörperpräparate. 1 ml Antiserum wird mit 0,5 ml gesättigter Ammonsulfatlösung 1 Std bei Zimmertemperatur gehalten, abzentrifugiert, mit ein Drittel gesättigter Ammonsulfatlösung zweimal nachgewaschen und in ca. 2 ml Wasser gelöst. In der Kälte wird gründlich gegen 0,85 % NaCl dialysiert, die Proteinlösung eventuell durch Zentrifugieren geklärt.

Antiseren. Vorgereinigtes, enzymbehandeltes Antitoxin (Fermo-Serum vom Rind) enthielt 500 IE Anti-α-Hämolysin/ml. Natives Anti-Staphylokokken-Serum vom Rind enthielt 128 IE/ml (Op.-Nr. 3440). Wir danken Herrn Dr. SCHWICK (Behringwerke AG., Marburg) für die freundliche Überlassung beider Produkte.

Staphylokokken-Toxin. Zwei verschieden reine Präparate von α-Toxin des Staphylococcus aureus standen zur Verfügung. Zur radioaktiven Markierung benutzten wir ein hochgereinigtes Präparat, das uns A. W. BERNHEIMER als Suspension (3,6 mg/ml) in Ammonsulfatlösung zusandte. Wie BERNHEIMER mitteilte, war das Präparat zu annähernd 100 % rein; 19 000 Hämolysin-Einheiten entsprachen einer Extinktion von 1,0 bei 280 mμ. In unserem laborinternen Hämolysetest entsprachen 0,03 μg einer HD_{50}. Immunelektrophoretisch ließ sich keine Inhomogenität feststellen, doch war das Material im physiologischen Bereich nicht völlig löslich.

Gegen dieses, nur in geringer Menge verfügbare Reintoxin stellten wir ein Präparat der Behringwerke ein; es enthielt 1,6 mg Protein/ml und besaß, auf den Proteingehalt bezogen, 21 % des hämolytischen Vermögens des Reintoxins. Auch dieses partiell gereinigte Material tendierte zur Präcipitatbildung.

J-markiertes Staphylokokken-Reintoxin wurde nach GREENWOOD et al. (1963) hergestellt; doch setzten wir, um das Protein zu schonen, kleinere Mengen an Oxydations- bzw. Reduktionsmittel ein. Dabei wurde die Relation zwischen Jodid und Protein so variiert, daß Präparate mit einer Aktivität von 1,5—15 mCi/mg Protein erhalten wurden. Das am höchsten jodierte Material enthielt daher im Mittel 0,25 Atome Jod pro Proteinmolekül. Das markierte Protein wurde durch Gelfiltration an Sephadex G 100 von Aggregaten und Jodid getrennt. Bedingungen: 0,7 · 60 cm-Säule, 0,05 M Na-Phosphatpuffer pH 7,5 mit 0,85 % NaCl und 0,1 % Rinderserumalbumin (Behringwerke, trocken, reinst).

Beispiel für die Jodierung: Vereinigt werden in der folgenden Reihe

a) 5 μl Staphylokokkentoxin (18 μg) in gesättigtem Ammonsulfat;

b) 20 μl 0,5 M Na-Phosphat, pH 7,5;

c) 50 μl ^{125}J- bzw. ^{131}J- (1 mCi);

d) 10 μl Chloramin T (10 μg) in Puffer; 1 min bei Zimmertemperatur schütteln;

e) 10 μl $Na_2S_2O_5$ (12 μg) in Puffer;

f) 50 μl KJ (1 mg).

Eine Schädigung des Antigens bei der Markierung muß sorgfältig ausgeschlossen werden, wenn das Verhalten des Radiotoxins im Organismus studiert werden soll. Für den Immunassay an der festen Phase benötigt man zwar ein hochgereinigtes, markiertes Antigen; doch kann eine teilweise Schädigung durch Jodierung oder Strahlung in Kauf genommen werden, weil das Immunsorbens nur immunologisch intaktes Antigen bindet und somit in den Test eine Reinigungsoperation eingeschaltet ist.

Für die Blutspiegelbestimmung wurde Toxin verwendet, dessen Radioaktivität zu 95% antigengebunden vorlag (Präcipitation mit Antitoxin in $^1/_2$ gesättigter Ammonsulfatlösung). Beim Radioimmunassay wurden mehrere Präparationen eingesetzt, deren immunologische Reaktivität stets über 50% lag. Als Verdünnungsmittel diente, wenn nicht besonders angegeben, 0,1% Rinderserumalbumin (trocken, reinst, Behringwerke) in einem Gemisch aus gleichen Volumina 0,1 M Veronalpuffer pH 7,4 und 0,85% NaCl.

Blutspiegelbestimmungen beim Kaninchen. Die Tiere erhielten Rohtoxin (Immunassay) bzw. markiertes, hochgereinigtes Toxin (radiologische Bestimmung) in eine Ohrvene. Blut wurde durch freien Fluß aus der Randvene des anderen Ohres gewonnen. Plasma (Zusatz von 0,1 mg des Heparinpräparates Vetren® zu 1 ml Blut) und Serum wurden bis zum Gebrauch in Kunststoffbechern (System Eppendorf) aufbewahrt.

Bestimmung der Radioaktivität. Mit Bohrlochkristall (FH 421) und Meßgerät (FH 49) der Fa. Friesecke und Hoepfner, Erlangen-Buch). Die Radioaktivität der Säuleneluate wurde mit dem Schreiber FHK 1/542 kontinuierlich registriert. Bei der Arbeit mit ^{125}J wurde durch entsprechende Einsätze im Bohrloch eine exakte Geometrie gewährleistet. — Für die unter B. 4. beschriebenen Versuche, stand ein Auto-Gamma-Spektrometer (Fa. Packard) zur Verfügung.

Nachweis der Antigenität zirkulierenden ^{131}J-Toxins. 0,2 ml Plasma werden mit 0,2 ml rohen Antiserums versetzt; 1 Std später wird mit 0,4 ml gesättigter Ammonsulfatlösung gefällt und die Radioaktivität von 0,5 ml Überstand bestimmt.

Bestimmung der an niedermolekulares Material gebundenen Radioaktivität. 0,2 ml Plasma werden mit 0,5 ml 10% Trichloressigsäure versetzt und 0,5 ml des Überstandes im Bohrloch gemessen.

B. Ergebnisse

1. Solid phase-Radioimmunassay von α-Toxin

Die hier beschriebenen Versuche dienen der Prüfung von Aktivität und Spezifität der Reagentien. Die Bindung an Cellulosekonjugat ist spezifisch; denn es ist eine nahezu komplette Verdrängung durch unmarkiertes Toxin möglich (Abb.1). Die Konzentration von ^{125}J-Toxin hält man so niedrig, daß eine Aktivitätsbestimmung der Proben noch in vernünftigen Zählzeiten gelingt. Die Nachweisgrenze hängt von der Menge des Cellulose-Konjugats ab und läßt sich bis in den Bereich von 30 pg/Ansatz verschieben. Will man die Toxinkonzentration im Blutserum bestimmen, etwa nach Injektion von α-Toxin bei Kaninchen, so stellt man zunächst anhand von Ansätzen, welche Normalserum der Versuchstiere und wechselnde, bekannte Toxinmengen enthalten, eine Eichkurve auf. Ein Beispiel dafür ist in Abb.2 wiedergegeben.

Der Standardansatz wird demnach folgendermaßen bereitet. In frischen, ungespülten Kunststoffbechern des Systems Eppendorf mischt man in der angegebenen Reihenfolge:

1. 0,1 ml Normalserum (bei den Eichreihen) bzw. toxinhaltiges Serum (bei den Blutspiegel-Versuchen).

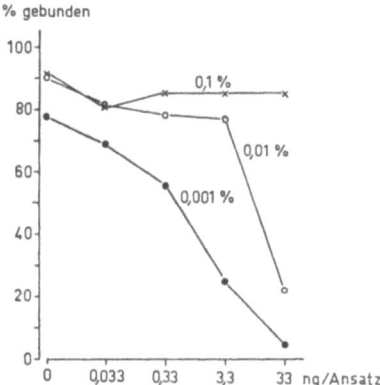

Abb. 1. Abhängigkeit der Bindung radioaktiven Antigens von der Konzentration der Festphase und des nicht markierten Antigens. Ordinate: prozentuale Bindung der Radioaktivität. Abszisse: ng unmarkiertes Antigen/Ansatz. Festphase: ×——× = 0,1%; ○——○ = 0,01%; •——• = 0,001% (Anfangskonzentration). Ansätze: s. S. 168

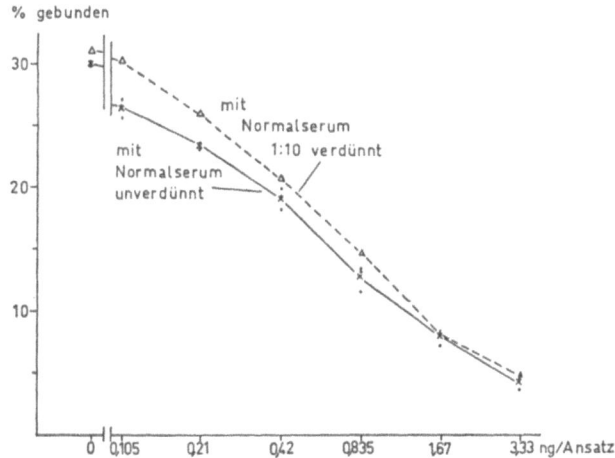

Abb. 2. Abhängigkeit der Bindung radioaktiven Antigens von der Konzentration des Normalserums und des nicht markierten Antigens. Ordinate: prozentuale Bindung der Radioaktivität. Abszisse: ng unmarkiertes Antigen/Ansatz. ×——× Normalserum unverdünnt zugesetzt (mit Angabe der Einzelwerte); ▲----▲ Normalserum $1/10$ verdünnt zugesetzt. Ansätze: s. S. 168

2. 0,05 ml 0,1 M Na_2 EDTA pH 7,4 (zur Inaktivierung von Komplement).
3. 0,1 ml Toxinverdünnung in Albumin-Puffer (bei den Eichreihen) bzw. Albumin-Puffer allein (bei den Blutspiegel-Versuchen).
4. 0,1 ml ^{125}J-Toxin, verdünnt in Albumin-Puffer.
5. 0,1 ml Verdünnung des Cellulose-Konjugats (meist 1:2000 bezüglich Trockensubstanz) in Albumin-Puffer, der 0,1%ig bezüglich unsubstituierter Cellulose ist.

Mit dem Normalcellulose-Zusatz wird die selektive Adsorption der extrem verdünnten Immuncellulose-Suspension an Pipetten usw. verhütet und gleichzeitig die Lage des Präcipitats nach dem Zentrifugieren gekennzeichnet. Das Gemisch wird ca. 15 Std bei Zimmertemperatur um die Querachse des Bechers rotiert (ca. 6 U/min), dann abzentrifugiert. Die Radioaktivität des Bodensatzes wird nach zweimaligem Waschen mit Albumin-Puffer im Bohrlochkristall gemessen.

Das markierte Antigen ist unter Standardbedingungen sehr fest an das Cellulose-Antikörper-Konjugat gebunden, wie der in Tab. 1 wiedergegebene Auswaschversuch zeigt.

Tabelle 1. *Waschfestigkeit der Antigen-Antikörperbindung*

Ansätze als Doppelbestimmung unter Standardbedingungen (s. S. 168) ohne unmarkiertes Toxin. Gemessen wurde die Radioaktivität der beiden Waschflüssigkeiten und des zurückbleibenden Bodensatzes. Cellulose-Konjugat: 1 : 20000 verdünnt

	Imp./min
Radio-Toxin eingesetzt	3357
Erste Waschflüssigkeit	46; 42
Zweite Waschflüssigkeit	7; 0
Gewaschener Bodensatz	1002; 1014

Abb. 2 zeigt die Beziehung zwischen vorgelegter und gebundener Antigenmenge. Für die 12 auf dem steilen Abschnitt (zwischen 0 und 2 ng/Ansatz) liegenden Einzelwerte wurde die prozentuale mittlere Abweichung zu 3,88% errechnet. Die mittlere Abweichung des Mittelwertes liegt bei 1,04%. Serum mindert das spezifische Bindungsvermögen des Immunsorbens; bei Einsatz von stärker verdünntem Serum wird mehr Radioaktivität gebunden, die Bindungskurve verschiebt sich zu höheren Toxinkonzentrationen (Abb. 2). Deshalb wurden die Eichreihen mit bekannten Toxinkonzentrationen unter Zusatz von Serum desjenigen Versuchstieres angestellt, dem später das Toxin injiziert wurde. Der Serumfehler wird also durch Vergleich eliminiert; seine Ausschaltung durch Verdünnung des zu prüfenden Plasmas hätte die Empfindlichkeit des Systems zu stark beeinträchtigt.

2. „Inverser" Radioimmunassay für Staphylokokken-Toxin

Nicht alle Kaninchenseren erlauben eine „klassische" radioimmunologische Toxinbestimmung. Bei etwa jedem vierten Serum zeigt sich eine Anomalie: In einem bestimmten Meßbereich nimmt die Radioaktivität des Cellulose-Konjugats mit steigender Konzentration an unmarkiertem Toxin nicht ab, sondern zu; sie verhält sich also gerade umgekehrt zu den Gesetzmäßigkeiten des üblichen Radioimmunassays. Humanserum kann Kaninchenserum in dieser Hinsicht ersetzen. Auf der Suche nach den Ursachen des bisher noch nicht beschriebenen Phänomens stellten wir zunächst fest, daß dazu keine Cellulose erforderlich ist. Auch wenn man alle verwendeten Lösungen zuvor bei 16000 U/min (ca. 35000 · g) zentrifugiert, kann man mit Hilfe geeigneter Seren einen „inversen" Radioimmunassay durchführen (Abb.3). Der Test ist äußerst empfindlich; die Nachweisgrenze liegt bei 10—20 pg/Ansatz, also bei 10^{-11} g.

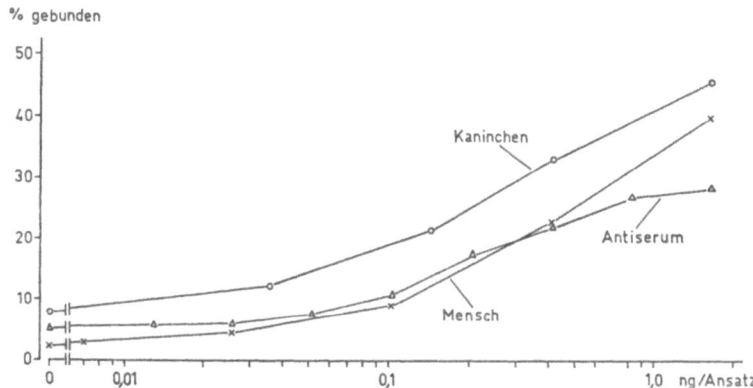

Abb. 3. „Inverser" Radioimmunassay. Dosisabhängigkeit in Gegenwart eines präcipitierenden Serums von Mensch (×——×) und Kaninchen (○——○) sowie von 1:1000 verdünntem, rohem Antiserum vom Rind (△——△). Ordinate: präcipitierte Radioaktivität (Prozent der eingesetzten Menge). Abszisse: ng unmarkiertes Antigen/Ansatz. Ansätze: s. Text

Ansätze: 0,1 ml präcipitierendes Kaninchenserum + 0,05 ml 0,1 M Na_2EDTA + 0,1 ml Rohtoxinverdünnung in Albumin-Puffer + 0,1 ml ^{125}J-Toxin-Verdünnung in Albumin-Puffer (entsprechend 3560 Imp./min); 16 Std bei Zimmertemperatur stehen lassen. Abzentrifugieren; das (nicht sichtbare) Präcipitat mit Albumin-Puffer zweimal waschen.

Zur Deutung des zugrundeliegenden Prozesses bietet sich die Annahme an, daß die positiv reagierenden Kaninchenseren Antikörper enthalten, welche extrem niedrige Antigenkonzentrationen zu präcipitieren vermögen. Da erheblicher Antikörper-Überschuß vorliegt, sollte um so mehr radioaktives Präcipitat entstehen, je höher der Zusatz an unmarkiertem Toxin ist. Ein strenger Beweis für die Antikörper-Natur des Bindungsfaktors ist zwar noch nicht erbracht worden; doch sprechen folgende Beobachtungen in diesem Sinne: a) Der präcipitierende Faktor ist leicht mit Ammonsulfat fällbar (Tab.2); b) Präcipitierendes Kaninchenserum inaktiviert Staphylokokken-Toxin stärker als Normalserum. So lag die hämolysierende D_{50} unter Standardbedingungen nach Zusatz von präcipitierendem Kaninchenserum bei 65 ng/Ansatz, nach nichtpräcipitierendem Serum bei 13,4 (Kontrolle: 10,0 ng/Ansatz); c) Unbehandeltes Antiserum der Behringwerke ist noch in 1000facher Verdünnung zur Präcipitatbildung imstande (Abb. 3). Offenbar müssen die für den inversen Radioimmunassay eingesetzten Antikörper intakt sein. Der Fermo-Serum der Behringwerke ist peptisch vorverdaut. Es bildet zwar mit α-Toxin Komplexe, die sich mit Ammonsulfat fällen lassen (Tab. 2). Ein inverser Radioimmunassay gelingt damit jedoch nicht.

Tabelle 2. *Copräcipitation von markiertem Toxin mit Antitoxin bzw. präcipitierendem Kaninchenserum*

Ansätze: 0,2 ml Serum + 0,1 ml Albumin-Puffer mit bzw. ohne Antitoxin 1:100 + 0,1 ml ^{125}J-Toxin in Albumin-Puffer; nach 30 min bei Zimmertemperatur werden 0,2 ml gesättigte Ammonsulfatlösung zugesetzt. 1 Std später wird abzentrifugiert und der Bodensatz mit $^1/_3$ gesättigter Ammonsulfatlösung nachgewaschen

Serum	Antitoxin	Radioaktivität im Niederschlag (%)
normal	+	64,8
präcipitierend	+	63,3
normal	0	4,1
präcipitierend	0	64,0

Es besteht kein Grund, den „inversen" Radioimmunassay dem klassischen Test vorzuziehen. Zwar ist der inverse Assay um einen Faktor von ca. 5 empfindlicher, die Präzision ist jedoch sehr viel geringer.

Das „inverse" Verhalten kann zu schweren Störungen bei der Bestimmung führen. Daher erschien eine Beschreibung dieses neuen Phänomens angebracht.

3. Schneller Schwund von Staphylokokken-α-Toxin aus der Blutbahn des Kaninchens

Die unter 1. beschriebenen Methoden sind hinreichend empfindlich und genau; mit ihrer Hilfe kann das Toxin, subletal dosiert, im Blutserum von Kaninchen erfaßt werden.

Die Allgemeintoxicität des Rohtoxins liegt bei 50 μg/kg für die Maus (LD_{50}, i.v.). Kaninchen sind empfindlicher; so töteten 30 μg/kg binnen 3—6 min, wozu bei Mäusen etwa die zehnfache Dosis erforderlich ist. 6,4 μg/kg töteten ein Kaninchen binnen 50 min. 3,2 μg Rohtoxin/kg überlebten vier Kaninchen mindestens 1 Tag, höchstens 3 Tage. Aus dem Verhältnis der hämolytischen Aktivitäten ergibt sich, daß Rohtoxin 21% α-Toxin (auf Protein bezogen) enthält; bei den im folgenden beschriebenen Versuchen mußte also ein Äquivalent von 1,3 µg/kg Reintoxin und weniger injiziert und im Blut bestimmt werden. Das Plasmavolumen/kg Kaninchen wurde mit Hilfe von ^{131}J-Albumin bestimmt. Das arithmetische Mittel aus vier Versuchen betrug 36,6 ml/kg. Dieser Wert diente zur Errechnung der Toxinkonzentration im Blut zur Zeit 0.

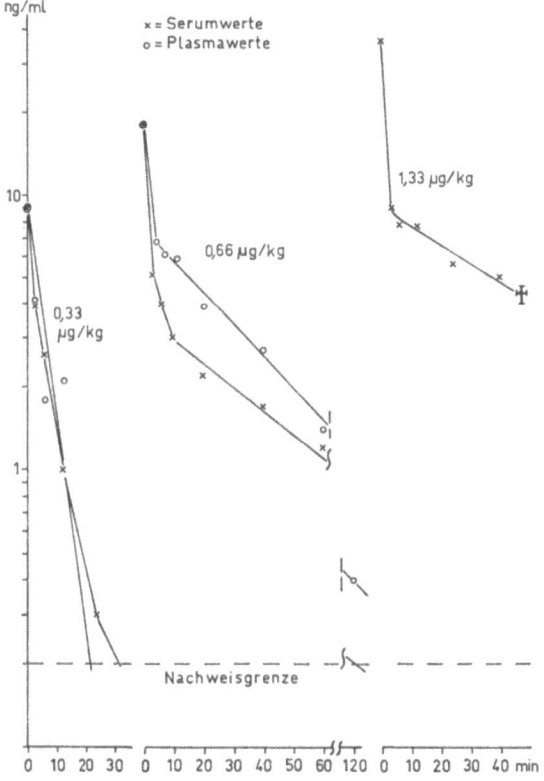

Abb. 4. Schneller Abfall des Blutspiegels von unmarkiertem Staphylokokken-Toxin. Kaninchen im Gewicht zwischen 2,52 und 3,02 kg erhielten Rohtoxin mit 0,33 bzw. 0,66 bzw. 1,33 µg α-Toxin/kg i.v. Ordinate: ng α-Toxin/ml Plasma (o) bzw. Serum (×). Abszisse: Zeit nach Injektion (min)

Einige immunologische Blutspiegelbestimmungen sind in Abb. 4 wiedergegeben. α-Toxin verschwindet außergewöhnlich schnell aus der Blutbahn. Ob der relativ hohe verbleibende Blutspiegel bei dem gestorbenen Tier Ursache oder Folge der Letalität ist, kann nicht beurteilt werden.

Das weitere Schicksal des unmarkierten Toxins ist unbekannt. Gegen seine vorzugsweise Bindung an Erythrocyten spricht der folgende Versuch. 0,5 ml Kaninchenblut (heparinisiert; Hämatokrit = 35,8%) werden mit 10 μl radioaktiv markiertem Toxin (18615 Imp./min) 30 min bei 37°C inkubiert. In 0,1 ml Plasma werden anschließend 5334 Impulse gezählt, also insgesamt 92% der zugesetzten Aktivität wiedergefunden. 0,1 ml Erytrocytenbrei liefert nach dreimaliger Waschung nur 326 Imp./min. Auch in vivo wird markiertes Toxin nur zum kleinen Teil an Erythrocyten gebunden, wie aus der Relation der Radioaktivitäten von Blut und Plasma hervorgeht (Abb. 5).

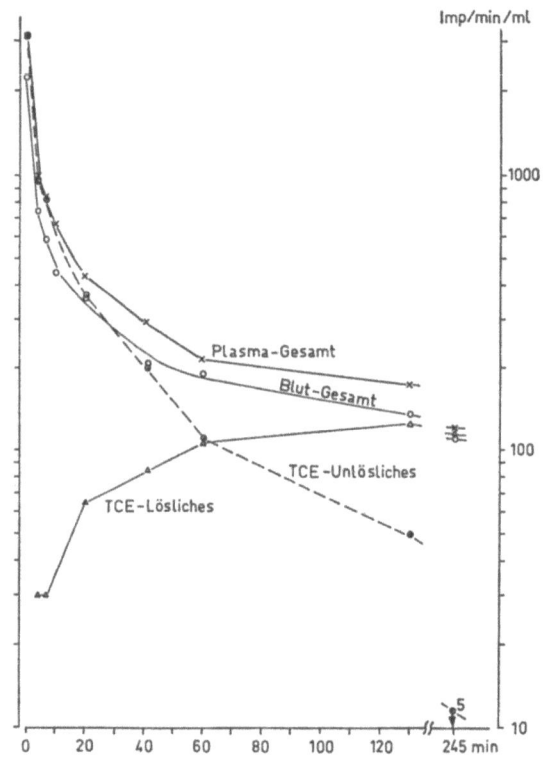

Abb. 5. Radioaktivität von Plasma und Blut nach Injektion von ^{131}J-Toxin. Kaninchen, 2,2 kg. Hämatokrit: 32%. Abszisse: Minuten nach i.v. Injektion. Ordinate: Imp./ml. Gesamtaktivität im Plasma (×———×) bzw. Blut (o———o). In Trichloressigsäure lösliche (▲———▲) bzw. unlösliche (●———●) Radioaktivität des Plasmas

4. Blutspiegel von markiertem Toxin und seine Beeinflussung durch Seruminjektion und Ausschaltung der Nieren

Auch markiertes Toxin verschwindet schnell aus dem Blut (Abb. 5). Die Zeit, innerhalb derer ca. 0,2 μg Radiotoxin zu 80% das Blutplasma verließen, lag bei 11 min (Abb. 5 und 6) bzw. 12 min (Abb. 8) bzw. 17 min (Abb. 7). Für 0,33 µg/kg unmarkiertes Toxin lag die entsprechende Zeit bei 8 min, für 0,66 µg/kg bei 7 min (Serum) bzw. 27 min (Plasma; Abb. 4). Bei beiden Toxinpräparaten scheint die Elimination durch zwei Prozesse bestimmt zu sein: der erste bedingt die sehr schnelle Elimination des größten Teils des Toxins unmittelbar nach der Injektion; der zweite ist für die langsame Elimination während der nächsten Stunden

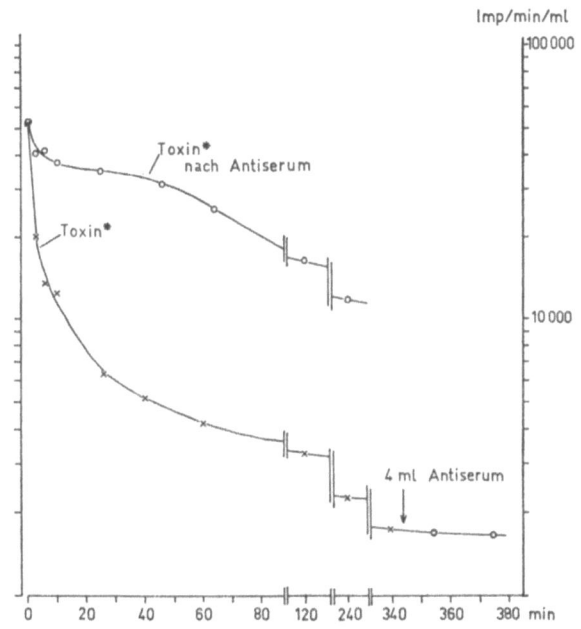

Abb. 6. Elimination von markiertem α-Toxin und ihre Verzögerung durch vorherige Injektion von antitoxischem Rinderserum. Kaninchen, 2,05 kg, weiblich. Zweimalige Injektion von ^{125}J-Toxin (jeweils 1900000 Imp./min/kg) im Abstand von 24 Std. 341 min nach der ersten Toxininjektion 4 ml Antiserum (roh) i.v.; 20 min vor der zweiten Toxin-Injektion 2 ml Antiserum (roh) i.v. ×————× Serumspiegel vor Antitoxin; ○————○ Serumspiegel nach Antitoxin

verantwortlich. Würde man nur die Gesamt-Radioaktivität von Plasma bzw. Blut messen, käme man zu falschen Schlüssen bezüglich der Elimination von α-Toxin. Wie das in Abb. 5 wiedergegebene Beispiel zeigt, nimmt der Plasmaspiegel an niedermolekularem, d. h. nicht mit Trichloressigsäure fällbarem Radiojod kurz nach der Injektion des Toxins erheblich zu; nach 1 Std beträgt er bereits etwa die Hälfte der Gesamtaktivität. Der schnelle Abfall der proteingebundenen Radioaktivität beruht nicht auf einer einfachen Dejodierung von weiterhin zirkulierendem α-Toxin; denn auch der Antigengehalt des Plasmas sinkt mit vergleichbarer Geschwindigkeit, wie der Radioimmunassay (vgl. Abb. 4) zeigt.

Die entscheidende Rolle der Niere für Elimination und auch Abbau des Toxins geht aus Abb. 8 hervor. Ligatur der Nierenstiele führt zu einer etwa zehnfachen Verzögerung der Elimination von Radiotoxin.

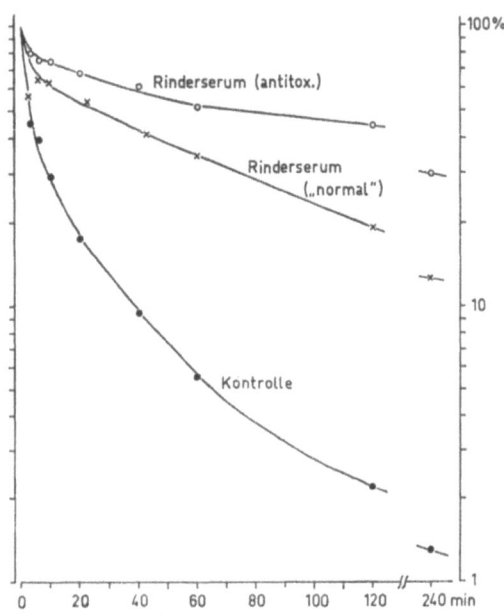

Abb. 7. Vergleich der Eliminationsverzögerung von ^{131}J-Toxin durch „normales" und antitoxisches Rinderserum. Kaninchen, 2,38 kg. Abszisse: Zeit nach Injektion in Minuten. Ordinate: In Trichloressigsäure unlösliche Radioaktivität (Prozent des Ausgangswertes) nach Injektion (0,1 ml/kg) von „normalem" Rinderserum (×――×) bzw. antitoxischem Rinderserum (o――o) im Vergleich zur Kontrolle (•――•)

Unterbindet man nur den Ureter, so ist die Elimination aus dem Blut ebenfalls verlangsamt, jedoch nicht in dem Maß wie bei Ligatur des gesamten Nierenstiels.

Sobald feststand, daß sich markiertes und unmarkiertes Toxin im Kreislauf analog verhalten, konnte die Änderung ihrer Pharmakokinetik durch Injektion von Antiserum und Normalserum studiert werden. Therapeutische Erwägungen führten zu der Frage, ob durch Injektion von Antitoxin der Gewebsspiegel des Toxins erniedrigt werden kann, indem das Toxin ins Blut zurückwandert. Das ist, wie Abb. 6

Staphylokokken-α-Toxin 177

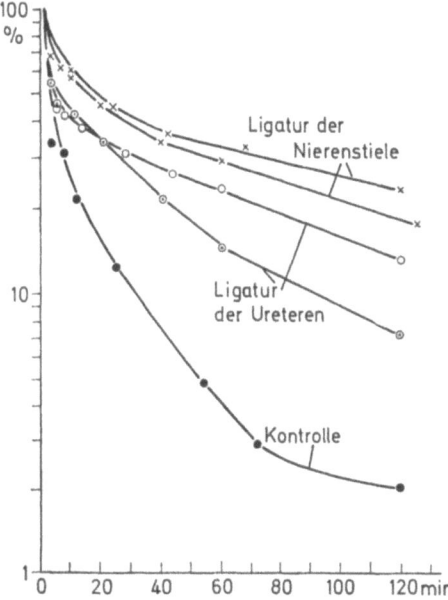

Abb. 8. Eliminationsverzögerung von ^{131}J-Toxin durch Ligatur der Nierenstiele bzw. der Ureteren. Abszisse: Zeit nach Injektion (min). Ordinate: In Trichloressigsäure unlösliche Radioaktivität des Plasmas (Prozent des Ausgangswertes) nach Ligatur der Ureteren (○) bzw. der Nierenstiele (×) im Vergleich zur Kontrolle (●)

Tabelle 3. *Vergleich der Präcipitierbarkeit von ^{125}J-Toxin in Gegenwart von antitoxischem und von „normalem" Rinderserum*
Ansätze: 0,1 ml der Serum-Verdünnungen in veronalgepufferter Kochsalzlösung + 0,1 ml albuminhaltiger (0,1%) Puffer + 0,2 ml ^{125}J-Toxin (5778 Imp./min) in albuminhaltigem Puffer; über Nacht bei Zimmertemperatur; 0,4 ml gesättigte Ammonsulfatlösung zusetzen, 2 Std später abzentrifugieren, Bodensatz einmal mit $^{1}/_{2}$ gesättigter Ammonsulfatlösung waschen und seine Radioaktivität bestimmen

Zusatz	Verdünnung bei Zusatz	Prozentuale Bindung
Antitoxin (Fermo)	1:10	77,9
	1:100	69,6
	1:1000	25,8
Antitoxin (roh)	1:10	81,7
	1:100	64,0
	1:1000	27,5
Normalserum	1:10	80,5
	1:100	60,9
Serumfreie Kontrolle	—	1,3

zeigt, nicht der Fall. Dagegen wird die Elimination des Toxins aus der Blutbahn durch Injektion von Antiserum deutlich verzögert (Abb. 6 und 7). Es ist nicht sicher, ob es sich dabei nur um den Effekt eines spezifischen Antikörpers handelt, denn Injektionen eines Normalserums vom Rind wirkt, wenn auch schwächer, im gleichen Sinne (Abb. 7). Die Bindung des Radiotoxins an „normales" Rinderserum läßt sich auch in vitro nachweisen (Tab. 3).

Diskussion

1. Zur Methodik

Für den Nachweis hochwirksamer Proteine und Peptide im Piko- und Nanogrammbereich kommen nur biologische und radiologische Verfahren bzw. deren Kombination in Frage. Die biochemische Bestimmung von Enzymen, die pharmakologische Ausmittelung z. B. von Toxinen und Hämolysinen bedarf keiner Diskussion, ebensowenig die Erfassung von Antigenen durch Immunpräcipitation und verwandte Methoden. In vielen Fällen reicht jedoch Empfindlichkeit und/oder Spezifität dieser Verfahren nicht aus. Es ist z. B. nicht möglich, Staphylokokken-α-Toxin in sublytischen, subletalen Mengen auf konventionellem Wege zu bestimmen. Der Empfindlichkeitsbereich pharmakologischer Prozeduren ist definitionsgemäß unterschritten, auch Immunpräcipitate sind nicht mehr zu erwarten.

Die Anwendung radioaktiv markierter Proteine in vivo erweitert die experimentellen Möglichkeiten beträchtlich, besonders was Empfindlichkeit und Genauigkeit des Nachweises betrifft. Bei Verwendung geeigneter Isotope, z. B. Jod, besteht keine Gefahr des Austausches mit anderen Proteinen. Gegen das Risiko, Abbauprodukte des ursprünglich applizierten Proteins zu messen, kann man sich durch Nachweis der immunologischen Reaktivität wenigstens teilweise schützen. Man kann z. B. prüfen, ob die zirkulierende Radioaktivität an ein spezifisches Immunsorbens gebunden wird; man kann auch spezifische Antikörper zusetzen und prüfen, ob bei Halbsättigung mit Ammonsulfat das Antigen zusammen mit ihnen fällt. Zwei Nachteile lassen sich aber bei der in vivo-Applikation markierter — und das bedeutet bisher fast immer jodmarkierter — Antigene nicht ausschalten. Man ist nicht sicher, daß markiertes und unmarkiertes Material die gleiche Pharmakokinetik besitzen. Noch schwerer wiegt, daß sich das Verfahren auf in vivo, z. B. bei Infektionen, entstehende Wirkstoffe nicht anwenden läßt.

Der Radioimmunassay als Kombination der biologischen und der radiologischen Technik erlaubt eine Bestimmung unmarkierten Antigens. Gelingt es, die ihm prinzipiell innewohnende Empfindlichkeit voll auszunutzen, so sollte mit seiner Hilfe die Pharmakokinetik nativer Antigene auch im Pikogrammbereich erfaßbar sein. Für unsere Versuche entwickelten wir ein Festphasen-Verfahren, das auf der covalenten Bindung von Antikörpern an Cellulose beruht. Zunächst hatten wir die covalente Bindung an Sephadex erprobt, wie sie von WIDE u. Mitarb. (1967) beschrieben wurde, desgleichen die Bindung an Isothiocyanat-substituierte Kunststoffe (CATT u. Mitarb., 1967). In keinem Fall wurde ein befriedigendes Ergebnis erzielt. Die reiche Auswahl an Cellulosen mit verschiedener Form und Größe der Partikel erlaubt es, optimale Suspensionen herzustellen. Im Gegensatz zu Sephadex klebt Cellulose nicht an der Wand; sie ist auch besser sichtbar und liefert beim Abzentrifugieren ein kompaktes Präcipitat. Das neue Verfahren wurde mit gutem Erfolg auch für die radioimmunologische Bestimmung von Trasylol® (Molekulargewicht 6500) und Albumin (Molekulargewicht um 68000) eingesetzt, ist also für Antigene sehr verschiedener Konstitution brauchbar (ARNDTS, 1968). Es ist um einige Zehnerpotenzen empfindlicher als die von uns früher beschriebene Radio-Retentionselektrophorese (HABERMANN u. Mitarb., 1968), die sich im Rahmen dieser Versuche lediglich zur Prüfung des markierten Toxins auf Reinheit und Aktivität heranziehen ließ.

Die Möglichkeit eines „inversen Radioimmunassays" war bisher unbekannt. Von einer Zufallsbeobachtung ausgehend, stellten wir fest, daß bestimmte Kaninchen präcipitierende Komponenten, wahrscheinlich Antikörper gegen α-Toxin, in ihrem Serum enthalten. Eine Deutung des Phänomens wurde S. 171 versucht. Es ist bisher nicht sicher, ob es sich um eine Besonderheit beim Nachweis des Staphylokokken-Toxins handelt oder um ein Phänomen, das auch bei Bestimmung von anderen Antigenen stören kann. Staphylokokken-Toxin aggregiert in Lösung (ARBUTHNOTT et al., 1967), was sich additiv zur Bildung von Immunaggregaten verhalten könnte.

2. Zur Blutspiegelbestimmung des Staphylokokken-α-Toxins

Die Möglichkeiten des Radioimmunassays wurden bisher zur Verfolgung des Schicksals bakterieller Toxine und Antigene kaum genutzt. Blutspiegel und Verteilung einiger Toxine studierte man nach radioaktiver Markierung. Für Staphylokokken-α-Toxine existieren noch keine derartigen Untersuchungen. Zwar versuchten GOSCICKA et al. (1966) eine qualitative Lokalisation in verschiedenen Geweben mittels Immunofluorescenz; doch benutzten sie ein rohes Toxinpräparat als Antigen, so daß ihre Resultate nicht eindeutig sind.

Wie wir zeigen konnten, verschwindet unmarkiertes Toxin sehr schnell aus der Blutbahn von Kaninchen. Markiertes Toxin verhält sich prinzipiell gleichartig. Die Halbwertszeit ist wegen der Zeitverluste bei den üblichen Entnahmetechniken nicht erfaßbar. Sie liegt stets unter

5 min. Proteine mit vergleichbar kurzer Verweildauer sind nicht bekannt. Von den bisher untersuchten Peptiden wird Bradykinin mit noch höherer Geschwindigkeit eliminiert. Bradykinin wird jedoch im Blut enzymatisch zerstört, während α-Toxin das Blut verläßt.

Auch Staphylokokken-Enterotoxin B, ^{131}J-markiert, hat bei Affen eine Halblebenszeit von nur 7—9 min (RAPOPORT et al., 1966). Vorherige Injektion von Antitoxin vermindert seine Eliminationsgeschwindigkeit, nachträgliche Injektion führt zum Wiedereintritt radioaktiven Materials in das Blut. Dieses Toxin wird also im Gewebe nur locker gebunden. Wie wir zeigten, läßt sich α-Toxin durch Antitoxingabe nicht ins Blut zurückholen. Vorherige Gabe von antitoxischem Serum verzögert zwar den Abstrom; doch ist auch Normalserum dazu imstande. Derartige Kontrollen fehlen bei den Versuchen mit Enterotoxin B. Die starke Verlängerung der Verweildauer des Toxins nach Antitoxingabe kam nicht unerwartet. Komplexe zwischen Rinderserumalbumin und Fab-Fragmenten ihrer Antikörper treten langsamer in die Lymphe über als die Einzelbestandteile; ihre Verteilung entspricht annähernd ihrem Komplexgewicht (NAKAMURA et al., 1968). Erstaunlich war jedoch, daß auch vorherige Gabe von „normalem" Rinderserum die Elimination unseres α-Toxins verzögerte. Wir prüften daraufhin, inwieweit normales Rinderserum das hämolytische Vermögen von α-Toxin zu hemmen vermag. Das verwandte Rinderserum verminderte, unverdünnt dem Standardansatz zugesetzt, das hämolytische Vermögen auf ein Viertel. Eine Bindung des Toxins findet also statt, wobei offenbleiben muß, ob dabei spezifische Antikörper oder andere Bestandteile von „normalem" Serum bedeutsam sind. Da die Dosierung von „normalem" bzw. antitoxischem Serum nicht abgestuft wurde, läßt sich einstweilen keine quantitative Beziehung zwischen Hämolysehemmung und Eliminationsverzögerung aufstellen.

Die Molekulargewichte von Enterotoxin B (35000; SCHANTZ et al., 1965) und α-Toxin (21000, 30000 oder 44000; ARBUTHNOTT et al., 1967) sind von vergleichbarer Größenordnung. Proteine dieser Größe könnten schnell die Blut-Gewebsschranke passieren und im Primärharn erscheinen. In der Tat haben GOSCICKA et al. (1966) mit allerdings unzureichender Methodik eine Anreicherung von Rohtoxin in der Niere gesehen. Unveröffentlichte Versuche unseres Arbeitskreises an Mäusen und Ratten zeigten, daß nach i.v. Injektion von markiertem α-Toxin die Radioaktivität im Nierengewebe weitaus höher ansteigt als in anderen Organen. Dabei handelt es sich nur zum kleineren Teil um Jodid.

ISRAEL et al., die mit Rohtoxin arbeiteten, konnten durch Thorotrast-Blockade des Reticulo-endothelialen Systems die Letalität bei Kaninchen nicht verändern. Wenn sie aber die Tiere kurz nach Injektion des Toxinpräparates nephrektomierten, sank die Giftigkeit des Rohtoxins ab;

umgekehrt reagierten zuvor nephrektomierte Tiere verstärkt auf das Gift. Zwar lassen sich unsere Versuche mit gereinigtem Gift nicht streng mit denen ISRAELS vergleichen; doch konnten wir zeigen, daß nach Ausschaltung der Niere der Plasmaspiegel an Toxin etwa zehnmal höher liegt als bei den Kontrollen. Ligatur der Ureteren führt zu einer deutlich verzögerten Elimination, sie verläuft jedoch schneller als nach Ligatur des Nierenstiels. Man darf also annehmen, daß die Niere das entscheidende Organ für die Elimination des Staphylokokken-Toxins ist. Eine intakte Filtrationsleistung fördert zwar die Elimination, ist jedoch keine Voraussetzung dafür. Weitere Untersuchungen über die Bedeutung der Niere für die Proteinelimination sind im Gange.

Staphylokokken-Enterotoxin B verhält sich offenbar analog. Thorotrast-Blockade des Reticulo-endothelialen Systems von Affen verzögert seine Elimination nicht eindeutig; nach Ligatur der Nierenarterie dagegen verläuft Abbau und Elimination von Enterotoxin B erheblich verlangsamt (RAPOPORT et al., 1967). Enterotoxin B hat praktisch keine pharmakodynamischen Beziehungen zum α-Toxin. Die überraschende pharmakokinetische Entsprechung zwischen beiden Toxinen beruht also auf Moleküleigenschaften, die das spezifische Wirkungsbild vielleicht mitbedingen, aber sicher nicht auslösen.

Auch die starke Tendenz des Staphylokokken-Toxins zur Aggregatbildung könnte für den schnellen Abfall des Blutspiegels mit verantwortlich sein. So ist bekannt, daß bereits milde, immunologisch noch nicht meßbare Proteinveränderungen die Elimination beschleunigen. Das hat sich bei eigenen, unpublizierten Versuchen zum Albuminstoffwechsel bestätigt. Für das Verständnis der schnelleren Komponente der Toxinelimination genügt zwar die besondere Funktion der Niere; inwieweit die Aggregatbildung bei der langsameren Komponente mitspielt, wäre noch zu prüfen.

Der Deutschen Forschungsgemeinschaft und dem Bundesministerium des Innern danken wir für Sachbeihilfen.

Literatur

ARBUTHNOTT, J. P., J. H. FREER, and A. W. BERNHEIMER: Physical states of staphylococcal α-toxin. J. Bact. **94**, 1170—1177 (1967).
ARNDTS, D.: Radioimmunologische Ultramikrobestimmungen von Proteinen und Polypeptiden: Entwicklung, Vergleich und Anwendungsmöglichkeiten. Inaug.-Dissertation, Gießen 1968.
CATT, K., H. D. NIALL, and G. W. TREGEAR: Solid phase radioimmunassay. Nature (Lond.) **213**, 825—827 (1967).
GOSCICKA, T., W. RUDNICKA, J. GOSCICKI, and B. ZABLOCKI: Distribution of staphylococcus α-toxin in rabbit tissues investigated by the immunofluorescence method. Bull. Acad. pol. Sci. Cl. 2, **14**, 603—606 (1966).

GREENWOOD, F. C., W. M. HUNTER, and J. S. GLOVER: The preparation of ^{131}J-labelled human growth hormone of high specific radioactivity. Biochem. J. 89, 114—123 (1963).

HABERMANN, E., K.-O. RÄKER u. D. ARNDTS: Radio-Retentionselektrophorese: ein quantitatives und spezifisches Verfahren zur Bestimmung einzelner Proteine im Nanogrammbereich. Klin. Wschr. 46, 46—47 (1968).

ISRAEL, J., M. OLDSTONE, S. LEVENSON, E. D. FRANK, and J. FINE: Mechanism of action of staphylococcal toxin in rabbits. Proc. Soc. exp. Biol. (N.Y.) 108, 709—711 (1961).

NAKAMURA, R. M., H. L. SPIEGELBERG, S. LEE, and W. O. WEIGLE: Relationship between molecular size and intra- and extravascular distribution of protein antigens. J. Immunol. 100, 376—383 (1968).

RAPOPORT, M. I., L. F. HODOVAL, and W. R. BEISEL: Influence of Thorotrast blockade and acute renal artery ligation on disappearance of staphylococcal enterotoxin B from blood. J. Bact. 93, 779—783 (1967).

— — E. W. GROGAN, V. MCGANN, and W. R. BEISEL: The influence of specific antibody on the disappearance of staphylococcal enterotoxin B from blood. J. clin. Invest. 45, 1365—1372 (1966).

ROBBINS, J. B., J. HAIMOVICH, and M. SELA: Purification of antibodies with immunoadsorbents prepared using bromoacetyl cellulose. Immunochemistry 4, 11—22 (1967).

SCHANTZ, E. J., W. G. ROESSLER, J. WAGMAN, L. SPERO, D. A. DUNNERY, and M. S. BERGDOLL: Purification of staphylococcal enterotoxin B. Biochemistry 4, 1011—1016 (1965).

WIDE, L., R. AXÉN, and J. PORATH: Radioimmunosorbent assay for proteins. Chemical couplings of antibodies to insoluble dextran. Immunochemistry 4, 381—386 (1967).

Prof. Dr. E. HABERMANN
Pharmakologisches Institut
der Justus Liebig-Universität
6300 Gießen, Rudolf Buchheim-Straße 4

In vitro-Untersuchungen zur Wirkung von Chromomycin A₃ auf den Nucleinsäurestoffwechsel von Ehrlich-Ascitestumorzellen *

CHAVADI RATAPONGS**

Institut für Medizinische Physik und Biophysik der Universität Göttingen

Eingegangen am 18. September 1968

In vitro Investigations into the Effect of Chromomycin A_3 on Nucleic Acid Metabolism of Ehrlich Ascites Tumour Cells

Summary. In Ehrlich ascites tumour cells *in vitro* the cytostatic antibiotic chromomycin A₃ caused an inhibition of RNA and—to a somewhat lower degree— of DNA synthesis.

Key-Words: Chromomycin A₃ — Nucleic Acid Metabolism.

Zusammenfassung. Das cytostatisch wirksame Antibiticum Chromomycin A₃ verursachte bei Ehrlich-Ascitestumorzellen *in vitro* eine Hemmung der RNS-, in nur etwas geringerem Maße auch der DNS-Synthese.

Schlüsselwörter: Chromomycin A₃ — Nucleinsäurestoffwechsel.

Der biologische Effekt einer Reihe von Antibiotica, welche das Wachstum von Tumorzellen zu hemmen vermögen, geht auf eine — oft sehr spezifische — Wechselwirkung mit der Desoxyribonucleinsäure (DNS) zurück. Auf diese Weise kommt es zu einer Störung der Matrizenfunktionen der DNS, meist vor allem bei der Bildung der Ribonucleinsäuren (RNS). Nachdem für die Actinomycine gezeigt worden war, daß ihre biologische Wirkung durch eine Bindung an die celluläre DNS zustande kommt (HARBERS u. MÜLLER, 1962; HARTMANN u. COY, 1962; KERSTEN et al., 1960; KIRK, 1960), wurde in der Folgezeit bei einer Vielzahl von Antibiotica eine spezifische Komplexbildung mit DNS (oder beiden Nucleinsäurearten) beobachtet (vgl. HARBERS, DOMAGK u. MÜLLER, 1968), u. a. auch bei dem cytostatisch wirksamen Chromomycin A₃ (BEHR u. HARTMANN, 1965). Versuche mit isolierter RNS- und DNS-Polymerase hatten dabei ergeben, daß sich das Chromomycin A₃ ganz ähnlich wie die Actinomycine verhält und bevorzugt die Synthese

---

* Herrn Prof. Dr. LUDWIG LENDLE zum 70. Geburtstag gewidmet.
** Stipendiatin der Alexander von Humboldt-Stiftung. Jetzige Anschrift: Pharmacological Department, Siriraj Hospital, Thonburi, Thailand.

der RNS, dagegen vergleichsweise nur geringfügig die der DNS hemmte (KOSCHEL et al., 1966). Die nachstehend geschilderten eigenen Versuche sollten prüfen, ob diese unterschiedlichen Effekte auf RNS- und DNS-Neubildung auch bei Versuchen mit ganzen Zellen zu beobachten sind. Um eventuelle Einflüsse auf den Nucleotidstoffwechsel zu erfassen, wurden die Versuche parallel mit je einer ^{14}C-markierten Pyrimidin- und einer Purin-Vorstufe durchgeführt und die spezifischen Aktivitäten der isolierten Nucleinsäure-Basen oder -Nucleotide bestimmt.

Methodik

Tetraploide Ascitestumorzellen[1] wurden *in vitro* unter gewebekulturähnlichen Bedingungen (HARBERS u. HEIDELBERGER, 1959) 60 min bei 37°C inkubiert. 50 ml-Erlenmeyer-Kölbchen enthielten jeweils 5,0 ml einer 10%igen Tumorzellsuspension (bezogen auf das Volumen bei 1000 · g sedimentierter Zellen); Bestandteile des Mediums, das an anderer Stelle ausführlich beschrieben wurde (HARBERS u. HEIDELBERGER, 1959; HARBERS, 1961), waren Ascitesserum, Embryonal-Extrakt (EE 100 der Fa. Difco Laboratories Detroit, Mich., USA), Folsäure, Glucose und die von ROBINSON (1949) angegebene isotonische Salzlösung (jedoch ohne Hydrogencarbonat). Als markierte Vorstufen wurden Uracil-(2-^{14}C) und Adenin-(8-^{14}C) verwendet; die Aktivität pro Erlenmeyer-Kölbchen betrug 1,0 µC bei einer spezifischen Aktivität von 1 µC/µMol. Das Chromomycin A_3 wurde in Aqua dest. gelöst und dann mit dem gleichen Volumen zweifach konzentrierter Robinsonscher Lösung versetzt, so daß das Antibioticum in isotonischer Lösung vorlag.

Nach beendetem Inkubieren wurden die Zellen durch Zentrifugieren in der Kälte rasch sedimentiert und dreimal mit eisgekühlter Robinsonscher Lösung gewaschen. Die Isolierung der Zellkerne erfolgte durch Zugabe von eisgekühltem 0,05%igem Digitonin in dest. Wasser (LETTRÉ, 1951), vorsichtiges Homogenisieren (Potter-Elvejhem-Homogenisator) und anschließendes Zentrifugieren (10 min bei 1000 · g). Diese Prozedur wurde zweimal wiederholt. Die so gewonnenen Kerne zeigten in Ausstrichpräparaten praktisch keine Cytoplasmareste. Der beim ersten Zentrifugieren gewonnene Überstand bildete die Cytoplasma-Fraktion.

Vor der Isolierung der Nucleinsäuren wurde nach Fällung mit eisgekühlter 0,4 n Perchlorsäure (PCS) zunächst die säurelösliche Fraktion extrahiert (insgesamt dreimaliges Waschen des Präcipitats mit 0,4 n PCS) und deren Gesamtaktivität bestimmt. Anschließend wurden die Nucleinsäuren mit 10%iger NaCl-Lösung (30 min im kochenden Wasserbad) extrahiert und mit Äthanol gefällt (BOSCH et al., 1958). Zur Auftrennung der Kern-Nucleinsäuren in RNS und DNS wurden diese 18 Std bei 37°C in 0,2 n NaOH inkubiert. Nach Neutralisieren mit HCl wurde die DNS durch Zugabe von PCS (Endkonzentration 0,4 n) gefällt; die RNS-Ribotide blieben gelöst im Überstand. Zu weiterer Reinigung wurde die so gewonnene DNS noch jeweils zweimal in 0,2 n NaOH gelöst und erneut gefällt.

Die Isolierung der Nucleinsäurebasen erfolgte nach Hydrolyse mit 70%iger PCS durch Dünnschicht-Chromatographie (RATAPONGS, 1966). Unter ähnlichen Bedingungen ließen sich ebenfalls die vier RNS-Ribotide auftrennen. Der nach der DNS-Fällung gewonnene Überstand wurde zunächst an Aktivkohle adsorbiert.

---

[1] Dieser amerikanische Stamm des Ehrlich-Ascitestumors wurde freundlicherweise von Herrn Prof. CHARLES HEIDELBERGER, McArdle Memorial Laboratory, Univ. of Wisconsin, Madison, Wisc., zur Verfügung gestellt.

Nach Waschen der Kohle mit Aqua dest. wurden die Ribotide mit 10%igem Pyridin eluiert und im Rotationsverdampfer getrocknet. Das so vorgereinigte RNS-Hydrolysat wurde in wenigen Tropfen 0,1 n NH_4OH aufgenommen und zur Dünnschicht-Chromatographie (DEAE-Cellulose MN 300/G der Fa. Macherey, Nagel & Co., Düren) als Bande aufgetragen. Aufsteigende Chromatographie mit einer Mischung aus 1,0 m Ameisensäure, 0,1 m Ammoniumformiat (pH 6,5) und Isopropanol (Volumenverhältnis 7:5:8) führte zu vollständiger Trennung der Ribotide mit den folgenden R_f-Werten: GMP 0,20; UMP 0,28; CMP 0,38; AMP 0,50. Anfallende freie Riboside wurden gleichzeitig abgetrennt (R_f-Werte für Guanosin 0,69, für Adenosin, Cytidin und Uridin 0,80). Nach Lokalisation der Ribotidbanden mit Hilfe einer UV-Lampe wurden die einzelnen Ribotide aus der abgekratzten DEAE-Cellulose mit 0,01 n HCl extrahiert. Zur Bestimmung der spezifischen Aktivität wurden aliquote Mengen zur Messung im Spektralphotometer (bei 260 und 280 mµ sowie der Wellenlänge maximaler Absorption; Halbmikrocuvetten) und im Flüssigkeits-Szintillationszähler (Nuclear-Chicago, Model 725) verwendet. Die Radioaktivitätsmessungen erfolgten in einem Toluol-Äthanol-System, „Quenching"-Korrekturen durch Zweikanal-Verhältnis; auf Grund von Vergleichsmessungen mit geeichten Standardpräparaten wurden die gewonnenen Meßergebnisse auf Absolutwerte (Zerfälle/Minute) umgerechnet.

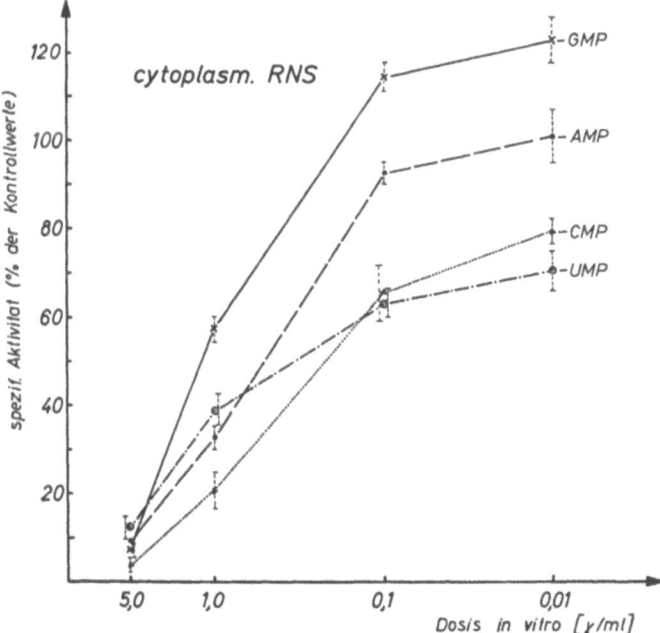

Abb. 1. Einfluß von Chromomycin A_3 auf den *in vitro*-Einbau markierter Vorstufen in die Ribotide der RNS des Cytoplasmas von Ehrlich-Ascitestumorzellen. 2-^{14}C-Uracil wurde in die RNS-Pyrimidinribotide Cytidinmonophosphat (*CMP*) und Uridinmonophosphat (*UMP*), 8-^{14}C-Adenin in die RNS-Purinribotide Adenosinmonophosphat (*AMP*) und Guanosinmonophosphat (*GMP*) eingebaut. Die spezifischen Aktivitäten (Zerfälle/min pro µM der Ribotide in Prozent der Kontrollwerte) sind in Abhängigkeit von der Chromomycin-Konzentration aufgetragen

Bei allen Versuchen wurden jeweils parallel mindestens drei Erlenmeyer-Kölbchen angesetzt und die Zellen daraus getrennt aufgearbeitet, um so das Ausmaß der Streuung der Versuchsergebnisse erfassen zu können.

Ergebnisse

Die Versuche ergaben, daß es sowohl bei der RNS des Cytoplasmas (Abb.1) als auch bei der des Zellkerns (Abb.2) mit zunehmender Konzentration des Chromomycin A_3 zu einer Synthesehemmung kommt. Für das — bei Wiederholung der Versuche reproduzierbare — Verhalten des RNS-AMP der Zellkerne, welches bei einer Chromomycin A_3-Konzentration von 0,1 γ/ml noch einmal einen Anstieg der spezifischen Aktivität zeigte (Abb.2), gibt es noch keine Erklärung; es läßt sich nicht auf Verschiebungen in der Gesamtaktivität der säurelöslichen Fraktion zurückführen, deren Wert innerhalb des untersuchten Dosisbereiches durch das Antibioticum praktisch nicht beeinflußt wurde. Der Hemmeffekt auf die RNS-Neubildung entspricht den Ergebnissen, wie sie bei ähnlichen Versuchsansätzen mit Actinomycin beobachtet wurden (HARBERS u. MÜLLER, 1962). Während Actinomycin jedoch die DNS-Synthese nur wenig beeinflußt, zeigte Chromomycin A_3 auch bei der DNS eine drastische Hemmwirkung (Abb.3).

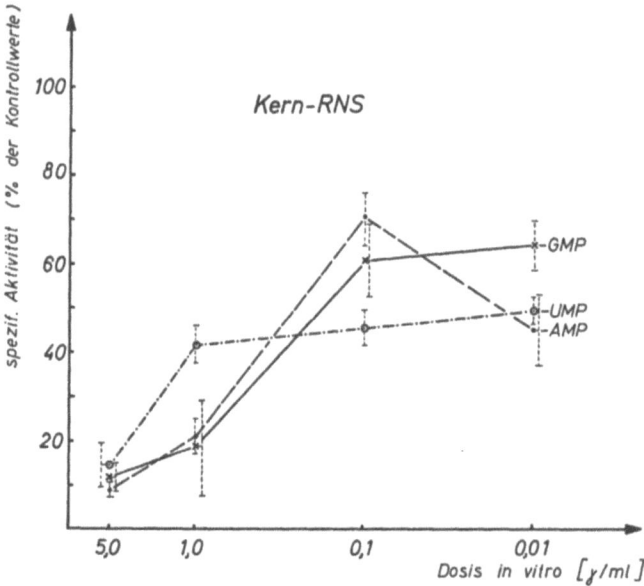

Abb. 2. Einfluß von Chromomycin A_3 auf den *in vitro*-Einbau von 2-^{14}C-Uracil und 8-^{14}C-Adenin in die Ribotide der Kern-RNS von Ehrlich-Ascitestumorzellen. Die Ausbeute an CMP war nicht ausreichend für eine exakte Mengenbestimmung

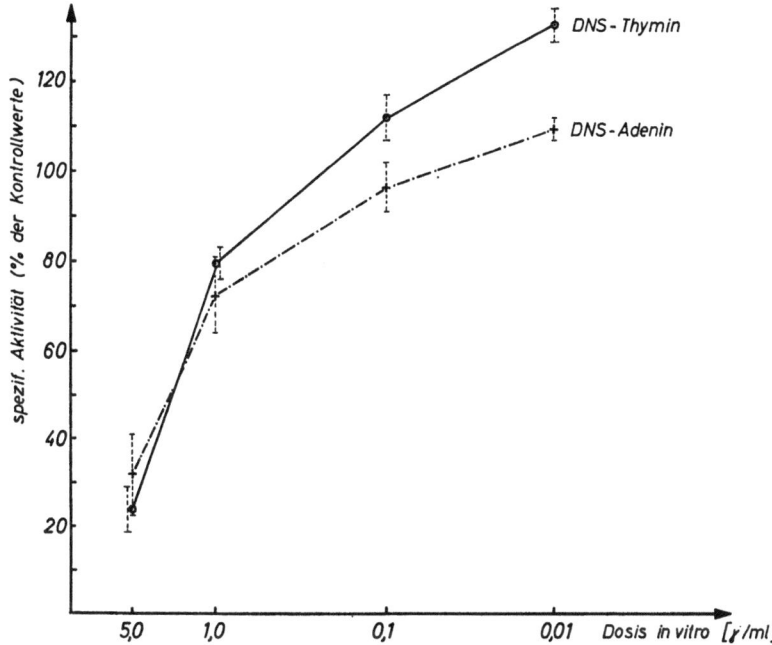

Abb. 3. Einfluß von Chromomycin A_3 auf den *in vitro*-Einbau von 2-^{14}C-Uracil in DNS-Thymin und von 8-^{14}C-Adenin in DNS-Adenin von Ehrlich-Ascitestumorzellen. Die spezifischen Aktivitäten der beiden weiteren DNS-Basen Cytosin und Guanin waren zu niedrig, um noch exakt gemessen werden zu können

Diskussion

Die Ergebnisse der Versuche bestätigen die Beobachtungen, daß Chromomycin A_3 zu einer drastischen Hemmung der DNS-abhängigen RNS-Synthese führt. Eine von japanischer Seite angegebene bevorzugte Hemmung der Transfer-RNS-Neubildung konnte dagegen nicht bestätigt werden (RATAPONGS, unveröffentlicht). Im Gegensatz zu den Effekten in zellfreien Systemen (KOSCHEL et al., 1966) wurde in Ehrlich-Ascitestumorzellen auch die DNS-Neubildung durch Chromomycin A_3 stark gehemmt. Die cytostatische Wirkung dieses Antibioticum sollte daher nicht nur sekundär über eine Störung des RNS-Stoffwechsels, sondern z. T. auch direkt durch Behinderung der DNS-Verdoppelung zustande kommen. Chromomycin A_3 wird, wie verschiedene andere cytostatisch wirksame Antibiotica, von der DNS gebunden. Im Gegensatz zum Verhalten der Actinomycine erfordert diese Bindung nicht die Gegenwart von DNS-Guaninbasen (BEHR u. HARTMANN, 1965). Die nicht einheitlichen Störungen der Matrizenfunktionen durch die verschiedenen Antibiotica, von denen einige überwiegend die RNS-Synthese (Transcription), andere dagegen bevorzugt die DNS-Verdoppelung hemmend beeinflussen (vgl. HARBERS, DOMAGK u. MÜLLER, 1968), dürfte auf die — im einzelnen bisher noch unbekannten — unterschiedlichen Strukturen der mit der DNS gebildeten Assoziate zurückgehen.

Diese Untersuchungen wurden durch die Alexander von Humboldt-Stiftung sowie durch das Bundesministerium für wissenschaftliche Forschung gefördert. Das Chromomycin A_3 wurde von den Takeda Chemical Industries, Ltd., Hamburg, freundlicherweise zur Verfügung gestellt. — Frau U. SPAAR und Frl. B. SCHRADER danke ich für zuverlässige technische Hilfe, Herrn Prof. Dr. E. HARBERS für Beratung und kritische Diskussion.

Literatur

BEHR, W., u. G. HARTMANN: Spektralphotometrische Untersuchungen über die Wechselwirkungen zwischen Chromomycin A_3 und Nucleinsäuren. Biochem. Z. **343**, 519 (1965).

BOSCH, L., E. HARBERS, and C. HEIDELBERGER: Studies on fluorinated pyrimidines. V. Effects on nucleic acid metabolism in vitro. Cancer Res. **18**, 335 (1958).

HARBERS, E.: Untersuchungen über Ribonucleinsäure aus Zellkernen. II. Stoffwechselverhalten verschiedener Ribonucleinsäure-Fraktionen aus den Kernen „ruhender" und proliferierender Zellen. Hoppe-Seylers Z. physiol. Chem. **327**, 3 (1961).

—, G. F. DOMAGK, and W. MÜLLER: Introduction to nucleic acids. Chemistry, biochemistry and functions. New York-Amsterdam-London: Reinhold Book Corp. 1968.

—, and C. HEIDELBERGER: Studies on nucleic acid biosynthesis in Ehrlich ascites tumor cells suspended in a mediumpermitting growth. J. biol. Chem. **234**, 1249 (1959).

—, and W. MÜLLER: On the inhibition of RNA synthesis by actinomycin. Biochem. biophys. Res. Commun. **7**, 107 (1962).

HARTMANN, G., u. U. COY: Zum biologischen Wirkungsmechanismus der Actinomycine. Angew. Chem. **74**, 501 (1962).

KERSTEN, W., H. KERSTEN, and H. M. RAUEN: Action of nucleic acids on the inhibition of growth by actinomycin of Neurospora crassa. Nature (Lond.) **187**, 60 (1960).

KIRK, J. M.: The mode of action of actinomycin D. Biochim. biophys. Acta (Amst.) **42**, 167 (1960).

KOSCHEL, K., G. HARTMANN, W. KERSTEN u. H. KERSTEN: Die Wirkung des Chromomycins und einiger Anthracyclinantibiotica auf die DNA-abhängige Nucleinsäure-Synthese. Biochem. Z. **344**, 76 (1966).

LETTRÉ, H.: Über das Verhalten von Bestandteilen von Tumorzellen bei der Transplantation. III. Zellkerne, Plasmagranula und gequollene Zellen. Z. Krebsforsch. **57**, 345 (1951).

RATAPONGS, C.: Auftrennung von Nucleinsäurebasen durch Dünnschichtchromatographie. Naturwissenschaften **53**, 252 (1966).

ROBINSON, J. R.: Some effects of glucose and calcium upon the metabolism of kidney slices from adult and newborn rats. Biochem. J. **45**, 68 (1949).

Dr. C. RATAPONGS
Pharmacological Department
Siriraj Hospital
Thonburi, Thailand

Quantitative Bestimmung der Wirksamkeit von Hochdruckmittel-Kombinationen*

K. STOEPEL, H. KALLER und G. KRONEBERG**

Institut für Pharmakologie der Farbenfabriken Bayer AG,
Wuppertal-Elberfeld (Vorstand: Prof. Dr. med. G. KRONEBERG)

Eingegangen am 15. Oktober 1968

Quantitative Evaluation of Combinations of Antihypertensive Agents

Summary. A new method is described which permits the determination of the biometrically defined relative combined activity of drug combinations.

Combinations of substances with antihypertensive action were investigated on rats with experimental renal hypertension. The effects of the combinations α-methyldopa-guanacline and reserpine-guanacline were significantly more than additive, the effect of the combination α-methyldopa-reserpine was at most, additive.

Key-Words: Antihypertensive Activity — Methyldopa — Reserpine — Guanacline — Drug Combinations — Biometrics.

Zusammenfassung. Es wird über eine Methode berichtet, die bei der Prüfung von Arzneimittelkombinationen die Bestimmung der biometrisch definierten relativen Kombinationswirksamkeit gestattet.

Untersucht wurden an Ratten mit experimentellem renalen Hochdruck Kombinationen von antihypertensiv wirksamen Stoffen. Die Kombinationen α-Methyldopa-Guanacline und Reserpin-Guanacline wirkten signifikant überadditiv, die Kombination α-Methyldopa-Reserpin allenfalls additiv.

Schlüsselwörter: Antihypertensive Wirkung — Methyldopa — Reserpin — Guanacline — Kombinationen — Biometrie.

Durch die kombinierte Anwendung zweier verschiedener Pharmaka mit ähnlicher therapeutischer Wirkung lassen sich in geeigneten Fällen unerwünschte oder toxische Nebenwirkungen vermindern, bei additivem oder zuweilen überadditivem Verhalten der erwünschten Wirkung. Aus diesem Grunde werden Arzneikombinationen vielfach therapeutisch benutzt, u.a. auch in der Therapie der arteriellen Hypertonie.

Wir haben versucht, eine tierexperimentelle Anordnung zu finden, die mit relativ geringem Aufwand eine quantitative Information über die Wirksamkeit von Hochdruckmittel-Kombinationen gibt. Aus den

---

* Herrn Professor Dr. L. LENDLE zum 70. Geburtstag gewidmet.
** Siehe kurze Mitteilung der Ergebnisse auf der 9. Frühjahrstagung der Deutschen pharmakologischen Gesellschaft, Mainz, 1968.

experimentellen Ergebnissen läßt sich die *relative Kombinationswirksamkeit* berechnen. Der errechnete Wert gibt an, in welcher Relation die Wirksamkeit der Kombination von der zu erwartenden rein additiven Wirksamkeit der beiden Komponenten abweicht. Ein Wert über 1,0 weist auf eine überadditive, ein Wert unter 1,0 auf eine unteradditive Wirksamkeit hin.

Tierexperimentelle Methodik

Tiermaterial. Für die Versuche wurden weibliche, nach der Methode von GROLLMAN operierte Hochdruckratten verwendet, die zum Zeitpunkt der Versuche zwischen 180 und 320 g schwer waren. 8—12 Wochen vorher war den Tieren um beide Pole der linken Niere eine Seidenligatur in Form einer 8 gelegt worden. Die rechte, nicht ligierte Niere wurde in einer zweiten Operation, eine Woche nach der ersten, entfernt. Es wurden nur Tiere mit einem systolischen Blutdruck von über 170 mm Hg verwendet. Maximal 20% der operierten Tiere erreichen derart hohe Blutdruckwerte, weitere 20—25% erreichen Werte zwischen 150 und 170 mm Hg.

Meßmethode. Der Blutdruck wurde am Schwanz der nicht narkotisierten Ratte unblutig mittels aufblasbarer Gummimanschette und Infraton-Pulsabnehmer nach BOUKE-BRECHT (Methode s. BREUNINGER) gemessen. Die Tiere befanden sich während des ganzen Versuches, einschließlich einer zweistündigen Vorperiode, einzeln in mit einem Wassermantel umgebenen, auf ca. 30° C temperierten Kunststoffröhren. Die aufblasbare Gummimanschette saß an der Schwanzwurzel, der Pulsabnehmer 3—5 cm distal davon. Zur Erzielung gleichmäßiger Meßresultate wurden für die wiederholten Messungen die Meßstellen mit Tusche am Schwanz markiert. Der gesamte Meßvorgang wurde auf einem 2-Kanal-Direktschreiber (Schwarzer) registriert, im ersten Kanal die Pulsation der Schwanzarterie, im zweiten Kanal die Impulse eines Druckmarkengebers zur Anzeige des in der Druckmanschette herschenden jeweiligen Druckes. Gemessen wurde bei abfallendem Manschettendruck. Als Meßwert wurde der in der Manschette herrschende Druck bei Wiederauftreten der Pulsation benutzt. Er entspricht dem systolischen Blutdruck im Rattenschwanz.

Substanzen. l-α-Methyldopa (Presinol®) als wäßrige Lösung.
Guanacline (Leron®)[1] als wäßrige Lösung.
Reserpin als freie Base mit Ascorbinsäure in Wasser gelöst.
Die Dosen wurden einheitlich in einem Injektionsvolumen von 0,5 ml/100 g subcutan unter die Rückenhaut injiziert.

Berechnungen

Meßwerte. Die in den Ergebnissen angegebenen Meßwerte sind Mittelwerte aus je drei unmittelbar aufeinanderfolgenden Einzelmessungen. Der Ausgangsblutdruck eines jeden Tieres wurde zweimal im Abstand von $1/_2$ Std gemessen, danach folgten Messungen 1, 2, 4 und 6 Std nach Applikation der Wirksubstanz.

Für die biometrische Auswertung ist es vorteilhafter, die jeweilige Wirkung in nur einer Maßzahl pro Tier auszudrücken. Wir verwendeten dafür die mittlere *prozentuale Blutdrucksenkung* aus den gemittelten

---

[1] Guanacline ist zeitweise auch als Cyclazenin bezeichnet worden.

Meßwerten bei 1, 2, 4 und 6 Std, bezogen auf den Ausgangsblutdruck. Als Ausgangsblutdruck wurde einheitlich der zweite der beiden Ausgangsmeßwerte angenommen. Die blutdrucksenkende Wirkung einer Dosis ist um so größer, je höher der Ausgangsblutdruck des jeweiligen Tieres ist. Da bei dem verwendeten Tiermaterial Ausgangswerte zwischen 170 und 280 mm Hg gemessen wurden, ist zur Ausschaltung dieses Einflusses und damit zur Verminderung der Streuung der Einzelwerte die Umrechnung der Blutdrucksenkung in Prozent des Ausgangswertes gerechtfertigt.

Kombinationswirksamkeit. In den Versuchsreihen zur Ermittlung der Kombinationswirksamkeit wurden von jedem der beiden Kombinationspartner A und B zwei Dosen geprüft, weiterhin von der Kombination K ebenfalls zwei Dosen. In den K-Dosen war dabei die Hälfte der entsprechenden A- und B-Dosen kombiniert. Das Verhältnis der hohen zur niedrigen Dosis war stets 1:4. Der Versuch war damit einem 4-Punkte-Test entsprechend angelegt.

Aus den Logarithmen der verabreichten Dosen und aus den gemessenen relativen Drucksenkungen wurde ein gemeinsamer Regressionskoeffizient b berechnet.

$$b = \frac{\Sigma(x_A - \bar{x}_A)(y_A - \bar{y}_A) + \Sigma(x_B - \bar{x}_B)(y_B - \bar{y}_B) + \Sigma(x_K - \bar{x}_K)(y_K - \bar{y}_K)}{\Sigma(x_A - \bar{x}_A)^2 + \Sigma(x_B - \bar{x}_B)^2 + \Sigma(x_K - \bar{x}_K)^2}.$$

Hierbei sind x_A und x_B die Logarithmen der beiden A- bzw. B-Dosen. Für x_K setzt man zunächst die Logarithmen des A-Anteiles aus den Kombinationsdosen ein. Dies ist zulässig, da der Regressionskoeffizient allein durch die *Relation* der Dosen, nicht aber durch ihre absolute Größe bestimmt ist. y_A, y_B und y_K sind die von den Dosen hervorgerufenen Effekte (= relative Drucksenkungen). $\bar{x}$ und $\bar{y}$ sind die arithmetischen Mittelwerte der Dosenlogarithmen bzw. der Effekte.

Unter Verwendung des gemeinsamen Regressionskoeffizienten wird die relative Wirksamkeit der Substanz B bei Bezug auf die Substanz A berechnet. Der Logarithmus der relativen Wirksamkeit R ist definiert durch den Abstand ordinatengleicher Punkte auf parallelen Regressionsgeraden und wird mit folgender Formel bestimmt:

$$\log R_B = \bar{x}_A - \bar{x}_B - \frac{(\bar{y}_A - \bar{y}_B)}{b}.$$

R_B gibt an, wieviel Milligramm der Substanz A wirkungsgleich sind 1 mg der Substanz B. Mit Hilfe des Wertes R_B wird dann der B-Anteil der Kombinationsdosen in Äquivalente von A umgerechnet.

$$\text{A-Äquivalent} = \text{mg B-Anteil} \cdot R_B.$$

Damit ist es möglich, die Kombinationsdosen als Äquivalente von A auszudrücken, indem man innerhalb der Kombinationsdosen den A-Anteil und das aus dem B-Anteil errechnete A-Äquivalent addiert. Die in dieser Art umgerechneten Kombinationsdosen werden als K_1' und K_2' bezeichnet.

$$K_1' = \text{mg A in } K_1 + \text{mg A-Äquivalent in } K_1,$$
$$K_2' = \text{mg A in } K_2 + \text{mg A-Äquivalent in } K_2.$$

Nunmehr kann unter Verwendung dieser Werte die relative Wirksamkeit der Kombination unter Bezug auf die Substanz A berechnet werden.

$$\log R_K = \bar{x}_A - \bar{x}_{K'} - \frac{(\bar{y}_A - \bar{y}_K)}{b},$$

$\bar{x}_{K'}$ ist der Mittelwert der Logarithmen der K'-Dosen.

Die Konfidenzgrenzen für die relative Kombinationswirksamkeit R_K werden für eine Zufallswahrscheinlichkeit für $p = 0{,}05$ in Anlehnung an die Methode von FINNEY berechnet. Als Streuungsmaß wird dabei die Abweichung der Einzelwerte von der Regressionsgeraden verwendet.

$$s^2 = \frac{1}{N_A + N_K - 3} \cdot \left[\Sigma(y - \bar{y})^2 - \frac{[\Sigma(x - \bar{x}) \cdot (y - \bar{y})]^2}{\Sigma(x - \bar{x})^2} \right]$$

wobei eingesetzt werden für

$$\Sigma(x - \bar{x})^2 = \Sigma(x_A - \bar{x}_A)^2 + \Sigma(x_{K'} - \bar{x}_{K'})^2$$
$$\Sigma(y - \bar{y})^2 = \Sigma(y_A - \bar{y}_A)^2 + \Sigma(y_K - \bar{y}_K)^2$$
$$\Sigma(x - \bar{x})(y - \bar{y}) = \Sigma(x_A - \bar{x}_A)(y_A - \bar{y}_A) + \Sigma(x_{K'} - \bar{x}_{K'})(y_K - \bar{y}_K).$$

Die Konfidenzgrenzen für R_K werden nach folgender Formel berechnet:

$$\log R_K \; \frac{\text{obere}}{\text{untere}} \; \text{Grenze} = \bar{x}_A - \bar{x}_{K'} + \frac{1}{1-g}(\log R_K - \bar{x}_A + \bar{x}_{K'})$$

$$\pm \frac{s \cdot t}{b \cdot (1-g)} \cdot \sqrt{(1-g) \cdot \left(\frac{1}{N_A} + \frac{1}{N_K}\right) + \frac{(\log R_K - \bar{x}_A + \bar{x}_{K'})^2}{\Sigma(x - \bar{x})^2}},$$

wobei $g = \dfrac{t^2 \cdot s^2}{b^2 \cdot \Sigma(x - \bar{x})^2}$.

Für den Fall, daß $g < 0{,}1$ ist, vereinfacht sich die Berechnung der Vertrauensgrenzen:

obere Grenze $= \log R_\mathrm{K} + s_{\log R} \cdot t,$

untere Grenze $= \log R_\mathrm{K} - s_{\log R} \cdot t,$

wobei

$$s_{\log R} = \sqrt{\frac{s^2}{b^2} \cdot \left(\frac{1}{N_\mathrm{A}} + \frac{1}{N_\mathrm{K}} + \frac{(\log R_\mathrm{K} - \bar{x}_\mathrm{A} + \bar{x}_\mathrm{K'})^2}{\Sigma (x - \bar{x})^2} \right)}.$$

Eine Kombinationswirksamkeit wird als signifikant überadditiv bezeichnet, wenn die *untere* Konfidenzgrenze für R_K größer ist als 1,0; als signifikant unteradditiv, wenn die *obere* Konfidenzgrenze von R_K kleiner ist als 1,0.

Experimentelle Ergebnisse

a) Dosis-Wirkungsrelationen

Die Berechnung relativer Wirksamkeiten ist in strengem Sinne nur dann zulässig, wenn gesichert ist, daß die in Beziehung gesetzten Dosis-Wirkungskurven parallel verlaufen. Nur unter dieser Voraussetzung

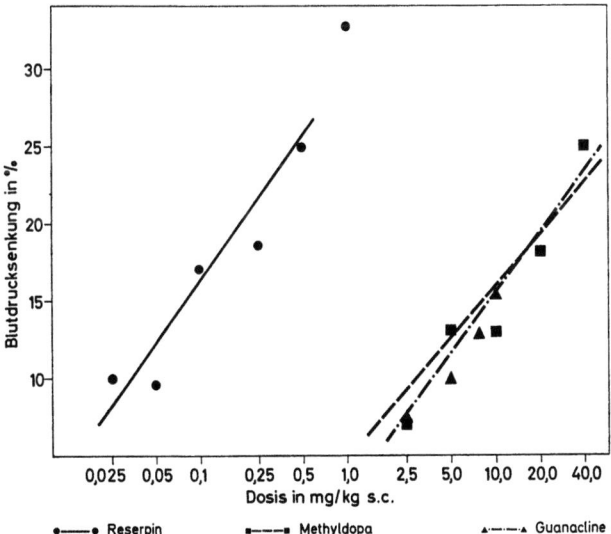

Abb. 1. Abhängigkeit der relativen Blutdrucksenkung an Ratten mit renalem Hochdruck von der subcutan verabreichten Dosis antihypertensiv wirksamer Stoffe. In dem Meßbereich besteht eine befriedigende lineare Beziehung. Die eingezeichneten Regressionsgeraden verlaufen in guter Näherung parallel

lassen sich Ergebnisse eines Experimentes verallgemeinern. Es wurden deshalb Vor-Versuche durchgeführt, die zeigen sollten, ob diese Voraussetzung gegeben ist.

In Abb. 1 ist das Ergebnis der Prüfung mehrerer Dosen der einzelnen Substanzen dargestellt. Die biometrische Analyse der Regressionen ließ keine signifikante Abweichung von der Parallelität erkennen.

b) Kombinationsversuche

In untereinander gleichartigen Versuchsreihen wurden je zwei Dosen der folgenden Kombinationen untersucht:
1. α-Methyldopa + Guanacline,
2. α-Methyldopa + Reserpin,
3. Reserpin + Guanacline.

Als Beispiel sind in der Abb. 2 die Meßwerte des Kombinationsversuches von Reserpin + Guanacline graphisch dargestellt.

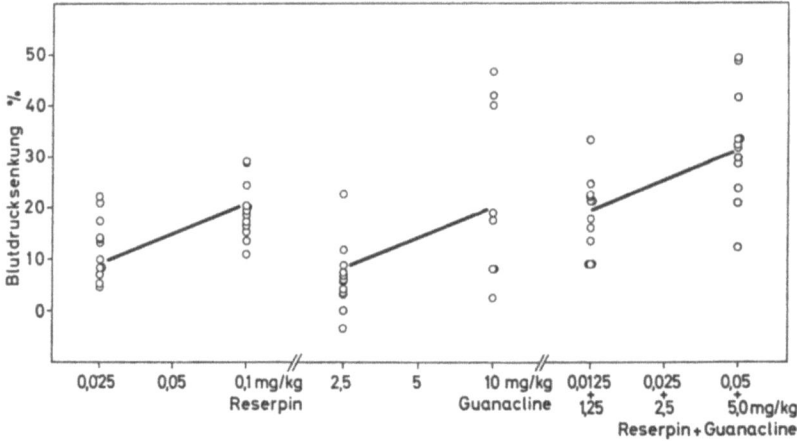

Abb. 2. Versuchsbeispiel: Ermittlung der relativen Kombinationswirksamkeit von Reserpin und Guanacline an Ratten mit renalem Hochdruck. Für die eingezeichneten Geraden wurde der gemeinsame Regressionskoeffizient verwendet

Die Mittelwerte der Blutdrucksenkungen aus allen Versuchen sind in der Tab. 1 zusammengefaßt. Die Tab. 2 enthält die berechneten relativen Kombinationswirksamkeiten und ihre Konfidenzgrenzen.

Die Kombination *Methyldopa + Guanacline* hat eine relative Kombinationswirksamkeit von 3,9, die Kombination *Reserpin + Guanacline* eine von 3,5. Die unteren Konfidenzgrenzen liegen in beiden Fällen über 1,0; beide Kombinationen wirken also — entsprechend der in Abschnitt II gegebenen Definition — signifikant überadditiv.

Tabelle 1. *Mittlere prozentuale Senkung des systolischen Blutdruckes von Hochdruckratten nach Methyldopa, Guanacline und Reserpin sowie deren Kombinationen*

a) *Methyldopa + Guanacline*

	Methyldopa		Guanacline		Kombination	
Dosis	A_1	A_2	B_1	B_2	K_1	K_2
mg/kg s.c.	10,0	2,5	10,0	2,5	5,0 +5,0	1,25 +1,25
n	9	12	9	12	12	12
Mittlere Drucksenkung in %	$\bar{y}A_1$	$\bar{y}A_2$	$\bar{y}B_1$	$\bar{y}B_2$	$\bar{y}K_1$	$\bar{y}K_2$
	16,3	11,1	14,9	9,9	19,2	16,2

b) *Methyldopa + Reserpin*

	Methyldopa		Reserpin		Kombination	
Dosis	A_1	A_2	B_1	B_2	K_1	K_2
mg/kg s.c.	10,0	2,5	0,1	0,025	5,0 +0,05	1,25 +0,0125
n	11	12	11	12	11	9
Mittlere Drucksenkung in %	$\bar{y}A_1$	$\bar{y}A_2$	$\bar{y}B_1$	$\bar{y}B_2$	$\bar{y}K_1$	$\bar{y}K_2$
	20,2	10,6	28,2	13,2	19,1	16,0

c) *Reserpin + Guanacline*

	Reserpin		Guanacline		Kombination	
Dosis	A_1	A_2	B_1	B_2	K_1	K_2
mg/kg s.c.	0,1	0,025	10,0	2,5	0,05 +5,0	0,0125 +1,25
n	12	12	8	12	12	12
Mittlere Drucksenkung in %	$\bar{y}A_1$	$\bar{y}A_2$	$\bar{y}B_1$	$\bar{y}B_2$	$\bar{y}K_1$	$\bar{y}K_2$
	17,8	12,0	22,9	6,7	32,1	18,2

Tabelle 2. *Berechnung der Kombinationswirksamkeiten*

	Methyldopa + Guanacline	Methyldopa + Reserpin	Reserpin + Guanacline
Gemeinsamer Regressionskoeffizient b	7,70	14,64	19,53
Relative Wirksamkeit der Kombination R_K	*3,9*	*0,68*	*3,5*
Konfidenzgrenzen für R_K	1,2 … 33,3	0,09 … 1,9	1,7 … 13,9

Für die Kombination *Methyldopa* + *Reserpin* wurde in unseren Beispielen eine relative Kombinationswirksamkeit von 0,68 gefunden. Die Konfidenzgrenzen von 0,09—1,9 schließen den Wert von 1,0 ein, Das bedeutet, daß sich Methyldopa und Reserpin in der Kombination bestenfalls additiv verhalten.

In den relativ weiten Konfidenzgrenzen kommt die erhebliche Streuung der Einzelwerte zum Ausdruck (vgl. auch Abb. 2). Trotz der großen Streuung läßt sich jedoch mit einem vertretbaren Aufwand eine statistische Aussage machen.

Diskussion

Bei kritischer Bewertung der Methode und der Ergebnisse muß berücksichtigt werden, daß die in einer bestimmten Versuchsanordnung ermittelte Kombinationswirksamkeit a priori nicht verallgemeinert werden kann, sondern zunächst nur unter den speziellen Bedingungen der benutzten Versuchsanordnung Gültigkeit hat. Kombiniert man z.B. zwei Komponenten mit verschiedenem Eintritt und verschiedener Dauer der Wirkungen, wird der ermittelte Wert, der die Kombinationswirksamkeit charakterisiert, von dem Zeitpunkt der Messung abhängig sein. Ebenso wird, wenn die Dosis-Wirkungskurven der Kombinationspartner verschieden steil sind, die aktuell ermittelte Kombinationswirksamkeit von der Empfindlichkeit des Testobjektes und von der Höhe der Dosis abhängen. Wenn jedoch die Parallelität der Dosis-Wirkungskurven der beiden Kombinationspartner gesichert ist, können auch aus einem einzelnen Experiment weiter reichende Schlüsse gezogen werden.

Mit unserem Vorgehen lassen sich somit Informationen darüber erhalten, ob *überhaupt* eine überadditive oder unteradditive Wirksamkeit vorliegt, wenn zwei antihypertensiv wirkende Substanzen kombiniert werden. Ferner ist die Methode angebracht, um *verschiedene* Kombinationen *vergleichend* zu prüfen. Das optimale Dosenverhältnis für die *klinische* Anwendung läßt sich damit allerdings nicht feststellen, da hierfür sowohl die Dosis-Wirkungsbeziehungen als auch die zeitlichen Wirkungsbedingungen der Substanz am *Menschen* berücksichtigt werden müssen.

Literatur

Breuninger, H.: Methode zur unblutigen Messung des Blutdruckes an Kleintieren. Arzneimittel-Forsch. **6**, 222 (1956).
Finney, D. J.: Statistical method in biological assay. London: Griffin 1964.
— aus J. H. Burn, D. J. Finney, and L. G. Goodwin: Biological standardization. London: Oxford University Press 1952.
Grollmann, A.: A simplified procedure for inducing chronic renal hypertension in the mammal. Proc. Soc. exp. Biol. (N.Y.) **57**, 102 (1956).

Dr. Kurt Stoepel
5600 Wuppertal 1, Friedrich Ebert-Str. 217

Untersuchungen über den Mechanismus der Blutdruckwirkung des Anaphylatoxins bei Katzen und Meerschweinchen* **

G. BODAMMER

Max-Planck-Institut für experimentelle Medizin
Abteilung Biochemische Pharmakologie, Göttingen

Eingegangen am 23. Oktober 1968

Investigations into the Mechanism of the Blood Pressure Response to Anaphylatoxin in Cats and Guinea Pigs

Summary. 1. Guinea pigs respond to anaphylatoxin (AT) with an initial hypotension followed by a hypertensive phase.

2. The hypotensive effect occurs independently of respiratory effects of AT, and is not mediated by histamine, serotonin, acetylcholine or catecholamines. Presumably it is due to a direct action of AT on pulmonary vessels.

3. The hypertensive effect is also independent of respiratory changes. It is probably not caused by a release of adrenaline from the adrenals but rather by stimulation of peripheral adrenergic nerve endings.

4. The responses of cats to AT are similar to those seen in guinea pigs. The effects are, however, less constant and never lethal.

In the systemic circulation a fall of blood pressure is predominant. Less often, a rise or biphasic response is seen. In the pulmonary artery the pressure rises consistently by 30 to 40 mm Hg, whereas in the pulmonary veins it remains unaltered or slightly decreases.

5. All blood pressure responses of cats are subject to tachyphylaxis. Neither antihistaminics nor atropine, methysergide, acetylsalicylic acid or α- and β-receptor blocking agents are effective antagonists. Thus the circulatory effects of AT in cats seem to be direct actions. The respiratory effects (tachypnoea, bronchospasm) can be blocked by antihistaminics.

Key-Words: Anaphylatoxin — Histamine — Catecholamines — Circulation — Pulmonary Artery.

Zusammenfassung. 1. Meerschweinchen reagierten auf i.v. Injektion von Anaphylatoxin (AT) mit initialem Blutdruckabfall und nachfolgender Blutdrucksteigerung.

2. Der Blutdruckabfall ist von den Atemwirkungen des AT und von etwa freigesetzten Mediatoren (Histamin, Serotonin, Acetylcholin, Katecholamin) unabhängig. Er stellt vermutlich einen eigenen Effekt des AT dar. Der Angriffspunkt ist vorwiegend an den Pulmonalgefäßen zu suchen.

---

* Herrn Prof. Dr. LUDWIG LENDLE zum 70. Geburtstag gewidmet.
** Die Arbeit wurde mit Unterstützung der Deutschen Forschungsgemeinschaft durchgeführt.

3. Die Blutdrucksteigerung ist ebenfalls von den Atemwirkungen des AT unabhängig. Eine direkte oder über Histamin ausgelöste Adrenalinausschüttung aus den Nebennieren ist unwahrscheinlich. Als Angriffspunkt der blutdrucksteigernden Wirkung des AT sind eher periphere adrenerge Nervenendigungen anzunehmen.

4. Katzen reagierten auf i.v. Injektion von AT mit ähnlichen Kreislauf- und Atemeffekten wie Meerschweinchen, jedoch wesentlich variabler und niemals tödlich. Im großen Kreislauf wurde meist eine Senkung, seltener eine Steigerung oder biphasische Schwankung beobachtet. In der Pulmonalarterie steigerte AT den Druck regelmäßig um 30—40 mm Hg, während der Druck in der Pulmonalvene gleich blieb oder geringfügig abfiel.

5. Alle Blutdruckreaktionen der Katzen unterlagen der Tachyphylaxie. Antihistaminica, Atropin, Methysergid, Acetylsalicylsäure, α- und β-Receptorenblocker hatten keinen Einfluß. Es handelt sich demnach um eigene Effekte von AT. Die Atemwirkungen (Tachypnoe, Bronchospasmus) waren durch Antihistaminica zu verhindern.

Schlüsselwörter: Anaphylatoxin — Histamin — Katecholamine — Kreislauf — Pulmonalarterie.

In einer früheren Mitteilung wurden erstmals die Wirkungen hochgereinigten Anaphylatoxins (AT) am ganzen Meerschweinchen beschrieben. Es fand sich ein charakteristisches Wirkungsspektrum, das durch eine initiale Atemstimulation, anschließenden Bronchospasmus, einen initialen steilen Blutdruckabfall und eine sekundäre Blutdrucksteigerung gekennzeichnet war (BODAMMER u. VOGT, 1967). Eine nähere Analyse der Atemwirkung (BODAMMER, 1968) ergab Hinweise dafür, daß AT ein allgemeiner Aminliberator ist, an dessen bronchoconstrictorischer Wirkung neben Histamin (HAHN u. OBERDORF, 1950) auch 5-Hydroxytryptamin und Acetylcholin beteiligt sind. Die Atemstimulation erwies sich als vagalreflektorisch von pulmonalen Receptoren ausgelöst.

Die Untersuchungen von AT-Wirkungen an größeren Laboratoriumstieren waren bisher durch den Mangel an genügenden Mengen gereinigter Präparate erschwert. Es liegt lediglich eine Arbeit von MARQUARDT u. HEDLER (1965) vor, die an der Katze nach Injektion von nicht gereinigtem Rattenserum-AT eine durch Antihistaminica hemmbare Blutdrucksenkung mit Tachyphylaxie fanden. Im Gegensatz dazu beobachteten wir, daß die Blutdrucksenkung am Meerschweinchen wiederholt auszulösen und durch Antihistaminica nicht zu hemmen war.

In der vorliegenden Arbeit wird die Kreislaufwirkung von AT und ihre Beeinflußbarkeit am Meerschweinchen und an der Katze näher untersucht.

Material und Methoden

Als Versuchstiere dienten 40 Meerschweinchen beiderlei Geschlechts zwischen 250 und 500 g und 64 Katzen zwischen 1,1 und 4,5 kg Gewicht. Die Meerschweinchen wurden in Rückenlage locker mit Klebestreifen fixiert und mit 2%iger Novocainlösung im Halsgebiet lokal anaesthesiert. Die meisten Katzen erhielten zu

Beginn eine Halothan®-Narkose, in deren Verlauf sie decerebriert (Durchtrennung bei C 1) bzw. lokal anaesthesiert wurden. Die übrigen Katzen wurden durch i.p. Injektion von 1,3 g/kg Urethan (40%ig) oder 30 mg/kg Nembutal® narkotisiert. Zur Registrierung des Druckes in der A. carotis, A. pulmonalis, V. pulmonalis und im Pleuraspalt dienten Statham-Elemente vom Typ P 23 AA. Der Atemstrom wurde durch einen Pneumotachographen mit einem Statham PM 283 TC aufgezeichnet. Bei den decerebrierten Tieren, die künstlich beatmet werden mußten, erfolgte eine Aufnahme des Trachealseitendruckes. Über einen Offner-Dynograph R konnten bis zu vier Meßwerte gleichzeitig geschrieben werden. Die Papiervorschubgeschwindigkeit betrug 25, 50 oder 100 mm/min. Angaben des Blutdruckes beziehen sich auf den arteriellen Mitteldruck.

Wenn nicht anders angegeben, erfolgte die Injektion der zu prüfenden Substanzen in die V. jugularis. Als Anaphylatoxin wurde ein hochgereinigtes Präparat (VOGT, 1968) — A VII — verwendet, das bei wachen Meerschweinchen in einer Dosis von 50 µg/kg immer tödlich wirkte. 25 µg/kg verursachten ausgeprägte Atem- und Kreislaufeffekte, meist ohne tödlichen Ausgang. Katzen waren wesentlich unempfindlicher, erst 100—200 µg/kg AT erzeugten stärkere Symptome (s. Ergebnisse).

Ergebnisse

I. Meerschweinchen

1. Unvorbehandelte Tiere

Ohne Vorbehandlung reagierten wache Meerschweinchen auf i.v. Injektion von 25 µg/kg AT regelmäßig mit einem kurzen Blutdruckabfall und einer nachfolgenden Blutdrucksteigerung. Wie bereits früher beobachtet, war die Blutdrucksenkung mehrfach auszulösen, während die Steigerung der Tachyphylaxie unterlag (12 Meerschweinchen). Urethannarkose hatte keinen Einfluß auf Stärke oder Art der Blutdruckreaktion (10 Meerschweinchen).

2. Vorbehandelte Tiere

Sympathicolytica. In den früheren Untersuchungen (BODAMMER u. VOGT, 1967) war die pressorische AT-Wirkung selektiv durch Vorbehandlung mit 2 mg/kg Dihydroergotamin i.v. zu verhindern. Es wurde deshalb angenommen, daß diese Komponente der AT-Blutdruckwirkung durch freigesetzte Katecholamine verursacht war. Es wurde nun versucht zu klären, ob es sich dabei um eine Adrenalinfreisetzung aus den Nebennieren oder um eine Erregung peripherer adrenerger Nerven handelte. Vier wache Meerschweinchen erhielten 4 mg/kg Ephedrin mehrfach i.v., bis Tachyphylaxie eingetreten war; das war nach 3—5 Injektionen der Fall. Danach wurden 25 µg/kg AT i.v. gegeben. Die Blutdrucksteigerung war bei allen Tieren unverändert ausgeprägt.

Propranolol in einer Dosis von 200 mg/kg 5 min vor der AT-Gabe verabreicht führte zu einer erheblichen Steigerung der bronchoconstrictorischen AT-Wirkung. Bereits nach 10 µg/kg AT i.v. kam es bei wachen Tieren zu einem tödlich verlaufenden Bronchospasmus mit sofortigem, irreversiblem Blutdruckabfall, obwohl sie vorher Tripelennamin (4 mg/kg) und Atropin (5 mg/kg) erhalten hatten. Die Tripelennamin-Atropin-Kombination ist sonst in der Lage, den AT-Bronchospasmus vollständig zu verhindern (BODAMMER, 1968). Dagegen überlebten zwei mit Propranolol, Tripelennamin und Atropin vorbehandelte Meerschweinchen, die sich in Urethannarkose befanden, eine Dosis von 50 µg/kg AT. Sie zeigten eine ausgeprägte Blutdrucksteigerung und einen Bronchospasmus.

Andere Pharmaka. 6 Meerschweinchen, 3 davon in Urethannarkose, erhielten 8 mg/kg Endoanaestheticum Do 9/3 i.v. Nachdem die etwa 3 min lang anhaltende Tachypnoe abgeklungen war, wurden 25 µg/kg AT injiziert. Alle Tiere zeigten die gleichen Symptome wie nicht vorbehandelte Kontrollen. Auch Vorbehandlung mit 4 mg/kg Tripelennamin veränderte die AT-Blutdruckwirkung nicht. Das entspricht den mit anderen Anaphylatoxinpräparaten früher erhaltenen Befunden. Atropinsulfat (5 mg/kg 5 min vor dem Anaphylatoxin i.v. gegeben) hatte gleichfalls bei keinem von 10 wachen Tieren einen Einfluß auf die Blutdruckreaktionen. Ebenso waren Methysergid (2 mg/kg 5 min vor AT; 4 Tiere) und Acetylsalicylsäure (20 mg/kg in Citratpuffer 10 min vor AT; 8 Meerschweinchen) ohne Einfluß.

Bivagotomie. In Lokalanaesthesie wurde an 8 Meerschweinchen beidseitig der Vagusnerv im Halsgebiet durchtrennt. Die nachfolgende AT-Blutdruckwirkung lief bei allen Tieren unverändert ab.

3. Einfluß der Nebenniere

Ein Mikrogramm AT in 0,01 ml 0,9%iger NaCl-Lösung wurde einseitig ins Nebennierenparenchym injiziert. Diese sehr geringe Menge führte bei allen 4 Tieren dieser Gruppe zu einer sofortigen Blutdrucksteigerung um etwa 30 mm Hg. Eine Phase der Blutdrucksenkung fehlte. Die Kontrollinjektion des reinen Lösungsmittels in die andere Nebenniere war jedesmal wirkungslos.

Da eine Injektion in Nebennierenarterien beim Meerschweinchen nicht gelang, wurden 2 Tiere in Urethannarkose eisceriert und ein Katheter in die Mesenterialarterie eingebunden. Die Katheterspitze wurde bis an die Aorta vorgeschoben (FELDBERG u. MINZ, 1931). Dann wurde mit Tripelennamin und Atropin i.v. vorbehandelt. Der Ausgangswert des Blutdruckes lag bei beiden Tieren zwischen 30 und 50 mm Hg. Sie reagierten auf eine AT-Injektion von 25 µg/kg in 0,5 ml NaCl-Lösung in die Mesenterialarterie mit einem schwachen Blutdruckanstieg von knapp 20 mm Hg ohne vorhergehende Senkung. Das zur Kontrolle vorher und nachher in die gleiche Kanüle injizierte Acetylcholin, 0,1 mg in 0,5 ml, ergab eine Blutdrucksteigerung um den doppelten Wert. Injektion von 0,5 ml NaCl-Lösung war praktisch wirkungslos. Wurde nach vorhergehender AT-Injektion in die Mesenterialarterie ein Versuch mit i.v.

verabreichtem AT angeschlossen, so war die übliche Blutdrucksteigerung von etwa 40 mm Hg zu beobachten. Daraus folgt, daß die Erstinjektion in die Mesenterialarterie keine Tachyphylaxie erzeugt hatte.

Bei 2 Meerschweinchen (680 und 700 g) wurden in Urethannarkose beide Nebennieren durch Abklemmen ausgeschaltet. Die mit 50 µg/kg AT i.v. auszulösende Blutdrucksteigerung wurde dadurch nicht aufgehoben.

II. Katzen

1. Atemwirkung

64 Katzen erhielten Anaphylatoxin in Dosen von 50—200 µg/kg, in 2 Fällen 1,5 mg/kg. Zunächst wurden die Atemwirkungen geprüft, weil bisher zu dieser auch für die Beurteilung der Blutdruckwirkungen wichtigen Frage keine Befunde vorlagen. Von 4 lokal anaesthesierten Tieren, die 50 µg/kg AT erhalten hatten, reagierten 3 mit einer Atemstimulation, d. h. Frequenz- und Stromzunahme. Bei 1 Katze trat ein sonst nicht beobachteter Atemstillstand von 5 sec Dauer auf. Erst höhere Dosen AT, 100—200 µg/kg, führten zu mäßig stark ausgeprägtem Bronchospasmus. Dieser wurde auch bei 4 Katzen, die mit Nembutal narkotisiert waren, beobachtet.

Im Vergleich zur AT-Wirkung am Meerschweinchen war die bronchoconstrictorische Wirkung schwach. Sie wurde selbst nach 1,5 mg/kg AT nicht bis zur kompletten Blockade der Atemwege verstärkt, wohl aber bis zu etwa 4 min verlängert. Bei decerebrierten Tieren schien AT ebenfalls die Bronchien zu kontrahieren, jedenfalls erhöhte sich der Trachealseitendruck während der künstlichen Beatmung. Der Bronchospasmus trat nur nach der ersten Injektion auf, dagegen ließ sich die nach niedrigen Dosen (50 µg/kg) zu beobachtende Atemstimulation mehrfach auslösen.

Keine der Katzen erlitt einen tödlichen Schock, gleichgültig ob sie narkotisiert, decerebriert oder lokal anaesthesiert waren. Sie vertrugen demnach selbst das 30fache der für wache Meerschweinchen tödlichen Dosis. Die höchsten untersuchten Dosen verursachten neben dem Bronchospasmus ein kurzes Erbrechen, Stuhlabgang und einen 4—5 min dauernden Nystagmus. Nach 4 mg/kg i.v. Tripelennamin (4 Tiere) bewirkten 100 µg/kg AT in keinem Falle einen Bronchospasmus oder einen anderen Atemeffekt.

2. Großer Kreislauf

Die Blutdruckreaktion der Katze nach 100—200 µg/kg AT war unterschiedlich. Reine Senkung, Steigerung oder biphasische Wirkung waren zu beobachten. Die Tabelle zeigt, daß bei narkotisierten Tieren eine Blutdrucksenkung überwog, bei decerebrierten dagegen eine biphasische Reaktion. Sowohl die hypo- wie die hypertensive Wirkung unterlagen der Tachyphylaxie. Wenn die erste Dosis 100 µg/kg betrug, konnte 10 min später mit der gleichen Menge gelegentlich noch eine schwache zweite Reaktion beobachtet werden. 200 µg/kg wirkten dagegen nur einmal. 1 Std später zeigten sich die Tiere wieder gegen AT empfindlich, der Effekt war aber immer noch abgeschwächt. In 2 Fällen zeigte die Blutdruckreaktion nach der zweiten Injektion den umgekehrten Effekt, Senkung statt Steigerung (Abb. 1, obere Spur).

Auch nach Vorbehandlung mit 4 mg/kg Tripelennamin i.v. waren sowohl Blutdrucksenkungen als Blutdrucksteigerungen zu beobachten (Tabelle).

Tabelle. *Blutdruckwirkungen von AT und Histamin an Katzen im großen Kreislauf. Beeinflussung durch Antagonisten. Die Zahlen geben an, wie viele Tiere entsprechend reagierten*

Blutdruckreaktion	Keine	Senkung	Steigerung	Biphasisch
Anaphylatoxin, 100 µg/kg i.v.				
wach, ohne Vorbehandlung	0	3	0	1
narkotisiert, ohne Vorbehandlung	0	4	0	0
decerebriert, ohne Vorbehandlung	0	0	2	7
narkotisiert, nach Tripelennamin	0	3	0	1
decerebriert, nach Tripelennamin	1	6	6	1
narkotisiert, nach Regitin	0	1	0	0
wach, nach Propranolol	0	1	0	0
narkotisiert, nach Propranolol	0	1	0	0
decerebriert, nach Propranolol	0	2	4	1
narkotisiert, nach Atropin	0	2	0	0
narkotisiert, nach Methysergid	0	2	0	0
narkotisiert, nach Acetylsalicylsäure	0	2	0	0
wach, nach Histamintachyphylaxie	0	2	0	0
Histamin, 200 µg/kg i.v.				
wach, ohne Vorbehandlung	0	2	1	2
narkotisiert, ohne Vorbehandlung	0	6	0	2
decerebriert, ohne Vorbehandlung	0	0	0	4
narkotisiert, nach Tripelennamin	0	4	0	0
decerebriert, nach Tripelennamin	0	5	0	0

3. Kleiner Kreislauf

Während sich die Drücke im großen Kreislauf sehr variabel verhielten, war im kleinen Kreislauf eine einheitliche Reaktion zu beobachten. 30 untersuchte Katzen reagierten ausnahmslos auf i.v. Injektion

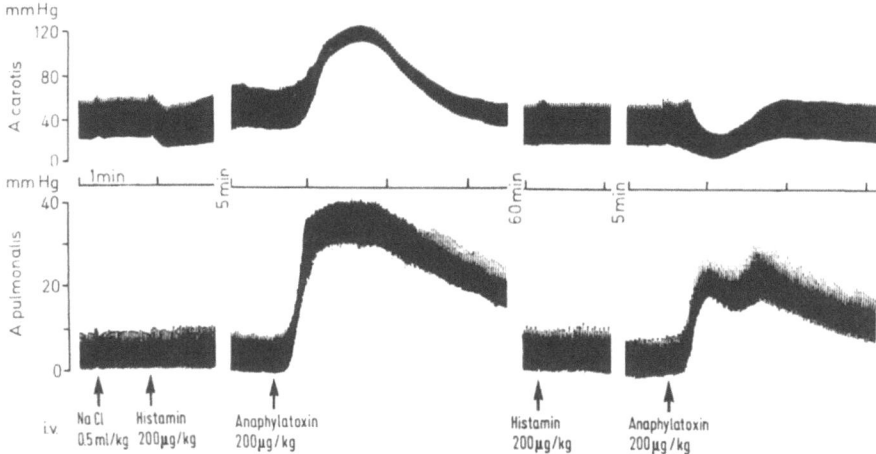

Abb. 1. Katze, 1,7 kg, decerebriert, vorbehandelt mit 4 mg/kg Tripelennamin. Wirkung von AT auf den Druck in der Pulmonalarterie und in der A. carotis. Das zum Vergleich gegebene Histamin ist an der Pulmonalarterie wirkungslos. Die Histaminwirkung auf den Druck im großen Kreislauf ist in dem vorliegenden Fall ausnahmslos sehr gering. Die zweite Injektion von AT führt abweichend von der ersten zu einer Senkung des systemischen Blutdrucks, der Druck in der Pulmonalarterie steigt dagegen wieder an

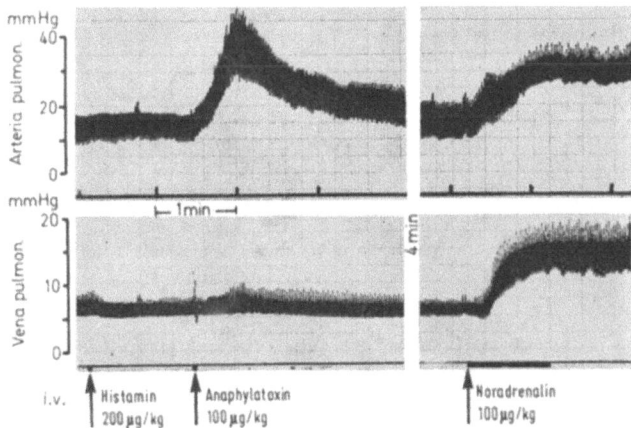

Abb. 2. Katze, 1,9 kg, decerebriert, vorbehandelt mit Tripelennamin (4 mg/kg). Vergleich der Druckänderungen in der A. pulmonalis und V. pulmonalis nach AT, Histamin und Noradrenalin. Histamin ist wirkungslos, AT steigert allein den Druck in der Arterie, Noradrenalin auch in der Vene

von 100 bzw. 200 µg/kg AT mit einer Drucksteigerung im Lungenkreislauf um 30—40 mm Hg, unabhängig von der Reaktionsform im großen Kreislauf (Abb.1). Die AT-Wirkung auf den Pulmonalarteriendruck unterlag wiederum der Tachyphylaxie mit Erholung.

Bei 6 decerebrierten Katzen wurde neben dem Druckverlauf in der Pulmonalarterie auch der in einer Pulmonalvene registriert. Nach einer Dosis von 100 µg/kg AT i.v. stieg der Druck in der Pulmonalarterie wie üblich an, in der Pulmonalvene dagegen blieb er nahezu unverändert, in 2 Fällen fiel er geringfügig ab (Abb.2). Vorbehandlung mit Tripelennamin, 4 mg/kg i.v., beeinflußte die AT-Wirkung auf den Pulmonalisdruck nicht (16 Katzen). Zusätzlich verabfolgtes Atropin (5 mg/kg i.v.; 4 Katzen), Methysergid (2 mg/kg i.v.; 2 Katzen), Regitin® (5 mg/kg i.v.; 4 Katzen), Propranolol (200 mg/kg i.v.; 6 Katzen) oder Acetylsalicylsäure (4 mg/kg i.v.; 2 Katzen) hatten ebenfalls keinen Einfluß auf die Drucksteigerung in der Pulmonalarterie.

4. Einfluß der Nebenniere

Um zu prüfen, ob AT aus der Nebenniere der Katze Katecholamine liberiert, wurden 4 Tiere nach dem gleichen Verfahren wie die Meerschweinchen präpariert. Sie erhielten außerdem Tripelennamin 4 mg/kg i.v. und Atropin, 5 mg/kg i.v. Auf die Injektion von 25 µg/kg AT in den Mesenterialarterienstumpf reagierten alle Tiere mit einer nur ganz geringen Blutdrucksteigerung, die kaum größer war als die Reaktion nach Injektion von 0,9%iger NaCl-Lösung. Das zur Kontrolle auf dem gleichen Wege verabfolgte Acetylcholin (1 mg) und auch Bradykinin (5 µg) verursachten eine erhebliche Blutdrucksteigerung um 60 bzw. 100 mm Hg.

5. Vergleichende Untersuchungen mit Histamin

Das zum Vergleich injizierte Histamin (200—500 µg/kg i.v.) wirkte im großen Kreislauf ebenso unterschiedlich wie Anaphylatoxin. Narkotisierte Tiere reagierten überwiegend mit einer Blutdrucksenkung, decerebrierte mit einem biphasischen Verlauf (Tabelle). Der pressorische Effekt des Histamins auf den Pulmonalarteriendruck war selbst nach Dosen von 250—500 µg/kg i.v. wesentlich schwächer als der Effekt von 100 µg/kg AT; er ging außerdem mit einer beim AT nicht beobachteten Amplitudenvergrößerung einher. Der Druck in der Pulmonalvene wurde durch Histamin nicht beeinflußt.

Während die Histamin-Blutdruckreaktion im großen Kreislauf mehrfach auszulösen war, gelang dies im kleinen Kreislauf nicht immer. Insbesondere nach hohen Dosen (500 µg/kg) trat Tachyphylaxie auf. Eine Erholung war innerhalb 1 Std nicht zu beobachten. Tripelennamin blockierte selektiv den hypertensiven Effekt, so daß Histamin im kleinen Kreislauf wirkungslos wurde, im großen Kreislauf ausschließlich Blutdrucksenkung hervorrief. Die Tabelle faßt die beobachteten Kreislaufreaktionen von Histamin und AT zusammen.

Diskussion

Wie früher wurde beim Meerschweinchen wieder ein initialer Blutdruckabfall und eine nachfolgende Blutdrucksteigerung nach AT gesehen. Der Blutdruckabfall tritt unabhängig vom Bronchospasmus und von etwaigen Mediatoren wie Acetylcholin, Histamin, Serotonin oder auf β-Receptoren wirkende Katecholamine auf; denn er ist auch bei fehlender Atemwirkung und bei Gegenwart entsprechend antagonistisch wirkender Pharmaka auszulösen. Die initiale und nicht der Tachyphylaxie unterliegende Hyperpnoe könnte im Prinzip einen Blutdruckabfall bewirken (KOLLER, 1967). Dieser Mechanismus ist aber auszuschließen, weil der Blutdruck bereits den niedrigsten Wert erreicht hat, wenn die Atemstimulation beginnt. Außerdem bleibt die blutdrucksenkende Wirkung auch dann erhalten, wenn die Tiere bei geöffnetem Thorax künstlich beatmet werden. Per exclusionem läßt sich der Schluß ziehen, daß die Blutdrucksenkung einen eigenen Effekt von AT darstellt. Der Angriffspunkt ist wahrscheinlich im kleinen Kreislauf zu suchen, denn i.v. Injektion wirkt wesentlich stärker als intraarterielle. Ein vorübergehender Spasmus der Lungengefäße könnte die Wirkung erklären. An der isolierten Lunge fanden HAHN u. a. (1961), daß AT die Durchströmung vorübergehend vermindert.

Die sekundäre Blutdrucksteigerung nach AT war in früheren Untersuchungen durch Vorbehandlung mit Dihydroergotamin zu verhindern (BODAMMER u. VOGT, 1967). Daher lag die Vermutung nahe, daß AT direkt oder über freigesetztes Histamin eine Adrenalinausschüttung aus den Nebennieren bewirkt. Histamin ist aber nicht beteiligt, denn die Blutdrucksteigerung bleibt nach Tripelennamin erhalten, während die katecholaminliberierende Wirkung von Histamin durch Antihistaminica blockiert wird. Auch eine direkte oder über andere Mediatoren (Acetylcholin) ausgelöste Adrenalinausschüttung aus den Nebennieren ist unwahrscheinlich. Die Injektion von AT in die Mesenterialarterie führte nicht zur Blutdrucksteigerung, und die Entfernung der Nebennieren verhinderte die Blutdrucksteigerung nicht. Zwar ließ sich ein starker pressorischer Effekt nach Injektion kleinster Dosen AT ins Nebennierenparenchym zeigen; aber es ist zu berücksichtigen, daß AT bei dieser Versuchsanordnung in einen viel innigeren Kontakt mit dem chromaffinen Gewebe kommt als dies bei intravasaler Applikation der Fall ist. Dem Ergebnis der Injektion ins Parenchym kommt daher keine ausschlaggebende Bedeutung für die Erklärung der Blutdruckwirkung von AT zu.

Als Angriffspunkt der blutdrucksteigernden Wirkung des AT sind demnach eher periphere adrenerge Nervenendigungen anzunehmen. Diese Annahme wird allerdings durch den mißglückten Versuch, die Blutdrucksteigerung durch Vorbehandlung mit Ephedrin zu verhindern, nicht gestützt. Es besteht hier ein Widerspruch zu dem früher erhaltenen Ergebnis mit Dihydroergotamin, das die Blutdrucksteigerung verhindert. Die Gründe dafür sind noch zu klären.

Die Katzen reagierten in mancher Hinsicht auf Anaphylatoxin ähnlich wie Meerschweinchen. Tödliche Wirkungen wurden jedoch niemals beobachtet, der Bronchospasmus war nicht immer ausgeprägt und die sekundäre Blutdrucksteigerung im großen Kreislauf fehlte häufig. Die Blutdrucksenkung unterlag im Gegensatz zum Meerschweinchen der Tachyphylaxie. Dies entspricht den Befunden von MARQUARDT u. HEDLER (1965). Abweichend von deren Ergebnissen war aber Tripelennamin und Neoantergan in den eigenen Versuchen nicht in der Lage, die Blutdrucksenkung zu verhindern. Die Antihistaminica unterdrückten lediglich die Atmungseffekte. Im ganzen war die Blutdruckwirkung von AT auf den großen Kreislauf der Katzen sehr variabel.

Überraschenderweise verhielt sich der Pulmonalarteriendruck bei sämtlichen Katzen gleichartig: Auf die Erstinjektion von AT stieg er um 30—40 mm Hg, unabhängig von der Reaktionsform des Aortendrucks. Diese Reaktion unterlag wiederum der Tachyphylaxie mit weitgehender Erholung nach 1 Std. Keiner der untersuchten Antagonisten (Tripelennamin, Atropin, Methysergid, Regitin, Propranolol, Acetylsalicylsäure) verhinderte sie. Die pressorische Histaminwirkung auf die Pulmonalarterie war dagegen mit Tripelennamin vollständig zu blocken.

In der Pulmonalvene stieg der Druck nicht an, fiel gelegentlich geringfügig ab. Daraus läßt sich schließen, daß die Drucksteigerung im kleinen Kreislauf nach AT auf einer Constriction auf der arteriellen Seite oder im Capillargebiet beruht. Es ist damit nicht zu entscheiden, ob Arteriolen oder Venolen vorzugsweise reagieren. Alle Kreislaufeffekte von AT bei Katzen scheinen im wesentlichen ohne Vermittlung von freigesetztem Histamin zustande zu kommen.

Herrn Prof. VOGT danke ich für zahlreiche Anregungen und Diskussionen zur vorliegenden Arbeit und die Hilfe bei den Korrekturen.

Literatur

BODAMMER, G.: Untersuchungen zum Mechanismus der Atemwirkung des Anaphylatoxins. Naunyn-Schmiedebergs Arch. Pharmak. exp. Path. **260**, 16—25 (1968).

BODAMMER, G., and W. VOGT: Actions of anaphylatoxin on circulation and respiration of the guinea pig. Int. Arch. Allergy **32**, 417—428 (1967).
FELDBERG, W., u. B. MINZ: Die Wirkung von Acetylcholin auf die Nebennieren. Naunyn-Schmiedebergs Arch. exp. Path. Pharmak. **163**, 66—96 (1931).
HAHN, F., H. GIERTZ u. W. SCHMUTZLER: Studien über die anaphylaktische und anaphylaktoide Histaminfreisetzung in der Meerschweinchenlunge. Int. Arch. Allergy **18**, 62—74 (1961).
—, u. A. OBERDORF: Antihistaminica und anaphylaktoide Reaktionen. Z. Immun.-Forsch. **107**, 528—538 (1950).
KOLLER, E. A.: Atmung und Kreislauf im anaphylaktischen Asthma bronchiale des Meerschweinchens. I. Atmungs- und Kreislaufreaktionen des Normaltieres Helv. physiol. pharmacol. Acta **25**, 287—308 (1967).
MARQUARDT, P., u. L. HEDLER: Anaphylatoxin und DAS („Frühgift"). Arzneimittel-Forsch. **15**, 1261—1264 (1965).
VOGT, W.: Preparation and purification of anaphylatoxin from hog serum. Biochem. Pharmacol. **17**, 727—733 (1968).

Dr. G. BODAMMER
Max-Planck-Institut f. experim. Medizin
Abt. Biochemische Pharmakologie
3400 Göttingen, Hermann Rein-Str. 3

ATP-Spaltung und Aminaufnahme durch Milznervengranula* ** ***

A. BURGER, A. PHILIPPU und H. J. SCHÜMANN

Pharmakologisches Institut Klinikum Essen der Ruhruniversität Bochum
(Direktor: Prof. Dr. med. H. J. SCHÜMANN)

Eingegangen am 9. November 1968

Hydrolysis of ATP and Uptake of Amines by Splenic Nerve Granules

Summary. 1. Homogenates of splenic sympathetic nerves from cattle were used to prepare, by density gradient centrifugation, a specific granule fraction (III), which contains 843 $\pm$ 149 ng noradrenaline/mg protein. This fraction did not show any appreciable fumarase activity.

2. Incubation of the granule fraction in the presence of noradrenaline (5×10^{-5} M) resulted in a nearly doubled noradrenaline content if Mg^{++} (2.5 mM) and ATP (5 mM) were added. The addition of Ca^{++} (2.5 mM) and ATP (5 mM), on the contrary, did not increase the noradrenaline content of the granules.

3. The ATPase activity of nerve granules can be stimulated to the same degree by Mg^{++} ($K_m = 1.92$) and Ca^{++} ($K_m = 1.93$ mM). A combination of both cations additively activated the hydrolysis of ATP. In the presence of Mg^{++} this ATPase is neither stimulated by Na^+ (30 mM) and K^+ (20 mM) nor inhibited by ouabain (10^{-4} M).

4. The ATPase activity of an unspecific fraction (I) obtained from splenic nerve homogenates could be stimulated to a greater extent by Ca^{++} ($K_m = 1.09$ mM) than by Mg^{++} ($K_m = 3.00$ mM). The ATPase of fraction I showed a maximal velocity of reaction higher than that that of fraction III.

5. The uptake of noradrenaline and the hydrolysis of ATP were inhibited by 6×10^{-5} M reserpine or prenylamine. N-ethylmaleimide (1.8×10^{-4} M) did not influence either reactions.

6. A causal relationship between amine transport and ATPase activity in the noradrenaline storing nerve granules is discussed.

Key-Words: Splenic Nerves — Storage Granules — Noradrenaline Uptake — ATPase — Reserpine — Prenylamine — NEM.

Zusammenfassung. 1. Aus postganglionären sympathischen Rindermilznerven wurde durch Gradientenzentrifugation eine spezifische Granulafraktion (III) gewonnen, die 843 $\pm$ 149 ng Noradrenalin/mg Protein enthielt. In dieser Fraktion war die Aktivität des mitochondrialen Enzyms Fumarase an der Grenze der Nachweisbarkeit.

---

* Herrn Prof. Dr. L. LENDLE zum 70. Geburtstag gewidmet.
** Ausgeführt mit Unterstützung der Deutschen Forschungsgemeinschaft.
*** Über einen Teil der Ergebnisse wurde auf der Frühjahrstagung der Deutschen Pharmakologischen Gesellschaft in Mainz, März 1968, berichtet [Naunyn-Schmiedebergs Arch. Pharmak. exp. Path. 260, 101 (1968)].

2. Nach Inkubation mit $5 \cdot 10^{-5}$ M Noradrenalin, 2,5 mM Mg^{++} und 5 mM ATP war der Amingehalt der Granula ungefähr doppelt so hoch wie nach Inkubation mit Noradrenalin allein. Dagegen beeinflußten 2,5 mM Ca^{++} und 5 mM ATP den Noradrenalingehalt nicht.

3. Die Milznervengranulafraktion enthält ATP-spaltende Aktivität, die durch Mg^{++} ($K_m = 1,92$ mM) und Ca^{++} ($K_m = 1,93$ mM) in gleichem Ausmaß gesteigert wird. Kombinierte Zugabe beider Ionen wirkt additiv aktivierend auf die ATP-Spaltung. Die ATPase wird in Anwesenheit von Mg^{++} durch Na^+ und K^+ nicht stimuliert und durch 10^{-4} M g-Strophanthin nicht gehemmt.

4. Die ATPase einer unspezifischen, noradrenalinarmen Fraktion (I) aus Milznerven war durch Ca^{++} stärker ($K_m = 1,09$ mM) als durch Mg^{++} ($K_m = 3,00$ mM) aktivierbar und hatte eine größere maximale Reaktionsgeschwindigkeit als die ATPase der Fraktion III.

5. $6 \cdot 10^{-5}$ M Reserpin bzw. Prenylamin hemmten die Noradrenalinaufnahme und die ATP-Spaltung. $1,8 \cdot 10^{-4}$ M N-äthylmaleimid hatte auf beide Prozesse keinen Einfluß.

6. Eine kausale Beziehung zwischen Amintransport und ATPase-Aktivität in Milznervengranula wird diskutiert.

Schlüsselwörter: Milznervengranula — Noradrenalinaufnahme — ATPase — Reserpin — Prenylamin — NEM.

Einleitung

In gereinigten Präparationen aminspeichernder Granula des Rindernebennierenmarks ist von HILLARP (1958), BANKS (1965), KIRSHNER et al. (1966a) sowie TAUGNER u. HASSELBACH (1966) eine Mg^{++}-abhängige ATPase beschrieben, die von den Autoren mit der aktiven Aufnahme der Brenzcatechinamine in die Speichergranula in Zusammenhang gebracht wird. TAUGNER u. HASSELBACH (1966) konnten dabei zeigen, daß 10^{-5} M Reserpin an Nebennierenmarkgranula den in Anwesenheit von ATP beobachteten Amininflux blockiert und daß der durch Reserpin hemmbare Anteil der ATP-Spaltung ebensogroß ist wie der durch ATP bedingte Amininflux in Abwesenheit von Reserpin.

Über eine ATPase in den Granula sympathischer Ganglien berichteten PHILIPPU et al. (1967). Auf Grund der gleichzeitigen Hemmbarkeit dieser ATPase und der Aminaufnahme durch Prenylamin und Reserpin wird ihr ebenfalls eine Bedeutung für den Aminaufnahmemechanismus zugeschrieben.

In der vorliegenden Arbeit untersuchten wir die ATP-Spaltung verschiedener Fraktionen aus Homogenaten postganglionärer sympathischer Rindermilznerven. Nachdem wir auch in gereinigten Nervengranulafraktionen eine ATPase-Aktivität nachgewiesen hatten, prüften wir die Beeinflussung von ATPase und Noradrenalinaufnahme durch Pharmaka, um Aufschluß über eine mögliche Bedeutung dieses Fermentes für den Amintransport in diesen Strukturen zu erhalten.

Methoden

1. Gewebeaufarbeitung

Von frisch geschlachteten Rindern gewonnene Milznerven wurden in der Kälte (0—4°C) präpariert. Portionen zu 5 g wurden in 30 ml 0,3 M Saccharose mit der Schere zerkleinert und 15 sec mit dem Ultraturrax homogenisiert. Zellkerne und Zelldetritus wurden abzentrifugiert (30 min × 600 g), der Überstand nach Entfernen der Fettschicht koliert und 20 min bei 15000 g zentrifugiert. Nach Zentrifugation (30 min × 60000 g) des 15000 g-Überstandes wurde das Sediment in 0,3 M Saccharose suspendiert, so daß 1 ml Suspension 6 g Milznerven entsprach.

Eine Auftrennung in drei weitere Fraktionen erfolgte durch Zentrifugation der gewonnenen Suspension über einem diskontinuierlichen Saccharosegradienten bei 64000 g über 4 Std (Spinco Modell L, Rotor SW 25). Der Gradient bestand aus je 6 ml 0,9 M, 1,1 und 1,3 M sowie 3 ml 1,5 M Saccharose und wurde von 6 ml Suspension überschichtet. Die Fraktionen wurden, wie früher beschrieben, durch Zerschneiden der Zentrifugierröhrchen erhalten.

2. Inkubationsansätze zur Ermittlung der ATPase-Aktivität in Abhängigkeit verschiedener Ionen

Die Ansätze wurden 30 min bei 37°C inkubiert. 1 ml Ansatz enthielt: 0,40 ml Milznervenfraktion (ca. 20—90 µg Protein) in 0,3 M Saccharose suspendiert, 0,20 ml Kationen als Chlorid in wäßriger Lösung und 0,40 ml Tris-ATP (12,5 mM Na-freies ATP in 0,45 M Tris-HCl, pH 7,4). Die Inkubation wurde gestartet durch Zugabe von Tris-ATP, das nach Schwartz et al. (1962) präpariert war, und mit eiskalter 0,3 N $HClO_4$ gestoppt. Nach Zentrifugation wurde im perchlorsauren Überstand anorganisches Phosphat bestimmt. Das pro Milligramm Protein gebildete Orthophosphat wurde nach Abzug des spontan hydrolysierten ATP und des in den Fraktionen enthaltenen Phosphats berechnet.

3. Inkubationsansätze zur Bestimmung der Aminaufnahme

Inkubation 20 min bei 37°C. 6 ml Ansatz enthielten: 3,0 ml Milznervenfraktion in Saccharoselösung suspendiert (je nach Fraktion 0,3—5,0 mg Protein), 1,0 ml Tris-HCl (0,3 M, pH 7,4), 0,5 ml (= 15 µMol) $CaCl_2$ oder $MgCl_2$ in 0,3 M Tris-HCl (pH 7,4), 0,5 ml 0,3 M Saccharose mit oder ohne Inhibitoren in 12facher Endkonzentration, 0,5 ml ATP (= 30 µMol) in 0,3 M Tris-HCl und 0,5 ml l-Noradrenalin (= 300 nMol) in 0,3 M Tris-HCl.

Nach 30 min Vorinkubation wurden Noradrenalin und ATP den Ansätzen zugegeben und weitere 20 min inkubiert. Die Ansätze wurden durch Überführen in eiskalten isotonen Trispuffer gestoppt, und das partikelgebundene Amin nach 60 min Zentrifugation bei 100000 g und Extraktion mit 0,4 N $HClO_4$ aus dem perchlorsauren Extrakt des Sedimentes bestimmt. Die ATP-Spaltung unter gleichen Bedingungen wurde in analogen Ansätzen (mit sechsfach kleinerem Volumen) gemessen und dabei die Inkubation mit 0,3 N Perchlorsäure gestoppt.

4. Bestimmungsmethoden

Noradrenalin wurde nach Palmer (1963) spektrofluorometrisch bestimmt. Die Fumarasebestimmung erfolgte nach Racker (1950), die Phosphatbestimmung nach Fiske u. Subbarow (1925) mit Amidol als Reduktionsmittel und die Eiweißbestimmung nach Lowry et al. (1951) mit Labtrol als Standard. Die K_m-Werte wurden nach Lineweaver u. Burk graphisch ermittelt.

5. Verwendete Präparate

ATP-Na$_2$ · 3 H$_2$O: Boehringer, Mannheim. Reserpinphosphat, lyophylisiert: CIBA, Basel[1]. l-Noradrenalinbase, Prenylamin: Farbwerke Hoechst AG[1]. N-Äthylmaleimid, rein: Serva, Heidelberg. Labtrol: Dade Reagents, Inc. Miami, Florida.

Ergebnisse

1. Noradrenalingehalt und Fumaraseaktivität der Fraktionen

In der Abb.1 sind Noradrenalingehalt und Fumaraseaktivität, auf Protein bezogen, in den verschiedenen Fraktionen angegeben. Das 15000 g-Sediment enthält wenig Noradrenalin bei einer gut meßbaren

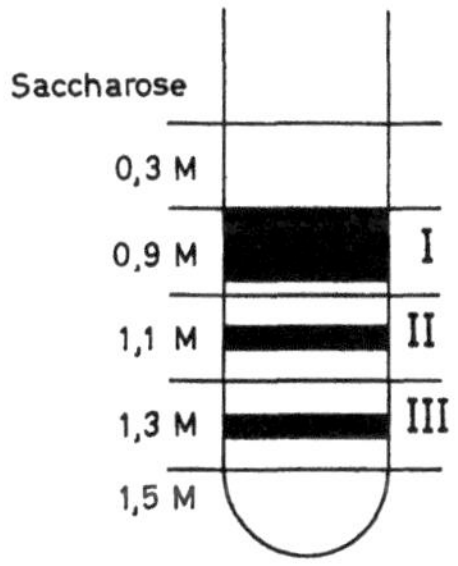

	Noradrenalingehalt ng/mg Protein	Fumarase µMol Fumarat/mg Prot./min
15.000g - Sed	283 ±29 (6)	0,15 (3)
60.000g Sed	605 ±58 (7)	
I	98 ±16 (6)	< 0,10 (3)
II	255 ±52 (6)	
III	843 ±149 (6)	

Abb. 1. Auftrennung des 60000 g-Sedimentes von Milznervenhomogenat durch Gradientenzentrifugation in drei Fraktionen (links). Noradrenalingehalt und Fumaraseaktivität der gewonnenen Fraktionen sowie der Sedimente 15000 g und 60000 g. $\bar{x} \pm S_{\bar{x}}$. Anzahl der Versuche in Klammern

Fumaraseaktivität. Im 60000 g-Sediment ist Noradrenalin stark angereichert, die Fumaraseaktivität dagegen sehr gering. Durch Auftrennung des 60000 g-Sedimentes über dem Dichtegradienten erhielten wir drei Fraktionen, die alle eine sehr geringe Fumaraseaktivität zeigen, sich aber in bezug auf den Noradrenalingehalt stark unterscheiden. Fraktion I enthält sehr wenig Noradrenalin, während die Fraktion III mit 843 ng den höchsten Noradrenalingehalt pro Milligramm Protein besitzt.

2. ATP-Spaltung und Ionenmilieu

In Anwesenheit von 2,5 mM Ca^{++} oder Mg^{++} setzten alle Fraktionen linear in Abhängigkeit von der Zeit Phosphat aus 5 mM ATP frei. Die geringste Aktivität zeigte dabei das 15000 g-Sediment, die größte die noradrenalinarme Fraktion I. In Gegenwart von 2,5 mM Ca^{++} ist die ATP-Spaltung der noradrenalinreichen Fraktion III ebenso groß wie bei

---
[1] Den Herstellerfirmen danken wir für die Überlassung der Präparate.

Anwesenheit von 2,5 mM Mg^{++} (Abb. 2). Die Mg^{++}-abhängige ATPase dieser Fraktion wird durch gleichzeitige Gegenwart von 30 mM Na$^+$ und 20 mM K$^+$ nicht gesteigert. In Abwesenheit von Mg^{++} aktivieren Na$^+$ und K$^+$ die ATP-Spaltung nicht. Die ATPase der nicht abgebildeten Fraktionen 60000 g und II verhalten sich nahezu gleich wie die von Fraktion III. Die ATP-Spaltung durch die noradrenalinarme Fraktion I ist in Gegenwart von 2,5 mM Ca^{++} größer als in Gegenwart von 2,5 mM Mg^{++}. Ohne Mg^{++} aktivieren Na$^+$ und K$^+$ die ATP-Spaltung nur minimal.

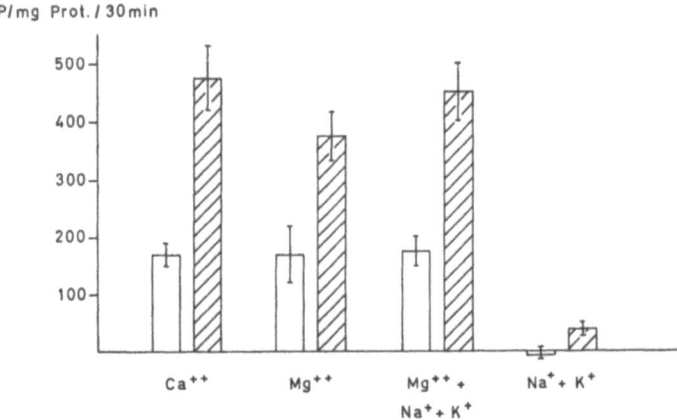

Abb. 2. ATP-Spaltung (µg P/mg Protein/30 min) durch Milznervengranula (Fraktion III) und eine noradrenalinarme Fraktion (I) aus Milznerven in Anwesenheit verschiedener Ionen bei 37°C. Ca^{++} bzw. Mg^{++} = 2,5 mM. Na$^+$ = 30 mM. K$^+$ = 20 mM. Fraktion I = ▨; Fraktion III = ☐. $\bar{x} \pm S_{\bar{x}}$ aus 5 Versuchen

Die Mg^{++}-abhängige ATPase wird bei dieser Fraktion durch Na$^+$ und K$^+$ nicht signifikant stimuliert. Hier nicht dargestellte Versuche ergaben, daß g-Strophanthin (10^{-4} M) die ATPase der Fraktion I und III in Anwesenheit von Mg^{++} nicht beeinflußt.

Die ATP-Spaltung beider Fraktionen wird durch Ca^{++} bzw. Mg^{++} konzentrationsabhängig gesteigert. Die gleichzeitige Zugabe beider Ionen ruft ebenfalls eine Steigerung der ATP-Spaltung hervor. Zur Ermittlung der Ionenkonzentration, die zu einer halbmaximalen Aktivierung der ATP-Spaltung führt, wurden die reziproken Mittelwerte des gebildeten Phosphats gegen die reziproke Ionenkonzentration aufgetragen (Abb. 3a bis 3c). Die so graphisch gefundenen K_m-Werte und maximalen Reaktionsgeschwindigkeiten sind in Tab. 1 aufgeführt. Bei der Fraktion III sind die K_m-Werte für Mg^{++} und Ca^{++} gleich. Bei Kombinationen von Ca^{++} und Mg^{++} ist von jedem einzelnen Kation eine geringere Konzentration erforderlich, um eine halbmaximale Aktivierung zu erreichen, als bei

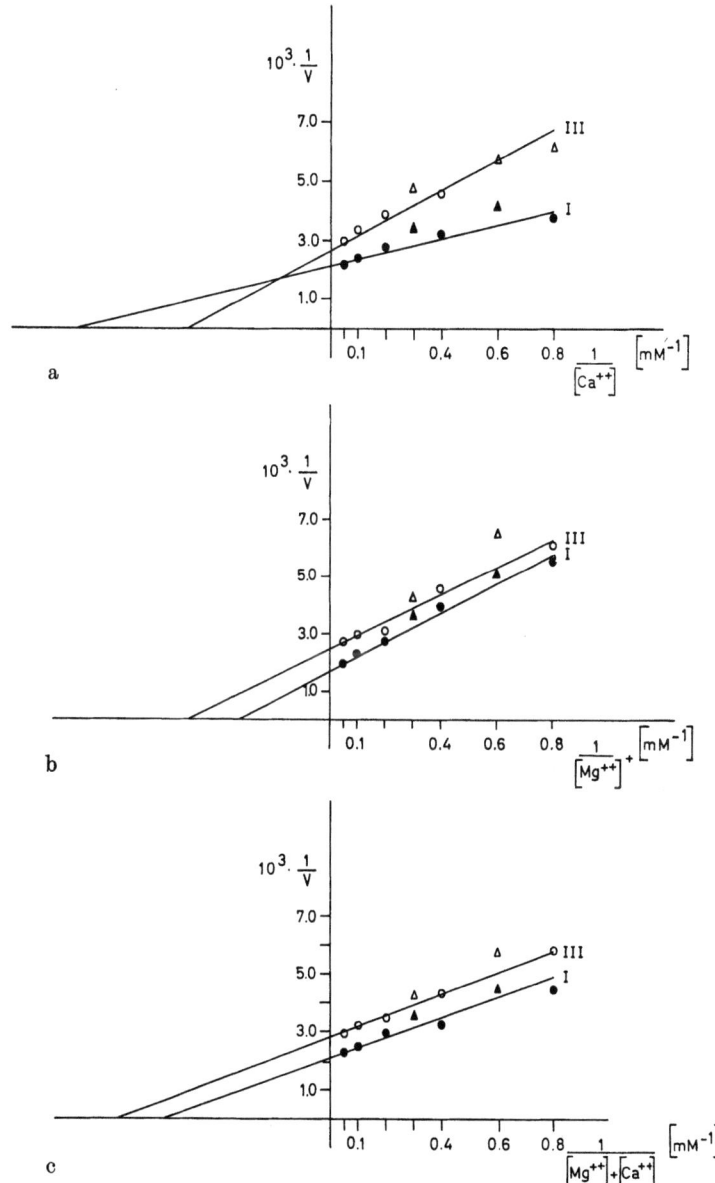

Abb. 3a—c. Bildung von Orthophosphat durch die Fraktionen I und III in Abhängigkeit von der Ca^{++}- und Mg^{++}-Konzentration dargestellt nach LINEWEAVER-BURK. Ordinaten: Reziproke Reaktionsgeschwindigkeit $\left(\dfrac{1}{V}\right)$. $V = \mu g\,P/mg\,Protein/30\,min$. Abszissen: Reziproke Ionenkonzentration (bei 3c Gesamtkonzentration äquimolarer Ca^{++}- und Mg^{++}-Mengen). Fraktion I: Mittel aus 3 (▲) und 5 (●) Versuchen; Fraktion III: Mittel aus 3 (△) und 5 (○) Versuchen

Tabelle 1. *Nach* LINEWEAVER-BURK *graphisch ermittelte Ionenkonzentration* (K_m), *die eine halbmaximale ATPase-Aktivierung der Fraktionen I und III (s. Abb.3) bewirken, und maximale Reaktionsgeschwindigkeiten* (V_{max}) *in µg P/mg Protein/ 30 min. Die K_m-Werte der Mischung äquimolarer Ca^{++}- und Mg^{++}-Mengen müssen halbiert werden, um auf ein Ion beziehen zu können*

	K_m (mM)		
	Ca^{++}	Mg^{++}	$Ca^{++} + Mg^{++}$
Fraktion III	1,93	1,92	1,30
Fraktion I	1,09	3,00	1,62
	V_{max} (µg P/mg Protein/30 min)		
Fraktion III	380	400	355
Fraktion I	466	577	476

Anwesenheit nur einer Ionenart. Die maximale Reaktionsgeschwindigkeit ist etwa gleich groß, unabhängig davon, ob Ca^{++} bzw. Mg^{++} allein oder Ca^{++} und Mg^{++} gleichzeitig anwesend sind.

Ca^{++} hat eine dreimal größere Affinität zur ATPase der Fraktion I als Mg^{++}. Auch hier liegt bei der kombinierten Zugabe von Ca^{++} und Mg^{++} der K_m-Wert, auf die Konzentration eines Ions bezogen, niedriger als bei Anwesenheit von Ca^{++} oder Mg^{++} allein. Die gefundenen maximalen Reaktionsgeschwindigkeiten sind unter allen Bedingungen etwa gleich groß und etwas größer als bei Fraktion III.

3. *Aminaufnahme und ATPase der Milznervengranula (Fraktion III)*

Nach 20 min Inkubation bei 37°C mit 2,5 mM Mg^{++}, 5 mM ATP und $5 \cdot 10^{-5}$ M Noradrenalin zeigen alle Fraktionen einen höheren Amingehalt gegenüber Ansätzen, die ohne ATP und Mg^{++} inkubiert worden sind (Tab.2). Die aus der Differenz des partikelgebundenen Amins hervorgehende Aminaufnahme ist bei der Fraktion III mit 713 ng Noradrenalin pro Milligramm Protein bei weitem am größten. Die beiden noradrenalinarmen Fraktionen „15000 g" und Fraktion I nehmen durch Zugabe von ATP und Mg^{++} fast zehnmal weniger Noradrenalin auf als die Fraktion III. Obwohl im 60000 g-Sediment aus Milznervenhomogenat der Noradrenalingehalt pro Protein verhältnismäßig hoch ist (Abb.1), ist die Aminaufnahme dieser Fraktion sehr niedrig. Demgegenüber verhält sich Fraktion II umgekehrt: sie ist relativ noradrenalinarm (Abb.1), verdoppelt ihren Amingehalt durch Noradrenalinzugabe allein und steigert ihn abermals beträchtlich durch zusätzliche Gabe von ATP und Mg^{++} um 390 ng Noradrenalin pro Milligramm Protein.

Setzt man bei der Fraktion III den Amingehalt pro Milligramm Protein am Ende der Inkubation mit Noradrenalin gleich 100% (Tab.3,

Tabelle 2. *Partikelgebundenes Amin der Fraktionen aus Milznervenhomogenaten nach 20 min Inkubation bei 37°C mit $5 \cdot 10^{-5}$ M Noradrenalin (NA) allein und nach Inkubation mit Noradrenalin bei Anwesenheit von 5 mM ATP und 2,5 mM Mg^{++}. Die Noradrenalinaufnahme ergibt sich aus der Differenz des Amingehaltes unter beiden Bedingungen. $\bar{x} \pm S_{\bar{x}}$ aus n Versuchen*

	ng Noradrenalin/mg Protein			
	NA	NA+ATP+Mg^{++}	NA-Aufnahme	n
15000 g-Sediment	189 ± 29	274 ± 22	85 ± 23	10
60000 g-Sediment	757 ± 116	819 ± 104	62 ± 98	10
Fraktion I	222 ± 40	298 ± 10	76 ± 12	10
Fraktion II	583 ± 20	967 ± 23	390 ± 62	10
Fraktion III	864 ± 121	1576 ± 173	713 ± 127	6

Tabelle 3. *Noradrenalingehalt und ATP-Spaltung von Milznervengranula (Fraktion III) nach 20 min Inkubation bei 37°C mit $5 \cdot 10^{-5}$ M Noradrenalin (NA). Noradrenalingehalt/Protein. Ohne Zusatz (a) und nach Zusatz (b) von 2,5 mM Mg^{++} bzw. Ca^{++} und 5 mM ATP = 100%. ATP-Spaltung/Protein. Nach Zusatz von Mg^{++} bzw. Ca^{++} und ATP = 100%. Reserpin und Prenylamin $6 \cdot 10^{-5}$ M, NEM $1,8 \cdot 10^{-4}$ M. $\bar{x} \pm S_{\bar{x}}$ aus n Versuchen*

	Noradrenalin/Protein				ATP-Spaltung/Protein	
	a %	n	b %		%	n
NA	100	6				
NA + ATP + Mg^{++}	189,6 ± 16,6	6	100		100	6
dto. + Reserpin	104,0 ± 20,3	3	55		73,6 ± 13,2	3
dto. + Prenylamin	136,0 ± 14,0	3	72		74,3 ± 4,9	3
dto. + NEM	165,0 ± 31,5	6	87		90,7 ± 7,8	4
NA	100	5				
NA + ATP + Ca^{++}	89,8 ± 12,3	5	100		100	6
dto. + Reserpin	85,5 ± 19,6	4	95		77,0 ± 2,5	3
dto. + Prenylamin	85,6 ± 10,8	3	95		62,7 ± 4,4	3

Spalte a), so erhält man im Mittel von sechs Versuchen nach zusätzlicher Gabe von ATP und Mg^{++} 189,6 ± 16,6% Noradrenalin. Wie weiter ersichtlich, wird bei Inkubationsversuchen mit $6 \cdot 10^{-5}$ M Reserpin, die durch ATP und Mg^{++} bedingte Mehraufnahme von Noradrenalin aufgehoben und durch $6 \cdot 10^{-5}$ M Prenylamin signifikant reduziert ($p = < 0,05$). NEM ($1,8 \cdot 10^{-4}$ M) reduziert die Aminaufnahme dagegen nicht signifikant ($p = > 0,60$). In parallelen Versuchen wurde die Mg^{++}-abhängige ATPase gemessen. Setzen wir die ATP-Spaltung nach 20 min Inkubation bei 37°C und Anwesenheit von $5 \cdot 10^{-5}$ M Noradrenalin, 2,5 mM Mg^{++} und 5 mM ATP pro Milligramm Protein ebenso wie die Aminaufnahme unter gleichen Bedingungen (Tab. 3, Spalte b) gleich 100%, so werden durch Reserpin, Prenylamin und NEM beide Prozesse in gleicher Weise beeinflußt. Absolut betrug die ATP-Spaltung $5{,}10 \pm 0{,}89$ µMol P/mg Protein/20 min, $6 \cdot 10^{-5}$ M Reserpin reduzierte sie auf 73%, $6 \cdot 10^{-5}$ M Prenylamin auf 74% und $1{,}8 \cdot 10^{-4}$ M NEM nicht signifikant auf 90% ($p = > 0{,}95$). Mit 2,5 mM Ca^{++} und 5 mM ATP war die Noradrenalinaufnahme nicht zu steigern. Reserpin sowie Prenylamin beeinflußten unter diesen Bedingungen die Menge des partikelgebundenen Amins nicht. Die Ca^{++}-abhängige ATPase wurde jedoch in gleicher Weise wie die Mg^{++}-abhängige durch Reserpin und Prenylamin gehemmt.

Diskussion

Aus Homogenaten von postganglionären sympathischen Milznerven gewannen wird durch Differentialzentrifugieren die Fraktionen 15000 g und 60000 g sowie die Fraktionen I, II und III durch Auftrennung des 60000 g-Sedimentes über einen diskontinuierlichen Dichtegradienten.

Wie auf Grund der Sedimentationseigenschaft zu erwarten, handelt es sich bei dem 15000 g-Sediment in bezug auf die Noradrenalinspeicherung um eine unspezifische Fraktion, die wenig Amin enthält, fast keine Aminaufnahmefähigkeit hat und, gemessen an der Fumaraseaktivität, relativ gut mit Mitochondrienenzymen ausgestattet ist. Sie wird deshalb auch Monoaminoxidase enthalten, die durch Noradrenalinabbau die Aminaufnahmefähigkeit beeinträchtigt.

Im 60000 g-Sediment ist Noradrenalin stark angereichert. Die Noradrenalinaufnahme bei Anwesenheit von ATP und Mg^{++} durch diese Fraktion ist aber so gering, daß man an eine Verunreinigung dieser Fraktion mit einem die Aminaufnahme beeinträchtigenden Hemmfaktor denken muß. Dieser kann nicht mit der Monoaminoxidase identisch sein, da die Fraktion praktisch keine Mitochondrienenzyme enthält. Nach Auftrennung des 60000 g-Sedimentes über einen Dichtegradienten erhält man eine schwer sedimentierbare unspezifische Fraktion I, die nahezu kein Noradrenalin enthält, und deren minimale Aminaufnahme auf eine unspezifische Noradrenalinabsorption zurückgeführt werden muß. Die durch Dichtegradientenzentrifugation gewonnene Fraktion II enthält zwar wenig Amin, erhöht aber durch Anwesenheit von Noradrenalin allein beim Inkubieren ihren Amingehalt auf mehr als das doppelte und zeigt darüber hinaus nach zusätzlicher Gabe von ATP und Mg^{++} eine beträchtliche Aminaufnahme, die nicht mehr durch unspezifische Bindung zu erklären ist. Wir halten deshalb die Fraktion II für eine an Noradrenalin verarmte Granulafraktion, deren Granula durch den Verlust an Noradrenalin schwerer sedimentierbar sind als diejenigen der Fraktion III. Für diese Annahme sprechen auch Untersuchungen von SCHÜMANN (1958) an Nebennierenmarkgranula, aus denen hervorgeht, daß durch Verarmung der Granula an Hormon eine Veränderung der Sedimentationseigenschaften eintritt. Die Fraktion III sehen wir wegen ihres hohen Amingehaltes (840 ng/mg Protein) und der hohen Aminaufnahmefähigkeit als spezifische, Noradrenalin speichernde Granulafraktion an.

Die von uns in der spezifischen Fraktion III gefundene ATPase unterscheidet sich in ihrer Ionenaffinität und Reaktionsgeschwindigkeit von anderen ATPasen nicht spezifischer Fraktionen in Milznervenhomogenaten. Übereinstimmend mit den von BANKS (1965) und KIRSHNER et al. (1966a) an Nebennierenmarkgranula erhobenen Befunden, zeigt die ATPase der noradrenalinarmen Fraktion I eine größere Aktivierbarkeit durch Ca^{++} als durch Mg^{++}, während die ATPase der spezifischen Granulafraktion durch Ca^{++} und Mg^{++} gleich stark aktiviert wird. Da wir auch in der unspezifischen Fraktion I nur eine sehr geringe Fumarase-Aktivität nachweisen konnten, führen wir die ATP-Spaltung in dieser Fraktion vorwiegend auf Mikrosomen zurück, wie das BANKS (1965) in seinen Untersuchungen mit Nebennierenmarkgranula nachgewiesen hat. KIRSHNER et al. (1966a) sehen jedoch in Beimengungen von Mitochondrienfragmenten die Ursache für die größere Ca^{++}-Affinität der unspezifischen Fraktionen. Wenn sich auch die ATPase der spezifischen Granulafraktion in ihrer Ionenaffinität von der ATPase der unspezifischen Fraktion I unterscheidet, so ist doch beiden die additiv aktivierende Wirkung von Ca^{++} und Mg^{++} gemeinsam. Beide Fraktionen zeigen bei gleichzeitiger Zugabe von Ca^{++} und Mg^{++}, auf die Konzentration einer Ionenart bezogen, eine größere Aktivierbarkeit als nach Einzelzugabe von Ca^{++} oder Mg^{++}.

Na^+ und K^+ steigerte die Mg^{++}-abhängige ATP-Spaltung der Granulafraktion nicht, die zudem durch 10^{-4} M g-Strophanthin nicht hemmbar war. Daraus können wir schließen, daß unsere Granulafraktion aus Milznerven frei von Zellmembranbestandteilen ist. Denn charakteristisch für Zellmembranen ist die für den Ionentransport verantwortliche Mg^{++}-abhängige, Na^+-K^+-stimulierbare ATPase (POST et al., 1960), die sich von der Mg^{++}-abhängigen unterscheidet und durch Herzglykoside hemmbar ist (SCHATZMANN, 1953; REPKE u. PORTIUS, 1963; PORTIUS u. REPKE, 1967).

In Übereinstimmung mit den Ergebnissen anderer Autoren (EULER u. LISHAJKO, 1963a; EULER et al., 1963; EULER u. LISHAJKO, 1963b), nehmen die Milznervengranula in Anwesenheit von ATP und Mg^{++} Noradrenalin auf, so daß sich der Amingehalt gegenüber Granula, die ohne ATP und Mg^{++} mit Noradrenalin inkubiert waren, nahezu verdoppelte. Während der Aminaufnahme findet nach unseren Untersuchungen eine ATP-Spaltung statt. Bei der von uns gewählten Versuchsanordnung ist eine quantitative Korrelation zwischen transportiertem Amin und gespaltenem ATP jedoch nicht möglich, da wir neben der ATP-Spaltung am Ende der Inkubationsperiode nur das partikelgebundene Amin gemessen haben und nichts aussagen können über die Größe von Amininflux und -efflux, deren Resultante das partikelgebundene Amin darstellt. Dessen ungeachtet macht die gleichartige Beeinflussung des Amingehaltes und der Mg^{++}-abhängigen ATPase-Aktivität durch die verwendeten Hemmstoffe einen ursächlichen Zusammenhang zwischen Amintransport und ATPase wahrscheinlich. Ebenso wie bei Gangliengranula (PHILIPPU et al., 1967) hemmen Reserpin und Prenylamin sowohl die Mg^{++}-abhängige Aminaufnahme als auch die ATP-Spaltung.

Das SH-Reagens N-äthylmaleimid ist jedoch, im Gegensatz zu den an Granula des Nebennierenmarks erhobenen Befunden (TAUGNER u. HASSELBACH, 1968; KIRSHNER et al., 1966a; CARLSSON et al., 1963), ohne signifikanten Einfluß auf ATPase und Aminaufnahme von Milznervengranula. Neben der größeren osmotischen Resistenz, der größeren Spontanfreisetzung von Aminen und dem kleineren Durchmesser der Nervengranula im Vergleich zu den Granula des Nebennierenmarks (EULER u. LISHAJKO, 1961; STJÄRNE, 1964), ist das unterschiedliche Verhalten gegenüber NEM ein weiterer Hinweis für strukturelle und funktionelle Unterschiede zwischen diesen beiden Aminspeichern. Andererseits kann man auf Grund der Unwirksamkeit von NEM gegenüber der Aminaufnahme und ATP-Spaltung nicht schließen, daß Milznervengranula gegenüber SH-Reagentien generell unempfindlich sind (BOYER, 1959). CARLSSON et al. (1963) fanden SH-Reagentien (o-Jodbenzoesäure, Jodacetamid und Natriumarsenit), die auch an Nebennierenmarkgranula die Mg^{++}-ATP-abhängige Aminaufnahme nicht beeinträchtigen konnten.

Die Ca^{++}-abhängige ATP-Spaltung der Milznervengranula wird durch Reserpin und Prenylamin ebenso gehemmt wie die ATP-Spaltung in Gegenwart von Mg^{++}. Bei den Aminaufnahmeversuchen verhielten sich aber Ca^{++} und Mg^{++} verschieden. Mg^{++} und ATP führten zu einer beträchtlichen Steigerung des partikelgebundenen Amins, Ca^{++} und ATP dagegen nicht. Die vermehrte Aminaufnahme bei Anwesenheit von Mg^{++} und ATP ist durch Reserpin und Prenylamin aufzuheben bzw. zu hemmen. Demgegenüber wird in Gegenwart von Ca^{++}-ATP weder durch Reserpin noch durch Prenylamin der Noradrenalingehalt der Granula verändert. Auch diese Diskrepanz zwischen den Versuchen mit Mg^{++}-ATP und Ca^{++}-ATP läßt sich ohne Bestimmung von Amininflux und -efflux nicht erklären. Sie könnte entweder dadurch bedingt sein, daß Ca^{++}-ATP beide Fluxe im gleichen Umfang steigert oder aber ohne Einfluß auf In- und Efflux bleibt. Über eine Ca^{++}-Aktivierung der ATPase von Nebennierenmarkgranula, ohne gleichzeitige Vermehrung des strukturgebundenen Amins nach Inkubation mit Adrenalin, berichteten auch KIRSHNER et al. (1966b).

Literatur

Banks, P.: The adenosine-triphosphatase activity of adrenal chromaffin granules. Biochem. J. **95**, 490 (1965).
Boyer, P. D.: Sulfhydryl and disulfide groups of enzymes. In: Boyer, P. D., H. Lardy, and K. Myrbäck: The enzymes, vol. 1, p. 569. New York: Academic Press 1959.
Carlsson, A., N.-A. Hillarp, and B. Waldeck: Analysis of the Mg^{++}-ATP dependent storage mechanism in the amine granules of the adrenal medulla. Acta physiol. scand. **59**, suppl. 215 (1963).
Euler, U. S. von, and F. Lishajko: Noradrenaline release from isolated nerve granules. Acta physiol. scand. **51**, 193 (1961).
— — Effect of adenine nucleotides on catecholamine release and uptake in isolated nerve granules. Acta physiol. scand. **59**, 454 (1963a).
— — Effect of reserpine on the uptake of catecholamines in isolated nerve storage granules. Int J. Neuropharmacol. **2**, 127 (1963b).
— L. Stjärne, and F. Lishajko: Uptake of radioactively labeled DL-catecholamines in isolated adrenergic nerve granules with and without reserpine. Life Sci. **11**, 878 (1963).
Fiske, C. H., and Y. Subbarow: The colorimetric determination of phosphorus. J. biol. Chem. **66**, 375 (1925).
Hillarp, N.-A.: Isolation and some biochemical properties of the catecholamine granules in the cow adrenal medulla. Acta physiol. scand. **43**, 82 (1958).
Kirshner, N., A. G. Kirshner, and D. L. Kamin: Adenosine triphosphatase activity of adrenal medulla catecholamine granules. Biochim. biophys. Acta (Amst.) **113**, 332 (1966a).
— C. Holloway, W. J. Smith, and A. G. Kirshner: Uptake and storage of catecholamines. In: Euler, U. S. von, S. Rosell, and B. Uvnäs: Mechanisms of release of biogenic amines, p. 109. Oxford: Pergamon Press 1966b.
Lineweaver, H., and D. Burk: zit. in: Hoppe-Seyler/Thierfelder: Handbuch der physiologisch- und pathologisch-chemischen Analyse. Band VI, Teil A, S. 32. Berlin-Göttingen-Heidelberg: Springer 1964.
Lowry, O. H., N. J. Rosebrough, A. L. Farr, and R. J. Randall: Protein measurement with the Folin phenol reagent. J. biol. Chem. **193**, 265 (1951).
Palmer, J. F.: The use of β-thiopropionic acid for stabilising the fluorescence of adrenolutine and noradrenolutine. J. Pharm. Pharmacol. **15**, 777 (1963).
Philippu, A., R. Pfeiffer, H. J. Schümann u. K. Lickfeld: Eigenschaften der Noradrenalin speichernden Granula des sympathischen Ganglion stellatum. Naunyn-Schmiedebergs Arch. Pharmak. exp. Path. **258**, 251 (1967).
Portius, H. J., u. K. R. H. Repke: Eigenschaften und Funktion des $Na^+ + K^+$-aktivierten, Mg^{++}-abhängigen Adenosintriphosphat-Phosphohydrolase-Systems des Herzmuskels. Acta biol. med. germ. **19**, 907 (1967).
Post, R. L., C. R. Merritt, C. R. Kinsolving, and C. D. Albright: Membrane adenosine triphosphatase as a participant in the active transport of sodium and potassium in the human erythrocyte. J. biol. Chem. **235**, 1796 (1960).
Racker, E.: Spectrophotometric measurements of the enzymatic formation of fumaric acid and cis-aconit acids. Biochim. biophys. Acta (Amst.) **4**, 211 (1950).
Repke, K., u. H. J. Portius: Über den Einfluß verschiedener kardiotonischer Verbindungen auf die Transport-ATPase in der Zellmembran des Herzmuskels. Naunyn-Schmiedebergs Arch. exp. Path. Pharmak. **245**, 59 (1963).
Schatzmann, H. J.: Herzglykoside als Hemmstoffe für den aktiven Kalium- und Natriumtransport durch die Erythrocytenmembran. Helv. physiol. pharmacol. Acta **11**, 346 (1953).

Schümann, H. J.: Die Wirkung von Insulin und Reserpin auf den Adrenalin- und ATP-Gehalt der chromaffinen Granula des Nebennierenmarks. Naunyn-Schmiedebergs Arch. exp. Path. Pharmak. **233**, 237 (1958).
Schwartz, A., H. S. Bachelard, and H. McIlwain: The sodium-stimulated adenosine-triphosphatase activity and other properties of cerebral microsomal fractions and subfractions. Biochem. J. **84**, 626 (1962).
Stjärne, L.: Studies of catecholamine uptake storage and release mechanisms. Acta physiol. scand. **62**, suppl. 228 (1964).
Taugner, G., u. W. Hasselbach: Über den Mechanismus der Catecholamin-Speicherung in den chromaffinen Granula des Nebennierenmarks. Naunyn-Schmiedebergs Arch. Pharmak. exp. Path. **255**, 266 (1966).
— — Die Bedeutung der Sulfhydryl-Gruppen für den Catecholamin-Transport der Vesikel des Nebennierenmarkes. Naunyn-Schmiedebergs Arch. Pharmak. exp. Path. **260**, 58 (1968).

Dr. A. Burger
Priv.-Doz. Dr. A. Philippu
Prof. Dr. H. J. Schümann
Pharmakol. Institut Klinikum Essen
der Ruhr-Universität Bochum
4300 Essen, Hufelandstraße 55

Naunyn-Schmiedebergs Arch. Pharmak. exp. Path. 262, 221—227 (1969)

Eine Modifikation des isolierten N. hypogastricus-Vas deferens-Präparates vom Meerschweinchen für die Prüfung von ganglionären Wirkungen*

MINORU WATANABE

Department of Toxicology and Pharmacology, Research Institute for Chemical Hazards, Faculty of Pharmaceutical Sciences, University of Tokyo, Tokyo, Japan
(Direktor: Prof. Dr. Y. KASUYA)

Eingegangen am 25. Oktober 1968

A Modification of Isolated Hypogastric Nerve-Vas Deferens Preparation of the Guinea Pig for the Study of Ganglionic Activity of Drugs

Summary. A method, which enables selective application of drugs to the hypogastric plexus of the isolated hypogastric nerve-vas deferens preparation of the guinea pig, was developed. The part of the plexus which is close to the vas is separately irrigated, being placed in a plastic capsule, which can be fitted with a electrode assembly for pre- and postganglionic stimulations. Typical ganglion stimulants and blockers were tested on this preparation. The results suggest that this method can be routinely used to study ganglionic activity of substances.

Key-Words: Hypogastric Nerve-Vas Deferens Preparation — Hypogastric Plexus — Ganglion Stimulants — Ganglion Blockers — Physostigmine.

Zusammenfassung. Es wurde eine Methode entwickelt, die eine selektive Applikation von Arzneistoffen am Plexus hypogastricus des isolierten N. hypogastricus-Vas deferens-Präparates des Meerschweinchens ermöglicht. Mit Hilfe einer kleinen Kunststoffkapsel, in der die organnah liegende Plexus-Gegend eingeschlossen wird, kann der Plexus getrennt perfundiert werden. Außerdem können Elektroden für eine prä- und postganglionäre Reizung angebracht werden. Einige typische ganglionstimulierende und ganglionblockierende Substanzen wurden an diesem Präparat untersucht. Die Ergebnisse weisen darauf hin, daß dieses Präparat als eine Routinemethode für die Untersuchung ganglionärer Wirkungen von Arzneimitteln verwendet werden kann.

Schlüsselwörter: N. hypogastricus-Vas deferens Präparat — Plexus hypogastricus — ganglionstimulierende Substanzen — ganglionblockierende Substanzen — Physostigmin.

Am Vas deferens befindet sich das Ganglion bzw. der Plexus unmittelbar organnah. Das wurde sowohl histologisch (GRAHAM u. Mitarb., 1968) als auch mit physiologischen (OHLIN u. STRÖMBLAD, 1963) und

---

* Herrn Prof. Dr. med. L. LENDLE zum 70. Geburtstag gewidmet.

pharmakologischen Methoden (SAKUMA u. Mitarb., 1965) festgestellt. Der Plexus ist sehr klein. Eine Perfusion vom Gefäß her wie beim Ganglion cervicale superius ist nicht möglich. Daher wurden die Wirkungen von Arzneistoffen auf dieses Ganglion bisher allein aus den Unterschieden der Reaktionen vor und nach Beseitigung des Ganglions abgeleitet. In der vorliegenden Arbeit wurde versucht, eine Methode zu entwickeln, die eine selektive Applikation von Substanzen an diesem Ganglion gestattet.

Methodik

Das isolierte Vas-deferens-N. hypogastricus-Präparat wurde von etwa 350 g schweren Meerschweinchen nach der Methode von HUKOVIĆ (1961) hergestellt.

Ganglionperfusion

Das Ganglion wurde in eine Kapsel aus Metacrylat-Kunststoff (vgl. Abb. 1) eingelegt. Die Kapsel konnte durch feine Polyäthylenschläuche (1 mm Durchmesser) perfundiert werden. Die röhrenförmige Kapsel ist der Länge nach teilbar, das Ganglion kann mit anhaftenden membranösen Geweben in dem Raum zwischen

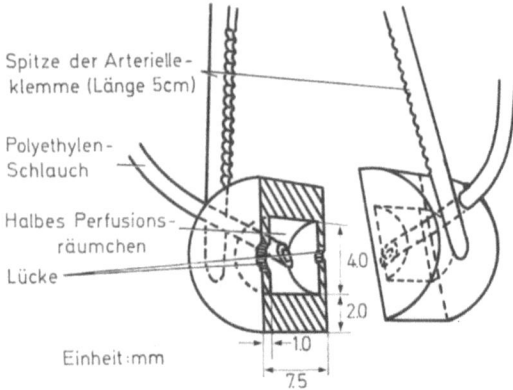

Abb. 1. Ganglionkapsel aus Metacrylat-Kunststoff

den beiden Hälften eingeschlossen werden. Die prä- und postganglionären Nerven können durch kleine Lücken (0,2 · 1 mm für den präganglionären Nerven, 0,2 · 1,5 mm für den postganglionären Nerven) in die Kammer ein- bzw. austreten. Die Kammerbegrenzung wurde mit Lanolin-Vakuumfett wasserdicht gehalten. Aus einem Reservoir, das Tyrodelösung enthielt und das auf gleicher Höhe wie das Organbad eingestellt war, wurde die Perfusionsflüssigkeit mit einem konstanten negativen Druck (-22 cm H_2O) und mit einer Geschwindigkeit von etwa 1 ml pro Minute durchgesaugt. Die Vorratsflasche wurde mit Carbogen (95% O_2 + 5% CO_2) durchperlt. Die Perfusionsgeschwindigkeit wurde durch Tropfenzählen der ausfließenden Flüssigkeit hinter der Kapsel gemessen. Das ganze Perfusionssystem ist in der Abb. 2 wiedergegeben. Nachdem das Präparat im Organbad befestigt war,

Modifikation des isolierten N. hypogastricus-Vas deferens-Präparates

konnte die Vollständigkeit der Wasserdichtigkeit der Kapsel durch Abklemmen des zuführenden Perfusionsschlauches geprüft werden. Die Charakteristica des Gewebes, das in dieser Kapsel eingeschlossen wurde, waren:
1. die Stelle, wo einige Venen vom Vas deferens zusammenkommen,
2. die Stelle, wo der N. hypogastricus mit der V. vesicalis superior zusammentritt.

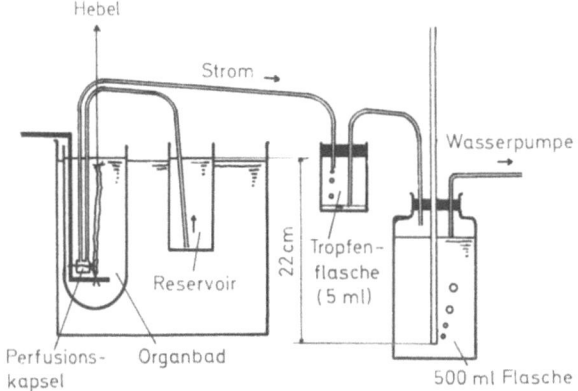

Abb. 2. Das ganze Perfusionssystem

Nervenreizungen

Für die prä- und postganglionäre Reizung wurden die Elektroden 2—3 cm entfernt vom Vas deferens und weniger als 0,5 cm entfernt vom Vas deferens angelegt. Die präganglionäre Reizung erfolgte durch einen Nihonkoden-Stimulator MSE-3 mit Rechteckimpulsen (Frequenz 1—10 Hz, 20 V, 0,01—0,1 msec). Die Impulszahl einer Reizserie betrug 20—30, der Abstand zwischen den einzelnen Serien 2 min. Maximale Kontraktionen wurden bei einer Frequenz von ca. 20 Hz erreicht. Die postganglionäre Reizung erfolgte ebenfalls mit Rechteckimpulsen. Die Reizdauer betrug hier 0,1—1,0 msec.

Das Vas deferens-N. hypogastricus-Präparat war mit den Elektroden und der Ganglionkapsel in einem 30 ml Tyrodebad befestigt, das mit Carbogen (95% O_2 + 5% CO_2) durchperlt wurde. Die Badtemperatur lag bei 37,5°C. Die isotonischen Kontraktionen (Belastung 0,4 g) wurden auf einem Kymographion aufgezeichnet.

Verwendete Substanzen

Tetramethylammoniumchlorid (TMA), Acetylcholinchlorid (ACh), L-Nicotin-bi-D-tartrat, Dimethylphenylpiperaziniumjodid (DMPP), Hexamethoniumbromid, Atropinsulfat und Physostigminsulfat. Die Konzentrationen der Substanzen sind in Mol/l (M) angegeben.

Ergebnisse

Der Erfolg einer präganglionären Reizung wurde durch das Anbringen der Kapsel nicht verschlechtert.

Wirkung ganglionstimulierender Substanzen

Tetramethylammonium (TMA): Konzentrationen von TMA größer als $3 \cdot 10^{-4}$ M verursachten eine dosisabhängige Kontraktion des Vas deferens (6 Präparate). Die Reizantwort war reproduzierbar, solange die TMA-Perfusionsdauer (z.B. 30 sec) konstant blieb (vgl. Abb.3). Nach

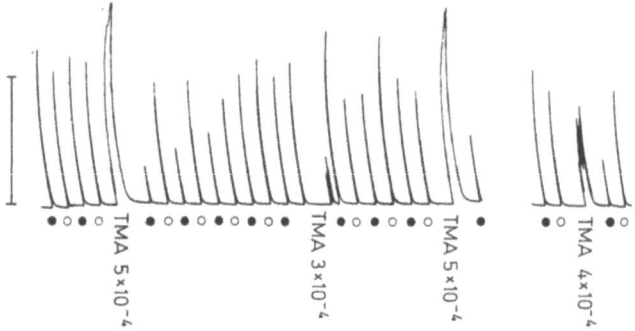

Abb.3. Kontraktion des Vas deferens des Meerschweinchens durch post- und präganglionäre Reizungen und durch die Reizung der Ganglien mittels TMA-Perfusion. Der Maßstab zeigt die halbmaximale Kontraktion. TMA wurde 30 sec lang perfundiert. Reizparameter: postganglionär, 0,1 msec, 5 Hz, 6 sec; präganglionär, 0,01 msec, 5 Hz, 6 sec. • präganglionäre Reizungen; ○ postganglionäre Reizungen

einer durch TMA ausgelösten starken Kontraktion war die Antwort auf eine präganglionäre Reizung vorübergehend stark abgeschwächt. Dagegen ergab sich nach einer schwachen ganglionären Erregung durch TMA eine Förderung des präganglionären Reizeffektes. Die Reaktion auf eine postganglionäre Reizung war in allen Fällen unverändert.

Acetylcholin (ACh): Durch eine Perfusion mit ACh konnte ebenso wie durch TMA eine Kontraktion des Vas deferens ausgelöst werden. Die dafür notwendigen Konzentrationen lagen bei $3 \cdot 10^{-3}$ M. Unter Physostigmin ($3 \cdot 10^{-6}$ M) nahm die notwendige ACh-Konzentration auf ungefähr $5 \cdot 10^{-5}$ M ab. Die Höhe der Kontraktion war ebenso wie nach TMA konzentrationsabhängig. Physostigmin selbst hatte in Konzentrationen von 10^{-7} M bis $5 \cdot 10^{-5}$ M nur eine undeutliche Verstärkung des Effektes der präganglionären Reizung bei 4 von 13 Präparaten zur Folge.

L-Nicotin und Dimethylphenylpiperazinium: Beide Substanzen verursachten Kontraktionen des Vas deferens bei Konzentrationen von etwa 10^{-4} M. Sonst verhielten sie sich wie TMA.

Wirkung ganglionblockierender Substanzen

Hexamethonium (C_6) hemmte die Reaktion auf präganglionäre Reizungen, wenn die Ganglionkammer mit Konzentrationen über 10^{-4} M perfundiert wurde. Der Erfolg der postganglionären Reizung blieb dabei immer gleich. Zum Organbad zugegebenes C_6 übte dagegen keinen Einfluß auf den präganglionären Reizeffekt aus (5 Präparate). Nach Einwirkung einer submaximalen Konzentration von C_6 wurde die Reizantwort bei präganglionärer Reizung durch Erhöhung der

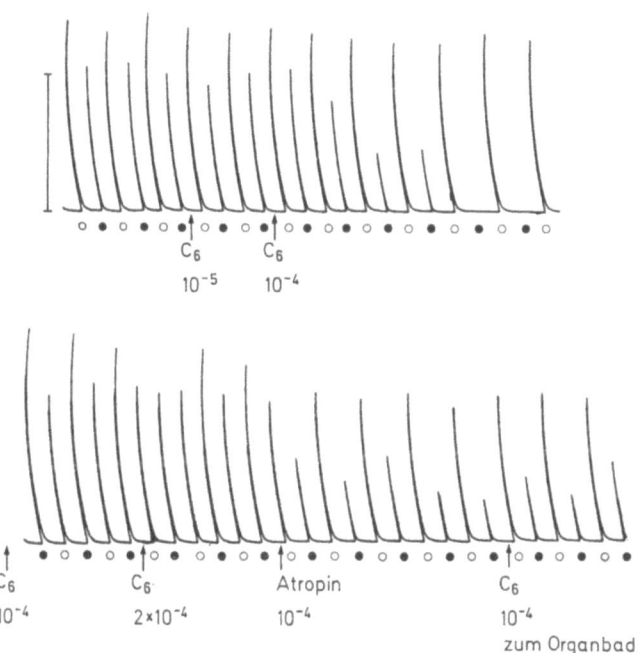

Abb. 4. Einfluß von zum Organbad zugegebenem C_6 nach der Blockade des Ganglions durch C_6 und Atropin. Reizparameter: Oben, postganglionär, 1 msec, 2,5 Hz, 6 sec, präganglionär, 0,1 msec, 4 Hz, 5 sec; unten, postganglionär, 1 msec, 3 Hz, 5 sec, präganglionär, 1 msec, 30 Hz, 5 sec. Konzentrationen sind als Totalsumme angegeben. • präganglionäre Reizungen; ○ postganglionäre Reizungen

Reizfrequenz wieder auf die normale Größe gebracht und anschließend Atropin in einer Konzentration von 10^{-4} M infundiert, um die möglichen „atropinempfindlichen" Receptoren ebenfalls zu blockieren. Der Erfolg der präganglionären Reizung wurde dadurch weiter geschwächt. Er wurde aber niemals vollständig unterdrückt. Unter diesen Versuchsbedingungen war eine Zugabe von C_6 in einer Konzentration von 10^{-4} M zum Organbad ohne Einfluß auf die Kontraktionsamplitude (Abb. 4). Auch Atropinzusatz 10^{-4} M zum Organbad hatte keinen hemmenden Effekt.

Diskussion

Nach den vorliegenden Untersuchungen scheinen die Substanzen zu den Ganglienzellen des Plexus hypogastricus des Meerschweinchens von außen gut eindringen zu können. Der Plexus selbst ist eine relativ dünne Gewebsschicht. An diesem Präparat kann man ebenso wie in vivo am Ganglion cervicale superius-Nickhaut-Präparat die Ganglionerregung indirekt als eine Muskelkontraktion erfassen. Die Antworten des Vas deferens auf ganglionstimulierende Substanzen blieben längere Zeit konstant, wenn die Abstände zwischen den Reizungen groß genug waren.

Die gute Antwort des Präparats auf ganglionstimulierende Substanzen, die innerhalb der Kapsel appliziert wurden, weist darauf hin, daß die Hauptmenge der Ganglienzellen innerhalb der Kapsel lokalisiert sind. Man muß aber unter Umständen auch mit Ganglienzellen rechnen, die außerhalb der Kapsel oder am Vas deferens selbst entlang vorkommen. Aus Versuchen, in denen direkt ins Organbad gegebene Mengen von Ganglienblockern (und Atropin) in keinem Fall eine Hemmung der präganglionären Reizung bzw. der Wirkung von ganglionstimulierenden Substanzen in der Kapsel erzeugen konnten, scheint jedoch dafür zu sprechen, daß der Anteil solcher ganglionärer Elemente außerhalb der Perfusionskapsel verschwindend gering ist. Ein Hinweis für das Vorhandensein von Ganglienzellen außerhalb der Kapsel wurde in keinem der Versuche erhalten.

Im Gegensatz zu der Vorstellung, daß Physostigmin eine Förderung der ganglionären Übertragung im Plexus hypogastricus auslösen kann (BIRMINGHAM, 1966), wurde unter den in der vorliegenden Arbeit verwendeten Reizbedingungen keine signifikante Verstärkung beobachtet, wenn das Ganglion mit 10^{-7} bis $5 \cdot 10^{-5}$ M Physostigmin perfundiert wurde. Dabei wurde jedoch eine erhebliche Verstärkung des ACh-Effektes auf das Ganglion beobachtet.

Die vorliegende Methode ermöglicht eine selektive Applikation am Ganglion und kann als eine Routinemethode für die Prüfung der ganglionären Wirksamkeit von Substanzen verwendet werden.

Literatur

BIRMINGHAM, A. T.: The potentiation by anticholinesterase drugs of the response of the guinea-pig isolated vas deferens to alternate preganglionic and postganglionic stimulation. Brit. J. Pharmacol. Chemother. **27**, 145—156 (1966).

GRAHAM, J. D. P., H. AL KATIB, and T. L. B. SPRIGGS: The isolated hypogastric nerve-vas deferens preparation of the rat. Brit. J. Pharmacol. Chemother. **32**, 34—45 (1968).

OHLIN, P., and B. C. R. STRÖMBLAD: Observations on the isolated vas deferens. Brit. J. Pharmacol. Chemother. **20**, 569—580 (1963).

SAKUMA, A., Y. NONOMURA, H. KANAMURA, and M. OTSUKA: Pharmacological evidence for the existence of sympathetic ganglia in the vicinity of the vas deferens of guinea pigs. Jap. J. Pharmacol. **15**, 357—361 (1965).

SJÖSTRAND, N. O.: The adrenergic innervation of the vas deferens and the accessory male genital glands. Acta physiol. scand. **65**, Supp. 257 (1965).

Dr. M. WATANABE
Department of Toxicology and Pharmacology, Research Institute for Chemical Hazards, Faculty of Pharmaceutical Sciences,
University of Tokyo
(113) Hongo, Bunkyo-Ku, Tokyo, Japan

Schädigung und Regeneration renaler Tubuluszellen nach Folsäuregabe*

W. BRADE, H. HERKEN und H. J. MERKER
unter Mitarbeit von W. DRESCHER

Pharmakologisches Institut der Freien Universität Berlin und
II. Anatomisches Institut der Freien Universität Berlin

Eingegangen am 21. November 1968

Lesion and Regeneration of Renal Tubulus Cells after Application of Folic Acid

Summary. A single intravenous injection of a large dose of folic acid causes an enlargement of the kidneys of rats, which is accompanied by a considerable increase of dry weight. Long lasting functional disturbances of the kidneys which become manifest by a decrease of the glomerular filtration and of the PAH-clearance have been observed.

A temporary anuria develops immediately after injection of folic acid. Testing the electrolyte and water metabolism by setting up sodium and water balances, a retention of sodium and water was found up to the 16th hour following the injection of folic acid. After 96 hours the balance was equalized. Glomerular filtration being still extremely low 4 days after injection of folic acid, the equalization of the sodium and water balance is obtained by a reduction of tubular reabsorption. This is due to a decreased function of the regenerating tubulus epithelium.

Electron microscopic studies showed different kinds of damage which were especially evident in the proximal parts of the tubuli. Regeneration of mitochondria and numerous polysomes, a sign of increased protein synthesis, were observed in the cytoplasm during the phase of regeneration.

Key-Words: Folic Acid — Disturbances of Kidney Functions — Sodium, Potassium, and Water Balance — Electron Microscopic Studies.

Zusammenfassung. Einmalige intravenöse Injektion einer hohen Dosis Folsäure führt zu einer Vergrößerung der Nieren von Ratten, bei der auch eine erhebliche Zunahme des Trockengewichtes registriert wurde. Gleichzeitig kommt es zu langanhaltenden Funktionsstörungen der Nieren, die sich im Absinken der glomerulären Filtration und der PAH-Clearance äußern.

Unmittelbar nach der Folsäure-Injektion entsteht vorübergehend eine Anurie. Bei der Testung des Elektrolyt- und Wasserhaushaltes durch Aufstellung von Natrium- und Wasser-Bilanzen wurde eine Retention von Natrium und Wasser bis zur 16. Stunde nach der Folsäure-Injektion festgestellt. Die Bilanz war nach 96 Std wieder ausgeglichen. Da die glomeruläre Filtration 4 Tage nach der Folsäure-Injektion noch extrem erniedrigt ist, wird der Ausgleich der Natrium- und Wasser-Bilanz durch eine Reduktion der tubulären Rückgewinnung erzielt. Dies wird auf

---

* Herrn Prof. Dr. med. L. LENDLE zum 70. Geburtstag gewidmet.

eine Minderung der Leistungsfähigkeit des regenerierenden Tubulusepithels zurückgeführt.

Elektronenmikroskopische Untersuchungen ergaben Schädigungen verschiedener Art, die in den proximalen Tubulusabschnitten besonders deutlich waren. In der Phase der Regeneration wurden neben Neubildungen von Mitochondrien zahlreiche Polysomen als Ausdruck vermehrter Proteinsynthese im Cytoplasma gefunden.

Schlüsselwörter: Folsäure — Nierenfunktionsstörungen — Natrium-, Kalium- und Wasser-Bilanz — elektronenmikroskopische Untersuchungen.

Die Untersuchungen über das Verhalten Arzneimittel abbauender Enzyme in der Leber haben zu der Feststellung geführt, daß zahlreiche Pharmaka eine Anregung der Synthese bestimmter Enzymproteine verursachen (Übersicht bei CONNEY, 1967). Besonders intensive Effekte mit langanhaltenden Wirkungen sind nach einmaliger Anwendung halogenierter Kohlenwasserstoffe, insbesondere von α-Hexachlorcyclohexan, beobachtet worden, wobei vermehrte Zellteilungen registriert wurden (SCHULTE-HERMANN, THOM, SCHLICHT u. KORANSKY, 1968). Die beobachteten Funktionssteigerungen konnten durch Anwendung solcher Pharmaka rückgängig gemacht werden, von denen bekannt ist, daß sie die DNA- und RNA-abhängige Proteinsynthese in den Zellen blockieren. Bei der Neubildung bestimmter Enzyme und der Anregung der Zellteilung muß es sich daher um eine Stimulation der Genaktivität in den Zellkernen handeln, die ähnlich wie die an Mikroorganismen beobachtete Induktion zustande kommt.

Die meisten dieser Untersuchungen wurden an der Leber vorgenommen, doch liegen auch Versuche zum Nachweis ähnlicher Funktionsänderungen an der Niere vor. Sie betreffen ebenfalls die Aktivität von Arzneimittel metabolisierenden Enzymen, die durch Anwendung von Puromycin oder Actinomycin rückgängig gemacht werden konnte (GELBOIN u. BLACKBURN, 1964). Schon vorher hatten GILMAN u. CONNEY (1963) gefunden, daß die Behandlung von Ratten mit 3-Methylcholanthren auch zu einer beschleunigten Demethylierung von Dimethylaminoazobenzol durch isolierte Mikrosomenfraktionen von Leber, Lunge und Niere führt. Vor kurzem berichteten UEHLEKE u. GREIM (1968) über eine Stimulierung der Oxydation von Fremdstoffen durch Enzyme aus Nierenmikrosomen nach Vorbehandlung mit Phenobarbital. Die Einwirkung hoher Dosen von 2,4,7-Triamino-6-phenyl-pteridin (Triamteren) führt nach vorübergehender Hemmung zu einer Stimulierung der Folsäure-Reduktase, wie von MIKOLAJEWSKI (1968) beobachtet wurde. Alle Befunde demonstrieren, daß Enzymsynthesen auch in diesem Organ durch Pharmaka induziert werden können.

Besonders intensive Vergrößerungen der Niere mit deutlicher Zunahme des Trockengewichtes sowie des DNA- und RNA-Gehaltes der

Zellen wurden von THRELFALL, TAYLOR u. BUCK (1966a) nach einmaliger parenteraler Injektion von Folsäure in einer Dosis von 250 mg/kg beschrieben. Da diese Veränderungen durch Behandlung der Tiere mit Actinomycin aufzuheben oder einzuschränken waren, schien es sich um Stimulierungen zu handeln, die durch Folsäure induziert waren. Weitere Beobachtungen ähnlicher Art wurden von den gleichen Autoren (1966b, 1968) nach Verwendung anderer Pteridin- und Triamino-pyrimidin-Verbindungen gemacht. Schon früher wurde von HADDOW (1954) mitgeteilt, daß Xanthopterin und bestimmte Derivate des Triaminopyrimidins, besonders das 2,4,5-Triamino-6-styryl-pyrimidin, Nierenvergrößerungen erzeugen, von denen aber nicht bekannt ist, ob es dabei zu vermehrter Zellteilung kommt. TAYLOR, THRELFALL u. BUCK (1968) sehen die Ursache der Nierenvergrößerung in einer Retention der Folsäure in der Niere, wobei die Präzipitation der Substanz in den Tubuli zu einer Blockade der Funktion führen soll. Sie selbst lieferten aber keine Analysen der Organfunktion, so daß der Mechanismus der von den Autoren als ,,chemische Induktion'' gedeuteten Nierenvergrößerung unklar blieb.

Im Verlauf eigener Untersuchungen konnten wir feststellen, daß bestimmte Derivate des Pteridins, insbesondere das Triamteren, nicht nur diuretische Wirkungen besitzen, sondern auch einen Einfluß auf die Biosynthese abnorm strukturierter Pyridinnucleotide in den Nierenzellen haben (HERKEN u. NEUHOFF, 1964; HERKEN, 1968). Daher schien uns die Prüfung der Nierenfunktion nach Applikation von Pteridinverbindungen, insbesondere der Folsäure, wichtig, zumal die mögliche Mehrbildung von Enzymen in Nierenzellen durch Induktion auch für die Klärung ihrer Beteiligung an Ionentransportprozessen von Bedeutung sein könnte. Da der Mechanismus der Stimulation der Proteinsynthese durch Pharmaka noch nicht bekannt ist und sicher sehr verschiedene Ursachen haben kann, wurde in dieser Arbeit durch Analyse der Nierenfunktion geprüft, auf welchem Wege die Vergrößerung der Niere nach einmaliger i.v. Applikation von Folsäure in hoher Dosierung zustande kommt.

Methoden

Die Versuche wurden an männlichen Wistar-Ratten mit einem Körpergewicht zwischen 120 und 150 g durchgeführt. Bis zum Versuchsbeginn erhielten sie das Trockenfutter Altromin R und Trinkwasser ad libitum. Folsäure (E. Merck, Darmstadt) wurde als einmalige Dosis von 250—500 mg/kg in 10 ml 0,3 M $NaHCO_3$-Lösung gelöst langsam i.v. injiziert. Xanthopterin wurde in Oleum Arachidis mittels eines Homogenisators suspendiert und in einer Dosis von 200 mg/kg intraperitoneal injiziert. Die Kontrolltiere erhielten das gleiche Volumen Erdnußöl. 302 mg 4-Aminobenzoylglutaminsäure, die dem Anteil dieser Substanz in 500 mg Folsäure entsprechen, wurden in 10 ml 0,3 M $NaHCO_3$-Lösung gelöst und i.v. injiziert. Die Kontrollen erhielten gleiche Volumina 0,3 M Bicarbonatlösung.

Nach Entfernung der Nierenkapsel wurde das Feucht- und Trockengewicht der Organe bestimmt. Nach Halbierung der Nieren in der Längsachse wurden sie unmittelbar nach der Entnahme auf einer Mettler-Waage gewogen. Anschließend erfolgte die Trocknung der Nieren bei 90°C über 4 Tage und anschließender Aufbewahrung im Vakuum-Exsiccator bis zur Erreichung der Gewichtskonstanz.

Die Größe der glomerulären Filtration wurde mit Hilfe der Inulin-Clearance bestimmt. Als Maß für den renalen Plasmafluß diente die unkorrigierte PAH-Clearance. Sämtliche Messungen der Clearance erfolgten unter standardisierten Bedingungen. 5 Std vor der eigentlichen Clearance-Periode wurden den Ratten 5 ml/Std einer $0,2\%$igen NaCl-Lösung, die $4,3\%$ Glucose enthielt, nach dem von HERKEN, SENFT, SCHWARZ u. MERKER (1963) beschriebenen Verfahren infundiert. Damit wurden vergleichbare Werte erhalten und die stärkere Diureseabhängigkeit der PAH- gegenüber der Inulin-Clearance bei der Ratte berücksichtigt (PETERS, 1959).

Die Inulin-Clearance führten wir nach dem von HERKEN, SENFT u. ZEMISCH (1964) angegebenen Verfahren durch. Die Tiere erhielten je 7,5 ml/kg einer 2%igen Inulin-Lösung durch subcutane und intraperitoneale Injektion. 15 min später begann die Clearance-Periode, die eine Dauer von 15 min hatte. Während dieser Zeit wurde der Urin gesammelt, die Urethra bei Versuchsende abgeklemmt, das Tier dekapitiert und das Blut in Zentrifugengläsern aufgefangen. Die Blase wurde präpariert, unterbunden, eröffnet und mit Aqua dest. ausgespült. Im Urin und Plasma wurden die Inulin-, Natrium- und Kalium-Konzentrationen gemessen. Die Elektrolyte wurden flammenphotometrisch bestimmt.

Die Inulin-Bestimmung erfolgte nach der von FÜHR, KACZMARCZYK u. KRÜTTGEN (1955) angegebenen Methode mit Anthron. 0,2 ml Plasma wurden mit 1,8 ml 4%iger Trichloressigsäure enteiweißt und der Niederschlag abzentrifugiert. Zur Messung wurde der Urin im Verhältnis 1:10 mit Wasser verdünnt.

Zur Messung der PAH-Clearance benutzten wir die von PETERS (1959) angegebene Methode. 10 min vor Beginn der Meßperiode erhielten die Ratten 15 ml/kg einer 2%igen Na_2SO_4-Lösung mit $0,6\%$ Natrium-p-aminohippurat durch subcutane Injektion. Die Clearance-Periode betrug 15 min. Urin und Plasma wurden in derselben Weise wie bei der Bestimmung der Inulin-Clearance behandelt und verdünnt. PAH wurde nach BRATTON u. MARSHALL (1939) colorimetrisch gemessen.

Das Verhalten des Elektrolyt- und Wasserhaushaltes wurde durch Aufstellung von Natrium- und Wasserbilanzen zu verschiedenen Zeiten nach der einmaligen Injektion von 500 mg/kg Folsäure getestet. Bei den Versuchen, in denen die Elektrolyt- und Wasserausscheidung über eine Dauer von 4 Tagen unmittelbar im Anschluß an die Folsäure-Injektion gemessen wurde, führten wir den Ratten nach dem von HERKEN, SENFT, SCHWARZ u. MERKER (1963) beschriebenen Verfahren oral Magensonden ein, durch die im Abstand von jeweils 4 Std 4 ml einer $0,2\%$igen NaCl-Lösung mit $4,3\%$ Glucose gegeben wurde. Während der Dauer des Versuches befanden sich die Tiere in temperatur- und feuchtigkeitskonstanten Stoffwechselkäfigen, die ein getrenntes Auffangen von Urin und Kot erlaubten. Der Urin wurde in jeweils vierstündigen Perioden gesammelt und die Menge gemessen. Bei der Aufstellung der Natrium- und Wasserbilanzen, die am 4. Tag nach einmaliger Injektion von 500 mg/kg Folsäure vorgenommen wurde, erhielten die Ratten eine kontinuierliche Infusion einer $0,2\%$igen Kochsalzlösung, die $4,3\%$ Glucose enthielt, über einen Zeitraum von 15 Std durch i.v. Infusion, wobei 5 ml/Std appliziert wurden. Die Konzentrationen der Elektrolyte im Harn wurden auch hier flammenphotometrisch ermittelt. Der Rest-N im Serum und der Gesamtstickstoff im Harn wurden nach dem Verfahren von KJELDAHL bestimmt.

Nach der Entfernung von Eiweiß wurde der Urin auf pH 3 angesäuert und zur Auskristallisation der Folsäure über mehrere Stunden bei 4°C aufbewahrt. Der kristalline Niederschlag wurde gewogen und nach wiederholten Waschungen mit Aqua dest. und Äther spektrophotometrisch analysiert. Das UV-Spektrum des in 0,1 n NaOH gelösten Kristallisates ergab Absorptionsmaxima bei 256, 283 und 365 µm und war mit dem der Folsäure identisch. Durch Vergleich mit einer Eichkurve wurde die ausgeschiedene Menge ermittelt.

Zur elektronenmikroskopischen Untersuchung wurden die Nieren 1 und 2 Std sowie 1, 2, 3, 4, 5 und 6 Tage nach der einmaligen Folsäure-Injektion entnommen. Sie kamen sofort in kalte Fixierungslösung (5°C) und wurden in möglichst dünne Scheiben zerlegt. Zur Fixierung benutzten wir entweder $2^0/_0$iges Glutaraldehyd in 0,1 M Phosphatpuffer (pH 7,2) und anschließender Einwirkung von $1^0/_0$igem OsO_4 in 0,1 M Phosphatpuffer oder nur OsO_4. Während der Entwässerung in der Acetonreihe erfolgte die Präparation bestimmter Nierenabschnitte aus den Scheiben unter dem Lupenmikroskop. Einbettung: Mikropal (Fa. Ferak, Berlin), Schnitte: Servall-Mikrotome und LKB-Ultratome, Kontrastierung: Uranylacetat und Bleicitrat. Aufnahmen: Siemens-Elmiskop I und I a. Zur lichtmikroskopischen Kontrolle wurden etwa 1 µ dicke Schnitte hergestellt und in $1^0/_0$iger wäßriger Giemsalösung mit Boraxzusatz gefärbt.

Bei einigen Tieren wurde 1 Std, 2 und 4 Tage nach der einmaligen Folsäure-Injektion in Äthernarkose die Bauchhöhle eröffnet und ein dünner Katheter von der Iliacagabel bis über die Abgänge der Nierenarterien vorgeschoben. Unter geringem Druck wurde verdünnte Tusche in die Katheter injiziert. Vorher waren durch Zentrifugieren alle gröberen Tuschepartikel entfernt und anschließend eine Dialyse für 12 Std gegen Aqua dest. vorgenommen worden, um toxische Substanzen zu entfernen. Die Injektion wurde bis zur deutlichen Schwärzung beider Nieren fortgesetzt. Nach sofortigem Einführen oder erst nach Fixierung in Formol erfolgte die Herstellung von Gefrierschnitten von verschiedener Dicke.

Ergebnisse

Zunahme des Nierengewichtes

Die einmalige i.v. Injektion von 500 mg/kg Folsäure führt nach 4 Tagen zu einer beträchtlichen Vergrößerung der Niere (Abb.1) mit statistisch gesicherter Zunahme des Feucht- und Trockengewichtes. Eine Dosis von 250 mg/kg hatte einen geringeren Effekt auf das Nierenwachstum. Die Wirkung ist nicht spezifisch für Folsäure. Xanthopterin in einer Dosis, die dem Pteridinanteil der Folsäure entspricht, führt gleichfalls zu einer Vergrößerung der Niere. Der restliche Anteil der Folsäure, als 4-Aminobenzoylglutaminsäure in entsprechender Dosis appliziert, war unwirksam (Tab.1)[1]. Wichtiger als die Zunahme des Feuchtgewichtes war die signifikante Erhöhung des Trockengewichtes der Nieren nach einmaliger Behandlung mit Folsäure und Xanthopterin. In diesem Stadium wurde auch eine DNA-Vermehrung in der Niere durch Messungen von SCHULTE-HERMANN (1968) mit der Methode von

---

[1] Ein Teil der Ergebnisse wurden als „Kurze Mitteilung" in der Klin. Wschr. **46**, 1232 (1968) veröffentlicht.

OGUR u. ROSEN (1950) gefunden, die fast den doppelten Wert der Kontrollen erreichte. Zur endgültigen Klärung sind weitere Versuche notwendig.

Beobachtungen an älteren Tieren mit einem Gewicht von 220—265 g ergaben, daß die Wirkungen von 500 mg/kg Folsäure noch ausgeprägter waren. Das Feuchtgewicht beider Nieren erhöhte sich von 1611,1 ± 43,6 mg/Tier auf 3971,6 ± 80,2 mg/Tier. Das entspricht einer Gewichtszunahme von 146,5%. Besonders auffällig war auch hier die Zunahme

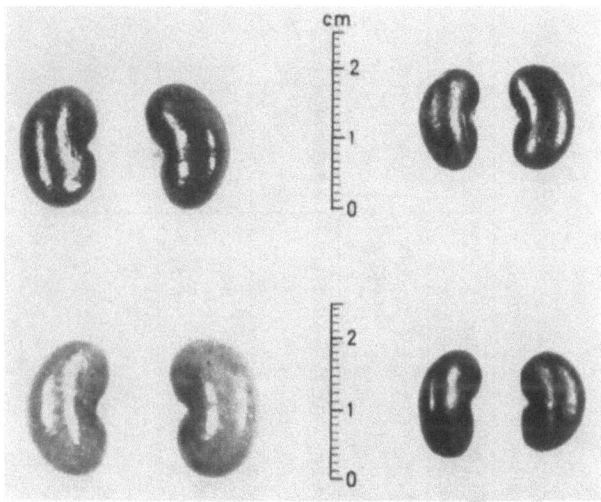

Abb.1. Nierenvergrößerung 4 Tage nach einer einmaligen Folsäuregabe von 500 mg/kg. Links: behandelte Tiere. Rechts: Kontrollen. Tiergewichte: 140—160 g. Nierengewichte vor und nach Folsäuregabe s. Tab. 1 und Text

des Trockengewichtes der Nieren, das bei den Kontrollen von 360,1 ± 8,7 mg/Tier auf 678,7 ± 24,2 mg/Tier nach Behandlung mit 500 mg/kg Folsäure anstieg. Das sind 89% mehr als dem Ausgangswert entspricht ($p < 0,0002$).

Nierenfunktion

1. Inulin- und PAH-Clearance

Die einmalige i.v. Injektion von 500 mg/kg Folsäure führt bei der Ratte zu einer akuten Störung der Nierenfunktion, die sich in einer vorübergehenden Anurie äußert. In diesem Stadium ist keine Aufstellung exakter Bilanzen möglich. 4—8 Std nach der Injektion wird eine deutliche Retention von Natrium und Wasser erkennbar, die offenbar mit einer starken Verminderung der glomerulären Filtration einhergeht.

Tabelle 1. *Zunahme des Nierengewichtes weißer Ratten 4 Tage nach einmaliger Gabe von Folsäure (500 mg/kg) und Xanthopterin (200 mg/kg)*

	Gewicht der Tiere g	Feuchtgewicht beider Nieren (mg/Tier)			Trockengewicht beider Nieren (mg/Tier)		
		Kontrollen	behandelte Tiere	Gewichts- zunahme %	Kontrollen	behandelte Tiere	Gewichts- zunahme %
500 mg/kg Folsäure	130–150	1053,3 ± 19,5 $p < 0,0002$ $n = 25$	1867,2 ± 68,6 $n = 10$	77	241,0 ± 4,1 $p < 0,0002$ $n = 25$	321,3 ± 10,7 $n = 10$	33
200 mg/kg Xanthopterin	140–170	1271,9 ± 28,8 $p < 0,0002$ $n = 5$	2369,0 ± 84,1 $n = 4$	86	284,8 ± 6,2 $p < 0,0002$ $n = 5$	359,9 ± 13,2 $n = 4$	26
302 mg/kg 4-Amino- benzoylglutamin- säure	140–150	1214,0 ± 39,5 $n = 7$	1171,9 ± 31,2 $n = 5$	−3,5	274,5 ± 9,4 $n = 7$	271,1 ± 7,4 $n = 5$	−1

Am 4. Tage nach der einmaligen Injektion von 500 mg/kg Folsäure, zu dem Zeitpunkt, an dem die Zunahme der Nierengewichte das Maximum erreichte, konnten die Größe der glomerulären Filtration und die PAH-Clearance einwandfrei gemessen werden. Dabei stellte sich heraus, daß die glomeruläre Filtration von 7,2 ml/kg · min auf 2,5 ml/kg · min abgesunken war. 10 Tage nach der Folsäure-Applikation war die glomeruläre Filtration mit 4,0 ml/kg · min noch immer um 44% gegenüber dem Kontrollwert herabgesetzt. Die Herabsetzung der PAH-Clearance ergab darüber hinaus auch eine Einschränkung der sekretorischen Leistung (Tab. 2).

Tabelle 2. *Nierenfunktion 4 und 10 Tage nach einmaliger Gabe von 500 mg/kg Folsäure*

	Kontrollen	Behandelte Tiere	
		nach 4 Tagen	nach 10 Tagen
Inulin-Clearance (ml/kg · min)	7,2 ± 0,4	2,5 ± 0,5	4,0 ± 0,6
	$\llcorner$ $p < 0{,}0002$ $\lrcorner$		
	$\llcorner$ $p < 0{,}005$ $\lrcorner$		
PAH-Clearance (ml/kg · min)	24,9 ± 1,0	12,9 ± 1,3	
	$\llcorner$ $p < 0{,}0002$ $\lrcorner$		
Filtrationsfraktion (C-In./C-PAH)	0,29 ± 0,029	0,19 ± 0,036	

Die Minderung der glomerulären Filtration und der PAH-Clearance ist nicht auf eine Senkung des arteriellen Blutdrucks zurückzuführen. Die Messungen ergaben im Durchschnitt einen Wert von 117 mm Hg bei den Folsäure-behandelten Tieren gegenüber 126 mm Hg bei den Kontrollen. Die geringfügigen Abweichungen sind nicht signifikant.

2. Bilanz des Natrium- und Wasserhaushaltes

Bei der Aufstellung der Natrium-Bilanzen wurden folgende Beobachtungen gemacht: Bis zur 16. Std nach einmaliger Injektion von 500 mg/kg Folsäure wurde eine deutliche Einschränkung der Natrium- und Wasserausscheidung festgestellt. Bei einer Einfuhr von 550 µval Natrium innerhalb von 16 Std schieden die Kontrolltiere 652,2 ± 78,7 µval wieder aus. Die mit Folsäure behandelten Tiere eliminierten in der gleichen Zeiteinheit dagegen nur 307,6 ± 82,6 µval. Diese Retention war nach 96 Std wieder ausgeglichen.

Die Aufstellung von Bilanzen am 4. und 10. Tage nach der Folsäure-Injektion, bei der sowohl die Natrium-Konzentration im Serum und Harn als auch die Größe der glomerulären Filtration bestimmt wurden, ergab folgende Werte (Tab. 3). Bei stark eingeschränkter glomerulärer Filtration ist die Natrium-Bilanz bereits am 4. Tage ausgeglichen. Dies beruht auf einer stärkeren Reduktion der tubulären Rückgewinnung von Natriumionen, die von 98% des glomerulär filtrierten Natriums bei den Kontrollen auf 93,6% bei den mit Folsäure behandelten Tieren

Tabelle 3. *Einschränkung der GFR 4 und 10 Tage nach i.v. Injektion von 500 mg/kg Folsäure*

		Kontrollen	500 mg/kg Folsäure vor	
		$n = 8$	4 Tagen $n = 9$	10 Tagen $n = 5$
GFR (ml/kg · min)		7,2 ± 0,4	2,5 ± 0,5	4,0 ± 0,6
		$p < 0,0002$		
			$p < 0,005$	
Glomerulär filtr. Na$^+$ (μval/kg · min)		1046,8 ± 33,2	328,8 ± 58,6	597,7 ± 92,7
		$p < 0,0002$		
			$p < 0,0002$	
Tubulär resorb. Natrium	μval/kg·min	1026,2 ± 33,2	308,0 ± 58,6	577,2 ± 92,8
		$p < 0,0002$		
			$p < 0,001$	
	in % des glom. filtr.	98,0	93,6	96,5
Natriumausscheidung im Harn (μval/kg · min)		20,6 ± 3,1	20,8 ± 1,9	20,5 ± 5,3

abfällt. Am 10. Tage zeigt sich eine langsame Besserung der Nierenfunktion. Ein Dauerinfusionsversuch über 15 Std mit einer 0,2%igen Kochsalzlösung, der 4,3% Glucose zugesetzt waren, ergab am 4. Tage nach der Folsäuregabe eine weitgehend ausgeglichene Natrium-Bilanz. Es wurde aber eine überschießende Kalium-Ausscheidung registriert (Tab. 4). Die Kalium-Mehrausscheidung hat zum Teil extrarenale Ursachen.

Nach Applikation der Folsäure kommt es zu einem erheblichen Gewichtsverlust der Tiere.

Die Stickstoff-Ausscheidung im Harn ist mit 142,8 ± 12,8 mg/Tier innerhalb der 15 Versuchsstunden gegenüber 53,1 ± 1,1 mg/Tier bei den Kontrollen mit 89,7 mg/Tier signifikant angestiegen. Die Befunde sprechen dafür, daß ein Zusammenhang zwischen der Gewichtsabnahme und der negativen Kalium-Bilanz besteht. Bei der Erfassung endogener Stickstoff- und Kaliumverluste entspricht eine Mehrausscheidung von 1 g N einem Kaliumverlust von etwa 2,38 mval Kalium (DANOWSKI,

PETERS, RATHBURN, QUASHNOCK u. GREENMAN, 1949). Einer Mehrausscheidung von 89,7 mg N im Harn würden somit 213,5 µval K/Tier innerhalb von 15 Std entsprechen. Da eine negative Kalium-Bilanz von 261,0 µval/Tier innerhalb von 15 Std gemessen wurde, dürfte der Kaliumverlust zum größten Teil auf die Gewichtsreduktion bei ge-

Tabelle 4. *Elektrolyt- und Wasserausscheidung von Ratten 4 Tage nach 500 mg/kg Folsäure i.v. Infusion mit 0,2%iger NaCl- und 4,3%iger Glucose-Lösung. Infusionsgeschwindigkeit: 5 ml/Std*

Wasserausscheidung in ml/Tier

Versuchsdauer	Kontrollen		500 mg/kg Fols. i.v. vor 4 d
15 Std	Einfuhr	75,0	75,0
	Ausscheidung	69,7 ± 0,9	67,7 ± 0,9
	Tierzahl	20	20

Natriumausscheidung in µval/Tier

Versuchsdauer	Kontrollen		500 mg/kg Fols. i.v. vor 4 d
15 Std	Einfuhr	2565,0	2565,0
	Ausfuhr	2590,3 ± 31,0	2555,3 ± 126,5
	Tierzahl	15	15

Kaliumausscheidung in µval/Tier

Versuchsdauer	Kontrollen		500 mg/kg Fols. i.v. vor 4 d
15 Std	Einfuhr	—	—
	Ausscheidung	329,6 ± 12,2	590,6 ± 23,2
		— $p < 0,0002$ —	
	Tierzahl	34	21

steigertem Gewebsabbau zurückzuführen sein. Die Kalium-Elimination durch die Niere ist demnach nur geringfügig erhöht. Die Kalium-Konzentration im Serum war 96 Std nach einmaliger Gabe von 500 mg/kg Folsäure mit 4,86 ± 0,11 µval/ml gegenüber den Kontrollwerten mit 5,63 ± 0,1 µval/ml signifikant erniedrigt ($p < 0,0002$). Da auch die Serum-Natrium-Konzentration bei ausgeglichener Bilanz bei den mit Folsäure behandelten Tieren mit 131,6 ± 3,1 µval/ml gegenüber den Kontrollen mit 145,4 ± 1,5 µval/ml erniedrigt war, ist eine Änderung der Verteilung dieser Elektrolyte zwischen extra- und intracellulärem Raum möglich.

3. Verhalten des Rest-N

Die Schädigung der Niere durch Folsäure ist auch an dem Anstieg des Rest-N im Serum zu erkennen. Aus der Tab. 5 kann entnommen werden, daß der Grad der Insuffizienz am 1. und 2. Tage nach der einmaligen Injektion das Maximum zeigt. Am 7. Tage sind die Normalwerte der Kontrollen noch nicht wieder erreicht.

Tabelle 5. *Anstieg des Serum-Rest-N nach Applikation von 500 mg/kg Folsäure i.v.*

Zeit nach Injektion	6 Std	1 Tag	2 Tage	4 Tage	7 Tage
Rest-N in mg-$^0/_0$	78,6 ± 5,5	154,7 ± 12,9	182,0 ± 21,0	71,1 ± 18,8	49,2 ± 16,2
$p <$	0,0002	0,0002	0,0002	0,08	0,01
Kontrollen			31,8 ± 1,9		

4. Ausscheidung der Folsäure

Zwischen der Anreicherung der Folsäure in der Niere und der Dauer ihrer Wirkung scheint kein eindeutiger Zusammenhang zu bestehen. Auch mit dem Absinken der Konzentration am Einwirkungsort hält ihre Wirkung noch ziemlich lange an. Die Bestimmung der Folsäure-Ausscheidung in den ersten 24 Std nach einmal verabreichter Dosis von 500 mg/kg i.v. ergab bei gleichzeitiger Infusion einer 0,2%igen Kochsalzlösung mit 4,3% Glucose, daß 75,5% der verabreichten Menge innerhalb dieses Zeitraumes ausgeschieden wurden. Von den pro Tier applizierten 90,4 mg konnten 68,2 mg im 24-Std-Harn in unveränderter Form isoliert und spektrophotometrisch identifiziert werden.

Elektronenmikroskopische Untersuchungen

Morphologische Veränderungen lassen sich bereits 1 Std nach der i.v. Folsäure-Injektion (500 mg/kg) im proximalen Tubulus (Hauptstück) nachweisen. Geringe Veränderungen wurden auch in der Henleschen Schleife (Überleitungsstück) und im distalen Tubulus (Mittelstück) nachgewiesen. Die Glomerula (Abb. 2B) und ebenso die Zellen des Verbindungsstückes und Sammelrohrsystems sind unversehrt. Die Darstellung der Glomerulumcapillaren durch Tuscheinjektionen ergab keine Abweichungen vom Normalen, weder im Vas afferens noch im Vas efferens des glomerulären Systems. Auch im juxtaglomerulären Apparat waren keine Strukturveränderungen zu beobachten. Allerdings muß hier einschränkend auf die geringe Zahl der angeschnittenen Polbezirke hingewiesen werden. Es wurden Schnitte von 15 juxtaglomerulären Apparaten analysiert. Ein Teil dieser Zellen enthält zahlreiche homogene elektronendichte Einschlüsse. Eine Auflösung der Granula oder eine Degranulation war nicht festzustellen. Die Macula densa dagegen zeigte wie die benachbarten Abschnitte des distalen Tubulus geringe Veränderungen. Sie bestanden in einzelnen Aufblähungen des apikalen Zelleibs in das Lumen hinein, in Schwellungen der Mitochondrien und in angedeuteten Zellmembranschädigungen in der Nähe von Kristallaggregaten.

Die Folsäurewirkung im Hauptstück bestand 1 Std nach der Injektion in einer Mitochondrienschwellung der ersten Tubuluszellen des Harnpoles. Einige Mitochondrien zeigten dabei einen deutlichen Matrixverlust mit Verstreichen oder Zerfall der Cristae, so daß sie sich nur noch schwer von anderen membranbegrenzten Vacuolen unterschieden (Abb. 2A). Ein großer Teil der Mitochondrien reagiert nur mit einer Abkugelung. Gleichzeitig mit dieser Veränderung der Mitochondrien, die normalerweise langgestreckt parallel zur Achse der Zellen liegen, verschwinden an vielen Zellen die tiefen basalen Einfaltungen (basales Labyrinth). Die Oberfläche der Tubuluszellen zur Capillare hin verringert sich dabei beträchtlich. Die Zahl der vorwiegend apikal lokalisierten Einschlüsse hat zugenommen. Ihre Morphologie ist gegenüber dem normalen Bild verändert. Es sind jetzt viele Einschlüsse erkennbar, die eine unregelmäßige Form und einen polymorphen Inhalt mit wechselnder Elektronendichte haben. An vielen Stellen stülpen sich verschieden lange Abschnitte der apikalen Zellmembran blasenartig in das Lumen vor (Abb. 2A). Auch einzelne Mikrovilli sind blasig umgeformt. Sie enthalten meistens ein fein granuläres Material. Ein Verbindungsstiel mit dem übrigen Cytoplasma ist häufig noch nachzuweisen, jedoch kommen wahrscheinlich auch Abweichungen vor. Ein typisches Zeichen der Schädigung durch die Folsäure ist die Cylinderbildung im Lumen des Hauptstückes, das mit gestielten oder freien basalen Zelltrümmern, nadelförmigen Strukturen (Folsäure-Kristalle) und feingranulärem Material angefüllt ist (Abb. 3). Die Menge und Packungsdichte der nadelförmigen Strukturen nimmt zum Überleitungsstück deutlich zu. Im Endabschnitt des gewundenen und im gestreckten Teil des Hauptstückes sind nur noch wenige Blasen und Zelltrümmer zu finden. Doch gibt es auch hier noch zahlreiche Mikrokristalle in verschiedener Anordnung. Ihre Dicke schwankt von 50—200 Å, ihre größte Länge beträgt 0,2 µ. Die Mikrovilli dieser Tubulusabschnitte zeigen ausgeprägte Zeichen einer Schädigung: Am Lumen zerfallen die Fortsatzspitzen in Vesikel verschiedener Größe (500—5000 Å ⌀), viele Fortsätze anastomosieren in den basalen Bereichen und sind jetzt den sogenannten

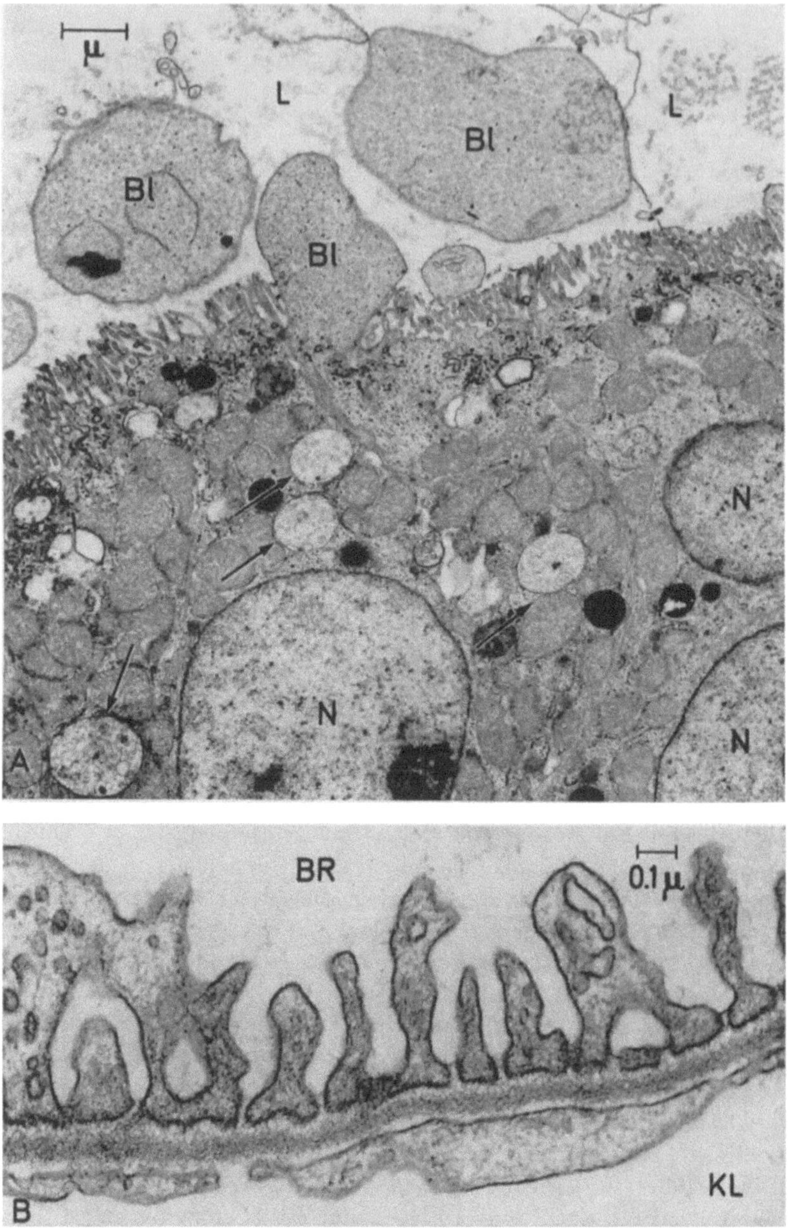

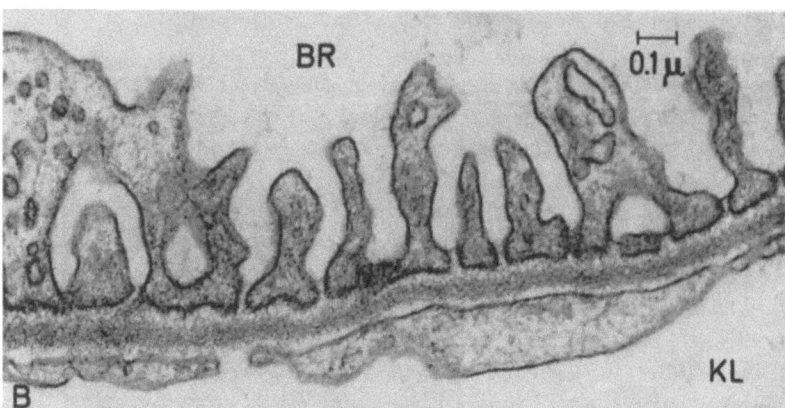

Abb. 2A u. B. Rattenniere 1 Std nach Folsäure-Injektion. A Apikaler Teil einer proximalen Tubuszelle mit blasigen Vorwölbungen (*Bl*) in das Tubuluslumen (*L*). Abrundung der Mitochondrien und vereinzelt starke Schwellung (↓). N = Nucleus. Vergrößerung: 1:9000. Bei der Reproduktion auf $^9/_{10}$ verkleinert. B Wand einer Glomerulumcapillare. BR = Bowmanscher Raum; KL = Capillarlumen; Endothel, Deckzellfortsätze, Basalmembran. Vergrößerung: 1:50000. Bei der Reproduktion auf $^9/_{10}$ verkleinert

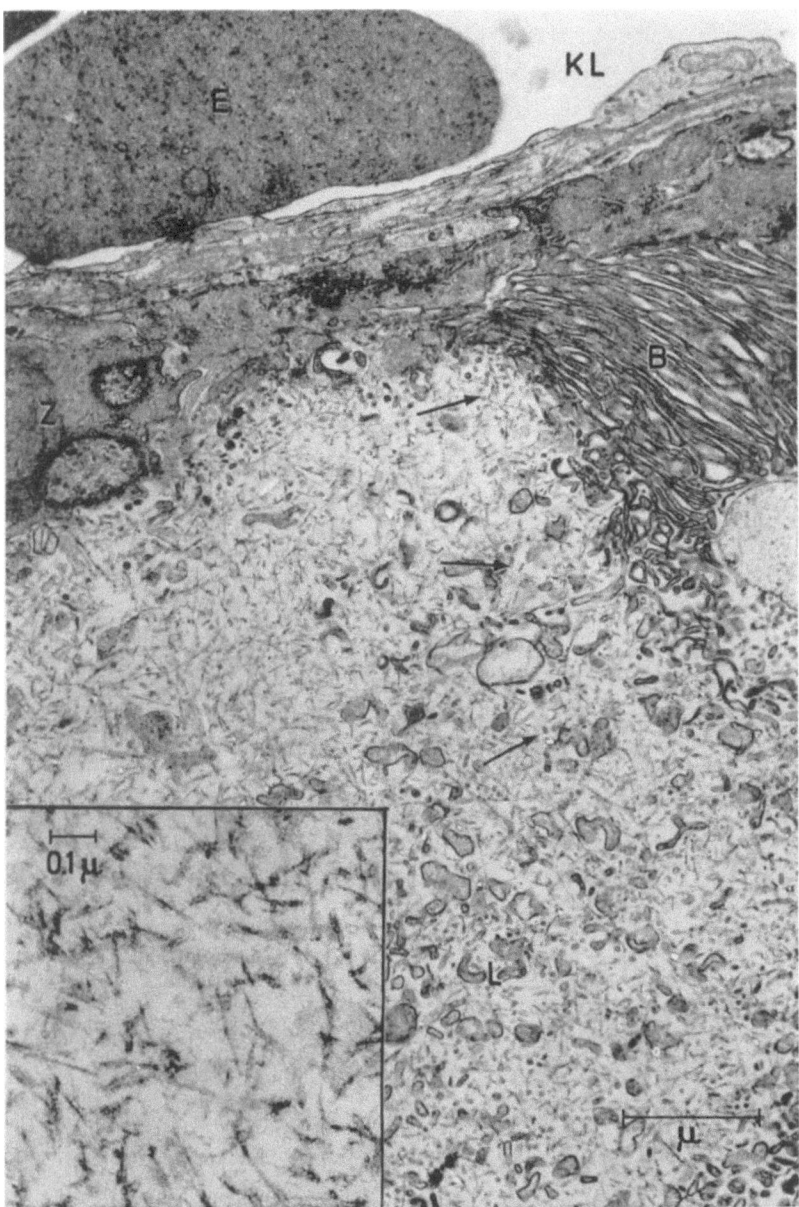

Abb. 3. Rattenniere 1 Std nach Folsäure-Injektion. Lumen (L) des proximalen Tubulus ausgefüllt mit nadelförmigen Kristallen und Vesikeln unterschiedlicher Größe. Vesiculärer Zerfall des Bürstensaumes (B). Epithelzelle (Z) stark abgeflacht. KL = Capillarlumen; E = Erythrocyt. Vergrößerung: 1:21000. Bei der Reproduktion auf $^9/_{10}$ verkleinert

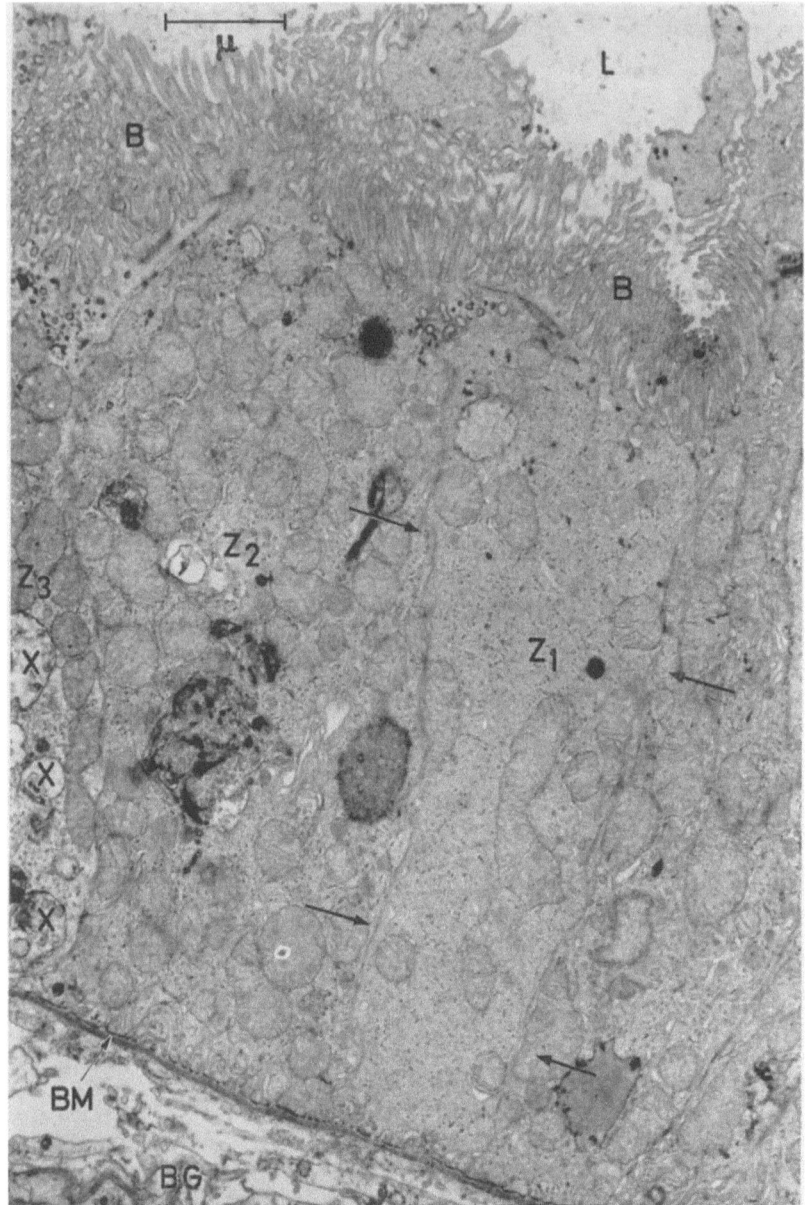

Abb. 4. Rattenniere 4 Tage nach Folsäure-Injektion. Proximaler Tubulusabschnitt „regenerierende" (Z_1) neben einer normalen (Z_2) und einer geschädigten (Z_3) Zelle. Z_1 mit vielen freien Ribosomen und nur wenigen Organellen. B = Bürstensaum; BG = Bindegewebe; BM = Basalmembran; L = Tubuluslumen. Vergrößerung: 1:18000. Bei der Reproduktion auf $^9/_{10}$ verkleinert

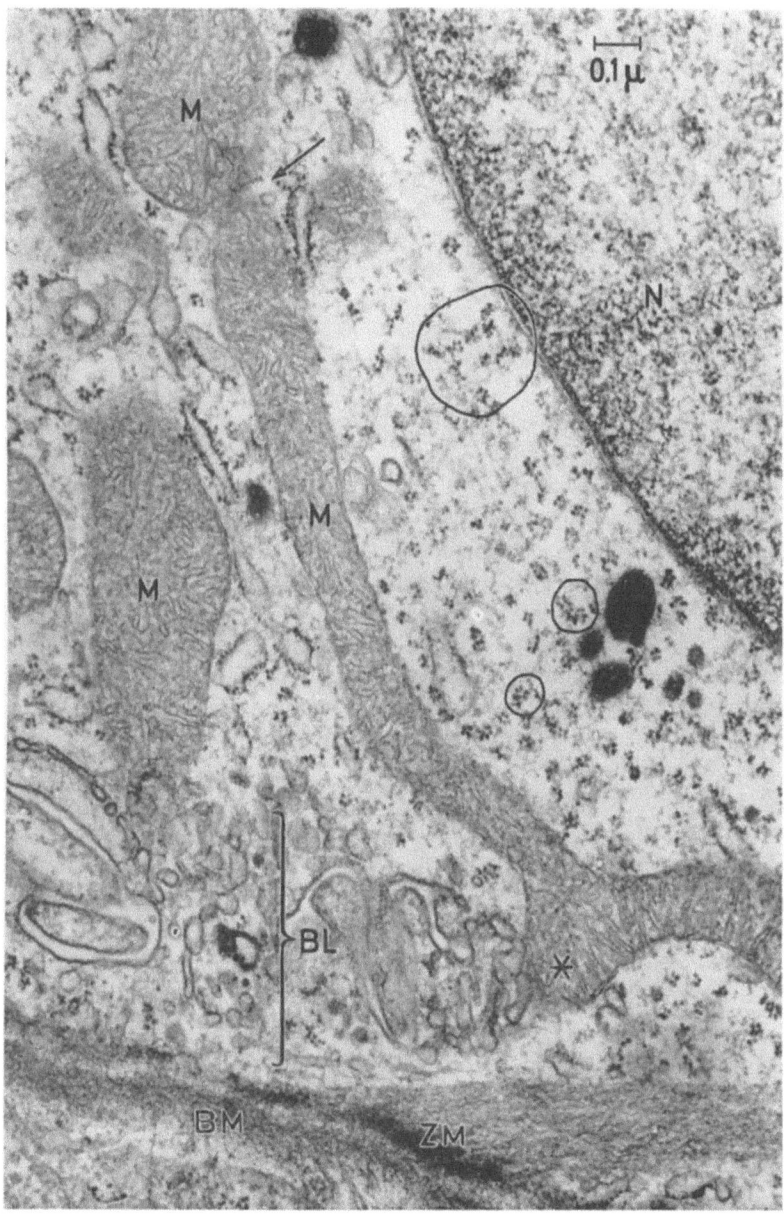

Abb. 5. Rattenniere 4 Tage nach Folsäure-Injektion. Basaler Teil einer proximalen Tubuluszelle. Basales Labyrinth (*BL*) nur gering ausgeprägt oder vesiculär zerfallen (↓). Vergrößerung der Mitochondrien (*M*), Knospenbildung (*x*) und Abschnürungsvorgänge (*). Vermehrung der freien Ribosomen mit Polysomenbildung (*O*). *N* = Nucleus; *BM* = Basalmembran; *ZM* = Zellmembran. Vergrößerung: 1:55000. Bei der Reproduktion auf $^9/_{10}$ verkleinert

Stereocilien ähnlich. Häufig löst sich der Bürstensaum auch von der Basis des übrigen Cytoplasma ab. Durch den vesiculären Zerfall und die basale Ablösung geht der Bürstensaum auf lange Strecken völlig verloren. Viele dieser Zellen haben keine kontinuierliche Membranabgrenzung mehr und sind flacher geworden.

Die apikalen Zellmembranen der Überleitungsstücke (Henlesche Schleife) sind weniger empfindlich, obwohl auch hier reichlich Mikrokristalle nachzuweisen sind. Ein vesiculärer Zerfall ist selten, eine Mitochondrienschwellung in manchen Abschnitten aber noch deutlich erkennbar. Im Mittelstück werden vereinzelt vesiculär zerfallene apikale Zellmembranen angetroffen. Auch in diesem Tubulusabschnitt können die basalen Einfaltungen abflachen. Im Verbindungsstück und in den Sammelrohren wurden keine eindeutigen Veränderungen gefunden.

Wie auf Grund der Versuche über die schnelle Ausscheidung der Folsäure zu erwarten war, sind nach 4 Tagen kaum noch Mikrokristalle im Tubulus nachzuweisen. Auch die Schädigung der Tubuli ist zurückgegangen. Die cytoplasmatischen Veränderungen verschwinden in umschriebenen Bezirken. Zwischen den normalen und veränderten Zellen tritt vereinzelt oder in Gruppen eine neue Zellart auf, die sich durch die geringe Zahl der Zellorganellen auszeichnet (Abb. 4). In ihrem Cytoplasma überwiegen die in Gruppen, Ketten oder Bogen angeordneten freien Ribosomen, die als Polysomen zusammentreten. Auch in den übrigen Zellen nimmt die Zahl der Ribosomen ebenso zu wie die Zahl und Weite der Hohlräume des rauhen endoplasmatischen Reticulums. Die Mitochondrien regenerieren. Als Zeichen der Mitochondrienvermehrungen zeigen sich Knospen, sanduhrförmige Formen und Abschnürungen (Abb. 5): Der Nucleolus nimmt an Größe zu und enthält Abschnitte mit überwiegenden Filamenten oder Granula. Schon vom 2. Tage nach der Injektion an sind zahlreiche monocytenähnliche Zellen im Interstitium nachzuweisen. Häufig finden sich diese Zellen auch dicht gedrängt im Lumen einzelner Capillaren.

Diskussion

Untersuchungen über die Geschwindigkeit des Einbaues von ³H-markiertem Thymidin in die DNA von Tubulusepithelien und das Studium des Mitose-Index der Niere bei Ratten haben ergeben, daß diese Funktionen mit zunehmendem Alter der Versuchstiere verlangsamt werden (STÖCKER, TEUBNER u. ROSENBUSCH, 1964; STÖCKER, 1966). Sie fallen mit dem ausklingenden Wachstum der Niere steil ab und erreichen bei einem Alter von 3—4 Monaten einen ziemlich konstanten niedrigen Wert. Unspezifische Schädigungen sehr verschiedener Art können das Tubulusepithel der Niere zu einer starken Regeneration anregen. So wurde z.B. nach temporärer Ischämie gefunden, daß die Niere ein sehr aktives

Proliferationsblastem darstellt, das in der Größenordnung den schnell proliferierenden Zellen anderer Organe mit labilen Elementen, z. B. den Epithelien des Darmtraktes, nicht nachsteht (EDER, 1966; STÖCKER, 1966).

Nach der einmaligen Injektion einer hohen Folsäure-Dosis von 500 mg/kg kommt es innerhalb von 4 Tagen zu einem beträchtlichen Anstieg des Feucht- und Trockengewichtes der Niere. Auch die Zunahme der DNA bestätigte die zuerst von TAYLOR, THRELFALL u. BUCK (1966b) gemachte Beobachtung, daß es offensichtlich durch Stimulation der Genaktivität zu einer vermehrten RNA- und Proteinsynthese kommt, die durch Gabe von Actinomycin oder Puromycin verhindert werden kann. Die Untersuchungen der Nierenfunktion lassen jedoch darauf schließen, daß es sich hier nicht um eine „chemische Induktion" handelt, wie THRELFALL, TAYLOR u. BUCK (1966a) ursprünglich angenommen hatten. Die unmittelbar nach Folsäure-Injektion auftretende Anurie und die noch nach Tagen erkennbare Reduktion des glomerulären Filtrates lassen darauf schließen, daß es sich bei der Nierenvergrößerung um die Folge einer unspezifischen Wirkung handelt, die auf einer Schädigung des Tubulusepithels beruht. Auffällig war die Ablagerung nadelförmiger Kristalle im Tubuluslumen mit einem Zerfall des Bürstensaumes der proximalen Tubulusepithelien. Beziehungen zwischen der Kristallisation und dem vesiculären Zerfall sind deutlich erkennbar, da der Bürstensaum an anderen Stellen, die keine Auskristallisation der Folsäure zeigten, kaum verändert war.

Die Untersuchung der Kristalle in der Niere und im Urin ergab, daß es sich dabei tatsächlich um Folsäure handelt. Von der verabreichten Menge wurden allerdings 75% innerhalb der ersten 24 Std wieder ausgeschieden. Dieser Befund stimmt im Prinzip mit den von TAYLOR, THRELFALL u. BUCK (1968) gemachten Beobachtungen überein, die 25 Std nach der Injektion nur noch 6% der verabreichten Dosis in den Nieren wiederfanden.

Die apikale Blasenbildung, die Mitochondrienschwellung und die Vermehrung der elektronendichten Einschlüsse sind auch bei anderen chemisch und auch bei ischämisch erzeugten Nierenschädigungen zu finden. Sie sind sicher nicht spezifisch und haben mit den bekannten biologischen Eigenschaften der Folsäure nichts zu tun.

Bei dem morphologischen Studium der Veränderungen wurden jedoch auch Beobachtungen gemacht, die Besonderheiten aufweisen und von den bisher bekannten Befunden über die Regeneration des Nierenepithels nach Schädigungen abweichen. Dazu gehört das Verstreichen der basalen Einstülpungen, das bisher noch nicht beschrieben wurde. Der Verlust des Bürstensaumes und des basalen Labyrinths zeigten eine extreme Oberflächenverkleinerung der Tubuluszellen an.

Besonders eindrucksvoll ist die starke Vermehrung der Ribosomen in der Regenerationsphase und ihre deutliche Gruppierung zu Polysomen, die für den Ablauf einer beträchtlichen Neubildung von Proteinen in diesen Zellen spricht. Sie übertreffen bei weitem die Veränderungen, die von REMMER u. MERKER (1963a, b, 1965) bei der Stimulation der Enzyme des endoplasmatischen Reticulums nach Einwirkung von Phenobarbital gefunden wurden, die ganz überwiegend die glatten Membranen betrafen. Die nach Folsäure-Einwirkung erhobenen Befunde entsprechen eher den Beobachtungen, die an regenerierenden Zellen im proximalen Abschnitt der Rattenniere nach einstündiger Ischämie beschrieben wurden, wobei die freien Ribosomen stark vermehrt waren (THOENES, 1964). Auch in einem frühen Stadium des kompensatorischen Wachstums nach einseitiger Nephrektomie konnten ähnliche Bilder erhalten werden (HALLIBURTON u. THOMSON, 1965; ANDERSON, 1967), die alle für eine Erhöhung des RNA-Gehaltes oder der RNA-Synthese sprechen und als Ausdruck einer genetisch determinierten Umstellung des Funktionsstoffwechsels der Zelle auf den Proliferations-Stoffwechsel angesehen werden können. Die Zusammenlegung der Ribosomen zu Polysomen, die nach der geltenden Ansicht unter der Mitwirkung der Messenger-RNA erfolgt, läßt darauf schließen, daß die Proteinsynthese in ein besonders aktives Stadium eingetreten ist. Dies läßt sich auch aus der Neubildung der Zellorganellen schließen und erklärt die signifikante Zunahme des Trockengewichtes, die innerhalb von 4 Tagen einen beträchtlichen Umfang erreicht. Ob diese Substanzvermehrung allein als Folge der Schädigung oder unter Mitwirkung der in der Niere verbliebenen Folsäure erfolgt, kann noch nicht entschieden werden. Die Beobachtung, daß Xanthopterin gleiche Reaktionen auslöst, spricht allerdings gegen diese Annahme. Tetrahydrofolsäure ist offenbar ebensowenig wie 2,4,7-Triamino-6-phenyl-pteridin (Triamteren) in der Lage, Nierenvergrößerungen zu erzeugen (TAYLOR, THRELFALL u. BUCK, 1968). Dennoch sind einige Pteridinverbindungen anscheinend fähig, bestimmte Enzyme im Cytoplasma der Tubuluszelle zu aktivieren oder durch Neubildung zu vermehren, wie das Verhalten der Folsäure-Reduktase in der Niere nach Applikation hoher Dosen von 2,4,7-Triamino-6-phenyl-pteridin (Triamteren) und der analogen, am Benzolring hydroxylierten Verbindung beweist (MIKOLAJEWSKI, 1968).

Bei der Untersuchung der kompensatorischen Nierenhypertrophie und auch der Vorgänge, die bei der Nierenregeneration ablaufen, wurde gefunden, daß sich alle Tubulusabschnitte beteiligen, wobei das Nierenwachstum wahrscheinlich nicht kontinuierlich, sondern rhythmisch erfolgt (HÜBNER, 1966; NOLTENIUS, ACHENBACH, OEHLERT u. SCHELLHAS, 1965). STOECKER, SCHULZE, HEINE u. LIEBSCHER haben die Regeneration der Nierenzellen mit Hilfe von ^{3}H-Thymidin-Dauerinfusionen nach einstündiger Nierenischämie an erwachsenen Ratten studiert und ebenfalls Unterschiede in der Aktivität der einzelnen Abschnitte gefunden. Der Prozentsatz markierter Kerne war im Stratum subcorticale (gerade Hauptstücke, in geringerer Zahl auch gewundene Hauptstücke) am höchsten. Die Autoren kommen aber zu dem Schluß, daß die besonders intensive Markierung des Stratum subcorticale und der äußeren Medulla in der unterbundenen Niere „nicht den Ort eines besonderen Regenerationsblastems" darstellt, sondern mit dem Umfang der lokalen Gewebsschädigung und der daraus resultierenden ortsständigen Zellproliferation zusammenhängt. Autoradiographische Untersuchungen von THRELFALL, TAYLOR u. BUCK (1966a), die versucht haben, die Wachstumszonen innerhalb der Niere nach Injektion von Folsäure zu identifizieren, sprechen für die allgemeine Gültigkeit dieser Ansicht. Nach Verabreichung von ^{3}H-markiertem Thymidin beobachteten sie die höchste Aktivität 48 Std später in der corticalen Zone. Die von uns mit dem Elektronenmikroskop erhobenen Befunde sprechen für eine bevorzugte Schädigung der Tubulusepithelien im proximalen Abschnitt des Nephrons, so daß sich die Wachstumszone wahrscheinlich ganz überwiegend auf diesen Abschnitt lokalisiert. Dies ist auch für die Beurteilung der Funktionsstörungen von Bedeutung.

Die langanhaltende Senkung der glomerulären Filtration war besonders auffällig. Sie wurde auch bei anderen Intoxikationen der Niere gefunden und ist schwer zu erklären (FLANIGAN u. OKEN, 1965). Der Blutdruck war bei den mit Folsäure behandelten Tieren normal, die Struktur der Glomerulumcapillaren einschließlich der Podocyten und des Endothels unversehrt. Die elektronenmikroskopischen Untersuchungen ergaben, daß die Lumina der Tubuluszellen schon nach 4 Tagen wieder frei sind von Zelldetritus oder eiweißähnlichem Material. Es ist aber bekannt, daß die Zellvermehrung bei der reparativen Regeneration der Niere sowohl nach ischämischen als auch nach toxischen Einwirkungen überschießend sein kann (STAEMMLER u. KARHOFF, 1956; CAIN u. FAZEKAS, 1962; KABOTH, 1965). Der Überschuß an Zellen wird mit verschiedener Geschwindigkeit abgebaut, wobei sich der Organismus zugleich auch pathologischer Elemente entledigen kann. Der verschiedene Differenzierungsgrad, der bei der elektronenmikroskopischen Untersuchung der regenerierenden Zellen im proximalen Tubulusabschnitt erkennbar ist, läßt Rückschlüsse auf eine geringere Leistungsfähigkeit dieser Zellen zu. Das Studium der Elektrolyt- und Wasserbilanzen, die in den ersten Tagen nach der Folsäuregabe durchgeführt wurden, bestätigt diese Annahme. Auch das Verhalten der Natrium- und Wasserausscheidung am 4. Tage nach der Folsäuregabe spricht dafür, daß die ausgeglichene Bilanz bei herabgesetzter glomerulärer Filtration durch eine Minderung der tubulären Rückgewinnung von

Natrium und Wasser in dem regenerierenden Tubulusabschnitt erreicht wird. Die Frage, ob die langanhaltende Senkung der glomerulären Filtration mit der überschießenden Regeneration und einer dadurch bedingten Verengerung des Tubuluslumens in Zusammenhang gebracht werden kann, ist nur durch intratubuläre Druckmessungen zu entscheiden. Die vollständig ausgeglichene Natrium- und Wasserbilanz bei den Versuchstieren, die Dauerinfusionen einer 0,2%igen Kochsalzlösung über 15 Std erhalten hatten, spricht zunächst gegen eine solche Annahme. FLANIGAN u. OKEN (1965), die sich mit den Ursachen der Reduktion des glomerulären Filtrates nach Sublimat-Intoxikation auseinandersetzten, konnten einen intratubulären Druckanstieg als Ursache ausschließen. Schädigungen der Glomerulumcapillaren wurden nicht gefunden. Die Autoren glauben, daß der eigentliche Grund für die nach Sublimat-Vergiftung auftretende Anurie oder Oligurie in einer Okklusion der Tubuli durch Aggregation bei Verminderung des tubulären Harnflusses zu suchen ist. Sie sehen im Abfall der glomerulären Filtration den wichtigsten Grund für das Auftreten der Anurie nach Sublimat-Vergiftung.

Da die Oligurie nach Applikation hoher Folsäuregaben nur sehr kurze Zeit anhält und die Natrium- und Wasserbilanz schon nach 4 Tagen vollständig ausgeglichen war, liegen hier wesentlich andere Bedingungen vor. Auch läßt die signifikante Zunahme des Trockengewichtes auf eine eindeutige Steigerung der Proteinsynthese schließen, wie sie nach Sublimat-Intoxikation in diesem Umfang nicht beschrieben wurde. Die nephrotoxischen Wirkungen extrem hoher Folsäuredosen, die bisher nicht bekannt waren, beschränken sich überwiegend auf den proximalen Tubulusabschnitt und werden offenbar durch die Kristallisation der Substanz begünstigt. Im Bereich der Henleschen Schleife und im distalen Tubulus wurden nur geringe Veränderungen gesehen. Über die Ursache und den Umfang der Eiweißsynthese, die anscheinend über das bisher bei unspezifischen Schädigungen bekannte Maß hinausgeht, können erst Untersuchungen an den isolierten Ribosomen und Polysomen der Nierenzellen Aufklärung geben.

Literatur

ANDERSON, W. A.: The fine structure of compensatory growth in the rat kidney after unilateral nephrectomy. Amer. J. Anat. **121**, 217 (1967).

BRATTON, A. C., and E. K. MARSHALL, JR.: A new coupling component for sulfonilamide determination. J. biol. Chem. **128**, 537 (1939).

CAIN, H., u. ST. FAZEKAS: Studien über die Folgen einer vorübergehenden experimentellen Nierenischämie. I. u. II. Virchows Arch. path. Anat. **336**, 389 (1963); **337**, 33 (1963).

CONNEY, A. H.: Pharmacological implications of microsomal enzyme induction. Pharmacol. Rev. **19**, 317 (1967).

DANOWSKI, T. S., J. P. PETERS, J. C. RATHBURN, J. N. QUASHNOCK, and L. GREENMAN: Studies in diabetic acidosis and coma with particular emphasis on retention of administered potassium. J. clin. Invest. **28**, 1 (1949).

EDER, M.: Zellerneuerung im Magen-Darm-Trakt. Verh. dtsch. Ges. Path. **50**, 75 (1966).

FLANIGAN, W. J., and D. E. OKEN: Renal micropuncture study of the development of anuria in the rat with mercury-induced acute renal failure. J. clin. Invest. **44**, 449 (1965).

FÜHR, J., J. KACZMARCZYK u. C. D. KRÜTTGEN: Eine einfache colorimetrische Methode zur Inulinbestimmung für Nieren-Clearance-Untersuchungen bei Stoffwechselgesunden und Diabetikern. Klin. Wschr. **33**, 729 (1955).

GELBOIN, H. V., and N. R. BLACKBURN: The stimulatory effect of 3-methyl-cholanthrene on benzpyrene hydroxyalse activity in several rat tissues. Inhibition by actinomycin D and puromycin. Cancer Res. **24**, 356 (1964).

GILMAN, A. G., and A. H. CONNEY: The induction of aminoazodye N-demethylase in nonhepatic tissues by 3-methylcholanthrene. Biochem. Pharmacol. **12**, 591 (1963).

HADDOW, A.: In: Chemistry and biology of pteridines, p. 100. London: Churchill 1954.

HALLIBURTON, I. W., and R. Y. THOMSON: Chemical aspects of compensatory renal hypertrophy. Cancer Res. **25**, 1882 (1965).

HERKEN, H.: Biosynthesis and action of dinucleotides containing 6-aminonicotinamide on membrane transport processes. Arzneimittel-Forsch. **18**, 1235 (1968).

—, u. V. NEUHOFF: Spektrofluorometrische Bestimmung des Einbaues von 6-Aminonicotinsäureamid in die oxydierten Pyridinnucleotide der Niere. Naunyn-Schmiedebergs Arch. exp. Path. Pharmak. **247**, 187 (1964).

— G. SENFT, W. SCHWARZ u. H. J. MERKER: Struktur und Funktion der Glomerula nach Einwirkung von Glucocorticoiden bei der Aminonucleosidnephrose. Naunyn-Schmiedebergs Arch. exp. Path. Pharmak. **245**, 289 (1963).

— — u. B. ZEMISCH: Die Einschränkung des tubulären Natrium- und Kaliumtransportes durch Biosynthese 6-Aminonicotinsäureamid enthaltender Nucleotide. Naunyn-Schmiedebergs Arch. exp. Path. Pharmak. **249**, 54 (1964).

HÜBNER, K.: Experimentelle Untersuchungen über kompensatorische Hypertrophie, Wachstum und Regeneration der Rattenniere. Verh. dtsch. Ges. Path. **50**, 132 (1966).

KABOTH, U.: Vergleichend funktionelle und morphologische Untersuchungen an der ischämisch geschädigten Rattenniere. Z. ges. exp. Med. **138**, 561 (1965).

MIKOLAJEWSKI, V.: Beeinflussung der Folatreduktase durch Triamteren und Triamterenderivate. Inaug.-Diss., Med. Fak. Freie Universität Berlin 1968.

NOLTENIUS, H., H. ACHENBACH, W. OEHLERT u. H. SCHELLHAS: Experimentelle Nierenvergrößerung nach unilateraler Nephrektomie bei Ratten. Beitr. path. Anat. **132**, 220 (1965).

OGUR, M., and G. ROSEN: Nucleic acid of plant tissue. I. The extraction and estimation of desoxypentose nucleic acid and pentose nucleic acid. Arch. Biochem. **25**, 262 (1950).

PETERS, G.: Glomeruläre Clearancen, p-Aminohippursäure-Clearance und Diurese bei verschiedenen Diureseformen der nicht narkotisierten Ratte. Naunyn-Schmiedebergs Arch. exp. Path. Pharmak. **235**, 113 (1959).

REMMER, H., u. H. J. MERKER: Drug-induced changes in the liver endoplasmic reticulum: association with drug-metabolizing enzymes. Science **142**, 1657 (1963a).

REMMER, H., u. H. J. MERKER: Enzyminduktion und Vermehrung von endoplasmatischem Reticulum in der Leberzelle während der Behandlung mit Phenobarbital (Luminal). Klin. Wschr. 41, 276 (1963b).
— — Effect of drugs on the formation of smooth endoplasmic reticulum and drug-metabolizing enzymes. Ann. N. Y. Acad. Sci. 123, 79 (1965).
SCHULTE-HERMANN, R.: Unveröffentlichte Untersuchungen (1968).
— R. THOM, I. SCHLICHT u. W. KORANSKY: Zahl und Ploidiegrad der Zellkerne der Leber unter dem Einfluß körperfremder Stoffe. Naunyn-Schmiedebergs Arch. Pharmak. exp. Path. 261, 42 (1968).
STAEMMLER, M. u. B. KARHOFF: Die akuten Nephrosen. II. Mitt. Nierenschäden durch Antibiotica. Virchows Arch. path. Anat. 328, 481 (1956).
STÖCKER, E.: Der Proliferationsmodus in Niere und Leber. Verh. dtsch. Ges. Path. 50, 53 (1966).
— B. SCHULTZE, W.-D. HEINE u. H. LIEBSCHER: in Vorbereitung.
— E. TEUBNER u. G. ROSENBUSCH: Die DNS-Synthese als Funktion des Alters in Leber und Niere der Ratte. Verh. dtsch. Ges. Path. 48, 295 (1964).
TAYLOR, D. M., G. THRELFALL, and A. T. BUCK: Stimulation of renal growth in the rat by folic acid. Nature (Lond.) 212, 472 (1966b).
— — — Chemically-induced renal hypertrophy in the rat. Biochem. Pharmacol. 17, 1567 (1968).
THOENES, W.: Mikromorphologie des Nephron nach temporärer Ischämie. Stuttgart: G. Thieme 1964.
THRELFALL, G., D. M. TAYLOR, and A. T. BUCK: The effect of folic acid on growth and deoxyribonucleic acid synthesis in the rat kidney. Lab. Invest. 15, 1477 (1966a).
UEHLEKE, H., u. H. GREIM: Stimulierung der Oxydation von Fremdstoffen in Nierenmikrosomen durch Phenobarbital. Naunyn-Schmiedebergs Arch. Pharmak. exp. Path. 261, 152 (1968).

Priv.-Doz. Dr. med. H. J. MERKER
II. Anatomisches Institut
der Freien Universität
1000 Berlin 33, Königin Luise-Str. 15

Prof. Dr. H. HERKEN
Pharmakologisches Institut
der Freien Universität
1000 Berlin 33, Thielallee 69/73

Wirkungen von Amilorid und Triamteren auf die Lipolyse und den durch Enzyme induzierten Glucosetransport isolierter Fettzellen*

F. v. BRUCHHAUSEN und J. STREUBEL

Pharmakologisches Institut der Freien Universität, Berlin

Eingegangen am 21. November 1968

The Effects of Amiloride and Triamterene on Lipolysis and Enzyme-induced Glucose Transport in Isolated Fat Cells

Summary. 1. Isolated fat cells (adipocytes) have been used to study the effects of amiloride and triamterene on lipolysis, on reversal of inhibition of lipolysis, and on glucose transport stimulated by phospholipase A, α-chymotrypsin, and trypsin. The effects have been compared with those of other diuretics.

2. Neither amiloride nor triamterene have an influence on lipolysis. The inhibition which insulin exerts on lipolysis stimulated by somatotrophic hormone and dexamethasone as well as by adrenaline can be abolished by amiloride and triamterene in concentrations of 10^{-3} M and 10^{-4} M respectively.

3. The uptake of glucose into adipose tissue cells which is stimulated by phospholipase A, α-chymotrypsin, or trypsin as well as by insulin, is inhibited by amiloride and triamterene. Amiloride and triamterene probably act on the cell membrane.

4. Stimulation of glycose transport into the fat cells can still be noted after washing out phospholipase A, and is increased to 4 times the control value. This procedure makes it possible to separate the stimulating component from the inhibiting component.

Key-Words: Adipocytes — Plasma Membrane — Diuretics — Phospholipase A — Proteases.

Zusammenfassung. 1. An isolierten Fettzellen (Adipocyten) werden die Wirkungen von Amilorid und Triamteren auf die Lipolyse, auf die Enthemmung der Lipolyse und auf den Glucosetransport unter Stimulierung durch Phospholipase A, α-Chymotrypsin und Trypsin im Vergleich zu anderen gebräuchlichen Diuretica studiert.

2. Weder Amilorid noch Triamteren haben einen Einfluß auf die Lipolyse. Die Hemmung, die Insulin auf eine durch Wachstumshormon und Dexamethason sowie durch Adrenalin stimulierte Lipolyse ausübt, kann durch Amilorid und Triamteren in 10^{-3} bzw. 10^{-4} M Konzentration aufgehoben werden.

3. Amilorid und Triamteren hemmen die durch Phospholipase A, α-Chymotrypsin oder Trypsin angeregte Glucoseaufnahme in Fettgewebszellen ebenso wie die durch Insulin. Ein Angriff von Amilorid und Triamteren an der Zellmembran ist wahrscheinlich.

---

* Herrn Prof. Dr. L. LENDLE zum 70. Geburtstag gewidmet.

4. Die Stimulierung des Glucosetransports in die Fettzellen nach Auswaschen der Phospholipase A bleibt bestehen und steigert sich auf das Vierfache des Kontrollwertes. Mit diesem Verfahren ist es somit möglich, die stimulierende Grundkomponente von der hemmenden Komponente abzutrennen.

Schlüsselwörter: Adipocyten — Plasmamembranen — Diuretica — Phospholipase A — Proteasen.

Unter einer Reihe therapeutisch gebräuchlicher Diuretica hatten Triamteren (v. BRUCHHAUSEN, HERKEN, VOSS u. MERKER, 1967) und Amilorid (v. BRUCHHAUSEN, KAISER u. HERKEN, 1969) Wirkungen am isolierten epididymalen Fettgewebe der Ratte gezeigt. Beide Substanzen hemmten in vitro die durch Insulin stimulierbare Glucoseaufnahme ins Gewebe, die Kohlensäurebildung aus Glucose, die Umwandlung in Glykogen und den Einbau von Leucin ins Fettgewebsprotein. Da die untersuchten Reaktionen durch Insulin im Fettgewebe stimuliert werden können, lag es nahe, die Hemmwirkungen dieser Substanzen als Antagonismus gegenüber Insulin anzusehen. Unbeantwortet blieb aber die Frage, ob der Antagonismus gegenüber Insulin spezifisch ist und welche Ansatzpunkte zur Klärung des Wirkungsmechanismus dieser Substanzen zu finden sind.

Eine Möglichkeit, dem Wirkungsmechanismus von Amilorid und Triamteren am Fettgewebe näherzukommen, sahen wir in den möglichen Fähigkeiten des Insulins wie der Diuretica, Ionenfluxe zu beeinflussen. Im distalen Tubulus der Niere (BAER, JONES, SPITZER u. RUSSO, 1967; BALL u. GREENE, 1963) schränken sowohl Amilorid wie Triamteren die Natrium-Resorption bei gleichzeitig verminderter Kaliumausscheidung (WIEBELHAUS et al., 1965; BAER et al., 1967) ein. Fluxmessungen am Fettgewebe unter der Verwendung einiger Diuretica ließen aber erkennen (v. BRUCHHAUSEN u. BARTHELHEIMER, 1968), daß keine deutlichen Unterschiede der Na^+- und K^+-Bewegungen bei den verschiedenen Diuretica gemacht werden können.

Die Wirkungen des Insulins werden auch am Fettgewebe mit der verringerten Bildung cyclischen Adenosinmonophosphats (cAMP) in Zusammenhang gebracht (JUNGAS, 1966; SNEYD, CORIN u. PARK, 1968). Schon in kleinen Konzentrationen regt cAMP bzw. sein Dibutyrylderivat die Lipolyse an. Insulin setzt die gesteigerte Lipolyse herab, gleichgültig, ob die Anregung durch Adrenalin oder durch Dexamethason und Wachstumshormon (FAIN, KOVACEV u. SCOW, 1965) erfolgt. Aus diesem Grunde erscheint es notwendig, die Einwirkung von Amilorid und Triamteren auf diese Vorgänge zu prüfen.

Ein weiterer Ansatzpunkt zur Klärung des Wirkungsmechanismus erscheint uns die Verwendung einiger Enzyme, die die Insulinwirkung am Fettgewebe nachahmen können. Proteasen wie Trypsin und Chymotrypsin, Ribonuclease (RIESER u. RIESER, 1964) und Phospholipase A und C (BLECHER, 1965, 1966; RODBELL, 1966; RODBELL u. JONES, 1966) besitzen trotz ihrer sehr unterschiedlichen Grundwirkung diese Fähigkeiten. Eine gemeinsame Eigenschaft dieser Stimulantien und des Insulins dürfte nach der gegenwärtigen Kenntnis in der Tatsache zu suchen sein, daß durch Veränderung resp. Abspaltung die räumliche Struktur und die Ladungsverteilung der Membran-Lipoproteine — eventuell durch Übergang von laminarer zu globulärer Struktur (RODBELL, 1966) — in der Weise verändert werden, daß Transportwege resp. Carriersysteme vermehrt erschlossen werden (KRAHL, 1961; BLECHER, 1965; RODBELL 1966; KUO, 1968). Dadurch würde die Transportrate in der Zeiteinheit meßbar vergrößert werden. Vorläufig fällt es schwer, alle Erscheinungen der Insulinwirkung unter dieser Anschauung zu erklären. LEVINE (1966) vermutet allerdings, daß von der Membran ausgehende Signale weitere intracelluläre Wirkungen auslösen könnten.

Material und Methoden

Die benutzten Substanzen waren: Kollagenase aus Clostridium Welschii (Fa. Calbiochem, Luzern); Trypsin, 130000 E/g (Fa. Merck, Darmstadt); α-Chymotrypsin (Fa. Boehringer, Mannheim); Phospholipase A (Fa. Boehringer, Mannheim); Wachstumshormon vom Schwein B grade, 1 IE/mg Charge 55191 (Fa. Calbiochem, Luzern); Insulin vom Rind, 40 E/ml (Fa. Hoechst, Frankfurt-Höchst); Dexamethason-acetat, Fortecortin (Fa. Merck, Darmstadt); Amilorid = N-Amidino-3,5-diamino-6-chlorpyrazincarboxamid (MK 870); Triamteren = 2,4,7-Triamino-6-phenyl-pteridin (Fa. Röhm u. Haas, Darmstadt); [1-^{14}C]-Glucose, 2,8—2,9 mCi/mMol (Fa. The Radiochemical Centre, Amersham); Albumin vom Rind, reinst (Fa. Behringwerke, Marburg).

Die Herstellung isolierter Fettzellen (Adipocyten) folgte im wesentlichen der Beschreibung von RODBELL (1964). Die epididymalen Fettgewebe wurden männlichen Wistarratten im Gewicht von etwa 140 g entnommen. Bei der Inkubation des Gewebes mit Kollagenase (15 mg/g Gewebe) und den anschließenden Waschvorgängen wurde insbesondere auf gleichbleibende Temperatur von 37°C geachtet. Dafür wurde eine Krebs-Henseleit-Bicarbonatpufferlösung mit halbem Calciumgehalt und 4% Albumin verwendet, die mit 95% O_2—5% CO_2 gesättigt wurde. Die Inkubation der Ansätze erfolgte in einem Medium mit 2% Albumin. Die Menge der jeweils eingesetzten Fettzellsuspension wurde durch Triglyceridbestimmung nach RAPPORT u. ALONZO (1955) erfaßt. Die Meßwerte wurden auf den ermittelten Triglyceridgehalt umgerechnet. Glycerin im Medium wurde nach HANAHAN u. OLLEY (1958) durch Perjodatoxydation und Reaktion des entstehenden Formaldehyds mit Chromotropsäure durchgeführt. Die Lipolyse wurde nach FAIN, KOVACEV u. SCOW (1965) durch kombinierten Zusatz von 0,16 µg Dexamethason und 10 µg Wachstumshormon angeregt. Insulin wurde in Mengen von 100 µE/ml zugesetzt. Zur Bestimmung der $^{14}CO_2$-Bildung aus [1-^{14}C]-Glucose vergl. frühere Arbeit v. BRUCHHAUSEN et al. (1967). Die Radioaktivitätsbestimmungen geschahen im Szintillationszähler (Fa. Packard) unter Verwendung von PPO (40 mg) und POPOP (0,5 mg) (Fa. Packard) in 10 ml Toluol. Alle Angaben als Mittelwerte mit Standardabweichungen aus 4—5 Bestimmungen. Die statistische Sicherung erfolgte rechnerisch nach Students t-Methode mit graphischer Endauswertung nach PÄTAU (1943).

Ergebnisse

I. Wirkungen auf die Fettzell-Lipolyse

Auf die Lipolyse der Fettgewebszellen (Adipocyten) hat Triamteren keinen Einfluß. Die spontane Abgabe von Glycerin wird durch Amilorid

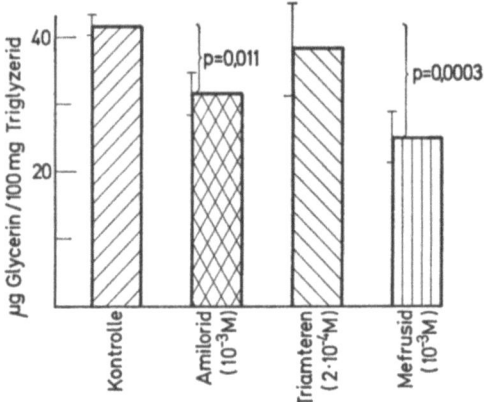

Abb. 1. Einfluß von Diuretica auf die Lipolyse isolierter Fettzellen. Inkubation 2 Std 37°

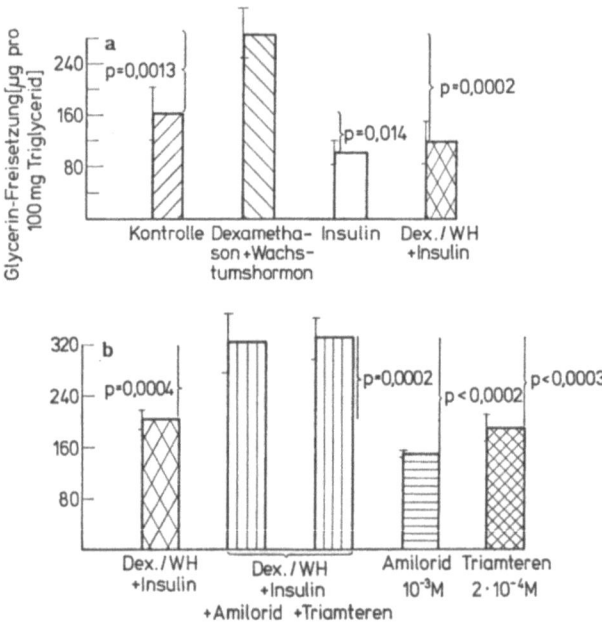

Abb. 2a und b. Einfluß von Amilorid und Triamteren auf die durch Insulin gehemmte Lipolyse. Inkubation 4 Std 37°. a Lipolysehemmung durch Insulin. b Aufhebung der Hemmung durch Amilorid und Triamteren in 10^{-3} M Konzentration nur wenig herabgesetzt, während Mefrusid eine signifikante Verminderung der Abgabe zeigt (Abb.1). Hydrochlorothiazid, Furosemid und Äthacrynsäure ließen sich mit der angegebenen Methode nicht testen, da sie mit der Bestimmungsmethode interferierten.

Eine durch Dexamethason und Wachstumshormon angeregte Lipolyse läßt sich durch Insulin einschränken. Der obere Teil der Abb. 2 bestätigt somit die Befunde von FAIN, KOVACEV u. SCOW (1965). Amilorid

Tabelle 1. *Wirkungen auf die durch Adrenalin angeregte, durch Insulin eingeschränkte Lipolyse der Fettzellen. Angaben in µg Glycerin/100 mg Triglycerid*

	ohne Adrenalin	mit Adrenalin 0,5 µg/ml	mit Adrenalin + Insulin (1 mE/ml)
Kontrolle	5,08 ± 1,01	48,9 ± 2,9	28,1 ± 2,3
Amilorid (10^{-3} M)	–	–	40,3 ± 4,3 $p = 0,006$
Triamteren ($2 \cdot 10^{-4}$ M)	–	–	39,4 ± 3,6 $p = 0,002$

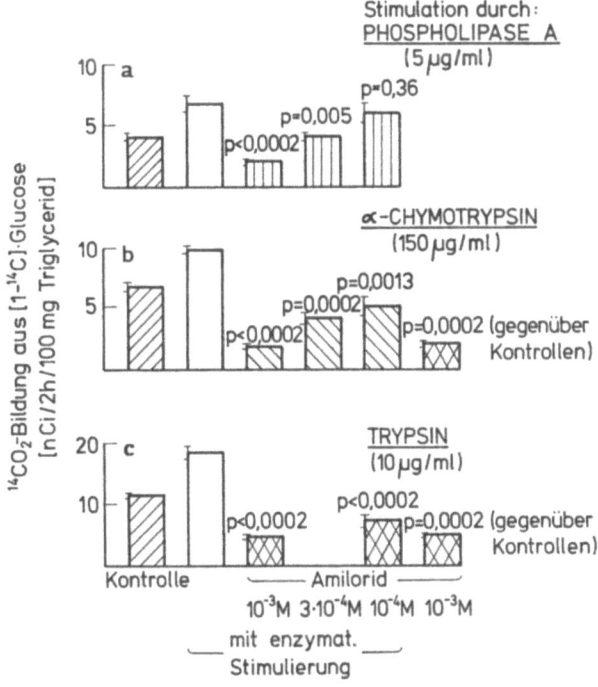

Abb. 3 a—c. Hemmung des enzymstimulierten Glucosetransportes durch Amilorid. Inkubation 2 Std 37°; Gegenwart der angegebenen Substanzen

Tabelle 2. *Hemmung des enzymstimulierten Glucosetransportes durch Triamteren (Bedingungen wie unter Abb. 3 angegeben)*

	Kontrolle	Enzymzusatz	Enzymzusatz + Triamteren				Triamteren
			$2 \cdot 10^{-4}$ M	10^{-4} M	$3 \cdot 10^{-5}$ M	10^{-5} M	$2 \cdot 10^{-4}$ M
Phospholipase A	8,53 ± 0,58	14,91 ± 0,89 $p < 0,0002$	5,04 ± 0,35 $p < 0,0002$	6,53 ± 0,30 $p < 0,0002$	11,71 ± 1,08 $p = 0,026$	13,43 ± 1,1	
α-Chymotrypsin	5,06 ± 0,01	8,44 ± 0,66 $p = 0,01$	2,62 ± 0,31 $p = 0,0005$	4,79 ± 0,09 $p = 0,0025$	5,38 ± 0,38 $p = 0,0037$		3,89 ± 0,26
Trypsin	10,97 ± 0,60	17,30 ± 0,85 $p = 0,0013$	4,18 ± 0,38 $p = 0,0003$	4,39 ± 0,26 $p < 0,0002$	9,78 ± 1,14 $p = 0,0021$	13,36 ± 0,19 $p = 0,02$	

und Triamteren, 10^{-3} M resp. $2 \cdot 10^{-4}$ M, heben den Hemmeffekt des Insulins wieder auf (untere Hälfte der Abb. 2), sie enthemmen also die Lipolyse durch Dexamethason/Wachstumshormon und erweisen sich damit auch gegenüber dieser Insulinwirkung als antagonistisch. Ihre Wirkung läßt sich mit $2 \cdot 10^{-4}$ resp. $5 \cdot 10^{-5}$ M halbmaximal auslösen. In gleicher Weise wird die durch Adrenalin angeregte, durch Insulin aber eingeschränkte Lipolyse durch Amilorid und Triamteren enthemmt (Tab. 1).

II. *Wirkungen auf den Glucosetransport nach Stimulierung durch Enzyme*

Die Wirkungen von Amilorid und Triamteren auf den Glucosetransport — gemessen an der $^{14}CO_2$-Bildung aus [1-^{14}C]-Glucose — lassen sich in Gegenwart von Insulin auch für isolierte Fettzellen bestätigen und insofern erweitern, als mit gleichen Konzentrationen gegenüber isoliertem Fettgewebe stärkere Hemmeffekte an isolierten Fettzellen zu beobachten sind. In geeigneten Konzentrationen stimulieren Phospholipase A, α-Chymotrypsin und Trypsin die Glucoseaufnahme. Amilorid und Triamteren setzen in 10^{-3} M resp. $2 \cdot 10^{-4}$ M Konzentration die stimulierte Glucoseaufnahme auf Werte herab, die niedriger als bei unstimulierten Kontrollen liegen. Abb. 3 veranschaulicht die Ergebnisse für Amilorid. Tab. 2 soll an Hand der Meßwerte für Triamteren zeigen, daß prinzipiell die gleichen Befunde für Triamteren zu erheben sind. Halbmaximal lassen sich die Effekte mit $2 \cdot 10^{-4}$ M resp. $5 \cdot 10^{-5}$ M Konzentrationen der Substanzen auslösen.

Der Hemmeffekt gegenüber Phospholipase A bleibt bestehen, wenn die

Einwirkung von Phospholipase A in $1^1/_2$ stdg. Vorinkubation vorausging, und das Enzym durch dreimaligen Mediumwechsel mit phospholipasefreiem Medium ausgewaschen wurde. Der durch Phospholipase A erzielbare Stimulierungseffekt erhöht sich hierbei auf das Vierfache des

Tabelle 3. *Bestehenbleiben des Phospholipase A-Effektes und des Amilorid-Hemmeffektes nach Auswaschen von Phospholipase A. (Bedingungen wie unter Abb. 4 angegeben)*

	Kontrolle	mit Phospholipase A	mit Phospholipase A + Amilorid (10^{-3}M)
ohne Medienwechsel	2,13 ± 0,35	2,25 ± 0,31	0,97 ± 0,10
mit Zwischenwäsche	0,42 ± 0,06	0,78 ± 0,13	0,37 ± 0,09
		$p = 0,016$	

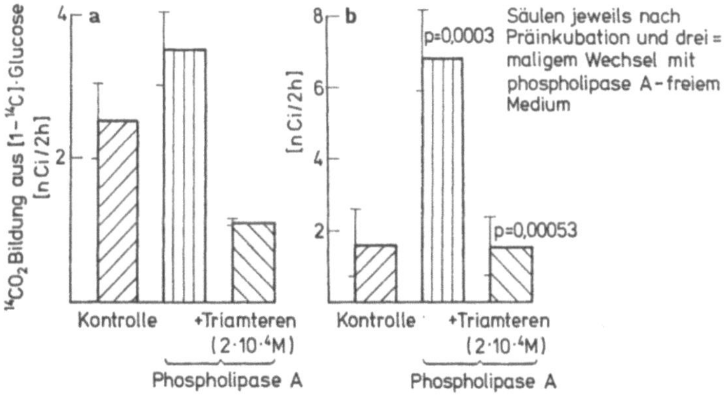

Abb 4 a und b. Bestehenbleiben des Phospholipase A-Effektes und Triamteren-Hemmeffektes nach Auswaschen von Phospholipase A. Präinkubation mit Phospholipase A $1^1/_2$ Std 37°. Inkubation unter Zusatz von [1-^{14}C]-Glucose $1^1/_2$ Std 37°. a ohne Mediumwechsel. b jeweils nach dreimaligem Wechsel mit phospholipasefreiem Medium

Konntrollwertes, der allerdigs durch Verluste bei der Handhabung der äußerst empfindlichen Fettgewebszellen niedriger liegt als bei ungewaschenen Kontrollen. Zum besseren Vergleich wurden die Werte daher nicht auf den Triglyceridgehalt der vorgelegten Zellsuspension umgerechnet. Auch in dieser Versuchsanordnung verhält sich Amilorid (Tab. 3) nicht wesentlich anders als Triamteren (Abb. 4). Selbst dann, wenn die Konzentration von Phospholipase A zu hoch gewählt wurde und daher nicht zur Stimulation des Glucosetransportes führte (Tab. 3), fand sich nach Auswaschen des Enzyms ein deutlicher Stimulationseffekt, der sich durch Amilorid einschränken ließ.

Diskussion

Als Maß der Lipolyse wurde die Anreicherung von Glycerin im Medium während der Inkubation der Adipocyten gewertet. Glycerin kann im Gegensatz zu den ebenfalls anfallenden Fettsäuren im Stoffwechsel nicht direkt wiederverwendet werden und permeiert frei ins Medium (JUNGAS u. BALL, 1963). Demgegenüber wird der Austritt von Fettsäuren durch die Anwesenheit von Albumin im Medium sowie vom Permeationsvorgang durch die Zellmembran beeinflußt. Da wir nicht wissen, ob Amilorid und Triamteren die Permeation von Fettsäuren beeinträchtigen, haben wir auf die Messung freier Fettsäuren im Medium verzichtet.

Die untersuchten Substanzen Amilorid und Triamteren haben keinen wesentlichen Einfluß auf die Freisetzung von Glycerin aus den Fettzellen. Bei diesen beiden Substanzen wie bei dem ebenfalls untersuchten Mefrusid können wir demnach keine Steigerung der Lipolyse im Fettgewebe nachweisen. Geht man davon aus, daß Insulin durch Hemmung der Adenylcyclase (JUNGAS, 1966; BLECHER, MERLINO u. ROANE, 1968; MÜLLER-OERLINGHAUSEN, SCHWABE, HASSELBLATT u. SCHMIDT, 1968) zum Abfall der vorgebildeten Menge des cAMP im Gewebe führt (BUTCHER, SNEYD, PARK u. SUTHERLAND, 1966; BUTCHER u. BAIRD, 1968), so sprechen unsere Befunde gegen einen möglichen Antagonismus von Amilorid und Triamteren gegenüber Insulin auf der Ebene des cAMP. Eine Beteiligung des cAMP an Transportvorgängen ist postuliert worden, da sein Dibutyrylderivat den Glucosetransport (BRAY, 1967; BLECHER, 1967) wie den Aminosäuretransport ins Fettgewebe hemmt (v. BRUCHHAUSEN, 1968). Für Hydrochlorothiazid wurde von SCHULTZ, SENFT, LOSERT u. SITT (1966) und SENFT, LOSERT, SCHULTZ, SITT u. BARTELHEIMER (1967) eine Hemmwirkung auf die cAMP-Phosphodiesterase des Herzmuskels beschrieben, die sich auf das Nierenenzym übertragen ließ (SENFT, MUNSKE, SCHULTZ u. HOFFMANN, 1968). Ob sich die Hemmwirkung auf den Gehalt an cAMP auswirkt, bleibt fraglich (STANDL, HASLBECK, GESER u. MEHNERT, 1968). Am Fettgewebe fanden wir keine verstärkte Lipolyse durch Hydrochlorothiazid.

Als Hemmstoffe insulinstimulierter Reaktionen im Fettgewebe ließen Amilorid und Triamteren eher eine Enthemmung der Lipolyse erwarten. Dies trifft auch für zwei Lipolyseformen zu, die nicht unmittelbar einem gleichen Mechanismus unterliegen (FAIN, 1967), obwohl beide durch Insulin gehemmt werden. Die gemeinsame Anwendung sehr kleiner Konzentrationen von Dexamethason und Wachstumshormon (FAIN, KOVACEV u. SCOW, 1965) stimuliert die Lipolyse im Gegensatz zur Lipolyse durch Adrenalin oder ACTH nach einer Latenzzeit. Hemmstoffe wie Actinomycin oder Puromycin verhindern nur die Lipolyse durch

Dexamethason und Wachstumshormon (FAIN, 1967). Die Enthemmung der durch Lipolysestimulantien angeregten, durch Insulin aber gehemmten Lipolyse durch Amilorid und Triamteren zugleich mit einer fehlenden eigenständigen lipolytischen Wirkung der Substanzen läßt fraglich erscheinen, ob diese Substanzen unmittelbar im cAMP-System angreifen. Neuere Untersuchungen von SNEYD, CORBIN u. PARK (1968) weisen außerdem darauf hin, daß die Lipolysehemmung durch Insulin nicht regelmäßig mit einem Abfall der cAMP-Konzentration im Gewebe korreliert ist.

Die untersuchten Diuretica Amilorid und Triamteren heben die Anregung des Glucosetransportes auch gegenüber Phospholipase A, α-Chymotrypsin und Trypsin auf. Ihre Wirkung beschränkt sich also nicht nur antagonistisch auf Veränderungen, die Insulin an der Membran hervorrufen soll. LEVINE (1966) hat für Insulin die Bahnung des Transports durch Ablösung eines „cover"s postuliert. Es dürfte sich dabei mittelbar um sterische oder konformative Veränderungen im Membranaufbau handeln. Phospholipase C verändert in geeigneter niedriger Konzentration sicherlich ebenfalls die Membranstruktur (RODBELL, 1966). Möglicherweise legt es vermehrt den Carrier für Glucose frei, der an Hefezellen mit Phosphatiden in Zusammenhang gebracht worden ist (DREIERKAUF u. BOOIG, 1968). Bemerkenswerterweise stimuliert Phospholipase C wie Insulin — vielleicht über die eingangs erwähnten „Signale" LEVINEs — die Proteinsynthese und hemmt wie dieses die angeregte Lipolyse in Fettzellen (RODBELL u. JONES, 1966). Unsere Versuche an Adipocyten, deren Glucosetransport nach Vorinkubation mit Phospholipase A in der eigentlichen Meßperiode mit phospholipasefreiem Medium bestimmt wurde, lassen ebenfalls vermuten, daß das Enzym irreversible Veränderungen an der Membran erzeugt hat. Unter diesen Bedingungen steigt der Glucosetransport sogar bis zum vier- bis fünffachen Wert der Kontrolle, obwohl die Zellen durch Verluste beim Waschen und das Handhaben beim Waschvorgang insgesamt in der Transportfähigkeit leiden. Dieser Befund läßt sich im Zusammenhang mit der je nach der angewendeten Konzentration bifunktionellen Wirkung des Enzyms erklären. Die in höheren Konzentrationen überwiegenden Hemmwirkungen auf den Glucosetransport überlagern demnach auch die in kleineren Konzentrationen sichtbaren anregenden Wirkungen dieses Enzyms und wären als qualitative und nicht nur quantitative Unterschiede zu verstehen. RODBELL (1966) erklärt die Wirkungen höherer Konzentrationen von Phospholipase C als Lysis mit dem Austritt von Enzymen aus den Zellen. Zugabe von Eier-Lipoprotein vermindert die Lyse (RODBELL, 1966).

Wegen der Gleichartigkeit der Wirkungen von Phospholipase A und proteolytischen Enzymen an der Fettzellmembran erhebt sich die Frage, ob eine gemeinsame Ursache im Spiel ist. Immerhin hat OTTOLENGHI (1967) an Rattengeweben beobachtet, daß die Aktivität endogener Phospholipasen durch verschiedene proteolytisch wirksame Agentien und Enzyme auf das vier- bis fünffache gesteigert werden kann. Für das Fettgewebe liegen diesbezügliche Beobachtungen nicht vor. In diesem Sinne ist es bemerkenswert, daß auch Insulin proteolytische Eigenschaften zugeschrieben werden (RIESER u. RIESER, 1964). In eigenen Versuchen bei gleichzeitiger Verwendung von Phospholipase A und Insulin in submaximalen Konzentrationen jeder Einzelkomponente verhalten sich die beiden Stimulantien jedoch additiv (STREUBEL, 1969). Offenbleiben muß auch die Frage, ob sich Membranveränderungen auch an inneren Membranen der Fettzelle abspielen und so weitere Stoffwechselwirkungen der Stimulantien erklären können.

Die Sonderstellung der betrachteten Diuretica Amilorid und Triamteren am Fettgewebe bzw. an der Fettgewebsmembran findet eine Parallele in unmittelbaren, anhaltenden und reversiblen Veränderungen an elektrischen Membrangrößen. Amilorid wie Triamteren führen zum Verschwinden von Kurzschlußstrom und Membranpotential an der Außenseite der Krötenhaut (BABA, THUDHOPE u. WILSON, 1964; EIGLER, KELTER u. RENNER, 1967; CRABBÉ, 1968). Dies hat zu der Vorstellung geführt, daß nicht die eigentliche, apical gelegene Na^+-Pumpe der Tubuluszelle durch diese Substanzen beeinträchtigt wird, sondern membranständige Carrier, die sich an der Lumenseite befinden (EHRLICH u. CRABBÉ, 1968; CRABBÉ, 1968).

Die beschriebenen Befunde deuten darauf hin, daß Amilorid und Triamteren die Fettgewebsmembran funktionell so verändern, daß mögliche Eingriffe in den Membranaufbau durch Insulin, Phospholipase A oder proteolytische Fermente am Glucosetransportsystem unwirksam bleiben oder unwirksam werden. Weitere Versuche müssen zeigen, ob und wie sich Amilorid und Triamteren an der Zellmembran binden.

Literatur

BABA, W. I., and G. R. TUDHOPE: Site and mechanism of action of the diuretic, triamterene. Clin. Sci. 27, 181—193 (1964).
BAER, J. E., C. B. JONES, S. A. SPITZER, and H. F. RUSSO: The potassium-sparing and natriuretic acitivity of N-amidino-3,5-diamino-6-chloropyrazin carboxamide hydrochloride dihydrate (Amiloride hydrochloride). J. Pharmacol. exp. Ther. 157, 472—485 (1967).
BALL, G. M., and J. A. GREENE: Localization of the site of action of triamterene diuretic. Proc. Soc. exp. Biol. (N. Y.) 113, 326—328 (1963).
BLECHER, M.: Phospholipase C and mechanisms of action of insulin and cortisol on glucose entry into free adipose cells. Biochem. biophys. Res. Commun. 21, 202—209 (1965).

BLECHER, M.: On the mechanism of action of phospholipase A and insulin on glucose entry into free adipose cells. Biochem. biophys. Res. Commun. 23, 68—74 (1966).
— Effects of insulin and phospholipase A on glucose transport across the plasma membrane of free adipose cells. Biochim. biophys. Acta (Amst.) 137, 557—571 (1967a).
— Enzyme specifity in the stimulation of glucose transport in the free adipose cells by phospholipases. Biochim. biophys. Acta (Amst.) 137, 572—574 (1967b).
— Evidence for the involvement of cyclic-3',5'-adenosine monophosphate in glucose utilization by isolated rat epididymal adipose cells. Biochem. biophys. Res. Commun. 27, 560—567 (1967).
— N. S. MERLINO, and J. T. RO'ANE: Control of the metabolism and lipolytic effects of cyclic-3',5'-adenosine monophosphate in adipose tissue by insulin, methylxanthines, and nicotinic acid. J. biol. Chem. 243, 3973—3977 (1968).
BRAY, C. A.: Inhibition of glucose oxidation in adipose tissue by dibutyryladenosine-3',5'-phosphate. Biochem. biophys. Res. Commun. 28, 621—627 (1967).
BRUCHHAUSEN, F. v.: Hemmung des α-Amino-isobuttersäure-Transportes in das isolierte Fettgewebe durch $N^6 \cdot O^{2'}$-Dibutyryl-adenosin-3' · 5'-phosphat. Hoppe-Seylers Z. physiol. Chem. 349, 1437—1439 (1968).
—, u. H. K. BARTELHEIMER: Veränderungen von Elektrolytbewegungen durch Diuretica am isolierten Fettgewebe. Naunyn-Schmiedebergs Arch. Pharmak. exp. Path. 260, 97—98 (1968).
—, u. H. HERKEN: Wirkungen des 6-Aminonicotinsäureamids auf die insulinabhängige Glucoseaufnahme in das epididymale Fettgewebe. Naunyn-Schmiedebergs Arch. Pharmak. exp. Path. 254, 388—400 (1966).
— — H. J. VOSS u. H.-J. MERKER: Wirkung von Triamteren auf insulinstimulierbare Prozesse des Fettgewebes. Naunyn-Schmiedebergs Arch. Pharmak. exp. Path. 256, 416—429 (1967).
— I. KAISER u. H. HERKEN: Über Wirkungen von N-Amidino-3,5-diamino-6-chloro-pyrazincarboxamid (Amilorid) auf den Glucosetransport und die Proteinsynthese des epididymalen Fettgewebes der Ratte. Naunyn-Schmiedebergs Arch. Pharmak. exp. Path. 262, 139—151 (1969).
BUTCHER, R. W., and C. E. BAIRD: Effects of lipolytic and antilipolytic substances on adenosine-3',5'-monophosphate levels in isolated fat cells. J. biol. Chem. 243, 1705—1712 (1968).
— J. G. T. SNEYD, C. R. PARK, and E. W. SUTHERLAND: Effect of insulin on adenosine 3',5'-monophosphate in the rat epididymal fat pad. J. biol. chem. 241, 1651—1653 (1966).
CRABBÉ, J.: A hypothesis concerning the mode of action of amiloride and of triamterene. Arch. int. Pharmacodyn. 173, 474—477 (1968).
DREIERKAUF, F. A., and H. L. BOOIJ: Changes in the phosphatide pattern of yeast cells in relation to active carbohydrate transport. Biochim. biophys. Acta (Amst.) 150, 214—225 (1968).
EHRLICH, E. N., and J. CRABBÉ: The mechanism of action of amipramizide. Pflügers Arch. 302, 79—96 (1968).
EIGLER, J., J. KELTER u. E. RENNER: Wirkungscharakteristika eines neuen Acylguanidins — Amiloride-HCl (MK 870) — an der isolierten Haut von Amphibien. Klin. Wschr. 45, 737—738 (1967).
FAIN, J. N.: Adrenergic blockade of hormone-induced lipolysis in isolated fat cells. Ann. N. Y. Acad. Sci. 139, 879—890 (1967).

FAIN, J. N., V. P. KOVACEV, and R. O. SCOW: Effect of growth hormone and dexamethasone on lipolysis and metabolism in isolated fat cells of the rat. J. biol. Chem. 240, 3522—3529 (1965).
HANAHAN, D. J., and J. N. OLLEY: Chemical nature of monophosphoinositides. J. biol. Chem. 231, 813—828 (1958).
JUNGAS, R. C.: Role of cyclic-3',5'-AMP in the response of adipose tissue to insulin. Proc. nat. Acad. Sci. (Wash.) 56, 757—763 (1966).
—, and E. G. BALL: Studies on the metabolism of adipose tissue XII. The effects of insulin and epinephrine on free fatty acid and glycerol production in the presence and absence of glucose. Biochemistry 2, 383—388 (1963).
KRAHL, M. E.: The action of insulin on cells. New York: Academic Press 1961.
KUO, J. F.: Comparisons of the effects of bacillus subtilis protease, type VIII (subtilopeptidase A), and insulin on isolated adipose cells. II. Antilipolytic action. J. biol. Chem. 243, 211—215 (1968).
LEVINE, R.: The action of insulin at the cell membrane. Amer. J. Med. 40, 691—694 (1966 a).
— The place of insulin and glucagon in the regulation of carbohydrate metabolism. In: D-Glucose und verwandte Verbindungen in Medizin und Biologie (BARTELHEIMER, HEYDE u. THORN, ed.). Stuttgart: Enke 1966 b.
MÜLLER-OERLINGHAUSEN, B., U. SCHWABE, A. HASSELBLATT, and F. H. SCHMIDT: Activity of 3',5'-AMP phosphodiesterase in liver and adipose tissue of normal and diabetic rats. Life Sci. 7, 593—598 (1968).
OTTOLENGHI, A.: Phospholipase activity of rat tissues and its modification by trypsin. Lipids 2, 303—307 (1967).
PÄTAU, K.: Zur statistischen Beurteilung von Messungsreihen (eine t-Tafel). Biol. Zbl. 63, 154 (1943).
RAPPORT, M. M., and N. ALONZO: Photometric determination of fatty acid ester groups in phospholipides. J. biol. Chem. 217, 193—198 (1955).
RIESER, P., and C. H. RIESER: Anabolic responses of diaphragm muscle to insulin and to other pancreatic proteins. Proc. Soc. exp. Biol. (N. Y.) 116, 669 (1964 a).
— — Insulin-catalyzed proteolysis. Biochem. biophys. Res. Commun. 17, 373 to 376 (1964 b).
RODBELL, M.: Metabolism of isolated fat cells I. Effects of hormones on glucose metabolism and lipolysis. J. biol. Chem. 239, 375—380 (1964).
— Metabolism of isolated fat cells. II. The similar effects of phospholipase C (Clostridium perfringens α-toxin) and of insulin on glucose and amino acid metabolism. J. biol. Chem. 241, 130—139 (1966).
—, and A. B. JONES: Metabolism of isolated fat cells III. The similar inhibitory action of phospholipase C (Clostridium perfringens α-toxin) and of insulin on lipolysis stimulated by lipolytic hormones and theophylline. J. biol. Chem. 241, 140—143 (1966).
SCHULTZ, G., G. SENFT, W. LOSERT u. R. SITT: Biochemische Grundlagen der Diazoxyd-Hyperglykämie. Naunyn-Schmiedebergs Arch. Pharmak. exp. Path. 253, 372 (1966).
SENFT, G., W. LOSERT, G. SCHULTZ, R. SITT u. H. K. BARTELHEIMER: Ursachen der Störungen im Kohlehydratstoffwechsel unter dem Einfluß sulfonamidierter Diuretica. Naunyn-Schmiedebergs Arch. Pharmak. exp. Path. 255, 369—382 (1966).
— K. MUNSKE, G. SCHULTZ u. M. HOFFMANN: Der Einfluß von Hydrochlorothiazid und anderen sulfonamidierten Diuretica auf die 3',5'-AMP-Phosphodiesterase-Aktivität in der Rattenniere. Naunyn-Schmiedebergs Arch. Pharmak. exp. Path. 259, 344—359 (1968).

SNEYD, J. G. T., J. D. CORBIN, and C. R. PARK: The role of cyclic AMP in the action of insulin. Advanc. exp. Med. 2, 367—376 (1968).
STANDL, E., H. HASLBECK, C.-A. GESER u. H. MEHNERT: Untersuchungen zur Frage einer Wechselwirkung von saluretisch wirksamen Thiazidderivaten und Thiamin bei Diabetikern. Klin. Wschr. 46, 1171—1173 (1968).
STREUBEL, J.: Dissertation, Med. Fakultät Berlin (in Vorbereitung).
WIEBELHAUS, V. D., J. WEINSTOCK, A. R. MAASS, F. T. BRENNAN, G. SOSNOWSKI u. T. LARSEN: The diuretic and natriuretic activity of triamterene and several related pteridines in the rat. J. Pharmacol. exp. Ther. 149, 397—403 (1965).

Priv.-Doz. Dr. FRANZ VON BRUCHHAUSEN und
cand. med. JÜRGEN STREUBEL
Pharmakologisches Institut
der Freien Universität
1000 Berlin 33, Thielallee 69/73

Vergleichende Untersuchungen über die DNA-Polymerase*-Aktivität in isolierten Mitochondrien und Kernen von Wirbeltierzellen**

Diether Neubert, Stephanie Teske, Monika Schmieder, Elisabeth Köhler und Eckard Oberdisse

Pharmakologisches Institut der Freien Universität Berlin

Eingegangen am 13. November 1968

Comparative Studies on the Activity of DNA-Polymerases in Isolated Mitochondria and Nuclei of Vertebrate Cells

Summary. Highly purified mitochondria isolated from a variety of vertebrate tissues have the enzymic apparatus to incorporate radioactively labelled precursors like deoxycytidine monophosphate, thymidine or thymidine triphosphate (TTP) into mitochondrial DNA. The incorporation rate depends on the mitochondrial preparation used: With "intact" mitochondria a comparatively low rate of incorporation is obtained, obviously due to a permeability barrier which prevents the desoxynucleoside triphosphates from penetrating the inner compartment of the cell particles. Mitochondria prepared in sucrose media of high molarity or mitochondrial preparations obtained by breaking their structure with the "Ultraturrax"-homogenizer show a considerable increase in the rate of ^{3}H-TTP-incorporation. In order to obtain a maximal rate all 4 nucleoside triphosphates have to be present in the incubation medium. The incorporation of ^{3}H-TTP is inhibited by typical inhibitors of DNA-polymerase reactions.

Data on some of the enzymic parameters of the mitochondrial DNA-dependent DNA-polymerase in vertebrate tissue are presented such as the dependence of the enzymic reaction on the amount of enzyme, on divalent cations, on addition of DNA as well as a comparison with the corresponding reaction located in the cell nucleus.

The DNA-polymerase activity differs from the corresponding nuclear enzyme in a number of characteristics. The enzyme does not represent a terminal desoxynucleotidyl transferase, like most of the ^{3}H-TTP incorporating activity found in the hyaloplasmic fraction.

Since it has been possible to solubilize the mitochondrial enzyme there is no major difficulty in purification.

---

* DNA Nucleotidyltransferase = Deoxynucleosidtriphosphat : DNA Deoxynucleotidyltransferase (E.C. 2.7.7.7.).

** Herrn Prof. Dr. L. Lendle zum 70. Geburtstag gewidmet.

So far, a net synthesis of mitochondrial DNA has not been demonstrated but the capacity of the enzyme would allow the conclusion that the enzyme studied accounts for the synthesis of mitochondrial DNA observed in vivo.

Key-Words: Mitochondria — DNA — DNA-Synthesis — DNA Polymerase — Cell fractionation.

Zusammenfassung. In dieser Arbeit berichten wir über Eigenschaften der mitochondrialen DNA-Polymerase und deren Abgrenzung gegenüber entsprechenden Reaktionen des Zellkerns.

Isolierte Mitochondrien der verschiedensten Wirbeltierorgane verfügen über Fermentsysteme, die Deoxynucleotide (radioaktiv markiertes dCMP, Tdr oder TTP) in die Mitochondrien-DNA einbauen können. „Intakte" Mitochondrien zeigen einen geringeren Einbau als Mitochondrien, deren Membran vorgeschädigt ist (z. B. Behandlung mit dem „Ultraturrax"-Homogenisator oder osmotischer Schock). Für einen maximalen Einbau ist die Anwesenheit aller vier Nucleotide im Versuchsansatz erforderlich. Typische Hemmstoffe von DNA-Polymerasen wie Nogalamycin, Cinerubin A, Acriflavin, Phleomycin u. ä. inhibieren die Reaktion.

Durch verschiedene Parameter — Abhängigkeit von der Fermentmenge, vom pH, von der Deoxynucleotidkonzentration, von der Gegenwart zweiwertiger Kationen, vom Zusatz exogener DNA — wurde das Ferment in Mitochondrien näher charakterisiert. Das untersuchte Ferment gehört nicht zur Gruppe der terminalen Deoxynucleotidyl-Transferasen.

Das mitochondriale Ferment läßt sich deutlich gegen die Zellkern-Polymerase und teilweise von einem entsprechenden Ferment im Hyaloplasma abgrenzen.

Da es möglich ist, das mitochondriale Ferment in Lösung zu bringen, bestehen keine grundsätzlichen Schwierigkeiten, das Enzym zu reinigen und noch eingehender zu untersuchen.

Ob die von uns charakterisierte mitochondriale DNA-Polymerase zur Verdopplung der ringförmigen Mitochondrien-DNA führt, ist zur Zeit nicht zu beurteilen. Nach einer Überschlagsrechnung der Synthesekapazität kommt das Enzym durchaus für eine Replikation der mitochondrialen DNA in Frage.

Schlüsselwörter: Mitochondrien — DNA — DNA-Synthese — DNA-Polymerase — Zellfraktionierung.

In den Mitochondrien aller bisher untersuchten Zellen konnten kleine Mengen DNA nachgewiesen werden (BORST et al., 1967; NEUBERT et al.). Da diese DNA in den meisten Geweben zirkulär ist und ein Molekulargewicht von nur etwa 10 Millionen besitzt (VAN BRUGGEN et al., 1966; NASS, 1968), kann sie von entsprechenden DNA-Molekülen des Zellkerns deutlich abgegrenzt werden. Mitochondrien besitzen auch eine RNA-Polymerase, die offenbar mitochondriale DNA als Matrize benutzt (WINTERSBERGER, 1964; LUCK u. REICH, 1964; NEUBERT et al., 1965a; NEUBERT et al., 1965b; NEUBERT et al., 1966a). Uns interessierte die Frage, ob die Mitochondrien tierischer Zellen auch über einen eigenen Apparat zur Replikation ihrer DNA verfügen.

Den ersten Hinweis für eine vom Zellkern weitgehend unabhängige Replikation mitochondrialer DNA ergaben Versuche mit ^{3}H-Thymidin bei niederen Lebewesen wie Tetrahymena pyriformis (PARSONS, 1964, 1965; STONE u. MILLER, 1965) und Physarum polycephalum (SACHSEN-

MAIER, 1964; EVANS, 1966). Nach Injektion von radioaktivem Thymidin wird jedoch auch bei Warmblütern die mitochondriale DNA in vivo markiert, und zwar weitgehend unabhängig von der Mitoserate des entsprechenden Gewebes (NEUBERT et al., 1965c; SCHNEIDER u. KUFF, 1965; BASS et al., 1966; NEUBERT et al., 1968). Wir konnten weiterhin zeigen, daß die mitochondriale DNA in einigen Warmblütergeweben — im Gegensatz zu der Zellkern-DNA — einen echten Umsatz aufweist. In der Leber erwachsener Tiere wurde eine Halbwertzeit von etwa 8 Tagen bestimmt (BASS u. NEUBERT, 1966; NEUBERT et al., 1966b; NEUBERT et al., 1968).

Über den Nachweis einer DNA-Polymerase-Aktivität in isolierten Lebermitochondrien berichteten wir erstmals 1966 (SCHMIEDER u. NEUBERT, 1966). Kurze Zeit später konnte ein entsprechender Befund an Hefe-Mitochondrien (WINTERSBERGER, 1966, 1968) sowie an isolierten Mitochondrien von Schleimpilzen (BREWER et al., 1967) erhoben werden. Mit Rattenleber-Mitochondrien wurde der Befund inzwischen in einem anderen Laboratorium bestätigt (PARSONS u. SIMPSON, 1967, 1968).

In dieser Mitteilung berichten wir über einige Eigenschaften der mitochondrialen DNA-Polymerase und über Befunde, die eine klare Abgrenzung dieser mitochondrialen Reaktion gegenüber der entsprechenden Zellkernreaktion gestatten.

Ergebnisse

I. Eigenschaften der DNA-Polymerase in Mitochondrien

1. Einbau verschiedener Vorstufen in die mitochondriale DNA in vitro

a) Einbau von ^3H-Deoxycytidin Monophosphat in DNA. Unsere ersten Versuche wurden mit ^{3}H-dCMP durchgeführt. Werden isolierte Mitochondrien mit dieser Vorstufe inkubiert, so findet ein Einbau von Radioaktivität in die DNA statt (HELGE u. NEUBERT, 1965; SCHMIEDER, 1968). Allerdings fanden wir unter den gleichen Bedingungen auch regelmäßig eine Markierung der mitochondrialen RNA-Fraktion (Abb. 1). Wie die Chromatographie zeigte, enthielt das käufliche dCMP-Präparat noch etwas radioaktiv markiertes CMP. Ein Einbau in die RNA aus dieser Vorstufe ist deshalb möglich, weil isolierte Mitochondrien über eine gewisse Menge endogener Nucleosidtriphosphate verfügen.

Wenn diese Versuche mit dCMP im ganzen auch unbefriedigend verliefen, so machten sie doch wahrscheinlich, daß isolierte Mitochondrien in der Lage sind, dCMP in dCTP umzuwandeln und einen Einbau in DNA zu katalysieren.

b) Einbau von ^3H-Thymidin in DNA. In weiteren Versuchen benutzten wir Tritium-markiertes Thymidin (^{3}H-Tdr) (SCHMIEDER u.

NEUBERT, 1966). Auch HALDAR et al. (1966) erwähnten Versuche, bei denen ³H-Thymidin in vitro in Mitochondrien-DNA eingebaut wurde. Wie bei den späteren Versuchsserien, führten wir auch die Versuche mit ³H-Thymidin an zwei verschiedenen Arten von Mitochondrien-Präparationen durch: Einmal mit Präparationen, die — wie früher beschrieben (NEUBERT et al., 1965b) — nur durch Differentialzentrifugation hergestellt werden und die wir als „intakte" Mitochondrien bezeichnen. Aus

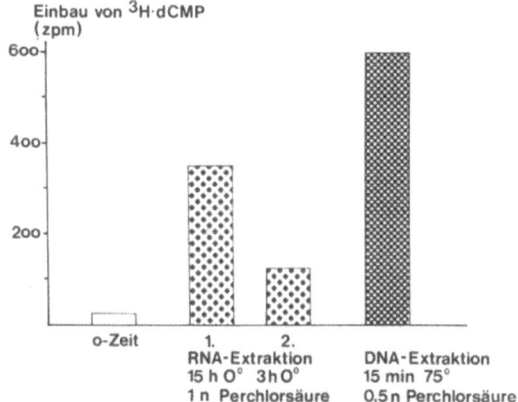

Abb. 1. *Einbau von ³H-dCMP in Mitochondrien-DNA.* Im Saccharose-Gradienten gereinigte Mitochondrien wurden 5 min bei 37°C mit ³H-dCMP (20 µC, spez. Akt. 5 C/mmol) inkubiert. 5 mM Mg⁺⁺, 1 mM ATP, dATP, dGTP und TTP, pH 7,5. Weitere Versuchsbedingungen s. exp. Teil. Die Reaktion wurde durch Zugabe von 0,2 n Perchlorsäure unterbrochen und die Nucleinsäuren nach viermaligem „Waschen" mit Säure extrahiert. Der Einbau in die RNA-Fraktion wird auf eine Verunreinigung des benutzten ³H-dCMP mit ³H-CMP zurückgeführt

dieser relativ „rohen" Zellfraktion wird durch Flotieren in Saccharose-Gradienten die zweite Mitochondrien-Präparation gewonnen. Diese Präparation ist zwar noch weniger mit anderen Zellbestandteilen verunreinigt als die erste Präparation, durch den mehrfachen osmotischen Schock wird die Membranstruktur aber deutlich verändert (s. elektronenmikroskopisches Bild). Frühere Untersuchungen der RNA-Polymerase-Aktivität hatten gezeigt, daß der Einbau radioaktiver Vorstufen bei der zweiten, partiell geschädigten Mitochondrien-Präparation wesentlich höher war als bei den „intakten" Mitochondrien, weil die Ribonucleosid-Triphosphate offenbar die intakte Mitochondrienmembran nur schlecht durchdringen können.

Mit der „intakten" Mitochondrienfraktion (zweimal gewaschen) konnte ein Einbau von ³H-Tdr in mitochondriale DNA nachgewiesen

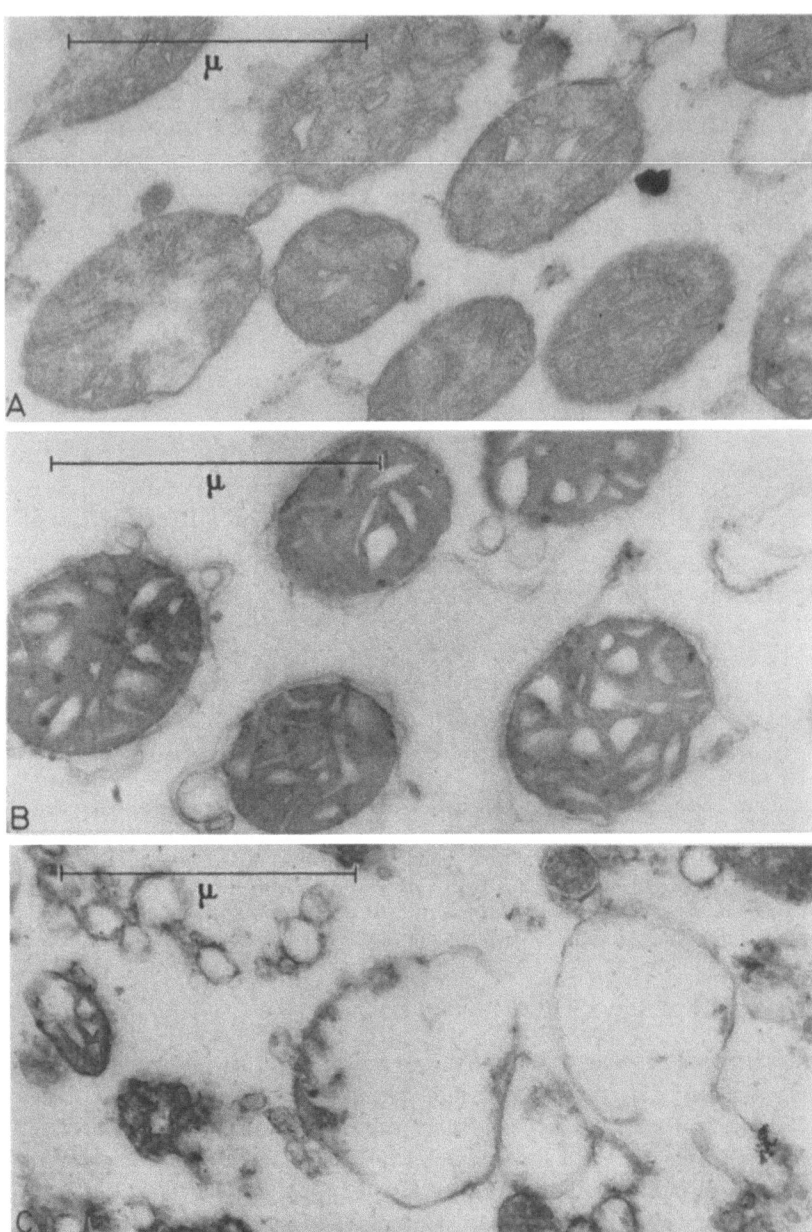

Abb. 2A—C. *Beispiele elektronenmikroskopischer Bilder der benutzten Mitochondrien-Präparationen.* Ratten-Leber, Fixierung mit 2%igem Glutaraldehyd in 0,1 M Phosphat-Puffer und 1%igem Osmiumtetroxyd, Einbettung in Vestopal. A „Intakte" Mitochondrien, isoliert durch Differentialzentrifugation. 1:45000. B Mitochondrien nach Reinigung im Saccharose-Gradienten. Schwellung der intracristären Räume, Ablösung der äußeren Membran. 1:50000. C Mitochondrien nach Behandlung mit dem „Ultraturrax"-Homogenisator. Fragmentierung der Membran. 1:45000. A—C: bei der Reproduktion auf $^9/_{10}$ verkleinert. Die elektronenmikroskopischen Aufnahmen wurden von Herrn Doz. Dr. H.-J. MERKER, II. Anatomisches Institut der FU angefertigt

werden (SCHMIEDER u. NEUBERT, 1966). Allerdings war es in vielen Versuchen schwierig, das nicht eingebaute ^{3}H-Tdr vollständig zu entfernen, so daß die Nullzeit-Kontrollen, trotz Zugabe eines großen Überschusses an inaktivem Tdr nach Beendigung der Inkubation, nicht befriedigend ausfielen.

Mit den in hochmolarer Saccharose gereinigten Mitochondrien-Präparationen gelang ein sicherer Nachweis des Einbaus von ^{3}H-Tdr nicht. Die Versuche wurden auch hier durch hohe Nullzeit-Kontrollwerte kompliziert.

Intensiv gewaschene Mitochondrien-Präparationen besitzen anscheinend keine ausreichende Thymidin-Kinase-Aktivität, um einen Einbau von ^{3}H-Thymidin zu katalysieren. Thymidin ist daher ein unzuverlässiger precursor, der keine reproduzierbaren Ergebnisse liefert.

c) Einbau von ^{3}H-TTP in DNA. Die überwiegende Mehrzahl unserer Versuchsreihen wurde daraufhin mit radioaktiv markiertem TTP durchgeführt. Bei dieser Versuchsanordnung findet ein guter Einbau in die mitochondriale DNA-Fraktion statt, während eine radioaktive Markierung der mitochondrialen RNA nicht mehr auftritt. Mit ^{14}C-TTP durchgeführte Experimente ergaben einen völlig gleichen Einbau wie mit der tritierten Vorstufe, so daß in späteren Experimenten nur noch das preiswertere ^{3}H-TTP verwendet wurde.

2. DNA-Polymerase-Aktivität bei Benutzung verschiedener Mitochondrien-Präparationen

Zur Feststellung der optimalen Bedingungen für einen Einbau von TTP wurden vergleichende Untersuchungen mit verschiedenen Arten von Mitochondrien-Präparationen durchgeführt. Wie aus der Tab. 1 zu ersehen ist, kann bei der Messung der DNA-Polymerase-Aktivität —

Tabelle 1. *DNA-Polymerase-Aktivität verschiedener Präparationen von Leber-Mitochondrien. Versuchsbedingungen: pH 7,5 — 5 mM Mg^{++} — 10 µC ^{3}H-TTP (15,6 C/mmol). Die Zahlen geben Mittelwerte $\mp$ σ von 6—10 Versuchen wieder*

Fraktion	Behandlung	Zahl der Versuche	Einbau von ^{3}H-TTP in DNA zpm · µgDNA^{-1} · min^{-1}
Mitochondrien	„Intakt"	6	167 $\mp$ 37
	nach Gradienten-Flotation	15	1060 $\mp$ 225
	nach „Ultraturrax"-Behandlung	10	2370 $\mp$ 485
Zellkerne		8	17 $\mp$ 3

ähnlich wie bei Versuchen mit der RNA-Polymerase — ein recht erheblicher Unterschied zwischen „intakten" Mitochondrien und Zellpartikeln nach Behandlung im Saccharose-Gradienten festgestellt werden. Berücksichtigt man, daß die Präparationen der „intakten" Mitochondrien noch etwa 10—50% Zellkern-DNA enthalten, so sind die Mitochondrien durch die Behandlung im Saccharose-Gradienten etwa dreimal aktiver geworden. Dieser Befund wird dadurch bestätigt, daß — auch bezogen auf den N-Gehalt der Präparationen — die enzymatische Aktivität auf etwa das Dreifache ansteigt (Tab. 4). Anscheinend können die Deoxynucleosid Triphosphate die vorgeschädigte Membran noch besser durchdringen als die der „intakten" Mitochondrien. Eine noch weitergehende Zerstörung der Struktur durch Behandlung mit dem „Ultraturrax"-Homogenisator steigert die TTP-Einbaurate zusätzlich um das Doppelte.

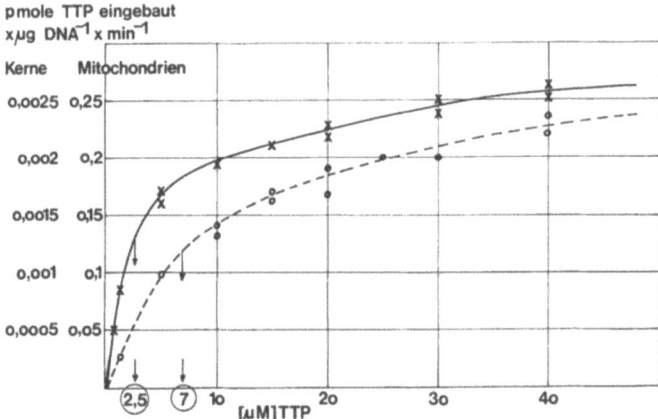

Abb. 3. *Abhängigkeit der Reaktionsgeschwindigkeit von der TTP-Konzentration.* Eine halbmaximale Reaktionsgeschwindigkeit wird bei Zellkernen mit etwa 7 μM TTP, bei Mitochondrien mit etwa 2,5 μM TTP erreicht. Beide Systeme zeigen eine maximale Einbaurate bei 30—40 μM TTP. Experimentelle Bedingungen: pH 7,8 — 2 mM Mg^{++}, Inkubation 5 min bei 37°C. Die Mitochondrien waren im Saccharose-Gradienten gereinigt. ×——× = Mitochondrien; ○----○ = Zellkerne

3. Abhängigkeit der DNA-Polymerase-Aktivität von der Konzentration der Deoxynucleosid-Triphosphate

Ein maximaler Einbau von TTP in die mitochondriale DNA erfolgt nur dann, wenn der Versuchsansatz alle 4 in der DNA zu erwartenden Basen in Form der Deoxynucleosid-Triphosphate enthält. Bereits das Fortlassen eines Nucleosid-Triphosphates vermindert die Einbaugeschwindigkeit erheblich. Allerdings wird auch bei vollständigem Fehlen aller drei nicht markierten Vorstufen noch ein Einbau des markierten

TTP gemessen. Dies spricht dafür, daß die Mitochondrien über einen gewissen Vorrat an Deoxyribonucleotiden verfügen. Ein ähnliches Verhalten wurde früher auch bei der Untersuchung der RNA-Polymerase-Aktivität in Mitochondrien gefunden (NEUBERT et al., 1967).

Die mitochondriale DNA wird auch dann markiert, wenn nicht TTP, sondern radioaktiv markiertes dATP, dGTP oder dCTP dem Versuchsansatz zugesetzt werden. Wir haben in unseren Versuchsserien TTP vorgezogen.

Es wurde weiterhin die Abhängigkeit der mitochondrialen DNA-Polymerase-Aktivität von der Konzentration der Nucleosid-Triphosphate bestimmt. In diesen Versuchsserien wurde dem Versuchsansatz ein Überschuß der nicht markierten Nucleosid-Triphosphate zugesetzt und die TTP-Konzentration variiert. Die Ergebnisse dieser Versuche sind in der Abb. 3 wiedergegeben. Es ist zu erkennen, daß eine halbmaximale Reaktionsgeschwindigkeit mit etwa 2,5 µM TTP erreicht wird und daß das System bei einer Konzentration von 30—40 µM TTP annähernd gesättigt ist. Unter gleichen experimentellen Bedingungen wird mit isolierten Zellkernen eine halbmaximale Reaktionsgeschwindigkeit bei etwa 7 µM TTP erreicht.

4. Einfluß von Hemmstoffen auf die mitochondriale DNA-Polymerase-Aktivität

Einige Hemmstoffe, die als typische Inhibitoren anderer DNA-Polymerase-Reaktionen bekannt sind, blockieren auch den mitochondrialen Vorgang. Wie die Abb. 4 zeigt, wird die mitochondriale DNA-Polymerase-Reaktion durch die DNA-komplexierenden Verbindungen Cine-

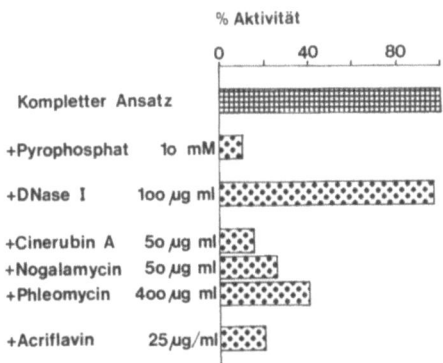

Abb. 4. *Einfluß einiger Hemmstoffe auf die DNA-Polymerase in Mitochondrien.* Die Mitochondrienfraktion war im Saccharose-Gradienten gereinigt worden. 10 µC ³H-TTP im Ansatz, pH 7,5 — 5 mM Mg^{++}. Inkubation 5 min bei 37°C

rubin A, Nogalamycin, Phleomycin und Acriflavin deutlich gehemmt. Auch mit anorganischem Pyrophosphat kann die Reaktionsgeschwindigkeit vermindert werden. Die Abb. 5 gibt als Beispiel die Dosis-Wirkungskurve nach Einwirkung von Acriflavin wieder. Bezogen auf den DNA-Gehalt wird eine vergleichsweise große Acriflavin-Menge zur Hemmung des Einbauvorganges in die Mitochondrien benötigt.

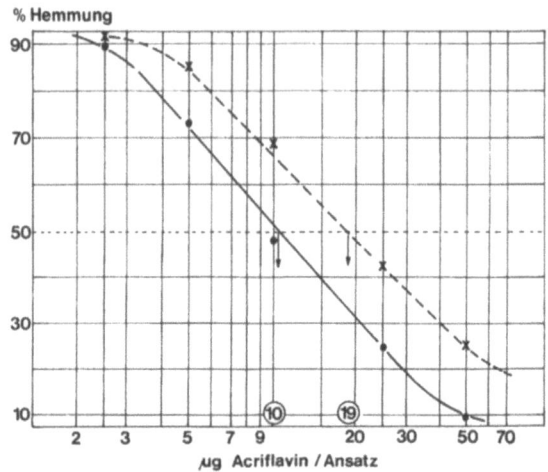

Abb. 5. *Hemmung der DNA-Polymerase in Mitochondrien und Zellkernen durch Acriflavin.* 10 μM ³H-TTP im Ansatz, pH 7,5 — 5 mM Mg^{++}, Inkubation 5 min bei 37°C. Die Mitochondrien waren im Saccharose-Gradienten gereinigt, die Zellkerne in hochmolarer Saccharose-Lösung isoliert. Der Ansatz enthielt bei Verwendung von Zellkernen 400 μg DNA, bei Mitochondrien 5 μg DNA. Eine 50%ige Hemmung wurde unter diesen Bedingungen mit 10 μg/ml (Mitochondrien, •———•) bzw. mit 19 μg/ml (Zellkerne, ×-----×) Acriflavin erreicht

5. Abhängigkeit der mitochondrialen DNA-Polymerase-Aktivität von der Fermentmenge

Da die benutzten Mitochondrien-Suspensionen vor dem Versuch nicht auf einen konstanten Gehalt an DNA oder Protein eingestellt wurden, war es wichtig, zu wissen, innerhalb welchen Bereiches bei unserer Versuchsanordnung die Reaktionsgeschwindigkeit der Fermentmenge proportional ist. Die in der Abb. 6 zusammengestellten Ergebnisse dieser Versuchsserien zeigen, daß der Einbau von TTP in die mitochondriale DNA bei Verwendung „intakter" Mitochondrien bis zu einer Menge von 2 mg Stickstoff/Ansatz (1 ml) linear verläuft. Bei Benutzung von „Gradienten"-Mitochondrien sollten nicht mehr als 1 mg N bzw. 2,5 μg DNA in einem Versuchsansatz von 1 ml eingesetzt werden. Bei Einhaltung dieser Versuchsbedingungen ist es möglich, verschiedene

Mitochondrien-Präparationen unter normalen oder pathologischen Bedingungen zu vergleichen.

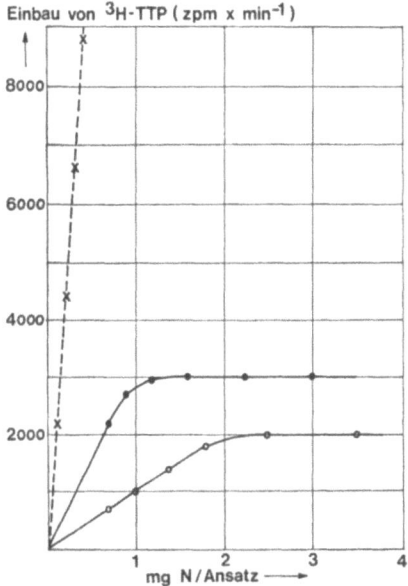

Abb. 6. *Abhängigkeit des ^{3}H-TTP-Einbaus von der Menge der eingesetzten Zellfraktion.* ×-----× = Zellkerne, ○———○ = „intakte" Mitochondrien, ●———● = im Saccharose-Gradienten gereinigte Mitochondrien. Versuchsbedingungen: 10 µC ^{3}H-TTP, pH 7,5 — 5 mM Mg^{++}. Inkubation 5 min bei 37°C

6. Zeitliche Abhängigkeit des Einbaues von TTP in mitochondriale DNA

Die untersuchte Reaktion verläuft bei Verwendung aller Arten von Mitochondrien-Präparationen über einen verhältnismäßig langen Zeitraum linear (Abb. 7). Bei den meisten unserer Versuchsserien wurde die Reaktion nach 5 oder 10 min abgebrochen, weil ein genügend hoher Einbau vorhanden war. Wenn nur geringe Mitochondrien-Mengen zur Verfügung stehen, kann die Inkubationszeit jedoch ohne Bedenken auf 30 min ausgedehnt werden. Wie eine sehr große Anzahl von uns durchgeführter Versuche ergab, ist eine strenge Linearität nach 30 min nicht immer gewährleistet, obgleich in einigen Versuchen auch nach Stunden noch ein Einbau nachweisbar war. Fortlassen des ATP-regenerierenden Systems (Phospho-enol-Pyruvat/Pyruvat-Kinase) aus dem Versuchsansatz verschlechtert die Konstanz der Einbaureaktion ganz erheblich. Offenbar ist eine variable Menge an ATPasen für diesen Befund verantwortlich.

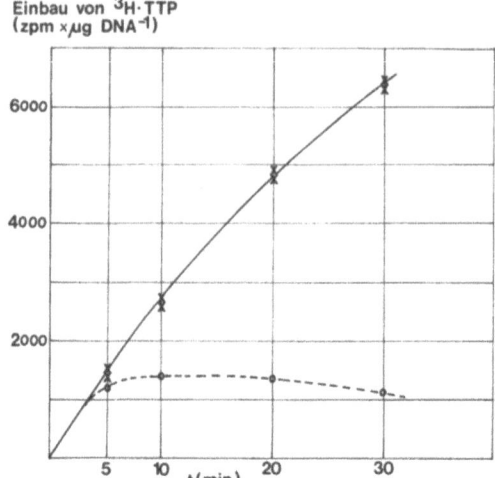

Abb. 7. *Zeitlicher Verlauf der ³H-TTP-Einbaureaktion mit Mitochondrien-Präparationen.* Beispiel eines Versuches. Versuchsbedingungen: 10 µC ³H-TTP, pH 7,5 — 5 mM Mg⁺⁺. Bei Verwendung eines ATP-regenerierenden Systems (×———×Phospho-enol-Pyruvat/Pyruvat-Kinase) erfogt der Einbau mindestens über einen Zeitraum von 30 min linear. Ohne Zugabe des ATP-regenerierenden Systems kann bei den verwendeten Mitochondrien-Präparationen nur 5 min lang mit einem linearen Einbau gerechnet werden (o-----o)

7. Temperaturabhängigkeit der mitochondrialen DNA-Polymerase-Reaktion

Die Reaktionsansätze wurden bei den meisten unserer Versuchsserien bei 37°C inkubiert. Da von Untersuchungen der oxydativen Phosphorylierung bekannt ist, daß Mitochondrien bei tieferen Temperaturen eine bessere Stabilität aufweisen, so daß die Inkubationszeit verlängert werden kann, war es von Interesse, die Reaktionsgeschwindigkeit bei tieferen Temperaturen zu kennen. Die in Abb. 8 zusammengestellten Ergebnisse zeigen, daß die Reaktion im Bereich von 20—40°C einen Q_{10} von 1,7—2,1 besitzt. Ein Einbau von TTP kann bis zu einer Temperatur von 45°C gemessen werden.

8. pH-Abhängigkeit der mitochondrialen DNA-Polymerase-Reaktion

Aus Abb. 9 geht hervor, daß die Polymerase-Reaktion über einen relativ weiten pH-Bereich gemessen werden kann. Das pH-Optimum liegt bei etwa 8. Zum Vergleich ist in der Abb. 9 auch die pH-Abhängig-

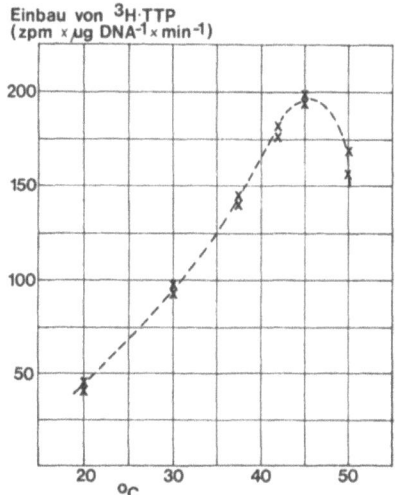

Abb. 8. *Abhängigkeit der Reaktionsgeschwindigkeit der mitochondrialen DNA-Polymerase von der Temperatur.* Versuchsbedingungen: Im Saccharose-Gradienten gereinigte Mitochondrien. pH 7,5 — 5 mM Mg^{++}, 10 µC ^{3}H-TTP. Inkubation 5 min

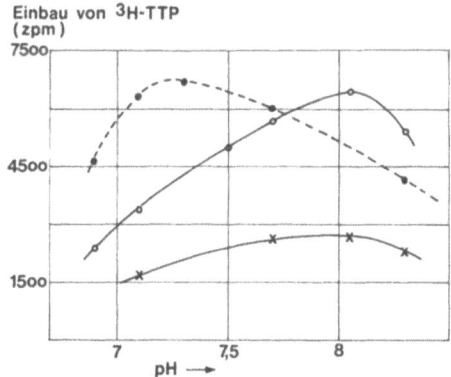

Abb. 9. *Abhängigkeit der Reaktionsgeschwindigkeit der DNA-Polymerase in Mitochondrien und Zellkernen vom pH-Wert.* Die Versuche wurden mit HEPES-HCl durchgeführt. •-----• = Zellkerne, ×——× = „intakte" Mitochondrien, ○——○ = im Saccharose-Gradienten gereinigte Mitochondrien. Versuchsbedingungen sonst wie in Abb. 8

keit der Reaktion in Zellkernen wiedergegeben. Im Gegensatz zu der Polymerase in Zellkernen besitzt das Mitochondrien-Ferment bei Verwendung von TRIS die gleiche Aktivität wie mit HEPES oder TES (Tab. 2).

Tabelle 2. *Einfluß verschiedener Puffer auf die DNA-Polymerase-Aktivität in Zellkernen und Mitochondrien. Mitochondrien durch Gradienten-Flotation gereinigt. Versuchsbedingungen: 5 mM Mg^{++} — 0,64 µM (10 µC) ^{3}H-TTP. Inkubation 5 min bei 37° C. Alle Puffer 100 mM*

		Einbau von ^{3}H-TTP in DNA (zpm · µg DNA^{-1} · min^{-1})	
		Zellkerne	Mitochondrien
TRIS-HCl	pH 7,8	15	950
HEPES-HCl	pH 7,8	25	970
TES-HCl	pH 7,8	30	990
TRICINE-HCl	pH 7,8	33	870

TRIS = Tris-(Hydroxymethyl)-aminomethan
HEPES = N-2-Hydroxyäthylpiperazin-N'-2-äthansulfosäure
TES = N-Tris (Hydroxymethyl)-2-aminoäthansulfosäure
TRICINE = N-Tris-(Hydroxymethyl)-methylglycin

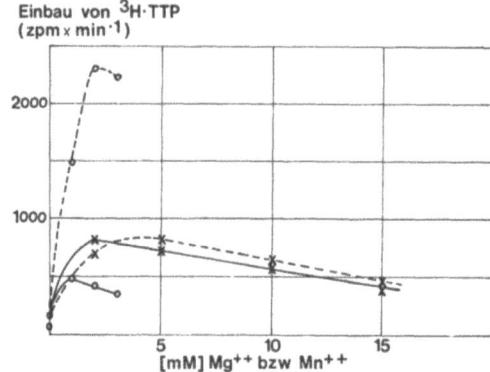

Abb. 10. *Abhängigkeit der Reaktionsgeschwindigkeit der DNA-Polymerase in Mitochondrien und Zellkernen von der Gegenwart zweiwertiger Kationen.* ○ = Zellkerne, × = im Saccharose-Gradienten gereinigte Mitochondrien. —— = Mg^{++}, ----- = Mn^{++}. Experimentelle Bedingungen sonst wie in Abb. 8

9. Abhängigkeit der DNA-Polymerase-Reaktion von der Gegenwart zweiwertiger Kationen

Auch das mitochondriale Ferment hat, wie alle Polymerasen, eine volle Aktivität nur in Gegenwart zweiwertiger Kationen. Die Reaktionsgeschwindigkeit in Abhängigkeit von der Magnesium- bzw. Mangankonzentration ist in der Abb. 10 wiedergegeben. Ersatz von Magnesiumionen durch Mangan oder die Kombination von Magnesium und Mangan können die Reaktionsgeschwindigkeit bei dem mitochondrialen Ferment nicht erhöhen. Dieses verschiedene Verhalten, verglichen mit der DNA-

Polymerase in Zellkernen, wird im Abschnitt II, 3 näher diskutiert. „Intakte" Mitochondrien haben so viel Mg^{++} gebunden, daß — im Gegensatz zu vorbehandelten Präparationen — eine gewisse enzymatische Aktivität auch dann gemessen werden kann, wenn dem Medium kein Mg^{++} zugesetzt wird (Tab. 3).

Tabelle 3. *Abhängigkeit der ^3H-TTP-Einbaurate vom Mg^{++}-Zusatz bei verschiedenen Mitochondrien-Präparationen. Präparation der Mitochondrien wie im experimentellen Teil beschrieben. Versuchsbedingungen: pH 7,5 — 0,64 μM ^3H-TTP (15,6 C/mmol). Inkubation 5 min bei 37° C*

Art der Mitochondrien-Präparation	Einbau von ^3H-TTP in DNA (zpm · μg DNA^{-1} · min^{-1})		%
	a) + 5 mM Mg^{++}	b) ∅ Mg^{++}	von a)
1. „Intakte" Mitochondrien	131	81	62
2. Nach Reinigung im Saccharose-Gradienten	920	267	29
3. Nach „Ultraturrax"-Behandlung	2250	254	11

10. Einfluß eines Zusatzes exogener DNA

Um zu prüfen, wie weit das Ferment in den Mitochondrien mit DNA gesättigt ist, wurden dem Versuchsansatz in einigen Versuchsserien verschiedene Mengen von Kalbsthymus-DNA bzw. Rattenleber-Zellkern-DNA zugesetzt. Bei „intakten" Mitochondrien vermag ein Zusatz von DNA die Reaktionsgeschwindigkeit bei einer Inkubationszeit von 5 min

Tabelle 4. *Einfluß von DNA- bzw. DNase-Zusatz auf die DNA-Polymerase-Aktivität verschiedener Mitochondrien-Präparationen. Alle Werte sind auf den N-Gehalt der Zellfraktionen bezogen. Versuchsbedingungen wie im experimentellen Teil angegeben. Inkubation 5 min bei 37° C. pH 7,5 — 5 mM Mg^{++} — 0,64 μM ^3H-TTP (15,6 C/mmol). DNA = Kalbs-Thymus-DNA, Hitze-denaturiert*

Fraktion	Behandlung	Einbau von ^3H-TTP in DNA (zpm · μg N^{-1} · min^{-1})		
		Kontrolle	+ 30 μg/ml DNA	+ 50 μg/ml DNase
Mitochondrien (Leber)	„Intakt"	0,9	1,2	1,0
	Nach Flotation im Saccharose-Gradienten	2,6	8,9	2,2
	Nach „Ultraturrax"-Behandlung	5,8	38,8	1,9
Zellkerne		23,4	46,2	10,6

nicht zu steigern. Offenbar ist die großmolekulare DNA nicht in der Lage, in die Mitochondrien einzudringen. Wird gleichzeitig mit der DNA eine kleine Menge DNase zugesetzt, so kommt es zu einer Erhöhung der Reaktionsgeschwindigkeit. Dieser Befund stützt die Ansicht, daß auch DNA-Bruchstücke in der Lage sind, als Matrize zu dienen. Wird die Inkubationszeit verlängert, oder werden Mitochondrien nach Gradienten-Zentrifugation benutzt, so stimuliert ein DNA-Zusatz die Reaktion. Besonders die Versuche mit Mitochondrien, deren Struktur durch Behandlung mit dem „Ultraturrax"-Homogenisator weitgehend zerstört wurde, deuten darauf hin, daß das Ferment in den Mitochondrien nicht mit DNA gesättigt ist (Tab. 4). Gegen die Möglichkeit, daß die zugesetzte DNA die endogene DNA vor dem Abbau durch DNasen schützt, spricht die Linearität der Reaktion und der Befund, daß auch DNA-Bruchstücke an dem untersuchten Ferment offenbar eine gute Matrizenfunktion erfüllen.

11. DNA-Polymerase-Aktivität in den Mitochondrien anderer Gewebe

Die von uns zunächst am Lebergewebe erhobenen Befunde lassen sich an vielen anderen Geweben bestätigen. In der Tab. 5 sind einige Beispiele

Tabelle 5. *DNA-Polymerase-Aktivität in Mitochondrien verschiedener tierischer Gewebe. Versuchsbedingungen: pH 7,5 — 5 mM Mg^{++} — 0,64 µM ^{3}H-TTP (15,6 C/mmol). 5 min bei 37° C inkubiert. Die Mitochondrien wurden in jedem Falle durch Saccharose-Gradienten-Flotation gereinigt. Jede Zahl = Mittelwert aus 2—3 Versuchen*

	zpm · µg DNA^{-1} · min^{-1}				
	Zellkerne	Mitochondrien			
			+ 100 µg/ml DNase	+ 100 µg/ml Acriflavin	∅ Deoxynucleotide
Frosch, Leber	33	310	295	35	265
Hecht, Leber	22	570	545	32	244
Taube, Leber	10	180	190	17	98
Taube, Brustmuskel	15	1000	1075	50	380
Ratte, Embryo 14 Tage	105	5000	4500	—	—
Ratte, Shay-Chloro-Leukom	26	255 [a]	265	24	110
Mensch, Embryo, Leber 5. Monat	41	970	950	81	435

[a] Der Wert erscheint niedrig, da die Tumor-Mitochondrien fast zehnmal mehr DNA enthalten als Leber-Mitochondrien.

anderer von uns untersuchter Gewebe aufgeführt. Eine DNA-Polymerase-Aktivität läßt sich demnach in den Mitochondrien verschiedener Warmblüterzellen und auch in den Geweben von Vögeln, Amphibien und Fischen nachweisen. Da WINTERSBERGER (1966, 1968) eine ähnliche Reaktion auch in den Mitochondrien von Hefe und BREWER et al. (1967) in den Zellorganellen von Schleimpilzen nachweisen konnten, wird man annehmen dürfen, daß eine DNA-Polymerase-Aktivität in den Mitochondrien allgemein vorhanden ist. Besonders erwähnenswert ist die DNA-Polymerase-Aktivität in den Mitochondrien des Gehirns, da angenommen wird, daß sich viele Zellen des Zentralnervensystems beim erwachsenen Tier nicht mehr teilen.

II. Vergleich der mitochondrialen Polymerase-Reaktion mit entsprechenden Reaktionen im Zellkern

Vergleichende Untersuchungen der DNA-Polymerase-Aktivität in Mitochondrien und isolierten Zellkernen wurden von uns im Hinblick auf zwei Ziele durchgeführt: Einmal sollte durch den Vergleich der beiden Reaktionen der Nachweis erbracht werden, daß das mitochondriale Replikationssystem von dem DNA-synthetisierenden System des Zellkerns verschieden ist, und daß die von uns gemessene Aktivität nicht auf einer Verunreinigung mit Zellkern-Bestandteilen beruht. Andererseits sollte versucht werden, das mitochondriale System näher zu charakterisieren und die Eigenschaften mit denen des bekannten Systems im Zellkern zu vergleichen.

1. Spezifische Aktivitäten in der DNA
von Zellkernen und von Mitochondrien

Die Tab. 1, 4 und 5 gestatten einen Vergleich der spezifischen Aktivitäten der DNA, wenn isolierte Mitochondrien oder isolierte Zellkerne unter gleichen Bedingungen inkubiert werden. Da die Aufarbeitungsverfahren für Mitochondrien und Zellkerne nicht identisch sind und deshalb eine Schädigung der einen Zellfraktion nicht ohne weiteres ausgeschlossen werden kann, wurden für den Vergleich zwei Zellkern-Präparationen benutzt, die auf verschiedenem Wege hergestellt wurden. „Rohe", nur durch Differentialzentrifugation hergestellte Zellkern-Präparationen zeigten jedoch etwa die gleiche Aktivität wie Präparationen, die durch Verwendung hochmolarer Saccharose-Lösungen hoch gereinigt waren. Der Vergleich der spezifischen Aktivitäten ergibt, daß unter gleichen Versuchsbedingungen die mitochondriale DNA in jedem Falle mindestens 50mal höher radioaktiv markiert ist als die Zellkern-DNA. Dieser Befund schließt bereits weitgehend aus, daß die mit der Mitochondrienfraktion gemessene DNA-Polymerase-Aktivität auf einer Verunreinigung mit Zellkernbestandteilen beruht. Zudem haben wir zeigen können, daß die von uns benutzten Mitochondrien-Präparationen nach Gradientenflotation weniger als 10% Zellkern-DNA enthalten (s. auch experimentellen Teil).

2. Einfluß von DNase auf die Polymerase-Aktivität in Mitochondrien und Zellkernen

Ein weiteres Argument gegen eine nennenswerte Verunreinigung der mitochondrialen Polymerase mit Zellkernbestandteilen können die Experimente mit DNase liefern. Aus früheren Untersuchungen ist bekannt, daß das relativ große Molekül DNase die Membran „intakter" Mitochondrien nicht zu durchdringen vermag. Im Gegensatz hierzu kann sowohl die RNA- als auch die DNA-Polymerase-Aktivität in isolierten Zellkernen durch die DNase blockiert werden. Die Daten der Tab. 4 zeigen, daß der Einbau von ^{3}H-TTP in Zellkernen durch DNase deutlich gehemmt werden kann, jedoch nicht bei Verwendung „intakter" Mitochondrien. Wird die Membran der Mitochondrien durch Vorbehandlung fragmentiert, so ist auch die mitochondriale DNA-Polymerase DNaseempfindlich.

3. Weitere Unterschiede im Verhalten der Zellkern- und der Mitochondrien-DNA-Polymerase

Auch in anderen Eigenschaften unterscheidet sich die mitochondriale Polymerase deutlich von dem entsprechenden Ferment in Zellkernen. So verläuft der Einbau bei Verwendung von Zellkernen — ähnlich wie es bei der RNA-Polymerase gezeigt werden konnte — über einen viel kürzeren Zeitraum linear als bei der Benutzung von Mitochondrien.

Weiterhin wird bei einem Ersatz der Mg^{++}-Ionen im Versuchsmedium durch Mn^{++} die Reaktionsgeschwindigkeit des Zellkernfermentes wesentlich gesteigert (NEUBERT, 1968), während der TTP-Einbau in die mitochondriale DNA vermindert wird (Abb. 10).

Die Befunde zeigen, daß der Einbau von ^{3}H-TTP in Zellkernen und Mitochondrien nicht von dem gleichen Ferment katalysiert wird.

III. Vergleich der mitochondrialen Polymerase mit einem entsprechenden Ferment im Hyaloplasma

Da ein Einbau von ^{3}H-TTP bei Warmblütergeweben auch mit Fermenten nachgewiesen wurde, die in der Hyaloplasma-Fraktion lokalisiert sind, war es notwendig zu beweisen, daß die von uns in Mitochondrienfraktionen gemessene DNA-Polymerase-Aktivität nicht durch anhaftendes oder während der Isolierung eingedrungenes Hyaloplasma-Ferment bedingt ist. Die mitochondriale Polymerase unterscheidet sich in einigen Eigenschaften aber von der im Hyaloplasma lokalisierten Ferment-Aktivität, so daß auch eine Abgrenzung gegenüber dieser TTP-Einbau-Reaktion möglich ist. Die Aktivität im Hyaloplasma repräsentiert nur zum Teil eine DNA-Polymerase. Außerdem ist eine ,,terminale-Deoxynucleotidyl-Transferase" vorhanden. Bereits die Höhe der in den Mitochondrien gemessenen Aktivität macht es unwahrscheinlich, daß sie von aufgenommenem Hyaloplasma-Ferment herrührt, da dann der größte Teil der im Hyaloplasma lokalisierten Aktivität in die Mitochondrienfraktion aufgenommen sein müßte. Es erscheint eher möglich, daß unter bestimmten Bedingungen der Aufarbeitung mitochondriales Ferment in der Hyaloplasma-Fraktion gefunden wird.

IV. Intramitochondriale Verteilung der DNA-Polymerase-Aktivität

Frühere Untersuchungen hatten ergeben, daß die RNA-Polymerase-Aktivität fest an die Struktur der Mitochondrien-Membran gebunden ist. Nach Fragmentierung der Mitochondrien-Membran durch Digitonin oder durch Ultraschall und anschließendem Abzentrifugieren der Membranfragmente kann die RNA-Polymerase-Aktivität in den unlöslichen Strukturen nachgewiesen werden. Bei einer solchen Versuchsanordnung wird auch der größte Teil der Mitochondrien-DNA im Sediment wiedergefunden.

Zum Ablauf einer DNA-Polymerase-Reaktion werden natürlich zwei Komponenten benötigt: DNA und das Ferment Polymerase. Untersuchungen über die Verteilung der beiden Komponenten nach Fragmentierung der Mitochondrien ergaben, daß sich das Enzymprotein im löslichen Überstand befindet (NEUBERT et al., 1967). Da eine Polymerase-Aktivität bei Verwendung dieser in Lösung gebrachten Polymerase nur nach Zusatz von exogener DNA gemessen wird, kann man schließen, daß eine Abtrennung des Fermentproteins von der im Sediment lokalisierten DNA gelungen ist (Tab. 6).

Auch ein mehrfach gewaschenes Sediment zeigt noch eine gewisse DNA-Polymerase-Aktivität. Dies deutet darauf hin, daß mit der DNA auch eine kleine Menge — gebundenes? — Ferment sedimentierte. Bei Rekombinationsexperimenten, bei denen die abzentrifugierten Mitochondrienbestandteile wieder mit dem löslichen Anteil kombiniert wurden, konnte ein ganz erheblicher Aktivitätsanstieg beobachtet werden. Dieser Befund zeigt, daß sich im Sediment überwiegend die DNA und im löslichen Anteil die Hauptmenge des Fermentproteins befindet (Tab. 6).

Eine der Hauptschwierigkeiten bei der Isolierung von Mitochondrien-Proteinen besteht häufig darin, daß diese Proteine wasserunlöslich sind und nur schwer in Lösung gebracht oder darin gehalten werden können. Bei der DNA-Polymerase besteht keine prinzipielle Schwierigkeit, das Enzym zu reinigen und näher zu charakterisieren.

Tabelle 6. *Verteilung der DNA-Polymerase-Aktivität auf Membran- und lösliche Anteile der Mitochondrien. Beispiel eines typischen Versuches*

	Einbau von ^{3}H-TTP in DNA ($zpm \cdot min^{-1}$)	
	∅ DNA-Zusatz	+ 30 µg/ml denat. DNA
1. Mitochondrien nach Gradienten-Flotation	1050	
2. Nach „Ultraturrax"-Behandlung von 1.	2630	15500
3. Nach Zentrifugation (300000 · g, 120 min) von 2.		
Sediment (mehrfach gewaschen)	290	320
Überstand	< 100	12400
Sediment + Überstand	1450	

Wir haben die DNA-Polymerasen aus Zellkernen und Mitochondrien inzwischen weiter gereinigt, und das mitochondriale Ferment gegenüber dem Überstand nach „Ultraturrax"-Behandlung durch Fällung und Gelfiltration mit Sephadex G 150 etwa zehnfach angereichert. Die Eigenschaften der isolierten Fermente ähneln weitgehend den in den Zellfraktionen bestimmten Parametern.

Die Experimente haben jedoch ergeben, daß in Rattenleber-Zellkernen nach der Zerstörung der Struktur ein erheblicher Teil des TTP-Einbaues offenbar durch eine terminale-Deoxynucleotidyl-Transferase katalysiert wird, und der Einbau nach Fortlassen der nicht-markierten Deoxynucleosid-Triphosphate nicht herabgesetzt oder sogar gesteigert wird. Diese Aktivität muß von der DNA-Polymerase durch Chromatographie abgetrennt werden. Die terminale-Deoxynucleotidyl-Transferase zeigt in Gegenwart von Mn^{++} eine höhere Aktivität als mit Mg^{++} und baut ^{3}H-TTP bei Vorlage von nativer (Kalbs-Thymus) DNA mit einer höheren Reaktionsgeschwindigkeit ein als bei Zugabe von Hitze-denaturierter DNA. Durch Acriflavin ist der Einbau vollständig hemmbar.

Nach diesen Untersuchungen ist die hohe Einbaurate von ^{3}H-TTP in Gegenwart von Mn^{++} auch bei intakten Zellkernen möglicherweise auf das Vorhandensein einer terminalen-Deoxynucleotidyl-Transferase zurückzuführen und nicht auf eine besondere Eigenschaft der Zellkern-DNA-Polymerase.

Da sich die Eigenschaften der terminalen-Deoxynucleotidyl-Transferase deutlich von denen der „klassischen" DNA-Polymerase unterscheiden, sind vergleichende Untersuchungen der Eigenschaften von DNA-Polymerasen in Zellkernen und Mitochondrien letztlich nur dann beweisend, wenn die terminalen-Deoxynucleotidyl-Transferasen weitgehend abgetrennt sind.

Auch aus Mitochondrien-Extrakten ließ sich eine Enzym-Aktivität abtrennen, die offenbar eine terminale-Deoxynucleotidyl-Transferase repräsentiert. Der an „intakten" Mitochondrien beobachtete Einbau von TTP auch in Abwesenheit der anderen Deoxynucleotide mag daher zu einem Teil ebenfalls auf der Gegenwart dieses Fermentes beruhen, und ist nur teilweise auf das Vorhandensein endogener Deoxynucleotide zurückzuführen.

Die Aufgabe solcher Fermente im Stoffwechsel ist noch weitgehend unklar, und es ist zur Zeit auch nicht völlig auszuschließen, daß es sich um ein Artefact handelt (s. Diskussion). Nachdem eine Reinigung der mitochondrialen DNA-Polymerase mindestens teilweise gelungen ist, wird es die weitere Aufgabe sein, die terminalen-Deoxynucleotidyl-Transferasen getrennt weiter zu reinigen und die Eigenschaften mit denen der entsprechenden DNA-Polymerasen zu vergleichen.

Solche Experimente sind in unserer Arbeitsgruppe im Gange. Wir werden an anderer Stelle darüber berichten[1].

---

[1] *Anmerkung bei der Korrektur:* Nach Fertigstellung und Annahme dieser Arbeit erhielten wir Kenntnis von der Publikation von G. F. KALF and J. J. CH'IH: J. biol. Chem. **243**, 4904 (1968). Diesen Untersuchern ist ebenfalls eine partielle Reinigung mitochondrialer DNA-Polymerase — etwa 10—20fach gegenüber einem Mitochondrien-Rohextrakt — gelungen. Die Eigenschaften des Deoxynucleotid-Einbaues entsprechen etwa den Daten, die von uns früher und in dieser Arbeit mitgeteilt wurden. Besonders interessant ist der Befund, daß mitochondriale DNA für mitochondriale Polymerasen einen sehr viel besseren „Primer" darstellt als Zellkern-DNA. Dies bestätigen ebenfalls frühere Befunde von uns (NEUBERT et al., 1967).

Wie bei unseren Experimenten haben offenbar auch KALF u. Mitarb. Schwierigkeiten, ein gereinigtes Enzym zu isolieren, das in Abwesenheit der nichtmarkierten Nucleosid Triphosphate keine enzymatische Aktivität zeigt. Im Gegensatz zu „unreineren" Enzym-Präparationen (s. Tab. 4) zeigt das etwa 20fach angereicherte Ferment in Abwesenheit von dCTP, dGTP und dTTP noch 36—65% seiner vollen Aktivität! Ein ähnliches Verhalten kann bei der isolierten Zellkern-DNA-Polymerase abgelesen werden. Es ist also eine weitgehende Abtrennung von terminalen Deoxynucleosidyl-Transferasen nicht gelungen, oder sowohl das mitochondriale als auch das Zellkern-Ferment haben während der Isolierung ihre Eigenschaften wesentlich verändert.

Es ergibt sich die Frage, ob die Isolierung von „defekten", etwa 10fach angereicherten Enzymen Vorteile gegenüber „intakten", weniger reinen Enzym-Präparationen erbringt.

V. Verschiedene pharmakologische Beeinflußbarkeit der DNA-Polymerase in Zellkernen und Mitochondrien

Für den Pharmakologen ist die Möglichkeit einer verschiedenen Beeinflußbarkeit der DNA-Synthese-Vorgänge in den Zellkernen und Mitochondrien von besonderem Interesse. Es gibt bereits Anhaltspunkte für eine selektive Wirkung von Pharmaka auf nur einen der beiden DNA-Synthese-Vorgänge. So wird mit bestimmten alkylierenden Verbindungen, wie z.B. Cyclophosphamid, in Tumoren (HELGE, 1968; HELGE et al., 1968) und in embryonalem Gewebe (NEUBERT et al.,) vorwiegend der mitochondriale Vorgang gehemmt, während die DNA-Polymerase-Aktivität in isolierten Zellkernen unter gleichen Versuchsbedingungen praktisch unverändert ist. Über diese Befunde wird an anderer Stelle ausführlich berichtet.

Diskussion

Die vorliegenden Befunde beweisen, daß Mitochondrien der verschiedensten Wirbeltiergewebe eine DNA-Polymerase besitzen, die klar von entsprechenden Enzymen im Zellkern abgegrenzt werden kann. Das mitochondriale Ferment kann in Lösung gebracht und damit eingehend studiert werden.

Wenig charakterisiert ist bisher das Endprodukt dieser Reaktion. Die Einbaustudien mit radioaktiv markierten Vorstufen gestatten keine Aussage darüber, ob eine vollständige Replikation von — in diesem Falle ringförmigen — DNA-Molekülen erfolgt. Auch die Frage, ob der Replikationsvorgang von einem einzelnen Faktor durchgeführt werden kann oder ob noch ein weiterer Faktor, z.B. als Initiator benötigt wird (BOLLUM, 1967), ist im Augenblick nicht zu entscheiden. Der Befund, daß mit denaturierter DNA ein höherer Einbau erzielt wird als mit nativer DNA, könnte für die zweite Annahme und dafür sprechen, daß während des Aufarbeitungsprozesses ein Faktor verloren gegangen oder das Enzymprotein verändert worden ist. Auch die Tatsache, daß nach Auftrennung in Caesiumchlorid- oder Saccharose-Gradienten Radioaktivität in den für Mitochondrien typischen Banden gefunden wird (PARSONS u. SIMPSON, 1967), sagt zunächst noch nichts darüber aus, ob ein vollständiges neues DNA-Molekül gebildet worden ist.

Es sind in den letzten Jahren einige Fermente beschrieben worden, die radioaktive Vorstufen in DNA-Moleküle einbauen, ohne daß es dabei zur Neubildung von DNA-Molekülen kommt. Eine solche Gruppe von Fermenten stellen z. B. die „terminalen-Deoxynucleotidyl-Transferasen" dar, die Deoxynucleosid-Triphosphate in endständige Positionen bereits vorgebildeter DNA-Moleküle einbauen können (GOTTESMAN u. CANELLAKIS, 1966; BOLLUM et al., 1964; KRAKOW et al., 1961). Die von uns gemessene Enzymreaktion unterscheidet sich in wesentlichen Punkten von einer solchen Einbaureaktion: Einmal haben wir bei der Analyse unserer Reaktion gefunden, daß sich nur etwa 15% der eingebauten Radioaktivität in endständigen Positionen befinden. Weiterhin benötigen die terminalen—Deoxynucleotidyl-Transferasen nicht die Gegenwart aller vier in der DNA zu erwartenden Basen für einen optimalen Einbau.

Die Aktivität terminaler-Deoxynucleotidyl-Transferasen könnte verschiedene Ursachen haben:

1. Die Aktivität könnte auf Enzyme zurückgeführt werden, die neben DNA-Polymerasen vorkommen.

2. Die Aktivität könnte durch Modifizierung von DNA-Polymerasen während der Aufarbeitung entstehen und damit ein „Artefact" darstellen.

3. DNA-Polymerasen aus Warmblütergeweben könnten — im Gegensatz zu entsprechenden Fermenten aus Bakterien — an sich bei Anwesenheit von nur einem Deoxynucleosid Triphosphat in hohem Ausmaß zur Bildung eines Co-Polymers führen. Diese Eigenschaft könnte bei Anwesenheit aller vier Nucleotide gehemmt werden.

Zur Zeit ist nicht zu entscheiden, welche dieser drei Möglichkeiten zutrifft.

Nach dem Homogenisieren in wäßrigen Medien und einer anschließenden Zellfraktionierung kann eine DNA-Polymerase-Aktivität in drei verschiedenen Zellfraktionen nachgewiesen werden: In der Zellkernfraktion, in Mitochondrien und im Hyaloplasma. Auch eine Aktivität der terminalen-Deoxynucleotidyl-Transferase ist in allen drei Fraktionen — besonders nach Zerstörung der Struktur — vorhanden.

Der Nachweis, daß die beiden DNA-Polymerasen in Zellkernen und in Mitochondrien nicht identisch sind, gelingt deshalb, weil sich diese beiden Polymerasen in wesentlichen Punkten unterscheiden. Schwieriger ist die Frage zu entscheiden, ob die in der Hyaloplasma-Fraktion gefundene Ferment Aktivität aus Mitochondrien oder Zellkernen stammt und möglicherweise während der Aufarbeitung in das Hyaloplasma gelangte. Die Funktion einer bereits in vivo im Hyaloplasma lokalisierten DNA-Polymerase ist schwer verständlich, weil die zu einer DNA-Replikation notwendige DNA-Matrize im Hyaloplasma nicht vorhanden ist. Bisher wurde vielfach die Ansicht vertreten, daß die in der Hyaloplasma-Fraktion gefundene Ferment-Aktivität aus dem Zellkern stammt (SMITH u. KEIR, 1963). Wir haben zur Klärung dieser Frage die DNA-Polymerase aus Zellkernen in Lösung gebracht und von der DNA-Matrize abgetrennt, so daß vergleichende Untersuchungen der in den drei Zellfraktionen wiedergefundenen DNA-Polymerasen möglich waren. Die vergleichenden Untersuchungen stützen nicht die Ansicht, daß die im Hyaloplasma gefundene Ferment-Aktivität während der Aufarbeitung aus dem Zellkern herausgelöst wurde. Vielmehr ähnelt die in der Hyaloplasma-Fraktion gefundene Aktivität in vieler Beziehung eher dem Mitochondrien-Ferment. Bei einem erheblichen Anteil der im Hyaloplasma gefundenen Ferment-Aktivität handelt es sich — wie unsere Untersuchungen bestätigten — allerdings nicht um eine DNA-Polymerase, sondern um eine terminale-Deoxynucleotidyl-Transferase. Bei Fortlassen der nicht radioaktiv markierten Deoxynucleosid-Triphosphate aus dem Versuchsmedium steigt der ^{3}H-TTP-Einbau erheblich an. Wir sind daher der Ansicht, daß die geringe in der Hyaloplasma-Fraktion gefundene DNA-Polymerase-Aktivität bei der Aufarbeitung aus den Mitochondrien herausgetreten ist.

Interessant ist eine Überschlagsrechnung über die Synthesekapazität isolierter Mitochondrien: Die maximale Reaktionsgeschwindigkeit der DNA-Polymerase, wie sie in vitro mit isolierten Lebermitochondrien gemessen werden kann, beträgt 0,3 pMole TMP eingebaut $\times \mu g$ DNA$^{-1} \times$ min^{-1}. Da nach den Untersuchungen von SCHNEIDER u. KUFF (1965) Thymin etwa 28% der Basen in der mitochondrialen DNA ausmacht, entspricht dies einem Einbau von etwa 1 pMol Nucleotiden $\times \mu g$ DNA$^{-1} \times$ min^{-1} oder einer Neubildung von 0,03% DNA $\times$ min^{-1} oder 43% DNA $\times$ 24 Std^{-1}.

Wie verhält sich diese in vitro gemessene Reaktionsgeschwindigkeit zu der Neubildungsrate, die tatsächlich in dem Organ erfolgen muß ? Bei einer Halbwertszeit der mitochondrialen DNA von etwa 8 Tagen (NEUBERT et al., 1966b; NEUBERT et al., 1968) müßten etwa 8% innerhalb von 24 Std durch neugebildete DNA ersetzt werden. Dies entspräche bei einer kontinuierlichen Synthese etwa $^1/_5$ der in vitro erzielbaren Reaktionsgeschwindigkeit und könnte bei einer TTP-Konzentration von 0,5—1 µM und entsprechender Konzentration der anderen Deoxynucleosid-Triphosphate erreicht werden. Das Ferment käme also durchaus für die in vivo beobachtete DNA-Neubildung in Frage.

5 g Rattenleber enthalten etwa 15 mg DNA. Da die mitochondriale DNA etwa 0,5% der Gesamt-DNA der Zelle ausmacht, wären in 5 g Leber etwa 75 µg Mitochondrien-DNA enthalten. Bei 8% Neubildung pro Tag würde dies einer Syntheserate von 6 µg mitochondrialer DNA pro 24 Std entsprechen. Im gleichen Zeitraum würden bei einer mittleren Lebenszeit der Leberzelle von 200 Tagen (MCDONALD, 1961) etwa 0,5% der Zellkern-DNA neu gebildet werden. Dies wären etwa 70 µg. In der nicht-wachsenden Leber würden demnach 90% der synthetisierten DNA auf Zellkerne entfallen und 10% auf Mitochondrien. Da die Generationszeit der Nierenzellen wesentlich länger ist, bei etwa gleicher Halbwertszeit der Mitochondrien-DNA, mag Nierengewebe noch besser zum Studium der mitochondrialen Replikationsvorgänge geeignet sein.

Ein Vergleich der mitochondrialen DNA-Synthese mit den entsprechenden Vorgängen im Zellkern der gleichen Zelle ist deshalb zur

Zeit schwer möglich, weil sich von den Zellkernen jeweils nur ein außerordentlich geringer Prozentsatz in der DNA-Verdopplungsphase befindet. Wir wissen zur Zeit nicht, ob in Mitochondrien eine DNA-Synthese kontinuierlich verläuft oder ob hier ebenfalls ein cyclischer Ablauf stattfindet. Nach den bisher vorliegenden Untersuchungen erscheint eine direkte Synchronisation der mitochondrialen Vorgänge mit entsprechenden Prozessen im Zellkern unwahrscheinlich. Da orientierende Untersuchungen über die Induzierbarkeit der DNA-Synthese in Zellkernen und Mitochondrien darauf hinweisen, daß die Konzentration der Vorstufen in beiden Zellfraktionen verschieden ist, erscheint ein verschiedenes Verhalten der DNA-Synthesevorgänge in beiden Zellfraktionen prinzipiell möglich. In der Zellkultur wurde allerdings an synchronisierten Chang-Zellen ein Thymidin-Einbau in mitochondriale DNA beobachtet, der cyclisch in der G_2-Phase, also phasenverschoben zu der Synthese von Zellkern-DNA in der S-Phase erfolgte (KOCH u. STOCKSTAD, 1967).

Experimentelle Bedingungen

Für die Versuche benutzten wir weibliche Wistar-Albinoratten verschiedener Züchter im Gewicht von 200—250 g, die Altromin-R-Standardfutter und Wasser ohne Beschränkung erhielten.

I. Isolation und Reinigung von Zellkernfraktionen

Die Organe der durch Dekapitation getöteten Tiere wurden im Kälteraum ($+4°C$) herauspräpariert und in einem Potter-Elvehjem-Plexiglas-Homogenisator mit einem lose sitzenden Stempel zerkleinert (etwa zehn Auf- und Abbewegungen). Als Medium wurde 0,32 M Saccharose mit 0,5 mM EDTA und 0,02 M Tris-HCl (pH 7,4) verwendet. Aus diesem Homogenat wurden sowohl die Zellkernfraktion als auch die Mitochondrien mit einem hohen Reinheitsgrad isoliert (BASS, 1967).

Das Homogenat wurde in einer Phywe-,,Eispirouette" 10 min lang bei $1000 \cdot g$ zentrifugiert. Der Überstand wurde zur Isolierung von Mitochondrien verwandt.

Das Sediment wurde in 0,32 M Saccharoselösung mit 3 mM Mg^{++} und 0,02 M Tris-HCl (pH 7,4) aufgenommen. Nach erneuter Zentrifugation bei $700 \cdot g$ (10 min lang) wurde das Sediment im gleichen Puffer resuspendiert und erneut zwei- bis dreimal ,,gewaschen", bis der Überstand klar erschien. Durch diese ,,Waschungen" wurden praktisch alle Mitochondrien und der größte Teil des endoplasmatischen Reticulums entfernt. Das Verfahren stellte eine Modifikation der von WIDNELL u. TATA (1964) publizierten Methode dar. Nach der Methode von BASS (1967) hergestellte Zellkernfraktionen weisen einen wesentlich höheren Reinheitsgrad auf als die nach der ursprünglichen Methode von WIDNELL u. TATA gewonnenen Präparationen.

Das Sediment dieser „rohen" Zellkernfraktion wurde entsprechend dem Gewicht mit so viel 2,4 M Saccharoselösung + 1 mM Mg^{++} aufgenommen, daß eine Endkonzentration von 2,2 M Saccharose resultierte. Nach gleichmäßiger Verteilung mit einem lose sitzenden Teflonstempel wurde die Suspension entsprechend den Angaben von WIDNELL u. TATA 60 min lang in der Spinco-Ultrazentrifuge bei 27500 Umdrehungen/min (Rotor 40) zentrifugiert.

Für andere Gewebe erwachsener Ratten muß die Endkonzentration der Saccharoselösung der entsprechenden Zellkerndichte angepaßt werden. Die optimale Konzentration wurde jeweils durch Experimente mit verschiedenen Saccharosekonzentrationen ermittelt. Zellkernfraktionen, die auf diese Weise aus normalen Geweben oder aus vielen Tumoren isoliert wurden, zeigten eine hohe RNA-Polymerase- und DNA-Polymerase-Aktivität. Regelmäßige elektronenmikroskopische Untersuchungen[1] ergaben, daß die Zellkerne morphologisch intakt waren und die Präparationen nur sehr geringe Verunreinigungen mit intakten Zellen und endoplasmatischem Reticulum enthielten. Unsere Zellkernpräparationen aus den Lebern erwachsener Ratten wiesen eine RNA/DNA-Relation von 1,35—1,5 auf. Wir glauben, daß alle Präparationen aus Lebern erwachsener Ratten mit einer höheren RNA/DNA-Relation hochgradig mit Ribosomen bzw. endoplasmatischem Reticulum verunreinigt sind.

II. Isolierung und Reinigung von Mitochondrienfraktionen

Für die Informationen, die wir zu erhalten hofften, war es unbedingt notwendig, hochgereinigte Mitochondrien-Präparationen zu verwenden. Besonders die Verunreinigung mit Zellkernbruchstücken mußte auf ein Minimum herabgesetzt werden. Es zeigte sich, daß Mitochondrien-Präparationen, die in üblicher Weise durch Differentialzentrifugation hergestellt waren, für diese Untersuchungen nicht gut geeignet sind. Besonders wenn die Zentrifugation bei 1000 · g mehrfach wiederholt wird, erhält man durch alleinige Differentialzentrifugation Mitochondrien-Präparationen, mit denen eine DNA-Polymerase-Aktivität bestimmt werden kann. Solche Präparationen enthalten jedoch immer noch, je nach der Art des Homogenisierens, zwischen 5 und 40% Zellkern-DNA. Obgleich die DNA-Polymerase-Aktivität in Zellkernen etwa 50mal geringer als in Mitochondrien ist, kann mit derartigen, durch alleinige Differentialzentrifugation hergestellten Mitochondrien-Präparationen die Aktivität der DNA-Polymerase nur ungenau bestimmt werden, wenn der DNA-Gehalt als Bezugssystem gewählt wird. Etwas

---

[1] Die elektronenmikroskopischen Untersuchungen wurden von Herrn Priv.-Doz. Dr. H.-J. MERKER, II. Anatomisches Institut der Freien Universität Berlin, durchgeführt.

bessere Werte erhält man, wenn die Aktivität auf Mitochondrien-Protein oder den Stickstoffgehalt der Mitochondrien-Präparation bezogen wird. Durch Flotation im Saccharose-Gradienten können fast alle Zellkernbruchstücke abgetrennt werden. Bei unseren Routineversuchen gingen wir so vor, daß die durch Differentialzentrifugation erhaltenen und zweimal gewaschenen Mitochondrien in einer kleinen Menge 0,32 M Saccharose mit 0,5 mM EDTA aufgenommen wurden und pro ml dieser Suspension 2,25 ml einer 2,4 M Saccharoselösung mit 0,5 mM EDTA und 0,02 M Tris-HCl (pH 7,4) zugegeben wurde. Durch vorsichtiges Schwenken wurde eine gleichmäßige Suspension erzeugt und diese Mischung vorsichtig mit 0,32 M Saccharoselösung + EDTA überschichtet. Die Röhrchen wurden anschließend 2 Std lang bei 24000 Umdrehungen/min in der Spinco-Ultrazentrifuge (Rotor SW 25) zentrifugiert. Unter diesen Bedingungen sedimentieren die Zellkernfragmente auf den Boden des Zentrifugenröhrchens, während die Mitochondrien zur Zwischenschicht flotieren. Die Verunreinigung der so gewonnenen gereinigten Mitochondrien-Präparationen mit Zellkernbestandteilen betrug weniger als 5% Zellkern-DNA pro Mitochondrien-DNA (s. Tab. 7).

In den so hergestellten Mitochondrien-Präparationen kann sowohl eine RNA-Polymerase- als auch eine DNA-Polymerase-Aktivität gemessen werden. Nach der Zentrifugation wurden die Mitochondrien wieder in 0,32 M Saccharoselösung aufgenommen. Durch den wiederholten osmotischen Schock wird die Membranstruktur so verändert, daß die Triphosphat-Vorstufen nahezu unbehindert an das Ferment gelangen.

Auf diese Weise hergestellte Präparationen besitzen eine verhältnismäßig hohe ATPase-Aktivität, die offenbar größtenteils auf einer Verunreinigung mit Mikrosomen beruht. Die Gegenwart der Mikrosomen hat bei unserer Versuchsanordnung nur dann einen nachteiligen Einfluß auf die ^{3}H-TTP-Einbaureaktion, wenn dem Versuchsansatz kein ATP-regenerierendes System (Phospho-enol-Pyruvat/Pyruvat-Kinase) zugesetzt und die Inkubationszeit auf über 5 min ausgedehnt wird. Zur Ausschaltung dieser Störung durch Mikrosomen wurde in einigen unserer Versuche die 0,32 M Saccharoselösung des Zweistufen-Gradienten durch einen diskontinuierlichen Gradienten aus mehreren Saccharoselösungen abnehmender Konzentration ersetzt. Der Anteil an Mikrosomen kann nach Zentrifugation in einem derartigen Gradienten etwas herabgesetzt werden. Da die Ausbeute an Mitochondrien bei diesem Vorgehen jedoch deutlich vermindert wird, haben wir in den Routine-Experimenten auf diesen zusätzlichen Reinigungsschritt verzichtet.

Als weiterer zusätzlicher Schritt kann eine DNase-Behandlung der Mitochondrienfraktion vor dem Flotationsschritt eingeschaltet werden. In den meisten Mitochondrien-Präparationen ist DNase nicht in der Lage, die Mitochondrienmembran zu durchdringen. Bei Benutzung

Tabelle 7. *Bestimmung des Anteils an Zellkern-DNA in den benutzten Mitochondrien-Präparationen. Aus den Lebern von jungen Ratten (60 g), die fünfmal in zweistündigem Abstand 1,5 mC/kg ^{3}H-Tdr i.p. injiziert bekamen, wurden die Zellkerne nach der Methode von BASS isoliert (I) und zusammen mit Lebern unbehandelter Tiere (250 g) homogenisiert. Aus diesem (II) Homogenat wurden „intakte" Mitochondrien isoliert (III) und diese weiter durch Flotation im Saccharose-Gradienten gereinigt (IV). Während „intakte" Mitochondrien in verschiedenen Experimenten noch zwischen 10 und 50% Zellkern-DNA enthielten, konnten bei Mitochondrien-Präparationen, die im Saccharose-Gradienten gereinigt waren, regelmäßig nur < 5% Zellkern-DNA nachgewiesen werden*

Präparation	mg DNA pro Fraktion	ipm pro Fraktion	spez. Akt. (ipm · µg DNA^{-1})	% Verunreinigung der mitochondrialen DNA mit Zellkern-DNA
I Isolierte Kerne aus Rattenleber nach 5 · 1 mC/kg ^{3}H-Thymidin	12,5	823400	66	—
II Homogenat (3 normale Lebern) nach Zusatz von I	71,3	823400	11,5	
III „Intakte" Mitochondrien (Differential-Zentrifugation) isoliert aus II	0,06	156	2,6	23%
IV Mitochondrien-Fraktion nach Saccharose-Gradienten-Flotation von III	0,024	< 15	< 0,6	< 5%

Tabelle 8. *Gehalt der benutzten Leber-Zellfraktionen an Stickstoff (Kjeldahl), Protein (Biuret) und DNA (Burton-Methode)*

	Mitochondrien		Zellkerne (2,2 M Sacch.)
	„intakt"	„Gradienten"	
N	1000	1000	1000
Protein	5400 (5100—5700)	5200 (5000—5400)	—
DNA	5,4 (2,6—8,1)[a]	2,4 (1,6—3,1)	1780
N/DNA		416 $\mp$ 148[b]	0,57
µg DNA/mg Protein	0,5—1,5[a]	0,3—0,6	—

[a] Verunreinigt mit Zellkern-DNA (s. Tab. 7).
[b] $M \mp \sigma$.

einiger Tumormitochondrien haben wir jedoch den Eindruck, daß die großmolekulare DNase die Mitochondrien-DNA erreicht und zu einem gewissen Prozentsatz spaltet. In den meisten unserer Untersuchungen hat sich eine DNase-Behandlung als unnötig erwiesen, da die Reinheit der Mitochondrien-Präparationen auch ohne diese zusätzliche Behandlung ausreichend war.

III. Messung der spezifischen Aktivität der DNA

Die DNA wurde in den meisten in dieser Arbeit erwähnten Experimenten aus dem Ansatz nach einer modifizierten Ogur-Rosen-Methode isoliert. Bei unserer Versuchsanordnung hat sich die Säureextraktion zur DNA-Bestimmung bewährt. Vergleichende Untersuchungen, bei denen die spezifische Aktivität in der DNA nach Phenolextraktion bestimmt wurde, ergaben eine sehr gute Übereinstimmung zwischen den beiden Methoden.

Die Zellfraktionen wurden mit eiskalter 0,2 n Perchlorsäure, der 60 mM anorganisches Pyrophosphat zugesetzt war, gefällt und das Sediment mit der gleichen Lösung viermal in der Kälte gewaschen. Nach der letzten Zentrifugation wurde das Sediment in 1,0 n Perchlorsäure suspendiert und 18 Std bei 0°C geschüttelt. Nach dem Abzentrifugieren wird die RNA im Überstand bestimmt. Bei Benutzung von ^{3}H-TTP war diese RNA-Fraktion niemals markiert. Das Sediment wurde anschließend dreimal mit Äther-Alkohol (1:3), Benzol und schließlich mit Äther in der Kälte gewaschen und die DNA danach mit 0,5 n Perchlorsäure bei 75°C (15 min) extrahiert. Nach erneutem Zentrifugieren wurde der Überstand für die DNA-Bestimmung (Methode nach BURTON) und zur Messung der Radioaktivität benutzt. Die Messung der Radioaktivität erfolgte in einem Packard Liquid-Scintillation-Counter Modell 3375 unter Benutzung eines externen Standards. In einigen Fällen wurde die Zählausbeute durch Zusatz eines ^{3}H-Standards bestimmt. Die Zählausbeute für Tritium lag in der Regel bei 15%.

Die spezifische Aktivität im Überstand einer zweiten Säureextraktion war regelmäßig höher als die im ersten Perchlorsäure-Extrakt. Offenbar kommt es bei dem langen Erhitzen in einem gewissen Prozentsatz zu einer „Depurinisation". Der Proteinrückstand enthielt keine nennenswerte Radioaktivität. Alle in dieser Arbeit angegebenen spezifischen Aktivitäten wurden aus der ersten Perchlorsäure-Extraktion bestimmt. Da einige Substanzen, besonders bei der Extraktion der Mitochondrien, mit der Burton-Methode interferieren, haben wir die Diphenylamin-Reaktion etwas modifiziert. Wir lesen die Extinktion der Farbe, die sich bei Zimmertemperatur nach 20 Std entwickelt hat, bei drei verschiedenen Wellenlängen ab. Den DNA-Gehalt berechnen wir aus: $2 \cdot E_{595} - (E_{565} + E_{625})$. Bei Benutzung dieses Verfahrens wurde eine gute Korrelation zum Phosphorgehalt erzielt.

IV. Messung der DNA-Polymerase-Aktivität

Die Polymerase-Aktivität wurde durch Messung des Einbaus der radioaktiven Vorstufen in die Polynucleotide in Gegenwart der anderen drei nicht markierten Nucleosid-Triphosphate bestimmt. Die Reaktion wurde durch Zugabe eiskalter 0,2 n Perchlorsäure beendet und die präzipitierten Polynucleotide wie angegeben gewaschen und gemessen. Jede Versuchsserie enthielt eine genügende Anzahl von Kontrollen einschließlich Nullzeitwerten, die wenig oder keine Aktivität inkorporiert hatten. Dazu kamen einige Ansätze, in denen Hemmstoffe zugesetzt oder einige der nicht markierten Nucleosid-Triphosphate fortgelassen wurden. In den Routineserien hatte das Inkubationsmedium folgende Zusammensetzung: 150 mM Tris-HCl (pH 7,5), 15 mM Phosphatpuffer, 100 mM KCl, 5 mM Mg^{++}, 0,5 mM EDTA, 4 mM GSH, 0,5 mM je ATP, dATP, dGTP, dCTP, 0,68 µM ^{3}H-TTP (15600 µCi/µMole). Die Inkubationsdauer betrug 5 min bei 37°C. Abweichungen von diesen Versuchsbedingungen sind bei den entsprechenden Experimenten angegeben.

Nogalamycin wurde uns freundlicherweise von Herrn Dr. BHUYAN (The Upjohn Co., Kalamazoo, Mich.), Cinerubin A von Herrn Dr. NÜESCH (CIBA AG, Basel) und Phleomycin von Herrn Dr. LEIN (Bristol Lab., Syracuse, N.Y.) überlassen, denen wir hierfür danken.

Der Deutschen Forschungsgemeinschaft danken wir für die bereitgestellten Mittel und Apparate.

Literatur

BASS, R.: Untersuchungen zur Reindarstellung enzymatisch aktiver Zellfraktionen aus Warmblütergeweben. Inauguraldissertation, Med. Fakultät der Freien Universität Berlin 1967.
— H. HELGE u. D. NEUBERT: Untersuchungen über die Zellkern- und Mitochondrien-DNS nach Markierung mit H^3- bzw. C^{14}-Thymidin. Naunyn-Schmiedebergs Arch. exp. Path. Pharmak. **253**, 20 (1966).
—, and D. NEUBERT: Incorporation of thymidine into mitochondrial DNA, p.168. 3. FEBS Meeting, Warschau 1966 (M 90).
BOLLUM, F. J.: Enzymic replication of polydeoxynucleotides. In: Genetic elements, properties and function, p. 3. Ed.: D. SHUGAR. London u. New York: Academic Press 1967.
— E. GROENINGER, and M. YONEDA: Polydeoxyadenylic acid. Proc. nat. Acad. Sci. (Wash.) **59**, 853 (1964).
BORST, P., A. M. KROON, and G. J. C. M. RUTTENBERG: Mitochondrial DNA and other forms of cytoplasmic DNA. In: Genetic elements, properties and function, p. 81. Ed.: D. SHUGAR. London u. New York: Academic Press 1967.
BREWER, E. N., A. DE VRIES, and H. P. RUSCH: DNA synthesis by isolated mitochondria of Physarum polycephalum. Biochim. biophys. Acta (Amst.) **145**, 686 (1967).

Burton, K.: A study of the conditions and mechanisms of the diphenylamine reaction for the colorimetric estimation of deoxynucleic acid. Biochem. J. **62**, 315 (1956).
Evans, T. E.: Synthesis of a cytoplasmic DNA during the G_2 interphase of Physarum polycephalum. Biochem. biophys. Res. Commun. **22**, 678 (1966).
Gottesman, M. E., and E. S. Canellakis: The terminal nucleotidyltransferase of calf thymus nuclei. J. biol. Chem. **241**, 4339 (1966).
Haldar, D., K. Freeman, and T. S. Work: Biogenesis of mitochondria. Nature (Lond.) **211**, 9 (1966).
Helge, H.: Intracelluläre Verteilung und Wirkung von Cyclophosphamid in Tumorzellen. Habilitationsschrift, Med. Fakultät der Freien Universität Berlin 1968.
—, u. D. Neubert: RNA- und DNS-Synthese in isolierten Mitochondrien und ihre Beeinflussung durch Pharmaka. Naunyn-Schmiedebergs Arch. exp. Path. Pharmak. **251**, 113 (1965).
— E. Oberdisse u. K. Engels: Hemmbarkeit der DNA-Polymerasen in Zellkernen und Mitochondrien von Leber- und Tumorgewebe durch Cyclophosphamid. Naunyn-Schmiedebergs Arch. Pharmak. exp. Path. **260**, 139 (1968).
Koch, J., and E. L. R. Stockstad: Incorporation of ^{3}H-thymidin into nuclear and mitochondrial DNA in synchronized mammalian cells. Europ. J. Biochem. **3**, 1 (1967).
Krakow, J. S., H. O. Kammen, and E. S. Canellakis: The incorporation of ribonucleotides into terminal positions of deoxyribonucleic acid. Biochim. biophys. Acta (Amst.) **53**, 52 (1961).
Luck, D. J. L., and E. Reich: DNA in mitochondria of Neurospora crassa. Proc. nat. Acad. Sci. (Wash.) **52**, 931 (1964).
MacDonald, R. A.: „Lifespan" of liver cells. Arch. intern. Med. **107**, 335 (1961).
Nass, M. M. K.: Properties of organelle-associated and isolated mitochondrial DNA. In: Biochemical aspects of the biogenesis of mitochondria, p. 27. Ed.: E. C. Slater, J. M. Tager, S. Papa, E. Quagliariello. Bari: Adriatica Editrice 1968.
Neubert, D.: Diskussion zu Parsons, P., and M. V. Simpson: Studies on DNA biosynthesis in isolated rat-liver mitochondria. In: Biochemical aspects of the biogenesis of mitochondria. Ed.: E. C. Slater, J. M. Tager, S. Papa, E. Quagliariello. Bari: Adriatica Editrice 1968.
— R. Bass u. H. Helge: Umsatzgeschwindigkeit der DNS in Mitochondrien von Warmblüterzellen. Naturwissenschaften **53**, 23 (1966b).
— H. Helge u. R. Bass: Einbau von Thymidin in die Deoxyribonucleinsäure von Mitochondrien. Naunyn-Schmiedebergs Arch. exp. Path. Pharmak. **252**, 258 (1965c).
— — u. H.-J. Merker: Zum Nachweis einer RNS-Polymerase-Aktivität in Mitochondrien tierischer Zellen. Biochem. Z. **343**, 44 (1965b).
— — u. E. Oberdisse: Zur Synthese und möglichen Bedeutung mitochondrialer Nucleinsäuren. Dtsch. med. Wschr. (im Druck).
— — u. S. Teske: Einige Eigenschaften der RNS-Polymerase-Reaktion in Warmblüter-Mitochondrien. Naunyn-Schmiedebergs Arch. exp. Path. Pharmak. **252**, 452 (1966a).
— E. Köhler u. C. Düerkop: Einfluß von Cyclophosphamid auf die DNA-Polymerase-Aktivität in Zellkernen und Mitochondrien in Warmblüter-Embryonen. (In Vorbereitung.)
— E. Oberdisse, and R. Bass: Biosynthesis and degradation of mammalian mitochondrial DNA. In: Biochemical aspects of the biogenesis of mitochondria, p. 103. Ed.: E. C. Slater, J. M. Tager, S. Papa, E. Quagliariello. Bari: Adriatica Editrice 1968.

NEUBERT, D., E. OBERDISSE, M. SCHMIEDER, and I. REINSCH: Solubilisation and some properties of vertebrate mitochondrial DNA-polymerase. Hoppe-Seylers Z. physiol. Chem. **348**, 1709 (1967).
- R. TIMMLER u. H. HELGE: Zur pharmakologischen Beeinflußbarkeit des Aminosäure-Einbaus in Mitochondrien- und Mikrosomen-Proteine. Naunyn-Schmiedebergs Arch. exp. Path. Pharmak. **250**, 275 (1965a).

OGUR, M., and G. ROSEN: The nucleic acid of plant tissue. I. The extraction and estimation of deoxypentose nucleic acid and pentose nucleic acid. Arch. Biochem. **25**, 262 (1950).

PARSONS, J. A.: The division of mitochondrial "DNA" in Tetrahymena pyriformis. J. Cell Biol. **23**, 70 A (1964).

PARSONS, J. M.: Mitochondrial incorporation of tritiated thymidine in Tetrahymena pyriformis. J. Cell Biol. **25**, 641 (1965).

PARSONS, P., and M. V. SIMPSON: Biosynthesis of DNA by isolated mitochondria: Incorporation of thymidine-triphosphate-2-C^{14}. Science **155**, 91 (1967).
—, and M. V. SIMPSON: Studies on DNA biosynthesis in isolated rat-liver mitochondria. In: Biochemical aspects of the biogenesis of mitochondria, p. 171. Ed.: E. C. SLATER, J. M. TAGER, S. PAPA, E. QUAGLIARIELLO. Bari: Adriatica Editrice 1968.

SACHSENMAIER, W.: Zur DNA- und RNS-Synthese im Teilungscyclus synchroner Plasmodien von Physarum polycephalum. Biochem. Z. **340**, 541 (1964).

SCHMIEDER, M.: Versuche zum Nachweis einer DNA-Polymerase-Aktivität in isolierten Leber-Mitochondrien. Inaugural-Dissertation, Med. Fakultät der Freien Universität Berlin 1968.
—, u. D. NEUBERT: Nachweis einer DNS-Polymerase-Aktivität in den isolierten Mitochondrien von Warmblüterzellen. Naunyn-Schmiedebergs Arch. Pharmak. exp. Path. **255**, 68 (1966).

SCHNEIDER, W. C., and E. L. KUFF: The isolation and some properties of rat liver mitochondrial DNA. Proc. nat. Acad. Sci. (Wash.) **54**, 1650 (1965).

SMITH, SISTER M. J., and H. M. KEIR: DNA nucleotidyltransferase in nuclei and cytoplasm prepared from thymus tissue in non-aqueous media. Biochim. biophys. Acta (Amst.) **68**, 578 (1963).

STONE, G. E., and O. L. MILLER: A stable mitochondrial DNA in Tetrahymena pyriformis. J. exp. Zool. **159**, 33 (1965).

VAN BRUGGEN, E. F. J., P. BORST, G. J. C. M. RUTTENBERG, M. GRUBER, and A. M. KROON: Circular mitochondrial DNA. Biochim. biophys. Acta (Amst.) **199**, 437 (1966).

WIDNELL, C. C., and J. R. TATA: A procedure for isolation of enzymically active rat liver nuclei. Biochem. J. **92**, 313 (1964).

WINTERSBERGER, E.: DNA-abhängige RNA-Synthese in Rattenleber-Mitochondrien. Hoppe-Seylers Z. physiol. Chem. **336**, 285 (1964).
- Occurrence of a DNA-polymerase in isolated yeast mitochondria. Biochem. biophys. Res. Commun. **25**, 1 (1966).
- Synthesis of DNA in isolated yeast mitochondria. In: Biochemical aspects of the biogenesis of mitochondria, p. 189. Ed.: E. C. SLATER, J. M. TAGER, S. PAPA, E. QUAGLIARIELLO. Bari: Adriatrica Editrice 1968.

Prof. Dr. D. NEUBERT
Pharmakologisches Institut der Freien
Universität
1000 Berlin 33, Thielallee 69/73

Die Wirkung von α- und β-Sympathomimetica und Sympatholytica auf die renale Exkretion und Resorption von Flüssigkeit und Elektrolyten in Ausscheidungs- und Mikropunktionsversuchen an Ratten* ** ***

G. Fülgraff, O. Heidenreich, K. Heintze und H. Osswald

Abteilung Pharmakologie der Medizinischen Fakultät der Technischen Hochschule Aachen und Pharmakologisches Institut der Universität Freiburg i. Br.

Eingegangen am 10. August 1968

Effects of α- and β-Sympathomimetic Amines and Blocking Agents on Renal Excretion and Reabsorption of Fluid and Electrolytes in Rats

Summary. The renal excretion of fluid, sodium and potassium has been measured in unanaesthetized rats after oral loading with water. Subcutaneous injections of 0.3 µmol/kg epinephrine had a small antidiuretic action, whereas the same dose of norepinephrine increased urine flow. 0.05 µmol/kg isoprenaline delayed the excretion of water and depressed the excretion of Na and K.

The effects of norepinephrine were unchanged after injecting phentolamine or propranolol. Epinephrine had a strong isoprenaline-like antidiuretic action after phentolamine but increased the urine flow like norepinephrine after an injection of propranolol. The actions of isoprenaline could be blocked by propranolol.

In micropuncture experiments orciprenaline increased the intrinsic reabsorptive capacity of the proximal tubular epithelium when injected into the lumen of a proximal convolution. These effects are prevented by propranolol. Epinephrine and norepinephrine had no effects on tubular reabsorption in the proximal convolution.

Key-Words: Epinephrine — Norepinephrine — Isoprenaline — Propranolol — Na-Reabsorption.

Zusammenfassung. In Versuchen an wachen Ratten in Stoffwechselkäfigen wurde die Flüssigkeits-, Na- und K-Ausscheidung nach oraler Wasserbelastung untersucht. 0,3 µmol/kg Adrenalin subcutan wirkten leicht diuresehemmend, nach 0,3 µmol/kg Noradrenalin subcutan war die Ausscheidung vermehrt und beschleunigt, während 0,05 µmol/kg Isoprenalin stark antidiuretische Effekte hatten.

---

* Herrn Prof. Dr. L. Lendle zum 70. Geburtstag gewidmet.
** Die Arbeit wurde auszugsweise auf der Frühjahrstagung der Deutschen Pharmakologischen Gesellschaft in Mainz 1968 vorgetragen.
*** Mit Unterstützung der Deutschen Forschungsgemeinschaft.

Die Wirkung von Noradrenalin war durch Phentolamin oder Propranolol nicht zu beeinflussen. Dagegen wirkte Adrenalin nach Phentolamin antidiuretisch wie Isoprenalin und nach Propranolol diuretisch wie Noradrenalin. Die Isoprenalin-Wirkung wurde durch vorher gegebenes Propranolol verhindert.

In Mikropunktionsversuchen erhöhte Orciprenalin direkt intratubulär gegeben die Resorptionskapazität des proximalen Konvoluts. Diese Wirkung war durch vorher subcutan injiziertes Propranolol hemmbar. Adrenalin und Noradrenalin hatten im proximalen Konvolut keine Wirkung auf die lokale Resorptionsfähigkeit.

Schlüsselwörter: Adrenalin — Noradrenalin — Isoprenalin — Orciprenalin — Propranolol — Na-Resorption.

Die renale Elektrolyt- und Wasserausscheidung wird durch α- und β-Sympathomimetica in unterschiedlicher Weise beeinflußt. Nach intraarterieller Injektion in eine Nierenarterie von Hunden (PAGE u. MCCUBBIN, 1953; SPENCER et al., 1954; AVIADO et al., 1958), nach i.v. Injektion an Hunden (AHLQUIST et al., 1954; FRANK et al., 1956; MILLS et al., 1960; MOYER u. HANDLEY, 1952; PILKINGTON et al., 1965) und an Menschen (WERKÖ et al., 1951) steht bei Adrenalin und Noradrenalin die Gefäßconstriction und damit die Abnahme der Nierendurchblutung im Vordergrund. Dagegen führt das β-Sympathomimeticum Isoprenalin bei i.v. Injektion zur Constriction der Nierengefäße (SPENCER, 1956) und wenn es direkt in die Nierenarterie von Hunden injiziert wird, zu einer Gefäßerweiterung (AVIADO et al., 1958). Wird Adrenalin Ratten nach oraler Wassergabe subcutan gegeben, so findet man eine dosisabhängige Wirkung auf die Diurese: Kleine Dosen von 50—200 µg/kg vermindern und verzögern die Wasserausscheidung (BOTTING u. LOCKETT, 1961; BOTTING et al., 1961; FARMER u. LOCKETT, 1961), mittlere Dosen lassen im Vergleich zu den Kontrollen die Urinausscheidung unbeeinflußt (HORRES et al., 1950), während hohe Dosen von 800—1600 µg/kg diuretisch wirken (BOTTING u. LOCKETT, 1961). Nach subcutaner Gabe von Noradrenalin ist die Harnausscheidung immer erhöht (BOTTING u. LOCKETT, 1961; DEXTER u. STONER, 1952; EVERSOLE et al., 1952; GREEN u. SIM, 1961; HORRES et al., 1950). Isoprenalin vermindert sowohl an Ratten (BOTTING et al., 1961) als auch an Katzen (LEES u. LOCKETT, 1963) und an Herz-Lungen-Nieren-Präparaten von Katzen (LEES u. LOCKETT, 1965) die renale Elektrolyt- und Wasserausscheidung. Am Herz-Lungen-Nieren-Präparat wurde auch eine Abnahme der glomerulären Filtrationsrate beobachtet.

Über die Wirkung von sympathischen α- und β-Receptorenblockern liegen nur wenige Befunde vor. Der α-Blocker Phentolamin hat keinen Einfluß auf die Wasser- oder Elektrolytausscheidung (MOYER et al., 1955). Die diuretische Wirkung des Noradrenalin konnte durch Phentolamin weder an Hunden (MOYER u. HANDLEY, 1952) noch an Ratten

(HORRES et al., 1950) verhindert werden. Auch das β-Sympatholyticum Propranolol verändert, wenn es allein i.v. gegeben wird, die Nierenfunktion von Menschen (SCHIRMEISTER et al., 1966) oder Hunden (HEIDENREICH et al., 1966) nicht. Allerdings kann Propranolol an Hunden die diuresehemmende Wirkung von Isoproterenol hemmen (HEIDENREICH et al., 1966).

Aufgabe der vorliegenden Untersuchungen war es zu klären, wie die Wirkung von subcutan gegebenem Noradrenalin, Adrenalin und Isoprenalin auf die Ausscheidung von Wasser und Na an Ratten durch α- und β-Blocker beeinflußt wird. Da Adrenalin sowohl α- als auch β-Receptoren stimuliert, müßte es nach Gabe von Propranolol wie das α-Sympathomimeticum Noradrenalin diuretisch und nach Gabe von Phentolamin wie das β-Sympathomimeticum Isoprenalin antidiuretisch wirken.

Um die direkte Wirkung der Pharmaka auf die Resorptionsleistung des Tubulusepithels von Effekten auf die renale Hämodynamik abzugrenzen, wurde in Mikropunktionsversuchen direkt die lokale Resorptionskapazität des proximalen Tubulusepithels unter dem Einfluß der drei genannten Sympathomimetica und der α- und β-Receptorenblocker geprüft. Die Substanzen wurden dazu in verschiedenen Konzentrationen direkt in das proximale Konvolut gegeben. Dabei hatte nur das β-Sympathomimeticum Orciprenalin eine deutliche resorptionssteigernde Wirkung. In weiteren Versuchen wurde gezeigt, daß diese Wirkung von Orciprenalin durch subcutan gegebenes Propranolol dosisabhängig hemmbar ist.

Methodik

Ausscheidungsversuche. Die Versuche wurden an weiblichen Wistar-Ratten im Gewicht von 190—250 g ausgeführt. In der Nacht vor dem Versuch wurde den Tieren das Futter entzogen. Zum Zeitpunkt 0 des Versuchsbeginns erhielten die Tiere 20 ml/kg destilliertes Wasser durch eine Magensonde und nach 60 min noch einmal 50 ml/kg. Nach Entleeren der Harnblase wurden die Tiere zu zweit in Stoffwechselkäfige gesetzt. In der Folgezeit wurde jeweils der Harn in 30 min Perioden gesammelt. Außerdem wurden zum Zeitpunkt 0 entweder 5 ml/kg NaCl-Lösung oder Phentolamin bzw. Propranolol in 5 ml/kg NaCl-Lösung subcutan injiziert. Nach 90 min erhielten die Tiere jeweils eines der Katecholamine in 5 ml/kg isotoner NaCl-Lösung. Jeweils eine Kontrollgruppe erhielt nach 90 min nur 5 ml/kg NaCl-Lösung. Auf diese Weise wurden zum Zeitpunkt 0 drei Hauptgruppen gebildet: I Gruppe ohne Sympatholytica, II Gruppe mit 3 μmol/kg = 0,84 mg/kg Phentolamin und III Gruppe mit 5 μmol/kg = 1,22 mg/kg Propranolol. Innerhalb jeder dieser Gruppen wurden nach 90 min vier Untergruppen gebildet, die folgende Substanzen erhielten: 1. NaCl-Lösung, 2. 0,3 μmol/kg = 55 μg/kg Adrenalin, 3. 0,3 μmol/kg = 51 μg/kg Noradrenalin und 4. 0,05 μmol/kg = 10,6 μg/kg Isoproterenol. Na und K wurden im Harn flammenphotometrisch bestimmt.

Mikropunktion. Diese Versuche wurden an männlichen Sprague-Dawley-Ratten von 200—250 g Gewicht in der früher beschriebenen Art und Weise durchgeführt (FÜLGRAFF u. HEIDENREICH, 1967). Eine proximale Tubulusschlinge wurde mit Öl gefüllt. Diese Ölsäule wurde nach GERTZ (1963) durch Injektion von NaCl-Lösung gespalten. Die Resorption des Tröpfchens von NaCl-Lösung, erkennbar am Zusammenrücken der Ölmenisci, wurde photographisch registriert. Der NaCl-Lösung wurden Noradrenalin, Adrenalin, Orciprenalin und Propranolol in verschiedenen Konzentrationen zugefügt. In weiteren Versuchen wurde Propranolol subcutan gegeben und anschließend die Resorption von NaCl-Lösung mit wirksamen Konzentrationen von Orciprenalin gemessen.

Außerdem wurde in allen Versuchen die proximale Passagezeit nach STEINHAUSEN (1963) in der früher beschriebenen Weise gemessen. Wir haben Lissamingrün $10^0/_0$ig in isotoner Kochsalzlösung gelöst und mit NaOH auf ein pH von 7 gepuffert. Bei Verwendung von gepufferter Lissamingrünlösung ist die Passagezeit im Mittel um $1,8 \pm 0,15$ sec kürzer. Sie betrug in Versuchen mit ungepufferter Farbstofflösung von pH 2 $8,9 \pm 0,3$ sec und nach Pufferung $7,1 \pm 0,85$ sec. In den Versuchen, in denen Propranolol subcutan gegeben wurde, wurde der Blutdruck in der Arteria carotis über einen Druckaufnehmer und einen Direktschreiber aufgezeichnet.

Ergebnisse

In der Abb. 1 sind die Harnzeitvolumina der 12 verschiedenen Untergruppen dargestellt. Die Differenzen zwischen den einzelnen Gruppen wurden mittels Varianzanalyse und t-Test auf ihre statistische Bedeutsamkeit geprüft. Die Säulen in der linken oberen Ecke zeigen das Ergebnis der Versuche, in denen die Tiere keine Pharmaka erhalten haben. Die Harnausscheidung erreicht ihr Maximum in der 2. Harnsammelperiode, d.h. 30—60 min nach der 2. Wassergabe. Adrenalin (1. Reihe, 2. Untergruppe) hat im Vergleich dazu eine geringe, aber signifikante diuresehemmende Wirkung. Noradrenalin (3. Untergruppe) steigert die Harnausscheidung signifikant, während Isoprenalin (4. Untergruppe) sie stark vermindert. In den Säulen der 2. Reihe der Abb. 1 sind die Ergebnisse nach vorheriger Gabe von Phentolamin dargestellt. Dieses hat selbst keine signifikante Eigenwirkung. Dagegen hemmt anschließend injiziertes Adrenalin deutlich die Diurese und gleicht in seiner Wirkung dem Isoprenalin. Die diuresesteigernde Wirkung von Noradrenalin ist ebenso unbeeinflußt durch Phentolamin wie die Hemmwirkung des Isoprenalin. In der 3. Reihe der Abb. 1 sind schließlich die Wirkungen der Sympathomimetica während einer β-Receptorenblockade durch Propranolol zusammengestellt. Das Harnzeitvolumen wird durch Propranolol gegenüber unbehandelten Kontrollen nicht signifikant verändert. Anschließend gegebenes Adrenalin wirkt jedoch jetzt wie Noradrenalin diuresesteigernd. Die diuresehemmende Wirkung des Isoprenalin wird durch das vorher gegebene Propranolol fast vollständig aufgehoben.

In der Abb. 2 ist die Na-Ausscheidung im Harn bei denselben Versuchen wiedergegeben. Die Wirkungen sind außer nach Propranolol ähnlich wie beim Harnzeitvolumen. Nach vorheriger Gabe von Phentolamin vermindert Adrenalin die Na-Ausscheidung, während es sie nach

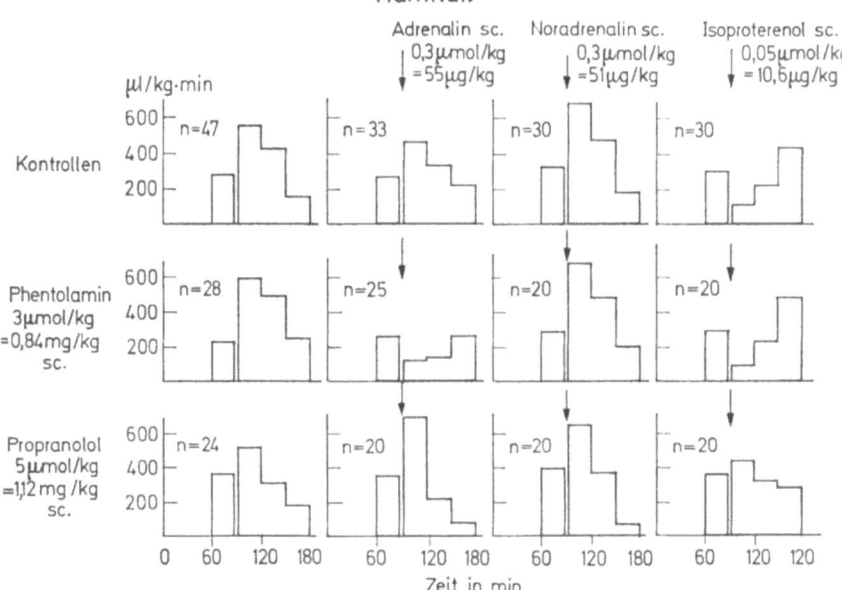

Abb. 1. Die Wirkung von subcutan injiziertem Adrenalin, Noradrenalin und Isoprenalin auf das Harnzeitvolumen von Ratten. Weitere Erläuterung im Text. n = Zahl der Versuche an je zwei Tieren

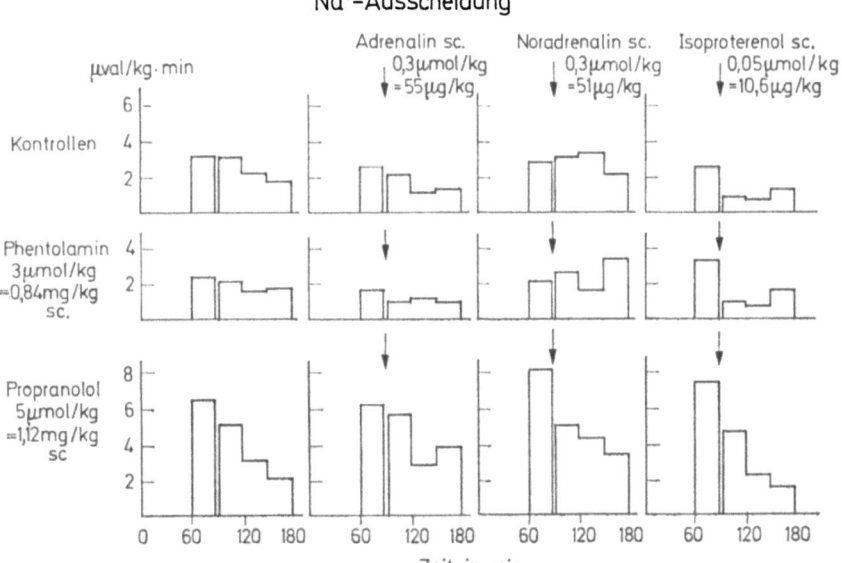

Abb. 2. Die Wirkung von subcutan injiziertem Adrenalin, Noradrenalin und Isoprenalin auf die Na-Ausscheidung von Ratten

vorheriger Gabe von Propranolol gegenüber den Kontrollen vermehrt. Propranolol steigert deutlich die Na-Ausscheidung. Dem liegt eine Erhöhung der Na-Konzentration im Harn zugrunde, da das Harnzeitvolumen unverändert bleibt. Die Wirkung von Isoprenalin, das allein oder nach Phentolamin gegeben, die Na-Ausscheidung hemmt, wird durch Propranolol ebenso wie beim Harnfluß aufgehoben. Die K-Ausscheidung wurde unter allen Versuchsbedingungen in gleichem Sinne wie die Na-Ausscheidung verändert, wobei allerdings quantitative Unterschiede festzustellen waren. In der Tabelle wurde der Quotient der Na/K-Ausscheidung aus der Summe der Meßergebnisse der 2. und 3. Harnsammelperiode, also der beiden ersten Perioden nach Gabe der Katecholamine angegeben. Dabei wurden einander je 4 der Untergruppen gegenübergestellt, von denen man erwarten sollte, daß ihre Effekte der spezifischen

Tabelle. *Verhältnis der Na/K-Ausscheidung aus der 2. und 3. Harnsammelperiode (90—150 min). Erläuterung im Text*

α	Na/$_K$	β	Na/$_K$
Noradrenalin	1,02	Iroprenalin	0,63
Propranolol	0,84	Phentolamin	0,45
Propranolol + Adrenalin	0,89	Phentolamin + Adrenalin	0,72
Propranolol + Noradrenalin	1,02	Phentolamin + Isoprenalin	0,68
$\bar{x} \pm s$	0,94 ± 0,09	$\bar{x} \pm s$	0,62 ± 0,12

α- oder β-Receptoren stimulierenden Wirkung gleichen. Die Spalte α in der Tabelle umfaßt daher die Untergruppen, die nur Noradrenalin, nur Propranolol, Propranolol + Adrenalin und Propranolol + Noradrenalin erhalten hatten. Zur Spalte β gehören dagegen die Untergruppen mit nur Isoproterenol, nur Phentolamin, Phentolamin + Adrenalin und Phentolamin + Isoprenalin. Während das Verhältnis der Na- zur K-Ausscheidung bei der Gruppe α 0,94 im Mittel beträgt, liegt es bei der Gruppe β bei nur 0,62. Das bedeutet, daß bei den unter α zusammengefaßten Versuchsgruppen, bei denen die Na- und K-Ausscheidung erhöht wird, die Na-Ausscheidung stärker ansteigt als die Exkretion von K, so daß beide fast gleich hoch werden. Bei den unter β zusammengefaßten Gruppen sind dagegen K- und Na-Ausscheidung im gleichen Verhältnis vermindert. Der Quotient von 0,62 ist von dem Verhältnis bei den Kontrollversuchen das 0,69 betrug, nicht verschieden.

In Mikropunktionsversuchen wurden die 3 Sympathomimetica Noradrenalin, Adrenalin und Orciprenalin in äquimolarer Dosierung in isotoner Kochsalzlösung zwischen Ölsäulen in das proximale Konvolut von Rattennieren injiziert. In Abb. 3 sind die Mittelwerte der Resorptionsgeraden für verschiedene Konzentrationen der genannten Katecholamine zusammengestellt. Jeder Geraden liegen 60—120 Messungen an

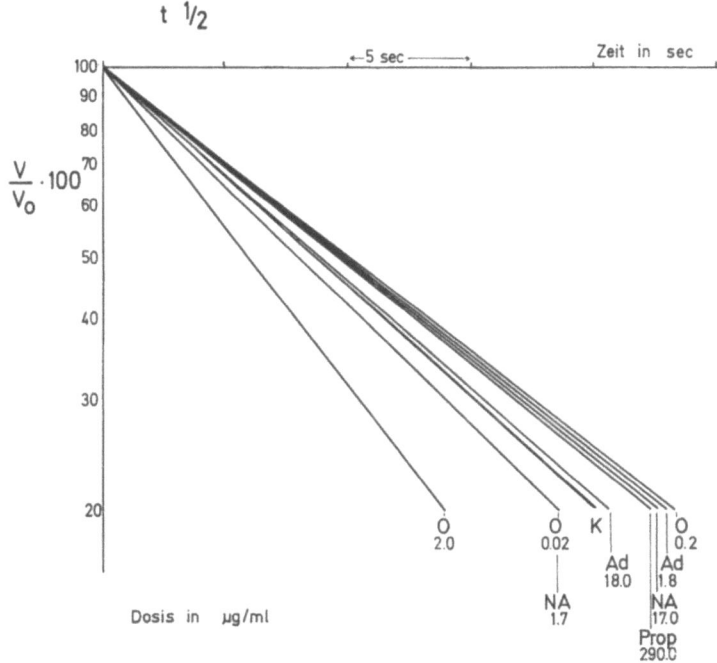

Abb. 3. Volumenabnahme einer intratubulär zwischen Ölsäulen injizierten NaCl-Lösung im proximalen Konvolut von Rattennieren. Jeweils Mittelwerte aus 60—120 Messungen an 4—12 Ratten. Die Substanzen wurden der NaCl-Lösung in der angegebenen Konzentration beigegeben. *K* Kontrollen; *O* Orciprenalin; *Ad* Adrenalin; *NA* Noradrenalin. Die Geraden nach 0,02 µg/ml Orciprenalin und nach 1,7 µg/ml Noradrenalin sind identisch

4—12 Ratten zugrunde. Die Halbwertszeit der Resorption beträgt in Kontrollversuchen $8,7 \pm 0,3$ sec. Sie ist nach Gabe von Noradrenalin in Konzentrationen von 1,7 und 17 µg/ml, das entspricht 10^{-5} und 10^{-4} M/l, ebensowenig wie nach intratubulärer Gabe von 1,8 und 18 µg/ml $= 10^{-5}$ und 10^{-4} M/l Adrenalin von den Kontrollen verschieden. Auch

Orciprenalin in der intratubulären Konzentration von 0,02 und 0,2 µg/ml = 10^{-7} und 10^{-6} M/l verändert den Verlauf der Resorptionsgeraden nicht gegenüber den Kontrollen. Nach 2 µg/ml Orciprenalin, also einer Konzentration von 10^{-5} M/l ist die Halbwertszeit der Resorption signifikant auf 6,0 ± 0,4 sec verkürzt, und die in Abb. 3 dargestellte Resorptionsgerade verläuft steiler als die übrigen. Die Resorption der NaCl-Lösung ist also durch Orciprenalin beschleunigt worden. In Abb. 3 ist außerdem

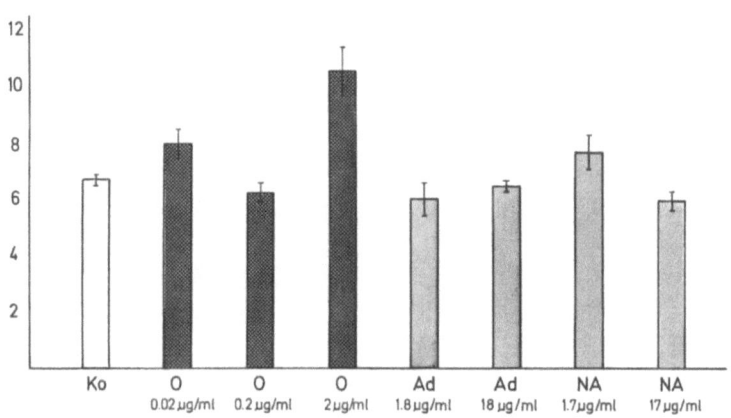

Abb. 4. Nettoausstrom von Flüssigkeit aus dem proximalen Konvolut nach intratubulärer Gabe der drei Katecholamine. *Ko* Kontrollen; *O* Orciprenalin; *Ad* Adrenalin; *NA* Noradrenalin

die Resorptionsgerade nach intratubulärer Gabe von 290 µg/ml Propranolol eingezeichnet. Propranolol hat auch in dieser hohen Konzentration von 10^{-3} M/l keine direkte Wirkung auf die tubuläre Resorptionsfähigkeit. Abb. 4 zeigt den nach der von GERTZ (1963) angegebenen Formel aus Passagezeit, Tubulusradius und Halbwertszeit der Resorption errechneten Netto-Wasserfluß unter denselben Versuchsbedingungen. Nur Orciprenalin in der Konzentration von 2 µg/ml = 10^{-5} M/ml steigert den Flüssigkeitsausstrom aus dem proximalen Tubulus signifikant gegenüber den Kontrollen. Weder kleinere Orciprenalin-Konzentrationen noch gleiche oder 10fach höhere Konzentrationen von Adrenalin oder Noradrenalin haben eine Wirkung. Da die Na-Konzentration in der intratubulär applizierten Lösung in allen Versuchen die gleiche war, erübrigt sich eine gesonderte Darstellung des Netto-Na-Ausstroms. Die Verhältnisse gleichen den in Abb. 4 dargestellten. Orciprenalin steigert also in einer intratubulären Konzentration von 10^{-5} M/l signifikant die Resorptionskapazität des proximalen Tubulusepithels pro Zeit und Fläche.

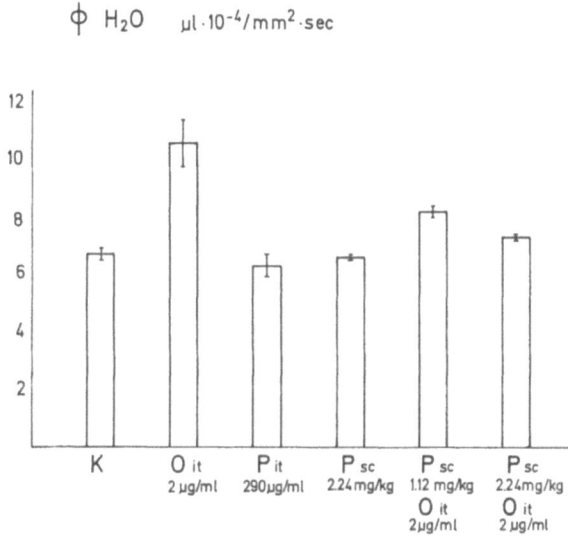

Abb. 5. Nettoausstrom von Flüssigkeit aus dem proximalen Konvolut von Rattennieren. *K* Kontrollen; *O* Orciprenalin intratubulär; *P sc* Propranolol subcutan. Die beiden letzten Säulen zeigen die Effekte von intratubulärem Orciprenalin nach subcutaner Gabe von Propranolol

In weiteren Versuchen wurde geprüft, ob Propranolol die resorptionssteigernde Wirkung von Orciprenalin zu hemmen vermag. Die Ergebnisse sind in Abb. 5 wiedergegeben. In den beiden ersten Säulen ist noch einmal der gegenüber den Kontrollen gesteigerte Nettoausstrom von Flüssigkeit aus dem proximalen Tubulus nach intratubulärer Gabe von 2 µg/ml Orciprenalin dargestellt. Die 3. Säule zeigt, daß Propranolol allein, intratubulär gegeben, in der gegenüber Orciprenalin 100fach höheren Konzentration von 290 µg/ml $= 10^{-3}$ M/l, den Flüssigkeitsausstrom gegenüber den Kontrollen nicht verändert. Die Abb. 5 zeigt weiter, daß nach subcutaner Gabe von Propranolol mit einer Dosierung von 2,24 mg/kg

Körpergewicht die Wirkung von Orciprenalin vollständig gehemmt wird. Der Netto-Wasserausstrom ist von den Kontrollen dann nicht mehr verschieden. Die halbe Dosis von Propranolol vermindert die Wirkung des Orciprenalin, hebt sie aber nicht vollständig auf. An der 4. Säule der Abb. 5 ist zu erkennen, daß das subcutan injizierte Propranolol auch in der hohen Dosis von 2,24 mg/kg Körpergewicht die Flüssigkeitsresorption nicht verändert. Auch die mit Lissamingrün gemessene Passagezeit durch das proximale Konvolut war nach subcutaner Gabe von Propranolol nicht verändert. Sie betrug im Mittel 8,0 gegenüber 7,1 sec in den Kontrollversuchen. Die höhere Dosis von 2,24 mg/kg Propranolol senkte den Blutdruck im Mittel um 20—30 mm Hg, doch fiel der mittlere Blutdruck nie unter 100 mm Hg ab. Die halbe Dosis von Propranolol hatte keine Wirkung auf den Blutdruck.

Diskussion

Subcutan gegebenes Noradrenalin beschleunigt an Ratten nach Wasserbelastung die Flüssigkeitsausscheidung und wirkt leicht natriuretisch und kaliuretisch. Isoprenalin verzögert und vermindert dagegen die Flüssigkeits- und Elektrolytausscheidung deutlich. Adrenalin vermindert in der von uns gewählten geringen Dosis von 0,3 µmol/kg ebenfalls leicht die Diurese. Diese Befunde stehen in Übereinstimmung mit den eingangs zitierten Ergebnissen von BOTTING u. LOCKETT (1961), BOTTING, FARMER u. LOCKETT (1961), FARMER u. LOCKETT (1961), GREEN u. SIM (1961) und LEES u. LOCKETT (1963).

Die Wirkung von Adrenalin war nach vorheriger Gabe von Phentolamin in typischer Weise verändert: es wirkte jetzt antidiuretisch wie Isoprenalin. Umgekehrt zeigte Adrenalin nach vorheriger Injektion des β-Blockers Propranolol dieselbe diuretische Wirkung wie Noradrenalin. Offenbar gelingt es, auch wenn man als Parameter die renale Elektrolyt- und Wasserausscheidung zugrunde legt, mit spezifischen α- oder β-Sympatholytica jeweils einen Teil der Reaktion auf Adrenalin zu hemmen, so daß dann die gegenteilige Wirkung voll zum Ausdruck kommt. Adrenalin hat die Möglichkeit sowohl typische sympathische α- als auch β-Wirkungen hervorzurufen. Hemmung der einen läßt die anderen Effekte voll hervortreten.

Ähnlich wie bereits HORRES u. Mitarb. (1950) gelang es auch uns nicht, die diuretische Wirkung des Noradrenalin durch Phentolamin aufzuheben oder auch nur zu vermindern. Dagegen wurde die flüssigkeits-, Na und K-retinierende Wirkung des Isoprenalin durch Propranolol vollständig verhindert.

Während das α-Sympatholyticum Phentolamin keine Eigenwirkung auf die gemessenen renalen Ausscheidungsparameter hatte, war nach dem

β-Blocker Propranolol die Na- und K-Konzentration im Urin sehr hoch und damit bei fast unverändertem Harnvolumen auch die Ausscheidung von Na und K vermehrt. Dabei muß offenbleiben, ob es sich um eine Eigenwirkung von Propranolol handelt oder um eine Blockade von β-Receptoren. Eine Blockade von β-Receptoren der Tubuluszellen könnte dann eine Natriurese auslösen, wenn unter Normalbedingungen die Na-Resorption durch β-Receptoren kontrolliert und zwar gesteigert wird. Dafür gibt es bisher keine Beweise, da wir nicht beurteilen können, ob die hier beschriebene tubuläre Wirkung des Orciprenalin physiologische Relevanz besitzt. Die Blockade spezifischer β-Receptoren könnte auch dadurch natriuretisch wirken, daß danach die Wirkung einer physiologischen Stimulierung von α-Receptoren zum Vorschein kommt. Für eine derartige direkte natriuretische Wirkung von α-Receptoren gibt es keinen Anhalt. BLAKE (1961) nimmt an, daß Noradrenalin lediglich den Blutfluß durch das Nierenmark und die Filtrationsrate in den marknahen Nephren erhöht. Umgekehrt hat eine vollständige Denervierung der Niere durch Lokalanaesthesie oder Durchschneidung der zur Niere führenden Nerven keinen deutlichen Effekt auf die Exkretionsleistung oder den renalen Blutfluß (RHOADS et al., 1934). In unseren Mikropunktionsversuchen hatte Noradrenalin schließlich keine Wirkung auf die tubuläre Resorptionskapazität. Man muß daher annehmen, daß die diuretische Wirkung des Noradrenalin nicht durch eine Hemmung der tubulären Na-Resorption, sondern durch Wirkungen auf die renale Hämodynamik zustande kommt.

Es erschien uns angezeigt, festzustellen ob und in wie weit die beschriebenen Wirkungen der β-Sympathomimetica auf Veränderungen der intrarenalen Hämodynamik und damit der GFR und der tubulären Beladung beruhen, oder ob tatsächlich die Na-Resorption durch das Tubulusepithel verändert wird. HEINTZE (1968) fand, daß der Blutdruck von Ratten durch die von uns verwendeten Dosen von Adrenalin und Phentolamin + Adrenalin nicht verändert wird, während er nach Isoproterenol um $14 \pm 5,6\%$ im Mittel abnahm. Unter denselben Bedingungen war die GFR nach Isoproterenol im Mittel um $21 \pm 5\%$ vermindert. Eine solche Reduzierung der GFR könnte eine weit überproportionale Verminderung der Na-Exkretion nach sich ziehen (THOMPSON u. PITTS, 1952). Gegen die Annahme, daß die Exkretionsminderung durch Isoprenalin allein auf einer Abnahme der GFR beruht, spricht aber der Befund, daß Phentolamin + Adrenalin die gleiche Wirkung auf Harnzeitvolumen und Kationenausscheidung hat wie Isoproterenol, ohne jedoch dessen Veränderungen des Blutdruckes hervorzurufen.

Die Frage nach der direkten tubulären Wirkung der 3 Katecholamine konnte daher nur durch Mikropunktionsexperimente beantwortet werden. Dafür bot sich die Methode von GERTZ (1963) an, mit der eine Wirkung auf die lokale Resorptionsfähigkeit des Tubulusepithels unabhängig von GFR und Blutdruck untersucht werden kann. Die drei Amine wurden dazu direkt in das proximale Tubuluslumen gegeben. Nur das β-Sympathomimeticum Orciprenalin in der Konzentraion von 10^{-5} M/l hatte eine Wirkung. Kleinere Dosen von Orciprenalin waren ebenso unwirksam wie äquimolare und 10fach höhere Konzentrationen von Adrenalin und Noradrenalin. Orciprenalin erhöhte signifikant direkt die Resorptionskapazität des proximalen Tubulusepithels pro Zeiteinheit und Fläche. Der antidiuretischen Wirkung von Orciprenalin bzw. Isoprenalin liegt also eine Steigerung der Kationen- und Flüssigkeitsresorption im proximalen Konvolut zugrunde. Diese Wirkung ist durch einen β-Blocker vollständig hemmbar. Daß dagegen Adrenalin und Noradrenalin in unseren Mikropunktionsexperimenten unwirksam waren, muß nicht heißen, daß sie keine tubuläre Wirkung haben. Sie könnten auch in weiter distalen Tubulusabschnitten angreifen und nur am proximalen Konvolut unwirksam sein. Es wurde im Zusammenhang mit der Tabelle oben bereits darauf hingewiesen, daß nach Verabreichung von Substanzen, die die α-Receptoren stimulieren oder die β-Receptoren hemmen, die Na-Ausscheidung stärker als die K-Ausscheidung zunimmt, so daß gleiche Mengen beider Kationen im Harn erscheinen, während nach Isoprenalin Na- und K-Ausscheidung im gleichen Verhältnis vermindert sind. Dieser Befund läßt vermuten, daß die in der Tabelle unter α zusammengefaßten Untergruppen eine Wirkung in distalen Abschnitten des Nephrons gemeinsam haben.

Wir danken Fräulein A. MEIFORTH für die fleißige und geschickte Mitarbeit bei den Mikropunktionsuntersuchungen.

Literatur

AHLQUIST, R. P., J. P. TAYLOR, C. W. RAWSON, JR., and V. L. SYDOW: Comparative effects of epinephrine and levarterenol in the intact anaesthetized dog. J. Pharmacol. exp. Ther. 110, 352—360 (1954).
AVIADO, D. M., A. L. WNUCK, and E. J. DE BEER: The effects of sympathomimetic drugs on renal vessels. J. Pharmacol. exp. Ther. 124, 238—244 (1958).
BLAKE, W. D.: Intrarenal distribution of flow as influenced by norepinephrine infusion. Fed. Proc. 20, 407 (1961).
BOTTING, R. M., J. B. FARMER, and M. F. LOCKETT: The effect of subcutaneous Adrenaline and Isoprenaline on the excretion of electrolytes by rats. Arch. int. Physiol. 69, 203—212 (1961).
—, and M. F. LOCKETT: Threshold effect of subcutaneous Adrenaline, Noradrenaline and Isoprenaline on water diuresis in rats. Arch. int. Physiol. 69, 36—45 (1961).
DEXTER, D., and H. B. STONER: The role of adrenal medulla in the water diuresis in rat. J. Physiol. (Lond.) 118, 486—499 (1952).

EVERSOLE, W. J., F. A. GIERE, and M. H. ROCK: Effects of adrenal medullary hormones on renal excretion of water and electrolytes. Amer. J. Physiol. 170, 24—30 (1952).

FARMER, J. B., and M. F. LOCKETT: The effect of small subcutaneous doses of Adrenaline and Isoprenaline on the excretion of water and isotonic solutions of sodium and potassium chloride by rats. Arch. int. Physiol. 69, 277—283 (1961).

FRANK, E. D., H. A. FRANK, S. JACOB, H. A. E. WEIZEL, H. KORMAN, and J. FINE: Effect of Norepinephrine on circulation of the dog in haemorrhagic shock. Amer. J. Physiol. 186, 74—78 (1956).

FÜLGRAFF, G., u. O. HEIDENREICH: Mikropunktionsuntersuchungen über die Wirkung von Calciumionen auf die Resorptionskapazität und auf die prozentuale Resorption im proximalen Konvolut von Ratten. Naunyn-Schmiedebergs Arch. Pharmak. exp. Path. 258, 440—451 (1967).

GERTZ, K. H.: Transtubuläre Natriumchloridflüsse und Permeabilität für Nichtelektrolyte im proximalen und distalen Konvolut der Rattenniere. Pflügers Arch. ges. Physiol. 276, 336—356 (1963).

GREEN, A. F., and M. F. SIM: Diuresis in rats: Effects of sympathomimetic and sympathetic blocking agents. Brit. J. Pharmacol. 17, 464—472 (1961).

HEIDENREICH, O., H. LAAFF, G. FÜLGRAFF u. E. BALSHÜLSEMANN: Die Wirkung von Orciprenalin, Isoprenalin und Propranolol auf die Nierenfunktion des Hundes. Naunyn-Schmiedebergs Arch. Pharmak. exp. Path. 255, 522—523 (1966).

HEINTZE, K.: Die Wirkung von Sympathomimetica und Sympatholytica auf die renale Elektrolyt- und Wasserausscheidung bei Ratten. Inaug.-Diss., Freiburg 1968.

HORRES, A. D., W. J. EVERSOLE, and M. ROCK: Adrenal hormones in water diuresis. Proc. Soc. exp. Biol. (N. Y.) 75, 58—61 (1960).

LEES, P., and M. F. LOCKETT: A study of β-adrenergic receptors in rat kidneys. Brit. J. Pharmacol. 20, 135—138 (1963).

— — Some actions of Isoprenaline and Orciprenaline on perfused cat kidneys. Brit. J. Pharmacol. 25, 152—157 (1965).

MILLS, L. C., J. H. MOYER, and C. A. HANDLEY: Effects of various sympathomimetic drugs in renal haemodynamics in normotensive and hypotensive dogs. Amer. J. Physiol. 198, 1279—1283 (1960).

MOYER, J. H., and C. A. HANDLEY: Norepinephrine and Epinephrine effect on renal haemodynamics. Circulation 5, 91—97 (1952).

— — and R. A. SEIBERT: Effect of adrenergic blockade on renal haemodynamics and excretion of water and electrolytes. Amer. J. Physiol. 180, 146—150 (1955).

PAGE, J. H., and J. W. MCCUBBIN: Renal vascular and systemic arterial pressure response to nervous and chemical stimulation of the kidney. Amer. J. Physiol. 173, 411—419 (1953).

PILKINGTON, L. A., R. BINDER, J. C. M. DE HAAS, and R. F. PITTS: Intrarenal distribution of blood flow. Amer. J. Physiol. 203, 1107—1113 (1965).

RHOADS, C. P., D. D. VAN SLYKE, A. HILLER, and A. S. ALVING: The effects of novocainization and total section of the nerves of the renal pedicle on renal blood flow and function. Amer. J. Physiol. 110, 392—398 (1934).

SCHIRMEISTER, J., M. DECOT, W. HALLAUER u. H. WILLMANN: β-Receptoren und renale Hämodynamik des Menschen. Arzneimittel-Forsch. 16, 847—849 (1966).

SPENCER, M. P.: The renal vascular response to vasodepressor sympathomimetics. J. Pharmacol. exp. Ther. 116, 237—244 (1956).

— A. B. DENISON, and H. D. GREEN: The direct renal vascular effects of Epinephrine and Norepinephrine before and after adrenergic blockade. Circulat. Res. 11, 537—540 (1954).

Steinhausen, M.: Eine Methode zur Differenzierung proximaler und distaler Tubuli der Nierenrinde von Ratten in vivo und ihre Anwendung zur Bestimmung tubulärer Strömungsgeschwindigkeiten. Pflügers Arch. ges. Physiol. **277**, 23—35 (1963).

Thompson, D. D., and R. F. Pitts: Effects of alterations of renal arterial pressure on sodium and water excretion. Amer. J. Physiol. **168**, 490—499 (1952).

Werkö, L., H. Bucht, B. Josephsons, and J. Ek: The effect of Noradrenaline and Adrenaline on renal haemodynamics and renal function in man. Scand. J. Clin. Lab. Invest. **3**, 255—261 (1951).

Dozent Dr. G. Fülgraff
Abteilung Pharmakologie der
Medizinischen Fakultät der
Technischen Hochschule Aachen,
z. Z. 7800 Freiburg i. Br.,
Katharinenstraße 29

Inhibition of the Effect of Reserpine on Motor Control by Drugs which Influence Reserpine Rigidity *

I. JURNA and G. LANZER

Institut für Pharmakologie und Toxikologie der Universität des Saarlandes
Homburg (Saar)

Eingegangen am 29. Juli 1968

Summary. The effect of monoaminergic (DOPA, metamphetamine, propylhexedrine) and cholinolytic agents (atropine, biperiden, caramiphen, trihexyphenidyl) on α and γ reflex discharge from the spinal cord was studied in the rat. For comparison, the anticonvulsant phenytoin was included in the investigation. All drugs antagonized the action of a high dose of reserpine on motor control by reducing the increased α and increasing the diminished γ reflex activity. The latency of α reflex discharge shortened by reserpine was increased by the drugs. The results provide further support of the view that disturbance of motor control caused by reserpine in the rat derives from an imbalance between monoaminergic and cholinergic systems in the brain.

Key-Words: Spinal motor activity — Reserpine — Monoaminergic agents — Cholinolytic agents — Antiparkinson drugs — Phenytoin.

Schlüsselwörter: spinalmotorische Aktivität — Reserpin — Monoaminergica — Cholinolytica — Antiparkinsonstoffe — Phenytoin.

Reserpine rigidity in the rat has been shown by STEG and coworkers to develop on the background of increased α and decreased γ motor activity (STEG, 1964; ARVIDSSON *et al.*, 1966). Since atropine as well as L-DOPA depress rigidity and "normalize" spinal motor control, it has been proposed that reserpine rigidity is due to a disturbed balance between monoaminerigc and cholinergic mechanisms in the brain, and that drugs which either stimulate monoaminergic or depress cholinergic functions restore normal motor activity. Accordingly, also sympathomimetic amines such as metamphetamine and its hydrogenated derivative propylhexedrine, and the cholinolytic agent biperiden were able to abolish reserpine rigidity (JURNA, 1968b). It remained to verify whether these drugs decrease α and increase γ motor activity after an application of reserpine.

Experiments were therefore carried out in which the effect of metamphetamine, propylhexedrine and biperiden on motor activity disturbed by reserpine was assessed. Part of the results have already been presented (JURNA, 1968a). For comparison, also experiments with

---
* Supported by a grant of the Deutsche Forschungsgemeinschaft.

atropine and L-DOPA were made, in which similar results were obtained as by STEG and coworkers (ROOS and STEG, 1964; ARVIDSSON et al., 1966). To supplement the number of antiparkinson drugs with cholinolytic properties, caramiphen and trihexyphenidyl were included in this study. Finally, the anticonvulsant agent phenytoin was tested because of its effectiveness against reserpine rigidity (JURNA, 1968b).

Methods

The experiments were performed on 173 Wistar rats of 250—350 g body weight operated in halothane anesthesia. After the operation, anesthesia was kept at a level which allowed rigidity to develop. Preparation of the animals and recording of α and γ motor activity was made according to the procedure described by STEG (STEG, 1964; ROOS and STEG, 1964; ARVIDSSON et al., 1966). After laminectomy, the animals were fixed rigidly. A thin filament was isolated from a ventral root supplying the calf muscles of the left hind leg. Activity of α and γ motor axons was led off with two pairs of electrodes about 5 mm apart and displayed on a dual beam oscilloscope. Reflex activity was elicited by electrical stimulation of the corresponding dorsal root with single impulses. Apart from differences in shape and amplitude, the different conduction velocities served to distinguish α and γ units. Electromyographical activity was recorded from the calf muscles at rest and during stretch elicited by dorsiflexion of the foot.

During the control period, 15 and 30 min after the injection of reserpine, and 10, 30 and 40 min after the injection of the drugs tested, about 20 recordings were made each time. The number of α and γ reflex discharges per sweep (sweep speed 1 msec/cm) was counted and pooled for calculation. The tables presented in the part dealing with the results show the differences in α and γ activity caused by reserpine and/or the drugs; in each experiment the values of either α or γ discharges of the control period were substracted from the α or γ values obtained after reserpine, and the α or γ values obtained after reserpine were subtracted from the corresponding values after application of one of the subtances tested; from these differences the mean values were determined, which are expressed as differences in α or γ discharge. Moreover, the ratio of α and γ discharges was determined and is presented under the heading "α/γ quotient" (ARVIDSSON et al., 1966).

All substances were administered by a cannula inserted into one of the tail veins. The drugs used were reserpine (Sedaraupin®, C. F. Boehringer & Soehne, Mannheim) in a dose of 10 mg/kg, DOPA (L-dihydroxyphenylalanine) dissolved 1% in saline by heating up to 75°C under constant stirring, metamphetamine (D-metamphetamine hydrochloride), propylhexedrine (N-methyl-β-cyclohexylisopropylamine, Eventin®, Knoll, Ludwigshafen), atropine (atropine sulfate), biperiden (1-[bicyclo-(2.2.1)hept-2-en-5-yl]-1-phenyl-3-piperidinopropan-1-ol, Akineton®, Knoll, Ludwigshafen), caramiphen(1-phenylcyclopentanecarboxylic acid 2-diethylaminoethyl ester, Parpanit®, Geigy, Basel), trihexyphenidyl (1-cyclohexyl-1-phenyl-3-piperidino propan-1-ol, Artane®, Lederle, München), and phenytoin (diphenylhydantoin-Na).

Results

I. Effect of Reserpine on α and γ Motor Discharge

Reserpine injected intravenously in a dose of 10 mg/kg caused an increase of α and a decrease of γ reflex activity, as has already been reported by STEG (1964) and confirmed repeatedly since (ROOS and

STEG, 1964; ARVIDSSON et al., 1966). The effect of the alkaloid was maximally developed 30 min after the application and stayed unchanged for hours. The values obtained at 30 min after reserpine were chosen to make calculations and to determine drug effects.

The number of α reflex discharges per sweep (sweep speed 1 msec/cm) in the control period amounted to 2.8 ± 2.0 (mean $\pm$ standard deviation), and of the γ reflex discharges to 6.6 ± 2.8. After reserpine, the mean of α reflex discharges was 6.2 ± 2.9, and of γ reflex discharges 4.6 ± 2.3. The number of experiments was 102. The increase in α and decrease in γ reflex activity caused by reserpine was statistically significant ($p < 0.001$) All experiments in which the alkaloid had been applied were used for the evaluation.

Furthermore, it was observed that α reflex discharge started earlier in the presence of reserpine. When the interval between the stimulus artifact and the first α discharge in all recordings made during the control period was measured and plotted against the frequency expressed in per cent of the total number of determinations, a distribution was obtained, which showed two maxima, one at about 2.0 msec, and the other at about 3.0 msec (Fig. 1 A, faint lined—shaded area). The distribution of the reserpine values has only one maximum, which appears earlier than the first maximum of the controls, i.e. at about 1.5 msec (Fig. 1 A, heavy lined area).

II. Effect of DOPA, Methyamphetamine and Propylhexedrine

DOPA given in a dose of 100 mg/kg after reserpine abolished rigidity and tended to "normalize" α and γ motor activity, which is in accordance with the findings of STEG and coworkers (ROOS and STEG, 1964; ARVIDSSON et al., 1966). An example of an experiment with reserpine and DOPA is presented in Fig. 2. During the control period, there was only phasic activity in the electromyogram. Recording from the ventral root filament showed little α, but rather high γ reflex activity. Reserpine caused tonic activity to appear during stretch of the calf muscles, that is, rigidity had developed. Concomitantly, α reflex activity had increased, α activity was present also spontaneously, the interval between stimulus artifact and the first α discharge was shortened, and γ reflex activity was reduced. DOPA was given immediately after the recordings 30 min after the injection of reserpine had been made. It abolished rigidity and brought α and γ reflex activity back to the control level. The mean values of α an γ reflex discharges counted per sweep in the recordings of the control period, after reserpine and after DOPA are presented in the diagram.

The results obtained in eight experiments with reserpine and DOPA are summarized in Table 1. Reserpine increased α and decreased γ reflex activity as indicated by the differences in discharge. Comparison of the

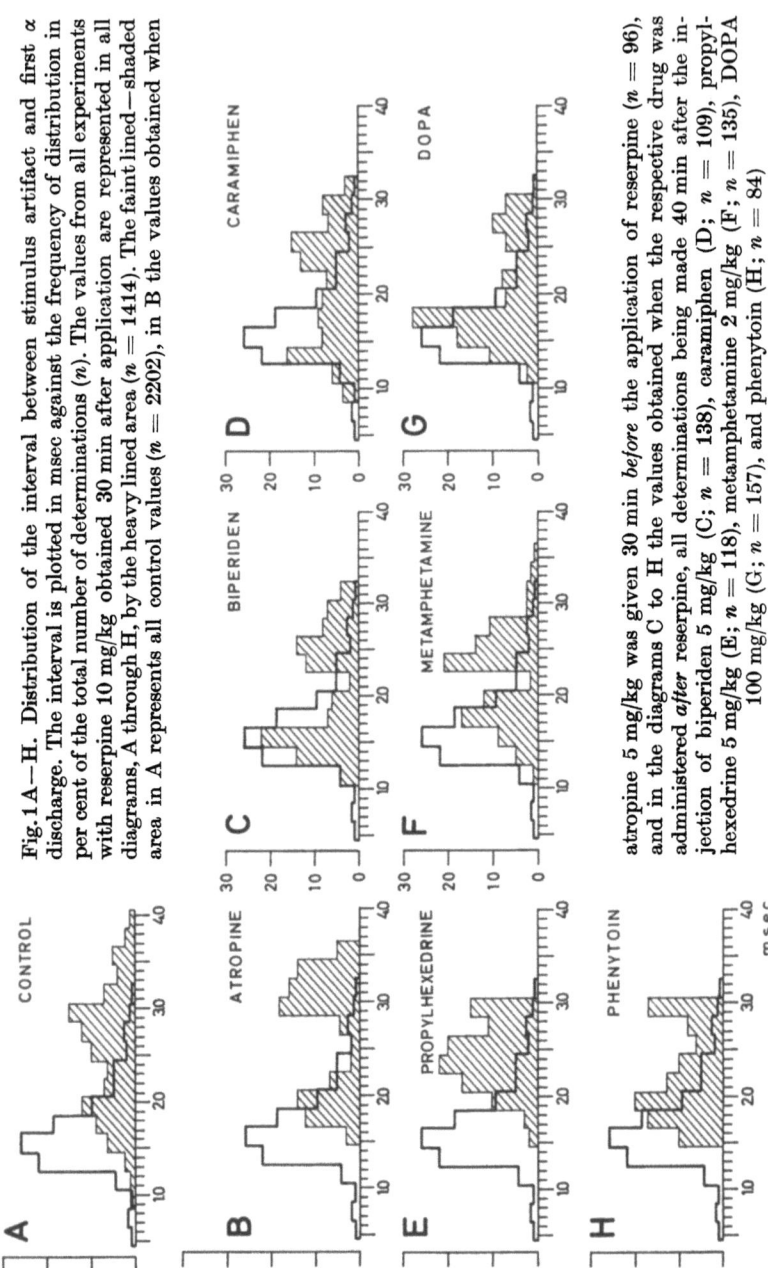

Fig. 1A—H. Distribution of the interval between stimulus artifact and first α discharge. The interval is plotted in msec against the frequency of distribution in per cent of the total number of determinations (n). The values from all experiments with reserpine 10 mg/kg obtained 30 min after application are represented in all diagrams, A through H, by the heavy lined area ($n = 1414$). The faint lined—shaded area in A represents all control values ($n = 2202$), in B the values obtained when atropine 5 mg/kg was given 30 min *before* the application of reserpine ($n = 96$), and in the diagrams C to H the values obtained when the respective drug was administered *after* reserpine, all determinations being made 40 min after the injection of biperiden 5 mg/kg (C; $n = 138$), caramiphen (D; $n = 109$), propylhexedrine 5 mg/kg (E; $n = 118$), metamphetamine 2 mg/kg (F; $n = 135$), DOPA 100 mg/kg (G; $n = 157$), and phenytoin (H; $n = 84$)

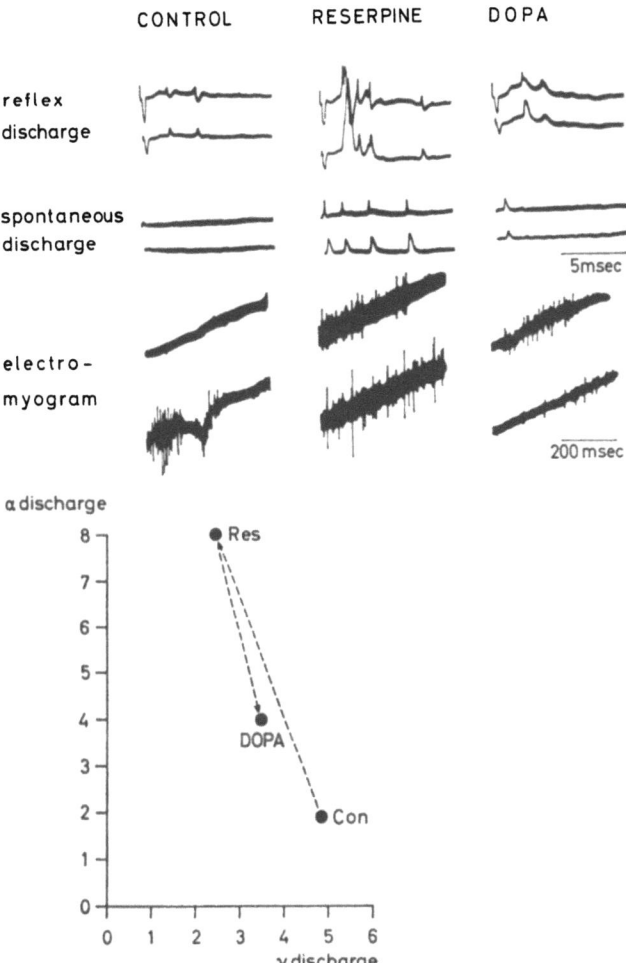

Fig. 2. Effect of reserpine and DOPA on motor control. Upper row of records: reflex discharge led off from ventral root filament following stimulation of corresponding dorsal root with single impulse. Middle row of records: spontaneous discharge from ventral root filament. Upper tracing: recording made with electrode proximal to the spinal cord; lower tracing: recording made with distal electrode. Recordings with running beam on stationary film. Lower row of recordings: electromyographical activity led off from the calf muscles. Recording made with running beam on moving film. First column of records: control recordings showing little α but high γ reflex discharge and phasic activity in the electromyogram during quick stretch of the muscles. Second column of records: recordings made after the injection of reserpine 10 mg/kg, showing high α and little γ activity, shortening of the interval between stimulus artifact and first α discharge, spontaneous α activity, and tonic activity in the electromyogram during sustained stretch of the muscles. Third column of records: recordings made 40 min after the injection of DOPA 100 mg/kg, showing depression of α and electromyographical activity. The diagram represents the mean values of the number of α and γ reflex discharge per sweep during the control period *Con*, after reserpine *Res*, and after *DOPA*

Table 1. *The effect on α and γ discharge of reserpine and DOPA*

n	substances (mg/kg)	difference in α discharge M ± σ	p	difference in γ discharge M ± σ	p	α/γ quotient M ± σ	M ± σ	p
8	control — reserpine 10	4.5 ± 2.3	<0.01	−1.7 ± 1.2	<0.01	0.55 ± 0.10	— 2.09 ± 0.66	<0.01
	reserpine 10 — DOPA 100	−1.2 ± 1.2	<0.01	0.5 ± 1.8	—	2.09 ± 0.66	— 1.38 ± 0.45	<0.01
6	control — DOPA 100	2.2 ± 2.3	—	−0.7 ± 0.5	—	0.48 ± 0.37	— 0.82 ± 0.32	—

n number of experiments; *M* mean value; σ standard deviation.

Table 2. *The effect on α and γ discharge of reserpine and metamphetamine*

n	substances (mg/kg)	difference in α discharge M ± σ	p	difference in γ discharge M ± σ	p	α/γ quotient M ± σ	M ± σ	p
7	control — reserpine 10	4.2 ± 2.0	<0.01	−3.4 ± 2.8	<0.01	0.46 ± 0.23	— 1.44 ± 0.53	<0.01
	reserpine 10 — metamphetamine 2	−3.7 ± 1.8	<0.01	2.9 ± 1.7	<0.01	1.44 ± 0.53	— 0.54 ± 0.54	<0.01
7	control — reserpine 10	3.9 ± 1.9	<0.01	−2.0 ± 0.8	<0.01	0.44 ± 0.17	— 1.21 ± 0.43	<0.01
	reserpine 10 — metamphetamine 0.1	−0.4 ± 1.8	—	1.3 ± 1.3	<0.05	1.21 ± 0.43	— 0.91 ± 0.42	—
8	control — metamphetamine 2	1.3 ± 1.3	<0.02	−2.3 ± 1.4	<0.01	0.38 ± 0.14	— 0.69 ± 0.26	<0.01

n number of experiments; *M* mean value; σ standard deviation.

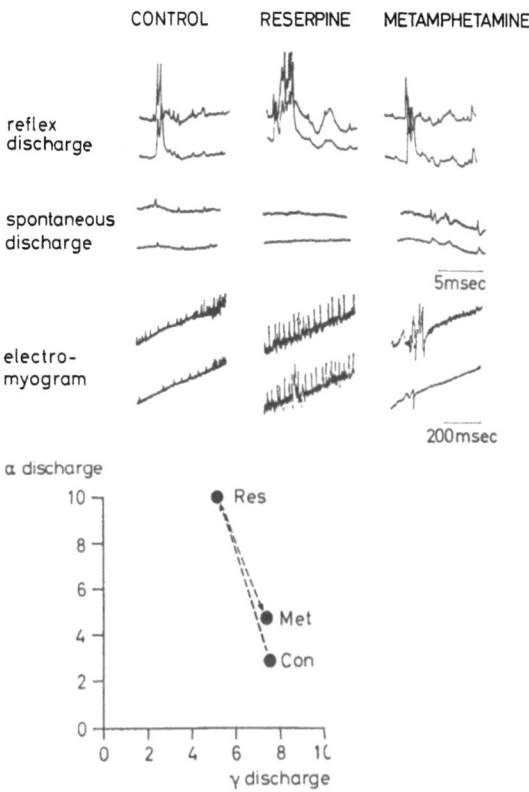

Fig. 3. Effects of reserpine and metamphetamine on motor control. Recordings as in Fig. 2. The records represented in the third column were taken 40 min after the injection of metamphetamine 2 mg/kg. Note low α and high γ reflex activity in the control, high α and low γ reflex activity after reserpine, and depression of α and increase in γ reflex discharge after metamphetamine. The diagram summarizes the experiment, giving the mean values of the number of α and γ reflex discharges per sweep during the control period *Con*, after reserpine *Res*, and after metamphetamine *Met*

ratios of α and γ discharges yields a significant increase of the α/γ quotient after reserpine. According to ARVIDSSON *et al.* (1966), the α/γ quotient may serve as an index for the state of balance between α and γ motor systems, where a quotient of > 1 means predominance of α activity, and a quotient of < 1 predominance of γ activity. DOPA diminished α and increased γ reflex activity, though not very markedly. Nevertheless, the α/γ quotient is significantly lowered. However, the distribution of the frequency of the interval between stimulus artifact and the first α-reflex discharge does not show a distinct change (Fig. 1 A). The effects of DOPA was maximal about 30 to 40 min after the injection, and the

Table 3. *The effect on α and γ discharge of reserpine and propylhexedrine*

n	substances (mg/kg)	difference in α discharge M ± σ	p	difference in γ discharge M ± σ	p	α/γ quotient M ± σ	M ± σ	p
7	control — reserpine 10	6.2 ± 2.3	<0.01	−3.0 ± 2.3	<0.01	0.53 ± 0.28	1.88 ± 0.84	<0.01
	reserpine 10 — propylhexedrine 5	−3.7 ± 3.0	<0.01	3.4 ± 3.2	<0.01	1.88 ± 0.84	0.73 ± 0.15	<0.01
8	control — reserpine 10	2.2 ± 1.6	<0.01	−0.8 ± 0.8	<0.05	0.40 ± 0.43	1.00 ± 0.28	<0.01
	reserpine 10 — propylhexedrine 2	−0.6 ± 0.7	<0.05	2.9 ± 1.7	<0.01	1.00 ± 0.28	0.52 ± 0.14	<0.01
8	control — propylhexedrine 5	4.9 ± 1.9	<0.01	1.5 ± 1.1		0.34 ± 0.14	0.98 ± 0.30	
8	control — propylhexedrine 2	1.6 ± 1.5		1.7 ± 2.0		0.52 ± 0.33	0.56 ± 0.22	

n number of experiments; *M* mean value; *σ* standard deviation.

values obtained at 40 min were chosen for making calculations. When DOPA was given alone, i.e. without previous administration of reserpine, α and γ motor activity remained unchanged (Table 1).

Metamphetamine and its hydrogenated homologue propylhexedrine, which had proved to depress reserpine rigidity (JURNA, 1968b), were likewise able to antagonize the action of reserpine on α and γ motor activity. *Metamphetamine* was applied in a dose of 2 mg/kg and 0.1 mg/kg, but only with the higher dose a marked effect was obtained (Fig. 3; Table 2). In contrast to the other drugs tested, the effect of metamphetamine set in very rapidly, and was maximal already at 10 min after the injection. However, the values obtained at 40 min after the application of the amine were chosen for calculation. Besides restoring α and γ reflex activity, metamphetamine produced rhythmic bursts of motor activity in the electromyogram and spontaneous α discharges, as may be seen in Fig. 3.

The antagonism against reserpine applies also for the change in the interval between stimulus artifact and the first α discharge (Fig. 1F). After metamphetamine, the frequency of distribution shows a second maximum at about 2,5 msec, and the first maximum is shifted towards a longer interval.

When metamphetamine was given alone, it changed α and γ activity in a similar way as does reserpine: α reflex discharge was increased and γ reflex discharge decreased (Table 2).

However, the latency of the first α discharge was not shortened. It is interesting to notice that, although the α/γ quotient attains a value of > 1, no rigidity develops after metamphetamine.

Propylhehedrine applied in a dose of 5 mg/kg and 2 mg/kg inhibited the action of reserpine on motor control, the effect being maximal about 30 to 40 min after the injection. The results are summarized in Table 3. Moreover, it decreased the latency of α discharge, the frequency of distribution showing one maximum between 2.0 and 2.5 msec (Fig. 1 E). When given without pretreatment with reserpine, propylhexedrine in the higher dose (5 mg/kg) increased α as well as γ reflex activity, whereas in the lower dose (2 mg/kg) motor control remained unchanged. Rhythmic bursts of motor activity occurred particularly when the high dose was applied.

III. The Effect of Atropine, Biperiden, Caramiphen and Trihexyphenidyl

Two series of experiments were performed to test the effectiveness of *atropine* 5 mg/kg on motor control disturbed by reserpine. In one series, atropine was given immediately *after* the action of reserpine had been recorded, i. e. the sequence was the same as for the other substances. In the other series, atropine was injected 30 min *before* the administration of reserpine.

ARVIDSSON et al. (1966) succeeded to inhibit the action of reserpine on motor activity by pretreatment with atropine, but found it difficult to demonstrate an antagonizing effect when the drug was applied after the disturbance of motor control had fully developed. Similarly, it turned out to be much more effective to give atropine before than after reserpine, although in some experiments an injection of atropine made after the application of reserpine definitely abolished reserpine rigidity and brought α and γ motor activity towards the control level (Fig. 4). Statistical evaluation of the results of the two series of experiments shows clearly that applying atropine after reserpine diminishes α and increases γ reflex discharge only to a small extent, whereas pretreatment with atropine completely blocks the action of reserpine (Table 4). In keeping with this finding is the observation that the distribution of the interval between stimulus artifact and the first α discharge obtained when atropine was injected after reserpine was identical with the one of reserpine. However, the area plotted from the values of the experiments in which reserpine was injected after pretreatment with atropine is essentially the same as that of the controls, having a maximum at 2.0 msec and another at 3.0 msec (Fig. 1 B).

Biperiden in a dose of 5 mg/kg and 2 mg/kg depressed reserpine rigidity and normalized the disturbed motor activity (Table 5). The

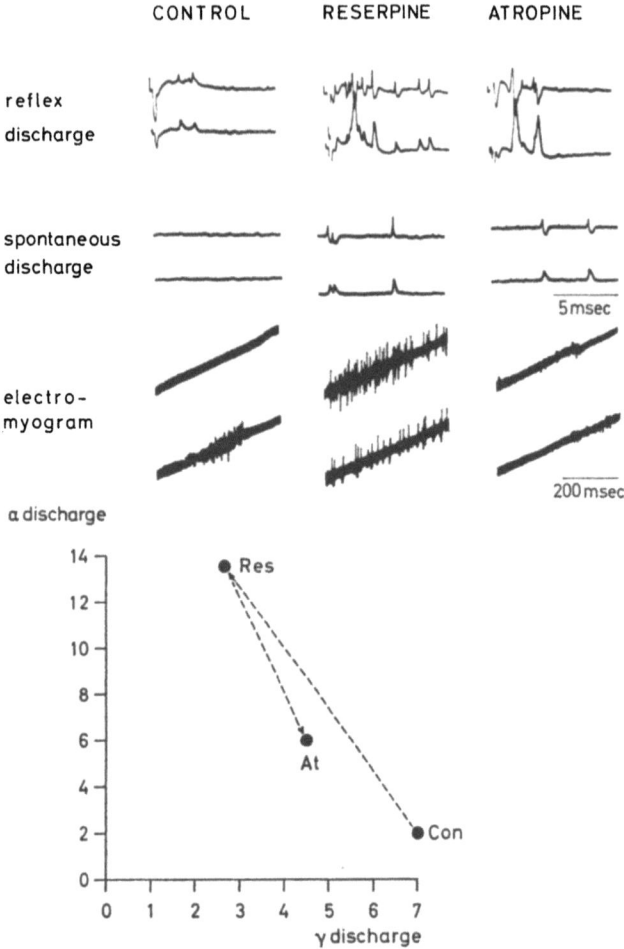

Fig. 4. Effect of reserpine and atropine on motor control. Recordings as in Fig. 2. The records of the third column were taken 40 min after the injection of atropine 5 mg/kg. The diagram summarizes the experiment, giving the mean values of the number of α and γ discharges per sweep during the control period Con, after reserpine Res, and after atropine At

effect of biperiden was maximal at about 40 min after the injection. An experiment carried out with biperiden 5 mg/kg given immediately after the recordings at 30 min after reserpine were made is illustrated by Fig. 5. Fig. 1C shows that the distribution of the interval between stimulus artifact and the first α reflex discharge after reserpine is changed by biperiden in such a way that a second maximum is built up at about 2.5 msec. When applied without reserpine pretreatment, biperiden slightly increased α reflex activity (Table 5).

Table 4. *The effect on α and γ discharge of reserpine and atropine*

n	substances (mg/kg)	difference in α discharge M±σ	p	difference in γ discharge M±σ	p	α/γ quotient M±σ	M±σ	p
8	control — reserpine 10	5.8 ± 2.3	<0.01	−3.8 ± 2.2	<0.01	0.58 ± 0.46	5.63 ± 3.98	<0.01
	reserpine 10 — atropine 5	−1.5 ± 1.0	<0.01	1.4 ± 1.7	<0.05	5.63 ± 3.98	2.81 ± 2.30	—
6	control — atropine 5	0.6 ± 1.6	—	0.3 ± 1.1	—	0.29 ± 0.10	0.63 ± 0.60	—
	atropine 5 — reserpine 10	0.2 ± 0.8	—	−1.1 ± 0.7	—	0.63 ± 0.60	0.78 ± 0.75	—

n number of experiments; M mean value; σ standard deviation.

Table 5. *The effect on α and γ discharge of reserpine and biperiden*

n	substances (mg/kg)	difference in α discharge M±σ	p	difference in γ discharge M±σ	p	α/γ quotient M±σ	M±σ	p
11	control — reserpine 10	4.5 ± 2.5	<0.01	−2.8 ± 1.8	<0.01	0.37 ± 0.17	2.18 ± 1.77	<0.01
	reserpine 10 — biperiden 5	−1.8 ± 1.2	<0.01	2.5 ± 1.5	<0.01	2.18 ± 1.77	0.95 ± 0.70	<0.01
7	control — reserpine 10	2.3 ± 0.8	<0.01	−1.4 ± 1.8	<0.05	0.48 ± 0.23	1.12 ± 0.38	<0.01
	reserpine 10 — biperiden 2	−1.9 ± 1.6	<0.02	1.0 ± 1.1	<0.05	1.12 ± 0.38	0.70 ± 0.43	<0.05
6	control — biperiden 5	1.9 ± 3.1	—	0.9 ± 2.7	—	0.30 ± 0.14	0.51 ± 0.20	<0.05

n number of experiments; M mean value; σ standard deviation.

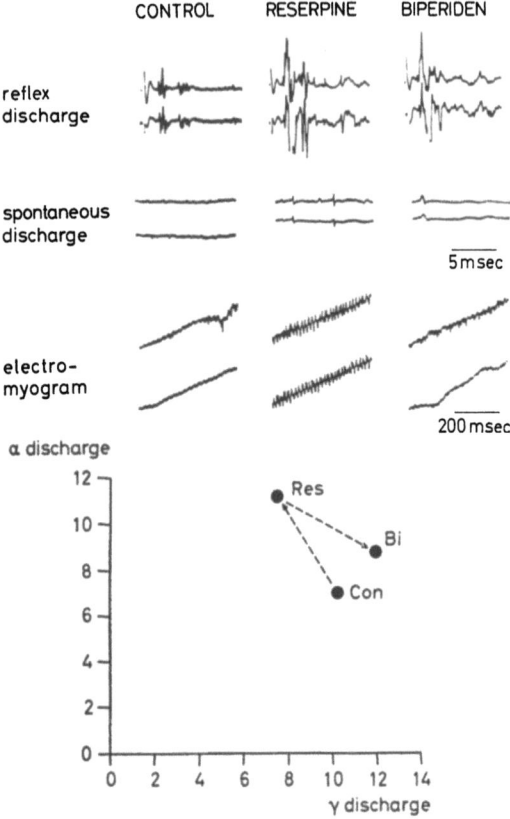

Fig. 5. Effect of reserpine and biperiden on motor control. Recordings as in Fig. 2. The records of the third column were taken after the injection of biperiden 5 mg/kg. The diagram summarizes the experiment, giving the mean values of the number of α and γ reflex discharges per sweep during the control period *Con*, after reserpine *Res*, and after biperiden *Bip*

Caramiphen and *trihexyphenidyl* given in a dose of 5 mg/kg depressed reserpine rigidity recorded electromyographically, antagonized the action of the alkaloid on motor control (Table 6), and shifted the frequency of distribution of the latency towards longer intervals (Fig. 1D).

IV. The Effect of Phenytoin

The effect of the anticonvulsant phenytoin on disturbed motor control was assessed because the drug antagonizes the action of reserpine not only in electroseizure but also in electromyographically recorded rigidity (JURNA, 1968b). Phenytoin in a dose of 50 mg/kg consistently "normalized" α and γ reflex activity (Fig. 6; Table 7). The effect was

Table 6. *The effect on α and γ discharge of reserpine, caramiphen and trihexyphenidyl*

n	substances (mg/kg)	difference in α discharge M ± σ	p	difference in γ discharge M ± σ	p	α/γ quotient M ± σ		p
9	control — reserpine 10	3.8 ± 1.9	<0.01	−1.4 ± 1.2	<0.01	0.56 ± 0.44	2.03 ± 0.73	<0.01
9	reserpine 10 — caramiphen 5	−2.7 ± 1.8	<0.01	0.6 ± 1.4	—	2.03 ± 0.73	0.99 ± 0.75	<0.01
7	control — caramiphen 5	1.0 ± 1.4	—	−0.3 ± 1.3	—	0.27 ± 0.11	0.43 ± 0.29	—
9	control — reserpine 10	2.4 ± 1.7	<0.01	−1.3 ± 1.6	<0.05	0.62 ± 0.28	1.73 ± 1.23	<0.01
9	reserpine 50 — trihexyphenidyl 5	−2.3 ± 1.9	<0.01	0.4 ± 0.8	—	1.73 ± 1.23	0.78 ± 1.01	<0.05
9	control — trihexyphenidyl 5	1.3 ± 1.6	<0.05	0.1 ± 1.4	—	0.43 ± 0.21	0.68 ± 0.18	—

n number of experiments; *M* mean value; σ standard deviation.

Table 7. *The effect on α and γ discharge of reserpine, phenytoin and NaOH*

n	substances (mg/kg)	difference in α discharge M ± σ	p	difference in γ discharge M ± σ	p	α/γ quotient M ± σ		p
8	control — reserpine 10	3.2 ± 1.2	<0.01	−1.6 ± 1.8	<0.05	0.31 ± 0.11	1.19 ± 0.45	<0.01
8	reserpine 10 — phenytoin 50	−2.7 ± 2.0	<0.01	2.1 ± 2.0	<0.02	1.19 ± 0.45	0.36 ± 0.20	<0.01
8	control — reserpine 10	3.5 ± 2.0	<0.01	−3.1 ± 1.6	<0.01	0.48 ± 0.20	3.57 ± 2.25	<0.01
8	reserpine 10 — NaOH (pH 10)	0.6 ± 0.9	—	0.8 ± 1.2	—	3.57 ± 2.25	2.95 ± 1.97	—
8	control — phenytoin 50	4.2 ± 2.7	<0.01	1.6 ± 1.3	—	0.61 ± 0.21	0.96 ± 0.27	—
6	control — NaOH (pH 10)	2.8 ± 2.8	<0.05	2.2 ± 3.2	—	0.79 ± 0.34	0.95 ± 0.36	—

n number of experiments; *M* mean value; σ standard deviation.

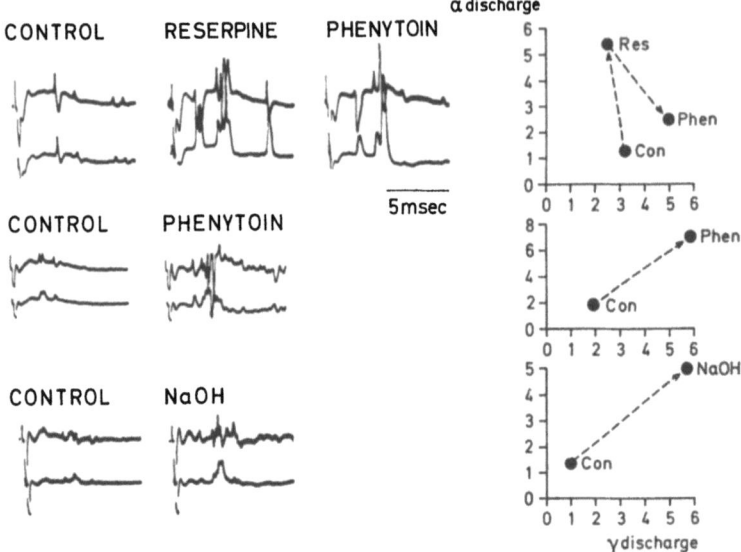

Fig. 6. Effect of reserpine, phenytoin and NaOH on motor control. The records represent α and γ reflex discharges from ventral root filaments (three different experiments). Note the increase of α and decrease of γ reflex discharge after reserpine, the increase of α and γ discharge after phenytoin (50 mg/kg) or NaOH when given alone, and the inhibition of the effect of reserpine by phenytoin. The diagram summarizes the experiments, giving the mean values of the number of α and γ discharges per sweep during the control period *Con*, after reserpine *Res*, phenytoin *Phen*, or *NaOH*

generally maximal at 30 to 40 min after the injection. Because of the basic reaction of the solution of phenytoin employed (pH 10), experiments with equal quantities (1.5 to 2.0 ml) of a solution of sodium hydroxide of the same alkalinity were performed, which showed no change of the state induced by reserpine (Table 7). It is unlikely, therefore, that the antagonizing effect of phenytoin is due to an alkalinization of the preparations. When phenytoin or a solution of sodium hydroxide were applied without pretreatment with reserpine, α reflex discharge was enhanced and, to some extent, also γ reflex discharge (Fig. 6; Table 7).

Discussion

All drugs tested in this study turned out to be effective against reserpine in "normalizing" the disturbed motor control. The results obtained with DOPA and atropine are in accordance with the findings of STEG and coworkers. Most of the drugs have already been shown to depress reserpine rigidity (ROOS and STEG, 1964; ARVIDSSON et al., 1966; JURNA, 1968b), which may be attributed to an increased α motor activity.

Both cholinolytic and monoaminergic agents exerted a specific effect in reducing α and increasing γ reflex activity after pretreatment with reserpine, although, when given alone in high doses, they either left α and γ motor activity uninfluenced (atropine, biperiden, caramiphen, trihexyphenidyl, and DOPA), or even increased α activity (metamphetamine, propylhexedrine). Thus reserpine antagonism cannot be ascribed to a depressant action on the α motor system of the drugs *per se*. Since there is much evidence in favour of the view that motor disturbance produced by reserpine is due to an imbalance between monoaminergic and cholinergic functions in the brain, it might be assumed that reserpine antagonism results either from stimulation of monoaminergic mechanisms (DOPA, metamphetamine, propylhexedrine), or from reducing cholinergic activities (atropine, biperiden, caramiphen, trihexyphenidyl).

The quotient of α and γ reflex activity provides a useful index in evaluating the state of activity of both motor systems (ARVIDSSON *et al.*, 1966) and of the effect of drugs. However, a quotient of > 1, indicating predominance of α activity, does not require the existence of rigidity, because metamphetamine produces a similar increase of the quotient as reserpine (Table 2) without inducing rigidity. The similarity in the effect of reserpine and metamphetamine on α and γ reflex activity is paralleled by the finding that both substances lower electroseizure threshold when given separately (JURNA and REGÉLHY, 1968a). Lowering of the threshold was also observed after propylhexedrine, biperiden and atropine, but only biperiden increased the α/γ quotient to some extent (Table 5), whereas propylhexedrine stimulated both α and γ reflex discharge (Table 3). Thus no conclusions on the mode of action on electroseizure threshold of these drugs can be drawn from their effect on α and γ motor systems, especially when considering that an increase in α reflex activity is produced by phenytoin, which is an anticonvulsant agent. Its antireserpine action may result from inhibition of facilitatory processes following repetitive activation (ESPLIN, 1967; RAINES and STANDAERT, 1967).

Since predominance of α motor activity cannot be the sole reason for rigidity to develop, one has to look for a difference in the effects of reserpine on one hand and of metamphetamine or biperiden on the other. Such a difference exists in that the former shortens the latency of α reflex discharge, while the latter leave the interval between stimulus artifact and the first α reflex discharge unchanged. Normally, the α motoneurones tended to discharge with a rather long latency, the maxima of the intervals between stimulus artifact and the first α discharge being at 2.0 and 3.0 msec. After reserpine, the interval is reduced to about 1.5 msec, which corresponds fairly well to monosynaptic activation. Shortening of the latency is also obvious in Fig. 12 and 13 of the paper published by STEG in 1964. The action of reserpine on the latency of α

reflex discharge closely resembles the effect of a conditioning volley impinging on the motoneurones. The frequency of distribution of the intervals after reserpine show a tendency of synchronization of α reflex activity, which, in connection with increased α activity, may be an important factor in the development of rigidity.

Atropine given before the application of reserpine proved to be most effective in inhibiting motor disturbance. Out of the remaining number of cholinolytic agents, biperiden comes next in the effectiveness to "normalize" α and γ motor discharges as well as the latency of α discharge. Propylhexedrine was the most potent monoaminergic agent in restoring motor control and predominance of polysynaptic activity. Considering the latter criterium, the change in interval between stimulus artifact and the first α discharge, DOPA exhibited a much weaker effect.

The results obtained in this study provide further support of the view that disturbance of motor control caused by reserpine in the rat derives from an imbalance between monoaminergic and cholinergic systems in the brain, and suggest that rigidity, as a consequence of disturbed motor activity, may ensue from predominance and synchronization of α motor discharge.

The authors wish to express their gratefulness to Miss T. BACHMANN for her skillful assistance.

References

ARVIDSSON, J., B.-E. ROOS, and G. STEG: Reciprocal effects on α- and γ-motoneurones of drugs influencing monoaminergic and cholinergic transmission. Acta physiol. scand. **67**, 398—404 (1966).

ESPLIN, D. W.: Effects of diphenylhydantoin on synaptic transmission in cat spinal cord and stellate ganglion. J. Pharmacol. exp. Ther. **120**, 301—323 (1957).

JURNA, I.: Reserpine rigidity in the rat—a model for the analysis of anti-parkinson drugs. Naunyn-Schmiedebergs Arch. Pharmak. exp. Path. **259**, 181 (1968a).

— Depression by antiparkinson drugs of reserpine rigidity. Naunyn-Schmiedebergs Arch. Pharmak. exp. Path. **260**, 80—88 (1968b).

—, and B. REGÉLHY: The antagonism between reserpine and some antiparkinson drugs in electroseizure. Naunyn-Schmiedebergs Arch. Pharmak. exp. Path. **259**, 442—459 (1968).

RAINES, A., and F. G. STANDAERT: An effect of diphenylhydantoin on posttetanic hyperpolarization of intramedullary nerve terminals. J. Pharmacol. exp. Ther. **156**, 591—597 (1967).

ROOS, B.-E., and G. STEG: The effect of L-DOPA and 5-HTP on rigidity and tremor induced by reserpine, chlorpromazine and phenoxybenzamine. Life Sci. **3**, 351—360 (1964).

STEG, G.: Efferent muscle innervation and rigidity. Acta physiol. scand. **61**, suppl. 225 (1964).

Prof. Dr. I. JURNA
Institut für Pharmakologie
und Toxikologie
der Universität des Saarlandes
6650 Homburg (Saar)

Antiarrhythmic Actions of Clemizole as Pharmacologic Evidence for a Circus Movement Mechanism in Atrial Flutter

RAFAEL MENDEZ, EMILIO KABELA, GUSTAVO PASTELIN,
MANUEL MARTÍNEZ-LÓPEZ, and SALVADOR SÁNCHEZ-PÉREZ

Department of Pharmacology, Instituto Nacional de Cardiología,
México, D.F., México

Received September 23, 1968

Summary. The antihistaminic clemizole was studied as an antiarrhythmic in a preparation in which two arrhythmias of different nature and mechanism were produced in the right atrium of anesthetized dogs. One of the arrhythmias was a circus movement flutter induced by the method of ROSENBLUETH and GARCÍA RAMOS; the other, an ectopic focus induced by local application of aconitine in the auricular appendage, electrically isolated from the rest of the atrium. Clemizole selectively converted the flutter to sinus rhythm with little action on the coexistent aconitine dysrhythmia. It did not modify arterial pressure. In effective doses the wave length of the impulse was increased by prolongation of the refractory period without significant reduction in conduction velocity. Similarly, in subendocardial cells of isolated rat atria, clemizole in appropriate concentrations retards repolarization with little effect on the rate of depolarization. These results afford pharmacological evidence for the existence of atrial circus movement arrhythmias which can respond to prolongation of the refractory period unaccompanied by effects on other properties of the tissue. Other arrhythmias, self-sustained by the discharge of an ectopic focus, such as the tachysystole produced by aconitine, are not suppressed by similar increase in the refractory period.

Key-Words: Clemizole — Arrhythmia — Antihistaminics — Cell Membrane.

Recent publications from this laboratory (MENDEZ et al., 1965; KABELA et al., 1967) have emphasized the lack of an adequate mechanistic approach to the study of antiarrhythmic drugs. In these studies it was shown that an agent could be effective, even specific, against one type of experimental arrhythmia, and of little or no efficacy against another. In an experimental preparation in which a circus movement flutter and an ectopic focus flutter (produced by application of a crystal of aconitine) were coexistent, quinidine showed greater potency against the former (MENDEZ et al., 1965). Potassium chloride, on the other hand, abolished the aconitine dysrhythmia without appreciably affecting the circus movement flutter. The antihistaminics, antazoline and meclizine, also displayed striking differences in their action in the two types of arrhythmia (KABELA et al., 1967). Antazoline was much more effective against the aconitine arrhythmia, while meclizine selectively antagonized the circus movement flutter with little effect on the ectopic focus. These results need not be surprising if it be recognized that the arrhythmias have distinctly different mechanisms, and the drugs have different chemical structures.

In the present study we describe results obtained with another antihistaminic, 1-(chlorobenzyl)-2 (pyrrolidinomethyl)-1, 3-benzimidazole hydrochloride; (clemizole hydrochloride)[1]. Like meclizine, this compound acts preferentially, almost selectively, against experimental circus movement flutter. This finding has led us to study the action of clemizole on excitability, refractory period, and conduction velocity in the atrium and ventricle of the dog. The data obtained and the very small doses required have encouraged us to subject this compound to preliminary test in six clinical cases of atrial flutter (CÁRDENAS et al., 1967). The results of these studies, experimental and clinical, provide new evidence for the existence of arrhythmias sustained by a circus movement mechanism, as predicted by LEWIS and demonstrated experimentally by ROSENBLUETH and GARCÍA RAMOS (1947), and which yield to an increase of the refractory period of the tissue within which they course.

Methods

The anti-arrhythmic action of clemizole was studied in adult dogs of both sexes weighing 15 to 25 kg. The animals were anesthetized by the intravenous injection of 15 mg/kg of sodium thiopental, followed by 80 mg/kg of chloralose. In the preparation, which has been described previously (MENDEZ et al., 1965), two independent arrhythmias were produced in the right atrium and recorded simultaneously on a Grass encephalograph. One of these, an ectopic focus, was induced by application of a minute crystal of aconitine to the base of the auricular appendage, which was electrically isolated from the rest of the atrium. The frequency of the ectopic focus varied between 5.2 and 8.2 impulses per second; experiments in which the frequencies were above or below this range were discarded. The other arrhythmia was a circus movement flutter produced by the method of ROSENBLUETH and GARCÍA RAMOS (1947). The natural obstacle of the inferior caval orifice was enlarged by crushing an adjacent small band of atrial tissue, one to three centimeter in length. If the initial lesion did not permit a self sustained flutter, the lesion was extended by additional crushing. Flutters of this type yielded frequencies between 6.8 and 9.6/sec. The details of these procedures, and the techniques of stimulation and recording, have been described previously (MENDEZ et al., 1965).

Basal excitability, refractory period, and conduction velocity of atrium and ventricle were estimated by methods described in previous studies (MENDEZ and MENDEZ, 1953; MENDEZ and MENDEZ, 1957). Anticholinergic actions of clemizole in the heart were studied, using as an index the heart rate changes induced by stimulation of the right vagus with rectangular shocks, 0.5 msec in duration and at a frequency of 10 or 40 per second. Clemizole was administered by infusion into a

---
[1] Clemizole hydrochloride (Allercur) was generously supplied by J. B. Roerig and Company, New York.

femoral vein by means of a Palmer infusion pump. All infusions were administered at a constant rate during a 5-minute period.

Transmembrane resting and action potentials were recorded from subendocardial cells of the right auricle of the rat, perfused in a chamber with Tyrode's solution (HOFFMAN's modification) (HOFFMAN and SUCKLING, 1953) at 37°C, aerated with a mixture of 95% O_2 and 5% CO_2. Ling-Gerard electrodes (LING and GERARD, 1949) filled with 3 M KCl, and of 10—25 megohm resistance, were connected to a Medistor model A-35 preamplifier. Stimuli were provided by a Grass S4 stimulator at an intensity of 1.5 x threshold, and a duration of 0.5 msec. Action potentials were registered on a Tektronix model 502 oscilloscope, and photographed with a Grass C4-H camera. The following parameters were measured: resting membrane potential, action potential amplitude and overshoot, time for 50% repolarization, time of complete repolarization, and mean velocity of depolarization. Measurements were made following the methods described by VAUGHAN-WILLIAMS (1958) and WEST and AMORY (1960).

Results

Action of Clemizole on Circus Movement and on Aconitine-Induced Focal Flutter

The action of clemizole on the two coexistent arrhythmias was studied at doses of 1, 2, 3 and 5 mg/kg, administered by continuous infusion over periods of 5 min. The results obtained in 5 experiments at each of 3 dose levels (1, 3 and 5 mg/kg) are shown in Fig. 1. Parts A, C, and E of the figure represent the atrial frequency responses of the aconitine focus, and B, D, and F those of the circus movement flutter. The mean atrial frequency is indicated by the solid lines, and the standard error by the vertical lines. Each of the doses used caused reversion of the circus movement flutter to sinus rhythm, but it was possible in each case to re-establish the flutter by electrical stimulation 10 min after termination of the infusion. With the three smaller doses the renewed flutter frequency was only slightly lower than the initial control; following the dose of 5 mg/kg, flutter was reestablished at a frequency 12 to 15% slower.

The action of clemizole on the aconitine focus is in sharp contrast to the effect on circus movement flutter. Even the largest dose used caused slowing, on the average, to only about 300/min. Slowing to the level of the sinus node pacemaker never occurred. The dose-related deceleration may be due to the action of clemizole on atrial refractory period. If we assume that the aconitine focus fires very shortly after the expiration of the refractory period, then any prolongation of refractory period should result in slowing. Furthermore, if the dependence of refractory period upon cycle length is retained, the deceleration should in turn result in further prolongation of the refractory period. These principles, suggested by MOE and MENDEZ (1962), have been applied to the aconitine experiments in Table 1. Refractory period was measured at a constant driving frequency of 5/sec for each dose level. Using the

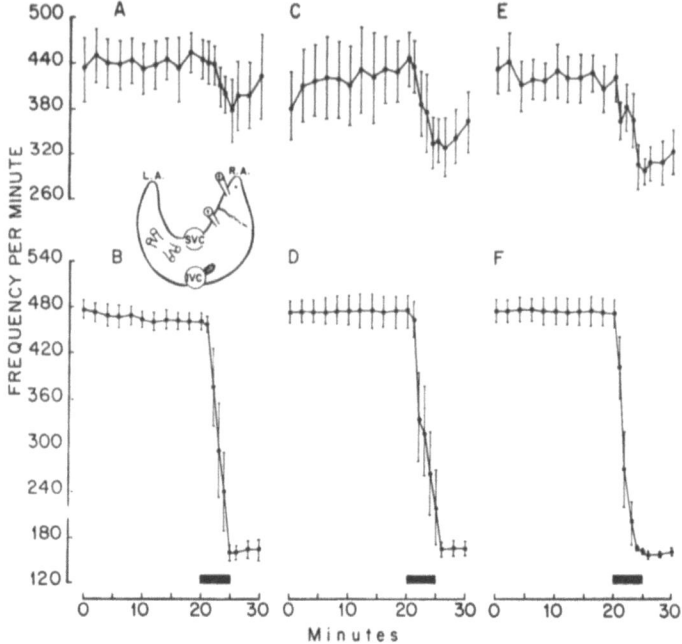

Fig. 1. Action of clemizole on circus movement flutter and on the aconitine focus. Panels A, C, and E indicate the action of 1, 3 and 5 mg/kg, respectively, on the aconitine focus; B, D, and F show the action of the same doses on the circus movement flutter. Horizontal bars indicate continuous infusion. *L.A.* left auricle; *R.A.* right auricle; *SVC* and *IVC* superior and inferior vena cava

Table 1. *Action of clemizole on the atrial refractory period (RP) and on the frequency of discharge of the aconitine focus*

Dose mg/kg	Δ RP %[a]	Δ RP, corrected[b]	Ectopic frequency, before clemizole	Ectopic frequency, after clemizole	Calculated maximal frequency[c], after clemizole
1	19	30	445	378	396
3	26	44	447	338	354
5	35	53	420	300	324

[a] Refractory period was measured in each case at a constant driving frequency of 5/sec, before and after clemizole infusion.

[b] RP corrected for the ectopic frequency reduction induced by clemizole, according to the formula $R = K \sqrt{c}$.

[c] Maximum frequency to be expected on the basis of the corrected refractory period duration.

empirical formula $R = K \sqrt{c}$, (in which R, K, and C represent refractory period, a proporcionality constant, and cycle length, respectively) the prolongation induced by clemizole was treated as an increase in the value of K. Applying these values of K to the frequency of the aconitine flutter before and after infusion of clemizole, a "corrected" value of R was obtained. In Table 1, for example, clemizole in a dose of 1 mg/kg caused a 19% increase in the refractory period, but when the slowing of the aconitine focus is taken into account, the corrected value is 30%. The maximum frequency at which the focus would be able to fire would then be 396/min as compared with the observed frequency of 378. We interpret these results as suggestive that the deceleration induced by clemizole was the result of the prolongation of the atrial refractory

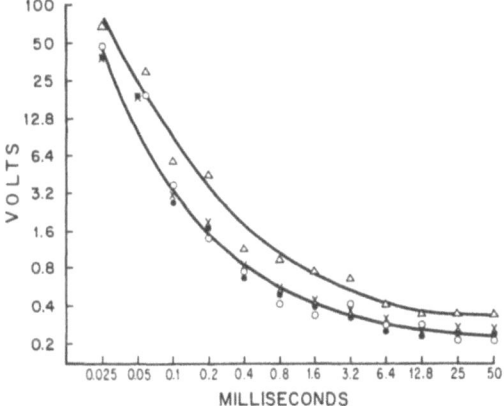

Fig. 2. Action of clemizole on atrial excitability, represented by strength-duration curves. Ordinates: intensity of threshold stimuli in volts; abscissae: stimulus duration. Filled circles: control curve; crosses: after 3 mg/kg; open circles: control curve; triangles: after 5 mg/kg

period. The effect on frequency does not appear to be due to a direct action on automatism. According to CÁRDENAS et al. (1967), clemizole does not suppress, but appears to favor the appearance of atrial extrasystoles in patients. Neither can the action be anticholinergic; in three experiments with doses of 3 and 5 mg/kg, only the higher dose showed a slight atropine-like action.

Action on Atrial and Ventricular Excitability

Strength-duration curves for the right atrium were derived in three experiments and for the ventricle in three additional preparations, at dose levels of 3 and 5 mg/kg. Fig. 2 illustrates the results of a typical determination of excitability in the atrium. At a dose of 3 mg/kg, no significant change in threshold resulted at any of the stimulus durations. At 5 mg/kg, the threshold was appreciably elevated; at each stimulus

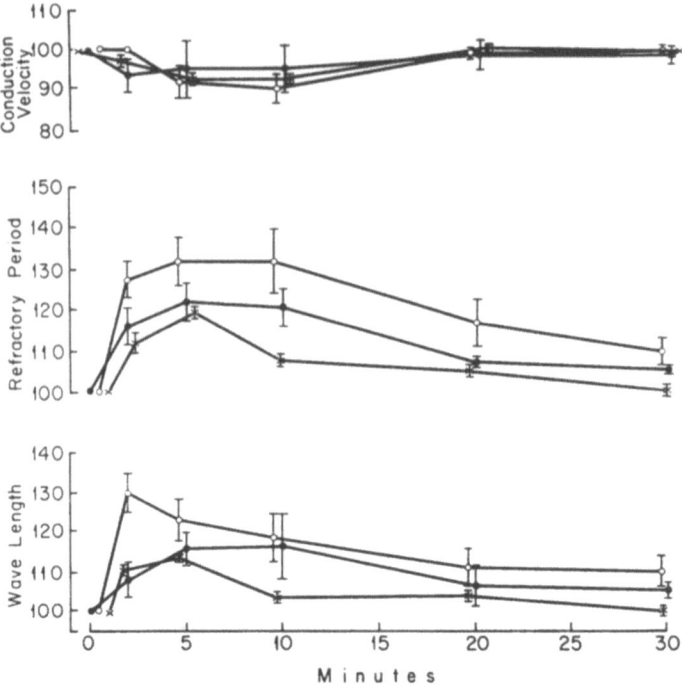

Fig. 3. Action of clemizole on conduction velocity, refractory period, and wavelength of the atrial impulse. Crosses, 1 mg/kg; filled circles, 3 mg/kg; open circles, 5 mg/kg

Table 2. *Action of clemizole on refractory period, conduction velocity, and wave-length in atrium*

Dose mg/kg	Conduction velocity[a]			Refractory period[a]			Wave length[a]		
		t	p		t	p		t	p
1	91	1.94	>0.2	119	8.02	<.001	116	7.04	<.001
3	95	1.66	>0.2	126	4.07	<.01	124	3.13	<.05
5	90	2.39	>0.05	135	4.76	<.01	133	5.51	<.001

[a] Expressed as percent of control values.

duration the threshold voltage was well above the corresponding control value. The increase was proportionally somewhat greater for brief stimuli than for those which approached the rheobase.

In the ventricle no significant change in excitability resulted from the administration of 3 mg/kg. The higher dose level caused changes comparable to those recorded in the atrium.

Action on Refractory Period, Conduction Velocity, and Wave Length in Atrium and Ventricle

In a previous study from this laboratory (KABELA et al., 1967) it was observed that the antihistaminic meclizine, which acts selectively on the circus movement flutter, increased the refractory period of the atrium and prolonged the wave-length, defined as the linear distance travelled by the circulating impulse during the duration of the refractory period. Clemizole must also increase the wave-length, for it, like meclizine, has a selective action on circus movement flutter (Fig. 1). This was verified, as shown in Fig. 3, in which the changes in conduction velocity, refractory period, and wave-length are expressed as percent of initial control mesuarements, following administration of clemizole in doses of 1, 3 and 5 mg/kg. Each of the graphs represents the mean of five experiments. At each dose, the prolongation of refractory period was proportionately greater than the slight decrease in conduction velocity; as a result, wavelength was increased significantly. As shown in Table 2, statistically significant increases in refractory period and wave length were observed, without significant depression of conduction velocity.

Results similar to those in Table 2 were obtained for alterations of conduction time and refractory period in the ventricle. The action on ventricular refractory period probably accounts for the prolongation of QT interval observed during treatment of atrial flutter in clinical cases (CÁRDENAS et al., 1967).

Absence of Action on Arterial Pressure

Arteria pressure was recorded in all experiments. No appreciable change was observed at any of the doses used (1, 3, and

Table 3. *Percentage change in various parameters of the atrial action potential under the influence of various concentrations of clemizole*

	1.0 µg/ml			2.5 µg/ml			5.0 µg/ml		
	%	S.E.	p	%	S.E.	p	%	S.E.	p
Resting potential	97	0.99	>0.1	101	1.59	>0.4	96	1.39	>0.4
Action potential amplitude	98	1.63	>0.1	96	2.82	>0.4	90	2.12	<0.02
Overshoot	106	0.90	>0.8	80	1.76	>0.05	73	1.25	<0.01
Time to 50% repolarization	125	1.50	<0.05	269	2.62	<0.01	264	1.81	<0.01
Time to complete repolarization	159	5.50	<0.001	228	4.64	<0.01	267	4.30	<0.01
Velocity of depolarization (dV/dt)	97	6.5	>0.7	94	9.2	>0.4	70	2.70	<0.01

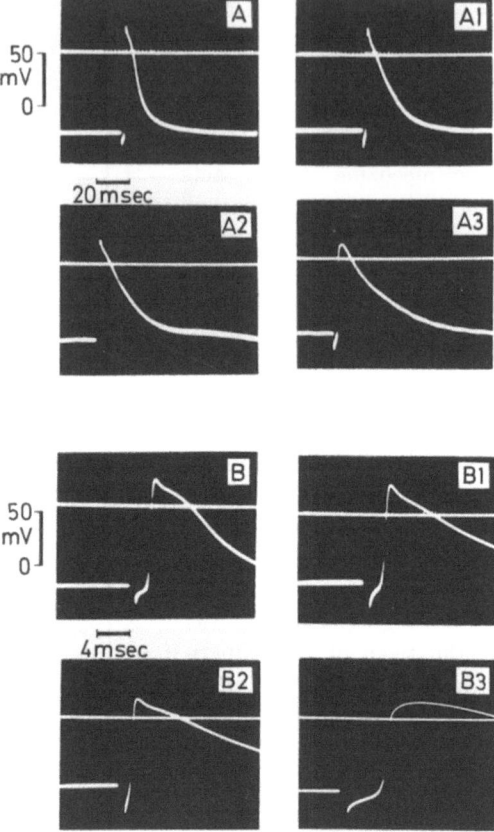

Fig. 4. Action of clemizole on action potentials recorded from subendocardial cells of the rat atrium. A and B, control records; A_1, A_2 and A_3 during exposure to 1, 2.5 and 5 µg/ml (slow sweep speed); B_1, B_2 and B_3, effects of the same concentrations recorded at higher sweep velocity

5 mg/kg). Similar observations were made by CÁRDENAS et al. (1967) in their clinical study of clemizole.

Effects on the Action Potential

The alterations induced by clemizole on transmembrane potentials in rat atria are summarized in Table 3. Each of the values listed in the table represents the mean of measurements obtained from 35 cells.

Three concentrations of clemizole were used: 1, 2.5, and 5 µg/ml. These concentrations were chosen as representative of those resulting from administration of the three doses used in the anesthetized animals. At each of the concentrations, the duration of the action potential was prolonged, whether measured at total or at 50% of full repolarization. With concentrations of 1 and 2.5 µg/ml, the velocity of depolarization was not significantly depressed. At 2.5 µg/ml the overshoot was reduced, on the average, to 80% of control, but variability among the cells studied made this result of only marginal significance. If the duration of the action potential may be related to the refractory period, and if the depolarization velocity is related to conduction velocity, then these results in rat atrial cells confirm the observations recorded in the anesthetized dogs. At the highest concentration, the amplitude of the action potential, the overshoot, and the velocity of depolarization were all significantly diminished. Proportionately, the delay in repolarization was greater than the reduction in the velocity of depolarization.

An example of the changes in transmembrane action potential induced by clemizole is illustrated in Fig. 4.

Discussion

In a recent article, HAYDEN et al. (1967) pointed out the physiological differences between atrial flutter sustained by a circus movement and the tachysystolic rhythm resulting from aconitine. The challenge to the circus movement theory initiated by SCHERF and SCHOTT (1953) and by PRINZMETAL et al. (1952) appears to have been countered, but the proponents of the unitary theory of atrial arrhythmias have never admitted that experimental arrhythmias may result from two distinct mechanisms, i.e., circus movement and ectopic focal discharge. Even before the work of HAYDEN et al. (1967), the experimental demonstration of the circus movement mechanism by ROSENBLUETH and GARCÍA RAMOS (1947) was so widely accepted that many investigators have used their technique as a routine test system (BROWN and ACHESON, 1952; FARAH and LOOMIS, 1950; FARAH and BIRNBAUM, 1959; KIMURA et al., 1954; TAKAYASU et al., 1958; LANARI et al., 1956; SHARMA, 1963).

BROWN and ACHESON (1952) were the first to show that a circus movement flutter, produced by the method of ROSENBLUETH and GARCÍA RAMOS, and an aconitine focus could be coexistent in the same auricle. Our use of the double arrhythmia as a model for the study of antiarrhythmic drugs stems from their observation.

The older observation that digitalis and other agents which increase vagal discharge may suppress paroxysmal atrial tachycardia, but will accelerate atrial flutter to the point of fibrillation, has been considered as an argument against the unitary hypothesis of atrial tachysystolic rhythms. More recently acquired pharmacological evidence strengthens the case against the theory. In the clinic it has been observed that potassium (BETTINGER et al., 1956; SURAWICZ, 1965; CÁRDENAS and ATTIE, 1966), antazoline (KLINE, 1962; REYNOLDS et al., 1964; LEÓN-

SOTOMAYOR, 1963) and diphenylhydantoin (OSBORNE, 1964; CONN, 1965; ROSEN et al., 1966) are much more effective in the treatment of those arrhythmias considered to be due to ectopic focal discharges (extrasystoles, paroxysmal atrial tachycardia) than in atrial flutter and fibrillation. The clinical observations with potassium and antazoline are in accord with our results in experimental animals (MENDEZ et al., 1965; KABELA et al., 1967); and our experiences with quinidine, atropine, and meclizine also demonstrate the selectivity of action of these substances in one or the other of the two varieties of experimental arrhythmia.

Although there is much circumstantial evidence that flutter observed in the clinic, like that induced experimentally, is due to a circus movement, there is no unequivocal proof of the hypothesis. MOE and MENDEZ (1962) state that "circus movement flutter can be so readily produced and its course about natural or artificial obstacles so clearly demonstrated that it seems certain that the same mechanism must account for many clinical cases of flutter". This assertion is reinforced by the analysis of our laboratory experiments and our clinical trials with clemizole. These results demonstrate that clemizole: 1. acts selectively on experimental circus movement flutter, and scarcely at all on the aconitine arrhythmia; 2. prolongs the atrial refractory period without significantly affecting, in doses which suppress the circus movement, either conduction velocity or basal excitability; 3. prolongs the phase of repolarization in single cells of the isolated atrium; 4. restores normal sinus rhythm, following a period of deceleration, in clinical cases of atrial flutter; 5. prolongs the QT interval of the electrocardiogram. All of these results are due to an action on the refractory period of the atria (and ventricles), and they lead us to the conclusion that in experimental flutter and in those clinical cases in which clemizole restores sinus rhythm, the conversion is due to prolongation of the atrial refractory period, and that in both cases the flutter is the result of a circulating wave front which ceases when the refractory period of the tissue is increased.

References

BETTINGER, J. C., B. SURAWICZ, J. W. BRYFOGLE, B. N. ANDERSON, and S. BELLET: The effect of intravenous administration of potassium chloride on ectopic rhythms, ectopic beats and disturbances in A-V conduction. Amer. J. Med. 21, 251 (1956).

BROWN, B. B., and G. H. ACHESON: Aconitine induced auricular arrhythmias and their relation to circus movement and flutter. Circulation 6, 529 (1952).

CÁRDENAS, M., y F. ATTIE: Flutter auricular y potasio. Evidencia del movimiento circular y focos ectópicos en casos clínicos. Arch. Inst. Cardiol. Méx. 36, 137 (1966).

— J. A. RUIPÉREZ, A. HERMOSILLO, E. KABELA y R. MENDEZ: El antihistamínico clemizole en el flutter auricular por movimiento circular. Arch. Inst. Cardiol. Méx. 37, 380 (1967).

Conn, R. D.: Diphenylhydantoin sodium in cardiac arrhythmias. New Engl. J. Med. **272**, 277 (1965).

Farah, A., and L. Birnbaum: Decelerator and antiarrhythmic properties of amotriphene. J. Pharmacol. exp. Ther. **127**, 128 (1959).

—, and T. A. Loomis: The action of cardiac glycosides on experimental auricular flutter. Circulation **2**, 742 (1950).

Hayden, W. G., E. J. Hurley, and D. A. Rytand: The mechanism of canine atrial flutter. Circulat. Res. **20**, 496 (1967).

Hoffman, B. F., and E. E. Suckling: Cardiac cellular potentials: Effect of vagal stimulation and acetylcholine. Amer. J. Physiol. **173**, 312 (1953).

Kabela, E., M. A. Mena, M. Martínez-López, and R. Mendez: The action of the antihistaminic agents antazoline and meclizine on experimental arrhythmias. Acta cardiol. (Brux.) **22**, 113 (1967).

Kimura, E., K. Kato, S. Murao, H. Ajisaka, S. Koyama, and Z. Omiya: Experimental studies on the mechanism of the auricular flutter. Tohoku J. exp. Med. **60**, 197 (1954).

Kline, S. R.: Evaluation of antiarrhythmic properties of antazoline. Amer. J. Cardiol. **9**, 564 (1962).

Lanari, A., A. Lambertini, and A. Ravin: Mechanism of experimental atrial flutter. Circulat. Res. **4**, 282 (1956).

León-Sotomayor, L.: A clinical evaluation of the antiarrhythmic properties of antazoline. Amer. J. Cardiol. **11**, 646 (1963).

Ling, G., and R. W. Gerard: The normal membrane potential of frog sartorius fibers. J. cell. comp. Physiol. **34**, 383 (1949).

Mendez, R., J. Aceves, and E. Kabela: Differences among quinidine, atropine and potassium in their action on experimental arrhythmias. Acta cardiol. (Brux.) **20**, 1 (1965).

—, and C. Mendez: The action of cardiac glycosides on the refractory period of heart tissues. J. Pharmacol. exp. Ther. **107**, 24 (1953).

Mendez, C., and R. Mendez: The action of cardiac glycosides on the excitability and conduction velocity of the mammalian atrium. J. Pharmacol. exp. Ther. **121**, 402 (1957).

Moe, G. K., and C. Mendez: Basis of pharmacotherapy of cardiac arrhythmias. Mod. Conc. Cardiov. Dis. **31**, 739 (1962).

Osborne, J. A.: Diphenylhydantoin in the treatment of clinical arrhythmias. Amer. J. Cardiol. **13**, 126 (1964).

Prinzmetal, M., E. Corday, I. C. Brill, R. W. Oblath, and H. E. Kruger: The auricular arrhythmias. Springfield, Ill.: Ch. C. Thomas 1952.

Reynolds, E. W., W. M. Baird, and M. E. Clifford: A clinical trial of antazoline in the treatment of arrhythmias. Amer. J. Cardiol. **14**, 513 (1964).

Rosen, M. R., R. Lisak, and I. L. Rubin: Diphenylhydantoin in cardiac arrhythmias. Circulation. Suplement III, **33**, 201 (1966).

Rosenblueth, A., y J. García Ramos: Estudios sobre el flutter y la fibrilación; la influencia de los obstáculos artificiales en el flutter auricular experimental. Arch. Inst. Cardiol. Méx. **17**, 1 (1947).

Sharma, P. L.: Mechanism of post-stimulatory atrial flutter in the dog. Brit. Heart J. **25**, 630 (1963).

Sherf, D., and A. Schott: Extrasystoles and allied arrhythmias. London: Heinemann 1953.

SURAWICZ, B.: Antiarrhythmic properties of potassium salts. In Cardiovascular drug therapy. Ed. by BREST, A. M., and J. H. MOYER. New York: Grune and Stratton 1965.
TAKAYASU, M., Y. TATEISHI, M. OSAWA, M. FUJIWARA, and S. IKUTA: Experimental studies on the auricular flutter and fibrillation. Jap. Circulat. J. **21**, 477 (1958).
VAUGHAN WILLIAMS, E. M.: Some observations concerning the mode of action of acetylcholine in isolated rabbit atria. J. Physiol. (Lond.) **140**, 327 (1958).
WEST, T. C., and D. W. AMORY: Single fiber recording of the effects of quinidine at atrial and pacemaker sites in the isolated right-atrium of the rabbit. J. Pharmacol. exp. Ther. **130**, 183 (1960).

Dr. R. MENDEZ
Instituto Nacional de Cardiologia
Ave. Cuauthémoc No. 300
México 7, D.F., México

Wirkungen von Imipramin auf die spinalmotorischen Extensor- und Flexor-Systeme der Katze*

Ü. TAN und H.-D. HENATSCH

Physiologisches Institut der Universität Göttingen, Lehrstuhl II

Eingegangen am 20. Juli 1968

Effects of Imipramine on Spinal Extensor and Flexor Motor Systems of the Cat

Summary. 1. The effects of the antidepressive agent Imipramine (Tofranil®) upon the spinal motor systems of decerebrate or lightly anaesthetized cats were analyzed, with particular reference to the effects of low doses (0.5—1 mg/kg i.v.).

2. After such doses, the threshold of monosynaptic mass reflexes of lumbar segments was increased; submaximal or maximal monosynaptic reflexes were irregularly influenced and polysynaptic reflexes were usually slightly enhanced. With higher doses of Imipramine (2 mg/kg), reflex-antagonizing effects began to appear. The monosynaptic extensor reflexes proved to be more resistant than the mono- and polysynaptic flexor reflexes.

3. Tonically discharging alpha motoneurones—mainly extensor motoneurones—showed strong and longlasting increases of their discharge frequencies after low doses of Imipramine. Phasic alpha motoneurones—particularly flexor motoneurones—were only facilitated for a short time but did not significantly change their discharge type. With higher doses, the flexor units ceased firing while the extensor units still exhibited increased or normal firing.

4. The spontaneous gamma neurone activities were more often reduced than enhanced. However, fusimotor responses to peripheral or supraspinal stimuli remained almost uninfluenced as long as low doses were used.

5. There was a regular and strong reduction of two specific spinal inhibitory mechanisms, namely, recurrent Renshaw inhibition and presynaptic inhibition. In contrast, the other types of spinal inhibition tested were practically not affected. Since the affected systems are normally inhibiting the extensors more strongly than the flexors, the net result was a predominant extensor release.

6. It is supposed that the enhanced activity favouring the postural extensor motricity might be an important basis for the antidepressive action of Imipramine and related substances.

Key-Words: Imipramine — Recurrent Inhibition — Presynaptic Inhibition — Antidepressive Action.

Zusammenfassung. 1. Die Wirkungen des Antidepressivums Imipramin (Tofranil®) auf die spinalmotorischen Systeme decerebrierter oder schwach narkotisierter Katzen wurden analysiert; das Hauptaugenmerk wurde auf den niedrigen Dosisbereich (0,5—1 mg/kg i.v.) gerichtet.

---

* Kurzmitteilung erfolgte auf der Frühjahrstagung der Dtsch. Physiol. Ges., Mainz 1968 (TAN u. HENATSCH, 1968).

2. Die Schwelle monosynaptischer Massenreflexe der Lumbalsegmente wurde nach Gabe dieser Dosen erhöht. Submaximale und maximale monosynaptische Reflexe wurden wechselnd beeinflußt, polysynaptische Reflexe wurden meistens leicht gesteigert. Bei höheren Imipramin-Dosen (ab 2 mg/kg) traten reflexmindernde Effekte hervor; hierbei verhielten sich die monosynaptischen Reflexe der Extensoren deutlich stabiler als die mono- und polysynaptischen Flexorreflexe.

3. Tonisch entladende Alpha-Motoneurone — vorherrschend Extensor-Motoneurone — zeigten nach niedriger Imipramin-Dosis starke und anhaltende Steigerungen der Entladungsfrequenz; phasische Alpha-Motoneurone — insbesondere Flexor-Motoneurone — wurden nur flüchtig gefördert, ohne ihren Entladungstyp wesentlich zu ändern. Bei Dosissteigerung stellten letztere ihre Antworten ein, wenn die Extensor-Einheiten noch verstärkt oder normal feuerten.

4. Die spontane Gamma-Aktivität nahm häufiger ab als zu; die fusiomotorische Aktivierbarkeit durch periphere und supraspinale Reize blieb jedoch weitgehend erhalten, solange die Dosis niedrig war.

5. Zwei spezielle spinale Hemmungsmechanismen, nämlich die rekurrente Renshaw-Hemmung und die präsynaptische Hemmung, wurden regelmäßig stark reduziert; die anderen geprüften Hemmungstypen blieben dagegen praktisch unbeeinflußt. Da die betroffenen Hemmungssysteme normalerweise auf Extensoren stärker als auf Flexoren wirken, bildete sich eine vorherrschende Extensorenbefreiung aus.

6. Es wird vermutet, daß die Aktivitätssteigerung zugunsten der von Extensoren getragenen Haltungsmotorik eine wesentliche Grundlage für den antidepressiven Wirkungsmechanismus von Imipramin und ähnlichen Pharmaka bildet.

Schlüsselwörter: Imipramin — rekurrente Hemmung — präsynaptische Hemmung — antidepressive Wirkung.

Nach der Entdeckung der günstigen Wirkungen des N-(γ-Dimethylamino-propyl)-iminodibenzyl-HCl (Imipramin) bei endogenen Depressionen (KUHN, 1957) stellte sich die Frage, auf welche Weise die Substanz derartige pharmakodynamische Effekte entfalten könnte. Hierfür boten sich zunächst nur wenige Handhaben. Es wurden Angriffspunkte von Imipramin auf vegetativ-synaptische Receptoren — mit anticholinergischen, atropinähnlichen und adrenalin-potenzierenden Wirkungen — (SIGG, 1959a und b) beschrieben. Die genaueren Vorgänge im Zentralnervensystem blieben jedoch weitgehend unerforscht, wenn man von spärlichen Einzelbefunden, wie Blockierung der electrocorticalen Aktivität (BRADLEY u. KEY, 1959) und Verminderung der Nachentladungen bei lokalen Cortex-Reizungen (MONNIER u. KRUPP, 1959) absieht.

Schon in seinen ersten klinischen Untersuchungen hatte KUHN (1957) einen auffallenden Gegensatz im Ansprechen verschiedener Patienten auf Imipramin beobachtet: die mit psychischer und motorischer *Inaktivität* einhergehenden vitalen Verstimmungen (die echten Depressionen) wurden therapeutisch gebessert, d.h. reaktiviert; dagegen verschlechterten sich die mit *Hyperaktivität* und ängstlicher Spannung einhergehenden Verstimmungen. Beschränken wir uns auf die neurophysiologisch relevanten Aussagen, so tritt der Bezug auf die Motorik hervor. Man kann dann die Befunde vorsichtig dahingehend interpretieren, daß zumindest in zentralen Teilsystemen mit motorischer Wirksamkeit ihre Erregbarkeit bzw. ihr Aktivitätsgrad nach Imipramin entweder wiederhergestellt oder gesteigert wurde.

Einen weiterführenden Anhaltspunkt liefern unter diesem Aspekt kürzliche Untersuchungen von HAASE u. TAN (1965): sie stellten fest, daß Desoxyephedrin (Pervitin®) — ein anderes Antidepressivum mit leistungssteigernden Wirkungen — die tonische Spinalmotorik vorwiegend im Extensorensystem stark anregt. Es zeichnet sich also ein Zusammenhang zwischen antidepressiven und motorisch aktivierenden Wirkungen von Imipramin und Pervitin ab. Aus dieser Korrelation entstand der Gedanke, daß die verbesserte Aktivierbarkeit der Motorik vorwiegend im Extensorensystem einen der wesentlichen Wirkungsmechanismen der Antidepressiva darstellen könnte. Diese Hypothese wird in dieser und einer folgenden Arbeit nachgeprüft. Ziel der vorliegenden Untersuchung war es, zunächst auf spinalmotorischer Ebene zu differenzieren, inwieweit durch Imipramin einerseits echte Steigerungen der Motoneuronen-Erregbarkeit selbst, andererseits Aufhebungen von normalerweise vorhandenen spinalen Hemmungsprozessen, erzielbar sind.

Methodik

Die Versuchstiere waren mit Nembutal leicht narkotisierte oder decerebrierte narkosefreie Katzen. Nach Tracheotomie, Kanülierung der V. jugularis sup. oder V. femoralis und Denervierung der linken Hinterextremität wurde das Rückenmark mit körperwarmem Paraffinöl bedeckt und die Dura aufgespalten.

Die rechte Hinterextremität wurde häufig ebenfalls denerviert, um kontralaterale reflektorische Einflüsse auf die Versuchsseite auszuschalten. Die Versuchsseite wurde in der Regel von L5 bis S2 deefferentiert. Bei den unter tiefer Äthernarkose prä- oder intercolliculär decerebrierten Katzen begannen die Experimente etwa 2 Std nach der Beendigung der Äthernarkose.

Die abgeleiteten Motoneurone wurden durch Aufteilung einer Ventralwurzel in feine Filamente funktionell isoliert. Ihre Aktivierung erfolgte meist durch Tetanisierung eines Muskelnerven. In manchen Versuchen wurde die elektrische Reizung durch mechanische Muskeldehnung ersetzt, um physiologische Antriebe zu benutzen.

Für die Auslösung mono- oder polysynaptischer Reflexe wurden Einzelschocks auf einen Extensor- oder Flexornerven in Abständen von nicht weniger als 3 sec gegeben. Bei der Registrierung, die vom Ventralwurzelstumpf L7 oder S1 erfolgte, wurden 10 Einzelbilder superponiert.

Fusimotorische γ-Aktivitäten wurden bei Ableitung von feinen Ventralwurzel-Filamenten anhand üblicher Kriterien identifiziert (kleine Amplituden, asynchrone Dauerentladungen, zentrale Beeinflußbarkeit durch diverse Reize). Hinsichtlich der Zuverlässigkeit des Amplitudenkriteriums siehe BECKER u. WIESENDANGER (1967).

Die rekurrente Hemmung (ECCLES, FATT u. KOKETSU, 1954) wurde teils an den monosynaptischen Reflexen bei conditionierenden antidromen Einzelschocks auf ein Ventralwurzelbündel, teil an der Entladungshäufigkeit tonischer Motoneurone, bei antidromen tetanischen Reizserien (GRANIT u. RUTLEDGE, 1960) geprüft.

Zur Prüfung der primär-afferenten Depolarisation wurden die Dorsalwurzel-Potentiale nach Angaben von BARRON u. MATTHEWS (1938) bei Einzelschocks auf den N. peroneus comm. von einem durchschnittenen dünnen Dorsalwurzel-Bündel und seinem Eintrittsort ins Rückenmark abgeleitet. Gleiche Schocks wurden auch zur Conditionierung des monosynaptischen Extensorreflexes benutzt, wenn der Verlauf der präsynaptischen Hemmung getestet werden sollte.

Während der Versuche wurde der allgemeine Zustand der Katzen durch fortlaufende Messung des arteriellen Blutdruckes unter dauernder Kontrolle gehalten. Das als Antidepressivum gewählte Imipramin[1] wurde unmittelbar vor Versuchsbeginn in physiologischer Na-Cl-Lösung verdünnt. In 1 ml Injektionsmittel war 1 mg Imipramin enthalten. Die Injektionen erfolgten in Dosen von 0,5—6 mg/kg i.v. und sehr langsam. Bis zur Überprüfung des Verhaltens nach Imipramin wurde in der Regel 7—10 min gewartet, um eine gleichmäßige Verteilung des Mittels zu ermöglichen. Weitere methodische Einzelheiten werden in den Ergebnissen beschrieben.

Ergebnisse

I. Untersuchungen an segmentalen Massenreflexen

Die Auslösung und Ableitung synchronisierter Reflexantworten von ganzen Motoneuronenverbänden diente der Substanzprüfung in zweifacher Hinsicht: erstens konnte das Verhalten der unkonditionierten Summenantworten von Extensoren und Flexoren selbst vergleichend untersucht werden; zweitens ließ sich an ihnen — bei Vorausgabe geeigneter Konditionsreize mit systematisch variiertem Intervall zum Reflexreiz — die Beeinflussung von Ausmaß und Zeitgang der geläufigsten spinalen Hemmungsprozesse studieren.

Mono- und polysynaptische Massenreflexe von Extensoren und Flexoren. Die Abb. 1 zeigt die Imipramin-Effekte auf segmentale Extensor- und Flexorreflexe bei einer präcolliculär decerebrierten Katze. Zur Auslösung der Reflexe wurden Einzelschocks auf den N. gastroc. und den N. peroneus comm. in Abständen von 3 sec gegeben. Nach 0,5 mg/kg Imipramin werden die Reflexe bei Schwellenreizungen (linke Spalten) kleiner. Nach einer weiteren Imipramin-Injektion von 0,5 mg/kg verschwinden sie ganz. Die maximalen Reflexe hingegen (rechte Spalten) werden erst nach 1 mg/kg Imipramin kleiner. Dabei werden monosynaptische Flexorreflexe stärker unterdrückt als die Extensorreflexe. Während am Extensorverband keine polysynaptische Reflexkomponente auftritt, ist sie am Flexorverband, besonders bei maximaler Reizung, ausgeprägt vorhanden. Diese polysynaptischen Flexorreflexe werden in niedrigen Dosen gesteigert oder nicht beeinflußt. Nach der dritten Imipramin-Injektion sind sowohl mono- als auch polysynaptische Flexorreflexe nicht mehr zu registrieren.

Präsynaptische Hemmung. In der letzten Spalte rechts, in Abb. 1, ist noch ein anderer Typ von Massenantworten, nämlich Dorsalwurzel-Potentiale (siehe Methodik), wiedergegeben, die aus einem anderen Versuch stammen. Diese werden nach 0,5 mg/kg Imipramin kleiner und nach der dritten Imipramingabe verschwinden sie. Die Dorsalwurzel-Potentiale repräsentieren bekanntlich die präsynaptische Hemmung bzw. die ihr

---

[1] Handelspräparat Tofranil®, Fa. Geigy, Basel.

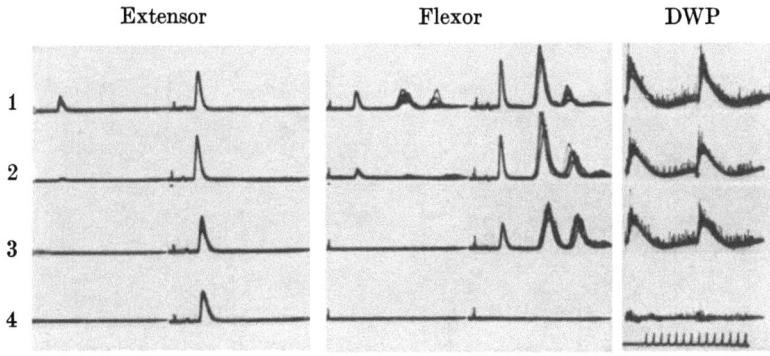

Abb. 1. *Imipramin-Wirkungen auf mono- und polysynaptische Segmentreflexe und auf Dorsalwurzel-Potentiale.* Decerebrierte Katze. Segmentale Extensor- und Flexor-Reflexe aus Ventralwurzel L7 bei Einzelschocks auf den N. gastrocnemius (Extensor) und den N. peroneus comm. (Flexor); jeweils links schwellennahe, rechts maximale Reizung. Am Extensor nur monosynaptische, am Flexor mono- und polysynaptische Reflexkomponenten. Letzte Spalte rechts: Dorsalwurzel-Potentiale (aus anderem, gleichartig verlaufendem Versuch), abgeleitet von Bündel der Dorsalwurzel L7 bei Einzelschocks auf den N. peroneus comm. (600 mV, 0,2 msec). Zeitmarken: 1 msec für die Reflexe, 50 msec für die DWP. *1* Kontrollen vor Pharmakongabe; *2* nach 1. Imipramin-Gabe (0,5 mg/kg); *3* nach 2. Imipramin-Gabe (0,5 mg/kg); *4* nach 3. Imipramin-Gabe (2 mg/kg)

zugrunde liegende primär-afferente Depolarisation (Übersicht bei ECCLES, 1964). Da kleine Imipramin-Dosen von etwa 0,5 mg/kg die Dorsalwurzel-Potentiale verkleinern, müßte dies bedeuten, daß die präsynaptische Hemmung vermindert wird. Abb. 2 bestätigt diese Vermutung mit unabhängiger Prüftechnik. Konditionierende Schocks wurden auf den N. peroneus comm. und Testreize auf den N. gastroc. mit variierter Verzögerung (2—200 msec) gegeben. Abgeleitet wurde von der Ventralwurzel L7. Die Kontrollgröße des monosynaptischen Extensorreflexes wurde als 100% angenommen. Etwa ab 5 msec Verzögerung beginnt die präsynaptische Hemmung (über den Initialteil der Kurven siehe unten!). Sie ist bei 17 msec Verzögerung am stärksten. Bei 200 msec Verzögerung ist der monosynaptische Reflex immer noch 60% kleiner als sein Ausgangswert. Die in der Abbildung sichtbaren Daten (5 msec Latenz, etwa bei 20 msec Verzögerung stärkste Hemmung und mindestens 200 msec Dauer) entsprechen den Angaben von ECCLES, ECCLES u. MAGNI (1961) für die präsynaptische Hemmung. Nach 1 mg/kg Imipramin wird die Hemmungskurve zusammen mit dem tiefsten Punkt der präsynaptischen Hemmung nach oben verschoben. Nach zwei weiteren Imipramingaben von je 1 mg/kg rutschen die Kurven weiter nach oben, d.h. die

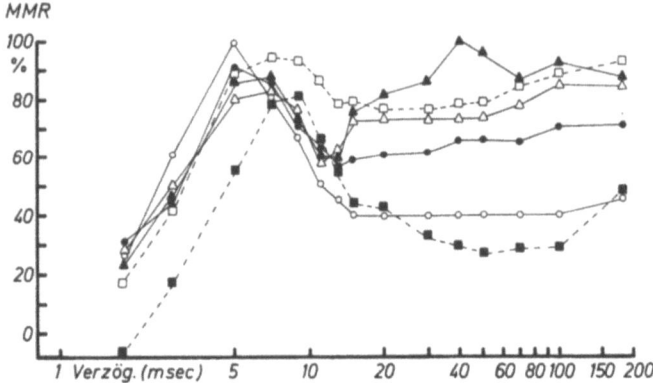

Abb. 2. *Verhalten der präsynaptischen Hemmung (Abszissenteil 5—200 msec) und der postsynaptischen Antagonistenhemmung (Abszissenteil 2—5 msec) unter Imipramin.* Decerebrierte Katze. Ordinate: Amplituden des monosynaptischen Massenreflexes (MMR, Gastrocnemius, abgeleitet von Ventralwurzel L7). Unkonditionierte Reflexhöhe = 100% gesetzt. Abszisse: Verzögerung (in msec) zwischen konditionierendem Peroneus-Schock und testendem Gastrocnemius-Schock. ○———○ Kontrolle; ●———● nach 1. Imipramin-Gabe (1 mg/kg); △———△ nach 2. Imipramin-Gabe (1 mg/kg); ▲———▲ nach 3. Imipramin-Gabe (1 mg/kg); ■———■ 15 min nach 12 mg/kg Nembutal; □———□ 20 min nach 1 mg/kg Picrotoxin

präsynaptische Hemmung wird noch geringer. Der tiefste Punkt der Hemmung wird jedoch nicht mehr verändert. Die Hemmung dauert nun nur noch etwa 40 msec. Eine nach der Beendigung dieser Versuchsreihe erfolgte Nembutal-Injektion von 12 mg/kg bringt die Kurve der präsynaptischen Hemmung auf Kontrollwerte zurück. Mit 1 mg/kg Picrotoxin wird jedoch die präsynaptische Hemmung stark reduziert. Diese Effekte von Nembutal und Picrotoxin auf die präsynaptische Inhibition sind bei mit Imipramin nicht vorbehandelten Tieren in den letzten Jahren bekannt geworden (ECCLES, SCHMIDT u. WILLIS, 1963). Sie sichern hier die Natur des Hemmungstyps.

Postsynaptische Antagonistenhemmung. Auch dieser Hemmungstyp wird in Abb. 2 repräsentiert (Initialteil der Kurven bis 5 msec Verzögerung, s. auch ARAKI, ECCLES u. ITO, 1960). Während die präsynaptische Hemmung von Imipramin stark beeinflußt wurde, verhält sich die postsynaptische Antagonistenhemmung gegen Imipramin stabil.

Postsynaptische Ib-Hemmung. Zur postsynaptischen Hemmung gehört auch die autogene Inhibition durch Ib-Afferenzen von Sehnenreceptoren. Abb. 3 zeigt diese autogene Hemmung des monosynaptischen Gastrocnemius-Reflexes vor und nach Imipramin-Injektionen. Nach der Methode von GRANIT (1950) wurden konditionierende Schocks auf den peripheren Stumpf der Vorderwurzel L7 gegeben, die durch Muskelkontraktion zur

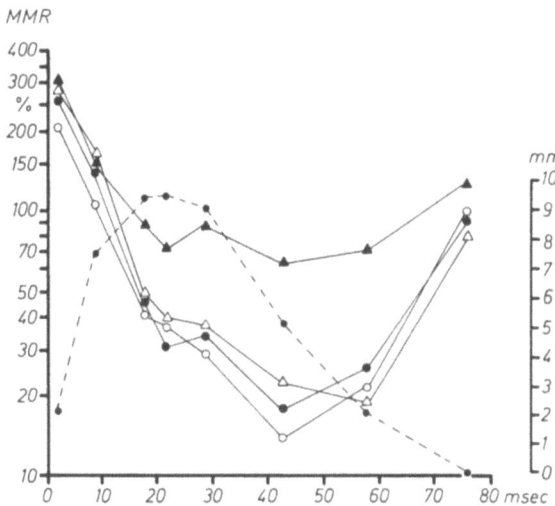

Abb. 3. *Fehlende Beeinflussung der autogenen Ib-Hemmung durch Imipramin.* Decerebrierte Katze. Ordinate: Amplituden des monosynaptischen Testreflexes (Extensor, aus Ventralwurzel L7), unkonditionierte Amplitude = 100% gesetzt. Abszisse: Verzögerungen zwischen konditionierendem (kontraktionsauslösendem) Schock am peripheren Stumpf der durchtrennten Ventralwurzel L7 und dem Testschock am intakten N. gastrocnemius. Gestrichelt eingezeichnet ist der Verlauf der ungestörten (vom konditionierenden Schock allein ausgelösten) Muskelkontraktion (Ordinate rechts, in mm Ausschlag auf Film). ○———○ Kontrolle; ●———● nach 1. Imipramin-Gabe (1 mg/kg); △———△ nach 2. Imipramin-Gabe (1 mg/kg); ▲———▲ nach 0,5 mg/kg Strychnin

Salvenerregung der Sehnenreceptoren führen. Die Testschocks griffen am intakten N. gastrocnemius an. Der Hemmungsverlauf, der von 10 bis 75 msec etwa der mit eingezeichneten Einzelkontraktion entspricht, zeigt das für die autogene Hemmung typische Verhalten. Mehrfache Injektionen von je 1 mg/kg Imipramin können die Hemmung der monosynaptischen Gastrocnemius-Reflexe während der Muskelkontraktion nicht beeinflussen, während diese durch Strychnin von 0,5 mg/kg fast ganz aufgehoben wird.

Rekurrente Renshaw-Hemmung. Ein Spezialfall der postsynaptischen Inhibition ist die rekurrente Renshaw-Hemmung (ECCLES, FATT u. KOKETSU, 1954). Für die Untersuchung der rekurrenten Inhibition wurde die antidrome Hemmbarkeit der monosynaptischen Reflexe geprüft (Abb. 4). Oben ist das Extensorverhalten gezeigt. Testreize wurden auf den N. gastroc., konditionierende antidrome Schocks auf ein L7-Vorderwurzelbündel in Abständen von 3 sec gegeben. Die in der Kontrolle gut ausgeprägte rekurrente Hemmung wird nach 1 mg/kg

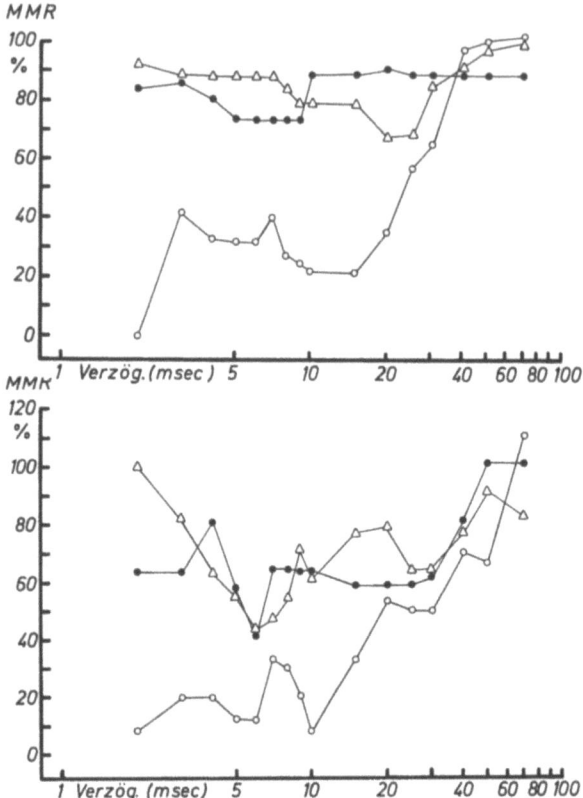

Abb. 4. *Reduzierung der rekurrenten Hemmung am monosynaptischen Extensor- und Flexor-Reflex nach Imipramin.* Decerebrierte Katze. Oben monosynaptischer Massen-Reflex (MMR) des Extensors (Testschock Nn. gastrocnemii), unten MMR des Flexors (Testschock N. peroneus comm.). Ordinate wie bisher, Abszisse: Verzögerung zwischen konditionierendem Schock (antidrom auf Bündel der Ventralwurzel L7) und Testschock. ○——○ Kontrolle; ●——● nach 1. Imipramin-Gabe (1 mg/kg); △——△ nach 2. Imipramin-Gabe (1 mg/kg)

Imipramin so stark reduziert, daß der monosynaptische Gastrocnemius-Reflex antidrom praktisch kaum noch verkleinert wird. Unten sieht man die rekurrente Hemmung des monosynaptischen Flexor-Reflexes (Testreiz N. peroneus comm., Konditionsreiz L7-Vorderwurzelbündel). Sie wird nach Imipramin ebenfalls vermindert, jedoch lange nicht so stark wie beim Extensor-Reflex.

Räumliche Summation und posttetanische Potenzierung. Die Frage, ob die Motoneurone eines monosynaptischen Reflexbogens von Imipramin direkt angegriffen werden, wird in Abb. 5 anhand der räumlichen Summation und posttetanischen Potenzierung der monosynaptischen Massen-

Imipramin auf spinale Extensor- und Flexor-Systeme

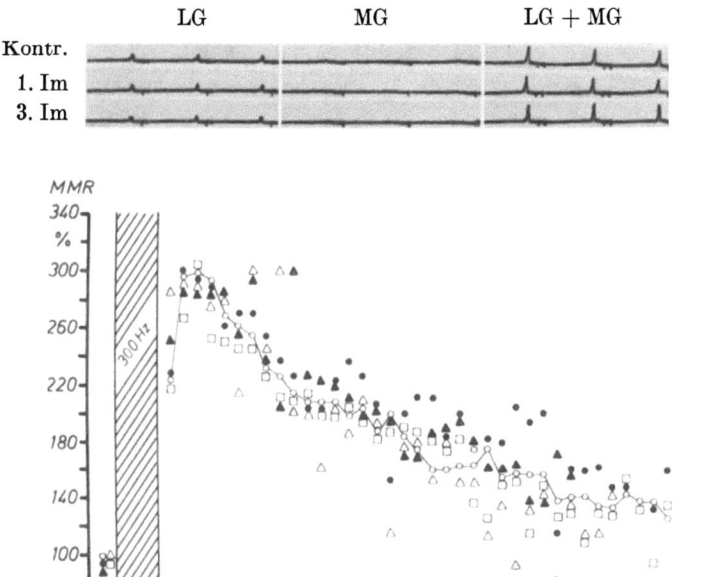

Abb. 5. *Fehlende Beeinflussung der räumlichen Summation und der posttetanischen Potenzierung des monosynaptischen Reflexes durch Imipramin.* Decerebrierte Katze. Oben Extensor-MMR aus Ventralwurzel L7 bei Einzelschocks (je 3mal nacheinander) am lateralen Gastroc.-Nerv (LG, minimaler MMR), am medialen Gastroc.-Nerv (MG, unterschwellig) und an beiden Gastroc.-Nerven zusammen (LG + MG, summierter MMR). Jeder Registrier-Teilabschnitt ist von rechts nach links zu lesen. *Erste Reihe:* Kontrolle; *zweite Reihe*: nach 1. Imipramin-Gabe (1 mg/kg); *dritte Reihe:* nach 3. Imipramin-Gabe (2 mg/kg). Unten Verlauf der posttetanischen Potenzierung nach 6 sec langer Tetanisierung von LG + MG mit 300 Hz. Ordinate: Amplituden des MMR (Höhe vor Tetanisierung = $100^0/_0$ gesetzt); Abszisse: Zeit in sec. o———o Kontrolle vor Imipramin; Die Werte nach 4 Imipramin-Gaben (• 1 mg/kg; ▵ 1 mg/kg; ▲ 2 mg/kg; ▫ 2 mg/kg) streuen um die Kontrollkurve

reflexe geprüft. Abgeleitet wurde von der Ventralwurzel L7 bei Einzelschocks auf den N. gastrocnemius lat. u. med. Die Reizung des medialen Gastrocnemius-Nerven allein war unterschwellig; sie zeigte keinen Effekt. Bei Einzelschocks auf den lateralen Gastrocnemius-Ast allein konnte man einen kleinen monosynaptischen Reflex ableiten. Die Summationswirkung wurde durch gleichzeitige Reizung der beiden Äste deutlich gemacht. Der Effekt war die Vergrößerung des monosynaptischen Reflexes auf etwa das Dreifache. Eine weitere Vergrößerung des Reflexes wurde durch 6 sec lange Tetanisierung der beiden Nerven gleichzeitig mit 300 Hz erreicht. Wie Abb. 5 deutlich zeigt, bleibt der Verlauf der so erzeugten posttetanischen Potenzierung des Reflexes wie auch die räumliche Summation

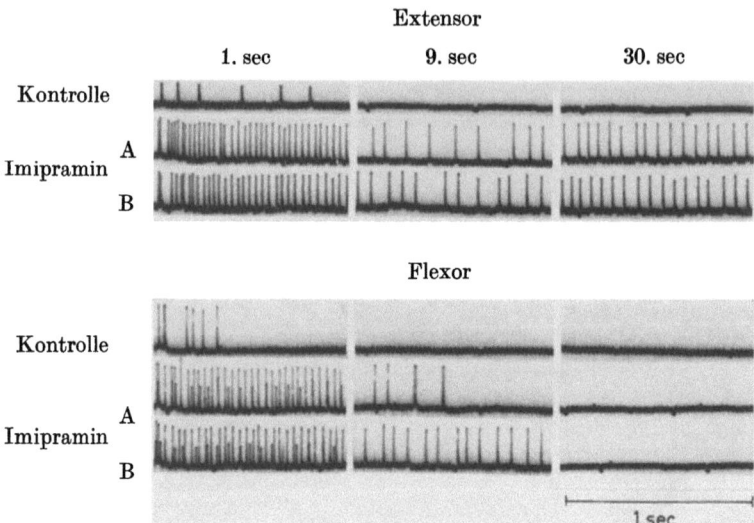

Abb. 6. *Aktivitätssteigerung eines Extensor- und eines Flexor-α-Motoneurons durch Imipramin.* Decerebrierte Katze. Oben Entladungen eines Extensor-α-MN (Filament der Vorderwurzel S1) bei 50 sec dauernder Tetanisierung des N. gastroc. (100 Hz, 300 mV, 0,2 msec-Impulse); unten Entladungen eines Flexor-α-MN (anderes Filament der Ventralwurzel S1) bei gleichartiger Tetanisierung des tiefen Peroneusastes (100 Hz, 900 mV, 0,2 msec-Impulse). Jeweils Stichproben-Registrierungen der 1., 9. und 30. sec der Tetanisierung. Je *erste Reihe*. Kontrollen (beide MN stoppen Entladungen schon in der 1. sec); *Reihen A.* Nach 1. Imipramin-Gabe (0,5 mg/kg); *Reihen B.* Nach 2. Imipramin-Gabe (0,5 mg/kg). Beachte geringere Aktivierung des Flexor-MN, die nicht über die 9. sec hinausgeht, dagegen Daueraktivierung des Extensor-MN

nach mehreren Imipramingaben von je 1 mg/kg unverändert, ausgenommen vielleicht die stärkere Instabilität der Reflexamplituden gegen Ende der posttetanischen Periode.

II. *Untersuchungen an funktionell isolierten α-Motoneuronen*

Die bisher diskutierten segmentalen Massenreflexe sind künstlich synchronisierte phasische Ereignisse. An diesen Antworten sind zwar neben den phasischen auch die tonischen α-Motoneurone beteiligt, letztere beim monosynaptischen Reflex sogar bevorzugt (Homma u. Kano, 1962). Ihre tonischen Qualitäten, die für die natürliche Motorik besonders wichtig sind, treten dabei aber nicht in Erscheinung. Zu ihrer Erfassung muß man daher Filamentableitungen einzelner α-Einheiten vornehmen, womit man allerdings immer nur stichprobenartige Befunde erhält.

Unterschiedliche tonische Aktivierbarkeit von Extensor- und Flexor-α-Motoneuronen. Einen aufschlußreichen Befund zeigt das in Abb. 6 wiedergegebene Experiment. Die Katze war so decerebriert, daß ein Teil des Thalamus erhalten geblieben war. Dementsprechend hatte sich keine merkliche Extensorenstarre entwickelt. Hierzu paßt, daß sich bei Vorderwurzel-Filamentableitungen — trotz langdauernder tetanischer Reizung entsprechender Muskelnerven — fast nur phasisch reagierende α-Motoneurone fanden, von denen die Abbildung zwei Beispiele zeigt, die beide aus der gleichen Vorderwurzel (S1) funktionell isoliert wurden. Die Entladungen in der oberen Bildhälfte erfolgten bei 50 sec dauernder Tetanisierung des N. gastrocnemius, sie stammen also von einem Extensor-Motoneuron. In der unteren Bildhälfte antwortete eine andere Einheit auf gleichartige Tetanisierung des tiefen Peroneusastes, sie stellt also ein Flexor-Motoneuron dar. Beide Motoneurone beschränken sich in der Kontrolle auf wenige Impulse in der ersten sec der Reizperiode, sie reagieren also phasisch. Nach 0,5 mg/kg Imipramin wurde das Extensor-Motoneuron ausgesprochen tonisch, d.h. es feuerte mit nur gelegentlich schwankender Entladungsfrequenz (siehe 9. sec) während der ganzen Reizperiode. Auch das Flexor-Motoneuron wurde von Imipramin flüchtig aktiviert, jedoch brach die Entladungssalve schon in der 9. sec wieder ab. Es hatte also seinen phasischen kurzfristig erschöpfbaren Entladungstyp nur wenig geändert. Am Gesamtverhalten des Tieres war nach der Imipramingabe sehr eindrucksvoll zu beobachten, wie sich in den zuvor schlaffen Vorderextremitäten eine deutliche Streckstarre entwickelte. Auch die γ-Aktivität in lumbalen Filamentableitungen (hier nicht gezeigt) nahm dabei zu. Eine weitere Imipramin-Injektion von 0,5 mg/kg veränderte dieses Bild nicht mehr wesentlich.

Die hier gezeigte bevorzugte Tonisierung von Extensor-α-Motoneuronen beobachteten wir mehr oder weniger ausgeprägt auch in den meisten anderen Versuchen. Eine Dominanz der Flexoren wurde nie erkennbar.

Rekurrente Hemmung tonischer α-Motoneuron-Entladungen. Die rekurrente Renshaw-Hemmung, die vorn am Verhalten des monosynaptischen Massenreflexes getestet wurde, läßt sich besonders gut an tonischen α-Motoneuron-Entladungen demonstrieren. Wie die Befunde der Abb. 7 zeigen, sind diese sogar bei leichter Nembutalnarkose der Katze erzielbar, obwohl die tonischen Eigenschaften gegen Barbiturate bekanntlich recht empfindlich sind. Für eine gute zentralnervöse Erregbarkeit dieses Tieres sprachen prompte und lebhafte Pinna-Reflexe bei leichter Ohrmuschelreizung. Je ein tonisches Extensor- und Flexor-Motoneuron, die aus der Ventralwurzel L7 funktionell isoliert wurden, ließen sich anhaltend aktivieren durch tetanische Reizung einerseits des N. gastrocnemius (Extensor), andererseits des N. peroneus comm. (Flexor). Während dieser Dauerentladungen wurde alle 10 sec jeweils knapp 5 sec lang ein L7-Vorderwurzelbündel antidrom tetanisch gereizt. In der Kontrolle wird die Aktivität des Extensor-Motoneurons hierdurch regelmäßig stark unterdrückt, es besteht also eine ausgesprochene rekurrente Hemmbarkeit.

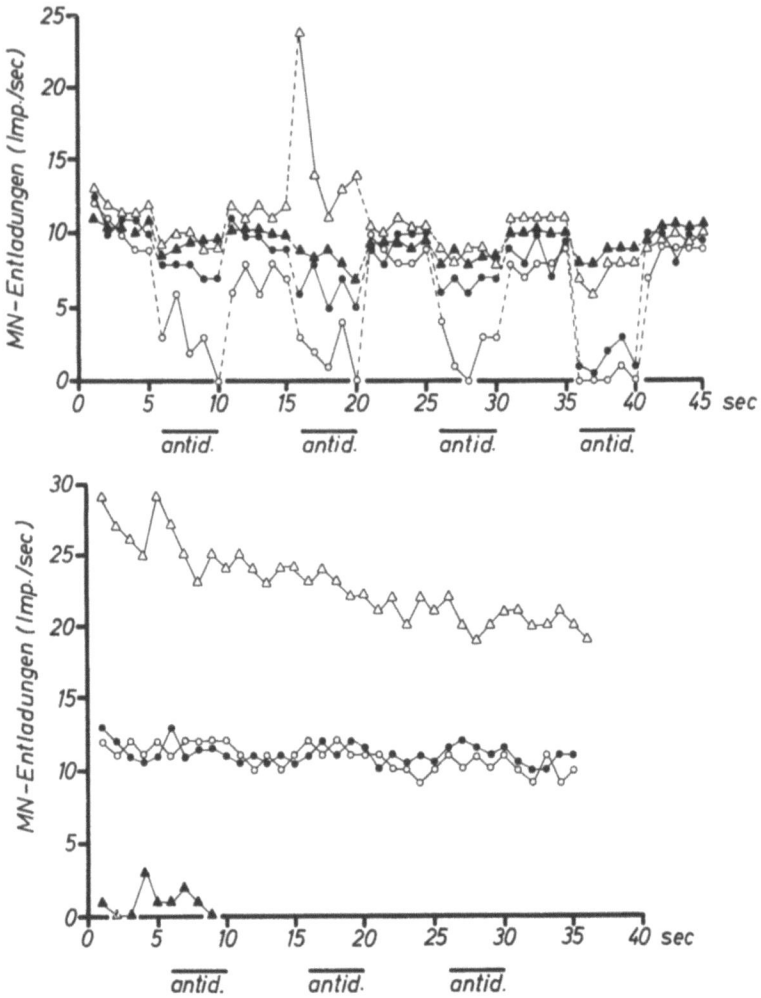

Abb. 7. *Antidrom-rekurrente Hemmbarkeit tonischer α-Motoneuron-Entladungen unter Imipramin, bei leichter Nembutalnarkose.* Oben Extensor-α-MN aus Ventralwurzel S1 bei Tetanisierung des N. gastroc. (66 Hz, 320 mV, 0,2 msec-Impulse); unten Flexor-α-MN aus Ventralwurzel S1 bei Tetanisierung des N. peroneus comm. (66 Hz, 430 mV, 0,2 msec-Imp.). Alle 10 sec intermittierende antidrome Tetanisierung eines Bündels der Ventralwurzel S1, je knapp 5 sec (50 Hz, 450 mV, 0,2 msec-Imp.). ○────○ Kontrollen (gute rekurrente Hemmbarkeit des Extensor-MN, keine rekurrente Hemmbarkeit des Flexor-MN); ●────● nach 1. Imipramin-Gabe (0,5 mg/kg); △────△ nach 2. Imipramin-Gabe (0,5 mg/kg); ▲────▲ nach 3. Imipramin-Gabe (2 mg/kg). Am Extensor-MN weitgehende Aufhebung der rekurrenten Hemmung; am Flexor-MN weiterhin Unwirksamkeit der antidromen Reizung, Grundaktivität nach flüchtiger Steigerung zuletzt stark gedrosselt

Das Flexor-Motoneuron wird hingegen durch antidrome Reizung nicht beeinflußt. Nach insgesamt 1 mg/kg Imipramin (zwei Dosen à 0,5 mg/kg kurz nacheinander) hat die Entladungsfrequenz beider Motoneurone zugenommen. Die besonders hohe Impulsrate des Flexor-Motoneurons nach der 2. Injektion blieb allerdings nur kurze Zeit bestehen. Eine weitere Imipramin-Gabe von 2 mg/kg verändert die Entladungsfrequenz des Extensor-Motoneurons praktisch nicht, während das Flexor-Motoneuron nun phasisch wird. Die rekurrente Hemmung des Extensor-Motoneurons ist schon nach 0,5 mg/kg Imipramin stark gedrosselt. Nach 1 mg/kg

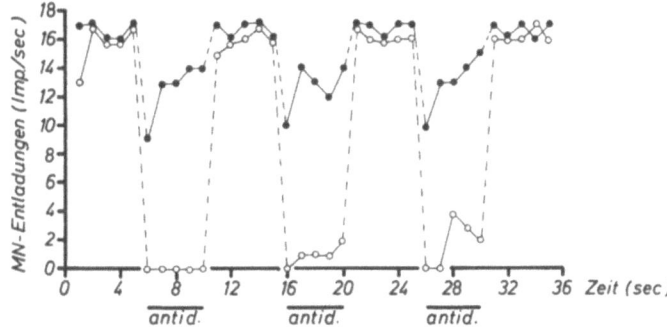

Abb. 8. *Drosselung der antidrom-rekurrenten Hemmbarkeit eines Extensor-α-Motoneurons durch Imipramin, am decerebrierten Präparat.* Gastrocnemius-α-MN aus Ventralwurzel L7. Versuchstechnik wie in Abb. 7. ○——○ Kontrolle; ●——● nach Imipramin (1 mg/kg). Die Grundaktivität bleibt unverändert

ist sie kaum noch vorhanden, gelegentlich (2. antidrome Reizung) erfolgt sogar ein Umschlag in einen flüchtigen Fördereffekt, dessen Ursache dahingestellt bleiben muß. Am Flexor-Motoneuron bleiben die antidromen Reizungen wie schon in der Kontrolle praktisch unwirksam, wenn man von geringfügigen nicht-signifikanten Hebungen der Frequenz absieht.

Dieses Experiment scheint nicht vereinbar mit Literaturangaben über narkosepotenzierende Wirkungen von Imipramin (DOMENJOZ u. THEOBALD, 1959). Die Steigerungen der Grundfrequenz nach den ersten schwachen Injektionen zeigen vielmehr, daß Imipramin in *niedrigen* Dosen (0,5—1 mg/kg) eine leichte Nembutal-Narkose antagonisieren kann. Im Gegensatz zum decerebrierten Präparat (siehe Versuch Abb. 10) erfolgten hier auch Steigerungen der spontanen Aktivität von γ-Motoneuronen und Fluchtbewegungen der Katze — besonders bei den antidromen Reizserien — nach 1 mg/kg Imipramin.

Einen ähnlichen Versuch an der decerebrierten Katze zeigt Abb. 8. Das abgeleitete Extensor-Motoneuron (Ventralfilament L7) feuerte bei orthodromer Tetanisierung des N. gastroc. tonisch mit einer Frequenz von 17—15 Imp/sec; bei antidromer Tetanisierung eines L7-Vorderwurzelbündels (gleiche Reizfrequenz, aber mit je 4 msec Intervall zu den orthodromen Reizen) wurde es vorübergehend zum Schweigen gebracht. Nach 1 mg/kg Imipramin fehlt hier die Steigerung der Grundfrequenz, die am narkotisierten Präparat erfolgt war; die starke Verminderung des Hemmeffektes antidromer Reizserien ist jedoch wieder eingetreten.

Einzelfaser-Dehnungsreflex

Kontrolle (orthod.)

Imipramin (orthod.)

Kontrolle (antid.)

Imipramin (antid.)

1 sec

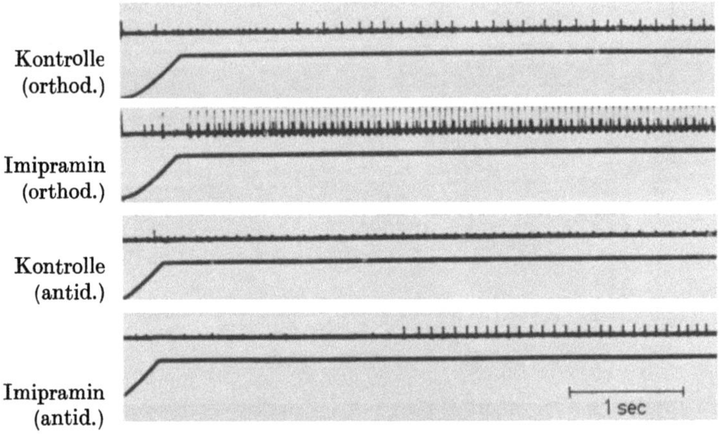

Abb. 9. *Wirkung von Imipramin auf den Einzelfaser-Dehnungsreflex und seine antidrom-rekurrente Hemmbarkeit.* Obere Strahlen: Tonische α-MN-Entladungen aus Ventralwurzel S1 bei Dehnung des M. gastrocnemius um 10 mm (im Hintergrund sehr kleine γ-Aktivität); untere Strahlen: Dehnungsverlauf. *Erste Reihe.* Kontrolle bei unkonditionierter Dehnung; *zweite Reihe.* Unkonditionierte Dehnung nach Imipramin (1 mg/kg) (gesteigerter Dehnungsreflex mit Rekrutierung einer größeren α-Einheit); *dritte Reihe.* Kontrolle bei Dehnung während antidromer Tetanisierung eines Bündels der Ventralwurzel S1 (50 Hz, 100 mV, 0,2 msec) (Entladungen rekurrent gehemmt bis auf einen Impuls); *vierte Reihe.* Dehnung während antidromer Tetanisierung nach Imipramin (tonische Entladungen partiell wiedergekehrt)

Schließlich zeigt Abb. 9 tonische Entladungen eines Extensor-Motoneurons, die statt durch elektrische Afferenzreizung physiologisch durch Dehnung des Wadenmuskels um 10 mm ausgelöst wurden (Einzelfaser-Dehnungsreflex). Die ersten beiden Registrierreihen zeigen die unkonditionierte tonische Reflexantwort vor und nach 1 mg/kg Imipramin, wobei letztere eine Steigerung der Entladungsfrequenz des ursprünglichen Motoneurons und die Rekrutierung einer neuen größeren α-Einheit bei der Muskeldehnung aufweist. In den beiden unteren Registrierungen wurde vor und während der ganzen Muskeldehnung ein L7-Vorderwurzelbündel antidrom tetanisiert. Vor Imipramin lieferte hierbei das Motoneuron nur noch einen Impuls am Dehnungsbeginn, alle weiteren Entladungen fielen durch rekurrente Hemmung aus; nach Gabe der Substanz war diese Hemmung weitgehend aufgehoben, die Dehnungsantwort war ähnlich wie in der ersten Kontrolle.

Allgemein ist zu sagen, daß die Entladungsfrequenz tonischer Motoneurone nach *kleinen* Imipramin-Gaben entweder unverändert blieb oder — weniger häufig — mäßig gesteigert wurde; ursprünglich phasische

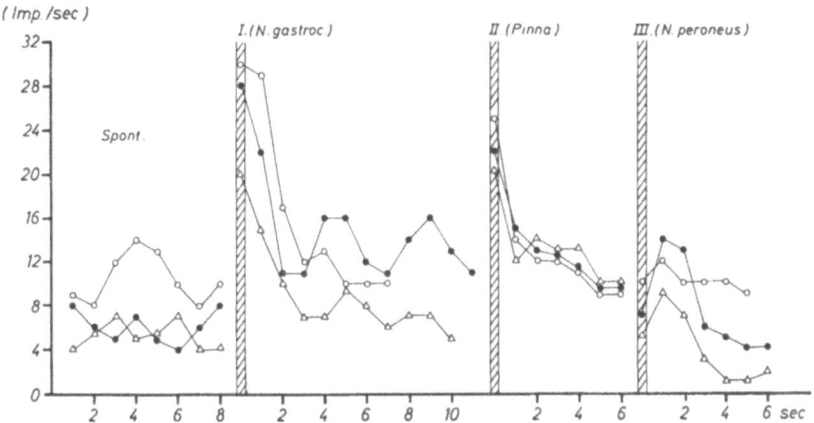

Abb. 10. *Wirkung von Imipramin auf Spontanaktivität und fusimotorische Reizantworten eines γ-Motoneurons.* Decerebrierte Katze. γ-Entladungen aus dünnem Filament der Ventralwurzel S1. Ordinate: Entladungsfrequenz in Imp/sec; Abszissen: Zeit in sec. Kurvenabschnitte von links nach rechts: Spontanaktivität; I. nach 1 sec tetanischer Reizung des N. gastroc. mit 100 Hz, 430 mV, 0,2 msec-Imp.; II. nach mechanischer Pinna-(Ohrmuschel-)Reizung, 1 sec; III. nach 1 sec tetanischer Reizung des ipsilateralen N. peroneus comm. mit 100 Hz, 700 mV, 0,2 msec-Imp. ○——○ Kontrollen; ●——● 10 min nach 1. Imipramin-Gabe (0,5 mg/kg); △——△ 10 min nach 2. Imipramin-Gabe (1 mg/kg)

α-Motoneurone wurden vielfach — besonders bei Extensoren — tonisch. Ab etwa 2 mg/kg Imipramin setzte dann in der Regel eine Erregbarkeitsminderung ein.

III. Verhalten tonischer γ-Motoneuron-Aktivitäten

Die in den ventralen Filamentableitungen häufig als Hintergrundaktivität mitregistrierten kleinen γ-Einheiten verhielten sich unter Imipramin nicht einheitlich. Für die Deutung besteht die Schwierigkeit, daß es keine sicheren Kriterien dafür gibt, ob die einzelnen Einheiten von Extensor- oder von Flexor-Verbänden stammen. Im früheren Text wurde schon auf gelegentliche Steigerungen der γ-Aktivität nach 0,5 oder

1 mg/kg Imipramin hingewiesen, die dort als Begleiterscheinungen sonstiger Tonussteigerungen imponiert hatten. Andererseits traten wiederholt schon nach 0,5 mg/kg Minderungen der spontanen γ-Entladungen auf. Hierfür gibt Abb. 10 ein Beispiel. Das aus der Ventralwurzel S 1 isolierte Fusimotoneuron war spontan aktiv und sprach auf mehrere fusimotorisch wirksame Reizarten mit zum Teil starken Impulssteigerungen an. Die Frequenzkurven geben neben der Spontantätigkeit drei solcher Reizeffekte wieder [Tetanisierung des N. gastroc., mechanische Ohrmuschel-(Pinna)-Reizung, Tetanisierung des ipsilateralen N. peroneus comm.]. Nach 0,5 mg/kg Imipramin sinkt die Spontanaktivität bereits um etwa 50%, nach insgesamt 1 mg/kg deutet sich eine geringe weitere Frequenzminderung an. Die peripheren Reizungen und der Pinna-Reflex sind noch nahezu voll wirksam, nur die anfänglichen Frequenzspitzen zeigen etwas abnehmende Tendenz. Erst nach einer dritten Imipramingabe (weitere 1 mg/kg, nicht gezeigt) wurde die spontane Entladungsrate fast auf Null reduziert und die reflektorische Beeinflußbarkeit nahm stark ab.

Diskussion

Aus den Ergebnissen dieser Arbeit geht zunächst hervor, daß die spinalmotorisch faßbaren Wirkungen von Imipramin stark *dosisabhängig* sind. Gaben von 0,5—1 mg/kg zeigen andere — und zwar überwiegend aktivitätssteigernde — Effekte als höhere Dosen ab 2 mg/kg, bei denen wir in der Regel Aktivitätsminderungen der motorischen Systeme feststellten. Hinsichtlich der höheren Dosiswirkungen stehen unsere Befunde im Einklang mit der Mehrzahl der in der bisherigen Literatur geschilderten Tierexperimente, bei denen eine Drosselung der Motorik ein geläufiger Befund war. Arbeiten im niedrigen Dosisbereich von Imipramin sind jedoch bisher nur selten gemacht worden; immerhin hat z.B. SCHAEPPI (1960) hierbei an Hunden und Ratten motorische Antriebsphänomene gesehen. Für die Behandlung der Depression beim Menschen werden Dosen von 2 mg/kg oder mehr nicht benutzt. Bei der Analyse der antidepressiven Wirkungsgrundlagen dieser Substanz müssen wir uns daher primär an die beobachteten Effekte in den niedrigen Dosen (0,5—1 mg/kg) halten.

Die nächste Frage ist, ob in diesem Dosisbereich Anhaltspunkte für *direkte Membranwirkungen* von Imipramin an den Motoneuronen selbst bestehen. Unsere Befunde sprechen im ganzen dagegen. Es wurden zwar Änderungen der mono- und polysynaptischen Reflexe schon nach einmaliger schwacher Injektion gesehen; doch waren diese unterschiedlich, je nachdem, ob schwellennahe oder maximale Reflexe, mono- oder polysynaptische Antworten getestet wurden. Manche Reflexe wurden kleiner (besonders bei schwellennaher Reizung), andere wurden etwas größer (maximale mono- und polysynaptische Reflexe), einige schließlich blieben unverändert. Solche ungleichmäßigen Verhaltensweisen der Motoneuronen-Antworten sind eher auf Änderungen der von Fall zu Fall verschiedenen Mischung von excitatorischen und inhibitorischen Zuströmen zu beziehen als auf regellose Schwankungen der Motoneuron-Membranschwellen. Unmittelbar beweisend ist der Nachweis, daß sowohl in der räumlichen Summation als auch in der posttetanischen Potenzierung monosynaptischer Reflexe selbst nach mehreren Imipramin-Gaben von je 1 mg/kg keine Veränderungen eintraten. Bei beiden Phänomenen handelt es sich um Vorgänge an den in der unterschwelligen Erregungszone liegenden Motoneuronen; mit ihnen müßten daher selbst kleine Änderungen in der Excitabilität der Motoneurone entdeckt werden können. Aus diesen Gründen kann man eine direkte Beeinflussung der Motoneurone durch Imipramin ausschließen.

Unsere eingangs formulierte Hypothese, daß der antidepressive Effekt von Imipramin etwas mit einer *bevorzugten Aktivierung der Extensorensysteme* zu tun haben könne, hat durch unsere vergleichenden Untersuchungen wichtige Stützen erhalten. In der Tat werden die Extensor- und Flexor-Systeme von Imipramin nicht im gleichen Maße angegriffen. Die monosynaptischen Reflexe der Extensoren verhalten sich gegen die erregungsmindernden Wirkungen mittlerer bis höherer Dosen stabiler als die der Flexoren. Noch besser kommt dies am Verhalten einzelner α-Motoneurone zum Ausdruck. Bei schwachen Imipramin-Gaben wird weder an den elektrisch noch an den physiologisch (durch Dehnung) aktivierten Motoneuronentladungen eine Frequenzabnahme beobachtet. Es treten vielmehr Aktivitätssteigerungen auf, die besonders an den Extensor-Motoneuronen stark und anhaltend sein können, während die Flexor-Motoneurone nur flüchtig und geringfügig angeregt werden. Die Stabilität der Extensor-Motoneurone gegen Imipramin wird besonders deutlich, wenn man die Dosis erhöht. Dann wird die Aktivität der Flexor-Einheiten stark reduziert, während die Extensor-Motoneurone noch keine wesentlichen Änderungen zeigen.

Man könnte an der Beweiskraft solcher Stichproben-Registrierungen, die von dünnen Einzelfilamenten stammen, noch Zweifel hegen. Hier sei jedoch auf das überzeugende Phänomen hingewiesen, das man an decerebrierten Katzen gerade dann erleben kann, wenn sie zunächst eine schlechte Enthirnungsstarre mit leicht vorherrschender Beugehaltung der Extremitäten entwickelt hatten: nach Imipramin entsteht eine sichtbare Streckung besonders der Vorderextremitäten, woraus man schließen kann, daß offenbar die Mehrheit der Extensor-Motoneurone tonisch geworden ist.

Worauf beruht nun die Begünstigung der Extensoren unter Imipramin? Zwei Möglichkeiten sind zu diskutieren: erstens könnte die Substanz natürlich vorhandene Hemmungsmechanismen mehr oder weniger einseitig aufheben, die entweder an den Extensorverbänden von vornherein stärker ausgebildet sind oder die — falls sie an Extensoren und Flexoren gleichmäßig bestehen — bei ersteren stärker disinhibiert werden; zweitens könnten echte Steigerungen der excitatorischen Antriebe für die Extensor-Motoneurone vorliegen. Für die erste Frage ist es sehr aufschlußreich, daß nach Imipramin-Gaben keineswegs alle untersuchten spinalen Hemmungssysteme gleichmäßig beeinflußt wurden. Während z.B. die orthodrome postsynaptische Antagonistenhemmung sowie die postsynaptische Ib-Hemmung durch Spannungsreceptoren praktisch unverändert blieb, wurden zwei andere Hemmungstypen eindrucksvoll reduziert, nämlich die *rekurrente Renshaw-Hemmung* und die *präsynaptische Inhibition*.

Für diese beiden Hemmungssysteme ist es charakteristisch, daß sie an den Extensoren stärker als an den Flexoren angreifen. Für die rekurrente Hemmung hatten schon GRANIT, PASCOE u. STEG (1957) sowie KUNO (1959) allgemein festgestellt, daß sie an tonischen Motoneuronen gut, an phasischen Motoneuronen schlecht ausgebildet ist. ECCLES, ECCLES, IGGO u. ITO (1961) haben dann genauer gezeigt, daß die Flexor-Motoneurone (die ja stets rasche phasische Muskeln versorgen) nur eine sehr schwache rekurrente Hemmung haben, die Extensor-Motoneurone hingegen eine stark wirksame. Es ist gelegentlich diskutiert worden (GRANIT, PASCOE u. STEG, 1957), daß die antidrome Hemmbarkeit den phasischen Motoneuronen vielleicht nur deshalb fehlen mag, weil sie mit „natürlicher" rekurrenter Hemmung, die durch tonisch feuernde Nachbarzellen unterhalten wird, bereits gesättigt seien. Für unsere Flexor-Motoneurone, die in der vorliegenden Arbeit von vornherein antidrom nicht beeinflußt werden konnten, scheint diese Möglichkeit nicht zuzutreffen. Denn sie zeigten auch nach Imipramin bei antidromen Tetanisierungen keine Frequenzminderungen. Da die Substanz die rekurrente Hemmung stark drosselt, hätte die „natürliche" Besetzung der Renshaw-Zellen abnehmen müssen und es wäre dann zu erwarten gewesen, daß solche Motoneurone nach Imipramin besser antidrom hemmbar würden. Zur relativen Begünstigung der Extensoren durch Imipramin könnte die von WILSON, TALBOT u. DIECKE (1960) für Flexorenverbände beschriebene „recurrent facilitation" beitragen, wenn man unterstellt, daß auch diese selektiv disinhibierende Wirkung der Renshaw-Zellen durch das Pharmakon unterdrückt wird.

Bezüglich der präsynaptischen Hemmung stellten ECCLES, ECCLES u. MAGNI (1961) fest, daß die zugrunde liegende primär-afferente Depolarisation besonders *von* Flexorafferenzen herrührt und *an* Extensor-Verbänden wirksam wird, während umgekehrt präsynaptische Effekte von Extensorafferenzen auf Flexor-Verbände nur schwach ausgebildet sind. Auch hier sind also die Extensoren stärker betroffen.

Berücksichtigt man die *starke Reduzierung dieser beiden besonders auf Extensoren gerichteten Hemmungsmechanismen* schon nach 0,5 mg/kg Imipramin, so erklärt sich hieraus befriedigend, warum es die motorische Aktivität zugunsten der Extensoren steigert und die Extensorenreflexe selbst gegen mehrfache Pharmakongaben ziemlich stabil bleiben. Ob Imipramin darüberhinaus noch eigens fördernde Antriebe der Extensoren — etwa aus supraspinalen Quellen — vermehrt, kann aus unseren Untersuchungen nicht sicher entschieden werden. Die bisherigen Befunde können jedenfalls gedeutet werden, ohne daß man derartige Zusatzwirkungen der Substanz annehmen müßte. Man kommt offenbar mit den spezifischen Disinhibitionswirkungen aus.

Die beschriebenen Experimente bestätigen also den vermuteten Zusammenhang zwischen antidepressiver Wirkung und Aktivierung der Motorik zugunsten des tonischen Extensorensystems. Nimmt man die in gleicher Richtung gehenden früheren Feststellungen für das Desoxyephedrin (Pervitin®) hinzu (HAASE u. TAN, 1965), so scheint es möglich, daß hier ein allgemeines Prinzip für den Wirkungsmechanismus der Antidepressiva und Thymoleptica zutage tritt: die Beseitigung der depressiven Verstimmung oder —wie wir in diesem Zusammenhang vielleicht sagen dürften — die „*Aufrichtung*" und „*Haltungsverbesserung*" *im psychischen Bereich* könnte an eine Förderung derjenigen somatischmotorischen Substrate geknüpft sein, die vorwiegend den *posturalen* Aufgaben, der *Festigung von Haltung und Stand*, dienen. Es wird Sache der Psychologen und Neuropsychiater sein, den hier angedeuteten Zusammenhängen näher nachzugehen und zu prüfen, ob sie nur oberflächlicher Art oder von tieferer Bedeutung sind. Vor allem bleibt festzustellen, ob die somatisch-motorische posturale Förderung — wie wir vermuten — eine wesentliche Bedingung für die Überwindung der psychischen Depression schafft, oder ob umgekehrt die primäre psychische Aufhellung eine Begünstigung der Haltungsmotorik zur Folge hat.

Kehren wir zur engeren neurophysiologischen und neuropharmakologischen Problematik zurück, so bleiben vor allem zwei Fragen offen: erstens möchte man wissen, warum ausgerechnet die rekurrente und die präsynaptische Hemmung, nicht aber andere inhibitorische Systeme, durch Imipramin so stark reduziert werden — zwei Hemmsysteme, die abgesehen von ihrem stärkeren Angriff an den Extensoren grundsätzlich verschieden sind: das eine gehört zum postsynaptisch-hyperpolarisatorischen, das andere zum präsynaptisch-depolarisatorischen Hemmungstyp. Zweitens ist der Hauptangriffspunkt der Imipramin-Wirkung genauer einzuengen. Die vorstehend beschriebenen Effekte auf die spinale Motorik können durchaus von Einflüssen auf supraspinale Abschnitte abhängig oder von ihnen primär verursacht sein. Es wird ja allgemein angenommen, daß Imipramin im Hirnstamm direkte Wirkungen ausübt (siehe ROTHLIN, 1961; dort weitere Literatur). Da die betroffenen Hemmsysteme unter besonderer supraspinaler Kontrolle stehen, ist vielleicht für beide Fragen eine gemeinsame Lösung zu finden. Hiermit wird sich eine spätere Arbeit beschäftigen.

Wir danken der Fa. Geigy A.G., Basel, für freundliche Unterstützung und Überlassung von Versuchsmengen ihres Präparates „Tofranil"®.

Literatur

ARAKI, T., J. C. ECCLES, and M. ITO: Correlation of the inhibitory post-synaptic potential of motoneurones with the latency and time course of inhibition of monosynaptic reflexes. J. Physiol. (Lond.) 154, 354—377 (1960).

BARRON, D. H., and B. H. C. MATTHEWS: The interpretation of potential changes in the spinal cord. J. Physiol. (Lond.) 92, 276—321 (1938).

BECKER, H. W., u. M. WIESENDANGER: Elektrophysiologische und elektronenmikroskopische Charakterisierung der efferenten Innervation des M. tenuissimus der Katze. Helv. physiol. pharmacol. Acta 25, 262—286 (1967).

BRADLEY, P. B., and B. J. KEY: A comparative study of the effects of drugs on the arousal system of the brain. Brit. J. Pharmacol. 14, 340—349 (1959).

DOMENJOZ, R., u. W. THEOBALD: Zur Pharmakologie des Tofranil® [N-(3-Dimethylaminopropyl)-Iminodibenzyl-Hydrochlorid]. Arch. int. Pharmacodyn. 120, 450—489 (1959).

ECCLES, J. C.: Presynaptic inhibition in the spinal cord. In: Progress in Brain Research. Vol. 12: Physiology of spinal neurons, pp. 65—89. Ed. by ECCLES, J. C., and J. P. SCHADE: Amsterdam. Elsevier Publ. Comp. 1964.

— R. M. ECCLES, A. IGGO, and M. ITO: Distribution of recurrent inhibition among motoneurones. J. Physiol. (Lond.) 159, 479—499 (1961).

— — and F. MAGNI: Central inhibitory action attributable to presynaptic depolarization produced by muscle afferent volleys. J. Physiol. (Lond.) 159, 147—166 (1961).

— P. FATT, and K. KOKETSU: Cholinergic and inhibitory synapses in a pathway from motor-axon collaterals to motoneurones. J. Physiol. (Lond.) 126, 524—562 (1954).

— R. SCHMIDT, and W. D. WILLIS: Pharmacological studies on presynaptic inhibition. J. Physiol. (Lond.) 168, 500—530 (1963).

GRANIT, R.: Reflex self-regulation of the muscle contraction and autogenetic inhibition. J. Neurophysiol. 13, 351—372 (1950).

— J. E. PASCOE, and G. STEG: The behaviour of tonic α and γ-motoneurones during stimulation of recurrent collaterals. J. Physiol. (Lond.) 138, 381—400 (1957).

—, and RUTLEDGE: Surplus excitation in reflex action of motoneurones as measured by recurrent inhibition. J. Physiol. (Lond.) 154, 288—307 (1960).

HAASE, J., u. Ü. TAN: Die excitatorischen Wirkungen von Desoxyephedrin (Pervitin) auf die tonische Spinalmotorik der Katze. Naunyn-Schmiedebergs Arch. exp. Path. Pharmak. 252, 20—31 (1965).

HOMMA, S., and M. KANO: Electrical properties of the tonic reflex arc in the human proprioceptive reflex. In: Symposium on Muscle Receptors, pp. 167—174. Hong Kong: Hong Kong University Press 1962.

KUHN, R.: Über die Behandlung depressiver Zustände mit einem Iminodibenzylderivat (G-22355). Schweiz. med. Wschr. 87, 1135—1140 (1957).

KUNO, M.: Excitability following antidromic activation in spinal motoneurones supplying red muscles. J. Physiol. (Lond.) 149, 374—393 (1959).

MONNIER, M., u. P. KRUPP: Elektrophysiologische Analyse der Wirkungen verschiedener Neuroleptica (Chlorpromazin, Reserpine, Tofranil, Meprobamate). Schweiz. med. Wschr. 89, 430—433 (1959).
ROTHLIN, E. (Editor): Neuro-Psychopharmacology, Vol. 2. Amsterdam-London-New York-Princeton: Elsevier 1961.
SCHAEPPI, U.: Die Beeinflussung der Reizübertragung im peripheren Sympathicus durch Tofranil. Helv. physiol. pharmacol. Acta 18, 545—562 (1960).
SIGG, E. B.: Pharmacological studies with Tofranil. Canad. psychiat. Ass. J. 4 Spec., 74 (Suppl.), 75—85 (1959a).
— Neuropharmacologic assessment of Tofranil (Imipramin), a new antidepressant agent. Fed. Proc. 18, 144 (1959b).
TAN, Ü., u. H.-D. HENATSCH: Unterdrückung von rekurrenter und präsynaptischer Hemmung spinaler Motoneurone durch das Antidepressivum Imipramin (Tofranil®). Pflügers Arch. ges. Physiol. 300, 89 (1968).
WILSON, V. J., W. H. TALBOT, and F. P. J. DIECKE: Distribution of recurrent facilitation and inhibition in cat spinal cord. J. Neurophysiol. 23, 144—153 (1960).

Dr. med. ÜNER TAN
Physiologisches Institut
der Universität Göttingen
3400 Göttingen, Humboldtallee 7

The Influence of Tobacco Smoke and Nicotine on Thiocyanate Metabolism

H. Schievelbein, E. Werle, Elke Kathrin Schulz und R. Baumeister

Klinisch-Chemisches Institut an der Chirurgischen Klinik
der Universität München (Direktor: Prof. Dr. Dr. E. Werle)

Received August 2, 1968

Zusammenfassung. Der Einfluß von Tabakrauch und Nicotin auf den Rhodanidstoffwechsel.

Die Thiosulfat-Sulfurtransferase (EC 2.8.1.1, früher Rhodanese genannt) wird durch Einleiten von Zigarettenrauch in Homogenate von Meerschweinchenorganen gehemmt; die Inhibitoren lassen sich sowohl in der Gasphase als auch in der Partikelphase des Rauches nachweisen. Nach Rauchexposition in vivo ist das Enzym in Meerschweinchenorganen ebenfalls gehemmt, der Rhodanidgehalt der meisten Organe ist erhöht. In Ansätzen in vitro übt Nicotin keinen Einfluß auf die Aktivität des Enzyms aus. Die Verabreichung von Nicotin in vivo jedoch führt zu einer Hemmung des Enzyms in den meisten untersuchten Organen, der Thiocyanatgehalt der meisten Organe ist nach Nicotinzufuhr erhöht.

Schlüsselwörter: Tabakrauch — Nicotin — Thiosulfat-Sulfurtransferase — Rhodanid.

Summary. The enzyme thiosulphate-sulphurtransferase (EC 2.8.1.1, formerly called rhodanese) of guinea pig organs is inhibited after exposure of organ homogenates to cigarette smoke. The inhibitors are present in the gaseous phase and in the particulate matter of the smoke. After smoke exposure of guinea pigs in vivo, the enzyme is also inhibited in several organs, the thiocyanate content of most of the organs is increased. Nicotine has no influence on the activity of the enzyme in vitro, but administration of nicotine to guinea pigs in vivo leads to an inhibition of the enzyme in most of the organs investigated. The thiocyanate content of several organs is elevated after nicotine administration.

Key-Words: Tobacco Smoke — Nicotine — Thiosulphate-Sulphurtransferase — Thiocyanate.

The existence of a relationship between thiocyanate metabolism and smoking is known since a long time. The thiocyanate level in the plasma of smokers is elevated (Støa, 1956/57; Wilson and Matthews, 1966; Matthews et al., 1965) and smokers excrete more thiocyanate in saliva and urine than nonsmokers (Maliszewski and Bass, 1955; Armenio et al., 1953a, 1953b; Wilson, 1965). The concentration of thiocyanate in tissues depends on the activity of the thiocyanate forming enzyme and on the amount of cyanide to be detoxified (Lang, 1933). Some observations recently published open a new aspect to the mentioned results because several authors are supposing a connection of cyanide uptake from tobacco smoke and Vit. B_{12} metabolism (WILSON and MATTHEWS, 1966; LINDSTRAND et al., 1966; WOKES, 1958).

CHISHOLM, BRONTE-STEWARD, and FOULDS (1967) found, that recovery of patients suffering from tobacco amblyopia is significantly faster after administration of hydroxocobalamin than of cyanocobalamin, when the smoking behaviour is continued during therapy. The same authors (FOULDS et al., 1968) reported lower thiocyanate levels in the serum of tobacco-amblyotic subjects when compared with patients without amblyopia. PHILIPS et al. (1968) found in patients with tobacco amblyopia reduced Vit. B_{12} levels in the aqueous humour. These observations rise the question whether the uptake of cyanide from tobacco smoke may lead to a disturbed Vit. B_{12} metabolism, which in turn may be caused by a reduced ability to detoxify cyanide. This paper presents results of experiments with regard to the activity of the thiosulphate-sulphur-transferase (EC 2.8.1.1, formerly called rhodanese) under the influence of constituents of cigarette smoke and the concentration of thiocyanate in organs of animals exposed to cigarette smoke and after administration of nicotine.

Materials and Methods

Estimation of Enzyme Activity

Dependent on the activity the organs were homogenized with 10, 20 or 40 parts of bidestilled water for 10 min. After SÖRBO (1951, 1953) the distribution of mitochondric bound and cytoplasmatic activity is nearly constant; this author found about 70% of the activity of guinea pig liver in the supernatant fraction of a 1:10 homogenate. This observation is in agreement with our findings, after centrifugation with different velocities we found beginning with $20000 \times g$ a constant enzyme activity with declining protein content in the supernatant and for maintaining constant conditions, we used only the $50000 \times g$ supernatant for enzyme assay.

The estimation of activity was performed according to SÖRBO (1951, 1953) as described by LANG (1966). SÖRBO (1951, 1953) estimated the activity at pH 7.4, according to REINWEIN (1961) the pH-optimum is located between pH 8.0 and 9.0, we used therefore for incubation a 0.2 M tris-buffer of pH 8.6. The endogenous thiocyanate level was measured in each assay and substracted from total thiocyanate to obtain the amount formed.

The activity of the enzyme is expressed as µM thiocyanate formed/min/mg protein (1 unit) according to the international definition. For practical purposes activity values are given in mU (10^{-3} U).

Nicotine was used as the free base and was destilled and redestilled under nitrogen and kept in the dark until use.

Application of Smoke to Homogenates

The homogenates (10 ml) were suspended in a gas washer with a frit and the smoke was conducted through the homogenates by means of a water jet vacuum pump. Duration of puff: 2 sec, puff frequency: 1 puff/min. The smoke derived from one cigarette corresponds to a mean of 0.81 g burned tobacco.

The cigarettes used were a filterless German brand, consisting of a blend of virginia and orient tobaccos. For discrimination between the different phases of the smoke we used glass fiber filters (Cambridge filters) and filters which contained activated charcoal between thin layers of cellulose (charcoal filters).

Conductance of air through the homogenates in the same manner as smoke had no influence on enzyme activity. Application of smoke to a KSCN solution and subsequent colorimetric estimation of the thiocyanate content of this solution and a standard solution showed no influence of tobacco smoke constituents on the reaction used.

Application of Tobacco Smoke to Animals

Female guinea pigs weighing from 250 to 350 g were placed into a desiccator with a volume of 1.5 l. By means of a vacuum pump smoke was applied with 1 puff/min. Between the different puffs air was conducted into the desiccator for 10 sec. In this manner each of the animals was exposed to the smoke of 5 cigarettes 2 times with an intervall of 12 hours.

To obtain an estimate of the amount of smoke inhaled, we estimated in control animals the concentration of CO-hemoglobin with the method of BRÜCKNER and DESMOND (1958) in the modification of RICHTERICH (1965).

The values found ranged from 25 to 35% immediately after smoke exposure. As this values are near the lethal concentration, one must assume, that a considerable amount of smoke was inhaled by the animals.

Results

Influence of Whole Smoke

a) Experiments in vitro. The mean activity of thiosulphate-sulphurtransferase on normal guinea pig liver homogenates was found to be 1100 mU/mg protein. The enzyme is inhibited by tobacco smoke dependent on the amount applied. In guinea pig liver the inhibition after application of smoke from 2 cigarettes ranges from 80 to 95%.

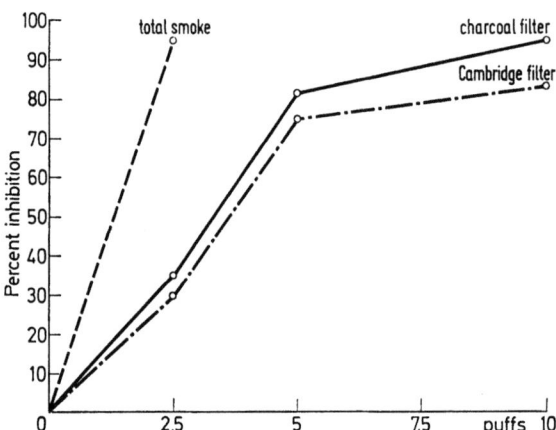

Fig. 1. Activity of thiosulphate-sulphurtransferase in homogenates of guinea pig liver after exposure to cigarette smoke. Mean of 5 experiments

Table 1. *Activity of thiosulphate-sulphurtransferase in organs of guinea pigs exposed to cigarette smoke, n = 4, mU/mg proteine (mean ± σ)*

Organ	Controls n = 10	After smoke exposure	Inhibition p.c.	Significance
Gl. submaxillaris	373 ± 17	246 ± 16	29	$p < 0.0025$
Gl. parotis	502 ± 22	278 ± 9	45	$p < 0.0005$
Liver	1115 ± 24	1122 ± 68	0	N.S.
Pancreas	41 ± 4	46 ± 4	0	N.S.
Lung	304 ± 14	283 ± 54	0	N.S.
Kidney	995 ± 17	904 ± 45	0	N.S.
Heart	17 ± 1	11 ± 0.3	35	$p < 0.01$
Spleen	68 ± 6	42 ± 8	38	$p < 0.05$
Brain	92 ± 7	53 ± 4	42	$p < 0.005$
Cerebellum	316 ± 20	227 ± 4	28	$p < 0.0125$
Brain stem	290 ± 11	230 ± 7	21	$p < 0.0025$
Adrenals	83 ± 6	54 ± 9	35	$p < 0.005$

Table 2. *Thiocyanate contents in organs of normal and smoke exposed guinea pigs, thiocyanate μg/g net weight, n = 4, (mean ± σ)*

Organ	Controls n = 10	After smoke exposure	Significance
Gl. submaxillaris	502 ± 12	446 ± 42	$p < 0.05$
Gl. parotis	199 ± 9	412 ± 10	$p < 0,0005$
Liver	495 ± 14	889 ± 23	$p < 0.0005$
Pancreas	196 ± 5	357 ± 13	$p < 0.0005$
Lung	333 ± 19	284 ± 74	N.S.
Kidney	488 ± 14	837 ± 10	$p < 0.0005$
Spleen	309 ± 17	344 ± 7	N.S.
Heart	331 ± 18	391 ± 24	$p < 0.05$
Brain	226 ± 6	377 ± 31	$p < 0.0005$
Cerebellum	182 ± 17	358 ± 5	$p < 0.0005$
Brain stem	177 ± 33	340 ± 6	$p < 0.005$
Adrenals	403 ± 5	348 ± 8	N.S.

Tobacco smoke can be devided into the so called gaseous phase and into the particulate phase. The particulate phase can be nearly totally eliminated by conducting the smoke through a Cambridge filter, the gaseous phase is restrained by using a charcoal filter. By using these filters we found that the inhibition is due to nearly equal parts to the particulate and the gaseous phase of the smoke (Fig.1).

b) Experiments in vivo. As can be seen from Table 1 the enzyme is under the conditions described inhibited in several organs to a significant degree. It may be pointed out, that in organs which have a high activity (p.e. salivary glands, brain) the enzyme is inhibited to a considerable degree, with exception of the liver which has the highest activity observed, but is not influenced by exposure to smoke. In Table 2 the content of thiocyanate of organs of smoke exposed animals is registered. As can be seen, the content of thiocyanate is elevated in most of the organs examined with exception of the gl. submaxillaris in which it is decreased.

Influence of Nicotine

a) Experiments in vitro. Nicotine in concentrations up to 10^{-2} M has no influence on the activity of the enzyme of different organs in vitro.

We found p.e. in homogenates of submaxillary glands the following activities: controls 120 and 107 mU/mg protein and after addition of nicotine (10^{-2} and 10^{-3} M) 106 and 121 mU/mg protein respectively.

b) Short-Time Experiments in vivo. WERLE and LORENZ (1966) recently described a method by which the influence of substances on the salivary glands can be investigated directly in vivo. By using this method, we injected nicotine 12 µg/kg into the A. carotis and A. thyreoidea and 400 µg into the V. jugularis of anaesthetized dogs. The contralateral gland was removed beforehand and served as control. The control values (removed glands and glands after injection of NaCl-solution) were 95 ± 33 mU/mg protein and 86 ± 7 mU/mg protein respectively. The values of the glands of the nicotine treated dogs were: 126 ± 14 and 136 ± 39 mU/mg protein (mean and standard error). The activity was slightly elevated, however, no statistical significance could be established.

c) Chronic Experiments in vivo. Guinea pigs were injected s.c. during 7 days with 5 mg (total amount administered was 70 mg) nicotine twice a day. 30 min after the last injection the animals were sacrificed and the enzyme activity and the concentration of thiocyanate were estimated in several organs. As controls served guinea pigs treated in the same manner whith 0.9% NaCl-solution.

Table 3. *Influence of nicotine by prolonged administration on activity of thiosulphate-sulphurtransferase in guinea pig organs, mU/mg proteine, mean $\pm \sigma$, for details see text*

Organ	Controls $n = 10$	Treated animals	n	Inhibition p.c.	Significance
Gl. submaxillaris	373 ± 17	307 ± 13	10	18	$p < 0.0025$
Gl. parotis	502 ± 22	163 ± 18	10	68	$p < 0.0005$
Liver	1115 ± 24	964 ± 29	10	14	$p < 0.0005$
Pancreas	41 ± 4	44 ± 3	7	0	N.S.
Lung	304 ± 14	169 ± 6	7	45	$p < 0.0005$
Kidney	995 ± 17	874 ± 28	7	12	$p < 0.0025$
Heart	17 ± 1	9 ± 1	7	47	$p < 0.0025$
Spleen	68 ± 6	36 ± 3	7	47	$p < 0.0025$
Brain	92 ± 7	48 ± 3	7	48	$p < 0.0005$
Cerebellum	316 ± 20	270 ± 24	7	15	$p < 0.10$
Brain stem	290 ± 11	170 ± 7	7	42	$p < 0.0005$
Adrenals	83 ± 6	88 ± 4	7	0	N.S.

Table 3 shows the results from this experiment. As can be seen, the enzyme is inhibited in nearly all investigated organs to a different degree.

The endogenous content of thiocyanate in these animals is registered in Table 4. As can be seen from this table, the thiocyanate content of several organs is elevated in contrast to the controls.

To evaluate the time necessary to cause the changes in enzyme activity and thiocyanate content as are shown in Table 3 and 4, we performed the following experiments: Guinea pigs were injected with nicotine in the same manner as described above but sacrificed after

Table 4. *Thiocyanate contents in organs of normal and nicotine treated guinea pigs, thiocyanate in µg/g net weight, mean ± σ, for details see text*

Organ	Controls $n = 10$	Treated animals	n	Significance
Gl. submaxillaris	502 ± 12	528 ± 3	10	$p < 0.025$
Gl. parotis	199 ± 9	273 ± 28	10	$p < 0.0005$
Liver	495 ± 14	479 ± 5	10	N.S.
Pancreas	196 ± 5	151 ± 16	7	$p < 0.01$
Lung	333 ± 19	489 ± 39	7	$p < 0.0025$
Kidney	488 ± 14	571 ± 13	7	$p < 0.005$
Spleen	309 ± 17	309 ± 14	7	N.S.
Heart	331 ± 18	433 ± 20	7	$p < 0.0025$
Brain	226 ± 6	487 ± 68	7	$p < 0.0005$
Cerebellum	182 ± 16	305 ± 16	7	$p < 0.0005$
Brain stem	177 ± 33	325 ± 22	7	$p < 0.0025$
Adrenals	403 ± 5	400 ± 2	7	N.S.

Table 5. *Influence of 10 mg/kg nicotine on activity of rhodanese in guinea pig organs, controls from Table 1, mU/mg proteine. Controls $n = 10$, treated animals $n = 2$, for further details see text*

Organ	Controls (mean ± σ)	Treated mean	Inhibition p.c.
Gl. submaxillaris	373 ± 17	349	7
Gl. parotis	502 ± 22	331	34
Liver	1115 ± 24	809	27
Pancreas	41 ± 4	31	25
Lung	304 ± 14	237	23
Kidney	995 ± 17	797	20
Heart	17 ± 1	15	12
Spleen	68 ± 6	38	45
Brain	92 ± 7	93	0
Cerebellum	316 ± 20	509	—
Brain stem	290 ± 11	655	—
Adrenals	83 ± 6	65	20

For valuation of the degree of inhibition especially with regard to the cerebellum and brain stem see text.

12, 60 and 108 hours, the total amount of nicotine administered was 10, 30 and 50 mg respectively. In Table 5 the values found after 12 hours (10 mg nicotine) are registered.

As these experiments have a rough informing character, statistics have not been applied with regard to the few animals used.

From Table 5 can be seen, that in most organs, with the exception of brain, brain stem and cerebellum, the activity of the enzyme is diminished.

The protein content of homogenates of the mentioned organs calculated per g fresh weight, is decreased, therefore the elevation of activity in these organs is simulated. With normal protein content, an inhibition could be shown in these organs too, as can be demonstrated by calculating the activity on g fresh weight. Maybe this phenomena is caused by an edema of the brain by nicotine.

Discussion

The results of our investigations are to be seen under two aspects: the influence of total smoke and the influence of nicotine.

The enzyme thiosulphate-sulphurtransferase is inhibited by cyanide (SÖRBO, 1951/1953); cigarette smoke contains cyanide compounds (DARBY and WILSON, 1967) and the inhibition may be caused partly by these substances.

The increased thiocyanate content of organs of smoke exposed animals can be explained by the presence of cyanide compounds and possibly free HCN within the smoke. The apparent contradiction can be explained as follows: the activity of thiosulphate-sulphurtransferase is high, a slight inhibition may not be strong enough to impair the detoxification of cyanide and decrease the thiocyanate content of organs.

The effect of nicotine is difficult to explain. Nicotine has no effect in vitro and therefore nicotine metabolites may be responsible for the inhibition of the enzyme in vivo or the influence on enzyme activity may be of secondary nature. At present, no decision can be made with regard to the mechanism of the inhibition.

With regard to the conditions commented upon in the introduction to this paper, our results show, that the influence of tobacco smoke on thiocyanate metabolism in humans may be caused by inhibition of the thiocyanate forming enzyme.

References

ARMENIO, G., P. D. LAFORGIA e M. BUONSANTO: Ricerca dei solfocianati nella saliva umana. III. Rilievi comparativi tra l'influenza del fumo di tabacco e di altre foglie sechhe sulla percentuale dei tiocianati nella saliva. Boll. Soc. ital. Biol. sper. 28, 1452 (1952).

— — — Metodo di Cosby e Sumner modificato per la ricerca della rodanese nelle ghiandole salivari. Boll. Soc. ital. Biol. sper. 29, 1095 (1953).

BRÜCKNER, J., and F. B. DESMOND: cit. after RICHTERICH 1965.

CHISHOLM, I. A., J. BRONTE-STEWARD, and W. S. FOULDS: Hydroxocobalamin versus cyanocobalamin in the treatment of tobacco amblyopia. Lancet 1967, 450.
DARBY, P. W., and J. WILSON: Cyanide, smoking and tobacco amblyopia. Observations on the cyanide content of tobacco smoke. Brit. J. Ophthal. 51, 336 (1967).
DENSEN, P. M., B. DAVIDOW, H. E. BASS, and E. W. JONES: A chemical test for smoking behaviour. Arch. environm. Hlth 14, 365 (1967).
FOULDS, W. S., J. BRONTE-STEWARD, and I. A. CHISHOLM: Vitamin B_{12} content of aqueous humour. Nature (Lond.) 218, 586 (1968).
LANG, K.: Die Rhodanbildung im Tierkörper. Biochem. Z. 259, 243 (1933).
— Rhodanese. In HOPPE-SEYLER-THIERFELDER: Handbuch der physiologisch- und pathologisch-chemischen Analyse, Bd. VI, Teil B, S. 780. Berlin-Heidelberg-New York: Springer 1966.
LINDSTRAND, K., J. WILSON, and D. M. MATTHEWS: Chromatography and microbiological assay of vitamin B_{12} in smokers. Brit. med. J. 1966; II, 988.
MALISZEWSKI, T. F., and D. E. BASS: "True" and "apparent" thiocyanate in body fluids of smokers and nonsmokers. J. appl. Physiol. 8, 289 (1955).
MATTHEWS, D. M., J. WILSON, and K. J. ZILHKA: Cyanide and thiocyanate metabolism and Vitamin B_{12} in multiple sclerosis. J. Neurol. Neurosurg. Psychiat. 28, 426 (1965).
PHILLIPS, C. S., R. G. AINLEY, P. VAN PEBORGH, E. J. WATSON-WILLIAMS, and A. C. BOTTOMLEY: Vitamin B_{12} content of aqueous humour. Nature (Lond.) 217, 67 (1968).
REINWEIN, D.: Die Verteilung der Thiosulfat-Schwefeltransferase und des Rhodanids im menschlichen und tierischen Organismus. Hoppe-Seylers Z. physiol. Chem. 326, 94 (1961).
RICHTERICH, R.: Klinische Chemie. Frankfurt: Akademische Verlagsgesellschaft 1965.
SÖRBO, B. H.: On the properties of rhodanese. Partial purification, inhibitors and intracellular distribution. Acta chem. scand. 5, 724 (1951).
— Crystalline rhodanese. I. Purification and physicochemical examination. II. The enzyme catalyzed reaction. Acta chem. scand. 7, 1129 (1953).
STØA, K. F.: Studies on thiocyanate in serum with some supplementary investigations in saliva, urine and cerebrospinal fluids. Årb. Univ. Bergen. Med. Ser. 2, 1 (1956/57).
WERLE, E., u. W. LORENZ: Speichelsekretion nach Pilocarpin, Histamin und Kininen. Arch. int. Pharmacodyn. 161, 477 (1966).
WILSON, J.: Leber's heriditary optic atrophy: A possible defect of cyanide metabolism. Clin. Sci. 29, 505 (1965).
—, and D. M. MATTHEWS: Metabolic interrelationships between cyanide, thiocyanate and vitamin B_{12} in smokers and nonsmokers. Clin. Sci. 31, 1 (1966).
WOKES, F.: Tobacco amblyopia. Lancet 1958 526.

PD Dr. H. SCHIEVELBEIN
Klinisch-Chemisches Institut an der
Chirurgischen Klinik der Universität
8000 München, Nußbaumstr. 20

Durchtritt von Pharmaka durch nichtporöse Membranen aus Gummi und Kunststoff*

W. RUMMEL, H. BÜCH, W. BUZELLO und O. NEUROHR

Institut für Pharmakologie und Toxikologie der Universität des Saarlandes, Homburg/Saar

Eingegangen am 15. August 1968

The Passage of Drugs Through Rubber and Plastic Membranes

Summary. In a system consisting of an alkaline and an acid fluid separated by a rubber membrane, p-dimethylaminoazobenzene passes the membrane in one direction only, namely from the alkaline to the acid fluid.

p-phenetidine and 3-methyl-4-chlorphenol can be extracted out of a mixture by means of two rubber membranes in a three chamber system: from a fluid of neutral reaction p-phenetidine passes the rubber membrane in contact with a fluid of acid reaction and 3-methyl-4-chlorphenol passes the membrane in contact with a fluid of alkaline reaction.

The substances penetrate the membrane only in the unionized state as is obvious fom the fact that the penetration rate of bases, such as tetracain, increases with rising pH, whereas that of acids declines.

Polyethylene membranes are also permeable for the substances tested, but to a lesser extent. Polyester and polyvinylchloride membranes, however, were impermeable.

Penetration of tetracain through a rubber membrane has a Q_{10} of 2.

The system seems to be a useful model for the study of the factors which determine the transfer of drugs across membranes also under biological conditions.

Key-Words: Artificial Membranes — Model — Drug Penetration.

Zusammenfassung. In einem System, das aus einer durch eine Gummi-Membran getrennten alkalischen und einer sauren wäßrigen Phase besteht, passiert p-Dimethylaminoazobenzol die Membran nur in einer Richtung, nämlich von der alkalischen zur sauren Flüssigkeit.

In einem dreikammerigen System können mit Hilfe von zwei Gummi-Membranen p-Phenetidin und 3-Methyl-4-chlorphenol aus einer gemischten neutralen Lösung vollständig extrahiert werden, d.h. p-Phenetidin passiert diejenige Membran, die mit der sauren und 3-Methyl-4-chlorphenol, die mit der alkalischen Lösung in Kontakt steht.

Diese Verbindungen treten nur in nichtionisiertem Zustand durch die Membran. Demzufolge nimmt bei Basen, wie z.B. Tetracain, die durchtretende Menge mit steigendem pH zu, während bei Säuren das Umgekehrte der Fall ist.

Auch Polyäthylen-Membranen sind für die getesteten Verbindungen durchlässig, aber weniger als Gummi-Membranen, während Polyester- und Polyvinylchlorid-Membranen sich als impermeabel erwiesen.

---

* Der Deutschen Forschungsgemeinschaft danken wir für die Unterstützung dieser Untersuchungen.

Der Durchtritt von Tetracain durch die Gummi-Membran hat einen Q_{10} von 2. Das System erscheint als Modell zum Studium der Faktoren, die auch unter biologischen Verhältnissen für den Durchtritt von Pharmaka durch Membranen bestimmend sind, geeignet.

Schlüsselwörter: künstliche Membranen — Modell — Penetration von Pharmaka.

Der Durchtritt der meisten Pharmaka durch biologische Membranen ist ein passiver, konzentrationsabhängiger Vorgang (HOGBEN, 1960; SCHANKER, 1962; BRODIE, 1964;). Die Temperaturabhängigkeit kann trotzdem hoch sein, was z. B. für den metabolisch unabhängigen Durchtritt von Digitoxin durch die Darmwand nachgewiesen ist (FORTH, FURUKAWA u. RUMMEL).

Die Hauptstraße, auf der Pharmaka die Epithelzellen der Mucosa des Magen-Darmtraktes passieren, wird von den Membranlipoiden gebildet. Die Lipoidaffinität ist deshalb eine für die Durchtrittsgeschwindigkeit maßgebende Eigenschaft. Da viele therapeutisch interessante Pharmaka entweder Säuren oder Basen sind, hängt ihre Penetrationsfähigkeit von ihrem pK-Wert ab. Die Richtung, in der ihre Bewegung erfolgt — z. B. aus dem Magen ins Blut oder umgekehrt vom Blut in den Magen — wird von dem Vorzeichen der an der jeweiligen Membran herrschenden pH-Differenz bestimmt.

Trotz der Einfachheit dieser Zusammenhänge lassen sich die von BRODIE, HOGBEN u. SCHANKER u. a. ausführlich studierten Gesetzmäßigkeiten an biologischen Membranen wegen der Interferenz anderer Prozesse oft nur schwierig und annähernd zur Darstellung bringen. Deshalb darf man erwarten, daß Modelle, die übersichtliche Verhältnisse bieten, sich als nützliche Hilfsmittel erweisen. Im folgenden wird ein derartig einfaches Modell vorgestellt und seine Eigenschaften werden anhand des Durchtritts einiger Basen sowie einiger Säuren charakterisiert.[1]

Methode

Versuchsanordnung

Verwendung findet ein System aus zwei bzw. drei plangeschliffenen Glaskammern, die durch Gummi- (Latex) bzw. Kunststoff-Membranen voneinander getrennt sind. Die Kammern sind zylindrisch ($\varnothing = 35$ mm, Vol. $= 15$ ml) und werden durch einen PVC-Rahmen zusammengehalten. Durch Rotation wird der Kammerinhalt während des Versuchs gleichmäßig durchgemischt. Durch eine mit Schliffstopfen verschließbare Öffnung können Proben entnommen werden.

Im Zweikammersystem wird, soweit nicht anders vermerkt, die Kammer, in die die Substanz hineingegeben wird, als I und diejenige, in der sie dann erscheint, als II bezeichnet.

---

[1] Nachträglich wurden wir auf eine Arbeit von H. BRITZINGER und H. BEIER hingewiesen, in der der Vorgang der Lösung von lipophilen Stoffen in und die Diffusion durch Gummi-Membranen bereits beschrieben wurde [Kolloid.-Z. 79, 324—331 (1937)].

Die verwendeten Membranen bestanden aus Latex (80 μ dick), Polyvinylchlorid[2] (15 μ dick), Polyäthylen[2] (7 μ dick) und Polyester[1] (15 μ dick).

Der Durchtritt folgender Stoffe wurde geprüft: Tetracain (Pantocain®), Procain (Novocain®), p-Phenetidin, 2-Phenylphenol, 3-Methyl-4-chlorphenol, 2-Benzyl-4-chlorphenol und p-Dimethylaminoazobenzol.

Die Versuche wurden — sofern nicht anders angegeben — bei 22—24° C durchgeführt.

Bestimmungsverfahren

Bei den drei basichen Pharmaka (Tetracain, Procain und p-Pheneditin) werden die Proben in 0,1 n HCl so weit verdünnt, daß ihre Messung beim jeweiligen UV-Absorptionsmaximum (für Tetracain und Procain bei 230 mμ und für p-Phenetidin bei 220 mμ) spektralphotometrisch (PQM II, Zeiss) möglich ist.

Zur Bestimmung von 2-Phenylphenol, 3-Methyl-4-chlorphenol und 2-Benzyl-4-chlorphenol wird eine an anderer Stelle bereits beschriebene Methode verwendet (Büch et al.).

Resultate und Diskussion

Einseitig gerichteter Durchtritt von p-Dimethylaminoazobenzol

Mit einem einfachen Versuch läßt sich eine der wichtigsten Eigenschaften des Modells, eine Art Gleichrichter-Effekt, veranschaulichen, der die Anreicherung eines Stoffes durch einseitig gerichteten Transport ermöglicht.

Für den Versuch wird das zweikammrige System mit einer Gumi-Membran als Trennwand verwendet. Kammer I enthält 10 ml Trispuffer pH 9 und Kammer II 10 ml 0,1 n HCl. Löst man in Kammer II 1,1 μM p-Dimethylaminoazobenzol, einen pH-Indicator (= 0,1 ml einer Lösung von 50 mg p-Dimethylaminoazobenzol in 20 ml Methanol), dann färbt sich die Flüssigkeit rot und die Membran gelb. Die Flüssigkeit in Kammer I bleibt auch nach Stunden farblos, d.h. daß der Farbstoff zwar in die nichtporöse, protonenundurchlässige Membran einzudringen, aber nicht aus der Membran heraus in die Flüssigkeit der Kammer I überzutreten vermag.

Gibt man hingegen von dem Farbstoff in Kammer I in gleicher Weise wie für Kammer II oben angegeben, dann zeigt sich, daß der Durchtritt in der umgekehrten Richtung möglich ist. Die Flüssigkeit in Kammer I färbt sich dabei wie die Membran gelb und bereits nach 3—4 min erscheint — mit dem Auge an einer Rotfärbung erkennbar — das p-Dimethylaminoazobenzol in Kammer II. Die Intensität der roten Farbe nimmt fortlaufend zu, während die Gelbfärbung in Kammer I abnimmt. Nach einigen Stunden ist als Zeichen der vollständigen Anreicherung des Farbstoffes in Kammer II die Flüssigkeit der Kammer I wasserklar entfärbt.

---

[2] Der BASF, Ludwigshafen, sind wir für die freundliche Überlassung der Kunststoff-Folien zu Dank verpflichtet.

Für diesen Effekt einer gerichteten Bewegung von p-Dimethylaminoazobenzol durch diese Membran sind lediglich die Eigenschaften des protonenundurchlässigen Membranmaterials als Lösungsmittel und die Abhängigkeit der Löslichkeit des p-Dimethylaminoazobenzols von der Wasserstoffionenkonzentration in den angrenzenden Flüssigkeiten verantwortlich.

Trennung eines Gemisches aus einer schwachen Base und einer schwachen Säure

Füllt man in die mittlere Kammer (II) eines dreikammrigen Systems ein Gemisch von p-Phenetidin und 3-Methyl-4-chlorphenol in einer Phosphatpufferlösung von pH 7,4 (Einzelheiten des Versuchsan-

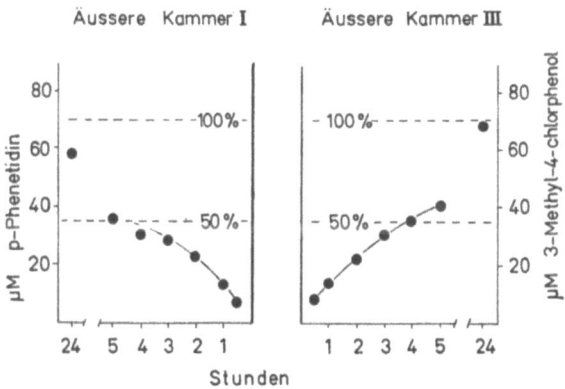

Abb. 1. *Trennung eines Gemisches von p-Phenetidin und 3-Methyl-4-chlorphenol im Dreikammersystem mit Hilfe von Gummi-Membranen.* Mittlere Kammer (II): 9 ml 1/15 m Phosphatpuffer, pH 7,4 und 70 µM p-Phenetidin bzw. 3-Methyl-4-chlorphenol, gelöst in 1 ml Methanol; äußere Kammer (I): 10 ml 0,1 n HCl; äußere Kammer (III): 10 ml 0,1 n NaOH

satzes s. Legende Abb. 1) und mißt in den beiden äußeren Kammern spektrophotometrisch das Erscheinen der beiden Stoffe, dann zeigt sich, daß nach 24 Std das 3-Methyl-4-chlorphenol zu nahezu 100% in diejenige von den beiden äußeren Kammern (III), die die alkalische Flüssigkeit enthält, übergetreten ist. Das p-Phenetidin hat sich in der Kammer (I) mit der sauren Flüssigkeit angereichert. Wenngleich die Zeit bei p-Phenetidin für eine vollständige Anreicherung zu kurz war, beweist das Resultat, daß das System die Auftrennung eines Stoffgemisches durch Überführung der gelösten Bestandteile in getrennte Kompartimente erlaubt.

Durchtritt von Phenolen

Mißt man für zwei verschiedene Konzentrationen die zeitliche Abhängigkeit des Übertritts von 2-Phenylphenol aus Kammer I mit einer Glycinpuffer-Lösung von pH 9 durch eine Gummi-Membran in Kammer II, die 0,1 n NaOH enthält, dann ergibt sich der theoretischen Erwartung entsprechend eine direkte Proportionalität zwischen der Konzentration und der pro Zeiteinheit durchtretenden Menge (Abb. 2).

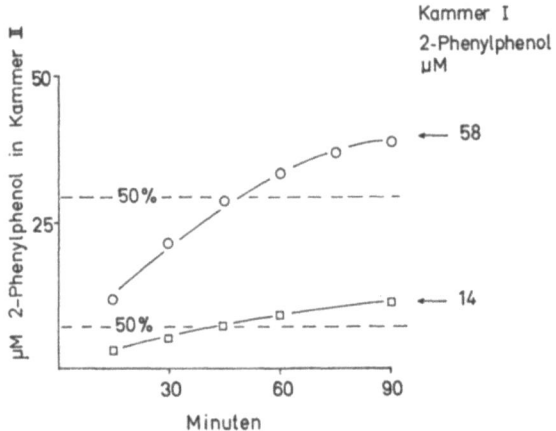

Abb. 2. *Durchtritt von 2-Phenylphenol durch eine Gummi-Membran in Abhängigkeit von der Konzentration.* Kammer I: 9 ml 0,1 m Glycinpuffer pH 9,0 und 14 □——□ bzw. 58 μM ○——○ 2-Phenylphenol jeweils gelöst in 1 ml Methanol; Kammer II: 10 ml 0,1 n NaOH

Die Halbwertszeit ($t/2$) für den Übertritt von 2-Phenylphenol nach Kammer II ist bei 14 μM bzw. 58 μM (vorgelegt in Kammer I) gleich und beträgt 45 min.

Vergleicht man die Halbwertszeiten für zwei andere Phenole (bei pH 9 in Kammer I), von 2-Benzyl-4-chlorphenol und 3-Methyl-4-chlorphenol, mit der von 2-Phenylphenol, dann ergibt sich für 2-Benzyl-4-chlorphenol eine $t/2$ von 40 min und für 3-Methyl-4-chlorphenol von 180 min, d.h. das weniger lipoidlösliche 3-Methyl-4-chlorphenol tritt entsprechend langsamer durch die Gummi-Membran als das lipoidlöslichere Homologe, das 2-Benzyl-4-chlorphenol.

Prüft man die Abhängigkeit des Phenol-Durchtritts vom pH in Kammer I (Abb. 3), dann zeigt sich, daß von 2-Benzyl-4-chlorphenol bei pH 13 nach 150 min nur Spuren und bei pH 11,6 aber bereits 60% die Membran passiert haben. Das heißt, daß die Konzentration an undissoziiertem Phenol für die Durchtrittsrate bestimmend ist.

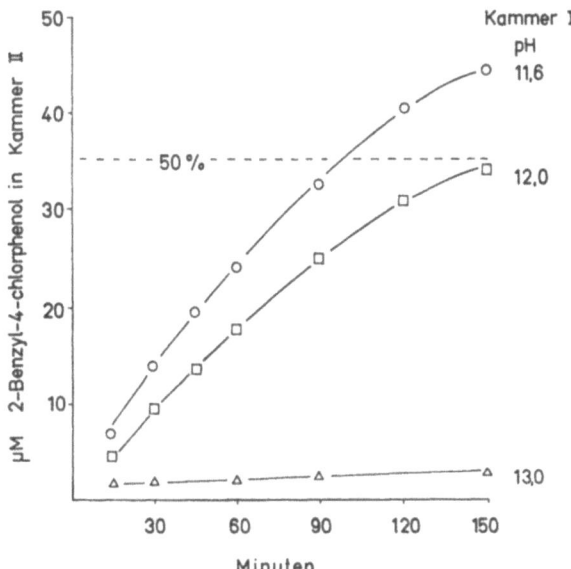

Abb. 3. *Durchtritt von 2-Benzyl-3 chlorphenol durch eine Gummi-Membran in Abhängigkeit vom pH.* Kammer I: 9 ml 0,1 m Glycinpuffer pH 11,6 ○————○ 12,0 □————□ bzw. 13,0 △————△ und jeweils 73 µM 2-Benzyl-4-chlorphenol, gelöst in 1 ml Methanol, Kammer II: 10 ml 0,1 n NaOH

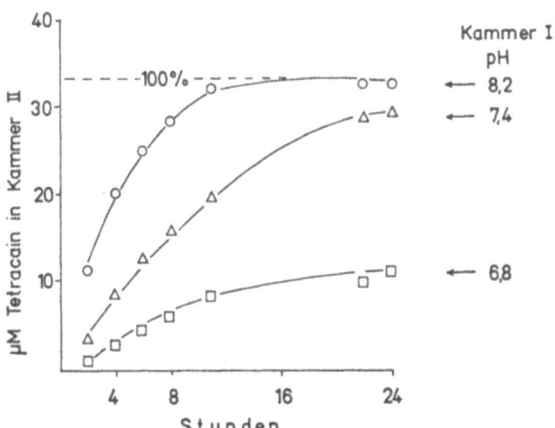

Abb. 4. *Durchtritt von Tetracain durch eine Gummi-Membran in Abhängigkeit vom pH.* Kammer I: 10 ml 1/15 m Phosphatpuffer pH 6,8 □————□, 7,4 △————△ bzw. 8,2 ○————○ und jeweils 33 µM Tetracain; Kammer II: 10 ml 0,1 n HCl

Durchtritt von Basen

Als Beispiel für den Durchtritt einer organischen Base durch die Gummi-Membran kann Tetracain dienen (Abb. 4). Nach 11 Std sind bei pH 8,2 aus Kammer I nahezu 100% in Kammer II übergetreten. Schon bei pH 7,4 dauert es mehr als 24 Std und bei pH 6,8 erscheinen in derselben Zeit nur 30% der in Kammer I ursprünglich vorhandenen Menge. Das weniger lipoidlösliche Procain (37 µM in 10 ml) penetriert kennzeichnendermaßen unter den gleichen Bedingungen weniger schnell durch die Membran. Bei pH 8,2 sind in 24 Std erst 20% in Kammer II erschienen, das ist eine Menge, die noch unter dem liegt, was bei Tetracain bereits nach 2 Std in Kammer II gefunden wurde.

Die pH-Abhängigkeit ist also bei Basen der theoretischen Erwartung entsprechend umgekehrt wie bei Säuren.

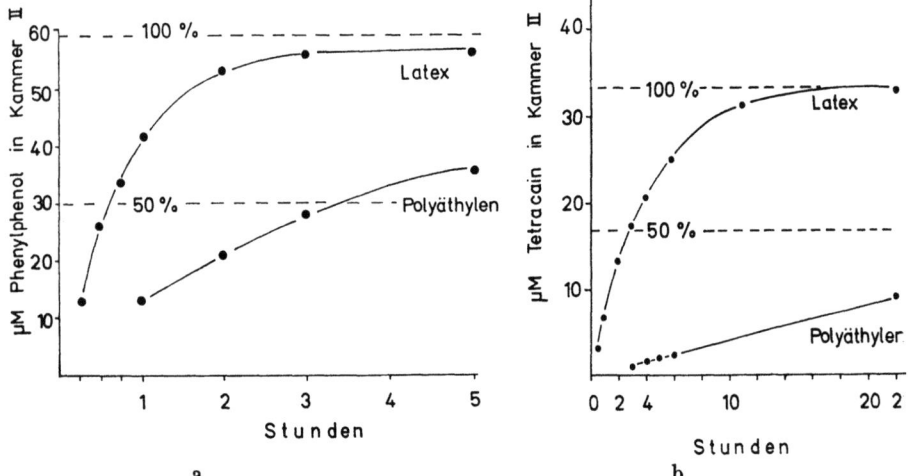

Abb. 5 a und b. *Vergleich des Durchtritts von 2-Phenylphenol und Tetracain durch eine Gummi- bzw. Polyäthylen-Membran.* a Kammer I: 9 ml 1/15 m Phosphatpuffer pH 8,0 und 58 µM 2-Phenylphenol gelöst in 1 ml Methanol, II: 10 ml 0,1 n NaOH; b Kammer I: 10,0 ml 1/15 m Phosphatpuffer pH 8,2 und 33 µM Tetracain, II: 10,0 ml 0,1 n HCl

Abhängigkeit des Durchtritts vom Membranmaterial

Zum Vergleich mit der Gummi-Membran wurde der Durchtritt von 2-Phenylphenol und Tetracain unter optimalen pH-Bedingungen durch Membranen aus Polyvinylchlorid, Polyester und Polyäthylen untersucht. Dabei wurde gefunden, daß beide Substanzen weder Polyvinylchlorid noch Polyester in meßbaren Mengen während 24 Std zu penetrieren vermögen. Hingegen durchdringt sowohl das 2-Phenylphenol (Abb. 5a) als auch das Tetracain (Abb. 5b) die Polyäthylen-Membran, wenn auch wesentlich langsamer als die Gummi-Membran. Die Relation zwischen den Durchtrittsraten der beiden Stoffe für die Gummi- bzw. die Polyäthylen-Membran ist verschieden. Nimmt man die Halbwertszeit als Maß, wobei die $t/2$ für Tetracain bei der Polyäthylen-Membran durch Extrapolation gewonnen werden muß, dann ergibt sich, daß 2-Phenylphenol rund sechsmal und Tetracain rund 13 mal langsamer durch die Polyäthylen- als durch die Gummi-Membran tritt.

Die Temperaturabhängigkeit des Durchtritts von 2-Phenylphenol und von Tetracain

Die Prüfung des Durchtritts von 2-Phenylphenol und von Tetracain durch eine Gummi-Membran ergab für Temperaturen zwischen 16 und 53° C die in Abb. 6 wiedergegebene Abhängigkeit. Die Punkte entsprechen den Werten für die Halbwertszeiten des Stofftransfers von Kammer I in

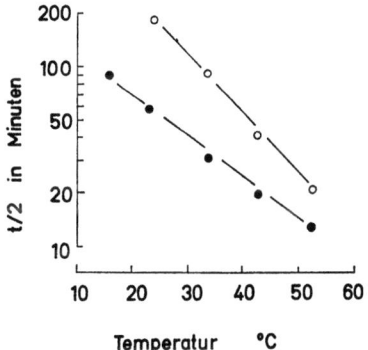

Abb. 6. *Temperaturabhängigkeit des Durchtritts (t/2) von 2-Phenylphenol* •———• *und Tetracain* ○———○ *durch eine Gummi-Membran.* a Kammer I: 9 ml 0,1 m Glycinpuffer pH 9,0 und 58 µM 2-Phenylphenol gelöst in 1 ml Methanol, II: 10 ml 0,1 n NaOH; b Kammer I: 10 ml 1/15 m Phosphatpuffer pH 8,2 und 33 µM Tetracain, II: 10 ml 0,1 n HCl

Kammer II. Die Halbwertszeit für den Durchtritt von 2-Phenylphenol ist bei 24°C 1,9mal und für den Tetracain zweimal größer als bei 34°C.

Das Resultat lehrt, daß die Temperaturabhängigkeit bereits für den Durchtritt eines Stoffes durch eine künstliche Membran, ohne daß eine chemische Reaktion stattfindet, hoch sein kann. Von dieser elementaren Tatsache Kenntnis zu nehmen, erscheint deshalb wichtig, weil man gewöhnt ist, eine hohe Temperaturabhängigkeit mit zu den Indizien zu rechnen, die dafür sprechen, daß beim Durchtritt durch natürliche Membranen chemische Reaktionen z.B. mit einem der zahlreichen hypothetischen Carrier-Moleküle im Spiele sind. Es wird verständlich, da analoge Verhältnisse beim Durchtritt von Pharmaka durch Zellmembranen vorliegen, daß der Durchtritt z. B. von Digitoxin durch die Mucosa des Darmes, auch ohne metabolisch abhängig zu sein, einen Q_{10} von 3 hat (FORTH, FURUKAWA u. RUMMEL).

Abschließend kann man feststellen, daß das hier verwendete Modell, was die Simulierung der den biologischen Verhältnissen analogen Bedingungen angeht, weiter ausbaufähig ist. Es kann demnach damit gerechnet werden, daß auch die Rolle derjenigen Faktoren studiert werden kann, deren Erfassung am biologischen Objekt aus den von SCHANKER (1962) folgendermaßen gekennzeichneten Gründen kaum möglich ist:

„... characteristics of simple diffusion processes are difficult to demonstrate with body membranes except in a very approximate fashion. For instance, it may be impossible to determine the steady-state distribution of a compound between a cell and its environment, because the compound is rapidly metabolized within the cell. Moreover, there is the uncertainty of whether a compound is bound to nondiffusible materials inside the cell, and the problem of measuring the intracellular concentration of the unbound form of the compound."

Literatur

BRODIE, B. B.: Physicochemical factors in drug absorption, pp. 16—48. In: Absorption and distribution of drugs. T. B. BINNS. Edinburgh an London: E. a. S. Livingstone Ltd. 1964.
BÜCH, H., O. NEUROHR, K. PFLEGER, U. BÜCH u. J. HUTSCHENREUTER: Gefährliche Schleimhautschäden durch Endotracheal-Katheter infolge Anreicherung von Phenolen aus einem Desinfektionsmittel. Anaesthesist 17, 204—209 (1968).
FORTH, W., E. FURUKAWA u. W. RUMMEL: Intestinale Resorption von Herzglykosiden in vitro und in vivo. Naunyn-Schmiedebergs Arch. Pharmak. exp. Path. 262, 53—72 (1969)
HOGBEN, C. A. M.: The alimentary tract. Ann. Rev. Physiol. 22, 381—406 (1960).
SCHANKER, L. S.: Passage of drugs across body membranes. Pharmacol. Rev. 14, 501 (1962).

Prof. Dr. W. RUMMEL und Dr. H. BÜCH
Institut für Pharmakologie und
Toxikologie der Universität des
Saarlandes
6650 Homburg/Saar

Untersuchungen zur mikrosomalen Naphthalinhydroxylierung* **

K. J. NETTER

Pharmakologisches Institut der Universität Mainz
Abteilung für Chemische Pharmakologie

Eingegangen am 23. August 1968

On the Hydroxylation of Naphthalene by Liver Microsomes

Summary. The hydroxylation of aromatic rings by hepatic microsomal drug enzymes was studied by using naphthalene as substrate. Enzyme activity was measured fluorimetrically after extraction into n-butanol by the decrease of the naphthalene concentration. The turnover of naphthalene was greater than that obtained during oxidative demethylation of p-nitroanisole. This coincides with the observation of a smaller Michaelis constant for naphthalene. Naphthalene hydroxylation can be stimulated in a manner similar to the induction of p-nitroanisole O-demethylase by previous treatment of the animals with DDT and phenobarbital. Mouse liver microsomes, however, are not stimulated by DDT.

Key-Words: Microsomal hydroxylases — Naphthalene — DDT — Fluorimetry — Enzyme induction.

Zusammenfassung. Die Hydroxylierung aromatischer Ringverbindungen durch mikrosomale Enzymsysteme wurde am Beispiel des Naphthalins untersucht. Als Parameter für die Aktivität wurde die Abnahme der Naphthalinkonzentration nach Ausschütteln in Butanol fluorimetrisch gemessen. Die Umsatzgeschwindigkeit von Naphthalin war höher als die von p-Nitroanisol während seiner oxydativen O-Demethylierung. Dies stimmt mit der Beobachtung einer kleineren Michaeliskonstanten für Naphthalin überein. Die Naphthalinhydroxylierung läßt sich durch Vorbehandlung der Tiere mit DDT und Phenobarbital in ähnlicher Weise steigern wie die O-Demethylierung von p-Nitroanisol. Mäusemikrosomen lassen sich durch DDT nicht stimulieren.

Schlüsselwörter: Mikrosomenhydroxylasen — Naphthalin — DDT — Fluorimetrie — Enzyminduktion.

Die Geschwindigkeit der Oxydation von Arzneimitteln und anderen körperfremden Stoffen im Organismus kann durch verschiedene Einflüsse variiert werden.

---

* Ein Teil der beschriebenen Versuche wurde am 12. März 1968 auf der neunten Frühjahrstagung der Deutschen Pharmakologischen Gesellschaft in Mainz vorgetragen: Naunyn-Schmiedebergs Arch. Pharmak. exp. Path. **260**, 181 (1968).

** Die Versuche wurden mit großzügiger Unterstützung durch die Deutsche Forschungsgemeinschaft, Bad Godesberg, durchgeführt.

Um solche Veränderungen an isolierten Mikrosomen quantitativ zu messen, werden im allgemeinen die N-Demethylierung von Aminopyrin (BRODIE u. AXELROD, 1950) oder N-Monomethyl-4-Aminoantipyrin (LADU et al., 1955), die Oxydation von Hexobarbital sowie die O-Demethylierung von p-Nitroanisol (KINOSHITA et al., 1966; NETTER, 1960) verfolgt. Darüber hinaus erscheint aber auch die Hydroxylierung des Benzolringes, wie sie z. B. im Falle des Acetanilids erfolgt, für die Beurteilung der mikrosomalen Hydroxylierungskapazität wichtig, da diese Reaktion möglicherweise von einer anderen Hydroxylase als die vorerwähnten katalysiert wird.

Naphthalin ist ein klassisches Substrat für Ringhydroxylasen und wurde in dieser Hinsicht besonders von BOYLAND et al. (1964) studiert. Er identifizierte dabei α- und β-Naphthol und trans-1,2-Dihydro-1,2-Dihydroxynaphthalin als die Hauptmetaboliten. Für das ganz ähnliche Inden wurde von LEIBMAN u. ORTIZ (1968) kürzlich ebenfalls eine trans-Dihydroxylierung beschrieben. Die cis-Form des dihydroxylierten Zwischenproduktes entsteht nicht. Der Mechanismus des Einbaues des Luftsauerstoffs in das Ringsystem ist dabei nach MITOMA et al. (1956) identisch mit dem anderer Arzneimittelhydroxylasen.

In dieser Situation erschien es sinnvoll, auch die Naphthalinhydroxylierung als Leitreaktion für die Beurteilung der Ringhydroxylierungsfähigkeit von Lebermikrosomen zu benutzen. Dies könnte besonders unter dem Gesichtspunkt der Enzymindukion durch neue Insecticide oder Lebensmittelzusatzstoffe von toxikologischer Bedeutung sein, ähnlich wie es von KINOSHITA et al. (1966) und UEHLEKE (1967) für Desalkylierungsreaktionen untersucht worden ist.

Es ist daher das Ziel dieser Arbeit, die mikrosomale Naphthalinhydroxylierung näher zu charakterisieren und mit aliphatischen Hydroxylasen zu vergleichen. Dabei wurde das Verschwinden des Substrates aus der Reaktionsmischung gemessen.

Methodik

Tiere

Die Versuche wurden an weißen Mäusen beiderlei Geschlechtes des Stammes NMRI/Han durchgeführt, die Altromin®-Futter und Wasser ad libitum erhielten. Falls für einige der Induktionsversuche Ratten verwendet wurden, waren dies männliche Tiere (160—200 g Körpergewicht) vom Sprague-Dawley-Stamm, die unter den gleichen Fütterungsbedingungen gehalten wurden. Zur Induktion der Enzymaktivitäten wurden die Tiere mit 3—5 · je 60 mg/kg Phenobarbital-Na i.p. im Abstand von etwa 12 Std bzw. 4—5 Tage vor der Mikrosomengewinnung einmal mit 24 mg/kg DDT (Dichlordiphenyltrichloräthan, Chlorphenothan, in Olivenöl p.o. behandelt.

Lebermikrosomen wurden in bereits beschriebener Weise (NETTER, 1960) durch Differentialzentrifugation gewonnen.

Messung der mikrosomalen Naphthalin-Hydroxylase

Die Aktivität dieses Enzyms wurde durch das Verschwinden des Naphthalins aus dem Reaktionsansatz gemessen. Dazu wurde es mit Butanol nach verschiedenen Inkubationszeiten aus der wäßrigen Phase extrahiert und fluorimetrisch bei 333 nm nach Aktivierung bei 285 nm gemessen.

Ein einfacher Reaktionsansatz enthielt in einem Gesamtvolumen von 2 ml neben 0,1 M Phosphatpuffer vom pH 7,4 40 µMol Nicotinsäureamid, 16,5 µMol NH_4Cl, 16,5 µMol alpha-Ketoglutarat, entsprechend ihrer Aktivität wechselnde Mengen von Mikrosomenprotein, sowie 0,2 µMol NADP. Das Substrat wurde in Mengen von 10—40 µg in 0,01—0,04 ml Äthanol zugegeben; dadurch entstand in den Ansätzen eine Endkonzentration von $3,9-15,6 \cdot 10^{-5}$ M. Es wurden jeweils mehrere Ansätze in einem angesetzt und vor der Naphthalinzugabe entsprechend in verschiedene Glasschliffstopfen-Zentrifugenröhrchen von ca. 8 ml Rauminhalt aufgeteilt. Anschließend wurden die Reaktionsmischungen bei 37°C 2 min lang im Wasserbad inkubiert.

Die eigentliche Reaktionszeit begann mit dem Zusatz von ca. 0,03 ml unverdünnter Suspension von Glucose-6-Phosphat-Dehydrogenase (G-6-PDH „Boehringer") und der dadurch sofort verursachten Bildung von NADPH. Sie wurde beendet durch die ebenso schnelle Reoxydation des NADPH durch Zusatz von ebenfalls 0,03 ml Glutamat-Dehydrogenase (GlDH „Boehringer"). Nach einigen Minuten wurde das Protein in dem Ansatz durch 0,3 ml konzentrierter HCl gefällt. Nach abermals 2 min wurde die denaturierte Reaktionsmischung mit 4 ml n-Butanol (Merck 1990) versetzt und 8 min lang auf einer Schüttelmaschine bei 200 Oscillationen pro Minute geschüttelt und anschließend scharf abzentrifugiert.

Das in der Butanolphase vorhandene Naphthalin wurde im Zeiss-Spektralfluorimeter bei 285 nm zur Fluorescenz angeregt und bei 333 nm gemessen. Die Vollständigkeit der Naphthalinextraktion mit Hilfe von Butanol wurde durch Kontrollversuche bewiesen, in denen das Naphthalin der Reaktionsmischung erst nach ihrer Denaturierung zugesetzt und wieder extrahiert wurde.

Identifizierung der Reaktionsprodukte

Es wurden größere Ansätze inkubiert, die Mikrosomen von 1 g Mäuseleber und 1 mg Naphthalin in einem Endvolumen von 15 ml 0,1 M Phosphatpuffer vom pH 7,4 enthielten. Außerdem waren 600 µMol Nicotinamid, 30 µMol G-6-P, 1,4 µMol NADP und G-6-PDH vorhanden. Nach halbstündiger Inkubation bei 37°C wurde die Reaktion durch 4 ml konzentrierter HCl abgestoppt und die Reaktionsprodukte mit 5 ml Äthylacetat ausgeschüttelt. Nach Trocknung mit wasserfreiem Na_2SO_4 wurde das Äthylacetat im Rotationsverdampfer entfernt und der Rückstand auf Kieselgel G-Platten so chromatographiert, wie es von BOYLAND et al. (1964) beschrieben wurde. Nach der zweidimensionalen Chromatographie lassen sich die α-Naphtholflecken quantitativ eluieren und photometrisch nach Reaktion mit 2,6-Dichlorchinonchlorimid in Soda-alkalischem Milieu bestimmen. Kontrollversuche mit Chromatogrammen bekannter α-Naphtholmengen ergaben lineare Eichkurven.

Die zu Vergleichszwecken durchgeführte Messung der O-Demethylase erfolgte auf bereits beschriebene Weise (NETTER u. SEIDEL, 1964).

Die Auswertung der Stimulierungsversuche erfolgte nach der Methode der Varianzanalyse.

Ergebnisse

1. Fluorescenzspektren, Eichkurve

Da das NADPH wegen seines Absorptionsmaximums bei 340 nm das relativ starke Fluorescenzlicht das Naphthalins bei 333 nm absorbiert, wurde es durch GlDH oxydiert. Das GlDP-Protein besitzt jedoch selbst wiederum — wie viele andere Dehydrogenasen (UDENFRIEND, 1962) —

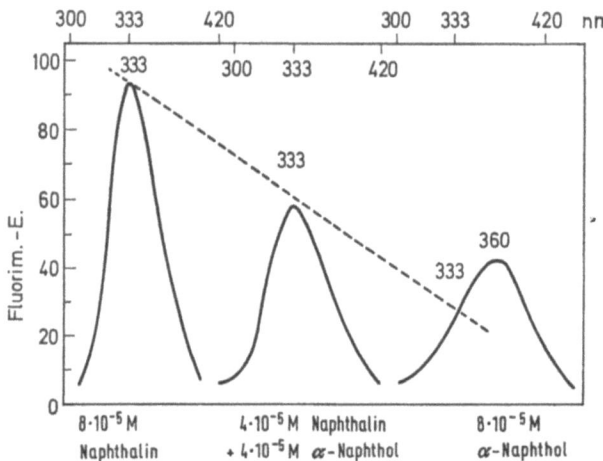

Abb. 1. Fluorescenzspektren von Naphthalin und α-Naphthol in n-Butanol. Die am unteren Bildrand angegebenen Mengen Naphthalin und α-Naphthol wurden Mikrosomensuspensionen zugesetzt, in Butanol extrahiert und bei 285 nm zur Fluorescenz angeregt. Es wurden drei Spektren im Wellenlängenbereich 300—420 nm so nebeneinander gestellt (oberer Rand), daß die Proportionalität zwischen Naphthalingehalt und Fluorescenzlicht bei 333 nm erkennbar wird (gestrichelte Linie). Die Wellenlängenskalen sind nicht linear

eine starke Fluorescenz in diesem Bereich, so daß eine direkte Messung in der wäßrigen Phase nicht möglich ist. Naphthalin und seine Metaboliten mußten also bei saurer Reaktion extrahiert werden, um isoliert meßbar zu sein.

Die Abb. 1 zeigt die Fluorescenzspektren von Naphthalin und α-Naphthol. Naphthalin besitzt unter diesen Umständen das gleiche Fluorescenzmaximum bei 333 nm wie in Wasser, während α-Naphthol anders als in Wasser (480 nm) bei 360 nm am stärksten emittiert. Die Mischung beider Substanzen führt zu einer Verbreiterung des rechten Schenkels des Naphthalin-Fluorescenzspektrums. Gleichzeitig ist als gestrichelte Linie eine „Eichkurve" für die Naphthalinkonzentration eingezeichnet. Danach spielt es für die quantitative Bestimmung der Naphthalinabnahme in dieser Versuchsanordnung nur eine geringe

Rolle, wie viel α-Naphthol in der Mikrosomensuspension gebildet wird, da die Steilheit der „Eichkurve" nur geringfügig durch den α-Naphtholgehalt beeinflußt wird. Für quantitative Vergleiche sind wir von einem Wert von 80 Fluorimeter-Einheiten für $8 \cdot 10^{-5}$ M Naphthalin ausgegangen. Zur Selbstabsorption des Fluorescenzlichtes kommt es erst oberhalb der hier verwendeten Konzentrationen.

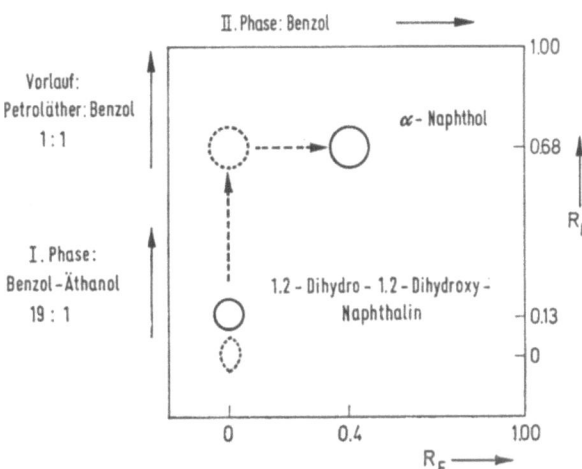

Abb. 2. Dünnschichtchromatographie der Naphthalin-Metaboliten. Inkubation wie in „Methodik". Zweidimensionale Chromatographie nach Vorlauf mit Petroläther-Benzol (1:1). Sprühreagentien: konz. HCl, 10 min 80°C, 2,6-Dichlorchinonchlorimid, 10% Na_2CO_3. Die gestrichelten Umrisse zeigen den Stand der Flecken nach dem ersten Lauf (I. Phase)

2. Metabolite des Naphthalins

Die dünnschichtchromatographische Trennung der während einer halbstündigen Inkubationsperiode gebildeten Metaboliten ergab das in Abb. 2 gezeigte Bild, aus dem auch die experimentellen Details hervorgehen. Neben dem 1,2-Dihydro-1,2-Dihydroxy-Naphthalin entsteht α-Naphthol und nur sehr wenig β-Naphthol.

3. Abhängigkeit der Aktivität von Inkubationszeit und Proteingehalt

Die Abb. 3 zeigt links die Abhängigkeit der mikrosomalen Naphthalinhydroxylierung von der Zeit und rechts von der Proteinkonzentration. Um vergleichbare Ausgangswerte bei der Beurteilung der Zeitabhängigkeit zu haben, wurde die Verstärkung des Photometers für die geringere Konzentration verdoppelt und die Fluorescenzabnahme zur Auswertung

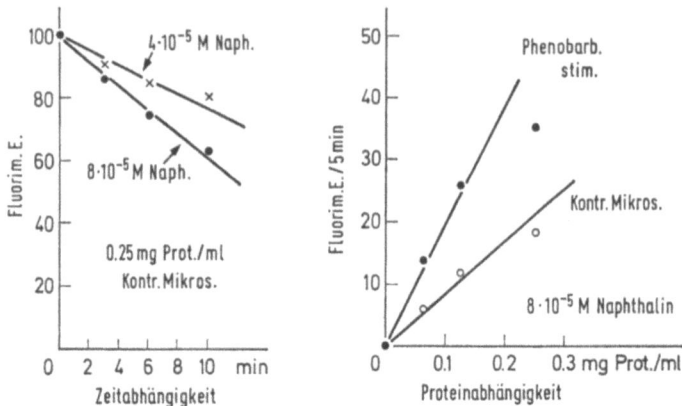

Abb. 3. Zeitabhängigkeit und Proteinabhängigkeit des Naphthalinabbaus

dementsprechend wieder halbiert. Die Anfangsgeschwindigkeit bleibt unter den gewählten Bedingungen etwa 8 min lang konstant. Die Naphthalinhydroxylierung läuft etwa sieben mal so schnell ab wie die oxydative O-Demethylierung von p-Nitroanisol. So setzten in einem Versuch die gleichen Mäusemikrosomen, umgerechnet auf 0,5 mg Protein/ml, $1,5 \cdot 10^{-6}$ Mol/l/min p-Nitroanisol (Substratkonz.: $1 \cdot 10^{-4}$ M) und $10 \cdot 10^{-6}$ Mol/l/min Naphthalin (Substratkonz.: $0,8 \cdot 10^{-4}$ M) um.

Aus der Abhängigkeit der Anfangsgeschwindigkeit von der Proteinkonzentration (Abb. 3, rechts) geht hervor, daß sowohl bei normalen als auch bei mit Phenobarbital stimulierten Mikrosomen die volle Substratsättigung in Gegenwart von $8 \cdot 10^{-5}$ M Naphthalin bereits bei einem Proteingehalt von 0,15 mg/ml nicht mehr gewährleistet ist. Denn oberhalb dieser Konzentration fallen die sonst der Proteinkonzentration proportional verlaufenden Kurven ab.

Für die offenbar hohe Affinität der Mikrosomen zu Naphthalin spricht auch der Befund, daß bereits eine geringe Konzentration zu den typischen spektralen Begleiterscheinungen der Substratbindung an das Cytochrom P 450 führt. Die Abb. 4 zeigt ein Differenzspektrum, welches nach Zusatz von Naphthalin zu einer von zwei Cüvetten erhalten wird, die beide die gleiche Mikrosomensuspension enthalten. Es resultiert ein Spektrum vom sogenannten Typ I (Hexobarbital-Typ) (SCHENKMAN et al., 1967), wie der Vergleich mit dem Hexobarbitalspektrum zeigt. Es genügt etwa ein fünfzigstel der Hexobarbitalkonzentration an Naphthalin, um ähnliche Extinktionsunterschiede zu erzeugen wie bei diesem. Diesem großen Affinitätsunterschied zwischen den beiden Substraten entspricht auch ein etwa 20facher umgekehrter Unterschied der Michaeliskonstanten. Letztere ist für Hexobarbital zu $1 \cdot 10^{-3}$ gefunden worden (RUBIN et al., 1964).

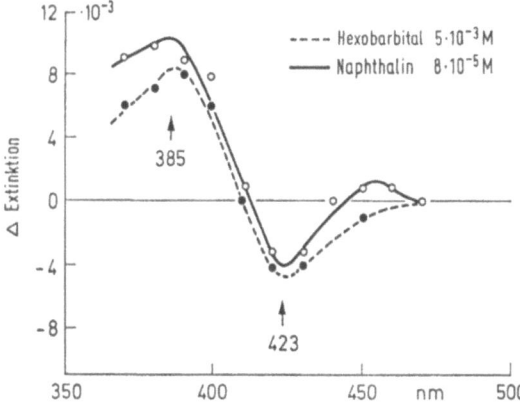

Abb. 4. Differenzspektren von Mikrosomen in Gegenwart von Naphthalin und Hexobarbital. 2 ml Mikrosomensuspension plus 20 μg Naphthalin in 0,02 ml Äthanol; Vergleichscuvette: 0,02 ml Äthanol. Kontrollversuch: Äthanol allein ergibt kein Differenzspektrum. Die Linie gleicher Extinktion wurde auf den Extinktionswert bei 470 nm gelegt. Die Extinktionen liegen manchmal über oder unter der für die Mikrosomen allein gefundenen Nullinie, was auf eine im Absolutspektrum nicht immer gleich große Absorption schließen läßt

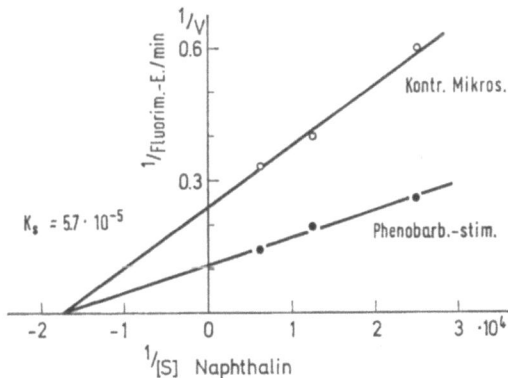

Abb. 5. $1/v - 1/[S]$-Diagramm der Naphthalinhydroxylierung. Mäusemikrosomen: 0,125 mg/ml, pH 7,4, $T = 37°C$

4. Substratabhängigkeit der Naphthalinhydroxylierung

Die Abb. 5 gibt die Abhängigkeit der Reaktionsgeschwindigkeit von der Substratkonzentration in der Form eines $1/v$ gegen $1/[S]$-Diagrammes wieder. Daraus geht eine der Michaelis-Menten-Beziehung entsprechende Kinetik hervor mit einer Maximalgeschwindigkeit von ca. $3,4 \cdot 10^{-6}$ Mol/l/min für normale Mäusemikrosomen und von ca. $7,3 \cdot 10^{-6}$ Mol/l/min für

Phenobarbital-stimulierte Mikrosomen. Die Substratkonstante (Michaeliskonstante) ist mit $0,6 \cdot 10^{-4}$ nur wenig kleiner als diejenige für p-Nitroanisol ($0,6-1,5 \cdot 10^{-4}$), was für eine kaum höhere Affinität des Ferments für das extrem fettlösliche Naphthalin spricht.

5. Stimulierung der Enzymaktivitäten durch Phenobarbital und DDT

Zur näheren Charakterisierung der Naphthalin-Hydroxylase wurde auch ihre Stimulierbarkeit geprüft. Da Chlorkohlenwasserstoff-Insecticide in gleicher Weise wie Phenobarbital mikrosomale Hydroxylaseaktivitäten zu steigern vermögen (KORANSKY u. PORTIG, 1962; HART u.

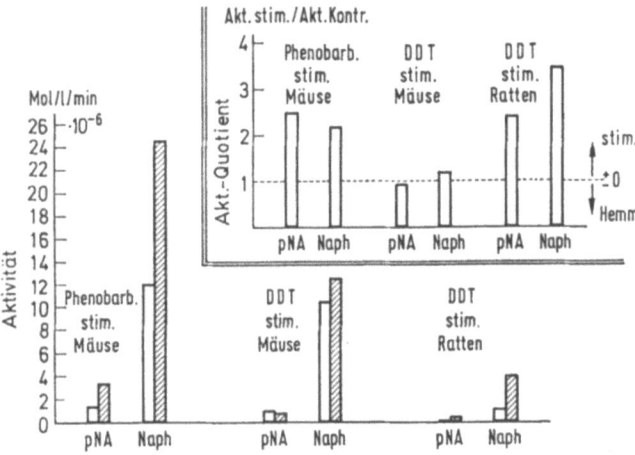

Abb. 6. Aktivitätssteigerung durch Induktion. Die angegebenen Aktivitäten beziehen sich auf eine Konzentration an Mikrosomenprotein von 0,5 mg/ml der Ansätze. Substratkonzentration: $1 \cdot 10^{-4}$ (pNA) bzw. $0,8 \cdot 10^{-4}$ M (Naph). pNA = p-Nitroanisol; Naph = Naphthalin. Schraffierte Säulen: stimulierte Mikrosomen, weiße Säulen: Kontrollmikrosomen

FOUTS, 1963; GHAZAL et al., 1964; HART u. FOUTS, 1965; UEHLEKE, 1967), haben wir die Aktivitätszunahme der Naphthalin-Hydroxylase nach DDT-Gabe gemessen und mit derjenigen nach Phenobarbital verglichen. Die Vorbehandlung erfolgte mit $3-5 \cdot 60$ mg/kg Phenobarbital bzw. 24 mg/kg DDT. Diese DDT-Menge ist größer als die von SCHWABE u. WENDLING (1967) für einen solchen Effekt als erforderlich beschriebene Minimalmenge von 5 mg/kg.

Die Abb. 6 zeigt die Enzymaktivitäten der p-Nitroanisol-O-Demethylase und der Naphthalinhydroxylierung jeweils nach Stimulierung durch Phenobarbital und durch DDT im Vergleich zu nichtstimulierten Kon-

Tabelle 1. *Ergebnisse der Varianzanalyse aller DDT-Versuche mit den Faktoren H (Hydroxylasen), S (Stimulation) und T (Tierarten)*

Art der Varianz	Summe der Abweichungsquadrate	Freiheitsgrade	mittleres Abweichungsquadrat	F	Signifikanz
H	140,24	1	140,24	96,45	< 0,001
S	6,74	1	6,74	4,63	n. s.
T	77,93	1	77,93	53,60	< 0,001
H×S	5,48	1	5,48	3,77	n. s.
H×T	60,33	1	60,33	41,50	< 0,01
S×T	0,18	1	0,18	0,13	n. s.
H×S×T	0,004	1	0,004	0,003	n. s.
Rest	11,629	8	1,454		
Gesamt	302,533	15			
S für T_1 (Ratten)	9,144	1	9,144	6,29	< 0,05
S für T_2 (Mäuse)	4,694	1	4,694	3,2	n. s.

Tabelle 2. *Ergebnis der Varianzanalyse aller Versuche mit Mäusen mit den Faktoren H (Hydroxylasen), S (Stimulation) und I (Induktoren)*

Art der Varianz	Summe der Abweichungsquadrate	Freiheitsgrade	mittleres Abweichungsquadrat	F	Signifikanz
H	597,36	1	597,36	49,84	< 0,001
S	60,41	1	60,41	5,04	knapp > 0,05
I	54,40	1	54,40	4,54	n. s.
H×S	35,58	1	35,58	2,97	n. s.
H×I	23,34	1	23,34	1,95	n. s.
S×I	31,42	1	31,42	2,62	n. s.
H×S×I	13,74	1	13,74	1,15	n. s.
Rest	95,89	8	11,985		
Gesamt	912,14	15			
S für I_1 (Phen.)	178,959	1	178,959	14,9	< 0,01
S für I_2 (DDT)	4,694	1	4,694	0,4	n. s.

trollen. Die Nebenabbildung enthält die entsprechenden Aktivitätsquotienten.

Es wurden zwei 2^3 faktorielle Varianzanalysen durchgeführt, in die jeweils die beiden Faktoren Stimulation (Stimuliert vs. nicht-stimuliert $= S_1$ vs. S_2) und Hydroxylase (Naph vs. pNA $= H_1$ vs. H_2) eingingen. Der dritte Faktor bestand in der ersten Analyse in der Tierart (Ratten vs. Mäuse $= T_1$ vs. T_2) und bei der zweiten Analyse in dem Induktor (Phenobarb. vs. DDT $= I_1$ vs. I_2). Die entsprechenden Tabellen (Tab. 1 und 2) der Summen der Abweichungsquadrate, der mittleren Abweichungsquadrate und der F-Werte zeigen in Verbindung mit Abb. 6 folgende Ergebnisse:

1. Die Aktivität der Naphthalin-Hydroxylase ist unter allen Bedingungen wesentlich höher als die der p-Nitroanisol-Demethylase (H-Effekt über dem $0,1\%$-Niveau signifikant in Tab. 1 und 2). Eine unterschiedliche Induzierbarkeit der beiden Fermentsysteme liegt jedoch nicht vor ($H \times S$ in beiden Tabellen nicht signifikant).

2. Die Tatsache, daß der Stimulationseffekt in beiden Tabellen nicht einmal auf dem 5%-Niveau signifikant ist, erklärt sich dadurch, daß bei Mäusen unter DDT keine Stimulation stattfindet. Trennt man die Varianz des I-resp. T-Faktors in seine Untergruppen auf und testet die Streuung des S-Faktors jeweils gegen die Restvarianz, so ergibt sich bei Mäusen unter Phenobarbital eine signifikante Stimulation ($F = 14,9$; $p < 0,01$), unter DDT jedoch keine ($F = 0,4$; $p > 0,10$). Ebenso ist beim Vergleich der beiden Tierarten unter DDT bei Ratten eine Stimulation nachweisbar ($F = 6,29$; $p < 0,05$), während Mäuse nicht stimuliert werden ($F = 3,2$; n.s.). Diese fehlende Induktion bei Mäusen ist auch in der Nebenabbildung an den Aktivitätsquotienten ablesbar.

3. Ein weiterer signifikanter Unterschied besteht in der generell größeren Aktivität von Mäuselebermikrosomen gegenüber Rattenlebermikrosomen (T-Effekt in Tab. 1. $F = 53,6$). Dieser Unterschied ist, wie die signifikante Wechselwirkung $H \times T$ zeigt, hauptsächlich durch die unterschiedliche Naphthalin-Hydroxylase-Aktivität der beiden Tierarten bedingt.

Diskussion

Analog zu den direkten optischen Methoden für die Messung der O- und der N-Demethylierung, bei denen gefärbte Reaktionsprodukte entstehen (NETTER, 1960, 1966), lag es nahe, auch für die mikrosomalen Ringhydroxylasen eine direkte Methode zu entwickeln, die auf der Verfolgung von Fluorescenzänderungen beruht. Damit wäre für toxikologische Zwecke eine Messung von drei eventuell verschiedenen Enzymaktivitäten der Lebermikrosomen möglich. Jedoch ist eine kontinuierliche Messung von Fluorescenzänderungen in wäßrigen Mikrosomensuspensionen aus mehreren Gründen nicht realisierbar: Das von dem gewählten Substrat Naphthalin ausgesandte Fluorescenzlicht wird durch das für die Sauerstoffaktivierung unerläßliche NADPH wieder absorbiert. Auf der anderen Seite erwies sich die fluorimetrische Verfolgung der Bildung von α- oder β-Naphthol bei einer Wellenlänge von 480 nm als zu unempfindlich. Das außerdem noch entstehende trans-1,2-Dihydro-1,2-Dihydroxynaphthalin fluoresciert unter unseren Bedingungen nicht. Daher mußte diskontinuierlich gemessen werden, nachdem die Reaktionsmischung jeweils zu verschiedenen Zeiten mit n-Butanol extrahiert wurde. Wegen seiner — wenn auch geringen — Löslichkeit in Butanol wurde das NADPH vor der Extraktion mit Hilfe der Glutamat-Dehydrogenase-Reaktion oxydiert. Damit ist die eigentliche Reaktionszeit durch die Reduktion des NADP und seine Oxydation determiniert. Die dazu erforderlichen Enzyme wurden in solchen Konzentrationen zugesetzt, daß die beiden Schritte praktisch momentan erfolgten.

Unter den mit Hilfe dieser Methodik beschriebenen Eigenschaften mikrosomaler Hydroxylasen ist der Befund besonders interessant, daß Naphthalin wesentlich schneller als die Substrate der „Demethylasen" umgesetzt wird. Dies stimmt mit der Beobachtung einer niedrigeren Substratkonstanten gut überein. Es liegt nahe, die größere Fettlöslichkeit des Naphthalins hierfür mit verantwortlich zu machen.

Phenobarbital sowohl wie DDT steigern die spezifische Aktivität der Mikrosomen, bezogen auf das mit der Biuretreaktion bestimmbare Protein. Dies erfolgt für Naphthalin in ähnlicher Weise wie es für die Hydroxylierung von 3,4-Benzpyren bereits beschrieben wurde (CONNEY et al., 1960; SILVERMAN u. TALALAY, 1967). Dabei ist besonders interessant, daß Mäusemikrosomen durch DDT nicht stimuliert werden können, wie dies auch schon HART u. FOUTS (1965b) beobachteten.

Es liegen Indizien dafür vor, daß die Hydroxylierung des Benzolkernes durch Mikrosomenhemmstoffe nur sehr schwach gehemmt wird. So fanden z. B. MITOMA et al. (1956), daß die p-Hydroxylierung von Acetanilid durch SKF 525-A (β-Diäthylaminoethyl-diphenylacetat-HCl) nur sehr geringfügig verlangsamt wird (um $20^0/_0$ bei $1 \cdot 10^{-3}$ M SKF 525-A); derselbe Befund ergab sich auch aus Versuchen an der isoliert durchströmten Rattenleber (MAGER, 1967), wo sich kaum eine Hemmung nachweisen ließ. Zu der Frage, ob auch die Naphthalinhydroxylierung durch SKF 525-A praktisch nicht beeinflußt wird, wurde von uns ein Inkubationsversuch mit dünnschichtchromatographischer Auswertung (vgl. Methodik) durchgeführt, der ebenfalls keine starke Hemmung erkennen ließ. Jedoch ist die Aussagefähigkeit eines solches Versuchs wegen der schlechten Quantifizierbarkeit begrenzt.

Für kompetente technische Mitarbeit sei Frau H. DU BOIS an dieser Stelle besonders gedankt.

Literatur

BOYLAND, E., M. KIMURA, and P. SIMS: Metabolism of polycyclic compounds. 26. The hydroxylation of some aromatic hydrocarbons by the ascorbic acid model hydroxylating system and by rat liver microsomes. Biochem. J. **92**, 631—638 (1964).

BRODIE, B. B., and J. AXELROD: The fate of aminopyrine (Pyramidon) in man and methods for the estimation of aminopyrine and its metabolites in biological material. J. Pharmacol. exp. Ther. **99**, 171 (1950).

CONNEY, A. H., C. DAVISON, R. GASTEL, and J. J. BURNS: Adaptive increases in drug-metabolizing enzymes induced by phenobarbital and other drugs. J. Pharmacol. exp. Ther. **130**, 1—8 (1960).

GHAZAL, A., W. KORANSKY, J. PORTIG, H. W. VOHLAND u. I. KLEMPAU: Beschleunigung von Entgiftungsreaktionen durch verschiedene Insektizide. Naunyn-Schmiedebergs Arch. exp. Path. Pharmak. **249**, 1—10 (1964).

HART, L. G., and J. R. FOUTS: Effects of acute and chronic DDT administration on hepatic microsomal drug metabolism in the rat. Proc. Soc. exp. Biol. (N. Y.) **114**, 388 (1963).

— — Further studies on the stimulation of hepatic microsomal drug metabolizing enzymes by DDT and its analogs. Naunyn-Schmiedebergs Arch. exp. Path. Pharmak. **249**, 486—500 (1965a).

— — Studies on the possible mechanisms by which chlordane stimulates hepatic microsomal drug metabolism in the rat. Biochem. Pharmacol. **14**, 263 (1965b).

KINOSHITA, F. K., J. P. FRAWLEY, and K. P. DUBOIS: Quantitative measurement of induction of hepatic microsomal enzymes by various dietary levels of DDT and Toxaphene in rats. Toxicol. and appl. Pharmacol. **9**, 505—513 (1966).

KORANSKY, W., u. J. PORTIG: Der Stoffwechsel der Hexachlorcyclohexan-Isomeren und seine Beeinflussung durch Mikrosomen-aktivierende Pharmaka. Naunyn-Schmiedebergs Arch. exp. Path. Pharmak. **243**, 294—295 (1962).

LADU, B. N., L. GAUDETTE, N. TROUSOF, and B. B. BRODIE: Enzymatic dealkylation of aminopyrine (Pyramidon) and other alkylamines. J. biol. Chem. **214**, 741—752 (1955).

LEIBMAN, K. C., and E. ORTIZ: Oxidation of Indene in Liver Microsomes. Molec. Pharmacol. **4**, 201—207 (1968).

MAGER, J.: Unveröffentlichte Versuche (1967).

MITOMA, CH., H. S. POSNER, H. C. REITZ, and S. UDENFRIEND: Enzymatic hydroxylation of aromatic compounds. Arch. Biochem. **61**, 431—441 (1956).

NETTER, K. J.: Eine Methode zur direkten Messung der O-Demethylierung in Lebermikrosomen und ihre Anwendung auf die Mikrosomenhemmwirkung von SKF 525-A. Naunyn-Schmiedebergs Arch. exp. Path. Pharmak. **238**, 292 (1960).

— Die oxydative N-Demethylierung von N-Monomethyl-p-Nitranilin. Naunyn-Schmiedebergs Arch. Pharmak. exp. Path. **255**, 151 (1966).

—, and G. SEIDEL: An adaptively stimulated O-demethylating system in rat liver microsomes and its kinetic properties. J. Pharmacol. exp. Ther. **146**, 61 (1964).

RUBIN, A., T. R. TEPHLY, and G. J. MANNERING: Kinetics of drug metabolism by hepatic microsomes. Biochem. Pharmacol. **13**, 1007—1016 (1964).

SCHENKMAN, J. B., H. REMMER, and R. W. ESTABROOK: Spectral studies of drug interaction with hepatic microsomal cytochrome. Molec. Pharmacol. **3**, 113 (1967).

Schwabe, U., u. I. Wendling: Beschleunigung des Arzneimittelabbaus durch kleine Dosen von DDT und anderen Chlorkohlenwasserstoff-Insectiziden. Arzneimittel-Forsch. **17**, 614 (1967).

Silverman, D. A., and P. Talalay: Studies on the enzymic hydroxylation of 3,4-benzpyrene. Molec. Pharmacol. **3**, 90—101 (1967).

Udenfriend, S.: Fluorescence assay in biology and medicine, p. 201. New York-London: Acad. Press 1962.

Uehleke, H.: Stimulierung einiger mikrosomaler Fremdstoff-Oxydationen durch Phenobarbital, Methylcholanthren und Chlorphenothan, einzeln und in Kombinationen. Naunyn-Schmiedebergs Arch. Pharmak. exp. Path. **259**, 66—90 (1967).

Prof. Dr. K. J. Netter
Pharmakologisches Institut
der Universität Mainz
Abtlg. f. Chemische Pharmakologie
6500 Mainz, Langenbeckstr. 1

Über die Bindungseigenschaften von Plasmaproteinen für Herzglykoside

K. Kuschinsky

Institut für Pharmakologie, Universität Kiel
(Direktor: Prof. Dr. H. Lüllmann)

Eingegangen am 25. Oktober 1968

On the Characteristics of the Binding of Cardiac Glycosides by Plasmaproteins

Summary. The binding of tritium-labelled ouabain, digoxin, digitoxin and digitoxigenin to serum proteins was investigated in vitro by means of the Sephadex Gelfiltration method.

There is no difference in the binding characteristics of human serum and 4% solutions of human or bovine albumin with respect to cardiac glycosides. In a concentration of 2.5×10^{-7} g/ml, which is within the therapeutic range, less than 5% of the ouabain, about 20% of the digoxin, 85% of the digitoxigenin and 93% of the digitoxin are bound to plasma proteins. In the range between 7×10^{-8} g/ml and 1×10^{-6} g/ml, a linear relationship exists between the binding to albumin and the concentration of the compounds. The binding constants K and the binding energies ΔF^0 were calculated. When therapeutic concentrations of cardiac glycosides are compared on a molar basis with the concentration of albumin, the latter is found to be in a large excess. Thus, there are relatively few albumin molecules to which the cardiac glycosides are attached. No competition between digitoxin and digitoxigenin for the albumin binding sites was observed.

Hydrophobic groups are of special interest in the binding of these drugs to plasma proteins.

Key-Words: Cardiac Glycosides — Digitoxigenin — Sephadex Gelfiltration — Protein Binding.

Zusammenfassung. Die Bindung von ³H-markiertem g-Strophanthin, Digoxin, Digitoxin und Digitoxigenin an Serumproteine wurde mit Hilfe der Sephadex-Gelfiltration untersucht. Menschliches Serum, 4%ige Human- und 4%ige Rinderalbuminlösung unterscheiden sich in ihren Bindungseigenschaften nicht voneinander. Bei einer Konzentration von $2,5 \cdot 10^{-7}$ g/ml der herzwirksamen Substanz, also einer Konzentration im therapeutischen Bereich, liegen $< 5\%$ g-Strophanthin, ca. 20% Digoxin, ca. 85% Digitoxigenin und ca. 93% Digitoxin in proteingebundener Form vor. Die Bindung an Humanalbumin ist im Bereich von $7 \cdot 10^{-8}$ bis $1 \cdot 10^{-6}$ g/ml linear proportional der angebotenen Konzentration der Substanzen. Die Bindungskonstanten K und die freien Reaktionsenergien ΔF^0 der Bindung der verschiedenen Substanzen an Humanalbumin wurden berechnet.

In therapeutischen Konzentrationen von Cardenoliden ist Albumin auch bei starker Bindung immer noch im großen molaren Überschuß vorhanden, so daß nur ein Bruchteil der Albuminmoleküle mit einem Molekül der Substanz reagiert.

Kompetitionsphänomene zwischen Digitoxin und Digitoxigenin an Albumin sind daher nicht zu beobachten.

Hydrophobe Gruppen der herzwirksamen Substanzen spielen offensichtlich eine wichtige Rolle bei der Proteinbindung.

Schlüsselwörter: Herzglykoside — Digitoxigenin — Sephadex-Gelfiltration — Proteinbindung.

Die Bindung eines Arzneimittels an Plasmaproteine ist ein wichtiger Faktor, welcher unter anderem den zeitlichen Verlauf der Wirkung mit entscheidet. Es lag daher nahe, die Proteinbindung verschiedener Herzglykoside, die sich ja im zeitlichen Verlauf ihrer Wirkung stark voneinander unterscheiden, in *therapeutischen* Konzentrationen zu untersuchen und miteinander zu vergleichen. In einer früheren Publikation (KUSCHINSKY, 1968) wurde über das verschiedene Ausmaß der Bindung von Herzglykosiden an Plasmaproteine berichtet: Digitoxin wird stark und Digoxin schwächer gebunden, während eine Bindung von g-Strophanthin an Plasmaproteine nicht nachgewiesen werden konnte. Mit Hilfe der früher verwendeten, zuerst von SARIS (1963) beschriebenen Methode ließ sich zwar das unterschiedliche Bindungsverhalten dieser Glykoside eindrucksvoll demonstrieren, für exaktere quantitative Untersuchungen war aber die Methode nicht genau genug. Mit Hilfe einer wesentlich genaueren Methode konnten nunmehr präzisere Informationen über die Bindung der Herzglykoside an Plasmaproteine in therapeutischen Konzentrationen erhalten werden.

Benutzt wurden wiederum ^{3}H-markierte Herzglykoside. Die Konzentration an freiem, nicht proteingebundenem Glykosid wurde durch Sephadex®-Gelfiltration an der Säule bestimmt. NICHOL u. WINZOR (1964) haben diese Methode der Bestimmung der Eiweißbindung mit der Sephadexsäule als erste eingeführt. Sie trugen auf die Sephadexsäule eine größere Menge von zu untersuchender Proteinlösung auf als die früheren Untersucher. Die Proteinlösung mit der zu untersuchenden Substanz wandert nun durch die Säule hindurch, wobei nur der freie, nicht gebundene Anteil in die Gel-Körner hineingelangt, der gebundene Anteil sowie das Protein aber außen an den Körnern entlangwandern und daher eine größere Wanderungsgeschwindigkeit haben. Im ersten Teil der durchwandernden Probe wird durch das flüssigkeitsgetränkte Sephadex ein Teil der Substanz aus der Proteinbindung freigesetzt und dadurch das Gleichgewicht gestört. Die zugesetzte Probe muß daher so groß sein, daß nach diesem ersten Teil eine Zone folgt, in der alle drei Reaktionspartner (Protein, Substanz und Proteinsubstanzkomplex) miteinander im ungestörten Gleichgewicht stehen (1. Plateau). Ferner müssen nach der Theorie von GILBERT u. JENKINS (1959) der Komplex und das freie Protein die gleiche Wanderungsgeschwindigkeit haben. Wenn diese Bedingungen erfüllt sind und die Substanz nicht oder nur reversibel an Sephadex adsorbiert wird (SCHOLTAN, 1964; KRIEGLSTEIN u. KUSCHINSKY, 1968), gibt die Höhe des nach dem 1. Plateau folgenden, eiweißfreien Konzentrationsplateau direkt die Konzentration der freien, nicht proteingebundenen Substanz im Proteinsubstanzgemisch an.

Methodik

Alle Gelfiltrationen wurden bei Zimmertemperatur ($\sim 20°C$) durchgeführt. Sephadex G 50 fine wurde mindestens 3 Std lang in einer mit 0,02 M Phosphat gepufferten und auf pH 7,4 eingestellten Lösung vorgequollen und anschließend in eine gewöhnliche Chromatographiesäule mit dem Durchmesser von 10 mm blasenfrei eingefüllt. Die resultierenden Sephadexsäulen waren 29—34 cm lang. Wenn das Gel sich abgesetzt hatte, wurde die überstehende Flüssigkeit durch das Gel filtriert, bis die Oberfläche gerade nicht mehr mit Flüssigkeit bedeckt war. Der zu untersuchenden Proteinlösung wurde das radioaktive Cardenolid, gelöst in einem Volumen, das höchstens $1/_{40}$ des Volumens der Proteinlösung betrug, zugegeben. Dann wurde die Probe (Volumen 18—23 ml) auf die Säule aufgetragen und filtriert. Wenn die Oberfläche nicht mehr von der Protein-haltigen Lösung bedeckt war, wurde zum Eluieren der Säule die obengenannte Phosphatpufferlösung in genügender Menge aufgetragen. Das Eluat wurde vom Zeitpunkt des Auftragens der Proteinlösungen an in Fraktionen von je 2 ml, pro Stunde etwa 10 Fraktionen, aufgefangen. Von einer ausreichenden Anzahl von Fraktionen wurde der Brechungsindex bestimmt. 0,1 ml jeder Fraktion wurden dann in ein Szintillatorgemisch von 10 ml Szintillatortoluol (4 g PPO und 0,1 g POPOP in 1 l Toluol) und 2 ml Äthanol pipettiert und im TRI-CARB (Liquid Scintillation Spectrometer der Fa. Packard) gezählt. Die eiweißhaltigen Proben flockten hierbei aus. Dadurch entstand durch Selbstabsorption ein geringer Fehler, der nur bei Substanzen mit einer schwächeren Proteinbildung ins Gewicht fiel, weil dann der Unterschied zwischen dem 1. und dem 2. Plateau relativ gering ist. Bei Digoxin und g-Strophanthin wurde daher folgendermaßen verfahren: 0,1 ml der eiweißhaltigen Proben wurden in 3 ml Hyamin® (Packard) 1 Std lang bei 70°C inkubiert und ein aliquoter Teil des entstandenen klaren Gemisches in Szintillatortoluol wie üblich gezählt.

Es wurden die Eiweißbindung in Humanserum untersucht sowie in Albuminlösungen mit gleicher Albuminkonzentration wie das Serum: 4% Rinder- bzw. Humanalbumin („reinst", elektrophoretischer Reinheitsgrad 100%, Behringwerke AG., Marburg), 0,9% NaCl und 0,02 M Phosphatpuffer, der auf pH 7,4 eingestellt war.

Zu Beginn der Untersuchungen wurde die soeben beschriebene Methode der Sephadex-Gelfiltration verglichen mit der Ultrazentrifugation. Verwendet wurde hierfür mit Heparin versetztes Meerschweinchenplasma, mit welchem dann weitere Untersuchungen durchgeführt wurden, über die in einer anderen Publikation berichtet wird (KUSCHINSKY u. VAN ZWIETEN, in Vorbereitung). Ein Teil des Plasmas mit $2,5 \cdot 10^{-7}$ g/ml ^{3}H-Digoxin wurde mit Hilfe einer Sephadex-G-50-Säule wie beschrieben untersucht. Ein weiterer Teil wurde im Rotor 40,3 der präparativen Ultrazentrifuge Modell L 50 der Fa. Beckman bei einer Umdrehungsgeschwindigkeit von 40000 U/min (142900 g) bei ca. + 4°C 12 Std lang zentrifugiert. Anschließend wurde der Überstand vorsichtig abpipettiert, auf Eiweiß geprüft und im Flüssigkeitsszintillationszähler gezählt. Seine Radioaktivität wurde mit der Gesamtradioaktivität im Plasma verglichen, zu deren Bestimmung vor der Zentrifugation eine Probe des Plasmas entnommen wurde.

^{3}H-Digitoxin und ^{3}H-g-Strophanthin lieferte die Fa. New England Nuclear Comp. Boston (Mass.), ^{3}H-Digitoxigenin wurde nach der Wilzbach-Methode im

Institut für Strahlenchemie der Gesellschaft für Kernforschung mbH., Karlsruhe, hergestellt und im Isotopenlabor der Fa. Merck AG., Darmstadt, gereinigt. ^{3}H-Digoxin lieferte die Fa. Burroughs Wellcome a. Co., Tuckahoe, N. Y. (USA). Die Reinheit der Präparate wurde dünnschicht-chromatographisch überprüft.

Ergebnisse

Zu Beginn der Versuchsreihe wurde sichergestellt, daß Herzglykoside aus dem verwendeten Sephadex wieder vollständig eluiert werden können, also nicht irreversibel adsorbiert werden. Damit ist eine der oben genannten Voraussetzungen für die Brauchbarkeit der Methode erfüllt. Die Elutionskurve, die mit einer 4%igen Humanalbuminlösung mit $2,5 \times 10^{-7}$ g/ml ^{3}H-Digitoxin erhalten wurde, ist in Abb.1 als

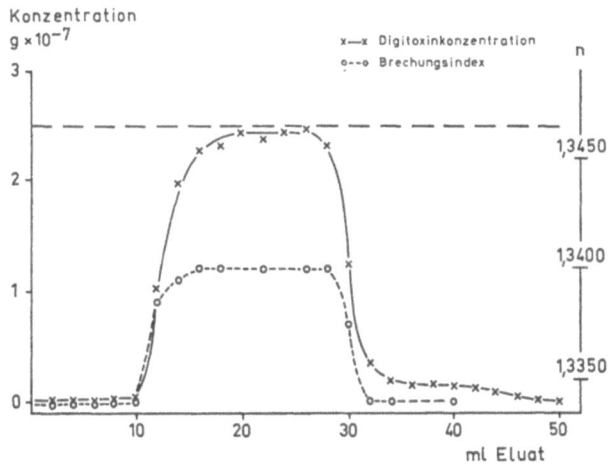

Abb.1. Elutionskurve von ^{3}H-Digitoxin. $2,5 \cdot 10^{-7}$ g/ml in 4%iger Humanalbuminlösung. Länge der Säule 33,5 cm. Verwendet wurde Sephadex G 50. Abszisse: ml Eluat. Ordinaten: linke Skala = Konzentration des Digitoxin ($g \cdot 10^{-7}$) rechte Skala = Brechungsindex als Maß der Proteinkonzentration

Beispiel demonstriert. Auf der Abszisse ist das eluierte Flüssigkeitsvolumen aufgetragen, wobei die ersten Fraktionen links und die letzten rechts erscheinen, auf der Ordinate rechts der Brechungsindex als Maß für den Eiweißgehalt der eluierten Fraktion und links die Konzentration des Digitoxin in der betreffenden Fraktion. Mit der ausgezogenen Kurve wird die Digitoxinkonzentration dargestellt, mit der gestrichelten der Brechungsindex. Nach 10 ml, also nach der 5. Fraktion, steigt plötzlich die Digitoxinkonzentration im Eluat an, bis ein Plateau erreicht ist, welches die gleiche Digitoxinkonzentration hat wie die Ausgangslösung. Nach 28 ml fällt die Digitoxinkonzentration rasch ab, um nach 34 ml ein zweites, viel niedrigeres Plateau zu erreichen und schließlich auf den 0-Wert abzufallen. Das zweite Plateau ist ein Maß für das freie, nicht protein-gebundene Digitoxin. Der Eiweißgehalt steigt ebenfalls nach 10 ml an, erreicht ein Plateau und fällt zusammen mit dem Digitoxingehalt ab, jedoch ohne ein zweites Plateau zu bilden. Dieser gleichzeitige Abfall der Protein- und der Digitoxinkonzentration zeigt, daß die Voraussetzung von GILBERT u. JENKINS (1959) erfüllt ist, daß also das freie Protein und der Protein-Digitoxinkomplex gleich schnell wandern.

In Tab. 1 werden Ergebnisse von Gelfiltration und Ultrazentrifugation miteinander verglichen.

Tabelle 1. *Bestimmung des nicht gebundenen Digoxin in Meerschweinchenplasma (Gesamtkonzentration: $2,5 \cdot 10^{-7}$ g/ml mit Sephadex-Gelfiltration und Ultrazentrifugation)*

Methode	$g \cdot 10^{-7}$ freies Digoxin $\pm s_{\bar{x}}$	% frei	% gebunden
Sephadex-Gelfiltration	$1,869 \pm 0,053$	74,7	25,3
Ultrazentrifugation	$1,746 \pm 0,064$	70,6	29,4

Die Ergebnisse beider Methoden stimmen also weitgehend überein, wie diese „Stichprobe" zeigte. In Tab. 2 wird die Bindungsfähigkeit verschiedener proteinhaltiger Lösungen gezeigt:

Tabelle 2. *Vergleich der Bindungsfähigkeit verschiedener Proteinlösungen. Glykosidkonzentrationen = $2,5 \cdot 10^{-7}$ g/ml. Als Maß für die Streuung wird $s_{\bar{x}}$ angegeben*

Substanz $2,5 \cdot 10^{-7}$ g/ml	Proteinlösung	Mittelwert $g \cdot 10^{-7}$ nicht geb. $\pm s_{\bar{x}}$	$g \cdot 10^{-7}$ gebunden	% gebunden
g-Strophanthin	Humanserum	$2,44 \pm 0,021$	0,06	2,4
	4% Rinderalbuminlösung	$2,37 \pm 0,028$	0,13	5,2
	4% Humanalbuminlösung	$2,38 \pm 0,028$	0,12	4,6
Digoxin	Humanserum	$2,04 \pm 0,029$	0,46	18,6
	4% Rinderalbuminlösung	$2,01 \pm 0,022$	0,49	19,4
	4% Humanalbuminlösung	$1,97 \pm 0,027$	0,53	21,3
Digitoxin	Humanserum	$0,16 \pm 0,011$	2,34	93,6
	4% Rinderalbuminlösung	$0,23 \pm 0,018$	2,27	90,6
	4% Humanalbuminlösung	$0,15 \pm 0,009$	2,35	93,8
Digitoxigenin	4% Humanalbuminlösung	$0,39 \pm 0,008$	2,10	84,2

Die Bindung an die Plasmaproteine nimmt in der Reihenfolge g-Strophanthin, Digoxin, Digitoxigenin, Digitoxin zu. Der Prozentsatz des gebundenen g-Strophanthin ist sehr gering, auf alle Fälle $< 5\%$, während im Falle des Digitoxin das Gleichgewicht fast ganz auf Seiten des gebundenen Glykosid liegt. Digoxin ähnelt in seinen Bindungsverhalten mehr dem g-Strophanthin, Digitoxigenin dem Digitoxin. Bemerkenswert ist die weitgehende Übereinstimmung der Bindungsverhältnisse bei den verschiedenen verwendeten Proteinlösungen. Vor allem wird deutlich, daß die Bindung mindestens zum weit überwiegenden Teil durch das Albumin bedingt ist.

Die Bindung von Digoxin, Digitoxin und Digitoxigenin an Humanalbumin wurde außer bei der genannten noch bei einer niedrigeren (0,7 bzw. $0.8 \cdot 10^{-7}$ g/ml) und bei mindestens einer höheren Konzentration ($1 \cdot 10^{-6}$ g/ml) untersucht.

Aus diesen Resultaten ließen sich nach einem graphischen, von SCATCHARD (1949) zuerst angegebenen Verfahren die Bindungskonstanten berechnen. Ohne auf die ziemlich komplizierte Ableitung des Verfahrens näher einzugehen, sei es kurz erläutert: Ein Molekül eines Proteins reagiert mit mehreren Molekülen einer kleinmolekularen Substanz nach der Reaktionsgleichung $P_0 + r\,A \rightleftharpoons PAr$, hierbei ist $r \leqq n$, wobei P_0 das freie Protein, r die Anzahl der Moleküle von der kleinmolekularen Substanz A, die mit P_0 tatsächlich zu PAr reagieren, n die Anzahl der Moleküle von A, die maximal mit P_0 reagieren können bei entsprechend hoher Konzentration von A, $\bar{r}$ den statistischen Mittelwert von vielen einzelnen Werten, also $\dfrac{\text{Mol geb. Substanz } A}{\text{Mol Albumin}}$, $kn = K$ die klassische Assoziationskonstante und c_f die molare Konzentration von freiem A bedeutet.

SCATCHARD (1949) entwickelte nun mit Hilfe des Massenwirkungsgesetzes folgende Beziehung:

$$\frac{\bar{r}}{c_f} = k\,(n - \bar{r})$$

Weil C_f eine Funktion von $\bar{r}$ ist, ist somit auch $\dfrac{\bar{r}}{c_f}$ eine Funktion von $\bar{r}$. Graphisch kann als Abszisse $\bar{r}$, als Ordinate $\dfrac{\bar{r}}{c_f}$ aufgetragen werden. Wenn $\bar{r} \to 0$ wird, $kn \to \dfrac{\bar{r}}{c_f} \cdot kn = K$ kann also durch graphische Extrapolation auf $\bar{r} = 0$ als Ordinatenabschnitt bestimmt werden.

Wenn $\dfrac{\bar{r}}{c_f} \to 0$, dann geht $\bar{r} \to n$, so daß also n durch graphische Extrapolation auf $\dfrac{\bar{r}}{c_f} = 0$ als Abszissenabschnitt ermittelt werden kann. Damit können sowohl die Bindungskonstante als Maß der Bindungsfestigkeit als auch gegebenenfalls die Anzahl der möglichen Bindungsplätze pro Molekül Protein, nämlich n, ermittelt werden, $\bar{r}$ und c_f wurden nun für alle untersuchten Substanzen bei verschiedenen Konzentrationen bestimmt und graphisch aufgetragen. Die Regressionsgrade zwischen den einzelnen Werten konnte dann ermittelt werden. Der Ordinatenabschnitt ergab die Bindungskonstante K.

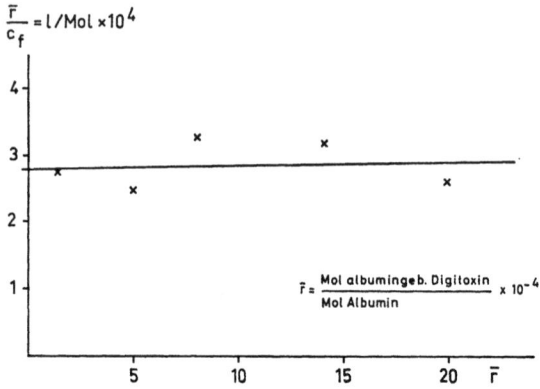

Abb. 2. Bindung von Digitoxin an Humanalbumin.
$$\bar{r} = \frac{\text{Mol albumingebundenes Digitoxin}}{\text{Mol Albumin}}$$
c_f = Konzentration an freiem Digitoxin (mol/l)

Als Beispiel sei eine derartige graphische Darstellung in Abb. 2 demonstriert. Durch dieses Verfahren konnte ferner nach der aus der Thermodynamik bekannten Formel

$$\Delta F^0 = -RT \ln K$$

die freie Reaktionsenergie ΔF^0 der Bindung an das Albumin berechnet werden. R ist die Gaskonstante, T die absolute Temperatur. Die Werte für die freie Reaktionsenergie sowie die Bindungskonstanten werden in Tab. 3 dargestellt:

Tabelle 3. *Bindungskonstanten und freie Reaktionsenergie verschiedener Cardenolide*

Substanz	$K \cdot 10^{-3}$ (l/mol)	$-\Delta F^0$ (kcal/mol)
g-Strophanthin	< 0,1	< 2,6
Digoxin	0,461	3,575
Digitoxin	27,80	5,96
Digitoxigenin	10,58	5,40

Je größer die Bindungskonstante und die freie (negative) Reaktionsenergie ist, desto stärker ist die Bindungsfestigkeit. Auch hier ist die starke Bindungsfähigkeit des Albumins für Digitoxin deutlich zu sehen. Die Werte für g-Strophanthin wurden aus der prozentualen Bindung < 5% berechnet. Die Bindungskonstante des Digitoxin ist wenigstens 250mal größer als die des g-Strophanthin.

Schließlich sollte noch nachgeprüft werden, ob sich Digitoxin und Digitoxigenin gegenseitig in der Bindung an Albumin beeinflussen können. BÜTTNER u. PORTWICH (1967) beobachteten nämlich, daß zwei verschiedene Sulfonamide miteinander um die Eiweißbindungsplätze konkurrieren können. Es wurde daher die Bindung von ^{3}H-Digitoxin in Anwesenheit von nicht markiertem Digitoxigenin und von ^{3}H-Digitoxigenin in Anwesenheit von nicht radiaktivem Digitoxin untersucht. Die Konzentration aller Komponenten betrug $2{,}5 \cdot 10^{-7}$ g/ml. Die Ergebnisse werden in Tab. 4 dargestellt.

Wie aus den Zahlen hervorgeht, findet eine gegenseitige Beeinflussung nicht statt.

Tabelle 4. *Bindung von Digitoxin bei Anwesenheit von Digitoxigenin und Bindung von Digitoxigenin bei Anwesenheit von Digitoxin an 4% Humanalbuminlösung*

Proteinbindung von	bei Anwesenheit von	Mittelwert $g \cdot 10^{-7}$ nicht gebunden $\pm s_{\bar{x}}$	$g \cdot 10^{-7}$ gebunden	$\%$ gebunden
Digitoxigenin	Digitoxin	$0{,}383 \pm 0{,}0123$	$2{,}117$	$84{,}7$
Digitoxigenin	—	$0{,}395 \pm 0{,}0080$	$2{,}105$	$84{,}2$
Digitoxin	Digitoxigenin	$0{,}168 \pm 0{,}0050$	$2{,}332$	$93{,}3$
Digitoxin	—	$0{,}155 \pm 0{,}0095$	$2{,}345$	$93{,}8$

Besprechung der Versuchsergebnisse

In einer früher erschienenen Arbeit (KUSCHINSKY, 1968) wurde bereits berichtet, daß die Bindung von Herzglykosiden an Plasmaproteine in der Reihenfolge g-Strophanthin, Digoxin, Digitoxin zunimmt. Die damals verwendete Methodik erlaubte aber noch keine genaueren quantitativen Aussagen über den Charakter der Bindung. Einen derartigen Versuch unternahmen SCHOLTAN et al. (1966), indem sie die Eiweißbindung verschiedener Cardenolide mittels der Ultrazentrifuge bestimmten. Die Autoren verwendeten jedoch Konzentrationen, die etwa 100mal über der therapeutischen Größenordnung lagen. Es war daher nicht sicher, ob die gefundenen Bindungsverhältnisse auch in therapeutischen Konzentrationen vorliegen. Die Verfügbarkeit von ^{3}H-markierten Cardenoliden machte es jetzt möglich, auch in therapeutischen Konzentrationen die Bindungsverhältnisse zu untersuchen.

g-Strophanthin wird nicht nachweisbar, auf alle Fälle in therapeutischer Konzentration zu $< 5\%$ gebunden. Aufgrund dieses Resultats wurde auch der höchstmögliche Wert der Bindungskonstante berechnet. Die Bindung von Digoxin ist niedriger, als die Ergebnisse der früheren Untersuchung zeigten und beträgt rund 20% bei allen Konzentrationen. Ähnliche Werte ergaben sich auch — mit Hilfe der Gelfiltration und zum

Vergleich auch mittels der Ultrazentrifuge — bei Untersuchungen der Digoxinbindung an Meerschweinchenplasma (KUSCHINSKY u. VAN ZWIETEN, in Vorbereitung) wobei die durch beide Methoden erhaltenen Werte gut miteinander übereinstimmen. Die schon früher beobachtete starke Bindung von Digitoxin konnte bestätigt werden. Digitoxigenin wird, im Gegensatz zu den Befunden von SCHOLTAN et al. (1966), nach vorliegenden Ergebnissen etwas weniger als Digitoxin gebunden. Die prozentuale Bindung ist bei allen untersuchten Konzentrationen weitgehend gleich, so daß die Gerade im Diagramm nach SCATCHARD bei allen untersuchten Substanzen annähernd parallel zur Abszisse liegt, also die Steigung 0 hat. Das bedeutet, daß im untersuchten Konzentrationsbereich die Bindung an Humanalbumin linear proportional der angebotenen Konzentration der Substanz ist. Die Sättigung einer Bindungskomponente kann somit im untersuchten Konzentrationsbereich nicht beobachtet werden. Das ist leicht einzusehen, denn die Berechnung des molaren Verhältnisses von Glykosid und Albumin ergibt, daß nur ein sehr kleiner Bruchteil der Albuminmoleküle in therapeutischen Konzentrationen überhaupt ein Glykosidmolekül bindet, Albumin also in großem Überschuß vorliegt. Unter solchen Bedingungen können auch nicht Konkurrenzphänomene verschiedener dieser Substanzen um die Bindungsplätze beobachtet werden, wie sie BÜTTNER u. PORTWICH (1967) bei Sulfonamiden feststellten. Bei diesen Substanzen bindet jedoch in therapeutischen Konzentrationen bereits jedes Albuminmolekül ein oder mehrere Sulfonamidmoleküle. So hohe Konzentrationen von Digitoxin oder Digoxin können wegen der geringen Löslichkeit dieser Substanzen in wäßriger Lösung nicht erreicht werden. Verantwortlich für die Bindung ist mindestens zum weitaus überwiegenden Teil das Albumin, wie die übereinstimmenden Bindungseigenschaften von $4^0/_0$ Humanalbumin und menschlichem Serum zeigen. Dieser Befund stimmt mit den Resultaten von FARAH (1945) sowie von HAARMANN et al. (1940) überein. Auch Rinderalbumin zeigt praktisch die gleichen Bindungseigenschaften.

Es besteht eine auffallende Korrelation zwischen der Zunahme des hydrophoben Charakters von g-Strophanthin über Digoxin zum Digitoxin hin, der Anreicherung im Herzmuskelgewebe (KUSCHINSKY et al., 1967, 1968a und 1968b) und der Bindung an Plasmaproteine (SCHOLTAN, 1966; KUSCHINSKY, 1968). Auch bei anderen Substanzgruppen wurde innerhalb einer homologen Substanzreihe eine positive Korrelation zwischen zunehmender hydrophober Substitution der Seitenketten und Zunahme der Proteinbindung sowie der Bindung an RNS gefunden (SCHOLTAN, 1968). Außer von der Hydrophobie der Seitenketten hängt die Proteinbindung aber auch von der chemischen Struktur des Grundgerüstes der homologen Reihe ab. Digitoxigenin ist zwar hydrophober als Digitoxin, wird aber etwas weniger an Plasmaproteine gebunden.

Offensichtlich spielen die drei Digitoxosemoleküle im Digitoxin mit ihren hydrophilen OH-Gruppen bei der Bindung an Albumin ebenfalls eine gewisse Rolle, wenn auch die Bindungsenergie der Reaktion des Albumins mit dem aliphatischen, an polaren Gruppen armen, hydrophoben Steroidgerüst des Aglykons Digitoxigenin bei weitem überwiegt. Bemerkenswert ist, wie stark die Einführung einer einzigen OH-Gruppe in Stellung C 12 des Digitoxin die Bindungsfähigkeit des resultierenden Digoxin abschwächt. Die Bindungsenergien der Albuminbindungen von Digitoxin und Digitoxigenin liegen in der Größenordnung von denen von mittelstark gebundenen Sulfonamiden und Penicillinen. Es gibt Substanzen, die wesentlich höhere Bindungsenergien haben, z.B. einige Sulfonamide und Steroidbisguanylhydrazone (SCHOLTAN, 1968). Kovalente Bindungsenergien sind viel höher, z.B. beträgt der Wert für die C—C-Bindung − 58,6 kCal/mol.

Über die Spezifität der Bindung der untersuchten herzwirksamen Substanzen kann nach den vorliegenden Ergebnissen wenig ausgesagt werden. SCHOLTAN (1968) vertritt aufgrund seiner ausgedehnten vergleichenden Untersuchungen über die Bindung an Albumin die Auffassung, daß die hydrophobe Bindung eine vorherrschende Rolle spielt und bei gegebenem chemischen Grundkörper determinierend ist.

Herrn Dr. HG. LAHRTZ aus der II. Med. Klinik und Poliklinik der Universität Kiel danke ich für die freundliche Überlassung von Humanserum, der Fa. Burroughs Wellcome Inc. Tuckahoe, N. Y. [USA]. für die großzügige Überlassung von ^{3}H-Digoxin.

Literatur

BÜTTNER, H., u. F. PORTWICH: Kompetitionsphänomene bei der Bindung von Pharmaka an Albumin. Klin. Wschr. **45**, 225 (1967).
FARAH, A.: On the combination of some cardio-active glycosides with serum proteins. J. Pharmacol. exp. Ther. **83**, 143 (1945).
GILBERT, G. A., and R. C. L. JENKINS: Sedimentation and electrophoresis of interacting substances: II. Asymptotic boundary shape for two substances interacting reversibly. Proc. roy Soc. A **253**, 420 (1959).
HAARMANN, W., A. HAGEMEIER u. L. LENDLE: Über die Bindung von Digitalisglykosiden und Digitaloiden an die Eiweißstoffe des Blutserums. Naunyn-Schmiedebergs Arch. exp. Path. Pharmak. **194**, 205 (1940).
KRIEGLSTEIN, J., u. G. KUSCHINSKY: Quantitative Bestimmung der Eiweißbindung von Pharmaka durch Gelfiltration. Arzneimittel-Forsch. **18**, 287 (1968).
KUSCHINSKY, K.: Bestimmung der Eiweißbindung verschiedener Herzglykoside mittels Sephadex-Gelfiltration. Naunyn-Schmiedebergs Arch. Pharmak. exp. Path. **259**, 394 (1968).
— H. LAHRTZ, H. LÜLLMANN, and P. A. VAN ZWIETEN: Accumulation and release of ^{3}H-digoxin by guinea pig heart muscle. Brit. J. Pharmacol. Chemother. **30**, 317 (1967).
— H. LÜLLMANN u. P. A. VAN ZWIETEN: Über das Verhalten von Digoxin, Digitoxin und Digitoxigenin im isolierten Organsystem und im Plasma von Meerschweinchen nach Reserpin-Vorbehandlung. (In Vorbereitung.)

Kuschinsky, K., H. Lüllmann, and P. A. van Zwieten: A comparison of the accumulation and release of ³H-ouabain and ³H-digitoxin by guinea pig heart muscle. Brit. J. Pharmacol. Chemother. **32**, 598 (1968a).

— — — The binding of ³H-digitoxigenin by guinea pig atria tissue. Brit. J. Pharmacol. Chemother. **34**, 613 (1968b).

Nichol, L. W., and D. J. Winzor: The determination of equilibrium constants from transport data on rapidly reacting systems of the type $A + B \rightleftharpoons C$. J. phys. Chem. **68**, 2455 (1964).

Saris, N. E.: Acta chem. scand. **17**, 3 (1963); zit. nach W. Scholtan: Arzneimittel-Forsch. **14**, 146 (1964).

Scatchard, G.: The attractions of proteins for small molecules and ions. Ann. N. Y. Acad. Sci. **51**, 660 (1949).

Scholtan, W.: Vergleichende quantitative Bestimmung der Eiweißbindung von Chemotherapeutica mittels Sephadex und Dialyse. Arzneimittel-Forsch. **14**, 146 (1964).

— Die hydrophobe Bindung der Pharmaka an Humanalbumin und Ribonuclein-Säure. Arzneimittel-Forsch. **18**, 505 (1968).

— K. Schlossmann u. H. Rosenkranz: Bestimmung der Eiweißbindung von Digitalis-Präparaten mittels der Ultrazentrifuge. Arzneimittel-Forsch. **16**, 109 (1966).

Dr. K. Kuschinsky
Max-Planck-Institut f. Experim. Medizin
Abt. Biochem. Pharmakologie
3400 Göttingen, Hermann Rein-Straße 3

Histaminunabhängige Wirkungen von Anaphylatoxin auf glatte Muskulatur isolierter Organe

W. VOGT, N. ZEMAN und G. GARBE

Max-Planck-Institut für experimentelle Medizin
Abteilung Biochemische Pharmakologie, Göttingen

Eingegangen am 1. November 1968

Actions of Anaphylatoxin on Isolated Smooth Muscle Organs not Mediated by Histamine

Summary. The action of anaphylatoxin (AT) on the isolated guinea-pig uterus is not blocked by antihistaminics. In the guinea-pig ileum antihistaminics do inhibit AT effects, but they also antagonize the contraction induced by histidylproline, a compound which does not act by liberating histamine, i.e. they are not specific for histamine.

The isolated small intestine of rats, though unresponsive to histamine, is contracted by AT. This effect is not mediated by released serotonin.

The experiments render unlikely the assumption that the AT-induced contractions of isolated smooth muscle are caused by released amines. The phenomenon of AT tachyphylaxis is presumably due to a blockade of receptors by fixed AT and not by exhaustion of histamine stores.

Key-Words: Anaphylatoxin — Histamine Liberation — Tachyphylaxis — Smooth Muscle.

Zusammenfassung. Die Wirkung von Anaphylatoxin (AT) auf den isolierten Meerschweinchenuterus wird durch Antihistaminica nicht blockiert. Am Meerschweinchenileum haben Antihistaminica zwar einen hemmenden Effekt, aber sie verhindern auch die Wirkung von Histidylprolin, das nicht durch Histaminliberation wirkt und keine Tachyphylaxie hervorruft; d. h. sie wirken nicht spezifisch.

Der histaminunempfindliche Rattendünndarm wird gleichfalls durch AT erregt. Dieser Effekt beruht nicht auf etwaiger Freisetzung von Serotonin.

Die Versuche machen es unwahrscheinlich, daß die AT-Kontraktion isolierter glatter Muskulatur durch Aminliberation zustandekommt. Das Phänomen der Tachyphylaxie ist vermutlich durch Receptorblockade zu erklären, nicht durch Erschöpfung von Histaminspeichern.

Schlüsselwörter: Anaphylatoxin — Histaminliberation — Tachyphylaxie — glatte Muskulatur.

Seit den Untersuchungen von HAHN u. OBERDORF (1950) sowie ROCHA E SILVA u. ARONSON (1952) ist Anaphylatoxin (AT) als ein Histaminliberator charakterisiert. Die meisten AT-Wirkungen ähneln denen des Histamins; so kontrahiert AT glatte Muskulatur, wobei der isolierte

Meerschweinchendünndarm besonders empfindlich ist. Meerschweinchen reagieren mit einem Bronchospasmus. Beide Wirkungen werden durch Antihistaminica gehemmt; beide unterliegen der Tachyphylaxie. ROTHSCHILD u. ROCHA E SILVA (1954) haben dafür zuerst die naheliegende Erklärung gegeben: die Wirkungen von AT werden als Reaktionen auf freigesetztes Histamin verstanden. Tachyphylaxie tritt nach Erschöpfung der Histaminvorräte auf.

Zweifel an der Richtigkeit dieser Deutung erhoben sich, als MOTA (1959) fand, daß AT auch unter Bedingungen eine Tachyphylaxie hervorruft, unter denen es gar nicht zur Entleerung der Histaminspeicher kommt. Ferner beobachteten RANDALL et al. (1961) sowie FRIEDBERG et al. (1963, 1964), daß die Wirkung von AT auf den tachyphylaktisch gewordenen Meerschweinchendarm wiederkehrt, wenn man eine Pause von etwa 30 min gewährt. Außerdem reagieren Rattenorgane auf AT mit einer Kontraktion, obwohl sie auf Histamin nicht ansprechen (FRIEDBERG et al., 1963, 1964).

Die Tatsache der Histaminfreisetzung an sich beweist noch nicht, daß sie die Ursache der AT-Wirkungen ist. Der Antagonismus von Antihistaminica wäre beweisend, aber nur so lange, wie er als spezifisch gelten kann. Andererseits ist eingewandt worden, daß die Erholung eines isolierten Organs von der Tachyphylaxie in 15—30 min eine Wirkung über Histaminliberation nicht ausschließt (persönliche Mitteilung von Prof. TRENDELENBURG, Würzburg). Wenn die Histaminspeicher durch AT nur teilweise (aber unter ein kritisches Niveau) entleert würden, läge eine rasche Wiederauffüllung durch Biosynthese im Bereich des Möglichen. Dafür sprechen vielleicht auch Befunde von GROBECKER et al. (1966). Der Wirkung von AT auf Rattenorgane könnte im Prinzip der gleiche indirekte Mechanismus wie bei den Meerschweinchenorganen zugrundeliegen, wenn hier das neben Histamin in den Mastzellen vorhandene 5-Hydroxytryptamin als Transmitter liberiert würde.

Die folgenden Untersuchungen sollten die Bedeutung der Aminliberation für die Wirkungen von AT auf glatte Muskulatur klären helfen, indem unter anderem Bedingungen studiert wurden, unter denen die als Transmitter in Frage kommenden Amine Histamin und 5-Hydroxytryptamin nicht wirken oder nicht auftreten können. Eine Kurzmitteilung über die Ergebnisse ist früher erfolgt (VOGT u. ZEMAN, 1964).

Methoden

Rattenplasma-AT wurde durch Inkubation von Heparinplasma mit 10 mg/ml Sephadex G 75 (30 min, 37°C) gewonnen und ohne weitere Aufarbeitung verwendet. Als Kontrolle diente nicht aktiviertes Rattenplasma. An einigen Testobjekten wurde zusätzlich auch gereinigtes Schweineserum-AT (VOGT, 1968) untersucht.

Histidyl-Prolin wurde von Herrn Dr. E. SCHRÖDER, Schering AG, Berlin, synthetisiert.
Die isolierten Organe wurden in ein 10 ml Tyrodelösung enthaltendes Bad bei 34° C eingehängt und ihre Kontraktionen isotonisch registriert. Hebelbelastung 1 g.

Ergebnisse

Isolierter Meerschweinchendünndarm. Tripelennamin und Bamipin verhindern in Konzentrationen von $1-2 \cdot 10^{-8}$ g/ml die Wirkung von sonst maximal wirksamen Dosen von AT vollständig. Sie unterdrücken aber auch die Wirkung von Histidyl-Prolin, das kaum über Histaminliberation wirken dürfte, da es keine Tachyphylaxie hervorruft (Abb. 1).

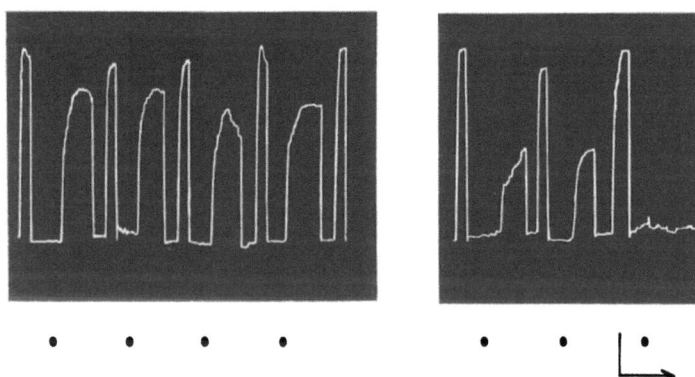

Abb. 1. Isol. Meerschweinchenileum. Links: Wirkung von 50 µg/ml Histidylprolin (•) ohne Tachyphylaxie. Rechts: Hemmung der Wirkung von 50 µg/ml Histidylprolin (•) durch $2 \cdot 10^{-8}$ g/ml Tripelennamin (ab ↳ im Bad). Unbezeichnete Kontraktionen: 0,004 µg Acetylcholin/ml

Der Meerschweinchendarm läßt sich allmählich gegen Histamin desensibilisieren, wenn man das Histamin abwechselnd mit hohen Dosen von Acetylcholin gibt (DALE, 1958). AT kontrahiert den Darm auch dann noch, wenn er gegen Histamin soweit unempfindlich geworden ist, daß er auf eine anfänglich mit dem AT äquieffektive Dosis nicht mehr reagiert (Abb. 2).

Meerschweinchenuterus. Den Befund von FRIEDBERG et al. (1963, 1964), daß der Meerschweinchenuterus auf AT empfindlich und mit schneller Erholung von der Tachyphylaxie reagiert, fanden wir in eigenen Versuchen bestätigt. Tripelennamin und Bamipin ($3 \cdot 10^{-8}$ bis $3 \cdot 10^{-7}$ g/ml) hatten gegenüber der AT-Wirkung keine auffällige Hemmwirkung, obwohl die Wirkung von Histamin vollständig blockiert wurde, selbst wenn das Histamin zehnfach höher dosiert wurde als sonst zu maximaler Kontraktion nötig (Abb. 3). Zwei ergänzende Versuche mit hochgereinigtem Schweineserum-AT (VOGT, 1968) ergaben, daß auch dieses Präparat seine Wirkung auf den Uterus nach Tripelennamin nicht verliert.

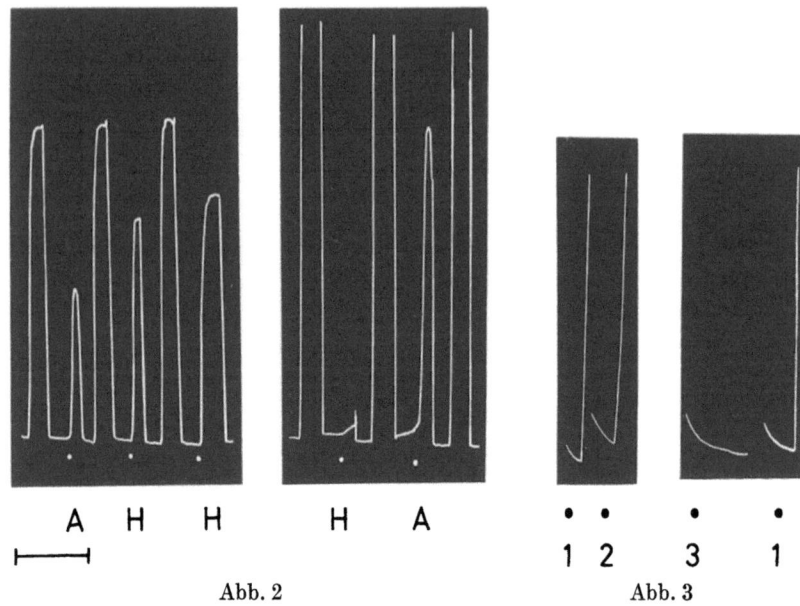

Abb. 2   Abb. 3

Abb. 2. Meerschweinchenileum in 10 ml Tyrodebad. AT-Wirkung nach Desensibilisierung gegen Histamin. $A = 0{,}25$ µg AT. $H = 0{,}1$ µg Histamin. Andere Kontraktionen durch 0,03 µg (links) bzw. 0,3 µg (rechts) Acetylcholin ausgelöst. Zwischen den beiden Kurvenabschnitten wurde der Darm durch 14malige Gabe von 0,3 µg Acetylcholin, alternierend mit Histamin, gegen Histamin desensibilisiert. ⊢——⊣ = 1 min

Abb. 3. Isol. Meerschweinchenuterus. Wirkung von AT und Histamin vor (links) und nach (rechts) $3 \cdot 10^{-7}$ g/ml Bamipin. *1* 0,002 ml/ml AT-Plasma; *2* 0,01 µg/ml Histamin; *3* 0,1 µg/ml Histamin

Rattendünndarm. Zur Kontraktion des Rattenileum brauchten wir zwei- bis zehnmal höhere Konzentrationen von AT als für den Meerschweinchendarm (0,06—0,4 ml AT-Plasma/10 ml Bad). Der erregenden Wirkung ging eine Erschlaffung des Organs voraus. Weder Tripelennamin noch Bamipin ($2 \cdot 10^{-8}$ g/ml) beeinflußten die Wirkung.

Dünndarmstücke von drei Ratten, die 24 Std vor der Entnahme Reserpin (6 mg/kg i.m.) erhalten hatten, reagierten auf AT unvermindert, eher etwas empfindlicher als Darmabschnitte von nicht vorbehandelten Tieren. Reserpin, normalen Rattendärmen im Organbad in einer Endkonzentration von $3 - 10^{-7}$ g/ml zugesetzt, verhinderte die nach 20 min Einwirkung geprüfte AT-Wirkung ebenfalls nicht.

Diskussion

Ein uns überraschendes Ergebnis war, daß die Antihistaminica die AT-Wirkung auf den Meerschweinchenuterus nicht verhinderten. Erst nachträglich fanden wir, daß CONARD u. MUTSAARS bereits 1949 einen ähnlichen Befund erhoben: Dimethylaminoäthylbenzanilin hatte am Meerschweinchenuterus in einer Verdünnung von 10^{-7} g/ml keine Hemmwirkung gegenüber agar-aktiviertem Meerschweinchen-Anaphylatoxin. Der Meerschweinchenuterus ist ausgesprochen histaminempfindlich, seine Reaktion auf Histamin wird durch Antihistaminica in den von uns verwendeten Konzentrationen wirksam blockiert. Eine wesentliche Beteiligung von etwa freigesetztem Histamin an der AT-Kontraktion des Meerschweinchenuterus scheint damit ausgeschlossen.

Am Rattenileum war eine Hemmwirkung der Antihistaminica nicht zu erwarten. Da Reserpin-behandelte, von freisetzbarem Serotonin entblößte Rattendärme auf AT unverändert gut ansprachen, kommt auch dieses Amin als Transmitter der AT-Wirkung nicht in Frage.

Somit scheint die Hemmwirkung der Antihistaminica gegenüber AT am Meerschweinchenileum eher ein Sonderfall zu sein als ein Zeichen von allgemeinem Antagonismus. BODAMMER u. VOGT (1967) haben inzwischen gefunden, daß auch der AT-Bronchospasmus teilweise gegen Antihistaminica resistent ist und die Kreislaufwirkungen von AT am Meerschweinchen überhaupt nicht durch Antihistaminica beeinflußt werden.

Selbst der am Meerschweinchenileum zu beobachtende Antagonismus beweist aber nicht, daß hier Histamin das eigentlich wirksame Agens der AT-Wirkung ist. Die Versuche mit Histidyl-Prolin zeigen, daß auch andere histaminunabhängige Wirkungen durch Antihistaminica verhindert werden können, und zwar in Konzentrationen, in denen unspezifische Effekte im allgemeinen nicht erwartet werden. Damit ist natürlich nicht ausgeschlossen, daß AT den Meerschweinchendarm tatsächlich durch Histaminliberation kontrahiert. Nachdem es aber gelang, den Meerschweinchendarm gegen Histamin weitgehend zu desensibilisieren und trotzdem noch AT-Kontraktionen auszulösen, wird die Histamintheorie der AT-Wirkung unwahrscheinlich. Eher sind direkte Wirkungen anzunehmen. Die Receptoren für Histamin und AT sind offenbar beide durch Antihistaminica zu besetzen, aber dennoch verschieden. Das geht auch daraus hervor, daß mit Antihistamin behandelte Meerschweinchendärme nach mehrfachem Spülen zwar wieder reaktionsfähig gegenüber Histamin werden, nicht aber gegenüber AT.

Unsere Versuche sprechen dafür, daß AT ungeachtet einer aminliberierenden Wirkung die glatte Muskulatur von Darm und Uterus ohne freigesetzte Transmitter kontrahieren lassen kann, d.h. durch eigene Wirkung. Die Tachyphylaxie bedarf dann einer anderen Erklärung als sie früher gegeben wurde. Uns ist am wahrscheinlichsten die auf SCHAUMANN (1931) zurückgehende Theorie der Receptorblockade, die im Fall des AT auch von FRIEDBERG et al. (1964) diskutiert worden ist. Eine starke Neigung von AT zur Adsorption an Oberflächen wird bei chemisch-präparativen Arbeiten immer wieder offenbar.

Herrn Dr. E. SCHRÖDER, Berlin, möchten wir für die freundliche Überlassung von Histidyl-Prolin danken, Fräulein ILSE KLEINE für die ergänzenden Untersuchungen mit gereinigtem Anaphylatoxin.

Literatur

BODAMMER, G., and W. VOGT: Actions of anaphylatoxin on circulation and respiration of the guinea pig. Int. Arch. Allergy **32**, 417—428 (1967).

CONARD, V., et W. MUTSAARS: Effet antagoniste des colorants basiques sur la genèse de l' «anaphylatoxine». C. R. Soc. Biol. (Paris) **143**, 119—120 (1949).

DALE, M. M.: An inhibitory effect of acetylcholine on the response of the guinea-pig ileum to histamine. Brit. J. Pharmacol. **13**, 17—19 (1958).

FRIEDBERG, K. D., G. ENGELHARDT u. F. MEINEKE: Über die Tachyphylaxie der Anaphylatoxinreaktion und ihre Bedeutung für die Anaphylaxie. Int. Arch. Allergy **22**, 166—169 (1963).

— — — Untersuchungen über die Anaphylatoxin-Tachyphylaxie und über ihre Bedeutung für den Ablauf echter anaphylaktischer Reaktionen. Int. Arch. Allergy **25**, 154—181 (1964).

GROBECKER, H., P. HOLTZ u. J. JONSSON: Über die Wirkung des Tyramins auf den isolierten Darm. Naunyn-Schmiedebergs Arch. Pharmak. exp. Path. **255**, 491—509 (1966).

HAHN, F., u. A. OBERDORF: Antihistaminica und anaphylaktoide Reaktionen. Z. Immun.-Forsch. **107**, 528—538 (1950).

MOTA, I.: The mechanism of action of anaphylatoxin. Its effect on guinea-pig mast cells. Immunology **2**, 403—413 (1959).

RANDALL, H. G., S. L. TALBOT, H. C. NEU, and A. G. OSLER: Studies on the mechanism of hypersensitivity phenomena. IV. An isometric smooth muscle assay system. Immunology **4**, 388—400 (1961).

ROCHA E SILVA, M., and M. ARONSON: Histamine release from the perfused lung of the guinea pig by serotoxin (anaphylatoxin). Brit. J. exp. Path. **33**, 577—586 (1952).

ROTHSCHILD, A. M., and M. ROCHA E SILVA: Activation of a histamine-releasing agent (anaphylatoxin) in normal rat plasma. Brit. J. exp. Path. **35**, 507—518 (1954).

SCHAUMANN, O.: Über Oxy-Ephedrine. Naunyn-Schmiedebergs Arch. exp. Path. Pharmak. **160**, 127—176 (1931).

VOGT, W.: Preparation and some properties of anaphylatoxin from hog serum. Biochem. Pharmacol. **17**, 727—733 (1968).

—, u. N. ZEMAN: Analyse der erregenden Wirkung von Anaphylatoxin auf glatte Muskulatur. Naunyn-Schmiedebergs Arch. exp. Path. Pharmak. **247**, 328—329 (1964).

Prof. Dr. W. VOGT
Max-Planck-Institut für experimentelle
Medizin, Abteilung Biochemische Pharmakologie
3400 Göttingen, Hermann Rein-Str. 3

Der Einfluß von Chelatbildnern auf die Verteilung und Ausscheidung von Radioeisen bei der Ratte

ROLF GÜNTHER

Institut für Strahlenbiologie, Kernforschungszentrum Karlsruhe

Eingegangen am 25. September 1968

Distribution and Excretion of Radioiron in the Rat as Influenced by Chelating Agents

Summary. The influence of various chelating agents on the distribution and excretion of radioiron, carrier-free or diluted with stable carrier, was studied in rats. Simultaneous administration of chelating agents lowers the retention of radioactive iron in all tissues whereas after delayed treatment a small fraction of storage iron can be removed from liver and spleen. The efficacy is higher in the case of isotopically diluted radioactive iron. The most effective compounds are ethylenedi-(α-o-hydroxyphenyl)glycine, 2-(β-aminoethoxy)cyclohexylaminetetraacetate, and desferrioxamine B. The practical value of the former chelator, however, is excluded by its high toxicity.

Key-Words: Chelating Agents — Isotopic Dilution — Radioactive Iron — Rat.

Zusammenfassung. Es wurde der Einfluß verschiedener Chelatbildner auf die Verteilung und Ausscheidung von trägerfreiem und isotopisch verdünntem Radioeisen bei der Ratte untersucht. Während bei gleichzeitiger Verabfolgung der Chelatbildner die Retention in allen Geweben herabgesetzt wird, führt die nachträgliche Verabreichung zu einer nur geringfügigen Mobilisierung von Depoteisen aus Leber und Milz. Die Wirksamkeit ist im Falle von isotopisch verdünntem Radioeisen größer. Äthylendi-(α-o-hydroxyphenyl)glycin, 2-(β-Aminoäthoxy)cyclohexylamintetraacetat und Desferrioxamin B erwiesen sich als die wirksamsten Verbindungen, wobei jedoch die hohe Toxizität der ersteren die praktische Verwendung ausschließt.

Schlüsselwörter: Chelatbildner — Isotopische Verdünnung — Radioeisen — Ratte.

Durch die Einführung von Diäthylentriaminpentaacetat (DTPA) und Desferrioxamin B (Desferal®, DFOA) erfuhr die Chelattherapie der Eisenspeicherkrankheiten in den letzten Jahren eine wesentliche Bereicherung (s. CHENOWETH, 1968; RUBIN, 1964; WÖHLER, 1961). Daß grundsätzlich mit der Möglichkeit noch wirksamerer Chelatbildner zu rechnen ist, zeigten orientierende Untersuchungen von BOHNE et al. (1967), LÊ (1965) und RUBIN (1964), die die Aufmerksamkeit auf cyclohexan-haltige bzw. aromatische Polyaminopolycarbonsäuren lenkten. Systematische tierexperimentelle Untersuchungen, die einen quantitativen Vergleich der Wirksamkeit der oben erwähnten und anderer Verbindungen erlauben, liegen bisher jedoch noch nicht vor. Diese Lücke zu schließen, ist die Aufgabe der vorliegenden Untersuchung.

Methodik

Als Versuchstiere dienten männliche Albinoratten (Heiligenberg-Stamm) im Alter von 6—10 Wochen und mit einem mittleren Körpergewicht von 190 g, deren Futter aus Preßlingen mit einem Fe-Gehalt von 262 mg · kg^{-1} und Leitungswasser ad libitum bestand. Es wurden die Stoffwechselkäfige nach NIGROVIĆ u. MOHR (1966) verwendet. Wir töteten die Tiere durch Ausbluten in Äthernarkose.

Das trägerfreie ^{59}Fe lag als Ferrichlorid vor und wurde in einer Aktivität von ~ 3 µCi/Tier (0,5 ml; pH ~ 2) in die Schwanzvene injiziert. Im Falle der isotopischen Verdünnung betrug die Trägerdosis 15 µmol FeCl$_3$ pro Tier. Den ^{59}Fe-Gehalt der Proben bestimmten wir mittels eines NaJ(Tl)-Bohrlochkristalls und eines γ-Spektrometers; er wurde in Prozent der injizierten ^{59}Fe-Dosis ausgedrückt. Die Masse der Muskulatur setzten wir nach allgemein üblichem Vorgang mit 45% des Körpergewichts, die des Blutes mit 7,3% an. Die Aktivität des Skelets erhielten wir, indem wir den ^{59}Fe-Gehalt eines Femurs mit 20 multiplizierten.

Nachstehend angeführte, in Aqu. bidest. gelöste Chelatbildner in einer Dosierung von 100 µmol pro Tier wurden nachträglich (zu den in den Tabellen angeführten Zeitpunkten) oder gleichzeitig mit ^{59}Fe intraperitoneal (2 ml) injiziert:
1. Äthylendiamintetraacetat (ÄDTA), 2. Hydroxyäthyläthylendiamintriacetat (HÄDTA), 3. 2,2'-Bis-[di(carboxymethyl)amino]diäthyläther (BADÄ), 4. Diäthylentriaminpentaacetat (DTPA), 5. Triäthylentetraaminhexaacetat (TTHA), 6. trans-Cyclohexan-1,2-diamintetraacetat (CDTA), 7. (2-Hydroxycyclohexyl)äthylendiamintriacetat (HCÄDTA), 8. Bis(2-hydroxycyclohexyl)äthylendiamindiacetat (BHCÄDA), 9. (2-Hydroxycyclohexyl)iminodiacetat (HCIDA), 10. 2-(β-Aminoäthoxy)cyclohexylamintetraacetat (ACATA), 11. Äthylendi-(α-o-hydroxyphenyl)-glycin (ÄDHPG), 12. Desferrioxamin B-methansulfonat (DFOA) und 13. D-Penicillamin (PA). Die Verbindungen 1.—10. lagen als Ca-Chelate vor; 11., dessen Ca-Chelat schwer löslich ist, wurde als Na$_2$-Salz verabfolgt.

Die LD 50% des ÄDTA und ÄDHPG bestimmten wir an Mäusemännchen (NMRI/Han-Stamm) mit einem durchschnittlichen Körpergewicht von 33 g mittels der Staircase-Methode von DIXON u. MOOD (1948).

Ergebnisse

Alle Versuchsreihen enthielten Kontrollgruppen, d.h. nur mit ^{59}Fe injizierte Tiere, die einen Eindruck über die Zeitabhängigkeit des Verteilungsmusters vermitteln. Die in den Abb. 1—3 wiedergegebenen Daten zeigen, daß die isotopische Verdünnung einen starken Einfluß auf die ^{59}Fe-Verteilung und deren Zeitabhängigkeit ausübt. Der ^{59}Fe-Gehalt der Nieren bleibt in beiden Versuchsreihen und zu allen Zeitpunkten mit rund 1% konstant. ^{59}Fe wird vorwiegend mit den Faeces ausgeschieden, wobei die isotopische Verdünnung die Ausscheidungsrate eindeutig senkt (Tab. 1).

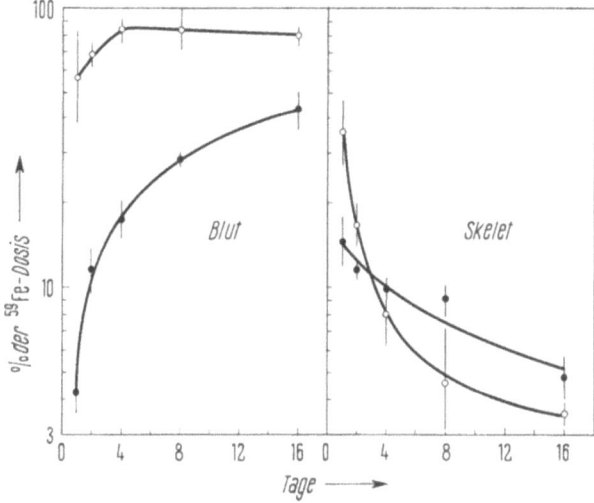

Abb. 1

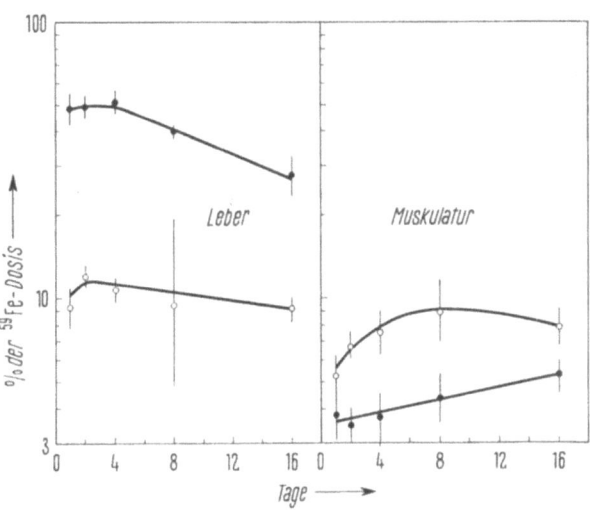

Abb. 2

Abb. 1—3. ^{59}Fe-Gehalte der Organe zu verschiedenen Zeitpunkten nach i.v. Injektion von trägerfreiem (o) und isotopisch verdünntem (•) ^{59}FeCl$_3$. Mutungsbereiche für $P = 0{,}05$. 4—13 Ratten pro Versuchspunkt

Abb. 3

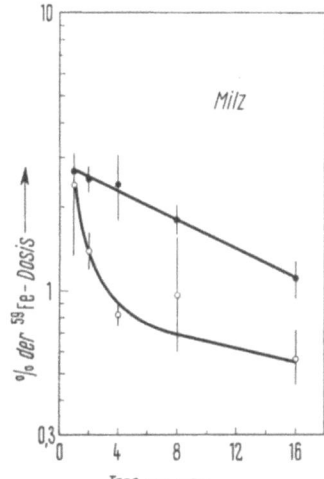

Die gleichzeitige Verabfolgung von Chelatbildnern führt zu einer mehr oder weniger starken Intensivierung der ^{59}Fe-Ausscheidung mit dem Urin, zum Teil auch mit den Faeces, und zu einer entsprechenden Herabsetzung der ^{59}Fe-Retention durch die Gewebe (Tab. 2 und 3).

Werden die Chelatbildner nachträglich verabfolgt, erreicht die Intensivierung der ^{59}Fe-Ausscheidung ein wesentlich geringeres Ausmaß (Tab. 4). Die Ausscheidung des trägerfreien ^{59}Fe ist zwar etwas höher als bei isotopischer Verdünnung; es ist jedoch zu berücksichtigen, daß in letzterem Fall auch die *Kontrollwerte niedriger* sind (Tab. 1), so daß die

Tabelle 1. *^{59}Fe-Ausscheidung (%$_0$ der Dosis) nach i.v. Injektion von trägerfreiem und isotopisch verdünntem ^{59}Fe. Mutungsbereiche für P = 0,05.* N = Zahl der Tiere

Tage	N	Faeces	Urin
		trägerfrei	
1—2	11	3,8	0,19
		(3,4—4,2)	(0,10—0,30)
3—4	12	6,8	0,35
		(6,0—7,8)	(0,28—0,43)
16—18	6	0,61	0,14
		(0,55—0,67)	(0,13—0,16)
		isotopisch verdünnt	
1—2	13	1,8	0,19
		(1,6—2,1)	(0,15—0,25)
3—4	5	1,6	0,09
		(1,3—1,9)	(0,06—0,14)

Chelatbildner — wie auch bei gleichzeitiger Injektion — bei isotopisch verdünntem ^{59}Fe eine stärkere Wirksamkeit (d. h. ausgeschiedenes ^{59}Fe in %$_0$ *der Kontrolle*) als beim trägerfreien Radionuclid aufweisen. Der erhöhten Ausscheidung liegt eine Mobilisierung des ^{59}Fe aus Leber und (bei isotopischer Verdünnung) auch aus der Milz zugrunde (Tab. 5), während der ^{59}Fe-Gehalt des Blutes und aller anderen Gewebe sich nicht signifikant ($P > 0,05$) von den entsprechenden Kontrollwerten unterscheidet.

Daß trägerfreies ^{59}Fe ausschließlich aus der Leber mobilisiert wird, bestätigt sich auch in einer Versuchsreihe, in der einige Chelatbildner wiederholt verabfolgt wurden (Tab. 6). Im Falle des ÄDHPG starben 3 von 6 Tieren nach der 5. Injektion, so daß — im Gegensatz zu den übrigen Chelatbildnern — von einer weiteren Verabfolgung Abstand genommen wurde.

Tab. 7 zeigt, daß der ^{59}Fe-Gehalt der Organe durch die Fe(III)-Chelate des DTPA und DFOA nicht beeinflußt wird.

Tabelle 2. ^{59}Fe-Gehalt der Organe am 2. Tag und der Ausscheidung am 1. + 2. Tag (% der Kontrolle) nach gleichzeitiger i.p. Injektion von trägerfreiem ^{59}Fe und 100 μmol Chelatbildner. Mutungsbereiche für $P = 0{,}05$. Je 6 Tiere pro Gruppe

Chelat-bildner	Blut	Skelet	Leber	Milz	Muskulatur	Niere	Faeces	Urin
ÄDTA	27,3 (23,0—32,4)	36,6 (24,6—54,6)	25,7 (19,5—33,8)	18,1 (14,1—22,4)	48,2 (37,0—63,0)	65,3 (51,3—81,3)	54 (38—76)	28000 (18600—41700)
HÄDTA	65,0 (57,9—73,0)	75,9 (56,9—100,0)	57,5 (51,3—64,5)	63,2 (51,3—79,4)	157 (129—195)	67,6 (57,5—79,4)	79 (66—93)	8600 (5750—12900)
BADÄ	33,9 (28,2—40,7)	64,5 (47,0—88,5)	40,3 (33,8—49,0)	35,9 (25,1—47,8)	105 (83—132)	77,6 (66—91)	104 (83—132)	21300 (14100—31600)
DTPA	21,8 (15,8—30,2)	42,7 (22,8—79,4)	25,1 (19,5—32,4)	23,7 (18,2—30,9)	80,3 (55,0—117,5)	56,9 (46,8—69,1)	53 (38—72)	29500 (19100—45700)
TTHA	19,8 (14,5—27,0)	87,6 (63,5—121,0)	92,2 (66,0—129,0)	44,0 (33,1—57,5)	167 (135—209)	90,5 (74,0—112,0)	113 (98—132)	12300 (8300—18200)
CDTA	3,16 (2,57—3,89)	6,0 (4,1—8,7)	6,3 (5,4—7,4)	3,3 (2,7—4,1)	9,5 (6,4—14,1)	41,3 (28,8—60,3)	114 (78—166)	45500 (30900—67600)
HCÄDTA	80,0 (68,0—94,0)	75,0 (56,5—99,5)	61,0 (53,0—70,0)	71,2 (57,7—88,0)	152 (122—188)	92,5 (78,6—108,0)	705 (614—810)	3640 (2380—5560)
BHCÄDA	31,6 (23,6—42,5)	22,0 (15,0—33,3)	24,4 (15,1—38,9)	34,2 (28,1—41,7)	68,9 (55,5—85,5)	46,2 (34,4—62,2)	803 (708—912)	13200 (8750—19900)
HCIDA	83,1 (73,2—94,4)	91,0 (57,5—144)	90,6 (78,4—105)	84,7 (66,9—107,5)	103 (62,5—127)	96,0 (81,3—114)	89 (80—99)	55 (36—85)
ACATA	10,0 (8,7—11,5)	19,3 (11,4—32,4)	15,0 (12,9—17,4)	11,6 (9,12—14,3)	22,2 (15,5—30,9)	33,7 (27,8—39,8)	211 (105—426)	40700 (27000—61600)
ÄDHPG	22,9 (19,5—26,9)	14,8 (11,3—19,0)	10,8 (7,9—15,1)	13,0 (9,76—17,0)	103 (77,6—135,0)	17,7 (12,3—25,1)	1180 (980—1410)	6890 (3870—12000)
DFOA	23,0 (19,9—26,3)	20,4 (14,0—30,2)	13,9 (11,5—16,6)	18,9 (14,6—24,6)	109 (87—138)	82,2 (69,2—98,7)	102 (83—126)	28800 (19500—42600)
PA	89,6 (79,8—100)	91,0 (67,5—123)	100 (88,2—115)	89,0 (73,3—108,8)	106 (83,5—134)	110,4 (91,6—133)	83 (69—100)	84 (55—141)

Tabelle 3. ^{59}Fe-Gehalt der Organe am 2. Tag und der Ausscheidung am 1. + 2. Tag (% der Kontrolle) nach gleichzeitiger i.p. Injektion von isotopisch verdünntem ^{59}Fe und 100 μmol Chelatbildner. Mutungsbereiche für $P = 0{,}05$. N = Zahl der Tiere

Chelat-bildner	N	Blut	Skelet	Leber	Milz	Muskulatur	Niere	Faeces	Urin
ÄDTA	12	24,7 (19,9—30,8)	19,4 (16,6—22,6)	5,55 (4,65—6,65)	3,89 (3,2—4,76)	56,2 (48,0—66,2)	50,0 (41,3—60,8)	110 (49—208)	29500 (23000—37900)
HÄDTA	6	52,4 (39,4—69,5)	35,3 (30,0—41,6)	12,7 (11,2—14,45)	9,4 (8,2—10,8)	80,6 (71,1—91,5)	38,4 (33,2—44,5)	153 (93—255)	26400 (20450—34100)
BADÄ	12	41,0 (33,6—50,0)	17,3 (14,6—20,5)	6,84 (5,64—8,3)	6,11 (4,96—7,51)	63,1 (51,9—76,7)	28,0 (22,6—34,6)	128 (88—190)	28200 (21800—45800)
DTPA	12	36,6 (31,0—43,0)	18,2 (14,8—22,1)	5,5 (4,84—6,38)	5,64 (4,85—6,55)	50,1 (42,3—59,4)	28,5 (24,2—33,6)	114 (77—169)	29500 (22900—38000)
CDTA	12	6,53 (5,4—7,9)	3,04 (2,42—3,84)	0,94 (0,82—1,09)	1,13 (0,85—1,5)	15,8 (12,8—19,4)	20,0 (16,1—24,7)	267 (212—336)	32400 (25200—41600)
HCÄDTA	5	36,0 (27,9—46,5)	17,5 (14,3—21,6)	5,28 (4,20—6,64)	6,35 (4,92—8,20)	73,0 (56,9—94,0)	33,2 (26,6—41,3)		Verlust
HCIDA	10	47,5 (35,0—64,5)	74,4 (56,8—97,6)	73,2 (63,5—84,5)	19,9 (15,1—26,2)	98,8 (81,0—120)	260 (175—387)	436 (355—537)	5370 (4140—6960)
ACATA	12	9,4 (7,64—11,0)	5,94 (4,8—7,48)	1,76 (1,43—2,17)	2,68 (2,16—3,34)	29,5 (22,6—38,4)	12,6 (9,85—16,1)	584 (437—780)	30200 (23500—38800)
DFOA	12	35,7 (29,0—43,9)	10,7 (8,7—13,1)	2,22 (1,94—2,53)	4,53 (3,64—5,64)	45,7 (39,2—53,4)	42,4 (34,0—52,7)	286 (229—357)	31600 (24600—40600)

Tabelle 4. ^{59}Fe-Gehalt der Ausscheidungen am 3. und 4. Tag (% der Kontrolle) nach i.v. Injektion von trägerfreiem bzw. isotopisch verdünntem ^{59}Fe. 100 µmol Chelatbildner wurden i.p. am 2. Tag injiziert. Mutungsbereiche für $P = 0{,}05$. Je 6 Tiere pro Gruppe

Chelat-bildner	trägerfrei		isotopisch verdünnt	
	Faeces	Urin	Faeces	Urin
ÄDTA	76 (64—90)	126 (91—174)	115 (95—140)	1050 (746—1490)
BADÄ	82 (65—104)	117 (78—176)	97 (76—121)	389 (282—537)
DTPA	100 (82—124)	119 (115—124)	132 (111—158)	555 (372—812)
CDTA	113 (91—140)	198 (152—258)	138 (113—170)	550 (372—813)
BHCÄDA	92 (81—104)	126 (111—141)	254 (202—325)	416 (316—630)
ACATA	117 (94—148)	311 (248—390)	296 (239—366)	1289 (911—1820)
ÄDHPG	191 (138—268)	484 (297—789)	580 (463—725)	889 (608—1300)
DFOA	111 (87—143)	218 (166—281)	267 (226—314)	645 (462—900)

Tabelle 5. ^{59}Fe-Gehalt der Leber und Milz am 4. Tag (% der Kontrolle). Sonstige Versuchsbedingungen s. Tab. 4

Chelat-bildner	trägerfrei		isotopisch verdünnt	
	Leber	Milz	Leber	Milz
ÄDTA	87,0 (75,5—100)	102 (85,0—123)	85,9 (77,7—94,8)	77,6 (56,2—107)
BADÄ	91,1 (75,3—110)	105 (84,3—138)	89,0 (81,5—96,8)	70,8 (55,7—90,0)
DTPA	116 (92,4—145)	116 (94,8—143)	81,5 (75,6—88,1)	63,7 (51,2—80,3)
CDTA	110 (95,2—129)	91,7 (81,8—103)	85,0 (76,7—94,0)	69,1 (52,4—91,8)
BHCÄDA	82,0 (71,2—94,4)	106 (88,0—114)	86,9 (81,0—93,2)	93,3 (74,6—117)
ACATA	94,4 (81,3—110)	85,0 (71,2—100)	72,4 (62,6—83,7)	52,1 (41,7—62,5)
ÄDHPG	70,0 (56,2—87,0)	86,6 (72,8—103)	55,5 (50,2—61,2)	76,6 (58,6—100)
DFOA	111 (91,5—134)	100 (75,0—135)	86,0 (78,7—93,6)	83,1 (58,5—118)

Tabelle 6. ^{59}Fe-Gehalt der Organe (% der Kontrolle) am 16. Tag nach i.v. Injektion von trägerfreiem ^{59}Fe. Chelatbildner (100 µmol · d^{-1}) wurden am 2., 4., 6., 8., 10., 12. und 14. Tag i.p. injiziert; ÄDHPG vom 2. bis 10. Tag. Mutungsbereiche für $P = 0.05$. N = Zahl der Tiere

Chelat-bildner	N	Blut	Skelet	Leber	Milz	Muskulatur	Niere
DTPA	6	100 (91,1–112)	117,5 (103–134)	110 (94,6–130)	136 (99–187)	159 (105–238)	80,9 (59,3–110)
ACATA	5	110 (89,6–122)	120 (71,2–161)	68,4 (57,8–80,8)	171 (136–215)	199 (156–256)	69,5 (36,9–131)
ÄDHPG	3	88,2 (74,8–104)	151 (123–186)	40,3 (33,2–48,7)	94,0 (76,0–117)	95,4 (58,4–156)	57,8 (43,1–77,1)
DFOA	6	107 (95,2–120,5)	145 (122–172)	69,4 (58,4–82,4)	124 (90,4–169)	132 (81,6–213)	89,5 (62,2–129)

Tabelle 7. ^{59}Fe-Gehalt der Organe (% der Kontrolle) am 4. Tag nach i.v. Injektion von trägerfreiem ^{59}Fe. Am 2. Tag wurden 100 µmol Fe(III)-Chelat i.p. verabreicht. Mutungsbereiche für $P = 0.05$. N = Zahl der Tiere

Chelat	N	Blut	Skelet	Leber	Milz	Muskulatur	Niere
DTPA	5	102 (77,5–135)	100 (80,5–124)	96,8 (84,4–111)	115 (82,0–125)	93,3 (57,6–151)	95,9 (66,0–139)
DFOA	4	95,5 (71,3–128)	79,5 (61,6–102)	90,5 (75,8–108)	78,5 (61,1–101)	94,2 (60,3–147)	100 (79,2–127)

Im Hinblick auf die offenbar hohe Toxicität von ÄDHPG bestimmten wir an Mäusen die LD 50% (einmalige i.p. Injektion) im Vergleich zu der von ÄDTA (Abb. 4). Die Werte und die Mutungsgrenzen für $P = 0,05$ betragen für ÄDHPG 0,58 mmol · kg^{-1} (0,41—0,82) und für ÄDTA 17,4 mmol · kg^{-1} (16,6—18,1). Der Exitus erfolgte in beiden Fällen nach 24—72 Std.

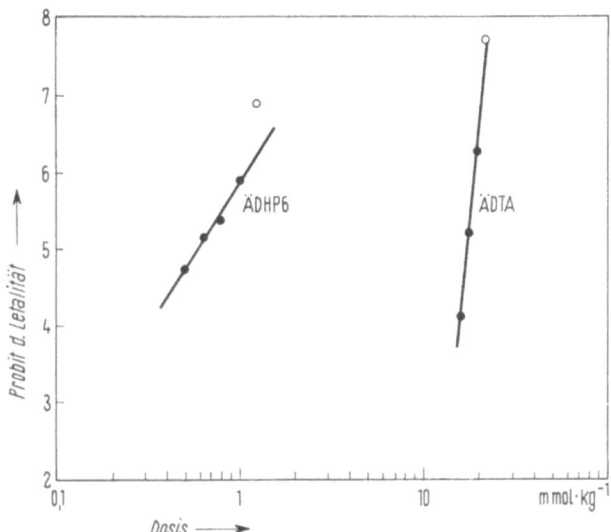

Abb. 4. Dosis-Letalitätskurven für ÄDHPG (24 Mäuse) und ÄDTA (50 Mäuse). ○ sog. Arbeitsprobit bei 100% Letalität

Diskussion

Der augenfälligste Einfluß der isotopischen Verdünnung betrifft die Kinetik der ^{59}Fe-Retention im Blut (Abb. 1). Da die Plasmakonzentration des Transferrins, des für den Fe-Stoffwechsel relevanten Transportproteins, rund 10^{-5} mol · l^{-1} beträgt, wird die Fe-Bindungskapazität durch die Trägerdosis von 15 μmol stark überschritten, und es kommt zu einer verminderten Retention durch das Apotransferrin sowie einer Ablagerung des überschüssigen Fe in Leber und Milz in Form des sog. Depoteisens. Der ^{59}Fe-Gehalt der Leber ist auf das fünffache erhöht (Abb. 2); die Ausscheidung aus der Milz ist im Vergleich zum trägerfreien ^{59}Fe verlangsamt (Abb. 3). Die Annahme, daß es im Blut zur Bildung von kolloidalem Fe-Hydroxid kommt, ist wenig wahrscheinlich, da nach Injektion von präformiertem Ferrihydroxid erheblich höhere Konzentrationen in der Milz resultieren (ANGHILERI, 1967). Der Umstand, daß der ^{59}Fe-Gehalt des Blutes bei isotopischer Verdünnung relativ langsam einen Maximum zustrebt, weist darauf hin, daß das Depoteisen in nur geringem Maße in den Fe-Turnover im Erythron einbezogen wird.

Die nach gleichzeitiger Injektion von ^{59}Fe und Chelatbildner resultierende ^{59}Fe-Retention im Körper kann durch Isotopenaustausch und/ oder Ligandenaustausch bedingt sein. Isotopenaustausch, d.h. der Austausch des radioaktiven Isotops mit dem endogenen stabilen Isotop, wie er für ^{60}Co, ^{65}Zn (CATSCH u. LÊ, 1965, 1966; HARMUTH-HOENE, 1967) und ^{54}Mn (KUHN, 1968) nachgewiesen wurde, kann im Falle von ^{59}Fe insofern ausgeschlossen werden, als die Fe(III)-Chelate des DTPA und DFOA nicht in der Lage sind, endogenes ^{59}Fe zur Ausscheidung zu bringen (Tab.7). HARMUTH-HOENE (unveröff. Ergebnisse) konnte in vitro einen sehr langsam verlaufenden isotopischen Austausch zwischen Transferrin und Fe(III)-Chelaten nachweisen. Man ist somit gezwungen, die ^{59}Fe-Retention auf eine echte Fe-Abspaltung, d.h. den Austausch des exogenen Liganden gegen biogene Liganden zurückzuführen. Da andererseits die Chelatbildner in der Lage sind, endogenes Fe zu mobilisieren (Tab.4—6; BOHNE et al., 1967, 1969), ist zu folgern, daß die biogenen Liganden, die für die Retention des chelierten ^{59}Fe verantwortlich sind, nicht identisch sind mit denjenigen Liganden, die endogenes Fe an die Chelatbildner verlieren. Diese Annahme erklärt auch, warum die Chelatbildner bei gleichzeitiger Injektion den ^{59}Fe-Gehalt in allen Organen senken, nachträglich verabfolgt jedoch nur in Leber und Milz. Verständlich wird auch die höhere Wirksamkeit der Chelatbildner im Falle von isotopisch verdünntem ^{59}Fe, das nach dem oben gesagten in Form des offenbar leichter mobilisierbaren Depoteisens vorliegt.

Die Wirksamkeit eines Chelatbildners sollte in erster Näherung eine Funktion der sog. effektiven Stabilitätskonstante sein, in der die Stabilität der Fe-Chelate, die Konzentration des Chelatbildners im physiologischen Verdünnungsraum sowie die Konkurrenz von Ca^{2+} und H^+ berücksichtigt werden (CATSCH, 1968). Die effektiven Stabilitätskonstanten für diejenigen Chelatbildner, bei denen die für die Berechnung erforderlichen Größen bestimmt sind, sind in Tab.8 zusammengestellt. Die Chelatstabilitäts- und Aciditätskonstanten entnahmen wir der Zusammenstellung bei CATSCH (1968), im Falle von ÄDHPG der Arbeit von L'EPLATTENIER et al. (1967). Es wurden ein pH-Wert von 7,4 und die Ca^{2+}-Konzentration im Blutplasma mit 10^{-3} mol · l^{-1} angenommen. Der physiologische Verdünnungsraum der Polyaminopolycarbonsäuren beträgt nach BOHNE et al. (1968) 20% des Körpergewichts, der des DFOA 63% (PETERS et al., 1966).

Betrachten wir zunächst den ^{59}Fe-Gehalt in Leber und Skelet (Tab.2), so ist die theoretisch geforderte Zunahme der Wirksamkeit mit wachsender effektiver Stabilitätskonstante (Tab.8) annähernd realisiert. Eine Ausnahme ist CDTA, das — auch in den anderen Organen und auch bei isotopischer Verdünnung (Tab.3) — eine erheblich größere Wirksamkeit zeigt, als aufgrund der effektiven Stabilitätskonstante zu erwarten ist. Dies ist offenbar dadurch bedingt, daß Fe(III)-CDTA ein sog. robustes, d. h. durch träge Austauschreaktionen charakterisiertes Chelat ist; auf die generelle Tendenz des CDTA zur Bildung robuster Chelate wurde bereits von SCHWARZENBACH et al. (1954) hingewiesen. Das cyclohexanhaltige ACATA zeigt ebenfalls eine exceptionell hohe Wirksamkeit, und auch hier liegt die gleiche Erklärung nahe. Daß die auffallend hohe Wirksamkeit von CDTA und ACATA bei nachträglicher Verabfolgung fehlt, unterstützt diese Vorstellung.

Tabelle 8. *Logarithmen der effektiven Stabilitätskonstanten von Fe-Chelaten* (s. Text)

Chelatbildner	Fe(III)	Fe(II)
ÄDTA	14,8	4,0
HÄDTA	12,1	4,5
BADÄ	14,7	5,2
DTPA	17,0	5,5
TTHA	19,7	7,2
CDTA	15,8	
HCÄDTA	12,5	3,9
HCIDA	7,1	1,9
ÄDHPG	21,9	
DFOA	22,5	< 1

Was den ^{59}Fe-Gehalt des Bluts betrifft, so können wir im Hinblick auf den schnellen ^{59}Fe-Turnover im Erythron annehmen, daß 48 Std nach ^{59}Fe-Injektion bereits ein relativ großer Bruchteil der Aktivität den Erythrocyten zuzuordnen ist. Auf der anderen Seite unterliegt jedoch nach den Befunden von NAGARAJAN et al. (1964) mit ÄDTA auch keinem Zweifel, daß der nach Verabfolgung der Chelate resultierende ^{59}Fe-Gehalt des Bluts im wesentlichen die Konkurrenz zwischen exogenem Chelatbildner und Apotransferrin widerspiegelt. Die Stabilität des Transferrinkomplexes (Tr-Fe$_2$) beträgt $pK_1 = 27,7$ bzw. $pK_2 = 30,3$ (DAVIS et al., 1962) und ist somit höher als die in Tab. 8 angeführten Effektivitätskonstanten. Die Daten der Tab. 2 und 8 zeigen, daß die Chelatwirksamkeit bei effektiven Stabilitätskonstanten $\geq 10^{14}$ mit rund 25% der Kontrolle praktisch konstant bleibt. Dies kann nur bedeuten, daß die Geschwindigkeit des Ligandenaustausches auch in diesem Fall den entscheidenden Faktor darstellt und daß die verschiedenen Chelatbildner sich in dieser Beziehung unterschiedlich verhalten. Beide Annahmen stehen in guter Übereinstimmung mit in vitro-Versuchen (BATES et al., 1967; OHRTMANN, 1969; RUBIN et al., 1960).

Daß die cyclohexanhaltigen ACATA, BHCÄDA, HCÄDTA und vor allem das aromatische ÄDHPG im Gegensatz zu den aliphatischen Polyaminopolycarbonsäuren in starkem Maße mit den Faeces ausgeschieden werden (Tab.2 und 3), wurde bereits von HADDOCK et al. (1965) sowie RUBIN u. PRINCIOTTO (1960) nachgewiesen.

Unterschiede in der Wirksamkeit nachträglich verabfolgter Chelatbildner kommen am stärksten im Falle des isotopisch verdünnten ^{59}Fe, bei dem der Dekorporationseffekt, wie bereits erwähnt, größer als beim trägerfreien Nuclid ist, zum Ausdruck (Tab. 4). Die Wirksamkeit nimmt in folgender Reihenfolge ab: ÄDHPG > ACATA > DFOA > DTPA. Bezüglich der drei letzteren Verbindungen kamen BOHNE et al. (1967) zum gleichen Ergebnis. Während im Falle von ÄDHPG, DFOA und DTPA eine positive Korrelation zwischen der Wirksamkeit und der effektiven Stabilitätskonstante der Fe(III)-Chelate besteht, ist die Wirksamkeit des ACATA unerwartet hoch. Die Stabilitätskonstanten des ACATA sind zwar noch nicht bestimmt, doch dürften sie maximal um nur zwei Größenordnungen die des BADÄ übertreffen und damit niedriger als für DFOA sein. Eine plausible Erklärung für diese Diskrepanz wäre, daß ACATA Fe(II) *und* Fe(III) zu chelieren imstande ist, DFOA dagegen ausschließlich Fe(III). Daß das Ferritin außer Ferrihydroxid einen labilen Fe(II)-Pool besitzt, ist bekannt (GREEN et al., 1958; MAZUR et al., 1955).

Für die Behandlung der Eisenspeicherkrankheiten bietet sich, wenn man ausschließlich den Dekorporationseffekt berücksichtigt, natürlich zunächst ÄDHPG an; die LD 50% und der therapeutische Index sind jedoch extrem niedrig, so daß diese Verbindung für die Humanmedizin nicht in Frage kommt. Dieser Hinweis ist insofern angezeigt, als ÄDHPG bereits klinisch — offenbar in Unkenntnis seiner hohen Toxicität — verwendet wurde (CLETON et al., 1963; KORMAN, 1959). Demgegenüber zeigt ACATA mit einer LD 50% von 12,7 mmol · kg^{-1} eine geringere Toxicität als DFOA, dessen LD 50% 2,4 mmol · kg^{-1} beträgt (BOHNE et al., 1967; PFISTER et al., 1967). BOHNE u. LESSMANN (1969) fanden bei zwei Hämochromatosefällen allerdings, daß ACATA weniger wirksam als DFOA war. Interessant ist, daß die kombinierte Behandlung mit DFOA und ACATA eine höhere Fe-Ausscheidung ergab, als die äquimolare Dosis nur eines der beiden Chelatbildner. Analog verhalten sich DFOA und DTPA (MACDONALD, 1966; SMITH, 1964). Auch diese Befunde stützen unsere Vorstellung, daß ACATA und DTPA einen vom DFOA abweichenden Angriffsort am endogenen Fe-Pool besitzen.

Literatur

ANGHILERI, L. J.: Fate of intravenously injected iron compounds: ferric-fructose complex, iron-EDTA, ferric hydroxide and iron-albumin labeled with ^{59}Fe. Biochem. Pharmacol. **16**, 2033 (1967).

BATES, G. W., C. BILLUPS, and P. SALTMAN: The kinetics and mechanism of iron (III) exchange between chelates and transferrin. J. biol. Chem. **242**, 2810 (1967).
BOHNE, F., A.-E. HARMUTH-HOENE, K. KÜRZINGER u. F. HAVLÍČEK: Metabolismus und Toxizität therapeutischer Chelatbildner. 5. Mitteilung. Strahlentherapie **136**, 609 (1968).
— — u. K. M. WEBER: Vergleichende Untersuchungen über die Wirksamkeit von Chelatbildnern bei der experimentellen Eisenspeicherkrankheit der Ratte. Naunyn-Schmiedebergs Arch. Pharmak. exp. Path. **257**, 409 (1967).
—, u. J. LESSMAN: Die Wirkung von Desferal und 2-(β-Aminoäthoxy)cyclohexylamintetraacetat bei der experimentellen Eisenspeicherkrankheit der Ratte und bei der primären Hämochromatose des Menschen. Arzneimittel-Forsch. (im Druck) (1969).
CATSCH, A.: Dekorporierung radioaktiver und stabiler Metallionen. München: K. Thiemig KG. 1968.
—, and D. KH. LÊ: Removal of ^{60}Co and ^{65}Zn from the mammalian body. Experientia (Basel) **21**, 724 (1965).
— — Das Verhalten von Radiozink-Chelaten im Säugetierorganismus. Strahlentherapie **130**, 557 (1966).
CHENOWETH, M. B.: Clinical uses of metal-binding drugs. Clin. Pharm. Ther. **9**, 365 (1968).
CLETON, F., A. TURNBULL, and C. A. FINCH: Synthetic chelating agents in iron metabolism. J. clin. Invest. **42**, 327 (1963).
DAVIS, B., P. SALTMAN, and S. BENSON: The stability constants of the iron-transferrin complex. Biochem. biophys. Res. Commun. **8**, 56 (1962).
DIXON, W. J., and A. M. MOOD: A method for obtaining and analyzing sensitivity data. J. Amer. Statist. Ass. **43**, 109 (1948).
GREEN, S., A. H. SAHA, A. W. CARLETON, and A. MAZUR: Release of storage iron to the plasma by xanthine oxidase after purine administration. Fed. Proc. **17**, 223 (1955).
HADDOCK, E. P., E. J. ZAPOLSKI, M. RUBIN, and J. V. PRINCIOTTO: Biliary excretion of chelated iron. Proc. Soc. exp. Biol. (N.Y.) **120**, 663 (1965).
HARMUTH-HOENE, A.-E.: Metabolismus und Toxizität therapeutischer Chelatbildner. 1. Mitteilung. Strahlentherapie **134**, 110 (1967).
KORMAN, S.: Studies on the pathogenesis of anemia with an iron chelate. J. clin. Invest. **38**, 1018 (1959).
KUHN, A.: Dekorporation von Radio-Mangan durch Isotopen-Austausch. Naturwissenschaften **55**, 38 (1968).
LÊ, D. KH.: Neue Möglichkeiten der Chelat-Therapie der Hämosiderose. Arzneimittel-Forsch. **15**, 387 (1965).
L'EPLATTENIER, F., I. MURASE, and A. E. MARTELL: New multidentate ligands. VI. J. Amer. chem. Soc. **89**, 837 (1967).
MACDONALD, R.: Deferoxamine and diethylenetriaminepentaacetic acid (DTPA) in thalassemia. J. Pediat. **69**, 563 (1966).
MAZUR, A., S. BACZ, and E. SHORR: The mechanism of iron release from ferritin as related to its biological properties. J. biol. Chem. **213**, 147 (1955).
NAGARAJAN, B., V. M. SIVARAMAKRISHNAN, and S. BRAHMANANDAM: The distribution of ^{59}Fe in albino rats after intravenous administration in the ionic or chelated form. Biochem. J. **92**, 531 (1964).
NIGROVIĆ, V., u. T. MOHR: Ein neuartiger Stoffwechselkäfig für Arbeiten mit Radionukliden. Strahlentherapie **130**, 314 (1966).
OHRTMANN, R.: In vitro-Untersuchunben über den Einfluß von Chelatbildnern auf die Eisenbindung in Humanserum. Inauguraldissertation, Heidelberg 1969.

Peters, G., H. Keberle, K. Schmidt, and H. Brunner: Distribution and renal excretion of desferrioxamine and ferrioxamine in the dog and in the rat. Biochem. Pharmacol. **15**, 93 (1966).

Pfister, G., A. Catsch u. V. Nigrović: Antidote bei der akuten Eisenvergiftung. Arzneimittel-Forsch. **17**, 748 (1967).

Rubin, M.: The significance of chelation for clinical problems of iron metabolism. In: Chelation therapy, p. 66. Springfield, Ill.: Ch. C. Thomas 1964.

— J. Houlihan, and J. V. Princiotto: Chelation and iron metabolism I. Proc. Soc. exp. Biol. (N.Y.) **103**, 663 (1960).

— J. V. Princiotto: Synthetic amino acid chelating agents and iron metabolism. Ann. N. Y. Acad. Sci. **88**, 450 (1960).

Schwarzenbach, G., R. Gut u. G. Anderegg: Komplexone XXV. Helv. chim. Acta **37**, 937 (1954).

Smith, R. S.: Chelating agents in the diagnosis and treatment of iron overload in thalassemia. Ann. N.Y. Acad. Sci. **119**, 776 (1964).

Wöhler, F.: Über die Freisetzung von Eisen aus dem menschlichen Organismus durch eine Hydroxamsäureverbindung. Proc. 8th Congr. Europ. Soc. Haemat., Bd. 1, S. 244 (1961).

Dr. med. R. Günther
Institut für Strahlenbiologie
Kernforschungszentrum Karlsruhe
7500 Karlsruhe, Postfach 3640

The Effect of Staphylococcal α-Toxin on Blood Platelets

K. Mašek, J. Libánská, R. Nosál, and H. Rašková

Institute of Pharmacology Czechoslovak Academy of Sciences
and Faculty of Pediatrics, Charles University, Prague

Received July 31, 1968

Summary. Staphylococcal α-toxin incubated with rabbit blood platelets induces an early blood platelet aggregation with subsequent release of 5-HT. The phenomenon of platelet aggregation is accompanied by release of ATPase activity into the supernatant. An electron microscope examination of platelets after the addition of toxin revealed characteristic morphological changes.

Key-Words: Staphylococcal α-toxin — Blood Platelets — Aggregation — 5-hydroxytryptamine.

Schlüsselwörter: Staphylokokkentoxin α — Blutplättchen — Aggregation — 5 Hydroxytryptamin.

Staphylococcal α-toxin is known for its hemolytic and dermonecrotic potency as well as for its high general lethal potency. These properties are generally not brought into relation with other properties of the toxin, although the described properties point directly to more general effects. So far it has been established that staphylococcal α-toxin elicits a contraction of a smooth muscle preparation (THAL and EGNER, 1961; BROWN and QUILLIAM, 1965; MAŠEK et al., 1967).

During recent years attention has been paid to the effect of the toxin on blood platelets (SIEGEL and COHEN, 1964; BERNHEIMER and SCHWARTZ, 1965; MAŠEK and RAŠKOVÁ, 1966; JELJASZEWICZ et al., 1966).

The purpose of this study was to contribute further to the elucidation of the effect of staphylococcal α-toxin in this respect. Isolated blood platelets treated with staphylococcal α-toxin were examined with regard to the mechanism of platelet aggregation, 5-hydroxytryptamine (5-HT) release and changes observed with the electron microscope.

Material and Methods

Staphylococcal α-toxin, a crude product purchased from Biogena Prague (4,500 H.U.) was used. The dose of toxin is expressed in hemolytic units (H.U.) per 1 ml of incubation medium. Adenosine, Adenosine 5′diphosphate (ADP), Adenosine 5′triphosphate (ATP), N-Acetylneuraminic acid (Calbiochem), Tris hydroxymethylaminomethane (E. Merck A.G.), 5-hydroxytryptamine creatinine sulphate (5-HT) (F. Hoffmann-La Roche) were used.

Preparation of Platelets

Blood was withdrawn from the carotid arteries of anesthetised rabbits through polyethylene cannulae collected in siliconized centrifuge tubes containing 3.8% sodium citrate (1:9) and centrifuged at 4°C for 15 min at 400 × g. To isolate platelets from the plasma, the platelet rich plasma was further centrifuged for 15 min at 4,000 × g at 4°C and the sedimented platelets were washed twice with buffered saline and finally suspended in buffered saline pH 7.2. The final suspension contained 200,000—250,000 platelets per mm^3.

Aggregation of Platelets was measured in a model SF 4 spectrophotometer as the decrease in optical density (O.D.) of the suspension at 600 mµ by the method of BORN (1962). For comparison, the aggregation of the platelets was also observed microscopically.

5-hydroxytryptamine Assay. The direct spectrofluorometric method of WEISSBACH and REDFIELD (1960) has been used. The fluorescence of the samples was read on an OPTON spectrofluorometer fitted with a Xenon lamp.

Protein Determination has been performed by the method of LOWRY et al. (1951) using crystalline albumin as a standard.

Assay of ATPase Activity. The activity in the supernatant has been estimated according to KIELLEY (1955) using histidine buffer pH 7.5 and Pi was determined by the Fiske-Subbaow reaction at room temperature. One unit of enzyme activity is defined as the amount which liberates 1 µMol of Pi/hr, specific activity is expressed as units/mg of protein (U/Mg).

Sialic Acid Assay. The thiobarbituric acid assay of WARREN (1959) detects only the free sialic acid. But this compound can be also released in a bound form (PRAGER and FLETSCHER, 1966). Therefore, the supernatant was first hydrolysed by 0,1 N H_2SO_4 at 80°C for 1 hour and then the assay was performed on 0.2 ml portions of the hydrolysate. Color development was measured at 549 mµ with an OPTON spectrophotometer. Sialic acid release is expressed in µMol per ml of supernatant.

Electron Microscopy. Samples of blood platelets which had been separated by double centrifugation were taken after separation, washing, incubation in saline and after incubation with staphylococcal α-toxin. 4% glutaraldehyde in 0.1 M phosphate buffer pH 7.2 followed by 2% osmiumtetroxide with barbithal acetate buffer 0.1 M, pH 7.4 were used as fixatives. The samples were postfixed and dehydrated in uranyl acetate : alcohol, and embedded in Westopal W. Some specimens were stained in sections according to KARNOVSKY (1961). LD_{50} of native toxin and of heated toxin (60°C—30 min) was determined after intravenous administration to mice.

Results

Platelet Aggregation. Staphylococcal α-toxin induced a large decrease of optical density (O.D.) of platelet rich plasma, which is proportional to the dose of toxin used. The steep decrease of O.D. within the first five minutes (Fig. 1) was accompanied by platelet aggregation which could be observed microscopically. In later stages severe damage of platelets occurred. Heating of the toxin at 60°C for 30 min which results in a complete loss of toxicity (measured by LD_{50}), abolished the steep decrease of O.D. in the first minutes, while the later decrease was still present, although it was less pronounced (Fig. 1).

The incubation of platelets with staphylococcal α-toxin and ADP (2.5×10^{-6} M) induced almost the same decrease of O.D. as the toxin alone. ADP without toxin also decreased O.D., but later on this increased again (Fig. 2).

5-HT Release. Staphylococcal α-toxin released 5-HT from platelets. The release of 5-HT is dose dependent and gradually increased with time.

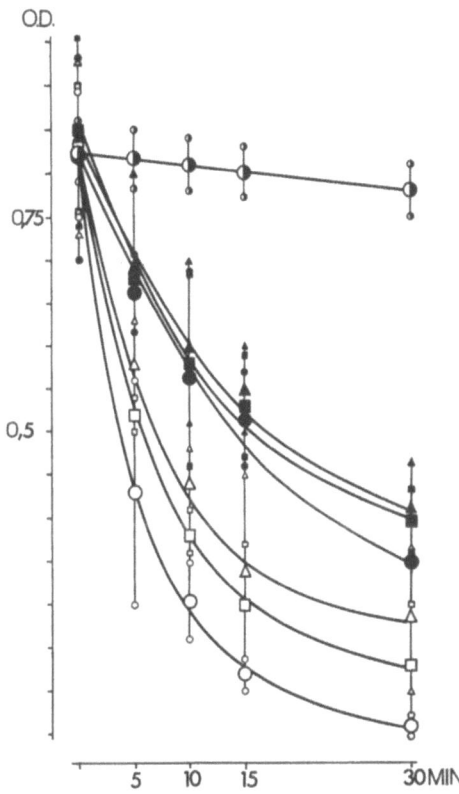

Fig. 1. Effect of staphylococcal α-toxin ▵, ▫, ○ native toxin, ▴, ▪, ● heated toxin on the optical density (O.D.) of platelets in plasma. ◐ control; ▵ 4 H.U., ▫ 8 H.U.; ○ 16 H.U. ($N = 4$). Each point represents the mean value with its fiducial limits

The heating of the toxin diminished but did not abolish the effect of the toxin. The absence of plasma (platelets in buffered saline) did not prevent the release of 5-HT by staphylococcal α-toxin (Fig. 3).

ATPase Activity. The addition of staphylococcal α-toxin to platelets in buffered saline resulted in an increase of ATPase activity in the supernatant almost immediately after the addition of the toxin (Fig. 4).

Sialic Acid Release. When the direct assay for the liberation of free sialic acid by staphylococcal α-toxin was performed on the supernatant of

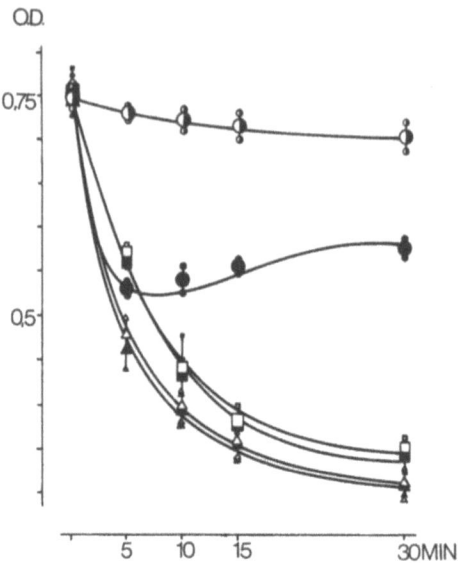

Fig. 2. Effect of ADP (2.5×10^{-6}M) administered alone or 10 min before staphylococcal α-toxin addition on the O.D. of platelets in plasma. ◐ control; ● ADP alone; □ 4 H.U.; ■ 4 H.U. + ADP; ▵ 8 H.U.; ▲ 8 H.U. + ADP ($N = 6$)

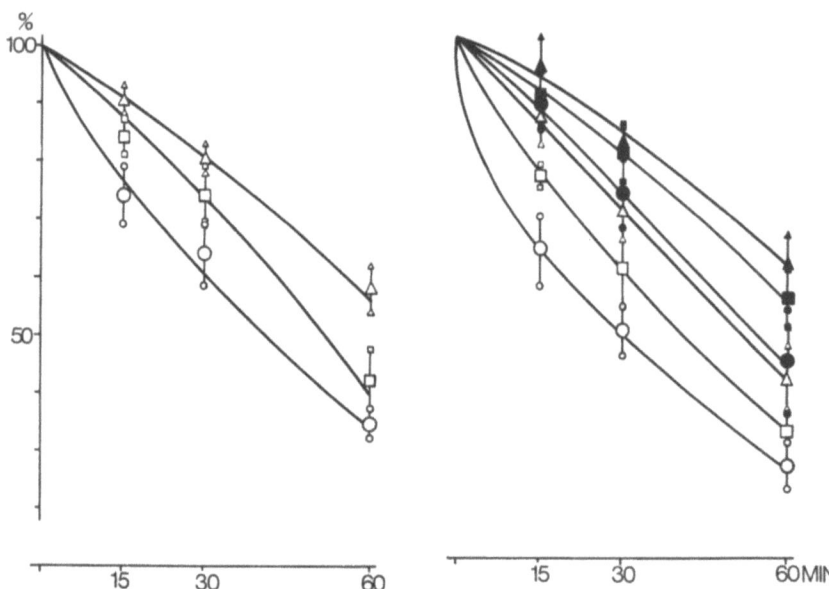

Fig. 3. Release of 5-hydroxytryptamine from platelets in buffered saline (left side) ▵ 4 H.U., □ 8 H.U.; ○ 16 H.U. Release of 5-hydroxytryptamine from platelets in plasma (right side) ▵, □, ○ native toxin, ▲, ●, ■ heated toxin; ▵ 4 H.U.; □ 8 H.U.; ○ 16 H.U. The values were corrected according to spontaneous release which did not exeede after 60 min incubation 6% ($N = 6$)

the platelets a color change was observed, but this was not the typical pink color derived from sialic acid. Only after hydrolysis by 0.1 N H_2SO_4 for 1 hour did the typical color reaction appear (Table).

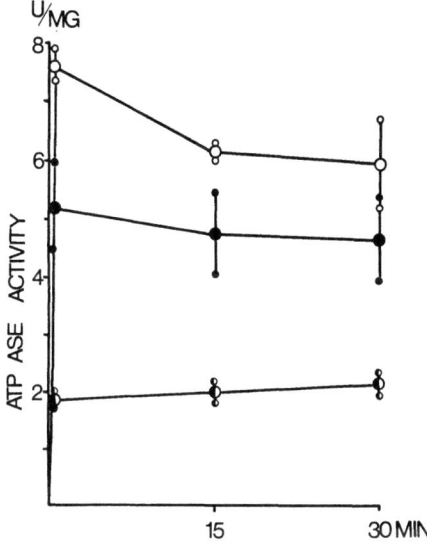

Fig. 4. ATPase activity release into the supernatant of platelets in buffered saline. ⊙ control, ○ native toxin, • heated toxin ($N = 6$)

Table. *Sialic acid release in $\mu Mol/ml$*

	Time of incubation	
	0 minutes	15 minutes
Control	0.150 (0.138—0.162)	0.162 (0.143—0.181)
STF toxin 16 H.U.	0.156 (0.142—0.170)	0.302 (0.283—0.321)

The values represent the mean values with their fiducial limits.

Electron Microscopy. Partial changes of the inner structure of blood platelets could be observed after the incubation of platelets in saline. The picture of the hyalomers was irregular, with variable rarefaction of dense protein components, with absence of glycoprotein granules and of microtubules (Fig. 5). These changes increased in the presence of the staphylococcal α-toxin. The density of the specific α granules was increased. No fibrin fibres of free platelet granules were found (Fig. 6), but some membrane fragments were present. The hyalomere dense components became very much less dense and fibrillous. Small osmiophilic granules probably corresponding to 5-HT residues, were present.

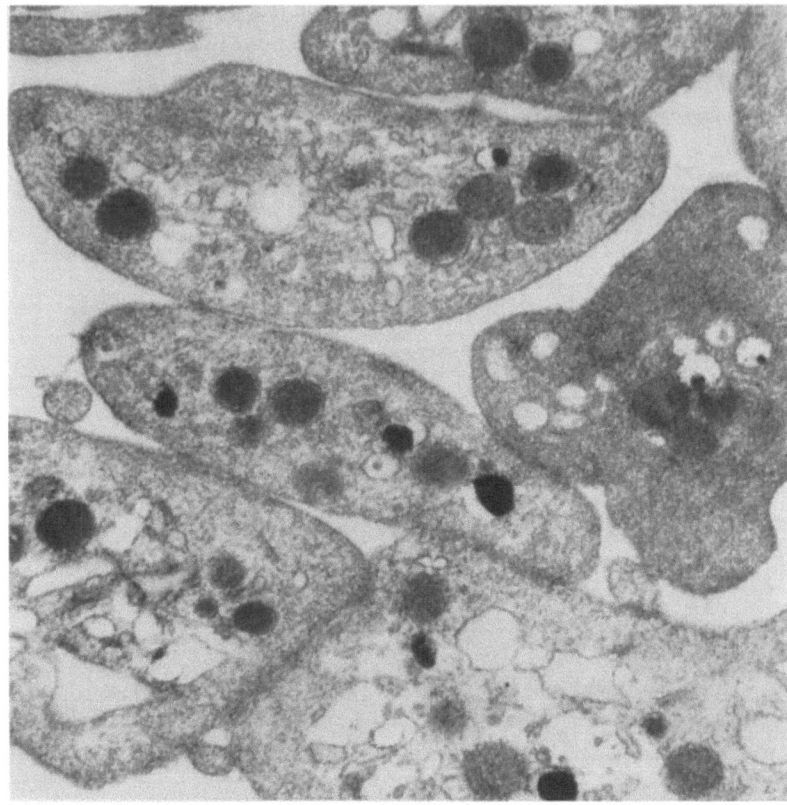

Fig. 5. Washed platelets, incubated in saline with trisodium citrate (ca. 25,000×).
In reproduction reduced to 9/10

Discussion

BORN and CROSS (1963) on the basis of experimental evidence designate the function of ADP as the key mechanism in platelet aggregation. SALZMAN et al. (1966) on the other hand presume that platelet aggregation occurs when the energy requirements of the platelets are altered by interfering with the activity of membrane ATPase.

HOVIG (1965) attributes great importance to neuraminic acid in platelet clumping. He relates the change of neuraminic acid in the membrane to the reduction of the negative charge of platelets under the action of neuraminidase which leads to a decrease of repulsive forces and thus to the aggregation.

Comparing our results with these findings it does not seem to be probable that ADP participates in the staphylococcal α-toxin induced

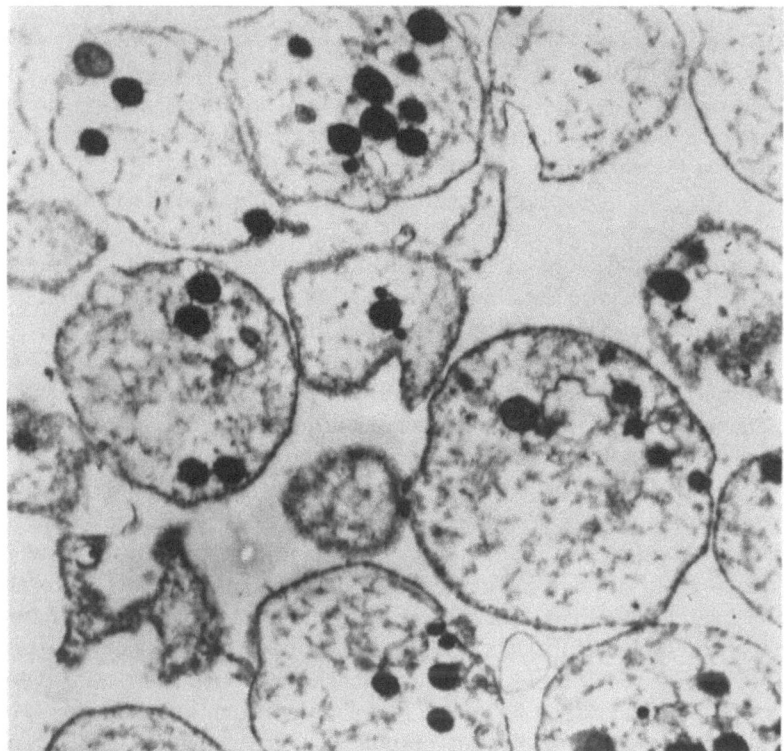

Fig. 6. Washed platelets incubated with 16 H.U. of staphylococcal α-toxin (ca. 14,000 ×). In reproduction reduced to 9/10

platelet aggregation. ADP and staphylococcal α-toxin do not have a synergistic effect and adenosine and EDTA do not antagonize the aggregating effect of the toxin as in the case of ADP induced aggregation (Mašek and Rašková, 1968).

On the other hand, the almost immediate increase of ATPase activity in the supernatant after staphylococcal α-toxin addition is striking. Salzman et al. (1966) have considered the role of membrane ecto-ATPase in the mechanism of platelet aggregation and the increase of ATPase activity in the supernatant could be explained by the splitting off of the membrane ATPase. Heating of the toxin decreases aggregation of platelets and simultaneously the level of ATPase activity in the supernatant is decreased. Therefore, the Salzman hypothesis seems to be more adequate to explain our results. The small amount of ATPase activity found in the supernatant of samples without toxin treatment could result from the washing of the platelets.

In our experiments staphylococcal α-toxin released sialic acid only in a bound form and further hydrolysis was necessary to detect free sialic acid. We cannot prove that the observed liberation of a complex with sialic acid is related to platelet aggregation although this possibility should be considered. Neuraminidase, a thermolabile enzyme, has been reported to be a potent aggregating factor (HOVIG, 1965).

During the incubation of platelets with staphylococcal α-toxin, there is a gradual release of 5-HT and the 5-HT release correlates well with the electron microscope pictures. The effect of the toxin is most pronounced in the presence of plasma and this may be due to the participation of a plasma factor (MAŠEK and RAŠKOVÁ, 1966).

Partial loss of platelet structure found in control specimens is attributed to unphysiological preparation conditions (SCOTT, 1967). The ultrastructure changes of blood platelets influenced by staphylococcal α-toxin suggest the destruction of the platelet surface membrane. It is probable that the washing process accentuates this. The membrane and cytoplasmic changes as well as the increase in density of platelet specific granules were previously found by SIEGEL and COHEN (1964) in platelets treated with staphylococcal toxin. In our previous work we have also seen platelet granules of high density in human platelets isolated from heparinized blood (LIBÁNSKÁ, 1966). We suppose that changes in platelet granule proteins occur leading to a higher concentration of heavy metals in the platelet granule contents. Platelet fibrinogen and other proteins which were found in platelet granules (NACHMAN et al., 1967) could participate in this reaction. As the whole process developed in citrated media, neither degranulated platelets typical for a platelet clot, nor fibrin fibres were found. The only morphological changes which occur under the influence of staphylococcal α-toxin in rabbit platelet ultrastructure appear to be a result of a deep platelet surface membrane change and a change in membrane region, resulting in an increased membrane permeability and fragility.

References

BERNHEIMER, A. W., and L. L. SCHWARTZ: Effect of Staphylococcal and other bacterial toxins on platelets in vitro. J. Path. Bact. **89**, 209 (1965).

BORN, G. V. R.: Aggregation of blood platelets by ADP and its reversal. Nature (Lond.) **194**, 927 (1962).

—, and M. J. CROSS: The aggregation of blood platelets. J. Physiol. (Lond.) **168**, 178 (1963).

BROWN, D. A., and J. P. QUILLIAM: Some effects of Staphylococcal toxin on isolated mammalian smooth muscle preparation. Brit. J. Pharmacol. **25**, 781 (1965).

HOVIG, T.: The effect of various enzymes on the ultrastructure, aggregation, and clot retraction ability of rabbit blood platelets. Thrombos. Diathes. haemorrh. (Stuttg.) **13**, 84 (1965).

JELJASZEWICZ, J., S. NIEWIAROWSKI, A. POPLAWSKI, and L. BLAWAT: Platelet aggregation by Staphylococcal toxins. Thrombos. Diathes. haemorrh. (Stuttg.) **15**, 69 (1965).
KARNOVSKY, M. J.: Simple methods for "staining with lead" at high pH in electron microscopy. J. Cell Biol. **11**, 729 (1961).
KIELLEY, W. W.: Mitochondrial ATPase. In: Methods in enzymology. Vol. 2, p. 593, 1955.
LIBÁNSKÁ, J.: The influence of EDTA, trisodiumcitrate and heparin on the ultrastructure of blood platelets. Thrombos. Diathes. haemorrh. (Stuttg.) **16**, 371 (1966).
LOWRY, O. H., N. J. ROSENBROUGH, A. L. FARR, and R. J. RANDALL: Protein measurement with Folin phenol reagent. J. biol. Chem. **193**, 256 (1951).
MAŠEK, K., and H. RAŠKOVÁ: Action of Staphylococcal α toxin on blood platelets. Čs. Physiol. **15**, 404 (1966).
— — unpublished observation (1968).
— — P. ŠVEC, and E. NOVÁK: The mechanism of Staphylococcal alpha toxin action on smooth muscle. Life Sci. **6**, 1859 (1967).
NACHMAN, R., A. MARCUS, and D. ZUCKER-FRANKLIN: Immunologic studies of proteins with subcellular fractions of normal and thrombosthenic platelets. Personal communication (1967).
PRAGER, M. D., and M. A. FLETSCHER: The effect of enzymatic release of sialic acid from human erythrocytes on Rh agglutinations. J. Immunol. **97**, 165 (1966).
SALZMAN, E. W., D. A. CHAMBERS, and L. L. NERI: Possible mechanism of aggregation of blood platelets by adenosine diphosphate. Nature (Lond.) **210**, 167 (1966).
SCOTT, R. B.: Activation of glycogenphosphorylase in blood platelets. Blood **30**, 321 (1967).
SIEGEL, I., and S. COHEN: Action of Staphylococcal toxin on human platelets. J. infect. Dis. **114**, 488 (1964).
THAL, A., and W. EGNER: The site of action of Staphylococcal toxin. J. exp. Med. **113**, 67 (1961).
WARREN, L.: The thiobarbituric acid assay of Sialic acids. J. biol. Chem. **234**, 1917 (1959).
WEISSBACH, H., and B. G. REDFIELD: Factors affecting the uptake of 5-HT by human platelets in an inorganic medium. J. biol. Chem. **235**, 3287 (1960).

Dr. H. RAŠKOVÁ
Albertov 4, Prague 2, ČSSR

Aufnahme und Verteilung von ^{14}C-L-Glutaminsäure in der Magenschleimhaut von Katzen*

K.-Fr. Sewing

Pharmakologisches Institut der Universität Tübingen

Eingegangen am 18. November 1968

Uptake and Distribution of ^{14}C-L-Glutamic Acid in the Cat Gastric Mucosa

Summary. 1. The incorporation and distribution of ^{14}C-L-glutamic acid in the gastric mucosa was investigated in cats.
 2. 90 min after the i.v. injection of ^{14}C-L-glutamic acid, radioactivity was accumulated in larger amounts in the fundic mucosa, than in the antral mucosa of the cat stomach. 18 hours after the injection the radioactivity was equally distributed between blood, antral and fundic mucosa.
 3. Autoradiographs demonstrated a localization of radioactivity in the fundus mainly in the area of the chief cells, the parietal cells being unlabelled. In the antral mucosa the radioactivity was equally distributed.
 4. Using a gel filtration technique, it was found that 90 min after the injection the bulk of the extractable radioactivity was associated with fractions having a molecular weight lower than that of the fractions with which it was associated 18 hrs after the injection.
 5. After the first step of purification (gel filtration) radioactivity was demonstrated in biologically active gastrin fractions suggesting an incorporation of ^{14}C-L-glutamic acid into the gastrin molecule.

Key-Words: Cats — Gastric mucosa — ^{14}C-L-Glutamic acid.

Zusammenfassung. 1. An Katzen wurden der Einbau und die Verteilung von ^{14}C-L-Glutaminsäure in der Magenschleimhaut untersucht.
 2. Radioaktivität wird 90 min nach der Injektion von ^{14}C-L-Glutaminsäure besonders im Fundus, in geringerer Menge auch im Antrum gegenüber dem Blut angereichert. 18 Std nach der Injektion war ein Verteilungsgleichgewicht zwischen Blut und Antrum- bzw. Fundusschleimhaut vorhanden.
 3. Autoradiographisch ließ sich radioaktives Material im Fundus vornehmlich im Bereich der größten Hauptzelldichte nachweisen, während die Belegzellen keine Markierung zeigten. In der Antrumschleimhaut war die Radioaktivität weitgehend gleichmäßig verteilt.
 4. 90 min nach der Injektion befand sich der Hauptteil der extrahierbaren Radioaktivität in niedermolekularen, 18 Std nach der Injektion in höhermolekularen Strukturen.
 5. In angereicherten Gastrinextrakten der Antrumschleimhaut ließ sich Radioaktivität nachweisen, was den Schluß zuläßt, daß exogen zugeführte ^{14}C-L-Glutaminsäure in endogenes Gastrin eingebaut wird.

Schlüsselwörter: Katzen — Magenschleimhaut — ^{14}C-L-Glutaminsäure.

* Mit Unterstützung der Deutschen Forschungsgemeinschaft.

Einleitung

Das von EDKINS (1905) postulierte und von KOMAROV (1938) als proteinartig identifizierte Gastrin, dessen Struktur von GREGORY u. TRACY (1964) aufgeklärt und durch die Synthese von ANDERSON et al. (1964) bestätigt wurde, enthält von 17 Aminosäuren mindestens 5 Glutaminsäuren.

Ziel der vorliegenden Arbeit ist es, zu untersuchen, ob und wie weit exogen zugeführte radioaktiv markierte Glutaminsäure

1. in Proteinfraktionen die Magenschleimhaut von Katzen und gegebenenfalls in die Gastrin-Fraktion aufgenommen und
2. in bestimmte Zelltypen bevorzugt eingelagert wird.

Methodik

1. Vorbehandlung der Tiere für die Gastrin-Extraktion

Katzen beiderlei Geschlechts mit einem Gewicht von 2,2—3,0 kg wurden 20 µCi/kg ^{14}C-L-Glutaminsäure (spez. Akt. 14,7 mCi/mMol) in Äthernarkose in die V. femoralis injiziert. Die Injektionslösung war so eingestellt, daß 20 µCi ^{14}C-L-Glutaminsäure in 1 ml 0,9% NaCl-Lösung gelöst waren. Eine Gruppe von Tieren wurde 90 min, eine andere 18 Std nach der Injektion durch manuelle Luxation der Wirbelsäule getötet. Sofort nach der Tötung wurde die Bauchhöhle eröffnet und aus der V. cava inf. Blut zur Radioaktivitätsbestimmung entnommen. Dann wurde der Magen in toto herausgetrennt, entlang der großen Kurvatur eröffnet, mit kaltem Leitungswasser gewaschen und mit Filterpapier abgetupft. Nach Zerteilen in Antrum und Fundus wurde die Schleimhaut von der Muscularis abgetrennt und von der Antrum- und Fundusschleimhaut je ein Stück zur Bestimmung der Radioaktivität im Gewebe herausgeschnitten. Zur Entnahme von Proben für histologische und autoradiographische Untersuchungen wurden vor der Abtrennung der Mucosa aus dem entsprechenden Magenabschnitt kreisrunde Stücke von 1 cm ⌀ herausgestanzt und entsprechend weiter verarbeitet (s. u.).

2. Extraktionsverfahren

Die analogen Schleimhautabschnitte von jeweils zwei Tieren wurden nach der Methode von BLAIR et al. (1961) zunächst mit der Schere und dann in der vierfachen Menge dest. Wassers mit dem Ultraturrax zerkleinert und 10 min lang gekocht. Nach Abkühlung der Extrakte auf Zimmertemperatur wurden diese 30 min bei 2000 · g zentrifugiert und der Überstand abgegossen. Vom Überstand und Sediment wurden jeweils Proben zur Bestimmung der Radioaktivität (s. u.) entnommen. Das Sediment wurde verworfen; die weitere Aufarbeitung des Überstands erfolgte durch Filtrieren zunächst durch Glaswolle und dann über Nacht bei + 4°C durch Filterpapier (Schl. & Sch. 595$^{1}/_{2}$). Das trübe Filtrat wurde dann zweimal mit dem 20fachen Volumen Aceton versetzt und die Fällung mit der 20fachen Menge des Ausgangsvolumen an Äther gewaschen. Der so gewonnene Proteinextrakt wurde im Vakuum getrocknet. Tab. 1 gibt die Mengen des so extrahierten Ausgangsmaterials an.

3. Gelfiltration

Diese Antrum- und Fundusextrakte wurden durch Gelfiltration an Sephadex G-50, aufgeschwemmt in 0,4% Ammoniumhydrogencarbonat nach dem Verfahren von GREGORY u. TRACY (1964) fraktioniert. Die Säule (30 · 1,5 cm) wurde jeweils

Tabelle 1. *Übersicht über die Mengen des Ausgangsmaterials und der Extraktionsausbeute der Antrum- und Fundusmucosa des Katzenmagens*

Katze Nr.	Gewicht (kg)	Antrumschleimhaut (g)	Fundusschleimhaut (g)	Antrum-Extrakt (mg)	Fundus-Extrakt (mg)
9	2,5	4,0	11,8	102,8	277,5
10	2,3	3,6	13,0		
11	2,6	1,7	6,2	145,3	321,2
12	2,2	4,4	8,8		
13	3,0	2,9	11,2	120,3	573,1
14	2,6	3,5	12,7		
15	3,0	3,5	8,7	82,0	749,1
16	2,5	3,3	12,0		
$\bar{x} \pm s_{\bar{x}}$	2,6 ± 0,1	3,5 ± 0,3	10,6 ± 0,9	112,6 ± 13,2	480,2 ± 110,8

mit 10 mg Extrakt, gelöst in 2 ml 0,4 % Ammoniumhydrogencarbonat, beschickt und mit einer Geschwindigkeit von 2—3 ml/15 min eluiert. Die kontinuierliche Kontrolle der UV-Absorption bei 280 nm der in 2 ml-Portionen aufgefangenen Eluate erfolgte mit Hilfe des LKB-Uvicord. Von den einzelnen Proben wurden 0,5 ml für die Proteinbestimmung nach LOWRY et al. (1951), 0,5 ml für die Bestimmung der Radioaktivität (s. u.) und 1,0 ml für die Bestimmung der HCl-stimulierenden Aktivität verwendet. Bis zur biologischen Testung lagerten die Proben bei — 18°C.

4. Messung der Radioaktivität

Ein aliquoter Teil vom Blut, der Antrum- bzw. Fundusschleimhaut und der Aceton-Äther-Extrakte wurde mit 1,0 ml Hyaminhydroxid (Röhm & Haas) bei 55°C mindestens 18 Std geschüttelt, nach Abkühlung auf Zimmertemperatur mit Diotol-Szintillator (HERBERG, 1960) auf 15,0 ml aufgefüllt und nach ausreichend langer Kälte- und Dunkeladaptation im TriCarb-Flüssigkeits-Szintillationszähler 314 EX (Fa. Packard) gemessen. Die Sephadex G-50-Eluate wurden zur Entfernung der Flüssigkeit vor der Aufnahme in Hyaminhydroxid lyophilisiert, um mit einer möglichst guten Zählausbeute arbeiten zu können.

5. Bestimmung der biologischen Aktivität („Gastrinaktivität")

Die Untersuchung der einzelnen Fraktionen auf ihre HCl-stimulierende Aktivität erfolgte nach LAI (1964). Danach wird der Magen von urethannarkotisierten (1,25 g/kg i.p.) Ratten via Oesophagus mit 37°C warmer 0,9% NaCl-Lösung mit einer Geschwindigkeit von 0,7 ml/min perfundiert, die über eine in den Pylorus eingebundene Polyäthylenkanüle abfließende Flüssigkeit in 10 min-Portionen aufgefangen und mit 0,01 N NaOH gegen Bromthymolblau als Indicator titriert. Die zu untersuchenden Proben wurden für jeweils 15 min mit einer Infusionsgeschwindigkeit einmal von 0,08 ml/min und zum andern mit 0,16 ml/min am gleichen Tier im Abstand von 70 min i.v. infundiert. Das Verfahren zur Berechnung der HCl-Sekretion war das gleiche wie das von LAI (1964) beschriebene und beruht darauf, daß die gesamte Sekretionsleistung als Folge einer Infusion nach Abzug der Basalsekretion als durchschnittliche HCl-Sekretion pro 10 min angegeben wird. Die gewonnenen Ergebnisse wurden mit den unter gleichen Bedingungen für synthetisches menschliches Gastrin I ermittelten Eichwerten verglichen.

6. Histologie und Autoradiographie[1]

Die aus dem Magen ausgestanzten kreisrunden Stücke (ca. 1 cm ⌀) wurden mit Stecknadeln mit der Serosaseite auf Korkplatten aufgespannt und in einer Mischung bestehend aus 50 ml 40% Formol und 350 ml 1/15 M Phosphatpuffer (pH 7,2) fixiert, mit steigenden Konzentrationen von Äthanol entwässert, in Paraffin eingebettet und in einer Dicke von 6 μ geschnitten. Nach entsprechend langer Autoradiographie mit NTB 3 (Kodak) wurden die Schnitte mit Methylgrün-Pyronin bzw. Toluidinblau (pH 4,0 und 5,0) gefärbt.

Ergebnisse

1. 90 min nach Injektion von ^{14}C-L-Glutaminsäure

90 min nach der i.v. Injektion von 20 μCi/kg ^{14}C-L-Glutaminsäure ergab sich im Blut, in der Antrum- und Fundusschleimhaut eine Verteilung der Radioaktivität, wie sie aus Tab. 2 hervorgeht. Bei allen Tieren lag die Blutkonzentration unter der bei gleichmäßiger Verteilung der

Tabelle 2. *Konzentration von Radioaktivität (dpm · 10^3/g Feuchtgewicht) im Blut, Antrum- und Fundusschleimhaut von Katzen 90 min nach i.v. Injektion von 20 μCi/kg ^{14}C-L-Glutaminsäure*

Tier Nr.	Blut	Antrum- schleimhaut	Fundusschleimhaut
9	39,4	85,0	183,6
10	43,4	43,7	100,8
11	36,1	74,2	93,8
12	19,9	43,2	46,3
$\bar{x} \pm s_{\bar{x}}$	34,5 ± 5,2	61,5 ± 10,6	106,1 ± 28,5

Radioaktivität im Organismus zu erwartenden (44,4 · 10^3 dpm/g) Radioaktivität. Innerhalb von 90 min kam es jedoch in der Schleimhaut beider Magenabschnitte zu einer deutlichen Anreicherung von Radioaktivität gegenüber dem Blut, die im Fundus stärker ausgeprägt war als im Antrum.

Bei der anschließenden Aceton-Äther-Extraktion zeigte sich, daß damit nur etwa 13—14% der in der Antrum- und Fundusschleimhaut vorhandenen Radioaktivität extrahiert wurden (Tab. 3). Im Verhältnis zur Extraktmenge kam es jedoch zu einer sieben- bis achtfachen Anreicherung von Radioaktivität. In den Antrumextrakten entsprach die biologische Aktivität von 1 g Schleimhaut (entsprechend 14,5 mg Extrakt) etwa der von 5—10 μg synthetischem menschlichen Gastrin I. Die Fundusextrakte waren biologisch inaktiv.

---

[1] Für die Anfertigung der Autoradiographien möchte ich Herrn Prof. Dr. HINRICHSEN vom Anatomischen Institut der Universität Tübingen herzlichst danken.

Tabelle 3. *Anreicherung von Radioaktivität (RA in dpm · 10³) in Extrakten der Antrum- und Fundusschleimhaut von Katzen, denen 90 min vor der Tötung 20 µCi/kg ¹⁴C-L-Glutaminsäure i.v. injiziert worden war*

	Tier Nr.	Gewicht (g)	Gesamt-dpm	Extraktions-ausbeute (mg)	dpm/Extrakt	Prozentuale Extraktionsausbeute		RA-%/Gewichts-%
						Gewichts-%	RA-%	
Antrum-schleimhaut	9	4,0	340,1	102,8	48,8	1,35	9,41	6,97
	10	3,6	157,5	145,3	53,9	2,38	17,05	7,16
	11	1,7	126,2					
	12	4,4	190,0					
	$\bar{x} \pm s_{\bar{x}}$	3,4 ± 0,6	203,4 ± 47,5	124,0 ± 21,	51,4 ± 2,6	1,87 ± 0,51	13,23 ± 3,82	7,07 ± 0,09
Fundus-schleimhaut	9	11,8	2166,6	277,5	264,7	1,12	7,61	6,79
	10	13,0	1310,3	321,2	205,9	2,14	20,81	9,72
	11	6,2	581,5					
	12	8,8	407,8					
	$\bar{x} \pm s_{\bar{x}}$	10,0 ± 1,4	1116,6 ± 400,8	299,8 ± 22,3	235,3 ± 29,4	1,63 ± 0,51	14,21 ± 6,60	8,26 ± 1,46

In den Autoradiographien waren beide Bereiche des Magens — Antrum und Fundus — radioaktiv markiert, wobei die Fundusschleimhaut die stärkste Markierung aufwies, wie es sich auch schon mit der Flüssigkeitsszintillationsmessung ergeben hatte. Dabei fiel auf, daß der basale Anteil der Fundusschleimhaut mit der größten Hauptzelldichte wesentlich stärker markiert war als der Bereich der größten Belegzelldichte (Abb. 1a). In der Antrumschleimhaut nahm die Dichte der radioaktiven Markierung von der Schleimhautbasis bis zum lumennahen Anteil geringfügig ab, jedoch war hier kein ausgeprägter Übergang (Abb. 1b). Von der starken Markierung im Bereich der größten Hauptzelldichte im Fundus abgesehen war weder im Fundus noch in der Antrumschleimhaut eine spezifische Anreicherung von Radioaktivität in bestimmten Zelltypen festzustellen.

Die Auftrennung der gewonnenen Antrum- und Fundusschleimhautextrakte durch Gelfiltration mit Sephadex G-50 in 0,4% Ammoniumhydrogencarbonat zeigte deutliche Elutionscharakteristica (Abb. 2 und 3). Bei einer UV-Absorption von 280 nm fanden sich zwei Gipfel, von denen der erste schärfer konturiert und höher, der zweite dagegen flacher und eher wellenförmig war. Der Proteingehalt der Eluate stimmte nur im ersten Gipfel im Bereich der Fraktionen 8—13 mit dem Gipfel der UV-Absorption überein. Weder bei den Antrum- noch bei den Fundusextrakten ließ sich im Bereich des zweiten Gipfels (Fraktion 20—25) mit

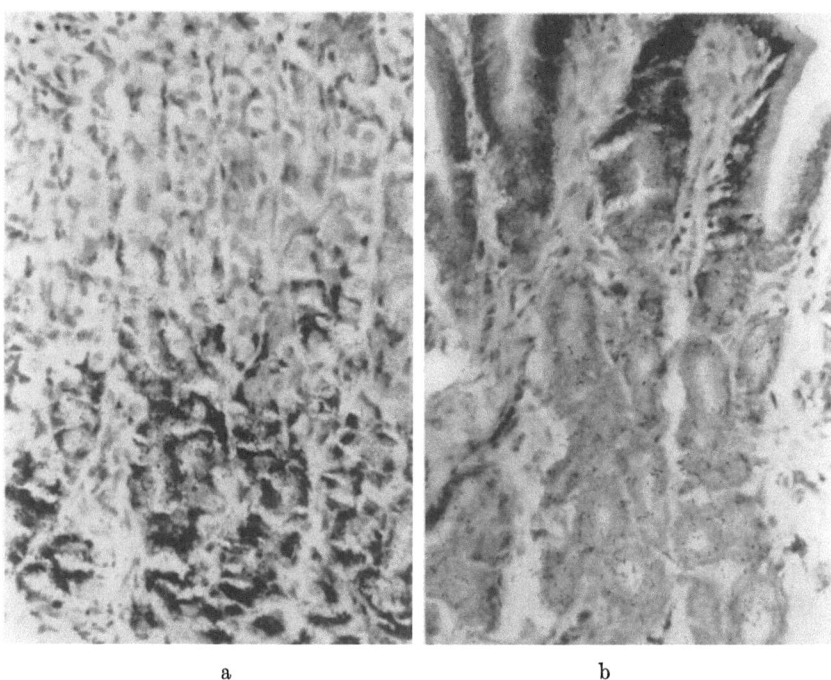

a b

Abb. 1. Katzenmagen 90 min nach i.v. Injektion von 10 µCi/kg ^{14}C-L-Glutaminsäure. 280fache Vergr. Emulsion: NTB 3, Expositionszeit: 41 Tage, Schnittdicke: 6 µ. a Fundusschleimhaut (Toluidinblau, pH 4), b Antrumschleimhaut (Methylgrün-Pyronin)

der Proteinbestimmungsmethode nach LOWRY et al. (1951) ein nennenswerter Proteingehalt feststellen. Da für lag im Bereich der Fraktion 18 und 19 ein Proteingipfel, dessen Anwesenheit sich in allen Versuchen reproduzieren ließ. Die Radioaktivität in den Eluaten war anders verteilt. Hier lag die größere Menge an Radioaktivität im Bereich des zweiten, kleineren Gipfels, woraus hier eine höhere spezifische Aktivität resultierte. Zum Unterschied gegenüber den Eluaten der Fundusschleimhautextrakte ließ sich bei den Eluaten der Antrumschleimhautextrakte an charakteristischer Stelle (Fraktion 16—19) eine Gastrinaktivität nachweisen. Die Lage dieser biologisch aktiven Eluate stimmte mit der Lage der kleinen mit der Proteinbestimmungsmethode nach LOWRY et al. (1951) ermittelten Proteingipfel überein.

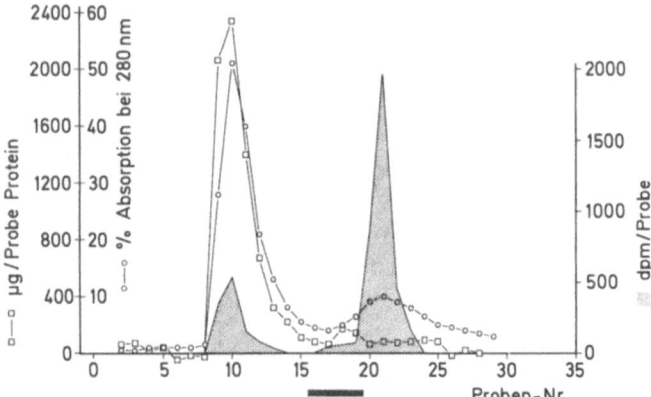

Abb. 2. Elutionsdiagramm von 10 mg Antrumschleimhautextrakt 90 min nach i.v. Injektion von 20 µCi/kg ^{14}C-L-Glutaminsäure an Sephadex G-50 in 0,4% Ammoniumhydrogencarbonat. ○———○ UV-Absorption bei 280 nm, ▫———▫ Proteingehalt/ Probe nach LOWRY et al. (1951), ▨ Radioaktivität in dpm/Probe, ▬▬ HCl-stimulierende Aktivität

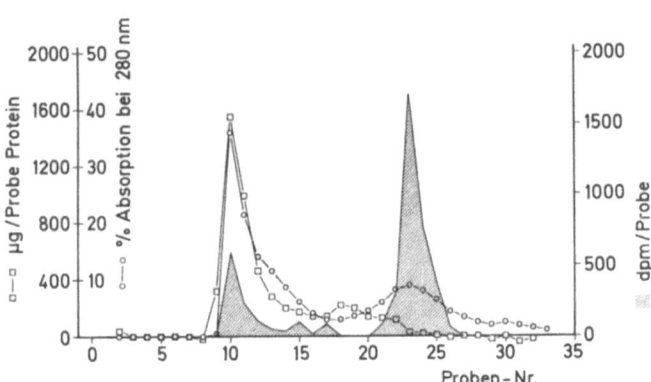

Abb. 3. Elutionsdiagramm von 10 mg Fundusschleimhautextrakt. Daten und Symbole wie in Abb. 2

Tabelle 4. *Konzentration von Radioaktivität (dpm · 10^3/g Feuchtgewicht) im Blut, Antrum- und Fundusschleimhaut von Katzen 18 Std nach i.v. Injektion von 20 µCi/kg ^{14}C-L-Glutaminsäure*

Tier Nr.	Blut	Antrum-schleimhaut	Fundusschleimhaut
13	6,6	24,9	26,1
14	20,2	30,1	45,9
15	33,0	33,4	15,7
16	52,0	15,7	39,0
$\bar{x} \pm s_{\bar{x}}$	28,0 ± 9,7	26,0 ± 3,9	31,7 ± 6,7

2. 18 Std nach Injektion von ^{14}C-L-Glutaminsäure

Die Verteilung von Radioaktivität im Blut, in der Antrum- und Fundusschleimhaut 18 Std nach i.v. Injektion von 20 µCi/kg ^{14}C-L-Glutaminsäure ist in Tab. 4 zusammengefaßt. Der Vergleich von Tab. 4 mit Tab. 2 zeigt, daß bei nahezu gleich gebliebener Blutkonzentration nach 18 Std die Konzentration der Radioaktivität im Antrum nur etwa die Hälfte, um Fundus dagegen nur etwa ein Drittel der 90-min-Werte beträgt, also der Konzentration im Blut entspricht.

Die prozentuale Anreicherung von Radioaktivität im Verhältnis zur gewichtsmäßigen Extraktionsausbeute (Tab. 5) liegt etwa in der gleichen Größenordnung wie bei den 90-min-Extrakten, obwohl die Radioaktivitätskonzentration des Ausgangsmaterials niedriger war.

Autoradiographisch ließ sich ein deutlich geringerer Radioaktivitätsgehalt in beiden Magenabschnitten nachweisen, jedoch war auch jetzt noch eine deutlich stärkere Markierung im Bereich der größten Hauptzelldichte als in der Gegend der größten Belegzelldichte festzustellen. Im Antrum war die Radioaktivität wiederum nahezu gleichmäßig verteilt.

Tabelle 5. *Anreicherung von Radioaktivität (RA in dpm · 10^3) in Extrakten der Antrum- und Fundusschleimhaut von Katzen, denen 18 Std vor der Tötung 20 µCi/kg ^{14}C-L-Glutaminsäure i.v. injiziert worden war*

	Tier Nr.	Gewicht (g)	Gesamt-dpm	Extraktionsausbeute (mg)	dpm/Extrakt	Prozentuale Extraktionsausbeute		RA-% / Gewichts-%
						Gewichts-%	RA-%	
Antrumschleimhaut	13	2,9	72,3	120,3	23,1	3,00	13,00	4,34
	14	3,5	105,4					
	15	3,5	117,0	82,0	17,1	3,07	10,15	3,38
	16	3,3	51,7					
	$\bar{x} \pm s_{\bar{x}}$	3,3 ± 0,4	86,6 ± 15,0	101,2 ± 19,1	20,1 ± 3,0	3,04 ± 0,04	11,58 ± 1,43	3,86 ± 0,48
Fundusschleimhaut	13	11,2	292,2	573,1	149,6	2,40	17,09	7,12
	14	12,7	582,9					
	15	8,6	134,8	749,2	233,0	3,64	38,64	10,61
	16	12,0	468,2					
	$\bar{x} \pm s_{\bar{x}}$	11,1 ± 0,9	369,5 ± 98,5	661,2 ± 88,0	191,3 ± 41,7	3,02 ± 0,62	27,87 ± 10,97	8,87 ± 1,75

Deutliche Unterschiede zu den 90-min-Extrakten ergaben sich bei der Gelfiltration an Sephadex G-50. Insgesamt war die eluierbare Radioaktivität geringer als nach 90 min, wobei hier der Hauptanteil der Radioaktivität auf den ersten und nur ein geringer Teil auf den zweiten Gipfel entfiel (Abb. 4 und 5). Bezüglich der Verteilung des Proteingehalts

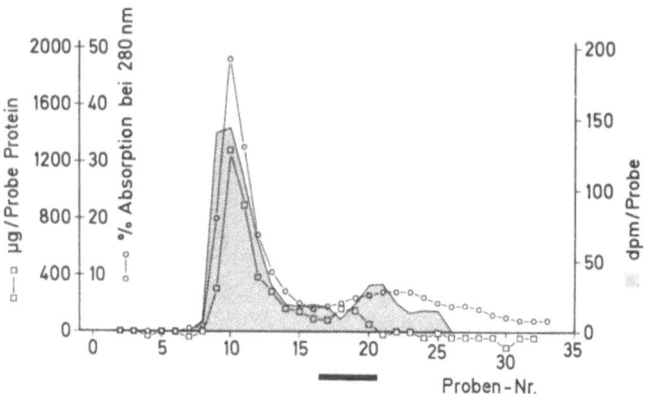

Abb. 4. Desgleichen wie Abb. 2 18 Std nach i.v. Injektion von 20 µCi/kg ^{14}C-L-Glutaminsäure. Sonstige Daten und Symbole wie in Abb. 2

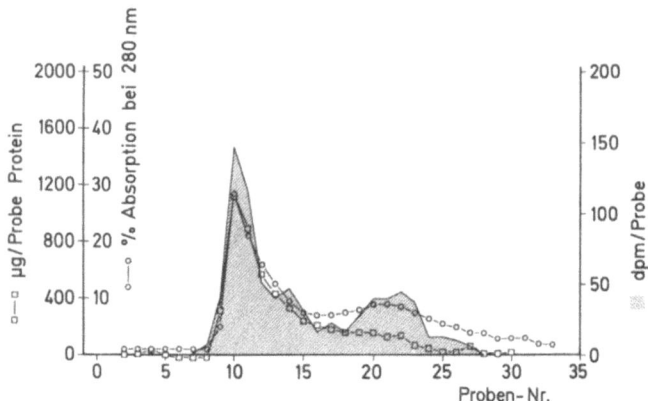

Abb. 5. Desgleichen wie Abb. 3 18 Std nach i.v. Injektion von 20 µCi/kg ^{14}C-L-Glutaminsäure. Daten und Symbole wie in Abb. 2

(Methode von LOWRY et al., 1951) und der Gastrinaktivität verhielten sich Antrum- und Fundusschleimhautextrakte wie 90 min nach Injektion von ^{14}C-L-Glutaminsäure. Wie weit die injizierte Glutaminsäure bei diesen Extrakten in eine höher gereinigte Gastrinaktivität enthaltende Protein- oder Peptidfraktion eingebaut war, ließ sich wegen des relativ geringen Radioaktivitätsgehalts nicht feststellen.

Diskussion

Uns interessierte die Frage, ob Glutaminsäure im Magen eine besondere Rolle spielt und ob sich exogen zugeführte radioaktiv markierte Glutaminsäure in biologisch aktiven Extrakten nachweisen läßt. Der Vergleich der Radioaktivitätskonzentrationen (dpm/g Feuchtgewicht) zu zwei verschiedenen Zeiten nach der Injektion von ^{14}C-L-Glutaminsäure zeigt, daß die Konzentration nach 90 min in der Fundusschleimhaut dreimal und in der Antrumschleimhaut zweimal so hoch ist wie im Blut. Diese Ergebnisse waren überraschend, da erwartet worden war, daß Glutaminsäure bei der Gastrinsynthese im Antrum eine bedeutende Rolle spielen und daher im Antrum stärker angereichert werden würde. Die stärkere Anreicherung von Radioaktivität im Fundus als im Antrum wird durch die Autoradiographien bestätigt. Dabei zeigte sich außerdem im Antrum eine weitgehend gleichmäßige Verteilung über die gesamte Schleimhaut. Eine Anreicherung in einzelnen Zelltypen war nicht zu beobachten. Es ist seit neuestem bekannt, daß Gastrin selektiv in bestimmten Zelltypen der Antrumschleimhaut synthetisiert wird (McGuigan, 1968b). Aus Untersuchungen von Elwin u. Uvnäs (1966) geht hervor, daß der Gastringehalt von den basalen Schleimhautanteilen zum Lumen hin abnimmt. Nimmt man nun an, daß Glutaminsäure bevorzugt in das Gastrinmolekül eingebaut wird, dann ließe sich aus der gleichmäßigen Verteilung der Radioaktivität in der Schleimhaut schließen, daß in allen Zellen Gastrin gebildet wird. Das ist jedoch nach den Untersuchungen von McGuigan (1968b) nicht der Fall. Er konnte beim Menschen und Schwein mit einer fluorescenzmikroskopischen Technik zeigen, daß Gastrin im Antrum vornehmlich im mittleren Drittel der Drüsenschläuche in Zellen lokalisiert ist, die enterochromaffine Eigenschaften besitzen, jedoch weder argentaffin noch argyrophil sind. Unter Berücksichtigung dieser Tatsache muß man annehmen, daß Glutaminsäure in der Antrumschleimhaut in gleicher Weise in andere Proteine oder Peptide eingebaut wird wie in Gastrin. Das geht auch aus der Verteilung der Radioaktivität bei der Gelfiltration hervor, wo sich gezeigt hat, daß auch andere Proteinfraktionen beträchtliche Mengen Radioaktivität besitzen.

Über die auffallende Anreicherung im Fundus lassen sich nur Vermutungen anstellen. Da Pepsin Glutaminsäure enthält (Vakhitova et al., 1967) und das Pepsinogen in den Hauptzellen produziert wird, die in den Autoradiographien sehr stark markiert waren, kann man vermuten, daß die verabreichte Glutaminsäure bevorzugt in Pepsinogen eingebaut wird. Das erklärt jedoch nicht, warum die Belegzellen auch 18 Std nach der ^{14}C-L-Glutaminsäureinjektion nahezu unmarkiert sind.

Ob es sich bei der in der gesamten Schleimhaut mit der Flüssigkeitsszintillationsmessung und autoradiographisch nachgewiesenen Radioaktivität noch um intakte, nicht metabolisierte oder bereits in Protein eingebaute Glutaminsäure handelt, läßt sich nicht entscheiden.

Das angewandte Extraktionsverfahren zur ersten Fraktionierung der Schleimhaut ist ein für die Herstellung gastrinhaltiger Extrakte verwendetes Verfahren und beruht darauf, daß wasserlösliche hitzedenaturierte Proteine durch Aceton gefällt und durch Äther von Lipiden befreit werden. Aus diesem Extraktionsverfahren resultiert ein weißes, nahezu völlig wasserlösliches Pulver. Solche Extrakte aus Antrumschleimhaut, nicht jedoch die Fundusschleimhautextrakte, besitzen Gastrinaktivität. Bei der Extraktion beider Schleimhautanteile kommt es zu einer etwa siebenfachen Anreicherung von Radioaktivität (bezogen auf die Gewichtsausbeute). Dabei ist zu berücksichtigen, daß nur etwa $17^0/_0$ der vorhandenen Radioaktivität auf diese Art extrahiert werden können. Über den Verbleib der restlichen $83^0/_0$ lassen sich keine Aussagen machen. Es ist jedoch anzunehmen, daß es sich dabei entweder um nicht in Proteine eingebaute, metabolisierte Glutaminsäure oder um beim Kochen ausgefällte, hitzedenaturierte Proteine handelt.

Der Gehalt an Radioaktivität im Blut hat 18 Std nach der Injektion gegenüber dem 90-min-Wert nur unwesentlich abgenommen. Demgegenüber war die Radioaktivitätskonzentration sowohl in der Antrum- wie in der Fundusschleimhaut nach 18 Std deutlich niedriger als nach 90 min. Die Konzentration war jetzt in beiden Teilen der Magenschleimhaut etwa so hoch wie im Blut. Das läßt darauf schließen, daß sich zu der Zeit ein Gleichgewicht zwischen Blut und Gewebe eingestellt hat. Entsprechend dem niedrigeren Radioaktivitätsgehalt der gesamten Antrumbzw. Fundusschleimhaut war auch die durch Aceton-Äther-Extraktion ausfällbare Konzentration der Radioaktivität geringer.

Der Unterschied in der Verteilung der Radioaktivität in Abhängigkeit von der Verweildauer der injizierten Glutaminsäure im Gewebe wird deutlich beim Vergleich der Elutionskurven bei der Gelfiltration. Bei den 90-min-Werten besitzt sowohl beim Antrum- wie auch beim Fundusschleimhautextrakt der zweite Gipfel eine viel höhere spezifische Aktivität als der erste. Bei den 18-Std-Werten ist die spezifische Aktivität des ersten Gipfels höher als die des zweiten. Das zeigt, daß injizierte radioaktiv markierte Glutaminsäure zunächst in Moleküle geringerer Größe eingebaut wird und später mehr in größeren Molekülen lokalisiert ist.

Die Frage, wie weit injizierte Glutaminsäure in extrahierbares Gastrin eingebaut wird, ist schwierig zu beantworten. Sie ließe sich eindeutig klären, wenn es möglich wäre, unter den gegebenen Versuchsbedingungen Gastrin in ausreichender Menge rein zu extrahieren. Die Extraktion einer entsprechend großen Menge mit ausreichender spezifischer Aktivität ist finanziell zu aufwendig und überschreitet die gegebenen Möglichkeiten.

Als Beispiel sei hier angeführt, daß zur Extraktion von ca. 50 mg reinen Gastrins ca. 600 Antren von Schweinemägen extrahiert werden müssen (GREGORY u. TRACY, 1964).

Aus den vorliegenden Untersuchungen lassen sich darüber Rückschlüsse ziehen, wenn man als Kriterium für das Vorhandensein von Gastrin die biologische Aktivität auf die HCl-Sekretion der gewonnenen Extrakte bzw. Eluate zugrundelegt und mit der Verteilung von Protein und Radioaktivität vergleicht:

1. Die Extrakte und Eluate der Gelfiltration der Fundusschleimhaut waren biologisch inaktiv.

2. Die Antrumschleimhautextrakte waren biologisch aktiv, unabhängig von der Zeit, die zwischen Injektion der Glutaminsäure und der Extraktion verging.

3. Bei der Gelfiltration der Antrumschleimhautextrakte war regelmäßig in den Fraktionen 16—21 Gastrinaktivität nachweisbar. Diese Gastrinaktivität fiel zusammen mit einem kleinen Gipfel von Protein, der nicht mit dem Maximum des zweiten Gipfels der UV-Absorption bei 280 nm übereinstimmte. 90 min nach der Injektion von ^{14}C-L-Glutaminsäure war in diesem Bereich Radioaktivität nachweisbar, während die entsprechenden Funduseluate keine Radioaktivität enthielten. Aus der Tatsache, daß sich im Elutionsdiagramm der Antrumschleimhautextrakte biologische Aktivität, Protein und Radioaktivität an der gleichen Stelle finden, läßt sich mit einiger Wahrscheinlichkeit schließen, daß ^{14}C-L-Glutaminsäure in das Gastrinmolekül eingebaut wird. Diese Schlußfolgerung wird noch dadurch erhärtet, daß sich in unseren Autoradiographien des Antrums von Katzenmägen die Hauptmenge der Radioaktivität in dem Bereich der Schleimhaut befindet, in dem sich bei Hunden die meiste Gastrinaktivität und beim Menschen und Schwein die meisten gastrinenthaltenden Zellen nachweisen lassen (ELWIN u. UVNÄS, 1966; MCGUIGAN, 1968b).

Die Markierung von endogenem Gastrin mit ^{14}C-Glutaminsäure erscheint ziemlich unspezifisch. Als spezifische Nachweismethode für Gastrin in vivo wurde eine radioimmunologische Bestimmungsmethode entwickelt (MCGUIGAN, 1968a), wie sie auch für andere Peptidhormone bekannt ist (HUMPHREY, 1963).

Frl. R. FISCHER und Herrn P. D. GORINSKY möchte ich für die technische Assistenz bei der Durchführung der Arbeit danken.

Literatur

ANDERSON, J. C., M. A. BARTON, R. A. GREGORY, P. M. HARDY, G. W. KENNER, J. K. MCLEOD, J. PRESTON, R. C. SHEPPARD, and J. S. MORLEY: Synthesis of gastrin. Nature (Lond.) 204, 933—934 (1964).

BLAIR, E. L., A. A. HARPER, H. J. LAKE, J. D. REED, and T. SCRATCHERD: A simple method of preparing gastrin. J. Physiol. (Lond.) **156**, 11 P (1961).
EDKINS, J. S.: On the chemical mechanism of gastric secretion. Proc. roy. Soc. B **76**, 376 (1905).
ELWIN, C.-E., and B. UVNÄS: Distribution and local release of gastrin. In: Gastrin. By M. I. GROSSMAN (Ed.). Berkeley/Los Angeles: University of California Press 1966.
GREGORY, R. A., and H. J. TRACY: The constitution and properties of two gastrins extracted from hog antral mucosa. Gut **5**, 103—117 (1964).
HERBERG, H. J.: Determination of Carbon-14 and Tritium in blood and other whole tissues. Analyt. Chem. **32**, 42—46 (1960).
HUMPHREY, J. H.: Hormones as antigens: clinical significance and immunological methods of assay. In: Clinical Aspects of Immunology. By P. G. H. GELL and R. R. A. COOMBS. Oxford: Blackwell 1963.
KOMAROV, S. A.: Gastrin. Proc. Soc. exp. Biol. (N. Y.) **38**, 514—516 (1938).
LAI, K. S.: Studies on gastrin. Gut **5**, 327—341 (1964).
LOWRY, O. H., N. J. ROSEBROUGH, A. L. FARR, and R. J. RANDALL: Protein measurement with the Folin phenol reagent. J. biol. Chem. **193**, 265—275 (1951).
MCGUIGAN, J. E.: Immunochemical studies with synthetic human gastrin. Gastroenterology **54**, 1005—1011 (1968a).
— Gastric mucosal intracellular localization of gastrin by immunofluorescence. Gastroenterology **55**, 315—327 (1968b).
VAKHITOVA, E. A., V. J. OSTOSLOVSKAYA, V. F. KRIVTSOV, and V. M. STEPANOV: N-terminal fragment of pepsin. Izv. Akad. Nauk. SSSR, Ser. Khim. 1967 (1), 224.

Privatdozent Dr. med. K.-FR. SEWING
Pharmakologisches Institut
der Universität
7400 Tübingen, Wilhelmstraße 56

Elevated Plasma Corticosterone and Increased Hepatic Gluconeogenesis in Fasting Rats Following 3,5-Dimethyltsoxazole

A. HASSELBLATT

Pharmakologisches Institut der Universität Göttingen
(Head: Prof. Dr. L. LENDLE)

Received November 16, 1968

Summary. The antilipolytic compound 3,5-dimethylisoxazole reduces the supply of energy yielding substrates in the fasting rat by lowering the concentration of unesterified fatty acids and ketone bodies in the blood. A rise in plasma corticosterone enables the animals to compensate for the loss of these important substrates by increasing glucose formation from aminoacids. Thus in fasting rats treated with dimethylisoxazole more ^{14}C was incorporated from glycine into glucose. The serum urea level and the excretion of nitrogen in the urine was increased and liver tissue taken from such rats formed more glucose from alanine and incorporated more ^{14}C from bicarbonate into glucose when incubated in vitro. As fed animals do not depend on lipolysis to maintain energy supply, plasma corticosterone levels, hepatic gluconeogenesis and serum urea levels were not increased by dimethylisoxazole in fed rats. When dimethylisoxazole was injected into fasting adrenalectomised rats hepatic gluconeogenesis was not stimulated. As adrenalectomised rats were thus unable to make up for the loss in fatty acids and ketone bodies by an additional formation of glucose from amino acids they succumb to severe hypoglycaemia. According to these results hepatic gluconeogenesis from amino acids is stimulated in fasting rats when lipolysis in adipose tissue is reduced by dimethylisoxazole. Our data are in agreement with the assumption that this effect depends on the action of endogenous corticosterone.

Key-Words: Gluconeogenesis — Liver — Adrenal Cortex Hormones — Fatty Acids — Hypoglycemia — Isoxazoles.

Zusammenfassung. Bei hungernden Ratten wird die Konzentration der als Energieträger wichtigen unveresterten Fettsäuren und Ketonkörper im Blut durch 3,5-Dimethylisoxazol erniedrigt. Ein starker Anstieg des Plasma-Corticosteron setzt die Tiere instand, diesen Ausfall für die Energiestoffwechsel durch eine gesteigerte Gluconeogenese auszugleichen. Es wird vermehrt ^{14}C aus Glycin in Glucose eingebaut, die Harnstoffkonzentration im Serum und die Stickstoffausscheidung im Urin steigt an. Leberschnitte von den behandelten Tieren bilden in vitro mehr Glucose aus Alanin und bauen mehr ^{14}C aus Bicarbonat in Glucose ein. Gefütterte Tiere sind nicht auf die Lipolyse angewiesen, um ihren Energiebedarf zu decken. Daher wurde bei gefütterten Ratten weder die Konzentration von Corticosteron im Plasma noch die Gluconeogenese oder die Harnstoffkonzentration im Serum durch Dimethylisoxazol gesteigert. Auch die Gluconeogenese im Lebergewebe von adrenalektomierten, hungernden Ratten wurde durch die Behandlung mit Dimethylisoxazol nicht erhöht. Da die adrenalektomierten Tiere den Verlust von Fettsäuren und Ketonkörpen nicht durch zusätzlich aus Aminosäuren gebildete Glucose ausgleichen können, geraten sie in schwerste, oft tödliche Hypoglykämien. Die Befunde zeigen, daß die Gluconeogenese in der Leber ansteigt, wenn hungernde Tiere daran gehindert werden, über ihre Fettdepots zu verfügen. Die Ergebnisse sprechen dafür, daß diese Reaktion durch endogenes Corticosteron ermöglicht wird.

Schlüsselwörter: Gluconeogenese — Leber — Nebennierenrinden Hormone — Fettsäuren — Hypoglykämie — Isoxazole.

Lipolysis in adipose tissue is inhibited in rats treated with the heterocyclic compound 3,5-dimethylisoxazole (DULIN et al., 1965; SCHWABE and HASSELBLATT, 1966). This effect gains special importance when unesterified free fatty acids (FFA) are actively mobilised, as in the fasting or diabetic rat, to maintain a sufficient supply of substrates for energy metabolism. If dimethylisoxazole is injected into fasting or diabetic rats the primary response is an immediate decline in the level of plasma FFA. Secondary to the reduced supply of fatty acids to the liver hepatic ketogenesis is suppressed. Thus ketonaemia present in fasting rats and even the severe ketosis of diabectic rats can be reversed by the FFA-lowering effect of dimethylisoxazole (BUBENHEIMER et al., 1966). Despite of the high efficiency of dimethylisoxazole in acute experiments on diabetic rats this compound did not seem to be a suitable therapeutic tool for the long term treatment of ketotic diabetic patients. In contrast to insulin isoxazole derivatives are unable to increase glucose utilisation to a major degree. At the same time the supply of FFA and ketone bodies is reduced, which may both attain vital importance as energy yielding substrates in insulin deficiency. If, therefore, the diabetic organism is prevented from mobilising sufficient amounts of fatty acids from the fat stores a shortage in energy supply might arise. The results of the experiments reported here, demonstrate that an inhibition of lipolysis in fasting rats may in fact produce a state of sufficient emergency to induce a massive release of corticosterone from the adrenal gland. By an increase in hepatic gluconeogenesis additional glucose is formed from amino acids and thus the loss of fatty acids and ketone bodies is at least in part compensated for.

Methods

In vivo experiments. Unless stated otherwise food (SNIFF®) was withdrawn from male Wistar rats (FW 49; 180—240 g) 17 hrs. prior to the experiment. 3,5-Dimethylisoxazole, prepared by the method of MORGAN and BURGESS (1921) was dissolved in saline (1 mg/ml) and injected at a dose of 1 mg/kg subcutaneously 3 hrs. prior to sacrifice. In experiments designed to measure the incorporation of ^{14}C from 1-^{14}C-glycine into glucose in vivo rats received 1 ml of a 4 $^0/_0$ glucose solution per 100 g by stomach tube and 5 μc 1-^{14}C-glycine/100 g in 0.1 ml by intraperitoneal injection one hour before blood and liver samples were taken. Plasma levels of corticosterone were determined by the method of SILBER et al. (1958) in rats which had been kept single in a quiet room at 25 centigrades. The animals were stunned by a blow on the head and bled immediately from the severed cervical blood vessels into siliconised centrifuge tubes containing 0.2 ml of a 1% heparin solution. Blood glucose was estimated by the glucose-oxydase method (Boehringer-Test)[1], plasma FFA by DOLE and MEINERTZ (1960). Urea was determined enzymically in the serum (Boehringer-Test). When labelled glucose was isolated from the blood as the phenylglucosazone (FELLER et al., 1950), whole blood was deproteinised by addition of equal volumes of 1 m perchloric acid. The supernatant was introduced into the reaction after it had been neutralised with KOH and the precipitating perchlorate had been removed. Liver glycogen was estimated immediately following decapitation of the animals in the left oblong hepatic lobe which was quickly frozen by immersion in liquid nitrogen according to GOOD et al. (1933). For radioactivity measurements glycogen was prepared by the method of STETTEN and BOXER (1944). Adrenalectomy was performed by the dorsal approach. The operated rats received food and glucose (5%) and saline (1%) in the drinking water. On the after-noon of the sixth postoperative day food was withdrawn and water containing saline only was given. As in the experiments on intact rats the animals were sacrificed when they had not been fed for 17 hours.

In vitro experiments on liver slices. The left oblong hepatic lobe was rapidly removed from decapitated rats and immersed in icecold saline. Six to nine slices were prepared, washed in Krebs-Ringer-bicarbonate buffer and transferred to filter paper. When the formation of glucose was measured 3 slices of each liver were incubated for 30 min and 3 for 90 min. The remaining 3 slices were immediately hydrolysed as described below to measure the glucose contents of the tissue prior to the incubation. Incubations were done in Krebs-Ringer-bicarbonate buffer. Part of the Na^+-ions had been replaced by K^+ (Na^+ 71.1 and K^+ 77.0 m.equ/l) to prevent potassium loss from the tissue (FLINK et al., 1950). In 2 ml of incubation fluid 3 liver slices (corresponding to appr. 215 mgs wet weight or 6 mgs Kjeldahl-nitrogen) were incubated at 37 centigrades and shaken at 100/min. Incubation was done in Warburg vessels devoid of centre wells, in experiments with ^{14}C-labelled compounds in cylindrical glasses, as used in the Packard liquid scintillation counter. The screw-lid had a central bore which was occluded by an underlying soft rubber membrane. The samples were gassed (CO_2 5%, O_2 95%) through injection needles and ^{14}C-bicarbonate or another labelled compound was injected into the airtight system. When $^{14}CO_2$ formed from labelled substrates was to be measured, it could be absorbed on a filter paper suspended on a plastic hook at the inside of the rubber membrane. In such experiments acid was injected into the medium and aethanolamine was placed on the filter paper at the end of the incubation. The incubation was generally terminated by addition of 0.5 ml of 20 n H_2SO_4 and the entire contents of the vessel was then transferred into an all glass homogenator and homogenised while the volume was made up to 7 ml by addition of water. In part of the resulting homogenate the nitrogen contents was determined by Kjeldahl's method. Another part was hydrolysed for two hrs at 95 centigrades and the concentration of glucose determined by hexokinase (Boehringer-Test). Labelled glucose was isolated according to FELLER et al. (1950) as phenylglucosazone after 50 mgs of non-labelled glucose had been added to increase the amount of crystals. After washing and drying appr. 50 mgs of the crystals were burned by the method of KALBERER and RUTSCHMANN (1961) and the $^{14}CO_2$ formed determined in a liquid scintillation counter.

---

[1] Enzymes and substrates employed were a generous gift of Boehringer-Mannheim, Dr. F. H. SCHMIDT, Biochemical Department.

Results

As shown by Table 1 dimethylisoxazole acts differently in fasting and in fed rats. As in fed animals a sufficient amount of glucose and fatty acids is supplied from the food ingested their fat depots are not mobilised. Thus the concentration of plasma FFA is low and was not further reduced by dimethylisoxazole. The high level of plasma FFA in fasting rats indicates that lipolysis in adipose tissue is activated. Following the injection of dimethylisoxazole plasma FFA are reduced by appr. 40%. Apparently the carbohydrate reserves of the body are used to make up for the loss of fatty acids. Liver glycogen and blood glucose are markedly reduced in the treated fasting rats while they are not affected by dimethylisoxazole in fed animals. There is a sharp rise in plasma corticosterone in the treated fasting rats but not in fed rats injected with dimethylisoxazole. In fasting adrenalectomised rats a severe hypoglycaemia developed following the injection of dimethylisoxazole. One out of four rats of this group died even before blood samples for glucose determination were taken three hours after the injection.

In Table 2 the results of experiments are given where $1\text{-}^{14}C$-glycine had been injected and the incorporation of the labelled carbon into blood glucose and liver glycogen has been measured. As the specific activity was significantly higher in rats pretreated with dimethylisoxazole, a larger part of the glucose dissolved in blood and stored in the liver is derived from the labelled amino acid. Liver slices taken from treated rats form more glucose and incorporate more labelled carbon from ^{14}C-bicarbonate when incubated in vitro in the presence of alanine. The formation of glucose from pyruvate, added to the medium in high concentrations was not stimulated nor was the incorporation of $1\text{-}^{14}C$-pyruvate increased (Table 3). The oxydation of $1\text{-}^{14}C$-pyruvate is slightly inhibited. Liver slices from adrenalectomised rats injected with dimethylisoxazole do not incorporate more ^{14}C from bicarbonate into glucose (Table 4). The rise in glucose concentration present after 30 min of incubation does not necessarily imply that more glucose is formed in the tissue, as gluconeogenesis and glucose utilisation may both affect the amount of glucose present at the end of the incubation. The fact that there is no change in the incorporation of labelled carbon from bicarbonate into glucose offers more direct evidence that glucose formation is not stimulated in this experiment. As mentioned before fed rats did not respond to dimethylisoxazole by an increase in plasma-corticosterone. The incorporation of bicarbonate carbon into glucose is not increased in liver slices taken from treated fed rats. As the liver tissue of fed animals contains high amounts of glycogen no attempt was made to estimate changes in glucose concentration in this experiment.

Table 1. *The effect of dimethylisoxazole (1 mg/kg) on the levels of plasma unesterified fatty acids (FFA), blood glucose, liver glycogen and plasma corticosterone in fed and fasting rats. In fasting adrenalectomised rats the response of plasma FFA and blood glucose to dimethylisoxazole has been measured. (Results as mean ± standard deviation of the mean, number of animals in brackets, Wilcoxon-Rank-Test for significance)*

		FFA µval/l	blood glucose mg/100 ml	liver-glycogen mg/g wet weight	corticosterone µg/100 ml
fed rats	controls	325 ± 32 (9)	90.2 ± 4.0 (19)	14.46 ± 0.88 (13)	9.96 ± 1.60 (8)
	dimethyl-isoxazole	295 ± 12 (9)	88.6 ± 3.5 (19)	13.11 ± 0.93 (13)	10.34 ± 1.77 (8)
fasting rats	controls	944 ± 88 (11)	68.9 ± 2.3 (16)	3.66 ± 0.29 (21)	14.90 ± 2.21 (10)
	dimethyl-isoxazole	562 ± 40 (15) −40.4% $P<0.005$	48.7 ± 1.4 (15) −29.3% $P<0.005$	1.25 ± 0.20 (14) −65.9% $P<0.005$	40.84 ± 5.73 (10) +174.1% $P<0.005$
adrenal-ectomised rats	controls	584 ± 28 (14)	46.1 ± 2.9 (19)		
	dimethyl-isoxazole	268 ± 21 (10) −54.1% $P<0.005$	17.9 ± 2.5 (14) −61.2% $P<0.005$		

When added to adipose tissue dimethylisoxazole does not inhibit lipolysis. The compound active in vitro is formed in the body by oxidation of one methyl group to a carboxylic acid (DULIN and GERRITSEN, 1966; SCHWABE et al., 1968). To exclude a direct action of isoxazole derivatives on hepatic gluconeogenesis 3-carboxy-5-methylisoxazole was

Table 2. *Specific activity of blood glucose, of liver and muscle glycogen following the injection of 1-^{14}C-glycine into fasting rats injected with saline (controls) or 1 mg/kg dimethylisoxazole (DMI). (Data calculated as in Table 1)*

		specific activity dpm/mg	
blood glucose	controls	148.8 ± 15.9 (7)	
	DMI	211.7 ± 25.5 (7)	+ 42.3% $P < 0.01$
liver glycogen	controls	166.0 ± 25.9 (11)	
	DMI	261.7 ± 23.6 (11)	+ 57.6% $P < 0.01$
muscle glycogen	controls	1.53 ± 0.30 (8)	
	DMI	1.34 ± 0.35 (8)	− 12.4% n. s.

added to liver slices from fasting rats incubated in the presence of l-alanine (10 mM) and of NaH^{14}CO$_3$ (0.64 μc/ml). Following an incubation of 90 min radioactivity yielding 3.295 ± 23.5 dpm/mg tissue nitrogen was incorporated into glucose in control experiments and 3.333 ± 33.0 dpm/mg N in the presence of 25 μg/ml of the carboxy-methylisoxazole.

Serum urea levels are elevated by 32% following the injection of dimethylisoxazole in fasting rats. The mean values were 36.2 ± 1.9 mgs/100 ml in 14 control rats and 49.2 ± 1.5 mgs/100 ml in 15 treated rats. As might be expected from these results more non-protein nitrogen was excreted in the urine of fasting rats when dimethylisoxazole had been administered. Within six hours following the injection of dimethylisoxazole 27.2 ± 1.7 mgs N/100 g were excreted, while only 17.5 ± 0.7 mgs N/100 g were found in the urine of control rats. In contrast to fasting animals, fed rats did not respond to dimethylisoxazole by an increase in the level of serum urea. Mean serum urea concentrations were 35.8 ± 1.9 mgs/100 ml in 9 control rats and 37.2 ± 1.6 mgs/100 ml in 9 fed rats injected with dimethylisoxazole.

Discussion

Lipolysis in adipose tissue is inhibited in rats injected with dimethylisoxazole. This effect is especially prominent in the fasting rat when fatty acids are actively mobilised. It may be predicted, therefore, that reactions secondary to the fatty acid lowering effect of the isoxazole derivative

Table 3. *Glucose formation and incorporation of ^{14}C from bicarbonate or pyruvate into glucose by liver slices from fasting rats injected with saline (controls) or 1 mg/kg dimethylisoxazole (DMI). (Data calculated as in Table 1)*

Additions to the medium		Glucose released upon hydrolysis in µg/mg tissue N		
		inc. time: 30 min	90 min	
l-alanine 10 mM	controls	50.9 ± 7.2 (9)	120.0 ± 6.8 (14)	
	DMI	66.0 ± 8.1 (9) + 29.8% n.s.	152.3 ± 13.3 (15) + 26.9% $P < 0.005$	
l-lactate 10 mM	controls	—	251.6 ± 15.5 (12)	
	DMI	—	262.0 ± 13.8 (12)	
pyruvate 20 mM	controls	—	215.6 ± 9.5 (6)	
	DMI	—	236.6 ± 11.1 (10)	
d-fructose 20 mM	controls	169.7 ± 9.0 (6)	525.1 ± 40.9 (6)	
	DMI	162.5 ± 17.3 (5)	592.7 ± 26.1 (5) + 12.9% n.s.	

Additions to the medium		Radioactivity incorporated in dpm/mg tissue N	
		inc. time: 30 min	90 min
NaH^{14}CO$_3$ 2.0 µc/ml	controls	554 ± 88 (9)	2,179 ± 143 (14)
	DMI	929 ± 145 (9) + 67.7% $P < 0.025$	3,195 ± 282 (15) + 46.6% $P < 0.005$
NaH^{14}CO$_3$ 1.0 µc/ml + l-alanine 10 mM	controls	1,456 ± 59 (12)	3,593 ± 140 (12)
	DMI	1,819 ± 111 (12) + 24.9% $P < 0.005$	5,427 ± 386 (12) + 51.0% $P < 0.005$

Additions to the medium		$^{14}CO_2$ formed in dpm/mg N inc. time: 90 min	Incorporated into glucose dpm/mg N inc. time: 90 min
1-^{14}C-pyruvate 0.5 µc/ml + pyruvate 10 mM	controls	49,684 ± 2,318 (14)	6,607 ± 343 (17)
	DMI	42,542 ± 1,635 (14) − 14.4% $P < 0.01$	5,771 ± 416 (16) − 12.7% $P < 0.05$

Table 4. *Glucose formation by liver slices from fasting adrenalectomised rats and incorporation of ^{14}C from bicarbonate into glucose by liver tissue from fasting adrenalectomised and from fed rats injected with saline (controls) or 1 mg/kg dimethylisoxazole (DMI). (Data calculated as in Table 1)*

	Additions to the medium		Glucose released upon hydrolysis in µg/mg tissue N		
			inc. time: 30 min	90 min	
adrenal-ectomised fasting rats	l-alanine 10 mM	controls DMI	28.1 ± 2.7 (16) 45.5 ± 4.4 (15) +38.3% $P < 0.01$	92.7 ± 6.0 (16) 106.9 ± 7.0 (15)	+13.4% n.s.
			Radioactivity incorporated into glucose dpm/mg tissue N		
			inc. time: 30 min	90 min	
	l-alanine 10 mM + NaH^{14}CO$_3$ 1.0 µc/ml	controls DMI	1,388 ± 8.2 (12) 1,374 ± 12.0 (10)	3,047 ± 16.9 (12) 3,114 ± 21.7 (10)	
fed rats	l-alanine 10 mM + NaH^{14}CO$_3$ 1.0 µc/ml	controls DMI	681 ± 36.7 (9) 687 ± 65.7 (9)	1,814 ± 92.2 (9) 2,087 ± 109.8 (9)	+13.1% n.s.

are more likely to occur in fasting rats than in fed animals where lipolysis in adipose tissue is low. We therefore compared the effect of dimethylisoxazole on hepatic gluconeogenesis and plasma levels of corticosterone in fasting and normally fed animals. It was only in fasting rats that an injection of dimethylisoxazole produced a rise in plasma corticosterone, a stimulation of hepatic gluconeogenesis and an increase in serum urea. This is in agreement with the assumption that an inhibition of lipolysis in fasting rats results in a shortage in energy yielding substrates which is sufficient to activate the pituitary-adrenal system. In this respect the effect of dimethylisoxazole parallels the well known stimulatory action of insulin on glucocorticoid secretion. Adrenal cortical hormones are released when blood glucose levels are reduced by 45 to 50 percent following an injection of insulin. The adrenal gland did not respond to insulin when the hypoglycaemic response was prevented by the infusion of glucose (ZUKOSKI, 1966). The slight effect of dimethylisoxazole on blood glucose levels in fasting rats does not seem to offer a sufficient explanation for the marked adrenocortical response observed. Apparently not only a reduction on the supply of glucose to the brain but also the decline of FFA and ketone bodies in the blood may evoke an adrenal response by causing a general shortage in energy yielding substrates. The experiments on adrenalectomised animals clearly demonstrate the vital importance of the adrenal gland to rats, deprived of food and subjected to the antilipolytic action of dimethylisoxazole. Fatal hypoglycaemia resulted when adrenalectomised rats were prevented to dispose of their fat depots. The intact fasting rat is able adapt to the withdrawal of fatty acids and ketone bodies as endogenous corticosterone stimulates gluconeogenesis in the liver and thus additional glucose is supplied from body proteins.

Evidence for an increase in hepatic gluconeogenesis following dimethylisoxazole in fasting rats was obtained from in vivo and in vitro experiments. Thus the incorporation of ^{14}C from glycine into blood glucose and liver glycogen was stimulated and an increase in serum urea indicated that amino acids were more actively metabolised. Liver slices taken from fasting rats treated with dimethylisoxazole produced more glucose and incorporated more labelled carbon from bicarbonate into glucose when incubated in vitro in the presence of alanine. Gluconeogenesis from this amino acid has been extensively studied on liver slices by HAYNES (1964). The glucocorticoid triamcinolone when added in vitro did stimulate glucose formation from alanine in liver slices. It did also increase gluconeogenesis from pyruvate, but to demonstrate this effect pyruvate had to be added in low concentrations of 0.8 mM. If high amounts of pyruvate were present in the medium glucocorticoid hormones failed to enhance glucose formation (HAYNES, 1962). HAYNES

(1965) concluded from these results that pyruvate when present in high concentrations may be transformed directly into malate, a reaction mediated by the soluble malic enzyme in the cytoplasm. Thus the pathway operating at physiological levels of pyruvate and possibly stimulated by glucocorticoids namely the carboxylation of pyruvate inside the mitochondria would no longer be rate limiting for the formation of glucose from pyruvate. This could be an explanation that glucose formation from alanine by liver slices from fasting rats treated with dimethylisoxazole was increased but no additional glucose was formed when pyruvate served as the substrate. In the experiments of HAYNES (1964), however, the deamination of alanine to pyruvate was apparently not stimulated by glucocorticoid hormones, while urea production was markedly increased in rats pretreated with dimethylisoxazole. As less glucose was formed from alanine than from pyruvate or lactate in our experiments the formation of pyruvate from alanine seems to be rate limiting in the in vitro system. An activation of the urea cycle could accelerate the deamination of alanine and thus stimulate gluconeogenesis from this amino acid while it would be without effect when glucose is formed from pyruvate or lactate.

When the urea cycle is activated more fumarate is formed from aspartate. This may have a favourable effect on gluconeogenesis as oxaloacetate formed inside the mitochondria by the pyruvate-carboxylase reaction cannot be released directly into the cytosol. To pass the mitochondrial membrane it has to be transformed to aspartate or via the citric acid cycle to α-ketoglutarate rendering glutamate (SHRAGO and LARDY, 1966; WALTER et al., 1966). A stimulation of the urea cycle would accelerate the regeneration of fumarate from aspartate and of α-ketoglutarate from glutamate in the cytosol and thus increase the supply of precursors for the synthesis of phosphoenolpyruvate.

The activation of the urea cycle enzymes observed in fasting rats injected with dimethylisoxazole seems not to result from the elevated levels of corticosterone. Although an induction of urea cycle enzymes is known to occur in the rat following the injection of cortisol (SCHMINKE, 1963), this response is rather slow. It was present 24 hours but not 4 or 8 hours after the injection. In our experiments urea production in the liver was found to be increased within 3 hours following dimethylisoxazole. Moreover preliminary experiments revealed that urea production was also increased when liver slices of adrenalectomised rats which had received dimethylisoxazole, were incubated in the presence of alanine. It may be expected, therefore, that also liver slices of adrenalectomised rats are enabled to derive more pyruvate from alanine by the injection of dimethylisoxazole. Nevertheless the liver tissue taken from treated adrenalectomised rats was unable to produce more glucose when incubated with alanine. A possible explantion for this failure could be that the levels of Acetyl-Coenzyme A decline in the liver of adrenalectomised rats to a degree that carboxylation of the pyruvate formed is no longer ensured. Acetyl-CoA is known to be an allosteric activator of pyruvate carboxylase (UTTER et al., 1964; SEUBERT, 1967). It has been reported previously that the Ac-CoA contents of the liver is reduced by dimethylisoxazole in fasting rats (SCHWABE and HASSELBLATT, 1967). As shown in Table 1 following dimethylisoxazole far lower levels of plasma FFA were found in adrenalectomised rats than in intact fasting animals. It might be expected, therefore, that hepatic Acetyl-CoA is much more reduced in adrenalectomised than in intact rats by dimethylisoxazole.

Endogenous corticosterone is essential for the stimulatory effect of dimethylisoxazole on gluconeogenesis from amino acids in the fasting rat. By mobilising amino acids from the periphery it does supply substrates for hepatic gluconeogenesis. In the liver it ensures the synthesis of glucose from pyruvate possibly by maintaining a sufficient level of Acetyl-CoA.

In fasting rats a diuretic response to dimethylisoxazole has been observed (VETULANI, 1966a). As the excretion of sodium was not increased significantly and carbonic anhydrase was not inhibited by dimethylisoxazole (VETULANI, 1966b) the diuretic effect remained unexplained. According to our results fasting rats produce more urea when injected with dimethylisoxazole. One possible explanation of the diuretic response to dimethylisoxazole could therefore be that more urea has to be excreted by the treated animals.

References

BUBENHEIMER, P., A. HASSELBLATT u. U. SCHWABE: Hemmung der Ketonämie bei Hunger und Insulinmangel durch 3,5-Dimethylisoxazol. Klin. Wschr. 44, 713—716 (1966).

DOLE, V. P., and H. MEINERTZ: Microdetermination of long chain fatty acids in plasma and tissues. J. biol. Chem. 235, 2595—2599 (1960).

DULIN, W. E., and G. C. GERRITSEN: Effects of 5-carboxy-3-methylisoxazole on carbohydrate and fat metabolism. Proc. Soc. exp. Biol. (N. Y.) 121, 777—779 (1966).

— G. H. LUND, and C. G. GERRITSEN: Effects of 3.5-dimethylisoxazole (U-21221) on fat metabolism. Proc. Soc. exp. Biol. (N. Y.) 118, 499—501 (1965).

FELLER, D. D., E. H. STRISOWER, and I. L. CHAIKOFF: Turnover and oxydation of body glucose in normal and alloxan diabetic rats. J. biol. Chem. 187, 571—588 (1950).

FLINK, E. B., A. B. HASTINGS, and J. K. LOWRY: Changes in potassium and sodium concentrations in liver sclies accompanying incubation in vitro. Amer. J. Physiol. 163, 598—604 (1950).

GOOD, C. A., H. KRAMER, and M. SOMOGYI: Determination of glycogen. J. biol. Chem. 100, 485—491 (1933).

HAYNES, R. C.: Studies of the in vitro effect of glucocorticoids on gluconeogenesis. Endocrinology 71, 399—406 (1962).

HAYNES, R. C.: Relation of l-alanine metabolism to the action of triamcinolone in liver slices. Endocrinology 75, 602—607 (1964).
— The control of gluconeogenesis by adrenal cortical hormones. Advanc. Enzyme Reg. 3, 111—119 (1965).
KALBERER, F., u. J. RUTSCHMANN: Eine Schnellmethode zur Bestimmung von Tritium, Radiokohlenstoff und Radioschwefel in beliebigem organischen Probenmaterial mittels des Flüssigkeits-Szintillationszählers. Helv. chim. Acta 44, 1956—1966 (1961).
MORGAN, G. T., and H. BURGESS: Non-aromatic diazonium salts. Part VI. 3.5-Dimethylisoxazole-4-diazonium salts and their azoderivatives. J. chem. Soc. 119, 697—703 (1921).
SCHMINKE, R. T.: Studies on the factors affecting the levels of urea cycle enzymes in rat liver. J. biol. Chem. 238, 1012—1018 (1963).
SCHWABE, U., u. A. HASSELBLATT: Vergleich der Wirkung von Insulin und 3,5-Dimethylisoxazol auf den Stoffwechsel von unveresterten Fettsäuren, Glycerin und Glucose. Klin. Wschr. 44, 707—713 (1966).
— — Wirkung von 3,5-Dimethylisoxazol auf die Lipolyse und den Stoffwechsel von Fettsäuren. 12. Symposion der Deutschen Gesellschaft für Endokrinologie, S. 226—239. Berlin-Heidelberg-New York: Springer 1967.
— E. KERSTEIN u. A. HASSELBLATT: Hemmung der Lipolyse im Fettgewebe durch Methylisoxazolcarbonsäuren. Naunyn-Schmiedebergs Arch. Pharmak. exp. Path. 260, 1—15 (1968).
SEUBERT, W.: Cortisol als Enzyminduktor mit besonderer Berücksichtigung der Gluconeogenese. Wirkungsmechanismus der Hormone. 18. Colloquium der Gesellschaft für physiologische Chemie, S. 158—191. Berlin-Heidelberg-New York: Springer 1967.
SHRAGO, E., and H. A. LARDY: Paths of carbon in gluconeogenesis and lipogenesis. II. Conversion of precursors to phosphoenolpyruvate in liver cytosol. J. biol. Chem. 241, 663—668 (1966).
SILBER, R. H., R. D. BUSCH, and R. OSLAPAS: Practical procedure for estimation of corticosterone or hydrocortisone. Clin. Chem. 4, 278—285 (1958).
STETTEN, D., and G. E. BOXER: Studies on carbohydrate metabolism. I. The rate of turnover of liver and carcass glycogen, studies with the aid of deuterium. J. biol. Chem. 155, 231—236 (1944).
UTTER, M. F., D. B. KEECH, and M. C. SCRUTTON: A possible role of acetyl-CoA in the control of gluconeogenesis. Advanc. Enzyme Reg. 2, 49—68 (1964).
VETULANI, J.: The diuretic activity of 3.5-dimethylisoxazole (DMI) and 3.5-dimethylpyrazole (DMP) in the rat. Diss. pharm. pharmacol. (Krakow) 18, 19—25 (1966a).
— The mechanism of the diuretic action of 3.5-dimethylisoxazole (DMI) and 3.5-dimethylpyrazole (DMP). Diss. pharm. pharmacol. (Krakow) 18, 351—357 (1966b).
WALTER, P., V. PAETKAU, and H. A. LARDY: Paths of carbon in gluconeogenesis and lipogenesis. III. The role and regulation of mitochondrial processes involved in supplying precursors of phosphoenolpyruvate. J. biol. Chem. 241, 2523—2532 (1966).
ZUKOSKI, C. F.: Mechanism of action of insulin hypoglycemia on adrenal cortical secretion. Endocrinology 78, 1264—1267 (1966).

Prof. Dr. A. HASSELBLATT
Pharmakologisches Institut
der Universität
3400 Göttingen, Geiststr. 9

Verteilung von darmkontrahierenden Peptiden im menschlichen Gehirn

J. BALDAUF, H. IVEN und G. ZETLER

Institut für Pharmakologie der Medizinischen Akademie Lübeck
(Direktor: Prof. Dr. med. G. ZETLER)

Eingegangen am 2. Dezember 1968

Distribution of Gut-contracting Peptides in Human Brain

Summary. Substance P preparations (SP) were made from 10 regions containing grey matter from human brains and by means of aluminium oxide chromatography divided into the active fractions Fa, Fb, and Fc. Fa and Fb were found in all brain parts, but Fc only in cortical tissues.

One brain was divided into cortex and subcortex. Two SP preparations were made from both parts and analyzed by sephadex G-25 and aluminium oxide chromatography. Both methods yielded Fc only from cortical material. Possible Fc concentrations in subcortex which are too low to be detected can at most amount to 1/40 of the cortical concentration.

Gut-contracting acidic peptides which were not identical with Fc were found in addition to Fa and Fb in the red nucleus, amygdala, and hypothalamus.

Fc can be considered a cortex-specific peptide present only in intracortical structures.

Key-Words: Gut-contracting Peptides — Substance P — Human Brain — Distribution in Brain.

Zusammenfassung. Substanz P-Präparate (SP) aus zehn Arealen grauer Substanz des menschlichen Gehirns wurden an Aluminiumoxidsäulen chromatographiert und dabei in die Fraktionen Fa, Fb und Fc aufgetrennt. Während Fa und Fb in allen untersuchten Bezirken nachzuweisen waren, wurde Fc nur in den corticalen Arealen gefunden.

Ein Gehirn wurde in Cortex und Subcortex getrennt, daraus zwei SP-Präparate hergestellt und an Sephadex G-25 sowie Aluminiumoxid chromatographiert. Mit beiden Methoden konnte Fc nur im Cortex gefunden werden. Die vielleicht unter der Nachweisgrenze liegende subcorticale Fc-Konzentration beträgt höchstens 1/40 der corticalen.

Im Nucleus ruber, Nucleus amygdalae und Hypothalamus fanden sich außer Fa und Fb weitere darmaktive, saure Peptide, die nicht als Fc zu identifizieren waren.

Fc ist als Cortex-spezifisches Peptid aufzufassen, das nur in intracorticalen Strukturen vorkommt.

Schlüsselwörter: Darmkontrahierende Peptide — Substanz P — Menschliches Gehirn — Verteilung im Gehirn.

Rohe Substanz P-Präparate (SP) aus Gesamthirn werden bei Chromatographie an Al_2O_3 und Gelfiltration an Sephadex in die biologisch aktiven Peptide Fa, Fb und Fc aufgetrennt. Fc unterscheidet sich auf

Grund pharmakologischer und chemischer Eigenschaften von Fa und Fb. Bei einem chromatographischen Vergleich von SP-Präparaten aus Gyrus praecentralis, Globus pallidus und Substantia nigra des menschlichen Gehirns fand sich Fc nur in dem corticalen Hirngebiet, während Fa und Fb in allen drei untersuchten Regionen vorhanden waren (BALDAUF, HARNACKE u. ZETLER, 1968). Auch bei Rinderhirnen, deren Cortex und Subcortex voneinander getrennt, aber in toto extrahiert wurden, konnte Fc nur im Cortex nachgewiesen werden, während Fa und Fb auch im Cortex, aber besonders reichlich im Subcortex vorkamen (BALDAUF u. ZETLER, 1968). Dieser Befund schließt jedoch die Möglichkeit nicht aus, daß einzelne subcorticale Gebiete Fc enthalten. Wenn solche Gebiete klein und die eventuell dort vorhandenen Fc-Mengen gering sind, könnte bei der Analyse des gesamten Subcortex Fc übersehen werden. Andererseits ist noch unklar, ob Fc wirklich in allen Cortexarealen vorhanden ist.

Wir wollten nun das Vorkommen der SP-Peptide in weiteren definierten Teilen des menschlichen Cortex und Subcortex untersuchen. Ferner sollten in dieser Hinsicht auch für das menschliche Gehirn Cortex und Subcortex in toto analysiert werden.

Methodik

1. Material. Im Anschluß an die Sektion, etwa 15—40 Std post mortem, wurden die Gehirne von Dura, Arachnoidea und Gefäßen befreit, die zu untersuchenden Areale (Tab. 1) entnommen und bei —30° C gelagert, bis genügend Material zur Extraktion vorhanden war[1].

Zur Bestimmung der SP-Fraktionen in dem gesamten Cortex und Subcortex eines einzelnen Gehirnes wurden beide Hemisphären (Cortex) vom Mittelhirn abgetrennt und mit dem Rest einschließlich der Medulla oblongata (Subcortex) verglichen. Das Kleinhirn wurde verworfen.

2. Extraktion. 60—200 g Gewebe (Frischgewicht) wurden mit der vierfachen Menge (g/v) 0,1 N HCl homogenisiert und im Wasserbad 10 min auf 90—100° C erhitzt. Nach Abkühlen wurde der pH-Wert mit 5 N NaOH auf 5,5 eingestellt, die entstandenen Niederschläge abzentrifugiert, der gelbliche Überstand im Rundlaufverdampfer bis zu sirupöser Konsistenz eingeengt und anschließend lyophilisiert.

3. Biochemische Methoden. Die Herstellung eines SP-Präparates nach der von BALDAUF, HARNACKE u. ZETLER (1968) modifizierten Methode von EULER (1942), die Säulenchromatographie an Al_2O_3 und Sephadex G-25f, die Papierelektrophorese, die Bestimmung des Proteingehaltes und der enzymatische Abbau sind ausführlich beschrieben bei ZETLER u. BALDAUF (1967), BALDAUF, HARNACKE u. ZETLER (1968) und BALDAUF u. ZETLER (1968).

4. Biologische Tests und Standards. Die biologische Auswertung der Fraktionen erfolgte am Meerschweinchen-Ileum. Als Standard diente ein Fb-Präparat aus Rinderhirn mit einer Aktivität von 18,8 E pro Milligramm. Nähere Einzelheiten finden sich bei BALDAUF u. ZETLER (1968). Das Vorgehen bei der Identifizierung von Fc ist bei BALDAUF, HARNACKE u. ZETLER (1968) eingehend beschrieben.

---

[1] Für die Überlassung der Gehirne danken wir Herrn Prof. Dr. E. JECKELN, Direktor des Pathologischen Institutes der Medizinischen Akademie Lübeck.

Ergebnisse

A. Substanz P-Präparate aus Cortex- und Subcortex-Arealen

1. *Substanz P-Gehalt.* Aus dem gesamten Material jedes Areals wurde ein rohes SP-Präparat (Trockenpulver) hergestellt, da auf diese Weise Begleitsubstanzen (Proteine, Adenylsäurederivate usw.), die die biologische Auswertung am isolierten Meerschweinchen-Ileum stören können (LASZLO, 1963a und b, 1966; CLEUGH, GADDUM, MITCHELL, SMITH u. WHITTAKER, 1964), zu einem großen Teil entfernt werden. In Tab. 1 sind Zahl der Gehirne, Menge des Gewebes und Ausbeute

Tabelle 1. *Ausbeute an Substanz P aus den verschiedenen Arealen des menschlichen Gehirns*

Areal	n^a	Extrahierte Gesamtmenge g^b	SP-Pulver mg^c	mg^c/g^b	biol. Aktivität E/mg^c	E/g^b
Frontalhirn	5	117	447	3,8	0,94	3,6
Occipitalhirn	2	165	440	2,7	2,0	5,6
Gyrus praecentralis [d]	6	150	195	1,3	2,4	3,1
Gyrus cinguli	35	204	475	2,3	3,5	8,2
Nucl. amygdalae	55	174	416	2,6	7,4	17,5
Putamen	35	203	583	2,9	12,7	36,4
Nucl. caudatus	26	183	578	3,2	7,6	24,0
Globus pallidus [d]	7	67	114	1,7	16,6	28,0
Substantia nigra [d]	40	25	88	3,6	40,7	144,5
Nucl. ruber	57	60	72	1,2	6,5	7,8
Thalamus	26	195	355	1,8	3,0	5,5
Hypothalamus	38	88	510	5,8	2,8	16,4
Medulla oblongata	15	115	562	4,9	1,2	4,8

[a] Anzahl der Gehirne.
[b] Frischgewicht.
[c] Trockenpulver.
[d] Werte nach BALDAUF, HARNACKE u. ZETLER (1968).
E: Biologische Euler-Einheiten (vgl. LEMBECK u. ZETLER, 1962).

an SP dargestellt. Die einzelnen Gebiete lieferten sehr unterschiedliche Mengen an SP-Pulver; dies ist bereits bei den corticalen Arealen deutlich, aber besonders auffallend bei den eng benachbarten Gebieten Substantia nigra und Nucleus ruber bzw. Thalamus und Hypothalamus. Hinsichtlich der biologischen Aktivität der Präparate ergaben sich etwa die von anderen Autoren früher gefundenen Unterschiede (Übersicht: LEMBECK u. ZETLER, 1962), wobei die Werte der corticalen Areale generell niedriger als die der subcorticalen Gebiete waren, und Substantia nigra wieder die höchste Aktivität aufwies.

2. *Al₂O₃-Chromatographie*. Die Ergebnisse der Al$_2$O$_3$-Chromatographie der SP-Präparate aus den bisher untersuchten Hirnarealen zeigt Tab. 2. In allen Gebieten fanden sich Fa und Fb, wobei der Gehalt an Fb immer größer war als der an Fa. Bei den corticalen Arealen bestand der Hauptteil der biologischen Aktivität aus Fc. Die SP-Präparate aus den subcorticalen Gebieten lieferten in der NaOH-Phase immer sehr geringe Aktivitätsmengen. Im Falle von Putamen, Nucleus caudatus, Globus

Tabelle 2. *Ergebnisse der Al$_2$O$_3$-Säulenchromatographie der SP-Präparate aus 13 Arealen des menschlichen Gehirns*

Areal	aus der Säule eluiert mit		
	70% Methanol %[a]	Aqua dest. %[a]	0,1 N NaOH %[a]
Frontalhirn	5	32	63[b]
Occipitalhirn	0,5	4,5	95[b]
Gyrus praecentralis[c]	11	34	55[b]
Gyrus cinguli	9	31	60[b]
Nucl. amygdalae	6	82	12
Putamen	21	74	5
Nucl. caudatus	8	84	8
Globus pallidus[c]	16	79	5
Substantia nigra[c]	12	78	10
Nucl. ruber	11	79	10
Thalamus	4	88	8
Hypothalamus	7	87	6
Medulla oblongata	16	81	3

[a] Prozentualer Anteil an der gesamten aus der Säule eluierten Aktivität.
[b] Biologische Aktivität mit allen Fc-Eigenschaften (s. Text).
[c] Werte nach BALDAUF, HARNACKE u. ZETLER (1968).

pallidus, Thalamus und Substantia nigra zeigte diese Aktivität keine der Fc-Eigenschaften, die im nächsten Abschnitt geschildert sind; dieses Material wurde deshalb als "tailing" der Fraktion Fb aufgefaßt. Bei Nucleus ruber, Nucleus amygdalae und Hypothalamus hingegen fanden sich in der NaOH-Phase Peptide, die sich nicht in das Schema Fa-Fb-Fc einordnen ließen.

3. *Fc-ähnliche Peptide aus Nucleus ruber, Nucleus amygdalae und Hypothalamus*. Das mit 0,1 N NaOH eluierte aktive Material aus diesen drei subcorticalen Gebieten besaß zwar insofern Fc-Eigenschaften, als die kontrahierende Wirkung auf das isolierte Meerschweinchen-Ileum durch Atropin und Morphin gehemmt wurde. Im Gegensatz zu Fc wurde es aber durch Inkubation mit Trypsin inaktiviert; typisch für Fc ist die Resistenz gegen Trypsin. Auch bei der Papierelektrophorese ergaben

sich Unterschiede zu Fc. Während Fc bei pH 4,95 und der Ionenstärke 0,05 in 90 min etwa 35 mm zur Anode wanderte, fanden sich bei den drei Fc-ähnlichen Peptiden zwei anodisch laufende Aktivitätsbanden bei 40 und 70 mm. In Tab. 3 sind die Eigenschaften der drei „Fc-ähnlichen" Peptide denjenigen eines „echten" Fc-Präparates gegenübergestellt.

Tabelle 3. *Vergleich von Fc aus Cortex (Gyrus cinguli) mit den Fc-ähnlichen Peptiden aus Nucleus ruber, Nucleus amygdalae und Hypothalamus des Menschen*

Herkunft	Atropin 10^{-7} g/ml	Morphin 10^{-6} g/ml	Trypsin-Behandlung	Anodische Wanderung bei Elektrophorese[a] mm
Gyrus cinguli[b]	+	+	∅	35
Nucl. amygdalae	+	+	+	40 und 70
Nucl. ruber	+	+	+	45 und 70
Hypothalamus	+	+	+	40 und 75

[a] Natriumacetat-Puffer, pH 4,95, Ionenstärke 0,05, Laufzeit 90 min bei 15 V/cm, Laufstrecken korrigiert für Elektroendosmose.
[b] Kontrolle mit typischen Fc-Eigenschaften.
+ Darmkontrahierende Wirkung aufgehoben bzw. abgeschwächt.
∅ Darmkontrahierende Wirkung unbeeinflußt.

B. Substanz P-Präparate aus dem gesamten Cortex und Subcortex

Bei der Analyse von 8 Arealen des Subcortex konnte kein Fc nachgewiesen werden, woraus man natürlich nicht auf analoge Verhältnisse im gesamten Subcortex schließen kann. Subcortex und Cortex eines menschlichen Gehirns wurden deshalb mit Hilfe der Sephadex-Gelfiltration und der Al_2O_3-Chromatographie auf ihren Gehalt an Fa, Fb und Fc untersucht. Cortex und Subcortex eines Gehirns wurden voneinander getrennt; aus beiden Teilen stellten wir in der üblichen Weise SP-Präparate her. In Tab. 4 sind die Ausbeuten wiedergegeben. Wie nach Tab. 1 und auf Grund des gleichen Versuches mit Rinderhirn (BALDAUF u. ZETLER, 1968) zu erwarten, war die Konzentration von SP-Aktivität (E/g Frischgewicht) im Subcortex höher als im Cortex.

1. Gelfiltration an Sephadex G-25f. 800 mg SP-Pulver aus Cortex (2500 Einheiten) und 250 mg aus Subcortex (1750 Einheiten) wurden an Sephadex G-25f gelfiltriert (Abb. 1). Zunächst erschien in beiden Fällen die Hauptmasse der biologisch inerten Proteine mit dem zentralen R_f-Wert 0,83. Die eluierte Proteinmenge war beim Cortexpräparat deutlich größer als beim Subcortexpräparat. Das beruht darauf, daß bei gleichem Proteingehalt beider SP-Pulver von dem weniger aktiven

Cortexmaterial etwa dreimal mehr aufgetragen wurde als von Subcortex-SP. Gut abgesetzt gegen die inerten Proteine fand sich bei Cortex und Subcortex eine Bande biologischer Aktivität mit dem zentralen R_f-Wert 0,6. Nach früheren Erfahrungen handelt es sich dabei um ein Gemisch aus Fa und Fb (ZETLER u. BALDAUF, 1967). Die gute Abtrennung inerter Proteine führte zu einer beträchtlichen Steigerung der biologischen Aktivität pro Milligramm Protein: Im Falle des Cortexpräparates erreichte die aktivste Fraktion einen Wert von 330 Einheiten (E)/mg; die mittlere Aktivität des zusammengefaßten Materials betrug

Tabelle 4. *Ausbeute an Substanz P (SP) aus Cortex und Subcortex eines menschlichen Gehirns (ohne Cerebellum)*

	Extrahierte Gesamtmenge[a] g	SP-Pulver mg[b]	mg[b]/g[a]	Biologische Aktivität E/mg[b]	E/g[a]
Cortex	880	2277	2,6	3,2	8,2
Subcortex	150	522	3,5	7,0	24,3

[a] Frischgewicht.
[b] Trockenpulver.
E: Biologische Euler-Einheiten (vgl. LEMBECK u. ZETLER, 1962).

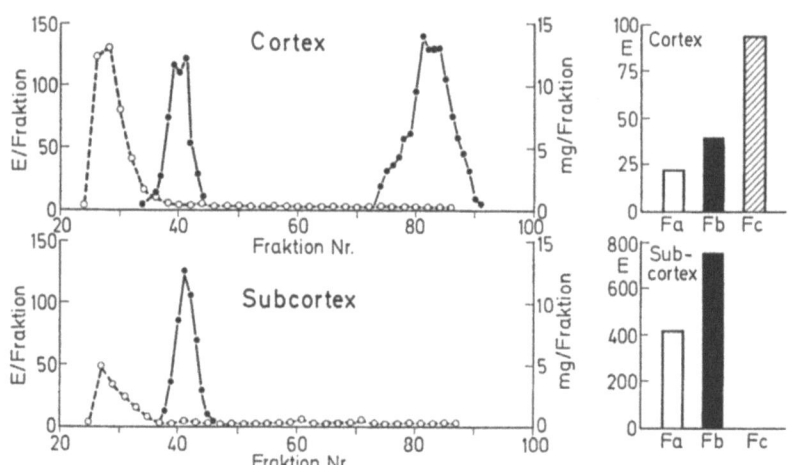

Abb. 1. Säulenchromatographie der SP-Präparate aus dem gesamten Cortex (oben) und Subcortex (unten) eines menschlichen Gehirns: *Links:* Gelfiltration an Sephadex G 25 f. Abszisse: Nummern der Fraktionen zu je 10,0 ml. Linke Ordinaten: Biologische Aktivität in E/Fraktion. Rechte Ordinaten: Proteingehalt in mg/Fraktion. •——• biologische Aktivität; ○——○ Protein. *Rechts:* Al_2O_3-Chromatographie. Ordinaten: Biologische Aktivität in Einheiten (*E*). Weiße Säulen: Fa. Schwarze Säulen: Fb. Schraffierte Säule: Fc

82 E/mg. Beim Subcortex lag die auf Protein bezogene biologische Aktivität noch höher: Die aktivste Fraktion hatte 2500 E/mg, die mittlere Aktivität betrug 720 E/mg. Im Gegensatz zum SP-Präparat aus Subcortex fand sich bei Cortex eine zweite Aktivitätsbande mit dem zentralen R_f-Wert 0,3. Dieses Material besaß alle Fc-Eigenschaften. Die aktivste Fraktion hatte 1450 E/mg Protein, die mittlere Aktivität betrug 880 E/mg. Im Falle von Subcortex konnte im Bereich von R_f 0,3 keine biologische Aktivität nachgewiesen werden.

2. *Al_2O_3-Chromatographie*. Die beiden SP-Präparate aus Cortex und Subcortex wurden in der üblichen Weise an Al_2O_3 chromatographiert. Um eventuell vorhandene geringe Mengen an Fc im Subcortexpräparat zu erfassen, wurde davon etwa zehnmal mehr biologische Aktivität (1250 E) auf die Säule aufgetragen als vom Cortexpräparat (120 E). In Abb. 1 sind rechts die Ergebnisse dargestellt. Die biologische Aktivität im Cortexpräparat bestand vorwiegend aus Fc (71%). Im SP-Präparat aus Subcortex fanden sich dagegen nur Fa und Fb. Mit 0,1 N NaOH, dem Eluationsmittel für Fc, wurden nur etwa 2% der aufgetragenen Aktivität erhalten. Dieses Material hatte keine Fc-Eigenschaften; es stellte deshalb ein "tailing" von Fb dar, dem es in Abb. 1 zugeschlagen wurde.

Diskussion

Bei einer früheren chromatographischen Analyse von SP-Präparaten aus einzelnen corticalen und subcorticalen Arealen des menschlichen Gehirns fand sich das Peptid Fc nur im corticalen Gewebe (BALDAUF, HARNACKE u. ZETLER, 1968). Bei der getrennten Untersuchung des gesamten Cortex und Subcortex von Rinderhirnen konnte Fc nur im Bereich des Cortex nachgewiesen werden (BALDAUF u. ZETLER, 1968); SP-Pulver aus Cerebellum (von uns nur für das Rinderhirn untersucht) lieferte bei der Al_2O_3-Chromatographie keine nachweisbaren Mengen an Fa, Fb und Fc. Die jetzt vorliegenden Ergebnisse erhärten diese früheren Befunde: 1. Auch in weiteren isoliert untersuchten subcorticalen Arealen fand sich kein Fc; 2. bei der getrennten Analyse des gesamten Cortex und Subcortex eines menschlichen Gehirns war Fc nur in dem SP-Präparat aus Cortex nachweisbar. Die Bedeutung dieser Feststellungen macht folgende Erörterungen der Nachweisgrenze unserer Methodik nötig.

Während der Gelfiltration von SP-Präparaten und SP-Peptiden aus Rinder- und Schweinehirn traten bei Fb und vor allem bei Fc beträchtliche Verluste auf, die wahrscheinlich auf einer teilweise irreversiblen Bindung an Sephadexpartikel beruhen (ZETLER u. BALDAUF, 1967). Das Ausbleiben der Fc-Fraktion (R_f 0,3) bei der Gelfiltration des Subcortexpräparates erlaubt deshalb nicht den Schluß, Fc fehle nahezu völlig. In qualitativer Hinsicht jedoch stimmen die jetzigen Ergebnisse der Gelfiltration von SP-Präparaten menschlicher Gehirne mit den Befunden bei Rinder- und Schweinehirn-SP gut überein. Die Banden biologischer Aktivität haben die gleichen R_f-Werte; auch die Verteilung des aktiven Materials auf Fa und Fb einerseits und Fc andererseits liegt in derselben Größenordnung.

Dagegen beträgt die Ausbeute bei der Al_2O_3-Chromatographie nahezu 100% (ZETLER u. BALDAUF, 1967). In der NaOH-Phase der Al_2O_3-Chromatographie des SP-Präparates aus Subcortex (Abb. 1, unten rechts) betrug die als "tailing" der Fb-Elution aufgetretene Aktivität nur 2% der Gesamtausbeute, nämlich 23 von 1160 Einheiten (E). In diesen 23 E hätte Fc sicher identifiziert werden können, wenn sein Anteil 30%, d. h. 8 E betragen hätte. Dieses Material wurde in seiner Aktivität aber durch Atropin in einer Konzentration von $5 \cdot 10^{-6}$ g/ml nicht vermindert und durch Trypsin in 2 Std fast vollständig inaktiviert. Es kann deshalb auf keinen Fall mehr als 8 E Fc enthalten haben. In den auf diese Al_2O_3-Säule aufgetragenen 250 mg SP-Pulver aus Subcortex können also keinesfalls 8 oder mehr E Fc enthalten gewesen sein. Im ganzen Subcortex (522 mg SP-Pulver) könnten somit höchstens weniger als 17 E Fc vorkommen. Das bedeutet bei einer Gesamtmenge von 150 g eine mögliche Fc-Konzentration von höchstens 0,113 E/g Frischgewicht gegen 4,4 E/g Frischgewicht im Cortexgewebe.

Wir kommen deshalb zu dem Schluß, daß mit den angewandten Methoden das Vorkommen von Fc in der grauen Substanz des Subcortex zwar nicht mit Sicherheit ausgeschlossen werden kann, daß aber die Fc-Konzentration im Cortex sicher mindestens 40mal höher ist als im Subcortex. Dies ist ein sehr wesentlicher Befund, da bisher keine derart drastischen Unterschiede chemischer oder struktureller Art zwischen der grauen Substanz des Cortex und der des Subcortex bekannt sind. Fc dürfte ein spezifisches Cortexpeptid sein, das in solchen Neuronen vorkommt, die den Cortex nicht verlassen (fibrae arcuatae breves); wie diese Neurone könnte Fc im Dienste der intracorticalen Integration stehen.

Allerdings fanden sich im Nucleus ruber, Nucleus amygdalae und Hypothalamus biologisch aktive Peptide, die folgende Fc-Eigenschaften hatten: Die starke Adsorbierbarkeit an Al_2O_3, die Morphin- und Atropinempfindlichkeit der darmkontrahierenden Wirkung und schließlich die saure Natur (Wanderung zur Anode bei pH 4,95). Im Gegensatz zu Fc wurden diese Peptide jedoch durch Inkubation mit Trypsin inaktiviert. Die Empfindlichkeit für Trypsin spricht eindeutig gegen eine Identität mit Fc. Auch während der Papierelektrophorese verhielt sich dieses Material insofern anders als Fc, als zwei aktive Banden auftraten, von denen eine doppelt so schnell wanderte wie Fc (Tab. 3). Das langsamer wandernde Material enthielt die Hauptmenge der Aktivität und bewegte sich etwa so schnell wie Fc. Wegen der Trypsinempfindlichkeit kann dieses Material aber trotz gleicher Wanderungsgeschwindigkeit nicht Fc sein. Allein aus der Auftrennung in zwei Banden wollen wir nicht auf die Existenz zweier verschiedener Peptide schließen, da mindestens bei der Elektrophorese von Makromolekülen Doppelflecke auftreten können (CANN u. GOAD, 1968). Zur Klärung dieser Frage reichte die Menge des Materials nicht aus. Die Tatsache, daß diese Fc-ähnlichen Peptide bei der Al_2O_3-Chromatographie des SP-Präparates aus dem gesamten Subcortex (Abb. 1) nicht gefunden wurden, ist mit der geringen Menge dieses Materials zu erklären. Nach Tab. 2 erscheinen nämlich nur 10% der Gesamtausbeute der Al_2O_3-Chromatographie bei den fraglichen Arealen im NaOH-Eluat; dies bedeutet bei Verwertung der Zahlen von Tab. 1 eine Aktivität von rund 10 E pro 150 g Subcortex. Diese geringe Menge liegt aber wesentlich unter der oben geschilderten Nachweisgrenze von 17 E Fc.

Das Fehlen von Fc in subcorticalen Arealen kann zu seiner Differenzierung von Nerveside beitragen. Nerveside ist ein darmkontrahierendes, saures Phosphopeptid aus Hirngewebe, dessen Darmwirksamkeit wie die von Fc durch Atropin und Morphin antagonisiert wird (TOH, 1963, 1964). Nerveside wird außer durch Chymotrypsin auch durch Phosphatasen zerstört. In eigenen, unveröffentlichten Versuchen erwies sich Fc als resistent gegen saure Phosphatase (Präparat von Boehringer, Mannheim). Die Verteilung von Nerveside ist bisher nur für das Hundegehirn untersucht worden (TOH, 1967). Die Substanz fand sich in Cortex und Subcortex, subcorticale Areale enthielten bis zu 25% der corticalen Konzentration, im Hypothalamus war die Konzentration sogar noch höher als im Cortex. Diese Verteilung spricht eindeutig gegen eine Identität von Nerveside und Fc.

Literatur

BALDAUF, J., P. HARNACKE u. G. ZETLER: Aktive Peptide in Substanz P-Präparaten aus Cortex, Globus pallidus und Substantia nigra des menschlichen Gehirns. Naunyn-Schmiedebergs Arch. Pharmak. exp. Path. 260, 231—241 (1968).
—, u. G. ZETLER: Darmkontrahierende Hirnpeptide in Cortex und Subcortex. Naunyn-Schmiedebergs Arch. Pharmak. exp. Path. 260, 242—253 (1968).
CANN, J. R., and W. B. GOAD: Two or more electrophoretic zones from a single macromolecule. Ann. N. Y. Acad. Sci. 151, 638—649 (1968).
CLEUGH, J., J. H. GADDUM, A. A. MITCHELL, M. W. SMITH, and V. P. WHITTAKER: Substance P in brain extracts. J. Physiol. (Lond.) 170, 69—85 (1964).
EULER, U. S. v.: Herstellung und Eigenschaften von Substanz P. Acta physiol. scand. 4, 373—375 (1942).

Laszlo, J.: Removal of interfering nucleotides from brain extracts containing substance P. Effect of drugs on brain concentrations of substance P. Brit. J. Pharmacol. 21, 113—126 (1963a).
— Estimation of substance P in mouse brain. The identification of interfering nucleotides in the extract. Brit. J. Pharmacol. 20, 449—461 (1963b).
— Estimation of substance P and adenine nucleotides in the brain of the dog. J. Physiol. (Lond.) 184, 17 P (1966).
Lembeck, F., and G. Zetler: Substance P. A polypeptide of possible physiological significance, especially within the nervous system. Int. Rev. Neurobiol. 4, 159—215 (1962).
Toh, C. C.: Biologically active substances in brain extracts. J. Physiol. (Lond.) 165, 47—61 (1963).
— Preparation of a nerve-stimulating phosphopeptide (nerveside, substance B) in brain extracts and an enzyme in brain which inactivates it. J. Physiol. (Lond.) 173, 420—430 (1964).
— The regional distribution of the nerve-stimulating phosphopeptide (nerveside, substance B) in the central nervous system. J. Physiol. (Lond.) 188, 451—456 (1967).
Zetler, G., u. J. Baldauf: Chromatographische Analyse eines Substanz P-Präparates aus Gehirn. Naunyn-Schmiedebergs Arch. Pharmak. exp. Path. 256, 86—98 (1967).

Prof. Dr. G. Zetler
Institut für Pharmakologie
der Medizinischen Akademie
2400 Lübeck, Ratzeburger Allee 160

Über das Verhalten von Digoxin, Digitoxin und Digitoxigenin in isoliertem Herzgewebe und im Plasma von Meerschweinchen nach Reserpin-Vorbehandlung

KLAUS KUSCHINSKY und PIETER A. VAN ZWIETEN

Institut für Pharmakologie, Universität Kiel (Direktor: Prof. Dr. med. H. LÜLLMANN)

Eingegangen am 8. August 1968

The Behaviour of Digoxin, Digitoxin and Digitoxigenin in Isolated Heart Muscle and in Plasma of Reserpinized Guinea Pigs

Summary. The positive inotropic effect, the tissue uptake and the binding to plasma proteins were determined in isolated atria and in plasma of normal and reserpinized guinea pigs for digoxin, digitoxin and digitoxigenin. Some of the experiments were carried out with tritium-labelled cardenolides.

1. The three cardenolides caused the same positive inotropic effect in electrically driven isolated atria from either reserpinized or normal guinea pigs.

2. Pretreatment of the animals with reserpine did not influence the uptake of ^{3}H-digoxin in isolated atria. After pretreatment with reserpine, however, approximately 20% more ^{3}H-digitoxin and ^{3}H-digitoxigenin were taken up.

3. Pretreatment of the guinea pigs with reserpine did not influence the binding of ^{3}H-digoxin to plasma proteins. The binding of ^{3}H-digitoxin and ^{3}H-digitoxigenin to proteins, however, was increased in plasma of reserpinized guinea pigs in comparison with that of untreated control animals.

4. The plasma of reserpinized guinea pigs showed the same osmolality, refraction and total protein content as the plasma of untreated control animals. The plasma electropherogram and also the haemotacrit value of the blood proved to be unaltered in reserpinized guinea pigs.

5. Probably, the pretreatment with reserpine increase the binding capacity of plasma albumin for cardenolides by a mechanism so far unknown. A similar mechanism might cause the increased accumulation by heart muscle tissue.

Key-Words: Cardiac Glycosides — Reserpine — Tissue Uptake.

Zusammenfassung. Die positiv-inotrope Wirkung, die Aufnahme in isolierte Vorhöfe und die Eiweißbindung im Plasma wurden für Digoxin, Digitoxin und Digitoxigenin an normalen und mit Reserpin vorbehandelten Meerschweinchen untersucht. Die Versuche wurden zum Teil mit Tritium-markierten Cardenoliden durchgeführt.

1. Die drei Pharmaka wirkten an elektrisch gereizten Vorhöfen von reserpinisierten oder unbehandelten Meerschweinchen gleich stark positiv inotrop.

2. Die Aufnahme von ^{3}H-Digoxin in isolierte Vorhöfe wurde von einer Reserpin-Vorbehandlung der Spendertiere nicht beeinflußt. Nach einer Reserpin-Vorbehandlung nahmen die Vorhöfe jedoch etwa 20% mehr ^{3}H-Digitoxin oder ^{3}H-Digitoxigenin auf.

3. Die Eiweißbindung von ^{3}H-Digoxin im Plasma wurde von einer Reserpin-Vorbehandlung der Meerschweinchen nicht beeinflußt. ^{3}H-Digitoxin und ^{3}H-Digi-

toxigenin wurden dagegen von Plasma-Eiweißen reserpinisierter Meerschweinchen stärker gebunden als von denen unbehandelter Kontrolltiere.

4. Das Plasma von mit Reserpin vorbehandelten Meerschweinchen zeigte dieselbe Osmolalität, Refraktion und Gesamteiweißkonzentration wie das Plasma unbehandelter Kontrolltiere. Auch das Elektropherogramm des Plasmas und der Hämatokrit des Blutes wurden durch die Reserpin-Vorbehandlung nicht verändert.

5. Wahrscheinlich erhöht die Vorbehandlung mit Reserpin durch einen bisher unbekannten Mechanismus die Bindungsfähigkeit des Albumin für Cardenolide. Ein ähnlicher Mechanismus könnte die verstärkte Aufnahme der Substanzen durch den Herzmuskel erklären.

Schlüsselwörter: Herzglykoside — Reserpin — Aufnahme im Gewebe — Eiweißbindung — Positiv inotrope Wirkung.

Über die Beeinflussung der Wirkung von Herzglykosiden durch Reserpin sind bereits zahlreiche Veröffentlichungen erschienen. Die Untersuchungen wurden unter den verschiedensten Bedingungen vorgenommen, zum Teil an isoliertem Herzmuskelgewebe, zum Teil an intakten Tieren. Ein Teil der Autoren fand keine Beeinflussung der therapeutischen oder toxischen Wirkungen, während andere eine wesentliche Herabsetzung der eben genannten Effekte durch Reserpin-Vorbehandlung feststellten. Wegen der unterschiedlichen Versuchsbedingungen, wobei häufig mehrere Variablen in derselben Versuchsanordnung vorhanden waren, ist eine einheitliche, vergleichende Beurteilung der verschiedenen Befunde kaum möglich (Literatur s. Diskussion der vorliegenden Arbeit). Kürzlich verwandten Marcus u. Mitarb. (1968) zur Untersuchung der Wechselwirkung zwischen Herzglykosiden und Reserpin als erste ^{3}H-markiertes Digoxin. Sie fanden nach i.v. Gabe von ^{3}H-Digoxin im Herzen von mit Reserpin vorbehandelten Hunden beträchtlich weniger ^{3}H-Digoxin als im Myokard von Kontrolltieren. Die Autoren vermuteten aufgrund ihrer Befunde, daß entweder der Herzmuskel selbst eine unterschiedliche Aufnahmebereitschaft zeige oder hämodynamische Ursachen die Differenz bewirken.

Es war daher im Zusammenhang mit unseren bisherigen kinetischen Untersuchungen über das Verhalten von ^{3}H-markierten Herzglykosiden (K. Kuschinsky et al., 1967a, 1967b, 1968a, 1968b, 1968c) von Interesse, die Aufnahme von ^{3}H-markierten Cardenoliden in isolierte, elektrisch gereizte Vorhöfe von Meerschweinchen nach Reserpin-Vorbehahndlung zu bestimmen und mit der Aufnahme in Kontroll-Organe zu vergleichen. Die Aufnahme bei beiden Gruppen wurde zum positiv inotropen Effekt in Beziehung gesetzt. Wir untersuchten ferner in vitro die Bindung der Glykoside an Plasmaproteine von Reserpinvorbehandelten Tieren und von Kontrolltieren, da dieser Faktor für die Verteilung und Ausscheidung von Bedeutung ist. Zusätzlich mußten einige Größen im Blut bzw. Plasma von normalen bzw. reserpinisierten Tieren bestimmt werden, um die Vergleichbarkeit der Gruppen zu beweisen.

Methodik

Meerschweinchen beiderlei Geschlechts (Gewicht 250—350 g) erhielten 24 Std vor dem eigentlichen Versuch 2,3—3,0 mg Reserpin/kg i.p. Diese Dosis bewirkt nach MUSCHOLL u. VOGT (1958) eine maximale Freisetzung von Noradrenalin. Die Tiere zeigten die typischen Symptome einer Reserpin-Vergiftung (starke Sedierung, Ptosis, Diarrhoe). Eine Auskühlung der Tiere wurde sorgfältig vermieden. Die Aufnahme der untersuchten, Tritium-markierten Cardenolide in die isolierten Vorhöfe wurde, wie früher veröffentlicht, untersucht (Einzelheiten s. K. KUSCHINSKY et al., 1967a). Beide Vorhöfe zusammen wurden in einer Muralt-Tyrode-Lösung mit einem Ca^{2+}-Gehalt von 1,2 mval bei 30°C mit einer Frequenz von 180/min elektrisch gereizt. In sämtlichen Untersuchungen wurden die Vorhöfe mit der gleichen Frequenz elektrisch gereizt. Die Kontraktionen der isolierten Organe wurden mit Hilfe eines Dehnungsmeßstreifens und angeschlossenem Grass-Polygraph (Model 7) aufgezeichnet.

Zur Bestimmung der Plasmabindung der untersuchten radioaktiv markierten Cardenolide wurden die Tiere durch Genickschlag getötet und aus den Carotiden entblutet. Das Blut wurde durch Heparinzusatz (50 i.E. Heparin Novo®/ml Blut) ungerinnbar gemacht und anschließend zentrifugiert (2500 U/min, 15 min). Die Eiweißbindung wurde mit Hilfe einer Sephadex®-Säule bestimmt, so daß freies und proteingebundenes Glykosid voneinander getrennt wurden. Eine genaue Beschreibung dieser Methode wird in einer anderen Publikation mitgeteilt (K. KUSCHINSKY, 1969).

Vom Blut bzw. Plasma wurden folgende Größen bestimmt: Hämatokrit, Refraktion, Osmolalität (mit Hilfe eines Halbmikro-Osmometers, Hersteller Dr.-Ing. H. Knauer, Wiss. Gerätebau, Berlin) und Gesamteiweißkonzentration (Methode nach LOWRY et al., 1951). Außerdem wurde das Serum einer Elektrophorese unterworfen (Hauptlaboratorium der I. Medizinischen Universitätsklinik, Kiel). Zu allen Untersuchungen an Reserpin-behandelten Meerschweinchen wurden entsprechende Kontrollen zur gleichen Jahreszeit durchgeführt.

Ergebnisse

a) Einfluß einer Reserpin-Vorbehandlung auf den positiv inotropen Effekt

Die Zunahme der Kontraktionsamplitude wurde für therapeutische Konzentrationen von Digoxin, Digitoxin und Digitoxigenin bestimmt. Die Befunde sind in Tab. 1 zusammengestellt worden:

Tabelle 1. *Die Wirkung von Digoxin, Digitoxin und Digitoxigenin an isolierten, elektrisch gereizten Vorhöfen von Meerschweinchen. Mittelwert $\pm s_{\bar{x}}$ von je 6—12 Einzelwerten*

Substanz	Konzentration (g/ml)	% Zunahme der Kontraktionsamplitude		Signifikanz
		Kontrollen	Reserpin-vorbehandelt	
Digoxin	$2,5 \cdot 10^{-7}$	71 ± 6,6	84 ± 8,4	n.s.
Digoxin	$5 \cdot 10^{-7}$	114 ± 15,4	115 ± 14,6	n.s.
Digitoxin	$1 \cdot 10^{-7}$	70 ± 7,2	63 ± 6,5	n.s.
Digitoxigenin	$1 \cdot 10^{-7}$	23 ± 4,9	26 ± 2,1	n.s.
Digitoxigenin	$3 \cdot 10^{-7}$	114 ± 14,1	113 ± 9,4	n.s.

Der positiv inotrope Effekt verschiedener Cardenolide an elektrisch gereizten, isolierten Vorhöfen von Meerschweinchen wird offensichtlich *nicht* durch eine Reserpin-Vorbehandlung verändert.

b) Aufnahme von ^3H-markiertem Digoxin, Digitoxin und Digitoxigenin

Die Ergebnisse der kinetischen, radiochemischen Untersuchungen werden in den Abb. 1—3 dargestellt. Digoxin wird offensichtlich von Kontroll-Vorhöfen und von Vorhöfen Reserpin-vorbehandelter Meer-

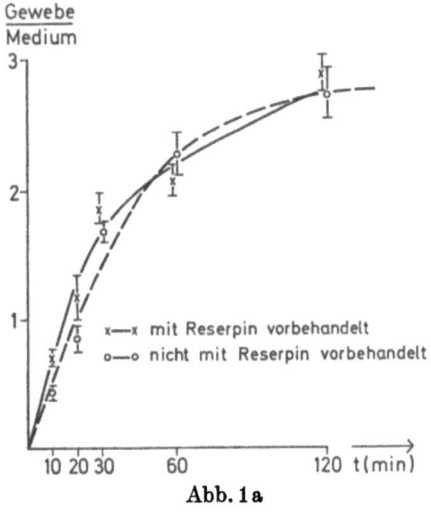

Abb. 1a

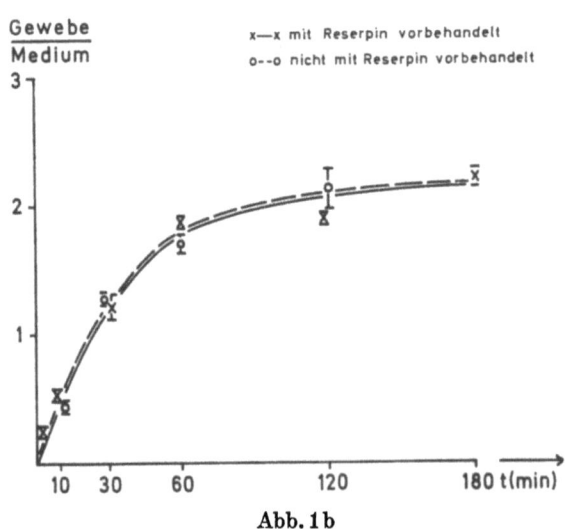

Abb. 1b

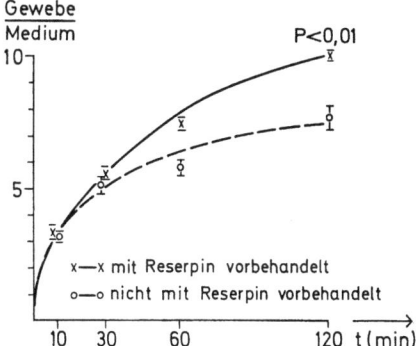

Abb. 2. Aufnahme von ³H-Digitoxin in isolierte elektrisch gereizte Meerschweinchen-Vorhöfe von normalen und mit Reserpin vorbehandelten Spendertieren. Einzelheiten s. Abb. 1 und Text. Der angegebene P-Wert bezieht sich auf den Unterschied zwischen den beiden Maximalwerten. ×———× mit Reserpin vorbehandelt; ○— —○ Kontrollvorhöfe; Konzentration des ³H-Digitoxin: $1 \cdot 10^{-7}$ g/ml

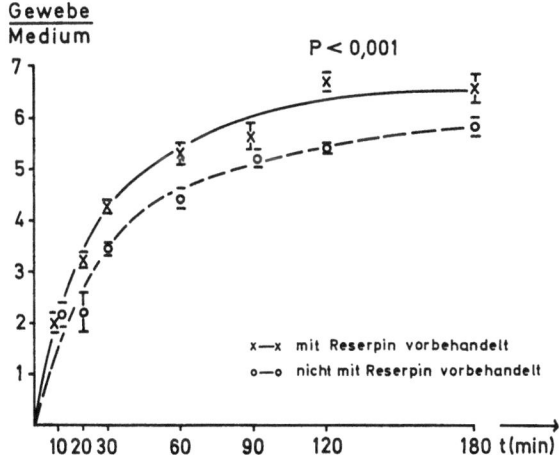

Abb. 3. Aufnahme von ³H-Digitoxigenin in elektrisch gereizte isolierte Meerschweinchen-Vorhöfe von normalen und mit Reserpin vorbehandelten Spendertieren. Einzelheiten s. Abb. 1 und Text. Der angegebene P-Wert bezieht sich auf den Unterschied zwischen den beiden Maximalwerten. ×———× mit Reserpin vorbehandelt; ○— —○ Kontrollvorhöfe; Konzentration des ³H-Digitoxigenin: $1 \cdot 10^{-7}$ g/ml

Abb. 1. Aufnahme von ³H-Digoxin in elektrisch gereizte isolierte Meerschweinchen-Vorhöfe von normalen und mit Reserpin vorbehandelten Spendertieren. Das Verhältnis Radioaktivität im Gewebe/Radioaktivität des Mediums (Ordinate) ist in Abhängigkeit von der Inkubationszeit in min (Abszisse) aufgetragen worden. Die Meßpunkte stellen jeweils den Mittelwert ($\pm s_{\bar{x}}$) von 8—10 Vorhöfen dar. Einzelheiten s. Text. ×———× mit Reserpin vorbehandelt; ○— —○ Kontrollvorhöfe; a Konzentration des ³H-Digoxin: $1 \cdot 10^{-7}$ g/ml; b Konzentration des ³H-Digoxin: $5 \cdot 10^{-7}$ g/ml

schweinchen in gleicher Weise aufgenommen. Digitoxin und Digitoxigenin dagegen werden von Vorhöfen Reserpin-vorbehandelter Tiere um ca. 20% mehr aufgenommen als von Kontroll-Vorhöfen. Die Ergebnisse sind voneinander signifikant ($P < 0,01$) verschieden. Die berechneten Geschwindigkeitskonstanten der Aufnahmeprozesse für Digitoxin und Digitoxigenin unterscheiden sich jedoch nicht voneinander und liegen für beide Substanzen sowohl bei Reserpin-vorbehandelten als auch bei Kontroll-Vorhöfen in der Größenordnung $4-5 \cdot 10^{-4}$ sec^{-1}.

c) Eiweißbindung

In der Tab. 2 ist die Bindung von Cardenoliden an die Proteine des Meerschweinchenplasmas zusammengestellt:

Tabelle 2. *Eiweißbindung von Digoxin, Digitoxin und Digitoxigenin im Blutplasma von Meerschweinchen (Konzentration: $2,5 \cdot 10^{-7}$ g/ml), Kontrollen und Reserpin-vorbehandelte Tiere*

Substanz	$g \cdot 10^{-7}$ nicht gebunden ($\bar{x} \pm s_{\bar{x}}$)	Signifikanz	$g \cdot 10^{-7}$ gebunden	% gebunden
Digoxin				
Kontrollen	1,869 ± 0.053		0,631	25,3
nach Reserpin	1,825 ± 0,051	n.s.	0,675	27,0
Digitoxin				
Kontrollen	0,351 ± 0,014	$P <$	2,149	86,0
nach Reserpin	0,223 ± 0,002	0,001	2,277	91,1
Digitoxigenin				
Kontrollen	0,362 ± 0,018	$P <$	2,138	85,5
nach Reserpin	0,256 ± 0,010	0,001	2,244	89,8

Die Bindung von Digoxin an Plasmaproteine wird somit durch Reserpin-Vorbehandlung nicht beeinflußt, jedoch binden Plasmaproteine von Reserpin-vorbehandelten Meerschweinchen signifikant mehr Digitoxin und Digitoxigenin.

Diese Befunde ließen sich möglicherweise durch den Wasserverlust der Meerschweinchen als Folge der Diarrhöe erklären. Daher war es notwendig zu prüfen, ob eine Eindickung des Blutes und damit eine Zunahme der Eiweißkonzentration die verstärkte Bindung vortäuscht. Es wurden daher die entsprechenden Größen im Blut bzw. Plasma bei normalen und reserpinisierten Tieren gemessen. Die Ergebnisse sind in der Tab. 3 zusammengefaßt.

Blut und Plasma der Reserpin-vorbehandelten Meerschweinchen zeigen gegenüber den Kontrollen somit keine Unterschiede, welche die verschieden starke Glykosidbindung beider Gruppen erklären könnten.

Tabelle 3. *Blut- und Plasmawerte bei normalen und Reserpin-vorbehandelten Meerschweinchen*

Größe	Kontrollen	mit Reserpin vorbehandelt
Hämatokrit	41%	41%
Brechungsindex (in $D_{20°}$)	1,3438	1,3438
Osmolalität	317 mOsmol	312 mOsmol
Gesamtprotein	93,5 mg/ml	90,0 mg/ml

Schließlich sollte noch durch eine Elektrophorese geklärt werden, ob eine Verschiebung des Verhältnisses der Plasmaproteine untereinander einen Hinweis auf die unterschiedliche Bindungsfähigkeit ergeben könnte. In Tab. 4 werden die Ergebnisse der Elektrophorese dargestellt.

Tabelle 4. *Elektrophorese des Plasmas von normalen und reserpinisierten Meerschweinchen*

Fraktion	Kontrolle (% des Gesamteiweißes)	Reserpin-Vorbehandlung (% des Gesamteiweißes)
Albumin	49,4	50,8
a_1-Globulin	7,2	6,8
α_2-Globulin	15,9	18,6
β-Globulin	8,7	8,5
γ_1-Globulin	10,2	10,2
γ_2-Globulin	8,7	5,1

Auch im Elektropherogramm sind offensichtlich keine wesentlichen Unterschiede zwischen den Eiweißen aus Plasma von normalen und den von reserpinisierten Tieren nachweisbar.

Besprechung der Versuchsergebnisse

Der positiv inotrope Effekt von Digoxin, Digitoxin und Digitoxigenin an elektrisch gereizten Vorhöfen von Meerschweinchen wird in unseren Versuchen durch Reserpin-Vorbehandlung der Tiere 24 Std vor dem Versuch *nicht* beeinflußt.

In der Literatur werden sich widersprechende Befunde mitgeteilt. ROBERTS et al. (1963) und FAWAZ (1967) beobachteten keine Veränderung, während LEVY u. RICHARDS (1965), SPANN et al. (1966), TANZ (1964) sowie TANZ u. MARCUS (1966) eine Verminderung der positiv inotropen Wirkung von Herzglykosiden nach Reserpin-Vorbehandlung fanden. Unsere Ergebnisse stimmen mit denen der beiden erstgenannten

Veröffentlichungen überein. Es ist jedoch zu beachten, daß alle genannten Autoren andere Methoden als wir verwendeten. Bei Untersuchungen an intakten Tieren sind die Verhältnisse wesentlich unübersichtlicher, weil noch als weitere Faktoren die Verteilung und die Ausscheidung hinzutreten, die am isolierten Organ keine Rolle spielen. An Versuchstieren fanden sämtliche Untersucher eine Abschwächung therapeutischer oder toxischer Wirkungen von Herzglykosiden am Myokard (BOYAJY u. NASH, 1965; CIOFOLO et al., 1967; ERLIJ u. MENDEZ, 1964; LAGE u. SPRATT, 1967; LEVITT u. ROBERTS, 1967; MENDEZ et al., 1961; MORROW et al., 1963; STICKNEY et al., 1966). Die Befunde von MARCUS et al. (1968), die bei Versuchen an intakten Tieren eine niedrigere Konzentration von ^{3}H-Digoxin im Herzmuskel von Reserpin-vorbehandelten Hunden fanden als im Myokard von Kontrolltieren, stehen mit diesen Ergebnissen im Einklang.

Nach unseren Befunden ist jedenfalls keine Veränderung der Wirkung von Herzglykosiden nach Reserpin-Vorbehandlung an isolierten Herzvorhofgewebe festzustellen. Isolierte Vorhöfe und Herzen von reserpinisierten Tieren zeigen ein durchaus normales contractiles Verhalten und normale Belastbarkeit, während auch die Ansprechbarkeit auf herzwirksame Pharmaka durch Reserpin-Vorbehandlung der Spendertiere unverändert bleibt (BARISO et al., 1967; VAN ZWIETEN, 1968a und b). Die Befunde stehen auch im Einklang mit den Ergebnissen von KILZ et al., 1969, die fanden, daß die oben genannte Dosis von Reserpin auch andere Funktionen des isolierten Meerschweinchenvorhofes wie die Frequenzpotenzierung und postextrasystolische Potenzierung nicht beeinflussen. Die verstärkte Aufnahme von Digitoxin und Digitoxigenin von Vorhöfen Reserpin-vorbehandelter Meerschweinchen im Vergleich mit Kontrollorganen kontrastiert auffällig mit der Gleichheit der pharmakologischen Wirkung. Die Geschwindigkeitskonstante des Aufnahmeprozesses ist nach unserer Ansicht bei Substanzen, die sich in der Zelle anreichern, ein Maß für die Membranpermeabilität der betreffenden Verbindung (K. KUSCHINSKY et al., 1967b). Für Digoxin, Digitoxin und Digitoxigenin ist diese Konstante bei beiden Gruppen jedoch nahezu gleich. Die unterschiedliche Anreicherung kann somit nur als Folge einer durch die Reserpin-Vorbehandlung veränderten Bindungsfähigkeit an intracellulären Strukturen, die für die pharmakologische Wirkung ohne Belang sind, gedeutet werden. Diese Veränderung der Bindungsfähigkeit tritt nur beim stark an Gewebe oder Plasma gebundenen Digitoxin oder Digitoxigenin, aber nicht beim schwächer gebundenen Digoxin zutage. SUN et al. (1968) beobachteten nach Reserpin-Vorbehandlung im Herzmuskel biochemische und morphologische Veränderungen, wobei die Glykogen- und Lipid-Konzentration zunahmen. Es wäre möglich, daß die Zunahme dieser cellulären Bestandteile eine erhöhte Bindungsfähigkeit des Myokards für Herzglykoside mit sich bringen kann. Kürzlich konnte eine Bindung von Digitoxin sowohl an Lipide als auch an Proteine im Vorhofgewebe nachgewiesen werden (K. KUSCHINSKY et al., 1968b).

Ähnlich wie die Aufnahme in Herzmuskelgewebe wird durch Reserpin auch die Bindung einiger Cardenolide an Plasmaproteine beeinflußt. Die Bindung von Digoxin an Plasmaproteine wird jedoch, ähnlich wie die Bindung an das Herzmuskelgewebe, nicht verändert. Digitoxin und Digitoxigenin dagegen werden von Plasma-Eiweißen reserpinisierter Meerschweinchen stärker gebunden als von den Kontrollen. Auch diese Befunde gehen mit der stärkeren Anreicherung dieser Cardenolide im Myokard reserpinisierter Tiere durchaus parallel. Ausführliche Untersuchungen über die Bindung von Cardenoliden an Plasmaproteine werden an anderer Stelle beschrieben (K. KUSCHINSKY, 1969). Für die Bindung ist im wesentlichen das Albumin verantwortlich. Aufgrund dieser Befunde lag es nahe, zu untersuchen, ob etwa ein Unterschied des Brechungsindex, der Osmolalität, des Gesamteiweißgehaltes oder der Proteinzusammensetzung die unterschiedliche Bindung erklären könnte. Keine dieser Größen unterscheidet sich bei den reserpinisierten Tieren von den normalen Werten. Es muß daher angenommen werden, daß eine Vorbehandlung mit Reserpin die Bindungsfähigkeit des Albumin für Cardenolide durch einen unbekannten Mechanismus zu verstärken vermag. Möglicherweise könnte ein ähnlicher Mechanismus die erhöhte Bindungsfähigkeit der Proteine im Herzmuskel für Cardenolide bewirken, was eine Alternativdeutung wäre zur Erhöhung der Bindung infolge der oben erwähnten Zunahme der Lipide nach Reserpin-Vorbehandlung. Auch diese Differenz tritt offensichtlich erst bei stärkerer cellulärer Bindung zutage.

Die Befunde von MARCUS et al. (1968) können nicht durch eine verminderte Aufnahme von Digoxin durch das Myokard Reserpin-vorbehandelter Tiere erklärt werden, denn Digoxin wird in unseren Versuchen vom isolierten Vorhofgewebe beider Gruppen gleich aufgenommen. Speciesdifferenzen könnten vielleicht eine Rolle spielen, sind jedoch nicht sehr wahrscheinlich. Vermutlich erklären *extrakardiale* Eliminations- und Verteilungsphänomene oder Durchblutungsänderungen des Herzens diese Konzentrationsdifferenzen in vivo. Einige Befunde von MARCUS et al. (1968) ließen vermuten, daß eine unterschiedliche renale Ausscheidung für die Konzentrationsdifferenzen im Herzmuskel verantwortlich seien. Die Autoren lehnten eine derartige Erklärung jedoch ab, weil sie auch bei nephrektomierten Tieren eine entsprechende Differenz fanden. Die Untersuchungen an nephrektomierten Hunden wurden aber nur an einer kleinen Anzahl von Tieren vorgenommen, so daß die Aussagekraft dieser Befunde recht gering erscheint. Da sich die Bindungsfähigkeit des *isolierten* Herzmuskels und der Plasmaproteine für Digoxin nicht durch Reserpin-Vorbehandlung ändert, kann die unterschiedliche Konzentration im Myokard *in vivo* nur durch eine zwischen beiden Gruppen unterschiedliche Verteilung oder Ausscheidung bedingt sein.

Herrn Doz. Dr. J. BÜTTNER (Hauptlaboratorium der I. Medizinischen Universitätsklinik Kiel) danken wir an dieser Stelle für die Ausführung der Elektrophorese.

Fräulein D. BENNHOFF sind wir für wertvolle technische Mitarbeit zu Dank verpflichtet.

Literatur

BARISO, C. R., T. E. GAFFNEY, H. FUKUSUMI, J. HOMES, N. O. FOWLER, and E. C. CONRADI: The effect of stress upon the performance of the amine-depleted heart. J. Pharmacol. exp. Ther. 156, 294 (1967).

BOYAJY, L. D., and C. B. NASH: Influence of reserpine on arrhythmias, inotropic effects and myocardial potassium balance induced by digitalis materials. J. Pharmacol. exp. Ther. 148, 193 (1965).

CIOFALO, E., B. LEVITT, and J. ROBERTS: Some factors affecting ouabain-induced ventricular arrhythmia in the reserpine-treated cat. Brit. J. Pharmacol. 30, 143 (1967).

ERLIJ, D., and R. MENDEZ: The modification of digitalis intoxication by excluding adrenergic influences on the heart. J. Pharmacol. exp. Ther. 144, 97 (1964).

FAWAZ, G.: Effect of reserpine and pronethalol on the therapeutic and toxic doses of digitalis in the dog heart-lung preparation. Brit. J. Pharmacol. 29, 302 (1967).

KILZ, U., J. SCHAEFER, and P. A. VAN ZWIETEN: The contribution of adrenergic mechanisms to frequency potentiation and to paired stimulation in guinea pig isolated atrial tissue. Pflügers Arch. (im Druck) (1969).

KUSCHINSKY, K.: Über die Bindungseigenschaften von Plasmaproteinen für Herzglykoside. Naunyn-Schmiedebergs Arch. Pharmak. exp. Path. (im Druck) (1969).

— HG. LAHRTZ, H. LÜLLMANN, and P. A. VAN ZWIETEN: Accumulation and release of ^{3}H-digoxin by guinea-pig heart muscle. Brit. J. Pharmacol. 30, 317 (1967a).

— H. LÜLLMANN, G. SCHMITZ u. P. A. VAN ZWIETEN: Zur Frage der Bindung von ^{3}H-Digoxin an Herzmuskelgewebe. Naunyn-Schmiedebergs Arch. Pharmak. exp. Path. 258, 297 (1967b).

— — and P. A. VAN ZWIETEN: A comparison of the accumulation and release of ^{3}H-ouabain and ^{3}H-digitoxin by guinea pig heart muscle. Brit. J. Pharmacol. 32, 598 (1968a).

— — — The uptake of ^{3}H-ouabain and ^{3}H-digitoxin by guinea pig atria previously extracted with glycerol. Europ. J. Pharmacol. 4, 228 (1968b).

— — — The binding of ^{3}H-digitoxigenin by guinea-pig atrial tissue. Brit. J. Pharmacol. 34, 613 (1968c).

LAGE, G. L., and J. L. SPRATT: Antagonism of intravenous digitoxigenin lethality by reserpine-pretreatment in the mouse. Proc. Soc. exp. Biol. (N. Y.) 125, 580 (1967).

LEVITT, B., and J. ROBERTS: The capacity of different digitalis materials to induce ventricular rhythm disturbances in the reserpine pretreated cat. J. Pharmacol. exp. Ther. 156, 159 (1967).

LEVY, J. V., and V. RICHARDS: Contractile and metabolic effects produced by ouabain on isolated rabbit left atria. J. Pharmacol. exp. Ther. 147, 205 (1965).

LOWRY, O. H., N. J. ROSENBROUGH, A. L. FARR, and R. J. RANDALL: Protein measurement with the Folin phenol reagent. J. biol. Chem. **193**, 265 (1951).
MARCUS, F. J., J. PAVLOVICH, M. LULLIN, and G. G. KAPADIA: The effect of reserpine on the metabolism of ^{3}H-digoxin in the dog and in man. J. Pharmacol. exp. Ther. **159**, 314 (1968).
MENDEZ, D., J. ACEVES, and R. MENDEZ: The antiadrenergic action of digitalis on refractory period of the A—V transmission system. J. Pharmacol. exp. Ther. **131**, 199 (1961).
MORROW, D. H., T. E. GAFFNEY, and E. BRAUNWALD: Effect of autonomic innervation and of myocardial catecholamine stores upon the cardiac action of ouabain. J. Pharmacol. exp. Ther. **140**, 236 (1963).
MUSCHOLL, E., and M. VOGT: The action of reserpine on the peripheral sympathetic system. J. Physiol. (Lond.) **141**, 132 (1958).
ROBERTS, J., R. ITO, J. REILLY, and V. J. CAIROLI: Influence of reserpine and β-TM 10 on digitalis-induced ventricular arrhythmias. Circulat. Res. **13**, 149 (1963).
SPANN, J. F., E. H. SONNENBLICK, T. COOPER, C. A. CHIDSEY, V. L. WILLMAN, and E. BRAUNWALD: Studies on digitalis (XIV). Influence of cardiac norepinephrine stores on the response of isolated heart muscle to digitalis. Circulat. Res. **19**, 326 (1966).
STICKNEY, J. L., B. R. LUCCHESI, and G. D. ABRAMS: Pharmacological alterations of the response of the mammalian heart to acetylstrophanthidin. Fed. Proc. **25**, 621 (1966).
SUN, S.-C., R. S. SOHAL, H. L. COLCOLOUGH, and G. E. BURCH: Histochemical and electronmicroscopic studies of the effects of reserpine on the heart muscle of mice. J. Pharmacol. exp. Ther. **161**, 210 (1968).
TANZ, R. D.: The action of ouabain on cardiac muscle treated with reserpine and dichloroisoproterenol. J. Pharmacol. exp. Ther. **144**, 205 (1964).
—, and S. M. MARCUS: Influence of endogenous cardiac catecholamine depletion on the force and rate of isolated heart preparations and their response to ouabain. J. Pharmacol. exp. Ther. **151**, 38 (1966).
VAN ZWIETEN, P. A.: Der Einfluß von adrenergen Pharmaka und von Val^5-Hypertensin II-amid auf die mittels ^{86}Rb gemessene Membranpermeabilität am isolierten Herzvorhof von Meerschweinchen. Naunyn-Schmiedebergs Arch. Pharmak. exp. Path. **261**, 441 (1968a).
— The influence of cholinergic drugs on ^{86}Rb efflux in isolated atrial tissue. Europ. J. Pharmacol. **5**, 49 (1968b).

Priv.-Doz. Dr. P. A. VAN ZWIETEN
Institut für Pharmakologie
Universität Kiel
2300 Kiel, Hospitalstr. 4—6

Über die Wechselbeziehung der Plasma- und Gewebsproteinbindung von Promazin, untersucht an der isoliert perfundierten Rattenleber

J. KRIEGLSTEIN

Pharmakologisches Institut der Universität Mainz

Eingegangen am 25. November 1968

Interaction of Plasma and Tissue Protein Binding of Promazine, Studied on the Isolated Perfused Rat Liver

Summary. The uptake of promazine by the isolated rat liver was determined in relation to the protein binding of this drug in the perfusion medium. The perfusion medium contained 1.3×10^{-4} M promazine and 1%, 2%, 4% or 0% bovine serum albumin and was adjusted to pH 7.4. In the perfusion media containing 1%, 2% or 4% albumin the proportion of promazine not bound to albumin was 51%, 32% and 21% resp. of the total amount. The uptake of promazine into the liver increased with the concentration of free promazine in the perfusion medium. A dynamic equilibrium between the fraction of drug bound to albumin and the fraction bound to tissue was demonstrated.

Key-Words: Plasma Protein Binding — Isolated Perfused Rat Liver — Promazine.

Zusammenfassung. An der isoliert perfundierten Rattenleber wurde die Aufnahme von Promazin aus dem Perfusionsmedium in Abhängigkeit von der Eiweißbindung bestimmt. Das auf pH 7,4 eingestellte Perfusionsmedium enthielt neben $1,3 \cdot 10^{-4}$ Promazin 1%, 2%, 4% oder 0% Rinderserumalbumin. Der Anteil des freien, nicht an Albumin gebundenen Promazins betrug in der 1%igen, 2%igen und 4%igen Albuminlösung 51%, 32% und 21%. Die Aufnahme von Promazin in die Leber nahm mit der Konzentration an freiem Promazin im Perfusionsmedium zu. Die Ergebnisse wurden mit einem dynamischen Gleichgewicht zwischen dem an Albumin und dem im Gewebe gebundenen Arzneimittel erklärt.

Schlüsselwörter: Plasmaproteinbindung — isoliert perfundierte Rattenleber — Promazin.

Arzneimittel sind sowohl im Plasma als auch im Gewebe in unterschiedlichem Maße an Proteine gebunden (z. B. BRODIE u. HOGBEN, 1957). Die Wechselwirkungen von Arzneimitteln mit den verschiedenen Eiweißkörpern entsprechen chemischen Gleichgewichtsreaktionen, die dem Massenwirkungsgesetz folgen (KLOTZ, 1946; BRODIE, 1965). Entsprechend einer hypothetischen Darstellung von BRODIE (1965) ist das gemeinsame Glied dieser dynamischen Gleichgewichtszustände die Konzentration des freien Arzneimittels im Plasmawasser. Eine Änderung der Konzentration an freiem Arzneimittel, z. B. durch eine Änderung der Plasmaproteinbindung, müßte demnach Rückwirkungen auf die Konzentration des Arzneimittels im Gewebe haben.

In der vorliegenden Arbeit sollte versucht werden, den Einfluß der Plasmaproteinbindung auf die Gewebskonzentration eines Arzneimittels experimentell nachzuweisen. Als Modell für diese Untersuchung wählten wir die isolierte Rattenleber, welche mit einer Promazin-Albumin-Lösung perfundiert wurde. Die hohe Affinität der Leber zu Phenothiazinderivaten ist bekannt (z. B. WECHSLER u. ROIZIN, 1960; WALKENSTEIN u. SEIFTER, 1959) und die Promazin-Albumin-Bindung wurde von uns in früheren Untersuchungen charakterisiert (KRIEGLSTEIN u. KUSCHINSKY, 1968b, 1969), ,,Tagungsreferat: KRIEGLSTEIN, 1969".

Methodik

Perfusion. Für die Versuche wurden männliche Sprague-Dawley-Ratten von 250—300 g verwendet, die mit Altromin gefüttert waren. Die Narkose wurde mit 1,2 g/kg Urethan i.p. durchgeführt. $2{,}5 \cdot 10^{-2}$ g/kg Heparin wurden in die Schwanzvene injiziert.

Wir verwendeten im Prinzip die Modifikation der Leberperfusion von HEMS u. Mitarb. (1966), welche die Leber in situ perfundierten. Ebenso wurde die Präparation der Leber nach den Angaben dieser Autoren durchgeführt. Die Leber war bis zum Beginn der Perfusion durchschnittlich 4 min anoxisch. Das Rattenblut wurde mit sauerstoffgesättigter Pufferlösung, die 10 mg-% Heparin und 400 mg-% Glucose enthielt, ausgespült, bevor mit der im Durchschnitt 7 min dauernden Perfusion bei Zimmertemperatur begonnen wurde. Vom Abbinden der großen zur Leber führenden Gefäße bis zum Ende der Perfusion vergingen 13—14 min. Im Gegensatz zu den oben genannten Autoren haben wir das Perfusat nach einmaliger Leberpassage in Abständen von 30 sec fraktioniert aufgefangen. Das Volumen der Fraktionen betrug 10—17 ml. Die Perfusionsgeschwindigkeit war innerhalb eines Versuchs konstant und betrug 2,5—3,5 ml/g/min. Der pH-Wert des Perfusats stellte sich nach 2—3 Fraktionen auf einen konstanten Wert zwischen 7,32 und 7,37 ein. Die Albuminkonzentration im Perfusat wurde refraktometrisch kontrolliert. Eine deutliche Erniedrigung der Refraktion gegenüber der Ausgangslösung wurde nur in den beiden ersten Fraktionen gefunden.

Perfusionsmedium. Das hämoglobinfreie, mit Sauerstoff begaste Perfusionsmedium enthielt $1{,}3 \cdot 10^{-4}$ M (5 mg-%) Promazin, 400 mg-% Glucose und 1%, 2% bzw. 4% Albumin in Pufferlösung. Als Albumin verwendeten wir Rinderserumalbumin, trocken, ,,reinst" der Behringwerke AG, Marburg. Die Pufferlösung hatte folgende Zusammensetzung: 100 Teile 0,154 M Natriumchloridlösung, 30 Teile 0,2 M Trispufferlösung pH 7,4, 4 Teile 0,154 M Kaliumchloridlösung, 3 Teile 0,11 Calciumchloridlösung, 1 Teil 0,154 M Kaliumdihydrogenphosphatlösung und 1 Teil 0,154 M Magnesiumsulfatlösung. Vor Versuchsbeginn wurde das auf pH 7,4 eingestellte Perfusionsmedium durch eine Glassinternutsche filtriert. Einige Lebern wurden nur mit promazinhaltiger Pufferlösung perfundiert.

In weiteren Versuchen enthielten die zum Auswaschen des Rattenblutes verwendete Pufferlösung und das Perfusionsmedium (1% Albumin) zusätzlich 10^{-3} M Kaliumcyanid und wurden nicht mit Sauerstoff äquilibriert.

Die Eiweißbindung des Promazins im Perfusionsmedium wurde mit Hilfe der Sephadexgelfiltration (KRIEGLSTEIN u. KUSCHINSKY, 1968a) und der Dialyse (KURZ, 1967) bestimmt. Dabei wurde die Promazinkonzentration zwischen 10^{-5} M (0,4 mg-%) und $1{,}3 \cdot 10^{-4}$ M (5 mg-%) variiert. Zur Charakterisierung der Eiweißbindung wurde der prozentuale Anteil α bzw. β an freier bzw. gebundener Substanz (Abb. 2), die Steigungskonstante m und die apparente Bindungskonstante k^+ nach SCHOLAN (1962) bestimmt (Abb. 3, Tab. 1).

Bestimmung des Promazingehalts. Promazin wurde in den einzelnen Fraktionen nach Extraktion mit isopentanolhaltigem n-Heptan photometrisch bestimmt (KRIEGLSTEIN u. KUSCHINSKY, 1968a). Die Aufnahme von Promazin in die Leber wurde aus dem Promazingehalt des Perfusats berechnet.

Dünnschichtchromatographie. Zur dünnschichtchromatographischen Untersuchung wurden für einige Perfusionsversuche je 10 ml der Perfusionsausgangslösung, 10 ml des Perfusats aus den Fraktionen 13 und 14 und 3 g der in 7 ml Pufferlösung mit dem Ultra-Turrax (Janke u. Kunkel KG, Staufen i. Br.) zerkleinerten und homogenisierten Leber mit 5 ml 1 N Natronlauge versetzt und mit 25 ml isopentanolhaltigem n-Heptan 30 min auf einer Schüttelmaschine extrahiert. Die organische Phase wurde im Vakuumrotationsverdampfer (W. Büchi, Flawil/Schweiz) zur Trockne eingedampft und der Rückstand jeweils mit 5 ml n-Heptan aufgenommen. Die Dünnschichtchromatographie dieser Lösungen wurde mit Kieselgel G (aktiviert) als Sorptionsmittel und n-Propanol: 1 N Ammoniak (88:12) als Fließmittel durchgeführt. Als Färbemittel diente 50%ige Schwefelsäure, die zusätzlich 10 mg-% Eisen(III)-chlorid enthielt. Phenothiazinderivate stellten sich bereits bei Zimmertemperatur als rote Flecke dar.

Das Verhältnis von Promazin zu Promazinmetaboliten in der Leber wurde quantitativ bestimmt. Dazu wurden 200 μl des in Heptan aufgenommenen Leberextrakts dünnschichtchromatographisch unter den oben angegebenen Bedingungen aufgetrennt. Das von der Glasplatte abgehobene Sorptionsmittel der Promazinbzw. Promazinmetabolitenzone wurde mit dem Färbereagens extrahiert und der Extrakt nach dem Zentrifugieren photometriert.

Ergebnisse

Die Eiweißbindung von Promazin im Perfusat

Die Promazineiweißbindung im Perfusat nimmt mit steigender Albuminkonzentration zu (Abb. 1), doch ist der β-Wert nicht direkt proportional der Proteinkonzentration.

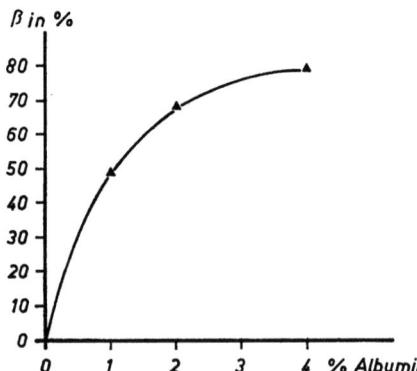

Abb. 1. Der Einfluß der Albuminkonzentration (in mg pro 100 ml, Abszisse) auf den prozentualen Anteil β an gebundenem Promazin im Perfusat (in %, Ordinate). Die angegebenen β-Werte sind aus den Regressionsgeraden der Abb. 2 für eine Promazingesamtkonzentration von $1{,}3 \cdot 10^{-4}$ M berechnet

Wechselbeziehung der Plasma- und Gewebsproteinbindung von Promazin 477

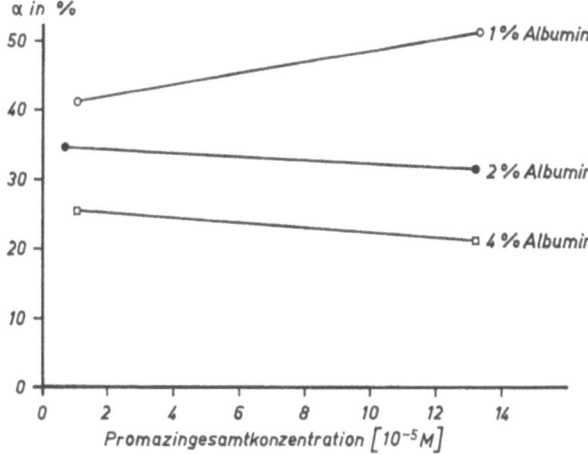

Abb. 2. Das Bindungsvermögen der Perfusionsmedien für Promazin. Abhängigkeit des prozentualen Anteils α an freiem Promazin (in %, Ordinate) von der Promazingesamtkonzentration (in 10^{-5} M, Abszisse). Die angegebenen Regressionsgeraden sind aus 12—13 Einzelwerten berechnet: $y = 40{,}35 + 0{,}85\,x$ (1% Albumin), $y = 34{,}90 - 0{,}25\,x$ (2% Albumin), $y = 25{,}99 - 0{,}36\,x$ (4% Albumin)

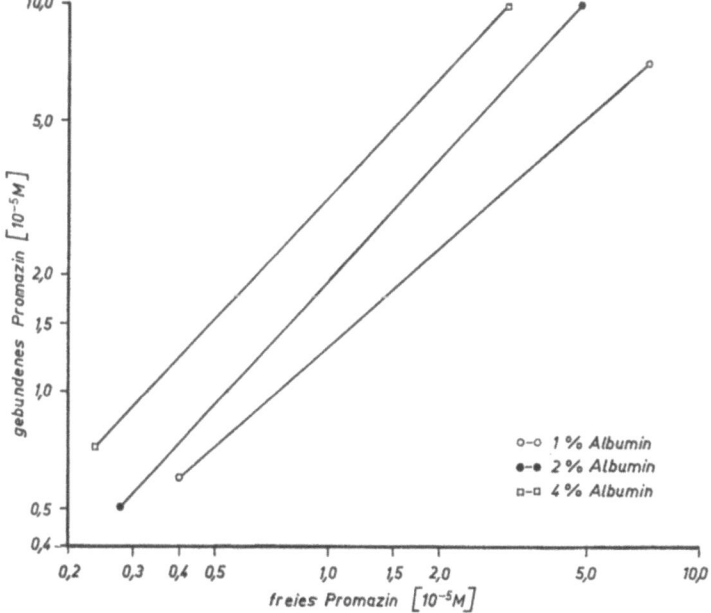

Abb. 3. Das Bindungsvermögen der Perfusionsmedien für Promazin. Abhängigkeit der Konzentration an gebundenem Promazin (in 10^{-5} M, Ordinate) von der Konzentration an freiem Promazin (in 10^{-5} M, Abszisse). Die im doppeltlogarithmischen System angegebenen Regressionsgeraden sind aus 12—13 Einzelwerten berechnet: $\log y = 0{,}12 + 0{,}85 \log x$ für 1% Albumin, $\log y = 0{,}29 + 1{,}06 \log x$ für 2% Albumin, $\log y = 0{,}50 + 1{,}04 \log x$ für 4% Albumin. Vgl. Tab. 1

In der 2%igen und 4%igen Albuminlösung ist ein deutlicher Einfluß der Promazingesamtkonzentration c von 10^{-5} M bis $1{,}3 \cdot 10^{-4}$ M auf dem prozentualen Anteil α an freiem Promazin nicht nachweisbar (Abb.2). Dagegen steigt der α-Wert in der 1%igen Albuminlösung von 41% ($c = 10^{-5}$ M) auf 51% ($c = 1{,}3 \cdot 10^{-4}$ M) an.

Mit Hilfe der auf dem Massenwirkungsgesetz beruhenden Darstellung der Bindungsversuche in Abb.3 werden die Steigungskonstante m und die apparente Bindungskonstante k^+ ermittelt. Während m für 2% und 4% Albumin etwas größer als 1 ist, wird für 1% Albumin eine Steigungskonstante kleiner als 1 gefunden (Tab.1, Abb.3). Demnach nimmt im Perfusionsmedium mit 1% Albumin die Affinität der mit steigender Promazinkonzentration besetzten Bindungsstellen ab. Die apparente Bindungskonstante k^+ nimmt mit steigender Albuminkonzentration zu (Tab.1, Abb.3).

Tabelle 1. *Der Einfluß der Albuminkonzentration auf das Promazinbindungsvermögen des Perfusionsmediums und die Promazinaufnahme in die Leber. m und k^+ sind Abb.3, α Abb.2 entnommen. Für die Promazinaufnahme und den initialen promazinfreien Perfusatanteil sind Mittelwerte aus 2 bis 7 Versuchen angegeben*

% Albumin	m	k^+ [$(10^{-4}\mathrm{M})^{1-m}$]	α ($c = 1{,}3 \cdot 10^{-4}$ M)	Promazinaufnahme in % (Zufuhr 1mg/g)	Promazinfreier Anteil des Perfusats in ml/g
0	—	—	100%	96,6%	11,5
1	0,85	1,31	51%	93,0%	7,0
2	1,06	1,93	32%	81,0%	4,3
3	1,04	3,17	21%	75,5%	2,2

Perfusionsversuche

Alle Perfusionsversuche wurden mit der gleichen Promazingesamtkonzentration von $1{,}3 \cdot 10^{-4}$ M (5 mg-%) durchgeführt. Mit der Albuminkonzentration im Perfusionsmedium wurde der prozentuale Anteil α bzw. β an freiem bzw. gebundenem Promazin geändert (Abb.1). Der Gesamtpromazingehalt im Perfusat steigt mit der Konzentration an gebundenem Promazin bzw. mit der Albuminkonzentration an (Abb.4). Die Ergebnisse der Versuche mit 10^{-3} M Kaliumcyanid im Perfusionsmedium und ohne Sauerstoffzufuhr unterscheiden sich nicht von denen der entsprechenden Normalversuche.

In den ersten Fraktionen des Perfusats ist kein Promazin nachweisbar (Abb.4), d.h. der erste Teil des zugeführten Gesamtpromazins (frei + gebunden) wird vollständig von der Leber aufgenommen (Abb.5, Tab.2). Das Volumen des promazinfreien Perfusats nimmt mit steigender Promazinalbuminbindung ab (Tab.1).

Wechselbeziehung der Plasma- und Gewebsproteinbindung von Promazin 479

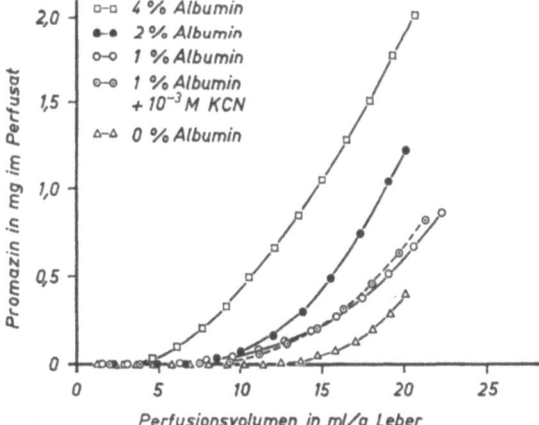

Abb. 4. Der Einfluß der Promazin-Albumin-Bindung auf den Promazingehalt des Perfusats. Abhängigkeit des Promazingesamtgehalts im Perfusat (in mg, Ordinate) vom Perfusionsvolumen (in ml/g Leber, Abszisse). Die angegebenen Kurven stellen je einen Perfusionsversuch dar

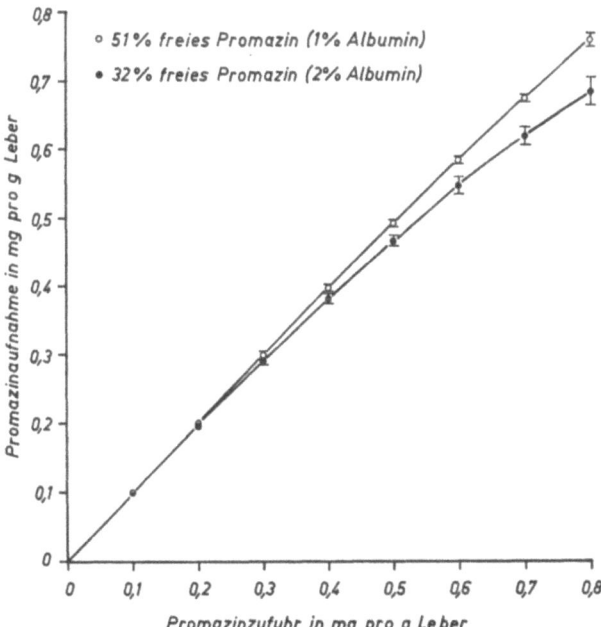

Abb. 5. Der Einfluß der Promazin-Albumin-Bindung auf die Aufnahme von Promazin in die Leber. Abhängigkeit der Promazinaufnahme (in mg/g Leber, Ordinate) in Abhängigkeit von der Promazinzufuhr (in mg/g Leber, Abszisse). Die angegebenen Kurven sind aus je 7 Perfusionsversuchen gewonnen

Tabelle 2. *Der Einfluß der Albuminkonzentration auf die Promazinaufnahme in die Leber. Die angegebenen Werte sind aus je 7 Versuchen gewonnen*

Promazinzufuhr in mg/g Leber	Promazinaufnahme in %	
	$k^+ = 1{,}31$ (1% Albumin)	$k^+ = 1{,}93$ (2% Albumin)
0,1	100,0	100,0
0,2	100,0	99,0
0,3	99,7	97,7
0,4	99,3	95,8
0,5	98,4	93,6
0,6	97,5	91,2
0,7	96,3	88,6
0,8	94,9	85,6

Die in Abb. 5 angegebenen Kurven sind aus je sieben Perfusionsversuchen gewonnen, die mit 1% bzw. 2% Albumin im Perfusionsmedium durchgeführt wurden. Bei einer Promazingesamtzufuhr von 0,5 mg/g Leber unterscheidet sich die Promazinaufnahme in die Leber der beiden Versuchsreihen bereits signifikant voneinander. Die Varianzanalyse der beiden Kurven in Abb. 5 ergab eine Irrtumswahrscheinlichkeit kleiner als 1%.

Dünnschichtchromatographie

Im Perfusat war dünnschichtchromatographisch nur Promazin nachweisbar, während in der Leber zwei Metaboliten des Promazins gefunden wurden. Von dem insgesamt in die Leber aufgenommenen Promazin waren 11% umgesetzt. In der mit Kaliumcyanid perfundierten Leber war nur einer der beiden Metaboliten nachweisbar.

Diskussion

Besprechung der Versuchsanordnung

Die isolierte Rattenleber wurde mit einem hämoglobinfreien Medium perfundiert, um die Verhältnisse der Promazineiweißbindung möglichst übersichtlich zu gestalten, da auch Erythrocyten beachtliche Mengen an Phenothiazinderivaten aufnehmen können (AHTEE, 1966).

Die Perfusion erfolgte aus zwei Gründen bei Zimmertemperatur:

1. Nach KESSLER u. SCHUBOTZ (1967) reicht die Sauerstoffversorgung der hämoglobinfrei perfundierten Leber bei einer Perfusionsgeschwindigkeit von 3—3,5 ml/g/min und einer Temperatur unter 26°C aus.

2. Durch den bei 22°C herabgesetzten Stoffwechsel der Leber sollte verhindert werden, daß bereits im Perfusat Metaboliten des Promazins erscheinen, die sowohl die Albuminbindung als auch den Nachweis des Promazins beeinflussen könnten.

Wie aus den Versuchen ohne Sauerstoffzufuhr und mit Kaliumcyanid im Perfusionsmedium hervorgeht, scheint die gefundene Promazinanreicherung in der Leber nicht mit energieabhängigen Prozessen verbunden zu sein und wäre demnach vorwiegend auf die hohe Affinität der Leberproteine zu Promazin zurückzuführen. Auf Grund seiner hohen Lipoidlöslichkeit (KRIEGLSTEIN u. KUSCHINSKY, 1969) kann Promazin leicht durch die von KURZ (1964) postulierte Lipoidporenmembran der Leberzellen permeieren.

Die Beeinflussung der Promazin-Albumin-Bindung durch Substitution des Promazinmoleküls (KRIEGLSTEIN u. KUSCHINSKY, 1968b, 1969), durch Änderung des pH-Werts der Eiweißlösung (KRIEGLSTEIN u. KUSCHINSKY, 1968b, 1969) oder durch andere Arzneimittel (JÄHNCHEN, KRIEGLSTEIN u. KUSCHINSKY, 1968; FRANZ u. Mitarb., 1969) könnte auch Rückwirkungen auf die Gewebsproteinbildung, die Permeation des Moleküls in die Zelle und den Stoffwechsel des Pharmakons haben. Ein erzielter Effekt wäre daher nicht streng der veränderten Eiweißbindung des Arzneimittels im Perfusat zuzuschreiben.

Die Variation der Albuminkonzentration stellt jedoch eine sehr brauchbare Möglichkeit zur guantitativen Verschiebung der Eiweißbindung im Perfusat dar. Die Gewebsproteinbindung ebenso wie der Transport des Arzneimittels durch die Zellwand bleiben unbeeinflußt. Mit der Albuminkonzentration ändert sich neben der Eiweißbindung des Promazins nur die Viscosität und der onkotische Druck des Perfusats. Die Viscositätsänderung könnte sich in einer unterschiedlichen Perfusionsgeschwindigkeit der verschieden konzentrierten Albuminlösungen äußern. Ein deutlicher Unterschied der Perfusionsgeschwindigkeiten war jedoch in den Versuchsreihen mit verschiedenen Albuminkonzentrationen nicht nachweisbar. Ebenso konnte ein deutlicher Einfluß des onkotischen Drucks, z. B. in Form von unterschiedlichen Lebergewichten in den verschiedenen Versuchsreihen, nicht gefunden werden. Demnach müssen die bei verschiedenen Albuminkonzentrationen gefundenen Unterschiede in der Aufnahme von Promazin in die Leber allein als ein Effekt der unterschiedlichen Eiweißbindung im Perfusat gedeutet werden.

Besprechung der Versuchsergebnisse

Die Ergebnisse der Versuche lassen sich am besten an einem Schema von BRODIE (1965) interpretieren (Schema s. S. 482).

Die in dieser Darstellung angegebenen Gleichgewichtszustände im Plasma und Gewebe stellen eine Summation von einzelnen Gleichgewichtsreaktionen mit verschiedenen Proteinen dar. Als Verknüpfungspunkt aller Einzelreaktionen wird die Konzentration des freien Arzneimittels im Plasmawasser angenommen (BRODIE, 1965). Nimmt die Plasmaproteinbindung eines Pharmakons ab, müßte gemäß Richtung a des Schemas über die Konzentration an freiem Arzneimittel die Gewebsproteinbindung und damit die Gewebskonzentration des Arzneimittels zunehmen. Umgekehrt müßte die Zunahme der Plasmaproteinbindung das gesamte System in Richtung b verschieben und damit die Konzentration des Arzneimittels im Gewebe sinken.

Bei unseren Versuchen steigt die Promazinkonzentration in der Leber mit der Konzentration an freiem Promazin im Perfusionsmedium an.

	Plasma		*Gewebe*
	Gebundenes Arzneimittel		Gebundenes Arzneimittel
	a ↓↑ b		b ↓↑ a
Arzneimittel-Receptor- Komplex	⇄ Freies Arzneimittel	⇄	Freies Arzneimittel

Schema. Hypothese der Wechselwirkungen eines Arzneimittels mit den Plasma- und Gewebsproteinen sowie dem Arzneimittelreceptor nach BRODIE (1965)

Dieses Ergebnis allein unterstreicht die pharmakokinetische Bedeutung der Plasmaproteinbindungen von Arzneimitteln, da insbesondere über die Konzentration von Pharmaka in der Leber Stoffwechsel und Elimination wesentlich mitbestimmt werden. Ebenso ist es wahrscheinlich, daß in prinzipiell gleicher Weise auch die Konzentration des Arzneimittels am Receptor durch die Plasmaproteinbindung beeinflußt werden kann.

Bei allen Perfusionsversuchen wurde der erste Teil des zugeführten Promazins (frei + gebunden) quantitativ von der Leber aufgenommen (Abb.4 und 5, Tab.2). Die Albuminbindung bestimmt lediglich das Volumen des initialen promazinfreien Perfusat-Anteils (Tab.1). Das an Protein gebundene Arzneimittel entspricht demnach einem Depot, das bei geänderter Gleichgewichtslage praktisch momentan mobilisiert werden kann. Diese rasche Dissoziation des Arzneimittel-Protein-Komplexes verdeutlicht außerdem die Problematik der biologischen Nachweisbarkeit der Plasmaproteinbindung.

Die Abhängigkeit der Promazinkonzentration in der Leber und des promazinfreien Perfusatanteils von dem Ausmaß der Eiweißbindung im Perfusionsmedium sind nur mit einem dynamischen Gleichgewicht zwischen dem an Albumin und dem im Gewebe gebundenen Arzneimittel zu erklären. Damit darf die im obigen Schema zum Ausdruck gebrachte Vorstellung als bewiesen gelten.

Die Arbeit wurde mit Unterstützung der Deutschen Forschungsgemeinschaft durchgeführt. Herrn Prof. Dr. K. J. NETTER sei für die Demonstration der Perfusionsmethode gedankt. Herrn Priv.-Doz. Dr. L. HORBACH vom Institut für Medizinische Statistik der Universität Mainz danke ich für die kritische Beratung bei der statistischen Auswertung und Fräulein H. SEUFERT für sorgfältige technische Mitarbeit bei den Versuchen.

Literatur

AHTEE, L.: 5-Hydroxytryptamine release from blood platelets and haemolysis of red blood cells of rabbit induced by phenothiazines and related compounds. Ann. Med. exp. Fenn. **44**, 431—452 (1966).

BRODIE, B. B.: Diplacement of one drug by another from carrier or receptor sites. Proc. roy. Soc. Med. **58**, 946—955 (1965).

—, and C. A. M. HOGBEN: Some physicochemical factors in drug action. J. Pharm. Pharmacol. **9**, 345—380 (1957).

FRANZ, J. W., E. JÄHNCHEN u. J. KRIEGLSTEIN: Die Beeinflußbarkeit der Promazineiweißbindung durch andere Pharmaka. In Vorbereitung (1969).

HEMS, R., B. D. ROSS, M. N. BERRY, and H. A. KREBS: Gluconeogenesis in the perfused rat liver. Biochem. J. **101**, 284—292 (1966).

JÄHNCHEN, E., J. KRIEGLSTEIN u. G. KUSCHINSKY: Über den Einfluß saurer Substanzen auf die Bindung von Promazin an Rinderserumalbumin. Naunyn-Schmiedebergs Arch. Pharmak. exp. Path. **260**, 147 (1968).

KESSLER, M., u. R. SCHUBOTZ: Die O_2-Versorgung der hämoglobinfrei perfundierten Rattenleber. 3. Konferenz der Gesellschaft für Biologische Chemie in Oestrich/Rheingau (1967).

KLOTZ, J. M.: The application of the law of mass action to binding by proteins. Interactions with Calcium. Arch. Biochem. **9**, 109—117 (1946).

KRIEGLSTEIN, J.: Über die Bedeutung der Eiweißbindung für die Aufnahme von Promazin in die Leber. Naunyn-Schmiedebergs Arch. Pharmak. exp. Path. (im Druck) (1969).

—, u. G. KUSCHINSKY: Quantitative Bestimmung der Eiweißbindung von Pharmaka durch Gelfiltration. Arzneimittel-Forsch. **18**, 287—289 (1968a).

— — Die Bindung einiger Phenothiazinderivate an Rinderserumalbumin. Naunyn-Schmiedebergs Arch. Pharmak. exp. Path. **260**, 160—161 (1968b).

— — Über die Wechselwirkung von Phenothiazinderivaten mit Rinderserumalbumin. Naunyn-Schmiedebergs Arch. Pharmak. exp. Path. **262**, 1—16 (1969).

KURZ, H.: Die Permeation von Giften in die Leber. Naunyn-Schmiedebergs Arch. exp. Path. Pharmak. **247**, 164—179 (1964).

— Persönliche Mitteilung (1967).

SCHOLTAN, W.: Über die Bindung von Langzeitsulfonamiden an die Serumeiweißkörper. Makromol. Chem. **54**, 24—59 (1962).

WALKENSTEIN, S. S., and J. SEIFTER: Fate, distribution and excretion of S^{35}-promazine. J. Pharmacol. exp. Ther. **125**, 283—286 (1959).

WECHSLER, M. B., and L. ROIZIN: Tissue levels of chlorpromazine in experimental animals. J. ment. Sci. **106**, 1501—1505 (1960).

Dr. Dr. J. KRIEGLSTEIN
Pharmakologisches Institut
der Universität
6500 Mainz, Langenbeckstr. 1

Die Verteilung des Progesteron-3,20-bisguanylhydrazon und des Dodecandion-2,11-bisguanylhydrazon im Meerschweinchenorganismus*

P. HOFMANN und U. WOLLERT**

Pharmakologisches Institut der Universität Mainz

Eingegangen am 25. November 1968

Tissue Distribution of Progesterone-3,20-bisguanylhydrazone and Dodecandione-2,11-bisguanylhydrazone in Guinea Pigs

Summary. The tissue distribution of the digitalis-like substances progesterone-3,20-bisguanylhydrazone (BG 31) and dodecandione-2,11-bisguanylhydrazone (BG 32) was studied in guinea pigs after a single infusion. BG 31 and BG 32 were determined by an indicator-complex-method in 15 different tissues and body fluids immediately after the end of infusion (0 hr) and 3 hr, 12 hr or 7 days later. The distribution of BG 31 and BG 32 did not differ significantly at 0 hr and was similar to the distribution of 3,3′-dimethyl-4,4′-diacetyldiphenylbisguanylhydrazone (BG 60) studied formerly. During the following 7 days BG 31 and BG 60 showed a similar pattern and intensity of binding, whereas BG 32 was eliminated almost completely within this period.

Key-Words: Bisguanylhydrazones — Digitalis-Like Activity — Guinea Pig Organism — Distribution — Binding to Heart Muscle.

Zusammenfassung. Es wurde die Verteilung von Progesteron-3,20-bisguanylhydrazon (BG 31) und von Dodecandion-2,11-bisguanylhydrazon (BG 32) im Meerschweinchenorganismus bestimmt. 0, 3 bzw. 12 Std oder 7 Tage nach einmaliger Infusion der Substanzen wurden bis zu 15 Organe bzw. Körperflüssigkeiten mit einer Indicator-Komplex-Methode auf ihren BG-Gehalt untersucht.

Unmittelbar nach Infusion weisen die beiden Substanzen in den verschiedenen Organen eine weitgehend ähnliche Verteilung auf, die mit derjenigen des früher untersuchten 3,3′-Dimethyl-4,4′-diacetyldiphenylbisguanylhydrazon (BG 60) übereinstimmt. Im weiteren Untersuchungszeitraum zeigt BG 31 in mehreren Organen eine dem BG 60 ähnliche lange Verweildauer; diese ist besonders ausgeprägt im Herzen, das nach 7 Tagen die gleiche BG 31-Konzentration wie unmittelbar nach Infusionsende enthält. BG 32 liegt dagegen schon nach 12 Std in fast allen Organen in deutlich verringerter Konzentration vor und ist nach 7 Tagen fast völlig aus dem Organismus verschwunden.

---

* Über einen Teil der Ergebnisse wurde auf der Frühjahrstagung der Deutschen Pharmakologischen Gesellschaft 1967 berichtet.

** Der Deutschen Forschungsgemeinschaft möchte ich für die Gewährung einer Sachbeihilfe danken.

Die unterschiedlichen Diketogrundgerüste der drei Bisguanylhydrazone zeigen ihren Einfluß nicht so sehr auf die initiale Verteilung der Substanzen im Organismus, als auf den zeitlichen Konzentrationsverlauf in den einzelnen Organen.

Schlüsselwörter: Bisguanylhydrazone — Herzglykosidartige Wirkung — Verteilung — Meerschweinchenorganismus — Haftung am Herzmuskel.

Herzglykosidartige Wirkungen sind von Bisguanylhydrazonen[1] mit unterschiedlichem Diketogrundgerüst bekannt (Übersicht bei WOLLERT, 1969). In einer früheren Arbeit (HOFMANN u. WOLLERT, 1969b) wurde zwischen der Verteilung des 3,3'-Dimethyl-4,4'-diacetyldiphenylbisguanylhydrazon (BG 60) im MS-Organismus und der von Herzglykosiden bekannten Verteilung (z. B. BINE et al., 1951; FRIEDMAN et al., 1952; FISCHER et al., 1952; REPKE, 1958; MOERMAN, 1965; HARRISON et al., 1966) unmittelbar nach parenteraler Gabe eine weitgehende Übereinstimmung gefunden. Im weiteren Untersuchungszeitraum traten jedoch sehr deutliche Unterschiede hervor, da das BG 60 eine außerordentlich lange Verweildauer in mehreren Organen, besonders ausgeprägt im Herzen, besitzt. Es war nun von Interesse, ob für das lange Haften der Substanz in verschiedenen Organen die beiden Guanylhydrazongruppen verantwortlich waren. Daher sollte die Verteilung von zwei weiteren BGs untersucht werden, bei denen die beiden Guanylhydrazongruppen durch andere Trägergerüste in etwa gleichem Abstand wie beim BG 60 gehalten werden. Zur Untersuchung wurden das aliphatische Dodecandion-2,11-BG (BG 32) und als Stereoidderivat Progesteron-3,20-BG (BG 31) herangezogen.

Methode

Verwendet wurden männliche MS von 430—610 g Gewicht. Unter Evipan-Na®-Narkose (100 mg/kg i.p.) wurde eine Vorderbeinvene freipräpariert, in die ein Infusionskatheter eingebunden wurde. Unter EKG-Kontrolle wurden 1,7 mg BG 31/kg oder 20 mg BG 32/kg Körpergewicht mittels einer Infusionspumpe infundiert. Die gewählten Dosen entsprechen der Hälfte der Dosen, die am narkotisierten, künstlich beatmeten MS Arrhythmien hervorrufen. Die Infusionslösung enthielt $7 \cdot 10^{-4}$ g BG 31/ml bzw. $5 \cdot 10^{-3}$ g BG 32/ml in 5%iger Saccharoselösung. Die Infusionsgeschwindigkeit betrug 0,14 mg BG 31/0,2 ml/min bzw. 2,5 mg BG 32/ 0,5 ml/min. Für die Verteilungsuntersuchungen wurden nur Tiere verwendet, deren EKG während der Infusion keine Arrhythmien zeigte.

Die Tiere wurden unmittelbar nach Infusion oder 3 bzw. 12 Std oder 7 Tage später durch Nackenschlag betäubt und durch Entbluten aus den Carotiden getötet; dabei wurde das Blut über 0,3 ml Heparinlösung $1 \cdot 10^{-2}$ g/ml aufgefangen. Es wurde ebenso wie der aus Gallen- und Harnblase entnommene Inhalt sofort aufgearbeitet. Außerdem wurden folgende Organe bzw. Gewebe entnommen: das Herz, die Lunge, die Leber, die Milz, die Nieren und die Nebennieren; der Magen, das Jejunum, das Colon — jeweils mit Inhalt — und Kot aus dem Rectum; Skelet-

---

[1] Im weiteren werden folgende Abkürzungen verwendet: BG(s) = Bisguanylhydrazon(e), MS = Meerschweinchen.

muskulatur (Triceps surae) und Epididymisfett. Diese Teile wurden sofort verarbeitet oder bis zur Aufarbeitung bei —20°C aufbewahrt.
Der BG-Gehalt der tierischen Materialien wurde mit einer Indicator-Komplex-Methode (HOFMANN u. WOLLERT, 1969a) bestimmt. In der Regel wurden Doppelbestimmungen vorgenommen. Bei Organen mit geringerem Gewicht wurden Einzelbestimmungen durchgeführt; zum Teil wurden, insbesondere bei Milz und Nebennieren, die Organe von 2—3 MS zu einer Probe vereinigt. Entsprechende Homogenat- bzw. Flüssigkeitsproben von unbehandelten Tieren wurden in gleicher Weise zur Bestimmung der Organ-Leerwerte aufgearbeitet. Ebenso wurden entsprechende Proben nach Zusatz von 10 µg BG 31 bzw. 20 µg BG 32 zur Ermittlung der jeweiligen BG-Ausbeute verwendet. Nach Abzug der entsprechenden Organ-Leerwerte wurden die in den einzelnen Organen bestimmten Werte mit den erhaltenen Ausbeutefaktoren auf 100% korrigiert. Wegen zu geringer Ausbeuten wurden das Gehirn und beim BG 31 auch der Gallenblaseninhalt nicht auf ihren BG-Gehalt untersucht.

Reagentien. Progesteron-3,20-bisguanylhydrazon (BG 31) und Dodecandion-2,11-bisguanylhydrazon (BG 32) wurden als Dinitrate von Herrn Prof. Dr. Dr. E. MUTSCHLER im Pharmazeutischen Institut der Universität Mainz synthetisiert; im folgenden werden die Kurzbezeichnungen der Substanzen verwendet. Evipan-Na® wurde von den Farbenfabriken Bayer AG, Leverkusen, Bromthymolblau-Indicator und die übrigen Reagentien in analysenreiner Qualität von der Fa. E. Merck AG, Darmstadt, bezogen.

Ergebnisse

1. Verteilung von BG 31 im MS-Organismus

Die BG 31-Konzentrationen, die in den einzelnen Organen zu den verschiedenen Zeitpunkten ermittelt wurden, sind in Tab. 1 aufgeführt.

Tabelle 1. *Verteilung von BG 31 im MS-Organismus 0, 3 bzw. 12 Std und 7 Tage nach Infusion. Die in den verschiedenen Materialien bestimmten Konzentrationen sind in µg BG 31/g Organ angegeben. Die Werte stellen $\bar{x} \pm s_{\bar{x}}$ aus jeweils 4—9 (bei den Nebennieren 2—4) Versuchen dar*

Organ	µg BG 31/g Organ			
	0 Std	3 Std	12 Std	7 Tage
Blut	1,7 ± 0,2	0,8 ± 0,1	0,0 ± 0,0	—
Herz	2,1 ± 0,2	2,3 ± 0,2	2,5 ± 0,2	2,1 ± 0,3
Nieren	22,2 ± 2,3	29,3 ± 1,9	19,7 ± 1,9	10,9 ± 0,9
Leber	9,7 ± 2,2	15,5 ± 2,0	15,3 ± 2,0	4,2 ± 0,3
Milz	4,0 ± 0,5	5,3 ± 0,9	4,2 ± 0,5	2,5 ± 1,1
Lunge	4,4 ± 1,2	0,8 ± 0,2	2,1 ± 0,4	2,1 ± 0,3
Nebennieren	2,4 ± 0,1	1,9 ± 1,0	2,4 ± 1,3	1,7 ± 0,7
Skeletmuskel	0,3 ± 0,1	—	0,4 ± 0,1	—
Fett	0,7 ± 0,6	—	1,5 ± 0,9	—
Harnblaseninhalt	—	0,0 ± 0,0	0,1 ± 0,1	—
Magen[a]	2,2 ± 0,9	—	0,5 ± 0,3	—
Jejunum[a]	5,8 ± 0,8	—	0,8 ± 0,5	—
Colon[a]	2,2 ± 0,9	—	2,5 ± 0,6	—
Kot	—	—	4,5 ± 1,0	—

[a] mit Inhalt.

Sofort nach Infusionsende (0 Std) fand sich BG 31 im Herzen und in den Nebennieren in etwa gleicher Konzentration wie im Blut. In der Lunge und in der Milz war die Substanz etwas angereichert. Zu einer starken Anreicherung kam es in der Leber und besonders in den Nieren, in denen die BG 31-Konzentration 13mal höher als im Blut war. Innerhalb des Verdauungstraktes lag eine beträchtliche BG 31-Menge im Jejunum, weniger im Magen und im Colon vor. In den anderen Materialien ließen sich nur Spuren oder kein BG 31 nachweisen.

Um die Gesamtmenge BG pro Organ und deren prozentualen Anteil an der infundierten BG-Dosis zu ermitteln, wurden für das Blut 7,5% und die Skeletmuskulatur 40% des Körpergewichtes angenommen; für die übrigen Organe wurde das Feuchtgewicht zugrunde gelegt. Im Blut lagen bei 0 Std nur noch $7,4 \pm 0,8\%$[2] der infundierten BG 31-Menge vor. Die größten Mengen waren in der Leber ($19,0 \pm 4,4\%$) und in den Nieren ($10,8 \pm 1,5\%$) enthalten; das Herz wies $0,3 \pm 0,0\%$, die Skeletmuskulatur $5,9 \pm 3,4\%$ auf.

Nach 3 Stunden war die BG 31-Konzentration des Blutes auf etwa die Hälfte verringert. Im Herzen, in der Milz und in den Nebennieren blieben die Konzentrationen gegenüber 0 Std unverändert. Ein Anstieg des BG 31-Gehaltes, der wegen der Streuung der Einzelwerte aber nicht signifikant ist, konnte in der Leber und in den Nieren verzeichnet werden; diese enthielten nunmehr $30,1 \pm 4,1$ bzw. $12,5 \pm 0,9\%$ der Infusionsdosis. In der Lunge nahm die BG 31-Menge ab. Im Harnblaseninhalt war kein BG 31 nachweisbar. Weitere Materialien wurden zu diesem Zeitpunkt nicht untersucht.

12 Stunden nach Infusion war BG 31 aus dem Blut verschwunden. Im Herzen blieb der BG 31-Gehalt gegenüber 0 Std und 3 Std unverändert, desgleichen in der Milz und in den Nebennieren. Gegenüber 3 Std unverändert war die Substanzkonzentration in der Leber; ihr Anteil an der Infusionsdosis betrug $30,3 \pm 4,3\%$. Die BG 31-Konzentration der Nieren und deren Anteil an der Infusionsdosis ($9,6 \pm 1,1\%$) waren verringert. Innerhalb des Verdauungstraktes enthielten das Colon und der aus dem Rectum entnommene Kot die höchsten BG 31-Mengen. In den anderen Materialien waren nur geringe Substanzkonzentrationen nachzuweisen.

7 Tage nach Infusion lag im Herzen eine gegenüber den früheren Zeitpunkten unveränderte BG 31-Konzentration vor. Die Nieren enthielten noch immer die höchste Substanzkonzentration, obwohl diese deutlich gegenüber 12 Std abgenommen hatte. Noch größer war die Konzentrationsverringerung gegenüber 12 Std in der Leber. Auch in den anderen untersuchten Organen — Milz, Lunge und Nebennieren — ließ sich noch BG 31 nachweisen.

---

[2] angegeben ist jeweils $\bar{x} \pm s_{\bar{x}}$.

2. Verteilung von BG 32 im MS-Organismus

Die BG 32-Konzentrationen der einzelnen Organe sind für die verschiedenen Untersuchungszeitpunkte in Tab. 2 zusammengestellt.

0 Stunden nach Infusion war die BG 32-Konzentration im Herzen, in der Milz, in der Lunge und in den Nebennieren etwa doppelt so hoch wie im Blut. Die absolut höchste BG 32-Konzentration wiesen die Nieren

Tabelle 2. *Verteilung von BG 32 im MS-Organismus 0, 3 bzw. 12 Std und 7 Tage nach Infusion. Die in den verschiedenen Materialien bestimmten Konzentrationen sind in μg BG 32/g Organ angegeben. Die Werte stellen $\bar{x} \pm s_{\bar{x}}$ aus jeweils 4—6 (bei den Nebennieren 2—3) Versuchen dar*

Organ	μg BG 32/g Organ			
	0 Std	3 Std	12 Std	7 Tage
Blut	21,7 ± 1,3	2,7 ± 0,4	0,4 ± 0,2	—
Herz	53,1 ± 2,8	38,8 ± 0,8	21,9 ± 0,7	1,0 ± 0,3
Nieren	255 ± 27,8	205 ± 11,1	44,4 ± 4,2	2,0 ± 1,0
Leber	128 ± 12,0	141 ± 5,4	58,0 ± 5,9	2,4 ± 0,8
Milz	35,1 ± 1,7	29,0 ± 2,2	13,0 ± 2,7	4,7 ± 3,7
Lunge	41,8 ± 0,8	21,2 ± 2,4	15,1 ± 0,9	0,3 ± 0,3
Nebennieren	37,2 ± 4,5	24,9 ± 0,9	1,1 ± 0,3	1,1 ± 0,9
Skeletmuskel	9,5 ± 1,1	6,4 ± 0,5	6,0 ± 0,6	0,2 ± 0,2
Fett	6,6 ± 1,0	5,6 ± 1,1	2,1 ± 0,4	1,6 ± 1,2
Gallenblaseninhalt	0,0 ± 0,0	5,7 ± 2,5	2,8 ± 1,4	—
Harnblaseninhalt	—	34,9 ± 8,9	11,8 ± 2,0	—
Magen[a]	6,3 ± 0,7	6,0 ± 3,0	7,0 ± 1,7	—
Jejunum[a]	74,0 ± 3,4	36,5 ± 6,4	11,3 ± 2,2	—
Colon[a]	6,2 ± 1,2	11,3 ± 1,6	27,2 ± 5,8	—
Kot	—	5,2 ± 1,2	61,8 ± 17,7	—

[a] mit Inhalt.

auf, gefolgt von der Leber. Im Magen-Darm-Trakt enthielt das Jejunum die höchste BG-Menge. Im Skeletmuskel lag die Konzentration etwa fünfmal niedriger als im Herzmuskel. Von der infundierten BG 32-Dosis entfielen 22,0 ± 1,4% auf die Leber, 19,1 ± 2,5% auf die Skeletmuskulatur und 8,4 ± 0,7% auf die Nieren; im Blut lagen nur noch 8,1 ± 0,5% vor. Das Herz enthielt nur 0,6 ± 0,0% der Gesamtdosis.

Nach *3 Stunden* war die BG 32-Konzentration des Blutes stark verringert. Auch im Herzen, in der Lunge und in den Nebennieren wurde eine deutliche Abnahme des BG 32-Gehaltes gefunden. Kaum verändert gegenüber 0 Std waren dagegen die Werte für die Leber, die Nieren und die Milz. Im Verdauungstrakt hatte die BG 32-Konzentration im Jejunum stark ab- und im Colon zugenommen; auch im Kot war BG 32 enthalten. Eine beträchtliche Menge wurde im Harnblaseninhalt gefunden.

12 Stunden nach Infusion war die Substanz im Blut kaum noch nachweisbar. Mit Ausnahme des Verdauungstraktes wiesen alle Organe gegenüber 0 und 3 Std verringerte BG 32-Konzentrationen auf. Besonders stark war die Konzentration im Vergleich zu 3 Std in den Nieren, der Leber und den Nebennieren abgefallen. Deutlich niedriger lag auch der BG 32-Gehalt des Herzens, der Milz und der Lunge. Gegenüber 3 Std unverändert war die BG 32-Konzentration der Skeletmuskulatur; diese enthielt nun den größten Anteil (11,9 ± 1,3%) der infundierten BG 32-Dosis, während der Anteil der Leber und der Nieren auf 9,9 ± 0,9 bzw. 1,7 ± 0,2% stärker gesunken war. Im Verdauungstrakt war die BG 32-Konzentration im Jejunum weiter verringert, während sie im Colon und besonders stark im Kot angestiegen war. Im Harnblaseninhalt waren gegenüber 3 Std verringerte, aber noch deutliche BG 32-Mengen nachzuweisen.

7 Tage nach Infusion war BG 32 aus dem Herzen, der Lunge, den Nebennieren, der Skeletmuskulatur und dem Fett fast völlig verschwunden. Geringe Substanzmengen waren noch in der Leber, den Nieren und der Milz nachweisbar.

Diskussion

Die Verteilung von BG 31 und BG 32 im MS-Organismus bis zu 12 Std nach parenteraler Gabe kann mit derjenigen des Digitoxin verglichen werden, die von REPKE (1958) an der Ratte bestimmt worden ist. Zu diesem Zweck sind die Konzentrationen dieser Substanzen, die in den einzelnen Organen 0, 3 und 12 Std nach Gabe der Substanzen ermittelt wurden, in der relativierten Dimension µg Substanz/g Organ gefunden durch µg Substanz/g Tier gegeben in Tab. 3 zusammengestellt.

Zum Zeitpunkt 0 Std weisen die BGs und Digitoxin in den meisten Organen auffallend übereinstimmende Konzentrationen auf; ein deutlicher Unterschied zeigt sich nur bei den Nieren und besonders bei den Nebennieren. Während die BG-Konzentrationen der Nebennieren nur gering sind, wird Digitoxin hier am stärksten angereichert. Wie schon für 3,3′-Dimethyl-4,4′-diacetyldiphenyl-BG (BG 60) ausgeführt wurde (HOFMANN u. WOLLERT, 1969b), spielt für diese Divergenz möglicherweise der Speciesunterschied eine Rolle. Das gleiche könnte für die unterschiedlichen Konzentrationen der Substanzen in den Nieren gelten. In diesem Organ erreichen die BGs beim MS die weitaus höchste, Digitoxin bei der Ratte jedoch nur eine mittlere Konzentration. Im Gegensatz zur Ratte wird Digitoxin bzw. Digoxin jedoch in den Nieren von Katze (FISCHER et al., 1952) und Hund (GONZALEZ u. LAYNE, 1960; DOHERTY u. PERKINS, 1966; HARRISON et al., 1966) am stärksten angereichert.

Die übrigen untersuchten Materialien, auch der Herzmuskel, weisen zum Zeitpunkt 0 Std recht ähnliche Affinitäten zum Digitoxin (REPKE, 1958) und den BGs auf (s. Tab. 3). Im weiteren Untersuchungszeitraum

Tabelle 3. *Verteilung von Digitoxin (Dig.) bei der Ratte (nach REPKE, 1958) und von BG 31 und BG 32 beim MS 0, 3 und 12 Std nach parenteraler Gabe. Die von REPKE in µg/g Organ angegebenen Werte sind zum Vergleich in die relativierte Dimension umgerechnet. Angegeben sind die Mittelwerte aus 9 Versuchen bei Digitoxin, bezüglich BG 31 und BG 32 s. Tab.1 und 2*

Organ	µg Substanz/g Organ gefunden µg Substanz/g Tier gegeben								
	0 Std			3 Std			12 Std		
	Dig.	BG 31	BG 32	Dig.	BG 31	BG 32	Dig.	BG 31	BG 32
Blut	1,44	0,99	1,09	1,00	0,49	0,14	0,56	0,01	0,02
Herz	2,34	1,23	2,66	1,46	1,33	1,94	1,20	1,47	1,10
Nieren	3,28	13,13	12,73	1,54	17,32	10,25	1,02	11,66	2,22
Leber	5,68	5,75	6,39	3,72	9,15	7,06	2,46	9,07	2,92
Milz	1,44	2,37	1,75	0,78	3,12	1,45	0,60	2,46	0,65
Lunge	2,08	2,60	2,09	1,42	0,46	1,06	1,00	1,22	0,76
Nebennieren	17,06	1,42	1,87	14,64	1,11	1,25	13,32	1,43	0,06
Skeletmuskel	0,58	0,15	0,48	0,66	—	0,32	0,36	0,21	0,30
Fett	0,64	0,42	0,33	0,78	—	0,28	0,22	0,87	0,11
Urin	—	—	—	1,14	0,00	1,75	1,58	0,07	0,59
Magen[a]	1,16	1,29	0,32	0,82	—	0,30	0,44	0,30	0,35
Dünndarm[a]	1,50	3,20	3,70	2,28	—	1,83	3,32	0,46	0,57
Dickdarm[a]	0,62	1,32	0,31	1,14	—	0,57	1,06	1,50	1,36
Kot	—	—	—	0,56	—	0,26	3,14	2,63	3,10

[a] mit Inhalt.

zeigt BG 32 ein dem Digitoxin (REPKE, 1958) recht ähnliches Verhalten. Im Herzen, in den Nieren, der Milz, den Nebennieren und der Lunge ist schon nach 3 Std eine Verringerung der BG 32-Konzentration zu beobachten. Nach 12 Std liegen in den genannten Organen und in der Leber im Vergleich zu 0 Std hochsignifikant ($p < 0{,}001$) verringerte BG 32-Mengen vor. 7 Tage nach Infusion ist BG 32 fast völlig aus dem MS-Organismus verschwunden. Ebenso sind die Digitoxin-Konzentrationen der meisten Rattenorgane 3 Std und 12 Std nach Injektion deutlich

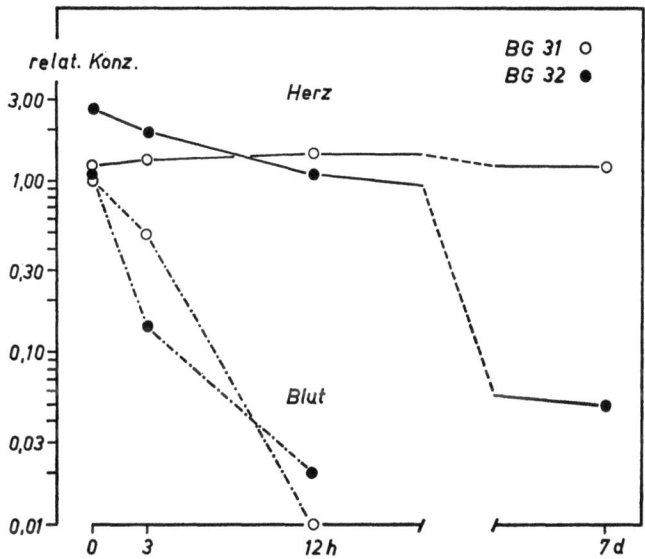

Abb. 1. Verlauf der BG 31- und BG 32-Konzentrationen im Blut und im Herzen des MS. In einem halblogarithmischen System ist die BG-Konzentration in der relativierten Dimension (Definition s. Text, Ordinate) in Abhängigkeit von der Zeit nach der Infusion (Abszisse) aufgetragen. Die Symbole stellen Mittelwerte aus 4—7 Versuchen dar

verringert (REPKE, 1958); nach 7 Tagen ist die Substanz im Organismus der Ratte und der Katze nur noch in Spuren nachweisbar (FISCHER et al., 1952). Im Gegensatz zu Digitoxin und BG 32 liegt BG 31 12 Std nach Infusion in den meisten Organen — abgesehen vom Verdauungstrakt und der Lunge — in Konzentrationen vor, die sich im Vergleich zu 0 Std kaum verändert haben. Nach 7 Tagen ist BG 31 in der Leber, den Nieren, den Nebennieren, der Milz und der Lunge noch in Konzentrationen nachweisbar, die etwa die Hälfte der bei 0 Std bestimmten Werte betragen; darüber hinaus ist die Konzentration im Herzen gegenüber 0 Std nicht verändert. Die lange Verweildauer des BG 31 in mehreren Organen ist derjenigen des BG 60 (HOFMANN u. WOLLERT, 1969b) sehr ähnlich.

Abb. 1 zeigt den Konzentrationsverlauf für BG 31 und BG 32 im Blut und im Herzen. Die BG 31-Konzentration des Blutes wird zunächst langsam verringert, sinkt dann aber wie die des BG 32 rasch ab. BG 32 zeigt auch im Herzen eine Konzentrationsabnahme, die aber wesentlich langsamer als im Blut verläuft. Infolgedessen steigt das Verhältnis der BG 32-Konzentration des Herzens zu der des Blutes von 2,44 bei 0 Std auf 55 bei 12 Std stark an. Ähnliche Werte wurden für Digoxin beim Hund mit 35—58:1 zwischen 4 und 48 Std nach Gabe ermittelt (DOHERTY u. PERKINS, 1966), während sich das Konzentrationsverhältnis für Digitoxin bei der Ratte (REPKE, 1958) zwischen 0 Std (1,62) und 12 Std (2,14) kaum verändert. Bei BG 31, dessen Konzentration im Herzen während 7 Tagen fast unverändert bleibt, steigt das Verhältnis der Konzentration im Herzen zu der im Blut von 1,24 bei 0 Std auf 147 bei 12 Std noch stärker als beim BG 32 an.

Hinsichtlich der Ausscheidung dürften sich BG 31 und BG 32 ähnlich dem BG 60 (HOFMANN u. WOLLERT, 1969b) verhalten. Nach 12 Std finden sich etwa gleich hohe relativierte Konzentrationen im Kot, die auf eine beträchtliche Ausscheidung in den Faeces hinweisen. Eine renale Elimination ist für BG 32 wie für BG 60 anzunehmen, da die Substanzen nach 3 Std und 12 Std in etwa gleichen relativierten Konzentrationen im Harnblaseninhalt nachzuweisen sind. Obwohl beim BG 31 nur Spuren der Substanz im Harnblaseninhalt zu finden waren, ist eine renale Ausscheidung dieser Substanz nicht auszuschließen, da die zu erwartenden BG 31-Mengen unterhalb der Nachweisgrenze des Bestimmungsverfahrens liegen dürften.

Beim Vergleich der 0 Std-Werte des BG 31 und BG 32 mit denen des BG 60 (HOFMANN u. WOLLERT, 1969b) zeigt sich so auffallende Übereinstimmung, daß ein größerer Einfluß der unterschiedlichen Trägergerüste der drei BGs bei der initialen Verteilung auszuscheiden scheint; wahrscheinlich sind dafür fast allein die beiden Guanylhydrazongruppen verantwortlich, die bei den drei untersuchten BGs in etwa gleichem Abstand voneinander stehen. Nach erfolgter gleichartiger Verteilung treten jedoch sehr deutliche Unterschiede zwischen den untersuchten BGs im weiteren Konzentrationsverlauf in den einzelnen Organen auf, was vielleicht auf die Trägergerüste zurückgeführt werden könnte. Diese dürften einen Einfluß auf die Festigkeit der Gewebsprotein-Bindung der Substanzen ausüben, die den zeitlichen Konzentrationsverlauf in den Organen mitbestimmt. Falls die Bindung der Substanzen an Humanalbumin der Bindung an Gewebsproteine korreliert ist, könnten die hinsichtlich der Bindung an Humanalbumin zwischen den BGs gefundenen Unterschiede zur Erklärung der unterschiedlichen Verweildauer in Organen herangezogen werden. Die für BG 32 ermittelte Bindungskonstante k^* (1,42) liegt nämlich deutlich niedriger als die des BG 60 (3,38) (HOFMANN et al.,

1969) und diejenige des BG 31, die SCHOLTAN (1968) mit 3,03 bestimmte.

Der unterschiedliche Konzentrationsverlauf im Herzen wird für die drei BGs in Abb. 2 veranschaulicht und mit dem des Digitoxin (REPKE, 1958) verglichen. Die BG 31-Konzentration des Herzens ist bei 0 Std nur halb so hoch wie die für BG 60 bestimmte, wird aber während 7 Tagen

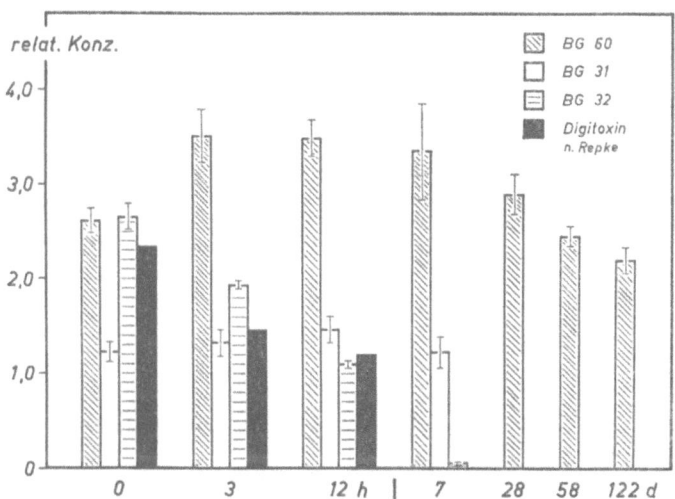

Abb. 2. Vergleich der BG 31- und BG 32-Konzentrationen des MS-Herzens mit der BG 60-Konzentration des MS-Herzens (HOFMANN u. WOLLERT, 1969b) und der Digitoxin-Konzentration des Rattenherzens (REPKE, 1958) zu verschiedenen Zeitpunkten nach parenteraler Gabe. Die Konzentrationen sind in der relativierten Dimension aufgeführt; angegeben ist $\bar{x}$ aus jeweils 9 Versuchen für Digitoxin bzw. $\bar{x} \pm s_{\bar{x}}$ aus jeweils 3—7 Versuchen für die BGs

nicht verringert, was auch bei BG 60 zu beobachten war (HOFMANN u. WOLLERT, 1969b). Bei BG 31 kann wie bei BG 60 eine Verringerung der BG-Konzentration des Herzens nicht als Ursache für die flüchtige Wirkung in Betracht kommen, die von BGs nachgewiesen wurde (HAMACHER, 1965; SCHNEIDER et al., 1966). Ähnliches gilt wohl auch für BG 32, dessen Konzentration im Herzen zwar im Gegensatz zu BG 31 und BG 60 nicht aufrechterhalten wird, andererseits aber auch nur mit einer Geschwindigkeit verringert wird, die derjenigen des relativ langwirkenden Digitoxin ähnlich ist (vgl. Abb. 2). Auf eine mögliche Korrelation zwischen Dauer der Wirkung und Höhe der BG-Konzentration des Blutes — und nicht der des Herzens — wurde schon bei BG 60 hingewiesen (HOFMANN u. WOLLERT, 1969b).

Vor der therapeutischen Anwendung eines BG müßte dessen Elimination aus den verschiedenen Organen geklärt sein. Dies ist von besonderer

Wichtigkeit, da bei den untersuchten BGs sehr große Unterschiede hinsichtlich der Verweildauer in verschiedenen Organen gefunden wurden.

Frl. W. KRAUS und Frl. W. LINGELBACH danken wir für kompetente technische Mitarbeit.

Literatur

BINE, R., M. FRIEDMAN, S. O. BYERS, and C. BLAND: The deposition of digitoxin in the tissues of the rat after parenteral injection. Circulation 4, 105—107 (1951).

DOHERTY, J. E., and W. A. PERKINS: Tissue concentration and turnover of tritiated digoxin in dogs. Amer. J. Cardiol. 17, 47—52 (1966).

FISCHER, C. S., A. SJOERDSMA, and R. JOHNSON: The tissue distribution and excretion of radioactive digitoxin. Circulation 5, 496—503 (1952).

FRIEDMAN, M., S. ST. GEORGE, R. BINE, S. O. BYERS, and C. BLAND: Deposition and disappearance of digitoxin from the tissues of the rat, rabbit and dog after parenteral injection. Circulation 6, 367—370 (1952).

GONZALEZ, L. F., and E. C. LAYNE: Studies on tritium-labeled digoxin: tissue, blood and urin determinations. J. clin. Invest. 39, 1578—1583 (1960).

HAMACHER, J.: Vergleichende Untersuchung natürlicher und synthetischer herzwirksamer Substanzen am reproduzierbar toxisch belasteten Herz-Kreislauf-System. Naunyn-Schmiedebergs Arch. exp. Path. Pharmak. 250, 254—255 (1965).

HARRISON, C. E., JR., R. O. BRANDENBURG, P. A. ONGLEY, A. L. ORVIS, and C. A. OWEN, JR.: The distribution and excretion of tritiated substances in experimental animals following the administration of digoxin-^{3}H. J. Lab. clin. Med. 67, 764—777 (1966).

HOFMANN, P., J. KRIEGLSTEIN, E. MUTSCHLER u. U. WOLLERT: Die Bestimmung der Eiweißbindung einiger Guanylhydrazone mit Hilfe der Sephadexgelfiltration. Arzneimittel-Forsch. (Drug Res.) (im Druck) (1969).

—, u. U. WOLLERT: Eine Methode zum quantitativen Nachweis von Guanylhydrazonen und deren Bestimmung in tierischem Material. Arzneimittel-Forsch. (Drug Res.) 19, 138—140 (1969a).

— — Die Verteilung des herzglykosidartig wirkenden 3,3′-Dimethyl-4,4′-diacetyldiphenylbisguanylhydrazon im Meerschweinchenorganismus. Arzneimittel-Forsch. (Drug Res.) (im Druck) (1969b).

MOERMAN, E.: Distribution, excretion and metabolism of cymarin in the rat. Arch. int. Pharmacodyn. 156, 489—493 (1965).

REPKE, K.: Verteilung, Ausscheidung und Stoffwechsel von Digitoxin bei der Ratte. Naunyn-Schmiedebergs Arch. exp. Path. Pharmak. 233, 271—283 (1958).

SCHNEIDER, K. W., W. GATTENLÖHNER u. L. PIPPIG: Die Veränderungen hämodynamischer Größen bei kardiovasculär Dekompensierten und Herzkreislaufgesunden unter Prednison-Bisguanylhydrazon. Naunyn-Schmiedebergs Arch. exp. Path. Pharmak. 253, 84—85 (1966).

SCHOLTAN, W.: Die hydrophobe Bindung der Pharmaka an Humanalbumin und Ribonucleinsäure. Arzneimittel-Forsch. (Drug Res.) 18, 505—517 (1968).

WOLLERT, U.: Über die pharmakologischen Wirkungen von Guanylhydrazonen. Arzneimittel-Forsch. (Drug Res.) (im Druck) (1969).

Dr. P. HOFMANN
Priv.-Doz. Dr. U. WOLLERT
Pharmakologisches Institut
der Universität
6500 Mainz, Langenbeckstr. 1

MIX
Papier aus verantwortungsvollen Quellen
Paper from responsible sources
FSC® C105338

If you have any concerns about our products,
you can contact us on
ProductSafety@springernature.com

In case Publisher is established outside the EU,
the EU authorized representative is:
**Springer Nature Customer Service Center GmbH
Europaplatz 3, 69115 Heidelberg, Germany**

Printed by Libri Plureos GmbH
in Hamburg, Germany

Naunyn-Schmiedebergs
Archiv für Pharmakologie
und Experimentelle Pathologie

Herausgeber **E. Habermann,** Gießen
H. Herken, Berlin
P. Holtz, Frankfurt/M.
F. Lembeck, Graz
L. Lendle, Göttingen
U. Trendelenburg, Würzburg

Beirat
H. Blaschko, Oxford
N. Brock, Brackwede/Westf.
F. Brücke, Wien
W. Feldberg, London
H. Kewitz, Berlin
H. Konzett, Innsbruck
O. Krayer, Boston

G. Kuschinsky, Mainz
F. Markwardt, Erfurt
G. Peters, Lausanne
K. Repke, Berlin
H. J. Schümann, Essen
M. Vogt, Cambridge
W. Wilbrandt, Bern

Band 263 · 1969

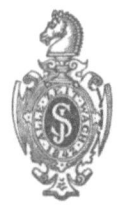

Springer-Verlag Berlin Heidelberg GmbH

Alle Rechte, einschließlich das der Übersetzung in fremde Sprachen und das der fotomechanischen Wiedergabe oder einer sonstigen Vervielfältigung, vorbehalten. Jedoch wird gewerblichen Unternehmen für den innerbetrieblichen Gebrauch nach Maßgabe des zwischen dem Börsenverein des Deutschen Buchhandels e. V. und dem Bundesverband der Deutschen Industrie abgeschlossenen Rahmenabkommens die Anfertigung einer fotomechanischen Vervielfältigung gestattet. Wenn für diese Zeitschrift kein Pauschalabkommen mit dem Verlag vereinbart worden ist, ist eine Wertmarke im Betrage von DM 0,30 pro Seite zu verwenden. *Der Verlag läßt diese Beträge den Autorenverbänden zufließen.*

Die Wiedergabe von Gebrauchsnamen, Handelsnamen, Warenbezeichnungen usw. in dieser Zeitschrift berechtigt auch ohne besondere Kennzeichnung nicht zu der Annahme, daß solche Namen im Sinne der Warenzeichen- und Markenschutz-Gesetzgebung als frei zu betrachten wären und daher von jedermann benutzt werden dürften.

ISBN 978-3-662-38809-9   ISBN 978-3-662-39718-3 (eBook)
DOI 10.1007/978-3-662-39718-3

Springer-Verlag Berlin Heidelberg
Ursprünglich erschienen bei Springer-Verlag Berlin Heidelberg New York 1969.
Softcover reprint of the hardcover 1st edition 1969

Inhaltsverzeichnis

Seite

ADELMANN, J., s. FÜLGRAFF, G., et al. 485
ADENAUER, F., s. HAMACHER, J., et al.. 267
ALBINUS, M., und K. F. SEWING: Säuresekretion und Histidin-Decarboxylase-Aktivität des Rattenmagens 195
ALPERMANN, H. G., s. KLAUS, W., et al.. 230
AMMON, H. P. T., C.-J. ESTLER und B. OKORONKWO: Der Einfluß von Nicotinsäure auf den glykolytischen Kohlenhydratabbau von Gehirn und Skeletmuskulatur 196
— s. ESTLER, C.-J., et al.. 204
BACHMANN, T., s. JURNA, I., et al.. 427
BACK, P., und H. J. HILDEBRANDT: Zur Reaktivierung der Acetylcholinesterase: Titrimetrische Untersuchungen an Hirnhomogenat und Plasma nach Tabun-, Sarin- und Somanhemmung in vitro 261
BAK, I. J., s. GROBECKER, H., et al. 215
BALSHÜSEMANN, E., s. HEIDENREICH, O., et al.. 439
BECKE, H., s. PHILIPPU, A. 243
BERNAUER, W., U. GOSSOW und F. HAHN: Anaphylaktischer Bronchospasmus und Katecholamine 197
BIECK, P., K. STOCK und E. WESTERMANN: Wirkung von cyclischem Adenosin-3′,5′-Monophosphat(3′,5′-AMP) und seinem Dibutyrylderivat (DBA) auf Lipolyse, Glykogenolyse und Corticosteronsynthese 387
BOELCKE, G., und W. D. ERDMANN: Der Einfluß der E 605-Vergiftung und der spezifischen Antidot-Therapie auf die Leberfunktion des Kaninchens . 198
BOJAR, H., s. KRÖNER, H., et al. 231
BREIDENBACH, D., I. M. DAUB, J. HAMACHER und G. KALVERSIEP: Toxische Kombinationseffekte bei herzwirksamen Reinglykosiden 262
CHU, H., K. OPITZ und E. INTEMANN: Über die Bedeutung der Schilddrüse für die stoffwechselsteigernde Wirkung von Amphetamin 358
CLASSEN, H. G., und P. MARQUARDT: Zur Pharmakologie von Cyclohexylamin, einem nach Genuß von Cyclamaten im Urin von Menschen gefundenen Produkt 263
CUBE, B. v., H. J. TESCHEMACHER und A. HERZ: Vergleich der analgetischen Wirkung morphinartiger Substanzen bei intravenöser und bei intraventrikulärer Applikation im Hinblick auf ihre Lipoidlöslichkeit 199
DAUB, I. M., s. BREIDENBACH, D., et al.. 262
DEMISCH, K., und W. STAIB: Der Testosteronstoffwechsel in der isoliert perfundierten Meerschweinchenleber 264
DHORRANINTRA, B., L. HEDLER und P. MARQUARDT: Über einen Histaminfreisetzer und eine blutdrucksenkende Substanz ohne Histaminliberation in Milch 200
DIEDEREN, W.: Die Beeinflussung des Druckablaufs im linken Ventrikel von Katzen durch Herzglykoside 201
— s. KADATZ, R. 156
DRANSFELD, H., und B. T. TING: Einfluß der Alkaliionen auf die Ca^{++}-Speicherung in Mitochondrien und Vesikeln. 25
DREHER, W., s. FREUNDT, K. J. 208
DÜRR, W., s. SCHÜPPEL, R. 249
EBERT, R., s. SCHWABE, U. 251
EBNER, C., H. GIERTZ und F. HAHN: Hemmung des anaphylaktischen Schocks durch Anaphylatoxinvorbehandlung 202

	Seite
ENGELHARDT, A., und W. TRAUNECKER: Pharmakologie einiger Phenoxypropanolamin-Derivate mit β-adrenolytischer Wirkung	203
ERDMANN, W. D.: Ein neues Antidotprinzip zur Behandlung von Alkylphosphatvergiftungen	61
— s. BOELCKE, G.	198
ESTLER, C.-J., H. P. T. AMMON und V. ZIMMERMANN: Katecholaminunabhängige Abnahme des Glykogengehalts im Gehirn bei Vergiftung mit Kohlenmonoxyd	204
— s. AMMON, H. P. T., et al.	196
FÄHNDRICH, E.: Pharmakologische Effekte unter chronischer Perazinapplikation bei Ratten verschiedenen Alters	205
FELIX, W.: Blutdruckänderung durch Pharmaka	265
FISCHER, H. A., s. SEILER, N., et al.	252
FLECKENSTEIN, A., s. TRITTHART, H., et al.	254
FLECKENSTEIN, B., s. TRITTHART, H., et al.	254
FORTH, W., s. LEOPOLD, G., et al.	275
FORTH, W., E. FURUKAWA und W. RUMMEL: Vergleichende Untersuchung von Resorption und Ausscheidung tritiummarkierter Herzglykoside	206
FREUNDT, K. J., and W. DREHER: Inhibition of Drug Metabolism by small Concentrations of Carbon Disulfide	208
FREY, H.-H., s. NIELSEN, C. K.	240
FRICKE, U., H.-G. GERBER, W. KLAUS und U. WOLLERT: Vergleich der subcellulären Verteilung von ^{3}H-Strophanthin und ^{3}H-Digitoxin im Meerschweinchenherzen	266
FRIEDBERG, K. D., und G. GARBE: Zur Hemmung des anaphylaktischen Schocks durch Chlorophyllin	209
FRIMMER, M., und F. LUTZ: Isolierung histaminliberierender und permeationsfördernder Polypeptide aus lysosomalen Granula polymorphkerniger Leukocyten des zirkulierenden Rinderblutes	297
FROHBERG, H.: Teratogenversuche zur Feststellung der sensiblen Phase der Trächtigkeit an Mäusen	210
FÜLGRAFF, G., K. WOLF, J. ADELMANN und A.-K. KRIEGER: Zum Wirkungsmechanismus von Diuretica. Die Wirkung von Furosemid auf den O_2-Verbrauch der Niere	485
— s. GREVEN, J., et al.	214
— s. HEIDENREICH, O., et al.	439
FURUKAWA, E., s. FORTH, W., et al.	206
— s. LEOPOLD, F., et al.	275
GARBE, G., s. FRIEDBERG, K. D.	209
GERBER, H.-G., s. FRICKE, U., et al.	266
— s. KLAUS, W., et al.	230
GIERTZ, H., R. MITZE und E. MESZAROS: Heparin und Histaminase in der Leber anaphylaktischer Meerschweinchen	211
— s. EBNER, C., et al.	202
GLANZMANN, CHR., s. HÖBEL, M., et al.	270
GLEICHMANN, U., s. NEUHAUS, K. L., et al.	185
GLITSCH, H. G., und H. REUTER: Über das Membranpotential am Vorhof des Meerschweinchenherzens nach Hypothermie	212
GOSSOW, U., s. BERNAUER, W., et al.	197
GREIM, H.: Der Einfluß von Phenobarbital auf die proteosynthetische Aktivität von Mikrosomen hungernder und teilhepatektomierter Ratten	213
GREVEN, J., H. OSSWALD, A. MEIFORTH und G. FÜLGRAFF: Proximale und distale intratubuläre Drucke an Rattennieren unter Furosemid und Acetazolamid	214
GROBECKER, H., D. PALM, I. J. BAK und B. SCHMID: Zur Frage einer „reserpinartigen" Wirkung von Prenylamin (Segontin®)	215
— unter Mitarbeit von H. GROBECKER, B. HAMBERGER und T. MALMFORS: Über die Aufnahme von Brenzcatechinaminen in die adrenergischen Nerven des Froschherzens	363
— s. GROBECKER, H., et al.	363

Inhaltsverzeichnis

GUTENBERGER, B., s. KRÖNER, H., et al. 231
HABERMANN, E., and K. O. RÄKER: A Radioimmunassay Using Cellulose-Bound Antibodies and its Application to Staphylococcal-α-Toxin 216
— s. URBANITZ, D., et al. 280
HAEUSLER, G., H. THOENEN, W. HAEFELY und A. HUERLIMANN: Elektrosekretorische Koppelung bei der Noradrenalinfreisetzung aus adrenergen Nervenfasern durch nicotinartig wirkende Substanzen 217
HAEFELY, W., s. HAEUSLER, G., et al. 217
HAHN, F., s. BERNAUER, W., et al. 197
— s. EBNER, C., et al. 202
HAMACHER, J., F. ADENAUER, G. KALVERSIEP und E. KRÜGER: Struktur-Wirkungs-Beziehungen bei Guanylhydrazonen verschieden substituierter aliphatischer, aromatischer und cyclischer Grundkörper 267
— s. BREIDENBACH, D., et al. 262
HAMANN, K.-F., s. HOLM, E., et al. 223
HAMBERGER, B., s. GROBECKER, H., et al. 363
HARTMANN, A., s. HEINEMANN, H., et al. 220
HASSELBLATT, A., und U. PANTEN: Auswirkungen einer Hemmung der Lipolyse durch 3,5-Dimethylisoxazol auf die Gluconeogenese in der Leber. . . 219
HEDLER, L., s. DHORRANINTRA, B., et al. 200
HEGNER, D.: Kationenabhängige Membran-ATPasen in lysosomalen Granula aus polymorphkernigen Rinderleukocyten 406
HEIDENREICH, O., G. FÜLGRAFF, H. LAAFF und E. BALSHÜSEMANN: Die Wirkung von β-Sympathomimetica und Sympatholytica auf die Nierenfunktion von Hunden 439
HEINEMANN, H., U. STOSIEK und A. HARTMANN: Der Effekt von Medazepam (Nobrium ®) auf die Schlaf-Wachregulation und den Blutdruck von wachen, unnarkotisierten Katzen 220
— s. HOLM, E., et al. 223
HELWING, H.-P., H. HOCHREIN und G. HENNERSDORF: Zur Wirkung von Vitamin E bei Digitalisintoxikation 220
HEMPEL, K., und H. F. K. MÄNNL: Dopamin, ein neuer Bestandteil des Nebennieren-Inkrets 222
HENNERSDORF, G., s. HELWING, H.-P., et al. 220
HENSCHLER, D.: Einführung 60
HERKEN, H., and K. LANGE: Blocking of Pentose Phosphate Pathway in the Brain of Rats by 6-Aminonicotinamide 496
HERKEN, W., und N. RIETBROCK: Verteilung von Procainamid in verschiedenen Geweben der Ratte in Abhängigkeit vom Säure-Basenstatus. . . 268
HERZ, A., s. CUBE, B. v., et al. 199
HILDEBRANDT, H. J.: Zur kombinierten Antidottherapie der tierexperimentellen Vergiftung mit Tabun, Sarin und Soman 222
— s. BACK, P. 261
HILGER, H. H.: Experimentelle Prüfung der Wirkung von Coronardilatatoren am Menschen 168
HLAVICA, P., M. KIESE, G. LANGE und G. MOR: Die Wirkung von Kohlenmonoxid auf die N-Hydroxylierung von Anilin durch Kaninchenlebermikrosomen 269
HOCHREIN, H., s. HELWING, H.-P., et al. 220
HÖBEL, M., K. WEGENER und CHR. GLANZMANN: Über die toxische Wirkung von Co^{++}, Co(Co-EDTA) bzw. Na$_2$(Co-EDTA) enthaltenden Aerosolen auf die Rattenlunge und die Verteilung von Co^{++} sowie (Co-EDTA)$^{--}$ in Organen des Meerschweinchens 270
HOFMANN, P., und U. WOLLERT: Über die subcelluläre Verteilung von 3,3'-Dimethyl-4,4'-diacetyldiphenylbisguanylhydrazon im Meerschweinchenherzen 417
HOLLMANN, S., s. KRÖNER, H., et al. 231
HOLM, E., H. HEINEMANN und K.-F. HAMANN: Elektrophysiologische Untersuchungen zur Wirkung von Tegretal ® auf das Zentralnervensystem. . . 223

Inhaltsverzeichnis

Seite

HOLTZ, P.: Einführung 121
HOROWITZ, J. D., and M. L. MASHFORD: The Action of Adrenal Steroids on the Pharmacological Reactivity of the Isolated Vein of the Rabbit Ear. . 324
— — A Perfused Vein Preparation Sensitive to Plasma Kinins 332
HUERLIMANN, A., s. HAEUSLER, G., et al. 217
HUKUHARA, T., JR., Y. SAJI, N. KUMADAKI, H. KOJIMA, H. TAMAKI, R. TAKEDA und F. SAKAI: Die Lokalisation von atemsynchron entladenden Neuronen in der retikulären Formation des Hirnstammes der Katze unter verschiedenen experimentellen Bedingungen 462
IGIĆ, R., s. STERN, P. 253
INTEMANN, E., s. CHU, H., et al. 358
JÄHNCHEN, E., J. KRIEGLSTEIN und G. KUSCHINSKY: Die Bedeutung der Benzolringe bei der Eiweißbindung von Promazin und Chlorpromazin . . 375
JANKŮ, I.: Ein statistisches Modell zur Beschreibung der chronischen Toxizität 224
JURNA, I., C. THERES, and T. BACHMANN: The Effets of Physostigmine and Tetrabenazine on Spinal Motor Control and its Inhibition by Drugs which Influence Reserpine Rigidity 427
KADATZ, R., und W. DIEDEREN: Die Beeinflussung des Sauerstoffdrucks im Myokard durch Coronardilatatoren. 156
KAHL, G.-F., M. P. MAGNUSSEN und K. J. NETTER: Wirkungen von Metyrapon auf den Arzneimittelstoffwechsel und einige andere Funktionen der Leberzelle 225
KALVERSIEP, G., s. BREIDENBACH, D., et al. 262
— s. HAMACHER, J., et al. 267
KARAGEORGIU, CH., s. KLISSIUNIS, N. 273
KARZEL, K.: Über den Einfluß der extracellulären Ca^{++}-Konzentration auf den membrandepolarisierenden Effekt von Cardenoliden an der Skeletmuskelzelle in vitro 226
KEMPER, F.: Hemmung der Entwicklung durch Psychotica 271
KEWITZ, H., und O. PLEUL: Aufteilung des Acetylcholins im Rattenhirn in drei Fraktionen und Versuch einer funktionellen Zuordnung 228
KIESE, M., und W. LENK: Die biochemische Hydroxylierung der Essigsäure in para-substituierten Acetaniliden 229
— s. HLAVICA, P., et al. 269
KIMMERLE, G., s. LORKE, D. 237
KLAUS, W.: Über den Einfluß von Digitalis auf die Ca-Bindung in subcellulären Fraktionen des Herzmuskels 24
— H. G. ALPERMANN, H. G. GERBER und R. KREBS: In vitro-Untersuchungen über den Einfluß von Digitoxin auf die Aufnahme von Calcium in Lipoidextrakte aus dem Herzmuskel. 230
— s. FRICKE, U., et al. 266
KLISSIUNIS, N., und CH. KARAGEORGIU: Pronethalolwirkung an glatten Muskeln von Darm und Uterus verschiedener Tierarten. 273
KOJIMA, H., s. HUKUHARA, T., et al. 462
KONZETT, H.: Eröffnungsansprache 1
KORANSKY, W., S. MAGOUR, G. NOACK und R. SCHULTE-HERRMANN: Über den Einfluß induzierender Substanzen auf Fremdstoff-Oxydasen und andere Redoxenzyme der Leber 281
KRAUPP, O.: Zum Wirkungsmechanismus der Coronardilatatoren. 144
— s. RABERGER, G. 246
KRAUSE, H., s. TRITTHART, H., et al. 254
KREBS, R., s. KLAUS, W., et al. 230
KREUZER, H.: Klinische Beurteilung von Coronardilatatoren. 186
— s. NEUHAUS, K. L., et al. 185
KRIEGER, A.-K., s. FÜLGRAFF, G., et al. 485
KRIEGLSTEIN, J.: Über die Bedeutung der Eiweißbindung für die Aufnahme von Promazin in die Leber 273
— s. JÄHNCHEN, E., et al. 375

Inhaltsverzeichnis VII

KRÖNER, H., B. GUTENBERGER, H. BOJAR, S. HOLLMANN und W. STAIB: Über eine Hemmung der Protein- und Nucleinsäuresynthese durch Barbital . . 231
KRONEBERG, G.: Synthetische Verbindungen mit Digitalis-ähnlicher Wirkung 46
KRÜGER, E., s. HAMACHER, J., et al. 267
KUHLMANN, K.: Wirkungsdauer von Barbituraten bei Ratten verschiedenen Alters 232
KUKOVETZ, W. R., s. PÖCH, G. 244
KUMADAKI, N., s. HUKUHARA, T., Jr., et al. 462
KURZ, H.: Einfluß der Proteinbindung auf die Verteilung von Arzneimitteln nach schneller und langsamer Injektion 233
— und H. TRUNK: Änderung der Bindungseigenschaften von Plasmaproteinen in Plasmakonserven nach verschiedener Lagerung 274
KUSCHINSKY, G., s. JÄHNCHEN, E., et al. 375
KUSCHINSKY, K., und P. A. VAN ZWIETEN: Kinetische Untersuchungen mit ^{3}H-Digitoxigenin am isolierten Meerschweinchenvorhof 234
LAAFF, H., s. HEIDENREICH, O., et al. 439
LANGE, G., und CH. STEUBL: Änderung der Zusammensetzung mikrosomaler Lipide durch Behandlung von Kaninchen mit Phenobarbital 235
— s. HLAVICA, P., et al. 269
LANGE, K., s. HERKEN, H. 496
LAUTERBACH, F.: Metabolismus und enterale Resorption herzwirksamer Glykoside 26
LENDLE, L.: Einführung 11
LENK, W., s. KIESE, M. 229
LEOPOLD, G., E. FURUKAWA, W. FORTH und W. RUMMEL: Vergleichende Untersuchung der Resorption von Schwermetallen in vivo und in vitro . . 275
LIPPERT, T. H., und U. QUASTHOFF: Die Ausscheidung von ^{14}C-Histamin durch die Kaninchenniere und ihre Beeinflußbarkeit durch Mepyramin- und Histaminvorbehandlung 235
LOCHNER, W.: Physiologie der Coronardurchblutung als Grundlage für die Beurteilung von Coronardilatatoren 127
LÖFFELHOLZ, K., und E. MUSCHOLL: Die Hemmung der Noradrenalinabgabe durch Acetylcholin am sympathisch gereizten, isolierten Kaninchenherzen 236
LORKE, D., und G. KIMMERLE: Die Wirkung von Reaktivatoren bei der Vergiftung mit Phosphorsäureestern 237
LÜLLMANN, H., und A. ZIEGLER: Einfluß von pH, Atropin und Membrandepolarisation auf die „Receptor-Bindung" von ^{14}C-markierten Arecaidin-Derivaten durch Vorhofgewebe 314
LUTZ, F., s. FRIMMER, M. 297
MAGNUSSEN, M. P., s. KAHL, G.-F., et al. 225
MÄNNL, H. F. K., s. HEMPEL, K. 222
MAGOUR, S., s. KORANSKY, W., et al. 281
MALMFORS, T., s. GROBECKER, H., et al. 363
MARQUARDT, P., s. CLASSEN, H. G. 263
— s. DHORRANINTRA, B., et al. 200
MASHFORD, M. L., s. HOROWITZ, J. D. 324
— s. HOROWITZ, J. D. 332
MEIFORTH, A., s. GREVEN, J., et al. 214
MENG, K.: Lokalisation der renalen Wirkung von Diuretica durch intraluminale Infusion in die Henlesche Schleife 238
MENGE, H. G.: Untersuchungen über die Wirkung von Herzglykosiden auf EKG, Herzfrequenz und Blutdruck bei Meerschweinchen und Ratte . . . 239
MESZAROS, E., s. GIERTZ, H., et al. 211
MIKSCHE, L., und K. SAUPP: Untersuchungen über die Verteilung von wäßrigen Aerosolen im Atemtrakt der Ratte 277
MITZE, R., s. GIERTZ, H., et al. 211
MOR, G., s. HLAVICA, P., et al. 269
MUSCHOLL, E., s. LÖFFELHOLZ, K. 236
NETTER, K. J., s. KAHL, G.-F., et al. 225

Inhaltsverzeichnis

NEUHAUS, K. L., U. GLEICHMANN und H. KREUZER: Kontinuierliche Messung des coronarvenösen Sauerstoffdruckes zur Prüfung von coronaraktiven Substanzen 185
NIELSEN, C. KAERGAARD, und H.-H. FREY: Zur Wirkung von Amphetamin und p-Chloramphetamin auf periphere adrenerge und tryptaminerge Receptoren 240
NOACK, G., s. KORANSKY, W., et al. 281
OBERDISSE, E.: Einfluß von Actinomycin auf die Induktion der Thymidin-Kinase nach α-Hexachlorcyclohexan 241
OHNESORGE, F. K.: Wirkungen und Wirkungsmechanismen von Alkan-bis-ammoniumderivaten bei der Organophosphatvergiftung 72
OKORONKWO, B., s. AMMON, H. P. T., et al. 196
OPITZ, K., s. CHU, H., et al. 358
OSSWALD, H., s. GREVEN, J., et al. 214
OSSWALD, W.: Untersuchungen über die durch Sympathicomimetica ausgelöste neurogene Dilatation 277
PALM, D.: Adrenergische und antiadrenergische Mechanismen antianginös wirksamer Substanzen 159
— s. GROBECKER, H., et al. 215
PANTEN, U., s. HASSELBLATT, A. 219
PETERS, T.: Blut als Inkubationsmedium für isolierte Organe: Pharmakokinetische Untersuchungen mit ^{3}H-markierten Herzglykosiden 242
PFLEGER, K., s. VOLKMER, I. 155
PHILIPPU, A., und H. BECKE: Einfluß von Pharmaka auf die Aminaufnahme in hypothalamische Vesikel 243
PLEUL, O., s. KEWITZ, H. 228
PÖCH, G., und W. R. KUKOVETZ: Zum Mechanismus der Herzwirkungen von 2-Brom-LSD 244
PORZIG, H.: Untersuchungen über den Calciumefflux an Erythrocytenschatten 245
QUASTHOFF, U., s. LIPPERT, T. H. 235
RABERGER, G., und O. KRAUPP: Herzdynamik und Herzstoffwechsel nach i.v. Verabreichung von α-Acetyldigoxin am Hund 246
RÄKER, K. O., s. HABERMANN, E. 216
REITER, M.: Beeinflussung des Aktionspotentials durch herzwirksame Glykoside (Titelangabe) 24
— Der Einfluß von Barbiturat auf die inotrope Glykosidwirkung 247
REUTER, H., s. GLITSCH, H. G. 212
REUTER, H., s. SCHOLZ, H. 248
RIETBROCK, N.: Kinetik und Wege des Methanolumsatzes 88
— s. HERKEN, W. 268
RUMMEL, W., s. FORTH, W., et al. 206
— s. LEOPOLD, G., et al. 275
SAJI, Y., s. HUKUHARA, T., Jr., et al. 462
SAKAI, F., s. HUKUHARA, T., Jr., et al. 462
SAUPP, K., s. MIKSCHE, L. 277
SCHATZMANN, H. J.: Zum Wirkungsmechanismus der Herzglykoside . . . 12
SCHAUMANN, W.: Halbsynthetische Derivate kardiotoner Glykoside 40
SCHMID, B., s. GROBECKER, H., et al. 215
SCHOLZ, H., und H. REUTER: Elektrophysiologische Versuche zur Wirkung von Tetrodotoxin am Herzen 248
SCHÜPPEL, R., und W. DÜRR: Die N-Demethylierung von Aminophenazon unter dem Einfluß verschiedener Alkohole 249
SCHULTE-HERMANN, R., s. KORANSKY, W., et al. 281
SCHULTZ, G.: Hormonale Beeinflussung der Bildung von cyclischem Adenosin-3',5'-monophosphat in der Rattenniere 250
SCHWABE, U., und R. EBERT: Wirkung von heterocyclischen Lipolysehemmstoffen auf die Aktivität der 3',5'-AMP-Phosphodiesterase 251
SEILER, N., G. WERNER und H. A. FISCHER: Der Einfluß von Nahrungsentzug, Phenobarbital und Perfluorbuttersäure auf die Nucleinsäuren-, Spermidin- und Spermingehalt der Mäuseleber 252

Inhaltsverzeichnis IX

SEWING, K. F., s. ALBINUS, M. 195
SEWING, K.-FR.: Untersuchungen über den Einbau von ^{14}C-L-Glutaminsäure in Pepsin und dessen Ausscheidung in den Magensaft 450
STAIB, W., s. DEMISCH, K. 264
— s. KRÖNER, H., et al. 231
STERN, P., und R. IGIĆ: Beitrag zur Funktion des Histamins im Zentralnervensystem 253
STEUBL, CH., s. LANGE, G. 235
STIER, A., s. WINDORFER, A. 258
STOCK, K., s. BIECK, P., et al. 387
STOSIEK, U., s. HEINEMANN, H., et al. 220
TAKEDA, R., s. HUKUHARA, T., Jr., et al. 462
TAMAKI, H., s. HUKUHARA, T., Jr., et al. 462
TAUBERGER, G., und H.-G. VANDEKAMP: Wirkungen von Natriumsalicylat und Aminophenazon auf periphere Vagusreceptoren der Ratte 278
TESCHEMACHER, H. J., s. CUBE, B. v., et al. 199
THERES, C., s. JURNA, I., et al. 427
THOENEN, H., s. HAEUSLER, G., et al. 217
TING, B. T., s. DRANSFELD, H. 25
TRAUNECKER, W., s. ENGELHARDT, A. 203
TRITTHART, H., B. FLECKENSTEIN, A. FLECKENSTEIN und H. KRAUSE: Der frequenzabhängige Einfluß membranstabilisierender Stoffe auf die Aufstrichgeschwindigkeit des Aktionspotentials, analysiert mittels Analogrechner 254
TRUNK, H., s. KURZ, H. 274
TSCHÖPE, E., und A. ZIEGLER: Schätzung der Anzahl der Acetylcholinreceptoren im Muskelgewebe mittels ^{14}C-markierter Arecaidinester 255
UEHLEKE, H.: Toxikologische Aspekte der N-Hydroxylierung aromatischer Amine 106
— Resorption von Arylaminen und Arylhydroxylaminen aus der Harnblase . . 279
URBANITZ, D., H. WIEGAND und E. HABERMANN: Thermisches Ödem der Rattenpfote und Kininsystem 280
VANDEKAMP, H.-G., s. TAUBERGER, G. 278
VOGEL, G.: Studies on the Capacity (Tm) of Renal Tubular Na$^+$-Transport and of some Rate Determining Pharmacological Factors 256
VOLKMER, I., und K. PFLEGER: Der Einfluß coronarwirksamer Substanzen auf die Adenosinaufnahme in das isoliert schlagende Herz 155
WEGENER, K., s. HÖBEL, M., et al. 270
WELLHÖNER, H.-H.: Spinale Wirkungen von Apamin 257
WERNER, G., s. SEILER, N., et al. 252
WESTERMANN, E., s. BIECK, P., et al. 387
WIEGAND, H., s. URBANITZ, D., et al. 280
WINDORFER, A., und A. STIER: Physikalisch-chemische Faktoren bei der Bindung von Halogenkohlenwasserstoffen an Lebermikrosomen 258
WINKLER, H.: Isolierung und Eigenschaften von Noradrenalin-speichernden Granula des Nebennierenmarks 258
— Isolierung und Charakterisierung von chromaffinen Noradrenalin-Granula aus Schweine-Nebennierenmark 340
WOLF, K., s. FÜLGRAFF, G., et al. 485
WOLLERT, U., s. FRICKE, U., et al. 266
— s. HOFMANN, P. 417
ZIEGLER, A., s. LÜLLMANN, H. 314
— s. TSCHÖPE, E. 255
ZIMMERMANN, V., s. ESTLER, C.-J., et al. 204
ZWIETEN, P. A. VAN: Die Beeinflussung der mittels ^{86}Rb gemessenen Membranpermeabilität in isoliertem Vorhofgewebe durch adrenerge und cholinerge Pharmaka 259
— s. KUSCHINSKY, K. 234

Inhaltsverzeichnis

*Verhandlungen der Deutschen Pharmakologischen Gesellschaft
Zweiunddreißigste Tagung, Düsseldorf, 23.—26. September 1968
Herausgegeben von G. Kroneberg, Wuppertal-Elberfeld*

KONZETT, H.: Eröffnungsansprache 1

1. Hauptthema: Digitalis

LENDLE, L.: Einführung 11
SCHATZMANN, H. J.: Zum Wirkungsmechanismus der Herzglykoside 12
REITER, M.: Beeinflussung des Aktionspotentials durch herzwirksame Glykoside (Titelangabe) 24
KLAUS, W.: Über den Einfluß von Digitalis auf die Ca-Bindung in subcellulären Fraktionen des Herzmuskels 24
DRANSFELD, H., und B. T. TING: Einfluß der Alkaliionen auf die Ca^{++}-Speicherung in Mitochondrien und Vesikeln 25
LAUTERBACH, F.: Metabolismus und enterale Resorption herzwirksamer Glykoside 26
SCHAUMANN, W.: Halbsynthetische Derivate kardiotoner Glykoside 40
KRONEBERG, G.: Synthetische Verbindungen mit Digitalis-ähnlicher Wirkung 46

2. Hauptthema: Toxikologie

HENSCHLER, D.: Einführung 60
ERDMANN, W. D.: Ein neues Antidotprinzip zur Behandlung von Alkylphosphatvergiftungen 61
OHNESORGE, F. K.: Wirkungen und Wirkungsmechanismen von Alkan-bisammoniumderivaten bei der Organophosphatvergiftung 72
RIETBROCK, N.: Kinetik und Wege des Methanolumsatzes 88
UEHLEKE, H.: Toxikologische Aspekte der N-Hydroxylierung aromatischer Amine 106

Symposion über Probleme der Klinischen Pharmakologie der Coronardilatatoren

HOLTZ, P.: Einführung 121
LOCHNER, W.: Physiologie der Coronardurchblutung als Grundlage für die Beurteilung von Coronardilatatoren 127
KRAUPP, O.: Zum Wirkungsmechanismus der Coronardilatatoren 144
VOLKMER, I., und K. PFLEGER: Der Einfluß coronarwirksamer Substanzen auf die Adenosinaufnahme in das isoliert schlagende Herz 155
KADATZ, R., und W. DIEDEREN: Die Beeinflussung des Sauerstoffdrucks im Myokard durch Coronardilatatoren 156
PALM, D.: Adrenergische und antiadrenergische Mechanismen antianginös wirksamer Substanzen 159
HILGER, H. H.: Experimentelle Prüfung der Wirkung von Coronardilatatoren am Menschen 168
NEUHAUS, K. L., U. GLEICHMANN und H. KREUZER: Kontinuierliche Messung des coronarvenösen Sauerstoffdruckes zur Prüfung von coronaraktiven Substanzen 185
KREUZER, H.: Klinische Beurteilung von Coronardilatatoren 186

Kurzvorträge

ALBINUS, M., und K. F. SEWING: Säuresekretion und Histidin-Decarboxylase-Aktivität des Rattenmagens 195
AMMON, H. P. T., C.-J. ESTLER und B. OKORONKWO: Der Einfluß von Nicotinsäure auf den glykolytischen Kohlenhydratabbau von Gehirn und Skeletmuskulatur 196
BERNAUER, W., U. GOSSOW und F. HAHN: Anaphylaktischer Bronchospasmus und Katecholamine 197

	Seite
BOELCKE, G., und W. D. ERDMANN: Der Einfluß der E 605-Vergiftung und der spezifischen Antidot-Therapie auf die Leberfunktion des Kaninchens	198
CUBE, B. v., H. J. TESCHEMACHER und A. HERZ: Vergleich der analgetischen Wirkung morphinartiger Substanzen bei intravenöser und bei intraventrikulärer Applikation im Hinblick auf ihre Lipoidlöslichkeit	199
DHORRANINTRA, B., L. HEDLER und P. MARQUARDT: Über einen Histaminfreisetzer und eine blutdrucksenkende Substanz ohne Histaminliberation in Milch	200
DIEDEREN, W.: Die Beeinflussung des Druckablaufs im linken Ventrikel von Katzen durch Herzglykoside	201
EBNER, C., H. GIERTZ und F. HAHN: Hemmung des anaphylaktischen Schocks durch Anaphylatoxinvorbehandlung	202
ENGELHARDT, A., und W. TRAUNECKER: Pharmakologie einiger Phenoxypropanolamin-Derivate mit β-adrenolytischer Wirkung	203
ESTLER, C.-J., H. P. T. AMMON und V. ZIMMERMANN: Katecholaminunabhängige Abnahme des Glykogengehalts im Gehirn bei Vergiftung mit Kohlenmonoxyd	204
FÄHNDRICH, E.: Pharmakologische Effekte unter chronischer Perazinapplikation bei Ratten verschiedenen Alters	205
FORTH, W., E. FURUKAWA und W. RUMMEL: Vergleichende Untersuchung von Resorption und Ausscheidung tritiummarkierter Herzglykoside	206
FREUNDT, K. J., and W. DREHER: Inhibition of Drug Metabolism by small Concentrations of Carbon Disulfide	208
FRIEDBERG, K. D., und G. GARBE: Zur Hemmung des anaphylaktischen Schocks durch Chlorophyllin	209
FROHBERG, H.: Teratogenversuche zur Feststellung der sensiblen Phase der Trächtigkeit an Mäusen	210
GIERTZ, H., R. MITZE und E. MESZAROS: Heparin und Histaminase in der Leber anaphylaktischer Meerschweinchen	211
GLITSCH, H. G., und H. REUTER: Über das Membranpotential am Vorhof des Meerschweinchenherzens nach Hypothermie	212
GREIM, H.: Der Einfluß von Phenobarbital auf die proteosynthetische Aktivität von Mikrosomen hungernder und teilhepatektomierter Ratten	213
GREVEN, J., H. OSSWALD, A. MEIFORTH und G. FÜLGRAFF: Proximale und distale intratubuläre Drucke an Rattennieren unter Furosemid und Acetazolamid	214
GROBECKER, H., D. PALM, I. J. BAK und B. SCHMID: Zur Frage einer „reserpinartigen" Wirkung von Prenylamin (Segontin®)	215
HABERMANN, E., and K. O. RÄKER: A Radioimmunassay Using Cellulose-Bound Antibodies and its Application to Staphylococcal-α-Toxin	216
HAEUSLER, G., H. THOENEN, W. HAEFELY und A. HUERLIMANN: Elektrosekretorische Koppelung bei der Noradrenalinfreisetzung aus adrenergen Nervenfasern durch nicotinartig wirkende Substanzen	217
HASSELBLATT, A., und U. PANTEN: Auswirkungen einer Hemmung der Lipolyse durch 3,5-Dimethylisoxazol auf die Gluconeogenese in der Leber	219
HEINEMANN, H., U. STOSIEK und A. HARTMANN: Der Effekt von Medazepam (Nobrium®) auf die Schlaf-Wachregulation und den Blutdruck von wachen, unnarkotisierten Katzen	220
HELWING, H.-P., H. HOCHREIN und G. HENNERSDORF: Zur Wirkung von Vitamin E bei Digitalisintoxikation	220
HEMPEL, K., und H. F. K. MÄNNL: Dopamin, ein neuer Bestandteil des Nebennieren-Inkrets	222
HILDEBRANDT, H. J.: Zur kombinierten Antidottherapie der tierexperimentellen Vergiftung mit Tabun, Sarin und Soman	222
HOLM, E., H. HEINEMANN und K.-F. HAMANN: Elektrophysiologische Untersuchungen zur Wirkung von Tegretal® auf das Zentralnervensystem	223
JANKŮ, I.: Ein statistisches Modell zur Beschreibung der chronischen Toxizität	224
KAHL, G.-F., M. P. MAGNUSSEN und K. J. NETTER: Wirkungen von Metyrapon auf den Arzneimittelstoffwechsel und einige andere Funktionen der Leberzelle	225
KARZEL, K.: Über den Einfluß der extracellulären Ca^{++}-Konzentration auf den membrandepolarisierenden Effekt von Cardenoliden an der Skeletmuskelzelle in vitro	226

Kewitz, H., und O. Pleul: Aufteilung des Acetylcholins im Rattenhirn in drei Fraktionen und Versuch einer funktionellen Zuordnung 228
Kiese, M., und W. Lenk: Die biochemische Hydroxylierung der Essigsäure in para-substituierten Acetaniliden 229
Klaus, W., H. G. Alpermann, H. G. Gerber und R. Krebs: In vitro-Untersuchungen über den Einfluß von Digitoxin auf die Aufnahme von Calcium in Lipoidextrakte aus dem Herzmuskel 230
Kröner, H., B. Gutenberger, H. Bojar, S. Hollmann und W. Staib: Über eine Hemmung der Protein- und Nucleinsäuresynthese durch Barbital . . 231
Kuhlmann, K.: Wirkungsdauer von Barbituraten bei Ratten verschiedenen Alters 232
Kurz, H.: Einfluß der Proteinbindung auf die Verteilung von Arzneimitteln nach schneller und langsamer Injektion 233
Kuschinsky, K., und P. A. van Zwieten: Kinetische Untersuchungen mit ^{3}H-Digitoxigenin am isolierten Meerschweinchenvorhof......... 234
Lange, G., und Ch. Steubl: Änderung der Zusammensetzung mikrosomaler Lipide durch Behandlung von Kaninchen mit Phenobarbital 235
Lippert, T. H., und U. Quasthoff: Die Ausscheidung von ^{14}C-Histamin durch die Kaninchenniere und ihre Beeinflußbarkeit durch Mepyramin- und Histaminvorbehandlung 235
Löffelholz, K., und E. Muscholl: Die Hemmung der Noradrenalinabgabe durch Acetylcholin am sympathisch gereizten, isolierten Kaninchenherzen 236
Lorke, D., und G. Kimmerle: Die Wirkung von Reaktivatoren bei der Vergiftung mit Phosphorsäureestern 237
Meng, K.: Lokalisation der renalen Wirkung von Diuretica durch intraluminale Infusion in die Henlesche Schleife............ 238
Menge, H. G.: Untersuchungen über die Wirkung von Herzglykosiden auf EKG, Herzfrequenz und Blutdruck bei Meerschweinchen und Ratte. . . 239
Nielsen, C. Kaergaard, und H.-H. Frey: Zur Wirkung von Amphetamin und p-Chloramphetamin auf periphere adrenerge und tryptaminerge Receptoren................................... 240
Oberdisse, E.: Einfluß von Actinomycin auf die Induktion der Thymidin-Kinase nach α-Hexachlorcyclohexan................ 241
Peters, T.: Blut als Inkubationsmedium für isolierte Organe: Pharmakokinetische Untersuchungen mit ^{3}H-markierten Herzglykosiden 242
Philippu, A., und H. Becke: Einfluß von Pharmaka auf die Aminaufnahme in hypothalamische Vesikel...................... 243
Pöch, G., und W. R. Kukovetz: Zum Mechanismus der Herzwirkungen von 2-Brom-LSD................................. 244
Porzig, H.: Untersuchungen über den Calciumefflux an Erythrocytenschatten 245
Raberger, G., und O. Kraupp: Herzdynamik und Herzstoffwechsel nach i.v. Verabreichung von α-Acetyldigoxin am Hund............ 246
Reiter, M.: Der Einfluß von Barbiturat auf die inotrope Glykosidwirkung . 247
Scholz, H., und H. Reuter: Elektrophysiologische Versuche zur Wirkung von Tetrodotoxin am Herzen.................... 248
Schüppel, R., und W. Dürr: Die N-Demethylierung von Aminophenazon unter dem Einfluß verschiedener Alkohole 249
Schultz, G.: Hormonale Beeinflussung der Bildung von cyclischem Adenosin-3',5'-monophosphat in der Rattenniere............... 250
Schwabe, U., und R. Ebert: Wirkung von heterocyclischen Lipolysehemmstoffen auf die Aktivität der 3',5'-AMP-Phosphodiesterase 251
Seiler, N., G. Werner und H. A. Fischer: Der Einfluß von Nahrungsentzug, Phenobarbital und Perfluorbuttersäure auf den Nucleinsäuren-, Spermidin- und Spermingehalt der Mäuseleber 252
Stern, P., und R. Igić: Beitrag zur Funktion des Histamins im Zentralnervensystem................................. 253
Tritthart, H., B. Fleckenstein, A. Fleckenstein und H. Krause: Der frequenzabhängige Einfluß membranstabilisierender Stoffe auf die Aufstrichgeschwindigkeit des Aktionspotentials, analysiert mittels Analogrechner 254

Inhaltsverzeichnis

TSCHÖPE, E., und A. ZIEGLER: Schätzung der Anzahl der Acetylcholinreceptoren im Muskelgewebe mittels ^{14}C-markierter Arecaidinester 255
VOGEL, G.: Studies on the Capacity (Tm) of Renal Tubular Na$^+$-Transport, and of Some Rate Determining Pharmacological Factors 256
WELLHÖNER, H.-H.: Spinale Wirkungen von Apamin 257
WINDORFER, A., und A. STIER: Physikalisch-chemische Faktoren bei der Bindung von Halogenkohlenwasserstoffen an Lebermikrosomen 258
WINKLER, H.: Isolierung und Eigenschaften von Noradrenalin-speichernden Granula des Nebennierenmarks 258
ZWIETEN, P. A. VAN: Die Beeinflussung der mittels ^{86}Rb gemessenen Membranpermeabilität in isoliertem Vorhofgewebe durch adrenerge und cholinerge Pharmaka 259

Demonstrationen

BACK, P., und H. J. HILDEBRANDT: Zur Reaktivierung der Acetylcholinesterase: Titrimetrische Untersuchungen an Hirnhomogenat und Plasma nach Tabun-, Sarin- und Somanhemmung in vitro 261
BREIDENBACH, D., I. M. DAUB, J. HAMACHER und G. KALVERSIEP: Toxische Kombinationseffekte bei herzwirksamen Reinglykosiden 262
CLASSEN, H. G., und P. MARQUARDT: Zur Pharmakologie von Cyclohexylamin, einem nach Genuß von Cyclamaten im Urin von Menschen gefundenen Produkt 263
DEMISCH, K., und W. STAIB: Der Testosteronstoffwechsel in der isoliert perfundierten Meerschweinchenleber 264
FELIX, W.: Blutdruckänderung durch Pharmaka 265
FRICKE, U., H.-G. GERBER, W. KLAUS und U. WOLLERT: Vergleich der subcellulären Verteilung von ^{3}H-Strophanthin und ^{3}H-Digitoxin im Meerschweinchenherzen 266
HAMACHER, J., F. ADENAUER, G. KALVERSIEP und E. KRÜGER: StrukturWirkungs-Beziehungen bei Guanylhydrazonen verschieden substituierter aliphatischer, aromatischer und cyclischer Grundkörper 267
HERKEN, W., und N. RIETBROCK: Verteilung von Procainamid in verschiedenen Geweben der Ratte in Abhängigkeit vom Säure-Basenstatus. . . . 268
HLAVICA, P., M. KIESE, G. LANGE und G. MOR: Die Wirkung von Kohlenmonoxid auf die N-Hydroxylierung von Anilin durch Kaninchenlebermikrosomen 269
HÖBEL, M., K. WEGENER und CHR. GLANZMANN: Über die toxische Wirkung von Co^{++}, Co(Co-EDTA) bzw. Na$_2$(Co-EDTA) enthaltenden Aerosolen auf die Rattenlunge und die Verteilung von Co^{++} sowie (Co-EDTA)$^{--}$ in Organen des Meerschweinchens 270
KEMPER, F.: Hemmung der Entwicklung durch Psychotica 271
KLISSIUNIS, N., und CH. KARAGEORGIU: Pronethalolwirkung an glatten Muskeln von Darm und Uterus verschiedener Tierarten 273
KRIEGLSTEIN, J.: Über die Bedeutung der Eiweißbindung für die Aufnahme von Promazin in die Leber 273
KURZ, H., und H. TRUNK: Änderung der Bindungseigenschaften von Plasmaproteinen in Plasmakonserven nach verschiedener Lagerung 274
LEOPOLD, G., E. FURUKAWA, W. FORTH und W. RUMMEL: Vergleichende Untersuchung der Resorption von Schwermetallen in vivo und in vitro . . 275
MIKSCHE, L., und K. SAUPP: Untersuchungen über die Verteilung von wäßrigen Aerosolen im Atemtrakt der Ratte 277
OSSWALD, W.: Untersuchungen über die durch Sympathicomimetica ausgelöste neurogene Dilatation 277
TAUBERGER, G., und H.-G. VANDEKAMP: Wirkungen von Natriumsalicylat und Aminophenazon auf periphere Vagusreceptoren der Ratte 278
UEHLEKE, H.: Resorption von Arylaminen und Arylhydroxylaminen aus der Harnblase 279
URBANITZ, D., H. WIEGAND und E. HABERMANN: Thermisches Ödem der Rattenpfote und Kininsystem 280

Verhandlungen der Deutschen Pharmakologischen Gesellschaft 32. Tagung

vom 23. bis 26. September 1968 in Düsseldorf

Eröffnungsansprache
Introductory Address

Von H. Konzett

Zum dritten Mal trifft sich die Deutsche Pharmakologische Gesellschaft zu einer Jahrestagung in Düsseldorf. Wieder erfahren wir die Gastlichkeit der Stadt, die urbane Gesinnung und das freundliche Interesse, das in den Ansprachen der Vertreter des Herrn Oberbürgermeisters und des Herrn Rektors der Universität angeklungen hat. Wir danken sehr für die Worte der Begrüßung und die schöne Würdigung unseres Faches und seiner Beziehungen zur Inneren Medizin durch Herrn Professor F. Grosse-Brockhoff.
Wir sagen auch besonders unserem Kollegen Herrn Professor K. Greeff unseren Dank für die Einladung nach Düsseldorf und die vielen Mühen und Arbeiten, die er damit auf sich genommen hat. Wir sind voller Erwartung in die rheinische Kunst- und Theaterstadt gekommen, die aus Landschaft und Stimmung einen besonderen Stil gefunden und geprägt hat.
Namens des Vorstandes der Deutschen Pharmakologischen Gesellschaft heiße ich Sie alle herzlich willkommen, die Vortragenden wie die Zuhörenden, die Mitglieder wie die Gäste aus dem Inland und Ausland. Ich wünsche uns allen den offenen, wertschöpfenden Austausch der Gedanken in einem produktiven Milieu und die heitere Aufgeschlossenheit zu menschlich erfüllenden Begegnungen.
Als hier im Jahre 1926 der Ordinarius für Pharmakologie an der Medizinischen Akademie Professor Fritz Hildebrandt — ein ebenso wissenschaftlich ausgezeichneter wie persönlich verehrungswürdiger Gelehrter — die 6. Tagung unserer Gesellschaft veranstaltete, war die Pharmakologie ein relativ kleines, begrenztes Fach und der Schatz der Arzneimittel bescheiden. 39 Referate wurden damals gehalten. Unsere Gesellschaft hatte zu der Zeit 190 Mitglieder; heute sind es gegen 600.

Die nächste Tagung in dieser Stadt im Jahre 1948 stand unter dem Stern des unvergeßlichen Professors HELLMUT WEESE. Ihm gelang es damals, das Wiedersehen der Fachgenossen aus Ost und West in einer wohltuenden und herzlichen Atmosphäre zu veranstalten, die Schmerzen und Leiden der Kriegszeit fast vergessen ließ.

Diese unsere 32. Tagung knüpft in der Thematik in etwa an das Programm von 1948 an. Wenn jetzt wiederum die *herzwirksamen Glykoside* erörtert werden sollen, so ist das nicht nur in Erinnerung an den Düsseldorfer Kliniker ERNST EDENS eine Huldigung für den Genius loci, der auch jetzt hier das tätige Interesse an diesen therapeutisch so wichtigen Stoffen wachhält; vielmehr ist aus zahlreichen neueren Befunden eine gewisse Erhellung dieser Materie zu erwarten.

Mit dem zweiten Hauptthema *Toxikologie* sollte diesem kräftigen Zweig der Pharmakologie ermöglicht werden, Arbeitsrichtung und Ergebnisse an Hand einiger ausgewählter Probleme im Zusammenhang darzustellen. Die Wichtigkeit der Toxikologie geht ja auch daraus hervor, daß an einzelnen Universitäten Lehrstühle für dieses Fach errichtet worden sind.

Das Symposium über die *Coronardilatatoren* endlich weist auf einen besonders aktuellen Aspekt unseres Faches, nämlich auf die *klinische Pharmakologie*.

Neben den zahlreichen Beiträgen zu diesen Hauptthemen kommen wieder viele Forscher in Kurzvorträgen zu Wort; das Programm mit den 112 Mitteilungen ist weit gefaßt. Das Viele soll manchem etwas bringen!

Wir fühlen uns nach schöner Sitte am Beginn unserer Jahrestagung immer aufgerufen, unserer verstorbenen Mitglieder zu gedenken.

Wir trauern um die Kollegen Dr. WALTER SIECKMANN, Dr. RUDOLF GOESSWALD, Dr. KARL REUS, Dr. KARL THEODOR LESSE und Dr. PAUL KNEIP, die in der pharmazeutischen Industrie beruflich tätig waren und unserer Gesellschaft viele Jahre angehört haben.

Wir beklagen aber auch den Verlust von Forschern, die originale Leistungen von hohem und bleibendem Wert hervorgebracht und sowohl Studenten wie junge Wissenschaftler für unser Fach begeistert haben.

Der Ordinarius für Pharmazie und Direktor des Pharmazeutischen Institutes der Universität Freiburg Professor KURT WALTER MERZ, der am 21. Juli 1967 verstorben ist, hat vor allem durch sein Buch „Grundlagen der Pharmakologie für Apotheker, Chemiker und Biologen" Einfluß auf pharmazeutische Fachkreise ausgeübt. Das Studium der Medizin, eine einjährige Ausbildung bei WALTHER STRAUB und gelegentliche Arbeiten im Berliner Pharmakologischen Institut haben ihm den Zugang zur Pharmakologie geöffnet. Er war von ihrer Bedeutung für die Pharmazie so durchdrungen, daß er einen entsprechenden Unterricht im Bildungsgang des Apothekers für notwendig hielt und mit der Reform des Pharmaziestudiums zu verwirklichen suchte.

Innerhalb eines Jahres sind die beiden ehemaligen Inhaber des Hallenser Lehrstuhles für Pharmakologie fern von ihrer Universität gestorben, nämlich Professor FRIEDRICH HOLTZ am 18.Juni 1967 und Professor OTTO GESSNER am 30. Mai 1968.

FRIEDRICH HOLTZ ist eine bedeutende Entdeckung in der Endokrinologie gelungen. Er fand, daß die physiologische Wirksamkeit der Epithelkörperchen durch das antitetanische Versuchspräparat AT 10 (mit Dihydro-Tachysterin als wirksamer Komponente) ersetzbar ist. Zu diesem wichtigen, für viele Patienten lebensrettenden Befund kam FRIEDRICH HOLTZ über die Analyse des Calcium- und Phosphathaushaltes unter der Einwirkung von Bestrahlungsprodukten von Cholesterin und Ergosterin. ADOLF WINDAUS hatte 1926 den sowohl in Chemie wie in Medizin promovierten jungen Wissenschaftler aus Würzburg nach Göttingen geholt, damit er die physiologisch-pharmakologischen Probleme um das Vitamin D herum bearbeiten sollte. Später setzte FRIEDRICH HOLTZ diese Untersuchungen an der Klinik von SAUERBRUCH in Berlin fort. Von 1946 bis 1957 hatte er den Lehrstuhl für Pharmakologie in Halle inne. Zeitweise vertrat er dort auch die Physiologische Chemie. Dem Calciumstoffwechsel und den Vitaminen hat HOLTZ auch noch in den letzten Jahren erfolgreich Interesse und Arbeit gewidmet.

OTTO GESSNER kam von der ärztlichen Tätigkeit her zur Pharmakologie. Er erhielt seine Ausbildung in Marburg unter AUGUST GÜRBER und MAX BAUR. Von 1935 bis 1945 war er Ordinarius in Halle. GESSNER hat zahlreiche Arbeiten und einen Artikel in Heffters Handbuch der Wirkung von tierischen Giften gewidmet. Sein Interesse für die Naturstoffe kommt auch in seinem Buch „Gift- und Arzneipflanzen" zum Ausdruck. Er versucht darin, den Heilkräutern vom pharmakologischen, toxikologischen und therapeutischen Standpunkt gerecht zu werden. In Naunyn-Schmiedebergs Archiv hat GESSNER zahlreiche Arbeiten, und zwar über Lokalanaesthetica, Naturstoffe, Krampfgifte u.a. veröffentlicht. Er hat wiederholt Beiträge zur toxikologischen Kasuistik geliefert und medicohistorische Artikel mit großer Sachkenntnis geschrieben.

Kurz nacheinander sind die emeritierten Ordinarien der Pharmakologie FRITZ EICHHOLTZ am 29. Dezember 1967 und SIGURD JANSSEN am 6. Mai 1968 gestorben. Ihre Biographie zeigt manche Gemeinsamkeit. Beide waren fast gleichen Alters, sie lernten bei PAUL TRENDELENBURG, sie erhielten ungefähr zur gleichen Zeit einen Lehrstuhl, sie zogen zahlreiche Schüler an, sie erwarben sich hohes Ansehen in ihren Universitäten. Eine starke Individualität ließ beide aber einen ganz eigenen Weg gehen.

FRITZ EICHHOLTZ war eine dynamische, eigenwillige, intuitive Persönlichkeit. Seine wissenschaftlichen Interessen waren sehr vielseitig. Nach einem kurzen Abstecher in die pharmazeutische Industrie kehrte er wieder zur Universität zurück, war 1928 bis 1933 Professor in Königsberg und dann in Heidelberg. Er entwickelte das Chemotherapeuticum *Neostibosan*, führte *Avertin* als Basisnarkoticum ein, bearbeitete die Schwermetallkatalyse und die Komplexbildung, untersuchte den Tumor-Stoffwechsel, interessierte sich für die Konservierung von Lebensmitteln und vieles andere und schrieb überdies ein Lehrbuch, das in vielen Auflagen erschien.

Ein großes Anliegen wurde ihm die Gefährdung der biologischen Existenz des Menschen in der Hochzivilisation. Er lenkte die Aufmerksamkeit der Öffentlichkeit auf die Toxikologie der Zusatzstoffe zu Lebensmitteln. Wenn ihm bei der Darstellung dieses großen und ernsten Problems bisweilen die eine oder andere Ungenauigkeit unterlief, so war seine fundierte Stellungnahme, seine Warnung vor der Sorglosigkeit gegenüber der zunehmenden Verwendung entbehrlicher chemischer Zusätze zu Nahrungs- und Genußmitteln doch ein Akt mutigen Bekennens und biologischer Weitsicht.

SIGURD JANSSEN, der zunächst bei GOTTLIEB in Heidelberg die Anfangsgründe der Pharmakologie erlernt hatte, kam schon 1923 ins Pharmakologische Institut nach Freiburg zu PAUL TRENDELENBURG, dessen Nachfolge er im Jahr 1927 als Ordinarius antrat. Er hat in den folgenden Jahren die schönen Untersuchungen über Probleme des Stoffwechsels der quergestreiften Muskulatur, der Leber und der Niere sowie über die Durchblutung dieser Organe durchgeführt. Experimentelle Accuratesse und Vorsicht bei der Deutung von Befunden charakterisieren seine Arbeiten. Aus der räumlichen und persönlichen Nähe zu HERMANN REIN wurde ein enger wissenschaftlicher Kontakt der beiden bedeutenden Männer, der bei der Entwicklung der neuen Methodik der Thermostromuhr und ihrer Verwendung für die pharmakologische Fragestellung nur dienlich war.

JANSSEN förderte immer mit Nachdruck die wissenschaftliche Eigenständigkeit seiner Mitarbeiter; so entstand in seinem Institut z. B. ein Zentrum der endokrinologischen Forschung.

In den Jahren 1934 bis 1936 war JANSSEN Vorsitzender unserer Gesellschaft. Seine Universität vertraute ihm in schwierigen Zeiten das Rektorat an. Bei aller Vielfalt der wissenschaftlichen Interessen blieb JANSSEN für die schönen Dinge des Lebens aufgeschlossen. Er fand das richtige Gleichgewicht zwischen Arbeit, Sport und Muße.

Am 13. September dieses Jahres ist der emeritierte Ordinarius Dr. med. et phil. JOSEF SCHÜLLER im hohen Alter von 80 Jahren gestorben. JOSEF SCHÜLLER hatte noch bei RUDOLF BÖHM in Leipzig und dann bei WALTHER STRAUB in Freiburg seine Ausbildung erfahren. Im Jahre 1922 wurde er nach Köln berufen. Hier hat er sich vorwiegend mit Fragen der allgemeinen Pharmakologie, wie z.B. mit Struktur-Wirkungs-Beziehungen, Entgiftungsvorgängen und der Narkose-Theorie befaßt. Aus seinem mit großer Umsicht und Sorgfalt eingerichteten Institut ist eine Reihe ausgezeichneter Forscher hervorgegangen.

In den Jahren 1929 und 1930 war SCHÜLLER Vorsitzender unserer Gesellschaft. Von 1935 bis 1950 hat er mit HEUBNER das Ergänzungswerk zu Heffters Handbuch der Experimentellen Pharmakologie herausgegeben.

Wenn uns der Gedanke trösten darf, daß diesen akademischen Lehrern ein langes Leben zugemessen war, so empfinden wir das Hinscheiden unseres Kollegen Professor GERHARD SENFT im Alter von 41 Jahren besonders hart. Er starb an einer Lungenembolie im Anschluß an eine Operation, als er schon auf dem Weg der Genesung schien, am 31. Oktober 1967, einen Monat nach seiner Ernennung zum Professor der Klinischen Pharmakologie an der Freien Universität Berlin. Der erste Lehrstuhl dieser Art hätte unter seiner Ägide ein Paradigma werden sollen und werden können, wie die medikamentöse Therapie durch pharmakologische Studien am Menschen wirksamer und verläßlicher wird. Er hat mit modernen Methoden zahlreiche Probleme des Wasser- und Elektrolythaushaltes, des Kohlenhydratstoffwechsels, der Nierenwirkung von Arzneimitteln und toxischen Substanzen bearbeitet und besonders dem Mechanismus der Hyperglykämie nach Benzothiadiazinen und verwandten Stoffen eine Reihe klärender Arbeiten gewidmet. Er verstand es, moderne biochemische Methoden bei seinen Experimenten gerade zur Aufklärung von cellulären und subcellulären Arzneimittelwirkungen einzusetzen, die auch für die Praxis von großer Bedeutung sind. Die meisten Arbeiten hat er in Naunyn-Schmiedebergs Archiv publiziert. Es ist eine reiche Ernte. Wir dürfen annehmen, daß ihm daraus ein großes Glück erblühte.

SENFT war von bescheidenem Wesen, voll Arbeitseifer, ernst und bestimmt in seinem Tagewerk und in seinen Plänen. Er führte zahlreiche Mitarbeiter in das wissenschaftliche Arbeiten ein. Er erfüllte auch die menschlichen Voraussetzungen für das akademische Lehramt.

Nicht nur unsere Gesellschaft, die ganze Pharmakologie hat durch seinen Tod einen Verlust erlitten, eine große Hoffnung ist mit ihm begraben worden.

Wir haben leider in der letzten Zeit auch uns besonders verbundene Persönlichkeiten, die wir für Verdienste um die Pharmakologie mit der Verleihung der Ehrenmitgliedschaft und der Schmiedeberg-Plakette geehrt hatten, durch den Tod verloren.

Am 19. August 1967 starb Professor ERNEST BASIL VERNEY in Cambridge, dem wir ein halbes Jahr vorher die Schmiedeberg-Plakette in Bewunderung seiner grundlegenden, mit Scharfsinn geplanten und in vollkommener Meisterschaft durchgeführten Untersuchungen über Mechanismen zur Regulation des Wasserhaushaltes und des Kreislaufes verliehen hatten. Die feierliche Überreichung, die bei der gemeinsamen Tagung mit der British Pharmacological Society im September vergangenen Jahres hätte erfolgen sollen, hat er nicht mehr erlebt. Er wurde aber über die ihm zugedachte Ehrung verständigt und äußerte sich hocherfreut und dankbar.

VERNEY, ein Schüler von STARLING und W. STRAUB, konnte in den Zwanziger Jahren mit dem isolierten Herz-Lungen-Nierenpräparat am Hund den Nachweis erbringen, daß aus dem Hypophysenhinterlappen dauernd ein Wirkstoff an das Blut abgegeben wird, der die Harnausscheidung in der Niere hinsichtlich Menge und Beschaffenheit reguliert. Anschließend hat er sich mit der Freisetzung des antidiuretischen Wirkstoffes aus der Hypophyse beschäftigt und die sog. ,,Osmoreceptoren" im Hypothalamus beschrieben, die auf kleinste Änderungen des osmotischen Druckes reagieren.

VERNEY war ein glänzender Experimentator, auf jedes Detail achtend und bedacht, der den erhobenen Befunden entsprechendes Gewicht beilegen und so Schritt für Schritt über Tatsachen zu einer eigenen Anschauung vorstoßen konnte.

Am 16. Januar 1968 ist Professor GÖRAN LILJESTRAND hochbetagt im 82. Lebensjahr gestorben. Er hatte von 1927 bis 1951 den Lehrstuhl für Pharmakologie in Stockholm inne und nahm einen bestimmenden Einfluß auf unser Fach in den nordischen Ländern. Probleme der Atmung und des Gasaustausches beschäftigten ihn zeit seines Lebens. Er widmete eingehende Untersuchungen Fragen des Stoffwechsels und des Herzminutenvolumens in Ruhe und bei körperlichen Anstrengungen sowie der Regulation des Blutdruckes und der Blutverteilung im kleinen Kreislauf. Auf der letzten Düsseldorfer Tagung hielt er einen Vortrag über die Regulation des Blutdruckes in der Arteria pulmonalis. Mit seiner Teilnahme an jener Tagung half er der deutschen Pharmakologie bei der Anknüpfung internationaler Beziehungen und bei der Stärkung des erschütterten Selbstvertrauens.

LILJESTRAND interessierte sich sehr für die Medizin-Geschichte. Sein mit HOLMSTEDT verfaßtes Buch ,,Readings in Pharmacology" enthält die Originaltexte vieler wichtiger pharmakologischer Entdeckungen. In den letzten Jahren ließ er es sich besonders angelegen sein, CARL KOLLERS Leistung bei der Einführung von Cocain in die Lokalanaesthesie in Wien im Jahre 1884 darzustellen.

LILJESTRAND meisterte mit seinem klaren Geist große Aufgaben. Er gab das Poulssonsche Lehrbuch der Pharmakologie in deutscher Sprache heraus. Er war 42 Jahre lang Sekretär des Nobel-Committees für Physiologie und Medizin; 13 Jahre gehörte er der Nobel-Stiftung als Kurator an. Er erhielt im Jahre 1962 die Schmiedeberg-Plakette.

Am 18. Juni 1968 starb Professor CORNEILLE HEYMANS im 77. Lebensjahr. An seinen Namen ist die Entdeckung der Chemoreceptoren im Carotissinus geknüpft, die sich für die Regelung der Atmung und des Kreislaufes als bedeutungsvoll erwiesen. Mit ingeniöser Methodik hat HEYMANS in dem von seinem Vater errichteten Institut in Gent, das jetzt den Namen der beiden HEYMANS trägt, den Nachweis erbracht, daß diese Chemoreceptoren sowohl auf eine erhöhte CO_2- und eine erniedrigte O_2-Spannung wie auf gewisse kreislauf- und atmungsstimulierende Stoffe ansprechen. Für seine eingehende, klare Analyse des wichtigen, vom Carotissinus und von der Aorta ausgehenden Reflex-Geschehens erhielt HEYMANS den Nobelpreis für Physiologie und Medizin des Jahres 1938.

Die kleine, abgegrenzte Struktur des Carotissinus blieb auch weiterhin das bevorzugte Untersuchungsobjekt von HEYMANS. Darüber hinaus hat er aber mit seinen zahlreichen Mitarbeitern eine erstaunlich große Zahl von Untersuchungen über die verschiedensten Probleme durchgeführt. Das Institut am Albert Baertsoen-Kaai in Gent zog junge Wissenschaftler aus aller Welt an.

HEYMANS' weltoffene Gesinnung fand eine glückliche Entsprechung in seiner Kontaktfreude, seiner Sprachbegabung, seiner lebhaften Konversation, seiner Mitarbeit in internationalen wissenschaftlichen Organisationen. Es sei ihm unvergessen, daß er schon bald nach dem Krieg wieder die Verbindung mit unseren Mitgliedern aufnahm und an unseren Tagungen teilnahm. Er wurde unser Ehrenmitglied und erhielt im Jahr 1962 die Schmiedeberg-Plakette. Wer in den allerletzten Jahren noch bei ihm zu Gast war oder ihn zum Gast hatte, konnte nur staunen über seine Unmittelbarkeit, seine Herzlichkeit und seinen sprudelnden Humor.

Am 23. Juli 1968 starb im hohen Alter von 93 Jahren Sir HENRY H. DALE, eine Persönlichkeit von säkularem Ausmaß. Wohl jeder Pharmakologe der ganzen Welt wüßte auf Befragen sofort einige der Entdeckungen und Erkenntnisse anzugeben, die auf DALES Forschungen zurückgehen. Und die vielen Ärzte in allen Erdteilen, die Pharmaka gebrauchen, um körpereigene Wirkstoffe nachzuahmen, zu ersetzen oder zu antagonisieren, verwirklichen Tag für Tag DALES Vorstellungen von den Autopharmaka.

DALE war aber nicht nur ein eminenter Wissenschaftler. Er war ein Historiker, ein Administrator, der wissenschaftliche Berater der Regierung seines Landes in ernsten Zeiten, mit einem Wort: a leader, wie es in der englischen Sprache heißt.

Auf der Jahrestagung im Jahre 1932, die unsere Gesellschaft gemeinsam mit der Gesellschaft für Innere Medizin unter dem Vorsitz von OTTO LOEWI veranstaltete, hielt DALE ein Hauptreferat über die Kreislaufwirkung körpereigener Stoffe. Daß er den Nobelpreis für Physiologie und Medizin des Jahres 1936 wie manches andere freundschaftlich mit LOEWI geteilt hat, darf uns auch heute wieder bewegen.

DALE hat sein Laboratorium bereitwillig auch den deutschsprachigen Kollegen geöffnet. Er wußte um die Anfänge der Pharmakologie und Chemotherapie bei unseren Vorvätern in Deutschland und hat bei manchen Anlässen seiner Bewunderung für OSWALD SCHMIEDEBERG und PAUL EHRLICH Ausdruck gegeben, zum letzten Mal beim Dinner im Churchill-College in Cambridge anläßlich der gemeinsamen Tagung mit den britischen Pharmakologen vor einem Jahr. Unsere Gesellschaft verlieh ihm die Ehrenmitgliedschaft und die Schmiedeberg-Plakette im Jahr 1962.

Was diese Klassiker unseres Faches besonders heraushebt und als Vorbilder erscheinen läßt, ist ihre unbedingte wissenschaftliche Sachlichkeit, die Klarheit ihrer Aussagen, die Originalität ihrer Konzeptionen, ihre persönliche Bescheidenheit, ihre Toleranz und ihre wahrhaft internationale Gesinnung. Ihre Dominante blieb immer die Wissenschaft; die Essenz ihres Wesens war eine fast seherische Anschauung der Welt aus strenger Logik und Einsicht in das Menschliche. Solche Gestalten von heller und weiter Ausstrahlung werden zum Maßstab, an dem sich ganze Generationen von Wissenschaftlern messen können.

Unsere Gesellschaft hat sich geehrt, indem sie diese Persönlichkeiten sichtbar ausgezeichnet hat, nicht um einer Geste willen, sondern aus echter Verehrung, Bewunderung, Dankbarkeit und Verbundenheit.

Allen, die einmal unser waren, die der unerbittliche Tod dahingerafft hat, gebührt unser pietätvolles Gedenken. Ihr Wirken ist abgeschlossen, ein Perfektum. Ihre Lebensflamme erlosch, aber nicht ihr Licht. Verweilen wir einen Augenblick in der Erinnerung an sie. Ich bitte Sie, sich zu Ehren der Verstorbenen zu erheben. —

Lassen Sie mich nun noch ein paar Probleme unseres Faches und unserer Pharmakologischen Gesellschaft skizzieren und einige Akzente setzen.

Die experimentelle Pharmakologie darf sich zunehmenden Interesses der Naturwissenschaftler und Kliniker erfreuen. Zahlreiche junge Zoologen, Mikrobiologen, Pathologen, Biochemiker und Pharmazeuten haben sich in den letzten Jahren der Pharmakologie zugewandt und bewähren sich in den Laboratorien der Universitäten und der pharmazeutischen Industrie. Sie sind auch Mitglieder unserer Gesellschaft geworden. Unser Fach gehört in den deutschsprachigen Ländern zur Medizinischen Fakultät und betreibt im Rahmen der Medizin zweckgebundene Forschung, die ja auch seine Hauptaufgabe in der pharmazeutischen Industrie ist. Die Assimilation von Naturwissenschaftlern verschiedenster Richtung ist nicht nur für diese praktische Zielsetzung förderlich. Die Pharmakologie wird nämlich auch an der Universität und in der Industrie als biologische Grundlagenwissenschaft betrieben, die auf die jeweils modernsten Methoden und Richtungen anderer Disziplinen für den Fortschritt unbedingt angewiesen bleibt.

Den pharmakologisch tätigen Nicht-Medizinern soll auf Grund entsprechender Leistungen eine Berufsbezeichnung zuerkannt werden, die ihre Sachverständigkeit beinhaltet und ausdrückt.

Die Kliniker finden in unseren Tagen ebenfalls einen neuen Zugang zur Pharmakologie; sie erkennen mehr und mehr, daß eine gute pharmakologische Vorbildung für die Erforschung der nur am Menschen feststellbaren Wirkungen und Nebenerscheinungen sowie der Resorption und der Stoffwechselprobleme der Arzneimittel unbedingt nötig ist, und schätzen deshalb pharmakologisch ausgebildete Mitarbeiter.

Die Öffentlichkeit ist auf die Pharmakologie spät und keineswegs etwa über bahnbrechende Entdeckungen oder Fortschritte in der Behandlung von Krankheiten breit aufmerksam geworden. Vielmehr haben erst die negativen Aspekte, die mit dem Gebrauch oder Mißbrauch von Pharmaka zusammenhängen, über die Verbreitung durch die Massenmedien in den letzten Jahren der Pharmakologie eine allgemeinere Beachtung verschafft. Der spektakuläre Mißbrauch mit modernen halluzinogenen Pharmaka ist eher ein soziologisches, psychologisches und heilpädagogisches Problem, zu dessen Bewältigung nicht so sehr pharmakologische, sondern ganz andere Maßnahmen notwendig erscheinen. Hingegen bleibt die Verhütung von unerwünschten, gefährlichen und bedrohlichen Nebenwirkungen der Arzneimittel ein Problem, das die naturwissenschaftliche pharmakologisch-toxikologische Forschung und die ärztliche Kunst ebenso angeht wie die Kranken und die für das Gesundheitswesen maßgebenden Behörden.

Die großen Schwierigkeiten, teratogene Komplikationen beim Gebrauch von neuen Arzneimitteln möglichst sicher auszuschalten, ohne durch übertriebene Anforderungen an das Tierexperiment den Fortschritt in der Arzneimittelforschung unnötig zu erschweren, dürften vorwiegend darin liegen, daß die Grundlagenforschung über die Faktoren bei der Entstehung von Mißbildungen bis zur Thalidomid-Tragödie nur eben unzulänglich betrieben worden ist. Erst eine intensive Grundlagenforschung über die endogenen und exogenen Bedingungen des normalen wie des pathologischen foetalen Wachstums dürfte mit der Zeit bessere Voraussetzungen für die Erkennung und Verhütung teratogener Wirkungen von Pharmaka liefern können.

Die Forderung nach unbedingter Sicherheit und höchster Wirksamkeit eines neuen Arzneimittels kann immer nur annähernd, aber nicht voll erfüllt werden. Auch durch noch so rigorose Vorschriften über eine möglichst umfassende tierexperimentelle Erprobung würde es nicht gelingen, diese beiden Prinzipien der Sicherheit und Wirksamkeit in jedem Fall ideal zu realisieren und jedes Risiko auszuschließen. Doch könnte die *Klinische Pharmakologie* dazu wesentlich beitragen. OTTO LOEWI hat sie in seiner Grazer Antrittsvorlesung im Jahre 1910 schon "einen aufgründenden Zweig unserer Wissenschaft" genannt. Die klinische Pharmakologie hat — ähnlich wie die klassische Pharmakologie — ihr Ziel und ihre Aufgabe in der Wirkungsanalyse der Pharmaka, aber eben am Menschen, und zwar besonders am kranken Menschen. Bei der Größe und Ausdehnung unseres Faches und der Vielzahl von Arzneimittel-Problemen in der Klinik ist es heute nicht mehr ausreichend, wenn pharmakologisch gut ausgebildete Ärzte gelegentlich mit ihren klinischen Problemen in ihr altes Pharmakologisches Institut kommen, sich beraten lassen oder ab und zu selbst da wieder Untersuchungen vornehmen. Es bedarf einer Institutionalisierung der Klinischen Pharmakologie, die natürlich nach den gegebenen Möglichkeiten oder Bedürfnissen verschieden sein wird. Bisher ist es nur in Berlin gelungen, die Medizinische Fakultät an der Freien Universität von der Notwendigkeit der Klinischen Pharmakologie zu überzeugen und die Behörden zur Errichtung eines Ordinariates dieser Disziplin im neuen Klinikum zu bewegen. Es ist zu hoffen, daß die Berliner Klinische Pharmakologie ein Modell wird, an dem sich Pharmakologen und Kliniker orientieren und Anregungen für die Verwirklichung einer Klinischen Pharmakologie auch unter anderen Bedingungen, Voraussetzungen und Formen erhalten können.

Der Arzt wird immer die Schlüsselfigur bleiben, welche bezüglich der Verwendung von Pharmaka am Menschen die Entscheidung trifft und die Verantwortung trägt. Deshalb kann ein moderner, den realen Gegebenheiten gerecht werdender Unterricht in der Pharmakologie nicht ernst genug genommen werden. Nach der Promotion, nach der Bestallung wird der Arzt Zeit und Anstrengung zur Weiterbildung in einem bestimmten Spezialfach oder hinsichtlich bestimmter Techniken für die allgemeine Praxis nicht scheuen. Hingegen wird er eine versäumte theoretische Ausbildung kaum mehr nachholen. Der zukünftige Arzt muß daher schon in seinem Studium das kritisch-naturwissenschaftliche Denken, Abwägen, Urteilen und Entscheiden als Grundlage einer rationellen Arzneibehandlung lernen. Praktische Übungen in der Pharmakologie müssen die theoretische Vorlesung ergänzen. Die Weiterbildung der Ärzte, der sich heute ja viele Institutionen widmen, sollte auch auf dem Gebiet der Pharmakologie intensiviert werden.

Wir haben also wichtige sachliche und formale Probleme in unserem Fach und in unserer Gesellschaft in der nächsten Zukunft zu lösen und wollen nur hoffen, daß uns diese Tagung eine Stufe näher der Verwirklichung von alten Wünschen und neuen Anliegen führt.

Prof. Dr. H. Konzett
A-6020 Innsbruck, Peter Mayr-Str. 1

1. Hauptthema: Digitalis

Einführung
Introduction

Von L. LENDLE

Auf Wunsch von Herrn GREEFF habe ich die Aufgabe der Einführung und Leitung des ersten Verhandlungsthemas unserer heutigen Tagung übernommen.

Vor vielen Jahren war die Digitalis-Pharmakologie auch mein hauptsächliches Arbeitsgebiet und ich hatte zum geplanten Kongreß in Köln 1939 die Ehre, das Referat über dieses Thema zu übernehmen. Der Krieg verhinderte den Kongreß und erst 1948 konnte mein alter Freund NEUMANN, Würzburg, das Thema auf der Düsseldorfer Tagung behandeln.

Inzwischen hat die Digitalis-Pharmakologie, wie die gesamte Pharmakologie, durch die Entwicklung neuer chemischer und biochemischer Forschungsmethoden und Fragestellungen bedeutende Fortschritte gemacht. Die ersten Anfänge des Studiums der Abbauvorgänge an Digitalis-Glykosiden im Organismus mit chemischen Methoden hatte noch NEUMANN selbst begründet. Die Einführung der Papierchromatographie, die Isotopenforschung und die Verfeinerung analytischer Verfahren gestattet inzwischen auch bei Verwendung therapeutischer Dosen die Verteilung und die Elimination verschiedener Glykoside und Genine zu studieren.

Die biochemische Forschung verschaffte uns inzwischen auch feinere Kenntnisse vom Wirkungsmechanismus der Herzglykoside an der Zellmembran und am Zellsubstrat. Von deutschen Forschern war hier REPKE bahnbrechend. Wir bedauern, daß er unserer Einladung zur Übernahme eines Referates nicht folgen konnte, weil er zur gleichen Zeit schon an verschiedenen internationalen Tagungen zu Referaten aufgefordert war.

Die Digitalis-Pharmakologie hat aber auch durch physikalisch-chemische Forschungsmethoden über die Ionenpermeabilität und die Verteilung (WILLBRANDT; SCHATZMANN; GREEFF und die Mainzer Pharmakologen-Schule), ferner durch spezielle elektrophysiologische Untersuchungen, besonders von REITER, Fortschritte gemacht.

Vielleicht ist die alte klassische Pharmakologie der Digitalis, die sich um das Studium der Dynamik und Energetik der Herzleistung bemühte, im

Interesse der aktiven Forschung etwas zurückgetreten, aber ihre Bedeutung ist deswegen nicht vermindert, besonders wenn heute die Aufgaben der klinischen Pharmakologie in Zusammenarbeit mit der Pathophysiologie der Herzleistung als dringendes Reservat unserem Fach erhalten bleiben sollen.

Lassen wir nun unsere jungen Forscher zu Worte kommen, die sich bemühen, für die Pharmakologie der Digitalis neue Auffassungen zu begründen. Mögen sich auch junge Nachwuchskräfte unseres Faches dadurch anregen lassen, dem alten Gebiet ihr Interesse zuzuwenden. Dies anzuregen ist ja auch eine Aufgabe der großen Übersichtsreferate, mit denen unser Fachkongreß alljährlich auf seiner Tagung vor die Öffentlichkeit tritt.

Prof. Dr. L. Lendle, Pharmakologisches Institut der Universität
3400 Göttingen, Geiststr. 9

Zum Wirkungsmechanismus der Herzglykoside
The Mechanism of Action of Cardiac Glycosides

Von H. J. Schatzmann

Seit 1785, dem Erscheinungsjahr von Witherings „An Account of the Foxglove and Some of its Medical Uses" kennt die medizinische Welt die richtige Indikation und die richtige Dosierung einer herzglykosidführenden Droge, des Blatts der Digitalis. 183 Jahre lang hat die klinische Medizin diese Grundsätze überprüft verfeinert, auf andere Drogen und Reinglykoside übertragen. Es ist unwahrscheinlich, daß die Ärzte Grund hätten, ihre Verfahren zur Behandlung der Herzinsuffizienz zu ändern, wenn der Wirkungsmechanismus der Herzglykoside bekannt würde. Es ist deshalb klar, daß die Suche nach dem Wirkungsmechanismus dieser Stoffklasse nicht durch ein dringendes Bedürfnis der Praxis zu rechtfertigen ist. Der Grund für das nicht abflauende Interesse, das die Pharmakologie dieser Stoffe findet, liegt wohl in der Tatsache, daß man beim Studium der Herzglykosidwirkung recht weit in den molekularen Bereich vorgedrungen ist und häufig neue Erkenntnisse der Physiologie in die Überlegungen einbeziehen muß. Trotz der regen Tätigkeit scheint man immer noch weit davon entfernt zu sein, eine endgültige Erklärung für die positiv inotrope Wirkung dieser Verbindungen geben zu können.

Zu Beginn einer Diskussion der neueren Ergebnisse auf dem Gebiet mag es dienlich sein, sich zweier alter Erkenntnisse zu erinnern: 1. Die Herzglykoside verbessern den Wirkungsgrad des Myokards, d.h. unter ihrer Wirkung steigt der Substrat- und Sauerstoffverbrauch nicht in demselben

Maß an wie die Arbeitsleistung [35, 72, 84, 38, 96]. 2. Die Herzglykosidwirkung hängt ab vom Calciumgehalt des umgebenden Mediums. Herzglykoside erlauben dem Myokard die volle contractile Kraft in einem Medium von unternormaler Calciumkonzentration zu erzeugen; in völlig calciumfreier Lösung aber vermögen Herzglykoside keine Muskelkontraktion hervorzurufen [60, 65]. Aus der Tatsache 1. hätte man von Anfang an schließen können, daß die Herzglykoside nicht eine Verbesserung der Energiebereitstellung bewirken, sondern zu einer verbesserten Ausnützung der Energie chemischer Verbindungen führen. Die Unergiebigkeit der Suche nach einem Angriffsort am energieliefernden Stoffwechsel ist in der Übersicht von WOLLENBERGER dokumentiert [126]. Die Tatsache 2. weist darauf hin, daß diese bessere Energieausnützung durch eine wirksamere Verwendung von Calcium im Kontraktionsprozeß zustande kommt. Versuche, die Herzglykosidwirkung durch einen Angriff am contractilen Protein unter Vernachlässigung der normalen Calciumkonzentration innerhalb und außerhalb der Zellmembran zu erklären, wurden erstmals von ROBB u. MALLOV [95] gemacht und bis in unsere Tage fortgesetzt [110]. Sie haben vorläufig negativ geendet [50].

Durch die Einsicht, daß sowohl die Chemismen, die schließlich zur unmittelbaren Energiequelle der Muskelkontraktion, zum ATP, führen, als auch reines Actomyosin gegen Herzglykoside unempfindlich sind, wurde die Pharmakologie dazu gedrängt, den Angriffsort der Herzglykoside im Koppelungsmechanismus zwischen Erregung und Kontraktion zu suchen. Unterdessen hatten die Bemühungen der Physiologie um diesen Koppelungsmechanismus zu einer gewissen Erhellung der dort zur Diskussion stehenden Vorgänge geführt [97]. Es ist so gut wie sicher geworden, daß die in vitro an verschiedenen Actomyosinpräparaten nachweisbare Wirkung von Calciumionen, die sich in Superpräcipitation oder Verkürzung und ATPase-Aktivierung äußert, auch in der lebenden Muskelzelle zur Kontraktionsauslösung benützt wird, und zwar sowohl beim Skelet- wie beim Herzmuskel. MINES [71] zeigte schon sehr früh, daß im Calcium-Mangel die Kontraktion, nicht aber das Aktionspotential versagt. Das Resultat des Fundamentalversuchs von HEILBRUNN u. WIERCINSKI [44], die bei Mikroinjektion von anorganischen Salzen in lebende Muskelzellen einzig Calciumsalze kontraktionswirksam fanden, wurde mehrfach bestätigt [11, 87]. CALDWELL, PORTZEHL u. RÜEGG waren im Stande, durch Injektion von Calciumpufferlösungen in Krabbenmuskeln zu zeigen, daß der lebende Muskel dieselbe hohe Empfindlichkeit für Calcium im Myoplasma hat [87] wie sie für Actomyosin in vitro charakteristisch ist [112—114]. Die Schwellenkonzentration liegt zwischen 10^{-7} und 10^{-6} M. Damit war auch gezeigt, daß im Myoplasma des ruhenden Muskels die Ca-Konzentration unter diesem Wert liegen

muß. Der entscheidende Punkt ist offenbar, daß bei der Erregung die Ca-Konzentration im Myoplasma über den kritischen Wert ansteigt, aber gleich wieder absinkt, so daß der Muskel eine Einzelzuckung ausführt. Mit der Isolierung von Grana aus dem Muskel, die geschlossene Vesikeln aus dem zerrissenen sarkoplasmatischen Reticulum (SR) sind, haben EBASHI u. LIPMANN [20] und HASSELBACH u. MAKINOSE [42,41] (s. auch [112,115]) einleuchtend die Organellen nachgewiesen, die sehr wirksam Calcium an ihre Oberfläche binden, anschließend durch die Membran gegen einen Gradienten ins Innere transportieren und damit für das Verschwinden der Calciumionen aus dem Myoplasma verantwortlich sein können. HASSELBACH hat berechnet, daß das gesamte Muskel-Ca von 1–2 mM/kg im sarkoplasmatischen Reticulum untergebracht sein könnte. Diese geformten Elemente werden als „Erschlaffungsfaktor", der ursprünglich von MARSH [69] und BENDALL [3] beschrieben wurde, angesehen. Man nimmt heute allgemein an, daß sie die Erschlaffung durch Ca-Akkumulation allein herbeiführen und keinen löslichen Erschlaffungsfaktor produzieren, wie postuliert worden war [83,10].
Die Rolle, die Ca bei der Wechselwirkung zwischen Actin und Myosin spielt, ist ungeklärt [111]. Die Frage kompliziert sich durch die von EBASHI kürzlich gemachte Entdeckung, daß dabei offenbar noch ein weiteres, tropomyosinartiges Protein mitwirkt [18,19].
Die zentrale Frage ist nun, wo das Ca, das bei der Erregung ins Innere der Faser freigesetzt wird, herstammt. Beim Skeletmuskel steigt die Permeabilität der Muskelmembran für Ca bei der Erregung um etwa einen Faktor von 20 an [4–7]. Der dadurch ermöglichte Einstrom während des Aktionspotentials genügt aber weder, um die Ca-Konzentration im Faserwasser auf oder über den kritischen Wert zu bringen, noch um die Geschwindigkeit des Kontraktionsablaufes zu erklären, da ein diffundierendes Ion in der zur Verfügung stehenden Zeit niemals den Weg von der äußeren Membran ins Zentrum der Faser zurücklegen kann [45]. Die Versuche von A. HUXLEY u. TAYLOR [47] mit Mikroelektrodenreizung auf der Oberfläche einzelner Fasern haben gezeigt, daß Kontraktionsauslösung nur über den Mündungen der — nach außen offenen — Transversalkanäle gelingt. Das Entscheidende ist offenbar die elektrische Depolarisation der Membran des T-Kanals. Möglicherweise setzt sich die Depolarisation auch auf die Wand des SR fort, da die elektronenmikroskopisch sichtbare Doppelmembran zwischen der Terminalcysterne und dem T-Kanal keineswegs beweist, daß hier eine Schranke für Ionen besteht. Andererseits hat man spekuliert, daß die T-Membran in der Erregung Ca-Ionen durchtreten läßt, die ihrerseits eine Permeabilitätssteigerung des SR auslösen könnten, ähnlich wie dies für die Übermittlerwirkung von Ca zwischen Erregung und Freisetzung

von Katecholaminen aus den Vesikeln der Faserendigung im vegetativen Nervensystem angenommen wird [74, 75]. Die Versuche von CONSTANTIN u. PODOLSKY [13] an „gehäuteten" Einzelfasern machen es sehr wahrscheinlich, daß Kontraktion ausgelöst werden kann durch Depolarisation von „inneren" Membranen (wobei nicht zu entscheiden ist, ob es sich um T-Membranen, SR-Membranen oder beide handelt). Die eindrücklichen autoradiographischen Studien von WINEGRAD [124] an Ca^{45}-beladenen Muskeln zeigen, daß die eigentlichen Ca-Speicher die Terminalcysternen sind, und daß sich nach einem kurzen Tetanus das Ca in die Gegend der Überlappungsstelle von Actin- und Myosinfilamenten verlagert. Seine Vorstellung ist die, daß die Terminalcysternen (also die unmittelbar an die T-Kanäle anschließenden Teile des SR) Calcium bei der Erregung freisetzen, und daß die Membranen der Längskanäle dieses Ca wieder binden und schließlich zurücktransportieren, dergestalt, daß das Calcium innerhalb der Sarkomere einen Kreislauf beschreibt.

Beim Herzmuskel des Warmblüters ist der Feinbau der inneren Membransysteme etwas anders als beim Skeletmuskel. Die T-Kanäle sind weiter und verlaufen z.T. in der Längsrichtung, das SR ist graziler und bildet mit dem T-Kanal nicht Triaden, sondern Diaden [76, 81, 24, 36]. Beim Froschherzen scheint ein System innerer Kanäle zu fehlen [81]. Beim Herzmuskel könnte der Ca-Einstrom von außen die Konzentration in der Faser mit kleinem Durchmesser (5 μ beim Froschherzen) genügend rasch ansteigen lassen, um den Zeitverlauf der trägeren Zuckung zu erklären. NIEDERGERKE [78] zeigte am Froschherzen, daß der Extraeinstrom von Calcium in der Erregung 10—20mal größer ist als der Ruheeinstrom, daß in der Erregung Einstrom und Auswärtsstrom gleich stark zunehmen, und daß die Konzentration des austauschbaren Calciums gleichbleibt. Der Ca-Einstrom pro Kontraktion und die entwickelte Spannung sind einander proportional [123, 125]. Daß die Ca-Permeabilität der äußeren Membran bei der Erregung ansteigt, wurde auch durch elektrische Messungen wahrscheinlich gemacht [79, 94], insbesondere am Froschherzen, das über keine T-Kanäle verfügt. Die Raschheit, mit der der Herzmuskel auf Änderung der Ca-Konzentration im Medium reagiert, zeigt, daß der direkte Einstrom von außen wesentlich ist [78, 117]. Ca-akkumulierende Grana sind mehrfach aus Warmblüterherzmuskel isoliert worden [48, 12, 63, 115, 52, 61, 23]. Ihre Rolle scheint eher in der Entfernung des Calciums als in dessen Ausschüttung zu bestehen.

Herzglykoside bewirken in kontrakturerzeugenden Dosen eine Steigerung des Gesamtgehalts an Muskelcalcium [102], wenn der Muskel aktiv ist; in Konzentrationen, die positiv inotrop wirken, führen sie zu einer Vergrößerung der leicht austauschbaren Calciumfraktion des Muskels [58, 66, 28, 55, 32, 37], ohne daß die gesamte Menge des Muskelcalciums zunimmt. Das könnte so gedeutet werden, daß das ionisierte Calcium im Myoplasma auf Kosten von fest gebundenem oder in den Strukturen des SR eingeschlossenem Calcium zunimmt. Eine derartige innere Verschiebung könnte grundsätzlich durch eine größere Freisetzung bei der Depolarisation der Membran, durch eine Behinderung der Rückbindung an die SR-Membranen, oder durch eine Verlangsamung des aktiven Transports durch die SR-Membran zustande kommen. Über Ca-Freisetzung wissen wir wenig. Erstens ist nicht klar, ob überhaupt celluläre Ca-Reservoirs beim Myokard eine Rolle spielen, und zweitens ist unentschieden, ob solche für die Einleitung der Kontraktion maßgebenden Reservoirs im SR oder in andern Strukturen, z.B. der Zellmembran, zu suchen wären [25,33,77].

LEE u. CHOI [62] haben mitgeteilt, daß 10^{-6} M Ouabain innerhalb 3 min die Ca-Aufnahme in Vesikeln des SR um etwa $10^0/_0$ senkt, während höhere (und niedrigere) Konzentrationen unwirksam waren. In einem Na-haltigen Medium war der Ouabaineffekt stärker. Direkte Herzglykosidwirkungen auf die Ca-Bindung wurden auch von KLAUS beobachtet. Er zeigte [56,57], daß Digitoxigenin 10^{-6} bis 10^{-5} g/ml die Superpräcipitation von Actomyosin in Gegenwart von Erschlaffungsgrana förderte. Dieser Effekt könnte auf einer Verringerung der Ca-Bindung an der Oberfläche der Vesikeln, einer Steigerung der Permeabilität der Vesikelmembran für Ca oder einer Hemmung des aktiven Ca-Transports in die Vesikel beruhen. Da ATP-Spaltung und Ca-Aufnahme der Vesikel nicht parallel gehen [109], ist eine Transporthemmung eher unwahrscheinlich. Später wurde die Hemmung der Ca-Aufnahme als variabel beschrieben [57]; immerhin konnte gezeigt werden, daß $0,5 \cdot 10^{-6}$ M Ouabain die [Ca^{++}] in einer Vesikelsuspension signifikant erhöht.

An diesem Punkt muß man sich der Wirkung der Herzglykoside auf den aktiven Na-K-Transport durch Zellmembranen erinnern. Die Hemmung der Na-K-Pumpe, die an allen möglichen Zellarten der verschiedensten Vertebraten nachgewiesen wurde (Übersichten bei [30,91,99]), findet sich auch an der Herzmuskelzelle. Eine Na-K-aktivierte ATPase wurde an Membranen von Meerschweinchenherzen [95,86] und Schweineherzen [100] nachgewiesen. Die Versuche von MÜLLER [73] an Kälber- und Schafsherzen zeigen, daß Herzglykosidkonzentrationen, die Ruhe- und Aktionspotential unbeeinflußt lassen, aber eine positiv inotrope Wirkung ergeben, den K-Gehalt des Muskels deutlich senken, also wohl die Na-K-Pumpe hemmen. Damit stimmt die Korrelation zwischen K-Abgabe und Kontraktionsinkrement, über die GREEFF, MENG u. MOOG [34] berichtet haben, überein. Andere Autoren haben bestritten, daß „therapeutische" Konzentrationen den K-Gehalt des Herzens senken [64,67, 59,108].

1. Hauptthema: Digitalis

Diese Herzglykosidwirkung greift bekanntlich nicht am energieliefernden Stoffwechsel an, sondern stört den Pumpenmechanismus direkt. Wie WHITTAM gezeigt hat, ist das dabei feststellbare Absinken der Atmung (oder der Glykolyse) die Folge und nicht die Ursache des verminderten Energieverbrauchs der Pumpe [120,89]. Für den Skelet- und Herzmuskel ist es nicht entschieden, ob eine obligate Koppelung der Kalium- und Natriumbewegung in der Pumpe postuliert werden kann [107]. Für den Erythrocyten, bei dem eine solche Koppelung besteht, wobei in einem „Cyclus" 1 Molekül ATP gespalten und 3 Na-Ionen gegen 2 K-Ionen ausgetauscht werden [103,27], sind folgende Vorstellungen entwickelt worden: Auf der Membraninnenseite wird die terminale Phosphatgruppe von ATP auf ein Membranprotein (an einer Acylgruppe) übertragen [1,88]. Dieser Vorgang wird durch Na-Ionen aktiviert. Auf dieser (Innen-)Seite der Membran ist die Affinität für Natrium hoch und für K tief. Durch die Phosphorylierung wird das Proteinmolekül zu einer Bewegung gezwungen, die Na nach außen bringt und gleichzeitig die Metallbindungsstelle höhere Affinität zu K verschafft. K aktiviert nun die Umkehr dieser Vorgänge und wird dabei nach innen bewegt. Diese Beschreibung entspricht etwa der „allosterischen" Pumpe von JARDETZKY [49]. GLYNN [29] und WHITTAM [118,119] haben als erste gezeigt, daß Natrium die ATPase-Aktivität dieses Systems innen, und Kalium außen aktiviert, und daß die Ionen auf der „falschen" Seite einander kompetitiv hemmen. Die Rolle, die Magnesium als Aktivator spielt, ist noch unklar. Das Ganze wirkt wie eine Na-K-aktivierte ATPase (SKOU [104]), unterscheidet sich aber von einem Enzym durch die Polarisiertheit oder Asymmetrie. Die Sache wird dadurch kompliziert, daß die Na-bindende Stelle möglicherweise erst in einer Folgereaktion der Phosphorylierung entsteht und damit nicht notwendigerweise selbst ein phosphoryliertes Produkt sein muß. GLYNN [31] hat diese Möglichkeit diskutiert und darauf aufmerksam gemacht, daß in diesem Fall ATPase-Aktivität und Transport dissoziiert werden könnten: die Phosphatfreisetzung müßte *vor* der Innenbewegung auftreten.

Das intermediäre, phosphorylierte Produkt entsteht nur in Picomolmengen pro Gramm Membran, kann aber in Membranpräparaten von Niere, Hirn oder elektrischem Organ erfaßt werden, wenn P^{32} als γ-Phosphatgruppe im ATP angeboten wird [43,51,89,105,22]. Herzglykoside steigern die Menge des Intermediärprodukts (IP) und hemmen die ATPase-Funktion [121,90]. Ihre Hemmwirkung kann teilweise durch Erhöhen der Kaliumkonzentration außen aufgehoben werden, wobei aber betont werden muß, daß dieser Antagonismus nicht Kompetitionskinetik zeigt [17,98]. Aus diesen Befunden zog man den Schluß, daß Herzglykoside an den Vorgängen auf der Außenseite der Membran, wo K aktiviert, störend wirken. In neuester Zeit kam man zur Einsicht, daß diese Formulierung etwas irreführend sein könnte. Erstens fällt auf, daß, wenn nur Natrium an isolierten Membranen angeboten wird, was maximalen Anfall von IP herbeiführt, Herzglykoside die Ausbeute an IP leicht reduzieren [121,90]. Zweitens wurde am elektrischen Organ von Elektrophorus gezeigt, daß Herzglykoside die Austauschreaktion zwischen ADP und ATP hemmen [22], die durch Natrium aktiviert wird und wohl nichts anderes darstellt als die Umkehr der Reaktion (1).

$$ATP + X \xrightarrow{+ Na^+ (+ Mg^{++})} ADP + X \sim P \qquad (1)$$

$$\frac{X \sim P \xrightarrow{+ K^+} X + P}{ATP \longrightarrow ADP + P} \qquad (2)$$

wobei X einen Membranbestandteil und P Phosphat bezeichnen.
Diese Teilreaktion (1) der normalerweise zum Transport führenden Reaktionsfolge wird sichtbar, wenn die K-aktivierten Glieder fehlen. Allerdings scheinen für Hemmung dieser auf der Innenseite verlaufenden Reaktionen höhere Herzglykosidkonzentrationen nötig als für diejenigen auf der Außenseite. GARRAHAN u. GLYNN [2,6] haben gezeigt, daß das Transportsystem am Erythrocyten auch benützt werden kann, um einen 1:1-Austausch von Natrium gegen Natrium zwischen innen und außen zu bewerkstelligen, wenn Kalium aus dem System entfernt wird. Bei diesem Austauschtransport wird kein ATP gespalten, merkwürdigerweise muß aber ATP dafür vorhanden sein. Auch dieser Austausch, bei dem Kalium überhaupt nicht mitwirkt, kann durch Herzglykoside gehemmt werden [26].
SCHWARTZ, MATSUI u. LAUGHTER [101] haben gezeigt, daß die spezifische Bindung von Digoxin an Herzmuskelmembranen (in Gegenwart von ATP), die proportional der ATPase-Aktivität ist, durch Na gefördert wird. Dies spricht dafür, daß der „Receptor" für Herzglykoside die durch die Phosphorylierung erzwungene Form des Proteins ist. HOFFMAN [110] wies nach, daß hohe K-Konzentrationen die Bindung von Ouabain an Erythrocytenmembranen aufheben, was bedeuten könnte, daß die „K-Form" des Proteins (die nicht phosphoryliert ist), Herzglykoside nicht binden kann. SCHWARTZ u. Mitarb. [101] zeigten, daß ohne ATP andere Zusätze, z.B. Calcium, die Digoxinbindung fördern, also möglicherweise die gleiche Konformationsänderung wie die Phosphorylierung in Gegenwart von Na + ATP herbeiführen. Der Befund von PORTIUS u. REPKE [86], daß nicht nur Mg, sondern auch Na (in Anwesenheit von ATP) gegen die Ca-Hemmung der Herzmembran-ATPase kompetitiv antagonistisch wirkt, könnte ebenfalls mit diesen Vorstellungen zusammenpassen. REPKE [92] wies darauf hin, daß Na die Herzglykosidwirkung auf Herzmembran-ATPase etwas verstärkt, und wir haben gezeigt, daß die Hemmung der Erythrocyten-ATPase durch Na im Außenmedium

durch Ouabain verstärkt wird in dem Sinn, daß das Glykosid Na zu einem wirksameren Antagonisten gegen das aktivierende K (außen) macht [98].

Zusammenfassend kann man sagen, daß vieles dafür spricht, daß Herzglykoside an das Transportsystem in der „Natrium-Form" gebunden werden und damit die Rückführung in die „Kaliumform" verhindern, was zu Blockierung von Transport und ATPase-Aktivität führt.

Die Hemmbarkeit der Na-K-Pumpe und der Na-K-aktivierten ATPase geht im allgemeinen parallel mit der Empfindlichkeit verschiedener Tierspecies und Organe [93, 14, 15], und die Wirksamkeiten verschiedener Glykoside an der Pumpe ordnen sich nach ihrer Toxicität und ihrer therapeutischen Wirksamkeit am Herzen und am Ganztier.

Es stellt sich nun die Frage, ob die Hemmung der Kationenpumpe die Herzmuskelwirkung erklären kann. Es ist unwahrscheinlich, daß der Kaliumverlust des Muskels eine Erklärung abgibt, wie HAJDU postuliert hat [39, 40]. Man hat deshalb versucht, den Anstieg der intracellulären Natriumkonzentration zu einer Erklärung heranzuziehen, d.h. zu zeigen, daß Natrium im Innern der Faser die beschriebenen Calciumbewegungen stören könnte. Na-Ca-Antagonismus ist ein bekanntes Phänomen beim Eintritt von Ca in die Herzmuskelzelle [122, 68]. Etwas Analoges könnte durchaus auch an innern Membranen stattfinden. DRANSFELD, GREEFF, HESS u. SCHORN [16] ist es gelungen zu zeigen, daß isolierte Herzmitochondrien weniger Calcium aufnehmen, wenn das Medium Natriumionen enthält, und unter geeigneten Versuchsbedingungen scheint dasselbe auch für Grana des SR möglich zu sein. PALMER u. KAWALICH [82] sahen, daß 100 mM Na eine Ca-Abgabe aus Vesikeln des SR bewirkten. Ob es sich dabei um eine Art Ionenaustauschermechanismus handelt, wie REPKE vorgeschlagen hat [91], oder ob der aktive Ca-Transport in einer späteren Phase gehemmt wird, kann jetzt wohl noch nicht entschieden werden. Hemmung des aktiven Transports von Ca durch die Membranen dieser Strukturen könnte sehr wohl die Folge einer kompetitiven Verdrängung von Ca durch Na an der Oberfläche sein, da OHNISHI u. EBASHI [80] gezeigt haben, daß der eigentlichen Aufnahme von Ca ins Innere der Grana eine sehr rasch verlaufende Bindung vorangeht. KATZ u. REPKE [53] fanden für die aktive Aufnahme von Ca in das SR keinen Unterschied zwischen K- und Na-haltigem Medium, jedoch eine gewisse Hemmung der Bindung von Ca durch Na, verglichen mit K. Für Skeletmuskelgrana fanden MARTONOSI u. FERETOS [70] keinen Unterschied zwischen K- und Na-haltigen Medien. Die Tatsache, daß ein anderer Eingriff, der zu einer Erhöhung der cellulären Natriumkonzentration führt, nämlich die Senkung der Kaliumkonzentration im Medium, herzglykosidartig wirkt (Aufhebung des Treppenphänomens) [40], spricht auch für die Natriumhypothese.

Allerdings gibt es einige Schwierigkeiten. Wenn die Rückbindung des Ca verzögert wird, würde man erwarten, daß sich die Systole verlängert. Das scheint nicht der Fall zu sein. Neuere Untersuchungen, welche den aktiven Zustand des Herzmuskels verfolgten [21, 106], zeigen, daß die Anstiegsgeschwindigkeit der Spannung unter Herzglykosidwirkung größer, die Zeit bis zum Spannungsmaximum kürzer, und die Verkürzungsgeschwindigkeit bei jeder Belastung größer wird, nicht aber, daß die Dauer des aktiven Zustandes verlängert würde. Eher das Gegenteil ist der Fall. Injektionsversuche in Skeletmuskeln ergaben keine Wirkung von Natriumsalzen [44], und in den Versuchen an geschälten Einzelfasern von CONSTANTIN u. PODOLSKY [13] erwiesen sich Natriumsalze ebenfalls nicht als kontraktionswirksam. Diese Versuche verwendeten aber nicht ganz vergleichbare Modelle, da entweder nicht gleichzeitig elektrisch oder anderswie depolarisiert wurde oder kein Calcium im Medium zur Verfügung stand (bei den Versuchen von CONSTANTIN u. PODOLSKY ist die Zelle von Öl umgeben) und es sich um Skelet- und nicht um Herzmuskel handelte.

Eine Beobachtung am Riesenaxon des Tintenfisches scheint mir in diesem Zusammenhang noch sehr erwähnenswert. BAKER et al. [2] fanden, daß Natriumionen im Innern der Faser den Calciumeinstrom durch die Membran erhöhen, während Natrium im Medium, wie erwartet, den Calciumeinstrom verringert. REUTER u. SEITZ [94a] haben an Warmblüterherzpräparaten Hinweise auf eine Na-Ca-Austauschdiffusion gefunden. Ein solcher Mechanismus muß im Hinblick auf den Na-Gradienten eine Netto-Ca-Abgabe unterhalten. Verminderung des Na-Gradienten durch Herzglykoside würde eine solche Na-betriebene Ca-Pumpe hemmen und zu einem Ansteigen der cellulären Ca-Konzentration führen.

Schließlich sei noch erwähnt, daß KATZ, REPKE u. COHEN [54] beobachteten, daß an hochgereinigten Actomyosinpräparaten Ersatz von Kalium durch Natrium in der Lösung zu einer Steigerung der ATPase-Aktivität und zu einer Beschleunigung der Superpräcipitation führen kann. Diese Möglichkeit wurde seit den Arbeiten von HAJDU und SZENT-GYÖRGYI diskutiert und wäre eine weitere Möglichkeit, wie ein Anstieg der cellulären Natriumkonzentration eine Wirkung auf den Kontraktionsprozeß ausüben kann.

Die Vorstellung, daß die für die positiv inotrope Herzglykosidwirkung nötige Steigerung der intracellulären [Ca^{++}] die Folge der Hemmung der Na-Pumpe sei, ist deshalb anziehend, weil sie einen einzigen Angriffspunkt der Herzglykoside benützt, dessen Spezifität nichts zu wünschen übrig läßt. Man darf sich aber über den vorläufig hypothetischen Charakter dieser Vorstellung keiner Täuschung hingeben.

Literatur
1. BADER, H., A. K. SEN, and R. L. POST: Biochim. biophys. Acta (Amst.) **118**, 106 (1966).
2. BAKER, P. F., M. P. BLAUSTEIN, A. L. HODGKIN, and R. A. STEINHARDT: J. Physiol. (Lond.) **192**, 43 P (1967).
3. BENDALL, J. R.: Proc. Roy. Soc. B **142**, 409 (1954).
4. BIANCHI, C. P.: J. gen. Physiol. **45**, 519 A (1962).
5. — J. cell. comp. Physiol. **61**, 255 (1963).
6. —, and A. M. SHANES: J. gen. Physiol. **42**, 803 (1959).
7. — — J. cell. comp. Physiol. **56**, 67 (1960).
8. BLOND, D. M., and R. WHITTAM: Biochem. J. **92**, 158 (1964).
9. — — Biochem. J. **97**, 523 (1965).
10. BRIGGS, F. N., and F. FUCHS: Biochim. biophys. Acta (Amst.) **42**, 519 (1960).
11. CALDWELL, P. C., and G. WALSTER: J. Physiol. (Lond.) **169**, 353 (1963).
12. CARSTEN, M. E.: Proc. nat. Acad. Sci. (Wash.) **52**, 1456 (1964).
13. CONSTANTIN, L. L., and R. J. PODOLSKY: J. gen. Physiol. **50**, 1101 (1967).
14. DRANSFELD, H., E. GALETKE u. K. GREEFF: Arch. int. Pharmacodyn. **166**, 342 (1967).
15. — K. GREEFF u. H. BERGER: Naunyn-Schmiedebergs Arch. Pharmak. exp. Path. **254**, 225 (1966).
16. — — D. HESS u. A. SCHORN: Experientia (Basel) **23**, 375 (1967).
17. DUNHAM, E. T., and I. M. GLYNN: J. Physiol. (Lond.) **156**, 274 (1961).
18. EBASHI, S.: Symp. progressive Muskeldystrophie, S. 506. Berlin-Heidelberg-New York: Springer 1966.
19. — F. EBASHI, and K. MARUYAMA: Nature (Lond.) **203**, 645 (1964).
20. —, and F. LIPMANN: J. Cell. Biol. **14**, 389 (1962).
21. EDMAN, K. A. P., and E. NILSSON: Acta physiol. scand. **63**, 507 (1965).
22. FAHN, S., G. J. KOVAL, and W. R. ALBERS: J. biol. Chem. **241**, 1882 (1966).
23. FANBURG, B., and J. GERGELY: J. biol. Chem. **240**, 2721 (1965).
24. FAWCETT, D. W., and C. C. SELBY: J. biophys. biochem. Cytol. **4**, 63 (1958).
25. FREYGANG, W.: Fed. Proc. **24**, 1135 (1965).
26. GARRAHAN, P. J., and I. M. GLYNN: J. Physiol. (Lond.) **192**, 159 (1967).
27. — — J. Physiol. (Lond.) **192**, 217 (1967).
28. GERSMEYER, E. F., and W. C. HOLLAND: Amer. J. Physiol. **205**, 795 (1963).
29. GLYNN, I. M.: J. Physiol. (Lond.) **160**, 18 P (1962).
30. — Pharmacol. Rev. **16**, 381 (1964).
31. — Brit. med. Bull. **24**, 165 (1968).
32. GOVIER, W. C., and W. C. HOLLAND: J. Pharmacol. exp. Ther. **148**, 284 (1965).
33. GRAHAM, J. A., and J. F. LAMB: J. Physiol. (Lond.) **197**, 479 (1968).
34. GREEFF, K., K. MENG u. E. MOOG: Naunyn-Schmiedebergs Arch. exp. Path. Pharmak. **244**, 270 (1962).
35. GREMELS, H.: Naunyn-Schmiedebergs Arch. Pharmak. exp. Path. **186**, 625 (1937).
36. GRIMLEY, P. M., and G. A. EDWARDS: J. biophys. biochem. Cytol. **8**, 305 (1960).
37. GROSSMANN, A., and R. F. FURCHGOTT: J. Pharmacol. exp. Ther. **145**, 162 (1964).
38. HAFKENSCHIEL, J. H., and A. CERLETTI: J. Pharmacol. exp. Ther. **110**, 23 (1954).
39. HAJDU, S.: Amer. J. Physiol. **174**, 371 (1953).
40. —, and A. SZENT-GYÖRGYI: Amer. J. Physiol. **168**, 171 (1952).
41. HASSELBACH, W.: 6th intern. Congress Biochem. Abstract VIII, p. 19 (1964).
42. —, u. M. MAKINOSE: Biochem. Z. **339**, 94 (1963).

43. HEALD, P. J.: Biochem. J. **66**, 659 (1957).
44. HEILBRUNN, L. V., and F. J. WIERCINSKI: J. cell. comp. Physiol. **29**, 15 (1947).
45. HILL, A. V.: Proc. roy. Soc. B **136**, 399 (1949).
46. HOFFMAN, J. F., and CH. J. INGRAM: Proc. 1st intern. Symp. metabol. membrane permeability of erythrocytes and thrombocytes. Wien 1968 (im Druck).
47. HUXLEY, A. F., and R. E. TAYLOR: J. Physiol. (Lond.) **144**, 426 (1958).
48. INESI, G., S. EBASHI, and S. WATANABE: Amer. J. Physiol. **207**, 1339 (1964).
49. JARDETZKY, O.: Nature (Lond.) **211**, 969 (1966).
50. JENNY, E., M. ZURINA u. P. G. WASER: Helv. physiol. pharmacol. Acta **25**, 147 (1967).
51. JUDAH, J. D., and K. AHMED: Biol. Rev. **39**, 160 (1964).
52. KATZ, A. M., and D. I. REPKE: Circulat. Res. **21**, 153 (1967).
53. — — Circulat. Res. **21**, 767 (1967).
54. — —, and B. R. COHEN: Circulat. Res. **19**, 1062 (1966).
55. KLAUS, W.: Naunyn-Schmiedebergs Arch. exp. Path. Pharmak. **246**, 226 (1963).
56. — Arch. Naunyn-Schmiedebergs exp. Path. Pharmak. **251**, 147 (1965).
57. — Factors influencing myocardial contraction, Ed. R. D. TANZ, F. KAVALER and J. ROBERTS, p. 533. London-New York: Acad. Press 1967.
58. —, u. G. KUSCHINSKY: Naunyn-Schmiedebergs Arch. exp. Path. Pharmak. **244**, 237 (1962).
59. — — u. H. LÜLLMANN: Naunyn-Schmiedebergs Arch. exp. Path. Pharmak. **242**, 480 (1962).
60. KONSCHEGG, A. VON: Naunyn-Schmiedebergs Arch. exp. Path. Pharmak. **71**, 251 (1913).
61. LEE, K. S.: Fed. Proc. **24**, 1432 (1965).
62. —, and S. J. CHOI: J. Pharmacol. exp. Ther. **153**, 114 (1966).
63. — H. LADINSKY, S. J. CHOI, and J. KASUYA: J. gen. Physiol. **49**, 689 (1966).
64. — D. H. YU, and R. BURSTEIN: J. Pharmacol. exp. Ther. **132**, 149 (1961).
65. LOEWI, O.: Naunyn-Schmiedebergs Arch. exp. Path. Pharmak. **82**, 131 (1918).
66. LÜLLMANN, H., u. W. C. HOLLAND: J. Pharmacol. exp. Ther. **137**, 186 (1962).
67. —, u. W. KLAUS: Naunyn-Schmiedebergs Arch. exp. Path. Pharmak. **241**, 533 (1961).
68. LÜTTGAU, H. C., u. R. NIEDERGERKE: J. Physiol. (Lond.) **143**, 486 (1958).
69. MARSH, B. B.: Biochim. biophys. Acta (Amst.) **9**, 247 (1952).
70. MARTONOSI, A., and R. FERETOS: Fed. Proc. **22**, 352 (1963).
71. MINES, G. R.: J. Physiol. (Lond.) **46**, 188 (1913).
72. MOE, G. K., and M. B. VISSCHER: J. Pharmacol. exp. Ther. **64**, 65 (1938).
73. MÜLLER, P.: Circulat. Res. **17**, 46 (1965).
74. NAYLER, W. G.: Clin. Orthop. **46**, 157 (1966).
75. — Amer. Heart J. **73**, 379 (1967).
76. NELSON, D. A., and E. S. BENSON: J. Cell Biol. **16**, 297 (1963).
77. NIEDERGERKE, R.: J. Physiol. (Lond.) **138**, 506 (1957).
78. — J. Physiol. (Lond.) **167**, 551 (1963).
79. —, and R. K. ORKAND: J. Physiol. (Lond.) **184**, 291 (1966).
80. OHNISHI, T., and S. EBASHI: J. Biochem. (Tokyo) **54**, 506 (1963).
81. PAGE, S.: Brit. med. Bull. **24**, 170 (1968).
82. PALMER, R. F., and V. P. KAVALICH: Fed. Proc. **25**, 349 (1966).
83. PARKER, E. J., and J. GERGELY: J. biol. Chem. **235**, 3449 (1960).
84. PETERS, H. C., and M. B. VISSCHER: Amer. Heart J. **11**, 273 (1936).
85. PORTIUS, H. J., u. K. R. H. REPKE: Acta biol. med. germ. **19**, 879 (1967).
86. — — Acta biol. med. germ. **19**, 907 (1967).

87. PORTZEHL, H., P. C. CALDWELL, and J. C. RÜEGG: Biochim. biophys. Acta (Amst.) **79**, 581 (1964).
88. POST, R. L., A. K. SEN, and H. BADER: Protides of the biol. Fluids **15**, 237 (1967).
89. — — and A. S. ROSENTHAL: J. biol. Chem. **240**, 1437 (1965).
90. RENDI, R.: Biochim. biophys. Acta (Amst.) **128**, 394 (1966).
91. REPKE, K. R. H.: Klin. Wschr. **42**, 157 (1964).
92. — In: Drugs and Enzymes. Proc. 2nd int. meeting Pharmacol. 1963, p. 65. Czechoslovak medical press 1965.
93. REPKE, K., M. EST, and H. J. PORTIUS: J. Biochem. Pharmacol. **14**, 1785 (1965).
94. REUTER, H.: J. Physiol. (Lond.) **192**, 479 (1967).
94a. —, and N. SEITZ: J. Physiol. (Lond.) **195**, 451 (1962).
95. ROBB, J. S., and S. MALLOV: J. Pharmacol. exp. Ther. **108**, 251 (1953).
96. ROTHLIN, E., M. TÄSCHLER u. A. CERLETTI: Circulat. Res. **3**, 32 (1955).
97. SANDOW, A.: Pharmacol. Rev. **17**, 265 (1965).
98. SCHATZMANN, H. J.: Biochim. biophys. Acta (Amst.) **94**, 89 (1965).
99. — Protoplasma (Wien) **63**, 136 (1967).
100. — Bull. Schweiz. Akad. med. Wiss. **23**, 260 (1967).
101. SCHWARTZ, A., H. MATSUI, and A. H. LAUGHTER: Science **160**, 323 (1968).
102. SEKUL, A. A., and W. C. HOLLAND: Amer. J. Physiol. **199**, 457 (1960).
103. SEN, A. K., and R. L. POST: J. biol. Chem. **239**, 345 (1964).
104. SKOU, J. CH.: Biochim. biophys. Acta (Amst.) **23**, 394 (1967).
105. — Proc. 23rd int. Congress Physiol. 1965. p. 578.
106. SONNENBLICK, E. H.: J. gen. Physiol. **50**, 661 (1967).
107. STRAUB, R. W.: Bull. Schweiz. Akad. med. Wiss. **23**, 271 (1967).
108. TUTTLE, R. S., P. N. WITT, and A. FARAH: J. Pharmacol. exp. Ther. **137**, 24 (1962).
109. VOTH, D., u. W. KLAUS: Naunyn-Schmiedebergs Arch. exp. Path. Pharmak. **251**, 148 (1965).
110. WASER, P. G.: Proc. 1st int. pharmacol. meeting, Vol. 3, p. 173 (1963).
111. WEBER, A., and R. HERZ: J. biol. Chem. **238**, 599 (1963).
112. — — and I. REISS: J. gen. Physiol. **46**, 679 (1963).
113. — — — Fed. Proc. **23**, 896 (1964).
114. — — — Proc. roy. Soc. B **160**, 489 (1964).
115. — — — Biochim. biophys. Acta (Amst.) **131**, 188 (1967).
116. —, and S. WINICUR: J. biol. Chem. **236**, 3198 (1961).
117. WEIDMANN, S.: Experientia (Basel) **15**, 128 (1959).
118. WHITTAM, R.: Biochem. J. **84**, 110 (1962).
119. —, and M. AGER: Biochim. biophys. Acta (Amst.) **65**, 383 (1962).
120. — and J. S. WILEY: Nature (Lond.) **202**, 1111 (1964).
121. — K. P. WHEELER, and A. B. BLAKE: Nature (Lond.) **203**, 720 (1964).
122. WILBRANDT, W., u. H. KOLLER: Helv. physiol. pharmacol. Acta **6**, 208 (1948).
123. WINEGRAD, S.: In: Factors influencing myocardial contractility, p. 331. Ed. R. D. TANZ, F. KAVALER and J. ROBERTS. London-New York: Acad. Press 1967.
124. — J. gen. Physiol. **51**, 65 (1968).
125. —, and A. M. SHANES: J. gen. Physiol. **45**, 371 (1962).
126. WOLLENBERGER, A.: Pharmacol. Rev. **1**, 313 (1949).

H. J. SCHATZMANN, Veterinär-pharmakologisches Institut der Universität
CH-3012 Bern, Schweiz, Länggass-Str. 128

Beeinflussung des Aktionspotentials durch herzwirksame Glykoside
Effects of Cardiac-Active Glycosides on the Action Potential

Von M. REITER

Ausführliche Veröffentlichung erfolgt an anderer Stelle.

Diskussionsbeitrag
Über den Einfluß von Digitalis auf die Ca-Bindung in subcellulären Fraktionen des Herzmuskels
Contribution to the Discussion—The Effect of Digitalis on the Binding of Ca^{++} in Subcellular Fractions of the Myocardium

Von W. KLAUS

Der Mechanismus der an isolierten Herzmuskelpräparaten beobachteten Zunahme der austauschbaren Ca-Fraktion während der positiv inotropen Wirkung von Digitalis [5,8] ist noch immer ungeklärt. Untersuchungen an isoliertem sarkoplasmatischem Reticulum (SR) ließen zwar einen direkten Einfluß der Herzglykoside auf das intracelluläre Ca-Speicherungssystem wahrscheinlich erscheinen [2], doch ergaben alle bisherigen Messungen des aktiven Ca-Transportes in diesen Strukturen keine Beeinträchtigung durch Digitalis [1,3,7,9,10]. Neuerdings konnte jedoch in ouabainbehandelten Inkubationsansätzen von isoliertem SR eine Zunahme der mit Murexid erfaßbaren sog. „freien" Ca-Fraktion auf Kosten des gebundenen Ca demonstriert werden [3,4,6]. Dieser Effekt war konzentrationsabhängig, der kardiotonen Wirksamkeit verschiedener Herzglykoside korreliert und nicht auf das SR beschränkt, da ähnliche Resultate auch in Versuchen mit Mitochondrien- und Zellmembranfraktionen erzielt wurden. Diese „Mobilisation" von gebundenem myokardialem Ca aus verschiedenen subcellulären Bindungsstellen kann zur Erklärung der früher beobachteten Zunahme der austauschbaren myokardialen Ca-Fraktion unter Digitaliseinwirkung herangezogen werden und könnte möglicherweise in Beziehung zur pharmakologischen Wirkung dieser Substanzen stehen.

Literatur
1. FAIRHURST, A.: Fed. Proc. **26**, 397 (1967).
2. KLAUS, W.: Naunyn-Schmiedebergs Arch. exp. Path. Pharmak. **251**, 147 (1965).
3. — In: Factors influencing myocardial contractility, p. 533. R. D. TANZ, F. KAVALER and J. ROBERTS (edit.). New York: Acad. Press 1967.
4. — In: Herzinsuffizienz, S. 546. H. REINDELL, J. KEUL u. E. DOLL (Hrsg.). Stuttgart: G. Thieme 1968.

5. KLAUS, W., u. G. KUSCHINSKY: Naunyn-Schmiedeberga Arch. exp. Path. Pharmak. 244, 237 (1962).
6. —, and K. S. LEE: Fed. Proc. 26, 398 (1967).
7. LEE, K. S., D. H. YU, and J. J. STRUTHERS: J. Pharmacol. exp. Ther. 148, 277 (1965).
8. LÜLLMANN, H., and W. C. HOLLAND: J. Pharmacol. exp. Ther. 137, 186 (1962).
9. OTSUKA, M., F. EBASHI, and S. IMAI: J. Biochem. (Tokyo) 55, 192 (1964).
10. PORTIUS, J., u. K. REPKE: Acta biol. med. germ. 11, 829 (1963).

Priv.-Doz. Dr. W. KLAUS, Pharmakologisches Institut der Universität
6500 Mainz, Langenbeckstr. 1

Diskussionsbeitrag

Einfluß der Alkaliionen auf die Ca^{++}-Speicherung in Mitochondrien und Vesikeln

Contribution to the Discussion—Effect of Ions of Alkalis on the Uptake of Ca^{++} by Mitochondria and Vesicles

Von H. DRANSFELD und B. T. TING

An isolierten Mitochondrien des Herzmuskels wird die Fähigkeit der Calciumspeicherung durch Senkung des K^+/Na^+-Quotienten des Inkubationsmediums vermindert [1]. Entsprechende Beobachtungen lassen sich auch an isolierten Vesikeln des Herzmuskels machen, wenn diese — im Unterschied zu der von NAGAI et al. [2] angegebenen Methode — in Saccharoselösung präpariert und ohne Oxalatzusatz inkubiert werden.

Methodik. Der Herzmuskel wurde in 0,25 m Saccharoselösung mit Tris-HCl-Puffer (pH 6,8) homogenisiert. Nach Abzentrifugieren bei 1000 g wurden aus dem Überstand die Mitochondrien bei 10000 g und die Vesikel bei 30000g gewonnen und der Niederschlag in so viel Saccharoselösung mit 3 mM Histidin-Imidazolpufferzusatz suspendiert, daß in 1 ml 1,5—2,0 mg Eiweiß enthalten waren. Das Inkubationsmedium enthielt: 3 mM Mg; 3 mM ATP; 3 mM Imidazol-Histidin-Puffer (pH 6,8); 0,02 mM $CaCl_2$ ($^{45}Ca/^{40}Ca = 1:200$); 0,25 M Saccharose oder 100 mM KCl bzw. NaCl mit Zusatz von Saccharose bis zur gleichen Osmolarität. Nach 10 min langer Inkubation bei 37°C wurden die Vesikel durch Millipore-Filter abgesaugt und das ^{45}Ca im Szintillationszähler gemessen.

1. Bei Verzicht auf den Oxalatzusatz im Inkubationsmedium findet an isolierten Vesikeln nur eine verhältnismäßig geringe Ca^{++}-Speicherung statt (5—10% des zugesetzten $^{45}Ca/10$ min). Wird dem Inkubationsmedium anstelle von KCl eine äquimolare Menge an NaCl zugesetzt, so ist die Ca^{++}-Speicherung signifikant um etwa 50% vermindert. Wird durch Zusatz von Phosphat, Oxalat oder eines ATP-regenerierenden Systems die Ca^{++}-Aufnahme der Vesikel erhöht, so ist der Einfluß des K^+/Na^+-Quotienten des Inkubationsmediums abgeschwächt oder aufgehoben.

2. Werden isolierte Vesikel des Herzmuskels zunächst im Saccharosemedium mit ^{45}Ca (10 min/37°C) beladen und anschließend für 4 sec isoosmotische Lösungen von Saccharose, KCl, NaCl oder LiCl (100 mM) zugegeben, so findet sich eine verschieden starke Entleerung: bezogen auf den bei Saccharose gewonnenen Wert (100%) ist der Ca^{++}-Gehalt der Vesikel bei Verwendung von NaCl und LiCl signifikant vermindert (durchschnittlich auf 65 bzw. 57%), während KCl keine signifikante Abnahme verursacht. Dieser Befund spricht dafür, daß die Alkaliionen in verschiedener Weise den Efflux beeinflussen.

3. Zusatz von k-Strophanthin (10^{-4} bis 10^{-8}) zum Inkubationsmedium hat keinen Einfluß auf die Calciumspeicherung der Vesikel des Herzmuskels. Werden Vesikel jedoch 30 min lang bei 4°C mit k-Strophanthin (10^{-6} M) vorinkubiert, anschließend abzentrifugiert und dann ohne k-Strophanthinzusatz inkubiert, so ist die Ca^{++}-Speicherung signifikant erhöht: In Anwesenheit von 10 mM Phosphat um 32% und von 3 mM Oxalat um 11%.

Zusammengefaßt haben unsere Untersuchungen zu dem Ergebnis geführt, daß Natrium im Vergleich zu Kalium den Ca^{++}-Efflux an Vesikeln des Herzmuskels steigert, während k-Strophanthin die Ca^{++}-Speicherung begünstigt.

Literatur
1. DRANSFELD, H., K. GREEFF, D. HESS u. A. SCHORN: Experientia (Basel) **23**, 375 (1967).
2. NAGAI, T., M. MAKINOSE u. W. HASSELBACH: Biochim. biophys. Acta (Amst.) **43**, 223 (1960).

Priv.-Doz. Dr. Dr. H. DRANSFELD, Pharmakologisches Institut der Universität 4000 Düsseldorf, Moorenstr. 5

Metabolismus und enterale Resorption herzwirksamer Glykoside
Intestinal Absorption and Metabolism of Cardiac Glycosides

Von F. LAUTERBACH

Bei prinzipiell gleichartiger positiv-inotroper Grundwirkung der Herzglykoside erstrecken sich nach klinischer und pharmakologischer Erfahrung ihre Sekundärqualitäten wie Resorptions- und Abklingquote über einen weiten Bereich.

Die Resorptionsquote reicht von wenigen Prozenten für k-Strophanthin bis zu praktisch vollständiger Resorption des Digitoxins. Die Abklingquote verhält sich umgekehrt. 40—50% für k-Strophanthin stehen nur noch rund 7% für Digitoxin gegenüber. Ein Versuch, diese Stufenleiter mit molekularen Eigenschaften zu korrelieren, führt zu dem bekannten Bilde, daß beide Qualitäten mit der Löslichkeit der Glykoside in Zu-

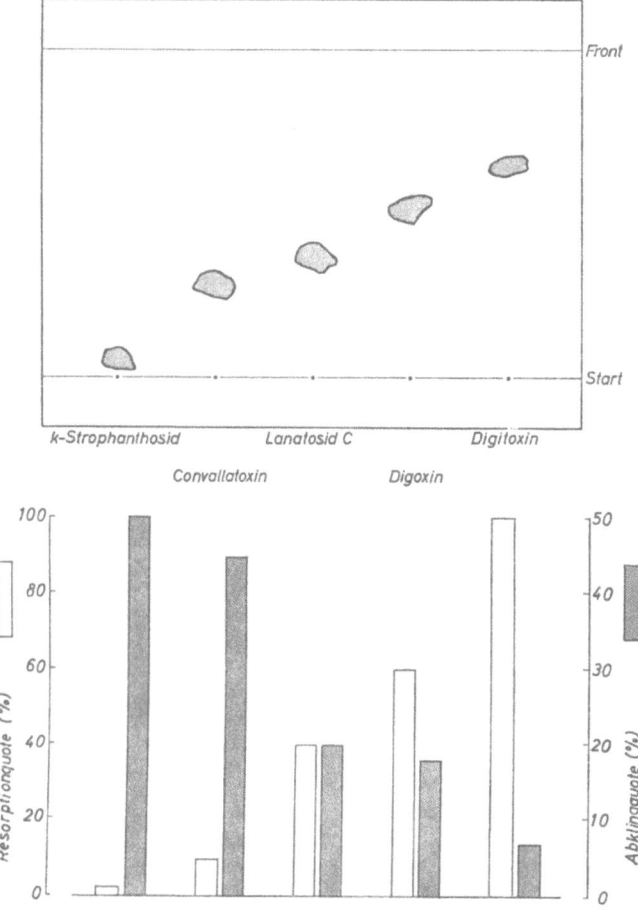

Abb. 1. Beziehung zwischen Resorptionsquote, Abklingquote und Polarität von Herzglykosiden. Die Polarität der Glykoside wird durch ihre Laufstrecke im Dünnschicht-Chromatogramm veranschaulicht (Methylenchlorid/Methanol/Formamid 80:19:1, Kieselgel; nach [73])

sammenhang gebracht werden können [68] (Abb. 1). Mit steigender Lipoidlöslichkeit wird die Resorptionsquote größer und die Abklingquote kleiner. Wir werden daher im folgenden zu fragen haben, wie diese gegenläufige Korrelation bei Elimination und Resorption zu erklären ist. Für sehr wenig polare, d.h. gut lipoidlösliche Glykoside wie z.B. Digitoxin ist schon auf Grund ihrer extrem kleinen Abklingquote zu erwarten, daß ihrer Elimination erst ein Um- bzw. Abbau vorangehen muß. Wir haben daher zunächst in gebotener Kürze die Metabolisierung der Herzglykoside zu behandeln.

Reaktionen, welche zur Bildung ausscheidungsfähiger Metaboliten führen, können am Lactonring [1, 37, 65], am Steroidkern und an der Zuckerkette angreifen[1]. Nach den Untersuchungen von REPKE u. Mitarb. wird der wichtigste Entgiftungsweg durch einen Abbau der Zuckerkette eingeleitet. Hinsichtlich der dabei beteiligten Fermente müssen wir eine etwas paradoxe Gruppierung konstatieren. Glucose als körpervertrauter Zucker, welcher sich häufig in den genuinen Glykosiden findet, wird nicht von körpereigenen Fermenten, sondern nur von cellulolytischen Enzymen der Darmbakterien abgespalten [14, 44]. Dagegen wird die Abtrennung der körperfremden Desoxyzucker durch körpereigene Fermente vornehmlich der Leber bewirkt [43, 44]. Die Unfähigkeit foetaler Lebern, diese Spaltung vorzunehmen, spricht dafür, daß es sich hierbei um postnatal erworbene Enzyme der Arzneimittelmetabolisierung handelt [25, 27].

Digitoxin und verwandte Glykoside mit gleicher Zuckerkette werden auf diese Art schrittweise über das Bis- und Monodigitoxosid zu den zuckerfreien Geninen abgebaut [26, 44, 62, 63, 81]. Die Spaltungsgeschwindigkeit der geninfernen glykosidischen Bindungen ist ein langsamer Vorgang [43]. 10 min nach Digitoxin-Injektion besteht der Glykosidgehalt der Rattenleber zu mehr als 95% aus unverändertem Glykosid [65]. Am schnellsten wird die Bindung der geninständigen Digitoxose gelöst. Hieraus erklärt sich, daß das Monosid des Digitoxigenins trotz fast unveränderter Löslichkeitseigenschaften weniger kumuliert als Digitoxin [33].

Die Abtrennung der Zuckerkette allein wäre unter dem Gesichtspunkt der Verbesserung der Eliminationsfähigkeit allerdings gänzlich nutzlos, weil die Genine im allgemeinen nicht stärker, sondern weniger polar als ihre Glykoside sind. Ihren Sinn erhält diese Reaktion erst dadurch, daß sie die Hydroxylgruppe am $C_{(3)}$ weiteren Reaktionen zugänglich macht. Gleichzeitig wird hier die biologische Bedeutung der Zuckerkette deutlich: sie schützt den eigentlichen Träger der Herzwirksamkeit, das Genin, vor inaktivierenden Reaktionen. Diese Reaktionen laufen nun — im Gegensatz zur Spaltung der Zuckerkette und in Übereinstimmung mit der bekannten Flüchtigkeit der Geninwirkung — außerordentlich rasch ab. Schon 10 min nach Digitoxigenin-Injektion finden sich in der Rattenleber praktisch ausschließlich Metaboliten [65]. Als erster Inaktivierungsschritt ist die Epimerisierung anzusehen, d.h. die Oxydation des cis-ständigen $C_{(3)}$-Hydroxyls unter Bildung von 3-Dehydro-Genin mit anschließender Reduktion der Ketoverbindung zum 3-epi-Genin mit trans-ständiger Hydroxylgruppe [28, 43, 66, 67, 76]. Das 3-epi-Genin ist als solches bereits herzunwirksam, aber noch wenig polar. Es unterliegt

---

[1] Für eine Darstellung mit ausführlichen Formelschemata s. REPKE [65].

daher wie andere körperfremde Substanzen der Konjugation mit Glucuronsäure oder Schwefelsäure, wobei die Konjugation mit Schwefelsäure auch mit dem nicht-epimerisierten Genin möglich ist [29].
Als weiteren wichtigen, parallellaufenden Metabolisierungsweg haben wir ferner die Hydroxylierung des Steroidkernes anzuführen, welche vom Digitoxin zum polareren 12-hydroxylierten Produkt Digoxin führt [2,5,43,62]. Außerdem wurde die Hydroxylierung digitaloider Steroidlactone in Position 6 wahrscheinlich gemacht [28].
Als Metabolisierungsreaktion am Steroidkern ist ferner die Reduktion der Aldehydgruppe am $C_{(10)}$ des Strophanthidins und seiner Glykoside zur primären Alkoholgruppe bekannt [38,57]. Als fermentative Veränderungen der Zuckerkette sind die Abspaltung einer 3'-ständigen Methoxylgruppe [18,43] und von Acylresten [6,15,21,53—55] zu nennen.
Während die Abbauwege der Herzglykoside bei Ratte und Mensch prinzipiell gleich sind, trifft dies für die Ausscheidungswege nicht zu (Abb. 2).
Beim Menschen erfolgt die Elimination der unveränderten Glykoside und ihrer Metaboliten vorwiegend renal [11,12,50,52,60,79]. In der Galle finden sich $1/3$ bis $1/10$ der mit dem Harn abgegebenen Menge [50,52]. Ouabain wird nach DUTTA u. MARKS binnen 24 Std zu etwa 55% als unverändertes Glykosid ausgeschieden [12,52]. Mit sinkender Polarität der Glykoside fällt die Eliminationsrate ab, während der Anteil der Metaboliten an der ausgeschiedenen Menge zunimmt. Digoxin wird nach Erfahrungen von MARCUS u. KAPADIA nur zu 27%, aber noch praktisch vollständig als unveränderte Substanz ausgeschieden — was die Zweckmäßigkeit der eben besprochenen Hydroxylierung des Digitoxins zu Digoxin beweist [50,79]. Die 11% einer Digitoxin-Dosis, die von OKITA am 1. Tage im Harn gefunden wurden, bestehen dagegen ganz überwiegend aus wasserlöslichen Metaboliten, vermutlich also aus den erwähnten Schwefelsäure- und Glucuronsäure-Konjugaten [60]. Die vorwiegend renale Elimination der Herzglykoside beim Menschen impliziert eine wesentliche therapeutische Konsequenz, die in letzter Zeit von mehreren Seiten experimentell gesichert wurde, nämlich die verlangsamte Ausscheidung und damit die Notwendigkeit einer Reduktion der täglichen Erhaltungsdosis bei Niereninsuffizienz [9,10,36,51]. — Auch bei Hund [23,32], Schaf [13] und Kaninchen [20] wird der renale Eliminationsweg bevorzugt.
Bei der Ratte steht die biliäre Elimination nach Befunden von WRIGHT u. Mitarb. ganz im Vordergrund. Polare Glykoside wie Ouabain [7], Scillaren A [72] und Lanatosid C [8] finden sich schon binnen weniger Stunden praktisch vollständig in der Galle wieder. Mit steigender Lipophilie der Glykoside sinkt indes auch die biliäre Eliminationsgeschwindigkeit [8]. Für die sinkende renale Elimination der Herzglyko-

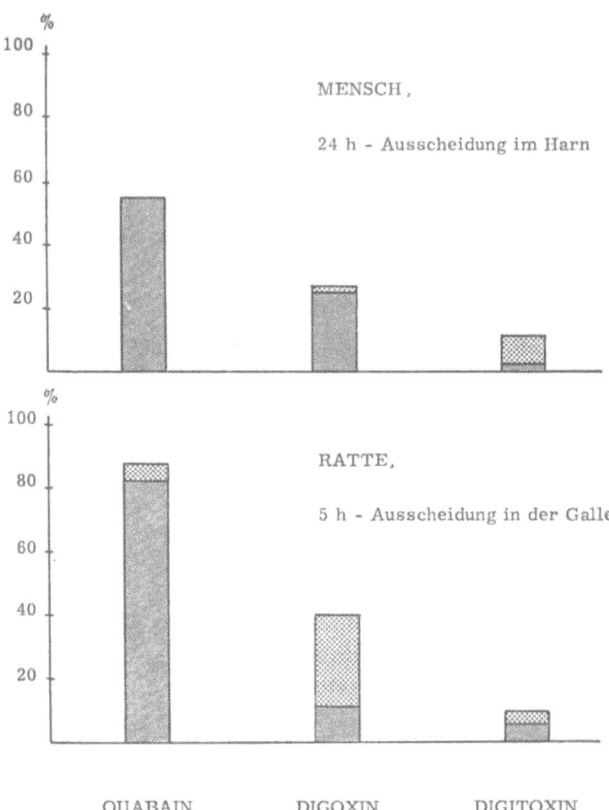

Abb. 2. Ausscheidung von Herzglykosiden bei Mensch und Ratte. Ordinate: Prozent der applizierten Dosis. Schraffiert: unverändertes Glykosid; punktiert: Metaboliten. Anordnung nach von links nach rechts sinkender Polarität der Glykoside

side mit steigender Lipoidlöslichkeit läßt sich die Plasmaeiweißbindung verantwortlich machen [77]. Es ist bekannt, daß diese vornehmlich auf hydrophoben Bindungen beruht und mit steigender Lipoidlöslichkeit zunimmt [70, 71]. Der biliäre Ausscheidungsweg weist aber noch auf einen besonders interessanten Gesichtspunkt: Bei unseren Versuchen zum entero-hepatischen Kreislauf der Herzglykoside vor einigen Jahren hatten wir beobachtet, daß 1. Digitoxin und seine Spaltprodukte sich nur in geringer, aber trotz unterschiedlicher Dosis praktisch konstanter Menge in der Galle finden und 2. bereits eine Überschlagsrechnung ergab, daß die Konzentration polarer Glykoside wie Convallatoxin in der Galle den Blutspiegel weit übersteigen mußte [39]. Wir hatten daraus geschlossen, daß die Leber außer den bekannten aktiven Sekretionsmechanismen für Anionen und Kationen auch über einen dritten für die elektroneutralen Herzglykoside verfügen muß. Zu den gleichen Schlußfolgerungen kommen KUPFERBERG u. SCHANKER [34] auf Grund jüngst publizierter Versuche mit tritiummarkiertem Ouabain. Danach wird das Glykosid in der Rattengalle bis zum mehrhundertfachen des Blutspiegels konzentriert. Die Aufnahme in Leberschnitte folgt einer Sättigungskinetik und ist durch Anaerobiose, Stoffwechselgifte und weitere Glykoside hemmbar. Es wäre erwünscht, solche Versuche mit anderen Glykosiden zu wiederholen. Wahrscheinlich würden sie ergeben, daß die schnellere Elimination polarer Glykoside auch auf einer höheren Affinität zu Sekretionsmechanismen beruht.

Ich komme nun zur 3. Frage, der enteralen Resorption der Herzglykoside. Nach den Untersuchungen insbesondere des Arbeitskreises um BRODIE, HOGBEN u. SCHANKER werden Pharmaka durch Diffusion nach Maßgabe ihrer Löslichkeit in den lipoiden Zellmembranen resorbiert [4, 69]. Die von zahlreichen Autoren bestimmten enteralen Wirkungsquoten kardiotoner Steroide zeigen generell die Tendenz, mit steigender Lipoidlöslichkeit der Substanzen größer zu werden [3, 17, 19, 22, 24, 33, 35, 46—49, 56, 58, 59, 61, 74, 75, 78, 80] (Abb. 1). Diese Gleichsinnigkeit liefert also ein gutes Argument für die Annahme, daß die Resorption der Herzglykoside ebenfalls per Diffusion durch die Membranen der Darmschleimhaut erfolgt. Die meisten dieser Bestimmungen wurden allerdings nur mit einer enteralen Dosis durchgeführt. Sie sagen dann nichts über eine zweite Forderung der Lipoid-Diffusions-Theorie aus, nach welcher die Resorptionsquote unabhängig von der enteralen Konzentration sein muß.

FORTH, FURUKAWA u. RUMMEL[2] haben an Meerschweinchen und Ratte in vivo und in vitro die Resorption der markierten Glykoside Digitoxin, Peruvosid, Digoxin, Proscillaridin und Ouabain über einen weiten Dosisbereich geprüft [16]. Sie kamen zu dem Ergebnis, daß die Resorption dieser Glykoside auch mit dieser 2. Forderung in Einklang steht (Abb. 3).

Auf der anderen Seite haben wir über eine Reihe von Phänomenen berichtet, die uns guten Grund zu der Auffassung geben, daß die Resorption der Herzglykoside wesentlich komplexer ist.

Bei der üblichen pharmakologischen Bestimmung der enteralen Wirkungsquote an der Katze durch Vorinfusion einer bestimmten Dosis und anschließender i.v. Auffüllung errechnet sich für die polareren Glykoside k-Strophanthosid, Convallatoxin, Convallatoxol, Desacetyllanatosid C und Ouabain eine enterale Wirkungsquote, die nicht konstant ist, sondern bei Steigerung der enteralen Vorinfusions-Dosis stark

---

[2] Für die Überlassung des Manuskriptes vor Drucklegung möchte ich den Autoren auch an dieser Stelle bestens danken.

1. Hauptthema: Digitalis

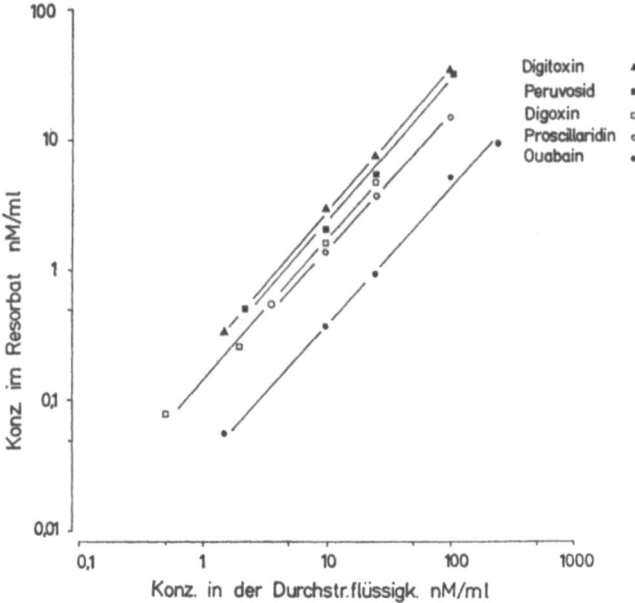

Abb. 3. Durchtritt von Herzglykosiden am isoliert durchströmten Jejunum der Ratte in vitro. Abszisse: Glykosid-Konzentration in der Durchströmungsflüssigkeit; nM/ml. Ordinate: Glykosid-Konzentration im Resorbat; nM/ml. Die Regressionsgeraden sind in der folgenden Reihe statistisch gesichert unterschieden: Digitoxin, Peruvosid, Digoxin = Proscillaridin, Ouabain. Das Steigungsmaß der einzelnen Regressionsgeraden ist statistisch nicht different (aus FORTH, FURUKAWA u. RUMMEL [16])

abfällt [45] (Abb. 4). Gleichartige Beobachtungen wurden schon von anderen Autoren für Ouabain [59,61] und Peruvosid [31] mitgeteilt. Desgleichen beobachteten wir am isoliert perfundierten Dünndarm der Ratte für polare Glykoside wie das Strophanthidin-rhamnosid Convallatoxin oder auch Desacetyllanatosid C eine starke Konzentrationsabhängigkeit der Resorptionsquote [40]. Dabei ist noch besonders auffällig, daß bei hohem Glykosidangebot Convallatoxin rund 10mal schneller aus dem Darmbad in das Darmlumen penetrierte als es in physiologischer Richtung resorbiert wurde [42] (Abb. 5).
Wir haben nun versucht, weiteren Einblick in Resorptionswege und -mechanismus der Herzglykoside zu gewinnen, indem wir uns auf den Abschnitt beschränkten, den die Glykoside normalerweise zwischen Darmlumen und Blutgefäß zurückzulegen haben.
Über die entsprechende Methode habe ich auf der letzten Frühjahrstagung berichtet [41]. Sie besteht im Prinzip darin, daß die Mucosa des Meerschweinchen-Dünndarmes abgezogen wird und die einzige Öffnung

1. Hauptthema: Digitalis

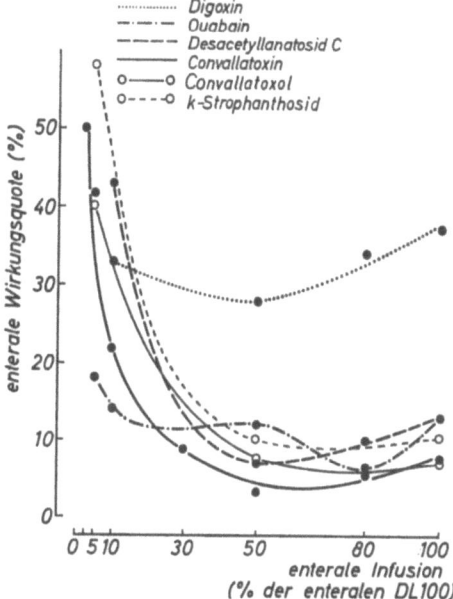

Abb. 4. Abhängigkeit der enteralen Wirkungsquote von der enteral infundierten Dosis bei der Katze. (Aus [45]), ergänzt um k-Strophanthosid und Convallatoxol)

in der Trennwand zwischen zwei Kammern verschließt, die je 0,2—0,5 ml Lösung enthalten (Abb. 6). Auf der Blut- oder Lumenseite wurden dann markierte Glykoside zugesetzt und deren Aufnahme in das Gewebe, deren Durchtritt sowie deren Abgabe nach Vorbeladung des Gewebes bestimmt.

Da wir viele unserer Befunde mit dem Strophanthidinglykosid Convallatoxin erhoben hatten, wollten wir für diese Versuche ein radioaktiv markiertes Glykosid möglichst ähnlicher Struktur zur Verfügung haben. Ein solches Glykosid haben wir unter Ausnutzung der bekannten Tatsache erhalten, daß sich die Aldehydgruppe des Strophanthidins selektiv mit Natriumborhydrid reduzieren läßt [30]. Wir haben uns deshalb aus Convallatoxin durch Reduktion mit Natriumbortritid tritiummarkiertes Convallatoxol herstellen lassen.

Bei gleichzeitiger Bestimmung des Durchtritts von tritiiertem Convallatoxol bzw. Digoxin und Inulin-C^{14} ergibt sich nun folgendes:

Die Mucosa ist selbst für ein Molekül vom Molekulargewicht 5000 nicht absolut dicht. Nach der 45 minütigen Inkubationsperiode finden sich bei Angebot der Aktivität auf der Lumenseite rund 0,2% der angebotenen Inulin-Konzentration auf der Blutseite. In umgekehrter Richtung passiert stets mehr, etwa 0,5% der angebotenen Menge, das Gewebe. Die

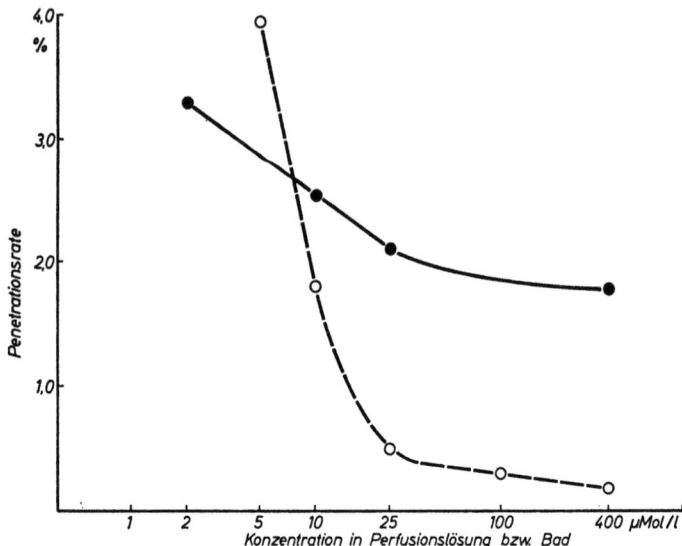

Abb. 5. Abhängigkeit der Penetration von Convallatoxin von der Glykosidkonzentration und Angebotsseite. Perfusion des Dünndarmes der Ratte in vitro (Fisher-Parsons-Methode). Abszisse: Convallatoxin-Konzentration in Perfusionslösung bzw. Darmbad. Ordinate: Penetrationsrate = Menge auf der Gegenseite/cm Darm · Std in Prozenten der mit 1 ml Lösung angebotenen Menge. o---o Penetration vom Darmlumen in das Darmbad; •——• Penetration vom Darmbad in das Darmlumen. (Nach [42])

geringe Streuung dieses Durchtritts, ihre Reproduzierbarkeit in verschiedenen Versuchsserien und andere Kriterien geben uns Grund zu der Annahme, daß diese Leaks keine Präparationsschäden, sondern physiologisch sind.

Convallatoxol penetriert bei einer angebotenen Konzentration von 1 nMol/ml die Mucosa in beiden Richtungen nicht schneller als Inulin. Es tritt also ebenfalls schneller von der Blut- nach der Lumenseite über als in umgekehrter Richtung. Digoxin erscheint immer schneller als Inulin und Convallatoxol auf der Gegenseite. Nach der Lipoid-Diffusion-Theorie bietet sich die einfache Erklärung an, daß diesem weniger polaren Glykosid außer dem Weg durch die Leaks zusätzlich der durch die Zellmembranen zur Verfügung steht. Versuche unter anaeroben Bedingungen machen aber gewisse Bedenken notwendig. Die Korrelation zwischen dem Durchtritt von Inulin und dem des Glykosids wird unter Anaerobiose regelmäßig besser. Besonders eklatant ist dies bei blutseitigem Angebot von Digoxin, wo unter Sauerstoff keine ($r = -0{,}0924$) und unter Stickstoff eine sehr strenge Korrelation ($r = 0{,}891$) besteht, ohne daß sich der Durchtritt von Digoxin wesentlich ändert. Es scheint, als ob hier

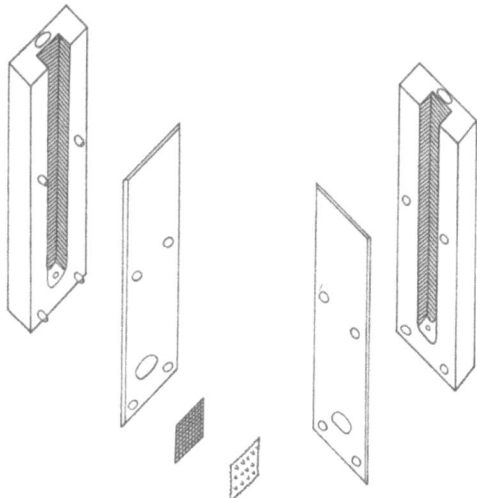

Abb. 6. Vorrichtung zur Inkubation der isolierten Mucosa des Dünndarmes. Das abgezogene Mucosastück wird auf einem Stück Nylongaze aufgefangen und zwischen zwei ausgestanzte Polyäthylenfolien verbracht, wo es ein Fenster von 5 mm ⌀ verschließt. Folien + Mucosa dienen als Trennwand zwischen zwei Kammerhälften (Abmessungen außen: 65×20×9 mm; Abmessungen innen: Breite 6 mm, Tiefe 4 mm), welche verschraubt werden. Bohrungen in der Kammerwand dienen der Begasung, Füllung und Probenentnahme. Am Versuchsende wird das im Fenster liegende Mucosastück mit einem Gerät nach dem Prinzip des Bürolochers ausgestanzt und analysiert

beträchtliche Verschiebungen in den benützten Penetrationswegen stattfänden. Aufschlüsse hierzu kann die weitere Aufgliederung des Systems geben, indem wir die Bewegung der Glykoside zwischen Inkubationslösung und Mucosa erfassen und uns damit einen Eindruck von der Permeabilität der blut- bzw. lumenseitigen Begrenzung der Mucosazelle verschaffen.

Dabei zeigt sich, daß die Glykosidaufnahme der Mucosa sowohl von der angebotenen Glykosidkonzentration als auch von der Angebotsseite abhängt (Abb. 7). Für beide Glykoside nimmt die prozentual aufgenommene Glykosidmenge mit steigendem Angebot ab. Von der Blutseite ist die Aufnahme stets größer. Bei kleinen Glykosidkonzentrationen ergeben sich Verhältnisse bis 5:1. Wie es als biologisch sinnvoll zu erwarten ist, stellt die lumenseitige Begrenzung der Mucosazelle offensichtlich die geschwindigkeitsbestimmende Penetrationsbarriere dar.

Versuche in Anaerobiose machen es nun schwer zu glauben, daß es sich hierbei nur um ein Hindernis für die passive Diffusion handelt. Ersatz der Sauerstoff-Begasung durch Stickstoff beeinflußt Aufnahme und

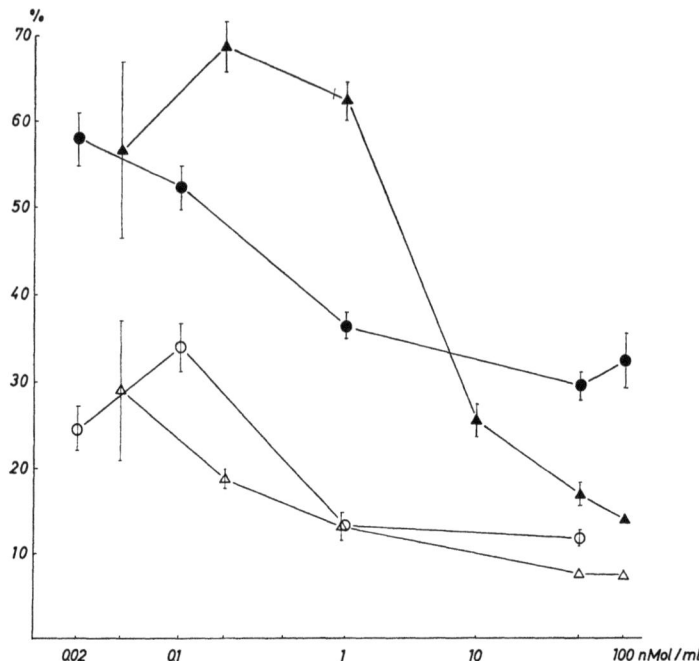

Abb. 7. Aufnahme von Herzglykosiden durch die isolierte Mucosa des Meerschweinchen-Dünndarmes in Abhängigkeit von der Glykosidkonzentration und der Angebotsseite. Abszisse: Glykosidkonzentration auf der Angebotsseite. Ordinate: Glykosidkonzentration im Gewebe in Prozenten der Konzentration der Angebotslösung nach Abzug des Glykosids im Inulinraum. △ Convallatoxol-H^3; ○ Digoxin-H^3. Schwarze Symbole: Angebot von der Blutseite; weiße Symbole: Angebot von der Lumenseite

Abgabe durch die lumenseitige Begrenzung nämlich gegensätzlich. Die Aufnahme aus dem lumenseitigen Medium wird signifikant erhöht. Die Abgabe von Digoxin, mit dem das Gewebe von der Blutseite her in einer Vorinkubationsperiode beladen wurde, in das lumenseitige Medium hinein wird dagegen signifikant vermindert. Eine einheitliche Erklärung ergibt sich bei der Annahme, daß in Anaerobiose ein stoffwechselabhängiger Mechanismus gehemmt wird, der Digoxin ins Darmlumen hinein- oder bei Angebot des Glykosids mit der lumenseitigen Lösung zurückbefördert. Dieses Ergebnis kommt etwas unerwartet, steht aber mit dem Einfluß von Anaerobiose auf die Permeation durch die Mucosa hindurch in Einklang. Unter Sauerstoff sind die Flüsse verschieden. Bei Ansatz einer Korrektur für die Inulin-Leaks (gleicher prozentualer Durchtritt von Inulin und Glykosid) tritt dreimal mehr Digoxin von der Blut- nach der Lumenseite über als in umgekehrter Richtung. In Stickstoff-Atmosphäre werden beide Flüsse in dem Sinne gegensätzlich beeinflußt, daß sie jetzt praktisch gleich sind. Erst jetzt ist der bei reiner Diffusion zu erwartende Zustand erreicht.

Nach dem derzeitigen Stande unserer Kenntnisse müssen wir also annehmen, daß die Penetration der Herzglykoside durch die Darmwand auf mehreren Wegen erfolgen kann:

Erstens ist die Penetration durch Diffusion zu nennen, welche die Glykoside proportional ihrer Konzentration und gleich schnell in beiden Richtungen durch die Darmwand befördert.

Zweitens haben wir die Penetration durch Leaks in Rechnung zu stellen, die aus ungeklärten Gründen bevorzugt in Richtung Darmlumen zu erfolgen scheint.

Drittens legen uns die Befunde über die Stoffwechselabhängigkeit und Sättigungskinetik der Penetration die Annahme von spezifischen Transportmechanismen nahe[3].

Wie sich die Resorption eines Glykosids auf diese drei Wege verteilt, wird von seiner Polarität, seiner Affinität zu dem dritten Weg und seiner Konzentration abhängen. Weitere Faktoren, z.B. Speciesdifferenzen, mögen eine Rolle spielen, so daß sich ein abschließendes Bild erst nach künftigen Untersuchungen wird geben lassen.

Literatur

1. ABEL, R. M., R. J. LUCHI, G. W. PESKIN, H. L. CONN, JR., and L. D. MILLER: J. Pharmacol. exp. Ther. 150, 463 (1965).
2. ASHLEY, J. J., B. T. BROWN, G. T. OKITA, and S. E. WRIGHT: J. biol. Chem. 232, 315 (1958).
3. BENTHE, H. F., u. K. CHENPANICH: Arzneimittel-Forsch. 15, 486 (1965).
4. BRODIE, B. B.: In: T. B. BINNS: Absorption and distribution of drugs, p. 16. Edinburgh-London: E. & S. Livingstone LTD. 1964.
5. BROWN, B. T., S. E. WRIGHT, and G. T. OKITA: Nature (Lond.) 180, 607 (1957).
6. BUCHTELA, K., K. DREXLER, H. HACKL, M. KÖNIGSTEIN u. J. SCHLÄGER: Arzneimittel-Forsch. 18, 295 (1968).
7. COX, E., G. ROXBURGH, and S. E. WRIGHT: J. Pharm. Pharmacol. 11, 535 (1959).
8. —, and S. E. WRIGHT: J. Pharmacol. exp. Ther. 126, 117 (1959).
9. DOHERTY, J. E., W. J. FLANIGAN, W. H. PERKINS, and G. L. ACKERMAN: Circulation 35, 298 (1967).
10. — W. H. PERKINS, and W. J. FLANIGAN: Ann. intern. Med. 66, 116 (1967).
11. — — and G. K. MITCHELL: Arch. intern. Med. 108, 531 (1961).
12. DUTTA, S., and B. H. MARKS: Biochem. Pharmacol. 12, 32 (1963).
13. — — and C. R. SMITH: J. Pharmacol. exp. Ther. 142, 223 (1963).

---

[3] *Anmerkung bei der Korrektur.* Die Existenz eines enteralen Transportmechanismus für kardiotone Steroide wurde inzwischen durch Versuche in vivo bestätigt. Nach i.v. Applikation von Digoxin oder Convallatoxol werden die Glykoside von Ratte und Meerschweinchen ins Darmlumen sezerniert, wo sie höhere Konzentrationen als im Blut erreichen. Über diese Versuche wird gesondert berichtet werden.

14. ENGLER, R., P. HOLTZ u. H. W. RAUDONAT: Naunyn-Schmiedebergs Arch. exp. Path. Pharmak. 233, 393 (1958).
15. FÖRSTER, W., and S. SCHULZECK: Biochem. Pharmacol. 17, 489 (1968).
16. FORTH, W., E. FURUKAWA u. W. RUMMEL: Naunyn-Schmiedebergs Arch. Pharmak. exp. Path. 262, 53 (1969).
17. —, u. W. RUMMEL: Naunyn-Schmiedebergs Arch. Pharmak. exp. Path. 260, 112 (1968).
18. GILLISSEN, J., R. HOTOVY u. K. LINGNER: Arzneimittel-Forsch. 14, 335 (1964).
19. GREEFF, K., D. SCHWARZMANN u. G. WASCHULZIK: Arzneimittel-Forsch. 15, 483 (1965).
20. GRIFFIN, C. L., and S. H. BURSTEIN: Biochem. Pharmacol. 16, 447 (1967).
21. HABERLAND, G.: Arzneimittel-Forsch. 15, 481 (1965).
22. HACKENBERG, U.: Arzneimittel-Forsch. 3, 549 (1953).
23. HARRISON, C. E., JR., R. O. BRANDENBURG, P. A. ONGLEY, A. L. ORVIS, and C. A. OWEN, JR.: J. Lab. clin. Med. 67, 764 (1966).
24. HERRMANN, R. G., R. J. PARKER, F. G. HENDERSON, and K. K. CHEN: Proc. Soc. exp. Biol. (N.Y.) 109, 646 (1962).
25. HERRMANN, I., u. K. REPKE: Mber. dtsch. Akad. Wiss. 5, 140 (1963).
26. — — Naunyn-Schmiedebergs Arch. exp. Path. Pharmak. 247, 19 (1964).
27. — — Naunyn-Schmiedebergs Arch. exp. Path. Pharmak. 247, 35 (1964).
28. — — Naunyn-Schmiedebergs Arch. exp. Path. Pharmak. 248, 351 (1964).
29. — — Naunyn-Schmiedebergs Arch. exp. Path. Pharmak. 248, 370 (1964).
30. HUNGER, A., u. T. REICHSTEIN: Chem. Ber. 85, 635 (1952).
31. KOHLI, J. D., and M. M. VOHRA: Arch. int. Pharmacodyn. 126, 412 (1960).
32. KRAUPP, O., G. RABERGER u. W. GROSSMANN: Naunyn-Schmiedebergs Arch. Pharmak. exp. Path. 260, 330 (1968).
33. KRONEBERG, G., W. SCHAUMANN u. K. STOEPEL: Naunyn-Schmiedebergs Arch. exp. Path. Pharmak. 243, 91 (1962).
34. KUPFERBERG, H. J., and L. S. SCHANKER: Amer. J. Physiol. 214, 1048 (1968).
35. KURBJUWEIT, H.-G.: Arzneimittel-Forsch. 14, 716 (1964).
36. LAHRTZ, H., u. P. A. VAN ZWIETEN: Naunyn-Schmiedebergs Arch. Pharmak. exp. Path. 260, 165 (1968).
37. LAUTERBACH, F.: Naunyn-Schmiedebergs Arch. exp. Path. Pharmak. 246, 36 (1963).
38. — Naunyn-Schmiedebergs Arch. exp. Path. Pharmak. 247, 71 (1964).
39. — Naunyn-Schmiedebergs Arch. exp. Path. Pharmak. 247, 391 (1964).
40. — Naunyn-Schmiedebergs Arch. Pharmak. exp. Path. 257, 432 (1967).
41. — Naunyn-Schmiedebergs Arch. Pharmak. exp. Path. 260, 167 (1968).
42. — Biochim. biophys. Acta (Amst.) 150, 146 (1968).
43. —, u. K. REPKE: Naunyn-Schmiedebergs Arch. exp. Path. Pharmak. 239, 196 (1960).
44. — — Naunyn-Schmiedebergs Arch. exp. Path. Pharmak. 240, 45 (1960).
45. —, u. G. VOGEL: Naunyn-Schmiedebergs Arch. Pharmak. exp. Path. 259, 248 (1968).
46. LENDLE, L.: Naunyn-Schmiedebergs Arch. exp. Path. Pharmak. 109, 35 (1925).
47. —, u. W. BUSSE: Klin. Wschr. 30, 264 (1952).
48. LINGNER, K., R. HOTOVY, J. GILLISSEN u. W. KÜSSNER: Arzneimittel-Forsch. 13, 764 (1963).
49. — K. IRMSCHER, W. KÜSSNER, R. HOTOVY u. J. GILLISSEN: Arzneimittel-Forsch. 13, 142 (1963).
50. MARCUS, F. I., G. J. KAPADIA, and G. G. KAPADIA: J. Pharmacol. exp. Ther. 145, 203 (1964).

51. MARCUS, F. I., A. PETERSON, A. SALEL, J. SCULLY, and G. G. KAPADIA: J. Pharmacol. exp. Ther. **152**, 372 (1966).
52. MARKS, B. H., S. DUTTA, J. GAUTHIER, and D. ELLIOTT: J. Pharmacol. exp. Ther. **145**, 351 (1964).
53. MARTIN, J. F., and S. E. WRIGHT: J. Pharmacol. exp. Ther. **128**, 329 (1960).
54. MEGGES, R., u. K. REPKE: Naunyn-Schmiedebergs Arch. exp. Path. Pharmak. **241**, 534 (1961).
55. — — Naunyn-Schmiedebergs Arch. exp. Path. Pharmak. **243**, 330 (1962).
56. — — In: E. WILBRANDT and P. LINDGREN (Ed.), New aspects of cardiac glycosides. Proceedings of the First International Pharmacological Meeting, 1961, Vol. 3, p. 271. Oxford-London-New York-Paris: Pergamon Press 1963.
57. MOERMAN, E.: Arch. int. Pharmacodyn. **156**, 489 (1965).
58. NEUMANN, W.: Naunyn-Schmiedebergs Arch. exp. Path. Pharmak. **208**, 87 (1949).
59. NYÁRY, A. v.: Naunyn-Schmiedebergs Arch. exp. Path. Pharmak. **165**, 432 (1932).
60. OKITA, G. T., F. E. KELSEY, P. J. TALSO, L. B. SMITH, and E. M. K. GEILING: Circulation **7**, 161 (1953).
61. REINERT, H.: Naunyn-Schmiedebergs Arch. exp. Path. Pharmak. **215**, 1 (1952).
62. REPKE, K.: Naunyn-Schmiedebergs Arch. exp. Path. Pharmak. **237**, 34 (1959).
63. — Naunyn-Schmiedebergs Arch. exp. Path. Pharmak. **237**, 155 (1959).
64. — Naunyn-Schmiedebergs Arch. exp. Path. Pharmak. **240**, 2 (1960/61).
65. — In: W. WILBRANDT and P. LINDGREN (Ed.): New aspects of cardiac glycosides. Proceeding of the First International Pharmacological Meeting, 1961, Vol. 3, p. 47. Oxford-London-New York-Paris: Pergamon Press 1963.
66. —, and L. T. SAMUELS: Biochemistry **3**, 685 (1964).
67. — — Biochemistry **3**, 689 (1964).
68. ROTHLIN, E., u. R. BIRCHER: Ergebn. inn. Med. Kinderheilk. **5**, 457 (1954).
69. SCHANKER, L. S.: In N. J. HARPER and A. B. SIMMONDS: Advances in drug research, Vol. 1, p. 71. London-New York: Academic Press 1964.
70. SCHOLTAN, W.: Arzneimittel-Forsch. **18**, 505 (1968).
71. — K. SCHLOSSMANN u. H. ROSENKRANZ: Arzneimittel-Forsch. **16**, 109 (1966).
72. SIMON, M., and S. E. WRIGHT: J. Pharm. Pharmacol. **12**, 767 (1960).
73. STAHL, E., u. U. KALTENBACH: J. Chromatogr. **5**, 458 (1961).
74. ŠVEC, F.: Naunyn-Schmiedebergs Arch. exp. Path. Pharmak. **192**, 18 (1939).
75. —, u. A. HASIK: Naunyn-Schmiedebergs Arch. exp. Path. Pharmak. **199**, 387 (1942).
76. THOMAS, R. E., and S. E. WRIGHT: J. Pharm. Pharmacol. **17**, 459 (1965).
77. VOGEL, G., u. F. LAUTERBACH: Naunyn-Schmiedebergs Arch. exp. Path. Pharmak. **244**, 334 (1963).
78. WAGENER, H.-H.: Naunyn-Schmiedebergs Arch. Pharmak. exp. Path. **255**, 365 (1966).
79. WEISS, D., E. MEYER-ELMEN u. A. RUIZ-TORRES: Klin. Wschr. **46**, 835 (1968).
80. WHITE, W. F., and O. GISVOLD: J. Amer. pharm. Ass. **41**, 42 (1952).
81. WRIGHT, S. E.: J. Pharm. Pharmacol. **14**, 613 (1962).

Dr. F. LAUTERBACH, Biologisches Institut Madaus
5000 Köln-Merheim, Ostmerheimer Str. 198

Halbsynthetische Derivate kardiotoner Glykoside
Half-Synthetic Derivatives of Cardiotonic Glycosides

Von W. Schaumann

Die Pflanze beherrscht die Synthese der zur Therapie der Herzinsuffizienz verwendeten Glykoside auch heute noch besser als die Chemiker. Das ist nicht verwunderlich, wenn man bedenkt, daß schon die Auflösung einer Doppelbindung oder eine sterische Umlagerung die kardiotone Wirkung weitgehend zum Verschwinden bringen kann. Trotzdem hat es nicht an Versuchen gefehlt, der Natur ins Handwerk zu pfuschen. Ich möchte das mir gestellte Thema von der ärztlichen Seite angehen und die Frage stellen, welcher Fortschritt in der Therapie durch die halbsynthetische Abwandlung kardiotoner Glykoside angestrebt werden kann und was bisher auf diesem Wege erreicht wurde.

Ein sehr wesentliches Anliegen wäre eine Verbesserung der therapeutischen Breite. In schweren Fällen von Herzinsuffizienz wird eine an sich notwendige Erhöhung der Dosis oft durch das Auftreten von Nebenwirkungen unmöglich gemacht. Die geringe therapeutische Breite der Herzglykoside läßt sich im Tierversuch gut demonstrieren. Infundiert man Meerschweinchen Digoxin, so nimmt die Herzleistung mit der Dosis zu (Abb. 1). Der Anstieg wird jäh unterbrochen durch den Eintritt von Arrhythmien. Es wäre durchaus denkbar, daß ohne diese Nebenerscheinung die kardiotone Wirkung bei einer weiteren Erhöhung der Dosis noch zunähme. Somit könnte eine Vergrößerung der therapeutischen Breite nicht nur die Sicherheit, sondern in schweren Fällen auch die Wirksamkeit der Behandlung verbessern.

Ein Versuch in dieser Richtung wurde gemacht durch Hydrierung des Lactonringes. Vick et al. [17] bestimmten am barbituratgeschädigten Herz-Lungen-Präparat des Hundes die therapeutische Breite an Hand des Verhältnisses der Dosen, die zu einer Zunahme der Herzkraft und zu Arrhythmien führten. Sie fanden, daß dieser Quotient für die Dihydroverbindungen günstiger war als für die Ausgangssubstanzen. Am intakten Tier konnten sie dieses Ergebnis bestätigen [1]. Eine praktische Konsequenz hat sich aus diesen Untersuchungen bisher nicht ergeben. Das mag daher kommen, daß Dihydroderivate um ein Mehrfaches höher dosiert werden müssen. Zum anderen läßt es sich nicht ausschließen, daß die bessere therapeutische Breite in den zitierten Versuchen nur vorgetäuscht wurde. Es gibt Hinweise dafür, daß die *therapeutische* Wirkung der Dihydroderivate rascher einsetzt als die der Muttersubstanzen, während die Latenzzeit bis zum Eintritt von *Vergiftungserscheinungen* nach Gabe äquieffektiver Dosen gleich ist [2, 4, 5]. Bei einer Dauerinfusion wird das dazu führen, daß zu hohe toxische Dosen bestimmt werden. Bisher liegen meines Wissens keine Untersuchungen vor, die diese Faktoren berücksichtigen, so daß über den Wert der Dihydroverbindungen nichts Endgültiges ausgesagt werden kann. Angeblich haben sie wegen ihrer zu flüchtigen Wirkung enttäuscht [15]. Eine weitere Anforderung des Arztes an ein Glykosid ist seine verläßliche Wirkung bei enteraler Gabe. Man hat in den letzten Jahren erfolgreich

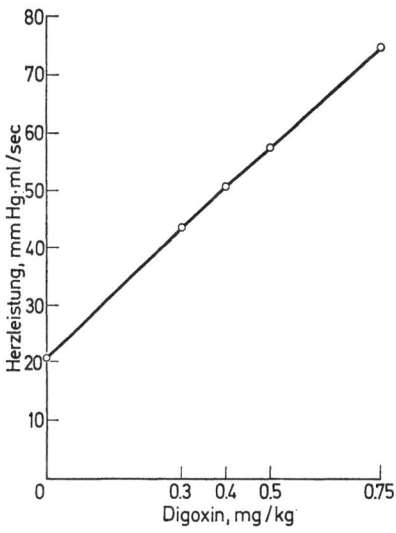

Abb. 1. Zunahme der Herzleistung bei Infusion steigender Dosen Digoxin beim Meerschweinchen. Es wurden 25 µg/kg · min infundiert. Bestimmung des Herzzeitvolumens nach der Kälteverdünnungsmethode

versucht, durch die halbsynthetische Abwandlung natürlicher Glykoside ihre Resorption zu verbessern. Ein entscheidender Anstoß für diese Entwicklung war die Beobachtung von MEGGES u. REPKE [12], daß die Resorption von Gitoxin durch Acetylierung wesentlich verbessert werden kann. Sie fanden nach intraduodenaler Injektion von Pentaacetyl-gitoxin bei Ratten einen viermal höheren Blutspiegel von Gitoxin als bei enteraler Gabe von Gitoxin selbst. Daraus schlossen sie, daß der Verschluß der freien Hydroxylgruppen den Durchtritt des Glykosids durch die Darmwand erleichtert, daß diese Acetylgruppen aber offenbar schon in der Darmwand oder in der Leber abgespalten werden. Ich zitiere wörtlich: „Die Acetylgruppen dienen nur als Gleitschienen, die nach Resorption sofort abgeworfen werden. Die Peracetylierung stellt voraussichtlich ein allgemeiner anwendbares Prinzip dar, polare Glykoside ohne Veränderung ihrer pharmakodynamischen Eigenschaften wirksam zur Resorption zu bringen."

Tabelle 1. *Vergleich zwischen Hydrolysegeschwindigkeit und Resorbierbarkeit einiger Acetylester des Gitoxins nach Megges u. Repke (14)*

	Hydrolyse-Geschwindigkeit	Blutspiegel Mol $^0/_0$ der Dosis
Gitoxin	–	2,0
β-Acetyl-gitoxin	100	1,4
α-Acetyl-gitoxin	15	10,1
16-Acetyl-gitoxin	1,5	10,0
Penta-acetyl-gitoxin	?	12,7

Spätere Untersuchungen haben diese Annahme nur teilweise bestätigt. MEGGES u. REPKE [14] verglichen die Blutspiegel 3 Std nach intraduodenaler Injektion äquimolarer Mengen verschiedener Monoacetylester von Gitoxin mit der Geschwindigkeit ihrer Hydrolyse bei Inkubation mit homogenisiertem Dünndarmgewebe von Ratten (Tab. 1). β-Acetyl-Gitoxin wurde am schnellsten hydrolysiert und nicht besser resorbiert als Gitoxin. Offenbar wird es schon im Darmlumen so rasch hydrolysiert, daß für eine nennenswerte Resorption keine Zeit bleibt. α-Acetyl-Gitoxin wurde wesentlich langsamer gespalten. Die Blutspiegel waren annähernd gleich hoch wie nach Penta-acetyl-gitoxin. Hier dürfte die ursprüngliche Konzeption der Gleitschiene am ehesten zutreffen: Die α-Acetyl-Gruppe ist stabil genug, um die Resorption zu fördern und wird leicht genug abgespalten, um nach der Passage von Darmwand und Leber Gitoxin freizusetzen. 16-Acetyl-Gitoxin wurde kaum gespalten und ergab ebenfalls hohe Blutspiegel. Demnach genügt schon der Verschluß einer Hydroxyl-Gruppe, um die Resorption von Gitoxin wesentlich zu verbessern.

16-Acetyl-Gitoxin ist so stabil, daß es in unveränderter Form resorbiert wird. Hier hat man es nicht mit einer resorbierbaren Form von Gitoxin zu tun, sondern mit einem neuen Glykosid. Diese Interpretation wird durch die klinischen Ergebnisse mit Penta-acetyl-gitoxin bestätigt. MEGGES u. REPKE [14] empfahlen Pentagit in der Erwartung, daß es zu Gitoxin hydrolysiert wird. Für dieses beträgt die Abklingquote jedoch 7$^0/_0$ *in der Stunde* [11], für Penta-acetyl-gitoxin 10$^0/_0$ *im Tag* [6]. Es ist mit an Sicherheit grenzender Wahrscheinlichkeit anzunehmen, daß die 16-Acetyl-Gruppe auch beim Menschen nicht abgespalten wird. Das so entstehende 16-Acetyl-Gitoxin ist als Träger der Wirkung von Pentaacetyl-gitoxin anzusehen [7]. Es ist chemisch nahe verwandt mit 16-Formyl-Gitoxin (Gitaloxin), für das STORZ [16] eine tägliche Abklingquote von 11 $^0/_0$ ermittelte.

Wie das Beispiel der Monoacetylester von Gitoxin gezeigt hat, hängt die Hydrolysierbarkeit von der Position am Molekül ab. Dazu kommen erhebliche Unterschiede in der Geschwindigkeit, mit der die Ester verschiedener Säuren an gleicher Stelle gespalten werden. So wird z.B. der Penta-propionyl-Ester von Gitoxin zehnmal, der Penta-formyl-Ester dreimal langsamer hydrolysiert als Penta-acetyl-Gitoxin [13]. Dagegen nimmt bei Estern des Helveticosids die Verseifungsgeschwindigkeit ab in der Reihenfolge Dipropionyl-, Diformyl-, Diacetyl-Ester [10]. Dazu kommen noch Unterschiede zwischen den einzelnen Tierarten. Bei der Veresterung eines Glykosids kann man niemals vorhersagen, ob und in welchem Ausmaß bei der Resorption aus dem Magen-Darm-Trakt eine Hydrolyse eintritt. Es ist demnach nicht vorhersehbar, ob man ein völlig neues Glykosid in der Hand hat oder ob nur die Resorption der Ausgangssubstanz verbessert wird.

Bei der experimentellen Untersuchung von β-Acetyl-Digoxin wurde die ursprüngliche Konzeption der „Gleitschiene" gar nicht mehr diskutiert. Vielmehr ging man bei der Bestimmung der relativen enteralen Wirksamkeit von der Annahme aus, daß nach enteraler Gabe von Acetyl-Digoxin der Ester unverändert resorbiert wird und nicht das wirksamere Digoxin entsteht. Das ist insofern unverständlich, als β-Acetyl-Digoxin bekanntermaßen hydrolysiert wird [9]. Nimmt man eine vollständige Spaltung des Esters an, so würde die relative enterale Wirksamkeit in den Versuchen von GREEFF et al. [8] von 83 auf 71 $^0/_0$, in denen von BENTHE u. CHENPANICH [3] von 65 auf 50 $^0/_0$ sinken. Die Wahrheit liegt vermutlich in der Mitte.

Diese Befunde stoßen uns auf die bekannte Tatsache, daß ein erheblicher Unterschied bestehen kann zwischen der relativen enteralen Wirksamkeit einer Substanz und ihrer Resorptionsquote. Die relative enterale Wirksamkeit wird bestimmt aus dem Verhältnis äquieffektiver Dosen bei enteraler und parenteraler Gabe. Theoretisch kann ein Glykosid bei der Passage von Darmwand und Leber inaktiviert und damit trotz vollständiger Resorption bei enteraler Gabe unwirksam sein. Den umgekehrten Fall einer vergleichsweise geringen Resorptionsquote bei hoher enteraler Wirksamkeit zeigen die Ergebnisse mit einigen halbsynthetischen Derivaten von Helveticosol (Tab.2). Zur Berechnung der relativen enteralen Wirksamkeit wurden bei narkotisierten Meerschweinchen die mittleren tödlichen Dosen bei intraduodenaler Injektion und bei intra-

Tabelle 2. *Vergleich zwischen relativer enteraler Wirksamkeit und Resorptionsquote von Strophanthidol-monodigitoxosid (Helveticosol) und einigen halbsynthetischen Derivaten. Nach Zielske, Voigtländer u. Schaumann*

R_1	R_2	enterale Wirksamkeit %	Resorptionsquote %
H —	H —	7,5	6,7
CH_3CO —	CH_3CO —	100	26
C_2H_5CO —	C_2H_5CO —	100	45
CH_3 —	H —	12	11
CH_3 —	CH_3 —	45	42

venöser Dauerinfusion bestimmt. Zur Bestimmung der Resorptionsquote erhielten die Tiere 1,5 µM/kg der Glykoside intraduodenal; 2 Std später wurde der Rest in der nach oben und unten abgebundenen Darmschlinge bestimmt. Alle Glykoside waren am Genin mit Tritium markiert, so daß nicht nur die Ausgangssubstanzen, sondern auch alle Stoffwechselprodukte erfaßt wurden. Bei Helveticosol war die Übereinstimmung zwischen relativer enteraler Wirksamkeit und Resorptionsquote befriedigend. Dagegen wurden nach Gabe des Dipropionyl-Esters 55%, nach dem Diacetyl-Ester sogar 74% der Radioaktivität im Darm wiedergefunden, obwohl die intraduodenal tödliche Dosis beider Ester gleich hoch lag wie die Titer bei i.v. Infusion. Aus Versuchen in vitro wissen wir, daß die 4'-Acylgruppen sehr leicht abgespalten werden [10]. Dabei entstehen wirksamere Verbindungen, was eine hohe Resorption vortäuscht.

Bisher haben wir nur von Estern gesprochen. Die freien Hydroxylgruppen der Glykoside am Genin und am Zucker können auch durch Ätherbindungen verschlossen werden. Ein natürliches Derivat des Helveticosols ist der 3'-Monomethyläther, bekannt als Cymarol. In unseren Versuchen [18] stimmten enterale Wirksamkeit und Resorptionsquote wiederum gut überein und lagen nur wenig über den Werten für Helveticosol. Offenbar ist der Verschluß einer Hydroxylgruppe in diesem Fall nicht ausreichend. Dafür sprechen die Ergebnisse mit dem Dimethyläther. Die gute Übereinstimmung zwischen relativer enteraler Wirksamkeit und Resorptionsquote spricht dafür, daß beide Substanzen in unveränderter Form aufgenommen werden.

Mangels empfindlicher chemischer Nachweismethoden hat man sich in der Vergangenheit meist auf den Vergleich der Wirksamkeit bei enteraler und parenteraler Gabe beschränken müssen. Vor die Aufgabe gestellt, ein gut resorbierbares Glykosid für die Prüfung am Menschen auszuwählen, hätten wir einem der beiden Ester den Vorzug geben müssen. Erst die Bestimmung der Resorptionsquote hat uns gezeigt, daß der Dimethyläther dem Dipropionyl-Ester gleichwertig, dieser wiederum dem Diacetyl-Ester überlegen ist.

Was in allen klinischen und vielen experimentellen Arbeiten als „Resorptionsquote" bezeichnet wird, ist in Wahrheit die relative enterale Wirksamkeit. Für die Verläßlichkeit der Wirkung eines Glykosids bei enteraler Gabe ist aber nicht diese, sondern die echte Resorptionsquote ausschlaggebend.

Gitoxin ist ein gutes Beispiel für die Möglichkeiten einer halbsynthetischen Variation. Ich nannte bereits die Hydrierung des Lactonringes sowie die Veresterung oder Verätherung einer oder mehrerer Hydroxylgruppen. Es können auch gemischte Derivate mit einem Ester an der einen und einem Äther an einer anderen Stelle hergestellt werden. Am endständigen Zucker kommen dazu cyclische Äther, bei denen beide Hydroxylgruppen durch einen Alkylrest verschlossen werden. Eine weitere Möglichkeit zur Substitution bildet die Aldehydgruppe des Strophanthidins. Sie kann zu dem entsprechenden Alkohol reduziert oder durch Darstellung von Oximen, Urethanen, Girard T-Verbindungen und Schiffschen Basen substituiert werden.

Viele halbsynthetische Derivate natürlicher Glykoside sind aus rein wissenschaftlichem Interesse der Chemiker hergestellt worden. Voraussetzung für eine planvolle synthetische Abwandlung kardiotoner Glykoside wird sein, daß man neue Ziele setzt und experimentelle Modelle findet, die für eine Auswahl der besten Derivate geeignet sind. Wir dürfen nicht vergessen, daß die wichtigste Aufgabe der Pharmakologie nach wie vor die Verbesserung der medikamentösen Therapie ist.

Literatur
1. ACHESON, G. H., J. B. KAHN, JR., and R. J. LIPICKY: Naunyn-Schmiedebergs Arch. exp. Path. Pharmak. **248**, 247 (1964).
2. BACH, E. J., u. M. REITER: Naunyn-Schmiedebergs Arch. exp. Path. Pharmak. **247**, 334 (1964).
3. BENTHE, H. F., u. K. CHENPANICH: Arzneimittel-Forsch. **15**, 486 (1965).
4. —, u. M. HOKE: Naunyn-Schmiedebergs Arch. exp. Path. Pharmak. **246**, 38 (1963).
5. — — Naunyn-Schmiedebergs Arch. exp. Path. Pharmak. **245**, 66 (1963).

6. FIEHRING, H., A. SUNDERMANN u. J. KNAPPE: Dtsch. Gesundh.-Wes. 18, 1334 (1963).
7. FÖRSTER, W., I. GUHLKE, R. HERRMANN u. G. KRÖMER: Arch. int. Pharmacodyn. 159, 1 (1966).
8. GREEFF, K., D. SCHWARZMANN u. G. WASCHULZIK: Arzneimittel-Forsch. 15, 483 (1965).
9. HABERLAND, G.: Arzneimittel-Forsch. 15, 481 (1965).
10. KAISER, F., u. W. SCHAUMANN: Naunyn-Schmiedebergs Arch. Pharmak. exp. Path. 262, 87 (1969).
11. KROETZ, CHR., u. K. FOERSTER: Arzneimittel-Forsch. 6, 189 (1956).
12. MEGGES, R., u. K. REPKE: Naunyn-Schmiedebergs Arch. exp. Path. Pharmak. 241, 534 (1961).
13. — — Naunyn-Schmiedebergs Arch. exp. Path. Pharmak. 243, 330 (1962).
14. — — Mber. dtsch. Akad. Wiss. Berlin 5, 136 (1963).
15. REPKE, K.: Internist 7, 418 (1966).
16. STORZ, H.: Klin. Wschr. 37, 196 (1959).
17. VICK, R. L., J. B. KAHN, JR., and G. H. ACHESON: J. Pharmacol. exp. Ther. 121, 330 (1957).
18. ZIELSKE, F., W. VOIGTLÄNDER u. W. SCHAUMANN: In Vorbereitung.

Prof. Dr. W. SCHAUMANN, Boehringer GmbH Mannheim
6800 Mannheim 31, Sandhofer Str. 112—132

Synthetische Verbindungen mit Digitalis-ähnlicher Wirkung
Synthetic Compounds with Digitalis-Like Effects

Von G. KRONEBERG

1. Definition der Begriffe

Unter *synthetischen Verbindungen mit Digitalis-ähnlicher Wirkung* verstehe ich solche künstlichen oder in der Natur vorkommenden Substanzen, die primär keine Digitalis-ähnliche Wirkung besitzen, sondern sie durch chemisch-präparative Veränderung erst erwerben. *Halbsynthetische Verbindungen* mit Digitalis-ähnlicher Wirkung sind im Unterschied dazu *Naturstoffe* mit Digitaliswirkung, deren pharmakologische Eigenschaften durch präparative Änderungen am Molekül *modifiziert* werden. Progesteron- oder Cortison-3,20-bisguanylhydrazon sind bei dieser Definition *synthetische*, durch präparativen Eingriff verändertes Helveticosid oder Digitoxigenin beispielsweise *halbsynthetische* Verbindungen.

Schwieriger ist der *Begriff „Digitalis-ähnlich"* zu definieren. In Abb. 1 sind chemisch ganz verschiedene Verbindungen aufgeführt, begonnen mit Digitoxin, fortgeführt mit dem halbsynthetischen Digitoxigenon-3-guanylhydrazon bis zu Bisguanylhydrazonen, die sich von Stilboestrol und Tetradecandion ableiten und die alle „Digitalis-ähnlich" sind, wenn die positiv-inotrope Wirkung am isolierten Vorhof des mit Reserpin

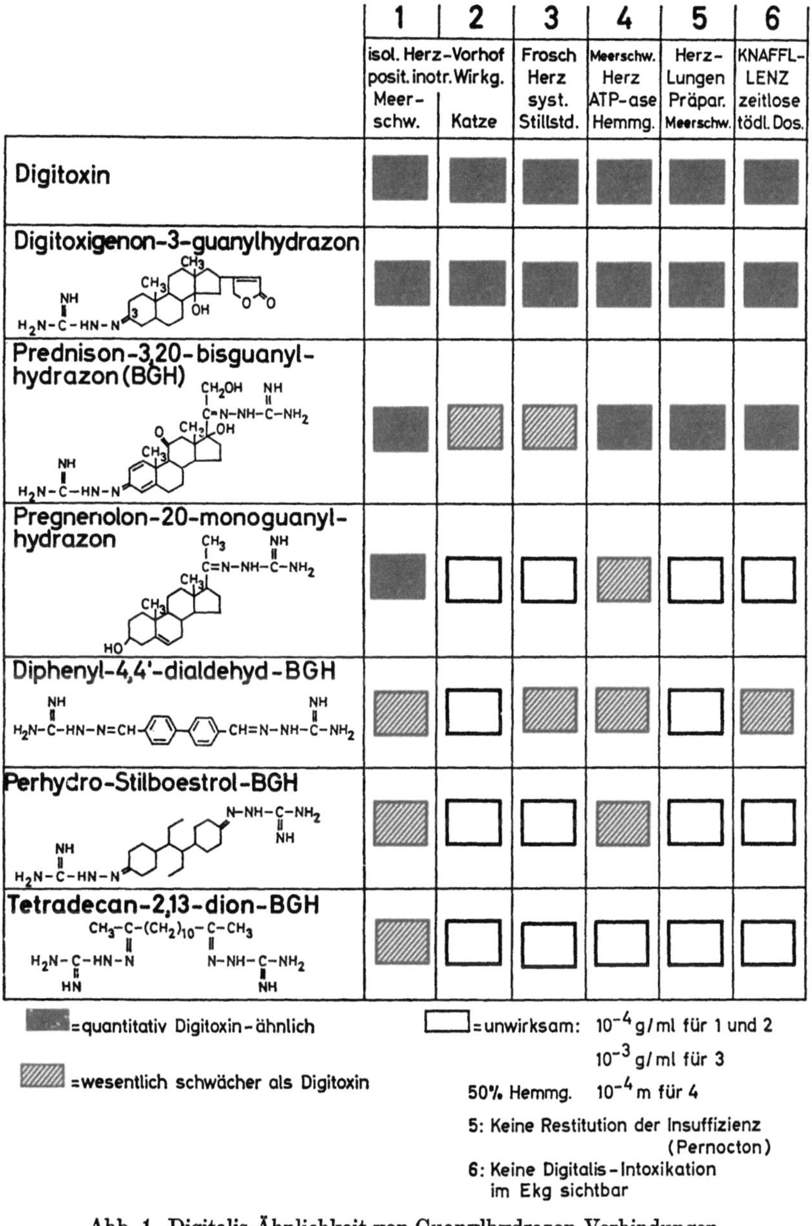

1. Hauptthema: Digitalis

	1	2	3	4	5	6
	isol. Herz-Vorhof posit. inotr. Wirkg. Meerschw.	Katze	Frosch Herz syst. Stillstd.	Meerschw. Herz ATP-ase Hemmg.	Herz-Lungen Präpar. Meerschw.	KNAFFL-LENZ zeitlose tödl. Dos.
Digitoxin	■	■	■	■	■	■
Digitoxigenon-3-guanylhydrazon	■	■	■	■	■	■
Prednison-3,20-bisguanylhydrazon (BGH)		■	▨	■	■	■
Pregnenolon-20-monoguanylhydrazon	■	□	□	▨	□	□
Diphenyl-4,4'-dialdehyd-BGH		▨	□	▨	▨	▨
Perhydro-Stilboestrol-BGH		▨	□	▨	▨	□
Tetradecan-2,13-dion-BGH		▨	□	□	□	□

■ = quantitativ Digitoxin-ähnlich
▨ = wesentlich schwächer als Digitoxin
□ = unwirksam: 10^{-4} g/ml für 1 und 2
10^{-3} g/ml für 3
50% Hemmg. 10^{-4} m für 4
5: Keine Restitution der Insuffizienz (Pernocton)
6: Keine Digitalis-Intoxikation im Ekg sichtbar

Abb. 1. Digitalis-Ähnlichkeit von Guanylhydrazon-Verbindungen

behandelten Meerschweinchens dafür alleiniges Kriterium ist (Abb. 1, erste vertikale Reihe). Nähme man statt dessen das insuffiziente Herz-Lungenpräparat des Meerschweinchens (Abb. 1, Reihe 5) oder den Herzvorhof der Katze (Abb. 1, Reihe 2), würden außer Digitoxin nur die ersten 2 Verbindungen „Digitalis-ähnlich" sein. Es gibt — und das soll die vereinfachende Darstellung in Abb. 1 verdeutlichen — keine pharmakologische „Digitalis-Ähnlichkeit" schlechthin, sondern verschiedene Grade, deren geringster eine eben nachzuweisende, nicht sympathisch bedingte positiv-inotrope Wirkung am Herzmuskel und deren höchster die komplette pharmakologische und klinische Identität mit den therapeutisch benutzten Glykosiden ist, die pharmakologisch ähnliche Verbindung also zum *Digitalis-Substitut* wird. Zwischen diesen beiden Extremen wird 1. *durch quantitative Unterschiede am gleichen Testobjekt*, 2. *durch fehlende oder vorhandene Wirksamkeiten an verschiedenen Testobjekten* und 3. *durch von der Tierspecies abhängige Unterschiede* der Grad der Digitalis-Ähnlichkeit bestimmt, wobei vorausgeschickt sei, daß ein Digitalis-Substitut im definierten Sinne bisher nicht gefunden ist.

Seit 1961 wurden in unseren pharmazeutisch-wissenschaftlichen Laboratorien von den Herren SCHÜTZ, KRÄTZER u. MEYER [18, 19] etwa 600 Guanylhydrazonderivate verschiedenster chemischer Konfiguration synthetisiert, von denen eine größere Anzahl Digitalis-ähnlich wirkte. Über die Pharmakologie einiger Repräsentanten wurde von uns [12—14] und anderen Arbeitsgruppen [2, 4—8] 1964 berichtet. Als die Digitalisähnlichsten haben sich die von *Pregnan* und *Pregnen* abzuleitenden 3,20-Bisguanylhydrazone erwiesen.

2. Beziehungen zwischen chemischer Konstitution und Digitalis-ähnlicher Wirkung

Wenn die Ausgangsverbindung *Hormonwirkung* hat, wird die Digitalisähnliche Wirkung ohne Zusammenhang mit deren Art erworben: Sowohl Bisguanylhydrazone von *Glucocorticoiden, Mineralocorticoiden* als auch *Gestagenen* wirken dann am isolierten Vorhof des Meerschweinchens positiv-inotrop. Die ursprüngliche Hormonwirkung geht verloren. Es bestehen quantitative Unterschiede. Am wirksamsten sind die *9α-Fluorpregnadiene* (Abb. 2).

Substitution am endständigen Stickstoff der Guanidingruppen schwächt die Wirksamkeit ab, wie dem in Abb. 3 wiedergegebenen Beispiel von Veränderungen am Progesteron-3,20-Bisguanylhydrazon zu entnehmen ist. Je stärker die Veränderung, desto geringer die Wirksamkeit. Das gilt ebenso für Corticoid- und sonstige Pregnan-, Pregnen- oder Pregnadienabkömmlinge.

Wenn am endständigen Stickstoff beide Wasserstoffatome durch Alkylgruppen ersetzt werden (Abb. 4), geht die Wirkung verloren, ebenfalls, wenn an *beiden* Guanidin-Stickstoffatomen substituiert wird. Durch andere basische Reste, z. B. S-Methylthioharnstoff (Abb. 4), wird die Wirkung ebenfalls ausgelöscht. In quantitativer Hinsicht sind also die

1. Hauptthema: Digitalis

	positiv-inotrope Schwellenkonz. g/ml
Triamcinolon -3,20-BGH	1×10^{-8}
Dexamethason -3,20-BGH	1×10^{-8}
Prednisolon -3,20-BGH	$1-3 \times 10^{-8}$
Desoxycorticosteron -3,20-BGH	1×10^{-7}
Desoxyhydrocortison -3,20-BGH	1×10^{-7}
Progesteron -3,20-BGH	3×10^{-7}
g-Strophanthin	1×10^{-8}
Digitoxin	3×10^{-8}

Abb. 2. Positiv-inotrope Wirksamkeit von Pregnen-3,20-bisguanylhydrazonen am isolierten Meerschweinchen-Vorhof

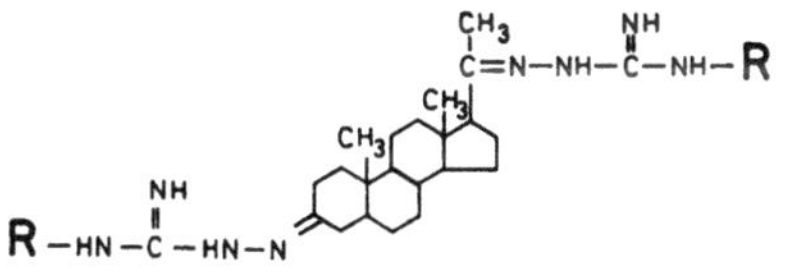

R	isol. Vorhof Meerschweinchen posit. inotrope Schwellenkonzentr. g/ml
—H (=Prog)	3×10^{-7}
—CH_3	3×10^{-7}
—C_2H_5	1×10^{-6}
—CH_2—CH_2—$N(C_2H_5)_2$	3×10^{-6}
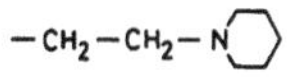 —CH_2—CH_2—N⌬	$> 10^{-5}$

Abb. 3. Einfluß von Substitutionen auf die positiv-inotrope Wirksamkeit von Progesteron-3,20-bisguanylhydrazon (Prog)

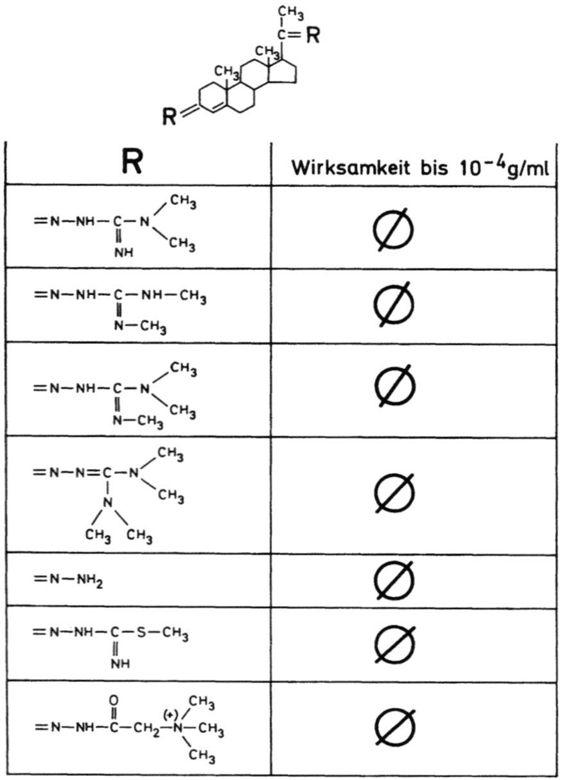

Abb. 4

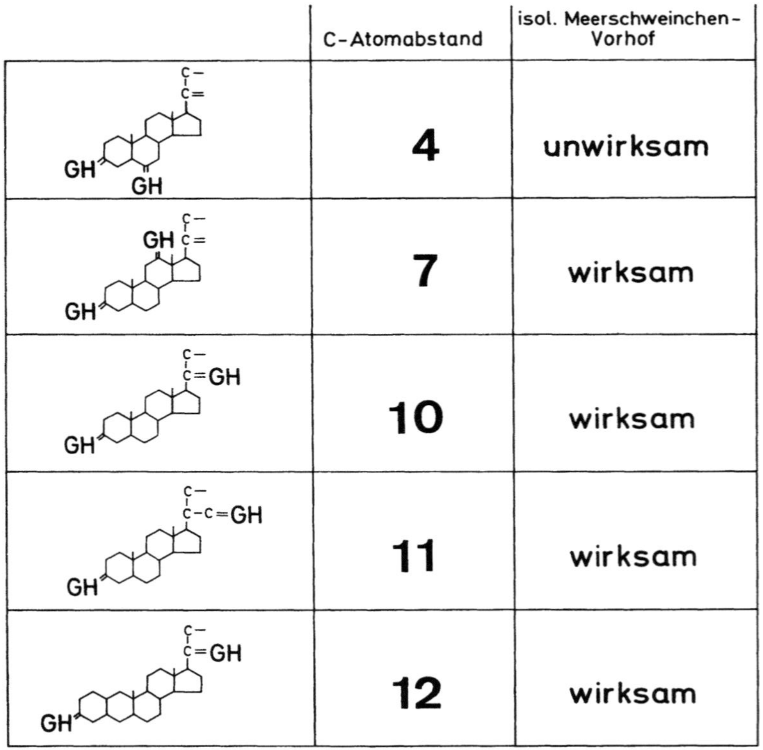

Abb. 5

Abb. 4. Substitution an den Guanylhydrazonresten von Progesteron-3,20-bisguanylhydrazon mit Alkylgruppen, positiv-inotrope Wirkung am isolierten Meerschweinchen-Vorhof

Abb. 5. Beziehungen zwischen C-Atomabstand der Guanylhydrazongruppen (GH) und positiv-inotroper Wirkung am isolierten Meerschweinchen-Vorhof intakten Guanylhydrazonreste optimal. Lediglich die Hydrierungsprodukte, die 3,20-Diaminoguanidinverbindungen, sind noch mäßig wirksam.

Die von EHMER, JAHR, KUSCHINSKY, LÜLLMANN, REUTER u. WOLLERT [5,6] aufgeworfene Frage nach der Bedeutung des *C-Atomabstandes* zwischen den basischen Resten, auf die auch Untersuchungen von HAMACHER u. HANF [11] Bezug nehmen, läßt sich unseres Erachtens heute dahingehend beantworten, daß der Abstand in weiten Grenzen schwanken kann, um Verbindungen mit positiv-inotroper Wirkung zu erhalten (Abb. 5). Die quantitativ wirksamsten sind allerdings die 3,20-substituierten, d. h. mit einem 10-C-Atomabstand, sofern gewisse andere strukturelle Voraussetzungen erfüllt sind. Der 10-C-Abstand ist also *eine,* aber nicht die einzige oder wichtigste Voraussetzung für höchste Digitalis-ähnliche Wirksamkeit. Ebenso wichtig ist der Besitz von Doppelbindungen, Keto- oder OH-Gruppen sowie die Sterinnatur als solche.

Am Herz-Lungenpräparat des Meerschweinchens
unwirksame
Guanylhydrazon-Derivate von Nicht-Steroiden

GH - Derivate von:
 aliphatischen Ketonen
 Diphenylverbindungen
 Dekalindion
 Diacetylanthrazen
 Chrysen
 Stilboestrol
 Triterpen
 Spirostan

Abb. 6

Dieser Schluß wird noch eindeutiger, wenn man das mit Pernocton insuffizient gemachte *Herz-Lungenpräparat des Meerschweinchens* als Testobjekt wählt. Lediglich die unsubstituierten 3,20-Bisguanylhydrazone von Pregnanen und Pregnenen sind stark wirksam. Alle in Abb. 6 aufgeführten Mono- und Bisguanylhydrazone mit verschiedensten C-Atomabständen — u. a. mit C-10 — von aliphatischen Ketonen, Diphenylverbindungen etc. sind am Herz-Lungenpräparat unter unseren Standardbedingungen (Pernoctoninsuffizienz) unwirksam, bestenfalls toxisch, obwohl sie am isolierten Vorhof oder Papillarmuskel des Meerschweinchens größtenteils positiv-inotrop wirken.

Auch verschiedenste *Formen der Zuckersubstitution* haben keine Vorzüge hinsichtlich Intensität oder Dauer der Digitalis-ähnlichen Wirkung gebracht. Ebenso hat die *cis-trans-Isomerie* für die Wirksamkeit unserer Stoffe keine wesentliche Bedeutung. Darin liegt ein wichtiger Unterschied zu den natürlichen Glykosiden. — DRANSFELD u. GREEFF [2] haben gefunden, daß Prednison- und Prednisolon-3,20-bisguanylhydrazon ebenso wie Digitalisstoffe die durch Na^+, K^+ und Mg^{++} aktivierbare *ATPase des Herzmuskels* hemmen. Aus Vergleichen zwischen positiv-inotroper Wirksamkeit und ATPase-hemmender Potenz, die wir mit zahlreichen Verbindungen durchführten, läßt sich folgendes, durch

	Meerschw.-Vorhof posit.-inotr. Schwellenkonz. g/ml	ATP-ase 50% Hemmung mol/l
Digitoxin	3×10^{-8}	3×10^{-7}
Triamcinolon-3,20-bisguanyl-hydrazon (BGH)	1×10^{-8}	$7,5 \times 10^{-7}$
3-(β-Amidino-aethoxy)-pregn-5-en-20-guanylhydrazon 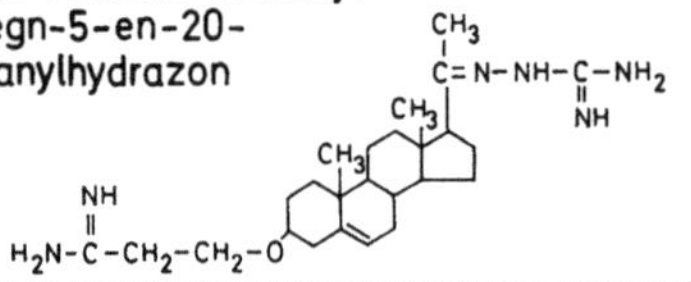	1×10^{-8}	9×10^{-7}
16-Cyano-pregnan-3,20-BGH 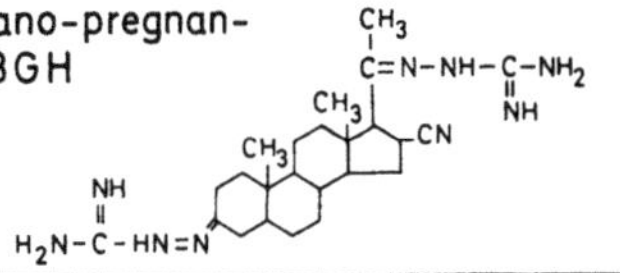	3×10^{-7}	1×10^{-6}
3,20-Pregnan-bis-aminoguanidin 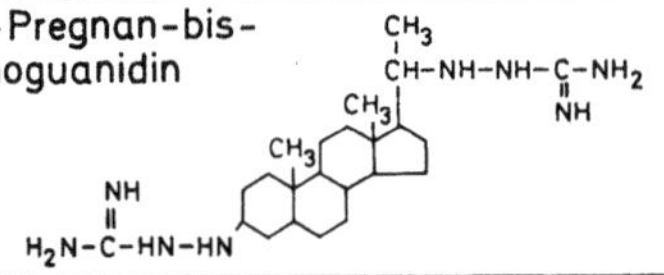	1×10^{-6}	2×10^{-6}
11-Keto-21-acetoxy-pregn-4-en-3,20-BGH 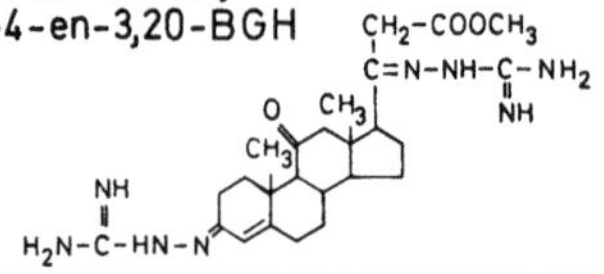	3×10^{-5}	$\sim 1 \times 10^{-4}$
Pregn-4-en-3,20-bis-(3',5'-dimethyl-pyrimy-dyl-(1')-hydrazon) 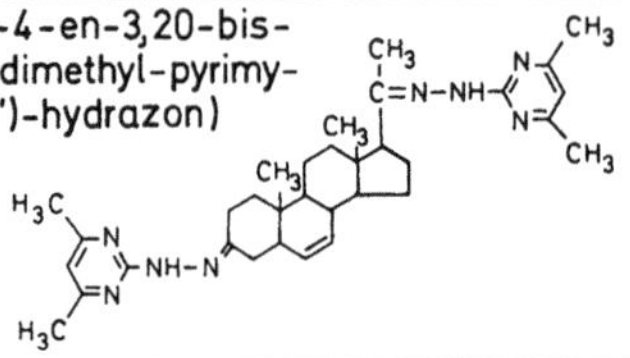	nur negat.-inotr. Wirkung	$> 1 \times 10^{-4}$
Oestra-1,3,5,-trien-3-ol-16,17-BGH 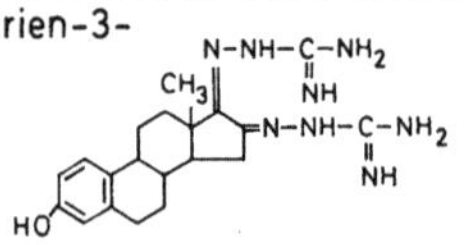	keine posit.-inotr. keine negat.-inotr. Wirkung bis 10^{-4}	2×10^{-5}

Abb. 7. Positiv-inotrope Wirksamkeit am isolierten Meerschweinchen-Vorhof und Hemmung der Meerschweinchenherz-ATPase

8 repräsentative Verbindungen in Abb. 7 illustriertes Resümee ziehen: Die am Meerschweinchen-Vorhof wirksamsten Verbindungen haben auch die stärkste Wirkung auf die ATPase. Mit abnehmender Wirksamkeit

auf der einen, geht auch die Hemmwirkung auf der anderen Seite zurück. Diese Regel ist aber nicht ohne Ausnahmen: Wie die vorletzte Substanz in Abb. 7 gibt es Verbindungen, die nur *negativ*-inotrop wirken und die ATPase trotzdem — wenn auch schwach ausgeprägt — hemmen. KUSCHINSKY, LÜLLMANN u. WOLLERT [15] haben an Kälteerythrocyten analoge Befunde mit einem von uns stammenden *Monoguanylhydrazon* erhoben. Schließlich gibt es Verbindungen, wie die in Abb. 7 zuletzt dargestellte, die am Vorhof nichts machen und trotzdem in hoher Konzentration die ATPase hemmen. Wir kommen zu dem Schluß, daß größtenteils eine Parallelität zwischen Herzwirksamkeit und ATPase-hemmender Potenz besteht, daß dies vor allem für die stärker wirksamen Verbindungen zutrifft, daß die Parallelität bei geringerer Herzwirkung weniger fest ist und daß sie bei schwach wirkenden Verbindungen ganz fehlen kann.

3. Wirkungsdauer und Kumulation

Die bei Digitalisglykosiden so schwierige tierexperimentelle Bewertung der *Wirkungsdauer und Kumulation* ist auch bei unseren Substanzen äußerst problematisch.

Beim herzgesunden Versuchstier wird das kumulative Verhalten eines Glykosids bekanntlich dadurch quantitativ zu erfassen versucht, daß ein Teil, z.B. $^1/_3$, der subcutan tödlichen Dosis in bestimmten Zeitabständen s.c. appliziert und die Zahl der Injektionen bis zum Tod des Tieres ermittelt wird. Daraus glaubt man auf die Geschwindigkeit der Elimination schließen zu können. Wir sind mit dieser Anordnung zu völlig irrelevanten Ergebnissen gekommen.

Von K. STOEPEL [20] wurde z.T. rechnerisch, z.T. graphisch ein Verfahren ausgearbeitet, mit dem die Dauer der Wirkung besser ermittelt werden kann, allerdings wiederum der *toxischen* Wirkung. Bei dem Verfahren wird mit wachen Meerschweinchen gearbeitet und i.v. appliziert. Durch Unterstellung einer exponentiell verlaufenden Elimination kann eine „Halbwertzeit" «$T_{1/2}$» berechnet werden. *Diese Halbwertzeit gibt diejenige Zeitspanne an, in der jeweils die Hälfte der im Tier vorhandenen Wirkstoffmenge eliminiert (unwirksam) wird, berechnet aus der toxischen Wirkung wiederholt gegebener Dosen.* Es handelt sich also um eine *Eliminationshalbwertzeit.* Die Ergebnisse, die man am Meerschweinchen damit erhält, sind — darüber muß man sich klar sein — nur für diese Tierspecies gültig (Abb. 8). Da bekannt ist, daß *Digitoxin* am Meerschweinchen relativ kurz wirkt, sprechen die 240 min, die wir als Halbwertzeit erhalten, nicht gegen unsere Anordnung. Was aber entscheidend ist und was mit Ergebnissen von HAMACHER [10] übereinstimmt, ist die Feststellung, daß fast alle unsere Substanzen *kurze Halbwertzeiten* haben. Relativ langsam eliminiert wird das *Triamcinolon*derivat (Abb. 8).

	«$T_{1/2}$» min
Digitoxin	240
Convallatoxin	400
A,B-cis-Pregnan-3,20-BGH	20
A,B-trans-Pregnan-3,20-BGH	20
Progesteron-3,20-BGH	<15
Pregnan-3,20-bisamino-guanidin	25
Dexamethason-3,20-BGH	20
Prednison-3,20-BGH	75
Prednisolon-3,20-BGH	150
Triamcinolon-3,20-BGH	400

Abb. 8. Wirkungsdauer «$T_{1/2}$» von Bisguanylhydrazonen (BGH) an Meerschweinchen

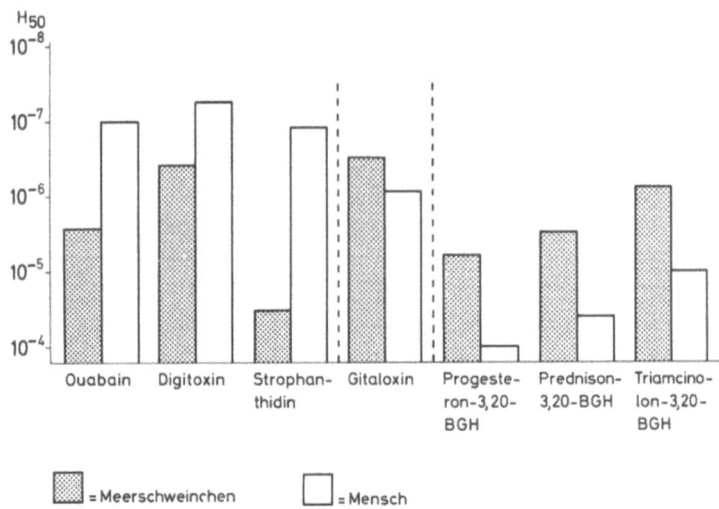

Abb. 9. Hemmung der K^+-, Na^+-, Mg^{++}-aktivierbaren Transport-ATPase des Menschen- und Meerschweinchen-Herzmuskels H_{50} = Konzentration für 50%ige ATPase-Hemmung mol

4. Artspezifität der Digitalis-ähnlichen Wirkung

Als das für eine Anwendung am Menschen entscheidende Problem hat sich die Abhängigkeit der *Digitalis-ähnlichen Wirkung von der Tierspecies* erwiesen. GREEFF u. SCHLIEPER [9] hatten mit dem *Prednisolon-*

3,20-Bisguanylhydrazon zeigen können, daß der Meerschweinchenherzmuskel gegen die synthetische Verbindung etwa 100—1000mal empfindlicher ist als der Herzmuskel von Ratte, Kaninchen und *Mensch*. Dieser Artspezifität der Herzwirkung entspricht eine artspezifisch verschiedene Hemmbarkeit der Herz-ATPase (Abb. 9).
Die natürlichen Glykoside hemmen die menschliche Herz-ATPase (weiße Säulen) in jedem Falle wesentlich stärker als die des Meerschweinchens. Die Bisguanylhydrazone verhalten sich genau umgekehrt. Für die Diskussion dieses Phänomens mag es interessant sein, daß das wegen seiner relativ hohen Meerschweinchenwirksamkeit von uns seinerzeit gefundene *Gitaloxin* (16-Formylgitoxin) [1], das 3. Hauptglykosid der Digitalis purpurea, etwa eine Mittelstellung einnimmt: Es wirkt auf die Meerschweinchen-ATPase eher etwas stärker als auf die ATPase des Menschen. *Der Artspezifität der pharmakologischen Wirkung entsprechen somit analoge artspezifische Unterschiede der ATPase-hemmenden Potenz.* Die Wirkung der Bisguanylhydrazone ist im wesentlichen auf das Meerschweinchen beschränkt.

5. Eiweißbindung

Über die *Eiweißbindung* haben SCHOLTAN, SCHLOSSMANN u. ROSENKRANZ aus unseren Laboratorien berichtet [17].
An Hand der Abb. 10 soll lediglich die Beziehung zwischen der Eliminationsgeschwindigkeit — Ordinate — («$T_{1/2}$»), der Eiweißbindung β und dem Isobutanol-Wasser-Verteilungskoeffizienten (Abszisse) aufgezeigt werden: *Je stärker die Eiweißbindung β, desto stärker die Hydrophobie P_x, um so kürzer die Halbwertzeit («$T_{1/2}$»)*. Es bestehen lediglich quantitative, z. B. von den Doppelbindungen abhängige Differenzen, die sich in der unterschiedlichen Lage der beiden oberen und unteren Kurven ausdrücken (Abb. 10). Auch die Bindung an *Ribonucleinsäure* verhält sich wie die Bindung an Eiweiß [17].
Für die Deutung dieser Befunde, die ja in gewissem Gegensatz zu der früher verbreiteten Vorstellung stehen, stärkere Eiweißbindung im Blut bedeute längere Herzwirkung, möchte ich einige Ergebnisse über die Pharmakokinetik hinzuziehen, die ich unserer Isotopenarbeitsgruppe (DUHM, MAUL, MEDENWALD, PATZSCHKE u. WEGNER [3]) verdanke.

6. Pharmakokinetik

Zunächst haben Vergleichsversuche mit einer inaktiven Nachweismethode von SCHLOSSMANN [16] ergeben, daß die Guanylhydrazongruppen recht fest am Sterin-Molekül sitzen. Derzeit spricht jedenfalls nichts dafür, daß die Radioaktivität, deren Rückgang im Tier in Abb. 11 dargestellt ist, lediglich abgespaltenes oder weiter metabolisiertes Guanylhydrazon ist. Die Stoffe bleiben lange im Organismus, nach

6—10 Tagen ist erst die Hälfte eliminiert, nach 45 Tagen lassen sich vom Triamcinolon- und Prednison-Derivat noch 10%, vom Progesteron-Derivat noch 2,5% der verabfolgten Radioaktivität im Tier nachweisen. Auf eine sehr langsame Elimination gewisser Bisguanylhydrazone ließen übrigens schon Berichte von WOLLERT et al. [21] schließen.

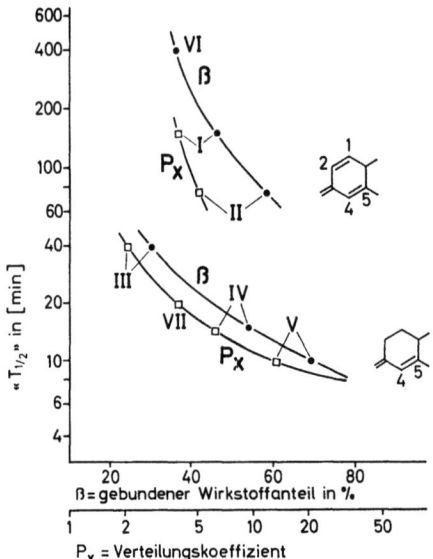

I   = Prednisolon-3,20-bisguanylhydrazon (BGH)
II   = Prednison-3,20-BGH
III = Hydrocortison-3,20-BGH
IV   = 17α-Hydroxy-desoxycorticosteron-3,20-BGH
V   = Desoxycorticosteron-3,20-BGH
VI   = Triamcinolon-3,20-BGH
VII = 16,17-Dihydroxy-progesteron-3,20-BGH

Abb. 10. Beziehung zwischen «$T_{1/2}$» von Steroidguanylhydrazonen beim Meerschweinchen, dem prozentualen Anteil β an gebundenem Wirkstoff und dem Verteilungskoeffizienten P_x

Die 2 Autoradiographien von Meerschweinchen in Abb. 12 sollen einen summarischen Eindruck von der Verteilung der Substanzen am Beispiel des Triamcinolonderivates vermitteln: Oben 10 min, unten 11 Tage nach der i.v. Injektion von 0,3 bzw. 0,4 mg/kg. Die Hauptlokalisationsstätten sind *Leber, Niere* und *Milz*. Der Herzmuskel ist zu *Beginn* stark beteiligt (oberes Bild Abb. 12).

In Abb. 13 ist die Beziehung zwischen der Verweildauer im Serum (Ordinate) und der in der Anordnung von STOEPEL aus der toxischen Wirkung berechneten Eliminations-Halbwertzeit «$T_{1/2}$» (Abszisse)

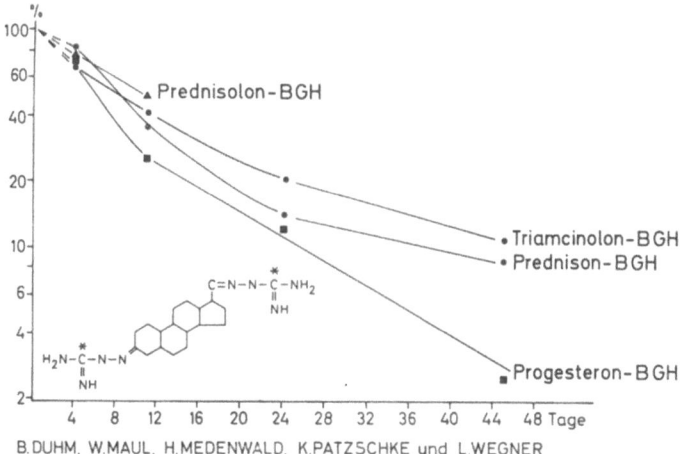

Abb. 11. Radioaktivität im Meerschweinchen in Prozent der applizierten Dosis. i.v. Applikation von 0,6 mg/kg Progesteron-3,20-bisguanylhydrazon (BGH), 1,1 mg/kg Prednison-BGH, 0,15 mg/kg Prednisolon-BGH und 0,2 mg/kg Triamcinolon-BGH (= 60% der i.v. tödl. Dosen am Meerschweinchen) nach B. DUHM, W. MAUL, H. MEDENWALD, K. PATZSCHKE u. L. WEGNER

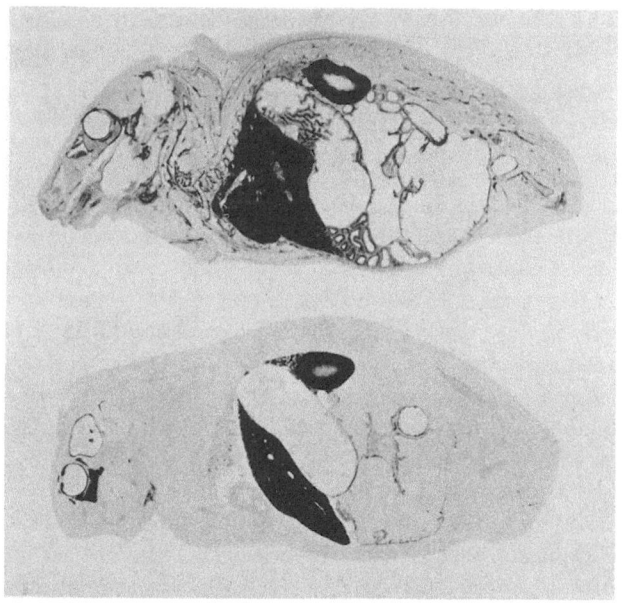

Abb. 12. Ganztierautoradiographien von Meerschweinchen. Oben: 10 min nach i.v. Applikation von 0,4 mg/kg Triamcinolon-Bisguanylhydrazon; unten: 11 Tage nach i.v. Applikation von 0,3 mg/kg Triamcinolon-Bisguanylhydrazon. ^{14}C-Markierung an den Guanylgruppen, spez. Aktivität ca. 150 µCi/mg

dargestellt. Die *Verweildauer im Serum* wurde aus der Abnahme der Radioaktivität nach i.v. Injektion berechnet. Da mit dieser Abnahme keine auch nur annähernd entsprechende Abnahme der Radioaktivität im Ganztier einherging, kann man schließen, daß der Konzentrationsabfall im Serum im wesentlichen durch die *Verteilung der Substanzen zwischen Blut und Geweben* bedingt ist. Die Verweildauer im Serum kann damit als *Maß der Verteilungsgeschwindigkeit* gelten.

Interessant ist nun, daß diejenige Substanz, die am schnellsten eliminiert wird, sich auch am schnellsten verteilt, und die, die am langsamsten

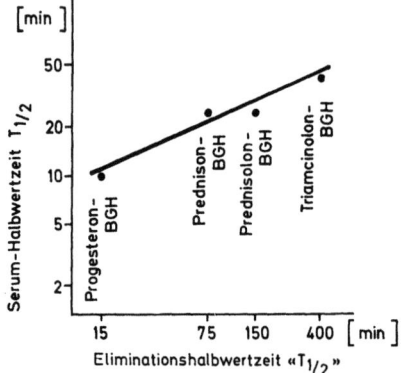

Abb. 13. Beziehung zwischen Serum-Halbwertzeit ($T_{1/2}$) und Eliminations-Halbwertzeit («$T_{1/2}$») von 4 Steroid-3,20-bisguanylhydrazonen beim Meerschweinchen

eliminiert wird, sich am langsamsten verteilt, d. h. *offenbar eine Parallelität von Eliminationsgeschwindigkeit und Verteilungsgeschwindigkeit besteht.*

Da aus den Untersuchungen über die Eiweiß- und Ribonucleinsäurebindung hervorging, daß die Substanz mit der stärksten Bindung am schnellsten eliminiert wird und die mit der schwächsten Bindung am langsamsten, *scheint das in vitro ermittelte Eiweißbindungsvermögen eher die Affinität zum Gewebsprotein als die Affinität zum Plasmaprotein* unter in-vivo-Bedingungen widerzuspiegeln. Eine starke Eiweißbindung bedingt einerseits ein schnelles Abwandern der Substanz aus dem Blut in das Gewebe, andererseits aber auch eine raschere Elimination, die hauptsächlich dadurch bedingt zu sein scheint, daß Substanzen mit ansteigender Gewebsaffinität um so besser durch eine Bindung in pharmakologisch indifferenten Geweben inaktiviert werden, wobei natürlich die zunächst fast fehlende *renale Ausscheidung* als ursächliches Moment noch ins Gewicht fällt.

Versucht man die in der Digitalis-Pharmakologie benutzten, aber experimentell immer noch ungenügend abgegrenzten Begriffe „*Substanz-*

Kumulation" und *„Wirkungs-Kumulation"* anzuwenden, könnte man sagen: Die Digitalis-ähnlichen Bisguanylhydrazonderivate sind Stoffe mit starker Substanz- und relativ geringer Wirkungs-Kumulation.

Literatur

1. ACHELIS, J. D., u. G. KRONEBERG: Naturwissenschaften **42**, 442 (1955).
2. DRANSFELD, H., u. K. GREEFF: Naunyn-Schmiedebergs Arch. exp. Path. Pharmak. **249**, 425 (1964).
3. DUHM, B., W. MAUL, H. MEDENWALD, K. PATZSCHKE u. L. WEGNER: In Vorbereitung.
4. EHMER, A., K. JAHR, G. KUSCHINSKY, H. LÜLLMANN, E. MUTSCHLER u. U. WOLLERT: Naunyn-Schmiedebergs Arch. exp. Path. Pharmak. **247**, 343 (1964).
5. — — — — H. REUTER u. U. WOLLERT: Naunyn-Schmiedebergs Arch. exp. Path. Pharmak. **247**, 342 (1964).
6. — — — — — Naunyn-Schmiedebergs Arch. exp. Path. Pharmak. **248**, 521 (1964).
7. GREEFF, K., H. DRANSFELD, K. MENG u. E. SCHWARZMANN: Naunyn-Schmiedebergs Arch. exp. Path. Pharmak. **247**, 341 (1964).
8. — — u. E. SCHWARZMANN: Naunyn-Schmiedebergs Arch. exp. Path. Pharmak. **249**, 416 (1964).
9. —, u. E. SCHLIEPER: Arch. int. Pharmacodyn. **166**, 350 (1967).
10. HAMACHER, J.: Naunyn-Schmiedebergs Arch. exp. Path. Pharmak. **250**, 254 (1965).
11. —, u. E. HANF: Naunyn-Schmiedebergs Arch. exp. Path. Pharmak. **253**, 41 (1966).
12. KRONEBERG, G., K. H. MEYER, S. SCHÜTZ, E. SCHRAUFSTÄTTER u. K. STOEPEL: Naturwissenschaften **51**, 192 (1964).
13. —, u. K. STOEPEL: Naunyn-Schmiedebergs Arch. exp. Path. Pharmak. **249**, 393 (1964).
14. — — S. SCHÜTZ, K. H. MEYER u. E. SCHRAUFSTÄTTER: Naunyn-Schmiedebergs Arch. exp. Path. Pharmak. **247**, 339 (1964).
15. KUSCHINSKY, G., H. LÜLLMANN u. U. WOLLERT: Experientia (Basel) **20**, 565 (1964).
16. SCHLOSSMANN, K.: Arzneimittel-Forsch. **17**, 234 (1967).
17. SCHOLTAN, W., K. SCHLOSSMANN u. H. ROSENKRANZ: Arzneimittel-Forsch. **18**, 767 (1968).
18. SCHÜTZ, S., K. LAUENSTEIN u. G. KRONEBERG: Deutsche Patentanmeldung F 35371/IV/b 120 der Farbenfabriken Bayer vom 16. 11. 1961.
19. — K. H. MEYER, H. KRÄTZER, K. STOEPEL u. G. KRONEBERG: Deutsche Patentanmeldung der Farbenfabriken Bayer Nr. F 38830; 38831; 39451; 40310; 40690; 41679; 41854; 41981; 42053; 42391; 42392; 42492; 42493; 42610; 42620; 42621; 42622; 42623; 42639; 42668; 42767 IV/b 120.
20. STOEPEL, K.: Unveröffentlicht.
21. WOLLERT, U., P. HOFMANN, G. KUSCHINSKY u. E. MUTSCHLER: Naunyn-Schmiedebergs Arch. Pharmak. exp. Path. **257**, 352 (1967).

Prof. Dr. H. G. KRONEBERG, Institut für Pharmakologie
der Farbenfabriken Bayer AG.
5600 Wuppertal-Elberfeld, Friedrich Ebert-Str. 217

2. Hauptthema: Toxikologie

Einführung
Introduction

Von D. HENSCHLER

Der Veranstalter dieser Jahrestagung, Herr GREEFF, hat die Anregung gegeben, ,,Toxikologie" als eines der Hauptthemen anzusetzen. Ihm und dem Vorstand unserer Gesellschaft darf ich dafür danken, daß sie den an toxikologischen Fragen interessierten Mitgliedern der Gesellschaft diese besondere Gelegenheit zur wissenschaftlichen Erörterung aktueller Probleme geben. Die Veranstaltung soll dazu dienen, einen Rechenschaftsbericht toxikologischer Arbeit an Hochschulinstituten und in Industrielaboratorien abzulegen. Denn seit die Deutsche Pharmakologische Gesellschaft zum letzten Mal auf ihrer 23. Tagung in Freiburg 1957 Toxikologie als Generalthema abgehandelt hat, konnte sich dieser Zweig unseres Faches eines beträchtlichen Aufschwungs erfreuen.

Der Ansatz zur Schaffung neuer toxikologischer Forschungsstätten war allerdings erheblich größer als das heute Realisierte. Man wird die Empfehlung des Wissenschaftsrates von 1960 erinnern, an jeder Medizinischen Fakultät einen Lehrstuhl mit Institut für Toxikologie einzurichten. Dieser Empfehlung ist man aber bisher nur an wenigen Hochschulen nachgekommen. Ein Grund dafür sind gewisse Bedenken, die gegen eine solche Expansion der Toxikologie erhoben werden; man sieht dadurch die Chancen anderer Richtungen wie z.B. der biochemischen Pharmakologie verringert. Gerade das Programm unserer heutigen Sitzung weist aber aus, daß es keine Konkurrenz der beiden genannten Sparten gibt, sondern im Gegenteil eine gegenseitige Ergänzung: Die Probleme der Toxikologie werden heute überwiegend auf der biochemischen Ebene gelöst. Die Entwicklungsmöglichkeiten der Toxikologie sind in Deutschland bisher jedenfalls relativ begrenzt geblieben. Über das dennoch Erreichte möchte diese Tagung einen Querschnitt vermitteln.

Das Programm bringt in einem Schwerpunkt Alkylphosphatvergiftungen Referate, die über bedeutsame Fortschritte auf diesem Gebiet, speziell der Möglichkeit therapeutischer Beeinflussung, berichten. Einige Kurzreferate bringen ergänzende Aspekte dieses Problemkreises. Zwei weitere Übersichten über Methanolumsatz und N-Hydroxylierung aromatischer

Amine behandeln Kapitel, bei denen wesentliche Erkenntnisse der letzten Jahre zu einer Neuorientierung geführt haben. In einer Reihe von Einzelvorträgen werden sodann spezielle Fragen bestimmter Teilgebiete der Toxikologie behandelt.

Leider war es nicht möglich, alle angemeldeten toxikologischen Einzelvorträge in das Vortragsprogramm aufzunehmen. Aus organisatorischen Gründen sind einige Referate als Demonstration angekündigt. Wir hoffen, daß von den Interessenten um so intensiver Gebrauch von der Möglichkeit unmittelbarer Diskussion am heutigen Nachmittag gemacht wird.

Unser heutiges Programm spiegelt wesentliche Züge der Position wider, in der sich die Toxikologie in unserem Raum gegenwärtig befindet: beengt noch, aber doch lebendig und in einer von der Materie her bestimmten Vielfalt. Die Toxikologie ist zwar eine Disziplin mit großer Tradition, bei kulturhistorischer Betrachtung wohl älter als die Pharmakologie; denn die Erfahrung schädlicher Wirkungen der Stoffe ging der Entdeckung von Heilwirkungen voraus. Eine organisatorische Formierung des Zweiges ist indessen nie recht vorangekommen. Ich darf dem Wunsche Ausdruck geben, diese Sitzung möge dazu beitragen, den für einen Anschluß an die Entwicklung in anderen Ländern erforderlichen Auftrieb zu vermitteln.

Prof. Dr. D. HENSCHLER, Institut für Toxikologie und Pharmakologie
der Universität
8700 Würzburg, Koellikerstr. 2

Ein neues Antidotprinzip zur Behandlung von Alkylphosphatvergiftungen
A New Antidote Principle in Alkyl-Phosphate Poisoning

Von W. D. ERDMANN

Bei Vergiftungen mit esterasehemmenden Alkylphosphaten stehen bislang *zwei* Antidotprinzipien verschiedener Wertigkeit zur Verfügung. Die wiederholte Zufuhr hoher *Atropin*dosen steht im Vordergrund der therapeutischen Maßnahmen. Sie richtet sich gegen die „endogene Acetylcholinvergiftung", die als Folge der nahezu irreversiblen Blockade der Cholinesterasen auftreten muß. Atropin stellt hier zwar nur ein symptomatisches Antidot dar, aber es beseitigt zuverlässig und schnell die ersten lebensbedrohlichen Zustände wie Bronchospasmus, Laryngospasmus und auch die zentralnervös ausgelösten Krämpfe. Die Atropininjektionen erbringen einen oftmals lebenserhaltenden Zeitgewinn zur Einleitung weiterer therapeutischer Maßnahmen wie künstliche Beatmung, Injektion von Esterasereaktivatoren usw., von denen allein Hilfe bei drohender peripherer Atemlähmung zu erhoffen ist.

Seit 1955 sind kausal wirksame Antidote, nämlich *esterasereaktivierende Oxime*, in die Therapie der Alkylphosphatvergiftungen eingeführt worden. Diese Substanzen — etwa Pralidoxime (2-PAM), Trimedoxime (TMB-4) oder Obidoxime (Toxogonin®) — vermögen den an der blockierten Esterase haftenden Phosphorsäurerest abzulösen und hierdurch deren Aktivität wiederherzustellen. Im Falle von Vergiftungen mit dem insecticiden Phosphorsäureester Parathion (E 605®) bzw. dessen esterasehemmenden Metaboliten Paraoxon hat sich die stets unter Atropinschutz durchzuführende Behandlung mit den genannten Esterasereaktivatoren bewährt. Eine Reaktivierung der gehemmten Cholinesterasen ist jedoch nur innerhalb der ersten 24—48 Std nach der Vergiftung möglich. Nach Ablauf dieser Frist kann das phosphorylierte Enzym durch die bisher bekannten Reaktivatoren nicht mehr von dem Phosphorsäurerest befreit werden. Der Biochemiker spricht von einer zunehmenden „Alterung" des gehemmten Enzyms. Die Geschwindigkeit dieser Alterung hängt sehr wesentlich von den Substituenten des am Enzym haftenden Phosphorylrestes ab und tritt namentlich bei Alkylphosphaten mit sekundären C-Atomen am Sauerstoff auf. Eine durch DFP (Diisopropylfluorphosphat) blockierte Cholinesterase „altert" beispielsweise schon in wenigen Stunden, eine durch Soman (Pinacolyl-methylphosphonsäurefluorid) blockierte Esterase sogar innerhalb von nur 2—5 min.

BERENDS u. Mitarb. [1] haben erstmals gezeigt, daß die Alterung eines durch DFP blockierten Fermentes mit dem Verlust einer der beiden Isopropylgruppen von dem Diisopropylphosphoryl-Enzym einhergeht. Man stellt sich vor, daß eine protonierte Gruppe im Enzymmolekül eine Wasserstoffbindung mit dem am Phosphor-Atom verbleibenden Sauerstoff-Atom eingeht [4]. Diese verstärkte Bindung des Phosphorsäureesters an die esteratische Reaktionsstelle der Cholinesterase wäre somit für die Oxim-Antidote nicht mehr angreifbar. Auch im Falle einer durch Soman gehemmten Cholinesterase verlaufen Alterung und Dealkylierung parallel [2,3]. Der Reaktionsablauf über einen sog. Carboniumionen-Mechanismus konnte kürzlich von MICHEL u. Mitarb. [8] geklärt werden.

Aus dieser Situation ergaben sich zwei Folgerungen: für die Praxis, daß die Esterasereaktivatoren bei Vergiftungen mit bestimmten Alkylphosphaten versagen müssen, und für die Forschung, daß Fortschritte in der Entwicklung neuer Antidote vornehmlich am Modell der Somanvergiftung erprobt werden können. Zu beiden Problemkreisen hat die internationale Literatur in den letzten beiden Jahren zahlreiche Beiträge geliefert. Dabei wurde insbesondere deutlich, daß gerade die wertvollen bis-Pyridinium-oxime wie TMB-4 und Toxogonin® bei Vergiftungen mit Soman und auch mit einigen phosphororganischen Insecticiden, z.B. Dimethoat [9], bei Überdosierung des Antidots nicht nur wirkungslos sind, sondern sogar eine Verstärkung des Vergiftungsbildes, eine zusätzliche Hemmung der Esteraseaktivität des Blutes und eine erhöhte Letalität zur Folge haben können. Die biochemischen Vorgänge,

die für diesen zunächst überraschenden Effekt verantwortlich sind, sind heute einigermaßen zu übersehen und sollen nachfolgend kurz erörtert werden, weil sie — paradoxerweise — die Grundlage für die Entwicklung eines ganz anderen, aber ebenfalls kausalen Antidot-Prinzips liefern:
Im Verlauf der esterasereaktivierenden biochemischen Reaktion der Oxim-Antidote mit den phosphorylierten Esterasemolekülen werden die Oxime selbst phosphoryliert. Solche phosphorylierten Oxime sind als *stabile* Produkte noch mindestens ebenso gefährlich wie der ursprüngliche Phosphorsäureester, wie von LAMB u. Mitarb. [7] am Beispiel des 4-PAM gezeigt werden konnte. Im Sinne einer endgültigen Entgiftung kommt es also besonders darauf an, daß die entstandenen phosphorylierten Oxime möglichst schnell wieder in eine biologisch inaktive Alkylphosphorsäure und Folgeprodukte des Oxims zerfallen (über die entsprechenden Nitrile entstehen Pyridone). Obwohl die Stabilität der phosphorylierten Oxime u. a. von dem jeweiligen Alkylphosphatrest abhängt, kann die verallgemeinernde Feststellung getroffen werden, daß Pyridiniumoxime, die ihre Oximgruppe in para-Stellung zu dem Pyridiniumstickstoff tragen, als phosphorylierte Produkte stabiler sind als Oxime, die ihre Oximgruppe in ortho-Stellung tragen [4].

Die für Antidotzwecke bislang verwendeten Oxime verdanken ihre esterasereaktivierenden Eigenschaften der Tatsache, daß sie stärker „nucleophil" sind als Wasser. Dies bedeutet gleichzeitig, daß unter dem Einfluß dieser Oxime auch die fermentunabhängige Hydrolysegeschwindigkeit von Phosphorsäureestern zunehmen muß. Das nucleophile Oxim vermag nämlich als Anion den aciden Rest am zentralen Phosphoratom des Phosphorsäureesters zu „verdrängen". Dieser in der Literatur meist als „Direktreaktion" bezeichnete Prozeß spielt bei der üblichen Verwendung der bisher bekannten Oxim-Antidote weder als Giftungsmodus noch als Entgiftungsmechanismus eine quantitative nennenswerte Rolle, weil die Umsatzgeschwindigkeiten der Oxime mit den phosphorylierten Esterasen um viele Potenzen höher liegen. Im Falle der Somanvergiftung ist diese Umsatzgeschwindigkeit allerdings praktisch gleich Null, und somit kann an dieser Modellvergiftung relativ einfach erprobt werden, welche neuen Oxime im Sinne einer Direktreaktion eine praktische Bedeutung als Antidot besitzen können. Die Zufuhr der zu testenden Oxime muß dabei natürlich unmittelbar nach der Somanvergiftung erfolgen, weil nur diejenigen Somanmoleküle „entgiftet" werden können, die zum Zeitpunkt der einsetzenden Oximwirkung ihren Angriffspunkt, die Acetylcholinesterase, noch nicht erreicht haben.

Bei der routinemäßigen Prüfung neuer bis-Pyridiniumoxime, die von den Freiburger Chemikern HAGEDORN u. SCHOENE synthetisiert und von einer befreundeten Arbeitsgruppe in Grafschaft (OLDIGES, MÜLLER u. SCHOENE) und von uns parallel durchuntersucht wurden, erwies sich das Präparat

2. Hauptthema: Toxikologie

HS-6 in der Kombination mit Atropin als wirksames Antidot bei experimentellen Somanvergiftungen an Mäusen, Ratten und Meerschweinchen. Das nachfolgende Schema zeigt die Strukturformel von HS-6 im Vergleich zu der des Toxogonin® mit einigen ersten Angaben über die Eigentoxicität.

Strukturformeln und Eigentoxizität von Toxogonin® und HS-6 an ♀-Mäusen (NMR)

		i. v. DL_{50}	i. m. DL_{50}
	Toxogonin® (LüH-6)	70 mg/kg (59-88)	172 mg/kg (100-188)
	HS-6	190 mg/kg (160-220)	350 mg/kg (320-380)

HS-6 ist also weniger giftig als Toxogonin® und übrigens auch als 2-PAM. Die Nicotinamidgruppe scheint eine besonders gute Wasserlöslichkeit zu bewirken, die Oximgruppe in 2-Stellung bei bis-Pyridiniumoximen läßt aber gleichzeitig die Voraussage zu [5,6], daß HS-6 ein schlechter Esterasereaktivator ist. Tatsächlich vermag HS-6 eine durch Paraoxon oder DFP gehemmte Cholinesterase praktisch nicht zu reaktivieren. In den gegen Soman wirksamen Dosen bzw. Konzentrationen besitzt HS-6 auch keine eigenen esterasehemmenden Eigenschaften, die eine Schutzwirkung gegen die Soman-Vergiftung hätten verständlich erscheinen lassen. Die atropinartigen und curareartigen Eigenschaften liegen in der Größenordnung der entsprechenden Wirksamkeit von TMB-4 und Toxogonin®. Inzwischen sind aber von MÜLLER/Grafschaft die direkten Beweise für die hohe Umsatzgeschwindigkeit zwischen HS-6 und Soman erbracht worden. Diese geht auch schon aus folgendem einfachen Versuch hervor (vgl. Abb.1): Eine kurzfristige Inkubation von HS-6 (50 mg/kg) mit Soman (0,05 mg/kg) in der Injektionsspritze verhindert das lebensbedrohliche Absinken der Blutesteraseaktivität des Meerschweinchens.

Als überraschender Nebenbefund ergab sich, daß von einer „irreversiblen" Hemmung der Blutcholinesterasen durch Soman *in vivo* nicht die Rede sein kann: Die Aktivität der zunächst blockierten Esterasen stellt sich spontan innerhalb weniger Tage wieder her, um ein Vielfaches schneller also, als etwa nach vergleichbaren Vergiftungen mit Paraoxon oder Dimethoat!

Auch Tabun und Sarin werden übrigens durch HS-6 in Direktreaktion in erheblichem Umfang inaktiviert, wie ähnliche orientierende Versuche zeigten. Die Reaktionsgeschwindigkeit mit Paraoxon ist jedoch mindestens 100mal geringer und hier in der gleichen Größenordnung wie die von TMB-4 oder Toxogonin®. HS-6 dürfte also als Antidot nicht gegen alle bekannten Alkylphosphate in gleicher Weise wirksam sein. Hierauf wird später zurückzukommen sein. Zunächst sollen noch einige Befunde zur Wirksamkeit von HS-6 bei der Somanvergiftung vorgetragen werden:

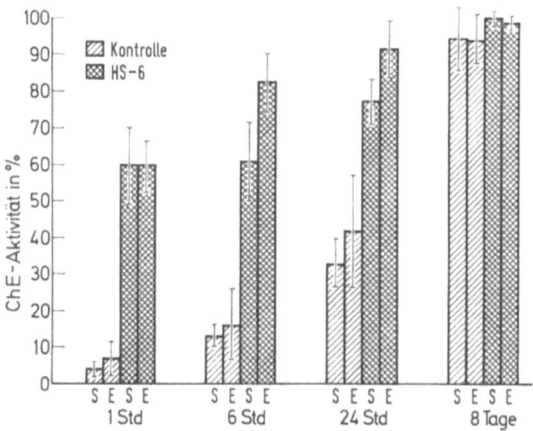

Abb. 1. Einfluß einer Inkubation von HS-6 (50 mg/kg) mit Soman (5 min, 20°C) auf die esterasehemmenden Eigenschaften des Soman (0,05 mg/kg s.c. unter Atropinschutz) an Meerschweinchen. *S* Serum-Cholinesteraseaktivität in Prozent des Ausgangswertes; *E* Erythrocyten-Cholinesteraseaktivität in Prozent des Ausgangswertes

In Tab. 1 ist der Einfluß verschiedener Pyridiniumoxime auf den Verlauf der Somanvergiftung an Meerschweinchen dargestellt. Soman wurde unter Atropinschutz subcutan in einer Dosis (0,05 mg/kg) appliziert, die die Esteraseaktivität in Serum und Erythrocyten auf Werte unter 10% des zuvor ermittelten individuellen Ausgangswertes senkte. Todesfälle traten erst nach der 6. Std auf. Die Blutesteraseaktivität der überlebenden Tiere erholt sich innerhalb von 8 Tagen. Die Pyridiniumoxime wurden unmittelbar nach der subcutanen Somanvergiftung i.m. in der Dosis von 50 mg/kg zugeführt. Die Antidotwirkung von HS-6 war nämlich bei einer Injektion 30 min vor oder 90 min nach der Somanvergiftung erheblich geringer als bei gleichzeitiger Applikation. Die günstige Wirkung von HS-6 (Tab. 1) zeigt sich vor allem in der höheren Esteraseaktivität im Blut der vergifteten Tiere zur 6. Std nach Somanzufuhr sowie in einer geringeren Letalität. Die i.m. Zufuhr von Toxogonin®

(50 mg/kg) gleichzeitig mit der Somanvergiftung führt dagegen zu einer hohen Absterbequote schon zwischen 1. und 6. Std. Hier dokumentiert sich offensichtlich die oben erwähnte ungünstige Wirkung von 4-Aldoximen bei hoher Dosierung. Dies zeigt sich übrigens auch bei subcutaner Injektion eines Gemisches von Toxogonin® und Soman in entsprechenden Dosen. Ebenso verhält es sich bei Verwendung von TMB-4 (Tab. 1).

Tabelle 1. *Der Einfluß verschiedener Pyridiniumoxime (jeweils 50 mg/kg) auf den Verlauf der Esteraseaktivität (%) in Serum und Erythrocyten nach Somanvergiftung (0,05 mg/kg s.c.) an Meerschweinchen (obligater Atropinschutz 4 mg/kg i.p.). In Klammern Anzahl der Versuche*

	ChE	1 Std	6 Std	24 Std	8 Tage
Soman s.c.	S	4 (12)	13 (12)	33 (7)	95 (5)
(Kontrolle)	E	7	16	42	94
Soman s.c. + HS-6 i.m.	S	9 (11)	21 (11)	40 (10)	93 (10)
gleichzeitig	E	11	26	38	96
Soman s.c. + Toxogonin i.m.	S	4 (10)	12 (5)	46 (3)	+
gleichzeitig	E	1	24	27	
Soman s.c. + TMB-4 s.c.	S	0 (4)	14 (3)	19 (2)	+
(Gemisch)	E	0	0	0	
Soman s.c. + 2-PAM s.c.	S	72 (4)	95 (4)	100 (4)	nicht
(Gemisch)	E	60	72	83	geprüft
Soman s.c. + 2-PAM i.m.	S	6 (4)	37 (4)	44 (4)	94 (4)
gleichzeitig	E	0	15	26	81

2-Aldoxime wie HS-6 und auch 2-PAM dagegen bilden offenbar mit Soman in Direktreaktion schnell zerfallende Produkte: bei Inkubation von 2-PAM mit Soman wird dieser Phosphorsäureester in erheblichem Ausmaß inaktiviert (Tab.1). Dennoch besitzt 2-PAM bekanntlich keine praktisch ausnutzbare Antidotwirkung, wie auch aus Tab.2 hervorgeht. Man kann diskutieren, ob dies mit den nicht sehr günstigen Löslichkeits- und Resorptionsbedingungen von 2-PAM zusammenhängt.

Bei einer neuropharmakologischen Analyse der tödlichen Wirkung von Soman an der betäubten Ratte (gemeinsame Untersuchung mit DAL RI) zeigte sich eine überraschend gute Wirksamkeit von Atropin gegen die zentrale Atemlähmung. Überraschend zunächst deswegen, weil Atropin in der Literatur als „nicht wirksam" bei der Somanvergiftung gilt. Dieses Urteil wird in der Tat verständlich, weil sich nach Beseitigung der zentralen Atemlähmung herausstellt (Abb.2), daß auch eine vollständige oder nahezu vollständige periphere Atemlähmung vorliegt, an der auch die atropinisierten Tiere ohne künstliche Beatmung zugrunde gehen müssen.

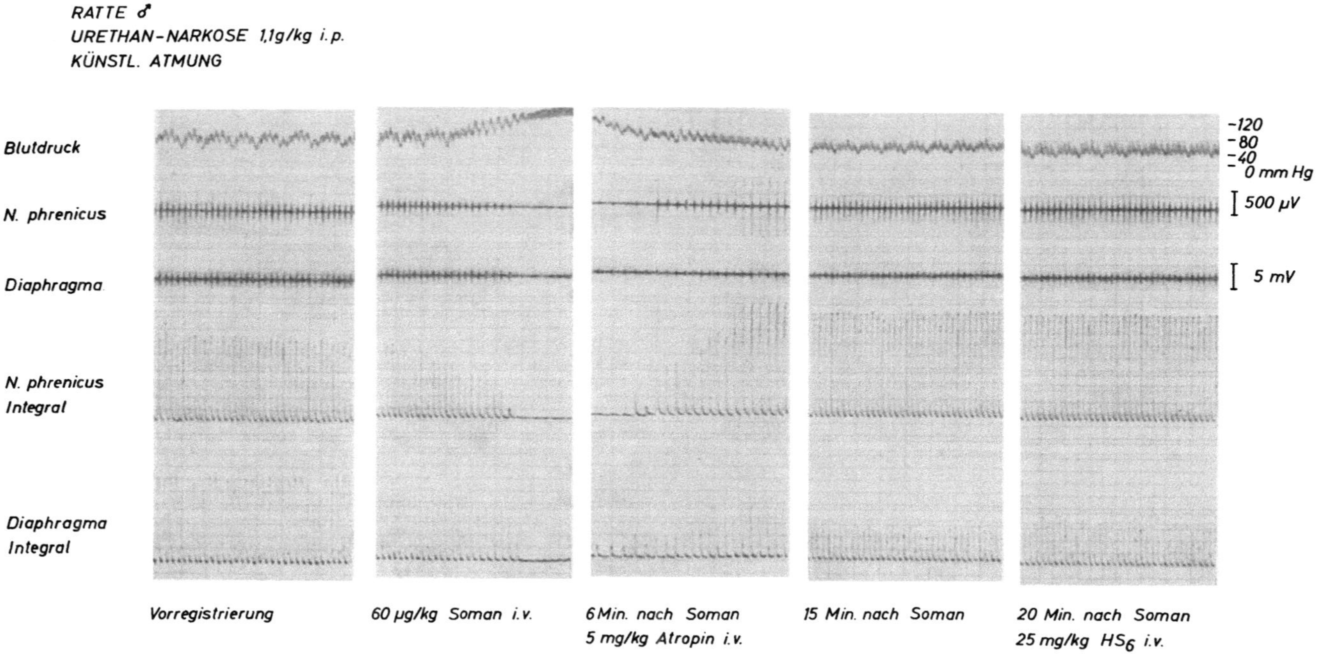

2. Hauptthema: Toxikologie

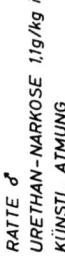

Abb. 2. Ratte, Urethannarkose, künstlich beatmet. Die i.v. Infusion von Soman (insgesamt 60 µg/kg) führt zu zentraler Atemlähmung. Diese kann durch Atropin (5 mg/kg i.v.) aufgehoben werden. Die danach noch fortschreitende periphere Atemlähmung (keine Spontanatmung möglich!) wird durch HS-6 aufgehalten

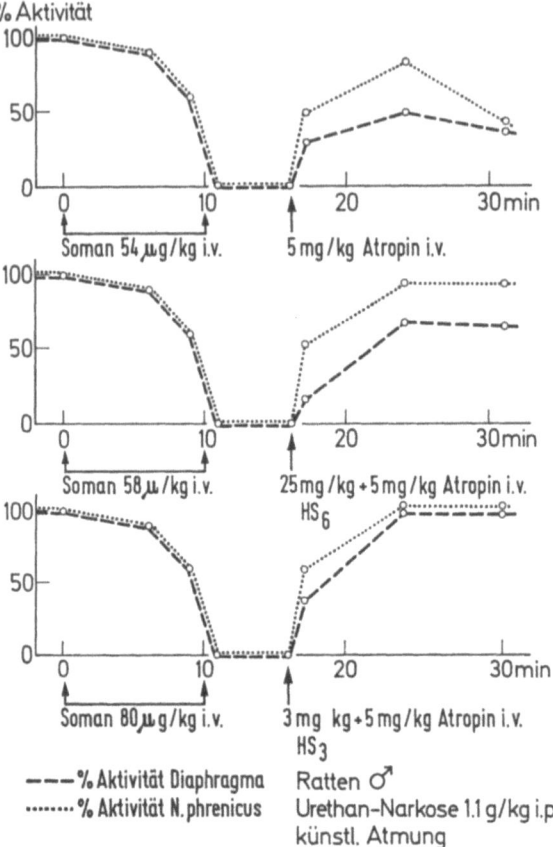

Abb. 3. Ratten, Urethannarkose, künstlich beatmet. Auswertung von Soman-Vergiftungen, wie in Abb. 2 dargestellt. Die oberen Kurven entstanden aus Mittelwerten von 10 Versuchen über den Einfluß von Atropin auf die Atemfunktionen. Die mittleren und unteren Kurven sind Mittelwerte aus je 4 Versuchen und zeigen den Einfluß der Wirksamkeit von HS-6 (25 mg/kg i.v.) sowie HS-3 (3 mg/kg i.v.) bei Zufuhr der Antidote in Kombination mit Atropin

Aus Abb. 3 geht hervor, daß HS-6 bei gleichzeitiger Zufuhr mit Atropin diese periphere Atemlähmung oder zumindest ihr Fortschreiten zu verhindern vermag. Noch günstiger wirkt die neue Substanz HS-3, die sogar die Spontanatmung wieder ermöglicht. Auf dieses Präparat wird zum Schluß dieses Vortrages noch besonders verwiesen.

Die gegen die Somanvergiftung wirksamen Dosen von HS-6 liegen bei 25—50 mg/kg, was bei der praktischen Verwendung am Menschen einer i.m. Zufuhr — und nur diese käme bei Serienvergiftungen in Betracht — von ca. 3,5 g HS-6 entsprechen würde. In dieser Hinsicht dürfte eine

Tabelle 2. *Versuche an weiblichen Mäusen (NMRI) über den Einfluß von Toxogonin® und HS-6 auf die Toxicität von insecticiden Präparaten. Die Zahlenwerte des Gemisches bedeuten, daß von jedem der Wirkstoffe die genannten Dosen vorlagen*

Präparat	LD_{50} p.os in μl/kg	DC_{50} i.v. Toxogonin®	DC_{50} i.v. HS-6	DC_{50} i.v. Mischung HS-6 und Toxogonin 1:1
		gegenüber der doppelten oralen LD_{50} des insecticiden Präparates in mg/kg		
E 605 forte® (50% Parathion)	23 (16—33) (f. 2 Std)	5,0 (4,2—6,0) (f. 2 Std)	5,0—7,5 jeweils 75% Tote (f. 2 Std)	3,5 (3,0—4,0) (f. 2 Std)
PD₅® (50% Phosdrin)	15 (13,5—17,5) (f. 2 Std)	19,4 (15,8—25,6) (f. 2 Std)	3,3 (2,3—4,5) (f. 2 Std)	5,2 (4,8—6,4) (f. 2 Std)
Metasystox® (50% Demeton-O-methylsulfoxyd)	86 (75—101) (f. 2 Std)	29,0 (21,0—40,0) (f. 2 Std)	2,0 (1,5—3,0) (f. 2 Std) ab 5,0 wieder 100% Tote	2,6 (1,5—4,4) (f. 2 Std)
Anthio® (25% Formothion)	1100 (850—1400) (f. 2 Std)	keine Überlebenden! (gepr. bis 50 mg/kg) (f. 2 Std)	15,0 (4,0—25,0) (f. 2 Std)	20—50 jeweils 50% Tote (f. 2 Std)
Malathion techn. (1% Lösung in DMSO)	145ᵃ (110—188) (f. 24 Std)	10—50 jeweils 50% Tote (f. 24 Std)	5,6 (2,3—13,5) (f. 24 Std)	10—40 jeweils 25% Tote (f. 24 Std)
Roxion® (50% Dimethol)	500 (350—600) (f. 24 Std)	keine Überlebenden! (gepr. bis 50 mg/kg) (f. 24 Std)	keine Überlebenden! (gepr. bis 50 mg/kg) (f. 24 Std)	10—50 jeweils 75% Tote (f. 24 Std)

[a] Im Gegensatz zu den übrigen geprüften Präparaten bezieht sich diese Dosisangabe auf den Wirkstoff.

wirksame Behandlung der Somanvergiftung also noch immer unrealistisch sein. Es stellt sich jedoch die Frage, ob HS-6 als Antidot gegen Vergiftungen mit anderen Alkylphosphaten wirksamer sein kann. In Tab. 2 sind die kurativen Dosen von HS-6 im Vergleich zu Toxogonin® bei i.v. Zufuhr 15 min nach oraler Zufuhr der doppelten LD_{50} verschiedener insecticider Handelspräparate aus der Gruppe der organischen

Phosphorsäureester (*ohne* Atropinschutz) zusammengestellt. Man erkennt eine z.T. überraschend gute Antidotwirksamkeit von HS-6 auch bei denjenigen Vergiftungen, gegen die Toxogonin® eine nur geringe Wirksamkeit besitzt.

Wenn man sich daran erinnert, daß HS-6 eine Antidotwirkung in vivo nur besitzen kann, solange Gewebsspiegel an freiem Phosphorsäureester vorhanden sind, kann die Zufuhr dieses Antidots in den meisten Fällen wohl lediglich in der ersten Stunde nach der Vergiftung sinnvoll sein. Dies wird sich in der Praxis zweifellos nur selten realisieren lassen.

4,4-LüH-6 (Toxogonin®)

HS-6

2,4-LüH-6 (HS-3)

Andererseits gibt es genügend viele Organophosphate, gegen die esterasereaktivierende Antidote vom Typ des Toxogonin® auch noch nach 1 bis 2 Tage wirksam sind, so daß es uns sinnvoll erschien, die kurative Wirkung einer Kombination von HS-6 und Toxogonin® zu gleichen Teilen in der eben dargestellten Versuchsanordnung zu erproben. Das Ergebnis ist ebenfalls in Tab. 2 dargestellt und läßt erkennen, daß unter den gewählten Versuchsbedingungen nur bei der Parathion- und Dimethoatvergiftung ein gewisser Erfolg zu erzielen ist.

Aus praktischer Sicht wird eine „Mischspritze", also die Verwendung einer Kombination von esterasereaktivierendem Antidot (Toxogonin®) und einem im Sinne der „Direktreaktion" wirksamen Antidot, zu befürworten sein, wenn die Stabilität der beiden Substanzen bei längerer Lagerungsfrist gewährleistet sein sollte. Es liegt jedoch nahe zu fragen, ob es nicht möglich sein wird, Substanzen zu finden, die die Eigenschaften von Toxogonin® und HS-6 in sich vereinen. In Betracht kommen hierzu nur bis-Pyridiniumoxime, von denen wir wissen, daß die in Parastellung fixierte Oximgruppe eine esterasereaktivierende Wirksamkeit mit sich bringt und eine in Orthostellung vorhandene Oximgruppe in Direktreaktion mit organischen Phosphorsäureestern zu schnell zerfallenden Produkten führt. In der von den Freiburger Chemikern HAGEDORN u. SCHOENE synthetisierten Substanz HS-3 liegt eine solche Verbindung vor, wie aus dem Vergleich der Strukturformeln hervorgeht (siehe S. 70).

In der Tat vermag HS-3 eine durch Paraoxon oder DFP gehemmte Esterase fast ebensogut und schnell wie Toxogonin® zu reaktivieren, als Antidot gegen eine Somanvergiftung ist HS-3 allen bisher geprüften Substanzen überlegen (vgl. Tab. 3).

Tabelle 3

	Esterasereaktivierende Wirksamkeit (Paraoxon, DFP)	Wirksamkeit via Direktreaktion (Soman)	
	in vitro und in vivo	in vitro	in vivo
2-PAM	gut	sehr gut	gering
4-PAM	schlecht	ungünstig	ungünstig
TMB-4	sehr gut	ungünstig	ungünstig
4,4-LüH-6 (Toxogonin®)	sehr gut	ungünstig	ungünstig
HS-6	schlecht	sehr gut	sehr gut
2,2-LüH-6	schlecht	sehr gut	gering
2,4-LüH-6 (HS-3)	sehr gut	sehr gut	sehr gut

Noch nicht entschieden ist allerdings, 1. ob die Inaktivierung von Soman in Dosen zu erzielen sein wird, die man für eine praktische Verwendung als realistisch bezeichnen kann, und 2. ob HS-3 in der Behandlung von Vergiftungen mit den zahlreichen Insecticiden der Organophosphatgruppe dem Toxogonin® gleichwertig ist.

Literatur
1. BERENDS, F., C. H. POSTHUMUS, I. VAN DER SLUYS, and F. A. DEIERKAUF: Biochim. biophys. Acta (Amst.) **34**, 576 (1959).
2. FLEISHER, J. H., and L. W. HARRIS: Biochem. Pharmacol. **14**, 641 (1965).
3. — — and E. F. MURTHA: J. Pharmacol. exp. Ther. **156**, 345 (1967).
4. HEILBRONN, E.: Svensk. Kem. T. **77**, 11 (1965).
5. HOBBIGER, F. W., and P. W. SADLER: Brit. J. Pharmacol. **14**, 195 (1959).
6. KITZ, R. J., S. GINSBURG, and I. B. WILSON: Biochem. Pharmacol. **14**, 1475 (1965).
7. LAMB, J. C., G. M. STEINBERG, and B. E. HACKLEY, JR.: Biochim. biophys. Acta (Amst.) **89**, 171 (1964).
8. MICHEL, H. O., B. E. HACKLEY, JR., L. BERKOWITZ, G. LIST, E. B. HACKLEY, W. GILLILAN, and M. PANKAU: Arch. Biochem. **121**, 29 (1967).

9. ZECH, R., W. D. ERDMANN u. H. ENGELHARD: Arzneimittel-Forsch. 17, 1196 (1967).

Prof. Dr. W. D. ERDMANN, Institut für Pharmakologie und Toxikologie der Universität
3400 Göttingen, Geiststr. 9

Wirkungen und Wirkungsmechanismen von Alkan-bis-ammoniumderivaten bei der Organophosphatvergiftung
Effects and Mechanisms of Action of Alkan-Bis-Ammonium Derivatives in Organophosphate Poisoning

Von F. K. OHNESORGE

In den letzten Jahren ist der Gebrauch der Oxime zur Prophylaxe und Therapie von Organophosphatvergiftungen in den Vordergrund des Interesses gerückt, obwohl die Oxime die Toxicität der Organophosphate nur in Kombination mit Atropin in nennenswertem Maße herabsetzen und auch dann nicht bei allen Organophosphatvergiftungen wirksam sind [3,12,14,15,43]. Über den unzweifelhaften Fortschritt, den die Einführung dieser Cholinesterasereaktivatoren bedeutete, sind ältere Bemühungen in Vergessenheit geraten, die sehr begrenzte Antidotwirkung von Atropin durch die gleichzeitige Verabfolgung anderer Pharmaka zu verbessern. Da eine Organophosphatvergiftung nicht nur durch Muscarinartige, sondern auch durch Nicotin-artige Symptome gekennzeichnet ist, versuchte man, Atropin mit Ganglien-blockierenden oder/und Curareähnlich wirkenden Pharmaka zu kombinieren. Durch solche Kombinationen konnte aber nur ein mäßiger zusätzlicher Schutz vor einer Organophosphatvergiftung erzielt werden [31,34,41]. Diese Befunde erweckten bei uns den Verdacht, daß nicht die Ganglien-blockierenden Eigenschaften der betreffenden Pharmaka für die zusätzlichen protektiven Effekte entscheidend seien, sondern andere, noch unbekannte Wirkungen, die durch Abwandlung der chemischen Struktur möglicherweise verstärkt werden könnten.

Wir synthetisierten und untersuchten deshalb während der vergangenen $1^1/_2$ Jahre mit einer größeren Arbeitsgruppe unseres Institutes eine Reihe von Alkan-bis-ammoniumderivaten, die dem Hexamethonium chemisch eng verwandt sind, die aber keine oder nur sehr schwache Ganglien-blockierende Wirkungen besitzen. Eine Auswahl dieser Verbindungen ist in der Abb. 1 zusammengestellt. Als Kurzbezeichnung wird folgende Nomenklatur verwendet: Zuerst wird die Anzahl X der Methylengruppen zwischen den quartären Stickstoffatomen angegeben, nach dem Schrägstrich der stets symmetrische Substituent R. So bedeutet z.B. C_6/methyl Hexamethonium.

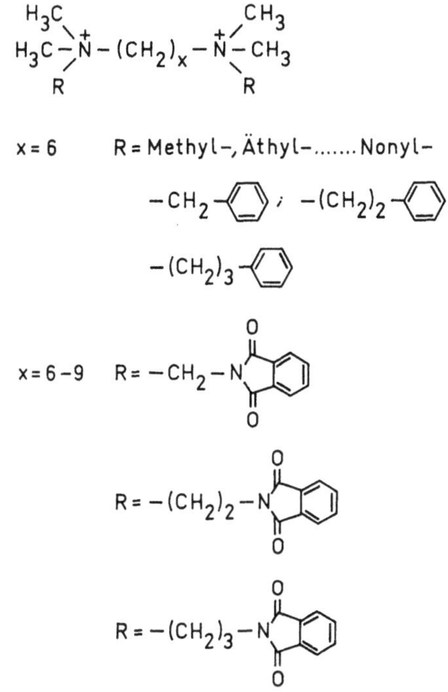

2. Hauptthema: Toxikologie

$$H_3C\diagdown\overset{+}{N}-(CH_2)_x-\overset{+}{N}\diagup CH_3$$
$$H_3C\diagup\underset{R}{}\qquad\underset{R}{}\diagdown CH_3$$

x = 6   R = Methyl-, Äthyl-........Nonyl-

$-CH_2-\langle\bigcirc\rangle$; $-(CH_2)_2-\langle\bigcirc\rangle$

$-(CH_2)_3-\langle\bigcirc\rangle$

x = 6–9   R = $-CH_2-N\langle\text{phthalimid}\rangle$

R = $-(CH_2)_2-N\langle\text{phthalimid}\rangle$

R = $-(CH_2)_3-N\langle\text{phthalimid}\rangle$

Abb. 1. Chemische Struktur einiger Alkan-bis-ammonium-Derivate. Zur Nomenklatur s. Text

Unsere bisherigen Befunde mit den Alkan-bis-ammoniumderivaten [22, 23, 29, 30] können an dieser Stelle nur sehr gestrafft wiedergegeben und folgendermaßen gegliedert werden: 1. Beeinflussung der Toxicität von Diisopropylfluorophosphat (DFP) bei Mäusen, 2. Beeinflussung des Blutdrucks und Wirkungen an isolierten Organen, 3. Wirkungen auf die ungehemmte Acetylcholinesterase (E.C. 3.1.1.7; [11]) und auf deren Hemmung durch DFP.

1. Beeinflussung der DFP-Toxicität für Mäuse

Methodik. Einzeln sitzende, 18–28 g schwere männliche Mäuse (Stamm NMRI), Umgebungstemperatur 25°C, 55% relative Luftfeuchte, Eingewöhnungsdauer 30 min. Subcutane Injektion der Schutz-Substanzen unter die Nackenhaut, 15 min später DFP s.c. unter das Rückenfell. Injektions-Volumina 0,01 ml/g K.G., Beobachtungsdauer 3 Std. Auswertung nach [28].

Die Versuche ergaben im wesentlichen (Einzelheiten siehe [22, 23]) folgendes (Tab.1): Die LD_{50} von DFP steigt nach Vorbehandlung mit Atropin von 26,5 μMol/kg um den Faktor 2,1 auf 56 μMol/kg an. Die prophylaktische Injektion der meisten Alkan-bis-ammoniumverbindungen in einer ihrer LD_5 entsprechenden Dosis vermindert die Toxicität von

DFP um Faktoren von 1,5—1,8. Als besonders interessant erwies sich das Derivat C_6/3-(phthalimido)-propyl mit einem Protektionsfaktor von 2,0. Denn die sich uns zunächst aufdrängende Vermutung, es handele sich um einen Atropin-artigen Effekt, hat sich als falsch erwiesen: Die kombinierte Vorbehandlung mit 20 µMol Atropin/kg und 24 µMol C_6/3-(phthalimido)-propyl/kg = LD_5 ergab eine Erhöhung der LD_{50} von DFP um den Faktor 15 von 26,5 auf 400 µMol/kg. Weil bei Vorbehandlung mit

Tabelle 1. *Toxicität von DFP für Mäuse nach Vorbehandlung mit C_6/3-(phthalimido)-propyl, Atropin und Hexamethonium*

C_6/3-(phthalimido)-propyl[a] µMol/kg	Atropin µMol/kg	Hexamethonium[a] (C_6/methyl) µMol/kg	LD_{50}DFP µMol/kg	Protektiver Faktor
—	—	—	26,5	—
—	20,0	—	56,0	2,1
24,0	—	—	54,0	2,0
—	—	87,0	44,0	1,7
—	20,0	87,0	61,0	2,3
24,0	20,0	—	400,0	15,1
24,0	20,0	87,0	715,0	27,0

[a] Dosis entspricht der LD_5, Erklärung s. Text.

Atropin allein durch Erhöhung der Dosis über 20 µMol/kg eine weitere Abschwächung der Toxicität von DFP über den Faktor 2,1 hinaus nicht eintritt, kann der überadditive Effekt von C_6/3-(phthalimido)-propyl nicht mit einer Atropin-artigen Wirkung erklärt werden. Für andere Derivate ergab sich zusammen mit Atropin ebenfalls mindestens eine Addition. — Wird der Kombination C_6/3-(phthalimido)-propyl — Atropin noch das Ganglien-blockierende Hexamethonium (87 µMol/kg = LD_5) hinzugefügt, dann steigt die LD_{50} von DFP weiter auf 715 µMol/kg, d.h. insgesamt um den Faktor 27 an. Der zusätzliche Effekt des Hexamethonium deutet darauf hin, daß die Antidotwirkung des C_6/3-(phthalimido)-propyl nicht durch eine Ganglienblockade hervorgerufen wird, denn die Kombination von Atropin mit Hexamethonium ergibt lediglich einen Schutzfaktor von 2,3.

2. Beeinflussung des Blutdrucks und Wirkungen an isolierten Organen

Blutdruckversuche an künstlich beatmeten, Urethan-narkotisierten Ratten haben dann auch gezeigt, daß die Alkan-bis-ammoniumderivate den nach DFP auftretenden tödlichen Blutdruckabfall prophylaktisch verhindern oder therapeutisch aufheben können, ohne in der gleichen Dosierung Ganglien-blockierend zu wirken. In dem in Abb. 2 wiedergegebenen

2. Hauptthema: Toxikologie 75

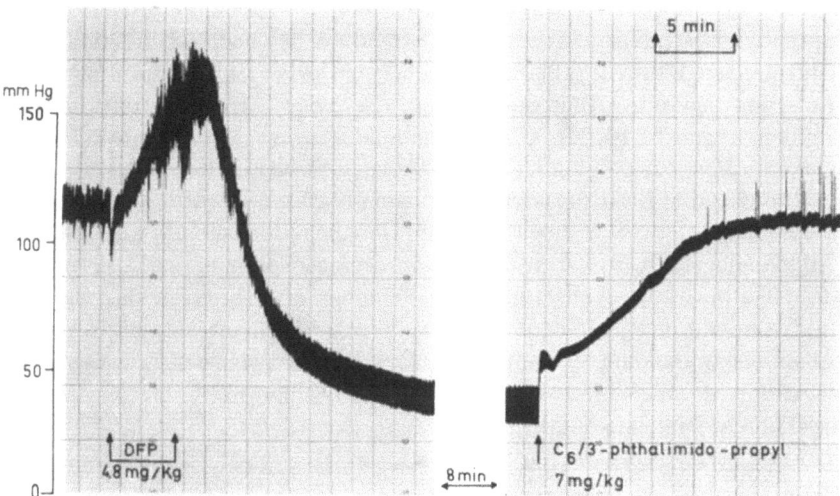

Abb. 2. Blutdruck der Ratte; Urethannarkose, künstliche Beatmung. ,,Therapeutische" Wirkung von $C_6/3$-(phthalimido)-propyl nach DFP-Injektion

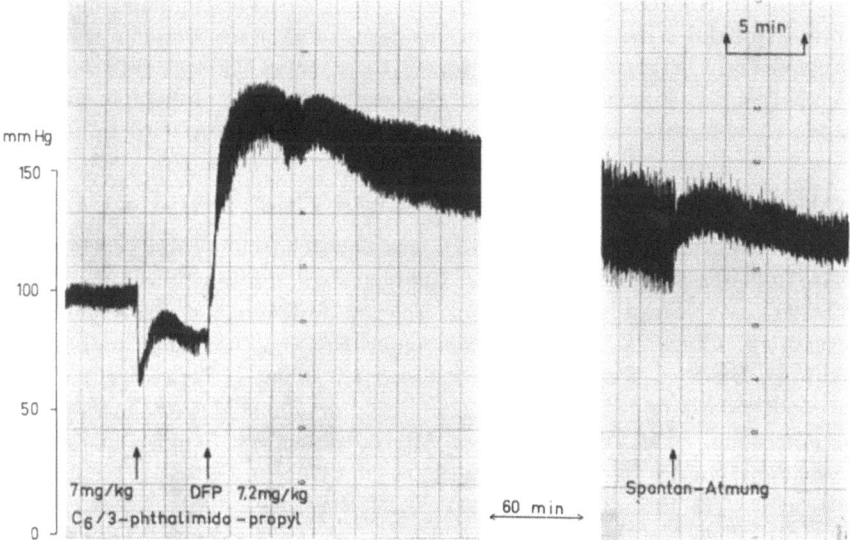

Abb. 3. Blutdruck der Ratte; Urethannarkose, künstliche Beatmung. Blutdrucksenkung nach DFP wird durch ,,prophylaktische" Injektion von $C_6/3$-(phthalimido)-propyl verhindert

Beispiel kehrt der durch DFP gesenkte Blutdruck nach der ,,therapeutischen" Injektion von 7 mg = 10 μMol $C_6/3$-(phthalimido)-propyl/kg wieder auf seinen Ausgangswert zurück. In der Abb. 3 verhindert die „prophylaktische" Injektion dieser Verbindung den nach DFP sekundär eintretenden Blutdruckabfall, nicht aber den primär über eine zentrale Erregung bewirkten Blutdruckanstieg, der durch Atropin unterdrückt werden kann [10, 16, 26]. $C_6/3$-(phthalimido)-propyl verursacht in der gleichen Dosierung (7 mg/kg) keine Ganglienblockade, denn es verhindert nicht die Blutdrucksteigerung nach 0,25 mg Nicotin/kg. Hexamethonium und sein noch stärker Ganglien-blockierend wirkendes Äthylanaloges [39, 40] heben dagegen in der gleichen molaren Dosierung die Nicotinwirkung vollständig auf. Offenbar aber besitzen das $C_6/3$-(phthalimido)-propyl und die anderen aliphatischen und aromatischen Alkan-bis-ammoniumverbindungen Muscarin-antagonistische Eigenschaften. Sie verhindern nämlich die unmittelbar nach der Nicotininjektion auftretende Blutdrucksenkung.

Die Muscarin-antagonistischen Wirkungen der Alkan-bis-ammoniumderivate haben wir am spontan schlagenden, isolierten *Meerschweinchenvorhof* genauer analysiert [30]. Alle 32 an diesem Präparat geprüften Derivate (siehe Tab. 2) erwiesen sich als Antagonisten des Carbachol. Sie verschieben die Konzentrationswirkungskurve von Carbachol parallel zu höheren Konzentrationen hin; jedoch erfolgt die Verschiebung nicht proportional der Antagonistenkonzentration, sondern sie nimmt mit ihr ab und strebt bei manchen Verbindungen sogar einem Endwert zu. Dieses Verhalten, das in einem auffälligen Gegensatz zu dem von Atropin und anderen kompetitiven Antagonisten des Carbachol steht, wird in der Darstellung nach ARUNLAKSHANA u. SCHILD [5] besonders deutlich (Abb. 4): Der Anstieg der dose ratio $\frac{A}{a} - 1$ ($A = ED_{50}$ von Carbachol in Gegenwart des Antagonisten; $a = ED_{50}$ von Carbachol ohne Antagonisten) wird in diesen Fällen mit steigender Antagonistenkonzentration B immer kleiner. Der Wirkungsmechanismus solcher Antagonisten kann nach ARIENS u. Mitarb. [2, 36] folgendermaßen erklärt werden (siehe Einschub Abb. 4): Die Reaktion des Antagonisten B mit einem Nebenreceptor R' verändert die Affinität des eigentlichen Receptors R zu dem Antagonisten a (Carbachol). Das Ausmaß dieser Affinitätsänderung hängt von den Eigenschaften des BR'-Komplexes ab; es ist z.B. beim $C_6/$propyl kleiner als beim $C_7/3$-(phthalimido)-propyl. Ein Mechanismus dieser Art ist in der Enzymchemie als allosterischer Effekt bekannt, und wir haben in Analogie hierzu die Alkan-bis-ammoniumderivate als allosterische Antagonisten (B_{all}) — im Gegensatz zu den kompetitiven Antagonisten (B_{komp}) — bezeichnet.

Diese Hypothese wird durch Versuche am Vorhof gestützt, bei denen Alkan-bis-ammoniumderivate mit den kompetitiven Hemmstoffen Atropin, Methylatropin und Nicotinsäure-Tropinester [6] kombiniert wurden. Wir fanden hierbei eine eindeutige überadditive Wirkung der Kombinationen auf die Verschiebung der Konzentrationswirkungskurve von Carbachol, während zwei kompetitive Antagonisten der Theorie entsprechend additiv wirkten. In Tab. 3 sind die Ergebnisse von vier derartigen Versuchen zusammengestellt.

Es ist nun nicht weiter erstaunlich, daß die Alkan-bis-ammoniumderivate auch eine schwere DFP-Vergiftung des isolierten Vorhofes aufheben

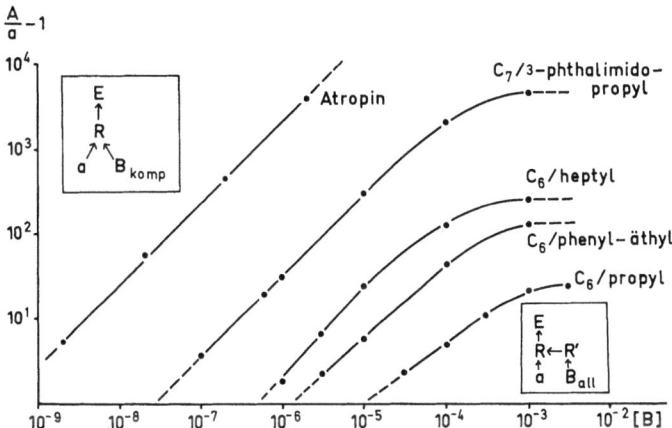

Abb. 4. Konzentrations-Hemmwirkungs-Kurven von Atropin und einigen Alkan-bis-ammonium-Derivaten am spontan schlagenden, isolierten Meerschweinchen-Vorhof; Agonist: Carbachol. Abszisse: Konzentration (molar) des Antagonisten. Ordinate: Wirkungsverhältnis (aus ED_{50}) in Gegenwart (A) und in Abwesenheit (a) des Antagonisten (B). Einschub links oben: Schematische Darstellung des klassischen kompetitiven Antagonismus; Einschub rechts unten: Schematische Darstellung des vorgeschlagenen allosterischen Antagonismus. R = Receptor für Agonisten; R' = Nebenreceptor für allosterischen Antagonisten (B_{all}); E = Effekt. Erklärung s. Text

können (Tab.2). Sie tun dies aufgrund ihrer besonderen Anti-Muscarinwirkung. Dabei können wir bisher nicht erklären, warum diejenigen Konzentrationen verschiedener Alkan-bis-ammoniumderivate, die eine schwere DFP-Vergiftung des Vorhofes vollständig aufheben (Spalte 2, Tab.2), die Konzentrationswirkungskurve von Carbachol offenbar in unterschiedlichem Ausmaß verschieben (Spalte 4, Tab.2).

Die Beziehungen zwischen Struktur und Wirkung wurden am Vorhof besonders eingehend untersucht (Tab.2). Eine Verstärkung der antagonistischen Wirkung gegenüber DFP und Carbachol erfolgt 1. bei Verlängerung der Zwischenkette x; dies geht beispielsweise aus der Zunahme der Wirksamkeit um etwa eine Zehnerpotenz vom C_6/methyl zum C_9/methyl hervor und aus der verstärkten Wirksamkeit des C_8/3-(phthali-

Tabelle 2. *Anti-DFP- und Anti-Carbachol-Wirkungen von Alkan-bis-ammoniumderivaten auf die Kontraktionskraft (isometrisch) des isolierten Meerschweinchen-Vorhofs.* Zu Spalte 2: Die Kontraktionskraft wurde durch 10—20 min lange Einwirkung von $2-5 \cdot 10^{-5}$ M DFP auf $10-20\%$ des Kontrollwertes gesenkt. Die in den Spalten 2—4 wiedergegebenen Befunde entstammen verschiedenen Versuchsreihen.
K.W.K. = Konzentrationswirkungskurve

$(H_3C)_2 \cdot \overset{+}{N}—(CH_2)—\overset{+}{N}—(CH_3)_2$ $\quad\quad\quad\mid\quad\quad\, x \quad\, \mid$ $\quad\quad\quad R \quad\quad\quad\quad R$ X/R	Vollständige Aufhebung der DFP-Vergiftung durch molare Konzentration	Erhöhung der ED_{50} von Carbachol um Faktor 10 durch mol. Konz.	Parallel-Verschiebung der K.W.K. von Carbachol um Faktor durch Konz. in Sp. 2
C_6/methyl[a] (Hexamethonium)	$1,1 \cdot 10^{-3}$	$1,1 \cdot 10^{-3}$	11
C_7/methyl	$6,3 \cdot 10^{-4}$	$5,5 \cdot 10^{-4}$	13
C_8/methyl	$5,0 \cdot 10^{-4}$	$2,8 \cdot 10^{-4}$	20
C_9/methyl	$1,3 \cdot 10^{-4}$	$1,2 \cdot 10^{-4}$	13
C_4/propyl	$2,0 \cdot 10^{-3}$	—	—
C_6/propyl	$4,2 \cdot 10^{-4}$	$3,4 \cdot 10^{-4}$	13
C_7/propyl	$1,5 \cdot 10^{-4}$	$3,3 \cdot 10^{-4}$	8
C_8/propyl	$2,0 \cdot 10^{-4}$	$1,5 \cdot 10^{-4}$	14
C_9/propyl	$2,0 \cdot 10^{-4}$	$5,2 \cdot 10^{-5}$	36
C_6/methyl[a]	$1,1 \cdot 10^{-3}$	$1,1 \cdot 10^{-3}$	11
C_6/äthyl	$5,0 \cdot 10^{-4}$	$6,5 \cdot 10^{-4}$	7
C_6/propyl[a]	$4,2 \cdot 10^{-4}$	$3,4 \cdot 10^{-4}$	13
C_6/butyl	$4,5 \cdot 10^{-5}$	$2,0 \cdot 10^{-4}$	5
C_6/pentyl	$3,2 \cdot 10^{-5}$	$3,5 \cdot 10^{-5}$	11
C_6/hexyl	$1,5 \cdot 10^{-5}$	$1,8 \cdot 10^{-5}$	10
C_6/heptyl	$4,1 \cdot 10^{-6}$	$7,0 \cdot 10^{-6}$	7
C_6/octyl	$3,0 \cdot 10^{-6}$	$5,0 \cdot 10^{-6}$	7
C_6/nonyl	$3,0 \cdot 10^{-6}$	$4,6 \cdot 10^{-6}$	8
C_6/decyl	—	—	negativ inotrop
C_6/2-(phthalimido)-äthyl	$1,0 \cdot 10^{-5}$	$5,5 \cdot 10^{-6}$	21
C_6/3-(phthalimido)-propyl[a]	$1,4 \cdot 10^{-6}$	$1,4 \cdot 10^{-6}$	10
C_6/4-(phthalimido)-butyl	$2,0 \cdot 10^{-6}$	$3,3 \cdot 10^{-6}$	7
C_6/3-(phthalimido)-propyl[a]	$1,4 \cdot 10^{-6}$	$1,4 \cdot 10^{-6}$	10
C_7/3-(phthalimido)-propyl	$6,0 \cdot 10^{-7}$	$3,2 \cdot 10^{-7}$	19
C_8/3-(phthalimido)-propyl	$3,0 \cdot 10^{-7}$	$1,2 \cdot 10^{-7}$	24
C_9/3-(phthalimido)-propyl	$2,0 \cdot 10^{-7}$	$2,0 \cdot 10^{-7}$	16
C_6/phenyl-methyl	$1,0 \cdot 10^{-5}$	$1,0 \cdot 10^{-5}$	13
C_6/2-(phenyl)-äthyl[a]	$9,0 \cdot 10^{-6}$	$2,0 \cdot 10^{-5}$	7
C_6/3-(phenyl)-propyl	$1,5 \cdot 10^{-6}$	$3,3 \cdot 10^{-6}$	6
C_6/cyclohexyl-methyl	$4,0 \cdot 10^{-5}$	$8,0 \cdot 10^{-6}$	38
C_6/2-(phenoxy)-äthyl	$5,0 \cdot 10^{-6}$	$7,5 \cdot 10^{-6}$	8
C_6/diphenyl-methyl	$3,0 \cdot 10^{-6}$	$1,6 \cdot 10^{-6}$	22
C_6/3-(methyl)-butyl	$7,5 \cdot 10^{-5}$	$6,7 \cdot 10^{-5}$	12
C_6/1-(methyl)-äthyl	$1,6 \cdot 10^{-4}$	$1,0 \cdot 10^{-4}$	5

[a] Derivate sind mehrfach aufgeführt.

Tabelle 3. *Kombinationswirkungen von Atropin, N-methyl-Atropin und $C_6/3$-(phthalimido)-propyl auf die isometrischen Kontraktionen des isolierten, spontan schlagenden Meerschweinchenvorhofs. Dargestellt ist das Vielfache der Verschiebung der ED_{50} von Carbachol (aus Konzentrationswirkungskurve) unter dem Einfluß dieser Substanzen Erläuterung s. Text*

	Substanz	Erhöhung der ED_{40} von Carbachol durch Faktor	
Versuch I	Atropin $1 \cdot 10^{-7}$ M	135	
	N-methyl-Atropin $8 \cdot 10^{-8}$ M	180	
	Atropin + N-methyl-Atropin		290
Versuch II	Atropin $1 \cdot 10^{-7}$ M	127	
	Atropin + Atropin		267
Versuch III	Atropin $1 \cdot 10^{-7}$ M	94	
	$C_6/3$-(phthalimido)-propyl $1 \cdot 10^{-5}$ M	67	
	Atropin + $C_6/3$-(phthalimido)-propyl		447
Versuch IV	Atropin $7,5 \cdot 10^{-8}$ M	152	
	$C_6/3$-(phthalimido)-propyl $2 \cdot 10^{-5}$ M	132	
	Atropin + $C_6/3$-(phthalimido)-propyl		1068

mido)-propyl gegenüber der entsprechenden C_6/Verbindung; 2. Die Anti-DFP- und die Anti-Carbacholwirkung wird stärker, wenn der Substituent R vergrößert wird; so ist z.B. C_6/*octyl* rund 100mal wirksamer als C_6/*propyl*, und C_6/phenyl*propyl* ist effektiver als C_6/phenyl*methyl*.

Die anticholinergischen Wirkungen der Alkan-bis-ammoniumderivate beschränken sich nicht auf die Muscarinreceptoren, sie wirken auch *an der motorischen Endplatte* antagonistisch gegen Acetylcholin, und sie können auch dort eine DFP-Vergiftung aufheben. In der Abb. 5 sind zwei Versuche am isolierten, indirekt gereizten Rattenzwerchfell wiedergegeben (tetanische Reizung 50/sec, Einzelreizdauer 0,2 msec, supramaximale Reizung, alle 3 min für 5 sec). An diesem Präparat bewirkt DFP in einer Konzentration von $1 \cdot 10^{-5}$ M sehr schnell eine Hemmung der tetanischen Kontraktionen, die durch die Zugabe von $C_5/3$-(phthalimido)-propyl wieder aufgehoben wird. Die ursprüngliche DFP-Wirkung tritt nach dem Auswaschen des Derivates wieder ein.

Die Anti-DFP-Wirkungen der Alkan-bis-ammoniumderivate am innervierten Zwerchfell scheinen nach unseren bisherigen Feststellungen eng an ihre neuromuskulär blockierenden Effekte gebunden zu sein (siehe jedoch 37): Die stärksten Anti-DFP-Effekte werden in der Regel bei jenen Konzentrationen beobachtet, die allein gegeben eine eben bemerkbare neuromuskuläre Lähmung hervorrufen. Der Lähmungstyp ist Curare-artig; dies ergibt sich aus der typischen Beeinflussung der tetanischen Kontraktionen bei indirekter Reizung und aus Versuchen am chronisch-denervierten Rattenzwerchfell, an dem die bisher geprüften Derivate ebenso wie d-Tubocurarin keine Kontraktur hervorrufen und die Empfindlichkeit für Carbachol und Acetylcholin vermindern. Außerdem ist der Antagonismus zwischen d-Tubocurarin und Organophosphaten an der Skeletmuskulatur seit längerer Zeit bekannt (Lit. s. [4, 32, 38]).

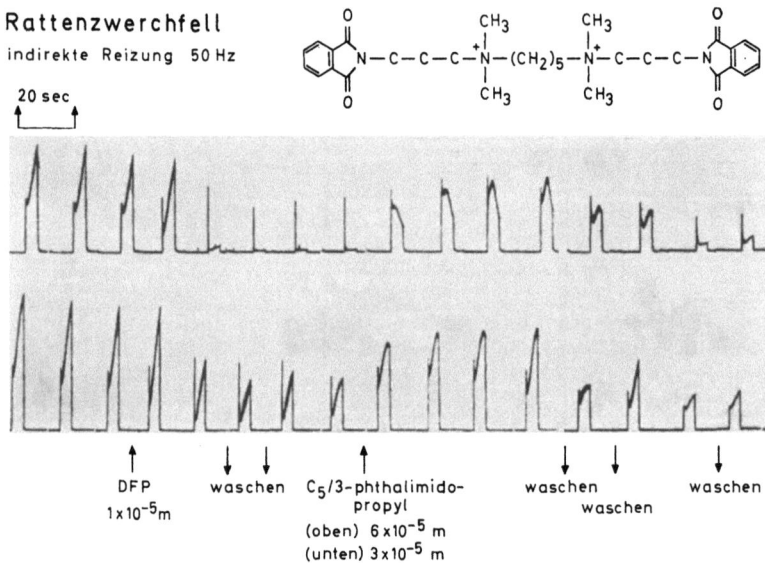

Abb. 5. Isoliertes, indirekt gereiztes Rattenzwerchfell. Aufhebung der DFP-Lähmung durch C_5/3-(phthalimido)-propyl. Wiederkehr der Lähmung nach Auswaschen des Derivates. Reizdaten und Erklärung s. Text

Die Beziehungen zwischen Konstitution und Wirkung der Alkan-bis-ammoniumderivate am Rattenzwerchfell sind offenbar schwächer ausgeprägt als am Meerschweinchenvorhof, sie unterliegen im Prinzip aber ähnlichen Gesetzmäßigkeiten. So wirkt z.B. C_9/3-(phthalimido)-propyl etwa dreimal stärker als das entsprechende C_5-Derivat, und die Vergrößerung der Substituenten an den quartären Stickstoffatomen verursacht ebenfalls eine Zunahme der Wirksamkeit.

3. Wirkungen auf die ungehemmte Acetylcholinesterase und auf deren Hemmung durch DFP

Wir fragen uns, ob die Alkan-bis-ammoniumderivate außer ihrer Affinität zu den eben erwähnten ,,pharmakologischen" Receptoren auch eine Affinität zu den eng verwandten Receptoren der Acetylcholinesterase hätten, und ob sie dieses Enzym vielleicht auch vor einer Organophosphatvergiftung schützen könnten. Wir untersuchten zunächst mit der Warburg-Methode, ob die Alkan-bis-ammoniumderivate fähig sind, die Acetylcholinesterase vor einer Inaktivierung durch Organophosphate zu schützen [29]. Als Enzympräparat dienten gewaschene Meerschweinchenerythrocyten, als Substrat Acetylcholin in einer Endkonzentration von 10^{-2} M. Die Inkubationstemperatur betrug 37°C, der Bicarbonatpuffer hatte einen pH-Wert von 7,8—7,9. Unter diesen Bedingungen wird die Acetylcholinesterase der Erythrocyten durch eine 30 min lange Inkubation mit $3 \cdot 10^{-6}$ M DFP oder $1 \cdot 10^{-7}$ M Paraoxon bis auf etwa 10% ihrer normalen Aktivität gehemmt. Es stellte sich heraus, daß die meisten Alkan-bis-ammoniumderivate die Inaktivierung der Acetylcholinesterase durch Organophosphate ganz oder teilweise verhindern, dabei aber selbst nicht nennenswert mit der enzymatischen Hydrolyse des Acetylcholin interferieren. Die Tab. 4 gibt unsere Befunde auszugsweise wieder. Wie zu erkennen ist, bestehen an der Esterase augenscheinlich ähnliche Konstitutionswirkungsbeziehungen wie an den isolierten Organen. Die Vergrößerung der Substituenten R verstärkt zunächst die protektiven Eigenschaften. Werden die aliphatischen Substituenten R allerdings zu lang (C_6/hexyl und C_8/nonyl), dann wird nicht nur die protektive Wirkung schwächer, sondern die Derivate hemmen dann in den betreffenden Konzentrationen auch die Acetylcholinesterase selbst. Die Verlängerung der Zwischenkette x führt ebenfalls zu einem besseren Schutz vor der Organophosphatinaktivierung. Das Ausmaß des Schutzes scheint von der Konstitution des Organophosphates abzuhängen (vergleiche Werte der Spalte 2 für DFP und Paraoxon).

Auf der Suche nach einer Erklärung für den Schutzeffekt konnten wir die Möglichkeit einer rein chemischen Reaktion zwischen den Organophosphaten und den Alkan-bis-ammoniumderivaten ausschalten. Es stellte sich ferner heraus, daß die Derivate nicht — wie z. B. die Oxime — reaktivierend wirken; sie können also bei nachträglicher „therapeutischer" Gabe nicht die Aktivität der durch Phosphorylierung bereits gehemmten Acetylcholinesterase wieder anheben.

Wir fragten uns deshalb, ob die Alkan-bis-ammoniumderivate möglicherweise die Bindung von Organophosphaten an die Acetylcholinesterase erschweren. Zur Klärung dieser Frage untersuchten wir zunächst, in welcher Weise die Derivate die *Bindung von Tritium-markiertem DFP an Meerschweinchenerythrocyten* beeinflussen. Zu diesem Zweck wurden gewaschene Erythrocyten mit ^{3}H-DFP (ca. 1 Ci/mMol) 10^{-5} M für verschiedene Zeiten (5—60 min) bei 37°C inkubiert, dann mehrmals gewaschen und ihr Gehalt an irreversibel gebundenem ^{3}H-DFP mit Hilfe der Szintillationstechnik gemessen. Die Bindung von ^{3}H-DFP wurde durch eine Prä-

Tabelle 4. *Schutz der Acetylcholinesterase vor einer Inaktivierung mit Organophosphaten durch Alkan-bis-ammoniumderivate (Spalte 2) und Eigenwirkungen dieser Derivate an der normalen Acetylcholinesterase (Spalte 3). Methodik s. Text*

$_2(H_3C)-N-(CH_2)_x-N-(CH_3)_2$ $\quad\quad\quad R \quad\quad\quad\quad R$ x/R	Protektive Wirkung (Anhebung der Organophosphat-gehemmten AChE auf 50% der Normalaktivität)		Eigenwirkung der Derivate auf AChE in Konzentration der Spalte 2 A = Aktivierung H = Hemmung
C_6/methyl	$5 \cdot 10^{-4}$ M		0%
C_6/äthyl	$1 \cdot 10^{-4}$ M		0%
C_6/propyl	$5 \cdot 10^{-5}$ M		0%
C_6/hexyl	$3 \cdot 10^{-5}$ M		20% H
C_6/nonyl	$1 \cdot 10^{-4}$ M (nur 20%)	auf DFP gehemmte AChE	35% H
C_8/propyl	$1 \cdot 10^{-5}$ M		10% A
C_9/propyl	$1 \cdot 10^{-5}$ M		5% A
C_6/3-(phthalimido)-propyl	$5 \cdot 10^{-5}$ M		0%
C_6/methyl	$1 \cdot 10^{-3}$ M		0%
C_6/äthyl	$3 \cdot 10^{-4}$ M	auf Paraoxon gehemmte AChE	10% A
C_6/propyl	$3 \cdot 10^{-5}$ M		0%
C_6/phenyl-methyl	$3 \cdot 10^{-6}$ M		0%
C_6/phenyl-äthyl	$1,5 \cdot 10^{-6}$ M		0%
C_6/phenyl-propyl	$1 \cdot 10^{-6}$ M		0%

inkubation mit C_6/propyl (10^{-4} und 10^{-3} M) nicht beeinflußt. Die Anwesenheit altbekannter Schutzstoffe vor einer Organophosphatinaktivierung, wie Butyrylcholin (10^{-1} M) oder Neostigmin (10^{-4} M) (9, 21) verlangsamte hingegen die Aufnahme signifikant. Genau parallel angelegte Warburg-Versuche ergaben aber, daß die Hemmung der Erythrocytenesterase durch DFP sowohl bei Präinkubation mit Butyrylcholin und Neostigmin als auch durch C_6/propyl weitgehend verhindert wird [9, 10]. Außerdem ist die Kinetik des Aufnahme- und des Hemmprozesses ganz unterschiedlich; so ist z.B. die Acetylcholinesterase nach 10 min langer Inkubation mit 10^{-5} M DFP komplett gehemmt, obwohl zu diesem Zeitpunkt noch nicht einmal 50% der maximal möglichen DFP-Menge an die Erythrocyten fest gebunden ist. Es ist demnach nicht möglich, aus der Bindung von ^{3}H-DFP an die Erythrocyten Rückschlüsse auf die Phosphorylierung der Erythrocyten-Acetylcholinesterase zu ziehen. Immerhin haben diese Versuche aber gezeigt, daß ein Unterschied zwischen der Wirkungsweise von Alkan-bis-ammoniumderivaten und den beiden bekannten Esteraseinhibitoren im Hinblick auf die Beeinflussung der DFP-Bindung an die Erythrocyten besteht.

Über den möglichen *Wirkungsmechanismus der Reaktion zwischen den Alkan-bis-ammoniumderivaten und der Acetylcholinesterase* geben Versuche Auskunft, die in letzter Zeit begonnen wurden. In einer ersten Versuchsreihe haben wir mit der Warburg-Methode geprüft, wie die Reaktion zwischen DFP und der Erythrocyten-Acetylcholinesterase durch C_6/propyl verändert wird (Abb. 6). Bei der Reaktion zwischen Enzym und irreversiblen Inhibitoren wie den Organophosphaten nimmt der Logarithmus der Enzymaktivität mit fortschreitender Reaktionszeit linear ab,

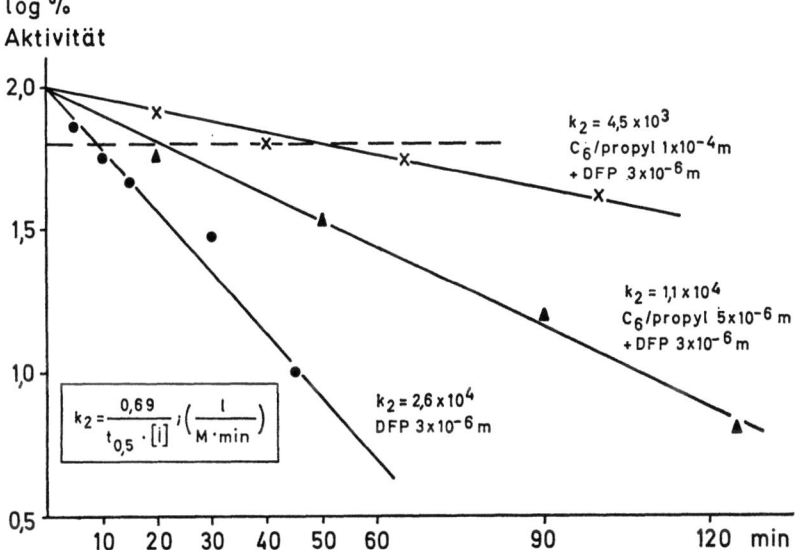

Abb. 6. Verzögerung der DFP-Inaktivierung der Acetylcholinesterase bei Anwesenheit von C_6/propyl. Enzympräparat: Meerschweinchen-Erythrocyten; Substrat: Acetylcholin 10^{-2} M. Einschub: Formel zur Berechnung der Geschwindigkeitskonstanten k_2; (I) = Konzentration von DFP; $t_{0,5}$ = Zeit (min) bis zum Eintritt der 50%igen Hemmung der AChE (gestrichelte Waagerechte). Methodik und Erklärung s. Text

weil die bimolekulare Reaktion bei einem Überschuß von Inhibitor den Gesetzen eines pseudo-unimolekularen Prozesses folgt [1,8]. Die Anwesenheit von C_6/propyl verlangsamt die Geschwindigkeit der Reaktion zwischen DFP und der Acetylcholinesterase, d.h. die Reaktion verläuft so, als ob die Konzentration von DFP verringert worden wäre. Wie bereits erwähnt, konnte aber eine Direktreaktion zwischen DFP und C_6/propyl ebenso ausgeschlossen werden wie eine hydrolytische Spaltung des bereits phosphorylierten Enzyms durch das Derivat. Demnach muß also C_6/propyl über eine Änderung der Enzymeigenschaften die Reaktionsgeschwindigkeit zwischen Enzym und DFP verringern. Das Ausmaß dieser Abnahme der Reaktionsgeschwindigkeit ergibt sich aus der Herabsetzung der Geschwindigkeitskonstanten k_2 für die Reaktion zwischen Acetylcholinesterase und DFP (k_2-Werte anderer Autoren siehe [17,33]) von $2,6 \cdot 10^{-4}$ auf $4,5 \cdot 10^{-3}$ l $\cdot$ M^{-1} $\cdot$ min^{-1} in Anwesenheit von $1 \cdot 10^{-4}$ M C_6/propyl (Acetylcholinkonzentration 10^{-2} M).

Die eben beschriebene Änderung der Enzymeigenschaften ist schwierig zu erklären. Denn die Alkan-bis-ammoniumderivate können ihrer chemischen Natur nach nur mit anionischen Bindungsstellen der Esterase reagieren; die Reaktion mit DFP hingegen erfolgt mit der esteratischen Gruppe des Enzyms. Nach den neuerdings von WILSON [42] entwickelten Vorstellungen ist es jedoch durchaus möglich, daß die Besetzung von anionischen Bindungsstellen zu einer Konformationsänderung der esteratischen Gruppe führt und damit zu einer Änderung ihrer Reagibilität. Die Acetylcholinesterase muß demnach als allosterisch beeinflußbares Enzym angesehen werden, eine Annahme, die in letzter Zeit durch die Untersuchungen von CHANGEUX [7] und KITZ u. KREMZNER [19] immer wahrscheinlicher wird.

Für diese Hypothese sprechen auch eigene *Untersuchungen am Chymotrypsin*, dessen esteratische Gruppe durch DFP ebenfalls irreversibel blockiert wird (Lit. s. [8]). Chymotrypsin besitzt aber keine vergleichbaren anionischen Bindungsstellen, und infolgedessen wirken Alkan-bis-ammoniumderivate an diesem Ferment auch nicht protektiv und es fehlt ihnen jegliche Eigenwirkung. Untersucht wurden die Derivate C_6/propyl, C_6/2-(methyl)-propyl, C_6/3-(methyl)-butyl, C_6/3-(phenyl)-propyl, C_6/2-(phthalimido)-äthyl, C_6/3-(phthalimido)-propyl, und C_9/3-(phthalimido)-propyl in Konzentrationen bis $3 \cdot 10^{-4}$ M.

Der Versuch, die Ursache für die fehlende Hemmwirkung protektiv wirkender Konzentrationen der Alkan-bis-ammoniumderivate in den Warburg-Experimenten aufzuklären, erbrachte weitere Hinweise auf das Vorliegen eines allosterischen Wirkungsmechanismus. Zu diesem Zweck wurde die *Beeinflussung der Aktivitäts-pS-Kurve der Acetylcholinesterase durch steigende Konzentrationen einiger Alkan-bis-ammoniumderivate* untersucht. Wir benutzten die pH-Stat-Methode (Titrigraph von Radiometer, Kopenhagen), die die Anwendung wesentlich kleinerer Substrat-Konzentrationen (Acetylcholin bis $5 \cdot 10^{-5}$ M) erlaubt [18]. Als Ferment wurde vorgereinigte Acetylcholinesterase von Electrophorus electricus (Schwarz Bioresearch, Orangeburg N. Y.; 100 E/mg Protein) verwendet, der pH-Wert des aus 0,6 M Kochsalzlösung bestehenden Inkubationsmediums wurde auf 7,5 eingestellt. Die Versuche wurden bei 25°C unter Stickstoffatmosphäre durchgeführt. Die Abb. 7 zeigt als Beispiel die Veränderung der Aktivitäts-pS-Kurve durch C_6/propyl: Im Bereich hoher Acetylcholinkonzentrationen — wie sie im Warburg-Apparat verwendet werden — wird eine Hemmung der Acetylcholin-

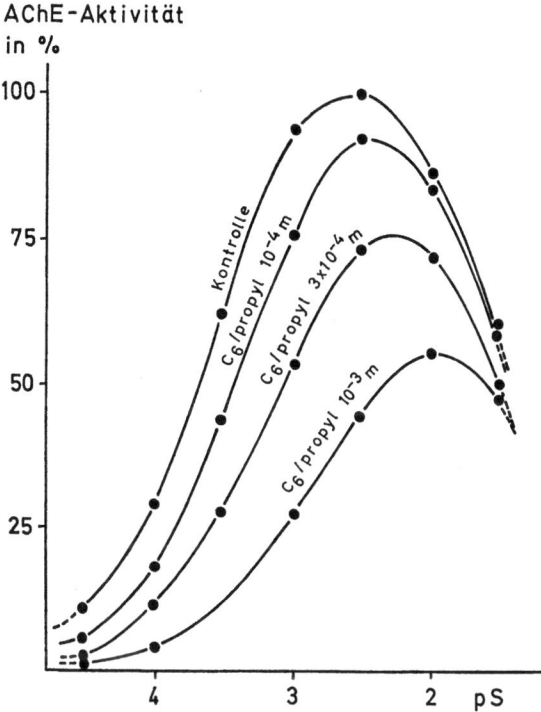

Abb. 7. Beeinflussung der Aktivitäts-pS-Kurve der Acetylcholinesterase (von Electrophorus electricus) durch C_6/propyl. Ordinate: Spaltungsgeschwindigkeit in Prozent, bezogen auf die maximale Spaltungsgeschwindigkeit der Kontrolle. Abszisse: neg. Log. der Substratkonzentration (Acetylcholin). Methodik und Erklärung s. Text

esteraseaktivität erst durch sehr hohe Konzentrationen der Derivate nachweisbar; im Bereich niedriger Substratkonzentrationen ist die Hemmung dagegen viel stärker ausgeprägt. Gleichzeitig wird durch C_6/propyl das Substratoptimum des Enzyms in den Bereich höherer Acetylcholinkonzentrationen verschoben. Eine solche Beeinflussung der Aktivitäts-pS-Kurve ist nach KRUPKA [24] und ROUFOGALIS u. THOMAS [35] aber nur möglich, wenn neben der Bildung des Enzyminhibitorkomplexes auch ein Komplex zwischen dem acetylierten Enzym und dem Inhibitor entsteht, der im Gegensatz zu dem für die Substrathemmung verantwortlichen Substrat-Acetylenzymkomplex deacetyliert werden kann. Die Beeinflussung der Deacetylierung des esteratischen Zentrums kann nun eigentlich wieder nur als Rückwirkung der Besetzung von anionischen Bindungsstellen durch C_6/propyl verstanden werden.

Andere, nahe verwandte Derivate, wie z.B. C_8/propyl verschieben in inhibitorisch wirkenden Konzentrationen das Substratoptimum der

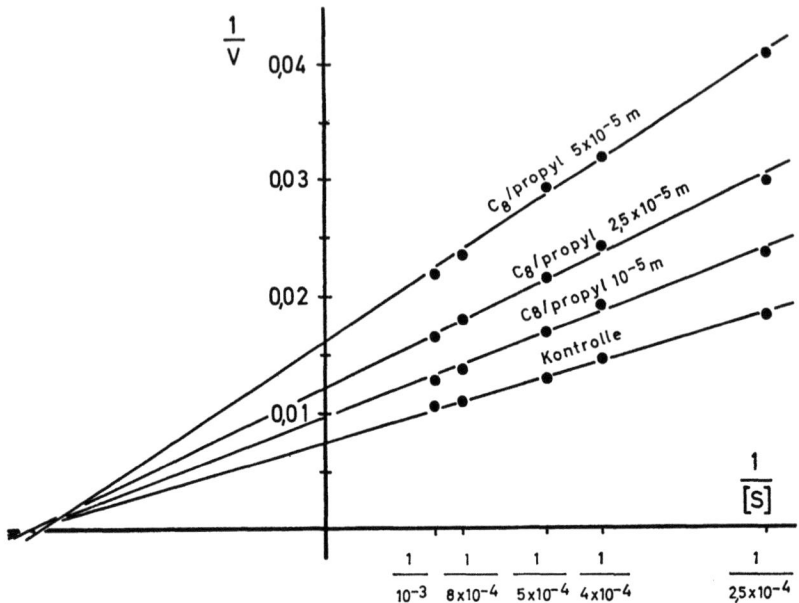

Abb. 8. Beeinflussung der Beziehung zwischen Aktivität der Acetylcholinesterase von Electrophorus electricus und der Substratkonzentration durch C_8/propyl. Darstellung nach LINEWEAVER-BURK für Konzentrationen unterhalb des Substratoptimums. Ordinate: reziproker Wert der Spaltungsgeschwindigkeit, bezogen auf die maximale Spaltungsgeschwindigkeit der Kontrolle (= 100). Abszisse: reziproker Wert der Substratkonzentration (Acetylcholin)

Acetylcholinesterase nicht. Der Wirkungsmechanismus von C_8/propyl ist nicht kompetitiv — etwa durch Verdrängung des Acetylcholin bei der Bildung des Michaelis-Komplexes —, wie das Ergebnis der Auswertung nach LINEWEAVER u. BURK [27] für Substratkonzentrationen unterhalb des Substratoptimums zeigt (Abb. 8): Die Reaktionsgeschwindigkeit $\left(\text{als } \dfrac{1}{V} \text{ auf der Ordinate}\right)$ nimmt mit steigenden Konzentrationen von C_8/propyl ab, während die Michaelis-Konstante $\left(\text{als } -\dfrac{1}{S} \text{ auf der Abszisse}\right)$ kaum verändert wird. Dieses Verhalten ist typisch für einen nichtkompetitiven Antagonisten. Alle bisher untersuchten Alkan-bisammoniumderivate erwiesen sich als sehr schnell reversible Inhibitoren. Nach unserem Wissen wird damit zum ersten Mal ein reversibler, nichtkompetitiver Inhibitor der Acetylcholinesterase beschrieben. Zur Erklärung des Wirkungsmechanismus bleibt als wahrscheinlichste Möglichkeit wiederum die Annahme übrig, daß die Besetzung von anionischen Bindungsstellen des acetylierten Enzyms in die Deacetylierung des esteratischen Zentrums eingreift [24]. Weitere Untersuchungen müssen zeigen, ob diese Hypothese, für die auch eine in letzter Zeit erschienene Arbeit von KRUPKA [25] über die inhibitorische Wirkung von Fluoridionen auf die Acetylcholinesterase spricht, richtig ist (s. a. [20]).

Zusammenfassung

In Kombination mit Atropin schützen einige der untersuchten Alkan-bis-ammoniumderivate in erstaunlichem Ausmaß vor einer tödlichen Organophosphatvergiftung. Dieser protektive Effekt beruht nicht auf einer Ganglien-blockierenden Wirkung; er kommt höchstwahrscheinlich durch multiple periphere Angriffspunkte zustande. Die Derivate besitzen Anti-Muscarinwirkungen, die von denen des Atropin verschieden sind und zusammen mit Atropin einen überadditiven Effekt ergeben; sie haben außerdem Curare-ähnliche Eigenschaften und sie schützen die Acetylcholinesterase vor einer Inaktivierung durch Organophosphate. Als Wirkungsmechanismus der Alkan-bis-ammoniumderivate konnte an den Muscarinreceptoren des Herzvorhofs und an der Acetylcholinesterase eine allosterische Verformung der Bindungsstellen für Acetylcholin bzw. Organophosphate wahrscheinlich gemacht werden.

Mit dankenswerter Unterstützung durch die Fraunhofer-Gesellschaft zur Förderung der angewandten Forschung e.V., München.

Literatur

1. ALDRIDGE, W. N.: Biochem. J. **46**, 451 (1950).
2. ARIENS, E. J.: Arzneimittel-Forsch. **16**, 1376 (1966).
3. ASKEW, B. M.: Brit. J. Pharmacol. **12**, 340 (1957).
4. AXELSON, J., E. GJONE, and K. NAESS: Acta pharmacol (Kbh.) **13**, 319 (1957).
5. ARUNLAKSHANA, O., and H. O. SCHILD: Brit. J. Pharmacol. **14**, 48 (1959).
6. BOSSE, J. A., u. O. WASSERMANN: Naunyn-Schmiedebergs Arch. Pharmak. exp. Path. **259**, 34 (1967).
7. CHANGEUX, J.-P.: Molec. Pharmacol. **2**, 369 (1966).
8. COHEN, J. A., and R. A. OOSTERBAAN: Hdb. d. exp. Pharmak., Erg.-Werk, Bd. 15, S. 299. Berlin-Göttingen-Heidelberg: Springer 1963.
9. — M. G. P. J. WARRINGA, and B. R. BOVENS: Biochim. biophys. Acta (Amst.) **6**, 469 (1951).
10. DIRNHUBER, P., and H. CULLUMBINE: Brit. J. Pharmacol. **10**, 12 (1955).
11. Enzyme nomenclature. Amsterdam-London-New York: Elsevier Publ. Comp. 1965.
12. ERDMANN, W. D., R. ZECH, P. FRANKE u. I. BOSSE: Arzneimittel-Forsch. **16**, 492 (1966).
13. FREEMANN, G., and M. A. EPSTEIN: New Engl. J. Med. **253**, 266 (1955).
14. HAHN, H. L., u. D. HENSCHLER: Naunyn-Schmiedebergs Arch. Pharmak. exp. Path. **260**, 130 (1968).
15. HOBBIGER, F.: Hdb. d. exp. Pharmak., Erg.-Werk, Bd. 15, S. 921. Berlin-Göttingen-Heidelberg: Springer 1963.
16. HORNYKIEWICZ, O., u. W. KOBINGER: Naunyn-Schmiedebergs Arch. exp. Path. Pharmak. **228**, 493 (1956).
17. JANDORF, B. J., H. O. MICHEL, N. K. SCHAFFER, R. EGAN, and W. H. SUMMERSON: Discuss. Faraday Soc. **20**, 134 (1955).

18. JENSEN-HOLM, J., H. H. LAUSEN, K. MILTHERS, and K. O. MØLLER: Acta pharmacol. (Kbh.) **15**, 384 (1959).
19. KITZ, R. J., and L. T. KREMZNER: Molec. Pharmacol. **4**, 104 (1968).
20. —, and I. B. WILSON: J. biol. Chem. **238**, 745 (1967).
21. KOELLE, G. B.: J. Pharmacol. exp. Ther. **88**, 232 (1946).
22. KORDS, H., H. LÜLLMANN, F. K. OHNESORGE u. O. WASSERMANN: Naunyn-Schmiedebergs Arch. Pharmak. exp. Path. **260**, 157 (1968).
23. — — — — Europ. J. Pharmacol. **3**, 341 (1968).
24. KRUPKA, R. M.: Biochemistry **2**, 76 (1963).
25. — Molec. Pharmacol. **2**, 558 (1966).
26. KUGA, T., u. W. D. ERDMANN: Naunyn-Schmiedebergs Arch. Pharmak. exp. Path. **258**, 457 (1967).
27. LINEWEAVER, H., and D. BURK: J. Amer. chem. Soc. **56**, 658 (1934).
28. LITCHFIELD, J. T., and F. WILCOXON: J. Pharmacol. exp. Ther. **96**, 99 (1949).
29. LÜLLMANN, H., F. K. OHNESORGE, and O. WASSERMANN: Europ. J. Pharmacol. **2**, 67 (1967).
30. — — G.-CHR. SCHAUWECKER u. O. WASSERMANN: Naunyn-Schmiedebergs Arch. Pharmak. exp. Path. **260**, 172 (1968).
31. MCNAMARA, B. P., G. B. KOELLE, and A. GILMAN: J. Pharmacol. exp. Ther. **88**, 27 (1946).
32. MEETER, E., and O. L. WOLTHUIS: Europ. J. Pharmacol. **2**, 377 (1967).
33. MICHEL, H. O.: Fed. Proc. **14**, 255 (1955).
34. PARKES, M. W., and P. SACRA: Brit. J. Pharmacol. **9**, 299 (1954).
35. ROUFOGALIS, B. D., and J. THOMAS: J. Pharm. Pharmacol. **20**, 135 (1968).
36. SIMONIS, A. M., and E. J. ARIENS: Arzneimittel-Forsch. **16**, 1393 (1966).
37. STOVNER, J.: Acta pharmacol. (Kbh.) **15**, 55 (1958).
38. WERNER, G., and A. S. KUPERMANN: Hdb. d. exp. Pharmak., Erg.-Werk, Bd. 15, S. 570. Berlin-Göttingen-Heidelberg: Springer 1963.
39. WIEN, R., and D. F. J. MASON: Brit. J. Pharmacol. **6**, 615 (1951).
40. — — N. D. EDGE, and G. T. LAUGSTONE: Brit. J. Pharmacol. **7**, 534 (1952).
41. WILLS, J. H.: Hdb. d. exp. Pharmak., Erg.-Werk, Bd. 15, S. 883. Berlin-Göttingen-Heidelberg: Springer 1963.
42. WILSON, I. B.: Ann. N.Y. Acad. Sci. **144**, 644 (1967).
43. ZECH, R., W. D. ERDMANN u. H. ENGELHARD: Arzneimittel-Forsch. **17**, 1196 (1967).

Prof. Dr. F. K. OHNESORGE, Institut für Pharmakologie,
Christian Albrechts-Universität
2300 Kiel, Hospitalstr. 4—6

Kinetik und Wege des Methanolumsatzes*
Kinetics and Pathways of Methanol Metabolism

Von N. RIETBROCK

Die Wirkungen des Methanols schienen nach der letzten zusammenfassenden Bearbeitung von COOPER u. KINI [8] mit dem durch oxydative Umwandlung mittels ADH und Katalase entstehenden Formaldehyd

* Mit Unterstützung der Deutschen Forschungsgemeinschaft.

erklärt. In den letzten Jahren sind aber eine Reihe neuer Befunde beigebracht worden, die eine Revision dieses Konzepts nahelegen. Die folgende Abhandlung bringt mit der Klärung der Kinetik und der Erörterung der Wege des Umsatzes die wesentlichsten Züge.
Entgegen einer weitverbreiteten Meinung nimmt Methylalkohol eine Sonderstellung in der Reihe der aliphatischen Alkohole ein. Nicht nur hinsichtlich seines Lösungsverhaltens steht Methylalkohol Wasser näher als Äthanol, sondern auch im chemischen Verhalten; z. B. kann er Kristallwasser in anorganischen Verbindungen ersetzen wie in $CaCl_2 \cdot 4\ CH_3OH$; $CuSO_4 \cdot CH_3OH$ oder $MgCl_2 \cdot 6\ CH_3OH$. Die Lipoidlöslichkeit ist — anders als bei allen übrigen Alkoholen — sehr gering.
Der Hauptweg der Methanolelimination ist die Oxydation in folgenden Stufen:

$$CH_3OH \xrightarrow{I} CH_2O \xrightarrow{II} HCOOH \xrightarrow{III} CO_2$$

Die Umsatzgeschwindigkeit ist für die einzelnen Stufen außerordentlich verschieden, zudem in starkem Maße speciesabhängig. Reaktionsstufe II, die Oxydation des Formaldehyds, ist im Mechanismus noch nicht aufgehellt, in der Kinetik aber einfach. Erst in jüngster Zeit ist klar geworden, daß Formaldehyd von allen höheren Organismen außerordentlich rasch zu Ameisensäure umgesetzt wird [35, 42, 26]. Wegen der enormen Umsatzgeschwindigkeit im Erythrocyten ist die Halbwertzeit des Formaldehyds methodisch schwer zu bestimmen; sie beträgt — unter Berücksichtigung dieser Schwierigkeiten — höchstens 1 min (vgl. Tab.1). Dagegen verläuft die Oxydation der Ameisensäure zu CO_2 (Reaktionsstufe III) deutlich langsamer und bei den verschiedenen Tierarten sehr unterschiedlich (Tab.1, rechte Spalte). Am schnellsten eliminiert die Ratte (HWZ 12 min), es folgt das Meerschweinchen (22 min), etwas langsamer eliminiert das Kaninchen (32 min). Katze (67 min) und Hund (77 min) eliminieren deutlich langsamer, die Geschwindigkeiten von Ratte und Hund verhalten sich wie 6,4:1. Der Mensch schließt sich mit einer HWZ von 55 min (der Wert liegt vergleichsweise so tief wegen der hier verabfolgten geringeren Dosis; die Elimination ist erheblich

Tabelle 1. *Halbwertzeiten von Formaldehyd und Ameisensäure im Plasma nach i.v. Zufuhr von Formaldehyd und Na-Formiat (je 1,17 mMol/kg)*[*]

Species	Halbwertzeiten im Plasma (min)	
	Formaldehyd	Ameisensäure
(3) Mensch	—	55[a]
(1) Hund	1	77
(2) Katze	1	67
(2) Kaninchen	1	32
(2) Meerschweinchen	1	22
(2) Ratte	1	12

[*] Nach MALORNY u. Mitarb. 1965 (1); RIETBROCK, 1965 (2); RIETBROCK, 1968 (3).
[a] Mensch: Formiatdosis 1,0 mMol/kg i.v.

90 2. Hauptthema: Toxikologie

von der Dosierung abhängig) den langsam eliminierenden Species an. Die folgenden Ausführungen streben eine detaillierte Analyse der Eliminationskinetik anhand der die einzelnen Umsetzungsschritte bestimmenden Faktoren an. Daher soll die Untersuchung der Kinetik vorangestellt werden. Die Diskussion der Umsetzungsschritte kann sich dann auf die Oxydation des Methanols und die Elimination der Ameisensäure beschränken.

I. Kinetik des Methanolumsatzes

Frühere Untersuchungen [53,40] postulieren eine lineare Eliminationscharakteristik für Methylalkohol bei Hund und Kaninchen. HAGGARD u. GREENBERG [12] sowie LEAF u. ZATMAN [30] fanden dagegen eine einfach exponentielle Abhängigkeit bei Ratte, Hund und Mensch. Die genauere Analyse der Methanolelimination weist indessen kompliziertere Verhältnisse aus. Wir haben in Versuchen an Hunden die Eliminationscharakteristiken nach verschiedenen Methanoldosen (0,5—4 g/kg einzeitig i.v.) untersucht und zugleich die Akkumulation der Ameisensäure verfolgt (Abb. 1). Die Schar der Eliminationskurven zeigt deutlich,

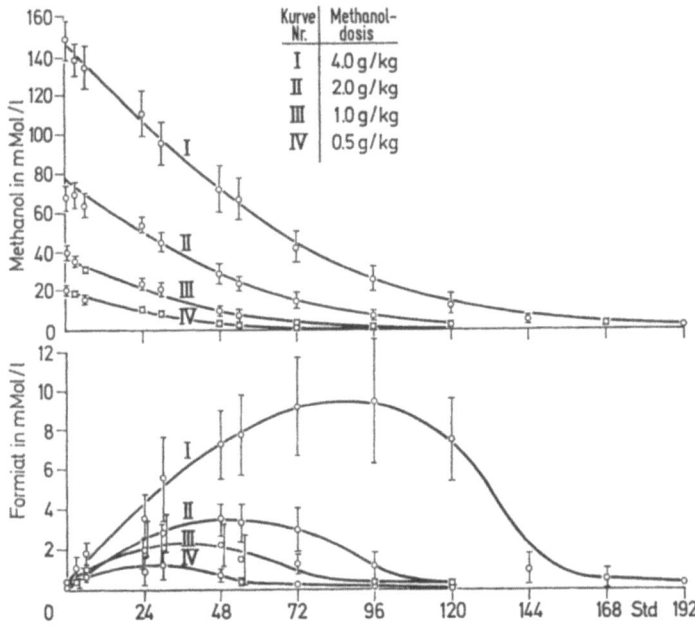

Abb. 1. Methanol- und Formiatkonzentrationen im Plasma nach Zufuhr von 0,5 g/kg (Kurve *IV*, $n = 5$), 1,0 g/kg (Kurve *III*, $n = 5$), 2,0 g/kg (Kurve *II*, $n = 10$) und 4 g/kg (Kurve *I*, $n = 5$) Methanol i.v. bei Hunden (12—34 kg). Oberer Teil Methanolkonzentrationen, unterer Teil Formiatkonzentrationen im Plasma ($\bar{x} \pm s_{\bar{x}}$)

daß mit zunehmender Dosis die Elimination verzögert wird, die HWZ steigt stark an. In Parallele dazu verzögert sich die Ausbildung des Maximums der Ameisensäurespiegel im Plasma [43]. Zwischen den Methanolanfangskonzentrationen und den Maximalkonzentrationen der zugehörigen Ameisensäurekurven besteht direkte Proportionalität. Tab. 2 bringt diese Beziehungen nochmals zusammengefaßt.

Tabelle 2. *Beziehungen zwischen der verabfolgten Methanolmenge und den Methanolanfangskonzentrationen im Plasma, sowie den zeitlichen Maxima der Ameisensäure-(AS)-Spiegel im Plasma*

Methanol-dosis	Methanolanfangs-konzentration		Maximale Formiat-konzentration		Maximale AS-Spiegel im Plasma nach ca.
(g/kg)	mMol/l	relativ	mMol/l	relativ	Std
0,5	19,9	(1,0)	1,1	(1,0)	24
1,0	37,1	(1,9)	2,2	(2,0)	36
2,0	76,8	(3,9)	3,5	(3,2)	48
4,0	146,2	(7,4)	9,4	(8,5)	84

Die Eliminationsgeschwindigkeit variiert von Species zu Species. Eine kürzliche Mitteilung über den Verlauf von Methanolvergiftung des Menschen mit genauer Blutspiegelbestimmung [22] erlaubt es, Vergleiche zu eigenen Laboratoriumsbefunden an Hund, Kaninchen und Ratte zu ziehen. In Abb. 2 sind 4 Eliminationskurven der genannten Species, die bei gleicher Ausgangshöhe eine einheitlich-maßstäbliche Darstellung erlauben, aufgeführt. Bei Mensch, Kaninchen und Ratte wird deutlich, daß der Verlauf nicht einfach exponentiell ist, sondern mehr S-förmig; diese Tendenz ist auch beim Hunde angedeutet, der deutlich langsamer eliminiert als die drei anderen Species. Betrachtet man die resultierenden Ameisensäurespiegel im Plasma (unterer Teil Abb. 2), so fällt auf, daß nur bei Mensch und Hund erhöhte Werte gefunden werden, bei Kaninchen und Ratte dagegen nicht; die drei Angaben für den Menschen, einer Arbeit von ERLANSON u. Mitarb. [10] entnommen, sind quantitativ nicht vergleichbar, da die aufgenommenen Methanolmengen nicht ermittelt worden sind. Eine S-förmige Eliminationscharakteristik ist auch schon bei anderen, langsam eliminierten Stoffen festgestellt worden, z.B. bei Phenobarbital von REMMER [41].
Der Anfangsteil der Methanoleliminationskurve beim Hund, ebenso aber auch beim Mensch [22], kann sowohl durch die einfache lineare Funktion

$$C_t = C_0 - \beta t \tag{I}$$

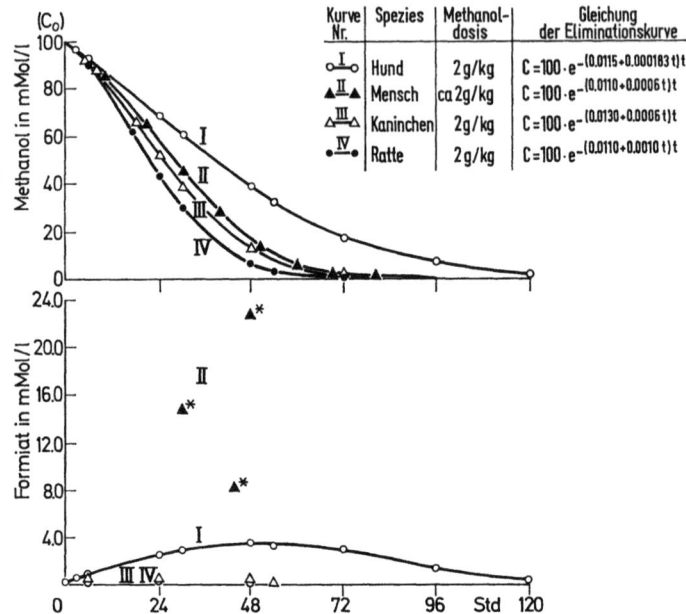

Abb. 2. Methanol- und Formiatkonzentrationen im Plasma nach i.v. Gabe von 2 g/kg Methanol bei Hund ($n = 10$), Kaninchen ($n = 5$) und Ratte ($n = 5$). Konzentrationskurve beim Menschen nach Angaben von KANE u. Mitarb. [22].
Δ^* = Ameisensäurespiegel beim Menschen nach ERLANSON u. Mitarb. [10]

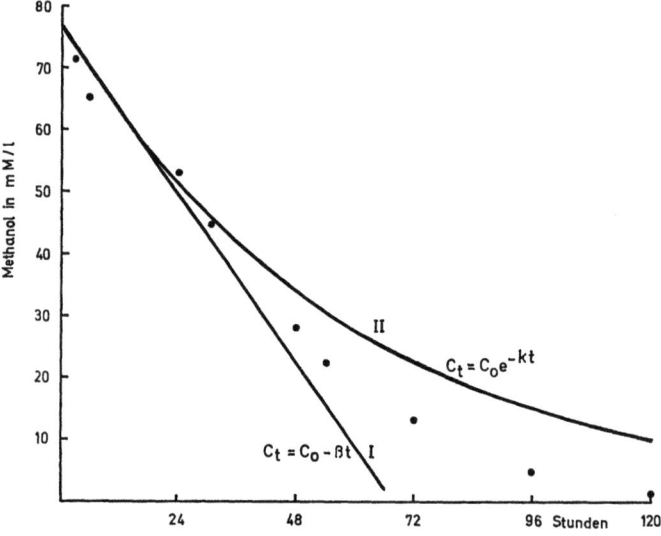

Abb. 3. Elimination von Methanol aus dem Plasma des Hundes nach i.v. Zufuhr von 2 g/kg Methanol. Gemessene Methanolkonzentrationen sind als Kreise dargestellt. Berechnete Eliminationskurven nach Gleichung I und Gleichung II

als auch durch die einfache Exponentialfunktion

$$C_t = C_0 \cdot e^{-kt} \quad (k \to \text{konstant}) \tag{II}$$

repräsentiert werden. Aus den experimentellen Befunden am Hund [43] ist die Elimination nach 2 g/kg Methanol in Abb. 3 dargestellt. Die nach (I) und nach (II) berechneten und eingezeichneten Kurven divergieren aber im weiteren Verlauf von den tatsächlichen Meßwerten. Wir haben daher durch Variation des k-Wertes eine Eliminationsgleichung festzulegen versucht, die den experimentell ermittelten Werten gerecht wird. Nach Umformung von (II) in

$$\ln C_t = \ln C_0 - kt$$

erhält man

$$k = \frac{\ln C_0 - \ln C_t}{t}.$$

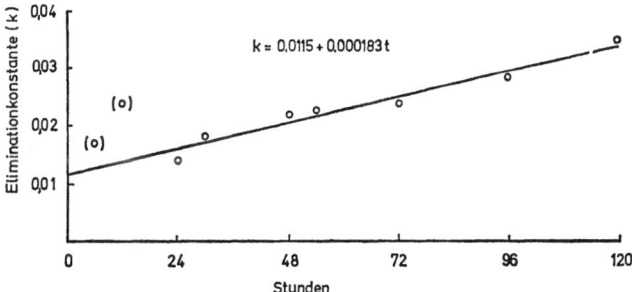

Abb. 4. Funktionelle Abhängigkeit der k-Werte von der Zeit der Elimination des Methanols

Nach dieser Gleichung wird zu jedem experimentell gefundenen C_t-Wert das zugehörige k berechnet. Zwischen der Zeit (0—120 Std) und dem berechneten k-Wert besteht eine lineare Abhängigkeit, die der Gleichung

$$k = k_0 + \beta t$$
$$= 0{,}0115 + 0{,}000183 t$$

gehorcht (Abb. 4). Nach Einsetzen von k in (II), ergibt sich

$$C_t = C_0 \cdot e^{-(k_0 + \beta t)t}. \tag{III}$$

Bei Einsetzen der tatsächlichen Ausgangskonzentration $C_0 = 74{,}0$ mMol/l und des ermittelten k-Wertes wird

$$C_t = 74{,}0 \cdot e^{-(0{,}0115 + 0{,}000183 t)t}.$$

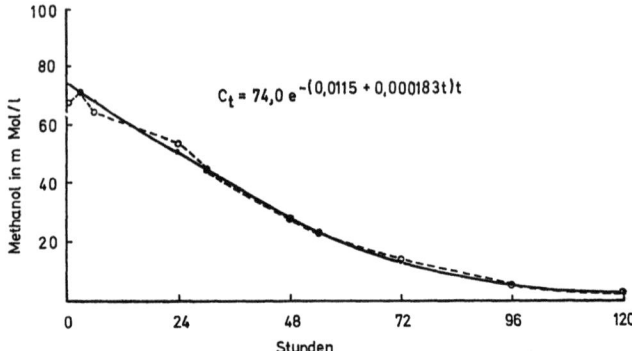

Abb. 5. Elimination von Methanol aus dem Plasma des Hundes nach i.v. Zufuhr von 2 g/kg Methanol. Gestrichelte Kurve: experimenteller Befund; durchgezogene Kurve: nach Gleichung III berechnet

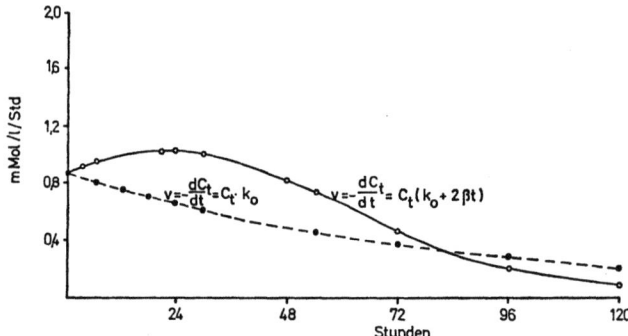

Abb. 6. Eliminationsgeschwindigkeit von Methanol aus dem Plasma des Hundes nach i.v. Zufuhr von 2 g/kg Methanol

Die danach berechnete Eliminationskurve ist in Abb. 5 aufgezeichnet und den experimentellen Werten gegenübergestellt. Es ergibt sich befriedigende Übereinstimmung.

Die Geschwindigkeit der Elimination wird wiedergegeben durch

$$v = -\frac{dC_t}{dt} = C_t \cdot (k_0 + 2\beta t). \qquad \text{(IIIa)}$$

Die danach errechnete Charakteristik ist in Abb. 6 der Geschwindigkeit aus der einfachen Exponentialgleichung gegenübergestellt. Man sieht hier besonders deutlich den biphasischen Verlauf: Die Geschwindigkeit steigt zunächst an und erreicht in der 21. Std ihr Maximum, die Kurve fällt dann sehr langsam und erreicht erst mit dem Wendepunkt bei ca. 72 Std die abnehmende Tendenz der einfachen Beziehung.

Die so festgelegte Eliminationscharakteristik des Methanols läßt darauf schließen, daß während des ablaufenden Eliminationsvorganges Faktoren ins Spiel treten, die den Umsatz beschleunigen. Die Ermittlung dieser Faktoren wird Gegenstand der Besprechung der Eliminationswege sein.

II. Wege des Methanolumsatzes

Der Hauptumsatzweg von Methylalkohol ist die Oxydation zu CO_2. Daneben wird noch ein geringer Anteil unverändert über Lunge und Niere abgeschieden. Über das Ausmaß dieses Anteils differieren die Schrifttumsangaben erheblich.

Hunde sollen nach Dosen von 5 g/kg über 50% [3], Ratten nach 1 bis 6 g/kg mehr als 70% [12] in der Ausatmungsluft unverändert in mehreren Tagen eliminieren. Neuere Versuche mit ^{14}C-markiertem Methanol weisen aber die Oxydation als den Hauptweg bei Ratten aus. BARTLETT [4] bestimmte an der Ratte nach Gabe von 1 g/kg ^{14}C-Methanol die Oxydationsrate mit 25 mg/kg/Std. 65% der verabfolgten Menge werden innerhalb von 48 Std als CO_2 aus der Respirationsluft wiedergefunden, 14% auf gleichem Wege als unverändertes Methanol. Im Harn finden sich im gleichen Zeitraum 3% als Methanol und 3% als Formiat. Zu ähnlichen Resultaten gelangten AEBI u. Mitarb. [1], die bei Ratten nach Gabe von 35—45 mg/kg ^{14}C-Methanol 50—60% als CO_2 in der Atemluft fanden, daneben ca. 10—15% unverändert in der Atemluft bzw. 12% im Harn. LUND [31] fand bei Kaninchen 9,4 bzw. 13,3% unverändertes Methanol nach Dosen von 2,38 g/kg, dagegen keine Vermehrung des Formiats. Beim Hund hingegen [32] ist nach Gabe von 1,7—2,0 g/kg noch nach 120 Std unverändertes Methanol im Harn nachweisbar, und zwar werden insgesamt 8,7 bzw. 6,0% als Methanol abgeschieden, daneben aber 23,7 bzw. 22,4% als Formiat. Ein unbedeutender Nebenweg ist die Bindung an Glucuronsäure; KAMIL u. Mitarb. [21] fanden beim Kaninchen nach Gaben von 0,075 und 0,25 Mol/kg Methanol 1% als Methylglucuronid im Harn.

Der Mechanismus der Methanoloxydation ist noch nicht endgültig geklärt. Zur Diskussion stehen die Umsetzungen durch Alkoholdehydrogenase (ADH), durch Katalase und durch mischfunktionelle Oxydasen der Leber.

1. Oxydation von Methylalkohol durch Alkoholdehydrogenase und Katalase

LUTWAK-MANN [33] sah die Oxydation durch Alkoholdehydrogenase als Hauptabbauweg an. Neuere Arbeiten stellen dies jedoch in Frage. Nach THEORELL u. BONNICHSEN [51] setzt kristalline ADH aus Pferdeleber zwar Äthanol und andere aliphatische Alkohole, nicht jedoch Methanol um. Methanol wird aber durch ADH aus Affenleber [27] und aus Menschenleber [5] zu Formaldehyd umgesetzt. Die Michaelis-Konstanten liegen aber in der Affenleber ($9{,}2 \cdot 10^{-2}$ M) 92fach, für ADH der Menschenleber ($3{,}0 \cdot 10^{-2}$) 30fach höher als bei Äthanol ($k_m = 1{,}0 \cdot 10^{-3}$ M; [5]), so daß eine meßbare Umsetzung von Methanol erst bei sehr hohen Substratkonzentrationen zustande kommt. Aufgrund dieser großen Unterschiede ist eine Hemmung der Methanoloxydation durch äquimolare Äthanolkonzentrationen um mehr als $90^0/_0$ zu erwarten.

Nach BARTLETT [4], der Ratten 6,2 mMol ^{14}C-Methanol und alle 4 Std 8,63 mMol Äthanol gab, reduziert sich dadurch die CO_2-Ausscheidungsrate in der Atemluft von 65 auf $30^0/_0$. In Leberschnitten wird die Oxydation von 0,01 M-Methanol durch 0,01 M Äthanol um $72^0/_0$, durch 0,0032 M Äthanol um $25^0/_0$ gehemmt. In der perfundierten Rattenleber [52] hemmen äquimolare Äthanolkonzentrationen den Methanolumsatz in der 1. Std um $70^0/_0$, während der gesamten 3stündigen Versuchsdauer um $58^0/_0$. Danach wird die theoretisch erwartete Hemmung der Methanoloxydation durch Äthanol weder in vivo noch in vitro voll erreicht.

Der Mechanismus der Hemmung des Methanolumsatzes durch Äthanol kann nicht als einfaches Konkurrenzphänomen verstanden werden. So ist es TEPHLY u. Mitarb. [50] zwar gelungen, die Methanoloxydation durch Äthanol zu hemmen, nicht aber umgekehrt den Äthanolabbau durch Methanol zu beeinflussen. Das gleiche fanden VAN HARKEN u. Mitarb. [52] an der perfundierten Rattenleber: Selbst beim Konzentrationsverhältnis Methanol:Äthanol = 50:1 besteht kein Einfluß auf den Äthanolumsatz. Ein gewichtiges weiteres Argument gegen eine einfache Konkurrenzhemmung lieferte KOIVUSALO [28,29]: Weder n-Propanol noch i-Propanol oder n-Butanol inhibieren den Methanolumsatz durch Rattenleberhomogenat, obwohl n-Butanol ($k_m = 2{,}2 \cdot 10^{-4}$ M) sowohl in vitro als auch in vivo bei der Ratte die Äthanoloxydation stark hemmt [2].

Auf eine wesentliche Rolle der Katalase bei der Methanoloxydation haben KEILIN u. HARTREE [25,24] schon frühzeitig hingewiesen. Sie arbeiteten mit gereinigten Katalasepräparaten. Die Möglichkeit der Methanoloxydation durch Katalase ist dann von CHANCE [6,7] und JAOCBSEN [18,19] bestätigt worden.

Gereinigte Katalase vermag danach Methanol, Äthanol und höhere Homologe sowie Nitrit und Ferrocyanid zu oxydieren. Der eigentlichen Methanoloxydation geht die Bildung eines Komplexes von H_2O_2 mit Katalase voraus, der dann seinerseits Methanol in Formaldehyd überführt. Die Umsetzung konnte durch Peroxyd liefernde Stoffe wie Glucose, Thiolverbindungen, Ascorbat und Hypoxanthin verstärkt werden [36,1]. Andererseits vermindert die Hemmung H_2O_2-liefernder Reaktionen die Methanoloxydation in Leberhomogenaten, z.B. durch Hemmung der Xanthinoxydase mit Natriumwolframat [16]. Zusatz von gereinigter

Xanthinoxydase kann einen so gehemmten Methanolumsatz reaktivieren [49].
Es gibt aber ein gewichtiges Argument gegen eine wesentliche Beteiligung der Katalase am Methanolumsatz in vivo. Während reine Katalase Methanol und Äthanol etwa gleich schnell umsetzt [6,7], erfolgt der Methanolabbau in vivo fünf- bis sechsmal langsamer als der Äthanolumsatz. Fernerhin sollte man erwarten, daß Aminotriazol die Methanoloxydation hemmt, was tatsächlich aber nicht in nennenswertem Maße der Fall ist.

Die Methanolelimination bei Ratten wird durch 1 g/kg Aminotriazol, ein- und mehrfach verabfolgt, nicht verändert [36]. Spätere Untersuchungen des gleichen Arbeitskreises [50] ergaben, daß an Ratten die prophylaktische Gabe von 1 g/kg Aminotriazol i.p. die Abatmung von CO_2 aus ^{14}C-Methanol um 50% vermindern, an Affen dagegen keinerlei Einfluß erzielt werden kann. Am Hund vermögen tägliche Dosen von 1 g/kg Aminotriazol die Methanolelimination nicht, dagegen den Ameisensäureanstau im Plasma um 50% zu vermindern [45]. Aminotriazol kann aber neben Katalase auch mikrosomale Enzymsysteme der Rattenleber inhibieren [23].

Eine Oxydation von Methanol durch Katalase steht somit in Frage.

2. Oxydation des Methanols durch mikrosomale Enzyme

Hinweise für die Existenz eines weiteren Mechanismus der Methanoloxydation gaben von HASSAN u. Mitarb. [13,14] erhobene Befunde, nach denen die Methanoloxydation in Mäusen durch Acetylsalicylsäure und Acetanilid hemmbar ist. Die Oxydationshemmung wird von diesen Autoren auf eine Verminderung des durch die Katalasereaktion erforderlichen Peroxydpools durch Acetylsalicylsäure und Acetanilid zurückgeführt. Diese beiden Stoffe werden aber bekanntlich durch Lebermikrosomen zu Salicylsäure und Essigsäure hydrolysiert [17] bzw. zu p-, o- und m-Acetaminophenol [38] hydroxyliert. Das legt den Gedanken nahe, daß Methanol am Ort der Oxydation in den Mikrosomen mit Acetylsalicylsäure bzw. Acetanilid interferieren könnte, sofern es selbst von den mikrosomalen Enzymen umgesetzt würde. Wir haben daraufhin diese Möglichkeit überprüft und die Methanoloxydation durch mikrosomale Leberenzyme untersucht [44].

Mikrosomen aus Lebern von Ratten wurden unter Zusatz von NADP und einem NADPH-regenerierenden System mit Methanol inkubiert. Die Umsatzgeschwindigkeit wurde an der Formaldehydbildung gemessen [39]. Während ohne NADP, Glucose-6-phosphatdehydrogenase und Glucose-6-phosphat keine Oxydation stattfindet, kommt sie bei Zugabe dieser Komponenten rasch in Gang (Tab. 3). Der Mechanismus dieser Methanoloxydation, die molekularen Sauerstoff und NADPH erfordert, ist noch unbekannt. GILLETTE u. Mitarb. [11] fanden in Lebermikrosomen von Kaninchen eine NADPH-Oxydase und als Reaktionsprodukt ein Peroxyd, das durch die Bildung von Formaldehyd aus Methanol nach Zugabe von Katalase nachgewiesen wurde. Die Oxydation von NADPH durch molekularen Sauerstoff unter Bildung von Wasserstoffperoxyd scheint jedoch für die Oxydation des Methanols durch mikrosomale Enzyme der Rattenleber aus folgenden Gründen nicht von Bedeutung zu sein:

Tabelle 3. *Anfangsgeschwindigkeit der Formaldehydbildung in Mol/l/min bei Variation der Zusätze**

Ansatz	Anfangsgeschwindigkeit der Formaldehydbildung in Mol/l/min
Ohne NADP	0
Ohne G-6-Phosphat, G-6-Phosphat-Dehydrogenase	0
Gesamtsystem[a]	$0{,}0714 \cdot 10^{-4}$

* Der Gesamtansatz[a] enthält in je 10 ml M/2-Phosphatpuffer (pH 7,4) und isotoner KCl (1:5) 20 mg Mikrosomenprotein, 170 µMol Methanol, 20 µMol Glucose-6-Phosphat, 2,4 µMol NADP, 2,4 IE Glucose-6-Phosphat-Dehydrogenase und 128 µMol $MgCl_2$.

1. Der Katalasegehalt der Mikrosomenfraktion ist sehr gering; er beträgt in unserem Präparat nur $0{,}36 \pm 0{,}03$ E/mg Enzymprotein.

2. Sauerstoff und NADPH können nicht durch andere H_2O_2-liefernde Systeme, z.B. Glucose/Glucoseoxydase, ersetzt werden.

Die Substratkonstante für Methanol ist mit $K_s = 1{,}0 \cdot 10^{-2}$ M bestimmt worden (Abb. 7). In der gleichen Darstellung ist die Hemmbarkeit durch Äthanol aufgeführt, die K_I-Werte bewegen sich zwischen $4{,}68 \cdot 10^{-3}$ M und $7{,}64 \cdot 10^{-3}$ M.

Zur weiteren Charakterisierung dieser Reaktion wurden Hemmversuche mit Äthanol, n-Propanol, n-Butanol, n-Pentanol, Aceton und 3-Aminotriazol durchgeführt. In Abb. 8 sind die Resultate aufgeführt. Es ergibt sich neben der Hemmung durch Äthanol noch ein geringer, aber nicht konzentrationsabhängiger Hemmeffekt durch Pentanol und durch Aceton. Die Nichthemmbarkeit durch n-Butanol haben TEPHLY u. Mitarb. [50] schon in in vivo-Versuchen festgestellt, die Hemmbarkeit durch Pentanol und Aceton hat bereits ASSER [3] am Hund in vivo gezeigt. Auch hier besteht — in Übereinstimmung mit den oben zitierten in vivo-Versuchen — eine nur geringe Hemmbarkeit durch Aminotriazol (Abb. 8 unten).

Die Hemmbarkeit durch Äthanol ist gut vergleichbar mit den am Ganztier erhobenen Befunden: Am Hunde genügt ein Äthanolspiegel von $0{,}5-1{,}0^0/_{00}$ im Plasma, um die Ameisensäureakkumulation komplett zu unterdrücken; das entspricht nach den in vivo-Versuchen einer Hemmung der Methanoloxydation durch Lebermikrosomen von $50-60^0/_0$. Diese Parallele deutet darauf hin, daß der Methanolumsatz überwiegend, wenn nicht fast ausschließlich durch die Lebermikrosomen bewerkstelligt wird.

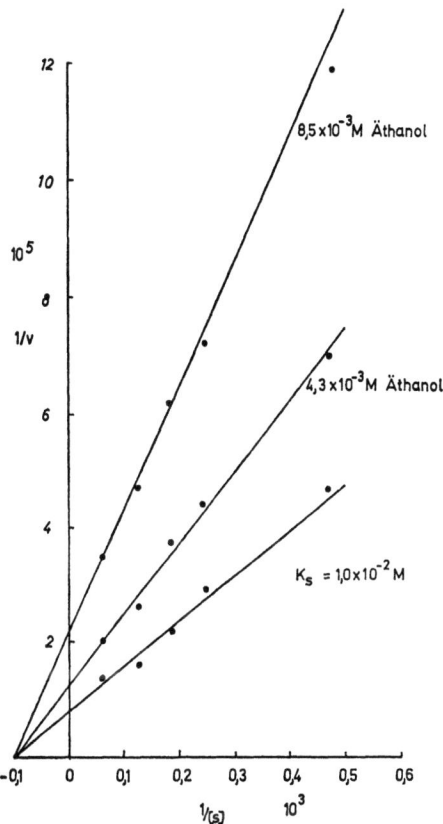

Abb. 7. Bestimmung der Substratkonstante und des Äthanolhemmungstyps nach LINEWEAVER-BURK

Die Methanoloxydation durch Lebermikrosomen ist durch andere Fremdstoffe stimulierbar. Vorbehandlung mit Phenobarbital, Methylcholanthren und Chlorphenothan induziert das Enzymsystem in wechselndem Ausmaß (Abb. 9), aber auch Methanol selbst ist in der Lage, die Aktivität des methanolumsetzenden Enzyms zu stimulieren: Vorbehandlung an drei vorausgehenden Tagen mit jeweils 4 g/kg Methanol erhöht die Methanoloxydation auf das Doppelte des Kontrollwertes. Dieser Befund ist von entscheidendem Gewicht für die Deutung der Eliminationscharakteristik von Methanol. Wir haben daher die Kinetik der Stimulation näher untersucht.

Wie Abb. 10 (mittlerer Teil) ausweist, steigt die Umsatzrate nach der einmaligen Gabe von 4 g/kg Methanol rasch an und erreicht nach 36 Std ihre maximale Ausbildung. Danach fällt sie in weiteren $1^{1}/_{2}$ Tagen in den

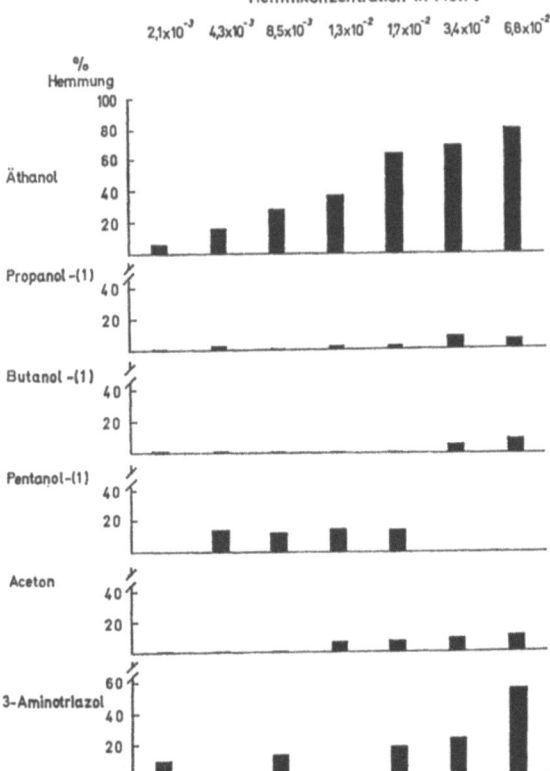

Abb. 8. Hemmung des Methanol oxydierenden Enzymsystems von Rattenlebermikrosomen durch Äthanol, Propanol-(1), Butanol-(1), Pentanol-(1), Aceton und 3-Aminotriazol. Hemmkonzentrationen $2{,}1 \cdot 10^{-3}$ bis $6{,}8 \cdot 10^{-2}$ Mol/l. Ansatz s. Tab. 2. Ratten ♂ von 200—300 g

Normbereich zurück. Diese Enzyminduktion liefert den Schlüssel zum Verständnis der Eliminationskurve von Methanol nach einmaliger Gabe des Stoffes. Diese ist deshalb in Abb. 10 (oberer Teil) nochmals eingezeichnet. Gleichlaufend mit der Erhöhung der Enzymaktivität steigt während der ersten 16 Std die Eliminationsgeschwindigkeit v an. Danach sinkt die Eliminationsgeschwindigkeit trotz steigender Enzymaktivität infolge des Abfalls der Methanolkonzentration.

So erklärt sich der S-förmige Verlauf der Eliminationskurve für Methanol. Wie weiter oben schon ausgeführt, sind derartige S-förmige Eliminationscharakteristiken z. B. für Phenobarbital und Tolbutamid bereits von REMMER [41] beschrieben.

Äthylalkohol ist dagegen nicht in der Lage, das Methanol oxydierende Mikrosomenenzym zu stimulieren [46].

Aus der Eliminationskinetik läßt sich so auch das Ausmaß der Eigenstimulierung im Methanolabbau bei verschiedenen Species ableiten. Aus den Eliminationsgleichungen der Abb. 2 sind Anfangs- und Maximalgeschwindigkeit der Methanolelimination bei Ratte, Mensch, Kaninchen und Hund errechnet worden, die Werte finden sich mit den Kurven in

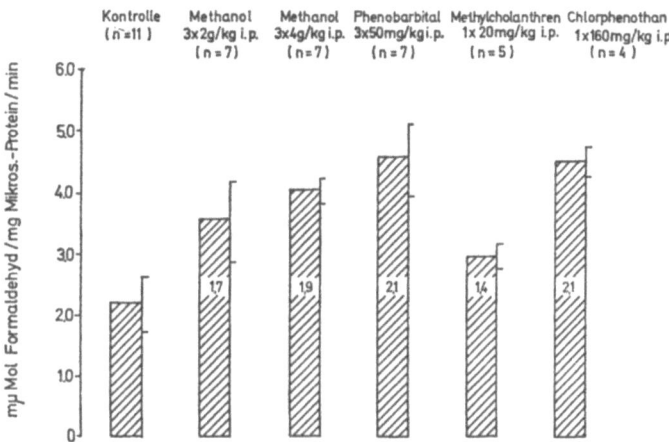

Abb. 9. Stimulierung des Methanol oxydierenden Enzymsystems bei Ratten durch Methanol (2 g/kg und 4 g/kg i.p. an 3 aufeinanderfolgenden Tagen vor Tötung der Tiere), Phenobarbital (50 mg/kg i.p. an 3 aufeinanderfolgenden Tagen vor Tötung der Tiere), Methylcholanthren (20 mg/kg i.p. einmalig 18 Std vor Tötung der Tiere) und Chlorphenothan (160 mg/kg 5 Tage vor Tötung der Tiere). $\bar{x} \pm s_{\bar{x}}$. Körpergewichte 30—50 g, ♀

Abb. 11. Man erkennt, daß die Anfangsgeschwindigkeit bei allen vier Species etwa gleich ist, daß die Beschleunigung, ausgedrückt als Index v_{max}/v_0, jedoch unterschiedliches Ausmaß erreicht: Sie ist beim Hund am geringsten, es folgen Mensch, Kaninchen und schließlich Ratte.

3. Elimination der Ameisensäure

Der limitierende Faktor beim Gesamtumsatz von Methanol, der die Toxicität des Stoffes letztlich bedingt, ist die Elimination der aus Methanol mit der kurzlebigen Zwischenstufe Formaldehyd gebildeten Ameisensäure (Reaktionsstufe III). Sie wird zum größten Teil zu CO_2 umgesetzt. Der Umsatz erfolgt vorwiegend, wenn nicht ausschließlich, im C_1-Stoffwechsel (Übersicht bei [20]). Eingehende Untersuchungen, über die hier nur kurz referiert werden soll, haben ergeben, daß der Folatbestand im Organismus die Geschwindigkeit des Formiatumsatzes bestimmt. So erklären sich auch die außerordentlichen Speciesunterschiede in der Methanoltoxicität [48]. Mensch und Hund weisen vergleichsweise geringe Gehalte an aktivierter Folsäure im Plasma auf, bei ihnen kann Formiat

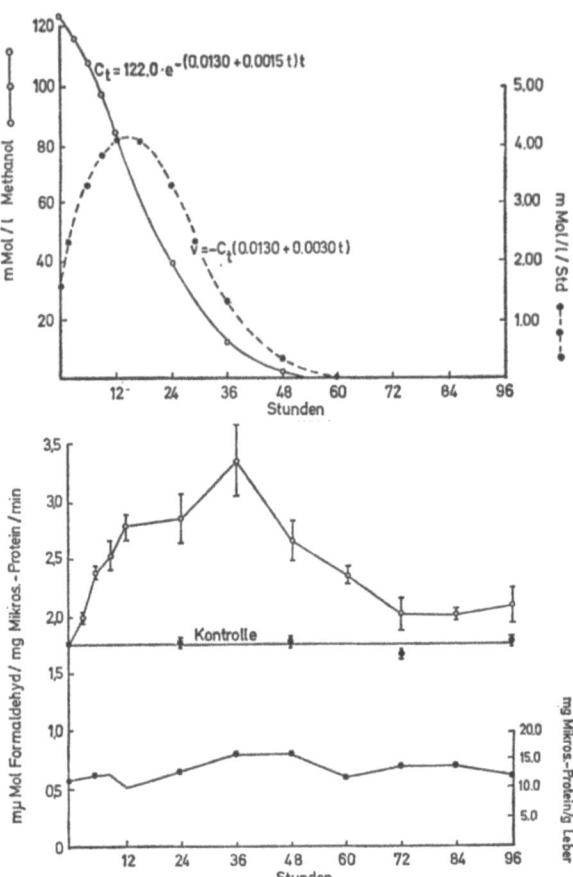

Abb. 10. Methanolkonzentration im Plasma und Eliminationsgeschwindigkeit des Methanols in vivo nach 4 g/kg Methanol i.p. (oberer Teil der Abb.), Änderung der spezifischen Aktivität des mikrosomalen Enzymsystems in μMol Formaldehyd/mg Mikrosomenprotein/min im Verlaufe der Elimination von 4 g/kg Methanol (Mitte) sowie des relativen Mikrosomenproteingewichtes in mg/g Leber (unten). Jeder Meßpunkt stellt das Mittel aus 4 Ratten dar. Körpergewicht 30—50 g, ♀

als Produkt der Methanoloxydation erheblich akkumulieren; Ratte und Kaninchen eliminieren dagegen mit Hilfe eines hohen Folatbestandes die aus Methanol anfallende Ameisensäure so rasch, daß es selbst bei stärkster, eben subletaler Methanolvergiftung überhaupt nicht zum Anstieg von Formiat über den Normalspiegel kommt (vgl. Abb. 2 unten). Zufuhr hoher Folsäuredosen kann daher als therapeutisches Prinzip bei der Methanolintoxikation herangezogen werden [46].

Ameisensäure ist als das eigentlich toxische Agens bei der Methanolvergiftung ausgewiesen worden. Systematische Studien an Hunden im

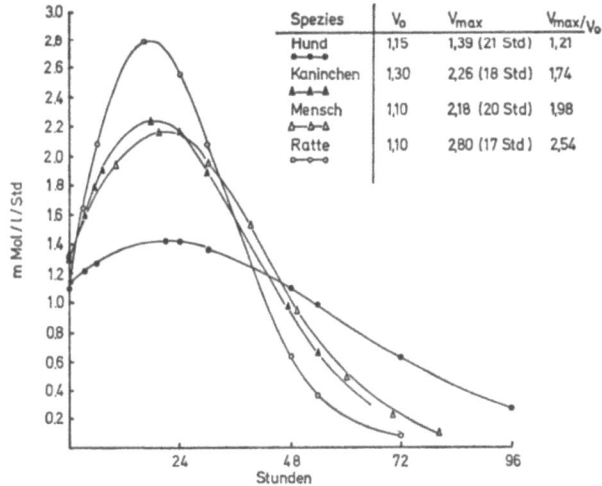

Abb. 11. Eliminationsgeschwindigkeit von Methanol in mMol/l/Std bei Ratte, Kaninchen, Mensch und Hund nach 2 g/kg Methanol

Folsäuremangelzustand haben ergeben, daß eine enge Korrelation zwischen dem Formiatspiegel im Plasma und dem Ausmaß der metabolischen Acidose als Kardinalsymptom der Methanolvergiftung besteht [15].
Mit der Aktivierung der Ameisensäure durch Folatcoenzyme tritt der Methanolumsatz, der in den Stufen I, II und III in einseitig gerichteten Schritten erfolgt ist, in einen Kreisprozeß ein. Die Zusammenhänge seien im folgenden noch einmal in Übersicht formuliert:

$CH_3OH \rightarrow CH_2O \rightarrow HCOOH \rightarrow$ ...

Die verschiedenen Oxydationsstufen im Folatcyclus sind für den Fall der Methanolvergiftung bisher noch nicht quantitativ untersucht. Seine genauere Kenntnis könnte unter Umständen weitere Hinweise für die Möglichkeiten der therapeutischen Beeinflussung geben. Der relativ kleine, nicht zu CO_2 oxydierte Anteil der Ameisensäure kann zur Synthese körpereigener Verbindungen benutzt werden. Bekannt ist u. a. der Einbau in Serin, Methionin, Histidin und Purine; diese Wege scheinen toxikologisch irrelevant zu sein. Ferner ist der Mechanismus der Endoxydation der C_1-Fragmente zu CO_2 noch weitgehend unbekannt. Die Ausschleusung aus dem Folatcyclus erfolgt möglicherweise über Serin, das aus N_5, N_{10}-Methylentetrahydrofolat und Glycin gebildet wird. Jedenfalls gelingt es, die Toxicität von Glycin an Hühnern durch Gabe von Folsäure herabzusetzen [34]; gleichsinnige Befunde haben DINNING u. Mitarb. [9] an Ratten erhoben. Für einen Weg der Endoxydation über Serin sprechen Studien von SAKAMI [47], der nach Gabe von ^{14}C-Formiat die organisch eingebaute Aktivität überwiegend in dieser Aminosäure fand.

Anmerkung. Bei Drucklegung des Vortragsmanuskriptes wurden wir auf eine Kurzmitteilung von W. H. ORME-JOHNSON u. D. M. ZIEGLER [Research Communicat. 21, 78 (1965)] aufmerksam. Die Autoren fanden, daß Methanol durch Lebermikrosomen von Schwein, Kaninchen und Ratte zu Formaldehyd oxydiert wird.

Literatur

1. AEBI, H., H. KOBLET u. J. P. v. WARTBURG: Helv. physiol. pharmacol. Acta **15**, 384 (1957).
2. —, u. J. P. v. WARTBURG: Bull. Schweiz. Akad. med. Wiss. **16**, 25 (1960).
3. ASSER, E.: Z. exp. Path. Ther. **15**, 322 (1914).
4. BARTLETT, G. R.: Amer. J. Physiol. **163**, 614 (1950).
5. BLAIR, A. H., and B. L. VALLEE: Biochemistry **5**, 2026 (1966).
6. CHANCE, B.: Acta chem. scand. **1**, 236 (1947).
7. — Nature (Lond.) **161**, 914 (1948).
8. COOPER, J. R., and M. M. KINI: Biochem. Pharmacol. **11**, 405 (1962).
9. DINNING, J. S., C. K. KEITH, and P. L. DAY: Arch. Biochem. **24**, 436 (1949).
10. ERLANSON, P., H. FRITZ, K. E. HAGSTAM, B. LILJENBERG, N. TRYDING u. G. VOIGT: Acta med. scand. **177**, 393 (1965).
11. GILLETTE, J. R., B. B. BRODIE, and B. N. LA DU: J. Pharmacol. exp. Ther. **119**, 532 (1957).
12. HAGGARD, H. W., and L. A. GREENBERG: J. Pharmacol. exp. Ther. **66**, 479 (1939).
13. HASSAN, A., M. I. ELGHAMRY u. F. M. ABDEL-HAMID: Experientia (Basel) **22**, 85 (1966).
14. — — Canad. J. Physiol. **45**, 29 (1967).
15. HERKEN, W., N. RIETBROCK u. D. HENSCHLER: Arch. Toxikol. **24**, 214 (1969).
16. HIGGINS, E. S., D. A. RICHERT, and W. W. WESTERFELD: J. Nutr. **59**, 539 (1956).
17. HOWES, J. F., and W. H. HUNTER: J. Pharm. Pharmacol. **20**, 107 (1968).
18. JACOBSEN, E.: Nature (Lond.) **169**, 645 (1952a).
19. — Pharmacol. Rev. **4**, 107 (1952b).

20. JAENICKE, L., u. C. KUTZBACH: Fortschr. Chem. org. Naturst. **21**, 183 (1963).
21. KAMIL, I. A., J. N. SMITH, and R. T. WILLIAMS: Biochem. J. **54**, 390 (1953).
22. KANE, R. L., W. TALBERT, J. HARLAN, G. SIZEMORE, and S. CATALAND: Arch. environm. Hlth **17**, 119 (1968).
23. KATO, R.: Jap. J. Pharmacol. **17**, 56 (1967).
24. KEILIN, D., and E. F. HARTREE: Biochem. J. **39**, 293 (1945).
25. — — Proc. roy. Soc. B **119**, 141 (1936).
26. KEWITZ, H., u. E. SCHLEDE: Naunyn-Schmiedebergs Arch. Pharmak. exp. Path. **259**, 211 (1968).
27. KINI, M. M., and J. R. COOPER: Biochem. Pharmacol. **8**, 207 (1961).
28. KOIVUSALO, M.: Acta physiol. scand. **39**, suppl., 131 (1956).
29. — Acta physiol. scand. **45**, 102 (1959).
30. LEAF, G., and L. J. ZATMAN: Brit. J. industr. Med. **9**, 19 (1952).
31. LUND, A.: Acta pharmacol. (Kbh.) **4**, 99 (1948a).
32. — Acta pharmacol. (Kbh.) **4**, 108 (1948b).
33. LUTWAK-MANN, C.: Biochem. J. **32**, 1364 (1938).
34. MACHLIN, L. J., C. A. DENTON, and H. R. BIRD: Fed. Proc. **10**, 388 (1951).
35. MALORNY, G., N. RIETBROCK u. M. SCHNEIDER: Naunyn-Schmiedebergs Arch. exp. Path. Pharmak. **250**, 419 (1965).
36. MANNERING, G. J., and A. E. PARKS, JR.: Science **126**, 1241 (1957).
37. — A. MAKAR, D. R. VAN HARKEN, and T. R. TEPHLY: Toxicol. appl. Pharmacol. **7**, 490 (1965).
38. MITOMA, C., and S. UDENFRIEND: J. Pharmacol. exp. Ther. **113**, 40 (1955).
39. NASH, T.: Biochem. J. **55**, 416 (1953).
40. NEYMARK, M.: Skand. Arch. Physiol. **73**, 227 (1936).
41. REMMER, H.: Proceedings of the european Society for the study of drug toxicity, Vol. IV, p. 57 (1964).
42. RIETBROCK, N.: Naunyn-Schmiedebergs Arch. exp. Path. Pharmak. **251**, 189 (1965).
43. — Habilitationsschrift, Würzburg 1968.
44. — K. J. FREUNDT u. W. HERKEN: Naunyn-Schmiedebergs Arch. Pharmak. exp. Path. **260**, 191 (1968).
45. —, u. W. HERKEN: Unveröffentlicht.
46. — B. STIEREN u. G. MALORNY: Klin. Wschr. **44**, 1318 (1966).
47. SAKAMI, W.: J. biol. Chem. **176**, 995 (1948).
48. STRATEMANN, K., W. BREDT, W. HERKEN u. N. RIETBROCK: Naunyn-Schmiedebergs Arch. Pharmak. exp. Path. **260**, 208 (1968).
49. TEPHLY, T. R., R. E. PARKS, and G. J. MANNERING: J. Pharmacol. exp. Ther. **131**, 147 (1961).
50. — — — J. Pharmacol. exp. Ther. **143**, 292 (1964).
51. THEORELL, H., u. R. BONNICHSEN: Acta chem. scand. **5**, 1105 (1951).
52. VAN HARKEN, D. R., T. R. TEPHLY, and G. J. MANNERING: J. Pharmacol. exp. Ther. **149**, 36 (1965).
53. WIDMARK, E. M. P., u. N. BILDSTEN: Biochem. Z. **148**, 325 (1924).

Priv.-Doz. Dr. N. RIETBROCK, Institut für Pharmakologie und Toxikologie der Universität
8700 Würzburg, Koellikerstr. 2

Toxikologische Aspekte der N-Hydroxylierung aromatischer Amine
Toxicological Aspects of the N-Hydroxylation of Aromatic Amines

Von H. UEHLEKE

Das Auffinden der biologischen N-Hydroxylierung aromatischer Amine wurde von zwei verschiedenen Gesichtspunkten aus vorangetrieben. Einmal führte die auffällige Bildung von Methämoglobin nach Inkorporation von Arylaminen zu Untersuchungen über den Stoffwechsel von Anilin. SCHMIEDEBERGS [34] Nachweis (1877) der Umwandlung von Anilin zu p-Aminophenol in Hunden ist auch der Anfang einer biochemischen Toxikologie. Die Möglichkeit einer biologischen Oxydation am Stickstoff wurde zuerst (1913) von HEUBNER [13] vermutet. Aber erst 1959 wies KIESE [16] sehr kleine Konzentrationen von Nitrosobenzol im Blute von Hunden nach, denen Anilin verabreicht worden war. Zum anderen wurde in den angelsächsischen Ländern nach dem 2. Weltkrieg sehr intensiv der Stoffwechsel einiger carcinogener Amine untersucht, da man Stoffwechselprodukte als die eigentlich krebsauslösenden Verbindungen vermutete. Dabei fanden 1960 CRAMER, MILLER u. MILLER [7] nach Fütterung von N-Acetylaminofluoren an Ratten einen neuen Metaboliten: N-Hydroxy-N-acetylaminofluoren. Es wurde sofort vermutet, daß solche reaktionsfähigen Hydroxylaminverbindungen die lange gesuchten aktiven Metaboliten sind.

In unserer chemischen Umwelt und bei den Arzneistoffen sind Verbindungen mit freien oder substituierten aromatischen Aminogruppen sehr zahlreich vertreten. Viele dieser Arylamine entfalten im Organismus typische toxische Wirkungen wie Oxydation des Blutfarbstoffs, Hämolyse, Allergien, Polyneuropathien und einige verursachen Tumoren. Im folgenden werden Zusammenhänge zwischen der metabolischen N-Hydroxylierung von Arylaminen und diesen Erscheinungen behandelt.

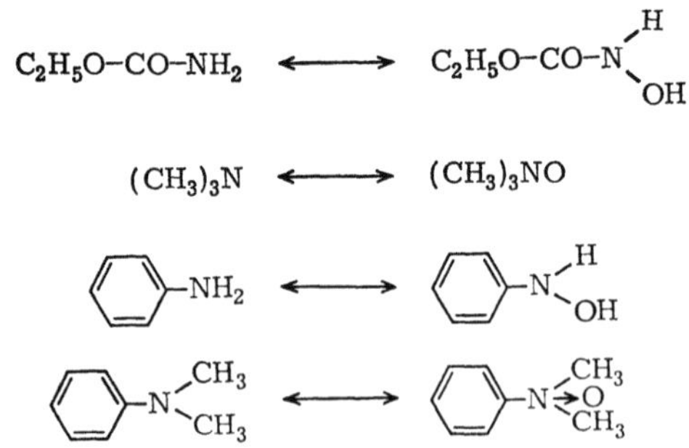

Abb. 1. Verschiedene Typen von biologischen N-Oxydationen. Urethan, Trimethylamin, Anilin und N,N-Dimethylanilin

1. Biochemie der N-Hydroxylierungen

Heute sind verschiedene Typen biologischer N-Oxydationen bekannt. Aliphatische Aminogruppen werden in bestimmten Fällen im Organismus N-hydroxyliert wie z.B. Urethan (vgl. [32]). Tertiäre aliphatische und gemischt aromatisch-aliphatische Amine werden zu den betreffenden N-Oxyden umgewandelt. Aus Arylaminen entstehen Arylhydroxylamine und durch Weiteroxydation auch Nitrosoverbindungen (Abb.1). Häufig sind N-Hydroxylierungen nicht die hauptsächlichen Metabolisierungswege und verlaufen neben anderen Biotransformationen gleichzeitig. N-Oxydationen sind auch in der Natur gar nicht so selten, wie Naturstoffe zeigen: Cycasin findet man in Cycasarten, Hadacidin wurde aus Pilzkulturen gewonnen.

$$H_3C-N=N-CH_2O\text{-Glucose} \qquad OHC-N-CH_2-COOH$$
$$\downarrow \phantom{CH_2O\text{-Glucose} \qquad OHC-N}|$$
$$O \phantom{CH_2O\text{-Glucose} \qquad OHC-N}OH$$
$$\text{Cycasin} \phantom{H_2O\text{-Glucose} \qquad OHC--}\text{Hadacidin}$$

Hier wird nur auf die N-Hydroxylierung aromatischer Amine näher eingegangen.

Wir fanden, daß Lebermikrosomen von Ratten bei Gegenwart von NADPH und Sauerstoff die N-Hydroxylierung vieler freier und N-Alkylsubstituierter Arylamine katalysieren (UEHLEKE [38—43,46,48]; KIESE u. UEHLEKE [19]; BOOTH u. BOYLAND [2]). Die Geschwindigkeit der N-Hydroxylierung einiger p-substituierter Aniline ist wesentlich größer als die von Anilin [39,42]; N-Alkylaniline mit kurzen Seitenketten (C_1 und C_2) werden ebenfalls schneller als Anilin N-hydroxyliert [19,38]. Zum Mechanismus der Reaktion vgl. [17,48]. Lebermikrosomen verschiedener Tierarten zeigten unterschiedliche Aktivitäten der N- und C-Hydroxylierungen von p-Chloranilin und N-Butylanilin [8]. Mikrosomen von Meerschweinchenlebern N-hydroxylierten am schnellsten. Die Unempfindlichkeit von Meerschweinchen gegenüber carcinogenen Aminen kann also nicht durch fehlende N-Hydroxylierung erklärt werden, wie MILLERS [29] es vermutet hatten.

Auch in extrahepatischen Geweben wurden N-Hydroxylierungen von Arylaminen nachgewiesen. Wir hatten bereits 1961 über N-Oxydationen in isoliert perfundierten Lungen und Lebern von Katzen berichtet [19]. Lungen von Kaninchen zeigten bei isolierter Durchströmung sogar auf Gewicht bezogen höhere Umsätze als die Lebern [54,56]. Die Tabelle bringt einen Vergleich der Aktivitäten isolierter Mikrosomenfraktionen aus verschiedenen Organen von Kaninchen und der Harnblasenmucosa von Schweinen [51].

Gerade bei der Isolierung von Lungenmikrosomen verschwindet ein großer Teil der Aktivität des isolierten Organs. Man kann daher Umsätze in

Tabelle. *Spezifische Aktivität von isolierten Mikrosomen aus verschiedenen Organen. mµMol Metaboliten, die in 10 min von 1 mg Mikrosomenprotein gebildet wurden. Substrate 3 µMol/ml; 37° C, Luft (54), Ansätze und Bestimmungsmethoden vgl. [52]*

Substrat Reaktionen		N-Methylanilin Entalkylierung	4-Aminobiphenyl N-Hydroxylierung
Kaninchen	Leber	28,6	8,6
Kaninchen	Nieren	4,9	3,4
Kaninchen	Lungen	3,8	2,1
Kaninchen	Darmmucosa	1,2	0,5
Schwein	Harnblasenmucosa	1,6	0,9

Organen auf Grund der Aktivitäten isolierter Mikrosomenfraktionen nur schwer abschätzen.

Wir haben zuerst 1961 versucht, die Geschwindigkeit von mikrosomalen N-Hydroxylierungen durch Vorbehandlung von Ratten mit Methylcholanthren zu erhöhen, da die reaktionsfähigen N-Hydroxylierungsmetaboliten in kleinen Konzentrationen oft schwierig zu messen sind (z.B. p-Hydroxylaminobenzolsulfonsäureamid [36]). Vorbehandlung mit Methylcholanthren steigerte die N-Hydroxylierung von N-Methylanilin jedoch nicht deutlich [43].

Acetylaminofluoren wird nach mehrwöchentlicher Fütterung an Ratten in etwa 10fach höheren Konzentrationen N-hydroxyliert im Urin ausgeschieden [7]. IRVING [14] erreichte durch dauernde Gaben mit dem Futter, daß Kaninchen sogar 30% einer Dosis N-Acetylaminofluoren als N-Hydroxyderivat im Urin ausschieden.

Gründlichere Untersuchungen zeigten dann, daß mikrosomale N-Hydroxylierungen bei Kaninchen und Meerschweinchen besser stimuliert werden können als bei Ratten. Phenobarbital, Methylcholanthren und DDT sind wirksam, unterschieden sich aber je nach Tierart und Substrat [23,50,52]. Schwierige Messung und Unsicherheit der Ausscheidung von N-Hydroxylierungsprodukten von 2-Naphthylamin beim Hunde [3] veranlaßten uns, Hunde mit Phenobarbital zu stimulieren und die Ausscheidung der N-Oxydationsprodukte im Urin zu messen und sie zu isolieren. Wir sahen eine drastische Steigerung der Ausscheidung von Naphthylhydroxylamin, das anscheinend in freier Form ausgeschieden wird [58]. Es bleibt eine interessante Frage, ob solche stimulierten Tiere häufiger und schneller Tumoren bekommen oder auch Tumoren in sonst nicht empfänglichen Organen. N-Oxydationsprodukte von 4-Aminobiphenyl haben wir auch in Lebern und anderen Organen von Meerschweinchen gefunden; die Konzentrationen stiegen nach Vorbehandlung der Tiere mit Phenobarbital stark an [53].

Gaben von Acetylaminofluoren zusammen mit Methylcholanthren verhindern bei Ratten das Auftreten von Tumoren [30,31]. Methylcholanthrenvorbehandlung steigerte die N-Hydroxylierung in isolierten Lebermikrosomen von Ratten, Mäusen, Hamstern und Kaninchen etwa fünffach [25]. Im Urin wurden aber bei den Ratten nach Gaben von Acetylaminofluoren weniger N-hydroxylierte Verbindungen ausgeschieden als bei Kontrolltieren, bei Hamstern jedoch mehr [25].

2. Bildung von Methämoglobin

Die auffälligste Wirkung von Arylaminen im Organismus ist die Bildung von Methämoglobin (Ferri-Hämoglobin). 1 Molekül Phenylhydroxylamin (verschiedene Arylhydroxylamine unterscheiden sich in ihrer Wirksamkeit) vermag auch in vitro in einem Kreisprozeß sehr viele Moleküle Hämoglobin in stoffwechselnden Erythrocyten zu oxydieren, wenn Sauerstoff zur Verfügung steht (Übersichten [17, 48]). Die Arylhydroxylamine werden dabei zur Nitrosoverbindung oxydiert, die einen nicht sehr festen Komplex mit Hämoglobin bildet. NADPH-abhängige Flavinenzyme in den roten Blutkörperchen reduzieren die Nitrosostufe wieder zum Hydroxylamin. Der NADPH-Nachschub wiederum hängt von dem Glucosestoffwechsel über den Glucose-6-Phosphatweg ab [5]. Wir haben also den merkwürdigen Fall vor uns, daß zwei normale Fermentsysteme einmal giftige Metaboliten aus Arylaminen produzieren und zum anderen auch noch deren Wirkung in Erythrocyten verstärken. Natürlich sind diese Systeme im Organismus nicht für diesen Zweck vorgesehen. Der eigentliche Mechanismus der Oxydation des Eisens im Hämoglobin durch Arylhydroxylamine ist nicht bekannt. Möglicherweise entsteht intermediär H_2O_2 (oder ein Peroxyd?), das durch die räumliche Abschirmung des großen Hämoglobinmoleküls in statu nascendi nicht von Katalase und Glutathionperoxydase erreicht werden kann. In katalasearmen Erythrocyten wird der Blutfarbstoff bekanntlich in vitro schon bei Anwesenheit sehr geringer Konzentrationen von H_2O_2 oxydiert. Phenylhydroxylamin bewirkt in Konzentrationen, die bereits zu schneller Bildung von Methämoglobin führen, noch keine Oxydation von reduziertem Glutathion.

In einfachen Fällen homologer Reihen verhalten sich die Geschwindigkeiten der N-Hydroxylierung von Arylaminen in vitro durch isolierte Lebermikrosomen wie die in vivo gemessenen Geschwindigkeiten der Methämoglobinbildung nach Applikation der betreffenden Amine [19, 42]. Aber es gibt auch krasse Ausnahmen. So wird p-Chloranilin verhältnismäßig schnell durch Mikrosomen N-hydroxyliert, bildet aber im Hunde nur sehr langsam Methämoglobin. Der Grund: in Hundeerythrocyten läuft der Kreisprozeß recht langsam, da p-Chlornitrosobenzol nur mit geringer Geschwindigkeit wieder reduziert wird [17]. In Erythrocyten anderer Tierarten wird aber p-Chlornitrosobenzol ähnlich schnell reduziert wie andere Nitrosoverbindungen.

Bei Prüfungen der Methämoglobinbildung durch chemische Verbindungen ist man nicht sicher vor solch abweichendem Verhalten. Ein Phenetidinderivat [4-(2-Methoxy-äthoxy)-3-acetyl-acetanilid] wird durch Lebermikrosomen N-hydroxyliert, aber in Tieren bildet diese Verbindung praktisch kein Methämoglobin [18,47].
Die Bildung von Ferri-Hämoglobin durch Sulfonamide erfolgt ebenfalls durch N-hydroxylierte Metaboliten. THAUER et al. [37] haben die Oxydation in vitro vergleichend in Leberhomogenaten mit zugesetzten Erythrocyten verfolgt.

3. Bindung an Proteine und Allergie

Fast jeder Fremdstoff scheint in der Lage zu sein, irgendwann einmal Überempfindlichkeitsreaktionen auszulösen. Allerdings variiert diese Neigung bei den chemischen Stoffklassen sehr stark. Besonders Verbindungen mit aromatischen Aminogruppen führen häufig zu Überempfindlichkeitsreaktionen. Hierzu gehören die vielen starken Allergene unter den Arzneistoffen, Industrieprodukten, Farbstoffen, Cosmetica usw. mit Amino-, Azo- oder auch Nitrogruppen.

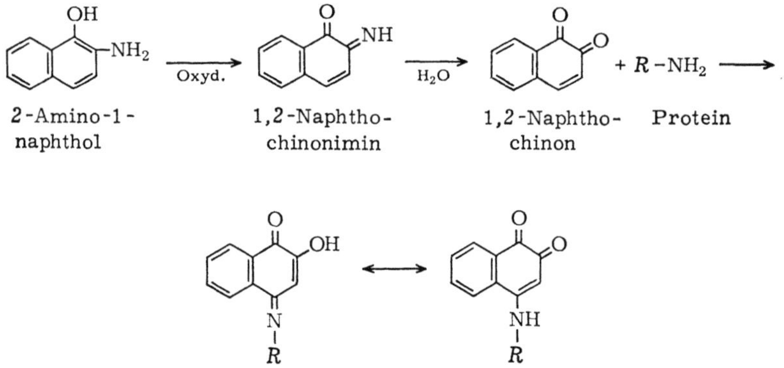

Abb. 2. Oxydation und Bindung von 2-Amino-1-naphthol an Proteine nach [12]

Stark sensibilisierende Moleküle zeigen die Fähigkeit, sich mit Plasma- oder Zellproteinen zu verbinden. Absorption allein genügt meist nicht für die Bildung wirksamer Allergene [44,45]. MAYER [26] glaubte, daß die Arylamine über einen gemeinsamen Mechanismus wirken, vermutlich nach Oxydation zu Aminophenolen, Chinoniminen und Chinonen. Das p-Chinonprinzip hat aber trotz nachgewiesener Reaktionen und Bindungen [12] (Abb. 2) viele Mängel.
Reaktionen von Arylaminen oder ihren Metaboliten mit Körperproteinen führen zu festen chemischen (covalenten) Verbindungen. Dadurch entstehen Allergene. Verschiedene Mechanismen sind nachgewiesen worden.

a) Umlagerung der Arylhydroxylamine zu ortho-Hydroxyaminen (Aminophenolumlagerung). Diese oxydieren weiter zu Chinoniminen [12] und verbinden sich mit Proteinen. Über das Vorkommen und Ausmaß der Umlagerung von Arylhydroxylaminen gibt es uneinheitliche Befunde [2, 10, 28].

b) Arylhydroxylamine reagieren in wäßrigen Lösungen mit Sulfhydrylverbindungen, z. B. Cystein oder Glutathion [4]:

$$\text{C}_6\text{H}_5\text{-N}(\text{H})(\text{OH}) + \text{HS-}R \longrightarrow R\text{-S-C}_6\text{H}_4\text{-NH}_2 \;/\; \text{C}_6\text{H}_3(\text{NH}_2)(\text{S-}R)$$

c) Carboxylgruppen bilden mit aromatischen Hydroxylaminverbindungen unter milden Bedingungen N-substituierte Hydroxamsäuren. Die Reaktion verläuft besonders gut mit Säureanhydriden, hierzu gehören auch aktivierte Aminosäuren, z. B. die Aminosäuren-Adenylverbindungen vom Typ der t-RNS-Aminosäurenverbindungen.

$$\text{Ar-N}(\text{OH})(\text{H}) + \text{HO-C(=O)-}R \longrightarrow \text{Ar-N}(\text{OH})(\text{C(=O)-}R) + \text{H}_2\text{O}$$

N-Arylhydroxamsäure

Jedoch zeigten Arylhydroxylamine in einem Aminosäuren einbauenden System aus Mikrosomen nur geringe Hemmwirkungen [29]. Stärker hemmten Nitrosoverbindungen. Diese können direkt mit Sulfhydrylverbindungen Komplexe bilden.

Bei der Injektion von Phenetidin (i.p.) mit einem Adjuvans sahen wir bei Meerschweinchen einen positiven Schultz-Dale-Test auf Phenetidinazoprotein, das aus Meerschweinchenplasmaproteinen hergestellt wurde [44, 45]. Mögliche Zusammenhänge von solchen immunologischen Mechanismen und toxischen Wirkungen wie z. B. bei der „Phenacetinnephritis" müßten genauer geprüft werden. In den Nieren findet man nach Gaben von Phenacetin höhere Konzentrationen von Phenetidin als im Blut und im Urin. Phenetidin wird durch Nierenmikrosomen von Kaninchen mit erheblicher Geschwindigkeit N-hydroxyliert (Abb. 3).

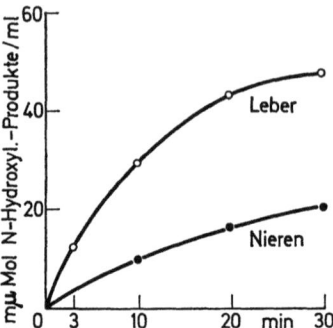

Abb. 3. N-Hydroxylierung von Phenetidin durch Nierenmikrosomen von Kaninchen [57]

4. Polyneuropathien

Arylamine (und auch Nitroverbindungen) verursachen gar nicht so selten neben Allergien auch Neuropathien, besonders wenn durch eingeschränkte Nierenfunktion bei älteren Patienten höhere Blutspiegel erreicht werden. Was sich dabei abspielt, ist wenig aufgeklärt. Stoffwechselstörungen im Nervengewebe und immunologische Komponenten sind möglich.

KLINGHARDT [20] sah nach direkter lokaler Applikation einer Lösung von Phenylhydroxylamin auf freigelegte Nerven bei Ratten Funktionsausfälle und im histologischen Bild eine schollige Degeneration. Ähnliche Erscheinungen fanden RÖSCH u. Mitarb. [33] nach Gaben von 5-Nitro-8-Hydroxychinolin an Ratten. (Diese Verbindung wird in Frankreich als Urosepticum benutzt.) Die Nitroverbindung wird im Körper zum Amin reduziert, so daß Hydroxylamin- und Nitrosoverbindungen, wie bei anderen Nitroaromaten [48], eine Rolle spielen können.

5. Krebsauslösung durch Arylamine

Einige aromatische Amine, mit denen besonders in der Farbstoffindustrie Menschen häufig in Berührung kamen, verursachen Tumoren:

2-Aminonaphthalin   4-Aminobiphenyl   Benzidin

4-Aminostilben   2-Aminofluoren   2-Aminoanthracen

2. Hauptthema: Toxikologie

Diese treten aber nicht wie bei polycyclischen Kohlenwasserstoffen am Ort der Applikation auf, sondern nur in bestimmten Organen. Besonders die durch einige Arylamine verursachten Tumoren der Harnblase führten schon vor 50 Jahren zu der Annahme, daß „giftige" Stoffwechselprodukte im Körper gebildet werden und — durch die Nieren ausgeschieden — in konzentrierter Form auf die Harnblase einwirken.

Gründliche Untersuchungen über den Stoffwechsel carcinogener Amine haben sehr viele Metaboliten aufgezeigt; beim 2-Naphthylamin sind es heute mit den entsprechenden Konjugaten mehr als 25 (Abb. 4).

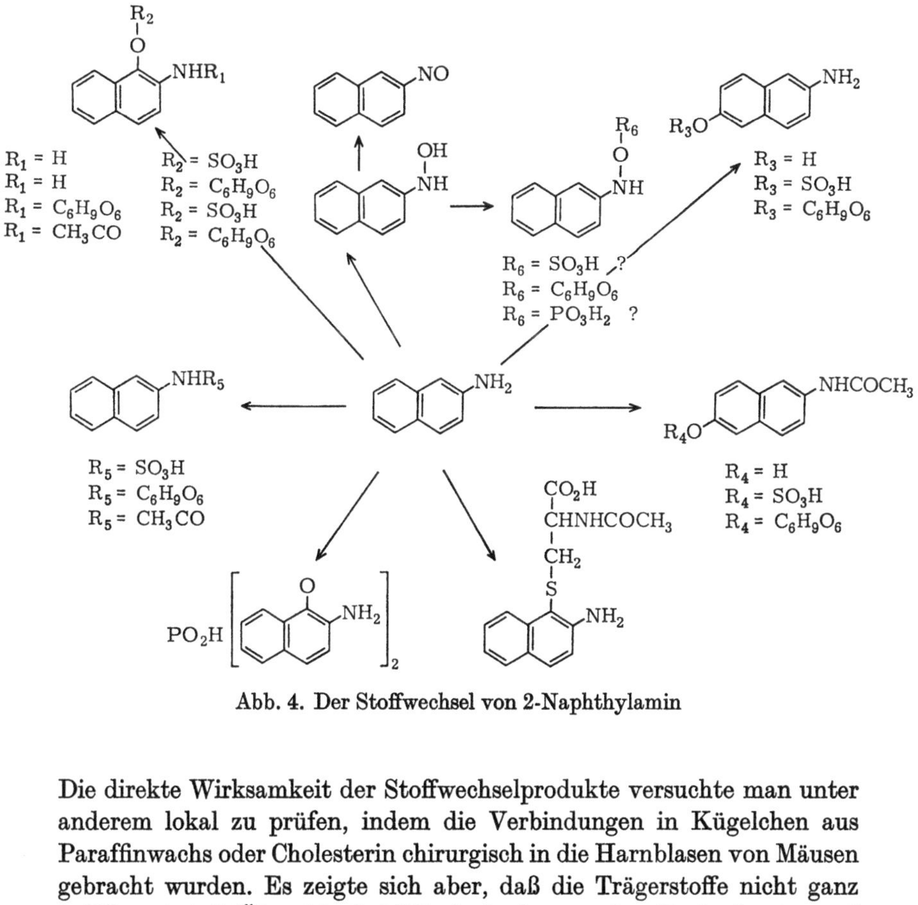

Abb. 4. Der Stoffwechsel von 2-Naphthylamin

Die direkte Wirksamkeit der Stoffwechselprodukte versuchte man unter anderem lokal zu prüfen, indem die Verbindungen in Kügelchen aus Paraffinwachs oder Cholesterin chirurgisch in die Harnblasen von Mäusen gebracht wurden. Es zeigte sich aber, daß die Trägerstoffe nicht ganz indifferent sind (Übersicht bei [6]). Außerdem werden die Arylamine und auch die Arylhydroxylamine aus der Harnblase resorbiert [55].

Von den Metaboliten des 2-Naphthylamins sind folgende Verbindungen in der Blase oder nach Injektionen lokal carcinogen:

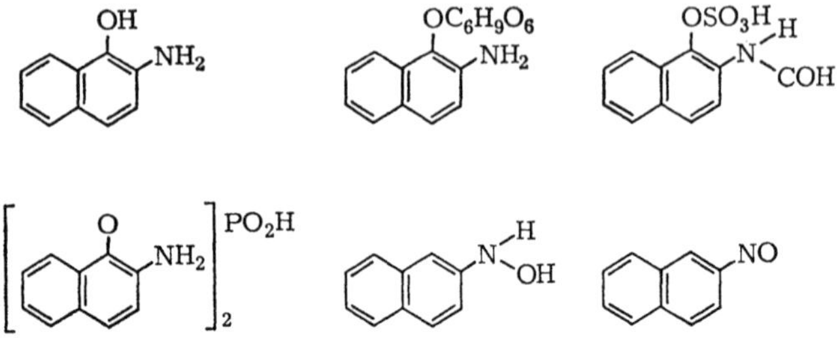
OH
NH2
OC6H9O6
NH2
OSO3H
H
N
COH
O
NH2
PO2H
2
H
N
OH
NO

Die Amine und ihre Metaboliten werden neuerdings auch durch einmalige oder wenige Injektionen (intraperitoneal) bei neugeborenen Mäusen geprüft. Die Ergebnisse müssen aber sehr kritisch betrachtet werden, wie Untersuchungen von GORROD [11] zeigten. Die Metaboliten von 4-Aminobiphenyl riefen nach Injektion bei neugeborenen Mäusen viel mehr Lebertumoren bei den ausgewachsenen männlichen Tieren hervor als bei weiblichen Mäusen (Abb. 5).

In vielen Fällen waren die Arylhydroxylamine jedenfalls auch lokal (Blase oder Injektionsstelle) wirksam oder sogar wirksamer als die Amine selber [6].

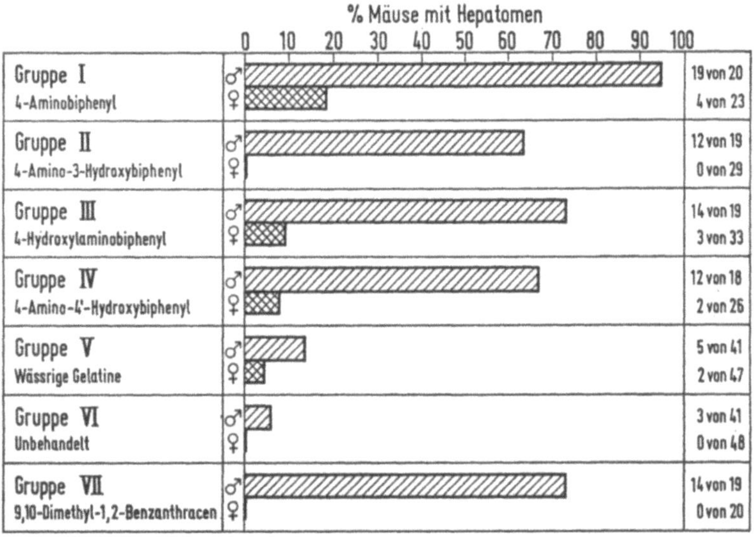
% Mäuse mit Hepatomen
0 10 20 30 40 50 60 70 80 90 100
Gruppe I
4-Aminobiphenyl
♂ 19 von 20
♀ 4 von 23
Gruppe II
4-Amino-3-Hydroxybiphenyl
♂ 12 von 19
♀ 0 von 29
Gruppe III
4-Hydroxylaminobiphenyl
♂ 14 von 19
♀ 3 von 33
Gruppe IV
4-Amino-4'-Hydroxybiphenyl
♂ 12 von 18
♀ 2 von 26
Gruppe V
Wässrige Gelatine
♂ 5 von 41
♀ 2 von 47
Gruppe VI
Unbehandelt
♂ 3 von 41
♀ 0 von 48
Gruppe VII
9,10-Dimethyl-1,2-Benzanthracen
♂ 14 von 19
♀ 0 von 20

Abb. 5. Häufigkeit von Lebertumoren bei 1 Jahr alten männlichen und weiblichen Mäusen, denen in der ersten Lebenswoche dreimal 4-Aminobiphenyl und seine metabolisch gebildeten Derivate subcutan injiziert wurden [11][1]

[1] Herr Dr. J. W. GORROD, School of Pharmacy, Chelsea College of Science and Technology, London, stellte diese Abbildung zur Verfügung.

2. Hauptthema: Toxikologie   115

Natürlich hat man schon länger nach definierten Verbindungen dieser durch N-Hydroxylierung aktivierten Amine mit Zellbestandteilen gesucht (s. [49]). Bindungen an Proteine scheinen für die carcinogenen Wirkungen nicht so wichtig zu sein wie Verbindungen mit Nucleinsäuren; denn diese könnten die Carcinogenität durch eine direkte Veränderung am genetischen Material oder durch Veränderungen cytoplasmatischer Steuermechanismen erklären.

Beim Acetylaminofluoren sind z.B. sechs am Ring hydroxylierte Metaboliten gefunden worden, die alle nicht oder fast nicht wirksam sind und auch nicht mit Proteinen und Nucleinsäuren reagieren. Das Hydroxylamin ist jedoch carcinogen und reagiert mit Nucleinsäuren. KRIEK [22] fand eine Bindung an Guanin, die er wie folgt formulierte:

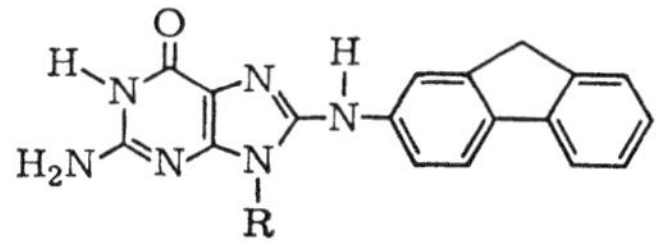

Beim 2-Naphthylamin sind das Hydroxylamin und das ortho-Hydroxyamin (Aminophenol) lokal carcinogen, aber beide bilden keine Verbindungen mit Nucleinsäuren. Ergebnisse und Vorstellungen passen also hier nicht zusammen.

Als in vitro sehr reaktionsfähig erwiesen sich synthetisch hergestellte Ester der Arylhydroxylamine, die man auch als Hydroxamsäurederivate auffassen kann [29], (Abb. 6a).

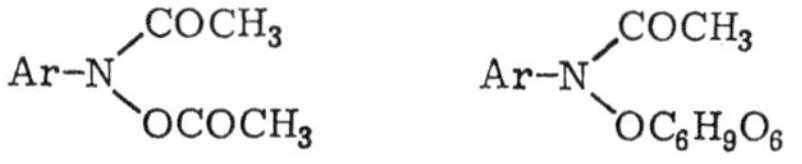

Abb. 6. a Synthetisches N-Acetyl-N-Acetoxy-Arylamin mit der Struktur eines Hydroxamsäureesters; b N—O-Glucuronid eines Arylamins

Entsprechende Säureester der Hydroxylamine wurden aber bis jetzt nicht als Metaboliten gefunden. IRVING [15] hatte allerdings gezeigt, daß nach Gaben von N-Acetylaminofluoren im Urin von Ratten und Kaninchen ein N-Glucuronid (Abb. 6b) erscheint, das als Halbacetal den N—O-Acyl-Verbindungen nahe steht:

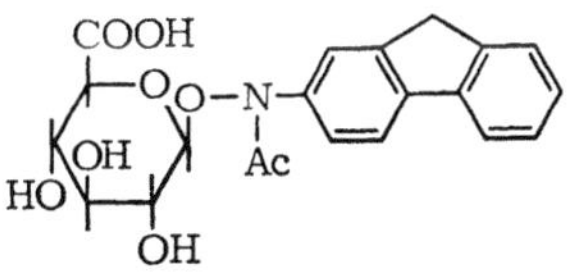

N-Acetyl-N-Acetoxy-Aminofluoren (Abb. 5a) reagiert — im Gegensatz zum freien Hydroxylamin — auch in vitro mit Proteinen, indem es sich mit dem Schwefel von Methionin verbindet. Über den gleichen Mechanismus wird offenbar Acetylaminofluoren auch in vivo an Proteine gebunden, denn dieselben Verbindungen werden gebildet (vgl. [29]). Hier sollte man erwähnen, daß auch für die Bindung von Buttergelb an cytoplasmatische Proteine der Leber ein ähnlicher Mechanismus über ein N-hydroxyliertes Entmethylierungsprodukt angenommen wird, der zur Bildung von ortho-Mercaptidverbindungen führt [29].

Das N—O-Glucuronid von Acetylaminofluoren war kein Zwischenprodukt bei dieser Reaktion, obgleich es selber langsam mit Methionin, Tryptophan und Guanin in vitro reagiert [27].

Auf diesen Arbeiten aufbauend fanden KING u. PHILIPPS [21], daß N-Hydroxy-Acetylaminofluoren während der Inkubation mit löslichen Leberproteinen in zugesetzte Hefe-Ribonucleinsäure eingebaut wird. Der geringe Einbau wurde durch Zugabe von Phosphat oder Sulfat mehrfach erhöht. Offenbar werden dabei reaktionsfähige N-Acetyl-N-O-Sulfate und —N—O-Phosphate (Ester!) gebildet, deren Reaktionsfähigkeit in vitro mit Nucleinsäuren schon bekannt war [24].

Über einen ähnlichen Mechanismus könnte auch die Bindung an Nucleinsäuren verlaufen, denn Guanin reagiert unter gleichen Bedingungen mit N-Arylhydroxamsäuren, die durch Esterbildung im Stoffwechsel weiter aktiviert wurden (Abb. 8).

SISTER et al. [35] zeigten vor kurzem, daß transforming-DNS von B. subtilis durch die Hydroxamsäureester des Fluorens inaktiviert wird. Die N—O-Ester von Acetylaminofluoren führten außerdem zu einem 100-fachen Anstieg der Mutationshäufigkeit der Mikroorganismen. Direkte Mutationen durch Arylamine sind bei Säugern nur scheinbar mit der langen Latenz der Krebsentstehung schwer zu vereinbaren. Denn man konnte bereits mit einmaligen oder wenigen Injektionen bestimmter Arylhydroxylamine oder Hydroxamsäureester von Naphthalin und Fluoren, besonders bei neugeborenen Mäusen und Ratten, lokal und distal Tumoren auslösen, die auch erst nach langer Zeit auftreten. Das wesentliche Ereignis geschieht hier offenbar sofort, die Wirkung zeigt sich aber erst nach vielen Monaten.

Nichtcarcinogene Arylamine bilden im Stoffwechsel die gleichen Typen von N-hydroxylierten Verbindungen wie carcinogene Amine. Nicht die Bindung an sich, sondern die Struktur des nach metabolischer Aktivierung gebundenen Moleküls bestimmt anscheinend die Carcinogenität. In diesem Zusammenhang geben die Isomeren 1- und 2-Naphthylamin ein kritisches Beispiel: 2-Naphthylamin erzeugt bei Mensch, Hund und Maus Blasenkrebs, 1-Naphthylamin gilt (bis auf wenige zweifelhafte Versuche) als harmlos. Geringe lokale Wirkung von 1-Amino-2-naphthol im Blasen-

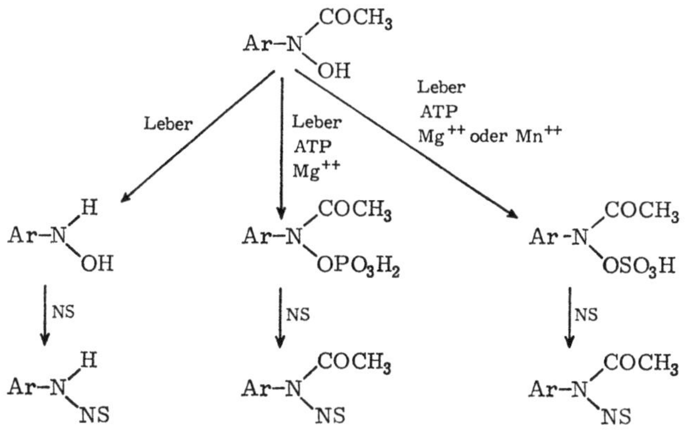

Abb. 7. Mögliche Wege des Einbaus von Arylhydroxylaminen und N-Acetyl-Arylhydroxylaminen in Nucleinsäuren (NS) der Rattenleber. Die Reaktion wurde mit ^{14}C-markierten Fluorenderivaten verfolgt. (Nach KING u. PHILIPPS [21])

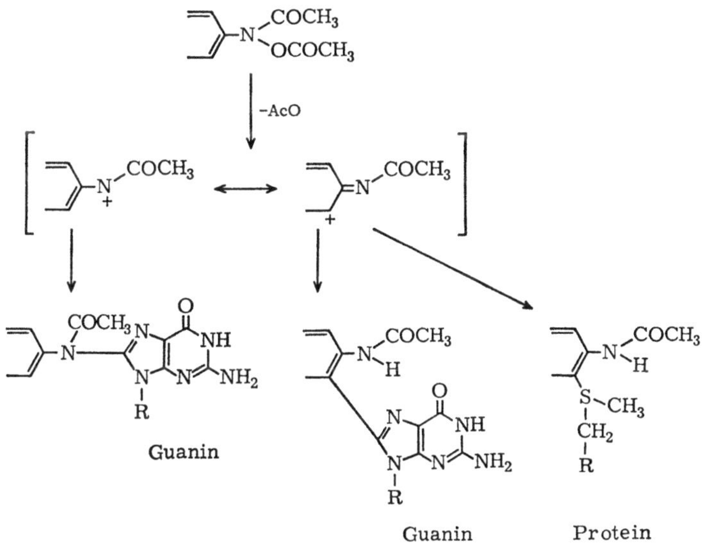

Abb. 8. Reaktionsmöglichkeiten von N-Acetyl-N-Acyloxy-Arylaminen mit Guanin und mit Proteinen über Methionin (vgl. MILLER u. MILLER [29])

implantationsversuch wurde nicht von allen Untersuchern bestätigt (vgl. [6]). Zudem wird 1-Naphthylamin im Stoffwechsel ähnlich wie das 2-Isomere verändert. BELMAN et al. [1] sahen nach i.p. Injektionen von 1-Naphthylhydroxylamin bei neugeborenen Ratten eine viel höhere lokale Tumorrate als mit 2-Naphthylhydroxylamin. Wir haben daher die N-

Hydroxylierung von 1- und 2-Aminonaphthalin in vivo und in vitro verglichen.
Im Gegensatz zu 2-Naphthylamin [58] fanden wir mit gleicher Technik nach Gaben von 1-Naphthylamin bei Hunden auch nach Stimulierung des Stoffwechsels mit Phenobarbital nicht mit Sicherheit N-Oxydationsprodukte im Urin. Da wir bei Versuchen zur N-Hydroxylierung von Arylaminen [59] gefunden hatten, daß Lebermikrosomen nach Stimulierung mit Phenobarbital einige carcinogene Amine mit großer Geschwindigkeit N-hydroxylieren, haben wir in diesem System geprüft, ob 1-Naphthylamin überhaupt N-hydroxyliert wird. Lebermikrosomen solcher stimulierter Kaninchen hydroxylierten 2-Naphthylamin sehr schnell am Stickstoff. Schon nach 10 min Inkubation waren 16% des Amins (10^{-3} M) zur N-Hydroxyverbindung metabolisiert [57]. Diese hohen Konzentrationen ließen sich direkt nach Oxydation mit Ferricyanid in den CCl_4-Extrakten der Ansätze an Hand der UV-Absorption von 2-Nitrosonaphthalin quantitativ messen. Zur weiteren Identifizierung wurde Dünnschichtchromatographie benutzt [58] und die Nitrosoverbindung außerdem nach Säulenchromatographie in reiner Form isoliert. Bei der Inkubation der gleichen Mikrosomen mit 1-Naphthylamin fanden wir kein 1-Nitrosonaphthalin, obgleich zugesetztes 1-Naphthylhydroxylamin mit hoher Ausbeute wiedergefunden wurde.
Auch die bevorzugte Empfindlichkeit bestimmter Tierarten und bestimmter Gewebe muß neben Struktur und Stoffwechsel der Carcinogene auf besonderen Eigenschaften des empfänglichen Organs und Organismus beruhen (vgl. WEISBURGER et al. [60]).
Die Arylamine bilden nur eine kleine Gruppe unter den vielen bekannten carcinogenen Verbindungen. Ganz verschiedene Reaktionen sehr unterschiedlicher Moleküle müßten also letztlich ähnliche Wirkungen in bevorzugten Zellen hervorrufen, die in einem chronischen Prozeß schließlich zum Tumor führen.

Einige der angeführten eigenen Untersuchungen wurden von der Deutschen Forschungsgemeinschaft unterstützt.

Literatur

1. BELMAN, S., W. TROLL, R. GEEBOR, R. REINHOLD, B. FISHBEIN, and F. MUKAI: Proc. Amer. Ass. Cancer Res. **7**, 6 (1966).
2. BOOTH, J., and E. BOYLAND: Biochem. J. **91**, 363 (1964).
3. BOYLAND, E., and D. MANSON: Biochem. J. **101**, 84 (1966).
4. — and R. NERY: J. chem. Soc. **114**, 606 (1962).
5. BURGER, A., J. WAGNER, H. UEHLEKE u. E. GÖTZ: Naunyn-Schmiedebergs Arch. Pharmak. exp. Path. **256**, 333 (1967).
6. CLAYSON, D.: Proc. Sixth Canad. Cancer Conf., 1964, p. 186. London: Pergamon Press 1965.
7. CRAMER, J. W., J. A. MILLER, and E. C. MILLER: J. biol. Chem. **235**, 885 (1960).

8. DEBACKERE, M., u. H. UEHLEKE: Proc. Europ. Soc. Study Drug Toxicity, Vol. IV, p. 40, Cambridge Meeting, 1964. Amsterdam: Excerpta Medica Foundation 1964.
9. DEBAUN, J. R., J. A. MILLER, and E. C. MILLER: Proc. Amer. Ass. Cancer Res. **9**, 18 (1968).
10. ERIKSON, R. R., and H. R. GUTMANN: Proc. Amer. Ass. Cancer Res. **9**, 20 (1968).
11. GORROD, J. W.: J. nat. Cancer Inst. **41**, 403 (1968).
12. GUTMANN, H. R., and H. T. NAGASAWA: J. biol. Chem. **235**, 3466 (1960).
13. HEUBNER, W.: Naunyn-Schmiedebergs Arch. exp. Path. Pharmak. **72**, 241 (1913).
14. IRVING, C. C.: Cancer Res. **22**, 867 (1962).
15. — J. biol. Chem. **240**, 1011 (1965).
16. KIESE, M.: Naunyn-Schmiebergs Arch. exp. Path. Pharmak. **235**, 354 (1959).
17. — Pharmacol. Rev. **18**, 1146 (1966).
18. —, u. E. RAUSCHER: Naunyn-Schmiedebergs Arch. exp. Path. Pharmak. **251**, 201 (1965).
19. —, u. H. UEHLEKE: Naunyn-Schmiedebergs Arch. exp. Path. Pharmak. **242**, 117 (1961).
20. KLINGHARDT, G. W.: Nervenarzt **34**, 231 (2963).
21. KING, C. M., and B. PHILIPPS: Science **159**, 1351 (1968).
22. KRIEK, E.: Biochem. biophys. Res. Commun. **20**, 793 (1965).
23. LANGE, G.: Naunyn-Schmiedebergs Arch. Pharmak. exp. Path. **257**, 230 (1967).
24. LOTLIKAR, P. D., M. ENOMOTO, J. A. MILLER, and E. C. MILLER: Proc. Soc. exp. Biol. (N.Y.) **125**, 341 (1967).
25. — C. C. IRVING, E. C. MILLER, and J. A. MILLER: Proc. Amer. Ass. Cancer Res. **8**, 42 (1967).
26. MAYER, R. L.: Klin. Wschr. **36**, 885 (1958).
27. MILLER, E. C., P. D. LOTLIKAR, J. A. MILLER, B. W. BUTLER, C. C. IRVING, and J. T. HILL: Molec. Pharmacol. **4**, 147 (1968).
28. —, and J. A. MILLER: Biochim. biophys. Acta (Amst.) **40**, 380 (1960).
29. — — Pharmacol. Rev. **18**, 805 (1966).
30. — — R. R. BROWN, and J. C. MACDONALD: Cancer Res. **18**, 469 (1958).
31. MIYAJI, T., L. I. MOSKOWSKI, T. SENOO, M. OGATA, T. ODO, K. KAWAI, Y. SAYAMA, H. ISHIDA, and H. MATSUO: Gann **44**, 281 (1953).
32. NERY, R.: Biochem. J. **106**, 1 (1968).
33. ROESCH, E., A. ROESCH u. D. HOFFTER: Arch. Toxikol. **20**, 213 (1965).
34. SCHMIEDEBERG, O.: Naunyn-Schmiedebergs Arch. exp. Path. Pharmak. **8**, 1 (1877).
35. SISTER, V. M., E. C. MILLER, J. A. MILLER, and W. SZYBALSKI: Fed. Proc. **27**, 645 (1968).
36. THAUER, R. K., H. UEHLEKE u. G. STÖFFLER: Naunyn-Schmiedebergs Arch. exp. Path. Pharmak. **250**, 286 (1965).
37. — A. MEIFORTH u. H. UEHLEKE: Naunyn-Schmiedebergs Arch. exp. Path. Pharmak. **252**, 291 (1965).
38. UEHLEKE, H.: Naunyn-Schmiedebergs Arch. exp. Path. Pharmak. **241**, 150 (1961). Abstr. 26. Tag. Deutsche Pharmak. Ges., Würzburg 1960.
39. — Biochem. Pharmacol. **8**, 23 (1961).
40. — Experientia (Basel) **17**, 557 (1961); **24**, 108 (1968).
41. — Proc. V. Intern. Congr. Biochem., Moskau 1961, Abstr. p. 399. London: Pergamon Press 1961.

42. UEHLEKE, H.: Proc. I. Intern. Pharmacol. Meeting, Stockholm 1961, Vol. 6, p. 31. London: Pergamon Press 1962.
43. — Habil.-Schrift, Med. Fak. Tübingen 1962.
44. — Z. Immun.-Forsch. **123**, 447 (1962).
45. — Transactions VII. Intern. Congr. of Internal Medicine, München 1962, Vol. II, p. 358. Stuttgart: G. Thieme 1963.
46. — Biochem. Pharmacol. **12**, 219 (1963).
47. — Unveröffentlichte Versuche (1963).
48. — Fortschr. Arzneimittel-Forsch. **8**, 195 (1964).
49. — Strahlentherapie **57**, 131 (1964).
50. — III. Intern. Pharmacol. Congress, Sao Paulo 1966, Abstr. Nr. 81.
51. — Life Sci. **5**, 1489 (1966).
52. — Naunyn-Schmiedebergs Arch. exp. Path. Pharmak. **259**, 66 (1967).
53. — I. Europ. Cancer Meeting, Wien 1967, Abstr. S. 63.
54. — Proc. Europ. soc. for the study of drug toxicity, Oxford Meeting, 1968, Vol. X, p. 152; Amsterdam: Excerpta Medica Foundation 1969.
55. — Naunyn-Schmiedebergs Arch. Pharmak. exp. Path. **261**, 218 (1968).
56. — Proc. 5th FEBS-Meeting, Prag 1968 (im Druck).
57. — unveröffentlichte Versuche, Tübingen 1967/68.
58. —, u. E. BRILL: Biochem. Pharmacol. **17**, 1459 (1968).
59. —, u. K. NESTEL: Naunyn-Schmiedebergs Arch. exp. Path. Pharmak. **257**, 151 (1967).
60. WEISBURGER, J. H., Z. HADIDIAN, T. N. FREDRICKSON, and E. K. WEISBURGER: In Bladder Cancer (DEICHMANN, WM. B., and K. F. LAMPE, Eds.), p. 45. Birmingham, Ala.: Aesculapius Publ. Co. 1967.

H. UEHLEKE, Pharmakologisches Institut der Universität
7400 Tübingen, Wilhelmstr. 56

Symposion über
Probleme der Klinischen Pharmakologie
der Coronardilatatoren

Einführung
Introduction

Von P. HOLTZ

Die Anwendung sogenannter Coronardilatatoren bei ischämischen Herzerkrankungen geht von der Vorstellung aus, daß es durch die Verabfolgung solcher Pharmaka gelingt, über die schon erfolgte autoregulatorische hypoxische Erweiterung der Herzkranzgefäße hinaus, also trotz verminderter Coronarreserve, auf dem Wege einer zusätzlichen Vasodilatation die Blut- und O_2-Versorgung des Myokards zu verbessern und das Mißverhältnis zwischen O_2-Angebot und O_2-Bedarf zu korrigieren. Das könnte durch die Eröffnung und Kalibervergrößerung interarterieller Anastomosen geschehen, mit denen der Herzmuskel reichlich versorgt ist. Fraglich ist, ob es dann auch in einer durch coronarsklerotische Prozesse hypoxisch gewordenen Myokardregion, von der bei der Angina pectoris die Auslösung des Schmerzanfalls erfolgen soll, zu verbesserter Blut- und Sauerstoffversorgung käme. Andererseits scheint eine vermehrte Sauerstoff*extraktion* möglich zu sein, wenn der Coronardurchfluß ein begrenzender Faktor ist [13, 21, 29].
1. Von einem „benignen" Coronardilatator [14] ist zu fordern, daß er den Coronardurchfluß erhöht, ohne, etwa durch Stimulierung der Herzaktion, den O_2-Verbrauch des Herzmuskels zu steigern und ohne hämodynamische Faktoren zu beeinflussen, die, wie z. B. Aortendruck und venöser Rückfluß, für die Größe des coronaren Perfusionsvolumens von Bedeutung sind. Die klinische Brauchbarkeit eines gefäßerweiternden Pharmakons als Coronardilatator setzt demnach nicht nur eine hohe Wirkungsspezifität voraus, sondern auch eine weitgehende Selektivität des Angriffspunktes der vasodilatatorischen Wirkung, nämlich im Herzen, so daß es zu einer *„coronar-selektiven"* Erniedrigung des Strömungswiderstandes kommt.

Es ist unwahrscheinlich, daß die selektiv zu Coronargefäßerweiterung führende Wirkung eines Pharmakons eine direkte, an der Gefäßmuskulatur angreifende Wirkung ist. Wahrscheinlicher ist, daß es sich um eine indirekte Wirkung handelt, der die Beeinflussung physiologischer herzeigener, zu vermehrter Coronardurchströmung führender Mechanismen zugrunde liegt. So erhebt sich die Frage, wie der *Organismus* die Anpassung der Coronardurchströmung an den O_2- und Energiebedarf des Myokards bewerkstelligt. Für die sogenannte „Autoregulation" der Coronardurchblutung sind lokale, *humoral-chemische* Mechanismen gegenüber *nervalen* von vorrangiger Bedeutung. Der wohl wichtigste Faktor ist der O_2-Gehalt des coronarvenösen Blutes — der myokardiale Sauerstoffdruck — und, wie neuere Untersuchungen mit moderner Methodik bestätigt haben, der myokardiale CO_2-Druck, dessen Anstieg sich durch die damit verbundene intracelluläre pH-Verschiebung coronargefäßerweiternd auswirkt. Eine Erhöhung des P-CO_2 scheint ein wesentlicher Faktor im Wirkungsmechanismus bestimmter Coronardilatatoren, z.B. des Hexobendins (Ustimon®) zu sein [18].

Ein *indirekter* Wirkungsmechanismus dürfte auch am coronargefäßerweiternden Effekt anderer Pharmaka beteiligt sein, die zur Behandlung der Angina pectoris Anwendung finden. Unter den bei Gewebshypoxie freiwerdenden vasodilatatorischen Stoffen ist für den Herzmuskel *Adenosin* vielleicht der wichtigste, dem RIGLER [24] schon 1932 physiologische Bedeutung für die Regulation der Coronardurchblutung zugesprochen hatte. Beim Absinken des myokardialen O_2-Drucks wird es vermehrt durch Dephosphorylierung intracellulärer Adeninnucleotide gebildet. Im Gegensatz zu diesen ist es in der Lage, aus den Myokardzellen hinaus zu diffundieren und an die Coronargefäße zu gelangen. Durch die Adenosin-Desaminase wird es im Herzmuskel schnell zu gefäßunwirksamem Inosin desaminiert und dann zu Hypoxanthin abgebaut (Abb.1). Eine Hemmung der enzymatischen Inaktivierung durch Pharmaka müßte zu einer Potenzierung seiner gefäßerweiternden Wirkung führen und solche Pharmaka zu *indirekt* wirkenden Vasodilatatoren machen. Ihre gefäßerweiternde Wirkung würde sich nur auf die Herzgefäße, nicht z.B. auf die Gefäße des quergestreiften Muskels erstrecken, da in diesem wegen seines hohen Gehaltes an Adenylsäure-Desaminase die Desaminierung der Adeninnucleotide schon auf der Stufe der Adenylsäure, des AMP, erfolgt.

Das scheint für *Dipyridamol* (Persantin®) und Carbochromen (Intensain®) zuzutreffen. Beide verstärkten und verlängerten im Tierexperiment die coronargefäßerweiternde Wirkung des Adenosins [5]. Dipyridamol schützt Adenosin bei der Inkubation mit Blut oder Erythrocytensuspensionen vor dem Abbau durch die Desaminase. Die Schutzwirkung beruht zum Teil auf einer direkten Hemmung des Enzyms, wofür Versuche mit reinen Enzympräparaten sprechen [10], überwiegend aber wohl auf einer Verminderung der Permeabilität der Erythrocyten — bzw. Zellmembran für Adenosin [7,17]. Deutlich coronargefäßwirksame Dosen

Dipyrimadol ließen die Muskeldurchblutung in der Hinterextremität von Hunden fast unbeeinflußt [4].

2. Auch der *nervalen*, über die sympathische Innervation des Herzens erfolgenden Beeinflußbarkeit des Coronarkreislaufs liegen wesentlich humoral-chemische, metabolische Wirkungsmechanismen zugrunde: einmal, weil die Nervenwirkung durch Noradrenalin vermittelt wird;

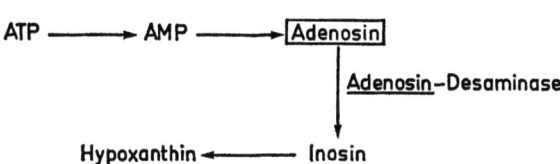

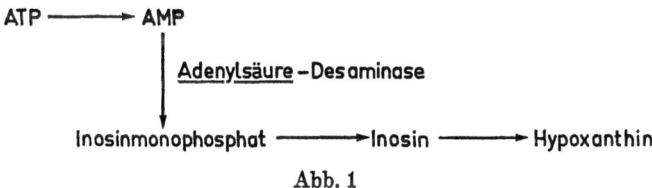

Abb. 1

sodann, weil dieses weniger durch eine direkte Wirkung auf die Coronargefäße, als vielmehr überwiegend indirekt, über die mit vermehrtem O_2-Verbrauch verbundene Anfachung metabolischer Prozesse im Myokard zu erhöhter Coronardurchströmung führt.

Eine Schlüsselstellung in der adrenergischen Auslösung metabolischer Reaktionen nimmt nach SUTHERLAND [28] das cyclische 3′,5′-AMP ein. Aus der vereinfachten Darstellung (Abb.2) ist zu ersehen, daß Brenzkatechinamine durch Stimulierung der Adenylcyclase die Bildung von 3′,5′-AMP aus ATP fördern, das dann seinerseits eine Kette von Reaktionen auslöst, die letztlich in der Aktivierung einer Phosphorylase und Lipase kulminieren und zu vermehrter Glykogenolyse und Lipolyse führen, d.h. zu einem vermehrten Anfall von Metaboliten für den aeroben Stoffwechsel: Glucose-1-phosphat und freie Fettsäuren.

Zu einer Anreicherung von cyclischem 3′,5′-AMP im Herzmuskel kommt es auch, wenn man das inaktivierende Ferment, die Phosphodiesterase, hemmt. Hemmstoffe des Fermentes sind methylierte Xanthine. Carbochromen (Intensain®) soll ebenfalls ein Hemmstoff sein [25]. Auch an der coronardilatierenden Wirkung dieser Pharmaka müßte deshalb, wie bei der Wirkung der Brenzcatechinamine, eine unökonomische Stimulierung des aeroben Stoffwechsels und der Herzaktion beteiligt sein. Sie wären nach der Definition von GREGG keine rein benignen Coronardilatatoren.

Mit Hilfe von Coronardilatatoren versuchen wir, das bei ischämischen Herzerkrankungen bestehende Mißverhältnis zwischen O_2-Angebot und O_2-Bedarf des Herzens durch Erhöhung des Angebotes zu beseitigen.

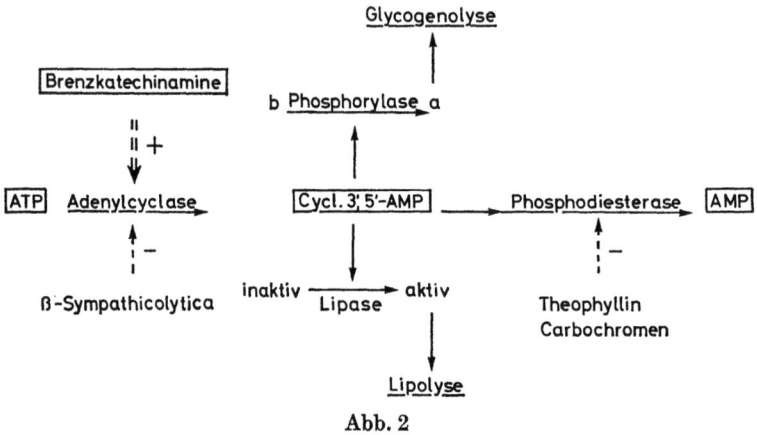

Abb. 2

Eine andere Methode wäre, den O_2-Bedarf zu senken. Ein Blick auf das Schema der Abb. 2 ergibt, daß das mit Hilfe von *β-Sympathicolytica* möglich sein müßte, die — als kompetitive Antagonisten der Brenzkatechinamine an der Adenylcyclase — das Herz vor sympathisch ausgelöster, mit erhöhtem O_2-Verbrauch einhergehender Stimulierung seines Stoffwechsels und seiner Aktion schützen würden. Bei emotionell bedingten Angina pectoris-Anfällen versagen sie, da hier der — α-adrenergisch vermittelte — Blutdruckanstieg eine dominierende Rolle spielt (s. z. B. [1, 16, 20]).

Ob der mitunter günstigen Wirkung von Hemmstoffen der *Monoaminoxydase* (MAO) bei Angina pectoris [8,9,12,19] periphere antiadrenergische Wirkungsmechanismen zugrunde liegen — Hemmung der ganglionären Erregungsübertragung, Hemmung der Noradrenalinfreisetzung, orthostatische Hypotonie — oder nur die bekannte psychische, euphorisierende Wirkung, ist nicht bekannt. Von Interesse ist, daß auch Nitroglycerin sich als Hemmstoff der MAO erwies [22] und an Versuchstieren den Noradrenalingehalt des Herzens erhöhte [2].

3. Unter den zahlreichen in den letzten Jahren synthetisierten „antianginös" wirkenden Mitteln befindet sich kein einziges, das die Konkurrenz mit dem vor fast 100 Jahren in die Therapie der Angina pectoris eingeführten *Nitroglycerin* an Wirksamkeit und Zuverlässigkeit der

Wirkung aufnehmen könnte, wenn es um die Verhütung oder Kupierung des akuten Angina pectoris-Anfalls und um die Beseitigung des anginösen Schmerzes geht. Die pharmakologische Grundeigenschaft organischer Nitrite und Nitrate besteht in ihrer relaxierenden Wirkung an glattmuskeligen Organen. Am isoliert durchströmten Langendorff-Herzen bei intracoronarer Injektion führt Nitroglycerin zu sofortigem Anstieg der Myokarddurchblutung. Noch bis vor wenigen Jahren galt es als der *klassische Coronardilatator*.
Heute wissen wir, daß seine hervorragende prophylaktische und therapeutische Wirksamkeit bei Angina pectoris nicht auf einer Erhöhung der Coronardurchblutung beruht. Zahlreiche Untersuchungen mit modernen Methoden haben vielmehr ergeben, daß Nitroglycerin bei der üblichen sublingualen Verabfolgung die Myokarddurchblutung coronarsklerotischer Patienten eher vermindert, gleichzeitig aber zu einer Abnahme der Ventrikelleistung, des Herzquerschnitts und des myokardialen O_2-Verbrauchs führt. Die therapeutische Wirkung beruht demnach nicht auf einem vermehrten O_2-Angebot an das Myokard durch erhöhte Coronardurchströmung. Maßgeblich scheint vielmehr die Arbeitsentlastung der Herzventrikel durch Erniedrigung des Systemblutdrucks und durch den verminderten venösen Rückstrom zu sein, den dieser *unspezifische Vasodilatator* verursacht (s. z.B. [3,15]).
LAURIDS BRUNTON [6] hatte schon 1867 die antianginöse Wirkung des *Amylnitrits* auf eine durch allgemeine Gefäßerweiterung und Blutdrucksenkung bedingte verminderte Herzarbeit zurückgeführt.
Wenn wohl auch zutrifft, daß es bei der Angina pectoris zu coronar*sklerotischen* Veränderungen kommt, so sprechen angiographische Untersuchungen doch zumindest für die Möglichkeit, daß auch beim Menschen lokalisierte Coronar*spasmen* den anginösen Schmerz auslösen [11,13,27]. Im Bereich der arteriellen Capillaren des Coronargefäßsystems konnten abundant innervierte präcapilläre Sphinctermuskeln nachgewiesen werden [23], die sich auf Adrenalin und Noradrenalin kontrahierten und auf Nitroglycerin erschlafften [26]. Die prompte antianginöse Wirkung des Nitroglycerins könnte dann darauf beruhen, daß es in einem spastisch verengten Coronargefäßareal des Herzens *spasmolytisch* besonders wirksam würde, da glatte Muskulatur mit erhöhtem Ausgangstonus stärker auf relaxierende Pharmaka anspricht als eine solche mit normalem Tonus. Auch dann würde Nitroglycerin zwar nicht zu einem „Coronardilatator" schlechthin, sondern zu einem „*coronarspezifischen Spasmolyticum*".
Bei der Entscheidung über Wert oder Unwert eines Arzneimittels hat der Kliniker das letzte Wort. Die Zuverlässigkeit seines Urteils steht und fällt mit der Objektivierbarkeit der therapeutischen Wirkung. Das trifft besonders für solche Krankheiten zu, bei denen, wie bei der Angina

pectoris, ein *subjektives* Symptom — der pectanginöse Schmerz — wesentlicher Bestandteil des klinischen Syndroms ist und in hohem Maße mit *Placebo*-Wirkungen zu rechnen ist. So dürfte z.B. die Einsparung von Nitroglycerin beim Angina pectoris-Patienten ein zweifelhaftes Kriterium für die therapeutische Wirksamkeit eines Coronardilatators sein: Alkohol, Sedativa, Tranquillizer und Analgetica können ja denselben Effekt haben, ohne — „coronarwirksam" — die Ursache des Schmerzes zu beeinflussen.

Literatur

1. ALLEYNE, G. A.: Brit. med. J. **1964 II**, 1226.
2. AOYAMA, S.: Jap. Heart J. **6**, 335 (1965).
3. BERNSTEIN, L., G. C. FRIESINGER, P. R. LICHTLEN, and R. S. ROSS: Circulation **33**, 107 (1966).
4. BETZ, E., D. BRAASCH u. H. HENSEL: Arzneimittel-Forsch. **11**, 333 (1961).
5. BRETSCHNEIDER, H.J., H.J.EBERLEIN, H.-M.KABUS, G.NELLE u. W.REICHMANN: Arzneimittel-Forsch. **13**, 255 (1963).
6. BRUNTON, T. L.: Lancet **1867 II**, 97.
7. BUNAG, R. D., C. R. DOUGLAS, S. IMAI, and R. M. BERNE: Circulat. Res. **15**, 83 (1964).
8. CESARMAN, T.: Ann. N. Y. Acad. Sci. **80**, 988 (1959).
9. COSSIO, P.: Ann. N. Y. Acad. Sci. **80**, 1009 (1959).
10. DEUTICKE, B., u. E. GERLACH: Naunyn-Schmiedebergs Arch. Pharmak. exp. Path. **255**, 107 (1966).
11. GENSINI, G. G.: Progr. cardiovasc. Dis. **6**, 155 (1963).
12. GOLDBERG, L. I., D. HORWITZ, and A. SJOERDSMA: J. Pharmacol. exp. Ther. **137**, 39 (1962).
13. GORLIN, R.: Circulation **32**, 138 (1965).
14. GREGG, D. E., and D. C. SABISTON, JR.: Circulation **13**, 916 (1956).
15. HONIG, C. R., S. M. TENNEY, and P. V. GABEL: Amer. J. Med. **29**, 910 (1960).
16. KEELAN, P.: Brit. med. J. **1965 I**, 897.
17. KOSS, F. W., G. BEISENHERZ u. R. MAERKISCH: Arzneimittel-Forsch. **12**, 1130 (1962).
18. KRAUPP, O., W. GROSSMANN, W. STÜHLINGER u. G. RABERGER: Arzneimittel-Forsch. **18**, 1067 (1968).
19. MASTER, A. M.: Amer. Heart J. **56**, 570 (1958).
20. MCKENNA, D. H., R. J. CORLISS, S. SIALER, W. C. ZARNSTOFF, CH. W. CRUMPTON, and G. G. ROWE: Circulat. Res. **19**, 520 (1966).
21. MESSER, J. V., R. J. WAGMAN, W. A. NEILL, N. KRASNOW, R. GARLIN, and H. J. LEVINE: J. clin. Invest. **41**, 725 (1962).
22. OGAWA, K., S. GUDBJARNASON, and R. J. BING: J. Pharmacol. exp. Ther. **155**, 449 (1967).
23. PROVENZA, V., and S. SCHERLIS: Circulation **20**, 35 (1959). — Circulat. Res. **7**, 318 (1959).
24. RIGLER, R.: Naunyn-Schmiedebergs Arch. exp. Path. Pharmak. **167**, 54 (1932).
25. SCHRAVEN, E., u. R. E. NITZ: Arzneimittel-Forsch. **18**, 396 (1968).
26. SCHERLIS, S., and D. V. PROVENZA: Circulation **18**, 77 (1958).
27. SEWELL, W. H.: Angiology **17**, 1 (1966).
28. SUTHERLAND, E. W., and T. W. RALL: Pharmacol. Rev. **12**, 265 (1960).
29. WAGMAN, R. J., H. J. LEVINE, J. V. MESSER, W. A. NEILL, N. KRASNOW, and R. GORLIN: Amer. J. Cardiol. **9**, 439 (1962).

Übersichten

BERNE, R. M.: Regulation of coronary blood flow. Physiol. Rev. 44, 1—29 (1964).
CHARLIER, R.: Coronary vasodilators. Oxford: Pergamon Press 1961.
GREGG, D. E.: Coronary circulation in health and disease. Philadelphia: Lea & Febiger 1950.
ROWE, G. G.: Pharmacology of the coronary circulation. Ann. Rev. Pharmacol. 8, 95—112 (1968).
WINBURG, M. M.: Experimental approaches to the development of antianginal drugs. Advanc. Pharmacol. 3, 1—82 (1964).

Prof. Dr. P. HOLTZ, Pharmakologisches Institut der Universität
6000 Frankfurt a.M., Ludwig Rehn-Str. 14

Physiologie der Coronardurchblutung als Grundlage für die Beurteilung von Coronardilatatoren
The Physiology of the Coronary Circulation as a Basis for Evaluation Coronary Dilators

Von W. LOCHNER

I. Herzstoffwechsel und Regulation der Coronardurchblutung

An den Anfang meiner Ausführungen muß ich einige wohlbekannte und gesicherte Tatsachen über den Herzstoffwechsel stellen. Der Herzstoffwechsel ist unter physiologischen Bedingungen immer oxidativ. Eine nennenswerte anaerobe Glykolyse ist im steady state bisher noch niemals beobachtet worden. Mit dem Auftreten einer anaeroben Glykolyse, das ist einer Umkehr der arterio-venösen Milchsäuredifferenz, beginnt das Herz insuffizient zu werden. Das Herz ist also für seine normale Tätigkeit unabdingbar auf die Anlieferung von Sauerstoff angewiesen. Ein Mißverhältnis von Sauerstoffangebot zu Sauerstoffbedarf führt zu einer Coronarinsuffizienz. Es ist deshalb besonders erstaunlich, daß normalerweise die Sauerstoffausnutzung des Coronarblutes schon sehr hoch ist, nämlich 75—80%. Jede nennenswerte Erhöhung des O_2-Bedarfes muß zu einer Erhöhung des Durchflusses führen. Wenn unter pathologischen Bedingungen die Coronarreserve erschöpft ist, d.h. wenn keine Dilatation mehr möglich ist, führt deshalb schon eine geringe Steigerung des Sauerstoffverbrauches zu einer Mangeldurchblutung, zu einem Mißverhältnis von Sauerstoffbedarf zu Sauerstoffangebot. Aus diesen besonderen Stoffwechseleigenschaften des Herzens und aus dieser Durchblutungssituation ergibt sich die enge Koppelung des Sauerstoffverbrauches an die Durchblutung.

Aus dem Gesagten wird weiter auch verständlich, daß die Coronardurchblutung *metabolisch* gesteuert wird. Bei einem ansteigenden Bedarf an Sauerstoff kommt es zu einem Abfall des Sauerstoffdruckes im Gewebe, meßbar am Sauerstoffdruck des venösen Coronarblutes. Dieser relative O_2-Mangel ist der auslösende Faktor für die physiologische Dilatation. Die Kette der Ereignisse, die durch diesen lokalen Sauerstoffmangel ausgelöst wird, ist allerdings noch weitgehend unbekannt. Ich nenne nur die Stichwörter: Metabolite, Überträgerstoffe und Chemoreceptoren [4,15]. In das Bild der metabolischen Regulation paßt es, daß die Kohlensäure eine coronardilatatorische Wirkung hat, und zwar nach unseren Untersuchungen am narkotisierten Hund eine leichte: pro 1 mm Hg CO_2-Druckänderung steigt die Durchblutung um ca. 2,7% [14]. Insbesondere paßt in das Bild der metabolischen Regulation, daß ein arterieller Sauerstoffmangel einen starken dilatatorischen Reiz darstellt. Schon HERMAN REIN hat vor vielen Jahren beschrieben, daß die Coronargefäße nicht nur sehr stark, sondern auch sehr empfindlich auf einen arteriellen Sauerstoffmangel reagieren [20]. In Untersuchungen an Hunden auf dem Laufband konnten wir 1959 selbst nachweisen, daß der Sauerstoffdruck im Blute des Sinus coronarius bei Laufarbeit absinkt; wir sehen darin den physiologischen Reiz für die Arbeitsmehrdurchblutung [15]. KEUL u. DOLL haben diese Untersuchungen kürzlich am Menschen bestätigt [4].

Häufig wird die Frage gestellt, ob denn ein Sauerstoffmangel wirklich der stärkste dilatatorische Reiz sei, der die Coronargefäße treffen kann. Wenn das nämlich so sei, führe jede Mangeldurchblutung des Gewebes immer zu einer maximalen Dilatation, und es gäbe keine Indikation mehr für eine Therapie mit Coronardilatatoren. Hierzu ist zu sagen, daß der Dilatator ja gerade unter pathologischen Verhältnissen eingesetzt werden soll. Man kann sich vorstellen, daß die Kette der Ereignisse, die vom O_2-Mangel zur Dilatation führt, durch eine Erkrankung unterbrochen ist.

Ein weiterer Gesichtspunkt ist folgender: Wir sind ziemlich sicher, daß eine totale Anoxie einen maximalen dilatatorischen Reiz darstellt. Ob aber im Bereiche eines eben schon oder gerade noch nicht kritischen Druckes die Dilatation maximal ist, ist eine offene Frage. Auf Grund einiger Beobachtungen kann man vermuten, daß das nicht der Fall ist. Ähnliche Überlegungen gelten für Randgebiete eines Infarktes, und es besteht kein Grund zu der Annahme, daß diese Randgebiete immer maximal dilatiert sind. Es gibt im Gegenteil Arbeiten, in denen beschrieben wird, daß solche Infarktgebiete unter dem Einfluß von Dilatatoren noch eine verbesserte Durchblutung zeigen und zwar über eine verbesserte Durchblutung von Kollateralen [11].

Auch das sogenannte *„walk-through-Phänomen"* zeigt, daß diese Vorstellung einer nicht immer maximalen Dilatation keine reine Spekulation ist [11,19]. Bei geeigneten Patienten kann man durch körperliche Belastung einen Anfall von angina pectoris auslösen mit typischen EKG-Veränderungen. Es besteht allgemeine Übereinstimmung, daß dieser Anfall durch eine Mangeldurchblutung bedingt ist. Läuft der Patient nun weiter, so können diese Zeichen der Mangeldurchblutung wieder verschwinden. Das bedeutet doch wohl, daß der Mechanismus der metabolischen Dilatation zunächst gestört ist, daß es einen Zustand geben kann, in dem der Sauerstoffmangel nicht zu einer maximalen Durchblutung führt. Erst nach einer Latenzzeit mit dem Schmerzanfall kommt es zur maximal möglichen Dilatation. Ob noch andere Faktoren für die Deutung des „walk-through-Phänomens" herangezogen werden müssen, sei dahingestellt.

Die diskutierten Überlegungen und Befunde rechtfertigen es, das Prinzip der Therapie mit Coronardilatatoren weiter zu verfolgen. Ich meine das feststellen zu müssen, weil es hier und da zu einer gewissen Resignation hinsichtlich dieses therapeutischen Prinzips gekommen ist. Obwohl es nicht zu meinem Thema im engeren Sinne gehört, möchte ich der Vollständigkeit halber erwähnen, daß es eine weitere experimentell recht gut fundierte Indikation für die chronische Anwendung von Coronardilatatoren gibt, nämlich die Ausbildung von Kollateralen.

Welche Forderungen müssen wir an eine Substanz stellen, die wir als einen Coronardilatator bezeichnen wollen?

1. *Die Durchblutung* soll als Folge einer Verminderung des Strömungswiderstandes ansteigen.

2. *Das Sauerstoffangebot* an den Herzmuskeln soll erhöht werden, die Relation O_2-Verbrauch zu O_2-Angebot soll verbessert werden. Von der experimentellen Prüfung her gesehen ist das immer der Fall, wenn neben der Durchblutung auch der Sauerstoffdruck im venösen Coronarblut ansteigt.

3. *Der Sauerstoffverbrauch* des Herzens darf unter der Wirkung des Dilatators nicht ansteigen.

Da ein Anstieg des Sauerstoffverbrauchs auch bei gesteigerter Durchblutung mit gleichzeitig gesteigertem Sauerstoffgehalt im venösen Blut bestehen kann, muß zur Beurteilung eines Coronardilatators auch immer der Sauerstoffverbrauch gemessen werden. Der Sauerstoffverbrauch soll möglichst nicht ansteigen.

Die Notwendigkeit dieser Forderung wird durch die Tatsache unterstrichen, daß es Substanzen gibt, die primär den Sauerstoffverbrauch steigern und dadurch dann erst sekundär die Durchblutung. Schulbeispiel ist das *Dinitrophenol*. In eigenen Untersuchungen an narkotisierten Hunden führte das DNP zu einem Anstieg des O_2-Verbrauches des Herzens auf das zwei- bis dreifache. Daraus resultierte dann sekundär ein Anstieg der Durchblutung in derselben Größe, bei einem Abfall des O_2-Druckes im venösen Coronarblut um ca. 3 mm Hg [16]. Dies ist ein weiteres typisches Beispiel einer Arbeitsmehrdurchblutung.

Auch *Stoffe mit cyanid-ähnlicher Wirkung* haben eine stark dilatatorische Wirkung. Die Durchblutungssteigerung geht dann mit einer Milchsäureproduktion als Zeichen eines tiefgreifenden Eingriffs in den Herzstoffwechsel einher [17]. Wir müssen deshalb auch fordern, daß ein Coronardilatator die Substrataufnahme des Herzens, insbesondere die Lactatbilanz, möglichst unbeeinflußt läßt. *Dinitrophenol-ähnliche Dilatatoren und cyanid-ähnliche Dilatatoren bezeichnen wir als maligne Dilatatoren.*

II. Extravasculärer Widerstand und Contractilität

Ich habe ausgeführt, daß ein Coronardilatator den Strömungswiderstand im Gefäßsystem des Herzens vermindern soll. Der einfachste Fall einer Beeinflussung des Widerstandes ist der Angriff an den Gefäßen, an den Arteriolen, sei es, daß man sich eine direkte Wirkung auf die glatte Muskulatur vorstellt oder sei es, daß man an eine indirekte Wirkung über lokale Chemoreceptoren z. B. denkt. Diese soeben angesprochene Komponente des Coronarwiderstandes ist die sogenannte vasale Komponente. Es muß aber auch eine mögliche Wirkung auf die extravasale oder myokardiale Komponente des Coronarwiderstandes diskutiert werden. Die extravasale Komponente wird durch den Kontraktionszustand des Myokards bestimmt. Sie ist abhängig von der Contractilität des Myokards. Es ist zu erwarten, daß alle inotropen Einflüsse, seien sie negativer oder positiver Art, eine Veränderung der extravasalen Komponente des Gefäßwiderstandes bewirken.

Ich möchte über eigene Untersuchungen berichten — gemeinsame Untersuchungen mit Hirche und Scholtholt — in denen wir versucht haben, die Einflüsse der Contractilität auf den Strömungswiderstand der Coronargefäße zu analysieren. Das Problem ist alt und schon von Wiggers [9, 22] ausführlich diskutiert und untersucht worden, später auch von Gregg [6]. Vor einigen Jahren haben auch Bretschneider u. Standfuss in Deutschland einen wesentlichen Beitrag geleistet [2, 3]. Stellt die Myokardkontraktion für die Durchblutung ein echtes Hindernis dar, durch eine Behinderung des Einflusses während der Systole, oder ist es so, daß durch die Kontraktion auch wiederum Blut ausgepreßt wird im Sinne einer Förderung der Durchblutung? Überblickt man die zur Zeit vorliegenden Experimente zu diesem Thema, so ist die Aussage erlaubt, daß die Wirkung der Myokardkontraktion auf den Widerstand im Mittel wahrscheinlich gleich Null ist. Unsere eigenen Befunde bringen Gesichtspunkte zur Bedeutung einer nachlassenden Kontraktionskraft und zur Bedeutung einer Frequenzänderung für den extravasculären Widerstand.

Die Abb. 1 gibt einen Einblick in unsere Meßmethode. Die Untersuchungen wurden an narkotisierten Hunden durchgeführt (Morphin-Chloralose-Urethan). Auf einem Achtfachschreiber haben wir unter anderem registriert (s. Abb. 1 von oben nach unten): Mit einem Stahlkatheter in der Aortenwurzel den arteriellen Druck, mit einem Katheterkopfmanometer den Blutdruck im linken Ventrikel; daraus haben wir den ersten Differentialquotienten, das ist die Druckanstiegsgeschwindig-

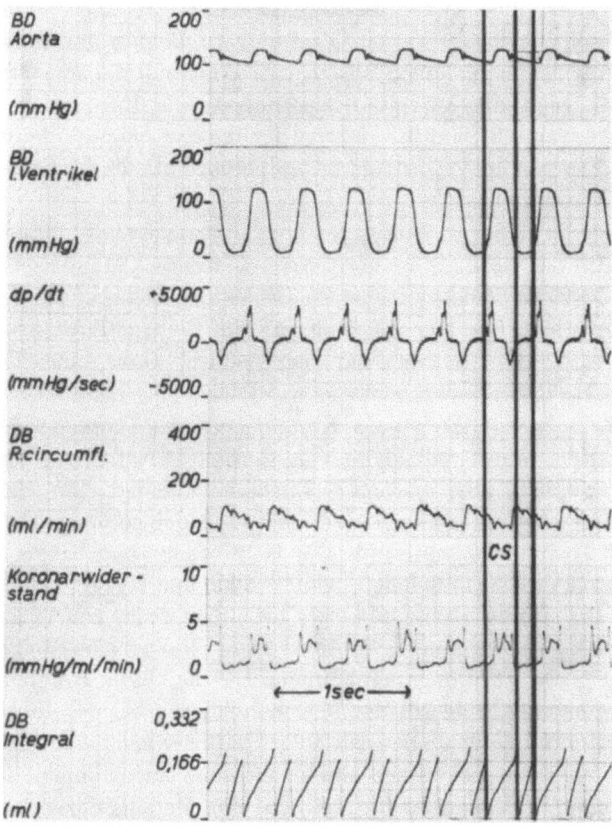

Abb. 1. Fortlaufende Messung des Einflußwiderstandes der li. Coronararterie am narkotisierten Hund (Morphin-Chloralose-Urethan). Von oben nach unten: Blutdruck Aorta, Blutdruck im li. Ventrikel, dp/dt im li. Ventrikel, Durchblutung des ramus circumflexus der li. Coronararterie elektromagnetisch gemessen, Coronarwiderstand ermittelt durch Division des Aortendruckes durch den coronaren Einstrom, Integration der Coronardurchblutung in Milliliter pro Systole bzw. pro Diastole; CS = coronarwirksame Systole = Systole + isometrische Relaxation. Nach HIRCHE, LOCHNER u. SCHOLTHOLT [8]

keit dp/dt ermittelt. Die Durchblutung wurde mit einer elektromagnetischen Stromuhr gemessen, hier in diesem Falle die Durchblutung des Ramus circumflexus der linken Coronararterie, es wurde also der Einfluß in das coronare Gefäßgebiet untersucht. Aus dem Druck in der Aorta und der Durchblutung haben wir dann direkt durch elektronische Division den *Coronarwiderstand* ermittelt, und man sieht sehr schön, wie er sich im Laufe des Herzcyclus ändert. Durch die vertikalen Striche werden die coronarwirksame Systole und die Diastole markiert. Die Kurve des

Coronarwiderstandes zeigt mehrere deutliche Maxima während der Ventrikelkontraktion, sowie ein Minimum zu Beginn der Diastole, insgesamt in der Diastole einen niedrigeren Widerstand als in der Systole. Schließlich zeigt die unterste Registrierung die Integration des Einflusses, elektronisch ermittelt, einmal für die Systole und einmal für die Diastole. Der absolute Einstrom ist in diesem Falle in der Systole etwas größer als in der Diastole.

Nun einige in unserem Zusammenhang interessierende Ergebnisse (s. Abb. 2). Auf der Ordinate ist der *Coronarwiderstand* aufgetragen und auf der Abszisse das Maximum der *Druckanstiegsgeschwindigkeit* dp/dt im linken Ventrikel, das hier als Maß für die Contractilität des Herzens benutzt wird. Die Contractilität wurde durch Gabe eines β-Blockers und eines Barbiturats verändert, es wurde also eine Insuffizienz erzeugt. Um Wirkungen auf die vasale Komponente des Coronarwiderstandes auszuschalten, wurde mit Hilfe von Coronardilatatoren (Oxochromen und Dipyridamol) eine maximale Dilatation erzeugt. Der Verlauf der eingezeichneten Regressionsgraden zeigt, daß der coronare Gefäßwiderstand bei Insuffizienz zunimmt. Der Gefäßwiderstand betrug bei einer Druckanstiegsgeschwindigkeit von 5000 mm Hg/sec im Mittel 0,32 mm Hg/ml/min · 100 g und stieg bei einem dp/dt von 1250 mm Hg/sec auf im Mittel 0,55 mm Hg/ml/min · 100 g. Das ist eine Steigerung um knapp 60%. Da wir annehmen können, daß die vasale Komponente des Coronarwiderstandes wegen der pharmakologisch herbeigeführten Dilatation unverändert geblieben ist, folgt, daß der *extravasculär* bedingte Coronarwiderstand bei dieser Herzinsuffizienz zugenommen hat. Eine naheliegende Erklärung ist die, daß bei der Herzinsuffizienz eine Verlängerung der Systolendauer eintritt, und daß es zu einer Verlängerung der die Coronardurchblutung wahrscheinlich hemmenden Systole kommt.

Diese Erklärung diskutieren auch BRETSCHNEIDER u. STANDFUSS [3]. Sie finden ebenfalls, daß mit zunehmender Insuffizienz der Coronarwiderstand ansteigt. Als Maß für die Insuffizienz haben sie die Systolendauer benutzt. Es bleibt allerdings offen, warum Steigerungen der Herzfrequenz bei suffizientem Herzen, die auch mit einer Zunahme der Gesamt-Systolendauer einhergehen, keine Änderungen des Widerstandes zeigen (s. hierzu weiter unten). Wir müssen den Faktor, der bei der Herzinsuffizienz den coronaren Widerstand vergrößert, deshalb doch wohl woanders suchen. Es könnte sehr wohl der enddiastolische Ventrikeldruck hier mitwirken. Ein negativ inotroper Effekt eines Dilatators ist also nach dem Gesagten nicht erwünscht.

An dieser Stelle möchte ich die Frage der *Herzfrequenzsteigerung* durch einen Coronardilatator zusammenfassend diskutieren:

1. Eine Steigerung der Herzfrequenz steigert den Sauerstoffbedarf des Herzens und sollte deshalb möglichst vermieden werden.
2. Die Steigerung der Herzfrequenz könnte den extravasculären Widerstand und dadurch die Durchblutung beeinflussen. Auf Grund unserer

Symposion: Probleme der Klin. Pharmakologie der Coronardilatatoren 133

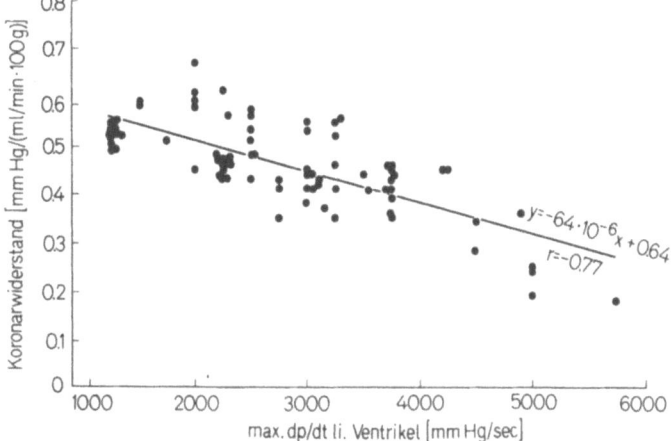

Abb. 2. Abhängigkeit des Coronarwiderstandes vom Suffizienzgrad des Herzens. Die vasale Komponente des Coronarwiderstandes war durch Coronardilatatoren ausgeschaltet. Die Herzinsuffizienz wurde durch β-Blocker und Barbitursäure erzeugt. Mit steigender Insuffizienz — Abnahme von dp/dt — steigt der extravasculärbedingte Coronarwiderstand an. Nach HIRCHE, LOCHNER u. SCHOLTHOLT [8]

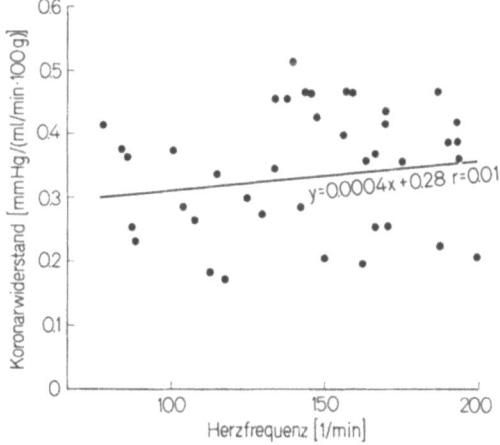

Abb. 3. Der extravasculärbedingte Coronarwiderstand ist von der Frequenz unabhängig. Die vasale Komponente des Coronarwiderstandes war durch Coronardilatatoren ausgeschaltet. Nach HIRCHE, LOCHNER u. SCHOLTHOLT [8]

Untersuchungen ist das nicht der Fall. Die Abb. 3 gibt die Dokumentation dazu: Sie zeigt nämlich, daß der Coronarwiderstand von der Herzfrequenz unabhängig ist. Die Änderungen der Herzfrequenz waren in diesen Experimenten teilweise spontan, teilweise waren sie durch Vagusreizung ausgelöst worden.

Vergleicht man nun das Ausmaß der bei unseren experimentellen Insuffizienzen gemessenen Widerstandszunahme mit der Widerstandsveränderung, die durch eine maximale pharmakologische Dilatation hervorgerufen werden kann, so ergibt sich ein Verhältnis von ungefähr 1:6. Für pathologisch-physiologische Überlegungen läßt sich daraus folgendes ableiten: Sollte es bei intakten Coronargefäßen, d.h. bei genügender Reserve hinsichtlich der Dilatation zu einer muskulären Insuffizienz und dadurch zu einer Widerstandszunahme kommen, so kann diese durch eine Gefäßdilatation zunächst kompensiert werden. Ganz anders liegen die Verhältnisse bei einem sklerotischen Gefäßsystem, dessen Coronarreserve weitgehend erschöpft ist. In einem solchen Fall muß auch mit einer Ausbildung von zahlreichen Kollateralen gerechnet werden. Nach Untersuchungen von JOHANSSON et al. [9] scheint der Widerstand der Kollateralgefäße stärker von der Spannung im Myokard und von der Größe des Ventrikels abzuhängen als der Widerstand der normalen Gefäße. Man muß deshalb in einem solchen Fall mit einer stärkeren Zunahme des extravasculär bedingten Coronarwiderstandes bei myokardialer Insuffizienz rechnen.

III. Wirkungen von Dilatatoren auf den arteriellen Druck, Gartenschlauchmechanismus

Von einem Coronardilatator wird, wie ich oben schon ausgeführt habe, zunächst einmal verlangt, daß er den arteriellen Blutdruck nicht verändert. Der über die Widerstandsabnahme ausgelöste und gewünschte durchblutungssteigernde Effekt des Dilatators würde durch die Senkung des Aortendrucks wieder aufgehoben. Da die meisten Dilatatoren eine mehr oder weniger ausgeprägte blutdrucksenkende Komponente haben, ist es notwendig, den Konsequenzen einer Senkung des Aortendruckes noch etwas weiter nachzugehen.

Die Wirkung auf das Perfusionsvolumen wurde schon erwähnt, die blutdrucksenkende Wirkung des Dilatators sollte deshalb möglichst gering sein. Weiter muß die Wirkung des Aortendruckes auf die Herzarbeit und den O_2-Verbrauch betrachtet werden. Eine Senkung des Aortendruckes wird die Herzarbeit und den Sauerstoffverbrauch senken; und dadurch den Durchblutungsbedarf vermindern. Diese Vorstellung der Entlastung des Herzens über den Aortendruck hat ihre Berechtigung und bestimmt zu recht das Denken und die Überlegung des Therapeuten, insbesondere in all den Fällen, in denen eine Verminderung des Widerstandes nicht mehr möglich erscheint. Welcher Faktor im Einzelfall überwiegt, die Verminderung des Perfusionsvolumens oder die Verminderung des Sauerstoffbedarfes, ist nicht immer leicht vorauszusagen.

Neben der Bedeutung des arteriellen Druckes für das coronare Perfusionsvolumen und für die Herzarbeit muß ein dritter Punkt diskutiert werden, es ist die Bedeutung, die der arterielle Druck und damit der Perfusionsdruck der Coronargefäße für die *Contractilität des Herzens* hat. Diese Wirkung des coronaren Perfusionsdrucks auf die Contractilität ist unabhängig von der gleichzeitigen Beeinflussung des Substratangebotes und des Sauerstoffangebotes an das Herz. Um dieses Phänomen deutlich zu machen, muß sich Ihnen über eigene Untersuchungen gemeinsam mit ARNOLD und MORGENSTERN an narkotisierten Hunden und an isolierten Meerschweinchenherzen berichten.

Ich zeige die Originalregistrierung eines Experimentes an einem narkotisierten Hund, in dem der Ramus circumflexus und der Ramus descendens der linken Coronararterie mit Hilfe einer Pumpe durchströmt wurden (s. Abb.4). Der Perfusionsdruck und damit die Durchblutung der Coronargefäße konnten auf diese Weise beliebig variiert werden. Die Registrierung zeigt von oben nach unten: Den Blutdruck in der Aorta nahe den Aortenklappen, den mittleren Druck in der Aorta und darunter den Druck im linken Ventrikel; dann die Druckanstiegsgeschwindigkeit dp/dt und den enddiastolischen Druck im linken Ventrikel. Es folgen der Perfusionsdruck der linken Coronararterie, die Flußgeschwindigkeit in Milliliter/Sekunde in der Aorta, sowie als letztes die Schlagarbeit elektrisch ermittelt aus der Strömungsgeschwindigkeit in der Aorta und dem Druck in der Aorta. Wie man sehen kann, führt eine Verminderung des coronaren Perfusionsdruckes zu einer Zunahme des enddiastolischen Druckes im linken Ventrikel, zu einer Abnahme der Druckanstiegsgeschwindigkeit dp/dt im linken Ventrikel und zu einer Abnahme der Schlagarbeit. Eine Erhöhung des Druckes bewirkt den gegenteiligen Effekt. Der mittlere arterielle Druck bleibt dabei konstant, er wurde aus besonderen Gründen mittels eines Windkessels stabilisiert. Es handelt sich hier um eine echte *Veränderung der Contractilität des Herzens*, die allein durch die Veränderung des *Perfusionsdruckes* bedingt ist.

Abb. 5 zeigt aus demselben Experiment eine schnelle Registrierung, auch hier sieht man sehr deutlich bei Senkung des Perfusionsdruckes eine Abnahme von dp/dt, eine Zunahme des enddiastolischen Druckes im linken Ventrikel und eine geringe Abnahme des Schlagvolumens.

In diese Richtung weisende Befunde sind auch früher schon von einzelnen Autoren beobachtet worden [6]. Sie wurden dahingehend gedeutet, daß eine bessere Perfusion zu einem verbesserten Stoffwechsel und dadurch zu einer verbesserten Contractilität führt. Auf Grund unserer Untersuchungen sind wir zu einer anderen Auffassung gekommen. In Experimenten an isolierten Meerschweinchenherzen haben wir den coronaren Perfusionsdruck erhöht und dabei das Perfusionsvolumen konstant gehalten. Dieses kann durch eine Erhöhung der Viscosität der Blutersatzflüssigkeit erreicht werden. Wir haben zu der Salzlösung, die im allgemeinen für die Perfusion der isolierten Herzen benutzt wurde, ein hoch

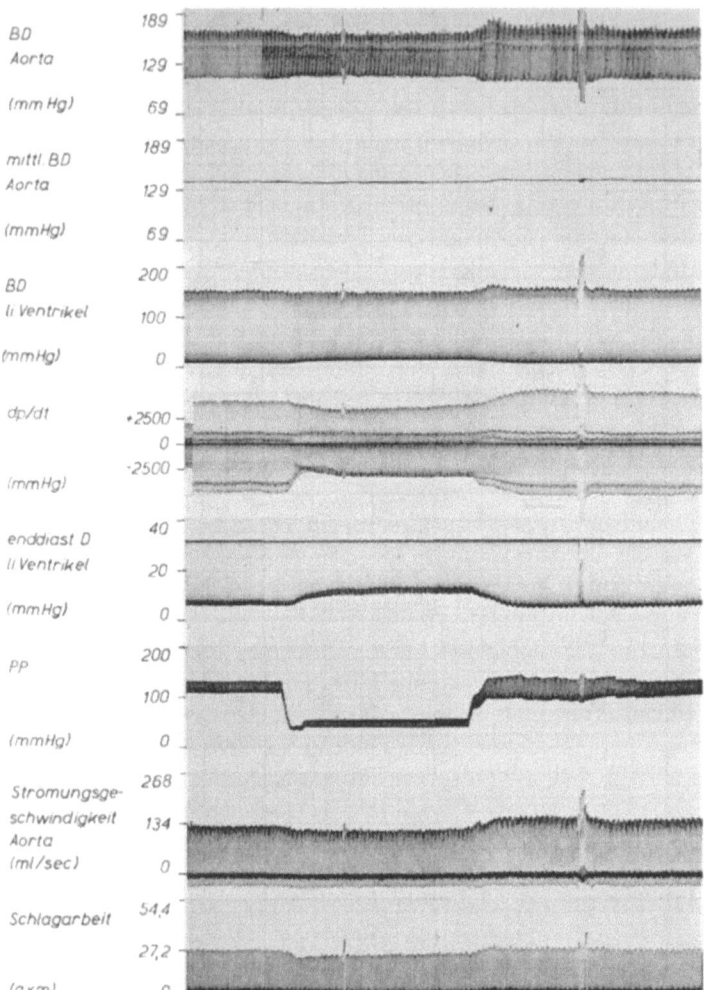

Abb. 4. Originalregistrierung von ARNOLD, LOCHNER u. MORGENSTERN (unveröffentlicht). Narkotisierter Hund mit kanulierter und künstlich perfundierter li. Coronararterie. Von oben nach unten: Blutdruck in der Aorta, mittlerer Blutdruck in der Aorta, Blutdruck im li. Ventrikel, Druckanstiegsgeschwindigkeit dp/dt im li. Ventrikel, enddiastolischer Druck im li. Ventrikel, Perfusionsdruck der li. Coronararterie, Strömungsgeschwindigkeit in der Aorta und integrierte Schlagarbeit. Senkung des Perfusionsdrucks führt zu einer Verminderung der Contractilität und Erhöhung des Perfusionsdruckes zu einer Erhöhung der Contractilität des Herzens

visköses Dextran hinzugefügt. Die relative Viscosität wurde dadurch von 1,00 auf 1,65 erhöht.

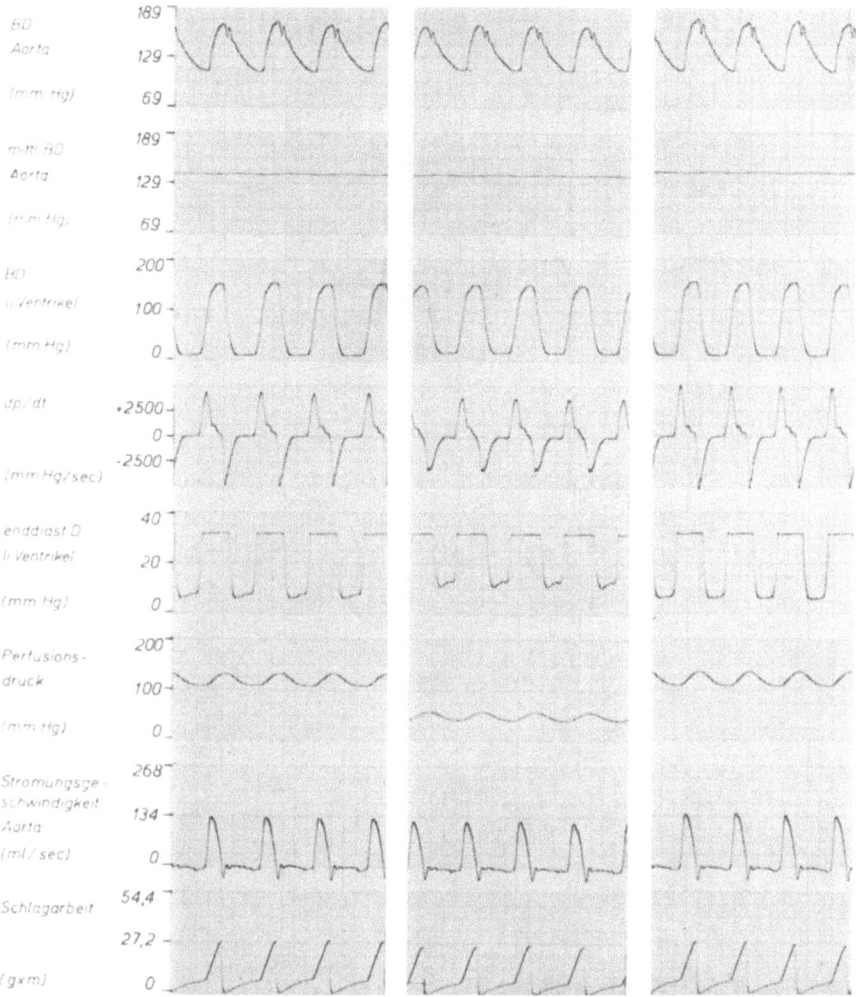

Abb. 5. Derselbe Versuch wie in Abb. 4 jedoch bei schneller Registrierung

Die Abb. 6 zeigt die Originalregistrierung eines Experimentes an einem isolierten Meerschweinchenherzen, das isovolumetrisch arbeitet. Von oben nach unten sind aufgezeichnet: Der Druck im linken Ventrikel, die Druckanstiegsgeschwindigkeit dp/dt im linken Ventrikel, der Sauerstoffdruck im venösen Perfusat, der Durchfluß durch die Coronargefäße, gemessen mit einer elektromagnetischen Stromuhr und ganz unten die Herzfrequenz. Bei dem Pfeil wurde die Perfusion auf die Lösung mit der höheren Viskosität umgeschaltet: Der coronare Durchfluß blieb un-

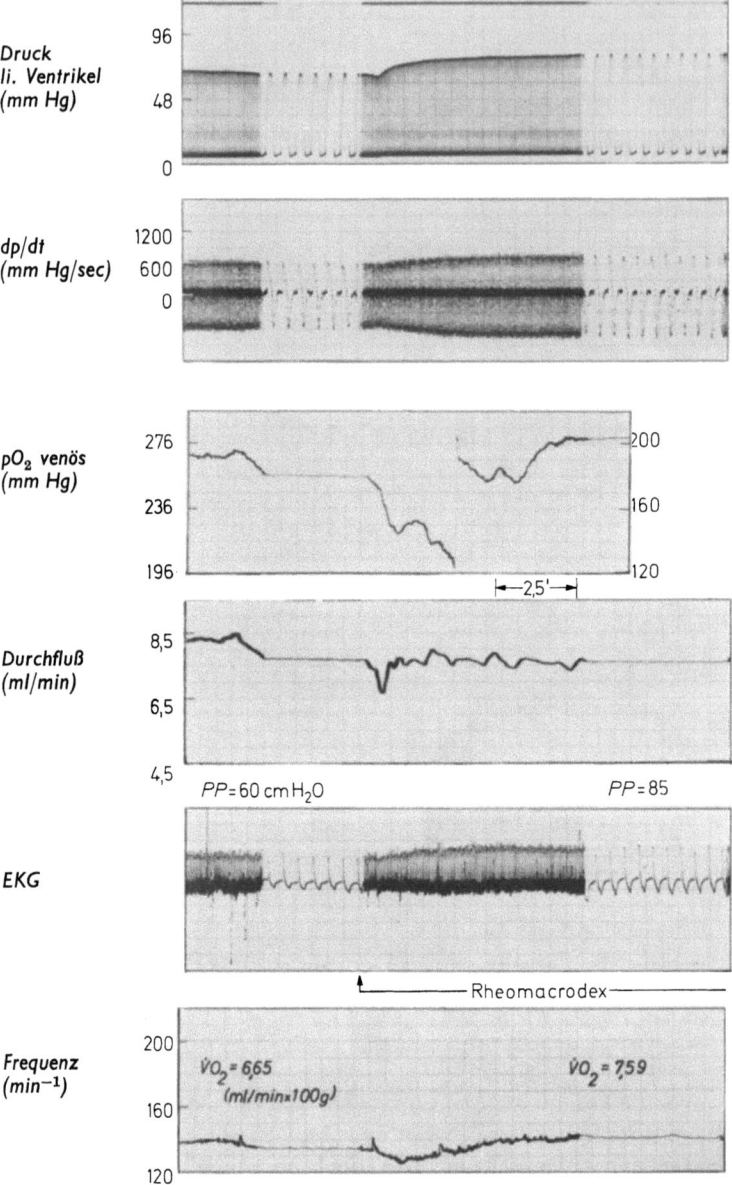

Abb. 6. Originalregistrierung an einem isolierten, isovolumetrisch arbeitenden Meerschweinchenherzen. Erhöhung des coronaren Perfusionsdruckes bei unverändertem Durchfluß führt zu einer Erhöhung des Spitzendruckes im li. Ventrikel und zu einer Erhöhung der Druckanstiegsgeschwindigkeit dp/dt im li. Ventrikel. Nach ARNOLD et al. [1]

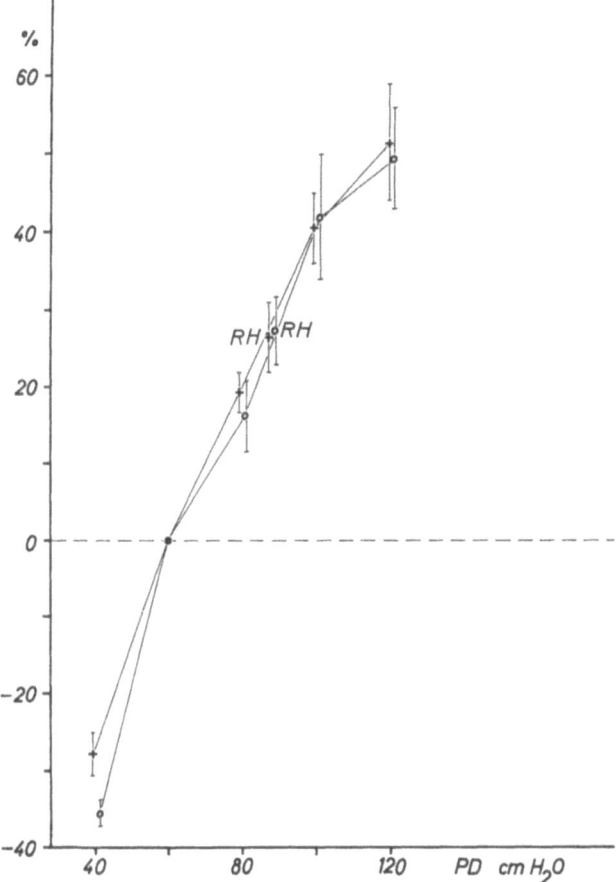

Abb. 7. Mittelwerte von Untersuchungen an 32 isolierten Herzen. PD = coronarer Perfusionsdruck. Auf der Abszisse die prozentualen Veränderungen des Differentialquotienten dp/dt (+), und die prozentualen Veränderungen der Druckamplituden im li. Ventrikel (○). RH = Experimente, bei denen die Viscosität durch Rheomacrodex erhöht wurde und das Perfusionsvolumen konstant gehalten wurde. Nach Werten von ARNOLD et al. [1]

verändert, da der Perfusionsdruck von 60 cm auf 85 cm gesteigert wurde; es kam zu einer deutlichen Zunahme der Druckspitze im linken Ventrikel und der Druckanstiegsgeschwindigkeit im linken Ventrikel. Der Sauerstoffverbrauch stieg entsprechend der erhöhten Herzarbeit von 6,65 auf 7,59 ml/min · 100 g an.

Mittelwerte von Untersuchungen an 32 Herzen gibt die Abb. 7. Auf der Ordinate sind die prozentualen Veränderungen der Druckamplituden im linken Ventrikel und die prozentualen Veränderungen des Differentialquotienten dp/dt aufgetragen und auf der Abszisse die Veränderungen des Perfusionsdruckes. Das wichtige Ergebnis ist, daß die Versuche, bei denen die Viscosität durch Rheomacrodex erhöht, d.h. nur der *Perfusionsdruck* erhöht wurde, sich genauso verhalten wie die Versuche, bei denen der Perfusionsdruck und das Perfusionsvolumen gesteigert wurden. Wir kommen aus diesen Experimenten zu dem Schluß, *daß die maßgebliche Größe für die Contractilitätssteigerung eben der Perfusionsdruck und nicht das Perfusionsvolumen ist.*

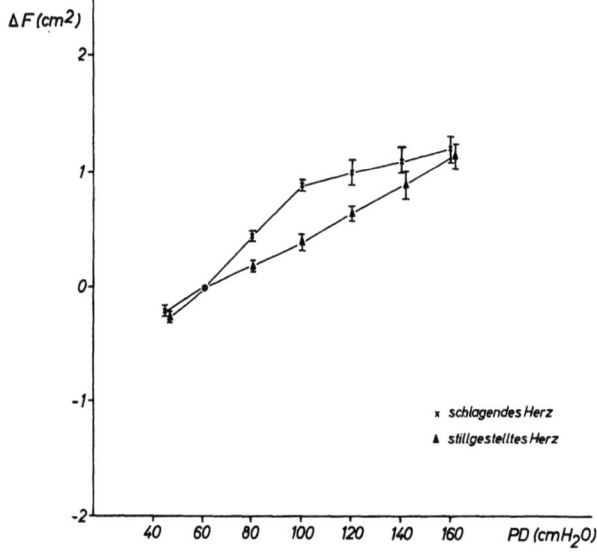

Abb. 8. Zunahme der Herzschattenfläche (ΔF) in Abhängigkeit vom Perfusionsdruck. Zahl der schlagenden Herzen = 12, Zahl der stillgestellten Herzen = 9. Es ist der mittlere Fehler des Mittelwertes eingetragen. Nach ARNOLD et al. [1]

Wie ist es möglich, daß der coronare Perfusionsdruck einen so massiven Effekt auf die Contractilität des Herzens hat, wie kann man diesen Einfluß erklären? Ich kann keine definitive Erklärung geben, jedoch gestatten unsere Untersuchungen zumindest die Aufstellung einer Theorie.

In Experimenten an isolierten Herzen, und zwar an leerschlagenden und an stillgestellten Herzen, haben wir die Herzschattenfläche ausgemessen und konnten dabei feststellen, daß mit steigendem Perfusionsdruck die Herzschattenfläche größer wird (s. Abb. 8). Auf der Ordinate ist die Veränderung der Herzschattenfläche in Quadratzentimeter und auf der Abszisse der Perfusionsdruck aufgetragen, ausgehend von einem Perfusionsdruck von 60 cm und aufgeteilt in Untersuchungen an leerschlagenden und an stillgestellten Herzen. Die Beziehung zwischen Fläche und Perfusionsdruck ist über den ganzen Bereich nahezu linear. Wir meinen, daß folgende Theorie berechtigt ist: Ein Anstieg des coronaren Perfusionsdruckes streckt die Coronargefäße, so wie ein Gartenschlauch gestreckt wird, wenn der Druck ansteigt, wenn der Wasserhahn aufgedreht wird. Auf Grund dieses Gartenschlaucheffektes werden die Herzmuskelzellen gestreckt, es kommt zur Vergrößerung der Schattenfläche. Diese *erhöhte Faserspannung* bewirkt eine *Steigerung der Contractilität* und damit auch eine Steigerung der Arbeit und des Sauerstoffverbrauches.

Hinsichtlich der Beurteilung von Coronardilatatoren muß deshalb gesagt werden, daß eine Senkung des Aortendruckes und damit des coronaren Perfusionsdruckes durch einen Coronardilatator auf Grund dieser Erkenntnisse möglichst vermieden werden sollte. Ich muß noch anmerken, daß der Gartenschlauchmechanismus im unteren Druckbereich, also etwa unter 80—100 mm Hg Mitteldruck, besonders deutlich ausgeprägt ist. Ein negativer Einfluß auf die Inotropie des Herzens durch Senkung des Aortendruckes sollte deshalb besonders dann vermieden werden, wenn ein vorgeschädigtes Herz vorliegt, was ja häufig gerade dann zu erwarten ist, wenn ein Coronardilatator eingesetzt werden soll.

Man kann voraussagen, daß es einen Zustand gibt, z.B. im Schock, in dem eine weitere Senkung des arteriellen Druckes für das Herz im Sinne einer Entlastung keine Besserung der Situation bedeutet, sondern wegen der damit verbundenen Minderung der Contractilität sogar verhängnisvoll wirken kann. Eine weitere Entlastung des Herzens durch Senkung des arteriellen Druckes würde das Herz endgültig zum Versagen bringen. Eine intermittierende Erhöhung des Auswurfwiderstandes des Herzens würde für solche Zustände wahrscheinlich die richtige Therapie sein.

Am Beispiel des Coronardilatators, oder besser gesagt des Coronar-Therapeuticums *Nitroglycerin*, möchte ich zum Schluß erläutern, wie sich in meiner Betrachtung allgemeine hämodynamische Wirkungen einer Substanz auf das Herz auswirken. Der Wirkungsmechanismus des Nitroglycerins ist sicherlich noch nicht geklärt, auf jeden Fall muß man sagen, daß er multifaktoriell ist. Das Nitroglycerin ist ein schwacher Dilatator der Coronargefäße und ein kräftiger Dilatator der übrigen Peripherie, es senkt deshalb bei i.v. Verabreichung stark den arteriellen Druck. Am isolierten Herzen hat das Nitroglycerin eine positiv inotrope Wirkung. Dies zeigt Abb. 9, ein Experiment von ARNOLD. Die seitenständige Applikation von Nitroglycerin führt zu einer Erhöhung des Perfusionsvolumens und zu einer Verminderung des intracoronaren Widerstandes, aber auch zu einer Zunahme des Spitzendruckes im linken Ventrikel und der Druckanstiegsgeschwindigkeit dp/dt.

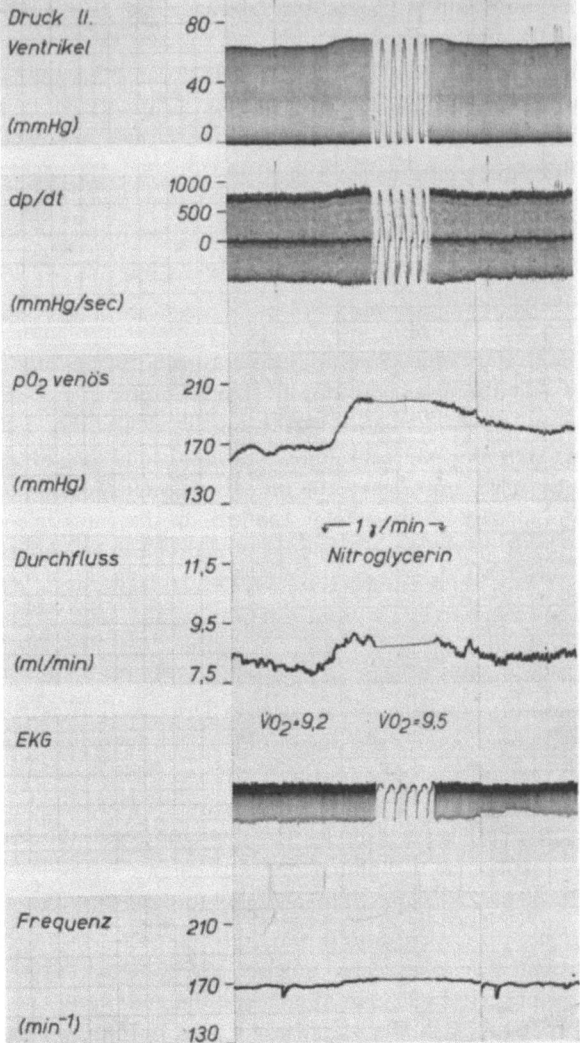

Abb. 9. Wirkung von Nitroglycerin auf die Contractilität des Herzens. Originalregistrierung eines Experimentes am isolierten, isovolumetrisch arbeitenden Meerschweinchenherzen. Von oben nach unten: Druck im li. Ventrikel, Druckanstiegsgeschwindigkeit dp/dt im li. Ventrikel, Sauerstoffdruck im venösen Perfusat, Durchfluß, Elektrokardiogramm, Herzfrequenz. $\dot{V}_{C_2}$ = Sauerstoffverbrauch ml/min · 100 g. Eine seitenständige Dauerinfusion von Nitroglycerin führt zu einer Zunahme der Contractilität des Herzens. Nach ARNOLD u. MIESSNER (unveröffentlicht)

Folgende Vorstellung über die *Wirkung des Nitroglycerins am intakten Organismus* dürfte deshalb zutreffen: Zunächst kommt es zu einer Senkung des arteriellen Druckes und dadurch zu einer Verminderung der Herzarbeit und zu einer Sauerstoffeinsparung. Gleichzeitig wird aber auf Grund eines negativen Gartenschlaucheffektes die Contractilität vermindert. Das bedeutet wiederum Sauerstoffeinsparung und wahrscheinlich auch Erhöhung der extravasculären Komponente des Widerstandes. Diese Wirkung wird durch die direkte positiv inotrope Wirkung des Nitroglycerins am Herzen ausgeglichen. Hierzu paßt auch gut die Beobachtung, daß Herzen in situ unter Nitroglycerin kleiner werden (BING [2]). Auch das bedeutet eine Einsparung an Sauerstoff und wahrscheinlich eine verbesserte Durchblutung der Kollateralen.

Man kann vielleicht folgendermaßen formulieren: Es handelt sich bei der Nitroglycerinwirkung um eine glückliche Kombination von einem leichten coronardilatatorischen Effekt mit einer positiv inotropen Wirkung auf das Herz bei einer deutlichen allgemeinen dilatatorischen Wirkung. Die unspezifische Dilatation führt zur Blutdrucksenkung und dadurch zur Entlastung des Herzens. Wegen eines negativen Gartenschlauchmechanismus kommt es zur Contractilitätsminderung. Negativer Gartenschlauchmechanismus und direkte positiv inotrope Wirkung des Nitroglycerins halten sich hinsichtlich der Contractilität und hinsichtlich der extravasalen Komponente des Coronarwiderstandes quantitativ die Waage.

Literatur

1. ARNOLD, G., F. KOSCHE, E. MIESSNER, A. NEITZERT u. W. LOCHNER: Pflügers Arch. ges. Physiol. **299**, 339 (1968).
2. BRETSCHNEIDER, H. J.: Regensburg. ärztl. Fortbild. **15**, 1 (1967).
3. —, u. K. STANDFUSS: Dtsch. med. Forsch. **1**, 41 (1963).
4. DOLL, E., u. J. KEUL: Der koronarvenöse Sauerstoffdruck und die arteriokoronarvenöse Sauerstoffgehaltsdifferenz beim insuffizienten Herzen. Aus: REINDELL, KEUL u. DOLL: Herzinsuffizienz. Stuttgart: G. Thieme 1968.
5. GREGG, D. E.: Circulat. Res. **13**, 497 (1963).
6. —, and L. C. FISHER: Handbook of physiology, Circulation, Vol. II, p. 1517. Washington: American Physiological Society 1963.
7. HIRCHE, H. J., W. LOCHNER u. J. SCHOLTHOLT: Koronardurchblutung bei experimenteller Herzinsuffizienz. Aus: REINDELL, KEUL u. DOLL: Herzinsuffizienz. Stuttgart: G. Thieme 1968.
8. JOHANSSON, B., E. LINDER, and T. SEEMAN: Acta physiol. scand. **68**, Suppl. 272, 33 (1966).
9. JOHNSON, J. R., and C. J. WIGGERS: Amer. J. Physiol. **118**, 38 (1937).
10. KATTUS, A. A.: Physical training and beta-adrenergic blocking drugs in Modifying coronary insufficiency. Aus: Coronary circulation and energetics of the myocardium. Basel-New York: S. Karger 1967.
11. LINDER, E., and T. SEEMAN: Angiologica **4**, 225 (1967).
12. LOCHNER, W.: Zum Mechanismus der Koronardilatation. 4. Freiburger Kolloquium über Kreislaufmessungen. Hrsg. A. FLECKENSTEIN. München: Werkverlag Dr. Edmund Banaschewsky 1964.
13. —, u. G. ARNOLD: Koronarer Perfusionsdruck und Kontraktilität. Aus: REINDELL, KEUL u. DOLL: Herzinsuffizienz. Stuttgart: G. Thieme 1968.

14. LOCHNER, W., H. J. HIRCHE u. S. KOIKE: Ärztl. Forsch. **21**, 408 (1967).
15. —, u. M. NASSERI: Pflügers Arch. ges. Physiol. **269**, 407 (1959).
16. — — Pflügers Arch. ges. Physiol. **271**, 405 (1960).
17. — H. MERCKER u. M. NASSERI: Naunyn-Schmiedebergs Arch. exp. Path. Pharmak. **236**, 365 (1959).
18. MACALPIN, R. N., and A. A. KATTUS: Circulation **33**, 183 (1966).
19. MADEIRA, R. G., W. DU MESNIL DE ROCHEMONT, CH. W. GADD, and R. J. BING: Amer. J. Cardiol. **19**, 686 (1967).
20. REIN, H.: Pflügers Arch. ges. Physiol. **253**, 205 (1954).
21. SCHMIDT, H. D., u. J. SCHMIER: Arzneimittel-Forsch. **16**, 1058 (1966).
22. WIGGERS, C. J.: Circulat. Res. **2**, 271 (1954).

Prof. Dr. W. LOCHNER, Physiologisches Institut der Universität
4000 Düsseldorf, Ulenbergstr. 123—131

Zum Wirkungsmechanismus der Coronardilatatoren
On the Mechanism of Action of Coronary Dilators

Von O. KRAUPP

Der Diskussion über den Wirkungsmechanismus muß zunächst eine Abgrenzung des *Begriffes Coronardilatator* vorausgeschickt werden. Die moderne pharmakologische wie klinische Forschung versteht darunter Substanzen, die als Hauptwirkung eine spezifische Beeinflussung des hämodynamischen Gefäßwiderstandes der Coronarstrombahn in situ aufweisen. Charakteristicum einer solchen spezifischen Coronarwirkung soll ein Dosenbereich sein, bei dem außer der Wirkung auf den Coronargefäßwiderstand weder Wirkungen auf die peripheren Gefäßwiderstände noch auf den Energie- und Sauerstoffbedarf des Herzens in Erscheinung treten. Dies betrifft primäre Wirkungen auf die Herzdynamik sowie auch sekundäre Wirkungen, die als Rückkoppelungsphänomene (Frequenz-, Minutenvolumens- und Sauerstoffverbrauchssteigerung als Folge einer allgemeinen peripheren Widerstandserniedrigung) auftreten. Damit schränkt sich die folgende Abhandlung im wesentlichen auf die Diskussion des Wirkungsmechanismus sogenannter „benigner Coronardilatatoren" ein. Es ist dabei klar, daß die klinisch wirksame und erprobte Gruppe der organischen Nitrite und Nitrate weitgehend außer Betracht bleibt, da sich hier die Dosiswirkungsbereiche mehrerer cardialer (Frequenzsteigerung, Herabsetzung der Auswurfleistung, Absinken der Druckarbeit, Abnahme des Herzdurchmessers) bzw. extracardialer Wirkungen (periphere Vasodilatation, Absinken des Blutdruckes sowie Absinken des venösen Rückstromes) überschneiden, so daß ein sehr kompliziertes Gesamtwirkungsspektrum vorliegt.

Unter den *„benignen Coronardilatatoren"* stehen Substanzen mit langer Wirkungsdauer und hoher spezifischer Wirkung (Carbochromen, Dipyridamol, Hexobendin, Iproveratril und neuerlich Lidoflazin) — im folgenden als Langzeit-Coronardilatatoren bezeichnet — im Vordergrund der Betrachtung. Die spezifische Einwirkung dieser Substanzen auf den Coronarwiderstand führt zu einer charakteristischen Steigerung des Sauerstoffangebotes an das Herz bei weitgehend gleichbleibendem myokardialen Sauerstoffverbrauch. Für die Austestung in vivo eignet sich daher die Bestimmung des Verhältnisses von *Sauerstoffverbrauch* zu *Sauerstoffangebot* des Herzens. Dieses Verhältnis ist identisch mit der coronar-arterio-venösen Sauerstoffdifferenz (AVD-O_2), deren Verlauf — am Gesamttier mittels Kathetermethoden gemessen — Einblicke in die Wirkungsspezifität und Kinetik solcher Substanzen vermittelt.

Vergleichende Untersuchungen von HEISTRACHER et al. [14] ergaben, daß Dipyridamol, Hexobendin und Iproveratril in einem Dosenbereich von 0,1—1,0 mg/kg i.v. und Carbochromen im Bereich von 1—10 mg/kg i.v. am Hund zu einem — je nach der Dosis — ein bis mehrere Stunden andauernden Abfall der coronaren AVD-O_2 bzw. Anstieg des Sauerstoffangebotes an das Herz führen. Entsprechende Untersuchungen mit Coronar-Durchflußmessungen am Hund mit uneröffnetem Thorax (BRETSCHNEIDER et al. [5,6]; LOCHNER u. HIRCHE [26]; KRAUPP et al. [20]) zeigten, daß der Sauerstoffverbrauch unter der Wirkung dieser Substanzen im coronaren Dosenbereich im wesentlichen konstant bleibt und insbesondere keine Anzeichen einer myokardialen Anoxie, wie z.B. Umkehr der arterio-venösen Differenz der Milchsäure, zu beobachten sind. Die Wirkung der Langzeit-Coronardilatatoren war durch diese Untersuchungen zunächst durch das Auftreten eines relativen Sauerstoffüberangebotes (Luxusdurchblutung) bei fehlenden Wirkungen auf die Herzdynamik und -energetik charakterisiert.

Hinsichtlich der Frage und der weiteren experimentellen Forschung nach dem *Mechanismus* der hier beschriebenen Wirkung lag es nahe anzunehmen, daß hier ein Durchblutungsregulations-Mechanismus ausgelöst wird, der sonst nur bei erhöhtem Sauerstoffbedarf des Herzens als Anpassung der Versorgung an den Verbrauch in Funktion tritt. In der *Regulation der Organdurchblutung* nimmt das *Herz* insofern eine *Sonderstellung* ein, als hier die Widerstandseinregulierung der Eigendurchblutung nicht unabhängig von der Minutenvolumensregulation und damit dem Sauerstoffverbrauch erfolgt. Diese enge funktionelle Abhängigkeit setzt eine enge und schnelle Koppelung zwischen Herzstoffwechsel und Herzeigendurchblutung voraus, wobei von vornherein eine Regelung durch Substanzen aus dem Herzstoffwechsel auf dem Blutwege die kürzeste Regelstrecke und die größte Homogenität in der topischen Ausbreitung innerhalb des Herzens in Aussicht stellt. Der Modellfall einer solchen Durchblutungsregulation ist die hypoxische Coronargefäßerweiterung, die schon bei einer relativ geringen Herabsetzung der arteriellen Sauerstoffsättigung und des arteriellen Sauerstoffdruckes — $4-5^0/_0$ Sättigungsdifferenz (ALELLA [1]) — auftritt und bei Erreichen eines kritischen arteriellen Sauerstoffwertes zu einem Anstieg bis zum Vier- bis Fünffachen der normalen Durchblutungsgröße führen kann. Welche *Metaboliten des Herzstoffwechsels* können nun auf Grund besonderer vasoaktiver Eigenschaften als mögliche *Regulatoren der Herzdurchblutung* in Betracht gezogen werden? Nach neueren Untersuchungen kommen hierfür sowohl der im Myokard vorherrschende CO_2-Druck und die damit in Verbindung stehende intracelluläre Wasserstoffionenkonzentration (BRETSCHNEIDER [4]; EBERLEIN [9]) als auch Metaboliten des intracellulären Substratstoffwechsels wie Lactat, Citrat und Malat (FRÖHLICH [11]; MOLNAR et al. [29]) sowie vor allem die Produkte des intrakardialen Nucleotid-Phosphat-Abbaues — ATP, ADP, AMP und Adenosin (BERNE [2]; RICHMAN u. WYBORNY [33]; IMAI et al. [16]; DEUTICKE u. GERLACH [8]) — in Frage. In der Anoxie wurde darüber hinaus noch die Freisetzung peptidartiger Substanzen (Kinine) mit hoher Gefäßwirksamkeit wie auch erregender Wirkung auf die intracardialen Schmerzreceptoren (PARRATT [30]; LOCHNER u. PARRATT [27]; SCHOLTHOLT et al. [34]) nachgewiesen.

Alle genannten potentiellen Überträgerstoffe treten bei kardialem Sauerstoffmangel sowohl intra- wie extracellulär als Folge eines anaeroben Herzstoffwechsels (mit vermehrter Glykolyse und Abbau energiereicher Phosphate sowie Anfall saurer Stoffwechselprodukte) vermehrt im Herzen auf. Die Wirkung der Coronar-Dilatatoren ist jedoch durch das Fehlen jeglicher Anzeichen eines anaeroben Herzstoffwechsels gekennzeichnet. Erste Hinweise auf eine Wirkung der Langzeit-Coronardilatatoren auf den Substratstoffwechsel des Herzens wurden in Untersuchungen mit Dipyridamol aufgefunden. Unter Einwirkung dieser Substanz wurde sowohl am normalen Hundeherz wie auch nach Unterbindung einer Coronararterie am teilweise hypoxischen Herz eine signifikante Erhöhung des ATP-Gehaltes nachgewiesen (HOCKERTS u. BÖGELMANN [15]; EKESTRÖM et al. [10]). Auch am Rattenherz konnte nach experimentell hervorgerufenen Erschöpfungszuständen des isolierten Vorhofes (Strophanthin, Stickstoffdurchperlung, Glykolysehemmung) eine beschleunigte Restitution des abgesunkenen ATP-Gehaltes durch Dipyridamol-Zusatz erreicht werden (SIESS [36]). KUNZ et al. [23] zeigten, daß unter Dipyridamol am isolierten Rattenvorhof gleichzeitig mit den Veränderungen des ATP-Gehaltes auch eine Steigerung der aeroben und anaeroben Glucoseverwertung auftritt, wobei im DPN/DPNH-Verhältnis eine Verschiebung zu der oxydierten Stufe in Erscheinung tritt. Die Autoren nahmen eine katalytische Wirkung des Dipyridamols im Sinne eines katalytisch wirkenden Redoxsystems als Erklärung für die beobachteten Stoffwechselveränderungen bzw. für die

erhöhte Anoxietoleranz des Herzens unter Dipyridamol, siehe auch KUKOVETZ [22], an.
Untersuchungen über die Wirkung von Hexobendin (sowie unveröffentlichte von Dipyridamol) auf den Substratstoffwechsel des Hundeherzens in situ wurden von KRAUPP et al. [20] durchgeführt. In diesen Untersuchungen konnte gezeigt werden, daß die Coronardurchflußsteigerung mit vermehrtem Sauerstoffangebot stets von einer vermehrten Aufnahme von Glucose und initial auch der freien Fettsäuren begleitet war. Die Summe der prozentualen Anteile der einzelnen Herzsubstrate am aeroben Sauerstoffverbrauch stieg dabei in der ersten Phase der Hexobendin- bzw. Dipyridamolwirkung auf Werte weit über 100% an, was darauf hinweist, daß in diese Phase der Substanzwirkung eine über den aeroben Substratbedarf hinausgehende myokardiale Aufnahme, vor allem von freien Fettsäuren und Glucose stattfand. In derselben Phase konnte auch in der Mehrzahl der Versuche ein Anstieg des RQ über den Wert von 1,0 beobachtet werden, was nur mit einer myokardialen Freisetzung von CO_2 als Folge einer intracellulären Ansäuerung erklärt werden kann. Damit schien ein erster Hinweis auf einen Zusammenhang zwischen Stoffwechselveränderungen und einer metabolisch bedingten Coronardilatation gegeben zu sein.
In weiterer Folge konnte an Ratten mittels der Gefrierstopmethode ein signifikanter Anstieg des myokardialen Gehaltes an freien Fettsäuren, Citrat und Malat im Anschluß an eine i.v. Verabreichung von Hexobendin beobachtet werden (KRAUPP et al. [19]). Das Auftreten einer metabolischen Acidose in der Initialphase einer pharmakodynamischen Wirkung auf den Coronarwiderstand verdient insofern Beachtung, als EBERLEIN [9] erst vor kurzem zeigen konnte, daß der Coronardurchfluß in signifikanter Weise zur arteriellen CO_2-Spannung korreliert ist. Weitere Untersuchungen (KRAUPP et al. [18]) ergaben, daß die Wirkung von Hexobendin auf den Coronarwiderstand narkotisierter Hunde sowohl von Verschiebungen der arteriellen CO_2-Spannung und Wasserstoffionenkonzentration als auch von einer Freisetzung beider Stoffe aus dem Herzen begleitet war.
Damit tritt beim Hexobendin eine primäre *metabolische Acidose* des Myokards zumindest als Teilkomponente des Mechanismus der coronargefäßerweiternden Wirkung in den Kreis der Betrachtung. In Übereinstimmung hiermit steht der Befund, daß die Coronarwirkung von Hexobendin sowie auch die von Dipyridamol, Iproveratril und Carbochromen von der Lage des Säurebasengleichgewichtes des Organismus abhängt (WOLNER u. KRAUPP [40]). In diesen Untersuchungen an Hunden führte eine langdauernde Milchsäurezufuhr mit Blut-pH-Werten um 7,0—7,1 zu einer signifikanten Verstärkung, die Infusion von Bicarbonat oder Lactat mit Verschiebung des Blut-pH auf Werte von 7,8

bis 7,9 — jedoch zu einer Abschwächung bzw. Aufhebung der pharmakologisch hervorgerufenen Coronardilatation. In ähnlicher Weise wird die Coronarwirkung von Dipyridamol auch durch Erhöhung des arteriellen pCO_2 verstärkt (BETZ u. BENZING [3]).

Als Erklärung für diese Befunde muß angenommen werden, daß durch Erschöpfung bzw. Vermehrung der myokardialen Pufferkapazität die Wirkung einer pharmakogenen, intracellulären metabolischen Acidose auf die glatte Gefäßmuskulatur oder Coronarstrombahn verstärkt bzw. abgeschwächt oder sogar durch vollständige Abpufferung aufgehoben werden kann. Auch die Coronarwirkung des Adenosins sowie die Wirkung einer Hypoxie wird durch eine begleitende Acidose erhöht — ein Phänomen, das für die physiologische Anpassung der Coronardurchblutung an eine gesteigerte Herzleistung von Bedeutung sein kann (BRETSCHNEIDER [4]).

Die hypothetische Vorstellung einer myokardialen Durchblutungsregulation durch metabolisch entstandenes *Adenosin* (BERNE [2]) stützt sich auf die folgenden experimentellen Befunde. 1. auf den Nachweis einer hohen spezifischen, coronardilatatorischen Wirksamkeit sämtlicher Adenosinphosphate wie auch des Adenosins selbst (WINBURY et al. [38]; WOLF u. BERNE [39]), 2. auf die Tatsache, daß sowohl nach intracoronarer Infusion von Adenosin wie auch unter Hypoxie des Herzmuskels im ausströmenden Coronarblut Inosin und Hypoxanthin als Zeichen eines metabolischen Abbaus des Adenosins im Herzen nachgewiesen wurden (BERNE [2]), 3. auf die Ergebnisse von GERLACH et al. [3], DEUTICKE u. GERLACH [8] sowie IMAI et al. [16], wonach der Abbau der Adeninnucleotide im Myokard und Gehirn bevorzugt vom AMP zu Adenosin und weiter zu Inosin und Hypoxanthin führt, während in der Skelettmuskulatur und Niere infolge einer außerordentlich hohen Adenylatdeaminase-Aktivität die Deaminierung auf der Stufe des AMP's direkt zu Inosin-Monophosphat vor sich geht, 4. auf der Tatsache, daß von allen coronar-vasoaktiven Abbauprodukten des ATP allein Adenosin die Zellgrenzflächen passieren kann (RICHMANN u. WYBORNY [33]).

Der Nachweis einer *Potenzierung* der coronardilatatorischen *Wirkung von Adenosin* durch gleichzeitige oder vorherige Gabe von Dipyridamol (BRETSCHNEIDER et al. [5,6]) führte zur Aufstellung einer Theorie eines Adenosin-Mechanismus der Wirkung von Coronar-Dilatatoren. In Übereinstimmung mit dieser Theorie wurde auch von GERLACH u. DEUTICKE [12] ein vermehrtes Auftreten von Adenosin im anoxischen Myokard nach vorheriger Einwirkung von Dipyridamol („Adenosinstau") nachgewiesen. Hinsichtlich des Mechanismus dieser potenzierenden Wirkung von Dipyridamol konnten zunächst Koss et al. [17] und später KÜBLER u. BRETSCHNEIDER [24] zeigen, daß der Adenosinabbau im Vollblut durch Dipyridamol als Folge einer Hemmung der Adenosin-Aufnahme in die Erythrocyten verzögert wird. Auch für Hexobendin wurde von Stormann [37] eine Hemmung der katalytisch erleichterten

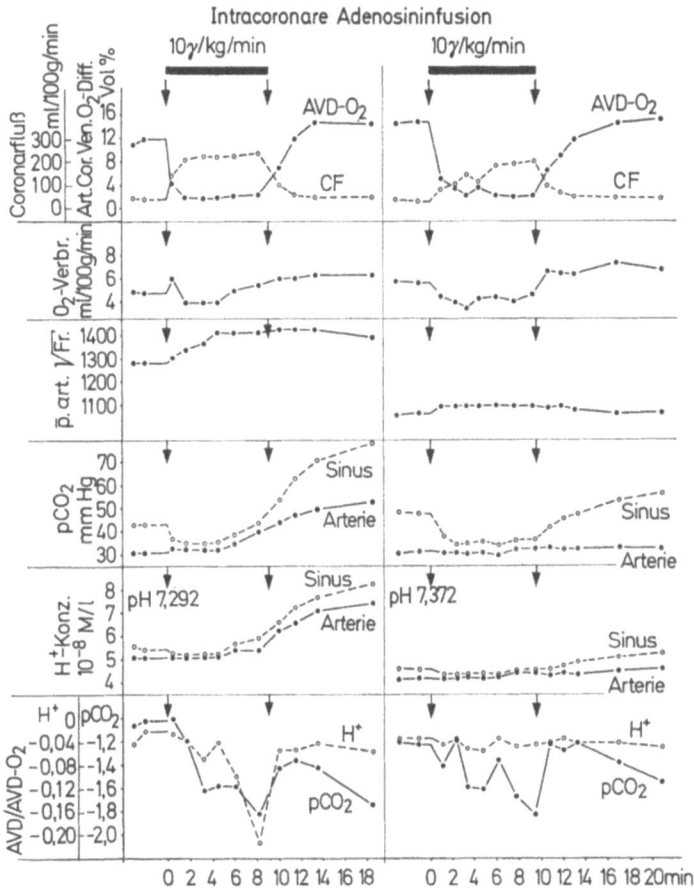

Abb. 1. Hunde (je ein Versuch in beiden Hälften) in N_2O/Penthran-Narkose. Einfluß einer intracoronaren Infusion von Adenosin auf Coronarfluß, Sauerstoffverbrauch, arterielle und coronare pCO_2 und H^+-Konzentration (nach O. KRAUPP, G. NELL, G. RABERGER u. W. STÜHLINGER, in Vorbereitung)

Eindiffusion von Adenosin in Erythrocyten nachgewiesen. Eine kompetitive Hemmung einer katalytisch beschleunigten Adenosin-Diffusion durch die Erythrocytenmembran schien somit als Ursache eines unter Dipyridamol bzw. Hexobendin verzögerten Adenosinabbaues im Blut und damit der beobachteten Verstärkung der Wirkung von i.v. zugeführtem Adenosin im Blut sichergestellt.

In Analogie zu der nachgewiesenen Hemmung der Adenosineindiffusion in Erythrocyten und auf Grund der Ergebnisse von KÜBLER et al. [25] wurde von BRETSCHNEIDER [4] die Wirkung des Dipyridamols auf den Adenosingehalt des Myokards ebenfalls als Folge einer Permeationshemmung des Austrittes von metabolisch gebildetem Adenosin aus der Herzmuskelfaser aufgefaßt. DEUTICKE u. GERLACH [7] hingegen messen auf Grund eigener experimenteller Studien einer reversiblen Hemmung der Adenosindeaminase des Herzmuskels durch Dipyridamol eine wesentliche ursächliche Bedeutung für den Adenosinanstau unter Dipyridamol zu.

Einwände gegen einen Adenosin-Mechanismus der pharmakogenen Coronardilatation wurden vor allem von SCHOLTHOLT et al. [34] vorgebracht und mit einer fehlenden Potenzierung der Wirkung von i.c. verabreichtem Adenosin durch Dipyridamol und Carbochromen begründet. In jüngster Zeit wurde nunmehr von PFLEGER et al. [31, 32] der Nachweis erbracht, daß sowohl Hexobendin wie Dipyridamol in Konzentrationen bis zu $10^{-8}-10^{-9}$ Mol/l die Aufnahme von radiomarkiertem Adenosin sowohl in die Lunge wie auch in isoliert schlagende Herzen weitgehend aufheben. Allen theoretischen Überlegungen hinsichtlich eines Adenosin-Mechanismus der Wirkung von Coronardilatatoren liegt eine Erhöhung der Adenosin-Konzentration an spezifischen Receptoren der glatten Coronargefäßmuskulatur zugrunde. BRETSCHNEIDER [4] nimmt hierbei eine Austrittshemmung mit Rückstau an, wobei er jedoch genötigt ist, noch einen sympathin-ähnlichen Überträgerstoff an der Grenzfläche zwischen Arbeitsmyokard und glatter Gefäßmuskulatur anzunehmen.

Zwangloser läßt sich jedoch ein Wirkungsmechanismus in Analogie zu den Vorstellungen über die Freisetzung, Wirkung und Rückbindung von Noradrenalin an den sympathischen Nervenendigungen formulieren. Demzufolge wäre auch in der metabolischen Einregulation der Coronardurchblutung eine Freisetzung von Adenosin aus besonderen Kompartmenten mit nachfolgender Wirkung an Gefäßreceptoren und abschließender Rückbindung in die Herzmuskelzelle anzunehmen. Eine Rückbindungshemmung des freigesetzten Adenosins in die Herzmuskelzelle, wie sie von PFLEGER [32] für Dipyridamol und Hexobendin wahrscheinlich gemacht wurde, müßte ähnlich wie bei der Cocainwirkung an den sympathischen Nervenendigungen zu einer Erhöhung der Adenosinkonzentration am Herzgefäßreceptor und damit zu einer verstärkten Coronardilatation führen.

Es ergibt sich nun die Frage, inwieweit Zusammenhänge zwischen der weiter oben angeführten metabolischen Acidose als zumindest einer Teilkomponente des Wirkungsmechanimus von Langzeit-Coronardilatatoren und der oben angeführten Adenosinkomponente der Coronar-

Symposion: Probleme der Klin. Pharmakologie der Coronardilatatoren 151

wirkung von Dipyridamol und Hexobendin bestehen. Zunächst könnten beide Mechanismen als nebeneinander bestehend angenommen werden, wobei sogar infolge der pH-Abhängigkeit der Adenosinwirkung (EBERLEIN [9]) eine gegenseitige Potenzierung beider Wirkungskomponenten

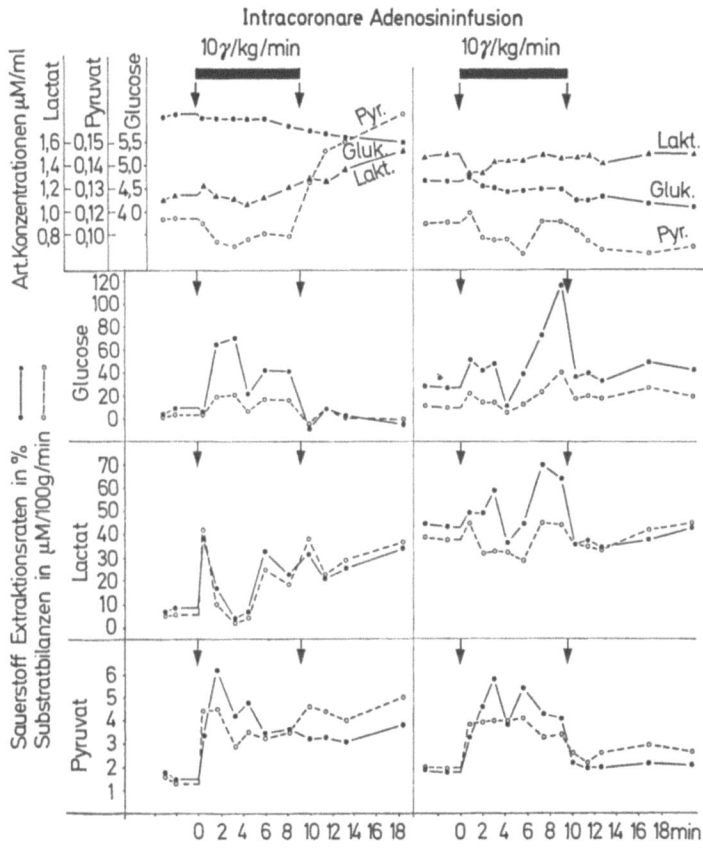

Abb. 2. Dieselben Hunde-Versuche wie in Abb. 1. Einfluß einer intracoronaren Infusion von Adenosin auf die arteriellen Konzentrationen, die myokardiale Aufnahme und Sauerstoffextraktionsraten der Glucose, Milchsäure und Brenztraubensäure

im Bereich der Möglichkeit läge. In weiterer gedanklicher Folge kann jedoch nicht ausgeschlossen werden, daß die unter Hexobendin bzw. Dipyridamol auftretenden Veränderungen des Substratstoffwechsels im Herzen letzten Endes primär einer spezifischen Wirkung von Adenosin auf den Herzstoffwechsel zuzuschreiben sind. Es wurden daher eigene Untersuchungen über den Einfluß einer intracoronaren Adenosininfusion sowohl auf die Herzdurchblutung, den Sauerstoffbedarf des

Herzens als auch auf die Bilanzen der Hauptsubstrate des aeroben Herzstoffwechsels angestellt. Als Ergebnis dieser Untersuchungen konnte festgestellt werden, daß an Hunden nach Anlegung einer intracoronaren

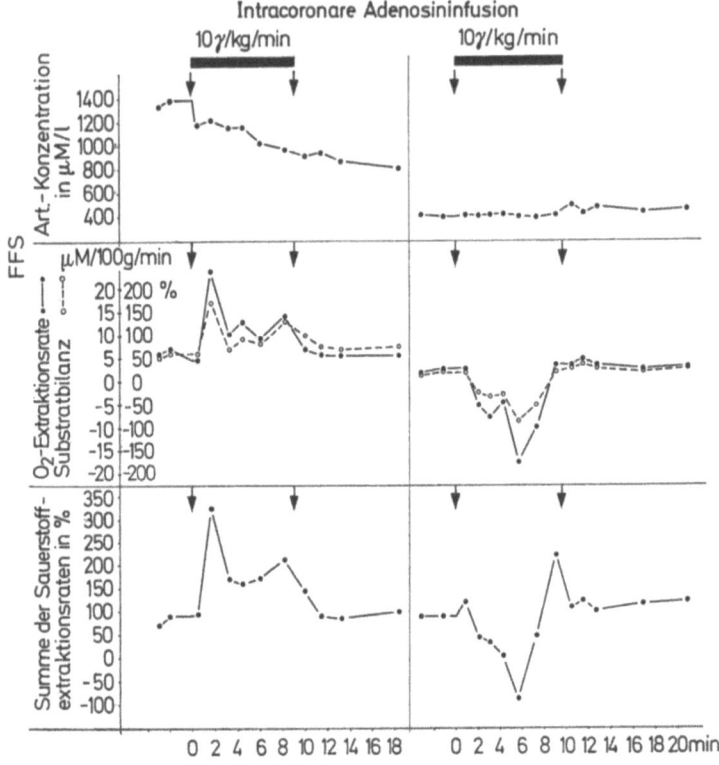

Abb. 3. Dieselben Hunde-Versuche wie in Abb. 1. Einfluß einer intracoronaren Infusion von Adenosin auf die arterielle Konzentration, myokardiale Aufnahme und Sauerstoffextraktionsrate der FFS sowie auf die Summe der einzelnen Sauerstoffextraktionsraten

Infusion von Adenosin (10 µg/kg/min) prinzipiell ähnliche Veränderungen der Durchblutung, der Sauerstoffaufnahme und des Substratstoffwechsels des Herzens (Abb. 1—3) wie nach i.v. Infusion mit Hexobendin auftreten (KRAUPP et al. [21]). Als hervorstechendster Befund muß dabei der Nachweis einer Abnahme des Sauerstoffbedarfs (Abb. 1) bei gleichzeitig vermehrter Aufnahme praktisch aller wichtigen Substrate (FFS, Glucose, Milchsäure und Brenztraubensäure (Abb. 2, 3) erwähnt werden, wobei auch gelegentlich eine deutliche intrakardiale Lipolyse (Umkehr der AVD_{FFS}) auftreten kann (Abb. 3). Diese Veränderungen werden außerdem von einer vermehrten Abgabe von CO_2 und H^+ aus dem

Herzen begleitet (Abb. 1). Es ergibt sich somit für die Herzwirkung von i.v. bzw. i.c. zugeführten Coronardilatatoren vom Typ des Hexobendins bzw. des Adenosins ein Wirkungsspektrum, das neben der Coronardilatation und vermehrter Anlieferung von Sauerstoff auch eine über den Bedarf des oxydativen Stoffwechsels hinausgehende Steigerung der Aufnahme von Substraten bei gleichzeitiger Herabsetzung des Sauerstoffbedarfes einschließt. Die Herzleistung war unter der Adenosininfusion in der Regel erhöht, so daß auch ein Ansteigen des aeroben Wirkungsgrades unter den genannten Versuchsbedingungen zu verzeichnen war. Das ganze Wirkungsbild trägt den Charakter einer sinnvollen Notfallsreaktion, da die Adenosinwirkung vor allem bei Auftreten von Sauerstoffversorgungsstörungen des Myokards besondere Bedeutung gewinnt.

Es muß angenommen werden, daß die regulierende Rolle von Adenosin in einer solchen Situation nicht nur in einer Steigerung der Durchblutung, sondern auch der Durchtrittsrate der wichtigsten Substrate besteht. Es wäre denkbar, daß eine generelle Steigerung der intracellulären Substratkonzentrationen zu einer verbesserten Ausnützung und damit zum Ansteigen des aeroben Wirkungsgrades führt. Hinsichtlich des Wirkungsmechanismus der Langzeit-Coronardilatatoren scheint es auf Grund der bisher vorliegenden Ergebnisse zumindest für Dipyridamol und Hexobendin gerechtfertigt, anzunehmen, daß beide Substanzen ein dem Adenosin ähnliches Wirkungsspektrum auf den Substratstoffwechsel und die Durchblutung des Herzens zeigen, wobei es sehr wahrscheinlich ist, daß diese Ähnlichkeit des Wirkungsbildes darauf beruht, daß beide Substanzen über eine Erhöhung und Verlängerung der Adenosinkonzentration an Receptoren der glatten Muskulatur, der Coronargefäße als auch des Arbeitsmyokards selbst wirken.

Einer Verallgemeinerung der hier diskutierten Wirkungsmechanismen auf alle Coronardilatatoren steht die fehlende Potenzierung der Coronarwirkung von Adenosin durch den sehr spezifisch wirkenden Coronardilatator Carbochromen entgegen (LOCHNER u. HIRCHE [26]; SCHOLT-HOLT et al. [34]). Hinweise auf eine primär metabolische Wirkung dieser Substanz wurden von SCHRAVEN u. NITZ [35] erbracht, wonach Carbochromen ziemlich spezifisch den Abbau von 3',5'-AMP durch die Phosphodiesterase hemmt. Da sowohl der intrakardiale FFS-Stoffwechsel wie auch die Glucoseutilisation unter der Kontrolle von 3',5'-AMP stehen, wäre auch bei den oben beschriebenen Wirkungen von Adenosin und Hexobendin auf den Substratstoffwechsel des Herzens die Zwischenschaltung eines 3',5'-AMP-Mechanismus ohne weiteres denkbar. Carbochromen und die Adenosin-potenzierenden Coronardilatatoren könnten somit ohne weiteres eine gemeinsame Endstrecke einer primären metabolischen Wirkung auf das Herz aufweisen.

Literatur

1. ALELLA, A.: Pflügers Arch. ges. Physiol. **259**, 422 (1954).
2. BERNE, R. M.: Amer. J. Physiol. **204**, 317 (1963).
3. BETZ, E., u. H. BENZING: Arzneimittel-Forsch. **13**, 702 (1963).
4. BRETSCHNEIDER, H. J.: Regensburg. ärztl. Fortbild. **15**, Heft 1 (1967).
5. — H. J. EBERLEIN, H. M. KABUS, G. NELLE u. W. REICHMANN: Arzneimittel-Forsch. **13**, 255 (1963).
6. — A. FRANK, U. BERNARD, K. KOCHSIEK u. F. SCHELER: Arzneimittel-Forsch. **9**, 48 (1959).
7. DEUTICKE, B., u. E. GERLACH: Naunyn-Schmiedebergs Arch. Pharmak. exp. Path. **255**, 107 (1966).
8. — — Pflügers Arch. ges. Physiol. **292**, 239 (1966).
9. EBERLEIN, H. J.: Arch. Kreisl.-Forsch. **50**, 18 (1966).
10. EKESTRÖM, S., S. PALEUS u. T. ÅBERG: Arzneimittel-Forsch. **17**, 22 (1967).
11. FRÖHLICH, E. D.: Amer. J. Physiol. **208**, 149 (1965).
12. GERLACH, E., u. B. DEUTICKE: Arzneimittel-Forsch. **13**, 48 (1963).
13. — — u. R. H. DREISBACH: Naturwissenschaften **50**, 228 (1963).
14. HEISTRACHER, P., O. KRAUPP u. G. SPRING: Arzneimittel-Forsch. **14**, 1098 (1964).
15. HOCKERTS, TH., u. G. BÖGELMANN: Arzneimittel-Forsch. **9**, 47 (1959).
16. IMAI, S., A. L. RILEY, and R. M. BERNE: Circulat. Res. **15**, 443 (1964).
17. KOSS, F. W., G. BEISENHERZ u. R. MAERKISCH: Arzneimittel-Forsch. **12**, 1130 (1962).
18. KRAUPP, O., W. GROSSMANN, W. STÜHLINGER u. G. RABERGER: Arzneimittel-Forsch. **8a**, 1067 (1968).
19. — H. NIESSNER, B. PLOSZCZANSKI, L. ADLER-KASTNER, A. SPRINGER, and J. J. CHIRIKDJIAN: Europ. J. Pharmacol. **1**, 140 (1967).
20. — E. WOLNER, L. ADLER-KASTNER, J. J. CHIRIKDJIAN, B. PLOSZCZANSKI u. E. TUISL: Arzneimittel-Forsch. **16**, 692 (1966).
21. — — — — — Arzneimittel-Forsch. **16**, 697 (1966).
22. KUKOVETZ, W. R.: Arzneimittel-Forsch. **14**, 1104 (1964).
23. KUNZ, W., W. SCHMID u. M. SIESS: Arzneimittel-Forsch. **12**, 1098 (1962).
24. KÜBLER, W., u. H. J. BRETSCHNEIDER: Pflügers Arch. ges. Physiol. **280**, 141 (1964).
25. — — G. SPIECKERMANN, D. GREBE u. L. E. ORELANO: Verh. dtsch. Ges. inn. Med. **72**, 884 (1966).
26. LOCHNER, W., u. HJ. HIRCHE: Arzneimittel-Forsch. **31**, 251 (1963).
27. —, and J. R. PARRATT: Brit. J. Pharmacol. **26**, 17 (1966).
28. MIURA, M., S. TOMINAGA, and K. HASHIMOTO: Arzneimittel-Forsch. **17**, 976 (1967).
29. MOLNAR, J. I., J. B. SCOTT, E. D. FRÖHLICH, and F. J. HADDY: Amer. J. Physiol. **203**, 125 (1963).
30. PARRATT, J. R.: Brit. J. Pharmacol. **10**, 359 (1964).
31. PFLEGER, K.: Arzneimittel-Forsch. (im Druck).
32. —, u. I. VOLKMER: Naunyn-Schmiedebergs Arch. Pharmak. exp. Path. (im Druck).
33. RICHMANN, H. G., and L. WYBORNY: Amer. J. Physiol. **207**, 1138 (1964).
34. SCHOLTHOLT, J., W. D. BUSSMANN u. W. LOCHNER: Pflügers Arch. ges. Physiol. **285**, 274 (1965).
35. SCHRAVEN, E., u. R. E. NITZ: Arzneimittel-Forsch. **18**, 396 (1968).
36. SIESS, M.: Arzneimittel-Forsch. **12**, 683 (1962).
37. STORMANN, H.: Arzneimittel-Forsch. **16**, 705 (1966).

38. WINBURY, M. M., D. H. PAPIERSKI, M. L. HEMMER, and W. E. HAMBOURGER: J. Pharmacol. exp. Ther. **109**, 255 (1953).
39. WOLF, M. M., and R. M. BERNE: Circulat. Res. **4**, 343 (1956).
40. WOLNER, E., u. O. KRAUPP: Naunyn-Schmiedebergs Arch. Pharmak. exp. Path. **253**, 298 (1966).

Prof. Dr. O. KRAUPP, Institut für Pharmakologie und Toxikologie der Ruhr-Universität Bochum, z. Z. A-1090 Wien, Währingerstr. 13a

Diskussionsbeitrag

Der Einfluß coronarwirksamer Substanzen auf die Adenosinaufnahme in das isoliert schlagende Herz

Contribution to the Discussion — The Effect of Coronary-Active Substances on the Uptake of Adenosine in the Isolated, Beating Heart

Von I. VOLKMER und K. PFLEGER

Die Untersuchungen beschäftigen sich mit der Frage, ob für die Verstärkung der Adenosinwirkung durch bestimmte Coronardilatatoren neben der Hemmung der Adenosinelimination durch die Lunge auch eine Verminderung der Adenosinaufnahme in das Herzgewebe in Betracht zu ziehen ist. Am isolierten Meerschweinchenherz nach LANGENDORFF wurde die Adenosinaufnahme unter dem Einfluß verschiedener coronarwirksamer Substanzen bestimmt. Die zu testenden Coronardilatatoren waren der Perfusionsflüssigkeit zugesetzt. 0,5 µg mit ^{14}C markiertes Adenosin wurde in das Schlauchsystem injiziert und das in das Herz aufgenommene ^{14}C 60 sec nach Applikation bestimmt.

Tabelle

Testsubstanz	Konzentration in Mol/l	^{14}C-Adenosinaufnahme in das Herz in % des Angebotes
Kontrollen	—	31,5 ± 4,4
Persantin®	10^{-5}	1,7 ± 0,2
Persantin®	10^{-8}	16,3 ± 1,9
Ustimon®	10^{-5}	2,3 ± 1,0
Ustimon®	10^{-8}	16,6 ± 1,7
Papaverin	10^{-5}	10,0 ± 1,3
Intensain®	10^{-5}	23,8 ± 2,8
Isoptin®	10^{-6}	24,7 ± 2,2
Segontin®	10^{-5}	31,3 ± 3,7
Theophyllin	$2 \cdot 10^{-4}$	32,9 ± 1,6
Nitroglycerin	10^{-5}	30,8 ± 6,8

± = σ, n = 5.

Die Tabelle zeigt das Ergebnis. Persantin® und Ustimon® zeichnen sich dadurch aus, daß sie bereits in sehr niedrigen Konzentrationen von 10^{-8} Mol/l die Adenosinaufnahme in das Herz herabsetzen.

Dr. I. VOLKMER und Dr. K. PFLEGER
Pharmakologisches Institut der Universität
6650 Homburg/Saar

Diskussionsbeitrag

Die Beeinflussung des Sauerstoffdrucks im Myokard durch Coronardilatatoren

Contribution to the Discussion — Effects of Coronary Dilators on the Oxygen Tension in the Myocardium

Von R. KADATZ und W. DIEDEREN

Für die Beurteilung einer coronarwirksamen Substanz ist neben der Zunahme der Coronardurchblutung ihr Einfluß auf Stoffwechsel und Sauerstoffverbrauch des Herzens wichtig. Messungen des O_2-Gehaltes im venösen Blut des Coronarsinus bzw. der arteriovenösen Sauerstoffdifferenz geben darüber Aufschluß. Dieses übliche Verfahren ist jedoch nicht anwendbar, wenn — wie in unserer Versuchsanordnung — ein größerer Coronarast durch einen Constrictor verschlossen wurde und die Sauerstoffversorgungsverhältnisse in einem umschriebenen Myokardbezirk beurteilt werden sollen. Venöses Blut kann zwar aus dem Coronarsinus, nicht aber isoliert aus dem Versorgungsgebiet einer einzelnen Coronararterie gewonnen werden. Für eine lokale Messung eignet sich die polarographische Bestimmung des Sauerstoffdruckes. Wir verwendeten, um Verletzungen des Myokards weitgehend zu vermeiden, blanke Platin-Mikroelektroden mit einem Spitzendurchmesser von 15—30 µ.
Dabei fanden wir in der Wand des normalen linken Ventrikels des Hundes in einer Tiefe von 2—3 mm einen mittleren pO_2 von 23,4 Torr, wobei die Einzelwerte als Ausdruck einer unterschiedlichen Versorgung im Mikrozirkulationsbereich zwischen 3 und 50 Torr lagen (Tab. 1). Diese Befunde stimmen gut mit den wenigen Angaben der Literatur überein. So nennt Moss [2] nach Befunden an 16 Hunden mit ähnlicher Technik, aber einem Elektrodendurchmesser von etwa 180 µ, einen Mittelwert von 18 mm Hg, und KIRK u. HONIG [1] schätzten den intramyokardialen pO_2 des Hundes auf Grund von Messungen mit Teflon-überzogenen Membranelektroden auf etwa 30 mm Hg.
In einem durch einen Coronarconstrictor verschlossenen und über Kollateralen versorgten Bereich des Myokards fanden wir einen mittleren

Symposion: Probleme der Klin. Pharmakologie der Coronardilatatoren 157

pO_2 von 28,9 Torr bei Messungen 2—7 Monate nach Anlegen des Constrictors.

Als Beispiel einer Substanzwirkung wird der Effekt eines die Coronardurchblutung steigernden Pteridin-Derivates (Abb. 1) gezeigt. Diese Verbindung erhöht die Coronardurchblutung ab 2 γ/kg i.v. und 0,05 mg/kg i.d., sie ist unter allen uns bekannten Verbindungen im Tierexperiment am wirksamsten.

Tabelle 1. pO_2-Werte im Myokard

Myokardbereich	n	Mittlerer pO_2 (95% Vertr. Grenzen) Torr	Größter Meßwert Torr	kleinster Meßwert Torr
Normal	36	23,42 (19,60—27,24)	50,1	2,9
Insuffizient	57	28,93 (24,90—32,96)	74,5	5,0

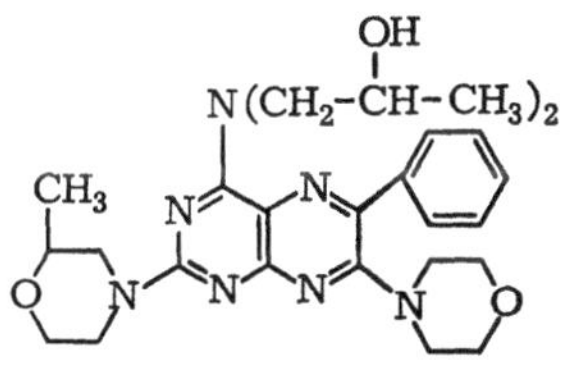

R-E 376

Abb. 1

4-Diisopropanolamino-2-(2'-methylmorpholino)-7-morpholino-6-phenyl-pteridin

Abb. 2 zeigt den Effekt von 50 γ/kg i.v. auf die mit Wärmeleitsonden nach BETZ und HENSEL gemessene Myokarddurchblutung im gesunden und chronisch insuffizienten Myokard, wobei der Constrictorverschluß 7 Monate zurücklag und ein durch postmortalen Gefäßausguß nachgewiesener Kollateralkreislauf bestand. Ferner wurde der pO_2 in den gleichen beiden Myokardbezirken registriert, im insuffizienten Bereich gleichzeitig mit zwei Elektroden. Durchblutung und Sauerstoffdruck reagieren hier auf diese Substanz etwa gleichsinnig und zeitlich übereinstimmend.

Tab. 2 zeigt die an vier solchen Hunden gewonnenen Daten: Im normalen Herzmuskel stieg der pO_2 nach 0,05 mg/kg i.v. von 24,7 auf 39,8 um etwa 15 Torr an, im chronisch insuffizienten Bereich von 28,7 auf 45,8 um etwa 17 Torr. In einem Versuch nahm er um 7 Torr von 32 auf 25 Torr ab.

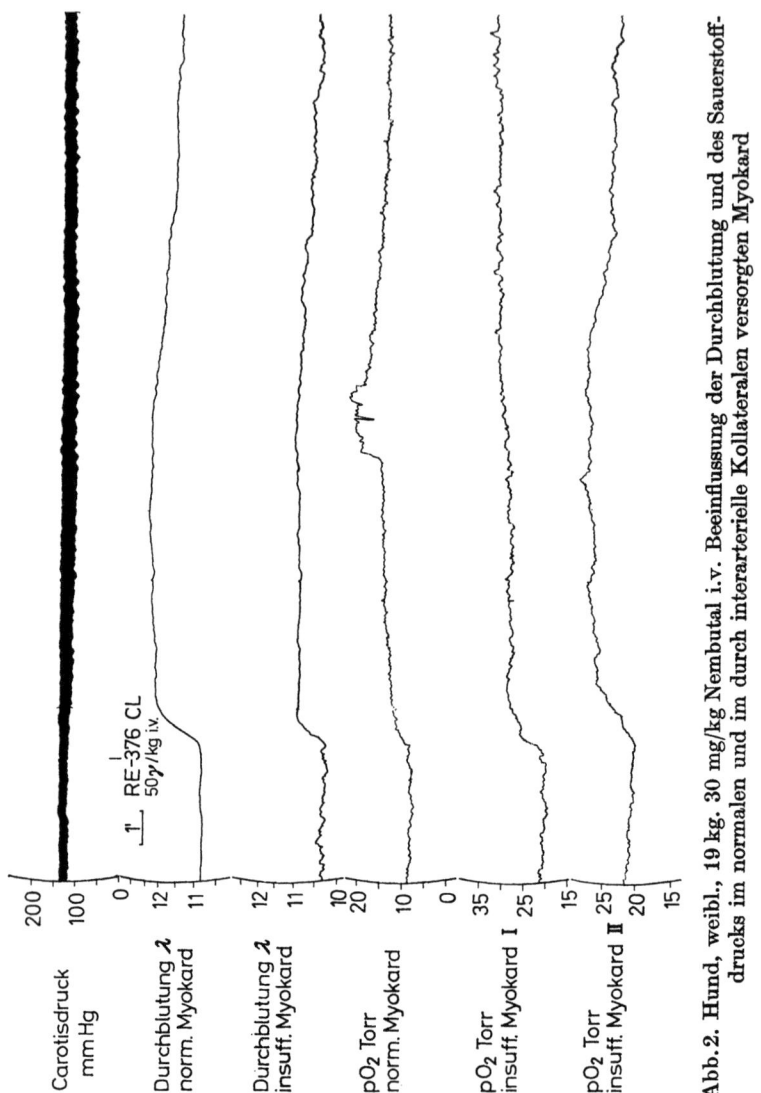

Abb. 2. Hund, weibl., 19 kg. 30 mg/kg Nembutal i.v. Beeinflussung der Durchblutung und des Sauerstoffdrucks im normalen und im durch interarterielle Kollateralen versorgten Myokard

Tabelle 2. *Änderung des pO_2 in Torr nach 0,05 mg/kg RE 376 i.v.*

Normales Myokard		Insuffizientes Myokard	
vorher	Maximum	vorher	Maximum
24,7	39,8	28,7	45,8
	$n = 3$		$n = 6$

In einem kleineren Teil der vorwiegend mit Persantin® und Papaverin durchgeführten Versuche setzt die Änderung des Sauerstoffdruckes später als die Durchblutungsreaktion ein und erreicht ihr Maximum ebenfalls 4—8 min später. In etwa 10—15% der Versuche wurden pO_2-Senkungen trotz Durchblutungsanstieg registriert. Wir vermuten die Ursache eines solchen gegenläufigen Verhaltens von Durchblutung und Sauerstoffdruck in einem nicht einheitlichen Durchblutungsverhalten im Mikrozirkulationsbereich, das ist vorerst aber nur eine Hypothese, die weiterer Klärung bedarf.

Sinn unseres Beitrages sollte es sein, auf diese zusätzliche Untersuchungsmethode und ihre Aussagemöglichkeiten hinzuweisen.

Literatur
1. KIRK, E. S., and C. R. HONIG: Amer. J. Physiol. 207, 661—668 (1964).
2. MOSS, A. J.: Cardiovasc. Res. 3, 314—318 (1968).

Doz. Dr. R. KADATZ, Dr. Karl Thomae GmbH
7950 Biberach/Riß

Adrenergische und antiadrenergische Mechanismen antianginös wirksamer Substanzen

Adrenergic and Anti-Adrenergic Mechanisms of Substances with Anti-Anginal Effects

Von D. PALM

Brenzkatechinamine steigern die Frequenz und die Contractilität des Herzens, sowie die Glykogenolyse und Lipolyse durch Stimulierung adrenergischer β-Receptoren [3,23,47,57,68] — entsprechend der von AHLQUIST gegebenen Definition [2]. Die Frage nach α- oder β-sympathicomimetischer Wirkungsqualität dieser Amine an den *Coronargefäßen* ist dagegen schwerer zu beantworten. Zahlreiche Untersucher sind zu widersprechenden Ergebnissen gelangt, was zum Teil methodisch bedingt sein dürfte [7]. Andererseits wird die Aussage über eine α-adrenergisch konstringierende oder eine β-adrenergisch dilatierende Wirkung exogen zugeführter Brenzkatechinamine oder endogen an den sympathischen Nervenendigungen freiwerdenden Noradrenalins dadurch erschwert, daß durch die metabolische Autoregulation des Coronargefäßwiderstandes die *direkten* sympathicomimetischen Gefäßreaktionen weitgehend überlagert werden [7,36].

Die *elektrische Stimulierung* des Ganglion stellatum oder der zum Herzen führenden sympathischen Nerven löst meist eine *biphasische Reaktion* an den Coronargefäßen aus; nach einer kurzdauernden Abnahme des Coronardurchflusses setzt eine protrahiert verlaufende Zunahme ein [8,27]. Intracoronar oder i.v. injiziertes Adrenalin vermag diesen Effekt zu imitieren. In Versuchen von BERNE u. Mitarb. [8] am narkotisierten Hund (Durchströmung der A. coronaria sinistra unter konstantem Druck) nahm hierbei die Sauerstoff-Spannung im coronarvenösen Blut ab. Die sekundäre Dilatation wurde daher als eine metabolisch bedingte gedeutet. GRANATA u. Mitarb. [27] fanden dagegen am wachen Tier, daß nach elektrischer Stimulierung des Ganglion stellatum die Coronardilatation trotz des um mehr als 100% gesteigerten myokardialen Sauerstoff-Verbrauchs von einem *Anstieg des Sauerstoff-Gehaltes* im Sinus coronarius um ca. 20% begleitet war, was zu einem *Abfall* der *arterio-venösen Sauerstoff-Differenz* führte. Die nach elektrischer Stimulierung sympathischer Nerven zustande kommende Coronargefäßdilatation scheint demnach zumindest überwiegend die Folge eines gesteigerten Sauerstoff-Verbrauchs im Myokard zu sein, während — in Abhängigkeit von den Versuchsbedingungen — eine nur geringfügige, *direkt β-sympathicomimetische* Dilatation zustande kommt.

Eine *rein konstringierende*, den Coronardurchfluß drosselnde Wirkung des elektrischen Reizes sowie von Noradrenalin, Adrenalin und Phenylephrin kommt jedoch dann zustande, wenn die Coronarstrombahn hypoxisch oder durch Dipyridamol (Persantin®) maximal erweitert ist [4,8], oder wenn eine β-sympathicomimetische Vasodilatation (direkt oder metabolisch-indirekt) nach voraufgegangener Verabfolgung von β-Sympathicolytica nicht mehr möglich ist [17,24,49,50,53]. Diese Vasoconstriction kann durch α-Sympathicolytica aufgehoben werden [53].

Zu einer *monophasischen Zunahme* des Coronardurchflusses kommt es nach i.v. oder intracoronarer Infusion des reinen β-Sympathicomimeticums *Isoproterenol* [37]. Gleichzeitig steigt auch der Sauerstoff-Druck im Sinus coronarius signifikant an, was als ein Kriterium für eine direkt β-sympathicomimetische Vasodilatation gewertet werden kann. Isoproterenol war in den Versuchen von MARCHETTI et al. [46] am wachen und am narkotisierten Hund als einziges Brenzkatechinamin in der Lage, auch den *Coronargefäßwiderstand* eindeutig zu senken.

Die eindeutige und quantitative Abgrenzung einer *direkt* β-sympathicomimetischen von einer *indirekten*, β-sympathicomimetisch-metabolisch induzierten Coronargefäßdilatation ist jedoch nicht immer möglich, da selbst kleinste Dosen intracoronar injizierter Brenzkatechinamine zu gesteigerter Contractilität und daher erhöhtem Sauerstoff-Verbrauch führen [31,43]. Versuche am nichtschlagenden Herzen (vagale Reizung, Kaliumchlorid) sind insofern nicht beweiskräftig, als Brenzkatechinamine auch den Sauerstoff-Verbrauch z.B. durch KCl stillgelegter Herzpräparate von Hund und Ratte erhöhten [6,13].

Diese mehr oder weniger indirekten Hinweise auf die Existenz adrenergischer α- und β-Receptoren an den Coronargefäßen [50] werden auch gestützt durch Versuche von BOHR [10, 80] an *Arterienstreifenpräparaten* von Hund, Kaninchen, Affe, Mensch. Noradrenalin und Adrenalin, am stärksten Isoproterenol führten zu einer konzentrationsabhängigen Erschlaffung: nach Zugabe des β-Sympathicolyticums Propranolol zur Badflüssigkeit wirkten Adrenalin und Noradrenalin nur schwach kontrahierend. Demgegenüber hatten die beiden Amine an Skeletmuskelarterien eine nahezu reine Kontraktionswirkung. Adrenergische β-*Receptoren* scheinen somit an den *Coronargefäßen*, α-*Receptoren* an den Gefäßen des *Skeletmuskels* zu überwiegen.

Auch zwischen der nervalen Regulation des *Coronargefäßtonus* und derjenigen des *Muskelgefäßtonus* bestehen prinzipielle Unterschiede. Nach Untersuchungen von UVNÄS [75] sowie von FOLKOW [22] kann der neurogene Tonus in der *Skeletmuskulatur zweizügelig* gesteuert werden: noradrenergisch constrictorisch und sympathisch-cholinergisch dilatatorisch (s. auch [62]). Entgegen der ursprünglich von SZENTIVANYI u. Mitarb. [33, 70, 71] vertretenen Auffassung, daß ein solcher Regulationsmechanismus auch für die Coronargefäße bestimmend sei, haben neuere Untersuchungen von BERNE u. Mitarb. [8] sowie von FEIGL [21] ergeben, daß die neurogene Regulation des *Coronargefäßtonus* nur *einzügelig*, noradrenergisch erfolgt.

Es ist von RAAB [54, 55] mehrfach betont worden, daß ein übersteigerter Sympathicustonus für die Ätiologie der Angina pectoris von entscheidender Bedeutung sei. Diese teilweise umstrittene (s. z.B. [36, 56, 61]) „*oxygen wasting*" Hypothese ist durch die Entwicklung der letzten Jahre im wesentlichen bestätigt worden.

Untersuchungen von YURCHAK u. Mitarb. [79] am Menschen haben folgendes gezeigt: nach i.v. Infusion von Noradrenalin, wesentlich stärker nach Infusion von Isoproterenol steigt in Relation zum Minutenvolumen der Sauerstoff-Verbrauch des linken Ventrikels an. Die nach Isoproterenol stark erhöhte Coronardurchblutung geht mit einem *Anstieg der coronar-venösen Sauerstoff-Spannung* einher, die arteriovenöse Sauerstoff-Differenz nimmt ab. Nach Infusion von Noradrenalin dagegen kann der erhöhte Sauerstoff-Bedarf des Myokards infolge des nur wenig gesteigerten Coronardurchflusses nur über eine *verstärkte Sauerstoff-Extraktion* gedeckt werden: die arterio-venöse Differenz nimmt zu bei *absinkendem Sauerstoff-Gehalt* im Sinus coronarius. Isoproterenol senkt den Coronargefäßwiderstand, Noradrenalin steigert ihn. Offensichtlich wird durch die α-sympathicomimetisch-vasoconstrictorische Wirkungsqualität des Noradrenalins die β-sympathicomimetisch im Arbeitsmyokard induzierte metabolische Autoregulation des Gefäßwiderstandes weitgehend ausgeschaltet. Adrenalin nimmt, wie kürzlich von RUDOLPH u. Mitarb. [58] mitgeteilte Befunde am Menschen zeigen, eine Mittelstellung zwischen Isoproterenol und Noradrenalin ein: es steigert, wenn auch gering, die coronar-venöse Sauerstoff-Spannung bei geringfügig absinkender arterio-venöser Sauerstoff-Differenz.

Trotzdem sind auch reine β-Sympathicomimetica keine idealen Coronardilatatoren. Denn, wie vergleichende Untersuchungen von HIRCHE [31] am Hund gezeigt haben, steigern alle drei Brenzkatechinamine den Sauerstoff-Verbrauch des Myokards unverhältnismäßig mehr als die Coronardurchblutung, während z.B. *Adenosin* den Sauerstoff-Verbrauch nur wenig, den Coronardurchfluß dagegen außerordentlich stark erhöht. Die kardiale Wirkung der Brenzkatechinamine ist daher *unökonomisch*. Das erklärt, weshalb bei Patienten mit herabgesetzter Coronarreserve auch mit reinen β-Sympathcomimetica *stenokardische Anfälle* provoziert werden können [38]. — Umgekehrt müssen β-Sympathicolytica zu einer „Ökonomisierung" der Herztätigkeit führen, indem sie einen *sympathicomimetisch induzierten Sauerstoff-Mehrverbrauch* des Myokards dämpfen [64], ohne jedoch die z.B. unter Mitwirkung von Adenosin erfolgende metabolische Autoregulation der Durchblutung zu beeinflussen [31]. Daß dies tatsächlich der Fall ist, geht aus Untersuchungen von PITT [52] am wachen Hund hervor. Das β-Sympathicolyticum Propranolol läßt am ruhenden Tier — bei einer elektrischen Schrittmacher-Frequenz von 60/min — Minutenvolumen und Aortendruck praktisch unverändert, lediglich der Coronardurchfluß ist signifikant herabgesetzt. Wird die Schrittmacher-Frequenz auf das Doppelte erhöht, so erreichen Aortendruck, Coronardurchblutung und Minutenvolumen dieselben Werte wie vor der Verabfolgung von Propranolol, was nach PITT für eine durch β-Sympathicolytica unbeeinflußbare Autoregulation des Herzens spricht. Wird dem Versuchstier jedoch durch mechanische oder akustische Stimulierung, oder durch körperliche Arbeit ein *Sympathicustonus* aufgezwungen, so ist der Anstieg der (spontanen) Herzfrequenz, des Aortendrucks, der Coronardurchblutung und des Minutenvolumens nach β-Sympathicolyse stark abgeschwächt oder aufgehoben. Der Sauerstoff-Verbrauch des Myokards steigt damit wesentlich weniger an als unter den Belastungsbedingungen vor der Blockierung der β-Receptoren. Trotzdem vermag das Versuchstier dieselbe *submaximale* Arbeit zu leisten wie vor der Ausschaltung des Sympathicus. Bei *submaximaler* Arbeit dürfte demnach ein nicht zwingend notwendiger *Sympathicustonus* dem Myokard eine *unökonomische Mehrleistung* aufzwingen, was einem „oxygen wasting" gleichkommt. Für eine *maximale* Arbeitsleistung ist jedoch eine intakte *Sympathicusfunktion essentiell*; denn β-Sympathicolytica führen unter solchen Bedingungen im Tierexperiment [16,52] und auch am Menschen [19,20] zu einer Senkung der Leistungstoleranz.

Entsprechende Untersuchungen am Menschen, die bislang auf breiterer Basis nur mit Propranolol durchgeführt worden sind, stehen mit diesen tierexperimentellen Ergebnissen in weitgehender Übereinstimmung.

Die Belastungstoleranz (submaximale Arbeit) bei Patienten mit Angina pectoris steigt an [19,20,28,30], weil eine durch Sympathicolyse eingeschränkte Herzleistung, ein geringerer Anstieg des Schlagvolumens, vor allem des Minutenvolumens den Eintritt hypoxischer Symptome hinauszögert [19,20,35,45]: der Sauerstoff-Bedarf des linken Ventrikels ist erheblich reduziert, die arterio-venöse Sauerstoff-Differenz — bei erhöhtem Coronargefäßwiderstand — sogar vergrößert [19,20,42,78].

Nach Untersuchungen von ROBINSON [56] setzt der anginöse Schmerz dann ein, wenn als Ausdruck des myokardialen Sauerstoff-Verbrauchs das Produkt „systolischer Blutdruck × Herzfrequenz" einen für jeden Patienten charakteristischen *kritischen Wert* überschreitet. β-Sympathicolytica (oder/und Nitroglycerin) senken generell dieses Produkt; eine höhere Arbeitsleistung wird somit ermöglicht, ohne daß der kritische Wert überschritten und das anginöse Schmerzsyndrom ausgelöst wird. Bestimmend für den erniedrigten Sauerstoff-Bedarf nach β-Sympathicolyse dürfte, wie aus den Untersuchungen von WOLFSON u. Mitarb. [78], sowie von LEWIS u. BRINK [42] hervorgeht, neben einer Abnahme der *maximalen Faserverkürzung* vor allem eine Verminderung der Geschwindigkeit der *isometrischen Spannungsentwicklung* (dp/dt_{max}) sein. Denn diese ist nach SONNENBLICK u. Mitarb. [65,66] die Determinante des β-sympathicomimetisch induzierten Sauerstoff-Mehrverbrauchs im Myokard.

Diese sauerstoffsparenden, offensichtlich spezifisch β-sympathicolytischen Wirkungen des Propranolols werden jedoch, wie tierexperimentelle und klinische Untersuchungen ergeben haben, teilweise überlagert durch zwei, mit *erhöhtem Sauerstoff-Verbrauch* einhergehende Prozesse, die an sich für eine Myokardinsuffizienz charakteristisch sind: mit einer verlängerten *systolischen Auswurfszeit* und einer Erhöhung des diastolischen und auch des systolischen *Kammervolumens* [14,25,42,78]. Vielleicht sind diese Teilwirkungen Ausdruck einer fast allen β-Sympathicolytica zukommenden *unspezifisch chinidinähnlichen* Wirkungskomponente [9,39—41,63]. Der quantitative Vergleich zwischen der Stärke der sympathicolytischen und der Stärke dieser chinidinähnlich negativ inotropen Wirkung zeigt jedoch (s. Tabelle), daß zwischen beiden Wirkungsqualitäten keine Korrelation besteht [39,40,60]. Die in der Tabelle aufgeführten Quotienten, deren Größe ein Maß für die β-sympathicolytische Spezifität ist, differieren um mehr als den Faktor 100 [60]. Auch sind die linksdrehenden optischen Isomere, deren die alkoholische Hydroxylgruppe tragendes C-Atom dieselbe sterische Konfiguration hat wie das entsprechende β-C-Atom in der Seitenkette der Brenzkatechinamine, (D-(—)), oft um Zehnerpotenzen stärkere β-Sympathicolytica als die entsprechenden L-(+)-Verbindungen. Beide Isomere sind jedoch hinsichtlich ihrer chinidinartigen Wirkung gleich stark [1,18,32,44,51].

Tabelle. *Relative β-sympathicolytische (A, Antagonismus gegen Adrenalin) und relative negativ inotrope (B) Wirksamkeit von β-Sympathicolytica (Racemate) am isolierten, spontan schlagenden Herzvorhofpräparat des Meerschweinchens. Bezugswert: Propranolol = 1 (nach K. Saameli [60] 1967)*

	A	B	A/B
LB 46 [a]	4,6	0,06	72
Propranolol	1	1	1
Kö 592	0,46	0,08	6,2
Pronethalol	0,04	0,28	0,14
MJ-1999	0,007	0,002	2,8

[a] LB 46 Sandoz = D,L-(2-Hydroxy-3-isopropylaminopropoxy)-indol.

Neuere klinische Untersuchungen sprechen dafür, daß zwischen der *antianginösen Wirksamkeit* von β-Sympathicolytica und ihrer *spezifisch-sympathicolytischen Wirkungsstärke* eine enge Korrelation besteht. Nach KALTENBACH u. Mitarb. [35] sind im akuten Versuch folgende oral verabfolgte Einzeldosen als äquieffektiv anzusehen: 2 mg LB 46, 40 mg Propranolol, 100 mg Aptin® und 800 mg INPEA (pharmakologisch-tierexperimentelle Vergleichsdaten z.B. bei [1,29,40,51,60]).

Hypoxisch ausgelöste *Autoregulationsmechanismen*, z.B. die sekundäre Coronargefäßerweiterung nach kurzfristigem Verschluß einer Coronararterie, sind gegenüber β-Sympathicolytica *resistent* [52]. Verschiedentlich wurde zwar, z.B. für Adenosin, ein ,,Coronar-Sympathin-Mechanismus" postuliert [11]. Die coronardilatierende Wirkung von Adenosin wird jedoch durch β-Sympathicolytica weder am Herzpräparat nach LANGENDORFF [12] oder am isolierten Coronararterienpräparat [76] noch am narkotisierten Hund beeinflußt [31]. Ebenso resistent sind die Wirkungen anderer Coronardilatatoren, z.B. diejenigen von Dipyridamol (Persantin®) und Carbochromen (Intensain®) [12], von Papaverin und Prenylamin (Segontin®) am isoliert durchströmten Herzen [69]. Nach i.v. Injektion jedoch von Papaverin und Prenylamin (narkotisierter Hund) in blutdrucksenkender Dosierung wird der gesteigerte Coronardurchfluß durch Propranolol völlig unterdrückt [69]. Die Erklärung dürfte sein, daß durch β-Sympathicolyse die auf Grund der Blutdrucksenkung reflektorisch zustandekommende und mit einer Coronardilatation einhergehende positive Ino- und Chronotropie ausgeschaltet wird. — Oxyfedrin [3-Methoxy-ω-(1-hydroxy-phenyl-isopropylamino)-propiophenon, Ildamen®] ist entsprechend seiner chemischen Konstitution als N-substituiertes Norephedrinderivat ein schwaches, direkt wirkendes β-Sympathicomimeticum [72,73]. Seine den Coronardurchfluß steigernde Wirkung ist prozentual gleich groß wie die den myokardialen Sauerstoff-Verbrauch steigernde Wirkung [74]. Verständlich ist daher, daß alle sympathicomimetischen Effekte des Oxyfedrins in spezifischer Weise durch β-Sympathicolytica abgeschwächt bzw. aufgehoben werden [67]. Die therapeutische Wirkung von Oxyfedrin bei Coronarerkrankungen [5] wird bislang nicht einheitlich beurteilt [34]. Die durch *Nitroglycerin* am nach LANGENDORFF durchströmten Herzpräparat hervorgerufene Steigerung des Coronardurchflusses und der Herzfrequenz wird durch β-Sympathicolytica nicht beeinflußt [12]. Am narkotisierten Hund jedoch wird die nach i.v. Injektion auftretende positive Ino- und Chronotropie durch Pronethalol aufgehoben ([26], s. auch [15]). Diese zu einer Steigerung des myokardialen Sauerstoff-Verbrauchs führende „Nebenwirkung" der Nitrate dürfte einen Teil ihrer therapeutischen Hauptwirkung, die Entlastung des linken Ventrikels, eliminieren. Verständlich ist daher, weshalb bei gleichzeitiger Verabfolgung von *Nitraten und Propranolol* die therapeutische Wirkung der Einzelkomponenten — Steigerung der Leistungstoleranz und Verkleinerung der ST-Streckensenkung im EKG — überadditiv verstärkt wird [45,59]. Denn beide Pharmaka reduzieren den Sauerstoff-Bedarf des Myokards über verschiedene Mechanismen. Weiterhin wird die durch Nitrate reflektorisch ausgelöste *Tachykardie* durch β-Sympathicolytica *spezifisch* unterdrückt, und der durch Propranolol erhöhte *Coronargefäßwiderstand* (der vor allem *passiv*, auf Grund eines verminderten Sauerstoff-Bedarfs im Myokard, weniger durch einen überwiegenden α-Sympathicustonus [50] oder durch eine Eigenwirkung des β-Sympathicolyticums [77] zustande kommen dürfte) kann durch Nitrate *pharmakodynamisch* antagonisiert werden. Inwieweit auch die durch β-Sympathicolytica ausgelöste enddiastolische *Drucksteigerung* im linken Ventrikel [25,42,78], die ebenfalls zu einem relativ höheren Sauerstoff-Bedarf führt, durch die den enddiastolischen Druck *senkende Wirkung* der Nitrate [48] beeinflußt wird, ist bislang ungeklärt.

Literatur

1. ÅBLAND, B., M. BROGÅRD, and L. EK: Acta pharmacol. (Kbh.) **25**, Suppl. II, 9 (1967).
2. AHLQUIST, R. P.: Amer. J. Physiol. **153**, 586 (1948).
3. ARIËNS, E. J.: Naunyn-Schmiedebergs Arch. Pharmak. exp. Path. **257**, 118 (1967).
4. BASSENGE, E., P. WALTER u. U. DOUTHEIL: Pflügers Arch. ges. Physiol. **297**, 146 (1967).
5. BECKER, F., u. G. KRISTEN: Fortschr. Med. **86**, 723 (1968).
6. BERNE, R. M.: Circulat. Res. **6**, 644 (1958).
7. — Physiol. Rev. **44**, 1 (1965).
8. — H. DE GEEST, and M. W. LEVY: Amer. J. Physiol. **208**, 763 (1965).
9. BLINKS, J. R.: Ann. N.Y. Acad. Sci. **139**, 673 (1967).
10. BOHR, D. F.: Ann. N.Y. Acad. Sci. **139**, 799 (1967).
11. BRETSCHNEIDER, H. J.: In Kreislaufmessungen, S. 104. München-Gräfelfing: E. Banaschewski 1964.

12. BUSSMANN, W. D., u. W. LOCHNER: Arzneimittel-Forsch. 16, 51 (1966).
13. CHALLONER, D. R., and D. STEINBERG: Nature (Lond.) 205, 602 (1965).
14. CHAMBERLAIN, D. A.: Amer. J. Cardiol. 18, 321 (1966).
15. DARBY, T. D., J. H. SPROUSE, and R. P. WALTON: J. Pharmacol. exp. Ther. 122, 386 (1958).
16. DONALD, E. D., D. A. FERGUSON, and S. E. MILBURN: Circulat. Res. 22, 127 (1968).
17. DOUTHEIL, U., H. G. TEN BRUGGENCATE, and K. KRAMER: Pflügers Arch. ges. Physiol. 271, 181 (1964).
18. DUCE, B. R., L. GARBERG, and B. JOHANSSON: Acta pharmacol. (Kbh.) 25, Suppl. II, 41 (1967).
19. EPSTEIN, E., and E. BRAUNWALD: New Engl. J. Med. 275, 1106 (1966).
20. — B. F. ROBINSON, R. L. KAHLER, and E. BRAUNWALD: J. clin. Invest. 44, 1745 (1965).
21. FEIGL, E. O.: Circulat. Res. 20, 262 (1967).
22. FOLKOW, B.: Physiol. Rev. 35, 629 (1955).
23. FURCHGOTT, R. F.: Ann. N. Y. Acad. Sci. 139, 553 (1967).
24. GAAL, P. G., A. A. KATTUS, A. KOLIN, and G. ROSS: Brit. J. Pharmacol. 26, 713 (1966).
25. GANDER, M., U. WERAGUT, R. KÖHLER, and E. LÜTHY: Cardiologia (Basel) 49, Suppl. II, 17 (1966).
26. GLICK, G., and E. BRAUNWALD: Circulat. Res. 16, 363 (1965).
27. GRANATA, L., R. A. OLSSON, A. HUVOS, and D. E. GREGG: Circulat. Res. 16, 114 (1965).
28. GRANDJEAN, T., N. J. HAMER, G. F. SOWTON, and L. MELENDEZ: Cardiologia (Basel) 49, Suppl. II, 57 (1966).
29. HAHN, R. A., R. G. PENDLETON, and J. R. WARDELL, JR.: J. Pharmacol. exp. Ther. 161, 111 (1968).
30. HAMER, J., and E. SOWTON: Amer. J. Cardiol. 18, 354 (1966).
31. HIRCHE, HJ.: Pflügers Arch. ges. Physiol. 288, 162 (1966).
32. HOWE, R., and R. G. SHANKS: Nature (Lond.) 210, 1336 (1966).
33. JUHASZ-NAGY, A., and M. SZENTIVANYI: Amer. J. Physiol. 200, 125 (1961).
34. KALTENBACH, M.: Symposium über die kardio-energetische Koronartherapie mit Oxyfedrin. Regensburg, 22. 5. 1968.
35. — H.-J. BECKER, V. GRAEF u. H. HUNSCHA: Klin. Wschr. (im Druck) (1968).
36. KATZ, L. N., and H. FEINBERG: Circulat. Res. 6, 656 (1958).
37. KLOCKE, F. J., G. A. KAISER, J. ROSS, and E. BRAUNWALD: Circulat. Res. 16, 376 (1965).
38. LEVINE, S. A., A. C. ERNSTENE, and B. JACOBSON: Arch. intern. Med. 45, 191 (1930).
39. LEVY, J. V.: Arch. int. Physiol. Biochem. 75, 381 (1967).
40. — Europ. J. Pharmacol. 2, 250 (1968).
41. —, and V. RICHARDS: J. Pharmacol. exp. Ther. 150, 361 (1965).
42. LEWIS, M., and A. J. BRINK: Amer. J. Cardiol. 21, 846 (1968).
43. LIOY, F.: Amer. J. Physiol. 213, 487 (1967).
44. LUCCHESI, B. R.: J. Pharmacol. exp. Ther. 148, 94 (1965).
45. MAC ALPIN, R. N., A. A. KATTUS, and M. E. WINFIELD: Circulation 31, 869 (1965).
46. MARCHETTI, G., L. MERLO, and V. NOSEDA: In: Coronary circulation and energetics of the myocardium, eds. G. MARCHETTI and B. TACCARDI, p. 127. Basel-New York: S. Karger 1967.
47. NICKERSON, M.: Circulat. Res. 14/15, Suppl. II, 130 (1964).

48. PARKER, J. O., R. O. WEST, and G. DI SALVATORE: Circulation **36**, 734 (1967).
49. PARRATT, J. R.: Brit. J. Pharmacol. **24**, 601 (1965).
50. — Amer. Heart J. **73**, 137 (1967).
51. PATIL, P. N.: J. Pharmacol. exp. Ther. **160**, 308 (1968).
52. PITT, B.: In: Coronary circulation and energetics of the myocardium, eds. G. MARCHETTI and B. TACCARDI, p. 89. Basel-New York: S. Karger 1967.
53. — E. C. ELLIOT, and D. E. GREGG: Circulat. Res. **21**, 75 (1967).
54. RAAB, W.: Arch. Kreisl.-Forsch. **15**, 39 (1948).
55. — Amer. J. Cardiol. **9**, 576 (1962).
56. ROBINSON, B. F.: Circulation **35**, 1073 (1968).
57. ROBINSON, G. A., R. W. BUTCHER, and E. W. SUTHERLAND: Ann. N. Y. Acad. Sci. **139**, 703 (1967).
58. RUDOLPH, W., R. DIEZEL, F. SEBENING u. G. DIETZE: Ärztl. Forsch. **22**, 82 (1968).
59. RUSSEK, H. I.: Amer. J. Med. Sci. **254**, 409 (1967).
60. SAAMELI, K.: Helv. physiol. pharmacol. Acta **25**, CR 219 (1967).
61. SARNOFF, S. J., J. P. GILMORE, M. L. WEISFELDT, W. M. DAGGETT, and P. B. MANSFIELD: Amer. J. Cardiol. **16**, 217 (1965).
62. SCHENK, E. A., and A. EL BADAWI: Z. Zellforsch. **91**, 170 (1968).
63. SEKIYA, A., and E. M. VAUGHAN WILLIAMS: Brit. J. Pharmacol. **21**, 473 (1963).
64. SHANKS, R. G.: Cardiologia (Basel) **49**, Suppl. II, 1 (1966).
65. SONNENBLICK, E. H., J. ROSS, and E. BRAUNWALD: Amer. J. Cardiol. **22**, 328 (1968).
66. — — J. W. CORELL, G. A. KAISER, and E. BRAUNWALD: Amer. J. Physiol. **209**, 919 (1965).
67. STROMAN, F., u. S. HABERSANG: Symposium über die kardio-energetische Koronartherapie mit Oxyfedrin. Regensburg, 22. 5. 1968.
68. SUTHERLAND, E. W., G. A. ROBINSON, and R. W. BUTCHER: Circulation **37**, (1968).
69. SZEKERES, L., J. G. PAPP, and E. FISCHER: Europ. J. Pharmacol. **2**, 1 (1967).
70. SZENTIVANYI, M., and A. JUHASZ-NAGY: Quart. J. exp. Physiol. **44**, 67 (1959).
71. —, and E. KISS: Acta physiol. Acad. Sci. hung. **11**, 347 (1957).
72. THIELE, K., U. SCHIMASSEK u. A. v. SCHLICHTEGROLL: Arzneimittel-Forsch. **16**, 1064 (1966).
73. THIEMER, K., u. R. STADLER: Arzneimittel-Forsch. **16**, 1502 (1966).
74. — — u. A. v. SCHLICHTEGROLL: Arzneimittel-Forsch. **18**, 381 (1968).
75. UVNÄS, B.: In: Handbook of physiol., sec. 2, vol. 1, p. 1131. Baltimore: Williams & Wilkins 1960.
76. WALTER, P., u. E. BASSENGE: Pflügers Arch. ges. Physiol. **299**, 52 (1968).
77. WHITSITT, L. S., and B. LUCCHESI: Circulat. Res. **21**, 305 (1967).
78. WOLFSON, S., R. A. HEINLE, M. V. HERMAN, H. G. KEMP, J. M. SULLIVAN, and R. GORLIN: Amer. J. Cardiol. **18**, 345 (1966).
79. YURCHAK, P. M., E. L. ROLETT, L. S. COHEN, and R. GORLIN: Circulation **30**, 180 (1964).
80. ZUBERBUHLER, R. C., and D. F. BOHR: Circulat. Res. **16**, 431 (1965).

Priv.-Doz. Dr. D. PALM, Pharmakologisches Institut der Universität
6000 Frankfurt a. M., Ludwig Rehn-Str. 14

Experimentelle Prüfung der Wirkung von Coronardilatatoren am Menschen
Experimental Tests of the Action of Coronary Dilators in Humans

Von H. H. HILGER

Zur experimentellen Prüfung der Wirkung von Coronardilatatoren auf die Coronardurchblutung beim Menschen stehen verschiedene Methoden zur Verfügung; sie haben jeweils spezielle Vor- und Nachteile. Bei der Auswahl der Methodik muß neben der Anforderung an die Meßgenauigkeit vorrangig die Ungefährlichkeit und Zumutbarkeit für den Patienten berücksichtigt werden. Aus diesem Grunde kommen verschiedene Verfahren für eine Anwendung beim Menschen nicht in Betracht, die für tierexperimentelle Untersuchungen besonders geeignet sind, also insbesondere alle direkten Methoden zur Messung des arteriellen Coronareinstroms oder des venösen Coronarsinusausstroms mittels Kanülierung (MORAWITZ et al. [102]; HARRISON et al. [48]; LOCHNER et al. [86]; SCHLEPPER et al. [118]) und bzw. oder Verwendung eines Rotameters (GREGG et al. [45]; SHIPLEY et al. [124,125]; HILGER et al. [60]; JANSSEN [67]), eines Bubble-Flowmeters (ECKENHOFF et al. [33]; HIERHOLZER et al. [57]), einer Thermostromuhr (REIN [110,111]; KANZOW [70]; WEVER [129]), des Druckdifferenzverfahrens (BRETSCHNEIDER [13,13a]; EBERLEIN [28]) oder eines elektromagnetischen Flowmeters (HEPPS et al. [55]; LOCHNER et al. [87]; PIEPER [107]). Das gleiche gilt für die Implantation von Wärmeleitsonden im Myokard zur indirekten Messung von Myokarddurchblutungsänderungen (HENSEL [54]; BETZ et al. [7,8]). An sonstigen indirekten Methoden zur Erfassung der Coronardurchblutung, die in verschiedenen Varianten auf dem Fickschen Prinzip [34] basieren, sind zunächst die Fremdgasmethoden (Stickoxydul, Argon) zu nennen (BERNSMEIER et al. [6]; BING et al. [10]; BRETSCHNEIDER et al. [15]; ECKENHOFF et al. [29—32]; GOODALE et al. [42,43]; KETY u. SCHMIDT [71,72]; RAU [108]; RAU et al. [109]; SCHMIDT u. KETY [119]); dann das Auswaschverfahren mit Krypton und Xenon (DOUTHEIL et al. [25]; HERD et al. [56]; ISBISTER et al. [66]; JOHANSSON et al. [68]; KLEIN et al. [78]; Ross et al. [112,113]), das Clearance- bzw. Anreicherungsverfahren mit Rubidium und Kalium (BENNISH et al. [3]; BING et al. [9]; BLÜMCHEN et al. [11]; CAIRNS et al. [18]; COHEN et al. [19,20]; COHN [21,22]; DONATO et al. [24]; LOVE [88]; LOVE et al. [89—91]; MACK et al. [93]; MOIR [101]; NOLTING [105]; WOOD et al. [130]) sowie die Indicatorverdünnungsmethodik (FORTE et al. [36]; FRIESINGER et al. [38]; FRIMMER et al. [39]; FRONEK et al. [40]; HENLY et al. [51—53]; HIRCHE et al. [64]; MCKEEVER et al. [96]; MARCHIORO et al. [94,95]; MENA et al. [99,100]; SEVELIUS et al. [123]).

Über die speziellen methodischen Probleme dieser indirekten Verfahren zur Coronardurchblutungsmessung haben RAU [108] sowie RAU u. Mitarb. [109] aus der BRETSCHNEIDERschen Arbeitsgruppe kürzlich kritisch referiert, so daß auf diese Publikationen verwiesen werden kann. Summarisch sei auf folgende methodische Bedingungen und Konsequenzen hingewiesen: Die Indicatorverdünnungsmethodik und das Auswaschverfahren erfordern die nicht ungefährliche Sondierung und Indicatorinjektion in eine Coronararterie, so daß sie allein deshalb für eine routinemäßige Anwendung beim Menschen nicht in Betracht kommen. Sollte die Coronararteriensondierung aus diagnostischen Gründen zur selektiven Coronarographie notwendig sein — wir bevorzugen die Übersichtscoronarographie ohne Sondierung der Coronararterien (DÜX et al. [27]; DÜX [26]; SCHAEDE [117]) — so stehen der Verwendung des Indicatorverdünnungsverfahrens unvermeidbare methodische Mängel bei der quantitativ exakten Einbringung des Indicators in die Coronararterie sowie dessen Mischung und Verteilung entgegen. — Die Clearanceverfahren ergeben wegen der Flußabhängigkeit der Extraktionsquotienten für Rubidium und Kalium zu niedrige Meßwerte im hohen Durchblutungsbereich. Die Fremdgase Stickoxydul, Krypton und Xenon eignen sich wegen ihrer schlechten Diffusibilität sowie relativ guten Fett- und Wasserlöslichkeit nicht zur quantitativen Erfassung rascher und großer Durchblutungsänderungen, insbesondere nicht zur richtigen Bestimmung hoher Stromvolumina. Das neuerdings von BRETSCHNEIDER u. Mitarb. [15, 109] als Fremdgas verwendete Argon scheint dagegen eine brauchbare Substanz zur Ermittlung absoluter Coronardurchblutungsgrößen in allen biologisch vorkommenden Bereichen zu sein, da Argon schlecht fett- und wasserlöslich ist und gut diffundiert, so daß eine Blut-Organ-Äquilibrierung der Gasspannung schnell eintritt; außerdem besteht auch bei hohen Stromvolumina eine methodisch ausreichend große arterio-venöse Gasspannungsdifferenz, da dieses nebenwirkungsfreie Gas zu 75 Vol.-% im Inspirationsgemisch angeboten werden kann. Das Verfahren ermöglicht allerdings — ebenso wie die übrigen genannten indirekten Methoden — nicht die Erfassung des zeitlichen Ablaufs von kurzfristigen Änderungen der Coronardurchblutung. Es können nur die absoluten Durchblutungswerte unter Ausgangsbedingungen, bzw. einmal oder wenige Male nach medikamentöser Coronardilatation ermittelt werden, jeweils als zeitlich über mehrere Minuten mehr oder minder gemittelte Durchblutungsgrößen.
Der zeitliche Ablauf und das relative Ausmaß von eventuell nur kurzfristigen Änderungen der Coronardurchblutung können dagegen — unter gewissen Bedingungen — durch die kontinuierliche oder frequente Messung des Sauerstoffdrucks oder der Sauerstoffsättigung und des Sauerstoffgehalts im Coronarsinusblut erfaßt werden. Aus Änderungen

der coronaren arterio-venösen O_2-Differenz (AVD-O_2) kann auf eine reziproke Änderung der Coronardurchblutung geschlossen werden — sofern die myokardiale O_2-Aufnahme annähernd konstant bleibt. Wenn diese — tierexperimentell zu prüfende — Voraussetzung gegeben ist und keine wesentliche Veränderung der Herzarbeit und der arteriellen O_2-Sättigung unter den Versuchsbedingungen auftritt, reicht die fortlaufende oder frequent-semikontinuierliche Oxymetrie allein des Coronarsinusblutes zur Ermittlung von relativen Coronardurchblutungsänderungen aus. Die Sondierung des Coronarsinus kann im Rahmen diagnostisch notwendiger venöser Herzkatheteruntersuchungen ohne zusätzliches Risiko erfolgen. Im Gegensatz zur Sondierung einer Coronararterie handelt es sich also um ein ungefährliches und zumutbares Verfahren. Die coronarvenöse Blutgasanalyse kann entweder durch frequente (z.B. in 1 min-Abständen) geschehen, oder durch kontinuierliche photoelektrische Oxymetrie (BENDER [2]), oder durch kontinuierliche Messung des O_2-Partialdrucks, worüber anschließend L. NEUHAUS, U. GLEICHMANN und H. KREUZER berichten werden.

In unserer Arbeitsgruppe der kardiologischen Abteilung der Bonner Medizinischen Klinik haben wir in den letzten Jahren das erstgenannte Verfahren angewandt mit frequenten coronar-venösen Blutentnahmen vor und nach Applikation von coronargefäßerweiternden Substanzen. Die Oxymetrie der Blutproben erfolgte photoelektrisch unter Verwendung eines nach VAN SLYKE geeichten Atlas-Universal-Oxymeters, z.T. unter Benutzung von geeichten Dünnschicht-Spezialküvetten. Die Herzfrequenz wurde durch fortlaufende EKG-Registrierung bestimmt, der arterielle Blutdruck durch Messungen nach RIVA ROCCI KOROTKOFF jeweils zum Zeitpunkt der Blutentnahme. Aus der coronaren AVD-O_2 wurden die relativen Coronardurchblutungsänderungen errechnet. Einzelheiten der Methodik wurden a.a.O. mitgeteilt (HILGER et al. [59, 62,63]). Im folgenden möchte ich über einige Ergebnisse der Untersuchungen berichten, die z.T. gemeinsam mit D. BEHRENBECK, M. GRENZMANN, H. HELLWIG, B. LOUVEN, A. SCHAEDE, M. THELEN, J. WACKERBAUER und J. WAGNER bei inzwischen mehr als 80 Patienten durchgeführt wurden. Der folgende Bericht bezieht sich auf die bei 61 Patienten erhobenen Befunde nach i.v. Applikation von Carbochromen (Intensain®), Dipyridamol (Persantin®), Hexobendin (Ustimon®, jetzt in Deutschland Reoxyl®) sowie einem weiteren Trimethoxybenzoesäureester (TBS), der uns unter der Chargennummer ASTA-C-4898 zur Verfügung stand.

Ich möchte beginnen mit den bei 16 Patienten (16—48 Jahre, im Mittel 33,8 Jahre alt) nach i.v. Injektion (in 3 min) von 2 Ampullen Dipyridamol (= 20 mg = im Mittel 0,30 mg/kg Körpergewicht) gewonnenen Befunden. Die coronar-venöse O_2-Sättigung (Abb.1) stieg in unterschiedlichem Ausmaß bereits während der Dipyridamol-Injektion an, erreichte ihr Maximum in der 4. min, also 1 min nach Ende der dreiminütigen Injektion, und fiel dann wieder ab. Die individuelle Variation war sehr groß mit maximalen coronar-venösen O_2-Sättigungswerten zwischen

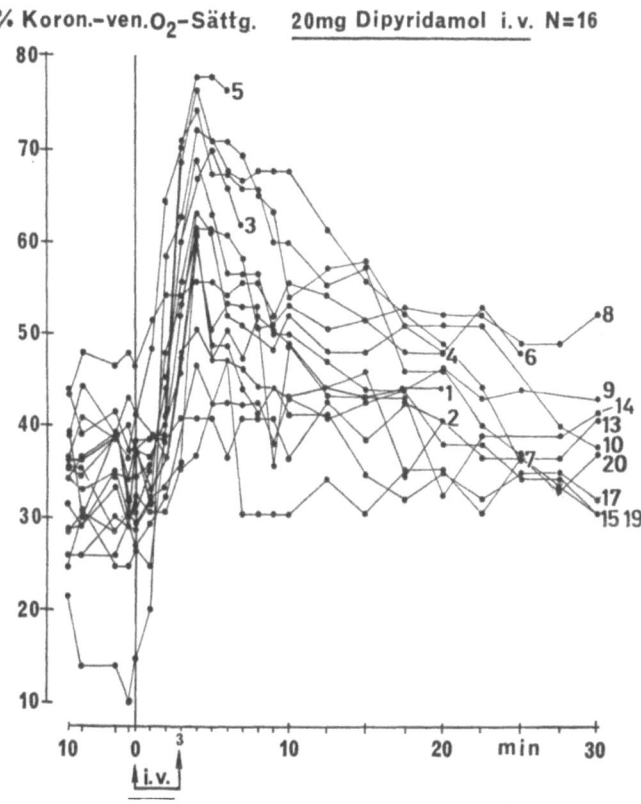

Abb. 1. *Coronarvenöse O_2-Sättigung* vor, während und nach i.v. Injektion (in 3 min) von 20 mg ($\bar{x} = 0{,}30$ mg/kg) Dipyridamol (= 2 Amp. Persantin®) bei 16 Patienten

77% (Nr. 5) und 41% (Nr. 13). Im Mittel stieg sie von einem Ausgangswert von 33% auf maximal 61% in der 4. min an und fiel danach auf 49% in der 10. min, 41% in der 20. und 38% in der 30. min ab. — Entsprechend spiegelbildlich verhielt sich die coronare AVD-O_2 (Abb. 2) mit einem Abfall von 13.1 ± 1,4 Vol-% mittlerem Ausgangswert auf durchschnittlich 7.7 ± 2.9 Vol-% in der 4. min und Wiederanstieg auf 11,9 Vol-% in der 30. min. Die geringste coronare AVD-O_2 im Einzelfall betrug 4.4 Vol-% (Nr. 5). Aus diesen AVD-O_2-Werten errechnet sich eine recht unterschiedliche relative Coronardurchblutungsänderung

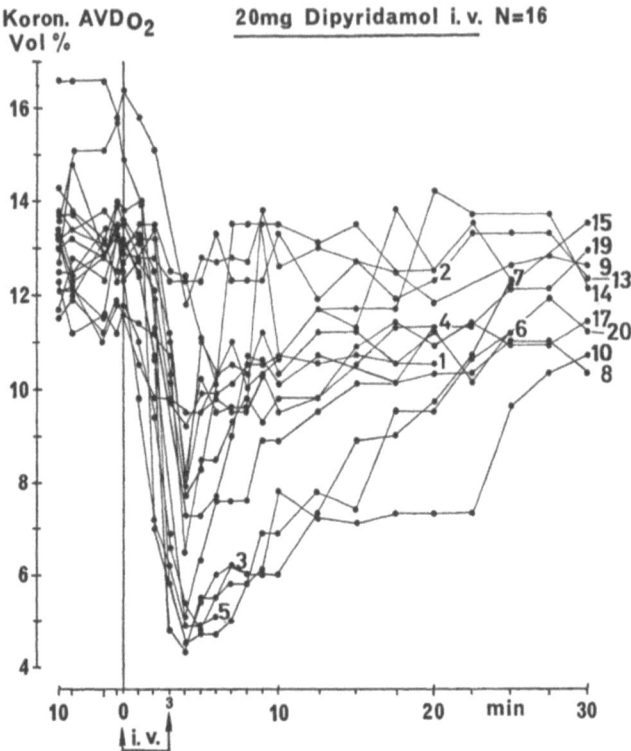

Abb. 2. *Coronare arterio-venöse O_2-Differenz* (AVDO$_2$) bei denselben 16 Patienten wie in Abb. 1

(% ΔV Coron). Eine getrennte Aufzeichnung für die Patienten mit Sinusrhythmus und diejenigen mit absoluter Arrhythmie bei Vorhofflimmern (Abb. 3) zeigt, daß die Coronardurchblutungszunahme bei den 11 Patienten mit Sinusrhythmus wesentlich stärker war (im Mittel maximal $+129\%$ in der 4. min mit individuellen Maxima zwischen $+34\%$ und $+232\%$) als bei den 5 Patienten mit absoluter Arrhythmie (im Mittel maximal $+26\%$ in der 4. min mit individuellen Maxima zwischen $+5\%$ und $+60\%$). Alle Kranken mit absoluter Arrhythmie hatten eine Myokardinsuffizienz, während im Kollektiv mit Sinusrhythmus sowohl Patienten mit hämodynamisch unbedeutenden Herzfehlern ohne Myokardinsuffizienz als auch solche mit schweren Herzfehlern mit oder ohne Zeichen einer Myokardinsuffizienz waren. Vorhofflimmern mit absoluter Arrhythmie erwies sich als fakultativer Indicator einer verminderten Coronarreserve bei manifester Herzmuskelinsuffizienz. Ein Sinusrhythmus schließt einen derartigen Zustand jedoch nicht aus. Wichtig ist die Feststellung, daß bei Patienten ohne Myokard-

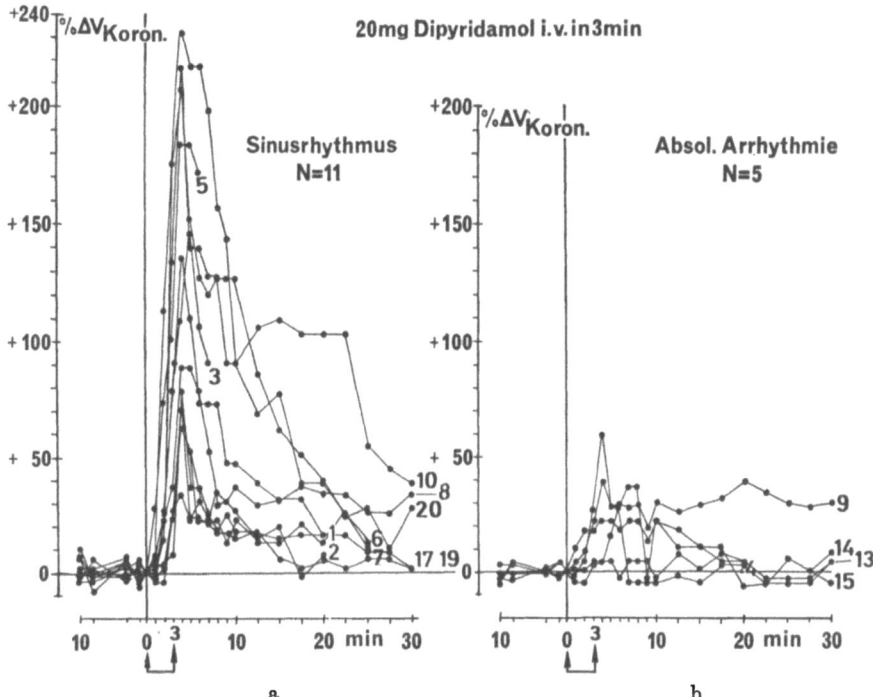

Abb. 3a und b. Aus der coronaren AVDO$_2$ errechnete *relative Coronardurchblutungsänderungen* (% ΔV Coron.) bei denselben 16 Patienten wie in Abb. 1 und 2; a 11 Patienten mit Sinusrhythmus; b 5 Patienten mit absoluter Arrhythmie bei Vorhofflimmern

erkrankung nach 20 mg Dipyridamol in jedem Fall eine kräftige kurzfristige Coronardurchblutungssteigerung eintrat, während bei Patienten mit Myokard- oder Coronargefäßerkrankungen nur eine geringfügige Durchblutungszunahme festzustellen war.

Für Vergleichsuntersuchungen mit verschiedenen coronardurchblutungsfördernden Substanzen an mehreren Kollektiven sind in Anbetracht der auch von anderen Untersuchern (RUDOLPH et al. [114,116] u.a.) gefundenen großen individuellen Unterschiede im Ausmaß der Coronardurchblutungszunahme gleichartige Patientengruppen unbedingte Voraussetzung. Wir haben deshalb auf Gruppengleichheit hinsichtlich Alter, Körpergewicht, Art und Schwere eventueller Herzerkrankungen, Herzrhythmus und -frequenz, Blutdruck sowie O$_2$-Kapazität und O$_2$-Sättigung des arteriellen, venösen und coronarvenösen Blutes besonders geachtet.

Bei diesbezüglich vergleichbaren Gruppen (Abb. 4) fand sich nach i.v. Injektion von je 2 handelsüblichen Ampullen Dipyridamol (20 mg =

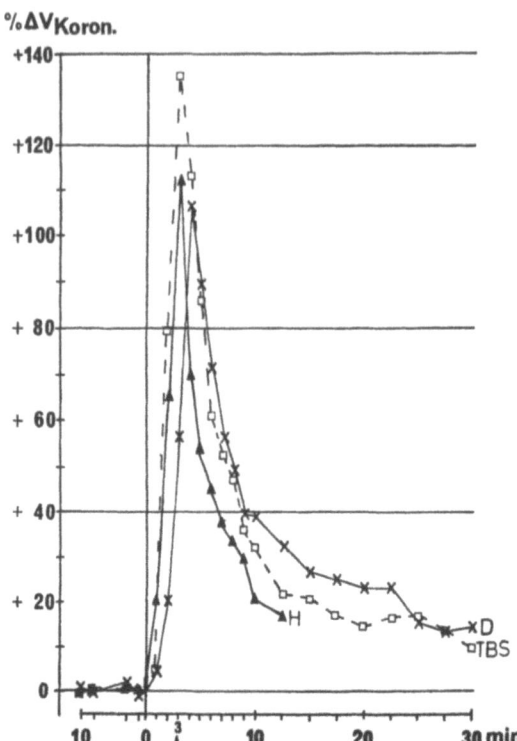

Abb. 4. Mittelwertkurven der aus der coronaren $AVDO_2$ errechneten *relativen Coronardurchblutungsänderungen* (% ΔV Coron.) vor, während und nach i.v. Injektion von *1)* 20 mg ($\bar{x}$ = 0,30 mg/kg) Dipyridamol (= 2 Amp. Persantin®); $N = 16$ (×————× D); *2)* 10 mg ($\bar{x}$ = 0,15 mg/kg) Hexobendin (= 2 Amp. Ustimon® bzw. Reoxyl®) $N = 10$ (▲————▲ H); *3)* 0,10 mg/kg ($\bar{x}$ = 6,7 mg) TBS-ASTA-C-4898; $N = 10$; (□————□ TBS) insgesamt bei 36 Patienten

0,30 mg/kg) oder Hexobendin (10 mg = 0,15 mg/kg) bzw. von 0,10 mg TBS-C-4898 pro Kilogramm Körpergewicht eine im zeitlichen Ablauf und quantitativen Ausmaß ähnliche Coronardurchblutungszunahme. Sie setzte schnell ein, erreichte jeweils unmittelbar bei oder 1 min nach Ende der dreiminütigen i.v. Injektion des Pharmakons ihren Gipfelwert von im Mittel $+97\%$ nach Dipyridamol, $+112\%$ nach Hexobendin und $+135\%$ nach C-4898 und fiel dann rasch wieder ab. Der Abfall auf die Hälfte des Maximalwertes (also gewissermaßen die „Halbwertszeit" der Maximalwirkung) erfolgte in 2—4 min. 7—9 min nach Injektionsbeginn ging die relative Coronardurchblutungssteigerung gegenüber dem Ausgangswert (= 100%) auf weniger als $+40\%$ zurück; nach insgesamt 12—24 min betrug sie nur noch weniger als $+20\%$.

Symposion: Probleme der Klin. Pharmakologie der Coronardilatatoren 175

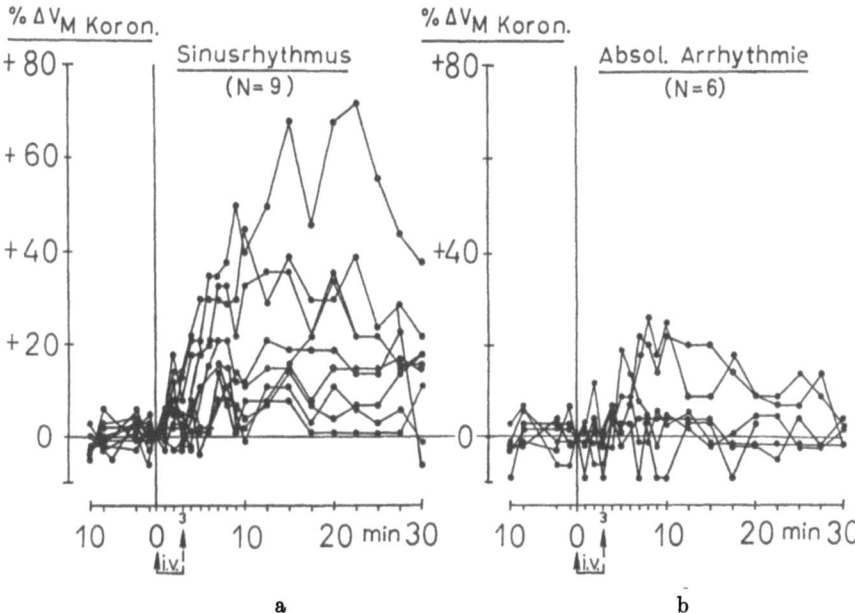

Abb. 5a und b. Aus der coronaren AVDO$_2$ errechnete *relative Coronardurchblutungsänderungen* ($^0/_0 \Delta V$ Coron.) vor und nach i.v. Injektion (in 3 min) von 80 mg ($\bar{x}$ = 1,24 mg/kg) Carbochromen (= 2 Amp. Intensain®) bei 15 Patienten. a 9 Patienten mit Sinusrhythmus; b 6 Patienten mit absoluter Arrhythmie bei Vorhofflimmern

Nach i.v. Injektion (in 3 min) von 2 handelsüblichen Ampullen Carbochromen (also 80 mg = 1,24 mg/kg) bei einer vergleichbaren Patientengruppe fanden wir demgegenüber (Abb. 5) eine im zeitlichen Ablauf und quantitativen Ausmaß andersartige Coronardurchblutungsänderung. Bei den 9 Patienten mit Sinusrhythmus betrug die maximale Durchblutungssteigerung zwischen +72% (Nr. 4) und +12% (Nr. 9); bei den 4 Patienten mit absoluter Arrhythmie lag sie zwischen +26% (Nr. 16) und +3% (Nr. 2). Nur bei 5 Patienten war die ermittelte Durchblutungssteigerung mit mehr als +25% sicher außerhalb der möglichen Fehlerbreite der Methode. Im Gesamtmittel betrug der maximale Anstieg +17% in der 15. min.

Bei einer Patientin, die aus diagnostischen Gründen nach 8 Tagen einer zweiten Herzkatheteruntersuchung unterzogen werden mußte, konnten wir sowohl den Einfluß von 2 Ampullen Dipyridamol als auch von 2 Ampullen Carbochromen auf die Coronardurchblutung prüfen (Abb. 6). Das hier im Individualvergleich gewonnene Untersuchungsergebnis ent-

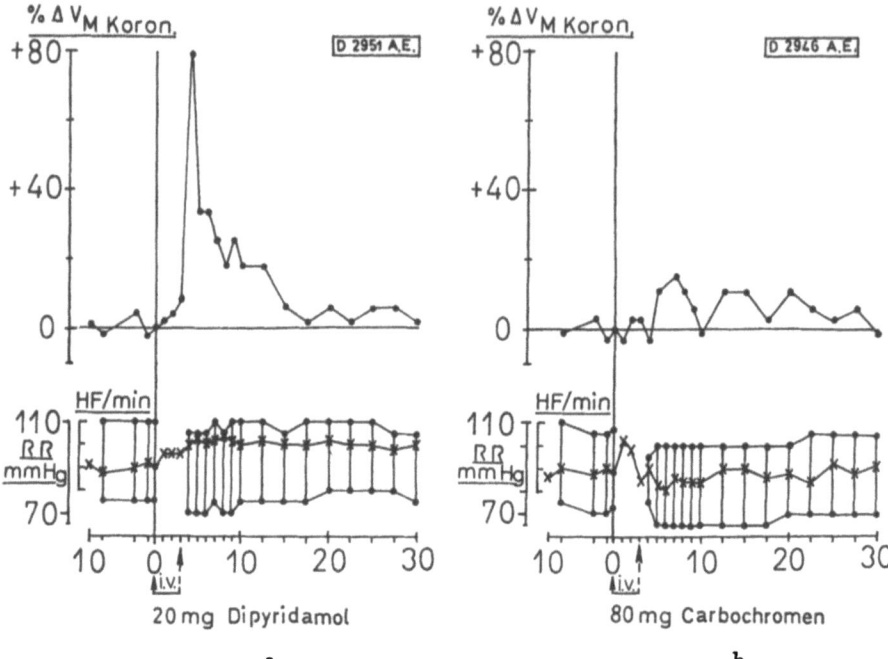

Abb. 6a und b. Aus der coronaren $AVDO_2$ errechnete *relative Coronardurchblutungsänderungen* sowie *Herzfrequenz* und arterieller *Blutdruck* nach i.v. Injektion (in 3 min) von a 20 mg Dipyridamol (= 2 Amp. Persantin®) und b 80 mg Carbochromen (= 2 Amp. Intensain®) während zweizeitiger Untersuchung (8 Tage Zeitdifferenz) bei derselben Patientin (31 Jahre, primäre pulmonale Hypertension)

spricht dem unterschiedlichen Resultat des Gruppenvergleichs mit kurzfristiger kräftiger Durchblutungssteigerung (um maximal $+ 79^0/_0$ in der 4. min) nach 20 mg Dipyridamol und einem nur geringfügigen, methodisch unsicheren Anstieg (zwischen $+ 11^0/_0$ bis $+ 16^0/_0$ in der 5.—20. min) nach 80 mg Carbochromen. Es besteht also offenbar ein echter substanzbedingter Wirkungsunterschied.

Wir prüften daraufhin in einer weiteren Untersuchungsserie den Einfluß einer höheren Dosis Carbochromen auf die Coronardurchblutung, indem wir 200 mg (also 5 Ampullen Carbochromen = im Mittel 3,10 mg/kg) in 15 min in die V. cava cranialis infundierten (durch einen 2. Katheter). Die coronar-venöse O_2-Sättigung stieg danach in 9 von 10 Fällen um mehr als 20-Sättigungs-$^0/_0$ gegenüber den Ausgangswerten an, maximal auf $86^0/_0$ bei einem 14jährigen herzgesunden Mädchen mit einem kleinen Ductus arteriosus Botalli. Dementsprechend fiel die coronare AVD-O_2 in diesem Fall auf 2,3 Vol.-$^0/_0$ ab, im Mittel der Gruppe von 13,0 auf 7,0 Vol.-$^0/_0$ in der 23. min mit Wiederanstieg auf 8,9 Vol.-$^0/_0$

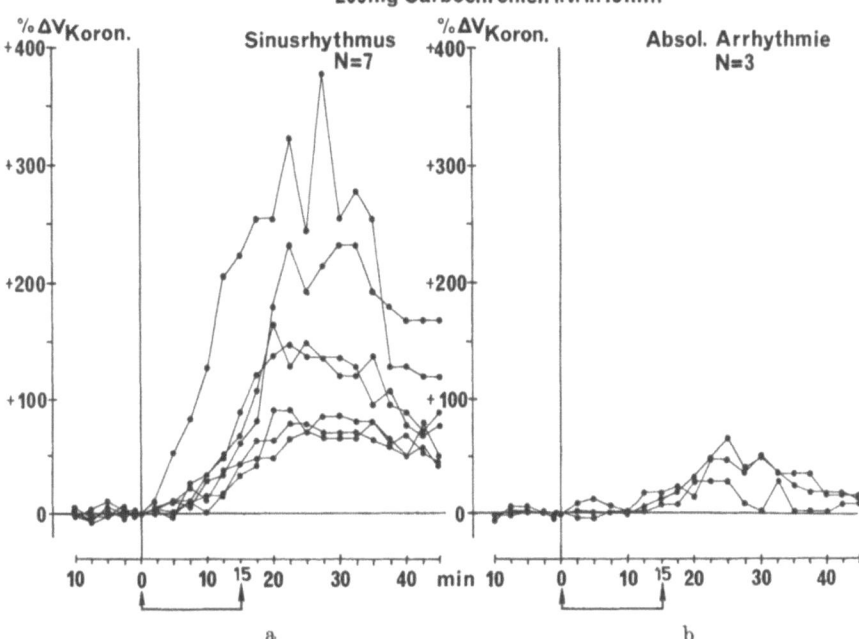

Abb. 7a und b. Aus der coronaren $AVDO_2$ errechnete *relative Coronardurchblutungsänderungen* ($^0/_0$ ΔV Coron.) vor, während und nach i.v. Infusion (in 30 min) von 200 mg ($\bar{x} = 3{,}10$ mg/kg) Carbochromen (= 5 Amp. Intensain®) bei 10 Patienten. a 7 Patienten mit Sinusrhythmus; b 3 Patienten mit absoluter Arrhythmie bei Vorhofflimmern

bei Abschluß der Untersuchung in der 45. min. 3 Patienten mit einer geringeren Abnahme der coronaren $AVD\text{-}O_2$ hatten eine absolute Arrhythmie, die 7 anderen einen Sinusrhythmus. — Die aus diesen Werten errechnete relative Coronardurchblutungszunahme (Abb. 7) betrug im Mittel maximal $+119^0/_0$ in der 23. min, im Einzelfall maximal $+378^0/_0$ in der 28. min mit mehr als $+200^0/_0$ — also mehr als das Dreifache des Ausgangswertes — von der 13. bis zur 36. min bei dem oben genannten herzgesunden Mädchen bzw. maximal nur $+28^0/_0$ bei einem Patienten mit schwerer myogener Herzinsuffizienz.

Ein Vergleich der Mittelwertkurven der relativen Coronardurchblutungsänderung nach 80 mg und 200 mg Carbochromen (Abb. 8) zeigt die deutliche Dosis-Wirkungs-Relation zwischen diesen beiden Kollektiven. Während die 80 mg-Dosis nur eine geringfügige Durchblutungszunahme bewirkte, führten 200 mg Carbochromen zu einer starken und länger anhaltenden Coronardurchblutungssteigerung von mehr als $+80^0/_0$ von der 18. bis zur 37. min. Diese Durchblutungssteigerung setzte

178 Symposion: Probleme der Klin. Pharmakologie der Coronardilatatoren

später ein als nach der Applikation von Dipyridamol und Benzoesäureestern, entsprechend den unterschiedlichen Einwirkungen auf den Adenosinstoffwechsel (SCHRAVEN u. NITZ [122]). DOLL et al. [23] sowie KEUL et al. [73,74] konnten nach i.v. Infusion von 150 mg Dipyridamol in 60 min ebenfalls eine lang anhaltende und noch stärkere Coronardurchblutungssteigerung um mehr als $+300\%$ nachweisen. Es besteht also auch nach Dipyridamol eine Dosis-Wirkungs-Relation beim Menschen.

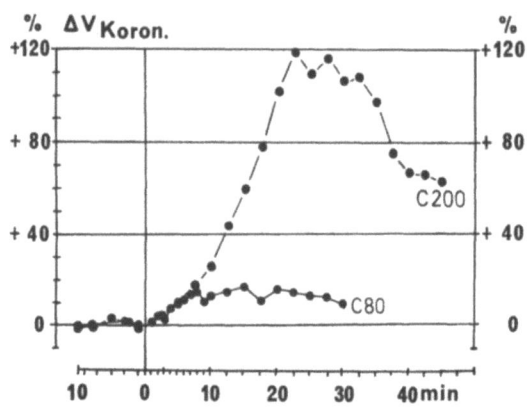

Abb. 8. Mittelwertkurven der aus der coronaren $AVDO_2$ errechneten *relativen Coronardurchblutungsänderungen* ($\%$ ΔV Coron.) nach 80 mg (C 80; $N = 15$) bzw. 200 mg (C 200; $N = 10$) Carbochromen (Intensain®)

Die Herzfrequenz (Abb. 9) stieg nach 20 mg Dipyridamol in unseren Untersuchungen im Mittel um maximal 19 Schläge/min ($+23\%$) zur Zeit der stärksten Coronardurchblutungssteigerung an; nach Hexobendin und TBS-C-4898 um maximal 12 bzw. 13 Schläge/min ($+14\%$ bzw. $+16\%$). Nach Carbochromen blieb dagegen die Herzfrequenz im Mittel mit Schwankungen bis zu $+3$ bzw. -5 Schlägen/min praktisch unverändert, sowohl nach 80 mg als auch nach 200 mg. — Der arterielle Blutdruck (Abb. 10) blieb bei allen Kollektiven im Mittel sowohl systolisch als auch diastolisch innerhalb einer maximalen Variation von ± 8 mm Hg weitgehend konstant, insbesondere auch nach der relativ hohen und besonders coronardilatatorisch wirksamen Dosis von 200 mg Carbochromen.
Nach oraler Applikation von Coronardilatatoren beim Menschen fanden DOLL et al. [23] bei 2 von 5 Patienten nach 150 mg Dipyridamol eine deutliche Coronardurchblutungssteigerung, während RUDOLPH et al. [115] keine wesentliche Durchblutungssteigerung feststellen konnten. Es ist hier zu diskutieren, ob unter Herzkatheteruntersuchungsbedingungen eventuell die enterale Resorption dieser Substanzen gestört ist bzw. verzögert erfolgt, so daß diese Untersuchungsergebnisse nicht

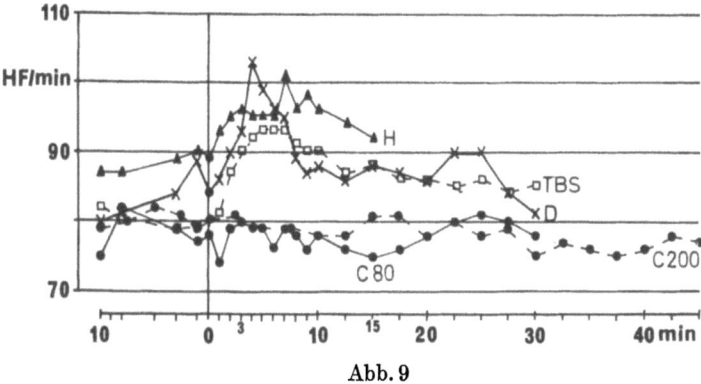
Abb. 9

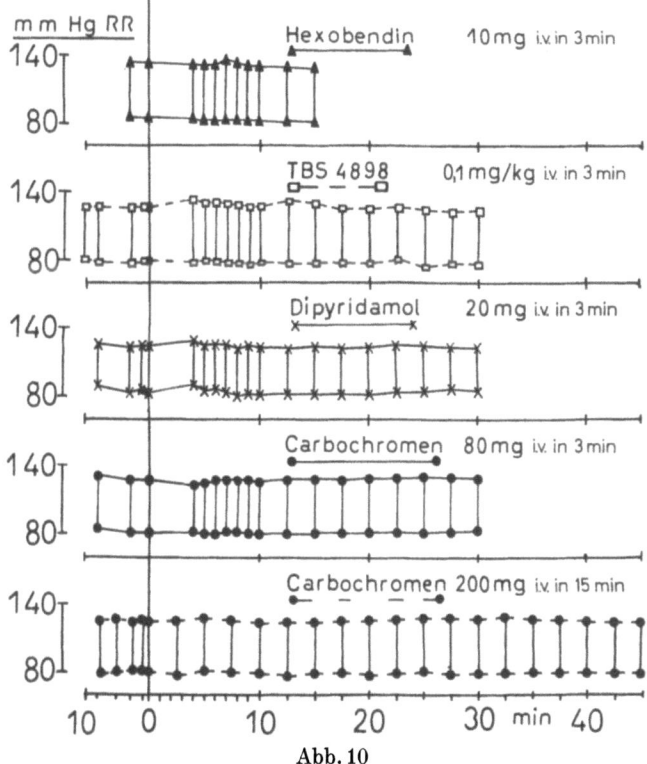
Abb. 10

Abb. 9 und 10. Mittelwertkurven der *Herzfrequenz* und des arteriellen *Blutdrucks* der untersuchten Kollektive (Abb. 1—8) nach i.v. Applikation ($1-4$ = in 3 min, 5 = in 15 min) von: 1 ▲——▲ 10 mg Hexobendin (H); $N = 10$; 2 □— —□ 6,7 mg ASTA-C-4898 (TBS); $N = 10$; 3 ×——× 20 mg Dipyridamol (D); $N = 16$; 4 ●——● 80 mg Carbochromen (C 80); $N = 15$; 5 ●----● 200 mg Carbochromen (C 200); $N = 10$

repräsentativ für normale therapeutische Bedingungen sind. An der kollateralen-ausbildenden Wirksamkeit genügend hoch dosierter, oral applizierter coronardurchblutungsfördernder Pharmaka besteht jedenfalls auf Grund zahlreicher tierexperimenteller Untersuchungen kein Zweifel (HALMAGYI et al. [47]; MEESMANN et al. [97,98]; NEUHAUS et al. [103]; G. SCHMIDT et al. [120]; H. D. SCHMIDT et al. [121] u.a.). Da bei i.v. Applikation von Coronardilatatoren beim Menschen ausweislich der vorliegenden Untersuchungsergebnisse (BEHRENBECK et al. [1]; BERNSMEIER [5]; DOLL et al. [23]; HILGER et al. [58,59,61—63]; KEUL et al. [73]; KINSELLA et al. [77]; KNIPPING et al. [79]; LÜBS et al. [92]; PEEL et al. [106]; RAU [108,109]; RUDOLPH et al. [114,116]; STEIM et al. [126]; WENDT et al. [127] u.a.) zur Erzielung einer optimalen Coronardurchblutungssteigerung offenbar meist eine höhere Dosierung als beim Versuchstier erforderlich ist (BENTHE et al. [4]; BETZ et al. [7,8]; BRETSCHNEIDER et al. [12—17]; FLECKENSTEIN et al. [35]; GRABNER et al. [44]; HÄUSLER et al. [46]; HEISTRACHER et al. [49,50]; HOCKERTS et al. [65]; KADATZ [69]; KIESE et al. [75,76]; KRAUPP et al. [80—83]; KÜBLER [84, 84a]; LOCHNER et al. [85,86]; NEUHAUS et al. [103]; NITZ et al. [104]; SCHLEPPER et al. [118]; West et al. [128] u.a.), dürfte wahrscheinlich auch bei der oralen Applikation eine vergleichsweise hohe Dosierung therapeutisch ratsam sein; das gleiche gilt für die i.v. Zufuhr (DOLL et al. [23]; FRIESE [37]; HILGER et al. [58,59]; KEUL et al. [73,74]; STEIM et al. [126] u.a.). Die klinischen Beobachtungen lassen keine sichere Beurteilung der Frage zu, ob es „besser" ist, medikamentös evtl. mehrmals täglich eine kurzfristige kräftige Coronardurchblutungssteigerung auszulösen, oder durch die Art der Medikation eine möglichst gleichbleibende langanhaltende Coronardurchblutungszunahme zu bewirken. Die Vermeidung störender Nebenwirkungen ist in jedem Fall zusätzlich zu berücksichtigen.

Zusammenfassung. Die experimentelle Prüfung der Wirkung von Coronardilatatoren auf die Coronardurchblutung beim Menschen ist methodisch auf verschiedene Weise möglich. Zur Erfassung eventueller kurzfristiger Durchblutungsänderungen sind Methoden mit genügend hohem zeitlichen Auflösungsvermögen erforderlich. Ohne Gefährdung des Patienten sind fortlaufende oder frequente Messungen des coronarvenösen O_2-Gehalts nach Sondierung des Coronarsinus zur Ermittlung relativer Änderungen der Coronardurchblutung möglich. Derartige Untersuchungen am Menschen sind als Ergänzung zu den tierexperimentellen Befunden notwendig, um verläßliche Aussagen über die therapeutisch optimale Dosierung von Coronardilatatoren machen zu können. Die vorliegenden Untersuchungsergebnisse zeigen, daß zur Erzielung einer ausgeprägten längerdauernden Coronardurchblutungsförderung eine höhere als bislang therapeutisch meist übliche Dosierung geeigneter

Coronardilatatoren erforderlich ist. Bei Patienten mit muskulär geschädigten, dilatierten und insuffizienten Herzen oder stenosierender Coronarsklerose ist die im akuten Versuch medikamentös erschließbare Coronarreserve geringer als bei herzgesunden Personen. Der therapeutische Nutzen einer Medikation von Coronardilatatoren bei diesen besonders therapiebedürftigen Patienten liegt wahrscheinlich in einer verbesserten Kollateralenentwicklung im Myokard als Voraussetzung einer Steigerung der Coronardurchblutung. Bei gefährdeten Patienten erscheint eine genügend hoch dosierte Medikation geeigneter Coronardilatatoren bereits als prophylaktische Maßnahme zur Entwicklung eines guten Kollateralnetzes indiziert.

Literatur

1. BEHRENBECK, D. W., J. WAGNER, H. HELLWIG, M. GRENZMANN u. H. H. HILGER: Verh. dtsch. Ges. Kreisl.-Forsch. **34**, 287 (1968).
2. BENDER, F.: Naturwissenschaften **45**, 18 (1958). — Z. Kreisl.-Forsch. **47**, 260 (1958).
3. BENNISCH, A., and R. J. BING: J. Lab. clin. Med. **60**, 859 (1962).
4. BENTHE, H. F., u. K. CHENPANICH: Arch. Pharmacol. **255**, 3 (1966).
5. BERNSMEIER, A.: Verh. dtsch. Ges. inn. Med. **69**, 536 (1963).
6. — H. BLÖMER u. W. RUDOLPH: Verh. dtsch. Ges. Kreisl.-Forsch. **25**, 304 (1959).
7. BETZ, E., D. BRAASCH u. H. HENSEL: Verh. dtsch. Ges. Kreisl.-Forsch. **27**, 321 (1961).
8. — — — Arzneimittel-Forsch. **11**, 333 (1961).
9. BING, R. J., A. BENNISCH, G. BLUEMCHEN, A. COHEN, J. P. GALLAGHER, and E. J. ZALESKI: Circulation **29**, 833 (1964).
10. — M. M. HAMMOND, J. C. HANDELSMAN, S. R. POWERS, F. C. SPENCER, J. E. ECKENHOFF, W. T. GOODALE, J. H. HAFKENSCHIEL, and S. S. KETY: Amer. Heart J. **38**, 1 (1949).
11. BLUEMCHEN, G., A. COHEN, J. GALLAGHER, E. ZALESKI, E. BASSENGE, and R. J. BING: Med. Klin. **59**, 1123 (1964).
12. BRETSCHNEIDER, H. J.: Dtsch. med. Wschr. **86**, 1647 (1961).
13. — Kreislaufmessungen **3**, 157 (1961). München 1962.
13a. — Kreislaufmessungen **4**, 104 (1963). München 1964.
14. — Verh. dtsch. Ges. inn. Med. **69**, 583 (1963).
15. — L. COLT, G. HILGERT, R. PROBST u. G. RAU: Verh. dtsch. Ges. Kreisl.-Forsch. **32**, 267 (1966).
16. — A. FRANK, U. BERNARD, K. KOCHSIEK u. F. SCHELER: Arzneimittel-Forsch. **9**, 49 (1959).
17. — H. J. EBERLEIN, H. M. KABUS, G. NELLES u. W. REICHMANN: Arzneimittel-Forsch. **13**, 255 (1963).
18. CAIRNS, A. B., W. D. LOVE, and G. E. BURCH: Amer. Heart J. **59**, 404 (1960).
19. COHEN, A., J. P. GALLAGHER, E. D. LUEBS, Z. VARGA, J. YAMAMAKA, E. J. ZALESKI, G. BLUEMCHEN, and R. J. BING: Circulation **32**, 636 (1965).
20. — E. J. ZALESKI, E. D. LUEBS, and R. J. BING: J. nucl. Med. **6**, 651 (1965).
21. COHN, H. L.: Circulat. Res. **10**, 505 (1962).
22. —, and J. S. ROBERTSON: Amer. J. Physiol. **181**, 319 (1955).
23. DOLL, E., J. KEUL u. A. BRECHTEL: Z. Kreisl.-Forsch. **55**, 1076 (1966).
24. DONATO, L., G. BARTOLOMEI, and R. GIORDANI: Circulation **29**, 195 (1964).

25. Doutheil, N., u. R. Rohde: Verh. dtsch. Ges. Kreisl.-Forsch. **32**, 273 (1966).
26. Düx, A.: Koronarographie. Stuttgart: G. Thieme 1967.
27. — H. H. Hilger, A. Schaede u. P. Thurn: Fortschr. Röntgenstr. **95**, 1 (1961).
28. Eberlein, H. J.: Arch. Kreisl.-Forsch. **50**, 18 (1966).
29. Eckenhoff, J. E., J. H. Hafkenschiel, E. L. Foltz, and R. L. Driver: Amer. J. Physiol. **152**, 545 (1948).
30. — — M. H. Harmel, W. T. Goodale, M. Lubin, R. J. Bing, and S. S. Kety: Amer. J. med. Sci. **214**, 693 (1947).
31. — — — — — — Amer. J. Physiol. **152**, 356 (1948).
32. — — C. M. Landmesser, and M. H. Harmel: Amer. J. Physiol. **149**, 634 (1947).
33. —, and C. M. Landmesser: Amer. J. med. Sci. **212**, 123 (1946).
34. Fick, A.: Sitzung Physiol. Med. Ges. zu Würzburg, Juli 1870, Bd. 2, S. 16.
35. Fleckenstein, A., H. Kammermeier, H. Döring u. H. J. Freund: Z. Kreisl.-Forsch. **56**, 716, 839 (1967).
36. Forte, I. E., J. E. Schmitthenner, and H. S. Neal: Circulat. Res. **9**, 547 (1961).
37. Friese, G.: Münch. med. Wschr. **106**, 1084 (1964).
38. Friesinger, G. C., J. Schaeffer, R. A. Gaertner, and R. S. Ross: Amer. J. Physiol. **206**, 57 (1964).
39. Frimmer, M., G. Lange u. K. Resag: Naunyn-Schmiedebergs Arch. exp. Path. Pharmak. **241**, 356 (1961).
40. Fronek, A., and V. Ganz: Circulat. Res. **8**, 175 (1960).
41. Gibbs, F. A.: Proc. Soc. exp. Biol. (N.Y.) **31**, 141 (1933).
42. Goodale, W. T., M. Lubin, J. E. Eckenhoff, J. H. Hafkenschiel, and W. G. Banfield: Amer. J. Physiol. **152**, 340 (1948).
43. — — — — S. H. Durlacher, B. H. Landing, and W. G. Banfield: Proc. Soc. exp. Biol. (N.Y.) **66**, 571 (1947).
44. Grabner, G., F. Kaindl u. O. Kraupp: Arzneimittel-Forsch. **9**, 45 (1959).
45. Gregg, D. E., R. E. Shipley, R. W. Eckstein, A. Rotta, and J. T. Wearn: Proc. Soc. exp. Biol. (N.Y.) **49**, 267 (1942).
46. Häusler, H. F., u. W. R. Kukovetz: Arzneimittel-Forsch. **14**, 1101 (1964).
47. Halmagyi, M., H. J. Hempel, T. Ockenga, G. Richter, W. Wernitsch u. E. Zeitler: Arzneimittel-Forsch. **17**, 272 (1967).
48. Harrison, T. R., B. Friedman, and H. Resnik: Arch. intern. Med. **57**, 927 (1936).
49. Heistracher, P., O. Kraupp u. Th. Schiefthaler: Arzneimittel-Forsch. **14**, 1077 (1964).
50. — — u. G. String: Arzneimittel-Forsch. **14**, 1098 (1964).
51. Henly, W. S., O. Creech, C. M. Couves, M. C. Morgan, D. W. Chapman, and H. C. Allen: Surg. Forum **7**, 306 (1956).
52. — — — — — Surg. Forum **8**, 237 (1957).
53. — P. W. Nelson, M. B. Daniel, G. P. Noon, and M. E. DeBakey: Circulation **22**, 761 (1960).
54. Hensel, H., J. Ruef u. K. Golenhofen: Pflügers Arch. ges. Physiol. **259**, 267 (1964).
55. Hepps, S. A., B. B. Roe, and B. B. Rutkin: J. thorac. cardiovasc. Surg. **46**, 783 (1963).
56. Herd, J. A., M. Hollenberg, G. D. Thorburn, H. H. Kobald, and A. C. Barger: Amer. J. Physiol. **203**, 122 (1962).
57. Hierholzer, K., K. Fröhner u. S. Schleer: Pflügers Arch. ges. Physiol. **264**, 94 (1957).

58. HILGER, H. H., D. W. BEHRENBECK, H. HELLWIG u. J. WAGNER: Pharmacol. clin. **1**, 77 (1968).
59. — — — — u. M. THELEN: Verh. dtsch. Ges. inn. Med. **74** (1968).
60. —, u. H. BRECHTELSBAUER: Pflügers Arch. ges. Physiol. **263**, 615 (1956/57).
61. — B. LOUVEN, J. WAGNER u. H. HELLWIG: Verh. dtsch. Ges. Kreisl.-Forsch. **33**, 236 (1967).
62. — A. SCHAEDE, J. WAGNER, B. LOUVEN, J. WACKERBAUER u. H. HELLWIG: Z. Kreisl-Forsch. **56**, 164 (1967).
63. — J. WAGNER, H. HELLWIG, B. LOUVEN, J. WACKERBAUER u. A. SCHAEDE: Z. Kreisl.-Forsch. **56**, 1192 (1967).
64. HIRCHE, H., and W. LOCHNER: 22. Intern. Congr. Physiol. Sci. Leiden 1962. Symp. Spec. Lectures 1963.
65. HOCKERTS, TH., u. G. BÖGELMANN: Arzneimittel-Forsch. **9**, 47 (1959).
66. ISBISTER, W. H., P. F. SCHOFIELD, and H. B. TORRANCE: Brit. J. Anaesth. **37**, 153 (1965).
67. JANSSEN, S.: Pflügers Arch. ges. Physiol. **264**, 198 (1957).
68. JOHANSSON, B., E. LINDER, and T. SEEMAN: Acta physiol. scand. **62**, 263 (1964).
69. KADATZ, R.: Arzneimittel-Forsch. **9**, 39 (1959).
70. KANZOW, E.: Inauguraldissertation, Göttingen 1956.
71. KETY, S. S., and C. F. SCHMIDT: Amer. J. Physiol. **143**, 53 (1945).
72. — — J. clin. Invest. **27**, 476 (1948).
73. KEUL, J., E. DOLL, M. FRIEDEMANN u. H. REINDELL: Arzneimittel-Forsch. **17**, 1503 (1967).
74. — — — — Arzneimittel-Forsch. **18**, 78 (1968).
75. KIESE, M., u. G. LANGE: Naunyn-Schmiedebergs Arch. exp. Path. Pharmak. **231**, 149 (1957).
76. — — u. K. RESAG: Z. ges. exp. Med. **132**, 426 (1960).
77. KINSELLA, D., W. TROUP, and M. MCGREGOR: Amer. Heart. J. **63**, 146 (1962).
78. KLEIN, M. D., L. S. COHEN, and R. GORLIN: Amer. J. Physiol. **209**, 705 (1965).
79. KNIPPING, H. W., W. BOLT u. K. MIKULICZ: Arzneimittel-Forsch. **10**, 364 (1960).
80. KRAUPP, O., W. GROSSMANN, W. STÜHLINGER u. G. RABERGER: Arzneimittel-Forsch. **18**, 1067 (1968).
81. — P. HEISTRACHER, E. WOLNER u. E. TUISL: Arzneimittel-Forsch. **14**, 1086 (1964).
82. — E. WOLNER, L. ADLER-KASTNER, J. J. CHIRIKDJIAN, B. PLOSZCANSKI u. E. TUISL: Arzneimittel-Forsch. **16**, 692, 697 (1966).
83. — — — P. PLOSZCANSKI u. E. TUISL: Arzneimittel-Forsch. **15**, 1187 (1965).
84. KÜBLER, W.: Verh. dtsch. Ges. Kreisl.-Forsch. **33**, 271 (1967).
84a. — H. J. BRETSCHNEIDER u. P. G. SPIECKERMANN: Klin. Wschr. **47**, 108 (1969)
85. LOCHNER, W., u. H. HIRCHE: Arzneimittel-Forsch. **13**, 251 (1963).
86. —, u. M. NASSERI: Arzneimittel-Forsch. **10**, 636 (1960).
87. —, u. S. OSWALD: Pflügers Arch. ges. Physiol. **281**, 305 (1964).
88. LOVE, W. D.: Amer. Heart. J. **67**, 579 (1964).
89. —, and G. E. BURCH: J. clin. Invest. **36**, 468 (1957).
90. — — Circulation **7**, 24 (1959).
91. — M. D. TYLER, R. E. ABRAHAM, and R. S. MUNFORD: Amer. J. Physiol. **208**, 1206 (1965).
92. LÜBS, E. D., A. COHEN, J. ZALESKI, and R. J. BING: Amer. J. Cardiol. **17**, 535 (1966).
93. MACK, R. E., D. D. NOLTING, C. E. HOGANCAMP, and R. J. BING: Amer. J. Physiol. **197**, 1175 (1959).

94. MARCHIORO, T. L., A. FELDMAN, C. J. OWENS, and H. SWAN: Circulat. Res. **9**, 541 (1961).
95. — J. C. OWEN, J. LESTER, V. MONTGOMERY, and H. SWAN: Circulation **20**, 736 (1959).
96. MCKEEVER, W. P., R. HAWKINS, and H. BRAUN: Clin. Res. **7**, 387 (1959).
97. MEESMANN, W., u. G. W. BACHMANN: Arzneimittel-Forsch. **16**, 501 (1966).
98 — G. BUSCH, W. BRAASCH u. G. W. BACHMANN: Med. Welt **1964**, 1106.
99. MENA, I., A. A. KATTUS, M. A. GREENFIELD, and R. L. BENNET: Circulat. Res. **9**, 911 (1961).
100. — P. THOMSEN, and R. L. BENNET: J. nucl. Med. **4**, 259 (1963).
101. MOIR, T. W.: Circulat. Res. **19**, 695 (1966).
102. MORAWITZ, P., u. A. ZAHN: Zbl. Physiol. **26**, 465 (1912).
103. NEUHAUS, G., M. NASSERI, E. FIEDLER u. J. SEKI: Z. ges. exp. Med. **137**, 574 (1963).
104. NITZ, R. E., u. H. PÖTZSCH: Arzneimittel-Forsch. **13**, 243 (1963).
105. NOLTING, D., R. MACK, E. LÜTHY, M. KIRSCH, and CH. HOGANCAMP: J. clin. Invest. **37**, 921 (1958).
106. PEEL, A. A. F., K. BLUM, W. M. LANCASTER, J. L. O. DALL, and G. L. CHALMERS: Verh. dtsch. Ges. Kreisl.-Forsch. **27**, 314 (1961).
107. PIEPER, H. P.: J. appl. Physiol. **19**, 1199 (1964).
108. RAU, G.: Habilitationsschrift, Köln 1968.
109. — M. TAUCHERT, J. B. BRÜCKNER, H. J. EBERLEIN u. H. J. BRETSCHNEIDER: Verh. dtsch. Ges. Kreisl.-Forsch. **34**, 385 (1968).
110. REIN, H.: Z. Biol. **87**, 394 (1928); **92**, 101 (1931).
111. — Ergebn. Physiol. **45**, 513 (1944).
112. ROSS, R. S., L. BERNSTEIN, G. L. FRIESINGER, and P. R. LICHTLEN: Trans. Amer. clin. climat. Ass. **76**, 70 (1964).
113. — K. UEDA, P. R. LICHTLEN, and J. R. REES: Circulat. Res. **15**, 28 (1964).
114. RUDOLPH, W., A. BERNSMEIER, L. HENSELMANN, W. D. BAEDEKER u. H. HOFMANN: Klin. Wschr. **42**, 667 (1964).
115. —, u. H. J. KÜNZIG: Verh. dtsch. Ges. inn. Med. **74** (1968).
116. — L. MEIXNER u. H. J. KÜNZIG: Klin. Wschr. **45**, 333 (1967).
117. SCHAEDE, A.: Verh. dtsch. Ges. inn. Med. **69**, 624 (1963).
118. SCHLEPPER, M. u. E. WITZLEB: Z. Kreisl.-Forsch. **50**, 42 (1961).
119. SCHMIDT, C. F., and S. S. KETY: Trans. Ass. Amer. Physns. **60**, 52 (1947).
120. SCHMIDT, G., G. JUNGE-HÜLSING, H. WAGNER u. W. H. HAUSS: Arzneimittel-Forsch. **17**, 1500 (1967).
121. SCHMIDT, H. D., u. J. SCHMIER: Arzneimittel-Forsch. **16**, 1058 (1966).
122. SCHRAVEN, E., u. R. E. NITZ: Arzneimittel-Forsch. **18**, 396 (1968).
123. SEVELIUS, G., and P. C. JOHNSON: J. Lab. clin. Med. **54**, 669 (1959).
124. SHIPLEY, R. E., and C. WILSON: Proc. Soc. exp. Biol. (N.Y.) **78**, 724 (1951).
125. STUDY, R. S., and R. E. SHIPLEY: Amer. J. Physiol. **163**, 442 (1950).
126. STEIM, H., u. L. HEILMEYER: Med. Klin. **61**, 1223 (1966).
127. WENDT, V. E., J. P. SUNDERMEYER, P. B. DEN BARKER, and R. J. BING: Amer. J. Cardiol. **9**, 449 (1962).
128. WEST, J. W., S. BELLET, U. C. MANZOLL, and O. F. MÜLLER: Circulat. Res. **10**, 35 (1962).
129. WEVER, R.: Pflügers Arch. ges. Physiol. **262**, 1 (1955).
130. WOOD, J. C., and H. L. CONN: Amer. J. Physiol. **195**, 451 (1958).

Priv.-Doz. Dr. H. H. HILGER, Med. Universitätsklinik
5300 Bonn-Venusberg

Diskussionsbeitrag

Kontinuierliche Messung des coronarvenösen Sauerstoffdruckes zur Prüfung von coronaraktiven Substanzen
Contribution to the Discussion — Continuous Measurement of the Coronary Venous Oxygen-Tension to Test Coronary Active Substances

Von K. L. NEUHAUS, U. GLEICHMANN und H. KREUZER

Zur kontinuierlichen Messung des coronarvenösen Sauerstoffdruckes wurde eine nicht membranbezogene, polysterolbeschichtete Platin-Katheterelektrode verwendet. Die Pt-Elektrode besteht aus einem 150 cm langen Platindraht, der in einen Teflonschlauch eingelassen ist. Die Oberfläche der Pt-Spitze ist so bemessen, daß die Empfindlichkeit 1 nA/mm Hg pO_2 beträgt. Der Draht wird in einen in den Coronarsinus gelegten Herzkatheter (7F) eingeführt. Durch eine an der Spitze dieses Katheters angebrachte Schutzkappe wird die freie Lage der Elektrodenspitze im Coronarsinusblut gewährleistet. Über ein geeignetes Adaptationsstück am Ende des Katheters kann durch diesen Blut zur Messung des pO_2 in vitro entnommen werden. Die Elektrode kann so absolut geeicht werden. Als Bezugselektrode wird eine Ag/Ag Cl_2-Elektrode verwendet, welche der Haut aufgelegt wird. An die Elektroden wird in üblicher Weise eine Polarisationsspannung von 600 mV angelegt. Die Eichkurve der Elektrode ist im geprüften Bereich von 0—140 mm Hg pO_2 linear. In dem für die Messung im Coronarsinus interessierenden Bereich bis zu etwa 60 mm Hg pO_2 ist das Meßsignal oberhalb eines kritischen Flusses von 50 ml/min praktisch flußunabhängig.

Die Katheterelektrode wurde zur kontinuierlichen Messung des coronarvenösen pO_2 unter dem Einfluß von coronaraktiven Substanzen im Tierexperiment und am Menschen verwendet. Der Vorteil der Methode gegenüber den anderen Verfahren zur kontinuierlichen Messung des coronarvenösen pO_2 (Katheterausflußmethode nach SCHAPER u. Mitarb., 1963; membranbezogene Mikrokatheterelektrode nach LÜBBERS) besteht in der Kombination von einfacher methodischer Anordnung und geringer Störempfindlichkeit, wodurch sie auch für die Messung am Menschen (leichte Sterilisierbarkeit) geeignet ist.

Doz. Dr. H. KREUZER, Abt. f. Kardiologie an der 1. Medizin. Universitätsklinik
4000 Düsseldorf, Moorenstr. 5

Klinische Beurteilung von Coronardilatatoren
The Clinical Evaluation of Coronary Dilators

Von H. Kreuzer

Es gibt wohl kein therapeutisches Prinzip, bei dem trotz der zahlreichen positiven experimentellen Ergebnisse die klinische Beurteilung so unterschiedlich ist, wie bei der medikamentösen Coronardilatation. Die Angaben über die klinische Wirksamkeit bei Angina pectoris schwanken zwischen 0 und 90%. Besonders in der deutschsprachigen Literatur finden sich zahlreiche Arbeiten, die über erstaunlich gute Resultate in erstaunlich kurzer Zeit und mit erstaunlich geringen Dosen berichten (seit dem Erscheinen dieser Arbeiten wurden die empfohlenen Dosen der meisten Präparate entscheidend erhöht). Demgegenüber stehen negative Urteile nicht zuletzt aus dem angelsächsischen Schrifttum, die bis zur völligen Ablehnung dieser Substanzen reichen. So schreibt Fisch [2] in einem Übersichtsreferat, daß keines dieser Präparate (er bezieht sich auf Persantin, Segontin und Amplivix) zur Behandlung der Angina pectoris empfohlen werden könne.

Es bestehen also sowohl Diskrepanzen zwischen den klinischen Ergebnissen verschiedener Untersucher als auch zwischen klinischen Berichten und experimentellen Resultaten.

Fragt man nach den möglichen Ursachen für diese Diskrepanzen, so lassen sich besonders drei Gründe anführen.

1. Grund: Die *Angina pectoris* ist ein klinisches Symptom, das nicht objektiv gemessen werden kann. Die Entscheidung, ob eine Angina pectoris vorliegt, ist mehr oder weniger eine subjektive Entscheidung des untersuchenden Arztes. Häufig ist die Diagnose einer Angina pectoris nicht gleichbedeutend mit der Diagnose Coronarinsuffizienz, da es trotz aller Bemühungen durch sogenannte objektive Untersuchungsverfahren wie z. B. das EKG nicht immer gelingt, organische und funktionelle Beschwerden zu trennen. Diese Unterscheidung wird noch erschwert durch die bis jetzt recht lückenhafte Kenntnis über die Pathophysiologie des anginösen Anfalls und über die Ursache des anginösen Schmerzes.

2. Grund: Solange exakte Vorstellungen über die Entstehung einer Stenokardie fehlen und solange nicht ein oder mehrere Faktoren zweifelsfrei als Ursachen der Angina erkannt sind, wird es nicht möglich sein, im Experiment ein *repräsentatives Modell* für die Stenokardie beim Menschen zu finden. Die Diskrepanzen zwischen klinischen und experimentellen Resultaten sind sicher nicht zuletzt auf das Fehlen eines solchen verbindlichen Modells zurückzuführen.

Der 3. und wichtigste Grund für die unterschiedliche Beurteilung von Coronardilatatoren betrifft die *Objektivierung des Therapieerfolges*.

Während bei anderen Pharmaka der Therapieerfolg meist recht einfach durch subjektive und objektive Methoden nachzuweisen ist, ergeben sich bei den Coronardilatatoren große Schwierigkeiten. Diese Schwierigkeiten zeigen sich am besten, wenn man das Problem einmal bewußt überspitzt formuliert: Es soll bei Patienten mit nicht immer zweifelsfreier Diagnose ein Pharmakon, das möglicherweise unter falschen Voraussetzungen als therapeutisch wirksam angesehen wird, an Hand unzulänglicher subjektiver Kriterien geprüft werden.

Erschwerend kommt hinzu, daß der Therapieerfolg recht unterschiedlich formuliert werden kann, je nach dem, was der Untersucher als wichtiges Kriterium ansieht. So kann der Therapieerfolg gemessen werden an der raschen subjektiven Beschwerdefreiheit, an der nach Langzeittherapie einsetzenden Beschwerdefreiheit, an der Änderung bestimmter Meßgrößen und schließlich an dem Zeitraum zwischen Therapiebeginn und erstem Myokardinfarkt. Diese unterschiedlichen Maßstäbe bedeuten, daß ein Präparat von dem einen Untersucher als wirkungslos angesehen werden kann, weil es nicht rasch zu Beschwerdefreiheit führt, während ein anderer Prüfer es auf Grund bestimmter Meßwerte als hochwirksam preist.

Zu all diesen Schwierigkeiten kommen noch die Unsicherheiten der zur Verfügung stehenden *Prüfmethoden*. Diese Unsicherheiten werden sicher häufig unterschätzt, insbesondere dann, wenn der Untersucher auf eine Methode spezialisiert ist und sie deshalb überbewertet.

Ich darf im folgenden versuchen, die heute gebräuchlichen klinischen Methoden kurz zu besprechen, wobei das Hauptgewicht auf einer Kritik dieser Verfahren liegt.

Rein zahlenmäßig (Tab. 1) kann sich der Kliniker über mangelnde Möglichkeiten nicht beklagen. Im wesentlichen stehen ihm 10 Methoden zur

Tabelle 1. *Methoden zur klinischen Prüfung von Coronardilatatoren*

1. Bestimmung der Anfallshäufigkeit
2. Bestimmung des Nitroglycerinverbrauches
3. Beurteilung von EKG-Veränderungen
4. Belastungsteste
5. Hypoxieteste
6. Bestimmung hämodynamischer Größen   Blutig: HZV, Drücke, dp/dt
   Unblutig: Frequenz, Sauerstoffpuls, Anspannungszeit, Apexkardiogramm
7. Bestimmung der Coronardurchblutung   indirekt aus AVD-O_2 cor.
   direkt (Sinuskatheter, Fremdgas, Isotope)
8. Stoffwechseluntersuchungen
9. Coronarographie
10. Langzeituntersuchung von 2 großen Kollektiven auf Infarkthäufigkeit

Verfügung, die hier nach steigendem Schwierigkeitsgrad aufgetragen sind. Die Methoden 1 und 2 (Bestimmung der Anfallshäufigkeit und Bestimmung des Nitroglycerinverbrauches) werden am häufigsten angewandt, da sie keinerlei Ausrüstung und keinerlei spezielle Kenntnisse des Untersuchers erfordern. Sie basieren rein auf den subjektiven Angaben der Patienten. Die Methoden 3 bis 5 (Beurteilung von EKG-Veränderungen, Belastungs- und Hypoxieteste) versuchen das subjektive Moment des Schmerzes durch eine definierte Belastung und durch das Elektrokardiogramm zu ergänzen. Die Methoden 6 bis 10 dagegen verlassen sich nur auf objektive Befunde. Das bedeutet allerdings nicht automatisch, daß sie den Methoden 1 bis 5 überlegen sind, was im einzelnen noch zu besprechen sein wird.

Ursprünglich wurden die beiden ersten Methoden meist in Form von unkontrollierten Studien durchgeführt, wobei Patient und Arzt über das Präparat informiert waren. Seit gegen dieses Vorgehen zahlreiche kritische Stimmen laut geworden sind, erfreut sich in zunehmendem Maße der Doppelblindversuch einer besonderen Beliebtheit. Gegen seine absolute Beweiskraft sprechen folgende Argumente:

Nach BERNSTEIN [1] ist das beste Präparat für den Angina pectoris-Kranken ein verständiger Arzt. So kommt es unter entsprechender Führung meist auch ohne Medikamente oder mit Placebos zu einem merklichen Rückgang der Anfallshäufigkeit. Es wurde festgestellt, daß bei Beginn einer Placebobehandlung die Anfallshäufigkeit ca. 3 Monate lang kontinuierlich abfällt und sich erst dann auf ein bestimmtes Niveau einstellt. Dementsprechend liegt die Placebowirksamkeit schon bei 50%. Besonders eindrucksvoll werden die Placeboerfolge immer dann sein, wenn das Prüfkollektiv zahlreiche Patienten mit vegetativen Beschwerden enthält oder wenn gleichzeitig mit der Medikation eine Umstellung der Lebensweise (Gewichtsreduktion, Nicotinkonsum usw.) verbunden ist.

Die Anfallshäufigkeit zeigt Spontanschwankungen in Abhängigkeit von der Wetterlage, den beruflichen und häuslichen Sorgen sowie wahrscheinlich von zahlreichen anderen Faktoren, die alle unberücksichtigt bleiben müssen.

Um den persönlichen Einfluß des Arztes weitgehend auszuschalten und die Spontanschwankungen nach Möglichkeit zu eliminieren, muß nach Ansicht kritischer Prüfer eine solche Studie mindestens 1 Jahr dauern. Die meisten der vorgelegten Prüfungen erfüllen diese Anforderungen nicht.

Es ist sehr schwierig, wenn nicht unmöglich, ein ausreichend großes Kollektiv für eine solche Prüfung 1 Jahr lang bei der Stange zu halten. Schlampereien bei der Medikamenteneinnahme, interkurrente Erkrankungen, Desinteresse der Patienten an laufenden Kontrollen, Ungenauigkeiten bei der Registrierung der Anfallshäufigkeit und des Nitritverbrauches erschweren Aussagen ungemein. Deswegen werden solche Langzeituntersuchungen nur immer mit kleinen Zahlen aufwarten können, was den statistischen Wert wieder erheblich einschränkt. BERNSTEIN u. SIMON [1] glauben, daß sie Mühe hätten, bei einem wöchentlichen Durchgang von 100 Coronarpatienten in ihrer Klinik ein Langzeitkollektiv von 20 Patienten zu bilden.

Es ist selbstverständlich sinnlos, von einem Blindversuch zu reden, wenn das zu prüfende Präparat noch Sekundäreffekte z. B. am Kreislauf entfaltet, die dem Probanden genau anzeigen, welche Sorte von Pillen er gerade schluckt.

Diese zahlreichen Inponderabilien machen es verständlich, daß der Kliniker gern nach Methoden greift, bei denen eine gewisse Objektivierung möglich ist. Wegen des geringen apparativen Aufwandes und des einfachen Untersuchungsganges ist das *Elektrokardiogramm* hier das am meisten geübte Prüfverfahren. Als Bewertungsmaßstab gilt der Rückgang elektrokardiographischer Veränderungen unter der Therapie. Die Methode hat einerseits zur Voraussetzung, daß der Patient elektrokardiographische Veränderungen hat, eine Forderung, die keineswegs immer erfüllt ist. Zum anderen kann sie nur brauchbare Ergebnisse liefern, wenn als sicher gelten darf, daß die elektrokardiographischen Veränderungen ohne Behandlung konstant sind. Leider verhalten sich die ST-Strecken-Veränderungen häufig ähnlich wie die Anfallshäufigkeit, das heißt, sie zeigen Spontanschwankungen.

Diese Unsicherheit läßt sich vermeiden, wenn man den Einfluß des Pharmakons auf das EKG im akuten Versuch prüft. So gibt es zahlreiche Untersuchungen, in denen gezeigt wird, daß es nach parenteraler Applikation eines Coronardilatators zu einer vorübergehenden Normalisierung des EKG kommt. Diese Prüfung hat allerdings wenig mit der Wirklichkeit gemeinsam. Während parenteral eine vergleichsweise hohe Dosis verabfolgt wird, muß sich die Dauertherapie auf die orale Medikation beschränken. In der hierbei bis heute üblichen Dosierung erscheint es fraglich, ob überhaupt Blutspiegel erreicht werden, die zu einer Coronardilatation führen. Abgesehen von allen anderen Faktoren lassen sich häufig allein durch unterschiedliche Dosierung bei experimentellen und klinischen Untersuchungen die differenten Ergebnisse erklären.

Sieht man einmal von diesen Dosierungsproblemen ab, so scheint doch die *Beurteilung des Elektrokardiogrammes im akuten Versuch* eine brauchbare Prüfung für die Wirksamkeit eines Coronardilatators zu sein. Dies gilt allerdings nur, wen man bereit ist, das Elektrokardiogramm als brauchbaren und repräsentativen Parameter für die Coronarwirkung anzusehen. Daß berechtigt Zweifel bestehen, das EKG als brauchbaren Parameter anzusehen, zeigt Abb. 1. Man erkennt ein pathologisches

EKG, das 30 sec sowie 10 und 20 min nach parenteraler Gabe eines Coronardilatators eine zunehmende Normalisierung zeigt. Injiziert wurden während eines Angina pectoris-Anfalls 60 mg Amplivix. Neben der Normalisierung des EKG kam es zum Verschwinden der anginösen Beschwerden (GILLOT [3]). Seit den Untersuchungen von HIRCHE u. SCHOLTHOLT [4] ist bekannt, daß es sich bei Amplivix um einen malignen Coronardilatator mit Dinitrophenol-ähnlicher Wirkung handelt. Interessanterweise fällt die Normalisierung des Elektrokardiogramms nach

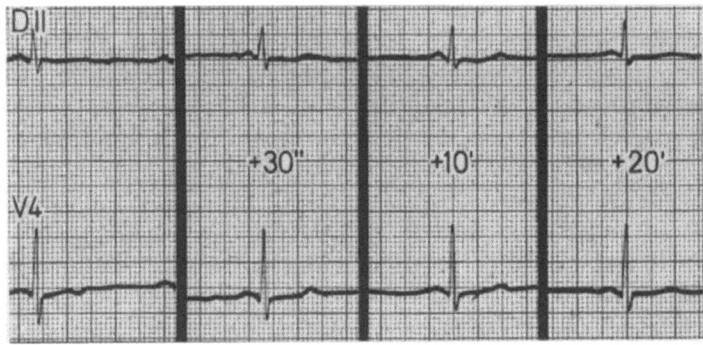

Abb. 1. EKG eines 74jährigen Patienten vor, sowie 30 sec, 10 min und 20 min nach i.v. Applikation von 60 mg Amplivix®. Normalisierung der Kammerendteilveränderungen (nach GILLOT [3])

20 min in einen Zeitraum, wo es nach den Untersuchungen von HIRCHE u. SCHOLTHOLT [4] durch die vermehrte Herzarbeit schon zu einer deutlichen Abnahme des coronarvenösen pO_2 gegenüber dem Ausgangswert gekommen ist.

Nicht ganz zu Unrecht gelten *Belastungsuntersuchungen*, sei es durch körperliche Arbeit, sei es durch O_2-Mangelgemischatmung als gute Prüfmethoden für coronarwirksame Substanzen. Als Parameter dienen einerseits Belastungsgröße und Belastungsdauer bis zum Eintritt anginöser Beschwerden, zum anderen das Ausmaß der auftretenden EKG-Veränderungen. Bei kritischer Betrachtung hat jedoch auch dieses Verfahren deutliche Schwächen. Die Auswahl der Probanden hat nach besonderen Gesichtspunkten zu erfolgen. Einmal sollten keine Patienten mit stärkeren Ruhe-EKG-Veränderungen geprüft werden, da sonst die Gefahr einer Infarktprovokation besteht. Zum anderen, und das ist die viel schwerer zu erfüllende Forderung, dürfen nur Patienten in den Test aufgenommen werden, bei denen Schmerz und EKG-Veränderungen immer bei der gleichen Belastungsstufe nach der gleichen Zeit auftreten. Erst, wenn in zahlreichen Voruntersuchungen die Konstanz dieser

Befunde gesichert ist, kann ein Test mit einem Dilatator gemacht werden. Durch diese Bedingung wird die Probandenzahl meist drastisch eingeschränkt. So gibt z. B. RUSSEK [6,7] an, daß nur 2% seiner Coronarpatienten diese Forderung erfüllen. Eine solche Selektion ist aber nicht nur bedauerlich wegen der kleinen Fallzahl. Wenn nur ein so geringer Prozentsatz aller Coronarpatienten den Anforderungen genügt, so muß zumindestens der Verdacht geäußert werden, daß es sich bei ihnen um eine besondere Form der Angina pectoris handelt, die keineswegs repräsentativ zu sein braucht für die restlichen 98%.
Bleibt nach Gabe eines Coronardilatators die sonst vorhandene pathologische Belastungsreaktion im EKG aus, so ist dies nicht beweisend für eine wirksame Coronardilatation. Ein solcher Schluß ist nur dann gerechtfertigt, wenn alle anderen hämodynamischen Größen (z. B. Frequenz, Blutdruck, HZV) konstant geblieben sind. Schon ein mäßiger Frequenzrückgang oder eine geringe Blutdrucksenkung durch das Pharmakon können die pathologische Belastungsreaktion verhindern, d. h. ein positives Testergebnis beweist keine Zunahme der Coronardurchströmung, sondern kann auch Folge einer geänderten Dynamik mit besserer Ökonomie sein.
Von den Prüfmethoden, die sich allein auf objektive Meßwerte stützen, hat vorläufig noch die *Bestimmung hämodynamischer Größen* wie Herzzeitvolumen, Drücke und dp/dt die größte Verbreitung. Die Nachteile dieser Verfahren sind klar. Die Größe des Eingriffs verbietet ihre mehrmalige Anwendung. Sie liefern deshalb nur Aussagen im akuten Versuch. Die gemessenen Größen erlauben keine Aussage über das Verhalten der Coronarzirkulation. Sie geben lediglich Aufschluß über erwünschte und unerwünschte Nebenwirkungen der Dilatatoren auf die Hämodynamik. Lediglich bei den Medikamenten, die nicht eine Verbesserung des O_2-Angebotes, sondern eine Verminderung des O_2-Verbrauches anstreben, geben sie Hinweise auf Größe und Dauer der zu erwartenden Verbrauchssenkung.
Die unblutigen Verfahren wie Frequenz, Anspannungszeit usw. sind nicht einmal für solche Aussagen geeignet. Lediglich die quantitative Auswertung des Apexcardiogrammes scheint Anhaltspunkte über das Verhalten der Contractilität zu liefern.
Es ist verständlich, daß die *Messung der Coronardurchblutung* als der ideale Parameter zur Prüfung von Coronardilatatoren angesehen wird. Seit es möglich geworden ist, diese Größe auch bei Menschen zu messen, sollte es deshalb eigentlich keine Prüfprobleme mehr geben. Leider ist dies nicht der Fall.
Abgesehen von den erheblichen methodischen Schwierigkeiten, den recht unterschiedlichen Meßwerten je nach Art der verwendeten Methode und der Größe des Eingriffs, bestehen grundsätzliche Bedenken, die

Durchblutungsmessung beim Patienten als ideale Prüfmethode anzusehen.

Es darf als sicher gelten, daß die Coronarinsuffizienz sehr viel weniger eine Reduktion der Gesamtdurchblutung als vielmehr eine Minderung der Durchblutung oder eine Verteilungsstörung in *umschriebenen Abschnitten* darstellt. Solange es nicht möglich ist, solche umschriebenen Bezirke, die wahrscheinlich sehr klein sein können, zu erfassen, solange sich vielmehr die Meßmöglichkeit auf die Bestimmung der Gesamtdurchblutung beschränken, liefert die Coronardurchblutungsmessung keinen Aufschluß über die Wirkung der Coronardilatatoren auf die Durchblutung der erkrankten Bezirke.

Dies gilt in gleicher Weise für die indirekte Durchblutungsmessung aus der coronaren AVD-O_2. Wie die Untersuchungen von LÜBBERS [5] gezeigt haben, braucht der venöse pO_2 bei den parallel geschalteten, aber gegensinnig durchströmten Capillarnetzen keineswegs dem tiefsten Capillarwert zu entsprechen.

Die Bedeutung der Coronardurchblutungsmessung beruht vorläufig allein darauf, daß aus Größe und Dauer der Durchblutungssteigerung Rückschlüsse auf die dadurch mögliche Kollateralenentwicklung gezogen werden können. Die gleichen Einwände wie für die Durchblutungsmessung gelten für summarische Stoffwechseluntersuchungen. Hinzu kommt, daß bis jetzt ein geeigneter Parameter des Stoffwechsels nicht bekannt ist.

Die Möglichkeit, die Coronargefäße beim Menschen *angiographisch* selektiv darzustellen, hat große Hoffnungen geweckt, mit dieser Methode das geeignete Prüfverfahren für coronarwirksame Substanzen gefunden zu haben. Zweifellos vermeidet diese Methode die Nachteile der summarischen Durchblutungsmessung, sie erlaubt Angaben über Lokalisation und Ausdehnung der stenosierenden Prozesse. Ihr Nachteil ist, daß sich die Angaben auf morphologische Veränderungen beschränken und keine Aussagen über die Durchblutungsgröße möglich sind. Ob in der Zukunft durch die Cinedensitometrie eine Durchblutungsmessung möglich sein wird, ist noch nicht zu übersehen.

Eine weitere Unsicherheit des Verfahrens besteht darin, daß bis jetzt noch nicht zweifelsfrei entschieden ist, wie gut die Reproduzierbarkeit der Methode ist. Im allgemeinen gilt, daß bei wiederholten angiographischen Untersuchungen zwar die morphologischen Veränderungen immer gut darzustellen sind, daß aber Füllung und Weite der Gefäße erhebliche Schwankungen zeigen können. Hinzu kommt, daß bei akuten Untersuchungen die Eigenwirkung des Kontrastmittels auf Hämodynamik und Gefäßweite nicht ohne weiteres vernachlässigt werden darf. Deshalb besitzen Coronarogramme, die unmittelbar hintereinander vor und nach Gabe eines Coronardilatators gewonnen worden sind, nur eine recht beschränkte Aussagekraft. Die Beurteilung wird noch erschwert durch die cyclische Coronardurchströmung. Es können nur Bilder verglichen werden, die exakt in der gleichen Herzphase aufgenommen worden sind.

Es bleibt als letzte Methode die *Langzeitbeobachtung von 2 großen Kollektiven auf Infarkthäufigkeit* zu besprechen. Sie scheint von der Theorie her die einzige Methode zu sein, die wirklich über den klinischen Wert von coronarwirksamen Substanzen Aufschluß gibt. Die Methode hat sicher große, technische, finanzielle, zeitliche und statistische Schwierigkeiten, eine Realisierung sollte aber ähnlich wie bei der Framinghamstudie möglich sein. Auf eine Kritik dieser Methode kann verzichtet werden, da bisher niemand eine solche Untersuchung im großen Stil durchgeführt hat.

Faßt man die klinischen Prüfmöglichkeiten coronarwirksamer Substanzen zusammen, so ist das Fazit nicht ermutigend. Es bleibt auch dann noch entmutigend, wenn man nicht bewußt wie in diesem Referat die negativen Seiten der einzelnen Methoden besonders herausstellt.

Es ist deshalb verständlich, daß bei der Anwendung von Coronardilatatoren in der Klinik große Unsicherheiten bestehen. So reichen die Ansichten von der völligen Ablehnung bis hin zur großzügigen Medikation auch bei funktionellen Beschwerden. Eine weitgehend positive Einstellung besteht lediglich zu den Substanzen, die nicht das O_2-Angebot verbessern, sondern O_2-verbrauchsenkend wirken, also zu den Nitriten und Nitraten sowie zu den beta-blockierenden Substanzen.

Trotz der häufig enttäuschenden klinischen Wirksamkeit der Coronardilatatoren und trotz der Schwierigkeit, ihre Effekte zu objektivieren, erscheint es vorläufig nicht gerechtfertigt, auf ihre Anwendung generell zu verzichten. Die experimentellen Ergebnisse über die Kollateralenentwicklung sind so eindrucksvoll, daß es angezeigt ist, Coronardilatatoren mindestens so lange zu geben, bis zweifelsfrei feststeht, daß sie beim menschlichen Herzen die Kollateralenentwicklung nicht begünstigen. Dieser Nachweis wurde jedoch bis jetzt nicht geführt.

Solange ein spezifisches Mittel gegen die Arteriosklerose fehlt und solange die Mortalität der Coronarerkrankungen ständig ansteigt, kann auf eine gezielte Polypragmasie nicht verzichtet werden. Ein Behandlungsschema der Coronarinsuffizienz (Tab. 2) hat deshalb alle bisher bekannten Prinzipien der Therapie zu berücksichtigen. Es muß von der allgemeinen Maßnahme wie Reduktion des Körpergewichtes, fettarme Diät, Rauchverbot und Behandlung von Nebenerkrankungen ausgehen und sollte außerdem Medikamente zur Anfallsprophylaxe, zur Anfallstherapie und zur Kollateralenentwicklung enthalten. Dabei sollten speziell die Coronardilatatoren höher dosiert werden als bisher allgemein üblich. Noch stehen in diesem Schema operative Maßnahmen und die temporäre

Tabelle 2. *Therapie der Coronarinsuffizienz*

1. Körpergewicht, Diät
2. Nicotinkonsum
3. Behandlung von Hypertonie, Diabetes usw.
4. Sedativa
5. Anfallprophylaxe: β-Receptorenblocker, Langzeitnitrite
6. Anfalltherapie: Nitroglycerin
7. Kollateralenentwicklung: Coronardilatatoren, Bewegungstherapie
8. Glykoside
9. Operative Maßnahmen
10. Temporäre Baroreceptorenstimulation

Baroreceptorenstimulation an letzter Stelle, gewissermaßen als ultima ratio. Es erscheint jedoch nicht ausgeschlossen, daß gerade diese Verfahren bald den führenden Platz in der Behandlung der Coronarinsuffizienz beansprucht werden.

Literatur

1. BERNSTEIN, A., and F. SOMON: Vascular Dis. 2, 6 (1965).
2. FISCH, S.: Amer. Heart J. 72, 2 (1966).
3. GILLOT, P.: Acta cardiol. (Brux.) 14, 495 (1959).
4. HIRCHE, H., u. J. SCHOLTHOLT: Arzneimittel-Forsch. 15, 1388 (1965).
5. LÜBBERS, D. W.: Die Bedeutung des Sauerstoffdruckes für die O_2-Versorgung des normalen und insuffizienten Herzens. Herzinsuffizienz. Stuttgart: G. Thieme 1967.
6. RUSSEK, H. I.: Evaluation of currently used agents in the treatment of angina pectoris by means of the Master two-step test, Peritrate, Cardilate, Isordil, MAO inhibitors and Mer-29, Program abstract, American College of Cardiol., May 17—20 (1961).
7. — R. H. SMITH, W. S. BAUM, C. F. NAEGELE, and F. D. REGAN: Circulation 1, 700 (1950).

Doz. Dr. H. KREUZER, Abt. f. Kardiologie an der 1. Medizin. Universitätsklinik
4000 Düsseldorf, Moorenstr. 5

Kurzvorträge

Säuresekretion und Histidin-Decarboxylase-Aktivität des Rattenmagens
Acid Secretion and Histidine-Decarboxylase Activity of the Rat Stomach

Von M. Albinus und K. F. Sewing

Das Histamin der Magenschleimhaut wird durch Decarboxylierung von Histidin gebildet. Wenn, wie angenommen wird [1], für die HCl-Sekretion des Magens Histamin erforderlich ist und das verbrauchte Histamin durch eine gesteigerte Decarboxylierung von Histidin wieder ersetzt wird, dann muß die Aktivität der Histidin-Decarboxylase (HD) durch säurestimulierende Substanzen erhöht werden.

An Ratten wurde die Wirkung von gastrinartigen Peptiden, cholinerg wirkenden Stoffen, Reserpin, Histamin und Compound 48/80 auf die HD des Magens untersucht und zur Säuresekretion in Beziehung gesetzt.

In vitro wurde die HD-Aktivität im 1800 × g-Überstand des Magenschleimhauthomogenats nach einstündiger Inkubation unter N_2-Atmosphäre durch fluorometrische Histaminbestimmung nach Shore et al. [3] gemessen. Carbachol und Reserpin steigerten die HD-Aktivität, während das Gastrin-Tetrapeptid Try.Met.Asp.Phe-NH_2, Insulin und Compound 48/80 unwirksam waren.

In vivo wurde nach Vorbehandlung der Tiere mit Carboxyl-^{14}C-L-Histidin die Ausscheidung von $^{14}CO_2$ in der Ausatemluft als Maß für die HD-Aktivität parallel zur HCl-Sekretion des Magens [2] gemessen. Während durch alle untersuchten Substanzen (Gastrin I, Bethanechol, Reserpin und Histamin) die HCl-Sekretion beträchtliche gesteigert wurde, war nur unter dem Einfluß von Reserpin und Histamin die $^{14}CO_2$-Ausscheidung vermehrt, was auf eine Steigerung der HD-Aktivität schließen läßt. Mit Gastrin I und Bethanechol war keine Änderung der $^{14}CO_2$-Ausscheidung im Vergleich mit Kontrollversuchen zu beobachten.

Die Versuche lassen den Schluß zu, daß die durch Gastrin und Bethanechol stimulierte HCl-Sekretion bei Ratten nicht mit einer erhöhten Neubildung von Histamin verknüpft sein muß, während bei der Reserpinwirkung auf die HCl-Sekretion die Histidindecarboxylierung gesteigert zu sein scheint.

Literatur
1. Code, C. F.: Fed. Proc. **24**, 1311–1321 (1965).
2. Lai, K. S.: Gut **5**, 327 (1964).

3. SHORE, P. A., A. BURKHALTER, and V. H. COHN: J. Pharmacol. exp. Ther. **127**, 182 (1959).

Dr. med. KARL-FRIEDRICH SEWING, Pharmakologisches Institut der Universität
7400 Tübingen, Wilhelmstraße 56

Der Einfluß von Nicotinsäure auf den glykolytischen Kohlenhydratabbau von Gehirn und Skeletmuskulatur
The Effect of Nicotinic Acid on the Glycolytic Utilization of Carbohydrate in the Brain and Sceletal Muscles

Von H. P. T. AMMON, C.-J. ESTLER und B. OKORONKWO

In einer früheren Arbeit [1] berichteten wir über die Beschleunigung des glykolytischen Kohlenhydratabbaus in der Leber weißer Mäuse nach Verabreichung von Nicotinsäure. Wir erklärten diese Befunde damit, daß Nicotinsäure durch Hemmung der Lipolyse im Fettgewebe das Angebot an freien Fettsäuren an die Leber herabsetzt und diese jetzt kompensatorisch mehr Kohlenhydrate verbrennt.
In den vorliegenden Untersuchungen verglichen wir die Wirkung eines verminderten Fettsäureangebotes nach Nicotinsäure auf den glykolytischen Kohlenhydratabbau zweier Organe, von denen eines — das Gehirn — in seiner Energiegewinnung von der Oxydation von Fettsäuren unabhängig ist, das andere — die Skeletmuskulatur — normalerweise einen großen Teil seines Energiebedarfes aus der Verbrennung von Fettsäuren deckt.
1 und 2 Std nach s.c. Verabreichung von 200 µg/g Nicotinsäure kommt es bei weißen Mäusen, bei erniedrigten freien Fettsäuren im Serum, in der Muskulatur zur Abnahme des Glykogen- und Glucose-6-phosphatgehaltes sowie zur Zunahme von Pyruvat und Lactat. Die Abnahme der Ausgangsprodukte der Glykolyse, Glykogen und Glucose-6-phosphat, zusammen mit der Zunahme der Endprodukte Pyruvat und Lactat weisen auf eine Beschleunigung des glykolytischen Kohlenhydratabbaus in diesem Organ hin, als deren Ursache wir das verminderte Angebot an freien Fettsäuren ansehen. Dagegen treten im Gehirn keine signifikanten Änderungen in dessen Gehalt an Glykogen, Pyruvat und Lactat auf, da dieses seine Energie unabhängig vom Fettsäureangebot nur durch die Oxydation von Glucose gewinnt.

Literatur
1. AMMON, H. P. T., u. C.-J. ESTLER: Naunyn-Schmiedebergs Arch. Pharmak. exp. Path. **257**, 6 (1967).

Priv.-Doz. Dr. H. P. T. AMMON, Pharmakologisches Institut der Universität
Erlangen-Nürnberg
8520 Erlangen, Universitätsstraße 22

Anaphylaktischer Bronchospasmus und Katecholamine
Anaphylactic Bronchospasm and Catecholamines

Von W. BERNAUER, U. GOSSOW und F. HAHN

Der anaphylaktische Bronchospasmus des Meerschweinchens kann am intakten Tier durch Antihistaminica (Mepyramin) völlig verhindert werden, an der isolierten Lunge und am Herzlungenpräparat ist er dagegen antihistaminresistent. Es wurden Versuche durchgeführt um aufzuklären, ob am intakten Tier die an der isolierten Lunge wirksamen, histaminunabhängigen Faktoren durch Gegenregulationen seitens der Nebennieren und des Sympathicus ausgelöscht werden.

Bei ovalbuminsensibilisierten, urethannarkotisierten, künstlich beatmeten Meerschweinchen führte die Exstirpation beider Nebennieren bei 82% der Tiere zur Antihistaminresistenz des anaphylaktischen Bronchospasmus, der nach KONZETT u. RÖSSLER gemessen wurde. Aber auch eine Scheinoperation hatte schon bei 40% der Tiere diesen Effekt, so daß sich kein eindeutiger Befund ergab. Vorbehandlung mit dem β-Receptorenblocker Kö 592 unterdrückte die Mepyraminwirkung gegenüber dem anaphylaktischen Bronchospasmus vollständig, gegenüber dem exogenen Histaminbronchospasmus partiell. An der isolierten Lunge hemmten Adrenalin sowie Noradrenalin den anaphylaktischen Bronchospasmus stärker als den Histaminbronchospasmus. Kö 592 antagonisierte sowohl die Adrenalin- als auch die Noradrenalinwirkung. Reserpinvorbehandlung verursachte beim intakten Tier überraschenderweise eine Hemmung des anaphylaktischen Bronchospasmus, was möglicherweise durch eine Sensibilisierung der Bronchialmuskulatur für Adrenalin bedingt sein könnte, denn zusätzliche Nebennierenexstirpation führte wieder zur kompletten Bronchoconstriction, die nur teilweise durch Mepyramin zu hemmen war. Spontanatmende, nichtnarkotisierte Meerschweinchen starben im anaphylaktischen Schock trotz Reserpinvorbehandlung akut am Emphysem. Wurde der Schock in Urethannarkose ausgelöst, so überlebten die Reserpintiere oder gingen erst nach Stunden im protrahierten Schock ohne Emphysem zugrunde. Nicht reserpinisierte Tiere dagegen starben auch in Urethannarkose akut mit starker Lungenblähung. — Die Befunde führen zu der Annahme, daß beim intakten Meerschweinchen Katecholamine den Histaminanteil des anaphylaktischen Bronchospasmus abschwächen, den histaminunabhängigen aber vollständig aufheben.

Doz. Dr. W. BERNAUER, Pharmakologisches Institut der Universität
7800 Freiburg, Katharinenstraße 29

Der Einfluß der E 605-Vergiftung und der spezifischen Antidot-Therapie auf die Leberfunktion des Kaninchens
The Effect of E 605 Poisoning and Specific Antidote Therapy on the Liver Function of Rabbits

Von G. Boelcke und W. D. Erdmann

Seit 1965 berichten verschiedene Autoren [2,1,3] von passageren Leberschäden, die nach schweren E 605-Vergiftungen ca. am 7. Behandlungstage auftraten. Die Ursache hierzu ist nach Ansicht der Verfasser in der Behandlung dieser Vergiftungen mit den E 605-Antidoten 2-PAM bzw. Toxogonin® zu suchen. Andere Autoren konnten keine Leberschädigung nach mit Toxogonin® behandelten E 605-Vergiftungen feststellen [4,5]. Es lag nahe, die fragliche Lebertoxicität von Toxogonin® unter extremen Vergiftungsbedingungen tierexperimentell zu überprüfen.

Wir führten Leberfunktionsprüfungen an Kaninchen durch, die mit hohen Toxogonin®-Dosen allein oder nach vorheriger Parathionvergiftung (40 mg/kg E 605-forte® oral) mit Atropin bzw. Toxogonin® behandelt worden waren. Als Parameter für die Leberfunktion diente die Bestimmung der Aktivität der Serum-Glutamat-Pyruvat-Transaminase und die Bromsulphaleinausscheidung. Dabei zeigte sich, daß Toxogonin® allein (tgl. 2 × 50 mg/kg i.m. über 4 Tage) die SGPT-Aktivität und die BSP-Ausscheidung nicht signifikant verändert. Hingegen zeigen parathionvergiftete Tiere ohne Antidotbehandlung am 3. Tag eine SGPT-Aktivitätserhöhung von $10,7 \pm 2,8$ mU auf $27,1 \pm 2,4$ mU. Die BSP-Ausscheidung ist am 8. Tag gegenüber dem Ausgangswert von $0,38 \pm 0,1$ auf $1,0 \pm 0,09$ Extinktionseinheiten verzögert. Bei Behandlung E 605-vergifteter Tiere mit insgesamt 4 × 50 mg/kg Toxogonin® kommt es am 9. Tag zu einer SGPT-Erhöhung von $12,0 \pm 2,1$ mU auf nur $18,4 \pm 2,6$ mU und einer BSP-Retention von $0,48 \pm 0,06$ auf $0,82 \pm 0,13$ Extinktionseinheiten. Ein ähnliches Bild ergibt sich, wenn man als Antidot statt Toxogonin® Atropin (4 × 5 mg/kg) verwendet. Hier steigt die SGPT-Aktivität am 9. Tag von $11,0 \pm 2,5$ mU auf $19,6 \pm 1,3$ mU an. Die BSP-Ausscheidung ist nicht verzögert. — Aus den Versuchen geht hervor, daß das Auftreten von Leberzellschäden nach schweren E 605-Vergiftungen nicht oder nicht allein auf die Behandlung mit Toxogonin® zurückgeführt werden kann. In der Kasuistik von Alkylphosphatvergiftungen gibt es tatsächlich auch Beispiele für das Auftreten von Leberschäden, die ohne die Behandlung mit spezifischen Antidoten zustande gekommen waren. Erst nach Einführung dieser spezifischen Antidote wurden nunmehr auch schwerste Alkylphosphatvergiftungen überlebt, so daß der als Vergiftungsfolge anzusehende Leberschaden öfter als zuvor beobachtet werden kann.

Literatur

1. GAISBERG, U. v., u. K. DIETERLE: Ärztl. Mitt. (Köln) **35**, 1791 (1967).
2. GROS, H.: Ärztl. Wschr., Sonderdruck Juli 1965, Nr. 27.
3. KLEMM, D., G. BLÜMCHEN, P. PFANNENSTIEL, W. VOGEL u. K. BECK: Med. Klin. **63**, 94 (1968).
4. PRINZ, H.: Ärztl. Mitt. (Köln) **36**, 1845 (1967).
5. WOHLENBERG, H., G. SCHÜTTERLE u. H. J. DENGLER: Vortrag, Tagg. Süddt. Ges. Inn. Med., Juni 1965.

Prof. Dr. W. D. ERDMANN, Institut für Pharmakologie und Toxikologie
der Universität
3400 Göttingen, Geiststraße 9

Vergleich der analgetischen Wirkung morphinartiger Substanzen bei intravenöser und bei intraventrikulärer Applikation im Hinblick auf ihre Lipoidlöslichkeit

A Comparison of the Analgetic Action of Intravenously and Intraventricularly Injected Morphine Like Substances, Taking into Account their Fat Solubility

Von B. v. CUBE, H. J. TESCHEMACHER und A. HERZ

Frühere Untersuchungen hatten gezeigt, daß Morphin bei intraventrikulärer Applikation mehrhundertfach stärker analgetisch wirksam ist als bei Zuführung über den Blutweg (HERZ et al. [1]). Es interessierte nun, wie sich andere morphinartige Substanzen verhalten. — An Kaninchen wurde die Hemmung der Leckreaktion bei elektrischer Zahnpulpareizung nach intraventrikulärer bzw. i.v. Applikation der Substanzen geprüft. Die Relation der wirksamen Dosen bei den beiden Applikationsweisen lag bei Morphin um 1:900; bei Normorphin und (quaternärem) Methyl-Morphin war der Unterschied noch größer, geringfügig kleiner bei Dihydromorphin und Hydromorphon. Viel kleiner war der Wirksamkeitsunterschied bei Substanzen wie Ketobemidon, Levorphanol, Pethidin, Fentanyl und einer Reihe weiterer Synthetica (Dosenverhältnis in der Größenordnung von 1:10). Diese Unterschiede zeigten enge Beziehung zur Lipoidlöslichkeit der Substanzen, welche aus den Verteilungskoeffizienten (VK) Heptan bzw. Dichloräthan/Wasser bei pH 7,4 abgeleitet wurde. Morphin und seine Derivate zeigten eine sehr geringe Lipoidlöslichkeit (VK Heptan/Wasser < 0,00001), die Synthetica hingegen zeigten höhere Lipoidlöslichkeit (z.B. Methadon VK 66). Es wird daraus gefolgert, daß die Permeation von Morphin und seinen hydrophilen Derivaten in das ZNS erschwert ist; für lipophilere Verbindungen (entsprechend etwa einem VK über 0,001—0,01) dürften keine wesentlichen Permeationshindernisse bestehen. Die Zunahme der Lipoidlöslichkeit über diesen Wert bringt daher keine Verbesserung der Wirksamkeit bei peripherer Applikation mehr mit sich. Weiterhin zeigte sich eine enge Beziehung zwischen der Geschwindigkeit des Eintritts maximaler Wirkung bei intraventrikulärer Applikation und der Lipoidlöslichkeit. Während bei Morphin z.B. dieses Wirkungsmaximum erst nach 1 Std erreicht wurde, war dies bei den lipophilen Substanzen schon nach wenigen Minuten der Fall. Bei i.v. Applikation war eine solche Beziehung viel weniger ausgeprägt. Die Möglichkeit der Erfassung der „intrinsic activity" durch derartige Versuche wird diskutiert.

Literatur
1. HERZ, A., J. METYŠ, A. SCHÖNDORF u. S. HOPPE: Naunyn-Schmiedebergs Arch. Pharmak. exp. Path. 260, 143 (1968).

Prof. Dr. A. HERZ, Dr. H. J. TESCHEMACHER, B. v. CUBE
Max-Planck-Institut f. Psychiatrie
8000 München 23, Kraepelinstraße 2

Über einen Histaminfreisetzer und eine blutdrucksenkende Substanz ohne Histaminliberation in Milch

A Histamine Liberator and a Hypotensive Substance without Histamine-Liberating Action in Milk

Von B. DHORRANINTRA, L. HEDLER und P. MARQUARDT

Nach Gabe von gelagerter Milch (i.v.) tritt im Gegensatz zur Frischmilch an der Katze ein starker Blutdruckabfall und Atemstillstand auf. Eine Zweitinjektion der gleichen Dosis ist wirkungslos. Diese tachyphylaktische Reaktion hält durchschnittlich 2—4 Std an. Vorbehandlung mit einem Antihistaminicum (Neoantergan 1,5 mg/kg) ergab, daß die Wirkung der gelagerten Milch zumindest auf zwei verschiedenen Wirkstoffen beruhen muß: einem Histaminfreisetzer und einer blutdrucksenkenden Substanz ohne Histaminliberation.
Die Wirkung des Histaminliberators läßt sich außer durch Vorbehandlung mit Neoantergan auch durch Vorbehandlung mit Atropin (1 mg/kg) hemmen.
Nach Gabe von Bladan (Tetraäthylpyrophosphat 0,2 mg/kg) ist die Wirkung der Milch stets aufgehoben. Dieser Effekt ist unabhängig davon, ob die Wirkung auf Histaminfreisetzung beruht oder nicht.
Um zu überprüfen, ob die Wirkung von Bladan auf seine Eigenschaft als Cholinesterasehemmer zurückzuführen ist, gaben wir unmittelbar nach Bladan den Cholinesterasereaktivator Toxogonin. Der nach Bladan zu erwartende Wirkungsverlust der Milch trat nach Toxogonin in 6 von 10 Versuchen nicht mehr in Erscheinung. Die Milch zeigte wieder ihre

volle Wirkung. In zwei Versuchen konnte der Wirkungsverlust zu 50%
aufgehoben werden und in zwei weiteren Versuchen war die Milch trotz
nachheriger Gabe von Toxogonin noch wirkungslos. Wenn zur Auslösung der Milchwirkung wirklich Cholinesterase erforderlich wäre, so
schiene es möglich, daß durch die Wirkung der Milch die Wirkung der
Cholinesterase eingeschränkt wurde. Hierdurch könnte vielleicht die
lang anhaltende tachyphylaktische Reaktion erklärt werden. Gibt man
vor der zweiten Milchinjektion, und zwar 2 Std nach der ersten Injektion,
Acetylcholinesterase (1 mg/Tier = 100 E/mg Protein), so kann tatsächlich die tachyphylaktische Reaktion deutlich durchbrochen werden. Die
Deutung des überraschenden Befundes, daß zwei in ihrem Wirkungsmechanismus verschiedene Stoffe wie die eines Histaminliberators und
einer blutdrucksenkenden Substanz, deren Wirkung nicht auf Histaminfreisetzung beruht, nur in Gegenwart von Acetylcholinesterase wirken, ist
zur Zeit mit hinreichender Begründung noch nicht möglich.

Prof. Dr. P. MARQUARDT, Abt. für experimentelle Therapie der Universität
7800 Freiburg/Br., Hugstetterstraße 55

Die Beeinflussung des Druckablaufs im linken Ventrikel von Katzen durch Herzglykoside
Effects of Cardiac Glycosides in Cats on the Pressure in the Left Ventricle during Cardiac Action

Von W. DIEDEREN

Bei narkotisierten Katzen wurde die Wirkung von g-Strophanthin (S)
($n = 9$), Lanatosid C (L) ($n = 10$) und β-Acetyldigoxin (A) ($n = 7$)
auf die maximale Anstiegsgeschwindigkeit des Drucks im linken Ventrikel (dp/dt_{max}) am Herzen in situ im Vergleich zur letalen Wirkung untersucht. Die Druckmessung erfolgte mit einem Statham-Transducer über
einen von der A. carotis bis in die Kammer vorgeschobenen Stahlkatheter. dp/dt_{max} wurde elektronisch ermittelt. Aus Vorversuchen ergab
sich, daß die Wirkung von Herzglykosiden am geschädigten Herzen deutlicher als am normalen Herzen war. Darum wurde durch Pentobarbital-Dauerinfusion von im Mittel 32 mg/kg i.v. eine Herzschädigung herbeigeführt. dp/dt_{max} nahm dabei im Mittel von 4,3 mHg/sec um 55% auf
1,91 mHg/sec ab. Die Herzglykoside wurden durch Dauerinfusion zugeführt, um den gesamten Wirkungsbereich zu erfassen. Bei einer
mittleren Infusionszeit von 60 min waren die letalen Dosen: 116,5 γ/kg
i.v. für S, 374,8 γ/kg i.v. für L und 386,2 γ/kg i.v. für A. Der Auswertung
der Versuche wurden relative Dosen zugrunde gelegt (bei jeder Katze
wurde die letale Dosis = 100% gesetzt), um die Ergebnisse der drei

Glykoside besser vergleichen zu können. Drei Dosiswirkungsbereiche ließen sich abgrenzen: 1. Bis zu einer mittleren Infusionsmenge von 43,3% der LD_{100} für S, 40,0% der LD_{100} für L und 42,3% der LD_{100} für A nahm dp/dt_{max} bis zu den vor Pentobarbitalschädigung gemessenen Werten linear zu. 2. dp/dt_{max} stieg darüber hinaus weiter gleichmäßig bis zu einem Maximum an, das für D bei 60,7%, für L bei 61,8% und für A bei 68,6% der LD_{100} lag. Die maximal erreichten Werte von dp/dt_{max} betrugen für S 5,66 mHg/sec, für L 6,06 mHg/sec und für A 6,22 mHg/sec. Zwischen den drei Glykosiden bestanden keine signifikanten Unterschiede. 3. Der letzte Bereich oberhalb 60—70% der LD_{100} war durch toxische Glykosidwirkungen gekennzeichnet. Es ließ sich für die drei geprüften Herzglykoside eine gleichartige lineare Dosiswirkungsletalitätsbeziehung nachweisen. Die Versuche zeigten, daß die positiv-inotrope Wirkung von Glykosiden auch am Ganztier vergleichend untersucht werden kann.

Dr. W. Diederen, Biologische Forschung der Dr. Karl Thomae GmbH
7950 Biberach/Riß

Hemmung des anaphylaktischen Schocks durch Anaphylatoxinvorbehandlung
Inhibition of Anaphylactic Shock by Pretreatment with Anaphylatoxin

Von C. Ebner, H. Giertz und F. Hahn

Untersuchungen, ob nach Anaphylatoxin-(AT-)Vorbehandlung ein anaphylaktischer Schock abgeschwächt verläuft, führten nach der Literatur entweder zu negativen oder zu nicht bestätigten positiven Ergebnissen. Wegen der histaminliberierenden Wirkung von AT ist aber eine solche Abschwächung zu erwarten.
Die bisherigen negativen Resultate beruhen nach unserer Auffassung darauf, daß nicht massiv genug vorbehandelt oder ein einschleichendes Verfahren angewandt wurde. Um eine intensive Vorbehandlung mit hohen AT-Dosen zu ermöglichen, führten wir sie unter Mepyraminschutz durch und gaben hochletale (5 ml/kg) oder überletale (10 ml/kg) Dosen von Rattenserum-AT dreimal in kurzen Abständen (2 Std). Außerdem wählten wir im Gegensatz zu früheren Autoren eine nicht zu hohe Antigendosis (Ovalbumin 2 mg/kg, entsprechend einer LD_{70}).
Auf diese Weise ließ sich die Letalität im aktiv anaphylaktischen Schock durch die AT-Vorbehandlung partiell, aber signifikant senken. Als Kontrollen dienten Injektionen von inaktiviertem (56°C) Rattenserum oder von physiologischer Kochsalzlösung. Bei Verwendung nativen, nicht inaktivierten Rattenserums (3 × 10 ml/kg) als Kontrolle nahm die anaphylaktische Letalität signifikant zu.

Die Abschwächung des anaphylaktischen Schocks durch AT geht mit einer verminderten, die Verstärkung durch natives Rattenserum mit einer vermehrten anaphylaktischen Histaminausschüttung einher.

Prof. Dr. F. HAHN, Pharmakologisches Institut der Universität
7800 Freiburg/Br., Katharinenstraße 29

Pharmakologie einiger Phenoxypropanolamin-Derivate mit β-adrenolytischer Wirkung

The Pharmacology of Derivatives of Phenoxypropanolamine Having β-adrenolytic Effects

Von A. ENGELHARDT und W. TRAUNECKER

12 Phenoxypropanolaminderivate mit chemischen Variationen am Phenylkern und am Stickstoff wurden an Hunden in Morphin-Chloralose-Urethannarkose auf Blockade der positiv inotropen Isoprenalinwirkung (1 µg/kg i.v.) und gleichzeitig in einem weiten Dosenbereich auf negativ inotrope Eigenwirkung untersucht. Die Kontraktionskraft des rechten Ventrikels wurde mit einem aufgenähten Dehnungsmeßstreifen fortlaufend registriert.

Tabelle

R_1-(4,3,2,5,6-phenyl)-O-CH$_2$-CH(OH)-CH$_2$-NH-R_2

Nr.	R_1	R_2	Zu 50% reduzierende Dosen: Positiv inotrope Isoprenalin-Wirkung	Kontraktionskraft rechter Ventrikel	Quotient K/P	Lokalanaesthesie Kaninchencornea Cocain = 1
			µMol/kg i.v.			
1.	3,5-Dimethyl	Isopropyl	0,658	0,252	0,38	1,18
2.	2-Nitrilo-3-methyl	Isopropyl	0,260	0,158	0,61	0,93
3.	2,3-Benzo	Isopropyl	0,127	0,186	1,46	1,41
4.	3-Methyl-6-Chlor	tert.Butyl	0,068	0,115	1,69	0,98
5.	3-Methyl	Isopropyl	0,338	44,231	131	0,49
6.	2-Allyl	Isopropyl	0,098	15,045	154	0,78
7.	2-Brom	Isopropyl	0,407	67,797	167	0,073
8.	2-Proparglyoxy	tert.Butyl	0,064	14,172	221	0,65
9.	2-Nitrilo	Isopropyl	0,133	42,884	322	0,20
10.	2-Hydroxymethyl	tert.Butyl	0,203	66,171	326	0,44
11.	2-Allyloxy	Isopropyl	0,071	61,258	863	0,61
12.	2-Nitrilo	tert.Butyl	0,012	28,070	2339	0,21

Die Substanzen gliederten sich scharf in zwei Gruppen, 1. am Phenylkern doppelt substituierte Verbindungen mit einer starken, 2. am Ring einfach substituierte Derivate mit einer geringen negativ inotropen Eigenwirkung. Art und Stellung der untersuchten Radikale hatten darauf keinen erkennbaren Einfluß, auch nicht die zwei geprüften N-Substituenten Isopropyl und tert. Butyl. Im Gegensatz dazu war für die Blockade der Isoprenalineffekte sowohl die Substitution am Ring als auch die des Stickstoffs von Bedeutung. Als Konsequenz werden für die beiden Wirkungen unterschiedliche Receptoren postuliert.

Weiter konnte nachgewiesen werden, daß in der geprüften Substanzreihe der Logarithmus der negativ inotropen Wirksamkeit mit der lokalanaesthetischen, an der Kaninchencornea bestimmten Wirksamkeit, in einer linearen Beziehung zusammenhängt.

Dr. med. A. ENGELHARDT, c/o C. H. Boehringer Sohn
6507 Ingelheim am Rhein, Binger Straße 173

Katecholaminunabhängige Abnahme des Glykogengehalts im Gehirn bei Vergiftung mit Kohlenmonoxyd
Reduction in Cerebral Glycogen Content after Carbon Monoxide Poisoning Independent of Catecholamines

Von C.-J. ESTLER, H. P. T. AMMON und V. ZIMMERMANN

Weibliche NMRI-Mäuse, die 5 bzw. 10 min lang einer subletalen Konzentration von 0,5 Vol.-% Kohlenmonoxyd in Luft ausgesetzt wurden, zeigten als Ausdruck des beeinträchtigten oxydativen Stoffwechsels die Zeichen eines beschleunigten Kohlenhydratabbaus in den Organen. Im Gehirn z.B. fiel der Glykogengehalt innerhalb von 5 min um ca. 30% ab, während der Lactatgehalt in der gleichen Zeit auf das 5,9fache und innerhalb von 10 min auf das 7,2fache anstieg. Da die Kohlenmonoxydvergiftung wie jede Hypoxydose zu einer Erregung des Sympathicus führt [3], aber andererseits die Bedeutung der Katecholamine für die Anoxie-bedingte Glykogenolyse, wie Befunde von MAYER u. Mitarb. [2] am Herzen ergeben haben, umstritten ist, sollte untersucht werden, welche Rolle die Katecholamine bei der durch Kohlenmonoxyd verursachten Glykogenolyse im Gehirn spielen.

Es zeigte sich, daß die Abnahme des Glykogengehalts im Gehirn nach Kohlenmonoxyd offenbar unabhängig von der Wirkung der Katecholamine ist, denn einmal führte die Kohlenmonoxydvergiftung überhaupt nicht zu einer vermehrten Umwandlung von Phosphorylase b in Phosphorylase a, und zum anderen konnten eine Vorbehandlung der Tiere mit 50 mg/kg des β-Sympathicolyticums Kö 592 [1-(Isopropylamino-3-mtoloxy)-2-propanol] i.p. 30 min vor der Kohlenmonoxydvergiftung oder mit 2 × 2 mg/kg Reserpin i.p. 12 und 24 Std vor der Kohlenmonoxydexposition den Abfall des Glykogengehaltes wie auch die Zunahme des Lactatgehalts nicht abschwächen. Wahrscheinlich beruht der verstärkte Glykogenabbau auf einer Zunahme der Aktivität der Phosphorylase b die nach HAUGAARD u. HESS [1] in vivo ein wichtiger Regulator der Glykogenolyse ist; denn im Verlauf der Kohlenmonoxydvergiftung nahm der Gehalt des Gehirns an AMP, welches die Phosphorylase b aktiviert, um 50% zu, während gleichzeitig der Gehalt an ATP und Glucose-6-phosphat, die inhibierend wirken, abnahm.

Literatur

1. HAUGAARD, N., and M. E. HESS: Pharmacol. Rev. **17**, 27 (1965).
2. MAYER, S. E., B. J. WILLIAMS, and J. M. SMITH: Ann. N.Y. Acad. Sci. **139**, 686 (1967).
3. SCHULZE, E.: Naunyn-Schmiedebergs Arch. exp. Path. Pharmak. **180**, 649 (1936).

Priv.-Doz. Dr. C.-J. ESTLER, Pharmakologisches Institut der Universität Erlangen-Nürnberg
8520 Erlangen, Universitätsstraße 22

Pharmakologische Effekte unter chronischer Perazinapplikation bei Ratten verschiedenen Alters
Pharmacological Effects of Prolonged Administration of Perazine to Rats of Various Ages

Von E. FÄHNDRICH

Zwei zentrale Funktionen, Temperaturregulation und Narkosedauer, wurden bei einmaliger und chronischer Perazinapplikation an jungen und alten Ratten untersucht. Zu den pharmakologischen Effekten wurde der Perazingehalt im Serum in Beziehung gesetzt.
Chronische Perazingabe führt zunächst zu einer täglich höheren Konzentration im Blut. Nach einer Woche steigt sie jedoch nicht weiter an, sondern bleibt trotz weiterer Behandlung auf dem erreichten Niveau. Bei gleicher Dosierung ist die Perazinkonzentration im Serum junger Tiere höher als die der alten.
Im Akutversuch wird durch Perazin eine Hexobarbitalnarkose bei jungen und alten Ratten gleich stark verlängert. Unter chronischer Perazingabe ist die narkoseverlängernde Wirkung der Substanz bei den jungen Ratten stärker als bei den alten.
In einer Umgebungstemperatur von + 4°C können alte Ratten unter Perazin ihre normale Körpertemperatur wesentlich weniger gut aufrecht-

erhalten als junge. Chronische Applikation bewirkt bei beiden Altersklassen in den ersten Versuchstagen einen immer stärker ausgeprägten Temperaturabfall. Er tritt bei den älteren Ratten schneller und stärker ein. Nach einer Woche täglicher Perazingabe können die jungen Tiere ihre Körpertemperatur allmählich wieder normal regulieren. Sie sinkt trotz gleichbleibender Bedingungen nicht mehr ab. Die alten Ratten besitzen die Fähigkeit der Gegenregulation nicht mehr.
Unter chronischer Perazinapplikation verlaufen also die zwei untersuchten Funktionsänderungen nahezu gegensätzlich. Während der alte Organismus auf die Beeinflussung hypothalamischer Funktionen (Temperatur) empfindlicher reagiert als der junge, ist seine Reaktion auf die bei der Narkoseverlängerung veränderte corticale und Stammhirnfunktion träger.
Der Effekt des Perazins auf die Narkosedauer verläuft nahezu parallel zum Perazingehalt im Serum. Zwischen der Fähigkeit, die Temperatur zu regulieren und der Perazinkonzentration besteht offenbar keine direkte Beziehung.

ERDMANN FÄHNDRICH, Institut für Neuro-Psycho-Pharmakologie, Psychiatrische und Neurologische Klinik und Poliklinik, Freie Universität
1000 Berlin 19, Ulmenallee 30

Vergleichende Untersuchung von Resorption und Ausscheidung tritiummarkierter Herzglykoside
Comparative Studies of the Absorption and Elimination of Tritium-Labelled Cardiac Glycosides

Von W. FORTH, E. FURUKAWA und W. RUMMEL

Die Prüfung der Resorption von ^{3}H-Ouabain, -Digitoxin, -Digoxin, -Proscillaridin und -Peruvosid wurde an abgebundenen Jejunumschlingen in situ bei Ratten und Meerschweinchen (Pentobarbitalnarkose 50 mg/kg) durchgeführt. Gleichzeitig wurde die Ausscheidung der Glykoside mit Galle und Urin gemessen. Nach chromatographischer Trennung wurde der Anteil der ^{3}H-markierten Glykoside an der Gesamtaktivität ermittelt.
Bei der Ratte ergaben sich (Glykosidangebot 32 nmol) nach 1 Std folgende Resorptionswerte, denen in Klammern die Werte der Retention, d.h. nach Abzug der mit Galle und Urin ausgeschiedenen Anteile der ^{3}H-Aktivität (alle Werte in Prozent des Angebots) angefügt sind: Digitoxin 86 % (78 %), Proscillaridin 81 % (76 %), Peruvosid 69 % (54 %), Digoxin 75 % (56 %), Ouabain 24 % (23,9 %). Beim Meerschweinchen: Digitoxin 59 % (37 %), Peruvosid 57 % (33 %), Ouabain 48 % (46 %),

Proscillaridin 38% (26%) und Digoxin 20% (5%). Für die Ratte stimmt die Reihenfolge der resorbierten Glykosidmengen gut mit derjenigen der abnehmenden Polarität der Glykoside überein, nicht jedoch beim Meerschweinchen. Das Ergebnis besagt, daß die Polarität, d.h. die Lipoidlöslichkeit nicht die einzige maßgebende Eigenschaft der Glykoside für die Resorption ist. Wahrscheinlich spielt auch die unterschiedliche Proteinbindung der Glykoside beim Durchtritt durch die Membranen der resorbierten Mucosazellen eine Rolle. Die Ausscheidung der Glykoside mit der Galle ist größer als mit dem Urin. Am höchsten ist die Ausscheidung mit der Galle bei Peruvosid, Proscillaridin und Digoxin.
Zur direkten Bestimmung der resorbierten ^{3}H-Glykoside im Portalvenenblut und in der Lymphe wurden Versuche an Katzen durchgeführt (vgl. Tabelle). Dabei ergab sich, daß von Digitoxin zehnmal mehr als von Ouabain und fast viermal mehr als von Peruvosid resorbiert wurde. Auch in dieser Versuchsanordnung war die Ausscheidung von Peruvosid mit der Galle um ein Vielfaches höher als die der anderen Glykoside. Der ^{3}H-Gehalt im Urin war vernachlässigbar gering. Der ^{3}H-Gehalt in der Darmlymphe ist so niedrig, daß dieser Weg für die resorbierten Glykoside und wohl auch generell für Pharmaka ohne Bedeutung ist. Der Vergleich der ^{3}H-Konzentration im Plasma des Pfortader- bzw. des Jugularvenenblutes mit der ^{3}H-Konzentration in der Lymphe in Ab-

Tabelle. *Resorption von Herzglykosiden aus abgebundenen Jejunumschlingen von Katzen. Katzen: 2,3—3,9 kg. Narkose: Chloralose 80 mg/kg i.p. Atropin 1 mg/kg i.m. Darmschlinge: im Mittel 16 cm lang, von der Flexura duodenojejunalis an. Glykosid-Angebot: 100 nmol in 2 ml physiol. NaCl-Lösung (3% Äthanol). Versuchsdauer 1 Std. Die Zahlen sind die Mittelwerte aus je 3 Versuchen mit dem jeweils höchsten bzw. niedrigsten Wert*

	^{3}H im Plasma V. portae % des Angebots	^{3}H in der Darmlymphe % des Angebots	^{3}H mit der Galle ausgeschieden		
			% des Angebots	% der resorbierten ^{3}H-Menge	Anteil des unverändert ausgeschiedenen Glykosids an der gesamten ^{3}H-Aktivität in %
Ouabain	5,0 (4—5,8)	0,01 (0,004—0,015)	0,22 (0,16—0,36)	4,4	nicht meßbar
Peruvosid	13,0 (8—20,3)	0,013 (0,01—0,016)	4,7 (4,2—5,1)	36	15,3
Digitoxin	51,0 (34—68)	0,02 (0,016—0,042)	0,35 (0,24—0,55)	6,9	63,0

hängigkeit von der Zeit (Werte sind nicht in der Tabelle enthalten) läßt erkennen, daß die ³H-Glykoside gar nicht direkt aus dem Darmlumen, sondern über das Blutplasma in die Lymphe gelangt sind.

Dozent Dr. W. FORTH, Institut f. Pharmakologie u. Toxikologie der Universität des Saarlandes
6650 Homburg (Saar)

Inhibition of Drug Metabolism by small Concentrations of Carbon Disulfide
Hemmung des Arzneimittelstoffwechsels durch geringe Schwefelkohlenstoffkonzentrationen

By K. J. FREUNDT and W. DREHER

Carbon disulfide inhibits the activity of various enzymes in serum and in tissue both in vivo and in vitro [1,3—7]. We have examined the effect of small concentrations of CS_2 on the metabolism of various drugs by the liver, since there has been a suggestion of interference [2]. We used hexobarbital-Na, aminophenazone, and procaine-HCl.
Rats (breed Wistar, ♀, ~ 200 g) were exposed for 8 hrs to concentrations of 20, 50, 100, 200, and 400 ppm CS_2. Immediately after exposure 100 mg/kg hexobarbital-Na was injected i.p. Even at a concentration of 20 ppm CS_2 there was a significant prolongation of the duration of sleep which was twice that of controls. After 400 ppm CS_2 the duration of sleep was $5^1/_2$ times that of controls. Exposure for one hour at 100 ppm CS_2 doubled the duration of sleep. Inhibition of hexobarbital metabolism increased up to the end of CS_2-exposure (100 ppm/8 hrs) and subsequently dropped exponentially; after 24 hrs inhibition was no longer present. Repeated daily exposure up to 8 times caused neither increase nor diminution of this effect. In vitro metabolism of hexobarbital-Na was inhibited by 85% using rat liver supernatant (9000 × g) after exposure of the animals to 50 ppm for 8 hrs. This inhibition is competitive. N-demethylation of aminophenazone was determined by measuring the urinary 24 hrs excretion of total 4-amino-antipyrine in rats (♀, ~ 200 g) after administration of 20 mg/kg aminophenazone p.o. in 40 ml/kg water. The excretion of total 4-aminoantipyrine was inhibited by 70% during the first 6 hrs after the exposure to 50 ppm CS_2 over 8 hrs. The hydrolysis of procaine-HCl by hepatic esterase showed only slight inhibition: Using mouse liver microsomes the inhibition after 400 ppm/8 hrs was only 20%.
Even after the exposure to the highest concentration of 400 ppm CS_2/8 hrs ordinary liver function tests (BSP clearance measured in the bile, serum LDH, GPT, and GOT) remained normal. The described changes in

hepatic drug metabolism are in the case of CS_2 a sensitive criterion for the influence of toxic solvents on liver function. This criterion is far more sensitive than the determination of serum enzyme levels.

References
1. COHEN, A. E., L. D. SCHEEL, J. F. KOPP, F. R. STOCKELL, R. G. KEENAN, J. T. MOUNTAIN, and H. J. PAULUS: Amer. Ind. Hyg. Ass. J. 20, 303 (1959).
2. LAZAREV, N. V., Z. I. ABRAMOVA u. Z. C. ČERNY: Gig. Tr. prof. Zabol. 8, 24 (1965).
3. MÁDLO, Z., and B. SOUČEK: Pracov. Lék. 5, 312 (1953).
4. MAGISTRETTI, M., e E. PEIRONE: Med. d. Lavoro 52, 1 (1961).
5. PEIZKER, Z.: Pracov. Lék. 6, 17 (1954).
6. SOUČEK, B., Z. MÁDLO u. H. HOLEYSOVSKA: Arch. Gewerbepath. Gewerbehyg. 15, 531 (1957).
7. WROŃSKA-NOFER, T., u. B. KUDLICKA: Med. Pracy 16, 82 (1965).

KLAUS J. FREUNDT, Institut f. Toxikologie u. Pharmakologie der Universität 8700 Würzburg, Koellikerstraße 2

Zur Hemmung des anaphylaktischen Schocks durch Chlorophyllin
The Inhibition of Anaphylactic Shock by Chlorophylline

Von K. D. FRIEDBERG und G. GARBE

Anaphylaktische Reaktionen beim Meerschweinchen können durch Chlorophyllin erheblich abgeschwächt werden [1,4,5]. Dieses Phänomen wird allgemein auf eine Hemmung des Komplements (C') zurückgeführt, obwohl ein derartiger Chlorophylleffekt bisher nur in vitro nachgewiesen wurde [1,5,3] und obwohl die obligatorische Beteiligung von C'-Faktoren an anaphylaktischen Reaktionen des Meerschweinchens zweifelhaft ist [2].

Zur Klärung dieses Widerspruchs haben wir an Meerschweinchen die Veränderungen der C'-Aktivität nach i.v. Applikation von 20 mg/kg Na-Cu-Chlorophyllin über 24 Std verfolgt und zu verschiedenen Zeiten nach einer entsprechenden Behandlung die Ausbildung des anaphylaktischen Schocks und des Anaphylatoxinschocks untersucht. Wir fanden die stärkste C'-Hemmung gleich nach Chlorophyllininjektion, aber doch nur auf 59% der Ausgangsaktivität. Danach zeigte sich im Verlauf von 1 Std schnell wieder ein deutlicher Aktivitätsanstieg. Dagegen bildete sich die antianaphylaktische Wirkung erst nach einer Latenz mit einem Maximum 4—8 Std nach der Chlorophyllininjektion aus. Die Letalität im anaphylaktischen Schock war zu dieser Zeit stark reduziert und die Histaminfreisetzung gegenüber den Kontrollen um 80—90% vermindert. Auch im Anaphylatoxinschock fanden wir 4 Std nach Chlorophyllininjektion eine signifikante Einschränkung der Histaminfreisetzung um mehr als 50%, aber hier lag die Letalität unverändert bei 100%.

Die zeitliche Diskrepanz in der Ausbildung der beiden Effekte widerlegt die Annahme, daß durch Chlorophyllin beeinflußte C'-Faktoren an der antianaphylaktischen Wirkung ursächlich beteiligt sind. Die korrespondierende Wirkung auf die Histaminfreisetzung in den beiden untersuchten Schockformen machen eine direkte Wirkung des Chlorophyllins auf die Histaminliberierung wahrscheinlich. Zusätzlich ist durch die beim Anaphylatoxinschock unveränderte Letalität ein weiterer Hinweis gegeben, daß auch bei dieser Reaktion histaminunabhängige Faktoren eine bedeutende Rolle spielen können.

Literatur
1. Büsing, K. H.: Allergie u. Asthma 3, 15 (1957).
2. Giertz, H.: In: Pathogenese und Therapie allergischer Reaktionen, S. 468. Hrsg.: G. Filipp. Stuttgart: F. Enke 1966.
3. Götze, O., I. Haupt, and H. Fischer: Nature (Lond.) 217, 1165 (1968).
4. Lorenz, D., u. H. Uebel: Arzneimittel-Forsch. 7, 357 (1957); 8, 696 (1958).
5. Sindo, T., K. Haga, G. Fujii, and K. Nishioka: Jap. J. exp. Med. 36, 489 (1966).

Prof. Dr. K. D. Friedberg, Institut für Pharmakologie und Toxikologie der Universität
3400 Göttingen, Geiststraße 9

Teratogenversuche zur Feststellung der sensiblen Phase der Trächtigkeit an Mäusen
Teratogenic Studies to Determine the Sensitive Phase during Pregnancy in the Mouse

Von H. Frohberg

NMRI-Mäuse Ivanovas wurden jeweils nur einmal während der Gestation mit einer größeren bzw. kleineren Dosis von 6-Mercaptopurin (MP: $1/8$ bzw. $1/16$ LD$_{50}$/kg) oder Monomethylformamid (MMF: $1/5$ bzw. $1/10$ LD$_{50}$/kg) i.p. behandelt, am 19. Tag p.c. getötet und die Zahl der Implantationen, Resorptionen und Aborte ermittelt. Alle 6175 Feten wurden äußerlich sowie nach Aufhellung und Anfärbung des Skeletsystems auf Mißbildungen untersucht.

Die sensible Phase der Trächtigkeit von NMRI-Mäusen gegenüber diesen zwei teratogenen Substanzen lag zwischen dem 6. und 15. mit Maximum vom 11.–13. Tag p.c. Während dieser Zeitspanne führte die einmalige i.p. Injektion der größeren Dosen vorwiegend zum Fruchttod, die der kleineren zu zahlreichen Mißbildungen (bei MMF stärker als bei MP). Die in diesen Versuchen resorbierten Feten waren wahrscheinlich ursprünglich mißgebildet. Resorptionen sollten aber nur nach Einwirkung teratogener Verbindungen mit Mißbildungen gleichgesetzt werden, denn bestimmte Traganth-Sorten und die in diesen enthaltenen Bakterien und

deren Stoffwechselprodukte erzeugten nach einmaliger i.p. Injektion einer größeren Dosis 100%igen Fetaltod [1]. Nach einmaliger Injektion kleinerer Dosen nahmen die Resorptions- und Abortquoten proportional zu den applizierten Dosen ab, ohne daß vermehrt mißgebildete Feten auftraten [2].
Nach der 5- und 10maligen Injektion von je $1/_{80}$ der LD_{50}/kg MP vom 11.—15. oder 6.—15. Tag p.c. betrug die Mißbildungsquote knapp 10%. Nach der fünfmaligen i.p. Injektion von je $1/_{25}$ LD_{50}/kg MMF vom 11.—15. Tag p.c. waren alle Feten mißgebildet. Nach der fünfmaligen Applikation von je $1/_{50}$ LD_{50}/kg MMF vom 9.—13. oder 11.—15. Tag p.c. wurde eine Mißbildungsquote von 15% festgestellt. Wurde $1/_{50}$ LD_{50}/kg MMF neunmal vom 7.—15. Tag p.c. injiziert, betrug die Mißbildungsrate 55%.
Durch die wiederholte Applikation kleiner Dosen während der gesamten sensiblen Phase der Trächtigkeit dürften somit teratogene Eigenschaften einer zu prüfenden Substanz an NMRI-Mäusen zu erkennen sein.

Literatur
1. FROHBERG, H., H. OETTEL u. H. ZELLER: Naunyn-Schmiedebergs Arch. exp. Path. Pharmak. 253, 34 (1966).
2. — — — im Druck.

Dr. H. FROHBERG, Medizin. Forschung, Toxikologische Abteilung E. Merck AG. 6100 Darmstadt, Postfach 4119

Heparin und Histaminase in der Leber anaphylaktischer Meerschweinchen
Heparin and Histaminase in the Liver of Anaphylactic Guinea Pigs

Von H. GIERTZ, R. MITZE und E. MESZAROS

Im anaphylaktischen Schock des Meerschweinchens erfolgt eine Histaminaseliberation aus der Leber. Sie wird durch Heparin, das ebenfalls aus der Leber stammt, vermittelt und ist durch die freigesetzte Heparinmenge begrenzt [2].
Versuche, eine Abnahme der Histaminase durch den anaphylaktischen Schock in der Leber nachzuweisen, hatten bei älteren Autoren ein negatives, neuerdings [1] aber ein positives Resultat. Über den Heparingehalt der Leber ist bisher nichts bekannt. Vor allem wäre zu klären, ob die limitierte Heparinfreisetzung auf einem niedrigen Heparingehalt oder darauf beruht, daß nur ein kleiner Anteil des vorhandenen Heparins frei wird. Wenn das Heparin aus den Mastzellen der Leber stammt, müßten die Anteile des freigesetzten Heparins und Histamins an der vorhandenen Gesamtmenge etwa gleich sein. Daher wurde der Histaminase-, Heparin- und Histamingehalt der Meerschweinchenleber untersucht.

Überraschenderweise nahm die Histaminaseaktivität im Leberhomogenat durch den anaphylaktischen Schock nicht ab, sondern signifikant zu. Eine ähnliche Zunahme fand sich nach Injektion einer Heparindosis, die der im anaphylaktischen Schock freigesetzten Heparinmenge entsprach. Im Gegensatz dazu bewirkten hohe Heparindosen eine starke Abnahme der Enzymaktivität.

Der Heparingehalt in der Leber wurde durch die Messung der Antithrombinwirkung und der histaminaseliberierenden Wirkung von Leberextrakten bestimmt, weil die metachromatische Methode bei der Meerschweinchenleber versagt. Die Versuche ergaben, daß nur etwa 10% des vorhandenen Heparins und Histamins im anaphylaktischen Schock aus der Leber freigesetzt werden. Für die Histaminasefreisetzung ist also nicht der Heparingehalt der Leber, sondern die geringe Heparinliberation der limitierende Faktor.

Der Nachweis einer Histaminaseabnahme in der Leber durch den anaphylaktischen Schock ist nach unsern Versuchen, abgesehen von dem geringen Ausmaß, auch dadurch erschwert, daß mit der Freisetzung eine Aktivitätszunahme des Enzyms verknüpft ist.

Literatur
1. DAVE, K. C., and K. S. SACHDEV: Brit. J. Pharmacol. 30, 224 (1967).
2. GIERTZ, H., u. F. HAHN: Int. Arch. Allergy (1968) (im Druck).

Prof. Dr. H. GIERTZ, Pharmakologisches Institut der Universität
7800 Freiburg/Br., Katharinenstraße 29

Über das Membranpotential am Vorhof des Meerschweinchenherzens nach Hypothermie
The Membrane Potential of the Cardiac Atrium of Guinea Pigs after Hypothermia

Von H. G. GLITSCH und H. REUTER

Linke Vorhöfe von Meerschweinchenherzen wurden präpariert und 30 min in Tyrodelösung mit 5,4 mM K^+/l bei 35°C äquilibriert. Anschließend wurden die Präparate 90 min bei 4—6°C von einer Tyrodelösung mit 1,35 mM K^+/l umspült. Danach wurden die Vorhöfe in einer Tyrodelösung mit 21,6 mM K^+/l bei 35°C rasch wiedererwärmt.
Gleichzeitig wurde das Membranpotential der Myokardzellen mit Mikroelektroden intracellulär abgeleitet. Es betrug am Ende der Äquilibrierungsperiode $-72,5 \pm 0,74$ mV und sank während der Hypothermie auf $-36,8 \pm 1,06$ mV ab. Bei Wiedererwärmen stieg das Membranpotential schnell an. Innerhalb der ersten 10 min nach Wiedererwärmen betrug das Membranpotential durchschnittlich -59 mV. Im weiteren Verlauf des

Wiedererwärmens fiel das Membranpotential auf Werte von — 50 mV ab. Unter gleichen Versuchsbedingungen wurden der Inulinraum, der Wassergehalt, der Na^+- und K^+-Gehalt der Vorhöfe bestimmt. Aus den Meßwerten wurden die intracellulären Na^+- und K^+-Konzentrationen und das K^+-Gleichgewichtspotential errechnet.

Das Membranpotential der Vorhöfe war bei Wiedererwärmen in den ersten 10 min, absolut gerechnet, um etwa 10 mV größer als das errechnete E_K. Es war ebenfalls signifikant größer als das E_K im steady-state nach Wiedererwärmen ($P < 0{,}025$).

Die Befunde werden als Hinweis auf eine elektrogene Kopplung zwischen aktivem Na^+-Transport und K^+-Einstrom an der Myokardzelle gedeutet. Die Abhängigkeit des Membranpotentials bei Wiedererwärmen von der extracellulären K^+-Konzentration und der intracellulären Na^+-Konzentration wird diskutiert.

Literatur
PAGE, E., and S. R. STORM: J. gen. Physiol. 48, 957 (1965).
TAMAI, T., and S. KAGIYAMA: Circulat. Res. 22, 423 (1968).

Dr. HELFRIED GÜNTHER GLITSCH, Pharmakologisches Institut der Universität
6500 Mainz, Langenbeckstraße 1

Der Einfluß von Phenobarbital auf die proteosynthetische Aktivität von Mikrosomen hungernder und teilhepatektomierter Ratten

The Effect of Phenobarbital on the Protein Synthesis of Microsomes of Fasting and Partially Hepatectomized Rats

Von H. GREIM

In einer vorausgegangenen Mitteilung [2] haben wir berichtet, daß nach Phenobarbitalbehandlung gefütterter Ratten der in vitro [C-14] Phenylalanineinbau in Mikrosomen (mit Hilfe des zellfreien Systems) eher vermindert als gesteigert war. Damit standen wir im Gegensatz zu den Ergebnissen von KATO, GELBOIN u. Mitarb. [1], die nach Phenobarbitalbehandlung hungernder Ratten in vitro eine Steigerung des Aminosäureeinbaues um mehr als 100% gefunden hatten. Deshalb untersuchten wir jetzt den Einfluß von je 80 mg Phenobarbital pro kg — 42 und 18 Std vor dem Töten den weiblichen Ratten von 140 g i.p. injiziert — auf die in vitro-Proteinsynthese von Mikrosomen *gefütterter* und *hungernder* Ratten. Diese Untersuchungen ergaben, daß Phenobarbitalbehandlung gefütterter Tiere den Phenylalanineinbau in die Mikrosomen um etwa 40% steigert. Hungernlassen (42 Std) reduziert den Einbau im Vergleich zum Kontrollversuch (gefütterte, unbehandelte Ratten) um ca. 25%, während Phenobarbitalbehandlung hungernder Ratten die Aktivität nicht weiter erhöhte. Damit beträgt der Aktivitätsunterschied zwischen Mikrosomen hungernder Kontrolltiere und hungernder behandelter Ratten 100%. Diese Aktivitätssteigerung wurde von KATO, GELBOIN u. Mitarb. als Phenobarbitalwirkung angesehen. Dabei ist jedoch die Verminderung des Aminosäureeinbaus in Mikrosomen hungernder Ratten nicht berücksichtigt worden. In einer weiteren Versuchsreihe konnten wir zeigen, daß 2 Tage nach Teilhepatektomie von Ratten die proteosynthetische Aktivität von inkubierten Mikrosomen um das Dreifache ansteigt. Phenobarbitalbehandlung zwei Drittel hepatektomierter Ratten erhöhte diesen Einbau nicht. Bekanntlich findet man nach Teilhepatektomie in vivo eine starke Proteinsynthesesteigerung, die, wie unsere Befunde zeigen, in ihrem Ausmaß durch die in vitro Bestimmung der proteosynthetischen Aktivität nachgewiesen werden kann. Deswegen glauben wir folgern zu können, daß die 40%ige Erhöhung des Phenylalanineinbaues, die wir an Mikrosomen phenobarbitalbehandelter, gefütterter Ratten in vitro gefunden haben, einer etwa gleich großen Steigerung der Proteinsynthese in vivo entspricht.

Literatur
1. KATO, R., W. R. JONDORF, L. A. LOEB, T. BEN, and H. V. GELBOIN: Molec. Pharmacol. 2, 171 (1966).
2. SEIFERT, J., H. GREIM u. P. CHANDRA: Hoppe-Seylers Z. physiol. Chem. 349, 1179 (1968).

Dr. med. HELMUT GREIM, Institut für Toxikologie der Universität
7400 Tübingen, Wilhelmstraße 56

Proximale und distale intratubuläre Drucke an Rattennieren unter Furosemid und Acetazolamid
The Pressure within Proximal and Distal Tubules of the Rat Kidney after Furosemide and Acetazolamide

Von J. GREVEN, H. OSSWALD, A. MEIFORTH und G. FÜLGRAFF

Der intratubuläre hydrostatische Druck beträgt an Nieren von nicht diuretischen Ratten in proximalen Konvoluten 11,5 mm Hg mit einer Standardabweichung von 1,3 und in distalen Konvoluten $4,9 \pm 0,8$ mm Hg. Nach Acetazolamid steigt der Harnfluß einer Niere im Mittel von 0,9 auf 13 µl/min · 100 g Ratte an, der Druck proximal auf 13,4, distal auf 10,8 mm Hg. Die Veränderungen sind gegenüber den Kontrollen signifikant. Der Unterschied zwischen proximalem und distalem Druck ist geringer als in den Kontrollen, aber ebenfalls signifikant.

Nach Furosemid beträgt der Harnfluß im Mittel 92 µl/min · 100 g, der intratubuläre Druck proximal 32,7 und distal 29,5 mm Hg. Der Unterschied zwischen proximalen und distalen Drucken ist nicht signifikant. Sowohl nach Acetazolamid als auch nach Furosemid sind die intratubulären Drucke signifikant linear mit dem Harnfluß korreliert. Nach Entfernung der Nierenkapsel verlaufen die Regressionsgeraden von Druck auf Harnfluß flacher. Der intratubuläre proximale Druck ist im Verhältnis zum Harnfluß während der ersten 10 min nach Gabe des Diureticums höher als in der Folgezeit.

Die Befunde zeigen, daß mit zunehmender Stärke einer Diurese der Strömungswiderstand in der Henleschen Schleife aufgehoben wird, während ein immer stärkerer Engpaß am Ende des Nephrons auftritt. Die Tubulusflüssigkeit wird unter gleich hohem Druck im proximalen und distalen Konvolut aufgestaut. Dadurch kommt es zur Erweiterung der Tubulusquerschnitte, die jedoch nur langsam erfolgen kann, da die Niere insgesamt nicht in der Lage ist, sich wesentlich zu vergrößern.

Dr. JOACHIM GREVEN, Abteilung Pharmakologie der Medizinischen Fakultät der Technischen Hochschule Aachen, z.Z. Pharmakologisches Institut der Universität 7800 Freiburg i. Br., Katharinenstraße 29

Zur Frage einer „reserpinartigen" Wirkung von Prenylamin (Segontin®)
Regarding the „Reserpine-Like" Effect of Prenylamine (Segontin®)

Von H. GROBECKER, D. PALM, I. J. BAK und B. SCHMID

Für Prenylamin (P) wurde von verschiedenen Autoren [2,3] ein reserpinähnlicher Wirkungsmechanismus angenommen, da es bei Ratten zu einer Abnahme des Noradrenalingehaltes sympathisch innervierter Organe führte und auch den Serotoningehalt des Gehirns herabzusetzen schien. Intravenöse (5 mg/kg, 2 Std) oder orale (100 mg/kg, 24 Std) Verabfolgung von P an Ratten ließen den Serotoningehalt des Gehirns unbeeinflußt. Der Brenzcatechinamingehalt (Noradrenalin, Dopamin) wurde im Mittel um 50% gegenüber den Kontrollwerten vermindert. Reserpin (0,5 mg/kg i.v., 2 Std) führte demgegenüber zu einer starken Erniedrigung sowohl des Serotonin- (-70%), als auch des Noradrenalin- (-80%) und Dopamingehaltes (-85%) im Gehirn.

Hemmung der mikrosomalen Fermente durch SKF 525 A (2 × 50 mg/kg i. p.) führte zu einer Potenzierung der Wirkung von P (11, 33, 100 mg/kg p.o. 5, 10, 24 Std) auf den Brenzcatechinamingehalt von Herz und Gehirn und zu einer 50%igen Verminderung des Serotoningehaltes (100 mg/kg P p.o. 24 Std). Nur bei gleichzeitiger Verabfolgung von SKF 525 A und P trat ein reserpinähnliches Bild bei den Versuchstieren auf

(Ptosis, Sedation). Die Toxicität von P war unter diesen Bedingungen stark erhöht (Krämpfe, Lungenödem).
In fluorescenzmikroskopischen Untersuchungen wurde eine vollständige Entleerung der noradrenergischen Nerven der Ratteniris nach Vorbehandlung der Tiere mit SKF 525 A + P beobachtet.
Die Metabolisierung von ^{14}C-D,L-Prenylaminlactat (11 mg/kg p.o.) wurde durch Vorbehandlung mit SKF (2 × 50 mg/kg i.p.) gehemmt. Entsprechend war die Ausscheidung wasserlöslicher, hydroxylierter und glucuronisierter Metabolite 10 Std nach Verabfolgung um 70% reduziert. Die Radioaktivität in den Organen stieg auf das 12—16fache (z.B. Herz, Lunge) der Kontrollwerte an.
Demgegenüber schwächte die Induktion mikrosomaler Enzyme (3 × 100 mg/kg Phenobarbital s.c. in 72 Std) die Wirkung von P (100 mg/kg p.o. 24 Std) auf den Brenzcatechinamingehalt von Herz und Gehirn stark ab.
In vivo gleicht das phamakologische Wirkungsbild von P demjenigen indirekt wirkender Amine. Die reserpinartige Wirkung, die *in vitro* stark ausgeprägt ist (Hämolyse, Lyse isolierter Nebennierenmarkgranula [1]), tritt auf Grund seiner raschen Metabolisierung in den Hintergrund.

Literatur
1. GROBECKER, H., P. HOLTZ, D. PALM, I. J. BAK, and R. HASSLER: Experientia (Basel) 24, 701—703 (1968).
2. OBIANWU, H.: Acta pharmacol. (Kbh.) 23, 383—390 (1965).
3. SCHÖNE, H. H., u. E. LINDNER: Arzneimittel-Forsch. 10, 583—585 (1960).

Priv.-Doz. Dr. H. GROBECKER, Pharmakologisches Institut der Universität 6000 Frankfurt a. M., Ludwig-Rehn-Straße 14

A Radioimmunassay Using Cellulose-Bound Antibodies and its Application to Staphylococcal-α-Toxin
Eine Radioimmunprobe mit Cellulose-gebundenen Antikörpern und ihre Anwendung auf Staphylokokken-α-Toxin

By E. HABERMANN and K. O. RÄKER

Immunglobulins can be covalently bound to cellulose substituted with bromacetyl groups. The conjugates fix labelled (jodine) and unlabelled antigens selectively. Therefore, they are useful for solid phase radioimmunassay of various peptides and proteins. Specific conjugates have been successfully applied for the determination of heterologous albumin, Trasylol® and especially staphylococcal toxin in rabbit blood. Pure staphylococcal α-toxin has been jodinated with ^{125}J resp. ^{131}J according to GREENWOOD et al. Unlabelled toxin, when injection into rabbits in sublethal amounts (about 1 µg/kg or less) disappears very quickly from the blood stream. The half-life time is less than five minutes. The same is true for jodinated toxin. The slope of the decay indicates the participation of at least two processes. Binding of the hemolysin to erythrocytes is negligible. The labelled toxin does not return into the blood stream when antitoxin is injected intravenously a few minutes afterwards. Previous injection of antiotoxic or normal bovine serum delays, however, the disappearance of labelled toxin. The mode of toxin distribution in rabbit tissues and its fixation are still unknown. In mice, labelled toxin is concentrated in the kidneys shortly after injection and then distributed over various organs, especially the stomach and the gut, whereas the brain takes up only small amounts of labelled material. Evidences are accumulating that the kidney is of special importance for the elimination of low molecular proteins and peptides.

References
GREENWOOD, F. C., W. M. HUNTER, and J. S. GLOVER: Biochem. J. 89, 114 (1963).

Prof. Dr. E. HABERMANN, Pharmakologisches Institut der
Justus Liebig-Universität
6300 Gießen, Rudolf Buchheim-Straße 4

Elektrosekretorische Koppelung bei der Noradrenalinfreisetzung aus adrenergen Nervenfasern durch nicotinartig wirkende Substanzen
Electrosecretory Coupling at the Release of Noradrenaline from Adrenergic Nerve Fibers by Nicotine Like Acting Substances

Von G. HAEUSLER, H. THOENEN, W. HAEFELY und A. HUERLIMANN

Die vorliegenden Versuche betreffen die Koppelung der durch Acetylcholin bewirkten Noradrenalinfreisetzung mit der gleichzeitig registrierbaren elektrischen Aktivität im Sympathicus. Wie aus früheren Untersuchungen bekannt ist, kann Acetylcholin je nach der angewandten Konzentration an den terminalen Abschnitten von Sympathicusfasern entweder asynchrone Entladungen auslösen oder zu anhaltender Depolarisation führen, während der keine Aktionspotentiale mehr auftreten. In beiden Fällen wird Noradrenalin — wenn auch in unterschiedlicher Menge — freigesetzt [4,5].

Die Versuche wurden am isolierten, nach LANGENDORFF perfundierten Katzenherzen vorgenommen. Die während der Infusion von Acetylcholin im N. cardiacus inferior registrierten Entladungen wurden zur quantitativen Erfassung integriert.

Perfusion des isolierten Katzenherzens mit calciumfreier Krebs-Henseleitlösung vergrößert die Amplitude der durch Acetylcholin induzierten

Entladungen. Bei gleichzeitiger Blockade der Muscarinreceptoren an den sympathischen Nervenendigungen mit Atropin ($1 \cdot 10^{-6}$ g/ml) bewirkt Acetylcholininfusion ununterbrochenes retrogrades Feuern, ohne daß die sonst typische, anhaltende Depolarisation der Nervenendigungen eintritt. In beiden Fällen ist die Noradrenalinabgabe ins Coronarperfusat aufgehoben.

Tetracain hemmt — in einem allerdings sehr engen Konzentrationsbereich ($6 \cdot 10^{-8}$—$2 \cdot 10^{-7}$ M) — die durch Acetylcholin hervorgerufene Noradrenalinfreisetzung deutlich stärker als die induzierten asynchronen Entladungen. Das gilt auch bei Anwesenheit von Atropin in der Perfusionslösung. Zur Erklärung dieses an sympathischen Nervenendigungen beobachteten Verhaltens können Befunde von DOUGLAS u. KANNO [1] dienen, die an chromaffinen Zellen des Nebennierenmarkes erhoben wurden. Die Autoren haben gezeigt, daß Tetracain in einer bestimmten Konzentration den durch Acetylcholin ausgelösten Einwärtsstrom von Ca^{++} praktisch aufhebt, ohne daß der Natriumstrom wesentlich beeinträchtigt ist.

Tetrodotoxin ($1 \cdot 10^{-8}$ M) blockiert die durch Acetylcholin induzierte elektrische Aktivität im kardialen Sympathicus vollständig, läßt aber sowohl in Gegenwart als auch in Abwesenheit von Atropin die Noradrenalinfreisetzung unbeeinflußt.

Die an den sympathischen Nervenendigungen auftretenden elektrischen Membranphänomene scheinen demnach für die Noradrenalinfreisetzung durch nicotinartige Substanzen nur insofern von Bedeutung zu sein, als sie den Einstrom von Ca^{++} in das Innere der Nervenendigung ermöglichen. Damit gehorcht offenbar die Noradrenalinfreisetzung aus sympathischen Nervenendigungen der gleichen Gesetzmäßigkeit der Ca^{++}-vermittelten elektrosekretorischen Koppelung, wie sie für die Acetylcholinfreisetzung aus motorischen Nervenendigungen von KATZ u. MILEDI [6,7] und für die Catecholaminabgabe aus den chromaffinen Zellen des Nebennierenmarkes von DOUGLAS u. Mitarb. [1—3] beschrieben wurde.

Literatur
1. DOUGLAS, W. W., and T. KANNO: Brit. J. Pharmacol. **30**, 612 (1967).
2. —, and R. P. RUBIN: J. Physiol. (Lond.) **159**, 40 (1961).
3. — — J. Physiol. (Lond.) **167**, 288 (1963).
4. HAEUSLER, G., H. THOENEN, W. HAEFELY u. A. HUERLIMANN: Naunyn-Schmiedebergs Arch. Pharmak. exp. Path. **260**, 129 (1968).
5. — — — — Naunyn-Schmiedebergs Arch. Pharmak. exp. Path. **261**, 389 (1968).
6. KATZ, B., and R. MILEDI: Proc. roy. Soc. B **161**, 496 (1965).
7. — — Proc. roy. Soc. B **167**, 23 (1967).

Dr. G. HAEUSLER, Abteilung für experimentelle Medizin
F. Hoffmann-La Roche & Co. A.G.
CH-4000 Basel

Auswirkungen einer Hemmung der Lipolyse durch 3,5-Dimethylisoxazol auf die Gluconeogenese in der Leber
The Effect of Inhibiting Lipolysis with 3,5-Dimethylisoxazol on Gluconeogenesis in the Liver

Von A. HASSELBLATT und U. PANTEN

Im Hunger senkt Dimethylisoxazol (DMI) bei Ratten die Konzentration der unveresterten Fettsäuren (UFS) und Ketonkörper im Blut. Damit wird das Angebot wichtiger Energieträger gedrosselt. Da die Kohlenhydratreserven beansprucht werden, sinken Leberglykogen und Blutglucosekonzentration ab. Durch einen starken Anstieg der Corticosteronkonzentration im Plasma werden die Tiere instand gesetzt, zusätzlich Glucose aus Aminosäuren bereitzustellen, um den Energiebedarf zu decken. Die Gluconeogenese in der Leber ist 3 Std nach der Injektion in vivo und im Lebergewebe vorbehandelter Tiere auch in vitro gesteigert. Dementsprechend steigt die Harnstoffkonzentration im Serum, die Stickstoffausscheidung im Urin und an Leberschnitten in vitro die Harnstoffsynthese in Gegenwart von Alanin an. An gefütterten Tieren führt DMI nicht zu einem Anstieg des Plasmacorticosteron, auch die Gluconeogenese wird hier nicht erhöht. Auch im Lebergewebe hungernder adrenalektomierter Ratten war durch die Vorbehandlung mit DMI kein Anstieg der Gluconeogenese auszulösen. Dementsprechend kommt es zu schwersten, oft tödlich verlaufenden Hypoglykämien, wenn adrenaleketomierte Tiere durch DMI daran gehindert werden im Hunger über ihre Fettdepots zu verfügen. Mit DMI läßt sich zeigen, daß kurzfristige Steigerungen der Gluconeogenese in der Leber bei erhöhtem Plasmacorticosteron auch bei gehemmter Lipolyse und einer erniedrigten Acetyl-CoA-Konzentration in der Leber auftreten können. Auch in Leberschnitten von Tieren, die mit DMI vorbehandelt waren und die in Gegenwart von Alanin in vitro eine gesteigerte Gluconeogenese zeigten, fand sich unter der Inkubation ein Drittel weniger Acetyl-CoA (2,10 $\pm$ 0,15 nM/mg N) als in denen von Kontrolltieren (3,00 $\pm$ 0,20 nM/mg N). Der Anstieg der Gluconeogenese wurde hier also offenbar nicht durch eine Aktivierung der Pyruvatcarboxylase über zusätzliches Acetyl-CoA ausgelöst.

Priv.-Doz. Dr. A. HASSELBLATT, Pharmakologisches Institut der Universität 3400 Göttingen, Geiststraße 9

Der Effekt von Medazepam (Nobrium®) auf die Schlaf-Wachregulation und den Blutdruck von wachen, unnarkotisierten Katzen

The Effect of Medazepam (Nobrium®) on the Sleep-Wake Regulation and on the Blood Pressure of Alert, Non-Anesthetized Cats

Von H. HEINEMANN, U. STOSIEK und A. HARTMANN

Das Benzodiazepinderivat Medazepam (7-chlor-2,3-dihydro-1-methyl-5-phenyl-1H-1,4-benzodiazepin) wurde untersucht um festzustellen, inwieweit diese Substanz einen schlafinduzierenden Effekt besitzt und ob die Schlafcyclen beeinflußt werden. Ferner wurde der Einfluß von Nobrium auf den Blutdruck wacher Tiere untersucht. Die Katzen befanden sich während des Versuches in einem geräumigen, schalldichten Käfig (40 db-Dämpfung). Um die einzelnen Schlaf- und Wachsphasen genau diagnostizieren zu können, wurde kontinuierlich das EEG (Elektroencephalogramm), das EMG (Elektromyogramm) und das EOG (Elektrooculogramm) registriert. Das Verhalten der Tiere wurde in folgende vier Phasen unterteilt: Wach-, Halbschlaf-, synchronisierter Schlaf und Tiefschlaf. Während der 10stündigen Registrierzeit wurde der Nobriumblutspiegel durch eine langsame Dauerinfusion hinreichend konstant gehalten; die Gesamtdosis betrug 15 mg Nobrium. Eine 10stündige Registrierzeit wurde deshalb für ausreichend erachtet, da die Katze ein polyphasisch schlafendes Tier ist und keinen ausgeprägten 24 Std-Rhythmus besitzt. Alle Katzen schliefen bei einer Nobriumapplikation von 15 mg pro Katze im Durchschnitt 1,6 Std länger als ohne Nobrium. Anzahl und Dauer der einzelnen Schlafphasen waren ebenfalls erhöht. Die Blutdruckwirkung von Nobrium ist sehr gering, nur bei hohen, unphysiologischen Dosen kommt es zu einem initialen bradykarden Blutdruckabfall.

Dr. H. HEINEMANN, I. Physiologisches Institut der Universität
6900 Heidelberg, Akademiestraße 3

Zur Wirkung von Vitamin E bei Digitalisintoxikation*
The Action of Vitamin E in Digitalis Intoxication

Von H.-P. HELWING, H. HOCHREIN und G. HENNERSDORF

Bei 24 Patienten mit Digitalisintoxikation konnte ein toxicitäts-vermindernder Effekt durch die Gabe von Vitamin E demonstriert werden. Die Anwendung von DL-α-Tocopherolacetat bewirkte eine Rückbildung der objektiven und subjektiven Symptome der Digitalisintoxikation.

---

* Mit Unterstützung der Deutschen Forschungsgemeinschaft.

Zur Klärung der Vitamin E-Wirkung bei Digitalisintoxikation wurden tierexperimentelle Untersuchungen durchgeführt. Das Meerschweinchenherz unter Bedingungen des Herz-Lungenpräparates reagiert normalerweise bei Perfusion mit $12{,}7 \cdot 10^{-5}$ g Strophanthin/100 ml mit ersten toxischen Zeichen. Bei Vorbehandlung mit Vitamin E treten toxische Reaktionen erst bei $23{,}3 \cdot 10^{-5}$ g Strophanthin/100 ml auf. Das nicht vorbehandelte Myokard reagiert auf toxische Strophanthindosen mit einer intracellulären Natrium- und Wasseraufnahme und einem Kaliumausstrom (HOCHREIN [3]). Mit Vitamin E vorbehandelte Herzen haben gegenüber den Kontrollherzen einen geringeren Natrium- und Wassergehalt. Die therapeutische Glykosidwirkung ($7 \cdot 10^{-5}$ g Strophanthin/100 ml Perfusat) auf das insuffiziente Herz wird durch Vitamin E nicht beeinträchtigt. Auch am nicht digitalisierten suffizienten Herzen ist Vitamin E wirksam. Es wurde einerseits eine erhöhte Belastbarkeit des Herzens und andererseits ein verzögerter und verminderter belastungsbedingter Natrium- und Wassereinstrom in die Myokardzelle gefunden (HOCHREIN u. ZAQQA [4]).

Die Wirkung von Vitamin E auf das Myokard bei Überlastung und Digitalisintoxikation kann durch eine Permeabilitätsverminderung und Depolarisationshemmung erklärt werden. Nach CENTURY u. HORWITT [1] bewirkt Vitamin E eine Erhöhung des antioxydativen Potentials, wodurch nach TAPPEL [6] die Aktivität lysosomaler Enzyme gehemmt und damit Zellmembran und celluläre Strukturelemente stabilisiert und die Membranpermeabilität herabgesetzt werden. Die meisten Digitalisglykoside hemmen aber auch in toxischen Konzentrationen die Aktivitäten der Cytochrom C-Reduktasen, deren Aktivität im Myokard durch Vitamin E erhöht wird (NASON u. LEHMAN [5]). Somit ist die Vitamin E-Wirkung bei Digitalisintoxikation auch über eine Aufhebung der Enzymhemmung durch Bildung eines unlösbaren Komplexes mit Digitalis möglich (DETWILER, GARRET u. NASON [2]).

Literatur

1. CENTURY, B., and M. K. HORWITT: Proc. Soc. exp. Biol. (N.Y.) **117**, 320 (1964).
2. DETWILER, T. C., R. H. GARRET, and A. NASON: J. biol. Chem. **241**, 1621 (1966).
3. HOCHREIN, H.: Herzinsuffizienz und Myokardstoffwechsel, Arzneimittel-Forsch. 14. Beiheft. Aulendorf/Württ.: Edition Cantor 1965.
4. —, u. Q. ZAQQA: Arzneimittel-Forsch. **15**, 489 (1965).
5. NASON, A., and I. R. LEHMAN: J. biol. Chem. **222**, 511 (1956).
6. TAPPEL, A. L.: Vitam. and Horm. **20**, 493 (1962).

Univ.-Doz. Dr. H. HOCHREIN, Medizinische Universitätsklinik
8700 Würzburg

Dopamin, ein neuer Bestandteil des Nebennieren-Inkrets
Dopamine, a New Product of Adrenal Secretion

Von K. Hempel und H. F. K. Männl

Obwohl Dopamin in sehr kleinen Mengen in der Nebenniere wiederholt nachgewiesen wurde, konnte sein Vorkommen im Nebennierenvenenblut erst vor kurzem von uns gezeigt werden[1]. Es wurde über in vivo Versuche an Katzen und Kaninchen berichtet, in denen die Dopaminneubildung in der Nebenniere sowie die Abgabe dieses neugebildeten Dopamins an das venöse Nebennierenblut gemessen wurde.

Katzen bzw. Kaninchen wurde H-3-Tyrosin i.v. injiziert. Zwischen 5 min und 1 Std wurde Nebennierenvenenblut entnommen, und die Radioaktivität des Dopamins, Noradrenalins und Adrenalins der verschiedenen Blutproben sowie der Nebenniere am Ende des Versuches wurde gemessen. Die Katecholamine wurden zuvor durch Säulenchromatographie, Papierhochspannungselektrophorese oder Papierchromatographie der Acetylderivate aufgetrennt.

Sowohl Katzen als auch Kaninchen sezernierten bereits bis zu 50% der neugebildeten radioaktiven Katecholamine. Die Katecholaminaktivität des Nebennierenbluts lag bei der Katze zur Hälfte als Dopamin und zur Hälfte als Noradrenalin vor. Kaninchen sezernierten im Gegensatz dazu praktisch nur radioaktives Noradrenalin. Die Nebennieren beider Tierarten enthielten radioaktives Dopamin und radioaktives Noradrenalin. Die Menge des von Katzennebennieren sezernierten Dopamins wurde aus dem Verlauf der spez. Aktivität des H-3-Tyrosins im Blut und der Radioaktivität des sezernierten Dopamins berechnet. Danach werden von einer einzelnen Nebenniere 0,01 µg/min Dopamin je 1 kg Tiergewicht sezerniert.

Priv.-Doz. Dr. Dr. Klaus Hempel, Inst. für Medizin. Strahlenkunde der Universität 8700 Würzburg, Versbacher Landstraße 5

Zur kombinierten Antidottherapie der tierexperimentellen Vergiftung mit Tabun, Sarin und Soman
Combined Antidote Therapy in Animals Poisoned with Tabun, Sarin and Soman

Von H. J. Hildebrandt

Tabun, Sarin und Soman gehören chemisch zur Gruppe der Alkylphosphorsäure- und Alkylphosphonsäureester. Toxikologisch bedeutsam ist die Hemmung der Acetylcholinesterase, als deren Folge die zentralen, nicotin- und muscarinartigen Wirkungen dieser Stoffe zu dem bekannten Vergiftungsbild führen. Auf der Suche nach geeigneten Antidotkombina-

---

[1] Experientia 23, 919 (1967).

tionen, die nach Zeitpunkt und Dosis therapeutisch eingesetzt in Tierversuchen Vergiftungen mit Vielfachen der LD_{50} von Tabun, Sarin und Soman abzufangen vermögen, bot sich uns an die zuerst von COLEMAN u. Mitarb. [1] getestete cholinolytische Kombination von 1-N-Phenylcyclopentan-1-carbonsäure-4'-N-methylester-HCl (G 3063) und Triflupromazin-HCl. Wir prüften gleichzeitig die Pyridinaldoxime P2S, Obidoxim und 2-Hydroxyiminomethyl-3'-carbonamid-bis-(pyridiniummethyläther)-dichlorid (HS 6).
Männliche Sprague-Dawley-Ratten wurden die Alkylphosphate s.c., die Antidote i.m. 1 min danach in einem Injektionsvolumen von 0,1 ml appliziert. Die LD_{50} betrug für Tabun 1,65, Sarin 1,16 und Soman 0,75 µMol/kg. Sie konnten unter der jeweiligen Therapie um ein Mehrfaches gesteigert werden. Dadurch ergaben sich Schutzfaktoren PR. Für Obidoximdosen von 10 oder 50 µMol/kg ohne Cholinolytica überstiegen die PR-Werte bei Tabun-, Sarin und Somanvergiftungen nicht 1,3. Durch zusätzliche Gabe von Atropin in Dosen von 0,1, 1,0 oder 10 µMol/kg lassen sich Schutzfaktoren von maximal 1,5 bei Tabun-, 6 bei Sarin- und 1,2 bei Somanvergiftung erzielen. Wird zu Obidoxim jedoch gleichzeitig G 3063 und Triflupromazin (maximal 30 + 3 µMol/kg) gegeben, so sind PR-Werte von 22 bei Tabun- und 30 bei Sarinvergiftung erreichbar. Eine zusätzliche Atropingabe steigert diese Werte nicht. Bei der Somanvergiftung jedoch kommt man mit dieser dem Atropin eindeutig überlegenen Therapie nicht über einen Schutzfaktor von 1,7 hinaus. Die für die Alkylphosphatvergiftung der Ratte typischen motorischen Krämpfe lassen sich, selbst wenn sie voll ausgebildet sind und auch bei der Somanvergiftung, in 1—2 min lösen. Mit Atropin gelingt dies bekanntlich nicht. In den Versuchen entsprach die therapeutische Wirkung eines Obidoximanteils von 10 µMol/kg der von 50 µMol/kg P2S oder HS 6.

Literatur
1. COLEMAN, I. W., P. E. LITTLE, G. E. PATTON, and R. A. B. BANNARD: Canad. J. Physiol. Pharmacol. 44, 745 (1966).

Dr. H. J. HILDEBRANDT, Akad. des Sanitäts- u. Gesundheitswesens der Bundeswehr 8000 München 13, Postfach 32

Elektrophysiologische Untersuchungen zur Wirkung von Tegretal® auf das Zentralnervensystem
Electrophysiological Studies of the Action of Tegretal® on the Central Nervous System

Von E. HOLM, H. HEINEMANN und K.-F. HAMANN

Die „genuine" Trigeminusneuralgie und Epilepsien (Grand mal, psychomotorische Anfälle) werden durch Tegretal® (5-Carbamyl-5 H-dibenzo-

[b,f]-azepin) günstig beeinflußt. Die Substanz wurde 20 hochspinal durchschnittenen Katzen fraktioniert i.p. injiziert (Gesamtdosen: 20, 60 und 120 mg/kg). Das Versuchsprogramm umfaßte EEG-Ableitungen, retikuläre Auslösungen neocorticaler und hippokampaler „EEG-Weckreaktionen" und vor allem Schwellenmessungen subcorticaler Antwortpotentiale auf zentral applizierte Einzelreize. Dabei erfolgten die Reizungen und Ableitungen mit bipolaren Elektroden in pontin-retikulären, unspezifisch-thalamischen, limbischen und striopallidären Kerngebieten. Die Schwellen der Antwortpotentiale wurden mit Hilfe eines elektronischen Mittelwertsbildners aufgesucht.

Niedrige Dosen von Tegretal® veranlaßten Schwellensteigerungen reticulo-thalamischer Reizantworten, efferenter Verbindungen des N. ventr. ant. thalami und afferenter Verbindungen des Hippocampus. Hohe Dosen hemmten zusätzlich die „EEG-Weckreaktionen" und zahlreiche retikuläre sowie amygdaloide Efferenzen.

Die Generalisation epileptischer Anfälle vom Typ des Grand mal soll durch Vermittlung der unspezifischen thalamo-corticalen Projektionen zustande kommen. Letzte gemeinsame Wegstrecke dieser Projektionen ist der durch Tegretal® beeinflußte N. ventr. ant. thalami. Die Effekte des Pharmakons bei psychomotorischer Epilepsie könnten u. a. auf Hemmungen hippokampaler Afferenzen beruhen. Die Coupierung trigeminusneuralgischer und anderer lanzinierender Schmerzen wird vorwiegend einer Dämpfung unspezifisch-thalamischer Schmerzmechanismen zugeschrieben.

Dr. med. E. HOLM, I. Med. Klinik im Klinikum Mannheim der Universität Heidelberg
6800 Mannheim, Theodor Kutzer-Ufer

Ein statistisches Modell zur Beschreibung der chronischen Toxizität
A Statistical Model for Describing Chronic Toxicity

Von I. JANKŮ

Es wird ein einfaches statistisches Modell beschrieben, daß einige Eigenschaften der chronischen Toxizität besitzt und zugleich einen direkten Vergleich mit den Ergebnissen des Experiments ermöglicht.

Es wird angenommen, daß jede Dosis eines Pharmakons mit der Wahrscheinlichkeit p die Fähigkeit besitzt auch nach einmaliger Gabe eine elementare Beschädigung, die in erster Näherung als absolut irreversibel betrachtet wird, auszulösen. Falls die Intensität dieser Beschädigung unter der Schwelle einer offenbaren toxischen Erscheinung liegt, kommt eine manifeste toxische Reaktion erst dann zum Ausdruck, wenn sich

vorher r solche Beschädigungen akkumuliert haben. Wenn die Wahrscheinlichkeit p bei wiederholter Verabreichung von Dosis zu Dosis unverändert bleibt, dann ist die Wahrscheinlichkeit $p(x)$, die besagt, daß eine offenbare toxische Reaktion nach x Dosen zu Stande kommt, negativ binomial verteilt und durch folgende Formel gegeben: $p(x) = \binom{x-1}{r-1} p^r (1-p)^{x-r}$. Für reversibel wirkende Pharmaka muß man annehmen, daß die elementare Beschädigung sich im Zeitintervall zwischen zwei Dosen mit der Wahrscheinlichkeit w wieder reparieren läßt, so daß gilt: $p(x) = \binom{x-1}{r-1} [(1-w)p]^r [1-(1-w)p]^{x-r}$. Weil es auch in diesem Fall sich um eine negativ binomiale Verteilung handelt, können wir ganz allgemein schreiben: $p(x) = \binom{x-1}{r-1} P^r (1-P)^{x-r}$, wobei $P = p$ für irreversible und $P = (1-w)p$ für reversible Wirkungen von Pharmaka gilt. Für die mittlere Zahl der Dosen, die zum Auslösen einer offenbaren toxischen Reaktion notwendig sind, sowie deren Varianz s_x^2 gilt dann: $x = r/P$ bzw. $s_x^2 = r(1-P)/P^2$. Der Vergleich dieser theoretischen Ausdrücke mit den experimentell bestimmten Werten des arithmetischen Mittels der Zahl von Dosen bzw. Varianz führt dann zu folgenden Schätzungen von r und P: $r = x^2/x + s_x^2$; $P = x/x + s_x^2$.
Auf diese Weise haben wir in unseren Versuchen die Parameter r und P bei Isoniazid, Chlorpromazin, Amidopyrin, 6-Azauridin und Triacetyl-6-azauridin geschätzt, wobei die Pharmaka Gruppen von Mäusen bzw. Ratten zu 10—20 Tieren in verschiedenen Dosen solange täglich verabreicht wurden, bis alle Tiere starben. Der Vergleich auf Grund dieser Parameter berechneter Summenfunktionen mit den experimentellen Letalitätskurven zeigte, daß die Übereinstimmung zwischen der Theorie und dem Experiment befriedigend ist.

Priv. Doz. I. JANKŮ, Pharmakologisches Institut der ČSAV
Albertov 4, Prag 2, ČSSR

Wirkungen von Metyrapon auf den Arzneimittelstoffwechsel und einige andere Funktionen der Leberzelle
Effects of Metyrapon on the Drug Metabolism and on Some Other Functions of the Liver Cell

Von G.-F. KAHL, M. P. MAGNUSSEN und K. J. NETTER

Metyrapon, ein Inhibitor von Steroid- und Arzneimittelhydroxylasen, wird an seiner Ketogruppe reduktiv verändert [1]. SPRUNT et al. [1] gaben Hinweise dafür, daß diese Reduktion in den Mikrosomen der Rattenleber stattfindet. Wir fanden reduziertes Metyrapon als Hauptmetaboliten an der isoliert perfundierten Leber der Ratte sowie in Mäuselebermikrosomen.

Kinetische Untersuchungen ergaben eine kompetitive Hemmung von Demethylierungsreaktionen durch Metyrapon und reduziertes Metyrapon. Als Modellreaktionen wurden die O-Demethylierung von p-Nitroanisol und die N-Demethylierung von N-Monomethyl-p-Nitranilin untersucht. Die Inhibitorkonstanten sind für Metyrapon bei diesen Reaktionen $0{,}3 \cdot 10^{-4}$ bzw. $0{,}5 \cdot 10^{-4}$ und für reduziertes Metyrapon $1{,}3 \cdot 10^{-4}$ M bei der O-Demethylierung. Es ließ sich eine Anlagerung beider Substanzen an Cytochrom P-450 nachweisen. Das Differenzspektrum deutet auf die Bildung eines Komplexes vom Anilintyp hin.

An der isoliert perfundierten Leber fanden wir einen Anstieg des Lactat-Pyruvatquotienten um den Faktor 8 durch $5 \cdot 10^{-3}$ M Metyrapon, der im wesentlichen auf eine Zunahme des Lactatgehalts im Medium zurückgeht. Ein geringerer Effekt war bei $2{,}5 \cdot 10^{-3}$ M Metyrapon und bei $5 \cdot 10^{-3}$ M reduziertem Metyrapon zu beobachten. Ein Anstieg des Lactat-Pyruvatquotienten um den Faktor 4 ließ sich auch an Rattenleberschnitten bei Verwendung von Krebs-Ringer-Bicarbonatpuffer mit 100 mg-% Glucose nachweisen. In Phosphatpuffer dagegen fand sich eine geringere Erhöhung des Quotienten um den Faktor 1,5. Die manometrische Messung des Sauerstoffverbrauchs von Rattenleberschnitten in Phosphatpuffer ergab ohne Glucose im Medium eine 50%ige und mit 100 mg-% Glucose eine 25%ige Atmungshemmung durch $5 \cdot 10^{-3}$ M Metyrapon. Ein Zusammenhang zwischen der Wirkung des Metyrapons auf den Arzneimittelstoffwechsel und seinen Wirkungen auf die Redoxverhältnisse sowie den Sauerstoffverbrauch der Leberzelle erscheint möglich.

Literatur
1. SPRUNT, J. G., M. C. K. BROWNING, and D. M. HANNAH: Memoirs of the Society for Endocrinology, No. 17, 193 (1967).

Prof. Dr. K. J. NETTER, Pharmakologisches Institut der Universität,
Abteilung für Chemische Pharmakologie
6500 Mainz, Langenbeckstraße 1

Über den Einfluß der extracellulären Ca^{++}-Konzentration auf den membrandepolarisierenden Effekt von Cardenoliden an der Skeletmuskelzelle in vitro
The Influence of Extracellular Ca^{++} Concentrations on the Membrane-Depolarizing Effect of Cardenolids on Skeletal Muscle Cells in Vitro

Von K. Karzel

Frühere Untersuchungen [1,2] hatten ergeben, daß Cardenolide (im Konzentrationsbereich von 10^{-6} bis 10^{-8} M) eine partielle Depolarisation der Membran von Skeletmuskelzellen bewirken. Dieser Effekt tritt nach einer Latenzzeit von 2 Std auf und ist in vitro irreversibel. In den vorliegenden Versuchen sollte überprüft werden, ob dieser Cardenolideffekt durch Veränderungen der extracellulären Ca^{++}-Konzentration zu beeinflussen ist.

Als Arbeitsmodell dienten isolierte Sartoriusmuskeln von Fröschen, deren Membranpotential mit Glasmikroelektroden gemessen wurde. In allen Versuchen wurde g-Strophanthin in einer Konzentration von 10^{-7} M angewandt.

Bei erhöhter Ca^{++}-Außenkonzentration (von 1,08 mM auf 2 bis maximal 10 mM), die mit einer geringfügigen Hyperpolarisation (2—4 mV) verbunden war, bewirkte Strophanthin bei einer Einwirkungszeit von 4 Std von dem höheren Potentialniveau ausgehend eine Membrandepolarisation ähnlichen Ausmaßes wie unter Normalbedingungen; nach Restitution normaler Außenverhältnisse war keine Nachwirkung der zuvor erhöhten Ca^{++}-Konzentration feststellbar. — In Ca^{++}-freier Badlösung, in der das Ruhepotential um etwa 10 mV abfiel, verursachte Strophanthin bei vierstündiger Einwirkung eine zusätzliche Membrandepolarisation; nach Überführung der Muskeln in strophanthinfreie Ringer-Lösung mit normalem Ca^{++}-Gehalt wurde jedoch im Gegensatz zu den Erwartungen ein partieller Wiederanstieg der Potentialwerte beobachtet. Um diesen Befund zu objektivieren, wurde die Einwirkungszeit des Strophanthins auf 2 Std verkürzt. In normaler Ringer-Lösung führt Strophanthin während dieser Zeit noch keine eindeutige Potentialänderung herbei; trotz Elimination des Strophanthins aus der Badlösung kommt es im weiteren Versuchsverlauf jedoch zu einem Potentialabfall. Wird der gleiche Versuch unter Verwendung Ca^{++}-freier Ringer-Lösung durchgeführt, so ist diese nachfolgende Potentialsenkung nicht mehr nachweisbar.

Aus den Ergebnissen wird gefolgert, daß Calciumionen für den potentialsenkenden Effekt der Cardenolide erforderlich sind. Möglicherweise spielen sie eine Rolle bei der Bindung der Glykosidmoleküle an die Membran.

Literatur

1. KARZEL, K.: Biochem. Pharmacol. 12, Suppl. 123 (1963).
2. —, u. M. H. DRAPER: Naunyn-Schmiedebergs Arch. Pharmak. exp. Path. (im Druck).

Priv.-Dozent Dr. K. KARZEL, Pharmakologisches Institut der Universität
5300 Bonn, Reuterstraße 2b

Aufteilung des Acetylcholins im Rattenhirn in drei Fraktionen und Versuch einer funktionellen Zuordnung
Separation of Acetylcholine in the Rat Brain into three Fractions and an Attemp of a Functional Classification

Von H. Kewitz und O. Pleul

Beim schonenden Homogenisieren des Rattenhirns in isotoner eserinhaltiger Salz- oder Zuckerlösung tritt nur ca. 30% des Acetylcholins in die Lösung über. Der größere Teil ist an die unlöslichen Bestandteile gebunden. Etwa 60—65% werden durch Anwendung von stark hypotoner Lösung oder durch Ultraschallbehandlung freigesetzt. Der Rest ist fester gebunden. Er geht erst in Lösung, wenn das Eiweiß denaturiert wird. Durch stufenweise Extraktion läßt sich das Acetylcholin in drei Fraktionen aufteilen: ca. 30% sind frei, 40—45% werden durch Ultraschall freigesetzt, 25—30% sind fest gebunden.

In diesen drei Fraktionen wirken sich Veränderungen der Acetylcholinkonzentration, die durch Pharmaka hervorgerufen werden, verschieden stark aus.

Nach DFP ist ganz überwiegend das freie Acetylcholin vermehrt.

In der Narkose findet sich eine abgestufte Anreicherung in allen drei Fraktionen unter deutlicher Bevorzugung des leicht abspaltbaren Acetylcholins. Im Verlauf des Narkoseeintrittes nimmt die Acetylcholinkonzentration parallel zur Narkosetiefe zu. Die Größenverhältnisse der Fraktionen zueinander ändern sich dabei kontinuierlich.

Die Verminderung der Acetylcholinmenge durch Atropin beruht vor allem auf einer Abnahme des fest gebundenen Anteils.

Cardiazol verändert die Acetylcholinkonzentration beim nicht narkotisierten Tier sowie beim DFP-vergifteten Tier nicht, aber es kommt zu einer Verschiebung der Relationen: Das leicht freisetzbare Acetylcholin ist vermindert, die fest gebundene Fraktion vergrößert. Dagegen fanden Herken u. Neubert beim narkotisierten Tier parallel zum Weckeffekt eine Erniedrigung der gesamten Acetylcholinmenge durch Cardiazol. Die Konzentrationsänderung betrifft alle drei Fraktionen, besonders aber die leicht freisetzbare, die in der Narkose am deutlichsten erhöht ist.

Atropin bewirkt am narkotisierten Tier nahezu die gleiche Abnahme der Acetylcholinkonzentration wie Cardiazol. Bei DFP-vergifteten Tieren ruft Atropin eine Reduktion hervor, die beide Formen des gebundenen Acetylcholins, nicht aber das besonders stark erhöhte freie Acetylcholin betrifft.

Die Fraktionierung des Acetylcholins erlaubt eine Differenzierung der Wirkungen verschiedener Pharmaka, die den Acetylcholinstoffwechsel beeinträchtigen. Damit ist die Grundlage für eine nähere Analyse der Wirkungsweise geschaffen.

Literatur

HERKEN, H., u. D. NEUBERT: Naunyn-Schmiedebergs Arch. exp. Path. Pharmak. **219**, 223 (1953).

Prof. Dr. H. KEWITZ, Institut für Veterinär-Pharmakologie u. -Toxikologie der Freien Universität Berlin
1000 Berlin 33, Koserstraße 20

Die biochemische Hydroxylierung der Essigsäure in para-substituierten Acetaniliden
The Biochemical Hydroxylation of Acetic Acid in Para-Substituted Acetanilides

Von M. KIESE und W. LENK

Mit der Isolierung von 4-Propionyl-glykolanilid aus dem Harn von Kaninchen, denen 4-Propionyl-acetanilid i.p. injiziert worden war, haben wir [1] gezeigt, daß auch die Essigsäure ω-oxydiert werden kann. Darauf wurden Kaninchen verschiedene para-substituierte Acetanilide in Dosen von 50 mg/kg in Agar-Agar-Suspension i.p. injiziert und in dem in 24 Std ausgeschiedenen Harn die entsprechenden Glykolanilide bestimmt. Wir fanden, daß die Essigsäure im Acetanilid und im Phenacetin zu etwa 0,1%, im 4-Propionyl-acetanilid zu 0,2%, im 4-Chlor-acetanilid zu 6,4% und im 4-Brom-acetanilid zu 5,7% zu Glykolsäure hydroxyliert wird. 4-Propyl-glykolanilid haben wir nach Applikation von 4-Propyl-acetanilid nicht im Harn gefunden. Die Konstitution von 4-Äthoxy-glykolanilid, dem Metaboliten des Phenacetins, wurde durch IR- und UV-spektroskopischen Vergleich mit der synthetisierten Verbindung, die von 4-Propionyl-glykolanilid, 4-Chlor-glykolanilid und 4-Brom-glykolanilid zusätzlich durch NMR-Spektroskopie bewiesen.
Die Bestimmung der täglichen Ausscheidung von 4-Chlor-glykolanilid nach i.p. Injektion von 4-Chlor-acetanilid bei Kaninchen über 15 Tage ergab, daß 4-Chlor-acetanilid nur sehr langsam ausgeschieden wird. Noch am 15. Tag war 4-Chlor-glykolanilid im Harn vorhanden. Die Ergebnisse zeigen, daß die biochemische Hydroxylierung der Essigsäure in para-substituierten Acetaniliden zu Glykolsäure allgemeine Bedeutung besitzt. Nach der Untersuchung von 6 Substanzen ist zu vermuten, daß die Ausbeute an Glykolanilid in dem Maße steigt wie der para-Substituent die Hydroxylierung der Molekel in para-Stellung hemmt.
Aus dem Harn der Kaninchen, denen 4-Propionyl-acetanilid oder 4-Chlor-acetanilid injiziert war, wurden auch die entsprechenden Oxanilsäuren als krystalline Na-Salze isoliert und durch IR- und UV-Spektroskopie sowie Analyse und Chromatographie identifiziert.

Literatur

1. JAGOW, R. VON, M. KIESE u. W. LENK: Biochim. biophys. Acta (Amst.) **158**, 45 (1968).

Prof. Dr. M. KIESE, Pharmakologisches Institut der Universität
8000 München 15, Nußbaumstraße 26

In vitro-Untersuchungen über den Einfluß von Digitoxin auf die Aufnahme von Calcium in Lipoidextrakte aus dem Herzmuskel
In-Vitro Studies of the Effect of Digitoxin on the Uptake of Calcium in Lipoid Extracts from the Myocardium

Von W. KLAUS, H. G. ALPERMANN, H. G. GERBER und R. KREBS

In früheren Versuchen an isolierten subcellulären Strukturen des Hundeherzens war eine Freisetzung von gebundenem Ca durch Herzglykoside beschrieben worden [3—5]. Da das cellulär gebundene Ca vorwiegend in einer Bindung an die Lipoidkomponente der Membranstrukturen vorzuliegen scheint [1], wurde geprüft, ob Digitalis die Ca-Bindung an Lipoide zu beeinflussen vermag. Aus Meerschweinchenherzen wurden Mitochondrien und Mikrosomen isoliert, die Lipoide extrahiert [2] und anschließend nach der Methode von NAYLER [6] die Aufnahme von Ca in diese Extrakte bei Äquilibrierung mit ^{45}Ca-haltiger Tyrodelösung (1,8 mM [Ca]) bestimmt. Bei Anwesenheit von Digitoxin wurde in einem Konzentrationsbereich von $10^{-9}-10^{-5}$ g/ml eine gegenüber den Kontrollen um 20—30% vermehrte Aufnahme von ^{45}Ca in die Lipoidextrakte beobachtet. Dieser Effekt kann nicht auf einer vermehrten Ca-Bindung an die Lipoide beruhen, da der gesamte Ca-Gehalt nicht erhöht war. Er wird deshalb über eine Zunahme der Austauschbarkeit des lipoidgebundenen Ca gedeutet. Die spezifische Aktivität des gebundenen Ca nimmt im Vergleich zu den Kontrollen um rund 15% zu. Dieser Effekt ist bei niedrigen Ca-Konzentrationen (0,05—0,10 mM) im Äquilibrierungsmedium wesentlich stärker ausgeprägt als bei höheren Konzentrationen (0,9 bis 1,8 mM). Nach den vorliegenden Befunden scheinen Ca und Digitoxin kompetitiv synergistisch in dem untersuchten System zu wirken. Die erhöhte Austauschbarkeit des gebundenen Ca kann über eine Herabsetzung der Intensität der Ca-Lipoidbindung durch Digitalis interpretiert werden. Daraus resultiert möglicherweise eine bessere „Verfügbarkeit" des gebundenen cellulären Ca, z.B. für die Muskelkontraktion.

Literatur

1. CUTHBERT, A. W.: Pharmacol. Rev. **19**, 59 (1967).
2. FOLCH, J., M. LEES, and G. H. SLOANE STANLEY: J. biol. Chem. **226**, 497 (1957).

3. KLAUS, W.: In: Factors influencing myocardial contractility, p. 533. R. D. TANZ, F. KAVALER, and J. ROBERTS (edit.). New York: Academic Press 1967.
4. — In: Herzinsuffizienz, S. 546. H. REINDELL, J. KEUL u. E. DOLL (edit.). Stuttgart: G. Thieme 1968.
5. —, and K. S. LEE: J. Pharmacol. exp. Ther. (im Druck).
6. NAYLER, W. G.: Amer. Heart J. 71, 363 (1966).

Priv.-Doz. Dr. W. KLAUS, Pharmakologisches Institut der Universität
6500 Mainz, Langenbeckstraße 1

Über eine Hemmung der Protein- und Nucleinsäuresynthese durch Barbital
The Inhibition of Protein Synthesis and Nucleic-Acid Synthesis by Barbital

Von H. KRÖNER, B. GUTENBERGER, H. BOJAR, S. HOLLMANN und W. STAIB

In der Literatur finden sich einige Hinweise, daß Pharmaka wie Cycloheximid und Actinomycin D, die primär die Protein- bzw. die RNS-Synthese hemmen, sekundär eine „Enzyminduktion" bewirken [2,4,5]. Andererseits konnten HOLLMANN u. Mitarb. [3] zeigen, daß die Aktivität der durch Barbital bzw. Aminophenazon induzierbaren Enzyme UDP-Glucuronyltransferase und UDPG-Dehydrogenase zunächst abnimmt. Wir haben dieses Phänomen weiter kinetisch untersucht und sind dabei zu folgenden Ergebnissen gekommen:
Die Leberenzyme Tryptophanpyrrolase und Threonindehydratase sowie der in der Leber gebildete Serumfaktor V erfahren kurzfristig nach einer Barbitalinjektion eine Aktivitätsabnahme. Dem Wiederanstieg der Aktivität folgt ein zweites Minimum. Die über den Einbau von Leucin-1-^{14}C in vivo untersuchte Proteinsynthese der Leber weist gleichfalls eine biphasische Hemmung auf, mit Minima nach 30—60 min und 3 Std. In dem zweiten Minimum sehen wir die Folge einer Hemmung der RNS-Synthese durch Barbital. Diese Hemmung der RNS-Synthese konnten wir direkt über einen verminderten Einbau von Orotsäure-5-T in vivo, sowie indirekt über eine Hemmung der Cortisolinduktion der Tryptophanpyrrolase und der Tyrosin-α-Ketoglutarattransaminase nachweisen. Aus letzteren Versuchen geht weiter hervor, daß Barbital auch eine primäre Hemmung der Proteinsynthese bewirkt (erstes Minimum, siehe oben), da die Cortisolinduktion durch Barbital noch gehemmt wird, wenn Hemmer der RNS-Synthese wie Actinomycin D nicht mehr wirksam sind [1].
Die Ursache für die Hemmung der Protein- und RNS-Synthese durch Barbital ist uns nicht bekannt. Sie liegt sicher nicht, wie man vermuten könnte, im Energiestoffwechsel. Im Gegenteil konnten wir einen signi-

fikanten Anstieg des ATP-Gehaltes der Leber nachweisen, den wir als Ausdruck eines verminderten Energieverbrauchs der Leber nach Barbitalgabe auffassen.

Literatur
1. CSANXI, V., O. GREENGARD, and W. E. KNOX: J. biol. Chem. **242**, 2688 (1967).
2. FIOLA, S.: Science **157**, 159 (1967).
3. HOLLMANN, S., u. J. NEUBAUR: Hoppe-Seylers Z. physiol. Chem. **348**, 877 (1967).
4. JONDORF, W. R., D. C. SIMON, and M. AVNIMELECH: Biochim. biophys. Res. Commun. **22**, 644 (1966).
5. ROSEN, F., P. N. RAINA, R. J. MILLHOLLAND, and CH. A. NICHOL: Science **146**, 661 (1964).

Prof. Dr. W. STAIB, Physiolog.-chem. Institut der Universität
4000 Düsseldorf, Moorenstraße 5

Wirkungsdauer von Barbituraten bei Ratten verschiedenen Alters
Duration of Action of Barbiturates in Rats of Different Ages

Von K. KUHLMANN

Für drei Barbiturate wurde geprüft, ob eine Altersdifferenz in der pharmakologischen Wirkung besteht und wie diese Differenz zu erklären ist. Nach Hexobarbital schlafen ältere Tiere signifikant länger als jüngere, da bei ihnen die Metabolisierung durch die mikrosomalen Enzymsysteme der Leber langsamer erfolgt. Die Narkosedauer nach Applikation von Barbital ist bei beiden Altersgruppen gleich lang, weil das im wesentlichen renal unverändert ausgeschiedene Barbital mit der gleichen Geschwindigkeit eliminiert wird.

Die Reaktion der Ratten auf das Ultrakurznarcoticum Thiopental ist komplexer. Bei älteren Tieren wirkt die Substanz bei i.v. Applikation stärker, denn die ED_{50} liegt bei ihnen duetlich niedriger als bei jüngeren. Da bei den alten Ratten die Relation Körpergewicht zu Hirngewicht 20:1, bei den jüngeren jedoch 10:1 beträgt, werden nach i.p. Verabreichung beim gleichen Test von den älteren Tieren größere Dosen benötigt, denn durch das im Vergleich zur i.v. Injektion langsamere Anfluten des Thiopentals zum Gehirn nach i.p. Gabe wird von dem größeren extracerebralen Verteilungsraum mehr Narcoticum abgefangen. Die größere Empfindlichkeit der alten Tiere ergibt sich auch daraus, daß der 10 min nach der Injektion gemessenen Thiopentalgehalt im Gehirn bei den alten Tieren niedriger ist. Bei Prüfung der Narkosedauer läßt sich zwischen den Altersklassen kein Unterschied für die kreislaufbedingte Kurznarkose feststellen. Mit Erhöhung der Dosis wird die Größe des extracerebralen Verteilungsraumes relevant. Nach Abströmen des Thiopentals in die weniger gut durchbluteten Organe bleibt bei den jüngeren Tieren die Barbituratkonzentration im Gehirn hoch genug, um narkotisch zu wirken; bei den älteren Tieren wird infolge ihrer größeren Muskel- und Fettmassen der narkotische Grenzwert durch Umverteilung noch unterschritten. Demzufolge schlafen die alten Tiere in diesem Dosisbereich kürzer als die jungen. Allerdings hat der Effekt mit dem Alter nichts zu tun. Bei weiterer Dosissteigerung kehren sich die Verhältnisse um, da nun die Narkosedauer eine Funktion der Metabolisierungsgeschwindigkeit ist, die analog zum Hexobarbital bei alten Ratten langsamer verläuft.

KLAUS KUHLMANN, Institut für Neuro-Psycho-Pharmakologie, Psychiatrische und Neurologische Klinik und Poliklinik, Freie Universität Berlin
1000 Berlin 19, Ulmenallee 30

Einfluß der Proteinbindung auf die Verteilung von Arzneimitteln nach schneller und langsamer Injektion
The Influence of Protein-Binding on the Distribution of Drugs after Rapid and Slow Injection

Von H. KURZ

Nach schneller i.v. Injektion von Thiopental beim Kaninchen hält die narkotische Wirkung länger an, als wenn man die gleiche Dosis (5 mg/kg K.G.) langsam injiziert. An einem Modell, bestehend aus durchströmten, dünnen Dialyseschläuchen in einer Badflüssigkeit, wurde nach schneller und langsamer Zugabe gleicher Dosen von Thiopental zur Durchströmungsflüssigkeit der Übertritt in die Badflüssigkeit untersucht. Wurde als Durchströmungs- und Badflüssigkeit Blut benützt, so trat bei der schnellen Zugabe wesentlich mehr Thiopental in die Badflüssigkeit über, als bei der langsamen Zugabe. Wurde dagegen statt Blut ein eiweißfreier Puffer (pH 7,4) benützt, so war der Unterschied zwischen schneller und langsamer Injektion gering. Ebenfalls gering war der Unterschied, wenn der Versuch zwar mit Blut durchgeführt wurde, das Thiopental jedoch durch das nur wenig an Plasmaproteine gebundene Barbital ersetzt wurde. Ähnliche Verhältnisse wie bei Thiopental wurden auch für Propanidid gefunden. Auch an der isoliert durchströmten hinteren Extremität von Kaninchen wurde bei gleicher Dosis von Thiopental nach schneller Injektion in das zuströmende Blut eine höhere Thiopentalkonzentration im Muskel gefunden als nach langsamer Injektion.
Unter Berücksichtigung dieser Ergebnisse läßt sich der verschieden große Übertritt von Thiopental aus dem Blut in das Zentralnervensystem nach schneller oder langsamer Injektion der gleichen Dosis folgendermaßen erklären: Bei der schnellen Injektion entsteht im Blut eine kurze, aber hohe „Konzentrationswelle". Bei der langsamen Injektion verläuft diese „Konzentrationswelle" flacher. Für die Diffusion des Thiopentals aus dem Blut in das Gewebe steht nur der freie, nicht an Plasma-

proteine gebundene Anteil zur Verfügung. Die relative Bindung von Thiopental an Plasmaproteine hängt von seiner Konzentration ab und wird mit steigender Konzentration geringer. Demnach ist der freie Anteil des Thiopentals bei der schnellen Injektion — entsprechend der höheren „Konzentrationswelle" im Blut — größer als bei der langsamen Injektion. Damit wird auch der für die Diffusion ins Gewebe maßgebliche Konzentrationsgradient größer. Der verschieden große Übertritt des Thiopentals aus dem Blut in das Zentralnervensystem nach schneller oder langsamer Injektion muß daher im wesentlichen durch die Konzentrationsabhängigkeit der Bindung an Plasmaproteine bedingt sein.

Dozent Dr. HERMANN KURZ, Pharmakolog. Institut der Universität München
8000 München 15, Nußbaumstraße 26

Kinetische Untersuchungen mit ^{3}H-Digitoxigenin am isolierten Meerschweinchenvorhof
Kinetic Studies with ^{3}H-digitoxigenin on the Isolated Atria of Guinea Pigs

Von K. KUSCHINSKY und P. A. VAN ZWIETEN

Mit ^{3}H-markiertem Digitoxigenin wurde die Aufnahme und Abgabe dieser Substanz an elektrisch gereizten isolierten Vorhöfen von Meerschweinchen gemessen.

Die Aufnahme von Digitoxigenin ist erst nach etwa 2 Std beendet. Es reichert sich hierbei gegenüber der Inkubationslösung um etwa das achtfache an, unabhängig davon, ob es sich um eine Konzentration von $1 \cdot 10^{-7}$ g/ml (schwach positiv inotrop) oder um $5 \cdot 10^{-7}$ g/ml (nach längerer Zeit toxisch) handelt. Das Maximum des positiv inotropen Effektes ist wesentlich früher, nämlich nach 10—15 min, als der des Akkumulationsprozesses erreicht. Die Abgabe von ^{3}H-Digitoxigenin erfolgt ebenfalls relativ langsam. Nach 2 Std ist noch fast die Hälfte der ursprünglichen Konzentration im Gewebe vorhanden. Der positiv inotrope Effekt ist dagegen bereits nach etwa 2 min vollständig ausgewaschen. Vorinkubation mit nicht markiertem g-Strophanthin in gleicher molarer Konzentration beeinflußt die Aufnahme von ^{3}H-Digitoxigenin nicht, dagegen wird die Aufnahme nach Vorinkubation mit nicht markiertem Digitoxin und Digitoxigenin verzögert. Diese Befunde sowie der Vergleich mit dem Verhalten von radioaktivem g-Strophanthin und Digitoxin lassen schließen, daß der weitaus größte Teil des Digitoxigenin mit Strukturen der Herzmuskelzelle reagiert, die für den positiv inotropen Effekt ohne Bedeutung sind. Das radiochemische Verhalten von Digitoxigenin gleicht weitgehend dem von Digitoxin.

Priv.-Dozent Dr. P. A. VAN ZWIETEN, Institut für Pharmakologie, Universität Kiel
2300 Kiel, Hospitalstraße 4—6

Änderung der Zusammensetzung mikrosomaler Lipide durch Behandlung von Kaninchen mit Phenobarbital
Changes Induced in the Composition of Microsomal Lipids by Treating Rabbits with Phenobarbital

Von G. LANGE und CH. STEUBL

Während dreiwöchiger Behandlung von Kaninchen mit Phenobarbital nahm der Gehalt isolierter Lebermikrosomen an Lipiden stärker zu als an Protein. Der Proteingehalt stieg auf das Doppelte, der Lipidgehalt auf das Dreifache. Außer der Menge änderte sich auch die Zusammensetzung der Lipide: Die Phosphatide nahmen relativ zu, Cholesterin und Neutralfette relativ ab; der Anteil der Cholesterinester blieb gleich. Auch die Zusammensetzung der Phosphatidfraktion änderte sich: Lecithin und Sphingomyelin nahmen relativ ab, Inositphosphatid, Serinkephalin und Lysolecithin relativ zu. Am stärksten nahm Inositphosphatid zu, nämlich etwa auf das Doppelte. Der Anteil an Colaminkephalin blieb unverändert. Eine unidentifizierte Phosphor-freie Lipidfraktion war in Extrakten aus Mikrosomen behandelter Kaninchen wesentlich geringer enthalten als in Extrakten aus Mikrosomen unbehandelter Tiere.

Da durch die Behandlung mit Phenobarbital nicht nur der Gehalt, sondern auch die Zusammensetzung mikrosomaler Lipide verändert wurde, ist ein Einfluß des Induktors auf die Permeabilität der mikrosomalen Membranen, vielleicht auch auf die räumliche Struktur des mikrosomalen Elektronentransportsystems und auf die Elektronenübertragung möglich. Die durch Phenobarbital bewirkte Änderung der Enzymaktivitäten würde dann nicht allein durch eine Enzymvermehrung, sondern auch durch eine Änderung aktivitätsregulierender Faktoren verursacht sein.

Priv.-Doz. Dr. G. LANGE, Pharmakolog. Institut der Universität
8000 München 15, Nußbaumstraße 26

Die Ausscheidung von ^{14}C-Histamin durch die Kaninchenniere und ihre Beeinflußbarkeit durch Mepyramin- und Histaminvorbehandlung
The Elimination of ^{14}C-Histamine by the Rabbit Kidney and its Changes after Mepyramine and Histamine Pretreatment

Von T. H. LIPPERT und U. QUASTHOFF

Nach i.v. Gabe von ^{14}C-Histamin wurde die Ausscheidung von ^{14}C-Histamin und von ^{14}C-Histaminmetaboliten im Urin des Kaninchens untersucht. Die Beobachtungszeit erstreckte sich auf 4 Std, wobei die Ausscheidungsmengen innerhalb der 1. Std, der 2. Std sowie der 3. und 4. Std nach der Injektion gemessen wurden.

Ohne Vorbehandlung wurden zwei Histamindosen getestet: 0,01 mg/kg und 0,1 mg/kg. Während die prozentuale ^{14}C-Histaminausscheidung über 4 Std bei beiden Dosierungen keine wesentlichen Unterschiede aufwies (6 bzw. 6,8%/$_0$ der injizierten Menge), fanden sich für die prozentuale ^{14}C-Histaminmetabolitausscheidung bei der niederen Dosierung signifikant höhere Werte (70,9%/$_0$) als bei der höheren Dosierung (53,9%/$_0$). In beiden Fällen war die Ausscheidung an ^{14}C-Histamin und an ^{14}C-Histaminmetaboliten in der 1. Std am größten.

Veränderungen der Ausscheidung durch Vorbehandlung wurden bei der Dosierung 0,1 mg ^{14}C-Histamin gemessen.

Die i.v. Gabe von Mepyraminmaleat (1 mg/kg, 5 min vor der Injektion des Histamins) erhöhte die Gesamtausscheidung von ^{14}C in 4 Std um 43,9%/$_0$ der Normalausscheidung, bedingt durch vermehrtes Auftreten von ^{14}C-Histaminmetaboliten, während der Betrag an ausgeschiedenem ^{14}C-Histamin im wesentlichen unverändert blieb.

Die Histaminvorbehandlung (16stündige Infusionen von nicht radioaktiv markiertem Histamin in den Dosierungen 0,01 mg/kg/Std und 0,125 mg/kg/Std) brachte ebenfalls eine Steigerung der Gesamtausscheidung von ^{14}C und zwar im Zeitraum von 4 Std einen Anstieg um 50,3%/$_0$ bei der niederen und um 13,1%/$_0$ bei der höheren Dosierung. Die Ausscheidungserhöhung war auch hier lediglich auf eine Zunahme der ^{14}C-Histaminmetabolite zurückzuführen.

Dr. T. H. LIPPERT, Pharmakologisches Institut der Universität
6900 Heidelberg, Hauptstraße 47—51

Die Hemmung der Noradrenalin-Abgabe durch Acetylcholin am sympathisch gereizten, isolierten Kaninchenherzen
The Inhibitory Effect of Acetylcholine on the Release of Noradrenaline from Isolated Rabbit Hearts Stimulated Sympathetically

Von K. LÖFFELHOLZ und E. MUSCHOLL

Nicotinartig wirkende Substanzen setzen aus chromaffinen Zellen und aus sympathischen Nervenendigungen Noradrenalin (NA) frei. Am isolierten Säugetierherzen wird diese NA-Freisetzung aber gehemmt, wenn gleichzeitig Muscarinreceptoren z. B. durch Acetylcholin (ACh) oder Methacholin erregt werden (LINDMAR, LÖFFELHOLZ u. MUSCHOLL).

Die vorliegenden Versuche wurden am sympathisch gereizten, nach LANGENDORFF perfundierten Kaninchenherzen durchgeführt, wobei die aus dem rechten und linken Ganglion stellatum austretenden postganglionären Fasern 30 sec mit 10 Hz und 1 msec Impulsdauer gereizt wurden.

Das dabei in das Perfusat abgegebene NA wurde fluorimetrisch bestimmt.
Während der Reizung stiegen die Herzfrequenz und die Kontraktionshöhe durchschnittlich um $52^0/_0$ bzw. um $38^0/_0$ an. Bei dreimaliger Reizung im Abstand von 10 min betrugen die NA-Abgaben 129 ± 19 ng, 85 ± 11 ng und 61 ± 9 ng ($n = 17$). Wenn die Tyrodelösung während der 2. Reizung ACh (10^{-9} bis 10^{-5} g/ml) enthielt, ging die NA-Abgabe konzentrationsabhängig bis auf $23^0/_0$ des Erwartungswertes zurück. Atropin (10^{-6} g/ml) hob die hemmende Wirkung von ACh (10^{-6} g/ml) auf. Die bekannte, durch Erregung von Nicotinreceptoren vermittelte NA-Freisetzung nach ACh trat erst bei Konzentrationen über 10^{-5} g/ml auf.
Die Ergebnisse zeigen, daß die durch sympathische Nervenreizung bewirkte NA-Freisetzung über einen Angriff an Muscarinreceptoren gehemmt werden kann.

Literatur

LINDMAR, R., K. LÖFFELHOLZ, and E. MUSCHOLL: Brit. J. Pharmacol. 32, 280 (1968).

Prof. Dr. E. MUSCHOLL, Pharmakologisches Institut der Universität
6500 Mainz, Langenbeckstraße 1

Die Wirkung von Reaktivatoren bei der Vergiftung mit Phosphorsäureestern
The Action of Reactivators in Phosphoric-Acid-Ester Poisoning

Von D. LORKE und G. KIMMERLE

Ratten wurden mit 22 verschiedenen Phosphorsäureestern vergiftet und bei Auftreten der ersten Vergiftungserscheinungen mit Reaktivatoren (2-PAM, Toxogonin) allein und in Kombination mit Atropin behandelt. Diese Therapie führte in keinem Fall zu einer Erhöhung der Toxicität. Bei 8 Phosphorsäureestern [Asuntol, Baytex, Chlorthion, Dimethoat, Folithion, Metasystox (i), Mipafox, Papthion] wurde kein oder nur ein geringer therapeutischer Effekt (Steigerung der $DL_{50} < 50^0/_0$) erreicht. Die therapeutische Wirkung war bei 9 Phosphorsäureestern (DDVP, Dipterex, EPN, Folimat, Gusathion M, Gusathion A, Metasystox R, Methylparathion, Sulfotep) gut (Steigerung der DL_{50} zwischen 50 bis $200^0/_0$) und bei 5 Phosphorsäureestern (Disyston, Parathion, Systox, TEPP, Terracur P) sehr gut (über $200^0/_0$). Behandelt man phosphorsäureestervergiftete Ratten mit Reaktivatoren, so hängt der therapeutische Effekt erheblich von dem Phosphorsäureester ab, mit dem die Tiere vergiftet wurden. Kombinationen von Reaktivatoren mit Atropin

hatten bei einigen Vergiftungen (DDVP, Folimat, Gusathion M, Gusathion A, Metasystox R, Methylparathion, Parathion, Systox, TEPP, Terracur P) eine deutlich gesteigerte Wirkung.
Es ist anzunehmen, daß die Reaktivatoren auch beim Menschen in ähnlicher Weise therapeutisch wirken. Da bei richtiger Dosierung keine zusätzlichen Schädigungen zu erwarten sind, sollten Reaktivatoren zur Therapie der Phosphorsäureestervergiftung beim Menschen stets gegeben werden.

Dr. D. LORKE und Dr. G. KIMMERLE, Institut für Toxikologie
Farbenfabriken Bayer AG
5600 Wuppertal-Elberfeld, Friedrich-Ebert-Straße 217

Lokalisation der renalen Wirkung von Diuretica durch intraluminale Infusion in die Henlesche Schleife
Localization of the Renal Effect of Diuretics by Intraluminal Infusion in Henle's Loop

Von K. MENG

In Mikropunktionsuntersuchungen an der Ratte wird die Frage geprüft, ob sich die zahlreichen indirekten Hinweise auf einen Angriffspunkt der Diuretica in der Henleschen Schleife [1—3] auf mehr direktem Wege bestätigen lassen: Die Diuretica werden mit einer Mikroinfusionspumpe am Ende des proximalen Konvoluts in die Henlesche Schleife einzelner Nephrone infundiert. Sie kommen dabei mit ca. 85% des proximalen Konvoluts nicht mehr in Berührung. Die mit Lissamingrün angefärbte Infusionslösung (pH 6—7) enthält u. a. ^{14}C-markiertes Inulin sowie die Diuretica in einer Konzentration von $1,5 \cdot 10^{-4}$ Mol/l. Die Lösung ($9 \cdot 10^{-6}$ ml/min) wird an der Punktionsstelle durch strömende Tubulusflüssigkeit verdünnt. 2—5 min nach dem Start der intraluminalen Infusion wird mit einer zweiten Capillare ganz zu Beginn des distalen Konvoluts eingestochen und vorsichtig Harn angesaugt. In der gesammelten Tubulusflüssigkeit wird die Natriumkonzentration und die Konzentration von radioaktivem Inulin bestimmt.
Nach Infusion von Kontrollösung in die Henlesche Schleife liegt die frühdistale Natriumkonzentration bei 99 ± 3 mMol/l. Nach Hydrochlorothiazid steigt sie geringfügig auf 110 ± 4 mMol/l ($p \sim 0,10$), nach Infusion des aktiven Metaboliten von Mefrusid auf 122 ± 4 mMol/l ($p < 0,001$) und nach Furosemid auf 128 ± 4 mMol/l ($p < 0,001$) an. Die Inulinkonzentration wird durch Hydrochlorothiazid und den Mefrusid-Metaboliten nicht verändert, durch Furosemid signifikant reduziert.

Furosemid und der Mefrusid-Metabolit hemmen demnach die Natriumresorption in der Henleschen Schleife. Als Wirkungsort wird der aufsteigende Schenkel angenommen. Für Hydrochlorothiazid konnte ein solcher Angriffspunkt weder nachgewiesen noch ausgeschlossen werden.

Literatur
1. BUCHBORN, E.: Handbuch der inneren Medizin. Hrsg. von H. SCHWIEGK, Band 8, Teil 1, S. 491. Berlin-Heidelberg-New York: Springer 1968.
2. MENG, K.: Naunyn-Schmiedebergs Arch. Pharmak. exp. Path. 257, 355 (1967).
3. RECTOR, F. C., F. P. BRUNNER, J. C. SELLMANN, and D. W. SELDIN: Ann. N.Y. Acad. Sci. 139, 400 (1966).

Dr. KARL MENG, Institut für Pharmakologie der Farbenfabriken Bayer AG 5600 Wuppertal-Elberfeld, Friedrich-Ebert-Straße 217

Untersuchungen über die Wirkung von Herzglykosiden auf EKG, Herzfrequenz und Blutdruck bei Meerschweinchen und Ratte
Studies in Guinea Pigs and Rats on the Action of Cardiac Glycosides on the Electrocardiogram, Heart Rate, and Blood Pressure

Von H. G. MENGE

Wir haben die Glykoside Digitoxin, Digoxin, Lanatosid C, Proscillaridin, g-Strophanthin und Convallatoxin bei Meerschweinchen und Ratten mit der üblichen Titrationsmethode nach KNAFFL-LENZ mit mehreren Infusionsgeschwindigkeiten untersucht und gleichzeitig fortlaufend den Blutdruck und in Intervallen das EKG aufgezeichnet. Blutdruck und Herzfrequenz wurden auch nach schneller i.v. Injektion von 1—100 µg/kg bei beiden Tierspecies registriert.

Die Versuche ergaben außer den bekannten Titerwerten eine Anzahl von Blutdruck- und EKG-Daten, aus denen Unterschiede in der Wirkung der verschiedenen Glykoside zu entnehmen sind.

Der Blutdruck steigt während der Infusion beim Meerschweinchen langsam an. Bei der Ratte wird bereits in den ersten Minuten das Maximum, das auch höher als das bei den Meerschweinchen ist, erreicht. Deutlicher zeigen die Dosiswirkungskurven nach Injektion, daß die polaren Glykoside stärker steigernd wirken, und Proscillaridin besonders langanhaltend pressorisch wirksam ist.

Die Herzfrequenz wird beim Meerschweinchen nicht beeinflußt oder wenig verlangsamt, bei der Ratte immer beschleunigt.

Aus dem EKG im Verlauf der Infusionen ist zu entnehmen, daß die Glykosidmengen bis zum Einsetzen der Veränderungen der T-Welle, der Kammerextrasystolen und des Todes in Beziehung zueinander stehen. Keine Relation besteht in der Wirkung auf die Erregungsbildungs- und

Erregungsleitungszentren. Die P-Q-Zeit wird von den wasserlöslichen Glykosiden am stärksten, von den weniger löslichen mäßig und von Proscillaridin nicht verlängert. Digoxin und Lanatosid C verursachen kaum Sinusarrhythmien, und auf das letztere konnte nie eine A-V-Dissoziation beobachtet werden.
Aufgrund dieser Befunde werden unterschiedliche Affinitäten der verschiedenen Glykoside zu verschiedenen Receptoren am Herzen und in der Peripherie angenommen.

Dr. H. G. MENGE, Pharmakologische Abteilung der Promonta GmbH
2000 Hamburg 26, Hammer Landstraße 162—178

Zur Wirkung von Amphetamin und p-Chloramphetamin auf periphere adrenerge und tryptaminerge Receptoren
The Effect of Amphetamine and p-Chloramphetamine on Peripheral Adrenergic and Tryptaminergic Receptors

Von C. KAERGAARD NIELSEN und H.-H. FREY

p-Chloroamphetamin hatte sich in vorausgegangenen Untersuchungen [2] als qualitativ amphetaminartig erwiesen, zum Unterschied von diesem bewirken aber bereits kleine Dosen eine Abnahme der zentralen 5-HT-Konzentration. Weitere Versuche [1] hatten ergeben, daß an der zentral erregenden Wirkung des Stoffes ein tryptaminerger Mechanismus maßgeblich beteiligt ist. Es wurde deshalb geprüft, inwieweit adrenerge und tryptaminerge Mechanismen an den peripheren Wirkungen beider Stoffe beteiligt sind.
Die Versuche wurden am Blutdruck von mit Chlorisondamin behandelten Ratten in Pentobarbital-Narkose, sowie am Magenfundusstreifen der Ratte ausgeführt. Um Einflüsse einer Tachyphylaxie auszuschalten, erhielt jedes Präparat nur eine Injektion eines der Amphetamine (d-Form). Am Rattenblutdruck war Amphetamin in kleinen Dosen stärker pressorisch wirksam als das Cl-Analoge, in höheren Dosen wirkten beide Stoffe etwa gleich stark, die Wirkung von p-Chloramphetamin war jedoch deutlich kürzer als diejenige von Amphetamin. Beide Stoffe verhielten sich wie indirekt wirksame Sympathicomimetica: ihre Wirkung war fast gelöscht nach Reserpin-Vorbehandlung, wurde stark abgeschwächt durch Phentolamin, weniger stark durch Cocain. Eine gewisse Abschwächung bewirkte auch Cyproheptadin in noch nicht adrenolytischen Dosen. — Der Magenfundusstreifen der Ratte wurde durch beide Stoffe zur Kontraktion gebracht, hier wirkte p-Chloramphetamin (pD_2 5,97) etwa 15mal stärker als Amphetamin (pD_2 4,82). Die maximal erreichbare Kontraktion entsprach derjenigen von 5-HT. Durch Methysergid wurde die Kontraktion verhindert, Phentolamin und

eine Reserpin-Vorbehandlung hatten für Amphetamin eine Verstärkung zur Folge, was als Ausdruck der Blockade einer adrenergen relaxierenden Wirkungskomponente angesehen wird. Da sich gegen beide Stoffe eine Tachyphylaxie einstellt, wird auch die tryptaminerge Wirkung als „indirekt" betrachtet.

Literatur
1. FREY, H.-H., and M. P. MAGNUSSEN: Biochem. Pharmacol. **17**, 1299 (1968).
2. KAERGAARD NIELSEN, C., M. P. MAGNUSSEN, E. KAMPMANN, and H.-H. FREY: Arch. int. Pharmacodyn. **170**, 428 (1967).

CHR. KAERGAARD NIELSEN, Pharmakologische Abteilung,
Leo Pharmaceutical Prod.
DK-2750 Ballerup, Dänemark

Einfluß von Actinomycin auf die Induktion der Thymidin-Kinase nach α-Hexachlorcyclohexan
Effect of Actinomycin on the Induction of Thymidine-Kinase after α-HCH

Von E. OBERDISSE

Die bekannte Hemmung DNA-abhängiger RNA-Polymerasen durch Actinomycin (Ac) trifft bei niedriger Dosierung des Antibioticums (< 50 µg/kg) offenbar ganz bevorzugt solche Reaktionen, die zur Bildung kurzlebiger mRNA führen. Ein Beispiel hierfür ist die Synthese der Tdr-Kinase. 24 Std nach 12, 25, 50 und 100 µg/kg Ac ist die Aktivität der Tdr-Kinase deutlich erniedrigt (Tabelle). Bei den niedrigen Ac-Konzentrationen geht die initiale Hemmung verhältnismäßig früh zurück, die höheren hemmen die Kinase wesentlich länger. Hier ist der Wiederanstieg der Aktivität dann steiler und kann überschießend sein (Tabelle).

Tabelle. *Aktivität der Tdr-Kinase nach 200 mg/kg α-HCH p.o. Weibliche Wistar-Ratten, 140—160 g, Ac. i.p., gleichzeitig mit α-HCH zur 0-Zeit. 24 cpm/µg Protein entsprechen 100% Aktivität*

α-HCH (mg/kg)	Ac (µg/kg)	Aktivität der Tdr-Kinase in Prozent der Kontrollen nach Std					
		24	36	48	72	96	120
200	—	260,0	345,0	348,0	164,0	86,0	25,7
200	12	24,5		279,0	355,0		61,0
200	25	19,5		142,0	354,0		92,0
200	100	19,5		140,0	470,0		102,0
—	12	17,4	77,0	42,6	77,5		48,9
—	25	28,2		67,1	87,9		69,3
—	50	50,6	34,0	31,5	92,7	142,8	82,0
—	100	19,0	14,9	12,8	31,5		133,0

Unter α-Hexachlorcyclohexan (α-HCH) kommt es zu einer Induktion der Tdr-Kinase mit dem Maximum zwischen 36 und 48 Std. Die kombinierte Gabe von Ac und α-HCH zur 0-Zeit führt — nach einer initialen Hemmung — ebenfalls zu einer Induktion, deren Gipfel jedoch deutlich gegenüber der α-HCH-Kurve verschoben ist. Bei allen untersuchten Ac-Konzentrationen ist der Ablauf der verzögerten Induktion gleichsinnig (Tabelle).

Im Bereichen bestimmter Ac-Dosen (50 und 100 µg/kg) kann es zu einer Verstärkung der α-HCH-Wirkung kommen. Hier können sich der α-HCH-Effekt und die Ac-Wirkung addieren oder potenzieren.

Eine Möglichkeit diese zeitliche Verschiebung der Induktionsmaxima zu erklären besteht darin, daß Ac zunächst die Genstellen der Tdr-Kinase besetzt. Dies führt zu ihrer initialen Hemmung. In dem Maße, in dem Ac von der DNA abdiffundiert, wird die Matrize für die Synthese der Tdr-Kinase frei. Die Induktion durch α-HCH setzt nun phasenverschoben ein.

Die Kombination von 12 bzw. 25 µg/kg Ac mit α-HCH hat keinen Einfluß auf die Lebervergrößerung nach α-HCH. Ob hierbei die DNA-Synthese vermindert ist, muß noch untersucht werden.

In der Möglichkeit, eine Induktionskette durch Ac in mehrere Teilvorgänge zu zerlegen, sowie bestimmte Glieder dieser Kette selektiv zu hemmen oder zu stimulieren, sehen wir eine aussichtsreiche Methode, um einen detaillierteren Einblick in das Wesen der Induktion zu gewinnen.

Dr. E. OBERDISSE, Pharmakologisches Institut der Freien Universität
1000 Berlin 33, Thielallee 69/73

Blut als Inkubationsmedium für isolierte Organe: Pharmakokinetische Untersuchungen mit ^{3}H-markierten Herzglykosiden
Blood as a Medium for Incubating Isolated Organs: Pharmacokinetic Studies with ^{3}H-labelled Cardiac Glycosides

Von T. PETERS

Isolierte, elektrisch gereizte Meerschweinchenvorhöfe wurden in oxygeniertem (Scheibenoxygenator), zirkulierendem Vollblut der gleichen Species inkubiert. Die Brauchbarkeit der Methodik ergab sich aus folgendem: Innerhalb von 4 Std traten keine wesentlichen Veränderungen in der Serum-Na$^+$-, $^-$K$^+$- und -Ca^{++}-Konzentration auf. Der pH-Wert des Vollbluts blieb unverändert bei pH 7,8, die Sauerstoffsättigung belief sich auf 97%. Die Hämolyse, bestimmt durch den Serum-Hämoglobingehalt, betrug nach 4 Std 50 mg-%. Isolierte Meerschweinchenvorhöfe kontrahierten sowohl spontan, als auch elektrisch gereizt, über

Stunden mit fast unveränderter Amplitude. ACh, Isoproterenol, Strophanthin und Calcium ergaben in Vollblut gleiche Konzentrations-Wirkungs-Kurven wie in Tyrodelösung.

Es wurden die Strophanthin-, Digoxin-, Digitoxin- und Digitoxigenin-Konzentrationen in Vorhöfen, Serum und Erythrocyten von Meerschweinchen nach verschiedenen Inkubationszeiten bestimmt. Die Vorhöfe nehmen an Strophanthin etwa die Hälfte, an Digitoxigenin ungefähr dreiviertel, an Digoxin und Digitoxin etwas mehr als die Konzentration auf, die im Serum enthalten ist. Da jedoch, mit Ausnahme des Strophanthin, die herzaktiven Pharmaka teilweise an Serumproteine gebunden sind, muß die Gewebskonzentration auf die nicht proteingebundene Serumkonzentration bezogen werden. So erreichen Digitoxin und Digitoxigenin fast das 9fache, Digoxin das 1,6fache und Strophanthin lediglich die Hälfte der freien Serumkonzentration. Diese Anreicherungsfaktoren stimmen nun mit den von KUSCHINSKY et al.[1—3] ermittelten Werten überein, die an Meerschweinchenvorhöfen in Tyrodelösung gewonnen worden waren. Die mit der angegebenen Methodik erhaltenen Resultate stimmen mit den bisher am intakten Tier gewonnenen Ergebnissen ebenfalls überein.

Literatur
1. KUSCHINSKY, K.: Naunyn-Schmiedebergs Arch. Pharmak. exp. Path. **259**, 394 (1968).
2. — HG. LAHRTZ, H. LÜLLMANN u. P. A. VAN ZWIETEN: Brit. J. Pharmacol. **30**, 317 (1967).
3. — H. LÜLLMANN, and P. A. VAN ZWIETEN: Brit. J. Pharmacol. **32**, 598 (1968).

Dr. med. T. PETERS, Institut für Pharmakologie der Universität
2300 Kiel, Hospitalstr. 4—6

Einfluß von Pharmaka auf die Aminaufnahme in hypothalamische Vesikel
Effect of Drugs on the Uptake of Amines in Hypothalamic Vesicles

Von A. PHILIPPU und H. BECKE

In einer früheren Arbeit konnte gezeigt werden [1], daß isolierte aminspeichernde Vesikel des Schweinehypothalamus Noradrenalin aufnehmen, und ferner, daß die Aminaufnahme durch ATP-Mg^{++} gesteigert wird. Während die Noradrenalinaufnahme in Abwesenheit von ATP-Mg^{++} temperaturunabhängig ist, ist die durch ATP-Mg^{++} bedingte Aminaufnahme temperaturabhängig. Im folgenden soll über die Wirkung von Reserpin, Prenylamin und Desmethylimipramin auf die Noradrenalinaufnahme berichtet werden.

Die noradrenalinspeichernden Vesikel des Schweinehypothalamus wurden durch Differentialzentrifugieren isoliert, in 0,17 M Histidin-HCl-Puffer pH 7,4 suspendiert und bei 37°C inkubiert. Bei der Prüfung der Wirkung von Pharmaka auf die ATP-Mg^{++}-abhängige Aminaufnahme wurden die Vesikel mit den Hemmstoffen 30 min vorinkubiert, anschließend Noradrenalin (1,4 · 10^{-8} M), ATP und $MgCl_2$ (je 3 · 10^{-3} M) zugegeben und weitere 30 min inkubiert. Reserpin und Prenylamin (je (6 · 10^{-5} M) hemmen die durch ATP-Mg^{++} bedingte Noradrenalinaufnahme und gleichzeitig die ATPase-Aktivität der Vesikel. Es wird angenommen, daß die beiden Substanzen durch Hemmung der ATPase den Amininflux in die Vesikel beeinträchtigen.

Demgegenüber verhindert Desmethylimipramin die Noradrenalinaufnahme in die Vesikel, ohne die ATPase-Aktivität zu beeinflussen. Seine Wirkung ist von der Noradrenalinkonzentration im Inkubationsmedium abhängig: in der Gegenwart von 1,4 · 10^{-8} M Noradrenalin verursacht 6 · 10^{-9} M Desmethylimipramin eine 55%ige Hemmung der Aminaufnahme. Wird jedoch die Noradrenalinkonzentration auf 50 · 10^{-8} M gesteigert, so ist eine 100mal höhere Desmethylimipraminkonzentration erforderlich (6 · 10^{-7} M), um eine gleich starke Hemmung des Amininflux zu verursachen.

Literatur
1. PHILIPPU, A., U. BURKAT, and H. BECKE: Life Sci. (im Druck).

Priv.-Doz. Dr. A. PHILIPPU, Pharmakologisches Institut
Klinikum Essen der Ruhr-Universität
4300 Essen, Hufelandstr. 55

Zum Mechanismus der Herzwirkungen von 2-Brom-LSD
On the Mechanism of the Cardiac Effects of Bromolysergide

Von G. PÖCH und W. R. KUKOVETZ

Am Meerschweinchen (M.S.)-Langendorff-Herzen wirkt 2-Brom-LSD (BOL) positiv inotrop und verstärkt die Kontraktionssteigerung und Phosphorylaseaktivierung durch Theophyllin (PÖCH u. KUKOVETZ [1]). Um zu prüfen, ob diese BOL-Wirkungen, ähnlich wie jene des Theophyllins, durch eine Hemmung der Phosphodiesterase (PDE)-Aktivität zustandekommen, untersuchten wir den Einfluß von BOL auf die PDE in vitro sowie nach Injektion in das perfundierte M.S.-Herz. Die PDE-Aktivität wurde aus der Substratabnahme (^{14}C-3′,5′-AMP) nach $ZnSO_4$-$Ba(OH)_2$-Präcipitation des Produktes (^{14}C-5′-AMP) bestimmt (Inkubation bei 37°C, 10—20 min, in Tris-HCl, pH 7, Mg-Acetat und 5′-AMP mit angereicherter Rinderherz-PDE, bzw. dem 2000 · *g*-Homogenatüberstand von M.S.-Herzproben). In vitro hemmte BOL ($10^{-5}-3\cdot10^{-4}$M) die PDE-Aktivität 15—40mal stärker als Theophyllin. Injektionen von 1, 10 und 50 µg BOL steigerten nach einer kurzen, initialen Hemmung dosisabhängig die Kontraktionsamplitude von M.S.-Langendorff-Herzen. Das Kontraktionsmaximum wurde nach etwa 6 min erreicht (Tabelle). Auch die PDE-Aktivität wurde dosisabhängig gehemmt (s. Tabelle: 1 min-Werte). Dieser Effekt setzte vor der Kontraktionssteigerung ein und war im Kontraktionsmaximum bereits nicht mehr nachweisbar.

Tabelle. *Wirkung von BOL auf die isotonische Kontraktion (mm KH: Abweichung in % von der Kontrollamplitude) und die PDE-Aktivität (PDE: Abweichung in % vom Kontrollwert ± SEM) von M.S.-Langendorff-Herzen*

Zeit nach Injektion	1 µg BOL		10 µg BOL		50 µg BOL	
	mm KH	PDE	mm KH	PDE	mm KH	PDE
1 min	− 5	−11 ± 7,7	−12	−33 ± 17,4	− 15	−47 ± 15,4
5 min	+13		+54	+ 4 ± 9,1	+122	
5,5—6,8 min (KH-Maxima)	+33		+62		+158	

BOL ist demnach ein viel stärkerer PDE-Hemmstoff als Theophyllin. Seine Wirksamkeit am intakten Herzen ist mehr als 200mal größer als in vitro. Da die PDE-Hemmung zeitlich vor der Kontraktionssteigerung liegt und beide Effekte mit der BOL-Dosis zunehmen, dürfte die mechanische BOL-Wirkung über intracellulär akkumulierendes 3′,5′-AMP zustandekommen.

Literatur
1. Pöch, G., u. W. R. Kukovetz: Naunyn-Schmiedebergs Arch. exp. Path. Pharmak. **246**, 46 (1963).

Dr. G. Pöch und Doz. Dr. W. Kukovetz, Pharmakol. Institut der Universität A-8010 Graz, Universitätsplatz 4

Untersuchungen über den Calciumefflux an Erythrocytenschatten
Studies of the Efflux of Ca^{++} Using Hemolyzed Erythrocytes

Von H. Porzig

An Schatten von menschlichen Erythrocyten wurde der nicht aktiv transportierte Anteil des Calciumefflux untersucht [2]. Dazu wurde der Ausstrom von $^{45}Ca^{++}$ in das inaktive, isotone Inkubationsmilieu bei verschiedenen intra- und extracellulären Ionenkonzentrationen über eine

Meßperiode von 60 min verfolgt. Bei allen Bedingungen zeigte der Ca^{++}-Ausstrom von der 15. min an meist einen einfach exponentiellen Verlauf. Im halblogarithmischen System ergaben sich Geraden, deren Steigung der Geschwindigkeitskonstanten k des Ca^{++}-Efflux entsprach. Wurde die Calciumkonzentration innen ($[Ca^{++}]_i$) konstant gehalten (1 mM/l) und die Calciumkonzentration im Medium ($[Ca^{++}]_a$) zwischen 0 und 4 mM/l variiert, so nahm k allmählich von 0,692 Std^{-1} bei 0 mM/l auf 1,079 Std^{-1} bei 2 mM/l zu und blieb dann nahezu konstant. Bei Ersatz des extracellulären K^+ durch Na^+ betrug die Geschwindigkeitskonstante 0,831 Std^{-1}, bei zusätzlich calciumfreiem Außenmedium 0,459 Std^{-1}. Diese Befunde sprechen für das Vorliegen einer Ca^{++}-Ca^{++}-Austauschdiffusion als Teil des passiven Ca^{++}-Efflux bei rascher Sättigung dieses Prozesses, sowie für eine mögliche Konkurrenz von Na^+ und Ca^{++} um einen gemeinsamen Transportmechanismus an der Innenseite der Erythrocytenmembran [1]. Variation von $[Ca^{++}]_i$ zwischen 0,5 und 4 mM/l führte anscheinend zu Änderungen der Membrandurchlässigkeit für Ca^{++}: Die Geschwindigkeitskonstante nahm mit zunehmender $[Ca^{++}]_i$ bis auf 0,163 Std^{-1} ab. Bei 0 mM Ca/l im Hämolysemilieu (entsprechend 0 mM/l Calciuminnenkonzentration) blieben die Schatten auch nach Rekonstitution im isotonen Milieu für Ca^{++} frei durchlässig, ohne ihre normale niedrige Permeabilität zurückzugewinnen.

Literatur
1. REUTER, H., and N. SEITZ: J. Physiol. (Lond.) **195**, 451 (1968).
2. SCHATZMANN, H. J.: Experientia (Basel) **22**, 364 (1966).

Dr. H. PORZIG, Pharmakologisches Institut der Universität
6500 Mainz, Langenbeckstr. 1

Herzdynamik und Herzstoffwechsel nach i.v. Verabreichung von α-Acetyldigoxin am Hund

Cardiac Dynamics and Metabolism after Intravenous Injections of α-Acetyl-digoxin in the Dog

Von G. RABERGER und O. KRAUPP

α-Acetyldigoxin wurde nach i.v. Darreichung von 0,05 mg/kg bzw. 0,1 mg/kg an gesunden Hunden in Form eines 2-Dosen-Tests untersucht. Die niedrigere Dosis entspricht den in Tierexperimenten üblichen Dosierungen von Herzglykosiden, während die höhere Dosis schon als toxisch anzusehen ist. Vor und zu verschiedenen Zeitpunkten nach der Verabreichung des Glykosids wurden Blutdruck, Frequenz, Anspannungszeit sowie das Herzzeitvolumen gemessen und daraus Schlagvolumen, Herzleistung und peripherer Gefäßwiderstand errechnet. Der Blutdruck blieb bei der niedrigeren Dosis konstant, zeigte aber unter 0,1 mg/kg einen signifikanten Anstieg. Alle anderen Herzparameter wiesen gleichsinnige Veränderungen für beide Dosen auf (ein Absinken von Frequenz, Anspannungszeit, Herzzeitvolumen und Herzleistung sowie einen Anstieg des peripheren Gefäßwiderstandes und des Schlagvolumens). Außerdem wurden die arterio-coronar-venösen Differenzen für Sauerstoff, Glucose und freie Fettsäuren bestimmt und die Sauerstoff-Extraktionsraten für die beiden Substrate ermittelt. Die Wirkungen von α-Acetyldigoxin auf die Herzdynamik waren schon bei der niedrigeren Dosis voll ausgeprägt, während die Wirkungen auf die arteriellen Spiegel und Sauerstoff-Extraktionsraten von Glucose und freien Fettsäuren erst bei der höheren Dosis deutlich hervortraten. Trotz der unter 0,05 mg/kg α-Acetyldigoxin gefundenen Steigerungen der arterio-coronar-venösen Sauerstoff-Differenz zeigte sich bei Berücksichtigung des Coronarflusses eine O_2-Verbrauchssenkung, die wahrscheinlich durch das Absinken des Herzzeitvolumens bei gleichbleibendem Blutdruck und dadurch absinkende Herzleistung zu erklären ist.

Prof. Dr. O. KRAUPP und Dr. G. RABERGER, Pharmakologisches Institut der Ruhr-Universität Bochum
z. Z. A-1090 Wien, Österreich, Währingerstr. 13a

Der Einfluß von Barbiturat auf die inotrope Glykosidwirkung
The Effect of Barbiturate on the Inotropic Action of Glycosides

Von M. REITER

Die Kontraktionskraft (F) des isolierten Meerschweinchenpapillarmuskels wird in Krebs-Henseleit-Lösung (3,2 mM Ca^{2+}; Temperatur 35°C; Reizfrequenz 1/sec) durch Na-Phenobarbital konzentrationsabhängig vermindert. Die Verminderung von F beträgt bei $1 \cdot 10^{-4}$ M Phenobarbital 12%, bei $2 \cdot 10^{-4}$ M 33%, bei $4 \cdot 10^{-4}$ M 55%, bei $8 \cdot 10^{-4}$ M 80% und bei $1,6 \cdot 10^{-3}$ M 94%.
Die kumulative Konzentrations-Wirkungskurve eines positiv inotrop wirkenden Glykosids (DH-Ouabain $1-8 \cdot 10^{-5}$ M) verläuft unter der Einwirkung von $8 \cdot 10^{-4}$ M Phenobarbital im anfänglichen Teil (1 und $2 \cdot 10^{-5}$ M DHO) deutlich flacher als beim unbeeinflußten Muskel, danach etwas steiler (4 und $8 \cdot 10^{-5}$ M). Die absolute Kraftentwicklung (g/mm²) erreicht unter der Einwirkung von $8 \cdot 10^{-5}$ M DHO bei den mit $8 \cdot 10^{-4}$ M Phenobarbital behandelten Muskeln nicht den Kontrollwert.

Anschrift des Autors: Pharmakologisches Institut der Universität
8000 München 15, Nußbaumstr. 26

Elektrophysiologische Versuche zur Wirkung von Tetrodotoxin am Herzen
Electro-Physiological Studies of the Action of Tetrodotoxin on the Heart

Von H. Scholz und H. Reuter

An isolierten Trabekeln aus Schafs- und Kalbsherzen werden Membranpotential und Kontraktion gleichzeitig gemessen. In Konzentrationen unter 10^{-6} g/ml zeigt Tetrodotoxin (TTX) keine Wirkung. Zwischen 10^{-6} und $5 \cdot 10^{-6}$ g/ml TTX kommt es bei unverändertem Ruhepotential und unveränderter Plateauhöhe zu einer Abnahme von Aktionspotentialdauer, Umkehrpotential und Depolarisationsgeschwindigkeit. Auch die Kontraktionsamplitude nimmt etwas ab. Erst bei 10^{-5} bis $2 \cdot 10^{-5}$ g/ml TTX lassen sich keine Aktionspotentiale mehr auslösen. — In Gegenwart von $10^{-5}-2 \cdot 10^{-5}$ g/ml TTX läßt sich das Membranpotential mit Hilfe einer Saccharosetrennwand auch in Tyrodelösung schrittweise depolarisieren. Dabei verläuft die Depolarisation der Membran in zwei unterschiedlich schnellen Phasen. Die zweite, schnellere Phase der Depolarisation beginnt bei einem Membranpotential von -60 bis -50 mV, bei dem auch die Kontraktion ausgelöst wird. Die zweistufige Depolarisation in Tyrodelösung + TTX gleicht in Verlauf und Höhe der Potentialänderung, die bei schrittweiser Depolarisation in Na-freier Badlösung zu beobachten ist [1]. Die zweite Depolarisationsstufe ist auch in Tyrodelösung + TTX abhängig von der extracellulären Ca-Konzentration. Sie ist in Ca-freier Lösung nicht zu beobachten; in Ca-haltigen Lösungen nehmen Anstiegssteilheit und Amplitude mit steigender Ca-Konzentration zu. Änderungen der extracellulären Na-Konzentration beeinflussen die zweite Depolarisationsstufe dagegen nicht. — Die Versuche stützen die Hypothese, daß am Herzen ein Teil des Membranstroms durch Ca-Ionen getragen wird, der für die elektromechanische Kopplung von Bedeutung ist. Mit TTX, das den erregenden Na-Einstrom weitgehend ausschaltet, läßt sich der Einstrom von Ca-Ionen auch in Gegenwart von Na sichtbar machen.

Literatur

1. Reuter, H., u. H. Scholz: Pflügers Arch. ges. Physiol. **300**, 87 (1968).

Dr. H. Scholz, Pharmakologisches Institut der Universität
6500 Mainz, Langenbeckstr. 1

Die N-Demethylierung von Aminophenazon unter dem Einfluß verschiedener Alkohole
The N-Demethylation of Aminophenazone as Affected by Various Alcohols

Von R. Schüppel und W. Dürr

Zur weiteren Abklärung der nachgewiesenen Hemmwirkung von Äthanol auf mikrosomale Redoxreaktionen im Arzneimittelstoffwechsel [4] haben wir jetzt die Dosiswirkungsbeziehung dieses Effektes in vivo untersucht. Als Modell diente uns die N-Demethylierung von Aminophenazon (20 mg/kg) zu 4-Aminoantipyrin (4-AA). Hierzu wurde der Verlauf der 4-AA-Blutspiegelkurve bei der intakten Ratte unter abgestufter Äthanolbelastung (Äthanol 0,8; 1,6; 3,2; 6,4 ml/kg, jeweils in einem Volumen von 10 ml/kg oral appliziert) bis zu 18 Std p. appl. verfolgt. Hierbei treten charakteristische Veränderungen der 4-AA-Blutspiegelkurven auf, die deutliche Abhängigkeit von der verwendeten Äthanoldosis bzw. der erreichten Blutalkoholkonzentration (BAK) aufweisen. Dies sind in der 1. Phase der Äthanoleinwirkung (BAK: 1,0—0,5$^0/_{00}$ über 3—10 Std) stark erniedrigte 4-AA-Blutspiegel (— 50, — 90% der Kontrollwerte). Nach Abfall der BAK tritt nur ein verzögerter Anstieg des Metabolitenspiegels ein, der das jeweilige Maximum erst sehr verspätet erreicht (Kontrollgruppe: 3 Std p. appl. 4,23 µg/ml; Gruppe 3,2 ml/kg Äthanol: 9 Std p. appl. 3,65 µg/ml; Gruppe 6,4 ml/kg Äthanol: 12 Std p. appl. 2,21 µg/ml). Damit kann als kritische Äthanoldosis für die N-Demethylierung bei der Ratte etwa 1,0—1,5 ml/kg bzw. ein BAK von 0,5—1,0$^0/_{00}$ gelten. Diese relativ niedrige Dosis dürfte den Umsatz der Reaktion für 3 Std um die Hälfte senken und verdient daher unter toxikologischem Gesichtspunkt einige Beachtung.

Ferner wurden in gleicher Versuchsanordnung die Hemmwirkungen dreier homologer Alkanole geprüft: sie sind vorhanden, z. T. noch stärker ausgeprägt. Es ergaben sich als äquieffektive Dosen (in Klammern: die auf Äthanol = 1 bezogene, molare Wirkungsstärke): Methanol: 4,24 ml/kg (0,5); Äthanol: 3,2 ml/kg [4]; n-Propanol: 2,0 ml/kg [2]; n-Butanol: 1,25 ml/kg [3]). Diese Relation wirkungsgleicher, molarer Hemmdosen (0,5:1:2:4) für die N-Demethylierung in vivo stimmt bemerkenswert gut mit der für narkotische [2,5] oder toxische [1,3] Wirkungen dieser Alkanole überein. Die Ergebnisse zeigen die Hemmwirkung von Äthanol auf mikrosomale Reaktionen unter einem neuen Aspekt, der auch für die biochemische Untersuchung des Phänomens in vitro beachtet werden muß.

Literatur

1. Hauschild, F.: Pharmakologie und Grundlagen der Toxikologie, 2. Aufl., S. 775. Leipzig: VEB Thieme 1960.

2. LENDLE, L.: Naunyn-Schmiedebergs Arch. exp. Path. Pharmak. **129**, 85 (1928).
3. MARDONES, J.: The Alcohols. In: Physiological Pharmacology, Vol. I, p. 152, ed. W. S. ROOT and F. G. HOFMANN: New York: Academic Press 1963.
4. SCHÜPPEL, R.: Naunyn-Schmiedebergs Arch. Pharmak. exp. Path. **260**, 197 (1968).
5. WALLGREN, H.: Acta pharmacol. (Kbh.) **16**, 217 (1960).

Dr. med., Dr. rer. nat. R. SCHÜPPEL, Toxikologisches Institut der Universität 7400 Tübingen, Wilhelmstr. 56

Hormonale Beeinflussung der Bildung von cyclischem Adenosin-3′,5′-monophosphat in der Rattenniere
Hormonal Influences on the Formation of Cyclic Adenosine 3′-5′-Monophosphate in the Rat Kidney

Von G. SCHULTZ

Die antidiuretische Wirkung von Vasopressin (ADH) wird durch cyclisches 3′,5′-AMP vermittelt [2], das — wie ADH — die Wasserpermeabilität einiger epithelialer Membranen steigert. — Die 3′,5′-AMP-Bildung durch die Adenylcyclase (AC, Methode nach [3]) ist im inneren Mark von Ratten in Wasserdiurese (7 ml H_2O/100 g Körpergewicht oral) am höchsten, im Innenstreifen des äußeren Marks am niedrigsten. Die AC-Aktivität steigt in Antidiurese (4 Tage Trinkwasserentzug) am stärksten in der Rinde an, weniger im äußeren Mark und am geringsten im inneren Mark (Tab.). — Die AC-Aktivitäten stimmen gut überein mit

Tabelle

nMol g FG[a] · 10 min	Wasserdiurese ($n = 23$)		Antidiurese ($n = 28$)
Rinde	6,75 ± 0,37	$p < 0,0002$	11,49 ± 0,32
Äußeres Mark	4,17 ± 0,34	$p < 0,002$	5,52 ± 0,22
Inneres Mark	8,09 ± 0,36	$p < 0,05$	9,18 ± 0,36

[a] Feuchtgewicht

den stationären 3′,5′-AMP-Konzentrationen in den verschiedenen Zonen der Niere [4] und der Wasserpermeabilität des distalen Tubulus bei den verschiedenen Diureseformen [5,6]. Es kann daraus geschlossen werden, daß — zumindest bei der Ratte — dem distalen Tubuluskonvolut eine wesentliche Bedeutung für die H_2O-Rückgewinnung zukommt. Daneben bewirkt sicher auch ein kleiner Anstieg der 3′,5′-AMP-Bildung und der Wasserpermeabilität an den Sammelrohren eine vermehrte H_2O-Resorption, da im Mark (in Wasserdiurese) eine wesentlich höhere transtubuläre osmotische Druckdifferenz einwirkt. — Eine Beteiligung von Parathormon an der Steigerung der corticalen AC-Aktivität in Antidiurese ist nicht ausgeschlossen, da dieses Hormon die renale, besonders die corticale, AC stimuliert [1].

Literatur
1. CHASE, L. R., and G. D. AURBACH: Science **159**, 545 (1968).
2. ORLOFF, J., and J. HANDLER: Amer. J. Med. **42**, 757 (1967).
3. RODBELL, M.: J. biol. Chem. **242**, 5744 (1967).
4. SENFT, G., M. HOFFMANN, K. MUNSKE u. G. SCHULTZ: Pflügers Arch. ges. Physiol. **298**, 348 (1968).
5. ULLRICH, K. J., u. K. HIERHOLZER: In: H. SARRE: Nierenkrankheiten. Stuttgart: G. Thieme 1967.
6. — G. RUMRICH u. G. FUCHS: Pflügers Arch. ges. Physiol. **280**, 99 (1964).

Dr. G. SCHULTZ, Pharmakologisches Institut der Universität
6900 Heidelberg, Hauptstr. 47—51

Wirkung von heterocyclischen Lipolysehemmstoffen auf die Aktivität der 3′,5′-AMP-Phosphodiesterase
The Effect of Heterocyclic Inhibiting Agents of Lipolysis on the Activity of 3′,5′-AMP-Phosphodiesterase

Von U. SCHWABE und R. EBERT

Unter den Lipolysehemmstoffen gibt es eine Gruppe von Verbindungen, die nach ihrer Struktur als heterocyclische Carbonsäuren bezeichnet werden können. Dazu gehören die Nicotinsäure, 5-Methylisoxazol-3-carbonsäure (5-MICS), 3-Methylisoxazol-5-carbonsäure (3-MICS) und die 5-Methylpyrazol-3-carbonsäure (5-MPCS). Bisherige Untersuchungen am Fettgewebe hatten gezeigt, daß 5-MICS den lipolytischen Effekt von Theophyllin stärker hemmt als den des Noradrenalin. Daraus war geschlossen worden, daß Isoxazolderivate möglicherweise über eine Aktivierung der Phosphodiesterase antilipolytisch wirken. Es gelingt jedoch nicht, mit 5-MICS die Aktivität einer gereinigten Phosphodiesterase aus Rinderherz zu steigern. 5-MICS ($8 \cdot 10^{-6}$ m), 3-MICS ($1 \cdot 10^{-5}$ m), 5-MPCS ($1 \cdot 10^{-5}$ m) und Nicotinsäure ($1 \cdot 10^{-5}$ m) erhöhen jedoch die Phosphodiesteraseaktivität im 100000 g-Überstand von Fettgewebshomogenaten um 20—26%. Die durch Theophyllin ($1 \cdot 10^{-3}$ m) gehemmte Fettgewebs-Phosphodiesterase wird sogar schon durch $8 \cdot 10^{-7}$ m 5-MICS voll reaktiviert. An dialysierten Fettgewebsüberständen ist die Aktivierung der Phosphodiesterase jedoch nicht mehr nachweisbar. Sie läßt sich jedoch durch Zusatz von ATP in niedrigen Konzentrationen (90 nMol/ml), die keine Eigenwirkung auf das Enzym haben, wiederherstellen. Die genannten heterocyclischen Lipolysehemmstoffe steigern nach Zusatz von ATP in Konzentrationen von 11—180 nMol/ml auch die Aktivität der gereinigten Rinderherzphosphodiesterase um 40—60%. Die Befunde können die antilipolytische Wirkung von heterocyclischen Carbonsäuren gut erklären und geben außerdem einen Hinweis auf die Bedeutung von ATP für die Aktivität des 3',5'-AMP abbauenden Enzyms.

Doz. Dr. U. SCHWABE, Pharmakologisches Institut der Universität
3400 Göttingen, Geiststr. 9

Der Einfluß von Nahrungsentzug, Phenobarbital und Perfluorbuttersäure auf den Nucleinsäuren-, Spermidin- und Spermingehalt der Mäuseleber
The Effect of Fasting, Phenobarbital and Perfluorbutyric Acid on the Content of Nucleic Acids, Spermidine and Spermine in the Mouse Liver

Von N. SEILER, G. WERNER und H. A. FISCHER

Verschiedene Befunde [1,7—9] sprechen für funktionelle oder strukturelle Beziehungen der Polyamine Spermin und Spermidin zu den Nucleinsäuren. Die Vermehrung des endoplasmatischen Reticulums der Leberzellen unter der Wirkung von Phenobarbital einerseits [10] und der Abbau dieser Strukturen während der Nahrungskarenz [2—6] andererseits, schienen uns ein gutes Objekt zur Untersuchung der quantitativen Beziehungen zwischen den Nucleinsäuren und den genannten Polyaminen zu sein. Unsere Versuche zeigten, daß parallel zum Verlust an cytoplasmatischer RNS während des Nahrungsentzuges auch die Spermidinmenge der Leber abfiel, während die Menge an Spermin und an DNS, bezogen auf das ganze Organ, konstant blieb. Das Spermidin/Sperminverhältnis fiel nach 48 Std Nahrungskarenz von 1,3 auf 0,4 ab.

Nach subchronischer Behandlung der Mäuse mit Phenobarbital (48 Std 0,1% Phenobarbital im Trinkwasser) fanden wir eine der RNS-Zunahme proportionale Vermehrung der Spermidinmenge (40 bzw. 60%); bei gleichzeitigem Nahrungsentzug war der RNS- und Spermidinverlust in der Leber Phenobarbital-behandelter Tiere geringer als bei Kontrolltieren.

Nach 7tägiger Phenobarbitalbehandlung war neben einer erhöhten RNS- und Spermidinmenge auch eine Vermehrung der Leber-DNS und des Spermins zu beobachten.

Entsprechende Verhältnisse fanden wir auch nach mehrfacher intraperitonealer Injektion von 100 mg/kg Perfluorbuttersäure.

Die Ergebnisse werden hinsichtlich ihrer Bedeutung für die Polyamin-Nucleinsäurebeziehungen diskutiert.

Literatur

1. ABRAHAM, K. A.: European J. Biochem. **5**, 143 (1968).
2. BERG, W.: Pflügers Arch. ges. Physiol. **194**, 102 (1922).
3. — Pflügers Arch. ges. Physiol. **214**, 243 (1926).
4. — Z. mikr. anat. Forsch. **30**, 38 (1932).
5. — Z. mikr. anat. Forsch. **36**, 87 (1934).
6. DAVIDSON, J. N., and C. WAYMOUTH: Biochem. J. **38**, 379 (1944).
7. GOLDSTEIN, J.: Biochim. biophys. Acta (Amst.) **123**, 620 (1966).
8. LIQUORI, A. M., L. CONSTANTINO, V. CRECENZI, V. ELIA, E. GIGLIO, R. PULITI, M. DE SANTIS, and V. VITAGLIANO: J. molec. Biol. **24**, 113 (1967).
9. RAINA, A., J. JÄNNE, and M. SIMES: Biochim. biophys. Acta (Amst.) **123**, 197 (1966).
10. REMMER, H., u. H. J. MERKER: Klin. Wschr. **41**, 276 (1963).

Dr. N. SEILER, Max-Planck-Institut für Hirnforschung
Arbeitsgruppe Neurochemie
6000 Frankfurt a.M.-Niederrad, Deutschordenstr. 46

Beitrag zur Funktion des Histamins im Zentralnervensystem
On the Function of Histamine in the Central Nervous System

Von P. STERN und R. IGIĆ

Die Inhibition der Histamin-N-Methyltransferase (HNT) durch $CuCl_2$ oder Chlorpromazin, was zur Erhöhung von Histamin (H) im ZNS führt, verstärkt die Effekte der Pharmaka, die das Acetylcholin (Ach) im Gehirn steigern. So z.B. rufen kleine Dosen von Oxotremorin (OTR) oder Arecolin nach der Inhibition der HNT einen sehr starken statischen Tremor hervor, sowie auch Hypothermie. Die Hexobarbitalnarkose wird verlängert. Das gilt auch für die Morphiumanalgesie [4].
Alle diese Effekte kann man nicht nur mit der Inhibition der HNT erreichen, sondern auch durch Histidin, dem Prekursor des H [4]. $CuCl_2$ und Histidin allein können einen signifikanten Fall der Temperatur bei Ratten hervorrufen.
LSD-Tremor kann man nicht durch die HNT-Inhibitoren potenzieren. LSD erhöht aber nicht Ach im ZNS [2]. Trifluoperazin, das zum Unterschied von Chlorpromazin HNT nicht inhibiert [3], führt nicht zu verstärktem Tremor, doch verlängert es die Hexobarbitonnarkose, wahrscheinlich auf Rechnung seiner neuroleptischen Wirkung. Krämpfe, die Pentazol hervorruft und das Ach im ZNS erniedrigen [2], können durch $CuCl_2$ und Histidin abgeschwächt werden.
Es ist bekannt, daß β-Blocker (AB) die Tiere für H sensibilisieren [1]. Es zeigte sich, daß AB den Tremorineffekt inhibieren, aber die tremorogene Wirkung des OTR potenzieren. Wahrscheinlich verhindert AB die Oxydation des Tremorins in OTR. Interessant ist es, daß weder HNT-

Inhibition noch AB den Tremor, hervorgerufen durch den Cholinesteraseinhibitor Physostigmin oder Armin, verhindern können. $CuCl_2$, appliziert zusammen mit Histidin, durchbricht die Blockade des OTR-Tremors, hervorgerufen mit Atropin. Die Versuche sprechen dafür, daß Erhöhung des H im ZNS zur Sensibilisierung des Nervengewebes für Ach führt.

Literatur
1. BERGMAN, K., and J. MUNOZ: Nature (Lond.) **217**, 1173 (1968).
2. GIARMAN, N., and G. PEPEU: Brit. J. Pharmacol. **19**, 226 (1962).
3. GREEN, H., and R. ERICKSON: Int. J. Neuropharmacol. **3**, 315 (1964).
4. STERN, P.: Wien. klin. Wschr. **80**, 181 (1968).

Prof. Dr. P. STERN, Institut za Farmakologiju Medicinskog Fakulteta Sarajevo, Jugoslawien

---

Der frequenzabhängige Einfluß membranstabilisierender Stoffe auf die Aufstrichgeschwindigkeit des Aktionspotentials, analysiert mittels Analogrechner

Changes in the Rate of Rise of Action Potential due to Membrane-Stabilizing Drugs and to Stimulation Frequency, Measured by an Analog Computer

Von H. TRITTHART, B. FLECKENSTEIN, A. FLECKENSTEIN und H. KRAUSE

In vorausgegangenen Versuchen an isolierten Papillarmuskeln vom Meerschweinchen konnte von uns gezeigt werden, daß die Aktivierbarkeit des Na^+-Carriers — sichtbar an der jeweiligen Aufstrichgeschwindigkeit des Aktionspotentials — nicht nur in bekannter Weise vom Membranpotential, sondern zusätzlich auch von der Reizfrequenz abhängig ist. Dieser Effekt wird durch antiarrhythmisch wirksame Substanzen (Lokalanaesthetika, β-Receptorenblocker, Chinidin u. a.) so stark akzentuiert, daß mit Zunahme der Reizfrequenz die Aufstrichgeschwindigkeit schnell auf kritische Werte absinkt. Infolgedessen kann das Myokard hohen Erregungsfrequenzen nicht mehr folgen. So wird z.B. durch 5 mg Segontin/l Tyrodelösung die Aufstrichgeschwindigkeit des Aktionspotentials von 150 V/sec bei einer Reizfrequenz von 12/min auf nur 25 V/sec, d.h. auf ein Sechstel des Ausgangswertes reduziert, wenn man die Reizfrequenz auf 300/min erhöht. Das Myokard verliert dadurch die Fähigkeit, raschen ektopischen Schrittmachern zu folgen bzw. zu flattern oder zu flimmern („Frequenzfilterung"), während der Erregungsablauf bei niedriger Reizfrequenz nahezu unbeeinflußt bleibt. Aus gleichsinnigen Ergebnissen mit verschiedenen anderen membranstabilisierenden Stoffen schließen wir, daß der grundsätzliche Wirkungsmechanismus der

Antiarrhythmika nicht nur in einer absoluten Reduktion des Na^+-Influx während der Erregung besteht, sondern daß darüberhinaus die Geschwindigkeit reduziert wird, mit welcher der Na^+-Carrier nach einer abgelaufenen Erregung neu aktivierbar wird.

Literatur

TRITTHART, H., B. FLECKENSTEIN, A. FLECKENSTEIN u. H. KRAUSE: Pflügers Arch. ges. Physiol. **300**, 52 (1968).

Prof. Dr. A. FLECKENSTEIN, Physiologisches Institut der Universität 7800 Freiburg i. Br., Hermann Herder-Str. 7

Schätzung der Anzahl der Acetylcholinreceptoren im Muskelgewebe mittels ^{14}C-markierter Arecaidinester

The Use of ^{14}C-labelled Arecaidine-Esters to Estimate the Number of ACh-Receptors in Muscle Tissue

Von E. TSCHÖPE und A. ZIEGLER

Die Aufnahme und Verteilung ^{14}C-markierter Arecaidinester in die isolierte Längsmuskulatur des Meerschweinchenileums sowie in die elektrisch gereizten Meerschweinchenvorhöfe wurde durch Flüssigkeitsszintillationszählung bestimmt.

Aus der Kinetik der Sättigungskurve ergibt sich, daß die quartäre Verbindung Arecaidinäthylesterjodmethylat proportional zur angebotenen Konzentration aufgenommen wird und neben der Besetzung des Extracellulärraumes lediglich adsorptiv an die Zellmembran gebunden wird. Im Gegensatz dazu wird die Verbindung mit einem tertiären Stickstoff, das Arecaidinäthylesterhydrochlorid, erheblich intracellulär angereichert. Aufgrund der unterschiedlichen Anreicherung bei verschiedenen Konzentrationen läßt sich jedoch auch hier die adsorptiv an die Zelloberfläche gebundene Menge berechnen.

Für den agonistisch wirkenden tertiären Arecaidinäthylester errechneten wir am glatten Muskel bei der Konzentration $3 \cdot 10^{-7}$, — das ist die Konzentration, bei der sowohl die Adsorption als auch die pharmakologische Wirkung ihr Optimum erreicht — eine Zahl von $1,2 \cdot 10^6$ Moleküle pro Muskelzelle mit einer Flächenbesetzung von $0,05\%$ der Gesamtzellfläche. Am Herzmuskel ergeben sich analog $1,18 \cdot 10^7$ Moleküle pro Zelle bei $0,167\%$ Bedeckung.

Für das partiell antagonistisch wirkende Arecaidinäthylesterjodmethylat wurden von jeder glatten Muskelzelle $6,8 \cdot 10^5$ Moleküle ($0,033\%$ der Oberfläche), vom Herzmuskel $1,67 \cdot 10^6$ Moleküle mit $0,024\%$ Bedeckung adsorbiert.

Da die Acetylcholinreceptoren an den gleichen Oberflächen lokalisiert sind, an denen die Arecaidinmoleküle adsorbiert werden, stellen diese Zahlen eine obere Schätzung der Menge an besetzten Acetylcholinreceptoren dar.

Dr. E. Tschöpe, Institut für Pharmakologie der Universität
2300 Kiel, Hospitalstr. 4—6

Studies on the Capacity (Tm) of Renal Tubular Na^+-Transport and of Some Rate Determining Pharmacological Factors
Untersuchungen zur Frage eines renalen T_{max} von Na^+ und seiner pharmakologischen Beeinflußbarkeit

By G. Vogel

From results of in vivo studies on mammalian kidneys it is inferred that a linear relationship exists between the filtered Na^+-load and the amount of tubular net-Na^+-reabsorption. Under in vivo conditions it is impossible to increase Na^+-plasma concentration to more than 220 mMol/l. Therefore the experimental possibilities to vary the filtered load are limited. The isolated kidney has in contrary the adventage that the filtered load can be varied over a wide range. To analyse, whether a limited reabsorption rate of sodium does exist or not isolated kidneys of Rana ridibunda were perfused with solutions containing 5.0—191.5 mMol/l sodium. In order to study the influence of the anion on Na^+-net-reabsorption Na^+-cyclohexansulphamate$^-$ (NaCHS, a slowly penetrating anion), and mixtures of NaCl, and Na^+-hydrogencarbonate$^-$ (a swiftly penetrating anion) of varying concentrations were used. Furthermore, the influence of lack of K^+ (perfusion with K^+-free media) and of Furosemide on the Tm_{Na^+} was tested.

With the salts tested typical saturation curves were obtained. Above a certain tubular Na^+-load the net-Na^+-reabsorption remains constant and becomes independent of the load. The critical concentrations of the different Na^+-salts above which the load exceeds the Tm_{Na^+} were: NaCl: 76.5 mMol/l; NaCHS: 38.25 mMol/l; NaCl/NaHCO$_3$: 114.75 mMol/l. Lack of K^+ reduces the amount of reabsorbed Na^+. Furosemide significantly lowers the Tm_{Na^+} and brings about a parallel shift of the saturation curve.

The type of anion accompanying the Na^+ and its penetrability is of significance for the Tm_{Na^+}. The rate of tubular net-transport of Na^+, like that of other actively transported substances in the renal tubules is limited under in vivo conditions. However, the Tm_{Na^+} can be reached at filtered loads which are unattainable and wide above the physiological range. According to the permeating ability of the anion presumably different transcellular electrical gradients obtain. The latter may well determine the maximum amount of Na^+ (Tm_{Na^+}) which can be transported in the time unit across the cell.

Prof. Dr. med. G. VOGEL, Biologisches Institut Madaus
5000 Köln-Merheim, Ostmerheimer Str. 198

Spinale Wirkungen von Apamin
Spinal Effects of Apamine

Von H.-H. WELLHÖNER

Bei der Auftrennung des Bienengiftes in seine Komponenten erhielten HABERMANN u. Mitarb. [1,2] unter anderem ein Polypeptid mit stark zentral erregender Wirkung, das Apamin. Aus dem Vergiftungsbild gewannen die Autoren den Eindruck, daß Apamin neben supraspinalen auch spinale Angriffspunkte haben könne. Die Objektivierung solcher Angriffspunkte an hoch und tief spinalisierten Katzen war Gegenstand der vorgetragenen Untersuchungen. 15 min nach i.v. Injektion von 0,5 mg/kg Apamin lassen sich spinale Wirkungen nachweisen, die über Stunden bestehen bleiben, wobei der arterielle Druck im Vergleich zum Ausgangswert entweder unverändert bleibt oder nur vorübergehend ansteigt. Die Leitungsgeschwindigkeit in peripheren Nerven bleibt für Axone aller Gruppen unverändert. Der monosynaptische Extensorreflex wird im Mittel erheblich stärker, wobei gleichzeitig die Streuung der Amplitudenmaxima aus einer Serie konsekutiv ausgelöster Reflexpotentiale zunimmt. Der monosynaptische Flexorreflex verhält sich bei den einzelnen Tieren uneinheitlich. Außerordentlich stark wächst die durch Reizung von Flexorreflexafferenzen ausgelöste polysynaptische Reflexantwort. Die präsynaptisch inhibierende Wirkung einer Reizung des N. biceps post. + semitendin. auf einen nachfolgenden Gastrocnemiusreflex nimmt unter Apamin mäßig ab, obwohl das Dorsalwurzelpotential leicht zunimmt. Die postsynaptisch inhibierende Wirkung der Reizung eines Extensornerven auf einen nachfolgenden monosynaptischen Flexorreflex und die postsynaptische Inhibition eines Gastrocnemiusreflexes durch konditionierende antidrome Reizung eines Ventralwurzelfilaments ändern sich nicht signifikant. Den starken Veränderungen der elektrischen Reflexpotentiale entspricht eine starke Unruhe nur in denjenigen Muskeln, die bei der operativen Vorbereitung nicht denerviert wurden. Eine Extensorenstarre wurde nie beobachtet. Gallamin beseitigt die motorische Unruhe, bleibt jedoch auf die durch Apamin veränderten elektrischen Reflexantworten ohne Einfluß.

Literatur

1. HABERMANN, E.: Proc. II. Intern. Pharmacol. Meet. Prague 1963, Vol. 9, p. 53. Oxford: Pergamon Press 1965.
2. —, u. K. G. REIZ: Biochem. Z. 341, 451 (1965).

Priv.-Doz. Dr. H.-H. WELLHÖNER, Max-Planck-Institut für experimentelle Medizin
3400 Göttingen, Hermann Rein-Str. 3

Physikalisch-chemische Faktoren bei der Bindung von Halogenkohlenwasserstoffen an Lebermikrosomen
Physico-Chemical Factors of the Binding of Halogenated Hydrocarbons to Liver Microsomes

Von A. WINDORFER und A. STIER

Chloroform, Tetrachlorkohlenstoff, Pentachloräthan, Dichloräthan, 1,1,1-Trichloräthan, 1,1,2,2-Tetrachloräthan, Trichloräthylen und Perchloräthylen geben mit Kaninchenlebermikrosomen-Suspensionen Cytochrom-P_{450}-Differenzspektren von Typ des Hexobarbitals. Die ermittelten spektralen „Bindungskonstanten" lagen zwischen $1 \cdot 10^{-3}$ und $10 \cdot 10^{-3}$ M. Ihre Logarithmen nahmen mit der Molrefraktion der untersuchten Stoffe linear ab. Diese K_S-Werte standen in keinem Zusammenhang mit der Biotransformationsrate, der Kompetition mit dem Halothane-Stoffwechsel in vivo oder der Lebergiftigkeit dieser Stoffe. Die Ergebnisse weisen darauf hin, daß der Ort der Bindung, die die spektralen Veränderungen des Cytochrom-P_{450} auslöst, nicht identisch ist mit dem Ort der Biotransformation dieser Stoffe.

Priv.-Doz. Dr. Dr. A. STIER, Max-Planck-Institut für Spektroskopie
3400 Göttingen, Bunsenstr. 10

Isolierung und Eigenschaften von Noradrenalin-speichernden Granula des Nebennierenmarks
Granules Containing Noradrenaline from the Adrenal Medulla; their Isolation and Properties

Von H. WINKLER

In den letzten Jahren wurde eine Fraktion chromaffiner Granula des Rindes, in der ca. $80^0/_0$ der Katecholamine als Adrenalin (A) vorliegen, eingehend untersucht (Übersicht bei [3]). Da aus histologischen Untersuchungen bekannt ist, daß A und Noradrenalin (NA) in verschiedenen Zellen gespeichert werden, erschien es von Interesse festzustellen, ob

NA-Granula eine ähnliche chemische Zusammensetzung wie A-Granula besitzen.

Durch Zentrifugation einer „large granule fraction" aus Schweinenebennierenmark über 1,6 molare Saccharoselösung wurde ein Sediment chromaffiner Granula gewonnen, in dem 50% der Katecholamine als NA vorlagen. Bei Zentrifugation über 2,05 bzw. 2,15 molare Saccharose wurden Granula sedimentiert, die 88% NA enthielten. Dieser hohe NA-Gehalt war konstant reproduzierbar, obwohl je nach Dichte der Zuckerlösung verschieden große Anteile der Katecholamine sedimentierten. Dies könnte dafür sprechen, daß die NA-Granula auch geringe Mengen A enthalten.

Der molare Katecholamin/ATP Quotient lag in den Granulafraktionen mit 50 bzw. 88% NA zwischen 4,5 und 5,0.

Die wasserlöslichen Granulaeiweiße, die bei der Katecholaminabgabe sezerniert werden [2], wurden durch Polyacrylamid-Disc-Electrophorese aufgetrennt. In beiden untersuchten Granulafraktionen wurde ein qualitativ ähnliches Muster erhalten.

Lysolecithin, ein typischer Bestandteil von chromaffinen Granula [1,4], lag in den NA-Granula mit 20% des Lipidphosphors in hoher Konzentration vor. Weiter wurde nachgewiesen, daß sich ein Großteil des Lysolecithins im Schweinenebennierenmark in den chromaffinen Granula (und zwar in der Membran dieser Zellorganellen) findet.

Literatur
1. BLASCHKO, H., H. FIREMARK, A. D. SMITH, and H. WINKLER: Biochem. J. **104**, 545—549 (1967).
2. SCHNEIDER, F., A. D. SMITH, and H. WINKLER: Brit. J. Pharmacol. **31**, 94—104 (1967).
3. SMITH, A. D.: In: The interaction of drugs and subcellular components in animal cells, pp. 239—292. London: Churchill Ltd. 1968.
4. WINKLER, H., N. STRIEDER u. E. ZIEGLER: Naunyn-Schmiedebergs Arch. Pharmak. exp. Path. **256**, 407—415 (1967).

Dr. H. WINKLER, Pharmakologisches Institut der Universität
A-6020 Innsbruck, Österreich, Peter Mayr-Str. 1

Die Beeinflussung der mittels ^{86}Rb gemessenen Membranpermeabilität in isoliertem Vorhofgewebe durch adrenerge und cholinerge Pharmaka
Effects of Adrenergic and Cholinergic Agents on the Membrane Permeability of Isolated Atrial Tissue as Measured with ^{86}Rb

Von P. A. VAN ZWIETEN

Es wurde eine experimentelle Methode entwickelt, die es mit Hilfe des Isotop ^{86}Rb an isoliertem Vorhofgewebe vom Meerschweinchen gestattet,

Messungen über die Membranpermeabilität der Herzmuskelzellen für Ionen durchzuführen. Die ^{86}Rb-haltigen Vorhöfe waren aufgehängt in einer K-freien Tyrodelösung, die 2,7 mMol Rb$^+$/l enthielt. Die Abgabe von ^{86}Rb wurde kontinuierlich gemessen. Die Organe blieben in der K-freien, Rb-haltigen Tyrodelösung über 4—5 Std voll funktionstüchtig. Die durch Pharmaka hervorgerufene Beeinflussung der ^{86}Rb$^+$-Abgabe erlaubt eine Aussage über die pharmakologische Veränderung der passiven Membranpermeabilität für Ionen. Der Einfluß von adrenergen und cholinergen Pharmaka auf diese Größe wurde quantitativ bestimmt. Sowohl direkt als indirekt wirkende Sympathomimetika verstärken die ^{86}Rb$^+$-Abgabe. In der Reihenfolge Noradrenalin < Adrenalin < Isoproterenol nimmt die Wirksamkeit zu. Die Wirkung von Isoproterenol wird von β-Sympatholytika (Kö 592 und Propranol) abgeschwächt, während Phentolamin den Effekt nicht beeinflußt. Die Erregung der β-Receptoren scheint mit einer Zunahme der Membranpermeabilität für ^{86}Rb$^+$-Ionen verknüpft zu sein. Reserpinvorbehandlung der Spendertiere beeinflußt die ^{86}Rb$^+$-Abgabe nicht. Cholinerge Pharmaka (Ach, Carbachol und DFP) verursachen eine dosisabhängige Zunahme der ^{86}Rb$^+$-Abgabe, die durch Atropin gehemmt wird. Es ist bemerkenswert, daß sowohl Sympathomimetika als auch Cholinomimetika trotz ihrer unterschiedlichen Herzwirkung die Membranpermeabilität im gleichen Sinne beeinflussen.

Priv.-Doz. Dr. P. A. VAN ZWIETEN, Pharmakologisches Institut der Universität 2300 Kiel, Hospitalstr. 4—6

Demonstrationen

Zur Reaktivierung der Acetylcholinesterase: Titrimetrische Untersuchungen an Hirnhomogenat und Plasma nach Tabun-, Sarin- und Somanhemmung in vitro
On the Reactivation of Acetylcholine Esterase. Titrimetric Studies on Homogenates of Brain and on Plasma after Inhibition in Vitro with Tabun, Sarin, and Soman

Von P. Back und H. J. Hildebrandt

Die reaktivierende Wirkung von Oximen auf alkylphosphatgehemmte Acetylcholinesterase ist durch automatische elektrometrische Titration zuverlässiger zu erfassen als durch spektrophotometrische und manometrische Methoden. Bei der photometrischen Bestimmung kann die den Pyridiniumaldoximen eigene Absorption im Alkalischen stören, bei der manometrischen Methode kann die lange Inkubationsdauer eine vielfältige Fehlerursache werden. Wir bestimmten die Hemmungskurve für Tabun, Sarin und Soman an Acetylcholinesterase aus Rattenhirnhomogenat und Cholinesterase aus menschlichem Blutplasma. Die jeweiligen pI_{50}-Werte zeigen eine Erhöhung mit zunehmender Dauer der Alkylphosphateinwirkung. Für Soman liegt der pI_{50}-Wert bei vergleichbaren Vorinkubationszeiten höher als für Sarin und Tabun. Für die Reaktivierungsversuche wurde Obidoxim gewählt, welches in allen Fällen eine stärkere Wirkung als P-2-AM oder P-2-S aufweist. Eine durch Sarin bewirkte Hemmung der Acetylcholinesteraseaktivität im Hirnhomogenat läßt sich in unserer Versuchsanordnung durch 10^{-4} M Obidoxim auf wenigstens 50% der Kontrollaktivität rückgängig machen, solange die Sarinkonzentration unterhalb 10^{-7} M liegt. Die mögliche Reaktivierung ist abhängig von der Konzentration und der Einwirkungsdauer von Sarin. Ähnliche Verhältnisse treffen für die saringehemmte Plasmacholinesterase zu. Nach Tabuneinwirkung erfolgt im Hirnhomogenat eine Reaktivierung durch Obidoxim erst dann, wenn die Enzymaktivität unter 25% der Kontrolle gesunken ist. Am weniger gehemmten Enzym wirkt Obidoxim als zusätzlicher Hemmstoff zu Tabun. Am Plasmaenzym ist keine Reaktivierung zu erzielen. Nach Somanhemmung der Acetylcholinesterase läßt sich eine geringfügige Reaktivierung durch Obidoxim erreichen, wenn Somankonzentrationen gewählt werden, welche das Enzym zu etwa 95% blockieren, jedoch keinen Überschuß an freiem

Soman bewirken. Die somangehemmte Plasmacholinesterase ist nicht reaktivierbar.

Dr. H. J. HILDEBRANDT, Akad. des Sanitäts- u. Gesundheitswesens d. Bundeswehr 8000 München 13, Schwere Reiterstr. 4, Postfach 32

Toxische Kombinationseffekte bei herzwirksamen Reinglykosiden
Toxic Effects of Combinations of Pure Cardiac-Active Glycosides

Von D. BREIDENBACH, I. M. DAUB, J. HAMACHER und G. KALVERSIEP

Das von uns [1, 2] früher beschriebene, nicht additive, toxische Zusammenwirken der Pflanzenauszüge: Convallaria-Perpurat®, Scilla-Perpurat® und Oleander-Perpurat® warf die Frage nach dem toxischen Kombinationsverhalten von herzwirksamen Reinglykosiden auf. Es wurde daraufhin die Infusionstoxicität bei Meerschweinchen (nach KNAFFL-LENZ) von sieben herzwirksamen Reinglykosiden: Convallatoxin, Digitoxin, Digoxin, Oleandrin, g-Strophanthin, Peruvosid und Proscillaridin A allein und in Zweierkombinationen — bei drei verschiedenen Mischungsverhältnissen (3:1, 1:1, 1:3) — bestimmt. Dabei bewirken Convallatoxin ausgeprägt, Peruvosid abnehmend und in geringem Umfang auch g-Strophanthin ein toxisch unteradditives, Digitoxin, Digoxin und Proscillaridin A ein toxisch additives und Oleandrin ein toxisch leicht überadditives Zusammenwirken (Tabelle).

Dreierkombinationen aus den in Zweierkombination unteradditiv bis additiv toxisch zusammenwirkenden Reinglykosiden: Convallatoxin, Peruvosid und Digoxin verhalten sich ebenfalls toxisch unteradditiv; die Toxicität der Dreierkombination: Convallatoxin, Oleandrin und Proscillaridin A ist bei gleichen Mischungsanteilen ebenfalls unteradditiv, sonst aber vom Kombinationsverhalten des in der Mischung überwiegenden Glykosids bestimmt, d.h. bei höherem Convallatoxinanteil deutlich unteradditiv, bei höherem Proscillaridinanteil additiv und bei höherem Oleandrinanteil leicht überadditiv toxisch.

Die Ergebnisse wurden als Isobologramme nach LOEWE vorgewiesen. Auch im Kombinationsverhalten der hier untersuchten herzwirksamen Reinglykoside ergaben sich im Tierexperiment neben rein additiven sowohl überadditive als auch unteradditive und — in Abhängigkeit vom Mischungsverhältnis — wechselnde Formen des toxischen Zusammenwirkens.

Literatur
1. HAMACHER, J.: Naunyn-Schmiedebergs Arch. Pharmak. exp. Path. **260**, 132 (1968).
2. —, u. F. ADENAUER: Arzneimittel-Forsch. **17**, 1253 (1967).

Tabelle

	% ad 100	Digitoxin	Convalla-toxin	g-Stroph-anthin	Digoxin	Oleandrin	Proscilla-ridin A	Peru-vosid
Digitoxin	75		0	0	0	++	0	+
	50		—	—	—	+	+	—
	25		—	—	0	++	0	0
Convalla-toxin	75	—		—	—	—	—	—
	50	—		—	—	0	—	—
	25	0		—	—	++	0	—
g-Stroph-anthin	75	—	—		0	0	0	—
	50	—	—		0	—	0	—
	25	0	—		0	++	0	—
Digoxin	75	0	—	0		+	—	—
	50	—	—	0		0	0	0
	25	0	—	0		++	0	—
Oleandrin	75	++	++	++	++		+	+
	50	+	0	+	0		0	+
	25	++	—	0	+		+	—
Proscilla-ridin A	75	0	0	0	0	+		0
	50	+	—	0	0	0		0
	25	0	—	0	—	+		—
Peruvosid	75	0	—	—	—	—	—	
	50	—	—	—	0	+	0	
	25	+	—	—	—	+	0	

Zeichenerklärung: 0 = additiv; — = unteradditiv; + = überadditiv.

Prof. Dr. J. HAMACHER, Pharmakologisches Institut der Universität
5000 Köln-Lindenthal, Gleueler Str. 24

Zur Pharmakologie von Cyclohexylamin, einem nach Genuß von Cyclamaten im Urin von Menschen gefundenen Produkt
On the Pharmacology of Cyclohexylamine, a Substance Found in the Urine of Persons Using Cyclamates

Von H. G. CLASSEN und P. MARQUARDT

Nach oraler Gabe von Süßstoffen der Cyclamatreihe ist im Urin von Menschen Cyclohexylamin (CHA) nachgewiesen worden, und zwar bei 16 von 65 untersuchten Probanden [1—3, 5]. CHA wurde daher in solchen Mengen, die bei einem von der WHO festgelegten temporary daily intake von 50 mg/kg Cyclamat [6] im Urin auftreten könnten, Katzen i.v. injiziert. Der fortlaufend registrierte Blutzucker- und Blutkaliumgehalt änderte sich nicht. Dagegen zeigte sich eine Kontraktion der Nickhaut und ein Anstieg von Blutdruck und Pulsfrequenz. Eine operative Ausschaltung des ZNS oder der Nebennieren sowie Vorbehandlung mit dem Ganglienblocker Azamethonium waren hierauf ohne Einfluß. Sympathicolytica, Cocain, Reserpin, Guanethidin und Cyclazenin modifizierten hingegen die Wirkungen des CHA analog dem Neuro-Sympathicomimeticum Tyramin. Entsprechend wurde die Wirkung von Epinephrin und Norepinephrin nach Gabe von CHA ebenfalls verstärkt. Eine tachyphylaktische Reaktion konnte an isolierten Aortenstreifen (Meerschweinchen) nachgewiesen werden.

Diese Befunde wurden im wesentlichen auch von anderen Autoren bestätigt [4, 7]. Es scheint daher gerechtfertigt, CHA den Sympathicomimetica, und zwar den indirekt wirksamen Sympathicomimetica, zuzuordnen.

Literatur
1. KOJIMA, S., and H. ICHIBAGASE: Chem. Pharm. Bull. 14, 971 (1966).
2. LEAHY, J. S., T. TAYLOR, and C. J. RUDD: Fd. Cosmet. Toxicol. 5, 595 (1967).
3. — M. WAKEFIELD, and T. TAYLOR: Fd. Cosmet. Toxicol. 5, 447 (1967).
4. ROSENBLUM, I.: Society of toxicologists. Abstracts of the 7th Annual Meeting, p. 9. Washington, March 1968.
5. WILLS, J. H., E. JAMESON, G. STROEWSAND, and F. COULSTON: Society of toxicologists. Abstracts of the 7th Annual Meeting, p. 15. Washington, March 1968.
6. Wld. Hlth. Org. techn. Rep. Ser. No. 383/11th Report of the FAO-WHO Expert Committee on Food Additives, Genf 1968.
7. YAMAMURA, H. J., and R. L. DIXON: Society of toxicologists. Abstracts of the 7th Annual Meeting, p. 9. Washington, March 1968.

Dr. H. G. CLASSEN, z. Z. Institut de Médecine et de Chirurgie
de l'Université de Montréal
Montréal, Canada

Prof. Dr. P. MARQUARDT, Abteilung für experimentelle Therapie der Universität
7800 Freiburg i. Br., Hugstetter Str. 55

Der Testosteronstoffwechsel in der isoliert perfundierten Meerschweinchenleber

The Metabolism of Testosterone in the Isolated, Perfused Liver of the Guinea Pig

Von K. DEMISCH und W. STAIB

Der Testosteronstoffwechsel, insbesondere die Testosteronhydroxylierungen, haben in den letzten Jahren zunehmendes Interesse gefunden. Ähnlichkeit mit den Arzneimittelhydroxylasen scheint vorzuliegen [1].

An der isoliert perfundierten Leber wurde der Testosteronstoffwechsel beim Meerschweinchen untersucht. Es wurden acht Versuche mit vier männlichen und vier weiblichen Tieren vorgenommen. Wir führten jeweils eine Organpassage durch, wobei dem Perfusionsmedium 7,5 mg Testosteron und 6 µC 4-^{14}C-Testosteron zugesetzt wurden. 27,2% der ^{14}C-Aktivität wurden in der Leber retiniert, 45,5% wurden im Perfusat aufgefunden.

Aus dem Perfusionsmedium konnten wir sieben Metabolite isolieren, die gleiches chromatographisches Verhalten wie entsprechende Referenzsubstanzen als freie Steroide, Steroidacetate und Steroid-Trimethylsilyläther zeigten. Die freien Steroide sowie die Steroidderivate wurden dünnschichtchromatographisch und gaschromatographisch an einer SE-30 und XE-60 Säule analysiert.

Es wurde gezeigt, daß die Meerschweinchenleber Testosteron und Androstendion hauptsächlich in 6β- und 7α-Stellung hydroxyliert. Der reduktive Testosteronstoffwechsel war dagegen nur gering. Wir isolierten lediglich Ätiocholanolon (5β-androstan-3α ol-17-on) und Ätiocholandiol (5β-androstan-3α, 17β-diol) in kleinen Mengen. Es konnten keine Metabolite gefunden werden, die Hinweise auf 5α-Reduktaseaktivität gaben. Geschlechtsunterschiede im Testosteronstoffwechsel, wie sie für die Ratte bekannt sind [2], wurden beim Meerschweinchen nicht aufgefunden.

Literatur

1. CONNEY, A. H.: Pharmacol. Rev. **19**, 317 (1967).
2. DEMISCH, K., u. W. STAIB: Europ. J. Biochem. (im Druck).

Prof. Dr. W. STAIB, Physiologisch-Chemisches Institut der Universität 4000 Düsseldorf, Moorenstr. 5

Blutdruckänderung durch Pharmaka
Changes in Blood Pressure by Drugs

Von W. FELIX

An Katzen in Chloralosenarkose wurde untersucht, auf welche Weise i.v. angewandte Pharmaka den Blutdruck ändern. Zu diesem Zweck wurden registriert: Blutzucker, zentraler und peripherer Venendruck, Druck in der A. pulmonalis, Pulsfrequenz, Durchblutung von Extremität, Darm, Kopf und Hirn. Die Wirkungen von 1—4 Vertretern folgender Gruppen von Pharmaka wurden untersucht: Inhalationsnarkotica, Barbiturate, Neuroleptica, Thymoleptica, Antihistaminica, Ganglienblocker, Hydralazine, Nitrite, org. Nitroverbindungen, Sympathico-

mimetica, -lytica, Parasympathicomimetica, -lytica, biogene Amine und Polypeptide.
Trotz ihrer unterschiedlichen Wirkungsmechanismen änderten die Pharmaka den Blutdruck vorwiegend durch Vermehrung oder Verminderung des venösen Angebotes an das rechte und/oder linke Herz, d.h durch direkte oder neurogene Wirkungen an den kapazitiven Venen des großen und kleinen Kreislaufes und zum Teil auch an den Lungenarterien. Soweit sie herzwirksam waren, beeinflußten sie den Blutdruck auch durch chronotrope und inotrope Wirkungen. Dies war aber meist erst bei höheren Dosen der Fall. Lokale Wirkungen an den Widerstandsgefäßen waren für die Blutdruckänderung nicht entscheidend. Diese setzten sich bei i.v. Anwendung nicht oder nur teilweise (Haut-, Muskelgefäße bei einigen dilatierend wirkenden Substanzen) durch: Entweder wurden lokal wirkende Konzentration bei blutdruckändernden Dosen noch nicht erreicht oder die lokale Wirkung an den Widerstandsgefäßen wurde durch neurogene Effekte gehemmt. Nach dem Abklingen initialer Reaktionen von 1 bis 3 min Dauer wurde die Organdurchblutung auf den Ausgangswert eingeregelt, solange sich der Blutdruck nicht zu stark änderte. Die Regulationen, welche den Einfluß der Blutdruckänderung auf die Organdurchblutung ausglichen, waren eine Reaktion auf den Blutdruckeffekt, nicht aber seine Ursache.
Auf die Bedeutung des Niederdrucksystems für die Blutdruckwirkung der Inhalationsnarkotica und des Chlorpromazins wiesen bereits andere Autoren hin.

Prof. Dr. W. FELIX, Pharmakologisches Institut der Universität
8000 München, Nußbaumstr. 28

Vergleich der subcellulären Verteilung von ^{3}H-Strophanthin und ^{3}H-Digitoxin im Meerschweinchenherzen
Comparison of the Subcellular Distribution of ^{3}H-Strophanthine and ^{3}H-Digitoxin in Guinea Pig Hearts

Von U. FRICKE, H.-G. GERBER, W. KLAUS und U. WOLLERT

Um Aufschluß über den Wirkort von Herzglykosiden in der Herzmuskelzelle zu erhalten, wurde die subcelluläre Verteilung von ^{3}H-Digitoxin und ^{3}H-Strophanthin untersucht und mit dem positiv inotropen Effekt verglichen. Meerschweinchenherzen wurden nach der Langendorff-Methode mit glykosidhaltiger Tyrodelösung ($3 \cdot 10^{-7}$ bzw. $2,8 \cdot 10^{-7}$ g/ml; 37°C) perfundiert; die Kontraktionskraft wurde fortlaufend isotonisch registriert. Die Glykosidkonzentration in den einzelnen Fraktionen wurde nach Homogenisation, Differentialzentrifugation und Extraktion der Glykoside mit Toluol bzw. Dioxan mit einem Flüssigkeitsszintillationszählgerät bestimmt. Die Rückverteilung während der Aufarbeitung wurde in Kontrollversuchen erfaßt. — ^{3}H-Digitoxin wird im Herzmuskel stark angereichert (Faktor 4 gegenüber der Konzentration in der Tyrodelösung), ^{3}H-Strophanthin dagegen nur geringfügig (Faktor 1,4). Nach Berücksichtigung der unspezifischen Verteilung beobachteten wir eine spezifische Bindung von Digitoxin an die Kern-Membran-Fraktion und die Mikrosomen-Fraktion, von Strophanthin an die Kern-Membran-, Mitochondrien- und Mikrosomen-Fraktion. Digitoxin scheint am stärksten an den Partikeln der Kern-Membran-Fraktion und Strophanthin an denen der Mikrosomen-Fraktion zu haften, da eine Verlagerung des Glykosidanteils zugunsten dieser Fraktionen während des Auswaschprozesses stattfindet. Beim Vergleich der Konzentrationsverhältnisse in den einzelnen Fraktionen mit der positiv inotropen Wirkung während des untersuchten Zeitraumes ergibt sich statistisch bei der Mikrosomen-Fraktion die beste Korrelation der beiden Größen. Daraus wurde geschlossen, daß der Bindung der untersuchten Herzglykoside an die Partikel dieser Fraktion möglicherweise eine Bedeutung beim Zustandekommen der pharmakologischen Wirkung zukommt.

Priv.-Doz. Dr. W. KLAUS, Pharmakologisches Institut der Universität
6500 Mainz, Langenbeckstr. 1

Struktur-Wirkungs-Beziehungen bei Guanylhydrazonen verschieden substituierter aliphatischer, aromatischer und cyclischer Grundkörper

Relations between Structure and Effect of Various Substituted Aliphatic, Aromatic, and Cyclic Basic Substances

Von J. HAMACHER, F. ADENAUER, G. KALVERSIEP und E. KRÜGER

Aus der Reihe der von KRONEBERG u. Mitarb. synthetisierten Guanylhydrazonverbindungen konnte eine größere Anzahl Substanzen ausgewählt werden, die in äquimolarer — auf 0,1 mg/kg Digitoxin bezogener — Dosis vergleichend auf inotrope Effekte untersucht wurden. Als Kriterium diente ihr protektiver Effekt bei prophylaktischer i.m. Applikation in definierten Zeitabständen (15, 30, 60 und 120 min) vor toxischer Belastung durch Halothannarkose 1 Vol-%. Dieser wurde an Meerschweinchen mittels mathematischer Analyse des Druckablaufes in der linken Kammer des Herzens in situ bestimmt. Die Ergebnisse wurden graphisch in Form von jeweils vier Druck-Zeit-Dreiecken als Effekt-Zeit-Beziehungen und in folgenden Gruppen zusammengefaßt dargestellt:

Steroide: Mono- und Bis-Guanylhydrazone, Geninartige, Substitution am Grundkörper, OH-Substitution, mehrere OH-Gruppen, Variationen an C_{21}, Aminoguanidine und Guanylhydrazone, identisch substituierte Guanylhydrazone, Glykoside von Guanylhydrazonen, unterschiedliche Zuckeranknüpfung.

Nichtsteroide: Aliphatische Kette, Diphenyle, Thioäther, Sulfoxide, Sulfone, Naphthaline, Decaline.

Es sind Unterschiede sowohl hinsichtlich der Art und des Grades als auch der zeitlichen Beziehungen des Effektes in Abhängigkeit bestimmter Strukturen, insbesondere der Art und des Ortes der Substitution ersichtlich, die an anderer Stelle ausführlich beschrieben werden.

Bei der Suche nach Stoffen mit „digitalisähnlicher" Wirkung mittels der hier angewandten Methode ist zu berücksichtigen, daß durch dp/dt inotrope Effekte gleich welcher Genese erfaßt werden; die zusätzliche Auswertung und Berücksichtigung von $\int p \cdot dt$ als Ausdruck der Energetik gestattet dabei eine weitere Differenzierung.

Prof. Dr. J. HAMACHER, Pharmakologisches Institut der Universität
5000 Köln-Lindenthal, Gleueler Str. 24

Verteilung von Procainamid in verschiedenen Geweben der Ratte in Abhängigkeit vom Säure-Basenstatus

Distribution of Procainamide in Various Tissues of the Rat Depending on the Acid-Base Status

Von W. HERKEN und N. RIETBROCK

Procainamid ist eine organische Base, die im physiologischen pH-Bereich weitgehend dissoziiert vorliegt; wir bestimmten ihren pK_a-Wert mit 9,25. Es sollte geprüft werden, ob das Verteilungsverhalten von Procainamid im intakten Organismus dem theoretischen Postulat aus der Henderson-Hasselbalchschen Beziehung folgt, nach der schwache organische Basen und Säuren vorwiegend in ihrer lipoidlöslichen, undissoziierten Form durch biologische Membranen diffundieren.

An Ratten wurde die Verteilung nach i.v. Injektion von 75 mg/kg in verschiedenen Organen nach 15, 30 und 60 min geprüft, ferner der Übertritt der Base in das Magenlumen und in den Harn. Der Säure-Basenstatus wurde durch orale Zufuhr von 1 g/kg $NaHCO_3$ (10%) oder 1 g/kg NH_4Cl (10%) jeweils 60 und 30 min vor der Procainamidgabe variiert. Unter diesen Bedingungen bewegt sich das Blut-pH zwischen 6,62 und 7,74.

Für die Organe Niere, Leber, Gehirn, Lunge, Milz, Herz und Muskel wurden bei jedem Tier ($n = 39$) die Konzentrationsgradienten Gewebe/

Plasma bestimmt und über dem korrespondierenden Blut-pH aufgetragen. Dabei zeigt sich für alle Organe ein exponentieller Anstieg vom sauren zum alkalischen Bereich hin. Insgesamt ergibt sich weitgehende Parallelität der experimentellen Kurven mit dem theoretisch bei Zugrundelegung eines konstanten intracellulären pH von 6,9 [1] berechneten Verlauf.

Der Übertritt von Procainamid vom Blut in das Magenlumen entspricht ebenso dem pH-Gradienten. Bei ΔpH (Blut-pH — Mageninhalt-pH) von —1,0 beträgt die Procainamidkonzentration im Mageninhalt 4 µg/ml, bei pH von + 4,0 beläuft sie sich auf 20 µg/ml. — Der Anteil des in 24 Std im Harn ausgeschiedenen Procainamid beträgt bei alkalisierten Ratten (Harn-pH 8,5) 18%, bei angesäuerten Tieren (Harn-pH 5,6) 35% der zugeführten Dosis.

Die Befunde zeigen, daß die Verteilung von Procainamid im Organismus weitgehend aus der Henderson-Hasselbalchschen Beziehung abgeleitet werden kann und daß die Ausscheidung im Harn nach dem Prinzip der „non-ionic-diffusion" erfolgt.

Literatur
1. ADLER, S., A. M. ROY, and A. S. RELMAN: J. clin. Invest. 44, 21 (1965).

W. HERKEN, Institut für Toxikologie und Pharmakologie der Universität 8700 Würzburg, Koellikerstr. 2

Die Wirkung von Kohlenmonoxid auf die N-Hydroxylierung von Anilin durch Kaninchenlebermikrosomen
The Effect of Carbon Monoxide on the N-Hydroxylation of Aniline by Microsomes of the Rabbit Liver

Von P. HLAVICA, M. KIESE, G. LANGE und G. MOR

Der Einfluß von Kohlenmonoxid auf die N-Hydroxylierung von Anilin wurde in Abhängigkeit vom Mikrosomengehalt der Ansätze von 1 bis 20 mg Protein/ml Ansatz gemessen. Bei einem Sauerstoffdruck von 13 Torr ohne Kohlenmonoxid und einer Substratkonzentration von 10^{-3} M war die Umsatzgeschwindigkeit bis zu einem Mikrosomengehalt der Ansätze entsprechend etwa 4 mg Protein/ml dem Proteingehalt proportional, ab 10 mg Protein/ml Ansatz nahm sie nicht nur nicht mehr zu, sondern sogar ab. Diesen Effekt haben KAMPFFMEYER u. KIESE [1] schon früher bei 150 Torr Sauerstoffdruck beobachtet. Kohlenmonoxid bei 13 Torr Sauerstoffdruck im Verhältnis von $CO/O_2 = 50$ beigemischt hemmte die N-Hydroxylierung von Anilin bis zu einer Proteinkonzentration von 5 mg/ml Ansatz zu etwa 40%. Der Grad der Hemmung war bei Anilinkonzentrationen von $4 \cdot 10^{-4}$ M bis $4 \cdot 10^{-3}$ M gleich. Bei höherem Mikrosomengehalt (10 mg Protein/ml und höher) verminderte Kohlenmonoxid die N.-Hydroxylierung von Anilin nicht mehr. Die Ausbeute an Phenylhydroxylamin nahm sogar zu, und zwar bei 20 mg Protein/ml etwa dreimal so groß wie in den Ansätzen ohne Kohlenmonoxid. Demnach vermindert Kohlenmonoxid die Auto-Inhibition bei hohen Mikrosomengehalten. Bis zu 10 mg Protein/ml war unter Kohlenmonoxid die Geschwindigkeit der N-Hydroxylierung des Anilins dem Gehalt der Ansätze an Mikrosomen proportional.

Die Tatsache, daß KAMPFFMEYER u. KIESE [2] keine Hemmung der N-Hydroxylierung von Anilin durch Kohlenmonoxid beobachteten, beruht wahrscheinlich auf dem hohen Mikrosomengehalt ihrer Versuchsansätze.

Literatur
1. KAMPFMEYER, H., and M. KIESE: Naunyn-Schmiedebergs Arch. exp. Path. Pharmak. **246**, 397 (1964).
2. — — Naunyn-Schmiedebergs Arch. exp. Path. Pharmak. **250**, 1 (1965).

Prof. Dr. M. KIESE, Pharmakologisches Institut der Universität
8000 München 15, Nußbaumstr. 26

Über die toxische Wirkung von Co^{++}, Co[Co-EDTA] bzw. Na_2[Co-EDTA] enthaltenden Aerosolen auf die Rattenlunge und die Verteilung von Co^{++} sowie [Co-EDTA]$^{--}$ in Organen des Meerschweinchens

The Toxic Action of Aerosols Containing Co^{++}, Co[Co-EDTA] and Na_2-[Co-EDTA] on the Rat Lung and Studies of the Distribution of Co^{++} and [Co-EDTA]$^{--}$ in Organs of Guinea Pig

Von M. HÖBEL, K. WEGENER und CHR. GLANZMANN

Nach EICHLER et al. [1] können durch Inhalation von $CoCl_2$-Aerosolen Lungenödeme erzeugt werden. Wir prüften, ob diese Kobaltwirkung durch Maskierung des Kobaltions mit Äthylendiamintetraessigsäure (EDTA) beeinflußt werden kann. Vernebelt wurden 1% Co enthaltende $CoCl_2$-, Co[Co-EDTA]- und Na_2[Co-EDTA]-Lösungen während 3 Std. — $CoCl_2$: Sämtliche Ratten ($n = 13$) zeigten wenige Stunden nach Versuchsende sowohl klinisch als auch pathologisch-anatomisch das Vollbild des akuten Lungenödems und gingen innerhalb von 2 Tagen ein. Das Lungengewicht (LG) betrug $4{,}4 \pm 0{,}06$ g, das Körpergewicht (KG) war reduziert. — Co[Co-EDTA]: Während der Beobachtungzeit von 9 Tagen gingen 5 Ratten ein, 4 überlebten, 11 wurden in regelmäßigen Intervallen untersucht. Bei den meisten Ratten war das Lungenödem weniger stark ausgeprägt als nach Inhalation von $CoCl_2$. LG: 3,6 ± 0,37 g. Das KG nahm nur während der ersten 3 Tage ab. — Na_2[Co-EDTA]: Weder klinisch noch pathologisch-anatomisch fanden sich bei den 34 Ratten Anzeichen eines Lungenödems. Das LG betrug 1,7 ± 0,12 g und war signifikant kleiner als nach Inhalation von $CoCl_2$ ($P < 0,001$) bzw. Co[Co-EDTA] ($P < 0,01$). Das KG wurde nicht beeinflußt. — H_2O: LG 1,9 ± 0,1 g. — Verteilung von Co^{++} sowie von [Co-EDTA]$^{--}$ in Meerschweinchen nach Inhalation:

Organ	Co^{++} (μMol/g)	[Co-EDTA]$^{--}$ [μMol/g]	$P <$
Larynx	1,19 ± 0,58	0,40 ± 0,02	0,02
Trachea	1,38 ± 0,40	0,38 ± 0,07	0,05
Lunge	0,99 ± 0,15	0,40 ± 0,05	0,001
Carcass	0,014 ± 0,002	0,04 ± 0,004	0,001
Blut	0,013 ± 0,003	0,09 ± 0,008	0,001
Leber	0,19 ± 0,04	0,03 ± 0,002	0,001
Niere	0,08 ± 0,01	0,13 ± 0,01	0,01

Literatur

1. EICHLER, O., D. MAROSKE, M. HÖBEL u. K. WEGENER: Z. biol. Aerosol-Forsch. **13**, 535 (1967).

Priv.-Doz. Dr. med. Dipl.-Chem. M. HÖBEL, Pharmakol. Institut der Universität 6900 Heidelberg, Hauptstr. 47—51

Hemmung der Entwicklung durch Psychotica
Inhibition of Development by Psychotics

Von F. KEMPER

Veranlaßt durch zum Teil widersprechende Berichte in der Literatur über Gen-schädigende und embryotoxische Wirkungen von Psychotica beim Menschen [u. a. 3,4,5,11] und bei Säugetieren [1,2,6,9,10] wurde der Einfluß von I Lysergid (LSD)[1], II Mescalin[2], III Psilocybin[3] und IV Phencyclidin[4] untersucht auf die „prä- und post-natale" Entwicklung des Kaltblüters (Modell: Froschlaich und Froschlarven) und des Warmblüters (Modell: bebrütetes Hühnerei). Beide Modelle bieten den Vorteil, in jedem Entwicklungsstadium eine direkte Substanzeinwirkung auf den wachsenden Keim fortlaufend zu beobachten, ohne daß Substanz-

---
[1] Lysergidtartrat (Sandoz AG).
[2] Meskalinsulfat (Merck AG).
[3] Psilocybin (Sandoz AG).
[4] Phencyclidin-HCl (Sernylan®, Parke-Davis & Co.).

veränderungen im Stoffwechsel des mütterlichen Organismus oder eine „Placentarschranke" beachtet werden müssen.

A. Kaltblüter. In verschiedenen Versuchsabschnitten an mehr als 2000 Froscheiern und 500 Kaulquappen (Rana temporaria) wurden die Prüfsubstanzen in unterschiedlichen Konzentrationen und Einwirkungszeiten a) auf Froschlaich und b) auf Kaulquappen untersucht. Bei Wertung von Eischlupf und Aufzuchtentwicklung der Kaulquappen bis zur vollständigen Metamorphose der unbehandelten Kontrollen, hemmen in Abhängigkeit von Konzentration und Einwirkungszeitpunkt die Prüfsubstanzen Schlupf und Wachstumsentwicklung vor allem bei bereits im Eistadium behandelten Froschlarven, in der Reihenfolge (abnehmend): Lysergid, Psilocybin, Mescalin. Phencyclidin läßt sich nicht sicher einordnen, da die Tiere offenbar „narkotisiert" werden, keine Nahrung aufnehmen und dadurch eingehen. Fehlbildungen traten nur bei Kaulquappen auf, die im Eistadium mit Psilocybin behandelt waren.

B. Warmblüter. Untersuchungen an 360 Hühnereiern (Linienhybriden, DxH); Injektion der in Eiklar gelösten Prüfsubstanzen in die Luftkammer der Eier [7, 8], a) vor und b) 48 Std nach Beginn der Bebrütung (automatische Brut). — Insbesondere bei Applikation vor Beginn der Bebrütung — quantitativ geringer wenn 48 Std nach Brutbeginn appliziert — führen die Prüfsubstanzen teils zum Absterben des Keimes, teils zur Hemmung der Entwicklung (kleine Küken) und zu Fehlbildungen; letztere vor allem bei mit Psilocybin behandelten Keimen, während Phencyclidin auffallend geringe Schäden dieser Art zeigte.

Die mit umfangreichem Bild- und Tabellenmaterial belegten Befunde zeigen deutliche Parallelen mit Literatur-Mitteilungen über den Einfluß von Psychotica bei Säugern [1, 2, 6].

Literatur
1. ALEXANDER, G. J., B. E. MILES, G. M. GOLD, and R. B. ALEXANDER: Science **157**, 459 (1967).
2. AUERBACH, R., and J. A. RUGOWSKI: Science **157**, 1325 (1967).
3. BENDER, L., and D. V. SIVA SANKAR: Science **159**, 749 (1968).
4. COHEN, M. M., K. HIRSCHHORN, and W. A. FROSCH: New Engl. J. Med. **277**, 1043 (1967).
5. — M. J. MARINELLO, and N. BACK: Science **155**, 1417 (1967).
6. GEBER, W. F.: Science **158**, 265 (1967).
7. KEMPER, F.: Arzneimittel-Forsch. **13**, 191 (1963).
8. — Naunyn-Schmiedebergs Arch. exp. Path. Pharmak. **246**, 55 (1963).
9. SKAKKEBAEK, N. J., J. PHILIP, and O. J. RAFAELSEN: Science **160**, 1246 (1968).
10. WARKANY, J., and E. TAKACS: Science **159**, 731 (1968).
11. ZELLWEGER, H., J. S. MCDONALD, and G. ABBO: Lancet **1967 II**, 1066.

Prof. Dr. F. H. KEMPER, Pharmakologisches Institut der Universität
4400 Münster i. Westf., Westring 12

Pronethalolwirkung an glatten Muskeln von Darm und Uterus verschiedener Tierarten
The Action of Pronethalol on Smooth Muscle of the Intestine and Uterus of Different Animal Species

Von N. KLISSIUNIS und CH. KARAGEORGIU

In Erweiterung früherer Untersuchungen (BERNARDI, BERTOLINI u. CASTELLI [1]) über die Wirkungen von β-Receptorenblockern haben wir folgende Untersuchungen ausgeführt: Das Organpräparat wurde in 50 ml Tyrodelösung aufgehängt, die von $O_2 + 5\%$ CO_2 durchströmt wurde. Die Badtemperatur betrug 37°C (Uterusversuche 32°C). Die Kontraktionen wurden durch Acetylcholinbromid (0,1 µg/ml), Serotonincreatininsulfat (0,1 µg/ml), $BaCl_2$ (0,1 mg/ml), 1,1-Dimethyl-4-phenyl-piperaziniumjodid (DMPP) 2µg/ml, Oxytocin synthet. 0,4 mE/ml, Angiotensinamid 0,02 µg/ml ausgelöst. Diese Konzentrationen beziehen sich auf die Endkonzentrationen im Bade. Es wurde die Kontraktionshöhe gemessen, die durch die erregende Substanz ohne Pronethalolzusatz und 3 min nach Pronethalolzusatz (2—10 µg/ml) ausgelöst wurde. Pronethalol wirkte hemmend auf die erregenden Substanzen in den angegebenen Konzentrationen. Es ergab sich folgende Reihenfolge in abnehmender Hemmwirkung.
1. Am Rattenuterus: Acetylcholin > Serotonin > Oxytocin. 2. Am Meerschweinchenileum: Angiotensinamid > Histamin > $BaCl_2$ > DMPP > Acetylcholin. 3. Am Meerschweinchenuterus: Histamin- und Oxytocinkontraktion wurden nicht beeinflußt.
Es wird daraus geschlossen, daß diese Pronethalolwirkungen unspezifisch sind. Trotzdem ist die Empfindlichkeit der Peptidreceptoren für Angiotensinamid und Oxytocin in verschiedenen Organen gegen die Pronethalolwirkung verschieden.

Literatur
1. BERNARDI, M., A. BERTOLINI e M. CASTELLI: Bull. Soc. ital. Biol. sper. **43**, 1299 (1967).

Prof. N. KLISSIUNIS
Athen (809), Phokionos Negri 82, Griechenland

Über die Bedeutung der Eiweißbindung für die Aufnahme von Promazin in die Leber
The Importance of Protein-Binding for the Uptake of Promazin in the Liver

Von J. KRIEGLSTEIN

An der isoliert perfundierten Rattenleber wurde die Aufnahme von Promazin aus dem Perfusionsmedium in Abhängigkeit von der Eiweißbindung bestimmt. Das auf pH 7,4 eingestellte Perfusionsmedium enthielt neben 5 mg/$^0/_0$ Promazin 1 bzw. 2$^0/_0$ Rinderserumalbumin. Der Anteil des gebundenen Promazins betrug in 1$^0/_0$iger Albuminlösung 47$^0/_0$, und in 2$^0/_0$iger Albuminlösung 67$^0/_0$. Es konnte gezeigt werden, daß die Aufnahme von Promazin in die Leber mit der Konzentration an freiem Promazin im Perfusat steigt.

Dr. Dr. J. KRIEGLSTEIN, Pharmakologisches Institut der Universität
6500 Mainz, Langenbeckstr. 1

Änderung der Bindungseigenschaften von Plasmaproteinen in Plasmakonserven nach verschiedener Lagerung
Changes in the Binding Properties of Plasma Proteins in Units of Plasma Stored under Various Conditions

Von H. KURZ und H. TRUNK

An Plasmakonserven wurde der Einfluß der Lagerungsbedingungen auf die Bindung von Thiopental, Hexobarbital, Propanidid, Sulfadimethoxin, Tetracyclin, Methicillin, Hydrochlorothiazid, Chlorpromazin, Oxyphenylbutazon und Suxamethonium untersucht. Die Plasmakonserven wurden steril in Flaschen gefüllt und unter den folgenden Bedingungen gelagert: 1. Im Kühlraum bei + 3 bis + 4°C, Messung der Proteinbindung nach 3, 6, 9 und 12 Monaten Lagerung. 2. Im Brutschrank bei + 32°C (Methode zur Inaktivierung von Hepatitisviren [1]), Messung der Proteinbindung nach 6 und 12 Monaten. 3. Einfrieren im Kühlbad bei −30°C und Lagerung bei −20°C. 4. Gefriertrocknung und anschließend 4 Monate Lagerung bei + 3 bis + 4°C im Vakuum über Silicagel. Die Bindung der Arzneimittel an die Plasmaproteine wurde durch Ultrafiltration und Ultrazentrifugation bestimmt.

Die Lagerung im Kühlraum (1.) hatte auch nach 12 Monaten — außer bei Hydrochlorothiazid — keine wesentliche Änderung der Proteinbindung zur Folge. Auch durch Aufbewahren im tiefgefrorenen Zustand (2.) wurden die Bindungseigenschaften der Plasmakonserve nicht wesentlich verändert. Dagegen änderte sich die Proteinbindung durch Lagerung der Plasmakonserven bei + 32°C im Brutschrank (3.) und in noch stärkerem Maße durch Gefriertrocknung (4.). Bei einigen Arzneimitteln bestand diese Änderung in einer Zunahme der Bindung, bei anderen nahm die Bindung ab. Falls nicht außergewöhnlich große Mengen von Plasmakonserven infundiert werden, reichen diese Änderungen der Bindungseigenschaften allerdings nicht aus, um die Wirkung von Arzneimitteln im Organismus wesentlich zu beeinflussen.

Literatur
1. KLIMAN, A.: Anesthesiology **27**, 417 (1966).

Dozent Dr. H. KURZ, Pharmakologisches Institut der Universität
8000 München 15, Nußbaumstr. 26

Vergleichende Untersuchung der Resorption von Schwermetallen in vivo und in vitro
Comparative Studies of the Absorption of Heavy Metals in Vivo and in Vitro

Von G. Leopold, E. Furukawa, W. Forth und W. Rummel

Bei der Resorption von Fe ist an der Durchschleusung durch die Mucosa ein Mechanismus beteiligt, der sich durch metabolische Abhängigkeit [1,4] und durch hohe Spezifität [3] auszeichnet. Das hierfür verantwortliche System ist vor allem im Jejunum lokalisiert (Lit. s. bei [2]). Es erschien von Interesse zu prüfen, ob dieses Transportsystem unter Umständen auch von anderen Schwermetallen mitbenutzt wird. Der Klärung dieser Frage diente der Vergleich von *Jejunum* und *Ileum* hinsichtlich Durchtritt und Bindung der Schwermetalle im Gewebe. Die Versuche wurden mit umgestülpten Darmsäckchen in vitro (everted sac) und an abgebundenen Darmschlingen in situ bei Ratten durchgeführt.
Fe und sein nächster Verwandter Co unterscheiden sich von allen übrigen Metallen dadurch, daß ihre Resorption durch das Jejunum mehrfach höher ist als durch das Ileum. Bei den in vitro-Versuchen gilt das auch für Mn und Sb (vgl. Tabelle). Cr ist das einzige Metall, von dem in vitro durch das Ileum ein Vielfaches im Vergleich zum Jejunum resorbiert wird. Dementsprechend bindet das Ileum auch mehr Cr. In vivo ist dieser Unterschied statistisch jedoch nicht zu sichern (vgl. Tabelle).
Tl fällt durch die höchste Resorptionsrate auf. Sie ist in vivo mehr als doppelt so hoch wie die von Co, das an zweiter Stelle steht. Der für Fe und Co kennzeichnende große Unterschied zwischen Jejunum und Ileum fehlt; der Unterschied ist zwar signifikant, aber klein (vgl. Tabelle). Das trifft auch für die in der Darmwand der beiden Segmente gebundene Menge zu. Nimmt man die bevorzugte Resorption eines Schwermetalls durch das Jejunum als Anzeichen dafür, daß das für die Fe-Resorption verantwortliche System beim Durchtritt durch die Mucosa maßgebend mitbenutzt wird, dann ist festzustellen, daß vor allem die toxikologisch wichtigen Metalle Hg, Tl, Sn, Pb und Sb, aber auch die Biometalle Cr, Cu und Zn diesen Durchschleusungsmechanismus nicht in Anspruch nehmen.
Die *Retention* der Metalle wurde durch Messung der Radioaktivität der Tiere zwischen dem 3. und 17. Tag nach Verabfolgung mit der Schlundsonde bestimmt. Die Metalle wurden in einer Konzentration von $5 \cdot 10^{-6}$ M/l (in 2 ml 0,9%$_0$ NaCl-Lösung, pH 2) verabreicht, eine Ausnahme bildet Pb, dessen Konzentration $5 \cdot 10^{-5}$ M/l betrug. Dabei ergab sich folgende Reihe, bei der am Anfang hinter Sn das Fe mit einer Abnahme des Gehaltes der Tiere zwischen dem 3. und 17. Tag nach der

Applikation um $2^0/_0$ und am Ende Tl mit einer Abnahme um $92^0/_0$ steht:
Sn > Fe > Sb > Zn > Hg > Pb > Co > Mn > Cr > Tl.

Tabelle. *Resorption von Biometallen bzw. toxikologisch wichtigen Schwermetallen aus abgebundenen Dünndarmschlingen in situ bei Ratten.* Darmlänge: 20 cm; Jejunum(I): von der Flexura duodenojej. an; Ileum (II): von der Valvula ileocoecalis an. Füllung: 2 ml Kochsalzlösung, pH 2. Metallkonzentration: $5 \cdot 10^{-6}$ M/l. Diese Konzentration blieb in vitro (everted sac-Präparat) ohne Einfluß auf den Bergauftransport von Glucose. Versuchsdauer: 1 Std. Die Zahlen sind die Mittelwerte aus 5—15 Versuchen; sie geben die resorbierte Metallmenge in Prozent des Angebots $\pm$ der Standardabweichung s_x wieder. Die resorbierte Metallmenge wurde durch Bestimmung der Radioaktivität der Tiere in einer Kleintiermeßanlage ermittelt

Metalle	Cr		Mn		Fe		Co	
Angebot als	^{51}Cr-CrCl$_3$		^{54}Mn-MnCl$_2$		^{59}Fe-FeCl$_3$		^{60}Co-CoCl$_2$	
	I	II	I	II	I	II	I	II
	5,1	7,3	1,8	1,0^a	5,2	0,7^a	32,9	2,6^a
	± 1,7	± 4,5	± 0,7	± 0,3	± 2,3	± 0,5	± 15,1	± 1,1

Metalle	Cu		Zn		Hg		Tl	
Angebot als	^{64}Cu-CuSO$_4$		^{65}Zn-ZnCl$_2$		^{203}Hg-HgCl$_2$		^{204}Tl-Tl$_2$SO$_4$	
	I	II	I	II	I	II	I	II
	14,9	11,4	6,9	8,4	0,7	0,5	81,4	64,4^a
	± 11,5	± 4,2	± 3,0	± 3,7	± 0,2	± 0,1	± 6,7	± 7,0

Metalle	Sn		Pb		Sb			
Angebot als	^{113}Sn-SnCl$_2$		^{210}Pb-Pb-Acetat		^{125}Sb-SbCl$_3$			
	I	II	I	II	I	II		
	0,5	0,4	6,9	6,2	7,4	2,8^a		
	± 0,3	± 0,2	± 1,9	± 2,0	± 2,6	± 4,8		

$^a = p < 0,05$ gegen I.

Literatur

1. DOWDLE, E. B., D. SCHACHTER, and H. SCHENKER: Amer. J. Physiol. **198**, 609 (1960).
2. FORTH, W., u. W. RUMMEL: Naunyn-Schmiedebergs Arch. exp. Path. Pharmak. **252**, 205 (1965).
3. — — u. P. J. BECKER: Med. Pharmacol. exp. **15**, 179 (1966).
4. RUMMEL, W., u. W. FORTH: Naunyn-Schmiedebergs Arch. Pharmak. exp. Path. **260**, 50 (1968).

Prof. Dr. W. RUMMEL, Institut für Pharmakologie und Toxikologie
der Universität des Saarlandes
6650 Homburg (Saar)

Untersuchungen über die Verteilung von wäßrigen Aerosolen im Atemtrakt der Ratte
Studies on the Distribution of Aqueous Aerosols in the Respiratory Tract of the Rat

Von L. MIKSCHE und K. SAUPP

Männliche Wistar-Ratten im Gewicht von 230—270 g wurden in einer Versuchskammer nach EICHLER et al. [1] 10, 30 oder 60 min lang einem wäßrigen Aerosol von ^{131}J-Albumin ausgesetzt. Das Aerosol wurde mit einem Vernebler nach PALMER u. KINGSBURY [2] erzeugt. Die Wirkstoffkonzentration des Aerosols betrug 116 nCi ^{131}J/l. Unmittelbar nach Versuchsende wurden die Tiere getötet. Der Atemtrakt wurde vom Larynx an in toto entnommen und in folgende Präparate aufgeteilt: Larynx, Trachea I, Trachea II, Bifurkation plus Stammbronchien, linke Lunge, rechte obere Lunge, rechte untere Lunge. Bei allen drei Expositionszeiten fand sich im bifurkationsnahen Abschnitt der Trachea (Trachea II) und in der „Bifurkation" eine signifikant höhere Konzentration an Radio-Jod als im larynxnahen Trachealteil. In den Lungen zeigte sich bei gleichmäßiger Verteilung eine stärkere Anreicherung des Aerosols als in den Atemwegen. Durch einmalige i.m. Gabe von 0,5 mg Atropin 1 Std vor Versuchsbeginn oder durch Anlegen einer kompletten Oesophagusfistel wurden die Verteilungsunterschiede in der Trachea nicht beeinflußt. Die Gesamtaktivität im Atemtrakt verdreifachte sich bei Verlängerung der Inhalationsdauer von 10 auf 60 min. Es fanden sich im Atemtrakt nach 10 min Aerosoleinwirkung 8,3%, nach 30 min 5% und nach 60 min 4,5% der maximal möglichen Aktivitätsmenge. ^{131}J-Albumin wurde aus dem Atemtrakt nur sehr langsam in Spuren resorbiert. Unter den gleichen Bedingungen als Aerosol verabreichtes Natrium-^{131}Jodid verteilte sich gleichmäßig im ganzen Atemtrakt und wurde in allen Abschnitten desselben rasch resorbiert.

Literatur
1. EICHLER, O., M. HÖBEL, D. MAROSKE, K. WEGENER u. H. J. LAUER: Z. biol. Aerosol-Forsch. 13, 526 (1967).
2. PALMER, F., and S. S. KINGSBURY: Amer. J. Pharm. 124, 112 (1952).

Dr. L. MIKSCHE, Pharmakologisches Institut der Universität
6900 Heidelberg, Hauptstr. 47/51

Untersuchungen über die durch Sympathicomimetica ausgelöste neurogene Dilatation
Studies on the Neurogenic Dilatation Induced by Sympathomimetics

Von W. OSSWALD

An Hunden (10—16 kg) in Pentobarbitalnarkose wurde eine Hinterextremität mit Hilfe einer Sigmamotor-Pumpe mit Eigenblut oder mit

dem Femoralisblut eines Spendertieres (gekreuzter Kreislauf) perfundiert [1]; der Perfusionsdruck und der Carotisdruck wurden über einem Tournade-Doppelmanometer fortlaufend registriert.
Die i.v. oder i.a. Verabreichung einer Reihe von Sympathicomimetica löste auf nervalem Wege eine Durchblutungszunahme in der Hinterextremität aus. Bei Verwendung von Amindosen, die annähernd gleich große Blutdrucksteigerungen verursachten, nahm die neurogene Dilatation (n.D.) in folgender Reihenfolge an Größe ab: Noradrenalin, Adrenalin, Cobrefrin (Corbasil), Phenylephrin (Adrianol), Heptaminol Norphenephrin (Novadral), Synephrin (Sympathol), Octopamin, Tyramin, Metaraminol (Aramin). Dopamin, das vorwiegend blutdrucksenkend wirkte, löste die n.d. aus; dagegen waren die betatropen Amine Isoprenalin und N,N'-Hexamethylen-dinoradrenalin fast ohne Wirkung. Angiotensin, Acetylcholin, Histamin und 5-HT verursachten keine n.D., während DMPP, m-Bromophenyloxycholin, Guanethidin und Ergotamin diese Dilatation auslösten.
Ergotamin (0,5—5 µg/kg i.a., 5—50 µg/kg i.v., 5—10 µg/kg intraventrikulär oder intralumbal) hebt die n.D. auf und besitzt wenigstens zwei Angriffspunkte: dis vasculäre Peripherie und das Zentralnervensystem. Opilon, Benzodioxan, Phentolamin, Guanethidin, Vorbehandlung mit Reserpin oder Disulfiram unterdrückten die n.D., die durch Atropin, Methsergide, Pronethalol und Propranolol nicht beeinflußt wurde. Promethazin und Pheniramin (Avil) schwächen die Dilatation ab.
Die n.D. kommt offenbar weder durch Erregung der Baroreceptoren noch durch Vermittlung von Überträgerstoffen wie Acetylcholin, Histamin, 5-HT, Prostaglandine oder Dopamin zustande; sie scheint eher durch Stimulierung von α-Receptoren ausgelöst zu werden und setzt ein funktionstüchtiges sympathisches Nervensystem voraus.

Literatur
1. BECK, L.: Amer. J. Physiol. **201**, 123 (1961).

Prof. Dr. W. OSSWALD, Laboratório de Farmacologia Faculdade de Medicina Porto, Portugal

Wirkungen von Natriumsalicylat und Aminophenazon auf periphere Vagusreceptoren der Ratte
The Action of Sodium Salicylate and Aminophenazone on Peripheral Vagal Receptors of the Rat

Von G. TAUBERGER und H.-G. VANDEKAMP

Die Versuche wurden an 72 bivagotomierten und künstlich beatmeten Wistar-Ratten in Urethannarkose (1 g/kg i.p.) durchgeführt. Die Aktionspotentiale des rechten peripheren Vagusstumpfes, das RC-Integral der

Vagusentladung (VE) und der arterielle Blutdruck wurden oscillographisch aufgenommen und mit einer Filmkamera registriert. Die Auswertung des Vagus-Integrals erfolgte planimetrisch.
Die Versuche ergaben, daß Natriumsalicylat und Aminophenazon im Dosisbereich von 25—200 mg/kg i.v. zu eindeutiger Abschwächung der exspiratorischen Vagusafferenzen führen, während die inspiratorischen VE bei einer Dosierung von 200 mg/kg nur geringfügig gehemmt werden. Nach 50 mg Natriumsalicylat/kg waren die exspiratorischen Entladungen um $29,9^0/_0$ und nach Aminophenazon in gleicher Dosis um $11,1^0/_0$ der Ausgangslage abgeschwächt. Nach Injektionen von 200 mg/kg erreichte die Salicylatwirkung $39,1^0/_0$ und die Aminophenazonwirkung $62,4^0/_0$. Außerdem wurde eine Abschwächung der veratrinbedingten afferenten Vaguserregung registriert: Die Wirkung von 100 γ Veratrin (Gesamtkaloide)/kg i.v. war nach 50 mg Natriumsalicylat/kg um $13,5^0/_0$ und nach 200 mg/kg um $48,6^0/_0$ im Vergleich zu Kontrollversuchen vermindert. Die Wirkungen von Aminophenazon betrugen bei entsprechender Dosierung 17,3 bzw. $58,5^0/_0$.
Auch nach Verfütterung der Analgetica wurde eine Hemmung der afferenten VE beobachtet. Die spontanen exspiratorischen VE waren 55 min nach Verfütterung von 200 mg Natriumsalicylat/kg um $14,2^0/_0$ und nach 400 mg/kg um $30,2^0/_0$ abgeschwächt. Die entsprechende Hemmung der Veratrinwirkung betrug 18,1 bzw. $42,8^0/_0$.
Übereinstimmend mit anderen Autoren [1], die eine Hemmung abdominaler Schmerzreceptoren nach Injektionen von Natriumsalicylat registrierten, ergeben die Versuche, daß die antiphlogistisch wirksamen Analgetica eine periphere endoanästhetische Wirkungskomponente besitzen. Im Gegensatz dazu führte Morphin · HCl bis zu einer Dosis von 10 mg/kg i.v. zu keiner registrierbaren Dämpfung der peripheren Vagusreceptoren.

Literatur
1. LIM, R. K. S., F. GUZMAN, D. W. RODGERS, K. GOTO, C. BRAUN, G. D. DICKERSON, and R. J. ENGLE: Arch. int. Pharmacodyn. 152, 25 (1964).

Priv.-Doz. Dr. G. TAUBERGER, Pharmakologisches Institut der Universität
5300 Bonn, Reuterstr. 2b

Resorption von Arylaminen und Arylhydroxylaminen aus der Harnblase
Absorption of Arylamines from the Urinary Bladder

Von H. UEHLEKE

Erschienen in Naunyn-Schmiedebergs Arch. Pharmak. exp. Path. 261, 218 (1968).

Dozent Dr. H. UEHLEKE, Pharmakologisches Institut der Universität
7400 Tübingen, Wilhelmstr. 56

Thermisches Ödem der Rattenpfote und Kininsystem
Thermal Edema of the Rat Paw and Kinin System

Von D. Urbanitz, H. Wiegand und E. Habermann

Im Rahmen von Untersuchungen über das Kininsystem interessierte dessen Rolle und Beeinflußbarkeit bei entzündlichen Prozessen. Als nächstliegendes Modell wählten wir wie andere Autoren (Rocha e Silva u. Antonio [1]; Starr u. West [2]) das thermische Ödem der Rattenpfote, deren subcutanes Bindegewebe mittels zweier Katheter über eine Strecke von 2—2,5 cm durchströmt wurde. Bei sofortiger Austestung des Perfusats am isolierten Rattenuterus fanden wir nur gelegentlich Kininmengen, die über der Nachweisgrenze lagen. In Übereinstimmung mit den genannten Autoren erschien dagegen regelmäßig Kininaktivität, wenn das Perfusat 1—4 Std im Eisbad gestanden hatte ($\bar{x}$ im Bereich des Maximums = 4,1 ng/ml). Im Perfusat sind also Komponenten des kininbildenden Systems vorhanden. Um die zeitliche Beziehung zwischen ihrem Auftreten und dem thermischen Ödem zu ermitteln, erhielten die Tiere ^{125}J-Kininogen bzw. ^{131}J-Humanalbumin i.v. Im Perfusat erschienen Kininogenase, Kininase und Kininogen zusammen mit dem Permeabilitätsindicator ^{131}J-Humanalbumin. Entsprechend seiner Molekülgröße nähert sich die Austrittsgeschwindigkeit des ^{125}J-Kininogens erst mit zunehmender Gefäßpermeabilität derjenigen des ^{131}J-Humanalbumins. Demnach dürfte der Austausch zwischen zirkulierendem und interstitiellem Kininogen im intakten Gewebe verhältnismäßig gering sein. Carboxypeptidase B aus Schweinepankreas findet sich nach i.v. Injektion binnen 15 min im Perfusat unerhitzter Pfoten, wodurch sich der Kininasegehalt der Perfusate um das ca. 25fache erhöht. Erste Versuche weisen darauf hin, daß die Anwesenheit des Enzyms den zeitlichen Ablauf der thermisch bedingten Permeabilitätserhöhung nicht ändert. Für eine Schrittmacherrolle des Kininsystems beim thermischen Ödem der Rattenpfote ergibt sich also kein Anhalt.

Literatur

1. Rocha e Silva, M., and A. Antonio: Med. exp. (Basel) 3, 371 (1960).
2. Starr, M. S., and G. B. West: Brit. J. Pharmacol. 31, 178 (1967).

Dr. D. Urbanitz, Pharmakologisches Institut der Justus Liebig-Universität 6300 Gießen, Rudolf Buchheim-Str. 4

Über den Einfluß induzierender Substanzen auf Fremdstoff-Oxydasen und andere Redoxenzyme der Leber* ** ***

W. KORANSKY, S. MAGOUR, G. NOACK und R. SCHULTE HERMANN

Pharmakologisches Institut der Freien Universität Berlin

Eingegangen am 27. Dezember 1968

Influence of Inducing Agents on Drug-Oxidising and Other Redox Enzymes in Liver

Summary. In rats, the activity of some hepatic redox-enzymes was measured following the administration of the enzyme-inducing substances phenobarbital, α-hexachlorocyclohexane (α-HCH = α-benzene hexachloride), CFT 1201 (phenyldiallyacetic acid ester of diethylaminoethanol), or 3,4-benzpyrene. In particular, the time course of changes in enzyme activities was studied.

1. α-HCH and CFT 1201, like phenobarbital, increase the concentration of cytochrome P_{450} and accelerate the NADPH-dependent reduction of cytochrome c. All three substances reduce the activity of NADH-cytochrome c-reductase. On the other hand, only α-HCH, increases aldehyde oxidase activity in the hyaloplasm.

2. Phenobarbital and α-HCH both enhance the rate of demethylation of aminopyrine considerably more than they increase the concentration of cytochrome P_{450}. Similarly, benzpyrene produces an increase in the rate of hydroxylation of acetanilide that is higher than the increase in concentration of P_{450}.

3. CFT 1201 inhibits acetanilide-oxidation in vivo, but not in vitro.

4. Phenobarbital induces microsomal enzymes more strongly than does α-HCH, whereas this latter compound—as earlier observations have shown—stimulates liver cell proliferation much more than phenobarbital.

Key-Words: Enzyme Induction — Drug Metabolism — Microsomal Redox Enzymes — Chlorinated Hydrocarbons.

Zusammenfassung. Die Aktivität einiger Redoxenzyme der Rattenleber wurde nach Behandlung mit folgenden induzierenden Substanzen untersucht: Phenobarbital, α-Hexachlorcyclohexan (α-HCH), CFT 1201 (Phenyldiallylessigsäure-diäthylaminoäthylester) sowie 3,4-Benzpyren. Der zeitliche Ablauf der Aktivitätsänderungen wurde verfolgt.

1. α-HCH und CFT 1201 erhöhen ebenso wie Phenobarbital die Cytochrom-P_{450}-Konzentration und die NADPH-abhängige Reduktion von Cytochrom c. Die Aktivität der NADH-Cytochrom c-Reduktase wird durch die drei Substanzen gesenkt. Die Aktivität der Aldehyd-Oxydase aus Hyaloplasma wird nur durch α-HCH beschleunigt.

---

* Herrn Prof. Dr. LUDWIG LENDLE zum 70. Geburtstag gewidmet.

** Teile unserer Ergebnisse haben wir bereits in Form von Vorträgen veröffentlicht: SCHULTE HERMANN et al., 1966; KORANSKY et al., 1966.

*** Wir danken für Unterstützung durch die Deutsche Forschungsgemeinschaft.

2. Phenobarbital und α-HCH steigern die Demethylierungsrate von Aminopyrin wesentlich mehr als die Konzentration des Cytochroms P_{450}. Benzpyren erhöht die Hydroxylierungsgeschwindigkeit von Acetanilid stärker als die Konzentration des P_{450}.

3. CFT 1201 hemmt die Acetanilid-Oxydation nur in vivo, nicht aber in vitro.

4. Phenobarbital induziert die mikrosomalen Enzyme stärker als α-HCH, während dieses — wie frühere Befunde zeigten — zu einer stärkeren Proliferation der Leberzellen führt.

Schlüsselwörter: Enzyminduktion — Arzneimittel-Stoffwechsel — Mikrosomale Redoxenzyme — Chlorkohlenwasserstoffe.

Einleitung

Bestimmte Fremdstoffe wie langwirkende Barbiturate oder Hexachlorcyclohexane lösen in der Leber eine Reihe von Veränderungen aus: sie beschleunigen den Abbau von Arzneimitteln, induzieren eine vermehrte Bildung des glatten endoplasmatischen Reticulums und führen zu einer Vergrößerung des Organs, die zum Teil durch Hypertrophie, zum Teil durch Hyperplasie zustande kommt (BURGER u. HERDSON, 1966; KUNZ et al., 1966; SCHLICHT et al., 1968; SCHULTE HERMANN et al., 1968). Im Zusammenhang mit unseren Untersuchungen über die Wirkungsweise der lebervergrößernden Substanzen haben wir den Einfluß dieser Stoffe auf eine Anzahl von Leber-Enzymen studiert.

Als induzierende Stoffe wählten wir Phenobarbital, das α-Isomere des Hexachlorcyclohexans sowie das Phenylessigsäurederivat CFT 1201, eine Verbindung mit ähnlichen Wirkungen wie SKF 525-A. Einige vergleichende Untersuchungen führten wir ferner mit dem cancerogenen Kohlenwasserstoff 3.4-Benzpyren durch.

Methoden

Versuchstiere, Vorbehandlung

Wir benutzten ca. 8 Wochen alte weibliche Wistar-Ratten der Gesellschaft für Versuchstierzucht, Hannover, mit einem Körpergewicht von etwa 150 g. Sie wurden in einem gleichmäßig temperierten, ruhigen Raum bei 21—23° C gehalten und erhielten Altromin R 15 und Leitungswasser ad libitum.

In jeder Versuchsreihe wurden Gruppen von jeweils 6—10 Ratten gleichartig vorbehandelt. Die genannten Substanzen wurden in folgender Weise verabreicht:

1. α-HCH: 1 × 200 mg/kg 2%ig in Rapsöl gelöst.
2. Phenobarbital: 8 Tage lang je 100 mg/kg als Natrium-Salz in wäßriger Lösung.
3. CFT 1201: 3 Tage lang 2 × täglich 75 mg/kg als Hydrochlorid in wäßriger Lösung.

Diese drei Substanzen wurden oral per Schlundsonde gegeben.

4. 3,4-Benzpyren: 3 Tage lang 2 × täglich 10 mg/kg in Rapsöl i.p.

Die Dekapitation der Tiere erfolgte stets morgens zwischen 9 und 10 Uhr. Nach dem Ausbluten wurde die Leber möglichst schnell entnommen, gewogen und auf 0° C abgekühlt. Die Organe einer Gruppe gleichbehandelter Tiere wurden zerschnitten und die Stücke gemischt.

Zellfraktionierungen

10—20 g Leber wurden im fünffachen Volumen 0,25 molarer Saccharose-Lösung (mit Tris-HCL-Puffer auf pH 7,4 eingestellt) homogenisiert und 10 min bei 11 000 g zentrifugiert; der erhaltene „11 000 g-Überstand" wurde anschließend 1 Std bei 105 000 g zentrifugiert. Der dabei erhaltene Überstand wird im folgenden als „Hyaloplasma" bezeichnet; das Sediment, die Mikrosomen, wurde in den meisten Versuchsreihen der vorliegenden Arbeit einmal in 1,1% KCL- oder auch in Saccharose-Tris-Lösung gewaschen. Soweit die Mikrosomen nicht sofort zu den Enzymbestimmungen verwandt werden konnten, wurden sie luftdicht verschlossen bei —20°C aufbewahrt. Unmittelbar vor Durchführung der Enzymbestimmungen wurden sie in m/15 Sörensen-Puffer, pH 7,5, suspendiert; 1 ml Suspension enthielt Mikrosomen aus 0,25 oder 0,33 g Leber.

Enzym-Bestimmungen

Zur Messung der Aminopyrin- und Acetanilid-Umsatzraten benutzten wir den 11 000 g-Überstand als Enzymquelle, für die Analyse der übrigen mikrosomalen Funktionen die Suspension der gewaschenen Mikrosomen. Alle Bestimmungen mit Ausnahme der Cytochrom-Analysen wurden in mindestens drei parallelen Ansätzen durchgeführt; die ermittelten Umsatzraten bzw. Konzentrationen wurden auf den nach KJELDAHL bestimmten Stickstoff-Gehalt der Mikrosomen bezogen.

Aminopyrin-Demethylase. Zur Bestimmung der Aktivität der Aminopyrin-Demethylase benutzten wir zunächst den Reaktionsansatz I. Später sind wir zur Verwendung von Ansatz II übergegangen, nachdem ORRENIUS (1965a), darauf hingewiesen hatte, daß Glucose-6-Phosphat zur Reduktion von NADP nicht geeignet sei, da die Mikrosomen Glucose-6-Phosphatase enthalten.

Tabelle 1

		Ansatz I	Ansatz II
	Aminopyrin	1,0 mmolar	10,0 mmolar
	NADP	0,12 mmolar	0,5 mmolar
	Nicotinamid[a]	20,0 mmolar	20,0 mmolar
	$MgCl_2$	1,5 mmolar	3,0 mmolar
	Semicarbazid	10,0 mmolar	10,0 mmolar
NADPH-regenerierendes System	Glucose-6-P	2,0 mmolar	—
	Isocitrat	—	5,0 mmolar
	Isocitrat-Dehydrogenase	—	100,0 µg/Ansatz
	11 000 g-Überstand	≙ 1 g Leber	≙ 50—250 mg Leber
	Endvolumen	10 ml	5 ml

[a] Die Experimente wurden ausgeführt, bevor SCHENKMAN et al. (1967) mitteilten, daß Nicotinamid die Demethylierung von Aminopyrin hemmt.

Alle Substanzen wurden in 0,2 molarem Tris-HCl-Puffer (pH 7,4) gelöst. Inkubiert wurde bei 37°C 15 min und bei Verwendung von Ansatz I zusätzlich 30 min. Die Reaktion wurde durch Zusatz von 3,6 molarer Trichloressigsäure beendet.

Der freigesetzte Formaldehyd wurde nach NASH (1953) bestimmt.
Bei unbehandelten Ratten wurden folgende Umsatzraten gemessen:
Ansatz I : 90—140 mµMol Formaldehyd/15 min · mgN
Ansatz II: 450—550 mµMol Formaldehyd/15 min · mgN entsprechend
30— 38 mµMol Formaldehyd/min · mgN.

Im Ansatz I verlief die Reaktion nicht linear; im Ansatz II ergab sich nur in den ersten 15 min ein nahezu linearer Reaktionsverlauf, nach 30 minütiger Inkubation fanden wir — anders als ORRENIUS (1965a) — bereits eine deutliche Abweichung vom linearen Verlauf (SCHULTE HERMANN, 1968).

Acetanilid-Hydroxylase. Die Aktivität der Acetanilid-Hydroxylase wurde nach KRISCH u. STAUDINGER (1961) gemessen. Abweichend von der Vorschrift dieser Autoren verwendeten wir 11000 g-Überstand entsprechend 60 mg Leber als Enzymquelle; Nicotinamid wurde den Reaktionsansätzen nicht zugesetzt. Bei unbehandelten Ratten wurden Umsatzraten von ca. 15 mµMol/min · mgN gemessen.

NAD- und NADP-abhängige Reduktasen. Zur Bestimmung der mikrosomalen NADPH- und NADH-abhängigen Reduktasen haben wir Reaktionsansätze in Anlehnung an DALLNER (1963) zusammengestellt. Die benutzten Substanzen und ihre Konzentrationen waren:

a) zur Bestimmung der Cytochrom c-Reduktasen: KCN $4 \cdot 10^{-4}$ molar; Cytochrom c $3 \cdot 10^{-5}$ molar; NADH $0{,}75 \cdot 10^{-4}$ molar bzw. NADPH $1{,}5 \cdot 10^{-4}$ molar; Mikrosomensuspension 0,1—0,5 µl bzw. 1—5 µl. Die Extinktionsänderungen wurden bei 550 mµ registriert.

b) zur Bestimmung der Ferricyanid-Reduktasen: Ferricyanid $4 \cdot 10^{-4}$ molar; NADH bzw. NADPH $1{,}5 \cdot 10^{-4}$ molar; Mikrosomensuspension 0,4—2 µl bzw. 10—40 µl. Die Extinktionsänderungen wurden bei 420 mµ registriert.

Alle Substanzen wurden in m/15 Phosphatpuffer pH 7,4 gelöst; das Endvolumen der Ansätze betrug 5 ml. Die Reaktionen wurden durch Zusatz von Mikrosomensuspension gestartet; diese wurden zuvor in geeigneter Weise verdünnt. Die Extinktionsänderung der Elektronen-Acceptoren gegen die Zeit wurde im registrierenden Spektralphotometer (Beckman DK 2a) 5—10 min lang verfolgt. Dabei benutzten wir eine auf 30° C konstant temperierte Cuvette. Ein nicht-enzymatischer Leerumsatz wurde gegebenenfalls vom Meßwert abgezogen.

Zur Berechnung der Umsatzgeschwindigkeiten dienten folgende Extinktionskoeffizienten: Für Cytochrom c (Differenz reduziert: oxydiert): $\varepsilon_{550} = 18{,}5 \cdot 10^6$ cm^2 Mol^{-1} (MARGOLIASH, 1954), für Ferricyanid $\varepsilon_{420} = 1{,}02 \cdot 10^6$ cm^2 Mol^{-1} (SCHELLENBERG u. HELLERMAN, 1958).

Bei unbehandelten Ratten wurden folgende Kontrollwerte gemessen:

NADPH-Cytochrom c-Reduktase : 0,96— 1,92 µMol/min · mg Mikros.-N
NADPH-Ferricyanid-Reduktase : 1,6 — 2,4 µMol/min · mg Mikros.-N
NADH-Cytochrom c-Reduktase : 14,2 —18,6 µMol/min · mg Mikros.-N
NADH-Ferricyanid-Reduktase : 46 —79 µMol/min · mg Mikros.-N.

Die relativ großen Streuungen bei diesen Werten dürften im wesentlichen auf den beschriebenen Modifikationen der Methode bei der Mikrosomenpräparation in den *verschiedenen* Versuchsreihen beruhen; innerhalb einer Versuchsreihe wurden konstante Bedingungen eingehalten.

Aldehyd-Oxydase. Die Aldehyd-Oxydase bestimmten wir in Anlehnung an RAJAGOPALAN et al. (1962) in folgendem Ansatz: 0,6 µMol N-Methylacetylpyridin in 3 ml m/15 Kaliumphosphatpuffer pH 7,8; Start der Reaktion durch Zusatz von 0,1—0,3 ml „Hyaloplasma" entsprechend 0,02—0,06 g Leber. Die Oxydationsgeschwindigkeit wurde bei 285 mµ im Spektralphotometer gegen einen Vergleichsansatz ohne Substrat registriert.

Die Reaktion verlief nicht linear; zur Auswertung bestimmten wir den Anstieg einer im Nullpunkt angelegten Tangente. Die spezifische Extinktion des Reaktionsproduktes N-Methylacetyl-6-pyridon beträgt $\varepsilon_{285} = 8{,}550 \cdot 10^6$ cm² Mol⁻¹; daraus berechneten sich bei unbehandelten Ratten Umsatzraten, die in den verschiedenen Versuchsreihen bei 72—156 nMol/min · mg „Hyaloplasma"-Stickstoff lagen.

Die Ursache der Differenzen zwischen den einzelnen Versuchsreihen ist uns nicht bekannt.

Mikrosomale Cytochrome. Zur Bestimmung der mikrosomalen Cytochrome registrierten wir Differenzspektren im Beckman-Spektral-Photometer DK 2a. Die Cuvetten enthielten jeweils Mikrosomen aus 0,09—0,12 g Leber pro ml m/15 Sörensen-Puffer pH 7,4. Cytochrom b_5 wurde in der Meßcuvette mit 2 μMol NADH reduziert; die Extinktionsänderung (ΔE) bei 424 mμ wurde verglichen mit der Extinktionsänderung bei 450 mμ und aus der Differenz auf die Menge des vorhandenen Cytochrom b_5 geschlossen. Das Ergebnis wurde auf mg mikrosomalen Stickstoff bezogen.

Zur Erfassung von Cytochrom P_{450} wurde die Mikrosomensuspension in beiden Cuvetten mit Stickstoff durchströmt und mit Dithionit reduziert. Anschließend wurde in die Meßcuvette Kohlenmonoxyd bis zur Sättigung eingeleitet. Die Extinktionsänderung (ΔE) bei 450 mμ wurde mit der Extinktionsänderung bei 490 mμ verglichen und aus der Differenz auf den Gehalt an Cytochrom P_{450} geschlossen. Das Ergebnis wurde auf mikrosomalen Stickstoff bezogen.

In den verschiedenen Versuchsreihen fanden wir bei Kontrolltieren folgende Werte:

Cytochrom b_5 : $\Delta E = 0{,}302—0{,}527$/mg N
Cytochrom P_{450} : $\Delta E = 0{,}291—0{,}392$/mg N

Da die Cytochrome in den umfangreicheren Experimenten erst nach mehrtägiger Aufbewahrung bei —20°C bestimmt werden konnten, haben wir geprüft, ob der Gehalt an Cytochrom P_{450} bei der Lagerung abnimmt. Die Tab. 2 zeigt, daß das nicht der Fall ist.

Tabelle 2. *Cytochrom P_{450}-Gehalt von Lebermikrosomen nach Aufbewahrung bei —20°C*

Mikrosomen	ΔE/Ansatz	
	Kontrolltiere	4 × Luminal
frisch präpariert	0,076	0,200
3 Tage bei —20°C	0,076	0,200
47 Tage bei —20°C	0,072	0,235

Ergebnisse

Wir prüften zunächst, wie sich die Aktivitäten verschiedener Redoxenzyme der Leber unter dem Einfluß von α-Hexachlorcyclohexan (α-HCH), Phenobarbital, dem Phenylessigsäurederivat CFT 1201 und Benzpyren verhalten. Dabei untersuchten wir drei Gruppen von Enzymen:

1. mikrosomale *NADPH*-abhängige Enzyme: die Acetanilid-Hydroxylase und die Aminopyrin-Demethylase. Diese beiden Enzyme gehören zum Typ der mischfunktionellen Fremdstoff-Oxydasen. Ferner bestimmten wir das Cytochrom P_{450} sowie die NADPH-abhängige

Cytochrom c- und Ferricyanid-Reduktase, die nach allgemeiner Auffassung an der NADPH-abhängigen Fremdstoff-Oxydation beteiligt sind.

2. mikrosomale Enzyme der *NADH*-abhängigen Redoxkette und zwar das Cytochrom b_5 sowie auch hier die Cytochrom c- und Ferricyanid-Reduktase. Ihre Funktion im Stoffwechsel ist noch weitgehend unbekannt (vgl. SIEKEVITZ, 1965), neuerdings haben sich erste Anhaltspunkte zur Erkennung der physiologischen Funktion dieses Cytochroms ergeben (MAYER, ULRICH u. STAUDINGER, 1968). Wir prüften, ob diese Gruppe von Redoxenzymen ebenso auf induzierende Fremdstoffe reagiert wie die NADPH-abhängigen Enzyme.

3. ein im Hyaloplasma der Leberzelle lokalisiertes Enzym, die Aldehyd-Oxydase. Sie ist wie die mischfunktionellen Oxydasen ein Elektronenübertragendes Ferment; der ins Substrat eingeführte Sauerstoff scheint jedoch nicht der Luft, sondern dem H_2O zu entstammen.

I. Einfluß von α-HCH und Luminal auf die genannten Redoxenzyme

Nach einmaliger Gabe von α-HCH bzw. nach täglich wiederholten Phenobarbital-Gaben kommt es zu den in der Abb. 1 dargestellten Veränderungen. Wie die oberste Zeile der Abb. 1a zeigt, wird die Geschwindigkeit der Acetanilid-Hydroxylierung durch Vorbehandlung der Ratten mit α-HCH nicht verändert. Ebenso hatten in unseren Experimenten wiederholte Phenobarbital-Gaben keinen Einfluß auf den Acetanilid-Abbau (in Abb. 1b nicht dargestellt). Dieser Befund stimmt nicht ganz überein mit Ergebnissen von GILETTE (1963), der eine Induktion der Acetanilid-Hydroxylase durch Phenobarbital beobachtete, die jedoch relativ gering war gegenüber den Induktionen, die durch cancerogene Kohlenwasserstoffe (z. B. Benzpyren) am gleichen Enzym ausgelöst werden. Die übrigen NADPH-abhängigen Enzyme werden durch α-HCH und Phenobarbital deutlich induziert; dabei ist α-HCH nach einmaliger Verabreichung von 200 mg/kg etwas weniger wirksam als Phenobarbital bei wiederholter Gabe. Nach Absetzen des Phenobarbitals bilden sich die induzierten Veränderungen innerhalb weniger Tage zurück, während der Einfluß des α-HCH mindestens 2 Wochen lang nachweisbar bleibt. Hervorzuheben ist, daß die Umsatzrate von Aminopyrin jeweils weitaus stärker ansteigt als die Konzentration des Cytochrom P_{450} und die Aktivität der NADPH-Cytochrom c-Reduktase.

Diese Befunde stimmen nicht mit den Angaben von ORRENIUS (1965b) sowie ERNSTER u. ORRENIUS (1965) überein. Die Autoren hatten gefunden, daß die drei Enzyme nach Gabe von Phenobarbital um den *gleichen* Faktor vermehrt wurden. Ob die Differenzen zwischen unseren Ergebnissen und denen der Arbeitsgruppe von ERNSTER auf unterschiedliche Versuchsbedingungen zurückzuführen sind (Tierstamm, -geschlecht -alter, Futterentzug in der Nacht vor der Dekapitation), läßt sich nicht erkennen.

Die Enzyme der *NADH*-Redoxkette werden offenbar in anderer Weise beeinflußt als die *NADPH*-abhängigen Fermente, doch sind auch hier die Wirkungen von α-HCH im wesentlichen identisch mit denen des Phenobarbitals. So wird die Konzentration an Cytochrom b_5 durch beide Fremdstoffe erhöht, doch — im Unterschied zum Cytochrom P_{450} — erst nach einer zwei- bis dreitägigen Latenzphase (vgl. REMMER, 1964). Die NADH-Cytochrom c-Reduktase zeigt 4—5 Tage lang eine verminderte Aktivität (vgl. ERNSTER et al., 1965). Anschließend lassen sich unter α-HCH höhere Umsatzraten nachweisen als bei den Kontrollen. Dagegen wird die NADH-abhängige Reduktion von Ferricyanid durch α-HCH nicht beeinflußt; die Wirkung von Phenobarbital auf dieses Enzym wurde nicht untersucht.

Bei der Bestimmung der Aldehyd-Oxydase zeigten sich erhebliche Schwankungen der Aktivität, doch wurde in mehreren Versuchsreihen übereinstimmend gefunden, daß α-HCH die Aktivität dieses Enzyms um 100—200% erhöht, während Phenobarbital keine reproduzierbaren Veränderungen auslöst.

Alle beobachteten Effekte sind reversibel. Nach Absetzen des Phenobarbitals bilden sich die induzierten Veränderungen innerhalb weniger Tage zurück, während dagegen der Einfluß des α-HCH mindestens 2 Wochen lang nachweisbar bleibt. Das gleiche gilt auch für die Rückbildung des erhöhten Lebergewichts (SCHLICHT et al., 1968) und des vermehrten endoplasmatischen Reticulums (MERKER u. SCHULTE HERMANN, 1969). Diese Unterschiede in der Wirkungsdauer führen wir auf die langsame Elimination des Chlorkohlenwasserstoffs aus dem Organismus zurück.

II. Verhalten der Redoxenzyme unter CFT 1201

Nach Vorbehandlung der Ratten mit CFT 1201 sinken die Oxydationsraten von Acetanilid und Aminopyrin auf ca. 30% der Kontrollwerte ab (Abb. 2). Dabei überrascht die Hemmwirkung auf die Acetanilid-Hydroxylierung, denn MITOMA et al. hatten 1956 gefunden, daß das verwandte SKF 525-A diese Reaktion *in vitro* nur wenig hemmte. Entsprechend konnten wir in ergänzenden Versuchen nachweisen, daß auch CFT 1201 diese Reaktion nicht beeinflußte, wenn es *in vitro* in einer Konzentration von 10^{-4} molar dem Reaktionsansatz zugefügt wurde. Es wäre zu prüfen, ob beim Abbau des CFT 1201 im Organismus Metaboliten gebildet werden, die die Hydroxylierung des Acetanilids inhibieren. Eine solche Annahme wird durch Arbeiten von GILETTE u. SASAME (1964) sowie von ANDERS et al. (1966a), STITZEL et al. (1966)

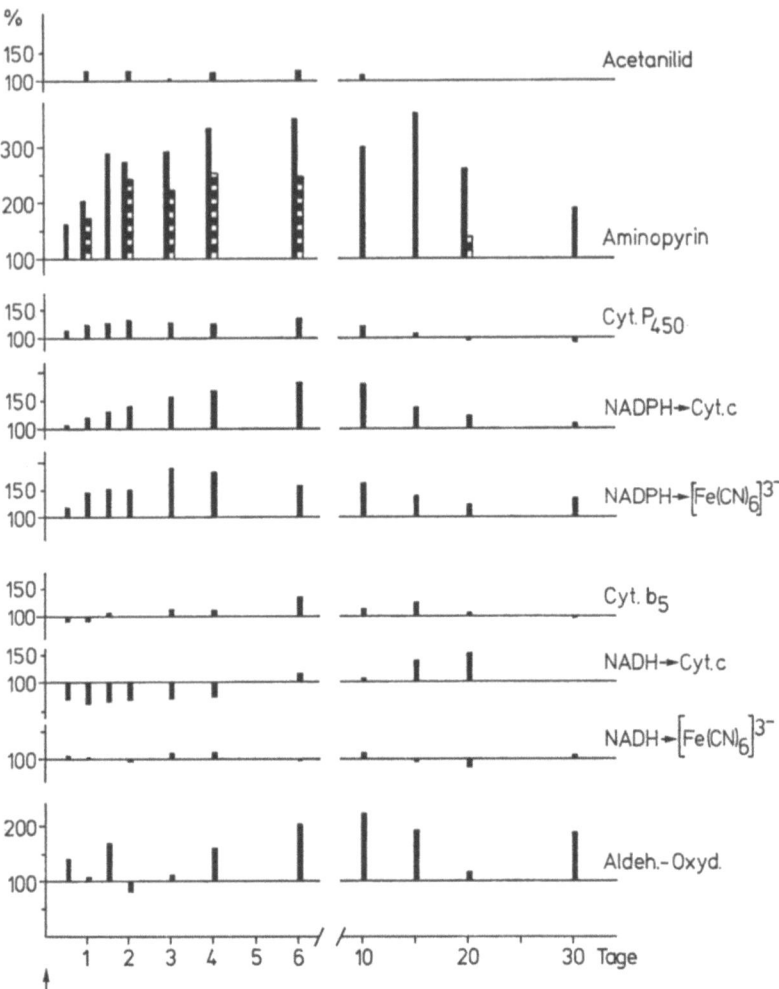

Abb. 1 a. Aktivität verschiedener Enzyme der Leber nach einmaliger Gabe (↑) von α-HCH. Aktivitäten in Prozent der Kontrollwerte (s. Methoden). Die Aktivität der Aminopyrin-Demethylase wurde in zwei verschiedenen Reaktionsansätzen gemessen (vgl. Methoden): Ansatz I: schwarze Säulen; Ansatz II: schwarz-weiße Säulen

gestützt, die beobachteten, daß in einigen Fällen Hemmwirkungen an mikrosomalen Enzymen durch Metaboliten des SKF 525-A ausgeübt werden.

Die Abb. 2 zeigt weiter, daß 3 und 6 Tage nach Absetzen des CFT 1201 der Pyramidon-Abbau nicht mehr gehemmt, sondern offenbar über die Norm erhöht ist. Der Gehalt der Mikrosomen an Cytochrom P_{450} steigt

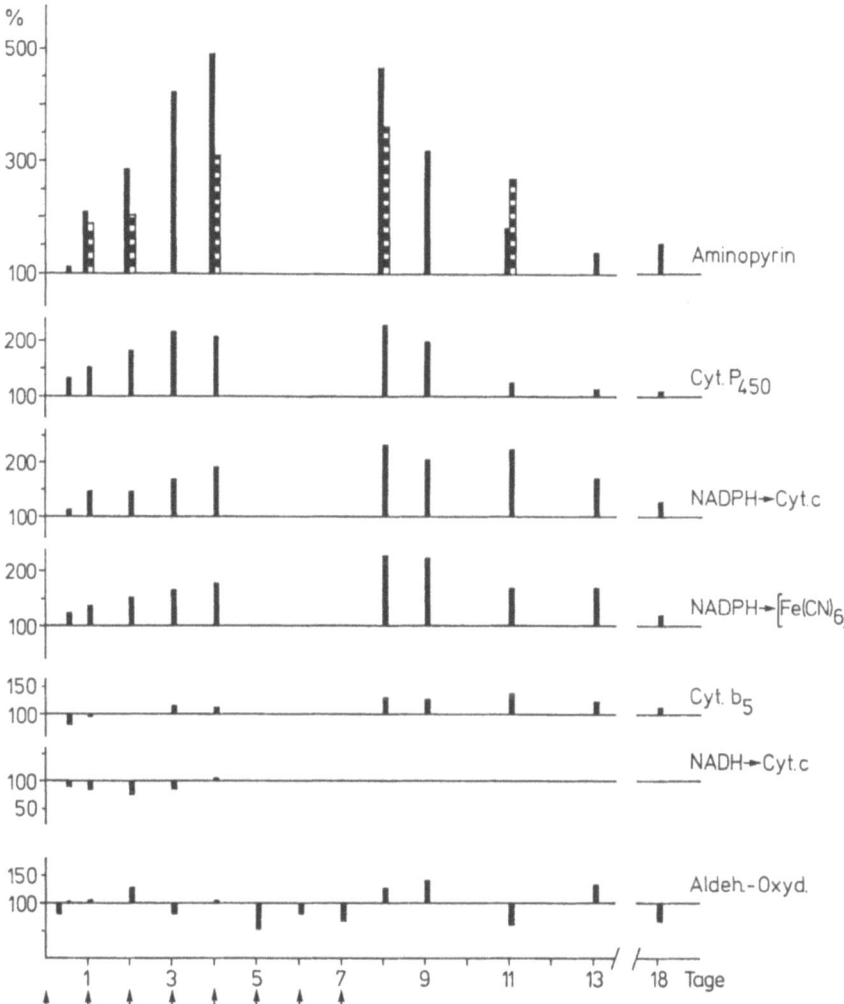

Abb. 1 b. Aktivität verschiedener Enzyme der Leber nach wiederholten Gaben
(↑ ↑ ↑) von Phenobarbital. Weitere Angaben s. Legende zu Abb. 1a

unter der Behandlung mit CFT 1201 auf etwa 200% an; die Regression erfolgt wie beim Phenobarbital in etwa 3 Tagen; ähnlich verhält sich die NADPH-Cytochrom c-Reduktase.

Diese Befunde belegen, daß CFT 1201 zwar als Hemmstoff mikrosomaler Enzyme wirkt, zugleich aber auch ihre Vermehrung induzieren kann. Offenbar wird auch die Pyramidon-Demethylierung beschleunigt, doch ist diese Induktion so lange nicht nachzuweisen, wie CFT 1201

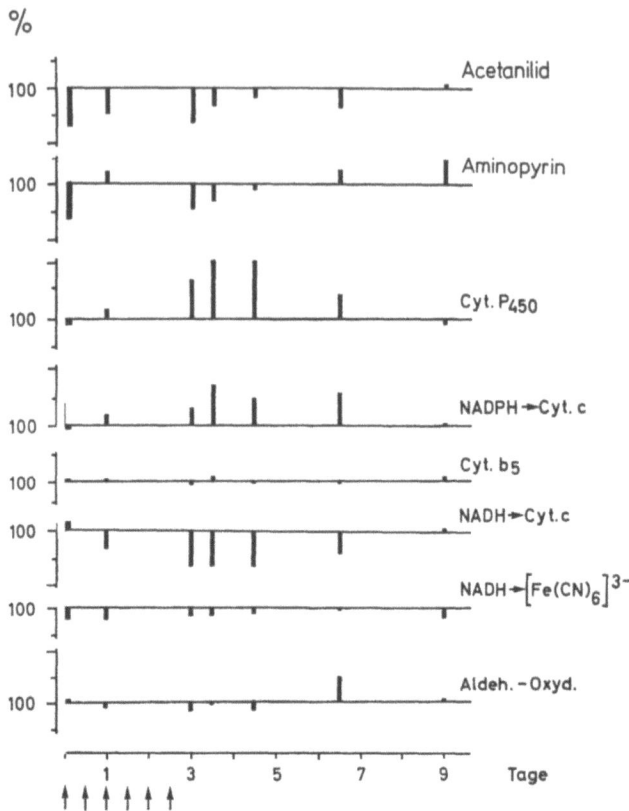

Abb. 2. Aktivität verschiedener Enzyme nach wiederholten Gaben (↑ ↑ ↑) von CFT 1201. Aktivitäten in Prozent der Kontrollwerte (s. Methoden). Jeder Teilstrich der Ordinaten entspricht einer Änderung um 50%

im Organismus vorhanden ist und die Reaktion hemmt. Unsere Beobachtungen ergänzen die Befunde anderer Autoren, denen zufolge Phenylessigsäurederivate den Pharmaka-Abbau induzieren können (RÜMKE u. BOUT, 1960; REMMER, 1962; SERRONE u. FUJIMOTO, 1962; ROGERS u. FOUTS, 1964; ANDERS u. MANNERING, 1964, 1966).

Ferner läßt die Abb. 2 erkennen, daß CFT 1201 den Gehalt der Mikrosomen an Cytochrom b_5 nicht verändert. Die Aktivität der *NADH*-Cytochrom c-Reduktase fällt im Laufe der Behandlung auf ca. 30% der Kontrollen ab, ist jedoch 6 Tage nach Absetzen der Substanz wieder normal. Die anfänglich zu beobachtende Verlangsamung der NADH-abhängigen Reduktion von Cytochrom c ist nicht auf eine direkte Hemmwirkung durch CFT 1201 zurückzuführen, denn wenn diese Substanz *in vitro* einem Reaktionsansatz zugefügt wird, so wird die Cytochrom c-Reduktion nicht beeinflußt (SCHULTE HERMANN, 1968).

Die Abb. 2 zeigt weiter, daß die Verabreichung von CFT 1201 die NADH-Ferricyanid-Reduktase im Unterschied zur Cytochrom c-Reduktase nicht wesentlich beeinflußt. Ebenso läßt die Aldehyd-Oxydase keine Änderung ihrer Aktivität erkennen.

Wenn man die Wirkungen von CFT 1201 mit denjenigen von α-HCH und Phenobarbital vergleicht, so zeigt sich — mit Ausnahme der Hemmung des Pharmaka-Abbaues durch CFT 1201 — eine weitgehende Übereinstimmung zwischen den drei induzierenden Substanzen.

III. Das Verhalten der Redoxenzyme unter 3,4-Benzpyren

Zum Vergleich mit den Induktionseffekten der drei zuvor genannten Substanzen haben wir eine Versuchsreihe mit 3,4-Benzpyren durchgeführt. Dabei wurden nur drei Enzyme auf ihre Aktivität untersucht (s. Abb. 3). Vorbehandlung mit Benzpyren erhöht die Geschwindigkeit

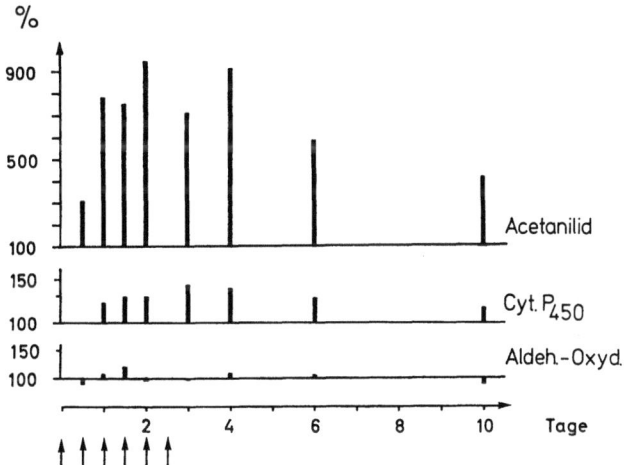

Abb. 3. Enzymaktivitäten nach wiederholten Gaben (↑ ↑ ↑) von 3,4-Benzpyren. Aktivitäten in Prozent der Kontrollwerte (s. Methoden)

der Acetanilid-Hydroxylierung auf das Zehnfache der Kontrollwerte. Der Anstieg verläuft sehr rasch: bereits nach 24 Std ist das Maximum erreicht; dagegen dehnt sich die Regressionsphase nach Absetzen der Substanz auf mehr als 7 Tage aus.

Der Gehalt der Mikrosomen an Cytochrom P_{450} wird durch Benzpyren erhöht, jedoch in weit geringerem Ausmaß als der Acetanilid-Abbau.

Die Bestimmung der Aldehyd-Oxydase ließ keine Veränderung der Aktivität erkennen.

Diskussion

Das mikrosomale Cytochrom P_{450} ist offenbar am oxydativen Abbau verschiedener körperfremder Substanzen, z. B. der in unserer Untersuchung benutzten Pharmaka Aminopyrin und Acetanilid, beteiligt (COOPER et al., 1965; REMMER et al., 1966).

Von ORRENIUS (1965b) sowie ERNSTER u. ORRENIUS (1965) wurde vermutet, daß dieses an seiner CO-Absorption gemessene Pigment die Geschwindigkeit der mischfunktionellen Oxydation bestimmt. Nach unseren Untersuchungen läßt sich jedoch die Demethylierung von Aminopyrin durch Induktion wesentlich stärker erhöhen als die nach CO-Zusatz bestimmte Lichtabsorption bei 450 mµ. Unsere Ergebnisse sprechen daher nicht für die von ORRENIUS (1965b) geäußerte Ansicht.

Vielmehr muß man nach neueren Befunden annehmen, daß die Demethylierung von Aminopyrin durch die optisch erfaßbare Bindung des Substrates an das Enzym limitiert wird, denn 1. stimmt die Michaelis-Konstante der Reaktion mit der Dissoziationskonstanten des Enzym-Substrat-Komplexes überein (SCHENKMAN et al., 1967b), und 2. steigen bei Induktionsversuchen Substratbindungskapazität und Enzymaktivität parallel zueinander an (REMMER, 1968). Ob hier noch ein besonderes „Bindungsprotein" (vgl. REMMER, 1968) zur vollen Aktivität des vorhandenen Cytochrom P_{450} notwendig ist und dadurch zum geschwindigkeitsbestimmenden Faktor werden kann, ist gegenwärtig noch ungeklärt.

Bei der Induktion der Acetanilid-Hydroxylierung ergibt sich aus unseren Experimenten ein ähnliches Bild wie bei der Induktion der Aminopyrin-Demethylierung: Die Enzymaktivität wird durch 3,4-Benzpyren stark erhöht, während der Gehalt an P_{450} relativ wenig zunimmt. Hier ist jedoch noch schwerer zu erkennen, welche Zusammenhänge zwischen der Konzentration an P_{450} und der Aktivität des oxydierenden Systems bestehen. Offenbar hat die Acetanilid-Hydroxylase andere Eigenschaften als die Pyramidon-Demethylase: Sie wird durch andere Substanzen induziert, durch SKF 525-A und CFT 1201 in vitro nicht gehemmt und zeigt abweichende spektrale Veränderungen bei Zusatz ihrer Substrate (SCHENKMAN et al., 1967b). Hinzu kommt, daß bei Induktion mit den cancerogenen Kohlenwasserstoffen möglicherweise Enzymeigenschaften auftreten, die nicht mehr mit den ursprünglich vorhandenen übereinstimmen (SLADEK u. MANNERING, 1966; ALVARES et al., 1968; DALY et al., 1968). Während also einige Vorstellungen darüber bestehen, auf welche Weise die Umsatzgeschwindigkeit von Aminopyrin mit der Konzentration des P_{450} zusammenhängen könnte, fällt es gegenwärtig schwer, sich ein entsprechendes Bild von den Faktoren zu machen, welche die Acetanilid-Hydroxylierung bestimmen.

Nach Untersuchungen von ERNSTER et al. (1965) werden die NADP-abhängigen mikrosomalen Redoxenzyme duch Phenobarbital induziert, ohne daß die NAD-abhängigen Fermente gleichzeitig induziert werden. Das gilt, wie unsere Befunde zeigen, auch für Induktionen mit α-HCH und CFT 1201.

Unsere Experimente lassen einen weiteren Unterschied im Verhalten der beiden Redoxsysteme gegenüber den induzierenden Substanzen erkennen: In den ersten Tagen nach Verabreichung der Fremdstoffe sinkt die Geschwindigkeit der Cytochrom c-Reduktase im NADH-abhängigen Redoxsystem ab, ohne daß die Ferricyanid-Reduktion wesentlich betroffen wird. Dagegen wird im NADPH-abhängigen Redoxsystem die Geschwindigkeit der Cytochrom c-Reduktion im gleichen Ausmaß wie die Ferricyanid-Reduktion beeinflußt.

Diese Befunde stützen die Ansicht von DALLNER et al. (1965), daß die Elektronen in der *NADPH*-Redoxkette an der *gleichen* Stelle auf Ferricyanid und Cytochrom c übergehen, während der Übergang der Elektronen auf die beiden Acceptoren in der *NADH*-Kette an *verschiedenen* Orten erfolgen soll. Solche Vorstellungen würden verständlich machen, weshalb im *NADPH*-abhängigen System die Reduktion von Cytochrom c und Ferricyanid stets im gleichen Ausmaß beschleunigt wird und weshalb im *NADH*-abhängigen System die Wirkung von α-HCH und CFT 1201 auf einen Teil der Redox-Kette beschränkt sein kann. Unsere Befunde würden sich jedoch — abweichend von dieser Annahme — auch dann deuten lassen, wenn man voraussetzt, daß Cytochrom c und Ferricyanid durch verschiedene, nebeneinander fungierende NADH-abhängige Redoxsysteme reduziert werden können.

Nach übereinstimmender Ansicht verschiedener Autoren (CONNEY et al., 1959, 1960; MANNERING, 1967 u.a.) lassen sich diejenigen Fremdstoffe, die mischfunktionelle Oxydasen der Leber induzieren können, in zwei Gruppen einteilen, die z. B. an ihrem Einfluß auf den Aminopyrin- und Acetanilid-Abbau unterschieden werden. Als Prototyp der einen Gruppe kann Phenobarbital, als Prototyp der anderen Gruppe können 3-Methylcholantren oder 3,4-Benzpyren gelten. Die vorliegenden Ergebnisse sowie die Arbeiten von MANNERING u. a. lassen darauf schließen, daß α-HCH und CFT 1201 zur „Phenobarbital-Gruppe" zu rechnen sind.

Wenn man nun alle beobachteten Veränderungen vergleicht, die durch die drei Substanzen Phenobarbital, α-HCH und CFT 1201 bewirkt werden, dann zeigen sich auch innerhalb der „Phenobarbital-Gruppe" gewisse Differenzierungen. So wird die Aldehyd-Oxydase nur durch α-HCH beeinflußt. Ferner induziert Phenobarbital in der angewandten Dosis die untersuchten NADP-abhängigen Enzyme stärker als α-HCH, während dieses umgekehrt eine stärkere Proliferation der Leberzellen auslöst, wie wir bereits früher berichtet haben (SCHLICHT et al., 1968; SCHULTE HERMANN et al., 1968). Offenbar ist die Fähigkeit dieser Substanzen, induzierend zu wirken, an differenten Systemen verschieden stark ausgeprägt. Den gleichen Schluß zog auch GOLBERG (1966) aus seinen Experimenten.

Literatur

ALVARES, A. P., G. R. SCHILLING, and R. KUNTZMAN: Differences in the kinetics of benzpyrene hydroxylation by hepatic drug-metabolizing enzymes from phenobarbital and 3-methylcholanthrene-treated rats. Biochem. biophys. Res. Commun. 30, 558 (1968).

ANDERS, M. W., A. P. ALVARES, and G. J. MANNERING: Inhibition of drug metabolism. II. Metabolism of 2-diethylaminoethyl-2,2-diphenylvalerate HCl (SKF 525-A). Molec. Pharmacol. 2, 328 (1966a).

—, and G. J. MANNERING: Metabolism of SKF 525-A and Lilly 18947 by normal and induced hepatic microsomes. Fed. Proc. 23, 537 (1964).

— — Inhibition of drug metabolism. IV. Induction of drug metabolism by 2-diethyl-aminoethyl-2,2-diphenylvalerate HCl (SKF 525-A) and 2,4-dichloro-6-phenyl-phenoxyethyldiethylamine HBr (Lilly 18947) and the effect of induction on the inhibitory properties of SKF 525-A type compounds. Molec. Pharmacol. 2, 341 (1966).

BURGER, P. L., and P. B. HERDSON: Phenobarbital-induced fine structural changes in rat liver. Amer. J. Path. 48, 793 (1966).

CONNEY, A. H., C. DAVISON, R. GASTEL, and J. J. BURNS: Adaptive increases in drug-metabolizing enzymes induced by phenobarbital and other drugs. J. Pharmacol. exp. Ther. 130, 1 (1960).

— J. R. GILETTE, J. K. INSCOE, E. C. TRAMS, and H. S. POSNER: Induced synthesis of liver microsomal enzymes which metabolize foreign compounds. Science 130, 1478 (1959).

COOPER, D. Y., S. LEVIN, S. NARASIMHULU, O. ROSENTHAL, and R. W. ESTABROOK: Photochemical action spectrum of the terminal oxidase of mixed function oxidase systems. Science 147, 400 (1965).

DALLNER, G.: Studies on the structural and enzymic organization of the membranous elements of liver microsomes. Acta path. microbiol. scand., Suppl. 166 (1963).

— P. SIEKEVITZ, and G. E. PALADE: Synthesis of microsomal membranes and their enzymic constituents in developing rat liver. Biochem. biophys. Res. Commun. 20, 135 (1965).

DALY, J. W., G. GUROFF, D. M. JERINA, S. UDENFRIEND, and B. WITKOP: Intramolecular migrations of aryl substituents during enzymatic hydroxylation. Hoppe-Seylers Z. physiol. Chem. 349, 1600 (1968).

ERNSTER, L., and S. ORRENIUS: Substrate-induced synthesis of the hydroxylating enzyme system of liver microsomes. Fed. Proc. 24, 1190 (1965).

GILETTE, J. R.: Metabolism of drugs and other foreign compounds by enzymatic mechanisms. Progr. Drug Res. 6, 11 (1963).

—, and H. A. SASAME: Mechanisms of inhibition of drug-metabolizing enzyme systems in liver microsomes by β-diethylaminoethyl diphenylpropylacetate (SKF 525-A): Effect of TPNH and oxygen. Fed. Proc. 23, 537 (1964).

GOLBERG, L.: Liver enlargement produced by drugs: its significance. Proc. Eur. Soc. for Study Drug Toxicity VII, 171 (1966).

Koransky, W., S. Magour, H. J. Merker, I. Schlicht, and R. Schulte Hermann: Influence of inducing substances on growth of liver and microsomal electron transport systems. Proc. 3rd Internat. Pharmacol. Meeting 4, 55 (1966).

Krisch, K., u. H. J. Staudinger: Untersuchungen zur enzymatischen Hydroxylierung. Biochem. Z. 334, 312 (1961).

Kunz, W., G. Schaude, W. Schmid u. M. Siess: Lebervergrößerung durch Fremdstoffe. Naunyn-Schmiedebergs Arch. Pharmak. exp. Path. 254, 470 (1966).

Mannering, G. J.: Significance of stimulation and inhibition of drug metabolism in pharmacological testing. In A. Burger (ed.): Pharmacological Testing Methods, p. 51. New York 1967.

Margoliash, E.: The chromatographic behaviour of cytochrome c on cation exchangers. Biochem. J. 56, 535 (1954).

Mayer, G., V. Ullrich, and H. J. Staudinger: Possible involvement of cytochrome b_5 in L-kynurenine-3-hydroxylase of rat liver mitochondria. Hoppe-Seylers Z. physiol. Chem. 349, 459 (1968).

Merker, H. J., u. R. Schulte Hermann: In Vorbereitung.

Mitoma, Ch., H. S. Posner, H. C. Reitz, and S. Udenfriend: Enzymatic hydroxylation of aromatic compounds. Arch. Biochem. 61, 431 (1956).

Nash, T.: The colorimetric estimation of formaldehyde by means of the Hantzsch reaction. Biochem. J. 55, 416 (1953).

Orrenius, S.: On the mechanism of drug hydroxylation in rat liver microsomes. J. Cell Biol. 26, 713 (1965a).

— Further studies on the induction of the drug-hydroxylating enzyme system of liver microsomes. J. Cell Biol. 26, 725 (1965b).

Rajagopalan, K. V., I. Fridovich, and P. Handler: Hepatic aldehyde oxidase. J. biol. Chem. 237, 922 (1962).

Remmer, H.: Drugs as activators of drug enzymes. I. Intern. Pharmacol. Meeting, Vol. VI, p. 235 (1962).

— Drug-induced formation of smooth endoplasmic reticulum and of drug metabolizing enzymes. Excerpta Med. Int. Congr. Ser. 81, Vol. IV. Proc. Eur. Soc. for the Study of Drug Tox. 57 (1964).

— Induction of microsomal hydroxylase: involvement of a second factor besides cytochrome P_{450}. Hoppe-Seylers Z. physiol. Chem. 349, 1621 (1968).

— J. Schenkman, R. W. Estabrook, H. Sasame, J. Gilette, S. Narasimhulu, D. Y. Cooper, and P. Rosenthal: Drug interaction with hepatic microsomal cytochrome. Molec. Pharmacol. 2, 187 (1966).

Rogers, L. A., and J. R. Fouts: Some of the interactions of SKF 525-A with hepatic microsomes. J. Pharmacol. exp. Ther. 146, 286 (1964).

Rümke, Ch. L., u. J. Bout: Die Beeinflussung der Hexobarbital-Narkose durch vorher verabfolgte Pharmaka. Naunyn-Schmiedebergs Arch. exp. Path. Pharmak. 240, 218 (1960).

Schellenberg, K. A., and L. Hellerman: Oxidation of reduced diphosphopyridine nucleotide. J. biol. Chem. 231, 547 (1958).

Schenkman, J. B., J. A. Ball, and R. W. Estabrook: On the use of nicotinamide in assays for microsomal mixed-function oxidase activity. Biochem. Pharmacol. 16, 1071 (1967a).

— H. Remmer, and R. W. Estabrook: Spectral studies of drug interaction with hepatic microsomal cytochrome. Molec. Pharmacol. 3, 113 (1967b).

Schlicht, I., W. Koransky, S. Magour u. R. Schulte Hermann: Größe und DNS-Synthese der Leber unter dem Einfluß körperfremder Stoffe. Naunyn-Schmiedebergs Arch. exp. Path. Pharmak. 261, 26 (1968).

Schulte Hermann, R.: Einfluß körperfremder Stoffe auf Enzyme des Arzneimittelstoffwechsels und auf Wachstumsprozesse der Leber. Diss., Freie Universität Berlin 1968.
— I. Schlicht, S. Magour u. W. Koransky: Leberwachstum und mikrosomale Redoxenzyme unter dem Einfluß induzierender Substanzen. Naunyn-Schmiedebergs Arch. Pharmak. exp. Path. **255**, 72 (1966).
— R. Thom, I. Schlicht u. W. Koransky: Zahl und Ploidiegrad der Zellkerne der Leber unter dem Einfluß körperfremder Stoffe. Naunyn-Schmiedebergs Arch. Pharmak. exp. Path. **261**, 42 (1968).
Serrone, D. M., and J. M. Fujimoto: The effect of certain inhibitors in producing shortening of hexobarbital action. Biochem. Pharmacol. **11**, 609 (1962).
Siekevitz, P.: Origin and functional nature of microsomes. Fed. Proc. **24**, 1153 (1965).
Sladek, N. E., and G. J. Mannering: Evidence for a new P-450 hemoprotein in hepatic microsomes from methylcholanthrene treated rats. Biochem. biophys. Res. Commun. **24**, 668 (1966).
Stitzel, R. E., M. W. Anders, and G. J. Mannering: Inhibition of drug metabolism. III. Inhibition of hexobarbital metabolism in the intact rat and in the isolated perfused liver by 2-diethylaminoethyl-2,2-diphenyl-valerate HCl (SKF 525-A) and its N-deethylated derivatives. Molec. Pharmacol. **2**, 335 (1966).

Anschrift der Verfasser:
Institut für Toxikologie
und Pharmakologie,
3550 Marburg, Pilgrimstein 2

Isolierung histaminliberierender und permeationsfördernder Polypeptide aus lysosomalen Granula polymorphkerniger Leukocyten des zirkulierenden Rinderblutes

M. FRIMMER und F. LUTZ*

Institut für Pharmakologie und Toxikologie an der Veterinär-medizinischen
Fakultät der Justus Liebig-Universität Gießen
(Direktor: Prof. Dr. med. M. FRIMMER)

Eingegangen am 13. Dezember 1968

Isolation of Histamine Liberating and Vascular Permeability Increasing Polypeptides from Lysosomal Granules of Polymorphonuclear Leucocytes in Circulating Bovine Blood

Summary. Isolated lysosomal granules were prepared using the method of HEGNER and lysed by Triton X 100. A crude peptide was isolated from concentrated extracts by precipitation with picric acid. Seven homogeneous peptides were separated by preparative polyvinylchloride block electrophoresis. The IEPs of these products were respectively about 2; 4.5; 6.5; 9.8; 11.2 and > 12. The amino acid composition of two basic peptides (IEPs > 12) was similar to arginine rich products found earlier in exudate leucocytes by SPITZNAGEL and ZEYA. MWs of 10,500 and 5,200 were estimated by gel filtration. These two arginine rich polypeptides were potent histamine liberators (0.5—1.0 µg/ml released more than 50% histamine from isolated peritoneal mast cells of the rat). Another basic polypeptide (MW = 16,000—19,000, IEP = 11.2) increased the permeability of venules in rabbit skin after i.c. injection of 0.2 µg. This peptide was found to be less potent in releasing histamine. Our observations were in agreement with those of SEEGERS and JANOFF; KELLER *et al.* In addition, not only lysosomes from leucocytes of exudates contain biologically active peptides, but also granules from PMN leucocytes of the circulating blood which store remarkable amounts of active basic products.

Key-Words: Basic Polypeptides — Histamine Liberator — Bovine PMN Leucocytes — Vascular Permeability — Electrophoresis.

Zusammenfassung. Aus Granulocyten des peripheren Rinderblutes wurde eine lysosomenreiche Fraktion dargestellt, aus der durch Extraktion, Pikratfällung und Gelelektrophorese sieben teils saure, teils basische Polypeptide gewonnen wurden.
Zwei Fraktionen mit hohem Arginingehalt sind hochwirksame Histaminliberatoren. Eine andere basische Fraktion ist an isolierten Mastzellen weniger wirksam, erhöht aber die Gefäßdurchlässigkeit in der Kaninchenhaut weit stärker als die vorgenannten Peptide. Unsere Ergebnisse stehen in Einklang mit Befunden anderer

* Herrn Prof. Dr. L. LENDLE zum 70. Geburtstag gewidmet.

Autoren, die an Exsudatleukocyten kleiner Laboratoriumstiere gewonnen wurden. Der wichtigste Schluß aus der vorliegenden Studie ist, daß auch der Granulocyt des zirkulierenden Blutes bereits die bei der Emigration bedeutsamen Polypeptide enthält.

Schlüsselwörter: Basische Polypeptide — Histaminliberatoren — Granulocyten — Gefäßpermeabilität — Elektrophorese.

Die Granula polymorphkerniger neutrophiler Leukocyten sind eine Lysosomenart, welche neben zahlreichen Hydrolasen auch größere Mengen vorwiegend basischer Polypeptide enthält. Diese können durch Detergentien wie z. B. Triton X 100 synchron mit der sauren Phosphatase aus isolierten Leukocytengranula freigesetzt werden (HEGNER et al., 1966, 1967). Eine nähere Charakterisierung solcher lysosomaler Polypeptide und Proteine gelang bisher nur bei Exsudatleukocyten (SPITZNAGEL u. ZEYA, 1964, 1966, 1968; JANOFF u. ZWEIFACH, 1964; JANOFF et al., 1965, 1966, 1968; KELLER et al., 1968). Außerdem erlaubten die verfügbaren geringen Materialmengen nur Fraktionierungen mittels einfacher Verfahren, die wahrscheinlich noch nicht zur Einheitlichkeit der Präparate führten. Peptidfraktionen aus Exsudatleukocyten hatten einen hohen Gehalt an Arginin (ZEYA u. SPITZNAGEL, 1966, 1968; JANOFF et al., 1966, 1968). Es gilt als erwiesen, daß leukocytäre Granula sowohl ein histaminliberierendes niedermolekulares Prinzip als auch einen höher molekularen Polypeptidanteil mit direkter Wirkung auf die Endstrombahn enthalten (MOVAT et al., 1964, 1966; SEEGERS u. JANOFF, 1966; KELLER, 1966). KELLER et al., 1968 haben aus Exsudatleukocyten ein Polypeptid von hohem Reinheitsgrad in größeren Mengen gewinnen können, das Histamin aus Mastzellen freisetzt, Thrombocyten agglutiniert und antibakteriell wirkt.

Abgesehen von möglichen Speciesunterschieden war bislang die Frage offengeblieben, ob biologisch aktive basische Polypeptide und kleinere Proteine nur in Exsudatleukocyten, also in biologisch aktivierten Formen dieser Zellart in nennenswerten Mengen vorkommen, oder ob sie schon in Leukocyten des peripheren Blutes vorhanden sind.

Um dieser Frage nachzugehen, wählten wir für die Isolierung „zirkulierender Leukocyten" Rinderblut; die speziellen Gründe für diese Wahl sind:

a) Ein Isolierungsverfahren für Leukocytengranula dieser Species war bereits in unserem Institut ausgearbeitet worden (HEGNER, 1968).

b) Die erforderlichen Mengen an Blut ließen sich bei dieser Tierart am besten beschaffen.

c) Wir hatten zuvor basische, ebenfalls auf die Gefäßpermeabilität wirkende, jedoch nicht histaminliberierende Peptide aus Kernen der gleichen Zellart isoliert (FRIMMER et al., 1968).

Isolierung histaminliberierender Polypeptide aus lysosomalen Granula 299

Methoden

1. Darstellung der Peptide

a) Präparation der Granula aus polymorphkernigen Leukocyten des peripheren Rinderblutes. Die Darstellung aus Granulocyten erfolgte nach dem bereits veröffentlichten Verfahren von HEGNER (1968). Insgesamt wurden ca. 700 l Rinderblut aufgearbeitet.

b) Extraktion und Fällung des Rohpeptids. Die Granulasuspensionen wurden 20 min in 0,1% Lösung Triton X 100 bei 4°C extrahiert. Der Überstand wurde bei 20000×g von den Membranen getrennt (20 min) und durch Friertrocknung konzentriert. Das Konzentrat wurde in verdünnter HCl (pH 5) gelöst und mit 50%iger Pikrinsäure (1—1,5 g Konzentrat in 20 ml HCl) gefällt. Das Präcipitat wurde mit salzsaurem Aceton (0,5 Teile 32% HCl, 100 Teile Aceton) zerlegt. Das zurückbleibende weiße HCl-Rohpeptid wurde mit salzsaurem Aceton bzw. reinem Aceton mehrfach gewaschen. Aus der Waschflüssigkeit fiel nach einigen Stunden ein Präcipitat aus, dessen Eigenschaften bereits früher beschrieben wurden (LUTZ u. FRIMMER, 1968). Diese Fraktion wurde mit der Hauptfraktion vereinigt (Rohpeptid).

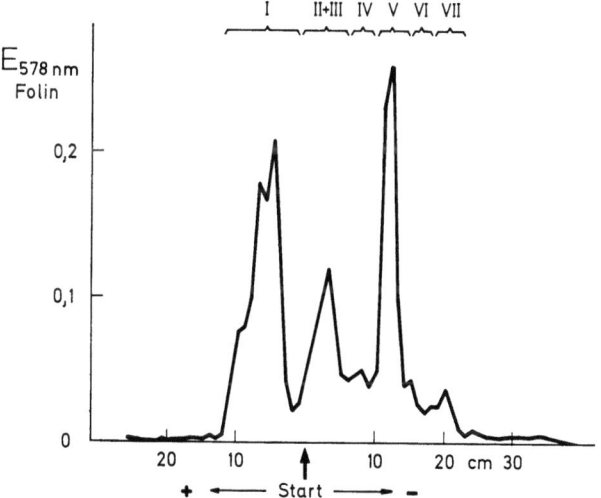

Abb. 1. Erste elektrophoretische Auftrennung des lysosomalen Rohextraktes an PVC

c) Präparative Schichtelektrophorese an PVC[1]. Die Elektrophorese wurde in Einzelportionen von 30—100 mg Rohpeptid in Pyridin-Acetat-Puffer (0,5 m Pyridin) bei pH 5,9 und 7,8 V/cm jeweils über 6—10 Std durchgeführt. Dabei erfolgte eine Trennung in sechs Fraktionen (Abb. 1). Die identischen Fraktionen der einzelnen Läufe wurden vereinigt, lyophilisiert und jeweils einer erneuten Elektrophorese unterworfen. Dabei konnte nach papierelektrophoretischen Kontrollen weitgehende Einheitlichkeit der Einzelfraktionen erzielt werden. Nur die Fraktion

---

[1] Polyvinylchlorid.

II der Abb. 1 bestand noch aus zwei elektrophoretisch unterscheidbaren Unterfraktionen, die sich gut reinigen ließen. Es wurden somit sieben weitgehend einheitliche Polypeptidfraktionen gewonnen (I—VII).

2. Analytische Methoden

a) Aminosäuren. Aliquote Teile der sieben Fraktionen (ca. 600 µg) wurden 24 Std bei 110° C in 6 n HCl hydrolysiert. Die Aminosäureanalysen wurden im automatischen Analysator Unichrom (Beckman), Tryptophananalysen gesondert nach SPIES u. CHAMBERS (1948) durchgeführt.

b) Quantitative Analyse der Peptidfraktionen bei der Elektrophorese erfolgte nach LOWRY et al. (1951) mit dem Folin-Ciocalteus-Reagens.

c) Bestimmung der isoelektrischen Punkte (IEP). Die Messungen erfolgten wegen der geringen verfügbaren Substanzmengen papierelektrophoretisch. Papier: 2043 A Mgl (Schl. & Sch., Dassel); 7 Std bei 2,9 V/cm oder 4 Std bei 5 V/cm; Färbung: Amidoschwarz 10 B in Methanol-Eisessig; Vergleichssubstanz für die Ermittlung der Diffusion: Polyäthylenglykol 1500 oder Dextran; Puffer: pH 3 0,1 m Soerensen-Citrat, pH 5—7 0,1 m Soerensen-Phosphat, pH 9 0,1 m Borat-HCl-NaOH, pH 10—13 0,1 m Glycin-NaOH.

d) Ermittlung der Molekulargewichte (MG). Da die Bestimmung von MG unter 10000 auf der Ultrazentrifuge mit prinzipiellen Schwierigkeiten behaftet ist, wurde nach dem Prinzip von DETERMANN (1962) verfahren. Als Bezugssubstanzen dienten γ-Globulin, α-Chymotrypsin, Ribonuclease, Insulin, Oxytocin und Na_2SO_4. Es wurden Säulen von 164 cm Länge und 1 cm lichter Weite verwendet, die mit Sephadex G-75 bzw. G-50 fine gefüllt waren. Der Durchlauf erfolgte in 30%iger Essigsäure und betrug ca. 4 ml/Std. Die Analyse des Durchlaufes erfolgte in Portionen zu 1 ml durch Messung der UV-Absorption (258 nm) und mit Hilfe der Biuret-Methode (Reagens nach WEICHSELBAUM, 1946).

e) Messung der Fällbarkeit der Peptide durch Heparin. Aliquote Teile der reinen Peptidfraktionen (200—800 µg) wurden in 4 ml Wasser gelöst und in eine Cuvette mit 2 cm Schichtdicke gegeben. Unter Registrierung der Lichtdurchlässigkeit (400—600 nm) wurde mittels Mikrospritze mit motorisiertem Vorschub unter Durchmischung kontinuierlich eine Heparinlösung (2 mg/ml) zugegeben. Die Titration erfolgte mit einer Geschwindigkeit von 20 µg Heparin/min. Das Maximum der entstehenden Trübung (Äquivalenzpunkt) und die erforderliche Heparinmenge wurden jeweils abgelesen und in µg Heparin/100 µg Peptid umgerechnet.

3. Biologische Wirkungen der isolierten Polypeptide

a) Beeinflussung der Gefäßpermeabilität. Jede Fraktion wurde mehrfach an der Kaninchenhaut mit der bei uns entwickelten quantitativen Evans-Blau-Methode (FRIMMER u. MÜLLER, 1962) untersucht. Verwendet wurden Kaninchen von 2,0 bis 3,0 kg. Bei jedem Tier wurden jeweils mindestens zwei Verdünnungsreihen verschiedener Peptide getestet.

b) Ermittlung der Lokalisation von Änderungen der Gefäßdurchlässigkeit. Da die mit der Evans-Blau-Methode gewonnenen Daten nicht ohne weiteres auf eine Erhöhung der Capillardurchlässigkeit bezogen werden dürfen (s. WALDVOGEL u. FRIMMER, 1967), wurde die Lokalisation der Gefäßänderungen nach MAJNO u. PALADE (1961) am Cremasterpräparat der Ratte untersucht (Urethan-narkotisierte Wistarratten AF-Han., 230—240 g; Tusche: Fa. G. Wagner, Hannover Nr. C 11.1431 a).

c) Histamin-liberierende Wirkung an isolierten Peritonealmastzellen der Ratte. Die Isolierung der Zellen erfolgte unter Zusatz von 0,1% Rinderserumalbumin nach FREDHOLM u. HAEGERMARK (1967). Die suspendierten Mastzellen wurden bei 20°C über 20 min mit oder ohne Zusatz der zu prüfenden Polypeptide inkubiert. Das freigesetzte Histamin wurde nach Abtrennung der Zellen ohne Vorreinigung (s. BERGENDORFF, 1965) fluorometrisch nach SHORE, BURKHALTER u. COHN (1959) bestimmt. Von jeder Mastzellenpräparation wurde die maximal freisetzbare Histaminmenge durch 10 min währendes Erhitzen im kochenden Wasserbad extrahiert, so daß die durch bestimmte Peptidkonzentrationen freisetzbaren Histaminmengen als relative Anteile des Gesamthistamins (100%) berechnet werden konnten.

d) Beeinflussung der oxidativen Phosphorylierung von Rattenlebermitochondrien durch isolierte Polypeptide. Mitochondrien wurden nach dem Verfahren von HAGEBOOM, SCHNEIDER u. PALADE (1948) isoliert. Die Mitochondrien wurden in 0,25 m Saccharose, 0,02 m Tris und 0,0054 m Na_2EDTA gewaschen. Ansatz von HUNTER u. FORD (1955): $MgCl_2$ 2,3 · 10^{-3} m; NaF 1,8 · 10^{-3} m; KCl 1,9 · 10^{-2} m; KH_2PO_4 4,0 · 10^{-3} m; Na_2HPO_4 6,2 · 10^{-3} m; Na_2ATP 1,4 · 10^{-3} m; Na_3ADP 2,0 · 10^{-3} m; NAD 0,7 · 10^{-3} m; Hexokinase 0,023 mg/ml (aus Hefe cryst, $\approx$ 8000 E/mg nach BÜCHER), Glucose 2,1 · 10^{-2} m; Succinat 2,8 · 10^{-2} m; Saccharose 2,1 · 10^{-1} m; Tris 1,7 · 10^{-2} m; Na_2EDTA 4,5 · 10^{-3} m. Jeder Ansatz enthielt 0,7 ml Mitochondriensuspension. 1 ml Suspension entspricht 0,7 g Leberfrischgewicht. Die Phosphatanalysen erfolgten nach BRUCE u. DUBIN (1960).

e) Blutdruckmessungen wurden an über 250 g schweren Wistarratten (AF Han.) in Urethannarkose durchgeführt.

Ergebnisse

1. Ausbeuten

Bei der Aufarbeitung von 700 l Rinderblut nach dem vorher angegebenen Verfahren wurden ca. 55 mg der Fraktion I, je 10 mg der Fraktion II und III, ca. 7 mg der Fraktion IV, 25 mg der Fraktion V, 14 mg von Fraktion VI und 6,5 mg von Fraktion VII gewonnen.

2. Chemische und physikalische Eigenschaften

a) Aminosäureanalysen, IEP und Heparintitration. Tab. 1 zeigt die Aminosäurezusammensetzung der isolierten Fraktionen. Die Numerierung der Fraktionen erfolgte entsprechend der Wanderung im elektrischen Feld. Dementsprechend findet man in den Aminosäureanalysen eine Zunahme der Basizität von I nach VII. Auffallend ist, daß bei Fraktion V ca. 15 Mol-% basische Aminosäuren 17 Mol-% an sauren Aminosäuren gegenüberstehen. Der IEP dieses Peptids liegt aber bei pH 11,2. Diese Diskrepanz kann nur dadurch erklärt werden, daß ein erheblicher Teil der gemessenen Glutaminsäure und Asparaginsäure in Aminform vorliegt. Auffällig ist ferner der abnehmende Leucingehalt der Fraktionen mit ansteigender Fraktionsnummer. Hervorzuheben ist der ungewöhnlich hohe Prolingehalt der Fraktion VI. Die biologisch interessanten Fraktionen V, VI und VII enthalten mehr Arginin als Lysin. Die Fällbarkeit der Peptide entspricht im allgemeinen der zunehmenden Basizität. Die Tatsache, daß für Fraktion V ein relativ hoher Heparinver-

Tabelle 1. *Eigenschaften der elektrophoretisch reinen Peptidfraktionen (Angabe der Anteile in Mol/100 Mol)*

Aminosäuren	Fraktionen						
	I	II	III	IV	V	VI	VII
Arg	8,2	7,7	5,4	7,9	8,6	21,9	19,3
Lys	6,6	7,9	6,1	9,8	3,0	1,1	3,9
His	0	2,2	1,8	2,3	3,4	0,3	2,6
Asp	13,9	9,8	10,3	9,3	7,7	1,3	5,3
Glu	17,2	10,0	11,0	6,3	9,7	1,2	6,6
Thr	5,1	6,1	5,8	6,0	3,1	0,8	5,5
Ser	5,5	7,8	7,9	8,3	6,0	1,8	3,0
Pro	7,8	10,4	11,5	7,1	9,6	36,4	9,9
Gly	3,0	8,3	8,5	9,7	10,1	5,2	11,7
Ala	5,0	5,9	6,8	8,9	7,6	0,4	1,6
Val	7,6	3,8	4,3	3,2	6,7	1,5	6,5
Met	0	0	0,3	1,7	1,4	1,7	0
Ileu	2,1	2,6	2,8	2,9	4,5	9,7	8,5
Leu	10,5	6,2	7,3	4,6	6,4	2,9	1,7
Tyr	1,7	1,3	2,1	3,1	5,1	1,4	0
Phe	3,1	4,3	4,9	5,2	2,2	9,6	4,7
Try	0,1	0,2	1,0	0,2	1,5	0,1	0
Cys[a]	2,6	5,4	2,2	3,4	3,5	2,7	9,2
B/S[b]	*15/31*	*18/20*	*13/21*	*20/16*	*15/17*	*23/3*	*26/12*
Isoelektrische Punkte	~2	~4,5	6,5	9,8	11,2	>12	[c]
Heparintitration Verbrauch Heparin zur Fällung von 100 µg	[d]	[d]	1,5 µg	[d]	9,9 µg	23,0 µg	[d]
Biologische Wirkungen							
Evans-Blau-Test Wirksame Grenzdosis in µg	[e]	100	20	10	0,2	1,0	3,0
Dosis für Austritt von 6 µg Evans-Blau	[f]	[f]	300	300	40	100	250
Histaminfreisetzung Konz. für 20%	55	[g]	3	[g]	7	0,1	0,1
Histaminfreisetzung in µg/ml Konz. für 50%	[g]	[g]	35	[g]	35	0,8	0,6

[a] Cys = Cystein bzw. Cysteinsäure; [b] B/S = Verhältnis basischer zu sauren Aminosäuren; [c] In alkalischen Puffern unlöslich. [d] Bei den eingesetzten Peptidmengen (200—800 µg) erfolgte keine Trübung durch Heparin; [e] Selbst bei 600 µg kein Effekt; [f] Diese Wirkung war auch mit hohen Dosen nicht erreichbar; [g] 100 µg/ml führten nicht zu 20 bzw. 50% Histaminfreisetzung.

brauch gemessen wurde, ist ein weiteres Indiz dafür, daß es sich trotz des gemessenen Verhältnisses von basischen zu sauren Aminosäuren um ein basisches Peptid handelt.

b) Molekulargewichte. Die Molekulargewichte wurden einerseits nach dem von DETERMANN (1962) empfohlenen Prinzip mittels Gelfiltration bestimmt, andererseits aus den Aminosäuredaten unter Annahme minimaler Molekulargewichte errechnet. Nimmt man an, daß in Fraktion V die Aminosäuren Arginin 7mal, Glycin 8mal und Methionin 1mal vorkommen, so ergibt sich ein minimales MG von ca. 8900. Demgegenüber lag das durch Gelfiltration bestimmte MG bei 18800. Falls dieses höhere MG nicht durch Aggregation vorgetäuscht wird, muß angenommen werden daß Arginin 14mal, Glycin 16mal und Methionin 2mal vorkommen. Das errechnete MG würde sich damit knapp verdoppeln. Bei Fraktion VI ergab sich analog ein minimales berechnetes MG von 6200 (bzw. 12300) und ein gemessenes von 10500. Nimmt man bei Fraktion VII an, daß die Aminosäuren Histidin, Lysin, Serin und Methionin je 1mal vorkommen, so ergibt sich ein berechnetes minimales MG von 5100, dem bei der Gelfiltration ein Wert von 5200 entspricht. Die Fraktionen V und VII verhielten sich bei der Gelfiltration in 30%iger Essigsäure als einheitliche Substanzen. Bei Fraktion VI ergab sich eine Nebenfraktion, die möglicherweise durch die Einwirkung der Essigsäure während des Versuches abgespalten wurde. (Diese Nebenfraktion war niedermolekularer als Fraktion VI und ergab auffallend kleine Biuretwerte im Vergleich zur gemessenen UV-Absorption.)

3. Biologische Wirkungen

a) Erhöhung der Gefäßdurchlässigkeit für Evans-Blau. Nach intracutaner Injektion wechselnder Dosen der isolierten Polypeptide wurde beim Kaninchen vermehrter Farbstoffaustritt gegenüber Kontrollinjektionen mit NaCl-Lösungen bei den Fraktionen II, III, IV, V, VI und VII beobachtet. Die quantitativen Verhältnisse differierten bei den verschiedenen Fraktionen erheblich. Wenn man die minimal wirksame Dosis eines Peptids bei 1 µg festlegt, so sind nur die Fraktionen V, VI und VII als „wirksam" anzusehen. Wenn man die für die Freisetzung von 6 µg Farbstoff erforderliche Dosis bewertet, sind die Fraktionen V und VI als die wirksamsten zu bezeichnen. Alle wirksamen Peptide ergaben beim quantitativen Farbstofftest angenähert S-förmige Dosiswirkungskurven. Als Beispiel einer Auswertung ist der untere Konzentrationsbereich einer Dosiswirkungskurve von Fraktion VI in Abb. 2 dargestellt.

b) Lokalisation der Gefäßveränderungen. Die Untersuchungen der isolierten Polypeptide am Cremasterpräparat der Ratte ergaben, daß

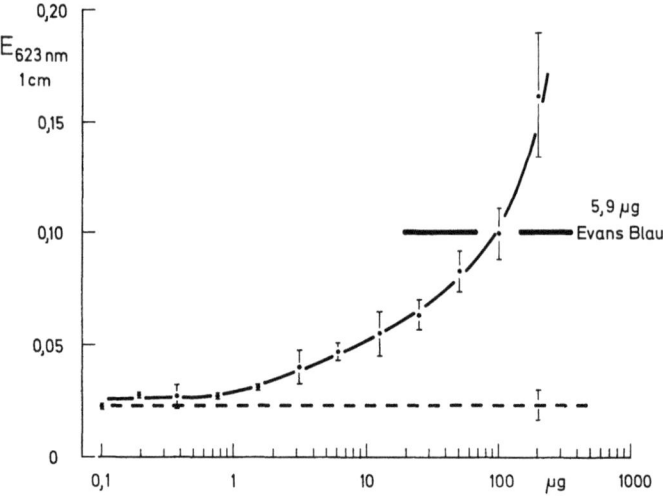

Abb. 2. Steigerung der Gefäßpermeabilität in der Kaninchenhaut durch verschiedene Dosen von Fraktion VI (Quantitative Evans-Blau-Methode). Drei Versuche. Gestrichelte Linie entspricht den Leerwerten bei Injektion von physiologischer Kochsalzlösung

Tabelle 2. *Schätzung der Wirkungsstärke der Peptide I—VII bei der Beeinflussung der Venolenpermeabilität am Cremasterpräparat der Ratte. n.u. = nicht untersucht, (+) = Wirkung nur angedeutet*

Peptiddosis in µg	Polypeptidfraktionen						
	I	II	III	IV	V	VI	VII
0,01	n.u.	n.u.	n.u.	n.u.	(+)	(+)	0
0,10	n.u.	n.u.	0	n.u.	+	+	+ +
1,00	n.u.	n.u.	+	+	+ +	+ + +	+ +
10,00	0	0	+	+	+ +	+ + + +	+ + +
100,00	(+)	0	+	+	+ + +	n.u.	n.u.

Tuschepartikel nur im Bereich der Venolen, nicht aber der Capillaren austraten. Abb. 3 zeigt die Wirkung von Fraktion V als Beispiel. In Tab. 2 sind halbquantitative Auswertungen der histologischen Präparate (geschätzter Grad der Venolenschwärzung) zusammengestellt. Dosen von 0,1 µg der Fraktionen V, VI und VII ergaben am Cremasterpräparat bereits deutliche Schwärzung der Venolen. Auch für diesen Test gilt, daß praktisch nur die stark basischen Fraktionen eindeutig wirksam sind.

c) Histaminfreisetzung aus Mastzellen in vitro. Compound 48/80 setzte unter unseren Versuchsbedingungen aus isolierten Peritonealmastzellen

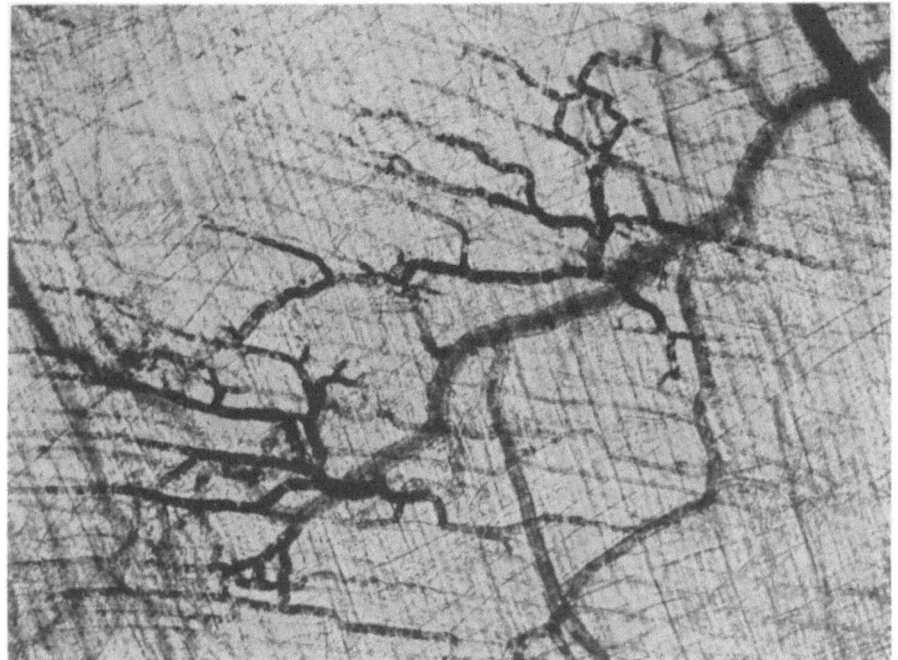

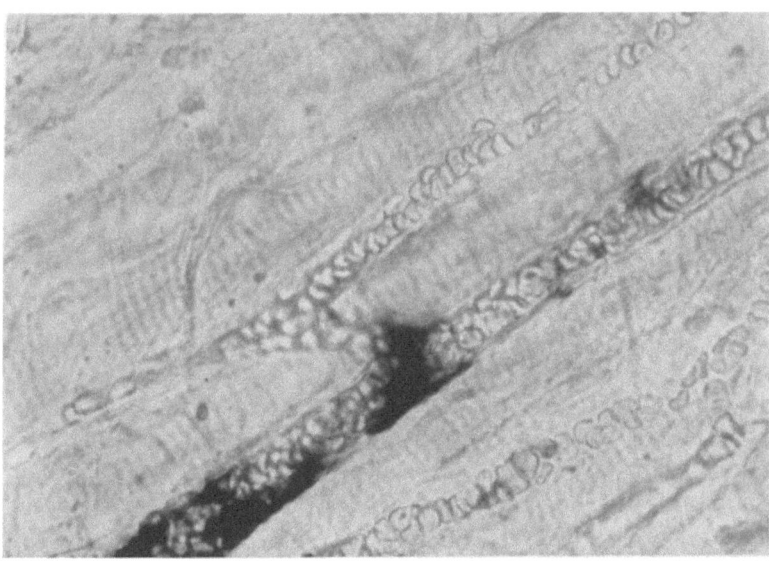

Abb. 3a und b. Lokalisation von Leckstellen im Cremasterpräparat der Ratte nach MAJNO u. PALADE (1961). a Injektion von 1 µg Peptid V, Vergrößerung 350fach, bei der Reproduktion auf ³/₄ verkleinert. Schwärzung erfolgt ausschließlich im Bereich der Venolen; b Gleiche Vorbehandlung wie a, Vergrößerung ca. 860fach, bei der Reproduktion auf ⁹/₁₀ verkleinert

der Ratte bei 0,5 µg/ml Zellsuspension 60—70% des verfügbaren Histamins frei. Von den Fraktionen VI und VII genügten bereits 0,1 µg/ml, um 20% des Histamins, 0,6—0,8 µg/ml um 50% freizusetzen. 20 µg/ml führten zur Freisetzung von 80—90% des Histamins. Die Fraktionen I, II und IV waren auch in höheren Dosen unwirksam. Die Fraktionen III und V zeigten erst bei 100fach höheren Konzentrationen ähnliche Wirkungen wie VI und VII. Nach diesen Ergebnissen sind die Frak-

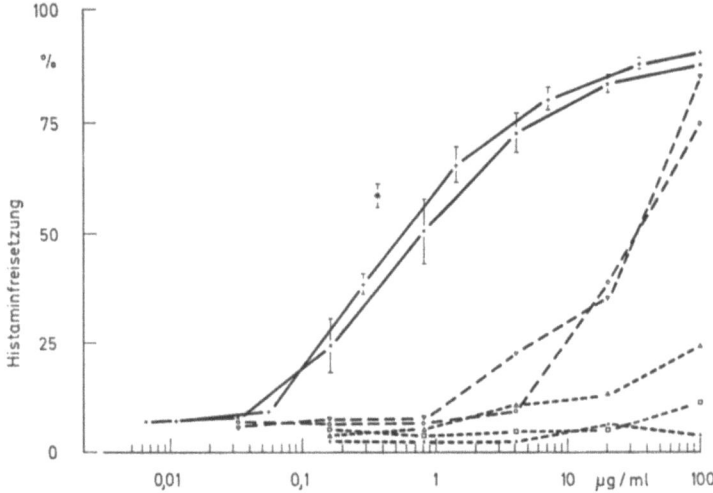

Abb. 4. Histaminfreisetzung an isolierten Peritonealmastzellen der Ratte. ∆ = Fraktion I; • = Fraktion II; ▼ = Fraktion III; □ = Fraktion IV; ○ = Fraktion V; × = Fraktion VI; + = Fraktion VII; ✱ = Compound 48/80

tionen VI und VII als typische Histaminliberatoren anzusehen (Dosiswirkungskurven s. Abb. 4).

d) Beeinflussung von Mitochondrien. Da sich bei früheren Untersuchungen gezeigt hatte, daß lysinreiche basische Polypeptide aus Thymus die oxidative Phosphorylierung entkoppelten (FRIMMER u. HEGNER, 1963), wurden auch die von uns isolierten lysosomalen Peptide manometrisch an Rattenlebermitochondrien getestet. Bei Verwendung von Succinat als Substrat war gegenüber den früheren Ergebnissen mit Thymuspeptiden der Effekt unerheblich. Nur die Fraktionen IV und V hatten bei hohen Konzentrationen (100 µg/ml) einen geringen Effekt. Fraktion IV veränderte bei dieser Konzentration den O_2-Verbrauch nicht und setzte den P/O-Quotienten um weniger als 10% herab. Fraktion V verminderte bei dieser hohen Konzentration den O_2-Verbrauch um 6% und senkte den P/O-Quotienten um 15%. Die aus Lysosomen

Tabelle 3. *Beeinflussung von Rattenlebermitochondrien durch lysosomale Polypeptide aus normalen Rinderleukocyten*

Peptid-fraktion-Nr.	Konzentration µg/ml	O_2-Verbrauch in 10 min µl	Veränderung gegenüber Kontrolle %	P/O Quotient	Veränderung gegenüber Kontrolle %
I	100	78,34	− 0,1	1,49	− 1,3
II	100	77,63	− 1,0	1,50	− 0,7
III	12,5	77,20	− 1,6	1,50	−0,7
	100	80,18	+ 1,1	1,49	− 1,3
IV	100	78,86	+ 0,5	1,38	− 8,6
V	12,5	77,14	+ 3,4	1,55	+ 2,6
		78,89	+ 0,8	1,58	+ 3,9
	18,3	74,57	− 0,4	1,56	+ 3,3
	24,4	74,13	− 0,7	1,53	+ 1,3
	100	54,75	− 8,6	1,56	− 18,7
		75,21	− 4,1	1,36	− 10,5
VI	12,5	78,15	− 3,1	1,33	− 0,8
		77,35	− 1,5	1,50	− 0,7
	100	86,17	+ 6.6	1,32	− 1,1
		77,50	− 1,0	1,51	− 0,7
VII	12,5	76,23	− 4,3	1,36	− 1,4
		82,38	− 3,0	1,46	+ 0,7
	100	80,85	+ 0,2	1,37	− 0,7
		88,77	+ 4,5	1,44	− 0,7

isolierten Polypeptide waren also im Gegensatz zu basischen Peptiden aus Zellkernen (Thymus) ohne auffällige Wirkungen auf Mitochondrien.

e) Untersuchung der chemotaktischen Wirkung von Fraktion V[2]. Die chemotaktische Wirksamkeit der Fraktion V wurde an Kaninchenleukocyten und Makrophagen in einer Boyden-Kammer bei 37°C getestet. Das Polypeptid V zeigte weder mit noch ohne Serumzusatz eine nennenswerte chemotaktische Aktivität.

f) Untersuchung der Leukocytenemigration am vorgelagerten Rattenmesenterium. Nach einer früher ausführlich beschriebenen Methode (FRIMMER u. HEGNER, 1963) wurde das Rohpeptid in einer Konzentration von 100 µg/ml am vorgelagerten Rattenmesenterium vitalmikro-

---

[2] Wir verdanken diese Untersuchung Herrn Prof. Dr. SORKIN und Herrn Dr. BOREL (Med. Abt. des Schweizerischen Forschungsinstitutes, Davos-Platz).

skopisch untersucht[3]. Nach 5 min Einwirkung des Rohpeptids kam es zur Leukocytenansammlung innerhalb der Gefäße (besonders im venösen Teil). Nach 15 min wurde Leukocytenemigration beobachtet. Nach 35 min waren Diapedesen und Strömungsverlangsamung zu sehen. Abb. 5 zeigt die Wirkung des Rohpeptids an einem Peritonealgefäß (Ausschnitt).

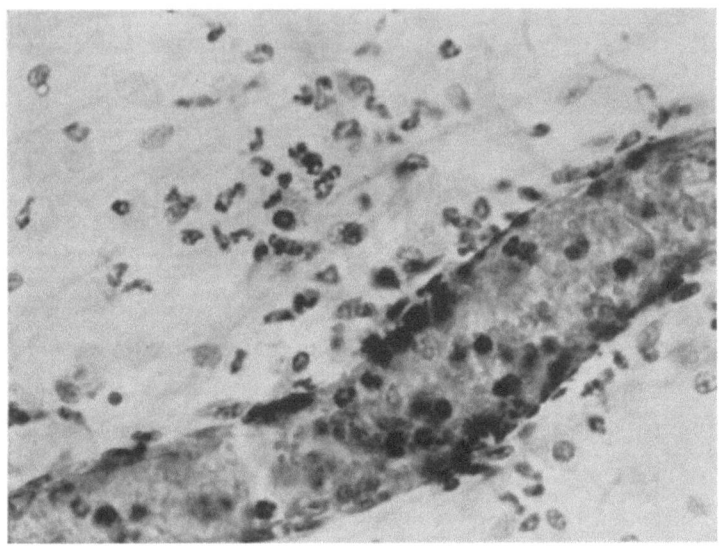

Abb. 5. Diapedese am vorgelagerten Rattenmesenterium bei Einwirkung des Rohpeptids nach 35 min. Leitz-Intravitalmikroskop, Vergrößerung ca. 860fach, bei der Reproduktion auf $^9/_{10}$ verkleinert

g) Untersuchungen am Rattenblutdruck. Bei i.v. Injektion des Rohpeptids (Fraktion I—VII) ergaben Dosen bis 4 mg/kg Körpergewicht keine auffallenden Blutdruckveränderungen. Es ist somit unwahrscheinlich, daß eine der Einzelfraktionen in sehr kleinen Dosen Kreislaufwirkungen besitzt.

Diskussion

Seit der Veröffentlichung von ZEYA u. SPITZNAGEL (1963) ist unklar, ob die in den Granula polymorphkerniger Leukocyten vorkommenden niedermolekularen biologisch aktiven Polypeptide nur in der Situation hoher Zellaktivität (Leukocytenemigration und Phagocytose) in größeren

---

[3] Wir danken Frau Dr. WALDVOGEL für ihre wertvolle Hilfe bei den Untersuchungen am Leitz-Intravitalmikroskop. Das Instrument wurde uns von der Stiftung Volkswagenwerk zur Verfügung gestellt.

Mengen gebildet werden, oder ob diese basischen Körper bereits in normalen zirkulierenden Leukocyten in wirksamer Form vorhanden sind. Unsere Versuche zeigen, daß zumindest beim Rind (Schlachtvieh) im peripheren Blut Leukocyten mit peptidhaltigen Granula vorhanden sind, und daß diese basischen Peptide auf die Gefäßpermeabilität und Leukocytenemigration wirken, wie dies auch für analoge Produkte aus Exsudatleukocyten beschrieben wurde. Über die quantitativen Verhältnisse geben unsere Versuche keinerlei Auskunft, da wir zur Zeit nicht in der Lage sind, Exsudatleukocyten vom Rind in ausreichenden Mengen zu gewinnen. Es ist aber zu vermuten, daß ähnlich wie im Falle des endogenen Pyrogens der normale Leukocyt bereits mit biologisch wirksamen basischen Polypeptiden ausgestattet ist, die im „aktivierten Zustand" dieser Zellart noch weiter vermehrt werden.

Unsere Versuche ergaben, daß in dem durch Pikrinsäure fällbaren Rohmaterial neben vier basischen Fraktionen ein nahezu neutrales und zwei saure Peptide vorhanden sind. Die beiden letzteren Fraktionen sind im Zusammenhang unserer gegenwärtigen Interessen unwichtig und bei den eingesetzten biologischen Prüfungsverfahren praktisch unwirksam. Auf die neuerdings interessierenden Funktionen saurer Polypeptide soll in diesem Zusammenhang nicht eingegangen werden. Unter den basischen Fraktionen scheint das Peptid V wichtig zu sein, das quantitativ am stärksten vertreten ist, die Gefäßdurchlässigkeit bei kleinen Konzentrationen (0,2 µg) erhöht, ohne in diesem Konzentrationsbereich auch Histamin freizusetzen. Die Fraktionen VI und VII sind beim Permeabilitätstest etwas weniger wirksam als V. Sie sind hochaktive Histaminliberatoren, deren Effekt mit Compound 48/80 bzw. mit dem aus Bienengift isolierten Histaminliberator (BREITHAUPT u. HABERMANN, 1968) vergleichbar ist. Diese Ergebnisse lassen den Schluß zu, daß in Granula von Rinderleukocyten ein Polypeptid mit direkter Wirkung auf die Mikrozirkulation vorkommt, und daß mindestens zwei Peptide vorhanden sind, welche die Gefäßpermeabilität indirekt durch Histaminfreisetzung erhöhen. Auffällig ist der hohe Argingehalt dieser beiden Histaminliberatoren. Eine Sammelfraktion vergleichbaren Materials aus Meerschweinchen-Exsudatleukocyten (SPITZNAGEL u. ZEYA, 1964) enthielt 15,5 µMol Arginin/100 µMol Total-Aminosäuren sowie 8,5 µMol Lysin/100. Mit 19—22 µMol/100 Arginin sind unsere Fraktionen VI und VII relativ ähnlich. Ebenfalls sehr ähnliche Produkte haben R. KELLER u. Mitarb. (1968) aus Exsudatleukocyten des Kaninchens durch Äthanolfällung und Gelfiltration dargestellt. Die Mastzellrupturierende Wirkung konnte dabei eindeutig einer niedermolekularen Fraktion zugeordnet werden. Unsere Fraktionen VI und VII sind mit Molekulargewichten von 10500 und 5200 ebenfalls niedermolekular. Es ist denkbar, daß bei Fraktion VI das kleinere errechnete MG von

6200 reell ist. Bei stark basischen Polypeptiden, besonders aber bei dem hohen Prolingehalt muß mit Aggregaten bei der Gelfiltration gerechnet werden.

Eine von KELLER u. Mitarb. (1968) isolierte höhermolekulare Komponente hatte praktisch keine Wirkung auf Mastzellen. Diese Beobachtung stimmt gut mit Befunden von SEEGERS u. JANOFF (1966) überein. Es besteht bei allen Untersuchern Übereinstimmung darüber, daß in Granulafraktionen verschiedener Leukocytenarten niedermolekulare basische Histaminliberatoren sowie höhermolekulare, nicht vorwiegend Histamin-freisetzende (also direkt wirksame) Polypeptide oder Proteine vorkommen. Dies kann nunmehr auch für den normalen Rindergranulocyten des peripheren Blutes bestätigt werden. Die von uns beschriebenen Faktoren VI und VII sind unter Berücksichtigung der Angaben von KELLER u. Mitarb. (1968) an isolierten Mastzellen sogar etwas wirksamer als ein von uns isoliertes Polypeptid aus Kernen von Granulocyten des Rindes (FRIMMER et al., 1968). Exsudatleukocyten könnten also nur größere Mengen an basischen Peptiden, nicht aber spezifisch aktivere Peptide enthalten.

Die Auffindung eines die Permeabilität der Endstrombahn stark erhöhenden Produktes (Fraktion V), das an isolierten Mastzellen nur wenig wirksam ist, bestätigt abermals die von unserer Arbeitsgruppe mehrfach vertretene Auffassung, daß eine Steigerung der Gefäßpermeabilität durch basische Peptide oder Polykationen ohne Histaminfreisetzung grundsätzlich möglich ist.

Eine gewisse Diskrepanz ergibt sich aus dem Fehlen einer leukotaktischen Wirkung an Kaninchenleukocyten und Makrophagen in vitro und der sehr deutlichen Leukocytenemigration und Diapedese in vivo (Ratte). Abgesehen von den Speciesdifferenzen muß bedacht werden, daß in vivo eine Leukocytenansammlung und Emigration im Bereich der Mikrozirkulation schon durch veränderte Ladungsverhältnisse auf der Oberfläche des Lumens zustande kommen kann. Auch die früher von uns isolierten Thymuspeptide (FRIMMER u. HEGNER, 1963) führten in vivo zur Leukocytenemigration. Sie waren nach informierenden Untersuchungen von H. U. KELLER[4] in vitro ebenfalls unwirksam. Es müssen also die Begriffe „emigrationsfördernd" und „leukotaktisch" strenger als bisher voneinander abgegrenzt werden.

Unsere Befunde an isolierten Mitochondrien stehen im Gegensatz zu Ergebnissen von ZEYA et al. (1968). Diese Autoren beschrieben eine starke Hemmung der Atmung von Rattenlebermitochondrien durch lysosomale kationische Proteine. Möglicherweise handelt es sich hierbei um höhermolekulare Produkte, die nur in Exsudatleukocyten vorkom-

---

[4] Dr. H. U. KELLER, Davos (persönliche Mitt.).

men. Trotz dieser Vorbehalte ist die geringe Beeinflussung von Mitochondrien durch die von uns isolierten, teilweise stark basischen Peptide als ungewöhnlich zu bezeichnen. Denn ein lysinreiches Polypeptid aus Thymus mit einem MG unter 10000 entkoppelte die oxidative Phosphorylierung von Lebermitochondrien unter Steigerung des O_2-Verbrauches (FRIMMER u. HEGNER, 1963). Das gleiche Peptid degranulierte auch Peritonealmastzellen (R. KELLER). Die Arbeitsgruppe von A. SCHWARTZ (1965, 1966) hat später die Wirkung von Histonen und Polykationen auf Mitochondrien eingehend untersucht. Bestimmte gereinigte Histonfraktionen steigern in kleinen Konzentrationen den O_2-Verbrauch von Mitochondrien, führen zur Schwellung (vgl. auch FRIMMER u. HEGNER, 1963), stimulieren die ATPase-Aktivität und fördern die stoffwechselabhängige K^+-Abgabe aus Mitochondrien. Solche Befunde konnten mit den von uns isolierten basischen Polypeptiden aus Granula von Rinderleukocyten nicht erhoben werden. Die Beeinflussung der oxidativen Phosphorylierung scheint also weder mit der Wirkung auf die Gefäßpermeabilität noch mit der Histaminliberation korreliert zu sein.

Die Arbeit wurde mit Unterstützung der Deutschen Forschungsgemeinschaft durchgeführt. Wir danken Frau H. ALTHOFF für ihre wertvolle Mitarbeit.

Literatur

BERGENDORFF, A.: Zit. nach B. FREDHOLM and Ö. HAEGERMARK: Acta physiol. scand. **69**, 304 (1967).

BREITHAUPT, H., u. E. HABERMANN: Mastzelldegranulierendes Peptid (MCD-Peptid) aus Bienengift: Isolierung, biochemische und pharmakologische Eigenschaften. Naunyn-Schmiedebergs Arch. Pharmak. exp. Path. **261**, 252 (1968).

BRUCE, N. A., and D. T. DUBIN: The role of polyamines in the neutralization of bacteriophage deoxyribonucleic acid. J. biol. Chem. **235**, 769 (1960).

DETERMANN, H.: Neue Anwendungen der Dünnschichtchromatographie. Experientia (Basel) **18**, 430 (1962).

FREDHOLM, B., and Ö. HAEGERMARK: Histamine release from rat mast cells induced by a mast cell degranulating fraction in bee venom. Acta physiol. scand. **69**, 304 (1967).

FRIMMER, M., M. MERK-JANSEN, B. SCHISCHKE, and G. WALDVOGEL: Isolation of potential inflammation mediators from normal bovine leucocytes: Lysine rich polypeptides from nuclei increasing vascular permeability. Pharmacology **1**, 165 (1968).

—, u. F. W. MÜLLER: Untersuchungen über die Brauchbarkeit der Farbstoffmethoden zur Bestimmung von Änderungen der Capillarpermeabilität der Haut. Med. exp. (Basel) **6**, 327 (1962).

HAGEBOOM, G. H., W. C. SCHNEIDER, and G. E. PALADE: Cytochemical studies of mammalian tissues. I. Isolation of intact mitochondria from rat liver; Some biochemical properties of mitochondria and submicroscopic particulate material. J. biol. Chem. **172**, 619 (1948).

HEGNER, D.: Untersuchungen über die enzymatische Regulierung der Lysosomenmembran und ihre pharmakologische Beeinflussung (Isolierung und Eigenschaften von Lysosomen aus Rinderleukocyten). Habil.-Schrift, Gießen 1967.
— Isolierung und Enzymbestand von Granula aus polymorphkernigen Leukocyten des peripheren Rinderblutes. Hoppe-Seylers Z. physiol. Chem. 349, 544 (1968).
— M. FRIMMER u. B. SCHISCHKE: Isolierung und pharmakologische Beeinflussung von Lysosomen aus Rinderleukocyten. Naunyn-Schmiedebergs Arch. exp. Path. Pharmak. 253, 43 (1966).
HUNTER, E., and C. FORD: Inactivation of oxidative and phosphorylative systems in mitochondria by preincubation with phosphate and other ions. J. biol. Chem. 216, 357 (1955).
JANOFF, A., S. SCHAEFER, J. SCHERER, and M. A. BEAN: Mediators of inflammation in leukocyte lysosomes. II. Mechanism of action of lysosomal cationic protein upon vascular permeability in the rat. J. exp. Med. 122, 841 (1965).
—, and B. W. ZWEIFACH: Production of inflammatory changes in the microcirculation by cationic proteins extracted from lysosomes. J. exp. Med. 120, 747 (1964).
JOHNSON, C. L., C. M. MAURITZEN, W. C. STARBUCK, and A. SCHWARTZ: Histones and mitochondrial ion transport. Biochemistry 6, 1121 (1967).
KELLER, R.: persönliche Mitteilung.
— Mastzellschädigung durch körpereigene Stoffe. Helv. physiol. pharmacol. Acta 24, C 98 (1966).
— C. MUELLER-ECKHARDT, F. H. KAYSER, and H. U. KELLER: Interrelations between different types of cells. I. A comparative study of the biological properties of a cationic polypeptide from lysosomes of polymorphonuclear leukocytes and other cationic compounds. Int. Arch. Allergy 33, 239 (1968).
LASETER, A. H., C. L. JOHNSON, W. C. STARBUCK, and A. SCHWARTZ: The effects of histones and other polycations on cellular energetics. V. Further studies on mitochondrial ATPase. Tex. Rep. Biol. Med. 24, 605 (1966).
LOWRY, O. H., N. J. ROSENBROUGH, A. L. FARR, and R. J. RANDALL: Protein measurement with the Folin phenol reagent. J. biol. Chem. 193, 265 (1951).
LUTZ, F., u. M. FRIMMER: Isolierung eines argininreichen Polypeptids aus Lysosomen polymorphkerniger Rinderleukocyten. Naunyn-Schmiedebergs Arch. Pharmak. exp. Path. 260, 173 (1968).
MAJNO, G., and G. E. PALADE: Studies on inflammation. I. The effect of histamine and serotonin on vascular permeability: An electron microscopic study. J. biophys. biochem. Cytol. 11, 571 (1961).
MOVAT, H. Z., T. URIUHARA, D. L. MACMORINE, and J. S. BARKE: A permeability factor released from leukocytes after phagocythosis of immun complexes and its possible role in the Arthus reaction. Life Sci. 3, 1025 (1964).
— — — H. FREEDMAN, and S. WASI: Release of cationic protein and acid protease from phagocytosing PMN-leukocytes and their possible role in vascular injury. Meeting rep. Amer. Soc. exp. Path., Jan. 1966.
SCHERER, J., and A. JANOFF: Mediators of inflammation in leukocyte lysosomes. VII. Observations on mast cell-rupturing agents in different species. Lab. Invest. 18, 196 (1968).
SCHWARTZ, A.: The effects of histones and other polycations on cellular energetics. I. Mitochondrial oxidative phosphorylation. J. biol. Chem. 240, 939 (1965).
— II. ATPase and ADP-ATP exchange reaction of mitochondria. J. biol. Chem. 240, 944 (1965).
—, and C. L. JOHNSON: The effects of histones on swelling and contraction of mitochondria. Life Sci. 4, 1555 (1965).

Schwartz, A., C. L. Johnson and W. C. Starbuck: III. The swelling contraction cycle of mitochondria. J. biol. Chem. **241**, 4505 (1966).
Seegers, W., and A. Janoff: Mediators of inflammation in leukocyte lysosomes. VI. Partial purification and characterization of a mast cell-rupturing component. J. exp. Med. **124**, 833 (1966).
Shore, P. A., A. Burkhalter, and V. H. Cohn, Jr.: A method for the fluorometric assay of histamine in tissues. J. Pharmacol. exp. Ther. **127**, 182 (1959).
Spies, R. J., and D. C. Chambers: zit. nach Hoppe-Seyler/Thierfelder: Handbuch der physiologisch und pathologisch-chemischen Analyse, 10. Aufl., Bd. III/2, S. 1739. Berlin-Göttingen-Heidelberg: Springer 1955.
Spitznagel, J. K., and H. J. Zeya: Basic proteins and leukocyte lysosomes as biochemical determinants of resistance to infection. Trans. Ass. Amer. Phycns. **77**, 126 (1964).
Waldvogel, G., u. M. Frimmer: Untersuchungen zur Lokalisation von Änderungen der Gefäßpermeabilität. Naunyn-Schmiedebergs Arch. Pharmak. exp. Path. **258**, 321 (1967).
Weichselbaum, T. E.: Accurate and rapid method for determination of proteins in small amounts of blood serum and plasma. Amer. J. clin. Path., Techn. Sec. **10**, 40 (1946).
Zeya, H. I., R. Pennial, and J. K. Spitznagel: Effect of lysosomal cationic proteins on mitochondrial respiration. Zit. nach H. I. Zeya and J. K. Spitznagel. J. exp. Med. **127**, 927 (1968).
—, and J. K. Spitznagel: Antibacterial and enzymic basic proteins from leukocyte lysosomes: Separation and identification. Science **142**, 1085 (1963).
— — Cationic proteins of polymorphonuclear leukocyte lysosomes. I. Resolution of antibacterial and enzymatic activities. J. Bact. **91**, 750 (1966). — II. Composition, properties and mechanism of antibacterial action. J. Bact. **91**, 755 (1966).
— — Arginine rich proteins of polymorphonuclear leukocyte lysosomes. Antimicrobial specifity and biochemical heterogenity. J. exp. Med. **127**, 927 (1968).

Prof. Dr. med. M. Frimmer
Institut für Pharmakologie und
Toxikologie an der Veterinärmed.
Fakultät der Justus Liebig-Universität
6300 Gießen

Einfluß von pH, Atropin und Membrandepolarisation auf die „Receptor-Bindung" von ^{14}C-markierten Arecaidin-Derivaten durch Vorhofgewebe*

HEINZ LÜLLMANN und ALBRECHT ZIEGLER

Institut für Pharmakologie, Universität Kiel

Eingegangen am 16. Dezember 1968

The "Receptor-Binding" of ^{14}C-Arecaidine Derivatives by Atrial Tissue as Influenced by pH, Atropine and Depolarization

Summary. 1. The uptake of the (tertiary) arecaidine-ethyl-ester by isolated guinea pig atria was determined over a pH range from 6.4 to 8.4. The partition between the incubation medium and cellular space was proportional to the concentration of the free base. The T/M ratio for the free base amounted to about 13 at a concentration of 3×10^{-7} M arecaidine-ethyl-ester (free base plus protonated molecules). The specific binding process is independent of the partition.

2. To measure the occupation of specific binding sites by atropine the unspecific partition had to be reduced as far as possible by decreasing the proportion of the free base. Consequently at a pH of 6.5, the atropine induced inhibition of the specific uptake of arecaidine-ethyl-ester, a muscarinic agonist, was detectable.

3. Depolarizing the muscle by high K concentration completely abolished the specific binding of the (quarternary) arecaidine-ethyl-ester-methiodide.

4. The effect of atropine or depolarization upon the specific binding offers the opportunity to calculate the number of specific binding sites for cholinergic drugs. For the muscarinic drug, arecaidine-ethyl-ester, the estimated figure amounts to 5×10^6 receptors per atrial cell at a bath concentration of 3×10^{-6} M, a maximally stimulating dose. Arecaidine-ethyl-ester-methiodide, a weak atropine-like acting drug, yields a figure of 1×10^7 per cell at a concentration of 3×10^{-6} M. Both figures represent an upper limit for the number of the acetylcholine receptors of guinea pig atrial tissue.

Key-Words: ^{14}C-Labelled Arecaidine-Esters — pH — Atropine — Depolarization — Cellular Accumulation — Receptor Occupation.

Zusammenfassung. 1. An isolierten Meerschweinchenvorhöfen wurde die Aufnahme von ^{14}C-markierten Arecaidin-Derivaten im pH-Bereich von 6,4—8,4 untersucht. Die Verteilung zwischen Inkubationsmedium und Gewebe war der Konzentration an freier Base proportional. Bei der Konzentration 3×10^{-7} m (Base plus Kation) betrug der T/M-Quotient der freien Base etwa 13. Der spezifische Bindungsprozeß ist von der unspezifischen Verteilung unabhängig.

2. Um den Einfluß von Atropin auf den spezifischen Bindungsprozeß zu untersuchen, wurde ein möglichst saurer pH-Wert gewählt. Bei pH 6,5 ist der Anteil an

---

* Herrn Prof. Dr. G. KUSCHINSKY zu seinem 65. Geburtstag in Verehrung gewidmet.

freier Base relativ klein. Unter dieser Bedingung hemmt Atropin die Bindung von Arecaidin-äthyl-ester, einer Muscarin-artig wirkenden Substanz, nachweisbar.

3. Depolarisation mittels einer hohen K-Ionen-Konzentration hebt die spezifische Bindung des (quartären) Arecaidin-äthyl-ester-jodmethylats auf.

4. Die Wirkung von Atropin bzw. der Depolarisation erlaubt es, die Anzahl spezifischer Bindungsstellen für cholinerge Substanzen zu schätzen. Für den Arecaidin-äthyl-ester ($3 \cdot 10^{-6}$ m) errechnet sich eine Zahl von $5 \cdot 10^6$ Receptoren pro Vorhofzelle, der quartäre Arecaidin-äthyl-ester, der schwach Atropin-artig wirkt, ergibt eine Zahl von $1 \cdot 10^7$ pro Zelle. Diese Angaben stellen obere Grenzwerte für die spezifischen Bindungsstellen dar.

Schlüsselwörter: ^{14}C-markierte Arecaidinester — pH — Atropin — Depolarisation — Celluläre Akkumulation — Receptorenbesetzung.

Für jede Receptortheorie (STEPHENSON, 1956; PATON, 1960; ARIËNS, 1964) ist die Kenntnis der maximal zu besetzenden Receptoren unbedingt wünschenswert. Jede mathematische Beschreibung einer Pharmakon-Receptor-Wechselwirkung bedarf als einer wichtigen Größe der Anzahl überhaupt verfügbarer Receptoren. Ein erster Versuch, diese Größe für die Muscarin-artigen Receptoren im Herzmuskelgewebe zu erfassen, wurde mittels ^{14}C-markierter Arecaidin-Derivate unternommen (LÜLLMANN u. ZIEGLER, 1968). Das Ziel dieser Arbeit ist es, diese Größe erneut, aber auf anderem Wege zu bestimmen, um dem gefundenen Parameter eine größere Sicherheit zu verleihen.

Methodik

Die Versuche führten wir mit isoliertem Herzgewebe durch, das verschieden lange in Lösungen inkubiert wurde, die ^{14}C-markierte Arecaidinester enthielten. Der Gehalt an Radioaktivität wurde im Gewebe bestimmt und auf die entsprechenden Werte des Inkubationsmediums bezogen.

Als Versuchsobjekte dienten isolierte Meerschweinchenvorhöfe, die in 500 ml fassenden Organbädern bei 30° C mittels Platinelektroden mit einer Frequenz von 180/min gereizt wurden. Die Tyrode-Lösung war folgendermaßen zusammengesetzt: NaCl 137; KCl 2,7; $CaCl_2$ 1,8; $MgCl_2$ 1,05; $NaHCO_3$ 12; Na_2HPO_4 0,21; Glucose 5,5 mMol/l. Für die Depolarisationsversuche wurde das NaCl der Tyrode-Lösung durch eine äquimolare KCl ersetzt. Durch diese Lösungen perlte ständig Carbogen. Bei den Versuchen über den Einfluß verschiedener pH-Werte benutzten wir eine Bicarbonat-freie, Tris-gepufferte Lösung der folgenden Zusammensetzung: NaCl 117; KCl 4,5; $CaCl_2$ 1,0; $MgCl_2$ 0,5; Glucose 5, TRIS (Trihydroxyäthylaminomethan) 30 mMol/l (je nach gewünschtem pH Zusatz von wechselnden Mengen 1 n HCl). Diese wurde mit reinem Sauerstoff durchperlt. Die isolierten Vorhöfe von Meerschweinchen kontrahieren in diesem Inkubationsmedium über den pH-Bereich von 6,2—8,4 (LÜLLMANN u. PETERS, 1967). Vor Zusatz der radioaktiv markierten Substanzen wurden die Vorhöfe jeweils 30 min in dem entsprechenden Medium inkubiert. Den Hemmstoff Atropin setzten wir bereits in der Präinkubationsphase zu. Depolarisiert wurden die Muskeln 2 min vor Zusatz des ^{14}C-markierten Arecaidinäthyl-ester-jodmethylat.

Nach unterschiedlich langen Inkubationszeiten wurden die Herzmuskeln der Tyrode-Lösung, die den radioaktiv markierten Arecaidinester enthielt, entnommen, auf Filtrierpapier unter standardisierten Bedingungen abgepreßt, gewogen und in je 3 ml Hyamin[1] bei 70° C in zugeschmolzenen Ampullen gelöst. Ein aliquoter Teil (2 ml) der klaren, schwach gelb gefärbten Lösung ließ sich in Zählgläschen mit 10 ml Szintillationsflüssigkeit (4 g PPO + 0,5 g POPOP, gelöst in ein 1 l Toluol) mischen. Die Messung der Proben erfolgt in einem Packard-Tricarb-Szintillationszählgerät. Die Löscheffekte (Quenching) einer jeden Probe wurden mit Hilfe einer externen Radiumquelle bestimmt und die Zählausbeute der Probe entsprechend korrigiert. Die gemessene Radioaktivität wird in nCi/g Gewebe angegeben. Die Reinheit der Substanzen wurde in regelmäßigen Abständen überprüft.

Folgende Substanzen wurden verwendet:

Arecaidin-äthyl-ester-HCl spez. Aktivität 12 mCi/mMol Muscarin-artig wirksam, ED_{50} $5 \cdot 10^{-8}$ m.

Arecaidin-äthyl-ester-jodmethylat spez. Aktivität 1,2 mCi/mMol, vorwiegend Atropinartig wirksam, pA_2 6,6.

Versuchsergebnisse

1. Einfluß des pH auf die unspezifische celluläre Aufnahme von Arecaidinäthyl-ester

Arecaidin-äthyl-ester besitzt bei 33° C einen pK-Wert von 7,75 (MUTSCHLER et al., 1967) und liegt dementsprechend in der Tyrode-Lösung zu einem Teil in protonisierter Form vor. Nur diese Form ist parasympathomimetisch wirksam (LÜLLMANN u. PETERS, 1967). Wie sich bei Verteilungsstudien an isoliertem Herzgewebe zeigte, akkumuliert das Gewebe diesen Ester in erheblichem Ausmaß (LÜLLMANN u. ZIEGLER, 1968). Quartäre Arecaidin-Derivate werden dagegen vom Gewebe nicht angereichert. pH-Änderungen des Inkubationsmediums, durch die das Verhältnis Base/Kation verschoben wird, sollten deshalb eine entsprechende Änderung der Verteilung dieses Esters bewirken. Wir untersuchten daher, ob diese Voraussage zutrifft.

Der pH-Wert des Inkubationsmediums wurde im Bereich von 6,4 bis 8,4 variiert. Das bedeutet eine Zunahme des Basenanteils von ca. 4 auf 90%. In der Abb. 1 ist die Anreicherung des Arecaidin-äthyl-esters im Vorhofgewebe in Abhängigkeit von der Inkubationszeit bei verschiedenen pH-Werten aufgetragen. Die gewählte Konzentration von $3 \cdot 10^{-6}$ m garantiert, daß auch bei stark alkalischem pH die Konzentration

---

[1] Hyamin = p-(Diisobutyl-kresoxyäthyl)-dimethylammoniumhydroxid, 1m in Methanol.

Einfluß v. pH, Atropin u. Membrandepolarisation auf die „Receptor-Bindung" 317

der (kationischen) Wirkform stets supramaximal bleibt. Der Muskel nimmt mit fallender H-Ionen-Konzentration größere Mengen des Esters auf. Bei pH-Werten des Mediums, die dem pK-Wert des untersuchten Arecaidin-Derivates nahe kommen, ist die Streuung der Meßwerte auffallend größer als in den Extrembereichen. Dies ist verständlich, da kleinste Änderungen des pH-Wertes in diesem Bereich relativ große Verschiebungen des Quotienten Base/Kation bedeuten.

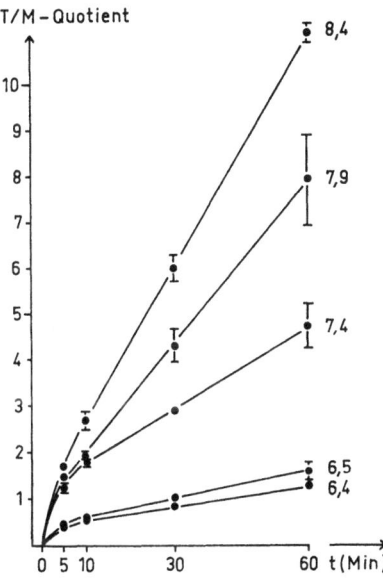

Abb. 1. Anreicherung von Arecaidin-äthyl-ester-HCl ($3 \cdot 10^{-7}$ m) durch isoliertes Vorhofgewebe in Abhängigkeit vom pH-Wert des Inkubationsmediums (s. Angaben an den einzelnen Kurven). Ordinate: Anreicherung ausgedrückt als Gewebe-Medium-Quotient (T/M-Quotient). Abszisse: Inkubationszeit in Minuten. Jeder Punkt ist ein Mittelwert $\pm s_{\bar{x}}$ aus mindestens fünf Meßwerten

Um die Abhängigkeit der Gewebsakkumulation des Arecaidin-äthylesters vom Basen/Kation Verhältnis zu verdeutlichen, sind in der Abb. 2 gemeinsam aufgetragen: 1. prozentualer Anteil der Base an der Gesamtkonzentration im untersuchten pH-Bereich und 2. die Gewebsanreicherung (T/M-Quotient) nach 1 stündiger Inkubation. Der experimentell ermittelte Gehalt des Gewebes an Arecaidinester setzt sich aus der Menge von ^{14}C-Arecaidinester in drei verschiedenen Kompartimenten zusammen: a) dem Extracellulärraum, b) der Bindung an die Zellmembran und c) dem Intracellulärraum. Um die Anreicherung zu erfassen, lassen sich verschiedene Gewebe/Medium-Quotienten (T/M-Quotienten) aufstellen:

1. Wirkliche Meßwerte im Gewebe und im Medium ergeben den T/M-Quotienten.

2. Wird die Menge-Arecaidin-äthyl-ester, die im Extracellulärraum vorhanden ist, vom T/M-Quotienten abgezogen, resultiert eine Verteilung zwischen Medium und Zellen (Kompartimente b und c), T_{cell}/M-Quotient.

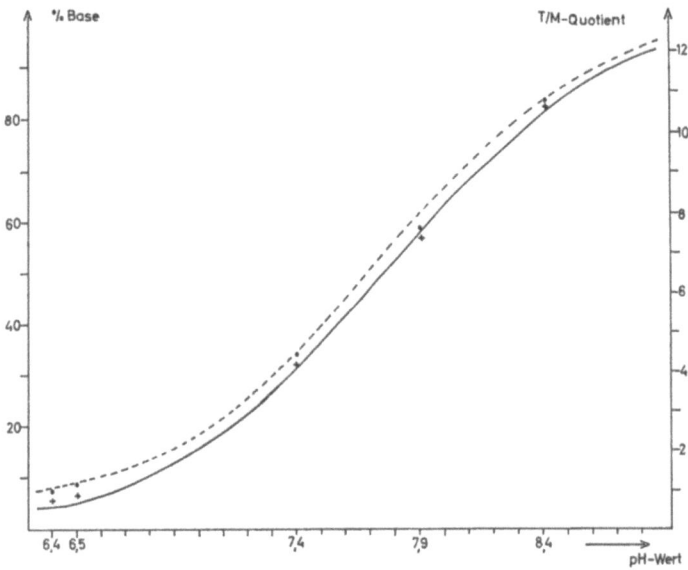

Abb. 2. Prozentualer Anteil an freier Base (linke Ordinate) in Abhängigkeit vom pH-Wert (Abszisse). Die Werte wurden nach der Gleichung von HASSELBALCH-HENDERSON errechnet (durchgezogene Kurve). Damit wird die Gewebsanreicherung (T/M-Quotienten, rechte Ordinate) verglichen. Versuche bei einer Konzentration von $3 \cdot 10^{-7}$ M (Base + Kation). •——• T_{cell}/M-Quotienten, Näheres s. Text; + korrigierte Werte entsprechen T_{Base}/M-Quotienten, Näheres s. Text. Beachte die Übereinstimmung zwischen T_{Base}/M-Quotienten und der theoretischen Kurve

3. Um das Kompartiment c alleine zu erfassen, also die physikochemische Verteilung der Base (partition), muß der T_{cell}/M-Quotient um den Betrag der spezifisch gebundenen Menge korrigiert werden, es ergibt sich dann der T_{Base}/M-Quotient. Dieser Quotient liegt bei 13. Wie aus der Abb. 2 hervorgeht, liegen die T_{Base}/M-Quotienten auf der theoretischen Kurve, die dem prozentualen Anteil an Base in Abhängigkeit vom pH angibt.

2. Einfluß von Atropin auf die spezifische Bindung von Arecaidin-äthyl-ester

Für die pharmakologische Wirkung der tertiären Parasympathomimetica ist ausschließlich die protonisierte Form verantwortlich. Der spezifische Adsorptionsprozeß, der dem erregenden Effekt zugrunde liegt, ist bei normalem pH der Tyrode-Lösung sehr klein im Vergleich zum unspezifischen Akkumulationsprozeß (LÜLLMANN u. ZIEGLER, 1968). Daher konnte unter diesen Bedingungen eine Hemmung der spezifischen Bindungsprozesse mit kompetitivem Antagonisten nicht eindeutig nachgewiesen werden (unveröffentlichte Versuche). Soll eine Beeinflussung des spezifischen Bindungsprozesses untersucht werden, muß das Ausmaß der unspezifischen Akkumulation möglichst weitgehend verringert werden, damit der zu messende Vorgang überhaupt erfaßt werden kann. Wie unter 1. gezeigt wurde, kann die unspezifische Akkumulation erheblich reduziert werden, wenn der Anteil an Base durch Wahl eines sauren pH-Wertes verringert wird. Das wird in der Abb. 2 durch die T_{cell}/M-Quotienten demonstriert (gestrichelte Linie), die relativ an Größe zunehmen, wenn die Protonenkonzentration ansteigt. Daher werden die Versuche über die Beeinflußbarkeit der spezifischen Adsorption bei hoher H-Ionen-Konzentration (pH 6,5) durchgeführt.

Für diese Versuche benutzten wir die Konzentration von $3 \cdot 10^{-6}$ m Arecaidin-äthyl-ester, damit bei den niedrigen T/M-Quotienten auch nach kurzen Inkubationszeiten eine gut meßbare Menge an Radioaktivität aufgenommen wird. Um sicher sämtliche Acetylcholin-Receptoren zu besetzen, wählten wir die Konzentration $3 \cdot 10^{-5}$ m für die Hemmsubstanz Atropin. Da außerdem bekannt ist, daß Atropin sich nur sehr langsam mit den Bindungsstellen ins Gleichgewicht setzt (PATON u. RANG, 1965), vermieden wir durch die hohe Atropinkonzentration zu lange Präinkubationszeiten.

In der Abb. 3 ist die Bindung von ^{14}C-Arecaidin-äthyl-ester in Abhängigkeit von der Zeit in Anwesenheit von Atropin im Vergleich zu Kontrollen dargestellt. Zu allen Meßzeiten liegen die T/M-Quotienten in Gegenwart des Hemmstoffes unter den Kontrollwerten. Atropin hemmt also bei Versuchsbedingungen, unter denen der spezifische Bindungsprozeß gut meßbar ist, die spezifische Adsorption eines Agonisten.

Die hier verwendete Konzentration von Arecaidin-äthyl-ester reduziert die Kontraktionsamplitude in weniger als 1 min vollständig, während die Amplitude bei Atropinanwesenheit unverändert bleibt. Die mechanische Tätigkeit der Kontrollgruppe ist damit wesentlich geringer, als die der Versuchsgruppe. Die Aufnahme von Substanzen aus der Badflüssigkeit in den Extracellulärraum und in die Zellen wird durch mechanische Aktivität beschleunigt, demnach liegt die Aufnahme des Arecaidin-äthyl-esters bei den ruhig gestellten Muskeln höher als die der

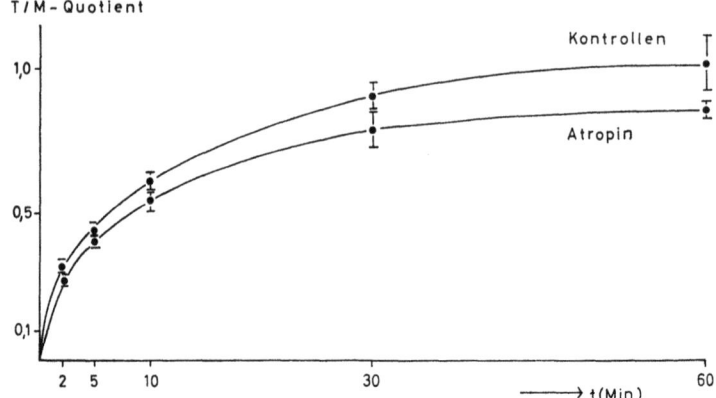

Abb. 3. Anreicherung von Arecaidin-äthyl-ester-HCl ($3 \cdot 10^{-6}$ M) durch isoliertes Vorhofgewebe in Abhängigkeit von der Zeit bei einem pH-Wert von 6,5. Einfluß von Atropin ($3 \cdot 10^{-5}$ M) auf die Anreicherung. Ordinate: T/M-Quotienten. Abszisse: Zeit (Minuten)

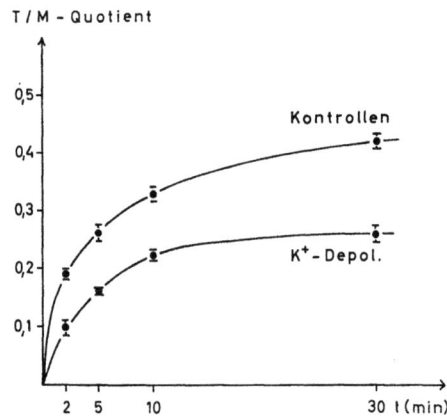

Abb. 4. Anreicherung von Arecaidin-äthyl-ester-jodmethylat ($3 \cdot 10^{-6}$ M) durch depolarisiertes Vorhofgewebe im Vergleich zu den Kontrollen. Ordinate: T/M-Quotienten. Abszisse: Zeit (Minuten). Jeder Punkt ist ein Mittelwert $\pm s_{\bar{x}}$ aus acht Meßwerten

mechanisch tätigen. Der Einfluß von Atropin auf die Bindung des Arecaidinesters müßte also in den ersten Minuten, in denen der Stofftransport von der Mechanik wesentlich beeinflußt wird, noch größer sein, als dem Anfangsteil der Kurven zu entnehmen ist.

3. Einfluß einer Membrandepolarisation auf die Bindung von Arecaidin-äthyl-ester-jodmethylat

Für diese Versuche, die bei dem normalen pH der Tyrode-Lösung durchgeführt wurden, benutzten wir den quartären Arecaidin-äthyl-ester, der nicht cellulär angereichert wird (LÜLLMANN u. ZIEGLER, 1968). Ferner ist die Wirkung quartärer Substanzen nicht vom pH-Wert des Mediums abhängig, sie sind immer positiv geladen. Die Abb. 4 gibt die Aufnahme von Arecaidin-äthyl-ester-jodmethylat in Herzmuskelgewebe wieder, das durch K-Tyrode-Lösung depolarisiert wurde. Die Kontrollkurve entspricht früher mitgeteilten Befunden und setzt sich aus zwei Prozessen zusammen: 1. der Auffüllung des Extracellulärraumes und 2. der Besetzung spezifischer Bindungsstellen. Die depolarisierten Muskeln nehmen deutlich weniger Radioaktivität auf als die Kontrollen, diese Kurve entspricht etwa der Sättigung des Extracellulärraumes.

Besprechung der Versuchsergebnisse

Wie kürzlich mitgeteilt wurde, gelingt es durch eine Analyse der Verteilung von radioaktiv markierten Arecaidin-Derivaten zwischen Inkubationsmedium und Vorhofsmuskulatur die Anzahl der Acetylcholinreceptoren zu schätzen. Die an der Zelloberfläche lokalisierten Receptoren binden die Agonisten bzw. Antagonisten. Dieser Prozeß kann von der Auffüllung des Extracellulärraumes und der unspezifischen cellulären Anreicherung tertiärer Verbindungen getrennt werden. In der vorliegenden Arbeit wird versucht, diesen spezifischen Bindungsprozeß auf andere Art und Weise zu erfassen und zu quantifizieren. Während in der ersten Arbeit die Grundlage der Berechnung die Variation der Agonistenkonzentration war (LÜLLMANN u. ZIEGLER, 1968), wird jetzt die Ausschaltung der spezifischen Bindungsstellen (Receptoren) ausgenutzt, um die spezifische Bindung zu charakterisieren. Die Bindungsstellen können offensichtlich 1. durch hohe Konzentrationen von Atropin blockiert und 2. durch eine Depolarisation der Zellmembran funktionell ausgeschaltet werden.

Um das erste Verfahren durchführen zu können, war es notwendig, Versuchsbedingungen zu schaffen, unter denen der spezifische Bindungsprozeß einen relativ hohen Anteil an der gesamten Aufnahme ausmacht. Die unspezifische Akkumulation hängt von der Konzentration an freier Base ab. Wir haben daher die Konzentration an freier Base durch Wahl eines sauren pH-Wertes soweit wie möglich reduziert. Dieses Verfahren erscheint uns dann zulässig zu sein, wenn tatsächlich die unspezifische Verteilung ausschließlich vom Basen/Kation-Verhältnis bei gegebener Konzentration abhängig ist. Die gute Übereinstimmung zwischen den theoretischen Basen/Kation-Quotienten und den bei entsprechenden pH-Werten des Mediums gefundenen T/M-Quotienten (Abb. 2) bestätigt die Annahme.

Bei Anwesenheit von Atropin bindet die Vorhofsmuskulatur weniger Arecaidin-äthyl-ester, einem Muscarin-artig wirkenden Agonisten, als die Kontrollmuskeln (Abb. 3). Unter den Annahmen, daß 1. der Agonist nicht mehr von den Receptoren gebunden werden kann und 2. der Antagonist die unspezifische Verteilung des Agonisten nicht beeinflußt, läßt sich aus der Differenz der zwei Kurven die Anzahl der spezifischen Bindungsstellen errechnen. Folgende Größen liegen der Berechnung zugrunde: 1. Abmessung einer Vorhofzelle 10 µm ⌀, 85 µm Länge (POTTER, 1966) 2. Größe des Extracellulärraumes 0,30 ml/g (GOODFORD u. LÜLLMANN, 1962; BAUER et al., 1963; LÜLLMANN u. VAN ZWIETEN, 1967). Daraus ergeben sich $9,8 \cdot 10^7$ Zellen in 1 g Vorhofgewebe. Eine Zelle besitzt das Volumen von 6700 µm³ und eine Oberfläche von ca. 2800 µm². Die Differenz der T/M-Quotienten für Arecaidin-äthyl-ester mit und ohne Atropinbehandlung beträgt nach unseren Messungen 0,28. Bei einer Konzentration von $3 \cdot 10^{-7}$ m Arecaidin-äthyl-ester im Inkubationsmedium enthält der Atropin-behandelte Muskel demnach $5 \cdot 10^{14}$ Moleküle/g weniger als die Kontrollmuskeln, oder anders ausgedrückt: pro Zelle sind ca. $5 \cdot 10^6$ Bindungsstellen durch Atropin besetzt bzw. unter Kontrollbedingung durch Agonisten.

Tabelle. *Zusammenstellung der mit verschiedenen Verfahren ermittelten Werte für die spezifische Bindung der angegebenen Substanzen und somit der überhaupt verfügbaren Zahl an Acetylcholin-Receptoren*

Substanz	Bestimmungsverfahren	Moleküle pro g Gewebe	Moleküle pro Zelle	% Bedeckung der Zelloberfläche
Arecaidin-äthyl-ester	„Konzentrationsanalyse"	$11 \cdot 10^{14}$	$1,2 \cdot 10^7$	0,17
	„Atropinhemmung"	$5 \cdot 10^{14}$	$0,5 \cdot 10^7$	0,07
Arecaidin-äthyl-ester-jodmethylat	„Konzentrationsanalyse"	$2,5 \cdot 10^{14}$	$0,3 \cdot 10^7$	0,06
	„Membrandepolarisation"	$9,6 \cdot 10^{14}$	$1 \cdot 10^7$	0,14

Bei dem zweiten Verfahren suchten wir nach einem Weg, die Eigenschaften der spezifischen Bindungsstellen selbst zu beeinflussen. Allgemein werden den Bindungsstellen zumindest zwei geladene Zentren zuerkannt (anionisches und esteratisches Zentrum). Es schien uns durchaus vorstellbar, die „Ladungseigenschaften" oder die „Tertiärstruktur" des Receptors durch eine Entladung der Membran zu verändern. Wie die Abb. 4 demonstriert, nehmen die depolarisierten Muskeln deutlich weniger quartären Arecaidinester als die Kontrollmuskeln auf. Die aufgenommene Menge entspricht lediglich einer Auffüllung des Extracellulärraumes, d. h., eine spezifische Bindung findet nicht mehr statt. Aus der Differenz zwischen den beiden Kurven läßt sich wiederum eine

Schätzung der Anzahl der Bindungsstellen ableiten. Die entsprechenden Werte sind in der Tabelle enthalten.

Die kürzlich von uns mitgeteilte Schätzung der Anzahl von Acetylcholinreceptoren pro Vorhofzelle beruhte auf eine Analyse der Konzentrations-abhängigen Anreicherung von Arecaidin-äthyl-ester im Gewebe. Wiederum unter Zuhilfenahme von ^{14}C-markierten Arecaidin-Derivaten gelang es in der vorliegenden Arbeit auf anderen Wegen, die Menge von spezifischen Bindungsstellen zu schätzen. Es ergab sich eine relativ gute Übereinstimmung aller drei Ergebnisse. Die Zahl von etwa 10^7 Receptoren pro Vorhofzelle erhält damit eine größere Sicherheit, sie kann als obere Begrenzung der überhaupt möglichen Receptorzahl angesehen werden.

Die radioaktiven Arecaidin-Derivate wurden in dem Isotopenlaboratorium der Fa. Hoechst AG., Frankfurt a. M. von Herrn Dr. J. HEROK synthetisiert.

Herrn Prof. Dr. E. MUTSCHLER (Pharm. Inst. der Universität Mainz) sind wir für seine Ratschläge bei der Synthese der radioaktiv markierten Verbindungen dankbar.

Diese Arbeit wurde von der Deutschen Forschungsgemeinschaft unterstützt. Wir danken Frau I. DEISSNER für verständnisvolle Mitarbeit.

Literatur

ARIËNS, E. J.: Molecular Pharmacology. New York-London: Academic Press 1964.
BAUER, H., H. LÜLLMANN, and M. RICHTER: Die Aufnahme von Methylsulfat-Ionen in die Vorhofsmuskulatur von Meerschweinchen. Pflügers Arch. ges. Physiol. 277, 48 (1963).
GOODFORD, P. J., and H. LÜLLMANN: The uptake of ethane sulphonate-^{35}S ions by muscular tissue. J. Physiol. (Lond.) 161, 54 (1962).
LÜLLMANN, H., and T. PETERS: Influence of pH on the action of parasympathomimetic drugs. Europ. J. Pharmacol. 2, 106 (1967).
—, and A. ZIEGLER: Estimation of the cholinergic receptor occupation in guinea pig isolated atria by means of ^{14}C-labelled arecaidine derivatives. Europ. J. Pharmacol 5, 71—78 (1968).
—, and P. A. VAN ZWIETEN: Extracellular space of guinea pig atrial tissue during metabolic inhibition and contracture. Med. pharm. exp. 16, 89 (1967).
MUTSCHLER, E., H. SCHERF u. O. WASSERMANN: Elektronenverteilung und Dissoziationskonstanten bei pharmakologisch wirksamen Arecaidin-Derivaten Arzneimittel-Forsch. 17, 837—841 (1967).
PATON, W. D. M.: A theory of drug action based on the rate of drug-receptor combination. Proc. roy. Soc. B 154, 21 (1960).
—, and H. P. RANG: The uptake of atropine and related drugs by intestinal smooth muscle of the guinea pig in relation to acetylcholin receptors. Proc. roy. Soc. B 163, 1 (1965).
POTTER, L. T.: Uptake of propranolol by isolated guinea pig atria. J. Pharmacol. exp. Ther. 155, 91 (1966).
STEPHENSON, R. P.: A modification of receptor theory. Brit. J. Pharmacol. 11, 379 (1956).

Prof. Dr. med. H. LÜLLMANN
Institut für Pharmakologie
Christian Albrechts-Universität
2300 Kiel, Hospitalstr. 4—6

The Action of Adrenal Steroids on the Pharmacological Reactivity of the Isolated Vein of the Rabbit Ear*

J. D. HOROWITZ and M. L. MASHFORD

Department of Human Physiology and Pharmacology,
University of Adelaide, South Australia

Received December 19, 1968

Summary. 1. The isolated perfused central vein of the rabbit ear has been used to investigate potentiation by adrenal steroids of the actions of bradykinin, histamine and noradrenaline.

2. Potentiation of all substances occurred when adrenal steroids in large doses were added to the perfusate but was neither large in magnitude nor constant in occurrence. Potentiation was seen with cortisol and dexamethasone and their potency was in the same relationship as their glucocorticoid activity. However aldosterone was roughly equi-potent with dexamethasone.

3. Thus the potentiation by steroids in this preparation is non-specific in that BK and histamine as well as noradrenaline responses are affected. The potency of steroids does not parallel either glucocorticoid or mineralocorticoid activity and so these results do not suggest an effect of steroids on either specific receptors or membrane electrolyte distribution.

Key-Words: Catecholamines — Plasma Kinins — Histamine — Glucocorticoid Aldosterone.

Schlüsselwörter: Brenzcatechinamin — Plasmakinin — Histamin — Glucocorticoid Aldosteron.

It is well known that the adrenal steroid hormones enhance vascular responses to catecholamines; this has been shown by numerous clinical examples (KURLAND and FREEDBERG, 1951; REIS, 1960; ROSS, 1961 and SCHMID, ECKSTEIN, and ABBOUND, 1966), as well as by studies on adrenalectomised animals (SMALL, WEITZNER, and NAHAS, 1959; D'AGOSTINO and SEGURA, 1964), and on isolated blood vessels (BOHR and CUMMINGS, 1958; BOHR, BRODIE, and CHEU, 1958; SUGIURA, 1954; FOWLER and CHOU, 1961 and BESSE and BASS, 1966). There is, however, no general agreement on the relative potencies of various steroids and little information on the specificity of the phenomenon, since virtually all studies have been concerned with responses to catecholamines.

---

* Supported in part by Grant G377/206 from National Hearth Foundation of Australia.

It has been found that the central vein of the rabbit ear is only moderately sensitive to catecholamines, but exhibits reproducible and dose-dependent contractions in response to bradykinin (BK) and histamine (HOROWITZ and MASHFORD, 1969). This preparation is thus suitable for studies of the effects of adrenal steroids on vasoconstrictors other than catecholamines. Since it shows great differences in pharmacological reactivity from the rabbit aortic strip preparation, which has been used in most *in vitro* steroid experiments (BOHR and CUMMINGS, 1958; BOHR et al., 1958; FOWLER and CHOU, 1961 and BESSE and BASS, 1966) it is of some use in determining whether steroids potentiate responses in all vascular smooth muscle.

Methods

The preparation used was the isolated perfused central vein of the rabbit ear previously described (HOROWITZ and MASHFORD, 1969).

The effects of steroids on the responses of the preparation were examined by comparing dose-response curves obtained before and during the addition of steroid to the perfusing fluid; in some cases the comparison was extended to responses after restoration of steriod-free perfusion. The effects of spontaneous sensitivity changes in the preparation were reduced by infusing steroid only after responses had reached a stable level. In addition in most experiments, two vessels, removed from the same animal, were mounted in adjacent perfusion systems; one acted as a control while the other received steroid after the initial determination of dose-response curves. Sensitivity changes were expressed as the ratio of the dose producing equal responses in the vein in the two periods examined (Fig.1). The

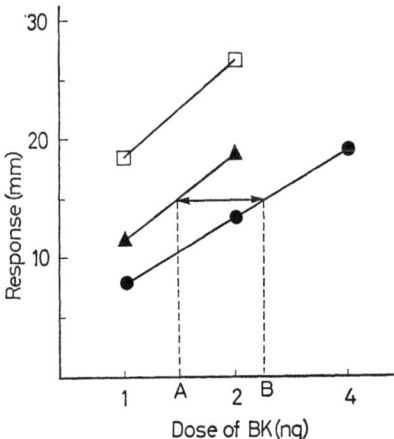

Fig. 1. Shift of bradykinin dose response curves induced by dexamethasone. •———• No dexamethasone in perfusate; ▲———▲ 1 µg/ml dexamethasone in perfusate; □———□ 3 µg/ml dexamethasone in perfusate. Method of calculating potentiation ratio *i.e.* ratios of doses giving equal response: in the above figure potentiation ratio for 1 µg/ml dexamethasone $B/A = 1.7$

comparison was made at the mid-point of the horizontal overlap of the two dose-response lines. By estimating these ratios for the control vessels the variability with time of the untreated preparation could be estimated. The drugs used were:
L-noradrenaline
(L-arterenol bitartrate: Sigma)
Histamine acid phosphate (British Drug Houses)
Synthetic bradykinin[1]
Phentolamine (Regitine®: CIBA)
Dexamethasone phosphate (Decadron®: Merck Sharp & Dohme)
Aldosterone[2] (Aldocorten®: CIBA)
Cortisol as hydrocortisone hemisuccinate (Solu-Cortef®: Upjohn)

Results

The sensitivity of most vessels used increased for the first 1—3 h of perfusion; this was followed by a prolonged period of steady responses. The stability during this period was assessed by calculating the ratios of the responses of the control vessels to bradykinin before and during

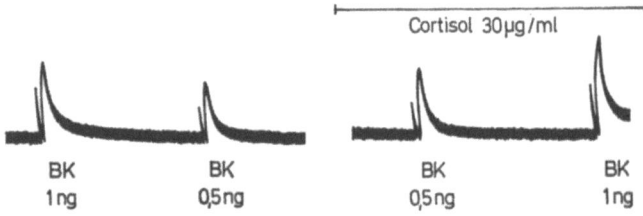

Fig. 2. Effect of addition of 30 µg/ml cortisol on responses of the isolated vein preparation to bradykinin

the period of steroid perfusion through the treated veins. The mean ratio in 15 such experiments was 1.02 (S.D. = 0.13), giving a 95% confidence interval of 0.76—1.28. Since the mean ratio approximates to unity, it is clear that there is no consistent tendency for the control vein to increase in sensitivity over the period of study.

None of the steroids used showed any intrinsic vasoactivity since addition of steroid to the perfusate produced no detectable change in perfusion pressure (Fig. 2).

It seemed that when potentiation of responses by steroids was observed as detailed below, it was greater at higher dose levels of the agonist which led to the dose-response lines in the treated vessels having steeper slopes. However, although this trend was found to be present, it was not statistically significant ($0.15 < p < 0.20$).

---

[1] Kindly supplied by Dr. I. COLLINS of Sandoz (Australia).
[2] Kindly supplied by Dr. V. BALMER, CIBA Co. Pty. Ltd.

Dexamethasone Phosphate

A. 6 experiments were carried out with single vessels in which the effects of the perfusion of dexamethasone on the responses to bradykinin were investigated. The results are summarised in Table 1.

There was potentiation of bradykinin falling outside the previously defined 95% confidence interval, in 4 of the above 6 experiments, and a definite return towards initial levels of responses in 2 of the 3 experiments in which the effects of the removal of dexamethasone were determined. The effects of noradrenaline (Table 1, experiments 7 and 8) were potentiated to an apparently greater extent than those of bradykinin.

Table 1. *Potentiation by dexamethasone of responses to BK (expts. 1—6) and noradrenaline (expts. 7 and 8). No untreated control vein*

Expt.	Dex. conc^n. (μg/ml)	Average potentiation	Mean residual potential after removal of Dex.
1	1.0	1.53	1.70
2	1.0	1.71	1.25
3	1.0	1.715	—
	3.0	3.85	2.50
4	1.0	1.58	
	3.0	1.65	
5	1.0	1.21	No measurements taken
6	1.0	0.96	
7	1.0	2.55	
8	1.0	515	

B. 6 experiments were carried out using control and treated vessels. Responses to bradykinin, histamine and noradrenaline were examined. In all cases, dexamethasone concentrations of 1.0 μg/ml were perfused after responses to the drugs had reached stable levels.

The results are given in Table 2. A minor but significant degree of potentiation of BK and histamine occured in experiment 11. In experiment 14 there was marked potentiation which continued to increase in magnitude for the first three hours of perfusion of dexamethasone, in contrast with all other experiments in the whole series in which potentiation, if it was seen, occurred within 10 min of the perfusion of steroid, and thereafter increased slightly if at all. The vein in this experiment was sensitive to noradrenaline and responses to this agent were also increased by dexamethasone. In experiment 12 there was potentiation of the responses to histamine but not to bradykinin.

Table 2. *Potentiation of responses to BK, histamine and noradrenaline in the vein treated with 1 μg/ml dexamethasone compared with untreated control*

Expt.	Average potentiation of:			
	Control	Dexamethasone treated		
	BK	BK	Histamine	Noradrenaline
9	1.02	0.83	1.00	1.00
10	0.90	1.08	0.95	
11	0.95	1.65	1.30	Unresponsive
12	1.02	0.90	1.50	to NA
13	1.00	1.09	1.10	
14	1.07	37.0	41.0	350.0

Cortisol

The effects of cortisol on responses to bradykinin were examined in 7 vessels, in each case using the responses of another vessel as control. (See Table 3.) Cortisol was infused only after responses to bradykinin had reached a stable level. 3 vessels were exposed to 10 μg/ml cortisol, in each case without any effect. Four were exposed to 30 μg/ml cortisol,

Table 3. *Potentiation of BK responses in cortisol treated vein compared with untreated control*

Expt.	Cortisol perfused concn. μg/ml	Average BK potentiation	
		Treated	Control
15	10	0.87	0.85
16	10	1.06	0.87
17	10	0.89	1.31
18	30	1.36	1.17
19	30	1.35	1.13
20	30	1.21	0.99
21	30	0.95	0.80
	80	1.13	0.95

Table 4. *Potentiation of BK responses in aldosterone treated vein compared with untreated control*

Expt.	Aldosterone concn. μg/ml	Average BK potentiation	
		Treated	Control
22	0.35	1.61	0.89
23	0.40	0.96	1.02
24	0.50	0.83	0.97
25	0.50	1.00	1.02
26	1.6	0.99	0.82
27	2.0	1.55	0.85

and of these, 2 showed significant potentiation. One vessel was perfused with 80 µg/ml, but failed to show any significant effect. Potentiation again occured almost entirely in the first 30 min of perfusion of steroid.

Aldosterone

6 experiments were conducted using aldosterone in concentrations of 0.35—2.0 µg/ml. In all experiments, responses to bradykinin were measured before and during the period of aldosterone perfusion, and control vessels were used.

Significant potentiation of bradykinin occurred in 2 of the 6 experiments; responses to histamine were also examined in experiment 1, where a potentiation of 1.3 was obtained.

Discussion

The three adrenal steroids tested tend to potentiate the effects of bradykinin, histamine and noradrenaline in the perfused rabbit ear vein. However, this phenomenon is inconstant in its occurrence; when it is produced, the potentiation is rarely dramatic and occurs only with relatively high doses. The sex of the animals used, perfusion time before infusion of the steroid, and initial sensitivity of the vein did not appear to have any influence in determining the occurrence of potentiation. The lack of effect in a large number of animals could possibly have been caused by the toxic effects of urethane on the vessels, as potentiation occurred more frequently when it was possible to remove the vein relatively quickly after anaesthetising the animal, for example in experiments in which no control vessel was used.

The response to steroids occurred rapidly; this was in accordance with the results of most investigators (RAMEY and GOLDSTEIN, 1957; BOHR and CUMMINGS, 1958; BOHR et al, 1958; FOWLER and CHOU, 1961 and BESSE and BASS, 1966). It also appears probable that the effects of the steroid are at least partially reversible, but in view of spontaneous changes in the sensitivity of the vessel, this is not proven. The effects of increased steriod concentrations are:

1. to increase the frequency of occurrence of detectable potentiation of responses; and
2. to increase the magnitude of the potentiation. This evidence of dose-dependence and also the degrees of potentiation observed, are in accordance with the results of FOWLER and CHOU (1961) on the rabbit aortic strip. However both they and BESSE and BASS (1966) observed potentiation of the effects of noradrenaline at somewhat lower concentrations of steroid than those used here.

The apparently greater potentiation obtained in several experiments with noradrenaline does not represent a greatly increased contractile response to noradrenaline; the dose-response curve for catecholamines is of such shallow gradient in this preparation that a minor increase in response to noradrenaline represents marked potentiation according to the method of calculation used. It is therefore uncertain whether there is a greater effect of steroids on noradrenaline.

It has been observed in the intact rabbit ear (GUTH, BOBBIN, CANO, and AMARO, 1966) and the perfused cat hind-limb (WIEGERSHAUSEN and HENNIGHAUSEN, 1966) that bradykinin-induced vasoconstriction is inhibited by phentolamine. This phenomenon, however, does not occur in the isolated central vein; phentolamine concentrations of up to 120 µg/ml have been used without producing any inhibitory effect on bradykinin (HOROWITZ and MASHFORD, 1968). It seems therefore that the vasoconstrictor effect of BK does not involve α-adrenergic receptors. So the fact that steroids potentiate responses to BK and also to histamine makes it extremely unlikely that the effects of steroids are mediated through an adrenergic mechanism. In spite of the almost exclusive use of catecholamines in studies of the effects of steroids, and observations to the contrary in the rabbit aortic strip and intact dog (BESSE and BASS, 1966), potentiation of vascular responses appears to be a relatively non-specific process with regard to the constrictor agent used, and probably results from an increase in the excitability or contractility of vascular smooth muscle.

These observations agree with those of BOHR and CUMMINGS (1958) on the aortic strip and of REIS (1960) on human bulbar conjunctival vessels that ability to potentiate vascular responses did not exactly parallel either gluco- or mineralo-corticoid effect of the steroids used. Dexamethasone was approximately 30 times as active as cortisol in potentiation of vasoconstrictor effects which agrees with the relative activities of the two steroids on carbohydrate metabolism and as anitinflammatory agents (NELSON, 1962; GOODMAN and GILMAN, 1965). However aldosterone was about as active as dexamethasone despite negligible glucocorticoid activity. On the other hand if mineralocorticoid activity were intimately related to the potentiation, aldosterone could be expected to manifest this property to a far greater extent than dexamethasone.

The large doses necessary in these studies are of the same order as those reported by ASHFORD, PALMERIO, and FINE (1966) to reverse the lesion observed in vascular smooth muscle with the electron microscope following haemorrhagic or endotoxin shock and also to improve survival in the shocked animals. It is possible that these effects and the potentiation of vasoconstrictor agents both reflect a direct effect of steroids on the contractile apparatus of the smooth muscle cell rather than the membrane effect usually postulated.

References

ASHFORD, T., C. PALMERIO, and J. FINE: Structural analogue in vascular muscle to the functional disorder in refractory traumatic shock and reversal by glucocorticoid: electron microscope evaluation. Ann. Surg. 164, 575—586 (1966).

BESSE, J. C., and A. D. BASS: Potentiation by hydrocortisone of responses to catecholamines in vascular smooth muscle. J. Pharmacol. exp. Ther. 154, 224—238 (1966).

BOHR, D. F., D. C. BRODIE, and D. H. CHEU: Effect of electrolytes on arterial muscle contraction. Circulation 17, 746—749 (1958).

—, and G. CUMMINGS: Comparative potentiating action of various steroids on contraction of vascular smooth muscle. Fed. Proc. 17, 17 (1958).

D'AGOSTINO, S. A., and E. T. SEGURA: Effect of aldosterone and corticosterone upon vasomotor reactivity in adrenalectomised rats. Acta physiol. lat.-amer. 14, 352—357 (1964).

FOWLER, N. O., and M. S. CHOU: Potentiation of smooth muscle contraction by adrenal steroids. Circulat. Res. 9, 153—156 (1961).

GOODMAN, L. S., and A. GILMAN: The pharmacological basis of therapeutics, 3rd edition, p. 1633. New York: Macmillan 1965.

GUTH, P. S., R. BOBBIN, G. CANO, and J. AMARO: Venoconstriction induced by bradykinin in the intact and denervated rabbit ear. Fed. Proc. 25, 287 (1966).

HOROWITZ, J. D., and M. L. MASHFORD: A perfused vein preparation sensitive to plasma kinins. Naunyn-Schmiedebergs Arch. Pharmak. exp. Path. 263, 332 to 339 (1969).

KURLAND, G. S., and A. S. FREEDBERG: The potentiating effect of ACTH and of cortisone on pressor response to intravenous infusion of L-norepinephrine. Proc. Soc. exp. Biol. (N.Y.) 78, 28—31 (1951).

NELSON, D. H.: Relative merits of the adrenocortical steroids. Ann. Rev. Med. 13, 241—248 (1962).

RAMEY, E. R., and M. S. GOLDSTEIN: The adrenal cortex and the sympathetic nervous system. Physiol. Rev. 37, 155—195 (1957).

REIS, D. J.: Potentiation of the vasoconstrictor action of topical norepinephrine on the human bulbar conjunctival vessels after topical application of certain adreno-corticotrophic hormones. J. clin. Endocr. 20, 446—456 (1960).

ROSS, E. J.: Functional relationship between adrenal medullary and cortical hormones in man. Quart. J. Med. 30, 285—296 (1961).

SCHMID, P. G., J. W. ECKSTEIN, and F. M. ABBOUD: Effects of 9-α-fluorohydrocortisone on forearm vascular responses to norepinephrine. Circulation 34, 620—626 (1966).

SMALL, H. S., S. W. WEITZNER, and G. S. NAHAS: Cardiovascular effects of levarterenol, hydrocortisone hemisuccinate and aldosterone in the dog. Amer. J. Physiol. 196, 1025—1028 (1959).

SUGIURA, H. T.: The action of epinephrine on the blood vessels of cortisone-treated animals. Anat. Rec. 118, 561—575 (1954).

WIEGERSHAUSEN, B., and G. HENNIGHAUSEN: Gefäßkonstriktion durch synthetisches Bradykinin und ihre pharmakologische Beeinflußbarkeit. Experientia (Basel) 22, 234—235 (1966).

M. L. MASHFORD
University of Melbourne
Department of Medicine
Austin Hospital
Heidelberg, Victoria 3084 Australia

A Perfused Vein Preparation Sensitive to Plasma Kinins[*]

J. D. HOROWITZ and M. L. MASHFORD

Department of Human Physiology and Pharmacology,
University of Adelaide, South Australia

Received December 19, 1968

Summary. The isolated perfused central vein of the rabbit ear constricts in response to approximately 0.5 ng of BK or kallidin injected into the perfusion flow of 10 ml/min. Constrictor responses are also elicited by several other substances including catecholamines and histamine but none approach the potency of the plasma kinins. This relative specificity together with the steep dose-response curve for kinins makes it an eminently suitable preparation for bioassay of these peptides. Rabbit veins from other sites do not have the same pattern of reactivity and no generalization is possible from these data to veins *in vivo*.

Key-Words: Veins — Plasma Kinins.

Schlüsselwörter: Venen — Plasmakinin.

Bradykinin (BK) is well known to be an extremely potent dilator of arteriolar smooth muscle *in vivo* but there are a number of observations indicating that some vascular smooth muscle contracts under its influence. It has been shown to be constrictor on the pulmonary circulation both *in vivo* (GREEFF and MOOG, 1964; KLUPP and KONZETT, 1965) and *in vitro* (KLUPP and KONZETT, 1965) especially in the guinea pig and vasoconstrictor effects of BK have also been described on the perfused hindlimb of cats (WIEGERSHAUSEN and HENNIGHAUSEN, 1966). There are also indications that it is a constrictor on systemic veins in the ear (GUTH, CANO and JARAMILLO, 1966; GUTH, BOBBIN, CANO and AMARO, 1966; BOBBIN and GUTH, 1968) and the limbs (SAKUMA and OH-ISHI, 1966) of rabbits and at the level of the microcirculation in rats (ROWLEY, 1964). However, CHOU, FROHLICH and TEXTER (1965) in dogs saw no evidence of venoconstriction in the splanchnic circulation.

Because of the suggestion that veins were constricted by BK *in vivo* it was decided to examine the responses of isolated perfused veins to BK and other vasoactive materials, using the technique of de la LANDE and RAND (1965). It proved that veins from the rabbit ear were constricted by particularly small doses of BK and kallidin but were relatively

---

[*] Supported in part by Grant G377/206 from National Heart Foundation of Australia.

unresponsive to other agents. This paper describes the characteristics of this preparation which appears to provide the basis for a convenient bioassay with advantages over the conventional procedures using rat uterus or guinea-pig ileum.

Methods

The rabbit veins were obtained from lop-eared animals anaesthetised with approximately 2 g/kg body weight urethane which was administered intraperitoneally in most cases but in experiments using mesenteric veins, was given intravenously. The central vein of the ear was exposed by reflecting a flap of overlying skin and clearing the surrounding fascia and areolar tissue. A tapered cannula, formed by drawing out in a flame, polythene tubing of internal diameter 2.18 mm, was inserted at the distal end of the exposed segment and tied in place. The vein was cut through distal to the cannula and dissected free to the point where it passed into deeper layers at the junction of the ear with the head. The cleared segment was then separated by cutting it through to give a piece of vein approximately 2 cm in length, tied to the cannula. This was attached by a silicone rubber sleeve to the end of the perfusion line cemented into the bottom of a 10 ml jacketted organ bath. The technique of perfusion was based on the apparatus described by DE LA LANDE and RAND (1965). The perfusion fluid was Krebs bicarbonate solution with the following composition in g/l: NaCl 6.9, KCl 0.35, $CaCl_2$ 2.8, $MgCl_2$ 0.1, $NaHCO_3$ 2.1, NaH_2PO_4 0.16, glucose 1.0, bubbled with $95°/_0$ O_2 and $5°/_0$ CO_2. Constant flow of 7.5—10 ml/min of perfusate was maintained by a roller pump. A T-piece in the line between pump and preparation permitted continuous registration of pressure using a Statham P23-A transducer and a Model 5P Grass Polygraph; venoconstriction was manifested by a rise in perfusion pressure. Injections of drugs were made (without interruption of flow) into the perfusion line through a pressure tubing sleeve immediately subjacent to the organ bath; this caused an injection artefact in the pressure tracing which serves as a useful marker for the time of drug application and the volume of injectate. The latter varied from 0.05 to 0.2 ml.

Inferior mesenteric, femoral and jugular veins were cannulated *in situ* before removal and perfused in a similar fashion.

Results

Perfusion pressure at the flow rates used was 10—15 torr for the average vein. Responses caused increases in pressure of only 0.5—5 torr and thus high gain was necessary in the recording system. This resulted in intolerable pump artefact due to the intermittent flow characteristics of the roller pump, unless considerable damping was employed. However, use of maximum damping on the Grass Polygraph did not interfere with responses which were insignificantly attenuated.

Veins of differing provenance show great variations in their sensitivity to vasoactive substances. Since most experiments have been performed with the central vein of the rabbit ear it will form the main subject of this report. The responses given by veins of different origins will be discussed briefly where marked differences in reactivity were found.

Rabbit Ear Vein

Kinins. The outstanding feature of this preparation is its response to bradykinin[1] and kallidin[1]. It exhibits reproducible responses to remarkably low doses of these peptides and the dose-response curve is usually quite steep (Fig.1). Most veins will respond to the injection of 0.5 ng BK into the flowing perfusate or a steady concentration of 0.1 ng/ml if the bradykinin is added to the perfusate reservoir. An exceptional vein responded to 10 pg injected into the stream of Krebs solution. The responses to kallidin are of a similar order of magnitude but the sensitivity is usually slightly less than that to the nonapeptide. There is no tachyphylaxis but responses are followed by non-specific

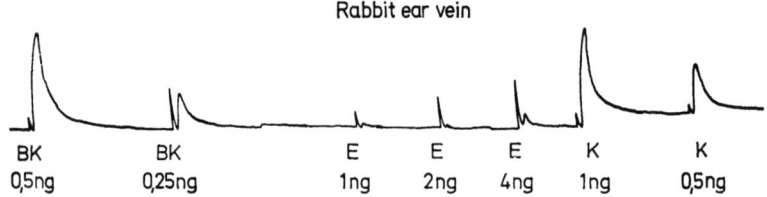

Fig.1. Responses of rabbit ear vein to bradykinin (*BK*), kallidin (*K*) and eledoisin (*E*)

depression of contractility the extent of which depends on the preceeding response. This is short-lived and may be avoided by spacing injections 3—4 min apart. A longer period is required for recovery after infusion of plasma kinins. The sensitivity of the preparation tends to increase for $1-1^{1}/_{2}$ h after it is set up but thereafter most veins have a plateau in their response characteristics which lasts for several hours. If a sensitive preparation is removed from the perfusion line and stored overnight in cold Krebs solution it will often regain its responsiveness when remounted the following day, although there is usually some decrease in sensitivity. An exceptional feature of this preparation is the increase in sensitivity which ensues when perfusion is recommenced after the perfusion line has been removed from the Krebs solution for a few minutes and air has been allowed to be pumped through the lumen. This procedure not only increases responses but tends to make them more uniform and is of considerable use when the vein is used as an assay organ. The response of the vein to BK is not affected by 10 μg/ml phentolamine (Fig.2) nor by phenoxybenzamine (15 μg/ml), propranolol (1 μg/ml) or mepyramine (1 μg/ml).

[1] Supplied by courtesy of Dr. I. COLLINS, Sandoz (Australia).

Histamine. Histamine causes similar dose-related constrictions to those produced by kinins but the threshold is much higher, about 500 ng for the average vein. These responses are blocked by mepyramine at concentrations of 1 µg/ml in the perfusing Krebs solution. There does not appear to be any specific interaction between histamine and kinins although the shortlived, non-specific depression of responses noted above also occurs with histamine.

Catecholamines. The ear vein is relatively unresponsive to catecholamines. Constrictions are seen with both adrenaline and noradrenaline (Fig. 2) but the threshold of response is quite variable ranging from 100—1000 ng. The responses are slower to develop than those to kinin

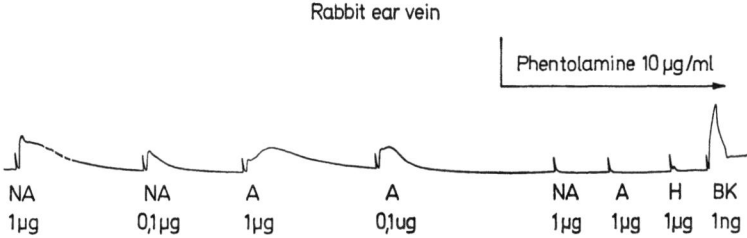

Fig. 2. Responses of rabbit ear vein to noradrenaline (*NA*), Adrenaline (*A*), histamine (*H*) and bradykinin (*BK*). The response to *NA* and *A* are abolished by the addition of phentolamine 10 µg/ml to the perfusate

or histamine and are more prolonged. The maximum response is almost always less than seen with the other agents (Fig. 2) but the dose-response curve is very flat and responses may still be dose-related at 100 times the threshold. Tachyphylaxis frequently occurs with catecholamines unless injections are spaced 10—15 min apart. The constrictor responses to noradrenaline and adrenaline are blocked by phenoxybenzamine; phentolamine is also able to block these responses (Fig. 2) but considerable concentrations are sometimes required. In one preparation blockade was incomplete even when 120 µg/ml was used.

Angiotensin. This peptide causes venoconstriction but the threshold is quite variable. Responses may sometimes be seen with as little as 1 ng at the first injection but unlike other substances used, angiotensin exhibits marked tachyphylaxis. This is invariable after a large dose (Fig. 3) but often occurs after smaller doses making it impossible to obtain a dose-response curve. The depressed reactivity following a single dose is not permanent and full restoration of the response is often seen after the lapse of several hours.

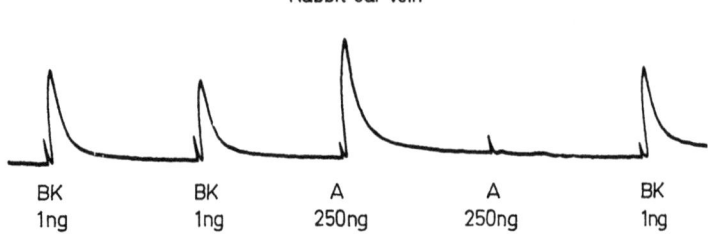

Fig. 3. Responses of rabbit ear vein to bradykinin (*BK*) and angiotensin (*A*). Immediate tachyphylaxis to angiotensin is evident but the response to *BK* is unaltered

Other Substances. Constrictor responses were obtained with eledoisin, acetylcholine, ATP and in some veins vasopressin and oxytocin but none were elicited by serotonin or prostaglandin E_1. The Table lists the substances which have been used and the threshold sensitivities observed.

Table. *Typical character of responses of ear vein preparation to various agents*

Substance	Dose (g)[a] producing:	
	Threshold response	Maximum response
Bradykinin	10^{-9}	10^{-8}
Kallidin	10^{-9}	10^{-8}
Eledoisin	5×10^{-9}	Not determined
Angiotensin	$10^{-9} - 5 \times 10^{-8}$	Tachyphylaxis
Vasopressin	1 unit	Not determined
Oxytocin	1 unit	Not determined
Noradrenaline	10^{-7}	10^{-4}
Adrenaline	10^{-7}	10^{-4}
Histamine	5×10^{-7}	10^{-5}
ACh	10^{-6}	Not determined
ATP	10^{-6}	Not determined
5 HT	No response at 10^{-3}	—
Prostaglandin E_1	No response at 10^{-5}	—

[a] All doses given in injection volume of 0.05—0.2 ml.

Use for Kinin Assay. The dose-related responses to very small amounts of plasma kinins and the steepness of the dose-response curve usually seen, make this preparation suitable for use as assay organ. The only substance examined which was occasionally effective as a venoconstrictor at comparable doses was angiotensin but the rapid development of tachyphylaxis readily distinguishes between it and kinins. Plasma or blood injected into the perfusion line causes dose-related constrictions which are not due to kinins (HOROWITZ and MASHFORD, 1968). This activity appears to be due to a protein and it would be necessary to ensure its removal by ultrafiltration or other means before using this preparation for estimating blood kinin levels since injection of as little as 0.05 ml plasma is often sufficient to cause venoconstriction.

Other Rabbit Veins

Mesenteric Vein. The inferior mesenteric vein of the rabbit shows a pattern of reaction which differs considerably from that of the ear vein; it is virtually unresponsive to kinins. On the other hand it is quite sensitive to adrenaline and noradrenaline at doses of 10 ng (Fig. 4).

Femoral Jugular Veins. Femoral and jugular veins are much less sensitive than the ear vein to kinins and are also relatively unresponsive to adrenaline and noradrenaline.

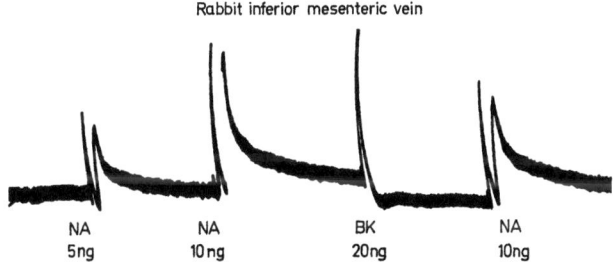

Fig. 4. Responses of rabbit mesenteric vein to noradrenaline (NA). No response was obtained to bradykinin (BK)

Discussion

The reactions of *in vitro* vascular preparations do not bear any readily understood relationship to those which the identical structure manifests *in vivo* (FLOREY and CARLETON, 1926). For this reason caution should be exercised in inferring that the results here described have any clear relevance to the veins *in situ*. Furthermore veins from different sources perfused in the fashion described varied greatly in their reactivity to kinins and other vasoactive agents. For example, the central vein of the rabbit ear was highly sensitive to kinins and insensitive to catecholamines, whereas the opposite situation applied to the rabbit inferior mesenteric vein. Thus it is not possible to generalize even to all veins *in vitro* from these or other results. Bradykinin was constrictor on the majority of the preparations examined, but it is possible that the absence of any dilator responses was partly due to the low resting tone *in vitro*. However, the sensitivity of the rabbit ear veins *in situ* to intravenously administered BK has been noted by GUTH et al. (1963 and 1966) and BOBBIN and GUTH (1968). There are certain differences between those observations *in vivo* and the present results—notably the relative insensitivity to catecholamines, and the occurrence of constriction in response to acetylcholine. The lack of effect of α-adrenergic blocking drugs on the response to bradykinin *in vitro* is in accordance with GUTH's recent results (1968) obtained in the intact ear, indicating that BK does not owe its venoconstrictor activity to catecholamine release in either situation.

The perfused ear vein preparation has obvious advantages as an assay organ for kinins. Its threshold sensitivity is as low as that seen in most other preparations in common use but has the further advantage of being highly selective, so that many other vasoactive materials can be excluded without the use of a parallel assay organ. After an initial period of increasing sensitivity to all constrictor agents, most preparations stabilize and show constant responses to kinins for several hours. It is possible to assay bradykinin solutions of unknown concentrations with considerable accuracy because of the steep dose-response curve shown by this preparation to both injected and infused kinin containing solutions. The ear vein preparation can readily be used in the measurment of kinin concentrations in urine and in the detection of kininase activity in fluids and tissue extracts. Its sensitivity is usually sufficient to measure concentrations of kinin as low as those found in normal human plasma (ZACEST and MASHFORD, 1967) especially if it is possible to apply the test material as a continuous infusion over a short period. Application of the method to measure plasma levels however, would require the usual precautions to inactivate kinin-forming and -destroying activity in the blood upon withdrawal. Furthermore the presence in plasma of venoconstrictor activity which is clearly due to a protein other than bradykinin or kallidin would make it impossible to assay plasma kinin levels without some preliminary extractive procedure.

References

BOBBIN, R. P., and P. S. GUTH: Venoconstrictive action of bradykinin. J. Pharmacol. exp. Ther. **160**, 11—21 (1968).

CHOU, C. C., E. D. FROHLICH, and E. C. TEXTER JR.: A comparative study of the effects of bradykinin, kallidin II and eledoisin on segmental superior mesenteric resistance. J. Physiol. (Lond.) **176**, 1—11 (1965).

DE LA LANDE, I. S., and M. J. RAND: A simple isolated nerve-blood vessel preparation. Aust. J. exp. Biol. med. Sci. **43**, 639—656 (1965).

FLOREY, H. W., and H. M. CARLETON: Rouget cells and their functions. Proc. roy. Soc. B **100**, 23—31 (1926).

GREEFF, K., u. E. MOOG: Vergleichende Untersuchungen über die Bronchoconstrictorische Wirkung des Bradykinin, Histamins und Serotonins an isolierten Lungen präparation. Naunyn-Schmiedebergs Arch. exp. Path. Pharmak. 248, 204—215 (1964).
GUTH, P. S., R. BOBBIN, G. CANO, and J. AMARO: Venoconstriction induced by bradykinin in the intact and denervated rabbit ear. Fed. Proc. 25, 287 (1966).
— G. CANO, and J. JARAMILLO: The effect of bradykinin on vascular smooth muscle. Ann. N.Y. Acad. Sci. 104, 69—76 (1963).
HOROWITZ, J. D., and M. L. MASHFORD: Vasoactivity of human plasma and plasma protein fractions. Experientia (Basel) 24, 1126 (1968).
KLUPP, H., u. H. KONZETT: Der Einfluß von Bradykinin und Kallidin auf dem Druck in der Arteria pulmonalis. Naunyn-Schmiedebergs Arch. exp. Path. Pharmak. 249, 479—485 (1965).
ROWLEY, D. A.: Venous constriction as the cause of increased vascular permeability produced by 5-hydroxytryptamine, histamine, bradykinin and 48/80 in the rat. Brit. J. exp. Path. 45, 56—67 (1964).
SAKUMA, A., and S. OH-ISHI: Tranexamic acid enhances bradykinin induced venoconstriction. Jap. J. Pharmacol. 16, 485—486 (1966).
WIEGERSHAUSEN, B., u. G. HENNIGHAUSEN: Gefäßkonstriktion durch synthetisches Bradykinin und ihre pharmakologische Beeinflußbarkeit. Experientia (Basel) 22, 234—235 (1966).
ZACEST, R., and M. L. MASHFORD: Blood bradykinin levels in the human. Aust. J. exp. Biol. med. Sci. 45, 89—95 (1967).

M. L. MASHFORD
University of Melbourne
Department of Medicine
Austin Hospital
Heidelberg, Victoria 3084 Australia

Isolierung und Charakterisierung von chromaffinen Noradrenalin-Granula aus Schweine-Nebennierenmark *

H. WINKLER

Pharmakologisches Institut der Universität Innsbruck
(Vorstand: Prof. Dr. H. KONZETT)

Eingegangen am 6. Dezember 1968

Isolation and Characterisation of Chromaffin Noradrenaline-Granules from Pig Adrenal Medulla

Summary. 1. The distribution of chromaffin granules (catecholamines) and of microsomes (glucose-6-phosphatase) between the subcellular fractions of pig adrenal medulla was investigated. The sediment II (large granule fraction) in which the chromaffin granules are found contained a considerable amount of microsomes. This microsomal contamination could be reduced by an additional centrifugation step ($\to$ sediment III).

2. Centrifugation of sediment III over 1,6 M sucrose solution yielded a sediment of granules which contained an equal amount of noradrenaline and adrenaline (= mixed granules). By centrifugation over either 2.05 or 2.15 M sucrose, granules were isolated which contained $87.5 \pm 2\%$ ($n = 18$) of their catecholamines as noradrenaline (noradrenaline-granules). The contamination of the mixed and nor-adrenaline-granules by other cell organelles was investigated.

3. During incubation of granules in isotonic sucrose at 37° 20% of the nor-adrenaline, but only 2% of the adrenaline content, was released into the medium within the first 15 min. From 15 min onwards noradrenaline and adrenaline were released at the same rate.

4. The proteins of noradrenaline-granules were found to be highly water soluble (70% of the total proteins). Disc-electrophoresis of the soluble proteins revealed that mixed- and noradrenaline-granules contained identical proteins. Significant differences in the amino acid composition of the soluble proteins of mixed granules and the insoluble proteins of noradrenaline-granules were found.

5. The lysolecithin content of mixed granules was 13.5% of the total phospholipids, that of noradrenaline-granules 20%. Most of the lysolecithin in the adrenal medulla is localised in the membranes of the chromaffin granules.

Key-Words: Adrenal Medulla — Chromaffin Granules — Noradrenaline Granules — Microsomes — Lysolecithin.

Zusammenfassung: 1. Die quantitative Verteilung von chromaffinen Granula und von Mikrosomen (durch Bestimmung der Glucose-6-Phosphatase) in den durch Differentialzentrifugation erhaltenen Fraktionen aus Schweinenebennieren-

---

* Über einen Teil dieser Ergebnisse wurde bereits auf der 32. Tagung der Deutschen Pharmakologischen Gesellschaft in Düsseldorf (1968) berichtet [Naunyn-Schmiedebergs Arch. Pharmak. exp. Path. (im Druck)].

mark wurde untersucht. Das Sediment II ("large granule fraction"), in dem sich die chromaffinen Granula befinden, enthält auch einen beträchtlichen Anteil der Mikrosomen. Durch neuerliche Zentrifugation (→ Sediment III) kann der Gehalt an Mikrosomen reduziert werden.

2. Durch Zentrifugation des Sediments III über 1,6 M Saccharoselösung können Granula isoliert werden, die etwa gleichviel Noradrenalin und Adrenalin enthalten (Mischgranula). Durch Zentrifugation über 2,05 bzw. 2,15 M Saccharose werden Granula isoliert, in denen $87,5 \pm 2^0/_0$ ($n = 18$) der Katecholamine als Noradrenalin vorliegen (Noradrenalin-Granula). Die Verunreinigung dieser Granulafraktionen durch Mitochondrien, Lysosomen und Mikrosomen wird durch die Bestimmung charakteristischer Enzyme untersucht.

3. Chromaffine Granula, die bei 37° in isotoner Saccharose inkubiert werden, geben in den ersten 15 min $20^0/_0$ des Noradrenalin-, aber nur $2^0/_0$ des Adrenalingehaltes an das Medium ab. Nach diesem Zeitpunkt ist die Geschwindigkeit der Noradrenalin- bzw. Adrenalinabgabe gleich.

4. Der molare Katecholamin/ATP-Quotient beträgt für Misch- und Noradrenalingranula 4,5—5,0.

5. $70^0/_0$ der Eiweiße in den Noradrenalingranula sind wasserlöslich. Durch Disk-Electrophorese der löslichen Proteine wird gezeigt, daß Noradrenalin- und Mischgranula ähnliche Eiweiße besitzen. Signifikante Unterschiede in der Aminosäurezusammensetzung der löslichen Eiweiße der Mischgranula und der unlöslichen Eiweiße der Noradrenalingranula werden festgestellt.

6. Der Lysolecithingehalt der Mischgranula beträgt 13,5, der der Noradrenalingranula $20^0/_0$ des Lipidphosphors. Der Großteil des Lysolecithins im Nebennierenmark ist in den chromaffinen Granula und zwar in der Membran dieser Organellen lokalisiert.

Schlüsselwörter: Nebennierenmark — chromaffine Granula — Noradrenalingranula — Mikrosomen — Lysolecithin.

Die biochemische Analyse isolierter chromaffiner Granula des Rindernebennierenmarks ergab, daß Katecholamine, ATP, Lipide, Eiweiß und natürlich auch Wasser die Hauptbestandteile dieser Zellorganellen darstellen (HILLARP, 1959). In den letzten Jahren konnten dann sowohl die Lipide (BLASCHKO, FIREMARK, SMITH u. WINKLER, 1967; WINKLER, STRIEDER u. ZIEGLER, 1967a) als auch die Eiweiße (HELLE, 1966; SMITH u. WINKLER, 1967b; SMITH u. KIRSHNER, 1967; STRIEDER, ZIEGLER, WINKLER u. SMITH, 1968) der chromaffinen Granula mehrerer Species näher charakterisiert werden. Diese Untersuchungen wurden aber nur an Granulafraktionen durchgeführt, die sowohl Adrenalin (50—$90^0/_0$ der Gesamtkatecholamine) als auch Noradrenalin enthielten. Es erscheint jedoch als sichergestellt, daß im Nebennierenmark zwei getrennte Zellsysteme vorhanden sind, von denen das eine nur oder fast nur Noradrenalin (NA), das andere Adrenalin (A) speichert. Dies hatten schon ältere histochemisch-lichtmikroskopische Untersuchungen wahrscheinlich gemacht (HILLARP u. HÖKFELT, 1954; ERÄNKÖ, 1955). Für eine funktionelle Trennung von NA- und A-Speicher sprach auch, daß eine zentrale Stimulation des Nebennierenmarks je nach der Reizstelle im Hypothalamus zu einer relativ spezifischen Ausschüttung von A oder

NA führte (BRÜCKE, KAINDL u. MAYER, 1952; REDGATE u. GELLHORN, 1953; FOLKOW u. EULER, 1954). Ein weiterer wichtiger Beweis für die Existenz getrennter Speicherungssysteme war die Isolation von Granula, die hauptsächlich NA bzw. A enthielten (SCHÜMANN, 1957; EADE, 1958). In den letzten Jahren konnte dann auch elektronenmikroskopisch das Vorliegen zweier getrennter Zellformen für NA und A und das Fehlen irgendwelcher Zwischenformen überzeugend dargestellt werden. Dies war auf Grund einer zwischen NA und A differenzierenden histochemischen Methode möglich (COUPLAND, PYPER u. HOPWOOD, 1964; WOOD u. BARNETT, 1964; TRAMEZZANI, CHIOCCHIO u. WASSERMANN, 1964).

Auf Grund dieser Befunde ergibt sich, daß die eingangs zitierten Untersuchungen der Lipide und Eiweiße chromaffiner Granula an Zellfraktionen durchgeführt wurden, die sowohl A- als auch NA-Granula enthielten. Damit erhebt sich zwangsläufig die Frage, ob die erhobenen Eigenschaften für A- oder NA-Granula oder für beide Fraktionen repräsentativ sind. Die Beantwortung dieser Frage erscheint vor allem deshalb interessant, weil aus den biochemischen Eigenschaften der chromaffinen Granula bereits wichtige Rückschlüsse auf funktionelle Vorgänge, wie z. B. den Mechanismus der Hormonsekretion gezogen wurden (s. Übersicht bei SMITH, 1968). Wir haben deshalb versucht, NA-Granula zu isolieren und biochemisch zu analysieren.

Die vorliegende Arbeit beschreibt eine einfache Methode zur Isolation von NA-Granula (88% NA) aus Schweinenebennierenmark in einer für biochemische Analysen ausreichenden Ausbeute. Die biochemischen Eigenschaften der mit dieser Methode gewonnenen Granula werden beschrieben und diskutiert.

Methodik

Zellfraktionierung: Schweinenebennieren wurden im Schlachthaus möglichst bald (ca. 30 min) nach der Tötung den Tieren entnommen und auf Eis gelagert. Die Nebennierenrinde wurde abpräpariert und das Markgewebe in eiskalter 0,3 molarer Saccharoselösung mit einem Potter-Elvehjem Homogenisator durch 4—5maliges Auf- und Abbewegen des Teflonkolbens (bei 475 Umdrehungen pro Minute) homogenisiert. Kerne und Zelltrümmer wurden bei 800 g_{max} für 15 min abzentrifugiert (Sediment I). Der Überstand I wurde mit 12000 g_{max} für 20 min (MSE Ultrazentrifuge, 8×25 ml Winkelkopf) zentrifugiert. Das erhaltene Sediment II wurde resuspendiert (1 ml Suspension entsprechend 0,4 g ursprünglichen Gewebes) und neuerlich zentrifugiert (12000 g_{max} für 22 min). Dieser Schritt ergab ein Sediment III und einen Überstand III. Das Sediment wurde resuspendiert (1 ml Suspension entsprechend 2,0 g ursprünglichen Gewebes). Diese Suspension (1,5 ml) wurde in einem Zentrifugenröhrchen auf Zuckerlösungen (5,0 ml) verschiedener Molarität gelagert (vereinfachter Dichtegradient: s. Abb.1). Die Daten für die anschließende Zentrifugation (MSE Ultrazentrifuge, 10 × 10 ml Winkelkopf) sind unter den Ergebnissen angeführt. Die Gewinnung der einzelnen Fraktionen nach Zentrifugation erfolgte wie bei SMITH u. WINKLER (1967a). Aus den Überständen II und III wurde durch hochtouriges Zentrifugieren (145000 g_{max} für 60 min) eine mikrosomale Fraktion gewonnen.

Inkubation der Granula: Das Sediment II wurde mit gepufferter (0,004 M Tris/Na-succinat, pH 6,2), 0,3 molarer Saccharoselösung so verdünnt, daß 1 ml 0,35 g ursprünglichen Gewebes entsprach. Je 1 ml dieser Suspension wurde bei 37° unter leichtem Schütteln inkubiert. Als Kontrollen dienten Granulasuspensionen, die bei 0° gehalten wurden. Nach der Inkubation wurden die Röhrchen gekühlt und mit 70000 g_{max} für 8 min zentrifugiert. In den sedimentierten Granula wurde der Gehalt an NA und A bestimmt (s. unten). Der Katecholamingehalt der Granula, die bei 0° gehalten wurden, wurde als 100% angenommen und die Abnahme des Katecholamingehaltes der bei 37° inkubierten Granula darauf bezogen.

Lipide: Die Lipide der verschiedenen Zellfraktionen wurden mit dem 20fachen Volumen Chloroform/Methanol (2:1; als Antioxydans wurden 2 mg 2:6 -di-*tert.*-butyl-*p*-cresol pro 100 ml zugegeben) extrahiert und anschließend viermal gewaschen (FOLCH, LEES u. SLOANE-STANLEY, 1957). Die Auftrennung der einzelnen Phospholipide und deren Identifizierung erfolgte dünnschichtchromatographisch auf Kieselgel- H Platten nach SKIPSKI et al. (1964), wie bereits früher angegeben (BLASCHKO et al., 1967; WINKLER et al., 1967a). Zur quantitativen Bestimmung wurden die durch Joddämpfe sichtbar gemachten Phospholipidfraktionen zusammen mit dem Kieselgel von der Dünnschichtplatte abgekratzt und für die Phosphorbestimmung nach der Methode von BARTLETT (1959) verascht. Um eine vollständige Veraschung der Phospholipide in Gegenwart des Kieselgel zu erreichen, war es notwendig, die bei BARTLETT angegebenen Reagensmengen zu verdoppeln. Weiters mußte nach Zugabe des Wasserstoffperoxydes zu den Versuchsröhrchen das Kieselgel in der Schwefelsäure aufgeschüttelt werden. Vor der Ablesung am Photometer mußte das gesamte Kieselgel aus der Lösung abzentrifugiert werden (800 g für 20 min). Kontrollzonen des Kieselgel ergaben nur eine minimale Extinktion (0,005), wenn sie gleich wie die Phospholipidfraktionen behandelt wurden. Unter Einhaltung dieser Bedingungen war es möglich, 0,2–1,4 µMol Lipidphosphor in die einzelnen Fraktionen aufzutrennen und quantitativ von der Platte wiederzugewinnen (recovery: $94 \pm 6\%$, $n = 22$).

Cholesterin wurde in den Lipidextrakten nach ZLATKIS, ZAK u. BOYLE (1953) bestimmt.

Zur Bestimmung der Lokalisation des Lysolecithin innerhalb der Granula wurden diese in hypotonem Puffer (0,005 M Tris/Na-succinat, pH 5,9) lysiert und mit verschiedenen Geschwindigkeiten (s. Ergebnisse) zentrifugiert. Aus Überstand und Sediment wurden die Phospholipide extrahiert und quantitativ bestimmt.

Eiweiße: Zur Bestimmung der Wasserlöslichkeit der Eiweiße in den chromaffinen Granula wurden die über einen vereinfachten Dichtegradienten gewonnenen Granula in 4,0 ml Tris/Na-succinat Puffer (0,005 M, pH 5,9) resuspendiert, zweimal gefroren und aufgetaut und dann mit 15000 g_{max} für 20 min zentrifugiert. Das erhaltene Sediment wurde noch zweimal mit Puffer extrahiert. Die gesammelten Extrakte wurden abschließend bei 140000 g_{max} für 1 Std zentrifugiert, um sicher alle unlöslichen Komponenten zu sedimentieren. Die Proteine der Überstände (wasserlöslich) und des Sediments (unlöslich) wurden zweimal mit Trichloressigsäure (5%) präzipiert. Die Lipide der unlöslichen Fraktionen wurden mit kochendem Alkohol/ Äther (3:1, V/V) extrahiert. Schließlich wurde der Eiweißstickstoff mit der Mikro-Kjeldahl-Methode bestimmt.

Die elektrophoretische Auftrennung von Eiweißen erfolgte mit der Polyacrylamidgel — Disk-elektrophorese nach CLARKE (1964). Als Puffer wurde eine Tris (0,025 M) — Glykokoll (0,2 M) Lösung (pH 8,3) verwendet. Gefärbt wurde für 30 min mit 1% Amidoschwarz-Lösung (in 7% Essigsäure), entfärbt mit 7% Essigsäure. Eine quantitative Auswertung der gefärbten Eiweißmuster erfolgte im Durchlicht (Chromoscan-Gerät).

Aminosäurenanalyse: Ein Sediment chromaffiner Granula wurde fünfmal mit hypotonem Puffer (Tris/Na-succinat, 0,005 M, pH 5,9) unter mehrmaligem Frieren und Auftauen extrahiert, um alle löslichen Proteine zu entfernen. Der unlösliche Rückstand wurde zweimal mit 5% Trichloressigsäure und zweimal mit kochendem Alkohol/Äther (3:1, V/V) extrahiert. Die so behandelte Eiweißfraktion wurde, wie von CRESTFIELD, MOORE u. STEIN (1963) beschrieben, in 6 n HCl für 22 Std bei 110° hydrolysiert. Die Auftrennung und quantitative Bestimmung der Aminosäuren erfolgte mit einem automatischen Analysator (Beckmann Modell 120).

Chemische Bestimmungen: Fumarase wurde nach RACKER (1950), saure Phosphatase nach GIANETTO u. DE DUVE (1955), Glucose-6-phosphatase nach DE DUVE et al. (1955) und saure Ribonuclease, wie bei SMITH u. WINKLER (1966) angegeben, bestimmt.

Katecholamine (NA und A) wurden nach EULER u. HAMBERG (1949), aber mit Verwendung von McIlvaine-Puffern (1921) bestimmt.

ATP wurde enzymatisch mit Phosphoglycerat-Kinase (Nr. TC-J 157979 von Boehringer, Mannheim) gemessen.

Ergebnisse

Isolierung von NA-Granula: Die untersuchten Schweinenebennieren enthielten 32 ± 3 ($\pm$ Standardabweichung, $n = 3$) µMol Katecholamine pro Gramm Markgewebe. 51% der Katecholamine lagen als NA vor, wie dies auch schon von WEST (1955) annähernd gefunden wurde. Nach niedertourigem Zentrifugieren des Homogenates wurden nur 11% der Katecholamine im Sediment I gefunden, was für eine ausreichende Homogenisation des Gewebes spricht. Die Verteilung der Katecholamine auf die weiteren Zellfraktionen ist in Abb. 1 dargestellt. Im Sediment II fanden sich 68% der im Überstand I vorhandenen Katecholamine. Beim neuerlichen Resuspendieren und Zentrifugieren konnte der weitaus größte Teil wieder sedimentiert werden. Der relative NA-Gehalt blieb bei diesen Zentrifugationsschritten von Überstand I bis Sediment III der gleiche.

Um einen Hinweis auf das Verhalten der mikrosomalen Elemente in diesen Zentrifugationsschritten zu erhalten, wurde das Enzym Glucose-6-Phosphatase, das als charakteristisch für Mikrosomen gilt (s. REID, 1967), bestimmt. Im Überstand I wurde eine Aktivität von $0,47 \pm 0,08$ µMol Substratabbau/g Gewebe/min ($n = 4$) gemessen. Im Sediment II (s. Abb.1) fand sich ein beträchtlicher Anteil dieses Enzyms, nämlich 45% der im ersten Überstand vorhandenen Aktivität. Durch einen zusätzlichen Zentrifugationsschritt wurde das Sediment III erhalten, in dem die Aktivität an Glucose-6-Phosphatase auf zwei Drittel (28%) der im Sediment II vorhandenen reduziert war. Wurde der Überstand II bzw. III hochtourig zentrifugiert, dann wurden 90% der Enzymaktivität sedimentiert. Wie BRIGHTWELL u. TAPPEL (1968) kürzlich zeigten, hat das Enzym saure Phosphatase, das sich vor allem in den Lysosomen und damit im Sediment II findet, auch eine geringe Wirkung an Glucose-6-Phosphat, dem Substrat der Glucose-6-Phosphatase. Die Aktivität der sauren Phosphatase im Überstand I betrug 0,76 µMol/g Gewebe/min.

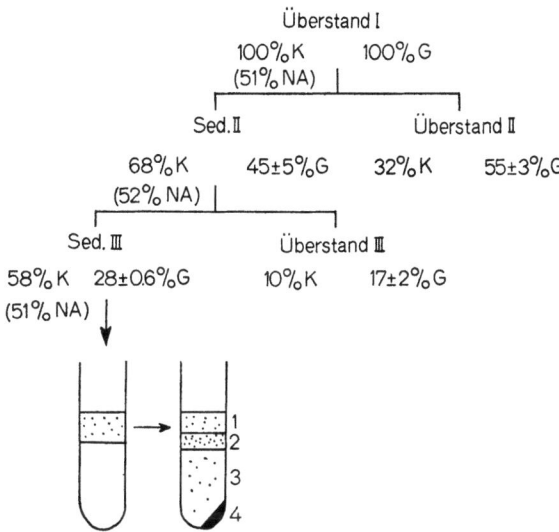

Abb. 1. Zentrifugationsschema für Schweinenebennierenmark. Die Verteilung der Katecholamine (K) und der Glucose-6-phosphatase (G) auf die einzelnen Zellfraktionen ist in Prozent der im Überstand I vorhandenen Menge ausgedrückt (unter der Annahme einer „recovery" von 100%; die tatsächliche „recovery" betrug 85—115%). Die Werte für Katecholamine sind Mittelwerte aus zwei gut übereinstimmenden Versuchen. Der relative NA-Gehalt (NA) der Fraktionen ist in der Klammer angegeben. Die Werte für die Glucose-6-Phosphatase sind Mittelwerte aus drei Versuchen ($\pm$ Standardabweichung). Der vereinfachte Dichtegradient ist schematisch dargestellt (links: vor Zentrifugation, rechts: nach Zentrifugation)

Durch Weinsäure (Konzentration: 0,7 mM) wurde dieses Enzym zu $54 \pm 2\%$ ($n = 4$) gehemmt. Die Zugabe von Weinsäure zum Inkubationsgemisch für Glucose-6-Phosphatase blieb aber ohne signifikanten Einfluß auf die für dieses Enzym erhaltenen Werte, was eine Interferenz von saurer Phosphatase ausschließt.

Das Sediment III, das die chromaffinen Granula, Mitochondrien, Lysosomen, aber auch, wie gerade gezeigt, einen beträchtlichen Anteil der Mikrosomen enthält, wurde über einen vereinfachten Dichtegradienten weiter fraktioniert (s. Abb. 1). Bei Zentrifugation über 1,6 M Saccharoselösung sedimentierten 68% der Katecholamine, und damit der chromaffinen Granula. Diese Granula werden im weiteren Mischgranula genannt, da sie aus ca. gleichviel NA- wie A-Granula bestehen. In der über dem Sediment liegenden Schicht (3 in Abb.1) lagen 77% der Katecholamine als A vor. Bei Verwendung von Zuckerlösungen steigender Molarität sedimentierten weniger Katecholamine (s. Tab.1). Gleichzeitig stieg aber auch der relative NA-Gehalt. Im Sediment aus 2,05 bzw. 2,15 molarer Zuckerlösung fanden sich 88% bzw. 87% NA. Obwohl in

Tabelle 1. *Zentrifugation von Sediment III über Zuckerlösungen verschiedener Molarität (1,6—2,15 molar). Die erste Zeile (% K) gibt die Menge der Katecholamine im Sediment in Prozent der gesamten, im Zentrifugenröhrchen gefundenen, Katecholamine an (n = 3 für 1,9 M und 2,05 M; n = 5 für 2,15 M). 78—102% der im Sediment III vorhandenen Katecholamine konnten nach Zentrifugation in den Fraktionen wiedergefunden werden. Der NA-Anteil an den Katecholaminen im Sediment ist in der zweiten Zeile angegeben. Über 1,6 und 1,7 molare Saccharose wurde für 50 min bei 110000 g_{max}, über 1,9—2,15 molare Saccharose für 2 Std bei 145000 g_{max} zentrifugiert*

	1,6 M Mischgranula	1,7 M	1,9 M	2,0 M	2,05 M	2,15 M NA-Granula
% K	68	55	43 ± 6	32	20 ± 8	8 ± 3
% NA	53	61	72 ± 5	78	88 ± 3	87 ± 1

den einzelnen Experimenten der Anteil der Katecholamine dieser Sedimente von 3—20% der im Röhrchen gefundenen variierte, blieb der relative NA-Gehalt äußerst konstant bei 87,5 ± 2,0% ($n = 18$). Die Granula aus 2,15 molarer Zuckerlösung werden im weiteren als NA-Granula bezeichnet.

Wenn für die Auftrennung des Sediments III kürzere Zentrifugationszeiten als die in der Tab.1 angegebenen verwendet wurden, dann sedimentierten weniger Katecholamine, ein höherer relativer NA-Gehalt als 88% konnte aber nicht erzielt werden.

Im weiteren wurde nun die Verunreinigung der Misch- bzw. NA-Granula durch andere Zellorganellen untersucht. Die Tab.2 zeigt das Verhalten der verschiedenen Zellpartikel, gekennzeichnet durch typische Enzyme, im vereinfachten Dichtegradienten. Ein Großteil der Mitochondrien (Fumarase), Lysosomen (saure Ribonuclease) und der Mikrosomen (Glucose-6-Phosphatase) fand sich in Schicht 2 und 3 (s. Abb.1). Das Sediment der Mischgranula enthielt aber immerhin auch signifikante Mengen dieser Zellpartikel. Wenn über 1,6 M Saccharose stärker zentrifugiert wurde (2 Std bei 145000 g_{max}), dann fanden sich nur geringfügig mehr Katecholamine im Sediment, die Beimengung anderer Zellpartikel nahm aber auf das Doppelte zu.

Im Sediment der NA-Granula war die Verunreinigung mit anderen Zellpartikeln relativ geringer als bei den Mischgranula, da zwar ein noch ansehnlicher Anteil der Katecholamine, aber keine Mitochondrien

Tabelle 2. *Verteilung von Katecholaminen (Kat.), Fumarase (Fum.), saurer Ribonuclease (Rib.) und Glucose-6-Phosphatase (G-6-Ph.) nach Zentrifugation des Sediments III über 1,6 M, bzw. 2,15 M Saccharoselösung. Die Zeilen 1—4 beziehen sich auf die Fraktionen (s. Abb.1), wie sie nach Zentrifugation gewonnen wurden. Die Zahlen (Mittelwerte aus zwei Versuchen) geben den Anteil der einzelnen Fraktionen an der im Röhrchen gefundenen Gesamtmenge der einzelnen Komponenten in Prozent wieder. 72—100% der im Sediment III vorhandenen Menge an den einzelnen Komponenten konnten nach Zentrifugation in den vier Fraktionen wiedergefunden werden*

	Kat.		Fum.		Rib.		G-6-Ph.	
	1,6 M	2,15 M	1,6 M	2,15 M	1,6 M	2,15 M	1,6 M	2,15 M
1	3	6	2	7	4	6	3	3,2
2	10	57	68	72	40	78	52	78
3	19	29	20	21	37	15,5	34	18
4	68	8	10	0	19	0,5	11	0,8

(Fumarase) und nur minimale Mengen von Lysosomen (saure Ribonuclease) und Mikrosomen (Glucose-6-Phosphatase) im Sediment nachweisbar waren.

Eigenschaften der Granula: Wenn chromaffine Granula in isotonen Zuckerlösungen resuspendiert und bei 37° C inkubiert werden, kommt es zu einer Abgabe der Katecholamine aus den Granula. Allerdings können für diese Versuche keine mit Hilfe des Dichtegradienten gewonnenen Granula verwendet werden, da diese bei Suspendierung in isotoner Lösung platzen (HILLARP u. NILSON, 1954). Die Abb. 2 zeigt die Abgabe der Katecholamine aus Schweinegranula (Sediment II, also 52% NA) bei 37° C. Auffällig ist, daß bereits nach 15 min ca. 20% des NA abgegeben sind. Nach 30 min verlangsamt sich die NA-Abgabe und verläuft dann linear. Die A-Abgabe verläuft von Anfang an kontinuierlich linear. Die Berechnung der Regressionsgeraden für die NA- bzw. A-Abgabe zwischen 30 und 90 min ergab eine Steigung von 4,27 bzw. 4,0.

Ähnliche Ergebnisse konnten auch mit Rindergranula erhalten werden (WINKLER u. HÖRTNAGL, unveröffentlichte Befunde).

ATP-Gehalt: Der molare Katecholamin/ATP-Quotient betrug $5 \pm 0,7$ ($n = 6$) im Sediment III, $4,9 \pm 0,2$ ($n = 3$) in den Mischgranula und $4,5 \pm 0,02$ ($n = 3$) in den NA-Granula.

Eiweiße: Durch Extraktion der NA-Granula mit hypotonem Puffer konnten $71 \pm 1\%$ ($n = 3$) der Gesamtproteine in Lösung gebracht werden. Dies ist etwas höher als der bereits früher beschriebene Wert (57%) für Mischgranula (WINKLER, ZIEGLER u. STRIEDER, 1966). Diese löslichen Proteine konnten durch Disk-Elektrophorese in mehrere Komponenten aufgetrennt werden. Das erhaltene Eiweißmuster war für NA- und Mischgranula ähnlich. Die quantitative Auswertung von 14 Versuchen ergab, daß die drei langsam wandernden Hauptkomponen-

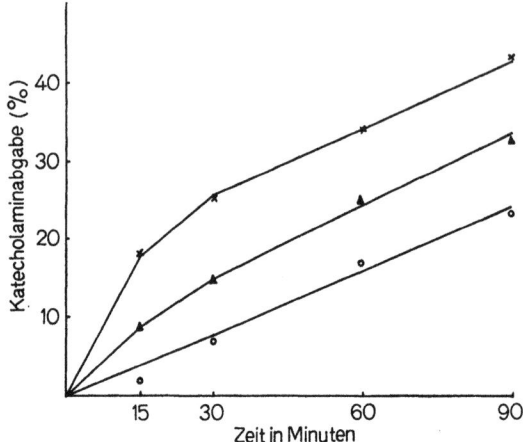

Abb. 2. Zeitlicher Verlauf der Katecholaminabgabe aus inkubierten (37° C) chromaffinen Granula (Sediment II). Die Ordinate gibt die Katecholaminabgabe in Prozent an. Als Kontrollwert (100%) diente der Katecholamingehalt von bei 0° gehaltenen Granula. Die verschieden gekennzeichneten Punkte stehen für A-Abgabe (o), NA-Abgabe (×) und für die Abgabe beider Hormone (▲). Jeder dieser Punkte ist ein Mittelwert aus 3—6 sehr gut übereinstimmenden Einzelwerten

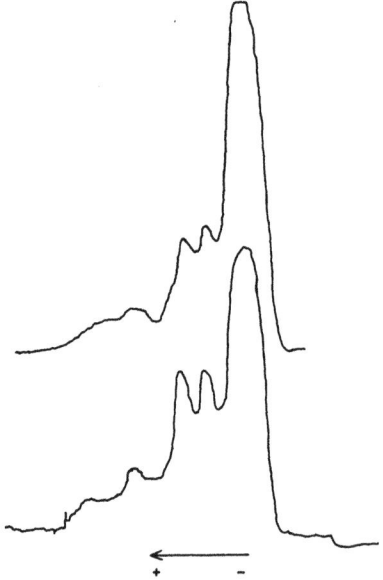

Abb. 3. Beispiel einer quantitativen Auswertung der durch Disk-elektrophorese aufgetrennten Granulaproteine. Die obere Kurve stammt von den Eiweißen der NA-Granula, die untere von den Mischgranula. Unterschiede in der relativen quantitativen Verteilung der beiden Eiweißmuster waren bei Auswertung von mehreren Versuchen nicht vorhanden. Die Wanderungsrichtung der Eiweiße war von rechts nach links

ten in beiden Granulapopulationen in gleicher Relation vorlagen (s. Abb. 3 als Beispiel einer Auswertung). Bei sehr guter Auftrennung konnte manchmal in der Frontseite der größten Hauptkomponente eine kleinere, zusätzliche Komponente abgespalten werden, die aber bei der quantitativen Auswertung nicht getrennt dargestellt werden konnte. Mehrere Nebenkomponenten waren in beiden Granulapopulationen in ähnlicher Menge vorhanden.

Tabelle 3. *Aminosäurenzusammensetzung der unlöslichen Proteine der NA-Granula und der löslichen von Mischgranula. Die Menge der einzelnen Aminosäuren ist ausgedrückt in Gramm Aminosäure/100 g Protein. Die Werte für die löslichen Proteine der Mischgranula sind der Arbeit von Strieder et al. (1968) entnommen*

	unlösliche Proteine	lösliche Proteine
Glu	15,2	23,4
Lys	6,7	8,4
Asp	8,9	8,3
Pro	4,1	7,4
Leu	9,6	7,2
Arg	9,7	10,4
Ser	7,1	5,7
Ala	6,8	5,3
Gly	3,7	4,6
Val	4,7	2,5
His	2,1	3,0
Thr	4,0	2,9
Phe	4,2	2,7
Met	2,4	1,7
Tyr	3,8	2,7
Ile	4,0	1,4
Cys	1,0	0,5
NH_3	1,7	2,0

Die Tab. 3 gibt die Aminosäurenzusammensetzung der löslichen Eiweiße von Mischgranula. Da die Eiweiße dieser Granula, wie gerade gezeigt, mit denen der NA-Granula identisch sind, ist diese Aminosäurenzusammensetzung auch für die löslichen Eiweiße der NA-Granula repräsentativ. Die Aminosäurenzusammensetzung der unlöslichen Eiweiße der NA-Granula ist von der der löslichen unterschieden, wobei besonders der niedere Glutaminsäure- und Prolingehalt der unlöslichen Eiweiße hervorgehoben werden soll. Auf eine Bestimmung der unlöslichen Eiweiße von Mischgranula wurde verzichtet, da diese Granula mit anderen Zellorganellen stärker verunreinigt sind. Da diese verunreinigenden Zellorganellen hauptsächlich unlösliche Eiweiße enthalten, würde eine Bestimmung der Aminosäurenzusammensetzung der unlöslichen Eiweiße von Mischgranula nur geringen Wert besitzen.

Lipide: Das molare Verhältnis von Cholesterin zu Lipidphosphor betrug in den Mischgranula 0,55 ± 0,06 ($n = 4$) und in den NA-Granula 0,6 ± 0,06 ($n = 6$). Die Phospholipidzusammensetzung für Homogenat, Sediment III und Granula ist in der Tab. 4 gegeben. In allen Zellfraktionen sind die quantitativ wichtigsten Phospholipide Lecithin und Phosphatidyläthanolamin. Lysolecithin findet sich im Homogenat in relativ niederer Konzentration. In den Granula ist die Lysolecithinkonzentration bedeutend höher und beträgt in den NA-Granula sogar 20%.

Tabelle 4. *Phospholipidzusammensetzung von Homogenat, Sediment III, der Misch- und NA-Granula. Die Prozentzahlen geben den Anteil der einzelnen Phospholipide am Gesamtlipidphosphor an. Die angeführten Katecholamin/Lysolecithin (Kat./LL)-Quotienten wurden auf molarer Basis berechnet*

	Hom. ($n = 10$)	Sed. III ($n = 4$)	Mischgr. ($n = 8$)	NA-Granula ($n = 4$)
Lysolecithin	4,9 ± 0,7	7,5 ± 0,3	13,5 ± 1,1	19,7 ± 2,0
Sphingomyelin	7,8 ± 0,7	6,8 ± 0,2	8,6 ± 0,4	6,9 ± 0,8
Lecithin	42,4 ± 1,6	38,7 ± 0,6	35,1 ± 1,8	32,8 ± 1,6
Phosphatidylserin Phosphatidylinositol	10,8 ± 0,7	7,2 ± 1,4	9,0 ± 0,8	9,1 ± 1,0
Phosphatidyläthanolamin	31,0 ± 0,8	34,0 ± 1,2	32,8 ± 1,0	30,1 ± 0,6
Phosphatidsäure Cardiolipin	3,1 ± 1,1	5,8 ± 0,5	1,0 ± 0,9	1,4 ± 1,0
Kat./LL	27,4 ± 1 ($n = 4$)	31 ($n = 2$)	33 ± 7 ($n = 5$)	36,2 ± 6 ($n = 5$)

Die angeführten molaren Katecholamin/Lysolecithin-Quotienten zeigen, daß in den verschiedenen Zellfraktionen 28—36 Moleküle Katecholamine per Molekül Lysolecithin kommen. Für die Bestimmung dieses Quotienten im Homogenat wurden besonders frische Nebennieren verwendet, die sofort verarbeitet wurden.

Zur Lokalisierung des Lysolecithin innerhalb der Granula wurden Mischgranula in hypotonen Medien lysiert und verschieden stark zentrifugiert. Bei Zentrifugation für 20 min bei 15000 g_{max} wurden 82,3% der Gesamtphospholipide sedimentiert. Der relative Lysolecithingehalt der Phospholipide im Überstand und Sediment war der gleiche, d. h. es hatte keine spezifische Anreicherung dieses Phospholipids im Überstand stattgefunden. Bei stärkerer Zentrifugation (140000 g_{max} für 60 min) verblieben nur Spuren der Phospholipide im Überstand, nämlich 1% der Gesamtphospholipide.

Diskussion

Für eine Isolation von Zellorganellen, wie z. B. in der vorliegenden Untersuchung der NA-Granula, ist es wichtig, das Verhalten der zu isolierenden, aber auch der anderen Zellpartikel während der verschiedenen Zentrifugationsschritte genau zu kennen. Für die Mitochondrien, Lysosomen und chromaffinen Granula ist bereits vom Rindernebennierenmark her bekannt, daß sie zum Großteil im Sediment II, der sogenannten „large granule fraction" anfallen (SMITH u. WINKLER, 1966). Über das Verhalten der Mikrosomen ist dagegen relativ wenig bekannt. HILLARP (1958) konnte zeigen, daß im Sediment II aus Rindernebennierenmark Ribonucleinsäure vorkommt, was er auf eine mikrosomale Verunreinigung zurückführte. Das Ausmaß dieser Beimengung wurde nicht quantitativ untersucht. Die vorliegende Arbeit zeigt nun für die Differentialzentrifugation von Schweinenebennierenmark, daß eine beträchtliche Menge Mikrosomen im Sediment II nachweisbar ist.

Diese Aussage beruht auf der Bestimmung der Verteilung von Glucose-6-Phosphatase. Dieses Enzym wurde bereits in verschiedenen Geweben zur Markierung der Mikrosomen verwendet (s. REID, 1967). Die Spezifität der Bestimmung im Hinblick auf saure Phosphatase (s. BRIGHTWELL u. TAPPEL, 1968) wurde in den Ergebnissen beschrieben. Überdies konnte schon früher gezeigt werden, daß Glucose-6-Phosphatase, nach Dichtegradienten-Zentrifugation des Sediments II aus Rindernebennierenmark, eine von saurer Phosphatase (Lysosomen) verschiedene Verteilung aufweist (SMITH u. WINKLER, 1968).

Es erscheint daher gesichert, daß Glucose-6-Phosphatase auch im Nebennierenmark für Mikrosomen repräsentativ ist und das Sediment II tatsächlich beträchtliche Mengen von mikrosomalen Elementen enthält. Dieses Resultat zeigt die Notwendigkeit auf, bei Gewinnung von chromaffinen Granula aus dem Sediment II eine etwaige Verunreinigung mit Mikrosomen zu berücksichtigen. Durch Resuspendieren und neuerlichem Zentrifugieren des Sediments II konnte die Beimengung der Mikrosomen relativ zu den chromaffinen Granula reduziert werden. Diese zweifache Sedimentation, die bereits fallweise verwendet wurde (SCHÜMANN, 1958; HILLARP, 1958), empfiehlt sich daher zur routinemäßigen Anwendung.

Die Auftrennung des Sediments III über 1,6 M Saccharose ergab, daß Mischgranula (A und NA) gewonnen werden können, die von anderen Zellorganellen weitgehend befreit sind. Die Gewinnung von Granula aus Sediment III, die fast nur mehr NA enthielten, war auf Grund der größeren Dichte dieser Granula im Vergleich zu A-Granula möglich. Dies war bereits in den grundlegenden Untersuchungen von SCHÜMANN (1957) und EADE (1958) festgestellt worden. Eine relativ gute Ausbeute an NA-Granula konnte durch lange Zentrifugation über hochkonzentrierte Zuckerlösungen (2,15 molar) erzielt werden. Diese Methode erwies sich einer kürzeren Zentrifugation über geringer konzentrierte Zuckerlösungen als überlegen.

Interessant ist, daß bei Zentrifugation über 2,05 bzw. 2,15 molare Saccharose der relative NA-Gehalt im Sediment gleich blieb (88%, bzw. 87%), obwohl in den einzelnen Experimenten 3—20% der im Röhrchen vorhandenen Katecholamine sedimentierten. Dies könnte bedeuten, daß die gewonnene Granulapopulation homogen ist, und daraus folgend, daß NA-Granula auch etwas A enthalten. Diese Möglichkeit würde nicht im Widerspruch zu den in der Einleitung bereits zitierten elektronenmikroskopischen Befunden stehen, da bei diesen histochemischen Methoden nur NA positiv nachgewiesen wird, und daher das Vorhandensein von A in NA-Granula nicht ausgeschlossen werden kann. Bei den Zellfraktionierungsexperimenten könnte es allerdings auch im Rahmen der Zentrifugationsschritte zur Adsorption oder Aufnahme kleiner konstanter Mengen von A in die NA-Granula kommen, so daß die Herkunft von A in NA-Granula nicht definitiv beantwortet werden kann.

Eine Gewinnung von A-Granula, die weitgehend frei von anderen Zellpartikeln sind, erscheint schwierig. Es konnten zwar in der Schicht über dem Sediment der Mischgranula bis zu 80% A nachgewiesen werden. In dieser Schicht fand sich aber auch ein signifikanter Anteil der anderen Zellorganellen (Mitochondrien, Lysosomen und Mikrosomen). Auf die Gewinnung von A-Granula wurde daher verzichtet. Aus dem Vergleich der NA-Granula mit den Mischgranula war ja indirekt eine Aussage über A-Granula möglich.

Ein gewisser Hinweis auf die Speicher-Eigenschaften von NA- und A-Granula war durch Inkubation einer Granulasuspension (Sediment II) bei 37° C möglich. Hierbei zeigte sich, daß in den ersten 15 min bedeutend mehr NA als A abgegeben wurde, während nach diesem Zeitpunkt die Geschwindigkeit der Abgabe für NA und A gleich war. Eine Aussage über die Herkunft dieses rasch abgegebenen NA erscheint schwierig; man könnte daran denken, daß es aus unreifen Granula stammt, in denen noch keine feste Speicherung vorliegt und auch noch keine Umwandlung in A eingetreten ist. In diesem Zusammenhang sind Resultate von TAUGNER u. HASSELBACH (1966) interessant. Diese Autoren demonstrierten mit radioaktiv markierten Katecholaminen, daß in isolierten Granula ein schnell und ein langsamer austauschbares „compartment" für Katecholamine vorliegt, wobei allerdings keine Unterscheidung bezüglich NA und A vorgenommen wurde.

Der auf Katecholamine bezogene ATP-Gehalt war in NA- und Mischgranula derselbe. Dies steht in Übereinstimmung mit Resultaten von EADE (1958), der in Rindergranula mit variierendem relativen NA-Gehalt einen gleichen ATP-Gehalt fand.

Eine charakteristische Eigenschaft chromaffiner Granula mehrerer Species ist der hohe Gehalt an wasserlöslichen Eiweißen (HILLARP, 1958; WINKLER et al., 1966; WINKLER, ZIEGLER u. STRIEDER, 1967b); dies gilt, wie hier gezeigt wurde, auch für NA-Granula. Diese Proteine werden bei der Sekretion der Katecholamine zusammen mit diesen aus dem Nebennierenmark abgegeben (BANKS u. HELLE, 1965; SAGE et al., 1967; SCHNEIDER, SMITH u. WINKLER, 1967). Die Auftrennung dieser löslichen Proteine durch Elektrophorese ergab, daß NA- und Mischgranula ein identisches Eiweißmuster besitzen. Da die Mischgranula zur Hälfte aus A-Granula bestehen, kann gefolgert werden, daß sowohl NA- als auch A-Granula gleichartige Eiweiße besitzen. Dies steht in Übereinstimmung mit immunhistochemischen Untersuchungen von HOPWOOD (1968), der mit einem fluoreszierenden Antikörper gegen die Hauptkomponente der Granulaproteine zeigen konnte, daß sowohl A- als auch NA-Zellen positiv reagierten. Über die weiteren Komponenten der Eiweiße konnte mit dieser immunologischen Methode allerdings keine Aussage gemacht werden. Die Identität der Eiweiße in NA- und A-Granula erlaubt die Feststellung, daß es bei der Sekretion sowohl von A als auch NA zur Abgabe gleichartiger Eiweißkörper kommt. Über die Funktion dieser Proteine sowohl innerhalb der Granula als auch in der Peripherie (nach Sekretion aus dem Nebennierenmark) herrscht allerdings immer noch keine Klarheit (vgl. dazu SMITH, 1968).

Die Aminosäurenzusammensetzung der löslichen Eiweiße aus Mischgranula (und damit auch der NA-Granula, s. Ergebnisse) zeigt typische Charakteristica, und zwar einen hohen Glutaminsäure- und Prolingehalt (STRIEDER et al., 1968). Die unlöslichen Eiweiße, die hier zum ersten Male und zwar an NA-Granula untersucht wurden, zeigen demgegenüber einen viel geringeren Gehalt an diesen beiden Aminosäuren. In ihrer Aminosäurezusammensetzung ähneln sie den Strukturproteinen von Mitochondrien (GREEN et al., 1968). Eine weitere Charakterisierung dieser wohl in den Membranen lokalisierten Struktureiweiße, auch in Zusammenhang mit den Lipiden (s. u.), dürfte von Interesse für das Verständnis der Eigenschaften der Granulamembran sein.

Ein auffällig hoher Gehalt an Lysolecithin ist typisch für chromaffine Granula mehrerer Species (BLASCHKO et al., 1967; WINKLER et al., 1967a; WINKLER u. SMITH, 1968). Dies trifft, wie die vorliegende Arbeit zeigt, sowohl für NA- als auch für Mischgranula zu. Die ersteren zeigten einen höheren Lysolecithingehalt als Mischgranula, was aber auf die minimale Verunreinigung der NA-Granula mit anderen Zellpartikeln und nicht auf das Fehlen von Lysolecithin in den A-Granula, die die Hälfte der Mischgranula repräsentieren, zurückzuführen sein dürfte. Ein hoher Gehalt an Lysolecithin wurde ja auch bereits in aus Rattennebennieren isolierten Granula, die zu $90^0/_0$ aus A-Granula bestehen, gefunden (WINKLER et al., 1967a).

In früheren Arbeiten (BLASCHKO et al., 1967; WINKLER et al., 1967a) konnte bereits demonstriert werden, daß dieser hohe Lysolecithingehalt nicht ein durch die Methode der Lipidanalyse bedingter Artefakt sein kann. Man könnte aber immer noch einwenden, daß das Lysolecithin im Rahmen der doch langen Zentrifugationsvorgänge gebildet würde. Die hier beschriebenen Katecholamin/Lysolecithin-Quotienten für frische Homogenate und isolierte Granula zeigen aber, daß bereits im Homogenat genügend Lysolecithin vorhanden ist, um die hohe Konzentration dieses Phospholipids in den daraus isolierten Granula zu erklären. Die Ähnlichkeit der Quotienten erlaubt aber andererseits auch die Aussage, daß fast das gesamte Lysolecithin des Homogenats sich in den chromaffinen Granula befinden muß.

Schließlich stellt sich die Frage, ob Lysolecithin sich in der Membran oder im wasserlöslichen Inhalt der Granula befindet. Zur Beantwortung dieser Frage wurden chromaffine Granula vom Schwein lysiert und anschließend zentrifugiert (bei 15000 g für 20 min), wobei die Katecholamine und ATP und ein Großteil der Eiweiße im Überstand, 82% der Phospholipide aber im Sediment gefunden wurden. Der relative Anteil des Lysolecithin an den Phospholipiden war im Sediment und im Überstand der gleiche. HILLARP (1960) fand unter ähnlichen Zentrifugationsbedingungen ebenfalls 20% der Phospholipide im Überstand und auch HELLE (1968) beschrieb kürzlich das Vorhandensein von Phospholipiden in der löslichen Fraktion von Rindergranula. Bei stärkerer Zentrifugation werden aber (wie von uns gezeigt) noch weiter Phospholipide sedimentiert, so daß dann nur mehr Spuren der Phospholipide (aber immer noch ein Großteil des Eiweißes) im Überstand verbleiben. Diese Resultate machen es wahrscheinlich, daß das Lysolecithin mit den anderen Phospholipiden in der Membran der Granula und nicht im wasserlöslichen Katecholamin-ATP-Eiweiß-Bereich sitzt. Dies entspricht auch früheren Resultaten, denen zufolge bei der Sekretion der Katecholamine zwar der gesamte wasserlösliche Inhalt dieser Granula aus dem Nebennierenmark abgegeben wurde, die Phospholipide und das Lysolecithin aber im Mark zurückblieben (SCHNEIDER et al., 1967).

Das Lysolecithin des Nebennierenmarks findet sich also fast ausschließlich in den chromaffinen Granula, und zwar sowohl in den A- als auch NA-Granula. Innerhalb der Granula ist es in der Membran lokalisiert und damit an entscheidender Stelle für Vorgänge in dieser Struktur. Dies gibt der bereits früher geäußerten Vorstellung weiteres Gewicht, daß diese membranaktive Verbindung für die Sekretion der Katecholamine von Bedeutung sein könnte; bei der Sekretion kommt es ja zur Fusion von Granulamembranen und Zellmembranen (s. SCHNEIDER et al., 1967).

Die vorliegende Arbeit hat die eingangs gestellte Frage nach den typischen Eigenschaften von NA-Granula weitgehend beantwortet. Auf Grund der großen Ähnlichkeit der NA-Granula mit den Mischgranula, die zur Hälfte aus A-Granula bestehen, konnte indirekt die weitgehende Ähnlichkeit von NA- und A-Granula festgestellt werden.

Besonders danke ich Herrn Univ.-Prof. Dr. H. KONZETT für seine wohlwollende Beratung und Kritik. Für die Möglichkeit zur Benützung des Beckmann-Aminosäurenanalysators bin ich Herrn Univ.-Prof. Dr. H. BERGER, des Disk-Elektrophorese-Apparates und des Chromoscan Herrn Univ.-Doz. Dr. F. GABL dankbar. Herrn Dr. W. HOHENWALLNER sei für die Anleitung zur Aminosäurenanalyse und für die quantitative Auftrennung der Aminosäuren mit dem Beckmann-Analysator gedankt. Fräulein CH. KRANEWITTER leistete intelligente technische Mitarbeit.

Literatur

BANKS, P., and K. HELLE: The release of protein from the stimulated adrenal medulla. Biochem. J. 97, 40C—41C (1965).
BARTLETT, G. R.: Phosphorus assay in column chromatography. J. biol. Chem. 234, 466—468 (1959).
BLASCHKO, H., H. FIREMARK, A. D. SMITH, and H. WINKLER: Lipids of the adrenal medulla: Lysolecithin, a characteristic constituent of chromaffin granules. Biochem. J. 104, 545—549 (1967).
BRIGHTWELL, R., and A. L. TAPPEL: Lysosomal acid pyrophosphatase and acid phosphatase. Arch. Biochem. 124, 333—343 (1968).
BRÜCKE, F., F. KAINDL u. H. MAYER: Über die Veränderung in der Zusammensetzung des Nebennierenmarkinkretes bei elektrischer Reizung des Hypothalamus. Arch. int. Pharmacodyn. 88, 407—412 (1952).
CLARKE, J. T.: Simplified "Disc" (Polyacrylamide Gel) Electrophoresis. Ann. N. Y. Acad. Sci. 121, 428—436 (1964).
COUPLAND, R. E., A. S. PYPER, and D. HOPWOOD: A method for differentiating between noradrenaline- and adrenaline-storing cells in the light and electron microscope. Nature (Lond.) 201, 1240—1242 (1964).
CRESTFIELD, A. M., S. MOORE, and W. H. STEIN: The preparation and enzymatic hydrolysis of reduced and S-carboxymethylated proteins. J. biol. Chem. 238, 622—627 (1963).
DE DUVE, C., B. C. PRESSMAN, R. GIANETTO, R. WATTIAUX, and F. APPELMANS: Tissue fractionation studies. 6. Intracellular distribution patterns of enzymes in rat liver tissue. Biochem. J. 60, 604—614 (1955).
EADE, N. R.: The distribution of the catecholamines in homogenates of the bovine adrenal medulla. J. Physiol. (Lond.) 141, 183—192 (1958).
ERÄNKÖ, O.: Fluorescing islets, adrenaline and noradrenaline in the adrenal medulla of some common laboratory animals. Ann. Med. exp. Fenn. 33, 278—290 (1955).
EULER, U. S. VON, and U. HAMBERG: Colorimetric determination of noradrenaline and adrenaline. Acta physiol. scand. 19, 74—84 (1949).
FOLCH, J., M. LEES, and G. H. SLOANE-STANLEY: A simple method for the isolation and purification of total lipides from animal tissues. J. biol. Chem. 226, 497—509 (1957).
FOLKOW, B., and U. S. VON EULER: Selective activation of noradrenaline and adrenaline producing cells in the cat's adrenal gland by hypothalamic stimulation. Circulat. Res. 2, 191—195 (1954).
GIANETTO, R., and C. DE DUVE: Tissue fractionation studies. 4. Comparative study of the binding of acid phosphatase, glucuronidase and cathepsin by rat-liver particles. Biochem. J. 59, 433—438 (1955).
GREEN, D. E., N. F. HAARD, G. LENAZ, and H. I. SILMAN: On the noncatalytic proteins of membrane systems. Proc. nat. Acad. Sci. (Wash.) 60, 277—284 (1968).
HELLE, K.: Some chemical and physical properties of the soluble protein fraction of bovine adrenal chromaffin granules. Molec. Pharmacol. 2, 298—310 (1966).
HELLE, K. B.: The chromogranin of the adrenal medulla: a high-density lipoprotein. Biochem. J. 109, 43P—44P (1968).
HILLARP, N.-Å.: Isolation and some biochemical properties of the catecholamine granules in the cow adrenal medulla. Acta physiol. scand. 43, 82—96 (1958).
— Further observations on the state of the catecholamines stored in the adrenal medullary granules. Acta physiol. scand. 47, 271—279 (1959).

HILLARP, N.-Å.: Some problems concerning the storage of catecholamines in the adrenal medulla. In: Adrenergic Mechanisms, pp. 481—486. Ed.: J. R. VANE, G. E. W. WOLSTENHOLME, and M. O'CONNOR. London: Churchill Ltd. 1960.
—, and B. HÖKFELT: Evidence of adrenaline and noradrenaline in separate adrenal medullary cells: Acta physiol. scand. **30**, 55—68 (1954).
—, and B. NILSON: The structure of the adrenaline and noradrenaline containing granules in the adrenal medullary cells with reference to the storage and release of the sympathomimetic amines. Acta physiol. scand. **31**. Suppl. **113**, 79—107 (1954).
HOPWOOD, D.: An immunohistochemical study of the adrenal medulla of the ox. A comparison of antibodies against whole ox chromaffin granules and ox chromogranin A. Histochemie **13**, 323—330 (1968).
MCILVAINE, T. C.: A buffer solution for colorimetric comparison. J. biol. Chem. **49**, 183—186 (1921).
RACKER, E.: Spectrophotometric measurements of the enzymatic formation of fumaric and cis-aconitic acids. Biochim. biophys. Acta (Amst.) **4**, 211—214 (1950).
REDGATE, E. S., and E. GELLHORN: Nature of sympathetico-adrenal discharge under conditions of excitation of the central autonomic structures. Amer. J. Physiol. **174**, 475—480 (1953).
REID, E.: Membrane Systems. In: Enzyme Cytology, pp. 321—406. Ed. D. B. ROODYN. London: Academic Press 1967.
SAGE, H. J., W. J. SMITH, and N. KIRSHNER: Mechanism of secretion from the adrenal medulla. 1. A microquantitative immunologic assay for bovine adrenal catecholamine storage vesicle protein and its application to studies of the secretory process. Molec. Pharmacol. **3**, 81—89 (1967).
SCHNEIDER, F. H., A. D. SMITH, and H. WINKLER: Secretion from the adrenal medulla: biochemical evidence for exocytosis. Brit. J. Pharmacol. **31**, 94—104 (1967).
SCHÜMANN, H. J.: The distribution of adrenaline and noradrenaline in chromaffin granules of the chicken. J. Physiol. (Lond.) **137**, 318—326 (1957).
— Die Wirkung von Insulin und Reserpin auf den Adrenalin- und ATP-Gehalt der chromaffinen Granula des Nebennierenmarks. Naunyn-Schmiedebergs Arch. Pharmak. exp. Path. **233**, 237—249 (1958).
SKIPSKI, V. P., R. F. PETERSON, and M. BARCLAY: Quantitative analysis of phospholipids by thin-layer chromatography. Biochem. J. **90**, 374—378 (1964).
SMITH, A. D.: Biochemistry of adrenal chromaffin granules. In: The Interaction of Drugs and Subcellular Components in Animal Cells, pp. 239—292. Ed. P. N. CAMPBELL. London: Churchill Ltd. 1968.
—, and H. WINKLER: The localization of lysosomal enzymes in chromaffin tissue. J. Physiol. (Lond.) **183**, 179—188 (1966).
— — A simple method for the isolation of adrenal chromaffin granules on a large scale. Biochem. J. **103**, 480—482 (1967a).
— — Purification and properties of an acidic protein from chromaffin granules of bovine adrenal medulla. Biochem. J. **103**, 483—492 (1967b).
— — Lysosomal phospholipases A_1 and A_2 of bovine adrenal medulla. Biochem. J. **108**, 867—874 (1968).
SMITH, W. J., and N. KIRSHNER: A specific soluble protein from the catecholamine storage vesicles of bovine adrenal medulla. I. Purification and chemical characterization. Molec. Pharmacol. **3**, 52—62 (1967).
STRIEDER, N., E. ZIEGLER, H. WINKLER, and A. D. SMITH: Some properties of soluble proteins from chromaffin granules of different species. Biochem. Pharmacol. **17**, 1553—1556 (1968).

TAUGNER, G., u. W. HASSELBACH: Über den Mechanismus der Catecholamin-Speicherung in den „chromaffinen Granula" des Nebennierenmarks. Naunyn-Schmiedebergs Arch. Pharmak. exp. Path. **255**, 266—286 (1966).
TRAMEZZANI, J. H., S. CHIOCCHIO, and G. F. WASSERMANN: A technique for light and electron microscopic identification of adrenaline — and noradrenaline — storing cells. J. Histochem. Cytochem. **12**, 890—899 (1964).
WEST, G. B.: The comparative pharmacology of the suprarenal medulla. Quart. Rev. Biol. **30**, 116—137 (1955).
WINKLER, H., and A. D. SMITH: Lipids of adrenal chromaffin granules: Fatty acid composition of phospholipids, in particular lysolecithin. Naunyn-Schmiedebergs Arch. Pharmak. exp. Path. **261**, 379—388 (1968).
— N. STRIEDER u. E. ZIEGLER: Über Lipide, insbesondere Lysolecithin, in den chromaffinen Granula verschiedener Species. Naunyn-Schmiedebergs Arch. Pharmak. exp. Path. **256**, 407—415 (1967a).
— E. ZIEGLER, and N. STRIEDER: Studies on the proteins from chromaffin granules of ox, horse and pig. Nature (Lond.) **211**, 982—983 (1966).
— — — Gewinnung und Eigenschaften der Katecholaminspeichernden Granula eines Phäochromocytoms. Klin. Wschr. **45**, 1238—1241 (1967b).
WOOD, J. G., and R. J. BARRNETT: Histochemical demonstration of norepinephrine at a fine structural level. J. Histochem. Cytochem. **12**, 197—209 (1964).
ZLATKIS, A., B. ZAK, and A. J. BOYLE: A new method for the direct determination of serum cholesterol. J. Lab. clin. Med. **41**, 486—492 (1953).

Dr. H. WINKLER
Pharmakologisches Institut
der Universität
A—6020 Innsbruck
P. Mayer-Straße 1

Über die Bedeutung der Schilddrüse für die stoffwechselsteigernde Wirkung von Amphetamin

Hsi Chu, K. Opitz und E. Intemann

Pharmakologisches Institut der Universität Münster i. W.
(Direktor: Prof. Dr. med. Dr. phil. A. Loeser)

Eingegangen am 17. Dezember 1968

The Role of the Thyroid Gland in the Calorigenic Action of Amphetamine

Summary. The rate of oxygen consumption and carbon dioxide production was measured in rats following the injection of amphetamine. Amphetamine is strongly calorigenic in normal as well as in triiodothyronine treated thyroidectomized animals. In hypothyroid thyroidectomized animals amphetamine causes only a very small increase in oxygen consumption.

Key-Words: Amphetamine — Oxygen Consumption — Thyroid Gland — Triiodothyronine.

Zusammenfassung. Messungen des Sauerstoffverbrauchs und der Kohlendioxidproduktion ergaben, daß Amphetamin auch bei schilddrüsenlosen Ratten calorigen wirkt, wenn der bei diesen Tieren bestehende Hormonmangel durch Zufuhr von Trijodthyronin ausgeglichen wird.

Schlüsselwörter: Amphetamin — Sauerstoffverbrauch — Schilddrüse — Trijodthyronin.

Bekanntlich erhöht Amphetamin bei Mensch und Tier den Sauerstoffverbrauch und die Körpertemperatur. Diese Stoffwechselwirkung ist komplexer Natur und zum Teil auf den calorigenen Effekt der durch Amphetamin freigesetzten Catechinamine zurückzuführen. Mit Nethalid, einer β-adrenergisch blockierenden Substanz, kann diese Komponente jedoch ausgeschaltet werden, ohne daß Amphetamin seine stoffwechselsteigernde Wirkung vollständig verliert (Opitz et al.). Deshalb wurde geprüft, ob Amphetamin vielleicht eine Ausschüttung von Schilddrüsenhormon bewirkt, denn eine thyreogene Stoffwechselsteigerung wird durch β-Adrenolytica kaum beeinflußt (Abboud; Perrault et al.; Strubelt). Dabei zeigte sich, daß Amphetamin weder die Radiojodspeicherung in der Schilddrüse fördert, noch eine histometrisch feststellbare Aktivierung des Schilddrüsengewebes verursacht, so daß die Frage, ob eine gesteigerte Schilddrüsentätigkeit an der durch Amphetamin bewirkten Stoffwechselsteigerung beteiligt ist, verneint werden mußte

(OPITZ et al.). Da spätere Befunde von DOLFINI u. KOBAYASHI, nach denen Amphetamin bei thyreoidektomierten und bei mit Propylthiouracil behandelten Ratten nicht mehr temperatursteigernd wirkt, doch die Annahme einer Beteiligung der Schilddrüse nahelegten, untersuchten wir zur Klärung der Frage nach der Bedeutung der Schilddrüse und ihres Inkretes für die stoffwechselsteigernde Wirkung der Phenylalkylamine den Einfluß von Amphetamin auf den respiratorischen Stoffwechsel von intakten und thyreopriven Ratten.

Methodisches

Als Versuchstiere dienten männliche Wistar-Ratten (BR 46 II) im Gewicht von 326—439 g, die unter gleichmäßigen Bedingungen einzeln gehalten und mit handelsüblichem Trockenfutter (Nagut ®) ernährt wurden. Abgesehen von acht nicht operierten Vergleichstieren waren alle Tiere wenigstens 11 Wochen vor Beginn der Untersuchungen thyreoidektomiert worden.

Die Messungen des Sauerstoffverbrauchs und der Kohlendioxidproduktion erfolgten bei einer Umgebungstemperatur von 28° C mit Hilfe des Diaferometers von NOYONS (Kipp & Zonen) mit kontinuierlicher Registrierung. Um Bewegungen auszuschalten, welche die Messungen gestört hätten, wurden die nüchternen Tiere nicht wie üblich mit einem Narkoticum, sondern mit dem muskelrelaxierend wirkenden Meprobamat[1] (180—220 mg/kg intraperitoneal) „ruhiggestellt". Auf diese Weise sollte eine scheinbare, nur auf die narkose-abschwächenden Wirkung des Weckamins Amphetamin beruhende Stoffwechselsteigerung vermieden werden. Nachdem sich die Ausgangswerte eingestellt hatten, erhielten die Tiere 8,84 mg/kg D-Amphetaminsulfat, gelöst in physiologischer Kochsalzlösung (1 ml/kg) bzw. in einer anderen Versuchsreihe 1 ml/kg physiologischer Kochsalzlösung i.m.; in der folgenden Stunde wurden ihr Sauerstoffverbrauch und ihre Kohlendioxidproduktion gemessen und registriert. In einer zweiten Versuchsanordnung erhielten die thyreoidektomierten Tiere vor Versuchsbeginn 4 Tage lang täglich 0,4 mg/kg Trijodthyronin[2] subcutan.

Die Angabe des Sauerstoffverbrauchs erfolgte in Normalmilliliter pro Quadratdezimeter Körperoberfläche und Stunde [Nml/dm²/Std] (vgl. OPITZ et al.).

Ergebnisse

Die Ergebnisse sind in Abb. 1 und der Tabelle dargestellt. Betrachtet man zunächst nur den linken Teil der Abbildung, d. h. die Ausgangswerte bei der Zeitangabe „0", so erkennt man, daß die intakten Vergleichstiere (zweite Kurve von oben) einen Sauerstoffverbrauch von etwa 100 Nml/dm²/Std hatten. Bei thyreoidektomierten Tieren nimmt der Sauerstoffverbrauch im Verlauf von Wochen allmählich immer mehr ab, um schließlich die in den beiden unteren Kurven dargestellten Minimalwerte um 50 Nml/dm²/Std zu erreichen. Werden solche Tiere

---

[1] Cyrpon pro injectione (Troponwerke).
[2] Trijodthyronin (Farbwerke Hoechst AG).
Den genannten Firmen wird für die freundliche Überlassung der benötigten Versuchsmengen gedankt.

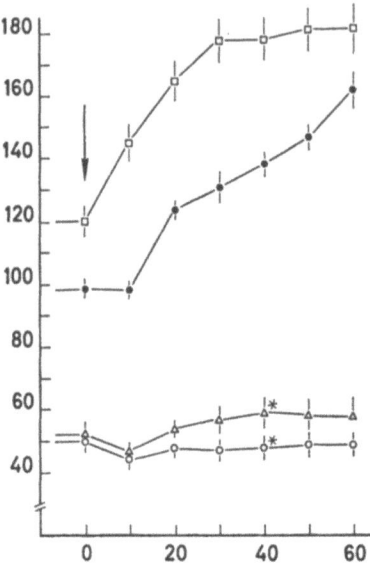

Abb. 1. Sauerstoffverbrauch von männlichen Ratten vor und nach i.m. Injektion (Pfeil) von D-Amphetaminsulfat (8,84 mg/kg) bzw. physiologischer Kochsalzlösung. Vor den Messungen hatten alle Tiere Meprobamat (180 bzw. 220 mg/kg i.p.) erhalten. Abszisse: Zeit in min. Ordinate: Sauerstoffverbrauch in Nml/dm²/Std. $\bar{x} \pm s_{\bar{x}}$. □ 13 thyreoidektomierte, mit Trijodthyronin behandelte Tiere (Amphetamin); ● 8 normale intakte Vergleichstiere (Amphetamin); △ 12 thyreoidektomierte Ratten (Amphetamin); ○ dieselben 12 Tiere nach Injektion von physiologischer Kochsalzlösung statt Amphetamin

Die mit * gekennzeichneten Mittelwerte sind signifikant voneinander verschieden ($P < 0,01$).

Tabelle. *Respiratorische Quotienten (RQ) vor und 60 min nach Injektion von D-Amphetaminsulfat (8,84 mg/kg i.m.), $\bar{x} \pm s_{\bar{x}}$. Symbole wie in Abb.1*

Gruppe	N	RQ vor Amphetamin	RQ nach Amphetamin
○	12	0,81 ± 0,014	0,83 ± 0,010
△	12	0,78 ± 0,014	0,80 ± 0,014
□	13	0,76 ± 0,007	0,76 ± 0,005
●	8	0,74 ± 0,013	0,78 ± 0,010

4 Tage lang mit Trijodthyronin (0,4 mg/kg/d) behandelt, so steigt ihr Sauerstoffverbrauch nicht nur zur Norm an, sondern ist der Dosis entsprechend mit durchschnittlich 120 Nml/dm²/Std deutlich erhöht (oberste Kurve).

Den Einfluß von Amphetamin auf den Sauerstoffverbrauch zeigt der rechte Teil der Abb. 1. Die intakten Vergleichstiere (zweite Kurve von oben) reagierten auf Amphetamin mit einem Stoffwechselanstieg von durchschnittlich 63%. Der respiratorische Quotient änderte sich dabei nicht wesentlich (Tabelle). Bei den hypothyreoten thyreopriven Tieren bewirkte Amphetamin dagegen nur einen geringfügigen Stoffwechselanstieg von durchschnittlich 15% (dritte Kurve von oben). Immerhin handelte es sich auch dabei um eine signifikante Umsatzsteigerung; das zeigt ein Kontrollversuch, bei dem dieselben Tiere statt Amphetamin nur physiol. Kochsalzlösung erhielten (unterste Kurve). Nach der Behandlung mit Trijodthyronin reagierten diese schilddrüsenlosen Tiere wieder in normaler Weise auf Amphetamin, das jetzt einen prompten und bedeutenden Anstieg des Sauerstoffverbrauchs auslöste (oberste Kurve in Abb. 1). Diese Kurve läßt jedoch eine Plateaubildung bei 180 Nml/dm^2/Std erkennen; der oxydative Stoffwechsel kann also offenbar nur bis zu einer gewissen Grenze gesteigert werden. Auch bei den thyreopriven Tieren mit und ohne Trijodthyronin-Vorbehandlung hatte Amphetamin keinen deutlichen Einfluß auf die respiratorischen Quotienten (Tabelle).

Diskussion

Aus den mitgeteilten Befunden geht hervor, daß schilddrüsenlose Tiere ebenso wie intakte normale Tiere mit einer bedeutenden Umsatzsteigerung auf Amphetamin reagieren, wenn der bei ihnen bestehende „Stoffwechseldefekt" vorher durch Zufuhr von Trijodthyronin ausgeglichen wird. Daraus folgt, daß für die calorigene Wirkung von Amphetamin die Anwesenheit von Schilddrüsenhormon bzw. Trijodthyronin erforderlich ist. Vermutlich kommt dem Schilddrüsenhormon dabei eine „permissive" Bedeutung zu. So wie das Schilddrüsenhormon zugegen sein muß, wenn Adrenalin lipolytisch wirken soll (JEANRENAUD), so ist seine Anwesenheit offenbar notwendig, damit Amphetamin seine stoffwechselsteigernde Wirkung voll entfalten kann.

Da auch schilddrüsenlose Tiere unter den beschriebenen Bedingungen in normaler Weise mit einer Umsatzsteigerung auf Amphetamin reagieren, kann die Schilddrüse, wie bereits mitgeteilt, nicht Angriffspunkt der calorigenen Amphetaminwirkung sein (vgl. OPITZ et al.). In diesem Sinne sind wohl auch die bereits erwähnten Befunde von DOLFINI u. KOBAYASHI sowie die Beobachtungen von ANDRES et al. zu deuten, daß Methamphetamin und Phenmetrazin bei mit Propylthiouracil vorbehandelten Ratten keine Erhöhung des Sauerstoffverbrauchs von isolierten Muskelgeweben mehr bewirken.

Literatur

ABBOUD, F. M.: Clinical importance of the adrenergic receptors. Arch. intern. Med. **118**, 418—421 (1966).

ANDRES, F., F. K. OHNESORGE u. R. DE VRIES: Zum Mechanismus der Stoffwechselsteigernden Wirkung von Weckaminen an isolierten Organen. Naunyn-Schmiedebergs Arch. Pharmak. exp. Path. **257**, 261—262 (1967).

DOLFINI, E., and M. KOBAYASHI: Studies with amphetamine in hyper- and hypothyroid rats. Europ. J. Pharmacol. **2**, 65—66 (1967).

JEANRENAUD, B.: Fonctions et régulation hormonale du tissu adipeux. Helv. med. Acta **30**, 1—29 (1963).

OPITZ, K., H. GRÜTER u. A. LOESER: Zur Stoffwechselwirkung von Amphetamin und anderen Phenylalkylaminen. Arch. int. Pharmacodyn. **161**, 183—195 (1966).

PERRAULT, M., B. KLOTZ et M. ROBILLARD: La part des catécholamines dans l'expression clinique des syndromes d'hyper et d'hypothyréose. Sem. Hôp. Paris **44**, 2013—2025 (1968).

STRUBELT, O.: Beeinflußt die Schilddrüsenaktivität die Empfindlichkeit der adrenergischen Receptoren? Naunyn-Schmiedebergs Arch. Pharmak. exp. Path. **257**, 70—71 (1967).

Prof. Dr. K. OPITZ
Pharmakologisches Institut
der Universität
4400 Münster, Westring 12

Über die Aufnahme von Brenzcatechinaminen in die adrenergischen Nerven des Froschherzens* **

HORST GROBECKER
unter Mitarbeit von HELGA GROBECKER***
Pharmakologisches Institut der Universität Frankfurt a. Main
(Direktor: Prof. Dr. P. HOLTZ)

BERTIL HAMBERGER und TORBJÖRN MALMFORS
Histologische Abteilung des Karolinska Institutes Stockholm
(Direktor: Prof. Dr. J.-E. EDSTRÖM)

Eingegangen am 30. Dezember 1968

Uptake of Catecholamines by the Adrenergic Nerves of the Frog Heart

Summary. With the help of the histochemical fluorescence method the adrenergic innervation of the frog heart (Rana temporaria) and the uptake of catecholamines by the adrenergic nerves after pretreatment with reserpine was investigated.

1. The atrium of the frog heart contains numerous adrenergic nerve fibers (axons and terminals with varicosities) which form a network in the sinuauricular node. In the ventricle, the bulk of adrenergic terminals with varicosities was localised near the atrioventricular node.

2. After pretreatment with reserpine the fluorescence disappeared from the atrium as well as from the ventricle. Administration of adrenaline, noradrenaline and the respective α-methylated derivatives resulted in a restoration of the fluorescence of the adrenergic nerves but without reappearance of the varicosities, so that the nerves appeared to be smooth.

The fluorescence intensity of the adrenergic nerves was high after injection of α-methyladrenaline, somewhat lower after α-methylnoradrenaline and adrenaline and very low after the administration of noradrenaline. Its restoration was time and dose dependent. Maximal fluorescence was reached within 1 hr after the injection of 2 mg/kg α-methyladrenaline. Pretreatment with amphetamine and desmethylimipramine inhibited the uptake.

3. After incubation of frog atria in vitro a dose dependent uptake of α-methyladrenaline and adrenaline by the adrenergic nerves could be observed. This uptake of catecholamines takes place during incubation at 25° and 0°C.

4. It is concluded that the adrenergic nerves of the frog heart contained an reserpine-resistant mechanism of uptake for catecholamines which is localised in the cell membrane of the nerves operating at high and low temperatures.

---

* Herrn Prof. Dr. L. LENDLE zum 70. Geburtstag gewidmet.
** Mit Unterstützung der Deutschen Forschungsgemeinschaft.
*** Max-Planck-Institut für Hirnforschung Frankfurt a. Main. Neuroanatomische Abteilung.

Key-Words: Adrenergic Innervation of the Frog Heart — Fluorescence-Microscopic and Biochemical Investigations — Release of Adrenaline — Inhibition of Adrenaline Uptake.

Zusammenfassung. Mit Hilfe der histochemischen Fluorescenzmethode zur Darstellung biogener Monoamine wurden die adrenergische Innervation des Froschherzens (Rana temporaria) und die Aufnahme von Brenzcatechinaminen in die adrenergischen Nerven nach Vorbehandlung mit Reserpin untersucht.

1. Der Vorhof des Froschherzens enthält zahlreiche adrenergische Nervenfasern (Axone und Nervenendigungen mit kleinen Varicositäten), die im Sinusknoten ein Netzwerk bilden. Im Ventrikel waren zahlreiche varicöse Nervenendigungen sichtbar, besonders im Bereich des atrioventrikulären Knotens.

2. Nach Vorbehandlung mit Reserpin (3×25 mg/kg) war in Vorhof und Kammer keine oder nur sehr geringe spezifische Fluorescenz zu beobachten. Injektionen von Adrenalin, Noradrenalin und den entsprechenden α-methylierten Verbindungen restituierten die Fluorescenz der adrenergischen Nerven in Atrium und Ventrikel, wobei sich jedoch die Varicositäten der Nervenendigungen nicht darstellten.

Die Fluorescenzintensität der adrenergischen Axone war am stärksten nach Injektionen von α-Methyladrenalin, weniger stark nach Verabfolgung von α-Methylnoradrenalin und Adrenalin und am schwächsten nach Noradrenalin. Ihre Restitution war zeit- und dosisabhängig; das Maximum der Fluorescenz wurde nach 1 Std mit 2 mg/kg erreicht. Vorbehandlung mit Amphetamin und Desmethylimipramin hemmte die Aufnahme.

3. Auch in *vitro* ließ sich eine konzentrationsabhängige, weitgehend temperaturunabhängige (25° und 0°C) Aufnahme von α-Methyladrenalin und Adrenalin nachweisen.

4. Die Ergebnisse sprechen dafür, daß auch beim Kaltblüter (Frosch) Reserpin die Aufnahme von Brenzcatechinaminen durch die Zellmembran der adrenergischen Nerven nicht beeinträchtigt.

Schlüsselwörter: Adrenergische Innervation des Froschherzens — Fluorescenzmikroskopische und biochemische Untersuchungen — Freisetzung von Adrenalin — Hemmung der Adrenalinaufnahme.

OTTO LOEWI hatte gezeigt, daß bei der Reizung der Nervi accelerantes des Froschherzens eine adrenalinähnliche Substanz freigesetzt wird. Dieser „Accceleransstoff" konnte später als Adrenalin identifiziert werden, während im Warmblüterherzen Noradrenalin der Überträgerstoff sympathischer Nervenwirkungen ist (Übersicht bei HOLTZ u. PALM, 1966, S. 177). Noradrenalin ließ sich im Froschherzen mit fluorimetrischen Methoden nicht oder nur in sehr geringen Mengen nachweisen (FALCK, 1962; BRODIE et al., 1964; FALCK et al., 1963; GROBECKER et al., 1966). Auch die Herzen anderer Amphibien, z. B. von Bufo marinus und Bufo americanus, enthalten nur Adrenalin (BOGDANSKI et al., 1963). Mit Hilfe der histochemischen Fluorescenzmethode zur Darstellung biogener Monoamine (FALCK, HILLARP, THIEME u. TORP, 1962, Übersicht bei CORRODI u. JONSSON, 1967) konnte gezeigt werden, daß sowohl das Adrenalin des Amphibienherzens als auch das Noradrenalin des Säugetierherzens ausschließlich in adrenergischen bzw. noradrenergischen Nerven lokalisiert ist (FALCK et al., 1963; ANGELAKOS et al., 1963).

Die Varicositäten der Nervenendigungen erwiesen sich als die morphologischen Strukturen, in deren granulären Gebilden die Synthese und Speicherung, und aus denen die Freisetzung von Noradrenalin erfolgt. Daneben konnte eine extragranuläre, axoplasmatische Aufnahme und vorübergehende Anreicherung exogen zugeführten Noradrenalins nachgewiesen werden (MALMFORS, 1965). Adrenalin wurde schlechter als Noradrenalin in die *noradrenergischen* Nerven der Ratten-Iris aufgenommen (CORRODI, MALMFORS u. SACHS, 1966). Es erschien von Interesse, zu prüfen, ob das auch für die *adrenergischen* Nerven des Froschherzens zutrifft.

Methodik

Gruppen von 20 Rana temporaria im Gewicht von 30—40 g (Oktober—Dezember, Raumtemperatur 18°C) erhielten an drei aufeinanderfolgenden Tagen 25 mg/kg Reserpin in den Brustlymphsack injiziert und wurden 16—20 Std nach der letzten Injektion für die Versuche verwendet. Nach Injektion von Brenzcatechinaminen (Dosierung und Zeit s. Ergebnisse) in den Brustlymphsack wurden die Tiere durch Dekapitieren getötet. Das Herz wurde mit Hilfe eines Operationsmikroskops (Fa. Zeiß) sofort herauspräpariert und im Vorhof und Kammer zerteilt.

Der Vorhof wurde so aufgeschnitten, daß der schlagende Sinusknoten gut sichtbar war, und Zupfpräparate auf einem Objektträger hergestellt, auf denen die Stelle des Sinusknotens markiert wurde. Die Präparate wurden über Phosphorpentoxyd in einem Exsiccator getrocknet und mit Formaldehydgas (Paraformaldehyd: 50% relative Feuchtigkeit) 3 Std bei $+80°C$ behandelt.

Die Herzkammer wurde sofort gefriergetrocknet, mit Formaldehyd behandelt und im Vakuum in flüssiges Paraffin eingebettet. Schnitte (8 µ) wurden hergestellt und in Entellan eingebettet (Einzelheiten der Methode bei DAHLSTRÖM u. FUXE, 1964).

Vorhöfe von mit Reserpin vorbehandelten Fröschen wurden *in vitro* in Frosch-Tyrode bei 25°C und 0°C mit steigenden Konzentrationen von Adrenalin und α-Methyladrenalin inkubiert und anschließend Zupfpräparate angefertigt.

Adrenalin und α-Methyladrenalinbestimmung. Herzen von je 10 Fröschen wurden mit eiskalter 0,4 n $HClO_4$ homogenisiert und die extrahierten Amine an Dowex-Säulen (50 WX4 200—400 mesh) adsorbiert. In den Eluaten (1 n HCl) wurden Adrenalin und α-Methyladrenalin wie früher beschrieben (GROBECKER et al., 1966) fluorimetrisch mit der Trihydroxyindolmethode bestimmt.

Verwendete Substanzen. Reserpin (Serpasil®, CIBA); L-Noradrenalin-Bitartrat, L-Adrenalin-Bitartrat, L-α-Methylnoradrenalin (Corbasil®, Farbwerke Hoechst); L-α-Methyladrenalin (C. H. Boehringer Sohn, Ingelheim); Desmethylimipramin (Pertofran®, Geigy);[1] D-Amphetaminsulfat.

Ergebnisse

1. Adrenergische Strukturen in Atrium und Ventrikel des Froschherzens (Rana temporaria)

Nach Behandlung der Vorhofpräparate mit Formaldehyd war in der Umgegung des Sinusknotens ein dichtes Netzwerk intensiv grün

---
[1] Wir danken den Firmen für die Überlassung ausreichender Versuchsmengen.

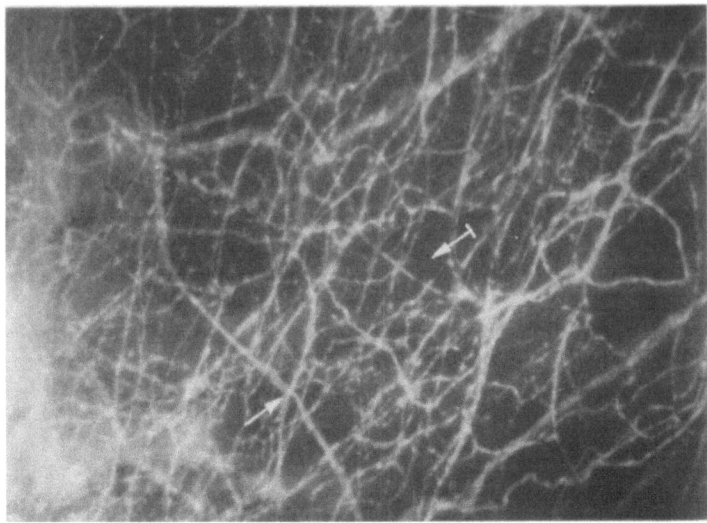

Abb. 1a. Frosch-Vorhof (Rana temporaria): Sinusknoten. Fluorescenzmikroskopische Aufnahme ($\times$ 180). Grün fluorescierende adrenergische Hauptaxone ($\rightarrow$) und ein Geflecht von Nervenendigungen mit zahlreichen Varicositäten ($\mapsto$)

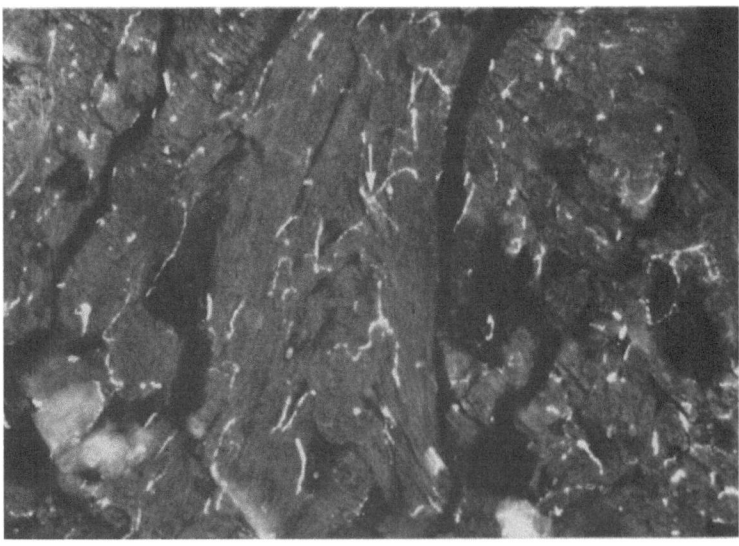

Abb. 1b. Frosch-Kammer. Fluorescenzmikroskopische Aufnahme ($\times$ 210, bei der Reproduktion auf $^9/_{10}$ verkleinert). Reichhaltige adrenergische Innervation. Die Nervenendigungen zeigen deutliche Varicositäten ($\rightarrow$)

fluorescierender Nervenfasern zu erkennen. In der Abb. 1a sind Hauptaxone und Nervenendigungen mit kleinen Varicositäten zu sehen. Auch Querschnitte von gefriergetrockneten *Ventrikeln* wiesen zahlreiche fluorescierende Nervenendigungen mit kleinen Varicositäten auf (Abb. 1b) Im Bereich des Atrioventrikulär-Knotens ließen sich Nervenbündel darstellen, die fluorescierende und nicht fluorescierende (cholinergische?) Fasern enthielten (Abb. 2). Diese Nervenbündel behielten auch nach intensiver Reserpinvorbehandlung noch eine schwache Fluorescenz (s. unter 2.).

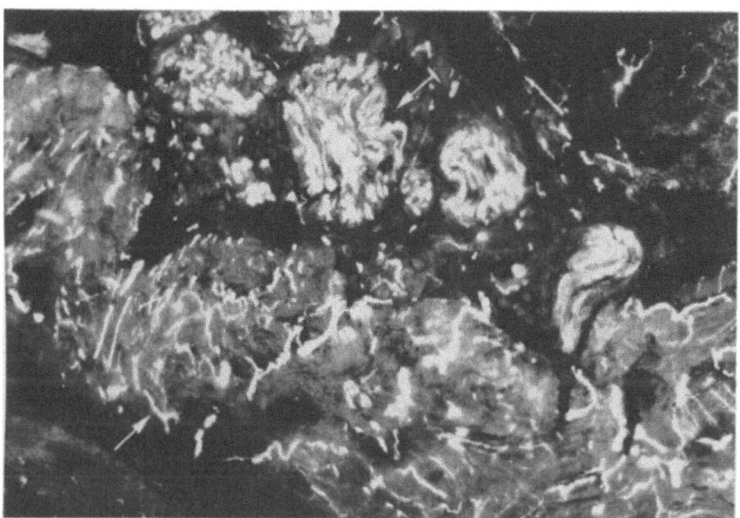

Abb. 2. Frosch-Kammer. Bereich des Atrioventrikulär-Knotens. Fluorescenzmikroskopische Aufnahme (× 210, bei der Reproduktion auf $^9/_{10}$ verkleinert). Neben vielen adrenergischen Nervenendigungen (→) stark fluorescierende Nervenbündel im Querschnitt (⇢)

2. Aufnahme von Brenzcatechinaminen in die adrenergischen Nerven des Froschherzens nach Vorbehandlung mit Reserpin

Die nach Vorbehandlung mit Reserpin (s. Methodik) verschwundene oder nur noch sehr schwache spezifische Fluorescenz der adrenergischen Nerven (Abb. 3a) konnte durch Injektion von Brenzcatechinaminen wiederhergestellt werden. Die Varicositäten der Nervenendigungen stellten sich jedoch nicht dar. Die Brenzcatechinamine werden demnach wie in sympathischen Nerven des Warmblüters unter Reserpin vornehmlich extragranulär aufgenommen und angereichert (Abb. 3b; s.a. GROBECKER u. MALMFORS, 1968).

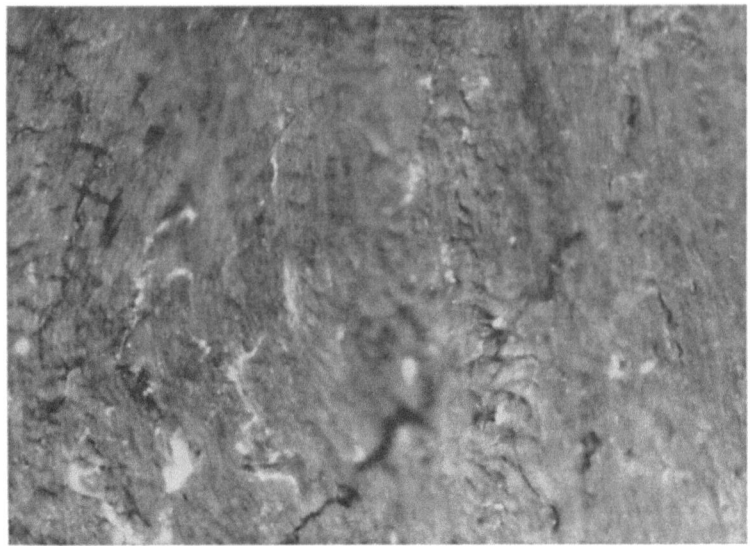

a

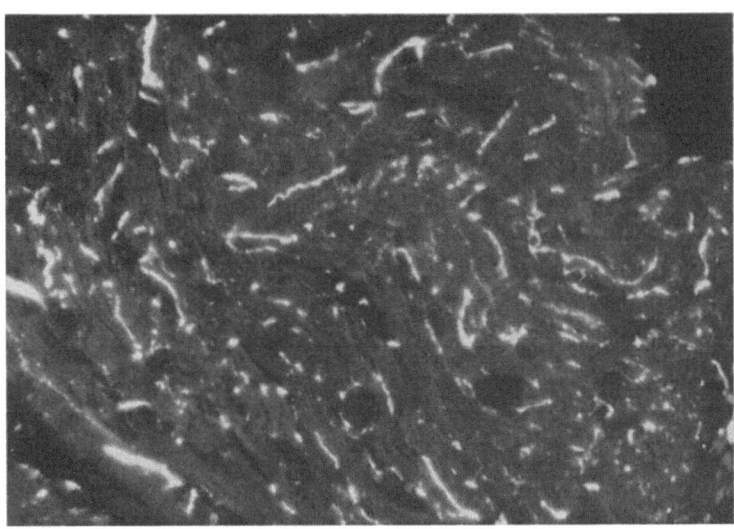

b

Abb. 3. a Frosch-Kammer. (× 210, bei der Reproduktion auf $^9/_{10}$ verkleinert) 16 Std nach der letzten Reserpininjektion (3×25 mg/kg im Abstand von 24 Std). Die Fluorescenz der adrenergischen Nervenendigungen ist völlig verschwunden. b 1 Std nach Injektion von 2 mg/kg α-Methyladrenalin in den Brustlymphsack. Die adrenergischen Nervenendigungen fluorescieren wieder stark, jedoch sind keine Varicositäten zu erkennen

Ein Vergleich der Intensität der spezifischen Fluorescenz der adrenergischen Nerven nach Verabfolgung von je 2 mg/kg Adrenalin oder Noradrenalin bzw. ihren α-methylierten Derivaten ergab, daß nach Injektion von *α-Methyladrenalin* die höchste Fluorescenzintensität erreicht wurde. Nach Injektion von α-Methylnoradrenalin und Adrenalin war die Fluorescenzintensität noch stark, nach Noradrenalin jedoch schwach bis sehr schwach (Tab. 1).

Tabelle 1. *Fluorescenzintensität der adrenergischen Nerven des Froschherzens nach Injektion von Brenzcatechinaminen (2 mg/kg, 1 Std vor der Tötung) in den Brustlymphsack von mit Reserpin vorbehandelten Tieren*

	Fluorescenzintensität	
	Atrium	Ventrikel
Normal	+++	+++
Reserpin 3×25 mg/kg	(+)	(+)
α-Methyladrenalin	+++	+++
α-Methylnoradrenalin	++	++
Adrenalin	++	++
Noradrenalin	(+)	+

Symbole für die Fluorescenzintensität der adrenergischen Strukturen: +++ sehr stark; ++ stark + schwach; (+) sehr schwach.

Tabelle 2. *Wiederherstellung der Fluorescenzintensität der adrenergischen Nerven im Froschherzen nach Verabfolgung von α-Methyladrenalin (10 mg/kg) an mit Reserpin vorbehandelte Tiere als Funktion der Zeit*

	Zeit bis zur Tötung (min)	Fluorescenzintensität	
		Atrium	Ventrikel
Normal		+++	+++
Reserpin 3×25 mg/kg		(+)	(+)
α-Methyladrenalin 10 mg/kg	5	+	+
	15	++	++
	30	++	++
	60	+++	+++
	120	+++	+++
	240	+++	+++

Über den zeitlichen Verlauf der Wiederherstellung der Fluorescenzintensität gibt die Tab. 2 Aufschluß. Schon 5 min nach Verabfolgung von α-Methyladrenalin (10 mg/kg) wurde eine schwache Fluorescenz sichtbar, die 15 und 30 min nach der Injektion deutlich stärker war und ihr Maximum nach 60 min erreicht hatte. 4 Std nach der Injektion war sie noch nicht vermindert.

Die Aufnahme von α-Methyladrenalin in die adrenergischen Nerven des Froschherzens war auch dosisabhängig. Das Maximum der Fluorescenz wurde nach Injektion von 2 mg/kg im Verlauf 1 Std erreicht. 1 Std nach Verabfolgung von 10 mg/kg zeigte sich eine zwar stärkere Fluorescenz, die aber auch jetzt ausschließlich in den adrenergischen *Nerven* lokalisiert war. Nach Verabfolgung der sehr hohen Dosis von 50 mg/kg trat eine starke diffuse Fluorescenz auch in der *Muskulatur* auf (Tab. 3).

Tabelle 3. *Fluorescenzintensität der adrenergischen Nerven im Froschherzen nach Injektion von α-Methyladrenalin (1 Std vor der Tötung) in den Brustlymphsack von mit Reserpin vorbehandelten Tieren*

Dosis (mg/kg)	Fluorescenzintensität	
	Atrium	Ventrikel
0,1	+	+
0,5	++	++
2,0	+++	+++
10,0	+++	+++
50,0	+++[a]	+++[a]

[a] Erhöhte Hintergrundsfluorescenz.

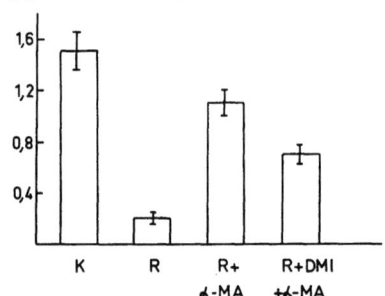

Abb. 4. Adrenalingehalt des Froschherzens vor (K) 1,5 ± 0,15 µg/g und nach 3×25 mg/kg Reserpin (R), 0,21 ± 0,02 µg/g. 1 Std nach Injektion von 2 mg/kg α-Methyladrenalin (R + α-MA) findet sich ein Brenzcatechinamingehalt von 1,1 ± 0,12 µg/g. Die Aufnahme von α-Methyladrenalin (α-MA) wird durch Desmethylimipramin (DMI: 50 mg/kg 1 Std vor α-MA) signifikant gehemmt (0,7 ± 0,06 µg/g) $p = < 0,05$

Die Aufnahme von α-Methyladrenalin war nach Vorbehandlung mit Amphetamin oder Desmethylimipramin (50 mg/kg, 1 Std vor der Injektion von α-Methyladrenalin) deutlich gehemmt: bei den vorbehandelten Tieren ließ sich die nach Reserpin fast verschwundene Fluorescenz in

Herzvorhof und -kammer durch 2 mg/kg α-Methyladrenalin (1 Std nach der Injektion) nur sehr schwach restituieren.

Die fluorescenzmikroskopischen Beobachtungen stimmten gut überein mit den fluorimetrisch bestimmten quantitativen Veränderungen der Brenzcatechinaminwerte. Der Brenzcatechinamingehalt der Froschherzen hatte nach 3×25 mg/kg Reserpin von 1,5 µg/g (K) auf 0,21 µg/g (R) abgenommen (Abb. 4). 1 Std nach Injektion von 2 mg/kg α-Methyladrenalin (R + α-MA) war er auf 1,1 µg/g, bei den mit Desmethylimipramin vorbehandelten Tieren (DMI + α-MA) nur auf 0,7 µg/g erhöht.

Tabelle 4. *Wiederherstellung der Fluorescenzintensität von adrenergischen Nerven im Atrium von mit Reserpin vorbehandelten Fröschen nach Inkubation mit α-Methyladrenalin und Adrenalin in vitro*

	Konzentration (M)	Fluorescenzintensität Temperatur	
		25°C	0°C
α-Methyladrenalin	$1,5 \cdot 10^{-7}$	++	
	$5 \cdot 10^{-6}$	+++	++
	$5 \cdot 10^{-5}$	+++	+++
Adrenalin	$1,5 \cdot 10^{-7}$	+	
	$5 \cdot 10^{-6}$	++	(+)
	$5 \cdot 10^{-5}$	+++	+

Inkubation in Frosch-Tyrode: 10 min Vorinkubation; 20 min mit α-Methyladrenalin bzw. Adrenalin.

Auch *in vitro*, bei Inkubation isolierter Vorhofpräparate bei 25°C in Frosch-Tyrode mit steigenden Konzentrationen von α-Methyladrenalin und Adrenalin ($1,5 \cdot 10^{-7}$ bis 10^{-3} M) konnte eine konzentrationsabhängige Steigerung der Fluorescenzintensität der adrenergischen Nerven nachgewiesen werden (Tab. 4). Bei einer Inkubationstemperatur von 0°C war die Aminaufnahme zwar geringer als bei 25°C, jedoch deutlich nachweisbar. Wurden die Präparate nach Inkubation bei 0°C 30 min mit Frosch-Tyrode nachgewaschen, so verminderte sich die Fluorescenz etwas, war aber noch gut sichtbar.

Diskussion

Sowohl Noradrenalin als auch Adrenalin kondensieren sich nach Inkubation mit Paraformaldehyd zu fluorescierenden Verbindungen, wobei Adrenalin als sekundäres Amin erst nach 3 Std Inkubationszeit bei 80°C eine starke Fluorescenz ergibt, die derjenigen des Noradrenalins nach 1 Std Inkubationszeit entspricht (CORRODI u. JONSSON, 1967).

1. Der fluorescenzmikroskopische Nachweis adrenalinhaltiger varicöser Nervenendigungen (s.a. FALCK et al., 1963) stimmt überein mit früheren biochemischen Befunden, nach denen das Adrenalin des Froschherzens zu 50% in der partikulären Fraktion 100000 × g enthalten ist (GROBECKER u. HOLTZ, 1966). Diese Befunde widersprechen der Ansicht von ANGELAKOS et al., 1965, das Adrenalin des Froschherzens sei überwiegend extragranulär lokalisiert.

Auch der frühere biochemische Befund, daß die *Kammer* des Froschherzens Adrenalin in höherer Konzentration enthält als der Vorhof (GROBECKER et al., 1966), steht im Einklang mit dem jetzt erbrachten Nachweis stark fluorescierender Nervenbündel im Ventrikel.

Im Gegensatz zu den meisten Befunden an Warmblüterherzen (Übersicht bei HOLTZ u. PALM, 1966, S. 16) besitzt das Froschherz eine reichlichere adrenergische Innervation und einen höheren Brenzcatechinamingehalt im Ventrikel als im Vorhof.

2. Die stärkere Fluorescenz nach Verabfolgung α-methylierter Brenzcatechinamine im Vergleich zu nicht methylierten dürfte darauf beruhen, daß die α-methylierten Derivate keine Substrate der *Monoaminoxydase* sind (BLASCHKO et al., 1937). Andererseits scheint Adrenalin besser als Noradrenalin in die *adrenergischen* Nerven des Froschherzens aufgenommen zu werden, während für die *noradrenergischen* Nerven des Warmblüters, z. B. in der Iris (CORRODI et al., 1966), das Umgekehrte zutrifft.

3. Wie Cocain (GROBECKER u. MALMFORS, unveröffentlicht) verhinderten Desmethylimipramin und Amphetamin die Aufnahme von α-Methyladrenalin in die adrenergischen Nerven des Froschherzens. Befunde am Warmblüter (HILLARP u. MALMFORS, 1964) sprechen dafür, daß *Cocain* die Aufnahme von Noradrenalin durch die Zellmembran blockiert. Ob *Amphetamin* als indirekt wirkendes Amin durch seine cocainartige Wirkungskomponente ebenfalls an der Zellmembran wirkt oder die extragranuläre Akkumulation von α-Methyladrenalin kompetitiv verhindert, indem es möglicherweise selbst in den Nerven angereichert wird (vgl. CARLSSON u. WALDECK 1965), kann aufgrund der vorliegenden Versuche nicht entschieden werden. *Desmethylimipramin* andererseits wird wahrscheinlich nicht von adrenergischen Nerven aufgenommen und verursacht im Vergleich zu Amphetamin eine geringe Freisetzung von extragranulär angereichertem Amin (MALMFORS, 1965; CARLSSON u. WALDECK, 1965). Es wäre deshalb möglich, daß die Aufnahmehemmung von α-Methyladrenalin nach Desmethylimipramin hauptsächlich durch eine Blockierung der Zellmembran verursacht wird.

4. Die Aufnahme von Adrenalin und α-Methyladrenalin *in vitro* bei 25°C und 0°C durch die *adrenergischen* Nerven des Kaltblüters macht einen grundsätzlichen Unterschied zu den *noradrenergischen* Nerven des Warmblüters deutlich, die bei 0°C keine Amine mehr aufnehmen (HAMBERGER, 1967). Adrenalin wurde auch bei 0°C in geringeren Mengen als α-Methyladrenalin angereichert, da unter diesen Bedingungen im Gegensatz zum Warmblüter die Monoaminoxydase des Frosches noch wirksam

ist (BRODIE et al., 1964) und einen Teil des aufgenommenen Adrenalins zerstört.

Wir danken Frl. A. DEGERVALL, Frau H. KÖSZEGHY, Frl. I. GROTH und Frau I. KAISER für verständnisvolle Mitarbeit.

Mit Unterstützung durch den Schwedischen Medizinischen Forschungsrat (B 68—12 X—711—04, B 68—14 X—2330—02).

Literatur

ANGELAKOS, E. T., K. FUXE, and M. L. TORCHIANA: Chemical and histochemical evaluations of the distribution of catecholamines in rabbit and guinea pig hearts. Acta physiol. scand. 59, 184—192 (1963).
— P. M. GLASSMAN, R. W. MILLARD, and M. KING: Regional distribution and subcellular localization of catecholamines in the frog heart. Comp. Biochem. Physiol. 15, 313—324 (1965).
BLASCHKO, H., D. RICHTER, and H. SCHLOSSMANN: The oxydation of adrenaline and other amines. Biochem. J. 31, 2187 (1937).
BOGDANSKI, D. F., L. BONOMI, and B. B. BRODIE: Occurrence of serotonin and catecholamines in brain and peripheral organs of various vertebrate classes. Life Sci. 2, 80—84 (1963).
BRODIE, B. B., D. F. BOGDANSKI, and L. BONOMI: Formation, storage and metabolism of serotonin (5-hydroxytryptamine) and catecholamines in lower vertebrates. In: Comparative Neurochem. Proc. of the Fifth Int. Neurochem. Symposium. ed. D. RICHTER, pp. 367—377. Oxford-London-New York-Paris: Pergamon Press 1964.
CARLSSON, A., N.-A. HILLARP, and B. WALDECK: Analysis of the Mg^{++}-ATP dependent storage mechanism in the amine granules of the adrenal medulla. Acta physiol. scand. 59, Suppl. 215, 1—28 (1963).
—, and B. WALDECK: On the mechanism of amine transport in the cell membranes of the adrenergic nerves. Acta pharmacol. (Kbh.) 22, 293—300 (1965).
CORRODI, H., and G. JONSSON: The formaldehyde fluorescence method for the histochemical demonstration of biogenic monoamines. A review on the methodology. J. Histochem. Cytochem. 15, 65—78 (1967).
— T. MALMFORS, and CH. SACHS: Differences in the uptake of secondary catecholamines by the adrenergic nerves. Acta physiol. scand. 67, 358—362 (1966).
DAHLSTRÖM, A., and K. FUXE: Evidence for the existence of monoamine-containing neurons in the central nervous system. Acta physiol. scand. 62, Suppl. 232, 1—55 (1964).
EULER, U. S. v.: The presence of a sympathomimetic substance in extracts of mammalian heart. J. Physiol. (Lond.) 105, 38—44 (1946).
FALCK, B.: In: Reports from the third scandinavian conference on cell research. Ed. K. PEDERSEN. Copenhagen 1962.
— N.-A. HILLARP, G. THIEME, and A. TORP: Fluorescence of catecholamines and related compounds condensed with formaldehyde. J. Histochem. Cytochem. 10, 348—354 (1962).
— J. HÄGGENDAL, and CH. OWMAN: The localization of adrenaline in adrenergic nerves in the frog. Quart. J. exp. Physiol. 48, 253—257 (1963).
GROBECKER, H.: Brenzcatechinamingehalt des Froschherzens und seine Beeinflussung durch α-Methyldopa. Naunyn-Schmiedebergs Arch. exp. Path. Pharmak. 253, 38 (1966).

GROBECKER, H., u. P. HOLTZ: Über die Brenzcatechinamine im Froschherzen und in der Froschhaut vor und nach Verabfolgung von α-Methyldopa. Experientia (Basel) **22**, 42—43 (1966).
— — u. H. K. MÜLLER: Die Wirkung von α-Methyldopa und Dopa auf den Brenzcatechinamingehalt des Herzens, der Nebennieren und der Haut des Frosches sowie auf die Melanophoren der Froschhaut. Naunyn-Schmiedebergs Arch. Pharmak. exp. Path. **255**, 474—490 (1966).
—, u. T. MALMFORS: Fluorescenzmikroskopische Untersuchungen über die Wirkung des Prenylamins auf noradrenergische Nerven. Naunyn-Schmiedebergs Arch. Pharmak. exp. Path. **261**, 59—74 (1968).
HAMBERGER, B.: Reserpine-resistant uptake of catecholamines in isolated tissues of the rat. Acta physiol. scand. Suppl. **295**, 1—56 (1967).
HILLARP, N.-A., K. FUXE, and A. DAHLSTRÖM: Central monoamine neurons. In: U. S. VON EULER, S. ROSELL and B. UVNÄS (Eds.). Mechanisms of release of biogenic amines. Proceeding of an international Wenner-Gren-Center-Symposium in Stockholm 1965, Vol. 5, pp. 31—56. Oxford-London-Edinburgh-New York-Toronto-Paris-Braunschweig: Pergamon Press 1966.
—, and T. MALMFORS: Reserpine and cocaine blocking of uptake and storage mechanisms in adrenergic nerves. Life Sci. **3**, 703—708 (1964).
HOLTZ, P., G. KRONEBERG u. H. J. SCHÜMANN: Über die sympathicomimetische Wirksamkeit von Herzmuskelextrakten. Naunyn-Schmiedebergs Arch. exp. Path. Pharmak. **212**, 551—567 (1951).
—, u. D. PALM: Brenzcatechinamine und andere sympathicomimetische Amine. Biosynthese und Inaktivierung, Freisetzung und Wirkung. Ergebn. Physiol. **58**, 1—580 (1966).
LOEWI, O.: Über humorale Übertragbarkeit der Herznervenwirkung. Pflügers Arch. ges. Physiol. **189**, 239—242 (1921).
— Quantitative und qualitative Untersuchungen über den Sympathicusstoff. Pflügers Arch. ges. Physiol. **237**, 540—541 (1936).
MALMFORS, T.: Studies on adrenergic nerves. The use of rat and mouse iris for direct observations on their physiology and pharmacology at cellular and subcellular levels. Acta physiol. scand. **64**, Suppl. 248, 1—93 (1965).
MUSCHOLL, E.: Die Verteilung von Noradrenalin und Adrenalin im Herzen der Katze, des Kaninchens und der Ratte. Experientia (Basel) **14**, 344 (1958).
SHORE, P. A., V. H. COHN, JR., B. HIGHMAN, and H. M. MALTING: Distribution of norepinephrine in the heart. Nature (Lond.) **181**, 848—849 (1958).

Priv.-Doz. Dr. H. GROBECKER
Pharmakologisches Institut
der Universität
6000 Frankfurt a. M.
Ludwig Rehn-Str. 14

Die Bedeutung der Benzolringe bei der Eiweißbindung von Promazin und Chlorpromazin

E. JÄHNCHEN, J. KRIEGLSTEIN und G. KUSCHINSKY

Pharmakologisches Institut der Universität Mainz

Eingegangen am 24. Januar 1969

The Significance of the Benzene Rings in Protein Binding of Promazine and Chlorpromazine

Summary. The different binding ability of bovine serum albumin for promazine and chlorpromazine suggested that the benzene rings of the phenothiazine nucleus are involved in the protein binding. Simple aromatic substances such as benzoic acid, salicylic acid, acetylsalicylic acid and nicotinic acid were able to displace the phenothiazine derivates from their binding to bovine serum albumin. On the other hand alicyclic compounds such as cyclohexylamine and tranexamic acid had no displacing activity. From these results it was concluded that hydrophobic interactions between the phenothiazine derivatives and the protein are mediated by the benzene rings within the phenothiazine molecules.

Key-Words: Protein Binding — Phenothiazine Derivatives.

Zusammenfassung. Die unterschiedliche Bindungsfähigkeit von Promazin und Chlorpromazin in 1%iger und 4%iger Rinderserumalbuminlösung ließ eine Beteiligung der Phenothiazinbenzolringe an der Eiweißbindung vermuten. Durch einfache aromatische Substanzen wie Benzoesäure, Anilin, 2,6-Dihydroxybenzoesäure, Salicylsäure, Acetylsalicylsäure und Nicotinsäure konnten die Phenothiazinderivate aus ihrer Bindung an Rinderserumalbumin verdrängt werden. Dagegen zeigten alicyclische Verbindungen wie Cyclohexylamin und Tranexamsäure keinen Verdrängungseffekt. Aus diesen Befunden wurde auf eine hydrophobe Wechselwirkung zwischen den Benzolringen der Phenothiazinderivate einerseits und des Albumins andererseits geschlossen.

Schlüsselwörter: Eiweißbindung — Phenothiazinderivate.

Neuere Untersuchungen rücken den hydrophoben Charakter der Eiweißbindung immer mehr in den Vordergrund (z. B. HANSCH u. Mitarb., 1965; KIEHS u. Mitarb., 1966; FRANKE, 1968; SCHOLTAN, 1968). Insbesondere aromatische Ringe scheinen zu hydrophoben Wechselwirkungen mit Eiweißkörpern befähigt zu sein (JARDETZKY, 1967; VARGA u. NADOR, 1968).

In früheren Versuchen haben wir Anhaltspunkte für die Beteiligung der Benzolringe bei der Eiweißbindung von Phenothiazinderivaten gefunden (KRIEGLSTEIN u. KUSCHINSKY, 1968a, 1969). Diese Vermutung sollte in der vorliegenden Arbeit weiter verfolgt werden. Bei einer hydrophoben Bindung der Phenothiazinderivate mit Hilfe ihrer Benzolringe an Albumin wäre neben einer unterschiedlichen Bindungsfähigkeit von Promazin und Chlorpromazin eine Konkurrenz dieser Pharmaka mit anderen Benzolderivaten um die Bindungsplätze am Albuminmolekül zu erwarten. Deshalb untersuchten wir die Beeinflußbarkeit der Phenothiazineiweißbindung durch aromatische und alicyclische Verbindungen und das unterschiedliche Bindungsvermögen von Rinderserumalbumin für Promazin und Chlorpromazin, um daraus auf die Natur der Bindungsstellen schließen zu können.

Tagungsreferat: JÄHNCHEN, KRIEGLSTEIN u. KUSCHINSKY (1968).

Methodik

Folgende Substanzen wurden verwendet: 10-(3'-dimethylaminopropyl)-phenothiazin (Promazin, Verophen®; Bayer, Leverkusen), 2-Chlor-10-(3'-dimethylaminopropyl)-phenothiazin (Chlorpromazin, Megaphen®; Bayer, Leverkusen), Albumin vom Rind (trocken, ,,reinst"; Behringwerke AG, Marburg), Benzoesäure (DAB 6; E. Merck, Darmstadt), Anilin (redestilliert), Salicylsäure (DAB 6; Bayer, Leverkusen), Acetylsalicylsäure (DAB 6; Bayer, Leverkusen), 2,6-Dihydroxybenzoesäure (Reinheitsgrad 94—98%; Schuchardt, München), Acetanilid (DAB 6; E. Merck, Darmstadt), Nicotinsäure (für biochem. Zwecke; E. Merck, Darmstadt), Cyclohexylamin (zur Synthese; E. Merck, Darmstadt), 4-Aminomethylcyclohexancarbonsäure (Tranexamsäure, Cyclokapron®; Kabi, München).

Die auf pH 7,4 eingestellte Standardpufferlösung enthielt 0,02 M Phosphatpufferlösung nach SÖRENSEN, 0,9% Natriumchlorid und 0,05% Natriumthiosulfat.

Die Bestimmung der Eiweißbindung von Promazin und Chlorpromazin erfolgte mit Hilfe der Sephadexgelfiltration (KRIEGLSTEIN u. KUSCHINSKY, 1968b). Zur Kontrolle der Ergebnisse wurden einige Dialyseversuche durchgeführt (KURZ, 1967). Die jeweiligen Substanzen wurden zusammen mit Albumin in Standardpufferlösung aufgenommen und der pH-Wert der Lösung mit dem Präzisions-pH-Meter der Fa. Knick kontrolliert und gegebenenfalls auf pH 7,40 nachgestellt. In den Fraktionen der Gelfiltrationen sowie in den Proben der Dialyse wurde der Eiweißgehalt refraktometrisch und die Phenothiazinderivate nach Ausschütteln mit isopentanolhaltigem n-Heptan in 50%iger Schwefelsäure, die 10 mg-% Eisen-III-chlorid enthielt, photometrisch bestimmt (KRIEGLSTEIN u. KUSCHINSKY, 1968b).

Zur Charakterisierung der Wechselwirkung von Phenothiazinderivaten mit Rinderserumalbumin wurden der prozentuale Anteil α bzw. β an freien bzw. gebundenen Pharmakon, die Bindungskonstanten K_1 und k^+ und die Anzahl n der Bindungsstellen bestimmt. Das spezifische Bindungsvermögen $\bar{r}$ gibt die Anzahl der pro Albuminmolekül gebundenen Arzneimittelmoleküle unter den jeweiligen Versuchsbedingungen an.

Die Bestimmung der Anzahl n der Bindungsstellen und der Gesamtbindungskonstanten K_1 erfolgte in 1%iger Rinderserumalbuminlösung. Dabei wurde für Promazin ein Konzentrationsbereich von 10^{-5} M bis $3,9 \cdot 10^{-3}$ M und für Chlorpromazin ein Konzentrationsbereich von $1,4 \cdot 10^{-5}$ M bis $1,7 \cdot 10^{-3}$ M untersucht.

Die Bestimmung der apparenten Bindungskonstante k^+ erfolgte in 4%iger Rinderserumalbuminlösung. Die Promazinkonzentration wurde von etwa $6,6 \cdot 10^{-5}$ M bis $1,1 \cdot 10^{-3}$ M, die Chlorpromazinkonzentration von etwa $5,6 \cdot 10^{-5}$ M bis $6,8 \cdot 10^{-4}$ M variiert. Der Einfluß der Benzoesäure auf die apparente Bindungskonstante von Promazin und Chlorpromazin wurde bei einer Benzoesäurekonzentration von $2{,}46 \cdot 10^{-3}$ M untersucht (Abb. 4, Tab. 1).

In 4%iger Rinderserumalbuminlösung wurde der Einfluß von einfachen aromatischen und alicyclischen Substanzen auf die Promazin- und Chlorpromazineiweißbindung bestimmt. Für diese Versuche wurden Promazinkonzentrationen von $1{,}31 \cdot 10^{-4}$ M (5 mg-$\%$) und $2{,}62 \cdot 10^{-4}$ M (10 mg-$\%$) und Chlorpromazinkonzentrationen von $1{,}41 \cdot 10^{-4}$ M (5 mg-$\%$) und $2{,}82 \cdot 10^{-4}$ M (10 mg-$\%$) verwendet. Die aromatischen und alicyclischen Substanzen wurden in einem Konzentrationsbereich von etwa 10^{-4} M bis 10^{-2} M untersucht (Abb. 6, 7 und 8, Tab. 2).

Versuchsergebnisse

1. Charakterisierung der Promazin- und Chlorpromazin-Albumin-Bindung

Die Darstellung der Versuchsergebnisse nach SCATCHARD (1949) ergibt die Gesamtbindungskonstante K_1 und die Anzahl n der Bindungsstellen am Albuminmolekül für die untersuchten Phenothiazinderivate. K_1 kann aus dem Schnittpunkt der Kurven mit der Ordinate ($c_f \to 0$) und n aus dem Abszissenschnittpunkt der Kurven ($c_f \to \infty$) ermittelt werden. Wie aus Abb. 1 ersichtlich wird, schneiden die Kurven bei $\bar{r} = 10$

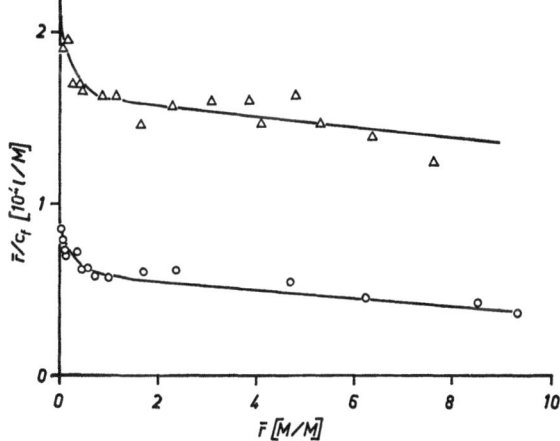

Abb. 1. Bindungsvermögen einer 1%igen Albuminlösung für Promazin und Chlorpromazin. Abhängigkeit des Quotienten $\bar{r}/c_f$ (in 10^4 l/M; Ordinate) von dem spezifischen Bindungsvermögen $\bar{r}$ (in M/M; Abszisse). Die Punkte auf den Kurven stellen Einzelwerte dar. ▲——▲ Chlorpromazin, ○——○ Promazin

die Abszisse noch nicht. Es müssen demnach weit mehr als 10 Bindungsstellen für Promazin und Chlorpromazin am Albuminmolekül vorhanden sein. Die Anzahl n der Bindungsstellen läßt sich auch aus der Darstellung der Abb. 2 bestimmen. Der reziproke Wert von n ergibt sich hier als

Schnittpunkt der Geraden mit der Ordinate (Promazin: $n = 23$; $K_1 = 0,9 \cdot 10^4$ l/M. Chlorpromazin: $n = 30$; $K_1 = 2,1 \cdot 10^4$ l/M). Eine verläßliche Bestimmung von n ist jedoch nur unter der Voraussetzung möglich, daß $\bar{r}$ nicht mehr wesentlich von n verschieden ist. Deshalb wurde die Gesamtkonzentration der Phenothiazinderivate bis zur

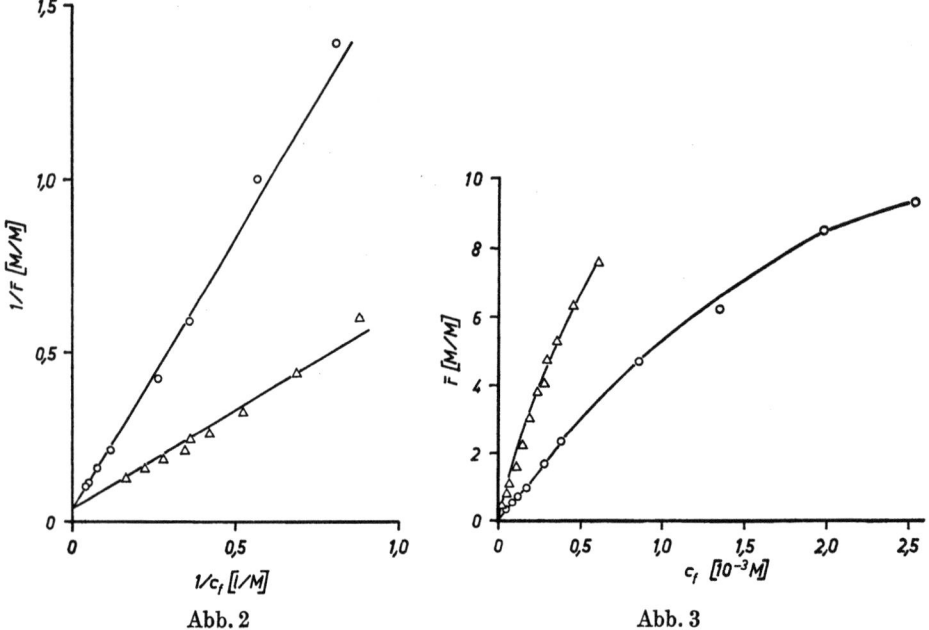

Abb. 2. Bindungsvermögen einer 1%igen Albuminlösung für Promazin und Chlorpromazin. Abhängigkeit des reziproken spezifischen Bindungsvermögens $1/\bar{r}$ (in M/M, Ordinate) von der reziproken Konzentration an freiem Phenothiazin $1/c_f$ (in l/M · 10^4, Abszisse). Die Meßpunkte auf den berechneten Regressionsgeraden stellen Einzelwerte dar. ○———○ Promazin ($y = 0,0437 + 1,5779\,x$). △———△ Chlorpromazin ($y = 0,0337 + 0,5841\,x$)

Abb. 3. Bindungsvermögen einer 1%igen Albuminlösung für Promazin und Chlorpromazin. Abhängigkeit des spezifischen Bindungsvermögens $\bar{r}$ (in M/M, Ordinate) von der Konzentration an freiem Phenothiazin c_f (in 10^{-3} M, Abszisse). Die Punkte auf den Kurven stellen Einzelwerte dar. △———△ Chlorpromazin, ○———○ Promazin

Sättigung der 1%igen Albuminlösung erhöht (Promazin $3,9 \cdot 10^{-3}$ M; Chlorpromazin $1,7 \cdot 10^{-3}$ M). Abb. 3 zeigt jedoch, daß trotz Sättigung der Eiweißlösung keine Sättigung der Albuminbindungsstellen mit Promazin bzw. Chlorpromazinmolekülen erreicht wurde.

Trägt man die Konzentration an freiem Pharmakon gegen die Konzentration an gebundenem Pharmakon im doppeltlogarithmischen System auf, so erhält man die in Abb. 4 dargestellten Geraden, die sich in dem untersuchten Konzentrationsbereich durch die Gleichung log $c_g = \log k^+ + m \log c_f$ beschreiben lassen (SCHOLTAN, 1962). Die Steigungskonstante m ist der Anstieg dieser Geraden. Für $c_f = 1$ mg-% vereinfacht sich diese Beziehung auf $\log c_g = \log k^+$. Demnach kann für $c_f = 1$ mg-% die apparente Bindungskonstante k^+ als Ordinatenabschnitt bei $c_f = 1$ mg-% aus Abb. 4 ermittelt werden (Tab. 1).

Die α-Werte der Phenothiazinderivate zeigen in 4%iger Rinderserumalbuminlösung keine deutliche Abhängigkeit von der Phenothiazin-

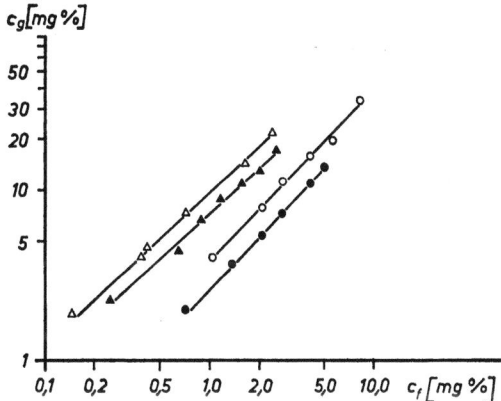

Abb. 4. Bindungsvermögen einer 4%igen Albuminlösung vor und nach Zusatz von $2{,}46 \cdot 10^{-3}$ M Benzoesäure. Abhängigkeit der Konzentration an gebundenem Phenothiazinderivat (in mg-%, Ordinate) von der Konzentration an freiem Phenothiazinderivat (in mg-%, Abszisse). Jeder Punkt auf den im doppeltlogarithmischen System berechneten Regressionsgeraden stellt einen Einzelwert dar. △——△ Chlorpromazin ($\log y = 0{,}9847 + 0{,}9018 \log x$). ▲——▲ Chlorpromazin $+ 2{,}46 \cdot 10^{-3}$ M Benzoesäure ($\log y = 0{,}8606 + 0{,}8811 \log x$). ○——○ Promazin ($\log y = 0{,}5874 + 0{,}9916 \log x$). ●——● Promazin $+ 2{,}46 \cdot 10^{-3}$ M Benzoesäure ($\log y = 0{,}4116 + 1{,}0250 \log x$)

Tabelle 1. *Bindungsvermögen einer 4%igen Albuminlösung für Promazin und Chlorpromazin vor und nach Zusatz von $2{,}46 \cdot 10^{-3}$ M Benzoesäure. Als Charakteristica des Bindungsvermögens sind angegeben die Steigungskonstante m, die apparente Bindungskonstante k^+ (vgl. Abb. 4) und der prozentuale Anteil β an gebundener Substanz (vgl. Abb. 5)*

Substanz	m	k^+ [(mg-%)$^{1-m}$]	β-Wert in % für $c = 5$ mg-%
Promazin	0,99	3,9	79,3
Promazin + Benzoesäure	1,03	2,6	72,2
Chlorpromazin	0,90	9,7	91,3
Chlorpromazin + Benzoesäure	0,88	7,3	88,5

gesamtkonzentration in dem Bereich von $c = 7 \cdot 10^{-5}$ M $- 6 \cdot 10^{-4}$ M und betragen etwa 21% für Promazin und etwa 9% für Chlorpromazin (Abb. 5).

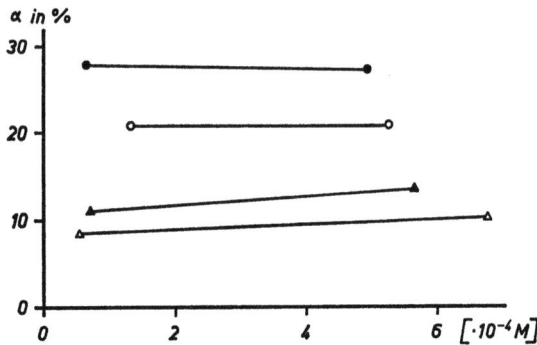

Abb. 5. Bindungsvermögen einer 4%igen Albuminlösung für Promazin und Chlorpromazin vor und nach Zusatz von $2{,}46 \cdot 10^{-3}$ M Benzoesäure. Abhängigkeit des prozentualen Anteils α an freiem Phenothiazinderivat (in $\%$, Ordinate) von der Gesamtphenothiazinkonzentration (in 10^{-4} M, Abszisse). Die Punkte an den errechneten Regressionsgeraden begrenzen den untersuchten Konzentrationsbereich. ○——○ Promazin $(y = 20{,}74 - 0{,}004\,x)$; ●——● Promazin $+ 2{,}46 \cdot 10^{-3}$ M Benzoesäure $(y = 28{,}03 - 0{,}05\,x)$; △——△ Chlorpromazin $(y = 8{,}27 + 0{,}08\,x)$; ▲——▲ Chlorpromazin $+ 2{,}46 \cdot 10^{-3}$ M Benzoesäure $(y = 10{,}81 + 0{,}13\,x)$

2. Beeinflußbarkeit der Promazin- und Chlorpromazin-Albumin-Bindung

Es wurde das Bindungsvermögen einer 4%igen Albuminlösung für Promazin und Chlorpromazin in einem Konzentrationsbereich von etwa $7 \cdot 10^{-5}$ M $- 6 \cdot 10^{-4}$ M nach Zusatz von $2{,}5 \cdot 10^{-3}$ M Benzoesäure untersucht. Die α-Werte der Phenothiazinderivate stiegen in dem gesamten Konzentrationsbereich um annähernd den gleichen Betrag (Abb. 4 und 5). Die Steigungskonstanten m von Promazin und Chlorpromazin ändern sich unter dem Einfluß der Benzoesäure nicht; die apparenten Bindungskonstanten k^+ der Phenothiazinderivate nehmen ab (Tab. 1, Abb. 4). Die Zunahme des α-Werts der Phenothiazinderivate ist unabhängig von der Phenothiazingesamtkonzentration (Abb. 5), jedoch abhängig von der Konzentration an verdrängender Substanz (Abb. 6, 7 und 8). Für beide Phenothiazinderivate nimmt der α-Wert im niedrigen Bereich etwa proportional der Konzentration an verdrängender Substanz zu, um sich im hohen Konzentrationsbereich asymptotisch einem maximalen Wert zu nähern.

Wie Benzoesäure verdrängen Anilin, Salicylsäure, Acetylsalicylsäure und 2,6-Dihydroxybenzoesäure in unterschiedlichem Maße Promazin aus seiner Bindung an Rinderserumalbumin (Abb. 7 und 8, Tab. 2).

Eine Erhöhung der Konzentration an freiem Promazin in der 4%igen Albuminlösung kann man auch mit Nicotinsäure erreichen (Tab. 2), dagegen nicht mit alicyclischen Verbindungen wie Cyclohexylamin oder Tranexamsäure. Ebenso zeigte Acetanilid keinen Verdrängungseffekt (Tab. 2).

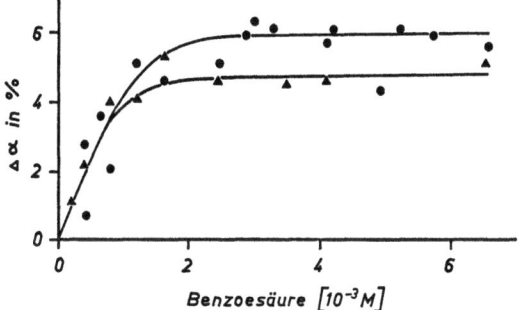

Abb. 6. Einfluß von Benzoesäure auf das Bindungsvermögen einer 4%igen Albuminlösung für Promazin und Chlorpromazin. Abhängigkeit von $\Delta\alpha$ (= Änderung des α-Werts in %, Ordinate) von der Benzoesäurekonzentration (in 10^{-3} M, Abszisse). Jeder Punkt der Kurven stellt einen Einzelwert dar. Die Werte wurden bei Promazingesamtkonzentrationen von $1,31 \cdot 10^{-4}$ M (5 mg-%) bzw. $2,62 \cdot 10^{-4}$ M (10 mg-%) und Chlorpromazingesamtkonzentrationen von $1,41 \cdot 10^{-4}$ M (5 mg-%) bzw. $2,82 \cdot 10^{-4}$ M (10 mg-%) gewonnen. •———• Promazin + Benzoesäure, ▲———▲ Chlorpromazin + Benzoesäure

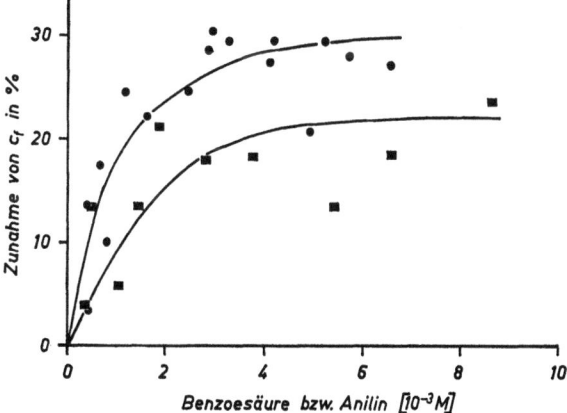

Abb. 7. Einfluß von Benzoesäure und Anilin auf das Bindungsvermögen einer 4%igen Albuminlösung für Promazin. Abhängigkeit der Zunahme von c_f (in %, Ordinate) von der Benzoesäure- und Anilinkonzentration (in 10^{-3} M, Abszisse). Jeder Punkt der Kurven stellt einen Einzelwert dar. Promazingesamtkonzentration $c = 1,31 \cdot 10^{-4}$ M (5 mg-%) bzw. $2,62 \cdot 10^{-4}$ M (10 mg-%). •———• Promazin + Benzoesäure, ■———■ Promazin + Anilin

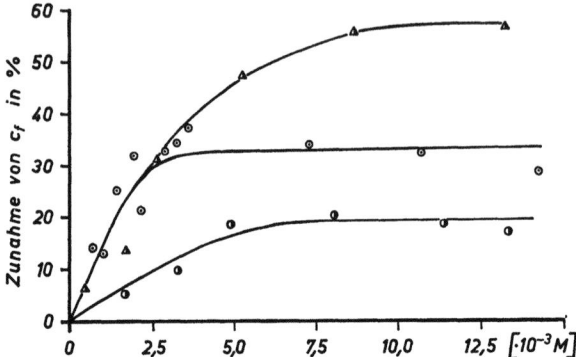

Abb. 8. Einfluß von 2,6-Dihydroxybenzoesäure, Salicylsäure und Acetylsalicylsäure auf das Bindungsvermögen einer 4%igen Albuminlösung für Promazin. Abhängigkeit der Zunahme von c_f (in %, Ordinate) von der Konzentration an 2,6-Dihydroxybenzoesäure, Salicylsäure und Acetylsalicylsäure (in 10^{-3} M, Abszisse). Jeder Punkt der Kurven stellt einen Einzelwert dar. Die Werte der Salicylsäurekurve wurden bei einer Promazingesamtkonzentration von $1{,}31 \cdot 10^{-4}$ M (5 mg-%) bzw. $2{,}62 \cdot 10^{-4}$ M (10 mg-%), die Werte der 2,6-Dihydroxybenzoe- und Acetylsalicylsäurekurve bei einer Promazingesamtkonzentration von $1{,}31 \cdot 10^{-4}$ M (5 mg-%) gewonnen. ▲———▲ Promazin + Acetylsalicylsäure, ⊙———⊙ Promazin + Salicylsäure, ●———● Promazin + 2,6-Dihydroxybenzoesäure

Tabelle 2. *Der Einfluß verschiedener aromatischer und alicyclischer Substanzen (Gesamtkonzentration jeweils $5 \cdot 10^{-3}$ M) auf den Anteil an freiem Promazin in einer 4%igen Albuminlösung. Promazingesamtkonzentration $1{,}31 \cdot 10^{-4}$ M bzw. 5 mg-%*

Substanz	Promazin	
	Konzentration c_f an freiem Promazin [10^{-5} M]	Prozentuale Änderung von c_f [%]
—	2,7	—
Benzoesäure	3,5	+ 30
Anilin	3,3	+ 22
Salicylsäure	3,6	+ 33
Acetylsalicylsäure	3,9	+ 44
2,6-Dihydroxybenzoesäure	3,1	+ 15
Nicotinsäure	3,5	+ 30
Acetanilid	2,4	− 11
Cyclohexylamin	2,7	0
Tranexamsäure	2,7	0

Diskussion

Obwohl in der 1%igen Albuminlösung die Phenothiazingesamtkonzentration bis zur Sättigung der Eiweißlösung erhöht wurde (Promazin $3{,}9 \cdot 10^{-3}$ M; Chlorpromazin $1{,}7 \cdot 10^{-3}$ M), konnte eine Sättigung der Bindungsstellen am Albuminmolekül durch die Phenothiazinderivate nicht erreicht werden (Abb. 1 und 3). Damit können die für n erhaltenen

Werte nicht als verläßlich betrachtet werden. Jedoch liegen die hier ermittelten n-Werte (Promazin: $n = 23$; Chlorpromazin: $n = 30$) über denen einer früheren Untersuchung (Promazin: $n = 18$; Chlorpromazin: $n = 23$; KRIEGLSTEIN u. KUSCHINSKY, 1969), die bei niedrigeren Phenothiazinkonzentrationen (bis etwa $7,5 \cdot 10^{-4}$ M) gewonnen wurden. Möglicherweise liegt die tatsächliche Anzahl n der Bindungsstellen für Phenothiazinderivate am Rinderserumalbuminmolekül noch wesentlich höher und stimmt mit der Anzahl der pro Albuminmolekül vorhandenen aromatischen Aminosäuren überein. Ein Rinderserumalbuminmolekül besitzt 45 Aminosäuren mit einem aromatischen Ring: Phenylalanin 24, Tyrosin 19, Tryptophan 2 (NEURATH u. BAILEY, 1953). Es wäre denkbar, daß die Phenothiazinderivate, ebenso wie das für Sulfonamide und Penicilline gefordert wird (JARDETZKY, 1964), mit ihren aromatischen Ringen hydrophobe Wechselwirkungen zu den aromatischen Strukturen des Albuminmoleküls unterhalten. Somit wäre das Maximum der Bindungsstellen für Phenothiazinderivate ebenso wie für andere aromatische Substanzen durch die Zahl der aromatischen Aminosäuren im Eiweißmolekül bestimmt. Trotzdem können für Substanzen mit aromatischem Charakter nicht grundsätzlich 45 Bindungsstellen pro Albuminmolekül erwartet werden. Potentielle Bindungsstellen können durch sterische Hinderung oder durch geladene Atomgruppen blockiert sein. Wird aber das Albuminmolekül z.B. durch Erhöhung des pH-Wertes der Lösung über pH 7, durch hohe Arzneimittelkonzentrationen oder durch Substanzen wie Suramin zur Quellung und Entfaltung gezwungen, nimmt die Anzahl n der Bindungsstellen zu (KLOTZ u. AYERS, 1953; KRIEGLSTEIN u. KUSCHINSKY, 1969; JÄHNCHEN, KRIEGLSTEIN u. KUSCHINSKY, 1968).

Andererseits kann die Affinität von bindenden Gruppen zu einer Substanz so gering sein, daß diese Bindungsstellen experimentell als solche nicht zu erfassen sind. Nimmt aber die Affinität dieser Bindungsstellen z.B. durch Erniedrigung der Versuchstemperatur oder durch eine Erhöhung der Arzneimittelkonzentrationen zu, so können für die gleiche Substanz größere Werte von n gefunden werden. SCHOLTAN (1962) hat bei 37°C für Sulfamethoxydiazin $n = 7$, bei 4°C $n = 20$ bestimmt und hält bei weiterer Temperaturerniedrigung bzw. Erhöhung der Sulfonamidkonzentration einen noch größeren Wert von n für wahrscheinlich. Demnach sprechen auch die im allgemeinen niedrigen Werte von n für Sulfonamide nicht gegen unsere Hypothese von maximal 45 Bindungsstellen für alle aromatischen Substanzen am Rinderserumalbuminmolekül. Die unterschiedliche Bindung von Arzneimitteln wäre demnach im wesentlichen eine Folge der Affinität der Bindungsreaktion.

Diese Vorstellung stimmt mit der Vermutung von KARUSH (1950) überein, daß die maximale Bindungskapazität des Albumins für organische Anionen gleich ist. Doch machte KARUSH die freien positiv geladenen Gruppen an der Oberfläche des Proteinmoleküls dafür verantwortlich.

Über das Bindungsvermögen der 4%igen Albuminlösung für die Phenothiazinderivate geben die Steigungskonstanten m und die apparente Bindungskonstante k^+ Aufschluß (Abb. 4, Tab. 1). Die für Promazin ermittelte Steigungskonstante von etwa 1 besagt, daß für den untersuchten Konzentrationsbereich alle Einzelbindungskonstanten gleich groß sind. Alle besetzten Bindungsstellen haben demnach die gleiche Affinität zum Promazinmolekül. Die für den gleichen Konzentrationsbereich wie Promazin gefundene Steigungskonstante von Chlorpromazin ist jedoch deutlich kleiner als 1 (Tab. 1), was auf Einzelbindungskonstanten verschiedener Größenordnung zurückzuführen ist. Dieses unterschiedliche Verhalten der beiden Phenothiazinderivate läßt sich zwanglos mit einer hydrophoben Bindung der Moleküle durch die aromatischen Ringe des Phenothiazingerüsts an das Albumin erklären. Das Promazinmolekül besitzt eine symmetrische Struktur mit zwei gleichwertigen Benzolringen. Beim Chlorpromazin dagegen wird durch Einführung eines Cl-Atoms in Stellung 2 des Phenothiazingerüsts die Elektronenverteilung eines Ringes verändert und dadurch dessen Bindungsfähigkeit verstärkt. Damit kann die von 1 abweichende Steigungskonstante des Chlorpromazins und die daraus resultierende Forderung nach verschieden großen Einzelbindungskonstanten als eine Folge der unterschiedlichen Affinität des Albumins zu den Benzolringen des Chlorpromazins interpretiert werden.

Einfache aromatische Substanzen, wie z.B. Benzoesäure und Anilin, können Promazin und Chlorpromazin aus der Bindung an Rinderserumalbumin verdrängen. Benzoesäure könnte durch ionogene Kräfte oder durch eine nach den bisherigen Erfahrungen wahrscheinlichere hydrophobe Bindung des Benzolrings oder durch beide Mechanismen mit Albumin in Wechselbeziehung treten. Doch kann es zwischen der sauren Gruppe der Benzoesäure und der positiven Ladung des N-Atoms der Phenothiazinderivate nicht zu einer Konkurrenz um Bindungsplätze kommen. Außerdem verdrängt auch Anilin, das an Stelle der Carboxylgruppe eine basische Aminogruppe besitzt, Promazin aus seiner Albuminbindung. Demnach scheint eine mögliche Ionenbindung nur von untergeordneter Bedeutung zu sein und die Konkurrenz um Bindungsplätze am Albuminmolekül durch den allen Substanzen gemeinsamen Benzolring zustande zu kommen. Diese Befunde sprechen gegen die Annahme von KEEN (1966), daß einem Arzneimittel-Proteinkomplex primär eine Ionenbindung zugrunde liegt.

Die Zunahme des α-Wertes der Phenothiazinderivate nach Benzoesäurezusatz ist unabhängig von der Phenothiazingesamtkonzentration und damit auch unabhängig von der Anzahl der besetzten Bindungsstellen. Da auch für derartige Verdrängungsreaktionen das Massenwirkungsgesetz gilt (KLOTZ, TRIWUSH and WALKER, 1948), kann es bei jeder Gesamtkonzentration eines Pharmakons zu einer Konkurrenz um Bindungsplätze kommen, ohne daß Sättigung dieser Bindungsstellen am Albuminmolekül erreicht ist. Die Abnahme der apparenten Bindungskonstanten und die Parallelverschiebung der Bindungsgeraden in Abb. 4 nach Benzoesäurezusatz sind die Folge einer Konkurrenz dieser Verbindung mit Promazin und Chlorpromazin an allen Bindungsstellen.

Die alicyclischen Verbindungen Cyclohexylamin und Tranexamsäure verändern die Promazineiweißbindung nicht (Tab. 1). Nicotinsäure jedoch verdrängt Promazin aus seiner Bindung an Albumin ebenso wie die untersuchten Benzolderivate. Demnach scheint der aromatische Charakter einer Substanz das entscheidende Kriterium für die Affinität zu den Promazinbindungsstellen am Albuminmolekül zu sein. Die Substituenten am aromatischen Ring können dessen Affinität zum Eiweiß deutlich verändern (VARGA u. NADOR, 1968). Deshalb ist bei den verschieden substituierten Benzolderivaten ein unterschiedlich starker Verdrängungseffekt nachweisbar (Abb. 7 und 8). Trotzdem kann man nicht mit allen aromatischen Verbindungen eine Zunahme des α-Wertes von Promazin und Chlorpromazin erreichen. Acetanilid erniedrigt sogar die Konzentration an freiem Promazin in einer 4%igen Albuminlösung (Tab. 2). Das schließt jedoch eine Affinität dieser Substanz zu den Promazinbindungsstellen nicht aus. Hohe Arzneimittelkonzentrationen ebenso wie besonders stark gebundene Substanzen können das Bindungsvermögen des Eiweißmoleküls verändern (KLOTZ and AYERS, 1953), was eine Vermehrung der Bindungsstellen oder eine Erhöhung der Affinität der vorhandenen Bindungsstellen zur Folge haben kann. Demnach kann eine an sich stattfindende Verdrängung durch das gleichzeitig zunehmende Bindungsvermögen der Albuminlösung für Promazin überdeckt werden (FRANZ, JÄHNCHEN u. KRIEGLSTEIN, 1969). Überwiegt die Zunahme des Bindungsvermögens gegenüber dem Verdrängungseffekt, so kann es sogar zu einer Abnahme des α-Werts kommen. Eine Zunahme des Bindungsvermögens einer 4%igen Albuminlösung für Promazin nach Suraminzusatz wurde von uns in früheren Untersuchungen nachgewiesen (JÄHNCHEN, KRIEGLSTEIN u. KUSCHINSKY, 1968).

Die vorliegenden Untersuchungen zeigen, daß sowohl saure, als auch basische aromatische, nicht dagegen alicyclische Substanzen mit Promazin und Chlorpromazin um Bindungsplätze am Albuminmolekül konkurrieren können. Bei der Wechselwirkung der untersuchten Substanzen mit Albumin können demnach ionogene Kräfte keine entscheidende Rolle spielen. Alle gefundenen Phänomene lassen sich jedoch zwanglos mit einer hydrophoben Wechselwirkung zwischen den aromatischen Ringen des Albumins und der Arzneimittel erklären.

Die Arbeit wurde mit Unterstützung der Deutschen Forschungsgemeinschaft durchgeführt.

Literatur

FRANKE, R.: Die hydrophobe Wechselwirkung von polycyclischen aromatischen Kohlenwasserstoffen mit Humanserumalbumin. Biochim. biophys. Acta (Amst.) 160, 378–395 (1968).

FRANZ, J. W., E. JÄHNCHEN u. J. KRIEGLSTEIN: In Vorbereitung (1969).

HANSCH, C., K. KIEHS, and G. L. LAWRENCE: The role of substituents in the hydrophobic bonding of phenols by serum and mitochondrial proteins. J. Amer. chem. Soc. 87, 5770–5773 (1965).

JÄHNCHEN, E., J. KRIEGLSTEIN u. G. KUSCHINSKY: Über den Einfluß saurer Substanzen auf die Bindung von Promazin an Rinderserumalbumin. Naunyn-Schmiedebergs Arch. Pharmak. exp. Path. 260, 147 (1968).

JARDETZKY, O.: The study of specific molecular interactions by nuclear magnetic relaxation measurements. Advanc. chem. Physics 7, 499–531 (1964).

— Magnetische Resonanz in der pharmakologischen Forschung. Naturwissenschaften 7, 149–155 (1967).

KARUSH, F.: Heterogeneity of the binding sites of bovine serum albumin. J. Amer. chem. Soc. 72, 2705–2713 (1950).

KEEN, P. M.: The displacement of three anionic drugs from binding to bovine serum albumin by various anionic compounds. Brit. J. Pharmacol. 26, 704–712 (1966).

KIEHS, K., C. HANSCH, and L. MOORE: The role of hydrophobic bonding of organic compounds by bovine hemoglobin. Biochemistry 5, 2602–2605 (1966).

KLOTZ, J. M., and J. AYERS: Protein interactions with organic molecules. Discuss. Faraday Soc. 13, 189–196 (1953).

— H. TRIWUSH, and F. M. WALKER: The binding of organic ions by proteins. Competition phenomena and denaturation effects. J. Amer. chem. Soc. 70, 2935–2941 (1948).

KRIEGLSTEIN, J., u. G. KUSCHINSKY: Die Bindung von Phenothiazinderivaten an Rinderserumalbumin. Naunyn-Schmiedebergs Arch. Pharmak. exp. Path. 260, 160–161 (1968a).

— — Quantitative Bestimmung der Eiweißbindung von Pharmaka durch Gelfiltration. Arzneimittel-Forsch. 18, 287–289 (1968b).

— — Über die Wechselwirkung von Phenothiazinderivaten mit Rinderserumalbumin. Naunyn-Schmiedebergs Arch. Pharmak. exp. Path. 262, 1–16 (1969).

KURZ, H.: Persönliche Mitteilung (1967).

NEURATH, H., and K. BAILEY: The Proteins, Vol. 1, Part A, p. 215. New York-London: Academic Press 1953.

SCATCHARD, G.: The attractions of proteins for small molecules and ions. Ann. N.Y. Acad. Sci. 51, 660–672 (1949).

SCHOLTAN, W.: Über die Bindung der Langzeitsulfonamide an die Serumeiweißkörper. Makromol. Chem. 54, 24–59 (1962).

— Die hydrophobe Bindung der Pharmaka an Humanalbumin und Ribonucleinsäure. Arzneimittel-Forsch. 18, 505–517 (1968).

VARGA, E., u. K. NADOR: Die heutige Auffassung vom Begriff des aromatischen Charakters und seine Bedeutung für die Arzneimittelforschung. Arzneimittel-Forsch. 18, 633–645 (1968).

Prof. Dr. G. KUSCHINSKY
Pharmakologisches Institut
der Universität
6500 Mainz, Langenbeckstr. 1

Wirkung von cyclischem Adenosin-3′,5′-Monophosphat (3′,5′-AMP) und seinem Dibutyrylderivat (DBA) auf Lipolyse, Glykogenolyse und Corticosteronsynthese*

P. BIECK, K. STOCK und E. WESTERMANN

Institut für Pharmakologie der Medizinischen Hochschule Hannover

Eingegangen am 11. Oktober 1968

Effects of Cyclic Adenosine-3′,5′-Monophosphate (3′,5′-AMP) and its Dibutyryl Derivative (DBA) on Lipolysis, Glycogenolysis and Synthesis of Corticosterone

Summary. 1. In *isolated fat pads* of rats the dibutyryl derivative of cyclic 3′,5′-AMP (DBA) proved to be 100 times more active in promoting lipolysis than 3′,5′-AMP itself; hormones (ACTH, Norepinephrine) were about 10.000 times more active than DBA. Inhibition of phosphodiesterase by theophylline potentiated the lipolytic effect of DBA as well as that of the hormones.

2. In *isolated adrenals* of rats the stimulatory effect of DBA on corticosterone synthesis was approximately 100 times greater than that of 3′,5′-AMP, but 500 times less than that of ACTH. In contrast to lipolysis, the stimulatory effect of the nucleotides and ACTH on the adrenals was not enhanced by theophylline, but was rather inhibited by high doses of the xanthine derivative.

3. In *unanesthetized rats* the hyperglycemic action of intraperitoneally injected DBA was much greater than that of 3′,5′-AMP: In order to elevate blood glucose by 40 mg/100 ml, 1 µmole/kg of DBA but 30 µmoles/kg of 3′,5′-AMP were necessary. Pretreatment of the animals with theophylline did not potentiate this action of the nucleotides.—The level of plasma free fatty acids and glycerol was not elevated by DBA but was rather depressed. Only very high doses of DBA increased the level of plasma corticosterone.

The results are discussed in connection with the second messenger concept of SUTHERLAND and coworkers.

Key-Words: Cyclic Nucleotides — Lipolysis — Glycogenolysis — Corticoid Synthesis.

Zusammenfassung. 1. Am *isolierten Fettgewebe* von Ratten hatte das Dibutyrylderivat des cyclischen Adenosin-3′,5′-Monophosphat (DBA) eine etwa 100mal stärkere lipolytische Wirkung als das nicht substituierte cyclische Adenosin-3′,5′-Monophosphat (3′,5′-AMP). Hormone (ACTH, Noradrenalin) waren an diesem Testobjekt 10000mal wirksamer als DBA. Durch Hemmung der Phosphodiesterase mit Theophyllin ließ sich auch die Wirkung des DBA verstärken.

---

* Herrn Prof. Dr. L. LENDLE zum 70. Geburtstag gewidmet.

Über einen Teil der Ergebnisse wurde auf der 8. Frühjahrstagung der Deutschen Pharmakologischen Gesellschaft (STOCK u. WESTERMANN, 1967; BIECK u. WESTERMANN, 1967) sowie in einer kurzen Mitteilung (BIECK et al., 1968) berichtet.

2. An *isolierten Nebennieren* von Ratten stimulierte DBA die Corticosteronsynthese etwa 100mal stärker als 3',5'-AMP; ACTH war aber 500mal wirksamer als DBA. Durch Theophyllin ließ sich die Wirkung von ACTH, DBA bzw. 3',5'-AMP nicht verstärken. Hohe Konzentrationen des Xanthinderivates hemmten die Corticosteronsynthese.

3. An Ratten war die hyperglykämische Wirkung des DBA wesentlich stärker als diejenige des 3',5'-AMP: Für eine Erhöhung des Blutzuckerspiegels um 40 mg/100 ml benötigten wir von DBA weniger als 1 μmol/kg, von 3',5'-AMP aber 30 μmol/kg. Diese Wirkung der Nucleotide ließ sich durch Theophyllin nicht verstärken. Der *Fettsäuren- und Glyceringehalt* des Plasmas wurde durch Injektion von DBA bzw. 3',5'-AMP nicht erhöht, sondern erniedrigt. — Die Ergebnisse wurden im Zusammenhang mit dem "Second Messenger Concept" von SUTHERLAND u. Mitarb. diskutiert.

Schlüsselwörter: Cyclische Nucleotide — Lipolyse — Glykogenolyse — Corticosteronsynthese.

Durch Untersuchungen von SUTHERLAND u. Mitarb. ist bekannt, daß *cyclisches Adenosin-3',5'-Monophosphat (3',5'-AMP)* in verschiedenen Organen die *Glykogenolyse* stimuliert, indem es durch Aktivierung einer Phosphorylase-Kinase die inaktive Phosphorylase b in eine aktive Phosphorylase a überführt (Übersicht bei SUTHERLAND u. ROBISON, 1966). Es spricht vieles dafür, daß auch die Stimulierung der *Lipolyse* durch 3',5'-AMP vermittelt wird, indem es die Triglyceridlipase des Fettgewebes aus einer inaktiven in eine aktive Form überführt, so daß vermehrt Triglyceride in Glycerin und freie Fettsäuren aufgespalten werden (Literaturübersicht bei STOCK u. WESTERMANN, 1966). 1958 konnte HAYNES nachweisen, daß auch die *Corticoidsynthese* in der Nebennierenrinde durch cyclisches 3',5'-AMP vermittelt wird.

Dibutyrylderivat des cyclischen Adenosin-3',5'-Monophosphat (DBA)

Da 3',5'-AMP Zellmembranen aber nur schwer zu durchdringen vermag und durch eine in den Geweben vorkommende Phosphodiesterase sehr schnell zu 5'-AMP abgebaut und damit inaktiviert wird, benötigt man sehr hohe Konzentrationen dieses Nucleotids, um Lipolyse, Glykogenolyse oder Corticoidsynthese zu aktivieren. Demgegenüber ist das *Dibutyrylderivat des cyclischen Adenosin-3',5'-Monophosphat (DBA)* ein schlechtes Substrat der Phosphodiesterase und kann auf Grund seiner höheren Lipoidlöslichkeit Zellmembranen leichter durchdringen als 3',5'-AMP (POSTERNAK et al., 1962; BUTCHER et al., 1965).

In der vorliegenden Arbeit haben wir die Wirkung von DBA auf Lipolyse, Glykogenolyse und Corticoidsynthese untersucht und mit derjenigen des 3',5'-AMP verglichen. In die Untersuchungen mit einbezogen wurde *Theophyllin*, das durch Hemmung der Phosphodiesterase eine Akkumulation von endogen gebildetem 3',5'-AMP verursacht (BUTCHER u. SUTHERLAND, 1962).

Methodik

a) Tiermaterial. Die Versuche wurden an männlichen Ratten (Wistar BR 46 II; 160—180 g), vormittags zwischen 8 und 12 Uhr durchgeführt. Die Tiere, die in Makrolonkäfigen gehalten wurden, erhielten Wasser und Pelletfutter (Altromin R der Fa. Altrogge, Lage) ad libitum; „Hungertiere" erhielten 16—18 Std vor dem Versuch nur Wasser. — Die *Demedullierung* der Nebennieren erfolgte in Anlehnung an die Methode von EVANS (methodische Einzelheiten bei STOCK u. WESTERMANN, 1965). — *Alloxan-Diabetes.* Ratten erhielten 45 mg/kg Alloxan (bezogen auf wasserfreie Substanz) i.v.; 3—6 Tage danach wurden diejenigen Tiere, die eine starke Glucosurie hatten, in den Versuch genommen. Der Blutzuckerspiegel betrug bei diesen Tieren 403 ± 28 mg/100 ml.

b) Biochemische Bestimmungen. Die *unveresterten Fettsäuren* (UFS) wurden in 1 ml Plasma titrimetrisch nach der Methode von DOLE (1956) bestimmt, *Glycerin* im Plasma (1 ml) enzymatisch in Anlehnung an die Methode von EGGSTEIN u. KREUTZ (1966). Die *Corticosteron*-Bestimmung im Plasma (1 ml) erfolgte nach der Methode von GUILLEMIN et al. (1959) und die *Glucose*-Bestimmung im Blut enzymatisch nach HUGGETT u. NIXON (1957).

Die *Aktivität der 3',5'-AMP-Phosphodiesterase* (Werte in Tab.1) wurde im 80000 · g Überstand von Organhomogenaten (1:3 in 0,02 M KCl) in Anlehnung an die Methode von DRUMMOND u. PERROT-YEE (1961) bestimmt. Homogenate von Nebennieren mußten vor dem Testansatz 12 Std gegen 0,02 M KCl dialysiert werden, um einen endogenen Hemmstoff zu entfernen. In anderen Versuchen wurde ein aus *Fettgewebe* gewonnenes (80000 · g Überstand) rohes Enzympräparat eingesetzt. Die Anreicherung der 3',5'-AMP-Phosphodiesterase aus *Nebennieren* erfolgte in Anlehnung an die Methode von WEISS et al. (1966). Die Enzymaktivität wurde nach BUTCHER u. SUTHERLAND (1962) durch Bestimmung der Menge des aus dem Substrat abgespaltenen anorganischen Phosphates gemessen. Der Proteingehalt der Enzympräparate wurde nach LOWRY et al. (1951) und der Gesamt-Stickstoffgehalt nach STRAUCH (1965) bestimmt.

c) In vitro-Versuche. Die Lipolyse wurde am epididymalen Fettgewebe von Ratten in Anlehnung an die Methode von RUDMAN et al. (1964) untersucht (methodische Einzelheiten bei STOCK u. WESTERMANN, 1965). Das Fettgewebe (100—150 mg) wurde 60 min lang bei 37° C in albuminfreier Krebs-Ringer-Phosphatlösung (pH 7,4) inkubiert und die Zunahme der unveresterten Fettsäuren im Gewebe nach der Methode von DOLE (1956), das freigesetzte Glycerin im Inkubationsmedium nach der Methode von HANAHAN u. OLLEY (1958) bestimmt.

Die *Corticosteron*-Bildung in vitro untersuchten wir in Anlehnung an die Methode von SAFFRAN u. SCHALLY (1955). Nebennierenschnitte von Ratten (20 mg pro Versuchsansatz) wurden mit ansteigenden Konzentrationen verschiedener Stimulatoren 60 min lang bei 37° in 2 ml Krebs-Ringer-Bicarbonatlösung (95% O_2 + 5% CO_2-Atmosphäre) inkubiert, die Menge des gebildeten Corticosterons im Medium spektrofluorometrisch (GUILLEMIN et al., 1959) bestimmt und auf µg/100 mg Gewebe × Stunde berechnet.

d) Statistische Auswertung. Die in Text, Tabellen und Abbildungen angegebenen Werte sind Mittelwerte ± mittlere Fehler der Mittelwerte (σ_M). Die statistische Auswertung erfolgte nach dem *t*-Test.

e) Verwendete Substanzen[1]. *Cyclisches Adenosin-3',5'-Monophosphat* (3',5'-AMP) und das Natriumsalz von N^6, *2'-0-Dibutyryl-3',5'-AMP* (DBA) der Fa. C. F. Boehringer & Soehne, Mannheim-Waldhof[2]. *Theophyllin* (Solosin®) der Fa. Casella AG. Frankfurt a. M., *Syrosingopin* (SU 3118; Carbäthoxysyringoylmethyl-reserpat) der Fa. CIBA Pharm. Products, Inc., Summit, N.J. USA. *l-Noradrenalin* (Arterenol®), *l-Adrenalin* (Suprarenin®) und *ACTH* (Acethropan®) der Farbwerke Hoechst AG, Frankfurt-Höchst. *Alloxan* der Fa. E. Merck AG., Darmstadt. *Dexamethason* der Fa. Schering AG., Berlin.

Ergebnisse[3]

1. Versuch in vitro

a) Lipolyse. Inkubiert man epididymales Fettgewebe von Ratten mit ansteigenden Konzentrationen lipolytisch wirksamer Hormone, so kommt es durch gesteigerte Hydrolyse von Triglyceriden zu einer Anhäufung von unveresterten Fettsäuren (UFS) im Gewebe. Wie Abb. 1 zeigt, ist das cyclische Adenosin-3',5'-Monophosphat (3',5'-AMP) am isolierten Fettgewebe etwa 1000000mal weniger wirksam als ACTH oder Noradrenalin: Für eine halbmaximale lipolytische Wirkung benötigten wir von ACTH bzw. Noradrenalin Konzentrationen zwischen 10^{-8} M und 10^{-7} M, für eine gleichstarke Wirkung von 3',5'-AMP jedoch mehr als 10^{-2} M; das Dibutyrylderivat des cyclischen Adenosin-3',5'-Monophosphat (DBA) war etwa 100mal wirksamer als 3',5'-AMP (Abb. 1).

Durch *Theophyllin* ($1 \cdot 10^{-3}$ M) ließ sich die lipolytische Wirkung von DBA verstärken. Das Ausmaß dieser verstärkten Wirkung ist aber offenbar von der Konzentration des Nucleotids im Inkubationsmedium abhängig. Wie aus der Kurve in Abb. 1 (DBA + Theo) zu ersehen ist, verstärkte Theophyllin nur die lipolytische Wirkung kleiner Konzentrationen von DBA ($1 \cdot 10^{-4}$ M bis $1 \cdot 10^{-3}$ M), nicht aber die

---

[1] Den Herstellerfirmen danken wir für die Überlassung von Versuchsmengen.

[2] Ausreichende Mengen wurden uns freundlicherweise von Herrn Dr. MICHAL, C. F. Boehringer & Soehne, Biochemische Abteilung, Tutzing, zur Verfügung gestellt.

[3] Ein Teil der Versuche wurde mit Unterstützung durch die Deutsche Forschungsgemeinschaft (We 272) im Pharmakologischen Institut der Universität Frankfurt durchgeführt.

Wirkung höherer Konzentrationen des Nucleotids, d. h., die Dosiswirkungskurve des DBA wurde durch Theophyllin nur im Bereich niedriger Konzentrationen nach links verschoben und entsprach dann auch der berechneten Kurve (Abb. 1).

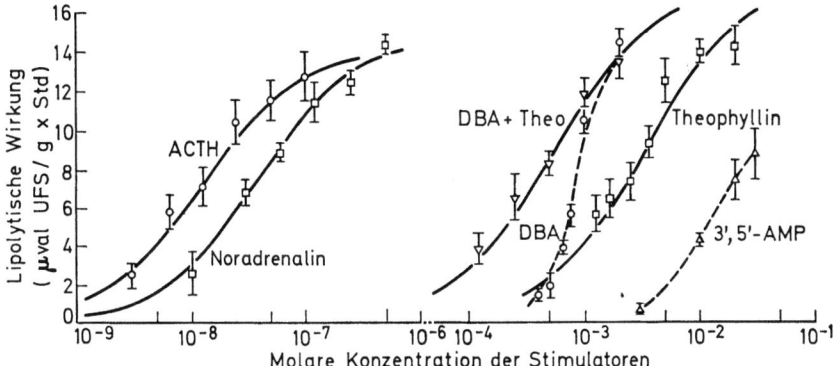

Abb. 1. *Stimulierung der Lipolyse in vitro.* Epididymales Fettgewebe von Ratten wurde mit ansteigenden Konzentrationen (Abszisse) von Noradrenalin, ACTH, DBA, 3′,5′-AMP bzw. Theophyllin inkubiert, die Zunahme der unveresterten Fettsäuren (UFS) im Gewebe titrimetrisch bestimmt und die lipolytische Wirksamkeit auf µval UFS/g Gewebe·Std (Ordinate) berechnet. Die Punkte sind Mittelwerte $\pm \sigma_M$, die ausgezogenen Kurven wurden nach ARIËNS et al. (1956) berechnet; Einzelheiten s. AULICH (1968)

Wegen der geringen lipolytischen Wirksamkeit des 3′,5′-AMP konnte eine vollständige Dosiswirkungskurve nicht aufgestellt werden (Abb. 1). Schwach wirksame Konzentrationen von 3′,5′-AMP ließen sich ebenfalls durch Theophyllin verstärken (AULICH et al., 1967).

Phosphodiesterasepräparate aus Rattenfettgewebe (100000 · g Überstand) waren imstande, nicht nur 3′,5′-AMP, sondern in geringerem Ausmaße auch DBA abzubauen[4]: Bei einer Substratkonzentration von $5 \cdot 10^{-4}$ bzw. $1 \cdot 10^{-3}$ M DBA wurden innerhalb von 40 min 0,02 bzw. 0,03 µmol P_i/mg Protein freigesetzt. Bei gleichhohen Substratkonzentrationen von 3′,5′-AMP wurden hingegen 0,07 bzw. 0,123 µmol P_i/mg Protein innerhalb von 40 min freigesetzt. Bei gleichzeitigem Zusatz von DBA und 3′,5′-AMP ($5 \cdot 10^{-4}$ M) zum Phosphodiesterasepräparat entsprach die Abbaurate des Substratgemisches (Freisetzung von P_i) der Summe der Abbauwerte der einzelnen Substrate. Ähnlich wie der Abbau des 3′,5′-AMP ließ sich auch der Abbau von DBA durch Theophyllin (z. B. $5 \cdot 10^{-4}$ M) deutlich hemmen.

---
[4] Die Versuche wurden von Herrn Dipl.-Biochem. U. KLOTZ durchgeführt.

b) *Corticosteronsynthese.* In den Versuchen der Abb. 2 wurden Nebennierenschnitte von Ratten mit verschiedenen Konzentrationen von ACTH, DBA und 3′,5′-AMP inkubiert (Abszisse) und nach 60 min langer Inkubation die Menge des gebildeten Corticosterons (µg/100 mg Nebenniere · Std) gemessen (Ordinate). Ansteigende molare Konzentrationen der Stimulatoren verursachten eine dosisabhängige Bildung von Corticosteron. Am wirksamsten erwies sich ACTH: Für eine halb-

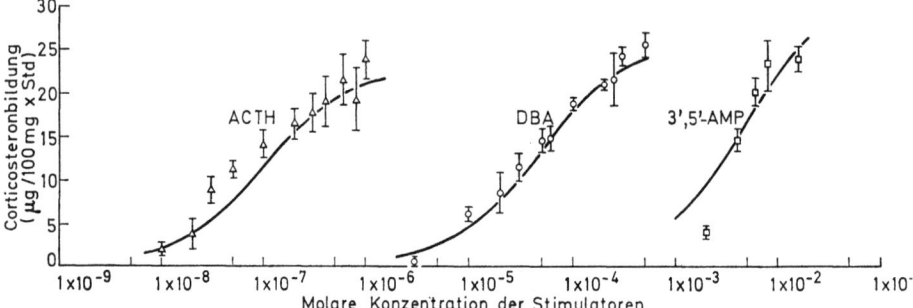

Abb. 2. *Stimulierung der Corticosteronsynthese in vitro.* Nebennierenschnitte von Ratten wurden mit ansteigenden Konzentrationen von ACTH, DBA bzw. 3′,5′-AMP inkubiert (Abszisse), die Zunahme des Corticosterongehalts im Inkubationsmedium fluorometrisch bestimmt und auf µg Corticosteron/100 mg Gewebe · Std (Ordinate) berechnet. Die Punkte sind Mittelwerte ± σ_M, die ausgezogenen Kurven wurden an Hand der experimentell gefundenen Werte nach ARIËNS et al. (1956) berechnet; Einzelheiten s. AULICH (1968)

maximale Wirkung, d. h. die Bildung von 13—16 µg Corticosteron, benötigten wir $1 \cdot 10^{-7}$ M. Unter den gleichen Versuchsbedingungen waren die Nucleotide wesentlich schwächer wirksam: Von DBA benötigten wir $4,7 \cdot 10^{-5}$ M, von 3′,5′-AMP sogar $4,7 \cdot 10^{-3}$ M, um die Corticosteronsynthese halbmaximal zu stimulieren.

Nebennieren von Ratten besitzen eine hohe *Phosphodiesterase-*Aktivität. Bezogen auf das Feuchtgewicht ist die Enzymaktivität in den Nebennieren etwa 35mal höher als im epididymalen Fettgewebe und fast fünfmal höher als in der Leber der gleichen Tierart (Tab. 1). Auch bei Berechnung der Enzymaktivität auf den Proteingehalt der Gewebe besitzt die Nebenniere eine weit höhere Phosphodiesterase-Aktivität als das Fettgewebe oder die Leber (Tab. 1).

Es war deshalb zu erwarten, daß eine Hemmung der Phosphodiesterase durch *Theophyllin* auch die durch ACTH, 3′,5′-AMP bzw. DBA stimulierte Corticosteronsynthese in Nebennierenschnitten verstärkt.

Wie aus den Versuchen der Tab. 2 zu ersehen ist, ließ sich weder die stimulierende Wirkung von ACTH noch diejenige der Nucleotide durch

Theophyllin signifikant verstärken. Die hohe Theophyllinkonzentration
($2 \cdot 10^{-2}$ M) *hemmte* sogar die stimulierende Wirkung von ACTH, 3',5'-
AMP und DBA auf die Corticosteronsynthese, während sich die *lipolytische* Wirkung von ACTH am isolierten Fettgewebe durch Theophyllin steigern ließ (Tab. 2, rechte Spalte).

Tabelle 1
Aktivität der Phosphodiesterase in Rattenorganen. Die Enzymaktivitäten wurden in Überständen von Organhomogenaten bestimmt und auf g Feuchtgewicht (FG) bzw. mg Protein im Überstand der Homogenate (Prot.) berechnet. Einzelheiten s. Methodik

Organ	nmol/g FG · min	nmol/mg Prot. · min
Nebenniere	1818,1	22,33
Leber	379,8	7,24
Fettgewebe	53,4	12,33

Tabelle 2. *Wirkung von Theophyllin auf die durch DBA, 3',5'-AMP bzw. ACTH stimulierte Corticosteronsynthese in vitro. Versuche an Nebennierenschnitten von Ratten, die ohne bzw. in Gegenwart verschiedener Konzentrationen von Theophyllin ($1 \cdot 10^{-4}$ bis $2 \cdot 10^{-2}$ M) 60 min lang mit DBA, 3',5'-AMP oder ACTH inkubiert wurden. Einzelheiten s. Methodik*

Theophyllin-konzentration	Bildung von Corticosteron (µg/100 mg · Std)			Freisetzung v. UFS (µval/g · Std)
	ACTH ($1 \cdot 10^{-7}$ M)	3',5'-AMP ($6 \cdot 10^{-3}$ M)	DBA ($5 \cdot 10^{-5}$ M)	ACTH ($2,8 \cdot 10^{-9}$ M)
—	14,6 ± 2,1	18,8 ± 1,1	18,2 ± 1,8	6,2 ± 0,9
$1 \cdot 10^{-4}$ M	16,3 ± 2,4	19,1 ± 2,1	18,3 ± 2,6	7,9 ± 1,0
$5 \cdot 10^{-4}$ M	18,2 ± 0,2	22,1 ± 2,0	15,8 ± 1,7	10,0 ± 0,4
$1 \cdot 10^{-3}$ M	15,6 ± 1,2	15,5 ± 1,8	22,4 ± 2,2	11,7 ± 0,7
$2 \cdot 10^{-2}$ M	4,0 ± 1,5	4,6 ± 0,3	4,9 ± 1,0	—

Ein nach WEISS et al. (1966) gereinigtes Phosphodiesterasepräparat aus Rattennebennieren wurde durch Theophyllin *kompetitiv* gehemmt; die *Hemmkonstante* (K_i) lag bei $6,7-10,5 \cdot 10^{-4}$ M. Die in der Tab. 2 verwendeten Theophyllinkonzentrationen waren demnach hoch genug, um die Phosphodiesterase stark zu hemmen.

2. Versuche in vivo

a) Blutzucker. Gruppen von Ratten wurde 3',5'-AMP, DBA bzw. Theophyllin intraperitoneal injiziert. Zu verschiedenen Zeiten nach der Injektion wurde je eine Tiergruppe durch Dekapitation getötet und der Blutzucker enzymatisch bestimmt. Wie aus den Versuchen der Abb. 3 zu ersehen ist, verursachten 10 µmol DBA/kg (= 5,0 mg/kg) eine weit stärkere Hyperglykämie als 30 µmol 3',5'-AMP/kg (= 10 mg/kg). Theophyllin (830 µmol = 150 mg/kg) erhöhte den Blutzucker stärker und länger dauernd als die Nucleotide (Abb. 3).

Auch in der Dauer ihrer hyperglykämischen Wirkung unterschieden sich die Nucleotide: Während nach Injektion von 3′,5′-AMP der Blutzuckerspiegel schon nach 40 min fast auf Normalwerte abgesunken war (Abb.3), hielt die Hyperglykämie nach Injektion von DBA mehr als 1 Std lang an.

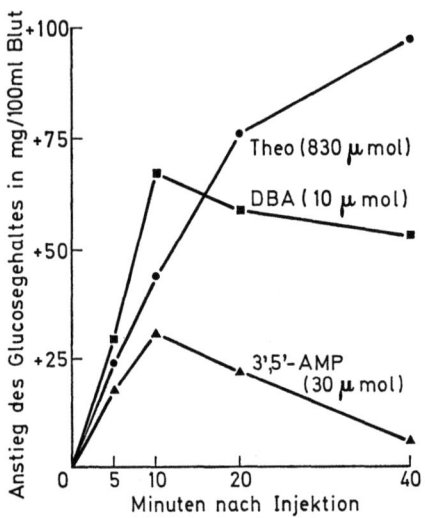

Abb. 3. *Zeitlicher Verlauf der Hyperglykämie an Ratten nach Injektion von DBA, 3′,5′-AMP bzw. Theophyllin.* Gruppen von je 5—10 Ratten wurde DBA (10 µmol = 5 mg/kg), 3′,5′-AMP (30 µmol = 10 mg/kg) bzw. Theophyllin (830 µmol = 150 mg/kg) intraperitoneal injiziert. Zu verschiedenen Zeiten nach der Injektion (Abszisse) wurde je eine Tiergruppe dekapitiert, der Anstieg des Blutzuckers gegenüber der entsprechenden Kontrollgruppe (Injektion von physiol. NaCl-Lösung) bestimmt und auf mg/100 ml Blut (Ordinate) berechnet

In den Versuchen der Tab. 3 wurde geprüft, ob und in welchem Ausmaß eine Aktivierung des sympathico-adrenalen Systems an dem Blutzuckeranstieg nach Injektion von DBA beteiligt ist. 10 µmol DBA/kg i. p. erhöhten bei unvorbehandelten Ratten den Blutzucker um 61 mg/ 100 ml. Nach operativer Entfernung des Nebennierenmarks (demedulliert) war der Blutzuckeranstieg praktisch gleich stark wie bei den Kontrolltieren. Auch an „sympathektomierten" Tieren, d. h., nach zusätzlicher Verarmung der sympathischen Nerven an Überträgerstoff durch Injektion des Reserpin-Analogen Syrosingopin (2 · 0,3 mg/kg s. c.; 16 und 20 Std vor DBA), war die hyperglykämische Wirkung des DBA nicht abgeschwächt (Tab. 3).

Die durch DBA verursachte Hyperglykämie ist offenbar auch unabhängig von dem Ausgangswert des Blutzuckers: Bei Hungertieren (72 mg Glucose/100 ml) und bei alloxan-diabetischen Ratten (403 mg Glucose/100 ml) stieg der Blutzucker nach Injektion von DBA gleich stark an wie bei Kontrolltieren (Tab. 3).

Tabelle 3. *Hyperglykämische Wirkung von DBA. Versuche an Gruppen von je 5 Ratten. 20 min nach intraperitonealer Injektion von DBA (10 µmol = 5 mg/kg) wurden die Tiere dekapitiert und der Blutzucker (mg Glucose/100 ml) bestimmt (Mittelwerte ± mittlerer Fehler des Mittelwertes). Δ = mittlere Differenz gegenüber den Kontrollen. — Vorbehandlung: Demedulliert = operative Entfernung des Nebennierenmarks; sympathektomiert = demedulliert + Injektion von Syrosingopin; Hunger = Nahrungsentzug 18 Std vor dem Versuch; Alloxan = Diabetes durch Injektion von Alloxan. Einzelheiten s. Methodik*

Vorbehandlung	Blutzucker (mg/100 ml)		
	Kontrollen	+ DBA	Δ
Keine	118 ± 9	179 ± 8	+ 61
Demedulliert	128 ± 1	195 ± 7	+ 67
Sympathektomiert	122 ± 6	182 ± 10	+ 60
Hunger	72 ± 4	135 ± 8	+ 63
Alloxan	403 ± 28	465 ± 23	+ 62

In den Versuchen der Abb. 4 injizierten wir Gruppen von Ratten ansteigende Dosen der Nucleotide intraperitoneal und bestimmten 20 min nach der Injektion den Blutzuckerspiegel. Aus den Dosiswirkungskurven (Abb. 4) ist zu sehen, daß schon 0,5 µmol/kg DBA eine Hyperglykämie verursachten und 5 µmol DBA/kg den Blutzucker um etwa 80 mg/100 ml erhöhten. Die Injektion von 3′,5′-AMP verursachte ebenfalls eine dosisabhängige Hyperglykämie (Abb. 4): Um den Blutzucker um etwa 40 mg/100 ml zu erhöhen, benötigten wir von 3′,5′-AMP 30 µmol/kg, von DBA aber nur 1 µmol/kg. Auf molarer Basis wäre demnach DBA etwa 30mal wirksamer als 3′,5′-AMP. Berücksichtigt man außerdem die längere Wirkungsdauer von DBA (s. Abb. 3), dann würde sich die Relation in der Wirksamkeit von DBA und 3′,5′-AMP noch vergrößern.

Vorbehandlung mit *Theophyllin* (415 µmol = 75 mg/kg i.p.) erhöhte den Blutzuckerspiegel innerhalb von 20 min um etwa 40 mg/100 ml. Die durch 3′,5′-AMP oder DBA (0,5—4,0 µmol/kg i.p.) verursachte Hyperglykämie an *nicht* narkotisierten Tieren wurde durch Vorbehandlung mit Theophyllin *nicht* verstärkt. In ähnlichen Versuchen an *narkotisierten* Ratten (s. NORTHROP u. PARKS, 1964) fanden wir durch Vorbehandlung mit Theophyllin eine nur geringe und schwer reproduzierbare Verstärkung der glykogenolytischen Wirkung des 3′,5′-AMP.

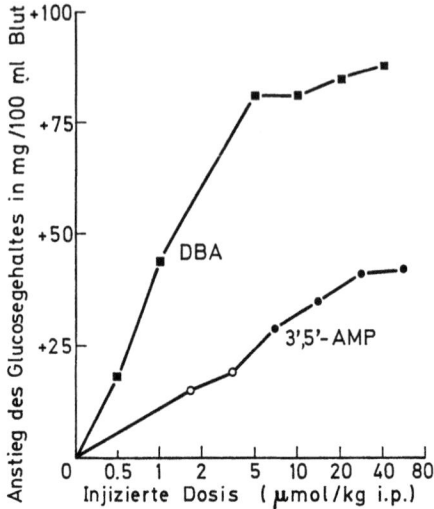

Abb. 4. *Dosisabhängige Hyperglykämie nach Injektion von DBA bzw. 3',5'-AMP an Ratten.* Gruppen von je 5 Ratten erhielten ansteigende Dosen (Abszisse) von DBA bzw. 3',5'-AMP intraperitoneal. 20 min nach der Injektion wurde je eine Tiergruppe dekapitiert, der Anstieg des Blutzuckers gegenüber der entsprechenden Kontrollgruppe bestimmt und auf mg/100 ml Blut (Ordinate) berechnet. Ausgefüllte Symbole = signifikant ($P < 0,05$) gegenüber Kontrollwerten

b) *Fettsäurenspiegel im Plasma.* Eine Dosis von DBA (10—20 µmol/kg i.p.) welche die Glykogenolyse aktivierte und den Blutzucker um etwa 80 mg/100 ml *erhöhte* (s. Abb. 4), war nicht imstande, die Lipolyse zu aktivieren, sondern *senkte* den Fettsäurenspiegel des Plasmas. Schon 10 min nach der intraperitonealen Injektion von DBA (10 µmol/kg) war der Fettsäurenspiegel des Plasmas signifikant abgesunken, blieb bis zu 40 min nach der Injektion maximal erniedrigt und stieg erst im Verlauf von 2—3 Std wieder auf Ausgangswerte an.

Auch der *Glycerin*spiegel des Plasmas wurde durch Injektion von DBA (10 µmol/kg i.p.) signifikant erniedrigt (BIECK et al., 1968).

Aus der Dosiswirkungskurve der Abb. 5 ist zu ersehen, daß schon relativ kleine Dosen von DBA (1,25—2,5 µmol/kg i.p.) den Fettsäurenspiegel maximal senkten. Höhere Dosen von DBA (20—40 µmol/kg) hatten eine schwächere antilipolytische Wirkung. Aber selbst nach Injektion sehr hoher Dosen von DBA (200 µmol = 100 mg!) pro Kilogramm Körpergewicht wurde der Glycerin- und Fettsäurenspiegel nicht über den Ausgangswert erhöht.

Die Injektion von 3',5'-AMP senkte ebenfalls den Fettsäurenspiegel des Plasmas; seine antilipolytische Wirkung war jedoch deutlich schwächer als diejenige des DBA und nicht regelmäßig zu erzielen.

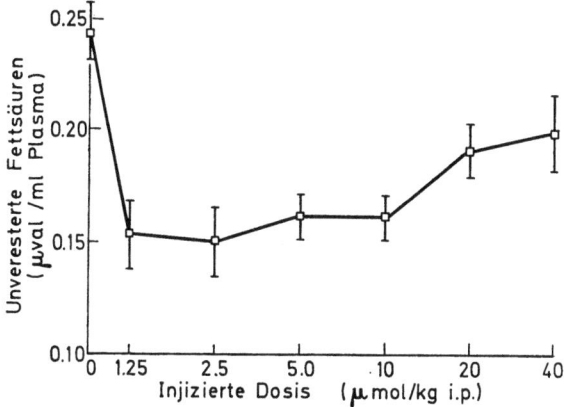

Abb. 5. *Abnahme des Fettsäurengehalts im Plasma nach Injektion von DBA.*
Gruppen von je 5—10 Ratten erhielten ansteigende Dosen von DBA intraperitoneal (Abszisse), 20 min nach der Injektion wurde je eine Tiergruppe dekapitiert und im Plasma der Fettsäurengehalt titrimetrisch bestimmt (Ordinate). Die Punkte sind Mittelwerte $\pm \sigma_M$

Tabelle 4. *Anstieg des Corticosterongehalts im Plasma nach Injektion sehr hoher Dosen von DBA. Gruppen von je 5 Ratten wurden 100 mg DBA/kg i.p. injiziert; Kontrolltiere erhielten gleiche Mengen physiol. NaCl-Lösung. 40 min nach der Injektion wurden die Tiere dekapitiert und im Plasma der Corticosterongehalt (μg/ml) bestimmt. — Vorbehandlung: Dexamethason wurde 20 Std vor dem Versuch dem Trinkwasser zugesetzt (100 μg/ml), so daß die Tiere insgesamt 10—12 mg Dexamethason/kg erhielten*

Vorbehandlung	Corticosteron (μg/ml Plasma)		
	Kontrolle	+ DBA	Δ
keine	0,09 ± 0,02	0,48 ± 0,02	+ 0,39
Dexamethason	0,04 ± 0,01	0,10 ± 0,02	+ 0,06

Die Injektion von *Theophyllin* (415 μmol = 75 mg/kg i.p.) erhöhte den Glycerinspiegel innerhalb von 25 min um 0,098 μmol/ml Plasma. Die durch 3′,5′-AMP (4 μmol/kg) oder DBA (0,5 μmol/kg) verursachte *anti*lipolytische Wirkung (— 0,013 bzw. — 0,025 μmol Glycerin/ml) wurde durch Vorbehandlung der Tiere mit Theophyllin aufgehoben und in eine schwache lipolytische Wirkung (+ 0,033 bzw. + 0,015 μmol Glycerin/ml) umgekehrt.

c) *Corticosterongehalt im Plasma.* Injiziert man Ratten 3′,5′-AMP bzw. DBA (5—30 μmol/kg) intraperitoneal und bestimmt zu verschiedenen Zeiten nach der Injektion den Corticosteronspiegel im Plasma, so findet man 5—10 min nach der Injektion eine geringe Zunahme, später aber eine deutliche Abnahme des Corticosterongehaltes im Plasma.

Erst sehr hohe Dosen von DBA verursachten einen länger anhaltenden und signifikanten Anstieg des Corticosterons im Plasma: 40 min nach der Injektion von 100 mg DBA/kg (= 200 µmol/kg) war der Corticosterongehalt signifikant angestiegen (Tab. 4).

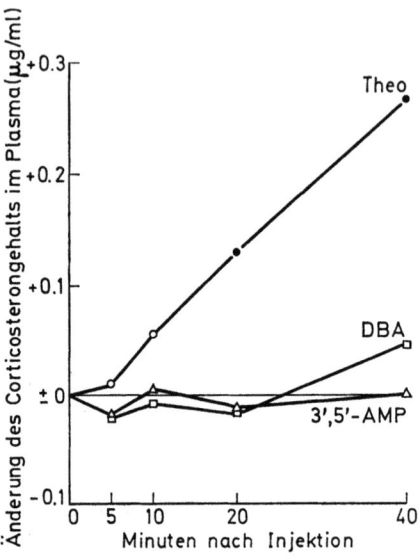

Abb. 6. *Änderungen des Corticosterongehalts im Plasma nach Injektion von DBA, 3',5'-AMP bzw. Theophyllin.* Versuche an Ratten, die mit Dexamethason vorbehandelt worden waren: 20 Std vor dem Versuch wurde Dexamethason (100 µg/ml) dem Trinkwasser zugesetzt, so daß die Tiere insgesamt 10—12 mg Dexamethason/kg erhielten. Gruppen von 5—10 Ratten wurde DBA (20 µmol/kg = 10 mg/kg), 3',5'-AMP (30 µmol/kg = 10 mg/kg) bzw. Theophyllin (830 µmol/kg = 150 mg/kg) intraperitoneal injiziert und zu verschiedenen Zeiten nach der Injektion (Abszisse) die Änderung des Corticosterongehalts im Plasma (Ordinate) bestimmt. Ausgefüllte Symbole = signifikant ($P < 0,05$) gegenüber Kontrollwerten

Die Wirkung der Nucleotide auf den Corticosteronspiegel des Plasmas ist jedoch ganz überwiegend eine indirekte, d. h. durch eine Ausschüttung von ACTH aus der Hypophyse bedingt. Nach Vorbehandlung der Tiere mit *Dexamethason*, die eine ACTH-Ausschüttung unmöglich macht (PFEIFFER et al., 1960), waren die Nucleotide nicht mehr imstande, den Corticosteronspiegel signifikant zu erhöhen (Tab. 4; Abb. 6). Demgegenüber verursachte die Injektion von *Theophyllin* (830 µmol = 150 mg/kg i.p.) auch an Tieren, die mit Dexamethason vorbehandelt worden waren, einen Anstieg des Corticosterongehaltes um fast 0,3 µg/ml Plasma (Abb. 6).

An Ratten, die mit Dexamethason vorbehandelt worden waren, erhöhten 3',5-'AMP bzw. DBA den Corticosterongehalt des Plasmas nur dann, wenn man die Tiere zusätzlich mit Theophyllin (600 μmol/kg) vorbehandelte (Tab.5): Obwohl diese Theophyllindosis den Corticosteronspiegel von 0,07 auf 0,250 μg/ml erhöht hatte, wurde er durch Injektion von 3′,5′-AMP bzw. DBA noch weiter gesteigert.

Tabelle 5. *Verstärkung der Wirkung von 3′,5′-AMP bzw. DBA auf die Corticosteronbildung durch Vorbehandlung mit Theophyllin in vivo. Versuche an Ratten, die mit Dexamethason vorbehandelt worden waren: 20 Std vor dem Versuch wurde Dexamethason (100 μg/ml) dem Trinkwasser zugesetzt, so daß die Tiere insgesamt 10—12 mg Dexamethason/kg erhielten. Gruppen von je 5 Ratten wurden 30 μmol/kg 3′,5′-AMP bzw. 10 μmol/kg DBA oder physiologische NaCl-Lösung (Kontrolle) i.p. injiziert. 3 weiteren gleich behandelten Gruppen wurde 40 min vorher 600 μmol (= 108 mg/kg) Theophyllin i.p. verabreicht. 20 min nach der Injektion der Nucleotide wurden die Tiere dekapitiert und im Plasma der Corticosterongehalt (μg/ml) bestimmt*

Vorbehandlung	Corticosteron (μg/ml Plasma)			
Keine	Kontr.	0,070 ± 0,007	+ 3′,5′-AMP	0,067 ± 0,008
			+ DBA	0,060 ± 0,008
Theophyllin	Kontr.	0,250 ± 0,031	+ 3′,5′-AMP	0,400 ± 0,034
			+ DBA	0,388 ± 0,036

Diskussion

Obwohl schon seit einigen Jahren bekannt ist, daß cyclisches Adenosin-3′,5′-Monophosphat (3′,5′-AMP) die *Lipolyse in vitro* zu stimulieren vermag (Übersicht bei WESTERMANN, 1967), und vor kurzem auch die lipolytische Wirkung seines Dibutyrylderivats (DBA) beschrieben wurde (BUTCHER et al., 1965; HO et al., 1966; FASSINA, 1967; AULICH et al., 1967), fehlen Dosiswirkungskurven, aus denen man quantitative Rückschlüsse auf die relative Wirksamkeit der Nucleotide ziehen könnte.

In unseren Versuchen am isolierten epididymalen Fettgewebe von Ratten war DBA etwa 100mal wirksamer als 3′,5′-AMP, aber mehr als 10000mal weniger wirksam als ACTH oder Noradrenalin. Bemerkenswert war, daß die Dosiswirkungskurven von DBA im Bereich niedriger Konzentrationen einen viel steileren Verlauf aufwiesen als die Dosiswirkungskurven der anderen Stimulatoren.

Dieses von der Norm abweichende Verhalten des DBA zeigt sich besonders deutlich, wenn man die Dosiswirkungskurven in ein doppelt reziprokes Koordinatensystem einträgt. Dabei ergibt sich, daß die experimentell gefundenen Werte, nicht, wie zu erwarten, auf einer Geraden, sondern auf einer aufwärts gebogenen Kurve liegen (AULICH et al., 1967). Erst in Gegenwart von Theophyllin (Hemmung der Phosphodiesterase) verläuft die Dosiswirkungskurve des DBA in allen Konzentrationsbereichen genauso steil wie diejenige der anderen Stimulatoren und zeigt auch im doppelt reziproken Koordinatensystem einen geradlinigen Verlauf.

Diese Verstärkung der lipolytischen Wirkung des DBA durch Theophyllin, die kürzlich auch von FAIN (1968) beschrieben wurde, steht in scheinbarem Widerspruch zu der Tatsache, daß DBA durch Phosphodiesterase-Präparate, die aus Leber- oder Herzextrakten gewonnen wurden, nicht abgebaut werden kann (POSTERNAK et al., 1962) und auch enzymreiche Chargen von Schlangengiften dazu kaum imstande sind (MICHAL, 1968).

In Übereinstimmung mit BLECHER et al. (1968) konnten auch wir nachweisen, daß eine aus *Fettgewebe* gewonnene Phosphodiesterase DBA abzubauen vermag, und daß sich dieses Enzym durch Theophyllin hemmen läßt. Offenbar handelt es sich bei den Phosphodiesterasen in verschiedenen Organen um Enzyme, die eine verschiedene Substratspezifität haben.

Ähnlich wie die Lipolyse wurde auch die *Corticosteronsynthese in vitro* durch DBA viel stärker stimuliert als durch 3′,5′-AMP. Auf molarer Basis war DBA etwa 100mal wirksamer als 3′,5′-AMP, aber etwa 500mal weniger wirksam als ACTH. Es spricht vieles dafür, daß 3′,5′-AMP nicht nur an einer, sondern an verschiedenen Stellen in die Corticosteronsynthese eingreift. So stimuliert es z. B. den wichtigen Schritt der Umwandlung von Cholesterin in Pregnenolon (KARABOYAS u. KORITZ, 1965), aus dem dann über mehrere Zwischenstufen Corticosteron entsteht. Die von RILEY u. HAYNES (1963) nachgewiesene Hemmung der Phosphorylase-Phosphatase durch 3′,5′-AMP führt in der Nebennierenrinde zu einer verminderten Inaktivierung der Phosphorylase a und somit zu einem vermehrten Abbau von Glykogen. Die aus diesem Abbau resultierende Bildung von reduziertem NADP scheint jedoch nicht die Ursache der verstärkten Corticoidbildung zu sein, sondern hat offenbar nur eine unterstützende Funktion (FERGUSON, 1963). Auch an der direkten Hydroxylierung der C-Atome in den Positionen 11β und 18, die in den Mitochondrien der Nebennierenrinde abläuft, scheint 3′,5′-AMP beteiligt zu sein (CREANGE u. ROBERTS, 1965; ROBERTS et al., 1965). Neuere Untersuchungen sprechen dafür, daß 3′,5′-AMP auch die mitochondriale Membranpermeabilität (KORITZ, 1968) und die Bildung eines „Regulator-Proteins" (GARREN, 1968) beeinflussen kann (Übersicht bei KORITZ, 1968).

In einer kürzlich veröffentlichten Arbeit gelang es GRAHAME-SMITH et al. (1967), die Wirkung von ACTH auf die Nebennierenrinde mit einer Bildung von 3′,5′-AMP qualitativ und zeitlich zu korrelieren. Diese Autoren fanden, daß ACTH (1 E/ml) an Schnitten von Rattennebennieren den 3′,5′-AMP-Gehalt von 1 auf 15 Nanomole/g Gewebe und die Corticosteronsynthese von weniger als 0,2 auf fast 1,0 µg/100 mg Gewebe · min erhöhte. Bemerkenswert war in ihren Versuchen der zeitliche Abstand zwischen Nucleotidbildung und Steroidproduktion: Während der 3′,5′-AMP-Gehalt schon 1 min nach Zugabe von ACTH auf das sechsfache angestiegen war, fanden sie nach 2 min noch keine vermehrte Corticosteronbildung, und erst nach 5 min war auch der Corticosterongehalt im Inkubat deutlich erhöht. Schon kleine Konzentrationen von ACTH (0,1—1,0 mE/ml) verursachten eine dosisabhängige Zunahme des 3′,5′-AMP-Gehalts und eine vermehrte Bildung von Corticosteron. Polypeptide, welche die Corticosteronsynthese schwächer bzw. gar nicht stimulierten (β^{1-24}-ACTH bzw. β^{25-39}ACTH), waren auch in geringerem Maße bzw. gar nicht imstande, den 3′,5′-AMP-Gehalt der Nebennieren zu erhöhen.

Unser Befund, daß eine Hemmung der Phosphodiesterase mit *Theophyllin* die Wirkung von ACTH, DBA oder 3′,5′-AMP an Nebennierenschnitten nicht verstärkte, findet eine Erklärung vielleicht darin, daß verschiedene Wirkungen des Xanthin-Derivates miteinander interferieren. Theophyllin blockiert auch in der Nebennierenrinde die Phosphodiesterase und verursacht eine Akkumulation von 3′,5′-AMP. Wie HALKERSTON et al. (1966) zeigen konnten, hemmt Theophyllin aber auch die Proteinsynthese in der Nebenniere, so daß sich die stimulierende Wirkung des angehäuften 3′,5′-AMP möglicherweise nicht auswirken kann. Durch hohe Theophyllinkonzentrationen wurde in unseren Versuchen die Proteinsynthese offenbar so stark gehemmt, daß sich die Corticosteronproduktion fast vollständig unterdrücken ließ. In Versuchen mit dem Proteinsynthese-Hemmstoff Cycloheximid an isolierten Nebennieren konnten GRAHAME-SMITH et al. (1967) zeigen, daß zwar die ACTH-induzierte Steroidbildung gehemmt wurde, das Ansteigen der 3′,5′-AMP-Konzentration in der Nebenniere aber unbeeinflußt blieb.

Der *Corticosterongehalt des Plasmas* ließ sich nur durch Injektion sehr großer Dosen von DBA (100 mg/kg!) erhöhen; kleinere Dosen von DBA bzw. 3′,5′-AMP hatten keine signifikante Wirkung. Diese Wirkung des Nucleotids ist aber ganz überwiegend durch Stimulierung des Hypophysen-Nebennierenrinden-Systems bedingt, denn sie ließ sich durch Blockierung der ACTH-Sekretion (Vorbehandlung mit Dexamethason) fast vollständig verhindern. Demgegenüber verursachte eine Hemmung der Phosphodiesterase durch Theophyllin auch an Tieren, die mit Dexamethason vorbehandelt worden waren, einen signifikanten Anstieg des Corticosteronspiegels im Plasma. Nach Hemmung der ACTH-Ausschüttung (Dexamethason) *und gleichzeitiger* Hemmung der Phosphodiesterase (Theophyllin) waren auch kleinere Dosen der Nucleotide imstande, den Corticosteronspiegel des Plasmas zu erhöhen.

Die Injektion von 3′,5′-AMP verursacht bei Ratten (NORTHROP u. PARKS, 1964), Katzen (ELLIS u. EUSEBI, 1965), Hunden (LEVINE u. VOGEL, 1965) und Menschen (LEVINE, 1965) eine *Hyperglykämie*. In Versuchen an Hunden fanden POSTERNAK et al. (1962), daß das von ihnen synthetisierte DBA eine etwa doppelt so starke hyperglykämische Wirkung hatte wie 3′,5′-AMP. Mit Hilfe von Dosiswirkungskurven konnten wir nachweisen, daß DBA an Ratten eine etwa 30mal stärkere hyperglykämische Wirkung hatte als 3′,5′-AMP. Zeit-Wirkungskurven ergaben, daß die durch DBA ausgelöste Hyperglykämie auch viel länger anhielt als diejenige nach Injektion von 3′,5′-AMP.

Die stärkere und längerdauernde Wirkung von DBA auf den Blutzucker ist u. a. darauf zurückzuführen, daß dieses Derivat des 3′,5′-AMP durch die auch in der Leber in hoher Aktivität vorkommende Phosphodiesterase nicht abgebaut werden kann (POSTERNAK, 1962). Dafür spricht auch unser Befund, daß sich die hyperglykämische Wirkung des DBA durch Hemmung der Phosphodiesterase mit Theophyllin nicht verstärken ließ. Vorbehandlung mit Theophyllin verstärkte in unseren Versuchen aber auch nicht die Wirkung von 3′,5′-AMP, das ein gutes Substrat der Phosphodiesterase ist.

Wenn man sich nicht darauf beschränken will, diesen Befund als Tatsache zu registrieren, sondern versucht, ihn auch zu deuten, dann müssen weitere Überlegungen davon ausgehen, daß eine große Anzahl verschiedener biochemischer Reaktionen durch 3′,5′-AMP vermittelt wird (SUTHERLAND et al., 1968). Durch eine in der Zellmembran lokalisierte Adenylcyclase wird 3′,5′-AMP intracellulär gebildet und kann wegen seiner schlechten Lipoidlöslichkeit die Zelle nicht verlassen. Die durch 3′,5′-AMP vermittelten biochemischen Reaktionen sind deshalb zellspezifisch, d. h., sie bleiben auf die Zelle beschränkt, in der es gebildet wird. Nur dann, wenn das Nucleotid die Bildung lipoidlöslicher Hormone (z. B. Corticoide) vermittelt, kann es indirekt auch Systemwirkungen ausüben. Wird jedoch 3′,5′-AMP in so hohen Dosen injiziert, daß wirksame Mengen des Nucleotids in alle Körperzellen hineingelangen, dann können überall dort, wo 3′,5′-AMP eine Vermittlerrolle spielt, biochemische Reaktionen und physiologische Wirkungen ausgelöst werden. Ähnliches gilt für das Xanthinderivat Theophyllin, das in allen Körperzellen die Phosphodiesterase zu hemmen vermag und durch Akkumulation von endogen gebildetem 3′,5′-AMP wirksam wird (Übersicht bei WESTERMANN u. STOCK, 1969).

Wenn in unseren *Versuchen in vivo* die Injektion von 3′,5′-AMP bzw. DBA die Lipolyse nicht aktivierte, sondern hemmte und Vorbehandlung mit Theophyllin die hyperglykämische Wirkung der Nucleotide nicht verstärkte, dann könnten diese unerwarteten Effekte darauf beruhen, daß die Überschwemmung des Organismus mit 3′,5′-AMP auch eine Freisetzung von Substanzen verursacht, die eine *hypo*glykämische und *anti*lipolytische Wirkung haben. So ist z. B. vom Insulin bekannt, daß es nicht nur *hypo*glykämisch, sondern auch *anti*lipolytisch wirkt (JUNGAS u. BALL, 1963), und es spricht vieles dafür, daß die Isulin-

Sekretion durch 3′,5′-AMP vermittelt wird (TURTLE et al., 1967). Von der Menge und Wirksamkeit dieses durch 3′,5′-AMP freigesetzten Antagonisten könnte es abhängen, ob der Fettsäuren- und Glucosespiegel des Blutes erhöht oder erniedrigt wird.

Fräulein INA REINKING, Fräulein HELGA THIELE und Fräulein MARGRET TZSCHUCKE danken wir für ihre Mitarbeit.

Literatur

ARIËNS, E. J., J. M. VAN ROSSUM, and A. M. SIMONIS: A theoretical basis of molecular pharmacology. Arzneimittel-Forsch. 6, 282—293 (1956).

AULICH, A.: Quantitative Bestimmung der Wirksamkeit verschiedener Stimulatoren und Hemmstoffe im lipolytischen System. Inaugural-Dissertation, Frankfurt a. M. 1968.

— K. STOCK, and E. WESTERMANN: Lipolytic effects of cyclic adenosine-3′,5′-monophosphate and its butyryl derivatives in vitro, and their inhibition by α- and β-adrenolytics. Life Sci. 6, 929—938 (1967).

BIECK, P., K. STOCK, and E. WESTERMANN: Antilipolytic effect of N^6, 2′-0-dibutyryl-3′,5′-adenosine monophosphate in vivo. Life Sci. 7, 1125—1134 (1968).

—, u. E. WESTERMANN: Wirkung von cyclischem Adenosin-3′,5′-Monophosphat und seinem Dibutyrylderivat auf Corticoidsynthese und Glykogenolyse an der Ratte. Naunyn-Schmiedebergs Arch. Pharmak. exp. Path. 257, 266 (1967).

BLECHER, M., N. S. MERLINO, and J. T. RO'ANE: Control of the metabolism and lipolytic effects of cyclic 3′,5′-adenosine monophosphate in adipose tissue by insulin, methyl xanthines and nicotinic acid. J. biol. Chem. 243, 3973—3977 (1968).

BUTCHER, R. W., R. J. HO, H. C. MENG, and E. W. SUTHERLAND: Adenosine 3′,5′-monophosphate in biological materials. The measurement of cyclic 3′5′-AMP in tissues and the role of the cyclic nucleotide in the lipolytic response of fat to epinephrine. J. biol. Chem. 240, 4515—4523 (1965).

—, and E. W. SUTHERLAND: Adenosine 3′,5′-phosphate in biological materials. J. biol. Chem. 237, 1244—1250 (1962).

CREANGE, J. E., and S. ROBERTS: Studies on the mechanism of action of cyclic 3′,5′-adenosine monophosphate on steroid hydroxylations in adrenal homogenates. Biochem. biophys. Res. Commun. 19, 73—78 (1965).

DOLE, V. P.: A relation between non-esterified fatty acids in plasma and the metabolism of glucose. J. clin. Invest. 35, 150—154 (1956).

DRUMMOND, G. J., and S. PERROT-YEE: Enzymatic hydrolysis of adenosine 3′,5′-phosphoric acid. J. biol. Chem. 236, 1126—1129 (1961).

EGGSTEIN, M., u. F. H. KREUTZ: Eine neue Bestimmung der Neutralfette im Blutserum und Gewebe. Klin. Wschr. 44, 262—267 (1966).

ELLIS, S., and A. J. EUSEBI: Dissociation of epinephrine-induced hyperkalemia and hyperglycemia by adrenergic blocking drugs and theophylline; role of cyclic 3′,5′-AMP. Fed. Proc. 24, 151 (1965).

EVANS, G.: The adrenal cortex and endogenous carbohydrate formation. Amer. J. Physiol. 114, 297—304 (1936).

FAIN, J. N.: Effect of dibutyryl-3′,5′-AMP, theophylline and norepinephrine on lipolytic action of growth hormone and glucocorticoid in white fat cells. Endocrinology 82, 825—830 (1968).

FASSINA, G.: Antagonistic action of metabolic inhibitors on dibutyryl cyclic 3′,5′-adenosine monophosphate-stimulated and coffeine-stimulated lipolysis in vitro. Life Sci. 6, 825—831 (1967).

Ferguson, J. J., Jr.: Protein synthesis and adrenocorticotropic responsiveness. J. biol. Chem. **238**, 2754—2759 (1963).
Garren, L. D.: Studies on the possible role of protein synthesis in the regulation of steroidogenesis by ACTH. In: Protein and Polypeptide Hormones. M. Margoulies, Ed.; Part 1, pp. 189—192. Excerpta Medica Foundation, Amsterdam 1968.
Grahame-Smith, D. G., R. W. Butcher, R. L. Ney, and E. W. Sutherland: Adenosine-3',5'-monophosphate as the intracellular mediator of the action of adrenocorticotropic hormone on the adrenal cortex. J. biol. Chem. **242**, 5535 to 5541 (1967).
Guillemin, R., G. W. Clayton, H. S. Lipscomb, and J. D. Smith: Fluorometric measurement of rat plasma and adrenal corticosterone concentration; a note on technical details. J. Lab. clin. Med. **53**, 830—832 (1959).
Halkerston, J. D. K., M. Feinstein, and O. Hechter: An anomalous effect of theophylline on ACTH and adenosine 3',5'-monophosphate stimulation. Proc. Soc. exp. Biol. (N. Y.) **122**, 896 (1966).
Hanahan, D. J., and J. N. Olley: Chemical nature of monophosphoinositides. J. biol. Chem. **231**, 813—829 (1958).
Haynes, R. C., Jr.: The activation of adrenal phosphorylase by the adrenocorticotropic hormone. J. biol. Chem. **233**, 1220—1222 (1958).
Ho, R.-J., B. Jeanrenaud, and A. E. Renold: Ouabain-sensitive fatty acid release from isolated fat cells. Experientia (Basel) **22**, 86 (1966).
Huggett, A. St. G., and D. A. Nixon: Enzymic determination of blood glucose. Biochem. J. **66**, 12 P (1957).
Jungas, R. L., and E. G. Ball: Studies on the metabolism of adipose tissue. XII. The effects of insulin and epinephrine on free fatty acid and glycerol production in the presence and absence of glucose. Biochemistry **2**, 383—388 (1963).
Karaboyas, G. C., and S. B. Koritz: Identity of the site of action of 3',5'-adenosine monophosphate and adrenocorticotropic hormone in corticosteroidgenesis in rat adrenal and beef adrenal cortex slices. Biochemistry **4**, 462—468 (1965).
Koritz, S. B.: Some observations on the stimulation in vitro of corticoid production by adenosine 3',5'-monophosphate in rat adrenal. Biochim. biophys. Acta (Amst.) **60**, 179—181 (1962).
— On the mechanism of action of adrenocorticotropin. In: Protein and Polypeptide Hormones, M. Margoulies, Ed.; Part 1, pp. 171—175. Excerpta Medica Foundation, Amsterdam 1968.
Levine, R. A.: Cardiovascular and metabolic effects of adenosine-3',5'-monophosphate in man. J. clin. Invest. **44**, 1068—1073 (1965).
— Effects of exogenous adenosine 3',5'-monophosphate in man. II. Glucose, nonesterified fatty acid and cortisol responses. Metabolism **17**, 34—45 (1968).
—, and J. A. Vogel: Cardiovascular and metabolic effects of adenosine-3',5'-monophosphate in vivo. Nature (Lond.) **207**, 987—988 (1965).
Lowry, O. H., N. J. Rosebrough, A. L. Farr, and R. J. Randall: Protein measurement with the Folin phenol reagent. J. biol. Chem. **193**, 265—275 (1951).
Michal, G.: Pers. Mitteilung (1968).
Northrop, G., and R. E. Parks: The effects of adrenergic blocking agents and theophylline on 3',5'-AMP-induced hyperglycemia. J. Pharmacol. exp. Ther. **145**, 87—91 (1964).
Pfeiffer, E. F., W. E. Vaubel, K. Retienne, D. Berg u. H. Ditschuneit: ACTH-Bestimmung mittels Messung des Plasma-Corticosterons der mit Dexamethason hypophysenblockierten Ratte. Klin. Wschr. **38**, 980—986 (1960).

Posternak, Th., E. W. Sutherland, and W. F. Henion: Derivatives of cyclic 3',5'-adenosine monophosphate. Biochim. biophys. Acta (Amst.) **65**, 558—560 (1962).
Riley, G.A., and R.C. Haynes, Jr.: The effect of adenosine 3',5'-phosphate on phosphorylase activity in beef adrenal cortex. J. biol. Chem. **238**, 1563—1570 (1963).
Roberts, S., J. E. Creange, and P. L. Young: Stimulation of steroid transformations in adrenal mitochondria by cyclic 3',5'-adenosine phosphate. Biochem. biophys. Res. Commun. **20**, 446—451 (1965).
Rudman, D., L. A. Garcia, S. J. Brown, M. F. Malkin, and W. Perl: Dose response curves for the adipokinetic action of aromatic amines and adrenocorticotropin upon the isolated adipose tissue of the hamster. J. Lipid Res. **5**, 28—37 (1964).
Saffran, M., and A.V. Schally: In vitro bioassay of corticotropin: Modification and statistical treatment. Endocrinology **56**, 523 (1955).
Stock, K., u. E. Westermann: Über die Bedeutung des Noradrenalingehaltes im Fettgewebe für die Mobilisierung unveresterter Fettsäuren. Naunyn-Schmiedebergs Arch. exp. Path. Pharmak. **251**, 465—487 (1965).
— — Hemmung der Lipolyse durch α- und β-Sympathicolytica, Nicotinsäure und Prostaglandin E_1. Naunyn-Schmiedebergs Arch. Pharmak. exp. Path. **254**, 334—354 (1966).
— — Hemmung der lipolytischen Wirkung von cyclischem Adenosin-3',5'-Monophosphat und seinem $N^6,2'$-0-dibutyryl-Derivat sowie von Theophyllin durch α- und β-Sympathicolytica. Naunyn-Schmiedebergs Arch. Pharmak. exp. Path. **257**, 339 (1967).
— — Interactions between ACTH, adrenolytic drugs and prostaglandin E_1 in the lipolytic system. In: Protein and Polypeptide Hormones. M. Margoulies, Ed., Part 1, pp. 159—161. Amsterdam: Excerpta Medica Foundation 1968.
Strauch, L.: Ultramikro-Methode zur Bestimmung des Stickstoffs in biologischem Material. Z. klin. Chem. **3**, 165—167 (1965).
Sutherland, E. W., and G. A. Robison: The role of cyclic 3',5'-AMP in response to catecholamines and other hormones. Pharmacol. Rev. **18**, 145—162 (1966).
— — and R. W. Butcher: Some aspects of the biological role of adenosine 3',5'-monophosphate (cyclic AMP). Circulation **37**, 279—306 (1968).
Turtle, J. R., G. K. Littleton, and D. M. Kipnis: Stimulation of insulin secretion by theophylline. Nature (Lond.) **213**, 727 (1967).
Weiss, B., J. I. Davies, and B. B. Brodie: Evidence for a role of adenosine 3',5'-monophosphate in adipose tissue lipolysis. Biochem. Pharmacol. **15**, 1553—1561 (1966).
Westermann, E.: Mechanismus und pharmakologische Beeinflussung der endokrinen Lipolyse. 12. Symposion der Deutschen Ges. f. Endokrinologie, S. 154—173. Berlin-Heidelberg-New York: Springer 1967.
—, and K. Stock: The autonomic nervous system and energy metabolism. J. Neurovisc. Relat., Suppl. IX (in press) (1969).

Anschrift der Autoren:
Medizinische Hochschule Hannover
Institut für Pharmakologie
3000 Hannover-Kleefeld
Bissendorfer Str. 9

Kationenabhängige Membran-ATPasen in lysosomalen Granula aus polymorphkernigen Rinderleukocyten*

D. HEGNER

Institut für Pharmakologie und Toxikologie an der Veterinärmedizinischen
Fakultät der Justus Liebig-Universität Gießen
(Direktor: Prof. Dr. med. M. FRIMMER)

Eingegangen am 3. Dezember 1968

Cation Dependent ATPases in Membranes Derived from Lysosomal Granules of Bovine Polymorphonuclear Leucocytes

Summary. The isolation of membranes from lysosomal granules of bovine polymorphonuclear leucocytes is described. The membranes contain a Mg^{2+} (E.C. 3.6.1.4) and Ca^{2+}-activated ATPase. In order to determine the importance of some drugs and poisons which influence the permeability of the lysosomal membranes for hydrolases, their effect on inhibition of ATPases were tested. The results are discussed in regard to the relation between ATPase function and membrane permeability.

Key-Words: Leucocytes — Lysosomes — Membranes — ATPase-Membrane Permeability.

Zusammenfassung. Es wird die Isolierung von Membranen aus einer lysosomalen Granulafraktion von Rinderleukocyten beschrieben. Die Membranen enthalten eine Mg^{2+}-(E.C.3.6.1.4) und eine Ca^{2+}-stimulierbare ATPase. Es wurde geprüft, ob einige Pharmaka und Gifte, welche die Permeabilität der Granulamembran für Hydrolasen beeinflussen, eine Hemmwirkung auf die ATPasen haben. Die Ergebnisse werden in bezug auf Zusammenhänge zwischen der ATPase-Funktion und der Membranpermeabilität diskutiert.

Schlüsselwörter: Leukocyten — Lysosomen — Membranen — ATPasen — Membranpermeabilität.

Eine Reihe von experimentellen Befunden sprechen dafür, daß die Permeation von Hydrolasen durch die Lysosomenmembran stoffwechselabhängig ist (APPELMANS u. DE DUVE, 1955; BEAUFAY u. DE DUVE, 1959; GORDIS u. NITOWSKI, 1965).

Auf Grund hypothetischer Überlegungen wurde von DE DUVE u. WATTIAUX (1966), JUDAH (1962), insbesondere von DUNCAN (1966) die Frage diskutiert, ob ein ATP-abhängiges Transportsystem die Permeabilität der Lysosomenmembran wesentlich mitbestimmen könnte.

---

* Die Arbeit ist Teil einer bei der Veterinärmedizinischen Fakultät der Justus Liebig-Universität Gießen vorgelegten Habilitationsschrift.

DUNCAN (1966) wies auf die Vielzahl gemeinsamer Eigenschaften von cellulären und intracellulären Membranen hin. Gegenüber Pharmaka und physikalischen Einwirkungen verhalten sich diese Membranen bezüglich Permeabilitätsänderungen häufig gleich. Er postulierte daher, daß eine ATPase in die Funktion der Membran von Lysosomen einbezogen sein müsse.

Da wir in unserem Laboratorium Erfahrungen mit einer biochemisch und morphologisch gut definierten Lysosomenfraktion aus Rinderleukocyten hatten, konnte geprüft werden, ob in isolierten Membranen dieser Granula ATP-spaltende Enzyme nachweisbar sind. Außerdem wurde untersucht, ob Substanzen, welche die Lysosomenmembran stabilisieren oder die Permeation der Membran erhöhen, einen Einfluß auf die Aktivität der ATPasen haben.

Methoden

a) Die Isolierung von lysosomalen Granula aus polymorphkernigem Leukocyten des normalen Rinderblutes erfolgte nach bereits beschriebenen Verfahren (HEGNER, 1968).

b) Die Membranfraktion aus den isolierten Granula wurde in Anlehnung an die von KONO u. COLOWICK (1961) gegebene Methode hergestellt. Die Granulafraktion (ca. 50 mg Protein) wurde in 50 ml LiBr 0,4 m (pH 5,8) suspendiert, mit dem Handhomogenisator (Fa. Braun, Melsungen) homogenisiert (4 Stöße) und bei 0—4° C mit dem Magnetrührer 3—4 Std langsam gerührt. Anschließend wurde 20 min bei 20000 × g zentrifugiert, der Rückstand erneut mit 50 ml LiBr-Lösung aufgenommen, 4 Std in der Kälte gerührt und 15 min bei 20000 × g zentrifugiert. Das Sediment wurde mit 50 ml KCl 1 m resuspendiert und 10 Std im Kühlraum unter ständigem Rühren extrahiert. Danach wurde 20 min bei 8000 × g zentrifugiert, der Rückstand in Saccharoselösung 0,25 m und 10^{-3} m EDTA aufgewirbelt, mit dem Handhomogenisator fein verteilt und 20 min bei 8000 × g sedimentiert. Der Rückstand wurde noch einmal in isotonischer Saccharoselösung gewaschen (20 min bei 8000 × g), in 0,25 m Saccharose resuspendiert und zur Messung der Membran-ATPase verwendet.

c) Elektronenoptische Untersuchungen. Die Granula wurden 1 min, die Membranen 2 min bei 15000 × g sedimentiert. Das Sediment wurde mit 1%iger Osmiumsäure in 0,9% NaCl überschichtet und bei 0—4° C 4 Std fixiert. Anschließend wurde viermal in Tyrodelösung gewaschen und in Vestopal eingebettet. Die Nachkontrastierung erfolgte in 5%iger wäßriger Uranylacetatlösung.

d) Protein wurde nach LOWRY et al. (1961) bestimmt.

e) Zur Bestimmung der Mg^{++}-ATPase, Mg^{++}, K^+, Na^+-ATPase und Ca^{++}-ATPase wurden Ansätze von 1,5 ml 1 Std bei 37° C inkubiert. Die Ansätze enthielten: 0,2 ml Membran- oder Granulasuspension (0,1 bis 0,3 mg Protein), 0,15 m Trispuffer pH 7,4 und 3 mM Na_2ATP. Die Endkonzentrationen der zugegebenen Ionen für die jeweilige ATPase-Bestimmung waren: Mg^{++}-ATPase 5 mM $MgCl_2$, Ca^{++}-ATPase 5 mM $CaCl_2$, Mg^{++} K^+ Na^+-ATPase 5 mM $MgCl_2$, 100 mM NaCl und 20 mM KCl. Die Reaktion wurde durch Zugabe von 0,1 ml 60%iger Perchlorsäure gestoppt. Von dem klar zentrifugierten Überstand (2 min 15000 × g, Mikrozentrifuge Eppendorf) wurde in einem aliquoten Teil das anorganische Phosphat nach

Martin u. Doty (1949) bestimmt. Die Enzymaktivität wurde ausgedrückt in freigesetztem µMol Pi pro mg Protein je Stunde bei 37° C.

Verwendete Pharmaka (Reinsubstanzen) und Reagentien

Substanz	Hersteller
2,4-Dinitrophenol	Merck AG., Darmstadt
Hydrocortisonacetat	Farbwerke Hoechst AG.
Hydroxyphenylbutazon (Tanderil®)	Geigy AG., Basel
Melittin	Prof. Dr. E. Habermann
Mersalyl	Farbwerke Hoechst AG.
Ouabain	Fluka AG.
Phalloidin	Prof. Dr. Th. Wieland
Phospholipase A (aus Bienengift)	Prof. Dr. E. Habermann
Promethazinhydrochlorid	Bayer, Leverkusen

Hydrocortisonacetat wurde in abs. Äthanol gelöst. Die Äthanol-Endkonzentration im Enzymansatz betrug 5%. Kontrollansätze ohne Hydrocortison enthielten die gleiche Äthanolmenge.

Ergebnisse

Über die biochemischen Eigenschaften der isolierten Granulafraktion wurde in einer früheren Mitteilung berichtet (Hegner, 1968). Die Abb. 1 zeigt das elektronenoptische Bild der isolierten Granula (1 a) und der daraus gewonnenen Membranfraktion (1 b). Die Membranen lagern sich teils zu kleineren, teils zu größeren Vesikeln zusammen, als es der ursprünglichen Größe der Granula entsprechen würde.

In der Tab. 1 sind Versuche zusammengefaßt, bei denen die ATPase-Aktivität in der Granulafraktion und der Membranfraktion untersucht wurde. Den Angaben liegen Mittelwerte von jeweils acht verschiedenen Präparationen mit je vier Parallelbestimmungen zugrunde. Gleichzeitig wurden die Werte einigen Daten aus der Literatur, die unter vergleichbaren Versuchsbedingungen erhalten wurden, gegenübergestellt. Außerdem ist eine Versuchsreihe eingetragen, die mit Membranen aus einer mitochondrienfreien Lysosomenfraktion aus Schweinegehirn gemessen wurde (Hegner et al., 1967). Aus der Tabelle geht hervor, daß in der Granula- und Membranfraktion eine Mg^{++}- und eine Ca^{++}-aktivierbare ATPase vorkommt. Die Mg^{++}-aktivierte ATPase wird durch Anwesenheit von Na^+ und K^+ in frisch präparierten Membranen aus Granula unter den angegebenen Versuchsbedingungen nur um ca. 14% gesteigert. Diese Steigerung ist statistisch nicht signifikant ($p > 0{,}5$). Zusatz von Ca^{++} hemmt die Mg^{++} K^+ Na^+-aktivierte ATPase der Membranfraktion.

Eine Erhöhung der K^+ Na^+-stimulierbaren ATPase wurde für verschiedene Membranpräparationen, z. B. durch Zusatz von Desoxycholat oder durch mehrtägige Alterung der Enzympräparate (Skou, 1957; Auditore u. Murray, 1962) beschrieben. Die Alterung bewirkt eine rasche Abnahme der Mg^{++}-ATPase und eine langsamere Inaktivierung

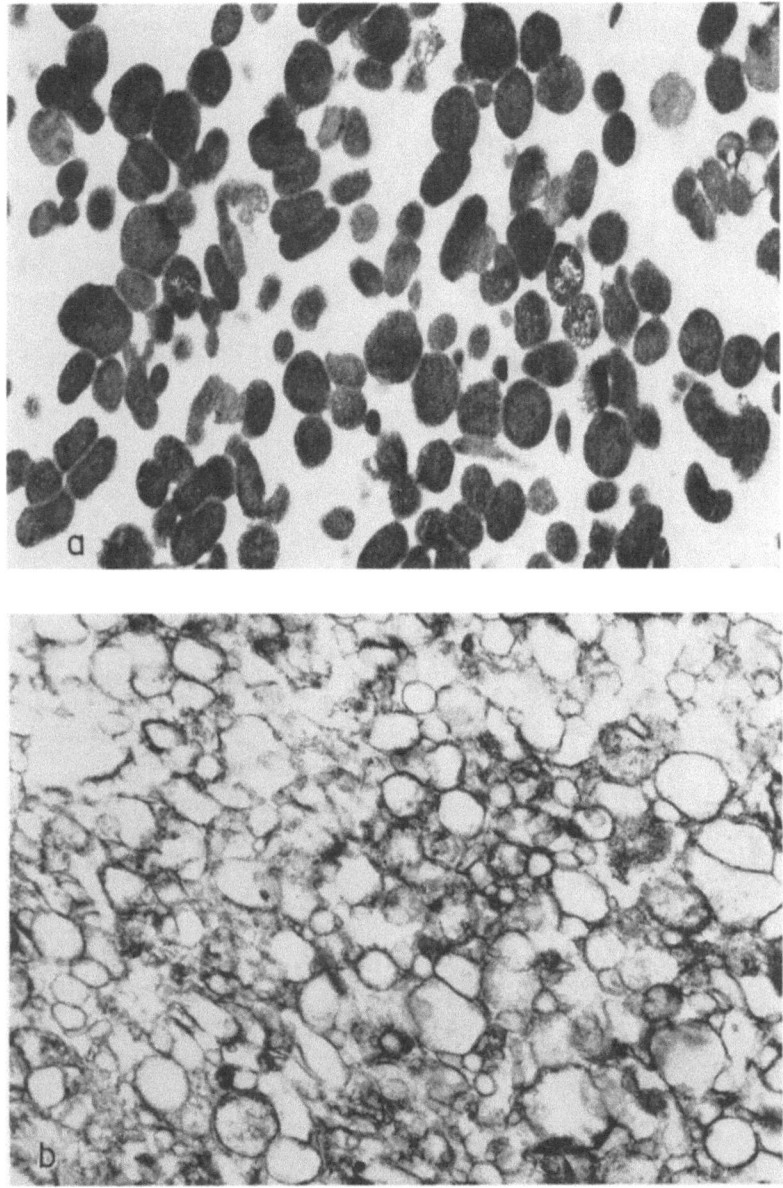

Abb. 1. a Granulafraktion aus polymorphkernigen Rinderleukocyten; b Membranfraktion. Fixierung: 1%ige Osmiumsäure, Kontrastierung: Uranylacetat, Elo. Mik. Aufnahme 28000 ×; bei der Reproduktion auf 9/10 verkleinert

Tabelle 1. *ATPase-Aktivität (E.C. 3.6.1.4.) (μMol Pi/mg Protein/Std) in Membran und Granulafraktion aus Rinderleukocyten*

Aktivierung durch	Intakte Granulafraktion	Membranen der Granulafraktion	Lysosomen membranen vom Gehirn (Schwein)[b]	Zellmembranen[+]	Mitochondrien[a]	Mikrosomen[a]
$Ca^{++}\ 5 \cdot 10^{-3}$ M/l	1,06 ± 0,32	2,32 ± 0,52	1,16	1,76 ± 0,13	6,52 ± 0,94	6,60 ± 0,52
$Mg^{++}\ 5 \cdot 10^{-3}$ M/l	1,59 ± 0,45	3,04 ± 0,84	2,32	0,87 ± 0,08	6,20 ± 0,85	5,67 ± 0,33
$Mg^{++}\ 5 \cdot 10^{-3}$ M/l $Na^{+}\ 0,1$ M/l $K^{+}\ 2 \cdot 10^{-2}$ M/l	1,52 ± 0,50	3,52 ± 0,466	2,438	2,83 ± 0,17	5,11 ± 0,46	5,83 ± 0,32
$Mg^{++}\ 5 \cdot 10^{-3}$ M/l $Na^{+}\ 0,1$ M/l $K^{+}\ 2 \cdot 10^{-2}$ M/l $Ca^{++}\ 5 \cdot 10^{-3}$ M/l	—	2,50 ± 0,26	—	1,12 ± 0,07	4,00 ± 0,60	5,42 ± 0,35

[a] Nach Dransfeld u. Greeff (1964) aus Herzmuskulatur von Meerschweinchen.
[b] Nach Hegner et al. (1967).

Ansätze: In Kontrollansätzen ohne Ionenzusätzen beträgt die Grundaktivität + Spontanhydrolyse von ATP 1,7—1,9 μMol P/mg Protein/Std. Dieser Wert wurde bei der Berechnung der Enzymaktivitäten jeweils abgezogen. Die Steigerung der Mg^{++}-ATPase durch Zusatz von Na^{+} und K^{+} war statistisch nicht signifikant ($p > 0,5$).

der Mg^{++} Na$^+$ K$^+$-ATPase. Daraus resultiert ein kontinuierlicher Anstieg des Quotienten $\frac{Mg^{++} K^+ Na^+}{Mg^{++}}$ um ein Mehrfaches des Ausgangswertes. Die Tab. 2 zeigt einen Alterungsversuch. Er zeigt, daß durch Alterung unserer Membranpräparation bis zu 10 Tagen keine wesentliche Steigerung des Quotienten $\frac{Mg^{++} Na^+ K^+}{Mg^{++}}$ erfolgt. Beide Enzymaktivitäten nehmen vielmehr mit zunehmender Alterung annähernd parallel ab.

Tabelle 2
Auswirkung der Alterung auf die Mg^{++}- und Mg^{++} K$^+$ Na$^+$-aktivierte ATPase

Alterung (Tage)	µg Pi/mg Mg^{++}	Protein/Std Mg^{++} K$^+$ Na$^+$	$\frac{Mg^{++} K^+ Na^+}{Mg^{++}}$
0	91	105	1,15
1	68	78	1,15
2	53	65	1,22
3	41	50	1,22
6	28	35	1,25
10	25	30	1,20

Die Membranpräparation aus der Granulafraktion wurde bei 0—4°C aufbewahrt und die Enzymaktivität nach den angegebenen Zeiten gemessen. Die Grundaktivität + Spontanhydrolyse ohne Ionenzusätze wurde als Kontrolle von jeder Meßreihe abgezogen. Die angegebenen Werte sind Mittelwerte von je vier Parallelbestimmungen für jeden Zeitpunkt der Alterung bei der gleichen Präparation.

Tabelle 3
Membranstabilisatoren als Hemmstoffe der Ca^{++}- und Mg^{++}-abhängigen ATPase

Wirkstoff	Konzentration M/l Ansatz	% Hemmung	ATPase (E.C.3.6.1.4.)
Hydroxyphenylbutazon[a]	10^{-4}	13,1 ± 1,3	Ca^{++}
Hydroxyphenylbutazon	10^{-4}	19,5 ± 5,6	Mg^{++}
Hydroxyphenylbutazon	5 · 10^{-4}	18,3 ± 3,4	Ca^{++}
Hydroxyphenylbutazon	5 · 10^{-4}	35,5 ± 6,8	Mg^{++}
Promethazin	10^{-4}	14,6 ± 2,5	Ca^{++}
Promethazin	10^{-4}	20,7 ± 2,8	Mg^{++}
Promethazin	5 · 10^{-4}	38,8 ± 1,1	Ca^{++}
Promethazin	5 · 10^{-4}	45,8 ± 2,2	Mg^{++}
Salicylsäure	10^{-4}	11,3 ± 5,1	Ca^{++}
Salicylsäure	10^{-4}	20,8 ± 1,5	Mg^{++}
Salicylsäure	5 · 10^{-4}	13,5 ± 0,5	Ca^{++}
Salicylsäure	5 · 10^{-4}	33,1 ± 0,5	Mg^{++}
Hydrocortisonacetat	10^{-5}	10,6 ± 0,6	Ca^{++}
Hydrocortisonacetat	10^{-5}	22,7 ± 5,3	Mg^{++}
Hydrocortisonacetat	5 · 10^{-5}	12,4 ± 0,8	Ca^{++}
Hydrocortisonacetat	5 · 10^{-5}	24,6 ± 2,0	Mg^{++}

[a] Tanderil®.

Die Tab. 3 gibt den Einfluß einiger Substanzen auf die Mg^{++}- und Ca^{++}-aktivierte ATPase an, die auf die Membran der isolierten Lysosomen eine stabilisierende Wirkung haben (GUTH et al., 1965; WEISSMANN, 1964/65). Als Enzympräparation diente in diesen Fällen die isolierte Membranfraktion. Die Ansätze wurden 1 Std bei 37° C inkubiert und der Grad der Enzymhemmung im Vergleich zu einer Kontrolle berechnet. Für die angegebene Hemmung der ATPasen wurden Mittelwerte aus sechs Versuchen angegeben.

Tabelle 4. *Einfluß von Labilisatoren der Lysosomenmembran auf die Ca^{++}- und Mg^{++}- abhängige ATPase*

Inhibitor	Konzentration M/l Ansatz	% Hemmung	ATPase
Mersalyl	$5 \cdot 10^{-4}$	$66{,}2 \pm 1{,}8$	Ca^{++}
Mersalyl	$5 \cdot 10^{-4}$	$81{,}4 \pm 2{,}9$	Mg^{++}
Mersalyl	10^{-4}	$57{,}8 \pm 3{,}2$	Ca^{++}
Mersalyl	10^{-4}	$71{,}5 \pm 2{,}6$	Mg^{++}
Phalloidin	10^{-4}	$8{,}2 \pm 2{,}4$	Ca^{++}
Phalloidin	10^{-4}	$10{,}3 \pm 1{,}6$	Mg^{++}
Phalloidin	10^{-5}	—	Ca^{++}
Phalloidin	10^{-5}	—	Mg^{++}
2,4-Dinitrophenol	10^{-4}	$3{,}2 \pm 2{,}7$	Ca^{++}
2,4-Dinitrophenol	10^{-4}	$5{,}8 \pm 2{,}9$	Mg^{++}
Melittin	$1{,}0$ µg/ml	$13{,}4 \pm 2{,}6$	Ca^{++}
Melittin	$1{,}0$ µg/ml	$14{,}2 \pm 3{,}5$	Mg^{++}
Melittin	$10{,}0$ µg/ml	$49{,}4 \pm 4{,}4$	Ca^{++}
Melittin	$10{,}0$ µg/ml	$55{,}4 \pm 1{,}7$	Mg^{++}
Ouabain	10^{-4}	$12{,}9$	Mg^{++} K^+ Na^+
Ouabain	$5 \cdot 10^{-4}$	$12{,}1$	Mg^{++} K^+ Na^+

Außerdem wurde geprüft, ob Substanzen, die in vivo (2,4-Dinitrophenol, Phalloidin) oder in vitro (Mersalyl, Melittin) lysosomale Enzyme freisetzen (MARTINI, 1959; FRIMMER et al., 1967; HEGNER, 1968), einen Einfluß auf die Mg^{++}- und Ca^{++}-aktivierte ATPase haben. Die Ergebnisse sind in Tab. 4 zusammengefaßt. Dazu wurden vergleichende Werte eingetragen, die die Wirkung von Ouabain auf die Mg^{++} Na^+- und K^+- stimulierte ATPase angeben. Die geprüften Konzentrationen von Ouabain hemmen die Mg^{++}-ATPase nicht. Die Mg^{++} K^+- und Na^+-aktivierte ATPase wird durch Ouabain um den Betrag der K^+- und Na^+-stimulierten ATPase gehemmt.

Phospholipase A aus Bienengift inaktiviert die Mg^{++}-abhängige ATPase in Konzentrationen, die auch intakte Granula zerstören. Einen solchen Versuch zeigt das Diagramm der Abb. 2. Daraus geht hervor,

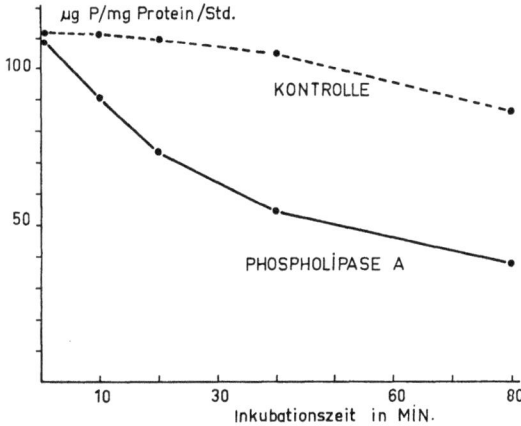

Abb. 2. Inaktivierung der Mg^{++}-ATPase durch Bienengift-Phospholipase A in Abhängigkeit von der Inkubationszeit. Proben von 2 ml enthielten je 1 mg Granulaprotein in 0,25 m Saccharose und 0,05 m Trispuffer pH 7,2. Eine Probe diente ohne weitere Zusätze als Kontrolle. Der zweiten wurde 0,1 µg Phospholipase A/ml zugegeben. Die Ansätze wurden bei 20°C inkubiert. Zu den im Diagramm angegebenen Zeiten wurden Proben von je 2 ml entnommen und die Aktivität der Mg^{++}-aktivierten ATPase gemessen

daß die Enzymaktivität an die intakte Lipidstruktur gebunden ist. Bei allen untersuchten Wirkstoffen war die Mg^{++}-aktivierte ATPase gegenüber Inhibitoren empfindlicher als die Ca^{++}-aktivierte.

Diskussion

Die vorliegenden Befunde zeigen, daß in Membranen der Granulafraktion aus PL eine durch bivalente Ionen stimulierbare ATPase (ATP Phosphohydrolase E.C. 3.6.1.4) vorkommt. Nach früheren Untersuchungen über die biochemischen Eigenschaften dieser Lysosomenfraktion ist es unwahrscheinlich, daß diese ATPase mitochondrialer bzw. mikrosomaler Herkunft ist (HEGNER, 1968). Die mitochondriale Verunreinigung der Granulafraktion, gemessen an der Succinatdehydrogenase (E.C. 1.3.99.1) beträgt 0—4,7%, Cytochrom b_5 konnte nicht nachgewiesen werden. Gegen die Herkunft der ATPase-Aktivität aus der äußeren Zellmembran spricht die geringe, nicht signifikante (K^+Na^+)-ATPase-Aktivität, die als ein Leitenzym der äußeren Zellmembran angesehen wird (EMMELOT u. BOS, 1966).

Offen ist die Frage, wie weit die ATPase in die Funktion bzw. Aufrechterhaltung der Stabilität der Lysosomenmembran eingezogen ist.

Die Wirkungsweise von Stabilisatoren der Lysosomenmembran wird derzeit von den meisten Autoren nach der von WILLMER (1961) gegebenen Hypothese biophysikalisch erklärt (DE DUVE et al., 1962; SESSA u. WEISSMANN, 1968). Für das Vorkommen eines ATP-verbrauchenden Systems in lysosomalen Membranen, das für die Membranstabilität notwendig ist, sprechen eine Reihe von Befunden. Dazu gehört z. B., daß 2,4-Dinitrophenol, Thyroxin und O_2-Mangel in vivo die Permeabilität der Lysosomenmembran erhöhen (WEISSMANN, 1965). Außerdem kann die durch Chlorpromazin (POPOV, 1966) oder Lysolecithin (HEGNER u. FRIMMER, 1967) erhöhte Membranpermeabilität von Lysosomen durch ATP vermindert werden.

Die vorliegenden Befunde zeigen, daß Substanzen, die in vitro Lysosomenmembranen labilisieren, wie z. B. Phospholipase A, Melittin und Mersalyl (DE DUVE, 1959; HEGNER, 1968), gleichzeitig starke Hemmstoffe der Mg^{++}- und Ca^{++}-ATPase sind. Dagegen hatten die geprüften Stabilisatoren in vergleichbaren Konzentrationen erheblich geringere Hemmwirkung auf die geprüften ATPasen.

Gegen die Hypothese, daß ATPasen die Permeation von Enzymprotein durch die Granulamembran beeinflussen, ist einzuwenden, daß z. B. Na_2EDTA in vitro die Lysosomenpermeabilität nicht erhöht (GUTH u. AMARO, 1968), obwohl die Funktion der ATPasen von der Anwesenheit bivalenter Ionen abhängig ist. Außerdem können Stabilisatoren der Lysosomenmembran wie z. B. Glucocorticoide die Permeabilität von Enzym- und Protein-freien Modellmembranen wie Liposomen (SESSA u. WEISSMANN, 1968) gleichfalls hemmen. Eine Deutung dieser Diskrepanz muß nach den bisher vorliegenden Befunden offen bleiben.

Es ist anzunehmen, daß in vitro physikalische Wirkungen von Membranstabilisatoren bedeutsam sind. Für die Erklärung einer Reihe von labilisierenden Einflüssen in vivo (WEISSMANN, 1965) scheint diese Deutung jedoch nicht auszureichen. Hier könnte die von JUDAH (1962) und DUNCAN (1966) postulierte Arbeitshypothese, daß auch die Stabilität intracellulärer, lysosomaler Membranen von energieverbrauchenden Mechanismen abhängig ist, bedeutsam sein.

Herrn Dr. B. SCHNORR danke ich für die Hilfe bei der Herstellung der elektronenoptischen Aufnahmen.
Frau I. WEINREICH danke ich für die gewissenhafte technische Mitarbeit.
Die Arbeit wurde mit Unterstützung der Deutschen Forschungsgemeinschaft durchgeführt.

Literatur

APPELMANS, F., and C. DE DUVE: Tissue fractionation studies 3. Further observations on the binding of acid phosphatase by rat liver particles. Biochem. J. **59**, 426 (1955).
AUDITORE, J. V., and L. MURRAY: Cardiac (microsomal) $Na^+ + K^+$ adenosinetriphosphatase and its possible relationship to the active $Na^+ + K^+$ transport system. Arch. Biochem. **99**, 372 (1962).

Beaufay, H., and C. de Duve: Tissue fractionation studies 9. Enzymic release of bound hydrolases. Biochem. J. **73**, 604 (1959).
Duve, C. de: Lysosomes a new group of cytoplasmatic particles. In: Subcellular particles, p. 128. Ed. T. Hayashi. New York: Ronald Press 1959.
—, and R. W. Wattiaux: Functions of lysosomes. Ann. Rev. Physiol. **28**, 435 (1966).
— — and M. Wibo: Effect of fat-soluble compounds on lysosomes in vitro. Biochem. Pharmacol. **9**, 97 (1962).
Dransfeld, H., u. K. Greeff: Der Einfluß des Pernisolon auf die Na^+ K^+-stimulierte Membran-ATPase des Meerschweinchenherzens. Naunyn-Schmiedebergs Arch. exp. Path. Pharmak. **249**, 425 (1964).
Duncan, C. J.: Properties and stabilisation of lysosomal membranes. Nature (Lond.) **210**, 1229 (1966).
Emmelot, P., and C. J. Bos: Studies on plasma membranes III Mg^{2+}-ATPase ($Na^+K^+Mg^{++}$)-ATPase and 5′Nucleotidase activity of plasma membranes isolated from rat liver. Biochim. biophys. Acta (Amst.) **120**, 369 (1966).
Frimmer, M., J. Gries u. D. Hegner: Untersuchungen zum Wirkungsmechanismus des Phalloidins. Freisetzung von lysosomalen Enzymen und von Kalium. Naunyn-Schmiedebergs Arch. Pharmak exp. Path. **258**, 197 (1967).
Gordis, L., and H. M. Mitowski: Lysosomes in human cell cultures kinetics of enzyme release from injured particles. Exp. Cell Res. **38**, 556 (1965).
Guth, P. S., and J. Amaro: Lack of effect of anaerobiosis, ethylendiamine tetraacetic acid (EDTA) and ouabain on release or on chlorpromacin-induced inhibition of release of lysosomal acid phosphatase in vitro. Biochem. Pharmacol. **17**, 819 (1968).
— — O. Z. Sellinger, and L. Elmer: Studies in vitro and in vivo of the effects of chlorpromacine on rat liver lysosomes. Biochem. Pharmacol. **14**, 769 (1965).
Hegner, D.: Isolierung und Enzymbestand von Granula aus polymorphkernigen Leukocyten des peripheren Rinderblutes. Hoppe-Seylers Z. physiol. Chem. **349**, 544 (1968).
— Die Wirkung von Melittin auf isolierte lysosomale Granula und polymorphkernige Leukocyten in vitro. Naunyn-Schmiedebergs Arch. Pharmak. exp. Path. **261**, 118 (1968).
— Funktionelle Bedeutung von SH-Gruppen in Membranen von lysosomalen Granula aus polymorphkernigen Rinderleukocyten. Naunyn-Schmiedebergs Arch. Pharmak. exp. Path. **261**, 239 (1968).
—, u. M. Frimmer: Enzymsysteme in Lysosomenmembranen normaler Leukocyten. Naunyn-Schmiedebergs Arch. Pharmak. exp. Path. **257**, 282 (1967).
— L. Mallucci, and Z. Zubrzycki: Presence of ATPase in lysosomal membranes. Abstracts of the 7. Internat. Congr. Biochem. Tokyo 1967.
Judah, J. D.: Protection against cellular injuri by drugs. In: Ciba Symp. on enzymes and drug action, p. 359. London: J. A. Churchill, Ltd. 1962.
Kono, T., and S. P. Colowick: Isolation of skeletal muscle cell membrane and some of its properties. Arch. Biochem. **93**, 520 (1961).
Lowry, O. H., N. J. Rosebrough, A. L. Farr, and R. J. Randall: Protein measurement with the Folin phenol reagent. J. biol. Chem. **193**, 265 (1951).
Martin, J. B., and B. M. Doty: Determination of inorganic phosphate, modification of isobutyl alkohol procedure. Analyt. Chem. **21**, 965 (1949).
Martini, E.: Increase of the cathepsin activity of the liver and of the sceletal muscle of rats treated either with 2,4-Dinitrophenol or with bacterial lipopolysaccharid. Experientia (Basel) **15**, 182 (1959).

Popov, Ch.: Protecring liver lysosomes from the injurious effect of chlorpromacine with ATP. C. R. Acad. bulg. Sci. **19**, Nr. 11, 1071 (1966).

Sessa, G., and G. Weissmann: Phospholipid spherules (liposomes) as a model for biological membranes. J. Lipid Res. **9**, 310 (1968).

Skou, J. C.: The influence of some cations on the adenosine triphosphatase from peripheral nerves. Biochim. biophys. Acta (Amst.) **23**, 394 (1957).

Weissmann, G.: Labilisation and stabilisation of lysosomes. Fed. Proc. **23**, 1038 (1964).

— Lysosomes. New Engl. J. Med. **273**, 1143 (1965).

Willmer, E. N.: Steroids and cell surfaces. Biol. Rev. **36**, 368 (1961).

Priv.-Doz. Dr. D. Hegner
Institut für Pharmakologie
und Toxikologie
an der Veterinärmed. Fakultät
der Justus Liebig-Universität
6300 Gießen, Frankfurter Str. 94

Über die subcelluläre Verteilung von 3,3'-Dimethyl-4,4'-diacetyldiphenylbisguanylhydrazon im Meerschweinchenherzen *

P. HOFMANN und U. WOLLERT

Pharmakologisches Institut der Universität Mainz

Eingegangen am 12. Dezember 1968

Subcellular Distribution of 3,3'-Dimethyl-4,4'-diacetyldiphenylbisguanylhydrazone in Guinea Pig Hearts

Summary. Isolated guinea pig hearts were perfused with the digitalis like substance 3,3'-dimethyl-4,4'-diacetyldiphenylbisguanylhydrazone (BG 60) for 0.5 to 30 min. The hearts were homogenized and separated by differential centrifugation into nuclear/cell membrane, mitochondrial, microsomal, and supernatant fractions. The hearts of animals given intravenous BG 60 were studied immediately after the end of infusion or 7 days later. The BG 60 and the protein contents of the homogenate and the different fractions were determined.

When BG 60 was added to the homogenate, the highest concentration relative to protein content was found in the mitochondria. With increasing time of perfusion the BG 60 concentration of the microsomal fraction exceeded that of the mitochondrial fraction. A similar accumulation of BG 60 in the microsomal fraction was found after the infusion of the substance.

The content of BG 60 in the particulate fractions does not parallel the positive inotropic effect.

Key-Words: Bisguanylhydrazone — Digitalis Like Activity — Heart Muscle — Subcellular Distribution — Guinea Pig.

Zusammenfassung. Meerschweinchenherzen wurden 0,5—30 min isoliert mit 3,3'-Dimethyl-4,4'-diacetyldiphenylbisguanylhydrazon (BG 60) perfundiert, anschließend homogenisiert und durch Differentialzentrifugation in Kern-Membran-Mitochondrien-, Mikrosomen- und Überstands-Fraktion getrennt. Im Homogenat und in den einzelnen Fraktionen wurde die BG 60-Konzentration und der Proteingehalt bestimmt. Außerdem wurden Herzen von Tieren unmittelbar nach Infusion der Substanz oder 7 Tage danach in gleicher Weise aufgearbeitet.

Bei BG 60-Zusatz zum Homogenat lag die höchste auf Protein bezogene Konzentration in der Mitochondrien-Fraktion vor. Der BG 60-Gehalt der Mitochondrien wurde mit zunehmender Perfusionsdauer von demjenigen der Mikrosomen übertroffen. Eine ähnliche Akkumulation von BG 60 in der mikrosomalen Fraktion wurde nach Infusion der Substanz gefunden.

---

* Über einen Teil der Ergebnisse wurde auf der 9. Jahrestagung der Pharmakologischen Gesellschaft der DDR 1967 berichtet.

Der BG 60-Gehalt der Partikel-Fraktion geht der positiv inotropen Wirkung der Substanz nicht parallel.

Schlüsselwörter: Bisguanylhydrazon — herzglykosidartig wirkende Substanz — Herz — subcelluläre Verteilung — Meerschweinchen.

Von dem herzglykosidartig wirkenden 3,3'-Dimethyl-4,4'-diacetyldiphenylbisguanylhydrazon[1] ist eine lange Verweildauer in verschiedenen Organen des Meerschweinchens nachgewiesen worden; für das Verschwinden der Substanz aus dem Herzen wurde eine Halbwertszeit von ungefähr einem Jahr ermittelt (HOFMANN u. WOLLERT, 1969b). Es stellte sich die Frage, ob die Haftung des BG 60 am Meerschweinchenherzen durch die spezifische Affinität zu einer bestimmten subcellulären Fraktion des Herzmuskels bedingt ist. Deshalb sollte die subcelluläre Verteilung des BG 60 im Meerschweinchenherzen untersucht werden. Dadurch ergäbe sich außerdem die Möglichkeit, die subcelluläre Verteilung von Herzglykosiden (z.B. DUTTA et al., 1967, 1968; GERBER et al., 1968) mit derjenigen einer herzglykosidartig wirkenden Substanz vergleichen zu können.

Methode

Infusionsversuche. Verwendet wurden männliche Meerschweinchen von 470 bis 630 g Gewicht. In Evipan-Na®-Narkose (100 mg/kg intraperitoneal) wurde ein Infusionskatheter in eine Vorderbeinvene eingebunden. Unter EKG-Kontrolle wurden 8,5 mg BG 60/kg Körpergewicht mittels einer Infusionspumpe infundiert; die gewählte BG 60-Menge entspricht der Hälfte der Dosis, die am narkotisierten, künstlich beatmeten Meerschweinchen Arrhythmien hervorruft. Die Infusionslösung enthielt $7 \cdot 10^{-4}$ g BG 60/ml in 5%iger Glucoselösung. Die Infusionsgeschwindigkeit betrug 0,35 mg BG 60/0,5 ml/min. Unmittelbar nach Infusionsende oder 7 Tage später wurden die Tiere getötet und die Herzen sofort entnommen.

Perfusionsversuche. Meerschweinchen von 480—740 g Gewicht wurden durch Nackenschlag betäubt und durch Entbluten aus den Carotiden getötet. Die Herzen wurden sofort entnommen und isoliert nach der Methode von LANGENDORFF mit einer Tyrodelösung folgender Zusammensetzung (mM) perfundiert: Na^+ 149,3; K^+ 5,4; Mg^{2+} 1,0; Ca^{2+} 1,8; Cl^- 148; HCO_3^- 11,9; $H_2PO_4^-$ 0,42; Glucose 5,5. Die Tyrodelösung wurde mit Carbogen (95% O_2, 5% CO_2) durchströmt und auf einer Temperatur von 34°C gehalten. Der Einflußdruck entsprach 60 cm Wassersäule. Die Kontraktionen der Herzen wurden über einen Hebel auf einem Rußkymographion isotonisch registriert.

Die Herzen wurden zunächst durch Perfusion mit normaler Tyrodelösung 15 min äquilibriert und danach verschieden lange Zeiten mit BG 60-haltiger Tyrodelösung durchströmt. Anschließend wurden sie durch Perfusion mit BG 60-freier Tyrodelösung 0,5 min nachgewaschen.

Fraktionierung. Die Herzen wurden sofort nach Entnahme aus dem Tierkörper bzw. nach Beendigung der Perfusion in eiskalte 0,25 M Saccharoselösung übergeführt und darin für einige Minuten belassen. Anschließend wurden die Herzkammern isoliert und nach Abpressen zwischen Filtrierpapier gewogen. Sie wurden mit der

---
[1] Diese Substanz wird im weiteren als BG 60 bezeichnet.

9fachen Gewichtsmenge eiskalter 0,25 M Saccharoselösung versetzt, die auf pH 7,4 eingestellt war. Danach wurde 30 sec niedertourig mit einem Ultra Turrax (Typ TP 18/2) und anschließend 1 min mit einem Glashomogenisator homogenisiert. Das Homogenat wurde durch 4 Lagen Mull filtriert und nach Abnahme von Proben für die Protein- und BG 60-Bestimmung in 50 ml-Zentrifugenröhrchen eingewogen. Alle Arbeiten wurden soweit als möglich im Eisbad und mit gekühlten Lösungen und Geräten durchgeführt.

Die Differentialzentrifugation wurde bei $0-4°C$ vorgenommen; alle anfallenden Sedimente oder Überstände wurden bis zur Weiterverarbeitung bei $0-4°C$ aufbewahrt. Die angegebenen g-Zahlen gelten für die mittlere Länge der Zentrifugenröhrchen.

Durch Zentrifugation bei $600 \cdot g$ für 10 min (Christ Kühlenzentrifuge Typ UJ 1KS) wurde eine Kern-Membran-Fraktion erhalten. Der Überstand wurde abpipettiert und das gleiche Volumen an 0,25 M Saccharoselösung dem Sediment zugesetzt; es wurde resuspendiert und erneut 10 min bei $600 \cdot g$ zentrifugiert. Der Waschvorgang wurde noch einmal wiederholt. Das Sediment besteht vornehmlich aus Zellmembrantrümmern und Kernen neben wenigen unverletzten Zellen und wenigen Mitochondrien; es wird als Kern-Membran-Fraktion bezeichnet.

Der Überstand und die Waschflüssigkeit der Kern-Membran-Fraktion wurden vereinigt und 10 min bei $5000 \cdot g$ zentrifugiert (Runne Kühlzentrifuge Modell 108b; gr. Winkelaufsatz $8 \cdot 50$ ml). Der klare Überstand wurde abpipettiert. Das Sediment wurde nicht gewaschen; es stellt eine fast reine Mitochondrien-Fraktion dar.

Der Überstand der Mitochondrien-Fraktion wurde 2 Std bei $17000 \cdot g$ zentrifugiert (Runne Kühlzentrifuge Modell 108b; gr. Winkelaufsatz $8 \cdot 50$ ml). Der klare Überstand wurde abgegossen. Das Sediment wurde nicht gewaschen; es enthält vornehmlich Mikrosomen und wird als Fraktion der submikroskopischen Partikel oder als Mikrosomen-Fraktion bezeichnet.

Reinheit und Identität der einzelnen Fraktionen wurden elektronenmikroskopisch geprüft.

Die nach Abtrennung der Mikrosomen verbleibende Flüssigkeit wird als Überstand bezeichnet.

Die Kern-Membran-Fraktion wurde auf 6,0 g, die Mitochondrien- und die Mikrosomen-Fraktion auf je 3,0 g mit 0,25 M Saccharoselösung aufgefüllt und mit Handhomogenisatoren resuspendiert.

Außerdem wurden Meerschweinchenherzen von unbehandelten Tieren entnommen bzw. nur mit BG 60-freier Tyrodelösung perfundiert und in gleicher Weise aufgearbeitet. Mit den gewonnen Fraktionen wurden die Leerwerte und nach Zugabe geeigneter BG 60-Mengen (0,5—5,0 µg) die BG 60-Ausbeuten bestimmt. Mit den erhaltenen Ausbeutefaktoren wurden die in den einzelnen Fraktionen und im Homogenat bestimmten Werte auf 100% Ausbeute korrigiert; der Leerwert wurde jeweils abgezogen.

Um die durch den Arbeitsgang hervorgerufene artefizielle Verteilung des BG 60 zu prüfen, wurde folgende Kontrolle durchgeführt. Herzen von unbehandelten Tieren wurden nach dem Homogenisieren mit dem Ultra Turrax mit einer BG 60-Menge versetzt, wie sie unter Versuchsbedingungen im Homogenat gefunden wurde; anschließend wurde in der üblichen Weise weiter homogenisiert und fraktioniert.

Quantitative Bestimmung. Von den Fraktionen und dem Homogenat wurden jeweils 2 Proben zur BG 60-Bestimmung verwendet. Der BG 60-Gehalt wurde mit einer Indicator-Komplex-Methode (HOFMANN u. WOLLERT, 1969a) ermittelt. Abweichend von dem früher für BG 60 beschriebenen Arbeitsgang wurde n/50 Salzsäure verwendet, die Komplexbildung bei pH 7,8 vorgenommen und die Extinktion in 2 cm-Cuvetten gemessen.

Der Proteingehalt der einzelnen Fraktionen und des Homogenates wurde mit einer Biuretmethode (GORNALL et al., 1949) in Doppelbestimmungen ermittelt. Zur Erstellung der Eichkurven wurde LAB-TROL® (Dade Reagents Inc., Miami Fla., USA) verwendet.

Reagentien. BG 60 wurde als Dichlorid von Herrn Prof. Dr. Dr. E. MUTSCHLER im Pharmazeutischen Institut der Universität Mainz synthetisiert.

Bromthymolblau-Indicator und die übrigen Reagentien wurden in analysenreiner Qualität von der Firma E. Merck AG, Darmstadt, bezogen.

Ergebnisse

Infusionsversuche

Die unmittelbar nach Infusionsende (0 Std) und 7 Tage später bestimmte subcelluläre Verteilung von BG 60 im Meerschweinchenherzen ist in μg/g Herz (Feuchtgewicht) in Tab. 1 aufgeführt. Weiterhin sind die Werte in Tab. 2 in einer relativierten Form angegeben, die den Proteingehalt der einzelnen Fraktionen berücksichtigt und außerdem gestattet, die Verteilung in Herzen mit unterschiedlichem Gesamtgehalt an BG 60 zu vergleichen: Die auf Protein bezogenen BG 60-Konzentrationen (μg BG 60/mg Protein) der 4 Fraktionen werden addiert; der Anteil jeder Fraktion an der Summe wird in Prozent angegeben.

In Tab. 1 und 2 ist ebenfalls die unspezifische Verteilung aufgeführt, die sich während des Aufarbeitungsganges einstellt. Diese wurde in Kontrollversuchen ermittelt, bei denen dem Homogenat vor der Fraktionierung 25 μg BG 60/g Herz zugesetzt wurden. Diese Konzentration entspricht derjenigen, die unmittelbar nach Infusionsende im Herzen zu finden ist.

Bei 0 Std zeigen sich schon deutliche Unterschiede gegenüber der Kontrollverteilung, wenn man die relativierten Werte zugrunde legt. Während die Kern-Membran- und die Mitochondrien-Fraktion eine Abnahme ihres prozentualen Anteils aufweisen, zeigt sich bei der Mikrosomen-Fraktion eine Zunahme, die gegenüber der Kontrolle signifikant[2] ist.

7 Tage nach Infusion liegt im Herzen noch die gleiche BG 60-Konzentration wie bei 0 Std vor, die Verteilung auf die einzelnen Fraktionen hat sich jedoch geändert. Der prozentuale Anteil der Kern-Membran- und der Mitochondrien-Fraktion hat weiter abgenommen und ist nun signifikant geringer als bei den Kontrollen. Der Anteil der Mikrosomen-Fraktion ist dagegen noch größer geworden; er liegt signifikant über dem 0 Std-Wert.

Perfusionsversuche

In einer weiteren Versuchsreihe wurde die Aufnahme und subcelluläre Verteilung von BG 60 am isoliert perfundierten Meerschweinchenherzen

---
[2] Als signifikant wird $p < 0{,}01$ bezeichnet.

Tabelle 1. *BG 60-Konzentrationen von Herzmuskelfraktionen nach Perfusion isolierter Meerschweinchenherzen und nach Infusion der Substanz im Vergleich zu Kontrollen (s. Text). Angegeben ist jeweils $\bar{x} \pm s_{\bar{x}}$; n = Anzahl der Versuche*

	n	μg BG 60/g Herz (Feuchtgewicht)						Ausbeute %
		Kern-Membr.	Mit.	Sub.	Über.	Summe	Hom.	
Perfusion								
mit $2 \cdot 10^{-5}$ g BG 60/ml 0,5 min	3	3,4 ± 0,5	1,7 ± 0,3	0,7 ± 0,1	1,6 ± 0,2	7,4 ± 1,1	7,4 ± 1,2	100,5 ± 2,9
2 min	4	8,4 ± 1,0	4,6 ± 0,9	1,8 ± 0,2	2,0 ± 0,3	16,8 ± 2,0	16,5 ± 1,4	100,8 ± 7,1
ca. 7 min	5	12,7 ± 1,5	6,2 ± 0,8	3,8 ± 0,5	4,6 ± 0,8	27,2 ± 2,9	28,8 ± 3,4	94,0 ± 4,0
$2 \cdot 10^{-6}$ g BG 60/ml 30 min	4	8,4 ± 0,7	3,0 ± 0,5	3,6 ± 0,2	1,0 ± 0,2	16,0 ± 1,2	21,0 ± 2,9	77,7 ± 6,3
Infusion								
Herzentnahme nach 0 Std	4	13,2 ± 1,5	4,1 ± 0,3	3,1 ± 0,3	3,0 ± 0,3	23,4 ± 2,2	25,0 ± 1,7	93,3 ± 3,3
7 Tage	6	9,4 ± 0,7	4,5 ± 0,4	7,0 ± 0,4	2,2 ± 0,3	23,1 ± 1,6	23,8 ± 1,3	97,0 ± 2,4
Kontrolle	4	13,5 ± 0,5	6,0 ± 0,2	2,7 ± 0,4	2,5 ± 0,5	24,6 ± 1,1	25,0 ± 0	98,3 ± 4,9

Verwendete Abkürzungen: Hom. = Homogenat; Kern-Membr. = Kern-Membran-Fraktion; Mit. = Mitochondrien-Fraktion; Sub. = Mikrosomen-Fraktion; Über. = Überstand.

Tabelle 2. *Auf Protein bezogene BG 60-Konzentrationen von Herzmuskelfraktionen nach Perfusion isolierter Meerschweinchenherzen und nach Infusion der Substanz im Vergleich zu Kontrollen (s. Text). Außerdem sind die prozentualen auf Protein bezogenen Anteile der einzelnen Fraktionen (s. Text) aufgeführt. Weitere Angaben s. Tab. 1*

	n	μg BG 60/mg Protein				% μg BG 60 / mg Protein			
		Kern-Membr.	Mit.	Sub.	Über.	Kern-Membr.	Mit.	Sub.	Über.
Perfusion									
mit 2·10⁻⁵ g BG 60/ml 0,5 min	3	0,036 ± 0,004	0,080 ± 0,013	0,065 ± 0,007	0,031 ± 0,001	16,3 ± 0,8	39,8 ± 2,4	29,5 ± 2,2	14,4 ± 1,3
2 min	4	0,114 ± 0,021	0,254 ± 0,038	0,210 ± 0,029	0,045 ± 0,009	18,2 ± 1,2	40,7 ± 2,6	34,0 ± 1,8	7,1 ± 0,9
ca. 7 min	5	0,150 ± 0,018	0,333 ± 0,029	0,352 ± 0,043	0,089 ± 0,023	16,3 ± 1,2	36,2 ± 2,5	38,1 ± 3,2	9,3 ± 1,5
mit 2·10⁻⁶ g BG 60/ml 30 min	4	0,108 ± 0,011	0,202 ± 0,034	0,396 ± 0,038	0,024 ± 0,004	14,9 ± 1,2	27,4 ± 2,8	54,4 ± 2,6	3,4 ± 0,7
Infusion									
Herzentnahme nach 0 Std	4	0,137 ± 0,017	0,250 ± 0,012	0,314 ± 0,034	0,045 ± 0,005	18,2 ± 1,0	34,0 ± 2,1	41,8 ± 1,4	6,1 ± 0,3
7 Tage	6	0,102 ± 0,008	0,210 ± 0,012	0,391 ± 0,021	0,033 ± 0,002	13,8 ± 0,7	28,5 ± 1,2	53,2 ± 2,0	4,4 ± 0,4
Kontrolle	4	0,145 ± 0,003	0,301 ± 0,014	0,237 ± 0,020	0,041 ± 0,008	20,2 ± 0,9	41,7 ± 1,5	32,7 ± 1,6	5,5 ± 0,7

untersucht. Zur Perfusion wurde zunächst eine Tyrodelösung verwendet, die $2 \cdot 10^{-5}$ g BG 60/ml enthielt. Die Herzen wurden 0,5 min, 2 min bzw. bis zur Kontraktur perfundiert. Es zeigte sich sehr schnell eine beträchtliche Zunahme der Kontraktionsamplitude. Nach 0,5 min betrug die Zunahme der Kontraktionskraft etwa 120%, nach $2,9 \pm 0,5$ min* war das Wirkungsmaximum erreicht und nach $6,6 \pm 0,7$ min trat Herzstillstand in Kontraktur ein (Tab. 3).

Tabelle 3. *Zunahme der Kontraktionsamplituden (KA) isolierter Meerschweinchenherzen während der Perfusion mit BG 60-haltiger Tyrodelösung. Angegeben ist jeweils $\bar{x} \pm s_{\bar{x}}$; $n = $ Anzahl der Versuche*

BG 60-Konzentration der Tyrodelösung	Perfusionsdauer	n	$\%$ KA-Zunahme
$2 \cdot 10^{-5}$ g BG 60/ml	0,5 min	3	117 ± 30
	2 min	4	133 ± 27
	ca. 3 min	5	247 ± 38
	ca. 7 min	5	— — (systolischer Herzstillstand)
$2 \cdot 10^{-6}$ g BG 60/ml	ca. 10 min	4	42 ± 4
	30 min	4	29 ± 10

Die zu den verschiedenen Zeitpunkten bestimmte subcelluläre Verteilung ist in Tab. 1 und 2 aufgeführt. In Abhängigkeit von der Perfusionsdauer nimmt die BG 60-Konzentration des Herzens zu. Die auf Protein bezogenen prozentualen Anteile der einzelnen Fraktionen sind zu keinem Zeitpunkt signifikant von den Kontrollwerten verschieden. Es zeigt sich jedoch die Tendenz, daß mit zunehmender Perfusionsdauer der Anteil der Mikrosomen-Fraktion zunimmt und derjenige der Mitochondrien-Fraktion geringer wird.

Um die Herzen längere Zeit mit BG 60-haltiger Tyrodelösung perfundieren zu können, wurde die Substanzkonzentration auf $2 \cdot 10^{-6}$ g/ml erniedrigt. Bei dieser Konzentration war der maximale positiv inotrope Effekt nach ca. 10 min erreicht; die Kontraktionskraft war dann um etwa 40% gesteigert (Tab. 3). Nach 30 minütiger Perfusion zeigte sich eine deutliche Änderung der subcellulären Verteilung gegenüber den Kontrollen (Tab. 1 und 2). Der prozentuale Anteil der Mikrosomen-Fraktion war weiterhin angestiegen und lag signifikant über dem Kontrollwert, während der Anteil der Mitochondrien-Fraktion signifikant gegenüber dem Kontrollwert abgesunken war.

---

* Angegeben ist jeweils $\bar{x} \pm s_{\bar{x}}$.

Diskussion

Das isoliert perfundierte Meerschweinchenherz nimmt BG 60 schnell aus der Perfusionsflüssigkeit auf. Bei Perfusion mit $2 \cdot 10^{-5}$ g BG 60/ml enthaltender Tyrodelösung weist das Meerschweinchenherz schon nach 2 min fast die gleiche BG 60-Konzentration wie die Perfusionslösung auf. Bei längerer Perfusionsdauer wird BG 60 im Meerschweinchenherzen beträchtlich angereichert. Nach 30 minütiger Perfusion mit $2 \cdot 10^{-6}$ g BG 60/ml enthaltender Tyrodelösung ist die im Herzen nachweisbare BG 60-Konzentration etwa 10fach höher als diejenige der Perfusionsflüssigkeit. In früheren Versuchen war gezeigt worden, daß das Meerschweinchenherz in vivo seinen BG 60-Gehalt auch gegenüber einer wesentlich geringeren BG 60-Konzentration des Blutes aufrechtzuerhalten vermag (HOFMANN u. WOLLERT, 1969b). Auch in den vorliegenden Versuchen ist der BG 60-Gehalt des Meerschweinchenherzens 7 Tage nach Infusion gegenüber 0 Std unverändert.

Hinsichtlich der subcellulären Verteilung des BG 60 im Meerschweinchenherzen wird bei den Perfusionsversuchen die Tendenz deutlich, daß mit zunehmender Perfusionsdauer der prozentuale auf Protein bezogene Anteil der Mikrosomen-Fraktion ansteigt, während derjenige der Mitochondrien-Fraktion verringert wird (Tab. 2). Die gleichen Änderungen im Verteilungsmuster sind auch nach Infusion der Substanz festzustellen (Tab. 2).

Die subcelluläre Verteilung des BG 60 im Meerschweinchenherzen kann mit derjenigen von Herzglykosiden, wie sie in den älteren Untersuchungen ermittelt wurde, nur schwer verglichen werden. FRIEDMAN u. ST. GEORGE (1953), ST. GEORGE et al. (1953) sowie SPRATT u. OKITA (1958) benutzten als Versuchstier die Ratte. Das Herz dieses Tieres zeigt aber gegenüber Herzglykosiden nicht nur eine vom Meerschweinchenherzen verschiedene Empfindlichkeit, sondern auch eine andere Aufnahme und subcelluläre Verteilung, wie für Digoxin nachgewiesen ist (DUTTA et al., 1967, 1968). HARVEY u. PIEPER (1953, 1955) untersuchten die Digitoxinverteilung im isolierten Meerschweinchenherzen, stellten aber keine Mikrosomen-Fraktion dar; diese Fraktion besitzt aber für den Vergleich mit BG 60 die größte Bedeutung. Zum Vergleich mit BG 60 können eher die Untersuchungen von DUTTA et al. (1967, 1968) herangezogen werden, die sich mit der subcellulären Verteilung von Digoxin im Meerschweinchen- und Rattenherzen befassen. Hierbei ist jedoch zu beachten, daß unterschiedliche Fraktionierungsmethoden angewandt wurden, was besonders die Mikrosomen-Fraktion betrifft. Außerdem unterscheiden sich die Perfusionstemperaturen von 28 bzw. 34°C beträchtlich. Für die subcelluäre Verteilung des Digitoxin im isolierten Meerschweinchenherzen wurde eine deutliche Temperaturabhängigkeit nachgewiesen (HARVEY u. PIEPER, 1953, 1955). Unter Berücksichtigung aller Vorbehalte sind folgende Übereinstimmungen in der subcellulären Verteilung zwischen Digoxin (DUTTA et al., 1967, 1968) und BG 60 am isoliert perfundierten Meerschweinchenherzen zu sehen: Mit zunehmender Perfusionsdauer steigt die Gesamtkonzentration und die Konzentration in den einzelnen Fraktionen an; der steilste Anstieg und die höchste auf Protein bezogene Konzentration sind in der Mikrosomen-Fraktion zu beobachten. Auch für Digitoxin wurde beim isoliert perfundierten Meerschweinchenherzen eine Anreicherung in der Mikrosomen-Fraktion gefunden (GERBER et al., 1968).

Der BG 60-Gehalt der mikrosomalen oder einer anderen Fraktion geht ebenso wie der Gesamtgehalt des Herzens an BG 60 nicht der positiv inotropen Wirkung der Substanz parallel. So liegen nach 30 minütiger Perfusion mit $2 \cdot 10^{-6}$ g BG6 0/ml enthaltender Tyrodelösung in den einzelnen Partikel-Fraktionen und im Homogenat 2—5fach höhere BG 60-Konzentrationen vor, als nach 0,5 minütiger Perfusion mit der konzentrierteren Substanzlösung zu finden sind; trotz der höheren BG 60-Konzentration ist der positiv inotrope Effekt aber wesentlich kleiner (vgl. Tab. 3). Daraus ist zu schließen, daß der BG 60-Gehalt einer Fraktion oder der Gesamtgehalt des Herzens an BG 60 nicht die aktuell am Wirkort verfügbare Substanzmenge bestimmt. Diese ist wohl eher von der BG 60-Konzentration abhängig, die durch die Perfusionsflüssigkeit bzw. in vivo durch das Blut von außen an das Herz herangebracht wird. Möglicherweise erreicht das am Herzmuskel stark haftende BG 60 (HOFMANN u. WOLLERT, 1969b) die für die Wirkung entscheidenden Receptoren nur kurzfristig und wird diesen durch irreversible Bindung an andere celluläre Strukturen entzogen.

Der Deutschen Forschungsgemeinschaft möchten wir für die Gewährung einer Sachbeihilfe danken.
Herrn Priv.-Doz. Dr. R. BÄSSLER vom Pathologischen Insitiut der Universität Mainz danken wir für die elektronenmikroskopische Prüfung der subcellulären Fraktionen.
Frl. W. KRAUS und Frl. W. LINGELBACH danken wir für technische Mitarbeit,

Literatur

DUTTA, S., S. GOSWAMI, and B. H. MARKS: The subcellular distribution of digoxin-H^3 in guinea pig and rat hearts. Fed. Proc. **26**, 398 (1967).
— — J. O. LINDOWER, and B. H. MARKS: Subcellular distribution of digoxin-H^3 in isolated guinea-pig and rat hearts. J. Pharmacol. exp. Ther. **159**, 324—334 (1968).
FRIEDMAN, M., and S. ST. GEORGE: The cardiac and hepatic intracellular fate of digitoxin. J. clin. Invest. **32**, 569 (1953).
GERBER, H.-G., U. FRICKE, W. KLAUS u. U. WOLLERT: Über die intracelluläre Verteilung von ^{3}H-Digitoxin im Meerschweinchenherzen. Naunyn-Schmiedebergs Arch. Pharmak. exp. Path. **260**, 119 (1968).

GORNALL, A. G., C. J. BARDAWILL, and A. M. M. DAVID: Determination of serum proteins by means of the biuret reaction. J. biol. Chem. **177**, 751—766 (1949).

HARVEY, S. C., and G. R. PIEPER: Intracellular distribution of digitoxin. Fed. Proc. **12**, 329 (1953).

— — Intracellular distribution of digitoxin-C^{14} in the heart. J. Pharmacol. exp. Ther. **114**, 14—27 (1955).

HOFMANN, P., u. U. WOLLERT: Eine Methode zum quantitativen Nachweis von Guanylhydrazonen und deren Bestimmung in tierischem Material. Arzneimittel-Forsch. (Drug Res.) **19**, 138—140 (1969a).

— — Die Verteilung des herzglykosidartig wirkenden 3,3'-Dimethyl-4,4'-diacetyldiphenylbisguanylhydrazon im Meerschweinchenorganismus. Arzneimittel-Forsch. (Drug Res.) (im Druck) (1969b).

SPRATT, J. L., and G. T. OKITA: Subcellular localization of radioactive digitoxin. J. Pharmacol. exp. Ther. **124**, 115—119 (1958).

ST. GEORGE, S., M. FRIEDMAN, and T. ISHIDA: Intracellular distribution of digitoxin. Proc. Soc. exp. Biol. Med. **83**, 318—320 (1953).

Dr. P. HOFMANN
Priv.-Doz. Dr. U. WOLLERT
Pharmakologisches Institut
der Universität
6500 Mainz, Langenbeckstr. 1

The Effect of Physostigmine and Tetrabenazine on Spinal Motor Control and its Inhibition by Drugs which Influence Reserpine Rigidity*

I. JURNA, C. THERES, and T. BACHMANN

Institut für Pharmakologie und Toxikologie der Universität des Saarlandes, Homburg (Saar)

Received January 20, 1969

Zusammenfassung. Die Wirkung von monoaminergen (DOPA, Metamphetamin, Propylhexedrin) und cholinolytischen (Atropin, Biperiden, Caramiphen, Trihexyphenidyl) Substanzen auf die durch Physostigmin und Tetrabenazin gestörte Kontrolle der spinalen Motorik wurde an Ratten geprüft. Zusätzlich wurde das Anticonvulsivum Phenytoin in die Untersuchung einbezogen. Unter dem Einfluß von Physostigmin und Tetrabenazin entwickelte sich ein Rigor, die reflektorische Entladung von α-Motoneuronen wurde gesteigert, die Latenz der reflektorischen α-Entladung verkürzt und die Aktivität der γ-Motoneurone vermindert. Die monoaminergen und cholinolytischen Substanzen dämpften den Rigor und die gesteigerte Reflexaktivität der α-Motoneurone. Die Befunde stehen in Einklang mit der Ansicht, daß der parkinsonähnliche Rigor der Ratte auf einer Hyperaktivität des α-motorischen Systems beruht, die ihrerseits Folge des gestörten Gleichgewichtes zwischen monoaminergen und cholinergen Systemen des Gehirns ist.

Schlüsselwörter: Spinalmotorische Aktivität − Physostigmin − Tetrabenazin − Monoaminergica − Cholinolytica − Antiparkinsonstoffe − Phenytoin.

Summary. The effect of monoaminergic (DOPA, metamphetamine, propylhexedrine) and cholinolytic agents (atropine, biperiden, caramiphen, trihexyphenidyl) on spinal motor control disturbed by physostigmine and tetrabenazine was studied in the rat. In addition the anticonvulsant agent phenytoin was included in the investigation. Physostigmine and tetrabenazine produced rigidity, increased α reflex discharge, shortened the latency of α reflex discharge and decreased γ reflex discharge. Rigidity as well as the action of physostigmine and tetrabenazine on α motor activity were inhibited by the drugs. The results are in accordance with the hypothesis that parkinsonlike rigidity in the rat results from hyperactivity of the α motor system, which is due to an imbalance between monoaminergic and cholinergic mechanisms in the brain.

Key-Words: Spinal Motor Activity − Physostigmine − Tetrabenazine − Monoaminergic Agents − Cholinolytic Agents − Antiparkinson Drugs − Phenytoin.

---

* Supported by a grant of the Deutsche Forschungsgemeinschaft.

Drugs which either depress monoaminergic functions, such as reserpine, chlorpromazine, phenoxybenzamine and haloperidol, or stimulate cholinergic mechanisms, as for instance physostigmine, produce a state of rigidity in the rat which results from hyperactivity of the spinal α motor system (STEG, 1964; ROOS and STEG, 1964). Motor activity is normalized by L-DOPA or atropine (ROOS and STEG, 1964; ARVIDSSON et al., 1966). Furthermore, it has been shown that the effect of reserpine on motor control is antagonized by various other drugs wich likewise increase monoaminergic or decrease cholinergic activity, i.e. by metamphetamine and propylhexedrine or the antiparkinson agents biperiden, caramiphen and trihexyphenidyl (JURNA, 1968; JURNA and LANZER, 1969).

These findings favour the view that parkinsonlike rigidity in the rat is due to an imbalance between monoaminergic and cholinergic systems in the brain. For further support, experiments were performed in which the action on motor control disturbed by physostigmine and tetrabenazine of drugs depressing reserpine rigidity was studied.

Methods

The experiments were performed on 92 Wistar rats (250—350 g body weight) operated in halothane anesthesia. After the operation, anesthesia was kept at a level allowing rigidity to develop. Preparation of the animals for recording electromyographic activity from the calf muscles and α and γ motor activity in thin filaments from ventral roots supplying these muscles as well as the principle of discrimination of α and γ discharges are described in detail elsewhere (STEG, 1964; ROOS and STEG, 1964; ARVIDSSON et al., 1966; JURNA and LANZER, 1969). Reflex activation of α and γ motor units was elicited by electrical stimulation of dorsal roots with single impulses.

During the control period, 15 and 30 min after the injection of physostigmine or tetrabenazine, and 10, 30 and 40 min after the injection of the drugs tested on their effectiveness against motor disturbance, about 20 recordings were made each time. The number of α and γ reflex discharges per sweep (sweep speed 1 msec/cm) was counted and pooled for calculation. The tables presented in the part dealing with the results show the differences in α and γ activity caused by physostigmine, tetrabenazine and the drugs tested. The ratio of α and γ discharges was also determined and is given as "α/γ quotient"; an α/γ quotient < 1 indicates predominance of the γ route; an α/γ quotient > 1 predominance of the α route (ARVIDSSON et al., 1966).

All substances were administered by a cannula inserted into one of the tail veins. The drugs used were physostigmine (physostigmine salicylate) in a dose of 0.2 mg/kg; tetrabenazine (tetrabenazine methane sulfonate, Ro 1-9569/7, Hoffmann-La Roche, Basel) in a dose of 50 mg/kg; DOPA (L-dihydroxyphenylalanine) in a dose of 100 mg/kg, dissolved 1% in saline by heating up to 75°C under constant stirring; metamphetamine (d-metamphetamine hydro-

---

The authors wish to express their gratefulness to Hoffmann-La Roche, Basel, for the supply of tetrabenazine, to Knoll, Ludwigshafen, for the supply of Eventin® and Akineton®, to Geigy, Basel, for the supply of Parpanit®, and to Lederle, München, for the supply of Artane®.

chloride) in a dose of 2 mg/kg; propylhexedrine (Eventin®, Knoll, Ludwigshafen), atropine (atropine sulfate), biperiden (Akineton®, Knoll, Ludwigshafen), caramiphen (Parpanit®, Geigy, Basel), trihexyphenidyl (Artane®, Lederle, München), all in a dose of 5 mg/kg, and phenytoin (diphenylhydantoin-Na) in a dose of 50 mg/kg.

Results

I. Effect of Physostigmine and Tetrabenazine on α and γ Motor Discharge

As has been demonstrated repeatedly, α reflex activity in the untreated rat with its neuraxis intact was comparatively lower in these experiments than γ reflex activity. The number of α discharges per sweep calculated from all control values amounted to 3.3 ± 1.5, the number of γ discharges per sweep to 7.9 ± 2.7 (mean $\pm$ standard deviation; 92 experiments).

In accordance with the findings of ARVIDSSON et al. (1966), *physostigmine* injected intravenously in a dose of 0.2 mg/kg increased α and decreased γ reflex discharge. Simultaneoulsy, rigidity developed, which manifested itself by the appearance of tonic electromyographic activity during sustained stretch of the calf muscles. The effect was maximal at 30 min after the injection and remained stable for at least two hours. The values obtained at 30 min were chosen to determine the effects of the drugs influencing reserpine rigidity and to make calculations. α reflex discharge per sweep was increased by 3.4 ± 1.8 (mean $\pm$ standard deviation; 63 experiments) and γ reflex discharge diminished by 2.0 ± 2.0. These changes induced by physostigmine were statistically significant ($p < 0.001$). In addition, the latency between stimulus artifact and the first α discharge was shortened in the presence of physostigmine. In Fig.1 A the interval between stimulus artifact and first α discharge of all recordings made during the control period or after physostigmine is plotted against the frequency expressed in per cent of the number of determinations. The frequency of distribution of the control values (faint lined-shaded area) shows a maximum at an interval of 2.0 msec, whereas the maximum 30 min after the application of physostigmine is shifted towards an interval of 1.5 msec (heavy lined area).

Tetrabenazine in a dose of 50 mg/kg induced tonic activity in the electromyogram during stretch of the calf muscles (Fig. 2), which, together with an increased resistance against dorsiflexion of the feet and toes, was taken as a sign of rigidity. In most cases, an effect of the drug was already observed 15 min after the injection; the effect reached a maximum at 30 min after the injection and lasted for more than two hours. At 30 min after the injection of tetrabenazine, α reflex discharge per sweep was increased by 5.4 ± 3.1 and γ reflex discharge per sweep decreased by 2.6 ± 2.2 (29 experiments). These changes were statistically significant ($p < 0.001$). The interval between stimulus arti-

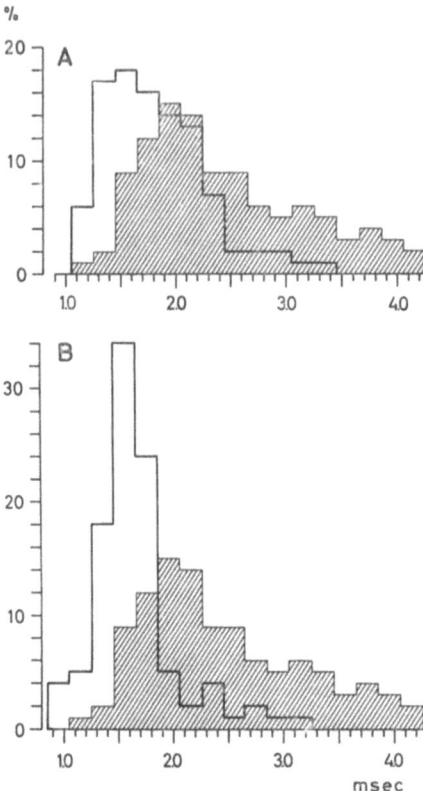

Fig. 1. Distribution of the interval between stimulus artifact and the first α reflex discharge. The interval is plotted in msec against the frequency of distribution in per cent of the total number of determinations (n). The control values of all experiments are presented in both A and B by the faint lined-shaded area ($n = 1752$). The values obtained 30 min after physostigmine 0.2 mg/kg ($n = 1261$) are presented in A, and the values obtained 30 min after tetrabenazine 50 mg/kg ($n = 491$) in B by the heavy lined areas

fact and the first α discharge was reduced by tetrabenazine, the frequency of distribution of the interval shows a maximum at 1.5 msec (Fig. 1B, heavy lined area). Hence tetrabenazine exerts a similar effect on spinal motor control as does reserpine or physostigmine.

II. Inhibition of the Effect of Physostigmine

The drugs tested in this series of experiments—sympathomimetic agents such as DOPA, metamphetamine and propylhexedrine, the cholinolytic agent atropine or antiparkinson drugs with cholinolytic properties such as biperiden, caramiphen and trihexyphenidyl, and the

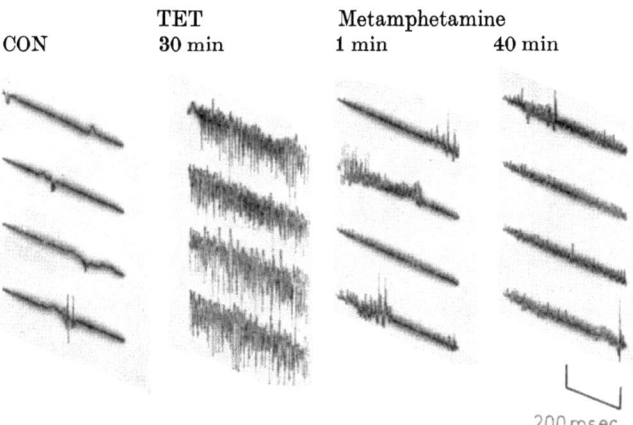

Fig. 2. Tonic activity in the electromyogram produced by tetrabenazine and its depression by metamphetamine. Electromyographic activity was recorded from the calf muscle during dorsiflexion of the foot. The traces were recorded with running beam on moving film and should be read from left to right and from top to bottom of each set of four traces. First group of traces: control (CON). Second group of traces: recordings taken 30 min after the injection of tetrabenazine 50 mg/kg (TET). Third and fourth group of traces: recordings taken 1 min and 40 min after the injection of metamphetamine 2 mg/kg (Metamphetamine)

anticonvulsant agent phenytion, — had proven to antagonize the motor disturbance caused by reserpine (ARVIDSSON et al., 1966; JURNA and LANZER, 1969). They also abolished rigidity following the application of physostigmine 0.2 mg/kg and inhibited the action of physostigmine on spinal reflex discharge.

The drugs were given immediately after the recordings at 30 min after physostigmine had been made. In all groups of experiments, α reflex discharge increased by physostigmine was significantly reduced 30 min after the injection of the drugs, and the values obtained at this time were chosen to evaluate the effect of the drugs. The results are summarized in Table 1.

In the experiments carried out with DOPA, for instance, physostigmine caused an increase of α reflex discharge of 3.2 ± 2.2, and subsequent application of DOPA reduced the α reflex discharge by 3.2 ± 1.0. The effect of physostigmine on γ reflex discharge was not significantly inhibited by DOPA. Comparison of the ratio of α and γ discharges yields a significant increase of the α/γ quotient after physostigmine, indicating predominance of α activity, and a significant decrease of the quotient following the injection of DOPA. This result, as well as the one obtained with atropine, is in accordance with the findings of ARVIDSSON et al. (1966). Recordings showing the change in α and γ reflex discharge and

Table 1. *The effect on α and γ discharge of physostigmine and drugs which depress rigidity*

n	substances (mg/kg)	difference in α discharge M ± σ	p	difference in γ discharge M ± σ	p	α/γ quotient M ± σ		p
7	control — physostigmine 0.2 physostigmine 0.2 — DOPA 100	3.2 ± 2.2 −3.2 ± 1.0	< 0.01 < 0.01	−1.8 ± 1.3 1.2 ± 1.4	< 0.02 —	0.49 ± 0.11 1.15 ± 0.24	1.15 ± 0.24 0.50 ± 0.13	< 0.01 < 0.01
8	control — physostigmine 0.2 physostigmine 0.2 — metamphetamine 0.2	3.0 ± 1.2 −2.1 ± 1.2	< 0.01 < 0.01	−1.9 ± 1.0 1.9 ± 0.8	< 0.01 < 0.01	0.41 ± 0.25 1.22 ± 0.43	1.22 ± 0.43 0.49 ± 0.17	< 0.01 < 0.01
8	control — physostigmine 0.2 physostigmine 0.2 — propylhexedrine 5	2.9 ± 1.4 −2.7 ± 1.0	< 0.01 < 0.01	−1.6 ± 1.3 0.2 ± 2.0	< 0.01 —	0.30 ± 0.15 1.72 ± 0.22	1.72 ± 0.22 0.38 ± 0.17	< 0.01 < 0.01
6	control — physostigmine 0.2 physostigmine 0.2 — atropine 5	5.0 ± 2.8 −4.1 ± 3.0	< 0.01 < 0.02	−5.0 ± 3.4 3.9 ± 2.9	< 0.02 < 0.025	0.37 ± 0.16 1.64 ± 0.61	1.64 ± 0.61 0.53 ± 0.26	< 0.01 < 0.01
9	control — physostigmine 0.2 physostigmine 0.2 — biperiden 5	3.6 ± 1.6 −3.0 ± 1.2	< 0.01 < 0.01	−1.4 ± 1.8 0.7 ± 1.2	< 0.05 —	0.34 ± 0.14 1.07 ± 0.50	1.07 ± 0.50 0.48 ± 0.28	< 0.01 < 0.05
8	control — physostigmine 0.2 physostigmine 0.2 — caramiphen 5	2.3 ± 0.9 −2.7 ± 1.5	< 0.01 < 0.01	−2.6 ± 1.6 0.7 ± 1.4	< 0.01 —	0.46 ± 0.19 1.15 ± 0.21	1.15 ± 0.21 0.61 ± 0.71	< 0.01 < 0.05
8	control — physostigmine 0.2 physostigmine 0.2 — trihexyphenidyl 5	2.8 ± 2.5 −1.7 ± 0.9	< 0.02 < 0.01	−1.2 ± 1.3 0.9 ± 1.0	< 0.05 < 0.05	0.49 ± 0.16 1.29 ± 0.71	1.29 ± 0.71 0.77 ± 0.17	< 0.01 —
9	control — physostigmine 0.2 physostigmine 0.2 — phenytoin 50	3.8 ± 1.7 −3.1 ± 1.5	< 0.01 < 0.01	−1.2 ± 1.1 1.3 ± 1.1	< 0.02 < 0.01	0.35 ± 0.07 1.30 ± 0.65	1.30 ± 0.65 0.50 ± 0.38	< 0.01 < 0.01

n = number of experiments; M = mean value; σ = standard deviation.

in latency of the first α discharge caused by physostigmine and DOPA or atropine are represented in Fig. 3. The upper two diagrams summarize these two experiments. The mean values of spinal reflex discharge during the control period, after physostigmine and after DOPA or atropine are plotted against the ordinate (α reflex discharge per sweep) and abscissa (γ reflex discharge per sweep), indicating low α and high γ activity in the controls, increased α and reduced γ activity after physostigmine, and lowered α and increased γ activity after DOPA or atropine respectively.

Depression of γ reflex activity did not occur as regularly and markedly after physostigmine as is the case when reserpine is applied. A similar observation has been made by ARVIDSSON et al. (1966). Apparently this is the reason why some of the drugs failed to increase significantly γ reflex activity depressed by physostigmine. All drugs, however, reduced the increased α reflex discharge and, with the exception of trihexyphenidyl, lowered the α/γ quotient to a value of <1, which indicates predominance of the γ route as under control conditions. Moreover, they all tended to increase the interval between stimulus and the first α reflex discharge.

III. Inhibition of the Effect of Tetrabenazine

Rigidity induced by tetrabenazine was abolished by the four drugs studied in this series of experiments, that is, by DOPA, metamphetamine, atropine and biperiden. Fig. 2 illustrates the antagonizing effect of metamphetamine on tonic electromyographic activity elicited by sustained stretch of the calf muscles. As has already been observed in the experiments with reserpine and physostigmine, the effect of metamphetamine was already quite remarkable some few minutes after the injection. This is in contrast to the effect of the other drugs, which develops considerably slower. Therefore, calculations were made again on the values obtained 30 min after the injection of tetrabenazine and all drugs tested.

Fig. 3 shows the increase of α reflex discharge, the shortening of the interval between stimulus artifact and the first α discharge, and the decrease of γ reflex discharge produced by tetrabenazine. Immediately after the recordings at 30 min after the application of tetrabenazine had been taken, metamphetamine or biperiden were injected; 30 min later, α reflex discharge was markedly depressed, γ reflex discharge increased, and the interval between stimulus artifact and the first α discharge lengthened. The two lower diagrams summarize these two experiments, presenting the mean values of α and γ reflex discharge per sweep during the control period, after tetrabenazine and after metamphetamine or biperiden.

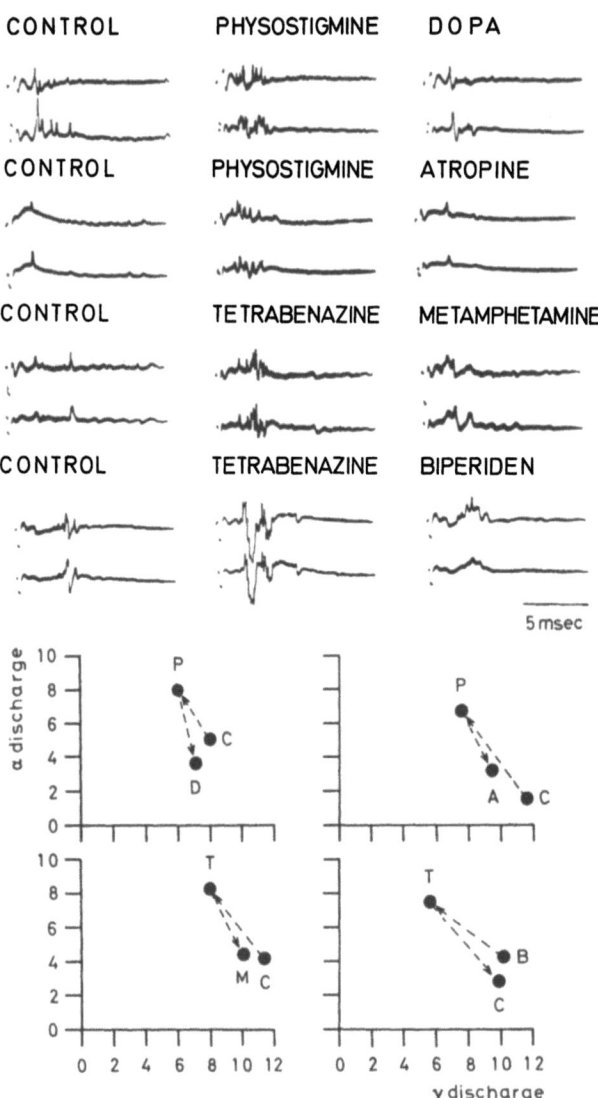

Fig. 3. Effect of physostigmine and tetrabenazine on motor control and its depression by DOPA, atropine, metamphetamine and biperiden. The recordings represent the reflex discharge led off from ventral root filaments following stimulation of corresponding dorsal roots with single impulses. Upper traces: recordings made with electrode proximal to the spinal cord; lower traces: recordings made with distal electrode. First column of records: control recordings showing little α but high γ reflex discharge. Second column: recordings made 30 min after the injection of physostigmine 0.2 mg/kg or tetrabenazine 50 mg/kg. Third column: recordings made 30 min after the injection of DOPA 100 mg/kg, atropine 5 mg/kg, metamphetamine 2 mg/kg or biperiden 5 mg/kg. The recordings are taken from four different experiments. The diagrams represent the mean values of the number of α and γ reflex discharge per sweep during the control period (C), after physostigmine (P) or tetrabenazine (T), and after DOPA (D), atropine (A), metamphetamine (M) or biperiden (B)

Table 2. *The effect on α and γ discharge of tetrabenazine and drugs which depress rigidity*

n	substances (mg/kg)	difference in α discharge $M \pm \sigma$	p	difference in γ discharge $M \pm \sigma$	p	α/γ quotient $M \pm \sigma$	$M \pm \sigma$	p
7	control — tetrabenazine 50	4.5 ± 1.4	< 0.01	-4.0 ± 3.1	< 0.02	0.37 ± 0.16	-2.60 ± 1.25	< 0.01
	tetrabenazine 50 — DOPA 100	-3.6 ± 2.0	< 0.01	1.3 ± 2.8	—	2.60 ± 1.25	-0.58 ± 0.14	< 0.01
8	control — tetrabenazine 50	4.8 ± 3.1	< 0.01	-1.6 ± 1.0	< 0.01	0.69 ± 0.33	-2.38 ± 2.07	< 0.025
	tetrabenazine 50 — metamphetamine 2	-5.2 ± 2.8	< 0.01	0.6 ± 1.0	—	2.38 ± 2.07	-0.77 ± 0.50	< 0.025
7	control — tetrabenazine 50	5.6 ± 2.7	< 0.01	-2.9 ± 1.8	< 0.01	0.55 ± 0.20	-1.85 ± 0.51	< 0.01
	tetrabenazine 50 — atropine 5	-3.5 ± 2.8	< 0.02	4.0 ± 2.0	< 0.01	1.85 ± 0.51	-0.69 ± 0.33	< 0.01
7	control — tetrabenazine 50	6.8 ± 4.5	< 0.01	-1.8 ± 1.7	< 0.05	0.64 ± 0.45	-2.12 ± 1.25	< 0.01
	tetrabenazine 50 — biperiden 5	-6.4 ± 4.6	< 0.02	1.3 ± 2.2	—	2.12 ± 1.25	-0.95 ± 0.67	< 0.025

n = number of experiments; M = mean value; σ = standard deviation.

The results obtained with tetrabenazine and the four drugs tested are presented in Table 2. In accordance with their depressant action on rigidity, all drugs antagonized significantly the effect of tetrabenazine on α reflex discharge. With the exception of atropine, however, they did not exert a significant effect on γ reflex discharge. Nevertheless, it may be inferred from the α/γ quotient that predominance of the γ route is actually restored, because in all cases the ratio was brought back from a value of >1 to a value of <1.

Discussion

A number of observations has led to the forming of the idea that rigidity in the rat, which ressembles the respective symptome in Parkinsonism, derives from an imbalance between monoaminergic and cholinergic systems in the brain. Preponderance of cholinergic mechanisms may follow from drugs which impair transmission at monoaminergic synapses—they either deplete the stores of the transmitter substances (reserpine) or inhibit the transmitter to act at the receptor site (chlorpromazine, phenoxybenzamine, haloperidol)—or which elevate the concentration of acetylcholine at cholinergic receptor sites (physostigmine). Rigidity as manifested by the appearance of tonic activity in the electromyogram during sustained stretch of the muscles is based on a change in spinal motor control: α reflex activity is increased and γ reflex activity decreased. Considering the ratios of α and γ reflex activity, the γ route prevails in the untreated animal with its neuraxis left intact, whereas under the influence of the drugs inducing rigidity the α route predominates. Thus this kind of rigidity is of the α type. STEG and coworkers (ROOS and STEG, 1964; ARVIDSSON et al., 1966) have demonstrated that reactivation of monoaminergic mechanisms by DOPA, or depression of cholinergic activity by atropine abolishes motor disturbance produced by reserpine or physostigmine.

Since tetrabenazine depletes the stores of monoamines in the brain and produces pharmacological effects similar to those of reserpine, as for instance sedation (QUINN et al., 1959; PLETSCHER et al., 1962; CARLSSON, 1966), it could have been expected to induce reserpinlike rigidity. This assumption is supported by the observation that both reserpine and tetrabenazine lower electroseizure threshold, and that this action is abolished by drugs which inhibit reserpine rigidity (JURNA and REGÉLHY, 1968), although it cannot as yet be decided to what an extent monoaminergic and cholinergic mechanisms are involved in both types of motor disturbance, i.e. rigidity and increased susceptibility to electrically induced seizures. As a matter of fact, tetrabenazine elicits rigidity with corresponding signs of motor disturbance: α reflex activity is increased,

γ reflex activity decreased, and the interval between stimulus artifact and the first α discharge shortened. Peripheral causes cannot account for the development of rigidity after tetrabenazine, because, in contrast to reserpine, chlorpromazine, phenoxybenzamine, haloperidol and physostigmine, it acts only on structures of the central nervous system.

In accordance with the results obtained with reserpine, motor disturbance induced by physostigmine and tetrabenazine is abolished by drugs which, like DOPA, stimulate monoaminergic functions (metamphetamine, propylhexedrine) or which are, like atropine, clinically employed as antiparkinson drugs with cholinolytic properties (biperiden, caramiphen, trihexyphenidyl). These drugs abolished rigidity and depressed α reflex hyperactivity. The same is true for the anticonvulsant agent phenytoin, which antagonizes the action of physostigmine as well as of tetrabenazine on spinal motor control. The influence of phenytoin on rigidity must not necessarily be ascribed to a supraspinal site of action, because facilitatory processes on motor activity may be inhibited at a spinal level (ESPLIN, 1957; RAINES and STANDAERT, 1967; JURNA and THERES, in preparation).

The effect of the drugs on γ reflex activity depressed by physostigmine and tetrabenazine was less pronounced, but most probably would have turned significant on increasing the number of experiments. However, such an attempt was not made because it seems rather unlikely that reduced γ activity is the primary cause for rigidity to develop. From the information as yet available, parkinsonlike rigidity in the rat is due rather to the hyperactivity of α motoneurones and the tendency to synchronisation and shortening of the latency of α reflex discharge. These changes in spinal motor control obviously result from an imbalance between monoaminergic and cholinergic systems in the brain.

References

ARVIDSSON, J., B.-E. ROOS, and G. STEG: Reciprocal effects on α- and γ-motoneurones of drugs influencing monoaminergic and cholinergic transmission. Acta physiol. scand. 67, 398—404 (1966).

CARLSSON, A.: Drugs which block the storage of 5-hydroxytryptamine and related amines. In: Handbuch der experimentellen Pharmakologie. V. ESPAMER, Ed. Berlin-Heidelberg-New York: Springer 1966.

ESPLIN, D. W.: Effects of diphenylhydantoin on synaptic transmission in cat spinal cord and stellate ganglion. J. Pharmacol. exp. Ther. 120, 301—323 (1957).

JURNA, I.: Depression by antiparkinson drugs of reserpine rigidity. Naunyn-Schmiedebergs Arch. Pharmak. exp. Path. 260, 80—88 (1968).

—, and G. LANZER: Inhibition of the effect of reserpine on motor control by drugs which influence reserpine rigidity. Naunyn-Schmiedebergs Arch. Pharmak. exp. Path. 262, 309—324 (1969).

—, and B. REGÉLHY: The antagonism between reserpine and some antiparkinson drugs in electroseizure. Naunyn-Schmiedebergs Arch. Pharmak. exp. Path. 259, 442—459 (1968).

PLETSCHER, A., A. BROSSI, and K. F. GEY: Benzoquinolizine derivatives: a new class of monoamine decreasing drugs with psychotropic action. Int. Rev. Neurobiol. 4, 275—306 (1962).
QUINN, G. P., P. A. SHORE, and B. B. BRODIE: Biochemical and pharmacological studies of Ro 1-9569 (tetrabenazine), a non-indole tranquilizing agent with reserpine-like effects. J. Pharmacol. exp. Ther. 127, 103—109 (1959).
RAINES, A., and F. G. STANDAERT: An effect of diphenylhydantoin on posttetanic hyperpolarization of intramedullary nerve terminals. J. Pharmacol. exp. Ther. 156, 591—597 (1967).
Roos, B.-E., and G. STEG: The effect of L-DOPA and 5-HTP on rigidity and tremor induced by reserpine, chlorpromazine and phenoxybenzamine. Life Sci. 3, 351—360 (1964).
STEG, G.: Efferent muscle innervation and rigidity. Acta physiol. scand. 61, suppl. 225 (1964).

Prof. Dr. I. JURNA
Pharmakologisches Institut
der Universität des Saarlandes
6650 Homburg/Saar

Die Wirkung von β-Sympathomimetica und Sympatholytica auf die Nierenfunktion von Hunden

O. Heidenreich, G. Fülgraff, H. Laaff und E. Balshüsemann

Abteilung Pharmakologie der Medizinischen Fakultät
der Technischen Hochschule Aachen
und Pharmakologisches Institut der Universität Freiburg i. Br.

Eingegangen am 18. November 1968

The Action of β-Sympathomimetics and Sympatholytics on Renal Function in Dogs

Summary. The action of orciprenaline and isoprenaline and of the β-sympatholytics propranolol and Kö 592 on renal function has been investigated in clearance experiments in 48 dogs. Infusions of 0.5—2.0 µg/kg/min of orciprenaline or isoprenaline decreased urine flow by 59% and Na and K excretion by 67% and 52% respectively. Glomerular filtration rate and effective renal plasma flow were depressed by 35%. Infusions of β-sympathomimetics directly into one renal artery provoked similar effects on both kidneys. The same effects on electrolyte-excretion were observed during mannitol diuresis, with lesser changes in renal hemodynamics. Vasopressin secretion does not seem to be an important factor in diminishing urine flow since C_{H_2O} remained positive during water diuresis.

The maximal rate of tubular glucose reabsorption was increased significantly by orciprenaline.

Propranolol and Kö 592 have no pharmacodynamic actions on renal function. However, they abolish completely the renal effects of orciprenaline and isoprenaline. The possible mechanisms of action of β-sympathomimetics are discussed.

Key-Words: Orciprenaline — Isoprenaline — Propranolol — Diuresis — Sodium Reabsorption — Glucose Reabsorption.

Zusammenfassung. In Versuchen an 48 narkotisierten Hunden wurde die Wirkung von Orciprenalin und Isoprenalin sowie der β-Sympathomimetica Propranolol und Kö 592 auf die Nierenfunktion unter Anwendung von Clearance-Methoden untersucht. Intravenöse Infusion von 0,5—2,0 µg/kg · min Orciprenalin oder Isoprenalin führten zu einer Abnahme des Harnflusses um im Mittel 59% und der Na- und K-Ausscheidung um 67% bzw. 52%. Die glomeruläre Filtration und der effektive renale Plasmafluß verminderten sich ebenfalls um ca. 35%. Bei direkter Infusion der β-Sympathomimetica in eine Nierenarterie war die Elektrolyt- und Wasserausscheidung in beiden Nieren ungefähr gleich stark herabgesetzt. Während einer osmotischen Mannit-Diurese nahm die Elektrolytausscheidung bei geringeren Änderungen der Nierenhämodynamik ebenfalls ab. Während einer Wasserdiurese blieb trotz Abnahme des Harnflusses die C_{H_2O} positiv, so daß eine wesentliche Beteiligung von Vasopressin auszuschließen ist.

Die maximale tubuläre Resorption von Glucose wird durch Orciprenalin signifikant gesteigert.

Propranolol und Kö 592 haben keine pharmakologische Eigenwirkung auf die Nierenfunktion. Sie heben aber die Wirkung von β-Sympathomimetica an der Niere vollständig auf. Der mögliche Wirkungsmechanismus der β-Sympathomimetica wird diskutiert.

Schlüsselwörter: Orciprenalin — Isoprenalin — Propranolol — Diurese — Natriumresorption — Glucoseresorption.

β-Sympathomimetica bewirken an Ratten (BOTTING u. LOCKETT, 1961; BOTTING, FARMER u. LOCKETT, 1961; LEES u. LOCKETT, 1963) und an Katzen (LEES u. LOCKETT, 1965) eine Verminderung der renalen Elektrolyt- und Wasserausscheidung. Nach Blockade der α-Receptoren durch Phentolamin wirkt auch Adrenalin bei der Ratte diuresehemmend wie ein typisches β-Sympathomimeticum (HEINTZE u. HEIDENREICH, 1968; FÜLGRAFF et al., 1968). Am Herz-Lungen-Nieren-Präparat der Katze war die isoprenalinbedingte Ausscheidungsverminderung stets von einer Abnahme der glomerulären Filtrationsrate (GFR) begleitet (LEES u. LOCKETT, 1965). Auch bei Ratten nahm die GFR nach Orciprenalin um ca. 20% ab (HEINTZE u. HEIDENREICH, 1968). Mikropunktionsversuche haben jedoch gezeigt, daß intratubulär eingebrachtes Orciprenalin im Gegensatz zu Noradrenalin oder Adrenalin die Resorptionskapazität des proximalen Konvoluts erhöht. Durch s.c. gegebenes Propranolol war dieser Effekt hemmbar (FÜLGRAFF, MEIFORTH et al., 1968; FÜLGRAFF, HEIDENREICH et al., 1968). Bei der Ratte ist also eine tubuläre Wirkung gesichert.

Bei Hunden bewirkt Isoprenalin nach i.v. Injektion ein Absinken des Blutdruckes und eine Abnahme der Nierendurchblutung. Die durch Isoprenalin verursachte Vasodilatation führt zu einer Abnahme des renalen Gefäßwiderstandes (CORCORAN u. PAGE, 1947; HANDLEY u. HIGGINS, 1954). Auch AVIADO et al. (1958) fanden nach Injektion von Isoprenalin direkt in die Nierenarterie von Hunden eine lokale Gefäßerweiterung, begleitet von einer Zunahme der Durchblutung. Gleichzeitig beobachteten sie eine akute Diuresehemmung, die durch eine Erschlaffung der glatten Muskulatur des Nierenbeckens erklärt wurde.

In der vorliegenden Arbeit soll nun unter Anwendung von Clearance-Methoden die Wirkung von Isoprenalin und Orciprenalin auf die renale Exkretionsleistung und die Nierenhämodynamik von Hunden näher untersucht werden. Um zu versuchen, extrarenale Kreislaufwirkungen von renalen Effekten abzugrenzen, wurden die β-Sympathomimetica in einigen Experimenten direkt in eine Nierenarterie infundiert. Außer der Wasser- und Elektrolytausscheidung wurden als weitere Parameter für die Nierenfunktion die maximale tubuläre Resorption von Glucose und die renale Extraktion von Paraaminohippurat (PAH) bestimmt. Schließlich wurde die Wirkung der β-Blocker Propranolol, Kö 592 und Dichlorisoproterenol auf die Nierenfunktion vor und nach Gabe von Orci- oder Isoprenalin untersucht. Über einen Teil der Versuche wurde bereits in Form eines kurzen Referates berichtet (HEIDENREICH et al., 1966).

Versuchsanordnung und Methoden

An 22 weiblichen und 26 männlichen Hunden von 10—45 kg Gewicht (im Mittel 24 ± 1 kg) wurden 56 Clearance-Versuche ausgeführt. Narkose mit Nembutal (30 mg/kg i.v.), in 6 Versuchen mit Chloralose. Um für den Nachweis einer Diuresehemmung ein genügend hohes Harnzeitvolumen zu erzielen, erhielten die Tiere zunächst 50 ml/kg 0,85%ige NaCl-Lösung innerhalb von 1 Std i.v. infundiert. Daran schloß sich eine Dauerinfusion von 4—8 ml/min NaCl-Lösung, in der auch die für die Clearance-Untersuchungen benutzten Substanzen Kreatinin und PAH gelöst waren. Eine osmotische Diurese wurde durch Infusion von 10 ml/min einer 20%igen Mannit-Lösung erzeugt, eine Wasserdiurese durch 10 ml/min 2,7%ige Glucoselösung. Die in 5 Versuchen zur Bestimmung der maximalen tubulären Glucoseresorption (Tm_G) nötigen hohen Glucosekonzentrationen im Plasma wurden durch Infusion von 6—10 ml/min einer 20—25%igen Glucoselösung erreicht.

In 28 Versuchen — meist an weiblichen Tieren — wurde der Harn mittels eines Blasenkatheters in 10—20 min langen Perioden gesammelt und in der Mitte jeder Periode Blut mittels heparinbenetzter Spritzen durch eine in der A. femoralis liegenden Punktionskanüle entnommen. Bei 21 Versuchen — meist an männlichen Hunden — wurde der Harn nach getrennter Katheterisierung beider Ureteren getrennt aufgefangen. Auf einer Seite wurde die Nierenarterie freigelegt und eine Nadel eingestochen, die über einen dünnen Schlauch mit einer Infusionspumpe verbunden war. In diesen Versuchen wurde der Systemblutdruck mitgemessen. Zur Messung der PAH-Extraktion wurde in 2 Versuchen ein Katheter in die V. renalis vorgeschoben. In 5 Versuchen mit einem „Entzügelungshochdruck" wurden beide Aa. carotides communes abgeklemmt und die Nn. vagi durchtrennt.

Die Bestimmung der Elektrolyte und Clearance-Substanzen sowie die Berechnungen wurden nach den in unserem Laboratorium üblichen Methoden ausgeführt (HEIDENREICH et al., 1964). Orciprenalin, Isoprenalin, Dichlorisoproterenol und Propranolol wurden als kristalline Reinsubstanzen in physiologischer NaCl-Lösung gelöst und stets frisch verwendet. Phentolamin, Reserpin und Hexamethonium wurden als handelsübliche Ampullenlösungen verwendet. Die einzelnen Dosierungen sind im Text angegeben.

Ergebnisse

In 7 Versuchen, die übereinstimmende Ergebnisse brachten, wurde zunächst geprüft, wie Orciprenalin bei i.v. Gabe von 1,0 oder 2,0 µg/kg · min auf die Nierenfunktion von Hunden wirkt, die sich in einer mäßigen, durch Infusion von Kochsalzlösung hervorgerufenen Diurese befinden. Der Harnfluß sank im Mittel um 59%, die Na- und K-Ausscheidung um 67 bzw. 52% gegenüber den Kontrollperioden. In einem Versuch trat eine kräftige Diuresehemmung bei gleichzeitigem Anstieg der glomerulären Filtration ($= C_{Kreatinin}$) und bei unverändertem effektiven renalen Plasmafluß ($= C_{PAH}$) auf. In den übrigen 6 Versuchen sank die GFR im Mittel um 34% und der Plasmafluß um 38% ab. Auch der

Systemblutdruck wurde im Mittel um 29 % niedriger. Einen typischen Versuch an einem 28 kg schweren Hund zeigt die Abb.1.

Durch eine 20 min lange Infusion von 2 µg/kg · min Orciprenalin i.v. sank der Harnfluß von 5 ml/min auf 2,7 ml/min und die Na-Ausscheidung von 650 auf 160 µval/min, also um 74 %. Etwas variabler als die stets

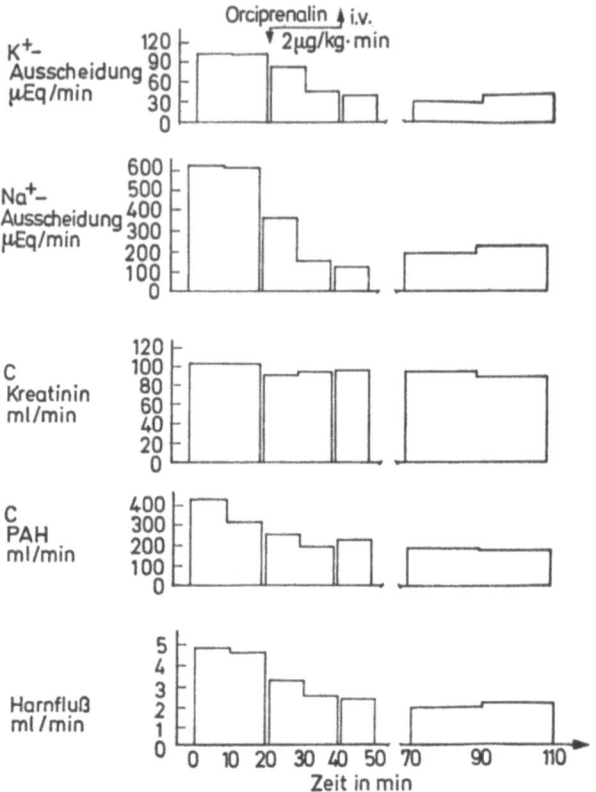

Abb.1. Die Wirkung einer i.v. Infusion von 2 µg/kg · min Orciprenalin auf die Nierenfunktion eines Hundes von 28 kg Gewicht. Diurese durch i.v. Infusion von isotoner NaCl-Lösung.

abnehmende Elektrolytausscheidung waren die Veränderungen in der Nierenhämodynamik. In diesem Beispiel kam es zu einer deutlichen Senkung der PAH-Clearance von 340 auf 210 ml/min. Auch unter Orciprenalin ist die PAH-Clearance ein brauchbares Maß für den effektiven renalen Plasmafluß. In 2 Versuchen wurde die renale PAH-Extraktion bestimmt. Sie betrug konstant 75—80 %, ein Wert, der für den Hund als normal anzusehen ist (PILKINGTON u. Mitarb., 1965). Die GFR blieb in dem in der Abb. 1 wiedergegebenen Versuch fast konstant. Hier läßt sich sagen, daß die Abnahme der Elektrolytausscheidung durch eine Steigerung der tubulären Resorption hervorgerufen wurde. Sinkt die GFR aber ab, was in den übrigen 6 Fällen der Fall war, so ist eine Abgrenzung von tubulären und hämodynamischen Effekten nicht möglich.

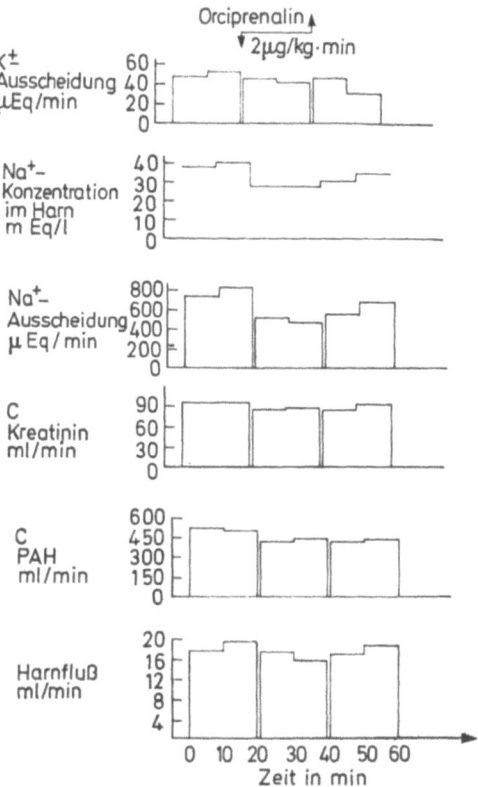

Abb. 2. Die Wirkung einer i.v. Infusion von 2 µg/kg · min Orciprenalin während einer osmotischen Mannitdiurese bei einem 32 kg schweren Hund

Wiederholt man die Orciprenalininfusion innerhalb eines Versuches, so tritt eine Tachyphylaxie auf. Auch 5 µg/kg · min zeigen schließlich keine Wirkung mehr.

Zwei Versuche wurden während einer Wasserdiurese ausgeführt, die durch Infusion von hypotoner Glucoselösung hervorgerufen wurde. Orciprenalin senkte wiederum die Ausscheidung von Wasser und Elektrolyten. Die osmolare Clearance nahm ab, die Clearance des freien Wassers sank entsprechend der Abnahme des Harnflusses ebenfalls. Sie blieb aber stets positiv, der Harn wurde also nicht konzentrierter.

Vier Versuche wurden während einer osmotischen Mannitdiurese ausgeführt. Die Veränderungen der Nierenhämodynamik waren geringer als bei den anderen Diuresezuständen. Die Abb. 2 zeigt einen Versuch an einem 32 kg schweren Hund, dem 20%ige Mannitlösung mit einer Geschwindigkeit von 10 ml/min infundiert wurde.

Nach Infusion von 2 µg/kg · min Orciprenalin blieb die GFR fast konstant. Da die filtrierten Mannitmengen damit gleichfalls konstant blieben, nahm der Harnfluß nicht wesentlich ab. Dagegen sank die Na-Ausscheidung von 900 auf 500 µval/min, also um 45%. Die gesondert eingetragene Na-Konzentration im Harn ging von 42 auf 29 mval/l herab. Dieser Versuch zeigt, daß Orciprenalin die tubuläre Na-Exkretion auch dann vermindert, wenn hämodynamische Wirkungen nicht im Vordergrund stehen.

Um direkte Niereneffekte der β-Sympathomimetica besser erfassen zu können, wurde versucht, die Wirkung auf den Gesamtkreislauf durch direkte Infusion dieser Substanz in eine Nierenarterie herabzusetzen. In 5 Versuchen wurden Dosen von 0,05—0,25 µg/kg · min Orciprenalin gegeben. Auf der infundierten Seite traten dabei so geringfügige und variable Veränderungen des Harnflusses auf, daß ein eindeutiger Effekt nicht zu erkennen war. Eine schrittweise Dosensteigerung während eines Versuches führte wegen der bereits erwähnten Tachyphylaxie ebenfalls zu keinen verwertbaren Resultaten. Dagegen zeigte sich mit Infusionsdosen von 0,5—2,0 µg/kg · min ein deutlicher diuresehemmender Effekt von Orciprenalin (5 Versuche) und von Isoprenalin (2 Versuche). Auf der infundierten Seite sank der Harnfluß im Mittel um 45%, die Na- und K-Ausscheidung um 49 bzw. 35%. Die Kreatinin- und PAH-Clearance ging um 11 bzw. 21% zurück. Allerdings reagierte bei diesen Dosen stets auch die nichtinfundierte sog. Kontrollniere mit einer Diuresehemmung. Da der Blutdruck in diesen Versuchen um 15—38% absank, war daran zu denken, daß das Mitreagieren der kontralateralen Niere durch eine über Pressoreceptoren ausgelöste sympathische Gegenregulation zustande kam. Versuche, diese vermutete Gegenregulation durch Carotidenabklemmung und Vagusdurchschneidung (5 Versuche), Ganglienblockade mit 10 mg/kg Hexamethonium i.v. (2 Versuche) oder Reserpinvorbehandlung (2 Tage je 0,5 mg/kg i.m.) auszuschalten oder abzuschwächen, hatten jedoch keinen Erfolg.

Weiterhin wurde der Einfluß von Orciprenalin auf eine andere Tubulusfunktion, nämlich auf die Resorption von Glucose geprüft. In der Abb. 3 sind die Ergebnisse von Tm_G-Bestimmungen an 5 Hunden dargestellt.

Die mit 100% bezeichnete Linie gibt den Mittelwert der maximalen Glucoseresorption aus jeweils drei Kontrollperioden ohne Orciprenalin wieder. Die Dreiecke zeigen dann die Änderungen des Tm_G nach i.v.

Infusion von 2 µg/kg · min Orciprenalin. Jeder Wert wurde während einer 10 min langen Periode gemessen. Im Mittel steigt das Tm_G um 11% an, die Differenz ist signifikant ($P < 0,01$).

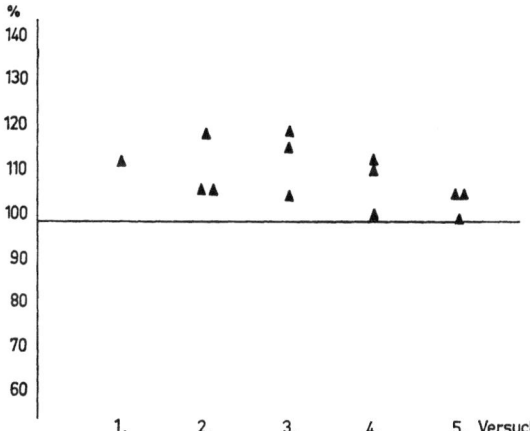

Abb. 3. Die Wirkung einer i.v. Infusion von 2 µg/kg · min Orciprenalin auf die maximale tubuläre Resorption von Glucose (Tm_G) bei 5 Hunden. Die 100%-Linie stellt das Tm_G in 3 unmittelbar vorausgehenden Kontrollperioden dar. Die Dreiecke zeigen die Änderungen nach Orciprenalin

Abschließend sollte untersucht werden, ob β-Receptorenblocker eine Wirkung auf die Funktion der normal innervierten Niere zeigen und ferner, ob sie die Wirkung von β-Sympathomimetica an der Niere aufheben können. In 2 Versuchen wurde Propranolol, in einem Versuch Kö 592 über eine Zeit von 40—50 min in steigenden Dosen direkt in eine Nierenarterie infundiert. Kö 592 hatte bis zur höchsten angewendeten Infusionsdosis von 0,1 mg/kg · min und einer Gesamtdosis von 1,4 mg/kg keinerlei Einfluß auf die Elektrolyt- und Wasserausscheidung oder die Clearance von Kreatinin und PAH. Auch Propranolol hatte bis zu Gesamtdosen von 12,4 mg/kg in einem Versuch und bis zu 22 mg/kg im zweiten Versuch keine direkte Wirkung auf die Nierenfunktion. Die durch diese hohen Dosen schließlich hervorgerufene Herzinsuffizienz führte in einem Versuch zu einem plötzlichen Kreislaufversagen und im zweiten Versuch sogar zum Tod des Versuchstieres.

Die Abb. 4 zeigt diesen Versuch an einem 14 kg schweren Hund. Die durchgezogenen Linien zeigen die Ergebnisse der linken Niere, in die Propranolol infundiert wurde. Die Leistungen dieser Niere sind von vornherein etwas niedriger als die der kontralateralen Kontrollniere, bleiben aber während des ganzen Versuches fast konstant. Erst in der letzten Periode, kurz vor dem Tod des Tieres sinkt die Leistung beider

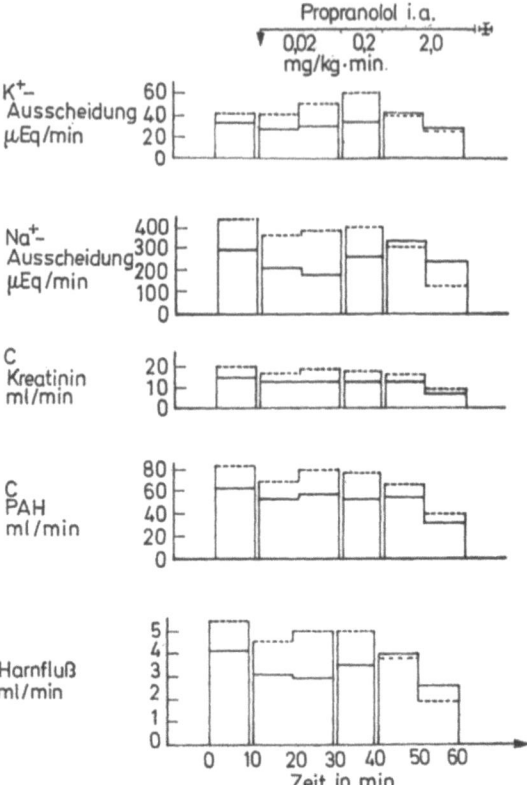

Abb. 4. Die Wirkung von 0,02, 0,2 und 2,0 mg/kg · min Propranolol nach Infusion in die Nierenarterie eines 14 kg schweren Hundes. Durchgezogene Linien: Linke Niere mit intraarterieller Infusion; gestrichelte Linien: rechte Kontrollniere

Nieren infolge Kreislaufversagens in etwa dem gleichen Ausmaß ab. Im Gegensatz zu Propranolol und Kö 592 zeigte Dichlorisoproterenol sowohl bei i.v. Applikation (0,5 mg/kg als Injektion oder 0,1 mg/kg · min als 20 min lange Infusion) als auch bei Infusion direkt in eine Nierenarterie (0,1 mg/kg · min) eine starke diureseeinschränkende Wirkung, verbunden mit erheblichem Absinken der Kreatinin- und PAH-Clearance.

Wurde Propranolol vor dem Orciprenalin verabreicht (8 Versuche), so hemmten 10 min lange Infusionen von 0,02—0,2 mg/kg die Orciprenalinwirkung vollständig. Das gleiche war bei 10—20 min langen Infusionen von 0,01—0,1 mg/kg Kö 592 der Fall.

Diskussion

Die Versuche zeigen eindeutig, daß die β-Sympathomimetica Isoprenalin oder Orciprenalin beim Hund diuresehemmend wirken, wenn sie i.v. injiziert werden. Das gilt für eine Diurese, die durch Infusion von Kochsalzlösung hervorgerufen wurde ebenso wie für eine Wasserdiurese. Eine sekundäre Vasopressinsekretion spielt bei der Diuresehemmung keine Rolle, denn die freie Wasser-Clearance bleibt positiv. Auch während einer kräftigen osmotischen Mannitdiurese wird die Elektrolytausscheidung vermindert. Wegen der großen filtrierten Mannitmengen bleibt zwar der Harnfluß relativ groß, die Na-Konzentration im Harn sinkt aber deutlich ab. Außer der Elektrolyt- und Wasserausscheidung nehmen in der Mehrzahl der Versuche auch die GFR und der effektive renale Plasmafluß ab. Die PAH-Clearance bleibt auch während der Wirkung von β-Sympathomimetica ein brauchbares Maß für den renalen Plasmafluß, denn die Extraktion von PAH im Nierenvenenblut ändert sich nicht.

Wegen der starken Kreislaufwirkungen der β-Sympathomimetica stellt sich die Frage nach der Bedeutung extrarenaler Faktoren. Bei direkter Injektion von Orciprenalin in Dosen von 0,05—0,25 µg/kg · min waren an der infundierten Niere nur geringfügige und variable Änderungen des Harnflusses zu beobachten, höhere Dosen von 0,5—2,0 µg/kg · min führten regelmäßig zu einer deutlichen Diuresehemmung, jedoch reagierte dann die kontralaterale Niere stets mit.

Die wenigen Versuche, in denen sich die GFR nicht änderte, sprechen für einen tubulären Angriffspunkt der β-Sympathomimetica. In der Mehrzahl der Versuche sank die GFR aber ab. THOMPSON u. PITTS (1952) haben gezeigt, daß schon GFR-Einschränkungen von 10$^0/_0$ zu einer starken Hemmung der Na-Ausscheidung führen können. In unseren Versuchen nahm aber stets die Na-Konzentration im Harn erheblich ab, was in den Versuchen von THOMPSON u. PITTS nicht der Fall war. Auch bei Ratten (BOTTING et al., 1965; HEINTZE u. HEIDENREICH, 1968) und bei Katzen (LEES u. LOCKETT, 1965) nimmt die Filtrationsrate nach Gabe von β-Sympathomimetica ab. Mikropunktionsversuche haben aber gezeigt, daß Orciprenalin bei der Ratte eine Steigerung der Resorptionskapazität des proximalen Tubulus hervorruft (FÜLGRAFF et al., 1968). Aufgrund dieser Beobachtungen erscheint die Annahme gerechtfertigt, daß die diuresehemmende Wirkung der β-Sympathomimetica nicht nur durch Abnahme der GFR auftritt, sondern auch eine tubuläre, resorptionssteigernde Wirkung vorhanden ist.

Als weiteren Hinweis für einen tubulären Wirkungsort könnte man auch die signifikante Steigerung der tubulären Glucoseresorption werten. VOGEL u. Mitarb. (1966a und b) haben es in Versuchen an der isolierten Froschniere und ROHDE u. DEETJEN (1968) an der Rattenniere wahrscheinlich gemacht, daß Beziehungen zwischen der Resorption von Glucose und Natrium bestehen. Sofern das auch für den Hund zutrifft, könnte man schließen, daß auch hier die gesteigerte Na-Resorption mit einer gesteigerten Glucoseresorption verbunden ist, Orciprenalin also tubulär wirkt.

β-Receptorenblocker wie Propranolol oder Kö 592 beeinflussen die Funktion der normal innervierten Niere nicht. Diese beiden Substanzen haben auch keine pharmakodynamische Eigenwirkung auf die Niere, denn selbst wenn man sie in sehr großen Dosen direkt in eine Nierenarterie infundiert, ändert sich die Funktion dieser Niere nicht. Dagegen hat der β-Blocker Dichlorisoproterenol gefäßkontrahierende Eigenwirkungen, die wohl auf seine bekannten α-receptorenerregenden Wirkungen zurückzuführen sind. Alle 3 β-Receptorenblocker sind aber in der Lage, die Wirkungen von Isoprenalin oder Orciprenalin auf die Nierenfunktion zu verhindern.

Literatur

AVIADO, D. M., A. L. WNUCK, and E. J. DE BEER: The effects of sympathomimetic drugs on renal vessels. J. Pharmacol. exp. Ther. 124, 238—244 (1958).

BOTTING, R. M., J. B. FARMER, and M. F. LOCKETT: The effect of subcutaneous adrenaline and isoprenaline on the excretion of electrolytes by rats. Arch. int. Physiol. 69, 203—212 (1961).

—, and M. F. LOCKETT: Threshold effect of subcutaneous adrenaline, noradrenaline and isoprenaline on water diuresis in rats. Arch. int. Physiol. 69, 36—45 (1961).

CORCORAN, A. C., and I. H. PAGE: Renal hemodynamic effects of adrenaline and "isoprel": Potentation of effects of both drugs by tetraaethylammonium. Proc. Soc. exp. Biol. (N. Y.) 66, 148—151 (1947).

FÜLGRAFF, G., O. HEIDENREICH, K. HEINTZE u. H. OSSWALD: Die Wirkung von α- und β-Sympathomimetica und Sympatholytica auf die renale Exkretion und Resorption von Flüssigkeit und Elektrolyten in Ausscheidungs- und Mikropunktionsversuchen an Ratten. Naunyn-Schmiedebergs Arch. Pharmak. exp. Path. 262, 295—308 (1969).

— A. MEIFORTH, H. OSSWALD u. O. HEIDENREICH: Die Wirkung von α- und β-Sympathomimetica auf die lokale Transportkapazität im proximalen Konvolut von Rattennieren. Naunyn-Schmiedebergs Arch. Pharmak. exp. Path. 260, 116 (1968).

HANDLEY, C. A., and R. A. HUGGINS: Renal and cardiovascular effects from a series of N-substituted arterenol derivatives compared with isopropylarterenol (isoprel). Tex. Rep. Biol. Med. 12, 464—469 (1954).

HEIDENREICH, O., P. KELLER u. Y. KOOK: Die Wirkungen von Bradykinin und Kallidin auf die Nierenfunktion des Hundes. Naunyn-Schmiedebergs Arch. exp. Path. Pharmak. 247, 243—253 (1964).

— H. LAAFF, G. FÜLGRAFF u. E. BALSHÜSEMANN: Die Wirkungen von Orciprenalin, Isoprenalin und Propranolol auf die Nierenfunktion des Hundes. Naunyn-Schmiedebergs Arch. Pharmak. exp. Path. 255, 23 (1966).

HEINTZE, K., u. O. HEIDENREICH: Die Wirkung von Sympathomimetica und α- und β-Receptorenblockern auf die Nierenfunktion von Ratten. Naunyn-Schmiedebergs Arch. Pharmak. exp. Path. 260, 137 (1968).

LEES, P., and M. F. LOCKETT: A study of the β-adrenergic receptors in rat kidneys. Brit. J. Pharmacol. 20, 135—138 (1963).

— — Some actions of isoprenaline and orciprenaline on perfused cat kidneys. Brit. J. Pharmacol. 25, 152—157 (1965).

PILKINGTON, L. A., R. BINDER, J. C. M. DE HAAS, and R. F. PITTS: Intrarenal distribution of blood flow. Amer. J. Physiol. 208, 1107—1113 (1965).

ROHDE, R., P. DEETJEN u. K. HARDT: Die Glucoseresorption in der Rattenniere. Mikropunktionsanalysen der tubulären Glucosekonzentration bei freiem Fluß. Pflügers Arch. 302, 219—232 (1968).

THOMPSON, D. D., and R. F. PITTS: Effects of alterations of renal arterial pressure on sodium and water excretion. Amer. J. Physiol. 168, 490—499 (1952).

VOGEL, G., u. W. KRÖGER: Die Bedeutung des Transports, der Konzentration und der Darbietungsrichtung von Na^+ für den tubulären Glucose- und PAH-Transport. Pflügers Arch. ges. Physiol. 288, 342—358 (1966a).

— U. TERVOOREN u. J. STOECKERT: Untersuchungen zur Abhängigkeit des renal tubulären Glucose-Transports vom Ionen-Angebot sowie des Na^+-Transports vom Angebot an Glucose. Pflügers Arch. ges. Physiol. 288, 359—368 (1966b).

Prof. Dr. med. O. HEIDENREICH
Abteilung Pharmakologie
der Medizinischen Fakultät
der Technischen Hochschule Aachen,
z. Z. 7800 Freiburg i. Br.,
Katharinenstr. 29

Untersuchungen über den Einbau von ^{14}C-L-Glutaminsäure in Pepsin und dessen Ausscheidung in den Magensaft*

K.-Fr. Sewing

Pharmakologisches Institut der Universität Tübingen

Eingegangen am 7. Februar 1969

The Incorporation of ^{14}C-L-Glutamic Acid into the Pepsin Molecule and its Excretion into the Gastric Juice

Summary. 1. The effect of different gastric secretagogues on the secretion of radioactive material into the gastric juice after i.v. injection of ^{14}C-L-glutamic acid was investigated in cats.

2. Radioactive material was secreted into the gastric juice in different quantities depending on the stimulus applied.

3. The amount of radioactivity secreted was in parallel with the secretion of pepsin.

4. Fractionation of freeze dried gastric juice of high pepsin content demonstrated a parallelism between radioactivity and pepsin.

5. It is concluded that ^{14}C-L-glutamic acid is incorporated into the pepsin molecule and is secreted with it into the gastric juice.

Key-Words: Cats — Histamine — Gastrin-Tetrapeptide — Vagus Stimulation — ^{14}C-L-Glutamic Acid — Gastric Juice — Pepsin.

Zusammenfassung. 1. An Katzen wurde die Ausscheidung von Radioaktivität in den Magensaft nach i.v. Injektion von ^{14}C-L-Glutaminsäure unter verschiedenen sekretorischen Reizen untersucht.

2. Radioaktives Material wird in Abhängigkeit vom verwendeten Sekretionsreiz in unterschiedlicher Menge ausgeschieden.

3. Die Menge ausgeschiedener Radioaktivität verlief parallel zur Pepsinausscheidung.

4. Lyophilisierter Magensaft mit hohem Pepsingehalt weist bei der Gelfiltration in den Fraktionen die höchste Radioaktivität auf, die auch am meisten Pepsin enthalten.

5. Aus den Versuchen wird geschlossen, daß ^{14}C-Glutaminsäure in der Magenschleimhaut in Pepsin eingebaut und mit diesem in den Magensaft ausgeschieden wird.

Schlüsselwörter: Katzen — Histamin — Gastrin-Tetrapeptid — Vagusreizung — ^{14}C-L-Glutaminsäure — Magensaft — Pepsin.

Einleitung

Untersuchungen über die Aufnahme und Verteilung radioaktiv markierter Glutaminsäure in der Magenschleimhaut von Katzen haben ge

---

* Mit Unterstützung der Deutschen Forschungsgemeinschaft.

zeigt, daß es 90 min nach der Injektion zu einer deutlichen Anreicherung von Radioaktivität in der Magenschleimhaut gegenüber der Blutkonzentration kam, wobei die Fundusschleimhaut wesentlich stärker markiert war als die Antrumschleimhaut (SEWING, 1969). Bei Autoradiographien der entsprechenden Schleimhautbereiche war aufgefallen, daß die Radioaktivität im Fundus vornehmlich im Bereich der größten Hauptzelldichte lokalisiert war und daß im Bereich der Belegzellen nur eine geringe Menge von Radioaktivität festzustellen war. Diese Beobachtungen führten dazu, das Ausscheidungsverhalten von Radioaktivität in den Magensaft nach i.v. Injektion von ^{14}C-L-Glutaminsäure unter verschiedenen Reizen für die Magensaftsekretion bei Katzen zu untersuchen und zu prüfen, ob die verabreichte radioaktive Glutaminsäure in Pepsin eingebaut wird.

Methodik

1. Stimulierung der Magensekretion durch verschiedene sekretorische Reize

Die Versuche wurden an 11 Katzen beiderlei Geschlechts (2,0—4,1 kg) durchgeführt. Die Tiere erhielten in Äthernarkose 5 µCi/kg ^{14}C-L-Glutaminsäure (spez. Akt. 15 mCi/mMol) in die V. femoralis injiziert. 18 Std später wurden die Tiere nach anfänglicher Chloräthyl-Äther-Narkose mit 80 mg/kg Chloralose i.v. anästhesiert. Die Trachea war kanüliert, um notfalls künstlich beatmen zu können. Der arterielle Blutdruck wurde in der A. carotis über einen Statham-Element (P 23 AC) auf einem Grass Polygraph Modell 5D registriert. Infusionen erfolgten über eine Polyäthylenkanüle in die V. jugularis.

Der Magensaft wurde folgendermaßen aufgefangen: Nach Eröffnung des Abdomens durch einen medianen Längsschnitt und Ligatur des Pylorus wurde ein ca. 15 cm langes Glasrohr mit einem inneren Durchmesser von 1 cm in die Hinterwand des Magens eingebunden. Zur Verhinderung eines Verschlusses der Magenkanüle durch Faltung des Magens war ein im oberen Teil gefensterter PVC-Schlauch durch die Glaskanüle wenige Zentimeter weit in den Magen eingeführt. Nach Verschluß der Abdominalöffnung durch Tuchklemmen konnte der Magensaft dann bei rechter Seitenlage der Tiere in 15 min-Portionen in graduierte Meßgläser ablaufen. 30 min nach Ende der Operation, vor der die Tiere 20 Std nüchtern waren, begannen die Versuche mit einer Kontrollperiode. Danach wurde die Magensaftsekretion 90 min lang stimuliert (s. unten) und anschließend die Sekretionsmenge noch für weitere zwei 15 min-Perioden aufgefangen. 0,5 bzw. 1,0 ml des gewonnenen Magensafts wurde zur Pepsinbestimmung nach HUNT (1949) entnommen. Ein aliquoter Teil wurde mit 0,1 N NaOH gegen Bromthymolblau (Umschlagspunkt pH 6,8—7,6) titriert. Diese Proben wurden danach gefriergetrocknet und zur Bestimmung der Radioaktivität weiter verarbeitet (SEWING, 1969). Am Ende der Versuche wurde dann die Radioaktivität im Blut und in der Antrum- und Fundusschleimhaut, außerdem in den Extrakten (BLAIR u. Mitarb., 1961) der Antrum- und Fundusschleimhäute für jede Versuchsgruppe getrennt bestimmt.

a) Histamin-Stimulierung. 3 Tieren (2,0—3,3 kg) wurden 2 µg/kg · min^{-1} Histamin (= 3,32 µg/kg · min^{-1} Histamindihydrochlorid) in einem Volumen von 0,5 ml/min 0,9% NaCl-Lösung i.v. infundiert.

b) Gastrin-Tetrapeptid-Stimulierung. 0,03 µg/kg · min^{-1} des C-terminalen Gastrin-Tetrapeptidamids Trp.Met.Asp.Phe-NH$_2$ (TP) in einem Volumen von 0,5 ml/min 0,9% NaCl-Lösung wurden 4 Katzen (2,5—4,1 kg) i.v. infundiert.

c) Elektrische Vagusreizung. An 4 Katzen (2,2—2,5 kg) wurden beide Halsvagi freipräpariert und mit Flüssigkeitselektroden (Fa. Palmer, London) von einem Reizgerät (Stimulator II, Fa. Braun, Melsungen) alternierend für jeweils 10 sec mit einer Frequenz von 4 Hz und einer Reizbreite von 3 msec gereizt. Die Reizstärke war so eingestellt, daß eine Wirkung auf Herzfrequenz und arteriellen Blutdruck zu beobachten war, und betrug etwa 35 mA. Während der gesamten Reizdauer wurden 0,5 ml/min 0,9% NaCl-Lösung i.v. infundiert.

2. Nachweis von Radioaktivität in pepsinhaltigen Fraktionen des Magensafts

Um zu prüfen, wie weit die Ausscheidung von Radioaktivität in den Magensaft mit der Pepsinsekretion verknüpft ist, wurden bei 3 Katzen (2,0—3,1 kg), denen 18 Std vorher 5 µCi/kg ^{14}C-L-Glutaminsäure (spez. Akt. 14,9 mCi/mMol) worden war, in Chloralose-Anästhesie der Vagus gereizt (s. oben) und der gesamte pro Versuch gewonnene Magensaft aufgefangen, über Nacht gegen destilliertes Wasser dialysiert und anschließend gefriergetrocknet. Das Lyophilisat wurde durch Gelfiltration an Sephadex G-50, suspendiert entweder in 0,1 M Glycin-HCl-Puffer (pH 2,1) oder in wäßriger NaOH (pH 8,0) fraktioniert. Die Säule (30 × 1,5 cm) wurde jeweils mit 10 mg Lyophilisat, gelöst in dem gleichen Medium, in dem das Sephadex aufgeschwemmt war, beschickt und mit einer Geschwindigkeit von ca. 12 ml/Std eluiert. Die kontinuierliche Kontrolle der UV-Absorption bei 280 nm der 2 ml-Portionen aufgefangenen Eluate erfolgte mit Hilfe des LKB-Uvicord. Von den einzelnen Proben wurden 1 ml für die Bestimmung der Pepsinaktivität nach HUNT (1949) und 1 ml nach Gefriertrocknung zur Bestimmung der Radioaktivität (SEWING, 1969) verwendet.

Verwendete Substanzen: ^{14}C-L-Glutaminsäure (Radiochemical Center Amersham), Trp.Met.Asp.Phe-NH$_2$ (Fa. Dr. Karl Thomae, Biberach), Histamindihydrochlorid (Deutsche Hoffmann-La Roche, Grenzach).

Ergebnisse

1. Histamin-Stimulierung

Als Folge einer 90 min dauernden i.v. Infusion von 2 µg/kg · min^{-1} Histamin kam es zu einer Säuresekretion von ca. 0,5 mÄq HCl/15 min, die nach Ende der Infusion sofort wieder abfiel (Abb. 1). Die Pepsinsekretion lag unter 5 E/15 min und fiel während der Versuchsdauer noch kontinuierlich ab. Die Ausscheidung von Radioaktivität in den Magensaft stieg langsam innerhalb 1 Std auf etwa 400 dpm/15 min an und fiel dann gegen Versuchsende wieder ab. Die Konzentration der Radioaktivität (dpm/mÄq HCl) sank während des Versuchs bis auf etwa 200 dpm/mÄq HCl ab.

2. Gastrin-Tetrapeptid-Stimulierung

Während der i.v. Infusion von 0,03 µg/kg · min^{-1} des TP stieg die HCl-Sekretion auf etwa 0,17 mÄq HCl/15 min an. Die durchschnittliche Pepsinsekretion schwankte um etwa 10 E/15 min (Abb. 2). Bei diesen Versuchen stieg die Ausscheidung von Radioaktivität in den Magensaft innerhalb der ersten 30 min auf etwa 700 dpm/15 min an, fiel dann aber

Einbau von ^{14}C-L-Glutaminsäure in Pepsin   453

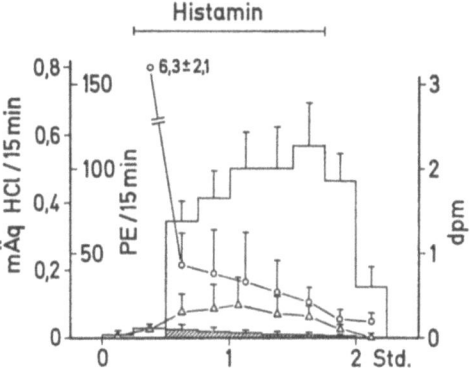

Abb.1. Der Einfluß von Histamin auf die HCl-Sekretion (Säulen), die Pepsinsekretion (schraffierte Säulen), die Ausscheidung von Radioaktivität in den Magensaft (△——△, × 10³ dpm/15 min) und die Konzentration von Radioaktivität (○——○, × 10³ dpm/mÄq HCl) im Magensaft von Katzen. Werte: $\bar{x} \pm s_{\bar{x}}$

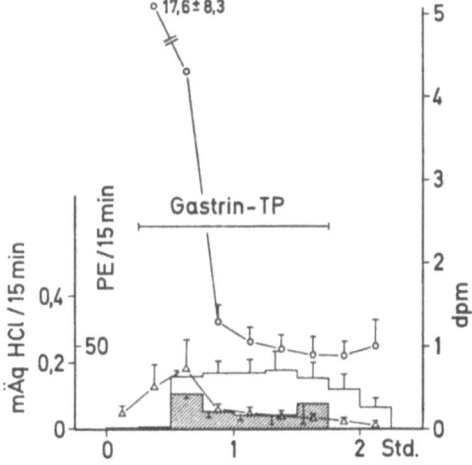

Abb.2. Gleiche Daten wie in Abb.1 unter der Einwirkung des Gastrin-Tetrapeptidamids Trp.Met.Asp.Phe-NH$_2$

zunächst rasch und dann langsamer auf sehr niedrige Werte ab. Im Vergleich zu Histamin war nur im Anfangsteil der Ausscheidungskurve ein Unterschied festzustellen. Die Konzentration von Radioaktivität im Magensaft (dpm/mÄq HCl) fiel innerhalb der ersten 30 min sehr steil und dann nur noch sehr langsam ab. Insgesamt lag der Kurvenverlauf etwas höher als beim Histamin.

3. Elektrische Vagusreizung

Durch elektrische Vagusreizung erreichte die HCl-Ausscheidung fast 0,8 mÄq HCl/15 min, fiel jedoch langsam ab (Abb. 3). Die Pepsinausscheidung stieg bis auf etwa 150 E/15 min an und fiel ebenfalls wieder ab, lag jedoch insgesamt wesentlich höher als bei der Stimulierung durch Histamin und das TP. Das gleiche gilt für die Ausscheidung von Radioaktivität, die etwa der HCl-Sekretion parallel verlief. Die Verlaufskurve der Konzentration von Radioaktivität (dpm/mÄq HCl) zeigte einen biphasischen Verlauf, d.h. die Konzentration fiel zunächst innerhalb von 30 min ab, stieg dann wieder an und fiel nach Beendigung der Reizung steil ab.

Die für alle drei Versuchsgruppen getrennte Berechnung der pro Pepsin-Einheit (PE) ausgeschiedenen Radioaktivität (dpm/PE) während des Versuchsverlaufs ergab, daß beim TP und bei elektrischer Vagusreizung die Radioaktivität pro PE langsam abnimmt (Abb. 4). Unter dem Einfluß von Histamin dagegen steigt die Konzentrationskurve von Radioaktivität pro PE an. (Der geringen Tierzahl wegen läßt sich der unterschiedliche Verlauf der Kurve gegenüber denen des TP bzw. der elektrischen Vagusreizung statistisch nicht sichern.)

4. Beziehung zwischen HCl- bzw. Pepsinsekretion und Ausscheidung von Radioaktivität

Um eine Beziehung zu gewinnen zwischen der HCl- bzw. Pepsinsekretion und der Ausscheidung radioaktiven Materials in den Magensaft, wurden für diese Parameter lineare Regressionen berechnet, die in Abb. 5 dargestellt sind. Aus dem unterschiedlichen Verlauf der Regressionsgeraden ergibt sich:

a) Die Beziehung zwischen HCl-Sekretion und Ausscheidung von Radioaktivität in den Magensaft unterscheidet sich bei allen drei Reizarten signifikant voneinander.

b) Der Vergleich der Pepsinsekretion mit der Ausscheidung von radioaktivem Material in den Magesaft ergibt keinen Unterschied zwischen der Stimulierung durch das TP und durch elektrische Vagusreizung. Von beiden signifikant verschieden ist die Wirkung von Histamin.

c) Eine Beziehung zwischen der HCl-Sekretion und der Ausscheidung von Radioaktivität unter dem Einfluß des TP ist nicht gesichert, da sich einerseits hier der Regressionskoeffizient nicht signifikant von $b = 0$ unterscheidet und andererseits a signifikant von 0 unterschieden ist, d.h. daß bereits readioaktives Material ausgeschieden wird, ohne daß es zu einer HCl-Sekretion kommt.

Einbau von ^{14}C-L-Glutaminsäure in Pepsin

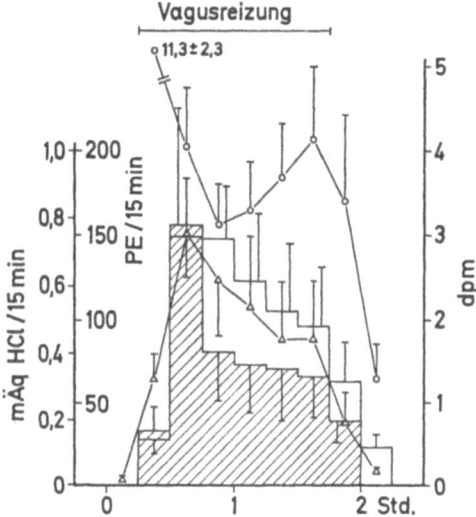

Abb. 3. Gleiche Daten wie in Abb. 1 und 2 während elektrischer Vagusreizung

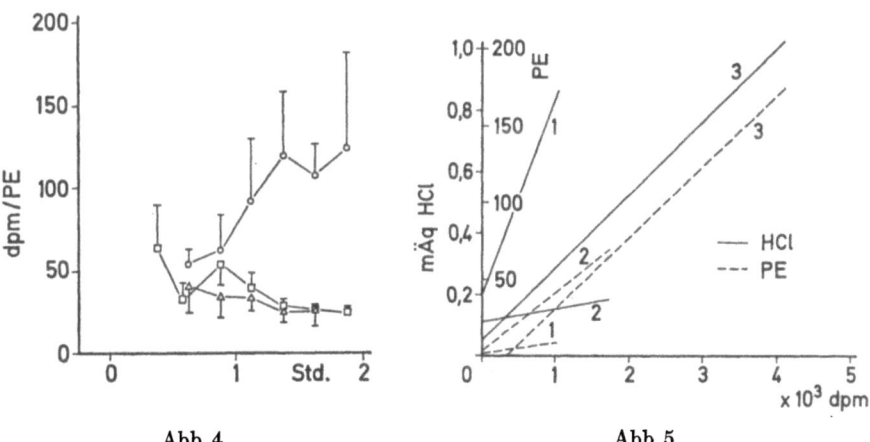

Abb. 4. Abb. 5

Abb. 4. Die Menge ausgeschiedener Radioaktivität im Verhältnis zur Pepsinsekretion (dpm/PE = Pepsin-Einheit) unter dem Einfluß von Histamin (○), dem Gastrin-Tetrapeptid (▲) und elektrischer Vagusreizung (□). Werte: $\bar{x} \pm s_{\bar{x}}$

Abb. 5. Regressionsgeraden für die Beziehung zwischen Radioaktivität und HCl-Sekretion (———) bzw. Pepsinsekretion (— —) unter Histamin (*1*), dem Gastrin-Tetrapeptid (*2*) und elektrischer Vagusreizung (*3*). Die dazugehörigen Regressionsgleichungen lauten (in Klammern s_b) für die Beziehung zwischen ausgeschiedener Radioaktivität und HCl-Sekretion-Histamin $y = + 0{,}192 + 0{,}000649\,x\,(0{,}000146)$, Gastrin-Tetrapeptid; $y = + 0{,}109 + 0{,}0000493\,x\,(0{,}0000428)$, Vagusreizung; $y = + 0{,}048 + 0{,}0002396\,x\,(0{,}0000196)$; für die Beziehung zwischen ausgeschiedener Radioaktivität und Pepsinsekretion: Histamin $y = + 1{,}120 + 0{,}00704\,x\,(0{,}00101)$, Gastrin-Tetrapeptid $y = + 2{,}974 + 0{,}0382\,x\,(0{,}0159)$, Vagusreiz $y = -15{,}398 + 0{,}0465\,x\,(0{,}00678)$

5. Radioaktivität im Blut und der Antrum- und Fundusschleimhaut

Der Gehalt an Radioaktivität im Blut und der Antrum- und Fundusschleimhaut sowie deren Extrakte nach den Reizversuchen ist in Abb. 6 dargestellt. Die Unterschiede in der Konzentration von Radioaktivität im Blut sind statistisch nicht signifikant. Auffallend ist der unterschiedliche Radioaktivitätsgehalt in der Antrumschleimhaut, der nach Reizung

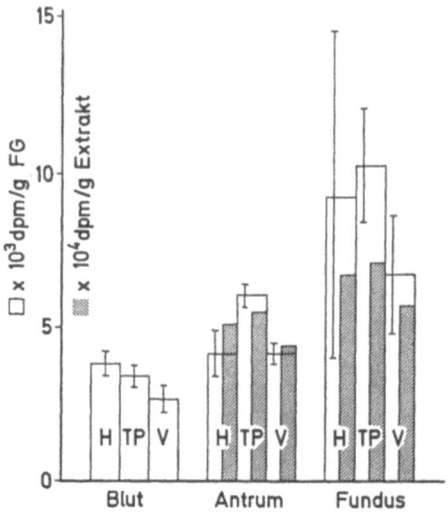

Abb. 6. Konzentration von Radioaktivität (dpm/g Feuchtgewicht) im Blut (B), der Antrum- (A) und Fundusschleimhaut (F) und deren Extrakte (dpm/g Extrakt) nach Stimulierung der Magensekretion durch Histamin (H), das Gastrin-Tetrapeptid (TP) und Vagusreizung (V)

mit dem TP höher ist als nach der durch Histamin und durch elektrische Vagusreizung, wobei der Unterschied zwischen der TP-Wirkung und Vagusreizung signifikant ist ($P < 0,01$). Nicht signifikant verschieden sind die Radioaktivitätskonzentrationen nach den verschiedenen Reizarten im Fundus. Die Extraktion der Schleimhäute nach dem von BLAIR u. Mitarb. (1961) angegebenen Verfahren führte beim Antrum zu einer Anreicherung an Radioaktivität um etwa das 10 fache, im Fundus dagegen nur um etwa das 7 fache. Dabei verhielten sich die Konzentrationen in den Extrakten der Antrum- und Fundusschleimhäute ebenso wie die in der ganzen Schleimhaut, d.h. die höchste Konzentration fand sich nach Stimulierung durch das TP und die niedrigste nach elektrischer Vagusreizung.

6. Fraktionierung von lyophilisiertem Magensaft

Die Ausbeute an gewonnenem Magensaft und dessen Gehalt an Radioaktivität sind in der Tabelle zusammengestellt.

Tabelle. *Ausbeute an gewonnenem Magensaft, dessen Dialysat vor und nach Gefriertrocknung und deren Gehalte an Radioaktivität*

	Tier Nr.	Menge	Konzentration von Radioaktivität (dpm/g)
1. Magensaft	29	15,4 g	393
	30	21,9	585
	31	38,9	210
	$\bar{x} \pm s_{\bar{x}}$	25,4 ± 7,0	396 ± 108
2. Dialysat	29	14,5 g	306
	30	21,1	374
	31	37,7	194
	$\bar{x} \pm s_{\bar{x}}$	24,4 ± 6,9	291 ± 52
3. Gefriergetrocknetes Dialysat	29	38,27 mg	129 130
	30	59,08	124 638
	31	55,36	161 561
	$\bar{x} \pm s_{\bar{x}}$	50,90 ± 6,40	138 443 ± 11 630

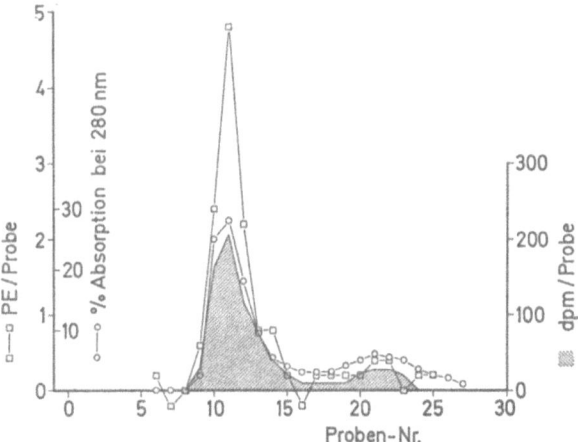

Abb. 7. Elutionsdiagramm von 10 mg gefriergetrocknetem Magensaft-Lyophilisat nach Gelfiltration an Sephadex G-50 bei pH 2,1. *PE* Pepsin-Einheit

Die Fraktionierung des lyophilisierten Magensafts an Sephadex G-50 bei pH 2,1 (pH-Optimum von Pepsin) zeigte, daß die Hauptmenge der eluierbaren Radioaktivität an der Stelle eluiert wurde, an der sich auch die größte peptische Aktivität befand (Abb. 7). Nur geringe Mengen an

Radioaktivität wurden in niedermolekularen Fraktionen eluiert. Bei pH 8,0 (bei diesem pH ist Pepsin irreversibel geschädigt) wurden bei gleichbleibender Elutionsgeschwindigkeit die höhermolekularen Anteile (1. Gipfel) eher eluiert als bei pH 2,1, die niedermolekularen (2. Gipfel) etwa gleich schnell (Abb. 8). Das gleiche gilt auch für die beiden Radioaktivitätsgipfel. Pepsinaktivität war bei pH 8,0 nicht mehr nachweisbar.

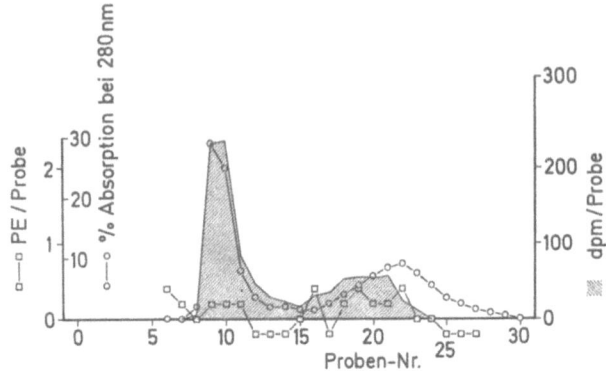

Abb. 8. Gleicher Versuch wie Abb. 7 bei pH 8,0. *PE* Pepsin-Einheit

Diskussion

Die Untersuchungen haben gezeigt, daß unabhängig von dem die Magensekretion stimulierenden Reiz nach Injektion von ^{14}C-Glutaminsäure radioaktives Material mit dem Magensaft ausgeschieden wird. Dabei fiel auf, daß bei Vagusreiz, wo es zu einer beträchtlichen Pepsinsekretion kam, wesentlich mehr radioaktives Material ausgeschieden wurde als bei Histamin und dem TP, wo nur eine geringe Pepsinausscheidung zu beobachten war. Es erhob sich nun die Frage, woher die ausgeschiedene Radioaktivität stammt.

Im Magensaft wurden HCl und Pepsin quantitativ erfaßt. Der zunächst grobe Zusammenhang zwischen Pepsin- und Radioaktivitätsausscheidung legte die Vermutung nahe, daß ein großer Teil der Radioaktivität mit dem Pepsin ausgeschieden wird. Diese Annahme wird durch folgende Befunde gestützt:

1. Pepsin ist ein Protein mit einem Molekulargewicht von etwa 34000 (TANG and WOLF, 1968), das eine große Anzahl von Dicarbonsäuren besitzt (FRUTON u. Mitarb., 1961) und von dessen N-terminalen 10 Aminosäuren 3 Glutaminsäuren sind (VAKHITOVA u. Mitarb., 1967). Im gesamten Pepsinmolekül sind beim Menschen von 337 Aminosäuren 31 Glutaminsäuren (TANG and WOLF, 1968).

2. Bei der Aufstellung der Beziehung zwischen Pepsinsekretion und Ausscheidung von Radioaktivität bei den verschiedenen Sekretionsreizen ergab sich, daß beim TP und bei Vagusreizung die Regressionsgeraden etwa gleich verliefen und daß beim Histamin bereits bei geringer Pepsinsekretion eine relativ große Menge Radioaktivität ausgeschieden wurde. Gegen die Möglichkeit, daß die Menge der sezernierten HCl ausschlaggebend ist für die ausgeschiedene Radioaktivität, spricht, daß beim TP keine Beziehung zwischen diesen beiden Größen festzustellen ist (b unterscheidet sich nicht signifikant von 0) und daß beim Histamin bei relativ starker HCl-Sekretion nur eine geringe Menge Radioaktivität ausgeschieden wird.

3. Bei der Gelfiltration wurden proteolytische Aktivität und Radioaktivität in den gleichen Fraktionen eluiert. Bei Fraktionierung im alkalischen Milieu war keine Pepsinaktivität mehr nachweisbar; ein Zeichen dafür, daß tatsächlich Pepsin in den Fraktionen vorhanden war, welches im alkalischen Medium inaktiviert wurde.

4. Im Fundus ist der Hauptteil der nach Injektion von ^{14}C-Glutaminsäure autoradiographisch nachweisbaren Radioaktivität in dem Bereich lokalisiert, in dem sich die meisten pepsinogen-produzierenden Hauptzellen befinden, während im Bereich der HCl-sezernierenden Belegzellen praktisch keine Radioaktivität nachzuweisen ist (SEWING, 1969).

Aus diesen Befunden ergibt sich, daß radioaktive Glutaminsäure mit großer Wahrscheinlichkeit im Magenfundus in Pepsin eingebaut und mit diesem auf entsprechende Reize in den Magensaft ausgeschieden wird.

Diese Zusammenhänge schließen jedoch nicht aus, daß auch noch andere Quellen für die Radioaktivität im Magensaft in Frage kommen. Anhaltspunkte dafür ergeben sich wiederum aus dem Verlauf der Regressionsgeraden für die Beziehung zwischen Pepsinsekretion und Ausscheidung von Radioaktivität. Während beim Histamin bereits bei geringer Pepsinsekretion relativ viel Radioaktivität ausgeschieden wird, verlaufen die entsprechenden Regressionsgeraden für Vagusreiz und das TP nicht so flach, so daß man vermuten kann, daß zumindest beim TP und Vagusreiz noch andere Ausscheidungsprodukte Radioaktivität enthalten. Histamin, gastrinartige Peptide und Vagusreiz durch Insulin sind als Stimuli für die Sekretion des intrinsic factors bekannt (ARDEMAN u. Mitarb., 1964; IRVINE, 1965; WANGEL and CALLENDER, 1965). Da es sich um ein Mucoprotein mit einem Molekulargewicht von über 100000 handelt (GLASS, 1963), käme der intrinsic factor theoretisch auch als Quelle für die Radioaktivität in Frage. Dagegen spricht jedoch, daß der intrinsic factor nach autoradiographischen Untersuchungen von HOEDEMAEKER (1965) mit ^{57}Co-markiertem Vitamin B$_{12}$ im Cytoplasma der Belegzellen lokalisiert ist, also in einem Bereich, der nach unseren autoradiographischen Untersuchungen mit ^{14}C-Glutaminsäure praktisch keine Radioaktivität enthält. Eine nicht auszuschließende Quelle sind ferner freie Glutaminsäure bzw. Glutamin und nicht näher definierte glutaminsäurehaltige Peptide, die ebenfalls in den Magensaft ausgeschieden werden (Literatur siehe bei HEATHCOTE and WASHINGTON, 1965).

Unentschieden bleibt ferner, ob auch endogenes „^{14}C-Glutaminsäuremarkiertes" Gastrin in den Magensaft ausgeschieden wird. Diese Möglichkeit ist nicht auszuschließen, da einerseits ^{14}C-L-Glutaminsäure in geringer Menge in endogenes Gastrin eingebaut wird und zum anderen bekannt ist, daß zumindest unter pathophysiologischen Bedingungen beim Zollinger-Ellison-Syndrom Gastrin mit dem Magensaft ausgeschieden wird (SIRCUS, 1964). Dafür könnte ferner sprechen, daß der Gehalt an Radioaktivität im Antrum signifikant niedriger nach Vagusreiz war als nach Stimulierung der Magensekretion durch das TP. Das entspricht der Vorstellung, daß durch elektrische Vagusreizung Gastrin in den Kreislauf freigesetzt wird (SEWING u. Mitarb., 1968) und daß der Gehalt des Antrums an Gastrin abnimmt (FYRÖ, 1967).

Nach neuesten Untersuchungen (JOHNSON, AURES u. YUEN, 1969) steigert Pentagastrin (β-Ala.Trp.Met.Asp.Phe-NH$_2$) die Proteinsynthese in der Magenschleimhaut. Ein solcher Mechanismus könnte ebenfalls den erhöhten Radioaktivitätsgehalt der Magenschleimhaut nach Stimulierung mit dem TP im Vergleich zur Histamin-Stimulierung und Vagusreizung erklären.

Herrn W. BEER möchte ich für die Hilfe bei der Durchführung der Untersuchungen herzlich danken.

Literatur

ARDEMAN, S., I. CHANARIN, and J. C. DOYLE: Studies on secretion of gastric intrinsic factor in man. Brit. med. J. 1964 II, 600—603.

BLAIR, E. L., A. A. HARPER, H. J. LAKE, J. D. REED, and T. SCRATCHERD: A simple method of preparing gastrin. J. Physiol. (Lond.) 156, 11P—12P (1961).

FRUTON, J. S., S. FUJII, and A. H. KNAPPENBERGER: The mechanism of pepsin action. Proc. nat. Acad. Sci. (Wash.) 47, 759—761 (1961).

FYRÖ, B.: Reduction of antral and duodenal gastrin activity by electrical vagal stimulation. Acta physiol. scand. 71, 334—340 (1967).

GLASS, G. B.: Gastric intrinsic factor and its function in the metabolism of vitamin B$_{12}$. Physiol. Rev. 43, 529—849 (1963).

HEATHCOTE, J. G., and R. J. WASHINGTON: Amino-acids and peptides in human gastric juice with particular reference to pernicious anaemia: a review. Nature (Lond.) 207, 941—944 (1965).

HOEDEMAEKER, P. J.: Investigations on the site of production of Castle's gastric intrinsic factor. Dissertation, Universität Groningen 1965.

HUNT, J. N.: A method for estimating peptic activity in gastric contents. Biochem. J. 42, 104—109 (1948).

IRVINE, W. J.: Effect of gastrin I and II on secretion of intrinsic factor. Lancet 1965 I, 736—737.

JOHNSON, L. R., D. AURES, and L. YUEN: Pentagastrin induced stimulation of the in vitro incorporation of ^{14}C-leucine into protein of the gastrointestinal tract. Amer. J. Physiol. (im Druck).

SEWING, K.-FR.: Untersuchungen über die Aufnahme und Verteilung von ^{14}C-L-Glutaminsäure in der Magenschleimhaut von Katzen. Naunyn-Schmiedebergs Arch. Pharmak. exp. Path. **262**, 428—440 (1969).

— K. FLEISCHER u. P. D. GORINSKY: Trennung von Gastrin und Acetylcholin als Reiz für die Säure- und Pepsin-Sekretion bei Katzen. Naunyn-Schmiedebergs Arch. Pharmak. exp. Path. **259**, 419—426 (1968).

SIRCUS, W.: Evidence for a gastric secretagogue in the circulation and gastric juice of patients with the Zollinger-Ellison syndrome. Lancet **1964 II**, 671—672.

TANG, J., and S. WOLF: Proteolytic enzymes of the gastric juice. In: G. B. J. GLASS (Ed.): Progress in Gastroenterology, Vol. I, pp. 186—194. New York-London: Grune & Stratton 1968.

VAKHITOVA, E. A., V. J. OSTOSLOVSKAYA, V. F. KRIVTSOV, and V. M. STEPANOV: N-terminal fragment of pepsin. Izv. Akad. Nauk. SSSR, Ser. Khim. **1967** (1), 224.

WANGEL, A. G., and S. T. CALLENDER: Effect of gastrin I and II on the secretion of intrinsic factor. Brit. med. J. **1965 I**, 1409—1411.

Priv.-Doz. Dr. med. K.-FR. SEWING
Pharmakologisches Institut
der Universität
7400 Tübingen, Wilhelmstraße 56

Die Lokalisation von atemsynchron entladenden Neuronen in der retikulären Formation des Hirnstammes der Katze unter verschiedenen experimentellen Bedingungen[*]

T. HUKUHARA, JR., Y. SAJI, N. KUMADAKI, H. KOJIMA,

H. TAMAKI, R. TAKEDA und F. SAKAI

Pharmakologisches Institut der Universität Tokyo, Tokyo, Japan

Eingegangen am 10. Oktober 1968

Localization of Respiratory Neurons in the Brain-Stem Reticular Formation of the Cat under Various Experimental Conditions

Summary. Localization and discharge pattern of respiratory neurons in the pontine and the medullary reticular formation were studied in both pentobarbital anesthetized cats and in cats immobilized with Flaxedil.

1. In both preparations inspiratory, expiratory and another broader group of neurons not so clearly related to respiratory phases were scattered and intermingled throughout the medullary reticular formation.

2. Respiratory neurons in the pontine reticular formation were detected in vagotomized and immobilized cats but not in cats under pentobarbital anesthesia.

3. Expiratory neurons and another broader group of respiratory neurons were found more frequently in immobilized cats than in anesthetized cats.

4. Comparisons of discharge patterns of respiratory neurons in both preparations indicated that the activity patterns of neurons were influenced by the experimental conditions.

Localization of respiratory neurons in the medulla and the pons in relation to the localization of respiratory centers are discussed.

Key-Words: Respiratory Center — Brain Stem — Reticular Formation — Respiratory Neuron — Unitary Discharge.

Zusammenfassung. Es wurden die Lokalisation und das Aktivitätsmuster respiratorischer Einheiten in der Substantia reticularis bulbi et pontis an Pentobarbital-narkotisierten, spontan atmenden und an Gallamin-immobilisierten, künstlich beatmeten Katzen unter Lokalanaesthesie untersucht.

1. An beiden Präparationen waren in der Substantia reticularis bulbi die respiratorischen Einheiten diffus verteilt und untereinander gemischt.

2. In der Substantia reticularis pontis ließen sich zahlreiche respiratorische Einheiten an der immobilisierten und vagotomierten Katze, jedoch nicht am narkotisierten Tier ableiten.

3. Exspiratorische und zwei Typen von „phase-spanning"-Einheiten wurden wesentlich häufiger in der Medulla immobilisierter Katzen als bei narkotisierten Katzen gefunden.

---

[*] Herrn Prof. Dr. L. LENDLE zum 70. Geburtstag gewidmet.

4. Der Vergleich der Aktivitätsmuster von Einheiten immobilisierter und narkotisierter Katzen zeigte, daß das Entladungsmuster der respiratorischen Einheiten durch diese unterschiedlichen Versuchsbedingungen weitgehend beeinflußt werden kann.

Die Verteilung respiratorischer Einheiten in der Substantia reticularis der Medulla und des Pons sowie die Zusammenhänge zwischen Funktion und spontanem Entladungsmuster respiratorischer Neurone werden besonders im Hinblick auf die Lokalisation des „Atemzentrums" diskutiert.

Schlüsselwörter: Respiratorisches Zentrum — Hirnstamm — retikuläre Formation — respiratorisches Neuron — Einzelzellentladung.

Von GESELL u. Mitarb. (1936) sind erstmals mit Hilfe der Mikroableittechnik spontane Spikesentladungen in atemsynchron tätigen Neuronen vom Thalamus bis zum oberen Rückenmark bei Hunden untersucht worden. Später wurden ähnliche Untersuchungen mit verbesserten Mikroableitungsmethoden von DIRKEN u. WOLDRING (1951) an Kaninchen durchgeführt. Seitdem haben sich zahlreiche Autoren bemüht, die Lokalisation spontaner, atemsynchron entladender Neurone im Hirnstamm verschiedener Tierarten näher zu analysieren, um die Ausbreitung des Atemzentrums genauer abzugrenzen (Übersichten bei WANG u. NGAI, 1964; WYSS, 1964).

Die in Einzelheiten zum Teil unterschiedlichen Ergebnisse der einzelnen Autoren lassen sich in folgender Weise zusammenfassen.

1. Ableitungsmöglichkeit respiratorischer Neurone in der Substantia reticularis pontis und medialis bulbi: Während WOLDRING u. DIRKEN (1951) sowie SALMOIRAGHI u. BURNS (1960) negative Ergebnisse erhielten, berichten mehrere Autoren über positive Resultate (COHEN, 1958; COHEN u. WANG, 1959; KAHN u. WANG, 1967; TAKAGI u. NAKAYAMA, 1958).

2. Anatomische Lage von inspiratorisch und exspiratorisch aktiven Neuronen: Hier wird sowohl eine gemischte Anordnung der in- und exspiratorisch tätigen Elemente beschrieben (AMOROSO u. Mitarb., 1951a u. b; BATSEL, 1964; HUKUHARA u. Mitarb., 1954; NELSON, 1959; SALMOIRAGHI u. BURNS, 1960) als auch eine getrennte Lokalisation angegeben (v. BAUMGARTEN u. Mitarb., 1957; v. BAUMGARTEN u. Mitarb., 1960; HABER u. Mitarb., 1957; WOLDRING u. DIRKEN, 1951).

3. Lokalisation des Gebietes der lateralen Medulla, in dem respiratorisch aktive Neurone abgeleitet wurden: Im allgemeinen fand man eine diffuse Verteilung in der retikulären Substanz der lateralen Medulla (NELSON, 1959; SALMOIRAGHI u. BURNS, 1960). Dabei wurde in einem relativ kleinen Areal eine Anhäufung von in- und exspiratorischen Neuronen beobachtet. Die Angaben über die genauere Topographie dieses Gebietes sind bei den einzelnen Autoren etwas verschieden (ACHARD u. BUCHER, 1954; BATSEL, 1964; v. BAUMGARTEN u. Mitarb., 1957; HABER u. Mitarb., 1957; HUKUHARA u. Mitarb., 1954).

Die Diskrepanzen der erwähnten Befunde können zum Teil mit Unterschieden der Versuchsbedingungen, der verwendeten Tierspecies und der Präparationsart (z. B. narkotisierte oder decerebrierte Tiere) erklärt werden.

Um die Ursachen der zum Teil widersprechenden Befunde in der Literatur zu klären, sollte eine erneute systematische Untersuchung zur Frage der Lokalisation der respiratorischen Neurone durchgeführt werden. Dabei sollten folgende wichtige Fragen über die Funktion des Atemzentrums besonders berücksichtigt werden: a) die Lokalisation des primären neuronalen Mechanismus für die Atemrhythmusbildung im Hirnstamm und b) die Lokalisation und funktionellen Eigenschaften der Neurone, die für den Atemrhythmus-erzeugenden Mechanismus eine wesentliche Rolle spielen.

Methodik

Als Versuchstiere dienten Katzen beiderlei Geschlechts im Gewicht von 1,8 bis 3,8 kg. Bei einer ersten Versuchsserie wurden die Tiere mit Pentobarbital (30,0—40,0 mg/kg) narkotisiert und später intercolliculär decerebriert. In der zweiten Versuchsserie erfolgte die Präparation in Äthernarkose, während die Ableitungen am nichtnarkotisierten, mit Gallamin immobilisierten und künstlich beatmeten Tier durchgeführt wurden.

Bei der ersten Serie wurden die Tiere in Pentobarbital-Narkose nach Einlegen einer Trachealkanüle, eines Venenschlauches (V. cephalica-antebrachii) und eines Arterienkatheters (A. femoralis) in einem stereotaktischen Apparat in Bauchlage fixiert. Nach Entfernung der Weichteile und des knöchernen Schädeldaches wurde durch Absaugen des Kleinhirns ein breiter Zugang zur dorsalen Fläche des Hirnstammes (vom Mittelhirn bis zur Medulla oblongata) geschaffen. Der Hirnstamm wurde in Höhe des Mittelhirns zwischen oberen und unteren Hügeln — bei kurzfristiger Abklemmung der Aa. car. comm. und der Aa. verteb. beiderseits — durchtrennt. Anschließend wurde die freigelegte dorsale Fläche des Hirnstammes mit gewärmtem Paraffinöl bedeckt, um Austrocknungs- und Abkühlungseffekte auszuschalten.

Bei den immobilisierten und mit Luft künstlich beatmeten Katzen wurde die Freilegung der Fossa rhomboidea in einer Äthernarkose vorgenommen. Die weitere Präparation erfolgte in gleicher Weise wie bei den Pentobarbital-betäubten Tieren. Zusätzlich wurde eine Lokalanaesthesie mit 2%iger Procainlösung nach der Immobilisierung verwendet. Der arterielle Druck wurde während des gesamten Versuches fortlaufend registriert. Die künstliche Atmung wurde nach den Angaben von Sakai u. Mitarb. (1962) durchgeführt. Der Halsvagus wurde durchschnitten und der N. phrenicus zur Ableitung des Aktionspotentials an der Halsseite freigelegt und durchtrennt. Vom zentralen Stumpf wurden die Aktionspotentiale mit einer bipolaren Silberelektrode abgeleitet.

Die Mikroableitung der Spikesentladung einzelner Neurone erfolgte mit einer Stahlmikroelektrode nach Green (1958), die einen Spitzendurchmesser von 5—10 μ aufwies. Sie war bis auf die Spitze mit Siliconlack isoliert. Die Mikroelektroden wurden mit einem Mikromanipulator (kleinste Eichskala 5 μ) von der dorsalen Fläche des Hirnstamms stereotaktisch eingeführt. In den Fällen, bei denen eine starke atem- oder pulssynchrone Bewegung des Hirnstamms vorlag, wurde das „floating"-Elektrodenprinzip eingesetzt, um mechanische Artefakte zu vermeiden.

Um eine weitere Sicherung gegen mechanische puls- und atemsynchrone Artefakte zu erhalten, wurde während der Ableitung geprüft, ob sich die Spikesamplitude veränderte, wenn die Elektroden um 30—50 µ in dorsoventraler Richtung an der Stelle, wo ein relativ isolierbares extracelluläres Spikepotential abgeleitet werden kann, verschoben wurden. Verschwanden die Spikespotentiale während dieser sorgfältigen Verschiebung der Mikroelektrode, wurden sie vom weiteren Versuch ausgeschlossen.

Das extracellulär abgeleitete Aktionspotential wurde über einen Kapazitäts-Widerstand-Vorverstärker mit einer Zeitkonstante von 5 msec auf einem Kathodenstrahloscillographen abgebildet und mit einer Filmkamera registriert. Bei der Beurteilung der Spikepotentiale wurde eine Differenzierung zwischen soma-dendritischem und axonalem AP besonders beachtet (vgl. dazu v. BAUMGARTEN u. Mitarb., 1954; BROCK u. Mitarb., 1952; BROOKHART u. Mitarb., 1950), weil für unsere Fragestellung besonders die Spikesentladung des soma-dendritischen Teils des Neurons von Bedeutung ist. In einer Versuchsserie, in der eine systematische Analyse an der Substantia reticularis pontis (S. r. p.) und der Substantia reticularis bulbi (S. r. b.) vorgenommen wurde, erfolgte eine histologische Kontrolle der Lokalisation der Mikroelektrodenspitze. Für die topographische Orientierung wurde der Hirnatlas der Katze von REINOSO-SUÁREZ (1961) herangezogen.

Ergebnisse

A. *Definition der respiratorischen Einheit und Charakteristica ihrer Entladungsmuster*

1. Definition der respiratorischen Einheit

Im folgenden wird ein tätiges Element als respiratorische Einheit bezeichnet, wenn sie spontan und in der durch das Phrenicuspotential ermittelten respiratorischen Phase entlädt.

Das typische Entladungsmuster der meisten respiratorischen Einheiten war eine salvenartige Aktivität in einem Atmungscyclus (vgl. Abb. 1). Die aktive Phase der einzelnen Einheiten trat zu einem bestimmten Zeitpunkt der respiratorischen Phase auf.

2. Typen der respiratorischen Einheiten

Entsprechend der Beziehung zwischen aktiver Phase zum Atmungscyclus wurden 7 verschiedene Typen atmungsaktiver Elemente gefunden:
1. Eine inspiratorisch aktive Einheit, deren Entladungssalven vorwiegend in die Phase der Phrenicuspotentiale fielen (Abb. 1, *1*). 2. Eine exspiratorische Einheit, die während der exspiratorischen Phase entlädt (Abb. 1, *2*). 3. Der sog. ,,phase-spanning"-Typ, der eine Aktivität zwischen den beiden respiratorischen Phasen aufweist. Dabei kann man noch eine weitere Unterteilung in einen a) inspiratorisch-exspiratorisch (Abb. 2, *3*) und einen b) exspiratorisch-inspiratorisch "phase-spanning"-Typ (Abb. 2, *4*) vornehmen. Ein Teil der inspiratorischen und exspiratorischen Einheiten zeigte einen Überhang von 10 % in die durch das Phrenicuspotential definierte Atmungsphase. Solche Einheiten wurden auf Grund

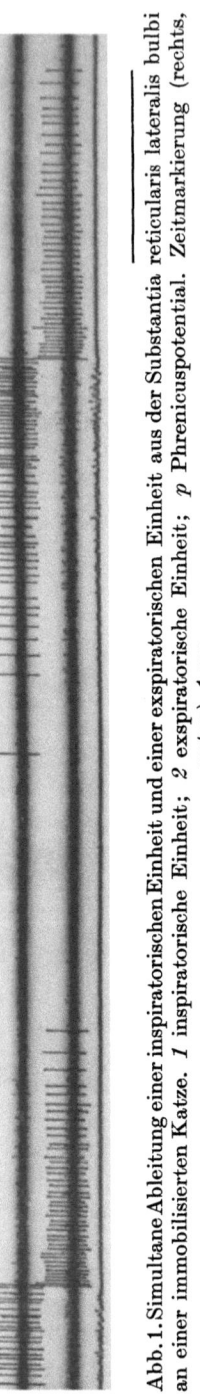

Abb. 1. Simultane Ableitung einer inspiratorischen Einheit und einer exspiratorischen Einheit aus der Substantia reticularis lateralis bulbi an einer immobilisierten Katze. *1* inspiratorische Einheit; *2* exspiratorische Einheit; *p* Phrenicuspotential. Zeitmarkierung (rechts, unten) 1 sec

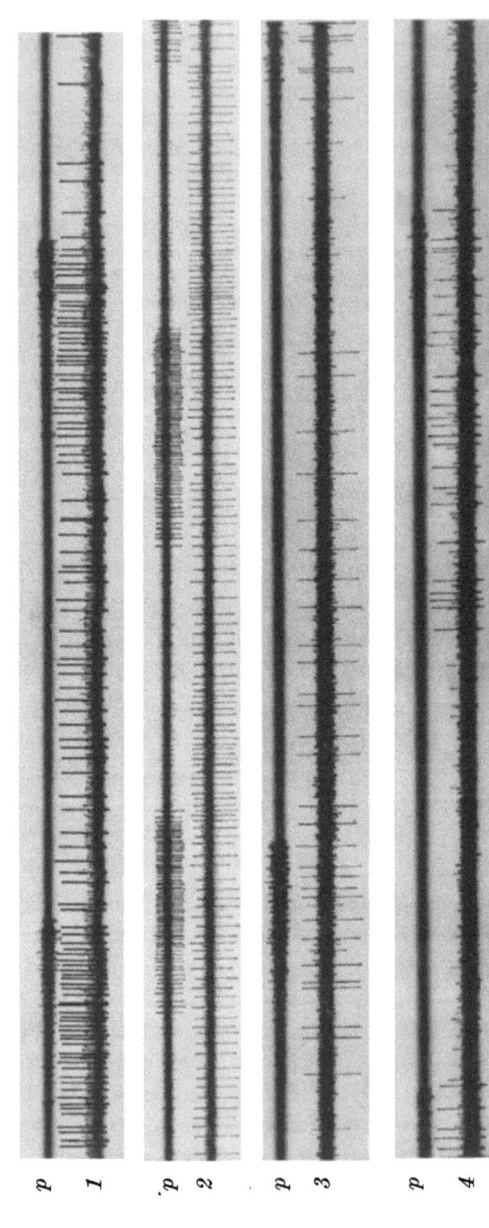

Abb. 2. Verschiedene Aktivitätsmuster respiratorischer Neurone aus der Substantia reticularis bei der immobilisierten Katze. *p* Phrenicuspotential, die während der ganzen Phase der Phrenicuspotentialsalve entlud. Zeitmarkierung 1 sec. Erklärung von 1—4 siehe Text

der statistischen Auswertung der spontanen Variation der ,,Burst"-Dauer (HUKUHARA u. Mitarb., 1965b) als 3a- oder 3b-Typ eingeteilt.
4. Eine respiratorische Einheit, die mit jedem zweiten Atmungscyclus periodisch feuerte. 5. Kontinuierlich tätige Elemente, die eine atemsynchrone Zunahme der Entladungsfrequenz zeigten (Abb. 2, *1* und *2*).
6. Einheiten, deren Aktivitätsmuster in zwei Perioden innerhalb einiger Minuten periodisch alternierte. In einer von beiden Perioden verhielten sich solche Einheiten wie Typ 1, 2 oder 3. Danach entluden sie entweder kontinuierlich oder blieben stumm.

Tabelle 1. *Anzahl der abgeleiteten respiratorischen Einheiten unter verschiedenen Versuchsbedingungen in der Substantia reticularis bulbi und pontis*

	Substantia reticularis bulbi				Substantia reticularis pontis
	(a)	(b)	(c)	(b) ± (c)	(d)
Versuchsbedingung	Narkotisiert mit Pentobarbital	Immobilisiert ohne Vagotomie	Immobilisiert mit Vagotomie	Immobilisiert	Immobilisiert mit Vagotomie
Typen der Einheiten					
Gesamte Anzahl der Einheiten	219	861	177	1038	124
Inspiratorische Einheiten	168	461	114	575	38
Exspiratorische Einheiten	51	289	62	351	35
,,Phase-spanning" Einheiten und andere Typen	0	111	1	112	51

Die Mehrzahl der abgeleiteten respiratorischen Einheiten entsprach dem Typ 1, 2, 3a und 3b. Der Anteil an Typ 4, 5 und 6 war wesentlich geringer. Diese Elemente wurden im wesentlichen auch nur bei der nichtnarkotisierten, immobilisierten Katze gefunden. Die genaue Anzahl der abgeleiteten respiratorischen Elemente der verschiedenen Kategorien, die unter den beschriebenen Versuchsbedingungen in der S. r. b. und S. r. p. abgeleitet wurden, sind in der Tab. 1 angegeben.

3. Subtypen respiratorischer Einheiten in bezug auf ihre aktive Phase (Abb. 3)

a) Zwei Subtypen inspiratorisch aktiver Elemente. Die inspiratorisch aktive Einheit kann in zwei Untergruppen aufgeteilt werden. Die erste feuerte kurz vor Beginn der Inspirationsphase (innerhalb einer 10%igen

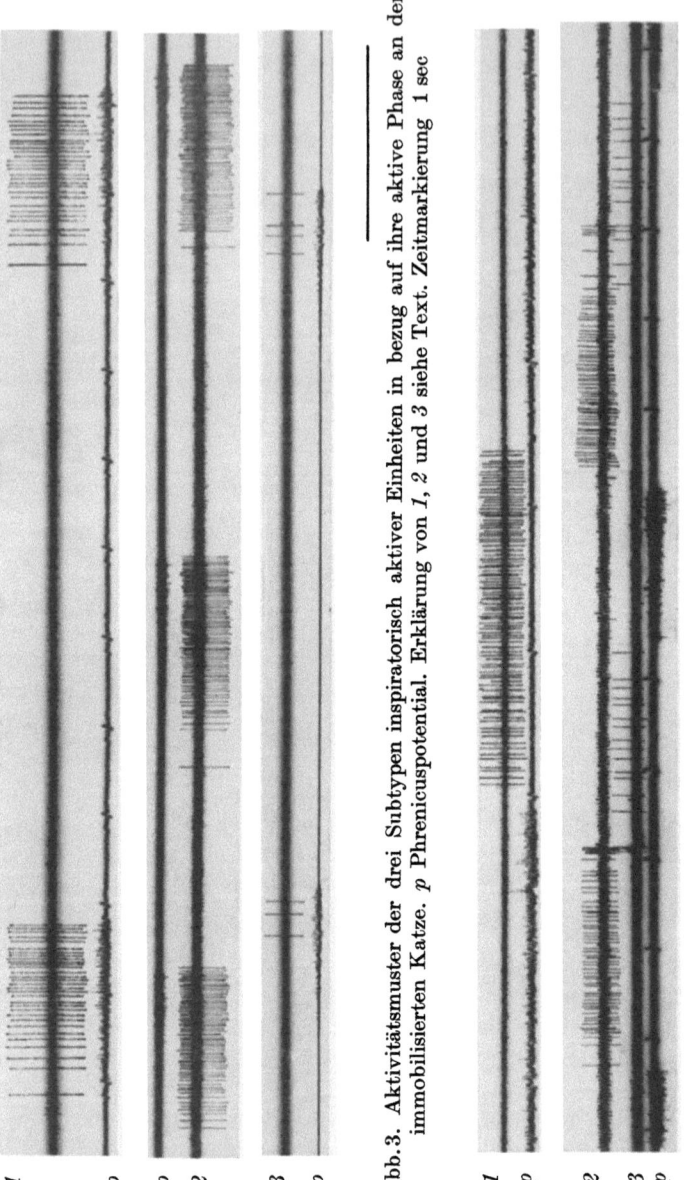

Abb. 3. Aktivitätsmuster der drei Subtypen inspiratorisch aktiver Einheiten in bezug auf ihre aktive Phase an der immobilisierten Katze. p Phrenicuspotential. Erklärung von 1, 2 und 3 siehe Text. Zeitmarkierung 1 sec

Abb. 4. Aktivitätsmuster der drei Subtypen exspiratorisch aktiver Einheiten in bezug auf ihre aktive Phase an der immobilisierten Katze. p Phrenicuspotential. Erklärung von 1, 2 und 3 siehe Text. Zeitmarkierung 1 sec

Überschreitung). Dieser Subtyp 1 ist in Abb. 3, 2 abgebildet. Die andere Untergruppe (Subtyp 2) entlud völlig synchron mit dem Phrenicusaktionspotential (Abb. 3, 1). Von 184 abgeleiteten inspiratorisch aktiven Elementen entsprachen 37% dem Subtyp 1 und 62% dem Subtyp 2.

Außer diesen beiden Gruppen wurden noch vereinzelt inspiratorisch aktive Einheiten gefunden, die nur kurz am Ende der Einatmungsphase entluden.

b) Drei Subtypen exspiratorisch aktiver Elemente (Abb. 4). Es können 3 Untertypen exspiratorisch tätiger Einheiten unterschieden werden. Der Typ 1 feuerte kurz im ersten oder zweiten Drittel der exspiratorischen Phase (Abb. 4, *2*). Eine zweite Gruppe war während der gesamten Exspirationsphase aktiv (Abb. 4, *1*). Der Typ 3 faßt schließlich alle die Einheiten zusammen, die nur im letzten Drittel der Ausatmungsphase aktiv waren (Abb. 4, *3*). Der Prozentsatz dieser Untergruppen an der nichtnarkotisierten, immobilisierten Katze betrug: Subtyp 1 50%; Subtyp 2 37,5% und Subtyp 3 12,5% (bei 184 exspiratorischen Einheiten).

4. Drei Subtypen inspiratorischer und exspiratorischer Elemente differenziert durch das Frequenzverhalten während einer Erregungssalve

Obwohl die Entladungsfrequenz jeder Einheit im Verlaufe einer Salve variierte, zeigte jedes Element während der Salve charakteristische Frequenzeigenschaften, die eine Differenzierung in 3 charakteristische Muster gestatten:

Typ A. Bei dieser Gruppe setzte die Entladung in der ersten Phase mit einer niedrigen Frequenz ein, die sich zunehmend bis zu einer maximalen Frequenz steigerte. Während der zweiten Phase feuerte das Element konstant mit Maximalfrequenz, um in einer dritten Phase bis zum Ende der Salve eine abnehmende Entladungsfrequenz zu zeigen (Abb. 5A).

Typ B. Bei diesem Typ fehlte die erste Phase. Es wurde von Anfang an eine maximale Entladungsfrequenz beobachtet, daran schloß sich eine Phase mit abnehmender Entladungsfrequenz an (Abb. 5B).

Typ C. Bei diesem Entladungsmuster brach die Entladung ohne eine dritte Phase plötzlich ab (Abb. 5C).

In der Tab. 2 ist der prozentuale Anteil dieser drei Entladungsmuster sowohl für die narkotisierten als auch für die nichtbetäubten, immobilisierten Tiere zusammengestellt. Aus dieser Tabelle geht hervor, daß bei diesen unterschiedlichen Versuchsbedingungen große Differenzen in der prozentualen Verteilung der einzelnen Typen resultieren.

B. Systematische Untersuchungen
zur Lokalisation respiratorisch tätiger Elemente beim narkotisierten
und nichtnarkotisierten, immobilisierten Tier

Bei 15 narkotisierten und 14 immobilisierten Katzen wurden systematische Explorationsexperimente an der retikulären Substanz des Hirnstammes in der Höhe des caudalen Endes des Colliculus caudalis bis zum caudalen Ende der Medulla oblongata durchgeführt. Die Ergebnisse dieser

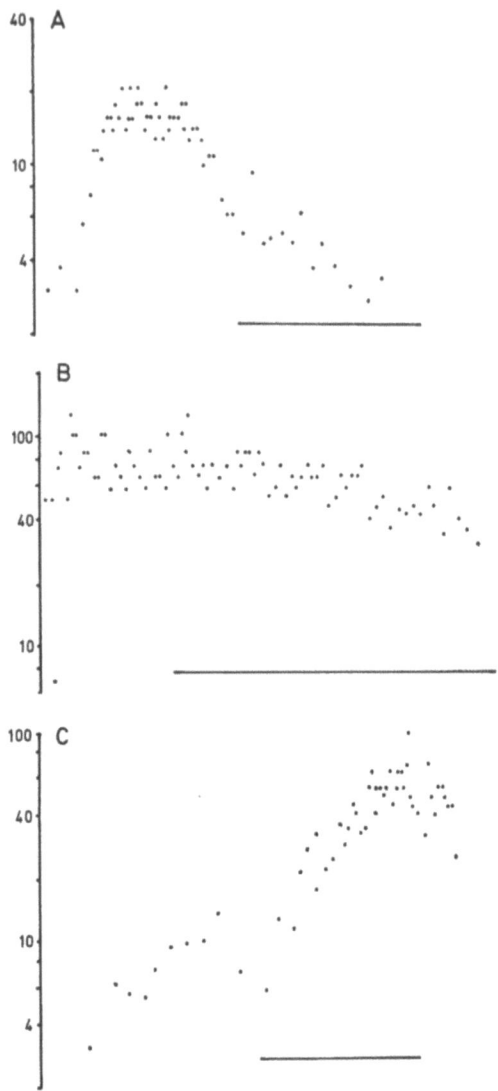

Abb. 5. Diagramm der Frequenzänderung in einer Salve an 3 Subtypen (A, B und C) respiratorischer Einheiten an der immobilisierten Katze. Ordinate = reziproker Wert des Spikesintervalls in Hz auf logarithmischer Skala. Abszisse = Zeit, Zeitmarkierung 1 sec

Versuche sind in Abb. 6 zusammenfassend dargestellt. Die Ableitmikroelektrode war senkrecht zur dorsalen Fläche des Hirnstamms stereotaktisch eingeführt. Es wurde insgesamt an 70 Stellen abgeleitet. Die

Tabelle 2. *Prozentsatz der durch Frequenzvorgänge in Salven differenzierten 3 Subtypen (A, B und C) inspiratorischer und exspiratorischer Einheiten der narkotisierten und der immobilisierten Katze.* N = *Anzahl der Einheiten*

		Narkotisiert N = 152 (%)	Immobilisiert mit Vagotomie N = 105 (%)
Inspiratorische Einheit	Subtyp A Subtyp B Subtyp C	51 3 46	8 3 89
		N = 47 (%)	N = 60 (%)
Exspiratorische Einheit	Subtyp A Subtyp B Subtyp C	4 46 50	19 55 26

Ableitpunkte verteilen sich je 0,5—1,0 mm in rostro-caudaler sowie in mediolateraler Richtung über die gesamte dorsale Projektionsfläche der oben erwähnten S. r. b. und S. r. p. In der Abb. 6 wurden die Ableitepunkte nach Korrektur der unterschiedlichen Hirnstammgrößen bei den einzelnen Katzen eingetragen.

1. Anatomische Lage der abgeleiteten respiratorischen Einheiten in der Substantia reticularis beim narkotisierten und nichtnarkotisierten Tier

Aus der Abb. 6 ist zu ersehen, daß die respiratorischen Einheiten in der Substantia reticularis bei den nichtbetäubten Tieren ohne umschriebene Anhäufungen diffus verteilt zu finden waren. Es wurden niemals charakteristische Ansammlungen der verschiedenen Typen (inspiratorisch, exspiratorisch u. a. vgl. oben) und der oben näher beschriebenen Subtypen beim narkotisierten und nichtnarkotisierten Tier gefunden.

Deutliche Unterschiede zeigten sich zwischen den narkotisierten und nichtbetäubten Katzen dagegen in bezug auf die Ausdehnung der Gebiete, in denen atmungssynchron tätige Neurone abgeleitet werden konnten (Abb. 6, Teil A—F). Die Areale, in denen respiratorische Einheiten gefunden wurden, erstreckten sich bei der immobilisierten Katze weit auf die Substantia reticularis pontis sowie die Substantia reticularis medialis und lateralis bulbi (Abb. 6 B, D, F). Beim narkotisierten Tier beschränkte sich das entsprechende Gebiet fast nur auf die Substantia reticularis lateralis bulbi (Abb. 6 A, C, E).

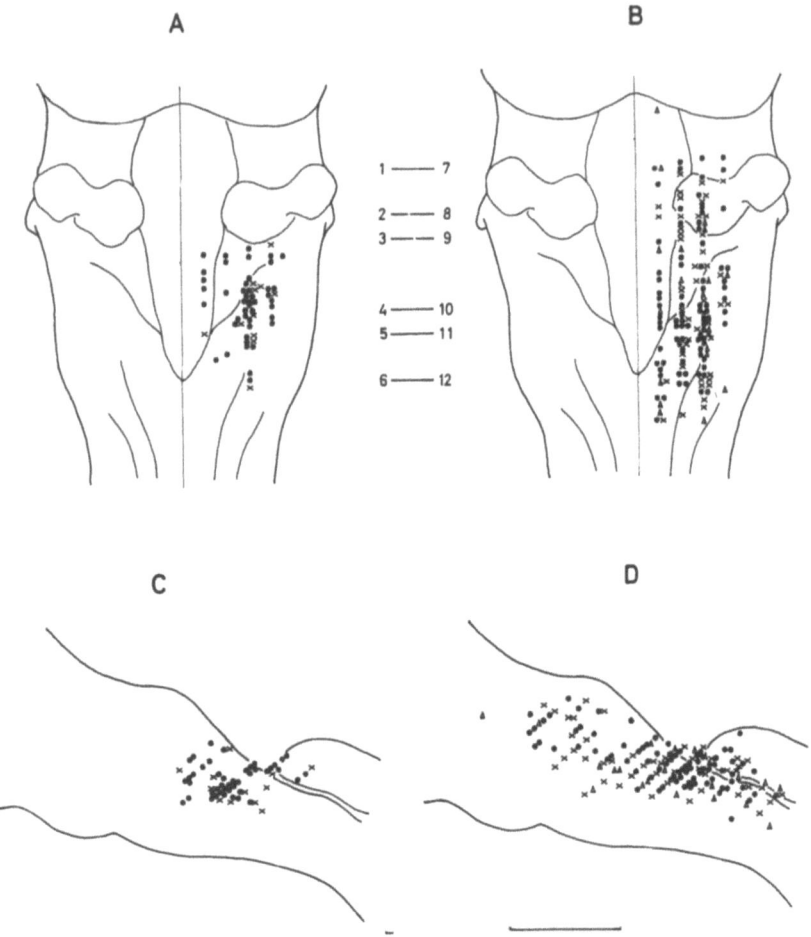

Abb. 6a. Vergleich der Dorsalansicht (A, B) und Sagittalansicht (C, D) des Rautenhirns der Katze mit eingezeichneten Projektionen der Ableitestellen respiratorischer aktiver Einheiten in systematischen Explorationsexperimenten bei 15 narkotisierten Katzen (A, C) und an 14 immobilisierten Katzen (B, D). Symbole: • eine inspiratorische Einheit; × eine exspiratorische Einheit; ▵ eine ,,Phase-spanning"-Einheit und andere Typen. Deutlicher Unterschied in der Gesamtzahl abgeleiteter Einheiten sowie im Areal in der Substantia reticularis zwischen A und B oder C und D

Obwohl inspiratorisch und exspiratorisch aktive Neurone in der Substantia reticularis gemischt angeordnet sind, wurden beide Typen bei der narkotisierten Katze 3—4 mal häufiger in dem Areal rostral zur Obexhöhe als caudal davon gefunden. Demgegenüber waren die Zahlen der abgeleiteten Einheiten bei den nichtbetäubten, immobilisierten Tieren oberhalb und unterhalb der Obexhöhe gleich.

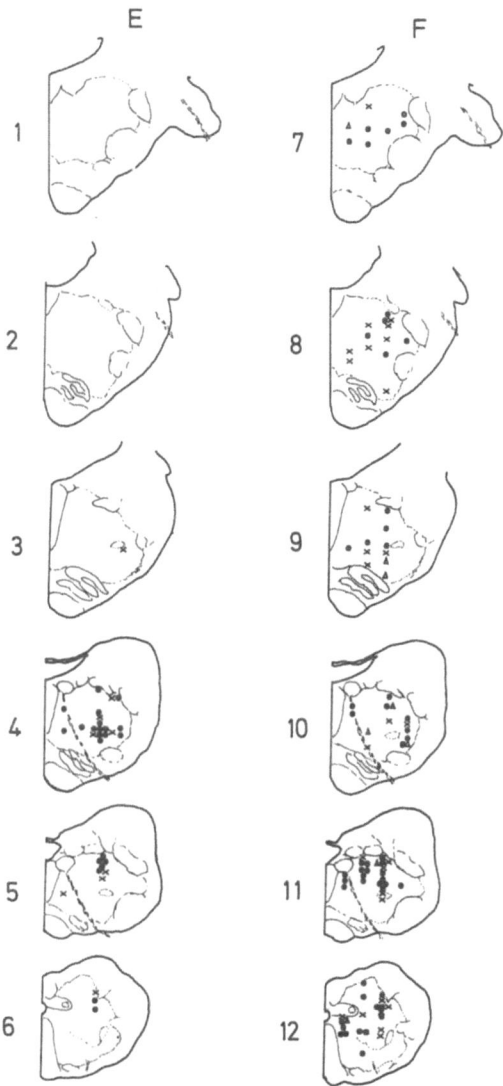

Abb. 6b. Schematisch gezeichneter Querschnitt des Hirnstammes im Pons und der Medulla der Katze mit eingezeichneten Ableitestellen respiratorischer Einheiten an der narkotisierten (E, 1—6) und der immobilisierten Katze (F, 7—12). Die Höhe aller Querschnitte wurde in der Mitte der Abb. 6b zwischen Teil A und Teil B eingezeichnet. Symbole wie in Abb. 6a. Erhebliche Unterschiede der Anzahl abgeleiteter Einheiten zwischen Serie E und F an den entsprechenden Querschnitten (z. B. 1 und 7, usw., näheres im Text)

2. Verteilung der einzelnen Typen respiratorisch tätiger Einheiten
beim narkotisierten und nichtbetäubten Tier

Beide ,,phase-spanning"-Einheiten (Typ 3a, vgl. Ergebn. Abschnitt A, 2) waren nur bei den immobilisierten Tieren spontan aktiv, nicht jedoch bei den narkotisierten Katzen. Die Typen 4, 5 und 6 wurden ausschließlich an den nichtbetäubten Tieren gefunden. Ihr Anteil war zahlenmäßig geringer als der von Typ 1, 2 und 3. Sie waren im ganzen Gebiet der S. r. p. und S. r. b. diffus verteilt.

An der wachen, immobilisierten Katze war die Ableitbarkeit der inspiratorisch und exspiratorisch aktiven Elemente in der Substantia reticularis medialis und lateralis bulbi unabhängig von einer Vagotomie. Dagegen wurden die Typen 3, 4, 5 und 6 nach Vagotomie in beiden Teilen der Substantia reticularis bulbi nicht mehr gefunden. An der immobilisierten Katze ohne Vagotomie fanden sich kaum respiratorisch aktive Elemente in der Substantia reticularis pontis. Wir haben unter diesen Bedingungen jeweils nur eine respiratorische Einheit pro 80 Punktionen gefunden, während nach Bivagotomie 32 respiratorisch tätige Einheiten bei 75 Sondierungen in der S. r. p. abgeleitet werden konnten.

3. Häufigkeit der Ableitung respiratorisch tätiger Einheiten beim
narkotisierten und nichtbetäubten, immobilisierten Tier

Ein deutlicher Unterschied zwischen den Versuchsergebnissen am narkotisierten und nichtnarkotisierten Tier ergab sich auch in bezug auf die Anzahl der ableitbaren respiratorischen Einheiten, die bei dorsoventralem Vorschieben der Elektrode zu finden waren. Bei 15 narkotisierten Katzen fanden sich nur 56 Einheiten bei 223 Punktionen (vgl. Abb. 6 A u. C), während der gleiche Versuch an 14 immobilisierten Tieren 149 aktive Elemente bei 244 Punktionen ergab (vgl. Abb. 6B u. D). Am nichtbetäubten Tier wurden also — auch abgesehen von der unterschiedlichen Lokalisation — etwa doppelt so viele respiratorisch aktive Neurone gefunden. Auch pro Versuchstier war die Zahl ableitbarer respiratorischer Einheiten beim nichtbetäubten Tier immer deutlich größer als bei narkotisierten Versuchstieren.

*C. Zahlenmäßiges Verhältnis der gefundenen inspiratorisch
und exspiratorisch aktiven Elemente beim narkotisierten
und nichtnarkotisierten Tier*

Wie aus der Tab. 1 zu entnehmen ist, in der die systematischen Ableitversuche zusammengestellt wiedergegeben sind, beträgt das Verhältnis der abgeleiteten inspiratorischen zu den exspiratorischen Einheiten bei den immobilisierten Tieren 1,6 (575:351), bei den narkotisierten Katzen dagegen 3,3 (168:51). Außerdem fand sich bei den immobilisierten Tieren ein unterschiedliches Verhältnis der beiden respiratorisch aktiven Elemente im Pons und in der Medulla. In der Medulla betrug der Quotient inspiratorisch/exspiratorisch 1,6, im Pons dagegen 1,1.

D. Verteilung der einzelnen Subtypen respiratorisch aktiver Elemente bei den verschiedenen Versuchsbedingungen

Wie im Abschnitt A, 3 näher beschrieben, lassen sich die gefundenen inspiratorisch aktiven Elemente in 2 Subtypen, die exspiratorisch tätigen Einheiten in 3 Subtypen unterteilen. Diese Unterteilung ist insofern bei der immobilisierten Katze nicht ganz exakt, als sich zwischen den einzelnen Untertypen (1 und 2 bei den inspiratorischen und 1, 2 und 3 bei den exspiratorischen) gelegentlich Übergänge zeigten. Bei den narkotisierten Tieren wurden solche Übergangsphänomene bei den einzelnen Untertypen nicht beobachtet.

Durch ihr Frequenzverhalten innerhalb des Entladungsmusters können 3 typische Einheiten bei den respiratorisch aktiven Elementen unterschieden werden (Abschn. A, 4). Der prozentuale Anteil dieser Typen A, B und C war bei den narkotisierten und nichtbetäubten Tieren deutlich voneinander verschieden (Tab. 2). Es gibt aber keinen bestimmten Zusammenhang zwischen der Verteilung der durch ihr Frequenzverhalten (Abschn. A, 4) und ihre Beziehung zur Atmungsphase der Phrenicusaktivität (Abschn. A, 3) charakterisierten Untertypen respiratorisch aktiver Neurone bei betäubten und nichtbetäubten Tieren.

E. Einfluß der Vagotomie beim immobilisierten Tier

Wie schon erwähnt, waren alle Typen respiratorisch aktiver Elemente in der S. r. p. nach Vagotomie ableitbar. In der S. r. b. nahm die Anzahl ableitbarer Elemente vom Typ 3—6 (vgl. Abschn. B, 2) nach Vagotomie ab. Unter diesen Bedingungen gehörte nur 1 von 177 dem „phase-spanning"-Typ an, während bei intaktem Vagus 13% (111 von 861) diesem Typ angehörten (vgl. Tab. 1).

Die bilaterale Vagotomie hatte keinen wesentlichen Einfluß auf das zahlenmäßige Verhältnis der inspiratorischen/exspiratorischen Einheiten. Die Relation der einzelnen Subtypen der inspiratorischen und exspiratorischen Einheiten änderte sich bei der narkotisierten Katze nach Vagotomie nicht.

Diskussion

Da für unsere Fragestellung die Spikespotentiale aus dem Neurosoma von Wichtigkeit waren, haben wir eine Elektrode mit relativ großem Spitzendurchmesser verwendet (5 µ). Bei jeder Entladung wurde auf Dauer, Polarität, Form und Frequenz geachtet (vgl. dazu BROOKHART u. Mitarb., 1950; BROCK u. Mitarb., 1952; v. BAUMGARTEN u. Mitarb.,

1954). Artefakte durch mechanische atmungs- und pulssynchrone Bewegungen des Hirnstammes wurden durch Verwendung der frei beweglichen Elektrode vermieden.

In der Literatur finden sich zahlreiche Angaben über beachtenswerte physiologische Eigenschaften retikulärer Neurone (vgl. z. B. v. BAUMGARTEN u. Mitarb., 1954; ROSSI u. Mitarb., 1957; SCHEIBEL u. SCHEIBEL, 1965). Die atmungssynchron entladenden Neurone stehen nicht nur im Mittelhirn (GESELL u. Mitarb., 1936; HUKUHARA, JR., u. Mitarb., unveröffentlicht) und im Rückenmark (HUKUHARA u. Mitarb., 1954; SUMI, 1963), sondern auch in der somatosensorischen Hirnrinde in bestimmter Phasenbeziehung zu periodischen EEG-Veränderungen (OTSUKA u. Mitarb., 1963; KUMAGAI u. Mitarb., 1966). Es muß daher als sehr unwahrscheinlich gelten, daß die anatomische Lage der atmungssynchron entladenden Neurone allein wegen ihrer Beziehung zur Atmungsphase die Lokalisation eines inspiratorischen und exspiratorischen Zentrums repräsentiert.

Die respiratorischen Neurone sind darüber hinaus nicht unbedingt funktionell homogene Elemente, die etwa für die Atemrhythmusbildung primär eine entscheidende Rolle spielen müßten. Der Ausdruck „respiratorische Neurone" kann eigentlich auch nur als „atemsynchron tätige Neurone" verstanden werden, solange über die Funktion der einzelnen Elemente nichts sicheres bekannt ist.

Für unsere Fragestellung war die Beziehung zur Atmungsphase von großer Wichtigkeit. Zur Bestimmung der Respirationsphase wurde bisher das Pneumogramm (DIRKEN u. WOLDRING, 1951; HUKUHARA u. Mitarb., 1954; v. BAUMGARTEN, 1956; v. BAUMGARTEN u. Mitarb., 1957; HABER u. Mitarb., 1957; COHEN, 1958; TAKAGI u. NAKAYAMA, 1958; NESLAND u. PLUM, 1965), das Pneumotachogramm (GESELL u. Mitarb., 1936; NELSON, 1959; KOIZUMI u. Mitarb., 1961), das Elektromyogramm respiratorischer Muskeln (BATSEL, 1964) oder das Phrenicuspotential benutzt (V. BAUMGARTEN u. KANZOW, 1958; COHEN u. WANG, 1959; SALMOIRAGHI u. BURNS, 1960). Für eine genaue Bestimmung der Respirationsphase eignet sich das Phrenicuspotential aus prinzipiellen und technischen Gründen am besten. Beim immobilisierten Tier kann man nur am Phrenicuspotential die Atmungsphase genau ermitteln.

Obgleich in der Literatur zahlreiche Untersuchungen über respiratorische Neurone in der S. r. b. und S. r. p. der Katze (AMOROSO u. Mitarb., 1951 a u. b; HUKUHARA u. Mitarb., 1954; v. BAUMGARTEN, 1956; HABER u. Mitarb., 1957; BRODIE, 1959; COHEN u. WANG, 1959; NELSON, 1959; SALMOIRAGHI u. BURNS, 1960; BATSEL, 1964; NESLAND u. PLUM, 1965), des Kaninchens (WOLDRING u. DIRKEN, 1951; ACHARD u. BUCHER, 1954), von Hunden und Ratten (AMOROSO u. Mitarb., 1951 a u. b) vorliegen, gewinnt man kein einheitliches Bild über die Lokalisation der respiratorischen Neurone. In erster Linie scheinen für die unterschiedlichen Resultate differente Versuchsbedingungen der einzelnen Autoren verantwortlich zu sein.

Bei der Lokalisationsfrage respiratorischer Neurone handelt es sich um folgende Probleme.

1. Kommen respiratorische Neurone in der S. r. p. überhaupt vor (TAKAGI u. NAKAYAMA, 1958; COHEN u. WANG, 1959; KOIZUMI u. Mitarb., 1961; KAHN u. WANG, 1967) oder nicht (DIRKSEN u. WOLDRING, 1951; SALMOIRAGHI u. BURNS, 1960)? Ob auch im medialen Teil der großzelligen Substantia reticularis (Messen-Olszewski) respiratorische Neurone vorliegen, ist bisher nicht untersucht worden.

2. Gibt es tatsächlich den von mehreren Autoren beschriebenen kleinen Bezirk in der S. r. b., wo gehäuft inspiratorische und exspiratorische Neurone vorliegen? Über die genauere Lage dieses Areals in der Substantia reticularis werden folgende Angaben gemacht:

Höhe der Striae acusticae 2—3 mm lateral vom Sulcus medialis (HUKUHARA u. Mitarb., 1954), Region des Sulcus intermedius dorsalis 1—3 mm rostral des Obex für die inspiratorischen Elemente (v. BAUMGARTEN u. Mitarb., 1957 u. 1960); Gebiet 2—3 mm caudal vom Obex, lateral des Sulcus dorsolateralis in der Nähe des N. ambiguus (ACHARD u. BUCHER, 1954; v. BAUMGARTEN u. Mitarb., 1957; HABER u. Mitarb., 1957; NELSON, 1959; BATSEL, 1964); Areal 3—4 mm lateral vom Sulcus medialis etwa 3,5 mm rostral bis 2 mm caudal des Obex (SALMOIRAGHI u. BURNS, 1960).

3. Liegen inspiratorische und exspiratorische Neurone in der Substantia reticularis bzw. in den oben beschriebenen Bezirken voneinander getrennt (DIRKEN u. WOLDRING, 1951; v. BAUMGARTEN u. Mitarb., 1957; HABER u. Mitarb., 1957; NELSON, 1959; v. BAUMGARTEN u. Mitarb., 1960) oder kommen sie gemischt vor (AMOROSO u. Mitarb., 1951a u. b; HUKUHARA u. Mitarb., 1954; SALMOIRAGHI u. BURNS, 1960; BATSEL, 1964)?

Die möglichen Ursachen der differenten Befunde von COHEN u. WANG (1959) sowie von SALMOIRAGHI u. BURNS (1960) bezüglich der Ableitmöglichkeit respiratorischer pontiner Einheiten sind bereits bei NAHAS (1963) diskutiert worden. Während einer Versuchsserie an *narkotisierten* Tieren fanden wir eine ähnliche Verteilung der respiratorischen Einheiten wie WOLDRING u. DIRKEN (1951) sowie SALMOIRAGHI u. BURNS (1960) (vgl. z. B. Abb. 6). Andererseits erhielten wir bei nichtbetäubten, immobilisierten Tieren unter Bivagotomie ähnliche Resultate wie COHEN u. WANG (1959). Sowohl WOLDRING u. DIRKEN (1951) als auch SALMOIRAGHI u. BURNS (1960) haben an spontanatmenden Tieren in Barbituratnarkose gearbeitet. Demgegenüber haben COHEN u. WANG an Lachgas-betäubten, vagotomierten und künstlich beatmeten Katzen gearbeitet. Die unterschiedlichen Versuchsergebnisse sind offenbar allein durch diese differenten experimentellen Bedingungen erklärt. Es ist sehr wahrscheinlich, daß die Narkotica, die Vagotomie und die künstliche Atmung allein oder in Kombination eine wesentliche Wirkung auf die spontane Aktivität respiratorisch tätiger Neurone ausüben. In Einzelheiten erhielten wir auch insofern andere Resultate als COHEN u. WANG (1959), da bei uns, im Gegensatz zu den Angaben dieser Autoren, die Lokalisation der respiratorischen Elemente in der S. r. p. diffus verteilt war, ohne eine Anhäufung von Elementen eines bestimmten Typs.

Wir fanden weiterhin, daß zahlreiche respiratorische Neurone der großzelligen Substantia reticularis in der medialen Medulla bei der immobilisierten Katze diffus ohne auffällige Gruppierung eines bestimmten Typs verteilt waren. Demgegenüber wurden spontanaktive respiratorische Neurone beim narkotisierten Tier in der Substantia reticularis medialis bulbi nur ganz selten gefunden. Unsere Befunde an den narkotisierten Tieren stimmen mit den Literaturangaben gut überein (AMOROSO u. Mitarb., 1951a u. b; WOLDRING u. DIRKEN, 1951; ACHARD u. BUCHER, 1954; v. BAUMGARTEN, 1956; HABER u. Mitarb., 1957; NELSON, 1959; SALMOIRAGHI u. BURNS, 1960; BATSEL, 1965). Von v. BAUMGARTEN (1956) sind in seltenen Fällen auch einige respiratorisch aktive Einheiten in der Substantia reticularis medialis bulbi gefunden worden. Da wir zeigen konnten, daß die entsprechenden Versuchsergebnisse bei nichtnarkotisierten und narkotisierten Tieren erheblich differieren, kann man vermuten, daß die Ableitung respiratorischer Neurone in der Substantia reticularis medialis bulbi von der Narkosetiefe und dem Ventilationsgrad stark abhängig ist.

Zur zweiten Frage, die die Anhäufung respiratorischer Elemente in der S. r. b. betrifft, müssen wir entgegen den Angaben zahlreicher Autoren (vgl. dazu WOLDRING u. DIRKEN, 1951; ACHARD u. BUCHER, 1954; HUKUHARA u. Mitarb., 1954; v. BAUMGARTEN, 1956; HABER u. Mitarb., 1957; v. BAUMGARTEN u. Mitarb., 1960; BATSEL, 1964) aus unseren Versuchsergebnissen ableiten, daß weder am narkotisierten, noch am nichtbetäubten Tier eine solche Akkumulation von respiratorischen Neuronen vorliegt. Eine gewisse Anhäufung respiratorisch tätiger Elemente war lediglich in der Substantia reticularis lateralis bulbi 2—3 mm rostral zum Obex (vgl. Abb. 6) in ähnlicher Weise, wie schon von AMOROSO u. Mitarb. (1951a u. b) sowie von SALMOIRAGHI u. BURNS (1960) beschrieben, nachweisbar. Beim immobilisierten Tier war dieses Phänomen noch weniger deutlich ausgebildet. Das von mehreren Autoren angegebene Verteilungsmuster (v. BAUMGARTEN u. Mitarb., 1957; HABER u. Mitarb., 1957; v. BAUMGARTEN u. Mitarb., 1960; BATSEL, 1964), daß inspiratorische Elemente mehr rostral, exspiratorisch aktive dagegen mehr caudal vom Obex lokalisiert sind, wurde von uns nur bei narkotisierten, nicht aber bei den immobilisierten Tieren gefunden. WOLDRING u. DIRKEN (1951) haben eine Gruppierung inspiratorischer Einheiten im dorsalen und exspiratorische Elemente im ventralen Teil der Substantia reticularis medialis und lateralis bulbi beschrieben, ähnlich den elektrischen Reizarealen von PITTS u. RANSON (1939). In unseren Versuchen fanden sich dafür keine Anhaltspunkte; sowohl bei den narkotisierten als auch bei den immobilisierten Katzen waren beide respiratorisch aktiven Elemente unregelmäßig im gesamten Areal der S. r. b. verteilt.

Bezüglich der dritten Frage, die das getrennte oder gemischte Vorkommen inspiratorischer und exspiratorischer Einheiten betrifft, ergaben unsere Versuche keinen Anhalt für eine solche getrennte Anordnung, weder beim narkotisierten noch beim immobilisierten Tier. Entgegen den Angaben von DIRKEN u. WOLDRING (1951), v. BAUMGARTEN u. Mitarb. (1957), HABER u. Mitarb. (1957), NELSON (1959), v. BAUMGARTEN u. Mitarb. (1960), BATSEL (1964) haben wir eine völlig gemischte Verteilung aller Typen inspiratorischer Elemente festgestellt, wie sie auch von AMOROSO u. Mitarb. (1951a u. b), HUKUHARA u. Mitarb. (1954) sowie SALMOIRAGHI u. BURNS (1960) gefunden wurde. Zudem wurden alle Typen respiratorischer Elemente beim immobilisierten Tier in allen untersuchten Querschnitten der S. r. b. gefunden. Das entspricht der Reizortverteilung von BROOKHARDT (1940).

Das Verhältnis der Anzahl der vorhandenen inspiratorischen zu exspiratorischen Neuronen in der S. r. b. gestattet gewisse Rückschlüsse auf den zentralen respiratorischen Mechanismus (vgl. WYSS, 1964). Die zu diesem Thema vorliegenden Arbeiten berichten von einem Überwiegen inspiratorisch aktiver Neurone (HUKUHARA u. Mitarb., 1954; BRODIE, 1959). Von HABER u. Mitarb. (1957) sowie SALMOIRAGHI u. BURNS (1960) wird bei der narkotisierten Katze in der S. r. b. ein Verhältnis von 2:1 (insp./exsp.) angegeben. NELSON (1959) sowie NESLAND u. PLUM (1965) geben für den caudalen Abschnitt der S. r. b. diesen Quotienten mit 1,2 bzw. 1,1 an. Hier wurden aber nur relativ wenige Einheiten (etwa 100) ausgewertet. BATSEL (1964) fand diesen Quotienten beim narkotisierten Tier (1,8) und bei decerebrierten Katzen (2,2) etwa gleich, in unseren Versuchen fanden sich bei den immobilisierten Tieren etwa doppelt so viele inspiratorische Elemente wie bei den narkotisierten Vergleichsuntersuchungen. Diese Diskrepanzen könnten ebenfalls methodische Ursachen haben (unterschiedliches Sondierungsareal, Ventilation, Narkoseeinfluß). Wir konnten jedenfalls zeigen, daß diese Faktoren das Verhältnis von inspiratorisch/exspiratorisch tätigen Elementen stark beeinflussen können.

Die 5 Typen von respiratorisch aktiven Elementen, die außer inspiratorisch und exspiratorisch tätigen Elementen unterschieden werden können, sind bereits früher beschrieben worden: Typ 3 im Pons (COHEN u. WANG, 1959; HUKUHARA, JR., u. Mitarb., 1965) sowie in der Medulla (DIRKEN u. WOLDRING, 1951; ACHARD u. BUCHER, 1954; v. BAUMGARTEN, 1956; HABER u. Mitarb., 1957; HUKUHARA, JR., u. Mitarb., 1965); Typ 4 in der Medulla (BATSEL, 1965) und im Pons (KOIZUMI u. Mitarb., 1961); Typ 5 in der Medulla (DIRKEN u. WOLDRING, 1951; v. BAUMGARTEN, 1956) und im Pons (TAKAGI u. NAKAYAMA, 1958; COHEN u. WANG, 1959) sowie Typ 6 in der Medulla (v. BAUMGARTEN, 1956; KOIZUMI u. Mitarb., 1961). Auf

Grund des gehäuften Vorkommens in bestimmten Arealen haben COHEN u. WANG (1959) sowie COHEN (1968) angenommen, daß die Typen 3a u. b eine funktionelle Bedeutung für den Phasenwechsel zwischen In- und Exspiration haben, sie bezeichnen sie als „phase-spanning"-Typen. Ähnliche Überlegungen sind auch von BATSEL (1965) vorgebracht worden. Dagegen halten DIRKEN u. WOLDRING (1951) sowie HABER u. Mitarb. (1957) diese Elemente für vagale Entladungen. Andere Autoren halten diese Typen nur für atypische Entladungsmuster inspiratorischer oder exspiratorischer Elemente (ACHARD u. BUCHER, 1954; HUKUHARA u. Mitarb., 1954; BRODIE, 1959; SALMOIRAGHI u. BURNS, 1960).

Wir haben an der immobilisierten Katze alle 7 Typen in der S. r. b. und S. r. p. in nahezu diffuser Verteilung relativ häufig gefunden, jedoch nur selten beim narkotisierten Tier. BATSEL (1964) hat die Befunde von HABER u. Mitarb. (1957) bestätigt und eine Deutung der respiratorischen „early" und „late" Neurone versucht. Nach unseren Untersuchungen ist das Ausmaß der Phasenverschiebung zusätzlich von den Versuchsbedingungen abhängig. An der immobilisierten Katze fanden sich oft spontane — auch reversible — Übergänge zwischen den inspiratorischen Subtypen 1 und 2 wie auch zwischen den exspiratorischen Untertypen 1, 2 und 3. Ebenso wie HABER u. Mitarb. (1957) sowie BATSEL (1964) haben wir solche Übergänge beim betäubten Tier nicht beobachtet. Diese Phasendifferenzen ändern sich also ganz offenbar mit der Narkose.

Mehrere Autoren haben die Meinung vertreten, daß ein bestimmter Zusammenhang zwischen den Subtypen der respiratorischen Einheiten und dem Frequenzverhalten in einer Salve (Abschn. A, 4) bestehen soll (GESELL u. Mitarb., 1936; DIRKEN u. WOLDRING, 1951; v. BAUMGARTEN, 1956; NESLAND u. PLUM, 1965). DIRKEN u. WOLDRING (1951) haben angenommen, daß der Frequenzverlauf des Subtyps C charakteristisch für eine vagale Entladung sei. Nach HUKUHARA u. Mitarb. (1954) lassen sich jedoch nicht charakteristische Frequenzabläufe zu inspiratorischen und exspiratorischen Einheiten zuordnen. Es konnten jeweils alle Frequenzvorgänge an beiden (in- und exspiratorischen) Elementen nachgewiesen werden. Die Mehrzahl der inspiratorischen Einheiten entsprach allerdings dem Subtyp A (= „slowly augmenting" nach GESELL u. Mitarb., 1936), die exspiratorischen Elemente gehörten überwiegend dem Subtyp B (= „steady state" nach GESELL u. Mitarb., 1936) an. Auch an der narkotisierten Katze haben wir die Ergebnisse von HUKUHARA u. Mitarb. (1954) bestätigen können, allerdings mit der Einschränkung, daß sich das Verhältnis der 3 Subtypen in Abhängigkeit von den Versuchsbedingungen stark änderte (vgl. Tab.2). Die Frequenzvorgänge, die für den Subtyp C charakteristisch sind, wurden auch nach Bivagotomie beobachtet. Darüber hinaus konnten wir keinen experimentellen Anhalt für die Vorstellung finden, daß ein Zusammenhang zwischen Frequenzverhalten und spezifischer Funktion besteht.

Nach unseren Versuchsresultaten an der immobilisierten Katze war die Ableitmöglichkeit medullärer Einheiten vom Typ 3a, 3b, 4, 5 und 6 und aller Typen pontiner respiratorisch aktiver Neurone abhängig vom Einfluß der Vagus-Afferenzen. Die doppelseitige Vagotomie beeinflußte die Ableitbarkeit pontiner respiratorischer Einheiten in positivem Sinne, während in der Medulla weniger Einheiten der oben genannten Typen zu finden waren. Mit diesem Befund deutet sich ein möglicher funktioneller Unterschied zwischen den medullären Elementen vom Typ 3—6 und allen respiratorisch tätigen pontinen Einheiten an. Diese medullären Einheiten könnten in engem Zusammenhang mit der vagalen Afferenz-Schaltstelle (ANDEREGGEN u. Mitarb., 1946; OBERHOLZER u. Mitarb., 1946; WYSS u. Mitarb., 1946) oder mit der zentralen vagalen Entladung (DIRKEN u. WOLDRING, 1951; v. BAUMGARTEN, 1956) stehen.

Während der simultanen Ableitung von zwei respiratorischen Einheiten in verschiedener Kombination einzelner Typen (vgl. A 2) und einzelner Lokalisationen haben wir den Einfluß von Barbituraten in der niedrigen Dosis von 1—5 mg/kg i.v. geprüft (HUKUHARA, JR., u. Mitarb., 1965 a u. b). Bei dieser Kombinationsableitung verschwand die Spontanaktivität von Elementen der Substantia reticularis medialis bulbi und der Substantia reticularis pontis nach der Injektion völlig und kehrte nach 30—60 min wieder. Auch ein Teil der Typen 3—6 der inspiratorischen und exspiratorischen Elemente in der Substantia reticularis lateralis bulbi hörte nach derartigen kleinen Barbituratmengen zu feuern auf. Diese Tatsache vermag das unterschiedliche Verhältnis von inspiratorischen/exspiratorischen Neuronen beim narkotisierten Tier (Quotient 3,3) und beim nichtbetäubten Tier (Quotient 1,6) gut zu erklären. Das gleiche gilt auch für die beobachteten Unterschiede zwischen narkotisierten und nichtbetäubten Tieren bezüglich der Zahl aufgefundener Elemente, der Ableitungsareale und der Relation der aufgefundenen respiratorischen Einheitstypen. Auch bei den Subtypen der respiratorisch aktiven Neurone wurden charakteristische Unterschiede zwischen den wachen und narkotisierten Tieren gefunden. Wegen dieses sehr deutlichen Einflusses der Narkose auf die Versuchsergebnisse bei der Ableitung respiratorischer Neurone erscheint es noch verfrüht, aus solchen Versuchsdaten Deutungen über die *Funktion* der im einzelnen klassifizierten Typen und Subtypen zu geben. Zur Zeit kann eine solche Klassifikation der respiratorischen Neurone nach Typen, Phasen-differenzierten Subtypen und Frequenz-charakterisierten Untergruppen nur phänomenologisch und descriptiv betrachtet werden. Die Bedeutung der Einzelelemente für die Funktion des respiratorischen Mechanismus für Rhythmusbildung, Rhythmusmodulation u. a. läßt sich daraus nicht ableiten. Nach unseren Beobachtungen waren die spontanen Entladungen der Typen 3—6 in der Medulla und im Pons oft instabil, gemessen an den Schwankungen jeder Burstparameter (vgl. dazu HUKUHARA, JR., 1965b). Außerdem wurden die Typen 3—6 viel häufiger in der medialen Medulla und im Pons als in der lateralen Medulla gefunden.

Auf Grund unserer Versuchsergebnisse möchten wir daher annehmen, daß beide ,,phase-spanning"-Einheiten (Typ 3a u. b) sowie Typ 4, 5 und 6 in der S.r.b. und alle Typen in der S.r.p. wahrscheinlich nur eine sekundäre Bedeutung für die Rhythmusbildung der Atemtätigkeit haben.

Literatur

ACHARD, O., et V. BUCHER: Courants d'action bulbaires à rythme respiratoire. Helv. physiol. pharmacol. Acta **12**, 265—283 (1954).

AMOROSO, E. C., F. R. BELL, and H. ROSENBERG: The localization of respiratory regions in the ovine rhombencephalon. J. Physiol. (Lond.) **113**, 2P—3P (1951a).

— — — The localization of respiratory regions in the rhombencephalon of the sheep. Proc. roy. Soc. B **139**, 128—140 (1951b).

ANDEREGGEN, P., R. J. H. OBERHOLZER et O. A. M. WYSS: Le mécanisme central des réflexes respiratoires d'origine vagale. II. La localisation du centre expirateur. Helv. physiol. pharmacol. Acta **4**, 213—232 (1946).

BATSEL, H. L.: Localization of bulbar respiratory center by microelectrode sounding. Exp. Neurol. **9**, 410—426 (1964).

— Some functional properties of bulbar respiratory units. Exp. Neurol. **11**, 341 to 366 (1965).

BAUMGARTEN, R. VON: Koordinationsformen einzelner Ganglienzellen der rhombencephalen Atemzentren. Pflügers Arch. ges. Physiol. **262**, 573—594 (1956).

— K. BALTHASAR u. H. P. KOEPCHEN: Über ein Substrat atmungsrhythmischer Erregungsbildung im Rautenhirn der Katze. Pflügers Arch. ges. Physiol. **270**, 504—528 (1960).

— A. VON BAUMGARTEN u. K. P. SCHAEFER: Beitrag zur Lokalisationsfrage bulboretikulärer respiratorischer Neurone der Katze. Pflügers Arch. ges. Physiol. **264**, 217—227 (1957).

—, and E. KANZOW: The interaction of two types of inspiratory neurones in the region of the tractus solitarius of the cat. Arch. ital. Biol. **96**, 361—373 (1958).

— A. MOLLICA u. G. MORUZZI: Modulierung der Entladungsfrequenz einzelner Zellen der Substantia reticularis durch corticofugale und cerebelläre Impulse. Pflügers Arch. ges. Physiol. **259**, 56—78 (1954).

BROCK, L. G., J. S. COOMBS, and J. C. ECCLES: The recording of potentials from motoneurones with an intracellular electrode. J. Physiol. (Lond.) **117**, 431—460 (1952).

BRODIE, D. A.: The effect of thiopental and cyanide on the activity of inspiratory neurones. J. Pharmacol. exp. Ther. **126**, 264—269 (1959).

BROOKHART, J. M.: The respiratory effects of localized faradic stimulation of the medulla oblongata. Amer. J. Physiol. **129**, 709—723 (1940).

— G. MORUZZI, and R. S. SNIDER: Spike discharges of single units in the cerebellar cortex. J. Neurophysiol. **13**, 465—486 (1950).

COHEN, M. I.: Intrinsic periodicity of the pontile pneumotaxic mechanism. Amer. J. Physiol. **195**, 23—27 (1958).

— Discharge patterns of brainstem respiratory neurons in relation to carbon dioxide tension. J. Neurophysiol. **31**, 142—165 (1968).

—, and S. C. WANG: Respiratory neuronal activity in pons of cat. J. Neurophysiol. **22**, 33—50 (1959).

DIRKEN, M. N. J., and S. WOLDRING: Unit activity in bulbar respiratory center. J. Neurophysiol. **14**, 211—225 (1951).

GESELL, R., J. BRICKER, and C. MAGEE: Structural and functional organization of the central mechanism controlling breathing. Amer. J. Physiol. **117**, 423—452 (1936).

GREEN, J. D.: A simple microelectrode for recording from the central nervous system. Nature (Lond.) **182**, 962 (1958).

HABER, E., K. W. KOHN, S. H. NGAI, D. A. HOLADAY, and S. C. WANG: Localization of spontaneous respiratory neuronal activities in the medulla oblongata of the cat: A new location of the expiratory center. Amer. J. Physiol. **190**, 350—355 (1957).

HUKUHARA, T., T. SUMI, and H. OKADA: Action potentials in the normal respiratory centers and its centrifugal pathway in the medulla oblongata and spinal cord. Jap. J. Physiol. **4**, 145—153 (1954).

HUKUHARA, T., Jr., N. KUMADAKI, H. KOJIMA, H. TAMAKI, Y. SAJI, and F. SAKAI: Effects of electrical stimulation of N. vagus on the respiratory unit discharge in the brain stem of cats. Brain Res. **1**, 310—311 (1966).

— Y. SAJI, H. KOJIMA, H. TAMAKI, R. TAKEDA, and F. SAKAI: Effects of urethan on the respiratory unit activity in the reticular formation of the brain stem of the cat. Proc. 14th Annual Meeting of the Japan EEG Society, p. 183 (1965a).

— — and H. KUMAGAI: Localization of respiratory neurones in brainstem of cat during various experimental conditions. In Abstracts, p. 194, 23rd International Physiological Congress, Tokyo, September 1965b.

KAHN, N., and S. C. WANG: Electrophysiological basis for pontine apneustic center and its role in integration of the Hering-Breuer reflex. J. Neurophysiol. **30**, 301—318 (1967).

KOIZUMI, K., J. UCHIYAMA, and C. McC. BROOKS: Muscle afferents and activity of respiratory neurons. Amer. J. Physiol. **200**, 679—684 (1961).

KUMAGAI, H., F. SAKAI, A. SAKUMA, and T. HUKUHARA, Jr.: Relationship between activity of respiratory center and EEG. In: SCHADE, J. P., and T. TOKIZANE (Eds.); Progress in Brain Research, vol. 21, Correlative Neurosciences, Part A, Fundamental Mechanisms, pp. 98—111 (1966).

NAHAS, G. G.: Regulation of respiration. Ann. N. Y. Acad. Sci. **109**, 559—560, 582—585 (1963).

NELSON, J. R.: Single unit activity in medullary respiratory centers of the cat. J. Neurophysiol. **22**, 590—598 (1959).

NESLAND, R., and F. PLUM: Subtypes of medullary respiratory neurons. Exp. Neurol. **12**, 337—348 (1965).

OBERHOLZER, R. J. H., P. ANDEREGGEN et O. A. M. WYSS: Le mécanisme central des réflexes respiratoires d'origine vagale. IV. Localisation précise du centre réflexe inspirateur. Helv. physiol. pharmacol. Acta **4**, 495—512 (1946).

OTSUKA, Y., F. SAKAI, A. SAKUMA, Y. SAJI, S. NAKANISHI u. T. SAWABE: Periodische Veränderungen des Elektrencephalogramms. Jap. J. Pharmacol. **13**, 253—258 (1963).

PITTS, R. F. H. W., and S. W. RANSON: Localization of the medullary respiratory centers in the cat. Amer. J. Physiol. **126**, 673—688 (1939).

REINOSO-SUÁREZ, F.: Topographischer Hirnatlas der Katze. Darmstadt: Merck AG 1961.

ROSSI, G. F., and A. ZANCHETTI: The brain stem reticular formation. Anatomy and physiology. Arch. ital. Biol. **95**, 199—435 (1957).

SAKAI, F., A. SAKUMA, Y. OTSUKA, Y. SAJI u. H. KUMAGAI: Wirkung der Hypo- und Hyperventilation auf das Elektroencephalogramm. Naunyn-Schmiedebergs Arch. exp. Path. Pharmak. **244**, 145—152 (1962).

SALMOIRAGHI, G. C., and B. D. BURNS: Localization and patterns of discharge of respiratory neurones in brain stem of cat. J. Neurophysiol. **23**, 2—13 (1960).

SCHEIBEL, M. E., and A. B. SCHEIBEL: Periodic sensory nonresponsiveness in reticular neurons. Arch. ital. Biol. **103**, 300—316 (1965).

SUMI, T.: Spinal respiratory neurons and their reaction to stimulation of intercostal nerves. Pflügers Arch. ges. Physiol. **278**, 172—180 (1963).

TAKAGI, K., and T. NAKAYAMA: Respiratory discharge of the pons. Science **128**, 1206 (1958).

Wang, S. C., and S. H. Ngai: General organization of central respiratory mechanisms. In: Fenn, W. O., and H. Rahn (Eds.): Handbook of Physiol., Sect. 3, Respiration Vol. 1, Am. Physiol. Soc., Washington, D. C., 1964, pp. 487–505.

Woldring, S., and M. N. J. Dirken: Site and extension of bulbar respiratory center. J. Neurophysiol. 14, 227–241 (1951).

Wyss, O. A. M.: Die nervöse Steuerung der Atmung. Ergebn. Physiol. 54, 1–479 (1964).

— P. Andereggen et R. J. H. Oberholzer: Le mécanisme central des réflexes respiratoires d'origine vagale. III. La «vagotomie centrale». Helv. physiol. pharmacol. Acta 4, 443–458 (1946).

Prof. Dr. T. Hukuhara, Jr.
Department of Pharmacology
Faculty of Medicine
University of Tokyo
Tokyo, Japan
Bunkyo-ku

Zum Wirkungsmechanismus von Diuretica
Die Wirkung von Furosemid auf den O_2-Verbrauch der Niere *

G. FÜLGRAFF, K. WOLF, J. ADELMANN und A.-K. KRIEGER

Abteilung Pharmakologie der Medizinischen Fakultät der TH Aachen

Eingegangen am 20. Januar 1969

On the Mode of Action of Diuretics
The Action of Furosemide on the Renal Oxygen Consumption

Summary. Urine volume, renal blood flow, glomerular filtration rate, sodium reabsorption (TNa) and oxygen consumption (VO_2) have been investigated in anesthetized dogs in control experiments and after injection of 5 mg/kg furosemide. After furosemide the urine volume amounted to more than 20 ml/min × 100 g renal weight, the renal blood flow averaged 128 % of the control value, the GFR was constant or slightly decreased. The tubular Na-reabsorption was depressed from 8.8 to 5.6 mEq/min × 100 g that is, from 95 to 70 % of the filtered load. The renal oxygen consumption did not change, since the renal a-v-difference of oxygen was decreased by the same relative amount, as the renal blood flow was enhanced. The correlation between TNa and VO_2 was significant in controls and after furosemide. The basal VO_2 was augmented from 0.07 to 0.1 mM/min × 100 g after furosemide while the ratio TNa/VO_2 was lowered significantly. The results are compatible with the hypothesis that furosemide does not primarily inhibit the active transport but depresses the net reabsorption of Na by influencing the cell membrane permeability.

Key-Words: Sodium Reabsorption — Oxygen Consumption — Furosemide.

Zusammenfassung. An anaesthesierten Hunden wurden Harnvolumen, Nierendurchblutung, glomeruläre Filtrationsrate, Na-Resorption (TNa) und O_2-Verbrauch (VO_2) vor und nach Injektion von 5 mg/kg Furosemid bestimmt. Das Harnzeitvolumen stieg nach Furosemid auf mehr als 20 ml/min · 100 g Nierengewicht an, der Blutfluß nahm im Mittel um 28 % zu, die GFR war konstant bis leicht erniedrigt. Die tubuläre Na-Resorption wurde von 8,8 auf 5,6 mVal/min · 100 g vermindert bzw. von 95 auf 70 % der filtrierten Menge. Die renale A-V-Differenz des Sauerstoffs war im selben Verhältnis vermindert, in dem der Blutfluß zugenommen hatte, so daß der VO_2 nicht verändert wurde. Die Korrelation zwischen TNa und VO_2 war vor und nach Furosemid signifikant. Nach Furosemid war der basale VO_2 von 0,07 auf 0,1 mM/min · 100 g erhöht und der Quotient TNa/VO_2 signifikant erniedrigt. Die Ergebnisse lassen den Schluß zu, daß Furosemid nicht primär den aktiven Transport hemmt, sondern den Netto-Transport durch eine Permeabilitätsänderung der Tubuluszellmembran herabsetzt.

Schlüsselwörter: Na-Resorption — Sauerstoffverbrauch — Furosemid.

* Die Ergebnisse wurden auszugsweise auf dem V. Symposion der Deutschen Gesellschaft für Nephrologie 1968 in Wien vorgetragen.

DEETJEN u. KRAMER (1960), KRAMER u. DEETJEN (1960) u. THAYSEN u. Mitarb. (1960) beschrieben als erste eine Korrelation zwischen O_2-Verbrauch (VO_2) und Na-Resorption (TNa) an der Warmblüterniere. KRAMER u. DEETJEN (1960) hatten zunächst an Hunden ein gleichsinniges Verhalten von VO_2 und Durchblutung und VO_2 und glomerulärer Filtrationsrate (GFR) in einem weiten Bereich beobachtet und damit der Ansicht von GRUPP u. Mitarb. (1958) widersprochen, die eine Abhängigkeit der arteriovenösen O_2-Differenz von der Durchblutungsgröße und einen konstanten VO_2 angenommen hatten. Auch die Beziehung zwischen Blutfluß bzw. GFR und VO_2 erwies sich jedoch als zufällig. Sie war nur zu beobachten, wenn primär die Durchblutung durch eine Aortenschlinge variiert wurde. Veränderte man jedoch primär die tubuläre Na-Beladung bei konstanter GFR und Durchblutung, so zeigte sich, daß der VO_2 der Niere nur mit der Na-Resorption und nicht mit hämodynamischen Größen korreliert war (DEETJEN u. KRAMER, 1961 u. 1962). Wenn der Aortendruck bis zum Aufhören der glomerulären Filtration und damit auch der tubulären Resorption gesenkt wurde, blieb ein basaler VO_2 der Nieren von ca. 1 mM/100 g Nierengewicht · min bestehen (KRAMER u. DEETJEN, 1960; DEETJEN u. KRAMER, 1961).

Tabelle
Übersicht über die bisherigen Ergebnisse bei der Bestimmung des Quotienten TNa/VO_2

Methode für RBF	Methode für O_2	TNa/VO_2	Species	Autoren
PAH	Oxymeter	39,4 bzw. 18,1	Hund	BALINT u. FORGACS, 1963
PAH	Oxymeter	28,4	Hund	BALINT u. FORGACS, 1966
extrakorporale Strömungsmeßkammer	Oxymeter	28,4	Hund	DEETJEN u. KRAMER, 1961 u. 1962
PAH	VAN SLYKE	21,5	Hund	FUJIMOTO et al., 1964
PAH	Oxymeter	23,6	Hund	KIIL et al., 1961
Diodrast-J^{131}	Gaschromatographie-VAN SLYKE	29,0	Hund	KNOX et al., 1966
PAH	VAN SLYKE	28,0	Hund	LASSEN et al., 1961
PAH	VAN SLYKE	28,5	Hund	THAYSEN et al., 1961
PAH	VAN SLYKE	28,6	Hund	THURAU, 1961
Meßcylinder	VAN SLYKE	28,9	Kaninchen	TORELLI et al., 1966

Die feste Beziehung zwischen VO_2 und TNa wurde inzwischen von vielen Untersuchern bestätigt. Zu einer raschen Orientierung wurden die verschiedenen Methoden und Ergebnisse in einer Tabelle zusammengestellt. Die meisten Autoren fanden, daß pro mM O_2 28—29 mVal Na resorbiert wurden. Dieser Wert ist höher als der für den Na-Transport an der Froschhaut beschriebene von 16—20 mVal Na/mM O_2 (ZEHRAN, 1956) und wurde in ähnlicher Größenordnung auch an isoliertem Nierengewebe von Kaninchen gefunden (LASSEN u. THAYSEN, 1961).

Der niedrige Quotient von FUJIMOTO u. Mitarb. (1964) ist möglicherweise auf eine reduzierte Nierenfunktion zurückzuführen, da die Filtrationsraten in den abgedruckten Versuchsbeispielen unphysiologisch niedrig waren. Bei einer von vornherein erniedrigten GFR ist der TNa/VO_2-Quotient und damit der Wirkungsgrad der Na-Resorption regelmäßig herabgesetzt (WOLF, 1968). Die Arbeiten von BALINT u. FORGACS enthalten Widersprüche. In der ersten Mitteilung geben die Autoren an, daß pro mVal resorbiertem Na 25,5 µM O_2 verbraucht würden, was einem Quotienten Na/O_2 von 39,4 entspräche. Die angeführten Mittelwerte für die Na-Resorption ergeben jedoch einen Wert von 18,1 (BALINT u. FORGACS, 1963). Der zweiten Mitteilung ist schließlich ein Quotient von 28,4 zu entnehmen (BALINT u. FORGACS, 1966). Eine Erklärung dafür ist nicht angegeben. Mit Ausnahme von KIIL u. Mitarb. (1961) verwendeten alle Autoren zur Berechnung des TNa/VO_2-Quotienten den suprabasalen Sauerstoffverbrauch. Dieser wurde entweder dadurch bestimmt, daß vom Gesamtsauerstoffverbrauch der Niere der VO_2 bei einer GFR von 0 abgezogen wurde, oder der abzuziehende basale Sauerstoffverbrauch wurde aus dem Interzept der Regressionsgeraden geschätzt oder der suprabasale Sauerstoffverbrauch wurde direkt aus der Steigung der Regressionsgeraden errechnet. Der Quotient TNa/VO_2 ist bei Verwendung des Gesamtsauerstoffverbrauches etwas niedriger, was den von KIIL u. Mitarb. (1961) mit 23,6 angegebenen Wert erklären kann.

Das von den jeweiligen Autoren gefundene feste Verhältnis TNa/VO_2 war konstant und unabhängig von Durchblutung und GFR bei Drosselung des Aortendrucks (DEETJEN u. KRAMER, 1961; BALINT u. FORGACS, 1963), bei Hypoxie (THURAU, 1961), bei Abschnürung des Pylorus oder posthämorrhagischer Hypotonie (BALINT u. FORGACS, 1963). Auch Hydrochlorothiazid (THURAU, 1961) Mersalyl (DEETJEN u. KRAMER, 1961), Chlormerodrin oder Dichlorphenamide (KESSLER et al., 1965) hatten keinen Einfluß auf den TNa/VO_2-Quotienten. Allerdings war die durch diese Stoffe erreichte Senkung der Na-Resorption wohl zu gering, um eine Wirkung erkennen zu lassen. VORBURGER (1964) berichtete nach Furosemid beim Menschen zwar auch über einen unveränderten Quotienten, doch maß er selbst diesem Ergebnis wenig Bedeutung bei, da nur wenige Versuche durchgeführt wurden und 4 der 5 Versuchspersonen zum Teil schwere Nephropathien aufwiesen. Nach Infusion hypertoner NaCl-Lösung fanden DEETJEN u. KRAMER (1961) und KIIL u. Mitarb. (1961) keine Änderung des TNa/VO_2-Verhältnisses, während BALINT u. FORGACS (1966) eine Erhöhung des Quotienten beobachteten. Die Na-Resorption pro Mol O_2 soll nach DEETJEN u. KRAMER (1961) auch nach Infusion hypertoner Mannitlösung unverändert sein, doch sahen andere Autoren eine Verminderung (BALINT u. FORGACS, 1966; KIIL et al., 1961; KNOX et al., 1966).

Unter der Voraussetzung, daß die Beziehung zwischen TNa und VO_2 kausaler Natur ist, kann ihr Verhalten nach Gabe von stark wirksamen Diuretica einen Beitrag zum Wirkungsmechanismus dieser Pharmaka liefern. Diuretica können die tubuläre Na-Resorption auf zwei grundsätzlich verschiedene Weisen hemmen:

1. Durch direkten Eingriff in den aktiven Ionentransport, z.B. durch Beeinflussung energieliefernder Prozesse. In diesem Falle würde das Verhältnis TNa/VO_2 bei verminderter Na-Resorption gleich groß wie unter Kontrollbedingungen sein, sofern nicht eine Entkoppelung zwischen TNa und VO_2 auftritt.

2. Durch Veränderung der Permeabilität der Zellmembranen für Na-Ionen.

In der vorliegenden Arbeit sollte die tubuläre Na-Resorption durch Furosemid, das mehr als 30% des filtrierten Na zur Ausscheidung bringen kann, vermindert werden und das Verhältnis TNa/VO_2 unter Kontrollbedingungen und nach Gabe des Diureticums verglichen werden.

Methodik

Es wurden insgesamt 20 Versuche an gemischtrassigen Hunden beiderlei Geschlechts im Gewicht von 14—38 kg durchgeführt, von denen jedoch nur 15 ausgewertet wurden, die technisch einwandfrei waren, und bei denen nach Furosemid mindestens 30% des filtrierten Na ausgeschieden wurden. Alle Tiere erhielten Altromin Trockenfutter und Wasser nach Belieben. Die Anaesthesie wurde mit Nembutal 30 mg/kg eingeleitet und mit Chloralose nach Bedarf fortgesetzt. Die Hunde wurden intubiert, um die Atmung freizuhalten. Während der Präparation, die 60—90 min dauerte, wurde isotone NaCl-Lösung in einer Menge von 3% des Körpergewichts in eine Vorderbeinvene infundiert, danach wurde die Infusionsgeschwindigkeit der Harnausscheidung angepaßt. Der Infusionslösung wurde Kreatinin und in einigen Versuchen PAH in den zur Clearance-Bestimmung erforderlichen Mengen zugefügt.

Beide Ureteren wurden von retroperitoneal freigelegt und katheterisiert. Arterielles Blut wurde aus einer Femoralarterie, Nierenvenenblut mit einem von der V. femoralis aus in die Nierenvene vorgeschobenen Katheter gewonnen. Der Blutfluß durch die Niere wurde mit einem um die Nierenarterie gelegten elektromagnetischen Durchflußmesser (Statham) gemessen. Die Meßköpfe wurden regelmäßig nachgeeicht. Der Blutdruck einer Femoralarterie wurde anfänglich über einen Druckaufnehmer mitgeschrieben, was jedoch später unterbleiben konnte, da durch Furosemid keine Änderungen zu verzeichnen waren.

Die Bestimmung der GFR aus der Kreatinin-Clearance, des Na und der resorbierten Na-Menge erfolgten nach der in unserem Labor üblichen Weise (FÜLGRAFF et al., 1967). In 3 Versuchen wurde daneben die PAH-Clearance und die renale PAH-Extraktion bestimmt. Zusammen mit dem Hämatokrit ließ sich daraus der Blutfluß durch die Niere errechnen, der zwar niedriger war als der elektromagnetisch gemessene, sich jedoch stets gleichsinnig und im selben Verhältnis änderte.

Während jeder 10 min dauernden Harnsammelperiode wurden nach 3, 5 und 7 min jeweils nach einer Vorentnahme, die verworfen wurde, streng gleichzeitig und anaerob Blutproben aus der Femoralarterie und aus der Nierenvene entnommen. Sofort danach wurde anaerob pH (Radiometer E 5021) und polarographisch mit einer Platinelektrode (Radiometer E 4046) die O_2-Spannung bestimmt. Der individuelle Meßfehler dieser O_2-Bestimmung beträgt weniger als $0,5\%$, wie wir in Serien von Vielfachbestimmungen feststellen konnten. Aus pH und O_2-Spannung wurde nach einem von ROSSING u. CAIN (1966) angegebenen Nomogramm für Hundeblut die O_2-Sättigung des Hämoglobin ermittelt. Ein Vergleich unserer polarographischen und der oxymetrischen O_2-Bestimmung ergab, daß mit der letzteren im arteriellen wie im venösen Blut regelmäßig zwei Sättigungsprozente O_2 mehr gemessen werden, was auf die Untersuchung keinen Einfluß hat. Die Sauerstoffsättigung des Hb und der spektrometrisch bestimmte Hb-Gehalt ergaben die O_2-Konzentration bzw. die arteriovenöse O_2-Differenz, aus der mit der zeitgleich gemessenen Nierendurchblutung der O_2-Verbrauch (VO_2) erhalten wurde. Die drei Werte einer Harnsammelperiode wurden gemittelt und mit der resorbierten Na-Menge dieser Periode in Beziehung gesetzt. Die arterielle Sauerstoffsättigung betrug in allen Versuchen mehr als 90%. In dieser Weise wurden jeweils drei Kontrollperioden von 10 min Dauer durchgeführt. Anschließend wurden 5 mg/kg Furosemid während 2 min i.v. injiziert und danach erst zwei 5 min Perioden und weitere sieben 10 min Perioden angeschlossen.

Ergebnisse

Die Resultate der 15 Versuche sind in den Abb. 1 und 2 zusammenfassend dargestellt. In Abb. 1 sind die Mittelwerte der 3 Kontrollperioden aller 15 Versuche vor Gabe von 5 mg/kg Furosemid den Mittelwerten aller Sammelperioden nach Furosemid gegenübergestellt. Es fällt auf, daß nach Furosemid nicht nur das Harnzeitvolumen stark zunimmt, sondern daß auch der Blutfluß um 28% signifikant erhöht ist, während die GFR erniedrigt erscheint, doch ist diese Änderung nicht signifikant.

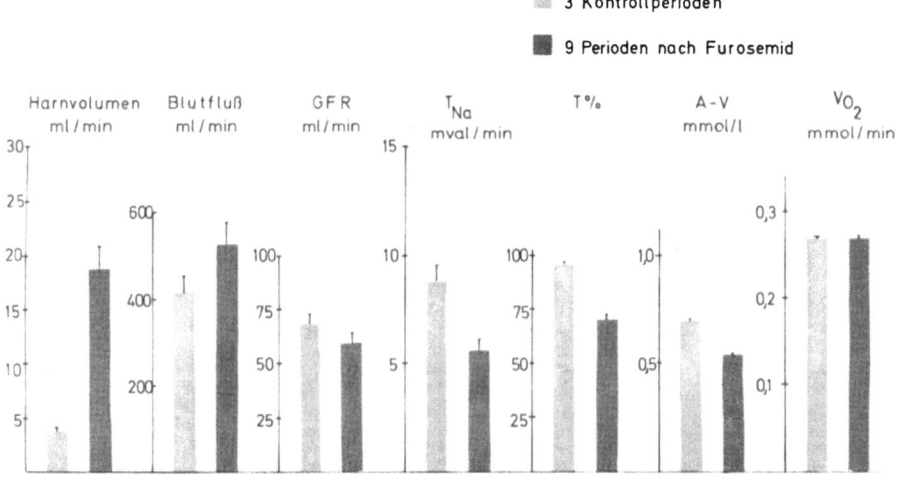

Abb. 1. Mittelwerte ($\pm s$) pro 100 g Nierengewicht aus 15 Versuchen mit je 3 Kontrollperioden und 9 Perioden nach Gabe von Furosemid

Die resorbierte Na-Menge ist von 8,8 auf 5,6 mVal/min · 100 g Niere stark vermindert, in % der filtrierten Menge von 95 auf 70%. Die arteriovenöse O_2-Differenz des Blutes nimmt nach Furosemid ab. Durch den erhöhten Blutfluß bleibt der Sauerstoffverbrauch dagegen konstant.

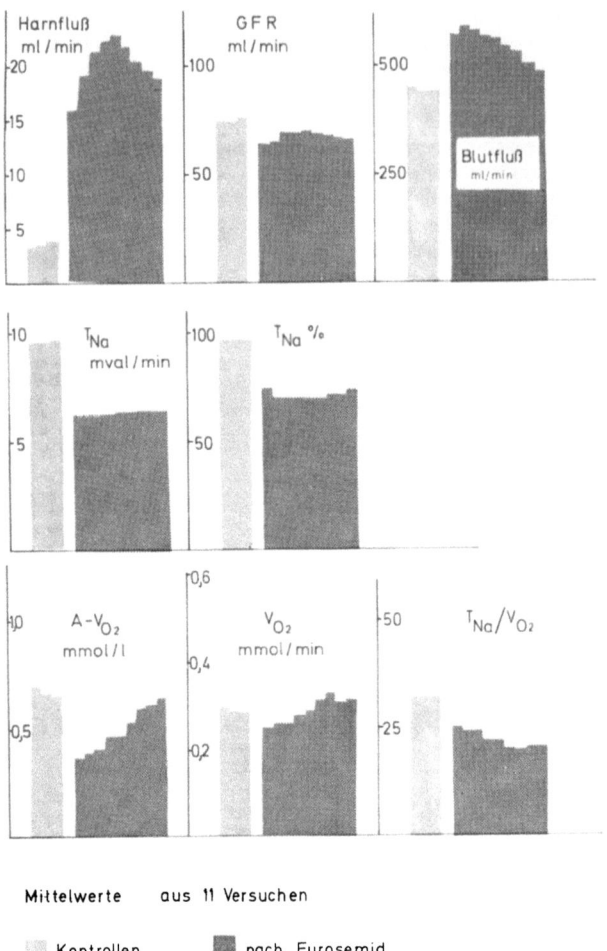

Abb. 2. Zeitverlauf der Wirkung von Furosemid. Mittelwert pro 100 g Nierengewicht der korrespondierenden Perioden aus 11 Versuchen

Abb. 2 macht den zeitlichen Verlauf der Änderungen deutlich. Die jeweils korrespondierenden Perioden aus 11 Versuchen wurden dafür gemittelt. 4 der 15 Versuche mußten außer Betracht bleiben, da von ihnen nur 7 oder 8 Sammelperioden nach Furosemid vorhanden waren, was das Bild verfälschen würde. Der Harnfluß erreicht 30 min nach der Injektion von Furosemid seinen Höhepunkt mit mehr als 20 ml/min × 100 g. Die GFR liegt während der gesamten Versuchszeit von 80 min unter dem Ausgangsniveau, während der Blutfluß sofort nach der Injektion stark ansteigt, 5—10 min nach der Injektion mit 34% über dem Kontrollwert einen Höhepunkt erreicht und, obwohl er sofort wieder langsam abnimmt, auch nach 80 min noch um 10% über dem Ausgangsniveau liegt. Umgekehrt verhält es sich mit der A-V-Differenz des O_2, was dazu führt, daß der O_2-Verbrauch nach Furosemid nur unwesentlich um den Kontrollwert schwankt. Da die Na-Resorption gleichzeitig auf ein wesentlich niedrigeres Niveau gesenkt wird, ist der Quotient TNa/VO_2 erheblich vermindert.

Die Korrelationskoeffizienten (Produkt-Moment-Korrelation) zwischen Na-Resorption und O_2-Verbrauch betragen unter Kontrollbedingungen 0,69 und nach Furosemid 0,65. Beide sind signifikant. In einem Koordinatenkreuz mit der Na-Resorption in mVal/100 g · min auf der Abszisse und dem VO_2 in mM/100 g · min auf der Ordinate lauten die Regressionsgeraden $y = 0,07 + 0,024\,x$ für die Kontrollperioden und $y = 0,1 + 0,029\,x$ nach Gabe von Furosemid. Aus dem Schnittpunkt dieser Geraden mit der Ordinate kann der basale VO_2 bei $TNa = 0$ geschätzt werden. Er beträgt 0,07 mM/100 g · min unter Kontrollbedingungen und ist mit 0,1 mM/100 g · min nach Furosemid erhöht. Die unter Furosemid ermittelte Regressionsgerade verläuft steiler und über der Kontrollgeraden. Der Quotient TNa/VO_2 betrug im Mittel aller Kontrollperioden 32,5 ($\pm$ 2,2) und nahm nach Furosemid auf 21,9 ($\pm$ 1,7) ab. Nach Abzug des aus der Regression geschätzten basalen O_2-Verbrauches erhielten wir einen Quotienten von 42,3 vor bzw. 34,2 nach Furosemid. Die Differenz zwischen Vorperioden und Furosemidperioden ist statistisch hoch signifikant (t-Test).

Diskussion

Neben der bekannten starken Abnahme der Na-Resorption und Zunahme des Harnminutenvolumens fällt nach Furosemid die renale Hyperämie bei konstanter oder erniedrigter GFR auf. Die Zunahme der Durchblutung um maximal 34% steht in Übereinstimmung mit den kürzlich veröffentlichten Daten von VORBURGER u. Mitarb. (1948). Die Hyperämie hält jedoch in unseren Experimenten länger an. Sie beträgt noch nach 80 min 110% des Ausgangswertes, während sie bei den 6 Versuchen der genannten Autoren im Mittel schon nach 30 min auf 110% zurückgekehrt war. Die Zunahme des Blutflusses bei unveränderter GFR macht eine Abnahme des renalen Gefäßwiderstandes, gleichsinnig in den vasa afferentia und den vasa efferentia, wahrscheinlich, wodurch der Filtrationsdruck unverändert bliebe. Da jedoch der proximale intratubuläre hydrostatische Druck nach Furosemid abhängig von der Wirkungsstärke jedenfalls an Ratten von normal 11 bis auf 30—40 mm Hg zunehmen kann (GREVEN et al., 1969), während die GFR praktisch unverändert bleibt, muß angenommen werden, daß der Widerstand der vasa afferentia relativ stärker vermindert wird als der der vasa efferentia, so daß der Filtrationsdruck entsprechend ansteigen kann. Die renale arteriovenöse O_2-Differenz verhielt sich umgekehrt proportional zum Blutfluß, so daß der O_2-Verbrauch unverändert war. Dadurch wurde der Quotient TNa/VO_2 von 32,5 auf 21,9 gesenkt und nach Abzug des geschätzten basalen VO_2 von 42,3 auf 34,2. Die Kontrollwerte von 32,5 bezogen auf den Gesamt-O_2-Verbrauch bzw. 42,3 bezogen auf den suprabasalen VO_2 sind höher als die in der Tabelle aus der Literatur angeführten Werte. Unsere Hunde befanden sich nach der Präparation, die für die Niere sehr schonend erfolgte, bei flacher Narkose in einem guten Zustand. GFR und renaler Blutfluß lagen im Normalbereich, die arterielle O_2-Sättigung betrug in allen Versuchen mehr als 90%. Die Hunde wurden nicht beatmet und erhielten keinen Sauerstoff. Möglicherweise wird der Stoffwechsel der Niere durch die O_2-Beatmung, die viele Untersucher vornahmen, und die dadurch erhöhte O_2-Sättigung des Blutes stärker als normal zur aeroben Seite verschoben. Wir können bisher nichts darüber aussagen, wie groß der Anteil, der für den aktiven Transport benötigten Energie ist, der aus anaerobem Stoffwechsel stammt, und wie dieser Teil sich unter Diuretica verändert. Die Untersuchung hat jedoch eindeutig ergeben, daß die pro M O_2 transportierte Na-Menge nach Furosemid erheblich abnimmt, d.h., daß die Sauerstoffkosten für den Na-Transport angestiegen sind. Daraus kann geschlossen werden, daß Furosemid nicht primär den in seinen einzelnen Schritten und Stoffwechselbedingungen noch unbekannten aktiven Transportmechanismus, sondern eher die Permeabilität der Tubuluszellmembran beeinflußt. Bei einer primären Wirkung auf den aktiven Transport würde das Verhältnis von verbrauchtem O_2 zu transportiertem Na nicht verändert werden, es sei denn, daß TNa und VO_2 entkoppelt würden. 2,4-Dinitrophenol, das die oxydative Phosphorylierung hemmt, vermindert weder an Hunden (FUJIMOTO et al., 1964) noch an Ratten (SENFT et al., 1966) die tubuläre Na-Resorption. Der Sauerstoffverbrauch der Niere steigt jedoch auf fast das Doppelte an (FUJIMOTO et al., 1964). Dadurch nimmt der Quotient TNa/VO_2 zwar auch ab, doch im Unterschied zu unseren Befunden mit Furosemid bei denen VO_2 konstant blieb, durch Vergrößerung des Nenners. Eine derartige Entkoppelung der oxydativen Phosphorylierung kann daher für Furosemid schon deswegen ausgeschlossen werden, weil sie die tubuläre Rejektion von Na nicht vermehrt. TNa wird jedoch in der Niere durch ein anderes, extramitochondriales Stoffwechselsystem beeinflußt, wie in Versuchen mit 6-Aminonicotinamid (6-AN) gezeigt werden konnte (Übersicht s. HERKEN, 1968). Dieses 6-AN führt zur Bildung von 6-ANAD und 6-ANADP, die nicht als Cofermente der Dehydrogenasen brauchbar sind, und vermindert die Na-Resorption im Bereich des distalen Tubulus (SENFT et al., 1966;

WIEDERHOLT et al., 1968). Die stationäre renale ATP-Konzentration ist nach 6-AN geringer gesenkt als nach DNP, über den renalen O_2-Verbrauch nach 6-AN ist nichts bekannt. Es könnte sein, daß 6-AN ebenfalls entkoppelnd wirkt, was einen erniedrigten Quotienten TNa/VO_2 zur Folge hätte. Auch ein derartiger Mechanismus kann für Furosemid ausgeschlossen werden, da Furosemid die Na-Resorption im proximalen Konvolut, wo 6-AN unwirksam ist (WIEDERHOLT et al., 1968) und in der Henleschen Schleife hemmt.

Die dargestellten Ergebnisse sind mit zwei einander ausschließenden Hypothesen vereinbar:

1. Die peritubuläre Zellmembran könnte durch Furosemid so verändert werden, daß der passive Rückfluß des Na, das durch diese Membran aus dem Zellinnern in den peritubulären Spalt zwischen den basalen Einfältelungen und der Capillarwand hinaustransportiert wurde, erheblich zunimmt. HOLZGREVE u. Mitarb. (1965) haben gezeigt, daß der unidirektionale Na-Einstrom in eine Na-freie Durchströmungslösung durch Furosemid von $21{,}6 \cdot 10^{-5}$ µVal/mm² · sec auf $27{,}1 \cdot 10^{-5}$ µVal/mm² · sec erhöht wird, maßen jedoch diesem Ergebnis keine Bedeutung bei, da der Kontrollwert dieser Versuche niedriger lag als Kontrollwerte aus anderen Versuchsserien. Andererseits war nach Furosemid die Na-Gleichgewichtskonzentration im proximalen Konvolut von 106 auf 113 mVal/l erhöht (HOLZGREVE et al., 1965). Wenn aber vermehrt Na aus dem peritubulären Spalt und aus dem extracellulären Raum zwischen den Einfältelungen der Basalmembran in die intracellulären Ausstülpungen dieser Membran hineindiffundiert, dann kann an den Transportstellen die Konkurrenz für das aus dem Tubuluslumen stammende Na so groß werden, daß die Resorptionsrate vom Lumen ins Blut insgesamt geringer wird, und daß auch der maximal erreichbare Konzentrationsgradient für Na vermindert ist. Diese Hypothese wird durch Versuche an der Froschhaut von HERMS u. HOFMANN (1965) gestützt, die nach Furosemid eine erhöhte Na-Permeabilität und eine Zunahme des aktiven Netto-Transports von Na fanden.

2. Der Widerstand der Zellmembran, der beim aktiven Transport überwunden werden muß, könnte durch Furosemid zugenommen haben, so daß zum Transport einer Menge Na mehr Energie und damit mehr O_2 verbraucht wird. Diese Hypothese wird vor allem durch Befunde an der Krötenhaut nahegelegt, nach denen Furosemid auf der Innenseite der Haut zugegeben, den Na-Netto-Transport vermindert, während es auf der Außenseite gegeben nur die Potentialdifferenz ansteigen läßt, was als Ausdruck einer verminderten passiven Ionenpermeabilität gedeutet wird (EIGLER et al., 1966). NAGEL u. KARGER (1964) nahmen nach Experimenten an der Froschhaut einen erhöhten Membranwiderstand

für passive Ionen an, unabhängig davon, auf welcher Seite der Membran Furosemid zugefügt wurde.

Zwischen diesen beiden Hypothesen kann auf Grund der geschilderten Ergebnisse nicht unterschieden werden. Allerdings konnte gezeigt werden, daß der Influx von Na^{22} aus dem Blut in das proximale Tubuluslumen bei Ureterokklusion nach Gabe von Furosemid gegenüber Kontrollversuchen gesteigert ist (HEIDENREICH et al., 1969). Dieser Befund spricht für eine Zunahme der Membranpermeabilität für Natrium.

Literatur

BALINT, P., u. J. FORGACS: Sauerstoffverbrauch der Niere in verschiedenen experimentellen Zuständen. Pflügers Arch. ges. Physiol. 277, 558—569 (1963).
— — Natriumreabsorption und Sauerstoffverbrauch der Niere bei osmotischer Belastung. Pflügers Arch. ges. Physiol. 288, 332—341 (1966).
DEETJEN, P., u. K. KRAMER: Natriumrückresorption und O_2-Verbrauch der Niere. Klin. Wschr. 38, 680 (1960).
— — Die Abhängigkeit des O_2-Verbrauches der Niere von der Natriumrückresorption. Pflügers Arch. ges. Physiol. 273, 636—650 (1961).
— — Der O_2-Verbrauch der Warmblüterniere unter veränderten Bedingungen der Na-Rückresorption. Pflügers Arch. ges. Physiol. 274, 60—61 (1962).
EIGLER, J., H. CARL u. H. H. EDEL: Zum Wirkungsmechanismus der Etacrynsäure. I. Mitteilung: Der Einfluß der Etacrynsäure und Furosemid auf Membranpotential und Kurzschlußstrom an der Krötenhaut. Klin. Wschr. 44, 417—421 (1966).
FÜLGRAFF, G., O. HEIDENREICH u. H. LAAFF: Über die diuretische Wirkung von Calciumionen beim Hund. Naunyn-Schmiedebergs Arch. Pharmak. exp. Path. 257, 372—390 (1967).
FUJIMOTO, M., F. D. NASH, and R. H. KESSLER: Effects of cyanide, Q_0, and dinitrophenol on renal sodium reabsorption and oxygen consumption. Amer. J. Physiol. 206, 1327—1332 (1964).
GREVEN, J., H. OSSWALD, A. MEIFORTH u. G. FÜLGRAFF: Proximale und distale intratubuläre Drucke an Rattennieren unter Furosemid und Acetazolamid. Naunyn-Schmiedebergs Arch. Pharmak. exp. Path. (im Druck) (1969).
GRUPP, G., K. HIERHOLZER, H.-D. SÖLING u. S. JANSSEN: Die Beziehung zwischen Durchblutung und Sauerstoffverbrauch bzw. arterio-venöser Sauerstoffdifferenz in der Hundeniere. Pflügers Arch. ges. Physiol. 267, 401—413 (1958).
HEIDENREICH, O., U. HAHNDORF u. G. FÜLGRAFF: Die Wirkung von Furosemid auf den Na-Flux im proximalen Tubulus von Hunden. In Vorbereitung (1969).
HERKEN, H.: Biosynthesis and action of dinucleotides containing 6-amino-nicotinamide on membrane transport processes. Arzneimittel-Forsch. 18, 1235—1245 (1968).
HERMS, W., u. K. E. HOFMANN: Untersuchungen an der Froschhaut zur Kenntnis des Wirkungsmechanismus von Diuretica an transportaktiven Membranen. Naunyn-Schmiedebergs Arch. exp. Path. Pharmak. 251, 355—374 (1965).
HOLZGREVE, H., A. FRICK, G. RUMRICH, M. WIEDERHOLT u. K. J. ULLRICH: Wirkungsweise von Diuretica auf den transtubulären Transport von Natriumchlorid. In: Normale und pathologische Funktionen des Nierentubulus (Hrsg.: K. J. ULLRICH u. K. HIERHOLZER). Bern-Stuttgart: H. Huber 1965.

KESSLER, R. H., S. W. WEINSTEIN, P. D. NASH, and M. FUJIMOTO: Effects of chlormerodrin, p-chlormercuribenzoate and dichlorphenamide on renal sodium reabsorption and oxygen consumption. Nephron 1, 221 (1965).
KILL, F., K. AUCKLAND, and H. E. REFSUM: Renal sodium transport and oxygen consumption. Amer. J. Physiol. 201, 511—516 (1961).
KNOX, F. G., J. S. FLEMING, and D. W. RENNIE: Effects of osmotic diuresis on sodium reabsorption and oxygen consumption of kidney. Amer. J. Physiol. 210, 751—759 (1966).
KRAMER, K., u. P. DEETJEN: Beziehungen des O_2-Verbrauchs der Niere zu Durchblutung und Glomerulumfiltrat bei Änderung des arteriellen Druckes. Pflügers Arch. ges. Physiol. 271, 782—796 (1960).
LASSEN, N. A., O. MUNCK, and J. H. THAYSEN: Oxygen consumption and sodium reabsorption in the kidney. Acta physiol. scand. 51, 371—384 (1961).
LASSEN, U. V., and J. H. THAYSEN: Correlation between sodium transport and oxygen consumption in isolated renal tissue. Biochim. biophys. Acta (Amst.) 47, 616—618 (1961).
NAGEL, W., u. W. KARGER: Die Wirkung von 4-chloro-N-(2-furylmethyl)-5-sulfamoyl-anthranilsäure (Lasix®) auf ionenaktive Membranen. Pflügers Arch. ges. Physiol. 281, 63 (1964).
ROSSING, R. G., and S. M. CAIN: A nomogram relating PO_2, pH, temperature, and hemoglobin saturation in the dog. J. appl. Physiol. 21, 195—201 (1966).
SENFT, G., W. LOSERT, R. SITT, J. MCEVOY u. H. KAESS: Vergleichende Untersuchungen über den Einfluß von 6-Amino-nicotinamid and 2,4-Dinitrophenol auf den Natrium- und Kaliumtransport verschiedener Gewebe. Naunyn-Schmiedebergs Arch. Pharmak. exp. Path. 255, 388—397 (1966).
THAYSEN, J. H., N. A. LASSEN, and O. MUNCK: Sodium transport and oxygen consumption in the mammalian kidney. Nature (Lond.) 190, 919—921 (1961).
— — — Sodium transport and oxygen consumption in the mammalian kidney. Excerpta med. (Amst.) 29, 44 (1960).
THURAU, K.: Renal Na-Reabsorption and O_2-uptake in dogs during hypoxia and hydrochlorothiazide infusion. Proc. Soc. exp. Biol. (N. Y.) 106, 714—717 (1961).
TORELLI, G., E. MILLA, A. FAELLI, and S. CONSTANTINI: Energy requirement for sodium reabsorption in the in vivo rabbit kidney. Amer. J. Physiol. 211, 576 to 581 (1966).
VORBURGER, C.: Die akute Wirkung des Diureticums Furosemid auf das Glomerulumfiltrat, die renale Hämodynamik, die Wasser-, Natrium-, Chlorid- und Kaliumausscheidung und auf den Sauerstoffverbrauch der Niere. Klin. Wschr. 42, 833—839 (1964).
— A. M. HARVEY u. R. L. MALVIN: Direkter Nachweis der renalen Hyperämie nach intravenöser Injektion von Furosemid beim Hund. Naunyn-Schmiedebergs Arch. Pharmak. exp. Path. 261, 346—352 (1968).
WIEDERHOLT, M., K. HIERHOLZER, G. SENFT u. H. HERKEN: Lokalisation der natriuretischen Wirkung von 6-Aminonicotinamid in der Rattenniere. Naunyn-Schmiedebergs Arch. Pharmak. exp. Path. 261, 143—151 (1968).
WOLF, K.: Unveröffentlichte Befunde (1968).
ZEHRAN, K.: Oxygen consumption and active sodium transport in isolated and short-circuited frog skin. Acta physiol. scand. 36, 300—318 (1956).

Dozent Dr. G. FÜLGRAFF
Abt. für Pharmakologie der
Med. Fakultät der TH Aachen
7800 Freiburg, Katharinenstraße 29

Short Communication

Blocking of Pentose Phosphate Pathway in the Brain of Rats by 6-Aminonicotinamide

H. HERKEN and K. LANGE

Pharmakologisches Institut der Freien Universität Berlin

Received April 3, 1969

Key-Words: Pentose Phosphate Pathway — 6-Aminonicotinamide — 6-Phospho D-Gluconate:NADP Oxidoreductase — 6-Phosphogluconate.

The biosynthesis of derivatives of NAD and NADP containing 6-aminonicotinamide (6-AN) entails functional disorders in different organs, amongst which central nervous disorders are most conspicuous (JOHNSON and MCCOLL, 1956; WOLF, COWEN, and GELLER, 1959). A continuous drop in body temperature and a prolongation of sleeping time after application of hexobarbital which is not due to a delayed turnover of the drug, are found besides progressive paralysis (COPER and HERKEN, 1963; COPER, HADASS, and LISON, 1966; HERKEN, 1968a). Spectrofluorometric studies showed that the enzymic conversion of nicotinamide to 6-aminonicotinamide was particularly high in the NADP-fraction (HERKEN and NEUHOFF, 1964; HERKEN, 1968b). This is important because, in the brain, NADP is present in much lower concentrations than NAD, and because the conversion of NADP to 6-ANADP will considerably change the function of the enzymes needing NADP. It was also possible to establish on isolated microsomes that the synthesis of abnormally structured nucleotides by the glycohydrolase after addition of antimetabolites of nicotinamide is faster in the presence of NADP than it is if NAD is used (BRUNNEMANN, COPER, and HERKEN, 1963). These abnormally structured nucleotides are unable to act as hydrogen carriers in oxidoreductase systems (DIETRICH, FRIEDLAND, and KAPLAN, 1958). Furthermore, 6-ANADP is a competitive inhibitor for several NADP-dependent enzymes (COPER and NEUBERT, 1964). It is, however, not yet known which enzymic reactions are prefentially inhibited *in the brain in vivo* after application of 6-AN.

Preliminary experiments carried out with [1-^{14}C]- and [6-^{14}C]-D-glucose on tissue slices of the brain and on a hyaloplasmic fraction obtained from the brain by centrifugation ($150,000 \times g$; temp. $2°$ C) after application of 6-AN showed a considerable decrease of CO_2-production from [1-^{14}C]glucose as compared to the untreated control animals.

This led to the conclusion that the two initial NADP-dependent steps of the pentose phosphate pathway are also particularly affected in vivo. These results have been confirmed by the following experiments: 6 hrs after i.p. injection of 6-AN the rat was decapitated and the brain was homogenized in 5% perchloric acid at a temperature of 2° C in order to establish the cellular substrate concentrations. After precipitation of the perchloric acid as potassium perchlorate at pH 6 and centrifugation of the residue, 10 ml aqua dest. were added. Glucose 6-phosphate and 6-phosphogluconate were determined by the usual optical test at pH 7.5 by means of D-glucose 6-phosphate:NADP oxidoreductase (EC 1.1.1.49) and 6-phospho D-gluconate:NADP oxidoreductase (EC 1.1.1.44) by measuring the NADPH produced.

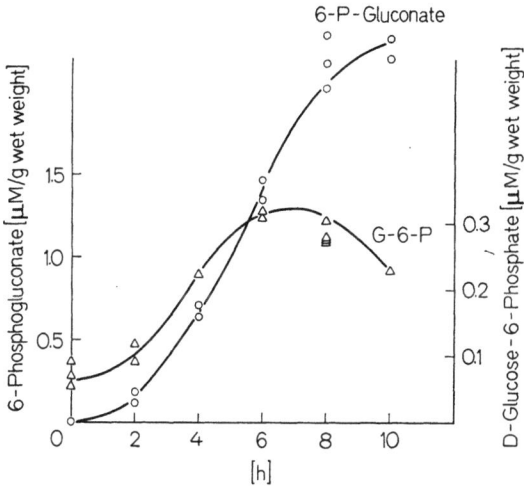

Fig. 1. Concentration of 6-phosphogluconate and glucose 6-phosphate in the brain of the rat after application of 35 or 70 mg/kg 6-AN by enzymic methods. Each point represents the concentration of the metabolite from one rat brain at different times

After application of 35 and 70 mg/kg 6-AN, a *high concentration of 6-phosphogluconate* was found in the brain (Fig. 1). It was also possible to demonstrate an increase of glucose 6-phosphate. Following up the course of time of this concentration showed a distinct difference. After 10 hrs the quantity of 6-phosphogluconate reached a peak value in the brain cells with about 2 µg/g. The largest quantity of glucose 6-phosphate was found after 6 hrs; it diminished slightly in the further course of the experiments. With the control animals which had not received 6-AN, neither glucose 6-phosphate nor 6-phosphogluconate could be found in measurable quantities. Under normal metabolic conditions, they are not enriched in the brain.

The findings demonstrate the strong effect of the 6-ANADP synthesized within the cells on the initial enzymic turnovers of the pentose phosphate pathway in vivo and show that the inhibition of the 6-phosphogluconate dehydrogenase may be regarded as the limiting reaction. The concentration of this enzyme in the various sections of the brain is considerably lower than that of the glucose 6-phosphate dehydrogenase (BRUNNEMANN and COPER, 1964). The increase in the concentration of glucose 6-phosphate simultaneously with that of 6-phosphogluconate supports the view that a further metabolic process outside the pentose phosphate pathway is being inhibited. This is probably an inhibition of the phosphoglucose isomerase (PGI), the function of which is considerably slowed down by 6-phosphogluconate according to findings of PARR (1956, 1957), NOLTMANN and BRUNS (1959), and SALAS, VINUELA, and SOLS (1965). According to the type of phosphoglucose isomerase tested, 6-phosphogluconate inhibited isomerization by 73 to 95% in the presence of an isomolar concentration of glucose 6-phosphate. This probably also applies to the phosphoglucose isomerase of the brain. Though there was a high increase of glucose-6-phosphate, only small amounts of fructose 6-phosphate could be identified in the brains of the animals treated with 6-AN. This leads to the conclusion that the normal balance between glucose 6-phosphate and fructose 6-phosphate is shifted strongly in the direction of the former.

The concentration of phosphogluconate in the brains of the animals being much higher after application of 6-AN than that of glucose 6-phosphate, the conditions for an inhibition of the phosphoglucose isomerase are especially favourable. Earlier studies on isolated fat cells, using [1-^{14}C]glucose showed that intracellular biosynthesis of nucleotides containing 6-AN leads to an increased transfer of [1-^{14}C]glucose into the glycogen of the adipose tissue in case of a strong inhibition of CO_2-production (v. BRUCHHAUSEN and HERKEN, 1966). No such analyses concerning the brain are as yet available, but similar conditions seem to be present. Up to now, no drug is known that causes such an *effective inhibition of 6-phosphogluconate: NADP oxidoreductase in the brain*. On the strength of kinetic analyses on isolated enzymes, RACKER (1965) and HORECKER (1968) supported the hypothesis that intermediates of the pentose phosphate pathway have a decisive influence on the turnover of carbohydrates in the cells. Our findings confirm that this applies to *the brain in vivo*, the metabolism of which is mainly dependent on a sufficient supply of glucose. The concentration of 6-phosphogluconate probably inhibits glucose turnover in the brain by inhibition of the phosphoglucose isomerase (PGI), and thus explains the disorders of the brain. At the same time the cells in the different sections of the brain seem to show considerable differences in their sensibility towards the effect of 6-ANADP.

References

Bruchhausen, F. v., u. H. Herken: Wirkung des 6-Aminonikotinsäureamids auf die insulinabhängige Glucoseaufnahme in das epidymale Fettgewebe. Naunyn-Schmiedebergs Arch. Pharmak. exp. Path. 254, 388 (1966).

Brunnemann, A., u. H. Coper: Die Aktivität NAD- und NADP-abhängiger Enzyme in verschiedenen Teilen des Rattengehirns. Naunyn-Schmiedebergs Arch. exp. Path. Pharmak. 246, 493 (1964).

— — u. H. Herken: Biosynthese von 3-Acetylpyridin-adenin-dinucleotidphosphat (3-APADP) aus Nicotinamidadenin-dinucleotidphosphat (NADP). Naunyn-Schmiedebergs Arch. exp. Path. Pharmak. 245, 541 (1963).

Coper, H., H. Hadass u. H. Lison: Untersuchungen zum Mechanismus zentralnervöser Funktionsstörungen durch 6-Aminonicotinamid. Naunyn-Schmiedebergs Arch. Pharmak. exp. Path. 255, 97 (1966).

—, u. H. Herken: Schädigung des Zentralnervensystems durch Antimetaboliten des Nikotinsäureamids. Dtsch. med. Wschr. 88, 2025 (1963).

—, u. D. Neubert: Einfluß von NADP-Analogen auf die Reaktionsgeschwindigkeit einiger NADP-bedürftiger Oxydoreduktasen. Biochim. biophys. Acta (Amst.) 89, 23 (1964).

Dietrich, L. S., I. M. Friedland, and L. A. Kaplan: Pyridine nucleotide metabolism: Mechanism of action of the niacin antagonist 6-amino-nicotinamide. J. biol. Chem. 233, 964 (1958).

Herken, H.: Drug-induced pathobiotic effects. In: Proc. 3rd. Intern. Pharmacological Meeting, Vol. 4, p. 3, Mechanisms of drug toxicity. Oxford-New York: Pergamon Press 1968a.

— Biosynthesis and action of dinucleotides containing 6-aminonicotinamide on membrane transport processes. Arzneimittel-Forsch. 18, 1235 (1968b).

—, u. V. Neuhoff: Spektrofluorometrische Bestimmung des Einbaus von 6-Aminonicotinsäureamid in die oxydierten Pyridinnucleotide der Niere. Naunyn-Schmiedebergs Arch. exp. Path. Pharmak. 247, 187 (1964).

Horecker, B. L.: Pentose phosphate pathway, uronic acid pathway, interconversion of sugars. In: Carbohydrate metabolism and its disorders, Vol. I, p. 139. London-New York: Academic Press (1968).

Johnson, W. J., and J. D. McColl: Antimetabolic activity of 6-aminonicotinamide. Fed. Proc. 15, 284 (1965).

Noltmann, E., u. F. H. Bruns: Reindarstellung und Eigenschaften von Phosphoglucose-isomerase aus Hefe. Biochem. Z. 331, 436 (1959).

Parr, C. W.: Inhibition of phosphoglucose isomerase. Nature (Lond.) 178, 1401 (1956).

— Competitive inhibitors of phosphoglucose isomerase. Biochem. J. 65, 34P (1957).

Racker, E.: Mechanisms in bioenergetics, p. 207. New York-London: Academic Press 1965.

Salas, M., E. Vinuela, and A. Sols: Spontaneous and enzymatically catalyzed anomerization of glucose 6-phosphate and anomeric specificity of related enzymes. J. biol. Chem. 240, 561 (1965).

Wolf, A., D. Cowen, and L. M. Geller: The effects of an antimetabolite, 6-aminonicotinamide, on the central nervous system. Transact. Amer. neurol. Ass. 1959, 140.

Prof. Dr. H. Herken
Pharmakologisches Institut
der Freien Universität
1000 Berlin 33, Thielallee 69/73

MIX
Papier aus verantwortungsvollen Quellen
Paper from responsible sources
FSC® C105338

If you have any concerns about our products,
you can contact us on
ProductSafety@springernature.com

In case Publisher is established outside the EU,
the EU authorized representative is:
**Springer Nature Customer Service Center GmbH
Europaplatz 3, 69115 Heidelberg, Germany**

Printed by Libri Plureos GmbH
in Hamburg, Germany

Naunyn Schmiedebergs Archiv für Pharmakologie

Band 264 · 1969

Herausgeber   E. Habermann, Gießen · H. Herken, Berlin
P. Holtz, Frankfurt/M. · F. Lembeck, Graz
L. Lendle †, Göttingen · U. Trendelenburg, Würzburg

Beratende   E. J. Ariëns, Nimwegen · H. Blaschko, Oxford
Herausgeber   N. Brock, Brackwede/Westf. · F. Brücke, Wien
H. Coper, Berlin · W. Feldberg, London
F. Gross, Heidelberg · A. Hasselblatt, Göttingen
O. Heidenreich, Aachen · O. Hornykiewicz, Toronto
H. Kewitz, Berlin · H. Konzett, Innsbruck
O. Krayer, Boston · G. Kuschinsky, Mainz
F. Markwardt, Erfurt · H. J. Merker, Berlin
E. Muscholl, Mainz · D. Neubert, Berlin
G. Peters, Lausanne · H. Remmer, Tübingen
W. Rummel, Homburg · H. J. Schümann, Essen
Ch. Stumpf, Wien · M. Vogt, Cambridge
W. Vogt, Göttingen · E. Westermann, Hannover
W. Wilbrandt, Bern · D. Winne, Tübingen

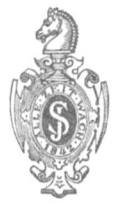

Springer-Verlag Berlin Heidelberg GmbH

Alle Rechte, einschließlich das der Übersetzung in fremde Sprachen und das der fotomechanischen Wiedergabe oder einer sonstigen Vervielfältigung, vorbehalten. Jedoch wird gewerblichen Unternehmen für den innerbetrieblichen Gebrauch nach Maßgabe des zwischen dem Börsenverein des Deutschen Buchhandels e.V. und dem Bundesverband der Deutschen Industrie abgeschlossenen Rahmenabkommens die Anfertigung einer fotomechanischen Vervielfältigung gestattet. Wenn für diese Zeitschrift kein Pauschalabkommen mit dem Verlag vereinbart worden ist, ist eine Wertmarke im Betrage von DM 0,30 pro Seite zu verwenden. *Der Verlag läßt diese Beträge den Autorenverbänden zufließen.*

Die Wiedergabe von Gebrauchsnamen, Handelsnamen, Warenbezeichnungen usw. in dieser Zeitschrift berechtigt auch ohne besondere Kennzeichnung nicht zu der Annahme, daß solche Namen im Sinne der Warenzeichen- und Markenschutz-Gesetzgebung als frei zu betrachten wären und daher von jedermann benutzt werden dürften.

ISBN 978-3-662-38809-9   ISBN 978-3-662-39718-3 (eBook)
DOI 10.1007/978-3-662-39718-3

Copyright © by Springer-Verlag Berlin Heidelberg 1969
Ursprünglich erschienen bei Springer-Verlag Berlin Heidelberg New York 1969.
Softcover reprint of the hardcover 1st edition 1969

Inhaltsverzeichnis

Seite

ABSHAGEN, U., und N. RIETBROCK: Kinetik der Elimination von 2-Propanol und seines Metaboliten Aceton bei Hund und Ratte............ 110
— — Elimination von 2-Propanol und ihre Beeinflussung durch aliphatische Alkohole................................ 212
AGSTEN, M., s. VOTH, D., et al....................... 321
ALBUS, K., M. SCHOTT und A. HERZ: Interaktion von Morphin und Morphinantagonisten bei intravenöser und intraventrikulärer Applikation 213
AMMON, H. P. T., und C.-J. ESTLER: Untersuchungen zum Mechanismus der glykogenolytischen Wirkung von Nicotinsäure 214
AMMON, H. P. T., s. Estler, C.-J., et al................. 225
ANDRES, H., s. FORTH, W., et al..................... 406
APPIAH, A., s. KURZ, H........................ 264
BAHR, CH. VON, B. P. LISBOA, and ST. ORRENIUS: Influence of Phenobarbital Pretreatment on the in vitro Ring A Reduction of Δ^4-3-Oxo-Steroids in Rat Liver Microsomes 420
BALDAUF, J., W. DOBEK und G. ZETLER: Freie und gebundene Substanz P-Peptide in Cortex und Subcortex des Rinderhirns 354
— s. DOBEK, W., et al........................ 224
BALZER, H., und D. HELLENBRECHT: Beeinflussung des Calcium-Austauschs und der Muskelfunktion des M. rectus und satorius des Frosches durch Chlorpromazin, Prenylamin, Imipramin und Reserpin. 129
BARRIOS, P., W. Koll und G. MALORNY: Rückenmarksreflexe und afferente Nervenleitung der Katze unter dem Einfluß von Kohlenmonoxyd. 1
BENTHE, H. F., M. GÖTHERT und P. TUCHINDA: Struktur und sympathicolytische Wirkung verschiedener Derivate des Phenyläthylamins 214
— s. GÖTHERT, M........................... 237
BERNAUER, W., S. BOLLHAGEN, J. MAHLSTEDT und F. HAHN: Die anaphylaktischen Reaktionen am Herzlungenpräparat des Meerschweinchens ... 215
— J. MAHLSTEDT, S. BOLLHAGEN und F. HAHN: Zur Analyse der Histaminwirkung am Meerschweinchenherzen 216
BIECK, P., M. FINGERHUT und E. WESTERMANN: Adenosinderivate als Hemmstoffe der Lipolyse in vivo 217
BIEGER, D., E. KRÜGER-THIEMER †, H. LÜLLMANN und A. ZIEGLER: Über die Wirkgeschwindigkeit cholinerger Agonisten am isolierten Meerschweinchen-Vorhof 218
BÖHME, E., K. MUNSKE und G. SCHULTZ: Bildung von cyclischem Guanosin-3', 5'-monophosphat in verschiedenen Geweben der Ratte 220
BOHN, R., s. KUNZE, H........................ 263
BOLLHAGEN, S., s. BERNAUER, W., et al................ 215, 216
BOSSE, J. A., und E. SCHAUM: Untersuchungen über den Wirkungsmechanismus von INPEA, Iproveratril und Oxyfedrin 221
BRADE, W., und P. PROPPING: Regeneration der Niere nach tubulärer Schädigung durch Pteridinderivate 222
BRUCHHAUSEN, F. V., und N. OFORI-NKANSAH: Untersuchungen zur Wirkung des 6-Aminonicotinamids im Glucosestoffwechsel des Fettgewebes 223
BRUNS, W., M. WILDAU und E. SCHWABE: Zur Frage einer immunologischen Inaktivierung von Penicillin 224
— s. KEPPELER, H., et al....................... 253
— s. SCHWABE, E., et al....................... 304

Inhaltsverzeichnis

Seite

BURGER, A., s. STARKE, K., et al. 310
CREDNER, C., s. GRÜTZMACHER, J., et al. 240
CRONIN, S., s. KEPPELER, H., et al. 253
DELL, H.-D., s. LORENZ, D. 272
DILLER, W., s. KIMMERLE, G. 255
DOBEK, W., J. BALDAUF und G. ZETLER: Substanz P-Peptide in Ultrafiltraten aus Cortex und Subcortex des Rinderhirns 224
— s. BALDAUF, J., et al. 354
ESTLER, C.-J., H. P. T. AMMON und B. LANG: Wärmebildung bei kälteexponierten weißen Mäusen unter dem Einfluß von Nicotinsäure 225
— s. AMMON, H. P.T. 214
FEIFEL, G., s. LORENZ, W., et al. 273
FELDBERG, W.: Die Rolle von Noradrenalin bei der Temperaturwirkung der Narkose 194
FELIX, W., s. SPANEL, R. 309
FERNANDES, M.: Antagonismus zwischen Perazin und Flavinen an den NAD-Kinasen von Rattenhirn und -leber 226
FINGERHUT, M., s. BIECK, P., et al. 217
FISCHER, H. L., s. HAAS, H. 86
FLECKENSTEIN, A., H. TRITTHART, B. FLECKENSTEIN, A. HERBST und G. GRÜN: Selektive Hemmung der Myokard-Contractilität durch kompetitive Ca^{++}-Antagonisten (Iproveratril, D 600, Prenylamin) 227
— s. GRÜN, G., et al. 239
— s. TRITTHART, H., et al. 317
FLECKENSTEIN, B., s. FLECKENSTEIN, A., et al. 227
— s. TRITTHART, H., et al. 317
FLEMMING, K., B. GEIERHAAS und J. HELLWIG: Corticosteroidveränderungen bei Ratte und Maus in den ersten Stunden nach Röntgenbestrahlung .. 228
FODOR, G. G.: Tierexperimentelle Untersuchungen über die Auswirkung von Kohlenoxidvergiftungen bei Beeinträchtigung des Hirnkreislaufs durch Carotisligatur 229
FORTH, W., E. FURUKAWA, W. RUMMEL und H. ANDRES: Die Bestimmung der intestinalen Resorption von Herzglykosiden durch Messung der ^{3}H-markierten Glykoside im Portalvenenblut und in der Darmlymphe bei Katzen 406
— und W. RUMMEL: Beziehungen zwischen dem Durchtritt des Eisens durch die Darmwand und seiner Bindung im Gewebe. 230
FRANZ, J. W., E. JÄHNCHEN und J. KRIEGLSTEIN: Der Einfluß verschiedener Pharmaka auf das Bindungsvermögen einer Albuminlösung für Promazin und Chlorpromazin 462
— s. KRIEGLSTEIN, J., et al. 261
FREUNDT, K. J., and P. KUTTNER: Oxidative Drug Metabolism Following Low Carbon Disulphide Concentrations 232
— s. KÜRZINGER, R. 261
FRIMMER, M., s. HEGNER, D., et al. 245
FÜLGRAFF, G., J. GREVEN, A. MEIFORTH und H. OSSWALD: Hydrostatische Drucke in proximalen und distalen Konvoluten und in peritubulären Capillaren von Rattennieren nach Furosemid und Acetazolamid 76
— — und A. MEIFORTH: Intratubuläre Drucke, proximale Passagezeit und prozentuale proximale Resorption an Rattennieren nach Isoprenalin ... 233
— s. WOLF, K. 325
FURUKAWA, E., s. FORTH, W., et al. 406
GADKE, J., und P. A. VAN ZWIETEN: Vergleichende Untersuchungen am Meerschweinchen über die Serumradioaktivität, die Ausscheidung und die Gewebsverteilung von ^{3}H-Digitoxin und ^{3}H-Digitoxigenin 234
GEIERHAAS, B., s. FLEMMING, K., et al. 228
GIELEN, W.: Die Aktivität bakterieller, viraler und animalischer Neuraminidasen 235
GIERTZ, H., s. KRETZSCHMAR, R., et al. 260

GLITSCH, H. G., H. REUTER, and H. SCHOLZ: The Influence of Intracellular Sodium Concentration on Calcium Influx in Isolated Guinea-Pig Auricles 236
GÖTHERT, M., und H. F. BENTHE: Der Einfluß von Äther-, Halothan- und Chloroform-Narkose auf den Katecholamingehalt des Herzens 237
— s. Benthe, H. F., et al. 214
GREEFF, K., s. MELLINGHOFF, P., et al. 282
GREIM, H., und H. REMMER: Abbauhemmung und Synthesesteigerung bei der Vermehrung mikrosomaler Cytochrome durch Phenobarbital 238
GREVEN, J., s. FÜLGRAFF, G., et al. 76
— s. FÜLGRAFF, G., et al. 233
GROSS, F., s. MIKSCHE, L. 283
GRÜN, G., A. FLECKENSTEIN und H. TRITTHART: Elektromechanische Entkoppelung durch „muskulotrope" Relaxantien an der Uterusmuskulatur . . 239
— s. FLECKENSTEIN, A., et al. 227
GRÜTZMACHER, J., C. CREDNER und G. SCHMIDT: Der parasympathische und sympathische Reflexanteil bei statischer Carotis-Sinus-Belastung 240
HAAS, H., und H. L. FISCHER: Die Beeinflussung des Corticosteron-Gehaltes im Rattenplasma bei Entzündungsreaktionen 86
HABERMANN, E., s. JAHRREISS, R. 172
— s. JAHRREISS, R. 249
— s. KORNALIK, F., et al. 259
— s. URBANITZ, D., et al. 476
HAEFELY, W., s. HAEUSLER, G., et al. 241
HAENDLE, H., s. LORENZ, W., et al. 273
HAEUSLER, G., W. HAEFELY und A. HUERLIMANN: Zum Mechanismus der adrenerg blockierenden Wirkung von Bretylium und Guanethidin 241
HAHN, F., s. BERNAUER, W., et al. 215, 216
HAHN, H., s. KUSCHE, J., et al. 265
HALBACH, ST., s. LORENZ, W., et al. 273
HAMACHER, J., und E. LÜTTRINGHAUS: Über das Zusammenwirken von Herzglykosiden und kaliumhaltigen Elektrolytgemischen 243
HARDEGG, W., s. STOSIEK, U. 312
HEBERLEIN, W., s. RIETBROCK, N., et al. 298
HEEG, E., N. REUTER und H. STEIGER: Der Einfluß antiarrhythmisch wirksamer Substanzen auf Refraktärzeit und Kontraktionskraft von Meerschweinchenvorhöfen 244
HEGNER, D., F. LUTZ, B. SCHISCHKE und M. FRIMMER: Zur pharmakologischen Wirkung von Cu-Chlorophyllin 245
HEITLAND, ST., s. LORENZ, W., et al. 274
HELLENBRECHT, D., s. BALZER, H. 129
HELLMANN, G., s. LEODOLTER, S., et al. 269
HELLWIG, J., s. FLEMMING, K. 228
HEMPEL, K., und H. F. K. MÄNNL: Quantitative Analyse der Catecholamin-Biosynthese des Nebennierenmarks in vivo und Ruhesekretion neugebildeter Amine unter besonderer Berücksichtigung des Dopamins 363
HERBST, A., s. FLECKENSTEIN, A., et al. 227
— s. TRITTHART, H., et al. 317
HERKEN, W., und N. RIETBROCK: Organverteilung und Ausscheidung von Procainamid bei der Ratte in Abhängigkeit vom pH-Gradienten 99
— s. RIETBROCK, N., et al. 298
HERTTING, G., s. LEODOLTER, S., et al. 269
— s. PESKAR, B., et al. 292
HERZ, A., s. ALBUS, K., et al. 213
HEUBEL, F.: Interferenz von Diazepam und Pentobarbital an der Ratte und am Menschen 246
HÖRTNAGL, H., HEIDE HÖRTNAGL und H. WINKLER: Zur Charakterisierung der Noradrenalin-Vesikel aus Milznerven 247
— s. HÖRTNAGL, H., et al. 247
— s. WINKLER, H., et al. 324

	Seite
HUERLIMANN, A., s. HAEUSLER, G., et al.	241
IRAVANI, J.: Zum Mechanismus der Ortsabhängigkeit der Flimmeraktivität im Bronchialbaum	248
JÄHNCHEN, E., s. FRANZ, J. W., et al.	462
— s. KRIEGLSTEIN, J., et al.	261
JAHRREISS, R., und E. HABERMANN: Isolierung und Struktur peptischer kininliefernder Peptide aus Rinderserum	172
— — Purification, Biochemical and Pharmacological Properties of Peptic Kinin-Yielding Fragments from Whole Bovine Serum	249
JELÍNEK, J., und H. MANNEL: Inaktivierung von Angiotensin durch Rattennieren-Homogenat nach unilateraler Nierenischämie, Adrenalektomie und Vorbehandlung mit DOC und Kochsalz	250
JOHNSON, C. E., s. RAHN, K. H., et al.	296
JUAN, H., s. KUKOVETZ, W. R., et al.	262
— s. PÖCH, G., et al.	293
KAHL, G.-F.: Zur Wirkung von Metyrapon auf Elektronentransportvorgänge in der Leberzelle	251
KAKO, K. J., s. MINELLI, R., et al.	119
KAUFMANN, R., H. TRITTHART und B. ROST: Trennung der Ca^{++}-antagonistischen Wirkungskomponente von den β-adrenolytischen Effekten Herzhemmender Pharmaka an Kulturen embryonaler Herzmuskelzellen	252
KEMPF, G., s. SCHMID, A.	300
KEPPELER, H., W. BRUNS und S. CRONIN: Die Synthese eines Benzylpenicillin-azo-ovalbumins	253
KIESE, M., and W. LENK: Metabolism of N-Acyl-Chloroanilines	254
KIMMERLE, G., und W. DILLER: Die Früherkennung eines toxischen Lungenödems bei Hunden im Röntgenbild	255
KLAUS, W., und R. KREBS: Über die Abhängigkeit der Strophanthinwirkung auf den myokardialen Sauerstoffverbrauch vom Funktionszustand des Herzens	337
— s. SEITZ, N., et al.	307
KOBINGER, W.: Die Beeinflussung des Tauchreflexes durch sympathicushemmende Antihypertensiva	256
KOCH, CH., und H.-J. UNGER: Ein blutdrucksteigerndes Prinzip in der Glandula submaxillaris der Ratte	257
KOLASSA, N., und K. PFLEGER: Einfluß der Plasmaeiweißbindung auf die Aufnahme von Hexobendin in das isoliert schlagende Warmblüterherz	258
KOLL, W., s. BARRIOS, P., et al.	1
KORNALIK, F., A. SCHIECK, and E. HABERMANN: Isolation, Biochemical and Pharmacological Characterization of a Prothrombin-Activating Principle from Echis Carinatus Venom	259
KORR, H., s. LEHR, E., et al.	268
KRAUPP, O., W. STÜHLINGER, G. RABERGER und K. TURNHEIM: Die Wirkung von Aminorex (Menocil®) auf die Hämodynamik des kleinen und großen Kreislaufs bei i.v. Darreichung am Hund	389
— s. RABERGER, G., et al.	296
— s. STÜHLINGER, W., et al.	314
KRAUSE, H., s. TRITTHART, H., et al.	317
KREBS, R., s. KLAUS, W.	337
— s. SEITZ, N., et al.	307
KRETZSCHMAR, R., H. GIERTZ, R. MITZE und H. J. TESCHENDORF: Der Einfluß von Antihistaminica auf den Plasmahistaminspiegel im Histamin- und anaphylaktischen Schock des Meerschweinchens	260
KRIEGLSTEIN, J., J. W. FRANZ und E. JÄHNCHEN: Zunahme der Promazin-Albumin-Bindung, bedingt durch andere Pharmaka	261
— s. FRANZ, J. W., et al.	462
KRONEBERG, G., s. PULS, W.	295
KRÜGER-THIEMER, E., s. BIEGER, D., et al.	218

KÜRZINGER, R., and K. J. FREUNDT: Changes in Hepatic Functions Following Exposure to Low Carbon Disulphide Levels 261
KUKOVETZ, W. R., H. JUAN und G. PÖCH: Zum Mechanismus der Papaverinwirkung auf isolierte Coronargefäße 262
— s. PÖCH, G., et al. 293
KUNZE, H., and R. BOHN: Formation of Prostaglandin in Bovine Seminal Vesicles 263
KUNZE, J., s. SCHUSTER, J. 303
KURZ, H., und A. APPIAH: Beziehungen zwischen der Permeation von Arzneimitteln durch die Blut-Liquor-Schranke und ihrer Verteilung in verschiedenen Lipid/Wasser-Modellen 264
KUSCHE, J., W. LORENZ, H. HAHN, and E. WERLE: Occurrence and Properties of Diamine Oxidases in Salivary Glands and Gastric Mucosa of Man and other Mammals 265
KUTTNER, P., s. FREUNDT, K. J. 232
LANG, B., s. ESTLER, C.-J., et al. 225
LANGE, G., und K.-J. THUN: Verschiedene Induktion einiger mikrosomaler Umbaureaktionen von Progesteron durch die Behandlung von Kaninchen mit Phenobarbital 266
LAUTERBACH, F.: Die enterale Sekretion kardiotoner Steroide — Untersuchungen zum Mechanismus des Resorptionsvorganges 267
LEHR, E., H. KORR, N. SEILER und G. WERNER: Autoradiographische Untersuchungen zur Verteilung von ^{3}H-Mescalin bei Säugetieren 268
LEMBECK, F.: Begrüßungsansprache des Vorsitzenden 187
LENK, W., s. KIESE, M. 254
LEODOLTER, S., B. PESKAR, G. HELLMANN und G. HERTTING: Mechanismus der durch Hydrazinophthalazine verursachten Noradrenalinfreisetzung aus dem Rattenherzen 269
LEODOLTER, S., s. PESKAR, B., et al. 292
LINDMAR, R., und E. MUSCHOLL: Die Ausscheidung von Katecholaminen und Aminmetaboliten von α-Methyldopa in den Harn zu verschiedenen Zeitpunkten nach der letzten verabreichten Dosis 270
LISBOA, B. P., s. BAHR, CH. VON, et al. 420
LÖFFELHOLZ, K., und E. MUSCHOLL: Über einen durch Nicotinreceptoren vermittelten Block an der postganglionären sympathischen Nervenfaser . . . 271
LOGE, O., s. LOSERT, W., et al. 275
LORENZ, D., und H.-D. DELL: Über die Wirksamkeit verschiedener Coronardilatatoren nach enteraler Applikation am narkotisierten Hund 272
LORENZ, W., ST. HALBACH, G. FEIFEL, H. HAENDLE, and E. WERLE: Determination, Localization and Properties of the Specific Histidine Decarboxylases in the Gastric Mucosa of Man and other Mammals 273
LORENZ, W., A. SCHAUER, ST. HEITLAND, E. MATEKJA, and E. WERLE: Biochemical and Histochemical Studies on Histamine in the Digestive Tract: Distribution in Different Chordates and Cellular Stores in the Dog . . . 274
— s. KUSCHE, J., et al. 265
LOSERT, W., O. LOGE und E. SCHILLINGER: Untersuchungen zu der durch N_1-(n-Butyl)-biguanid (Buformin) im Tierexperiment verursachten Hypoglykämie 275
LÜLLMANN, H., und P. A. VAN ZWIETEN: Über die Haftfestigkeit des Glykosidmoleküls an der spezifischen Bindungsstelle 277
— s. BIEGER, D., et al. 218
LÜTTRINGHAUS, E., s. HAMACHER, J. 243
LUTZ, F., s. HEGNER, D., et al. 245
LYNCKER, J., s. VOGT, W. 23
MACDONALD, M. M., s. MINELLI, R., et al. 119
MACIA, M. L., s. SILVA, P., et al. 427
MÄNNL, H. F. K., s. HEMPEL, K. 363
MAHLSTEDT, J., s. BERNAUER, W., et al. 215, 216

MAÎTRE, L., und M. STAEHELIN: Über die ³H-Noradrenalin-Aufnahme im Herzen und Gehirn von Küken 278
MALORNY, G., s. BARRIOS, P., et al. 1
MANNEL, H., s. JELÍNEK, J. 250
MARMO, E.: Über die Wirkungen auf das EKG und die tödlichen Wirkungen von Perfusionen mit Propranolol, C. 39'089-Ba, H 56/28 an Ratten, die mit normaler Diät oder mit calciumfreier oder mit kaliumfreier Diät ernährt wurden 279
MAŠEK, K., s. RAŠKOVÁ, H., et al. 297
MASUDA, Y., s. NAKAMURA, K., et al. 327
MATEKJA, E., s. LORENZ, W., et al. 274
McNAY, J. L., s. RAHN, K. H., et al. 296
MEBS, D.: Reinigung und Eigenschaften eines kininfreisetzenden Enzyms aus dem Gift der Krustenechse Heloderma suspectum 280
MEIFORTH, A., s. FÜLGRAFF, G., et al. 76
— s. FÜLGRAFF, G., et al. 233
MEINERTZ, T., und H. SCHOLZ: Über den Einfluß von Mn⁺⁺-Ionen auf die positiv inotrope Wirkung einiger Pharmaka an isolierten Meerschweinchenvorhöfen 281
MELLINGHOFF, P., K. GREEFF, E. SCHLIEPER und K. WIRTH: Differenzierte Wirkung einiger Pharmaka auf die Kontraktionskraft und die maximale Geschwindigkeit des Druckanstieges bzw. der Spannungsentwicklung isolierter Herzpräparate 282
MIKSCHE, L., und F. GROSS: Der Einfluß von Natriummangel auf den experimentell renalen Hochdruck und die Reninaktivität bei der Ratte 283
MINELLI, R., K. J. KAKO, and M. M. MACDONALD: The Relationship between Amino Acid Incorporation and Cardiac Work Level in the Rat Heart-Lung Preparation. 119
MITZE, R., s. KRETZSCHMAR, R., et al.. 260
MORGENSTERN, E., s. WEBER, E., et al. 322
MÜLLER, H., und W. SCHOETENSACK: Förderung und Hemmung stimulierender Amphetamineffekte durch Pharmaka mit zentraldämpfenden Eigenschaften 285
MÜLLER-OERLINGHAUSEN, B., und G. SCHINKE: Wirkung eines Insulinmangels auf die Ausscheidung gallepflichtiger Substanzen 285
MUNSKE, K., s. BÖHME, E., et al. 220
MUSCHOLL, E., s. LINDMAR, R. 270
— s. LÖFFELHOLZ, K. 271
NAKAMURA, H., s. NAKAMURA, K., et al. 327
NAKAMURA, K., H. NAKAMURA, Y. MASUDA, and Y. O'SAKI: Influence of 7 α-Ethylthio-17β-Hydroxy-17 α-Methyl-5α-Androstano-[3,2-C] Pyrazole (PS-179) and Methyltestosterone on the Catabolism, Excretion and Distribution of Exogenous Cholesterol-4-¹⁴C in the Rat 327
NELL, G., s. RABERGER, G., et al. 296
NETTER, K. J.: Zur Bildung hydroxylierter Zwischenprodukte bei der mikrosomalen Fremdstoffoxydation 287
NOORDHOEK, J., und CHR. L. RÜMKE: Geschlechtsspezifische Unterschiede des Arzneimittelabbaues bei Mäusen 288
OCHSENFAHRT, H., und D. WINNE: Der Einfluß der Durchblutung auf die Resorption von Arzneimitteln aus dem Jejunum der Ratte 55
OFFTERDINGER, H., und N. WEGER: Kreislauf und Atmung bei Blausäurevergiftung und Therapie mit Ferrihämoglobinbildnern und Kobaltverbindungen 289
OFORI-NKANSAH, N., s. BRUCHHAUSEN, F. V. 223
OHNESORGE, F. K., und H. D. TONNER: Kinetische Untersuchungen über die Protektion der Acetylcholinesterase vor der Diisopropylfluorophosphat-Vergiftung durch Alkan-bis-ammonium- und Alkan-bis-amino-Verbindungen 290
ORRENIUS, ST., s. BAHR, CH. VON, et al. 420

Inhaltsverzeichnis IX

	Seite
ORTIZ, A., und K. SOEHRING: Einfluß von Aldehyden auf Desaminierung und Konjugation von 5-Hydroxytryptamin in der perfundierten Froschleber	291
O'SAKI, Y., s. NAKAMURA, K., et al.	327
OSSWALD, H., s. FÜLGRAFF, G., et al.	76
OTTEN, U., s. ZETLER, G.	32
— s. ZETLER, G.	326
PESKAR, B., S. LEODOLTER und G. HERTTING: Die Wirkung von Hydralazin und Dihydralazin sowie anderer blutdrucksenkender Pharmaka auf Wasseraufnahme und -abgabe bei Ratten	292
— s. LEODOLTER, S., et al.	269
PFALLER, W., s. WINKLER, H., et al.	324
PFLEGER, K., s. KOLASSA, N.	258
PFLEIDERER, TH., s. WEBER, E., et al.	322
PLATTNER, H., s. WINKLER, H., et al.	324
PÖCH, G., H. JUAN und W. R. KUKOVETZ: Einfluß von herz- und gefäßwirksamen Substanzen auf die Aktivität der Phosphodiesterase	293
— s. KUKOVETZ, W. R., et al.	262
POREP, R.: Die Entwicklung der Darstellungsweisen pharmakologischen Wissens	294
PROPPING, P., s. BRADE, W.	222
PULS, W., und G. KRONEBERG: Blutzuckerwirkung von Proinsulin	295
RABERGER, G., G. NELL, W. STÜHLINGER und O. KRAUPP: Die Wirkung von Hexobendin auf Stoffwechsel und Durchblutung des Gehirns. Beitrag zur Theorie der Wirkungsweise cerebral-vasodilatatorischer Substanzen.	296
— s. KRAUPP, O., et al.	389
— s. STÜHLINGER, W., et al.	314
RAHN, K. H., C. E. JOHNSON und J. L. McNAY: Untersuchungen über den Einfluß von β-Receptorenblockern auf die Natriumausscheidung im Harn beim Menschen	296
RAŠKOVÁ, H., M. RÝC, K. MAŠEK und J. ROTTA: Zur Wirkung von Streptokokkenmucopeptid auf Thrombocyten	297
REMMER, H., s. GREIM, H.	238
REUTER, H., s. GLITSCH, H. G., et al.	236
REUTER, N., s. HEEG, E., et al.	244
RIETBROCK, N., W. HERKEN und W. HEBERLEIN: Unterschiedliche Beeinflussung des Methanolstoffwechsels durch Äthanol und Tolbutamid	298
— s. ABSHAGEN, U.	110
— s. ABSHAGEN, U.	212
— s. HERKEN, W.	99
ROST, B., s. KAUFMANN, R., et al.	252
ROTTA, J., s. RAŠKOVÁ, H., et al.	297
RÜMKE, CHR. L., s. NOORDHOEK, J.	288
RUMMEL, W., s. FORTH, W.	230
— s. FORTH, W., et al.	406
RÝC, M., s. RAŠKOVÁ, H., et al.	297
SATTLER, R. W., und P. A. VAN ZWIETEN: Die Bestimmung der therapeutisch wirksamen Serumkonzentration von Herzglykosiden bei herzinsuffizienten Patienten	299
SCHAUER, A., s. LORENZ, W., et al.	274
SCHAUM, E., s. BOSSE, J. A.	221
SCHIECK, A., s. KORNALIK, F., et al.	259
SCHILLINGER, E., s. LOSERT, W., et al.	275
SCHINKE, G., s. MÜLLER-OERLINGHAUSEN, B.	285
SCHIPP, R., s. VOTH, D., et al.	321
SCHISCHKE, B., s. HEGNER, D., et al.	245
SCHLIEPER, E., s. MELLINGHOFF, P., et al.	282
SCHMID, A., Wirkung von Thiolen auf Harnvolumen und -osmolarität beim Kaninchen	165
— und G. KEMPF: Parameter der Strontiumsekretion in den Rattendünndarm	300

	Seite
SCHMIDT, G., s. GRÜTZMACHER, J., et al.	240
SCHNITGER, F., s. UEHLEKE, H.	319
SCHOETENSACK, W., s. MÜLLER, H.	285
SCHOLZ, H.: Über die Wirkung von Calcium- und Natriumionen auf die Kaliumkontraktur des Warmblüterherzens	301
— s. GLITSCH, H. G., et al.	236
— s. MEINERTZ, T.	281
SCHOTT, M., s. ALBUS, K., et al.	213
SCHÜMANN, H. J., s. STARKE, K., et al.	310
SCHÜPPEL, R.: Alkohole als Inhibitoren der mikrosomalen N-Demethylierung in vitro	302
SCHULTZ, G., s. BÖHME, E., et al.	220
SCHUSTER, J., und J. KUNZE: Die Tachyphylaxie der isolierten Mastzelle	303
SCHWABE, E., W. BRUNS und M. WILDAU: Zur Inaktivierung von Penicillin in Antiseren eines künstlichen Penicillin-Antigens	304
— s. BRUNS, W., et al.	224
SEIDEL, G.: Substrate Specificity of Glass-Activated Kininogenase from Bovine Plasma	18
— H.-U. STÜCKER, and W. VOGT: The Role of Plasmin for Kinin Formation in Human Plasma	305
SEIDEL, G., und W. VOGT: Substratspezifität glasaktivierter Kininogenase aus Rinderplasma	306
SEILER, N., s. LEHR, E., et al.	268
SEITZ, N., W. KLAUS und R. KREBS: Über die Wirkung von Phosphodiesterase-Hemmstoffen am Herzen	307
SEWING, K.-FR.: Untersuchungen über den Einbau von ^{14}C-L-Glutaminsäure in Pepsin	308
SHIO, H.: On the Active Principles in Toh's Alkaline Tissue Extracts which Cause Release of Serotonin from Blood Platelets	147
SILVA, P., M. L. MACIA, and J. TORRETTI: Effect of Renal Excretion Rate on Intrarenal Distribution of Sulfonamides	427
SOEHRING, K., s. ORTIZ, A.	291
SPANEL, R., und W. FELIX: Zur Reaktivität des Kreislaufs unter Imipramin	309
STAEHELIN, M., s. MAÎTRE, L.	278
STARKE, K., A. BURGER und H. J. SCHÜMANN: Thallium und Brenzcatechinaminstoffwechsel	310
STEFFEN, J., s. STRUBELT, O., et al.	313
STEIGER, H., s. HEEG, E., et al.	244
STOCK, K., und E. WESTERMANN: Zum Mechanismus der antilipolytischen Wirkung von Phenylisopropyladenosin (PIA) in vitro	311
STOSIEK, U., und W. HARDEGG: Nachweis und Bindung eines β-Receptorenblockers in Blut und Geweben	312
STRUBELT, O., J. STEFFEN und U. STUTZ: Die chronotropen und metabolischen Wirkungen von Theophyllin und Coffein bei euthyreoten, hyperthyreoten und thyreopriven Ratten	313
STÜCKER, H.-U., s. SEIDEL, G., et al.	305
STÜHLINGER, W., G. RABERGER und O. KRAUPP: Die Wirkung von Aminorex (Menocil®) auf die Hämodynamik der Lunge	314
— s. KRAUPP, O., et al.	389
— s. RABERGER, G., et al.	296
STUTZ, U., s. STRUBELT, O., et al.	313
TAUGNER, G.: ATP als Katecholamin-Freisetzer in isotonischen Salzlösungen?	315
TEMPEL, K.: Zur Wirkung von Polyanionen auf den Nucleinsäurestoffwechsel der Maus	316
TESCHENDORF, H. J., s. KRETZSCHMAR, R., et al.	260
THUN, K.-J., s. LANGE, G.	266
TONNER, H. D., s. OHNESORGE, F. K.	290
TORRETTI, J., s. SILVA, P., et al.	427

TRITTHART, H., A. FLECKENSTEIN, B. FLECKENSTEIN, A. HERBST und H. KRAUSE: Untersuchungen über die Chinidin-artige Wirkungskomponente von β-Receptorenblockern und verwandten Substanzen. Versuche an isolierten Papillarmuskeln von Meerschweinchen 317
TRITTHART, H., s. FLECKENSTEIN, A., et al. 227
— s. GRÜN, G., et al. 239
— s. KAUFMANN, R., et al. 252
TSCHÖPE, E., und A. ZIEGLER: Versuch der Bestimmung der Anzahl der Acetylcholinreceptoren in Darm- und Herzmuskulatur des Meerschweinchens . . 318
TUCHINDA, P., s. BENTHE, H. F., et al. 214
TURNHEIM, K., s. KRAUPP, O., et al. 389
UEHLEKE, H.: N-Hydroxylierung von p-Phenetidin in vivo und durch isolierte Mikrosomen aus Lebern und Nieren: Stimulierung durch Phenobarbital-Vorbehandlung 434
— und F. SCHNITGER: Stoffwechsel von Phenacetin und p-Phenetidin in der Niere 319
UNGER, H.-J., s. KOCH, CH. 257
URBANITZ, D., H. WIEGAND und E. HABERMANN: Zur Frage der Bedeutung des Kininsystems beim thermischen Ödem der Rattenpfote 476
VOGEL, G.: Die Korrektur des nach HATCHER und BRODY fehlerhaft gemessenen Optimaltiters kardiotoner Steroide. Bestimmung des molaren Optimaltiters bei langer Überlebenszeit 320
VOGT, W., and J. LYNCKER: Differentiation between Formation, in Plasma, of Anaphylatoxin and of Endogenous Pyrogen. 23
— s. SEIDEL, G., et al. 305, 306
VOTH, D., R. SCHIPP und M. AGSTEN: Das Verhalten eines spontan aktiven glatten Gefäßmuskels in vitro unter dem Einfluß verschiedener Kationen und Pharmaka 321
WEBER, E., TH. PFLEIDERER und E. MORGENSTERN: Das Verhalten funktioneller, cytologischer und biochemischer Parameter von Blutplättchen in vitro unter der Einwirkung von Lipidemulsionen 322
WEGER, N., s. OFFTERDINGER, H. 289
WERLE, E., s. KUSCHE, J., et al. 265
— s. LORENZ, W., et al. 273, 274
WERNER, G.: Zur Stereospezifität der Tropanalkaloid-Esterasen des Kaninchens 323
— s. LEHR, E., et al. 268
WESTERMANN, E., s. BIECK, P., et al. 217
— s. STOCK, K. 311
WIEGAND, H., s. URBANITZ, D., et al. 476
WILDAU, M., s. BRUNS, W., et al. 224
— s. SCHWABE, E., et al. 304
WINKLER, H., H. PLATTNER, H. HÖRTNAGL und W. PFALLER: Zum Sekretionsmechanismus der Katecholamine: Eine Untersuchung des Nebennierenmarks mit der Gefrierätztechnik 324
— s. HÖRTNAGL, H., et al. 247
WINNE, D., s. OCHSENFAHRT, H. 55
WIRTH, K., s. MELLINGHOFF, P., et al. 282
WOLF, K., und G. FÜLGRAFF: Renaler O_2-Verbrauch und Na-Resorption nach Furosemid 325
ZETLER, G., und U. OTTEN: Aggressivität der Ratte nach kombinierter Behandlung mit Monoaminoxydase-Inhibitoren und anderen psychotropen Pharmaka, insbesondere Thymoleptica 32
— — Aggressogene Kombinationen von Psychopharmaka 326
— s. BALDAUF, J., et al. 354
— s. DOBEK, W., et al. 224
ZIEGLER, A., s. BIEGER, D., et al. 218
— s. TSCHÖPE, E. 318
ZWIETEN, P. A. VAN, s. GADKE, J. 234
— s. LÜLLMANN, H. 277
— s. SATTLER, R. W. 299

Rückenmarksreflexe und afferente Nervenleitung der Katze unter dem Einfluß von Kohlenmonoxyd*

P. BARRIOS, W. KOLL† und G. MALORNY

Pharmakologisches Institut der Universität Hamburg
(Direktor: Prof. Dr. G. MALORNY)
Max-Planck-Institut für experimentelle Medizin, Pharmakologische Abteilung, Göttingen (Direktor: Prof. Dr. Dr. W. KOLL†)

Eingegangen am 27. Januar 1969

The Effect of Carbon Monoxide on Spinal Cord Reflexes and Peripheral Afferent Nerve Fibres of the Cat

Summary. The following phenomena have been observed in cats after short exposures to different concentrations (0.159 or 0.051 Vol-$^0/_0$) of carbon monoxide (CO):

1. In peripheral afferent nerve fibres there is a decrease of the conduction velocity and of the amplitude of their mass action potential (AP).
2. In lightly anesthetized, decerebrated and low spinal animals, during the exposure to the lower concentration (0.051 Vol-$^0/_0$), there was an augmentation of the reflexes observed, accompanied by an increase of the latency in all reflexes investigated. It was more marked in the polysynaptic reflexes. The same phenomena were observed during the recuperation period after an exposure to CO at a higher concentration (0.159 Vol-$^0/_0$).
3. The observed changes in the peripheral afferent nerve fibres and in the spinal cord reflexes remained almost constant for several hours after the end of the exposure.

The increase of the reflex latency could not always be explained as resulting from a decrease in the conduction velocity of the peripheral afferent nerve fibres. It is supposed that an "intraspinal" mechanism, possibly at a synaptic level, may also be responsible for it. Therefore a more general action of CO at the synaptic level can be considered.

The observed changes in the AP of peripheral afferent nerve fibres and on the reflexes could hardly be explained as being due to hypoxia alone. The possibility that these changes could reveal an action of CO on the enzymatic activity of the peripheral nerves and on the synapses is discussed.

Some of the aspects of human carbon monoxide poisoning are discussed in relation to these experimental findings.

Key-Words: Carbon Monoxide — Peripheral Afferents — Spinal Cord Reflexes.

Zusammenfassung. In Versuchen an der Katze läßt sich am Nervenaktionspotential (NAP) zeigen, daß Kohlenmonoxyd (CO) in Konzentrationen von 510 bzw. 1590 ppm (0,051 respektive 0,159 Vol-$^0/_0$) die Leitungsgeschwindigkeit verlangsamt und die Amplitude des NAP vermindert.

---

* Herrn Prof. Dr. Dr. h.c. H. BÜRGER-PRINZ gewidmet.

Sowohl an anaesthesierten als auch an decerebrierten oder tiefspinalisierten Präparaten tritt während der Beatmung mit der niedrigen CO-Konzentration eine Verstärkung der Reflexe auf, die an den polysynaptischen Reflexen am deutlichsten zum Ausdruck kommt. Dieser Effekt ist auch in der Erholungsphase nach der Exposition in der höheren CO-Konzentration zu beobachten. Er geht einher mit einer allgemeinen Reflexzeitverlängerung.

Die aufgetretenen Veränderungen am NAP und an den Reflexen bleiben während mehrerer Stunden nach Beendigung der CO-Exposition bestehen. Diese Befunde können nicht allein durch eine Hypoxiewirkung erklärt werden. Es wird vermutet, daß eine Beeinflussung enzymatischer Vorgänge sowohl an den peripheren Nerven als auch an den Synapsen als mögliche Ursache in Frage kommt.

Anhand dieser Ergebnisse werden einige Symptome erörtert, die bei der CO-Vergiftung des Menschen vorkommen.

Schlüsselwörter: Kohlenmonoxyd — Periphere Afferenzen — Rückenmarksreflexe.

Es wird immer wieder berichtet, daß nach akuter oder wiederholter subakuter Einwirkung von Kohlenmonoxyd (CO) parkinsonähnliche Bilder und andere motorische Störungen auftreten können (RADMARK, 1943; ALMGREN, 1954; EFFENBERGER, 1957; KRÜGER et al., 1960; PETRY, 1961; BOKONJIĆ, 1963; BOUR et al., 1967). Weiterhin wird darauf hingewiesen, daß periphere Nervenausfälle zum klinischen Erscheinungsbild gehören können (WILSON u. WINKELMAN, 1924; WEXBERG, 1935; LÜTHY, 1940; RENFERT u. DREW, 1955; CONTAMIN et al., 1960; SCHOTT et al., 1961; PARIS, 1964; TRONZANO, 1964; FAURE et al., 1965; SCHOTT et al., 1967).

Bei der Auswertung des Krankengutes der I. Gengasklinik in Stockholm stellten schwedische Autoren fest (RADMARK, 1943; ALMGREN, 1954), daß außer anderen zentralnervösen Störungen oft auch „dissoziierte" vestibuläre Syndrome vorkamen. Spätere Untersuchungen ergaben, daß bei chronisch exponierten Personen häufig vestibuläre Störungen feststellbar sind (CIS u. PERANI, 1964; STRZELCZYK u. ZENK, 1964).

MALORNY (1963) und MALORNY et al. (1963) stellten bei niedrigen CO-Konzentrationen eine Minderung der Leistungsfähigkeit und der Spontanmotilität von Mäusen fest sowie eine Beeinflussung der Fluchtreaktion bei Ratten. Bei diesen Versuchen waren mehrere Stunden nach Ende der CO-Exposition noch Störungen an dem motorischen Verhalten der Tiere zu beobachten. SONTAG (1966) registrierte bei Prüfung der Fluchtreaktion an nicht narkotisierten Meerschweinchen und Ratten unter CO eine Verlängerung der Reaktionslatenz und nahm an, daß offenbar die nervöse Leitung im Reflexbogen geschädigt ist.

Aus der zitierten Literatur ergeben sich drei Fragen:

1. Läßt sich eine Wirkung relativ niedriger CO-Konzentrationen am peripheren Nerven objektivieren?

2. Ist daneben zusätzlich eine Wirkung an zentralen Synapsen vorhanden und kommen hierfür nur supraspinale Synapsen in Betracht?

3. Ist die langdauernde Nachwirkung auch niedriger CO-Konzentrationen elektrophysiologisch nachweisbar?

Zur Beantwortung dieser Fragen hielten wir Untersuchungen über die Wirkung von CO auf die Spinalmotorik der Katze aus folgenden Gründen für besonders geeignet:

a) Beim tiefspinalisierten Tier kann man das Verhalten der Spinalmotorik ohne supraspinale Einflüsse betrachten. Hierbei ist es vorteilhaft, daß die Phänomene verhältnismäßig leicht analysierbar sind und daß die gleichen Prinzipien, die man hier findet, auch in höheren Abschnitten des Zentralnervensystems geltend gemacht werden können.

b) Bei dem intakten, leicht narkotisierten und beim decerebrierten Präparat lassen sich eventuelle Änderungen der supraspinalen Einflüsse auf die Spinalmotorik feststellen, die auf die Noxe zurückgeführt werden können. Hieraus ergeben sich Hinweise zur Wirkungsform des CO auf höher gelegene Strukturen des Zentralnervensystems.

Methodik

Die Versuche wurden an 19 Katzen beiderlei Geschlechts vorgenommen. Das Körpergewicht lag zwischen 2,5 und 3,5 kg. Der Blutdruck wurde kontinuierlich in der rechten A. carotis comm. registriert. Tiere, bei denen nach der Decerebrierung sich die Kreislaufverhältnisse verschlechterten oder die Atmung aussetzte, wurden nicht berücksichtigt.

Es ergeben sich insgesamt vier Versuchsserien:
1. narkosefreie Präparate nach interkollikulärer Decerebrierung in Äthernarkose;
2. Präparate wie unter 1., jedoch zusätzlich spinalisiert zwischen Th 12 und L 1;
3. intakte Präparate, anaesthesiert mit 60 mg/kg Chloralose intraperitoneal und 10 mg/kg Nembutal i.v.;
4. Präparate wie unter 3., jedoch zusätzlich spinalisiert zwischen Th 12 und L 1.

Für die Versuche wählten wir zwei verschiedene CO-Konzentrationen:
a) ein CO-Luftgemisch mit 510 ppm CO (0,051 Vol.-%; 14 Versuche, Einwirkungsdauer 3—4 Std);
b) ein CO-Luftgemisch mit 1590 ppm CO (0,159 Vol.-%; 5 Versuche, Einwirkungsdauer 30—60 min).

Die CO-Luftgemische wurden aus Stahlflaschen den Tieren mittels maschineller Beatmung zugeführt (400—600 ml/min). Zur Ausschaltung der Spontanatmung erhielten die Katzen 2—3 mg/kg Flaxedil i.v.

Die linke Hinterextremität wurde vollständig denerviert und die proximalen Stümpfe der Nn. gastrocnemii, des N. peronaeus profundus, des N. peronaeus superficialis und des N. suralis zur Reizung freipräpariert (bipolare Platinelektroden, Rechteckimpulse, Impulsbreite 0,2 msec). In mehreren Versuchen wurden zusätzlich die kontralateralen Dorsalwurzeln von L 6—S 1 durchtrennt. Die durch Einzelreize ausgelösten Massenreflexe wurden vom zentralen Stumpf der ipsilateralen durchtrennten Ventralwurzel L 7 oder S 1 mit Ag-AgCl-Elektroden abgeleitet, nach Verstärkung auf dem Schirm eines Oscillographen dargestellt und photographiert.

Ein Mittelwert wurde durch Superposition von jeweils 20 konsekutiven Massenreflexen gebildet. Die Höhe des monosynaptischen Reflexes und das Flächenintegral unter dem polysynaptischen Reflex wurden als Kriterien für die Reflexgröße benutzt.

Es war damit zu rechnen, daß die CO-Expositionen auch zu Veränderungen an peripheren Nerven führen würden (LÜTHY, 1940; SCHOTT et al., 1961; FAURE et al., 1965). Um diesen Faktor bei den auftretenden Reflexveränderungen besser einschätzen und notfalls eliminieren zu können, wurde in nahezu der Hälfte der Versuche gleichzeitig das Nervenaktionspotential (NAP) abgeleitet. Zu diesem Zweck wurde — in den meisten Fällen an der kontralateralen Extremität — der N. ischiadicus oder einer seiner Äste (N. peronaeus comm. oder N. tibialis) in Kniegelenkhöhe freipräpariert und an dieser Stelle mit Rechteckimpulsen von 0,2 msec Dauer und supramaximaler Stärke gereizt. Das NAP wurde aus einem schmalen Bündel oder aus der gesamten Dorsalwurzel abgeleitet (L 6 oder L 7). Da der N. ischiadicus in einer Strecke von 100—120 mm nicht freipräpariert und seine Gefäßversorgung auf dieser Strecke somit nicht gestört war, durften wir annehmen, daß der Nerv auch den im Blut vorhandenen CO-Konzentrationen ausgesetzt war.

Die Versuche begannen in der Regel 2 Std nach Decerebrierung bzw. Spinalisierung. Im einzelnen wurden untersucht:
1. der monosynaptische Extensorreflex, ausgelöst an den Nn. gastroc. mit einer für Gruppe I-Afferenzen supramaximalen Reizstärke;
2. der monosynaptische Flexorreflex, ausgelöst am N. peron. prof. mit einer für Gruppe I-Afferenzen supramaximalen Reizstärke;
3. der polysynaptische Flexorreflex, ausgelöst am N. peron. superf. oder am N. suralis mit einer supramaximalen Reizstärke für die Afferenzen der Gruppen II und III;
4. die Leitungszeiten in den Afferenzen der Gruppen I und II.

Zur Ermittlung des CO-Hb-Gehaltes unter den beschriebenen Versuchsbedingungen wurden in besonderen Kontrollversuchen Katzen mit den angewandten CO-Luftgemischen beatmet und der CO-Hb-Gehalt laufend bestimmt. Dieses Vorgehen erwies sich als notwendig, da eine CO-Hb-Bestimmung an den Reflexkatzen die Reflexmessungen durch häufige Blutentnahmen gestört hätte. Zur CO-Hb-Bestimmung, die als Doppelanalyse nach FRETWURST u. MEINICKE (1958/59) erfolgte, wurden alle 30 min Blutproben aus der A. femoralis entnommen.

Für die Durchführung der CO-Hb-Bestimmungen sind wir Herrn Dr. F. LUTZ sehr zu Dank verpflichtet.

Ergebnisse

1. Verhalten der Amplitude und der Leitungszeit des NAP unter CO

Unter einer 3stündigen CO-Luftbeatmung mit 510 ppm beobachtet man eine Amplitudenabnahme des Nervenaktionspotentials (NAP) peripherer Afferenzen und eine Verlängerung der Leitungsgeschwindigkeit (LG). Abb. 1 dient als Beispiel dazu. Bei der Kontrolle beträgt die LG der schnelleitenden Afferenzen (Abb. 1 A I, auf den Anfang des NAP bezogen) 124 m/sec und die der langsamer leitenden 73—47 m/sec. Nach 1 Std CO-Exposition (Abb. 1 A II) ist eine Verlangsamung der LG der schnelleitenden Afferenzen nur angedeutet, indessen ist die LG der langsameren Faser auf 69 m/sec herabgesetzt; außerdem ist hier eine Abnahme der Amplitude deutlich. Am Ende der 3stündigen CO-Exposi-

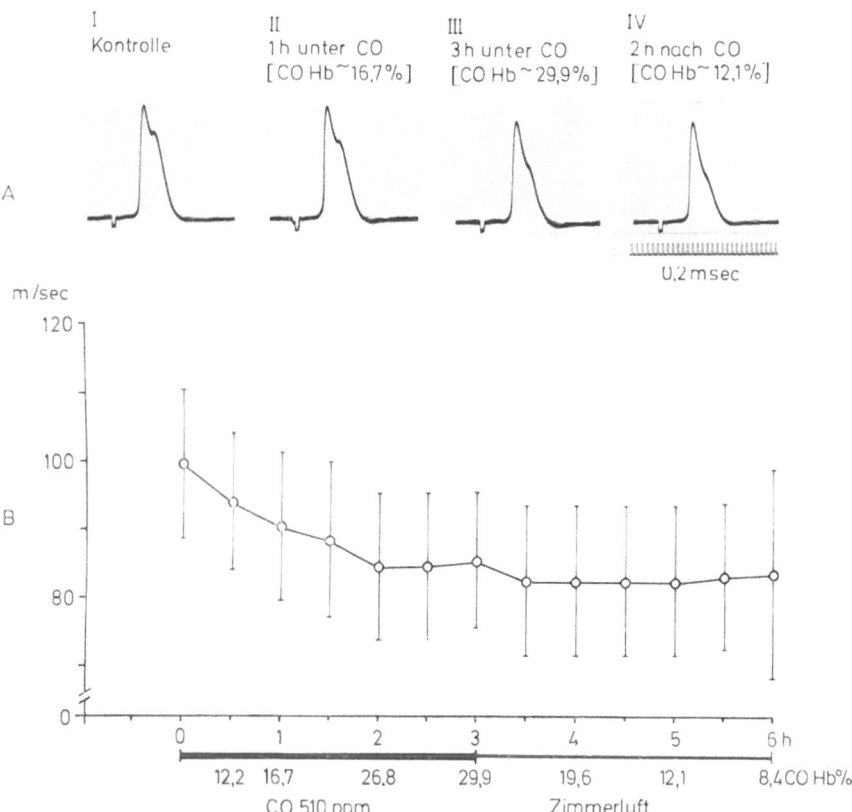

Abb. 1 A und B. Anaesthesierte Katze. Langanhaltende Wirkung auf das NAP der Afferenzen der Gruppen I und II und auf die LG der Gruppe-I-Afferenzen während und nach 3stündiger Beatmung mit 510 ppm CO in Luft. A Reiz des N. ischiadicus in der Kniekehle; Reizstärke zweimal Schwellenwert für Gruppe-I-Afferenzen. Ableitung von Dorsalwurzel L 7. A *II* Nach $^1/_2$ Std CO-Beatmung ist bei den langsamer leitenden Afferenzen eine Abnahme der LG meßbar, bei den schnellen Afferenzen nur angedeutet. Die Amplitude des NAP der langsamer leitenden Afferenzen hat gleichfalls abgenommen. A *III* Am Ende der CO-Exposition sind diese Veränderungen an beiden Fasergruppen meßbar und 2 Std später sind sie praktisch unverändert geblieben. B Mittelwerte der LG der Gruppe-I-Afferenzen. Ergebnisse aus sechs Versuchen. Eine Abnahme der LG ist schon nach 1 Std feststellbar und wird während der weiteren CO-Exposition noch deutlicher. 3 Std nach Ende der CO-Beatmung sind die Anfangswerte noch nicht wieder erreicht

tion (Abb. 1 A III) ist auch bei den schnelleitenden Afferenzen eine Amplitudenabnahme auf 86% des Kontrollwertes zu erkennen, und die LG ist bereits auf 100 m/sec verlangsamt. Bei den langsamer leitenden Afferenzen ist die Abnahme der Amplitude noch deutlicher (73% des Kontrollwertes), und die LG ist auf 65 m/sec herabgesetzt. Trotz Beatmung mit Zimmerluft bleiben die Veränderungen 2 Std nach Ende der CO-Exposition unverändert bestehen; danach wurde der Versuch beendet. Die Abnahme der LG im Mittel ist für Gruppe-I-Afferenzen aus Abb. 1 B ersichtlich.

2. Verhalten der Reflexe am tiefspinalisierten Präparat

a) 510 ppm CO. Während und nach 3stündiger Exposition in der niedrigen CO-Konzentration war ein excitatorischer CO-Einfluß auf die polysynaptischen Reflexe stark ausgeprägt; die Vergrößerung der Reflexe blieb auch 3 Std nach Beendigung der CO-Exposition unverändert erhalten (Abb. 2). Demgegenüber waren die Veränderungen der monosynaptischen Reflexe nur gering: Der monosynaptische Extensorreflex nahm wenig zu oder wenig ab, der monosynaptische Flexorreflex

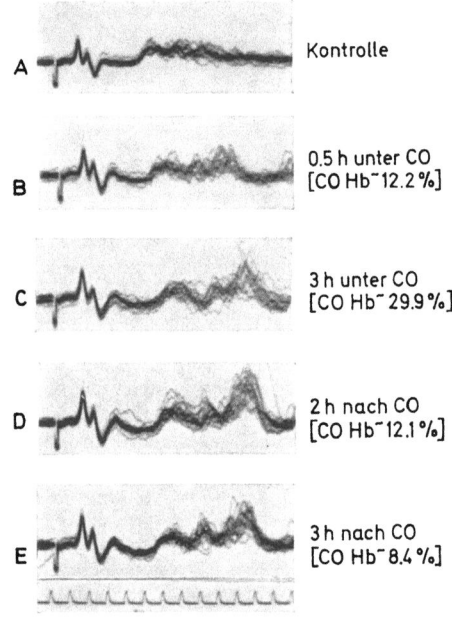

Abb. 2 A—E. Anaesthesiertes, tiefspinalisiertes Präparat. Wirkung auf den polysynaptischen Reflex während und nach Beatmung mit 510 ppm CO in Luft. A Kontrolle: Einzelreize am N. peron. superf. $3^{1}/_{2}$ Std nach Spinalisierung. B $^{1}/_{2}$ Std unter CO. Die Größe des Reflexes ist auf 150% des Kontrollwertes angestiegen. C Am Ende der CO-Exposition beträgt die Größe des Reflexes 210% und die Reflexzeit 129% des Kontrollwertes. D 2 Std nach Ende der CO-Beatmung ist der polysynaptische Reflex noch größer (234%); die Reflexzeit bleibt um ca. 1,0 msec länger als vor der Exposition (123% der Kontrolle). E 3 Std nach Ende der CO-Beatmung sind die Veränderungen bestehen geblieben

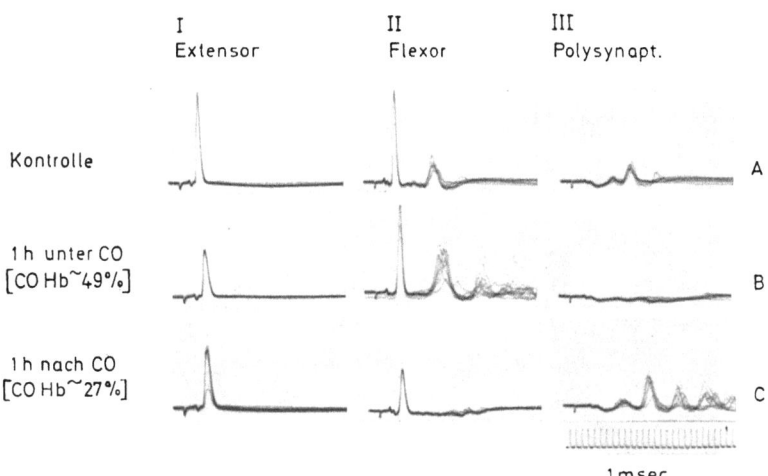

Abb. 3 A—C. Tiefspinalisiertes, nicht anaesthesiertes Präparat. Erholungsphase nach einer kurzzeitigen Exposition in einem CO-Luftgemisch mit 1590 ppm CO. *I* monosynaptischer Extensorreflex nach Einzelreizen an den Nn. gastroc.; *II* gemischter monosynaptisch-polysynaptischer Flexorreflex nach Einzelreizen am N. peron. comm.; *III* rein polysynaptischer Reflex nach Einzelreizen am N. suralis. A Kontrolle. B Am Ende der Exposition ist eine depressive Wirkung besonders an den polysynaptischen Reflexen bemerkbar. Bei den monosynaptischen Reflexen deutliche Zunahme der Reflexzeit. C 1 Std nach Ende der Exposition ist der monosynaptische Extensorreflex noch schwach auslösbar und seine Amplitude stark fluktuierend. Der gemischte und der rein polysynaptische Flexorreflex zeigen eine deutliche Größenzunahme. Andere polysynaptische Reflexkomponenten sind hinzugekommen. Die Reflexzeitverlängerung gegenüber den Kontrollen ist jetzt bei allen Reflexkomponenten meßbar. Die Reflexzeit des monosynaptischen Reflexes gegenüber den Werten der Reihe B ist unverändert geblieben

nahm bei der Mehrzahl der Tiere zu und blieb bei einigen unverändert. Die Reflexzeiten waren für alle Reflexe verlängert.

b) 1590 ppm CO. Während der Exposition in der hohen CO-Konzentration nahmen die Amplituden aller Reflexe innerhalb 1 Std bis auf zum Teil nicht meßbare Werte ab (Abb. 3). Nach Beendigung der CO-Beatmung wurde die Aktivität aller Reflexe wieder meßbar. Bemerkenswert ist jedoch, daß die Größe der polysynaptischen Reflexe auf Werte anstieg, die erheblich über den Kontrollwerten lagen (Abb. 3C). Dies blieb auch nach Beatmung mit Luft über mehrere Stunden unverändert. Auch der monosynaptische Flexorreflex erholte sich; seine Amplitude stieg bei der Mehrzahl der Tiere ebenfalls während der Erholungsphase über den Kontrollwert, jedoch war diese Amplitudenvergrößerung vergleichsweise gering. Die Amplitude des monosynaptischen Extensorreflexes erreichte den Kontrollwert beinahe oder vollständig. Die Reflexzeiten waren für alle Reflexe verlängert (Abb. 3C).

3. Verhalten der Reflexe am decerebrierten Präparat

a) 510 ppm CO. Nach 3stündiger Exposition in der niedrigen CO-Konzentration verhielten sich die Amplituden des monosynaptischen Extensor- und Flexorreflexes und die Größe der polysynaptischen Reflexe wie beim spinalisierten Tier. Auch die Reflexzeiten nahmen in allen Fällen zu.

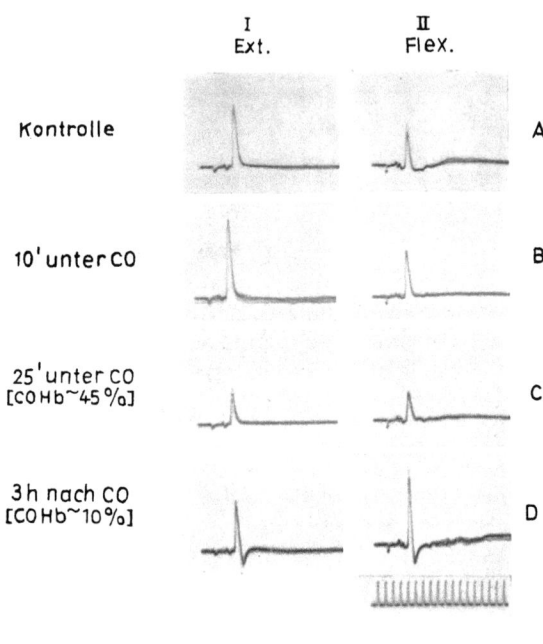

Abb. 4A—D. Decerebrierte Katze. Wirkung auf die monosynaptischen Reflexe während und nach kurzzeitiger Beatmung mit 1590 ppm CO. *I* Extensorreflexe nach Einzelreizen an den Nn. gastroc. *II* Flexorreflexe nach Einzelreizen am N. peron. prof. Ableitung an der Ventralwurzel S 1. Jeweils 20 Reflexpotentiale superponiert. A Kontrolle. Nach einer vorübergehenden Steigerung (B) nehmen beide monosynaptischen Reflexe am Ende der CO-Exposition (C) sichtbar ab. Dabei ist für beide die Reflexzeit gestiegen. 3 Std nach Ende der Expositionszeit (D) zeigt der Flexorreflex (D *II*) eine erheblich größere Amplitude als der Extensorreflex (D *I*). Die Reflexzeit ist bei beiden immer noch um ca. 0,3 msec verlängert

b) 1590 ppm CO. Wie beim spinalisierten Tier nahmen die Reflexamplituden, nach vorübergehender Steigerung (Abb. 4B), stark ab (Abb. 4C). Nach Beendigung der Beatmung mit CO erholten sich alle Reflexe. Wie beim spinalisierten Tier erreichten die Größen der polysynaptischen Reflexe (nicht abgebildet) immer Werte, die gegenüber den Kontrollen erheblich bedeutender waren. Auch die Amplitude des monosynaptischen Flexorreflexes kehrte bei der Mehrzahl der Tiere auf Werte zurück, die wenig größer als die Kontrollwerte waren (Abb. 4 D II). In mehreren Fällen löste ein Reiz vor der CO-Exposition nur einen monosynaptischen Flexorreflex aus, in der Erholungsphase nach der CO-Exposition jedoch zusätzlich eine polysynaptische Reflexkomponente (Abb. 5 C, D, E und Abb. 7 A III). Im Verhalten des monosynaptischen Extensorreflexes zeigte sich ein deutlicher Unterschied gegenüber den spinalisierten Präparaten: Die Reflexamplitude blieb auch nach längerer Beatmung mit Luft gegenüber dem Kontrollwert deutlich vermindert (Abb. 4 D I). Die Reflexzeit nahm häufig und langandauernd zu.

4. Verhalten der Reflexe an der anaesthesierten Katze

a) 510 ppm CO. Nach 3stündiger Exposition in der niedrigen CO-Konzentration verhielten sich die polysynaptischen Reflexe (Abb. 6 III, IV) und die Amplituden des monosynaptischen Extensor- und Flexorreflexes (nicht abgebildet) wie bei den spinalisierten oder decerebrierten Tieren. Auch die Reflexzeiten nahmen in allen Fällen zu.

b) 1590 ppm CO. Auch bei den nur anaesthesierten Tieren genügte die Exposition in der höheren CO-Konzentration während 30 min, um die Größe aller Reflexe auf nicht meßbare Werte zu reduzieren. Alle Reflexe erholten sich nach Beatmung mit Luft. Die Größen der polysynaptischen Reflexe erreichten dabei wie bei den decerebrierten oder spinalisierten Präparaten immer Werte, die erheblich über denen der Kontrollwerte lagen und während Stunden unverändert bestehen blieben. Die monosynaptische Flexorreflex-Amplitude war bei der Mehrzahl der Tiere gegenüber dem Kontrollwert wenig vergrößert. Der monosynaptische Extensorreflex war wenig größer oder kleiner als sein Kontrollwert.

5. Reflexzeiten und Leitungszeiten

Die fast ausnahmslos beobachtete Zunahme der Reflexzeiten nach CO-Exposition, die unabhängig von der CO-Konzentration oder von der Art des Reflexes auftritt, konnte durch die gleichzeitige Zunahme der Leitungszeit in den Afferenzen nicht immer erklärt werden. Im Beispiel der Abb. 7 wurden der monosynaptische Flexorreflex und das NAP am selben Nerven (N. peron. comm.) ausgelöst. Nach Ende der CO-Exposition ist eine Zunahme der Reflexzeit (und Reflexamplitude) eingetreten, die Leitungszeit (und Amplitude) des NAP jedoch unverändert geblieben.

Zusammenfassend läßt sich sagen, daß sowohl bei den intakten und decerebrierten als auch bei den spinalisierten Präparaten die CO-Einwirkung durch eine Zunahme der Beugereflexe charakterisiert ist. Dies kann von einer Abnahme der Streckreflexe begleitet sein. Zur gleichen

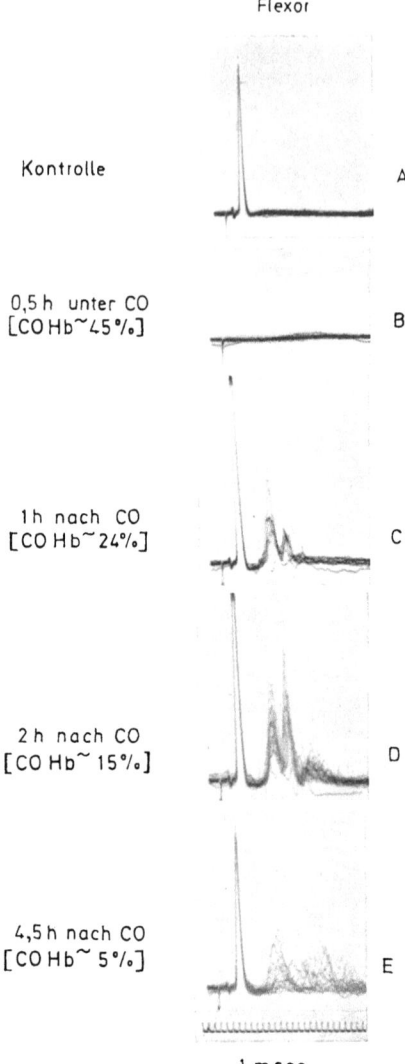

Abb. 5 A—E. Decerebrierte Katze. Langdauernde Wirkung auf den monosynaptischen und den polysynaptischen Flexorreflex nach kurzzeitiger Exposition in einem CO-Luftgemisch mit 1590 ppm CO. Einzelreize am N. peron. comm. Ableitung an der Ventralwurzel L 7. A Kontrolle. B Am Ende der halbstündigen Exposition ist der monosynaptische Reflex erloschen. C—D In der Erholungsphase ist eine deutliche Amplitudenzunahme des monosynaptischen Reflexes bemerkbar, die mit einer Verlängerung der Reflexzeit einhergeht. Gleichzeitig tritt ein polysynaptischer Reflex auf, der unter gleichen Reizbedingungen bei der Kontrolle nicht auslösbar war. E Am Versuchsende ist am monosynaptischen Reflex noch eine Amplitudenzunahme erkennbar. Auch die Reflexzeitzunahme ist noch deutlich und der hinzugekommene polysynaptische Reflex ist noch gut auslösbar

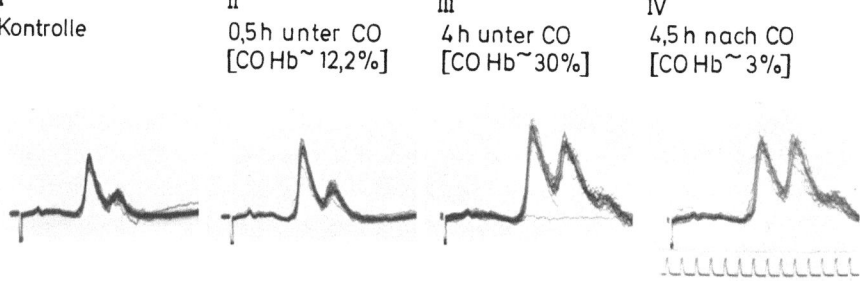

Abb. 6. Verhalten des polysynaptischen Reflexes einer narkotisierten Katze während mehrstündiger Beatmung mit 510 ppm CO und 4½ Std nach Ende der CO-Exposition. Einzelreize am N. peron. comm. Jeweils 20 Reflexpotentiale superponiert. *I* Kontrolle. *II* Schon nach 30 min CO-Beatmung ist eine Zunahme der Reflexgröße um 40% feststellbar. *III* Am Ende der CO-Exposition beträgt die Reflexgröße 340% des Kontrollwertes und die Reflexzeit ist um 1,0 msec angestiegen. *IV* 4½ Std nach Ende der CO-Beatmung keine wesentliche Änderung der Reflexgröße und Reflexzeit, obwohl die im Blut aufgenommene CO-Menge praktisch eliminiert ist

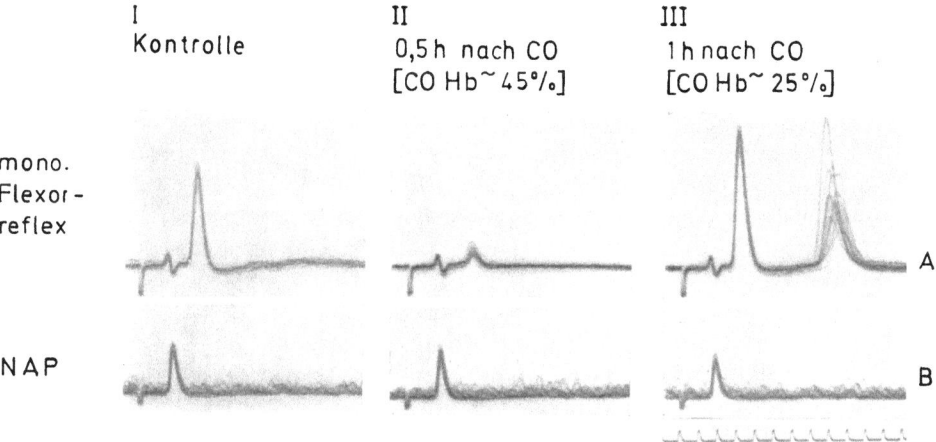

Abb. 7. Decerebriertes Präparat. Wirkung auf die Reflexzeit des monosynaptischen Reflexes und auf die LG schneller Afferenzen während und nach einer kurzen Exposition mit 1590 ppm CO. In Serie (A) und (B) Reizung desselben Nerven (N. peron. comm., 460 mV, 0,2 msec), jedoch Ableitung in Serie (A) von der Ventralwurzel L 7, in Serie (B) vom distalen Stumpf eines durchtrennten Filaments aus der Dorsalwurzel L 6. *I* Kontrolle. *II* Nach 30 min CO-Beatmung ist der monosynaptische Reflex sehr klein geworden und die Reflexzeit hat um ca. 0,2 msec zugenommen; in der LG der schnellen Afferenzen ist aber keine Änderung eingetreten. *III* 1 Std nach Ende der CO-Exposition ist noch immer keine Änderung an der LG der schnellen Afferenzen festzustellen, aber die Reflexzeit des monosynaptischen Reflexes ist noch um ca. 0,2 msec gegenüber der Kontrolle verlängert. Außerdem ist eine deutliche Amplitudenzunahme am monosynaptischen Reflex feststellbar und eine fluktuierende polysynaptische Komponente ist hinzugekommen (vgl. mit Abb. 5)

Zeit tritt eine Verlängerung der Reflexzeit an den monosynaptischen und an den polysynaptischen Reflexen auf. In der LG der peripheren Afferenzen tritt gleichzeitig eine nicht unerhebliche Abnahme auf. Diese reicht aber allein nicht aus, um die Zunahme der Reflexzeit zu erklären. Alle diese Veränderungen bleiben bis zu $4^1/_2$ Std nach Beendigung der CO-Exposition sehr deutlich erhalten. Zu diesem Zeitpunkt enthielt das Blut weniger als 5% CO-Hb.

Diskussion

Die erste eingangs gestellte Frage nach einer Objektivierbarkeit klinischer Beobachtungen, wonach relativ niedrige CO-Konzentrationen am peripheren Nerven wirksam sind, läßt sich nach den vorliegenden Untersuchungen bejahen. Die in unseren Versuchen bei relativ niedrigen CO-Konzentrationen beobachteten Veränderungen am NAP peripherer Afferenzen, nämlich Abnahme der Amplitude und der Leitungsgeschwindigkeit (Abb. 1 A, B), zeigen jedoch während der Exposition in CO einen ähnlichen Verlauf wie diejenigen während Anoxie oder Ischämie am peripheren Nerven (COOPER, 1923; HEINBECKER, 1929; HEINBECKER u. BISHOP, 1931; FOX u. KENMORE, 1967). Es erhebt sich die Frage, ob die Veränderungen unter CO-Einwirkung allein durch eine Hypoxiewirkung zu erklären sind.

Für hypoxische Veränderungen in der Funktion des Axons gibt es zwei typische Befunde. Erstens werden solche Veränderungen erst nach weitgehender Reduktion des Sauerstoffangebots im externen Medium beobachtet (COOPER, 1923; HEINBECKER, 1929; HEINBECKER u. BISHOP, 1931; FOX u. KENMORE, 1967), zweitens sind die hypoxischen Veränderungen schnell reversibel, wenn der Sauerstoffgehalt im externen Medium wieder erhöht wird (Lit. bei FOX u. KENMORE, 1967).

Da wir deutliche Veränderungen an der Amplitude und an der Leitungsgeschwindigkeit peripherer Afferenzen bei relativ niedrigen CO-Konzentrationen (510 ppm, Abb. 1) beobachtet haben, wobei ungeachtet des Haldane-Effekts (HALDANE, 1912) die Herabsetzung des Blutsauerstoffgehaltes keine sehr hohen Werte erreicht haben kann, dürfen wir annehmen, daß diese Veränderungen nicht durch Hypoxie, sondern durch eine Nachwirkung des CO auf enzymatische Vorgänge am peripheren Nerven erklärt werden können. Dafür spricht auch, daß diese Störungen während der Erholungsphase noch mehrere Stunden unverändert bestehen blieben, obwohl die CO-Hb-Werte im Blut bereits sehr gering geworden waren. An dieser Stelle erscheint bemerkenswert, daß FRIEDE (1959) am Mammaliernerven eine unterschiedliche Verteilung der oxydativen Fermente in Abhängigkeit vom Kaliber des peripheren Axons beschrieben hat. Er stellte fest, daß die Fortsätze der Neurilemmazellen, die sich in unmittelbarer Nähe der Schnürringe befinden, Succinyldehydrogenase enthalten. Dieser Befund läßt daran denken, daß dieses Ferment eine wichtige Rolle im Stoffwechsel der Membran in der Nähe der Schnürringe spielen könnte. PUREC et al. (1962) fanden an Desulfovibrio desulfuricans in vitro bei einer CO-Konzentration von 3000 ppm eine Hemmung der Dehydrogenaseaktivität von 50%. Auch noch bei niedrigeren CO-Konzentrationen war eine deutliche Hemmung dieses Ferments erreichbar.

Die zweite eingangs formulierte Frage nach einer Wirkung von CO an zentralnervösen Synapsen läßt sich anhand der vorliegenden Befunde dahingehend beantworten, daß eine solche Wirkung auch bei relativ niedrigen CO-Konzentrationen sicher nachweisbar ist, und daß sie sich nicht nur an supraspinalen Synapsen, sondern auch auf spinaler Ebene sehr deutlich manifestiert. Besonders die starke Vergrößerung der Amplitude polysynaptischer Reflexe auch an spinalisierten Tieren beweist dies.

Erneut erhebt sich die Frage, ob die durch CO-Beatmung bedingten Veränderungen bloße Folgen einer Hypoxie sein könnten. Wie bereits bei den Axonen nehmen wir auch hier zusätzlich einen anderen Wirkungsmechanismus an den zentralnervösen Synapsen an. Die regelmäßig auftretende Verlängerung der Reflexzeit sowohl am monosynaptischen als auch am polysynaptischen Reflex (Abb. 2—7) unterscheidet unsere Befunde von denen, die unter Hypoxie erhoben wurden (KIRSTEIN, 1951). Ferner weiß man aus den Untersuchungen von LØYNING (1965) und ECCLES et al. (1966), daß die durch Hypoxie hervorgerufenen Veränderungen der Amplitude des monosynaptischen Reflexes sofort verschwinden, wenn die Tiere mit normaler Luft beatmet werden. Im Gegensatz dazu blieben in unseren Versuchen die CO-bedingten Veränderungen der Reflexamplituden auch mehrere Stunden nach Ende der CO-Exposition bestehen (Abb. 4—6). Darüber hinaus verlängerte CO auch die Reflexzeit, und diese Veränderung blieb gleichfalls nach Ende der CO-Exposition und mehrstündiger Beatmung mit Luft bestehen.

Auf Grund dieser Befunde dürfen wir annehmen, daß die Aktivität von Fermenten, die für die adäquate Funktion der inhibitorischen Systeme auf spinaler Ebene verantwortlich sind (ANDEN et al., 1965, 1966a und b), unter CO-Einwirkung gestört wird. Dieser Effekt ist beim gegenwärtigen Stand unserer Kenntnisse schwerlich nur durch eine Hypoxiewirkung zu erklären. Es ist wenig wahrscheinlich, daß die Ursprungszellen dieser Systeme (HOLMQVIST u. LUNDBERG, 1961; LUNDBERG, 1966) gegen den durch die Blockade des Hämoglobins verursachten — in unseren Versuchen relativ kleinen — Sauerstoffmangel besonders empfindlich reagieren sollen. Nach den pathologisch-anatomischen Untersuchungen an Menschen und Hunden (LEWEY u. DRABKIN, 1944; ALMGREN, 1954) zeigen die Veränderungen nach akuten und wiederholten CO-Expositionen eine mehr diffuse oder andere Gebiete bevorzugende Lokalisation als im unteren Hirnstamm. Somit kann man die langanhaltende Zunahme der Reflexgröße und der Reflexzeit während der Erholungsphase nach einer CO-Exposition nicht allein durch eine Hypoxiewirkung erklären.

In mehreren Versuchen haben wir die Reflexzeitzunahme nicht nur durch eine Verringerung der Leitungsgeschwindigkeit der Afferenzen erklären können (Abb. 7). In diesen Fällen müssen wir zusätzlich einen „intraspinalen" Faktor annehmen. Damit ist auch die dritte in der Einleitung formulierte Frage beantwortet. Über die Art dieses intraspinalen Faktors lassen sich aus dem vorliegenden experimentellen Material keine Aussagen ableiten. Einige Möglichkeiten scheinen uns jedoch der Diskussion und weiteren experimentellen Prüfung wert. Polysynaptische Reflexe unterliegen der Inhibition durch spinale und supraspinale Neurone (LUNDBERG, 1966). Die Zunahme der polysynaptischen Reflexe auch nach Spinalisierung läßt zunächst daran denken, daß vornehmlich der Ausfall spinaler inhibitorischer Interneurone für die CO-bedingte Zunahme der polysynaptischen Reflexe verantwortlich ist. Es läßt sich grundsätzlich eine Dämpfung der Inhibitionswirkung auch supraspinaler Neurone — im Falle des nicht spinalisierten Präparates — jedoch nicht ausschließen.

Aus unseren Ergebnissen lassen sich Folgerungen für die Klinik ableiten. Da wir bei der Exposition in relativ niedrigen CO-Konzentrationen an peripheren Afferenzen Leitungsgeschwindigkeitsverzögerungen feststellen konnten, die sonst im Tierexperiment erst bei Anoxie und Ischämie beobachtet werden (COOPER, 1923; HEINBECKER, 1929; HEINBECKER u. BISHOP, 1931; FOX u. KENMORE, 1967), dürfen wir annehmen, daß längere Expositionen in höheren CO-Konzentrationen, die häufig bei der CO-Vergiftung des Menschen vorkommen, zu tiefergreifenden Veränderungen an den peripheren Nerven führen. Auch die nach akuter CO-Aufnahme am Menschen häufig beobachteten peripheren Nervenausfälle (u. a. LÜTHY, 1940; CONTAMIN et al., 1960; SCHOTT et al., 1961; FAURE et al., 1965) könnten somit ihre experimentelle Erklärung finden.

Die von uns beobachtete Verstärkung der Beugereflexe in der Erholungsphase nach höheren CO-Konzentrationen (1590 ppm) und während der Exposition in niedrigeren Konzentrationen (510 ppm) könnte auch bei manchen Patienten nach akuter CO-Vergiftung vorliegen. In diesem Zusammenhang sind Befunde von SCHOTT et al. (1961), BOKONJIĆ (1963) und BOUR et al. (1967) interessant: Die Autoren berichten, daß bei einigen Patienten durch die Manipulationen der neurologisch-klinischen Untersuchung — also durch den dabei auftretenden afferenten Impulseinstrom — eine Zunahme der schon bestehenden „Rigidität" eintreten kann und daß dadurch gelegentlich sogar Krämpfe ausgelöst werden können.

Aus den Beobachtungen der schwedischen Autoren über „chronische" CO-Vergiftungen an Menschen (RADMARK, 1943; ALMGREN, 1954) ergibt sich, daß die häufigste Erscheinung eine Störung des vestibulären Systems ist. STRZELCZYK u. ZENK (1964) fanden bei einer großen Anzahl ihrer chronisch exponierten Patienten ebenfalls vestibuläre Symptome; außerdem klagten diese Patienten über „Schwachwerden", „Unsicherheitsgefühl beim Gehen" und „Schwachwerden in den Knien". In diesem Zusammenhang sind die Befunde von CARLI et al. (1966), DIETE-SPIFF et al. (1967) und POMPEIANO et al. (1967) interessant. Diese Autoren konnten zeigen, daß das fusimotorische System in den Hinterextremitäten der Katze von den Vestibulariskernen her aktiviert werden kann. Man muß also damit rechnen, daß eine Störung dieses Systems auch bei einer chronischen CO-Einwirkung vorliegen kann. Darüber hinaus sollte man auch daran denken, daß nicht nur eine Störung der Supraspinalmotorik, sondern auch der Spinalmotorik zur Erklärung der erwähnten klinischen Symptome in Frage kommen kann. In welcher Weise CO dabei wirksam ist, haben wir experimentell gezeigt.

Die langanhaltende Nachwirkung von CO ist auch nach dosierten CO-Expositionen am visuellen System des Menschen beobachtet worden (HALPERIN et al., 1959; VON POST-LINDEN, 1964). Besonders erwähnenswert erscheint uns, daß VON POST-LINDEN in seinen Befunden einen Unterschied zwischen CO- und Hypoxiewirkung feststellte.

Abschließend kann gesagt werden, daß sowohl die Beobachtungen an den CO-Vergiftungen des Menschen (u. a. LÜTHY, 1940; RADMARK, 1943; BOKONJIĆ, 1963; BOUR et al., 1967) als auch die von uns erhobenen Befunde dafür sprechen, daß eine CO-Vergiftung sich bevorzugt an bestimmten Strukturen im Nervensystem manifestiert (im Falle der Spinalmotorik an inhibitorisch wirksamen Synapsen), und zwar wahrscheinlich dort, wo Prozesse stattfinden, die eine vermehrte Enzymtätigkeit und hohe Stoffwechselaktivität notwendig machen. Da in unseren Experimenten die beobachteten Veränderungen auch Stunden nach beendeter CO-Exposition und weitgehender Elimination des CO aus dem Blut anhält, ist anzunehmen, daß der komplexe Wirkungsmechanismus des CO im Nervensystem nicht allein die Folge einer Hämoglobinblockade darstellt. Dem CO-Gehalt des Gewebes scheint größere Bedeutung zuzukommen. Für einen Übertritt des CO in das Gewebe sprechen CO-Verteilungsstudien, die GÖTHERT u. MALORNY (1968) neuerdings an Kaninchen vorgenommen haben.

Literatur

ALMGREN, S.: 12 Jahre Erfahrungen auf dem Gebiete der chronischen Kohlenmonoxydvergiftung in Schweden. Arch. Gewerbepath. Gewerbehyg. 13, 97—131 (1954).
ANDEN, N. E., G. M. JUKES, A. LUNDBERG, and L. VYKLICKY: The effect of DOPA on the spinal cord. I. Influence on transmission from primary afferents. Acta physiol. scand. 67, 373—386 (1966a).
— — — The effect of DOPA on the spinal cord. II. A pharmacological analysis. Acta physiol. scand. 67, 387—397 (1966b).
— T. MAGNUSSON, and E. ROSENGREN: Occurrence of dihydroxyphenylalanine decarboxylase in nerves of the spinal cord and sympathetically innervated organs. Acta physiol. scand. 64, 127—135 (1965).
BOKONJIĆ, N.: Stagnant anoxia and carbon monoxide poisoning. Electroenceph. clin. Neurophysiol. Suppl. 21 (1963).
BOUR, H., M. TUTIN, and P. PASQUIER: The central nervous system and carbon monoxide poisoning. I. Clinical data with reference to 20 fatal cases. In: Progress in Brain Research, Vol. 24, pp. 1—30. Ed. by H. BOUR and I. MCA. LEDINGHAM. Amsterdam: Elsevier Publ. Co. 1967.

Carli, G., K. Diete-Spiff, and O. Pompeiano: Skeletomotor and fusimotor control of gastrocnemius muscle from Deiters' nucleus. Experientia (Basel) 22, 583 to 584 (1966).

Cis, C., e G. Perani: La funzionalita cocleo-vestibolare nell'ossicarbonismo. Arch. ital. Otol. 75, 635–643 (1964).

Contamin, F., M. Goulon et A. Margairaz: Polynévrites observées chez des sujets utilisant comme moyen de chauffage des appareils à combustion catalytique de l'essence. Rev. neurol. 103, 341–354 (1960).

Cooper, S.: The rate of recovery of nerves in asphyxia. J. Physiol. (Lond.) 58, 41–48 (1923).

Diete-Spiff, K., G. Carli, and O. Pompeiano: Spindle responses and extrafusal contraction on stimulation of the VIIIth cranial nerve or the vestibular nuclei in the cat. Pflügers Arch. ges. Physiol. 293, 276–280 (1967).

Eccles, R. M., Y. Løyning, and T. Oshima: Effects of hypoxia on the monosynaptic reflex pathway in the cat spinal cord. J. Neurophysiol. 29, 315–332 (1966).

Effenberger, E.: Das Kohlenmonoxyd und dessen Bedeutung in der Hygiene. Medizin-Metereologische Hefte (Hamburg) No. 12, 1957.

Faure, J., D. Vincent, P. Eschapasse, R. Castaing, P. Loiseau et R. Chevais: Exploration fonctionelle de l'intoxication par l'oxyde de carbone. J. Méd. Bordeaux 142, 391–402 (1965).

Fox, J. L., and P. I. Kenmore: The effect of ischemia on nerve conduction. Exp. Neurol. 17, 403–419 (1967).

Fretwurst, F., u. K. H. Meinecke: Eine neue Methode zur quantitativen Bestimmung des Kohlenoxydhämoglobins im Blut. Arch. Toxikol. 17, 273–283 (1958/59).

Friede, R. L.: Transport of oxidative enzymes in nerve fiber; a histochemical investigation of the regenerative cycle in neurons. Exp. Neurol. 1, 441–465 (1959).

Göthert, M., u. G. Malorny: Zur Verteilung von Kohlenmonoxid zwischen Blut und Gewebe. Arch. Toxikol. (im Druck).

Haldane, J. S.: The dissociation of oxyhemoglobin in human blood during partial CO poisoning. J. Physiol. (Lond.) 45, 22–24 (1912–1913).

Halperin, M. H., R. A. McFarland, J. I. Niven, and F. J. Roughton: The time course of the effects of carbon monoxide on visual threshold. J. Physiol. (Lond.) 146, 583–593 (1959).

Heinbecker, P.: Effect of anoxemia, carbon dioxide and lactic acid on electrical phenomena of myelinated fibers of the peripheral nervous system. Amer. J. Physiol. 89, 58–83 (1929).

—, and G. H. Bishop: Effect of anoxemia, carbon dioxide and lactic acid on electrical phenomena of myelinated and unmyelinated fibers of the autonomic nervous system. Amer. J. Physiol. 96, 613–627 (1931).

Holmqvist, B., and A. Lundberg: Differential supraspinal control of synaptic actions evoked by volleys in the flexion reflex afferents in alpha motoneurones. Acta physiol. scand. 54, Suppl. 186 (1961).

Kirstein, J.: Early effects of oxygen lack and carbon dioxide excess on spinal reflexes. Acta physiol. scand. 23, Suppl. 80 (1951).

Krüger, P. D., O. Zorn u. F. Portheine: Probleme akuter und chronischer Kohlenoxyd-Vergiftungen. Arch. Gewerbepath. Gewerbehyg. 18, 1–21 (1960).

Lewey, F. H., and D. L. Drabkin: Experimental chronic carbon monoxide poisoning of dogs. Amer. J. med. Sci. 208, 502–511 (1944).

Løyning, Y.: Effects of barbiturates and lack of oxygen on the monosynaptic reflex pathway of the cat spinal cord. In: Studies on Physiology, ed. by D. R. Curtis and A. K. McIntyre. Berlin-Göttingen-Heidelberg: Springer 1965.

LUNDBERG, A.: Integration in the reflex pathway. In Nobel Symposium I. Muscular afferents and motor control, pp. 275—305, ed. by R. GRANIT. Stockholm: Almqvist and Wiksel 1966.

LÜTHY, F.: Die peripheren Neuritiden bei den gewerblichen Vergiftungen nebst Beiträgen zur Frage der Exposition. Z. Unfallmed. Berufskrankh. 34, 34—63 (1940).

MALORNY, G.: Beeinflussung der Leistungsfähigkeit durch Kohlenoxyd. Staub 23, 156—157 (1963).

— G. FODOR u. H. POMP: Wirkungen niedriger CO-Konzentrationen auf Spontanmotilität und Fluchtreaktion. Naunyn-Schmiedebergs Arch. exp. Path. Pharmak. 246, 23—24 (1963).

PARIS, J.: Etude des coubes «excitation-durée» après intoxication aiguë professionelle par l'oxyde de carbone. Rass. med. industr. 33, 275—291 (1964).

PETRY, H.: Kohlenoxydvergiftung. In: Handbuch der gesamten Arbeitsmedizin, Bd. II, Berufskrankheiten, I. Teilband. Hrsg. E. W. BAADER. Berlin: Urban & Schwarzenberg 1961.

POMPEIANO, O., K. DIETE-SPIFF, and G. CARLI: Two pathways transmitting vestibulospinal influence from the lateral vestibular nucleus of Deiters' to extensor fusimotor neurones. Pflügers Arch. ges. Physiol. 293, 272—275 (1967).

POST-LINDEN, M. L. VON: The significance of exposure to small concentration of carbon monoxide. Results of an experimental study on healthy persons. Proc. roy. Soc. Med., Suppl. 57, 1021—1029 (1964).

PUREC, L., A. I. KRASNA, and D. RITTENBERG: The inhibition of hydrogenase by carbon monoxide and the reversal of this inhibition by light. Biochemistry 1, 270—275 (1962).

RADMARK, K.: Otoneurologische Befunde bei Generatorgasvergiftung. Acta otolaryng. (Stockh.) 31, 454—464 (1943).

RENFERT, H., and A. DREW: Peripheral neuritis as a sequela of carbon monoxide poisoning: a case report. Ann. intern. Med. 42, 942—944 (1955).

SCHOTT, B., E. LEJEUNE et CH. BOURRAT: Les manifestations neurologiques initiales et retardées de l'intoxication oxycarbonée aiguë. J. Méd. Lyon 42, 531—559 (1961).

— M. TOMMASI, C. BOURRAT et D. MICHEL: Neuropathie périphérique démyélinisante au cours d'une intoxication par l'oxyde de carbone. Rev. neurol. 116, 429—437 (1967).

SONTAG, K. H.: Vergleichend-physiologische Untersuchungen über Aufnahme und Wirkung von Kohlenmonoxyd im Ratten- und Meerschweinchenorganismus. Diss., Univ. Hamburg 1966.

STRZELCZYK, P., u. H. ZENK: Permanente subtoxische CO-Einwirkungen auf das Hör- und Gleichgewichtsorgan bei Gaswerkarbeitern. Arch. Ohr.-, Nas.- u. Kehlk.-Heilk. 184, 81—92 (1964).

TRONZANO, L., e G. COSCIA: Paralisis del radiale in un caso di intossicazione acuta da ossido di carbono. Rass. med. industr. 33, 401—403 (1964).

WEXBERG, E.: Neuritis und Polyneuritis. In: Handbuch der Neurologie. Hrsg. O. BUMKE und O. FOERSTER, Bd. 9, S. 69—145. Berlin-Göttingen-Heidelberg: Springer 1935.

WILSON, G., and N. W. WINKELMAN: Multiple neuritis following carbon monoxide poisoning. J. Amer. med. Ass. 82, 1407—1410 (1924).

Dr. med. PEDRO BARRIOS DEL RISCO
Max-Planck-Institut
für experimentelle Medizin
3400 Göttingen, Hermann Rein-Str. 3

Prof. Dr. G. MALORNY
Pharmakologisches Institut der
Universität Hamburg
2000 Hamburg 20, Martinistr. 52

Substrate Specificity of Glass-Activated Kininogenase from Bovine Plasma

G. SEIDEL

Max-Planck-Institut für experimentelle Medizin
Abt. für Biochemische Pharmakologie, Göttingen

Received January 22, 1969

Zusammenfassung. Glasaktivierte Kininogenase aus Rinderplasma, hergestellt nach den Angaben von NAGASAWA et al. (1967), entspricht funktionell der Kininogenase II aus menschlichem Plasma. Beide Enzyme haben dieselbe Substratspezifität und unterscheiden sich von menschlicher Kininogenase I, dem acetonaktivierten Plasmakallikrein.

Schlüsselwörter: Kallikrein — Kininogenase — Kinin — Plasma.

Summary. The glass-activated kininogenase of bovine plasma, first described by NAGASAWA et al. (1967), has been prepared. It corresponds, functionally, to human plasma kininogenase II, in that it has the same substrate specificity. It differs from human kininogenase I, i.e. from acetone-activated plasma kallikrein.

Key-Words: Kallikrein — Kininogenase — Kinin — Plasma.

Kininogen cleaving enzymes are present in plasma in a preactive form (WERLE, 1936). By treatment of plasma with acid, acetone (KRAUT et al., 1933) and by contact with glass (ARMSTRONG et al., 1957) the prekininogenases are activated.

NAGASAWA et al. (1967) purified a glass-activated kininogenase from bovine plasma. It formed kinin only from one of two kininogens of the same species, which had been obtained earlier by the same group (NAGASAWA et al., 1966; YANO et al., 1967). In human plasma it is possible to activate two kininogenases, which differ in their substrate specificity (VOGT et al., 1967; VOGT and WAWRETSCHEK, 1968; SEIDEL and VOGT, 1969). Kininogenase I, activated by treatment of plasma with acid or acetone and identical with classical plasma kallikrein, utilizes exclusively or predominantly kininogen I, while hininogenase II, activated by contact with glass, liberates kinin only from kininogen II. Accordingly there are two kinin-forming systems in human plasma.

The question arose whether the bovine glass-activated kininogenase of NAGASAWA et al. (1967) corresponds functionally to one of the two kinin-forming enzymes of human plasma. Therefore bovine glass-activated kininogenase was prepared as described by the Japanese authors and was incubated with kininogen I and II preparations from human plasma. The development of kinin activity in these incubates was estimated and compared with that induced by the human kininogenases.

A. Methods[1]

Preparations. Preparations of kininogen I and II and glass-activated kininogenase II from human plasma were obtained as described by VOGT and WAWRETSCHEK (1968).

Kininogenase I was prepared by acetone treatment of outdated human plasma (WEBSTER and PIERCE, 1960; SEIDEL and VOGT, 1969). The final preparation was dissolved in 0.04 M phosphate buffer pH 7.4. The solution contained 5.81 mg N/ml. 1 ml corresponded to 1.7 ml of the original plasma.

Glass-activated bovine kininogenase was prepared according to NAGASAWA et al. (1967). Citrated bovine plasma (0.02 ml 20% Na-citrate/ml blood) was fractionated with ammonium sulphate. The pseudoglobulin fraction, precipitated between 30 and 50% saturation, was dialyzed against running tap water until ammonium sulphate was no longer detected. The retentate was passed through a column filled with glass beads (diameter between 0.05 and 0.1 mm). The beads had been treated with concentrated HNO_3, 4 N HCl, 3 N NaOH and water before use. The column was washed with 0.05 M and 0.1 M phosphate buffer pH 8 until the optical density at 280 mµ of the effluent had decreased to 0.04 or less. Subsequent elution with 0.05 M phosphate buffer pH 8 containing 1 M NaCl yielded another protein fraction. This fraction was lyophilized and desalted by passing it through Sephadex G-10 with water. The protein filtrate of the Sephadex column was lyophilized again and was taken up in 0.04 M phosphate buffer pH 7.4.

In a typical experiment 8 ml of a preparation containing 1.67 mg N/ml were obtained. This material derived from 8500 ml bovine plasma.

Formation of Kinin. One volume of enzyme solution was mixed with two volumes of kininogen solution. o-Phenanthroline-HCl (0.1 ml 1% solution/ml incubation mixture) was added to inhibit kininases.

For the estimation of liberated kinins the isolated ileum of guinea-pigs was used in a 10 ml bath filled with Tyrode solution of 34° C. Synthetic bradykinin (Sandoz AG) was used as standard. All kinin values are expressed as bradykinin equivalents.

Estimation of Esterolysis. The procedure described by FREY, KRAUT, and WERLE (1968) was followed, i.e. the cleavage of benzoyl-arginine ethyl ester was estimated as the amount of ethyl alcohol liberated. The reaction mixture consisted of 0.1 ml human kininogenase I or 0.1 ml of a 1:10 dilution of the bovine preparation, further BAEe, NAD, ADH and buffer accorcing to the directions given, in a final volume of 3 ml.

B. Results

Fig. 1 shows an experiment with the bovine kininogenase preparation specifically mentioned in methods. The bovine enzyme cleaved 2.5 µg bradykinin from 1 ml kininogen II solution, but only 0.8 µg bradykinin from kininogen I in 60 min at 37° C. In this respect the bovine enzyme

---

[1] Abbreviations used: ADH = alcohol dehydrogenase, BAEe = benzoyl-arginine ethyl ester, NAD = nicotine adenine dinucleotide.

resembled human kininogenase II which released 1.3 µg bradykinin/ml from the same kininogen II preparation and 0.3 µg/ml from kininogen I. Both enzymes thus liberated much more kinin from kininogen II than from I.

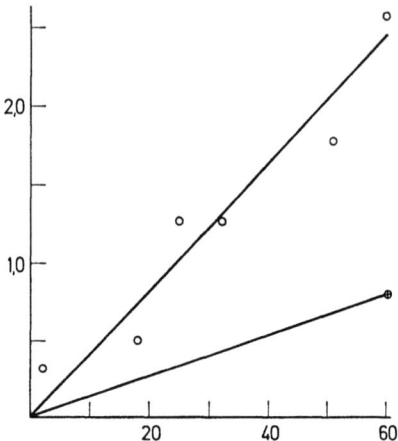

Fig. 1. Development of kinins in incubates of bovine glass-activated kininogenase with kininogen II (upper curve) or kininogen I (lower curve). Abscissa: Time in min. Ordinate: µg equivalents of bradykinin/ml kininogen solution. Estimations of kinin content in the incubate with kininogen I, at 5, 14 and 33 min, gave no detectable activity (threshold 0.5 µg/ml)

In contrast, human kininogenase I attacked mainly the kininogen I preparation. During 60 min incubation 2.1 µg bradykinin/ml were liberated from kininogen I, whereas only 0.4 µg/ml appeared after incubated with kininogen II.

Three other preparations of glass-activated bovine kininogenase did not release any detectable amounts of kinin when incubated with kininogen I although they did react with kininogen II.

The glass-activated bovine kininogenase demonstrated in Fig. 1 exhibited esterolytic activity. The cleavage of BAEe was 1.9 µMol/min per mg N of the enzyme preparation. Human kininogenase I had an activity of 0.027 µMol/min per mg N.

C. Discussion

The bovine plasma kininogenase which is activated by and adsorbed onto glass in 60 min liberated, like human kininogenase II, far more kinin from the kininogen II preparation than from kininogen I. Some preparations were devoid of any detectable effect on kininogen I. The difference is not due to different kininogen contents of the substrate preparations but to a specific affinity between enzyme and substrate II. This is evident from the fact that human kininogenase I liberated much more kinin from the kininogen I preparation than from II. Thus the two enzymes which are activated by glass are functionally identical. The glass-activated bovine kininogenase can be classified as a kininogenase II according to the scheme of kinin formation developed by VOGT et al. (1967).

The results are in agreement with those of NAGASAWA et al. (1967) who also found that glass-activated bovine kininogenase attacks only one of two different kininogens. The Japanese authors, however, called this substrate "kininogen I". This preparation thus corresponds to kininogen II in the scheme of this Department.

As was expected the bovine enzyme split BAEe. Its much stronger esterolytic activity in comparison with kininogenase I was, however, surprising. Probably the preparation contained other esterases in addition. In fact NAGASAWA et al. (1967) found two peaks of esterolytic activity, when they fractionated the bovine kininogenase obtained from the glass column on DEAE cellulose. Only the first of the two peaks exhibited kininogenolytic activity. This step of fractionation was omitted in the own experiments as it was not relevant to the problem concerned, the correlation of the bovine enzyme to the human kininogenase I and II systems.

I am grateful to Mr. B. APELT for technical assistance.

References

ARMSTRONG, D., J. B. JEPSON, C. A. KEELE, and J. W. STEWART: Pain-producing substance in human inflammatory exudates and plasma. J. Physiol. (Lond.) **135**, 350—370 (1957).
FREY, E. K., H. KRAUT u. E. WERLE: Das Kallikrein-Kinin-System und seine Inhibitoren, S. 12. Stuttgart: F. Enke 1968.
KRAUT, H., E. K. FREY u. E. WERLE: Über den Nachweis und das Vorkommen des Kallikreins im Blut. VIII. Mitteilung über Kallikrein. Hoppe-Seylers Z. physiol. Chem. **222**, 73—99 (1933).
NAGASAWA, S., K. HORIUCHI, M. YANO, and T. SUZUKI: Partial purification of bovine plasma kallikrein activated by contact with glass. J. Biochem. **62**, 398—400 (1967).
— T. SATO, Y. MIZUSHIMA, S. IWANAGA, and T. SUZUKI: Studies on the chemical nature of bovine kininogen: Determinations of amino acid, carbohydrate, amino and carboxyl terminal residues. J. Biochem. **60**, 643—652 (1966).
SEIDEL, G., u. W. VOGT: Kininogenspezifität von acetonaktiviertem menschlichem Plasmakallikrein. Naunyn-Schmiedebergs Arch. Pharmak. exp. Path. **262**, 135—138 (1969).
VOGT, W., G. GARBE u. G. SCHMIDT: Untersuchungen zur Existenz zweier verschiedener kininbildender Systeme in menschlichem Plasma. Naunyn-Schmiedebergs Arch. Pharmak. exp. Path. **256**, 127—138 (1967).

VOGT, W., u. W. WAWRETSCHEK: Weitere Untersuchungen zur Existenz zweier kininbildender Systeme in menschlichem Plasma. Naunyn-Schmiedebergs Arch. Pharmak. exp. Path. 260, 223—230 (1968).

WEBSTER, M. E., and J. V. PIERCE: Studies on plasma kallikrein and its relationship to plasmin. J. Pharmacol. exp. Ther. 130, 484—491 (1960).

— — Action of kallikreins on synthetic ester substrates. Proc. Soc. exp. Biol. (N. Y.) 107, 186—191 (1961).

WERLE, E.: Über Kallikrein aus Blut. Biochem. Z. 287, 235—261 (1936).

YANO, M., S. NAGASAWA, K. HORIUCHI, and T. SUZUKI: Separation of a new substrate, kininogen I, for plasma kallikrein in bovine plasma. J. Biochem. 62, 504—506 (1967).

Dr. G. SEIDEL
Max-Planck-Institut
für experimentelle Medizin
Abt. Biochemische Pharmakologie
3400 Göttingen, Hermann Rein-Str. 3

Differentiation between Formation, in Plasma, of Anaphylatoxin and of Endogenous Pyrogen

W. VOGT and J. LYNCKER

Max-Planck-Institut für experimentelle Medizin,
Abteilung Biochemische Pharmakologie, Göttingen

Received February 27, 1969

Summary. Two anaphylatoxin-forming agents have been investigated with respect to possible pyrogenic effects: the AT forming fraction of cobra venom and agar.

The cobra venom fraction produced fever in rabbits. The pyrogenic principle is, however, not identical with the AT forming enzyme. Unlike the latter the pyrogenic principle is stable in acidic solution and destroyed by periodate. It may be a lipopolysaccharide.

Rabbit plasma, incubated with agar caused fever in rabbits. Agar also induced pyrogenic activity in saline after it had been incubated in that medium. The active principle proved to be agaropectin, the water-soluble acidic fraction of agar. Agarose was inert. In contrast, anaphylatoxin formation is induced by agarose, not by agaropectin.

In rabbit plasma, agaropectin induces the formation of an endogenous pyrogen. This principle can be separated from the agaropectin by DEAE cellulose chromatography. It is further distinguished from the latter by being heat-labile.

Besides being activated by different agents the processes of pyrogen and AT formation differ in their requirement for cations. AT formation is blocked by EDTA but pyrogen formation is not. It is concluded that in spite of similarities and common activation by endotoxins the processes of AT and pyrogen formation are different and independent events.

Key-Words: Anaphylatoxin — Endotoxin — Endogenous Pyrogen — Agar — Cobra Venom.

Schlüsselwörter: Anaphylatoxin — Endotoxin — Endogenes Pyrogen — Agar — Cobragift.

In their early studies FRIEDBERGER and MITA (1911) observed that anaphylatoxin (AT) (i.e. guinea-pig serum activated with antigen–antibody precipitates) caused fever in guinea-pigs when injected at doses which were sufficiently low not to induce shock. This finding was extended by unpublished observations of one of us (W.V.) that rat plasma, in which AT had formed after contact activation with Sephadex or agar, was pyrogenic in rabbits.

Conversely, endotoxins of Salmonella, Escherichia and other bacterial strains, known to be pyrogenic lipopolysaccharides, have been found to trigger AT formation in rat or guinea-pig plasma (ROTHSCHILD and ROCHA E SILVA, 1954; GREISMAN, 1960; NETZER and VOGT, 1964; ADKINSON et al., 1968). The pyrogenic effect of endotoxins is mediated through the formation of "endogenous pyrogens" in the blood. The pyrogens are released mainly from leucocytes but are also formed in cell-free plasma upon contact with an endotoxin (GRANT and WHALEN, 1953).

These facts suggested a functional relationship between formation of AT and of endogenous pyrogen (NETZER and VOGT, 1964); this the more as endotoxin at high doses, like AT liberates histamine *in vivo* and causes an anaphylactoid shock syndrome (WEIL and SPINK, 1957; HINSHAW et al., 1960). The present experiments have been performed to disclose or to disprove the assumed relation between formation of AT and of pyrogen. Two AT-forming agents, the specific enzyme of cobra venom (VOGT and SCHMIDT, 1964) and agar, have been investigated with respect to induction of fever in rabbits, and for comparison, AT formation. With regard to possible unspecific pyrogenic effects of heterologous serum (WHITE and PETERSDORF, 1963) rabbit plasma was used for the study of formation of endogenous pyrogen. For AT formation, rat plasma was used as usual in this laboratory.

Methods and Preparations

Measurement of Body Temperature. Rabbits were kept in boxes with their heads and back free. A thermo-couple was introduced rectally and was kept in position during the whole time of an experiment. The temperature was read at intervals using an electrical thermometer (Ellab, TE 5) with optical reading and connection to six thermo-couples. The rabbits were checked several times for steadiness of temperature and behaviour before being used experimentally. Animals which did not remain calm in the box or showed variations in body temperature of more than 0.5 °C were rejected. Usually six animals receiving partly control and partly experimental injections were recorded simultaneously.

Effects on body temperature are given as deviations from the original temperature (last estimation before injection of the sample to be checked) in °C. Only elevations of temperature of more than 0.5°C are regarded as indicating fever.

Rabbit Plasma. All glass-ware used for the collection of plasma was siliconized and sterilized. Rabbits were anaesthetized with Pernocton® (0.5 ml 10% solution/kg) and received heparin intravenously (Liquemin® 0.05 ml/kg). A polythene tubing was introduced into one carotid artery under sterile conditions and the animals were bled through the tubing. The blood was collected with addition of 10% Na_2-EDTA-solution to a final concentration of 0.1%. After centrifuging for 30 min at $2,500 \times g$ the plasma was pipetted off and recalcified with 0.06 ml 1% $CaCl_2$/ml.

Anaphylatoxin-Forming Enzyme of Cobra Venom. This preparation was obtained according to VOGT and SCHMIDT (1964) by chromatographical fractionation of lyophilized Naja naja venom. One ml of the solution corresponded to 10 mg venom.

Samples of the enzyme preparation were treated with periodate in the following way. One ml of the solution was cooled to 0°C, and 0.05 ml of freshly prepared 0.33 M $NaJO_4$ were added, as well as 0.1 ml 0.1 M acetate buffer pH 5.2 (DYER, 1956).

After 30 min, the samples were injected into rabbits, for estimation of pyrogenic effects, or were incubated with rat plasma (0.1 ml/ml) to check AT-forming activity.

Agar and Agar Fractions. For experiments with whole agar "Reinagar" (Behring) was used as supplied. For the separation into agaropectin and agarose "Reinagar" was suspended and stirred in deionized water or 0.9% NaCl solution (2 mg/ml) at 4°C overnight. As much clear supernatant as possible was collected by decantation and was used as "agaropectin" solution for incubations or injections. Samples of the aqueous supernatants were lyophilized for estimation of dry weight and when dry material was needed. Before assay aqueous supernatants were reconstituted with NaCl to 0.9%. The water-insoluble residue was extracted again for further six times, and was then lyophilized. This material constituted "agarose".

Anaphylatoxin (AT) Formation. Samples of fractions to be checked for induction of AT activity were incubated with heparinized rat plasma, usually at a ratio of 0.1 ml/ml plasma, for 30 min at 37°C. The incubates were assayed on the isolated guinea-pig ileum for AT activity. AT formation was considered positive when 0.05—0.2 ml of the incubated mixture elicited a strong contraction, which was subject to tachyphylaxis and cross-tachyphylaxis with hog AT. The result was considered negative when no effect was obtained, in an organ that proved to be sensitive to 0.05 ml rat plasma activated with zymosan.

Results

Induction of Fever by the AT-Forming Fraction of Cobra Venom

The fraction of cobra venom which contains the anaphylatoxin-forming enzyme produces fever when injected intravenously into rabbits (Fig. 1a). From earlier work it was known that this enzyme is extremely labile in acidic environment (VOGT and SCHMIDT, 1964). A solution of

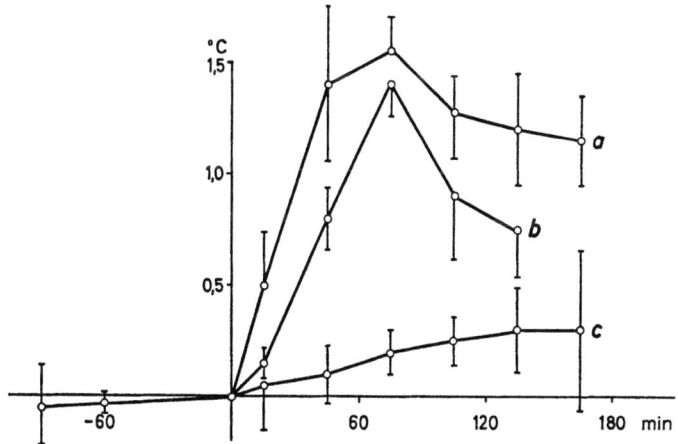

Fig. 1. Effect on body temperature of the AT forming fraction of cobra venom $a = 0.1$ ml/kg of the untreated preparation ($N = 5$); $b = 0.1$ ml/kg of the cobra fraction after treatment with HCl ($N = 2$); $c = 0.1$ ml/kg of the fraction after treatment with periodate ($N = 5$). Injections given at 0 min. ↕ = mean ± S.D.

the enzyme fraction was adjusted to pH 3 by addition of 0.3 N HCl and was neutralized with 0.3 N NaOH immediately afterwards; the treated sample had lost its AT-forming potency entirely, but it still produced fever (Fig. 1 b). In contrast, treatment of the cobra enzyme preparation with periodate did not impair its AT-forming capacity but reduced the pyrogenic effect to insignificant values (Fig. 1 c). Thus the fever-inducing principle proved to be different from the AT-forming enzyme.

Induction of Fever by Agar

Rabbit plasma was incubated with 2 mg agar/ml, added as dry material, for 30 min at 37°C. After centrifugation the particle-free supernatant was injected into rabbits, at doses of 3 or 4 ml/kg. All of five animals showed a significant rise in temperature. The maximum was reached in 70—90 min; at this time the temperature was $1.6°C \pm 0.2$ above the original level. Non-incubated plasma did not raise the temperature by more than $0.1°C$ ($N = 5$) when injected in the same doses.

When agar was suspended in 0.9% NaCl solution (2 mg/ml) and was incubated for 30 min at 37°C, the supernatant became also pyrogenic. In a typical series 3 ml supernatant/kg caused a maximal rise of $1.9°C$ ($N = 3$); the pure saline solution was ineffective (Fig. 2).

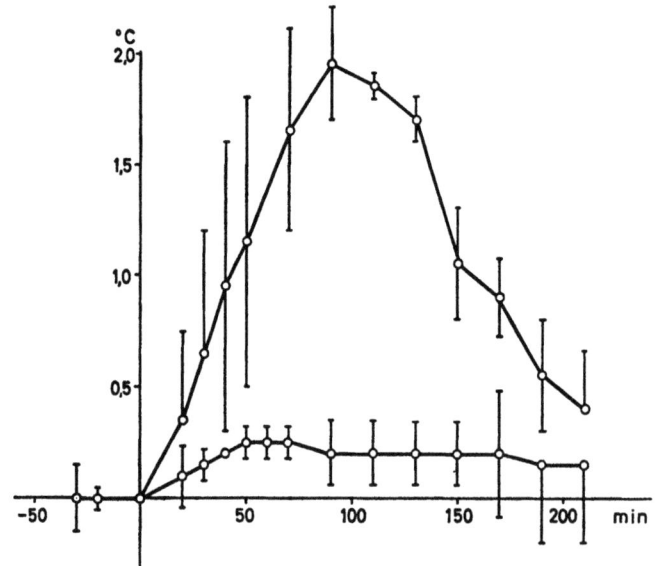

Fig. 2. Course of temperature after injection of 3 ml/kg supernatant from agar incubated with 0.9 % NaCl (upper curve; $N = 3$). Lower curve: effect of pure 0.9% NaCl solution ($N = 3$). For further details see Fig. 1 and text

Agar is heterogeneous; it consists partly of neutral polysaccharides (agarose) and partly of anionic polysaccharide sulphates (agaropectin). The latter fraction is soluble in water whereas agarose is not, it only swells and after heating with water forms gels or sols.

These two components were largely separated by repeatedly extracting crude agar with distilled water at 4°C and separating the supernatant from the residue (see methods). The supernatant caused fever at rather low doses. The effect was dose-dependent. In one series, a solution containing 55 µg/ml produced a rise in temperature of $1.7°C \pm 0.4$ ($N = 3$) when 3 ml/kg (16.5 µg/kg) were injected. After 1 ml/kg (55 µg/kg) the temperature rose by $1.3°C \pm 0.3$ ($N = 3$), and even 0.3 ml/kg (16.5 µg/kg) produced a rise of $1.0°C \pm 0.5$ ($N = 3$).

The insoluble residue of agar (= agarose) remaining after 7 extractions was freeze-dried and incubated with 0.9% NaCl solution (2 mg/ml) for 30 min at 37°C. The supernatant of this suspension was injected at a dose of 3 ml/kg. No fever ensued (maximal rise in temperature: 0.2°C ($N = 6$). Extracted agarose was also heated with saline (2 mg/ml) to the boiling point; the resulting sol when injected as a whole (2 ml/kg, corresponding to 4 mg/kg) again failed to produce fever (maximal rise 0.3°C in three animals).

The AT-forming potency of the two agar fractions was checked by incubating them with rat plasma. Lyophilized agaropectin did not induce any measurable AT activity, even when added to the rat plasma at concentrations of 2 mg/ml corresponding to 70 mg whole agar/ml. In contrast, rat plasma which had been incubated with 2 mg/ml extracted non-pyrogenic agarose, produced a maximal AT effect in the isolated guinea-pig ileum, when injected in amounts of 0.2 ml/10 ml bath fluid.

Formation of an Endogenous Pyrogen in Rabbit Plasma by Agaropectin

In order to investigate whether agaropectin acted indirectly, by activating a plasmatic pyrogen, methods were looked for to eliminate it specifically from incubates. Twenty ml supernatant of an incubated 0.2% suspension of agar in saline solution (about 1 mg agaropectin) were passed through a column of DEAE cellulose (0.8 × 8 cm) equilibrated with 0.9% NaCl. The effluent when injected at doses of 4 ml/kg, did not cause fever. The non-adsorbed control proved to be pyrogenic at the same dose. Thus DEAE cellulose was able to clear the incubate of the fever-inducing agar principle. Heating agaropectin solutions to 70°C for 30 min did not impair their thermogenic potency.

Then rabbit plasma was incubated with 28.6 µg agaropectin/ml for 30 min at 37°C and 35 ml of the supernatant were passed subsequently through DEAE cellulose. The effluent proved still to be pyrogenic (Fig. 3a). When a portion of the cellulose-treated sample was heated to 70°C, for 30 min, it lost its pyrogenic effect (Fig. 3c). In contrast, a portion of the incubated rabbit plasma which had not been passed through the DEAE cellulose column, retained its fever-inducing activity

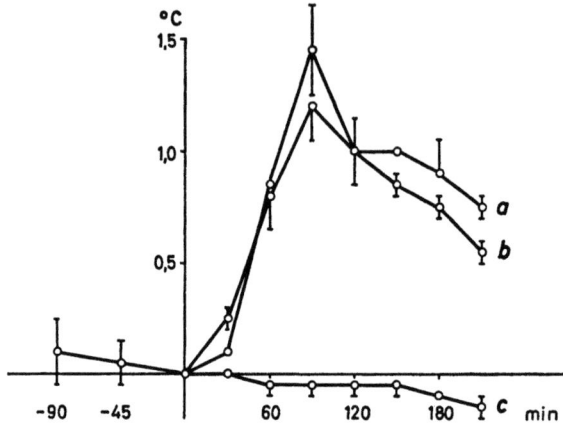

Fig. 3. Demonstration of the formation of an endogenous pyrogen in rabbit plasma by incubation with agaropectin, *in vitro*. a = injection of supernatant after passage through DEAE cellulose (4 ml/kg). b = 4 ml/kg supernatant, after heating to 70°C for 30 min; c = 4 ml/kg supernatant, after passage through DEAE cellulose followed by heating to 70°C, N = 2 in all groups. For details see text

after heating (Fig. 3b). Obviously, the thermostable and adsorbable agaropectin had caused the production of an endogenous pyrogen in plasma, which was thermolabile (at neutral pH) and was not adsorbed by DEAE cellulose.

The formation of this plasmatic principle by agaropectin was not prevented by adding Na_2-EDTA to the rabbit plasma, to a final concentration of 5.4 mM, prior to the incubation. This concentration of EDTA is sufficient to block the formation of AT in rat plasma by contact agents, entirely (VOGT and SCHMIDT, 1966).

Effect of Purified Hog AT on Body Temperature

Five rabbits received 10 µg/kg of purified hog AT (VOGT, 1968) intravenously; another group of five was treated with 100 µg/kg, corresponding to about 4 ml plasma/kg. None of the animals showed a rise in temperature exceeding 0.3°C. The AT preparation used contracted the isolated guinea-pig ileum maximally at concentrations of 0.2 µg/ml bath.

Discussion

It may seem disadvantageous that for the comparative study of pyrogen and AT formation two different species of plasma have been used. Unfortunately, rabbit plasma, most suitable for fever experiments in rabbits, does not form AT upon incubation with contact agents or cobra venom, in amounts that could be well measured by smooth-muscle contraction (SCHWOERER, 1966). This does not exclude, however, that induction of fever and AT formation are related. A supposedly pyrogenic *and* smooth-muscle contracting AT might exhibit quantitative species differences (between rat and rabbit) in the ratio of the two effects; or two different products, a plasmatic pyrogen and AT, might be generated by the same series of reactions, in proportions varying according to the species. Therefore, in order to compare the generation of AT and of fever, and to study their possible common basis the different plasma species were chosen which promised to be optimal each for one of the two processes.

At first sight the hypothesis of a common pathway or even identical reaction that leads to the formation of AT and induction of fever seemed supported. Both AT-inducing agents, the enzyme of cobra venom and the contact agent agar, proved to be pyrogenic in rabbits. Moreover, agar was shown to induce the production of a pyrogenic principle from plasma constituents.

However, it became apparent, that the fever-inducing substance present in the cobra venom fraction was different from the AT-forming enzyme, being less acid-labile and destroyed by periodate. Thus, preparations were obtained which were pyrogenic but did not release AT and *vice versa*. The destruction by periodate suggests that the pyrogenic principle contains glycol groups. It may be a (bacterial?) lipopolysaccharide.

The pyrogenic and AT-inducing actions of agar could also be separated. Agaropectin had no AT-inducing activity whatsoever; it was, however, extremely potent in causing fever. This latter effect was probably due to the appearance of an endogenous pyrogen in rabbit plasma, the formation of which was demonstrated in plasma, *in vitro*.

Fever is also induced by another acidic polysaccharide, cellulose-sulphate ester (WIEDERSHEIM et al., 1953). Acidic polysaccharides including agar activate proteases in plasma (UNGAR and MIST, 1949; HAINING, 1956; UNGAR et al., 1961; ROTHSCHILD and GASCON, 1966); the formation of the plasmatic pyrogen in rabbit plasma may be the result of a proteolytic cleavage. It resembles the action of other proteases activatable by acidic polysaccharides, like plasmin and kallikrein, in that it is not inhibited by EDTA.

AT is possibly also a proteolytic split-product of plasma proteins. However, the AT-forming system of plasma differs from other plasma proteases: it is activated only by neutral polysaccharides, not by sulphated derivatives (see GIERTZ and HAHN, 1966) and it is inhibited by EDTA (OSLER et al., 1959; VOGT and SCHMIDT, 1966).

Thus, the present experiments indicate that the processes of pyrogen induction and of AT formation are different and independent, although they can be triggered by the same class of substances, endotoxin. The fact that crude AT preparations (i.e. contact-activated guinea-pig or rat plasma) cause fever, may be due to an independent production of endogenous pyrogen during the AT activation, or to bacterial infection. Purified hog AT proved not to cause fever.

References

ADKINSON, N. F., L. M. LICHTENSTEIN, H. GEWURZ, and S. E. MERGENHAGEN: The generation of anaphylatoxin by interaction of endotoxin and guinea-pig serum. Fed. Proc. 27, 316 (1968).

DYER, J. R.: Use of periodate oxidations in biochemical analysis. Meth. biochem. Anal. 3, 111—152 (1956).

FRIEDBERGER, E., u. S. MITA: Über Anaphylaxie. XVIII: Die anaphylaktische Fieberreaktion. Z. Immun.-Forsch. 10, 216—281 (1911).

GIERTZ, H., u. F. HAHN: Makromolekulare Histaminliberatoren. C. Das Anaphylatoxin. In: Heffters Handbuch der Pharmakologie, Erg.-Band 18/1, S. 521. Berlin-Heidelberg-New York: Springer 1966.

GRANT, R., and W. J. WHALEN: Latency of pyrogen fever. Appearance of a fast-acting pyrogen in the blood of febrile animals and in plasma incubated with bacterial pyrogen. Amer. J. Physiol. 173, 47—54 (1953).

GREISMAN, S. E.: Activation of histamine-releasing factor in normal rat plasma by E. coli endotoxin. Proc. Soc. exp. Biol. (N. Y.) 103, 628—632 (1960).

HAINING, C. G.: Activation of rabbit serum protease by dextran sulphate. Brit. J. Pharmacol. 11, 107—110 (1956).

HINSHAW, L. B., J. A. VICK, C. H. CARLSON, and Y.-L. FAN: Role of histamine in endotoxin shock. Proc. Soc. exp. Biol. (N. Y.) 104, 379—381 (1960).

NETZER, W., u. W. VOGT: Anaphylatoxinbildung durch pyrogenes Lipopolysaccharid. Naunyn-Schmiedebergs Arch. exp. Path. Pharmak. 248, 261—268 (1964).

OSLER, A. G., H. G. RANDALL, and Z. OVARY: Studies on the mechanism of hypersensitivity phenomena. III. The participation of complement in the formation of anaphylatoxin. J. exp. Med. 110, 311—339 (1959).

ROTHSCHILD, A. M., and L. A. GASCON: Sulphuric esters of polysaccharides as activators of a bradykinin-forming system in plasma. Nature (Lond.) 212, 1364 (1966).

SCHWOERER, D.: Untersuchungen über das Vorkommen des anaphylatoxinbildenden Systems im Plasma verschiedener Tierarten. Thesis, Göttingen 1966.

UNGAR, G., and S. H. MIST: Release of serum fibrinolysin by specific antigen, peptone, and certain polysaccharides. J. exp. Med. 90, 39—51 (1949).

— T. YAMURA, J. B. ISOLA, and S. KOBRIN: Further studies on the role of proteases in the allergic reaction. J. exp. Med. 113, 359—380 (1961).

VOGT, W.: Preparation and some properties of anaphylatoxin from hog serum. Biochem. Pharmacol. 17, 727—733 (1968).
—, u. G. SCHMIDT: Abtrennung des anaphylatoxinbildenden Prinzips aus Cobragift von anderen Giftkomponenten. Experientia (Basel) 20, 207—208 (1964).
— — Formation of anaphylatoxin in rat plasma, a specific enzymic process. Biochem. Pharmacol. 15, 905—914 (1966).
WEIL, M. H., and W. W. SPINK: A comparison of shock due to endotoxin with anaphylactic shock. J. Lab. clin. Med. 50, 501—515 (1957).
WHITE, L. R., and R. G. PETERSDORF: Species-specificity of endogenous pyrogen in serum. Proc. Soc. exp. Biol. (N. Y.) 114, 567—571 (1963).
WIEDERSHEIM, M., W. HERTLEIN, E. HUSEMANN u. R. LÖTTERLE: Über die Pharmakologie von wasserlöslichen Polysacchariden und Polysaccharidderivaten. Naunyn-Schmiedebergs Arch. exp. Path. Pharmak. 217, 107—129 (1953).

                            Prof. Dr. W. VOGT
                            Max-Planck-Institut für
                            experimentelle Medizin
                            Abt. Biochemische Pharmakologie
                            3400 Göttingen
                            Hermann Rein-Straße 3

Aggressivität der Ratte nach kombinierter Behandlung mit Monoaminoxydase-Inhibitoren und anderen psychotropen Pharmaka, insbesondere Thymoleptica

G. ZETLER und U. OTTEN

Institut für Pharmakologie der Medizinischen Akademie Lübeck

Eingegangen am 7. Oktober 1968

Aggressiveness of the Rat, Caused by Combined Treatment with Monoamine Oxidase Inhibitors and Other Psychotropic Drugs, Especially Thymoleptics

Summary. 1. The combined treatment of rats with MAO-inhibitors and tricyclic thymoleptics caused a central excitation syndrome with aggressiveness. When given alone, MAO-inhibitors and thymoleptics were inactive in this respect.

2. Only phenelzine, iproniazid, and isocarboxazide elicited aggressiveness when combined with imipramine. Harmaline, pheniprazine, pargyline, and tranylcypromine were inactive.

3. Of seven thymoleptics, only imipramine and amitriptyline caused aggressiveness when given after isocarboxazide. Cocaine was not active. Amphetamine produced aggressiveness after isocarboxazide.

4. Aggressiveness was caused by DL-DOPA with and without MAO inhibition, 5-hydroxytryptophan was inactive. Inhibitors of catecholamine synthesis prevented the aggressiveness.

5. Catecholamines, but not 5-hydroxytryptamine, are supposed to play a part in the mechanism leading to aggressiveness.

6. Central excitation with hyperthermia on one hand, and aggressiveness on the other hand are probably not causally related.

Key-Words: Aggressiveness — MAO-Inhibitors — Thymoleptics — Catecholamines.

Zusammenfassung. 1. Kombinierte Behandlung von Ratten mit MAO-Inhibitoren und tricyclischen Thymoleptica führte zu einem Erregungssyndrom mit Aggressivität. Allein gegeben waren MAO-Hemmer und Thymoleptica in dieser Hinsicht wirkungslos.

2. Die MAO-Inhibitoren waren untereinander nicht austauschbar: Phenelzin, Iproniazid und Isocarboxazid, aber nicht Harmalin, Pheniprazin, Pargylin und Tranylcypromin lösten in Kombination mit Imipramin Aggressivität aus.

3. Von sieben Thymoleptica riefen nur Imipramin und Amitriptylin, kombiniert mit Isocarboxazid, Aggressivität hervor; Cocain war wirkungslos, Amphetamin führte erst nach Isocarboxazid zu Aggressivität.

4. DL-DOPA erzeugte ohne und mit MAO-Hemmung Aggressivität, 5-Hydroxytryptophan war wirkungslos. Inhibitoren der Katecholamin-Synthese hemmten die Entstehung der Aggressivität.
5. Katecholamine und nicht 5-Hydroxytryptamin dürften bei der Entstehung der Aggressivität eine Rolle spielen.
6. Zentrale Erregung mit Hyperthermie einerseits und Aggressivität andererseits stehen wahrscheinlich nicht in kausaler Beziehung.

Schlüsselwörter: Aggressivität — MAO-Inhibitoren — Thymoleptica — Katecholamine.

Tricyclische Antidepressiva können bei Patienten, die unter der Wirkung von Inhibitoren der Monoaminoxydase stehen, zu schweren, sogar tödlichen Nebenreaktionen führen, die folgende Symptome umfassen: Übelkeit, Erbrechen, Schwitzen, Unruhe, Tremor, Schwindel, Mydriasis, Hyperthermie, Desorientiertheit, Halluzinationen, Konvulsionen und Kreislaufkollaps (HARRER, 1961; BABIAK, 1961; NIJDAM, 1962; BOUDIN u. LAURAS, 1965; weitere Literatur findet sich bei LOVELESS u. MAXWELL, 1965, sowie in der Übersicht von SJÖQVIST, 1965). Die Wirkung einer solchen kombinierten Behandlung ist mehrmals tierexperimentell untersucht worden:

HIMWICH (1962) fand an Hunden, daß der Monoaminoxydase-Inhibitor (MAOI) Tranylcypromin nach Vorbehandlung mit Imipramin rhythmische Zuckungen der hinteren Extremitäten und Hyperpyrexie bewirkt. Kaninchen, die 14 Tage lang täglich mit dem MAOI Pheniprazin und Imipramin behandelt wurden, zeigten starke Erregung und Konvulsionen (VANNY u. RIGGI, 1961). Bei Ratten kam es durch Behandlung mit Tranylcypromin und Imipramin zu Hyperthermie (LUBY u. DOMINO, 1961) und Konvulsionen (LING, NAGAI u. HANSEN, 1961). BRODIE (nach LÉVY u. MICHEL-BER, 1965) beobachtete, daß die Kombination eines MAOI mit Imipramin motorische Inkoordination sowie starken Temperaturanstieg auslöste. Lediglich LOVELESS u. MAXWELL (1965) haben systematische Versuche über die Wirkung der Kombination von Imipramin mit den MAOI Tranylcypromin, Nialamid und Phenelzin an Kaninchen durchgeführt und eine häufig letal endende Hyperpyrexie gefunden.

Zweifellos handelt es sich bei der Inkompatibilität von MAOI und tricyclischen Antidepressiva um eine praktisch wichtige Komplikation der Pharmakotherapie, die eine genaue Analyse durch Tierexperimente verdient. Die oben erwähnten tierexperimentellen Arbeiten sind jedoch meistens weder umfassend noch systematisch genug und verwerten in erster Linie das Phänomen Hyperthermie. Wir wollten deshalb dieses Problem unter Variation der Substanzen und ihrer Dosierung bei besonderer Beachtung des Verhaltens der Versuchstiere untersuchen. Im einzelnen betreffen unsere Versuche folgende Fragen: 1. Wie verändert sich das Verhalten der Ratte nach kombinierter Anwendung von MAOI und Antidepressiva vom Imipramintyp; 2. sind die einzelnen Vertreter jeder dieser beiden Gruppen untereinander austauschbar; 3. zeigen etwa auftretende Effekte eine befriedigende Abhängigkeit von der Dosis eines Partners der Kombination; 4. wird eine etwaige Verhaltensänderung von einer Änderung der Körpertemperatur begleitet, und gehen beide Änderungen Hand in Hand; 5. gibt es Anhaltspunkte für den Entstehungsmechanismus dieses Phänomens?

Material und Methodik

1. Behandlung der Versuchstiere

Die Versuche wurden an männlichen Wistar-Ratten (Züchter: Brünger, Bokel/Westfalen) mit einem Gewicht von 220—280 g bei einer konstanten Raumtemperatur von 23°C durchgeführt. Die Ratten lebten in Gruppen zu je 5 Tieren in 45 × 23 × 17 cm großen Käfigen. Jedes Tier kam nur einmal in den Versuch, die Versuche wurden stets gegen 10 Uhr vormittags durchgeführt.

Alle Substanzen wurden in 0,9%iger NaCl-Lösung gelöst oder suspendiert und intraperitoneal (i.p.) injiziert. Folgende Substanzen wurden angewandt; für die Überlassung danken wir den herstellenden Firmen: Iproniazid und Isocarboxazid (Marsilid® und Marplan®: Deutsche Hoffmann-La Roche AG, Grenzach), Pargylin (Eutonyl®: Abbott Laboratories, North Chicago), Phenelzin (Nardil®: Goedecke u. Co., Memmingen), Pheniprazin (Catroniazid®: Pharma-Stern GmbH, Wedel), Tranylcypromin (Parnate®: Röhm u. Haas Pharma GmbH, Darmstadt), Imipramin, Desipramin und Opipramol (Tofranil®, Pertofran® und Insidon®: J. R. Geigy AG, Basel), Amitriptylin und Nortriptylin (Saroten® und Nortrilen®: Troponwerke Dinklage u. Co., Köln-Mülheim), Dibenzepin (Noveril®: Dr. A. Wander AG, Bern), Melitrazen (Trausabun®: Byk-Gulden Lomberg GmbH, Konstanz), Promazin (Verophen®: Farbenfabriken Bayer AG, Leverkusen), DL-α-Methyl-p-Tyrosin (Chas. Pfizer and Co., Inc., New York), DL-α-Methyl-m-Tyrosin (Merck, Sharp and Dohme, Res. Lab., West Point). Harmalin, Reserpin, DL-DOPA und DL-5-Hydroxytryptophan stammten von Carl Roth, Karlsruhe. — Harmalin und DL-DOPA lösten sich nach Ansäuern mit HCl, DL-5-Hydroxytryptophan und α-Methyl-p-Tyrosin nach Alkalisieren mit NaOH. Reserpin wurde in 10%iger Ascorbinsäure gelöst. α-Methyl-m-Tyrosin gaben wir als Suspension und Disulfiram als Suspension mit 1% Carboxymethylcellulose und 0,4% Tween 20.

Nach der Vorbehandlung mit einem MAOI in einer Dosis, die laut Literatur für eine maximale Hemmung der MAO ausreichte, erhielten die Tiere zum Zeitpunkt der maximalen Hemmwirkung die zweite psychotrope Substanz. Die geeigneten Dosen der MAOI und die Zeitpunkte der maximalen Enzym-Hemmung entnahmen wir den Arbeiten von PLETSCHER, GEY u. ZELLER (1960), PLETSCHER, GEY u. BURKARD (1966), HORITA u. McGRATH (1960), SPECTOR, SHORE u. BRODIE (1960), SPECTOR, HIRSCH u. BRODIE (1963), ZIRKLE u. KAISER (1964) sowie BIEL, HORITA u. DRUKKER (1964). Unmittelbar nach Injektion der zweiten Substanz wurden die Tiere einzeln in 22 × 13 × 12 cm große Käfige gesetzt. Die Beobachtungszeit dauerte auf Grund von Vorversuchen mindestens 2 Std, jede Versuchsgruppe bestand aus 10 Tieren.

2. Prüfung des Verhaltens und der Körpertemperatur

Das Verhalten jeder Ratte wurde im Abstand von 5 min nach einem Verfahren überprüft, das in Vorversuchen ermittelt worden war und im Teil „Ergebnisse" geschildert werden wird. Dieses Verfahren lieferte Alternativantworten: entweder war ein Tier „positiv", d. h. es zeigte ein bestimmtes Verhaltenssymptom, oder es war „negativ". Bereits bei einmaligem Auftreten eines Symptoms während der gesamten Beobachtungszeit wurde ein Tier „positiv" bewertet. Dadurch wird zwar den selten reagierenden Tieren gegenüber den häufig reagierenden ein relativ hohes Gewicht beigemessen, aber auch nicht nur die Tatsache voll berücksichtigt, daß die beobachteten Qualitäten Bestandteile des normalen Verhaltens sind, sondern auch die Feststellung einer Abweichung von der Norm erschwert und deshalb mit einem höheren Gewicht versehen. Jedes Resultat wurde in Tabellen als Quotient „positive Tiere/eingesetzte Tiere" dargestellt.

Die Körpertemperatur der Tiere wurde mit einem elektrischen Thermometer, dessen Thermosonde etwa 2 cm tief in das Rectum eingeführt wurde, im Verlauf eines Versuches mehrfach gemessen: zunächst beim unbehandelten Tier, dann zum Zeitpunkt der maximalen MAO-Hemmung kurz vor der Injektion des anderen Partners der Kombination (z. B. Imipramin), danach im Abstand von einer $^1/_2$ Std über eine Dauer von mindestens $2^1/_2$ Std. In den meisten Versuchen trat die maximale Temperaturänderung innerhalb der 1. Std nach der Injektion des zweiten Partners der Kombination ein. Deshalb, und um die Auswertung und Darstellung der Resultate zu vereinfachen, benutzten wir nur die Messung nach 1 Std. Wir verwerteten für jedes Individuum die Differenz zur normalen Körpertemperatur (intra-individuelle Differenz).

3. Statistik

Die als Alternativantworten erhaltenen Ergebnisse zweier Tiergruppen wurden mit Hilfe des Vierfeldertestes statistisch miteinander verglichen. Bei der Berechnung von χ^2 wandten wir den Korrekturfaktor von YATES an und gingen nach der „exakten Methode" von FISHER dann vor, wenn ein Nullwert in einem der vier Felder auftrat.

Mit dem t-Test wurde überprüft, ob die mittlere intraindividuelle Differenz der Körpertemperatur signifikant von Null verschieden war. Wenn mittlere intra-individuelle Temperaturdifferenzen miteinander verglichen werden sollten, wurden zunächst die Varianzen der beiden Kollektive mit Hilfe des F-Testes überprüft. Da in den meisten Fällen die Varianzen der Gruppen voneinander verschieden waren, ließ sich der t-Test nicht anwenden. Der Vergleich der beiden Gruppen von Resultaten wurde deshalb mit Hilfe der Rang-Korrelation vorgenommen. — Unterschiede zwischen Versuchsgruppen und Mittelwerten wurden als statistisch nicht signifikant angesehen, wenn $p > 0{,}05$ war.

Ergebnisse

1. Das Verhalten der Ratte (Abb. 1)

Die sehr ruhigen Wistar-Ratten werden normalerweise erst auf einen sehr starken Reiz hin (z. B. Stich mit einer Injektionsnadel) aggressiv: sie richten sich schnell auf die Hinterbeine auf, heben die Vorderpfoten in eine charakteristische Haltung, stoßen hohe, scharfe Schreie aus (weiterhin Piepsen genannt) und versuchen zu beißen. Dieses Syndrom kann auch unvollständig auftreten, zweifellos ist jedoch das Beißen ein Ausdruck der Aggressivität. Dagegen reagieren normale, nicht aggressive Tiere auf schwache Berührungsreize nur mit einer gewissen Neugier, indem sie den berührenden Gegenstand evtl. mit Aufrichten auf die Hinterbeine beschnuppern. Manche Tiere weichen zurück, als ob sie ängstlich seien, und versuchen auszuweichen, andere heben eine der Vorderpfoten, um damit den Gegenstand abzuwehren, einige Ratten verhalten sich sogar völlig passiv und ducken sich in eine Ecke des Käfigs.

Auf Grund dieser Beobachtungen benutzten wir folgende einfache Methode zur Prüfung des Verhaltens: Jedes einzelne Tier wurde mit einem gelben, 20 cm langen stumpfen Holzstab (Bleistift) von oben hinten unter leichtem Druck an einer Ohrmuschel berührt. Die meisten unbehandelten Ratten reagierten wie oben beschrieben, jedoch fanden sich während der Beobachtungszeit von 2 Std unter unbehandelten Tieren auch einzelne aggressive Ratten; von 20 Kontrolltieren, denen $0,9\%$ige NaCl-Lösung injiziert worden war, zeigten 30% Aufrichten, das nicht immer zu Beißen führte, während 20% bissen; nicht alle beißenden Tiere richteten sich vorher auf.

Nach der Behandlung mit verschiedenen MAOI, mit Imipramin allein oder in Kombination mit MAOI trat eine große Zahl von Symptomen auf: gesteigerte motorische Aktivität, plötzliche Fluchtreaktion, Rückwärtslaufen (Retropulsion), Drehbewegungen, Aufrichten, Verteidigungsstellung, Piepsen, Beißen, Fellsträuben, Speichelfluß, Exophthalmus, gesteigerte Defäkation, klonische Krämpfe der Extremitäten. Nur die Symptome Piepsen, Aufrichten und Beißen zeigten eine Abhängigkeit von der Imipramindosis. Deshalb wurden nur diese drei Qualitäten des Verhaltens und die Körpertemperatur in den weiteren Versuchen registriert.

Das Verhalten einer Ratte besteht aus 40—50 charakteristischen Stellungen und Aktionen (GRANT u. MACKINTOSH, 1963). Abwehrstellung („defensive sideway posture", Abb. 1 links), bestehend aus Heben einer Vorderpfote bei leichter Rotation des Körpers, war außerordentlich häufig und fast in allen Versuchen zusammen mit vermehrtem Piepsen zu beobachten. Dies bedeutet aber nicht, daß zwischen Piepsen und Abwehrstellung ein unmittelbarer Zusammenhang besteht, denn Piepsen trat auch bei aggressiven Ratten auf. Piepsen (Fiepen) der Ratte dient der Beschwichtigung eines Gegners, es kann aber auch Drohung bedeuten (BARNETT, 1958; EIBL-EIBESFELDT, 1967). Schnelles Aufrichten der Ratte auf die Hinterbeine (Abb. 1 Mitte) kann sowohl eine Defensiv- als auch eine Offensivhaltung sein (GRANT u. MACKINTOSH, 1963; EIBL-EIBESFELDT, 1967). Dagegen besteht kein Zweifel an der aggressiven Natur des Beißens (Abb. 1 rechts). Sehr oft wurde der Angriff durch

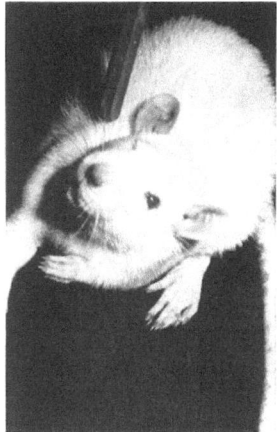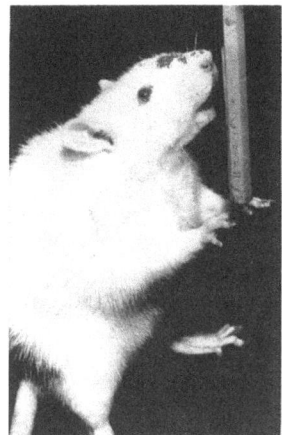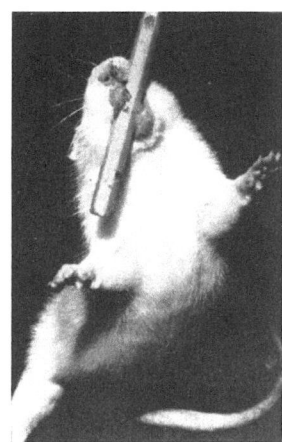

Abb. 1. Charakteristisches Verhalten von Ratten nach kombinierter Behandlung mit verschiedenen MAO-Hemmern und Imipramin. Links: „Abwehrstellung" (20 mg/kg Pheniprazin, 4 Std später 10 mg/kg Imipramin). Mitte: „Aufrichten" (30 mg/kg Isocarboxazid, 18 Std später 10 mg/kg Imipramin). Rechts: „Beißen" (30 mg/kg Isocarboxazid, 18 Std später 10 mg/kg Imipramin)

einen Sprung in Richtung auf den Stab eingeleitet. Unerwarteterweise ergab sich im Verlaufe der Versuche, daß auch die Fluchtreaktion als offenbar spezifisches Verhaltenssymptom unabhängig von vermehrtem Beißen erheblich verstärkt sein konnte. Obwohl nämlich die Ratten in einigen Versuchen sehr stark erregt waren, bissen sie nicht, sondern ergriffen schon bei der Annäherung des Stabes panikartig die Flucht und sprangen dabei oft aus dem Käfig.

2. Variation der Monoaminoxydase-Inhibitoren (Tab. 1)

Zunächst wurden verschiedene MAOI mit Imipramin kombiniert. Allein gegeben führten weder Imipramin noch die MAOI zu Beißen und Aufrichten, dagegen bewirkten Pheniprazin, Pargylin und Tranylcypromin allein schon stark vermehrtes Piepsen. Das Verhalten der Tiere änderte sich jedoch wesentlich, wenn Imipramin mit Isocarboxazid kombiniert wurde. In deutlicher Abhängigkeit von der Imipramindosis wurde zunächst Piepsen, dann Aufrichten und schließlich Beißen ausgelöst. Die beißenden Tiere zeigten zwar Fellsträuben, aber keine gesteigerte Motilität. Nach weiterer Erhöhung der Imipramindosis kam es zu klonischen Krämpfen und Todesfällen. Imipramin führte auch nach Phenelzin und Iproniazid zu Aggressivität und Piloerektion; vermehrtes Piepsen trat nach Phenelzin jedoch nicht auf.

Harmalin verursachte bei allen Tieren Tremor und Fellsträuben; nach Kombination mit Imipramin kam es zu einer sehr heftigen, auch spontan

Tabelle 1. *Wirkung von Monoaminoxydase-Hemmern und Imipramin sowie ihrer Kombination auf das Verhalten und die Körpertemperatur männlicher Wistar-Ratten. Die Resultate sind für das Verhalten dargestellt als Quotient „positive Tiere/Gesamtzahl der Tiere", für die Änderung der Körpertemperatur sind die Mittelwerte und ihre Standardabweichungen angegeben*

Exp. Nr.	Monoaminoxydase-Hemmer Substanz	mg/kg i.p.	Imipramin mg/kg i.p.	T Std	Verhalten der Ratten bei Berührung[a] Piepsen	Aufrichten	Beißen	Änderung der Körpertemperatur Mittlere Differenz $\bar{x}$ (°C)	$s_{\bar{x}}$ (°C)	Verglichen mit Exp. Nr.
1	NaCl-Lösung	—	—	1,18	4/20	6/20	4/20	+ 0,3	± 0,060	
2	NaCl-Lösung	—	10	18	4/20	6/10	3/10	+ 0,2	± 0,121	
3	Isocarboxazid	30	—	18	1/10	6/10	4/10	+ 0,7	± 0,065	1b
4		30	2,5	18	7/10a	7/10	5/10	+ 1,2	± 0,213	3a
5		30	5	18	8/10b	9/10b	3/10	b		
6		30	10	18	12/15b	14/15c	11/15b	+ 0,8	± 0,193	1
7	Phenelzin	50	—	18	4/10	5/10	1/10	+ 0,5	± 0,177	1
8		50	2,5	18	6/10	5/10	4/10	+ 0,6	± 0,134	1a
9		50	5	18	5/15	12/15b	7/15	+ 0,7	± 0,129	1b
10		50	10	18	1/10	9/10b	9/10b	+ 0,4	± 0,116	1
11	Iproniazid	100	—	18	5/10	5/10	0/10	+ 0,6	± 0,235	1
12		100	2,5	18	5/10	6/10	3/10	+ 1,0	± 0,287	1a
13		100	5	18	5/10	9/10b	5/10	+ 1,0	± 0,199	1b
14		100	10	18	13/15b	12/15b	10/15a	+ 0,7	± 0,155	1a
15	Pheniprazin	20	—	2	8/10b	2/10	/010	+ 1,2	± 0,119	1b
16		20	10	2	14/15c	10/15	5/15	− 0,1	± 0,249	15b
17		20	10	1	10/10c	5/10	1/10	− 1,1	± 0,169	1b
18		40	10	2	10/10c	3/10	2/10	+ 2,2	± 0,399	1b, 15b
19		20	10	4	10/10c	4/10	3/10	+ 2,4	± 0,325	1b
20		20	10	18	9/10b	5/10	3/10	+ 0,7	± 0,197	1a

Nr.	Substanz	Dosis	?	T				Δ	±	Sign.
21	Harmalin	24	—	1	6/10	1/10		−0,7	±0,238	1b
22		24	10	1	10/10c	4/10		+3,7	±0,284	1b
23		24	10	0,25	10/10c	6/10		+3,6	±0,292	1b
24		24	10	0,5	10/10c	1/10		+3,4	±0,160	1b
25		24	10	2	10/10c	5/10		+3,0	±0,228	1b
26	Pargylin	50	—	4	8/10b	5/10	2/10	b		
27		50	10	2	9/10b	6/10	3/10	b		
28		50	10	18	8/10b	7/10	4/10	+0,6	±0,235	1
29		100	—	4	10/10c	9/10b	0/10	b		
30		100	10	4	20/20c	16/20b	9/20	+1,3	±0,168	1b
31		100	10	18	10/10c	7/10	4/10	+0,4	±0,214	1
32		100	20	4	10/10c	4/10	3/10	+1,4	±0,494	1
33	Trancylcypromin	12	—	5	10/10c	6/10	0/10	+0,9	±0,220	1a
34		6	10	5	10/10c	8/10a	2/10	+1,3	±0,269	1b
35		12	10	5	10/10c	8/10a	3/10	+1,4	±0,125	1b, 33b
36		12	20	5	9/10b	5/10	2/10	+2,1	±0,236	1b, 35a

[a] Alle statistischen Vergleiche beziehen sich auf die Ergebnisse des Versuchs Nr. 1. T Zeitabstand zwischen den Injektionen in Stunden (Std); im Versuch Nr. 1 war T bei 10 Tieren 1 Std, bei 10 Tieren 18 Std. a: $P < 0,05$; b: $P < 0,01$; c: $P < 0,001$.
[b] Temperatur wurde nicht gemessen.

auftretenden lauten Piepsreaktion bei starker Erregung mit Tremor, Fellsträuben, Salivation und deutlich defensivem, ängstlichem Verhalten. Aufrichten und Beißen waren jedoch nicht auslösbar. Auch eine Verkürzung des Zeitabstandes zwischen den kombinierten Pharmaka blieb in dieser Hinsicht wirkungslos, obwohl die Erregung noch weiter zunahm und einige Tiere sogar Springkrämpfe bekamen.

Pheniprazin, Pargylin und Tranylcypromin führten allein gegeben schon zu Unruhe, Schreckhaftigkeit, Piloerektion und vermehrtem Piepsen. Die zusätzliche Gabe von Imipramin verstärkte diese Symptome ganz erheblich: das Piepsen steigerte sich zum Fauchen und trat auch oft schon spontan auf, die Fluchtreaktion wurde häufig und sehr intensiv, nach Pheniprazin und Tranylcypromin zeigten zahlreiche Tiere Retropulsion. Trotz Variation der Dosen und Zeitfaktoren kam es aber nicht zu Aggressivität (das Resultat 9/20 des Experiments Nr. 30 unterscheidet sich auch für $P = 0,1$ nicht von dem des Experiments Nr. 1).

Aggressivität war durchaus nicht immer von einer Erhöhung der Körpertemperatur begleitet (siehe Experimente Nr. 6 und 10 in Tab. 1). Andererseits trat in zahlreichen Versuchen Hyperthermie ohne Aggressivität auf. Besonders deutlich zeigen dies die Harmalinversuche (Nr. 21—25), in denen die Harmalinhypothermie durch Imipramin in eine starke Hyperthermie umgewandelt wurde. Auch nach anderen MAOI führte Imipramin zu einer Steigerung der Körpertemperatur.

3. Variation der tricyclischen Antidepressiva; Promazin, Cocain, Amphetamin (Tab. 2)

Nach den unerwarteten Ergebnissen der Variation der MAOI erhob sich natürlich die Frage, ob Imipramin durch andere psychotrope Pharmaka mit ähnlicher pharmakologischer oder klinischer Wirkung ersetzt werden kann. Isocarboxazid diente als Kombinationspartner dieser Pharmaka, weil es zusammen mit Imipramin aggressives Verhalten der Tiere ausgelöst hatte, wobei die Änderung des Verhaltens in guter Abhängigkeit von der Imipramindosis stand.

Im Gegensatz zu Imipramin bewirkte Desipramin zwar Piepsen und Aufrichten, aber kein Beißen. Amitriptylin dagegen führte zusammen mit Isocarboxazid in Abhängigkeit von der Dosis zunächst zu Piepsen und Aufrichten, dann zu Beißen; die Körpertemperatur der aggressiven Amitriptylin-Tiere lag unter derjenigen der Kontroll- und Imipramin-Tiere. Nortriptylin war viel schwächer wirksam, denn Piepsen erschien erst nach 20 mg/kg, Beißen war nach der gleichen Dosis nur angedeutet vorhanden ($0,1 > P > 0,05$). Die weiteren tricyclischen Psychopharmaka Opipramol, Dibenzepin, Melitrazen und Promazin riefen zwar Piepsen und (mit Ausnahme von Promazin) Aufrichten hervor, sie führten aber nicht zu Beißen. In den Versuchen mit Desipramin, Opipramol und Promazin zeigten die Tiere stark verminderte motorische Aktivität, im Falle von Dibenzepin jedoch große motorische Unruhe mit heftigen Fluchtreaktionen.

Cocain allein führte zu Fellsträuben, gesteigerter motorischer Aktivität, erhöhter Schreckhaftigkeit, und Hyperthermie aber zu keiner signifikanten Verhaltensänderung. Nach Vorbehandlung mit Isocarboxazid trat Piepsen bereits nach 2,5 mg/kg Cocain auf. 5 mg/kg Cocain rief neben heftiger Piepsreaktion und sprunghaftem Aufrichten Fellsträuben, Speichelfluß, starke motorische Unruhe und erhöhte Schreckhaftigkeit der Tiere hervor. Beißen war jedoch auch durch eine Steigerung der Cocaindosis auf 10 mg/kg nicht auszulösen, obwohl die Erregung der Tiere noch weiter zunahm, und nun auch Tremor und gesteigerte Fluchtreaktion vorhanden waren. — Nach 5 mg/kg Amphetamin allein zeigte sich keine statistisch signifikante Wirkung auf Beißen, Aufrichten und Piepsen, obwohl alle Tiere deutlich erregt waren und Fellsträuben, starke motorische Unruhe, Hyperthermie, gesteigerte Schreckhaftigkeit und ständig wiederholtes Schnuppern zeigten und dabei immer wieder versuchten, aus dem Käfig zu klettern. Nach Vorbehandlung mit Isocarboxazid erschienen Aggressivität, Aufrichten und Piepsen. Erregung und Körpertemperatur waren weiter gestiegen, die Ratten zerrissen die Zellstoffunterlagen, hatten Speichelfluß und vollführten ständig Kaubewegungen.

4. Wirkung von DL-DOPA, 5-Hydroxytryptophan und Reserpin nach MAO-Hemmung (Tab. 3)

Die in Tab. 1 und 2 berichteten Ergebnisse ließen im Hinblick auf den vermuteten Wirkungsmechanismus des Imipramins und Amitriptylins (siehe Diskussion) daran denken, daß die Aggressivität in unseren Versuchen durch Anreicherung biogener Amine im Gehirn entstand. Wir untersuchten deshalb nun die Frage, ob Aggressivität durch Anhebung der Aminkonzentration im Gehirn mittels Zufuhr der physiologischen Vorstufen der Katecholamine und des 5-Hydroxytryptamins, DL-3,4-Dihydroxyphenylalanin (DL-DOPA) und 5-Hydroxytryptophan (5-HTP), bei gleichzeitiger Blockade der MAO auftritt.

Die Grundlagen dieser Versuche finden sich in den Übersichten von HOLTZ u. PALM (1966) sowie PLETSCHER (1966). Gleichzeitig mit der Zunahme der cerebralen Aminkonzentration fanden andere Autoren zentrale Erregung und im Falle von DL-DOPA darüber hinaus Aggressivität (EVERETT, 1961; EVERETT u. WIEGAND, 1962; EVERETT, WIEGAND u. RINALDI, 1963; SCHEEL-KRÜGER u. RANDRUP, 1967). Ferner untersuchten wir Reserpin, das bei Tieren mit gehemmter MAO zentrale

Tabelle 2. *Wirkung der Kombination verschiedener psychotroper Pharmaka mit 30 mg/kg Isocarboxazid (i.p. 18 Std vorher gegeben) auf das Verhalten und die Körpertemperatur männlicher Wistar-Ratten. In den Versuchen 1, 2, 40, 46, 55 und 59 wurde statt Isocarboxazid (ICB) NaCl-Lösung gegeben. Die Resultate sind für das Verhalten dargestellt als Quotient „positive Tiere/Gesamtzahl der Tiere", für Änderung der Körpertemperatur sind die Mittelwerte und ihre Standardabweichungen angegeben*

Exp. Nr.	Psychotropes Pharmakon Substanz	mg/kg i.p.	Verhalten der Ratten bei Berührung[a]				Änderung der Körpertemperatur		Verglichen mit Exp.Nr.
			Piepsen	Aufrichten	Beißen		Mittlere Differenz		
							$\bar{x}$ (°C)	$s_{\bar{x}}$ (°C)	
1	—	—	4/20	6/20	4/20		+0,3	±0,060	—
2	Imipramin ohne ICB	10	4/10	6/10	3/10		+0,2	±0,121	—
6	Imipramin	10	12/15 b	14/15 c	11/15 b		+0,8	±0,193	1
37	Desipramin	5	17/18 c	13/18 a	7/18		+0,8	±0,166	1 a
38	Desipramin	10	9/10 b	7/10	3/10		+0,3	±0,217	6
39	Desipramin	20	16/20 b	17/20 b	2/20		+0,2	±0,233	1
40	Amitriptylin ohne ICB	10	1/10	1/10	2/10		+0,4	±0,201	1
41	Amitriptylin	5	8/10 b	9/10 b	5/10		+0,3	±0,211	1
42	Amitriptylin	10	17/19 c	18/19 c	14/19 b		−0,7	±0,242	1 b, 6 b
43	Nortriptylin	5	6/10	6/10	2/10		+0,6	±0,253	1
44	Nortriptylin	10	3/10	9/10 b	3/10		b		
45	Nortriptylin	20	7/10 a	9/10 b	6/10		+0,3	±0,240	1

46	Opipramol ohne ICB	20	3/10	6/10	5/10	+0,7 ±0,207	1
47	Opipramol	10	6/10	7/10	4/10	+0,4 ±0,194	1
48	Opipramol	20	8/10b	9/10b	4/10	−0,1 ±0,243	1a
49	Opipramol	40	6/10	4/10	3/10	−0,9 ±0,227	48a
50	Dibenzepin	10	7/10a	7/10	4/10	−0,3 ±0,244	1b
51	Dibenzepin	20	7/10a	8/10a	1/10	b	
52	Melitrazen	10	7/10a	5/10	3/10	b	
53	Melitrazen	20	7/9a	7/9a	1/9	+0,6 ±0,089	1b
54	Promazin	10	7/10a	4/10	3/10	−1,1 ±0,221	1b
55	Cocain ohne ICB	10	2/10	4/10	1/10	+1,2 ±0,160	1b
56	Cocain	2,5	8/10b	5/10	1/10	+1,7 ±0,184	1b
57	Cocain	5	9/9c	9/9c	2/9	+1,6 ±0,196	1b
58	Cocain	10	10/10c	9/10b	1/10	+1,6 ±0,200	1b
59	Amphetamin ohne ICB	5	6/10	7/10	1/10	+2,6 ±0,090	1b
60	Amphetamin	5	8/10b	8/10a	7/10a	+3,6 ±0,250	59b

[a] Alle statistischen Vergleiche beziehen sich auf die Resultate des Versuchs Nr. 1. a: $P < 0,05$; b: $P < 0,01$; c: $P < 0,001$.
[b] Temperatur wurde nicht gemessen.

Tabelle 3. *Wirkung von NaCl-Lösung, DL-Dihydroxyphenylalanin (DL-DOPA), 5-Hydroxytryptophan (5-HTP) und Reserpin auf das Verhalten und die Körpertemperatur männlicher Wistar-Ratten. 18 Std vorher haben die Tiere 100 mg/kg Iproniazid (IPN) oder in den Kontrollversuchen NaCl-Lösung i.p. erhalten. Die Resultate sind für das Verhalten als Quotient „positive Tiere/Gesamtzahl der Tiere" dargestellt, für die Änderung der Körpertemperatur sind die Mittelwerte und ihre Standardabweichungen angegeben*

Exp. Nr.	Substanz	Dosis mg/kg i.p.	Verhalten der Ratten bei Berührung[a]			Änderung der Körpertemperatur		Verglichen mit Exp. Nr.
			Piepsen	Aufrichten	Beißen	Mittlere Differenz $\bar{x}$ (°C)	$s_{\bar{x}}$ (°C)	
1	NaCl-Lösung		4/20	6/20	4/20	+ 0,3	± 0,060	
61	DL-DOPA (ohne IPN)	25	1/10	9/10b	8/10b	+ 1,0	± 0,174	1b
62	DL-DOPA (mit IPN)	25	8/10b	9/10b	8/10b	+ 2,6	± 0,193	1b, 61b
63	DL-DOPA (mit IPN)	100[1]	7/9a	7/9a	7/9a	+ 3,1	± 0,442	1b
64	5-HTP (ohne IPN)	10	5/10	5/10	4/10	+ 0,9	± 0,141	1b
65	5-HTP (mit IPN)	10	9/10b	4/10	2/10	+ 2,4	± 0,383	1b, 64a
66	5-HTP (mit IPN)	25[2]	4/10	0/10	0/10	+ 3,9	± 0,220	65b
67	Reserpin (mit IPN)	3	7/10a	8/10a	1/10	+ 2,6	± 0,118	1b

[a] Alle statistischen Vergleiche beziehen sich auf die Resultate des Versuchs Nr. 1. a: $P < 0,05$; b: $P < 0,01$.
[1] Nach 2 Std 4/10 tot. [2] Nach 2 Std 8/10 tot.

Erregung mit Fellsträuben, Hyperthermie und Mydriasis bewirkt (ältere Literatur bei SPECTOR, KUNTZMAN, SHORE u. BRODIE, 1960; GREEN u. ERICKSON, 1962). Aus der Literatur geht nicht hervor, ob diese Kombination auch zu Aggressivität führt.

Nach 25 mg/kg DL-DOPA allein traten bereits Beißen, Aufrichten und Anstieg der Körpertemperatur auf, die spontane Motilität blieb jedoch normal. Die Kombination von DL-DOPA mit Iproniazid führte zu einer starken motorischen Erregung und Zunahme der Hyperthermie, ferner zu besonders heftigem Piepsen, Aufrichten und Beißen; einige Tiere bissen sich am Holzstab fest. Alle Tiere zeigten stark beschleunigte Atmung, Fellsträuben, Speichelfluß und versuchten ständig aus dem Käfig zu springen. Nach 60—70 min verschwand der Erregungszustand, während die Körpertemperatur erst nach mehreren Stunden wieder ihren Ausgangswert erreichte. 100 mg/kg DL-DOPA (18 Std nach Iproniazid injiziert), löste eine weitere Steigerung der Erregung und der Körpertemperatur aus. Die Aggressivität erreichte den höchsten Grad, der in allen Versuchen überhaupt beobachtet wurde, die Tiere bissen schon bei geringster Berührung wild um sich, piepsten stark und zeigten wiederholt Luftsprünge. Nach 30—40 min trat Schlaffheit der hinteren Extremitäten auf, nach 2 Std waren 4 von 10 Tieren tot.

Nach 5-HTP allein änderte sich das Verhalten nicht, obwohl die Körpertemperatur deutlich anstieg. Die Kombination von 5-HTP mit Iproniazid bewirkte zwar weiteren Temperaturanstieg, heftiges Piepsen und Fluchtreaktion, aber weder Beißen noch Aufrichten. Dies ist um so bemerkenswerter, als die Ratten besonders unruhig waren, Tremor sowie starke horizontale Kopfbewegungen (Jactio Capitis) zeigten und immer wieder zu fliehen versuchten. Nach 90 min lagen die Tiere völlig passiv im Käfig und reagierten auf Berühren nicht mehr. Steigerung der 5-HTP-Dosis auf 25 mg/kg führte zu toxischen Reaktionen mit Tremor, Schlaffheit der hinteren Extremitäten, klonischen Zuckungen der vorderen Extremitäten, Opisthotonus und starker Hyperthermie. Nach 2 Std waren bereits 8 von 10 Tieren gestorben.

Reserpin rief in Kombination mit Iproniazid zwar Piepsen und Aufrichten, aber keine Aggressivität hervor. Die Ratten zeigten Tachypnoe, sehr ängstliches Verhalten, deutliche motorische Unruhe, Fellsträuben und Speichelfluß; sie reagierten besonders schreckhaft und versuchten aus dem Käfig zu entweichen. Die Körpertemperatur war stark angestiegen und erreichte erst mehr als 4 Std nach der Reserpin-Injektion wieder den Ausgangswert.

5. *Hemmung der Katecholaminsynthese* (Tab. 4)

Die Wirksamkeit von DL-DOPA weist darauf hin, daß die Konzentration der Katecholamine im Gehirn für die Entstehung der Aggres-

Tabelle 4. *Wirkung verschiedener Inhibitoren der Katecholaminsynthese auf das aggressive Verhalten nach der Kombination von Isocarboxazid mit Imipramin sowie von Iproniazid mit DL-Dihydroxyphenylalanin (DL-DOPA). Die Resultate sind als Quotient „positive Tiere/Gesamtzahl der Tiere" dargestellt*

Exp. Nr.	Aggressogene Kombination Substanz	mg/kg (i.p.)	Enzym-Hemmung Substanz	mg/kg (i.p.)	Verhalten der Ratten bei Berührung Piepsen	Aufrichten	Beißen
67	Isocarboxazid + Imipramin	30 a 10	—		12/15	14/15	11/15
68			α-Methyl-p-Tyrosin	80 b	8/10	3/10 a	0/10 d a
70			α-Methyl-m-Tyrosin	400 c	2/9 a	4/9 a	1/9 a
71			Disulfiram	400 c	8/9	3/9 a	2/9 a
72	Iproniazid + DL-DOPA	100 a 25	—		8/10	9/10	8/10
73			α-Methyl-m-Tyrosin	400 c	1/10 a	0/10 a	0/10 a
74			Disulfiram	400 c	6/10	8/10	4/10 b

a: 18 Std vor Imipramin bzw. DL-DOPA gegeben; b: 12 Std und 6 Std vor Imipramin gegeben; c: 3 Std vor Imipramin bzw. DL-DOPA gegeben; d: erst nach Ablauf der normalen Beobachtungszeit (120 min) wurden 7/10 aggressiv.
^{a} $P < 0.05$. ^{b} $P > 0.1$.

sivität wichtig sein könnte. Zur Prüfung dieser Frage benutzten wir Hemmstoffe der Noradrenalinsynthese (Literatur dazu bei HOLTZ u. PALM, 1966).

Die Blockierung der Tyrosinhydroxylase durch α-Methyl-p-Tyrosin (α-MpT) führt im Gehirn zur Abnahme von Noradrenalin und Dopamin, ohne daß der Serotoningehalt beeinflußt wird. α-Methyl-m-Tyrosin (α-MmT) hemmt die DOPA-Decarboxylase und verursacht eine deutliche Senkung der cerebralen Konzentration von Noradrenalin und Dopamin; ferner tritt α-MmT nach enzymatischer Umwandlung in α-Methyl-m-Tyramin und Metaraminol an die Stelle von Noradrenalin. Als Hemmstoff der Dopamin-β-Hydroxylase verwandten wir Disulfiram, das zu einem Abfall des Noradrenalingehaltes im Gehirn führt, ohne die Serotoninkonzentration zu beeinflussen.

α-MpT blockierte die nach Kombination von Isocarboxazid mit Imipramin auftretenden Reaktionen Aufrichten und Beißen praktisch vollständig, Piepsen wurde aber nicht vermindert. Die Tiere waren deutlich sediert, die Extremitätenmuskulatur war hypoton. Nach Ablauf der normalen Beobachtungszeit von 2 Std wurden jedoch innerhalb von 30 min 7 von 10 Tieren aggressiv (in allen bisherigen Versuchen, in denen Aggressivität erschien, trat Beißen bereits nach 30—60 min auf); Aufrichten blieb jedoch auch dann noch vermindert. — Die Körpertemperatur sank nach α-MpT erheblich ab und stieg nach Imipramin wieder an, ohne nach 1 Std den Normalwert wieder erreicht zu haben.

Auch α-MmT hob die Wirkung der Kombination von Isocarboxazid mit Imipramin auf. Die Tiere zeigten nach α-MmT schon vor der Imipramin-Injektion ein auffälliges Verhalten mit Fellsträuben, Salivation, ständigem Schnuppern, Putzen, Kaubewegungen, Lecken und Zwangsnagen, das in seiner Heftigkeit durch Imipramin noch verstärkt wurde. Obwohl die Tiere erheblich erregt waren, konnten Beißen, Aufrichten und Piepsen nicht ausgelöst werden. Nach 2 Std waren 2 Tiere tot. — Die Körpertemperatur stieg nach α-MmT um 2—3°C an, erhöhte sich jedoch nach Imipramin nicht weiter.

Disulfiram verringerte das durch die Kombination von Isocarboxazid mit Imipramin bewirkte Aufrichten und Beißen, nicht jedoch das Piepsen. Die Tiere blieben nach Injektion von Disulfiram ruhig und wurden nach Imipramin lebhafter, zeigten Fellsträuben und Piepsen. — Disulfiram führte zu deutlichem Temperaturabfall aller Tiere ($\bar{x}$: —1,1°C) 1 Std nach Imipramin war die Temperatur wieder auf den Normalwert angestiegen.

α-MmT blockierte die kombinierte Wirkung von Iproniazid und DL-DOPA völlig: Beißen, Aufrichten und Piepsen traten nicht auf. Die Tiere verhielten sich in diesen Versuchen jedoch nicht normal. Orale Stereotypien (Schnuppern, Lecken, Kauen) und Fellsträuben, die bereits nach α-MmT erschienen, wurden durch DL-DOPA sehr stark gesteigert. Die Tiere hatten nun Exophthalmus, ihre motorische Aktivität war extrem erhöht und ging mit athetotischen Kopfbewegungen, Schnuppern, Kaubewegungen und Zernagen der Zellstoffunterlage einher; trotzdem reagierten die Tiere auf Berührung weniger als normale Ratten. 50 bis 60 min nach der DOPA-Injektion waren die Tiere muskulär hypoton und völlig apathisch, nach 2 Std waren 5 von 10 Tieren tot. α-MmT bewirkte nach Iproniazid starke Hyperthermie ($\bar{x}$: + 3,4°C), die durch Injektion von DL-DOPA weiter verstärkt wurde. — Disulfiram hemmte die Wirkung von DL-DOPA nach Iproniazid nicht. Dies ist um so auffallender, als die Tiere bei weitem nicht so erregt waren wie im Versuch Nr. 73 mit α-MmT.

Diskussion

Die Kombination gewisser MAOI mit einigen Antidepressiva oder Amphetamin hat in unseren Versuchen Wirkungen gehabt, die die einzelnen Partner der Kombinationen allein nicht hervorriefen, und die deshalb nicht vorhersehbar waren. Insofern sind unsere Resultate eine Parallele zu den in der Einleitung erwähnten Zwischenfällen bei Menschen.

1. Pharmakologische Charakteristica des Verhaltens

Zu Beginn der Versuche vermuteten wir, Piepsen, Aufrichten und Beißen seien zunehmende Grade aggressiven Verhaltens, also Teile eines Syndroms, das auch gesteigerte motorische Aktivität, Piloerektion, Exophthalmus und Hyperthermie umfaßt. Piepsen, Beißen, Hyperthermie und motorische Hyperaktivität traten aber unabhängig voneinander auf und können deshalb nicht als Teile eines Syndroms betrachtet werden. In Übereinstimmung damit steht der Befund von CHARPENTIER (1967), daß von den Reaktionen der Ratte auf einen Schmerzreiz Piepsen im Rhinencephalon und Beißen im Cortex lokalisiert ist. Dagegen scheinen in unseren Versuchen Beißen und Aufrichten miteinander verknüpft zu sein, denn zugleich mit Beißen war auch Aufrichten positiv.

Piepsen war am häufigsten und am leichtesten auslösbar, deshalb war es das am wenigsten spezifische Symptom. Trotzdem ist auch Piepsen ein charakteristisches Verhalten, da es nicht zwangsläufig zusammen mit Aufrichten und Beißen auftritt: In den Experimenten Nr. 7—10 (Tab. 1) kam es ohne Piepsen zu voller Aggressivität, andererseits erschien nach Cocain (Nr. 55, Tab. 2), Amphetamin (Nr. 59, Tab. 2), DL-DOPA (Nr. 61, Tab. 3) und 5-HTP (Nr. 64, Tab. 3) ohne MAO-Hemmung kein Piepsen, trotz starker Erregung mit Hyperthermie, und im Falle von DL-DOPA ebenfalls nicht trotz Aufrichten und Beißen. Erst die zusätzliche MAO-

Hemmung führte in diesen Versuchen zu Piepsen, wie auch andere Pharmaka der Tab. 1 und 2 nur in Kombination mit MAOI Piepsen auslösten. Andererseits kann nun natürlich das starke Piepsen, das nach den MAOI Pheniprazin, Pargylin und Tranylcypromin auftrat (Nr. 15, 26 und 33 in Tab. 1), nicht als unspezifische Folge allgemeiner zentraler Erregung aufgefaßt werden; es muß sich um einen charakteristischen Effekt dieser Substanzen handeln.

Aggressivität (Beißen) trat nur nach wenigen Kombinationen auf und muß wegen seiner Abhängigkeit von der Dosis des Imipramins und Amitriptylins sowie von der chemischen Struktur der Antidepressiva (Desipramin und Nortriptylin waren wirkungslos!) als sehr spezifischer Effekt betrachtet werden. Diese Ansicht wird bekräftigt durch die Tatsache der Unabhängigkeit des Beißens von zentraler Erregung, Piepsen und Hyperthermie. Die Kombination von MAOI mit Thymoleptica findet sich nicht unter den bisher beschriebenen Methoden zur Erzeugung der Aggressivität durch Pharmaka (RANDRUP u. MUNKVAD, 1966, 1967; ältere Literatur bei VALZELLI, 1967; VÁRSZEGI u. DECSI, 1967; VOTAVA, GLISSON u. HIMWICH, 1967; CARLSSON u. LINDQVIST, 1968; MORPURGO, 1968; SCHEEL-KRÜGER u. RANDRUP, 1968).

2. Unsystematische Wirksamkeit der Pharmaka

Die Inhibitoren der MAO waren als Kombinationspartner des Imipramins nicht austauschbar, obwohl die Dosen in allen Fällen für eine maximale Hemmung des Enzyms ausreichten. Die MAOI, die zusammen mit Imipramin Aggressivität auslösten, sind Hydrazinderivate mit langsam einsetzender Enzymhemmung (Iproniazid, Isocarboxazid und Phenelzin), die Gemeinsamkeit der nicht aggressogenen MAOI ist dagegen die schnell einsetzende Enzymhemmung. Die Hemmung der MAO kann offensichtlich nicht der ausschließliche Wirkungsmechanismus der MAOI in unseren Versuchen sein. Diese Substanzen erhöhen die Aminkonzentration des Gehirns in der Tat auch durch verschiedenartige, noch nicht völlig geklärte Einflüsse auf die celluläre Bindungskapazität und die Freisetzung aus Speichern (AXELROD, HERTTING u. PATRICK, 1961; PEPEU, ROBERTS, SCHANBERG u. GIARMAN, 1961; DUBNICK, LEESON u. PHILLIPS, 1962; GOLDBERG u. SHIDEMAN, 1962; HUKOVIĆ u. MUSCHOLL, 1962; DAVEY, FARMER u. REINERT, 1963; GEY, PLETSCHER u. BURKARD, 1963; GESSA, CUENCA u. COSTA, 1963; MATTHIES u. POPOV, 1966; HORNYKIEWICZ u. LISCH, 1967). Auch mit Hilfe der Resultate dieser Autoren kann die besondere Wirkung von Iproniazid, Isocarboxazid und Phenelzin in unseren Versuchen nicht erklärt werden.

Die Thymoleptica zeigten ebenfalls keine einheitliche Wirkung, denn nur Imipramin und Amitriptylin lösten bei den mit Isocarboxazid vorbehandelten Tieren Aggressivität aus, während andere klinisch nützliche

Antidepressiva wie Desipramin, Nortriptylin, Dibenzepin, Opipramol sowie Melitrazen, ferner auch Cocain unwirksam waren. Der Mechanismus der antidepressiven Wirkung von Thymoleptica, der möglicherweise darauf beruht, daß diese Substanzen die Wirkung biogener Amine durch Hemmung der Aufnahme in Gewebsspeicher verstärken (Literatur bei BICKEL, 1968), kann allein nicht von entscheidender Bedeutung für die Auslösung aggressiven Verhaltens sein. Die Monomethylverbindungen Desipramin und Nortriptylin waren nämlich in unseren Versuchen nicht aggressogen und sonst nur sehr schwach wirksam, obwohl sie nicht nur klinisch wirksamere Antidepressiva sind (BRODIE, BICKEL u. SULSER, 1961; BICKEL, 1968), sondern auch die Aufnahme biogener Amine 2—3mal stärker hemmen als Imipramin und Amitriptylin. Als weiterer Faktor könnte die zentrale anticholinerge Wirksamkeit der Thymoleptica die Wirkung freigesetzter Katecholamine verstärken; so konnten CARLTON (1961) sowie CARLTON u. DIDAMO (1961) zeigen, daß die Amphetaminwirkung sowohl durch Imipramin als auch durch Atropin und Scopolamin verstärkt wird. Die tricyclischen Antidepressiva haben zwar prinzipiell nur eine sehr geringe zentrale anticholinerge Wirksamkeit, Imipramin und Amitriptylin sind in dieser Hinsicht aber am aktivsten (HALLIWELL, QUINTON u. WILLIAMS, 1964; ZETLER, 1968; weitere Literatur bei BICKEL, 1968). Desipramin und Nortriptylin waren nicht nur in unseren Versuchen nicht aggressogen, sondern sind generell schwächer anticholinerg wirksam als Imipramin und Amitriptylin (siehe BICKEL, 1968).

3. Katecholamine und Aggressivität

Die Versuche der Tab. 3 zeigen, daß nicht 5-Hydroxytryptamin, sondern Katecholamine eine Rolle für die Entstehung von Piepsen, Aufrichten und Beißen spielen dürften, denn 5-Hydroxytryptophan war im Gegensatz zu DL-DOPA in dieser Hinsicht wirkungslos, obwohl es starke Erregung und Hyperthermie hervorrief. Der Erregungszustand nach Kombination von Iproniazid mit Reserpin führte zwar zu Piepsen und Aufrichten, aber nicht zu Aggressivität. Der Mechanismus dieses Versuches betrifft zugleich Katecholamine und 5-Hydroxytryptamin, was vielleicht seine teilweise Wirksamkeit erklärt. Die ungestörte Noradrenalinsynthese ist eine wichtige Voraussetzung für die Wirkung von Isocarboxazid + Imipramin sowie von Iproniazid + DL-DOPA (Tab. 4). Die stark verzögerte Wirkung von Isocarboxazid + Imipramin nach α-MpT beruht wohl darauf, daß MAOI die durch α-MpT verursachte Abnahme der cerebralen Katecholaminkonzentration rückgängig machen (MOORE u. RECH, 1967). Die gute antagonistische Aktivität von Disulfiram spricht für die Bedeutung des Noradrenalins und gegen eine wesentliche Rolle des Dopamins, denn Disulfiram erniedrigt die cerebrale Konzentration des Noradrenalins und erhöht diejenige des Dopamins (GOLDSTEIN u. NAKAJIMA, 1967). Die Wirkungslosigkeit von Disulfiram gegenüber MAOI + DL-DOPA steht dazu im Widerspruch, sie findet aber eine Parallele in einer sehr ähnlichen Beobachtung von SCHEEL-KRÜGER u. RANDRUP (1968); offenbar kann auch eine Akkumulation von Dopamin zur Aggressivität führen. Die Mehrzahl der Ergebnisse von Tab. 3 und 4 sowie auch unsere Versuche mit Amphetamin (Nr. 59 und 60 in Tab. 2), dessen zentral stimulierende Wirkung an eine Liberation von Noradrenalin gebunden ist (HANSON, 1967; SULSER, OWENS, NORVICH u. DINGELL, 1968), weisen auf eine Rolle dieses Amins bei der Entstehung der Aggressivität hin. Zur gleichen Schlußfolgerung kamen GUNNE u. LEWANDER (1966), SCHEEL-KRÜGER u. RANDRUP (1967), CARLSSON u. LINDQVIST (1968) sowie REIS u. FUXE (1968).

Literatur

AXELROD, J., G. HERTTING, and R. W. PATRICK: Inhibition of H^3-norepinephrine release by monoamine oxidase inhibitors. J. Pharmacol. exp. Ther. **134**, 325–328 (1961).
BABIAK, W.: Case fatality due to overdosage of a combination of tranylcypromine (parnate) and imipramine (tofranil). Canad. med. Ass. J. **85**, 377 (1961).
BARNETT, S. A.: An analysis of social behaviour in wild rats. Proc. Zool. Soc. (Lond.) **130**, 107–152 (1958).
BICKEL, M. H.: Untersuchungen zur Biochemie und Pharmakologie der Thymoleptika. Fortschr. Arzneimittel-Forsch. **11**, 121–225 (1968).
BIEL, J. H., A. HORITA, and A. E. DRUKKER: Monoamine oxidase inhibitors (hydrazines). In: Medicinal Chemistry, Psychopharmacological Agents (ed. M. GORDON), Vol. 1, pp. 359–443. New York-London: Academic Press 1964.
BOUDIN, G., et A. LAURAS: Quelques observations illustrant les dangers des antidépresseurs IMAO. Bull. Soc. méd. Hôp. Paris **116**, 479–486 (1965).
BRODIE, B. B., M. H. BICKEL, and F. SULSER: Desmethyl imipramine, a new type of antidepressant drug. Med. exp. (Basel) **5**, 454–458 (1961).
CARLSSON, A., and M. LINDQVIST: Metatyrosine as a tool for selective protection of catecholamine stores against reserpine. Europ. J. Pharmacol. **2**, 187–192 (1968).
CARLTON, P. L.: Potentiation of the behavioral effects of amphetamine by imipramine. Psychopharmacologia (Berl.) **2**, 364–376 (1961).
—, and P. DIDAMO: Augmentation of the behavioral effect of amphetamine by atropine. J. Pharmacol. exp. Ther. **132**, 91–96 (1961).
CHARPENTIER, J.: Modifications de la réaction à la douleur provoquées par diverses lésions cérébrales, et leurs effets sur la sensibilité à la morphine. Psychopharmacologia (Berl.) **11**, 95–121 (1967).
DAVEY, M. J., J. B. FARMER, and H. REINERT: The effect of nialamide on adrenergic functions. Brit. J. Pharmacol. **20**, 121–134 (1963).
DUBNICK, B., G. A. LEESON, and G. E. PHILIPPS: An effect of monoamine oxidase inhibitors on brain serotonin of mice in addition to that resulting from inhibition of monoamine oxidase. J. Neurochem. **9**, 299–306 (1962).
EIBL-EIBESFELDT, I.: Grundriß der vergleichenden Verhaltensforschung, Ethologie. München: R. Piper u. Co. 1967.

EVERETT, G. M.: Some electrophysiological and biochemical correlates of motor activity and aggressive behavior. In: Neuro-Psychopharmacology (Ed. E. ROTHLIN), Vol. 2, pp. 479—484. Amsterdam-London-New York-Princeton: Elsevier Publ. Co. 1961.
—, and R. G. WIEGAND: Central amines and behavioral states: a critique and new data. Proc. first Int. Pharmacol. Meet. Vol. 8, pp. 85—92. Oxford-London-New York-Paris: Pergamon Press 1962.
— — and F. U. RINALDI: Pharmacologic studies of some nonhydrazine MAO inhibitors. Ann. N. Y. Acad. Sci. 107, 1068—1080 (1963).
GESSA, G. L., E. CUENCA, and E. COSTA: On the mechanism of hypotensive effects of MAO inhibitors. Ann. N. Y. Acad. Sci. 107, 935—944 (1963).
GEY, K. F., A. PLETSCHER, and W. BURKARD: Effect of inhibitors of monoamine oxidase on various enzymes and on the storage of monoamines. Ann. N. Y. Acad. Sci. 107, 1147—1151 (1963).
GOLDBERG, N. D., and F. E. SHIDEMAN: Species differences in the cardiac effects of a monoamine oxidase inhibitor. J. Pharmacol. exp. Ther. 136, 142—151 (1962).
GOLDSTEIN, M., and K. NAKAJIMA: Effect of disulfiram on catecholamine levels in the brain. J. Pharmacol. exp. Ther. 157, 96—102 (1967).
GRANT, E. C., and J. H. MACKINTOSH: A comparison of the social postures of some common laboratory rodents. Behaviour 21, 246—259 (1963).
GREEN, H., and R. W. ERICKSON: Further studies with tranylcypromine (monoamine oxidase inhibitor) and its interaction with reserpine in rat brain. Arch. int. Pharmacodyn. 135, 407—425 (1962).
GUNNE, L.-M., and T. LEWANDER: Monoamines in brain and adrenal glands of cats after electrically induced defense reaction. Acta physiol. scand. 67, 405—410 (1966).
HALLIWELL, G., R. M. QUINTON, and F. E. WILLIAMS: A comparison of imipramine, chlorpromazine and related drugs in various tests involving autonomic functions and antagonism of reserpine. Brit. J. Pharmacol. 23, 330—350 (1964).
HANSON, L. C. F.: Evidence that the central action of amphetamine is mediated via catecholamines. Psychopharmacologia (Berl.) 10, 289—297 (1967).
HARRER, G.: Zur Inkompatibilität zwischen Monoaminoxydase-Hemmern und Imipramin. Wien. med. Wschr. 111, 551—553 (1961).
HIMWICH, W. A.: Interaction of monoamine oxidase inhibitors with imipramine and similar drugs. Rec. Advanc. biol. Psychiat. 4, 257—265 (1962).
HOLTZ, P., u. D. PALM: Brenzkatechinamine und andere sympathicomimetische Amine. Biosynthese und Inaktivierung, Freisetzung und Wirkung. Ergebn. Physiol. (Rev. Physiol.) 58, 1—580 (1966).
HORITA, A., and W. R. MCGRATH: Specific liver and brain monoamine oxidase inhibition by alkyl- and arylalkylhydrazines. Proc. Soc. exp. Biol. (N.Y.) 103, 753—757 (1960).
HORNYKIEWICZ, O., u. H.-J. LISCH: Monoaminoxydase-Hemmer und Dopamin-(3-Hydroxytyramin-)Stoffwechsel im Gehirn. Naunyn-Schmiedebergs Arch. Pharmak. exp. Path. 257, 30 (1967).
HUKOVIĆ, S., u. E. MUSCHOLL: Die Noradrenalin-Abgabe aus dem isolierten Kaninchenherzen bei sympathischer Nervenreizung und ihre pharmakologische Beeinflussung. Naunyn-Schmiedebergs Arch. exp. Path. Pharmak. 244, 81—96 (1962).
LÉVY, I., et E. MICHEL-BER: Commentaires sur l'interprétation pharmacologique des effets cliniques spécifiques et secondaires des inhibiteurs de la monoamineoxydase. Actualités pharmacol. 18, 241—288 (1965).

LING, G. M., M. NAGAI, and S. HANSEN: Convulsive effects of tranylcypromine and imipramine in combination. Lancet **1961** II, 1262.

LOVELESS, A. H., and D. R. MAXWELL: A comparison of the effects of imipramine, trimipramine, and some other drugs in rabbits treated with a monoamine oxidase inhibitor. Brit. J. Pharmacol. **25**, 158—170 (1965).

LUBY, E. D., and E. F. DOMINO: Toxicity from large doses of imipramine and an MAO inhibitor in suicidal intent. J. Amer. med. Ass. **177**, 68—69 (1961).

MATTHIES, H., u. N. POPOV: Unterschiedliche Wirkungen von Monoaminoxydase-Hemmern unter den Bedingungen vollständiger Monoaminoxydase-Hemmung auf den Serotonin-, Dopamin- und Noradrenalin-Gehalt. Acta biol. med. germ. **17**, 488—497 (1966).

MOORE, K. E., and R. H. RECH: Antagonism by monoamine oxidase inhibitors of α-methyltyrosine-induced catecholamine depletion and behavioral depression. J. Pharmacol. exp. Ther. **156**, 70—75 (1967).

MORPURGO, C.: Aggressive behavior induced by large doses of 2-(2,6-dichlorphenylamino)-2-imidazoline hydrochloride (ST 155) in mice. Europ. J. Pharmacol. **3**, 374—377 (1968).

NIJDAM, S. J.: Neurological and psychiatrical side-effects during treatment with modern psychotropic drugs. In: Drug induced Diseases, Symp., Leyden 1962 (L. MEYLER and H. M. PECK, Ed.), pp. 211—228. Springfield, Ill.: Ch. C. Thomas 1962.

PEPEU, G., M. ROBERTS, S. SCHANBERG, and N. J. GIARMAN: Differential of iproniazid (Marsilid) and beta-phenylisopropylhydrazine (Catron) on isolated atria. J. Pharmacol. exp. Ther. **132**, 131—138 (1961).

PLETSCHER, A.: Monoamine oxidase inhibitors. Pharmacol. Rev. 18, 121—129 (1966).
— K. F. GEY, and W. P. BURKARD: Inhibitors of monoamine oxidase and decarboxylase of aromatic amino acids. In: Heffter's Handb. exp. Pharmakol., Bd. 19, S. 593—735. Berlin-Heidelberg-New York: Springer 1966.
— — u. P. ZELLER: Monoaminoxydase-Hemmer. Chemie, Biochemie, Pharmakologie, Klinik. Fortschr. Arzneimittel-Forsch. **2**, 417—590 (1960).

RANDRUP, A., and I. MUNKVAD: Dopa and other naturally occurring substances as causes of stereotypy and rage in rats. Acta psychiat. scand. (Suppl.) **191—192**, 193—199 (1966).
— — Stereotyped activities produced by amphetamine in several animal species and man. Psychopharmacologia (Berl.) **11**, 300—310 (1967).

REIS, D. J., and K. FUXE: Depletion of noradrenaline in brainstem neurons during sham rage behaviour produced by acute brainstem transection in cat. Brain Res. **7**, 448—451 (1968).

SCHEEL-KRÜGER, J., and A. RANDRUP: Stereotype hyperactive behaviour produced by dopamine in the absence of noradrenaline. Life Sci. **6**, 1389—1398 (1967).
— — Aggressive behaviour provoked by pargyline in rats pretreated with diethyldithiocarbamate. J. Pharm. Pharmacol. **20**, 948—949 (1968).

SJÖQVIST, F.: Psychotropic drugs (2). Interaction between monoamine oxidase (MAO) inhibitors and other substances. Proc. roy. Soc. Med. **58**, 967—978 (1965).

SPECTOR, S., C. W. HIRSCH, and B. B. BRODIE: Association of behavioural effects of pargyline, a nonhydrazide MAO inhibitor with increase in brain norepinephrine. Int. J. Neuropharmacol. **2**, 81—93 (1963).
— R. KUNTZMANN, P. A. SHORE, and B. B. BRODIE: Evidence for release of brain amines by reserpine in presence of monoaminoxidase inhibitors: Implication of monoaminoxidase in norepinephrine metabolism in brain. J. Pharmacol. exp. Ther. **130**, 256—261 (1960).

Spector S., P. A. Shore, and B. B. Brodie: Biochemical and pharmacological effects of the monoamine oxidase inhibitors, iproniazid, 1-phenyl-2-hydrazinopropane (IB 516) and 1-phenyl-3-hydrazinobutane (IB 835). J. Pharmacol. exp. Ther. **128**, 15—21 (1960).

Sulser, F., M. L. Owens, M. R. Norvich, and I. V. Dingell: The relative role of storage and synthesis of brain norepinephrine in the psychomotor stimulation evoked by amphetamine or by desipramine and tetrabenazine. Psychopharmacologia (Berl.) **12**, 322—332 (1968).

Valzelli, L.: Drugs and aggressiveness. Advanc. Pharmacol. **5**, 79—108 (1967).

Vanni, F., et F. Riggi: Etude expérimentale des effets biologiques du tofranil associé aux inhibiteurs des MAO et aux neuroleptiques dans les animaux. Proc. 3rd Wld. Congr. Psychiat. Montreal, Vol. 11, pp. 929—932 (1961).

Várszegi, K. M., and L. Decsi: Some characteristics of the rage reaction evoked by chemical stimulation of the hypothalamus. Acta physiol. Acad. Sci. hung. **32**, 61—68 (1967).

Votava, Z., S. N. Glisson, and H. E. Himwich: Behavioral reaction of rats pretreated with reserpine to LSD-25. Int. J. Neuropharmacol. **6**, 543—547 (1967).

Zetler, G.: Cataleptic state and hypothermia in mice, caused by central cholinergic stimulation and antagonized by anticholinergic and antidepressant drugs. Int. J. Neuropharmacol. **7**, 325—335 (1968).

Zirkle, C. L., and C. Kaiser: Monoamine oxidase inhibitors (nonhydrazines). In: Medicinal Chemistry, Psychopharmacological Agents, Vol. 4,1, pp. 445—554 (ed. M. Gordon). New York-London: Acad. Press Inc. 1964.

Prof. Dr. G. Zetler
Institut für Pharmakologie der
der Medizinischen Akademie
2400 Lübeck
Ratzeburger Allee 160

Der Einfluß der Durchblutung auf die Resorption von Arzneimitteln aus dem Jejunum der Ratte

H. OCHSENFAHRT und D. WINNE

Pharmakologisches Institut der Universität Tübingen

Eingegangen am 18. Dezember 1968

The Influence of Blood Flow on the Absorption of Drugs from the Jejunum of the Rat

Summary. 1. Jejunal loops were prepared in anaesthetized rats and perfused with ^{14}C-labelled drugs in buffered isotonic saline solutions at pH 6—8 (amidopyrine, aniline, antipyrine, benzoic acid, salicylic acid) and at pH 2.2—3.0 (amidopyrine, benzoic acid). The blood flow in the loops and the absorption rate of the drugs were determined simultaneously.

2. A decrease of the blood flow from about 1.5 to 0.2 ml/min×g wet tissue diminished the absorption rate of all drugs, whereas an increase of the blood flow from low to high values caused only an increased absorption rate of the unionized but not of the ionized drugs. When the blood flow was held constant (0.6—0.7 ml/min×g wet tissue), the absorption rate of the unionized drugs (with the exception of amidopyrine) remained constant, whereas the absorption rate of the ionized drugs decreased by 15—22% within 60 min.

3. The different reaction of the ionized drugs to blood flow alterations is assumed to be due to the following mechanism: the absorption of the ionized drugs is substantially favoured by a "virtual pH" near the mucosal border which is slightly acidic and largely independent of the pH within the gut lumen. A period with insufficient mucosal blood flow results not only in a diminished drainage of the mucosa—which affects the absorption rate of all drugs—, but also in a hypoxic impairment of the epithelium and its capability to maintain the "virtual pH". This failure affects only the absorption rate of the ionized drugs.

Key-Words: Intestinal Blood Flow — Intestinal Absorption — Drugs — Jejunum — Rat.

Zusammenfassung. 1. Bei Urethan-narkotisierten Ratten wurde eine Jejunumschlinge mit ^{14}C-markierten Arzneimitteln in gepufferter isotonischer Kochsalzlösung mit einem pH von 6—8 (Amidopyrin, Anilin, Antipyrin, Benzoesäure, Salicylsäure) und einem pH von 2,2—3,0 (Amidopyrin, Benzoesäure) perfundiert.

2. Wurde die Durchblutung von etwa 1,5 auf 0,2 ml/min · g Feuchtgewicht gesenkt, dann nahm die Resorptionsrate aller Arzneimittel ab. Wurde umgekehrt die Durchblutung von anfänglich niedrigen Werten auf hohe Werte gesteigert, dann stieg die Resorption der nichtionisierten Arzneimittel in entsprechender Weise an, während die Resorption der ionisierten Arzneimittel nicht beeinflußt wurde. Bei gleichbleibender mittlerer Durchblutung (0,6—0,7 ml/min · g) blieb die Resorptionsrate der nichtionisierten Arzneimittel (mit Ausnahme von Amidopyrin) konstant, während sie bei den ionisierten über einen Zeitraum von 60 min um 15—22% abnahm.

3. Das abweichende Verhalten der ionisierten Arzneimittel gegenüber Durchblutungsänderungen wird auf folgenden Mechanismus zurückgeführt: maßgebend für ihre Resorption ist der leicht saure und von der Perfusionslösung weitgehend unabhängige pH-Wert (virtual pH) in einem Bereich unmittelbar an der Mucosaoberfläche (microclimate). Eine verminderte Mucosadurchblutung führt nicht nur zu einer Verringerung der Dränagewirkung (die alle Pharmaka betrifft), sondern auch zu einer hypoxischen Schädigung des Zottenepithels und einer Änderung des virtuellen pH, die nur die Resorption der ionisierten Arzneimittel beeinträchtigt.

Schlüsselwörter: Darmdurchblutung — Resorption — Pharmaka — Jejunum — Ratte.

Ein Einfluß der Durchblutung auf die enterale Resorption von Arzneimitteln wurde verschiedentlich diskutiert (SCHANKER, 1964; SMYTH, 1964). Experimentelle Ergebnisse mit gleichzeitiger Messung von Resorption und Durchblutung liegen jedoch bisher nur für Glykokoll und einige Zucker (NELSON u. BEARGIE, 1965; VARRO et al., 1965; WILLIAMS et al., 1964), Eisen und Kobalt (FORTH, 1967) und Tritiumwasser (WINNE, 1966) vor. Es wurden daher an der Ratte die quantitativen Beziehungen zwischen der Darmdurchblutung und der Resorption von Arzneimitteln (Amidopyrin, Anilin, Antipyrin, Benzoesäure, Salicylsäure) untersucht. (Kurzmitteilung: OCHSENFAHRT u. WINNE, 1968a; 1968b.)

Theoretische Überlegungen

Für die Abhängigkeit der Resorption eines Arzneimittels von der Durchblutung bei Perfusion einer Darmschlinge erhält man aus theoretischen Überlegungen folgende Gleichung (WINNE u. OCHSENFAHRT, 1967), die für den Sonderfall eines fehlenden Wassernettofluxes gilt:

$$\Phi = C_B \cdot \dot{V}_B = C_D \cdot \dot{V}_D \left(1 - \exp\left[-\frac{A_1}{\dot{V}_D \left(1 + \frac{A_2}{\dot{V}_B}\right)}\right]\right) \quad (1)$$

mit

$$A_1 = k_1 F_D \quad (2)$$

und

$$A_2 = \frac{k_2 F_D}{\alpha\, a_1} \quad (3)$$

Φ = Resorptionsrate in Mol/min · g[1]
C_B = Konzentration im abfließenden Venenblut in Mol/ml
$\dot{V}_B$ = Durchblutung in ml/min · g[1]
C_D = Konzentration in der Perfusionslösung in Mol/ml
$\dot{V}_D$ = Perfusionsgeschwindigkeit im Darmlumen in ml/min · g[1]
k_1 = Permeabilitätskoeffizient für die Richtung Lumen-Interstitium (s.u.) in ml/min · cm²

---

[1] Darmfeuchtgewicht.

k_2 = Permeabilitätskoeffizient für die Richtung Interstitium-Lumen in ml/min · cm²
α = Anteil des Blutes, das durch epithelnahe Capillaren fließt
a_1 = C_B/C_{Pl} = Quotient aus der Konzentration im Blut und der Konzentration des ungebundenen Anteils im Plasma
F_D = spezifische Darmoberfläche in cm²/g[1]

Die beiden Permeabilitätskoeffizienten k_1 und k_2 sind formal als Kehrwerte des Widerstandes aufzufassen, den das Arzneimittel überwinden muß, um aus dem Darmlumen in das Interstitium bzw. vom Interstitium in das Darmlumen zu gelangen. Die gesamte Strecke umfaßt den Weg von der strömenden Perfusionslösung bis in das Gebiet nahe der Zellmembran, wo ein anderes „Mikroklima" herrscht (HOGBEN et al., 1959), d.h. ein anderes pH besteht, von dort durch die Zellwand, das Zellplasma und die basale Zellwand in das Interstitium bis zur Capillarwand. Es bleibt offen, welcher Teilabschnitt den größten Widerstand darstellt und damit für die Geschwindigkeit des Durchtrittes bestimmend ist. Bei dissoziablen Arzneimitteln gelten die Permeabilitätskoeffizienten für die ionisierte und nichtionisierte Form zusammen. Verschiedene Permeabilitäten für beide Formen werden nicht differenziert. Die Unterscheidung zweier Permeabilitätskoeffizienten, je einer für jede Richtung, ist notwendig, da der pH-Wert im Lumen bzw. Mikroklimabereich in k_1 und der pH-Wert im Interstitium in k_2 eingeht. Bei pH-Unterschieden folgen daraus unterschiedliche Koeffizienten für beide Richtungen ($k_1 \neq k_2$). Die hier definierten Permeabilitätskoeffizienten sagen nichts über den Resorptionsmechanismus aus. Eine weitere Unterteilung der Koeffizienten ist theoretisch möglich, läßt sich aber bei der Auswertung der Ergebnisse nicht ausnutzen.

Aus den experimentellen Daten sind die Parameter $A_1 = k_1 F_D$ und $A_2 = k_2 F_D/\alpha a_1$ zu berechnen. A_1 stellt einen Permeabilitätskoeffizienten dar, der auf das Darmfeuchtgewicht bezogen ist. A_2 enthält neben dem Permeabilitätskoeffizienten $k_2 F_D$ die Faktoren α (Durchblutungsanteil der epithelnahen Capillaren) und a_1 (berücksichtigt die Verteilung im Blut und die Eiweißbindung). a_1 kann getrennt bestimmt werden; α ist nur unter der Voraussetzung $k_1 = k_2$ (gleiches pH im Lumen bzw. Mikroklimabereich und im Interstitium) und α = konstant aus A_2 berechenbar.

Methodik

1. Versuchstiere. Männliche Ratten (Stamm Wistar aus institutseigener Zucht) mit einem durchschnittlichen Gewicht von 287 g ($s = 35$ g, $N = 182$). Ernährung mit Altromin R und Wasser ad libitum, das Futter wurde 16—21 Std vor Versuchsbeginn unter Belassung des Wassers entzogen.

2. Präparation. In Urethannarkose (4,5 ml/kg einer 25%igen Lösung i.p) Bauchmittelschnitt und Vorlagerung einer geeigneten Jejunumschlinge (Abstand von der Flexura duodenojejunalis im Mittel 24 cm, $s = 5$ cm). Die zur Schlinge gehörende V. jejunalis wurde an der Einmündung in die V. mesenterica sup. mit zwei Fäden unterschlungen. Dann wurden Polyäthylenkanülen proximal und distal so in die Darmschlinge eingebunden, daß die Gefäßverbindungen zu den Nachbarschlingen unterbrochen wurden und der venöse Abfluß ausschließlich über die V. jejunalis erfolgte. Lagerung der Schlinge auf der flachen Seitenwand einer 38°C warmen Wanne und Bedeckung mit feuchtem (Kochsalzlösung) Zellstoff. Spülung der Schlinge mit Kochsalzlösung zur Entfernung von Kot- und Schleimresten. Nach Injektion von 500 E Heparin (= 5 mg Vetren in 0,1 ml Kochsalzlösung) in die rechte V. jugularis wurde die V. jejunalis nach zentral abgebunden und distal davon mit einer Kanüle (Nr. 12) punktiert, deren Conus abgeschnitten und durch einen PVC-Schlauch ersetzt war und die fest eingebunden wurde. Das aus der Schlinge abfließende venöse Blut wurde über einen Tropfenzähler (Thorp Impulse Counter, Fa. Palmer, London) auf einer Rußtrommel registriert, in Bechergläsern aufgefangen und gewogen. Registrierung des Blutdruckes in der linken A. carotis nach CONDON (1951) ebenfalls auf dem Rußkymograph. Beatmung (22/min) durch eine Trachealkanüle (Rubber Bellows Respiration Unit, Fa. Palmer) zusätzlich zur Spontanatmung. Ersatz des verlorengegangenen Blutes durch eine Blutinfusion in die rechte V. jugularis (Mikropumpe mp 1, Fa. Bühler, Tübingen). Das Blut für diese Infusion wurde unmittelbar vor Versuchsbeginn von anderen mit Urethan narkotisierten und heparinisierten Ratten durch einen PVC-Schlauch aus der A. carotis gewonnen. Einmalige Perfusion der Darmschlinge mit 38°C warmer gepufferter isotonischer Kochsalzlösung, in der die Arzneimittel gelöst waren. Perfusionsgeschwindigkeit 0,1 ml/min (Perfusor, Fa. Braun, Melsungen). Präparationsdauer bis Perfusionsbeginn 40—45 min. Am Versuchsende wurde die perfundierte Schlinge gemessen (Länge im Mittel 8,8 cm, $s = 1,2$ cm), gewogen (Feuchtgewicht im Mittel 409 mg, $s = 68$ mg), 12 Std im Abzug und anschließend 2 Std bei 110°C getrocknet und nochmals gewogen (Trockengewicht im Mittel 103 mg, $s = 20$ mg). Umrechnungsfaktoren: 1 g Feuchtgewicht entspricht 253 mg Trockengewicht bzw. 21,6 cm Länge. Zur histologischen Untersuchung wurden aus präparierten Darmschlingen vor und nach der Perfusion sowie nach Versuchsende aus einer benachbarten nicht perfundierten Schlinge etwa 0,5 cm lange Stücke entnommen und in Formol fixiert. Färbung der Schnitte mit Hämatoxylin-Eosin.

3. Substanzen und Perfusionslösungen
Amidopyrin-N-methyl-^{14}C (spez. Aktivität 0,67 mCi/mMol) in Citronensäure-Phosphatpuffer pH 7 und pH 3, 746,3 nMol/ml; Anilin-^{14}C (spez. Aktivität 2,95 mCi/mMol) in Citronensäure-Phosphatpuffer pH 8, 169,5 nMol/ml; Antipyrin-N-methyl-^{14}C (spez. Aktivität 37 mCi/mMol) in Phosphatpuffer pH 8, 13,51 nMol/ml; Benzoesäure-carboxyl-^{14}C (spez. Aktivität 23,3 mCi/mMol) in Citronensäure-Phosphatpuffer pH 6,2 und pH 2,2, 21,46 nMol/ml; Salicylsäure-carboxyl-^{14}C (spez. Aktivität 15,5 mCi/mMol) in Phosphatpuffer pH 6, 32,26 nMol/ml.

Konzentration der radioaktiven Substanzen: 0,5 µCi/ml. Die Pufferlösungen (Geigy-Tabellen S. 277, 1960) wurden durch Zusatz von NaCl auf eine Osmolalität von 310 mosm/kg eingestellt.

4. Analysen. Zur Messung der Radioaktivität durch Flüssigkeits-Szintillationszählung wurden 0,05 ml Blut bzw. 0,05 ml Perfusat nach der von LEMBECK et al. (1964) beschriebenen Methode aufgearbeitet. Die Osmolalität der Perfusionslösungen wurde durch Messung der Gefrierpunktserniedrigung bestimmt (Osmometer, Fa. Knauer, Berlin).

5. Versuchsanordnungen. Blut und Perfusat wurden in Perioden zu je 15 min gesammelt. Nach Beginn der Darmperfusion folgte eine Vorperiode von 10 min. Anschließend 3—4 Versuchsperioden nach einer der folgenden Anordnungen:

Schema 1: 1.—4. Periode mit konstanter mittlerer Durchblutung, Versuchsdauer nach Perfusionsbeginn: 70 min.

Schema 2: 1. Periode hohe, 2. Periode mittlere, 3. Periode niedrige Durchblutung, Versuchsdauer nach Perfusionsbeginn: 75 min.

Schema 3: 1. Periode niedrige, 2. Periode mittlere, 3. Periode hohe Durchblutung, Versuchsdauer nach Perfusionsbeginn: 75 min.

In den Versuchen nach Schema 2 und 3 lag zwischen den Perioden jeweils eine Zwischenperiode von 10 min, in der die Durchblutung auf das gewünschte Niveau eingestellt wurde. Eine niedrige Durchblutung wurde durch Ausblutenlassen (2—3 ml) und eine niedrige Blutinfusionsgeschwindigkeit, eine mittlere oder hohe Durchblutung durch eine mittlere oder hohe Blutinfusionsgeschwindigkeit erreicht. Die durch den Tropfenzähler registrierte Durchblutung diente dabei als Kontrolle. Der Blutdruck war im allgemeinen mit der Durchblutung korreliert: 70—110 mm Hg bei hoher, 50—90 mm Hg bei mittlerer und 40—60 mm Hg bei niedriger Durchblutung. „Mittlere" Durchblutung bedeutet hier nur einen willkürlich eingestellten mittleren Wert und braucht nicht notwendigerweise einer mittleren Durchblutung unter physiologischen Verhältnissen zu entsprechen. Bei jedem Arzneimittel wurden alle 3 Versuchanordnungen in einem Block zusammengefaßt, die Reihenfolge der Versuche nach Schema 2 und 3 wurde randomisiert, die Versuche nach Schema 1 folgten jeweils im Zusammenhang danach.

6. Bestimmung der Serumeiweißbindung. Für jedes Arzneimittel wurden das Blut-Plasma-Konzentrationsverhältnis sowie nach einem von SCHOLTAN (1964) angegebenen Verfahren die Serumeiweißbindung bestimmt. Daraus ergab sich für jedes Arzneimittel ein Faktor a_1, mit dem von der experimentell gemessenen Gesamtblutkonzentration auf den freien, nicht cellulär oder an Eiweiß gebundenen Anteil im Plasma umgerechnet werden konnte.

7. Darstellung und biometrische Bearbeitung der Ergebnisse. Die Durchblutung wurde durch Wägung der aus der V. jejunalis abfließenden Blutmenge bestimmt. Das Gewicht wurde mittels der Dichte (1,025 g/ml nach SPECTOR, 1956) in ml umgerechnet und auf das Darmfeuchtgewicht und die Zeiteinheit bezogen: ml/min · g. Die Konzentration der Substanzen in Blut und Perfusat wurde mit Hilfe der spezifischen Aktivität aus der gemessenen Radioaktivität unter Quench-Korrektur mit innerem Standard berechnet und wird in nMol/ml angegeben. Durch Messung der Radioaktivität werden auch alle markierten Metabolite erfaßt, soweit überhaupt ein Abbau bereits in der Darmwand stattfindet. SCHANKER et al. (1957) konnten durch Inkubation von isolierten Rattenmägen in vitro mit den hier untersuchten Substanzen keinen Abbau nachweisen. Als resorbiert gilt die im Blut erscheinende Substanzmenge einschließlich möglicher Metabolite, sie wird aus Durchblutung und Blutkonzentration errechnet und in nMol/min · g angegeben.

Die Ergebnisse wurden einer Varianz- und Kovarianzanalyse unterzogen (COCHRAN, 1957; LINDER, 1960; WEBER, 1964). Die Summe der Abweichungsquadrate (SAQ) „insgesamt" wurde in die SAQ „zwischen den Tieren", die SAQ „zwischen den Perioden" und die SAQ „Rest" zerlegt. Daraus folgten die entsprechenden Varianzen und Standardfehler der Mittelwerte „zwischen den Tieren" und „Rest". In den Tab. 1—3 werden beide Standardfehler angegeben: der aus der Restvarianz berechnete mit dem Zeichen ± nach dem Mittelwert der 1. Periode, der aus der Varianz „zwischen den Tieren" berechnete in Klammern darunter. Beide Standardfehler gelten für alle Perioden eines Versuches. Vergleicht man die Perioden eines Versuches untereinander, so ist der Standardfehler „Rest" heranzuziehen; werden Perioden aus Versuchen mit verschiedener Versuchsanordnung oder mit verschiedenen Arzneimitteln verglichen, so ist der Standardfehler „zwischen den Tieren" zu verwenden. Im übrigen werden Standardabweichungen immer in der Form $s = \ldots$, Standardfehler mit dem Zeichen ± angegeben.

Um festzustellen, ob zwischen den Perioden ein Unterschied in den Blutkonzentrationen und den Resorptionsraten bestand, wurde die SAQ „zwischen den Perioden" mit Hilfe des F-Testes gegen die Restvarianz auf Signifikanz geprüft. Das Ergebnis dieser Prüfung wird in den Tab. 1—3 in der Legende angegeben. Da sich bei zwei Versuchsgruppen nach Schema 1 (Antipyrin und Salicylsäure, s. Tab. 1) die Durchblutung zwischen den Perioden änderte ($P < 0,01$), wurde hier die Blutkonzentration mit Hilfe der Kovarianzanalyse auf eine mittlere Durchblutung $\bar{V}_B$ korrigiert.

8. Berechnung der Parameter. Die beiden Parameter A_1 und A_2 (s. theoretische Überlegungen) für die Permeabilität des Darmepithels wurden aus den experimentellen Daten der Tab. 1—3 mit einer nichtlinearen Regression nach der Methode der kleinsten Quadrate mit Hilfe des Gauß-Newton-Iterationsverfahrens errechnet (vgl. KRÜGER-THIEMER u. SCHLENDER, 1963; KRÜGER-THIEMER et al., 1963). Nicht verwendet wurden: 1. die Werte der Perioden 2—4 von Schema 1, da sie wegen der konstanten Durchblutung keine zusätzliche Information liefern, und 2. die Werte der Periode 2 und 3 von Schema 3 für die Substanzen Salicylsäure, Benzoesäure (pH 6,2) und Amidopyrin (pH 3,0), da sie sich abweichend verhielten (s. Ergebnisse, Abschnitt 2). Da Änderungen des pH im Lumen bzw. im Mikroklimabereich (s. theoretische Überlegungen) nur in $k_1 F_D$ und damit nur in A_1 eingehen, sind für Benzoesäure und Amidopyrin je zwei Parameter A_1 (zwei verschiedene pH-Werte im Lumen) und nur je ein Parameter A_2 berechnet worden. Für Salicylsäure, Benzoesäure (pH 6,2) und Amidopyrin (pH 3,0) wurde zusätzlich der Parameter A_1 für die 3. Periode von Schema 3 unter Verwendung des Parameters A_2 aus der ersten Berechnung bestimmt.

Sämtliche Parameterberechnungen wurden vom Rechenzentrum der Universität Tübingen durchgeführt.

Der Faktor α wurde nur für die Versuche mit einem pH von 6—8 im Lumen berechnet, da dann die Voraussetzungen $k_1 F_D = k_2 F_D$ für die Basen sicher erfüllt war: Sie waren sowohl im Lumen als auch im Interstitium zu über 99% nichtionisiert. Geringe pH-Unterschiede haben in diesem Fall keinen Einfluß auf die Bedingung $k_1 F_D = k_2 F_D$. Für die Säuren ist diese Voraussetzung nicht nachprüfbar, da der Anteil der Resorption in ionisierter Form nicht abschätzbar ist. Der Vollständigkeit halber wurde α ebenfalls für die Säuren berechnet. Die Voraussetzung α = konstant war für die zur Rechnung verwendeten Einzelwerte erfüllt: Die graphische Auftragung von $[-\ln(1 - C_B \bar{V}_B / C_D \bar{V}_D)]^{-1}$ gegen $1/\bar{V}_B$ ergab eine Gerade. Insbesondere wichen die Werte für eine niedrige Durchblutung *nicht* ab. Diese lineare Beziehung folgt nach Umformung aus Gleichung (1), wenn $k_1 F_D$, $k_2 F_D$ und α konstant sind.

Ergebnisse

1. Resorption bei konstanter mittlerer Durchblutung (Tab. 1)

Der Mittelwert aus allen Durchblutungsmeßwerten ($N = 168$) der Versuchsanordnung 1 (konstante mittlere Durchblutung) betrug 0,62 ($s = 0,09$) ml/min · g. Da die Durchblutung zu Beginn des Versuches willkürlich eingestellt wurde (s. Methodik, Abschnitt 5), ist dieser Wert kein Maß für die mittlere Darmdurchblutung beim intakten Tier (vgl. auch Diskussion). In zwei Versuchsgruppen (Antipyrin und Salicylsäure) sank die Durchblutung trotz ausreichender Blutinfusion während des Versuches ab. In diesen beiden Fällen wurde mit Hilfe der Kovarianzanalyse der Einfluß der Durchblutung rechnerisch eliminiert und die Konzentration im Venenblut auf eine gleichbleibende mittlere Durchblutung bezogen.

Lagen die Pharmaka zu mehr als 99% in ionisierter Form vor (Salicylsäure, Benzoesäure pH 6,2, Amidopyrin pH 3,0), dann nahm die Konzentration im Venenblut über einen Zeitraum von 60 min um 15 bis 22% ab (Tab. 1). Waren sie dagegen zu mehr als 99% nichtionisiert (Anilin, Antipyrin, Benzoesäure pH 2,2), dann sank die Konzentration nicht ab. Eine Ausnahme bildete das Amidopyrin bei pH 7,0 (zu mehr als 99% nichtionisiert) mit einem Konzentrationsabfall von 15%. Dieser Wert liegt jedoch noch wesentlich unter dem Wert für die Konzentrationsabnahme bei pH 3,0.

2. Resorption bei Änderung der Durchblutung (Tab. 2 und 3)

In 140 Versuchen wurde die Durchblutung entsprechend zwei verschiedenen Versuchanordnungen (Schema 2: Beginn mit hoher oder Schema 3: Beginn mit niedriger Durchblutung) geändert. Für beide Versuchsanordnungen zusammen betrug der Mittelwert in allen Perioden mit hoher Durchblutung 1,54 ($s = 0,41$) ml/min · g, in den Perioden mit mittlerer Durchblutung 0,68 ($s = 0,10$) ml/min · g und in den Perioden mit niedriger Durchblutung 0,21 ($s = 0,05$) ml/min · g. Trotz hoher Blutinfusionen konnte die Durchblutung in der 3. Periode nach Schema 3 außer in dem Versuch mit Benzoesäure bei pH 2,2 nicht auf den gleich hohen Wert gebracht werden wie in der 1. Periode nach Schema 2. Möglicherweise ist die Ursache dafür ein interstitielles Ödem, das sich nach der Periode niedriger Durchblutung ausgebildet hat und die Erweiterung der Capillaren verhindert.

Die Arzneimittelkonzentration im venösen Blut war deutlich von der Durchblutung abhängig: Sie stieg an, wenn die Durchblutung gesenkt wurde, und nahm ab, wenn die Durchblutung erhöht wurde. Diese Beziehung war bei den nichtionisierten Pharmaka unabhängig von der Richtung der Durchblutungsänderung (Schema 2 und 3). Die ionisierten Pharmaka zeigten ein anderes Verhalten: bei zunehmender Durchblutung (Schema 3) fiel die Konzentration im Venenblut stärker ab, als nach den Ergebnissen der 2. Versuchsanordnung zu erwarten war. Deutlicher wird dieser Unterschied am unterschiedlichen Verhalten der Resorptionsraten beider Substanzgruppen: Bei den nichtionisierten Pharmaka war die Durchblutungsabhängigkeit der Resorptionsrate unabhängig von der Richtung der Durchblutungsänderung, d.h., eine niedrige Durchblutung bedeutete eine niedrige, eine hohe Durchblutung eine höhere Resorptionsrate. Bei der Gruppe der ionisierten Pharmaka nahm die Resorptionsrate ebenfalls ab, wenn die Durchblutung gesenkt wurde (Schema 2),

Tabelle 1. *Venenblutkonzentration und Resorptionsrate von Arzneimitteln bei konstanter Darmdurchblutung (Schema 1). Mittelwerte aus 6 Einzelwerten mit Standardfehler aus Restvarianz, in Klammern Standardfehler aus Varianz „zwischen den Tieren". Für Blutkonzentration und Resorptionsrate sind die Unterschiede zwischen den Perioden in allen Versuchsserien (mit Ausnahme von Anilin) signifikant ($P < 0{,}05$ bzw. $< 0{,}01$). $P = $ Signifikanzniveau für den Vergleich der (z.T. korrigierten) Blutkonzentrationswerte von 1. und 4. Periode. $\bar{V}_B = $ mittlere Durchblutung*

	Periode	Durchblutung ml/min · g	Blutkonzentration nMol/ml	Resorptionsrate nMol/min · g	Blutkonz. korrigiert auf $\bar{V}_B = 0{,}54$ bzw. 0,58	Änderung der Blutkonz. von Periode 1–4 in %
Amidopyrin (pH 7,0)	1	0,64 ± 0,02	73,4 ± 1,6	46,9 ± 0,9		
	2	0,62 (0,05)	72,2 (3,1)	44,9 (3,3)		−14,8 ± 3,2
	3	0,64	65,4	41,5		$P < 0{,}001$
	4	0,67	62,5	41,5		
Amidopyrin (pH 3,0)	1	0,69 ± 0,03	56,3 ± 1,8	38,1 ± 1,5		
	2	0,69 (0,05)	51,2 (1,6)	34,8 (2,4)		−22,0 ± 4,5
	3	0,70	49,0	34,4		$P < 0{,}001$
	4	0,66	43,9	28,7		
Anilin (pH 8,0)	1	0,67 ± 0,01	20,3 ± 0,8	13,7 ± 0,5		
	2	0,66 (0,02)	20,3 (1,2)	13,5 (1,1)		−5,3 ± 5,4
	3	0,67	19,1	12,8		$P > 0{,}10$
	4	0,66	19,2	12,7		

Antipyrin (pH 8,0)	1	0,64 ± 0,02	1,40 ± 0,05	0,89 ± 0,03	1,56 ± 0,07
	2	0,55 (0,03)	1,57 (0,09)	0,86 (0,05)	1,60 ± 0,03 − 3,3 ± 7,3
	3	0,48	1,71	0,82	1,62 ± 0,04 P > 0,10
	4	0,45	1,64	0,74	1,51 ± 0,05
Benzoesäure (pH 6,2)	1	0,54 ± 0,01	3,18 ± 0,07	1,70 ± 0,03	
	2	0,53 (0,06)	3,14 (0,21)	1,65 (0,15)	− 17,4 ± 1,7
	3	0,54	2,82	1,50	P < 0,001
	4	0,53	2,62	1,39	
Benzoesäure (pH 2,2)	1	0,75 ± 0,02	3,58 ± 0,04	2,61 ± 0,07	
	2	0,74 (0,07)	4,01 (0,18)	2,92 (0,13)	+ 4,7 ± 1,7
	3	0,69	3,94	2,67	P < 0,02
	4	0,72	3,75	2,65	
Salicylsäure (pH 6,0)	1	0,70 ± 0,02	4,58 ± 0,18	3,19 ± 0,08	5,46 ± 0,21
	2	0,62 (0,02)	4,70 (0,39)	2,90 (0,19)	5,06 ± 0,13 − 14,6 ± 7,3
	3	0,51	5,30	2,71	4,89 ± 0,14 P < 0,10
	4	0,43	5,63	2,41	4,66 ± 0,22

Tabelle 2. *Venenblutkonzentration und Resorptionsrate nichtionisierter Arzneimittel in Abhängigkeit von der Durchblutung (Schema 2 und 3). Mittelwerte aus 10 Einzelwerten mit Standardfehler aus Restvarianz, in Klammern Standardfehler aus Varianz „zwischen den Tieren". Für Blutkonzentration und Resorptionsrate sind die Unterschiede zwischen den Perioden in allen Versuchsserien signifikant ($P < 0{,}01$). $P =$ Signifikanzniveau für den Vergleich der Resorptionsrate der 1. Periode von Schema 2 mit der der 3. Periode von Schema 3 bezogen auf gleiche Durchblutung*

	Schema	Periode	Durchblutung ml/min · g	Blutkonzentration nMol/ml	Resorptionsrate nMol/min · g	
Amidopyrin (pH 7,0)	2	1	1,69 ± 0,05	31,5 ± 2,2	52,8 ± 2,7	
		2	0,65 (0,05)	59,3 (1,9)	38,5 (2,5)	
		3	0,20	90,7	18,8	$P > 0{,}05$
	3	1	0,20 ± 0,05	111,3 ± 1,8	22,2 ± 2,2	
		2	0,62 (0,05)	67,5 (1,6)	42,2 (2,4)	
		3	1,42	35,4	50,6	
Anilin (pH 8,0)	2	1	1,45 ± 0,04	11,8 ± 0,9	17,0 ± 0,6	
		2	0,66 (0,06)	19,4 (0,9)	12,7 (0,7)	
		3	0,18	30,8	5,7	$P > 0{,}05$
	3	1	0,20 ± 0,05	33,7 ± 0,8	6,8 ± 0,6	
		2	0,63 (0,04)	22,1 (0,8)	14,0 (1,0)	
		3	1,22	13,0	15,8	
Antipyrin (pH 8,0)	2	1	1,46 ± 0,05	0,85 ± 0,07	1,23 ± 0,05	
		2	0,62 (0,04)	1,65 (0,07)	1,02 (0,05)	
		3	0,18	2,23	0,40	$P > 0{,}05$
	3	1	0,19 ± 0,04	2,44 ± 0,06	0,47 ± 0,05	
		2	0,56 (0,04)	1,55 (0,07)	0,85 (0,06)	
		3	1,10	0,93	1,03	
Benzoesäure (pH 2,2)	2	1	1,89 ± 0,07	1,43 ± 0,18	2,71 ± 0,12	
		2	0,72 (0,02)	3,59 (0,15)	2,55 (0,12)	
		2	0,21	7,83	1,64	$P > 0{,}05$
	3	1	0,27 ± 0,06	7,11 ± 0,15	1,89 ± 0,11	
		2	0,90 (0,06)	3,07 (0,10)	2,76 (0,12)	
		3	2,04	1,31	2,65	

blieb aber im wesentlichen unverändert, wenn die Durchblutung von anfänglich niedrigen Werten auf höhere Werte eingestellt wurde. Es ist wichtig darauf hinzuweisen, daß die geschilderte Abweichung bei den ionisierten Pharmaka erst in der 2. und besonders in der 3. Periode (bei

Tabelle 3. *Venenblutkonzentration und Resorptionsrate ionisierter Arzneimittel in Abhängigkeit von der Durchblutung (Schema 2 und 3). Mittelwerte aus 10 Einzelwerten mit Standardfehler aus Restvarianz, in Klammern Standardfehler aus Varianz „zwischen den Tieren". Für Blutkonzentration und Resorptionsrate sind die Unterschiede zwischen den Perioden in allen Versuchsserien (mit Ausnahme von Salicylsäure, Resorptionsraten in Schema 3) signifikant (P < 0,01). P = Signifikanzniveau für den Vergleich der Resorptionsrate der 1. Periode von Schema 2 mit der der 3. Periode von Schema 3 bezogen auf gleiche Durchblutung*

	Schema	Periode	Durchblutung ml/min · g	Blutkonzentration nMol/ml	Resorptionsrate nMol/min · g	
Amidopyrin (pH 3,0)	2	1	1,99 ± 0,04	31,8 ± 1,6	62,2 ± 3,0	
		2	0,78 (0,05)	51,2 (2,8)	40,0 (2,7)	
		3	0,23	60,3	13,6	
						$P < 0,01$
	3	1	0,24 ± 0,08	53,3 ± 2,1	12,4 ± 0,9	
		2	0,84 (0,07)	29,0 (2,4)	23,7 (1,3)	
		3	1,75	14,5	24,2	
Benzoesäure (pH 6,2)	2	1	1,55 ± 0,05	1,41 ± 0,14	2,17 ± 0,10	
		2	0,61 (0,05)	2,80 (0,16)	1,70 (0,13)	
		3	0,20	5,62	1,11	
						$P < 0,05$
	3	1	0,20 ± 0,04	6,96 ± 0,23	1,37 ± 0,04	
		2	0,61 (0,04)	2,58 (0,16)	1,56 (0,09)	
		3	1,27	1,06	1,35	
Salicylsäure (pH 6,0)	2	1	1,43 ± 0,04	2,08 ± 0,23	2,95 ± 0,12	
		2	0,64 (0,03)	3,81 (0,22)	2,47 (0,13)	
		3	0,20	8,79	1,79	
						$P < 0,01$
	3	1	0,20 ± 0,04	9,72 ± 0,33	1,99 ± 0,12	
		2	0,63 (0,03)	3,46 (0,28)	2,19 (0,16)	
		3	1,24	1,52	1,87	

mittlerer und hoher Durchblutung) auftrat, während bei niedriger Durchblutung die Ergebnisse für beide Versuchsanordnungen übereinstimmten.

Die Arzneimittelkonzentration im ausfließenden Perfusat betrug entsprechend den unterschiedlichen Resorptionsraten 63—92 %, in einem Fall (Benzoesäure bei pH 2,2) 45—59 % der Ausgangskonzentration.

Mit den gleichen Versuchsanordnungen wurden für Salicylsäure (pH 6,0; $N = 26$) und Amidopyrin (pH 7,0 und 3,0; $N = 9$) zusätzlich Versuche mit nicht radioaktiv markierter Substanz durchgeführt. Die Ergebnisse decken sich vollständig mit den oben dargestellten Befunden.

3. Die Parameter A_1, A_2 und α

Aus den experimentell gefundenen Werten für die Durchblutung $\dot{V}_B$ und für die Venenblutkonzentration C_B wurden nach Gleichung (1) die unbekannten Parameter $A_1 = k_1 F_D$ und $A_2 = k_2 F_D/\alpha a_1$ berechnet (s. Methodik, Abschnitt 8). Außerdem wurden für jede Substanz das Blut-Plasma-Konzentrationsverhältnis und die Eiweißbindung bestimmt (Tab. 4) und daraus a_1 (Quotient aus der Konzentration im Blut und der

Tabelle 4. *Blut-Plasma-Konzentrationsverhältnis und Eiweißbindung im Rattenserum. In Klammern Anzahl der Bestimmungen*

	Konzentration im Serum nMol/ml	Konzentrationsverhältnis Blut-Plasma	Eiweißbindung, gebund. Anteil in % der gesamten Menge im Serum
Amidopyrin	74,0	1,02 ± 0,06 (6)	15,4 ± 1,9 (7)
Anilin	3,6	1,32 ± 0,07 (5)	28,5 ± 4,1 (4)
Antipyrin	0,3	0,96 ± 0,03 (6)	11,1 ± 1,4 (4)
Benzoesäure	0,7	0,67 ± 0,04 (6)	63,2 ± 3,4 (4)
Salicylsäure	1,2	0,87 ± 0,06 (9)	82,2 ± 1,0 (12)

Konzentration des ungebundenen Anteils im Plasma) errechnet. Die Eiweißbindung wurde bei den Konzentrationen gemessen, die den Blutkonzentrationen unter den experimentellen Bedingungen in etwa entsprachen. Vergleichbare Werte für die Ratte liegen nur unvollständig vor: KURZ u. FRIEMEL (1967) geben als gebundenen Anteil für Anilin 32,3% und für Salicylsäure 60,8% bei einer Plasmakonzentration von 0,1 mM an. Ähnliche Werte fanden SHORE et al. (1957) für die Eiweißbindung beim Hund.

Die Werte für die Parameter und für a_1 sind in Tab. 5 zusammengefaßt. Der Permeabilitätskoeffizient $A_1 = k_1 F_D$ liegt zwischen 0,23 und 0,18 ml/min · g FG, wenn die Pharmaka in nichtionisierter Form angeboten wurden, und zwischen 0,15 und 0,12 ml/min · g FG, wenn sie in ionisierter Form angeboten wurden. Mit zunehmendem Molekulargewicht nimmt der Permeabilitätskoeffizient ab. Auffällig ist, daß die Überführung von Amidopyrin und Benzoesäure in die ionisierte Form nur eine Abnahme des Permeabilitätskoeffizienten auf 65—70% verursacht. Dies entspricht nicht der Konzentrationsabnahme der nichtionisierten Form, deren Konzentrationsanteil durch die pH-Änderung von über 99% auf unter 1% gesenkt wird. Die verminderte Resorptionsrate in der 3. Periode nach Schema 3 (hohe Durchblutung nach anfänglich niedriger) macht sich in einer weiteren Abnahme des Permeabilitätskoeffizienten auf die Hälfte bemerkbar. Unter der Annahme, daß 1. $k_1 F_D$

= $k_2 F_D$ ist und 2. das Verhältnis von Mucosadurchblutung zu Gesamtdurchblutung konstant bleibt (s. Methodik, Abschnitt 8), kann schließlich α berechnet werden. Danach liegt der Wert von α zwischen 0,12 und 0,32, d.h., 12—32% des gesamten Blutes fließen durch epithelnahe

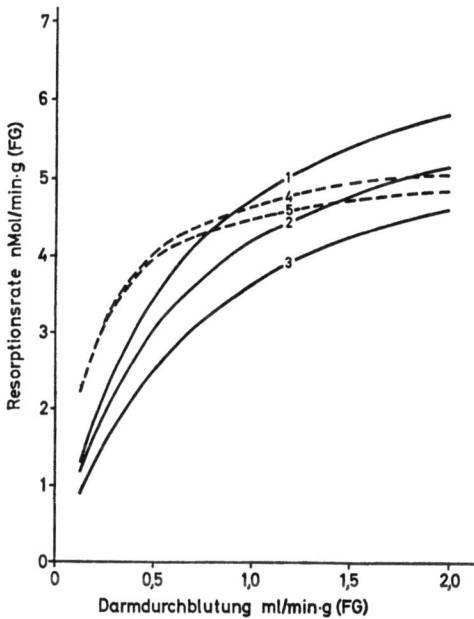

Abb.1. Die Abhängigkeit der Arzneimittelresorption von der Durchblutung im Jejunum der Ratte bei einem pH-Wert im Lumen von 6—8. Die Kurven wurden mit den Parametern A_1 und A_2 (Tab. 5) für eine Perfusionsgeschwindigkeit von 0,25 ml/min · g (FG) und eine Konzentration der Perfusionslösung von 50 nMol/ml nach Gleichung (1) berechnet. *1* Anilin (pH 8,0); *2* Antipyrin (pH 8,0); *3* Amidopyrin (pH 7,0); *4* Benzoesäure (pH 6,2); *5* Salicylsäure (pH 6,0)

Capillaren und sind an der Resorption beteiligt. Mit Hilfe der errechneten Permeabilitätskoeffizienten wurden geglättete Kurven berechnet, die die Abhängigkeit der Resorptionsraten von der Durchblutung wiedergeben (Abb. 1 und 2). Sie sind den experimentell gefundenen Werten optimal angepaßt. Bei niedriger Durchblutung steigen die Kurven zunächst steil an, flachen sich dann ab und nähern sich, wenn die Durchblutung sehr groß wird, asymptotisch der Horizontalen. Im Bereich zwischen 0,5—1,5 ml/min · g sind die Resorptionsraten aller Pharmaka noch eindeutig von der Durchblutung abhängig. Änderungen der Durchblutung in diesem als physiologisch anzusehenden Bereich (s. Diskussion) haben demnach erhebliche, wenn auch unterschiedliche Änderungen der Resorptionsrate zur Folge. Am stärksten ist die Abhängigkeit bei den

Basen: steigt die Durchblutung von 0,5 auf 1,0 ml/min · g, d.h. um 100%
so wächst die Resorptionsrate um 40%. Bei den Säuren beträgt die
Änderung der Resorptionsrate in diesem Bereich nur noch 15%. Wie

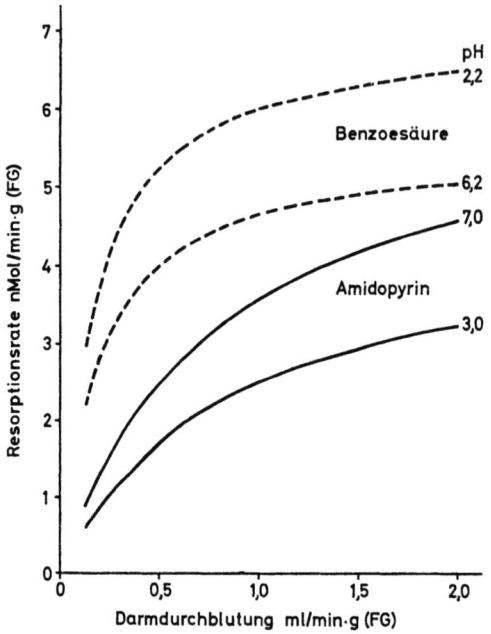

Abb. 2. Die Abhängigkeit der Arzneimittelresorption von der Durchblutung im
Jejunum der Ratte bei unterschiedlichem pH-Wert im Lumen. Die Kurven
wurden wie in Abb. 1 berechnet

sich aus Gleichung (1) ableiten läßt, sinkt bei den Basen der Einfluß der
Durchblutung auf die Resorption erst bei Werten über 5 ml/min · g auf
einen Anteil von weniger als 20%. Bei den Säuren wird bereits oberhalb
einer Durchblutung von 1,0 ml/min · g die Resorption von Durchblutungsänderungen kaum noch beeinflußt.

4. Histologische Befunde

In den histologischen Schnitten zeigten sich deutlich morphologische Veränderungen, wenn eine Periode mit niedriger Durchblutung vorausgegangen war. Es fanden sich Epitheldefekte, Ablösungen des Epithelsaumes und Zerstörung einzelner Zottenspitzen. Diese Veränderungen waren vorwiegend an der dem Mesenterialansatz gegenüberliegenden Seite und auch in den benachbarten nicht perfundierten Darmabschnitten zu sehen, so daß sie auf die gestörte Blutzufuhr während der Periode niedriger Durchblutung zurückgeführt werden müssen.

Diskussion

Aufgrund theoretischer Überlegungen war bereits eine Abhängigkeit von der Durchblutung auch für die Arzneimittelresorption vorausgesagt worden (WINNE u. OCHSENFAHRT, 1967): Die Resorptionsrate nimmt zu bei Erhöhung der Durchblutung und der Konzentration im Darmlumen, mit größerem Permeabilitätskoeffizienten, bei stärkerer Eiweißbindung und größerem Verteilungsvolumen der Substanz im Blut (Aufnahme in Erythrocyten). Die (relative) Durchblutungsabhängigkeit der Resorptionsrate $\left(\text{mathematisch } \frac{1}{\Phi} \cdot \frac{d\Phi}{d\dot{V}_B}\right)$ nimmt ab mit steigender Durchblutung, mit stärkerer Eiweißbindung, mit größerem Verteilungsvolumen im Blut und mit kleinerem Permeabilitätskoeffizienten. Die Konzentration im Darmlumen bleibt ohne Einfluß auf die relative Durchblutungsabhängigkeit. Die experimentellen Ergebnisse bestätigen die Voraussage: Die Resorption (hier: Erscheinen im Blut) der hier gewählten rasch resorbierbaren Arzneimittel ist im untersuchten Bereich weitgehend von der Darmdurchblutung abhängig. Durchblutungsänderungen wirken sich aber unterschiedlich aus: Bei den untersuchten Säuren sind sie oberhalb einer Grenze von 1 ml/min · g unerheblich, bei den Basen fallen sie stärker ins Gewicht, doch sinkt der Einfluß der Durchblutung auf die Resorption der Basen schon oberhalb von 0,2 ml/min · g unter 80%. Limitierend ist die Durchblutung daher nur unterhalb des eigentlich physiologischen Bereiches. Der geringere Einfluß der Durchblutung auf die Resorption von Salicylsäure und Benzoesäure im Vergleich zu den Basen (Abb. 1) ist auf die größere Eiweißbindung der Säuren (Tab. 4) zurückzuführen.

Die Gleichung 1 (s. theoretische Überlegungen) erfaßt den unmittelbaren mechanischen Effekt der Durchblutung (die Dränage des Zotteninterstitiums) und den mittelbaren Einfluß von Durchblutungsänderungen auf die Resorption. Mittelbar wirkt eine niedrige Durchblutung auf die Resorption, wenn die Versorgung der Zellen mit Sauerstoff unzureichend ist und dadurch aktive Transportmechanismen blockiert werden (VARRO et al., 1965; ROBINSON et al., 1966). Für die hier untersuchten Pharmaka ist ein aktiver Transport bisher nicht nachgewiesen worden (SCHANKER et al., 1958). Sekundär führt eine Mangeldurchblutung, wie die histologischen Untersuchungen zeigten, zu morphologischen Schäden des Darmepithels, die Änderungen der Resorption erwarten lassen. Erstaunlicherweise wurde die Resorption der Pharmaka, die in nichtionisierter Form perfundiert wurden, von den morphologischen Schäden nicht nachweisbar betroffen.

Der Abtransport von Substanzen, die aus dem Darmlumen durch das Epithel in das Interstitium gelangt sind, kann auf dem Lymph- wie Blutweg erfolgen. In vivo beträgt jedoch die Darmdurchblutung das 500—650fache des gleichzeitigen

Lymphflusses im Darm (REININGER u. SAPIRSTEIN, 1957), so daß der Einfluß der Durchblutung auf die Resorption ganz im Vordergrund steht (vgl. auch FORTH et al., 1969). Darüber hinaus lag, durch die Versuchsanordnung bedingt, der Venendruck unter 0 mm Hg. Bei diesem Wert geht der Lymphfluß nach LEE u. DUNCAN (1968) stark zurück.

Der Parameter $A_1 = k_1 F_D$ (Tab. 5) kann als Permeabilitätskoeffizient für die Richtung Lumen-Interstitium, bezogen auf das Darmfeuchtgewicht, aufgefaßt werden. Seine Abnahme mit steigendem Molekulargewicht der untersuchten Substanzen weist auf einen möglichen Zusammenhang mit der Diffusionskonstanten hin. Den geringen Einfluß des pH-Wertes der Perfusionslösung und die gute Resorption ionisiert angebotener Säuren hatten auch schon HOGBEN et al. (1959) beobachtet. Zur Deutung stellten sie die Hypothese auf, daß an der Zelloberfläche im Lumen ein pH von etwa 5,3 herrscht (Mikroklimabereich). Dieses „virtuelle" pH wird nur wenig durch den pH-Wert der Perfusionslösung beeinflußt und verursacht die Abnahme des Ionisationsgrades der Säuren im Mikroklimabereich, so daß ihre Resorption in nichtionisierter Form gefördert wird. Aus den Permeabilitätskoeffizienten der Tab. 5 kann überschlagsmäßig auf ein virtuelles pH von 5,5 bei einer Perfusionslösung mit einem pH von 6—8 geschlossen werden. Eine Perfusionslösung mit einem pH von 2,2—3,0 verschiebt das virtuelle pH auf einen Wert von etwa 5,0.

BARRY et al. (1966) kritisieren die Vorstellung eines Mikroklimas an der Lumen-Mucosagrenze, da nach ihrer Ansicht im Gleichgewicht — aus Gleichgewichtsversuchen wurde die Hypothese des virtuellen pH abgeleitet — der pH-Wert eines Bereiches zwischen Lumen und Interstitium (Plasma) keinen Einfluß auf das Konzentrationsverhältnis zwischen Lumen und Interstitium hat. Dieser Einwand gilt, wie theoretische Überlegungen zeigen, nur, wenn der Bereich des Mikroklimas von *beiden* Seiten, also auch von der Lumenseite, nur für *eine* Pharmakonform (ionisiert *oder* nichtionisiert) zugänglich ist. Das ist jedoch nicht der Fall, von der Lumenseite her kann die ionisierte *und* die nichtionisierte Form den Bereich des Mikroklimas erreichen, während zur Blutseite der Weg für die ionisierte Form praktisch versperrt ist. Bei dieser Situation ist der pH-Wert des Mikroklimabereiches für das Konzentrationsverhältnis zwischen Lumen und Interstitium (Plasma) sehr wohl wirksam, und der obengenannte Einwand wird damit entkräftet.

Schwierigkeiten bereitet es, die Beobachtung zu erklären, daß die Resorptionsrate der in *ionisierter* Form angebotenen Pharmaka (Salicylsäure, Benzoesäure pH 6,2, Amidopyrin pH 3,0) *nach* einer Periode geringerer Durchblutung nicht wieder ansteigt. Während der niedrigen Durchblutung ist die Resorptionsrate dieser Substanzen entsprechend Gleichung (1) erniedrigt und zeigt keine Abweichung (vgl. Methodik, Abschnitt 8).

Eine wirksame Umverteilung der Durchblutung (Änderung von α), d.h. eine Abnahme der Zottendurchblutung zugunsten eines vermehrten Blutabflusses über submuköse Gefäße, wie sie FOLKOW et al. (1964) bei der Katze beobachtet haben, kann nicht die Ursache sein, da ionisierte und nichtionisierte Pharmaka davon

Tabelle 5. *Parameter A_1, A_2, α und a_1. $A_1 = k_1 F_D =$ Permeabilitätskoeffizient für die Richtung Lumen-Interstitium bezogen auf das Darmfeuchtgewicht (FG); $A_2 = k_2 F_D/\alpha \, a_1$; $k_2 F_D =$ Permeabilitätskoeffizient für die Richtung Interstitium-Lumen bezogen auf FG; $a_1 =$ Quotient aus der Konzentration im Blut und der Konzentration des freien Anteils im Plasma; $\alpha =$ Anteil des Blutes, das durch epithelnahe Capillaren fließt. Berechnung der Parameter s. Methodik, Abschnitt 8. pKa-Werte nach* Schanker et al. *(1957)*

	Molekular-gewicht (undissoziierte Form)	pKa	pH der Perfusionslösung	A_1 ml/min · g FG	A_2 ml (Blut)/min · g FG	a_1	α
Nichtionisiert							
Anilin	93,1	4,6	8,0	0,227 ± 0,027	0,923 ± 0,146	1,85 ± 0,14	0,13 ± 0,03
Benzoesäure	122,1	4,2	2,2	0,204 ± 0,012	0,253 ± 0,030	—	—
Antipyrin	188,2	1,4	8,0	0,191 ± 0,027	0,894 ± 0,168	1,08 ± 0,04	0,20 ± 0,05
Amidopyrin	231,3	5,0	7,0	0,176 ± 0,020	1,082 ± 0,159	1,20 ± 0,07	0,14 ± 0,03
Ionisiert							
Benzoesäure	122,1	4,2	6,2	0,145 ± 0,009	0,253 ± 0,030	1,82 ± 0,20	0,32 ± 0,04
Salicylsäure	138,1	3,0	6,0	0,135 ± 0,019	0,221 ± 0,064	4,90 ± 0,43	0,12 ± 0,04
Amidopyrin	231,3	5,0	3,0	0,115 ± 0,013	1,082 ± 0,159	—	—
Ionisiert. Parameter A_1 für die 3. Periode nach Schema 3 bei gegebenem A_2 (s. o.)							
Benzoesäure	122,1	4,2	6,2	0,083 ± 0,008	—	—	—
Salicylsäure	138,1	3,0	6,0	0,075 ± 0,007	—	—	—
Amidopyrin	231,3	5,0	3,0	0,057 ± 0,004	—	—	—

gleich stark betroffen sein müßten. Ebenso würde sich eine Verlängerung des Diffusionsweges durch ein interstitielles Ödem, das bei ansteigendem Blutdruck auf dem Boden einer hypoxischen Schädigung entstanden ist, auf beide Pharmakaformen gleich auswirken.

Naheliegend wäre die Erklärung, daß die ionisierten Pharmaka als *Ionen* das Epithel passieren (vgl. die in vitro-Versuche von NOGAMI u. MATSUZAWA, 1961; 1962) und daß nach einer Periode geringer Durchblutung der Weg für die Ionen größere Hindernisse aufweist (z.B. durch Störung der Wasserresorption). Dem widersprechen jedoch die in vivo erhobenen Befunde von BRODIE, SCHANKER u. HOGBEN (Lit. s. SCHANKER, 1962), die eine Resorption in ionisierter Form nicht nachweisen konnten.

Eine Verschiebung des pH-Wertes im Interstitium zur sauren Seite als Auswirkung der Mangeldurchblutung (Acidose, glykolytische Stoffwechsellage im Darm) würde die Resorption der bei pH 7,4 ionisierten Säuren vermindern. Die beobachtete geringere Resorptionsrate in der 3. Periode (Schema 3) verlangt bei dieser Erklärung eine pH-Verschiebung von 7,4 auf 6,6, einen Wert, der sehr extrem erscheint. Die geringere Resorptionsrate bei Amidopyrin (pH 3,0) läßt sich jedoch auf diese Weise nicht deuten, da diese Substanz zu über 99% im Interstitium nichtionisiert ist.

Die beste Erklärung scheint folgende zu sein: das sogenannte virtuelle pH an der Zelloberfläche (HOGBEN et al., 1959), zu dessen Aufrechterhaltung eine ungestörte Zellfunktion notwendig ist, nähert sich infolge der nachwirkenden hypoxischen Schädigung der Epithelzellen dem pH-Wert der Perfusionslösung an. Eine Verschiebung des virtuellen pH von 5,5 auf 5,75 bei den Versuchen mit Benzoesäure und Salicylsäure (Perfusionslösung pH 6,2 bzw. 6,0) oder von 5,0 auf 4,5 bei den Versuchen mit Amidopyrin (Perfusionslösung pH 3,0) reicht zur Erklärung der verminderten Resorption aus. Die Abnahme der Resorption mit der Zeit bei konstanter Durchblutung kann ebenfalls auf eine Änderung des virtuellen pH zurückgeführt werden. Eine befriedigende Erklärung für diese pH-Änderung läßt sich jedoch nicht geben.

Über die normale Darmdurchblutung bei der Ratte liegen nur wenige vergleichbare Daten vor. Ross et al. (1966) geben aufgrund elektromagnetischer Messungen eine Darmdurchblutung von 0,7 ml/min · g an, TAKACS u. VAJDA (1963) fanden mit der ^{86}Rb-Extraktionsmethode 0,82 ml/min · g und CSERNAY et al. (1965) mit der gleichen Methode 1,5 ml/min · g im oberen Jejunum. Danach liegt die in unserer Versuchsanordnung gemessene mittlere bzw. hohe Durchblutung innerhalb des physiologischen Bereiches, als dessen Mittelwert in etwa 1,0 ml/min · g angesehen werden kann.

Der Anteil α des Blutes, das durch epithelnahe Capillaren fließt, wurde aus dem Parameter A_2 unter der Annahme $\alpha =$ konstant und $k_1 F_D = k_2 F_D$ berechnet. Wie in Abschnitt 8 der Methodik ausgeführt, gab es bei den zur Berechnung verwendeten Einzelwerten keine Hinweise für eine Abweichung von der 1. Annahme. Die 2. Annahme war für die Basen sicher erfüllt. Der Vergleich sämtlicher α-Werte (Tab. 5) zeigt, daß sie sich nicht sehr unterscheiden, so daß die 2. Annahme auch für die Säuren zutreffen kann. Die hier berechneten Werte für α sind nur Mindestwerte für den epithelnahen „effektiven" Mucosablutstrom.

Der Anteil der Mucosadurchblutung an der Gesamtdurchblutung des Dünndarms beträgt nach CSERNAY et al. (1965) bei der Ratte 57%. In der gleichen Größenordnung liegen mit 60—80% auch die für den Hund (Lit. s. FOLKOW, 1967) und die Katze (LUNDGREN, 1967) angegebenen Werte. Im Vergleich mit diesen Werten erscheint ein α von durchschnittlich 18% außerordentlich niedrig, auch wenn als wahrscheinlich angenommen werden kann, daß nicht alles Blut, das durch die Mucosa fließt, auch am Resorptionsvorgang beteiligt ist. Einen fast gleichen Wert für α, nämlich 17%, fand bereits WINNE, (1966) bei der Untersuchung der Resorption von tritiummarkiertem Wasser.

Der Faktor α wird dann zu klein bestimmt, wenn ein Teil der resorbierten Substanzen nicht im Blut erscheint, sondern auf der Serosaseite austritt. Dieser Effekt ist besonders bei kleiner Durchblutung zu erwarten. Werden die Diffusion durch die Darmwand und der Austritt auf der Serosaseite in einem vereinfachten Modell berücksichtigt, so lautet Gleichung (3):

$$A_2 = \frac{k_2 F_D + k_3}{\alpha\, a_1}.$$

Als Permeabilitätsmaß für den serosalen Austritt dient k_3 in ml/min. α wurde unter der Annahme $k_1 = k_2$ und $k_3 = 0$ berechnet. Wenn $k_3 > 0$, so wird α größer. Es war in diesen Versuchen nicht möglich, k_3 zu bestimmen, so daß die berechneten Werte für α nur als Mindestwerte anzusehen sind.

Ferner war bei der Ableitung von Gl. (1) die Annahme gemacht worden, daß am venösen Ende der Capillaren ein vollständiger Konzentrationsausgleich zwischen Blut und Interstitium erfolgt ist, d. h. $C_B = C_I$ wird. Falls diese Annahme nicht zutrifft, wird α ebenfalls zu klein bestimmt.

Eine zusätzliche Erklärung bieten die Ergebnisse von KAMPP u. LUNDGREN (Lit. s. LUNDGREN, 1967): Danach besteht für lipoidlösliche Substanzen (^{86}Kr, Antipyrin, O_2) sowie für nichtlipoidlösliche Stoffe mit kleinem Molekülradius (D_2O, Harnstoff) in der Zotte ein Gegenstromaustausch (countercurrent exchange), der ihre Resorption aus dem Darm verzögert. Eine Überschlagsrechnung unter Berücksichtigung des Gegenstromaustausches ergab, daß α immerhin um einen Faktor von maximal 2 zu niedrig ermittelt sein könnte. Die Annahme eines doppelt so großen α von 24—64% entspräche etwa den Werten der anderen Autoren für den Anteil der Mucosadurchblutung an der Gesamtdurchblutung.

Danken möchten die Autoren Frau G. HEINRICH für sorgfältige Mitarbeit, Herrn Dipl.-Math. D. KRÜGER für die Ausarbeitung der Rechenprogramme, Herrn Dr. W. SCHOLTAN für die Überlassung einer Dialysekammer und der Vereinigung der Freunde der Universität Tübingen für die Finanzierung von ^{14}C-Amidopyrin.

Literatur

BARRY, R. J. C., M. J. JACKSON, and D. H. SMYTH: Transfer of propionate by rat small intestine in vitro. J. Physiol. (Lond.) 182, 150 (1966).

COCHRAN, W. G.: Analysis of covariance: its nature and uses. Biometrics 13, 261 (1957).

CONDON, N. E.: A modification of the conventional mercury manometer for blood-pressure recordings. Brit. J. Pharmacol. 6, 19 (1951).

CSERNAY, L., F. WOLF u. V. VARRO: Der Kreislaufgradient im Dünndarm. Z. Gastroenterol. 3, 261 (1965).

FOLKOW, B.: Regional adjustments of intestinal blood flow. Gastroenterology 52, 423 (1967).

FOLKOW, B., D. H. LEWIS, O. LUNDGREN, S. MELLANDER, and I. WALLENTIN: The effect of sympathetic vasoconstrictor fibres on the distribution of capillary blood flow in the intestine. Acta physiol. scand. **61**, 458 (1964).

FORTH, W.: Eisen- und Kobalt-Resorption am perfundierten Dünndarmsegment. In: STAIB, W., u. R. SCHOLZ: Stoffwechsel der isoliert perfundierten Leber, S. 242—250. Berlin-Heidelberg-New York: Springer 1967.

— FURUKAWA, E., u. W. RUMMEL: Vergleichende Untersuchung von Resorption und Ausscheidung tritiummarkierter Herzglykoside. Naunyn-Schmiedebergs Arch. Pharmak. exp. Path. **263**, 206 (1969).

GEIGY: Documenta Geigy: Wissenschaftliche Tabellen, 6. Aufl. Basel: J. R. Geigy 1960.

HOGBEN, C. A. M., D. J. TOCCO, B. B. BRODIE, and L. S. SCHANKER: On the mechanism of intestinal absorption of drugs. J. Pharmacol. exp. Ther. **125**, 275 (1959).

KRÜGER-THIEMER, E., u. B. SCHLENDER: Die Lösung chemotherapeutischer Probleme durch programmgesteuerte Ziffernrechenautomaten. (2. Mitteilung: Gleichungsparameter, Vertrauensgrenzen, Gauß-Newton-Iterationsverfahren). Arzneimittel-Forsch. **13**, 891 (1963).

— — u. J. SEYDEL: Die Lösung chemotherapeutischer Probleme durch programmgesteuerte Ziffernrechenautomaten. (3. Mitteilung: Löslichkeit von Sulfanilamiden, Algol-Programm.) Arzneimittel-Forsch. **13**, 894 (1963).

KURZ, H., u. G. FRIEMEL: Artspezifische Unterschiede der Bindung an Plasmaproteine. Naunyn-Schmiedebergs Arch. Pharmak. exp. Path. **257**, 35 (1967).

LEE, J. S., and K. M. DUNCAN: Lymphatic and venous transport of water from rat jejunum: a vascular perfusion study. Gastroenterology **54**, 559 (1968).

LEMBECK, F., K.-FR. SEWING u. D. WINNE: Der Einfluß von 5-Hydroxytryptamin auf die Resorption von Tritium-Wasser (HTO) aus dem Dünndarm der Ratte. Naunyn-Schmiedebergs Arch. exp. Path. Pharmak. **247**, 100 (1964).

LINDER, A.: Statistische Methoden für Naturwissenschaftler, Mediziner und Ingenieure, 3. Aufl. Basel: Birkhäuser 1960.

LUNDGREN, O.: Studies on blood flow distribution and countercurrent exchange in the small intestine. Acta physiol. scand. Suppl. **303**, 1 (1967).

NELSON, R. A., and R. J. BEARGIE: Relationship between sodium and glucose transport in canine jejunum. Amer. J. Physiol. **208**, 375 (1965).

NOGAMI, H., and T. MATSUZAWA: Studies on absorption and excretion of drugs. I. Kinetics of penetration of acidic drug, salicylic acid, through the intestinal barrier in vitro. Chem. pharm. Bull. **9**, 532 (1961).

— — Studies on absorption and excretion of drugs. II. Kinetics of penetration of basic drug, aminopyrine, through the intestinal barrier in vitro. Chem. pharm. Bull. **10**, 1055 (1962).

OCHSENFAHRT, H., u. D. WINNE: Darmdurchblutung und Resorption von Arzneimitteln. Naunyn-Schmiedebergs Arch. Pharmak. exp. Path. **260**, 184 (1968a).

— — Intestinal blood flow and drug absorption from the rat jejunum. Life Sci. **7**, 493 (1968b).

REININGER, E. J., and L. A. SAPIRSTEIN: Effect of digestion on distribution of blood flow in the rat. Science **126**, 1176 (1957).

ROBINSON, J. W. L., J.-A. ANTONIOLI, and V. MIRKOVITCH: The intestinal response to ischaemia. Naunyn-Schmiedebergs Arch. Pharmak. exp. Path. **255**, 178 (1966).

ROSS, G., F. N. WHITE, A. W. BROWN, and A. KOLIN: Regional blood flow in the rat. J. appl. Physiol. **21**, 1273 (1966).

SCHANKER, L. S.: Passage of drugs across body membranes. Pharmacol. Rev. **14**, 501 (1962).
— Physiological transport of drugs. Advanc. Drug. Res. **1**, 71 (1964).
— P. A. SHORE, B. B. BRODIE, and C. A. M. HOGBEN: Absorption of drugs from the stomach. I. The rat. J. Pharmacol. exp. Ther. **120**, 528 (1957).
— D. J. TOCCO, B. B. BRODIE, and C. A. M. HOGBEN: Absorption of drugs from the rat small intestine. J. Pharmacol. exp. Ther. **123**, 81 (1958).
SCHOLTAN, W.: Bestimmungsmethoden und Gesetzmäßigkeiten der Eiweißbindung von Sulfonamiden und Penicillinen. In: Antibiotica et Chemotherapia, Bd. 12, S. 103—134. Basel-New York: S. Karger 1964.
SHORE, P. A., B. B. BRODIE, and C. A. M. HOGBEN: The gastric secretion of drugs: a pH partition hypothesis. J. Pharmacol. exp. Ther. **119**, 361 (1957).
SMYTH, D. H.: Alimentary absorption of drugs: physiological considerations. In BINNS, T. B.: Absorption and distribution of drugs, pp. 1—15. Edinburgh-London: Livingstone 1964.
SPECTOR, W. S.: Handbook of Biological Data. Philadelphia-London: W. B. Saunders Comp. 1956.
TAKACS, L., and V. VAJDA: Effect of serotonin on cardiac output and organ blood flow of rats. Amer. J. Physiol. **204**, 301 (1963).
VARRO, V., G. BLAHO, L. CSERNAY, I. JUNG, and F. SZARVAS: Effect of decreased local circulation on the absorptive capacity of a small-intestine loop in the dog. Amer. J. dig. Dis. **10**, 170 (1965).
WEBER, E.: Grundriß der biologischen Statistik, 5. Aufl. Jena: VEB G. Fischer 1964.
WILLIAMS, J. H., M. MAGER, and E. D. JACOBSON: Relationship of mesenteric blood flow to intestinal absorption of carbohydrates. J. Lab. clin. Med. **63**, 853 (1964).
WINNE, D.: Der Einfluß einiger Pharmaka auf die Darmdurchblutung und die Resorption tritiummarkierten Wassers aus dem Dünndarm der Ratte. Naunyn-Schmiedebergs Arch. Pharmak. exp. Path. **254**, 199 (1966).
—, u. H. OCHSENFAHRT: Die formale Kinetik der Resorption unter Berücksichtigung der Darmdurchblutung. J. theor. Biol. **14**, 293 (1967).

Dr. H. OCHSENFAHRT
Priv.-Doz. Dr. D. WINNE
Pharmakologisches Institut
der Universität
7400 Tübingen, Wilhelmstraße 56

Hydrostatische Drucke in proximalen und distalen Konvoluten und in peritubulären Capillaren von Rattennieren nach Furosemid und Acetazolamid* **

G. FÜLGRAFF, J. GREVEN, A. MEIFORTH und H. OSSWALD

Abteilung Pharmakologie der Medizinischen Fakultät der Technischen Hochschule Aachen

Eingegangen am 24. März 1969

Hydrostatic Pressures in Renal Proximal and Distal Convolutions and in Peritubular Capillaries after Furosemide and Acetacolamide in Rats

Summary. Hydrostatic pressures were measured in proximal and distal tubules and in peritubular capillaries before and after the administration of acetazolamide and furosemide. In controls, proximal pressure averaged 11.5 mm Hg and distal pressure 4.9 mm Hg. The pressures rose after acetazolamide to 13.4 mm Hg in proximal and to 10.8 mm Hg in distal tubules. The difference between proximal and distal pressures was significant in both, controls and after acetazolamide. After furosemide the intratubular pressure increased in the proximal tubule to 32.7 mm Hg and in the distal tubule to 29.5 mm Hg, the difference being not significant.

The correlation between the proximal and distal intratubular pressures and urine volume was linear and significant after both acetazolamide and furosemide. The increase of intratubular pressures relative to the urine volume is less when the renal capsula was removed. The quotient, intratubular pressure/urine volume is higher some 10 min after the injection of furosemide than subsequently. The pressure in peritubular capillaries was greater than the pressure in proximal convolutions in controls but was found to be lower than intratubular pressure after furosemide.

It is assumed that the flow resistance of the loop of Henle is reduced by increasing urine volume whereas intratubular flow is hindered by a resistance at the distal end of the nephron which increases both intratubular pressures and tubular diameters.

Key-Words: Intratubular Pressure — Capillary Pressure — Acetazolamide — Furosemide.

Zusammenfassung. An Rattennieren wurden hydrostatische Drucke in proximalen und distalen Tubuli und in peritubulären Capillaren unter Kontrollbedingungen und nach Gabe von Acetazolamid und Furosemid gemessen. Die Kontrollwerte betrugen 11,5 mm Hg proximal und 4,9 mm Hg distal. Die Drucke stiegen nach Acetazolamid proximal auf 13,4 mm Hg und distal auf 10,8 mm Hg. Der Unter-

---

* Mit teilweiser Unterstützung der Deutschen Forschungsgemeinschaft.

** Auszugsweise vorgetragen auf der 32. Tagung der Deutschen Pharmakologischen Gesellschaft in Düsseldorf 1968.

schied zwischen proximalen und distalen Drucken war auch nach Acetazolamid signifikant. Nach Furosemid nahm der proximale Druck im Mittel auf 32,7 mm Hg zu, der distale auf 29,5, die Differenz zwischen beiden war nicht mehr signifikant. Es bestand eine signifikante lineare Korrelation zwischen Drucken in proximalen und distalen Tubuli und Harnvolumen sowohl nach Acetazolamid als auch nach Furosemid. Der Druckanstieg bei zunehmendem Harnvolumen ist nach Entfernen der Nierenkapsel relativ geringer. Er ist im Vergleich zum Harnvolumen in den ersten 10 min nach Gabe von Furosemid größer als in der Folgezeit, obwohl das Harnvolumen später stärker zunimmt. Die Drucke in den peritubulären Capillaren lagen unter Kontrollbedingungen um 3,1 mm über den Drucken in proximalen Konvoluten, nach Furosemid dagegen um etwa denselben Betrag darunter.

Es wird angenommen, daß der Strömungswiderstand der Henleschen Schleife mit zunehmendem Harnfluß stärker vermindert wird, während ein Widerstand am Ende des Nephrons zum Aufstau der intratubulären Flüssigkeit und zur Druckerhöhung führt, die die Erweiterung der Tubulusquerschnitte erzwingt.

Schlüsselwörter: Intratubulärer Druck — Capillardruck — Acetazolamid — Furosemid.

Die tubulären Resorptionsverhältnisse sind das Resultat voneinander abhängiger Faktoren wie lokale Resorptionskapazität, hydrostatische und onkotische Drucke in den Tubuli und Capillaren, Querschnitt der Tubuli und Kontaktzeit der Tubulusflüssigkeit mit dem Epithel. In den hier beschriebenen Versuchen sollten die hydrostatischen Drucke in den verschiedenen Nephronabschnitten und peritubulären Capillaren unter Diuretica untersucht werden.

WIRZ (1955) fand einen proximalen intratubulären Druck vom 14,8 mm Hg ($n = 17$) und einen peritubulären Capillardruck von 17,4 mm Hg ($n = 5$). Der Unterschied zwischen beiden war nicht signifikant. WIRZ (1955) nahm an, daß der Druck in beiden Systemen dadurch gleich sei, daß er sich in der Niere nach allen Seiten gleichmäßig ausbreite. Auch GOTTSCHALK u. MYLLE (1956 und 1957), LEWY u. WINDHAGER (1968) und LEYSSAC (1964) maßen gleichhohe Drucke in proximalen Tubuli und peritubulären Capillaren. Nur in den breiteren oberflächlichen Blutcapillaren wurde ein höherer Druck von 20,4 mm Hg beschrieben. In osmotischer Diurese oder nach Ureterokklusion nahmen die Drucke im proximalen Konvolut und in den Capillaren zu, waren jedoch weiterhin untereinander und jetzt auch mit den Drucken in den breiteren Capillaren gleich (GOTTSCHALK u. MYLLE, 1956). Dasselbe Verhalten wurde nach Nierenvenenkompression beobachtet (GOTTSCHALK u. MYLLE, 1956; LEWY u. WINDHAGER, 1968; LEYSSAC, 1964).

Die tubuläre Resorptionsrate wird nicht nur vom onkotischen Druck in den Capillaren, der von der Filtrationsfraktion abhängt, bestimmt (LEWY u. WINDHAGER, 1968), sondern auch von einem eventuellen hydrostatischen Druckgradienten zwischen Tubuluslumen und Capillare. An der Froschhaut konnte gezeigt werden, daß Druckdifferenzen von weniger als 5 mm Hg den Na-Transport je nach ihrer Richtung stimulieren oder hemmen können (NUTBOURNE, 1967). EARLEY u. Mitarb. (1966) vertraten die Auffassung, daß onkotischer und hydrostatischer Druck der Capillaren gegensinnig die Aufnahme solcher Flüssigkeit in die Capillaren beeinflußten, die von den Tubuluszellen aus dem Lumen in den perivasalen Extracellulärraum gepumpt wurde.

KRAUSE u. Mitarb. (1967) untersuchten das Verhalten des proximalen intratubulären Druckes und des nach der Methode von GERTZ et al. (1966) ermittelten glomerulären Capillardruckes nach Hydrochlorothiazid und nach Furosemid. Der Druck im proximalen Tubulus stieg mit zunehmender Diurese ebenso wie auch nach Mannitinfusion (KOCH et al., 1967) bis zu einem Harnvolumen von 0,12 ml/min · 100 g Ratte auf Werte von ca. 30 mm Hg, nahm jedoch bei noch höheren Harnflüssen nicht mehr weiter zu. Der effektive Filtrationsdruck und damit die GFR nahmen nach Mannit und Hydrochlorothiazid ab, da der glomeruläre Capillardruck bei steigendem intratubulärem Druck konstant geblieben war. Demgegenüber wurde der glomeruläre Capillardruck nach Furosemid im gleichen Verhältnis erhöht gefunden, wie der intratubuläre Druck, was die konstante GFR nach Furosemid erklärt. Diese Experimente wurden an dekapsulierten Nieren durchgeführt.

Der hydrostatische Druck in distalen Tubuli war an nicht diuretischen Ratten etwa halb so hoch wie in den proximalen Konvoluten (GOTTSCHALK u. MYLLE, 1957; LEWY u. WINDHAGER, 1968; LEYSSAC, 1964). GOTTSCHALK u. MYLLE (1957) fanden in einer Diurese durch Infusion hypertoner Lösung von Mannit, Glucose, Harnstoff oder NaCl einen Druckanstieg in beiden Nephronabschnitten, wobei der Unterschied zwischen proximalen und distalen Tubuli aufgehoben wurde. Die Autoren nahmen an, daß der Widerstand der dünnen Henleschen Schleifen, der den Druckabfall in Kontrollversuchen verursacht, in der osmotischen Diurese beseitigt wird, und daß der dann für die Druckerhöhung im ganzen Nephron verantwortliche Widerstand in den Sammelrohren zu lokalisieren ist, bzw. dort, wo sehr viele Sammelrohre unter Verringerung des Gesamtquerschnittes zu einem Ausführungsgang zusammentreffen.

Die vorliegende Arbeit geht von der Frage aus, wo der Widerstand für den intratubulären Druckanstieg nach Diuretica zu lokalisieren ist. Diuretica wie z. B. Furosemid vermindern die lokale Resorptionskapazität des Tubulusepithels, doch wird diese Wirkung im proximalen Tubulus durch eine hydrodynamische Anpassung zu einem Teil wieder kompensiert. Die Vergrößerung des luminalen Querschnittes, auch als Hydronephrose des proximalen Tubulus bezeichnet (RECTOR et al., 1966), könnte Folge einer intratubulären Drucksteigerung sein. Gleichzeitige Messung der proximalen und distalen intratubulären Drucke nach Furosemid und Acetazolamid sollte zeigen, wo der Widerstand so stark zunimmt, daß die Drucke ansteigen und die Lumina aufgedehnt werden. Distale intratubuläre Drucke und Capillardrucke wurden bisher unter Diuretica noch nicht gemessen. Außerdem untersuchten wir die Beziehung zwischen den Drucken in proximalen und distalen Konvoluten und dem Harnfluß an dekapsulierten Nieren und an Nieren mit erhaltener Kapsel in verschieden starken Diuresezuständen, um den Einfluß dieser Kapsel auf die Hydrodynamik der Niere herauszuarbeiten. Schließlich wurden proximale intratubuläre Drucke und peritubuläre Capillardrucke unter Kontrollbedingungen und nach Furosemid verglichen.

Methodik

Die Versuche wurden an 150—250 g schweren männlichen Sprague-Dawley Ratten in Inactin[1]-Anaesthesie (80 mg/kg i.p.) durchgeführt. Die Lagerung und Präparation zur Mikropunktion erfolgte in der in unserem Labor üblichen Weise

---

[1] Wir danken der Fa. Promonta für die kostenlose Überlassung des Inactin.

(FÜLGRAFF u. HEIDENREICH, 1967). Die Messung der intratubulären Drucke und der Capillardrucke — punktiert wurden die breiteren peritubulären Capillaren — erfolgte nach der Methode von WIRZ (1955). Nur an solchen Nieren wurde ein Versuch durchgeführt, die eine proximale Passagezeit, gemessen mit gepufferter 10%iger Lissamingrünlösung, von weniger als 10 sec hatten. Distale Tubuli identifizierten wir ebenfalls mit Lissamingrün. An den einzelnen Tubuli bzw. Capillaren nahmen wir jeweils 5 Messungen vor, die untereinander um nicht mehr als maximal 2 mm Hg differierten. Vom Mittelwert wurde jeweils der Druck abgezogen, der unmittelbar über der Nierenoberfläche unter dem die Niere bedeckenden Öl vor und nach der Mikropunktion gemessen wurde. Der Harn wurde mit einem Ureterenkatheter jeweils aus der punktierten Niere aufgefangen.

Nach Kontrollmessungen injizierten wir entweder 50 oder 100 mg/kg Furosemid mit einer anschließenden Infusion der jeweils halben Menge pro Stunde oder 50 mg/kg Acetazolamid und anschließend 50 mg/kg · Std. Nach der Gabe von Furosemid infundierten wir isotone NaCl-Lösung mit einer Geschwindigkeit von 4,5, 9, 12, 22,5 oder 30 ml/Std um unterschiedlich starke Diuresen zu erhalten, nach Acetazolamid, das nur eine relativ geringe Steigung des Harnvolumens hervorrief, stets mit einer Geschwindigkeit von 4,5 ml/Std.

Der statistische Vergleich zweier Meßreihen erfolgte mittels t-Test, der lineare Korrelationskoeffizient wurde nach PEARSON bestimmt.

Ergebnisse

Die Mittelwerte $\pm$ Standardabweichung der proximalen und distalen intratubulären Drucke aus Kontrollversuchen und nach Furosemid und Acetazolamid sind in der Tabelle zusammengestellt. In diesen Versuchen war die Nierenkapsel intakt. Der Unterschied zwischen proximalen und distalen hydrostatischen Drucken ist an nichtdiuretischen Ratten hoch signifikant ($p < 0,001$). Der Quotient der Drucke proximal/distal beträgt 2,36. Nach Acetazolamid, das einen mittleren Anstieg des Harnvolumens einer Niere von 0,9 auf 13,0 µl/min · 100 g Ratte bewirkt, nimmt der Druck proximal von 11,5 auf 13,4 mm Hg zwar wenig aber signifikant zu, während er distal von 4,9 auf 10,8 stärker erhöht ist. Dennoch bleibt zwischen proximal und distal gemessenen Werten ein signifikanter Unterschied bestehen ($p < 0,001$), wenngleich der Quotient proximal/distal auf 1,24 abgenommen hat. Furosemid steigert das Harnvolumen einer Niere auf im Mittel 92 µl/min · 100 g, wobei der Bereich durch die verschiedenen Dosen und Infusionsmengen stark auseinander gezogen war. Dementsprechend wiesen auch die Drucke eine große Standardabweichung auf. Im Mittel stiegen sie proximal auf 32,7 und distal auf 29,5 mm Hg. Der Quotient proximal/distal betrug 1,11, der Unterschied zwischen proximalen und distalen Drucken war nach Furosemid nicht signifikant ($0,1 < p < 0,2$).

Die intratubulären Drucke sind nach Gabe von Acetazolamid und Furosemid mit dem Harnvolumen linear korreliert. Der Bereich der nach Acetazolamid gemessenen Harnvolumina einer Niere ist mit 6—21 µl/min · 100 g Ratte nicht groß, ebensowenig der Bereich der proximalen (10 bis

Tabelle. *Proximaler und distaler intratubulärer Druck und Harnvolumen einer Niere in Kontrollversuchen und nach Gabe von Acetazolamid und Furosemid*

	n	Druck mm Hg		Harnvolumen einer Niere µl min · 100 g Ratte	prox. Druck
		prox.	dist.		dist. Druck
Kontrollen	48	11,5 ± 1,3	4,9 ± 0,8	0,9 ± 0,3	2,4
Acetazolamid	28	13,4 ± 2,0	10,8 ± 2,8	13,0 ± 4,0	1,2
Furosemid	36	32,7 ± 8,8	29,5 ± 9,6	9,2 ± 30	1,1

$\bar{x}$ ± Standardabweichung.

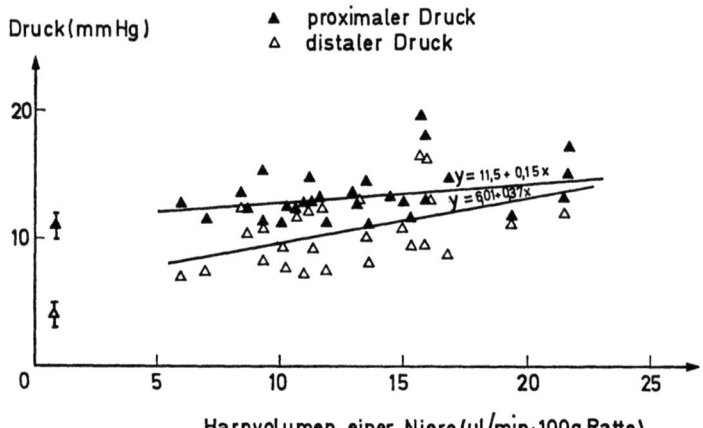

Abb. 1. Beziehung zwischen intratubulärem Druck und Harnvolumen nach Acetazolamid

20 mm Hg) und distalen (7—17 mm Hg) Drucke. Die Korrelationskoeffizienten von 0,29 proximal und 0,53 distal sind daher nicht sehr hoch, aber signifikant von 0 verschieden ($p < 0{,}005$). Die Gleichungen der Regressionsgeraden sind in Abb. 1 angegeben. Mit zunehmendem Harnfluß wird der Unterschied zwischen proximalen und distalen intratubulären Drucken geringer.

In Abb. 2 und 3 sind die proximalen und distalen intratubulären Drucke nach Furosemid gegen das Harnvolumen, das einen Bereich von 11—172 µl/min · 100 g von einer Niere umfaßt, aufgetragen, wobei die Versuche mit intakter Nierenkapsel und nach Abziehen der Nierenkapsel jeweils getrennt dargestellt wurden. Unter Kontrollbedingungen beträgt der intratubuläre Druck an Nieren ohne Kapsel proximal 11,3 ± 1,1 und distal 4,6 ± 1,2 mm Hg und ist damit von den in der

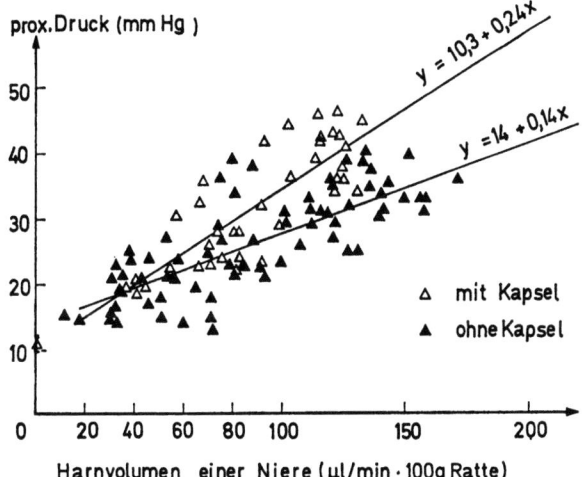

Abb. 2. Beziehung zwischen proximalem intratubulärem Druck und Harnvolumen nach Furosemid

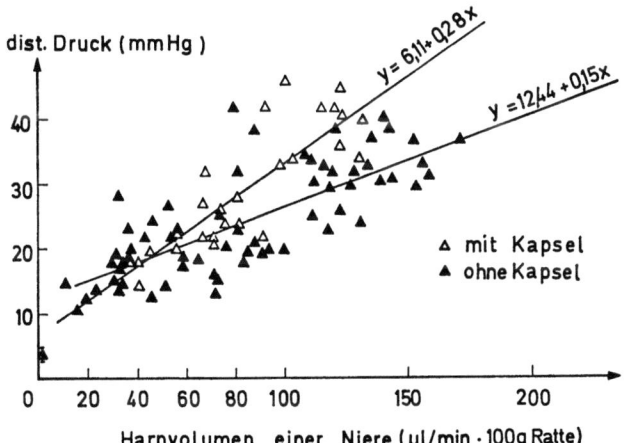

Abb. 3. Beziehung zwischen distalem intratubulärem Druck und Harnvolumen nach Furosemid

Tabelle angegebenen Werten mit Kapsel nicht verschieden. In 73 Versuchen mit Furosemid ohne Kapsel betrug das Harnvolumen im Mittel 89 ± 42 µl/min · 100 g, während der proximale Druck 26,5 ± 7,7 und der distale mit 24,7 ± 8,4 mm Hg niedriger war, als in den Versuchen mit Kapsel. Die Korrelationskoeffizienten zwischen proximalem intratubulärem Druck und Harnvolumen betragen 0,82 mit Kapsel bzw. 0,77

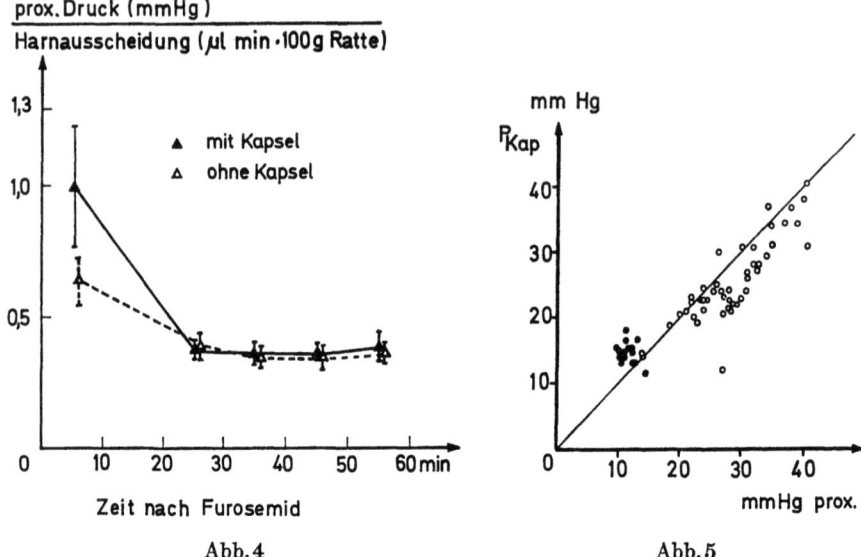

Abb. 4. Verhältnis proximaler Druck/Harnvolumen, zeitabhängig nach Gabe von Furosemid

Abb. 5. Druck in peritubulären Capillaren und proximalen Tubuli. • Kontrollversuche; ○ nach Furosemid

ohne Kapsel und zwischen distalem Druck und Harnvolumen 0,86 bzw. 0,76 ohne Kapsel (p jeweils $< 0,01$). Die Regressionsgleichungen sind jeweils in den Abbildungen eingetragen. Die Beziehung zwischen intratubulärem Druck und Harnvolumen ist unter allen Bedingungen linear, wobei die Gerade steiler verläuft, wenn die Nierenkapsel nicht entfernt wird. Die Geraden, die mit und ohne Nierenkapsel erhalten wurden, unterschieden sich sowohl proximal als auch distal signifikant hinsichtlich ihrer Steigung.

In Abb. 2 und 3 sowie in der Tabelle wurden keine Druckmessungen während der ersten 10 min nach der Injektion von Furosemid aufgenommen. Innerhalb der ersten 10 min ist der proximale intratubuläre Druck in Beziehung zum Harnvolumen besonders bei erhaltener Kapsel signifikant höher als in der folgenden Zeit, wie die Abb. 4 zeigt.

In Abb. 5 sind die Drucke in den breiteren peritubulären Capillaren gegen die Drucke in proximalen Tubuli aufgetragen. Beide wurden jeweils unmittelbar nacheinander gemessen. In 16 Kontrollversuchen betrugen die intratubulären Drucke $11,6 \pm 1,1$ und die Capillardrucke $14,7 \pm 1,6$ mm Hg. Der Unterschied ist signifikant ($p < 0,0005$). Nach Furosemid sind dagegen in fast allen Versuchen die proximalen intratubulären

Drucke höher als die Capillardrucke. In 43 Versuchen betrug der Tubulusdruck im Mittel 28,9 ± 6,1 und der Capillardruck 25,7 ± 6,4 mm Hg ($p < 0{,}02$).

Diskussion

Die von uns an nichtdiuretischen Ratten gemessenen hydrostatischen Drucke in proximalen und distalen Tubuli sind in guter Übereinstimmung mit den von GOTTSCHALK u. MYLLE (1956, 1957), KOCH u. Mitarb. (1967), KRAUSE u. Mitarb. (1967), LEWY u. WINDHAGER (1968), LEYSSAC (1964) und WIRZ (1955) angegebenen Werten. Im Gegensatz zu LEWY u. WINDHAGER (1968), LEYSSAC (1964) und WIRZ (1955) fanden wir jedoch einen mit ca. 3 mm Hg zwar nur wenig aber signifikant und regelmäßig höheren Druck in den peritubulären Capillaren als in den proximalen Konvoluten, ähnlich wie es auch von GOTTSCHALK u. MYLLE (1956) für die breiteren Capillaren beschrieben wurde. Im Zustand der Diurese nach Furosemid bestand eine Druckdifferenz in umgekehrter Richtung mit einem höheren Druck in den Tubuli als in den Blutcapillaren. Das ist deshalb erstaunlich, weil ein hydrostatischer Druckunterschied den Na-Transport in Richtung des Druckgefälles begünstigt (NUTBOURNE, 1967). Unter Kontrollbedingungen wird der onkotische Druck des Plasmas, der die Aufnahme der durch die Tubuluszellen hindurchtransportierten Flüssigkeit aus dem basalen Extracellulärraum in die Capillaren ermöglicht, um den entgegengesetzt wirkenden hydrostatischen Druck vermindert. Mit zunehmender Diurese bildet sich jedoch eine in gleicher Richtung wie der onkotische Druck wirkende hydrostatische Druckdifferenz, die dem diuretischen Effekt entgegen gerichtet ist.

Sowohl der proximale als auch der distale intratubuläre Druck sind gut mit den Harnvolumina korreliert. Wir können den Befund von KRAUSE u. Mitarb. (1967) nicht bestätigen, wonach der proximale intratubuläre Druck bei ca. 30 mm Hg ein Niveau erreichen und bei weitersteigendem Harnvolumen konstant bleiben soll. Die Drucke stiegen in unseren Versuchen proportional zu den Harnvolumina auf über 45 mm Hg, wenn die Nierenkapsel intakt belassen wurde, was bei KRAUSE u. Mitarb. (1967) nicht der Fall war. Ohne Nierenkapsel bestand zwar auch eine lineare Korrelation zwischen Druck und Harnvolumen, doch wurden keine Drucke über 40 mm Hg gemessen. Die Nierenkapsel hat daher Einfluß auf die hydrodynamischen Anpassungen der Tubuli an den veränderten Diuresezustand.

Nach Furosemid fanden wir keinen Unterschied mehr zwischen proximalen und distalen intratubulären Drucken und auch nach Acetazolamid nahm die Differenz mit zunehmendem Harnvolumen ab. Der unter nichtdiuretischen Bedingungen bestehende Strömungswiderstand der Henleschen Schleife verschwindet also mit zunehmender Diurese.

Durch die verminderte NaCl- und Flüssigkeitsresorption nimmt das intratubuläre Flüssigkeitsvolumen zu. Die Volumenzunahme betrifft auf jeden Fall die distalen Nephronabschnitte, wo auch immer vorher im Nephron der eigentliche Ort der Wirkung des Diureticums liegen mag. Der hydrostatische Druck in den distalen Konvoluten steigt steil an. Durch den hohen Harnfluß kommt es am Strömungswiderstand am Ende des Nephrons zu einem starken Druckabfall. Der Flüssigkeitsaufstau erweitert die Henlesche Schleife, was durch eine Hemmung der Na-Resorption in der Henleschen Schleife, wie sie für Furosemid diskutiert wird, unterstützt wird. Der Druckanstieg erzwingt die Erweiterung der Tubulusquerschnitte. Daher ist das Verhältnis von proximalem Tubulusdruck zu Harnfluß unmittelbar nach dem Einsetzen der Diureticumwirkung höher als zu späteren Zeitpunkten und an Nieren mit intakter Kapsel noch einmal fast doppelt so hoch wie an Nieren ohne Kapsel. Wenn die Tubulusquerschnitte an die verminderte Resorption angepaßt sind, nimmt das Verhältnis von hydrostatischem Druck in den Tubuli zu Harnvolumen den konstanten niedrigeren Wert an.

Literatur

EARLEY, L. E., J. A. MARTINO, and R. M. FRIEDLER: Factors affecting sodium reabsorption by the proximal tubule as determined during blockade of distal sodium reabsorption. J. clin. Invest. **45**, 1668—1684 (1966).

FÜLGRAFF, G., u. O. HEIDENREICH: Mikropunktionsuntersuchungen über die Wirkung von Calciumionen auf die Resorptionskapazität und auf die prozentuale Resorption im proximalen Konvolut von Ratten. Naunyn-Schmiedebergs Arch. exp. Path. Pharmak. **258**, 440—451 (1967).

GERTZ, K. H., J. A. MANGOS, G. BRAUN, and H. D. PAGEL: Pressure in the glomerular capillaries of the rat kidney and its relation to arterial blood pressure. Pflügers Arch. ges. Physiol. **288**, 369—374 (1966).

GOTTSCHALK, C. W., and M. MYLLE: Micropuncture study of pressures in proximal tubules and peritubular capillaries of the rat kidney and the relation to ureteral and renal venous pressures. Amer. J. Physiol. **185**, 430—439 (1956).

— — Micropuncture study of pressures in proximal and distal tubules and peritubular capillaries of the rat kidney during osmotic diuresis. Amer. J. Physiol. **189**, 323—330 (1957).

KOCH, K. M., T. DUME, H. H. KRAUSE u. B. OCHWADT: Intratubulärer Druck, glomerulärer Capillardruck und Glomerulumfiltration während Mannitdiurese. Pflügers Arch. ges. Physiol. **295**, 72—80 (1967).

KRAUSE, H. H., T. DUME, K. M. KOCH u. B. OCHWADT: Intratubulärer Druck, glomerulärer Capillardruck und Glomerulumfiltration nach Furosemid und Hydrochlorothiazid. Pflügers Arch. ges. Physiol. **295**, 80—90 (1967).

LEWY, I., and E. WINDHAGER: Peritubular control of proximal tubular fluid reabsorption in the rat kidney. Amer. J. Physiol. **214**, 943—954 (1968).

LEYSSAC, P. P.: The effect of partial clamping of the renal artery on pressures in the proximal and distal tubules and peritubular capillaries of the rat kidney. Acta physiol. scand. **62**, 449—456 (1964).

NUTBOURNE, D. M.: The effect of small hydrostatic pressure gradients on the rate of active sodium transport across isolated living frogskin membranes. J. physiol. (Lond.) **195**, 1—18 (1968).

RECTOR, F. C., JR., F. P. BRUNNER, J. C. SELLMAN, and D. W. SELDIN: Pitfalls in the use of micropuncture for the localization of diuretic action. Ann. N.Y. Acad. Sci. **139**, 400—407 (1966).

WIRZ, H.: Druckmessung in Capillaren und Tubuli der Niere durch Mikropunktion. Helv. physiol. pharmacol. Acta **13**, 42—49 (1955).

Doz. Dr. G. FÜLGRAFF
Abteilung Pharmakologie
der Medizinischen Fakultät
der Technischen Hochschule Aachen
z.Z. 7800 Freiburg i.Br.
Katharinenstraße 29

Die Beeinflussung des Corticosteron-Gehaltes im Rattenplasma bei Entzündungsreaktionen*

H. HAAS und H. L. FISCHER

Pharmakologisches Laboratorium der Knoll AG., Ludwigshafen a. Rh.
(Direktor: Prof. Dr. H. HAAS)

Eingegangen am 15. März 1969

The Effect of Inflammatory Conditions on the Plasma Corticosterone Concentration in the Rat

Summary. The plasma Corticosterone concentration in the rat shows a daily profile with low values early in the morning and a peak at 16.00 hours.

I.m. injections of isotonic saline solution in a dose of 0.1 ml/kg as well as an oral functional test in the animals with 5.0 ml/kg do not influence this daily rhythm. Only the i.v. injection of 0.1 ml/kg isotonic saline solution results in a short increase in the plasma-corticosterone concentration.

Inflammatory substances such as Cantharidine, carrageenin, croton oil and oil of terpentine increase the corticosterone concentration in the plasma of rats. The same applies to Phorbol, which is the active substance of croton oil, and also applies to one of the principal ingredients of the oil of terpentine, Δ-3-Caren.

Physostigmine mobilizes the corticosterone of the adrenal cortex in rat in the same way as ACTH.

All such effects are significantly suppressed, by the preadministration of Pentobarbital in a narcotic dose. Pretreatment of the animals with Dexamethason produces a similar suppression of the effects except for that of ACTH.

Dibenamine and Hexamethonium can only partly prevent the effect of inflammatory substances on the adrenal cortex. The blockade of the beta-receptors by propranolol when combined with inflammatory substances leads to higher corticosterone levels than the treatment with irritant substances alone.

Verapamil, which has a corticosterone mobilizing action, only increases the Phorbol action.

Dextran and white of egg do not influence the corticosterone content of the blood when given in doses producing oedema. The activation of the adrenal cortex system, therefore, implies stronger local tissue reactions and is, as proven by tests with ganglia- and α-receptor-blockers, not only directed by humoral mechanisms but also partly by neural impulses.

Key-Words: Corticosterone-Plasma Level — Inflammatory Reactions — Inhibiting Mechanisms.

Zusammenfassung. Bei der Ratte zeigt der Corticosteron-Gehalt ein Tagesprofil mit niedrigen Werten am frühen Morgen und einen Gipfel um 16 Uhr.

Dieser Tagesrhythmus wird durch i.m. Injektionen von physiologischer Kochsalzlösung in einer Menge von 0,1 ml/kg sowie durch eine orale Belastung der Tiere mit 5,0 ml/kg nicht beeinflußt. Lediglich bei i.v. Applikation von 0,1 ml/kg

---

* Herrn Prof. Dr. L. LENDLE zum 70. Geburtstag gewidmet.

Kochsalzlösung kommt es zu einem kurzfristigen Anstieg des Plasma-Corticosteron-Spiegels.

Entzündungserregende Stoffe vom Typ des Cantharidin, Caragenin sowie Crotonöl und Terpentinöl erhöhen den Corticosteron-Spiegel im Rattenplasma. Das gleiche gilt für Phorbol, die Wirksubstanz des Crotonöls, sowie für einen der Hauptinhaltsstoffe des Terpentinöls, das Δ-3-Caren.

Auch Physostigmin mobilisiert ebenso wie ACTH bei der Ratte Corticosteron aus der Nebennierenrinde.

Durch eine Vorgabe von Pentobarbital, in einer narkotischen Dosis, werden alle diese Effekte signifikant unterdrückt. In gleicher Weise wirkt sich eine Vorbehandlung der Tiere mit Dexamethason, abgesehen von ACTH, aus.

Dibenamin und Hexamethonium können den Effekt der entzündungserregenden Substanzen auf die Nebennierenrinde nur teilweise einschränken. Die Blockade der β-Receptoren durch Propranolol führt in der Kombination mit entzündungserregenden Substanzen zu Corticosteron-Spiegeln, die höher als bei alleiniger Zufuhr der Reizstoffe liegen.

Verapamil, das selbst Corticosteron-mobilisierend wirkt, erhöht lediglich den Phorboleffekt.

Dextran und Eiereiweiß lassen in ödemverursachenden Dosen den Corticosteron-Gehalt des Blutes unbeeinflußt. Die Aktivierung des Nebennierenrinden-Systems setzt demnach offensichtlich stärkere örtliche Gewebsreaktionen voraus, und sie wird, wie die Versuche mit Ganglien- und α-Receptor-Blockern belegen, nicht nur über humorale Mechanismen, sondern teilweise auch über nervale Impulse gesteuert.

Schlüsselwörter: Corticosteron-Plasmaspiegel — Entzündungsreaktionen — Hemmechanismen.

Äthernarkosen, Hautverletzungen und Röntgenbestrahlungen (v. D. NAHMER, 1968; DAVID, FARADI u. TANKA, 1962) sowie N-Lost, Colchizin und Urethan (NAKAGAWA u. LENDLE, 1967; SPRIGGS u. STOCKHAM, 1964) führen bei Mäusen und Ratten zu einem Anstieg des Corticosteron-Gehaltes im Plasma. Nach Ausschaltung der Hypophyse durch Dexamethason unterbleibt dieser Effekt, so daß anzunehmen ist, daß die Erhöhung des Corticosteron-Blutspiegels über die Hypophyse gesteuert wird (NAKAGAWA u. LENDLE, 1967).

HEUBNER hat bereits 1925 festgestellt, daß chemische Substanzen nur dann eine echte Entzündung hervorrufen, wenn sie eine Zellschädigung verursachen. MENKIN (1956) ist ebenso der Ansicht, daß jeder Entzündungsprozeß ursächlich eine Alteration des Gewebes voraussetzt, da nur unter diesen Bedingungen gewebseigene Faktoren entstehen, welche für den Ablauf des örtlichen Geschehens und unter Umständen für die Reaktion des Gesamtorganismus verantwortlich sind. Auch die Aktivierung des Hypophysen-Nebennierenrinden-Systems müßte demnach durch endogene, im Gewebe entstehende Mechanismen indirekt bedingt sein.

Derartige Überlegungen waren Anlaß, nach geeigneten Modellsubstanzen zu suchen, welche bei örtlicher Applikation Gewebsalterationen verursachen, die allen Kriterien standhalten, welche die Pathologen für die Definition des Begriffes „Entzündung" fordern, um sie vergleichend mit anderen Stoffen zu testen, welche bei gleicher Zufuhrart lediglich örtliche Reaktionen vom Typ der serösen Entzündung bedingen. Das Dextran- und Eiereiweiß-Ödem gehören zu diesen flüchtigen und reversiblen Ödemarten (KRAMER, 1956, 1958a, b). Sie differieren in ihrem Entstehungsmechanismus, ihrem histologischen Bild und ihrer pharmakologischen Beeinflußbarkeit deutlich von den entzündungserregenden Substanzen z. B. Crotonöl und Terpentinöl, die nach den Beobachtungen von MEIER (1955) sowie HAAS (1958) im Gegensatz zu Dextran und Histamin im Fremdkörper-Granulomtest sowohl bei normalen wie hypophysektomierten Ratten das Granulomwachstum fördern. Ihr Wirkungstyp entspricht somit eher den Forderungen HEUBNERS u. MENKINS und er sollte dementsprechend in Abweichung von dem Dextran- und Eiereiweiß-Ödem durchaus imstande sein, das Nebennierenrinden-System zu beeinflussen.

Benutzt wurden für diese Untersuchungen Ratten. Diese Tierspecies produziert als Hauptglucocorticoid Corticosteron (SINGER u. STOCK-DUNNE, 1955; REIF u. LONGWELL, 1958; HOLZBAUER, 1957; VOGT, 1955; BUSH, 1953; DONE, ELY, RAILE u. KELLEY, 1952). Änderungen im Elektrolytbestand des Blutes beeinflussen kaum die Corticosteron-Sekretion (SINGER u. STOCK-DUNNE, 1955; BLAIR-WEST et al., 1963; DAVIS et al., 1961). Sie geht indes nach Entfernung der Hypophyse bei der Ratte bis auf 2% ihrer normalen Produktionsquote zurück. Für die Überprüfung von Reizstoffeffekten bietet der Nachweis des Corticosterons im Blut demnach den Vorteil, daß hypophysär gesteuerte Auswirkungen auf die Corticosteron-Abgabe durch eine Ausschaltung dieses Organs abzuklären sind.

Crotonöl und Terpentinöl vermögen den Ascorbinsäurebestand der Nebenniere selbst an hypophysenlosen Tieren zu senken (HAAS, 1958). Diese entzündungserregenden Substanzen können also möglicherweise über nervale Impulse auf die Nebenniere einwirken. Es wurde daher zusätzlich getestet, ob die Beeinflussung des Corticosteron-Gehaltes im Rattenplasma durch entzündungserregende Substanzen von dem Reaktionsvermögen der ganglionären Umschaltestationen und des peripheren Nervensystems abhängig ist. In diese Untersuchungen wurden auch die wirksamen Inhaltsstoffe von Crotonöl und Terpentinöl einbezogen. FLASCHENTRÄGER hat bereits 1934 Phorbol als die Substanz bezeichnet, von der hauptsächlich die entzündungserregenden Eigenschaften des Crotonöls abhängen. Durch den Arbeitskreis von HECKER (1965, 1967) ist dieser Wirkstoff rein dargestellt und in seiner chemischen Konfiguration aufgeklärt worden. In Form des Di-esters des 4,9,12,13,20-Penthydroxytigliadien-(1,6)-ons(3) mit Essigsäure und Mycristinsäure ist er einer gezielten Partialsynthese zugängig (BRESCH u. HECKER, 1968) und steht neuerdings in kristallinisch reiner Form zur Verfügung.

Bei dem in Terpentinöl vorliegenden Gemisch sind das Δ-2-Caren und Δ-3-Caren als die wesentlichen entzündungserregenden Faktoren anzusehen (PIRILÄ u. SILTANEN, 1955, 1956, 1958, 1964; HELLERSTRÖM, THYRESSON u. WIDMARK, 1955, 1957). Es handelt sich um bicyclische Terpene aus der Caran-Gruppe, die ebenfalls in reiner Form verwendbar sind.

Material und Methoden

Verwendete Substanzen. Crotonöl 1:2 gelöst in Olivenöl, Terpentinöl 40% (Olobinthin), Caragenin 0,5%, Cantharidin 0,1%, Eiereiweiß 50% und Dextran 6%, jeweils gelöst in physiologischer Kochsalzlösung sowie Δ-3-Caren unverdünnt und Phorbol 0,001% gelöst in 25% DMSO.

Die Applikation dieser Stoffe erfolgte in einer Menge von 1,0 mg/kg i.m. in die Oberschenkelmuskulatur bzw. i.v. in die Schwanzvene zur gleichen Tageszeit, so daß die Blutentnahmen in Abständen von 1, 3, 6, 12 und 24 Std nach der Injektion stets zur gleichen Uhrzeit vorgenommen werden konnten.

Vergleichsweise wurden getestet ACTH 40 E/kg i.m. sowie Physostigmin 0,5 mg/kg i.m. Die Blutentnahme erfolgte in diesen Versuchsreihen nach 1 Std.

Zur Vorbehandlung wurden verwendet: Dexamethason 5 mg/kg i.v., 5 Std vor der Blutanalyse verabreicht, sowie Pentobarbital 60 mg/kg i.p., Hexamethonium, Dibenamin, Propranolol und Verapamil (jeweils in einer Dosis von 10 mg/kg i.m.) mit 1 stündiger Einwirkungsdauer. Diese Substanzen wurden mit Ausnahme von Dexamethason in den Versuchsserien mit Phorbol unmittelbar bzw. in den Versuchsserien mit Crotonöl und Terpentinöl 2 oder 15 Std nach der Injektion der entzündungserregenden Stoffe appliziert.

Tiermaterial und Versuchsbedingungen. Für die Versuche wurden männliche Ratten (Stamm: Sprague-Dawley) im Gewicht von 160—220 g benutzt, die 2 bis 3 Wochen vor Versuchsbeginn in klimatisierten Räumen gehalten und mit Altromin® sowie Wasser ad libitum gefüttert wurden. Die Tiere wurden durch Nackenschlag getötet und Blut aus der Carotis gewonnen.

Corticosteron-Bestimmung. Der Corticosteron-Gehalt wurde im Plasma nach der Methode von GUILLEMIN, CLAYTON, LIPSCOMB u. SMITH (1959) bestimmt. Die Messung der Fluorescenz erfolgte mit dem Eppendorf-Photometer unter Benutzung eines Fluorescenz-Zusatzes (Primärfilter: $\lambda = 405-436$ mµ, Sekundärfilter: $\lambda = 530$ mµ). Der Reagentienleerwert der Methode entsprach 1,6 ± 0,3 µg/100 ml Corticosteron. Dem Plasma zugesetztes Corticosteron wurde zu 95,7 ± 2,5% wiedergefunden. Alle Angaben sind Mittelwerte aus mindestens sieben Einzelbestimmungen. Die statistische Sicherung erfolgte nach der Student-t-Verteilung. Bei der Berechnung der Wahrscheinlichkeit P wurden die Corticosteron-Werte, soweit die Prüfsubstanzen in physiologischer Kochsalzlösung gelöst waren, jeweils auf die zur gleichen Tageszeit mit NaCl bei gleicher Applikationsart erhaltenen Effekte bezogen.

Ergebnisse

1. Tagesprofil und Kochsalzversuche (Tab. 1)

Bei 70 Ratten wurde zu verschiedenen Tageszeiten um 8 und 9 Uhr morgens, sowie 12, 15 und 20 Uhr der Plasma-Corticosteronspiegel zur

Tabelle 1. *Corticosteron-Gehalt im Rattenplasma (mg/100 ml). Tagesprofil und Kochsalzversuche*

Vorbehandlung		8 Uhr	8.30 Uhr	9 Uhr	12 Uhr	15 Uhr	20 Uhr	8 Uhr
Kontrollen		4,6 ± 0,7		4,8 ± 0,6	3,7 ± 0,1	13,2 ± 1,0	6,5 ± 1,1	4,2 ± 1,0
	n	12		11	9	18	10	10
NaCl 1 ml/kg i.m.	Inj.			5,9 ± 1,6	3,3 ± 0,8	14,4 ± 2,1	8,8 ± 1,3	5,5 ± 1,2
	n			9	10	10	16	8
	P			< 0,5	> 0,9	< 0,5	< 0,5	~ 0,5
NaCl 1 ml/kg i.v.	Inj.		19,3 ± 1,2	4,7 ± 0,2	5,4 ± 0,5		8,2 ± 1,3	2,5 ± 0,4
	n		22	9	9		23	14
	P		< 0,001	> 0,9	< 0,3		~ 0,5	< 0,3
Aqua bidest. 5 ml/kg p.o.	Inj.			4,8 ± 1,6	6,9 ± 1,8		7,7 ± 1,2	
	n			8	9		9	
	P			> 0,9	< 0,2		< 0,5	

Ermittlung des Tagesprofils bestimmt. Dieser zeigt bei niedrigen Ausgangswerten am frühen Morgen einen deutlichen Gipfel um 15 Uhr. Gleichlautende Ergebnisse mit Zunahme des Corticosteron-Gehaltes im Blut in den Nachmittagsstunden sind bereits von HALBERG (1959) sowie v. D. NAHMER (1968) beschrieben.

Die i.m. Injektion von 0,1 ml/kg NaCl in physiologischer Lösung ändert den Tagesablauf des Corticosteron-Spiegels nicht. Bei i.v. Applikation der gleichen Menge tritt kurzfristig nach 30 min eine signifikante Erhöhung des Corticosteron-Blutspiegels ein. Die übrigen Werte bewegen sich in der gleichen Größenordnung wie bei den unbehandelten Kontrolltieren. Die Belastung der Tiere per os mit 5,0 ml/kg Aqua dest. führt gleichfalls zu keiner signifikanten Abweichung von den Werten der Kontrolltiere.

2. Beeinflussung des Corticosteron-Plasmaspiegels der Ratte durch entzündungserregende und ödemerzeugende Substanzen (Tab. 2)

Crotonöl, Terpentinöl, Cantharidin sowie Caragenin i.m. bewirken bei der Ratte einen Anstieg des Corticosteron-Spiegels, der in seinem zeitlichen Ablauf und in seinen Ausmaßen von Stoff zu Stoff leicht differiert. Im Verlauf von 24 Std klingen diese Effekte ab.

Δ-3-Caren, einer der entzündungserregenden Faktoren des Terpentinöls, verursacht in einer Dosis von 1 ml/kg i.m. ebenfalls eine Mobilisation von Corticosteron, deren Maximum zwischen der 6. und 16. Std nach der Applikation liegt. Phorbol, die aktive Substanz des Crotonöls, erzeugt in einer Menge von 10 γ/kg i.m. im Verlauf von 1 Std einen signifikanten Anstieg des Blutspiegels auf 23,2 $\pm$ 1,1 γ/100 ml ($N = 7$) (s. Tab. 3). Dieser Wert liegt signifikant unterhalb der Höhe des Crotonöleffektes bei gleicher Einwirkungsdauer. Das zur Lösung des Phorbols benötigte Dimethylsulfoxyd verursacht in 25%iger Konzentration und in einer Menge von 0,5 ml/kg i.m. verabreicht, nach 60 min einen Anstieg des Corticosteron-Blutspiegels auf 9,8 $\pm$ 1,5 ($N = 10$). Das bedeutet keine eindeutige Zunahme des Corticosterongehaltes im Plasma im Vergleich zum Effekt einer i.m. Gabe von physiologischer Kochsalzlösung ($P = 0,1$).

Eiereiweiß 50% sowie Dextran 6% in einer Menge von 1,0 ml/kg i.m. verabreicht, lassen den Corticosteron-Spiegel der Ratte unbeeinflußt, obwohl beide Substanzen in diesen Dosierungsbereichen deutliche Schwellungszustände an der Injektionsstelle verursachen. Alle Corticosteron-Werte sind nach der Applikation dieser Substanzen mit dem Tagesprofil der unbehandelten Ratten bzw. bei der Belastung der Tiere mit physiologischer Kochsalzlösung identisch.

Tabelle 2. *Corticosteron-Gehalt im Rattenplasma (mg/100 ml). Dosis-Zeitkurven*

Substanz	Dosis mg/kg i.m.		9 Uhr	12 Uhr	15 Uhr	20 Uhr	8 Uhr
Crotonöl	330,0	n	32,1 ± 1,0	27,8 ± 1,0	23,4 ± 1,3	22,5 ± 1,2	9,0 ± 2,0
			10	20	10	9	9
		P	< 0,001	< 0,001	< 0,01	< 0,001	< 0,2
Terpentinöl	400,0		11,9 ± 1,7	8,5 ± 1,6	28,3 ± 1,1	23,1 ± 1,5	15,0 ± 1,7
		n	12	10	8	20	9
		P	~ 0,02	< 0,01	< 0,001	< 0,001	< 0,01
Δ-3-Caren	1,0[a]			9,5 ± 1,2	16,9 ± 1,1	17,8 ± 1,1	4,0 ± 1,0
		n		19	8	10	10
		P		< 0,01	~ 0,3	< 0,001	~ 0,3
Caragenin	5,0		8,7 ± 1,5	21,8 ± 1,6	17,0 ± 1,4	18,6 ± 1,5	7,9 ± 1,4
		n	15	9	14	8	12
		P	< 0,2	< 0,001	~ 0,3	< 0,001	< 0,2
Eiereiweiß 50%	1,0[a]		5,7 ± 1,1	5,7 ± 1,1	9,3 ± 1,6	4,6 ± 1,0	
		n	13	13	10	9	
		P	~ 0,9	< 0,2	< 0,1	< 0,05	
Dextran	60,0		7,7 ± 1,6	6,0 ± 1,8	7,1 ± 1,8	6,2 ± 1,4	6,5 ± 1,1
		n	14	13	12	10	12
		P	< 0,5	< 0,2	< 0,02	< 0,3	~ 0,3

[a] Von Δ-3-Caren und Eiereiweiß wurden jeweils 1,0 ml/kg i.m. injiziert.

3. Verhalten des Plasma-Corticosterongehaltes bei Entzündungsreaktionen an vorbehandelten Ratten (Tab. 3)

Dexamethason verändert in einer Dosis von 5 mg/kg i.v. nach 5 stündiger Entwicklungsdauer den Corticosteron-Gehalt im Rattenplasma nicht signifikant. Es beeinflußt jedoch eindeutig den Effekt von Crotonöl, Terpentinöl und Phorbol. Das gleiche läßt sich durch eine Vorbehandlung der Tiere mit Pentobarbital erreichen, das in einer narkotischen Dosis von 60 mg/kg i.v. bereits selbst den Corticosteron-Spiegel der Ratte signifikant unter die Norm herabdrückt. Auf dem gleichen niedrigen Niveau bewegt sich der Corticosteron-Gehalt des Rattenplasmas bei der Zufuhr von entzündungserregenden Substanzen nach der Pentobarbitalvorbehandlung. Mit Pentobarbital lassen sich demnach, im Gegensatz zu Dexamethason, Hemmeffekte gleichartigen Ausmaßes zu den verschiedenen Tageszeiten erzielen; die Versuche mit Phorbol wurden um 9 Uhr morgens ausgeführt; bei den Versuchen mit Crotonöl erfolgte die Blutanalyse um 12 Uhr mittags und die Terpentinölversuche wurden am Abend um 20 Uhr beendet.

Physostigmin, das nach den Untersuchungen von VARAGIĆ (1955, 1962), MEDAKOVIĆ u. VARAGIĆ (1957) sowie BRUNNER u. Mitarb. (1966) bei der Ratte zentralgelegene sympathische Neuronen aktiviert, und nach 1stündiger Einwirkungsdauer in einer Dosis von 0,5 mg/kg i.m. ebenfalls den Corticosteron-Gehalt des Blutes steigert, wird in seinen Auswirkungen auf die Nebennierenrinde durch Pentobarbital absolut und durch Dexamethason teilweise, jedoch signifikant gehemmt. Ebenso unterdrückt Pentobarbital den Effekt einer ACTH-Gabe von 40 IE/kg i.m. signifikant, während Dexamethason nicht imstande ist, die im Ablauf von 1 Std nach der ACTH-Gabe eintretende Corticosteron-Ausschüttung der Nebenniere eindeutig abzufangen.

Eine Blockade der ganglionären Synapsen durch Hexamethonium (10 mg/kg i. m.) bzw. der α-Receptoren durch Dibenamin (10 mg/kg i.m.) beeinflußt die Corticosteron-Werte nicht. Crotonöl, Terpentinöl, Phorbol sowie Physostigmin werden in ihren Auswirkungen auf den Corticosteron-Spiegel durch eine Vorbehandlung mit diesen Substanzen nur zum Teil signifikant beeinflußt; ACTH bleibt voll wirksam.

Propranolol, das in einer Dosis von 10 mg/kg i.m. bei 1stündiger Einwirkungsdauer die β-Receptoren blockiert, bewirkt zu diesem Zeitpunkt eine Ausschüttung von Corticosteron aus der Nebenniere, so daß der Plasmaspiegel weit über die Norm ansteigt. Ebenso ergeben sich bei der Zufuhr der Reizstoffe regelmäßig hohe Corticosteron-Plasmawerte, die signifikant oberhalb der Ergebnisse liegen, die bei alleiniger Zufuhr der entzündungserregenden Substanzen erzielt werden. Lediglich beim

Tabelle 3. *Corticosteron-Gehalt im Rattenplasma* ($\mu g/100\ ml$)

Substanz		—	Dexamethas. 5,0 i.v. 5 Std	Pentobarbit. 60,0 i.p. 1 Std	Hexameth. 10,0 i.m. 1 Std	Dibenamin 10,0 i.m. 1 Std	Propranolol 10,0 i.m. 1 Std	Verapamil 10,0 i.m. 1 Std
—		—	$2,7 \pm 1,3$	$2,1 \pm 0,1$	$9,9 \pm 1,8$	$8,3 \pm 1,6$	$24,9 \pm 1,9$	$16,6 \pm 2,8$
	n		10	10	10	10	9	9
	P		$\sim 0,2$	$< 0,01$	$< 0,2$	$< 0,3$	$< 0,001$	$< 0,001$
Crotonöl 33,00 i.m. 3 Std		$27,8 \pm 1,0$	$12,8 \pm 2,6$	$2,0 \pm 0,3$	$20,2 \pm 1,2$	$24,4 \pm 1,2$	$32,9 \pm 1,4$	$24,9 \pm 0,9$
	n	20	8	9	28	9	9	9
	P	$< 0,001$	$< 0,001$	$< 0,001$	$< 0,001$	$< 0,1$	$< 0,01$	$\sim 0,1$
Phorbol 0,01 i.m. 1 Std		$23,2 \pm 1,1$	$8,7 \pm 1,3$	$2,8 \pm 0,9$	$25,0 \pm 1,0$	$28,8 \pm 1,2$	$32,3 \pm 1,5$	$32,3 \pm 1,2$
	n	27	10	10	29	9	9	10
	P	$< 0,001$	$< 0,001$	$< 0,001$	$\sim 0,2$	$\sim 0,01$	$< 0,001$	$< 0,001$
Terpentinöl 400,0 i.m. 16 Std		$23,1 \pm 1,5$	$4,5 \pm 1,1$	$1,8 \pm 0,3$	$18,8 \pm 1,8$	$16,7 \pm 1,3$	$34,1 \pm 0,8$	$25,0 \pm 1,6$
	n	20	19	9	19	12	10	13
	P	$< 0,001$	$< 0,001$	$< 0,001$	$< 0,05$	$< 0,01$	$< 0,001$	$\sim 0,4$
ACTH 40 IE i.m. 1 Std		$27,0 \pm 0,8$	$23,9 \pm 1,0$	$20,2 \pm 0,9$	$26,7 \pm 1,2$	$29,3 \pm 1,2$	$34,2 \pm 1,0$	$29,0 \pm 0,8$
	n	28	10	10	7	10	10	10
	P	$< 0,001$	$< 0,1$	$< 0,001$	$\sim 0,8$	$< 0,1$	$< 0,001$	$< 0,2$
Physostigmin 0,5 i.m. 1 Std		$28,5 \pm 1,2$	$11,6 \pm 2,0$	$1,8 \pm 0,2$	$24,3 \pm 1,0$	$21,0 \pm 1,5$	$30,4 \pm 1,2$	$31,9 \pm 0,8$
	n	24	10	10	9	9	10	9
	P	$< 0,001$	$< 0,001$	$< 0,001$	$< 0,1$	$< 0,01$	$\sim 0,3$	$< 0,2$

Physostigmin ist kein Unterschied zwischen den Corticosteron-Werten mit und ohne Propranololzugabe nachweisbar.

Verapamil, das in einer Dosis von 10 mg/kg i.m. ebenfalls über antiadrenerge Eigenschaften verfügt (HAAS, 1964, 1968; MELVILLE u. BENFEY, 1965; NAYLER u. Mitarb., 1968; ROSS u. JORGENSEN, 1967; FLECKENSTEIN, DÖRING u. KAMMERMEIER, 1966, 1967, 1968; SCHAUMANN, BODEM u. BARTSCH, 1966), steigert den Corticosteron-Gehalt des Rattenplasmas signifikant, ändert aber den Effekt von Crotonöl, Terpentinöl, ACTH und Physostigmin nicht. Auf Phorbol reagieren Tiere unter der Einwirkung von Verapamil stärker, so daß die Corticosteron-Werte statistisch eindeutig höher liegen, als bei der alleinigen Phorbol-Injektion.

Diskussion

Stoffe, welche am Ort ihrer Einbringung in den Organismus eine lokale Alteration des Gewebes bewirken und welche damit nach der Ansicht von HEUBNER und MENKIN imstande sind, eine echte entzündliche Reaktion zu erzeugen, lösen bei der Ratte eine Zunahme des Corticosteron-Gehaltes im Plasma aus. Dieser Effekt entfällt bei Eiereiweiß und Dextran, obwohl diese Substanzen bei der Ratte eine beträchtliche Ödemreaktion hervorrufen.

Die vermehrte Corticosteron-Abgabe unterbleibt bei den entzündungserregenden Stoffen nach einer Vorbehandlung mit Pentobarbital. Die Lähmung des ZNS schaltet auch die Physostigminreaktion aus und schwächt selbst die Auswirkungen von ACTH auf die Nebennierenrinde signifikant ab. Die Corticosteron-Ausschüttung nach Reizstoffabgabe ist ebenso wie die ACTH-Reaktion weiterhin durch Dexamethason, d.h. über eine Hemmung der ACTH-Produktion im Hypophysenvorderlappen zu verhüten. Über diesen Mechanismus ist ebenso Physostigmin in seinen Auswirkungen auf den Corticosteron-Spiegel zu bremsen. Physostigmin und die entzündungserregenden Substanzen aktivieren demnach die Nebennierenrinden-Zellen nicht unmittelbar, sondern wirken indirekt über die Hypophyse anregend auf die Nebennierenrinde ein.

Bei diesem Geschehen sind offensichtlich nicht nur humorale Mechanismen, sondern auch neural-vermittelte Impulse beteiligt, da die Auswirkungen der entzündungserregenden Stoffe sowie die des Physostigmins auf die Nebennierenrinde teilweise durch eine Ausschaltung der ganglionären Synapsen bzw. der α-Receptoren im adrenergen System zu verhindern sind, während umgekehrt eine Blockade der β-Receptoren die Aktivität sämtlicher Reizstoffe auf die Nebennierenrinde erhöht.

Literatur

BLAIR-WEST, J. R., J. P. COGHLAN, D. A. DENTON, J. R. GODING, M. WINTOUR, and R. D. WRIGHT: In (ed. GREGORY PINCUS) Recent. Progr. Hormone 19, 311 (1963).

BRESH, H., G. KREIBICH, H. KUBINYI, H. U. SCHAIRER, H. W. THIELEMANN u. E. HECKER: Partialsynthese von Wirkstoffen des Crotonöls. Z. Naturforsch. 23b, 538 (1968).

BRUNNER, H., P. HEDWALL, L. MAITRE u. M. MECEV: Beeinflussung des pressorischen Eserineffektes durch Propranolol. Naunyn-Schmiedebergs Arch. exp. Path. Pharmak. 254, 45 (1966).

BUSH, I. E.: Species differences in adrenocortical secretion. J. Endocr. 9, 95 (1953).

DAVID, G., L. FARADI u. D. TANKA: Über die Änderung der NNR-Funktion bei akuter Strahlenschädigung. Radiobiol. Radiother. (Berl.) 3, 91 (1962).

DAVIS, J. O., C. R. AYERS, and C. C. J. CARPENTER: Renal origin of an aldosterone-stimulating hormone in dogs with thoracic caval constriction and in sodium-deplete. J. clin. Invest. 40, 1466 (1961).

DONE, A. K., R. S. ELY, R. B. RAILE, and V. C. KELLEY: Species differences in 17-hydroxycorticosteroid concentrations. Proc. Soc. exp. Biol. (N.Y.) 81, 667 (1952).

FLASCHENTRÄGER, B.: Über den Giftstoff im Crotonöl. Festschr. Zangger, Teil 2, S. 857 (1945).

FLECKENSTEIN, A., H. J. DÖRING, and H. KAMMERMEIER: Coronary circulation and energetics of the Myocardium. (Sympos. Mailand 7.—9. 10. 1966.)

— — — Myokardstoffwechsel und Insuffizienz. Ärztl. Forsch. 21, 1 (1967).

— — — Einfluß von Beta-Rezeptorblockern und verwandten Substanzen auf Erregung, Kontraktion und Energiestoffwechsel der Myokardfaser. Klin. Wschr. 7, 543 (1968).

— H. KAMMERMEIER, H. J. DÖRING u. H. J. FREUND: Zum Wirkungsmechanismus neuartiger Koronardilatatoren mit gleichzeitig Sauerstoff-einsparenden Myokard-Effekten, Prenylamin und Iproveratril. Z. Kreisl.-Forsch. 56, 716 (1967).

GUILLEMIN, R., G. W. CLAYTON, H. S. LIPSCOMB, and J. SMITH: Fluorometric measurement of rat and adrenal corticosterone concentration. J. Lab. clin. Med. 53, 830 (1959).

HAAS, H.: Über die Beeinflussung des Ascorbinsäuregehaltes der Nebennierenrinde durch Reizstoffe. Naunyn-Schmiedebergs Arch. exp. Path. Pharmak. 232, 544 (1958).

— Zum Wirkungsmechanismus des α-Isopropyl-α-[(N-methyl-N-homoveratryl)-γ-aminopropyl]-3,4-dimethoxyphenylacetonitrils, einer Substanz mit coronargefäßerweiternden Eigenschaften. Arzneimittel-Forsch. 14, 461 (1964).

— Vergleichende Untersuchungen zum Wirkungsmechanismus von α-Isopropyl-α-(N-methyl-N-homoveratryl)-γ-aminopropyl-3,4-dimethoxyphenylacetonitril und seiner Derivate. Arzneimittel-Forsch. 18, 89 (1968).

HALBERG, F.: Phase relations of 24-hour periodicities in blood corticosterone, mitoses in cortical adrenal parenchyma and total body activity. Endocrinology 64, 222 (1959).

HECKER, E., H. BARTSCH, H. BRESCH, M. GSCHWENDT, E. HÄRLE, G. KREIBICH, H. KUBINYI, H. U. SCHAIRER, CH. v. SCZCEPANSKI, and H. W. THIELEMANN: Structure and stereochemistry of the tetracyclic diterpene phorbol from croton tiglium. L. Tetrahedron Letters 33, 3165 (1967).

HECKER, E., u. H. BRESCH: Reindarstellung und Charakterisierung eines toxisch, entzündlich und cacarcinogenen hochaktiven Wirkstoffes. Z. Naturforsch. 20b, 216 (1965).
HELLERSTRÖM, S., N. THYRESSON, S. G. BLOHM, and G. WIDMARK: On the nature of the eczematogenic component of oxidized Δ-3-carene. J. invest. Derm. 24, 217 (1955).
— — and G. WIDMARK: Chemical aspects on Turpentine eczeme. Dermatologica (Basel) 115, 277 (1957)
HEUBNER, W.: Zur Pharmakologie der Reizstoffe. Naunyn-Schmiedebergs Arch. exp. Path. Pharmak. 107, 129 (1925).
HOLZBAUER, M.: The corticosteron content of rat adrenale under different experimental conditions. J. Physiol. (Lond.) 139, 294 (1957a).
KRAMER, M.: Pharmakologische Differenzierung des Eiklar- und Dextranödems der Ratte. Naunyn-Schmiedebergs Arch. exp. Path. Pharmak. 228, 302 (1956).
— Zur antiphlogistischen Wirkung des Histaminliberators Compound 48/80, einiger Antihistaminica und einiger Antirheumatica. Naunyn-Schmiedebergs Arch. exp. Path. Pharmak. 233, 125 (1958a).
— Aktivierung proteolytischer Fermente bei Entzündungsreaktionen. Naunyn-Schmiedebergs Arch. exp. Path. Pharmak. 234, 432 (1958b).
MEDAKOVIĆ, M., and V. VARAGIĆ: The effect of eserine and neostigmine on the blood pressure of conscius rats. Brit. J. Pharmacol. 12, 24 (1957).
MEIER, R., P. A. DESAULLES u. B. SCHÄR: Verschiedenartiger Wirkungstypus bakterieller „entzündungserregender" Substanzen und anderer Reizstoffe. Naunyn-Schmiedebergs Arch. exp. Path. Pharmak. 224, 104 (1955).
MELVILLE, K. I., and B. G. BENFEY: Coronary vasodilatory and cardiac adrenergic blocking of iproveratril. Canad. J. Physiol. Pharmac. 43, 339 (1965).
MENKIN, V.: Biochemical Mechanism in Inflammation, 2nd Edition. Springfield, Ill.: Ch. C. Thomas 1956.
NAHMER, D. VON DER, u. E. SPRENGER: Das Verhalten des Plasmacorticosterons bei kombinierten Traumen. Z. ges. exp. Med. 145, 99 (1968).
NAKAGAWA, A., u. L. LENDLE: Verhalten der Nebennierenrinden-Funktion bei Vergiftungen mit Cytostatica. Naunyn-Schmiedebergs Arch. exp. Path. Pharmak. 256, 149 (1967).
NAYLER, W. G., I. MCINNES, J. B. SWANN, J. M. PRICE, V. CARSON, R. RACE, and T. E. LOWE: Some effects of iproveratril (Isoptin) on the cardiovascular system. J. Pharmacol. exp. Ther. 161, 247 (1968).
PIRILÄ, V., and E. SILTANEN: On the chemical nature of the eczematogenic agent in oil ot turpentine (I). Dermatologica (Basel) 110, 144 (1955).
— — On the chemical nature of the eczematogenic agent in oil of turpentine (II). Dermatologica (Basel) 113, 1 (1956).
— — On the chemical nature of the eczematogenic agent in oil of turpentine (III). Dermatologica (Basel) 117, 1 (1958).
— — On the chemical nature of the eczematogenic agent in oil of terpentine (IV). Dermatologica (Basel) 128, 16 (1964).
REIF, A. E., and B. B. LONGWELL: Extraction of corticosteroid from adrenal vein blood of rats and rabbits. Endocrinology 62, 573 (1958).
ROSS, G., and CH. R. JORGENSEN: Cardiovascular actions of iproveratril. J. Pharmacol. exp. Ther. 158, 504 (1967).
SCHAUMANN, W., R. BODEM u. W. BARTSCH: Kardiale Wirkungen von Prenylamin und Iproveratril im Vergleich zu Propranolol, Pronethalol und Ajmalin. Naunyn-Schmiedebergs Arch. exp. Path. Pharmak. 255, 328 (1966).

SINGER, B., and M. P. STOCK-DUNNE: The secretion of aldosterone and corticosterone by the rat adrenal. J. Endocr. **12**, 130 (1955).

SPRIGGS, T. L. B., and M. A. STOCKHAM: Urthane anaesthesia and pituitary adrenal function in the rat. J. Pharm. Pharmacol. **16**, 603 (1964).

VARAGIĆ, V.: The action of eserin on the blood pressure of the rat. Brit. J. Pharmacol. **10**, 349 (1955).

—, and N. VOJVODIĆ: Effect of guanethidine, hemicholinium and mehutamate on the hypertensive response to eserine and catecholamines. Brit. J. Pharmacol. **19**, 451 (1962).

VOGT, M.: Inhibition by hexaoestrol of adrenocortical secretion in the rat. J. Physiol. (Lond.) **130**, 601 (1955).

Prof. Dr. H. HAAS
Fa. Knoll AG, Chemische Fabriken
6700 Ludwigshafen a. Rh.

Organverteilung und Ausscheidung von Procainamid bei der Ratte in Abhängigkeit vom pH-Gradienten *

W. HERKEN und N. RIETBROCK

Institut für Pharmakologie und Toxikologie der Universität Würzburg

Eingegangen am 15. März 1969

Influence of pH Gradients on Organ Distribution and Excretion of Procainamide in the Rat

Summary. The distribution between plasma and various organs (kidney, liver, brain, spleen, lung, muscle and heart) was determined in acidotic, normal and alkalotic rats. Semilogarithmic plots of the distribution ratio against the corresponding blood pH gave linear regression extending from pH 6.6 to 7.8. The experimental regression coefficients were similar to those calculated from the Henderson-Hasselbalch equation, but only when intracellular pH was assumed to vary with extracellular pH.

The rate of excretion of procainamide into the gastric lumen increased with rising pH-gradient from blood to gastric fluid. Urinary excretion of procainamide in acidosis was twice that in alkalosis.

Key-Words: Procainamide — Distribution in Organs — Excretion — pH-Gradients.

Zusammenfassung. In Versuchen an Ratten wird die Verteilung von Procainamid zwischen Plasma einerseits und Niere, Leber, Gehirn, Milz, Lunge, Muskel und Herz andererseits in Abhängigkeit vom Blut-pH bestimmt. Bei halblogarithmischer Auftragung der Verteilungsquotienten über dem entsprechenden Blut-pH ergibt sich ein linearer Anstieg der Regressionsgeraden im Bereich von pH 6,6—7,8. Bei Annahme eines sich mit dem extracellulären pH ändernden intracellulären pH besteht bezüglich der Steilheit der Regressionsgeraden eine weitgehende Übereinstimmung zwischen den experimentellen und der nach der Henderson-Hasselbalchschen Gleichung berechneten Geraden.

Die Ausscheidungsrate von Procainamid in das Magenlumen steigt mit Zunahme des pH-Gradienten Blut/Mageninhalt an. Die Harnausscheidung von Procainamid ist in der Acidose doppelt so hoch wie in der Alkalose.

Schlüsselwörter: Procainamid — Organverteilung — Ausscheidung — pH-Gradienten.

Quantitative Untersuchungen über die Verteilung von Pharmaka in *verschiedenen* Geweben in Abhängigkeit vom pH-Gradienten sind bisher nur selten durchgeführt worden. Erstmals konnten WADDELL u. BUTLER (1957) bei Hunden am Beispiel des Phenobarbital zeigen, daß die Ver-

---

* Auszugsweise vorgetragen auf der Tagung der Deutschen Pharmakologischen Gesellschaft vom 23.—26. 9. 1968 in Düsseldorf.

teilung von Pharmaka — in diesem Falle einer schwachen organischen Säure — zwischen Plasma und Gewebe durch Variation des Blut-pH erheblich beeinflußt werden kann. GOLDBERG u. Mitarb. (1961) untersuchten die Verteilung von Salicylsäure, Phenobarbital, Acetazolamid und Harnstoff in verschiedenen Regionen des Gehirns der Katze im Zustand von Hyperkapnie und Hypokapnie und fanden bei den polaren Substanzen eine pH-abhängige Verteilung. Organische Basen sind in dieser Hinsicht noch nicht eingehend geprüft worden.

In der vorliegenden Arbeit werden daher am Beispiel einer organischen Base, des Procainamid, Verteilungsänderungen zwischen verschiedenen Organen und dem Plasma in Abhängigkeit vom pH untersucht und deren Gesetzmäßigkeiten herausgestellt.

Methodik

Als *Versuchstiere* dienten weibliche Ratten ($n = 75$) des Stammes Wistar AF/Han im Gewicht von 150—337 g. Procain-HCl (10%) (Novocamid®) wurde in einer Dosis von 75 mg/kg mit einer Geschwindigkeit von 0,04 ml/min in die Schwanzvene injiziert. Zur Variation des Blut-pH erhielten die Tiere jeweils 60 und 30 min vor der Procainamidgabe mittels einer Schlundsonde 1 g/kg NH_4Cl (10%) bzw. 1 g/kg $NaHCO_3$ (10%). Den Kontrolltieren verabreichten wir 1 g/kg Glucose (10%) per os.

15, 30 bzw. 60 min nach Procainamidapplikation wurden die Tiere in Nembutalnarkose durch Dekapitation getötet. Das Blut wurde zur Bestimmung von pH und Procainamidgehalt aufgefangen. Niere, Leber, Gehirn, Milz, Lunge, Muskel und Herz wurden entnommen, von Blutresten gereinigt und nach Aufnahme in 0,1 N HCl (5 ml/g Gewebe) mit dem Homogenisator nach POTTER-ELVEHJEM zerkleinert. Die Procainamidkonzentration bestimmten wir im Gewebehomogenat und in der ebenfalls entnommenen Magenflüssigkeit, in der Magenflüssigkeit zusätzlich das pH. Zur Ermittlung der Elimination von Procainamid aus dem Plasma wurden Blutproben 2, 90 bzw. 120 min nach Procainamidgabe durch Herzpunktion gewonnen.

In einer weiteren Versuchsanordnung wurde die Procainamidausscheidung im Harn unter Variation des Harn-pH bestimmt. Die pH-Änderung erfolgte wiederum durch orale Gabe von $NaHCO_3$ bzw. NH_4Cl. Ratten wurden einzeln in Stoffwechselkäfigen gehalten und erhielten während der 24stündigen Versuchsperiode als Trinkflüssigkeit 5% Glucoselösung. Der Harn wurde über folgende Zeitspannen gesammelt: 0—1, 1—2, 2—6 und 6—24 Std. In jeder Probe wurden pH und Procainamidgehalt bestimmt. Der Harn der ersten drei Sammelperioden wurde zur Procainamidbestimmung 1:100 verdünnt.

Die *Procainamidbestimmung* wurde nach der Methode von MARK u. Mitarb. (1950) durchgeführt. Hierbei wird das Procainamid aus dem zuvor alkalisierten biologischen Material mit Benzol extrahiert. Nach der Extraktion wird Procainamid in verdünnte Salzsäure zurückgeführt, diazotiert, mit N-(1-naphthyl)-äthylendiamindihydrochlorid gekuppelt und der resultierende Farbkomplex bei 550 nm im Photometer „Zeiss" PMQ II gemessen.

Das *Blut-pH* sowie das *pH in Magenflüssigkeit und Harn* wurde nach dem von SIGGAARD-ANDERSEN u. Mitarb. (1960) angegebenen Mikroverfahren im Astrup-pH-Meter (Radiometer AME-1, Kopenhagen) bei 38°C gemessen.

Der pK_a-Wert von Procainamid wurde mittels Titration mit 0,1 N NaOH bzw. 0,1 N HCl bestimmt. Die Chloroform/Wasser-Verteilungskoeffizienten von Procainamid wurden ermittelt, indem gleiche Volumina Sörensen-Puffer (pH 6,8; 7,4 bzw. 8,0), der 30 µg/ml Procainamid enthielt, und Chloroform 1 Std bei Zimmertemperatur geschüttelt wurden. Procainamid wurde in der wäßrigen und in der Chloroformphase bestimmt.

Ergebnisse

1. Verteilung von Procainamid in Abhängigkeit vom Blut-pH

Das normale pH des Rattenmischblutes beträgt 7,38 ± 0,02 (7,25 bis 7,49). Durch Gabe von $NaHCO_3$ wird das pH bis zu dem Extremwert von 7,74 und durch Gabe von NH_4Cl bis zu einem Wert von 6,62 verschoben.

Die während des Eliminationsverlaufes gemessenen Procainamidkonzentrationen im Plasma sind in der Tabelle dargestellt. 2 min nach Procainamidapplikation liegt der Plasmaspiegel bei azidotischen Ratten um ca. 50% höher und bei alkalotischen Ratten um ca. 20% niedriger als bei Kontrolltieren. Im weiteren Verlauf der Elimination gleichen sich die Spiegel der drei Gruppen langsam einander an. Nach 120 min ist die Konzentration bei allen auf etwa 1 µg/ml abgesunken. Die nach den in der Tabelle aufgeführten Werten graphisch ermittelte Procainamidhalbwertzeit im Plasma beträgt bei Ratten in der Acidose 21 min, in der Alkalose 27 min und bei Kontrollratten 24 min.

Tabelle. *Procainamidkonzentrationen im Plasma von azidotischen, alkalotischen und Kontrollratten (n = 63) nach Gabe von 75 mg/kg Procainamid i.v. ($\bar{x} \pm s_{\bar{x}}$)*

Zeit nach Procainamid-gabe (min)	Procainamidkonzentration im Plasma (µg/ml)					
	in der Acidose	n	im Kontrolltier	n	in der Alkalose	n
2	45,07 ± 2,92	3	30,33 ± 1,35	3	23,34 ± 4,73	4
15	23,03 ± 5,01	3	17,79 ± 1,11	4	13,30 ± 2,75	2
30	18,04 ± 3,66	6	13,82 ± 3,37	4	9,17 ± 1,84	4
60	10,09 ± 3,01	7	8,57 ± 0,79	5	5,06 ± 0,28	3
90	3,25 ± 0,28	3	1,80 ± 0,32	3	1,85 ± 0,03	3
120	0,88 ± 0,01	2	1,02 ± 0,01	2	0,85 ± 0,05	2

Zur Charakterisierung der Abhängigkeit der Procainamidverteilung vom Säure/Basenstatus werden nun für jedes Tier und Organ die Verteilungsquotienten Organ/Plasma berechnet, und zwar unabhängig von der Art der Vorbehandlung (Acidose oder Alkalose) und vom Zeitpunkt der Aufarbeitung (15, 30, 60 min)[1].

Die Logarithmen dieser Quotienten werden über dem gleichzeitig gemessenen Blut-pH aufgetragen und die Regressionsgeraden berech-

---
[1] Diese Art der Darstellung ist gerechtfertigt, da das Verteilungsverhältnis Organ/Plasma unabhängig von der Tötungszeit für jede der drei Versuchsgruppen im Mittel annähernd konstant ist.

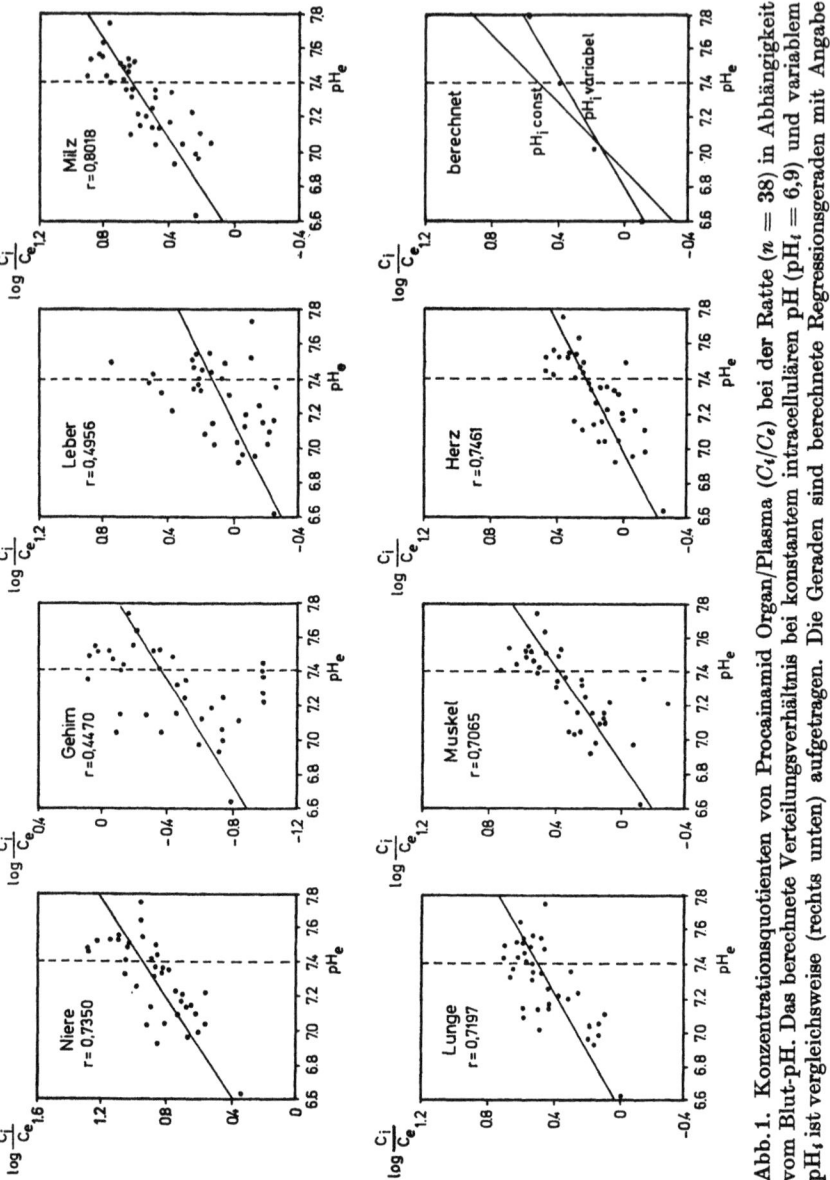

Abb. 1. Konzentrationsquotienten von Procainamid Organ/Plasma (C_i/C_e) bei der Ratte ($n = 38$) in Abhängigkeit vom Blut-pH. Das berechnete Verteilungsverhältnis bei konstantem intracellulären pH (pH$_i$ = 6,9) und variablem pH$_i$ ist vergleichsweise (rechts unten) aufgetragen. Die Geraden sind berechnete Regressionsgeraden mit Angabe der Korrelationskoeffizienten r

net. Die Darstellung — nach den einzelnen Organen differenziert — bringt Abb.1. Zum Vergleich sind die nach der Henderson-Hasselbalch-schen Gleichung errechneten Verteilungskoeffizienten für einen extracellulären pH-Bereich von 6,6—7,8 aufgetragen, und zwar einmal bei pH-Abhängigkeit der Procainamidverteilung und -ausscheidung 103

Annahme eines konstanten pH_i, ferner für Annahme eines mit dem extracellulären pH variierenden intracellulären pH. Die Regressionsgeraden steigen für jedes untersuchte Organ mit zunehmender Alkalisierung an. Sämtliche Korrelationskoeffizienten r ergeben eine signifikante Abhängigkeit des Procainamidverteilungsquotienten vom Blut-pH. Die Irrtumswahrscheinlichkeit ist für Niere, Milz, Lunge, Muskel und Herz kleiner als 0,1% und für Leber und Gehirn kleiner als 1%.

Nach diesen Befunden ist die Verteilung von Procainamid zwischen Plasma und den einzelnen Organen pH-abhängig.

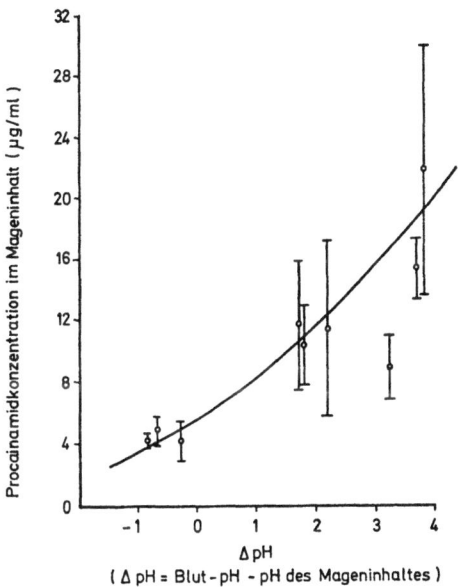

Abb. 2. Permeation von Procainamid in das Magenlumen in Abhängigkeit vom pH-Gradienten Blut/Mageninhalt. Variation des pH-Gradienten durch zweimalige Gabe von NH_4Cl (10%) bzw. $NaHCO_3$ (10%) p.o. ($\bar{x} \pm s_{\bar{x}}$) ($n = 33$). Die Punkte stellen die Mittelwerte der nach 15, 30 und 60 min für jede der 3 Versuchsgruppen gemessenen Procainamidkonzentration im Mageninhalt dar

2. Übertritt von Procainamid aus dem Plasma in das Magenlumen in Abhängigkeit vom pH-Gradienten

Das normale pH des Mageninhaltes beträgt bei nicht nüchternen Ratten (Futter: Altromin-R) 3,93 ± 0,13. Durch orale Gabe von NH_4Cl verschiebt sich das pH nach 5,21 ± 0,12 und durch orale Gabe von $NaHCO_3$ nach 8,19 ± 0,09. Die vom Blut in das Magenlumen diffundierte Procainamidmenge ist deutlich pH-abhängig. Je größer die Differenz Blut-pH − pH des Mageninhaltes (ΔpH) ist, desto höher ist die im

Mageninhalt gefundene Procainamidkonzentration. Bei einem ΔpH von -1 liegt sie bei 3—4 µg/ml und bei einem ΔpH von $+4$ bei etwa 20 µg/ml (Abb. 2). Auffällig ist, daß die Procainamidkonzentration im Magen während der Versuchszeit von 45 min trotz Abnahme des Plasmaspiegels keine wesentlichen Änderungen erfährt, mit Ausnahme des nach 60 min bei Normaltieren ermittelten Wertes.

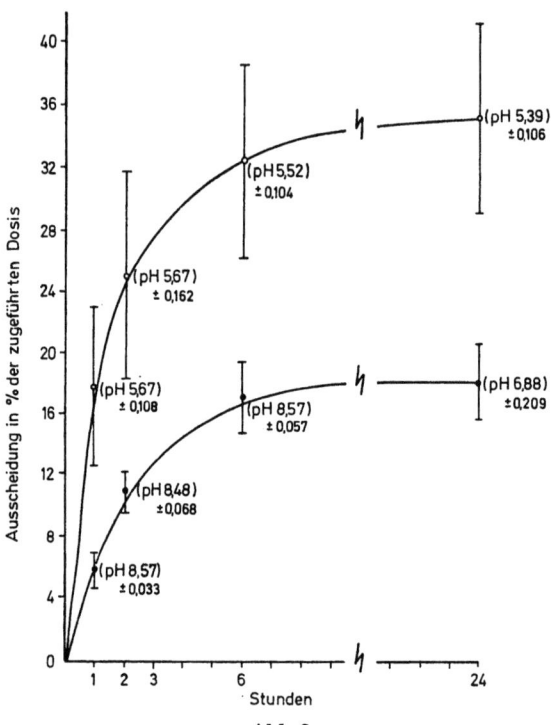

Abb. 3
Ausscheidung von Procainamid im Harn in Abhängigkeit vom pH. Variation des pH durch zweimalige Gabe von NH$_4$Cl (10 %) bzw. NaHCO$_3$ (10 %) p.o. ($\bar{x} \pm s_{\bar{x}}$) ($n=12$)

3. Harnausscheidung von Procainamid in Abhängigkeit vom pH-Gradienten

Nach Ansäuerung der Tiere mit NH$_4$Cl liegt das pH des Endharnes während der gesamten 24stündigen Versuchsperiode zwischen 5,39 und 5,67, nach Alkalisierung mit NaHCO$_3$ während der ersten 6 Std zwischen 8,48 und 8,57; nach 24 Std geht es auf 6,88 zurück. Diese pH-Abnahme fällt jedoch nicht merklich ins Gewicht, da nach 6 Std bereits fast sämtliches Procainamid ausgeschieden ist. Die Gesamtausscheidung an Procainamid beträgt bei azidotischen Ratten 35%, der zugeführten Dosis und bei alkalotischen Ratten 18%. In der Acidose ist die Ausscheidungsrate somit etwa doppelt so hoch wie in der Alkalose (Abb. 3).

Diskussion

Am Beispiel der schwachen organischen Base Procainamid konnte gezeigt werden, inwieweit Organverteilung, Übertritt in das Magenlumen und Harnausscheidung vom pH-Gradienten abhängig sind. Für die Diffusion von schwachen organischen Säuren und Basen durch Zellmembranen sind Dissoziationskonstante, Lipoidlöslichkeit des undissoziierten Pharmakonanteils und der pH-Gradient bestimmende Faktoren (SCHANKER, 1962). Procainamid als schwache organische Base mit einem pK_a-Wert von 9,25 ist nach der Henderson-Hasselbalchschen Beziehung für Basen $\left(pH = pK_a + \log \frac{[undiss.]}{[diss.]}\right)$ bei einem pH von 6,6 zu 0,2% und bei einem pH von 7,8 zu 3,4% undissoziiert. Der Verteilungsquotient von Procainamid in Chloroform/Wasser beträgt bei pH 6,8 = 0,06, bei pH 7,4 = 0,15 und bei pH 8,0 = 0,36. Dementsprechend wird experimentell bei einem Blut-pH von 6,6 ein niedrigerer und bei einem Blut-pH von 7,8 ein höherer Verteilungsquotient zwischen Gewebe und Plasma gefunden.

Es soll nun überprüft werden, ob und in welchem Maße die Verteilung von Procainamid zwischen Plasma und Gewebe der Henderson-Hasselbalchschen Beziehung folgt:

$$\frac{C_i}{C_e} = \frac{1 + 10^{(pK_a - pH_i)}}{1 + 10^{(pK_a - pH_e)}}.$$

C_i und C_e sind die Konzentrationen im Intra- bzw. Extracellularraum, pH_i und pH_e die entsprechenden pH-Werte.

Das in der Gleichung als einzige Unbekannte enthaltene intracelluläre pH (pH_i) kann zunächst trotz Variation des extracellulären pH (pH_e) mit 6,9 als konstant angenommen werden. Dies gilt, wenn die pH-Verschiebung im Extracellularraum allein durch Änderung der Bicarbonatkonzentration hervorgerufen wird (ADLER u. Mitarb., 1965). Wird jedoch die Bicarbonatkonzentration im Extracellularraum konstant gehalten und gleichzeitig pCO_2 variiert, so ist pH_i nur für einen eng begrenzten extracellulären pH-Bereich konstant. Da nun im Organismus primär metabolische oder respiratorische Störungen des Säure/Basenstatus durch Kompensationsmechanismen so weit und so schnell wie möglich ausgeglichen werden, sind keine eindeutigen Aussagen über die jeweils bestehenden Beziehungen zwischen pH_e und pH_i möglich. Nach RELMAN (1966) ist das intracelluläre pH eine komplexe Funktion von extracellulärem pH, extracellulärer Bicarbonatkonzentration und von

pCO_2. ADLER u. Mitarb. (1965) haben bei Variation von pCO_2 und Bicarbonatkonzentration intra- und extracelluläre pH-Werte bestimmt. Trägt man aus ihren Zahlenwerten pH_i gegen pH_e auf, so ergibt sich eine lineare Beziehung zwischen pH_e und dem Logarithmus von pH_i (Abb. 4).

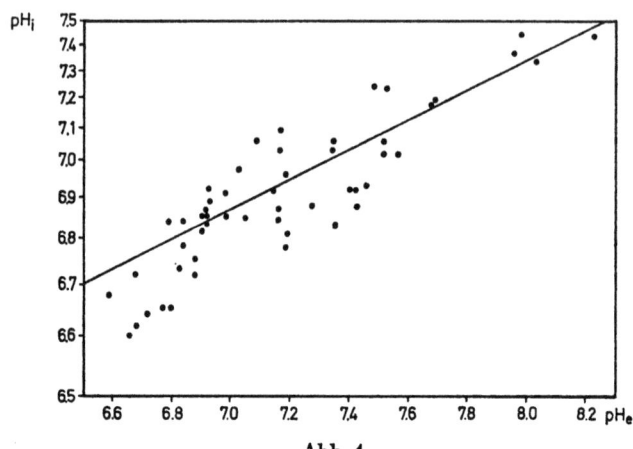

Abb. 4
Beziehung zwischen pH_e und pH_i nach Befunden von ADLER u. Mitarb. (1965)

Wir haben daher einmal unter Zugrundelegung eines konstanten pH_i von 6,9 die Verteilungsquotienten von Procainamid für wechselnde pH_e berechnet und aufgezeichnet (Abb. 5). Danach findet man keine Übereinstimmung der berechneten und den für die einzelnen Organe ermittelten Geraden. Führt man die Berechnung aber für variables pH_i durch, das aus dem Diagramm nach Werten von ADLER u. Mitarb. (Abb. 4) abgegriffen ist, so ergibt sich annähernde Übereinstimmung (Abb. 5).

Diese Übereinstimmung betrifft jedoch nur die Steilheit der Geraden, nicht die bei physiologischem Blut-pH von 7,4 vorliegenden Verteilungsquotienten (vgl. Abb. 1). Verschiedene Gründe können hierfür angeführt werden: 1. Das den theoretischen Berechnungen zugrundegelegte intracelluläre pH kann sowohl von Organ zu Organ als auch innerhalb eines Organes variieren (FRUNDER, 1951; WADDELL u. BUTLER, 1959; KIBLER u. Mitarb., 1962; SCHLOERB u. GRANTHAM, 1965). 2. Capillar- und Zellmembranen der einzelnen Organe sind bezüglich ihrer Permeabilität nicht völlig identisch (CRONE, 1963; FENSTERMACHER u. JOHNSON, 1966). 3. Neben undissoziierten Molekülen vermögen auch Ionen in unterschiedlichem Ausmaß Membranen zu permeieren, wenn sie genügend lipophile Gruppen besitzen bzw. wenn die Kontaktfläche zwischen Zellen und Extracellularraum genügend groß ist (BRODIE, 1964). 4. Die Verteilung wird durch Stoffwechsel und Durchblutung der einzelnen Organe beeinflußt.

Aus diesen Faktoren ist ersichtlich, daß z.B. der Verteilungsquotient zwischen Gehirn und Plasma wegen der Besonderheit der Blut-Hirnschranke im Vergleich mit anderen Organen relativ klein ist. Die Niere macht als Ausscheidungsorgan ebenso eine Ausnahme. Der Verteilungs-

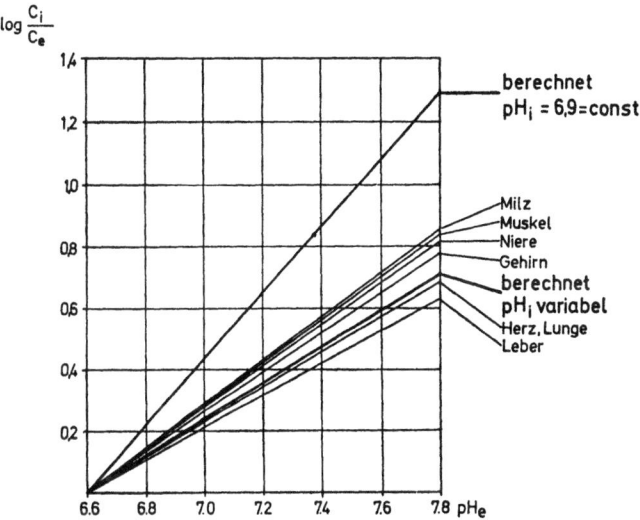

Abb. 5. Gegenüberstellung der für die einzelnen Organe ermittelten und der bei konstantem pH_i von 6,9 bzw. variablem pH_i (nach der Henderson-Hasselbalchschen Gleichung) berechneten Regressionsgeraden. Zur Vergleichbarkeit der Steilheit der Geraden wurde der Schnittpunkt mit der Ordinate bei pH_e 6,6 (Beginn des untersuchten extracellulären pH-Bereiches) gleich Null gesetzt

quotient ist etwa doppelt so hoch wie bei anderen Organen, weil ein beträchtlicher Anteil an Procainamid aus dem distalen Tubuluslumen zurückdiffundiert.

Diese Darlegungen lassen erkennen, daß für jedes Organ ein spezifisches Verteilungsmuster besteht. Erst bei Störungen des Säure/Basenstatus durch metabolische oder/und respiratroische Prozesse tritt der pH-Gradient als bestimmender Faktor ins Spiel. Seine Größe wird sowohl durch das extracelluläre pH als auch durch das intracelluläre pH festgelegt. Die durch Variation des pH-Gradienten bedingten Verteilungsänderungen lassen sich durch die Henderson-Hasselbalchsche Gleichung ausdrücken.

Auf die Tatsache, daß eine Anzahl von Pharmaka die Mucosazellen des Magens von der Blutbahn her in Richtung Magenlumen zu permeieren vermag, hat BRODIE (1964) ausführlich hingewiesen. Nach seinen Befunden besteht für schwache Säuren generell und für schwache Basen bis zu einem pK_a-Wert von 4,0 eine gute Übereinstimmung zwischen experimentellen und nach der Henderson-Hasselbalchschen Gleichung berechneten Verteilungsquotienten Mageninhalt/Plasma. Bei Basen mit einem pK_a-Wert, der größer als 4,0 ist, strebt jedoch der Verteilungsquotient einem Grenzwert von 40,0 zu. Wir konnten dies für Procainamid bestätigen und durch Variation des pH die Abhängigkeit der Permeationsrate vom Dissoziationsgrad nachweisen. Daß sich die Procainamidkonzentration im Mageninhalt trotz Abnahme des Plasmaspiegels nicht in der Zeit wesentlich ändert, ist unseres Erachtens nur so zu erklären, daß vom Plasma her nur eine begrenzte Konzentration im Mageninhalt aufgebaut werden kann. Nach Abnahme des Plasmaspiegels ist das vorwiegend in dissoziierter Form im Mageninhalt vorliegende Procainamid in der kurzen Zeit nicht mehr in der Lage, in das Plasma zurückzudiffundieren.

Der med.-techn. Assistentin Fräulein J. AHAMER danken wir für die wertvolle Mitarbeit bei der Durchführung der Versuche.

Literatur

ADLER, S., A. M. ROY, and A. S. RELMAN: Intracellular acid base regulation. II. The interaction between CO_2 tension and extracellular bicarbonate concentration. J. clin. Invest. **44**, 21 (1965).

BRODIE, B. B.: Physico-chemical factors in drug absorption, S. 16—48, in: Absorption and distribution of drugs, Ed. T. B. BINNS. Edinburgh-London: Livingstone Ltd. 1964.

CRONE, C.: The permeability of capillaries in various organs as determined by use of the "indicator diffusion" method. Acta physiol. scand. **58**, 292 (1963).

FENSTERMACHER, J. D., and J. A. JOHNSON: Filtration and reflection coefficients of the rabbit blood-brain barrier. Amer. J. Physiol. **211**, 341 (1966).

FRUNDER, H.: Die Wasserstoffionenkonzentration im Gewebe lebender Tiere — nach Messungen mit der Glaselektrode. Jena: G. Fischer Verlag 1951.

GOLDBERG, M. A., C. F. BARLOW, and L. L. ROTH: The effects of carbon dioxide on the entry and accumulation of drugs in the central nervous system. J. Pharmacol. exp. Ther. **131**, 308 (1961).

KIBLER, R. F., R. P. O'NEILL, and E. O. ROBIN: Intracellular acid base relations of dog brain with reference to the extracellular volume of the brain. J. clin. Invest. **41**, 1371 (1962).

MARK, L. C., H. J. KAYDEN, J. M. STEELE, J. R. COOPER, I. BERLIN, E. A. ROVENSTINE, and B. B. BRODIE: The physiological disposition and cardiac effects of procain amide. J. Pharmacol. exp. Ther. **102**, 5 (1951).

RELMAN, A. S.: The participation of cells in disturbances of acid-base balance. Ann. N. Y. Acad. Sci. **133**, 160 (1966).

SCHANKER, L. S.: Passage of drugs across body membranes. Pharmacol. Rev. **14**, 501 (1962).

SCHLOERB, P. R., and J. J. GRANTHAM: Intracellular pH-measurement with tritiated water, carbon 14-labeled 5.5-dimethyl-2.4-oxazolidinedione (DMO) and chloride 24. J. Lab. clin. Med. **65**, 669 (1965).

SIGGAARD-ANDERSEN, O., K. ENGEL, K. JØRGENSEN, and P. ASTRUP: A micro method for the determination of pH, carbon dioxide tension, base excess an standard bicarbonate in capillary blood. Scand. J. clin. Lab. Invest. 12, 172 (1960).

WADDELL, W. J., and T. C. BUTLER: The distribution and excretion of phenobarbital. J. clin. Invest. 36, 1217 (1957).

— — Calculation of intracellular pH from the distribution of 5.5-dimethyl-2.4-oxazolidinedione (DMO). Application to sceletal muscle of the dog. J. clin. Invest. 38, 720 (1959).

Priv.-Doz. Dr. N. RIETBROCK
Institut für Pharmakologie und
Toxikologie der Universität
8700 Würzburg, Koellikerstr. 2

Kinetik der Elimination von 2-Propanol und seines Metaboliten Aceton bei Hund und Ratte*

U. ABSHAGEN und N. RIETBROCK

Institut für Pharmakologie und Toxikologie der Universität Würzburg

Eingegangen am 2. April 1969

Elimination of 2-Propanol in Dogs and Rats

Summary. The kinetics of elimination of 2-propanol and its metabolite acetone were determined in experiments on dogs and rats after administration of 1,0 g/kg 2-propanol i.v. and i.p. respectively. 2-propanol and acetone are eliminated according to a simple exponential function. The concentration of acetone in plasma following administration of 2-propanol can be described satisfactorily by the Bateman-function. Comparing the characteristics of elimination of methanol and ethanol to those of 2-propanol it becomes evident that each of these alcohols follows a different pattern in its elimination.

Key-Words: 2-Propanol — Acetone — Elimination — Bateman-Function.

Zusammenfassung. Die Eliminationskinetik von 2-Propanol und dessen Metaboliten Aceton wird in Versuchen an Hund und Ratte nach Gabe von 1,0 g/kg 2-Propanol i.v. bzw. i.p. festgelegt. Die Elimination von 2-Propanol und Aceton folgt einem einfachen Exponentialgesetz. Der Acetonplasmaspiegel in der Zeit nach 2-Propanolgabe kann durch die Bateman-Funktion mit hinreichender Genauigkeit beschrieben werden. Ein Vergleich mit der Eliminationscharakteristik von Methanol und Äthanol zeigt, daß jeder dieser drei Alkohole bei seiner Elimination einer anderen Kinetik folgt.

Schlüsselwörter: 2-Propanol — Aceton — Elimination — Bateman-Funktion.

2-Propanol ist infolge seiner breiten Anwendung als technisches Lösungsmittel sowie als häufiger Zusatz zu Externa und Kosmetika verschiedenster Art mit den sich daraus ergebenden Möglichkeiten von Vergiftungen von pharmakologisch-toxikologischem Interesse. Aus mehreren Untersuchungen (ALBERTONI, 1887; POHL, 1922; KNIPPING u. PONNDORF, 1926; KEMAL, 1927, 1937) ist zwar bekannt, daß 2-Propanol im Organismus zu Aceton oxydiert wird. Auch besteht Klarheit darüber, daß die Elimination des Aceton einer exponentiellen Charakteristik folgt (WIDMARK, 1919; NEYMARK, 1938). Die wenigen bisher vorliegenden Untersuchungen über die Eliminationskinetik des 2-Propanols selbst gelangen jedoch zu widersprüchlichen Ergebnissen (NEYMARK,

---

* Über einen Teil der Ergebnisse wurde auf der Frühjahrstagung der Deutschen Pharmakologischen Gesellschaft 1969 berichtet.

1938; LEHMAN, SCHWERMA u. RICKARDS, 1944; ELLIS, 1952; GAILLARD u. DERACHE, 1964, 1965).

In der vorliegenden Arbeit wird daher zunächst die Eliminationskinetik des 2-Propanols und seines Metaboliten Aceton bei Hund und Ratte festgelegt. Ferner wird gezeigt, daß der experimentell ermittelte Konzentrationsablauf von Aceton im Plasma nach 2-Propanolgabe mit Hilfe der Bateman-Funktion (BATEMAN, 1910), einer Grundgleichung der Pharmakokinetik (THEORELL, 1937; DOST, 1968), mit hinreichender Genauigkeit beschrieben werden kann.

Methodik

Versuchstiere und Versuchsablauf

Die Versuche wurden an ausgewachsenen Hunden (20—30 kg) beiderlei Geschlechts und verschiedener Herkunft sowie an weiblichen Ratten vom Stamm Wistar AF/Han mit einem Gewicht zwischen 180—220 g durchgeführt.

2-Propanol injizierten wir 30%ig in 0,9% Kochsalzlösung 5 Hunden in einer Dosis von 1,0 g/kg i.v., Ratten erhielten 1,0 g/kg intraperitoneal. Aceton wurde Hunden und Ratten ebenfalls 30%ig in 0,9% Kochsalzlösung i.v. bzw. intraperitoneal injiziert in einer Dosis von 0,5 g/kg. In bestimmten Zeitabständen wurde Blut bei Hunden aus einer Beinvene, bei Ratten durch Herzpunktion gewonnen und nach Zentrifugieren bei 3000—4000 U/min die Konzentrationen im Plasma an 2-Propanol und Aceton bestimmt.

Bestimmung von 2-Propanol und Aceton im Plasma

Die Bestimmung von 2-Propanol und Aceton im Plasma erfolgte mit einem Gaschromatographen Modell GC-M mit Mengenregler und Doppelflammenionisationsdetektor der Fa. Beckman Instruments (München). Das Gerät besitzt einen auswechselbaren Injektionsblock für Fest-Flüssig-Systeme, der eine direkte Injektion der Plasmaproben gestattet. Als Trennsäule diente eine 1,8 m lange Kolonne von $1/4''$ Durchmesser mit 4% Dioctylsebacinat/1% Behensäure als flüssiger stationärer Phase auf Chromosorb-GNAW, 45—60 mesh. Als Trägergas wurde nachgereinigter N_2 mit einem Durchfluß von 70 ml/min verwandt. Der H_2-Durchfluß lag bei 50 ml/min bei 3,5 atü Eingangsdruck der synthetischen Luft Type L (Linde). Die Temperatur des Injektionsblocks wurde auf 180°C, die Temperatur des Kolonnenraumes auf 100°C, die des Detektorraumes auf 140°C gehalten. Der Empfindlichkeitsbereich lag zwischen $1 \cdot 10^{-4}$—$5 \cdot 10^{-3}$ (Verhältniszahlen bezogen auf $1 \cdot 10^{-12}$ [Amp] bei der Maximalempfindlichkeit), der Papiervorschub bei 1 inch/min. Zur Analyse gelangten Proben von 2 µl Plasma mittels einer Präzisionsspritze Hamilton CR 700-20. Unter diesen Bedingungen erfolgte eine vollständige Trennung von 2-Propanol und Aceton. Die Retentionszeiten betrugen für Aceton ca. 85 sec und für 2-Propanol ca. 110 sec. Die Analyse der untersuchten Substanzen wurde durch keine anderweitigen Komponenten des Leerplasmas gestört.

Ergebnisse

In zwei Versuchsreihen wurde die Elimination von 2-Propanol bei Hund ($n = 5$) und Ratte ($n = 6$) nach i.v. bzw. intraperitonealer Gabe von 1,0 g/kg untersucht. Bei beiden Species ergab sich eine eindeutig exponentielle Eliminationscharakteristik des Alkohols (Tab. 1).

Tabelle 1. *Halbwertzeiten und Eliminationskonstanten von 2-Propanol und Aceton bei Hund und Ratte* $\left(t^{1}/_{2}\ graphisch\ ermittelt;\ k\ aus\ t^{1}/_{2} = \dfrac{\ln 2}{k}\ berechnet\right)$

Species	2-Propanol (1,0 g/kg)		Aceton (0,5 g/kg)	
	$t^{1}/_{2}$ Std	k Std^{-1}	$t^{1}/_{2}$ Std	k Std^{-1}
Hund	4	0,17	11	0,06
Ratte	2	0,35	5	0,14

Zur Überprüfung der Kinetik der Acetonelimination haben wir Hunden ($n = 3$) und Ratten ($n = 4$) Aceton in 30%iger Lösung in einer Dosis von 0,5 g/kg i.v. bzw. intraperitoneal injiziert. Nachfolgend wurde der Plasmaspiegel in Zeitabständen bestimmt. Diese Versuche bestätigten die in der Einleitung erwähnten Befunde, denen zufolge auch Aceton exponentiell eliminiert wird.

Bildung und Elimination des Metaboliten Aceton wurde in einer weiteren Versuchsreihe an Hunden und Ratten nach Gabe von 2-Propanol im Plasma verfolgt.

15 min nach der Injektion von 1,0 g/kg beim Hund kann bereits eine annähernd gleichmäßige Verteilung des 2-Propanols angenommen werden, da von nun an die Elimination einem einfachen Exponentialgesetz folgt. Der Plasmaspiegel fällt dabei von 22,20 ± 0,85 mMol/l nach 15 min in 14 Std auf 1,77 ± 0,39 mMol/l ab. Gleichzeitig steigt der Plasmaspiegel des Metaboliten Aceton, der sofort nach der Injektion nachweisbar wird, bis auf 12,41 ± 1,23 mMol/l ca. 9 Std nach Zufuhr des 2-Propanols an. Binnen 32 Std sinkt er auf 1,76 ± 0,72 mMol/l ab (Abb. 1a).

Dieses Verhalten von 2-Propanol und Aceton wurde im folgenden an Ratten, die 1,0 g/kg 2-Propanol intraperitoneal erhielten, im Prinzip bestätigt. Die Ratte eliminiert jedoch 2-Propanol erheblich rascher als der Hund. Infolge des schnelleren Umsatzes von 2-Propanol ist das Maximum des Acetonspiegels im Plasma bereits nach etwa 5 Std erreicht (Abb. 1b). Die Resorption des 2-Propanols aus dem Peritonealraum der Ratte verläuft mit einer so hohen Geschwindigkeit, daß dieser Vorgang keinen wesentlichen Einfluß auf die Kinetik der Alkoholelimination ausübt.

Das Verteilungsvolumen des 2-Propanols bei Gabe von 1,0 g/kg sowie das seines Metaboliten Aceton, das sich nach $V = \dfrac{A}{c_0}$ berechnen läßt, wobei A die Gesamtmenge der injizierten Substanz und c_0 die durch Extrapolation zum Zeitpunkt t_0 angenommene Konzentration der Substanz bedeutet, ist bei Hund und Ratte annähernd gleich. Beim Hund liegen die Verteilungsvolumina des 2-Propanols und seines Abbauproduktes bei ca. 70% und bei der Ratte bei ca. 90% des Körpergewichtes.

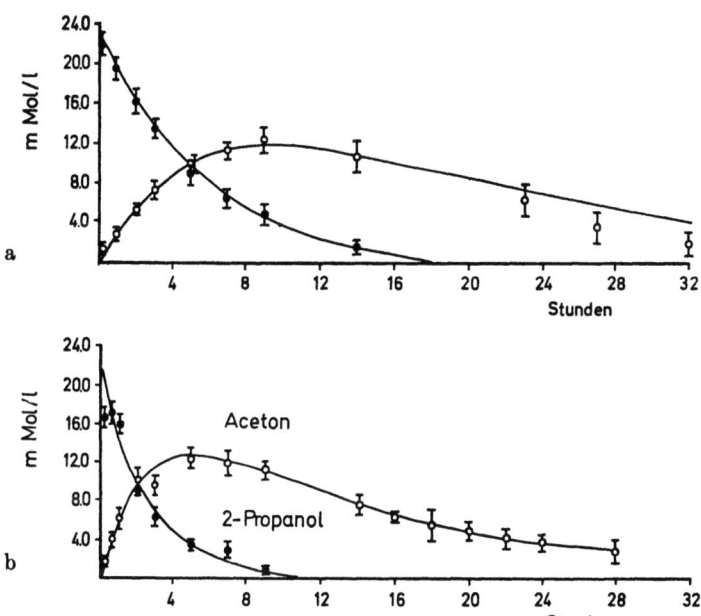

Abb. 1a und b. Elimination von 2-Propanol und seines Metaboliten Aceton beim Hund ($n = 5$) a und bei der Ratte ($n = 6$) b. Durchgezogene Linien nach Gl. (2) und Gl. (5) berechnet; •———• 2-Propanol, ○———○ Aceton ($\bar{x} \pm s_{\bar{x}}$)

Wir haben nun versucht, den auf experimentellem Wege ermittelten Konzentrationsablauf von Aceton im Plasma nach 2-Propanolgabe mittels der Bateman-Funktion zu beschreiben. Diese Funktion besitzt ihre Gültigkeit dann, wenn sich zwei zueinander gegensinnig verhaltende einfache Exponentialfunktionen zu einer gemeinsamen Funktion vereinigen. Für den Prozeß der Entstehung des Metaboliten Aceton aus 2-Propanol und seiner simultanen Elimination trifft diese Voraussetzung zu, so daß die Anwendung der Funktion gerechtfertigt ist. Der Berechnung des Acetonplasmaspiegels wird dabei eine Oxydation des 2-Propanols zu Aceton von 85% zugrunde gelegt, während für die restlichen 15% des Alkohols eine unveränderte Ausscheidung angenommen wird (POHL, 1922).

Zu einem beliebig gewählten Zeitpunkt t ergibt sich die Geschwindigkeit der Änderung des Acetonplasmaspiegels aus der Summe der Bildungsgeschwindigkeit v_1 und der Eliminationsgeschwindigkeit v_2 des Acetons:

$$v = v_1 + v_2. \qquad (1)$$

Die Bildungsgeschwindigkeit des Acetons, die der Eliminationsgeschwindigkeit des 2-Propanols entspricht, läßt sich im Sinne einer pseudomonomolekularen Reaktion formulieren

$$v_1 = k_1 \cdot Al_0 \cdot e^{-k_1 t}. \tag{2}$$

Al_0 ist die anfängliche Konzentration von 2-Propanol, k_1 die Geschwindigkeitskonstante der Alkoholelimination, welche der Geschwindigkeitskonstanten der Acetonbildung gleich ist.

Die Eliminationsgeschwindigkeit v_2 von Aceton folgt ebenfalls einer Exponentialfunktion und ist stets proportional dem Plasmaspiegel A des Acetons

$$v_2 = -k_2 \cdot A. \tag{3}$$

Setzt man nun die für v_1 und v_2 erhaltenen Ausdrücke in Gl. (1) ein, so erhält man die Änderungsgeschwindigkeit des Acetonplasmaspiegels

$$v = \frac{dA}{dt} = k_1 \cdot Al_0 \cdot e^{-k_1 t} - k_2 A. \tag{4}$$

Durch Integration der Differentialgleichung nach der Methode der „Variation der Konstanten" (LAGRANGE, 1736—1813) erhält man die Bateman-Funktion

$$A = \frac{k_1 \cdot Al_0}{k_2 - k_1} (e^{-k_1 t} - e^{-k_2 t}). \tag{5}$$

Das Maximum der Acetonplasmaspiegelkurve ist durch Nullsetzen des Differentialquotienten zu berechnen

$$\frac{dA}{dt} = \frac{k_1 \cdot Al_0}{k_2 - k_1} (-k_1 e^{-k_1 t} + k_2 e^{-k_2 t}) = 0$$

$$k_1 e^{-k_1 t} = k_2 e^{-k_2 t}$$

$$t_{\max} = \frac{1}{k_1 - k_2} \cdot \ln \frac{k_1}{k_2} \tag{6}$$

$$A_{\max} = Al_0 \left(\frac{k_1}{k_2}\right)^{\frac{k_2}{k_2 - k_1}}.$$

Al_0 und k_1 sind aus den zu verschiedenen Zeitpunkten erhaltenen Plasmaspiegelwerten nach i.v. Injektion von 2-Propanol zu errechnen (DOST, 1968). k_2 wird nach Gl. (6) ermittelt.

Die nach diesen Verfahren erhaltenen Werte für Hund und Ratte bei Gabe von 1 g/kg 2-Propanol sind in Tab. 2 zusammengestellt.

Tabelle 2. *Anfangskonzentrationen von 2-Propanol (Al_0) im Plasma, Geschwindigkeitskonstanten k_1 und k_2 sowie Konzentrationen von Aceton (Ac_{max}) zur Zeit t_{max} bei Hund und Ratte*

Species	Al_0 mMol/l	k_1 Std^{-1}	k_2 Std^{-1}	$t_{\max}$ Std	$Ac_{\max}$ mMol/l
Hund	23,4	0,18	0,06	9,15	11,6
Ratte	22,3	0,40	0,08	5,02	12,7

Wie man sieht, sind die Anfangskonzentrationen des 2-Propanols nach Gabe von 1,0 g/kg bei Hund und Ratte annähernd gleich. Die Geschwindigkeitskonstante k_1 der Acetonbildung ist bei der Ratte jedoch etwa doppelt so hoch wie beim Hund. Die Geschwindigkeitskonstante k_2 der Acetonelimination nach 2-Propanol ist bei der Ratte etwas größer als beim Hund[1]. Im Vergleich zu diesem Versuchstier erreicht die Ratte nach fast der Hälfte der Zeit ein etwas höheres Acetonmaximum. Vergleicht man diese durch Berechnung erhaltenen Werte mit den bei Hund und Ratte experimentell ermittelten, so ergibt sich eine fast vollständige Übereinstimmung. Dies ist aus Abb.1 ersichtlich, in der die durchgezogenen Linien den berechneten und die eingetragenen Punkte den gemessenen Konzentrationen von 2-Propanol und Aceton entsprechen.

Diskussion

Durch die vorliegenden Versuchsergebnisse wird nachgewiesen, daß die Elimination von 2-Propanol wie die von Aceton einem einfachen Exponentialgesetz folgt und daß der Verlauf des Plasmaspiegels des Metaboliten Aceton nach 2-Propanolgabe mit befriedigender Genauigkeit durch die Bateman-Funktion wiedergegeben wird.

Die Ergebnisse stehen im Gegensatz zu Befunden von NEYMARK (1938), die anhand eines Einzelversuches am Hund bei nur 6 Messungen zwischen 80 und 510 min nach Gabe einen linearen Abfall des 2-Propanol postulierte. LEHMAN, SCHWERMA u. RICKARDS (1944, 1945) berichten dagegen auf Grund mehrerer Versuche, in denen Hunden 2-Propanol i.v. verabreicht wurde, von einer exponentiellen Eliminationscharakteristik dieses Alkohols. ELLIS (1952) erhielt in Versuchen an der isoliert perfundierten Kaninchenleber wiederum eine lineare Elimination des 2-Propanols. Jedoch wurde in einer Versuchsreihe, in der dem Perfusat 300 mg/100 ml 2-Propanol zugesetzt wurde, der Alkohol mit einer höheren Abklingquote — 36 mg-%/30 min — eliminiert als bei Zusatz von nur 100 mg/100 ml 2-Propanol zum Perfusat. Hier betrug die Oxydationsrate 20 mg-%/30 min. Die Verhältnisse dieses Versuches lassen sich jedoch nicht auf in vivo-Bedingungen übertragen. Die von GAILLARD u. DERACHE (1964, 1965) gefundene sehr langsame Elimination des 2-Propanols bei der Ratte ist auf eine ungeeignete Bestimmungsmethode des Alkohols zurückzuführen. Bei der Bestimmung des 2-Propanols mittels einer Modifikation der Widmark-Methode wird natürlich auch der Metabolit Aceton gleichzeitig erfaßt.

Vergleicht man nun die Eliminationscharakteristik des untersuchten 2-Propanols, die einer einfachen Exponentialfunktion im Sinne einer Reaktion 1. Ordnung folgt, mit derjenigen von Methanol und Äthanol nach Gabe äquimolarer Dosen, so zeigt sich, daß jeder dieser drei Alkohole einer anderen Eliminationskinetik folgt (Abb.2).

Nach den klassischen Widmarkschen Untersuchungen zeigt der Äthylalkohol beim Menschen einen linearen Abfall im Blut im Sinne einer Reaktion 0. Ordnung, so daß der Äthanolblutspiegel zur Zeit t durch

$$c_t = c_0 - \beta t$$

---

[1] Für den Unterschied zwischen der Eliminationskonstanten von Aceton nach Gabe von Reinsubstanz bei der Ratte und der hier angegebenen Eliminationskonstanten von Aceton nach 2-Propanol kann gegenwärtig noch keine schlüssige Erklärung gegeben werden.

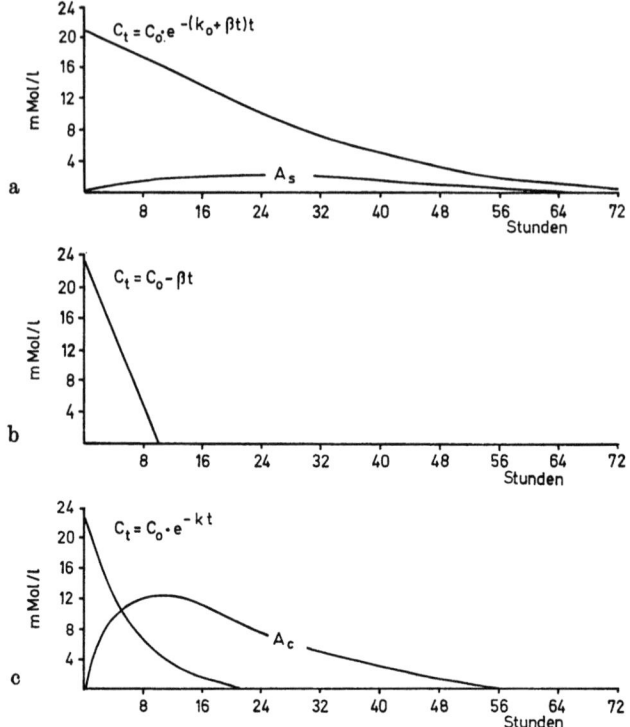

Abb. 2a—c. Eliminationscharakteristik von Methanol, Äthanol und 2-Propanol im Plasma bzw. Vollblut (Äthanol) nach Gabe äquimolarer Dosen beim Hund. a 0,5 g/kg (15,6 mMol/kg) Methanol (n. RIETBROCK, 1969); b 0,79 g/kg (17,2 mMol/kg) Äthanol (n. SEIDEL, STRELLER u. SOEHRING, 1964) c und 1,0 g/kg (16,7 mMol/kg) 2-Propanol. As Ameisensäure; Ac Aceton

wiedergegeben wird. Obwohl die Linearität des Äthanolabfalles im Blut gelegentlich bezweifelt wurde (HAGGARD u. GREENBERG, 1934), kann dieses auffällige Verhalten des Äthanols auf Grund vielfältiger Untersuchungen bei verschiedenen Species als gesichert gelten (WIDMARK, 1933; NEWMAN u. CUTTING, 1935; NEWMAN u. LEHMAN, 1937; JAKOBSEN, 1952; SEIDEL, STRELLER u. SOEHRING, 1964; PAWAN, 1968).

Demgegenüber ist die Elimination des Methanols bei Mensch und Hund eine Reaktion höherer Ordnung, die einer Exponentialfunktion 2. Grades

$$c_t = c_0 \cdot e^{-(k_0 + \beta t)t}$$

gehorcht (RIETBROCK, 1969). Diese resultiert aus der Einwirkung des Methanols auf seinen Eigenstoffwechsel im Sinne einer Induktion des mikrosomalen Enzymsystems der Leber. Die Elimination des Metaboliten Ameisensäure läßt sich hierbei nicht mittels der Bateman-Funktion beschreiben. Der Grund dürfte sein, daß für die Elimination der Ameisensäure sowohl der Beschleunigungszuwachs der Methanolelimination durch Enzyminduktion als auch die dosisabhängige Variabilität der Geschwindigkeit der Ameisensäureelimination selbst bestimmend ist.

Mit Unterstützung der Deutschen Forschungsgemeinschaft.

Literatur

ALBERTONI; zit. nach W. F. VON OETTINGEN: The aliphatic alcohols. Publ. Hlth Bull. (Wash.) No. 281 (1943).
BATEMAN, H.: Solution of a system of differential equations occurring in the theory of radio-active transformations. Proc. Cambridge Phil. Soc. **15**, 423 (1910).
DOST, F. H.: Grundlagen der Pharmakokinetik. Stuttgart: G. Thieme 1968.
ELLIS, F. F.: The role of the liver in the metabolic disposition of isopropyl alcohol. J. Pharmacol. exp. Ther. **105**, 427 (1952).
GAILLARD, D., and R. DERACHE: Rates of metabolism of various alcohols in rats. C. R. Soc. Biol. (Paris) **158**, 1605 (1964).
— — Metabolisation de différents alcools, presents dans les boissons alcooliques, chez le rat. Trav. Soc. Pharm. Montpellier **25**, 51 (1965).
HAGGARD, H. W., and L. A. GREENBERG: Studies in absorption, distribution and elimination of ethyl alcohol. III. Rate of oxidation of alcohol in the body. J. Pharmacol. exp. Ther. **52**, 167 (1934).
JAKOBSEN, E.: The metabolism of ethyl alcohol. Pharmacol. Rev. **4**, 107 (1952).
KEMAL, H.: Beitrag zur Kenntnis der Schicksale des Isopropylalkohols im menschlichem Organismus. Biochem. Z. **187**, 461 (1927).
— Über den Gehalt von Aceton in Harn, Kot und Organen von Hunden nach Zufuhr von Isopropylalkohol. Hoppe-Seylers Z. physiol. Chem. **246**, 59 (1937).
KNIPPING, H. W., u. W. PONNDORF: Über den reversiblen Austausch der Oxydationsstufen. Hoppe-Seylers Z. physiol. Chem. **160**, 51 (1926).
LEHMAN, J. A., H. SCHWERMA, and E. RICKARDS: Isopropyl alcohol: rate of disappearance from the blood stream of dogs after intravenous and oral administration. J. Pharmacol. exp. Ther. **82**, 196 (1944).
— — — Isopropyl alcohol. J. Pharmacol. exp. Ther. **85**, 61 (1945).
NEWMAN, H. W., and W. C. CUTTING: Alcohol injected intravenously; rate of disappearance from the blood stream in man. J. Pharmacol. exp. Ther. **54**, 371 (1935).
—, and J. LEHMAN: Rate of disappearance of alcohol from the blood in various species. Arch. int. Pharmacodyn. **55**, 440 (1937).
NEYMARK, M.: Die Kinetik beim Umsatz von Normalpropyl- und Isopropylalkohol. Scand. Arch. Physiol. **78**, 242 (1938).
PAWAN, G. L. S.: Physical exercise and alcohol metabolism in man. Nature (Lond.) **218**, 966 (1968).
POHL, J.: Zur Kenntnis des Methyl- und Isopropylalkoholschicksals. Biochem. Z. **127**, 66 (1922).
RIETBROCK, N.: Kinetik und Wege des Methanolumsatzes. Naunyn-Schmiedebergs Arch. Pharmak. exp. Path. **263**, 88 (1969).

Seidel, G., I. Streller u. K. Soehring: Zur Frage der Beeinflussung des Alkoholgehaltes im Blut durch Chlorpromazin. Arzneimittel-Forsch. **14**, 412 (1964).

Theorell, T.: Kinetics of distribution of substances administered to the body. I. The extravascular modes of administration. Arch. int. Pharmacodyn. **57**, 205 (1937).

— Kinetics of distribution of substances administered to the body. II. The intravascular modes of administration. Arch. int. Pharmacodyn. **57**, 226 (1937).

Widmark, E. M. P.: Studie über die Konzentrationen indifferenter Narkotika in Blut und Geweben. Acta med. scand. **52**, 87 (1919).

— Verteilung und Umwandlung des Äthylalkohols im Organismus von Hunden. Biochem. Z. **267**, 128 (1933).

Priv.-Doz. Dr. N. Rietbrock
Institut für Pharmakologie
und Toxikologie der Universität
8700 Würzburg, Koellikerstr. 2

The Relationship between Amino Acid Incorporation and Cardiac Work Level in the Rat Heart-Lung Preparation[*]

R. MINELLI[**] and K. J. KAKO

with a technical assistance of M. M. MACDONALD

Department of Physiology, University of Ottawa, Canada

Received April 10, 1969

Summary. In order to observe an early change in protein synthesis in response to a rise in cardiac work load, incorporation of leucine and lysine into cardiac protein was studied in the rat heart-lung preparation. The following results were obtained.

The incorporation of lysine into the trichloracetic acid precipitable fraction was less than that of leucine. The rate of leucine incorporation into left ventricular protein was higher (49.9 mµ/g min vs. 35.5 mµg/g min) at a high cardiac power level (31.2 g m/min) than at a low level (6.5 g m/min). A similar difference was observed in the right ventricle. Since the work level of the right ventricle is lower than that of the left, the incorporation per unit increase in cardiac power and work was larger in the right than in the left ventricle. However, the relative increase in incorporation expressed in percentage of that found at low power and work levels was of a similar magnitude between the two ventricles. The incorporation was unaffected by pretreatment with actinomycin (1 mg/kg) but was greatly inhibited by puromycin (10 mg/100 ml) or cycloheximide (25 mg/kg).

It is proposed that this relationship between the amino acid incorporation and the levels of cardiac load may be the earliest signal in the development of cardiac hypertrophy.

Key-Words: Heart-Lung Preparation — Cardiac Work — Cardiac Power — Myocardium — Cardiac Hypertrophy — Protein Synthesis — Amino Acid Incorporation — Actinomycin — Puromycin — Cycloheximide.

Raising the peripheral resistance by constricting the outflow of the heart induces cardiac hypertrophy in a variety of mammalian species. In a small animal, such as a rat, the development of hypertrophy is so rapid that by the third day a 20% increase in heart weight takes place (BEZNAK, 1955). Some mechanism must exist, therefore, to translate a change in physical parameters of cardiac contractility to a biochemical

---

[*] This work is dedicated to Prof. M. BEZNAK. The support was provided by the MRC, OHF and J. P. BICKELL F.

[**] Medical Research Council Visiting Scientist, 1967—68. Present address: Department of Physiology, University of Pavia, Italy.

adaptation. In order to observe an early change in protein synthesis as related to cardiac work loads, the rat heart-lung preparation developed by one of the authors (MINELLI and CASELLA, 1967) appeared suitable, since hemodynamic parameters can be controlled precisely and the many humoral effects of in situ hearts are minimal. Using this preparation, we have found that leucine incorporation into the trichloroacetic acid precipitate of the heart is related to the magnitude both of the outflow resistance and of left ventricular outflow, and that the incorporation was inhibited by puromycin or cycloheximide, but was unaffected by actinomycin.

Methods

The heart-lung preparation, HLP, was set up as follows (MINELLI and MARTINAZZI ANGIOLINI, 1966); a rat of Wistar strain, weighing approximately 250 g, was anesthetized with ether. Under positive pressure respiration, a midline incision was made on the abdomen and chest. An inflow cannula of the extracorporeal circuit was inserted into the inferior vena cava just above the diaphragm. Immediately afterwards, an outflow cannula was connected to the ascending aorta close to the bifurcation of the innominate artery. The right superior vena cava and azygos vein were on some occasions ligated, on others not ligated, since there was no recognizable leakage either way. The entire operative manipulation was completed within six minutes. The flow rate was measured by means of a manometer acting as a Pitot flowmeter and having previously been calibrated with a known flow rate under simulated experimental conditions. Arterial pressure was measured by a mercury manometer. As soon as the extracorporeal circulation was started, the hemodynamic parameters (mean arterial pressure, MAP, and cardiac output, CO) were maintained at a constant level by adjusting the Starling resistance and the height of the reservoir (inflow pressure level). The spontaneous heart rate varied between 270 and 290 beats per minute.

Cardiac power (cardiac work per minute) was calculated by multiplying CO (ml/min) by MAP (g/cm^2), and cardiac work was equal to the product of cardiac power and the time of operation (MINELLI and CASELLA, 1967). This definition was adapted from the physical definition of "power" and "work", disregarding the conventional use of the term "cardiac work".

The circulating solution for the HLP consisted of 25 ml of heparinized blood obtained from donors of the same stock, and 75 ml of Ringer-Locke solution.

Eighteen amino acids, L-arginine, L-cystein, L-aspartic acid, L-glutamic acid, glycine, L-histidine, hydroxy-L-proline, DL-isoleucine, L-leucine, L-lysine, L-methionine, DL-phenylalanine, L-proline, DL-serine, L-threonine, L-tryptophane, L-tyrosine, and L-valine, were added to give a final concentration of 0.1 mM each (KAKO and MINELLI, 1969). Finally, leucine-^{14}C (10 μc/μM) or lysine-^{14}C (306 μc/μM) was added in the amount of 10 micro curies/100 ml.

Two series of experiments were performed; the first series consisted of HLP's in which MAP and CO were kept constant at 64 mm Hg and 36 ml/min during experimental periods lasting either 15, 90 or 180 min. The second series consisted of HLP's in which MAP and CO were kept at 32 mm Hg and 15 ml/min, again for experimental durations of 15, 90 and 180 min.

In addition, some experiments were carried out in which two different combinations of MAP and CO were imposed on the heart, 32 mm Hg with 36 ml/min, and 64 mm Hg with 15 ml/min also for varying lengths of time. Further observations were made following an i.p. injection of actinomycin (1 mg/kg, one hour prior to the experiment), an i.p. injection of cycloheximide (1 mg/kg, 16 hours prior to the experiment, or 25 mg/kg, one hour prior to the experiment), or the addition of puromycin (10 mg/100 ml) to the reservoir.

At the end of each experiment, the heart was rinsed with 10 ml of non-radioactive Ringer-Locke solution injected under moderate pressure into the coronary circulation, in order to decrease the contamination of myocardial cells by intravascular radioactivity. The left and right ventricles were then separated from the septum and weighed. Specimens were obtained from both the right and left ventricular free walls for the determination of tissue water and phospholipid content (KAKO, 1965), total protein content and radioactivity. For the latter two determinations, the tissue was digested in 30% KOH. Aliquots were taken for the determination of protein by the method of LOWRY et al. (1951). Second aliquots were taken and precipitated three times with 10% trichloroacetic acid.

The precipitate was washed with ethanol, and then dissolved in 1 ml of NCS solubilizer® (HAUSEN and BUSH, 1967). The activity was measured after the addition of PPO-POPOP-toluene solutions with a Nuclear Chicago liquid scintillation counter Mark I 6860 with an efficiency of 60—70%.

The radioactivity of the re-circulating blood mixture was determined at hourly intervals. This was carried out by using an aliquot of the supernatant of the plasma or blood after deproteinization with trichloroacetic acid. Bray's solution was used as a scintillating agent (BRAY, 1960), and the efficiency was above 57%. The data were expressed as the mean ± standard error.

Results

Results were obtained from a total of 31 successful HLPs. Average weight of the heart was 924 ± 37 mg. Some hearts were discarded because their perfomance was unsatisfactory. When actinomycin or puromycin were used, pulmonary edema frequently occurred at an early time, and forced the abandonment of the experiment.

Dry weight to wet weight ratios were similar whether the HLP lasted for 3 hours at a high (23.1 ± 0.5%) or low (22.5 ± 0.8%) load, or for $1^1/_2$ hours at a high (22.7 ± 0.4%) or low (22.0 ± 0.3%) load. Similarly, the myocardial phospholipid phosphate level was essentially constant, whether the heart was sampled after 3 hours at a high (21.4 ± 2.4 mg/g) or a low (23.5 ± 1.2 mg/g) load or after $1^1/_2$ hours at a high (23.1 ± 2.2 mg/g) or a low (21.8 ± 2.3 mg/g) load ($n = 5$, each). Protein concentration was somewhat higher in the left ventricle (0.181 ± 0.005 mg/mg wet weight) than in the right (0.164 ± 0.006 mg/mg $n = 14$, each). The concentration was uninfluenced by the duration of the perfusion.

Plasma C-14 activity gradually decreased from 12286 ± 2291 dpm (initial) to 8442 ± 3206 dpm ($1^1/_2$ hours) or 7607 ± 2313 dpm (3 hours). Its incorporation into the myocardium was found to be a very small fraction of this decrease and a large portion of the decrease was accounted for by C-14 activity associated with red blood cells.

The rate of incorporation of lysine-^{14}C into cardiac protein was slower (2.1×10^{-2} μmoles/g min) than that of leucine-^{14}C (3.99×10^{-2} μmoles/g min), probably due to the effect of dilution of radioactivity by intracellular lysine which is more abundant in the intracellular water than leucine (WOOL, 1965), while myofibrillar protein contains roughly the same amount of leucine and lysine (50—100 m moles/100 g protein) (SZENT-GYÖRGYI, 1960).

Cardiac Power Versus Incorporation

Left Ventricular Protein. At a high level of cardiac power (31.2 g m/min), the mean rate of leucine incorporation into cardiac protein (MRI)[1] was 49.9 ± 2.0 ($n = 12$), while at a low level (6.5 g m/min) it was 35.5 ± 3.9 ($n = 9$) (Fig. 1). The average duration of the experiments in the former case was 109 minutes, and in the latter, 170 minutes. Since the mean rate of incorporation is slightly non-linear at a high work load, the difference in incorporation between the two power levels should be even greater if the experiments were to be carried out for the same duration. Re-tabulating the data by grouping experiments of the same duration at the same power level (31.2 g m/min), the MRI was found to be 56 ± 3 ($n = 4$) for 180 minutes' operation versus 43 ± 2 ($n = 4$) for 90 min. At a low power (6.5 g m/min), the rate was uninfluenced by the duration of the experiment (33 vs. 32). From these values, therefore, a rough correction for non-linearity can be made as follows: non-linearity $= (56-43)/(180-90) = 0.14 \times 10^{-3}$ μg/g min^2; corrected MRI (at high level) $= 49.9 + 0.14 \times (180-109) = 60$. Thus, the MRI per unit change in cardiac power between two levels selected may be derived as follows: MRI/power $= (60-35.5)/(31.2-6.5) = 24.5/24.7 = 0.99$ MRI per g m/min of cardiac power.

Right Ventricular Protein. The change in power (work per min) results in a change in MRI in the right ventricle also; it was found that, at 7.32 g m/min, the MRI was 49.4 ± 2.6 ($n = 10$), while at 2.16 g m/min it was 33.7 ± 2.0 ($n = 9$) (Fig. 1). Again the difference should be greater if both series of experiments were to be continued for the same period, since the average experimental period was shorter in the former (105 min) than the latter (170 min). By tabulating experiments of the same duration with the same power level, a correction could be applied as follows:

$(52.2-41.4)/(180-90) = 0.12$ (non-linearity factor for a high—7.3 g m/min—power level)

$49.4 + 0.12 \times (180-105) = 58.3$ (corrected MRI at a high level).

---

[1] The unit of MRI is expressed above as $\times 10^{-3}$ μg leucine per g of wet weight of the ventricle per minute. For simplicity, the Results are written without these units.

Amino Acid Incorporation vs. Cardiac Work   123

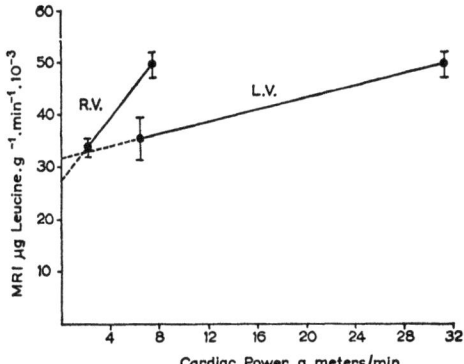

Fig. 1. *The relationship between cardiac power and the mean rate of incorporation of leucine into cardiac protein.* Cardiac power (mean arterial pressure × cardiac output) is expressed as g m/min on the abscissa and the rate of incorporation of labelled leucine into the trichloracetic acid precipitate of the heart (ng leucine/g wet weight min) is shown on the ordinate. Protein synthesis measured in this way indicated that the right ventricle can incorporate amino acids at a faster rate than the left ventricle per unit change in cardiac power. The number of determinations was 12 (LV, high work level), 9 (LV, low work level), 10 (RV, high work level) and 9 (RV, low work level). The vertical bar indicates the standard error of the mean

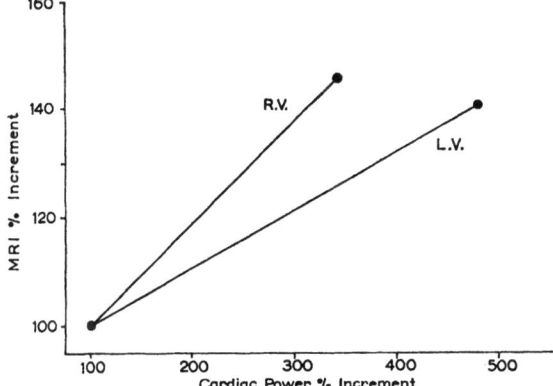

Fig. 2. *The relationship in percentage between cardiac power and the mean rate of incorporation of leucine into cardiac protein.* The relationship shown in Fig. 1 is expressed here as changes relative to the values obtained from the heart working at a low power level. The latter was expressed as 100%. 3 to 5 fold increase in ventricular power accompanies 40% increase in the rate of incorporation

When a low power level (2.16 g m/min) was imposed, the MRI was essentially linear for the period up to 180 min in the right ventricle (MRI = 34.3 for 180 vs. 31.9 for 90 min) as it was in the left ventricle.

The increment in incorporation per unit increase in cardiac power in the right ventricle may be derived as follows:
$(58.3-33.7)/(7.32-2.16) = 24.4/5.16 = 4.7$ MRI per g m/min of power change.

Since the initial level of cardiac power was low in the right ventricle, when the changes in both ventricles were expressed as percentages, very similar magnitudes of changes, 320 and 460%, were estimated. These relative changes were proportional to those of the MRIs (Fig. 2).

Cardiac Work Versus Incorporation

External work of the ventricles also affected the turnover of protein. In the left ventricle, at work levels of 5.62, 2.62 and 1.17 kg m, the MRI was 58.3 ± 2.3 ($n = 3$), 37.3 ± 4.0 ($n = 8$) and 33.1 ± 4.0 ($n = 7$), respectively (Fig. 3). Consequently, the average increase in protein turnover as a result of this change in the left ventricular work was $(58.3-33.1)/(5.62-1.17) = 5.66$ MRI per kg m of work change.

In contrast, work levels of 1.32, 0.66 and 0.39 kg m/min in the right ventricle resulted in incorporations of 56.5 ± 3.3 ($n = 3$), 41.4 ± 2.1 ($n = 4$) and 37.9 ± 3.1 ($n = 9$), respectively (Fig. 3). Therefore, the increment of protein synthesis of 20 ($= 18.6/0.93$) MRI may be arrived at, per kg meter increase in right ventricular work.

Percentage change in MRI of the ventricles appears to correlate as well with the percentage change in respective ventricular work (Fig. 4) as with that in cardiac power (Fig. 2).

Pretreatment of the Animal with actinomycin did not influence the pattern of amino acid incorporation into cardiac protein in the rat HLP. On the other hand, the addition of puromycin to the perfusing solution inhibited its incorporation, reducing it to a very low level (1.7×10^{-3} µg/g wet weight/min, $n = 2$, vs. $35.5 \pm 4 \times 10^{-3}$ µg/g min in control, $n = 9$). Pretreatment with a low concentration of cycloheximide (1 mg/kg) affected protein synthesis very little (30.2 with, and 28.8 without the drug, $\times 10^{-3}$ µg/g min, $n = 1$, each), whereas with a high dose (25 mg/kg) it was depressed greatly to 4.82×10^{-3} µg/g min ($n = 2$).

Discussion

This study demonstrates that the incorporation of leucine into cardiac protein is directly related to the level of cardiac work per min (= cardiac power; i.e., the product of mean arterial pressure and cardiac output). The rate of incorporation into the right ventricular protein per unit increase in cardiac power (kg m/min) was greater than that into the left ventricular protein (Fig. 1). However, the relative change in incorporation expressed in percentage of the low power and work level was similar between two ventricles (Figs. 2 and 4).

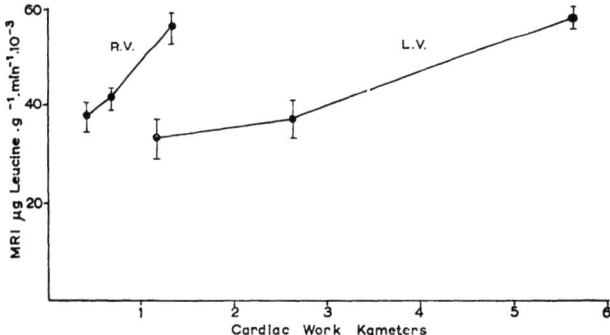

Fig. 3. *The relationship between cardiac work and the mean rate of incorporation o leucine into cardiac protein.* Cardiac work (mean arterial pressure × cardiac output × duration of experiment) is expressed as kg m on the abscissa and the rate of incorporation of labelled leucine into the trichloroacetic acid precipitate of the heart (ng leucine/g wet weight min) is shown on the ordinate. The mean and standard error of the mean are indicated. The number of determinations was 3 to 9 (see Text). It appears that the turnover of protein in the right ventricle is more accelerated per unit change in cardiac work than that in the left

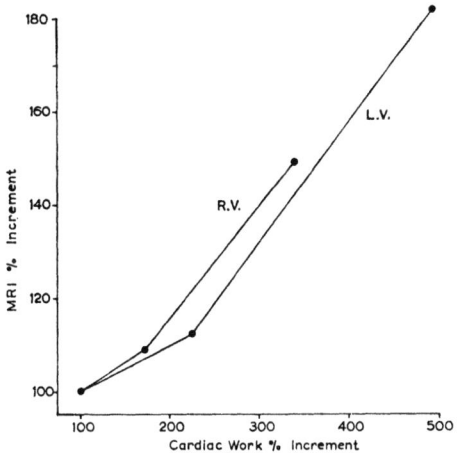

Fig. 4. *The relationship in percentage between cardiac work and the mean rate of incorporation of leucine into cardiac protein.* The relationship shown in Fig. 3 is expressed here as changes relative to the values obtained from the heart working at a low work level. The latter was expressed as 100%. 3 fold increase in ventricular work accompanies 50% increase in the rate of incorporation in the right ventricle, while 5 fold increase was observed with 80% increase in incorporation in the left ventricle

Four criticisms that may be raised are examined below: i) the possibility that oxygen availability, i.e. coronary flow rate, controls protein synthesis (SCHREIBER *et al.*, 1967). It is doubtful, however, that the oxygen availability in the HLP is limiting even under heavy work loads (MINELLI and MARTINAZZI ANGIOLINI, 1966). Furthermore, the work loads which were employed in this study were not very large (MINELLI and CASELLA, 1967). And finally, the relationships observed were unaltered when either the pressure load or the flow level alone was changed to produce equivalent cardiac power. ii) The possibility that amino acid transport is dependent upon hemodynamic factors; to the authors' knowledge, no study of this problem has been published. It is possible that the activity of the intracellular amino acid pool is influenced by the work level of the heart[2]. iii) The possibility that the metabolism of the HLP may differ from that of the intact heart; although the efficiency of the HLP is low and the ventricular function curve is depressed (KAKO et al., 1960), no other deviation in metabolism has been reported. iv) The possibility that the rate of incorporation was not quite linear with time; extrapolation to zero of our values for 90 and 180 minutes indicated that incorporation began 15 minutes after the beginning of the experiment. MANCHESTER and WOOL (1963), on the other hand, found a constant rate of leucine uptake and incorporation without a noticeable lag period in the perfused rat heart.

Although it is known that hypertrophy of the heart occurs following aortic constriction and other maneuvers to raise cardiac loads (BEZNAK, 1955), the exact nature of the triggering mechanisms for raising cardiac protein synthesis is yet unknown. That there are two types of control mechanisms of protein synthesis in mammals was proposed mostly on the basis of the work dealing with the biosynthesis of liver protein; an extremely rapid translational control at a ribosomal level and a slow transcriptional control at the nuclear level. Available indirect evidence for the latter type control in development of cardiac hypertrophy has been accumulating (GUDBJARNASON et al., 1964; MOROZ, 1967; NAIR et al., 1968; POSNER and FANBURG, 1968). A very early phase of changes in synthetic activity in response to a changing level of cardiac performance has been less extensively studied. SCHREIBER et al. (1967) recently observed an increased incorporation of amino acid precursor into ribosomes prepared from an isolated heart which has worked against an increased load over a period of one or more hours. Their data are in agreement with the results reported herein.

Exactly which part of cellular protein changes its turnover rate in response to a change in work level remains to be studied. KOSTYO (1968) recently made an interesting observation indicating that the actomyosin fraction of diaphragm muscle may change its turnover as early as 20 min

---

[2] *Note added in proof.* Recently WANNEMACHER and McCoy published results demonstrating an increased transport and concentration of free amino acids in the hypertrophic rat hearts [Amer. J. Physiol. 216, 781—787 (1969)].

after the administration of growth hormone. This change was noted before any observable change in other (including ribosomal) fractions occurred (KOSTYO, 1968). There is a possibility, too, that mitochondria may influence the control of the ribosomal protein synthesis which is accelerated consequently (SOKOLOFF et al., 1968).

One of the most striking observations in this study is that the incorporation of the right ventricle increases per work load more than that of the left ventricle (Figs. 1 and 3). Changes expressed as percentages were of similar magnitude, indicating that the relative increase in work level influences both ventricles (Figs. 2 and 4). Similar phenomena were noted by other investigators; SCHREIBER et al. (1966) increased the left ventricular work by either raising peripheral resistance or inflow, both of which resulted in an increase in lysine incorporation into both ventricles. BEZNAK (in press) and VALADARES et al. (1969), by applying abdominal aortic constriction, found increases both in DNA and RNA turnover as well as in the activity of G-6-P dehydrogenase in both ventricles. GUDBJARNASON et al. (1964) likewise noted in their studies on rabbit heart hypertrophy that the specific activity of the right ventricular protein greatly increased. Although it may be speculated that the same stimuli which influence one ventricle act on the other, a more plausible explanation is that the steady state level of cardiac work in the normal ventricle controls the metabolic activity of the heart at a certain basal level, such that a relative deviation from that level would influence the turnover rate accordingly. Since the right ventricle has a histological arrangement different from that of the left, particularly with respect to the content of myofibrillar element per unit mass, an increase in work level similar in magnitude to that of the left ventricle would be equivalent to much higher work performance per sarcomere in the right ventricle. Some other hemodynamic determinants, such as the stroke volume-to-MAP ratio, or the electro-mechanical systole index (the Q-2nd heart sound interval/heart rate) (KRAYENBÜHL et al., 1963) in relation to the turnover of amino acids in the ventricle still remain to be investigated.

References

BEZNAK, M.: Changes in heart weight and blood pressure following aortic constriction in rats. Canad. J. Biochem. Physiol. 33, 995—1002 (1955).
BRAY, G. A.: A simple efficient liquid scintillator for counting aqueous solutions in a liquid scintillation counter. Analyt. Biochem. 1, 279—285 (1960).
GUDBJARNASON, S. M. TELERMAN, and R. J. BING: Protein metabolism in cardiac hypertrophy and heart failure. Amer. J. Physiol. 206, 294—298 (1964).
HAUSEN, D. L., and E. T. BUSH: Improved solubilization procedure for liquid scintillation counting of biological materials. Analyt. Biochem. 18, 320—332 (1967).
KAKO, K.: Biochemical changes of the rat myocardium induced by isoproterenol. Canad. J. Physiol. Pharmacol. 43, 541—549 (1965).

Kako, K., J. D. Choudhury, and R. J. Bing: Possible mechanism of the decline in mechanical efficiency of the isolated heart. J. Pharmacol. exp. Ther. 130, 46—54 (1960).
—, and R. Minelli: Regulation of leucine incorporation into cardiac protein by work loads. Experientia (Basel) 25, 34—36 (1969).
Kostyo, J. L.: Rapid effects of growth hormone on amino acid transport and protein synthesis. Ann. N.Y. Acad. Sci. 148, 389—407 (1968).
Krayenbühl, H. P., K. Kako, E. Lüthy u. R. Hegglin: Über einige Korrelationen zwischen Systolenlänge und Hämodynamischen Parameters beim Hund. Arch. Kreisl.-Forsch. 42, 253—264 (1963).
Lowry, O. H., N. J. Rosebrough, A. L. Farr, and R. J. Randall: Protein measurement with the Folin phenol reagent. J. biol. Chem. 193, 265—275 (1951).
Manchester, K. L., and I. G. Wool: Insulin and incorporation of amino acids into protein of muscle. 2. Accumulation and incorporation studies with the perfused rat heart. Biochem. J. 89, 202—209 (1963).
Minelli, R., and O. Casella: Influence of load and work on the high energy phosphates content in the myocardium (rat heart-lung preparation). Pflügers Arch. ges. Physiol. 295, 119—126 (1967).
—, and L. Martinazzi Angiolini: Myocardial glycogen in the heart-lung preparation (rat) during severe haemodynamic work. Pflügers Arch. ges. Physiol. 289, 168—173 (1966).
Moroz, L. A.: Protein synthetic activity of heart microsomes and ribosomes during left ventricular hypertrophy in rabbits. Circulat. Res. 21, 449—459 (1967).
Nair, K. G., A. F. Gutilletta, R. Zak, T. Koide, and M. Rabinowitz: Biochemical correlates of cardiac hypertrophy. I. Experimental model; changes in heart weight, RNA content, and nuclear RNA polymerase activity. Circulat. Res. 23, 451—462 (1968).
Posner, B. I., and B. L. Fanburg: Ribonucleic acid synthesis in experimental cardiac hypertrophy in rats. Circulat. Res. 23, 137—145 (1968).
Schreiber, S. S., M. Oratz, and M. A. Rothschild: Protein synthesis in the overloaded mammalian heart. Amer. J. Physiol. 211, 314—318 (1966).
— — — Effect of acute overload on protein synthesis in cardiac muscle microsomes. Amer. J. Physiol. 213, 1552—1555 (1967).
Sokoloff, L., P. A. Roberts, M. M. Januska, and J. E. Kline: Mechanisms of stimulation of protein synthesis by thyroid hormones in vivo. Proc. nat. Acad. Sci. (Wash.) 60, 652—659 (1968).
Szent-Györgyi, A. G.: Proteins of the myofibril. In: The structure and function of muscle, Vol. II, p. 35, ed. by G. H. Bourne. New York: Acad. Press 1960.
Valadares, J. R. E., R. L. Singhal, M. R. Parulekar, and M. Beznak: Influence of aortic coarctation on myocardial glucose-6-phosphate dehydrogenase. Canad. J. Physiol. Pharmacol. 47, 388—391 (1969).
Wool, I. G.: Relation of effects of insulin on amino acid transport and on protein synthesis. Fed. Proc. 24, 1060—1070 (1965).

Dr. K. J. Kako
Department of Physiology
Faculty of Medicine
University of Ottawa
Ottawa 2, Ontario, Canada

Beeinflussung des Calcium-Austauschs und der Muskelfunktion des M. rectus und sartorius des Frosches durch Chlorpromazin, Prenylamin, Imipramin und Reserpin[*][**]

H. BALZER und D. HELLENBRECHT

Pharmakologisches Institut der Universität Frankfurt a. M.
(Direktor: Prof. Dr. P. HOLTZ)

Eingegangen am 14. März 1969

Influence of Chlorpromazine, Prenylamine, Imipramine and Reserpine on Calcium Exchange and Muscle Function (M. Rectus and Sartorius of Frog)

Summary. Chlorpromazine, Prenylamine, Imipramine and Reserpine, being inhibitors of the active calcium-transport in isolated vesicles of the sarcoplasmic reticulum from striated muscle, also influence calcium fluxes and muscle function in intact isolated frog muscles.

1. Chlorpromazine (5×10^{-5} M), Prenylamine (10^{-4} M) and Imipramine (10^{-3} M), but not Reserpine (10^{-4} M), produced, in the M. rectus and sartorius, long lasting, reversible contractures. Concentrations of the drugs, including reserpine, too low to cause a contracture, diminished the contractions caused by acetylcholine in the M. rectus preparation.

2. Chlorpromazine and prenylamine in concentrations, which inhibited the action of acetylcholine were also able to diminish the contraction of the muscle induced by electric stimulation. The inhibition of the muscle contraction by these drugs became more pronounced during the incubation. In contrast, reserpine potentiated the muscle contraction caused by electrical stimulation immediately after addition to the isolated muscle preparation. An inhibitory action of reserpine was observed after a prolonged incubation with the drug.

3. The relation between the action of chlorpromazine, prenylamine, imipramine and reserpine on the muscle function and their influence on calcium exchange through the membranes of the muscle cell and the vesicles of the sarcoplasmic reticulum is discussed: Both the influx and efflux of calcium through the cell membrane were inhibited by low concentrations of the drugs; however, with high concentrations, the active calcium pump of the sarcoplasmic vesicles was also inhibited leading to an increase in the calcium concentration in the myoplasm of the muscle. Under these conditions the passive exchange of calcium through the cell-membrane was enhanced thus overcoming the initial inhibition of calcium transport at this site.

---

[*] Über einen Teil der Ergebnisse wurde in einem Vortrag auf der 9. Frühjahrstagung der Dtsch. Pharmakol. Ges. in Mainz (1968) berichtet: BALZER u. HELLENBRECHT (1968).
[**] Mit Unterstützung der Deutschen Forschungsgemeinschaft.

It is concluded that the contracture of the muscle produced by the drugs is due to an increase in the concentration of calcium in the myoplasm.

Key-Words: Calcium Transport — Muscle Contraction — Chlorpromazine — Prenylamine — Reserpine — Imipramine.

Zusammenfassung. Chlorpromazin, Prenylamin, Imipramin und Reserpin — Hemmstoffe des aktiven Calciumtransports an isolierten Vesikeln des sarkoplasmatischen Reticulums aus quergestreifter Muskulatur — beeinflußten auch am intakten, in Ringer-Lösung suspendierten Froschmuskel Ca-Austausch und Muskelfunktion.

1. Chlorpromazin ($5 \cdot 10^{-5}$ M), Prenylamin (10^{-4} M) und Imipramin (10^{-3} M), nicht jedoch Reserpin (10^{-4} M) verursachten am M. rectus und am M. sartorius eine langanhaltende, reversible Kontraktur. Schon in niedrigeren, nicht kontrakturauslösenden Konzentrationen schwächten die Pharmaka die durch Acetylcholin am M. rectus verursachten Kontraktionen ab.

2. In der gleichen Konzentration, in der Chlorpromazin und Prenylamin die Acetylcholinwirkung hemmten, schwächten sie auch die durch direkte submaximale elektrische Reizung ausgelösten Muskelkontraktionen ab. Reserpin verstärkte diese primär und schwächte sie erst nach längerer Einwirkungszeit ab.

3. Es wird diskutiert, wie diese Wirkungen sich der durch die Pharmaka ausgeübten Beeinflussung des Calciumaustauschs an den Zell- und Vesikelmembranen des Muskels zuordnen lassen: in niedrigen, nicht kontrakturauslösenden Konzentrationen hemmten sie Calciuminflux und -efflux, in kontrakturauslösenden Konzentrationen führten sie zu einem erhöhten Calciuminflux und -efflux, aus dem sich auf einen Anstieg myoplasmatischen Calciums als Ursache der Muskelkontraktur schließen ließ.

Schlüsselwörter: Calciumtransport — Muskelkontraktion — Chlorpromazin — Prenylamin — Reserpin — Imipramin.

Reserpin, Prenylamin und Chlorpromazin hatten sich in vorangegangenen Untersuchungen an isolierten Vesikeln des sarkoplasmatischen Reticulums aus quergestreifter Kaninchenmuskulatur als gleichstarke Hemmstoffe des aktiven Ca-Transports und der energetisch mit diesem gekoppelten ATP-Extraspaltung erwiesen (BALZER et al., 1968a). Imipramin war 10mal schwächer wirksam. Die Hemmwirkung dieser Pharmaka ging mit ihrer Bindung an die ungesättigten Fettsäuren der Membranphospholipide einher, die für die Funktion der Ca-Mg-aktivierbaren ATPase wichtig sind (BALZER et al., 1968b).

Im Hinblick auf die physiologische Bedeutung der an der Vesikelmembran lokalisierten „Calciumpumpe" für die Muskel*funktion* wurde jetzt untersucht, ob der Ca-Austausch auch am intakten Muskel beeinflußt wird und Beziehungen zwischen Ca-Austausch und Muskelkontraktion bestehen.

Methodik

Ca-Influx und -Efflux

M. recti bzw. sartorii von Rana temporaria (je 4 Muskeln pro Versuchsansatz) wurden in einer mit Carbogen durchperlten modifizierten Frosch-Ringer-Lösung bei

Zimmertemperatur suspendiert: 0,1 M NaCl, 4 mM KCl, 0,5 mM CaCl$_2$. 1 mM MgCl$_2$, 0,5 mM ATP, 4,3 mM NaHCO$_3$, 4 mM Dextrose.

Nach 30 min langer Äquilibrierung der Muskeln (Trockengewicht 70—100 mg) erfolgte ihre Überführung in 6 ml einer ^{45}Ca-haltigen Ringer-Lösung sonst gleicher Zusammensetzung. Kontroll- und Versuchsmuskeln stammten jeweils vom gleichen Tier.

Die Versuchsdauer betrug 40 min. 1, 3, 5, 10, 20 und 40 min nach Zusatz der zu prüfenden Pharmaka wurden 0,5 ml der Suspensionslösung für die Bestimmung der ^{45}Ca-Radioaktivität bzw. zur flammenphotometrischen Messung der „kalten" ^{40}Ca-Konzentration entnommen. Zur Messung von ^{45}Ca diente der Tri-Carb-Szintillationszähler der Fa. Packard. Die Szintillationslösung hatte folgende Zusammensetzung: 7 g PPO, 50 mg POPOP, 50 g Naphthalin, 100 ml Methanol und Dioxan ad 1000 ml.

Berechnung. Aus der Änderung der reziproken spezifischen Aktivität des Calciums in der Außenlösung wurden die Werte für den Ca-Influx und -Efflux nach folgender Formel berechnet:

$$\frac{^{40}Ca(innen)}{^{45}Ca(innen)} = \frac{^{40}Ca(außen)}{^{45}Ca(außen)}.$$

1. Ca-Influx. Aus der Formel ließ sich für die Ca-Aufnahme bzw. den Ca-Influx die Änderung der Ca-Menge, die während der Versuchszeit vom Muskel aufgenommen wurde, berechnen:

$$^{40}Ca(innen) = \frac{^{40}Ca(außen)}{cpm\ ^{45}Ca(außen)} \cdot cpm\ ^{45}Ca(innen)$$

und damit für den

$$Ca\text{-Influx}\ (\mu M\ Ca) = \frac{\mu M\ ^{40}Ca(außen)}{cpm\ ^{45}Ca(außen) \cdot Volumen} \cdot cpm\ ^{45}Ca(innen).$$

2. Ca-Efflux. Die Berechnung des Ca-Effluxes erfolgte nach folgender Gleichung:

$$Ca\text{-Efflux}\ (\mu M\ Ca) = Ca\text{-Influx}\ (\mu M\ Ca) - {}^{40}Ca(außen)(\mu M).$$

Die Werte für den Ca-Influx und -Efflux werden in µM Ca/g Trockengewicht angegeben. Die durch Entnahme von jeweils 0,5 ml bedingte Volumenänderung wurde bei der Berechnung der absoluten Ca-Mengen berücksichtigt.

Die Berechnung des Ca-Austausches ist in dieser Weise möglich, da, wie Vorversuche ergeben hatten, die gesamte Menge ^{45}Ca, die während der Versuchsdauer (40 min) von den Muskeln aufgenommen wird, im Gewebe verbleibt. Aus der Abb. 1 ist zu ersehen, daß die ^{45}Ca-Aufnahme und die anschließende Wiederabgabe der Radioaktivität (Auswaschkurve) praktisch identisch sind. Das traf auch für die Versuche zu, in denen die Muskeln unter der Einwirkung der untersuchten Pharmaka standen.

Registrierung der Muskelkontraktion

Bei der isotonischen Registrierung am Rußkymographion befanden sich die Muskeln in einem 6 ml Badgefäß. Nach 30 min Inkubationszeit mit 2—3 g Vorbelastung erfolgte die Aufzeichnung mit einer Hebelübertragung 1:10 unter Belastung mit 1 g.

Für die elektrischen Reizversuche wurden die Muskeln in 18 ml der modifizierten Ringer-Lösung suspendiert und die Kontraktionen mit Hilfe von Dehnungsmeßstreifen auf einem Hellige Multiscriptor aufgezeichnet. Die Vorbelastung betrug 0,6, 1,2 oder 2,5 g. Zur direkten elektrischen Reizung waren Platindrahtelektroden

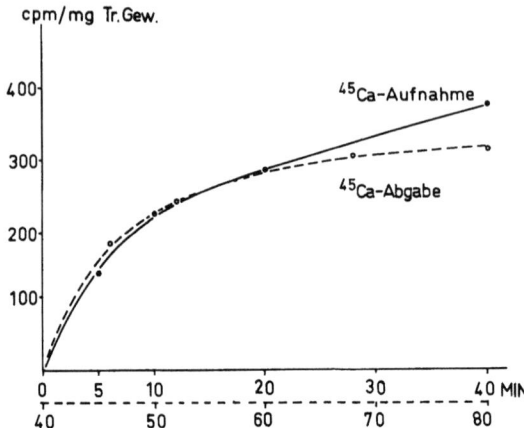

Abb. 1. *M. sartorius (Frosch)*. ^{45}Ca-*Aufnahme und Abgabe*. ——— ^{45}Ca-Aufnahme innerhalb von 40 min. - - - ^{45}Ca-Abgabe (Auswaschkurve) in den nachfolgenden 40—80 min

an beiden Muskelenden so befestigt, daß die Kontraktionen nicht beeinträchtigt wurden. Gereizt wurde mit Rechteckimpulsen von 5 msec Dauer und einer Frequenz von 12/min bis zu einer maximalen Reizstärke von 3 Volt. Die Ringer-Lösung enthielt 5 µg/ml Curarin. Die Versuchstemperatur betrug 20° C.

Verwendete Substanzen. Reserpin (lyophilisiertes Serpasilphosphat „Ciba"), Chlorpromazin (Megaphen „Bayer"), Prenylamin (Segontinlactat „Hoechst"), Imipramin (Tofranil „Geigy"), D-Tubocurarin (Curarin „Asta").

Ergebnisse

In den Versuchen an *isolierten Vesikeln* des sarkoplasmatischen Reticulums (BALZER et al., 1968a) hemmten Chlorpromazin, Prenylamin und Reserpin in der Konzentration von 10^{-4} M den aktiven Ca-Transport um 80%, in der Konzentration von $3 \cdot 10^{-5}$ M um 50%. Für Imipramin waren 10mal höhere Konzentrationen notwendig (10^{-3} M bzw. $3 \cdot 10^{-4}$ M).

1. Kontrakturauslösende Wirkung

An *intakten*, in Ringer-Lösung suspendierten *M. recti* bzw. *sartorii* des Frosches lösten Konzentrationen von 10^{-4} M *Chlorpromazin* oder *Prenylamin* und von 10^{-3} M *Imipramin* langsam einsetzende Kontrakturen aus, die über Stunden bestehen blieben und sich durch häufiges Auswaschen über einen Zeitraum von 30 min vollständig lösen ließen (Abb. 2A). Die reversible Kontraktur konnte dann durch nochmalige Zugabe der Pharmaka (in gleicher Konzentration) erneut hervorgerufen werden.

Reserpin führte auch in der hohen Konzentration von 10^{-4} M zu keiner Muskelkontraktur, obwohl es an isolierten Vesikeln des sarko-

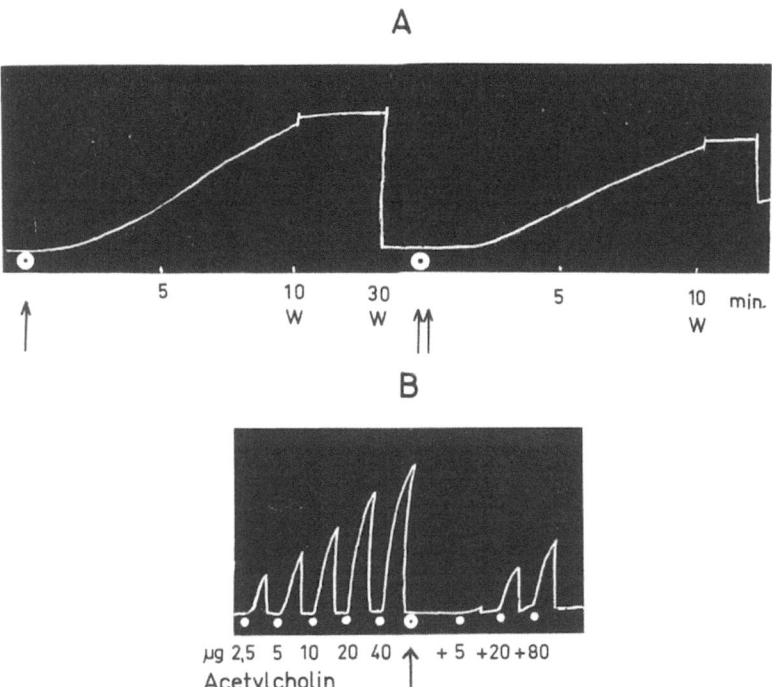

Abb. 2. *A. Reversible Muskelkontraktur durch Chlorpromazin (M. sartorius)*. ↑ Zugabe von Chlorpromazin (Endkonzentration 10^{-4} M). Mehrmaliges Auswaschen (W) löst die Kontraktur. ↑↑ Erneute Zugabe der gleichen Dosis Chlorpromazin. (Gleiche Wirkung hatten Prenylamin 10^{-4} M und Imipramin 10^{-3} M.) *B. Abschwächung der Acetylcholinwirkung durch Chlorpromazin (M. rectus)*. ↑ Zugabe von Chlorpromazin (Endkonzentration $3 \cdot 10^{-5}$ M). Einwirkungsdauer 3 min. (Gleiche Wirkung hatten Prenylamin $3 \cdot 10^{-5}$ M und Reserpin 10^{-4} M)

plasmatischen Reticulums den aktiven Calciumtransport ebenso stark hemmte wie Chlorpromazin und Prenylamin.

Bei einer Einwirkungszeit von nur 2 min unter zwischenzeitlichem zweimaligen Auswaschen konnten durch stufenweise Erhöhung der Dosen die kontrakturauslösenden *Schwellenkonzentrationen* der verschiedenen Pharmaka ermittelt werden. Sie waren für den M. rectus und sartorius gleich groß und betrugen für *Chlorpromazin* $5 \cdot 10^{-5}$ M, für *Prenylamin* 10^{-4} M und für *Imipramin* 10^{-3} M. Die Tab. 1 zeigt ferner, daß die entsprechenden Konzentrationen für *Chinidin* bei 10^{-3} M und für *Coffein* bei $5 \cdot 10^{-3}$ M lagen, demnach 10 bzw. 100 mal höher waren als diejenigen für Prenylamin bzw. Chlorpromazin.

Tabelle 1. *Kontraktur-Schwellenkonzentrationen (M)*

	Reserpin	Chlor-promazin	Prenyl-amin	Imipra-min	Chinidin. sulfur.	Coffein. natr. salicyl.
M. rectus	10^{-4} (keine Kontraktur)	$5 \cdot 10^{-5}$	10^{-4}	10^{-3}	10^{-3}	$5 \cdot 10^{-3}$
M. sartorius	10^{-4} (keine Kontraktur)	$5 \cdot 10^{-5}$	10^{-4}	10^{-3}	10^{-3}	$5 \cdot 10^{-3}$

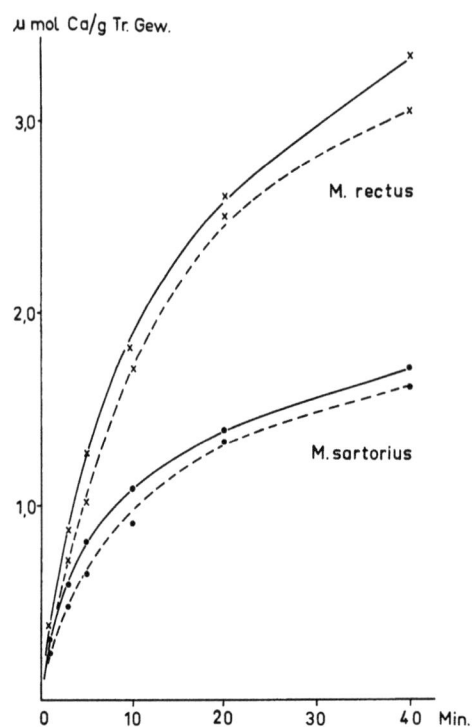

Abb. 3. *M. rectus und M. sartorius (Frosch). Ca-Influx und Ca-Efflux* —— Ca-Influx, - - - Ca-Efflux

2. Abschwächung der Acetylcholinwirkung

Die untersuchten Pharmaka verursachten schon in Konzentrationen, die keine Muskelkontraktur auslösten, eine Abschwächung der durch *Acetylcholin* hervorgerufenen Kontraktionen. In Gegenwart von Chlorpromazin oder Prenylamin $3 \cdot 10^{-5}$ M, d.h. in Konzentrationen, die keine

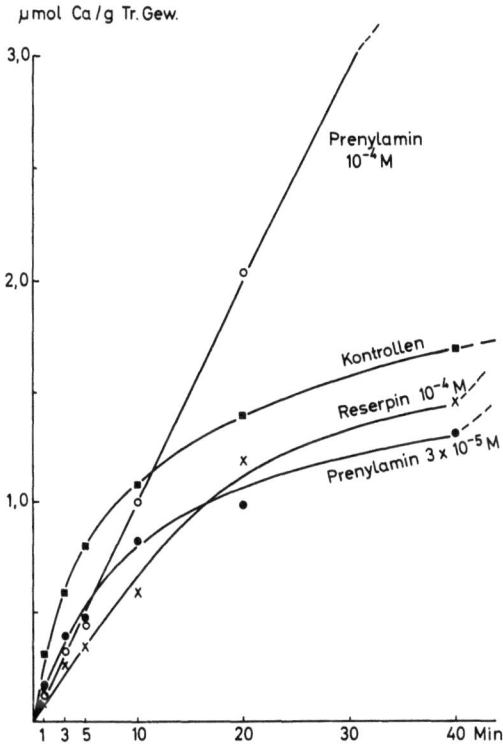

Abb. 4. *M. sartorius (Frosch)*. *Hemmung des Ca-Influx durch Reserpin (10^{-4} M) und Prenylamin ($3 \cdot 10^{-5}$ M) und Steigerung durch die kontrakturauslösende Konzentration (10^{-4} M) Prenylamin*. Mittelwerte aus 5 Versuchen

Muskelkontraktur hervorriefen, mußte Acetylcholin 5—10 mal höher dosiert werden, um gleich starke Kontraktionen auszulösen wie in Abwesenheit der Pharmaka (Abb. 2B).

3. Calciuminflux und -efflux

Die Bestimmung des Calciumaustauschs erfolgte unter den gleichen Bedingungen (Ringer-Lösung und Pharmaka-Konzentrationen), unter denen das funktionelle Verhalten des Muskels untersucht wurde.

Wie die Abb. 3 zeigt, werden beim M. rectus innerhalb von 40 min etwa 3,3 μM Calcium/g Trockengewicht ausgetauscht, beim M. sartorius hingegen nur 1,7 μM Ca/g. Das könnte darauf zurückzuführen sein, daß beim Rectus das sarkoplasmatische Reticulum weniger gut ausgebildet ist (Hasselbach, 1964) und daher größere Mengen cytoplasmatischen Calciums durch die Plasmazellmembran ausgetauscht werden. Es ist allerdings nicht auszuschließen, daß beim M. rectus durch die bei der Präparation entstehenden Schnittflächen Calcium zum Teil adsorptiv gebunden

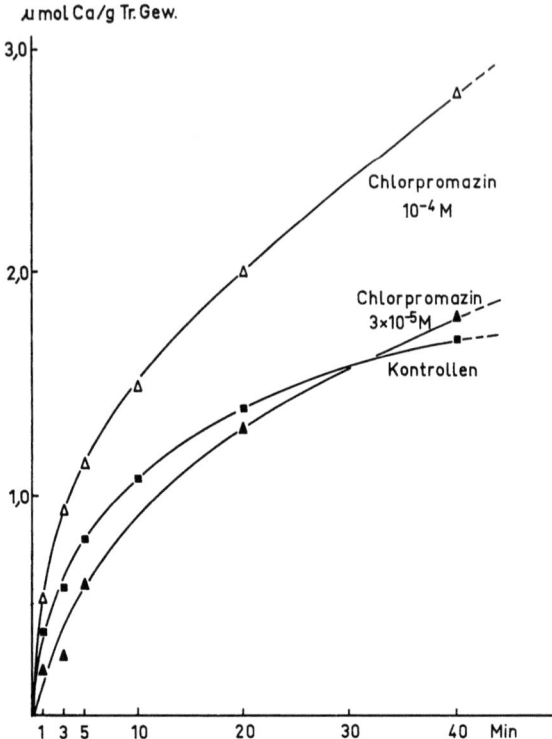

Abb. 5. *M. sartorius (Frosch). Hemmung des Ca-Influx durch Chlorpromazin ($3 \cdot 10^{-5}$ M) und Zunahme durch die kontrakturauslösende Konzentration (10^{-4} M). Mittelwerte aus 5 Versuchen*

wird und nicht in die Muskelzellen gelangt. Da beide Muskeln von den untersuchten Pharmaka prinzipiell gleichsinnig beeinflußt wurden, beschränken wir uns auf die Wiedergabe der am M. sartorius erhaltenen Ergebnisse.

a) Ca-Influx. Aus den in Abb. 4 und 5 aufgeführten Daten geht hervor, daß die Art, in der der Ca-Influx am M. sartorius durch Chlorpromazin und die anderen Pharmaka beeinflußt wird, von deren Konzentration abhängt: Niedrige Konzentrationen, die zur Auslösung einer Muskelkontraktur nicht ausreichten, sondern nur die Acetylcholinwirkung abzuschwächen vermochten, beeinflußten ihn in umgekehrtem Sinn wie höhere, kontrakturauslösende Konzentrationen.

Reserpin 10^{-4} M und *Prenylamin* $3 \cdot 10^{-5}$ M, welche nur die Acetylcholinwirkung am M. rectus abschwächten, *hemmten* den Ca-Influx am M. sartorius. Die Ca-Aufnahme war nach 10 bzw. 20 min gegenüber den Kontrollen signifikant ($p < 0{,}02$) vermindert und näherte sich dann allmählich den Kontrollwerten.

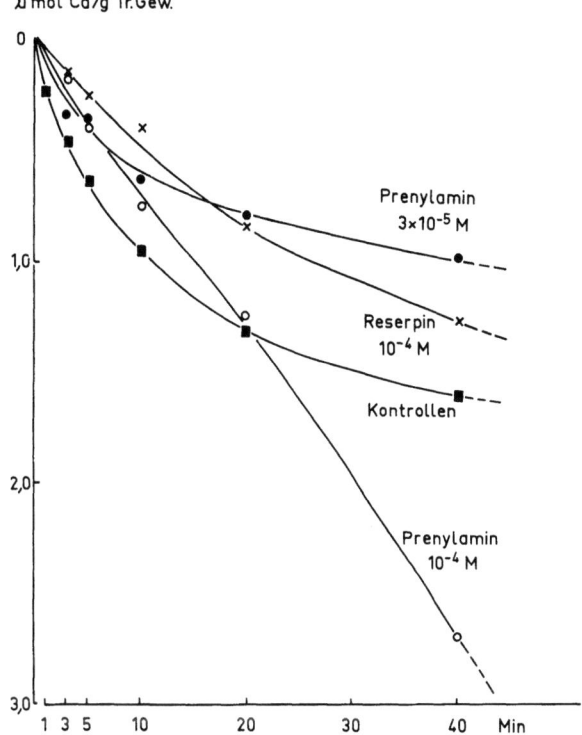

Abb. 6. *Beeinflussung des Ca-Efflux (M. sartorius, Frosch) durch Reserpin und Prenylamin.* Der Ca-Efflux wird wie der Ca-Influx durch Reserpin (10^{-4} M) und Prenylamin ($3 \cdot 10^{-5}$ M) gehemmt und durch die kontrakturauslösende Konzentration von (10^{-4} M) Prenylamin gesteigert. Mittelwerte aus 5 Versuchen

Demgegenüber führte z. B. die kontrakturauslösende Prenylaminkonzentration von 10^{-4} M — nach einer kurzdauernden Hemmung — innerhalb von 10 min zu einem erheblich *vermehrten* Ca-Influx. Dieser war nach 40 min mehr als doppelt so groß wie der im entsprechenden Kontrollversuch ohne Prenylamin: 3,9 µM gegenüber 1,7 µM Ca/g (Abb. 4).

Chlorpromazin — 5 mal stärker kontrakturauslösend als Prenylamin — hatte in der nicht kontrakturauslösenden Konzentration $3 \cdot 10^{-5}$ M nur eine geringe *Hemmwirkung* auf den Ca-Influx. In der hohen, kontrakturauslösenden Konzentration (10^{-4} M) hingegen kam es zu einer von Versuchsbeginn an stark vermehrten Aufnahme von Calcium. Schon nach 10 min betrug die aufgenommene Ca-Menge 1,5 µM/g; dieser Wert wurde von den Kontrollen erst nach ca. 30 min erreicht. Nach 40 min war die Ca-Aufnahme mit 2,8 µM/g gegenüber den Kontrollen um 60% gesteigert (Abb. 5).

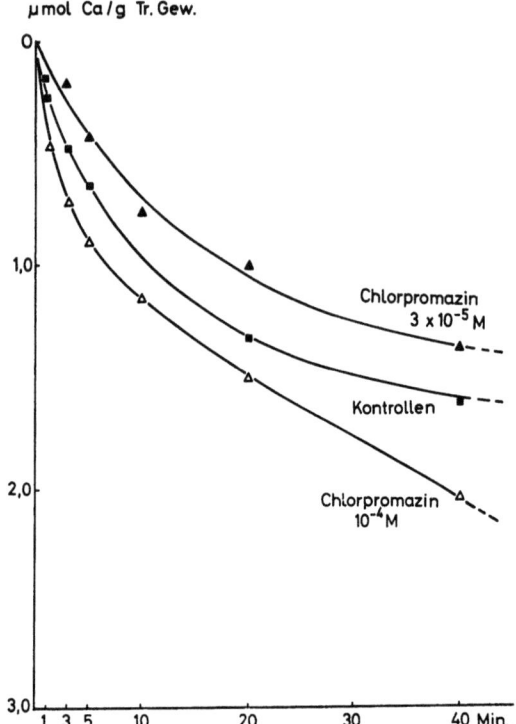

Abb. 7. *Beeinflussung des Ca-Efflux (M. sartorius, Frosch) durch Chlorpromazin.* Der Ca-Efflux wird wie der Ca-Influx durch die Konzentration $3 \cdot 10^{-5}$ M gehemmt und durch die kontrakturauslösende Konzentration 10^{-4} M vermehrt. Mittelwerte aus 5 Versuchen

Tabelle 2. *M. sartorius* Quotient $\dfrac{Ca\text{-}Influx}{Ca\text{-}Efflux}$

Min.	Kontrollen ($n=25$)	Prenylamin $3 \cdot 10^{-5}$ M ($n=5$)	Prenylamin 10^{-4} M ($n=5$)	Chlorpromazin $3 \cdot 10^{-5}$ M ($n=5$)	Chlorpromazin 10^{-4} M ($n=5$)	Reserpin 10^{-4} M ($n=5$)
3	1,22	1,66	1,32	1,43	1,30	1,64
5	1,24	1,30	1,44	1,41	1,27	1,46
10	1,28	1,29	1,40	1,43	1,28	1,46
20	1,05	1,24	1,66	1,37	1,33	1,42
40	1,06	1,34	1,47	1,32	1,38	1,14
Mittelwert	1,17	1,36	1,45	1,39	1,31	1,42
%	$= 100\%$	$+16\%$	$+24\%$	$+18\%$	$+11\%$	$+21\%$

b) *Ca-Efflux.* Vergleicht man die in den Abb. 4 und 5 gezeigten Influxkurven mit denjenigen des Ca-Efflux (Abb. 6 und 7), so ergibt sich, daß nach Prenylamin 10^{-4} M, in gleicher Weise wie der Ca-Influx, auch der Ca-Efflux — nach kurzfristiger Hemmung — gesteigert war. Andererseits hatten nicht kontrakturauslösende Konzentrationen von Reserpin (10^{-4} M) und Prenylamin ($3 \cdot 10^{-5}$ M), die den Ca-*Influx* hemmten, auch eine reine Hemmwirkung auf den Ca-Efflux (Abb. 6). Ebenso verhielt sich die Ca-Abgabe nach Chlorpromazin: Die niedrige Konzentration ($3 \cdot 10^{-5}$ M) hemmte, die hohe (10^{-4} M) förderte den Ca-Efflux (Abb. 7).

Aus dem Verhältnis Ca-Influx zu Ca-Efflux läßt sich ersehen, daß während der gesamten Versuchsdauer unter dem Einfluß der untersuchten Pharmaka kein Ca-Verlust des Muskels eintrat. Die Berechnung der Quotienten Ca-Influx/Ca-Efflux ergab, daß diese während der gesamten Versuchsdauer größer waren als diejenigen der Kontrollen. Unabhängig von einer hemmenden oder fördernden Wirkung auf den Ca-Austausch stieg der *Quotient* unter der Einwirkung von Chlorpromazin, Prenylamin und Reserpin um $11-24\%$ an (Tab. 2). Es konnte demnach zu keinem Verlust an intracellulärem Calcium gekommen sein.

4. Pharmakologische Beeinflussung der durch direkte elektrische Reizung ausgelösten Muskelkontraktionen

Die Abb. 8 zeigt den Einfluß von Reserpin (10^{-4} M) sowie von Prenylamin und Chlorpromazin ($3 \cdot 10^{-5}$ M) auf die Kontraktionshöhe bei elektrischem Dauerreiz mit 0,4, 0,8 bzw. 1,4 Volt. Chlorpromazin und Prenylamin führten besonders bei niedriger Reizstärke zu einer mit der Einwirkungszeit zunehmenden *Abschwächung* des Reizerfolges. Diese betrug nach 20 min 40 bzw. 33%. Nach Reserpin 10^{-4} M hingegen kam es von Versuchsbeginn an zu einer *Verstärkung* der Kontraktionen. Diese erreichte nach 5 min mit 24% gegenüber der Vorperiode ihren höchsten Wert und war auch nach 15 min noch deutlich nachweisbar. Sie trat auch mit höherer Vorbelastung (z.B. 2,5 g anstatt 1,25 g) auf. Nach längerer Einwirkungszeit (20 min) kam es auch in Gegenwart von Reserpin zu einer Abnahme des Reizerfolges (-15%). Mit zunehmender Reizstärke wurden diese signifikanten Unterschiede geringer und waren bei der höchsten Reizstärke nicht mehr nachweisbar.

Auch bei kurzdauernder Reizung mit abgestufter Reizstärke zeigte sich, daß die durch starke elektrische Reizung ausgelösten Kontraktionen durch *Chlorpromazin, Prenylamin* und *Reserpin* nicht signifikant beeinflußt wurden, während sie bei niedrigeren Reizstärken in Anwesenheit der Pharmaka deutlich abgeschwächt waren, — wie aus den Reizstärke-Wirkungskurven der Abb. 9 zu ersehen ist. — Im Gegensatz hierzu ließ sich die durch *Chinidinsulfat* in vergleichbarer Konzentration

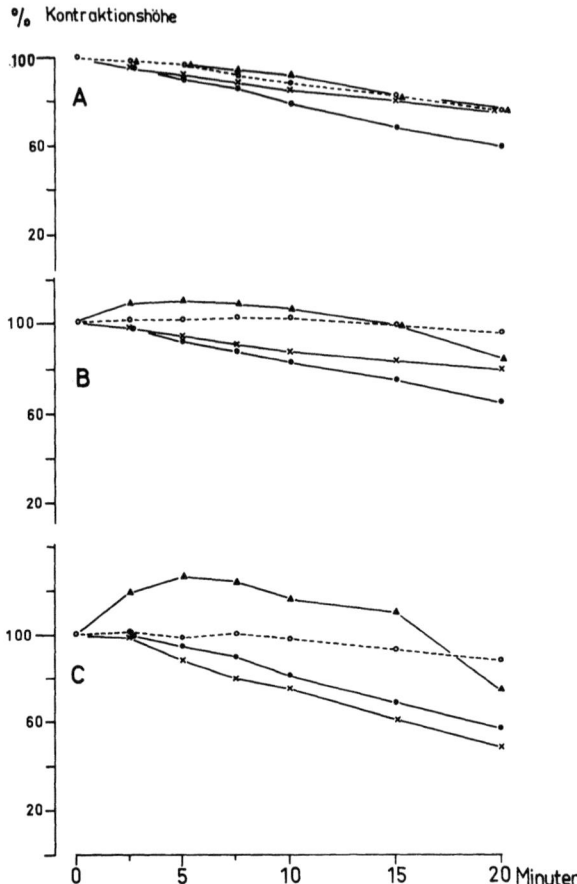

Abb. 8. Direkte elektrische Reizung (M. sartorius). Verstärkung der Muskelkontraktion durch Reserpin (10^{-4} M), Abschwächung durch Prenylamin ($3 \cdot 10^{-5}$ M) und Chlorpromazin ($3 \cdot 10^{-5}$ M) in Abhängigkeit von der Reizstärke. Die Reizstärke betrug bei $A = 1{,}4$ Volt, bei $B = 0{,}8$ Volt und bei $C = 0{,}45$ Volt. ○ Kontrolle, ▲ Reserpin, ● Prenylamin, × Chlorpromazin. Reizfrequenz 12/min; Reizdauer 15 msec. Die Muskeln waren mit 1,25 g vorbelastet. Mittelwerte aus 6 Versuchen

($3 \cdot 10^{-4}$ M), d.h. einer 3fach niedrigeren Konzentration als zur Auslösung einer Muskelkontraktur erforderlich wäre, verursachte Abschwächung der elektrisch ausgelösten Muskelkontraktionen auch mit der maximalen Reizstärke nicht durchbrechen (Abb. 9).

Wie in den Versuchen mit Dauerreizung bei gleichbleibender Reizstärke (s. Abb. 8), führte Reserpin 10^{-4} M auch bei elektrischer Reizung mit abgestuften Reizstärken innerhalb der ersten 10 min zu einer Verstärkung der Muskelkontraktionen, erkennbar an einer Verschiebung der

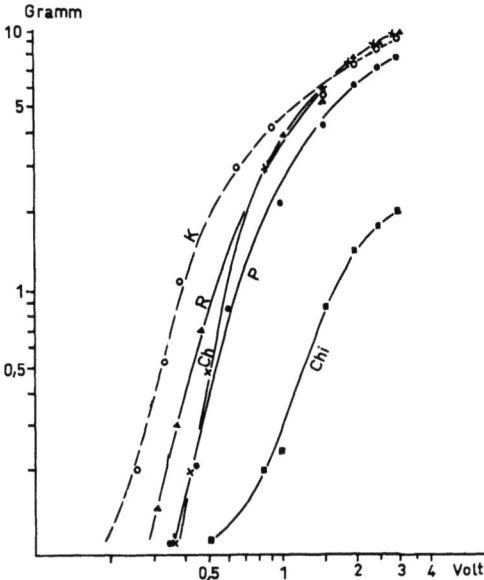

Abb. 9. *Reizstärke-Wirkungskurven (M. sartorius)*. Kontraktionskraft in g (abzüglich des Vorbelastungsgewichtes von 1,25 g). Reizstärke in Volt; Reizfrequenz 12/min. Reizdauer 5 msec. Einwirkungdauer der Pharmaka 20 min. *K* Kontrollen; *Ch* Chlorpromazin $3 \cdot 10^{-5}$ M; *P* Prenylamin $3 \cdot 10^{-5}$ M; *R* Reserpin 10^{-4} M; *Chi* Chinidin sulfur. $3 \cdot 10^{-4}$ M. Mittelwerte aus 8 Versuchen

Reizstärke-Wirkungskurve nach links; demgegenüber wurde nach 20 min Einwirkungszeit der Reizerfolg abgeschwächt, erkennbar an einer Rechtsverschiebung der Reizstärke-Wirkungskurve (Abb. 10).

In höheren, kontrakturauslösenden Konzentrationen verursachten Chlorpromazin und Prenylamin auch während der direkten elektrischen Reizung eine allmählich erfolgende Tonuserhöhung des Muskels (Kontraktur). Beide Pharmaka unterschieden sich insofern, als nur *Prenylamin* bei niedrigerer Belastung des Muskels (0,6 anstatt 1,25 g) eine der langsam erfolgenden kontinuierlichen *Kontraktur* vorausgehende, kurzdauernde *Kontraktion* verursachte (Abb. 11), wie auch aus Abb. 12 hervorgeht. Die Abbildung zeigt ferner, daß mit steigender Vorbelastung (0,6, 1,2 und 2,5 g) eine Konzentrationserhöhung von Chlorpromazin und Prenylamin zur Auslösung der Kontraktur erforderlich war. Bei einer Vorbelastung mit 2,5 g erfolgte — innerhalb von 2 min — die Kontrakturauslösung erst nach dreimaliger Zugabe von $7 \cdot 10^{-5}$ M Chlorpromazin bzw. Prenylamin, wobei dann allerdings auch die Kontraktionskraft des Muskels im Laufe des Versuchs stärker zunahm. Entsprechend den unterschiedlichen Kontrakturschwellenkonzentrationen für Chlorpromazin und Prenyl-

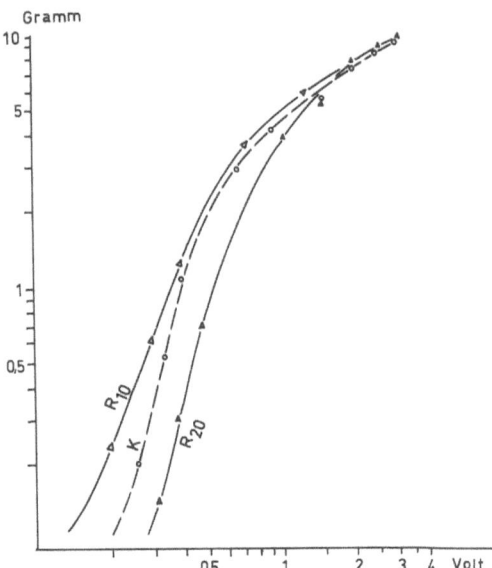

Abb. 10. *Beeinflussung der Reizstärke-Wirkungskurve durch Reserpin 10^{-4} M in Abhängigkeit von der Einwirkungsdauer.* Kontraktionskraft in g (abzüglich des Vorbelastungsgewichtes von 1,25 g). Reizstärke in Volt; Reizfrequenz 12/min; Reizdauer 5 msec. K Kontrolle; R_{10} nach 10 min und R_{20} nach 20 min langer Einwirkung von Reserpin 10^{-4} M. Mittelwerte aus 8 Versuchen

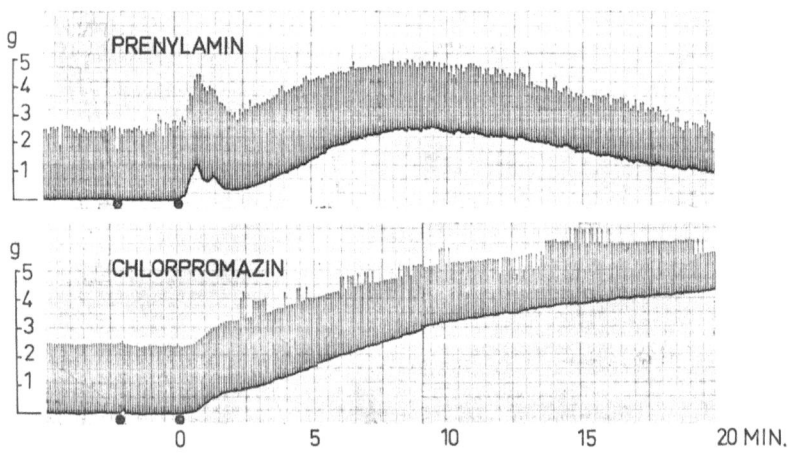

Abb. 11. *M. sartorius. Muskelkontraktur durch Prenylamin und Chlorpromazin ($7 \cdot 10^{-5}$ M Endkonzentration) während elektrischer Reizung.* • • = 2maliger Zusatz der Pharmaka (innerhalb von 2 min). Vorbelastung 0,6 g; Reizstärke 0,8 Volt; Reizfrequenz 12/min; Reizdauer 5 msec

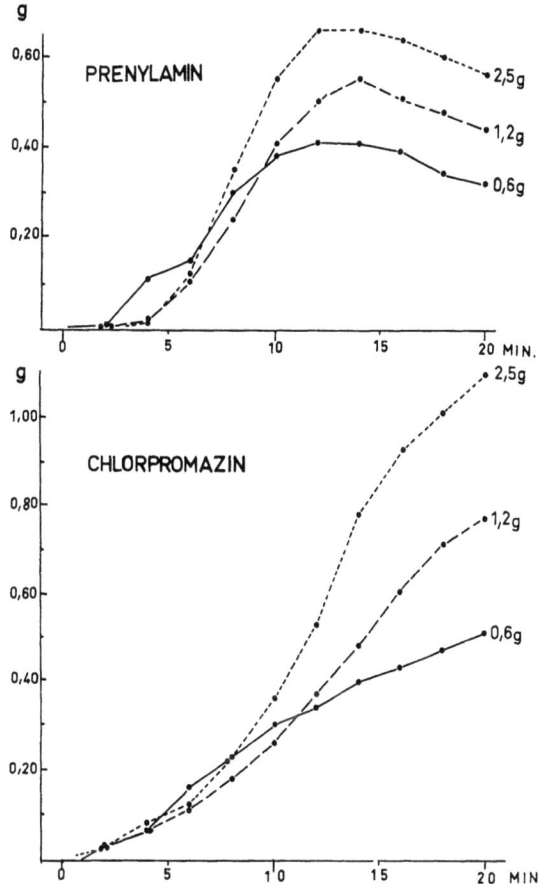

Abb. 12. *M. sartorius. Abhängigkeit der durch Prenylamin und Chlorpromazin ausgelösten Muskelkontraktur von der Vorbelastung (0,6—2,5 g). Beide Pharmaka in jeweils gleicher Endkonzentration (Einzelheiten siehe Text). Mittelwerte aus 6 Versuchen*

amin (s. Tab. 1) erhöhte Prenylamin die Kontrakturkraft in geringerem Maße als Chlorpromazin. In gleicher Konzentration (3 mal $7 \cdot 10^{-5}$ M) führte Prenylamin bei der hohen Vorbelastung von 2,5 g nur zu einem Maximalwert von ca. 0,6 g, während nach Chlorpromazin weit höhere Werte erreicht wurden, z. B. mehr als 1 g nach 20 min (Abb. 12).

Diskussion

Chlorpromazin, Prenylamin und Reserpin — gleichstarke Hemmstoffe des aktiven Ca-Transports an *isolierten Vesikeln* des sarkoplasmatischen Reticulums aus quergestreifter Muskulatur (BALZER et al., 1968a) —

beeinflußten, wie die Versuche der vorliegenden Arbeit gezeigt haben, auch am intakten *M. rectus und sartorius* des Frosches den Ca-Influx und -Efflux.

1. In relativ *niedriger* Konzentration (z.B. $3 \cdot 10^{-5}$ M) lösten Chlorpromazin und Prenylamin keine Muskelkontraktur aus, schwächten aber, ebenso wie Reserpin in höherer Konzentration (10^{-4}), die durch Acetylcholin und direkte elektrische Reizung verursachten Kontraktionen ab. Im Bereich dieser Konzentrationen hemmten die Pharmaka sowohl den Calciuminflux als auch den Efflux.

Der von *Acetylcholin* verursachten Muskelkontraktion soll ein vermehrter Einstrom von Calcium durch die depolarisierte Zellmembran zugrunde liegen und damit ein Anstieg ionisierten Calciums im Myoplasma. Der Abschwächung der Acetylcholinwirkung durch die untersuchten Pharmaka dürfte demnach eine an der *Zellmembran* lokalisierte Hemmung des Calciuminfluxes zugrunde liegen.

Demgegenüber soll die durch direkte *elektrische Reizung* ausgelöste Muskelkontraktion auch mit einer Freisetzung von Calcium aus den Vesikeln des sarkoplasmatischen Reticulums verbunden sein (WINEGRAD, 1968). Daß Chlorpromazin und Prenylamin in der gleichen Konzentration, in der sie die Acetylcholinwirkung abschwächten, auch eine Abschwächung der elektrisch ausgelösten Muskelkontraktionen verursachten, spricht dafür, daß die durch die beiden Pharmaka ausgeübte Hemmwirkung nicht nur durch eine Beeinträchtigung des Ca-Austauschs an der Zellmembran bedingt ist, sondern auch durch eine Hemmung der Ca-Abgabe aus den Vesikeln.

Reserpin unterschied sich von Prenylamin und Chlorpromazin, indem es zwar die Acetylcholinwirkung abschwächte, hingegen die elektrisch ausgelösten Muskelkontraktionen (innerhalb der ersten 10 min) verstärkte. Die Erklärung könnte sein, daß Reserpin, in gleicher Weise wie die beiden anderen Pharmaka, den Ca-Austausch an der *Zellmembran*, wegen schlechterer Penetrationsfähigkeit jedoch noch nicht an der *Vesikelmembran* hemmte. Das durch elektrischen Reiz freigesetzte vesikuläre Calcium stände demnach vermehrt für die Muskelkontraktion zur Verfügung.

Bei längerer Einwirkungszeit würde auch Reserpin zu den sarkoplasmatischen Vesikeln penetrieren und dann, wie Prenylamin und Chlorpromazin, die elektrisch ausgelösten Muskelkontraktionen abschwächen (s. Abb. 10).

KOPERA u. ARMITAGE (1954) beobachteten in Versuchen am M. gastrocnemius der Katze auch nach *Chlorpromazin* zunächst eine kurzdauernde Verstärkung, dann aber eine starke Abschwächung der elektrisch ausgelösten Kontraktion.

2. Von *hohen* Konzentrationen der von uns untersuchten Pharmaka (z. B. 10^{-4} M Chlorpromazin und Prenylamin, 10^{-3} M Imipramin) wäre zu erwarten, daß sie, wie in unseren früheren Versuchen mit *isolierten* Muskelvesikeln, auch die einem aktiven Transport unterliegende Aufnahme von Calcium in die Speichervesikel des sarkoplasmatischen Reticulums hemmen und dadurch zu einer eventuell kontrakturauslösenden Erhöhung der myoplasmatischen Ca-Konzentration führen. Bei erhöhtem myoplasmatischen Ca-Gehalt ist aber, wie aus Versuchen von NIEDERGERKE (1963) am Froschherz hervorgeht, auch der Ca-Influx erhöht. Im Einklang hiermit steht unsere Beobachtung, daß die kontrakturauslösende Wirkung hoher Chlorpromazin- und Prenylaminkonzentrationen mit einem signifikant vermehrten Ca-Influx verbunden war.

Einem zur Muskelkontraktur führenden Anstieg der myoplasmatischen Ca-Konzentration würde der von uns unter der Einwirkung hoher Pharmakakonzentrationen ebenfalls nachgewiesene vermehrte Ca-*Efflux* entgegenwirken. Es ist ja zu erwarten, daß es bei einer Erhöhung der myoplasmatischen Ca-Konzentration zu einem erhöhten Ca-Efflux kommt, der nach Untersuchungen von REUTER u. SEITZ (1968) an isolierten Herzvorhöfen von Meerschweinchen durch eine Änderung des Verhältnisses zwischen $2[Ca^{++}]$ innen und dem Quotienten $[Ca^{++}]$ *außen*/$2[Na^+]$ *außen* aktiviert werden soll. Es kann deshalb nur dann zu einem für die Muskelkontraktur ausreichenden Anstieg des myoplasmatischen Calciums kommen, wenn der Quotient Ca-Influx/Ca-Efflux nicht kleiner wird, d. h. keine Veränderung zugunsten des Ca-Efflux erfährt. Daß dies in unseren Versuchen nicht der Fall war, zeigte die Berechnung dieses Quotienten: während der gesamten Versuchsdauer von 40 min war er immer größer als in den entsprechenden Kontrollversuchen. Es trat also unter der Einwirkung der untersuchten Pharmaka kein Ca-Verlust des Muskels ein. Bereits niedrige Konzentrationen der untersuchten Pharmaka hemmten den Ca-Influx und -Efflux an der Zellmembran. Diese den hohen Konzentrationen wohl erst recht zukommende Hemmwirkung wird offensichtlich überkompensiert durch eine zum Anstieg der myoplasmatischen Ca-Konzentration führende gleichzeitige Hemmung der vesiculären „Calciumpumpe". Mit steigenden Dosierungen der Pharmaka ist dann zwar sowohl der Ca-Influx als auch der Ca-Efflux vermehrt; der Quotient Influx/Efflux bleibt aber größer als 1, was unter diesen Bedingungen die Voraussetzung für die Auslösung einer Kontraktur ist. Elektrophysiologisch geht diese mit einer Membrandepolarisation der Muskelfaser einher (IRAVANI, 1965).

Aus den Versuchsergebnissen läßt sich somit schließen, daß die von uns untersuchten Pharmaka 1. schon in niedrigen Konzentrationen, die keine Muskelkontraktur auslösen, wohl aber die Acetylcholinwirkung abschwächen, den passiven Calciumaustausch an der Zellmembran hemmen; 2. in höheren Konzentrationen *auch* am intakten Muskel die „Calciumpumpe" an der Membran der sarkoplasmatischen Vesikel hemmen, so daß es zu einem kontrakturauslösenden Anstieg der myoplasmatischen Ca-Konzentration kommt.

Literatur

BALZER, H., u. D. HELLENBRECHT: Über die kontrationsauslösende Wirkung von Hemmstoffen des aktiven Calciumtransports (Chlorpromazin, Prenylamin, Reserpin) am Froschrectus und -sartorius. Naunyn-Schmiedebergs Arch. Pharmak. exp. Path. **260**, 93—94 (1968).
— M. MAKINOSE, and W. HASSELBACH: The inhibition of the sarcoplasmic calcium pump by prenylamine, reserpine, chlorpromazine and imipramine. Naunyn-Schmiedebergs Arch. Pharmak. exp. Path. **260**, 444—455 (1968a).
— — W. FIEHN, and W. HASSELBACH: The binding of calcium transport inhibitors reserpine, chlorpromazine and prenylamine to the lipids of the membranes of the sarcoplasmic reticulum. Naunyn-Schmiedebergs Arch. Pharmak. exp. Path. **260**, 456—473 (1968b).
HASSELBACH, W.: Relaxing factor and the relaxation of muscle. Progr. Biophys. **14**, 167—222 (1964).
IRAVANI, I.: Die Wirkung einiger zentral wirksamer Pharmaka auf die synaptische Übertragung im Krebsmuskel. Naunyn-Schmiedebergs Arch. exp. Path. Pharmak. **251**, 375—395 (1965).
KOPERA, J., and A. K. ARMITAGE: Comparison of some pharmacological properties of Chlorpromazine, Promethazine, and Pethidine. Brit. J. Pharmacol. **9**, 392—401 (1954).
NIEDERGERKE, R.: Movements of Ca in frog heart ventricles at rest and during contractures. J. Physiol. (Lond.) **167**, 515—550 (1963).
PEACHY, L. D., and A. F. HUXLEY: Local activation and structure of slow striated muscle fibers of the frog. Fed. Proc. **19**, 257 (1960).
REUTER, H., and N. SEITZ: The dependance of calcium efflux from cardiac muscle on temperature and external ion composition. J. Physiol. (Lond.) **195**, 451—470 (1968).
WINEGRAD, S.: Intracellular calcium movements of frog skeletal muscle during recovery from tetanus. J. gen. Physiol. **51**, 65—83 (1968).

Priv.-Doz. Dr. H. BALZER
Dr. D. HELLENBRECHT
Pharmakologisches Institut der Universität
6000 Frankfurt a. M., Ludwig Rehn-Str. 14

On the Active Principles in Toh's Alkaline Tissue Extracts Which Cause Release of Serotonin from Blood Platelets

H. SHIO

Department of Physiology, Kyoto University School of Medicine, Kyoto, Japan

Received September 11, 1968

Summary. The release of serotonin from rabbit blood platelets by the alkaline extracts of tissue, originally described by TOH in 1956, was re-examined. The extracts were found not only to cause the release of serotonin on incubation with platelets, but also to inhibit strongly the uptake into platelets of the amine added to the incubation medium. Hardly any apparent damage of platelets was, however, caused by the extracts. The activity of the extracts was dependent on temperature and varied with the tissue used. Extracts of kidney showed the greatest activity. Moreover, the activity was inhibited by the presence of glucose in the incubation medium but remained unaffected after pretreatment with trypsin and chymotrypsin.

Based on these results, partial purification and chemical characterization of active principles in the alkaline kidney extract was attempted using extraction with organic solvents and thin-layer chromatography. The results obtained strongly suggest that the active principles are of acidic lipid nature and it is highly probable that they are mono- and di-enoic fatty acids set free by the alkali treatment used for tissue extraction. Such a view was supported by a model experiment in which authentic oleic and linoleic acid could liberate platelet serotonin on incubation but stearic and linolenic acid failed to do so.

Key-Words: Serotonin Release — Platelets — Alkaline Tissue Extract — Unsaturated Fatty Acid — Oleic Acid.

Schlüsselwörter: Serotonin-Befreiung — Blutplättchen — Alkalisches Gewebsextrakt — Ungesättigte Fettsäuren — Oleinsäure.

As summarized recently by MARKWARDT (1966), it has been postulated that various compounds such as proteolytic enzymes, venoms, alkaloids and many synthetic drugs are capable of causing the liberation of the biogenic amines from blood platelets. TOH (1956, 1957) presented evidence for the presence in alkaline extracts of certain mammalian tissues of an active principle which was capable of releasing 5-HT and histamine from dog and rabbit plattelets *in vitro* and was tentatively termed "nephrosin" by him because the activity in kidney was higher than in other organs such as liver, lung, spleen, muscles and skin.

If Toh's "nephrosin" is a tissue-specific naturally occurring biogenic amine liberator, as he claimed, it seems very important to characterize "nephrosin" chemically and to elucidate the mode of action by which it might liberate 5-HT *in vivo*.

Toh (1957) reported that an alkali extract of stomach mucosa was as active as that of kidney and these tissue extracts were able to liberate 5-HT from rat spleen, but not from the gastro-intestinal tract, when administered intraperitoneally. Confirming these results, Elliott (1963) provided evidence that the administration of the kidney extract *in vivo* caused a decrease in the histamine content of the spleen which was accompanied by an increase in tissue weight. The decrease in the splenic amine content was due to liberation of the amine from blood platelets in spleen, but not from mast cells therein. Using neoplastic mast cells as a system for testing amine liberation, Giarman and his coworkers (1960) found that alkali extracts of brain had the greatest activity in releasing 5-HT and histamine and that extracts of lung, duodenum and spleen were as potent as those of kidney.

Concerning the chemical nature of the active principles in the extracts, Giarman et al. (1960) described that they were stable to heat, acid and alkali, and could not be separated completely from protein by these and other precipitants or by dialysis. Toh also found that his "nephrosin" could not be extracted by acid or by organic solvents such as ethanol or acetone and that only extraction from tissues with NaOH was effective.

Toh employed throughout as the platelet suspension medium a calcium-free, gelatine-containing salt solution which was used originally for preservation of platelets and leucocytes by Tullis (1953). Thus the mode of the amine releasing action of the kidney extract should be independent of Ca^{++}. Nevertheless, Toh (1956) stated that the activity of the extract was inhibited in the presence of agents known to eliminate free Ca^{++} ions from the incubation medium, such as EDTA, oxalate or citrate, a rather puzzling fact. Moreover, Giarman et al. (1960) found that in those solutions containing glucose, such as Hank's and Locke-Lewis', the potency of the brain extract was markedly inhibited while in Tullis-Toh's solution the extract caused some apparent damage to the cells, and suggested that this effect of glucose might be attributable to an increased metabolic activity opposing a nonspecific damaging action of the extracts on the cell membrane.

As already observed by Paasonen (1965), discrepancies between the results reported by different investigators might be due to differences in the composition of the cell suspension media used. A series of observations have been carried out to test whether an active principle or principles having glucose-sensitive 5-HT releasing activity in Tullis-Toh's suspension are actually present in alkali tissue extracts. The available evidence suggests that they might be unsaturated fatty acids, a conclusion which disagrees with the observations of GIARMAN et al. (1960). The present paper reports findings that provide support for such a conclusion. The mode of action of these substances will be reported in a separate paper. A preliminary communication concerned with part of this work has already appeared (SHIO, KAWAGUCHI, and MASUMURA, 1967).

Methods and Materials

Tissue Extract. The extraction procedures were essentially similar to those reported by TOH (1956, 1957). Ten to one hundred g fresh kidney (rabbit or pig) was freed from surrounding fatty and fibrous tissues as far as possible and chopped into pieces with scissors. In some experiments, brain, liver, stomach and skeletal muscle of rabbit were also used. Alkali extraction was carried out, as described by TOH (1956), by heating the chopped tissue in 0.2 N NaOH (1.5 ml per g tissue) at 55° C for 60 min and at 85° C for 3 min in succession. After cooling, the mixture was neutralized to pH 7.4 with 1 N-HCl. The mixture was filtered through a sheet of gauze and the filtrate was centrifuged at 1,000 g for 30 min. Approximately 1 ml per g original tissue of a slightly brown solution was obtained after appropriate dilution with saline and used as a crude extract. With regard to further purification of the crude extract, see the "Results" section.

Platelets. A carotid artery of unanaesthetised rabbit (both sexes, 1.8—2.3 kg were used) was cannulated with a polyethylene tube and blood was collected in a siliconized flask containing 1% disodium EDTA in 0.9% sodium chloride in a volume equal to one ninth of the volume of blood collected. Red and white blood cells were removed by centrifugation of the blood sample at 1,000 g for 4 min. The supernatant was transferred into another tube and centrifuged at 1,000 g for 30 min. The creamy pellet of platelets thus obtained was suspended in Tullis-Toh's solution in a volume approximately the same as the original blood volume and washed 3 times by centrifugation in the same solution. Finally, contaminating red cells and clumps of platelets were removed by centrifugation at 1,000 g for 2—3 min. The final suspension was stored at 4° C until assay, but was never stored for more than 2 hrs. All glassware which came into contact with platelets had been previously siliconized. (Shin-etsu Kagaku, heating at 70° C for 3 hrs.)

Table 1

Composition of Tullis-Toh's solution used:		
NaCl	0.75%	
KCl	0.02	
NaHCO$_3$	0.1	7 parts
Na acetate	0.1	
Gelatine	0.1	
M/15 Na phosphate buffer, pH 7.4		1 part

Incubation. The platelet suspension was divided into an appropriate number of aliquots. The tissue extract, crude or partially purified (equivalent to 2—50 mg fresh tissue), and other substances if required, were added, the temperature being kept at 4° C. The platelet count of the final suspension was adjusted to the range of $2-4 \times 10^7$ platelets per ml. The volume of the extract added did not exceed 1/10 of the total volume. For the control experiments, a corresponding volume of saline was added in place of the extract. Incubation was carried out in a water bath at the required temperature for each experiment.

Microscopic Observation. A drop of platelet suspension was spread between thin films of polyvinyl acetate and observed directly under a phase contrast microscope. To count platelets, the suspension fluid was mixed with the same volume of 1% ammonium oxalate (BRECHER and CRONKITE, 1950) and placed in a counting cell.

By repeated observations, it was confirmed that incubation with the alkali tissue extract caused neither aggregation of blood platelets nor a marked decrease in the number of platelets in the incubation media, even with a dose of extract as high as 100 mg tissue equivalent per ml of suspension.

5-HT Determination. Basically the method of WEISSBACH et al. (1958) was followed. After incubation, platelets were collected by centrifugation and 5-HT was extracted with 4 ml 0.2 N HCl. In the experiments on 5-HT uptake, the platelets were washed once with cold Tullis-Toh's solution before extraction of 5-HT. Protein precipitation was omitted. After centrifugation, the supernatant was transferred to a test tube containing 1.3 ml 12 N HCl and the 5-HT content was immediately estimated with a Farrand spectrophotofluorometer (activation at 295 mμ and fluorescence at 540 mμ: uncorrected).

In some cases the amount of 5-HT in the supernatant was also determined fluorometrically or by bioassay on the rat stomach fundus (VANE, 1957) to check whether the 5-HT lost from the platelets could be recovered in the suspension medium. Under the conditions used in the present experiment, the total recovery was always found to be satisfactory ($90-100\%$).

Gel Filtration. Sephadex G-200 (Pharmacia Fine Chem.) was suspended in 0.9% NaCl solution and packed in a column (15×300 mm, bed volume 40 ml), its void volume estimated with Blue Dextran 200 (Pharmacia Fine Chem.) being 12 ml. Usually 1 ml of extracts corresponding to $2-3$ g fresh tissue was applied and eluted at $4°$ C with 0.9% NaCl at a flow rate of 1 ml/min. The effluent was collected in 4 ml portions and 5-HT releasing activity and protein content were determined. For protein determination the method of LOWRY et al. (1951) was used with bovine serum albumin (Armour, Fraction V) as the reference protein.

Extraction of Active Principles with Organic Solvents. The details are described in the results section. Based on the results obtained in preliminary experiments, the following standard procedures were finally adopted. To partially purify the active principles in Toh's alkali tissue extract, the tissue was extracted with 0.2 N NaOH as described above and ethanol was added to the extract to a final concentration of 70% (v/v) and the precipitate was removed by filtration. After the filtrate was concentrated in vacuo to remove ethanol as far as possible, it was made alkaline with N NaOH, washed with 4 volumes of diethyl ether, then acidified to pH 2 with N HCl and shaken with 4 volumes of diethyl ether. This ether extract was dried *in vacuo*, and the residue was extracted with dry acetone. After evaporating the acetone off *in vacuo*, the residue was dissolved in small amount of diethyl ether and examined by thin-layer chromatography (TLC).

Thin-Layer Chromatography (TLC). Two TLC systems were employed. In system I, chromatoplates ($0.25-0.50$ mm thick) of silica gel G (Merck) were activated in an oven at $110°$ C for 30 min before use. The samples, dissolved in diethyl ether, were applied to the plates and development was carried out by the method of NODA and IKEGAMI (1960) using a mixture of petroleum ether (b.p. 30 to $60°$C), diethyl ether and glacial acetic acid ($80:30:1$) as the solvent system. After developing until the solvent front had moved 15 cm, the plates were allowed to dry and the substances on them were visualized either by spraying with 50% H_2SO_4 followed by heating or by exposure to iodine vapour. In system II, 60 ml of 12.5% $AgNO_3$ solution was added to 30 g of silica gel G before spreading on the glass plates and the solvent system for development was prepared according to MATSUURA and MITSUHASHI (1965), i.e. a mixture of petroleum ether, diethyl ether and glacial acetic acid (90:10:1). The substances on the chromatogram were again visualized by spraying with 50% H_2SO_4.

The following substances were used as reference compounds: cholesterol (Merck), phosphatidyl ethanolamine purified from bovine, erythrocytes, (kindly donated by Dr. A. IRIMAJIRI), stearic, oleic, linoleic and linolenic acid (Sigma), mono- and tristearin (Nakarai chemicals), bis-homo-γ-linolenic acid (kindly donated by Dr. KAJITA).

To test the 5-HT releasing activity on blood platelets, the zones corresponding to the reference compounds were removed with a spatula and extracted twice with diethyl ether. The ether extracts were dried and the residues were resuspended in normal saline.

Results

Effects of the Alkali Extract of Kidney on Endogenous 5-HT of Blood Platelets

Incubation of blood platelets in Tullis-Toh's solution at 37° C for 60 min liberated 10—20% of the endogenous 5-HT. At a lower temperature, the spontaneous release of the amine appeared to be somewhat less, but no significant difference was observed.

When the alkali kidney extract corresponding to 20—50 mg of fresh tissue was added to the platelet suspension, a large decrease in platelet 5-HT (about 50—100%) occurred during incubation at 37° C for 60 min. At the same time, the 5-HT in the suspension medium was increased by an amount nearly equivalent to the platelet 5-HT lost, a fact which indicates that the endogenous platelet 5-HT was not metabolized but mainly released into the medium. As shown in Figs. 1 and 2, such a 5-HT release by crude kidney extract was found to be time-, dose- and temperature-dependent. In spite of the nearly complete liberation of the endogenous 5-HT (more than 80%) produced by the kidney extract, neither aggregation of platelets nor a decrease in platelet count was observed. In view of these findings, the 5-HT releasing action of the alkali kidney extract cannot be attributed either to disintegration or to obvious damage of the platelet. Of course, some slight damage of the platelets such as suggested by GIARMAN and his coworkers (1960) could not be completely excluded and this might contribute partly to the leakage of platelet 5-HT into the medium. The results presented seem to support Toh's view that the observed effect is chiefly due to the presence in the alkali extract of an active principle or principles capable of releasing 5-HT from the platelets.

Using crude alkali extracts prepared from various tissues, the distribution of such a 5-HT releasing activity among some organs was

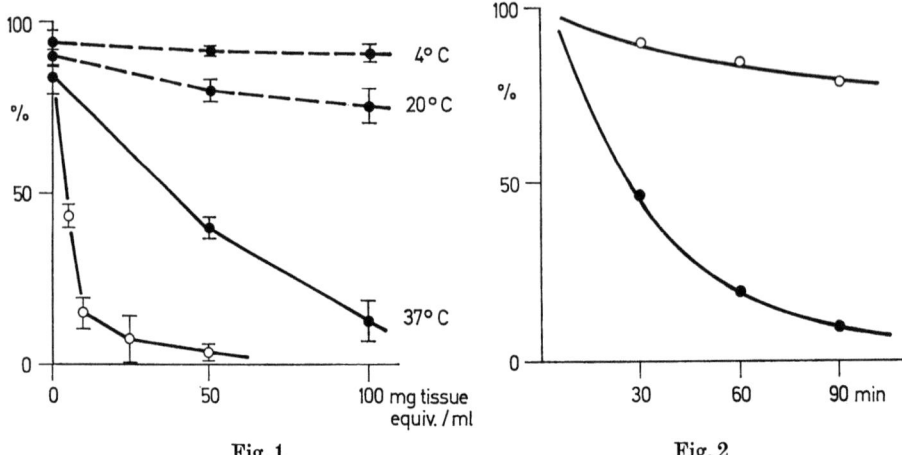

Fig. 1. *Effect of the alkali kidney extract on 5-HT release from rabbit platelets (a dose response curve).* 5 ml portions of the platelet suspension (2×10^7/ml) were incubated with several doses of the extract. The 5-HT retained in platelets after incubation at 37° C for 60 min was plotted against the dose of the extract defined as mg tissue equivalent. 5-HT releasing activities of alkali tissue extracts obtained before (closed circle) and after (open circle) ethanol treatment were compared at 37° C, and using a crude extract without ethanol treatment, differences in the 5-HT release at 4° C or at 20° C are also shown

Fig. 2. *Time course of the 5-HT release by the alkali tissue extract.* 5 ml of platelet suspension (2×10^7/ml) was incubated with a crude extract obtained before ethanol treatment (100 mg tissue equivalent per/ml) for 30, 60 and 90 min at 37° C (closed circle). The time course of the spontaneous release of 5-HT (open circle) is also shown when physiological saline was added instead of the extract

Table 2. *5-HT release from rabbit platelets by crude and partially purified tissue extracts (% release after incubation for 60 min at 37° C)*

	Crude extracts (100 mg tissue equiv/ml)	Ethanol and diethyl ether treated extracts (10 mg tissue equiv/ml)
Spontaneous release	16, 20	
Kidney	92, 93, 93	85, 90
Liver	40, 55, 60	94, 95
Stomach	76, 94	84, 95
Brain	95	80, 84
Skeletal muscle	35	83

examined. The results are presented in Table 2 and are in fairly good agreement with those reported by TOH (1956). Almost complete 5-HT release was observed by incubation at 37° C for 60 min with crude alkali extracts of 100 mg tissue equivalent per ml obtained from brain or kidney (95 or 93% respectively). Stomach extract in the same dose was next in order of activity and extracts of liver or skeletal muscle were rather less active. When the tissue distribution was compared using ethanol-ether treated alkali extracts (10 mg tissue equivalent per ml), no significant differences in the extent of 5-HT release was observed.

Effects of Alkali Kidney Extract on the Uptake of 5-HT by Blood Platelets

As has been well established (HUMPHREY and TOH, 1954; SANO et al., 1958; HUGHES and BRODIE, 1954; BORN and GILSON, 1959; DAVIS and KAY, 1965), platelets are capable of concentrating 5-HT from the surrounding medium on incubation at 37° C, and an active process is suggested to explain the uptake against a concentration gradient. When authentic 5-HT creatinine sulfate (Merck) in a concentration of 7.5—30 µg per ml was added to the incubation medium, the platelets showed a significant amine uptake, while in the presence of the alkali kidney extract (100 mg tissue equivalent per ml) the 5-HT content of platelets never reached the original endogenous amine level, even when 5-HT in a concentration of 250 µg/ml was added to the incubation medium. Glucose (5.5 mM) in the medium not only increases the 5-HT uptake by the control platelets but also counteracts the inhibitory action of the kidney extract. On the other hand, ATP (2 Na, Sigma) (1 mM) showed hardly any effect on the amine uptake in the presence or absence of the extract. Probably the Mg^{++} free Tullis-Toh's solution employed might be responsible, for the results are inconsistent with the previous finding reported by SANO and his collaborators (1958) who, using an incubation medium containing Mg^{++} for activation of platelet ATPase, suggested a potentiating effect of ATP on 5-HT incorporation into blood platelets.

An example of such a series of experiments is presented in Fig. 3. As seen in the figure, it is obvious that the addition of the extract caused a downward shift of the uptake curves and gave them a slope less than that of the control curves, while the presence of glucose in the incubation medium not only markedly reduced such a downward shift but also made the uptake curve steeper and almost parallel with the control (Fig. 3 B).

It seems worth noting that the platelets, once treated with the extract to liberate their endogenous 5-HT, could incorporate 5-HT (Fig. 4), a fact supporting the view that the 5-HT liberation with the alkali kidney extract is not solely due to serious damage of the platelets.

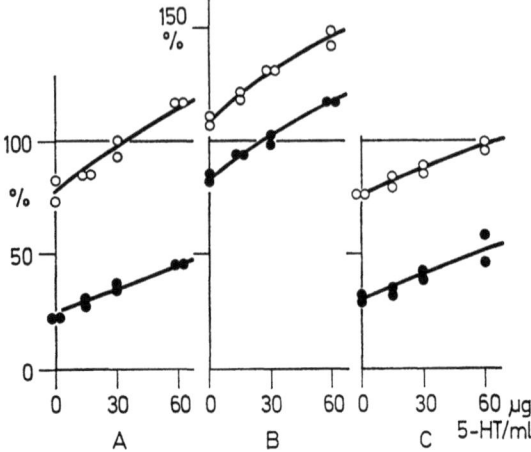

Fig. 3. *Effects of glucose and ATP on the inhibitory action of the alkali kidney extract on 5-HT incorporation into platelets.* Crude alkali extract (100 mg tissue equivalent/ml) was incubated with platelets suspended in Tullis-Toh's solution containing 5-HT at 37° C for 60 min. %5-HT recovered in the platelet pellet (ordinate) was plotted against the concentration of authentic 5-HT in the medium (abscissa). Reference experiments, in which normal saline was used instead of extract were carried out in parallel. These results are shown by the open circles. *A:* neither glucose nor ATP was present. *B:* 5.5 mM glucose was present in the incubation medium. *C:* 1 mM ATP was present in the medium

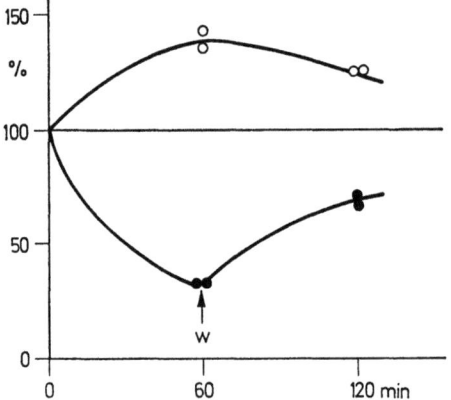

Fig. 4. *5-HT incorporation in platelets preincubated with alkali kidney extract.* Platelet suspension (2×10^7/ml) was incubated with 100 mg tissue equivalent/ml of the alkali kidney extract at 37° C for 60 min, followed by centrifugation in the cold (mark W) and resuspension in a fresh 5-HT-containing medium, and submitted to a second incubation. % recovered 5-HT in the platelet pellet (ordinate) is plotted against the incubation period in minutes (abscissa). Control experiments in which preincubation as above was omitted are also shown in open circle

Isolation (Partial Purification) of Active Principle(s) from the Crude Alkali Extract of Kidney with Ethanol and Gel Filtration

The crude alkali extract of kidney contained much protein and protein hydrolysis products and was brownish. To remove these substances, at least partially, precipitation with ethanol was tried and found to be effective.

Ethanol was added to a crude extract to a final concentration of 70% (v/v). After standig for 5 min, the mixture was filtered and the filtrate was evaporated down almost to dryness in vacuo in a rotary film evaporator. To remove ethanol from the solution completely, the concentration in vacuo was repeated twice and the condensed material was resuspended in an appropriate volume of distilled water. The precipitate was re-extracted with NaOH in the same way as in the preparation of the crude extract.

The 5-HT releasing activity was mostly recovered in the ethanol-soluble fraction. When compared in terms of unit weight of the fresh tissue, the activity extracted with 70% ethanol was rather higher than that in the crude extract (Fig. 1). The activity re-extracted from the precipitate with ethanol was found to be far less than that recovered in the filtrate, so that such a re-extraction was practically unnecessary; when compared in terms of mg fresh tissue equivalent necessary to obtain 50% release, the former is not more than one twentieth as active as the latter. The 5-HT releasing activity of such an ethanol-soluble fraction was also found to be temperature-dependent and counteracted by glucose, as was that of the crude extract. Thus the ethanol precipitation procedure proved to be an aid in concentrating the active principles in the extract.

Using this procedure, the optimal NaOH concentration for extracting the activity from the kidney was examined. The kidney extracts were prepared with 0.2, 0.1 and 0.05 N NaOH and then treated with ethanol as described avove. With a dose equivalent to 40 mg tissue per ml, these extracts showed 100, 51 and 25% release of platelet 5-HT respectively. When a concentration of NaOH higher than 0.5 N was used, the tissue homogenates became too viscid to handle. This indicates that 0.2 N NaOH, as used by Toh, is the optimal concentration for the extraction of the active principle(s).

One ml of an ethanol-treated extract of kidney (corresponding to 2 g fresh tissue) was applied to a column of Sephadex G-200 and eluted with 0.9% NaCl. As seen in Fig. 5, the activity was totally recovered in the fraction corresponding to the void volume. This fraction had an opaque, emulsion-like appearance, while most of the protein was eluted ater when the eluate had a light brownish colour. The activity recovered

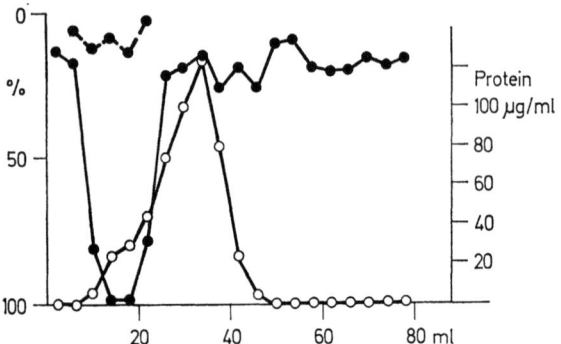

Fig. 5. *Sephadex G-200 gel filtration of alkali kidney extract.* % liberation of 5-HT (scaled on the left-hand side) on incubation with platelet suspension, and protein content (scaled on the right-hand side) estimated in each tube of eluant (effluent volume on abscissa). Closed circle: % 5-HT releasing activity by 50 mg tissue equivalent/ml. Effect of glucose (0.1%) on the activity of some fractions (using the same dose of extract) is also shown as a dotted line. Open circle: protein content

after gel filtration was also inhibited by adding glucose (5.5 mM) to the incubation medium. It seems highly probable, therefore, that the substance(s) having 5-HT releasing activity might be somewhat hydrophobic and of lipid nature. Indeed, the active principles in the ethanol-treated extracts were found to be not only stable to heat, acid and alkali but also to incubation with trypsin and chymotrypsin. These findings led us to attempt their isolation using procedures for lipid purification.

Extraction with Organic Solvents

a) Chloroform, Diethyl Ether and Petroleum Ether. After the alkali kidney extract was treated with ethanol as described in the previous section, the concentrated watery extract was shaken vigorously with two volumes of chloroform for 3 min and the organic phase was separated off after centrifugation.

This extraction procedure was repeated twice. The organic phases were combined and evaporated *in vacuo*, the residue being taken up in a small volume of 0.9% NaCl solution. The aqueous phase was also condensed to the smallest possible volume and then diluted with distilled water. The process was repeated to remove the chloroform completely. The residue was then dissolved in distilled water. When the 5-HT liberating activity was measured on both samples, it was found that the activity was recovered mostly in the organic phase.

When diethyl ether was employed instead of chloroform, the activity was also recovered mostly in the ether phase, while extraction with petroleum ether (b.p. 30°—60° C) was found to be less effective than chloroform or diethyl ether.

In these experiments, the pH of the aqueous phase was in the neutral range. When the aqueous phase was made alkaline by adding 0.2N NaOH, the activity recovered in the diethyl ether phase, was greatly reduced. When acidified with N HCl, almost all the avtivity could be extracted by a single extraction with ether. For instance, an active sample equivalent to 3g fresh tissue was prepared by the chloroform extraction described above, suspended in 1 ml of 0.2N NaOH and shaken with 4 ml of diethyl ether for 3 min. The ether extraction was repeated, but hardly any activity was recovered in the ether phase. On the other hand, when this alkaline solution was acidified to pH 2 with N HCl and extracted with 4 ml of ether, almost all the activity could be transferred to the ether. These results suggest the acidic lipid nature of the active principles.

b) Extraction with Homogenization of Tissues in a Chloroform-methanol Mixture. In view of these results, total lipid extraction of rabbit kidney was attempted; the kidney tissue was homogenized directly in 20 volumes (v/w) of chloroform-methanol mixture (2:1 v/v) and filtered, the filtrate being washed with one-fifth volume of 0.73% NaCl solution after FOLCH et al. (1957). The aqueous phase was removed and the total lipid extract was dried and resuspended in 0.9% NaCl solution. This suspension showed no 5-HT releasing activity even with a dose equivalent to more than 100 mg tissue per ml in the incubation medium. Such a result is not so unexpected because of the poor solubility of the lipid in salt solution. When the material suspended in saline was treated with 0.2N NaOH as used for preparation of Toh's extract, the activity appeared and in a dose equivalent to 20 mg tissue per ml was sufficient to cause the nearly complete liberation of 5-HT from the platelets. A concentration of NaOH below 0.1N seemed to be less effective in activating a chloroform-methanol tissue extract.

c) Acetone. When dried material equivalent to 3g tissue obtained by extraction with chloroform or diethyl ether was washed twice with 4 ml of dry acetone at room temperature and the 5-HT releasing activity of each acetone-soluble fraction and the residue after drying in vacuo was tested, it was found that the activity was mostly recovered in the first acetone washing, the second washing and the residue showing little or no activity.

Thus, it was demonstrated that the active principles in Toh's alkali tissue extract were probably of an acidic lipid nature but his alkali treatment was also necessary for their being active in Tullis-Toh's solution. Such drastic alkali treatment is expected to cause hydrolysis of lipids. It seems most likely, therefore, that fatty acids split off from their bound form and/or converted into a certain active configuration are responsible for the activity. If so, the difference in the activity per unit weight of fresh tissue between kidney and, for instance, liver shown in the Table appeared not to be significant. When the activity of various tissues was compared using the extract purified as stated above, the doses which caused nearly complete liberation of platelet 5-HT were found to be not so different from each other when referred to the fresh tissue weight (Table. 1). Such a discrepancy caused by differences in

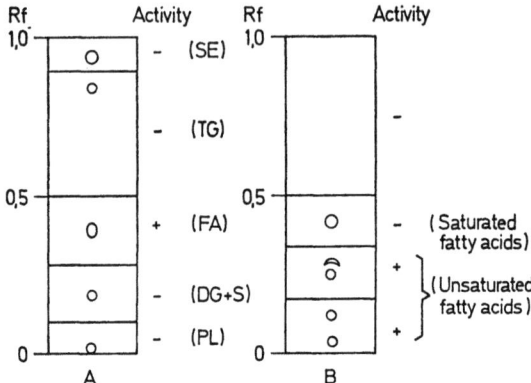

Fig. 6. *Thin-layer chromatography of the alkali kidney extract*. A: Lipid fraction of the alkali kidney extract. Developed with solvent system I [petroleum ether (b.p. 30—60° C), diethyl ether and glacial acetic acid (80:30:1). *SE*: cholesterol esters, *TG*: triglycerides, *FA*: fatty acids, *DG*: diglycerides, *S*: cholesterol, *PL*: phospholipids; B: Fatty acid fraction obtained from chromatoplate A. developed on a $AgNO_3$ impregnated silica gel G plate with solvent system II [petroleum ether (b.p. 30—60° C), diethyl ether and glacial acetic acid (90:10:1)]

the degree of purification might be explained by the presence of some interfering substances, like glucose, in the alkali extract. The difference in the effectiveness of extraction of the active principles from the different tissues might also be responsible for the results presented in the Table. When extracted with alkali by Toh's method, the tissue became very slimy and viscid, to an extent which varied from organ to organ and so might have interfered with the extraction of the active principles.

Separation of Active Principles with Thin-Layer Chromatography. Using either Toh's alkali extract of rabbit kidney or the chloroform-methanol (2:1) extract activated with 0.2N NaOH, the isolation of the active substances with thin-layer chromatography (TLC) was attempted and both crude extracts were found to be identical with each other with respect to their active principles, using at least two TLC systems.

The alkali kidney extract was treated successively, as stated in the previous section, with 70% ethanol, acid ether and acetone, while the treatment with 70% ethanol was omitted for the chloroform-methanol extract. The acetone was evaporated off *in vacuo*, and the residue dissolved in a small volume of diethyl ether and applied to chromatoplates. With TLC system I, the activity was localized in many cases only in the region corresponding to free fatty acids (Fig. 6A), but in some cases it spread to the region corresponding to cholesterol (and diglycerides), a result which might be due to tailing. On the other hand, hardly any significant activity was recovered from the regions corresponding to phospholipids, tri- and monoglycerides and esterified sterols. Indeed, authentic cholesterol, and tristearin were found to be ineffective in liberating platelet 5-HT irrespective of whether they were treated with 0.2 N NaOH or not. The active spot in system I was stained with H_2SO_4 and also with iodine vapour, a fact suggesting that the active substance or substances might be unsaturated. To separate saturated fatty acids from unsaturated ones, therefore, $AgNO_3$-impregnated chromatoplates (system II) were tried; the active portion obtained from chromatoplates of system I (the free fatty acid fraction) was dissolved in diethyl ether and applied to the plate without methanolysis. Stearic, oleic and linoleic acids were used as markers for saturated, mono- and di-enoic compounds respectively. As seen in Fig. 6B, there were five spots on the chromatogram, one of which corresponds to saturated acids; the remaining four were divided into two groups corresponding to mono- and di-enoic substances respectively. The spot corresponding to saturated fatty acids had no activity, whereas the other two groups were found to have 5-HT releasing activity, their action being opposed by the presence of glucose in the incubation medium. Such a finding indicates that the activity of the alkaline tissue extract might be attributable, partly at least, to some kinds of unsaturated fatty acids. Since the chloroform-methanol extract of kidney is inactive without the alkali treatment, it might be said that these active unsaturated fatty acids were liberated from their bound state (e.g. glycerides) by hydrolysis with NaOH at a rather high temperature.

Serotonin-Releasing Activity of Unsaturated Fatty Acids

The results presented above strongly support the view that unsaturated fatty acids are responsible for the 5-HT releasing activity of alkaline tissue extracts. This led us to test naturally occuring fatty acids for their 5-HT liberating activity. As shown in Fig. 7, mono-(oleic) and di-enoic (linoleic) fatty acids were found to be capable of liberating 5-HT from blood platelets and their activity was inhibited by glucose, as is that of the tissue extracts. Saturated (stearic) and trienoic (linolenic) acids have little or no activity. These active authentic fatty acids remained effective in their 5-HT releasing action even after treatment with 0.2 N NaOH, so that these fatty acids are active by themselves, and do not require an alteration in their chemical structure by the alkali treatment. Since neither a systematic survey of the activity of various fatty acids nor identification of active substances in the extract

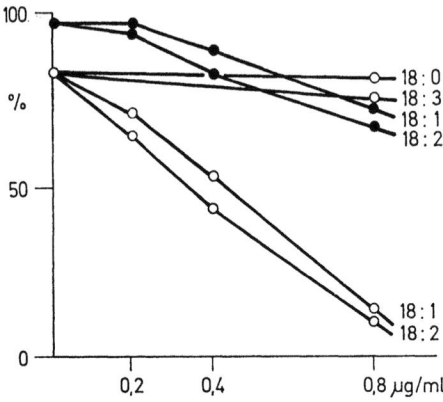

Fig. 7. *5-HT release from platelets by naturally occurring fatty acids.* 5 ml of platelet suspension (2×10^7/ml) was incubated with several C_{18}-fatty acids dispersed in normal saline. (Stearic, oleic, linoleic and linolenic acids for 18:0, 18:1, 18:2 and 18:3 respectively.) % retained 5-HT in platelet after incubation at 37° C for 60 min was plotted against each dose of fatty acid. Open circle: without glucose. Closed circle: with glucose (5.5 mM)

has been accomplished, it is still not known what specific structure is required for such an amine releasing activity. It is naturally expected, however, that the active enoic acids such as oleic and linoleic acid are present in the alkaline tissue extract in a considerable amount. The activity of the tissue extract reported by TOH is, therefore, attributable, partly at least, to these fatty acids. Furthermore, it seems of importance to note here that a new type of 5-HT releasing substance was found in tissues.

Discussion

Confirming the earlier findings, the present study also clearly demonstrates the presence in the extract of some tissues of an active factor or factors capable of causing the release of 5-HT from blood platelets. The results presented above strongly suggest further that the 5-HT releasing activity of the alkali tissue extracts is mainly, if not solely, attributable to unsaturated fatty acids.

It has already been reported by TOH (1956), that neither acid nor fat solvents, such as acetone or ethanol, were effective in extracting his "nephrosin" from the kidney tissue, a fact suggesting that any active principle or principles in the extract were hardly of lipid nature. As shown above, however, the chloroform-methanol (2:1) extract of kidney tissue is active in liberating platelet 5-HT only after the alkali treatment. Moreover, it was confirmed that the treatment with 0.2N NaOH employed by TOH for extraction was necessary for complete extraction of the active principle(s) or complete activation of inactive chloroform-methanol extracts, more dilute alkali being not so effective. It can be concluded that our results are not incompatible with his findings.

Since the amine releasing activity of the crude alkali extract of kidney tissues was found to remain nearly unaffected after treatment with proteolytic enzymes, it is not likely to be of protein or polypeptide nature, as suggested by GIARMAN and his coworkers (1960) or ARCHER (1958).

Indeed, our active fraction could be solubilized into 70% ethanol, separated from main protein fractions by gel filtration through Sephadex G-200 and showed the opalescent appearance of an emulsion, a finding which suggests its hydrophobic nature. Of course, there remains a possibility that our substance(s) having the 5-HT-releasing activity were originally a constituent or constituents of tissue (lipo-) protein and the extent to which they were split off depends upon the conditions of the tissue extraction. If so, our findings would not necessarily contradict the results reported by these investigators. Otherwise, the active substance(s) presented by them are quite different from ours.

The 5-HT-releasing activity of the tissue extract prepared with chloroform-methanol (2:1) was observed only after treatment with NaOH. With such a treatment, all glycerides are thought to be completely hydrolyzed and so excluded from the substances which might have the 5-HT-releasing activity. Considering the evidence obtained by partitioning between aqueous acid and diethyl ether and from the TLC experiments, we feel that mono- or di-enoic fatty acids are responsible for the 5-HT-releasing activity of the tissue extract. In an earlier finding reported by SHORE and his collaborators (1963), in which sodium salts of C_{18-22} saturated fatty acids were found to release 5-HT from platelets in the presence of Ca^{++} and blood plasma, the amine release by these substances was attributed to platelet aggregation. In this investigation, the sodium salts of unsaturated fatty acids such as oleic, linoleic and linolenic were tested, but no 5-HT-releasing activity was observed.

Such a discrepancy might be due to the presence of glucose in the plasma that was used as the incubation medium by SHORE et al. (1963).

Our pilot experiment showed that even concentrations of glucose as low as 0.27 mM caused a considerable inhibition. As presented above, however, our active substance(s) required neither Ca^{++} nor blood plasma to liberate 5-HT from the platelets. Indeed, under the conditions used in the present study, stearic and behenic acid were found to be practically ineffective in liberating platelet 5-HT even after treatment with NaOH, while some authentic mono- and di-enoic acids proved to have 5-HT-releasing activity (Fig. 6). Moreover, the possibility of occurrence of platelet aggregation could be safely excluded, since hardly any change in the platelet count was observed after incubation with our active substances(s) in a dose sufficient to cause nearly complete release of platelet 5-HT. Platelets which had their endogenous 5-HT liberated by pretreatment with active extracts were capable of taking up exogenous 5-HT (Fig. 4).

Of course, the possibility could not be excluded that unsaturated fatty acids cause some damage or alteration of platelet membrane, as suggested by GIARMAN et al. (1960), leading to 5-HT leakage. It was found that our active components not only caused a temperature-dependent 5-HT liberation from the platelets but also suppressed their 5-HT uptake, both effects being counteracted by glucose. Such an effect of glucose might be expected, as GIARMAN (1960) pointed out, if the active fatty acids had a nonspecific damaging action on the cell membrane which could be opposed by an increased metabolic activity. As an alternative, however, it seems also possible that they act, partly at least, on the pump system of platelets which requires energy. Further detailed investigation is needed and some experiments are now in progress in this laboratory. The action of saturated fatty acids on platelet 5-HT observed by SHORE and ALPERS (1963) appears not to be responsible for the 5-HT-releasing activity of Toh's extract.

Various types of mono- and di-enoic acids are present in animal tissues, some in the bound form, such as glycerides, others in the free form, and the former are readily hydrolysed with the treatment used for preparation of the alkaline tissue extract. If these acids are really reponsible for the observed activity in the extracts, it is not surprising that Toh's nephrosin activity could be detected not only in kidney, as reported originally by TOH (1956), but also in other tissues such as stomach (TOH, 1957) and brain as reported by GIARMAN and his coworkers (1960). The pattern of the organ distribution of the activity first reported by TOH and confirmed in the present experiment using crude extracts might be attributable to the difference between respective organs in factors affecting effectiveness of extracting active components (e.g. the presence of interfering substances, viscosity of the tissue mass resulting from strong alkali treatment). Indeed, when tissue extracts were treated with ethanol and acid-ether, the activity recovered per g tissue of brain and liver was found to be nearly in the same magnitude as that of kidney. Results obtained with the crude extract as reported by TOH could be said, therefore, not to reflect the real distribution between the organs of the active principles(s).

To summarize, the present study strongly supports the view that unsaturated fatty acid(s) are responsible for the 5-HT-releasing activity of the alkali tissue extracts. It has not yet been possible to ascertain a definite enoic acid or acids as the active principle(s). So far as we know, however, it might be the first report of such enoic acids as 5-HT liberators. Though the enoic moiety seems to be essential to cause 5-HT liberation from blood platelets, the contribution of other factors, such as number of carbon atoms, keto or hydroxy groups, or cyclization, as in the prostanoic acids, should be explored.

Acknowledgement. The author is grateful to Prof. A. INOUYE and to Dr. K. KATAOKA for their constant encouragement and kind help in preparing the manuscript. The present study was partly aided by a grant from the Ministry of Education of Japan.

References

ARCHER, G. T.: Release of histamine from mast cells by tissue extracts. Nature (Lond.) 182, 726—727 (1958).

BORN, G. V. R., and R. E. GILSON: Studies on the uptake of 5-hydroxytryptamine by blood platelets. J. Physiol. (Lond.) 146, 472—491 (1959).

BRECHER, G., and E. E. CRONKITE: Morphology and enumeration of human blood platelets. J. appl. Physiol. 3, 365—377 (1950).

DAVIS, R. B., and D. KAY: Demonstration of 5-hydroxytryptamine in blood platelets by electron microscope autoradiography. Nature (Lond.) 207, 650—651 (1965).

ELLIOTT, A. B.: Release of histamine from spleen by kidney extract, reserpine and compound 48/80. J. Physiol. (Lond.) 165, 83—88 (1963).

FOLCH, J., M. LEES, and G. H. S. STANLEY: A simple method for the isolation and purification of total lipides from animal tissues. J. biol. Chem. 226, 497—509 (1957).

GIARMAN, N. J., L. T. POTTER, and M. DAY: Release of 5-hydroxytryptamine and histamine from neoplastic mast cells by alkaline tissue extracts. Experientia (Basel) 16, 492—494 (1960).

HUGHES, F. B., and B. B. BRODIE: The mechanism of serotonin and catecholamine uptake by platelets. J. Pharmacol. exp. Ther. 127, 96—102 (1959).

LOWRY, O. H., N. J. ROSEBROUGH, A. L. FARR, and R. J. RANDALL: Protein measurement with the Folin phenol reagent. J. biol. Chem. 193, 265—275 (1951).

MARKWARDT, F.: In: Biochemistry of Blood Platelets, pp. 105—116. Ed. E. KOWALSKI and S. NIEWIAROWSKI. London: Academic Press 1966.

MATSUURA, N., and O. MATSUHASHI: Fractionation of fatty acids by thin layer chromatographic separation of the lipids in rice bran lipoprotein. Agr. Biol. Chem. 30, 330—337 (1960).

PAASONEN, M. K.: Release of 5-hydroxytryptamine from blood platelets. J. Pharm. Pharmacol. 17, 681—697 (1965).

Sano, I., Y. Kakimoto, and K. Taniguchi: Binding and transport of serotonin in rabbit blood platelets and action of reserpine. Amer. J. Physiol. 195, 495—498 (1958).

Shio, H., S. Kawaguchi, and S. Masumura: On the active principles in kidney extract bearing serotonin-releasing activity. J. Physiol. Soc. Jap. 29, 389 (1967).

Shore, P. A., and H. S. Alpers: Platelet damage induced in plasma by certain fatty acids. Nature (Lond.) 200, 1331—1332 (1963).

Toh, C. C.: Release of 5-hydroxytryptamine (serotonin) and histamine from platelets by tissue extracts. J. Physiol. (Lond.) 133, 402—411 (1956).

— The presence of a 5-hydroxytryptamine (serotonin) liberator in the gastrointestinal tract. J. Physiol. (Lond.) 138, 488—494 (1957).

Tullis, J. L.: Preservation of platelets. Amer. J. med. Sci. 226, 191—202 (1953).

Vane, J. R.: A sensitive method for the assay of 5-hydroxytryptamine. Brit. J. Pharmacol. 12, 344—349 (1957).

Weissbach, H., T. P. Waakles, and S. Udenfriend: A simplified method for measuring serotonin in tissues, simultaneous assay of both serotonin and histamine. J. biol. Chem. 230, 865—871 (1958).

Dr. H. Shio
Department of Physiology
Kyoto University School of Medicine
606 Kyoto (Japan)

Wirkung von Thiolen auf Harnvolumen und -osmolarität beim Kaninchen*

A. SCHMID

Institut für Pharmakologie, Toxikologie und Pharmazie der Tierärztlichen Fakultät der Universität München (Direktor: Prof. Dr. Dr. h.c. K. ZIPF)

Eingegangen am 3. April 1969

The Effect of Mercaptans on the Volume and Osmolarity of the Urine of Rabbits

Summary. In conscious, moderately hydrated female rabbits the effect of NaCl, L-alanine, L-serine, L-cysteine, 2,3-dimercapto-1-propanol, S-(2-aminoethyl)-isothiouronium, $Na_2S_2O_3$, S-methyl-L-cysteine and D-penicillamine upon renal secretion of water and osmotically active substance was investigated.

All compounds, except NaCl, L-alanine and L-serine, caused a decrease of urine volume and an increase of osmolarity.

The effect is similar to that of the antidiuretic hormone and is dependent upon the presence of the SH-group.

Key-Words: Mercaptans — Kidney — Antidiuretic Hormone.

Schlüsselwörter: Thiole — Niere — Antidiuretisches Hormon.

Vor einigen Jahren konnten SCHWARTZ et al. [12] an der Krötenblase zeigen, daß die Receptoren des antidiuretischen Hormons (ADH) in diesem Organ SH-Gruppen sind, welche mit dem Hormon unter Disulfidbrückenbildung reagieren. In Übereinstimmung mit dieser Feststellung fanden andere Untersucher, daß die ADH-Bindung im distalen Nierentubulus durch Reaktion mit gewebeständigen SH-Gruppen zustande kommt [3,10,11] und eine Voraussetzung der Hormonwirkung ist [1,3,9,10]. SCHWARTZ u. Mitarb. sprachen seinerzeit die Vermutung aus, daß die Disulfidbrückenbildung zwischen Hormon und Erfolgsorgan „. . . channels through which water, urea, and Na^+ can move" öffnen und auf diese Weise die permeabilitätssteigernde Wirkung des Hormons an verschiedenen biologischen Membranen auslösen könnte.

Diese Befunde und ihre Interpretation sowie die Beobachtung von FONG et al. [4], daß Cystein das antidiuretische Hormon von seinen Receptoren in der Rattenniere verdrängt — also offenbar selbst mit ADH-

---
* Auszugsweise vorgetragen auf der 9. Frühjahrstagung der Dtsch. Pharmakol. Ges., 10.—13. 3. 1968 in Mainz.

Receptoren reagiert — ließen an eine Beeinflussung der renalen Ausscheidung von Wasser und osmotisch aktiven Substanzen durch Thiole denken, wobei grundsätzlich 2 Möglichkeiten in Betracht zu ziehen waren:

1. Antagonisierung der ADH-Wirkung durch Blockade von ADH-Receptoren mit Stimulation der renalen Wasserausscheidung und Erniedrigung der Osmolarität des Harns oder
2. Auslösung einer ADH-ähnlichen Wirkung durch gleichsinnige Beeinflussung von ADH-Receptoren wie das Hormon selbst mit Einschränkung des Harnvolumens und Steigerung der Osmolarität.

Zur Entscheidung der Frage, ob Thiole die renale Ausscheidung von Wasser und osmotisch aktiven Substanzen beeinflussen und wenn ja, im Sinne der ersten oder zweiten Möglichkeit, wurden die im folgenden beschriebenen Versuche durchgeführt. Dabei war durch Auswahl geeigneter Thiole und strukturverwandter Verbindungen zu zeigen, daß die erwartete Wirkung von der SH-Gruppe — und nur von dieser — abhängig ist.

Methodik

Um sowohl eine Steigerung als auch eine Verminderung des Harnvolumens sicher erfassen zu können, wurde zunächst folgende Methode zur Einstellung eines mäßigen aber konstanten Harnflusses am wachen Tier eingerichtet:

Konventionell gehaltenen und gefütterten weiblichen Kaninchen verschiedener Rasse mit einem Gewicht von 1800—2200 g wurde 24 Std vor dem Versuch Futter und Wasser entzogen. Gleichzeitig erfolgte eine Adaption an Temperatur (21°C) und Luftfeuchtigkeit (60%) des Untersuchungslaboratoriums.

15 min vor dem Versuch erhielten die Tiere 0,5 mg Propionylpromazin (Combelen®, Bayer) pro Kilogramm Körpergewicht in handelsüblicher Lösung (1%ig) i.v. verabreicht. 10 min später wurden eine Nasen-Magensonde zur Flüssigkeitsbelastung sowie ein Blasenkatheter zur kontinuierlichen Sammlung des Harns gelegt, die Tiere in einem luftdurchlässigen Käfig fixiert und mit einer Sichtblende gegen optische Störungen abgeschirmt. Außerdem wurden laute Geräusche vermieden.

Die Flüssigkeitsbelastung erfolgte mit dest. Wasser in einer akuten Dosis von 13,5 ml/kg Körpergewicht bei Versuchsbeginn und anschließend kontinuierlich (Schlauchpumpe) mit 9 ml/kg · Std bis zum Versuchsende nach 8 Std mit Ausnahme der zweiten und dritten Stunde.

Mit der Flüssigkeitsbelastung wurde die Sammlung des Harns in Stundenfraktionen gestartet.

Ergebnisse

Auf diese Weise wurden an 78 Kaninchen die in Tab. 1 dargestellten Befunde erhoben ($\bar{x} \pm s_{\bar{x}}$).

Aus der Tabelle läßt sich entnehmen, daß das Harnvolumen von der dritten bis zur achten Stundenfraktion weitgehend konstant ist, während die Osmolarität in der gleichen Zeitspanne eine langsame, stetige Abnahme zeigt.

Tabelle 1. *Spontanverlauf von Harnvolumen (V; ml/kg · Std) und -osmolarität (O; mosm/l)*
Stundenfraktionen

	1	2	3	4	5	6	7	8
V	1,29	6,56	9,51	9,61	9,69	9,64	9,60	9,66
	0,68	1,65	0,46	0,57	0,56	0,55	0,57	0,56
O[a]	686,7	275,4	201,6	194,6	190,4	187,5	185,0	184,0
	117,0	86,4	41,3	23,5	38,3	37,3	40,1	38,8

[a] Bestimmt mit dem Halbmikroosmometer der Fa. Knauer, Berlin.

Tabelle 2. *Wirkung der untersuchten Substanzen auf das Harnvolumen*
Stundenfraktionen

Substanz	1	2	3	4	5	6	7	8
NaCl	1,44	4,98	9,59	9,67	9,43	9,95	9,85	9,82
	0,63	1,46	1,42	1,45	1,30	0,69	1,38	0,72
L-Alanin-HCl	0,84	6,40	9,44	10,33	10,17	10,39	10,27	10,44
	0,69	2,78	1,92	2,30	1,75	2,41	2,75	2,99
L-Serin-HCl	1,32	7,58	10,27	10,18	10,29	9,45	10,29	10,81
	0,48	1,57	1,19	0,75	0,96	1,09	0,71	0,84
L-Cystein-HCl	0,35	4,41	9,54	9,95	9,75	4,02	8,03	9,11
	0,15	3,78	2,24	0,47	1,70	0,63	1,28	2,43
2,3-Dimercapto-1-propanol	1,26	9,07	9,89	10,15	10,05	4,55	10,31	15,53
	0,64	1,83	1,65	0,72	1,05	1,33	1,62	1,58
S-(2-aminoäthyl)-isothiouronium	1,47	7,77	9,85	9,72	9,67	4,19	4,06	9,06
	0,69	2,77	0,53	0,59	0,55	1,36	2,00	2,60
Na$_2$S$_2$O$_3$	2,12	6,93	9,56	9,48	9,83	6,76	5,89	7,84
	1,29	2,29	1,12	0,96	0,59	0,70	1,38	1,12
S-Methyl-L-cystein	2,33	5,58	9,34	8,92	8,96	7,44	7,35	11,27
	1,86	1,31	1,37	1,23	0,86	1,38	1,34	1,79
D-Penicillamin[a]	0,59	8,40	8,83	8,89	9,07	9,29	8,60	8,78
	0,59	2,69	2,06	0,64	0,58	0,72	0,42	0,81

[a] Der Fa. Heyl u. Co., Berlin, danke ich für die Überlassung von Versuchssubstanz.

Zur Untersuchung der einleitend skizzierten Fragestellung wurden frisch bereitete Lösungen von Thiolen und strukturverwandten Verbindungen sowie NaCl an jeweils 8—10 Kaninchen pro Substanz nach Beendigung der fünften Fraktion i.v. verabreicht.

Die Lösungen waren mit Aqua dest. hergestellt und, soweit erforderlich, mit Natronlauge auf einen pH-Wert von 7,0 ± 0,2 sowie NaCl auf Isotonie eingestellt.

Die Dosierung betrug bei NaCl 0,308, bei den übrigen Substanzen 0,273 mM/kg Kaninchen und wurde bei den Thiolen auf —SH bezogen. Das Injektionsvolumen lag zwischen 0,9 und 2,9 (in der Regel bei 2,0) ml/kg Kaninchen.

Unter diesen Bedingungen wurden für Volumen und Osmolarität des Harns die in Tab. 2 und 3 dargestellten Werte ermittelt.

Tabelle 3. *Wirkung der untersuchten Substanzen auf die Osmolarität des Harns Stundenfraktionen*

Substanz	1	2	3	4	5	6	7	8
NaCl	783,0	359,0	219,8	203,6	187,4	178,0	187,6	167,0
	193,0	79,3	24,9	25,4	16,2	23,6	24,5	23,8
L-Alanin-HCl	614,0	370,2	196,3	173,0	189,7	163,8	199,1	160,7
	206,0	90,9	12,9	13,6	13,1	19,3	11,9	15,7
L-Serin-HCl	768,8	364,0	193,0	188,0	187,0	184,0	176,5	167,9
	143,0	88,3	26,2	17,2	14,8	19,9	13,5	19,1
L-Cystein-HCl	766,3	170,5	196,0	193,0	188,8	324,0	212,0	219,4
	89,0	62,5	34,0	49,6	21,5	45,4	26,8	36,9
2,3-Dimercapto-1-propanol	720,0	282,0	200,0	186,0	178,0	252,0	204,0	156,0
	52,0	64,6	45,4	14,1	12,6	39,9	21,0	10,6
S-(2-aminoäthyl)-isothiouronium	704,7	181,8	204,1	194,8	201,2	288,1	234,0	176,5
	207,0	23,8	20,5	24,8	12,4	15,5	20,5	21,1
$Na_2S_2O_3$	588,0	269,7	206,4	198,2	191,5	317,9	396,6	356,1
	247,5	73,8	38,0	29,4	16.6	46,2	90,1	80,5
S-Methyl-L-cystein	838,8	373,8	198,7	171,0	188,5	211,6	274,3	229,0
	206,0	89,6	23,5	20,6	21,0	18,7	34,2	22,5
D-Penicillamin	640,0	191,6	208,2	185,3	188,8	187,8	215,5	198,4
	225,0	60,5	28,1	15,3	20,0	18,1	24,0	12,6

Ein Vergleich der Befunde von Tab. 2 und 3 mit den Normalwerten von Tab. 1 ergibt die in Tab. 4 dargestellten signifikanten Wirkungen der untersuchten Substanzen.

Aus dieser Tabelle läßt sich entnehmen, daß von den eingesetzten Substanzen nur die Thiole wirksam waren. Ihre Primärwirkung besteht in einer Erniedrigung des Volumens und einer Erhöhung der Osmolarität des Harns.

Tabelle 4. *Prozentuale Änderung von Volumen und Osmolarität des Harns in der 6., 7. und 8. Stundenfraktion*

Substanz	Volumen			Osmolarität		
	6	7	8	6	7	8
L-Cystein-HCl	− 58,3[a]	− 16,3[a]		+ 72,8[a]		
2,3-Dimercapto-1-propanol	− 52,8[a]		+ 60,8[a]	+ 34,4[a]		
S-(2-aminoäthyl)-isothiouronium	− 56,5[a]	− 57,7[a]		+ 53,6[a]	+ 26,5[a]	
Na$_2$S$_2$O$_3$	− 29,9[a]	− 38,6[a]	− 18,8[a]	+ 69,5[a]	+114,4[a]	+93,5[a]
S-Methyl-L-cystein	− 22,8[a]	− 23,4[a]	+ 16,7[a]		+ 48,3[a]	+24,5[b]
D-Penicillamin		− 10,4[a]	− 9,1[b]			

[a] $p < 0,0005$; [b] $p < 0,005$.

Diskussion

Die Untersuchungen wurden mit wachen unversehrten Kaninchen durchgeführt, um eine unkontrollierbare Sekretion von ADH durch Allgemeinanaesthetica und chirurgische Eingriffe [5, 8, 15] — und damit eine methodisch bedingte Beeinflussung von Harnvolumen und -osmolarität — zu vermeiden. Da auch Angstzustände im gleichen Sinn wirken, wurde ein Tranquilizer appliziert, dessen Wirkung bis zum Beginn der dritten Stundenfraktion wieder abgeklungen war. Er erlaubte eine komplikationslose Adaption der Tiere an den Versuch und begünstigte die Einstellung einer gleichmäßigen Harnproduktion.

Eine Durchsicht der Ergebnisse zeigt zunächst, daß Menge und Osmolarität des leicht hypotonen Harns weder durch Kochsalz, noch L-Alanin bzw. L-Serin signifikant verändert werden, während eine äquivalente Dosis L-Cystein das Harnvolumen einschränkt und die Osmolarität erhöht. Da sich Cystein von Alanin und Serin nur durch eine SH-Gruppe am β-C-Atom unterscheidet, liegt nahe, daß die Cysteinwirkung mit dieser funktionellen Gruppe zusammenhängt. Die qualitativ gleiche Wirkung von 2,3-Dimercapto-1-propanol und S-(2-aminoäthyl)-isothiouronium, das intermediär in 2-Mercaptoäthylguanidin umgewandelt wird [13], stützt nicht nur diese Folgerung, sondern zeigt darüber hinaus, daß die Carboxyl- und Aminogruppe des Cysteins nichts zur Wirkung beisteuern. Einen letzten Hinweis auf die Bedeutung des Thioschwefels liefert Natriumthiosulfat. Die Wirkung scheint aus allen diesen Gründen SH-abhängig, genauer: S(II)-abhängig, zu sein. In Übereinstimmung damit befindet sich die Feststellung, daß eine Maskierung der SH-Gruppe, wie dies beim S-Methylcystein der Fall ist, die Wirkung in quantitativer Hinsicht abgeschwächt. Weniger einsichtig ist dagegen die Wirkungsabschwächung bei D-Penicillamin, das sich von Cystein durch eine Dimethylierung am β-C-Atom unterscheidet. Hier kann entweder ein sterisches Hindernis in Form der beiden Methylgruppen oder eine verminderte Reaktionsfähigkeit der SH-Gruppe infolge der elektronenabstoßenden Eigenschaften der Methylgruppen (positiv induktiver Effekt) die Ursache sein. Beide Möglichkeiten unterstreichen die Bedeutung der SH-Gruppe für das Zustandekommen der pharmakologischen Wirkung.

Wenn die Wirkung selbst einer Betrachtung unterzogen wird, so ergibt sich, daß alle untersuchten Schwefelverbindungen einen mehr oder weniger ausgeprägten ADH-ähnlichen Effekt hervorrufen, indem sie das Harnvolumen reduzieren und die Osmolarität des Harns erhöhen. Eine quantitative Betrachtung beider Vorgänge zeigt, daß die Osmolaritätssteigerung der Volumeneinschränkung in der Regel nicht äquivalent ist, d.h., daß die Thioverbindungen neben der Rückresorption von Wasser anscheinend auch jene von osmotisch wirksamen Harnbestandteilen fördern, wie dies auch von ADH bekannt ist [2, 6, 7, 14].

Für das Zustandekommen der Thiolwirkungen werden vor allem 2 Mechanismen in Betracht gezogen werden müssen: Eine direkte Wirkung durch Reaktion mit ADH-Receptoren (gewebeständigen SH-Gruppen) im distalen Nierentubulus mit Umstrukturierung der Diffusionsbarriere im Sinne der eingangs skizzierten Vorstellungen von SCHWARTZ u. Mitarb. [12] und/oder eine indirekte Wirkung via Stimulation der hypophysären ADH-Sekretion.

Literatur

1. DICKER, S. E.: The mechanism of action of oxytocin and vasopressins and their analogues on the kidney of mammals. II. Internat. Pharmacol. Meeting, Prag, 1963. Biochem. Pharmacol. Conf. Issue, Nr. 333 (1963).
2. FANESTIL, D. D., G. A. PORTER, and I. S. EDELMAN: Aldosterone stimulation of sodium transport Biochim. biophys. Acta (Amst.) 135, 74—88 (1967).
3. FARAH, A., and G. MOLINA: Effect of vasopressin and dehydration on proteinbound sulfhydryl in renal cells. II. Internat. Pharmacol. Meeting, Prag, 1963. Biochem. Pharmacol. Conf. Issue, Nr. 495 (1963).
4. FONG, C. T. O., I. L. SCHWARTZ, E. A. POPENOE, L. SILVER, and M. A. SCHOESSLER: On the molecular bonding of lysine vasopressin at its renal receptor site. J. Amer. chem. Soc. 81, 2592—2593 (1959).
5. FRIEDBERG, V., u. H. VORHERR: Adiuretinuntersuchungen im Blut und Urin während und nach Operationen. Klin. Wschr. 38, 1155—1158 (1960).
6. GINETZINSKY, A. G., V. G. LEONTIEV, L. G. MAGAZANIK, Y. V. NATOCHIN, and V. F. VASILIEVA: On the mechanism of pituitrin influence on permeability to water and transport of sodium and lithium in the osmoregulatory organs of the vertebrates. II. Internat. Pharmacol. Meeting, Prag (1963). Biochem. Pharmacol. Conf. Issue, Nr. 806 (1963).

7. GOLDBLATT, E. L., M. L. KAUKER, R. S. HARE, and K. HARE: Effect of ethyleneimine on renal action of vasopressin. Proc. Soc. exp. Biol. (N.Y.) **123**, 845—847 (1966).
8. HARVEY, N., J. J. JONES, and J. LEE: The renal clearance and plasma binding of vasopressin in dog. J. Endocr. **38**, 163—171 (1967).
9. MARTIN, P. J., and H. O. SCHILD: Effect of thiols on oxytocin and vasopressin receptors. Nature (Lond.) **196**, 382—383 (1962).
10. RASMUSSEN, H., and I. L. SCHWARTZ: Neurohypophyseal hormones and the permeability of the amphibian urinary bladder. II. Internat. Pharmacol. Meeting, Prag (1963). Biochem. Pharmacol. Conf. Issue, Nr. 331 (1963).
11. SCHWARTZ, I. L., C. T. O. FONG, E. A. POPENOE, L. SILVER, and M. A. SCHOESSLER: Evidence for a covalent attachment of the antidiuretic hormone to its receptor site in the kidney. J. clin. Invest. **38**, 1041 (1959).
12. — H. RASMUSSEN, M. A. SCHOESSLER, L. SILVER, and C. T. O. FONG: Relation of chemical attachment to physiological action of vasopressin. Proc. nat. Acad. Sci. (Wash.) **46**, 1288—1298 (1960).
13. THOMSON, J. F.: Radiation protection in mammals, p. 69. New York: Reinhold Publ. Co. 1962.
14. VALENTIN, H.: Sequestration of urea and nonurea solutes in renal tissues of rats with hereditary hypothalamic diabetes insipidus: Effects of vasopressin and dehydration on countercurrent mechanism. J. clin. Invest. **45**, 337—345 (1966).
15. WALKER, J. M.: Vasopressin. In: GRAY, C. H., and A. L. BACHARACH (Eds.): Hormones in blood, II. Ed., Vol. 1, p. 146. London, New York: Academic Press 1967.

Prof. Dr. A. SCHMID
Institut für Pharmakologie, Toxikologie
und Pharmazie der Universität
8000 München 22, Veterinärstr. 13

Isolierung und Struktur peptischer kininliefernder Peptide aus Rinderserum

R. JAHRREISS und E. HABERMANN

Pharmakologisches Institut der Justus Liebig-Universität Gießen

Eingegangen am 19. Februar 1969

*Isolation and Structure
of Kinin-Yielding Peptides from Pepsin Treated Bovine Serum*

Summary. 1. Peptic treatment of bovine serum produced kinin yielding substances of low molecular weight. The hydrolyzate was purified by precipitation, partition, gel filtration and ion exchange chromatography. Subsequent paper chromatography revealed two fractions with a 5:1 distribution of the kinin-yielding property.

2. Both kinin-yielding fractions were resistant to carboxypeptidase B, a finding which argues against a C-terminal position of the kinin sequence. They could be activated by trypsin, pancreatic kallikrein, and carboxypeptidase A. Higher concentrations of trypsin released bradykinin from the main fraction (L), whereas pancreatic kallikrein, carboxypeptidase A and low amounts of trypsin produced met-lys-bradykinin. The "direct" activity of the fractions as measured on the guinea pig ileum was no more than $1-2^0/_0$ of the "indirect" activity.

3. A homogeneous minimal substrate was isolated from the chromatographically slower fraction L by high voltage electrophoresis. With respect to amino acid analysis and Edman degradation, it could not be distinguished from the peptide PKFL isolated from purified bovine kininogen.

4. Therefore, the sequences described previously in purified kininogen are also representative for whole serum. Evidence for different peptides, especially with the kinin sequence in C-terminal position, was not found.

Key-Words: Bovine Serum — Kininogen — Peptides — Enzymes — Structure Evaluation.

Zusammenfassung. 1. Rinderserum ergab beim Umsatz mit Pepsin niedermolekulare, kininliefernde Spaltstücke. Das durch Fällung, Verteilung, Gelfiltration und Jonenaustausch-Chromatographie vorgereinigte Hydrolysat ließ sich durch Papierchromatographie in 2 Fraktionen trennen, auf die sich die kininliefernde Gruppierung im Verhältnis 5:1 verteilte.

2. Beide kininliefernde Fraktionen waren resistent gegen Carboxypeptidase B, was gegen eine C-terminale Position der Kininsequenz spricht. Sie waren aktivierbar durch Trypsin, Pankreaskallikrein und auch Carboxypeptidase A. Trypsin in höherer Konzentration entwickelte aus der Hauptfraktion (L) Bradykinin, während mit Pankreaskallikrein, Carboxypeptidase A und kleinen Trypsinmengen Met-Lys-Bradykinin entstand. Die „direkte" Aktivität der Fraktionen am Meerschweinchenileum lag bei maximal $1-2^0/_0$ der „indirekten".

3. Aus der chromatographisch langsameren Hauptfraktion (L) wurde hochspannungselektrophoretisch ein einheitliches Minimalsubstrat für Kininogenasen isoliert. In seiner Aminosäurenanalyse entsprach es dem aus gereinigtem Rinderserum-Kininogen isolierten Hauptpeptid PKFL; auch beim Edman-Abbau ergaben sich keine Unterschiede.

4. Die früher für gereinigtes Kininogen beschriebenen Sequenzen sind also auch für Gesamtserum repräsentativ. Hinweise auf andersartige Peptide, insbesondere auf solche mit der Kininsequenz in C-terminaler Position, ergaben sich nicht.

Schlüsselwörter: Rinderserum — Kininogen — Peptide — Enzyme — Strukturaufklärung.

Gereinigtes Kininogen aus Rinderserum ergibt bei Spaltung mit Pepsin bzw. BrCN kininliefernde Peptide, deren Sequenzen mit übereinstimmendem Resultat von einer deutschen (HABERMANN, 1966) und einer japanischen (KATO u. SUZUKI, 1968) Arbeitsgruppe aufgeklärt wurden. Die Anordnung der Aminosäuren lautet: Met-Lys-(Bradykinin)-Ser-Val-Gln-Val-Met, wobei sämtliche Bindungen peptidisch sind. Es besteht jedoch Unklarheit darüber, ob diese Anordnung für alle kininliefernden Proteine des Rinderblutes gilt. So unterscheidet man bei verschiedenen Tierarten mehrere Kininogene anhand ihres Molekulargewichts bzw. ihrer Empfindlichkeit gegenüber Kininogenasen oder Carboxypeptidase. HOCHSTRASSER u. WERLE (1967) haben aus einer kininogenreichen Fraktion vom Rind zwei Peptide angereichert und ihre Struktur mit Ser-Arg-Met-Lys-Bradykinin bzw. Gly-Arg-Met-Lys-Bradykinin beschrieben, was sich mit obiger Sequenzangabe nur bei Einführung zusätzlicher Hypothesen vereinbaren läßt. Aus diesen Gründen war es erforderlich, kininliefernde Sequenzen aus Gesamtserum herzustellen. Dabei war eine Vielzahl von Fragmenten zu erwarten; dennoch sollte, um die Aussagekraft zu erhöhen, jede Vorfraktionierung der Serumproteine vermieden werden. Bekanntlich werden schon durch milde Eingriffe, wie Fällung oder Behandlung mit organischen Lösungsmitteln, plasmaeigene Kininogenasen aktiviert.

Im folgenden wird über Reinigung und Eigenschaften kininliefernder Peptide berichtet, die nach peptischer Verdauung von Rinderserum gewonnen wurden. Über einen Teil der Ergebnisse wurde bereits kurz berichtet (JAHRREISS u. HABERMANN, 1969).

Substanzen

Enzyme. Trypsin, kristallisiert (C. F. Boehringer & Söhne GmbH, Mannheim). Zur Inaktivierung von beigemischtem Chymotrypsin wurde es vor Verwendung als Lösung 1:200 in N/20 HCl 16 Std bei 37°C inkubiert. — Pepsin vom Rind, dreimal kristallisiert, reinst (Serva, Heidelberg). — Carboxypeptidase A: DFP-behandelt, frei von Aminosäuren, Chymotrypsin und Trypsin; kristallisiert, reinst (Serva, Heidelberg). — Carboxypeptidase B: 11 mg/ml; 120 E/mg (Worthington Biochem. Corp. Freehold, N. J.). — Pankreaskallikrein: Aus Padutin®-Trockenpulver durch Gelfiltration an Sephadex G 75, Chromatographie an DEAE-Sephadex und Säulenelektrophorese gewonnen (s. HABERMANN, 1962). 1 mg entsprach rund 300 KE.

Kinine. Bradykinin (Kinin-9): Farbenfabriken Bayer, Leverkusen.
Kalldin (Kinin-10): Sandoz AG., Basel.
Met-Lys-Bradykinin (Kinin-11): Schering AG., Berlin.

Substanzen für Chromatographie und Gelfiltration. Sephadex G 25 medium (Pharmacia, Uppsala, Schweden). — CM-32-Cellulose: Carboxymethyl-Cellulose,

1,0 mäq/g, Microgranular Form (Whatman, W. & R. Balston, England). — P-Cellulose: phosphorylierte Cellulose (Serva, Heidelberg).

Pufferlösungen. Formiatpuffer: Eine abgewogene Menge Ameisensäure (p.A., Merck) wurde mit Ammoniak an der Glaselektrode auf den gewünschten pH-Wert eingestellt. Die Molarität bezieht sich auf HCOO⁻. — Carbonatpuffer: Ammoncarbonatlösung wurde mit verdünnter Ameisensäure auf den gewünschten pH-Wert eingestellt. Die Molarität bezieht sich auf das ursprünglich vorhandene Ammoncarbonat.

Methoden

Kininbestimmung. a) Am isolierten Meerschweinchenileum in luftdurchperlter Tyrodelösung mit Zusatz von 1 mg/l Atropin und 0,1 mg/l Antihistaminicum *Avil*® (Farbwerke Hoechst, Frankfurt/Main) bei 37°C. Einzelheiten siehe bei HABERMANN u. BLENNEMANN (1964).

b) Am Kaninchenblutdruck: über Hg-Manometer in der A. carotis. Nembutalnarkose. 10 mg/kg Heparin zur Gerinnungshemmung.

Unter „indirekter" Kininaktivität wird im folgenden die nach Inkubation mit einem kininfreilegenden Enzym auftretende Kininaktivität verstanden.

Allgemeiner Testansatz: 0,01—0,9 ml Probe (je nach der zu erwartenden Kininmenge) + 0,1 ml Trypsin 1:1000 + 0,05 M Phosphatpuffer pH 7,8 ad 1,0 ml. Inkubation 15 min bei 37°C. Stoppen der Reaktion im Eisbad. Umsatz mit anderen kininfreilegenden Enzymen: s. unter „Ergebnisse".

Die „direkte" Kininaktivität wurde ohne enzymatischen Umsatz der Probe bestimmt.

Der *Protein-* bzw. *Peptid*gehalt wurde mit dem Folinschen Reagens nach LOWRY et al. (1951) bestimmt (Rinderalbumin als Bezugssubstanz). Aufgrund von Erfahrungen mit relativ niedermolekularen Peptiden (Melittin, Apamin, MCD-Peptid) war die Annahme berechtigt, daß die Extinktion/Gewichtseinheit des hier interessierenden Materials nicht wesentlich von der des Albumins abwich.

Säulenchromatographie. Sephadex G 25, Carboxymethyl-Cellulose und phosphorylierte Cellulose wurden in üblicher Weise vorbereitet. Einzelheiten der Elution s. Präparationsgang.

Auswertung der Säuleneluate: kontinuierliche Registrierung der Transmission bei 254 nm mittels Uvicord II (LKB-Produkter, Stockholm). Gelegentlich wurde der Peptidgehalt zusätzlich oder ausschließlich mit dem Folinschen Reagens gemessen.

Die Leitfähigkeit der Eluate wurde nach 100facher Verdünnung mit Wasser mit dem Gerät der Fa. Radiometer, Kopenhagen, Typ CDM 2 d bestimmt.

Säulenchromatographische Identifizierung von Kininen: wie bei der von HABERMANN u. BLENNEMANN (1964) angegebenen Mikromethode, jedoch an kleinerer (0,4×4 cm) Säule.

Papierchromatographie. Auf Schl. & Sch.-Papier Nr. 2043b absteigend in n-Butanol-Pyridin-Eisessig-Wasser (15:10:3:12).

Hochspannungselektrophorese. In der Apparatur nach KATZ et al. (1959) auf Schl. & Sch.-Papier Nr. 2043b in Pyridin-Eisessig-Wasser (40:6:1000) pH 5,9 und Benzin (Siedebereich 110—150°C) als Kühlmittel; 50—60 V/cm. Elektrophoresedauer 45—120 min.

Fingerprint-Technik. 1. Dimension: Hochspannungselektrophorese auf 40 cm breitem Papier für 45 min. Danach Trocknung bei 50°C im Luftstrom. 2. Dimension: absteigende Chromatographie.

Nachweisreaktionen auf Papier. Ninhydrin-Sprühreagens: 0,3%, in n-Butanol (wassergesättigt)-Collidin-Eisessig (95:5:1,5). — Sakaguchi-Reaktion auf Arginin. — Tüpfelprobe auf Tryptophan mit Ehrlichs Reagens.

Aminosäurenanalyse. Im Unichrom-Analysator der Fa. Beckman Instruments, München, nach 20 stündiger Hydrolyse der Probe in 6 N HCl im Vakuum bei 108°C.
Edman-Abbau. Modifizierte Papierstreifenmethode (FRAENKEL-CONRAT et al., 1955; SCHROEDER et al., 1961) und dünnschicht-chromatographische Identifizierung der Phenylthiohydantoin-Derivate (s. HABERMANN, 1966).
Präparationsgang. Rinderblut aus der Halsschlagader wurde in Plastikgefäßen aufgefangen und durch Schlagen mit einem Holzstab defibriniert. Serum wurde durch Zentrifugation bei etwa $3000 \times g$ (30 min) in Plastikgefäßen gewonnen.
Inkubation. Zu 4,7 L 0,2 N Salzsäure (im Wasserbad auf 37°C vorgewärmt) wurden 47 mg Pepsin und 4,7 L Rinderserum zugegeben und 6 Std bei 37°C inkubiert. Danach wurde der pH-Wert mit NaOH auf pH 5 eingestellt und das Inkubat in das doppelte Vol. (18,8 L) kochendes Isopropanol eingerührt. Über Nacht wurde bei Zimmertemperatur stehengelassen, dann der Niederschlag abfiltriert und auf dem Filter mit 3 L Isopropanol-H_2O (2:1) nachgewaschen.
Verteilung. Zu je 1 L des klaren Filtrats wurden 0,7 L Äther zugesetzt, wobei eine wäßrige Phase entstand (1045 ml auf 27 L Filtrat). Der organische Überstand (40 L) lieferte bei nochmaligem Zusatz von Äther ($^1/_6$ Vol.) erneut eine wäßrige Phase (1050 ml). Die vereinigten Wasserphasen wurden mit dem doppelten Vol. Isopropanol behandelt, wobei ein Präcipitat auftrat. Das Überstehende, das die Hauptmenge an kininlieferndem Material enthielt, trennte sich durch Zugabe des gleichen Vol. Petroläther in eine wäßrige und eine organische Phase. Die erste (675 ml) wurde zur Vorbereitung für die Gelfiltration am Rotationsverdampfer (Fa. Büchi) auf etwa die Hälfte eingeengt. Nach Zugabe von $^1/_5$ Vol. 1 N Essigsäure wurde ca. 5 Std bei Zimmertemperatur stehengelassen, wobei eine Trübung auftrat, die sich abzentrifugieren ließ. Die organische Phase wurde verworfen.
Gelfiltration und Jonenaustausch-Chromatographie. Der lösliche Anteil des Konzentrats wurde in Portionen zu 150 ml an Sephadex G 25 (Säulendimension 6×85 cm; 1 N Essigsäure) gelfiltriert. Die nahezu salzfreien (Chloridprobe) Fraktionen mit kininlieferndem Material wurden vereinigt und lyophilisiert. — Das Lyophilisat (8,5 g) wurde aus 400 ml H_2O an eine 4×20 cm große Carboxymethyl-Cellulose-Säule adsorbiert. Die Elution begann mit 0,01 M NH_4-Formiat pH 4,8. Die Ionenstärke wurde kontinuierlich über einen 2 L Mischkolben, der luftdicht und mit dem Startpuffer gefüllt war, gesteigert, wobei zunächst 300 ml 0,2 M NH_4-Formiat pH 4,8, dann 0,3 M NH_4-Formiat pH 4,8 zuflossen. — Die Eluate mit kininlieferndem Material wurden nach dreimaligem Lyophilisieren an phosphorylierter Cellulose chromatographiert. Die 2×20 cm messende Säule stand im Gleichgewicht mit 0,01 M NH_4-Formiat pH 4,8; die Elution erfolgte über einen 1 L-Mischkolben unter Steigerung der Ionenstärke auf 0,3 M.
Präparative Papierchromatographie. In Vorversuchen wurde die optimale Belastung des Papiers ermittelt. Sie lag bei etwa 1 mg Peptid/cm Startstrecke. Eine Verbesserung der Trennung wurde durch erneute Überwanderung mit dem gleichen Fließmittel erreicht; die Ausbeute verschlechterte sich dadurch allerdings. Das Lyophilisat (60 mg) wurde über eine Strecke von 60 cm aufgetragen und 2 mal 13 Std absteigend chromatographiert (Zwischentrocknung bei 50°C). Nach Beendigung des 2. Laufes trocknete man bei 50°C und entnahm schmale Streifen aus der Mitte und an beiden Seiten. Die mit Ninhydrin lokalisierten Zonen wurden mit 20%igem Pyridin im Durchlauf bei Zimmertemperatur ca. 20 Std eluiert und über Phosphorpentoxid im Exsiccator zur Trockne gebracht. Die auf dieser Stufe der Präparation erstmalig auftretenden zwei kininliefernden Fraktionen (L bzw. S; s. S. 180) wurden getrennt weiterverarbeitet.
Präparative Hochspannungselektrophorese. 4 mg Hauptpeptid L in 550 µl H_2O wurden auf eine Strecke von 23 cm strichförmig aufgetragen und 2 Std der Elektro-

phorese bei pH 5,9 unterworfen (ungefähr 60 V/cm), dann wie beschrieben getrocknet; die kininliefernde Substanz wurde lokalisiert und eluiert. Das getrocknete Eluat wurde in 500 µl Wasser aufgenommen. Das Nebenpeptid S war auch nach Hochspannungselektrophorese nicht einheitlich.

Ergebnisse

1. Reinigung der kininliefernden Peptide

a) Freilegung aus Serum und Isopropanolbehandlung. Eine komplette Freilegung der kininliefernden Sequenz durch Pepsin ist möglich (Tab. 1). Gesamtblut bzw. Serum verhält sich also wie gereinigtes Kininogen, dessen kininliefernde Gruppierung ebenfalls mit Pepsin quantitativ herausgespalten werden kann. In den ersten präparativen Versuchen wurde ein

Tabelle 1. *Freisetzung kininliefernder, isopropanollöslicher Peptide aus Rinderserum durch verschiedene Pepsinkonzentrationen*

Pepsin-Endkonzentration	Isopropanolüberstand µg Kinin-9/ml	Isopropanolniederschlag µg Kinin-9/ml	Gesamtausbeute µg/ml Serum
1: 20000	2,5	<0,25	5,0
1: 40000	2,5	<0,25	5,0
1: 200000	2,2	0,4	5,2
1: 400000	1,5	1,0	5,0
1:2000000	<0,25	2,0	4,0
1:4000000	<0,25	2,0	4,0
Kontrolle ohne Pepsin	<0,25	2,2	4,4

Ansätze: 1 ml Rinderserum wurde mit 1 ml Pepsinverdünnung in 0,2 N HCl 6 Std bei 37°C inkubiert, danach mit 1 N NaOH auf pH 5 eingestellt und mit 4 ml Isopropanol gefällt. Der Niederschlag wurde nach Waschung mit Isopropanol-H_2O (2:1) in 2 ml 0,05 M Phosphatpuffer pH 7,8 aufgenommen, ebenso der getrocknete Überstand.

kompletter Umsatz des vorhandenen Kininogens angestrebt und mit einer Pepsinkonzentration von 1:40000 gearbeitet. Die Vielzahl der dabei auftretenden Peptide vereitelte jedoch eine erfolgreiche Aufarbeitung; in zwei Präparationsgängen kamen wir über die Stufe der Carboxymethylcellulose-Chromatographie nicht hinaus. Daher wurde weiterhin eine Pepsinkonzentration von 1:200000 (s. Tab. 1) verwendet, welche einen fast vollständigen Umsatz garantiert. Die erstaunlich niedrige Enzymsubstratrelation (ca. 1:10000) war eine Voraussetzung für den Erfolg der weiteren Reinigung.

b) Verteilung und Fällung. Das mit Isopropanol versetzte und filtrierte Pepsininkubat mußte zur weiteren Verarbeitung eingeengt werden. Seine Konzentrierung am Rotationsverdampfer war recht umständlich, weil es in großem Volumen reichlich lipides und schäumendes

Material enthielt. Dagegen wurde durch wiederholten *Ätherzusatz* gleichzeitig eine Konzentrierung und Verteilung erreicht. Die kininliefernden Peptide traten in die Wasserphase ein (vgl. Tab. 2, Reinigungsschritt 1). Die aus der organischen Phase freilegbare Kininaktivität lag unterhalb der Nachweisgrenze. Diese war allerdings, bedingt durch das große Volumen der organischen Phase, relativ hoch; sie lag bei 10% der Gesamtaktivität.

Tabelle 2. *Isolierung peptischer kininliefernder Peptide aus Rinderserum*

	Aktivitätsäquivalente (µg Bradykinin)	
	pro mg Protein bzw. Peptid	insgesamt
0. Serum (4,7 L)	0,08	17 400
1. Behandlung mit Isopropanol-Äther		15 779
2. Behandlung mit Isopropanol-Petroläther	1,25	11 364
3. Chromatographie an Sephadex G 25	1,17	10 000
4. Chromatographie an Carboxymethyl-Cellulose	26,0	8 860
5. Chromatographie an P-Cellulose	75	5 200
6. Papierchromatographie		
Hauptpeptid L	139	2 100
Nebenpeptid S	63	420
7. Hochspannungselektrophorese (Hauptpeptid L)	530	1 668

Wiederholte Versuche, das Material auf dieser Stufe an Ionenaustauscher im Säulen- oder batch-Verfahren zu adsorbieren, mißlangen. Auch Gelfiltration verbot sich, weil die dazu erforderlichen Konzentrate viscös waren und beim Verdünnen z.T. präcipitierten. Erst *Isopropanol-Petrolätherbehandlung* machte das Material „säulenreif" für die Gelfiltration. Begleitstoffe wurden mit Isopropanol präcipiert, danach Verteilung und Konzentrierung durch Petrolätherzusatz vorgenommen. Die Gesamtausbeute an freilegbarer Kininaktivität war bei diesem Versuch 13 472 µg Bradykinin äquivalent, wobei 1929 µg auf die Vorfraktion (Isopropanol-Präcipitat) und 179 µg auf die Nachfraktion (organische Phase nach Petrolätherzusatz) entfielen, die verworfen wurden. Auch bei Anrechnung der verworfenen Anteile bleibt ein Verlust von 15% gegenüber der vorhergehenden Präparationsstufe (Tab. 2, Schritt 2). Möglicherweise wurden bei der Reinigung sensibilisierende Peptide abgetrennt, die auf den früheren Stufen zu hohe Kininwerte vortäuschten. AARSEN (1968) fand derartige Störfaktoren in tryptischen Inkubaten von Plasmaproteinen.

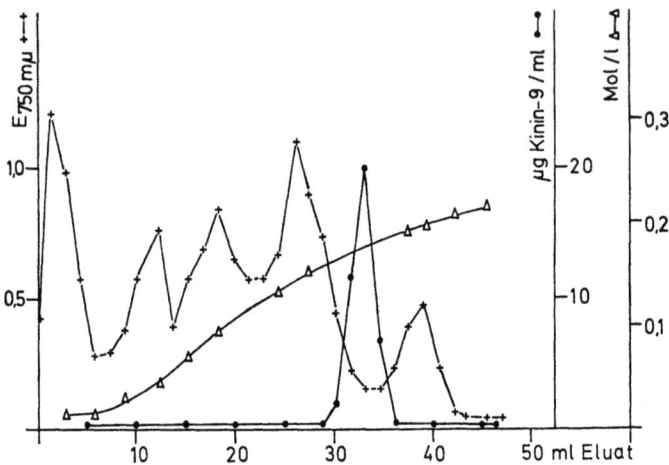

Abb. 1. Chromatographie des kininliefernden Materials an CM-Cellulose (Reinigungsschritt 4, Tab. 2). Probesäule: 0,4×9 cm. Elution: 0,01 M NH$_4$-Formiat pH 4,8 → 0,3 M NH$_4$-Formiat pH 4,8 (25 ml-Mischkolben). Abszisse: ml Eluat. Linke Ordinate: Extinktion der Folinschen Reaktion mit 10 µl Eluat (+——+). Rechte Ordinate: Indirekte Kininaktivität, µg Kinin-9/ml Eluat (●——●); Molarität des Eluates (△——△)

c) Gelfiltration und Ionenaustausch-Chromatographie. Die *Gelfiltration* diente vor allem der Entsalzung, welche der Ionenaustausch-Chromatographie vorausgehen mußte. Das kininliefernde Material erschien mit der Hauptmenge der Peptide. Ein Hinweis auf eine Auftrennung in mehrere kininliefernde Fraktionen ergab sich auf dieser Stufe nicht. Verluste beruhten auf dem Verwerfen der wenig aktiven Bereiche in den auf- und absteigenden Kurvenzügen. Nach Lyophilisation der weiterverwendeten Fraktionen entsprach die indirekte Kininaktivität 10 000 µg Bradykininäquivalenten.

Die anschließende *Chromatographie* an Carboxymethylcellulose stellte einen sehr wirksamen Schritt dar, allerdings nur, wenn das aufgetragene Material hinreichend vorgereinigt war. Auch hier war nur *eine* kininliefernde Fraktion nachweisbar (Abb. 1). Die Peptidverteilung war ähnlich wie nach peptischer Spaltung von Kininogen (HABERMANN et al., 1966). Jedoch konnte damals der kininliefernden Fraktion ein Peptidmaximum zugeordnet werden, was hier noch nicht möglich war. Daher folgte eine Chromatographie an phosphorylierter Cellulose (Abb. 2). Unter den gewählten Bedingungen kam es erneut zur scharfen Darstellung einer einzigen kininliefernden Fraktion bei gutem Reinigungseffekt (vgl. Tab. 2).

Weitere Reinigungsversuche an den genannten Ionenaustauschern bei Variation der Bedingungen sowie an Dowex 50X2 brachten keinen

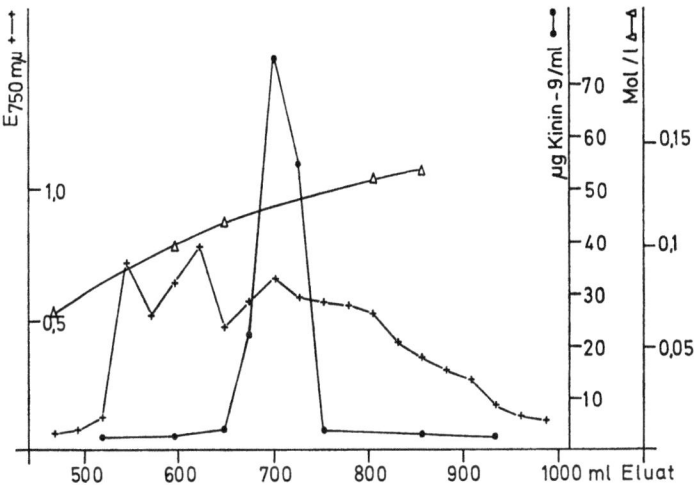

Abb.2. Chromatographie des kininliefernden Materials an phosphorylierter Cellulose (Reinigungsschritt 5, Tab. 2). Säule 2×20 cm. Elution: 0,01 M NH_4-Formiat pH 4,8 → 0,3 M NH_4-Formiat pH 4,8 (1 L Mischkolben). Abszisse: ml Eluat. Linke Ordinate: Extinktion der Folinschen Reaktion mit 10 µl Eluat (+———+). Rechte Ordinate: Indirekte Kininaktivität, µg Kinin-9/ml Eluat (•———•); Molarität des Eluates (△———△)

Tabelle 3
Verteilung des kininliefernden Materials bei präparativer Papierchromatographie

	Eluierte Kininäquivalente (µg)[a]	
R_f	indirekt	direkt
0,72[b]	240	1,0
0,66	<50	<0,5
0,60[c]	1250	15,0
0,54	100	<0,5
0,49	<50	<0,5
0,45	<50	<0,5
0,41	<50	<0,5
0,37	<50	<0,5

1 mg Lyophilisat nach P-Cellulose-Chromatographie wurde je Zentimeter Papierbreite aufgetragen (insgesamt 30 mg). Weitere Bedingungen s. Methodik.
[a] entsprechend synthetischem Bradykinin.
[b] Nebenpeptid S. — [c] Hauptpeptid L.

Erfolg, ebensowenig verschiedene Techniken der Gelfiltration. Wir gingen daher zu Trennungen auf Papier über, obwohl dabei höhere Verluste zu erwarten waren (vgl. HABERMANN et al., 1966).

d) *Papierchromatographie und Hochspannungselektrophorese.* Das bei der *Papierchromatographie* erhaltene Peptidmuster erinnerte an das Verhalten peptischer kininliefernder Fragmente aus gereinigtem Kininogen. Inaktive, langsamer wandernde Peptide ließen sich abtrennen. Kininlieferndes Material erschien in zwei deutlich abgesetzten Zonen, wobei die langsamer wandernde Hauptfraktion (L) insgesamt etwa fünfmal mehr Kinin lieferte als die schnellere Nebenfraktion (S) (Tab.2). Die Peptide PKFL und PKFS aus gereinigtem Kininogen waren im Verhältnis von etwa 6:1 aufgetreten (HABERMANN et al., 1966).

Beide Peptidfraktionen wurden mit dem Fingerprint-Verfahren auf Einheitlichkeit geprüft. Die Hauptfraktion L erschien papierchromatographisch einheitlich, nach Elektrophorese war jedoch ein Begleitpeptid zu erkennen. Die kininliefernde Nebenfraktion S war wesentlich stärker verunreinigt. Sie bestand aus mindestens vier, vor allem elektrophoretisch unterscheidbaren Komponenten. Diese waren im Vergleich zum Hauptpeptid L elektrophoretisch langsamer, chromatographisch aber wesentlich schneller gewandert. Durch präparativen Fingerprint wurde die Lage der kininliefernden Peptide L bzw. S bestimmt.

Hochspannungselektrophorese bei pH 9,0 und 3,5 sowie P-Cellulose-Chromatographie mit flacherem Gradienten erbrachten keinen Fortschritt in der Reinigung.

Tabelle 4. *Verteilung der kininliefernden Komponenten bei präparativer Hochspannungselektrophorese*

Fraktion	Laufstrecke vom Start (cm)	µg Bradykinin (gesamt)	µg Bradykinin/mg Peptid
I	30	450	530
II	27	30	55
III	23,5	<<2,5	<<4

4 mg Hauptpeptid L wurden, in 550 µl Wasser gelöst, auf eine Startstrecke von 25 cm aufgetragen. Elektrophoresedauer 120 min, Pyridinacetat pH 5,9, 60 V/cm. Kinin- und Peptidbestimmung s. Methodik. Den in Fleck II gefundenen, relativ geringen Anteil an kininlieferndem Material möchten wir auf unvollständige Trennung beziehen.

Das Hauptpeptid L ließ sich schließlich durch *Hochspannungselektrophorese* in Pyridinacetat pH 5,9 von zwei inaktiven Begleitpeptiden trennen (Tab.4). Eine weitere Reinigung des Nebenpeptids S ließ sich aus Substanzmangel nicht durchführen.

2. Enzymatische Spaltbarkeit gereinigter kininliefernder Peptide

a) Ermittlung des Bradykininanteils im gereinigten Material (Stufe 7). Umsatz mit Trypsin (1:20000 Endkonzentration) ergab 530 µg Bradykininäquivalente/mg Peptid. Die Umrechnung anhand der Aminosäurenanalyse führte zu 624 µg/mg. Das entspricht einem Bradykiningehalt von 82 bzw. 96% der Theorie, da das Molekulargewicht von Bradykinin 1060, das vom Hauptpeptid L wahrscheinlich 1633 (s. S. 184) beträgt. Die Genauigkeit der pharmakologischen Kininbestimmung ist beschränkt;

infolgedessen erscheint uns die Übereinstimmung zwischen biologisch und chemisch ermitteltem Wert befriedigend.

b) Substrateigenschaften für verschiedene kininfreilegende Enzyme. Aus Ersparnisgründen wurde hierfür nicht das reinste Material verwendet, sondern die beiden durch Papierchromatographie getrennten Fraktionen aus Reinigungsschritt 6. Jede der beiden Fraktionen enthielt nur *ein* kinlieferndes Peptid; daher lassen sich die Resultate auch auf das reine Material beziehen.

Beide Peptide waren durch die kininfreilegenden Enzyme Trypsin, Pankreaskallikrein und Carboxypeptideas A (CPA) spaltbar. Auf die Freilegbarkeit von Bradykininäquivalenten bezogen, ergab sich folgende Reihe: Trypsin > Pankreaskallikrein > Carboxypeptidase A. Das Nebenpeptid S wurde durch CPA schlechter gespalten als das Hauptpeptid L, es war jedoch nicht CPA-resistent (Tab. 5). Die schlechtere Angreifbarkeit des Nebenpeptids durch CPA weist auf einen anderen, wahrscheinlich verlängerten C-Terminus hin.

Tabelle 5. *Kininfreilegung aus peptischen Spaltstücken*

Enzym	Endkonzentration im Inkubationsansatz	Inkubationsdauer (min)	Aktivitätsäquivalente (µg Bradykinin/mg Peptid)	
			Hauptpeptid	Nebenpeptid
0 (Puffer)		15	1,7	1,4
Trypsin	1: 20000	15	159	73
Trypsin	1: 200000	15	86	52
Trypsin	1: 2000000	15	26	1,3
Pankreaskallikrein	1: 200000	15	36	6,6
Pankreaskallikrein	1: 2000000	15	5,6	0,8
Carboxypeptidase A	1: 10000	15	15,5	1,4
Carboxypeptidase A	1: 100000	15	3,4	1,4
Carboxypeptidase A	1: 10000	30	— [a]	2,7
Carboxypeptidase A	1: 5000	30	—	6,9
Carboxypeptidase A	1: 5000	60	—	13,5

Ansätze: 0,02 ml Hauptpeptid (0,73 mg/ml; Reinigungsschritt 6) bzw. Nebenpeptid (3,8 mg/ml) + 0,02 ml Enzymlösung in 0,1 M Ammoncarbonatpuffer pH 8,2; Inkubation bei 37°C; + 0,46 ml 0,025 M HCOOH und Kühlung auf 0°C zum Abstoppen der Reaktion.
[a] nicht getestet.

Es stellt sich die Frage, ob bei Einsatz höherer Enzymkonzentrationen ein weiterer Umsatz zu erwarten wäre. Aufgrund früherer Untersuchungen liegt die Trypsinkonzentration 1:20000 im Bereich des Optimums, was auch aus den in Tab. 5 wiedergegebenen Werten zu schließen ist: 10fache Steigerung der Enzymkonzentration (1:200000 auf 1:20000) führt nur noch zu einer Zunahme des Umsatzes von knapp 40%. Beim Pankreaskallikrein erscheint eine Steigerung der Ausbeute mit höherer Enzymkonzentration nicht ausgeschlossen, jedoch enthielt das Präparat Kininaseaktivität (s. HABERMANN u. HELBIG, 1967), welche dieses Vorgehen verbot. Der Umsatz beider Peptide mit CPA ist unvollständig (vgl. Tab. 5).

Auch weniger gereinigte Präparate wurden in analoger Versuchsanordnung geprüft. Stets wurden gleichartige Ergebnisse erzielt.

c) Resistenz gegen Carboxypeptidase B (CPB). Wenn die Kininsequenz in den kininliefernden Peptiden C-terminal stehen würde, so sollte sie gegen CPB empfindlich sein. Die von HABERMANN aus Rinderkininogen isolierten peptischen Peptide PKFL und PKFS sowie die nach BrCN-Behandlung erhaltenen Fragmente (HELBIG, 1968) waren resistent gegen CPB. KATO u. SUZUKI (1968) fanden mit der BrCN-Methode kürzlich die gleiche kininliefernde Sequenz wie HABERMANN. Beide Gruppen hatten mit gereinigtem Kininogen gearbeitet. Andererseits nehmen PIERCE u. WEBSTER (1966) für Humanplasma das Vorkommen von zwei Kininogenen an, von denen eines C-terminal mit Bradykinin enden soll. So war das Verhalten der aus Gesamtserum gewonnenen peptischen Fragmente von besonderem Interesse.

Tabelle 6. *Versuche zur Inaktivierung von peptischen Spaltstücken mit Carboxypeptidase B (CPB)*

Substrat	µg Bradykinin/mg Peptid			
	direkt		indirekt	
	mit CPB	ohne CPB	mit CPB	ohne CPB
Hauptpeptid L	0,7	3,4	134	137
Nebenpeptid S	0,8	1,8	72	68

Ansätze: 0,04 ml Hauptpeptid (0,73 mg/ml) bzw. Nebenpeptid (3,8 mg/ml) + 0,04 ml Trispuffer 0,05 M pH 7,8 + 0,02 ml CPB 1:500000 bzw. Trispuffer; 30 min bei 37°C; 10 min im siedenden Wasserbad zur Zerstörung der CPB, dann Zusatz von 0,02 ml Trypsin 1:5000 bzw. Trispuffer. Nach weiteren 15 min bei 37°C wurde die Reaktion mit 0,28 ml 0,025 M HCOOH abgestoppt, das Gemisch auf 0°C gekühlt.

Haupt- und Nebenpeptid waren, wie ihre indirekte Aktivität zeigt, resistent gegen CPB (Tab. 6). Wie wir uns überzeugten, wurden äquivalente Bradykininmengen durch die gewählte CPB-Konzentration vollständig zerstört; die eingesetzten Enzymmengen waren also hinreichend. Die direkte Aktivität wurde unter diesen Bedingungen weitgehend, aber nicht vollständig beseitigt. Es ist nicht ausgeschlossen, daß die sehr niedrige Restaktivität dem kininliefernden Peptid selbst zukommt.

d) Identifizierung der durch Trypsin, Pankreaskallikrein und Carboxypeptidase A freigelegten Kinine. Zwei sich ergänzende Verfahren standen zur Verfügung. Wir trennten und charakterisierten die Kinine an standardisierten CM-Cellulosesäulen (Mikrosäule nach HABERMANN u. BLENNEMANN, 1964). Zusätzlich wurden die getrennten Komponenten anhand des Diskriminationsindex (Kaninchenblutdruck und Meerschweinchenileum) identifiziert. Letzteres war vor allem zur Unterscheidung von Kallidin und Met-Lys-Bradykinin erforderlich, die sich unbefriedigend trennen.

In Tab. 7 sind die Ergebnisse von Chromatographie und Diskrimination zusammengefaßt. Trypsin in hoher Dosierung (1:20000) bildete fast ausschließlich Bradykinin. Bei niedrigerer Enzym-Substratrelation (1:2000000) wurde dagegen Met-Lys-Bradykinin freigesetzt, was auf eine besondere Empfindlichkeit der Bindung zwischen Pos. 11 und 12 (s. S. 184) hinweist.

Tabelle 7. *Identifizierung der durch Trypsin, Pankreaskallikrein und Carboxypeptidase A freigelegten Kinine durch Trennung an CM-Cellulose-Mikrosäulen und anschließende Ermittlung des Diskriminationsindex*

Enzym	Endkonzentration	Eingesetzt µg Kinin[a]	Gefunden im Bereich von			
			Bradykinin		Met-Lys-Bradykinin	
			µg Kinin[a]	DI[b]	µg Kinin[a]	DI
Trypsin	1: 20000	12,5	15,1	0,93	0,48	17,4
Trypsin	1:2000000	5,8	0,45		1,39	20,0
Pankreaskallikrein	1: 200000	1,63	0,28		1,30	16,3
Carboxypeptidase A	1: 10000	1,35	0,25		0,99	18,1

[a] Aktivitätsäquivalente am Meerschweinchenileum, bezogen auf synthetisches Bradykinin. Met-Lys-Bradykinin wirkt an diesem Präparat ca. 8—10 mal schwächer als Bradykinin.

[b] Diskriminationsindex: Quotient der Aktivitäten (Bradykinin-Äquivalente) am Kaninchenblutdruck und Meerschweinchenileum; er liegt für Kallidin bei 5—6, für Met-Lys-Bradykinin bei 16—20.

Pankreaskallikrein und Carboxypeptidase A bildeten fast ausschließlich Met-Lys-Bradykinin. Diese Befunde stehen im Einklang mit den Spezifitätsregeln für Kininogenasen, wie sie früher (HABERMANN u. MÜLLER, 1966) anhand des peptischen Fragments PKFL aus gereinigtem Kininogen abgeleitet wurden.

e) „Direkte Kininaktivität" der kininliefernden Fragmente. Endprodukte und alle wichtigen Stufen des Präparationsganges wurden auf direkte Darmwirksamkeit geprüft. Diese lag stets zwischen 1—2% der nach Umsatz mit Trypsin (1:10000) meßbaren Bradykininäquivalente.

3. Aminosäurenanalyse und Edman-Abbau des kininliefernden Hauptpeptids L

Die Bruttozusammensetzung, wie sie sich aus der Aminosäurenanalyse ergibt, entsprach derjenigen des wichtigsten peptischen Fragments (PKFL) aus gereinigtem Kininogen; sämtliche im Kinin-11 enthaltenen Aminosäuren zuzüglich je einem Valin-, Serin- und Glutaminsäurerest waren vorhanden (Tab. 8).

Als N-Terminus des Peptides erschien im Edman-Abbau nur Methionin. Auch die Positionen 2—10 ließen sich zweifelsfrei festlegen. PTH-Aminosäuren, die von Verunreinigungen stammten, traten kaum in Erscheinung. Für das Peptid ergab sich folgende Aminosäurensequenz:

1 2 3 4 5 6 7 8 9 10 11 12 13 14
Met-Lys-Arg-Pro-Pro-Gly-Phe-Ser-Pro-Phe-?-?-Val(?)-?

Tabelle 8. *Aminosäurenanalyse des peptischen kininliefernden Hauptpeptids L*

Amino-säure	Relatives Verhältnis	Wahrscheinliches ganz-zahliges Verhältnis
Lys	1,11[a]	1
Arg	2,40[a]	2
Asp	(0,07)	0
Ser	1,79	2
Glu	0,98	1
Pro	2,70	3
Gly	1,06	1
Ala	(0,16)	0
Val	0,97	1
Met	0,81	1
Ile	(0,17)	0
Leu	(0,12)	0
Phe	1,77	2

[a] Die zu hohen Werte für die basischen Aminosäuren erklären sich wahrscheinlich daraus, daß das Peptid nicht völlig rein ist; so enthält das Präparat Ala, Leu, Ileu, Asp. Alle Begleitpeptide müssen aber stark basisch sein, also Lys und/oder Arg enthalten.

Aufgrund der Struktur des Bradykinins und der kininliefernden Sequenzen aus gereinigtem Kininogen waren in Pos. 11 Arg, in Pos. 12 Serin zu erwarten; sie ließen sich jedoch nicht mehr mit wünschenswerter Sicherheit identifizieren; dagegen konnte Val in Pos. 13 wahrscheinlich gemacht werden. Das in Pos. 14 zu erwartende Glutamin wurde nicht mehr gefunden.

Daß Serin im 12. Schritt eines Edman-Abbaus nicht mehr leicht zu bestimmen ist, ist bekannt. Die freie OH-Gruppe wird in der bei der Cyclisierung angewandten Essigsäureatmosphäre z.T. acetyliert. Bei der Spaltung der Arg-(O-Acetyl)Serin-Bindung tritt eine O → N-Verschiebung ein, wodurch die Bildung des PTH-Derivates verhindert wird. Wir möchten aber annehmen, daß in unserem Falle für die schlechte Nachweisbarkeit von Serin in Pos. 12 noch ein weiterer Punkt wesentlich war: Bei den ersten Abbauschritten fanden sich Spuren von Ser und Val, was auf eine besondere Labilität der Peptidbindung zwischen Arg und Ser hinweist. Auch der Umsatz mit Trypsin (s. S. 182) deutete auf eine leichtere Spaltbarkeit der Arg-Ser-Bindung im Vergleich zur Lys-Arg-Bindung hin.

Diskussion

Die vorliegenden Untersuchungen mit Gesamtserum bestätigen die früher unter Einsatz von gereinigtem Kininogen erzielten Resultate. Wegen der Vielzahl der Peptide im peptischen Serumhydrolysat mußten Fällungs- und Verteilungsschritte eingeführt werden. Der weitere Gang der Reinigung konnte jedoch ähnlich wie früher gestaltet werden. Das kininliefernde Material erwies sich auch diesmal als stark basisch und konnte daher durch Ionenaustausch-Chromatographie weitgehend gereinigt werden. Wie die peptischen kininliefernden Fragmente aus Kininogen ließ es sich durch Papierchromatographie in zwei Fraktionen zerlegen; auch die Verteilung des Kiningehaltes zwischen der schwächeren Fraktion mit höherem R_f-Wert und der langsameren Hauptfraktion lag in der gleichen Größenordnung wie früher. Schließlich erwies sich das Hauptpeptid L als identisch mit dem aus reinem Kininogen erhaltenen Hauptpeptid PKFL, wie die Aminosäurenanalyse, der Abbau nach EDMAN und das Verhalten gegen Kininogenasen sowie Carboxypeptidase A zeigte. Die aus gereinigtem Kininogen erhaltenen Peptide sind also repräsentativ für das gesamte peptisch spaltbare Kininogen aus Rinderserum.

Gegen diese Deutung unserer Befunde könnte eingewandt werden, daß wir mit Serum arbeiteten, bei dessen Bereitung kontaktaktivierbares Kininogen verloren geht. Der Verlust liegt — wie wir uns bei mehreren Seren überzeugten — nur bei 50% der insgesamt glasaktivierbaren Kininogenmenge. Auch bei der Gewinnung größerer Mengen von Rinderplasma ging uns ein vergleichbarer Anteil des glasaktivierbaren Kininogens verloren. Infolgedessen hätte das Arbeiten mit Plasma keine prinzipiellen Vorteile erbracht[1]. — Ein zweiter möglicher Einwand betrifft die peptische Spaltung. Wir mußten die Pepsinkonzentration so niedrig halten, daß ein kleiner Anteil des Gesamtkininogens ungespalten blieb; andernfalls hätten Begleitpeptide die Reinigung zu sehr gestört. Da aber ein kompletter Umsatz des Rinderserum zu peptischen kininliefernden Fragmenten durch wenig höhere Pepsinkonzentrationen möglich ist, erscheint es äußerst unwahrscheinlich, daß der kleine, unter unseren Bedingungen ungespaltene Anteil völlig einem andersartigen Kininogen zuzuschreiben ist. — Natürlich wäre die Aussage voreilig, daß nur die von uns beschriebenen kininliefernden Sequenzen im Rinderserum existieren. Bei jedem Reinigungsschritt ging kininlieferndes Material in wechselnden Mengen verloren; darunter könnte sich auch eine bisher unbekannte Sequenz befunden haben. Eine derartige Struktur könnte aber nur einen geringen Prozentsatz in der Gesamtbilanz der kininliefernden Peptide ausmachen. Ein Hinweis auf neuartige Sequenzen, evtl. solche mit der Kininsequenz in C-terminaler Position, wurde trotz intensiver Suche nicht gefunden. — Schließlich ist damit zu rechnen, daß die diskutierte Aminosäurenfolge zwar für Serum vom Rind zutrifft, nicht aber für Seren anderer Tierspecies. Mit der erfolgreichen Aufarbeitung des Pepsininkubats von Rindergesamtserum und den dabei gewonnenen Erfahrungen ist die Möglichkeit gegeben, in analoger Weise Aufschluß

---

[1] *Anmerkung bei der Korrektur.* Gegen die Unterscheidung zweier Kininogene im Rinderblut haben wir inzwischen neue Argumente beigebracht, welche über den hier geführten Nachweis der chemischen Einheitlichkeit der kininliefernden Gruppierungen noch hinausgehen. So läßt sich unser gereinigtes Kininogen nicht nur durch caseininaktiviertes Kallikrein, sondern auch durch kontaktaktivierbares Serumenzym spalten. Bei der beschränkten Kininfreilegung durch Glaskontakt ist nicht ein „spezifisches" Kininogen der limitierende Faktor, sondern eine oder mehrere frühere Stufen des Kininsystems (JAHRREISS u. HABERMANN, in Vorbereitung).

über die Kininsequenzen anderer Species zu erhalten. Dieser Weg erscheint bedeutend einfacher als die Isolierung der Kininogene selbst.

Fräulein ALMUTH KRÜGER und Fräulein GOTTBURGA ZEUNER danken wir für gewissenhafte Mitarbeit.

Literatur

AARSEN, P. N.: Sensitization of guinea-pig ileum to the action of bradykinin by trypsin hydrolysate of ox and rabbit plasma. Brit. J. Pharmacol. 32, 453—465 (1968).

FRAENKEL-CONRAT, H., J. I. HARRIS, and A. L. LEVY: Recent developments in techniques for terminal and sequence studies in peptides and proteins. Meth. biochem. Anal. 2, 359—425 (1955).

HABERMANN, E.: Trennung und Reinigung von Pankreaskallikreinen. Hoppe-Seylers Z. physiol. Chem. 328, 15—23 (1962).

— Strukturaufklärung kininliefernder Peptide aus Rinderserum-Kininogen. Naunyn-Schmiedebergs Arch. exp. Path. Pharmak. 253, 474—483 (1966).

—, u. G. BLENNEMANN: Über Substrate und Reaktionsprodukte der kininbildenden Enzyme Trypsin, Serum- und Pankreaskallikrein sowie von Crotalusgift. Naunyn-Schmiedebergs Arch. exp. Path. Pharmak. 249, 357—373 (1964).

— — u. B. MÜLLER: Charakterisierung und Reinigung peptischer kininliefernder Fragmente (PKF) sowie von ,,Pepsitocin" aus Rinderserum-Kininogen. Naunyn-Schmiedebergs Arch. exp. Path. Pharmak. 253, 444—463 (1966).

—, u. J. HELBIG: Untersuchungen zur Struktur des Rinderserum-Kininogens unter Verwendung von Bromcyan und Carboxypeptidase B. Naunyn-Schmiedebergs Arch. Pharmak. exp. Path. 258, 160—180 (1967).

—, u. B. MÜLLER: Zur enzymatischen Spaltung peptischer kininliefernder Fragmente (PKF) sowie von Rinderserum-Kininogen. Naunyn-Schmiedebergs Arch. exp. Path. Pharmak. 253, 464—473 (1966).

HELBIG, J.: Über die kininliefernde Sequenz von Rinderserum-Kininogen: Präparative und analytische Untersuchungen mit Hilfe von Enzymen und Bromcyan. Inaugural-Dissertation, Würzburg 1968.

HOCHSTRASSER, K., u. E. WERLE: Über kininliefernde Peptide aus pepsinverdauten Rinderplasmaproteinen. Hoppe-Seylers Z. physiol. Chem. 348, 177—182 (1967).

JAHRREISS, R., and E. HABERMANN: Purification, biochemical and pharmacological properties of peptic kinin-yielding fragments from whole bovine serum. Naunyn-Schmiedebergs Arch. Pharmak. (im Druck).

KATO, H., and T. SUZUKI: The location and nature of the linkage of kinin moiety in bovine kininogen-II. Biochem. biophys. Res. Commun. 32, 800—805 (1968).

KATZ, A. M., W. J. DREYER, and C. B. ANFINSEN: Peptide separations by two-dimensional chromatography and electrophoresis. J. biol. Chem. 234, 2897—2900 (1959).

LOWRY, O. H., N. J. ROSEBROUGH, A. L. FARR, and R. J. RANDALL: Protein measurement with the folin phenol reagent. J. biol. Chem. 193, 265—275 (1951).

PIERCE, J. V., and M. E. WEBSTER: The purification and some properties of two different kallidinogens from human plasma. In: E. G. ERDÖS, N. BACK, F. SICUTERI (Eds.): Hypotensive peptides, pp. 130—138. Berlin-Heidelberg-New York: Springer 1966.

SCHROEDER, W. A., J. R. SHELTON, and J. B. SHELTON: Application of the paper-strip modification of Edmans method to the determination of amino acid sequence in small peptides. Analyt. Biochem. 2, 87—88 (1961).

Prof. Dr. E. HABERMANN
Pharmakologisches Institut
der Justus Liebig-Universität Gießen
6300 Gießen, Rudolf Buchheim-Straße 4

Zehnte Frühjahrstagung
der Deutschen Pharmakologischen Gesellschaft

in Mainz vom 16.—19. März 1969

Begrüßungsansprache des Vorsitzenden

F. LEMBECK

Zum 10. Mal trifft sich die Deutsche Pharmakologische Gesellschaft in Mainz. Als bei der 25. Jahrestagung unserer Gesellschaft Feierlichkeiten und Hauptreferate die Einzelvorträge überschatteten, faßte unser „zorniger junger Kollege" Herr KUSCHINSKY den Entschluß, zu einer einfachen Arbeitstagung nach Mainz einzuladen. Von der ersten Frühjahrstagung an, war diesen Tagungen im gastlichen Mainz ein voller Erfolg beschieden. Hier wurde freimütig vorgetragen und eifrig geredet — in dieser uns schon sehr vertrauten Aula — im „Haus des Deutschen Weines" und im „Rebstock". Einen aufrichtigen Dank unserem verehrten Gastgeber und seinen Mitarbeitern!
Im Namen des Vorstandes der Deutschen Pharmakologischen Gesellschaft begrüße ich Sie alle herzlich, ob Sie als Gast oder als Mitglied gekommen sind, ob Sie hier neue Ergebnisse hören oder vortragen wollen. Ich freue mich sehr, daß die Vizepräsidentin der International Union of Pharmacology, Frau Prof. Dr. H. RAŠKOVÁ, als First Lady in International Pharmacology anwesend ist. Unser Ehrenmitglied, Herrn FELDBERG, möchte ich ganz besonders begrüßen: Wir möchten ihn heute durch eine Ehrung erfreuen. Er aber wird unser Wissen durch einen Vortrag bereichern.
In diesem Jahr findet keine Herbsttagung statt. Daher komme ich heute meiner Pflicht als Vorsitzender nach, Worte des Besinnens und Überlegens an Sie zu richten. Dem alten und schönen Brauch folgend, lassen Sie mich zuerst der Mitglieder gedenken, die von uns gegangen sind:
Am 26. Januar 1969 entriß der Tod Herrn Dr. med. Dr. rer. nat. E. KRÜGER-THIEMER im 51. Lebensjahr völlig unerwartet aus einem Leben voll erfolgreicher Schaffenskraft. Als Abteilungsleiter im Forschungsinstitut Borstel gehörte er zu den führenden Wissenschaftlern auf dem Gebiet der

Pharmakokinetik. Herr KRÜGER-THIEMER war im Krieg und in anschließender langer Gefangenschaft als Arzt tätig. Mit ungebrochener Kraft studierte er nach seiner Rückkehr zunächst Mikrobiologie, Mathematik und Chemie. Dadurch eröffneten sich für ihn die Grundlagen für sein eigentliches Arbeitsgebiet. Rasch wurden seine pharmakokinetischen Arbeiten bekannt, führten zu Gastprofessuren in Wisconsin und Boston, veranlaßten seine Auszeichnung durch den Fritz-Merck-Preis. Zielgerichtetes Schaffen, geprägt von einer vornehmen und bescheidenen Persönlichkeit mit umfassender Bildung, zeichnen das Bild dieses unvergeßlichen Kollegen.

Am 7. Januar 1969 verstarb im 54. Lebensjahr Herr Dr. med. J. VIEFHUES, geschäftsführender Gesellschafter der Krewel-Werke. Wir verlieren in ihm einen Kollegen, der an der Entwicklung der pharmazeutischen Industrie maßgebenden Anteil hatte. Vielseitige praktische Erfahrungen und Fähigkeiten zeichneten seine Persönlichkeit aus.

Am 1. Januar 1969 verstarb in Belgrad Herr Prof. Dr. I. DIMITRIJEVIĆ im 73. Lebensjahr. Er studierte in Genf und arbeitete anschließend in Belgrad an dem von Prof. HOLSTE neugegründeten Pharmakologischen Institut, welches er selbst seit 1951 leitete. Ein beseelter Forscher und Lehrer, schon sehr früh für Probleme der klinischen Pharmakologie aufgeschlossen, Herausgeber eines bekannten und geschätzten Lehrbuches, Lehrer unserer serbischen Kollegen BOGDANOVIĆ, MILOŠEVIĆ, VARAGIĆ und MEDAKOVIĆ. Wir betrauern gemeinsam mit unseren jugoslawischen Kollegen seinen Tod.

In ganz besonderem Maße erschütterte uns das Ableben von Herrn Prof. Dr. med. Dr. rer. nat. WERNER KOLL am 9. November 1968. Mitten aus einem von geradezu fröhlicher Arbeitsweise und bereitwilliger Verantwortung geprägten Leben wurde er im 67. Lebensjahr abberufen. In Kiel geboren, wo er seine Jugend und Studienzeit verbracht hatte, eröffnete er als Vorsitzender der Gesellschaft vor 2 Jahren unsere Jahrestagung in dieser Stadt. Seine umfassende Ausbildung, die sowohl der Medizin als auch der Chemie gewidmet war, die ihn mit DIES, HÖBER, v. MÖLLENDORF, EPPINGER, PREGL und SCHITTENHELM zusammenbrachte, führte ihn nach Frankfurt, Freiburg, Graz, Berlin und wieder nach Kiel, bis er 1940 auf den Lehrstuhl für Pharmakologie an der Medizinischen Akademie in Danzig berufen wurde. Seit 1947 leitete er die Medizinische Forschungsanstalt in Göttingen, das jetzige Max-Planck-Institut für Experimentelle Medizin. Wesentlich war er an der Entwicklung dieser großartigen Forschungseinrichtung beteiligt. Seine hervorragenden wissenschaftlichen Arbeiten auf dem Gebiete der Neuropharmakologie wurden von Herrn LENDLE und Herrn VOGT in Zeitschriften gewürdigt, so daß ich Sie darauf verweisen möchte. Hier möchte ich nur die vielgestaltigen Leistungen WERNER KOLLS nennen, die er im schwierigen

Gebiet zwischen unserem Fache und der Öffentlichkeit vollbrachte: Mitbegründer und Vorsitzender der Europäischen Gesellschaft für Arzneimitteltoxikologie, Initiator mehrerer Symposien in Göttingen, bereit, jederzeit zwischen Fach und Behörden, zwischen Wissenschaft, Ärztekammer und Industrie zu vermitteln, übernahm er gerade die Aufgaben, die anderen zu mühsam und undankbar erschienen. Er wußte sein Wissen mit seinem Verantwortungsbewußtsein, seine Einflußmöglichkeit mit seinem Pflichtbewußtsein zu verbinden. Im Widerstreit der Meinungen fand oft nur er eine Lösung, denn seine Selbstlosigkeit, Objektivität und Toleranz standen außer jedem Zweifel. Wir haben in ihm einen wahrhaft guten Kameraden verloren, der zu geben verstand, ohne fordern zu müssen. Für ihn möge das Wort des Physiologen ALBRECHT BETHE gesagt sein: ,,Fände man nicht Befriedigung in dem Suchen nach Erkenntnis, man würde die Hände in den Schoß legen und sagen: Es ist zu schwer für uns Menschen."

Wir befinden uns in einer Zeit, in welcher Interessen der Universität zentrifugale Richtung haben und von Divergenzen, Schlagworten und Gruppeninteressen geprägt sind. Wenn man von dieser hochschulpolitischen Zeiterscheinung absieht, ist es in der Medizin anders. Hier steht im Vordergrund der Trend zur Integration zwischen den einzelnen Fächern. Man hat den Eindruck, daß dieser Trend durch die den Niedergang einer in vielen Belangen überholten ,,Universitas" noch verstärkt wird.

Diese Entwicklung innerhalb der Medizin kann man anhand einer Untersuchung, die von einem Universitäts-Bauamt vor 10 Jahren gemacht wurde, darstellen (Abb. S. 190). Die vorrangigen Verbindungen von Instituten/Kliniken (links) zu Instituten/Kliniken (rechts) wurden dargestellt. Auf den ersten Blick sieht man, daß man die Medizin kaum in Untergruppen (Fachbereiche) teilen kann. Ferner erkennt man einen Schnittpunkt, wo sich die Kliniker treffen: Es ist der Pathologe (PAI). Er ist der Meister, welcher diagnostische Irrtümer und Therapiefehler fixiert und gefärbt darstellen kann.

Wenige Linien gehen zum Pharmakologen (PHAI). Seine Arbeit hat keinen täglichen Routinebezug zur Klinik. Seine Forschungsarbeit steht im Schatten der Produktivität der pharmazeutischen Industrie und der sozialen Leistungsfähigkeit der Gesellschaft, riesige Mengen von Medikamenten zu konsumieren. Die Früchte der pharmakologischen Forschung kann man auch nicht fixieren und einbetten. Letzten Endes sind es geheilte, substituierte und korrigierte, schmerzfreie oder wenigstens sedierte Patienten mit höheren Lebenserwartungen.

Zwischen experimenteller Pharmakologie und angewandter Therapie liegt ein langer Weg mit vielen Möglichkeiten der Rückkopplung. Hier gilt, was C. W. SNOW sagte:

„Einmal soll die natürliche Welt verstanden, zum anderen soll sie beherrscht werden. Jedes dieser Motive kann für den einzelnen Naturwissenschaftler Vorrang haben; Teilgebiete der Naturwissenschaften

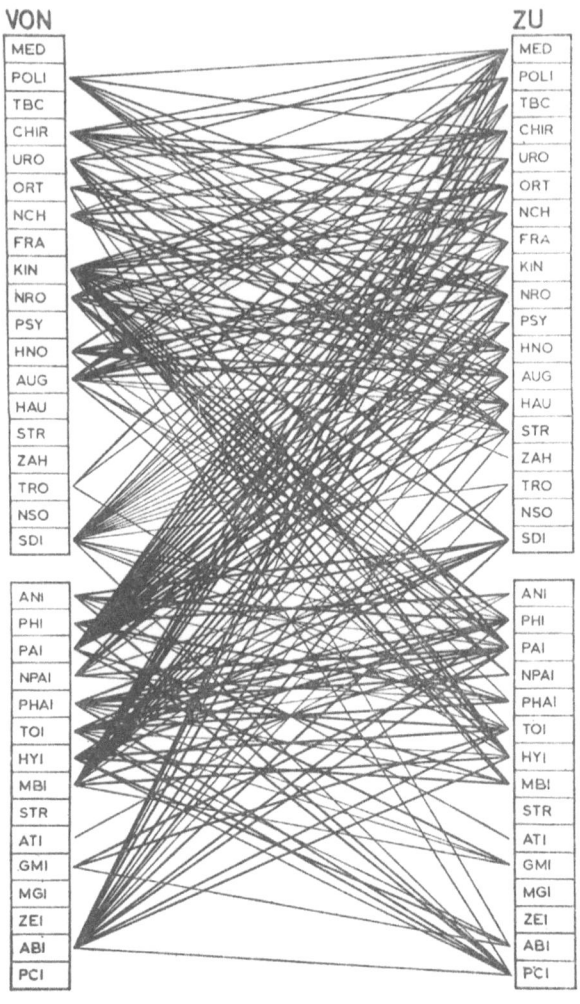

Abb. 1

können ihre ursprünglichen Impulse aus dem einen oder anderen beziehen. Kosmogenie z. B., die Erforschung des Ursprungs und des Wesens des Kosmos, ist ein ziemlich reines Beispiel aus der ersten Gruppe. Die Medizin ist das Musterbeispiel aus der zweiten Gruppe. Dennoch wird auf allen Gebieten der Naturwissenschaften, von wo auch immer der Anstoß

zu ihrer Arbeit kommt, das eine Motiv im anderen mit enthalten sein. Von der Medizin, einer klassischen ‚Technik' ausgehend, ist man auf ‚reine' wissenschaftliche Probleme durchgestoßen, z. B. auf die Struktur der Hämoglobinmoleküle."
Man erkennt aus diesen Worten die vielfältigen Beziehungen zwischen Forschung und Anwendung. Oft ist der experimentelle Pharmakologe nicht mehr als der Fährtensucher der angewandten Therapie. Wie aber soll der Therapeut handeln, wenn er die Fährten der pharmakologischen Grundlagen nicht lesen kann?
Die experimentelle Pharmakologie hat immer jede methodische Möglichkeit aus Physik, Chemie, Histologie und Physiologie bereitwillig angenommen und verwertet. Erst durch Adaptation und Anwendung in der Pharmakologie gewannen neue Methoden breitere Bedeutung innerhalb der gesamten Medizin. Man darf beispielsweise nicht übersehen, daß biometrische Methoden vielfach dem Mediziner erst zugänglich wurden, nachdem sie vom Pharmakologen praktiziert worden waren.
Auf der anderen Seite muß man hier herausstellen, daß zwei bedeutende Kliniker unserem naturwissenschaftlich messenden Bestreben die Wege bahnten: Der Internist MARTINI mit seiner Methodenlehre und der Pädiater DOST durch Fundierung der Pharmakokinetik. Anregung und Anwendung lagen in vielschichtigen Ebenen. Es mußten aber immer erst die Voraussetzungen für eine Zusammenarbeit gegeben sein. Dies gilt besonders heute wieder, wo die Klinische Pharmakologie ein ernstes Anliegen unserer Gesellschaft ist.
Dieses vielgestaltige Gebiet wird nur dann erfolgreich sein, wenn es Methoden und Erkenntnisse der Experimentellen Pharmakologie voll ausnützt. Dies sei ohne Überheblichkeit gesagt. Wenn man bedenkt, wie bereitwillig die Experimentelle Pharmakologie neue naturwissenschaftliche Methoden annektiert hat, dann könnte die Klinische Pharmakologie gar kein besseres Patengeschenk mitbekommen als die Fähigkeit, experimentelle pharmakologische Methoden für die Klinik zu adaptieren.
Neue experimentelle Methoden werden in Zukunft oft zu schwierig sein, um vom pharmakologisch arbeitenden Mediziner allein beherrscht werden zu können. Die Zusammenarbeit mit Naturwissenschaftlern und deren erfreulich rasch fortschreitende Infiltration in unser Fach ist zu erkennen. Gleiches ist für die weitere Bahnung der Verbindung zwischen klinischer Therapie und experimenteller Pharmakologie zu erhoffen.
Manche physiologischen, biochemischen oder pharmakologischen Arbeiten mögen noch ferne von jeder therapeutischen Anwendungsmöglichkeit sein. Geduld, ihre Bedeutung kommt immer!
Hierzu ein Beispiel: Vor 2 Jahren wurde in Ungarn ein Antikonzeptionsmittel registriert und bekam den Namen „Infecundin". Der Name war bereits seit 35 Jahren vorrätig, denn schon damals wurde unter diesem

Namen ein Antikonzeptionsmittel registriert. Es handelte sich um einen Ovarialextrakt, den der Innsbrucker Physiologe HABERLAND 1930 tierexperimentell als sicher antikonzeptionell wirksam befunden hatte. Seine Untersuchungen, durchgeführt vor der Isolierung der Sexualhormone, veranlaßten damals die ungarische Firma Gedeon Richter, ein solches Präparat auf den Markt zu bringen. Aber erst viel spätere, viel gründlichere Untersuchungen, die von PINCUS ausgingen, führten zu den heute anwendbaren und am Menschen wirksamen Präparaten.

Dem Pharmakologen ist vieles geläufig, was anderen bei weitem nicht verständlich ist. Wir erkennen als eindeutige Fortschritte an, wenn sich die Therapie einer Krankheit in einem Jahrzehnt völlig verändert. Wir hoffen gleichzeitig, daß die heutige Therapie in weiteren 10 Jahren vielfach überholt sein wird. Wir wissen, daß die Entdeckung einer einzigen kausalen Therapieform alle vorherigen Formen symptomatischer Therapie hinwegfegt. Wir wagen zu hoffen, daß manches Medikament, das heute als gut gilt, in 10 Jahren überflüssig sein könnte, wie etwa Antacida, Antirheumatica, Tuberculostatica und Anthelminthica. Diese ständigen Veränderungen im naturwissenschaftlich-technisch-medizinischen Bereich betrachten wir als den „Fortschritt an sich". Wir wissen, daß damit meistens erhebliche Auswirkungen auf den persönlichen Bereich des Einzelnen und auf die gesamte Gesellschaft verbunden sind. Es ist aber ein großer Unterschied, ob der Fortschritt dazu führt, daß ein Medikament überholt ist oder ob ein Berufszweig überflüssig wird und Menschen zu einer weitgehenden Änderung ihrer Existenzgrundlage gezwungen werden. STEINBUCH sagte es deutlich:
„In Zukunft werden sich die Lebensumstände sehr rasch verändern, sie können nicht mehr als Übergänge zwischen statischen Zuständen begriffen werden, das einzig Bleibende in Zukunft ist die Veränderung."
Diese Definition eines Nachrichtentechnikers erinnert an manche für uns eingefahrene Begriffe wie Pharmadokynamik oder Pharmakokinetik. Aber vielleicht sehen wir deutlicher als ein Techniker, wie leicht solche „Fließgleichgewichte" gestört werden können. Wir sehen, wie einige Milligramme Barbiturat oder Methamphetamin ausgeglichene zentrale Funktionen schlagartig verändern. Die Pharmakologie als Wissenschaft hat sich ständig verändert, aber durch bedeutende neue Entdeckungen wohl immer mehr „saltatorisch" als „steady". So gesehen, gehört zum Vertrauen des Technikers STEINBUCH in die sog. „ständige Veränderung" von unserem — toxikologisch angehauchten Blickwinkel aus —, einiger Optimismus. Doch soll es daran, wie bisher, nicht fehlen!

Methoden ändern sich. Ergebnisse offerieren andere Wertigkeiten. Auch Publizistik ändert sich. Schon die Einführung des Xerox hat ermöglicht, daß gelegentlich viele Seiten xerographiert und dann abgelegt, aber nicht gelesen werden. Neue Formen der Dokumentation, des Referatewesens,

der Stichwortauswahl und -erfassung sind und werden uns geläufig. Aber die Konsequenzen zeichnen sich erst ab: Muß eine Arbeit in 2000 Exemplaren gedruckt und gebunden werden, wenn sie nur von 50 Abonnenten gelesen, aber von 500 Nicht-Abonnenten als Sonderdruck gewünscht wird? Drängt sich da nicht der ungeheuerliche Gedanke an eine „Informationsbank" auf, in der die Publikation, nach allen Stichworten abrufbar, bereitliegen? Der Informationsfluß auf engstem Gebiet könnte sich dadurch einem Idealzustand nähern. Wer aber prüft die zur Speicherung angebotene „soft ware" auf ihre Verläßlichkeit? Werden die Querverbindungen zu unerwarteten methodischen oder praktischen Möglichkeiten nicht empfindlich leiden? Wird der Zufall noch Raum im Gehege der sorgfältigen Planung haben? Möge uns wenigstens der menschliche und kollegiale Kontakt der Tagungen davor schützen!
Welchen Weg wird die wissenschaftliche Sprache gehen? Allem literarisch Schönen abhold, soll sie schon lange ausschließlich als Kommunikationsmittel dienen. In der Schule lernt man wohl schreiben, aber nicht publizieren. Man darf nicht vergessen: Auch heute noch bleiben manche Publikationen für einen Fremdsprachigen leider unzugänglich, nicht *weil*, sondern *wie* sie in Deutsch geschrieben wurden! Die Kommunikationstechnik der nächsten Jahre wird verlangen, daß wir entweder den international bequemsten englischen „Klartext" oder ein leicht übersetzbares „Augstein-Deutsch" verwenden.
Im folgenden werden 105 Kurzvorträge geboten. Manche werden manchem Zuhörer wenig bedeuten, seinem Verständnis wenig zugänglich sein, und für die Erinnerung unbedeutend erscheinen. Viele dieser Vorträge sind das — aus subjektiver Sicht sogar zwangsläufig. Trotzdem kann man ihre Tragweite nicht abschätzen. Von hier nimmt man doch oft Erkenntnisse mit, die man vielleicht erst in ganz anderem Zusammenhang richtig schätzt und einschätzt. Das wissenschaftliche Gewicht der heutigen Vorträge ist gegenwärtig noch unbestimmbar. Es kann erst später, rückblickend, erkannt werden. Aber nicht solche unbestimmbaren Gewichte, sondern die Beweglichkeit der Diskussion soll, wie bisher, den Verlauf auch dieser 10. Mainzer Tagung bestimmen!

Prof. Dr. F. LEMBECK, Pharmakologisches Institut der Universität
A-8010 Graz, Universitätsplatz 4, Österreich

Die Rolle von Noradrenalin bei der Temperaturwirkung der Narkose
The Role of Noradrenaline for the Temperature Effect of Anaesthesia

W. Feldberg

Vor einigen Jahren haben Prof. Myers und ich die Theorie aufgestellt, daß eine Funktion der im Hypothalamus vorkommenden Monoamine darin bestehe, Änderungen der Körpertemperatur herbeizuführen (Feldberg u. Myers, 1963, 1964a). Wenn diese Theorie richtig ist, ergibt sich die Frage: welche Temperaturänderungen beruhen auf dem Freiwerden dieser Monoamine?

In der Narkose sinkt die Körpertemperatur ab. Wir wissen, wie wichtig es ist, den Patienten in der Narkose warm zu halten. Wie weit läßt sich diese Temperatursenkung durch die neue Theorie erklären? Über diese Frage haben wir in den letzten Jahren gearbeitet, und ich will im folgenden berichten, wie weit wir dabei gekommen sind. Vorher jedoch einige Worte über die Theorie selber. Wie stellen wir uns vor, daß die Monoamine im Hypothalamus frei werden?

Im Jahre 1954 isolierten Vogt sowie Amin, Crawford u. Gaddum die 3 Monoamine, Adrenalin, Noradrenalin und 5-Hydroxytryptamin (5HT) aus Gewebsextrakten des Hypothalamus. Heute wissen wir, daß die 3 Monoamine auch im vorderen Hypothalamus, dem Sitz der Temperaturregulierung vorkommen. Es bedeutet immer einen großen Fortschritt, wenn man zeigen kann, wo im Gewebe, in welchen spezifischen Strukturen, ein pharmakologisch wirksamer Stoff vorkommt, den man in einem Gewebsextrakt nachgewiesen hat. Diesen Fortschritt verdanken wir schwedischen Forschern (Carlsson, Falck u. Hillarp, 1962; Dahlström u. Fuxe, 1964; Anden, Dahlström, Fuxe u. Larsson, 1965), die in wunderschönen, fluorescenzmikroskopischen Untersuchungen gezeigt haben, daß die Monoamine in Neuronen vorkommen, daß sie wahrscheinlich die Überträgerstoffe monoaminergischer Neurone sind, und weiter, daß sie im Hypothalamus kaum in Nervenzellen, sondern vorwiegend in Nervenendigungen und Nervenfasern vorkommen, deren Perikaryum in anderen Gegenden des Gehirns liegen.

Mit der ersten Abbildung möchte ich in einer einfachen Form veranschaulichen, wie die Monoamine auf den vorderen Hypothalamus einwirken könnten, wenn sie die Körpertemperatur beeinflussen. Die beiden in diesem Schema abgebildeten Zellen stellen Nervenzellen aus dem vorderen Hypothalamus der Katze dar, die von monoaminergischen Fasern

Die Rolle von Noradrenalin bei der Temperaturwirkung der Narkose 195

innerviert werden, welche an der einen Zelle 5HT und an der anderen Noradrenalin frei machen. Die durch 5HT erregte Zelle würde die nervösen Mechanismen aktivieren, die eine Temperatursteigerung herbeiführen, während die durch Noradrenalin erregte Zelle die Mechanismen aktivieren würde, die zu einer Temperatursenkung führen. Es ist aber ebensogut möglich und vielleicht sogar wahrscheinlich, daß beide Nervenfasern auf dieselben Zellen einwirken, und daß die Überträgerstoffe entgegengesetzte Wirkungen — Erregung durch 5HT und Hemmung durch Noradrenalin — an derselben Zelle hervorrufen. Für diese Auffassung kann man anführen, daß es sich nicht nur bei der Erniedrigung des Muskeltonus und dem Aufheben des Fröstelns, sondern auch bei der Hautgefäßerweiterung — die Gefäße der Haut werden nur von sympathischen, gefäßverengenden Nerven innerviert — um passive Vorgänge handelt. Anderseits sind beschleunigte Atmung und Hecheln aktive Vorgänge, die die Temperatur erniedrigen.

Für beide Schemata gilt jedoch eines: die Zellen, auf die Monoamine wirken, sind nicht Zellkörper monoaminergischer Fasern, sondern sie werden nur von monoaminergischen Fasern innerviert. Es liegt hier die gleiche Situation vor, wie für Acetylcholin in sympathischen Ganglien. Dieses ist im unteren Abschnitt der Abb. 1 veranschaulicht. Das Acetylcholin befindet sich nicht in den Ganglienzellen, sondern in den prä-

Schematische Darstellung von zwei Zellen im vorderen Hypothalamus der Katze, die von monoaminergischen Fasern innerviert werden, die 5HT oder Noradrenalin freimachen.

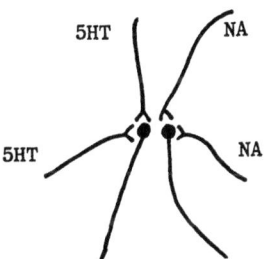

Temperatur:	*Ansteigen*	*Abnahme*
Hautgefäße:	Verengerung	Erweiterung
Muskeltonus:	Erhöht	Erniedrigt
Frösteln:	Auftreten	Aufhören

Vergleich mit Acetylcholin (ACh) im sympathischen Ganglion.

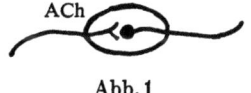

Abb. 1

ganglionären Nervenendigungen. Und genau wie der hohe Acetylcholingehalt sympathischer Ganglien von cholinergischen Neuronen herrührt, die synaptische Verbindungen mit den Ganglienzellen eingehen, so rührt der hohe Monoamingehalt des Hypothalamus von monoaminergischen Fasern her, die synaptische Verbindungen mit den Zellen des Hypothalamus eingehen. Und genau wie die von cholinergischen Fasern innervierten Ganglienzellen auf Acetylcholin reagieren, d.h., sie sind cholinoceptiv, so reagieren die von monoaminergischen Neuronen innervierten Zellen des vorderen Hypothalamus auf die Monoamine, d.h., sie sind monoaminoceptiv.

Synthese

5-Hydroxytryptophan Decarboxylase
    GADDUM u. GIARMAN (1956); BOGDANSKI, WEISSBACH u. UDENFRIEND
    (1957, 1958); KUNTZMAN, SHORE, BOGDANSKI u. BRODIE (1961).

Dopamine-β-Hydroxylase
    UDENFRIEND u. CREVELING (1959).

N-Methyltransferase
    McGEER u. McGEER (1964).

Inaktivierung

Monoamine Oxidase
    BOGDANSKI, WEISSBACH u. UDENFRIEND (1957); WEINER (1960).

Abb. 2. Enzyme für Synthese und Abbau der Monoamine und die Autoren, die die Enzyme im Hypothalamus und teilweise im vorderen Hypothalamus nachgewiesen haben

Aber nicht nur die Monoamine kommen im Hypothalamus vor, sondern auch die für die Synthese und für den Abbau notwendigen Enzyme. Die Abb. 2 gibt die Namen der Enzyme wieder sowie die der Autoren, die sie im Hypothalamus und teilweise sogar im vorderen Hypothalamus nachgewiesen haben. Diese Befunde stellen eine weitere Stütze für die physiologische Rolle der Monoamine im Hypothalamus dar, denn wenn diese Substanzen als Überträgerstoffe wirksam sein sollen, müssen sie im Hypothalamus nicht nur vorkommen und freigesetzt, sondern auch gebildet und abgebaut werden.

Die Wirkung der Monoamine auf die Temperatur

Um die Beeinflussung der Temperatur durch die Amine zu studieren, wenn diese auf den vorderen Hypothalamus einwirken, injiziert man sie entweder in die Hirnventrikel oder mittels Mikroinjektionen direkt in

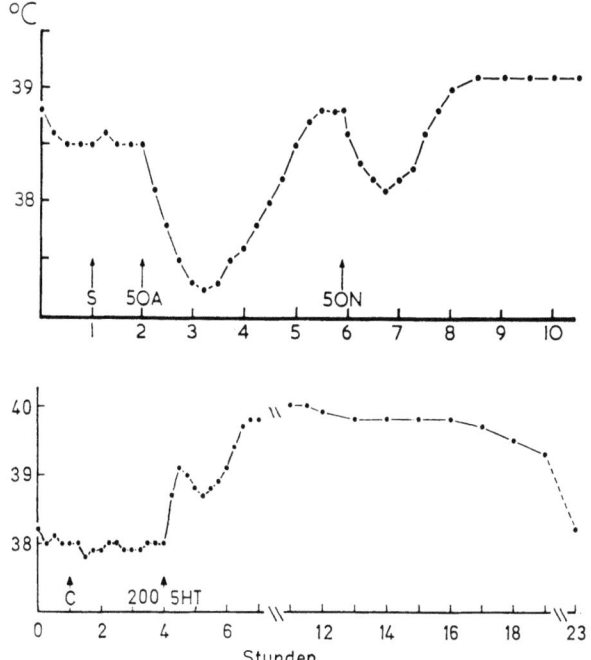

Abb. 3. Rectale Temperaturkurven von zwei Katzen. Bei den Pfeilen Injektion in die Hirnventrikel von 0,1 ml. 0,9% NaCl-Lösung (S); 50 µg Adrenalin (50 A); 50 µg Noradrenalin (50 N); 100 µg Creatininsulfat (C); 200 µg 5HT (200 5HT). [Aus FELDBERG and MYERS: J. Physiol. (London), 1964a]

den vorderen Hypothalamus. Die obere Kurve der Abb. 3 zeigt die Temperatursenkungen, die durch Injektionen von 50 µg Adrenalin und 50 µg Noradrenalin in die Hirnventrikel erhalten wurden. Eine Kontrollinjektion von physiologischer Kochsalzlösung (S) war unwirksam. Die untere Kurve zeigt im Gegensatz den lang anhaltenden Temperaturanstieg nach Injektion von 200 µg 5HT in die Hirnventrikel. Das 5HT wird als Kreatininsulfat injiziert; dieses als solches in die Ventrikel injiziert (C) ruft jedoch keine Temperaturänderungen hervor. Nach Mikroinjektionen in den vorderen Hypothalamus erhält man die gleichen Wirkungen, wie nach intraventrikulären Injektionen, doch genügen schon viel kleinere Dosen der Monoamine, um die Temperaturänderungen hervorzurufen (FELDBERG u. MYERS, 1965a).

Wie einfach wäre das Problem, wenn alle Tierarten in der gleichen Weise auf die Monoamine reagieren würden. Das ist aber nicht der Fall. Aus der Abb. 4 sehen wir, wie die Monoamine nach Injektion in die Hirnventrikel oder direkt in den vorderen Hypothalamus bei verschiedenen Tierarten die Temperatur beeinflussen.

	Katze[1], Hund[2], Affe[3]	Kaninchen[4], Schaf[5]	Ochs[6], Ziege[7]	Ratte[8], Maus[9]
Katecholamin	↓	↑	keine	↑↓
5 HT	↑	↓	↓	↓

[1] FELDBERG u. MYERS (1963). [2] FELDBERG, HELLON u. MYERS (1966). [3] FELDBERG, HELLON u. LOTTI (1967); MYERS (1968). [4] VON EULER, LINDER u. MYRIN (1943); COOPER, CRANSTON u. HONOUR (1965). [5] RUCKEBUSH, GRIVEL u. LAPLACE (1965, 1966); BLIGH (1966). [6] FINDLAY u. ROBERTSHAW (1967). [7] ANDERSSON, JOBIN u. OLSSON (1966). [8] FELDBERG u. LOTTI (1967b). [9] BRITTAIN u. HANDLEY (1967).

Abb. 4. Schematische Darstellung der Temperaturveränderungen, die bei verschiedenen Tieren durch Einwirkung von Noradrenalin und 5HT auf den vorderen Hypothalamus hervorgerufen werden. (↑) Temperaturerhöhung, (↓) Temperaturerniedrigung. [Aus FELDBERG: in Recent advances in pharmacology, von ROBSON and STACEY, 4. Aufl., London: Churchill 1969]

Hunde und Affen reagieren wie Katzen, und wir können, solange keine widersprechende Befunde vorliegen, annehmen, daß der Mensch ebenso reagiert. Entgegengesetzte Wirkungen werden beim Kaninchen und Schaf erzielt, denn Noradrenalin bewirkt bei ihnen eine Temperatursteigerung und 5HT eine Temperatursenkung. Diese ist aber gewöhnlich gering und wird auch nicht immer gefunden. Das ist in der Abbildung durch den punktierten Pfeil angedeutet. Anscheinend fehlt diesen beiden Tierarten somit ein wirksames temperatursenkendes Amin im Hypothalamus. Dagegen scheinen Ziegen und Ochsen im Hypothalamus kein temperatursteigerndes Monoamin zu haben, denn Noradrenalin verursacht bei ihnen keine Temperaturänderung, und 5HT senkt die Temperatur. Ratten und Mäuse reagieren wieder anders. Das 5HT senkt die Körpertemperatur, aber Noradrenalin und Adrenalin sind nicht unwirksam wie bei der Ziege und beim Ochsen, sondern verursachen ebenfalls eine Temperatursenkung, es sei denn, daß sie in den kleinsten eben wirksamen Dosen injiziert werden, die die Temperatur erhöhen.

Was ist die Bedeutung dieser Unterschiede in der Reaktionsweise der verschiedenen Tierarten für die physiologische Rolle der Monoamine bei der Temperaturregulierung? Wenn die pharmakologischen Wirkungen einen Anhalt für die zentralen Übertragerfunktionen bei der Temperaturregulierung geben, würde dies bedeuten, daß bei einigen Tierarten sowohl Noradrenalin als auch 5HT diese Funktionen ausüben, bei anderen hauptsächlich Noradrenalin und bei wieder anderen nur 5HT und weiter, daß ein und dasselbe Monoamin in seiner Funktion als zentraler Überträgerstoff dazu dient, die Temperatur bei einer Tierart zu erhöhen und bei einer anderen zu erniedrigen. Ein derartig unterschiedliches Verhalten kennen wir nicht bei anderen Überträgerstoffen.

Das Freiwerden von 5HT. Um unsere Theorie zu beweisen, ist es notwendig zu zeigen, daß die Monoamine freigesetzt werden, und daß dieses Freisetzen mit Änderungen der Körpertemperatur im Zusammenhang steht. Dieser Beweis steht noch aus. Bisher sind in dieser Richtung wenige Versuche angestellt worden, und sie betreffen ausschließlich das Freiwerden von 5HT. Das liegt daran, daß man 5HT in viel kleineren Mengen als Noradrenalin biologisch nachweisen kann, z.B. durch seine Wirkung auf den Fundusstreifen des Rattenmagens (VANE, 1957).

Als MYERS und ich (1965c) die Hirnventrikel narkotisierter Katzen mit künstlicher Cerebrospinalflüssigkeit durchströmten, konnten wir in der abfließenden Flüssigkeit 5HT durch seine Wirkung auf den Fundusstreifen nachweisen, freilich nur in kleinsten Mengen. Das ist nicht verwunderlich, verwunderlich ist vielmehr, daß wir es überhaupt nachweisen konnten, denn nach seinem Freiwerden fällt es gleich der Zerstörung durch die im Hypothalamus vorkommende Monoaminoxidase anheim, ähnlich wie das bei der Reizung cholinergischer Nerven freiwerdende Acetylcholin durch Cholinesterase zerstört wird.

Um das Freiwerden von Acetylcholin in cholinergischen Nerven nachzuweisen, verhindert man seine Zerstörung, indem man die Cholinesterase durch einen Hemmstoff

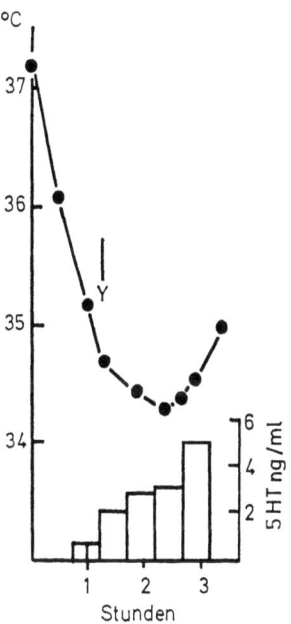

Abb. 5. Rectale Temperaturkurve einer durch i.v. Injektion von Chloralose narkotisierten Katze, deren dritter Ventrikel mit künstlicher Cerebrospinalflüssigkeit durchströmt wurde. Durschströmungsgeschwindigkeit 0,05 ml/min. Das Histogramm gibt den Gehalt an 5HT in ng/ml in der abfließenden Flüssigkeit wieder. Beim Pfeil wurden 5 mg/kg Tranylcypromin intraperitoneal injiziert. $^1/_2$ Std vorher wurde mit Auffangen der abfließenden Flüssigkeit begonnen.[Aus FELDBERG and LOTTI: J. Physiol. (London) 1957]

wie z.B. Physostigmin inaktiviert. Dasselbe Verfahren haben wir für 5HT angewendet, indem wir die Monoaminoxidase durch den Hemmstoff Tranylcypromin inaktivierten. Die Folge davon war, daß der Gehalt von 5HT in der aus den Hirnventrikeln abfließenden Flüssigkeit zunahm und die Temperatur anstieg. Ein solcher Versuch ist in Abb. 5 wiedergegeben.

Die Temperaturkurve stammt von einer Katze, die mit Chloralose narkotisiert war, was zur Folge hatte, daß die Temperatur absank. Der dritte Ventrikel ist mit künstlicher Cerebrospinalflüssigkeit durchströmt, und der 5HT-Gehalt der abfließenden Flüssigkeit wird am Fundusstreifen des Rattenmagens bestimmt. Beim Pfeil wurden der Katze 10 mg/kg Tranylcypromin intraperitoneal injiziert. Diese Substanz gelangt nach der Resorption in das Gehirn und bewirkt, daß das im Hypothalamus freiwerdende 5HT nicht mehr abgebaut wird. Es erscheint daher in größeren Mengen in der abfließenden Durchströmungsflüssigkeit, wie dies aus dem Histogramm der Abbildung ersichtlich ist. Die Temperatur fiel anfangs weniger steil ab und begann dann anzusteigen. Ohne die Tranylcyprominjektion wäre die Temperatur noch eine Weile steil abgesunken. Im Prinzip beweist dieser Versuch dasselbe, was vor ca. 30 Jahren für das Freiwerden von Acetylcholin bei Reizung cholinergischer Nerven mit Physostigmin gezeigt wurde.

Ein besonders eleganter Nachweis wurde von MYERS und seinen Mitarbeitern an Affen ausgeführt. Es ist ihnen gewissermaßen die humorale Übertragung der Temperaturwirkungen gelungen, indem sie die aus dem 3. Ventrikel eines Affen abfließende Flüssigkeit in den 3. Ventrikel eines anderen Affen überleiteten. Stammte die abfließende Flüssigkeit von einem Affen, der durch Erniedrigung der Außentemperatur abgekühlt war und fröstelte, so verursachte die Übertragung der Ventrikelflüssigkeit bei dem Empfängertier Frösteln und Temperaturerhöhung. Umgekehrt kam es bei dem Empfängertier zu einer Temperaturerniedrigung, wenn Ventrikelflüssigkeit von einem Affen übertragen wurde, der durch Erhöhung der Außentemperatur erwärmt war. Weiter konnten sie in der Ventrikelflüssigkeit, die von dem abgekühlten Affen stammte, 5HT nachweisen. Dieselben Versuchsergebnisse erhielten sie, wenn sie die Gegend des vorderen Hypothalamus mit Hilfe der „Push-Pull" Kanülentechnik von GADDUM durchströmten und die in der „Pull"-Kanüle abfließende Flüssigkeit auf den vorderen Hypothalamus eines anderen Affen überleiteten oder auf 5HT untersuchten (MYERS, 1967a, b, 1968, 1969; MYERS, KAURA u. BELESLIN, 1959; MYERS u. SHARPE, 1968a, b). Bei den in der Ventrikelflüssigkeit sowie in der vom durchströmten vorderen Hypothalamus stammenden Flüssigkeit nachgewiesenen 5HT-Mengen handelte es sich um Nanogramme, während Mikrogramme nötig sind, um bei Injektionen in die Hirnventrikel eine Temperatursteigerung herbeizuführen. Dieser 1000fache Unterschied in der Größenordnung läßt Zweifel daran aufkommen, daß die Temperaturanstiege bei den Empfängertieren auf 5HT alleine beruhten.

Die Temperatursenkung in der Narkose

MYERS und ich (1964b) meinten, die Temperatursenkung in der Narkose könne dadurch zustande kommen, daß die Narkotica auf den vorderen

Die Rolle von Noradrenalin bei der Temperaturwirkung der Narkose 201

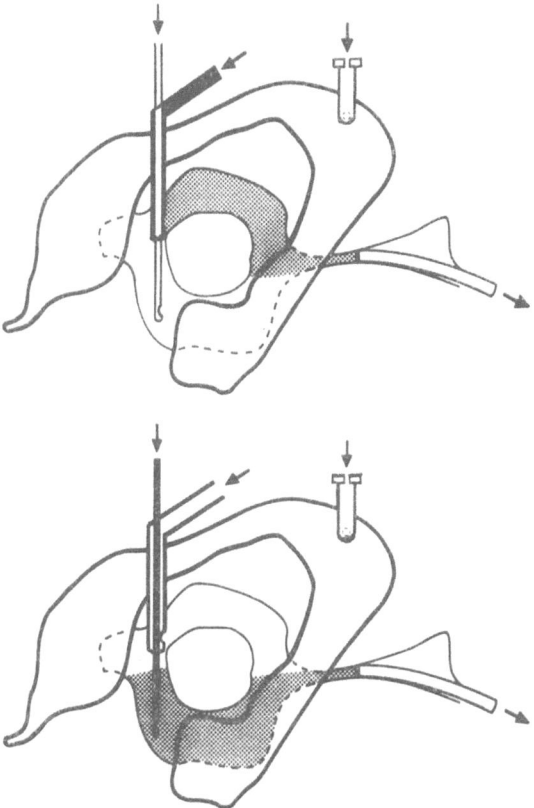

Abb. 6. Schematische Darstellung der Versuchsanordnung zur Durchströmung der dorsalen und ventralen Hälfte des dritten Ventrikels mit einem Narkoticum mit Hilfe einer doppelläufigen Kanüle. [Aus CARMICHAEL, FELDBERG and FLEISCHHAUER: J. Physiol. (London) 1964]

Hypothalamus einwirken und hier Monoamine freimachen, und zwar nicht nur Noradrenalin und Adrenalin, sondern auch 5HT, daß aber die temperatursenkende Wirkung der Katecholamine überwiegt.
Als erstes zeigten wir, daß Narkotica auf den Hypothalamus wirken. Dies wird zwar allgemein angenommen, ist aber nie bewiesen worden. Unseren besten Beweis erhielten wir in Versuchen, in denen wir Narkotica erst durch die obere und dann durch die untere Hälfte des 3. Ventrikels durchströmten. Die hypothalamischen Kerngebiete liegen basal von der Massa intermedia in der Wand der unteren Hälfte des 3. Ventrikels. Zu diesen Versuchen wird eine doppelläufige Metallkanüle so in den 3. Ventrikel eingeführt, daß die Öffnung der äußeren Röhre oberhalb, die der inneren Röhre unterhalb der Massa intermedia zu liegen kommt. Die

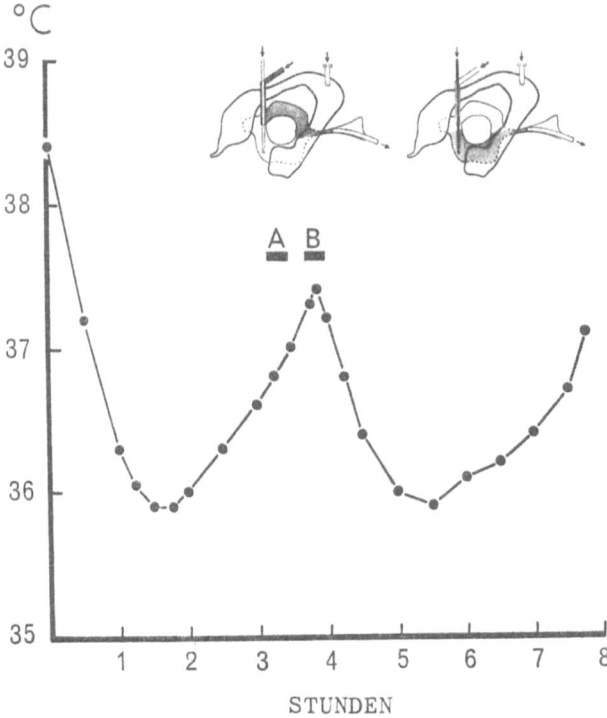

Abb. 7. Rectale Temperaturkurve einer mit Nembutal narkotisierten Katze, deren Hirnventrikel durchströmt werden. Die Kurve beginnt einige Minuten nach der intraperitonealen Injektion von Nembutal. Chloralose 1:2500 wurde erst für 20 min durch die dorsale Hälfte (beim Balken A) und dann durch die ventrale Hälfte (beim Balken B) des dritten Ventrikels durchströmt. [Aus FELDBERG and MYERS: J. Physiol. (London) 1965b]

durch die äußere Röhre abfließende Flüssigkeit durchströmt somit die obere oder dorsale, die durch die innere Röhre abfließende Flüssigkeit die untere oder ventrale Hälfte des 3. Ventrikels. Indem man das Narkoticum entweder durch die äußere oder innere Röhre einfließen läßt, kann man somit entweder die eine oder die andere Hälfte des 3. Ventrikels durchströmen. Die Versuchsanordnung ist schematisch in Abb. 6 und das Ergebnis eines solchen Versuches in Abb. 7 wiedergegeben. Das zur Durchströmung verwendete Narkoticum war in diesem Fall Chloralose.

Die Katze wurde durch eine intraperitoneale Injektion von Nembutal narkotisiert, und das Ventrikelsystem wurde zuerst mit künstlicher Cerebrospinalflüssigkeit durchströmt. Die Narkose führte zu der in der Abbildung wiedergegebenen Temperaturerniedrigung. Wir warteten bis die Temperatur nach einiger Zeit anfing anzusteigen. Dann durchströmten wir für 15 min Chloralose durch die obere Hälfte des 3. Ventrikels —

Die Rolle von Noradrenalin bei der Temperaturwirkung der Narkose 203

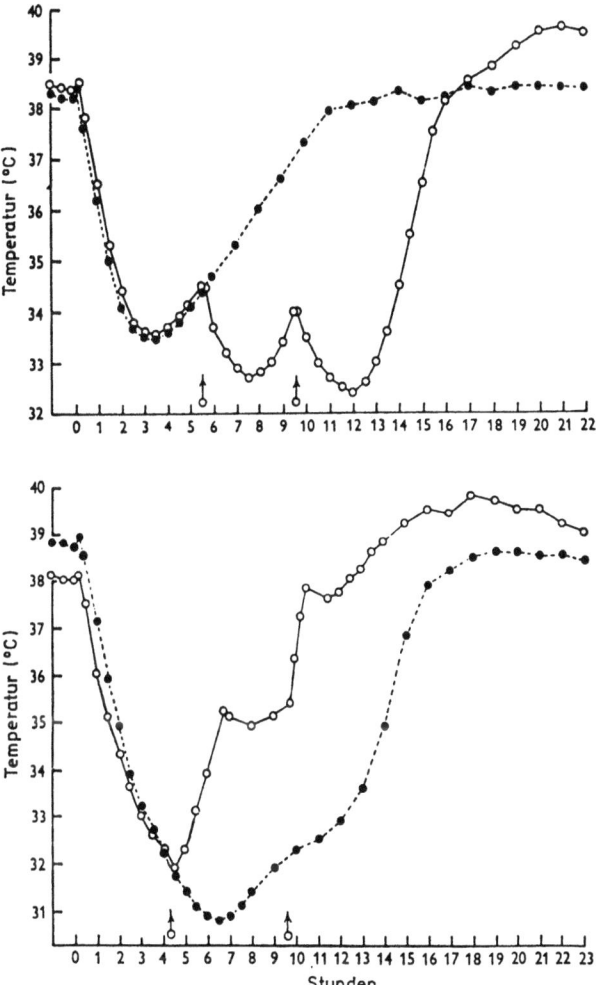

Abb. 8. Rectale Temperaturkurven von zwei Katzen. Die oberen beiden Kurven wurden an verschiedenen Tagen von einer und die unteren von einer anderen Katze, auch an verschiedenen Tagen, erhalten. Beim Zeitpunkt 0 i.v. Injektion von Chloralose (45 mg/kg obere Kurve; 66 mg/kg untere punktierte Kurve, 70 mg/kg untere ausgezogene Kurve). Die punktierten Kurven zeigen die Wirkung von Chloralose allein. Die Pfeile beziehen sich auf die ausgezogenen Kurven und bedeuten intraventrikuläre Injektionen. Obere Kurve: erster Pfeil 50 µg Adrenalin; zweiter Pfeil 50 µg Noradrenalin. Untere Kurve: 200 µg 5 HT bei beiden Pfeilen. [Aus FELDBERG and MYERS: J. Physiol. (London) 1964b]

dies ist durch den horizontalen schwarzen Strich A angedeutet — aber die Temperatur stieg weiter an. Durchströmten wir jedoch danach, ebenfalls für 15 min, Chloralose durch die untere Hälfte — durch den horizontalen

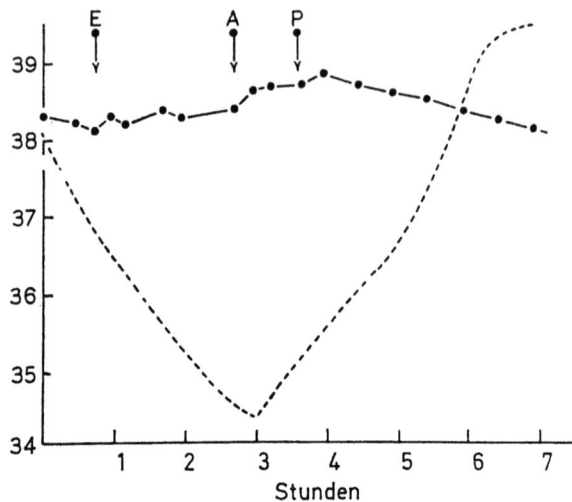

Abb. 9. Rectale Temperaturkurven von zwei Katzen an verschiedenen Tagen erhalten. Punktierte Kurve beginnt 15 min nach intraperitonealer Injektion von 33 mg/kg Nembutal. Bei den Pfeilen, die sich auf die andere Kurve beziehen, wurden 100 μg Ergotamin (E) und 100 μg Adrenalin (A) intraventrikulär und 33 mg/kg Nembutal (P) intraperitoneal injiziert. [Aus BANERJEE, FELDBERG and LOTTI: Brit. J. Pharmacol. 1968]

schwarzen Strich B angedeutet —, so begann die Temperatur noch während der Chloralosedurchströmung abzufallen und fiel im Laufe 1 Std um 1,5°C.

Als zweites war nachzuweisen, daß der vordere Hypothalamus in der Narkose auf die Monoamine reagiert, denn sonst könnte die Theorie nicht richtig sein. Der Nachweis war leicht zu erbringen und ist aus der Abb. 8 ersichtlich. Die oberen 2 Temperaturkurven stammen von einer, die untere von einer anderen Katze. Jede Katze wurde zweimal, und zwar an verschiedenen Tagen, mit Chloralose i.v. narkotisiert. Die oberen Kurven zeigen, wie durch eine intraventrikuläre Injektion erst von 50 μg Adrenalin und dann von 50 μg Noradrenalin der Temperaturanstieg um ca. 10 Std verzögert wurde. Umgekehrt zeigt die untere Kurve, wie durch 2 intraventrikuläre Injektionen von 200 μg 5HT der Temperaturanstieg beschleunigt wurde.

Der dritte Beweis wurde mit Ergotamin erhalten, welches den vorderen Hypothalamus gegen die Monoamine unempfindlich macht. In der Abb. 9 zeigt die punktierte Kurve die typische Temperaturerniedrigung, die durch eine intraperitoneale Injektion von Nembutal erhalten wurde. Die ausgezogene Kurve, die 3 Wochen später erhalten wurde, zeigt die Wirkung einer gleichen Menge Nembutal, wieder intraperitoneal, aber erst in der Mitte des Versuches beim Pfeil P. Obgleich eine tiefe Narkose

Die Rolle von Noradrenalin bei der Temperaturwirkung der Narkose 205

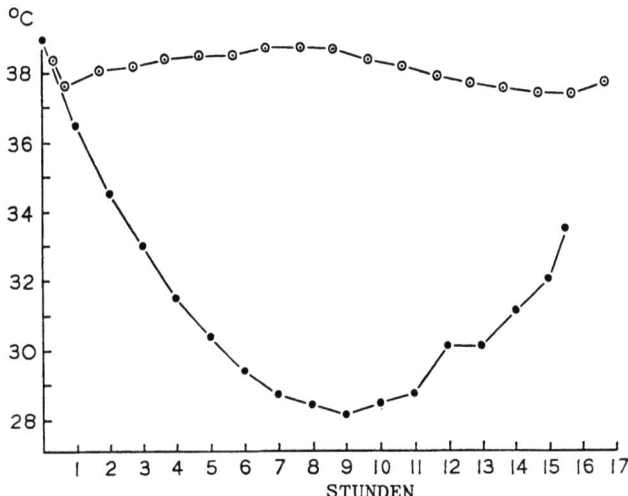

Abb. 10. Zwei rectale Temperaturkurven, die an verschiedenen Tagen von derselben Katze erhalten wurden und die 10 min nach einer i.v. Injektion von 50 mg/kg Chloralose beginnen. Bei der Kurve mit den offenen Kreisen wurden der Katze 15 min vor Beginn der Narkose 10 mg/kg Tranylcypromin i.v. injiziert. [Aus FELDBERG and LOTTI: J. Physiol. (Lond.) 1967a]

eintrat, fiel die Temperatur nicht ab, weil vorher, beim Pfeil E, 100 µg Ergotamin in die Hirnventrikel injiziert worden waren. Dadurch war der vordere Hypothalamus gegen Noradrenalin unempfindlich geworden, wie dies aus der Wirkung einer intraventrikulären Injektion von 100 µg beim Pfeil A ersichtlich ist: die Temperatursenkung blieb aus.
Der vierte Beweis wurde mit dem Hemmstoff der Monoaminoxidase, Tranylcypromin, erhalten. Wir müssen wissen, daß bei der Katze nur das 5HT, nicht aber das Noradrenalin ein Substrat der Gehirnmonoaminoxidase zu sein scheint, denn es kommt im Katzengehirn nach Injektion von Hemmstoffen des Enzyms nur zu einem Ansteigen von 5HT, nicht aber von Noradrenalin (VOGT, 1951; BRODIE, SPECTOR u. SHORE, 1959; FUNDERBURK, FINGER, DRAKONTIDES u. SCHNEIDER, 1962; SPECTOR, 1963). Unter der Voraussetzung, daß Narkotica nicht nur Noradrenalin, sondern auch 5HT freimachen, daß aber normalerweise die stärker temperatursenkende Wirkung des Noradrenalins überwiegt, sollte man erwarten, daß die Temperatursenkung ausbleibt, wenn die Monoaminoxidase gehemmt und das freigewordene 5HT somit nicht mehr zerstört wird, weil seine Wirkung dann derjenigen des Noradrenalin die Waage hält. Wie der Versuch Abb.10 zeigt, ist das auch der Fall. Die beiden Temperaturkurven wurden von derselben Katze an verschiedenen Tagen erhalten und beginnen 10 min nach einer i.v. Injektion von 50 mg/kg Chloralose. Die eine Kurve zeigt den tiefen, lang anhaltenden Temperatur-

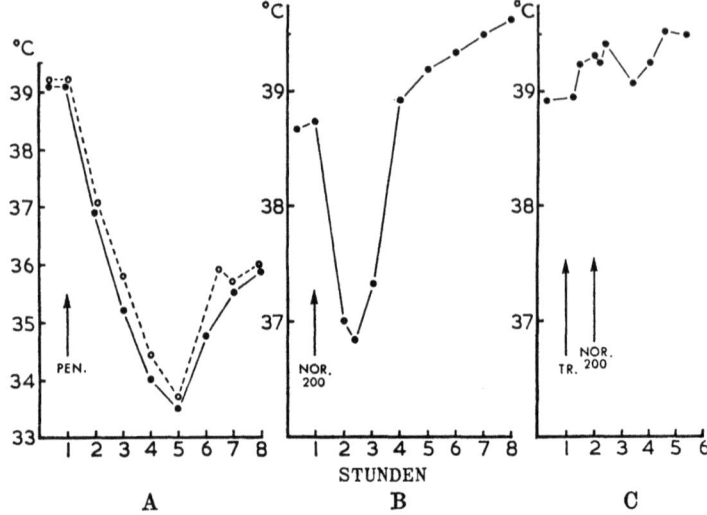

Abb. 11. Rectale Temperaturkurven, die an verschiedenen Tagen von derselben Katze erhalten wurden. A. Beim Pfeil intraperitoneale Injektion von 30 mg/kg Nembutal. Die punktierte Kurve wurde 3 Tage nach einer intraperitonealen Injektion von 300 mg/kg p-Chlorophenylalanin erhalten. B. Beim Pfeil intraventrikuläre Injektion von 200 µg Noradrenalin. C. Beim ersten Pfeil intraperitoneale Injektion 5 mg/kg Tranylcypromin, beim zweiten Pfeil intraventrikuläre Injektion von 200 µg Noradrenalin. (FELDBERG u. LANG: unveröffentlichte Versuche)

abfall, der durch die Chloralose alleine hervorgerufen wurde, und die andere Kurve zeigt, daß dieser Temperaturabfall ausblieb, wenn 15 min vor der Chloraloseinjektion der Katze 10 mg/kg Tranylcypromin intraperitoneal injiziert worden waren. Dieselben Ergebnisse wurden mit anderen Narkotica erhalten, z.B. mit Nembutal und, wie kürzlich von SUMMERS (1969) gezeigt wurde, auch mit Inhalation von Halothan. Obgleich das Ergebnis unseren Erwartungen entsprach, braucht die Erklärung nicht richtig zu sein, ohne dadurch die Beweiskraft des Versuches zu mindern. Das Ausbleiben der Temperatursenkung braucht nämlich nicht darauf zu beruhen, daß die Wirkung des nicht zerstörten 5HT der des Noradrenalins die Waage hält. Denn wie aus Abb. 11 hervorgeht, wird der vordere Hypothalamus nach Tranylcypromin gegen Noradrenalin unempfindlich. Die Kurve B zeigt eine normale durch intraventrikuläre Injektion von 200 µg hervorgerufene Temperatursenkung von 2 °C und die Kurve C die geringe Temperaturerniedrigung, wenn der Katze vor der Noradrenalininjektion 10 mg/kg Tranylcypromin intraperitoneal injiziert worden waren.

Tranylcypromin ist ein Hemmstoff der Monoaminoxydase mit starken amphetaminartigen Wirkungen. Diese sind jedoch nicht die Ursache dafür, daß die Temperatursenkung in der Narkose ausbleibt, denn die-

selbe Wirkung wird mit Hemmstoffen erzielt, die wie Nialamid und Pargylin diese Nebenwirkungen nicht haben (SUMMERS, 1969).
Das Aufheben der Temperatursenkung in der Narkose durch Hemmstoffe der Monoaminoxidase war bisher der einzige Beweis dafür, daß Narkotica nicht nur Noradrenalin, sondern auch 5HT freimachen. Der Beweis ist jedoch hinfällig, wenn die Wirkung darauf beruht, daß die Hemmstoffe den vorderen Hypothalamus gegen Noradrenalin unempfindlich machen, wie dies für Tranylcypromin gezeigt wurde, es sei denn, daß das Tranylcypromin diese Wirkung nicht direkt ausübt. Die Wirkung könnte die Folge der lang anhaltenden Einwirkung der hohen Mengen von nicht zerstörtem 5HT auf den vorderen Hypothalamus sein, eine Möglichkeit, die zur Zeit nicht ausgeschlossen werden kann. In diesem Zusammenhang ist aber darauf hinzuweisen, daß es mir auch mit einer anderen Versuchsanordnung bisher nicht gelungen ist, einen Beweis für das Freiwerden von 5HT durch Narkotica zu erzielen. Zum Beispiel läßt sich mit p-Chlorphenylalanin eine weitgehende Erniedrigung des 5HT-Gehaltes im Gehirn herbeiführen, ohne daß der Noradrenalingehalt abnimmt (KOE u. WEISSMAN, 1966; KOELLE, FELDSTEIN u. CZICMAN, 1968). Würden Narkotica nicht nur Noradrenalin, sondern auch 5HT freimachen, wäre zu erwarten, daß Narkotica eine stärkere Temperatursenkung verursachen, wenn kein 5HT mehr freiwerden kann, weil seine Speicher im Hypothalamus durch p-Chlorophenylalanin nahezu vollständig entleert worden sind. Dies wurde aber nicht gefunden. Wie aus den beiden Temperaturkurven in Abb. 11 hervorgeht, übt Nembutal vor und nach Vorbehandlung mit p-Chlorophenylalanin die gleiche Wirkung aus: die Temperatur sinkt gleich tief, und es besteht auch kein Unterschied im Wiederansteigen der Temperatur.
Da bisher keine Beweise für das Freiwerden von 5HT durch Narkotica vorliegen, wurde auch im Titel dieses Vortrages nur von der Bedeutung des Noradrenalins, nicht von der der Monoamine, für die Temperatursenkung in der Narkose gesprochen. Trotzdem kann die Möglichkeit, daß auch 5HT frei wird, nicht ausgeschlossen werden, und gewisse Befunde könnten vielleicht auf diese Weise erklärt werden.
Kürzlich hat mein Mitarbeiter SUMMERS (1969) gezeigt, daß Katzen, denen größere Mengen eines Hemmstoffes der Monoaminoxidase intraperitoneal injiziert wurden, auf eine nachfolgende Halothannarkose häufig, entweder bereits während der Narkose oder kurz nach Beendigung derselben, mit einer steilen, oftmals tödlichen, Temperatursteigerung reagierten. Dies erinnert an die Gott sei Dank seltenen, aber meist tödlichen Temperaturanstiege, die durch eine Narkose besonders bei jungen Leuten und besonders durch Halothan- oder Methoxyfluorannarkose hervorgerufen werden (Literatur s. bei SUMMERS, 1969). Nehmen wir an, daß sich das 5HT mit seinem außerordentlich schnellen „turn-

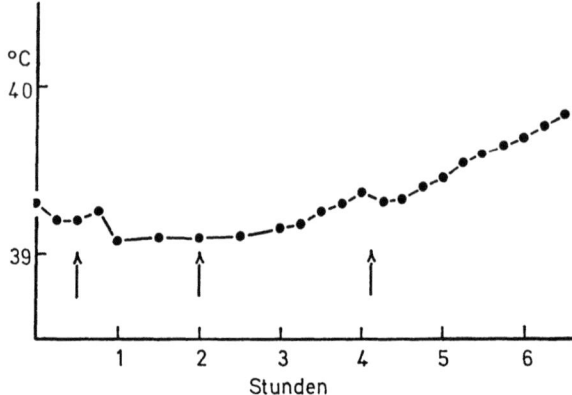

Abb. 12. Rectale Temperatur eines Kaninchens. Bei jedem Pfeil wurden 25 mg/kg Nembutal langsam in die Ohrvene injiziert. [Aus FELDBERG and LOTTI: J. Physiol. (Lond.) 1967]

over" (UDENFRIEND u. WEISSBACH, 1958) in einem labilen Zustand in den Nervenendigungen befindet, so könnte ein geringer Anlaß genügen, um ein abnorm starkes Freiwerden von 5HT hervorzurufen. Ein solcher Anlaß könnte bei Menschen manchmal eine Narkose allein sein und bei Katzen eine Halothannarkose nach Vorbehandlung mit Hemmstoffen der Monoaminoxidase. Auch die oft tödlichen Temperaturerhöhungen, die nach Unfällen mit Hirnverletzung eintreten können, würden auf diese Weise erklärt. Es wurde angenommen, daß in diesen Fällen ein Gefäßspasmus im Hypothalamus zu einem erhöhten Freiwerden von 5HT führen könnte. Denn es wurde an Katzen gefunden, daß bei Durchströmen der Hirnventrikel der 5HT-Gehalt in der abfließenden Flüssigkeit nach dem Tode stark anstieg (FELDBERG u. MYERS, 1966).

Als letzten Beweis möchte ich noch Versuche an Kaninchen und Schafen anführen. Da diesen Tieren im Hypothalamus ein wirksames temperatursenkendes Monoamin fehlt (s. Abb. 4), sollte bei ihnen die temperatursenkende Wirkung der Narkotica weniger ausgesprochen sein als bei Katzen. Das ist auch der Fall. Die letzte Abb. 12 zeigt die Temperaturkurve eines Kaninchens, dem bei jedem Pfeil 25 mg/kg Nembutal langsam in die Ohrvene injiziert wurden. Trotz der tiefen Narkose kam es zu keiner Temperaturabnahme. Denselben Befund hatten vorher schon RUCKEBASCH, CRIVEL u. LAPLACE (1965) erhalten, und zwar auch an Schafen. Diese Autoren hatten außerdem gefunden, daß eine Thiopentonnarkose, die bei Katzen mit einer Temperaturerniedrigung einherging, bei Kaninchen eine Temperatursteigerung und bei Schafen keine Veränderung der Temperatur verursachte. An Schafen hat BLIGH (mündliche Mitteilung) ebenfalls keine Temperatursenkung beobachtet, wenn die

Tiere mit Nembutal narkotisiert wurden. Schließlich seien noch Versuche von SUMMER (1969) erwähnt, der Kaninchen mit Halothan narkotisierte. Dabei kam es nicht immer zu einer Temperatursenkung, und wenn eine eintrat, war sie geringer als bei Katzen.

Zusammenfassend läßt sich sagen, daß zahlreiche Beobachtungen dafür sprechen, daß die temperatursenkende Wirkung der Narkotica auf dem Freiwerden von Noradrenalin im Hypothalamus beruht. Doch ist eine gewisse Vorsicht geboten, da jede dieser Beobachtungen auch anders gedeutet werden kann. Es bedarf weiterer Versuche, vielleicht anderer Art, deren Resultaten eindeutigere Beweiskraft zukommt, ehe die Theorie als gesichert angesehen werden kann.

Literatur

AMIN, A. N., T. B. B. CRAWFORD, and J. H. GADDUM: The distribution of substance P and 5-hydroxytryptamine in the central nervous system of the dog. J. Physiol. (Lond.) 126, 596—618 (1954).

ANDÉN, N. E., A. DAHLSTRÖM, K. FUXE, and K. LARSSON: Mapping out of catecholamine and 5-hydroxytryptamine neurons innervating the telencephalon and diencephalon. Life Sci. 4, 1275—1279 (1965).

ANDERSON, B., M. JOBIN, and K. OLSSON: Serotonin and temperature control. Acta physiol. scand. 67, 50—56 (1966).

BANERJEE, U., W. FELDBERG, and V. J. LOTTI: Effect on body temperature of morphine and ergotamine injected into the cerebral ventricles of cats. Brit. J. Pharmacol. 32, 523—538 (1968).

BLIGH, J.: Effects on temperature of monoamines injected into the lateral ventricles of sheep. J. Physiol. (Lond.) 185, 46—47P (1966).

BOGDANSKI, D. F., H. WEISSBACH, and S. UDENFRIEND: The distribution of serotonin, 5-hydroxytryptophan decarboxylase and monoamine oxidase in brain. J. Neurochem. 1, 272—278 (1957).

BRITTAIN, R. T., and S. L. HANDLEY: Temperature changes produced by the injection of catecholamines and 5-hydroxytryptamine into the cerebral ventricles of the conscious mouse. J. Physiol. (Lond.) 192, 805—813 (1967).

BRODIE, B. B., S. SPECTOR, and P. A. SHORE: Interaction of monoamine oxidase inhibition with physiological and biochemical mechanisms in brain. Ann. N.Y. Acad. Sci. 80, 609—614 (1959).

CARLSSON, A., B. FALCK, and N. HILLARP: Cellular localization of brain monoamines. Acta physiol. scand. 56, Suppl. 196 (1962).

CARMICHAEL, E. A., W. FELDBERG, and K. FLEISCHHAUER: Methods for perfusing different parts of the cat's cerebral ventricles with drugs. J. Physiol. (Lond.) 173, 354—367 (1964).

COOPER, K. E., W. I. CRANSTON, and A. J. HONOUR: Effects of intraventricular and intrahypothalamic injection of noradrenaline and 5-HT on body temperature in conscious rabbits. J. Physiol. (Lond.) 181, 852—864 (1965).

DAHLSTRÖM, A., and K. FUXE: Evidence for the existence of monoamine-containing neurons in the central nervous system. I. Demonstration of monoamines in the cell bodies of brain stem neurons. Acta physiol. scand. 26, Suppl. 232 (1964).

EULER, U. S. VON, E. LINDNER u. S. O. MYRIN: Über die fiebererregende Wirkung des Adrenalins. Acta physiol. scand. 5, 85—96 (1943).

FELDBERG, W.: The monoamines of the hypothalamus as mediators of temperature responses. In: Recent advances in pharmacology, ed. J. M. ROBSON and R. S. STACEY, 4th Ed. London: Churchill 1968.
— R. F. HELLON, and V. J. LOTTI: Temperature effects produced in dogs and monkeys by injections of monoamines and related substances into the third ventricle. J. Physiol. (Lond.) 191, 501—515 (1967).
— — and R. D. MYERS: Effects on temperature of monoamines injected into the cerebral ventricles of anaesthetized dogs. J. Physiol. (Lond.) 186, 413—423 (1966).
—, and V. J. LOTTI: Body temperature responses in cats and rabbits to the monoamine oxidase inhibitor tranylcypromine. J. Physiol. (Lond.) 190, 203—220 (1967a).
— — Temperature responses to monoamines and an inhibitor of MAO injected into the cerebral ventricles of rats. Brit. J. Pharmacol. 31, 152—161 (1967b).
—, and R. D. MYERS: A new concept of temperature regulation by amines in the hypothalamus. Nature (Lond.) 200, 1325 (1963).
— — Effects on temperature of amines injected into the cerebral ventricles. A new concept of temperature regulation. J. Physiol. (Lond.) 173, 226—237 (1964a).
— — Temperature changes produced by amines injected into the cerebral ventricles during anaesthesia. J. Physiol. (Lond.) 175, 464—478 (1964b).
— — Changes in temperature produced by microinjections of amines into the anterior hypothalamus of cats. J. Physiol. (Lond.) 177, 239—245 (1965a).
— — Hypothermia produced by chloralose acting on the hypothalamus. J. Physiol. (Lond.) 179, 509—517 (1965b).
— — Appearance of 5-hydroxytryptamine and an unidentified pharmacologically active lipid acid in effluent from perfused cerebral ventricles. J. Physiol. (Lond.) 184, 837—855 (1965c).
FINDLAY, J. D., and D. ROBERTSHAW: The mechanism of body temperature changes induced by intraventricular injections of adrenaline, noradrenaline and 5-hydroxytryptamine in the ox (Bos taurus). J. Physiol. (Lond.) 189, 329—336 (1967).
FUNDERBURK, W. H., K. F. FINGER, A. B. DRAKONTIDES, and J. A. SCHNEIDER: EEG and biochemical findings with MAO inhibitors. Ann. N.Y. Acad. Sci. 96, 289—302 (1962).
GADDUM, J. H., and N. J. GIARMAN: Preliminary studies on the biosynthesis of 5-hydroxytryptamine. Brit. J. Pharmacol. 11, 88—92 (1956).
KOE, B. K., and A. WEISSMAN: p-Chlorophenylalanine: a specific depletor of brain serotonin. J. Pharmacol. exp. Ther. 154, 499—516 (1966).
KOELLA, W. P., A. FELDSTEIN, and J. S. SZICHMAN: The effect of para-chlorophenylalanine on the sleep of cats. Elctroenceph. clin. Neurophysiol. 25, 481—490 (1968).
KUNTZMAN, R., P. A. SHORE, D. BOGDANSKI, and B. B. BRODIE: Microanalytical procedures for fluorometric assay of brain Dopa-5-HTP decarboxylase, norepinephrine and serotonin, and a detailed mapping of decarboxylase activity in brain. J. Neurochem. 6, 226—232 (1961).
MYERS, R. D.: Release of chemical factors from the diencephalic region of the unanaesthetized monkey during changes in body temperature. J. Physiol. (Lond.) 188, 50—51 (1967a).
— Transfusion of cerebrospinal fluid and tissue bound chemical factors between the brains of conscious monkeys: a new neurobiological assay. Physiol. Behav. 2, 373—377 (1967b).

Myers, R. D.: The significance of transmitter substances for hypothalamic temperature regulation. Proc. XXIV Internat. Congr. Physiol. Sci. 6, 285—286 (1968).
— A. Kawa, and D. Beleslin: Evoked release of 5-HT and NEFA from the hypothalamus of the monkey during thermoregulation. Experientia (Basel) 25 (in press) (1969).
—, and L. G. Sharpe: Temperature in the monkey: transmitter factors released from the brain during thermoregulation. Science 161, 572—573 (1968a).
— — Chemical activation of ingestive and other hypothalamic regulatory mechanisms. Physiol. Behav. 3, 987—995 (1968).
Ruckebusch, Y., M. L. Grivel, et J. P. Laplace: Variations interspécifiques des modifications de la température centrale liées a l'injection cérébro-ventriculaire de catécholamines et de 5-hydroxytryptamine. C. R. Soc. Biol. (Paris) 159, 1748 (1965).
— — — Effects comportementaux et électrographiques de l'injection cérébroventriculaire de catécholamines chez le mouton. Thérapie 21, 483—491 (1966).
Spector, S.: Monoamine oxidase in control of brain serotonin and norepinephrine content. Ann. N.Y. Acad. Sci. 107, 856—861 (1963).
Summers, R. J.: Effects of MAO inhibitors on the hypothermia produced in cats by halothane. Brit. J. Pharmac. (in press) (1969).
Udenfriend, S., and C. R. Creveling: Location of dopamine betaoxidase in brain. J. Neurochem. 4, 350—352 (1959).
—, and H. Weissbach: Turnover of 5-hydroxytryptamine (Serotonin) in tissues. Proc. Soc. exp. Biol. (N.Y.) 97, 748—751 (1958).
Vane, J. R.: A sensitive method for the assay of 5-hydroxytryptamine. Brit. J. Pharmacol. 12, 344—349 (1957).
Vogt, M.: The concentration of sympathin in different parts of the central nervous system under normal conditions and after the administration of drugs. J. Physiol. (Lond.) 123, 451—481 (1954).
— Catecholamines in brain. Pharmacol. Rev. 11, 483—489 (1959).
Weiner, N.: The distribution of monoamine oxidase and succinic oxidase in brain. J. Neurochem. 6, 79—86 (1960).

Professor Dr. W. Feldberg
National Institute for Medical Research,
Mill Hill,
London, N.W. 7, England

Kurzreferate

Elimination von 2-Propanol und ihre Beeinflussung durch aliphatische Alkohole
Elimination of 2-Propanol and the Influence of Aliphatic Alcohols

U. ABSHAGEN und N. RIETBROCK

Bei Hund und Ratte folgt die Elimination von 2-Propanol nach Gabe von 1 g/kg einem einfachen Exponentialgesetz, wobei die Ratte 2-Propanol schneller eliminiert (HWZ = 2 Std) als der Hund (HWZ = 4 Std). Der Konzentrationsablauf des Metaboliten Aceton im Plasma nach 2-Propanolgabe läßt sich bei beiden Species mit hinreichender Genauigkeit durch die Bateman-Funktion (BATEMAN, 1910) beschreiben. Die rechnerisch ermittelten kinetischen Daten nach 1 g/kg 2-Propanol sind tabellarisch zusammengestellt.

Tabelle. *2-Propanol-Anfangskonzentrationen (Al_o) im Plasma, Bildungskonstante k_1 Aceton und Eliminationskonstante k_2 Aceton sowie Konzentrationen von Aceton (Ac_{max}) zur Zeit t_{max}*

Species	Al_o mMol/l	k_1 Std^{-1}	k_2 Std^{-1}	t_{max} Std	Ac_{max} mMol/l
Hund	23,4	0,18	0,06	9,15	11,6
Ratte	22,3	0,40	0,08	5,02	12,7

Ein Vergleich der Elimination des 2-Propanol mit derjenigen von Äthanol, die nach einer linearen Funktion verläuft, und derjenigen von Methanol, die einer Exponentialfunktion 2. Grades folgt, zeigt, daß jeder dieser 3 Alkohole eine unterschiedliche Eliminationskinetik aufweist.
Zur Kennzeichnung des 2-Propanol-umsetzenden Enzyms wird die Beeinflussung der 2-Propanol-Elimination durch Methanol, Äthanol, 1-Propanol und tert. Butanol bei der Ratte untersucht. Methanol und tert. Butanol, die von ADH nicht umgesetzt werden, lassen die 2-Propanol-Elimination unbeeinflußt. Äthanol und 1-Propanol, die beide von ADH umgesetzt werden, vermögen die 2-Propanol-Elimination eindeutig zu hemmen. In der umgekehrten Versuchsanordnung zeigt 2-Propanol jedoch keinen Hemmeffekt auf die 1-Propanol-Elimination, was mit der sehr hohen Affinität von 1-Propanol zu ADH und den relativ zu niedrigen 2-Propanol-Konzentrationen erklärt werden kann. Dagegen verlangsamt 2-Propanol deutlich die Äthanolelimination, wobei dessen lineare Eli-

minationscharakteristik zu einer exponentiellen verändert wird. Aus den Ergebnissen wird unter der Voraussetzung, daß die in vitro-Untersuchungen über den Umsatz der verwandten Alkohole durch ADH auch für in vivo-Verhältnisse Bedeutung haben, geschlossen, daß offenbar 2-Propanol auch durch ADH umgesetzt wird.

Anschrift der Verfasser: Institut für Pharmakologie und Toxikologie der Universität 8700 Würzburg, Koellikerstr. 2

Interaktion von Morphin und Morphinantagonisten bei intravenöser und intraventrikulärer Applikation
Interaction between Morphine and Morphine-Antagonists Following Intravenous and Intraventricular Application

K. ALBUS, M. SCHOTT und A. HERZ

An Kaninchen mit chronisch im Seitenventrikel implantierten Kanülen wurde untersucht, inwieweit Wirkungen von peripher (i.m.) appliziertem Morphin durch intraventrikulär und i.v. verabfolgte Morphinantagonisten (Levallorphan und Nalorphin) beeinflußt werden können. Als Schmerzreaktion diente die durch elektrische Reizung der Zahnpulpa ausgelöste Leckreation. Außerdem wurden das corticale und subcorticale EEG, das Myogramm der Nackenmuskulatur sowie die Atemfrequenz registriert.

Die durch Morphin bewirkte Hemmung der nociceptiven Reaktion wird durch i.v., wie auch durch intraventrikuläre Applikation der Antagonisten weitgehend aufgehoben. Bei intraventrikulärer Applikation ist Levallorphan ähnlich schnell wirksam wie beide Antagonisten bei i.v. Injektion; bei Nalorphin intraventrikulär jedoch tritt selbst bei sehr hohen Dosen die Wirkung nur verzögert (1—2 Std) ein. Die Aufhebung der nociceptiven Morphinwirkung durch Levallorphan geht einher mit einer rasch einsetzenden, nur kurz dauernden Reversion der durch Morphin bewirkten Verhaltensdämpfung, Hypotonie der Muskulatur, Synchronisation im Cortex-EEG und Atemdepression. Höhere Dosen, insbesondere von Nalorphin, führen zu allgemeiner Übererregung. Allein verabfolgt, bewirken die Antagonisten in dem entsprechenden Dosenbereich keine Excitation.

Die in Vergleich zu Nalorphin höhere Lipoidlöslichkeit von Levallorphan erklärt die schnelle Reversion der nociceptiven Reaktion durch Levallorphan bei intraventrikulärer Applikation. Der Mechanismus der insbesondere bei Nalorphin über eine bloße Antagonisierung der Morphinwirkungen hinausgehenden Erregung wird diskutiert.

Dr. K. ALBUS, Max-Planck-Institut für Psychiatrie
8000 München 23, Kraepelinstr. 2

Untersuchungen zum Mechanismus der glykogenolytischen Wirkung von Nicotinsäure
Investigations on the Mechanism of the Glycogenolytic Action of Nicotinic Acid

H. P. T. Ammon und C.-J. Estler

Die i.p. Verabreichung von 200 µg/g Nicotinsäure führt bei 5 Std nüchternen weißen Mäusen zur Abnahme des Glykogengehaltes in Leber und Skeletmuskulatur.
Die Beteiligung von Katecholaminen an der Steigerung der Glykogenolyse konnte ausgeschlossen werden, da Nicotinsäure trotz Vorbehandlung mit 2 µg/g Reserpin (24 Std) bzw. 25 µg/g des β-Sympathicolyticums Kö 592 30 min vor Versuchsbeginn zu einem etwa gleichgroßen Abfall des Glykogengehaltes in beiden Organen führte.
Verhindert man dagegen die wegen der antilipolytischen Wirkung der Nicotinsäure auftretende Abnahme der Fettsäurekonzentration im Serum, indem man gleichzeitig mit der Nicotinsäure 2,5 ml/100 g einer 10%igen Fettemulsion (Intralipid®) plus 50 E/100 g Heparin i.v. verabreicht, so unterbleibt die nach Nicotinsäure allein zu beobachtende Senkung des Glykogengehaltes in Leber und Skeletmuskulatur.
Wir schließen aus unseren Befunden, daß Nicotinsäure indirekt durch eine Reduktion der Fettsäurekonzentration im Serum glykogenolytisch wirkt. Es bleibt allerdings offen, ob die freien Fettsäuren selbst am Glykogenabbau regulierend wirken, oder ob dies durch Metaboliten erfolgt, die in Verbindung mit dem Fettsäureabbau stehen, oder ob Hormone an der Glykogenolyse wirksam werden, deren Freisetzung von der Fettsäurekonzentration im Serum abhängig ist.

Priv.-Doz. Dr. med. H. Ammon, Pharmakologisches Institut der Universität
8520 Erlangen

Struktur und sympathicolytische Wirkung verschiedener Derivate des Phenyläthylamins
Structure and Sympatholytic Effect of Different Derivatives of Phenylethylamine

H. F. Benthe, M. Göthert und P. Tuchinda

Eine größere Anzahl von N-α-Tetralonsubstituierten Phenyl- und Phenoxyäthylaminen erwiesen sich als kompetitive Noradrenalin-(NA)-Antagonisten. Zum Vergleich ihrer Wirkungsstärke wurde der antagonistische Effekt gegenüber der pressorischen Wirkung von NA am Blutdruck der decerebrierten, despinalisierten Ratte ermittelt. Das Verhältnis äquipressorischer NA-Dosen nach und vor Applikation der Prüfsubstanz diente als Maß für ihre sympathicolytische Wirksamkeit. Das Phenyläthylderivat erwies sich als relativ schwach sympathicolytisch wirksam, Wirkungszunahme erfolgt durch p-methoxy-Substitution, maximale Wirkung erreicht die p-OH-Verbindung. Schwächer wirksam als die Ausgangsverbindung ist das Phenoxyäthylaminderivat. Im Gegensatz zum Phenyläthylaminderivat bringt eine p-methoxy-Substitution weiteren Wirkungsverlust. Verschiebt man jedoch den Substituenten über meta- in ortho-Position, so geht eine erhebliche Zunahme der sympathicolytischen Wirkung parallel. Eine maximale Wirkungssteigerung wird erreicht bei di-ortho-methoxy-Substitution. Entgegengesetzte Ladungsänderung im Benzolring durch Substituenten mit negativem Induktionseffekt ($-OCH_3$) wie mit positivem ($-CH_3$) wirken gleichsinnig verstärkend sympathicolytisch. Ersatz des Sauerstoffs in den Phenoxyäthylaminverbindungen durch Schwefel erniedrigt die Basicität des Stickstoffs erheblich, erhöht aber die Wirksamkeit. Substituenten im Tetralonteil des Moleküls verstärken in der Reihenfolge ($-OCH_3$), ($-COCH_3$), ($-OH$) die Wirkung, d.h. entsprechend der Zunahme des Dipolmomentes des Substituenten. Auf die Basicität haben diese Veränderungen keinen Einfluß. Bei Annahme eines Zusammenhanges zwischen sympathicolytischer Wirkung der Verbindung und Affinität zum adrenergen Receptor würde sich ergeben, daß die Affinität nur in einigen Fällen steigt mit zunehmender Basicität des Stickstoffs, regelmäßig aber mit der Erhöhung des Dipolmomentes des Gesamtmoleküls.

Prof. Dr. H. F. BENTHE, Pharmakologisches Institut der Universität
2000 Hamburg 20, Martinistr. 52

Die anaphylaktischen Reaktionen am Herzlungenpräparat des Meerschweinchens
The Anaphylactic Reactions in the Guinea-Pig Heart-Lung Preparation

W. BERNAUER, S. BOLLHAGEN, J. MAHLSTEDT und F. HAHN

Die anaphylaktischen Reaktionen am ovalbuminsensibilisierten Herzlungenpräparat (HLP) des Meerschweinchens ähneln äußerlich den Histamineffekten: Es gibt ein Frühversagen des Herzens unmittelbar nach Antigeninjektion und ein durch den Bronchospasmus bedingtes, anoxisches Spätversagen. Die Hauptursache des Frühversagens ist ein Pulmonalgefäßspasmus, der auch den Eintritt des anoxischen Spätversagens, gemeinsam mit einer Steigerung der Herzfrequenz, beschleunigt. Im Gegensatz zur Histaminwirkung sind sämtliche Antigeneffekte einschließlich Bronchospasmus mepyraminresistent. Anaphylaktischer Pulmonalgefäß- und Bronchialspasmus beruhen daher am HLP im wesentlichen nicht auf Histamin. Die Pulmonalgefäßconstriction wird durch Mepyramin sogar signifikant verstärkt. Dementsprechend tritt das Frühversagen nach Antihistamingabe signifikant häufiger auf. Die ebenfalls mepyraminresistente Frequenzsteigerung ist aber als eine Wirkung freigesetzten Histamins aufzufassen. Am mepyramingeschädigten HLP läßt sich außerdem eine leistungssteigernde Antigenwirkung nachweisen, die auf der antihistaminresistenten, positiv inotropen Histaminwirkung beruht.

Das anaphylaktische Frühversagen des Herzens wird vermutlich durch einen Coronarspasmus begünstigt. Denn am isolierten, perfundierten Meerschweinchenherzen ist im Anschluß an eine initiale, histaminbedingte Steigerung von Kontraktionskraft, Frequenz und Coronarfluß eine lang anhaltende Coronarconstriction zu beobachten. Diese wird nicht durch Histamin verursacht, sondern sie läßt sich sogar durch Histamin aufheben. Dabei werden gleichzeitig die aufgrund der Coronarconstriction verminderte Kontraktionskraft und Frequenz normalisiert.

Die Befunde am HLP und isolierten Herzen erklären, warum es beim protrahierten Schock intakter Meerschweinchen zum Herztod kommt. Pulmonalgefäßspasmus und Coronarconstriction führen zum Rechtsherzversagen, was sich bei der Sektion der Tiere als Rechtsdilatation mit Stauung vor dem rechten Herzen dokumentiert.

Anschrift der Verfasser: Pharmakologisches Institut der Universität 7800 Freiburg i. Br., Katharinenstraße 29

Zur Analyse der Histaminwirkung am Meerschweinchenherzen
Analysis of Histamine Effects in Guinea-Pig Heart

W. BERNAUER, J. MAHLSTEDT, S. BOLLHAGEN und F. HAHN

Die Kenntnis der Herzwirkungen des Histamins ist Voraussetzung für das Verständnis anaphylaktischer Herzreaktionen. Denn im anaphylaktischen Schock wird im Herzen Histamin freigesetzt und aus verschiedenen Organen ins Blut ausgeschüttet. Zur Analyse der Histaminwirkungen erwies sich das Herzlungenpräparat (HLP) des Meerschweinchens als besonders geeignet, da hier gleichzeitig Effekte des Histamins auf die Lungen mit ihren Rückwirkungen auf das Herz erfaßt werden können. Am HLP kommt es neben einem späten anoxischen Herzversagen infolge Bronchospasmus nach hohen Histamindosen zu einem Frühversagen des Herzens. Der anoxische Herzstillstand wird durch mindestens 2 zusätzliche Faktoren erheblich beschleunigt: Histamin führt zu einem steilen Druckanstieg in der Arteria pulmonalis, der auf einer Erhöhung des Lungengefäßwiderstands beruht, was gleichzeitige Registrierungen von linkem Vorhofdruck, Pulmonalisdruck und Herzminutenvolumen ergaben. Ferner kommt es zu einem erheblichen Anstieg der Herzfrequenz. Durch das Antihistaminicum Mepyramin läßt sich der Pulmonalgefäßspasmus und das durch ihn verursachte Frühherzversagen verhindern, ebenso der Bronchospasmus und damit der anoxische Herzstillstand. Schafft man durch Unterbrechung der Beatmung künstlich hypoxische Bedingungen, so zeigt sich, daß Histamin trotz Mepyramin zum vorzeitigen Herzstillstand führt, was auf der weitgehenden Antihistaminresistenz der positiv chronotropen Wirkung beruht. Histamin hat auch eine starke leistungssteigernde Wirkung, die sich am insuffizienten HLP nachweisen läßt. Nicht nur Schädigungen durch Barbiturate, Chinidin und andere herzlähmende Stoffe werden prompt aufgehoben, sondern auch solche durch Mepyramin. Dabei wird die mepyraminbedingte Frequenzsenkung nur unvollständig antagonisiert, so daß der leistungssteigernde Histamineffekt in erster Linie auf die antihistamin-resistente, positiv inotrope Wirkung zurückgeführt werden muß.

Es ist also beim Herzen, welches im natürlichen Zusammenhang mit der Lunge steht, zu unterscheiden zwischen direkten Herzwirkungen des Histamins, die stimulierender Art sind, und indirekten, die durch Effekte auf den Lungenkreislauf und die Bronchien zustande kommen und das Herz ungünstig beeinflussen.

Anschrift der Verfasser: Pharmakologisches Institut der Universität
7800 Freiburg i. Br., Katharinenstraße 29

Adenosinderivate als Hemmstoffe der Lipolyse in vivo
Adenosine Derivatives as Inhibitors of Lipolysis in vivo

P. BIECK, M. FINGERHUT und E. WESTERMANN

1961 konnte DOLE [1] nachweisen, daß Adenosin die Lipolyse *in vitro* hemmt. Da Adenosin im Organismus sehr schnell desaminiert wird, benötigt man relativ hohe Dosen, um *in vivo* eine antilipolytische Wirkung nachzuweisen. Demgegenüber wird das in Position N 6 mit einem Phenylisopropylrest substituierte Adenosin (Phenylisopropyladenosin = PIA = Th 162 der Fa. Boehringer, Mannheim) viel langsamer abgebaut und ist u. a. imstande, den Fettsäurespiegel des Blutes zu senken [2]. Versuche an nichtnarkotisierten Ratten führten zu folgenden Ergebnissen.

1. Die intraperitoneale Injektion von PIA verursachte an *hungernden* Ratten eine dosisabhängige Senkung des Fettsäure- und Glycerinspiegels

im Plasma: Schon 4 µg/kg hatten eine maximale Wirkung. Für eine etwa gleichstarke antilipolytische Wirkung wurden von Adenosin 80 mg/kg und von Nicotinsäure 2 mg/kg benötigt. Die Wirkung von 20 µg/kg PIA hielt mehr als 2 Std lang an. Die D-Form von PIA war etwa 70mal weniger wirksam als die L-Form.

2. Eine durch *Hormone* (0,5 mg/kg Noradrenalin bzw. 5 IE/kg ACTH s.c.) stimulierte Lipolyse ließ sich durch Vorbehandlung mit PIA (20 µg/kg) signifikant hemmen. In dieser Dosierung senkte PIA auch den erhöhten Fettsäure- und Glycerinspiegel alloxandiabetischer Ratten; es war jedoch nicht imstande, eine durch Theophyllin (100 mg/kg i.p.) stimulierte Lipolyse zu hemmen.

3. Höhere Dosen von PIA (100—500 µg/kg i.p.) beeinflußten auch den *Kohlenhydratstoffwechsel* und erhöhten den Glucose-, Lactat- und Pyruvatspiegel des Blutes. Diese Wirkungen ließen sich durch Blockade der sympathischen β-Receptoren mit Kö 592 (50 mg/kg s.c.) stark abschwächen bzw. aufheben.

Es ergibt sich somit, daß PIA ein außerordentlich wirksamer Hemmstoff der Lipolyse in vivo ist, und erst höhere Dosen — wahrscheinlich durch Aktivierung des sympathico-adrenalen Systems — auch den Kohlenhydratstoffwechsel beeinflussen.

Literatur
1. Dole, V. P.: J. biol. Chem. **236**, 3125 (1961).
2. Schaumann, W.: Persönliche Mitteilung.

Prof. Dr. med. E. Westermann, Institut für Pharmakologie
Medizinische Hochschule Hannover
3000 Hannover-Kleefeld, Bissendorfer Straße 9

Über die Wirkgeschwindigkeit cholinerger Agonisten am isolierten Meerschweinchen-Vorhof
The Rate of Action of Cholinergic Agonists in Guinea-Pig Isolated Atria

D. Bieger, E. Krüger-Thiemer †, H. Lüllmann und A. Ziegler

In äquieffektiven Konzentrationen entfalten chemisch nah verwandte direkte Parasympathomimetica ihren negativ inotropen Effekt am isolierten elektrisch gereizten Meerschweinchen-Vorhof deutlich verschieden schnell. Bemerkenswerterweise jedoch ist die Wirkgeschwindigkeit unabhängig von der Höhe der jeweiligen ED_{50}. Dies kann als Hinweis aufgefaßt werden, daß der Substanztransport zum Receptor nicht die Geschwindigkeit der Receptorbesetzung limitiert. Unter der Voraussetzung, daß die Transformation der Receptorbesetzung in den Effekt gleichfalls sehr schnell verläuft, kann die Frage geprüft werden, ob das kinetische Modell für die Agonist-Receptor-Reaktion [1] die experimentellen Daten adäquat beschreibt.

Die in der Tabelle zusammengefaßten Ergebnisse der kinetischen Analyse zeigen:

Tabelle. *Vergleich der Affinität (ED_{50}) und der Wirkgeschwindigkeit ($t_{1/2}$ bei 50%Effekt) von Cholinomimetica mit der Dissoziationskonstanten (K) des Agonisten-Receptor-Komplexes bzw. den Geschwindigkeitskonstanten für die Bildung (k_{12}) und den Zerfall (k_{21}) dieses Komplexes*

Substanz	ED_{50} · 10^{-9}	K (Mol/l) · 10^{-9}	k_{12} (l/Mol·sec) · 10^3	$t_{1/2}$ (sec)	k_{21} (1/sec) · 10^{-3}
Acetylcholin nach Esterasehemmung	5	5,4	4600	20	18
Arecaidinäthylester-HCl	20	38	520	27	15
Carbachol	55	61	330	22,5	16
Arecolin	100	180	125	20	23
Norarecolin	300	360	20	47	7
Dimethyl-aminoäthyl-acetat	4000	4700	2	43	8

1. Die ermittelten Dissoziationskonstanten (K) stimmen weitgehend mit den aus den Konzentrations-Wirkungskurven gewonnenen ED_{50}-Werten überein;

2. Die ED_{50}-Werte ändern sich gleichsinnig mit den Geschwindigkeitskonstanten der Hinreaktion;

3. Im Gegensatz dazu gehen die Zerfallskonstanten (k_{21}) parallel den Halbwertszeiten für 50%-Effekte bzw. parallel der Geschwindigkeit, mit der sich das Effektgleichgewicht einstellt. Die Ergebnisse machen die Annahme wahrscheinlich, daß unter den gewählten experimentellen Bedingungen die Reaktion zwischen Agonist und Cholinoreceptor einer direkten kinetischen Analyse zugänglich ist, die möglicherweise nähere Information zu Fragen der Beziehung zwischen Wirkung und Molekularstruktur liefern kann.

Literatur
1. WAUD, D. R.: Pharmacol. Rev. 20, 49—88 (1968).

Dr. D. BIEGER, Institut für Pharmakologie
2300 Kiel, Hospitalstraße 4—6

Bildung von cyclischem Guanosin-3′,5′-monophosphat in verschiedenen Geweben der Ratte
Formation of Guanosine Cyclic 3′,5′-Monophosphate in Various Tissues of the Rat

E. Böhme, K. Munske und G. Schultz

In den letzten Jahren wurde die Ausscheidung von cyclischem Guanosin-3′,5′-monophosphat (G-3′,5′-MP) im Urin von Ratte und Mensch beschrieben [2,3]. Über Bildung und Vorkommen dieses cyclischen Nucleotids in tierischen Geweben ist bisher nichts bekannt. G-3′,5′-MP wird wie Adenosin-3′,5′-monophosphat (A-3′,5′-MP) durch Nucleosid-3′,5′-monophosphat-Phosphodiesterase zum Nucleosid-5′-monophosphat abgebaut. Es wurde untersucht, ob — analog zur Bildung von A-3′,5′-MP aus ATP — G-3′,5′-MP aus GTP entsteht. Hierzu wurde verschiedenen Gewebshomogenaten von der Ratte ^{14}C-markiertes GTP als Substrat vorgelegt. Der Abbau von GTP zu GDP und weiteren Produkten wird durch Zusatz von Phosphoenolpyruvat und Pyruvatkinase, der G-3′,5′-MP-Abbau durch Theophyllin, A-3′,5′-MP und G-5′-MP eingeschränkt.

G-3′,5′-MP kann mittels Dünnschichtchromatographie auf PEI-Cellulose durch Dreifachentwicklung in verschiedenen Fließmitteln vom Substrat und dessen möglichen Produkten GDP, G-5′-MP, Guanosin, Guanin, X-5′-MP, Xanthosin, Xanthin, Harnsäure und Allantoin (R_f 0—0,15 und 0,7—1,0) getrennt werden (R_f 0,45). Im Eluat dieses Bereiches wird das G-3′,5′-MP dadurch bestimmt, daß in einem Teil des Eluats Guanosin-5′-phosphate durch Zusatz von 5′-Nucleotidase abgebaut werden und G-3′,5′-MP im Gegensatz zu Nucleosiden und Basen an einen Anionen-Austauscher adsorbiert und damit bei der Messung im Flüssigkeitsszintillationszähler nicht erfaßt wird (ähnlich [1]). In einem anderen Teil des Eluats wird durch zusätzliche Zugabe von N-3′,5′-MP-Phosphodiesterase auch das G-3′,5′-MP zu Guanosin übergeführt. Aus der Differenz der ^{14}C-Zählraten im Flüssigkeitsszintillationszähler und der spezifischen Aktivität des vorgelegten ^{14}C-GTP kann die Menge des gebildeten G-3′,5′-MP bestimmt werden. Das Ausmaß des G-3′,5′-MP-Abbaus während der Inkubation sowie die Ausbeute bei der Chromatographie und anschließenden enzymatischen Umsetzung erfaßt man durch Zusatz von ^{3}H-markiertem G-3′,5′-MP.

Mit dieser Methode kann in allen bisher untersuchten Geweben (Lunge, Niere, Nebenniere, Leber, Milz, Herz- und Skeletmuskulatur, 10 bis 0,1 nMol · gFG^{-1} · min^{-1}, sowie isolierte Pankreasinseln) eine Bildung von G-3′,5′-MP nachgewiesen werden. Da NaF (1 und 10 mM) die Bildung von G-3′,5′-MP im Leberhomogenat stark hemmt, die Bildung von A-3′,5′-MP jedoch stimuliert, kann man annehmen, daß sich Guanylcyclase und Adenylcyclase auch in anderen Eigenschaften unterscheiden.

Literatur
1. BROOKER, G., L. J. THOMAS, JR., and M. M. APPLEMAN: Biochemistry 7, 4177 (1968).
2. HARDMAN, J. G., J. W. DAVIS, and E. W. SUTHERLAND: J. biol. Chem. 241, 4812 (1966).
3. PRICE, T. D., D. F. ASHMAN, and M. M. MELICOV: Biochim. biophys. Acta (Amst.) 138, 452 (1967).

Dr. G. SCHULTZ, Pharmakologisches Institut der Universität
6900 Heidelberg, Hauptstraße 47—51

Untersuchungen über den Wirkungsmechanismus von INPEA, Iproveratril und Oxyfedrin
Investigations on the Mechanism of Action of INPEA, Iproveratril and Oxyfedrine

J. A. BOSSE und E. SCHAUM

INPEA wurde von MURMANN u. Mitarb. [2] als kompetitiver Hemmstoff β-adrenerger Receptoren beschrieben. Die Wirkung von Oxyfedrin besteht aus einer sympathomimetischen und einer sympatholytischen Komponente [3]. Es besitzt daneben, wie Iproveratril, einen koronardilatierenden Effekt. Iproveratril wurde von FLECKENSTEIN u. Mitarb. [1] als Calcium-Antagonist der Myofibrillen-ATPase charakterisiert. Untersuchungen an isolierten Meerschweinchenvorhöfen liegen von diesen Substanzen noch nicht vor.
An isolierten, elektrisch gereizten Herzvorhöfen von Meerschweinchen wurde die hemmende Wirkung von D(—)-INPEA, Iproveratril und Oxyfedrin auf die erregende Wirkung von Orciprenalin untersucht. Dabei wurde der Einfluß dieser Substanzen auf die Dosiswirkungskurve von Orciprenalin nach Vorgabe in verschiedenen molaren Konzentrationen (10^{-8}, 10^{-7} und 10^{-6} M) aufgezeigt. Die Auswertung der Dosiswirkungskurven ergab, daß D(—)-INPEA die Gesetzmäßigkeit des kompetitiven Antagonismus erfüllt. Iproveratril und Oxyfedrin dagegen zeigten einen nichtkompetitiven Antagonismus. Durch Bestimmung der Konzentrationshemmwirkungskurven ließ sich der Wirkungsmechanismus von D(—)-INPEA sichern. Die Konzentrationshemmwirkungskurven von Iproveratril und Oxyfedrin entsprachen den Bedingungen des nichtkompetitiven Antagonismus. Oxyfedrin besitzt daneben eine stimulierende Wirkung auf den Herzvorhof des Meerschweinchens, die wahrscheinlich auf einer Erregung der β-Receptoren des Herzens beruht.

Literatur
1. FLECKENSTEIN, A., H. KAMMERMEIER, H. J. DÖRING u. H. J. FREUND: Z. Kreisl.-Forsch. 56, 716 (1967).

2. MURMANN, W., G. RUMORE u. A. GAMBA: Boll. chim. farm. **105**, 512 (1966).
3. THIEMER, K., R. STADLER u. A. v. SCHLICHTEGROLL: Arzneimittel-Forsch. **18**, 288 (1968).

Dr. J. A. BOSSE und Dr. E. SCHAUM
Schiffahrtmedizinisches Institut der Marine
2300 Kiel-Kronshagen, Kopperpahler Allee 120

Regeneration der Niere nach tubulärer Schädigung durch Pteridinderivate
Regeneration of the Kidney after Tubular Damage by Pteridine Derivatives

W. BRADE und P. PROPPING

Nach Applikation hoher Folsäuredosen, einiger Pteridine und des 2,4,5-Triamino-6-Styrylpyrimidins kommt es zur Auslösung starker Proliferationsvorgänge an den Nieren von Ratten. 1,13 mmol Folsäure und 0,14 mmol 2,4,5-Triamino-6-Styrylpyrimidin bewirken am 4. Tage nach Verabreichung eine Nierentrockengewichtssteigerung von 54%. Zum gleichen Zeitpunkt ist im Nierenhomogenat der DNS-Gehalt um 38%, der RNS-Gehalt um 58% gesteigert. Elektronenmikroskopisch finden sich Zeichen einer gesteigerten Proteinsynthese wie Ribosomenvermehrungen, Polysomenbildungen, Nucleolusvergrößerungen.

Die Proliferationsvorgänge, die überwiegend im proximalen bzw. im frühen distalen Tubulus lokalisiert sind, werden offenbar durch strukturelle Schädigungen und funktionelle Beeinträchtigungen in den gleichen Nephronabschnitten ausgelöst:

4 Tage nach Verabreichung von 1,13 mmol Folsäure bzw. Xanthopterin zeigten die Tiere eine deutliche Glucosurie bei nur gering erhöhten Blutzuckerwerten. Zum gleichen Zeitpunkt waren die natriuretischen und kaliuretischen Chlorothiazid- und Furosemideffekte reduziert. Post applicationem kam es zu einer mehrstündigen Oligurie und langanhaltenden Inulin- und PAH-Clearanceeinschränkungen.

Das Ausmaß der Schädigung scheint nicht allein verantwortlich für den Umfang der Regenerationsvorgänge zu sein. Die Schädigungen und Funktionseinschränkungen nach Sublimat und nach 2stündiger Abklemmung des Nierenstiels sind zum Teil ausgeprägter als die Veränderungen nach Folsäure, Xanthopterin und 2,4,5-Triamino-6-Styrylpyrimidin, während die Proliferationen des Nierengewebes nach dem Triamino-Styrylpyrimidin und nach Folsäure sehr viel intensiver sind.

Dr. W. BRADE, Pharmakologisches Institut der Universität
1000 Berlin 33, Thielallee 69/73

Untersuchungen zur Wirkung des 6-Aminonicotinamids im Glucosestoffwechsel des Fettgewebes
Investigations of the Effect of 6-Aminonicotinamide on the Glucose Metabolism of Fat Tissue

F. v. BRUCHHAUSEN und N. OFORI-NKANSAH

Frühere Befunde haben ergeben, daß der Einbau von Glucose in Glykogen stark erhöht wird, wenn 6-Aminonicotinamid in Gegenwart von Insulin zum Fettgewebe zugesetzt wird. Diese Bedingungen führen aber gleichzeitig zu einer verringerten Glucoseaufnahme gegenüber den Kontrollwerten. Zur Klärung dieses Widerspruches wird die Einflußnahme des 6-Aminonicotinamids und seines NAD-Analogen (6-ANAD) auf die Phosphofructokinase untersucht, die für den Fluß der Glucose über die Glykolyse maßgeblich beteiligt ist und damit auch auf den Fluß der Glucose zum Glykogen rückwirkt. Die Phosphofructokinase aus Kaninchenmuskel wird durch 6-ANAD in $2 \cdot 10^{-4}$ M Konzentration zu 55%, in $8 \cdot 10^{-4}$ M Konzentration zu 93% gehemmt. Für die Messung wurde die Reaktion von Fructose-1,6-diphosphat und ADP zu Fructose-6-phosphat und ATP auch kinetisch verfolgt. Es ergeben sich K_M-Werte für Fructose-1,6-diphosphat von $1,54 \cdot 10^{-3}$ M, für ADP von $2 \cdot 10^{-4}$ M. 6-Aminonicotinamid selber hemmt das Enzym in 10^{-3} M Konz. nicht. Zusatz der Substanz zum isolierten Fettgewebe verändert aber weder die Anteile der aus verschieden markierter Glucose ([1-^{14}C] [6-^{14}C] und [U^{14}C]) gebildeten [^{14}C]-Kohlensäure, noch läßt es die Intermediärprodukte Glucose-6-phosphat, Fructose-6-phosphat oder 6-Phosphogluconat im Homogenat des Gewebes ansteigen. Möglicherweise vermindert die schon früher am Muskelgewebe festgestellte Hemmung der Phosphorylase-b-Kinase durch 6-ANAD auch den Glykogenabbau.
Mit der Hemmung der Phosphofructokinase durch 6-ANAD erweitert sich der Kreis der durch dieses Analoge hemmbaren Phosphokinasen (Phosphofructokinase EC 2.7.1.11, Phosphorylase-b-Kinase EC 2.7.1.38, Pyruvatkinase EC 2.7.1.40, Kreatinphosphokinase EC 2.7.3.2), während sich andere Phosphokinasen mit Konzentrationen von 10^{-3} M nicht beeinflussen lassen (Hexokinase EC 2.7.1.1, Uridinkinase EC 2.7.1.48, Acetatkinase EC 2.7.2.1, 3-Phosphoglyceratkinase EC 2.7.2.3 und Phosphoglucomutase 2.7.5.1).

Dr. F. VON BRUCHHAUSEN, Pharmakologisches Institut der Universität
1000 Berlin 33, Thielallee 69/73

Zur Frage einer immunologischen Inaktivierung von Penicillin[*]
The Problem of an Immunological Inactivation of Penicillin

W. Bruns, M. Wildau und E. Schwabe

Das immunologische Reaktionsvermögen des Organismus ermöglicht umfassende Anpassungsvorgänge an eine Vielzahl körperfremder Stoffe. Es ist noch nicht entschieden, ob diese Vorstellung auch auf niedermolekulare Wirkstoffe übertragen werden kann. Allein das Beispiel der Arzneimittelallergie zeigt, daß eine — wenn auch pathologische — Immunantwort auf eine große Zahl solcher Verbindungen erfolgen kann. Wir haben uns am Beispiel des Penicillins der Frage zugewandt, ob — im Sinne einer mehr physiologischen Reaktion — durch eine Antikörperbildung eine Inaktivierung niedermolekularer Wirkstoffe grundsätzlich möglich ist.

Es wurden Kaninchen mit Benzylpenicillin (BP) immunisiert. Der Antikörpernachweis erfolgte mittels passiver Hämagglutination [1]. Die Titer lagen höher als vergleichbare Angaben in der Literatur. Die BP-Spezifität der Antikörper wurde durch Hemmungsversuche nachgewiesen.

Zur Untersuchung der Anti-BP-Seren auf mögliche Penicillin-inaktivierende Qualitäten wählten wir den bakteriologischen Reihenverdünnungstest (Testkeim: Staph. aur. S G 511 „Jena"). Die Auswertung der Versuche erfolgte durch Bestimmung der Keimzahl für jede Verdünnungsstufe. Es standen uns 15 Anti-BP-Seren zur Verfügung, die mit einer gleichen Anzahl Kontrollseren verglichen wurden. Es ergab sich ein signifikanter Wirkungsverlust von BP in den Antiseren. Die minimale Hemmkonzentration für BP lag in den Kontrollseren bei 0,05 IE/ml, während sie sich in den Anti-BP-Seren bis auf maximal 0,4 IE/ml erhöhte.

Diese Versuche geben erste Anhaltspunkte für eine mögliche immunologische Inaktivierung niedermolekularer Wirkstoffe.

Literatur
1. De Weck, A. L.: Nature (Lond.) **202**, 975 (1964).

Dr. W. Bruns, Pharmakologisches Institut der Universität
5000 Köln-Lindenthal, Gleueler Straße 24

Substanz P-Peptide in Ultrafiltraten aus Cortex und Subcortex des Rinderhirns
Substance P Peptides in Ultrafiltrates Made from Bovine Brain Cortex and Subcortex

W. Dobek, J. Baldauf und G. Zetler

Nach Euler [2] gewonnene Substanz P-Präparate (SP) aus Hirngewebe liefern bei chromatographischer Trennung die pharmakologisch aktiven

---
[*] Mit finanzieller Unterstützung des Landesamtes für Forschung des Landes Nordrhein-Westfalen.

Peptide Fa, Fb und Fc (ZETLER u. BALDAUF [3]). Fa und Fb sind vorwiegend im Subcortex lokalisiert, Fc findet sich ausschließlich im Cortex (BALDAUF, IVEN u. ZETLER [1]). Es war nun nötig zu klären, ob diese Peptide Artefakte sind, die während der SP-Herstellung unter dem Einfluß des Kochens bei pH 1—2 entstehen.
Gesamtcortex und Subcortex von Rinderhirnen wurden getrennt bei pH 3,5 im vierfachen Volumen Wasser homogenisiert. Nach Zentrifugieren wurden die klaren Überstände ultrafiltriert, konzentriert und lyophylisiert. Aus den abzentrifugierten Rückständen wurden SP-Präparate nach EULER hergestellt. In den Ultrafiltraten aus Cortex und Subcortex fanden sich 20—30%, in den SP-Präparaten aus den Rückständen 70 bis 80% der insgesamt extrahierbaren SP-Menge. Die biologische Aktivität in den Ultrafiltraten bestand hauptsächlich aus Fa, daneben fanden sich geringe Mengen von Fb und im Falle des Cortex auch Spuren von Fc. Die SP-Präparate aus den Rückständen der Zentrifugation enthielten bei Subcortex hauptsächlich Fb, bei Cortex fast ausschließlich Fc. Die Untersuchung der Ultrafiltrate aus Cortex und Subcortex mit Hilfe der Fingerprint-Technik lieferte hinsichtlich Ninhydrin-positiver Begleitpeptide keinen Hinweis auf Unterschiede zwischen Cortex und Subcortex.
Fa, Fb und Fc sind demnach keine durch die Extraktion entstandenen Artefakte, sondern physiologische Bestandteile des Gehirngewebes. Die durch saures Kochen stark erhöhte Ausbeute an Fb und Fc weist auf eine Bindung dieser Peptide an das Gewebe hin und beruht wahrscheinlich auf einer Zerstörung und Extraktion speichernder Strukturen.

Literatur
1. BALDAUF, J., H. IVEN u. G. ZETLER: Naunyn-Schmiedebergs Arch. Pharmak. exp. Path. 262, 453—462 (1969).
2. EULER, U. S. v.: Acta physiol. scand. 4, 373—375 (1942).
3. ZETLER, G., u. J. BALDAUF: Naunyn-Schmiedebergs Arch. Pharmak. exp. Path. 256, 86—98 (1967).

Prof. Dr. med. G. ZETLER, Institut für Pharmakologie
der Medizinischen Akademie Lübeck
2400 Lübeck, Ratzeburger Allee 160

Wärmebildung bei kälteexponierten weißen Mäusen unter dem Einfluß von Nicotinsäure

Thermogenesis in Cold-Exposed Mice after Treatment with Nicotinic Acid: Comparison with 3-Methylisoxazole-5-carboxylic Acid

C.-J. ESTLER, H. P. T. AMMON und B. LANG

Wärmeadaptierte Mäuse reagieren, wenn sie einer Umgebungstemperatur von 0°C ausgesetzt werden, mit einer verstärkten Thermogenese, die in einer Steigerung des Gesamtstoffwechsels um 100% ihren Ausdruck findet. Infolge des erhöhten Substratbedarfs nimmt der Glykogengehalt der Leber und der Muskulatur innerhalb 1 Std um 50 bzw. 25% ab. Gleichzeitig steigt der Gehalt des Serums an unveresterten Fettsäuren auf mehr als das Doppelte an. Die vermehrte Wärmebildung ermöglicht es den Tieren, ihre Körpertemperatur weitgehend konstant zu halten und eine längere Kälteexposition zu überleben. Die Rectaltemperatur nimmt nach 1 Std um etwa 3° ab; die Mortalität nach 4 Std Kälteexposition beträgt 22%.

Durch Vorbehandlung mit der antilipolytisch wirkenden Nicotinsäure (200 µg/g i.p. unmittelbar vor der Kälteexposition) läßt sich der Anstieg der unveresterten Fettsäuren im Serum in der ersten Stunde der Kälteexposition um etwa die Hälfte verringern. Der Abfall des Glykogengehalts in der Muskulatur und der Leber wird weder gehemmt noch verstärkt. Das verringerte Substratangebot schwächt zwar die Stoffwechselsteigerung etwas ab, hat aber keine stärkere Beeinträchtigung der Körpertemperatur oder der Überlebensquote als bei den Kontrolltieren zur Folge. 5 µg/g 3-Methylisoxazol-5-carbonsäure i.p. lassen dagegen den Anstieg der unveresterten Fettsäuren im Serum unbeeinflußt, hemmen aber den durch die Kälte induzierten Abfall des Leberglykogens um 50% und die Abnahme des Muskelglykogens vollständig. Deswegen können die Tiere ihren Gesamtstoffwechsel in der Kälte nur noch um 50% steigern, kühlen stärker aus und haben eine doppelt so hohe Mortalität wie die Kontrolltiere.

Es ergibt sich somit, daß eine 50%ige Hemmung der Lipolyse durch Nicotinsäure die Thermoregulation nicht beeinträchtigt, daß aber eine Blockierung des Kohlenhydratabbaus die Wärmebildung kälteexponierter Mäuse, wahrscheinlich über eine gleichzeitige Störung der Fettsäureutilisation, einschränkt.

Priv.-Doz. Dr. C.-J. ESTLER, Pharmakologisches Institut der Universität
8520 Erlangen, Universitätsstraße 22

Antagonismus zwischen Perazin und Flavinen an den NAD-Kinasen von Rattenhirn und -leber
Antagonism between Perazine and Flavine on the NAD-Kinase of Rat Brain and Liver

M. FERNANDES

Die einzige bisher bekannte Möglichkeit des Organismus NADP zu bilden, ist die Phosphorylierung von NAD durch Magnesiumionen aktiviertes ATP mit Hilfe der NAD-Kinase. Durch in vitro Experimente wurde der Einfluß körpereigener Substanzen sowie zentralwirksamer

Pharmaka auf die Aktivität dieses Fermentes untersucht. Das Enzym wurde aus Hirn und Leber der Ratte nach einer etwas modifizierten Vorschrift von WANG u. KAPLAN [2] angereichert. Bis auf die Reaktion gegenüber Adeninnucleotiden unterschied sich die Hirn-NAD-Kinase nur wenig von dem weitaus aktiveren Leberferment. Besonders bemerkenswert war die Aktivitätssteigerung der Hirn-NAD-Kinase in Gegenwart des Neuroleptikums Perazin (0,74 mM) sowie die Hemmung des Fermentes durch die Flavinderivate Riboflavin, FMN und FAD. An dem Rattenleberenzym ist die Flavinhemmung dem NAD und ATP gegenüber nicht kompetitiv. Die Hemmungskonstanten der drei Derivate liegen zwischen 0,06 und 0,12 mM. Bei der Rattenhirn-NAD-Kinase liegen sie in derselben Größenordnung. Eine durch Perazin auslösbare Steigerung der Aktivität des Leberenzyms ließ sich nicht nachweisen. Doch wurden wegen der strukturellen Ähnlichkeit der Flavine mit dem Phenothiazinderivat Perazin-Versuche mit gleichzeitigem Flavin- und Perazinzusatz durchgeführt. Dabei zeigte sich, daß Perazin (0,03 bis 3,0 mM) den Hemmeffekt der Flavine aufzuheben vermag. Mit Hilfe der pA_x-Methode wurde geprüft, ob dieser Antagonismus auf einer kompetitiven Verdrängung beruht. Die Beziehung zwischen dem Konzentrationsquotienten A/a (A Flavinkonzentration mit Perazinzusatz, bei der die gleiche NADP-Menge gebildet wird, wie bei a Flavinkonzentration ohne Perazinzusatz) und der Perazinkonzentration ist im untersuchten Konzentrationsbereich über mehr als zwei Zehnerpotenzen linear und erfüllt so die von GADDUM [1] im Falle eines kompetitiven Antagonismus geforderte Bedingung. Inwieweit diese in vitro erhobenen Befunde in vivo von Bedeutung sind, ist Gegenstand weiterer Untersuchungen.

Literatur
1. GADDUM, J. H.: J. Physiol. (Lond.) **89**, 144 (1937).
2. WANG, T. P., and N. O. KAPLAN: J. biol. Chem. **206**, 311 (1954).

M. FERNANDES, Psychiatrische und Neurologische Klinik und Poliklinik der FU Berlin, Institut für Neuropsychopharmakologie
1000 Berlin 19, Ulmenallee 30

Selektive Hemmung der Myokard-Contractilität durch kompetitive Ca^{++}-Antagonisten (Iproveratril, D 600, Prenylamin)
Selective Inhibition of Myocardial Contractility by Competitive Calcium Antagonists (Iproveratril, D 600, Prenylamine)

A. FLECKENSTEIN, H. TRITTHART, B. FLECKENSTEIN, A. HERBST und G. GRÜN

Iproveratril und sein Verwandter D 600 [1] (α-Isopropyl-α-[(N-methyl-N-homoveratryl)-γ-aminopropyl]-3,4,5-trimethoxyphenylacetonitril)können an isolierten Papillarmuskeln von Meerschweinchen die isometrische Spannungsentwicklung auf Grund eines spezifischen Eingriffs in die elektro-mechanischen Koppelungsprozesse hochgradig hemmen, ohne gleichzeitig die Aktionspotential-Parameter (Aufstrichgeschwindigkeit, Overshoot-Höhe, Plateaudauer, Repolarisationsgeschwindigkeit) nennenswert zu beeinflussen. Prenylamin (Segontin) wirkt ähnlich. Die genannten Stoffe blockieren die Aktivierung des contractilen Systems durch einen Ca^{++}-antagonistischen Effekt (Hemmung des transmembranären Ca^{++}-Influx bei Erregung oder direkter Angriff an der Ca^{++}-abhängigen Myofibrillen-ATPase). Sie übertreffen dabei die bisher spezifischsten Koppelungsinhibitoren $CoCl_2$ und $NiCl_2$ (vgl. KAUFMANN u. FLECKENSTEIN [2]) an Wirkungsstärke bis ums 1000fache. Iproveratril, D 600 und Prenylamin können als die ersten hochwirksamen Vertreter einer neuen Klasse von Pharmaka gelten, welche im Bedarfsfall die Größe der Herzarbeit und des myokardialen Sauerstoffverbrauchs voll reversibel und streng dosisabhängig auf ein niedrigeres Niveau senken können, ohne dabei die Erregungsprozesse und die Ansprechbarkeit des Herzmuskels auf sympathische Überträgerstoffe zu beeinträchtigen. Gaben von Extra-Calcium oder Sympathomimetica (speziell Isoproterenol) heben die Effekte der Ca^{++}-Antagonisten prompt wieder auf.

Literatur
1. HAAS, H., u. E. BUSCH: Arzneimittel-Forsch. **17**, 257 (1967).
2. KAUFMANN, R., u. A. FLECKENSTEIN: Pflügers Arch. ges. Physiol. **282**, 290 (1965).

Anschrift der Verfasser: Physiologisches Institut der Universität
7800 Freiburg i. Br., Hermann Herder-Straße 7

Corticosteroidveränderungen bei Ratte und Maus in den ersten Stunden nach Röntgenbestrahlung
Corticosteroid Changes in Rats and Mice during the First Hours Following X-Irradiation

K. FLEMMING, B. GEIERHAAS und J. HELLWIG

Der Funktionszustand der Nebennierenrinde (NNR) nach Ganzkörper-Röntgenbestrahlung war lange umstritten. Neuere Untersuchungen ergaben eine Funktionssteigerung in Form eines mehrphasigen Corticosteroidanstiegs in Nebennieren (NN) und Blut. Der Gehalt der NN an Gluco- und Mineralocorticoiden war vermehrt. Die Glucocorticoide waren stärker vermehrt als die Mineralocorticoide; infolgedessen besteht ein relativer Mineralocorticosteroidmangel.

Weitere Versuche befaßten sich mit dem Mechanismus der ersten oder Frühreaktion, die nach Untersuchungen mit indirekten Methoden einige Stunden nach Bestrahlung (p.r.) auftreten soll. Der Corticosteroidgehalt in NN und Blut bestrahlter Ratten und Mäuse wurde direkt (fluorometrisch) bestimmt. Wir erhielten folgende Ergebnisse: Der erste Corticosteroidanstieg trat unmittelbar p.r. auf und hielt 2,5 Std an. Das Maximum lag bei 5 min p.r. Bis zu 10000 R nahm er dosisabhängig zu; er war bei weiblichen Ratten stärker als bei männlichen. — Nach Scheinbestrahlung trat er ebenfalls auf, hielt aber nur 30 min an. Dieser methodische Effekt konnte durch Gewöhnung der Tiere an die Versuchsbedingungen eliminiert werden. — Mäuse verhielten sich ebenso wie Ratten.

Es wird geschlossen, daß der erste Corticosteroidanstieg nach Röntgenbestrahlung eine Stressreaktion ist. Sie ist in bezug auf die Tatsache des Auftretens und die Form des Ablaufs unspezifisch; in bezug auf den physikalisch-chemischen Mechanismus ist sie spezifisch.

Prof. Dr. K. FLEMMING, Radiologisches Institut der Universität Freiburg i.Br., und Abteilung Pharmakologie und Strahlenbiologie im Heiligenberg-Institut 7799 Heiligenberg (Baden)

Tierexperimentelle Untersuchungen über die Auswirkung von Kohlenoxidvergiftungen bei Beeinträchtigung des Hirnkreislaufs durch Carotisligatur
Experimental Investigations on the Effect of Carbonmonoxide Poisoning on the Cerebral Circulation Impaired by Carotid Ligation

G. G. FODOR

Zur Klärung der Frage, ob und in welchem Maße eine Hirnkreislaufschädigung den hypoxischen Effekt von 2stündiger CO-Exposition begünstigt, wurde bei gesunden und hirnkreislaufgeschädigten (24 Std bestehende einseitige Carotisligatur) Ratten die von der CO-Konzentration abhängige Sterbequote ermittelt.

Die an 184 gesunden Albinoratten (180 $\pm$ 20 g) bestimmte LD_{50} liegt bei 4678 ppm, die LD_{16} bei 3770 ppm, die LD_{84} bei 5930 ppm. Der wahre Wert der LD_{50} liegt mit 95%iger Wahrscheinlichkeit zwischen 4438 und 4931 ppm. Dagegen wurden an 143 abgebundenen Albinoratten (180 $\pm$ 20 g) als LD_{50} 2350 ppm, als LD_{16} 1844 ppm und als LD_{84} 2995 ppm ermittelt. Der wahre Wert der LD_{50} liegt mit 95%iger Wahrscheinlichkeit zwischen 2213 und 2496 ppm. Die Parallelität der Dosis-Wirkungskurven konnte statistisch gesichert werden ($p < 0,05$). Bei der Aktivitätsbestimmung erweisen sich die hirnkreislaufgeschädigten Tiere einer CO-

Intoxikation gegenüber als doppelt so empfindlich wie die Tiere mit intaktem Hirnkreislauf.

Weiterhin wurde geprüft, ob bei unterschiedlich lange bestehender Carotisligatur eine eindeutige Beziehung zwischen der nach Ligatur verstrichenen Zeit und der Sterbequote besteht. Zu diesem Zweck wurden Tiergruppen mit jeweils 25 Tieren 1, 2, 4, 8, 16 und 32 Tage nach Carotisabbindung 2 Std lang mit 3000 ppm CO beatmet. Die Überlebenswahrscheinlichkeit nahm mit der nach Abbindung verstrichenen Zeit wie folgt zu: bei 1 Tag bestehender Ligatur starben 84%, bei 2 Tagen ebenfalls 84%, bei 4 Tagen 63%, bei 8 Tagen 32%, bei 16 Tagen und bei 32 Tagen 3% der Tiere. Demnach nimmt die Sensibilität eindeutig mit der Dauer der seit Ligatur verstrichenen Zeit ab.

Aus der durchgeführten Untersuchung geht hervor, daß Hirnkreislaufschädigungen bei CO-Intoxikationen von entscheidender Bedeutung sind und daß sich durch verschieden lange bestehende Carotisligatur das Ausmaß der Schädigung quantitativ genau abstufen läßt.

Dr. med. GEORG G. FODOR, Leiter der Allgemeinen Neurotoxikologischen Abteilung des Medizinischen Instituts für Lufthygiene und Silikoseforschung an der Universität 4000 Düsseldorf, Gurlittstraße 53

Beziehungen zwischen dem Durchtritt des Eisens durch die Darmwand und seiner Bindung im Gewebe
Relationship between Penetration of Iron through the Intestinal Wall and its Tissue Binding

W. FORTH und W. RUMMEL

Der Durchtritt von Eisen (Fe) durch die Darmwand isolierter Jejunumsegmente eisenarmer Ratten ist 5—10mal höher als der bei normalen Kontrolltieren [1]. Dies könnte einfach die Folge einer gesteigerten Durchlässigkeit der Darmabschnitte sein. Träfe das zu, dann müßte der Durchtritt von Fe in beiden Richtungen, nämlich von der Mucosa- zur Serosaseite und umgekehrt von der Serosa- zur Mucosaseite gesteigert sein. Wir prüften diese theoretische Möglichkeit am everted sac-Präparat nach WILSON u. WISEMAN [3]. Die Ergebnisse dieser Versuche sind in der Tabelle zusammengefaßt.

Der Tabelle kann zweierlei entnommen werden: 1. Nur bei Angebot auf der Mucosaseite wird Fe von den eisenarmen Segmenten vermehrt durch die Darmwand zur Serosaseite durchgeschleust. In der umgekehrten Richtung ist der Durchtritt bei normalen und eisenarmen Abschnitten gleich groß. 2. Die im Gewebe eisenarmer Segmente gemessene ^{59}Fe-Aktivität ist nur dann erhöht, wenn Fe auf der Mucosaseite angeboten

Tabelle. *Die Bindung von Eisen im Darmgewebe beim Durchtritt von der Mucosa- zur Serosaseite und in der umgekehrten Richtung bei normalen (n) und eisenarmen (a) Darmsegmenten*

	Durchtritt von Mucosa- zur Serosaseite			Durchtritt von Serosa- zur Mucosaseite		
	Fe auf der Serosaseite Konz. nM/ml	Fe im Darmgewebe nM	nM/g	Fe auf der Mucosaseite Konz. nM/ml	Fe im Darmgewebe nM	nM/g
n	0,4 ± 0,14	1,5 ± 0,9	8,6	0,06 ± 0,03	0,95 ± 0,16	4,6
a	2,0[a] ± 0,8	2,75[a] ± 1,4	13,4	0,06 ± 0,02	0,97 ± 0,22	4,9

Fe-Konzentration: 5 nM/ml ^{59}Fe (als $FeSO_4$). Flüssigkeitsvolumen auf der Mucosaseite: 10 ml; auf der Serosaseite: 0,7 ml. Darmabschnitte: oberes Jejunum jeweils zwei pro Ratte; 5 cm lang. Versuchsdauer 2 Std; Temperatur 37°C. Die Zahlen sind die Mittelwerte von acht Versuchen ± Standardabweichung σ.

[a] $p < 0{,}001$ gegen Gruppe n.

wurde. Beiläufig sei erwähnt, daß der Anreicherungsgrad von Fe im Gewebe normaler und anämischer Ratten beim Durchtritt von der Mucosa- zur Serosaseite immer höher ist als beim Durchtritt in der umgekehrten Richtung.

Die Ergebnisse unterstreichen die Bedeutung der Bindung für die im Eisenmangel gesteigerte Resorption. Die Fähigkeit der Mucosazellen, Fe vermehrt zu binden, wirkt sich nur dann aus, wenn Fe auf der Mucosaseite angeboten wird. Darüber hinaus haben die Ergebnisse ihre Bedeutung darin, daß es offenbar an der multicellulären Membran der Mucosa — anders als bei einfachen Membranen — unter den hier gewählten artifiziellen Bedingungen nicht gleichgültig ist für den Durchtritt eines Stoffes, von welcher Seite er erfolgt.

Die einfachste Erklärung für die Anisotropie der Mucosa bietet die Annahme, daß der Durchtritt in beiden Richtungen auf verschiedenen Wegen vor sich geht. Auf dem Weg von der Mucosa- zur Serosaseite findet Fe zunächst Kontakt mit der durch die Mikrovilli ca. 300fach vergrößerten luminalen Membran der Mucosazelle. Fe tritt so in Reaktion mit dem eisenbindenden System (Lit. s. bei [2]) in der Membran und/oder im Cytoplasma, das für die im Eisenmangel erhöhte Resorption verantwortlich ist. Aus dem Zellinnern tritt Eisen anschließend auf die Serosaseite über. In der umgekehrten Richtung ist der Weg insofern anders, als das über die Gefäßdrainage in den intercellulären Spalt gelangte Fe offenbar direkt auf die Mucosaseite übertritt, ohne in größerem Umfang durch die im Vergleich zum Bürstensaum viel kleinere Membranfläche in die Zellen aufgenommen zu werden. Diese Vorstellung impliziert die Annahme, daß der Weg durch die Nexus zwischen den Zellen hindurchführt. Die bevorzugte Benutzung des einen oder des anderen Weges beim Durchtritt in den beiden Richtungen, tritt vor allem bei solchen Stoffen in Erscheinung, die durch die große Oberfläche der luminalen Zellmembran gebunden und aufgenommen werden. Eisen ist nicht das einzige Beispiel hierfür; mit Ouabain und Digitoxin wurden Resultate gewonnen, die zu grundsätzlich gleichen Schlußfolgerungen führten.

Literatur
1. FORTH, W., G. LEOPOLD u. W. RUMMEL: Naunyn-Schmiedebergs Arch. Pharmak. exp. Path. **261**, 434 (1968).
2. — W. RUMMEL u. K. PFLEGER: Naunyn-Schmiedebergs Arch. Pharmak. exp. Path. **261**, 225 (1968).
3. WILSON, T. H., and G. WISEMAN: J. Physiol. (Lond.) **123**, 116 (1954).

Doz. Dr. W. FORTH und Prof. Dr. W. RUMMEL
Institut für Pharmakologie und Toxikologie
6650 Homburg/Saar

Oxidative Drug Metabolism Following Low Carbon Disulphide Concentrations
Oxydativer Arzneimetabolismus unter geringen Schwefelkohlenstoffkonzentrationen

K. J. FREUNDT and P. KUTTNER

The side chain oxidation of hexobarbital is inhibited in rats during and after exposure to low CS_2 concentrations (FREUNDT and DREHER [1]). We investigated the effects of CS_2 exposure on other important metabolic pathways of drugs: C-hydroxylation, N-demethylation, O-glucuronidation, and N-acetylation.

Rats (Wistar strain, female, 220 gm average weight) were exposed to increasing concentrations of 20—400 ppm CS_2/8 hrs and thereafter treated p.o. with phenazone (40 mgm/kg), trichloroethylene (0.5 ml/kg), aminophenazone (20 mgm/kg), 4-OH-phenazone (20 mgm/kg), 4-aminoantipyrine (20 mgm/kg), and sulfisomidine (40 mgm/kg). Urine was collected over the periods of 6, 12, and 24 hrs for quantitative determination of drug metabolites.

Pretreatment of 20 ppm CS_2/8 hrs—which is the threshold limit value—results in the first six hours in a decrease of 60% in excretion of 4-OH-phenazone following phenazone administration, a decrease of 80% in excretion of trichloroethanol following trichloroethylene administration, and a decrease of 50% in 4 amino-antipyrine excretion following aminophenazone administration. For example pretreatment with 20 ppm CS_2/ 8 hrs significantly diminishes the excretion of trichloroethanol and trichloroacetic acid after trichloroethylene administration for the following 36 hrs. The excretion of 4-OH-phenazone-glucuronide following administration of 4-OH-phenazone is not altered even following treatment with 400 ppm CS_2/8 hrs. Only after 400 ppm CS_2/8 hrs there is a 25 % decrease in the first 6 hrs excretion period of acetyl-sulfisomidine following sulfisomidine administration. A similar reduction of acetylation of 4-aminoantipyrine was observed in the 7—12 hrs urine collection period. All the observed disturbances of oxidative drug metabolism are in close correlation to the concentration of carbon disulphide.

The diminished excretion of drug metabolites is the result of inhibited drug oxydation. This reaction may be explained by the action of CS_2 or its metabolites on microsomal mixed function enzyme systems.

References
1. FREUNDT, K. J., and W. DREHER: Naunyn-Schmiedebergs Arch. Pharmak. exp. Path. 263, 208 (1969).

K. J. FREUNDT, Institut für Toxikologie und Pharmakologie der Universität 8700 Würzburg, Koellikerstraße 2

Intratubuläre Drucke, proximale Passagezeit und prozentuale proximale Resorption an Rattennieren nach Isoprenalin
Intratubular Pressure, Proximal Passage Time and Per Cent Proximal Absorption in Rat Kidneys after Isoprenaline

G. FÜLGRAFF, J. GREVEN und A. MEIFORTH

Verschiedene Diuretica vermindern ebenso wie Hypercalcämie oder Adrenalektomie die Resorptionskapazität des proximalen Tubulusepithels. Vergrößerte Tubulusquerschnitte und verlängerte Passagezeit halten die proximale Resorptionsrate in Prozent der GFR weitgehend konstant. Beides ist, jedenfalls nach Diuretica, eine Folge des erhöhten intratubulären Druckes [2].

Isoprenalin steigert, wenn es lokal in die Tubulusflüssigkeit gegeben wird, die Resorptionskapazität des proximalen Tubulusepithels [1]. In den hier vorgelegten Versuchen wurde Isoprenalin s.c. injiziert und danach die lokale Resorptionskapazität des proximalen Tubulusepithels, die Passagezeit freifließenden Primärharns durch das proximale Konvolut und der intratubuläre hydrostatische Druck gemessen.

Die Resorptionskapazität war nach Injektion von Isoprenalin erhöht. Gleichzeitig war die Passagezeit verkürzt und der intratubuläre Druck vermindert. Die Veränderungen waren 20—60 min nach s.c. Injektion zu beobachten, danach wurden wieder Kontrollwerte gemessen. Während der Wirkung von Isoprenalin war die prozentuale proximale Resorption durch diese Gegenregulation weniger stark verändert, als nach der Wirkung auf die lokale Resorptionskapazität zu erwarten war. Damit wird erstmals gezeigt, daß nicht nur, wie bereits früher von uns beschrieben, die Resorptionskapazität durch Pharmaka gesteigert werden kann, sondern daß auch in diesem Falle durch hydrodynamische Veränderungen die prozentuale proximale Resorption konstant gehalten wird.

Literatur
1. FÜLGRAFF, G., O. HEIDENREICH, K. HEINTZE u. H. OSSWALD; Naunyn-Schmiedebergs Arch. Pharmak. exp. Path. 262, 295 (1969).
2. GREVEN, J., H. OSSWALD, A. MEIFORTH u. G. FÜLGRAFF: Naunyn-Schmiedebergs Arch. Pharmak. exp. Path. 263, 214 (1969).

Doz. Dr. G. FÜLGRAFF, Abteilung Pharmakologie der Medizinischen Fakultät der Technischen Hochschule Aachen
7800 Freiburg i. Br., Katharinenstraße 29

Vergleichende Untersuchungen am Meerschweinchen über die Serumradioaktivität, die Ausscheidung und die Gewebsverteilung von ^{3}H-Digitoxin und ^{3}H-Digitoxigenin

Comparative Studies in the Guinea-Pig on Serum Radioactivity, Excretion and Tissue Distribution of ^{3}H-Digitoxin and ^{3}H-Digitoxigenin

J. GADKE und P. A. VAN ZWIETEN

Digitoxin und Digitoxigenin verhalten sich pharmakologisch in vivo recht unterschiedlich. Es sollte mit den vorliegenden Versuchen geklärt werden, inwieweit extrakardiale Faktoren wie Serumkonzentration, Ausscheidung und Gewebsverteilung im intakten Versuchstier diesen Unterschied erklären. Nach i.v. Gabe von ^{3}H-Digitoxin an Meerschweinchen in nichttoxischer Dosierung nahm die Serumradioaktivität mit 3 Zeitkonstanten ab (Halbwertzeiten 6, 13 und 177 min). Der Abfall der Serumradioaktivität nach Gabe von ^{3}H-Digitoxigenin verhielt sich ähnlich. ^{3}H-Digitoxin bzw. seine Metabolite werden stärker über die Leber, ^{3}H-Digitoxigenin und seine Abbauprodukte stärker über die Niere ausgeschieden. Innerhalb der Versuchszeit wurde ^{3}H-Digitoxigenin vollständig metabolisch abgebaut, ^{3}H-Digitoxin jedoch nur zum Teil. Von den Organen enthielten Niere und Leber 60 min nach der Injektion die größte Menge des radioaktiven Materials. Im Herzen und in der Skeletmuskulatur reicherten sich ^{3}H-Digitoxin und seine Metabolite stärker als das ^{3}H-Digitoxigenin und seine Abbauprodukte an. Eine besondere

Affinität des ³H-Digitoxin und weniger noch des ³H-Digitoxigenin für den Herzmuskel scheint nicht vorzuliegen. Die schnellere Abnahme der Serumkonzentration und vor allem der intensivere metabolische Abbau des Digitoxigenin verursachen wahrscheinlich die flüchtigere Wirkung des Genin in vivo.

Priv.-Doz. Dr. P. A. VAN ZWIETEN, Institut für Pharmakologie
2300 Kiel, Hospitalstraße 4—6

Die Aktivität bakterieller, viraler und animalischer Neuraminidasen
The Activity of Bacterial, Viral and Mammilian Neuraminidases

W. GIELEN

Neuraminidasen (N-Acylneuraminyl-Hydrolase EC 3.2.1.18) regulieren die vielfältigen biologischen Funktionen der Neuraminsäure, sie setzen die terminal angefügte Neuraminsäure aus der ketosidischen Bindung frei. Der Verlust der Neuraminsäure ist bei Normalzellen insbesondere aber bei Tumorzellen mit einem Ladungsabfall verbunden, die Maskierung ursprünglich antigener Strukturen der Zellmembran ist aufgehoben, die Receptoreigenschaften für Myxoviren und Serotonin sind erloschen. Die Säugetierneuraminidase konnte bisher nicht in reiner Form isoliert werden. Das Enzym ist äußerst empfindlich, jeder Versuch zur Enzymanreicherung führt zu großen Aktivitätsverlusten. Das Enzym ist strukturgebunden und an die Lysosomenmembran angefügt. Mit Triton X-100 [3], mit n-Butanol [5] oder mit dem Enzym Pronase kann es von der Membran abgelöst werden. Pronase war schon früher bei der Isolierung der Influenzavirus-neuraminidase erfolgreich angewendet worden [4]. Die animalische Neuraminidase zeigt von allen bisher bekannten Enzymen dieser Spezifität die niedrigste Sedimentationskonstante und das niedrigste pH-Optimum. Ca^{2+}-ionen werden als Co-Faktor der enzymatischen Reaktion nicht benötigt. Be^{2+}-ionen üben in $0,5 \cdot 10^{-3}$ m Konz. am pH-Optimum eine starke inhibitorische Wirkung aus, die Vibrio cholerae-neuraminidase wird durch Be^{2+}-ionen nur wenig beeinflußt. Polyanionen sind starke Hemmstoffe der Influenzavirus-neuraminidase [2], die Säugetier- und die Vibrio cholerae-neuraminidasen werden nur wenig behindert. Die zur Influenza-prophylaxe vorgeschlagenen substituierten Isochinoline [1] bewirken eine Aktivitätsverminderung nicht nur der Influenzavirus-neuraminidase, sondern auch der Säugetierneuraminidase, das bakterielle Enzym wird hingegen kaum inhibiert. Ein ähnliches Wirkungsspektrum zeigen Derivate der Oxanilsäure und substituierte Benzimidazole.

Die bisher bekannten Neuraminidasen sind keine SH-Enzyme, der wirksamste Inhibitor aller Neuraminidasen ist die Neuraminsäure. Dem zweiten Enzym im Stoffwechsel der Neuraminsäure, der N-Acylneuraminat-Lyase (EC 4.1.3.3.) dürfte in diesem Zusammenhang besondere Bedeutung zukommen.

Literatur
1. BEARE, A. S., M. L. BYNOE, and D. A. J. TYRRELL: Lancet **1968**, 843.
   BRAMMER, K. W., C. R. McDONALD, and M. S. TUTE: Nature (Lond.) **219**, 515 (1968).
2. DRZENIEK, R.: Nature (Lond.) **211**, 1205 (1966).
3. LEIBOVITZ, Z., and S. GATT: Biochim. biophys. Acta (Amst.) **152**, 136 (1968).
4. SETO, J. T., R. DRZENIEK, and R. ROTT: Biochim. biophys. Acta (Amst.) **113**, 402 (1966).
5. TUPPY, H., u. P. PALESE: Hoppe-Seylers Z. physiol. Chem. **349**, 1169 (1968).

Priv.-Doz. Dr. W. GIELEN, Pharmakologisches Institut der Universität
5000 Köln-Lindenthal, Gleueler Straße 24

The Influence of Intracellular Sodium Concentration on Calcium Influx in Isolated Guinea-Pig Auricles

Der Einfluß der intracellulären Natriumkonzentration auf den Calciuminflux in isolierte Meerschweinchenvorhöfe

H. G. GLITSCH, H. REUTER, and H. SCHOLZ

Ca efflux from isolated cardiac preparations has been described by REUTER and SEITZ [2] proposing a carrier-mediated transport system. In this system Na- and Ca-ions compete for the carrier at the outer surface of the membrane. If the carrier is similarly activated at the inner surface of the membrane an increase in internal Na concentration ($[Na]_i$) should induce more carrier molecules to move from inside to outside. This, however, should also provide more carrier to be loaded at the outside and therefore an increase in Ca influx should occur. This hypothesis was checked by measuring Ca influx in isolated guinea-pig auricles with different $[Na]_i$. $[Na]_i$ was increased by electrical stimulation (300/min) or by cooling (5°C) in K- and Ca-poor solution and reduced in K-rich solution. Na- and K-contents of the preparations were measured by flame photometry, Ca-contents by a fluorometric method. Ca influx was measured by loading the resting auricles in ^{45}Ca-containing Tyrode's solution or Na-poor solution (NaCl replaced by choline-Cl) for 10 min. Afterwards the preparations were soaked in Na- and Ca-free solution for 25 min in order to wash the extracellular space free of calcium without changing $[Ca]_i$ [2]. The Table shows that Ca influx from both solutions

Table. $[Na]_i$ in mmol/l fibre water; Ca influx in µmol/g wet weight × 10 min (means ± S.E.; n between 6 and 30)

$[Na]_i$	12.5 ± 1.7	20.4 ± 2.5	40.5 ± 4.8	59.7 ± 6.6
Ca influx Tyrode's sol.	0.35 ± 0.02	0.42 ± 0.02	0.76 ± 0.05	0.92 ± 0.08
Ca influx Na-poor sol.	0.56 ± 0.05	0.66 ± 0.03	1.05 ± 0.10	1.57 ± 0.09

increased appreciably with increasing $[Na]_i$. Furthermore, ^{45}Ca influx from Na-poor solution corresponded to an about equal increase in $[Ca]_i$, while $[Ca]_i$ did not change much in preparations loaded in Tyrode's solution. This can be explained by an inhibition of Ca efflux in Na-poor solution and an increase in Na-rich solution which had been measured. Comparable results have recently been obtained with squid axons [1].

References
1. BAKER, P. F., M. P. BLAUSTEIN, A. L. HODGKIN, and R. A. STEINHARDT: J. Physiol. (Lond.) **200**, 431 (1969).
2. REUTER, H., and N. SEITZ: J. Physiol. (Lond.) **195**, 451 (1968).

Address to the authors: Pharmakologisches Institut der Universität 6500 Mainz, Langenbeckstraße 1

Der Einfluß von Äther-, Halothan- und Chloroform-Narkose auf den Katecholamingehalt des Herzens
The Influence of Ether-, Halothane- and Chloroform-Anaesthesia on the Catecholamine Content of the Heart

M. GÖTHERT und H. F. BENTHE

Die Beeinflussung der Adrenalin- und Noradrenalinkonzentrationen im Herzen von Meerschweinchen durch Äther, Halothan und Chloroform wurde bei unterschiedlicher Narkosedauer untersucht. Die Blutkonzentration der Narkotica wurde gaschromatographisch gemessen, der Noradrenalin- bzw. Adrenalingehalt im Herzen sowie in den Nebennieren wurde nach der Methode von BERTLER, CARLSSON u. ROSENGREN [1] spektrofluorometrisch bestimmt.

Während Äthernarkose steigen die Noradrenalin- und Adrenalinkonzentrationen im Herzen deutlich an, demgegenüber sinken sie in den Nebennieren ab. Bei der Auswertung der Einzelanalysen zeigt sich, daß die Katecholaminkonzentration im Herzen um so höher liegt, je stärker sich der Katecholamingehalt in den Nebennieren erniedrigt. Dabei besteht zwischen beiden Größen eine lineare Regression mit einem Korrelationskoeffizienten von — 0,65.

Unter Halothan erfolgt in der Anflutungsphase (nach 5 min) eine Verminderung der Noradrenalinkonzentration im Herzen, bei Verlängerung der Narkosedauer wird dieser Katecholaminverlust zum Normalwert hin ausgeglichen.

Im Gegensatz zum Halothan führt Chloroform unabhängig von der Narkosedauer zu einer deutlichen Erniedrigung der Noradrenalinkonzentration im Herzen bei gleichzeitigem Anstieg der Adrenalinkonzentration. Daher ändert sich die Summe beider Amine im Herzen während Chloroformnarkose nicht. Der Anstieg der Adrenalinkonzentration im Myokard geht wiederum einher mit einem Absinken der Adrenalinkonzentration in den Nebennieren.

Literatur
1. BERTLER, A., A. CARLSSON, and E. ROSENGREN: Acta physiol. scand. 44, 273 (1958).

Dr. M. GÖTHERT, Pharmakologisches Institut der Universität
2000 Hamburg 20, Martinistraße 52

Abbauhemmung und Synthesesteigerung bei der Vermehrung mikrosomaler Cytochrome durch Phenobarbital
Inhibition of Breakdown and Increase of Synthesis during Phenobarbital-Induction of Microsomal Cytochromes

H. GREIM und H. REMMER

Phenobarbital (PB)-Behandlung von Ratten vermehrt den mikrosomalen Proteingehalt und die Aktivität des arzneimittelabbauenden Enzymsystems der Leber. SHUSTER u. JICK [2,3], die den Mechanismus der PB-Induktion untersuchten, fanden, daß der mikrosomale Proteingehalt und die NADPH-Cytochrom C-Reduktase sowohl durch Synthesesteigerung als auch durch eine Verminderung des Abbaus erhöht wird. ARIAS u. SHIMKE [1], die bei ihren Versuchen eine Reutilisation der eingebauten, markierten Vorstufe ausschlossen, konnten jedoch diese Ergebnisse nicht bestätigen. Deshalb untersuchten wir die Vermehrung der mikrosomalen Cytochrome der Rattenleber durch PB, indem wir den Hämanteil des P-450 und b-5 mit D-Aminolävulinsäure-C-14 (AlA-C-14) markierten. Da bei dem Abbau des Häms andere Metaboliten entstehen als bei seiner Synthese, kann vorausgesetzt werden, daß AlA-C-14 nicht wieder eingebaut werden kann.

Nach einer Injektion von 80 mg/kg PB wird innerhalb von 15—22 Std der P-450-Gehalt pro Gramm Rattenleber von 10,9 ± 2,5 auf 20 bis

21 mμmol verdoppelt. Da 15 und 22 Std nach PB innerhalb von 60 min 50% mehr AlA-C-14 in das P-450 eingebaut wird als bei Kontrolltieren, kann auf eine 50%ige Synthesesteigerung des Cytochroms geschlossen werden. Zu diesem Zeitpunkt der PB-Behandlung bleibt der b-5-Gehalt pro Gramm Leber noch unverändert.

Um festzustellen, ob neben der Synthesesteigerung ein verminderter Abbau bei der Cytochromvermehrung mitbeteiligt ist, wurden 1 Std vor Beginn der PB-Behandlung 5 μCi AlA-C-14 injiziert und die P-450-Radioaktivität pro Gramm Leber bestimmt.

Während die Radioaktivität bei Kontrolltieren innerhalb von 22 Std um 35% abnahm, wurde unter der PB-Behandlung keine Radioaktivität aus dem P-450 freigesetzt, so daß eine Abbauhemmung vorliegen muß. Da dieser Mechanismus nur dann innerhalb von 15—20 Std zu einer P-450-Vermehrung führen kann, wenn die Halbwertszeit dieses Cytochroms sehr kurz ist, wurde die Halbwertszeit beider mikrosomaler Cytochrome durch Bestimmung der Abklingquote der spezifischen Häm-Radioaktivität gemessen. Sie beträgt 22 Std für das P-450-Häm und 45 Std für das b-5.

Literatur

1. ARIAS, I. M., and R. T. SHIMKE: Symposium on microsomes and drug oxidations, Bethesda 1968 (in press).
2. JICK, H., and L. SHUSTER: J. biol. Chem. **241**, 5366 (1966).
3. SHUSTER, L., and H. JICK: J. biol. Chem. **241**, 5361 (1966).

Dr. med. H. GREIM, Institut für Toxikologie der Universität
7400 Tübingen, Wilhelmstraße 56

Elektromechanische Entkoppelung durch „muskulotrope" Relaxantien an der Uterusmuskulatur
Excitation-Contraction Uncoupling on the Rat's Uterus by Some "Musculotropic" Smooth Muscle Relaxants

G. GRÜN, A. FLECKENSTEIN und H. TRITTHART

Der Wirkungsmechanismus von „muskulotropen" Relaxantien der glatten Muskulatur ist bisher nicht genügend physiologisch definiert. Es ist daher von Interesse, daß Iproveratril (Isoptin) und sein nächster Verwandter D 600 [1] (α-Isopropyl-α-[(N-methyl-N-homoveratryl)-γ-aminopropyl]-3,4,5-trimethoxyphenylacetonitril) sowie Prenylamin (Segontin) am isolierten Uterus von virginellen Ratten in Tyrodelösung eine 10—30mal stärkere muskulotrop-relaxierende Wirkung als Papaverin besitzen. Die genannten Stoffe blockieren dabei die elektromechanische Koppelung in den glatten Muskelzellen spezifisch durch einen Ca^{++}-antagonistischen Effekt; sie heben infolgedessen schon in einem Konzentrationsbereich von etwa $5 \cdot 10^{-6}$ M/l die Contractilität der glatten Muskelzellen so weitgehend auf, daß sie bei Depolarisation durch isotonische KCl-Lösung, kathodische Gleichstromapplikation, Acetylcholin, Carbaminoylcholin, Oxytocin und Bariumchlorid kaum mehr mit einer Verkürzung reagieren. Bei Reduktion des Ca^{++}-Gehalts der Tyrodelösung auf ein Viertel (0,45 mM/l) der Norm (1,8 mM/l) werden die Effekte der Ca^{++}-Antagonisten beträchtlich verstärkt. Umgekehrt wird die Ansprechbarkeit der Uterus-Muskulatur auf die genannten Kontrakturstoffe bzw. auf kathodische Gleichstrom-Polarisation wieder hergestellt, sobald man in die Iproveratril, D 600 oder Prenylamin enthaltende Tyrodelösung $CaCl_2$ im Überschuß zusetzt und dadurch die elektro-mechanische Koppelungsfunktion restituiert. Hierbei kehrt dann auch die vorher unterdrückte Spontanaktivität der Uterus-Muskulatur zur Norm zurück. Vergleichsversuche mit Papaverin ergaben, daß auch hier die „muskulotrope" Relaxation durch Gabe von Extra-Calcium in die Tyrodelösung durchbrochen werden kann. Es ist zu prüfen, ob „muskulotrope" Spasmolytica generell an der glatten Muskulatur als Ca^{++}-Antagonisten und Hemmstoffe der elektro-mechanischen Koppelung angreifen.

Literatur
1. HAAS, H., u. E. BUSCH: Arzneimittel-Forsch. 17, 257 (1967).

Anschrift der Verfasser: Physiologisches Institut der Universität
7800 Freiburg i. Br., Hermann Herder-Straße 7

Der parasympathische und sympathische Reflexanteil bei statischer Carotis-Sinus-Belastung
The Parasympathetic and Sympathetic Part of Carotid Sinus Baroreceptor Reflex

J. GRÜTZMACHER, C. CREDNER und G. SCHMIDT

Der Depressor-Reflex, der bei Chloralose-Urethan-betäubten Katzen durch eine Erhöhung des Druckes in der isoliert perfundierten Carotisgabel ausgelöst werden kann, zeigt zwei Komponenten (WANG u. BORISON [2]): Die (1.) initiale Bradykardie wird efferent über den Vagus vermittelt und klingt trotz bestehender Sinusdruckerhöhung in wenigen Sekunden ab. Im Gegensatz dazu ist die (2.) langsam einsetzende Bradykardie und Blutdrucksenkung durch eine Hemmung der kardialen und vasculären sympathischen Innervation bedingt. Das Herzzeitvolumen ist in der ersten Reflexphase erhöht, sofern nicht die Bradykardie so stark wird, daß das HZV absinkt. Durch Atropin (100,0 µg/kg) läßt sich die initiale Bradykardie ebenso wie durch Vagotomie aufheben. Die HZV-Zunahme in der ersten Reflexphase ist dagegen atropinresistent und basiert offenbar auf der Abnahme des peripheren Gefäßwiderstandes. Die HZV-Abnahme in der zweiten Reflexphase ist durch den Ausfall der sympathischen Innervation zum Herzen bedingt, sie ist ebenso wie die Bradykardie in der zweiten Reflexphase aufgehoben, wenn die Tiere mit dem kardioselektiven β-Adrenolyticum 4-(2-Hydroxy-3-isopropylamino-propoxy)-acetanilid = ICI 50172 [1] in einer Dosis von > 1,0 mg/kg vorbehandelt werden. Die efferent vagal geleitete, schnell auftretende und rasch adaptierende Reflexkomponente zeigt ein vornehmlich differentiales Verhalten, während die langsam einsetzende und wenig adaptierende Sympathicus-Hemmung mehr dem Verhalten eines Proportional-Reglers entspricht.

Literatur
1. DUNLOP, D., and R. G. SHANKS: Brit. J. Pharmacol. **32**, 201 (1968).
2. WANG, S. C., and H. L. BORISON: Amer. J. Physiol. **150**, 712 (1947).

Priv.-Doz. Dr. G. SCHMIDT, Institut für Pharmakologie und Toxikologie der Universität, Abteilung für Toxikologie und Neuropharmakologie 3400 Göttingen, Geiststraße 9

Zum Mechanismus der adrenerg blockierenden Wirkung von Bretylium und Guanethidin
On the Mechanism of the Adrenergic Blocking Action of Bretylium and Guanethidine

G. HAEUSLER, W. HAEFELY und A. HUERLIMANN

Bretylium, Guanethidin, Debrisoquin und eine Reihe pharmakologisch ähnlich wirkender Verbindungen hemmen die durch Erregung postganglionärer adrenerger Neurone verursachte Norardenalinfreisetzung. Der dieser Hemmung zugrundeliegende Mechanismus ist noch weitgehend ungeklärt. In einer früheren Arbeit konnten wir wahrscheinlich machen, daß Guanethidin das Membranpotential der sympathischen Nervenendigungen stabilisiert [9]. Die vorliegenden Untersuchungen sollten weitere Anhaltspunkte für den seinerzeit postulierten Wirkungsmechanismus von Guanethidin erbringen. Bretylium wurde in die Untersuchungen miteinbezogen.
Die Versuche wurden am isolierten, nach LANGENDORFF perfundierten Katzenherzen durchgeführt. Gemessen wurden intraventrikulärer Druck und Herzfrequenz; die auf Infusion von Acetylcholin oder Injektion

von KCl im kardialen Sympathicus auftretenden asynchronen Entladungen wurden in Fasernbündeln des N. cardiacus inferior registriert und integriert [7, 8]. Aus Veränderungen des Entladungsmusters wurde auf den Membranzustand der terminalen Abschnitte kardialer adrenerger Fasern geschlossen.

Bretylium hemmt konzentrationsabhängig die während der Infusion von Acetylcholin auftretenden Entladungen. Diese Hemmung kann durch Erhöhung der Acetylcholinkonzentration überwunden werden, wobei das Entladungsmuster, im Unterschied zu den Kontrollen, gegen das Vorliegen eines Depolarisationsblockes spricht. Somit führt Bretylium — ähnlich wie Guanethidin und Lokalanaesthetica — zu einer Stabilisierung des Membranpotentials der adrenergen Nervenendigungen.

Der Effekt der Sympathicusstimulation auf Herzfrequenz und Herzkraft und die durch KCl verursachten asynchronen Entladungen nahmen unter Bretylium und Guanethidin in Abhängigkeit von der Einwirkungsdauer parallel ab. Im Gegensatz dazu verminderte Tetracain, das nicht aktiv in die adrenergen Nervenendigungen aufgenommen wird, praktisch sofort die Amplitude der Entladungen, ohne sie bei fortgesetzter Perfusion weiter zu verändern. Diese Resultate legen folgenden Schluß hinsichtlich des Wirkungsmechanismus von Bretylium und Guanethidin nahe: Beide Substanzen werden in die adrenergen Nervenendigungen aufgenommen und dort angereichert [2, 4]. Dadurch entstehen schließlich so hohe Konzentrationen, daß die an sich schwache anaesthetische Eigenschaft von Bretylium [2, 3] und Guanethidin [1, 6] selektiv an den adrenergen Nervenendigungen zu einer Stabilisierung des Membranpotentials führt. Ankommende Aktionspotentiale können jetzt nicht mehr bis in die Nervenendigungen vordringen, um dort Noradrenalin freizusetzen. Möglicherweise beeinflussen Bretylium und Guanethidin außerdem die Membran der Noradrenalinspeichergranula im Sinne einer Stabilisierung. Die Aufhebung der Guanethidinwirkung durch Amphetamin oder β-Hydroxyphenyläthylguanidin [5] läßt sich damit erklären, daß die beiden letzteren das lokalanaesthetisch wirksame Guanethidin von der Membran der adrenergen Nervenendigungen verdrängen.

Literatur

1. BEIN, H. J.: In: Adrenergic mechanisms, CIBA Foundation, p. 162. London: Churchill 1960.
2. BOURA, A. L. A., F. C. COPP, W. G. DUNCOMBE, A. F. GREEN, and A. McCOUBREY: Brit. J. Pharmacol. 15, 265 (1960).
3. —, and A. F. GREEN: Brit. J. Pharmacol. 14, 536 (1959).
4. CHANG, C. C., E. COSTA, and B. B. BRODIE: Life Sci. 3, 839 (1964).
5. FIELDEN, R., and A. L. GREEN: Brit. J. Pharmacol. 32, 350—359 (1968).
6. GREEN, A. F.: In: Adrenergic mechanisms, CIBA Foundation, p. 148. London: Churchill 1960.

7. HAEUSLER, G., H. THOENEN, W. HAEFELY u. A. HUERLIMANN: Naunyn-Schmiedebergs Arch. Pharmak. exp. Path. 260, 129 (1968).
8. — — — — Naunyn-Schmiedebergs Arch. Pharmak. exp. Path. 261, 389—411 (1968).
9. — — — — Helv. physiol. pharmacol. Acta 26, CR 352 (1968).

Dr. G. HAEUSLER, Abteilung für experimentelle Medizin
F. Hoffmann-La Roche & Co. A.G.
CH-4000 Basel, Schweiz

Über das Zusammenwirken von Herzglykosiden und kaliumhaltigen Elektrolytgemischen
The Synergism of Cardiac Glycosides and Potassium Containing Electrolyt Mixtures

J. HAMACHER und E. LÜTTRINGHAUS

Vor 6 Jahren hatten KNIPPERS u. GREEFF [3] hier mitgeteilt, daß die Infusionstoxicität von Digitoxin und Strophanthin durch vorausgehende Infusion von Kalium-Magnesium-Aspartat (0,53 mval/kg K) um ca. 40% gemindert wird. Die Einzelkomponenten dieses Elektrolytgemisches und auch die entsprechenden Chloride zeigten in äquimolaren Mengen keine signifikante Minderung der Glykosidtoxicität. Dieselben Autoren GREEFF u. KNIPPERS [2] fanden später bei Erweiterung der Versuchsanordnung auf therapeutische Applikation von K-Mg-Aspartat — nach Eintritt der ersten im EKG erkennbaren Vergiftungserscheinungen — für Digitoxin ebenfalls eine signifikante Minderung der Infusionstoxicität.
Wir haben daraufhin die Entgiftung weiterer Herzglykoside: Convallatoxin, Digitoxin, Digoxin, g-Strophanthin (Ouabain), Oleandrin, Peruvosid und Proscillaridin A durch kaliumhaltige Elektrolyte in vergleichbarer Weise untersucht. Dabei konnten wir zunächst die oben erwähnten Befunde bestätigen; für die übrigen Glykoside stellten wir graduell sehr unterschiedliche Toxicitätsminderungen fest.
Es ergeben sich auffallende Parallelen zu den früher von BREIDENBACH u. Mitarb. [1] aus unserem Arbeitskreis mitgeteilten Ergebnissen systematischer Untersuchungen des toxischen Kombinationsverhaltens dieser Glykoside untereinander. Dieses wird in ähnlicher Rangfolge durch den jeweils überwiegenden Kombinationspartner Convallatoxin Peruvosid, g-Strophanthin unteradditiv, Digitoxin, Digoxin, Proscillaridin A additiv und Oleandrin überadditiv bestimmt.
Eine zeitentsprechende, therapeutische Infusion von Tyrodelösung zeigte nur bei Convallatoxin einen signifikanten, entgiftenden Effekt, der hauptsächlich auf die während der Unterbrechung der Glykosidzufuhr weiterlaufende Entgiftung zurückgeführt wird.

Tabelle. *Änderung der Infusionstoxicität von Herzglykosiden*

n	Glykosid		K-Mg-Aspartat (0,7 mval/kg)				Tyrode	
			prophyl.		therap.		therap.	
		mg/kg	mg/kg	2 P	mg/kg	2 P	mg/kg	2 P
10	Convallatoxin	0,24 ±0,02	0,64 ±0,04	<0,001	0,55 ±0,09	<0,01	0,45 ±0,06	<0,01
10	Digitoxin	1,52 ±0,16	2,28 ±0,11	<0,005	2,26 ±0,11	<0,005	1,82 ±0,18	(<0,3)
10	Digoxin	1,06 ±0,07	1,07 ±0,04	(<0,95)	1,69 ±0,14	<0,005	1,35 ±0,22	(<0,3)
10	Ouabain	0,26 ±0,02	0,38 ±0,02	<0,005	0,36 ±0,04	<0,05	0,31 ±0,04	(<0,3)
10	Oleandrin	0,51 ±0,06	0,55 ±0,03	(<0,5)	0,61 ±0,07	(<0,3)	—	—
10	Peruvosid	1,02 ±0,11	1,38 ±0,10	<0,05	1,92 ±0,14	<0,001	1,16 ±0,20	(<0,6)
10	Proscillaridin A	0,57 ±0,04	0,71 ±0,02	<0,02	0,70 ±0,04	<0,05	0,56 ±0,04	(<0,9)

Literatur
1. BREIDENBACH, D., I. M. DAUB, J. HAMACHER u. G. KALVERSIEP: Naunyn-Schmiedebergs Arch. Pharmak. exp. Path. 263, 262 (1969).
2. GREEFF, K., u. R. KNIPPERS: Z. Arzneimittel-Forsch. 14, 1128 (1964).
3. KNIPPERS, R., u. K. GREEFF: Naunyn-Schmiedebergs Arch. exp. Path. Pharmak. 246, 37 (1963).

Prof. Dr. med. J. HAMACHER, Pharmakologisches Institut der Universität
5000 Köln-Lindenthal, Gleueler Straße 24

Der Einfluß antiarrhythmisch wirksamer Substanzen auf Refraktärzeit und Kontraktionskraft von Meerschweinchenvorhöfen
Actions of Antiarrhythmic Drugs of Guinea-Pig's Atrial Refractory Period and Contractility

E. HEEG, N. REUTER und H. STEIGER

An isolierten elektrisch gereizten linken Vorhöfen von Meerschweinchen wurde die Refraktärzeit durch gepaarte Stimulation bestimmt und die Kontraktionskraft nach einfacher und doppelter Reizung isometrisch registriert (Versuchstemperatur 30°C).
1. Die Refraktärzeit wird durch Iproveratril, Lidocain, L-Aptin und D-Aptin im Konzentrationsbereich von 10^{-7} bis 10^{-5} g/ml verlängert; Iproveratril besitzt die steilste Konzentrationswirkungskurve. Spartein

verlängert die Refraktärzeit in Konzentrationen von 10^{-6} bis 10^{-4} g/ml; Chinidin, Diphenylhydantoin (DPH), Ajmalin und Procainamid verlängern sie im Bereich von 10^{-5} bis 10^{-4} g/ml; von diesen Substanzen besitzt Chinidin die steilste Konzentrationswirkungskurve.
2. Spartein wirkt positiv inotrop. Lidocain und Procainamid haben im untersuchten Konzentrationsbereich keinen signifikanten Einfluß auf die Kontraktionskraft. Die übrigen Substanzen wirken negativ inotrop.
3. Diejenigen Konzentrationen, die eine Zunahme der Refraktärzeit respektive eine Abnahme der Kontraktionskraft um 25% (ED_{25}) bewirken, sind in der Tabelle gegenübergestellt.

Tabelle

Substanz	ED_{25} Refraktärzeit (μMol/l)	ED_{25} Kontraktionskraft (μMol/l)	$Q = \dfrac{K}{R}$
Procainamid	154,5	> 367,9	
Spartein	33,1	1278,1	38,6
L-Aptin	4,3	21,6	5,0
Chinidin	12,0	52,4	4,4
Lidocain	36,9	99,7	2,7
Iproveratril	0,8	1,0	1,3
Ajmalin	27,6	30,1	1,1
Diphenylhydantoin	145,9	145,9	1,0
D-Aptin	56,0	4,9	0,1

Priv.-Doz. Dr. E. HEEG, Pharmakologisches Institut der Universität
4000 Düsseldorf, Moorenstraße 5

Zur pharmakologischen Wirkung von Cu-Chlorophyllin
The Pharmacological Action of Cu-Chlorophylline

D. HEGNER, F. LUTZ, B. SCHISCHKE und M. FRIMMER

Cu-Chlorophyllin verzögert den Verlauf der Masugi-Nephritis bei Verabfolgung sicher tödlicher Dosen von nephrotoxischem Serum. Dabei ist eine i.v. Vorbehandlung der Ratten wirksamer als eine therapeutische Gabe von Cu-Chlorophyllin nach der Seruminjektion.
Das UV-Ödem der Kaninchenhaut wird durch i.v. Vorbehandlung mit Na-Cu-Chlorophyllin und Na-Chlorophyllin dosisabhängig gehemmt. Chlorin e_6 war bei diesem Test unwirksam.
Zur Klärung der Wirkungsweise wurde die Beeinflussung verschiedener Hydrolasen durch Chlorophyllin untersucht: Kathepsine sind nicht hemmbar. Eine lysosomale Protease aus Rinderleukocyten (pH-Optimum 7—8) wurde in Konzentrationen $> 5 \cdot 10^{-5}$ M gehemmt. Das analoge Enzym

aus menschlichen neutrophilen Granulocyten ist in der Lage, Basalmembranen abzubauen (JANOFF u. ZELIGS [1]). Während Hexosaminidase und Hyaluronidase (Kinetin®) nicht beeinflußt werden, ist β-Glucuronidase durch Konzentrationen $> 10^{-5}$ M hemmbar. Vorbehandlung von Ratten mit Chlorphyllinen verändert die Stabilität ihrer Leberlysosomen in vitro nicht. Die Granolyse in vitro durch Lysolecithin wird durch Chlorophyllin gehemmt. Die oxidative Phosphorylierung in Lebermitochondrien wird durch Chlorophyllin und durch Chlorin e_6 (Konzentration $> 10^{-5}$ M) konzentrationsabhängig gehemmt (Substrate: Succinat, α-Ketoglutarat und β-Hydroxybutyrat). Die Beeinflussung der oxidativen Phosphorylierung sowie verschiedene andere Wirkungen von Chlorophyllinen werden bei Belichtung verstärkt.

Literatur
1. JANOFF, A., and J. D. ZELIGS: Science **161**, 702 (1968).

Priv.-Doz. Dr. D. HEGNER, Institut für Pharmakologie und Toxikologie an der Vet. Med. Fakultät der Justus Liebig-Universität
6300 Gießen, Frankfurter Straße 94

Interferenz von Diazepam und Pentobarbital an der Ratte und am Menschen
Interference of Diazepam and Pentobarbital in the Rat and in Man

F. HEUBEL

Erwartungsgemäß stieg die Schlafzeit von Ratten, die 40 mg Pentobarbital pro Kilogramm i.p. erhielten, auf 186% an, wenn man ihnen 30 min vor der Pentobarbitalnarkose 8,5 mg Diazepam pro Kilogramm i.p. injizierte. Die schlafzeitverlängernde Wirkung kehrte sich jedoch um, wenn Pentobarbital in eine bereits laufende Diazepambehandlungsphase hineingegeben wurde. Nach 3 Tagen Vorbehandlung mit 25,6 mg Diazepam pro Kilogramm und gleicher Pentobarbitaldosis betrug die Schlafzeit 62%. Verglichen wir diese wahrscheinlich induktive Wirkung des Diazepams mit der von Phenobarbital, so fanden wir, daß bei hoher Dosis das Phenobarbital, bei niedriger Dosis (0,15 bzw. 0,11 mg/kg) dagegen das Diazepam die stärkere Wirkung hatte. Der Schlafzeitverkürzung entsprechend verlief der Pentobarbitalserumspiegel der Ratte erniedrigt, wenn die Tiere diazepam-vorbehandelt waren. Die Erniedrigung des Pentobarbitalserumspiegels ließ sich auch am Menschen nachweisen: acht Versuchspersonen, von denen jede als ihre eigene Kontrolle diente, erhielten über 9 Tage allabendlich 5—10 mg Diazepam. Die mittleren Spiegelwerte der Versuche nach Vorbehandlung lagen signifikant unter den mittleren Spiegelwerten der Kontrollversuche (5 mg Pentobarbital pro Kilogramm i.v. innerhalb von 5 min). Das relative Lebergewicht von Ratten wurde durch die Vorbehandlung signifikant erhöht, und zwar bei 25,6 mg Diazepam pro Kilogramm auf 115%, bei 20 mg Phenobarbital pro Kilogramm auf 112% (3 Tage Behandlung). Bei langfristiger Gabe von Diazepam schien die Pentobarbitalschlafzeit der Ratte nach anfänglicher Verkürzung kontinuierlich wieder anzusteigen. Dieses Phänomen stellte offenbar das Ergebnis von zwei nebeneinander bestehenden Induktionsmechanismen dar: Der Eigeninduktion des Diazepams selbst und seiner Fremdinduktion des Pentobarbitals.

Dr. F. HEUBEL, Institut für Pharmakologie und Toxikologie der Universität 3550 Marburg a. d. L., Lahnberge

Zur Charakterisierung der Noradrenalin-Vesikel aus Milznerven
Characterization of Noradrenaline-Vesicles from Bovine Splenic Nerve

H. HÖRTNAGL, HEIDE HÖRTNAGL und H. WINKLER

Im sympathischen Nervengewebe wird Noradrenalin in subcellulären Organellen, den Noradrenalin-Vesikeln, gespeichert (s. [2]). Eine weitere Charakterisierung dieser Vesikel gegenüber anderen Zellorganellen wurde in der vorliegenden Untersuchung an Rindermilznerven durch die Bestimmung verschiedener Enzyme versucht.

Aus Homogenaten von Rindermilznerven wurde nach Abzentrifugieren der Kerne und Zelltrümmer ein mitochondriales Sediment gewonnen. Dieses Sediment wurde mit einem Saccharosegradienten (0,6—1,2 molar) für 45 min bei 127000 g weiter aufgetrennt. Die Mitochondrien (Succinat-Dehydrogenase und Fumarase) und Lysosomen (saure Ribonuclease und Desoxyribonuclease) sedimentierten bis zum Boden des Zentrifugenröhrchens. Die Noradrenalin-Vesikel waren in einer mittleren Position konzentriert.

Aus dem nach Abzentrifugieren der Mitochondrien erhaltenen Überstand wurde ein mikrosomales Sediment gewonnen. Es enthielt eine ca. dreifach höhere Menge an Noradrenalin als das mitochondriale Sediment. Zu seiner Auftrennung wurde es über einen Saccharosegradienten (0,8 bis 1,4 molar) für 150 min bei 127000 g zentrifugiert. Die Mikrosomen (Glucose-6-phosphatase) verblieben in den oberen Schichten des Gradienten. Die Noradrenalin-Vesikel sedimentierten bis ca. in die Mitte des Gradienten, was kürzlich veröffentlichten Befunden entspricht [1].

Durch die Verwendung dieser beiden Gradienten konnte also gezeigt werden, daß die charakteristischen Sedimentationseigenschaften der Noradrenalin-Vesikel eine Differenzierung gegenüber Mikrosomen, Lysosomen und Mitochondrien erlauben. Mit Hilfe dieser Gradienten wurde nun die Lokalisation von Monoaminoxydase, ATPase und Dopamin-β-hydroxylase untersucht. Monoaminoxydase fand sich größtenteils in den Mitochondrien, nur in kleiner Menge in den Mikrosomen. ATPase war hingegen nur den mikrosomalen Elementen sicher zuzuordnen. Dopamin -β-hydroxylase konnte sowohl für die mikrosomalen als auch mitochondrialen Sedimente in den Noradrenalin-Vesikeln lokalisiert werden.

Literatur

1. BURGER, A., A. PHILIPPU u. H. J. SCHÜMANN: Naunyn-Schmiedebergs Arch. Pharmak. exp. Path. **262**, 208 (1969).
2. POTTER, L. T.: Pharmacol. Rev. **18**, 439 (1966).

Dr. H. WINKLER, Pharmakologisches Institut der Universität Innsbruck
A-6020 Innsbruck, Österreich, Peter Mayr-Straße 1

Zum Mechanismus der Ortsabhängigkeit der Flimmeraktivität im Bronchialbaum
Location-Dependent Activity of the Ciliary Movement in the Bronchial Tree and its Possible Mechanism

J. IRAVANI

Im Bronchialbaum der Ratte nehmen die Frequenzen und die Amplitude der Flimmerbewegung von den terminalen Bronchiolen zum oralen Teil des Lappenbronchus hin stark zu [1,2]. Die Transportgeschwindigkeit des Bronchialsekrets verhält sich ähnlich. In den peripheren Atemwegen wurde das Sekret mit einer Geschwindigkeit von 0,4—1 mm/min befördert, während im oralen Teil des Lappenbronchus Transportgeschwindigkeiten zwischen 2,8 und 11,7 mm/min gemessen wurden. Die einzelnen Sekretflocken hatten in den peripheren Ästen Durchmesser kleiner als 12 μ und in dem proximalen Abschnitt des Lappenbronchus solche bis 42 μ. Im mittleren und proximalen Teil des Lappenbronchus wurde das Sekret auch in Form von Wellen mit breiten Fronten transportiert. Die Sekretflocken flossen im Verlaufe der Strömung häufig zusammen. Zur Klärung des der Ortsabhängigkeit der Flimmeraktivität zugrundeliegenden Mechanismus wurde die Sekretströmung in 11 Lungenwegpräparaten an verschiedenen Stellen des Bronchialbaumes blokkiert. Die Flimmeraktivität nahm stromaufwärts von den Blockierungsstellen mit der Zeit stark zu und stromabwärts davon ab. 180 min nach der Blockierung waren die Frequenz und die Amplitude der Flimmerbewegung stromaufwärts von der Blockierungsstelle im Mittel um 17,7 bzw. 199,4% größer und stromabwärts davon um 36,6 bzw. 22,6% kleiner als die Ausgangswerte. Daraus wurde auf eine Steuerung der

Flimmeraktivität durch mechanische Belastung geschlossen. Das zunehmende Angebot an Sekret in Richtung des Sekretflusses dürfte die Grundlage der Steigerung der Flimmeraktivität von distal nach proximal sein.

Literatur
1. IRAVANI, J.: Pflügers Arch. ges. Physiol. **297**, 221 (1967).
2. — Beitr. Klin. Tuberk. **138**, 313 (1968).

Priv.-Doz. Dr. J. IRAVANI, Silikose-Forschungsinstitut
4630 Bochum, Hunscheidtstraße 12

Purification, Biochemical and Pharmacological Properties of Peptic Kinin-Yielding Fragments from Whole Bovine Serum
Reinigung sowie biochemische und pharmakologische Eigenschaften von peptischen, kininliefernden Fragmenten aus Rindergesamtserum

R. JAHRREISS and E. HABERMANN

There is growing evidence for functionally different kininogens in the same animal plasma. Fractionation of plasma may cause loss of especially susceptible kininogens. We tried to find out whether the kininogens of bovine serum differ by their primary structure. Whole, unfractionated serum has been digested with pepsin and the peptide mixture separated by the following steps: 1. distribution between isopropanol-ether and water; 2. treatment with isopropanol-petrolether; 3. gel filtration on sephadex G 25; 4. chromatography on carboxymethyl cellulose; 5. chromatography on phosphorylated cellulose; 6. paper chromatography [n-butanol (15)—pyridin (10)—acetic acid (3)—water (12)]; 7. high voltage paper electrophoresis. Two peptide fractions have been distinguished by step 6. The main peptide, finally purified by step 7, yielded 14 residues on amino acid analysis: lys (1), arg (2), ser (2), glu (1), pro (3), gly (1), val (1), met (1), phe (2). Position 1—10 has been elucidated by Edman degradation (direct method). The peptide was resistent against carboxypeptidase B; it released kinin activity not only with trypsin and pancreatic kallikrein but also with carboxypeptidase A. Thus the general structure met-lys-(bradykinin)-(ser, val, glx) has been established, in accordance with the peptide previously isolated from peptic digest of purified bovine kininogen [1]. Bradykinin is released by high amounts of trypsin, met-lys-bradykinin by low trypsin concentrations and by pancreatic kallikrein and carboxypeptidase A.—The minor peptide fraction from step 6 could not be obtained in purified state; its behaviour against enzymes corresponds, however, with that of the main peptide.—The results support the assumption that various kininogens of the same species must not differ by the primary structure of the kinin-yielding sequence but by length of their polypeptide chain and/or tertiary resp. quarternary structure.

References

1. HABERMANN, E.: Naunyn-Schmiedebergs Arch. exp. Path. Pharmak. **253**, 474 (1966).

Dr. R. JAHRREISS, Pharmakologisches Institut der Justus Liebig-Universität
6300 Gießen, Rudolf Buchheim-Straße 4

Inaktivierung von Angiotensin durch Rattennieren-Homogenat nach unilateraler Nierenischämie, Adrenalektomie und Vorbehandlung mit DOC und Kochsalz

Inactivation by Kidney Homogenates of Angiotensin after Unilateral Kidney Ischemia, Adrenalectomy and Pretreatment with DOC and Sodium Chloride

J. JELÍNEK und H. MANNEL

Bei Ratten mit renalem, durch Drosselung der Nierenarterie hervorgerufenem Hochdruck hat die Untersuchung der enzymatischen Inaktivierung von Angiotensin („Angiotensinase-Aktivität") durch Nierenhomogenat keine eindeutige Resultate erbracht [1,2]. Da die Änderungen der Angiotensinase-Aktivität vom Grade der Ischämie abhängig sein könnten, die durch Klammerung der Nierenarterie hervorgerufen wird, wurde bei den Ratten mit stark ausgeprägter Ischämie der linken Niere (Aortadrosselung zwischen dem Abgang beider Nierenarterien) der Reningehalt nach GROSS et al. [4] und die Angiotensinase-Aktivität nach BRUNNER u. REGOLI [3] in beiden Nieren bestimmt. Die Inaktivierung von Angiotensin wurde als Halbwertszeit der, dem Homogenat zugesetzten Standardmenge von synthetischen Val^5-Angiotensin II-amid (500 ng/1,5 mg Nierengewebe) ausgedrückt. Innerhalb von 7—14 Tagen nahm das Gewicht der ischämischen Niere ab, gleichzeitig damit stieg der Reningehalt an und die Angiotensin-Halbwertszeit war verlängert. Die rechte Niere vergrößerte sich kompensatorisch bei gleichzeitiger Abnahme des Reningehaltes und einer nur geringen Verlängerung der Angiotensin-Halbwertszeit. Um festzustellen, ob zwischen den Veränderungen des Reningehaltes und der Angiotensin-Inaktivierung ein Zusammenhang besteht, wurde die Angiotensin-Halbwertszeit auch in den an Renin armen Nieren von Ratten, die mit DOC und Kochsalz vorbehandelt waren, sowie in den reninreichen Nieren von adrenalektomierten Ratten [4] bestimmt. In beiden Fällen kam es unabhängig von Veränderungen des Reningehaltes zu einer geringgradigen Verlängerung der Angio-

Tabelle. *Reningehalt der Nieren (in µg Angiotensin II/g Niere) und Angiotensin II-Halbwertszeit (in min) nach Inkubation mit Nierenhomogenat (Mittelwert ± SEM). n = Anzahl der untersuchten Nieren; L.N. = linke, ischämische Niere; R.N. = rechte, nicht ischämische Niere. (Alle Abweichungen von den Kontrollwerten sind bei p < 0,01 signifikant)*

Gruppe	Kontroll-ratten	Aorta-Drosselung		DOC + NaCl	Adrenal-ektomie
		L.N.	R.N.		
Reningehalt/g Niere	54,3 ± 1,5	264,0 ± 25,0	19,6 ± 1,7	0,3 ± 0,1	86,0 ± 3,7
Angiotensin-Halbwertszeit	1,72 ± 0,03	6,10 ± 0,35	2,35 ± 0,11	2,00 ± 0,07	2,07 ± 0,05
n	70	25	25	18	28

tensin-Halbwertszeit. Die Veränderungen der Angiotensinase-Aktivität sind daher unabhängig vom Reningehalt. Bei Ratten mit Aortadrosselung besteht zwischen der Verlängerung der Angiotensin-Halbwertszeit und der Gewichtsabnahme der ischämischen Niere eine Korrelation ($r = -0,631$ bzw. $r = +0,586$).

Literatur
1. BING, J.: Acta path. microbiol. scand. 56, 385 (1962).
2. BLAQUIER, P., D. F. BOHR, A. C. TAQUINI, and S. W. HOOBLER: Proc. Soc. exp. Biol. (N.Y.) 108, 711 (1961).
3. BRUNNER, H., u. D. REGOLI: Experientia (Basel) 18, 504 (1962).
4. GROSS, F., H. BRUNNER, and M. ZIEGLER: Recent Progr. Hormone Res. 21, 119 (1965).

Dr. J. JELÍNEK, Pharmakologisches Institut der Universität
6900 Heidelberg, Hauptstraße 47—51
Jetzige Adresse: Physiologisches Institut der Tschechoslowak. Akademie der Wissenschaften
Prag, ČSSR

Zur Wirkung von Metyrapon auf Elektronentransportvorgänge in der Leberzelle
The Action of Metyrapone on Electron Transport Systems in Liver Cells

G.-F. KAHL

Metyrapon, ein Inhibitor von Steroid- und Arzneimittelhydroxylasen, senkt die Atmung von Rattenleberschnitten [1]. In den vorliegenden Untersuchungen haben wir nach einem Angriffspunkt des Metyrapons an der mitochondrialen Atmungskette gesucht. Die polarographisch gemessene Sauerstoffaufnahme von Rattenlebermitochondrien in Phosphatpuffer mit 20 mM DL-β-Hydroxybutyrat als Substrat wurde durch 5 mM Metyrapon auf $50 \pm 17\%$ ($n = 10$) herabgesetzt. Zum Ausschluß eines Angriffsortes der Substanz am terminalen Komplex des Elektronentransportsystems haben wir die Reduktion von Kaliumhexacyanoferrat(III) als Elektronenacceptor, der die Elektronen vom Cytochrom c übernimmt, photometrisch unter anoxischen Bedingungen verfolgt. Es zeigte sich unter dem Einfluß von 5 mM Metyrapon die gleiche Hemmquote von 50%, wie sie bei der Messung der Sauerstoffaufnahme gefunden wird. Da in diesem System der terminale Komplex der mitochondrialen Atmungskette ausgeschaltet ist, muß der Inhibitor vor dem Cytochrom c angreifen.

Die Rolle des Metyrapons als Hemmstoff des mitochondrialen Elektronentransportes veranlaßt zu der Frage, ob diese Substanz auch in den Mikrosomen den Elektronenfluß zum Sauerstoff hemmt und dadurch die Verminderung des Arzneimittelumsatzes bewirkt. In Versuchen mit Mäuselebermikrosomen wurde jedoch in Abwesenheit eines exogenen hydroxylierbaren Substrates keine Verlangsamung der Sauerstoffaufnahme durch $2 \cdot 10^{-4}$ M Metyrapon beobachtet, obwohl diese Dosis die Arzneimittelhydroxylierung bereits erheblich hemmt. In Gegenwart von $2 \cdot 10^{-4}$ M p-Nitroanisol als Substrat führte dagegen die gleiche Metyrapondosis zu einer Abnahme der mikrosomalen Atmung. Diese Befunde sprechen gegen eine Hemmung des Elektronentransportes in den Mikrosomen und lassen auf einen Angriffspunkt des Inhibitors bei der Substrathydroxylierung am Cytochrom P-450 schließen.

Literatur
1. KAHL, G.-F., M. P. MAGNUSSEN u. K. J. NETTER: Naunyn-Schmiedebergs Arch. Pharmak. exp. Path. 263, 225 (1969).

Dr. G.-F. KAHL, Pharmakologisches Institut der Universität
Abteilung für Chemische Pharmakologie
6500 Mainz, Langenbeckstraße 1

Trennung der Ca^{++}-antagonistischen Wirkungskomponente von den β-adrenolytischen Effekten Herz-hemmender Pharmaka an Kulturen embryonaler Herzmuskelzellen
Discrimination between Ca^{++}-Antagonistic and β-Adrenolytic Effects of Cardio-Depressive Substances in Cultures of Embryonic Heart Cells

R. KAUFMANN, H. TRITTHART und B. ROST

Kultivierte Herzmuskelzellen, die durch Trypsin-Disaggregierung von embryonalen Hühnerherzen gewonnen werden, sind — offenbar infolge einer fermentativen Zerstörung der spezifischen β-Receptoren — völlig unempfindlich gegenüber Katecholaminen. Adrenalin, Noradrenalin und

Aludrin rufen daher an solchen Zellen keinerlei inotrope oder chronotrope Effekte hervor [1]. Gleichermaßen ist es unmöglich, durch eine β-Blockade die mechanische oder elektrische Aktivität solcher Zellen zu beeinflussen. Rein β-adrenolytische Substanzen wie MJ 1999 und LB 46 (Sandoz) bleiben daher ohne jede Wirkung auf Erregungsablauf und Kontraktion kultivierter Herzzellen. Dagegen verursachen Pharmaka mit Ca^{++}-antagonistischer Hemmwirkung auf die elektro-mechanische Koppelung eine komplette Blockade der mechanischen Aktivität von kultivierten Myokardzellen, ohne dabei den elektrischen Erregungsablauf meßbar zu beeinflussen. Besonders wirksam sind in dieser Hinsicht die Substanzen D 600 (α-Isopropyl-α-([N-methyl-N-homoveratryl]-γ-aminopropyl)-3,4,5-trimethoxyphenylacetonitril), Iproveratril (Isoptin) und Prenylamin (Segontin). So führt D 600 bereits in einer Konzentration von 0,1 mg/l zu einer kompletten Aufhebung der Contractilität kultivierter Herzzellen. Entsprechende Wirkungen zeigen Iproveratril und Prenylamin in Konzentrationen von 1,5—2,5 mg/l. Auch der gebräuchliche β-Blocker Pronethalol besitzt — allerdings erst bei relativ hohen Konzentrationen über 5 mg/l — eine deutlich Ca^{++}-antagonistische Wirkungskomponente. Durch Zusatz von Extra-Ca^{++} kann in allen Fällen eine volle Restitution der inhibierten Contractilität erzielt werden. Die kultivierte Herzmuskelzelle erscheint auf Grund der Versuche ein besonders geeignetes Testmodell zu sein, um die Ca^{++}-antagonistische Wirkungskomponente Herz-hemmender Pharmaka von eventuellen β-adrenolytischen Effekten zu trennen.

Literatur
1. KAUFMANN, R., S. RODENROTH u. H. TRITTHART: Pflügers Arch. ges. Physiol. **300**, 57 (1968).

Dr. R. KAUFMANN, Physiologisches Institut der Universität
7800 Freiburg i. Br., Hermann Herder-Straße 7

Die Synthese eines Benzylpenicillin-azo-ovalbumins *
The Synthesis of Benzylpenicillin-azo-egg Albumin

H. KEPPELER, W. BRUNS und S. CRONIN

Im Rahmen von Untersuchungen über Beziehungen zwischen chemischer Struktur, Antigenität und antibakterieller Wirkung am Beispiel des Penicillins wurde ein Benzylpenicillin-azo-ovalbumin (PAO) erstmals dargestellt. Die Verknüpfung des Eiweißträgers sollte über die Seitenkette des Benzylpenicillins (BP) erfolgen, um die Grundstruktur, die

* Mit finanzieller Unterstützung des Landesamtes für Forschung des Landes Nordrhein-Westfalen.

6-Aminopenicillansäure (6-APS), weitgehend unbeeinflußt zu lassen. Die für eine Azo-Kupplung notwendige Einführung einer Aminogruppe in den aromatischen Ring des BP ist auf direktem Weg nicht durchführbar. Es war deshalb notwendig, das Amino-BP aus Vorstufen zu synthetisieren. Die Synthese verlief über folgende Zwischenstufen: Umsetzung von p-Nitrophenylessigsäurechlorid mit 6-APS zum p-Nitro-BP [3,5], katalytische Hydrierung zum p-Amino-BP [4], Diazotierung desselben und Kupplung mit Ovalbumin zum PAO.

$$\boxed{\text{Protein}}-N=N-\bigcirc-CH_2-\overset{H}{\underset{O}{C}}-\overset{H}{\underset{}{N}}-\overset{H}{\underset{O}{\underset{\diagup}{C}}}\overset{S}{\underset{N}{\diagdown}}\overset{CH_3}{\underset{H}{\diagdown}}-COOH$$

Die Reinigung des PAO erfolgte durch fraktionierte Fällung mit Ammoniumsulfat und anschließende Gelfiltration über Sephadex G 150.

Die Charakterisierung des PAO erfolgte hinsichtlich der Konzentration und der Struktur des Penicillinanteils. Die Penicillinbeladung wurde auf zweifache Weise, nach PAN [1] und PARKER et al. [2], bestimmt. Beide Methoden ergaben eine übereinstimmende maximale Beladung von ca. 11%. Die zweite Methode [2] erlaubte uns außerdem eine Aussage über die Struktur des BP am Eiweiß: Etwa 80% des BP lagen in unveränderter Form vor. Das PAO besaß eine antibakterielle Wirkung bei Staphylokokken (MHK: 0,2 mg/ml). Dieser Befund spricht zusätzlich für eine überwiegend intakte Struktur des Penicillins auf dem Antigen.

Literatur
1. PAN, S. C.: Analyt. Chem. **26**, 1438 (1954).
2. PARKER, CH. W., A. L. DE WECK, M. KERN, and H. N. EISEN: J. exp. Med. **115**, 803 (1962).
3. PERRON, Y. G., W. F. MINOR, C. T. HOLDREGE, W. G. GOTTSTEIN, J. C. GODFREY, L. B. CRAST, R. B. BABEL, and L. C. CHENEY: J. Amer. chem. Soc. **82**, 3934 (1960).
4. TOSONI, A. L., D. G. GLASS, and L. GOLDSMITH: Biochem. J. **69**, 476 (1958).
5. VEJDELEK, Z. J., O. NEMECEK u. A. SIMEK: Coll. Czech. chem. Commun. **28**, 2618 (1963).

Dr. W. BRUNS, Pharmakologisches Institut der Universität
5000 Köln-Lindenthal, Gleueler Straße 24

Metabolism of N-Acyl-Chloroanilines
Stoffwechsel von N-Acyl-Chloranilinen

M. KIESE and W. LENK

Rabbits excrete certain para-substituted acetanilides as the corresponding glycolanilides and oxanilic acids [2]. The hydroxylation of acetic acid to glycolic acid in acetanilides is carried out by microsomal oxygenases. We isolated 4-chloro-glycolanilide from suspensions of rabbit liver and kidney microsomes incubated with 4-chloro-acetanilide. The importance of the 4-position being substituted is shown by 3-chloro-acetanilide being excreted to only 0.1% of the dose and 2-chloro-acetanilide in untraceable amounts as glycolanilide. None of the acetanilides, a large portion of which was excreted as a glycolanilide, were found in the urine as hydroxamic acid. On the other hand, N-(2-fluorenyl)-acetanilide, of which up to 30% is found in the urine as the N-hydroxy derivative [1], was excreted to only about 0.1% as N-(2-fluorenyl)-glycolamide.

Weekly injections of 4-chloro-acetanilide (I) increased the excretion of 4-chloro-glycolanilide (II) and, even more so, of 4-chloro-oxanilic acid (III), more than 50% of I being recovered as III from the first day's urine. 4-Chloro-aniline was partly excreted as II and III. Repeated injections increased the portion of II and, in difference to the effect of I, the portion of III to a lesser degree only.

Pigs, when injected with I, excreted as much as 10% of the dose as II in 24 hrs, but no II was found in the urine. II also appeared in the urine of pigs after the injection of 4-chloro-aniline; again, no trace of III was found. From the urine of rabbits injected with 4'-chloro-propionanilide, we isolated, in addition to other metabolites, optically active 4'-chloro-lactanilide. A comparison of the optical rotation of the isolated metabolite with synthetic l(—)-4'-chloro-lactanilide showed that the former consisted of 65% l(—)-4'-chloro-lactanilide. This data demonstrates that the biochemical hydroxylation of an aliphatic chain may result in an optically active metabolite.

References
1. IRVING, C. C.: Cancer Res. **22**, 867 (1962).
2. KIESE, M., and W. LENK: Biochem. Pharmacol. (in press).

Prof. Dr. M. KIESE, Pharmakologisches Institut der Universität
8000 München 15, Nußbaumstraße 26

Die Früherkennung eines toxischen Lungenödems bei Hunden im Röntgenbild
The Early Diagnosis of a Toxic Lung Edema by X-rays in Dogs

G. KIMMERLE und W. DILLER

Bei Verdacht von Phosgeninhalation durch Arbeiter ergibt sich für den Werksarzt in den meisten Fällen eine schwierige Situation. Da die inhalierte Dosis fast nie abgeschätzt werden kann, muß er vorsichtshalber alle Patienten etwa 12 Std beobachten und zum größten Teil prophylaktisch behandeln. Eine möglichst frühzeitige Erkennung des sich ausbildenden Lungenödems durch den Nachweis der Bluteindickung mittels Hämoglobin- oder Hämatokritbestimmung ist nach klinischen Beobachtungen nicht möglich. Bei Hunden wurde in vergleichenden Untersuchungen geprüft, ob sich das entstehende Phosgenlungenödem früher röntgenologisch oder hämatologisch nachweisen läßt.

14 Hunde wurden jeweils 10 min lang Phosgenkonzentrationen von 115—430 mg/m^3 exponiert. Vorher und danach wurden in ein- bis mehrstündigen Abständen folgende Untersuchungen durchgeführt: Bestimmung von Hämoglobin und Hämatokrit und Röntgenaufnahmen der Thoraxorgane in p. a. Richtung.

Die Latenzzeit, d. h. der Zeitraum von der Inhalation bis zum Auftreten der ersten Veränderungen war deutlich konzentrationsabhängig. In allen Fällen traten die ersten Röntgenveränderungen 4—20 Std früher auf als die ersten Blutveränderungen, wobei sich in einigen Fällen überhaupt keine Anzeichen von Bluteindickung nachweisen ließen. Auf dem Röntgenbild sind die Frühzeichen bei Phosgenlungenödem: flaue, streifige bis milchglasartige Trübungen, meist symmetrisch periphilärzentral, im weiteren Verlauf an Intensität und Ausdehnung bis zur Peripherie zunehmend und bald inhomogen fleckig werdend.

Das nach Phosgenexposition bei Hunden sich ausbildende Lungenödem konnte somit röntgenologisch deutlich früher als hämatologisch festgestellt werden.

Dr. med. G. KIMMERLE, Institut für Toxikologie, Farbenfabriken Bayer A.G.
5600 Wuppertal-Elberfeld, Friedrich Ebert-Straße 217

Die Beeinflussung des Tauchreflexes durch sympathicushemmende Antihypertensiva
The Influence of Sympathetic Inhibiting Antihypertensives on the Dip-Reflex

W. KOBINGER

Bei der Untersuchung von Pharmaka auf die Beeinflussung von Kreislaufreflexen ist es wünschenswert, Tiere ohne Narkose zu verwenden und Reflexe zu beobachten, die für die betreffende Tierspecies von physiologischer Bedeutung sind. An wachen Enten wurde der Blutdruck durch eine Kanüle in der A. branchialis fortlaufend gemessen (Lokalanaesthesie). Durch Eintauchen des Schnabels in Wasser läßt sich der sog. „Tauchreflex" auslösen [1]: Apnoe, extreme Bradykardie mit Verminderung des Herzminutenvolumens (Vaguserregung) bei unverändertem oder ansteigendem mittleren Blutdruck; letzterer wird durch eine sympathische Vasoconstriction aufrechterhalten, welche dem abgesunkenen Herzminutenvolumen entgegenwirkt [2]. Wurden die Tiere mit den peripher angreifenden adrenergen Neuronenblockern Bretylium (10 mg/kg i.v.) oder Guanethidin (10 mg/kg s.c., 18 Std vor dem Versuch) vorbehandelt, dann fiel während des Eintauchens parallel mit der Herzfrequenz auch der Blutdruck signifikant ($P < 0,001$) ab. Diese Reaktion ist auf die Hemmung der sympathischen Vasoconstriction zurückzuführen. Nach Injektion (100 mg/kg i.v.) von Catapresan (St 155, 2-[2,6-Dichlorphenylamino]-2-imidazolin-hydrochlorid), das den Sympathicus im Bereich des Zentralnervensystems hemmt [3,4], wurde zwar das Blutdruckniveau gesenkt, der Tauchreflex verlief jedoch wie bei den Kontrollen. Diese Substanz hemmt daher keine Neuren, die direkt am vasoconstrictorischen Reflex während des Eintauchens beteiligt sind. Die spontane Blutdrucksenkung muß durch eine Wirkung auf Neuren im Zentralnervensystem zustande kommen, welche einen modifizierenden Einfluß auf die efferenten vasomotorischen Neuren haben.

Literatur
1. ANDERSEN, H. T.: Physiol. Rev. 46, 212 (1966).
2. FOLKOW, B., N. J. NILSSON, and L. R. YONCE: Acta physiol. scand. 70, 347 (1967).
3. KOBINGER, W., and A. WALLAND: Europ. J. Pharmacol. 2, 155 (1967).
4. SATTLER, R. W., and P. A. VAN ZWIETEN: Europ. J. Pharmacol. 2, 9 (1967).

Doz. Dr. W. KOBINGER, Arzneimittelforschung G.m.b.H., Pharmakolog. Labor A-1121 Wien, Laskegasse 5—11, Österreich

Ein blutdrucksteigerndes Prinzip in der Glandula submaxillaris der Ratte
Release of a Pressor Substance by Extracts from Rat Submaxillary Glands

CH. KOCH und H.-J. UNGER

Wäßrige Extrakte aus Submaxillarisdrüsen von Ratten zeigen im Gegensatz zu entsprechenden Extrakten der Maus am Blutdruck der nephrektomierten Ratte keine Reninaktivität [1]. Bei Inkubation von Ratten-Submaxillarisextrakt mit Plasmasubstrat von nephrektomierten Ratten wird eine pressorische Substanz freigesetzt, die nach Abtrennung des begleitenden depressorischen Materials durch Chromatographie an Dowex 50 W-X2 eine dem Angiotensin sehr ähnliche Wirkung auf den Blutdruck ausübt. Verglichen mit der pressorischen Aktivität von Val-5-Angiotensin-II-amid als Standard, werden von Submaxillarisdrüsen erwachsener männlicher und weiblicher Ratten (Körpergewicht 250—300 g) etwa

60 µg, von den Drüsen junger Tiere (Körpergewicht 70—90 g) etwa 0,4 µg angiotensinähnliche Substanz pro Gramm Drüsengewebe innerhalb von 10 min freigesetzt.

Das durch Submaxillarisextrakt freigesetzte angiotensinähnliche Prinzip (SM-Prinzip) besitzt im Vergleich zu Val-5-Angiotensin I und II folgende Eigenschaften:

1. Identische Blutdruckkurven von Angiotensin II und SM-Prinzip.
2. Gleiche Inaktivierung wie Angiotensin II durch proteolytische Fermente (Trypsin und Chymotrypsin).
3. Gleiche Inaktivierung wie Angiotensin II durch Rattenserum; dagegen langsamere Inaktivierung von SM-Prinzip durch Nierenhomogenat.
4. Elektrophoretisch verhält sich SM-Prinzip wie Angiotensin II (Ammoniumacetat-Essigsäurepuffer 0,1 M, pH 4,0. 15 V/cm, 2 Std, 12°C).
5. Bei absteigender Papierchromatographie in einem sauren System (sek. Butanol/sek. Propanol/Monochloressigsäure/Wasser; 70:10:3:40, v/v/w/v) wandert das SM-Prinzip in einer Front mit Angiotensin I und II (R_f 0,73).
6. Bei absteigender Papierchromatographie in einem basischen System (sek. Butanol-3% NH_3; 25:11, v/v) erreicht SM-Prinzip wie Angiotensin II einen R_f-Wert von 0,41, R_f für Angiotensin I beträgt 0,50.

Literatur
1. WERLE, E., R. VOGEL u. F. GÖLDEL: Naunyn-Schmiedebergs Arch. exp. Path. Pharmak. 230, 236 (1957).

Dr. CH. KOCH, Pharmakologisches Institut der Universität
6900 Heidelberg, Hauptstraße 47—51

Einfluß der Plasmaeiweißbindung auf die Aufnahme von Hexobendin in das isoliert schlagende Warmblüterherz

Influence of Plasmaproteinbinding on the Uptake of Hexobendine into the Isolated Guinea-Pig Heart

N. KOLASSA und K. PFLEGER

Die Plasmaeiweißbindung von Hexobendin wurde mit einer modifizierten Sephadex-Gelfiltration bestimmt. Bei 0,5 µg/ml, einer Konzentration, die bei therapeutischer Dosierung erreicht wird, sind über 90% an Protein gebunden. Der gebundene Anteil wird bei Erhöhung der Hexobendinkonzentration, wie auch bei Erniedrigung der Proteinkonzentration durch Verdünnung des Plasmas mit physiol. NaCl-Lösung kleiner. Nimmt man an, daß Hexobendin vor allem an Albumin gebunden ist, und errechnet für eine Hexobendinkonzentration von 50 µg/ml ($0{,}75 \cdot 10^{-4}$ Mol/l) in unverdünntem Plasma, wobei 63% des zugesetzten Hexobendin proteingebunden sind, die Mol/Mol-Relation von Albumin zu Hexobendin, dann ergibt sich ein Verhältnis von 7:1. Setzt man der in das isolierte Herz einströmenden Perfusionslösung durch Injektion 0,5 µg Hexobendin zu, dann findet man nach 1 min 70% des angebotenen Hexobendin im Herzen wieder. Bei steigendem Angebot wird prozentual weniger Hexobendin aufgenommen. Bietet man Hexobendin in Plasma gelöst an, dann ist die prozentuale Aufnahme niedriger, sie bleibt jedoch bei steigendem Angebot weitgehend gleich.

Demzufolge hängt die in das Herz aufgenommene Hexobendinmenge von der Konzentration an freiem Hexobendin in der Durchströmungsflüssigkeit ab.

Prof. Dr. K. PFLEGER, Pharmakologisches Institut der Universität des Saarlandes 6650 Homburg a. d. Saar

Isolation, Biochemical and Pharmacological Characterization of a Prothrombin-Activating Principle from Echis Carinatus Venom
Isolierung sowie biochemische und pharmakologische Charakterisierung eines Prothrombin-aktivierenden Prinzips aus Echis carinatus-Gift

F. KORNALIK, A. SCHIECK, and E. HABERMANN

Echis carinatus venom promotes coagulation in vitro by a thromboplastinlike, Ca^{++}-independent action upon the prothrombin complex. Its application in vivo results in consumption coagulopathy (KORNALIK [1]). 60 fold purification of the prothrombin-activating principle has been achieved by chromatography on calcium hydroxyapatite and DEAE cellulose. The resulting material appears homogeneous in cellogel electrophoresis; by immunoelectrophoresis and electrophoresis in polyacrylamide gel, however, two faint additional components can be demonstrated. The protein is acidic (isoelectric point below 5); a molecular weight of 86000 has been calculated from elution behaviour on calibrated sephadex G 100 columns. Its high lability precludes working outside the pH range between 6 and 10. The promotion of coagulation may be connected with its weak proteolytic activity. The procoagulant is not inhibited by diisopropylfluorophosphate, soyabean inhibitor or trasylol. The plasma of Marcumar®-treated animals is resistant against it.—S.c. injection of 0.025—0.05 µg/rat depletes the blood from fibrinogen, which is evident from the prolonged thrombin time. Like in vitro, the in vivo actitivy of the procoagulant is about 50—100 times higher than that of crude venom. Restitution of fibrinogen level depressed by sublethal doses lasts for about 7—9 days. The LD_{50} (rat) of the procoagulant is between 5 and 10 µg. Rats die from pulmonary hemorrhage. Surviving animals exhibit hemorrhagic spots and occasional infarcted areas in the lungs. Hemorrhage belongs to the most prominent features following s.c. or i.c. administration of Echis venom. The purified factor is, in this respect, about equiactive with the crude venom, but about 60 times more active as procoagulant. It is still unknown, whether the residual hemorrhagic activity is due to the procoagulant itself or to impurities. Rabbits seem to be more sensitive than rats which might be due to their weak fibrinolytic system.

References
1. KORNALIK, F.: Fol. haemat. (Lpz.) 80, 73 (1963).

Prof. Dr. E. HABERMANN, Pharmakologisches Institut
der Justus Liebig-Universität
6300 Gießen, Rudolf Buchheim-Straße 4

Der Einfluß von Antihistaminica auf den Plasmahistaminspiegel im Histamin- und anaphylaktischen Schock des Meerschweinchens
The Effect of Antihistaminics on the Plasma Histamine Level in Histamine Shock and Anaphylaxis of Guinea-Pigs

R. KRETZSCHMAR, H. GIERTZ, R. MITZE und H. J. TESCHENDORF

Nach Vorbehandlung mit dem Antihistaminicum Mepyramin ist der Plasmahistaminspiegel im Histaminschock (600 µg Histamindihydrochlorid/kg i.v.) und im anaphylaktischen Schock (10 mg/kg Ovalbumin i.v.) kurz nach der Histamin- bzw. Antigeninjektion signifikant niedriger als bei unvorbehandelten Tieren. Beispielsweise ist er nach 100 µg/kg Mepyramin-Maleat um mehr als $^2/_3$ gesenkt. Diese Mepyraminwirkung ist bereits nach Dosen zu beobachten, die den Schock nicht beeinflussen. Schon 0,1 µg/kg senken den Plasmahistaminspiegel um etwa 40%. Daraus geht hervor, daß die Wirkung auf den Plasmahistaminspiegel nicht im Zusammenhang mit einer Hemmung der Asphyxie im Schock steht. So beeinflußte auch ein experimenteller Trachealverschluß diese Mepyraminwirkung nicht.
Ferner hatte auch Aminoguanidin keinen Einfluß auf diese Mepyraminwirkung. Eine Beteiligung der Histaminase am Zustandekommen dieses Effektes ist daher auszuschließen. Dementsprechend bewirkte Mepyramin auch keine Steigerung der Plasmahistaminaseaktivität.
Auch andere Antihistaminica (Diphenhydramin, Pheniramin und Antazolin) hatten den gleichen Effekt auf den Plasmahistaminspiegel im Schock wie Mepyramin.
Während nach Mepyramin der Plasmahistaminspiegel im Histaminschock niedriger ist als bei unvorbehandelten Tieren, ist gleichzeitig der Hist-

amingehalt in Niere und Leber signifikant höher als ohne Mepyramin. Antihistaminica bewirken demnach in bereits sehr niedrigen Doxen ein vermehrtes Eindringen von Histamin in Niere und Leber, evtl. auch in andere Organe.

Dr. R. KRETZSCHMAR, Pharmakologisches Institut der Universität
7800 Freiburg i. Br., Katharinenstraße 29

Zunahme der Promazin-Albumin-Bindung, bedingt durch andere Pharmaka
Increased Albumin Binding of Promazine Depending on other Drugs

J. KRIEGLSTEIN, J. W. FRANZ und E. JÄHNCHEN

Es wurde der Einfluß von Sulfafurazol, Sulfamethoxypyridazin, Sulfadimethoxin, Sulfamethoxydiazin, Suramin, Tetracyclin, Oxytetracyclin und Chlortetracyclin auf das Bindungsvermögen einer 4%igen Rinderserumalbuminlösung für Promazin untersucht. Sulfafurazol, Sulfamethoxypyridazin und Sulfadimethoxin verdrängten Promazin aus seiner Albuminbindung, die übrigen Pharmaka bewirkten eine Zunahme der Promazineiweißbindung. Damit wurde gezeigt, daß sich Arzneimittel nicht nur gegenseitig aus der Eiweißbindung verdrängen, sondern auch gegenseitig ihre Bindung an Eiweiß verstärken können. Sulfamethoxydiazin bewirkte eine geringe, Suramin eine sehr starke Abnahme des freien Promazins. Jeweils gleiche molare Konzentrationen der Tetracycline hatten eine Zunahme der Promazin-Albuminbindung zur Folge, die ihren apparenten Bindungskonstanten korreliert war. Nach Zusatz von Suramin bzw. Chlortetracyclin nahm die relative Viscosität der Albuminlösung zu. Daraus wurde auf Strukturänderungen des Albuminmoleküls geschlossen, die für die Zunahme der Promazinbindung verantwortlich sein könnten.

Dr. Dr. J. KRIEGLSTEIN, Pharmakologisches Institut der Universität
6500 Mainz, Langenbeckstraße 1

Changes in Hepatic Functions Following Exposure to Low Carbon Disulphide Levels
Veränderungen der Leberfunktionen nach niedrigen Schwefelkohlenstoffkonzentrationen

R. KÜRZINGER and K. J. FREUNDT

Rats exposed to carbon disulphide at a level of 400 ppm for 8 hours show no changes in the bromsulfthalein clearance or serum concentrations of GPT, GOT and LDH [1]. Histologic investigation reveals glycogen diminution. Experiments were carried out to test possible disturbances of the energy producing processes of the liver following CS_2 exposure of rats (Wistar strain, female, 220 g average weight, water and Altromin pellets ad libitum).

Exposure to increasing levels of 20—400 ppm CS_2/8 hrs results in a decrease in liver glycogen content between 30—75% and an increase of inorganic phosphate between 10 and 45%, paralleling the dosage of CS_2. Both of these effects rapidly return to normal; the recovery time following exposure to 100 ppm CS_2/8 hrs is 24 hours. The diminution of liver glycogen is not related to the action of catecholamines induced by CS_2 influence: 2 mg/kg reserpine i. p. 16 hrs prior to 400 ppm CS_2/8 hrs does not prevent glycogen depression. Total liver protein reversibly increases 15% without correlation to the CS_2 dosage. Following 400 ppm CS_2/8 hrs the lactate content of the liver increases 68%, the oxygen uptake in awake total rats increases 40%. Liver/body weight ratio decreases 10—18% following 20—400 ppm CS_2/8 hrs. The water content of the liver remains in normal range. There is no change in kidney weight. Following exposure to 20—400 ppm SC_2/8 hrs the rectal temperature decreases a minimum of 1,5°C depending on the CS_2 dosage. Conclusion: Inhalation of CS_2 results in damage to the energy producing metabolic processes of the liver. The rapid and complete recovery following cessation of acute CS_2-inhalation with regard to glycogen, inorganic phosphate, and total protein content of the liver implies that the disturbances are in close relation to the presence of CS_2 or its metabolites. The small amount of total liver protein appears to be an unspecific stimulation of protein synthesis.

References
1. FREUNDT, K. J., and W. DREHER: Naunyn-Schmiedebergs Arch. Pharmak. exp. Path. **263**, 208 (1969).

K. J. FREUNDT, Institut für Toxikologie und Pharmakologie der Universität 8700 Würzburg, Koellikerstraße 2

Zum Mechanismus der Papaverinwirkung auf isolierte Coronargefäße
On the Mode of Action of Papaverine on Coronary Vessels

W. R. KUKOVETZ, H. JUAN und G. PÖCH

Da unsere in vitro-Versuche (s. S. 293) ergeben hatten, daß eine Reihe von Spasmolytica und Coronardilatatoren die PDE-Aktivität im Homogenatüberstand isolierter Rindercoronararterien mit z. T. stärkerer spezifischer Wirksamkeit als Theophyllin hemmen, wurde der quantitative und zeitliche Zusammenhang zwischen der relaxierenden und der fermenthemmenden Wirkung des in vitro stärksten Phophodiesterase (PDE)-Hemmstoffes, Papaverin, an isolierten Gefäßstreifen geprüft. Quergeschnittene Streifenpräparate (Ringmuskulatur) frischer Rindercoronararterien wurden in oxygenierter Tyrodelösung bei 37°C suspendiert und die Spannung über isotonische Hebel registriert. Es wurden jeweils 4 gleichartige Präparate in 4 Bädern à 60 ml gleichzeitig verwendet. Die Streifen wurden mit 100 µg/ml $BaCl_2$ mäßig tonisiert (Kurve: $+ 10-15$ mm) und anschließend mit optimal wirksamen Konzentrationen von 100 µg/ml ($2,6 \cdot 10^{-4}$ M) Papaverin relaxiert. Zur PDE-Bestimmung (s. S. 293) wurden die Präparate auf festem CO_2 ($- 78°C$) gleichzeitig gepreßt und gefroren und in kalter Pufferlösung ($16 \cdot 10^{-2}$ M Tris-HCl; $5 \cdot 10^{-3}$ M Mg-Acetat; pH 7,5) homogenisiert. Während $BaCl_2$ die PDE-Aktivität nicht signifikant steigerte, bewirkte Papaverin eine über 20 min zunehmende Senkung des Muskeltonus (Max.: $- 44$ mm) und der PDE-Aktivität um 60% (bei $[S] = 0,5 \cdot 10^{-4}$ M). Vergleichende Bestimmungen des zeitlichen Verlaufes beider Effekte ergaben, daß die PDE-Hemmung sich rascher ausbildete als die Tonusabnahme. Insbesondere war 30 sec nach Papaverinzugabe der Tonus noch unverändert, wogegen die PDE-Aktivität bereits signifikant um $32 \pm 13,6\%$ ($p < 0,05$; $n = 8$) gehemmt war. Die Tonusabnahme begann erst 1 min nach Papaverinzugabe. Die PDE-Hemmung war wie bei den in vitro-Versuchen eindeutig kompetitiv. Der K_i-Wert für Papaverin im Organbad war mit $1,1 \cdot 10^{-4}$ M im Mittel 20mal höher als in vitro. Vergleichende Untersuchungen mit Hexobendin (100 µg/ml; $1,5 \cdot 10^{-4}$ M) ergaben rascher einsetzende (Max. nach 10 min), etwas geringere Wirkungen auf den Tonus (Max. $- 14$ mm) und die PDE-Aktivität (Max. $15 \pm 5,9\%$ Hemmung; $p < 0,05$; $n = 8$) als unter Papaverin. Die Hemmung war ebenfalls kompetitiv, der K_i-Wert im Organbad betrug $4,1 \cdot 10^{-4}$ M. Die Ergebnisse deuten darauf hin, daß Papaverin — vielleicht auch Hexobendin und andere Coronardilatatoren — den Tonus glatter Muskelfasern über eine Steigerung der cellulären Konzentration von cyclischem 3′,5′-AMP senken.

Univ.-Doz. Dr. W. R. Kukovetz, Pharmakologisches Institut der Universität A-8010 Graz, Österreich

Formation of Prostaglandin in Bovine Seminal Vesicles
Die Bildung von Prostaglandin in den Samenblasen des Rindes

H. Kunze and R. Bohn

Fresh bovine seminal vesicles contain much less prostaglandin (PG) than sheep vesicular glands. Incubation of homogenized bovine vesicular

glands at 37°C with O_2 and glutathion increases the amount of PG at least 100 times. Even then the content of PG remains far below that found in sheep vesicular glands.
Incubation of bovine gland homogenates with arachidonic acid leads to a high yield of PG formed from this substrate. An increase in PG formation is also induced when phospholipase A (cobra venom) is added.
The following conclusions are drawn:
PG is formed biosynthetically in a two-step reaction: 1. release of precursor acids from phosphatides by phospholipase A and 2. conversion of these acids to PG by a PG forming enzyme. The rate of formation of PG in bovine seminal vesicles depends on phospholipase A activity mainly. The reason for the much lower PG content as compared with sheep vesicular glands may well be due to differences in phospholipase A activity.

Dr. H. Kunze und E. Bohn, Max-Planck-Institut für experimentelle Medizin
Abteilung Biochemische Pharmakologie
3400 Göttingen, Hermann Rein-Straße 3

Beziehungen zwischen der Permeation von Arzneimitteln durch die Blut-Liquor-Schranke und ihrer Verteilung in verschiedenen Lipid/Wasser-Modellen

Correlation between the Permeation of Drugs across the Blood Cerebrospinal Fluid Barrier and their Distribution in Different Lipid/Water Model Systems

H. Kurz und A. Appiah

Für verschiedene Arzneimittel wurde die Verteilung zwischen einer wäßrigen Phase von pH 7,4 und Heptan, Benzol, Chloroform, Dichloräthan, Diäthyläther, Butanol, Amylacetat und Olivenöl bestimmt. Die erhaltenen Verteilungskoeffizienten wurden zur Permeation der Arzneimittel durch die Blut-Liquor-Schranke beim Hund [1,2] in Beziehung gesetzt. Die beste Korrelation beider Größen wurde für Dichloräthan gefunden. Auch für Heptan und Benzol war die Korrelation noch zufriedenstellend. Sie war dagegen schlecht für Butanol, Amylacetat, Diäthyläther und Chloroform. Die geringste Korrelation wurde für Olivenöl gefunden. An denselben Modellen wurden auch die Verteilungskoeffizienten für einige i.v. Kurznarkotica bestimmt. Sie wurden zu Verteilungskoeffizienten in Beziehung gesetzt, welche unter den gleichen Bedingungen für diese Substanzen an menschlichem Körperfett gemessen wurden. Im Gegensatz zur Blut-Liquor-Schranke wurde hier die beste Korrelation bei den an Olivenöl, Amylacetat und Butanol bestimmten Verteilungskoeffizienten gefunden. Daraus wird geschlossen, daß nicht alle der bisher gebräuchlichen Lipidphasen für eine Beurteilung geeignet sind, in welchem Maße eine Substanz durch die Blut-Liquor-Schranke permeieren kann. Umgekehrt müssen die für die Blut-Liquor-Schranke optimalen Verteilungsmodelle nicht auch zur Beurteilung anderer Verteilungsvorgänge im Organismus brauchbar sein, bei welchen ebenfalls die lipoiden Eigenschaften der betreffenden Substanz eine Rolle spielen.

Literatur
1. BRODIE, B. B., H. KURZ, and L. S. SCHANKER: J. Pharmacol. exp. Ther. 130, 20—25 (1960).
2. KURZ, H.: Experientia (Basel) 20, 96 (1964).

Univ.-Doz. Dr. H. KURZ, Pharmakologisches Institut der Universität
8000 München 15, Nußbaumstraße 26

Occurrence and Properties of Diamine Oxidases in Salivary Glands and Gastric Mucosa of Man and other Mammals
Vorkommen und Eigenschaften von Diaminoxydasen in Speicheldrüsen und Magen des Menschen und verschiedener Säugetiere

J. KUSCHE, W. LORENZ, H. HAHN, and E. WERLE*

In the salivary glands of different species diamine oxidases (DAO) (diamine: O_2-oxidoreductases EC 1.4.3.6) could be demonstrated by the method of LORENZ et al. [2,3] and HOLMSTEDT and THAM [1]. The activities of these enzymes with 2.5×10^{-3} M cadaverine as substrate in the submaxillary glands of man, dog, pig and cow were 0.11 ± 0.08; 0.13 ± 0.09; 0.07 ± 0.03 and 0.11 ± 0.05 mU/mg biuret protein of the homogenate, in the parotid glands of dog, pig and cow 0.06 ± 0.05; 0.17 ± 0.07 and 0.26 ± 0.10. In the gastric mucosa DAO could be found only in cow, rat and dog, but not in man, pig, cat and guinea pig. The activities using 1×10^{-3} M histamine as substrate were very low (in cow, rat and dog 0.026, 0.01 and 0.006 mU/mg protein).

Properties of DAO from salivary glands after purification [2]: Cadaverine, putrescine and histamine were deaminated rapidly, hexamethylene diamine and benzylamine more slowly. Between the activities of DAO with cadaverine, putrescine and histamine as substrates in optimal concentrations ($1-5 \times 10^{-3}$ M, 7.5×10^{-3} M, $0.5-1 \times 10^{-3}$ M) the following ratios were found in the submaxillary gland: man 1:1:1, dog 2:1:1, pig 2:3:1, cow 1:1:1. By these ratios the DAO from submaxillary glands could be distinguished from DAO from other sources like pig kidney. The K_m-values, obtained from Lineweaver-Burk plots, were 6.7×10^{-5} M for

---
* Supported by a grant from Deutsche Forschungsgemeinschaft.

histamine and 1.5×10^{-4} M for putrescine with DAO from the submaxillary gland of the dog, the pH-optimum of this enzyme was at pH 7.4. Aminoguanidine (3×10^{-4} M) and semicarbazide (1×10^{-3} M) inhibited the DAO from all above mentioned submaxillary and parotid glands by 100 per cent, iproniazide (up to 10^{-3} M) was without influence. 6.5×10^{-5} M pyridoxal-5'-phosphate activated the DAO from the submaxillary gland of the dog by 100 per cent. By their properties the amine oxidases from salivary glands are characterized as diamine oxidases.

References
1. HOLMSTEDT, B., and R. THAM: Acta physiol. scand. **45**, 152 (1959).
2. LORENZ, W., J. KUSCHE, H. HAHN, and E. WERLE: Z. analyt. Chem. **243**, 259 (1968).
3. — — and E. WERLE: Hoppe-Seylers Z. physiol. Chem. **348**, 561 (1967).

Dr. J. KUSCHE, Institut für Klinische Chemie
und Klinische Biochemie der Universität
8000 München 15, Nußbaumstraße 20

Verschiedene Induktion einiger mikrosomaler Umbaureaktionen von Progesteron durch die Behandlung von Kaninchen mit Phenobarbital
Differential Stimulation of Four Microsomal Pathways of Progesterone Metabolism by Phenobarbital Treatment in Rabbits

G. LANGE und K.-J. THUN

Beim Umbau von Progesteron-4-^{14}C durch isolierte Lebermikrosomen von Kaninchen wurden 4 polarere Umbauprodukte nachgewiesen: 6 β-Hydroxyprogesteron (I), 16 α-Hydroxyprogesteron (II) und zwei nicht identifizierte, noch stärker polare Metabolite (III, IV). Während dreiwöchiger Behandlung der Tiere mit Phenobarbital wurde der Progesteronumbau ebenso wie der Gehalt der Mikrosomen an Cytochrom P-450 2,7fach vermehrt. Dabei nahm die Bildung der vier Metabolite sehr verschieden stark zu: I 3-, II 1,4-, III 15- und IV 5,7fach.
Alle Reaktionen waren O_2- und NADPH-abhängig, hemmbar durch CO, und diese Hemmung konnte durch Licht vermindert werden. Alle Reaktionen hatten ein pH-Optimum bei pH 7,4. Variationen der vorgenannten Reaktionsbedingungen, Trennung der Mikrosomen in rauhe und glatte Membranen sowie — die spezifische Aktivität verdoppelnde — Teilreinigung des Progesteron-umbauenden Systems durch Einfrieren, Auftauen und Gelfiltration an Agarose änderten das Verhältnis der Metabolite zueinander nicht.
Die verschiedene Zunahme der 4 Metabolite nach Behandlung der Tiere mit Phenobarbital ist demnach eher durch Änderung aktivitätsbeein-

flussender oder substratrichtender Faktoren in der Mikrosomenmembran als durch das Vorhandensein von vier verschiedenen Enzymen zu erklären.

Priv.-Doz. Dr. G. LANGE, Pharmakologisches Institut der Universität
8000 München 15, Nußbaumstraße 26

Die enterale Sekretion kardiotoner Steroide — Untersuchungen zum Mechanismus des Resorptionsvorganges
The Intestinal Secretion of Cardiotonic Steroids—Investigations on the Absorption Mechanism

F. LAUTERBACH

Nach Vorbeladung mit Digoxin und Convallatoxol von der Blutseite gibt die isolierte Mucosa des Meerschweinchens die Glykoside vornehmlich nach der Lumenseite ab [1]. Die daraus zu folgende Existenz eines Sekretionsmechanismus für kardiotone Steroide wurde durch Versuche in vivo verifiziert. Bei Unterbindung der Gallengänge und Nierenstiele wird nach i.v. Injektion von 0,11 nMol Digoxin-H^3/g Körpergewicht ein über mehrere Stunden fast konstanter Blutspiegel erzielt. Die Konzentration in einer gleichzeitig im Kreislauf perfundierten Dünndarmschlinge steigt dagegen kontinuierlich an und übersteigt den Blutspiegel nach 3—4 Std um das 3—4fache. Bei Instillation von 1 ml Flüssigkeit in eine abgebundene Dünndarmschlinge läßt sich eine Konzentrierung von i.v. appliziertem Digoxin-H_4 und Convallatoxol-H_4 im Darmlumen gegenüber dem Blut bei Ratte und Meerschweinchen bis zum 17fachen (Mrs., Digoxin, 180 min) nachweisen. Der Transportmechanismus für kardiotone Steroide [2,3] ist demnach primär ein Sekretionsmechanismus.
Aufgrund früherer Befunde [1] über die Aufnahme von Cardenoliden durch die isolierte Mucosa des Meerschweinchens wird angenommen, daß der Mechanismus sowohl in der lumen- als auch in der blutseitigen Membran der Mucosazelle lokalisiert ist. Aus der initialen Aufnahmegeschwindigkeit von Covallatoxol wurden die Halbsättigungskonstanten für den Influx zu $8 \cdot 10^{-5}$ Mol/l (Lumenseite) bzw. $2,5 \cdot 10^{-5}$ Mol/l (Blutseite) bestimmt. — Computerberechnungen der Glykosidpermeation durch eine Mucosazelle, welche Cardenolide nach einer Carrierkinetik [4] in das Darmlumen sezerniert und welche außerdem durch Diffusion durchdrungen werden kann, ergeben: Auch bei Benutzung eines Sekretionsmechanismus für die Penetration ist die Resorptionsquote bei niedrigen Konzentrationen konstant und fällt mit steigendem Glykosidangebot, wie früher experimentell gefunden wurde [2] ab. Die Konstanz der Resorptionsquote im Proportionalbereich der Transportmechanismen

($K_m \gg$ Substratkonzentration) täuscht eine Permeation durch Diffusion vor, deren Transportnatur erst bei Vergleich gegen die unter Umständen ebenfalls konstante, aber höhere Sekretionsrate offenbar wird.

Literatur
1. LAUTERBACH, F.: Naunyn-Schmiedebergs Arch. Pharmak. exp. Path., **263**, 26 (1969)
2. — Naunyn-Schmiedebergs Arch. Pharmak. exp. Path. **257**, 432 (1967).
3. — Biochim. biophys. Acta (Amst.) **150**, 146 (1968).
4. WILBRANDT, W., and TH. ROSENBERG: Pharmacol. Rev. **13**, 109 (1961).

Dr. F. LAUTERBACH, Biologisches Institut Madaus
5000 Köln-Merheim, Ostmerheimer Straße 198

Autoradiographische Untersuchungen zur Verteilung von ³H-Mescalin bei Säugetieren
Autoradiographic Investigations with Mescaline in Mammals

E. LEHR, H. KORR, N. SEILER und G. WERNER

Nach Injektion von tritiummarkiertem Mescalin wird bei Weißpinselohraffen (Hapale jacchus), Ratten und Mäusen die Verteilung von aktivem Material in Organen und Geweben autoradiographisch dargestellt.

Aktive Substanz ist im Bereich der Kupfferschen Sternzellen um die Zentralvenen der Leber konzentriert. Verstärkte Aktivität findet sich in den Langerhansschen Inseln des Pankreas und im Nebennierenmark. Infraorbitaldrüsen am Auge der Maus sind 1 Std nach der Injektion stärker markiert als die Harderschen Drüsen.

In der Retina sind Faserzonen am stärksten markiert. Spinalganglien enthalten dagegen mehr aktive Substanz als Spinalnerven. Auch im Hirn, das im Vergleich zu mesodermalem Gewebe wenig Aktivität zeigt, sind die Kerngebiete stärker markiert als die Faserzonen. Während nach i.p. Gabe von ³H-Mescalin Regionen auch im Hirninnern autoradiographisch dargestellt werden, erreicht das aktive Material bei Ratten nach Injektion in die Cisterna magna nur solche Hirnzonen, die an den äußeren Liquorraum angrenzen.

6 Std nach Injektion zeigen Affen noch ähnlich differenzierte Autoradiogramme aller Hirngebiete wie nach 2 Std und wie Mäuse nach 1 Std. Nach dieser Zeit zeigen Autoradiogramme des Mäusegehirns einen geringeren Schwärzungsgrad als solche von Pinselohraffen, zudem ist die Radioaktivität vorwiegend in der Pyramidenschicht des Ammonshorns und im Putamen und lateralen Cortex konzentriert.

5—9 Std nach Mescalingabe, also etwa zum Zeitpunkt dieser spezifischen Anreicherung, zeigen Mäuse einen deutlichen Motilitätsgipfel. Etwa 3 Std nach der Injektion ist ihre Motilität dagegen stark vermindert. Unbehandelte Kontrolltiere hatten gerade dann ihr Motilitätsmaximum.

Quantitative Analysen ergaben, daß im Hirn von Mäusen 1 Std nach der Injektion von ^{3}H-Mescalin $^2/_3$ als Trimethoxy-phenylessigsäure und $^1/_3$ als Mescalin vorliegen. In den folgenden 5 Std nehmen dann die radioaktiven Stoffe kontinuierlich im Hirn ab.

Priv.-Doz. Dipl.-Chem. Dr. G. WERNER, Max-Planck-Institut für Hirnforschung
Arbeitsgruppe Neurochemie
6000 Frankfurt a. M.-Niederrad, Deutschordenstraße 46

Mechanismus der durch Hydrazinophthalazine verursachten Noradrenalinfreisetzung aus dem Rattenherzen
The Mechanism of Noradrenaline Depletion by Hydrazinophthalazines in the Rat Heart

S. LEODOLTER, B. PESKAR, G. HELLMANN und G. HERTTING

Dihydralazin (DH) führt, wie LINÈT, VAN ZWIETEN u. HERTTING [3] zeigen konnten, zur Freisetzung von Noradrenalin (NA) aus dem Rattenherzen, wobei der NA-Verlust durch eine gesteigerte Synthese rasch kompensiert wird.
Durch Blockade der Na-Synthese mit dem Tyrosinhydroxylase-Hemmkörper α-Methyl-p-Tyrosin (αMpT, 250 mg/kg i.p.) wird die NA-Abnahme verdeutlicht. Ratten (Wistar, 160—180 g) erhielten 10 µc/100 g dl-7-H^3-Noradrenalin (H^3-NA, spez. Aktiv. 8,45 c/mMol) i.v. αMpT wurde zum gleichen Zeitpunkt verabreicht. DH und Hydralazin (H, 20 mg/kg) wurden 30 min nach der H^3-NA-Injektion, Phentolamin (PT, 10 mg/kg), Pempidin (PEM, 10 mg/kg), Bretylium (BRET, 20 mg/kg) und Propranolol (PROP, 5 mg/kg) wurden 15 min nach H^3-NA i.m. verabreicht. Die Tiere wurden 4 Std nach dem H^3-NA getötet, im Herzen das endogene und das H^3-NA und im Gehirn das endogene NA bestimmt.
DH und H senkten an unbehandelten und mit αMpT vorbehandelten Ratten signifikant den H^3-NA und NA-Gehalt im Herzen um 40—50% der Normalwerte. Unsere weiteren Versuche wurden an mit αMpT vorbehandelten Tieren durchgeführt. Die Unterbrechung der sympathischen Impulse durch PEM oder BRET hebt die durch DH ausgelöste H^3-NA und NA-Abnahme völlig auf. PT führt allein zu einer signifikanten Abnahme des H^3-NA und NA im Herzen (um 50%), in Kombination mit DH kommt es zu einer weiteren Abnahme bis auf 10—20% der Ausgangswerte PROP hebt die Wirkung des DH auf, die H^3-NA und NA-Werte der kombiniert behandelten Tiere entsprechen den Kontrollen.
Die durch H und DH hervorgerufene Senkung des peripheren Widerstandes löst eine sympathische Gegenregulation aus, die sich am Herzen in einer erhöhten NA-Freisetzung zeigt. Die Blockade der sympathischen

Aktivität durch den Ganglienblocker PEM oder den neuronalen Blocker BRET hebt diese Wirkung auf. α-Blocker führen [2] zu einer Aktivierung sympathischer Impulse. Die Blockade der α-Receptoren sollte zu einer weiteren Senkung des peripheren Widerstandes und damit zur Steigerung der ausgelösten Sympathicustätigkeit führen, was in der erhöhten NA-Freisetzung am Herzen sichtbar wird.

BRUNNER u. Mitarb. konnten zeigen, daß β-Receptorenblockade die Senkung des peripheren Widerstandes nach H antagonisiert. Dies sollte zu einer Abnahme der reflektorisch gesteigerten Sympathicusaktivität führen, was sich in unseren Versuchen in der Normalisierung des H^3-NA und NA-Gehaltes der Herzen zeigte.

Im Gehirn verursachte keines der von uns verwendeten Pharmaka allein oder in Kombination mit αMpT eine Änderung des NA-Gehaltes gegenüber den entsprechenden Kontrollen.

Literatur
1. BRUNNER, H., P. R. HEDWALL, and M. MEIER: Brit. J. Pharmacol. **30**, 123 (1967).
2. DONTAS, A. S., and M. NICKERSON: J. Pharmacol. exp. Ther. **120**, 147 (1957).
3. LINÈT, O., P. VAN ZWIETEN, and G. HERTTING: Europ. J. Pharmacol. (in press).

Doz. Dr. G. HERTTING, Pharmakologisches Institut der Universität
A-1090 Wien, Währingerstraße 13a, Österreich

Die Ausscheidung von Katecholaminen und Aminmetaboliten von α-Methyldopa in den Harn zu verschiedenen Zeitpunkten nach der letzten verabreichten Dosis

The Urinary Excretion of Catecholamines and Amine Metabolites of α-Methyl Dopa at Different Time Intervals after Withdrawal of the Drug

R. LINDMAR und E. MUSCHOLL

Vier normotone Versuchspersonen erhielten an 3 aufeinanderfolgenden Tagen je 1,0 g α-Methyldopa (α-MDopa) in 4 Einzeldosen zu 0,25 g alle 6 Std, die letzte Dosis um 24 Uhr am 3. Tag. Zwei Harnportionen wurden am 3. Behandlungstag sowie an den beiden darauffolgenden Tagen gesammelt, jeweils eine Ruheperiode (Bettruhe) von 4—7 Uhr und eine Aktivitätsperiode (normale Labortätigkeit) von 7—11 Uhr. Die Bestimmung von α-MDopa, α-Methyldopamin (α-MDA), Noradrenalin (NA), Adrenalin (A) und α-Methylnoradrenalin (α-MNA) im Harn erfolgte wie früher angegeben (MUSCHOLL u. RAHN [1]).

Die Ausscheidung von α-MDopa und α-MDA veränderte sich bei körperlicher Aktivität nicht. Die Ruheausscheidung von freiem α-MNA übertraf während der Behandlung und 4—7 Std danach diejenige von NA; 28—31 Std nach der letzten Dosis war die Ausscheidung beider Amine gleich groß. Zu allen untersuchten Zeitpunkten war die Ausscheidung von α-MNA ebenso wie die von NA und A bei körperlicher Aktivität gegenüber den Ruhewerten gesteigert (t-Test, $P < 0,005$). Die prozentuale Zunahme der Ausscheidung durch Aktivität war während der Behandlung und 7—11 Std danach für freies NA und α-MNA gleich groß; für α-MNA entsprach sie auch nach 31—35 Std der Steigerung, die zu den früheren Zeiten beobachtet wurde. Dagegen hatte 31—35 Std nach der Behandlung die absolute Ausscheidung von NA gegenüber derjenigen von α-MNA signifikant zugenommen ($P < 0,025$). Dementsprechend war auch die prozentuale Zunahme der Ausscheidung von NA durch Aktivität gegenüber der Zeit der Behandlung größer.

Die Ergebnisse zeigen, daß beim Menschen α-MNA zusammen mit NA durch Aktivität sympathischer Nerven freigesetzt wird. Während der Behandlung mit α-MDopa wird α-MNA und 31—35 Std danach bevorzugt freigesetzt.

Literatur
1. MUSCHOLL, E., and K. H. RAHN: Pharmacol. Clin. 1, 19 (1968).

Prof. Dr. E. MUSCHOLL, Pharmakologisches Institut der Universität
6500 Mainz, Langenbeckstraße 1

Über einen durch Nicotinreceptoren vermittelten Block an der postganglionären sympathischen Nervenfaser
A Nicotinic Block at the Postganglionic Sympathetic Nerve Fibre

K. LÖFFELHOLZ und E. MUSCHOLL

Isolierte Kaninchenherzen wurden mit Tyrodelösung perfundiert. Das von den Herzen in das Perfusat abgegebene Noradrenalin (NA) wurde fluorimetrisch bestimmt. Nicotin, Dimethylphenylpiperazin (DMPP) oder Acetylcholin (ACh) bewirken nur eine initiale, vorübergehende NA-Abgabe trotz konstanter Infusion. Dies kann auf die Entstehung eines „nicotinartigen Blocks" an der postganglionären sympathischen Nervenfaser zurückgeführt werden, denn 2 min lange Vorperfusion mit niedrigen Nicotin- bzw. ACh-Konzentrationen verhindert die NA-Abgabe durch höhere Konzentrationen nicotinartig wirkender Substanzen. Wenn Hexamethonium 10 sec nach Beginn einer ACh-Infusion der Perfusionslösung zugesetzt wird, ist schon keine hemmende Hexamethoniumwirkung auf die NA-Abgabe mehr vorhanden. Nach früheren Versuchen steigert Atropin die NA-Abgabe durch ACh, indem ein „muscarinartiger" inhibitorischer Mechanismus ausgeschaltet wird. Wenn Atropin 5 sec nach Beginn einer ACh-Infusion der Perfusionslösung zugesetzt wird, kommt die steigernde Wirkung nicht mehr zustande. Der nicotinartige Block beruht nicht auf einer elektrischen Unerregbarkeit der postganglionären sympathischen Nervenfaser, denn die NA-Abgabe durch elektrische Reizung der sympathischen Nerven des isolierten Kaninchenherzens ist ungehemmt.

Aus den Versuchen wird gefolgert, daß an der postganglionären sympathischen Nervenfaser die Aktivierung der NA-Abgabe durch nicotinartig wirkende Substanzen auf wenige Sekunden beschränkt ist. Danach bildet sich ein nicotinartiger Block aus, der auf einer chemischen und nicht elektrischen Unerregbarkeit der terminalen sympathischen Nervenfaser beruht.

Dr. K. Löffelholz, Pharmakologisches Institut der Universität
6500 Mainz, Langenbeckstraße 1

Über die Wirksamkeit verschiedener Coronardilatatoren nach enteraler Applikation am narkotisierten Hund
The Effect of some Coronary Vasodilators after Enteral Application in the Anaesthetized Dog

D. Lorenz und H.-D. Dell

An ca. 200 narkotisierten Hunden wurde die Wirksamkeit von Dipyridamol, Hexobendin, Lidoflazin sowie der beiden Cumarinderivate Carbochromen und 3-[β-Piperidinoäthyl]-4,8-dimethyl-7-[carbäthoxymethoxy] 2-oxo-2h-chromen (Versuchsbezeichnung C 132) auf den Coronarfluß, die arteriovenöse O_2-Differenz (AVD) sowie einige weitere Herz- und Kreislaufparameter untersucht.

Alle Präparate bewirkten bei i.v. Gabe in Dosen von 0,5—2 mg/kg eine Steigerung der Coronardurchblutung mit einer parallelverlaufenden Verminderung der AVD, wie sie in der Literatur hinreichend beschrieben sind. Die übrigen Herz- und Kreislaufwirkungen bestanden in geringer Blutdrucksenkung, wechselndem Einfluß auf die Herzfrequenz ohne wesentlichen Einfluß auf den Herzinnendruck, die Herzkraft (dp/dt), den rechten Vorhofdruck und den peripheren Blutfluß.

Nach Applikation in das Duodenum führten Dipyridamol, Hexobendin und Lidoflazin in Dosen von 5—20 mg/kg ebenfalls zu einer langanhaltenden Steigerung der Coronardurchblutung und Verminderung der AVD. Carbochromen und C 132 waren hingegen bei enteraler Gabe ohne Wirkung auf den Coronardurchfluß und die AVD. Es fanden sich lediglich Herzfrequenzzunahme und unregelmäßige Blutdruckveränderungen.

Das Fehlen des Coronareffektes kann dadurch bedingt sein, daß die Ester Carbochromen und C 132 in vitro und in vivo sehr schnell in der Leber zu Säuren abgebaut werden. Während in der Pfortader hohe Konzentrationen der ungespaltenen Ester gefunden wurden, waren im peripheren Blut (rechter Vorhof) nur noch die entsprechenden Säuren nachzuweisen, die beim Hund i.v. die Durchblutung und AVD nicht beeinflussen. Die bei Carbochromen nach oraler Gabe beobachteten therapeutischen Effekte bei der Angina pectoris müssen demnach auf anderen Mechanismen beruhen (z.B. Capillarsprossung, JUNGE-HÜLSING u. Mitarb. [1]). Als Nebenbefund wurden bei allen geprüften Coronardilatatoren in höherer Dosierung hämorrhagische Veränderungen an der Schleimhaut von Dünn- und Dickdarm beobachtet. Diese Veränderungen treten in dieser Form nur beim Hund auf und sind daher toxikologisch wahrscheinlich bedeutungslos. Ihre Ursache ist ungeklärt.

Literatur
1. JUNGE-HÜLSING, G., G. SCHMITT u. H. WAGNER: Med. Welt 1967, 2961.

Dr. D. LORENZ, Troponwerke Dinklage & Co.
5000 Köln-Mülheim, Berliner Straße 220

Determination, Localization and Properties of the Specific Histidine Decarboxylases in the Gastric Mucosa of Man and other Mammals *

Nachweis, Lokalisation und Eigenschaften von Histidindecarboxylasen in der Magenschleimhaut des Menschen und verschiedener Säugetiere

W. LORENZ, ST. HALBACH, G. FEIFEL, H. HAENDLE and E. WERLE

In crude extracts (supernatants after ultracentrifugation at $100000 \times g$) of the gastric mucosa of man and many other mammals, specific histidine decarboxylases could be determined by the method of LORENZ et al. [2,3]. The activities of these enzymes, expressed as mean values of several determinations in pMol histamine formation/min and mg biuret protein, were relatively high in the fundus and corpus of the stomach: man 10.6 and 7.1; shimpanzee 18.7 and 4.6; dog 38.4 and 46.5; pig 202 and 60; cow in the corpus 44.7; cat in the fundus 7.4; rabbit 15.2 and 5.1; guinea-pig 16.4 and 13.8; rat in the whole glandular portion of the stomach 29.3. The specific histidine decarboxylases were characterized by pH-optimum, K_m, inhibition by α-methylhistidine and benzene, but not by α-methyldopa and activation by pyridoxal-5' phosphate (tab.). The enzyme of the gastric mucosa of guinea-pigs was purified 22-fold by ultracentrifugation and gelfiltration on Sephadex G 100. The demonstration of the specific

---
* Supported by a grant from Deutsche Forschungsgemeinschaft.

histidine decarboxylase in the gastric mucosa of many mammilian species besides other criteria supports the hypothesis of a physiological role of histamine as chemostimulator of the gastric secretion.

Table. *Properties of the specific histidine decarboxylase of the gastric mucosa*

Species	pH-optimum	K_m [M]	Activation (+) or inhibition (−) in %			
			Benzene	α-MD	α-MH	PALP
Man	6.8—7.0	5.7×10^{-5}	∅	∅		+ 50
Pig	6.9—7.2	2.0×10^{-5}	− 60	∅	− 100	+ 220
Cow	6.6; 7.2	1.3×10^{-5}	∅	∅		
Rabbit	6.4	1.0×10^{-4}	∅	∅	− 100	+ 110
Guinea-pig	6.3	3.3×10^{-5}	− 80	∅	− 100	
Rat	5.7	2.5×10^{-4}	− 40	∅	− 100	+ 110

Mean values from 2—3 determinations. K_m derived from Lineweaver-Burk-plots [1]. Benzene 20 mg/3 ml, α-methyldopa (α-MD) 1×10^{-3} M, α-methylhistidine (α-MH) $1-5 \times 10^{-2}$ M, pyridoxal-5'-phosphate (PALP) $1.25-3.13 \times 10^{-5}$ M as final concentrations.

References
1. LINEWEAVER, H., and D. BURK: J. Amer. chem. Soc. **56**, 658 (1934).
2. LORENZ, W., ST. HALBACH, M. GERANT, and E. WERLE: Biochem. Pharmacol. (in press).
3. — ST. HEITLAND, A. SCHAUER, H. GASTPAR, and E. WERLE: Naunyn-Schmiedebergs Arch. Pharmak. exp. Path. **259**, 319 (1968).

Dr. W. LORENZ, Institut für Klinische Chemie und Klinische Biochemie
8000 München 15, Nußbaumstraße 20

Biochemical and Histochemical Studies on Histamine in the Digestive Tract: Distribution in Different Chordates and Cellular Stores in the Dog [*]
Biochemische und histochemische Untersuchungen zur Lokalisation von Histamin im Verdauungstrakt

W. LORENZ, A. SCHAUER, ST. HEITLAND, E. MATEKJA, and E. WERLE

The histamine contents of the stomach and other organs of the digestive tract of chordates were determined by two fluorometric assay procedures [2,3] and by the biological assay of histamine on the isolated guinea-pig ileum, the response of which could be inhibited completely by antazoline. As mean values (μg histamine dihydrochloride/g wet weight) were found in the corpus and antral mucosa: man 17.3, 5.3; dog: 88.0, 53.0; pig: 99.7, 102.0; cow (rennet-bag): 43.6, 30.0; guinea-pig: 12.7, 12.5; hen: 41.5, 21.9; pigeon (corpus): 13.9; tortoise: 11.2, 3.0; lizard: 15.6, 15.6:

---
[*] Supported by a grant from Deutsche Forschungsgemeinschaft.

frog (whole stomach): 2.5; trout: 5.8, 5.4; catfish: 9.1, 1.9; dogfish: 7.4, 7.8; thornback (raja stellaris): 4.8, 5.5; ciona intestinalis (whole stomach): 1.8; halocynthia papillosa (whole stomach): 1.2.

In the dog the histamine contents of tongue, soft palate, submaxillary gland and stomach were compared with the density of mast cells (number of cells/mm^2). With the exception of the submaxillary gland, where only 50—60 per cent of the histamine were localized in mast cells, in the other organs histamine was stored only in mast cells (the regression line between histamine contents and the densities of mast cells passed through the origin). This could be confirmed by the highly significant correlation between histamine release and mast cell degranulation after treatment with 48/80 for 3 days (i.m. 2.5, 3.5 and 4.0 mg/kg) in the tongue and soft palate. In the gastric mucosa the histamine content increased by about 20 per cent, the density of mast cells decreased by 20—30 per cent.

The histamine content of the single mast cell in the gastric mucosa, calculated from histamine content/g and the number of mast cells/cm^3 of tissue, increased in the gastric mucosa of fundus and corpus by 85 and 55 per cent after 48/80. Therefore a storage of histamine in these mast cells is assumed. By 30—45 sec staining with 0.1 per cent toluidine blue at different pH values (pH 4.0, 1.5, 0.5, 0.3) it could be shown that only 20 per cent of the mast cells in the untreated and none in the 48/80-treated dogs were stained at pH 0.3. Therefore the gastric mucosa of dogs contained by about 20 per cent typical mast cells and by about 80 per cent "atypical" mast cells [1], which were able to store histamine released by 48/80 from typical mast cells.

References

1. ENERBÄCK, L.: Acta path. microbiol. scand. **66**, 313 (1966).
2. LORENZ, W.: Thesis, University of Munich 1969, p. 98.
3. SHORE, P. A., A. BURKHALTER, and V. H. COHN, JR.: J. Pharmacol. exp. Ther. **127**, 182 (1959).

Dr. W. LORENZ, Inst. für Klinische Chemie und Klinische Biochemie der Universität 8000 München 15, Nußbaumstraße 20

Untersuchungen zu der durch N_1-(n-Butyl)-biguanid (Buformin) im Tierexperiment verursachten Hypoglykämie

Investigations on the Hypoglycemia in the Animal Experiment Induced by N_1-(n-Butyl)-biguanid

W. LOSERT, O. LOGE und E. SCHILLINGER

An Ratten wurde untersucht, ob die im Tierexperiment nach Gabe von Biguaniden auftretende Hypoglykämie durch einen direkten Eingriff in den Stoffwechsel verursacht wird oder auf eine Verstärkung der blutzuckersenkenden Wirkung von Insulin (I) [1] zurückzuführen ist. Die Versuche wurden mit Buformin durchgeführt. Unsere Ergebnisse lassen den Schluß zu, daß die Wirkung der Biguanide auf einer insulinunabhängigen Hemmung der Gluconeogenese in den dazu befähigten Organen und gleichzeitiger Steigerung der Glucoseutilisation in der Skeletmuskulatur beruht. Hierfür sprechen folgende Beobachtungen: 90 min nach i.p. Injektion von 100 mg/kg Buformin ist die Glucosekonzentration im Blut (BZK) nicht nur bei normalen Ratten (NR), sondern auch bei alloxandiabetischen Tieren (AR) erniedrigt, der BZK-senkende Effekt von exogenem Insulin wird bei diesen Ratten nicht verstärkt (Tabelle). Die

Tabelle

$\bar{x} \pm s_{\bar{x}}$	BZK (mg-%)		BZK (% des Ausgangswertes)	BZK-Senkung durch 0,5 IE/kg I. (i.v., 15 min)	AVV (% des Körpergewichtes)
	NR	AR	HNR†	AR	AR
Kontrollen	76,9 ± 5,2 $p < 0,0002$	293,3 ± 8,0 $p < 0,0002$	98,9 ± 9,6 $p < 0,0002$	26,7 ± 5,9 $p < 0,6$	32,2 ± 0,7 $p < 0,02$
Buformin [100 mg/kg, i.p. († i.v.) 90 min]	19,5 ± 7,0	150,7 ± 14,4	24,4 ± 3,4	23,4 ± 5,3	29,7 ± 0,7

Glucoseneubildung durch Leberschnitte von Ratten ist herabgesetzt, wenn dem Inkubationspuffer Buformin zugefügt wird. 10^{-5} M Buformin erniedrigt die Gluconeogenese auf 81,6%, 10^{-4} M auf 75,9% und 10^{-3} M auf 45,7% des Kontrollwertes. Für eine zusätzliche Erhöhung der peripheren Glucoseutilisation durch Buformin spricht die Tatsache, daß die BZK durch das Biguanid auch bei funktionell hepat- [3] und nephrektomierten Ratten (HNR) unter den Kontrollwert gesenkt wird. Dieser Effekt beruht nicht auf einer Beschleunigung des cellulären Zuckertransportes, da das l-Arabinoseverteilungsvolumen (AVV) bei alloxandiabetischen Tieren durch Buformin nicht gesteigert wird, sondern sogar geringfügig abnimmt (s. Tabelle). Eine Hemmung der Pyruvatoxydation zu CO_2 durch Leberschnitte sowie der O_2-Aufnahme durch isolierte Zwerchfelle von Ratten unter dem Einfluß von Buformin (10^{-4} M bzw. 10^{-3} M) weist darauf hin, daß die Ursache dieser Stoffwechseleffekte auf einer Störung der oxydativen Phosphorylierung und damit einhergehender Beeinträchtigung der Zellatmung beruhen dürfte [4,5]. Sie führt infolge einer Abnahme der ATP-Konzentration zu einer

Aktivitätseinschränkung gluconeogenetischer (Pyruvatcarboxylase, PEP-Carboxykinase) und Aktivitätszunahme glykolytischer (Phosphofructokinase) Schlüsselenzyme [1, 2].

Literatur
1. ATKINSON, D. E.: Ann. Rev. Biochem. **35**, 85 (1966).
2. PATRICK, S. J.: Canad. J. Biochem. **46**, 1345 (1968).
3. POSER, W., u. R. JAHNS: Pflügers Arch. ges. Physiol. **297**, 196 (1967).
4. PRESSMAN, B. C.: J. biol. Chem. **238**, 401 (1963).
5. SCHÄFER, G.: Biochim. biophys. Acta (Amst.) **93**, 279 (1964).

Dr. med. W. LOSERT, Abteilung für allgemeine Pharmakologie
Hauptlaboratorium, Schering AG
1000 Berlin 65, Sellerstraße 3/6

Über die Haftfestigkeit des Glykosidmoleküls an der spezifischen Bindungsstelle
The Fixation of the Cardiac Glycoside Molecule to Specific Binding Sites

H. LÜLLMANN und P. A. VAN ZWIETEN

Verschiedene Methoden, die sich mit der cellulären Lokalisation der Herzglykosidwirkung befassen, setzen eine feste Bindung des Wirkstoffmoleküls an die spezifische Wirkstelle voraus. Zu diesen neuerdings angewandten Methoden gehören die elektronenoptische Autoradiographie und die Differentialzentrifugierung des homogenisierten Herzmuskels. Da unseres Wissens die Dissoziationsgeschwindigkeit des „Herzglykosid-Receptor-Komplexes" bisher nicht systematisch untersucht ist, führten wir folgende Experimente durch, um Aufschluß über die Bindungsfestigkeit dieses Komplexes zu erhalten: 1. Hemmung der Na-K-aktivierbaren, membrangebundenen ATPase der Erythrocyten durch Herzglykoside und Prüfung der Reaktivierungsgeschwindigkeit durch einfache Verdünnung des Hemmstoff-Enzym-Komplexes. Innerhalb der durch die Meßmethodik bedingten Zeit von einigen Minuten tritt bereits eine völlige Dissoziation des Glykosid-ATPase-Komplexes ein. 2. Messung der Geschwindigkeit, mit der ein positiv inotroper Effekt (Vorhofgewebe von Meerschweinchen) nach Entfernung des Herzglykosids aus der Badflüssigkeit zurückgeht. Die $t_{1/2}$ dieses Prozesses liegt bei ca. 2,5 min und entspricht etwa der Diffusionsgeschwindigkeit aus dem Extracellulärraum heraus. Im Gegensatz dazu werden die cellulär gebundenen ^{3}H-Glykosidmoleküle erheblich langsamer abgegeben. — Aus diesen Ergebnissen geht hervor: die Bindung der Herzglykosidmoleküle an die spezifischen Wirkstellen ist außerordentlich labil, d. h., der „Glykosid-Receptor-Komplex" dissoziiert sehr schnell. Bei allen Methoden, die eine Aufbereitungszeit von nur wenigen Minuten in flüssigem Milieu erfordern, besteht die Gefahr, daß der spezifische, für die pharmakologische Wirkung verantwortliche Bindungskomplex und seine Lokalisation nicht mehr erfaßt werden können.

Prof. Dr. med. H. LÜLLMANN, Institut für Pharmakologie
2300 Kiel, Hospitalstraße 4—6

Über die ³H-Noradrenalin-Aufnahme im Herzen und Gehirn von Küken
On the ³H-Noradrenaline Uptake in Heart and Brain of Chicken

L. MAÎTRE und M. STAEHELIN

Intravenös injiziertes ³H-Noradrenalin (NA) (20 μc/Küken; 9,71 C/mM, New England Nuclear Corp.) wird von 1—12 Tage alten Küken in das Herz und das Gehirn aufgenommen. Zwischen dem 1. und dem 12. Tag nach dem Ausschlüpfen verändert sich das Ausmaß der Aufnahme ins Herz nicht wesentlich, das Ausmaß der Aufnahme ins Gehirn sinkt hingegen sehr schnell. Bei 4 Tage alten Küken ist die ³H-NA-Aufnahme ins Gehirn 2,5—3 mal kleiner als bei 16—24 Std alten Kontrolltieren, und bei 12 Tage alten Küken ist diese Aufnahme um mehr als 90% vermindert.

Bei 16—24 Std alten Küken verschwindet das in die Gewebe aufgenommene ³H-NA nach einem mehrphasischen Prozeß, wobei die zwischen 0,5 und 2 Std nach ³H-NA-Injektion ermittelte Halbwertzeit 1,5 Std für das Gehirn und 3 Std für das Herz beträgt. Desipramin (0,3 mg/Küken, i.p.) hemmt die ³H-NA-Aufnahme ins Herz um 82% und ins Gehirn derselben Tiere um 93%. Diese ausgeprägte NA-Aufnahmehemmung im Gehirn von Küken unterscheidet sich wesentlich von der Hemmung, die im Gehirn von Ratten gefunden wird. In diesem Fall ist eine Untersuchung der Aufnahme von exogenem NA nur möglich, wenn das NA in die Cerebrospinalflüssigkeit injiziert wird, da i.v. injiziertes NA die Blut-Gehirn-Schranke nicht passiert. So bewirkt bei Ratten eine orale Dosis von 25 mg/kg Desipramin nur eine 40%ige Hemmung der Aufnahme des intracisternal verabreichten NA, während dieselbe Vorbehandlung die Aufnahme des i.v. injizierten ³H-NA ins Herz um 95% hemmt.

Aus diesem Vergleich der Wirkung von Desipramin an der Ratte und am Küken stellen sich die Fragen, ob Desipramin bei der Ratte die NA-Aufnahme im Gehirn durch einen anderen Mechanismus hemmt als im Herzen, ob der Prozeß der NA-Aufnahme aus der Blutbahn mit demjenigen aus der Cerebrospinalflüssigkeit vergleichbar ist, oder ob Desipramin relativ schlecht in das Rattenhirn eindringt. Letzteres ist jedoch auf Grund von Versuchen über die Verteilung von Desipramin bei der Ratte sehr unwahrscheinlich.

Literatur

1. BICKEL, M.: Arch. int. Pharmacodyn. **173**, 433 (1968).
2. — Persönliche Mitteilung.

Dr. L. MAÎTRE, Biologische Laboratorien der CIBA A.G.
Pharmazeutische Abteilung
CH-4000 Basel, Schweiz

Über die Wirkungen auf das EKG und die tödlichen Wirkungen von Perfusionen mit Propranolol, C. 39'089-Ba, H 56/28 an Ratten, die mit normaler Diät oder mit calciumfreier oder mit kaliumfreier Diät ernährt wurden
On the ECG and Lethal Effects of Perfusions with Propranolol, C. 39'089-Ba, H 56/28 in Rats Kept on a Normal or Low Ca or K Diet

E. MARMO

1. Verschiedene Autoren [z. B. 3—7] wiesen für einige β-Adrenolytica das Vorliegen gegenseitiger Einwirkungen auf die Calcium- und Kalium-Ionen nach.
2. Wir untersuchten die Wirkungen i.v. Perfusionen (5—10—20 mg/kg/min bis zum Tode) von drei β-Adrenolytica (Propranolol, C. 39'089-Ba, H 56/28) auf das Überleben und das EKG der Ratte. Die Tiere (♂, jugendlich, Morini-Stamm) wurden mit einer normalen Diät oder über 23 Tage mit einer calciumfreien Diät nach LIU-CATRON [2] oder über 47 Tage mit einer kaliumfreien Diät nach FUHRMAN [1] verfüttert.
3. Die drei β-Adrenolytica verursachten an den auf normale Diät gesetzten Ratten anfangs eine Hemmung der Sinus-Chronotropie und nachher Störungen der atrioventrikulären, inter- und intraventrikulären Überleitung; Veränderungen der ST-Strecke und der T-Welle wurden gewöhnlich in einem sehr fortgeschrittenen Stadium beobachtet; der Einfall der tödlichen und EKG-Wirkungen steht im Verhältnis zu der verabreichten Dosis.
4. An den Ratten, die mit einer calciumfreien Diät gefüttert und mit den drei β-Adrenolytica (5—10—20 mg/kg/min bis zum Tode) perfundiert wurden, wurde eine Verstärkung der tödlichen Wirkungen und der negativen Wirkungen auf die Chronotropie und die atrioventrikuläre, inter- und intraventrikuläre Überleitung beobachtet.
5. An den Ratten, die mit einer kaliumfreien Diät gefüttert und mit den drei β-Adrenolytica (5—10—20 mg/kg/min bis zum Tode) perfundiert wurden, wurde eine Verlängerung der Überlebenszeit und eine

Verzögerung des Beginns der negativen Wirkungen auf die atrioventrikuläre, inter- und intraventrikuläre Überleitung beobachtet; die negativen Wirkungen der β-Adrenolytica auf die Sinus-Chronotropie wurden nur geringfügig beeinflußt.

Literatur

1. FUHRMAN, H.: Amer. J. Physiol. **167**, 314 (1951).
2. LIU, C. H., and D. V. CATRON: J. Nutr. **59**, 207 (1956).
3. NAYLER, W. G.: J. Pharmacol. exp. Ther. **153**, 479 (1966).
4. RAHN, K. H., u. H. REUTER: Naunyn-Schmiedebergs Arch. exp. Path. Pharmak. **252**, 444 (1966).
5. — — Naunyn-Schmiedebergs Arch. exp. Path. Pharmak. **253**, 78 (1966).
6. — — Naunyn-Schmiedebergs Arch. exp. Path. Pharmak. **253**, 484 (1966).
7. REUTER, H., u. K. H. RAHN: Naunyn-Schmiedebergs Arch. exp. Path. Pharmak. **253**, 80 (1966).

Prof. E. MARMO, Pharmakologisches Institut der Universität
I-80127 Neapel, Via Cimarosa 27, Italien

Reinigung und Eigenschaften eines kininfreisetzenden Enzyms aus dem Gift der Krustenechse Heloderma suspectum

Purification and Properties of a Kinin Liberating Enzyme from the Venom of Heloderma Suspectum

D. MEBS

Das Sekret der als Giftdrüse spezialisierten Glandula submandibularis der Krustenechse Heloderma suspectum enthält neben toxischen Bestandteilen Phospholipase A-, Hyaluronidase-, esterolytische und kininfreisetzende Aktivität [1,2]. Durch Gelfiltration an Sephadex-G 75, Chromatographie und Rechromatographie an DEAE-Cellulose konnte das kininfreisetzende Enzym aus dem Rohgift bei ca. 11 facher Anreicherung isoliert werden.

Kininfreisetzung und Esterolyse, die Spaltung von N^α-Benzoyl-L-argininäthylester (BAEE) und Toluolsulfonyl-DL-argininmethylester (TAME), sind gekoppelt und werden durch Diisopropylfluorphosphat vollständig gehemmt, jedoch nicht durch Sojabohneninhibitor und Trasylol. Das Enzym spaltet BAEE (66,0 µMol/min/mg Protein bei 25°C) leichter als TAME (17,0 µMol/min/mg Protein), besitzt nur schwache Amidaseaktivitat gegenüber N^α-Benzoyl-DL-arginin-p-nitranilid und geringe proteolytische gegenüber Casein. Sein pH-Optimum (Esterolyse) liegt zwischen pH 8,5 und 9,0. Die Kininfreisetzung wird sowohl durch BAEE und TAME, abhängig von der Konzentration, inhibiert, offensichtlich durch Substratverdrängung.

An der geeichten Sephadex G 100-Säule verhält sich das Helodermaenzym wie ein Protein mit einem Molekulargewicht von 76000. Seine hohe Hitzestabilität — es übersteht 20 min langes Erhitzen bei 100°C bei pH 7,0 ohne große Aktivitätseinbußen — spricht jedoch gegen ein höhermolekulares Protein, so daß daran zu denken ist, daß das Enzym zur Aggregation neigt und vielleicht in einer dimeren Form vorliegt. Nach der Herkunft und beim Vergleich seiner Eigenschaften mit denen ähnlicher Säuger-Kallikreine ist das Helodermaenzym den Submandibularis-Kallikreinen zuzuordnen.

Literatur
1. MEBS, D.: Toxicon **5**, 225 (1968).
2. —, u. H. W. RAUDONAT: Naturwissenschaften **54**, 494 (1967).

Dr. D. MEBS, Institut für gerichtliche und soziale Medizin der Universität 6000 Frankfurt a. M., Kennedyallee 104

Über den Einfluß von Mn^{++}-Ionen auf die positiv inotrope Wirkung einiger Pharmaka an isolierten Meerschweinchenvorhöfen

The Influence of Mn^{++}-Ions on the Positive Inotropic Effects of Some Drugs in Isolated Guinea-Pig Auricles

T. MEINERTZ und H. SCHOLZ

An isolierten linken Vorhöfen von Meerschweinchen wurde der Einfluß von Mn^{++}-Ionen auf die positiv inotrope Wirkung von Adrenalin, Theophyllin und Digitoxigenin bei verschiedenen extracellulären Calciumkonzentrationen ($[Ca^{2+}]_e$; 0,45—7,2 mMol/l) untersucht. Die Präparate wurden elektrisch gereizt (Frequenz 3 Hz), die Spannungsentwicklung isometrisch über Dehnungsstreifen auf Direktschreibern registriert. Die für die Versuche verwendete Tyrodelösung enthielt keinen Phosphatpuffer, um ein Ausfallen von Mn^{++} zu verhindern. — Mn^{++} (0,1 bis 50 mM) wirkte dosisabhängig negativ inotrop. Die Wirkung von Mn^{++} setzte sofort nach Zugabe ein. Sie war voll reversibel und nahm mit steigender $[Ca^{2+}]_e$ ab. Die positiv inotrope Wirkung von Adrenalin (10^{-9} bis 10^{-5} g/ml) und Theophyllin ($5 \cdot 10^{-6}$ bis 10^{-3} g/ml) wurde durch Vorgabe von Mn^{++} (0,1—2,25 mM) vermindert. Der Mn^{++}-Effekt war dosisabhängig und wurde außerdem durch die Größe der $[Ca^{2+}]_e$ beeinflußt. Er war bei niedriger $[Ca^{2+}]_e$ (0,45 mM) am deutlichsten und bei einer auf 7,2 mM erhöhten $[Ca^{2+}]_e$ nicht mehr sichtbar. Im Gegensatz dazu wurde die positiv inotrope Wirkung von Digitoxigenin ($2 \cdot 10^{-7}$ bis $2 \cdot 10^{-6}$ g/ml) durch Mn^{++} in einer Konzentration (0,1 mM), die die Wirkung von Adrenalin und Theophyllin signifikant abschwächt, bei allen untersuchten $[Ca^{2+}]_e$ nicht beeinflußt. Höhere Mn^{++}-Dosen (0,35 bis

2,25 mM je nach $[Ca^{2+}]_e$), die die Kontraktionsamplitude der Vorhöfe um etwa $50^0/_0$ verminderten, führten nur bei 0,45 mM $[Ca^{2+}]$ zu einer geringen Hemmung, bei 1,8 mM $[Ca^{2+}]$ zu keiner Änderung und bei 7,2 mmol $[Ca^{2+}]$ zu einer Verstärkung der Digitoxigeninwirkung. — Da Mn^{++} den Einstrom von Ca-Ionen, der am Herzen zum depolarisierenden Membranstrom beiträgt, selektiv unterdrückt [1], kann aus den Versuchsergebnissen geschlossen werden, daß die positiv inotrope Wirkung von Adrenalin und Theophyllin, nicht aber von Digitoxigenin über eine Zunahme des Ca-Einstroms während der Erregung zustande kommen könnte.

Literatur
1. ROUGIER, O., G. VASSORT, D. GARNIER, Y.-M. GARGOUIL et E. CORABOEUF: C. R. Acad. Sci. (Paris) **266**, 802 (1968).

TH. MEINERTZ, Pharmakologisches Institut der Universität
6500 Mainz, Langenbeckstraße 1

Differenzierte Wirkung einiger Pharmaka auf die Kontraktionskraft und die maximale Geschwindigkeit des Druckanstieges bzw. der Spannungsentwicklung isolierter Herzpräparate
Differential Effect of Various Drugs on the Force of Contraction and the Velocity of Rise of Pressure or Tension in Isolated Hearts

P. MELLINGHOFF, K. GREEFF, E. SCHLIEPER und K. WIRTH

Methodik. Meerschweinchenherzen wurden nach LANGENDORFF mit Tyrodelösung perfundiert (37°C, 50 cm H_2O). Nach Eröffnung des linken Vorhofes wurde in den linken Ventrikel ein mit Wasser gefüllter Ballon eingeführt, der über einen Stahlkatheter an ein Statham-Element angeschlossen war; die Injektion erfolgte in die zuführende Tyrode. Spontan schlagende linke *Vorhofpräparate* wurden in 100 ml Tyrode bei 30°C suspendiert und an Dehnungsmeßstreifen angeschlossen. Die Registrierung erfolgte über Elektromanometer bzw. elektronische Differenzierverstärker (DP 1 der Fa. Schubart) auf einem Hellige-Direktschreiber.
1. An 25, nach LANGENDORFF *perfundierten Meerschweinchenherzen* betrug der systolische Spitzendruck 33,9 ± 1,6 mm Hg und die maximale Druckanstiegsgeschwindigkeit $(dp/dt$ max.) 313 ± 17 mm Hg/sec $(\bar{x} \pm s_{\bar{x}})$. Noradrenalin und Histamin steigern dp/dt max. prozentual stärker als den systolischen Spitzendruck, während Digitoxigenin und $CaCl_2$ beide Werte gleich stark erhöhen. Der aus beiden Größen gebildete Quotient liegt für Noradrenalin und Histamin um 0,5, für Digitoxigenin und $CaCl_2$ über 1,0 (Tabelle).
2. An 53 *Vorhofpräparaten* betrug die Kontraktionskraft 694,2 ± 29,7 mg und die maximale Geschwindigkeit der Spannungsentwicklung $(dT/dt$ max.) 12,68 ± 0,71 g/sec. Der in Analogie zu der Tabelle errechnete

Tabelle. *Versuche am isolierten, nach Langendorff perfundierten Meerschweinchenherzen*

	μg	a systolischer Spitzendruck $\Delta\%$	b dp/dt max. $\Delta\%$	Q a/b	Frequenz $\Delta\%$
Noradrenalin	0,025	69,2 ± 8,1	99,1 ± 11,1	0,69 ± 0,04	2,2 ± 0,6
	0,05	101,8 ± 17,4	161,4 ± 29,8	0,63 ± 0,07	3,0 ± 0,8
	0,1	102,0 ± 19,8	184,6 ± 33,5	0,55 ± 0,06	6,7 ± 1,6
Histamin	0,25	59,2 ± 10,1	103,0 ± 15,4	0,57 ± 0,05	3,0 ± 0,8
	0,5	75,2 ± 10,6	148,5 ± 17,8	0,51 ± 0,06	10,4 ± 1,8
	1,0	86,7 ± 13,2	236,7 ± 37,5	0,36 ± 0,05	10,2 ± 1,4
Calcium- chlorid	200,0	62,0 ± 8,5	57,0 ± 8,5	1,08 ± 0,06	0,6 ± 0,4
	500,0	138,4 ± 15,4	114,4 ± 15,6	1,21 ± 0,14	2,4 ± 0,7
Digitoxigenin	8,0	37,0 ± 5,5	30,8 ± 7,0	1,20 ± 0,14	−1,8 ± 0,5
	12,0	59,7 ± 4,7	53,6 ± 4,3	1,11 ± 0,14	−1,2 ± 0,5

Quotient aus $\Delta\%$ Kontraktionskraft: $\Delta\%$ dT/dt ergab für Isoproterenol (2,5; 5 und $10 \cdot 10^{-9}$ g/ml) 0,76; 0,62 bzw. 0,55, für Noradrenalin ($3 \cdot 10^{-8}$ g/ml) 0,55, für Histamin ($4 \cdot 10^{-7}$ g/ml) 0,73, während dieser Quotient für Digitoxigenin ($3 \cdot 10^{-7}$ g/ml und $5 \cdot 10^{-7}$ g/ml) mit 0,98 und 1,03, bei Erhöhung der Ca^{++}-Konzentration (von 3,6 auf 4,5; 5,4 und 7,2 mval) mit 1,01; 0,96 und 0,98 und bei Verminderung der K^+-Konzentration (von 2,68 auf 1,34 und 0,67 mval) mit 1,24 und 1,05 signifikant höher war.

Zusammenfassung. Nach unseren Versuchen erhöhen die biogenen Amine bevorzugt die Geschwindigkeit des Druckanstieges bzw. der Spannungsentwicklung. Im Gegensatz hierzu erhöhen Digitoxigenin, Calciumchlorid oder K^+-Entzug dp/dt bzw. dT/dt max. prozentual nur ebenso stark wie den systolischen Spitzendruck bzw. die Kontraktionskraft. Der beobachtete pharmakodynamische Unterschied spricht für einen verschiedenen Wirkungsmechanismus und ist geeignet, cardenolidähnliche von noradrenalinähnliche Wirkungen zu unterscheiden.

Prof. Dr. med. K. GREEFF, Pharmakologisches Institut der Universität
4000 Düsseldorf, Moorenstr. 5

Der Einfluß von Natriummangel auf den experimentell renalen Hochdruck und die Reninaktivität bei der Ratte
Effect of Sodium Depletion on Experimental Renal Hypertension and the Renin Activity in the Rat

L. MIKSCHE und F. GROSS

Bei männlichen Sprague-Dawley-Ratten (SIV 50) wurde die linke Nierenarterie gedrosselt. Gruppe I erhielt nach der Drosselung 4 Wochen lang

Standardfutter (Sniff), dann 2 Wochen eine natriumarme Diät (0,011%
Na) und anschließend wieder Standardfutter. Gruppe II erhielt unmittelbar nach der Drosselung 3 Wochen lang natriumarme Diät und danach Standardfutter. Als Kontrollen dienten Ratten mit gedrosselter Nierenarterie, die während der Diätperiode das gleiche Futter wie die Versuchstiere, jedoch mit Zusatz von 0,6% NaCl, erhielten. Trinkflüssigkeit für alle Tiere war demineralisiertes Wasser. Die Ratten in Gruppe I entwickelten unter Standardfutter innerhalb von 3 Wochen einen systolischen Druck von 180 ± 4 mm Hg. Nach Umsetzen auf natriumarme Diät fiel der Blutdruck innerhalb von 1 Woche auf 120 ± 6 mm Hg systolisch und blieb während der Dauer der natriumarmen Ernährung auf diesem Wert. Nach Umsetzen auf Standardfutter stieg der Druck wieder auf gleichhohe Werte wie vor dem Natriumentzug (185 ± 5 mm Hg). In Gruppe II entwickelte sich bei den natriumarm ernährten Tieren kein Hochdruck. Erst nach Umsetzen auf Standardfutter kam es im Verlauf von 3 Wochen zum Anstieg des systolischen Drucks auf 170 ± 6 mm Hg. Bei den Kontrollen entwickelte sich in beiden Versuchen unabhängig vom Futter ein Hochdruck von 174 ± 4 bzw. 175 ± 5 mm Hg systolisch. Die Reninaktivität in den Nieren mit gedrosselter Arterie war mit Werten um 100 µg Angiotensin II/g Niere auf das Doppelte der Norm erhöht und in den kontralateralen Nieren auf $2-5$ µg Angiotensin II/g Niere vermindert. Hierbei bestand kein Unterschied zwischen den Tieren unter natriumarmer Diät, denen unter normaler Natriumzufuhr und den Kontrollen. Die nach [1] bestimmte Reninaktivität im Plasma war im Natriummangel mit 1250 ± 310 ng Angiotensin II/ml Plasma sehr stark erhöht und zeigte bei ausreichender Natriumzufuhr und bestehendem Hochdruck mit 251 ± 25 ng Angiotensin II/ml Plasma eine signifikante Erhöhung gegenüber Normaltieren (170 ± 14 ng/ml). Der Anstieg der Plasmareninaktivität im Natriummangel entspricht den bei Normotonie [2] erhobenen Befunden. Im Gegensatz zu den Befunden anderer Autoren [3] läßt sich somit durch eine natriumarme Diät ein bestehender renaler Hochdruck bei der Ratte senken oder in seiner Entwicklung verhindern.

Literatur
1. BOUCHER, R., J. MENARD, and J. GENEST: Canad. J. Physiol. **45**, 881 (1967).
2. GROSS, F., H. BRUNNER, and M. ZIEGLER: Recent Progr. Hormone Res. **21**, 119 (1965).
3. REDLEAF, P. D., and L. TOBIAN: Circulat. Res. **6**, 343 (1958).

Prof. Dr. F. GROSS, Pharmakologisches Institut der Universität
6900 Heidelberg, Hauptstraße 47—51

Wirkung eines Insulinmangels auf die Ausscheidung gallepflichtiger Substanzen
The Effect of Insulin Deficiency on the Excretion of Substances which Must be Excreted by the Liver

B. MÜLLER-OERLINGHAUSEN und G. SCHINKE

Wird bei Ratten durch intraperitoneale Injektion insulinbindender Antikörper (AIS = Anti-Insulin-Serum) ein akuter Insulinmangel ausgelöst, so ist die Glucuronidsynthese in vitro durch inkubiertes Lebergewebe solcher Tiere um ca. 50% gegenüber Kontrollwerten vermindert. Der Grund für diese Störung ist darin zu sehen, daß das Angebot an UDP-Glucuronsäure in der Leber um etwa den gleichen Betrag gesenkt ist. Injiziert man AIS-diabetischen Ratten 5 mg/kg freies Bilirubin, so ist die Ausscheidung von Bilirubinglucuronid in der Galle nur innerhalb der folgenden 20 min vermindert. Bei einer i.v. Dauerbelastung mit Bilirubin, 10 Std nach der Injektion von AIS, war jedoch das biliäre Transportmaximum für Bilirubin hochsignifikant von 71,8 auf 41,8 µg/100 g Körpergewicht/min herabgesetzt. Gleichzeitig war der Gallefluß, der normalerweise im Mittel 74,5 µl/100 g/10 min beträgt (bei 37°C Körpertemperatur) auf 36,6 µl/100 g/10 min gesenkt. — Ähnliche Befunde ließen sich auch bei der Perfusion der Lebern von AIS-diabetischen Ratten erhalten; hierbei betrug die Bilirubinausscheidung nur 15% der Normalwerte, der Gallefluß war unter diesen Bedingungen ebenfalls vermindert. Die maximale biliäre Exkretionsrate für i.v. infundiertes Indocyangrün („Cardiogreen"), das unverändert ausgeschieden wird, und für Bilirubinglucuronid, das in Form verdünnter Galle gegeben wurde, war dagegen bei AIS-diabetischen und bei nur mit Kontrollserum behandelten Tieren gleich. Das spricht dafür, daß die beobachtete Störung der Bilirubinausscheidung im Insulinmangel in ursächlichem Zusammenhang mit der Verminderung der Konjugationsleistung des Lebergewebes steht.

Dr. B. MÜLLER-OERLINGHAUSEN, Pharmakologisches Institut der Universität 3400 Göttingen, Geiststraße 9

Förderung und Hemmung stimulierender Amphetamineffekte durch Pharmaka mit zentraldämpfenden Eigenschaften
Enhancement and Inhibition of Stimulating Amphetamin-Effects by Central Depressants

H. MÜLLER und W. SCHOETENSACK

Verglichen wurde der Einfluß von Chlorpromazin (CPZ), Vinylbital (Vib = 5-Vinyl-5-(1-methylbutyl)-barbitursäure], Meprobamat (Mb), Chlordiazepoxyd (CDZ), Diazepam (DZ) und Nitrazepam (NZ) auf verschiedene, durch Amphetamin hervorgerufene Erregungsphänomene. CPZ hemmte das Zwangsnagen der Ratte nach 10 mg/kg i.v. D-Amphetaminsulfat (ED_{50} 2 mg/kg) und setzte die durch gruppenweises Zusammensetzen von Mäusen erhöhte Amphetamintoxicität herab (6 mg/kg CPZ i.p. von 5,8 auf 55 mg/kg i.p.); die übrigen Substanzen hatten auch in Dosen, die bereits voll sedativ und hypnotisch wirkten, in beiden Versuchsanordnungen keinen nennenswerten Effekt. Die Aktivität von Mäusen, die für 90 min einzeln in Laufräder gesetzt wurden, war mit und ohne Amphetaminvorbehandlung (5 mg/kg D-Amphetaminsulfat oral) annähernd gleich und wurde durch CPZ auch im gleichen Umfang gehemmt. Im Gegensatz zu CPZ steigerten Vib und die Benzdiazepine in einem begrenzten Dosenbereich die Laufaktivität der mit Amphetamin vorbehandelten Tiere. Maximale Steigerung durch mg/kg i.p.: 25 Vib (65%), 1,25 DZ (124%), 12 NZ (37%); diese drei Substanzen beeinflußten bis 45 bzw. 25 mg/kg i.p. die Aktivität unvorbehandelter Tiere nicht, oder hemmten sie. Der Einfluß von Vib in Kombination mit Amphetamin auf die Aktivität der Maus im Laufrad entspricht den zahlreichen in der Literatur beschriebenen Wirkungen von Amphetamin-Barbituratgemischen, der von CDZ + Amphetamin stimmt mit Beobachtungen von RUSHTON u. STEINBERG [1] am Orientierungstrieb der Ratte überein. — 5 mg/kg D-Amphetaminsulfat steigerten die Motilität von Mäusen in sog. Lichtschrankenkäfigen (4 Tiere je Käfig) 30 min nach Versuchsbeginn (45 min nach oraler Gabe) um das Fünffache. Dieser stimulierende Amphetamineffekt ließ sich im Gegensatz zu Chlorpromazin durch die übrigen fünf Verbindungen verstärken, wobei die drei Benzdiazepine ungleich stärker als Vib und Mb wirkten. Die maximale Aktivitätssteigerung durch 6 mg/kg CDZ und 12 mg/kg i.p. DZ + Amphetamin trat 30 min nach Versuchsbeginn, d. h. zum Zeitpunkt der maximalen Amphetaminwirkung auf. Diese wurde durch CDZ und DZ 3- bzw. 2fach gesteigert. Höhere CDZ- und DZ-Dosen wirkten in Kombination mit Amphetamin zunehmend tödlich. Während die Wirkung der beiden Kombinationen annähernd parallel zu der von Amphetamin nachließ, stieg nach Gabe von NZ die Motilität der mit Amphetamin behandelten Tiere erst 1 Std nach Versuchsbeginn an. Die Steigerung erreichte absolut nicht das Maximum wie nach Gabe von CDZ oder DZ + Amphetamin, hielt jedoch wesentlich länger an und übertraf von der 2.—4. Std den maximal durch Amphetamin auslösbaren Effekt. Allein verabreicht hemmten die geprüften Dosen von Vib, Mb und von den drei Benzdiazepinen, innerhalb der Zeitspanne in der sie den motilitätssteigernden Effekt von Amphetamin förderten, die Spontanmotilität der Mäuse.

Die vorliegenden Beobachtungen, wonach besonders Sedativa im Gegensatz zu CPZ und auch anderen geprüften Neuroleptica stimulierende

Amphetamineffekte ausgeprägt fördern können, ist nicht nur im Hinblick auf die Anwendung entsprechender Kombinationen am Menschen, sondern auch für die pharmakologische Differenzierung zentraldämpfender Substanzen von Interesse.

Literatur

1. RUSHTON, R., and H. STEINBERG: Nature (Lond.) 211, 1312 (1966).

Dr. W. SCHOETENSACK, BYK-Gulden Lomberg, Chemische Fabrik GmbH
7750 Konstanz

Zur Bildung hydroxylierter Zwischenprodukte bei der mikrosomalen Fremdstoffoxydation*
On the Possible Formation of Hydroxylated Intermediates during Microsomal Drug Oxidation

K. J. NETTER

Die oxydative Abspaltung von O-Methylgruppen ist eine häufig anzutreffende Arzneimittelabbaureaktion. Als Beispiel für diesen Reaktionstyp diente uns die Demethylierung von p-substituierten Anisolen. Als instabiles Zwischenprodukt dieser Reaktion wurde schon lange eine $C_6H_5-O-CH_2OH$-Gruppierung angenommen und 1965 von RENSON et al. [1] wahrscheinlich gemacht durch O^{18}-Einbauversuche an p-Methoxyacetanilid. Wenn diese Vorstellung richtig ist, muß das Ausmaß der Abspaltung der Hydroxymethylgruppe als Formaldehyd von den Elektronen-aufnehmenden oder -abgebenden Eigenschaften eventueller p-Substituenten des Benzolrings abhängen: p-Nitroanisol muß Formaldehyd verlieren, während sich bei p-Methylanisol durch Einwanderung der Methylolgruppe in den Ring statt dessen ein Phenolalkohol bilden muß. Voraussetzung hierfür ist, daß überhaupt Sauerstoff in das Molekül aufgenommen wird.

Daher haben wir zunächst bei beiden Substraten die O_2-Aufnahme polarographisch gemessen und festgestellt, daß sie oxydiert werden. Der gegenüber substratfreien Kontrollen registrierte Mehrverbrauch an Sauerstoff ist abhängig von der Substratkonzentration: In einem entsprechenden $1/v - 1/[S]$-Diagramm ergibt sich eine Gerade. Die Michaelis-Konstante für p-Nitroanisol stimmt mit ca. $0,6 \cdot 10^{-4}$ genau mit der früher optisch durch Messung der p-Nitrophenolbildung ermittelten überein.

Nach Klärung dieser Voraussetzung ergab die Messung des nach vollständigem Verbrauch des gelösten Sauerstoffs im Suspensionsmedium aufgefundenen Formaldehyds, daß bei p-Nitroanisol eine dem aufgenom-

---
* Mit Unterstützung durch die Deutsche Forschungsgemeinschaft, Bad Godesberg.

menen Sauerstoff äquivalente Menge an Formaldehyd gebildet wird, während bei p-Methylanisol kein Formaldehyd nachweisbar ist. Diese Befunde scheinen den zu Beginn angenommenen Einfluß der beiden para-Substituenten auf die Abspaltung der intermediär gebildeten Hydroxymethylgruppe als Formaldehyd zu bestätigen.

Literatur

1. RENSON, J., H. WEISSBACH, and S. UDENFRIEND: Mol. Pharmacol. 1, 145 (1965).

Prof. Dr. K. J. NETTER, Pharmakologisches Institut der Universität
Abteilung für Chemische Pharmakologie
6500 Mainz, Langenbeckstraße 1

Geschlechtsspezifische Unterschiede des Arzneimittelabbaues bei Mäusen
Sex Dependant Differences in Drug Metabolism in Mice

J. NOORDHOEK und CHR. L. RÜMKE

Bei weiblichen Mäusen dauert die Hexobarbitalnarkose kürzer an als bei männlichen. Voraussetzung dafür ist ein Mindestalter von 7 Wochen [1]. In Experimenten mit 9000 g Lebersupernatant wurde beobachtet, daß weibliche Mäuse Hexobarbital in vitro schneller abbauen als männliche. Durch Orchektomie werden diese Differenzen in der Abbaugeschwindigkeit aufgehoben; Ovarektomie ist ohne nachweisbaren Einfluß. Bei einigen Stämmen waren die beiden erwähnten Unterschiede nicht nachweisbar.
Eine zweiwöchige Vorbehandlung mit Testosteronpropionat, (2,5 mg in 0,1 ml Olivenöl) zweimal pro Woche subcutan verabreicht, verzögert bei weiblichen Mäusen den in vitro Abbau von Hexobarbital, nicht aber bei männlichen Tieren. Entsprechende Einflüsse auf die Dauer der Hexobarbitalnarkose wurden ebenfalls beobachtet. Wahrscheinlich entstehen also die oben erwähnten Unterschiede durch Einwirkung von endogenem Testosteron auf Enzyme, die Hexobarbital abbauen.
In Voruntersuchungen wurde festgestellt, daß die Mikrosomenfraktion von Lebern weiblicher Mäuse mehr Cytochrom P-450 pro Milligramm Protein enthält als diejenige männlicher Tiere. Mit derselben Methode fanden REMMER u. Mitarb. [2] bei männlichen Ratten mehr Cytochrom P-450 als bei weiblichen.
Die Demethylierung von Monomethyl-4-Aminoantipyrin in 9000 g Lebersupernatant erfolgt bei männlichen Mäusen schneller als bei weiblichen, auch bei Stämmen, die keinen geschlechtsspezifischen Unterschied in der Hexobarbitalhydroxylierung zeigen. Anscheinend sind bei Mäusen nicht

dieselben Prozesse maßgebend für die Geschwindigkeiten dieser Hydroxylierung und Demethylierung.

Literatur
1. RÜMKE, CHR. L.: Arzneimittel-Forsch. 18, 60 (1968).
2. SCHENKMAN, J. B., I. FREY, H. REMMER, and R. W. ESTABROOK: Mol. Pharmacol. 3, 516 (1967).

J. NOORDHOEK und CHR. L. RÜMKE, Pharmakologisches Inst. der Freien Universität Amsterdam, Postbox 7161, Niederlande

Kreislauf und Atmung bei Blausäurevergiftung und Therapie mit Ferrihämoglobinbildnern und Kobaltverbindungen
Circulation and Respiration in Cyanide Poisoning and its Therapy with Ferrihemoglobin Forming and Cobalt Containing Agents

H. OFFTERDINGER und N. WEGER

Wurden Katzen in flacher Chloralose-Narkose 4 bzw. 8 mg KCN/kg in 2 min i.v. infundiert, so fielen Atemfrequenz, Blutdruck, Pulsfrequenz und Strömung in der A. femoralis rasch ab. In der A. carotis stieg die Strömung zunächst über den Ausgangswert an und sank danach schnell ab.
4-Dimethylamino-phenol-HCl (I), 2,5 mg/kg sofort nach Infusion von 8 mg KCN/kg i.v. injiziert, bewirkte eine schnelle Zunahme der bereits verminderten Strömung in der A. carotis und des Blutdruckes über die Ausgangswerte. Alle übrigen Parameter kehrten im Laufe von 10 bis 15 min in die Nähe der Ausgangswerte zurück.
$NaNO_2$ (II), 15 mg/kg i.v., konnte — von einer Ausnahme abgesehen — unter gleichen Bedingungen die tödliche Lähmung der Atmung nicht verhindern. Blutdruck, Strömungen und Pulsfrequenz fielen unaufhaltbar ab.
Hydroxocobalamin (III), 250 mg/kg i.v., CO_2 EDTA (IV), 30 mg/kg i.v. und Kobalt-Histidin (V), 30 mg/kg i.v., unmittelbar nach Vergiftung mit 8 mg/KCN/kg, wirkten zunächst ähnlich wie I auf Kreislauf und Atmung. Doch schon 10 min später begannen Blutdruck und Strömung in der A. carotis zu sinken, und es starben bei Behandlung mit III 2 von 3, mit IV 3 von 4 und mit V alle von 6 Katzen. III, IV und V minderten in den genannten Dosen auch ohne vorherige KCN-Vergiftung die Strömung in der A. carotis erheblich. Ein ursächlicher Zusammenhang zwischen dieser Wirkung und dem unzulänglichen Erfolg der therapeutischen Anwendung von Kobaltverbindungen ist wahrscheinlich.

Dr. N. WEGER, Pharmakologisches Institut der Universität
8000 München 15, Nußbaumstraße 26

Kinetische Untersuchungen über die Protektion der Acetylcholinesterase vor der Diisopropylfluorophosphat-Vergiftung durch Alkan-bis-ammonium- und Alkan-bis-amino-Verbindungen

Kinetics of the Protective Action of Alkane-bis-ammonium- and Alkane-bis-amino-compounds against the Diisopropylphosphofluoridate Intoxication of Acetylcholinesterase

F. K. Ohnesorge und H. D. Tonner

Bestimmte Alkan-bis-ammonium-Verbindungen und entsprechend gebaute tertiäre Derivate verlangsamen konzentrationsabhängig die Diisopropylfluorophosphat-(DFP)-Vergiftung der Acetylcholinesterase (AChE, Acetylcholin-acetylhydrolase E.C. 3.1.1.7.). Um Aufschluß über den Mechanismus dieser Protektion zu erhalten, wird die Wirkung von drei typischen Derivaten auf die Acetylcholin-Hydrolyse und auf die DFP-Inaktivierung der AChE vergleichend kinetisch analysiert. Es ergibt sich:

1. Die untersuchten Verbindungen sind selbst reversible Hemmstoffe der AChE vorwiegend nichtkompetitiven Charakters.
2. Verlängerung der aliphatischen Zwischenkette und Vergrößerung der Substituenten an den kationischen Stickstoffatomen verstärkt ihre hemmende Eigenschaften aber auch ihre protektische Wirksamkeit gegenüber der DFP-Hemmung der AChE.
3. Das Verhältnis zwischen diesen Effekten ist bei den drei Derivaten unterschiedlich.

Aufgrund der chemischen Konstitution der Substanzen und ihres kinetischen Verhaltens kann der Schutz der AChE vor der DFP-Vergiftung nur über die Besetzung zusätzlicher anionischer Bindungsstellen des Enzyms erfolgen, die nicht mit den aktiven Zentren identisch sind. Für den molekularen Wirkungsmechanismus des DFP wird gefolgert, daß das DFP nicht — wie bisher angenommen — in *einem* Reaktionsschritt das esteratische Zentrum der AChE phosphoryliert, sondern daß es zunächst angelagert und erst in einem zweiten Reaktionsschritt auf das esteratische Zentrum übertragen wird. — Ob die untersuchten Substanzen mit der Anlagerungs- oder mit der Umlagerungsreaktion interferieren, ist noch unklar.

H. D. Tonner, Institut für Pharmakologie
2300 Kiel, Hospitalstraße 4—6

Einfluß von Aldehyden auf Desaminierung und Konjugation von 5-Hydroxytryptamin in der perfundierten Froschleber
Influence of Aldehyds on the Deamination and Conjugation of 5-Hydroxytryptamine in the Perfused Frog Liver

A. ORTIZ* und K. SOEHRING

In früheren Untersuchungen, über die JOFRE DE BREYER et al. [1—2] an dieser Stelle vorgetragen haben, konnte an Leberhomogenaten und -schnitten von Ratten der Nachweis geführt werden, daß niedrige aliphatische Alkohole und Aldehyde (C_1-C_4) die oxydative Desaminierung von Serotonin (5-HT) hemmen, während sie die Bildung konjugierter 5-HT-Metaboliten estimulieren. — Nachdem in noch unveröffentlichten Untersuchungen mit DONAK (1968) die Brauchbarkeit der durchströmten Froschleber (Rana esculenta) nach FROHLICH u. PLATTNER für Stoffwechseluntersuchungen dieser Art gezeigt werden konnte, wurden in der vorliegenden Arbeit die Wirkungen von Formaldehyd, Acetaldehyd und Propionaldehyd auf den 5-HT-Stoffwechsel geprüft. 5-HT, 5-Hydroxyindolessigsäure (5-HIES) wurden nach UDENFRIEND et al. [3—4], 5-HT-O-Sulfat und 5-HT-O-Glucuronid nach JOFRE DE BREYER u. SOEHRING [1] im Leberhomogenat und in der Perfusionsflüssigkeit bestimmt.

Das *Homogenat* nicht durchströmter Lebern enthält keine 5-HIES, dagegen sind 5-HT und die Konjugate nachweisbar. Durchströmung mit 28,3 µM 5-HT über 5 Std läßt 5-HIES im Homogenat erscheinen, während die Konjugate quantitativ vermindert werden. Unter den genannten Aldehyden — Konzentrationen 1,6—22,6 mM — bei gleichzeitiger 5-HT-Durchströmung kehrt sich das Bild um: 5-HIES wird im Vergleich zu den Kontrollen weniger gebildet, während O-Sulfat und O-Glucuronid wieder zunehmen.

Im *Perfusat* steigt unter der Aldehydwirkung die freie 5-HT-Fraktion an, während die 5-HIES-Bildung vermindert ist; der Anteil der konjugierten Fraktionen steigt gleichzeitig. Alle Effekte sind konzentrationsabhängig. Die Wirkung nimmt von Acetaldehyd über Propionaldehyd zum Formaldehyd zu; schon sehr kleine Konzentrationen Formaldehyd (3,3 mM) hemmen die 5-HIES-Bildung völlig.

Die beobachteten Effekte werden als „unspezifische" Hemmung der beteiligten Fermente gedeutet.

Die perfundierte Froschleber hat sich als ein zuverlässiges und billiges Präparat für derartige Stoffwechseluntersuchungen erwiesen.

Literatur
1. JOFRE DE BREYER, I. J., A. ORTIZ u. K. SOEHRING: Soc. Argent. Pharmacol. Exptl. Reunion de Comunicaciones Cientificas. Resumenes, p. 3 (1968).
2. — — — Arzneimittel-Forsch. 5, 604 (1968).

* Stipendiat der Alexander von Humboldt-Stiftung.

3. UDENFRIEND, S., H. WEISSBACH, and C. T. CLARK: J. biol. Chem. **215**, 337 (1955).
4. — — E. TITUS, and H. WEISSBACH: J. biol. Chem. **216**, 499 (1955).

Prof. Dr. med. K. SOEHRING, Pharmakologisches Institut der Universität 2000 Hamburg 20, Martinistraße 52

Die Wirkung von Hydralazin und Dihydralazin sowie anderer blutdrucksenkender Pharmaka auf Wasseraufnahme und -abgabe bei Ratten

Influence of Hydralazine, Dihydralazine and Other Blood Pressure Lowering Drugs on the Water Balance of Rats

B. PESKAR, S. LEODOLTER und G. HERTTING

LEHR u. Mitarb. [3] konnten zeigen, daß Isoproterenol, ein β-Mimeticum, bei Ratten zum Trinken bei gleichzeitiger Antidiurese und Metaraminol, ein α-Mimeticum, zu einer gesteigerten Harnausscheidung führte. In unseren Versuchen bewirkte die i.m. Gabe sowohl der β-Mimetica Nylidrin (10 mg/kg) bzw. Isoxsuprin (10 mg/kg) und der α-Blocker Phentolamin (5—10 mg/kg) und Phenoxybenzamin (10 mg/kg) als auch der direkt an der Gefäßmuskulatur angreifenden Vasodilatantien Hydralazin und Dihydralazin (5—20 mg/kg) ein dosisabhängiges, signifikant gesteigertes Trinken und zugleich eine 2—3 Std anhaltende Antidiurese. Erst 6 bis 7 Std nach der Injektion war die Flüssigkeitsbilanz wieder ausgeglichen. Propranolol (1 mg/kg) hemmte das durch alle erwähnten Pharmaka induzierte Trinken. Das durch Hydrazinophthalazine ausgelöste Trinken konnte durch Bretylium (20 mg/kg) oder Guanethidin (20 mg/kg) gesteigert werden. Beide Substanzen verursachten, allein gegeben, weder Trinken noch Antidiurese. Auch Regitin, in einer Dosis verabreicht, die selbst nur eine zweistündige Antidiurese, aber kein Trinken zur Folge hatte, vermehrte die Trinkmenge nach den Hydrazinophthalazinen. Bestimmungen des Plasmavolumens ergaben, daß die getrunkene und, wie wir uns überzeugen konnten, auch resorbierte Wassermenge nur kurz in der Blutbahn verbleibt.

Unsere Befunde werden nun wie folgt interpretiert: Durch die Erweiterung der Widerstandsgefäße kommt es, durch eine Erhöhung des hydrostatischen Druckes in den Capillaren, zu einem Flüssigkeitsausstrom aus der Blutbahn. Für einen solchen Mechanismus sprechen auch die Ergebnisse von ÅBLAD [1]. Dadurch werden die Volumsreceptoren, die wahrscheinlich im Niederdrucksystem liegen, erregt und lösen reflektorisch Trinken und Antidiurese aus. Die Hemmung der durch die Blutdrucksenkung ausgelösten sympathischen Gegenregulation durch Bretylium an Herz und Gefäßen, durch Regitin nur an den letzteren, vermehrt den Flüssigkeitsausstrom aus den Capillaren, was durch eine Erhöhung der

Trinkmenge zu kompensieren versucht wird. Demgegenüber [2] verstärkt eine Blockade der β-Receptoren den reflektorisch erhöhten Vasoconstrictortonus, was zu einer Normalisierung des Blutdruckes führt.

Literatur
1. ÅBLAD, B.: Acta pharmacol. (Kbh.) **20**, Suppl. 1 (1963).
2. BRUNNER, H., P. R. HEDWALL, and M. MEIER: Experientia (Basel) **21**, 231 (1965).
3. LEHR, D., J. MALLOW, and M. KRUKOWSKI: J. Pharmacol. exp. Ther. **158**, 150 (1967).

Doz. Dr. G. HERTTING, Pharmakologisches Institut der Universität
A-1090 Wien, Währinger Straße 13a, Österreich

Einfluß von herz- und gefäßwirksamen Substanzen auf die Aktivität der Phosphodiesterase
Influence of Cardio- and Vasoactive Substances on Phosphodiesterase Activity

G. PÖCH, H. JUAN und W. R. KUKOVETZ

Die Aktivität der 3′,5′-AMP-spaltenden Phosphodiesterase (PDE) wurde in vitro aufgrund der Abnahme von ^{14}C-markiertem Substrat (1 bzw. $0{,}5 \cdot 10^{-4}$ M) nach quantitativer Abtrennung des Produktes (^{14}C-5′-AMP) durch Präcipitation mit Ba(OH)$_2$ und ZnSO$_4$ bestimmt. Die Inkubation erfolgte bei 37°C für 30 min mit $9{,}6 \cdot 10^{-2}$ M Tris-HCl, $3 \cdot 10^{-3}$ M Mg-Acetat, $0{,}9 \cdot 10^{-3}$ M 5′-AMP bei pH 7,5. Ähnlich wie die gereinigte PDE aus Rinderherz zeigten die 2000 $\times$ g Überstände von Myokard- und auch von Coronararterienhomogenanten (KH) frischer Rinderherzen pH-Optima bei 7,5 sowie eine ähnliche Beeinflussung durch die untersuchten Substanzen, von denen die *Spasmolytica* Papaverin und Eupaverin die stärkste Hemmwirkung zeigten ($K_i = 5{,}6$ bzw. $7 \cdot 10^{-6}$ M am Überstand von KH. Unwirksam (bis $2 \cdot 10^{-3}$ M) waren dagegen außer den Katecholaminen die β-sympathomimetisch wirkenden Stoffe Tetrahydropapaverolin und Octinum D, das atropinartig wirkende Butylscopolamin, Atropin selbst sowie Natriumnitrit. Alle untersuchten *Coronardilatatoren* hemmten die PDE kompetitiv, und zwar mit K_i-Werten um 10^{-5} M (Dipyridamol, Hexobendin), 10^{-4} M (Prenylamin, Iproveratril) und 10^{-3} M (Etafenon, Carbochromen, Oxyfedrin). Die Unterschiede zwischen den K_i-Werten (PDE-Hemmung) von Dipyridamol, Hexobendin, Iproveratril und Carbochromen waren ähnlich wie die Unterschiede zwischen den für gleiche Coronarwirksamkeit benötigten Dosen am narkotisierten Hund [1]. Da Papaverin an Meerschweinchenlangendorffherzen die Contractilität nicht eindeutig steigerte, aber auch die PDE-Aktivität des

Myokards nicht hemmte, könnte die geringe oder fehlende positiv inotrope Wirkung dieser PDE-Hemmstoffe dadurch bedingt sein, daß sie die Herzmuskelzellmembran vielleicht schwerer durchdringen, als die Membran der glatten Gefäßmuskelzelle.

Literatur
1. KRAUPP, O., E. WOLNER, u. J. SUKO: Naunyn-Schmiedebergs Arch. Pharmak. exp. Path. 254, 431 (1966).

Dr. G. PÖCH, Pharmakologisches Institut der Universität
A-8010 Graz, Österreich

Die Entwicklung der Darstellungsweisen pharmakologischen Wissens
The Development in the Means of Presentation of Pharmacology

R. POREP

In Betrachtungen der Entwicklung der Pharmakologie (wie auch der Physiologie) wird in der Regel nur der Fortschritt der Methodik gewürdigt, die Entwicklung der Darstellungsweisen gewonnener Ergebnisse dagegen vernachlässigt.

Die früheste, ausschließlich qualitative Phase der Pharmakologie kommt mit der rein verbalen Darstellungsweise aus. Mit der Überwindung der spekulativen Medizin der Romantik ab ca. 1840 dringen Maß und Zahl in die sich als selbständiges, naturwissenschaftlich gegründetes Fach emanzipierende Pharmakologie ein. 1849 stellt BUCHHEIM ein bereits umfangreiches, experimentell gewonnenes Zahlenmaterial in Tabellen zusammen. Erst nach der Einführung der Kymographion-Registrierkurve durch LUDWIG (1847) lernt man, auch direkt von der Meßapparatur abgelesene Werte durch von Hand gezeichnete Kurven graphisch darzustellen. Früheste Beispiele für graphische Darstellungen und auch für die Anwendung statistischer Rechenverfahren findet man in der Pharmakologie bei FALCK, 1852.

Die Dosis-Wirkungskurve wird ab 1915 gebräuchlich (KISSKALT), die log. Dosisskala als Abszisse führen KROGH u. HEMMINGSEN 1926 ein. Für die in den zwanziger Jahren beginnende Suche nach biologischen Standards für hochwirksame nicht rein darstellbare Substanzen bedeutet die mathematische Formulierung der Versuchsergebnisse einen grundlegenden Vorteil. Die mathematische Formelsprache gestattet eine starke Verdichtung der Information. In der Pharmakokinetik, der Domäne ihrer Anwendung, ist sie besonders durch CLARK u. GADDUM seit 1937 und ARIËNS seit 1954 das allein adäquate Ausdrucksmittel geworden.

Dr. R. POREP, Institut für Pharmakologie
2300 Kiel, Hospitalstraße 4—6

Blutzuckerwirkung von Proinsulin
The Effect of Proinsulin on Blood Sugar

W. PULS und G. KRONEBERG

STEINER et al. [2] isolierten aus tierischem und menschlichem Pankreas ein Proinsulin, welches 29 Aminosäuren mehr enthält als das aus 51 Aminosäuren zusammengesetzte Insulin. Durch Proteinasen werden die 29 Aminosäuren als einheitliches Bruchstück abgespalten. Dadurch wird aus der inaktiven Vorstufe das aktive Insulin gebildet. — Da bisher insulinähnliche Wirkungen von Proinsulin an isolierten Fettzellen, am Froschsartorius und am isolierten Rattenzwerchfell nicht gefunden wurden, haben wir mit einem von SCHMIDT u. ARENS [1] aus käuflichem Rinderinsulin gewonnenen Proinsulin geprüft, ob die Hormonvorstufe *in vivo*, d. h. bei Bedingungen, unter denen sie zu aktivem Insulin umgewandelt werden kann, den Blutzucker herabsetzt.
Während 0,7 und 1,8 nMol Insulin den Blutzucker von Ratten bereits 10 min nach s.c. Injektion signifikant senken, ist Proinsulin selbst in 6facher äquimolarer Dosis zu diesem Zeitpunkt noch unwirksam. Auch nach 20 min sind mit Insulin äquimolare Proinsulindosen noch ohne Blutzuckerwirkung. Erst nach 30 min tritt die Proinsulinwirkung hervor. Proinsulin ist *in vivo* demnach hypoglykämisch wirksam, allerdings — gemessen an dem Wirkungsmaximum — nur halb so stark wie Insulin. — Die Wirkungslatenz läßt sich vollständig aufheben, wenn Proinsulin vor der Injektion mit *Trypsin* inkubiert wird, ein Zeichen, daß sie eine Folge des *in vivo* stattfindenden Aktivierungsprozesses ist. — Da das Pankreas weit überwiegend Insulin und nur wenig Proinsulin enthält, muß von ihm Proinsulin zu Insulin überführt werden können. An pankreatektomierten Ratten ließ sich nachweisen, daß s.c. injiziertes Proinsulin ebenso wirkt wie an Normaltieren, d.h., daß das Pankreas keinesfalls exklusiv zur Proinsulinaktivierung befähigt ist. Auch an nephrektomierten und $^2/_3$ hepatektomierten Ratten ist die Proinsulinwirkung unverändert.
Da Proinsulin durch Proteinasen aktiviert wird und diese ubiquitär verteilt sind, ist anzunehmen, daß die Umwandlung von parenteral appliziertem Proinsulin ebenfalls ubiquitär erfolgt und nicht ausschließlich an ein bestimmtes Organ gebunden ist.

Literatur
1. SCHMIDT, D. D., u. A. ARENS: Hoppe-Seylers Z. physiol. Chem. **349**, 1157 (1968).
2. STEINER, D. F., and P. E. OYER: Proc. nat. Acad. Sci. (Wash.) **57**, 473 (1967).

Dr. W. PULS und Prof. Dr. G. KRONEBERG,
Institut für Pharmakologie der Farbenfabriken Bayer AG
5600 Wuppertal-Elberfeld, Friedrich Ebert-Straße 217

Die Wirkung von Hexobendin auf Stoffwechsel und Durchblutung des Gehirns. Beitrag zur Theorie der Wirkungsweise cerebral-vasodilatatorischer Substanzen
The Effect of Hexobendine on Metabolism and Blood Flow of the Brain. A Contribution to the Mode of Action of Cerebral Vasodilatory Substances

G. RABERGER, G. NELL, W. STÜHLINGER und O. KRAUPP

An Hunden (Chloralose/N_2O) wurden nach Anbringen einer Schraubkanüle in den Sinus confluens die cerebral-arteriovenösen Konzentrationsdifferenzen für O_2, pCO_2, H^+, Glucose, Lactat und Pyruvat vor und zu verschiedenen Zeitpunkten nach i.v. Verabreichung von 0,4 mg/kg Hexobendin laufend bestimmt. Parallel dazu wurden elektromagnetische Messungen des cerebral-venösen Ausflusses (V. maxillaris int.) durchgeführt. Unter Hexobendin kam es zu gegensinnigen Veränderungen der AVD-O_2 (Abfall) und des venösen Ausflusses (Anstieg), die von einer signifikanten Zunahme der auf den Sauerstoffverbrauch bezogenen Glucoseaufnahme (Sauerstoff-Extraktionsrate) bei gleichzeitigem Rückgang einer vorher nachgewiesenen cerebralen Lactat- und Pyruvatfreisetzung begleitet waren. Die vor Hexobendin nachweisbare cerebrale H^+- und CO_2-Abgabe wurde nach Verabreichung der Substanz vorübergehend verstärkt. Aus den Befunden wird eine metabolische Acidose mit Rückwirkungen auf den cerebralen Gefäßwiderstand als Mechanismus der vasodilatatorischen Wirkung von Hexobendin diskutiert.

Dr. G. RABERGER, Dr. G. NELL, Dr. W. STÜHLINGER und Prof. Dr. O. KRAUPP
Pharmakologisches Institut der Ruhr-Universität Bochum
A-1090 Wien, z.Z. Währinger Straße 13a, Österreich

Untersuchungen über den Einfluß von β-Receptorenblockern auf die Natriumausscheidung im Harn beim Menschen
Studies on the Influence of Beta Adrenergic Blocking Agents on Urinary Sodium Excretion in Man

K. H. RAHN, C. E. JOHNSON und J. L. MCNAY

Nach Propranolol kommt es zu Veränderungen der Natrium (Na)-Ausscheidung im Harn, wie sie bei Herzinsuffizienz beobachtet werden. Es ist nicht geklärt, ob dies auf der spezifischen β-adrenolytischen oder auf unspezifischen kardiodepressiven Wirkungen von Propanolol beruht. Daher wurden bei 5 nicht herzinsuffizienten Patienten, die 100 mVal Na/Tag erhielten, steigende Dosen von Propranolol (5—20 mg/Tag) und von 4-(2-Isopropylamino-1-hydroxyäthyl)-methansulfonanilid (MJ 1999, 20—80 mg/Tag) verglichen. MJ 1999 ist ein β-Receptorenblocker, der beim Menschen keine unspezifischen kardiodepressiven Wirkungen hat. Als Maß für die β-Receptorenblockade wurde die Verschiebung nach rechts der Dosiswirkungskurve für den positiv chronotropen Effekt von Isoproterenol i.v. benutzt. Propranolol war 4mal stärker β-adrenolytisch wirksam als MJ 1999. Äquieffektive β-adrenolytische Dosen von Propranolol und MJ 1999 hatten quantitativ den gleichen Einfluß auf die Na-Ausscheidung. Bei unveränderter 24 Std Na-Ausscheidung stieg nach den höchsten Dosen von Propranolol und MJ 1999 die Na-Ausscheidung während der Nachtstunden (1—7 Uhr) statistisch signifikant ($P < 0,05$, t-Test bei paarweiser Anordnung) von 16 auf 20% der 24 Std Na-Ausscheidung. Propranolol und MJ 1999 hatten in den verwendeten Dosen keinerlei Einfluß auf Kalium- und Kreatininausscheidung, Blutdruck sowie Ruheherzfrequenz. Behandlung von 4 der Patienten mit 0,1 bis 0,5 mg Reserpin/Tag für mindestens 12 Tage erhöhte die Na-Ausscheidung während der Nachtstunden von 16 auf 25% ($P < 0,05$) der 24 Std Na-Ausscheidung, welche selbst unverändert blieb. Aus den Ergebnissen wird geschlossen, daß β-Receptorenblocker durch spezifische Hemmung eines adrenergen Mechanismus den Tag-Nacht-Rhythmus der Na-Ausscheidung beeinflussen.

Dr. K. H. RAHN, II. Medizinische Universitätsklinik
6500 Mainz, Langenbeckstraße 1

Zur Wirkung von Streptokokkenmucopeptid auf Thrombocyten
To the Action of Streptococcal Mucopeptide on Thrombocytes

H. RAŠKOVÁ, M. RÝC, K. MAŠEK und J. ROTTA

Das Mucopeptid der Zellwand der A Streptokokken besitzt eine Reihe von Eigenschaften, welche an Endotoxin erinnern [3]. Das Produkt verursacht Fieber und senkt den Blutdruck. An beiden Phänomenen beteiligt sich Serotonin [1,2].
Kaninchenthrombocyten wurden in vitro mit dem Mucopeptid inkubiert. Sogar Dosen von 100 µg liberieren kein Serotonin. Dagegen verändert sich schon nach 1 µg des Produktes die optische Densität, welche mit ansteigender Dosis sinkt.
Das elektronenoptische Bild entspricht der sinkenden optischen Densität. Es kommt zu einer Beschädigung der cytoplasmatischen Membran, zur Veränderung im Cytoplasma. Die Serotoningranula bleiben jedoch intakt. Werden die Thrombocyten mit Plasma oder Natriumcitrat inkubiert, kommt es zu einer erheblichen Serotoninfreisetzung mit Dosen, die in physiologischer Lösung keine Veränderungen in dieser Hinsicht verursachen.

Die Ursachen, warum reines Toxin zwar die Thrombocytenmembran, jedoch nicht die Membran der Granula beschädigt, ist zur Zeit in Untersuchung.

Literatur
1. Mašek, K., H. Rašková, and J. Rotta: J. Physiol. (Lond.) 198, 345 (1968).
2. Paegelow, I., K. Mašek, H. Rašková u. J. Rotta: Čs. Fysiol. 17, 159 (1968).
3. Rotta, J., T. J. Prenderast, W. W. Karakawa, Ch. K. Harmon, and R. M. Krause: J. exp. Med. 122, 877 (1965).

Anschrift der Verfasser: Pharmakologisches Institut der Karls-Universität und Institut für Epidemiologie und Mikrobiologie
Prag, ČSSR

Unterschiedliche Beeinflussung des Methanolstoffwechsels durch Äthanol und Tolbutamid [*]
Different Influence of Ethanol and Tolbutamide on Methanol Metabolism

N. Rietbrock, W. Herken und W. Heberlein

Chronische Zufuhr von *Äthanol* zur Aufrechterhaltung einer Plasmakonzentration von mehr als $0,5^0/_{00}$ bewirkt bei methanolvergifteten Hunden (2 g/kg Methanol einzeitig i.v.) eine Unterdrückung der Ameisensäureakkumulation im Plasma. Die Methanolelimination selbst ist geringfügig verlangsamt. Bei Ratten (4 g/kg Methanol einzeitig i.p.) wird unter höheren Äthanolplasmaspiegeln ($1-2^0/_{00}$) die Verweildauer von Methanol im Organismus auf mehr als das Doppelte verlängert. Die Verlangsamung der Methanolelimination bei Hund und Ratte sowie die Unterdrückung der Ameisensäureakkumulation beim Hund durch Äthanol beruht auf einer nichtkompetitiven Hemmung des methanoloxydierenden mikrosomalen Enzymsystems der Leber.

Die Frage, ob die Eigeninduktion des Methanolumsatzes durch Äthanol beeinflußt wird, wurde an jungen weiblichen Ratten des Stammes Wistar AF/Han (Gewicht 30—50 g) geprüft. Zwei Tierkollektive erhielten 4 g/kg Methanol $30^0/_0$ einzeitig i.p., ein Kollektiv zusätzlich Äthanol $30^0/_0$ p.o. (Äthanolplasmaspiegel $1-2^0/_{00}$). Bei mit Äthanol behandelten Tieren steigt die Aktivität des methanolumsetzenden Enzymsystems bis zur 72. Std um etwa $120^0/_0$ an, bei den nicht mit Äthanol behandelten Tieren nur bis zur 36. Std um ca. $50^0/_0$. Die Eigeninduktion des Methanolumsatzes wird durch Äthanol somit nicht gehemmt. Auch ist Äthanol selbst nicht zu einer Stimulierung des Methanolstoffwechsels befähigt.

Tolbutamid, als induzierende Substanz in Dosen von 120 mg/kg am 1. Tag und von 60 mg/kg an den folgenden Tagen beim Hund appliziert, führt

---
[*] Mit Unterstützung der Deutschen Forschungsgemeinschaft.

bei gleichen Methanoldosen zu einer Beschleunigung der Methanolelimination. Gleichzeitig ist Ameisensäure im Plasma aber nur in Spuren nachweisbar. Mit Amethopterin (0,75 mg/kg p.o. 3 Tage vor Methanolgabe) vorbehandelte Hunde bauen unter Tolbutamid Ameisensäurespiegel im Plasma auf, die jedoch nur etwa ein Drittel so hoch sind wie bei nicht mit Tolbutamid behandelten Tieren. An Hundelebermikrosomen konnte in vitro nach Vorbehandlung der Tiere mit Amethopterin und Methanol bzw. Amethopterin, Methanol und Tolbutamid nachgewiesen werden, daß im ersten Fall der Methanolumsatz gegenüber einem unbehandelten Hund um etwa 50% und bei zusätzlicher Tolbutamidbehandlung um ca. 140% gesteigert ist. Die Beschleunigung der Ameisensäureelimination könnte nach vorläufigen Befunden auf einer Stimulierung der Dihydrofolatreduktase beruhen.

Priv.-Doz. Dr. N. RIETBROCK und Dr. W. HERKEN,
Institut für Pharmakologie und Toxikologie der Universität
8700 Würzburg, Koellikerstraße 2

Die Bestimmung der therapeutisch wirksamen Serumkonzentration von Herzglykosiden bei herzinsuffizienten Patienten
The Estimation of the Therapeutically Effective Concentration of Cardiac Glycosides in the Serum of Patients, Suffering from Myocardial Insufficiency

R. W. SATTLER und P. A. VAN ZWIETEN

Über die positiv inotrop wirksame Konzentration von Herzglykosiden im Serum beim Menschen gibt es in der Literatur bisher nur vereinzelte Angaben. Wir halten die Größe klinisch für besonders wichtig, weil z.B. bei Bluttransfusionen im Anschluß an große Blutverluste dem digitalisbedürftigen Patienten ein Transfusionsblut mit einer entsprechenden Konzentration an Herzglykosiden gegeben werden sollte. Wir bestimmten deshalb im Serum von herzinsuffizienten Patienten den Verlauf der Konzentration von Digoxin und Digitoxin während einer längeren Behandlung mit diesen Pharmaka. Es handelte sich um stationär aufgenommene Patienten, die alle an einer mittelgradigen Altersinsuffizienz litten. Digoxin wurde während 4 Tage in wäßriger Lösung in Dosen von je 0,25 mg oral verabreicht, nach dem gleichen Schema, wie es sonst bei der Verabreichung dieses Mittels in Tabletten gebräuchlich ist. Ein Teil des verabfolgten Digoxin war mit Tritium markiert, damit im Serum die Gesamtradioaktivität und somit die Digoxin-Konzentration bestimmt werden konnte. Die klinische Kompensation wurde nach zweitägiger Behandlung erreicht. Die Digoxinkonzentration im Serum betrug dann

$2{,}2 \cdot 10^{-8}$ g/ml ($n = 5$). Bei fortgesetzter Behandlung mit ³H-Digoxin stieg die Serumkonzentration bis zu $2{,}5 \cdot 10^{-8}$ g/ml ($n = 5$) an. In vergleichbaren Untersuchungen wurde nach oraler Gabe von ³H-Digitoxin in wäßriger Lösung die klinische Kompensation nach viertägiger Behandlung erreicht, die Serumkonzentration betrug dann etwa $1 \cdot 10^{-8}$ g/ml ($n = 3$). Nach fortgesetzter Behandlung stieg die Serumkonzentration bis zu $1{,}3 \cdot 10^{-8}$ g/ml ($n = 3$) an. Die in unseren Versuchen ermittelten Werte sind in befriedigender Übereinstimmung mit den bisherigen, mit anderer Methodik gewonnenen Daten (Digoxin s. GRAHAME-SMITH u. EVEREST [1]; Digitoxin s. SEIDEL et al. [2]).

Literatur
1. GRAHAME-SMITH, D. H., and M. S. EVEREST: Brit. med. J. 1969 I, 286.
2. SEIDEL, H., E. F. HUEBER, E. DEUTSCH, U. LUTZ, M. WICHTEL u. K. JENTZSCH: Klin. Wschr. 46, 1257 (1968).

Priv.-Doz. Dr. P. A. VAN ZWIETEN, Institut für Pharmakologie
2300 Kiel, Hospitalstraße 4—6

Parameter der Strontiumsekretion in den Rattendünndarm
Parameter of the Secretion of Strontium into the Rat Intestine

A. SCHMID und G. KEMPF

Es wird über die Nettosekretion (absolute Sekretion minus Rückresorption) von Strontium in das Duodenum und proximale Jejunum konventionell gehaltener, 8 Wochen alter männlicher und weiblicher Sprague Dawley Ratten eigener Zucht an Hand mehrstündiger Perfusionsversuche des Darmkanals in vivo (Perfusionsgeschwindigkeit 12—90 ml/Std) mit 37°C warmen Lösungen (Aqua dest., 2,55 und 5,1 %ige Mannitlösung; Elektrolytlösung folgender Zusammensetzung: KCl 5,0; NaCl 132,0; $MgCl_2$ 0,5; $MgSO_4$ 0,5; $CaCl_2$ 2,5; Na_2HPO_4 1,0; $NaHCO_3$ 2,7; CH_3COONa 6,0; Glucose 0,54; Harnstoff 0,58 mMol/l Aqua dest.; pH-Wert nach 1 Tag 7,27, Osmolarität 284 mOsm/l) berichtet. Ein Teil der Versuchstiere wurde nach 14tägiger Strontiumfütterung [1] mit einer Strontiumkonzentration von $45 \pm 2{,}8$ ppm ($\bar{x} \pm s_{\bar{x}}$) im Serum in Versuch genommen. Alle Tiere befanden sich in Allgemeinanaesthesie (100 mg Na-Salz des Äthyl-(1-methylpropyl)-malonylthioharnstoff in 2%iger Lösung pro Kilogramm i.p.).

Die Ergebnisse lassen sich wie folgt zusammenfassen:
Die Nettosekretion von Strontium in den vorderen Dünndarm ist der Konzentration filtrablen Strontiums im Blut proportional.
Strontium verdrängt Calcium teilweise aus seiner Plasmaproteinbindung und steigert bei i.v. Zufuhr die Calcium-Nettosekretion in den Dünndarm.

Zwischen der Nettosekretion von Strontium und der perfundierten Darmlänge besteht eine lineare Korrelation.
Im Jejunum ist die Nettosekretion von Strontium unter gleichen Bedingungen größer als im Duodenum.
Die Nettosekretion von Strontium steigt mit der Perfusionsgeschwindigkeit (nicht linear) an und nähert sich bei Geschwindigkeiten von mehr als 90 ml/h der absoluten Sekretion.
Die Nettosekretion von Strontium ist dem osmotischen Gradienten vom Blut zur Perfusionsflüssigkeit proportional, nicht dagegen gleich gerichteten Konzentrationsgradienten von Kalium, Natrium, Magnesium, Calcium, Chlorid, Bicarbonat, Phosphat, Sulfat, Glucose und Harnstoff in der o.a. Größenordnung. Es besteht auch keine Korrelation zur Wasserresorption.

Literatur
1. SCHMID, A.: Hoppe-Seylers Z. physiol. Chem. **326**, 177 (1961).

Prof. Dr. A. SCHMID und G. KEMPF
8000 München 22, Königinstraße 16

Über die Wirkung von Calcium- und Natriumionen auf die Kaliumkontraktur des Warmblüterherzens
The Effect of Calcium and Sodium Ions on the Potassium Contracture of Mammalian Cardiac Muscle

H. SCHOLZ

An linken Meerschweinchenvorhöfen (vergleichbare Ergebnisse wurden an Kalbsvorhofstrabekeln erzielt) kommt es in einer Lösung mit 142,4 mM Kalium (Tyrodelösung, in der NaCl vollständig isotonisch durch KCl ersetzt war) zu einer Kontraktur, deren Höhe und Anstiegssteilheit mit steigender extracellulärer Calciumkonzentration ($[Ca]_e$; 0—10,8 mM) zunehmen. Bei gleicher $[Ca]_e$ (1,8 mM) erreicht das Maximum der Kontraktur etwa 80% der durch elektrische Reizung ausgelösten Kontraktion. Die Beziehung maximale Kontrakturhöhe (KH)-Membranpotential (MP) wird durch steigende $[Ca]_e$ oder abnehmende $[Na]_e$ parallel zu negativeren MP verschoben. In Na-freier Lösung kommt es auch ohne Depolarisation zur Kontraktur. Bei gegebener $[K]_e$ (100 mM) wird KH wie beim Froschherzen [2] bestimmt durch das Verhältnis $[Ca]/(Na)^2$ in der Außenlösung. — An ventrikulären Trabekeln von Kalbsherzen erreicht das Maximum der Kaliumkontraktur nur etwa 20% der bei gleicher $[Ca]_e$ (1,8 mM) gemessenen Kontraktion. Die Beziehung KH-MP wird erst durch Erhöhung der $[Ca]_e$ auf 7,2 mM deutlich zu negativeren

MP verschoben. In Na-freien Lösungen kommt es nicht zur Natriumentzugskontraktur. Bei gegebener $[K]_e$ (70 mM) wird KH nicht durch das Verhältnis Ca/Na^2 in der Badflüssigkeit bestimmt, sondern liegen die Werte für hohe und niedrige $[Na]_e$ deutlich auseinander. — Aus den Ergebnissen wird geschlossen, daß sich an Warmblüterherzen nur Kontrakturen von Vorhofs-, nicht aber von Ventrikelpräparaten wie die des Froschventrikels [2] verhalten. Kontrakturen von Kalbsventrikeltrabekeln (vergleichbare Ergebnisse wurden an Meerschweinchenpapillarmuskeln erzielt) sind relativ unempfindlich gegenüber Änderungen der $[Ca]_e$ und der $[Na]_e$. Möglicherweise ist das unterschiedliche Verhalten von Vorhof und Ventrikel durch Unterschiede in der Ultrastruktur der Präparate zu erklären. Warmblüterventrikel haben ein gut ausgebildetes T-System [3], das sowohl am Froschherzen [4] als auch an Vorhöfen von Warmblüterherzen [1] nicht bzw. nur rudimentär vorhanden ist.

Literatur
1. FORSSMANN, W. G., A. MATTER, J. DALDRUP, and L. GIRARDIER: J. Cell. Biol. **39**, Abstract No. 108 (1968).
2. LÜTTGAU, H. C., and R. NIEDERGERKE: J. Physiol. (Lond.) **143**, 486 (1958).
3. SOMMER, J. R., and E. A. JOHNSON: J. Cell. Biol. **36**, 497 (1968).
4. STALEY, N. A., and E. S. BENSON: J. Cell. Biol. **38**, 99 (1968).

Dr. H. SCHOLZ, Pharmakologisches Institut der Universität
6500 Mainz, Langenbeckstraße 1

Alkohole als Inhibitoren der mikrosomalen N-Demethylierung in vitro
Alcohols as Inhibitors of the Microsomal N-Demethylation in Vitro

R. SCHÜPPEL

Aliphatische Alkohole stören die normale Pharmakokinetik bestimmter Arzneimittel bei der Ratte [2]. In den vorausgegangenen Untersuchungen ließ sich als Ursache bereits eine selektive, aber reversible Hemmung von mikrosomalen Redoxreaktionen durch diese Alkohole nachweisen.
Zur weiteren Klärung wurde jetzt die N-Demethylierung von Aminophenazon an Lebermikrosomen in vitro unter dem Einfluß von Äthanol und seinen Homologen untersucht. — Dabei zeigt Äthanol bereits in Konzentrationen von 12—27 mM ($\sim$ 0,65—1,3 $^0/_{00}$) deutliche und konzentrationsabhängige Hemmwirkungen auf die N-Demethylierung. Bei graphischer Darstellung nach LINEWEAVER-BURK sowie nach DIXON ergab sich ein kompetitiver Hemmungstypus. Die Inhibitorkonstante K_J für Äthanol wurde hieraus zu $4,5—5,0 \cdot 10^{-2}$ M bestimmt. Äthanol ist damit im Vergleich zu anderen Hemmstoffen der mikrosomalen Hydroxylase kein besonders wirksamer (d.h. fest haftender) Inhibitor. Als

Inhibitorkonstante K_J für SKF 525 A werden z.B. für die mikrosomale O-Demethylierung $1 \cdot 10^{-4}$ M angegeben [1]. Die üblicherweise angetroffenen und toxikologisch relevanten Gewebs- bzw. Blutspiegel für Äthanol sind dagegen relativ hoch (BAK $1\,^0/_{00} \sim 22$ mM). Für die Hemmwirkungen in vivo und die daraus folgenden Störungen der Pharmakokinetik der betroffenen Arzneimittel sind aber in erster Linie die Konzentrationsverhältnisse von Äthanol und jeweiligem Arzneimittel entscheidend: diese dürften — bei überschlägiger Rechnung — je nach Dosis, Verteilungsmuster und HWZ um den Wert $1:10^4-10^6$ schwanken. Die daraus voraussehbaren Hemmwirkungen auf die Biotransformation in vivo erklären die früher nachgewiesenen Störungen der Pharmakokinetik hinreichend. — Für die übrigen untersuchten Alkohole ergeben sich Inhibitor-Konstanten, die mit der zunehmenden Kettenlänge gesetzmäßig abnehmen (n-Propanol $2,5 \cdot 10^{-2}$ M, n-Butanol $1,1 \cdot 10^{-2}$ M, i-Amylalkohol $0,5 \cdot 10^{-2}$ M, n-Octanol $0,1 \cdot 10^{-2}$ M). Bei Verlängerung um eine CH_2-Gruppe verdoppelt sich also die Wirksamkeit des Homologen als Hemmstoff der mikrosomalen Hydroxylase. Diese Befunde stehen in guter Übereinstimmung mit den von uns bestimmten molar-äquieffektiven Hemmdosen dieser Alkohole in vivo [1].

Literatur
1. NETTER, K. J., and G. SEIDEL: J. Pharmacol. exp. Ther. **146**, 61 (1964).
2. SCHÜPPEL, R., und W. DÜRR: Naunyn-Schmiedebergs Arch. Pharmak. exp. Path. **263**, 249 (1969).

Dr. med. Dr. rer. nat. R. SCHÜPPEL, Toxikologisches Institut
7400 Tübingen, Wilhelmstraße 56

Die Tachyphylaxie der isolierten Mastzelle
The Tachyphylaxis of the Isolated Mastcell

J. SCHUSTER und J. KUNZE

Natürliche Heparinoide und einige synthetische hemmen oder unterdrücken die Wirkung von 48/80. Protamin (oder Toluidinblau) kann diese Hemmung verhindern. Auch die nach 48/80-Gabe auftretende Tachyphylaxie wird durch Protamin aufgehoben. Diese Beobachtungen hatten wir zuerst am Modell der durch Histaminliberation bedingten Kreislaufveränderungen beschrieben. Das Modell ist einfach, hat aber den Nachteil, daß sich nicht übersehen läßt, welche der geschilderten Phänomene tatsächlich auf Veränderungen der Mastzelle selbst beruhen. Es ergibt sich die Frage, ob es eine Tachyphylaxie der Mastzelle selbst gibt. Diese Frage untersuchten wir in Sykes-Moore-Kammern an isolierten Rattenperitoneal-Mastzellen und kamen zu folgenden Ergebnissen: Mastzellen

degranulieren in wenigen Sekunden, wenn man sie mit einer physiologischen Lösung perfundiert, die 0,1 mg-$^0/_0$ 48/80 enthält (Schwellendosis). Die Zellen bleiben intakt, wenn man sie mit 48/80-Lösungen aufsteigender Konzentration perfundiert. Dabei muß die erste 48/80-Konzentration unter der Schwellendosis liegen. Die so behandelten Zellen bleiben auch dann noch intakt, wenn man sie 48/80-Konzentrationen der 200fachen Schwellendosis aussetzt. Die tachyphylaktische Reaktion gegenüber Histaminfreisetzern läßt sich also an der isolierten Zelle darstellen.
Perfundiert man Mastzellen mit Heparinoiden, so erfolgt auch nach Gabe von 0,2—0,5 mg-$^0/_0$ 48/80 keine Degranulation. Dabei muß ein Zeitfaktor berücksichtigt werden: Der Heparinoidschutz tritt erst nach ca. 5 min ein. Protamin führt in hoher Dosierung (50 mg-$^0/_0$) selbst zur Mastzelldegranulation. Niedere Konzentrationen (10 mg-$^0/_0$) wirken dagegen nicht. Gegenüber 48/80 tachyphylaktisch reagierende Mastzellen degranulieren, wenn man vor der nächsten 48/80-Dosis Protamin gibt. Da von außen an die Mastzelle herangeführte Heparinoide die Zelle in gleicher Weise vor Degranulation durch den Histaminliberator schützen wie unterschwellige 48/80-Dosen, lag es nahe anzunehmen, daß die Tachyphylaxie Folge einer Freisetzung geringer Heparinmengen aus dem Zellinneren an die Zelloberfläche ist. Diese Heparine, konjugiert wahrscheinlich mit Lipoproteiden der Zellmembran, könnte die Zelle vor weiteren 48/80-Gaben (auf noch unbekannte Weise) schützen. Zellektrophoretische Untersuchungen ergaben, daß tachyphylaktisch reagierende Mastzellen eine gegenüber unbehandelten Mastzellen um 20$^0/_0$ vermehrte Wanderungsgeschwindigkeiten zeigen. Zellen, die mit Heparinen vorbehandelt wurden, zeigten ebenfalls eine gegenüber den Kontrollen um 20—30$^0/_0$ vermehrte Wanderungsgeschwindigkeit.

Dr. J. SCHUSTER, Abteilung für experimentelle Therapie der Universität
7800 Freiburg i. Br., Hugstetter Straße 55

Dr. J. KUNZE, Anatomisches Institut der Universität
7800 Freiburg i. Br., Albertstraße 17

Zur Inaktivierung von Penicillin in Antiseren eines künstlichen Penicillin-Antigens*
Inactivation of Penicillin in Antiserums of a Synthetic Penicillin-Antigen

E. SCHWABE, W. BRUNS und M. WILDAU

Die Abschwächung der Penicillinwirkung in Anti-Penicillinseren [1] hat uns veranlaßt, die Frage einer immunologischen Inaktivierung von

---
* Mit finanzieller Unterstützung des Landesamtes für Forschung des Landes Nordrhein-Westfalen.

Benzylpenicillin (*BP*) mit definierten Penicillin-Vollantigenen zu bearbeiten.

Es wurden Immunisierungen mit einem in unserer Arbeitsgruppe synthetisierten Benzylpenicillin-azo-ovalbumin *(PAO)* [3] an Kaninchen ausgeführt. Die gegen BP gerichteten Antikörpertiter lagen höher als diejenigen, die wir bei Immunisierung mit molekularem BP erhalten haben. Der Antikörpernachweis erfolgte mittels passiver Hämagglutination [2, 4], deren BP-Spezifität im Hemmungstest nachgewiesen wurde.

Die Untersuchung der Anti-PAO-Seren auf mögliche Penicillin-inaktivierende Eigenschaften erfolgte im bakteriologischen Reihen-Verdünnungstest (Testkeim: Staph. aur. SG 511 „Jena"). Es standen uns 15 Anti-PAO-Seren zur Verfügung, die mit einer gleichen Anzahl Kontrollseren verglichen wurden. Es ergab sich ein signifikanter Aktivitätsverlust von BP in diesen Antiseren. Die minimale Hemmkonzentration *(MHK)* für BP lag in den Kontrollseren bei 0,05 IE/ml, während sie sich in den Anti-PAO-Seren bis auf maximal 0,4 IE/ml erhöhte. Die Ergebnisse wurden durch Keimzahlbestimmungen für jede Verdünnungsstufe gesichert.

PAO verfügte über eine eigene antibakterielle Wirkung, die sich in Anti-PAO-Seren ebenfalls hemmen ließ. Die MHK lag bei den Kontrollen zwischen 0,25 und 0,5 mg/ml. Der Aktivitätsverlust in den Anti-PAO-Seren umfaßte 1—3 Verdünnungsstufen.

Diese Versuche geben weitere Anhaltspunkte für die Möglichkeit einer immunologischen Inaktivierung niedermolekularer Wirkstoffe.

Literatur
1. BRUNS, W., M. WILDAU u. E. SCHWABE: Naunyn-Schmiedebergs Arch. Pharmak. **264**, 224 (1969).
2. DE WECK, A. L.: Nature (Lond.) **202**, 975 (1964).
3. KEPPELER, H., W. BRUNS u. S. CRONIN: Naunyn-Schmiedebergs Arch. Pharmak. (im Druck) (1969).
4. STAVITSKY, A. B.: J. Immunol. **72**, 360 (1954).

Dr. W. BRUNS, Pharmakologisches Institut der Universität
5000 Köln-Lindenthal, Gleueler Straße 24

The Role of Plasmin for Kinin Formation in Human Plasma
Die Rolle von Plasmin bei der Kininbildung in menschlichem Plasma

G. SEIDEL, H.-U. STÜCKER, and W. VOGT

Plasmin has been envisaged as a kininogenase by several authors whereas others did not see any kinin-liberating effects. An explanation for the existing discrepancies was offered by the finding that in dog plasma (fractions) plasmin induced kinin formation only indirectly, by activating

plasma kallikrein (VOGT [4]). However, BACK and STEGER [1] as well as HENRIQUES et al. [2] reported kinin liberation in incubates of plasmin and kininogen preparations which were apparently free of (pre-)kallikrein.
It has now been found that activation and stabilisation of plasmin in human plasma, by treatment with streptokinase and p-iodobenzoate (VON KAULLA [3]) leads to kinin formation. The induced kinin-liberating potency is lost, however, after heating the plasma to 61°, at pH 4, for 60 min, although this treatment does not impair the plasmin activity as measured by caseinolysis. Conversely, the kinin-liberating potency is not inhibited by lima bean inhibitor (LBI) (0.5—1.0 mg/ml) although this inhibitor blocks plasmin (BACK and STEGER [1]). It is concluded, therefore, that the kinin formation by plasmin activated in human plasma is effected indirectly, by activation of an enzyme which like plasma kallikrein but unlike plasmin, is destroyed by heating and not inhibited by LBI.
In incubates of purified human plasmin and human kininogen I (free of activatable enzymes) kinin activity develops provided that plasmin is used at concentrations of at least 3—7 Sgouris units/ml. This effect is blocked by LBI. The concentration of plasmin found in human plasma after treatment with p-iodobenzoate and streptokinase was 0.55 u/ml ($\pm$ 0.23 S.D.). It never exceeded 1 unit/ml.
It is concluded that in principle plasmin is both a kininogenase and a kallikrein activator. However, under natural conditions, in human plasma, only the activator function can be efficient.

References
1. BACK, N., and R. STEGER: Life Sci. 4, 153 (1965).
   — — Fed. Proc. 27, 96 (1968).
2. HENRIQUES, O. B., A. A. C. LAVRAS, M. FICHMAN, and Z. P. PICARELLI: Biochem. Pharmacol. 15, 31 (1966).
3. KAULLA, K. N. VON: Arzneimittel-Forsch. 18, 407 (1968).
4. VOGT, W.: J. Physiol. (Lond.) 170, 153 (1964).

Prof. Dr. W. VOGT, Max-Planck-Institut für experimentelle Medizin
Abteilung Biochemische Pharmakologie
3400 Göttingen, Hermann Rein-Straße 3

Substratspezifität glasaktivierter Kininogenase aus Rinderplasma
Substrate Specificity of Glass-Activated Kininogenase from Bovine Plasma

G. SEIDEL und W. VOGT

In menschlichem Plasma wird durch Säure- oder Acetonbehandlung Kininogenase I (Serumkallikrein), durch Oberflächenkontakt Kininogenase II aktiviert (VOGT et al. [2]). NAGASAWA et al. [1] haben aus Rinder-

plasma eine Kininogenase angereichert, die durch Glaskontakt aktiviert war.
Bei Inkubation dieses nach den Angaben von NAGASAWA gewonnenen Ferments mit menschlichen Kininogenen entstand in Inkubaten mit Kininogen II regelmäßig Kinin, bei Inkubation mit Kininogen I fand sich dagegen kein oder fast kein Kinin. Menschliche Kininogenase II führte ebenfalls nur mit Kininogen II zu nennenswerter Kininfreisetzung. Umgekehrt legte menschliche Kininogenase I vorwiegend aus den Kininogen I-Präparaten Kinin frei.
Die glasaktivierte Kininogenase aus Rinderplasma gleicht somit funktionell der menschlichen glasaktivierten Kininogenase II. Sie unterscheidet sich von Kininogenase I, dem klassischen Serumkallikrein.

Literatur
1. NAGASAWA, S., K. HORIUCHI, M. YANO, and T. SUZUKI: J. Biochem. **62**, 398 (1967).
2. VOGT, W., G. GARBE u. G. SCHMIDT: Naunyn-Schmiedebergs Arch. Pharmak. exp. Path. **256**, 127 (1967).

Dr. G. SEIDEL und Prof. Dr. W. VOGT, Max-Planck-Institut
für experimentelle Medizin, Abteilung Biochemische Pharmakologie
3400 Göttingen, Hermann Rein-Straße 3

Über die Wirkung von Phosphodiesterase-Hemmstoffen am Herzen
The Influence of Phosphodiesterase Blocking Agents on the Perfused Guinea Pig Heart

N. SEITZ, W. KLAUS und R. KREBS

Es wurde der Einfluß von Phosphodiesterase-Hemmstoffen auf die Funktion und einige Parameter des Kohlenhydratstoffwechsels des Herzens untersucht, um weiteren Aufschluß über den Zusammenhang zwischen cyclischem AMP und der Regulation dieser Funktionen zu gewinnen. Isolierte Meerschweinchenherzen wurden nach LANGENDORFF bei 37°C mit carbogengesättigter Tyrodelösung perfundiert und konstant mit einer Frequenz von 180/min gereizt. Die Herzen wurden nach einem Kontrollvorlauf 5—20 min mit der pharmakonhaltigen Tyrodelösung durchströmt. Es wurde die Wirkung von Substanzen untersucht, die nach SENFT u. Mitarb. [1] in den angegebenen Konzentrationen eine 50% Hemmung der PDE des Rinderherzens in vitro bewirken: Theophyllin $1,8 \cdot 10^{-4}$ M, Ethacrynsäure $4 \cdot 10^{-4}$ M, Furosemid $5 \cdot 10^{-4}$ M, Hydrochlorothiazid $15 \cdot 10^{-4}$ M.
Dabei ergab sich, daß a) Theophyllin und Ethacrynsäure positiv inotrop wirken, Hydrochlorothiazid und Furosemid haben auf diesen Parameter

keinen Einfluß, b) alle Substanzen den Coronardurchfluß steigern, am stärksten HCT und Furosemid, c) bei allen Pharmaka der Glykogengehalt im Muskel signifikant gegenüber den Kontrollen erniedrigt war, d) der Lactatgehalt im Muskel lediglich bei HCT erhöht war, e) die Lactatabgabe bei allen Pharmaka deutlich gesteigert war. Der Anteil der Phosphorylase a an der Gesamtaktivität betrug bei den Kontrollen $16 \pm 0,9\%$ ($n = 8$) und wurde unter dem Einfluß aller geprüften Substanzen signifikant gesteigert, bei Theophyllin, Furosemid und Hydrochlorothiazid zwischen 21 und 26%, bei der Ethacrynsäure auf rund 40%.

Unter der Voraussetzung, daß die Phosphorylase a-Aktivität bestimmt wird durch die Konzentration an cyclischem AMP im Herzmuskel, scheint es somit fraglich, ob diese Substanz eine maßgebende Rolle bei der Regulation der Kontraktionskraft spielt.

Literatur
1. SENFT, G.: Internist 7, 426 (1966).

Priv.-Doz. Dr. W. KLAUS, Pharmakologisches Institut der Universität
6500 Mainz, Langenbeckstraße 1

Untersuchungen über den Einbau von ^{14}C-L-Glutaminsäure in Pepsin
Investigations on the Incorporation of ^{14}C-L-Glutaminic Acid in Pepsin

K.-FR. SEWING

Autoradiographische Untersuchung über die Verteilung von ^{14}C-L-Glutaminsäure in der Magenschleimhaut von Katzen hatten ergeben, daß die Radioaktivität im Antrum fast gleichmäßig verteilt und im Fundus im Bereich der größten Hauptzelldichte angereichert war, während die Belegzellen unmarkiert blieben (SEWING [4]). Diese Befunde führten zur Untersuchung der Frage, ob radioaktiv markierte Glutaminsäure in vivo in Pepsin eingebaut und mit diesem in den Magensaft ausgeschieden wird.

Im Magensaft von chloralose-anaesthetisierten Katzen, denen 18 Std vor Versuchsbeginn 5 µCi/kg ^{14}C-L-Glutaminsäure i.v. injiziert worden war, wurden während der Stimulierung der Magensekretion durch 2 µg/kg/min Histamin, 0,03 µg/kg/min des C-terminalen Gastrin-Tetrapeptidamids Trp.Met.Asp.Phe-NH$_2$ und elektrischer Vagusreizung Säure-, Pepsin- und Radioaktivitätsgehalt bestimmt. Ferner wurde der Radioaktivitätsgehalt von Antrum- und Fundusschleimhaut und deren Proteinextrakten nach BLAIR u. Mitarb. [1] nach Ende der Sekretionsversuche ermittelt. Das Lyophilisat von dialysiertem Magensaft, dessen Sekretion durch elektrische Vagusreizung stimuliert war, wurde an Sephadex G-50 in

0,1 M Glycin-HCl-Puffer bei pH 2,1 und in wäßriger NaOH-Lösung bei pH 8,0 fraktioniert und auf Pepsin- und Radioaktivitätsgehalt in den einzelnen Fraktionen, deren Proteingehalt durch UV-Absorption bei 280 nm bestimmt wurde, untersucht.

Bei unterschiedlich starker HCl-Sekretion wurden unter Histamin und dem Gastrin-Tetrapeptidamid nur geringe Mengen Pepsin und Radioaktivität mit dem Magensaft sezerniert. Bei elektrischer Vagusreizung waren Pepsin- und Radioaktivitätsausscheidung hoch. Unterschiedlich hohe Radioaktivitätsgehalte der Antrum- und Fundusschleimhaut und deren Extrakte lassen verschiedene Schlüsse zu: 1. daß unter dem Einfluß des Gastrin-Tetrapeptidamids die Proteinsynthese in der Magenschleimhaut verstärkt ist, wie es auch für Pentagastrin von JOHNSON u. Mitarb. [3] beschrieben wurde, und 2. daß durch Vagusreizung im Antrum „^{14}C-Glutaminsäure-markiertes Gastrin" und im Fundus „^{14}C-Glutaminsäure-markiertes Pepsin" freigesetzt wurde. Die Identität der im Magensaft erscheinenden Radioaktivität als Bestandteil von Pepsin wurde durch Gelfiltration an Sephadex G-50 bei pH 2,1 nachgewiesen, da in diesen Versuchen die Hauptmenge an Radioaktivität in den Pepsin-haltigen Fraktionen eluiert wurde. Das Pepsin wurde irreversibel inaktiviert, wenn die Gelfiltration bei pH 8,0 durchgeführt wurde.

Die Versuche haben gezeigt, daß ^{14}C-Glutaminsäure in vivo in das Pepsinmolekül eingebaut und mit diesem in den Magensaft ausgeschieden wird, was jedoch nicht ausschließt, daß auch andere ^{14}C-Glutaminsäure-haltige Peptide in den Magensaft sezerniert werden, wie es von HEATHCOTE and WASHINGTON [2] für nicht radioaktiv markierte Glutaminsäure-haltige Peptide beschrieben wurde.

Literatur
1. BLAIR, E. L., A. A. HARPER, H. J. LAKE, J. D. REED, and T. SCRATCHERD: J. Physiol. (Lond.) 156, 11P (1961).
2. HEATHCOTE, J. G., and R. J. WASHINGTON: Nature (Lond.) 207, 941 (1965).
3. JOHNSON, L. R., D. AURES, and L. YUEN: Amer. J. Physiol. (im Druck).
4. SEWING, K.-FR.: Naunyn-Schmiedebergs Arch. Pharmak. exp. Path. 262, 428 (1969).

Priv.-Doz. Dr. med. K.-FR. SEWING, Pharmakologisches Institut der Universität 7400 Tübingen, Wilhelmstraße 56

Zur Reaktivität des Kreislaufs unter Imipramin
The Reactivity of the Circulation after Imipramine

R. SPANEL und W. FELIX

An Katzen in flacher Chloralosenarkose wurde der Einfluß des Imipramins auf die Wirkungen von Adrenalin, Noradrenalin, Acetylcholin,

Histamin und auf den Carotissinusreflex untersucht. Imipramin beeinflußte die Wirkungen der vier Pharmaka und den Carotissinusreflex bereits in Dosen (0,5—2,0 mg/kg, i.v.), welche die verschiedenen Kreislaufgrößen in Ruhe (Blutdruck, Pulsfrequenz, Organdurchblutung) noch nicht änderten. Hierfür waren wenigstens 3 mg/kg erforderlich.

Wirkungen der vegetativen Pharmaka. Imipramin hemmte durch seine Antihistaminwirkung alle Kreislaufeffekte des Histamins (neurogene und lokale Effekte an den Widerstandsgefäßen, Blutdrucksenkung). Demgegenüber wurden die Blutdruckwirkungen des Adrenalins, Noradrenalins und Acetylcholins zunächst verstärkt (0,5—3 mg/kg, i.v. Imipramin) und durch höhere Dosen gehemmt. ACh senkte den Blutdruck auch dann stärker, wenn Imipramin nicht i.v., sondern in entsprechend niedriger Dosis in die A. vert. (zwischen Atlas und Epistropheus) infundiert worden war. Der Blutdruckanstieg durch die Katecholamine wurde hierbei nicht verstärkt, sondern eher abgeschwächt. Imipramin (i.v.) hemmte die neurogenen Effekte an den Widerstandsgefäßen (Dilatation durch die Katecholamine, Constriction durch ACh) nicht erst in hohen, sondern auch in niedrigen Dosen, die lokalen Wirkungen der Katecholamine erst in höheren Dosen (die β-Wirkung stärker als die α-Wirkung).

Carotissinusreflex. Imipramin (i.v.) verstärkte die Reaktion bei Erhöhung des Druckes in beiden Carotissinus. Hohe Dosen (3 mg/kg) hoben die erhöhte Erregbarkeit wieder auf. Dies war auch bei Infusionen in die A. vert. in entsprechender Dosierung der Fall. In gleicher Weise wurde auch die durch Noradrenalin ausgelöste Reflexbradykardie beeinflußt.

Die Wirkung auf den Carotissinusreflex und die Verstärkung der Blutdrucksenkung durch ACh wurden vermutlich cerebral ausgelöst. Dagegen beeinflußte Imipramin die übrigen Wirkungen vorwiegend durch Angriff auf spinal-ganglionärer Ebene und an den peripheren Gefäßen.

Prof. Dr. W. FELIX, Pharmakologisches Institut der Universität
8000 München 15, Nußbaumstraße 26

Thallium und Brenzcatechinaminstoffwechsel
Thallium and Catecholamine Metabolism

K. STARKE, A. BURGER und H. J. SCHÜMANN

Bei der Thalliumvergiftung des Menschen kommt es nach BOCK et al.[1] zu Hypertonie, Tachykardie und erhöhter Ausscheidung von Noradrenalin, Adrenalin und 3-Methoxy-4-hydroxymandelsäure im Harn. Wir untersuchten, ob bei Ratten ähnliche Symptome auftreten. Die LD_{50}

betrug 13,2 (Konfidenzbereich 11,5—15,2) mg/kg Thallium. Nach einmaliger Injektion von 10 mg/kg Thallium als Thallium(I)-sulfat fanden wir innerhalb von 21 Tagen weder Blutdrucksteigerung noch gesteigerte renale Brenzcatechinaminexkretion oder Veränderungen des Amingehaltes von Herz, Gehirn und Nebennieren. Während wiederholter Injektionen von 2,5 mg/kg dagegen stieg die Noradrenalinausscheidung im Mittel von 71 auf 93 ng/mg Kreatinin signifikant an. Bei einmaliger wie wiederholter Gabe nahm das tägliche Harnvolumen auf das Doppelte zu.

Thallium könnte aminsynthetisierende oder -abbauende Enzyme oder Transportmechanismen beeinflussen. Wir untersuchten seine Wirkung auf die für den Amintransport wichtigen ATPasen der aminspeichernden Granula von Rinder-Nebennierenmark und -Milznerven. Sie wurden durch Tl^+-Ionen nicht beeinflußt. Die Granula-ATPase der Milznerven wurde durch Tl^{+++} ab $5 \cdot 10^{-6}$ M, die des Nebennierenmarks erst ab $3 \cdot 10^{-5}$ M gehemmt. Bei der Vergiftung des Menschen wird einwertiges Thallium inkorporiert. Sollte die ATPasehemmung für den Effekt des Thalliums auf den Brenzcatechinaminstoffwechsel mitverantwortlich sein, so müßte Tl^+ im Organismus zu Tl^{+++} oxidiert werden.

Literatur
1. BOCK, K. D., P. MERGUET, G. SCHLEY, H. J. SCHÜMANN, J. G. RAUSCH-STROOMANN, V. HOCEVAR, E. SCHRÖDER u. T. MURATA: Dtsch. med. Wschr. 93, 2119 (1968).

Dr. K. STARKE, Pharmakologisches Institut
Klinikum Essen der Ruhr-Universität
4300 Essen, Hufelandstraße 55

Zum Mechanismus der antilipolytischen Wirkung von Phenylisopropyladenosin (PIA) in vitro
On the Mechanism of the Antilipolytic Effect of Phenylisopropyladenosine (PIA) in Vitro

K. STOCK und E. WESTERMANN

Versuche am isolierten epididymalen Fettgewebe der Ratte führten zu folgenden Ergebnissen:
1. PIA hemmt die *Spontanlipolyse* im Gewebe von *gefütterten* Ratten. Die Hemmung war bei 10^{-7} M PIA signifikant, nahm aber mit ansteigenden Hemmstoffkonzentrationen nur noch wenig zu und näherte sich einem Endwert unter 50%/₀ Hemmung. Die Spontanlipolyse im Gewebe *hungernder* Ratten blieb durch PIA (10^{-8} bis 10^{-3} M) unbeeinflußt.

2. Die durch Noradrenalin ($4 \cdot 10^{-7}$ M) bzw. synthetisches ACTH ($4-10^{-8}$ M) *stimulierte* Lipolyse wurde durch PIA schon in Konzentrationen von $3 \cdot 10^{-8}$ M gehemmt. Die Hemmung war wie bei der Spontanlipolyse nur partiell und betrug selbst bei 1000fach höheren Konzentrationen von PIA ($3 \cdot 10^{-5}$ M) nur 40%. Um die lipolytische Wirkung von Theophyllin ($1,5 \cdot 10^{-2}$ M) zu hemmen, waren 30fach höhere Konzentrationen von PIA notwendig als in den Versuchen mit Noradrenalin und ACTH. Die lipolytische Wirkung von cyclischem Dibutyryladenosin-3,5-monophosphat blieb durch PIA unbeeinflußt.

3. Bei Darstellung der Hemmkurven im doppelt reziproken Koordinatensystem (Lineweaver-Burk-Diagramm) war der Hemmtyp von PIA immer ein *kompetitiver*, gleichgültig, ob die Lipolyse durch Noradrenalin, ACTH oder Theophyllin stimuliert worden war. Da diese Stimulatoren verschiedene Angriffspunkte im lipolytischen System haben und eine direkte Kompetition mit dem Hemmstoff sehr unwahrscheinlich ist, wird angenommen, daß PIA — ähnlich wie Prostaglandin E_1 [1] — möglicherweise mit der Bindung von ATP an die Adenylcyclase der Fettzellen interferiert.

Literatur

1. Stock, K., A. Aulich, and E. Westermann: Life Sci. **7**, 113 (1968).

Anschrift der Verfasser: Medizinische Hochschule Hannover
Institut für Pharmakologie
3000 Hannover-Kleefeld, Bissendorfer Straße 9

Nachweis und Bindung eines β-Receptorenblockers in Blut und Geweben
Determination and Binding of a β-Receptorblocker in Blood and Tissues

U. Stosiek und W. Hardegg

KL 255 [1-tert.-Butylamino-3-(2-chlor-5-methylphenoxy)-propan-2-ol-HCl], ein neu entwickelter Blocker β-adrenerger Receptoren, besitzt nach mehrmaliger Injektion eine relativ lange Wirkungsdauer. Eine meßbare Konzentration im Blut ist jedoch nur für wenige Minuten vorhanden. Bei Versuchen über einen möglichen Abbau oder eine Umwandlung der Substanz wurde festgestellt: Lösliche Proteine binden KL 255 praktisch nicht, nach Denaturierung durch Trichloressigsäure oder Hitzeeinwirkung tritt eine starke Bindung auf. Unlösliche Gewebsstrukturen binden KL 255 ebenfalls, und zwar in unterschiedlichem Ausmaß bei den einzelnen Geweben. Die Bindung ist teilweise leicht reversibel, zum Teil jedoch auch sehr fest. Die Trennung von Gewebsbestandteilen und KL 255 kann säulenchromatographisch über Bio-Gel P 2 (Fa. Bio-Rad, München) oder durch alkalische Extraktion mit

Essigsäureäthylester erfolgen. Propranolol verhält sich ähnlich wie KL 255.
Bei Versuchen über die Konzentration von Substanzen, die sich ähnlich wie die β-Receptorenblocker verhalten, muß die Tatsache in Rechnung gestellt werden, daß bei der Aufarbeitung von Blut- und Gewebsproben Änderungen der Bindungskapazität von Proteinen auftreten, die das Ergebnis verfälschen können. Pharmakodynamisch ist die starke Bindung deshalb von Bedeutung, weil durch die Reversibilität der Bindung eine Depotwirkung gegeben ist, die bei einmaliger Injektion die Aufrechterhaltung eines wirksamen Blut- und Gewebsspiegels über längere Zeit gewährleistet.

Dr. U. STOSIEK und Prof. Dr. W. HARDEGG, I. Physiologisches Inst. der Universität 6900 Heidelberg, Akademiestraße 3, Postfach 1347

Die chronotropen und metabolischen Wirkungen von Theophyllin und Coffein bei euthyreoten, hyperthyreoten und thyreopriven Ratten
Chronotropic and Metabolic Effects of Theophylline and Caffeine in Euthyroid, Hyperthyroid and Athyroid Rats

O. STRUBELT, J. STEFFEN und U. STUTZ

An männlichen Wistarratten wurde eine Hyperthyreose durch tägliche Injektionen von 0,1 mg/kg Trijodthyronin über 3 Tage und eine Hypothyreose durch Thyreoidektomie erzeugt. O_2-Verbrauch und Herzfrequenz lagen bei den hyperthyreoten Ratten um 44 bzw. 30% höher, bei den thyreopriven dagegen um 32 bzw. 10% niedriger als bei euthyreoten Kontrolltieren.
Theophyllin und Coffein (60 mg/kg i.p.) führten bei hyperthyreoten Ratten zu signifikant stärkeren, bei thyreopriven dagegen zu schwächeren Steigerungen des O_2-Verbrauchs und der Herzfrequenz als bei euthyreoten Kontrolltieren. Der Blutzuckerspiegel erhöhte sich nach Theophyllin und Coffein bei euthyreoten und thyreopriven Ratten auf etwa das Doppelte, bei hyperthyreoten Tieren dagegen überhaupt nicht. Die freien Fettsäuren stiegen bei euthyreoten Tieren um 60—80% an; bei hyperthyreoten Tieren kam es zu keinem Anstieg und bei den thyreopriven zu einem Abfall der freien Fettsäuren. In vitro waren die chronotropen Effekte der Methylxanthine an den Vorhöfen eu-, hyper- und athyreoter Ratten gleich stark.
Versuche an adreno-demedullierten und reserpinisierten (2 mg/kg i.p.) Ratten zeigten, daß die bei Hyperthyreose verstärkte calorigene Wirksamkeit der Methylxanthine in erster Linie auf einer Verstärkung ihrer direkten, nicht dagegen ihrer indirekten sympathischen Wirkung beruht.

Unterschiede in den Gewebskonzentrationen (Serum, Leber, Herz) von Theophyllin und Coffein (90 min nach 60 mg/kg i.p.) zwischen eu-, hyper- und athyreoten Ratten ließen sich jedoch nicht feststellen. Es wird deshalb angenommen, daß die Schilddrüsenfunktion durch Änderungen der metabolischen Kapazität des Organismus primär die calorigene Wirksamkeit der Methylxanthine beeinflußt, woraus sich dann sekundär verstärkte bzw. abgeschwächte Kreislaufreaktionen ergeben.

Priv.-Doz. Dr. med. O. Strubelt,
Institut für Pharmakologie der Medizinischen Akademie
2400 Lübeck, Ratzeburger Allee 160

Die Wirkung von Aminorex (Menocil®) auf die Hämodynamik der Lunge
The Effect of Aminorex on the Pulmonary Hemodynamics

W. Stühlinger, G. Raberger und O. Kraupp

An narkotisierten Hunden wurden zur Berechnung der hämodynamischen Widerstandsänderungen im großen und kleinen Kreislauf nach Einzeldosen von 20—160 µg/kg bzw. unter Infusion von 10—20 µg/kg/min Aminorex (Menocil®) der Blutdruck in der A. femoralis, A. pulmonalis, dem rechten und linken Vorhof sowie die Blutflußwerte (elektromagnetisches Flowmeter) in der A. femoralis und A. pulmonalis bzw. HZV (Thermodilution) gemessen.
Aminorex führt sowohl nach Einzeldosen von 20—160 µg/kg als auch unter einer Infusion von 10—20 µg/kg/min zu einer Steigerung des Druckes im großen und kleinen Kreislauf, wobei der Durchfluß in der A. pulmonalis geringgradig, in der A. femoralis stark herabgesetzt wird. Die daraus errechnete Gefäßwiderstandsveränderung zeigt einen deutlichen Anstieg des pulmonalen, femoralen und im geringeren Ausmaß auch des Gesamtkreislaufwiderstandes. Zur Aufklärung der Natur der widerstandserhöhenden Wirkung von Aminorex wurde der Einfluß einer Vorbehandlung mit Phentolamin und Propranolol auf die Wirkung einer Infusion von 10 µg/kg/min Aminorex untersucht. Nach Blockierung der α-sympathicomimetischen Wirkung durch 1,5 mg/kg Phentolamin war die widerstandserhöhende Wirkung des Aminorex aufgehoben. Eine Vorbehandlung mit 1,5 mg/kg Propranolol (β-Blocker) führt zu einer wesentlichen Verstärkung der Gefäßwiderstandswirkung einer Aminorex-Infusion. Bei einem Wirkungsvergleich mit einer i.v. Infusion von Noradrenalin (0,5 µg/kg/min) zeigt es sich, daß der pulmonale Gefäßwiderstand initial wesentlich rascher als unter Aminorex ansteigt, jedoch bald nach Erreichen eines Maximums (nach 2—3 min) wieder weitgehend auf den Ausgangswert zurückkehrt.

Eine i.v. Infusion von 50 µg/kg/min Ephedrin zeigt hinsichtlich der Veränderungen des Druckes in der A. pulmonalis und Aorta sowie der Durchflußgrößen und Widerstandsänderungen im großen und kleinen Kreislauf ein ähnliches Verhalten wie Aminorex, während Amphetamin in seinem Wirkungsspektrum mehr dem Noradrenalin gleicht.

Dr. W. STÜHLINGER, Dr. G. RABERGER und Prof. Dr. O. KRAUPP
Pharmakologisches Institut der Ruhr-Universität Bochum
z.Z. A-1090 Wien, Währinger Straße 13a, Österreich

ATP als Katecholamin-Freisetzer in isotonischen Salzlösungen?
Catecholamine Release by ATP?

G. TAUGNER

Nach POISNER u. TRIFARO [1] setzt ATP aus den Speichervesikeln des Nebennierenmarkes in isotonischen Salzlösungen Katecholamin zusammen mit ATP frei, wobei die Lichtstreuung der Vesikelsuspension stark abnimmt.

In isotonischer Saccharoselösung kompensiert bekanntlich der ATP-abhängige Katecholamininflux einen gleichgroßen Efflux, so daß der Katecholaminspiegel im Medium konstant bleibt, während er in Abwesenheit von ATP ansteigt. Die Effluxraten sind in ATP-Gegenwart und -Abwesenheit gleich. Dabei ändert sich die optische Dichte der Vesikelsuspension nicht.

In isotonischen Lösungen von Na-Glutarat und Na-Succinat sind die Effluxraten bei Anwesenheit oder Abwesenheit von ATP ebenfalls gleich, aber insgesamt doppelt so hoch, wie in 0,3 M Saccharoselösung. In Gegenwart von ATP ist die Influxrate verdoppelt, so daß der Katecholaminspiegel im Medium konstant bleibt. Die ATPase-Aktivität ist erhöht. Ebenso wie in 0,3 M Saccharose hat auch hier ATP keinen Einfluß auf die Lichtstreuung der Vesikelsuspension.

In isotonischen Lösungen von KCl + NaCl (0,16 ± 0,005 M), KCl und Cholinchlorid vermindert sich dagegen die optische Dichte in Gegenwart von ATP stärker als in seiner Abwesenheit. Der ATP-abhängige Influx sowie die ATPase-Aktivität sind unter diesen Bedingungen stark erhöht. Zusätzlich jedoch kommt es auch in ATP-Gegenwart zur Katecholaminabgabe, und zwar in gleicher Höhe wie in ATP-Abwesenheit. Demzufolge ist die Effluxrate in ATP-Gegenwart doppelt so hoch wie in ATP-Abwesenheit.

Abhängig von der Ionalität des jeweiligen Mediums ist in Gegenwart von ATP der Katecholamintransport gesteigert, offenbar verknüpft mit einer Permeabilitätserhöhung der Membran gegenüber Katecholamin.

Während in den Lösungen der zweiwertigen Salze das Transportsystem den erhöhten Efflux noch voll kompensieren kann, reicht die Kapazität des Transportsystems in den Lösungen der einwertigen Salze nicht aus, um den erhöhten Efflux durch die stark aktivierte und auch permeabler gewordene Membran zu kompensieren. ATP ist nach diesen Ergebnissen Energielieferant eines gesteigerten Katecholamin-Turnovers und kein Katecholaminliberator.

Literatur
1. POISNER, A. M., and J. M. TRIFARÓ: Molec. Pharmacol. 4, 196 (1968).

Dr. GABRIELE TAUGNER, Max-Planck-Institut für medizinische Forschung
Abteilung Physiologie
6900 Heidelberg, Jahnstraße 29

Zur Wirkung von Polyanionen auf den Nucleinsäurestoffwechsel der Maus
The Action of Polyanions on the Nucleic Acid Metabolism of the Mouse

K. TEMPEL

Die antimitotische Wirkung [1] verschiedener Polyanionen wirft u. a. die Frage auf, ob in vitro nachgewiesene Wirkungen gegenüber Nucleinsäuren [3] und Nucleinsäure-abhängigen biochemischen Reaktionen [2, 4] auch in vivo auftreten. Letzteres wurde am Beispiel der DNasen untersucht (methodische Angaben s. unter [3]). — Ergebnisse: 1. Die DNase I (EC 3.1.4.5.)-Gesamtaktivität von Leber und Niere der Maus war 4—6 Wochen lang nach dreimal im Abstand von 24 Std wiederholter i.v. Injektion von Polyvinylsulfat (PVS, Serva Nr. 33426) oder Pentosanpolysulfoester (SP_{54}®) in Dosen von 25 bzw. 62,5 mg/kg Körpergewicht durchschnittlich 15—35% geringer als bei den Kontrollen. Noch PVS-Dosen von 3,125 mg/kg waren wirksam. Der Einfluß von Mucoitinpolysulfat (Heparin novo®) war kurzfristig. — 2. Unter den gleichen Bedingungen vergrößerten sich der DNS-Gehalt um 7—31 und die DNase II)-(EC 3.1.4.6.)-Gesamtaktivität um bis zu 80%. Die Proteinkonzentration nahm ab. — 3. Zu hyperplastischen Reaktionen kam es auch in Lunge und Milz. Gewicht, DNA-Gehalt und Enzymbestand des Thymus nahmen ab. — 4. In der Leber führten PVS-Dosen von $\geq$ 25 mg/kg binnen 30—60 min nach Injektion zu einem reversiblen (lysosomalen) Permeabilitätsdefekt, gefolgt von intracellulären Autolysevorgängen. — 5. Der rund 50%ige Aktivitätsanstieg der DNase I der Niere 6 Std nach zweimal im Abstand von 24 Std wiederholter i.v. Injektion von 0,2 mg Actinomycin D (I) pro Kilogramm Körpergewicht war durch zweimalige i.v. Injektion von 25 mg PVS/kg 3 Tage vor der ersten I-Injektion praktisch zu verhindern. Der Abfall von Protein-

und DNS-Gehalt unter dem Einfluß von I wurde durch PVS verstärkt. Analog verhielten sich DNase I-Aktivität und DNS-Gehalt der Leber. —
6. Die Ergebnisse sprechen für einen unmittelbaren Eingriff von PVS (und anderen ausreichend hoch dosierten Polyanionen) in den Zellkernstoffwechsel einiger Organe.

Literatur
1. REGELSON, W.: Advanc. Chemother. 3, 303 (1968).
2. TEMPEL, K., u. K. ZIPF: Klin. Wschr. 47, 165 (1969).
3. — — u. F. WOLF: Berl. Münch. tierärztl. Wschr. 81, 24 (1968).
4. WACKER, A., M. ISHIMOTO u. P. CHANDRA: Z. Naturforsch. 22b, 413 (1967).

Univ.-Doz. Dr. K. TEMPEL, Institut für Pharmakologie, Toxikologie und Pharmazie der tierärztlichen Fakultät der Universität
8000 München, Königinstraße 16

Untersuchungen über die Chinidin-artige Wirkungskomponente von β-Receptorenblockern und verwandten Substanzen. Versuche an isolierten Papillarmuskeln von Meerschweinchen

Studies on the "Quinidine-like" Properties of Sympathetic β-Receptor Antagonists and Related Compounds. Experiments on Isolated Guinea Pig Papillary Muscles

H. TRITTHART, A. FLECKENSTEIN, B. FLECKENSTEIN, A. HERBST und H. KRAUSE

Die „Chinidin-artige" Wirkungskomponente von β-Receptorenblockern und verwandten Substanzen mit antiarrhythmischen und antifibrillatorischen Effekten beruht auf einer unspezifischen Herabsetzung der passiven, transmembranären Fluxraten von Na^+ und Ca^{++} an den erregten Myokardfasern. Die Reduktion des Na^+-Influx führt speziell zu einer Hemmung des Erregungseintritts (meßbar als Erniedrigung der Aufstrich-Geschwindigkeit des Einzelfaser-Aktionspotentials) sowie der nomotopen und heterotopen Automatie. Die Reduktion des Ca^{++}-Influx ist dagegen für die „Chinidin-artige" Senkung der Kontraktionskraft entscheidend. Eigene vergleichende Messungen der „Chinidin-artigen" Wirkungen von 20 Stoffen auf den Aktionspotential-Aufstrich sowie auf die isometrische Spannungsentwicklung haben jedoch ergeben, daß die einzelnen Substanzen offenbar bei der Beeinflussung der transmembranären Kationenfluxe zwischen den Na^+- und Ca^{++}-Ionen qualitativ und quantitativ in sehr verschiedener Weise diskriminieren können. So stehen z. B. einzelnen Stoffen mit einer extrem überwiegenden Ca^{++}-antagonistischen Wirkung (Isoptin, Substanz D 600) [1] andere Verbindungen mit einem ziemlich selektiven

Na+-antagonistischen Einfluß (z. B. Procainamid) gegenüber. Auch die hemmenden Wirkungen auf den Na+-abhängigen Aktionspotential-Aufstrich sind uneinheitlich. Einzelne Stoffe (Pronethalol, Propranolol, Segontin u. a.) reduzieren die Aufstrich-Geschwindigkeit bei hohen Erregungsfrequenzen viel stärker als bei niedrigen („Abfilterung" von Flatter- und Flimmerfrequenzen), andere Stoffe (Dichlorisoproterenol, Kö 592, Iproveratril, Procainamid u. a.) hemmen die Aufstrich-Geschwindigkeit bei allen Frequenzen ziemlich gleichmäßig. Hierbei erklärt sich die antifibrillatorische Wirkung offenbar aus einer generellen Senkung der myokardialen Erregbarkeit. Angesichts dieser differenzierten Effekte ist das Wort „Chinidin-artig" für die präzise Beschreibung des pharmacodynamischen Wirkungscharakters einer Substanz nicht mehr ausreichend.

Literatur
1. HAAS, H., u. E. BUSCH: Arzneimittel-Forsch. 17, 257 (1967).

Anschrift der Verfasser: Physiologisches Institut der Universität 7800 Freiburg i. Br., Hermann Herder-Straße 7

Versuch der Bestimmung der Anzahl der Acetylcholinreceptoren in Darm- und Herzmuskulatur des Meerschweinchens
Estimation of the Number of Cholinergic Receptors in Guinea-Pig Atria and in Smooth Muscle of the Ileum

E. TSCHÖPE und A. ZIEGLER

Es wird versucht, die Anzahl der spezifischen Bindungsstellen für Parasympathomimetica an der Vorhofmuskulatur und an der glatten Muskulatur des Meerschweinchenileums mittels ^{14}C-markierter Arecaidinäthylester zu bestimmen. Die Aufnahme des tertiären Arecaidinäthylesters ist pH-abhängig, da die Penetration der Base in die Zelle einen wesentlichen Anteil an der Gesamtaufnahme darstellt. Die Wirkform ist aber die protonisierte Form. Daher kann die unspezifische Akkumulation durch Steigerung der Wasserstoffionen-Konzentration weitgehend zurückgedrängt werden. Unter dieser experimentellen Bedingung läßt sich eine Beeinflussung der spezifischen Bindung besonders gut nachweisen. Es gelang ferner durch Änderung der Konzentration an Arecaidin-Derivaten in der Badflüssigkeit ein relativ kleines, schnell zu sättigendes Kompartiment nachzuweisen, das die spezifische Bindung widerspiegelt. Die Größe dieses Kompartiments wird durch Atropin vermindert. Hieraus läßt sich die Anzahl spezifischer Bindungsstellen errechnen. Ausgehend von der Vorstellung, daß Receptoren durch ihre Ladung ausgezeichnete Unterbezirke der Membran seien, ergab sich die weitere

Möglichkeit für eine derartige Berechnung. Wir fanden eine vollständige Hemmung der spezifischen Bindung durch Kalium-bedingte Depolarisation der Zellmembran.

Mit den drei aufgeführten Methoden ermittelten wir 0,7 bis $2 \cdot 10^6$ spezifische Bindungsstellen für die glatte und 0,3 bis $1,2 \cdot 10^7$ spezifische Bindungsstellen für die Vorhofmuskelzelle.

Dr. E. Tschöpe, Institut für Pharmakologie
2300 Kiel, Hospitalstraße 4—6

Stoffwechsel von Phenacetin und p-Phenetidin in der Niere
Metabolism of Phenacetine and p-Phenetidine in the Kidney

H. Uehleke und F. Schnitger

Reaktionsfähige Metaboliten von Phenacetin stehen im Verdacht, bei manchen toxischen Wirkungen beteiligt zu sein. Untersuchungen über den Stoffwechsel von Phenacetin zeigten neuerdings, daß im Organismus mehr p-Phenetidin entsteht, als die sehr geringe Ausscheidung (etwa 0,1 % einer Dosis) vermuten ließ.

Wir fanden, daß p-Phenetidin auch in den Nieren N-hydroxyliert, entalkyliert und am Ring hydroxyliert wird. In Ansätzen aus isolierten Mikrosomen der Nieren (Lebern) von Kaninchen mit 2,5 mg Protein/ml und einem $NADPH_2$-regenerierenden System (0,36 µMol NADP/ml) wurden bei 37°C unter Luft in 10 min 6,5 mµMol/ml (26,4 mµMol/ml) N-Oxydationsprodukte gebildet und als p-Nitrosophenetol gemessen. Es entstanden durch Ätherspaltung 0,4 mµMol/ml (6,5 mµMol/ml) p-Aminophenol. Nach Vorbehandlung der Kaninchen mit sechs Injektionen von je 60 mg/kg Phenobarbital-Na i.p. stieg die N-Hydroxylierung von p-Phenetidin auf das 3,8fache (3,6fache) und die Desalkylierung auf das 10fache (6,5fache) an.

Die Entalkylierung von Phenacetin zu N-Acetyl-p-aminophenol durch Nierenmikrosomen (Lebermikrosomen) von Kaninchen in 10 min betrug 4,4 mµMol/ml (20,8 mµMol/ml) und stieg nach Vorbehandlung auf 15,6 mµMol/ml (146 mµMol/ml) an. Phenacetin wird durch Säureamidasen in Lebern und Nieren (ohne $NADPH_2$!) entacetyliert. Die Säureamidspaltung steigt nach Gaben von Phenobarbital oder Methylcholanthren nicht deutlich an. Isolierte Mikrosomen aus Nieren katalysieren auch die 2-Hydroxylierung von p-Phenetidin, die an Hand des im Alkalischen entstehenden Phenoxazons verfolgt wurde.

Es ist möglich, daß gefärbte und lipophile Abbauprodukte von Phenacetin und p-Phenetidin in den Nieren liegenbleiben.

H. Uehleke und F. Schnitger, Pharmakologisches Institut der Universität
7400 Tübingen, Wilhelmstraße 56

Die Korrektur des nach Hatcher und Brody fehlerhaft gemessenen Optimaltiters kardiotoner Steroide. Bestimmung des molaren Optimaltiters bei langer Überlebenszeit

The Correction of the Hatcher-Brody Titer of Cardiotonic Steroids. Estimation of the Molar Optimal Titer at Long Survival Time

G. Vogel

Da bei der Titration von Katzen mit kardiotonen Steroiden bzw. glykosidhaltigen galenischen Präparationen nach der Methode von Hatcher u. Brody in der Modifikation von De Lind van Wijngaarden, die derzeit allgemein gebräuchlich ist (Überlebenszeit 30—55 min), die Möglichkeit der Übertitration — besonders mit Glykosiden eines langsamen Wirkungseintrittes — nicht auszuschließen ist, wurden die Titer der nachstehend angeführten Herzglykoside bei kurzer Überlebenszeit (ca. 40 min), mittlerer Überlebenszeit (ca. 90 min) und langer Überlebenszeit (120—180 min) gemessen: k-Strophanthin, Thevetin, Scillaren A, g-Strophanthin, Convallatoxin, Desacetyl-Lanatosid C, Lanatosid C, Digoxin, Cymarin, Oleandrin, Digitoxin. Das an insgesamt 227 Katzen erarbeitete Ergebnis läßt sich wie folgt zusammenfassen: Je apolarer die kardiotonen Steroide sind, um so mehr werden die Tiere bei mittleren und vor allem kurzen Überlebenszeiten übertitriert. Die polaren Glykoside, mit der Ausnahme des Thevetins, zeigen entweder keine Abhängigkeit des Titers von der Überlebenszeit, bzw. ist das Ausmaß der Übertitration bei kurzer Überlebenszeit gering. Die Übertitration bei kurzer Überlebenszeit ist für Oleandrin und Digitoxin am größten. Als Ausnahme verhält sich das apolare Glykosid Cymarin wie ein polares.

Da besonders bei Verfahren zur Standardisierung von Pharmaka die Zahl der Variablen einer Versuchsanordnung klein und die der fixen Parameter möglichst groß sein sollte, wird vorgeschlagen, Wirkwertbestimmungen von Herzglykosiden nur durch Bestimmung des wahren Optimaltiters vorzunehmen, d. h. das Verfahren von Hatcher u. Brody dahingehend zu modifizieren, daß Überlebenszeiten von 120—180 min eingestellt werden. Wo Reinsubstanzen Verwendung finden, sollte der „molare Optimaltiter" zur Bestimmung kommen.

Prof. Dr. med. G. Vogel, Biologisches Institut Madaus
5000 Köln-Merheim, Ostmerheimer Straße 198

Das Verhalten eines spontan aktiven glatten Gefäßmuskels in vitro unter dem Einfluß verschiedener Kationen und Pharmaka
Experimental Investigations in Vitro on the Influence of Various Kations and Drugs on the Spontaneous Activity of Vascular Smooth Muscle

D. VOTH, R. SCHIPP und M. AGSTEN

Im Rahmen unserer Untersuchungen über Kationeneinflüsse auf contractile Strukturen [3,6] verwendeten wir als glatten Gefäßmuskel die Pfortader der Ratte, die nach anatomischen und physiologischen Befunden [1,2,5] eine konstante mechanische Spontanaktivität aufweist und zudem nahezu ausschließlich aus längs angeordneten Muskelfasern besteht.
Unter isometrischen Bedingungen zeigt das Präparat in vitro in einer Tyrodelösung bei einer Vorspannung von 1 g maximale Kontraktionen bis zu 800 mg mit einer Frequenz von 3—4 Kontraktionen pro Minute. K^+- und Ca^{2+}-Entzug führt zu einem Verlust der Autorhythmik und Contractilität. In einer Na^+-freien Lösung, die Li^+ statt Na^+ in äquimolarer Menge enthält, erlischt die Aktivität; eine Steigerung der Ca^{2+}-Konzentration von 3 auf 6 mVal/l löst jedoch eine erhebliche Spontanaktivität aus, ebenso in geringerem Maße eine Steigerung des K^+-Gehaltes. Ca^{2+} kann weder durch Mg^{2+} noch durch Co^{2+} ersetzt werden. Simultane Änderungen der Na^+- und Ca^{2+}-Konzentrationen führen bei normaler und erhöhter Ca^{2+}-Konzentration mit einer Erhöhung des Na^+-Gehaltes zu einer Steigerung der Contractilität. Ca^{2+} hat jedoch bei einer auf 50% verminderten Na^+-Konzentration keinerlei Effekt. Eine Senkung des Na^+-Gehaltes hat keine contractilitätssteigernde Wirkung wie am Herzmuskel [3], sondern vermindert die isometrische Spannungsentwicklung. Eine Steigerung der K^+-Konzentration von 4 auf 6 mVal/l führt bei einer normalen oder erhöhten Ca^{2+}-Konzentration zu einer Zunahme der Kontraktionen, bei einer erniedrigten Ca^{2+}-Konzentration ist dieser Effekt nicht vorhanden. Eine Steigerung der Ca^{2+}-Konzentration führt unabhängig von dem jeweiligen Na^+-Gehalt zu einer Senkung der Frequenz. Na^+ hat in den geprüften Konzentrationen keinen Einfluß auf die Kontraktionsfrequenz, K^+ steigert die Frequenz, beeinflußt jedoch den Ca^{2+}-Effekt nur in geringem Maße bei einer erhöhten Konzentration.
Eine Alkalose (pH 7,6) steigert die Contractilität ebenso wie beim Herzmuskel [4], eine Acidose (pH 7,1) hat den gegenteiligen Effekt; die Frequenz bleibt unbeeinflußt. Mit Phenoxybenzamin und Propranolol ($5 \cdot 10^{-6}$ g/ml) lassen sich adrenerge contractilitätssteigernde α-Receptoren und kontraktionsmindernde β-Receptoren nachweisen, die Frequenz wird nur unbedeutend beeinflußt. Die Wirkungen von L-Noradrenalin, L-Adrenalin, Acetylcholin und Isoproterenol werden analy-

siert. Adenosin, AMP, ADP und ATP (1 μMol/l) haben einen starken kontraktionsmindernden Effekt, Angiotensin II ($5 \cdot 10^{-9}$ g/ml) steigert die Spannungsentwicklung, Oxytocin und Vasopressin ($5 \cdot 10^{-9}$ g/ml) senken sie stark. Papaverin ($5 \cdot 10^{-6}$ g/ml) hemmt die Contractilität, Ba^{2+} führt zu einer Kontraktur. g-Strophanthin (Ouabain) ist wirkungslos.
Die Befunde werden durch licht- und elektronenmikroskopische Untersuchungen ergänzt.

Literatur
1. FUNAKI, S., and D. F. BOHR: Nature (Lond.) **200**, 192 (1964).
2. JOHANSSON, B., O. JOHNSSON, J. AXELSSON, and B. WAHLSTRÖM: Circulat. Res. **21**, 619 (1967).
3. KOHLHARDT, M., D. VOTH, K. WIRTH u. J. DUDEK: Arch. Kreisl.-Forsch. **54**, 43 (1967).
4. — — — — Z. Kreisl.-Forsch. **56**, 391 (1967).
5. ROLSHOVEN, E.: Ann. Univ. Sarav. Med. **6**, 304 (1958).
6. VOTH, D., and A. SCHÄFER: Brain Res. **10**, 322 (1968).

Dr. D. VOTH und M. AGSTEN, Neurochirurgische Universitätsklinik
6500 Mainz, Langenbeckstraße 1

Dr. R. SCHIPP, Institut für zoologische Physiologie der Universität
6500 Mainz, Saarstraße 21

Das Verhalten funktioneller, cytologischer und biochemischer Parameter von Blutplättchen in vitro unter der Einwirkung von Lipidemulsionen[*]
The Behaviour of Functional, Cytological and Biochemical Characteristics of Blood Platelets in Vitro under the Influence of Emulsified Lipids

E. WEBER, TH. PFLEIDERER und E. MORGENSTERN

Blutplättchen wurden bei 37°C in Citratplasma oder Elektrolytlösungen suspendiert und wäßrige Emulsionen folgender Lipide und fettähnlicher Substanzen zugesetzt:
Leinöl, Lipofundin, Triolein, Ölsäure, Ölsäuremethylester, Paraffin und Siliconöl. Es wurde die Plättchenaggregation mit dem Wright-Test sowie die Plättchenadhäsion und -aggregation mit Hilfe der von BREDDIN angegebenen Methode getrennt bestimmt. Weiterhin erfolgten licht- und elektronenoptische Untersuchungen neben Analysen der stationären ATP- und Glykogenkonzentration sowie des Glucoseverbrauches. Die genannten Stoffe führten zur Aggregation der Plättchen, zur Phagocytose der emulgierten Teilchen durch Membraninvagination, zu starken Verlusten an ATP sowie Glykogen und erhöhten den Glucoseverbrauch der Zellen. Emulsionen mit hohem Anteil an unveresterten Fettsäuren

---
[*] Mit Unterstützung der Deutschen Forschungsgemeinschaft.

oder reine Fettsäureemulsionen verursachten darüber hinaus starke Destruktionen der Plättchen. Adenosin verhinderte bzw. verzögerte die Leinöl- und Lipofundineffekte, nicht aber die der freien Fettsäuren. Eine Hemmung der meisten der durch Lipidemulsionen induzierten Veränderungen wurde beobachtet, wenn die Plättchen in EDTA-Plasma suspendiert waren oder wenn den Versuchsansätzen Phospholipide oder Albumin zugefügt worden war. Lediglich Phagocytose und die Erhöhung des Glucoseverbrauches traten weiterhin auf. Dieses Verhalten der Plättchen wurde auch beobachtet, wenn Emulsionen aus chromatographisch gereinigtem Triolein oder Leinöl, aus dem die freien Fettsäuren entfernt worden waren, angewandt wurden. Die nach Leinöl oder Fettsäuren beschriebenen Erscheinungen traten nach Zugabe von Paraffin und Siliconöl nur zum Teil auf.

Priv.-Doz. Dr. E. WEBER, Medizinische Universitätsklinik
Abteilung für Klinische Pharmakologie
6900 Heidelberg 1, Bergheimer Straße 58

Zur Stereospezifität der Tropanalkaloid-Esterasen des Kaninchens
Stereospecifity of Tropanalkaloid-Esterases in Rabbits

G. WERNER

Nur 95% der untersuchten Kaninchen besitzen ein Ferment, das (—)-Cocain hydrolysiert. Auf Grund unserer Untersuchungen ist dieses Enzym als (—)-Cocain-3-Acylhydrolase zu bezeichnen, da es von dem Doppelester (—)-Cocain — unter Bildung von (—)-Ekgoninmethylester — *nur* den Benzoesäurerest abspaltet und nicht, wie alle früheren Untersucher behauptet hatten, die methylalkoholische Gruppe.
Ganz anders verläuft die Hydrolyse von (—)-Cocain mit Kaninchenseren, die *keine* (—)-Cocain-3-Acylhydrolase besitzen. Nun entsteht durch Abspaltung von Methylalkohol hauptsächlich O-Benzoyl-(—)-ekgonin und daraus erst nach tagelanger Einwirkung (—)-Ekgonin [2].
Das ebenfalls nur bei ca. zwei Drittel der Kaninchen vorkommende von uns als (—)-Hyoscyamin-Acylhydrolase charakterisierte Ferment hydrolysiert nur 50% des Atropins, und zwar nur das (—)-Hyoscyamin in Tropin und (—)-Tropasäure, nicht aber das (+)-Hyoscyamin. Entsprechendes Verhalten dieses Enzyms wurde auch gegenüber (±)-Scopolamin und (±)-Homatropin gefunden. Dieses Ferment konnte weiter als trans-Tropinester-Hydrolase charakterisiert werden, da es nur solche Tropinester spaltet, deren N—CH$_3$-Gruppe in trans-Stellung zur veresterten Hydroxylgruppe des Tropins bzw. Scopins steht. Ester mit der cis-Konfiguration, also z. B. Pseudoatropin, Tropacocain usw., werden nicht hydrolysiert.

Dagegen spaltet die bei fast *allen* Säugetieren und dem Menschen vorkommende Tropacocainesterase (Pseudotropinester-Hydrolase) *nur* Tropanalkaloide mit cis-Konfiguration — also z. B. Pseudoatropin, Tropacocain usw. —, aber keine mit trans-Konfiguration — also z. B. Atropin, Scopolamin.

Die genannten beiden Fermente bei Kaninchen haben eine Bedeutung für die pharmakologische Wirksamkeit von Tropanalkaloiden. So zeigte sich, daß nach ocularer Applikation von 0,1 μg von (—)-Hyoscyamin bei solchen Kaninchen, die *keine* (—)-Hyoscyamin-Acylhydrolase im Körper besitzen, eine Erweiterung der Pupille zu beobachten war; die gleiche Pupillenerweiterung konnte aber bei einem Kaninchen *mit* diesem Enzym im Körper erst die 500fache Dosis auslösen [1].

Literatur
1. WERNER, G.: Naunyn-Schmiedebergs Arch. exp. Path. Pharmak. **251**, 320 (1965).
2. — Hoppe-Seylers Z. physiol. Chem. **348**, 1151 (1967).

Priv.-Doz. Dipl.-Chem. Dr. G. WERNER, Max-Planck-Institut für Hirnforschung
Arbeitsgruppe Neurochemie
6000 Frankfurt a. M.-Niederrad, Deutschordenstraße 46

Zum Sekretionsmechanismus der Katecholamine: Eine Untersuchung des Nebennierenmarks mit der Gefrierätztechnik
The Mechanism of Catecholamine Secretion: A Study of the Adrenal Medulla with the Freeze-etching Technique

H. WINKLER, H. PLATTNER, H. HÖRTNAGL und W. PFALLER

Die Gefrierätztechnik erlaubt eine elektronenmikroskopische Darstellung von Geweben ohne vorhergehende chemische Fixierung [3]. Mit dieser Methode wurde das Nebennierenmark von Katzen untersucht [4]. Im Cytoplasma fanden sich zahlreiche chromaffine Granula. Zwischen den einzelnen Granula konnten keine wie immer gearteten Verbindungen festgestellt werden, wie dies auch von elektronenmikroskopischen Untersuchungen am chemisch fixierten Nebennierenmark her bekannt ist. Eine Sekretion des gesamten löslichen Granulainhaltes [5] kann daher nicht über ein präformiertes tubuläres System (vgl. dazu [6]) erfolgen, sondern nur durch Exocytose, d. h. durch direkte Sekretion in den Extracellulärraum im Anschluß an eine Fusion der Membranen von Granula und Zelle [2,5].

Da bei der Gefrierätztechnik die Bruchlinien häufig entlang von Membranen verlaufen [3], kam es auch zur flächenhaften Darstellung von Zellmembranen der chromaffinen Zellen. Dabei konnte beobachtet werden, daß sich chromaffine Granula, dicht nebeneinander liegend, an diesen Zellmembranen angelagert finden. Auf Grund dieser Beobachtungen kann man für die Sekretionsauslösung durch Acetylcholin folgende Hypothese formulieren: Die durch die Zellmembran einströmenden Calciumionen [5] führen nicht erst über irgendeinen Signalmechanismus zur Anlagerung von chromaffinen Granula an die Zellmembran, sondern bewirken eine Ausschüttung der Hormone aus den bereits in der Ruhephase an die Zellmembran angelagerten Granula. Nach Entleerung dieser Granula kann eine weitere Sekretion von Katecholaminen erst dann erfolgen, wenn sich neuerdings Granula an die Zellmembran angelagert haben. Tatsächlich kommt es während einer Perfusion der Nebenniere mit Acetylcholin zuerst zu einer starken Ausschüttung von Katecholaminen, die aber dann trotz Fortdauer der Perfusion aufhört und erst wieder nach einiger Zeit auslösbar ist [1].

Literatur
1. BANKS, P.: Biochem. J. 101, 536 (1966).
2. DOUGLAS, W. W.: Brit. J. Pharmacol. 34, 451 (1968).
3. MOOR, H., K. MÜHLETHALER, H. WALDNER, and A. FREY-WYSSLING: J. biophys. biochem. Cytol. 10, 1 (1961).
4. PLATTNER, H., H. WINKLER, H. HÖRTNAGL, and W. PFALLER: J. Ultrastruct. Res. (in press).
5. SCHNEIDER, F. H., A. D. SMITH, and H. WINKLER: Brit. J. Pharmacol. 31, 94 (1967).
6. WHITTAKER, V. P.: In: Mechanisms of release of biogenic amines. Ed. U. S. VON EULER, S. ROSELL, and B. UVNÄAS, pp. 147—162. Pergamon Press 1966.

Dr. H. WINKLER, Pharmakologisches Institut der Universität
A-6020 Innsbruck, Peter Mayr-Straße 1, Österreich

Renaler O_2-Verbrauch und Na-Resorption nach Furosemid
Renal O_2-Consumption and Na-Absorption after Furosemid

K. WOLF und G. FÜLGRAFF

Zwischen der tubulären Resorption von Natrium (TNa) und dem Sauerstoffverbrauch (VO_2) der Niere besteht unter Normalbedingungen und in einer Reihe von experimentellen Zuständen eine konstante Relation. Furosemid kann die Resorption von mehr als 30% des filtrierten Natriums hemmen; diese Hemmung kann zwei grundsätzlich verschiedene Wirkungsmechanismen zur Ursache haben:
1. Blockierung des aktiven, energieverbrauchenden Na-Transports,
2. Permeabilitätsänderung der Zellmembran.
Im ersten Falle wäre unter Furosemid mit einem Absinken des VO_2 bei konstant bleibender Relation TNa/VO_2, im zweiten Falle mit unverändertem VO_2 trotz geringerem TNa zu rechnen.
Das Verhalten des VO_2 unter Furosemid-Diurese wurde in 15 Versuchen an anaesthesierten Hunden untersucht: Vor und nach Gabe von 5 mg Furosemid i.v. wurden Harnvolumen, Nierendurchblutung, glomeruläre

Filtrationsrate (GFR), TNa und VO_2 bestimmt. Die tubuläre Na-Resorption wurde von 95 auf 70% der filtrierten Menge vermindert, die renale A—V-Differenz des Sauerstoffs war vermindert, im selben Verhältnis nahm die Nierendurchblutung zu, so daß der VO_2 nicht verändert wurde. Vor und nach Gabe von Furosemid bestand eine signifikante Korrelation zwischen TNa und VO_2. Nach Furosemid war der basale VO_2 von 0,07 auf 0,1 mMol/min · 100 g erhöht, und der Quotient TNa/VO_2 war signifikant erniedrigt. Die Ergebnisse lassen den Schluß zu, daß Furosemid nicht primär den aktiven Transport hemmt, sondern den Netto-Transport durch eine Permeabilitätsänderung der Tubuluszellen herabsetzt.

Doz. Dr. G. FÜLGRAFF, Abteilung für Pharmakologie, Medizinische Fakultät Technische Hochschule Aachen
z.Z. 7800 Freiburg i. Br., Katharinenstraße 29

Aggressogene Kombinationen von Psychopharmaka
Aggressogenic Combinations of Psychomimetic Drugs

G. ZETLER und U. OTTEN

Männliche Wistar-Ratten wurden mit Monoaminoxydase-Inhibitoren (MAOI) behandelt und erhielten zum Zeitpunkt maximaler MAO-Hemmung eine intraperitoneale Injektion eines Psychopharmakons. Verhalten und Körpertemperatur der Tiere wurden nach der zweiten Injektion 2 Std lang beobachtet. Nach den meisten Kombinationen kam es zu einer zentralen Erregung, viel seltener auch zu Aggressivität. Von sieben Thymoleptica (Imipramin, Desipramin, Amitriptylin, Nortriptylin, Dibenzepin, Melitrazen, Opipramol) führten nur Imipramin und Amitriptylin bei mit Isocarboxazid behandelten Ratten zu Aggressivität. Die MAOI waren nicht austauschbar: In Kombination mit Imipramin erzeugten nur die langsam wirkenden MAOI Phenelzin, Iproniazid und Isocarboxazid Aggressivität; die schnell wirkenden MAOI Pheniprazin, Harmalin, Pargylin und Tranylcypromin waren wirkungslos. Amphetamin und Cocain allein führten zu Erregung und Hyperthermie; bei Vorbehandlung mit Isocarboxazid erschien Aggressivität nach Amphetamin, aber nicht nach Cocain. Aggressivität entstand nach DL-Dopa auch ohne MAOI-Behandlung, nicht jedoch nach 5-Hydroxytryptophan bei MAO-Hemmung (trotz starker zentraler Erregung). Die Aggressivität nach Isocarboxazid + Imipramin wurde durch α-Methyl-m-Thyrosin, α-Methyl-p-Tyrosin und Disulfiram verhindert. Katecholamine, und nicht 5-Hydroxytryptamin, dürften für die Entstehung der Aggressivität in unseren Versuchen von Bedeutung sein.

Prof. Dr. med. G. ZETLER, Institut für Pharmakologie der Medizinischen Akademie
2400 Lübeck, Ratzeburger Allee 160

Influence of 7α-Ethylthio-17β-Hydroxy-17α-Methyl-5α-Androstano-[3,2-C] Pyrazole (PS-179) and Methyltestosterone on the Catabolism, Excretion and Distribution of Exogenous Cholesterol-4-^{14}C in the Rat

KEIJI NAKAMURA*, HIDEO NAKAMURA, YOSHINOBU MASUDA, and YASUJI O'SAKI

Pharmacological Division, Research Laboratory
Dainippon Pharmaceutical Co. Ltd. Osaka, Japan

Received October 28, 1968

Summary. The mechanisms of PS-179-induced hypocholesterolaemic action and prevention of experimental atherosclerosis have been further investigated in normocholesterolaemic rats using methyltestosterone as control.

The oxidative catabolic conversion of intraperitoneally injected cholesterol-4-^{14}C into the biliary bile acids was increased significantly by oral treatment with PS-179 but not with MT in the bile-fistula animal. The conversion of orally administered cholesterol-4-^{14}C was found to increase in faecal bile acids only with PS-179 in the intact animal, though the increase was not so marked as in the bile-fistula preparation.

Biliary analysis in the fistula animal indicated that elevation of incorporated taurocholate or taurocholate/taurochenodeoxycholate ratio caused by continuous draining of the bile tended to increase with both PS-179 and MT.

After oral dosage with cholesterol-4-^{14}C, plasma and tissue distributions of the total ^{14}C-activity were decreased only with PS-179 on the third day and slightly increased with PS-179 or MT on the first day.

Key-Words: Cholesterol — Anabolic Steroids — Methyltestosterone — Androgens — Bile Acids and Salts.

Our previous investigation (1967b) revealed that 7α-ethylthio-17β-hydroxy-17α-methyl-5α-androstano-[3,2-C] pyrazole (PS-179) possessed a prophylactic effect on aortic atherosclerosis in cholesterol-fed rabbits, though the compound did not ameliorate atherosclerosis once established. Recently, the hypocholesterolaemic action of PS-179 has been clinically confirmed (UMEHARA and MUROU, 1967; FUKASE et al., 1968). We also confirmed that the compound produced a decrease in hepatic cholesterol biosynthesis and an increase in the intestine of rats at hypocholesterolaemic doses (NAKAMURA et al., 1967a). However, oxidation to bile acids is the most important pathway for the elimination of cholesterol in rats (SIPERSTEIN and CHAIKOFF, 1952). All the bile acids are derived from cholesterol.

The present paper describes the influence of oral treatment with PS-179 or methyltestosterone (MT) on the catabolic oxidation of cholesterol-4-^{14}C *in vivo* and its plasma and tissue distributions in the rat.

Methods

Male rats of the Donryu strain weighing 200—220 g (14—16 weeks of age) supplied from CLEA (Tokyo) were allowed free access to a laboratory chow (CLEA's CA-1) and water, and kept individually in an air-conditioned room at 22° C and 60% moisture. For studying tissue absorption and faecal or urinary excretion of orally administered cholesterol-4-^{14}C, 15 µC/kg (50 µC/mM) was orally administered to the animals 24 hours after the last dose of drugs. The animals were sacrificed by exsanguination during ether anaesthesia 1, 3 and 10 days later. Urine and faeces were collected daily for 10 days to determine the rate of excretion of the isotope. The ^{14}C-activity of faecal excrete was analyzed and determined for bile acid fraction and neutral steroid fraction using the method of GRUNDY and AHRENS, 1966. For further study of the catabolic change of cholesterol to bile acids, bile was directly collected by bile fistulation from unanaesthetized and unrestrained animals, with or without pretreatment by daily doses, 5 and 20 mg/kg, of PS-179 or MT for 10 consecutive days. For bile cannulation, the animals were anaesthetized with methylhexabital Na and then the bile duct was incised near the duodenum so that a polyethylene catheter could be introduced into it; the catheter was held in place with double ligatures, as described previously (NAKAMURA et al., 1968). The catheter was inserted into a closed polyethylene bottle of 10 ml volume, which was held in a vest with 4 holes for inserting the limbs. The bottle-holding vest was tightly bound on the back of the animal. For drawing out the air, another polyethylene tube was inserted into the bottle and the tip of the tube was held on the back of the animal. Thirty µC/kg of cholesterol-4-^{14}C was intraperitoneally injected into each animal after which bile was collected at periods of 3, 18, 24 and 48 hours without any anesthesia and restraint. The total ^{14}C-activity was determined with Ten or TriCarb liquid scintillation spectrometer. Bile acids and cholesterol were extracted and separated following the method of GÄNSHIRT et al., 1960. The methods of chemical and isotopic determinations and source of isotopes have been previously reported (NAKAMURA et al., 1968).

Results

Influence on the Tissue Absorption of Orally Administered Cholesterol-4-^{14}C

Following the oral dosage of cholesterol-4-^{14}C to the animals, tissue absorption or retention of the total ^{14}C-activity was determined. As is shown in Fig. 1, adrenal retained the strongest ^{14}C-activity among the tissues examined on a unit weight basis. Pituitary was the tissue of the longest duration of the activity, while lung, intestine and spleen indicated strong absorption of the isotope with short duration. Weak absorption and shorter duration were observed in the tissues of heart, kidney, submandibular gland, aorta, pancreas, thymus and perirenal

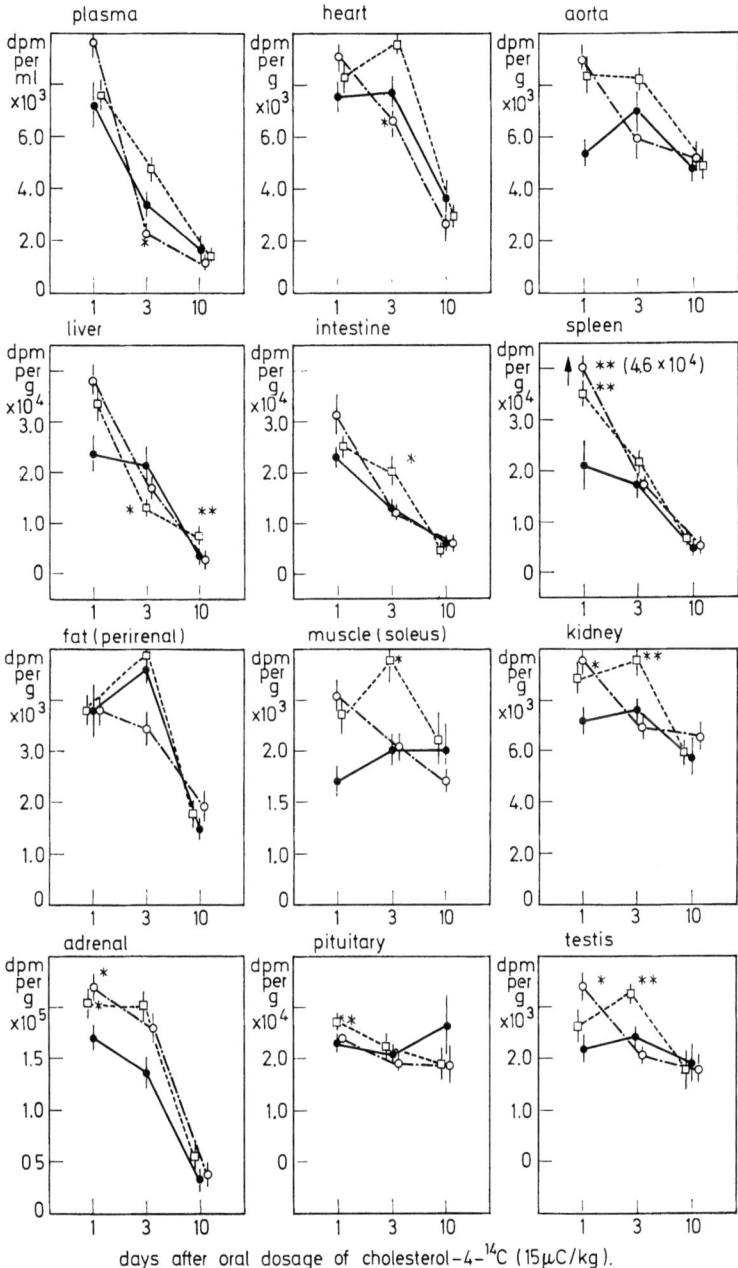

Fig. 1. Influence of PS-179 and MT on the plasma and tissue retention of the total ^{14}C-activity derived from orally administered cholesterol-4-^{14}C in male Wistar rats. ●——● untreated controls; ○—·—○ PS-179-treated; □----□ MT-treated. Each value was shown with a standard error

Table 1. *Effect of oral treatments of PS-179 or MT on faecal and urinary excretions, and faecal conversion of orally administered cholesterol-4-^{14}C in rats*

Drug	Dose mg/kg/day ×10 p.o.	No. of rat	Faeces total ^{14}C dpm×10^6	%[a]	bile acids-^{14}C total dpm×10^3	%[a]	daily recovery % 1	2	3	4	5	6
Control	0	5	4.08 / 0.365[b]	65.7 / 6.13	615 / 31.0	10.1 / 0.96	2.46	1.64	1.81	0.80	0.78	0.72
PS-179	5	5	4.16 / 0.261	68.2 / 5.08	748[c] / 42.7	12.1[c] / 0.48	3.17[c]	1.68	2.36[c]	1.02[c]	1.04[c]	0.71
PS-179	20	5	3.49 / 0.259	59.5 / 4.91	708[c] / 36.2	11.7 / 1.04	2.86	1.70	2.18[c]	1.22[c]	1.40[c]	0.91
Methyl-testosterone	5	5	3.71 / 0.094	61.6 / 4.06	622 / 32.2	10.2 / 0.57	2.81	1.51	1.95	0.93	0.79	0.92
Methyl-testosterone	20	5	3.42 / 0.231	60.1 / 5.18	680 / 40.6	11.8 / 0.73	3.22[c]	2.02	2.04	0.92	1.09	0.93

Drug	Dose mg/kg/day ×10 p.o.	No. of rat	Faeces cholesterol-^{14}C total dpm×10³	% [a]	daily recovery % 1	2	3	4	5	6	Urine recovery %
Control	0	5	2,681 213.0 [b]	43.2 2.52	39.1	1.71	0.96	0.26	0.60	0.26	0.288 0.0357
PS-179	5	5	2,993 306.4	48.0 4.47	43.5	2.21	1.23	0.26	0.42	0.22	0.288 0.0272
	20	5	2,331 258.4	40.9 1.22	35.2	2.10	2.30[c]	0.49[c]	0.41	0.18	0.304 0.0578
Methyl-testosterone	5	5	2,389 270.0	41.3 5.18	36.1	2.08	0.82	0.32	0.45	0.26	0.257 0.0321
	20	5	2,541 294.8	44.9 4.86	39.9	2.64	1.31	0.37	0.44	0.24	0.287 0.0307

[a] Per cent recovery of administered cholesterol-4-^{14}C for the period of 10 days.
[b] A standard error of mean.
[c] A significant difference from controls, $P<0.05$.

fat. The weakest group was bulb cavernous, testis, muscle, seminal vesicles and brain.

Daily oral pretreatment with PS-179 for 10 days tended to increase the tissue levels of cholesterol-^{14}C on the first day after oral dosage of the isotope, and then the levels of ^{14}C-activity declined to the control levels on the 3rd day (Fig.1). On the contrary, the MT-treated group absorbed more isotopes on the 3rd day and less on the first day than that treated with PS-179.

Influence on the Excretion and Catabolic Conversion of Cholesterol-4-^{14}C to Bile Acids in Faeces and Urine

Following the oral administration of cholesterol-4-^{14}C to the animals, the determination of the total ^{14}C-activity in the excrete and the analysis of faecal isotopes were performed daily for 10 days. Faecal excretion of the isotope was found to be 65.7% of the administered cholesterol-4-^{14}C, while only 0.29% was recovered in the urine. Most of the faecal excretion occurred within 24 hours after administration. while the urinary excretion decreased gradually. The analysis of the faecal isotopes revealed that unchanged cholesterol-4-^{14}C and bile acids-^{14}C formed were recovered at rates of 43 and 10%, respectively. As is shown in Table 1, no influence of the pretreatment with PS-179 or MT was observed on the total isotope excretions into faeces and urine. However, the faecal bile acid-^{14}C was increased significantly by both doses of PS-179 on the 3rd—5th days and the higher dose of MT on the first day after oral dosage of isotopes.

Influence on the Catabolic Conversion of Cholesterol-4-^{14}C to Bile Acids in Bile-Fistula Animals

Following the daily oral administration of PS-179 or MT for 10 consecutive days, a bile cannula was placed to collect the bile of unanaesthetized and unrestrained rats, and cholesterol-4-^{14}C was intraperitoneally injected.

Bile flow rate was markedly high for first 3 hours of collection and then gradually decreased as the period of bile drainage lengthened. Similar results were also obtained on the biliary turnover rate of cholesterol-^{14}C to the total bile acids, taurochenodeoxycholic acid (TCD), taurocholic acid (TC) and glycocholic acid (GC). During the 2-day period of bile collection, the total isotopes found in bile was only 2.1% of the administered cholesterol-^{14}C. Most of the biliary isotopes were found in the bile acids, as is shown in Table 2. The treatment with PS-179 considerably increased bile acid-^{14}C levels through the bile collection period of 2 days, though the increase was not statistically

Table 2. Effects of oral treatment with PS-179 or MT on the oxidative conversion of cholesterol-4-^{14}C into bile acids in bile-fistula rats

Drug	Dose mg/kg/day ×10 p.o.	No. of rat	Bile volume 0–24 h[a] ml	Total bile 0–24 h dpm×10^3	Bile acids-^{14}C					Cholesterol-^{14}C				
					0–3 h dpm×10^3	3–24 h	24–48 h	0–48 h	%[b]	0–3 h dpm×10^3	3–24 h	24–48 h	0–48 h	%[b]
Control	0	6	29.9 ± 1.73[c]	404 ± 63.1	38 ± 4.9	123 ± 18.7	125 ± 27.2	287 ± 39.3	1.5 ± 0.24	7 ± 1.1	23 ± 3.6	27 ± 4.1	57 ± 9.2	0.31 ± 0.047
PS-179	5	5	27.8 ± 2.39	448 ± 51.6	39 ± 5.1	144 ± 17.3	156 ± 25.1	364[d] ± 43.8	2.1[d] ± 0.29	9 ± 3.3	23 ± 4.5	21 ± 5.8	52 ± 5.7	0.30 ± 0.037
	20	5	27.1 ± 1.65	517 ± 67.9	56[e] ± 7.5	128 ± 21.8	225 ± 31.5	436[e] ± 53.1	2.3[e] ± 0.34	9 ± 2.2	20 ± 3.1	24 ± 4.6	50 ± 6.7	0.27 ± 0.031
Methyl-testosterone	5	4	27.3 ± 2.72	402 ± 68.2	23 ± 4.1	90 ± 11.3	247 ± 35.1	361 ± 51.1	1.7 ± 0.28	6 ± 1.9	17 ± 2.5	24 ± 6.7	33 ± 9.9	0.19 ± 0.034
	20	4	24.5 ± 2.41	351 ± 63.3	27 ± 3.8	98 ± 11.2	194 ± 31.7	318 ± 49.8	1.3 ± 0.28	6 ± 0.7	19 ± 7.1	8 ± 2.1	33 ± 9.1	0.16 ± 0.042

[a] A period of bile collection.
[b] Per cent of totally administered cholesterol-4-^{14}C.
[c] A standard error of mean.
[d] $0.05 < P < 0.10$.
[e] A significant difference from each controls, $P < 0.05$.

Table 3. *Effect of oral treatment with PS-179 or MT on the bile acid-^{14}C composition after administration of cholesterol-4-^{14}C in bile-fistula rats*

Drug	Dose mg/kg/day ×10 p.o.	No. of rat	Bile collection period h	Bile composition TC^a %	TCD %	GC %	cholesterol %	X-1 %	X-2 %
Control	0	6	0– 3	12.7 ± 0.89	28.6 ± 2.92	13.1 ± 0.92	16.9 ± 2.92	10.2 ± 0.84	18.1 ± 2.39
			3–24	20.0 ± 3.60	35.7 ± 1.45	13.0 ± 2.30	8.3 ± 1.00	13.9 ± 0.95	9.1 ± 0.87
			24–48	19.8 ± 2.84	26.8 ± 2.89	11.7 ± 2.38	20.1 ± 0.89	14.8 ± 0.84	6.7 ± 0.67
PS-179	5	5	0– 3	11.2 ± 1.25	25.1 ± 5.34	13.3 ± 1.73	20.8 ± 4.47	10.6 ± 0.95	17.4 ± 1.48
			3–24	14.2 ± 2.13	32.9 ± 3.99	13.5 ± 1.51	14.4 ± 2.35	14.5 ± 2.59	10.2 ± 1.66
			24–48	30.4 ± 4.94	30.9 ± 2.24	10.6 ± 2.32	10.7 ± 2.40	9.3 ± 1.39	5.9 ± 1.80
	20	5	0– 3	15.2 ± 0.59	33.9 ± 1.33	10.8 ± 0.64	12.8 ± 1.87	11.8 ± 0.44	15.6 ± 2.23
			3–24	11.3 ± 4.29	26.3 ± 5.04	26.7 ± 8.52	9.4 ± 1.58	7.9 ± 1.51	18.3 ± 3.16
			24–48	43.0 ± 9.51	17.3 ± 0.38	8.6 ± 1.88	9.9 ± 1.47	13.8 ± 3.42	8.1 ± 1.73
Methyl-testosterone	5	4	0– 3	12.4 ± 0.71	34.8 ± 5.55	20.3 ± 3.02	7.7 ± 0.15	10.5 ± 3.48	14.3 ± 4.24
			3–24	16.2 ± 0.43	45.6 ± 7.76	11.2 ± 3.67	7.9 ± 3.28	13.5 ± 0.42	5.7 ± 0.85
			24–48	50.6 ± 8.42	25.5 ± 5.98	4.7 ± 0.69	5.6 ± 1.19	9.5 ± 2.76	4.6 ± 0.31
	20	4	0– 3	9.5 ± 1.73	21.4 ± 5.66	19.3 ± 2.91	20.3 ± 5.30	8.3 ± 2.81	21.3 ± 5.50
			3–24	15.2 ± 2.70	36.9 ± 4.16	13.9 ± 1.36	12.3 ± 5.52	12.2 ± 1.77	10.1 ± 1.22
			24–48	38.6 ± 7.42	23.1 ± 6.18	6.3 ± 1.29	8.7 ± 1.73	19.4 ± 8.16	3.9 ± 0.71

TC^a = taurocholate; TCD = taurochenodeoxycholate; GC = glycocholate; X-1 = unknown compound remained at base line; X-2 = unknown compound of Rf 0.65–0.75 on radio-thin layer chromatograms.

significant. Similar results were also obtained in MT-treated animals, though the latter were lower than those of PS-179-treated animals (Table 2).

Table 3 shows the summary of analysis of radioactive bile components. Catabolic oxidation of cholesterol-4-^{14}C occurred to TCD, TC and GC in decreasing order. As the time of bile collection lengthened, radioactive TC increased gradually and TCD began to decrease. The treatment with PS-179 or MT tended to potentiate such changes in labelled bile acids component, as is shown in Table 3.

Discussion

Our previous studies (1967a) indicated that the hypocholesterolaemic dose of PS-179 decreased hepatic cholesterol synthesis in vivo and increased homeostatistically that of the small intestine. Recently, WILSON and REINKE (1968) reported that cholesterol synthesized in the intestinal wall was carried via the lymph to the circulation, and that bile was required for the transfer of cholesterol from wall to lymph. However, in the present study using normocholesterolaemic rats, PS-179 has been found to increase oxidative coversion of cholesterol-4-^{14}C into bile acids. For the elimination of cholesterol, oxidation to bile acids has been confirmed to be the most important pathway in the rat (SIPERSTEIN and CHAIKOFF, 1952).

Secondly, for the output of ^{14}C-incorporated bile acids into bile, the rate of bile acid formation fell slowly following continuous draining of the bile, and the proportion of labelled TCD and TC led to a change from 2.6 : 1 in the first 3 hours to 1.6 : 1 in the next 3—24 hours and 1.7 : 1 in the final 24—48 hours. On the cool endogenous bile acids, MYANT and EDER (1961) reported that the biliary excretion rate of cholic and chenodeoxycholic acids fell to a minimum, followed by a secondary rise beginning between the 20th and 30th hours after cannulation, but never reached the original values. Contrary to our isotopic results, they confirmed that the proportion of the endogenous cholic and chenodeoxycholic acids changed from 0.2 : 1 in the first ten hours to 0.3 : 1 in the secondary phase and finally 0.2 : 1 at the 40th hour after cannulation. ERIKSSON (1957) also reported that continuous draining of the bile of rats led to an increase in bile acid production on the first and second days, and that biliary TCD and TC are approximately in the proportion of 1 : 4.

It needs further effort to elucidate the reinforcement with PS-179 or MT of bile drainage-induced elevation of labelled TC level or TC/TCD ratio.

We also confirmed that PS-179, a cholesterol catabolic steroid, possessed protein anabolic activity in the castrated male rat (NAKAMURA et al., 1968). FUKASE et al. (1968) reported that in healthy male students on a controlled diet PS-179 caused a positive nitrogen balance and that it significantly prolonged the biological half-life of injected ^{131}I-RISA and ^{125}I-globulin.

Appreciation. Our sincere appreciations are due to Mr. K. NAKATSUJI and Mr. I. NOSE for their technical assistances.

References

ERIKSSON, S.: Biliary excretion of bile acids and cholesterol in bile fistula rats. Proc. Soc. exp. Biol. (N.Y.) **94**, 578 (1957).
FUKASE, M., K. IWAI, A. I'IO, H. INOUE, M. SANO, H. MATSUYAMA, N. SATO, K. TRIZUKA, K. HAMAMOTO, and T. MORI: Clinical studies of a new anabolic steroid, PS-179. Folia endocrinol. Japonica **43**, extra 155 (1968).
GÄNSHIRT, H., F. W. KOSS u. K. MORIANZ: Untersuchung zur quantitativen Auswertung der Dünnschichtchromatographie. Arzneimittel-Forsch. **10**, 943 (1960).
GRUNDY, S. M., and E. H. AHRENS, JR.: An evaluation of the relative merits of two methods for measuring the balance of sterols in man: isotopic balance versus chromatographic analysis. J. clin. Med. **45**, 1505 (1966).
MYANT, N. B., and H. A. EDER: The effect of biliary drainage upon the synthesis of cholesterol in the liver. J. Lipid Res. **2**, 363 (1961).
NAKAMURA, K., Y. MASUDA, and Y. MINAKI: Effects of estrone and 2-methoxymethyl-17α-methylestradiol-3-methyl ether (P-5780) on cholesterol metabolism in normo- and hypercholesterolemic rats. J. Atheroscler. Res. **8**, 530 (1968).
– – and H. NAKAMURA: Response of hepatic and small intestinal biosynthesis of cholesterol to nicotinic acid and anabolic steroids in rats. J. Atheroscler. Res. **7**, 253 (1967a).
– – and K. NAKATSUJI: Studies on an orally active anabolic steroid, PS-179 in experimental animals. Arzneimittel-Forsch. (in press) (1968).
– A. TOYOTA, Y. MASUDA, and H. NAKAMURA: Effects of methyltestosterone and new anabolic steroid, PS-179, on experimental atherosclerosis in rabbits. J. Atheroscler. Res. **7**, 783 (1967b).
SIPERSTEIN, M. D., and I. L. CHAIKOFF: C^{14}-cholesterol. III. Excretion of carbons 4 and 26 in feces, urine and bile. J. biol. Chem. **198**, 93 (1952).
UMEHARA, T., and M. MUROU: Clinical investigation of a new orally active anabolic steroid, PS-179. Clin. Rep. **1**, 11 (1967).
WILSON, J. D., and R. T. REINKE: Transfer of locally synthesized cholesterol from intestinal wall to intestinal lynph. J. Lipid Res. **9**, 85 (1968).

KEIJI NAKAMURA, Ph. D., Director
Pharmacological Division
Research Laboratory
Dainippon Pharmaceutical Co. Ltd.
Fukushima-ku, Osaka

Present address:
Research Laboratory
F. Hoffmann-La Roche & Co. AG
CH-4002 Basle, Switzerland

Über die Abhängigkeit der Strophanthinwirkung auf den myokardialen Sauerstoffverbrauch vom Funktionszustand des Herzens

W. KLAUS und R. KREBS

Pharmakologisches Institut der Universität Mainz

Eingegangen am 28. März 1969

The Influence of Ouabain on Myocardial Oxygen Consumption under Different Hemodynamic Conditions

Summary. On the basis of some divergent observations concerning the action of cardiac glycosides on the myocardial oxygen consumption, it was suggested that the direction and the magnitude of this effect might be dependent on the experimental conditions and on the functional state of the hearts. Further characterization of this dependence was expected from measurements of the oxygen consumption of isolated guinea pig hearts working under different, well defined hemodynamic conditions. The hearts were perfused with Tyrode solution (37°C, carbogen saturated) and the mean aortic pressure (30 mm Hg) and the stimulation frequency (180/min) were kept constant.

In one series of experiments the venous filling pressure was fixed at 10 cm H_2O and the end-diastolic pressure, the cardiac output, the coronary flow, and the oxygen consumption were measured. Ouabain (5×10^{-8} g/ml) caused an increase in cardiac output and a decrease in end-diastolic pressure, but did not significantly influence the coronary flow and the oxygen consumption. This result, however, is not conclusive because of the simultaneous and opposite change of two parameters (cardiac output, end-diastolic pressure) known to be involved in the regulation of the myocardial oxygen consumption.

In another series of experiments the cardiac output was kept constant (30 ml/min), in addition to frequency and mean aortic pressure, and the changes in the aforementioned parameters were studied. Under these conditions the external cardiac work remained unchanged, only the end-diastolic pressure varied depending on the contractile ability of the particular heart muscle preparation. In both groups the oxygen consumption was increased with increasing end-diastolic pressure but the values for the ouabain-treated preparations were consistently higher than the corresponding control values at the same end-diastolic pressure. The maximum rate of rise in pressure development (dp/dt) showed an analogue dependence on the end-diastolic pressure. A combined analysis of all these data indicated that the myocardial oxygen consumption under all conditions studied was determined only by the magnitude of the maximum rate of rise of pressure development.

Because of the dependence of this parameter on the end-diastolic pressure (besides the direct influence of ouabain) it is conceivable that the effect of ouabain on the myocardial oxygen consumption is dependent on the hemodynamic conditions that is on the degree of sufficiency. Therefore, different effects of ouabain on myocardial oxygen consumption (increase, reduction, no change) may result at different functional states of the myocardium. The possible involvement of other factors determining the myocardial oxygen consumption under the influence of cardiac glycosides is briefly discussed.

Key-Words: Heart Muscle — Ouabain — Oxygen Consumption — Hemodynamic Parameters.

Schlüsselwörter: Herzmuskel — Strophanthin — Sauerstoffverbrauch — Hämodynamische Parameter.

Eine Reihe von Befunden über unterschiedliche, z. T. sogar entgegengesetzte Wirkungen von Herzglykosiden an suffizienten und insuffizienten Herzen hat zu der Vorstellung geführt, daß die Wirkung dieser Substanzen ganz wesentlich von der funktionellen Ausgangslage des Herzmuskels abhängig ist: an insuffizienten Herzen wurde nämlich immer eine Verbesserung der Kontraktionskraft und des Wirkungsgrades des Herzens beobachtet (z. B. SCIARINI et al., 1948; STEAD et al., 1948; BING et al., 1950; OLSON et al., 1955; DRESDALE et al., 1959; BING, 1965), während an nicht-vorgeschädigten Herzen sowohl klinisch als auch tierexperimentell entweder keine Änderung oder sogar eine Abnahme des Herzminutenvolumens und des Wirkungsgrades nachzuweisen waren (z. B. STEWART et al., 1932; BING et al., 1950; DRESDALE et al., 1959; COTTEN et al., 1958; SELZER et al., 1962; SARNOFF et al., 1964; YANKOPOULOS et al., 1968). Inzwischen wurde jedoch mit verschiedenen Methoden sichergestellt, daß Herzglykoside nicht nur an insuffizienten, sondern in gleicher Weise auch an völlig suffizienten Herzen in vivo und in vitro positiv inotrop wirken (COTTEN et al., 1958; BRAUNWALD et al., 1961; KOCHWESER et al., 1962; MASON et al., 1963; WALLACE et al., 1963; WEISSLER et al., 1964; SONNENBLICK et al., 1966b; KLAUS et al., 1968). Die am suffizienten Herzen fehlende Zunahme des Herzminutenvolumens ist nur durch die hämodynamischen Unterschiede gegenüber dem Insuffizienzzustand bedingt (COTTEN et al., 1958; SARNOFF et al., 1964; YANKOPOULOS et al., 1968).

Während die positiv inotrope Wirkung der Herzglykoside an nichtinsuffizienten Herzen inzwischen als gesichert angesehen werden kann, besteht noch eine gewisse Unklarheit hinsichtlich des Verhaltens des Wirkungsgrades unter diesen Bedingungen. In zahlreichen Untersuchungen wurde als spezifische Herzglykosidwirkung eine Zunahme der Herzleistung ohne gleichzeitige Veränderung oder sogar bei Verminderung des Sauerstoffverbrauches beobachtet (GREMELS, 1933, 1937; GOLLWITZER-MEIER et al., 1937; BING et al., 1950; OLSON et al., 1955; BLAIN et al., 1956; LEE et al., 1960; SARNOFF et al., 1964; KOYAMA et al., 1965; MODELL, 1966). Allerdings wurde auch vereinzelt gezeigt, daß sich Sauerstoffverbrauch und Kontraktionskraft des Herzens unter dem Einfluß von Herzglykosiden völlig gleichsinnig verändern können, d.h. daß unter bestimmten Bedingungen offensichtlich keine derartige Dissoziation zwischen mechanischem und metabolischem Verhalten stattfindet (ROHDE et al., 1912; PETERS et al., 1936; MOE et al., 1938; COVELL et al., 1966; KREBS et al., 1966; CLANCY et al., 1967; KLAUS et al., 1968; SIESS, 1968). Die Interpretation dieser widersprüchlichen Befunde wird dadurch erschwert, daß der moykardiale Sauerstoffverbrauch nicht nur durch direkte Pharmakonwirkungen, sondern vor allem durch das Zusammenwirken verschiedener hämodynamischer und funktioneller Faktoren (wie Herzfrequenz, Druckarbeit, Ventrikelwandspannung, Kontraktionsgeschwindigkeit) bestimmt wird (s. Diskussion), die je nach dem Suffizienzgrad verschieden sind und sich unter dem Einfluß von Herzglykosiden beträchtlich ändern können, und die in den früheren Untersuchungen nicht alle gleichzeitig erfaßt oder konstant gehalten wurden. Es schien deshalb zweckmäßig, die Wirkung von Herzglykosiden auf die Funktion und den Sauerstoffverbrauch von Herzen bei unterschiedlicher funktioneller Ausgangslage unter gleichzeitiger Berücksichtigung der erwähnten Parameter zu untersuchen. Hierzu wurden in einer modifizierten Versuchsanordnung nach EMMENEGGER et al. (1962) entsprechende Messungen an isolierten, arbeitenden Meerschweinchenherzen unter Kontrollbedingungen und unter dem Einfluß von Strophanthin vorgenommen. Ein Teil der Ergebnisse wurde bereits früher mitgeteilt (KREBS et al., 1968).

Methodik

500—600 g schwere Meerschweinchen wurden mit Heparin (2 mg/kg) und Atropin (0,5 mg/kg) vorbehandelt und in Äthernarkose mit intratrachealer Beatmung thorakotomiert. In Aorta und A. pulmonalis wurden sofort Glaskanülen eingebunden und das Herz nach Anschluß an eine Langendorff-Apparatur mit Tyrodelösung (4° C, carbogen-gesättigt, 60 cm Einflußdruck) blutfrei gespült. Anschließend wurden alle übrigen Gefäße (Venae pulmonales, cavae sup. und inf.) unterbunden. Eine weitere Kanüle wurde dann in die Vorderwand des linken Vorhofes eingebunden, und damit das Herz an die Versuchsapparatur (Abb. 1) angeschlossen. Zunächst wurde das spontan schlagende Herz noch nach der Langendorff-Methode für ca. 10 min mit 37°C warmer Tyrodelösung perfundiert, dann wurde auf Perfusion über den linken Vorhof umgeschaltet und das Herz mit Elektroden am rechten Vorhof konstant gereizt (Grass Stimulator S 5).

Die Perfusion erfolgte mit carbogengesättigter Tyrodelösung, die mit einer Schlauchpumpe (P_1) aus einem Vorratsgefäß abgesaugt, nach Passage eines Windkessels (W_1) durch ein Filter (F) (Millipore Prefilter AP 20) gepreßt und nach Erwärmen auf 37°C direkt in den Zulauf zum linken Vorhof gepumpt wurde. Es konnten zwei prinzipiell verschiedene Perfusionsarten eingestellt werden: entweder wurde dem Herzen bei *offenem* Überlauf ($\ddot{U}$) ein Überschuß an Tyrodelösung angeboten, wobei der Einflußdruck durch Höhenverstellung des Überlaufgefäßes beliebig variiert werden konnte und der nicht vom Herzen entnommene Teil durch die Pumpe (P_1) wieder in das Vorratsgefäß zurückbefördert wurde, oder das Herz wurde bei *geschlossenem* Überlaufsystem mit einem konstanten, durch Regulierung des Fördervolumens der Pumpe einstellbaren Angebot an Tyrodelösung versorgt. Das erste Verfahren ermöglichte Messungen bei konstantem Einfluß- oder Vorhofdruck und (entsprechend dem Funktionszustand) variablem Herzminutenvolumen, das zweite Verfahren erlaubte Messungen bei konstantem Herzminutenvolumen (unabhängig von der Leistungsfähigkeit des Herzens).

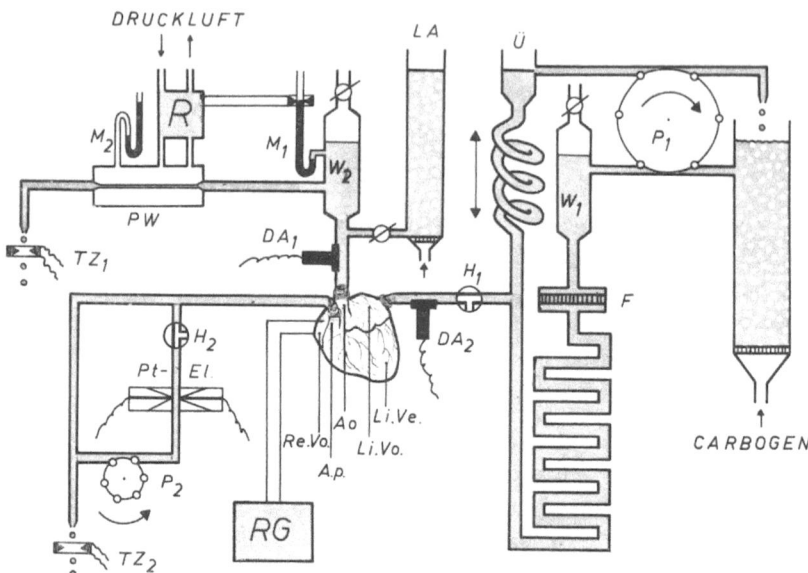

Abb. 1. Schematische Darstellung der Versuchsanordnung. Erklärung s. Text. P_1, P_2 Schlauchpumpen, TZ_1, TZ_2 Tropfenzähler, W_1, W_2 Windkessel, PW peripherer Widerstand, M_1, M_2 Hg-Manometer, DA_1, DA_2 Druckaufnehmer, R Druckluftregler, LA Langendorff-Apparatur, $Ü$ Überlauf, Pt-El. Platinelektroden (polarographische Sauerstoffmessung), H_1, H_2 Umschalthähne, RG Reizgerät, F Filter, Ao Aorta, $A.p.$ A. pulmonalis, $ReVo$ rechter Vorhof, $LiVo$ linker Vorhof, $LiVe$ linker Ventrikel

Die vom linken Vorhof aufgenommene Tyrodelösung gelangte über den linken Ventrikel in die Aorta. Der mittlere Aortendruck wurde durch automatische Regulation des Kompressionsdruckes auf dem als peripheren Widerstand dienenden Schlauchabschnitt konstant eingestellt. Die Steuerung des Druckluftreglers (R) erfolgte über photoelektrische Fühler am Hg-Manometer M_1. Ein Teil des Fördervolumens des Herzens durchströmte die Coronarien (in Abhängigkeit vom Aortendruck) und wurde über das an die A. pulmonalis angeschlossene Meßsystem erfaßt (Tropfenzähler TZ_2), der Rest wurde über das an die Aorta angeschlossene System ausgeworfen (Tropfenzähler TZ_1).

Eine konstante Menge des Coronarperfusates wurde mit einer Schlauchpumpe durch eine polarographische Sauerstoffmeßanordnung (KLAUS et al., 1968) gepumpt (1 ml/min). Die Zuleitungen dieses Systems bestanden vollständig aus Glas, um Diffusions- und Adsorptionsartefakte zu vermeiden. Die polarographische Meßeinheit konnte durch Einschalten (Umschalthahn H_2) von Lösungen, die mit bekannten Gasgemischen äquilibriert waren, geeicht und auch während des Versuchsablaufes rasch überprüft werden. Der Zeitverlauf des Sauerstoffpartialdruckes im Coronarperfusat wurde kontinuierlich mit einem Galvanometerschreiber (Micrograph Kipp u. Zonen) registriert.

Die Drucke im linken Vorhof und in der Aorta wurden über eingeschobene Kanülen mit Stathamdruckaufnehmern (DA_1 = P 23 AC, DA_2 = P 23 BC) fortlaufend gemessen und zusammen mit der über Tropfenzähler (TZ_1, TZ_2) erfaßten Aorten- und Coronardurchströmung auf einem Mehrfachschreiber (Grass Polygraph, Modell 7 DAB) registriert. Als Maß für die enddiastolische Faserspannung diente der enddiastolische linke Vorhofdruck (s. auch WILLIAMS et al., 1965; NEELY et al., 1967), da vergleichende Messungen mit einer intraventrikulär eingeführten Kanüle eine praktische Übereinstimmung mit dem enddiastolischen Druck im linken Ventrikel ergeben haben und die Messungen im linken Vorhof ohne Störung der Ventrikelfunktion vorgenommen werden konnten. Die Kontraktionsgeschwindigkeit wurde aus dem intermittierend oscillographisch aufgezeichneten zeitlichen Druckverlauf der Einzelkontraktion im linken Vorhof oder in der Aorta ermittelt. Die Herzarbeit wurde nach NEELY et al. (1967) errechnet.

Ergebnisse

1. Messungen bei variabler äußerer Herzarbeit

Die in den vorliegenden Untersuchungen erfaßten Funktionen der isolierten, arbeitenden Meerschweinchenherzen hatten sich in der Regel nach einer Äquilibrierungsperiode von ca. 10 min annähernd stabilisiert. Bei der Auswertung wurden nur solche Versuche berücksichtigt, die unter Standardbedingungen mindestens bis zu 120 min ein weitgehend konstantes Verhalten (Abweichung des enddiastolischen Druckes und des Herzminutenvolumens $< 10\%$) aufwiesen. In dieser Gruppe ($n = 19$) wurden bei einem venösen Einfülldruck von 10 cm H_2O, einem auf 30 mm Hg eingeregelten Aortendruck und einer Reizfrequenz von 180/min folgende Mittelwerte für die gemessenen Parameter während der Periode funktioneller Stabilität (138 ± 11 min) erhalten: enddiastolischer linker Vorhofdruck 20 ± 3 mm H_2O, mittlerer Aortendruck 31 ± 2 mm Hg, Coronardurchfluß $6,5 \pm 0,6$ ml/min, Herzminutenvolumen $15,6 \pm 1,5$ ml/min, äußere Herzarbeit $0,022 \pm 0,002$ $\frac{\text{mkg/min}}{\text{g TG}}$. Der Sauerstoffpartialdruck der dem Herzen angebotenen Tyrodelösung lag zwischen 680—700 Torr, im Coronarperfusat war er auf minimal 120 Torr reduziert. Der Sauerstoffverbrauch der Herzen betrug unter den angeführten Standardbedingungen 414 ± 25 µl/min/gTG ($n = 13$).

Bei weiterer Fortführung dieser Versuche erfolgte allmählich eine Abnahme der Herzleistung und schließlich ein rasch einsetzendes vollständiges Versagen, wenn das Herzminutenvolumen nicht mehr ausreichte, um den Aortendruck und damit die Coronarperfusion aufrechtzuerhalten.

Bei Perfusion mit Tyrodelösung, die $5 \cdot 10^{-8}$ g/ml Strophanthin enthielt, wurde die Überlebenszeit der Herzen z.T. beträchtlich verlängert (bis zu 300 min) und folgende Funktionswerte erhalten ($n = 13$): Der enddiastolische Druck im linken Vorhof war auf $12{,}8 \pm 1{,}5$ mm H_2O erniedrigt, der mittlere Aortendruck unverändert, der Coronardurchfluß betrug $7{,}4 \pm 0{,}4$ ml/min, das Herzminutenvolumen war auf $23{,}2 \pm 2{,}3$ ml/min angestiegen und entsprechend die äußere Herzarbeit auf $0{,}032 \pm 0{,}002$ mkg/min/gTG. Der Sauerstoffverbrauch betrug 476 ± 38 µl/min/gTG und war nicht signifikant gegenüber den Kontrollen verändert ($P < 0{,}15$). Der Wirkungsgrad (gemessen am Verhältnis Herzarbeit/Sauerstoffverbrauch) hat sich gegenüber den Kontrollbedingungen deutlich verbessert. Eine eindeutige Aussage über den Einfluß von Strophanthin auf den Sauerstoffverbrauch des Herzens ist unter diesen experimentellen Bedingungen jedoch nicht möglich, da sich zwei funktionelle Größen, die den Sauerstoffverbrauch mitbestimmen, gleichzeitig und gegenläufig geändert haben (Herzminutenvolumen, enddiastolischer Druck).

2. Messungen bei konstanter äußerer Herzarbeit

Bei konstanter Reizfrequenz (180/min), konstant einreguliertem Aortendruck (30 mm Hg) und mit der Pumpe P_1 (bei abgeklemmtem Überlauf $Ü$) definiert eingestelltem Herzminutenvolumen (30 ml/min) ließ sich die äußere Herzarbeit unabhängig von der individuellen Leistungsfähigkeit der Herzen ebenfalls weitgehend konstant halten ($0{,}041 \pm 0{,}003$ mkg/min/gTG), solange die Präparate noch funktionstüchtig waren (Kriterien s. o.). Der Sauerstoffverbrauch der Herzen variierte jedoch in dieser Versuchsserie systematisch, indem eine Zunahme bei abnehmendem Suffizienzgrad (gemessen am Anstieg des enddiastolischen Druckes im linken Vorhof) zu verzeichnen war (Abb. 2). Mit zunehmendem enddiastolischem Druck erhöhte sich der Sauerstoffverbrauch, bis in einem Druckbereich über 50 mm H_2O Maximalwerte (um 550 µl/min/gTG) für die vorliegenden Versuchsbedingungen erreicht wurden. Somit scheint der Sauerstoffverbrauch dieser Herzen — bei Konstanthaltung der übrigen funktionellen Parameter — weitgehend vom Dehnungszustand des Myokards bestimmt zu werden.

Unter denselben experimentellen Bedingungen bewirkte Strophanthin eine Erniedrigung des enddiastolischen Vorhofdruckes, die um so größer war je höher der Ausgangswert lag (Abb. 3). Bei gleichem enddiastolischem Druck war der Sauerstoffverbrauch der Herzen — zumindest im unteren Druckbereich — deutlich gegenüber den Kontrollwerten erhöht (Abb. 2). Bei Drucken über 50 mm Hg ließ sich keine sichere Unterscheidung zwischen beiden Gruppen feststellen, entweder

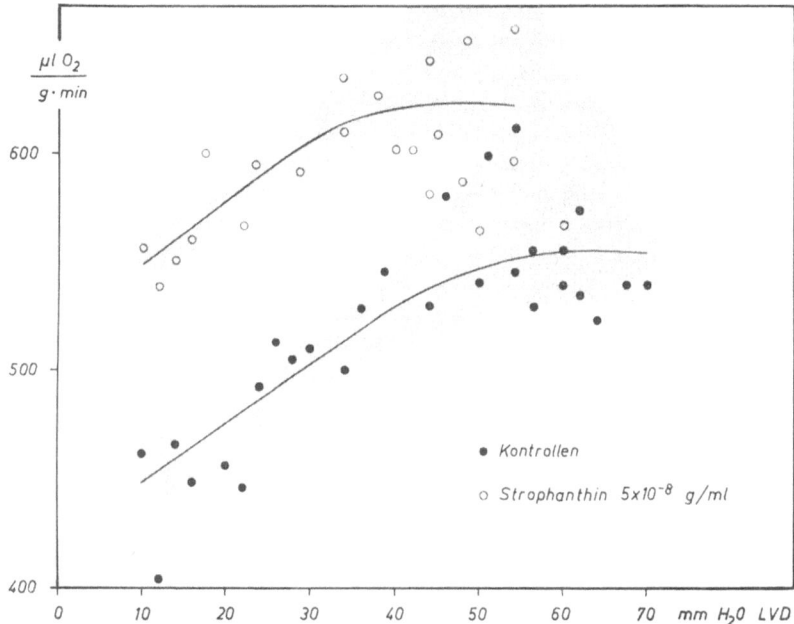

Abb. 2. Abhängigkeit des Sauerstoffverbrauches isolierter, bei konstanter Frequenz (180/min), konstantem Minutenvolumen (30 ml/min) und konstantem mittleren Aortendruck (30 mm Hg) arbeitenden Meerschweinchenherzen vom enddiastolischen Druck im linken Vorhof (LVD) unter Kontrollbedingungen und Strophanthineinfluß. Die Meßwerte wurden an 12 verschiedenen Herzen gewonnen. Für den linearen Abschnitt der Kurven wurden Regressionen mit dem jeweiligen 95%-Vertrauensbereich (schraffierte Zonen) berechnet

weil zu wenige Meßwerte in diesem Bereich vorliegen oder weil bereits eine maximale Steigerung des Sauerstoffverbrauches erreicht ist.

Eine ähnliche Abhängigkeit vom enddiastolischen Druck wies unter den erwähnten experimentellen Bedingungen auch die maximale Kontraktionsgeschwindigkeit auf (Abb. 4): Mit steigendem Vorhofdruck nahm dieser Wert sowohl in der Kontrollgruppe als auch bei den Strophanthin-behandelten Präparaten zu. Strophanthin bewirkte eine Linksverschiebung dieser Kurve, d.h. bei gleichem enddiastolischem Druck war die Kontraktionsgeschwindigkeit gegenüber den Kontrollwerten erhöht.

Vergleicht man nun unter allen geprüften Bedingungen den myokardialen Sauerstoffverbrauch mit der jeweiligen Kontraktionsgeschwindigkeit, so resultiert eine befriedigende Korrelation ($r = 0{,}70$) zwischen diesen Größen. Es lassen sich in dieser Beziehung keine Unterschiede

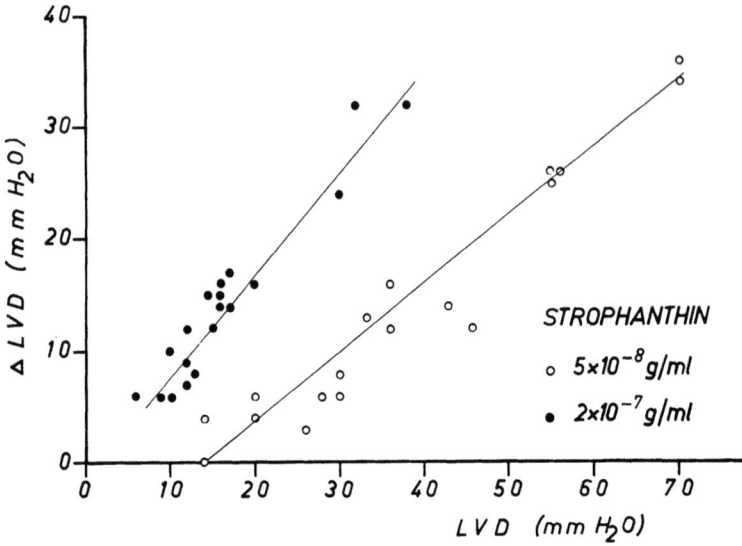

Abb. 3. Abnahme des enddiastolischen Druckes im linken Vorhof (Δ LVD) unter dem Einfluß von Strophanthin in Abhängigkeit vom Ausgangswert des Vorhofdruckes unter Kontrollbedingungen (LVD). Bedingungen wie in Legende zu Abb. 2 angegeben

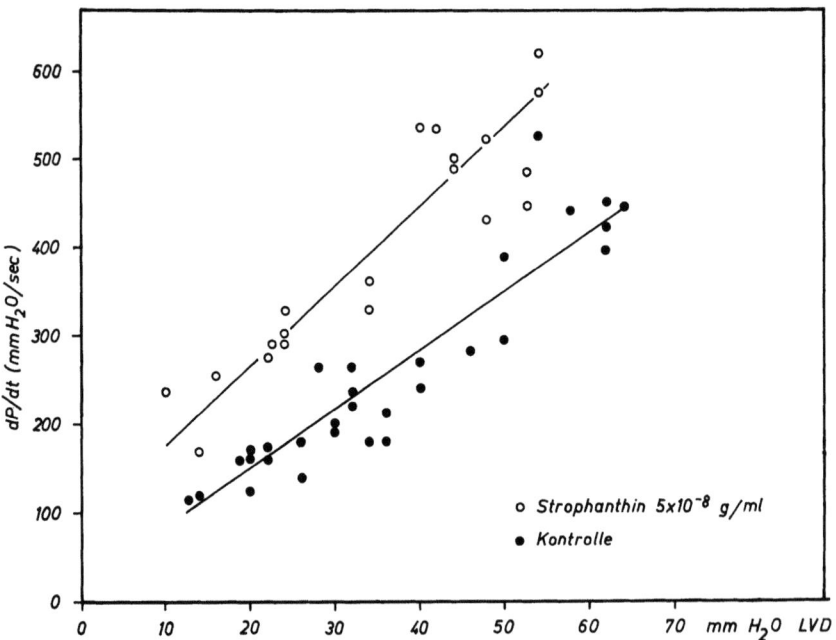

Abb. 4. Beziehung zwischen Kontraktionsgeschwindigkeit (dP/dt) und enddiastolischem Druck im linken Vorhof (LVD) unter Kontrollbedingungen und Strophanthineinwirkung. Bedingungen wie in Legende zu Abb. 2 angegeben

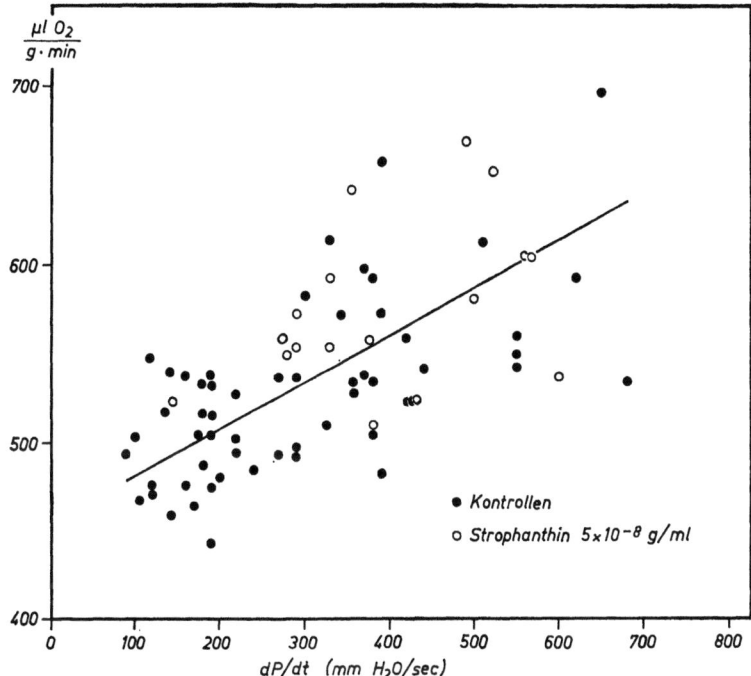

Abb. 5. Beziehung zwischen Kontraktionsgeschwindigkeit (dP/dt) und Sauerstoffverbrauch aller unter verschiedenen Bedingungen untersuchten Meerschweinchenherzen

mehr zwischen den Kontrollen und den mit Strophanthin behandelten Herzen und zwischen Gruppen mit unterschiedlichem enddiastolischem Druck erkennen (Abb. 5).

Diskussion

Die unterschiedlichen Beobachtungen über die Wirkung von Herzglykosiden auf den myokardialen Sauerstoffverbrauch, die eingangs kurz dargestellt wurden, lassen sich auf Grund der in der vorliegenden Untersuchung erzielten Resultate auf Unterschiede in den experimentellen Bedingungen oder der funktionellen Ausgangslage zurückführen. Bei den früheren Messungen wurden nämlich nicht alle inzwischen als wesentlich erkannten Determinanten des myokardialen Sauerstoffverbrauches gleichzeitig erfaßt oder kontrolliert, so daß die beobachteten Änderungen in der Regel durch die Beeinflussung mehrerer dieser Faktoren bedingt waren (s. auch Ergebnisse der Versuchsreihe bei variabler äußerer Herzarbeit), wodurch eine genauere Interpretation des Herzglykosideffektes nicht möglich war. Eingehende Untersuchungen der Beziehungen zwischen

Funktion und Sauerstoffverbrauch des Herzens haben die Beteiligung folgender Faktoren bei der Regulation des myokardialen Sauerstoffverbrauches ergeben: *Druckarbeit* (BARCROFT, 1906; HARRISON et al., 1936; KATZ et al., 1958; SARNOFF et al., 1958; FEINBERG et al., 1962; BRITMAN et al., 1964; MCDONALD, 1966; NEELY et al., 1967), *Herzfrequenz* (EVANS, 1917; COHN et al., 1935; OPITZ et al., 1952; LAURENT et al., 1956; VAN CITTERS et al., 1957; BERGLUND et al., 1957, 1958; MAXWELL et al., 1958; HOFFMEISTER et al., 1959; WHALEN, 1961; VAN DER VEEN et al., 1967; FEINBERG et al., 1968), *enddiastolische Faserdehnung* (STARLING et al., 1926/27; HEMINGWAY et al., 1927; DECHERD et al., 1933; WHALEN, 1961; SARNOFF et al., 1958; RODBARD et al., 1959; MONROE et al., 1961; ROLLETT et al., 1965; COVELL et al., 1966; NEELY et al., 1967; FEINBERG et al., 1968), *Coronarfluß* (GREGG et al., 1957; KAHLER et al., 1963; BACANER et al., 1965; OPIE, 1965; MARCHETTI et al., 1966; NEELY et al., 1967; FEINBERG et al., 1968), sowie die *Kontraktionsgeschwindigkeit* (ROSS et al., 1965; SONNENBLICK et al., 1965; CLANCY et al., 1967; KÜHN et al., 1969).

In der vorliegenden Untersuchung wurde eine Versuchsanordnung verwendet, die den Einfluß dieser Größen auf den Sauerstoffverbrauch isolierter arbeitender Meerschweinchenherzen konstant zu halten (Frequenz, Minutenvolumen, Aortendruck, Coronardurchfluß) bzw. zu messen (enddiastolischer Druck, Kontraktionsgeschwindigkeit) erlaubte. Unter diesen Bedingungen fand sich sowohl bei den Kontrollen als auch bei der Strophanthingruppe eine deutliche Abhängigkeit des Sauerstoffverbrauches vom enddiastolischen Druck, wobei die Strophanthin-behandelten Präparate jedoch immer höhere Werte aufwiesen als die dazugehörigen Kontrollen. Dieser Unterschied ließ sich — ebenso wie die Abhängigkeit vom enddiastolischen Druck selbst — auf die gleichzeitig stattfindenden Änderungen der Kontraktionsgeschwindigkeit zurückführen. Somit darf diese Größe — unter den geschilderten Versuchsbedingungen — als wesentlichste Determinante des myokardialen Sauerstoffverbrauches angesehen werden.

Die Wirkung der Herzglykoside auf den Sauerstoffverbrauch des Herzens scheint demnach allein durch die induzierte Änderung der Kontraktionsgeschwindigkeit bestimmt zu werden. Diese Größe ergibt sich jedoch unter den gewählten Versuchsbedingungen als Resultante aus zwei Effekten: der direkten Wirkung der Herzglykoside auf die Kontraktionsgeschwindigkeit des Myokards und der indirekt über die Beeinflussung des enddiastolischen Druckes herbeigeführten Änderung der Kontraktionsgeschwindigkeit. Da die zweite Komponente je nach der funktionellen Ausgangslage des Herzens quantitativ unterschiedlich beteiligt ist, resultiert eine Abhängigkeit der Herzglykosidwirkung auf den myokardialen Sauerstoffverbrauch vom Funktionszustand des Herzens. In

Abb. 6 sind die Zusammenhänge zwischen Kontraktionsgeschwindigkeit, enddiastolischem Druck und Sauerstoffverbrauch des Herzens schematisch dargestellt, soweit sie für die Deutung des Einflusses von Herzglykosiden auf das bei konstanter Frequenz und konstantem Aortendruck arbeitende Meerschweinchenherz von Bedeutung sind. Die vordere

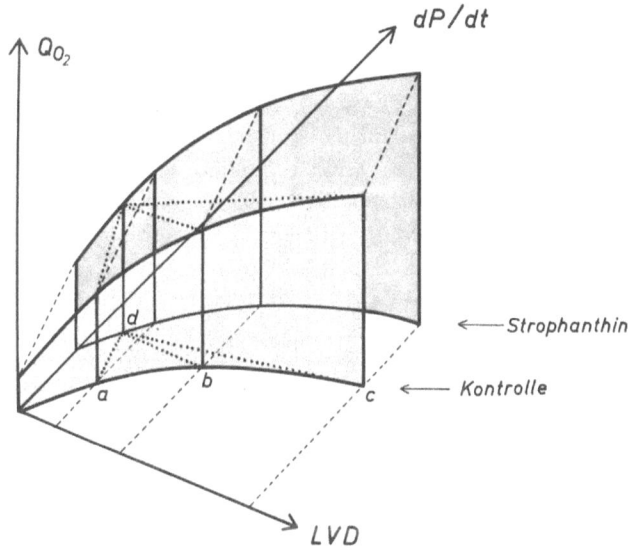

Abb. 6. Schematische Darstellung der Beziehungen zwischen enddiastolischem Druck im linken Vorhof (LVD), Kontraktionsgeschwindigkeit (dP/dt) und Sauerstoffverbrauch (Q_{O_2}) am konstant arbeitenden Meerschweinchenherzen. Erklärung s. Text

Lamelle zeigt die bei den Kontrollen, die hintere die bei der Strophanthingruppe gefundene Abhängigkeit. Die dargestellten Funktionen basieren auf den in Abb. 2—5 enthaltenen Meßwerten. Unter Kontrollbedingungen nehmen mit steigendem enddiastolischem Druck die Kontraktionsgeschwindigkeit und entsprechend auch der Sauerstoffverbrauch zu. Dieses Verhalten steht in Übereinstimmung mit Beobachtungen von SIEGEL et al. (1963), OPIE (1965), SCHAPER et al. (1965) und FEINBERG et al. (1968). Unter dem Einfluß von Strophanthin ist diese Abhängigkeit vom enddiastolischen Druck etwa parallel in den Bereich höherer Kontraktionsgeschwindigkeiten und damit auch höheren Sauerstoffverbrauches verschoben. Wird ein Herz mit hohem enddiastolischem Druck (Punkt c) — wie er bei insuffizienten Präparaten vorliegt — mit Strophanthin behandelt, so wird durch die verbesserte Herzleistung der enddiastolische Druck beträchtlich erniedrigt und entsprechend auch der

Sauerstoffverbrauch reduziert. Gleichzeitig kommt es jedoch durch die direkte Wirkung des Strophanthins auf die Kontraktionsgeschwindigkeit zu einer gewissen Zunahme des Sauerstoffverbrauches. Insgesamt überwiegt jedoch unter diesen Bedingungen die durch Senkung des enddiastolischen Druckes bedingte Verminderung des Sauerstoffverbrauches gegenüber dem durch direkte Beeinflussung der Kontraktionsgeschwindigkeit bedingten Anstieg des Sauerstoffverbrauches, so daß eine Abnahme gegenüber dem Ausgangswert resultiert (Verschiebung von Punkt c nach d). Andererseits kann bei niedrigem enddiastolischem Druck unter Kontrollbedingungen (Punkt a) — wie er bei suffizienten Präparaten vorliegt — durch Strophanthin nur noch eine geringfügige weitere Drucksenkung bewirkt werden, während die direkte Wirkung auf die Kontraktionsgeschwindigkeit unverändert bestehen bleibt. Unter diesen Bedingungen resultiert deshalb insgesamt eine Zunahme des Sauerstoffverbrauches gegenüber dem Ausgangswert (Verschiebung von Punkt a nach d). Zwischen diesen beiden Extremsituationen läßt sich ein Druckbereich finden (Punkt b), in dem die durch direkte Wirkung des Strophanthins auf das Myokard bedingte Zunahme des Sauerstoffverbrauches genau der durch die Abnahme des enddiastolischen Druckes bedingten Verminderung des Sauerstoffverbrauches entspricht, so daß überhaupt keine Änderung des Sauerstoffverbrauches festzustellen ist (Verschiebung von Punkt b nach d).

Diese Abhängigkeit der Herzglykosidwirkung auf den myokardialen Sauerstoffverbrauch von der funktionellen Ausgangslage des Herzens dürfte einen Teil der differierenden Aussagen auf diesem Gebiet erklären. Bei der Anwendung von Herzglykosiden in vivo muß jedoch noch die aus der Beeinflussung der Herzfrequenz resultierende Änderung des Sauerstoffverbrauches zusätzlich berücksichtigt werden. Bekanntlich wird die bei insuffizienten Herzen erhöhte Schlagfrequenz durch therapeutische Dosen von Herzglykosiden gesenkt und damit auch der Sauerstoffverbrauch herabgesetzt, da — selbst bei gleicher äußerer Herzarbeit — eine hohe Frequenz immer mit einem höheren Sauerstoffverbrauch einhergeht als eine niedrige Frequenz, was wiederum auf die frequenzabhängige Änderung der Kontraktionsgeschwindigkeit zurückzuführen sein dürfte (GLEASON et al., 1962; WALLACE et al., 1963; HEEG, 1966; SONNENBLICK et al., 1966a; FEINBERG et al., 1968). Dieser zusätzliche Effekt der Herzglykoside auf den Sauerstoffverbrauch des spontanschlagenden insuffizienten Herzens in vivo fehlt jedoch bei entsprechenden suffizienten Präparaten, da hierbei die hämodynamischen Voraussetzungen für eine Frequenzsenkung nicht gegeben sind. Bei der Verwendung isolierter Herzmuskelpräparate für derartige Untersuchungen sind dagegen in der Regel verschiedene der oben genannten Faktoren, die den myokardialen Sauerstoffverbrauch mitbestimmen, ausgeschaltet (z.B. Frequenz, enddiastolischer Druck), so daß unter diesen Bedingungen keine derartig komplexen Auswirkungen der Herzglykosidanwendung wie bei den oben geschilderten Versuchen oder bei in vivo-Experimenten zu erwarten sind. Entsprechend wurde bei neueren Untersuchungen auf diesem Gebiet auch übereinstimmend ein gleichsinniges Verhalten von Kontraktionskraft und Sauerstoffverbrauch unter Herzglykosideinwirkung beobachtet (COVELL et al., 1966; KLAUS et al., 1968), da unter diesen Bedingungen indirekte Glykosideffekte ausgeschlossen waren und der myokardiale Sauerstoffverbrauch dann nur noch durch die direkte Beeinflussung der Kontraktionsgeschwindigkeit des Herzmuskels bestimmt wurde.

Literatur

BACANER, M. B., F. LIOY, and M. B. VISSCHER: Induced change in heart metabolism as a primary determinant of heart performance. Amer. J. Physiol. **209**, 519—531 (1965).

BARCROFT, J., and W. E. DIXON: The gaseous metabolism of the mammalian heart. J. Physiol. (Lond.) **35**, 182—204 (1906).

BERGLUND, E., H. G. BORST, F. DUFF, and A. L. SCHREINER: Effect of heart rate on cardiac work, myocardial oxygen consumption and coronary blood flow in the dog. Acta physiol. scand. **42**, 185—198 (1958).

— R. G. MONROE, and G. L. SCHREINER: Myocardial oxygen consumption and coronary blood flow during potassium-induced cardiac arrest and during ventricular fibrillation. Acta physiol. scand. **41**, 261—268 (1957).

BING, R. J.: Cardiac metabolism. Physiol. Rev. **45**, 171—213 (1965).

— F. M. MARAIST, J. F. DAMMANN, A. DRAPER, R. HEIMBECKER, R. DALEY, R. GERARD, and P. CALAZEL: Effect of Strophanthus on coronary blood flow and cardiac oxygen consumption of normal and failing human hearts. Circulation **2**, 513—516 (1950).

BLAIN, J. M., E. E. EDDLEMAN, A. SIEGEL, and R. J. BING: Studies on myocardial metabolism. V: The effects of Lanatoside C on the metabolism of the human heart. J. clin. Invest. **35**, 314—321 (1956).

BRAUNWALD, E., R. D. BLOODWELL, L. J. GOLDBERG, and A. G. MORROW: Studies on digitalis. IV. Observations in man on the effects of digitalis preparations on the contractility of the nonfailing heart and on total vascular resistance. J. clin. Invest. **40**, 52—59 (1961).

BRITMAN, N. A., and H. J. LEVINE: Contractile element work: a major determinant of myocardial oxygen consumption. J. clin. Invest. **43**, 1397—1408 (1964).

CLANCY, R. L., T. P. GRAHAM, JR., W. J. POWELL, JR., and J. P. GILMORE: Inotropic augmentation of myocardial oxygen consumption. Amer. J. Physiol. **212**, 1055—1061 (1967).

COHN, A. E., and J. M. STEELE: The influence of frequency of contraction of the isolated mammalian heart upon the consumption of oxygen. Amer. J. Physiol. **113**, 654—658 (1935).

COTTEN, M. DE V., and P. E. STROPP: Action of digitalis on the non-failing heart of the dog. Amer. J. Physiol. **192**, 114—120 (1958).

COVELL, J. W., E. BRAUNWALD, J. ROSS, JR., and E. H. SONNENBLICK: Studies on digitalis. XVI. Effects on myocardial oxygen consumption. J. clin. Invest. **45**, 1535—1542 (1966).

DECHERD, G., and M. B. VISSCHER: The relative importance of the performance of work and the initial fiber length in determining the magnitude of energy liberation in the heart. Amer. J. Physiol. 103, 400—406 (1933).

DRESDALE, D. T., Y. Z. YUCEOGLU, R. J. MICHTOM, M. SCHULTZ, and M. LUNGER: Effect of lanatoside C on cardiovascular hemodynamics: Acute digitalizing doses in subjects with normal hearts and with heart disease without failure. Amer. J. Cardiol. 4, 88 (1959).

EMMENEGGER, H., M. TAESCHLER u. A. CERLETTI: Ein isoliert durchströmtes, arbeitendes Herzpräparat der Katze. Helv. physiol. pharmacol. Acta 20, 213—226 (1962).

EVANS, C. L.: The mechanism of cardiac acceleration by warmth and by adrenalin. J. Physiol. (Lond.) 51, 91—104 (1917).

FEINBERG, H., E. BOYD, and G. TANZINI: Mechanical performance and oxygen utilization of the isovolumic rabbit heart. Amer. J. Physiol. 215, 132—139 (1968).

— L. N. KATZ, and E. BOYD: Determinants of coronary flow and myocardial oxygen consumption. Amer. J. Physiol. 202, 45—52 (1962).

GLEASON, W. L., and E. BRAUNWALD: Studies on the first derivative of the ventricular pressure pulse in man. J. clin. Invest. 41, 80—91 (1962).

GOLLWITZER-MEIER, K., u. E. KRÜGER: Herzenergetik und Strophanthineinwirkung bei verschiedenen Formen der experimentellen Herzinsuffizienz. Pflügers Arch. ges. Physiol. 238, 251—278 (1937).

GREGG, D. E., C. R. RAYFORD, E. M. KHOURI, A. A. KATTUS, and W. P. McKEEVER: Effect of alteration of coronary perfusion pressure on oxygen uptake of left myocardium. Circulation 16, 888 (1957) (Abstr.).

GREMELS, H.: Zur Physiologie und Pharmakologie der Energetik des Säugetierherzens. Naunyn-Schmiedebergs Arch. exp. Path. Pharmak. 169, 689—723 (1933).

— Über den Einfluß von Digitalisglykosiden auf die energetischen Vorgänge am Säugetierherzen. Naunyn-Schmiedebergs Arch. exp. Path. Pharmak. 186, 625—660 (1937).

HARRISON, T. R., B. FRIEDMAN, and H. RESNIK, JR.: Mechanism of acute experimental heart failure. Arch. intern. Med. 57, 927—948 (1936).

HEEG, E.: Untersuchungen über den Einfluß herzwirksamer Pharmaka auf den Druckablauf in der linken Herzkammer der Katze. Habil.-Schrift, Düsseldorf 1966.

HEMINGWAY, A., and A. R. FEE: The relationship between the volume of the heart and its oxygen usage. J. Physiol. (Lond.) 63, 299—303 (1927).

HOFFMEISTER, H. E., H. KREUZER u. W. SCHOEPPE: Der Sauerstoffverbrauch des stillstehenden, des leerschlagenden und des flimmernden Herzens. Pflügers Arch. ges. Physiol. 269, 194—206 (1959).

KAHLER, R. L., E. BRAUNWALD, L. L. KELMINSON, L. KEDES, C. A. CHIDSEY, and S. SEGAL: Effect of alterations of coronary blood flow on the oxygen consumption of the non-working heart. Circulat. Res. 13, 501—509 (1963).

KATZ, L. N., and H. FEINBERG: The relations of cardiac effort to myocardial oxygen consumption and coronary flow. Circulat. Res. 6, 656—669 (1958).

KLAUS, W., u. R. KREBS: Über den Einfluß von Digitoxigenin und Strophanthin auf mechanische Aktivität und Sauerstoffverbrauch isolierter Herzmuskelpräparate. Naunyn-Schmiedebergs Arch. Pharmak. exp. Path. 261, 102—117 (1968).

— — u. W. FLECK: Eine verbesserte Methode zur gleichzeitigen Messung des Sauerstoffverbrauches und der mechanischen Aktivität isolierter Muskelpräparate. Naunyn-Schmiedebergs Arch. Pharmak. exp. Path. 261, 93—101 (1968).

Koyama, T., u. K. Brecht: Ein Beitrag zur Stabilisierung der Pt-Elektrode und ihrer Anwendung bei gleichzeitiger Bestimmung des Sauerstoffverbrauches und der mechanischen Aktivität des Muskels. Pflügers Arch. ges. Physiol. **286**, 181—188 (1965).

Krebs, R., u. W. Klaus: Über die Beziehung zwischen O_2-Verbrauch und Kontraktionskraft isolierter Meerschweinchenvorhöfe unter dem Einfluß von Digitoxigenin. Naunyn-Schmiedebergs Arch. Pharmak. exp. Path. **255**, 30 (1966).

— — Über die Wirkung von Strophanthin auf den myokardialen O_2-Verbrauch in Abhängigkeit von der Ausgangslage. Naunyn-Schmiedebergs Arch. Pharmak. exp. Path. **260**, 158 (1968).

Kühn, P., u. N. Brachfeld: Zur Wertigkeit des Tension-Time-Index und der maximalen linksventrikulären Druckanstiegsgeschwindigkeit (dp/dt) in der Korrelation zum myokardialen Sauerstoffverbrauch. Z. Kreisl.-Forsch. **58**, 244—251 (1969).

Laurent, D., C. Bolene-Williams, F. L. Williams, and L. N. Katz: Effect of heart rate on coronary flow and cardiac oxygen consumption. Amer. J. Physiol. **185**, 355—364 (1956).

Lee, K. S., D. H. Yu, and R. Burstein: The effect of ouabain on the oxygen consumption, the high energy phosphates and the contractility of the cat papillary muscle. J. Pharmacol. exp. Ther. **129**, 115—122 (1960).

Marchetti, G. V., G. Auggini, L. Merlo, V. Noseda, and A. Santi: Coronary blood flow, oxygen consumption of the myocardium and cardiac work in the sheep. Pflügers Arch. ges. Physiol. **290**, 80—88 (1966).

Mason, D., and E. Braunwald: Studies on digitalis. IX. Effects of ouabain on the nonfailing human heart. J. clin. Invest. **42**, 1105—1111 (1963).

Maxwell, G. M., C. A. Castillo, D. H. White, Jr., C. W. Crumpton, and G. G. Rowe: Induced tachycardia: its effect upon the coronary haemodynamics, myocardial metabolism and cardiac efficiency of the intact dog. J. clin. Invest. **37**, 1413—1418 (1958).

McDonald, R. H., Jr.: Developed tension: a major determinant of myocardial oxygen consumption. Amer. J. Physiol. **210**, 351—356 (1966).

Modell, W.: The pharmacologic basis of the use of digitalis in congestive heart failure. Physiol. Pharmacol. Phycns. **1**, 1 (1966).

Moe, G. K., and M. B. Visscher: Studies on the native glycosides of digitalis lanata with particular reference to their effects upon cardiac efficiency and their toxicity. J. Pharmacol. exp. Ther. **64**, 65 (1938).

Monroe, R. G., and G. N. French: Left ventricular pressure-volume relationships and myocardial oxygen consumption in the isolated heart. Circulat. Res. **9**, 362—374 (1961).

Neely, J. R., H. Liebermeister, E. J. Battersby, and H. E. Morgan: Effect of pressure development on oxygen consumption by isolated heart. Amer. J. Physiol. **212**, 804—814 (1967).

Olson, R. E., G. Roush, and M. M. L. Liang: Effect of acetyl strophanthidin upon the myocardial metabolism and cardiac work of normal dogs and dogs with congestive heart failure (abstract.) Circulation **12**, 755 (1955).

Opie, L. H.: Coronary flow rate and perfusion pressure as determinants of mechanical function and oxidative metabolism of isolated perfused rat heart. J. Physiol. (Lond.) **180**, 529—541 (1965).

Opitz, E., u. G. Thews: Einfluß von Frequenz und Faserdicke auf die Sauerstoffversorgung des menschlichen Herzmuskels. Arch. Kreisl.-Forsch. **18**, 137—151 (1952).

PETERS, H., and M. B. FISCHER: Energy metabolism of the heart in failure and influence of drugs upon it. Amer. Heart J. **11**, 273—291 (1936).

RODBARD, S., F. WILLIAMS, and C. WILLIAMS: The spherical dynamics of the heart (myocardial tension, oxygen consumption, coronary blood flow and efficiency). Amer. Heart J. **57**, 348—360 (1959).

ROHDE, E., u. S. OGAWA: Gaswechsel und Tätigkeit des Herzens unter dem Einfluß von Giften und Nervenreizung. Naunyn-Schmiedebergs Arch. exp. Path. Pharmak. **69**, 200 (1912).

ROLLETT, E. L., P. M. YURCHAK, W. B. HOOD, and R. GORLIN: Pressure-volume correlates of left ventricular oxygen consumption in the hypervolemic dog. Circulat. Res. **17**, 499—518 (1965).

ROSS, J., JR., E. H. SONNENBLICK, G. A. KAISER, P. L. FROMMER, and E. BRAUNWALD: Electroaugmentation of left ventricular performance and oxygen consumption by repetitive application of paired electrical stimuli. Circulat. Res. **16**, 332—342 (1965).

SARNOFF, S. J., R. BRAUNWALD, G. H. WELCH, JR., R. B. CASE, W. N. STAINSBY, and R. MACRUZ: Hemodynamic determinants of oxygen consumption of the heart with special reference to the tension time index. Amer. J. Physiol. **192**, 148—156 (1958).

— J. P. GILMORE, A. G. WALLACE, N. S. SKINNER, JR., J. H. MITCHELL, and W. M. DAGGETT: Effect of acetyl strophanthidin therapy on cardiac dynamics, oxygen consumption and efficiency in the isolated heart with and without hypoxia. Amer. J. Med. **37**, 3—13 (1964).

SCHAPER, W. K. A., R. LEWI, and A. H. M. JAGENEAU: The determinants of the rate of change of the left ventricular pressure (dp/dt). Arch. Kreisl.-Forsch. **46**, 27—41 (1965).

SCIARINI, L. J., E. M. ACKERMAN, and W. T. SALTER: The response of isolated hypodynamic myocardium to inotropic drugs. J. Pharmacol. exp. Therap. **92**, 432—442 (1948).

SELZER, A., and R. O. MALMBORG: Hemodynamic effects of digoxin in latent cardiac failure. Circulation **25**, 695—702 (1962).

SIEGEL, J. H., and E. H. SONNENBLICK: Isometric time-tension relationship as an index of myocardial contractility. Circulat. Res. **12**, 597—610 (1963).

SIESS, M.: Die Bedeutung des Substrates für den Sauerstoffverbrauch isolierter Meerschweinchenvorhöfe nach Leistungssteigerung durch g-Strophanthin oder Adrenalin. Naunyn-Schmiedebergs Arch. Pharmak. exp. Path. **260**, 202—203 (1968).

SONNENBLICK, E. H., A. G. MORROW, and J. F. WILLIAMS, Jr.: Effects of heart rate on the dynamics of force development in the intact human ventricle. Circulation **33**, 945—951 (1966a).

— J. ROSS, JR., J. W. COVELL, G. A. KAISER, and E. BRAUNWALD: Velocity of contraction as a determinant of myocardial oxygen consumption. Amer. J. Physiol. **209**, 919—927 (1965).

— J. F. WILLIAMS, JR., G. GLICK, D. P. MASON, and E. BRAUNWALD: Studies on digitalis. XV. Effects of cardiac glycosides on myocardial force-velocity relations in the nonfailing human heart. Circulation **34**, 532—539 (1966b).

STARLING, E. H., and M. B. VISSCHER: The regulation of the energy output of the heart. J. Physiol. (Lond.) **62**, 243—261 (1926—27).

STEAD, E. A., JR., J. V. WARREN, and E. S. BRANNON: Effects of lanatoside C on the circulation of patients with congestive failure. A study using catheterization of the right side of the heart. Arch. intern. Med. **81**, 282—291 (1948).

STEWART, H. J., and A. E. COHN: Studies on the effect of the action of digitalis on the output of blood from the heart: III. Part 1. The effect on the output in normal human hearts. Part 2. The effect on the output of hearts in heart failure with congestion in human beings. J. clin. Invest. **11**, 917—955 (1932).

VAN CITTERS, R. L., W. E. RUTH, and K. R. REISSMANN: Effect of heart-rate on oxygen consumption of the isolated dog heart performing no external work. Amer. J. Physiol. **191**, 443—445 (1957).

VAN DER VEEN, K. J., and A. F. WILLEBRANDS: Effect of frequency and Ca^{++} concentration on oxygen consumption of the isolated rat heart. Amer. J. Physiol. **212**, 1536—1540 (1967).

WALLACE, A. G., N. S. SKINNER, JR., and J. H. MITCHELL: Hemodynamic determinants of the maximal rate of rise of left ventricular pressure. Amer. J. Physiol. **205**, 30—36 (1963).

WEISSLER, A. M., W. G. GAMEL, H. E. GRODE, S. COHEN, and C. D. SCHOENFELD: The effect of digitalis on ventricular ejection in normal human subjects. Circulation **29**, 721—729 (1964).

WHALEN, W. J.: The relation of work and oxygen consumption on isolated strips of cat and rat myocardium. J. Physiol. (Lond.) **157**, 1—17 (1961).

WILLIAMS, J. F., E. H. SONNENBLICK, and E. BRAUNWALD: Determinants of atrial contractile force in the intact heart. Amer. J. Physiol. **209**, 1061—1068 (1965).

YANKOPOULOS, N. A., C. KAWAI, E. E. FEDERICI, L. N. ADLER, and W. H. ABELMANN: The hemodynamic effects of ouabain upon the diseased left ventricle. Amer. Heart J. **76**, 466—480 (1968).

Priv.-Doz. Dr. W. KLAUS
Dr. R. KREBS
Pharmakologisches Institut
der Universität
6500 Mainz, Langenbeckstr. 1

Freie und gebundene Substanz P-Peptide in Cortex und Subcortex des Rinderhirns

J. BALDAUF, W. DOBEK und G. ZETLER

Institut für Pharmakologie der Medizinischen Akademie Lübeck

(Eingegangen am 15. April 1969)

Free and Bound Substance P-Peptides in Cortex and Subcortex of Bovine Brain

Summary. 1. Substance P (SP) was extracted from cortical and subcortical tissue of bovine brains, first by hyposmotic shock and ultrafiltration, and than from the residues by boiling at pH 1—2. The ultrafiltrates contained about 20% of total brain SP.

2. When chromatographed on alumina columns, the ultrafiltrates of cortex and subcortex yielded mainly the SP peptide Fa, the residue from cortex the peptide Fc, and that of subcortex the peptide Fb.

3. Fingerprints of the ultrafiltrates of cortex and subcortex revealed no difference in number and position of peptide spots.

4. Fa, i.e. the SP principle in the strict sense, exists in brain tissue predominantly in the free form, whereas the complex molecule Fb is mainly bound to tissue particles. The cortex-specific peptide Fc is also particle-bound. The existence of Fc only in cortical tissue remains so far the only difference between the grey matter of cortex and that of subcortex.

Key-Words: Substance P — Brain Peptides — Tissue Binding — Bovine Brain — Ultrafiltrates.

Schlüsselwörter: Substanz P — Aktive Peptide — Gewebsbindung — Rinderhirn — Ultrafiltrate.

Alle bisher angewandten Verfahren zur Gewinnung von Substanz P (SP)-Präparaten und somit auch der pharmakologisch aktiven SP-Peptide benutzen zur Abtrennung inerter Proteine denaturierende Maßnahmen. Es ist deshalb nicht auszuschließen, daß die so gewonnenen aktiven Peptide Denaturierungsprodukte sind und als Artefakte physiologischerweise im Hirngewebe nicht vorkommen. Diese Frage ist wegen der Existenz mehrerer aktiver SP-Peptide mit unterschiedlicher Verteilung im Gehirn wichtig.

Nach EULER (1942) hergestellte rohe SP-Präparate aus Gesamthirn liefern nach chromatographischer Auftrennung die biologisch aktiven Peptide Fa, Fb und Fc (ZETLER, 1961, 1963, 1964). Fa und Fb sind vorwiegend im Subcortex lokalisiert, Fc findet sich bei Mensch und Rind ausschließlich im Cortex (BALDAUF u. ZETLER, 1968; BALDAUF, IVEN u.

ZETLER, 1969). Fb kann durch chromatographische Verfahren vollständig in Fa übergeführt werden (ZETLER u. BALDAUF, 1967; LEMBECK u. STARKE, 1968). Bei der Herstellung von SP aus dem Lipidextrakt von Hirngewebe resultierte ausschließlich Fa (HEIZMANN, LEMBECK u. SEIDEL, 1966). Auf Grund der bisher vorliegenden Befunde haben wir angenommen, daß Fb ein komplexes Molekül aus Fa und einer biologisch inaktiven Komponente sein könnte, während Fc möglicherweise ein selbständiges, Cortex-spezifisches Peptid ist (BALDAUF u. ZETLER, 1968).

In der Tat enthält das von uns angewandte Eulersche Extraktionsverfahren im wesentlichen zwei denaturierende Schritte: 1. das Kochen des Hirnhomogenats bei pH 1—2 und 2. die Präcipitierung inerter Proteine durch 4 Volumen Äthanol bei pH 8. Allerdings fanden wir, daß die Äthanolpräcipitation nicht zu einer Freisetzung von SP-Peptiden führt (BALDAUF u. ZETLER, 1968). Es mußte nun noch geklärt werden, ob auch ohne heißes Kochen des Homogenats in saurem Milieu die drei SP-Peptide aus Hirngewebe extrahiert werden können. Dabei sollte wegen der unterschiedlichen Verteilung der Peptide graue Substanz aus Cortex und Subcortex getrennt untersucht werden.

Material und Methodik

1. Material

Rinderhirne wurden etwa 24 Std nach der Schlachtung von Hirnhäuten und Blutcoagula befreit, das Kleinhirn wurde verworfen. Bei der Trennung in Cortex und Subcortex wurde aus den abgetrennten Hemisphären mit einem Löffel weiße Substanz entnommen und dem Subcortex-Material zugeschlagen.

2. Extraktion und Ultrafiltration

Das Gewebe wurde in der vierfachen Menge (Gramm/Volumen) destillierten Wassers mit Starmix und Ultraturrax homogenisiert und mit 5 N HCl auf pH 3,5 gebracht, da Vorversuche ergeben hatten, daß nur bei diesem pH-Wert ein annähernd klares Zentrifugat erhalten wird. Das Homogenat wurde bei 0° C 20 min lang bei $5000 \cdot g$ zentrifugiert. Der opalescente Überstand wurde mit einem Druck von 19 kp m^{-2} (Stickstoff) bei 4° C zunächst durch ein Ultrafeinfilter und anschließend durch ein Ultrafilter „Lsg 60" zur Proteinabscheidung gepreßt (Filtriergerät und Filter der Membranfilter GmbH, Göttingen). Das klare Ultrafiltrat wurde im Rotavapor konzentriert, lyophylisiert und über P_2O_5 gelagert. Das auf den Filtern zurückgebliebene Material wurde mit den Rückständen nach dem Zentrifugieren vereinigt.

3. Herstellung von SP-Pulver

Die vereinigten Rückstände wurden mit 4 Volumen 0,1 N HCl zweimal durch 10 min langes Kochen extrahiert und weiter nach EULER (1942; s. LEMBECK u. ZETLER, 1962) zu SP-Pulver verarbeitet.

4. Al_2O_3-Säulenchromatographie

Das Vorgehen bei der Al_2O_3-Chromatographie war das gleiche wie bei ZETLER u. BALDAUF (1967).

5. Elektrophorese-Chromatographie

Das Verfahren nach WIELAND u. GEORGOPOULOS (1964) wurde auf 20×20 cm großen Glasplatten angewandt. 30 g Kieselgel S (Macherey u. Nagel) wurden in 70 ml siedenden Wassers aufgeschwemmt und mit dem Desaga-Gerät als 0,35 mm dicke Schicht auf die Platten aufgebracht. Die Platten wurden 30 min an der Luft getrocknet, anschließend 30 min bei 110° C aktiviert und bis zur Verwendung in einem Exsiccator aufbewahrt. Die Proben wurden mit Mikropipetten in Portionen von je 10 µl 20 mm vom Rand entfernt in der Mitte der Platte aufgetragen. Als Elektrophoresepuffer diente Pyridin/Eisessig/Wasser 50:5:495 mit pH 6,5. Die Elektrophorese wurde durchgeführt in einem kühlbaren Elektrophoresegerät (Desaga; 25 Volt/cm; 2° C). Als „Marker" diente ein Fleck von 10 µl einer 1%igen Picrinsäure in Höhe der Startlinie. Die Elektrophorese wurde abgebrochen, wenn dieser Fleck 50 mm weit zur Kathode gewandert war, was etwa 70 min dauerte. Nach Trocknung und Drehen der Platte um 90° wurde mit Pyridin/Eisessig/n-Butanol/Wasser 40:14:68:25 zweimal aufsteigend chromatographiert (DC-Kammer von Desega ohne Sättigung der Atmosphäre). Nach Beendigung der Chromatographie wurden die Platten mit Ninhydrin-Reagens (0,3 g Ninhydrin + 100 ml Butanol + 3 ml Eisessig) besprüht und 5—10 min lang bei 110° C gehalten.

Die Wanderung der biologischen Aktivität von Fa, Fb und Fc unter diesen Bedingungen wurde auf weiteren Platten getrennt für Elektrophorese und Chromatographie bestimmt. Vom Auftragungspunkt an wurden quer zur Wanderungsrichtung 20 mm breite und 5 mm hohe Streifen der Schicht nacheinander mit einem Spatel abgehoben und in 0,5 ml Tyrode-Lösung eluiert. Nach Abzentrifugieren des Kieselgels wurden 0,2—0,3 ml jedes Eluats auf SP-Aktivität biologisch untersucht.

6. Biologische Tests und Standards

Die biologische Auswertung erfolgte an Hand der kontrahierenden Wirkung auf das Meerschweinchen-Ileum bei 31° C in einem 5 ml-Bad. Die Tyrode-Lösung enthielt als Antagonisten gegen Acetylcholin, Histamin und Serotonin 10^{-7} g/ml Atropinsulfat, 10^{-6} g/ml Mepyraminmaleat und $2 \cdot 10^{-5}$ g/ml Tryptaminhydrochlorid. Als Standard diente ein Fb-Präparat aus Rinderhirn mit einer biologischen Aktivität von 52 Einheiten (E)/mg. Fc-haltige Fraktionen wurden ohne Atropin gegen ein Fc-Präparat mit einer Aktivität von 25 E/mg getestet.

7. Proteinbestimmung, enzymatischer Abbau, Identifizierung des Peptids Fc

Das Vorgehen war das gleiche wie bei ZETLER u. BALDAUF (1967) sowie bei BALDAUF, HARNACKE u. ZETLER (1968).

Ergebnisse

1. Quantitativer Vergleich der Ultrafiltrate mit den SP-Präparaten aus den Rückständen

Die in der Tabelle dargestellten Resultate ergaben praktisch keinen Unterschied zwischen Cortex und Subcortex. Die erhaltene Menge an SP-Aktivität liegt im Bereich von 15—16 E/g feuchtes Gewebe, was dem normalen Gehalt des durchschnittlichen Hirngewebes entspricht (HEIZMANN, LEMBECK u. SEIDEL, 1966; ZETLER u. BALDAUF, 1967). Chymotrypsin führte zu einer völligen Zerstörung der Darmwirksamkeit aller

Tabelle
Quantitative Resultate der Extrakte von Cortex und Subcortex aus Rinderhirn

	Cortex		Subcortex	
	Lyophilisiertes Ultrafiltrat	SP-Pulver aus den Rückständen	Lyophilisiertes Ultrafiltrat	SP-Pulver aus den Rückständen
Trockenpulver (mg/g[a])	12,1	0,98	12,7	0,83
Peptide (mg/g[a])	3,7	0,44	3,3	0,40
Biologische Aktivität (E/g[a])	2,9	13,7	3,2	11,6
E/mg Peptid	0,78	31	0,97	29
E/mg Pulver	0,24	14	0,25	14

[a] Feuchtes Gewebe.
E: Biologische Euler-Einheiten (s. LEMBECK u. ZETLER, 1962).

Fraktionen, die deshalb auf Peptiden beruht. Die Ultrafiltrate enthielten wesentlich weniger Aktivität als die SP-Pulver aus den Rückständen, nämlich im Falle von Cortex 18% und im Falle von Subcortex 22% der jeweils insgesamt erhaltenen Menge. Umgekehrt lieferten die Ultrafiltrate wesentlich größere Mengen an Trockenpulver und Peptidmaterial als die SP-Präparate aus den Rückständen. Dies führt zu den besonders deutlichen Unterschieden zwischen den Ultrafiltraten und den SP-Präparaten hinsichtlich der auf Milligramm Peptid bzw. Milligramm Trockenpulver bezogenen SP-Aktivität.

2. Al_2O_3-Chromatographie der Ultrafiltrate und SP-Präparate

Von den in der Tabelle aufgeführten Ultrafiltraten und SP-Präparaten wurden an Al_2O_3-Säulen solche Mengen chromatographiert, die 100 g Hirngewebe (feucht) entsprachen. Auf diese Weise konnte der Gehalt an Fa, Fb und Fc bestimmt werden (Abb. 1). In den Ultrafiltraten aus Cortex und Subcortex bestand die biologische Aktivität vorwiegend aus Fa, in beiden Fällen war die Fb-Menge wesentlich geringer. Nur das Ultrafiltrat aus Cortex enthielt eine geringe, sicher nachweisbare Menge an Fc. Die SP-Präparate aus den Rückständen lieferten im Falle von Subcortex hauptsächlich Fb, im Falle von Cortex fast ausschließlich Fc. Die Hauptmenge an Fb und Fc ließ sich somit erst durch die aggressive Extraktion nach EULER aus dem Hirngewebe gewinnen. Wiederum konnte Fc nur im Cortex nachgewiesen werden. Auch diese Versuche

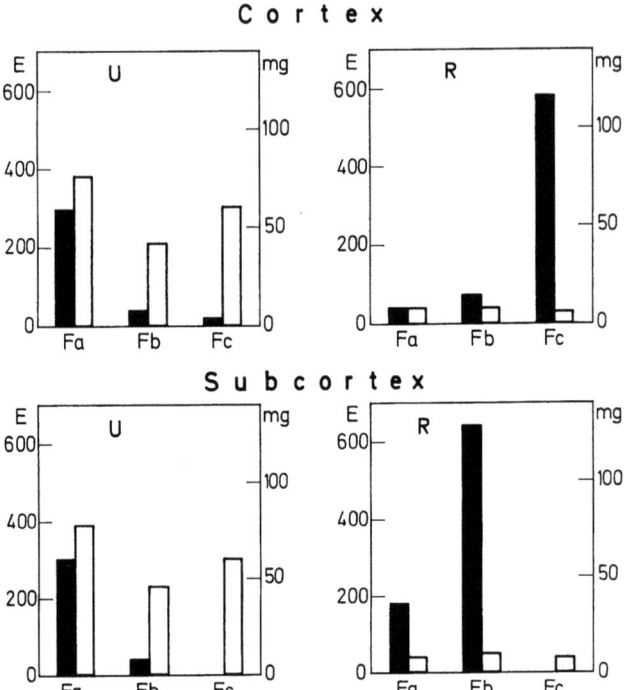

Abb. 1. Ergebnisse der Al$_2$O$_3$-Chromatographie der Ultrafiltrate und der SP-Präparate aus den Rückständen von Cortex und Subcortex. Links: Ultrafiltrate (U), rechts: Rückstände (R). Linke Ordinaten: biologische Aktivität in Einheiten (E), rechte Ordinaten: Peptidgehalt in Milligramm. Schwarze Säulen: biologische Aktivität; weiße Säulen: Peptidgehalt

ergaben, daß der Peptidgehalt in den Ultrafiltraten wesentlich höher ist als in den SP-Präparaten aus den Rückständen.

3. Elektrophorese-Chromatographie der Ultrafiltrate

Das ausschließliche Vorkommen von Fc im Cortexgewebe entsprach unseren früheren Befunden (s. Einleitung). Unseres Wissens sind bisher keine anderen derart drastischen biochemischen Unterschiede zwischen diesen beiden Arten grauer Substanz gefunden worden. Wir haben deshalb je 250 µg der Ultrafiltrate aus Cortex und Subcortex mit Hilfe der Fingerprint-Technik auf vielleicht vorhandene Unterschiede in der Zusammensetzung der inaktiven Peptide untersucht (Abb. 2). Zahl, Position, Färbung und Intensität der Flecke waren in beiden Ultrafiltraten völlig identisch. Die biologische Aktivität von Fa, Fb und Fc liegt deutlich außerhalb des Bereiches der Ninhydrin-positiven Flecke. Gleich-

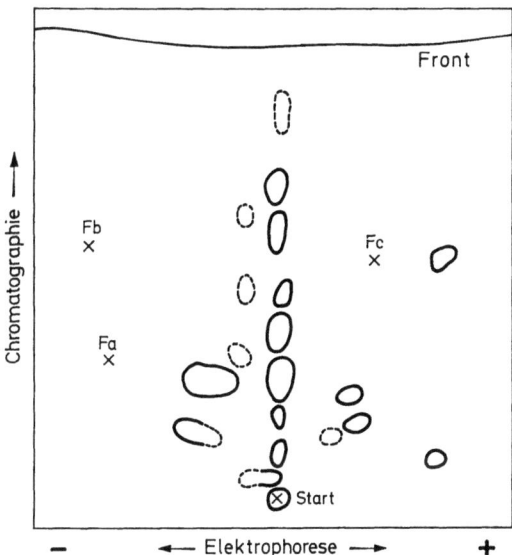

Abb. 2. Elektrophorese-Chromatogramm des Ultrafiltrats aus Cortex. Gestrichelte Umrandung bedeutet schwache Färbung

artige Versuche mit nach EULER hergestellten SP-Präparaten aus Cortex und Subcortex waren nicht aufschlußreich, da Ninhydrin-positives Material nur an der Auftragungsstelle nachweisbar war. Auf diese Weise war somit kein Unterschied zwischen Cortex und Subcortex nachzuweisen.

Diskussion

Wie die Ergebnisse zeigen, läßt sich etwa $20^0/_0$ der insgesamt extrahierbaren SP-Aktivität durch hyposmotischen Schock bei pH 3,5 aus Hirngewebe gewinnen. Dies stimmt mit den Ergebnissen anderer Autoren überein, die bei der Untersuchung der subcellulären Verteilung von SP in Hirngewebe und peripheren Nerven unter noch schonungsvolleren Bedingungen (pH etwa 7,0, Isotonie) etwa $10^0/_0$ der im Gewebe vorhandenen SP-Aktivität in „freier" Form nachweisen konnten (LEMBECK u. HOLASEK, 1960; CLEUGH et al., 1961; EULER, 1963; KATAOKA, 1962; RYALL, 1964). In diesen Untersuchungen konnte die Hauptmenge der SP-Aktivität immer erst nach Erhitzen in saurem Milieu gewonnen werden.

Das unter schonungsvollen Bedingungen extrahierbare SP-Material enthielt Fa, Fb und Fc. Diese Peptide können deshalb *nicht Artefakte* sein, die durch die Hitzedenaturierung in saurem Milieu entstanden sind. Die größte Menge der biologischen Aktivität des Ultrafiltrats entfiel auf

Fa, also auf die Fraktion, die das biologisch aktive SP-Prinzip enthält (LEMBECK u. STARKE, 1968; BALDAUF u. ZETLER, 1968). Die Deutung dieses Befundes in quantitativer Hinsicht wird erschwert durch die Tatsache, daß Fa während der Al_2O_3-Chromatographie aus Fb freigesetzt wird (ZETLER u. BALDAUF, 1967; LEMBECK u. STARKE, 1968). Die vollständige Überführung von Fb in Fa erfordert jedoch mehrmalige Chromatographie; nach einmaliger Al_2O_3-Chromatographie eines SP-Präparates aus Gehirn findet sich der größte Teil der biologischen Aktivität immer in der Fraktion Fb (ZETLER u. BALDAUF, 1967). Die lyophilisierten Ultrafiltrate aus Cortex und Subcortex verhalten sich somit an der Al_2O_3-Säule nicht wie SP-Präparate, sie sind durch den hohen Gehalt an Fa charakterisiert.

Die SP-Präparate aus den Rückständen waren hinsichtlich der aktiven Peptide quantitativ ganz anders zusammengesetzt: Das Subcortex-Präparat enthielt vorwiegend Fb, das aus Cortex fast ausschließlich Fc. Die Tatsache, daß Fc nur aus Cortexgewebe gewonnen werden kann, entsprach unserer Erwartung und bestätigt frühere Befunde (BALDAUF u. ZETLER, 1968; BALDAUF, HARNACKE u. ZETLER, 1968; BALDAUF, IVEN u. ZETLER, 1969).

Diese unterschiedliche Verteilung der Aktivität auf die einzelnen Fraktionen der Ultrafiltrate und SP-Präparate aus Cortex und Subcortex (Abb. 1) führt zu Schlußfolgerungen, durch die unsere früheren Ansichten gestützt und erweitert werden: Bisher nahmen wir an, SP existiere normalerweise als Fb, das durch Al_2O_3-Kontakt vollständig in Fa überführt werden kann und deshalb ein Komplex aus Fa und einer biologisch nicht aktiven Komponente sein könnte. Fc ist dagegen auf Grund seiner chemischen und pharmakologischen Eigenschaften und wegen des ausschließlichen Vorkommens im Cortex nicht als SP-Peptid Sensu strictori, sondern als selbständiges, Cortex-spezifisches Peptid zu betrachten. Fc neigt generell stark zur Adsorption und ist wahrscheinlich deshalb in geringer Menge in der Fraktion Fb aus Gesamtgehirn enthalten (BALDAUF u. ZETLER, 1968). Dagegen wird Fa aus Fb — wie oben erwähnt — freigesetzt, wobei nach unseren Erfahrungen bei einer Passage durch eine Al_2O_3-Säule etwa $30^0/_0$ Fb in Fa transformiert wird.

Dieses quantitative Moment der Umwandlung von Fb in Fa bedeutet für die in Abb. 1 dargestellten Ergebnisse, daß der Fb-Gehalt der vier analysierten Materialien *vor* der Chromatographie um etwa $50^0/_0$ der im Eluat gefundenen Menge höher war, wogegen die „wahre" Fa-Menge entsprechend geringer ist. Deshalb können die Fa- und Fb-Mengen bei den Ultrafiltraten durch die Al_2O_3-Chromatographie nur geringfügig verändert worden sein, wogegen bei den SP-Präparaten aus den Rückständen die „wahren" Fa-Mengen vor der Al_2O_3-Chromatographie viel niedriger als in Abb. 1 gewesen sein müssen. Fa kommt somit fast ausschließlich in den Ultrafiltraten, d. h. „frei" vor; Fb existiert dagegen fast ausschließlich in „gebundener" Form, und zwar vorwiegend im Subcortex.

Wenn man annimmt, SP Sensu strictori sei Fa (BALDAUF u. ZETLER, 1968; LEMBECK u. STARKE, 1968), so führt die obige Überlegung zu dem Schluß, SP komme in der nicht komplex gebundenen Form Fa praktisch nur frei vor. Das mit dem SP-Präparat aus dem Subcortex-Rückstand (Abb. 1 rechts unten) erhaltene Ergebnis zeigt, daß SP im Gewebe als Fb-Komplex gespeichert ist. Die Existenz kleiner Fb-Mengen in den Ultrafiltraten aus Cortex und Subcortex kann auf einer geringen Liberation von Fb durch den hyposmotischen Schock bei pH 3,5 beruhen.

Subcellulär findet sich die SP-Aktivität in der „nerve endings" enthaltenden Subfraktion der Mitochondrienfraktion (KATAOKA, 1962; RYALL, 1964). Auf Grund unserer Befunde nehmen wir an, daß es sich dabei vorwiegend um Fb handelt, das somit als „Muttermolekül" partikulär gebunden ist. Dagegen kann SP in freier Form nur als Fa auftreten; in der Tat fanden SHAW u. RAMWELL (1968) in Superfusaten des Somatocortex der Katze fast ausschließlich Fa.

Fc existiert praktisch nur in gebundener Form. Dieser Befund und die Tatsache des ausschließlichen Vorkommens von Fc in Cortex machen die Frage nach dem subcellulären Bindungsort dieses Peptids im Gehirn besonders wichtig. In den bisherigen Untersuchungen über die subcelluläre Verteilung von SP wurde jedoch die partikulär gebundene SP-Aktivität nicht in Fa, Fb und Fc differenziert.

Das ausschließliche Vorkommen von Fc im Cortexgewebe bleibt der einzige uns bekannte Unterschied zwischen Cortex und Subcortex, da auch die Analyse der Ultrafiltrate mit Hilfe der Fingerprint-Technik keinen Hinweis auf weitere Unterschiede ergab. Die Positionen der biologischen Aktivität von Fa, Fb und Fc (Abb. 2) lagen weit außerhalb des Bereichs des Ninhydrin-positiven Materials und waren durch Färbung nicht zu erkennen. Die elektrophoretische Wanderung und die R_f-Werte der drei aktiven Peptide in diesem System stimmen mit früheren Befunden gut überein (ZETLER, 1964).

Literatur

BALDAUF, J., P. HARNACKE u. G. ZETLER: Aktive Peptide in Substanz P-Präparaten aus Cortex, Globus pallidus und Substantia nigra des menschlichen Gehirns. Naunyn-Schmiedebergs Arch. Pharmak. exp. Path. **260**, 231—241 (1968).
— H. IVEN u. G. ZETLER: Verteilung von darmkontrahierenden Peptiden im menschlichen Gehirn. Naunyn-Schmiedebergs Arch. Pharmak. exp. Path. **262**, 453—462 (1969).
—, u. G. ZETLER: Darmkontrahierende Hirnpeptide in Cortex und Subcortex. Naunyn-Schmiedebergs Arch. Pharmak. exp. Path. **260**, 242—253 (1968).

Cleugh, J., J. H. Gaddum, A. A. Mitchell, M. W. Smith, and V. P. Whittaker: Substance P in brain extracts. J. Physiol. (Lond.) 170, 69—85 (1964).
Euler, U. S. v.: Herstellung und Eigenschaften von Substanz P. Acta physiol. scand. 4, 373—375 (1942).
— Substance P in subcellular particles in peripheral nerves. Ann. N. Y. Acad. Sci. 104, 449—463 (1963).
Heizmann, A., F. Lembeck u. G. Seidel: Die Gewinnung von Substanz P aus dem Lipidextrakt von Hirngewebe. Naunyn-Schmiedebergs Arch. exp. Path. Pharmak. 253, 265—279 (1966).
Kataoka, K.: The subcellular distribution of substance P in the nervous tissues. Jap. J. Physiol. 12, 81—96 (1962).
Lembeck, F., u. A. Holasek: Die intracelluläre Lokalisation der Substanz P. Naunyn-Schmiedebergs Arch. exp. Path. Pharmak. 238, 542—545 (1960).
—, u. K. Starke: Behandlung von Substanz P-Präparaten mit Aluminiumoxid. Naunyn-Schmiedebergs Arch. Pharmak. exp. Path. 259, 307—313 (1968).
—, and G. Zetler: Substance P: A polypeptide of possible physiological significance, especially within the nervous system. Int. Rev. Neurobiol. 4, 159—215 (1962).
Ryall, R. W.: The subcellular distribution of acetylcholine, substance P, 5-hydroxytryptamine, γ-aminobutyric acid and glutamic acid in brain homogenates. J. Neurochem. 11, 131—145 (1964).
Shaw, J. E., and P. W. Ramwell: Release of a substance P polypeptide from the cerebral cortex. Amer. J. Physiol. 215, 262—267 (1968).
Wieland, Th., u. D. Georgopoulos: Zweidimensionale Auftrennung von Peptiden (Fingerprinttechnik) auf Dünnschichtplatten. Biochem. Z. 340, 476—482 (1964).
Zetler, G.: Zwei neue pharmakologisch aktive Polypeptide in einem Substanz P-haltigen Hirnextrakt. Naunyn-Schmiedebergs Arch. exp. Path. Pharmak. 242, 330—352 (1961).
— New pharmacologically active polypeptides present in impure preparations of substance P. Ann. N. Y. Acad. Sci. 104, 416—436 (1963).
— Über das Vorkommen pharmakologisch aktiver Substanzen mit Polypeptid-Charakter in Extrakten aus Darm und Gehirn. Naunyn-Schmiedebergs Arch. exp. Path. Pharmak. 246, 504—516 (1964).
—, u. J. Baldauf: Chromatographische Analyse eines Substanz P-Präparates aus Gehirn. Naunyn-Schmiedebergs Arch. Pharmak. exp. Path. 256, 86—98 (1967).

Prof. Dr. G. Zetler
Institut für Pharmakologie der
Medizinischen Akademie Lübeck
2400 Lübeck, Ratzeburger Allee 160

Quantitative Analyse der Catecholamin-Biosynthese des Nebennierenmarks in vivo und Ruhesekretion neugebildeter Amine unter besonderer Berücksichtigung des Dopamins*

KLAUS HEMPEL und HEINRICH F. K. MÄNNL

Institut für Medizinische Strahlenkunde der Universität Würzburg

Eingegangen am 31. März 1969

Quantitative Analysis of Catecholamine Biosynthesis in Adrenal Medulla in Vivo and Resting Secretion of Synthesized Amines with Special Consideration of Dopamine

Summary. Cats and rabbits were injected intravenously with ^{3}H-tyrosine and the radioactivity of the catecholamines in adrenal glands and adrenal blood was measured up to 60 min after injection. Adrenal blood was collected in a cava pocket. In addition the specific activity of free ^{3}H-tyrosine in blood plasma was measured as a function of time.

Radioactive dopamine could be demonstrated in venous blood from adrenals of cat and rabbit by different methods (column chromatography with Dowex 50, paper chromatography, high voltage paper electrophoresis). On the other hand arterial blood flowing to the adrenals contained no ^{3}H-dopamine.

During the 30 min after the injection of ^{3}H-tyrosine cat adrenals secreted about 14% of the synthesized radioactive catecholamines as ^{3}H-dopamine and 8% as ^{3}H-noradrenaline. In contrast to this the adrenals of rabbits secreted not more than 3% as ^{3}H-dopamine and about 20% as ^{3}H-noradrenaline.

The catecholamine biosynthesis rate of the adrenals and their dopamine resting secretion was estimated from the specific activity of ^{3}H-tyrosine in blood plasma and the radioactivity of catecholamines in adrenal glands and adrenal blood. In cats two adrenals synthesized 0.75 mµMol/min catecholamine per kg body weight and in rabbits 0.074 mµMol/min/kg body wt. respectively. The dopamine resting secretion in cats was about 0.08 mµMol/min and in rabbits about 0.002 mµMol/min.

Key-Words: Dopamine — Secretion — Adrenal Medulla — Catecholamine — Biosynthesis-Rate.

Schlüsselwörter: Dopamin — Sekretion — Nebennierenmark — Catecholamine — Biosyntheserate.

Lange Zeit wurde Adrenalin als alleiniger Bestandteil des Nebennierenmarkinkrets angesehen. HOLTZ, CREDNER u. KRONEBERG konnten dann 1944/47 zeigen, daß auch Noradrenalin in der Nebenniere in beachtlichen

---

* Über einen Teil der Ergebnisse wurde in Form einer Kurzmitteilung (HEMPEL u. MÄNNL, 1967a) und auf der 32. Tagung der Deutschen Pharmakologischen Gesellschaft vorgetragen (HEMPEL u. MÄNNL, 1969).

Mengen vorkommt. Der Nachweis einer Noradrenalinsekretion gelang zunächst HOLTZ u. SCHÜMANN (1949) nach Carotissinusentlastung bei Katzen und BÜLBRING u. BURN (1949) nach Splanchnicus-Reizung.

Die vorliegende Arbeit zeigt durch Tracer-Versuche mit radioaktivem Tyrosin, daß darüber hinaus auch Dopamin, die physiologische Vorstufe des Noradrenalins, von der Nebenniere sezerniert wird. Außerdem werden Messungen der Catecholamin-Biosyntheserate der Nebenniere für Katze und Kaninchen durchgeführt. Hierbei ist auffällig, daß ein erheblicher Teil neugebildeter Catecholamine bereits während kurzer Versuchszeiten von der Nebenniere sofort an das venöse Blut abgegeben wird.

Methodisches
Radioaktive Verbindungen

^3H-*Tyrosin.* L-Tyrosin-[3-T] und L-Tyrosin-[3,5-T_2] mit einer spez. Aktivität von $>$ 10000 mc/mMol wurden nach BIRKOFER u. HEMPEL (1963) synthetisiert. 1 Std vor Injektion wurde das radioaktive Tyrosin durch Säulenchromatographie an Dowex, Type 50 WX 4, 200—400 mesh, Na$^+$-Form, bei pH 6,5 gereinigt. Basische Radiolyseprodukte des ^3H-Tyrosins wurden von der Säule festgehalten.

^{14}C-*Catecholamine.* Dopamin-[2-^{14}C] (spez. Aktivität 32 mc/mMol), Noradrenalin-[2-^{14}C] (spez. Aktivität 41,2 mc/mMol) und Adrenalin-[2-^{14}C] (spez. Aktivität 7,3 mc/mMol) wurden vom Radiochemical Centre Amersham (England) bezogen. Die radiochemische Reinheit dieser Verbindungen betrug zum Zeitpunkt ihrer Verwendung über 90%.

Tiermaterial und Tierversuche

Versuchstiere waren 11 normal ernährte Katzen eines Gewichts von 1,90 bis 3,25 kg sowie 10 Kaninchen von 2,50—3,50 kg. Die Tiere erhielten die letzten 12 Std vor dem Versuch keine Nahrung.

Alle Tierversuche wurden in Äthernarkose ausgeführt. Zunächst wurde ein Dauerinfusionskatheter in einen Ast der V. mesenterica sup. oder in die V. brachialis eingebunden. Durch den Katheter wurde während des Versuches physiol. Elektrolytlösung (Tutofusin® [1] oder Combisterisal® [2]) infundiert (0,4—1,0 ml/min). Bei einigen Katzenversuchen bestand die Infusionslösung zu gleichen Teilen aus heparinisiertem Katzenblut und Tutofusin®. Nach Anlegen einer Cava-Pocket (STEWART u. ROGOFF, 1916; HEMPEL u. MÄNNL, 1967b) wurden die Tiere durch i.v.-Gabe von 2500 I.E./kg Heparin (Liquemin®) heparinisiert und 5 min später wurde ^3H-Tyrosin in 10 ml physiol. NaCl-Lösung injiziert. Im Anschluß daran wurde fortlaufend das in den Cava-Sack fließende Blut (gesamtes Nebennieren-Venenblut) gesammelt. Die Flußrate betrug 1,5—2,5 ml/min. Das in 5 bzw. 10 min abfließende Blut wurde gemeinsam in einer Probe aufgearbeitet.

Fraktionierung der Catecholamine
a) An Dowex-50 nach Bertler, Carlsson u. Rosengren (1958)

Vorbereitung der Blutprobe. Eine eingewogene Blutprobe (ca. 10 g) wurde nach Zugabe von 100 mg Na$_2$S$_2$O$_5$ bei 0° mit dem dreifachen Volumen eiskalter 10%iger Trichloressigsäure gefällt. Nach 30 min Stehen bei 0° wurden die säureunlöslichen

---

[1] Tutofusin®: Na$^+$ 140 mVal/l, K$^+$ 5,0 mVal/l, Ca^{++} 5,0 mVal/l, Mg^{++} 3,0 mVal/l, Cl$^-$ 151 mVal/l, Acetat$^-$ 2,0 mVal/l.

[2] Combisterisal®: Na$^+$ 142 mVal/l, K$^+$ 5,0 mVal/l, Ca^{++} 5,0 mVal/l, Mg^{++} 2,0 mVal/l, Cl$^-$ 109 mVal/l, Lactat$^-$ 45 mVal/l.

Verbindungen abzentrifugiert (10000 g, 0° C, 20 min). Der Überstand wurde abgegossen und der unlösliche Rückstand noch 2 mal mit je 25 ml 10%iger Trichloressigsäure gewaschen und zentrifugiert. Die Überstände wurden schließlich vereinigt und auf 100 ml aufgefüllt (säurelösliche Fraktion).

Organproben wurden vor der Trichloressigsäurefällung mit dem 5—10fachem Gewicht Aqua dest. im Potter-Elvejhem-Homogenisator bei 0° C homogenisiert. Die erste Fällung erfolgte mit dem halben Volumen 30%iger Trichloressigsäure. Im übrigen wurde wie bei Blutproben verfahren.

Extraktion der Trichloressigsäure. 100 ml der säurelöslichen Fraktion wurden im Scheidetrichter unter N_2-Schutz 2 mal mit je 100 ml Essigsäureäthylester ausgeschüttelt. Die organische Phase enthielt praktisch die gesamte Trichloressigsäure. Organische Phase (Esterfraktion) und wäßrige Phase (säurelösliche Fraktion nach Esterextraktion) wurden getrennt aufgearbeitet.

Auftrennung der Catecholamine. Die ,,säurelösliche Fraktion nach Esterextraktion" wurde zunächst mit 1 ml Tyrosin-gesättigtem Wasser und 5 ml 0,5 M Phosphatpuffer, pH 6,0, versetzt. Dann wurde die Lösung unter pH-Kontrolle mit 2 N NaOH auf pH 6,5 eingestellt. Während dieser Arbeitsgänge wurde nachgereinigter Stickstoff durch die Lösung geleitet. Schließlich wurde die Lösung mit 0,5 atü N_2 auf nach BERTLER, CARLSSON u. ROSENGREN (1958) vorbereitete Dowexsäulen (Dowex, Type 50 WX 4, Na^+-Form, 200—400 mesh, Säulendurchmesser 0,4 cm, Füllhöhe 6 cm) aufgegeben. Hierfür wurden 30—45 min benötigt. Die Säulen wurden anschließend 4mal mit je 10 ml Tyrosin-haltigem Wasser (halb-gesättigt mit Tyrosin bei 20°C) gewaschen; Flußrate 2 ml/min. Schließlich wurden zunächst Noradrenalin und Adrenalin und anschließend Dopamin durch Waschen der Säule mit 10 ml 1 N HCl und 30 ml 1,2 N HCl getrennt abgelöst. Hierbei betrug die Flußrate 0,3—0,5 ml/min. Das Eluat wurde mit einem Fraktionssammler (Typ Ultrorac, LKB, Schweden) in 1,3 ml Fraktionen aufgefangen. Noradrenalin und Adrenalin waren in den Fraktionen 3—12 enthalten und Dopamin in den Fraktionen 13—23. Die Radioaktivität der Fraktionen wurde gemessen.

Ausbeute der Methode. Mit ^{14}C-markierten Catecholaminen wurde unter Verwendung von heparinisiertem Rinderblut bestimmt, welcher Prozentsatz der dem Blut zugesetzten Catecholaminradioaktivität in der Noradrenalin-Adrenalin bzw. Dopaminfraktion des Säuleneluats wiedergefunden wird. Die hierbei pro 10 ml Vollblut zugesetzte Catecholaminmenge betrug 1—2 µg. In der gleichen Größenordnung lag auch der Gehalt an Catecholaminen von 10 ml Nebennieren-Venenblut (s. a. Tab. 1a und b sowie Tab. 2). Die Noradrenalin-Adrenalinfraktion (Proben 3—12) enthielt im Mittel 66,5% (66,5; 60,8; 69,7; 72,4; 43,2) des zugesetzten Noradrenalins, 58,7% (62,1; 51,7; 58,7; 62,6) des Adrenalins und 4,3% (6,2; 3,5; 4,8; 2,6) des Dopamins. Die Dopaminfraktion (Proben 13—23) enthielt 47,6% (50,2; 49,2; 42,9; 48,1) des Dopamins, 3,7% (0,9; 14,1; 1,3; 1,9; 1,3) des Noradrenalins und 10,8% (8,4; 9,2; 12,8; 13,0) des Adrenalins. — Mit heparinisiertem Katzenblut und mit Katzennebennieren durchgeführte Kontrollversuche lieferten gleichartige Ergebnisse.

b) Auftrennung der Catecholamine durch Papierhochspannungs-Elektrophorese

Die Abtrennung der Catecholamine durch Hochspannungs-Elektrophorese wurde früher bereits ausführlich beschrieben (HEMPEL u. MÄNNL, 1967b). Die in der vorliegenden Arbeit angewandten Versuchsbedingungen sind den Legenden der Abb. 1 und 4 zu entnehmen.

c) Papierchromatographische Fraktionierung 3-O,4-O,N-triacetylierter Catecholamine

Catecholamine des Dowex-Eluats oder nach Papierhochspannungs-Elektrophorese wurden nach der Methode von LAVERTY u. SHARMAN (1965) in die Triacetylderivate überführt. Zur papierchromatographischen Trennung der acetylierten Verbindungen dienten 2 Systeme: 1. Toluol/Essigsäureäthylester/Wasser/Methanol (10:1:5:5) und 2. Toluol/Essigsäureäthylester/Wasser/Methanol/Propionsäure (10:1:5:5:0,05)[3]. Das zuletzt genannte System liefert reproduzierbare und bessere Trennungen.

Bestimmung der spez. Aktivität des freien Tyrosins $\left(\frac{\mu c}{m\ \mu Mol}\right)$ im Blutplasma

Tyrosinkonzentration. Die Tyrosinkonzentration wurde in der säurelöslichen Fraktion des Blutplasmas fluorometrisch nach WAALKES u. UDENFRIEND (1957) mit einem Aminco-Bowman Spectrophotofluorometer bestimmt. Die säurelösliche Fraktion wurde wie folgt erhalten: 1 ml Plasma und 4 ml Wasser wurden bei 0°C unter Rühren mit 1 ml 30%iger Trichloressigsäure versetzt. Nach 30 min wurde der säureunlösliche Niederschlag abzentrifugiert und der säurelösliche Überstand abgegossen.

Tyrosinradioaktivität. Zur Bestimmung der Radioaktivität des freien Tyrosins im Plasma wurde ein aliquoter Teil (0,05 ml) dieser säurelöslichen Fraktion durch Papierchromatographie in n-Butanol/Eisessig/Wasser (4:1:5, org. Phase) aufgetrennt. Die Radioaktivität an der Stelle des Tyrosinflecks (Lokalisation durch Ninhydrinfärbung einer auf dem gleichen Papierstreifen mitlaufenden Referenzprobe) wurde im Tri-Carb gemessen. Es wurden jeweils Doppelbestimmungen durchgeführt (Standardabweichung vom Mittelwert < 10%). Aus diesen Werten wurde die Radioaktivität von 1 ml Plasma berechnet. — Aus Tyrosinkonzentration und -radioaktivität wurde die spez. Aktivität des freien Tyrosins berechnet.

Bestimmung der Radioaktivität

Alle Radioaktivitätsmessungen wurden mit Flüssigkeitsszintillationszählern durchgeführt (Tri-Carb Modell 314 EX bzw. Tri-Carb Modell 3380). Die Szintillatorlösung hatte folgende Zusammensetzung: PPO 8 g, POPOP 0,4 g, Toluol 2000 ml, Isopropanol 1260 ml.

Für die Bestimmung der Radioaktivität von Flüssigkeiten (säurelösliche Fraktion, Essigsäureäthylesterextrakt u.a.m.) wurden 0,1—0,5 ml zu 20 ml Szintillatorlösung gegeben. Die Zählausbeute betrug beim Tri-Carb 314 EX 5% und beim 3380 19%. Die Standardabweichung aller Messungen war < 10%.

Die Radioaktivität fester Proben (Papierchromatogramme und Papierelektrophoretogramme) wurde entweder direkt durch Eintauchen des Papiers in Szintillatorlösung gemessen oder aber nach vorherigem Verbrennen des Papiers zu Tritiumwasser (HEMPEL, 1964). In beiden Fällen wurden die Chromatogramme bzw. Elektrophoretogramme zunächst quer zur Laufrichtung in 1 cm breite Streifen zerschnitten.

Ergebnisse

1. Nachweis von Dopamin im Nebennieren-Venenblut

Nach Gabe von ³H-Tyrosin konnte im Nebennieren-Venenblut der Cava-Pocket von Katze und Kaninchen mit verschiedenen Methoden radioaktives Dopamin nachgewiesen werden. Abb. 1a—c bringt ein Beispiel für die Isolierung von ³H-Dopamin aus Katzennebennierenblut

---

[3] Für die Ausarbeitung dieses Systems sind wir Herrn Dozent Dr. F. HORAK, Techn. Hochschule Bratislava, zu Dank verpflichtet.

durch Kombination von Papierhochspannungs-Elektrophorese und Papierchromatographie. Abb. 1a zeigt die radioaktiven Verbindungen der säurelöslichen Fraktion im zufließenden Blut der Nebenniere (Entnahme aus der Aorta abdominalis) 30 min nach Injektion von L-Tyrosin-[3,5-T_2]. Die Versuchsbedingungen sind der Legende zu entnehmen. Arterielles Blut enthielt keine radioaktiven Catecholamine, wohl aber radioaktives Tyrosin sowie radioaktive Asparagin- und Glutaminsäure.

Eine Übersicht über die in der Nebenniere selbst 30 min nach ^{3}H-Tyrosininjektion vorkommenden radioaktiven Verbindungen gibt Abb. 1b. Ein beträchtlicher Teil der Radioaktivität der säurelöslichen Verbindungen der Nebenniere liegt in Form von ^{3}H-Noradrenalin (+ Adrenalin) bzw. ^{3}H-Dopamin vor. Hervorzuheben ist noch, daß die Nebenniere einen größeren relativen Gehalt an ^{3}H-Glutaminsäure besitzt als das zufließende Blut.

Abb. 1c zeigt, daß das venöse Nebennierenblut (Blut aus der Cava-Pocket) im Gegensatz zum zufließenden Blut (Abb. 1a) ^{3}H-Dopamin und ^{3}H-Noradrenalin (+ Adrenalin) enthält. Daß es sich bei den radioaktiven Verbindungen in Abb. 1c tatsächlich um radioaktive Catecholamine handelt, bestätigt ihr Verhalten bei der Papierchromatographie (Abb. 1d). Hierzu wurden die radioaktiven Catecholamine aus dem Elektrophoresestreifen der Abb. 1c gemeinsam eluiert, acetyliert und als Triacetylverbindungen erneut, diesmal papierchromatographisch, aufgetrennt. Nur an der Stelle des Triacetyl-Noradrenalins und des Triacetyl-Dopamins fand sich in diesem Chromatogramm Radioaktivität (Abb. 1d).

Abb. 2 bringt eine Gegenüberstellung der radioaktiven Catecholamine nach ^{3}H-Tyrosininjektion in Nebenniere und Nebennierenblut von Katze und Kaninchen. Bei diesem Beispiel erfolgte die Fraktionierung durch Säulenchromatographie an Dowex 50 (BERTLER, CARLSSON u. ROSENGREN, 1958). Auch mit dieser Methode war im Nebennieren-Venenblut der Katze (Abb. 2b) radioaktives Dopamin nachweisbar. Die schraffierten Säulen in Abb. 2b zeigen die Radioaktivität einer gleich großen, im gleichen Zeitintervall entnommenen arteriellen Blutprobe (Entnahme aus der Aorta abdominalis). Die Radioaktivität der arteriellen Probe im Bereich der „Catecholamin-führenden" Fraktionen 3—25 ist mehr als 10mal geringer als die des venösen Nebennierenbluts. Bei der Berechnung der ^{3}H-Catecholaminsekretion der Nebenniere wurde diese bereits in arteriellen Proben vorhandene Grundradioaktivität abgezogen.

Der ^{3}H-Dopaminnachweis im Nebennieren-Venenblut des Kaninchens fiel zunächst negativ aus (Abb. 2d). Jedoch ließen sich auch im Nebennierenblut des Kaninchens noch Spuren an ^{3}H-Dopamin nachweisen, indem die „Dopamin-verdächtigen" Fraktionen 15—30 aus Abb. 2d vereinigt, nach LAVERTY u. SHARMAN (1965) acetyliert und papierchromatographisch aufgetrennt wurden. Über 80% der Radioaktivität des Papier-

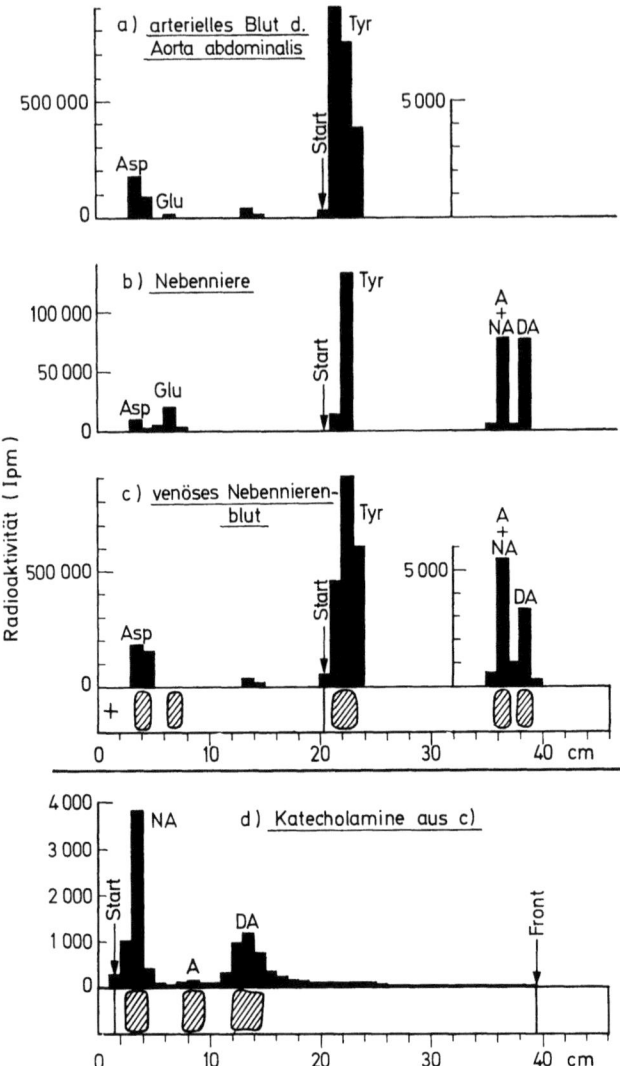

Abb. 1a—d. Nachweis von ³H-Dopamin im venösen Blut der Nebenniere (Katze) 30 min nach i.v. Injektion von ³H-Tyrosin. a Radioaktive Verbindungen der säurelöslichen Fraktion des zufließenden Blutes der Nebenniere (Blut d. Aorta abdominalis). Arterielles Blut enthielt keine radioaktiven Catecholamine. (Papierhochspannungs-Elektrophoretogramm). b Radioaktive Verbindungen der säurelöslichen Fraktion der Nebenniere. Ca. 50% der Radioaktivität liegt in Form von radioaktiven Catecholaminen vor (Elektrophoretogramm). c Radioaktive Verbindungen im Nebennieren-Venenblut. Ca. 0,1% der Radioaktivität liegt als ³H-Dopamin vor (Elektrophoretogramm). d Papierchromatographische Auftrennung der aus c eluierten ³H-Catecholamine nach vorheriger Acetylierung. Radioaktivität praktisch nur an der Stelle des Triacetylnoradrenalins und des Triacetyldopamins. *Elektrophoresebedingungen:* Papierhochspannungs-Elektrophorese (Modell HSE der Fa. Virus KG, Meckenheim b. Bonn); Puffer: Pyridin/Eisessig/Wasser (2:1:47, v/v), pH 5,1;

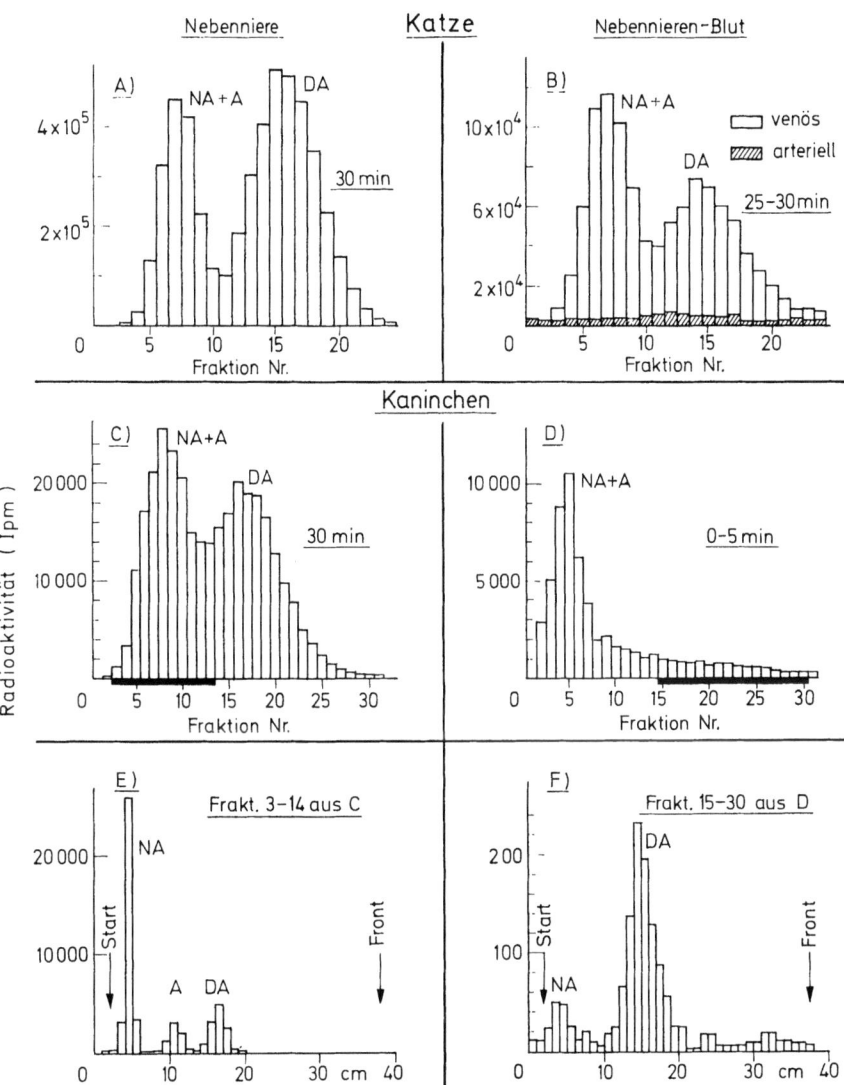

Abb. 2 A—F. Radioaktive Catecholamine in Nebennieren und Nebennierenblut von Katze und Kaninchen nach i.v. Injektion von ^{3}H-Tyrosin (Einzelheiten s. Text). A—D Trennung durch Ionenaustauscherchromatographie an Dowex-50. E, F Papierchromatographische Trennung peracetylierter ^{3}H-Catecholamine

Papier: Schl. & Sch. 2043 b Mgl; Feldstärke: 40 Volt/cm; 150 min; Temp.: —6° C. *Papierchromatographie:* s. Methode. *A* Adrenalin bzw. Triacetyl-adrenalin; *Asp* Asparaginsäure; *DA* Dopamin bzw. Triacetyl-dopamin; *Glu* Glutaminsäure; *NA* Noradrenalin bzw. Triacetyl-noradrenalin; *Tyr* Tyrosin

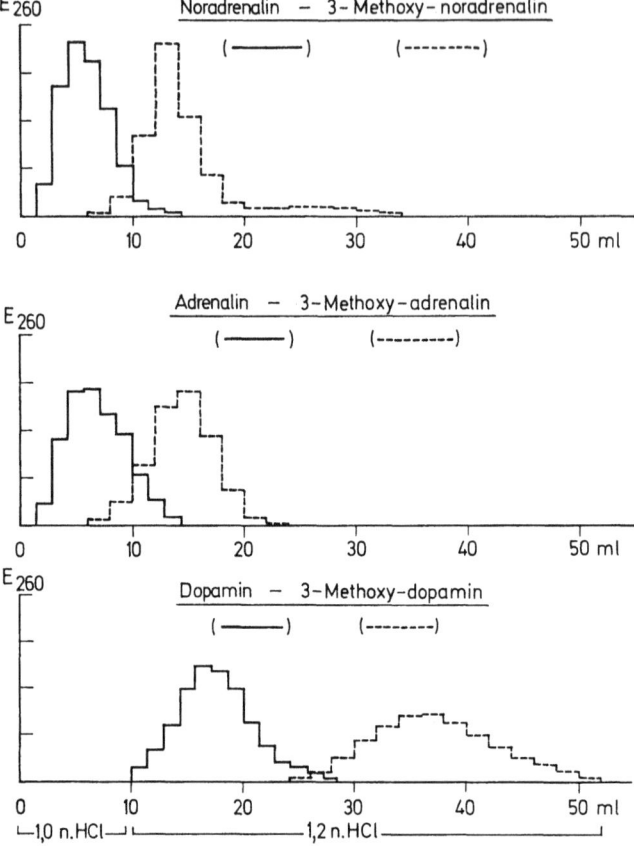

Abb. 3. Verhalten von Adrenalin, Noradrenalin und Dopamin sowie der entsprechenden 3-O-Methylderivate bei der säulenchromatographischen Trennung nach BERTLER, CARLSSON u. ROSENGREN (1958)

chromatogramms lagen an der Stelle des 3-O,4-O-,N-Triacetyldopamins (Abb. 2f). Auch Nebennieren-Venenblut des Kaninchens enthält danach radioaktives Dopamin, wenn auch sehr viel weniger als das der Katze.

Abb. 2a und 2c zeigen Beispiele für den ^{3}H-Catecholamingehalt der Nebenniere von Katze und Kaninchen 30 min nach Injektion von ^{3}H-Tyrosin. Zu diesem Zeitpunkt enthalten Katzennebennieren in der Regel einen höheren Prozentsatz der Catecholaminaktivität noch in Form von ^{3}H-Dopamin als Kaninchennebennieren.

2. Zum Vorkommen radioaktiver 3-O-methylierter Catecholamine in Nebenniere und venösem Nebennierenblut

3-O-methylierte Catecholamine entstehen im tierischen Organismus beim Abbau der Catecholamine durch COMT (Catechol-O-Methyl-

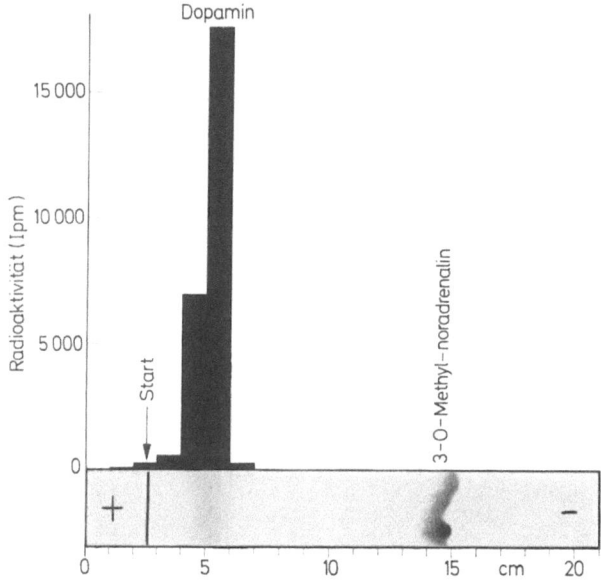

Abb. 4. Auftrennung der Dopaminfraktion (Dowex-Eluat) des Nebennierenbluts der Katze Nr. 14 durch Papierhochspannungs-Elektrophorese in Boratpuffer pH 8. Zugabe von kaltem Dopamin und 3-O-Methyl-noradrenalin. *Bedingungen:* Puffer: Borsäure/NaOH/Wasser (155:16:5 g/g/l); Papier: Schl. & Sch. 2043 b Mgl; Feldstärke: 80 Volt/cm; Laufzeit: 60 min; Temp. $-5°C$

transferase). Um auszuschließen, daß derartige Catecholaminderivate die Selektivität des hier angewandten Trennungsgangs beeinflussen, wurde auch das Verhalten O-methylierter Catecholamine unter den in der vorliegenden Arbeit benutzten Trennungsverfahren untersucht. Die 3-O-methylierten Catecholamine wurden weder durch Papierhochspannungs-Elektrophorese in Pyridinpuffer pH 5,1, noch durch Papierchromatographie der Acetylverbindungen von den entsprechenden nichtmethylierten Catecholaminen getrennt. An der Dowexsäule (Abb. 3) besitzen die O-methylierten zwar ein anderes Verhalten als ihre nicht methylierten Vorstufen, jedoch interferieren 3-O-Methylnoradrenalin und 3-O-Methyladrenalin mit Dopamin. Mit den bisher erörterten Methoden läßt sich daher nicht ausschließen, daß ein Teil der ^{3}H-Dopaminaktivität auf radioaktive 3-O-methylierte Catecholamine zurückzuführen sein könnte.

Eine Klärung der Frage, inwieweit radioaktive 3-O-methylierte Catecholamine bei den vorliegenden Untersuchungen eine Rolle spielen, wurde durch Papierhochspannungs-Elektrophorese in Boratpuffer pH 8 erzielt. Catecholamine bilden in diesem Puffer saure Boratkomplexe, so daß sie sich hinsichtlich ihrer Beweglichkeit im elektrischen Feld nicht mehr wie Amine, sondern wie Ampholyte verhalten (HEMPEL u. MÄNNL, 1967b). Im Gegensatz dazu zeigen 3-O-Methylcatecholamine, die keine Boratkomplexe bilden, auch im Boratpuffer das Wanderungsverhalten von Aminen.

Abb. 4 zeigt die Boratelektrophorese von ^{3}H-Dopamin aus Nebennieren-Venenblut, das zuvor durch Säulenchromatographie an Dowex isoliert worden war. Auf dem Elektropherogramm fand sich an der Stelle der 3-O-methylierten Catecholamine keine Radioaktivität, sondern nur an der Stelle des Dopamins. — Die Dopaminaktivität in Abb. 1 und 2 wird demnach nicht durch radioaktive 3-O-Methylcatecholamine verursacht.

3. Bestimmung der Dopamin-Neubildungsrate ($NN_{0,DA}$) der Nebenniere und der Dopamin-Ruhesekretion

Vorbemerkungen zur Berechnung

Die Dopamin-Neubildungsrate, bezogen auf beide Nebennieren und 1 kg Tiergewicht, wurde nach Gl. (1) bzw. Gl. (1a) berechnet. Da Dopamin Vorläufer aller Catecholamine der Nebenniere ist, entspricht die Dopamin-Neubildungsrate der Gesamt-Catecholamin-Neubildungsrate der Nebenniere.

$$NN_{0,\,DA} = \frac{2}{\text{Tiergew.} \cdot \int_0^T s_{\text{Tyr}}(t)\,dt \cdot T} \left[\frac{1}{a} \left(\int_0^T skr_{\text{DA}}(t)\,dt + \text{DA-Akt}_{NN_T} \right) \right.$$

$$\left. + \frac{1}{b} \left(\int_0^T skr_{\text{NA}}(t)\,dt + \text{NA-Akt}_{NN_T} \right) + \frac{1}{c} \left(\int_0^T skr_{\text{A}}(t)\,dt + \text{A-Akt}_{NN_T} \right) \right]. \quad (1)$$

Die verschiedenen Symbole in Gl. (1) haben folgende Bedeutung:

$NN_{0,\,DA}$ = mµMol Dopamin, das pro 1 min von beiden Nebennieren gebildet wird, bezogen auf 1 kg Tiergewicht
Tiergew.   = Tiergewicht in Kilogramm
$s_{\text{Tyr}}(t)$ = spez. Aktivität des freien ^{3}H-Tyrosins (µc/mµMol) im Blut als Funktion der Zeit (t) nach ^{3}H-Tyrosininjektion
T = Zeitpunkt der Tötung
t = beliebiger Zeitpunkt zwischen ^{3}H-Tyrosininjektion ($t = 0$) und Tötung ($t = T$)
$skr_{\text{DA}}(t)$ = Sekretionsrate beider Nebennieren an ^{3}H-Dopamin (µc/min) als Funktion von t
$skr_{\text{NA}}(t)$ = Sekretionsrate beider Nebennieren an ^{3}H-Noradrenalin (µc/min) als Funktion von t
$skr_{\text{A}}(t)$ = Sekretionsrate beider Nebennieren an ^{3}H-Adrenalin (µc/min) als Funktion von t
DA-Akt$_{NN_T}$ = ^{3}H-Dopaminaktivität (µc) beider Nebennieren zum Zeitpunkt der Tötung

NA-Akt$_{NN_T}$ = ^{3}H-Noradrenalinaktivität (µc) beider Nebennieren zum Zeitpunkt der Tötung
A-Akt$_{NN_T}$ = ^{3}H-Adrenalinaktivität (µc) beider Nebennieren zum Zeitpunkt der Tötung
a = Ausbeutefaktor der Dopaminabtrennung — Verhältnis wiedergefundenes Dopamin durch vorgelegtes Dopamin — bei der Säulenchromatographie nach BERTLER, CARLSSON u. ROSENGREN (1958); $a = 0{,}48$ (s. a. Methode)
b = Ausbeutefaktor der Noradrenalinabtrennung; $b = 0{,}67$
c = Ausbeutefaktor der Adrenalinabtrennung; $c = 0{,}59$.

Der Faktor 2 steht schließlich in Gl. (1), da angenommen werden darf, daß die Tritiummarkierung des als Vorläufer verwandten L-Tyrosin-[3-T] und L-Tyrosin-[3,5-T$_2$] bei der Hydroxylierung des Tyrosins zu Dopa zur Hälfte verloren geht.

Bei Gl. (1) handelt es sich um die Weiterentwicklung einer Gleichung, die bereits früher von MAURER u. Mitarb. zur Bestimmung der Proteinneubildungsraten tierischer Gewebe verwandt wurde; für diesen speziellen Fall findet sich eine Ableitung der Gleichung bei MAURER (1957).

Gl. (1) ist nur gültig, wenn neusynthetisierte radioaktive Catecholamine von der Nebenniere während der Versuchszeit nicht abgebaut werden. Wenn Abbauprozesse dagegen eine Rolle spielen, sind die für NN$_{0,\,DA}$ berechneten Werte zu niedrig. Bei den vorliegenden Versuchen dürften Abbauprozesse höchstens von untergeordneter Bedeutung sein, denn 1. waren Abbauprodukte wie radioaktive 3-O-Methylcatecholamine weder in der Nebenniere noch im Nebennierenblut nachweisbar, 2. waren die Versuchszeiten relativ kurz, in den meisten Fällen 30 min und 3. dürfte gerade in der Nebenniere als Sitz der Catecholaminspeicher der Catecholaminabbau höchstens geringfügig sein.

Alle für die Berechnung von NN$_{0,\,DA}$ nach Gl. (1) erforderlichen Größen wurden im Rahmen der vorliegenden Arbeit gemessen, vor allem der genaue Verlauf der spez. Aktivität des als Vorläufer verwandten ^{3}H-Tyrosins.

4. Zur Bestimmung der verschiedenen Meßgrößen in Gl. (1)

a) Bestimmung des Integrals $\int_0^T s_{Tyr}(t)\,dt$

Hierzu wurde das in 5 bzw. 10 min abfließende Blut gesammelt und in einer gemeinsamen Probe aufgearbeitet. In dieser Probe wurde 1. die Radioaktivität des Tyrosins pro 1 ml Plasma und 2. die Tyrosinmenge pro Milliliter bestimmt. Hieraus wurde dann die spez. Aktivität (µc/mµMol) des freien ^{3}H-Tyrosins im Plasma berechnet. Ein Beispiel für eine solche Messung zeigt Abb. 5a—c. Die Konzentration des freien Tyrosins (Abb. 5a) ändert sich praktisch nicht im Laufe des Versuches. Die Abnahme der spez. Aktivität in Abb. 5c ist fast ausschließlich auf die Abnahme der Tyrosinradioaktivität pro Milliliter Plasma zurückzuführen.

Die Fläche unter dem Treppenpolygon in Abb. 5c ist bei konstanter Flußrate des Nebennieren-Venenbluts innerhalb eines Entnahmeintervalls gleich dem Integral $\int_0^T s_{Tyr}(t)\,dt$. Die gestrichelte Linie in Abb. 5c gibt die berechnete mittlere spez. Aktivität des freien Tyrosins ($\bar{s}_{Tyr}$) wieder. Das Rechteck $\bar{s}_{Tyr} \cdot T$ ist flächengleich dem bestimmten Integral $\int_0^T s_{Tyr}(t)\,dt$. In Tab. 1a und 1b ist bei den verschiedenen Versuchen der Wert von $\bar{s}_{Tyr}$ angegeben als Maß für die spezifische Aktivität des freien ^{3}H-Tyrosins, die bei den einzelnen Versuchen vorlag.

b) **Bestimmung der Sekretionsrate der radioaktiven Catecholamine $skr_{DA}(t)$ und $skr_{NA\,(+A)}(t)$**

Für die Messung dieser Größen wurden die Catecholamine der Blutproben nach BERTLER, CARLSSON u. ROSENGREN (1958) aufgetrennt (Beispiele s. Abb. 2). Dabei erhält man 2 Fraktionen, eine Dopaminfraktion und eine Noradrenalin-Adrenalin-Fraktion. Die Sekretionsrate von ^{3}H-Noradrenalin und ^{3}H-Adrenalin wurde also aus methodischen Gründen gemeinsam erfaßt. Diese Sekretionsrate wird im folgenden mit $skr_{NA\,(+A)}(t)$ bezeichnet. Der Index A ist eingeklammert, da der ^{3}H-Adrenalingehalt des Nebennierenbluts an der Grenze der Nachweisbarkeit lag. In der Nebenniere selbst war der Gehalt an ^{3}H-Adrenalin bei Versuchsende 5—10mal geringer als der Gehalt an ^{3}H-Noradrenalin (s. a. Anmerkung Tab. 1).

Den zeitlichen Verlauf der ^{3}H-Catecholaminsekretion für einen Katzenversuch (Katze Nr. 14, Tab. 1a) und einen Kaninchenversuch (Kanin. Nr. 6, Tab. 1b) zeigt Abb. 6. Die Werte sind auf einheitliche Dosierung (100 mc/kg) umgerechnet. Jede Säule gibt den Gehalt einer einzelnen Blutprobe (Sammelperiode 5 min) an ^{3}H-Dopamin (gestrichelt) und ^{3}H-Noradrenalin ($+$ ^{3}H-Adrenalin) (hell) wieder. Die Summe aller hellen Rechteckflächen ist gleich dem gesuchten Integral $\int_0^T skr_{NA(+A)}(t)\,dt$ und die Summe aller schraffierten Rechteckflächen gleich $\int_0^T skr_{DA}(t)\,dt$ in Gl. (1).

c) **Bestimmung des ^{3}H-Catecholamingehalts der Nebennieren bei Versuchsende**

Die Größen NA($+$A)-Akt$_{NN_T}$ und DA-Akt$_{NN_T}$ wurden wie in Abb. 2a gezeigt gemessen.

Unter Berücksichtigung der oben eingeführten Vereinfachungen kann Gl. (1) in folgender Form geschrieben werden:

$$NN_{0,\,DA} = \frac{2}{\text{Tiergew.} \cdot \bar{s}_{Tyr} \cdot T} \left[\frac{1}{a} \left(\int_0^T skr_{DA}(t)\,dt + DA\text{-Akt}_{NN_T} \right) \right.$$
$$\left. + \frac{1}{b} \left(\int_0^T skr_{NA\,(+A)}(t)\,dt + NA(+A)\text{-Akt}_{NN_T} \right) \right] \quad (1a)$$

Hierin bedeutet:

$\bar{s}_{Tyr}$ = mittlere spez. Aktivität des freien Tyrosins (μc/mμMol) im Blut während des Versuches

$skr_{NA\,(+A)}(t)$ = Sekretionsrate beider Nebennieren an ^{3}H-Noradrenalin und ^{3}H-Adrenalin (μc/min) als Funktion von t.

In Tab. 1a und b sind alle für die Berechnung von $NN_{0,\,DA}$ erforderlichen Meßwerte, soweit bei den einzelnen Tierversuchen Daten vorliegen, zusammengestellt. Aus Gründen der besseren Vergleichbarkeit wurden alle Werte auf einheitliche Dosierung (100 mc/kg) umgerechnet. Tatsächlich erhielten die Versuchstiere eine etwas geringere Dosis und zwar 20—70 mc/kg. Auf einzelne Punkte der Tabellen soll im folgenden kurz eingegangen werden.

Mittlere spez. Aktivität des freien Tyrosins ($\bar{s}_{Tyr}$) im Blut. Trotz der Umrechnung auf gleiche ^{3}H-Tyrosindosis (100 mc/kg) variierte diese

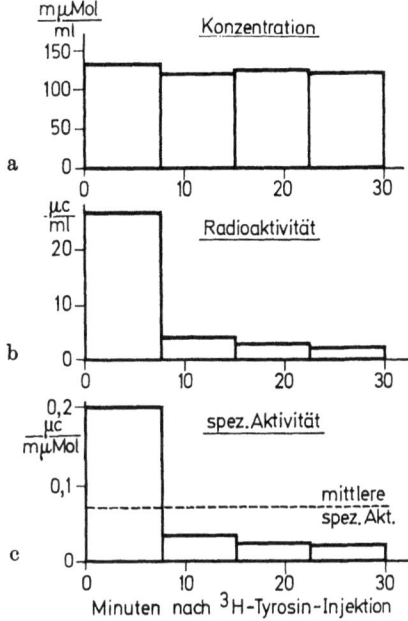

Abb. 5. Zeitlicher Verlauf von Konzentration, Radioaktivität und spezifischer Aktivität des freien ³H-Tyrosins im Plasma der Katze

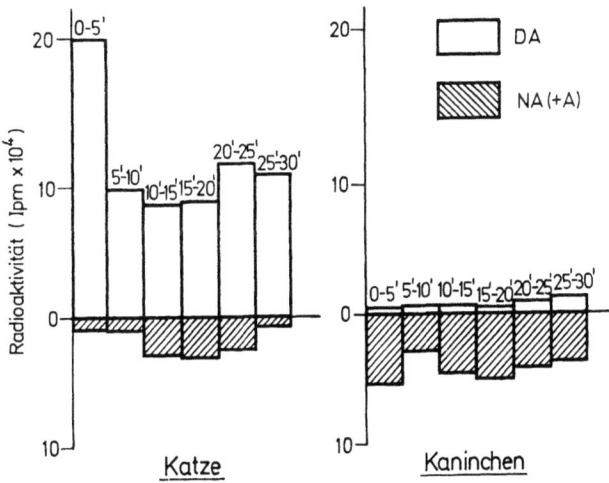

Abb. 6. Zeitlicher Verlauf der ³H-Catecholaminsekretion der Nebenniere von Katze (Vers. Nr. 14) und Kaninchen (Vers. Nr. 7) nach Injektion von ³H-Tyrosin (100 mc/kg). Katzen sezernierten einen größeren Teil der synthetisierten ³H-Catecholamine in Form von ³H-Dopamin und Kaninchen in Form von ³H-Noradrenalin

Tabelle 1a. *Meßwerte zur Berechnung der Catecholamin-Biosyntheseraten $NN_{0,DA}$ und der Dopamin-Ruhesekretion der Nebennieren von Katzen nach Gl. (1a)*

Katze Nr.	Gewicht Tier kg	NN mg	T min	freies Tyr. Konz. $\bar{s}_{Tyr}$ mμMol/ml	$\bar{s}_{Tyr}$ μc/mμMol	NA(+A)- Akt$_{NN_T}$ μc	$\int_0^T skr_{NA(+A)} \cdot dt$ μc	DA- Akt$_{NN_T}$ μc	$\int_0^T skr_{DA} \cdot dt$ μc	Σ^3H-CA μc	$NN_{0,DA}$ mμMol/min	$NN_{0,DA}$ ng^a/min	DA-Sekretion mμMol/min	DA-Sekretion ng^a/min	Anmerkung
1	2,03	263	30	65	—	2,27	—	11,4	—	—	—	—	—	—	
2	2,38	397	30	71	0,50	1,68	2,35	4,82	3,37	11,22	1,30	100	0,39	29	
14	2,68	207	30	—	0,85^b	1,17^c	0,36	7,41	2,21	11,15	0,65	50	0,13	10	10% ^{3}H-A
26	3,25	232	30	80	1,75	1,13	0,05	1,27	0,05	2,49	0,05	4	~0	~0	
27	2,25	357	30	60	1,37	2,98	0,17	3,73	0,05	6,93	0,28	21	~0	~0	
28	2,20	334	30	125	0,29	1,04	0,59	1,48	0,44	3,55	0,67	52	0,10	7	
31	2,75	302	30	87	0,54	0,87	0,46	7,11	0,78	9,22	0,82	63	0,07	5	
32	2,80	494	30	194	0,59	10,73	0,55	4,67	0,06	16,02	1,08	83	0,01	~0	
10	1,89	294	40	—	0,89^b	6,54^c	4,67	7,40	2,72	21,33	1,13	87	0,17	12	Plasma ikterisch
7	2,37	450	60	—	1,09^b	10,70	6,64	13,70	7,14	38,18	0,83	63	0,18	13	2% ^{3}H-A
11	2,64	550	60	—	—	3,80	—	11,40	—	—	—	—	—	—	

^{a} bezogen auf eine einzelne Nebenniere.
^{b} bezogen auf Tyrosin-Konz. im Plasma von 81 mμMol (Mittel von Vers. Nr. 1, 2, 26, 27, 28 und 31).
^{c} Anteil ^{3}H-Adrenalin s. a. Anmerkung.

Tabelle 1b. *Meßwerte zur Berechnung der Catecholamin-Biosyntheseraten $NN_{0,DA}$ und der Dopamin-Ruhesekretion der Nebennieren von Kaninchen nach Gl. (Ia)*

Kanin. Nr.	Gewicht Tier kg	Gewicht NN mg	T min	freies Tyr. Konz. $m\mu Mol/ml$	$\bar{\delta}_{Tyr}$ μc	NA(+A)-Akt$_{NN_T}$ $m\mu Mol$	$\int_0^T skr_{NA(+A)} \cdot dt$ μc	DA-Akt$_{NN_T}$ μc	$\int_0^T skr_{DA} \cdot dt$ μc	Σ^3H-CA μc	$NN_{0,DA}$ $m\mu Mol/min$	$NN_{0,DA}$ ng^a/min	DA-Sekretion $m\mu Mol/min$	DA-Sekretion ng^a/min	Anmerkung
8	3,10	483	20	—	—	3,57 ᵇ	1,42 ᵈ	0,27	2,46	0,15	4,31	0,072	5,5	0,0028	0,2	25% ³H-A
1ᶜ	3,25	372	30	—	—	—	0,58	—	1,07	—	—	—	—	—	—	—
2ᶜ	3,43	149	30	—	—	—	1,98	—	1,52	—	—	—	—	—	—	—
3ᶜ	3,34	185	30	—	—	—	1,51 ᵈ	—	1,88	—	—	—	—	—	—	16% ³H-A
6	2,93	443	30	—	4,10 ᵇ	—	3,02	2,06	1,94	0,41	7,40	0,070	5,4	0,0047	0,4	—
7	2,50	289	30	—	2,52 ᵇ	—	1,20 ᵈ	0,27	0,68	0,07	2,22	0,041	3,1	0,0014	0,1	18% ³H-A
12	3,19	352	30	—	0,72 ᵇ	—	0,79 ᵈ	0,89	0,58	~0	2,27	0,113	8,6	~0	~0	16% ³H-A
4ᶜ	3,00	155	35	—	—	—	0,85 ᵈ	—	0,76	—	—	—	—	—	—	15% ³H-A
5ᶜ	3,03	1,92| 45	—	—	—	1,86	—	2,17	—	—	—	—	—	—	—
13ᶜ	3,02	592	190	—	—	—	4,56	—	0,76	—	—	—	—	—	—	—

ᵃ bezogen auf eine einzelne Nebenniere.
ᵇ bezogen auf Tyrosin-Konz. im Plasma von 34 mμMol (Mittel aus 2 Kontrolltieren).
ᶜ keine Cava-Pocket angelegt.
ᵈ Anteil ³H-Adrenalin s. Anmerkung.

Größe bei Katzen zwischen 0,29 und 1,75 µc/mµMol (Tab. 1a) und bei Kaninchen zwischen 0,72 und 4,10 µc/mµMol (Tab. 1b). Diese große Streuung von $\bar{s}_{Tyr}$ ist aufgrund der Unterschiede in der Konzentration des freien Tyrosins im Plasma (60—194 mµMol/ml, Tab. 1a) allein nicht verständlich. Es dürften in diesem Zusammenhang vielmehr auch noch Unterschiede in der Überlebenszeit T sowie vor allem auch Unterschiede in der Größe des durchbluteten Restorganismus nach Anlegen der Cava-Pocket eine Rolle spielen. Beim Anlegen der Cava-Pocket müssen in von Tier zu Tier wechselndem Maße Gefäße unterbunden werden (z.B. Unterbindung der Aorta abdominalis, von Mesenterial-Arterien und -Venen). Dadurch wird der Teil des Organismus, über den sich radioaktives Tyrosin verteilen kann, wechseln. Das hat aber zur Konsequenz, daß Dosisangaben in Form von mc/kg Tier nur noch orientierende Bedeutung haben. In diesem Zusammenhang werden wahrscheinlich auch Speciesunterschiede eine Rolle spielen. So wird beim Kaninchen, dessen Verdauungstrakt einen größeren Anteil am Gesamtorganismus einnimmt als derjenige der Katze, die Unterbindung einer Mesenterial-Arterie eine stärkere relative Einschränkung des Kreislaufs zur Folge haben als bei der Katze. Die im Durchschnitt höhere mittlere spezifische Aktivität des freien Tyrosins beim Kaninchen dürfte sicher teilweise auf solche anatomische Unterschiede zurückzuführen sein. Inwieweit schließlich noch Unterschiede in der biologischen Halbwertszeit des freien Tyrosins zwischen Katze und Kaninchen bestehen, ist unbekannt.

Catecholamin-Syntheserate der Nebennieren ($NN_{0, DA}$). Nach Tab. 1a synthetisieren beide Nebennieren der Katze, bezogen auf 1 kg Tiergewicht, je Minute 0,75 mµMol Dopamin. Von dem neusynthetisierten Dopamin werden innerhalb der Versuchszeit (30 min) 14 % als Dopamin und 8 % nach Umwandlung in Noradrenalin ans Blut abgegeben. Der überwiegende Teil der synthetisierten radioaktiven Catecholamine befindet sich noch in der Nebenniere und zwar ca. 50 % als Dopamin und ca. 30 % als Noradrenalin (+ Adrenalin).

Die Catecholamin-Neubildungsrate der Kaninchennebennieren beträgt nach Tab. 1b 0,074 mµMol/min. Von diesem neugebildeten Dopamin werden innerhalb der Versuchszeit ca. 3 % als Dopamin und ca. 20 % als Noradrenalin (+ Adrenalin) ans Blut abgegeben. Die Nebennieren selbst enthalten bei Versuchsende noch etwa 35 % des Dopamins und ca. 40 % in Form von Noradrenalin (+ Adrenalin).

Entnimmt man aus Tab. 1a und b die Catecholamin-Syntheserate ($NN_{0, DA}$) und bezieht diese statt auf beide Nebennieren auf 1 g Nebenniere, so ergibt sich für das Kaninchen eine Catecholamin-Neubildungsrate von 0,57 mµMol/min · g und für die Katze von 5,6 mµMol/min · g. Aus der ca. 10mal größeren Catecholamin-Neubildungsrate der Katze darf wohl auf eine höhere Syntheseleistung pro Gramm des phaeochromen Gewebes der Katze geschlossen werden. Allein aufgrund des unterschiedlichen Mark-Rindenverhältnisses, bei der Katze 1:18 und beim Kaninchen 1:40 (SHEPHERD u. WEST, 1951), sind die großen Unterschiede der Syntheseraten dagegen nicht verständlich.

Größe der Dopaminsekretion. Angaben über die Größe der Dopaminsekretion der Nebennieren finden sich in den beiden vorletzten Spalten der Tab. 1a und b. Die Werte wurden nach Gl. (2) aus den Versuchsdaten berechnet. Die rechte Seite der

$$\text{Dopaminsekretionsrate} = \frac{2}{\text{Tiergew.} \cdot \bar{s}_{\text{Tyr}} \cdot T} \frac{1}{a} \int_0^T s\, k r_{\text{DA}}(t)\, dt. \quad (2)$$

Gleichung ist ein Teilglied der Gl. (1). Die Dopaminsekretion betrug bei Katzen 0,077 mμMol/min und bei Kaninchen 0,0022 mμMol/min, bezogen auf beide Nebennieren und 1 kg Tiergewicht. — Zum besseren Vergleich mit den Angaben der Literatur wurden alle Werte von $NN_{0,\,DA}$ und DA-Sekretion nochmals auf Synthese- bzw. Sekretionsrate einer *einzelnen* Nebenniere in $\frac{\text{ng}}{\text{min} \cdot \text{kg}}$ umgerechnet.

Diskussion
Kriterien des Dopaminnachweises

Während das Vorkommen von Dopamin in der Nebenniere wiederholt gezeigt wurde (GOODALL, 1950; SHEPHERD u. WEST, 1953; DENGLER, 1957; EADE, 1958; BERTLER, HILLARP u. ROSENGREN, 1960; PUPPI, BENEDECZKY, TIGYI u. LISSAK, 1965; LISHAJKO, 1968; VANDERMEULEN, CESSION-FOSSION u. PETERS, 1968; VANDERMEULEN, CESSION-FOSSION, LECOMTE, ORBAN u. LEJEUNE, 1969), konnte Dopamin im venösen Blut der Nebenniere im Rahmen der vorliegenden Arbeit erstmals nachgewiesen werden. Der Nachweis basiert auf folgenden experimentellen Kriterien:

1. Die isolierte Verbindung war tritiummarkiert und damit ein Derivat des injizierten ³H-Tyrosins.

2. Sie besaß das gleiche Wanderungsverhalten wie authentisches Dopamin in der Papierhochspannungs-Elektrophorese in zwei verschiedenen Puffersystemen.

3. Wurde die Verbindung aus Papierhochspannungs-Elektrophoresestreifen eluiert und peracetyliert, so besaß ihr Acetylderivat in der Papierchromatographie gleichen R_f-Wert wie Triacetyldopamin.

4. Bindung und Eluierbarkeit an Dowex-50 entsprachen der des Dopamins.

5. Acetyliert man die aus Dowex eluierte Verbindung, so verhält sich das Acetylderivat wiederum in der Papierchromatographie wie Triacetyldopamin.

6. Die Verbindung war nur im venösen Blut der Nebenniere nachweisbar, nicht jedoch in gleichzeitig entnommenen arteriellen Blutproben.

7. Die Verbindung wurde aufgrund des angewandten Trennungsganges gut von Noradrenalin und Adrenalin abgetrennt und war nicht identisch mit 3-O-Methylderivaten der Catecholamine.

Daß Dopamin mit nicht-radioaktiven Methoden im Nebennierenblut nicht nachgewiesen werden konnte, ist verständlich. Biologische Testmethoden sind hierfür ungeeignet, da Dopamin bekanntlich an den meisten pharmakologischen Testobjekten 50—100 mal schwächer wirkt als Adrenalin und Noradrenalin (HOLTZ u. PALM, 1966). Auch mit spektrophotofluorometrischen Verfahren dürfte die zu erwartende Dopaminmenge an der Grenze der Nachweisbarkeit liegen. Katzen von 2 kg Gewicht sezernieren nach Tab. 1 a ca. 20 ng/min Dopamin. Berücksichtigt man, daß die Nebennierendurchblutung von Katzen dieses Gewichts 1,5—2,5 ml/min beträgt, so ergibt sich damit eine Dopaminkonzentration von etwa 10 ng/ml Vollblut. Es ist denkbar, daß diese Dopaminmenge unter Anwendung spezieller Verfahren eben noch gemessen werden könnte (LAVERTY u. SHARMAN, 1965).

„Cava-Pocket", ideale Versuchsanordnung für Untersuchungen der Catecholamin-Biosyntheserate

Biosynthese sowie Speicherung und Ausschleusung der Catecholamine sind sehr komplexe Vorgänge. Umfassend sind sie nur an der intakten Nebenniere zu analysieren, da Voraussetzung einer solchen Analyse die intakte Kompartmentisierung von Biosynthese und Speicherung ist. Andere Techniken gestatten nur Teilschritte des Catecholamin-Stoffwechsels zu erfassen.

Die Cava-Pocketmethode dürfte für eine solche Analyse besonders geeignet sein, da bei dieser Technik, im Gegensatz zur isoliert durchströmten Nebenniere, das Organ in situ in Kontakt mit seiner Nervenversorgung bleibt und da auch Blutmenge und Blutzusammensetzung den physiologischen Verhältnissen entsprechen. Zugleich zeigen die vorliegenden Versuche, daß zur Bestimmung von Syntheseraten in endokrinen Systemen nicht allein die Kenntnis der Menge der neugebildeten Substanz im Organ selbst ausreicht, sondern daß darüber hinaus auch die Menge der während der Versuchszeit neugebildeten *und* sezernierten Substanzen bestimmt werden muß. Aus unseren Ergebnissen ist ersichtlich, daß die alleinige Berücksichtigung der Catecholamin-Radioaktivität der Nebenniere zu einer erheblichen Unterbewertung der Syntheseleistung geführt hätte. Auch muß berücksichtigt werden, daß beispielsweise Pharmaka, die die Catecholamin-Speicherung behindern, bei ausschließlicher Messung von Catecholaminaktivitäten am Ort der Synthese den Eindruck erwecken könnten, sie würden die Synthese selbst hemmen. Bei der Messung der Catecholamin-Biosynthese in anderen symphatisch innervierten Organen müßte daher stets auch die Kenntnis des Abflusses neugebildeter Amine verlangt werden. Ein wesentlicher Vorteil der hier angewandten Cava-Pocketmethode ist, daß der Abfluß an neugebildeten Catecholaminen leicht bestimmt werden kann. Einziger Nachteil der Methode ist, daß sie größere Versuchstiere, wie Katzen und Kaninchen, und große Mengen an radioaktivem Tyrosin erfordert.

Zur Frage einer Erhöhung des Tyrosinpools durch die ^{3}H-Tyrosininjektion

Bei den vorliegenden Versuchen wurde den Tieren 20—70 mc/kg ^{3}H-Tyrosin verabreicht. Wegen der extrem hohen spezifischen Aktivität des hier verwendeten radioaktiven Tyrosins mußten hierzu weniger als 1,25 mg/kg inaktives Tyrosin injiziert werden. Bei dieser Tyrosinmenge handelt es sich noch um eine Tracerdosis, da der Gehalt an freiem Tyrosin in Blut und Gewebe (15—25 mg/kg, UDENFRIEND, 1962), mit dem sich das exogene Tyrosin in wenigen Kreislaufzeiten ins Gleichgewicht setzt, ca. 10mal größer ist. Die Konzentration des freien Tyrosins im Organismus wird durch die Injektion von radioaktivem Tyrosin also nicht verändert.

Radioaktives Tyrosin, optimaler Vorläufer für die Bestimmung der Größe der Catecholamin-Biosynthese

Von den Teilschritten der Catecholamin-Biosynthese — Tyrosin → Dopa → Dopamin → Noradrenalin — ist die Dopabildung durch die Tyrosinhydroxylase und die Noradrenalinbildung durch die Dopamin-β-hydroxylase ein für die Nebennierenmarkszelle und das adrenerge System spezifischer Prozeß. Hingegen ist die Dopaminbildung aus Dopa unspezifisch und kann unter dem Einfluß des ubiquitär vorhandenen Ferments Dopadecarboxylase in vielen Organen stattfinden. Deshalb kann man nach Gabe von radioaktivem Dopa geradezu eine Überschwemmung des Organismus mit Dopamin beobachten, die nichts mit einer Catecholamin-Biosynthese zu tun hat (WEISS u. ROSSI, 1963; GEY u. PLETSCHER, 1964). Versuche zur Größe der Catecholamin-Biosynthese müssen daher schon aus diesem Grunde mit dem physiologischen Vorläufer Tyrosin durchgeführt werden. Hinzu kommt, daß die Dopabildung aus Tyrosin nach enzymkinetischen Untersuchungen (UDENFRIEND, 1966) der „rate limiting step" der Synthesekette ist. Außerdem ist die Dopakonzentration in der Nebenniere unmeßbar klein (HEMPEL u. MÄNNL, 1967b), so daß jede Gabe von radioaktivem Dopa zwangsläufig zu einer Erhöhung der Dopakonzentration führt und damit Tracer-Versuche mit Dopa unmöglich sind.

Vorteil der Catecholaminbestimmung in Vollblut
Die Radioaktivität der abfließenden, neugebildeten Catecholamine wurden im Nebennierenblut der Cava-Pocket bestimmt. Hierzu wurden im Gegensatz zu den meisten Arbeiten der Literatur (KRONEBERG u. SCHÜMANN, 1958; MARLEY u. PATON, 1961; MIRKIN u. BONNYCASTLE 1957; EADE u. WOOD, 1958) nicht Plasma, sondern Vollblutproben aufgearbeitet. Die Bestimmung der Catecholamin-Radioaktivität im Vollblut schien uns notwendig, nachdem ROSTON (1967) zeigen konnte, daß nach Zusatz von Noradrenalin bzw. Adrenalin zu Blutproben diese Catecholamine in wenigen Minuten in Erythrocyten eindringen. Bereits nach 3 min war die Catecholaminkonzentration in Erythrocyten größer als im Plasma. Ähnliche Verhältnisse dürften wahrscheinlich auch beim Dopamin vorliegen. Auch nach KRONEBERG u. SCHÜMANN (1958) sind beim Kaninchen 20—25% der Catecholamine des Nebennierenkreis an Erythrocyten und andere Formelemente des Bluts gebunden. Catecholaminbestimmungen des Bluts haben den Nachteil, daß ein geringerer Prozentsatz des vorhandenen Catecholamins wiedergefunden wird als bei entsprechenden Versuchen mit Plasma.

Anteil neusynthetisierter Catecholamine an der Ruhesekretion
Catecholamine der Nebenniere besitzen einen relativ langsamen Umsatz. So beträgt ihre Halbwertszeit bei der Maus 14 Tage (HEMPEL u. DEIMEL, 1963). Im folgenden soll gezeigt werden, daß ein Teil der Catecholamin-Ruhesekretion aus Catecholamin-Kompartments der Nebennieren gespeist wird, die einen sehr viel rascheren turnover aufweisen. Unter „Ruhesekretion" soll in diesem Zusammenhang in Anlehnung an HOLTZ u. PALM (1966) die unter den vorliegenden Bedingungen der Narkose und Blutentnahme etc. erfolgende spontane Sekretion der Amine in das Blut verstanden werden.

Dopamin-Ruhesekretion der Katze. Die Dopamin-Ruhesekretion wurde in der vorliegenden Arbeit gemessen. Nicht gemessen wurde der Dopamingehalt der Nebenniere. Nach Untersuchungen an anderen Tierarten ist der Dopamingehalt der Nebennieren jedoch sehr viel geringer als der anderer Catecholamine. Beim Schaf waren 2% aller Catecholamine Dopamin (DENGLER, 1957), beim Kaninchen 1% (BERTLER, HILLARP u. ROSENGREN, 1960) beim Ochsen 0,7% (SHEPHERD u. WEST, 1953), bei der Ziege 0,5% (VANDERMEULEN, CESSION-FOSSION u. PETERS, 1968), bei der Kuh 0,3% (SHEPHERD u. WEST, 1953) und beim Menschen 0.1% (VANDERMEULEN, CESSION-FOSSION, LECOMTE, ORBAN u. LEJEUNE, 1969). In der gleichen Größenordnung dürfte auch der Dopaminanteil in der Katzennebenniere liegen. Berücksichtigt man ferner, daß der gesamte Catecholamingehalt beider Katzennebennieren nach Untersuchungen von BUTTERWORTH u. MANN (1957), bezogen auf 1 kg Tiergewicht 230 µg (75—600 µg) beträgt, so ergibt sich unter Annahme eines Dopaminanteils von 1% ein Dopamingehalt der Nebennieren von ca. 2 µg. Katzennebennieren sezernierten bei den vorliegenden Versuchen bis zu 0,06 µg/min · kg. Der in der Nebenniere vorhandene Dopaminvorrat dürfte danach gerade ausreichen, um die Dopamin-Ruhesekretion für 0,5 bis 1 Std aufrecht zu halten. Bei der Dopamin-Ruhesekretion der Nebenniere handelt es sich demnach um die Sekretion von neu synthetisiertem Dopamin. Man wird daher im Nebenniereninkret nur dann mit dem Vorkommen von Dopamin rechnen dürfen, wenn Versuchsbedingungen vorliegen, unter denen Catecholamine synthetisiert werden.

POISNER u. DOUGLAS (1965) durchströmten Katzennebennieren in situ mit Locke-Lösung und versuchten im Perfusat vergeblich Dopamin nachzuweisen. Erst nach pharmakologischer Entspeicherung der Catecholamindepots mit Nicotin etc. fanden sich geringste Mengen an Dopamin im Perfusat (weniger als 1% der Gesamt-Catecholamine). Die Versuchsbedingungen von POISNER et al. sind jedoch mit denen der vorliegenden Arbeit nicht zu vergleichen, da in mit Locke-Lösung durchströmten Nebennieren wegen des Fehlens von Tyrosin als Vorläufer keine Catecholamine mehr synthetisiert werden dürften. Damit fehlt jedoch — wie oben gezeigt — die Voraussetzung für eine Dopamin-Ruhesekretion. Bei dem nach Gabe von Pharmaka ausgeschütteten Dopamin kann es sich daher lediglich um die Entspeicherung von bereits zu Versuchsbeginn vorhandenem Dopamin gehandelt haben. Dies dürfte vermutlich aus granulären Kompartments stammen, nachdem es sowohl beim Schaf als auch beim Hund gelungen ist, spezifische dopaminhaltige Granula im Nebennierenmark nachzuweisen (PUPPI, BENEDECZKY, TIGYI u. LISSAK, 1965; LISHAJKO, 1968).

Noradrenalin-Ruhesekretion des Kaninchens. Kaninchen sezernierten radioaktive Catecholamine innerhalb der 30 min betragenden Versuchszeit zum weitaus überwiegenden Teil als ^{3}H-Noradrenalin. Aus den Meßdaten der Tab. 1b ergibt sich beim Kaninchen eine Noradrenalin-Ruhesekretion von 3 ng/min · kg bezogen auf 2 Nebennieren. Nach BERTLER, HILLARP u. ROSENGREN (1960) enthalten Kaninchennebennieren nur 0,31 µg Noradrenalin (0,0—1,7 µg) pro 1 kg Tiergewicht. Auch bei der Noradrenalin-Ruhesekretion handelt es sich danach, ähnlich wie bei der Dopamin-Ruhesekretion der Katze, um die Sekretion frisch synthetisierter Catecholamine.

Die Angaben der Literatur über die Noradrenalin-Ruhesekretion des Kaninchens sind widersprechend. KRONEBERG u. SCHÜMANN (1958) kommen aufgrund von Untersuchungen mit empfindlichen biologischen Nachweismethoden zu dem Schluß, daß Kaninchennebenniere nur Adrenalin sezerniert. Im Gegensatz dazu fanden MIRKIN u. BONNYCASTLE (1957), daß Kaninchennebennieren 17% (7—33%) der Catecholamine als Noradrenalin und den Rest als Adrenalin sezernieren. Auch bei diesen Untersuchungen wurden Noradrenalin und Adrenalin biologisch bestimmt. Die Ergebnisse der vorliegenden Arbeit stehen in qualitativer Übereinstimmung mit denen von MIRKIN u. BONNYCASTLE.

Vergleich der Größe der Catecholamin-Biosynthese mit der Größe der Catecholamin-Ruhesekretion

Die bei unseren Versuchen aufgrund radioaktiver Messungen ermittelten Catecholamin-Neubildungsraten (Tab.1) sollten in der Größen-

Tabelle 2. *Literaturübersicht zur Catecholamin-Ruhesekretionsrate einer einzelnen Nebenniere*

Tierart	Catecholamine µg/kg · min	A %	NA %	Literatur
Katze	0,073	11—40	60—80	KAINDL u. VON EULER (1951)
	0,160	28	72	HOLTZ, ENGELHARDT, GREEFF u. SCHÜMANN (1952)
	0,084	14	86	DUNER (1953)
	0,043	17	83	DUNER (1954)
	0,043	42	58	MARLEY u. PATON (1961)
Hund	0,013	84—86	14—16	HOUSSAY u. RAPELA (1953)
	0,032			
	0,092	92	86	MALMEJAC (1958)
	0,073	89	11	ROBINSON (1962)
	—	86	14	LAVERTY, SHARMAN u. VOGT (1965)
	0,02	79	21	ROBINSON u. WATTS (1967)
Kanin.	—	83	17	MIRKIN u. BONNYCASTLE (1957)
	0,065—0,12	100	—	KRONEBERG u. SCHÜMANN (1958)
Schaf	0,008	60	40	CRONE (1965)

Neubildungsrate für eine Nebenniere nach Tab.1. Katze 0,075 µg/kg · min; Kanin. 0,006 µg/kg · min.

ordnung der Catecholamin-Ruhesekretion liegen, da im steady state Ruhesekretion und Neubildung sich ungefähr die Waage halten müssen.

Tab. 2 zeigt eine Übersicht über die von anderen Untersuchern gemessene Größe und Zusammensetzung der Catecholamin-Ruhesekretion bei verschiedenen Tierarten. Der Vergleich der Werte für die Catecholamin-Ruhesekretion der Katze mit den entsprechenden in der vorliegenden Arbeit gemessenen Neubildungsraten zeigt eine gute Übereinstimmung.

Mögliche Bedeutung der Dopaminsekretion

Die biologische Wertigkeit der Dopamin-Ruhesekretion abzuschätzen, ist aufgrund der gegenwärtigen Kenntnisse schwierig. Ob es sich hierbei lediglich um die Abgabe einer unwirksamen Hormonvorstufe handelt, ähnlich wie beispielsweise die Mono- und Dijodtyrosin-Sekretion der Schilddrüse (VANNOTTI, LEMARCHAND-BERAUD u. SCAZZIGA, 1964), kann nicht mit Sicherheit ausgeschlossen werden. Versuche mit Dopamininjektionen oder -infusionen sind nur bedingt mit den Wirkungen einer Dopamin-Ruhesekretion vergleichbar, weil sezerniertes Dopamin durch spezifische Eiweißbindung, wie das für Catecholamine kürzlich gezeigt wurde (MIRKIN, BROWN u. ULSTROM, 1966), vor der Einwirkung abbauender Enzyme geschützt sein könnte. Sicherlich ist aber die hier gemessene Dopaminsekretion von ihrer Menge her zu gering, um eine direkte adrenerge Wirkung auf Herz und Gefäßsystem auszuüben (Zusammenfassung bei HOLTZ u. PALM, 1966). Man könnte jedoch daran denken, daß es in symphatisch innervierten Organen teilweise als Vorstufe des Neurotransmitters Noradrenalin dient. Normalerweise wird Noradrenalin in diesen Organen in hinreichender Menge aus Tyrosin synthetisiert (SPECTOR, SJOERDSMA, ZALTZMAN-NIRENBERG, LEVITT u. UDENFRIEND, 1963). Andere Verhältnisse könnten jedoch unter pharmakologischen Bedingungen vorliegen. So beobachteten BHAGAT u. SHIDEMAN (1964) nach Gabe von Reserpin eine verzögerte Wiederauffüllung der Catecholaminspeicher des Herzens bei demedullierten Versuchstieren oder unter experimentellen Bedingungen, bei denen vom Herzen keine Catecholamine aus dem Blut aufgenommen werden können.

Eine ganz andere Möglichkeit der Bedeutung der Dopaminsekretion legen Versuche von HOLTZ, STOCK u. WESTERMANN (1964) nahe, die zeigen, daß aus Dopamin Tetrahydropapaverolin entstehen kann, das stimulierend auf sympathische β-Receptoren wirkt.

Herrn Prof. Dr. W. MAURER danken wir für die stets großzügige Förderung der Arbeit. Fräulein REGINA KREUTZ, Frau URSULA STEHR, Fräulein GISELA DÖLLSCHER und Fräulein GISELA BINGMANN sind wir für interessierte Mitarbeit zu Dank verpflichtet. Noradrenalin und Adrenalin wurden von den Farbwerken Hoechst AG und ein Teil des Tiermaterials von der Fa. Dr. Madaus Co., Köln-Merheim, freundlicherweise zur Verfügung gestellt. Der Deutschen Forschungsgemeinschaft danken wir für die Gewährung von Sach- und Personalmitteln.

Literatur

BERTLER, A., A. CARLSSON, and E. ROSENGREN: A method for the fluorometric determination of adrenaline and noradrenaline in tissues. Acta. physiol. scand. **44**, 273 (1958).
— N.-A. HILLARP, and E. ROSENGREN: Some observations on the synthesis and storage of catecholamines in the adrenaline cells of the suprarenal medulla. Acta physiol. scand. **50**, 124 (1960).

BHAGAT, B., and F. E. SHIDEMAN: Repletion of cardiac catecholamines in the rat: Importance of the adrenal medulla and synthesis from precursors. J. Pharmacol. exp. Ther. **143**, 77 (1964).

BIRKOFER, L., u. K. HEMPEL: Synthese tritiummarkierter Aminosäuren hoher spezifischer Aktivität. Chem. Ber. **96**, 1373 (1963).

BÜLBRING, E., and J. H. BURN: Liberation or noradrenaline from the suprarenal gland. Brit. J. Pharmacol. **4**, 202 (1949).

BUTTERWORTH, K. R., and M. MANN: A quantitative comparison of the sympathomimetic amine content of the left and right adrenal glands of the cat. J. Physiol. (Lond.) **136**, 294 (1957).

CRONE, C.: The secretion of adrenal medullary hormones during hypoglycemia in intact, decerebrate and spinal sheep. Acta physiol. scand. **63**, 213 (1965).

DENGLER, H.: Über das Vorkommen von Oxytyramin in der Nebenniere. Naunyn-Schmiedebergs Arch. exp. Path. Pharmak. **231**, 373 (1957).

DUNER, H.: The influence of the blood glucose level on the secretion of adrenaline and noradrenaline from the suprarenal. Acta physiol. scand. **28**, suppl. 102, 36 (1953).

— The effect of insulin hypoglycemia on the secretion of adrenaline and noradrenaline from the suprarenal of cat. Acta physiol. scand. **32**, 63 (1954).

EADE, N. R.: The distribution of catechol amines in homogenates of bovine adrenal medulla. J. Physiol. (Lond.) **141**, 183 (1958).

—, and D. R. WOOD: The release of adrenaline and noradrenaline from the adrenal medulla of the cat during splanchnic stimulation. Brit. J. Pharmacol. **13**, 390 (1958).

GEY, K. F., and A. PLETSCHER: Distribution and metabolism of DL-3,4-dihydroxy-[2-^{14}C]-phenylalanine in rat tissues. Biochem. J. **92**, 300 (1964).

GOODALL, McC.: Studies of adrenaline and noradrenaline in mammalian heart and suprarenals. Acta physiol. scand. **24**, suppl. 85, 42 (1951).

HEMPEL, K.: Über die gleichzeitige Messung von Tritium und ^{14}C in biologischem Material mit dem Flüssigkeitsscintillationszähler. Atompraxis **10**, 148 (1964).

—, u. M. DEIMEL: Untersuchungen zur gezielten Strahlentherapie des Melanoms und des chromaffinen Systems durch selektive H-3-Inkorporation nach Gabe von H-3-markiertem DOPA. Strahlentherapie **121**, 22 (1963).

—, and H. F. K. MÄNNL: Resting secretion of dopamine from the adrenal glands of the cat in vivo. Experientia (Basel) **23**, 919 (1967a).

— — Über die Bildung von H-3-Dopa aus H-3-Tyrosin und die Bestimmung der Dopa-Neubildungsrate in der Nebenniere des Huhnes und der Katze unter in vivo-Bedingungen. Naunyn-Schmiedebergs Arch. Pharmak. exp. Path. **257**, 391 (1967b).

— — Dopamin, ein neuer Bestandteil des Nebennieren-Inkrets. Naunyn-Schmiedebergs Arch. Pharmak. exp. Path. **263**, 222 (1969).

HOLTZ, P., K. CREDNER u. G. KRONEBERG: Über das sympathicomimetische pressorische Prinzip des Harns. Naunyn-Schmiedebergs Arch. exp. Path. Pharmak. **204**, 228 (1944/47).

— A. ENGELHARDT, K. GREEFF u. H. J. SCHÜMANN: Der Adrenalin- und Arterenolgehalt des vom Nebennierenmark bei Carotissinusentlastung und elektrischer Splanchnicusreizung abgegebenen Inkretes. Naunyn-Schmiedebergs Arch. exp. Path. Pharmak. **215**, 58 (1952).

—, u. D. PALM: Brenzcatechinamine und andere sympathicomimetische Amine. Biosynthese und Inaktivierung, Freisetzung und Wirkung. Ergebn. Physiol. **58**, (1966).

HOLTZ, P., u. H. J. SCHÜMANN: Karotissinusentlastung und Nebeniernen. Arterenol chemischer Überträgerstoff sympathischer Nervenerregungen und Hormon des Nebennierenmarks. Naunyn-Schmiedebergs Arch. exp. Path. Pharmak. 206, 49 (1949).
— K. STOCK, u. E. WESTERMANN: Pharmakologie des Tetrahydropapaverolins und seine Entstehung aus Dopamin. Naunyn-Schmiedebergs Arch. exp. Path. Pharmak. 248, 387 (1964).
HOUSSAY, B. A., and C. E. RAPELA: Adrenal secretion of adrenalin and noradrenalin. Naunyn-Schmiedebergs Arch. exp. Path. Pharmak. 219, 156 (1953).
KAINDL, F., and U. S. VON EULER: Liberation of nor-adrenaline and adrenaline from the suprarenals of the cat during carotid occlusion. Amer. J. Physiol. 166, 284 (1951).
KRONEBERG, G., und H. J. SCHÜMANN: Adrenalinsekretion und Adrenalinverarmung der Kaninchennebennieren nach Reserpin. Naunyn-Schmiedebergs Arch. exp. Path. Pharmak. 234, 133 (1958).
LAVERTY, R., and D. F. SHARMAN: The estimation of small quantities of 3,4-dihydroxyphenylethylamine in tissues. Brit. J. Pharmacol. 24, 538 (1965).
— — and M. VOGT: Action of 2,4,5-Trihydroxyphenylethylamine on the storage and release of noradrenaline. Brit. J. Pharmacol. 24, 549 (1965).
LISHAJKO, F.: Occurrence and some properties of dopamine containing granules in the sheep adrenal. Acta physiol. scand. 72, 255 (1968).
MALMEJAC, J.: Activity of the adrenal medulla and its regulation. Physiol. Rev. 44, 186 (1964).
MARLEY, E., and W. D. M. PATON: The output of sympathetic amines from the cat's adrenal gland in response to splanchnic nerve activity. J. Physiol. (Lond.) 155, 1 (1961).
MAURER, W.: Untersuchungen zur Größe des Eiweißumsatzes von Plasma- und Organeiweiß. Wien. Z. inn. Med. 38, 393 (1957).
MIRKIN, B. L., and D. D. BONNYCASTLE: A pharmacological and chemical study of humoral mediators in the sympathetic nervous system. Amer. J. Physiol. 178, 529 (1957).
— D. M. BROWN, and R. A. ULSTROM: Catecholamine binding protein: Binding of tritium to a specific protein fraction of human plasma following in vitro incubation with tritiated noradrenaline. Nature (Lond.) 212, 1270 (1966).
POISNER, A. M., and W. W. DOUGLAS: The release of dopamine on stimulation of the adrenal medulla. Pharmacologist 7, 168 (1965).
PUPPI, A., I. BENEDECZKY, A. TIGYI, and K. LISSAK: Identification of dopamine-containing granules in the adrenal medulla. Acta physiol. Acad. Sci. hung. 27, 341 (1965).
ROBINSON, R. L.: Stimulation of the catecholamine output of the isolated, perfused adrenal gland of the dog by angiotensin and bradykinin. J. Pharmacol. exp. Ther. 156, 252 (1967).
—, and D. T. WATTS: Inhibition of adrenal secretion of epinephrine during infusion of catecholamines. Amer. J. Physiol. 203, 713 (1962).
ROSTON, S.: Rapid movement of epinephrine and norepinephrine into human erythrocytes. Nature (Lond.) 215, 432 (1967).
SHEPHERD, D. M., and G. B. WEST: Noradrenaline and the suprarenal medulla. Brit. J. Pharmacol. 6, 665 (1951).
— — Hydroxytyramine and the adrenal medulla. J. Physiol. (Lond.) 120, 15 (1953).
SPECTOR, S., A. SJOERDSMA, P. ZALTZMAN-NIRENBERG, M. LEVITT, and S. UDENFRIEND: Norepinephrine synthesis from tyrosine-C^{14} in isolated perfused guinea pig heart. Science 139, 1299 (1963).

STEWART, G. N., and J. M. ROGOFF: The spontaneous liberation of epinephrin from the adrenals. J. Pharmacol. exp. Ther. 8, 479 (1916).

UDENFRIEND, S.: Fluorescence Assay in Biology and Medicine. New York-London: Academic Press 1962, p. 134.

— Biosynthesis of the sympathetic neurotransmitter, norepinephrine. Harvey Lectures 60, 57 (1966).

VANDERMEULEN, R., A. CESSION-FOSSION, J. LECOMTE, F. ORBAN et G. LEJEUNE: Présence de dopamine dans les surrénales humaines. Rev. franç. Étud. clin. Biol. 14, 283 (1969).

— — et G. PETERS: Présence de dopamine dans les surrénales de la chèvre. Arch. internat. Physiol. Biochim. 76, 916 (1968).

VANOTTI, A., TH. LEMARCHAND-BERAUD et B.-B. SCAZZIGA: Produits iodés plasmatiques dans les maladies thyroidiennes. Expos. ann. Biochim. méd. 25, 151 (1964).

WAALKES, T. P., and S. UDENFRIEND: A fluorometric method for the estimation of tyrosine in plasma and tissues. J. Lab. clin. Med. 50, 733 (1957).

WEISS, B., and G. V. ROSSI: Metabolism of dopa-^{14}C in the normal and α-methyldopa-treated mouse. Biochem. Pharmacol. 12, 1399 (1963).

Priv.-Doz. Dr. Dr. K. HEMPEL
8700 Würzburg
Versbacher Landstraße 5

Die Wirkung von Aminorex (Menocil®) auf die Hämodynamik des kleinen und großen Kreislaufs bei i.v. Darreichung am Hund

O. KRAUPP, W. STÜHLINGER, G. RABERGER und K. TURNHEIM

Institut für Pharmakologie und Toxikologie der Ruhr-Universität Bochum

Eingegangen am 21. April 1969

The Effects of Aminorex (Menocil®) on Pulmonary and General Haemodynamics following the i.v. Administration in Dogs

Summary. The effects of a single i.v. injection or infusion of Aminorex (2-amino-5-phenyl-2-oxazoline-fumarate) on blood pressure, blood flow, and haemodynamic resistance of the pulmonary and femoral arteries were investigated in anaesthetized dogs and compared with those of Norepinephrine. The following results were obtained:

1. Aminorex (dose-range between 10 and 160 µg/kg i.v.) caused a transient increase in the mean blood pressure of the pulmonary artery and in the mean pulmonary perfusion pressure ($P_{art.\ pulm.} - P_{left\ atrium}$). At the same time the pulmonary blood flow fell by 10—20%. A dose-dependent increase in the vascular resistance of the pulmonary vessels was observed in all experiments. The effects lasted for 20 to 60 min, according to the dose. Isoproterenol (1,0 µg/kg i.v.) led to a fall in the pulmonary vascular resistance and abolished the resistance increase following the Aminorex-administration.

2. An i.v. infusion of Aminorex (dose-range between 5 and 50 µg/kg/min) led to an increase in pulmonary blood pressure and vascular resistance. At the same time a slight decrease in heart rate and pulmonary blood flow was obtained. These pulmonary haemodynamic changes reached their maximum 15 min after the onset of the infusion and remained constant during the whole period of an infusion lasting 40 min. After discontinuing the infusion the pressure and resistance values returned only partially to the preinfusion values.

3. An infusion of 10 µg/kg/min Aminorex led to an increase in the blood pressure of the systemic circulation and in the total peripheral vascular resistance. Both changes were less marked when compared with the simultaneously occurring effects on the pulmonary haemodynamics. At the same time the blood flow in the femoral artery was diminished to a greater degree than in the pulmonary artery. As a result of the observed flow- and pressure changes in the pulmonary and femoral arteries the influence of an Aminorex-infusion on the haemodynamic resistance of both vessels was identical with regard to the time course and the intensity of the observed effects.

4. Pretreatment with Phentolamine abolished the effects of an infusion of 10 µg/kg/min Aminorex on pulmonary blood pressure and vascular resistance, whereas pretreatment with Propranolol enhanced these effects.

5. Following an i.v. infusion of 0.5 µg/kg/min Norepinephrine pulmonary blood pressure and vascular resistance rose only transiently, whereas the pulmonary

blood flow decreased at the same time, due to an initial fall in heart rate. These initial changes did not last in spite of a continued Norepinephrine infusion.

6. The effects of Norepinephrine on the systemic blood pressure were more pronounced than those on the pulmonary blood pressure. As a consequence, the increase in the work done by the left ventricle was greater than the increase in the work done by the right ventricle. In contrast, the increase in blood pressure and vascular resistance caused by Aminorex was more pronounced in the pulmonary circulation and therefore the right ventricular work increased more than the left ventricular work.

Key-Words: Aminorex — Norepinephrine — Pulmonary Vascular Resistance — Femoral Vascular Resistance — Right Ventricular Work.

Schlüsselwörter: Aminorex — Noradrenalin — Pulmonaler Gefäßwiderstand — Femoral-Gefäßwiderstand — Rechtsventrikuläre Leistung.

In der letzten Zeit wurde von klinischer Seite auf ein vermehrtes Auftreten einer primär vasculären Form des chronischen Cor pulmonale hingewiesen. GURTNER et al. (1968) berichteten über eine Häufung des Krankheitsbildes an ihrem Berner Krankengut innerhalb der letzten beiden Jahre, wobei in 17 von 31 Fällen die ersten Symptome im Anschluß an eine Einnahme des in der Schweiz im November 1965 eingeführten „Appetitzüglers" Aminorexfumarat (Menocil®) auftraten. Weitere Koinzidenzfälle eines Auftretens einer chronischen pulmonalen Hypertension und einer anamnestisch nachgewiesenen Menocil-Einnahme wurden von mehreren Klinikern auf einem im November 1968 in Wien veranstalteten Symposion der Österreichischen Cardiologischen Gesellschaft mitgeteilt [KAINDL; RIVIER; WIRZ (1968)] bzw. in den letzten Monaten publiziert [HARMJANZ et al. (1968); LANG et al. (1969); SCHWINGSHACKL et al. (1969)]. Als Beitrag zur Frage eines allfälligen Kausalzusammenhanges wurden auf dem Wiener Symposion von KRAUPP et al. (1968) erste orientierende Befunde eines Anstieges des pulmonalen Gefäßwiderstandes narkotisierter Hunde nach i.v. Einzelverabreichung von Aminorex in Dosen von 20—160 µg/kg bekanntgegeben. In der vorliegenden Arbeit wird über eine umfassende Studie der akuten Wirkungen von Aminorex (bei i.v. Einzeldosierung wie auch Infusion) auf die hämodynamischen Parameter des großen und kleinen Kreislaufes sowie über deren Beeinflussung durch vorangegangene Blockade der sympathischen α- bzw. β-Receptoren an Hunden berichtet. Weitere Untersuchungen befassen sich mit der Wirkung einer i.v. Infusion von Noradrenalin auf die Hämodynamik des großen und kleinen Kreislaufes narkotisierter Hunde, wodurch ein Vergleich der Wirkungsart wie auch -kinetik zwischen Aminorex und Noradrenalin ermöglicht wurde.

Methodik

Die Untersuchungen wurden an Hunden beiderlei Geschlechts im Gewicht zwischen 11 und 37 kg durchgeführt (Prämedikation: 2 mg/kg Morphin subcutan,

$1/_2$ Std später: Einleitung mit 80 mg/kg Chloralose (1%) i.v., anschließend Beatmung mit $N_2O:O_2$ 3:1, bei Aufwacheffekten mit 0,3% Methoxyfluothan supplementiert). Die Beatmung erfolgte nach Intubation mittels eines Engström Respirators (Typ 200), wobei Atemfrequenz (20/min) und Atemvolumen (4,5—9 l/min) so einreguliert wurden, daß der CO_2-Gehalt in der Ausatmungsluft konstant auf einem Wert zwischen 4,3—4,5 Vol-% blieb (Kontrolle mittels des URAS-4 Kapnographen der Fa. Hartmann und Braun).

Zur Durchführung der elektromagnetischen Durchflußmessung in der Arteria pulmonalis bzw. der elektromanometrischen Druckmessung im linken Vorhof wurde der Thorax mittels Elektrokauterisation im vierten linken Intercostalraum eröffnet und nach Eröffnung des Perikards das Fettgewebe zwischen Arteria pulmonalis und Aorta stumpf unter sorgfältiger Blutstillung abgelöst. Als nächster Schritt erfolgte die Mobilisation der ventrikelnahen Anteile der Arteria pulmonalis (in einem Ausmaß von 1,5 cm) durch vorsichtiges Durchtrennen des Bindegewebes entlang der Aorta unter strenger Schonung der Gefäßwandmuskulatur der Arteria pulmonalis. Nach Vollendung der Freipräparation entlang der gesamten Circumferenz wurde ein dicht aufsitzender Flußmeßkopf (Statham, 12—16 mm ⌀) über das Gefäß geschoben und fixiert. Anschließend wurde am linken Herzohr eine Tabaksbeutelnaht angelegt und ein Polyäthylenkatheter zur Druckmessung in den linken Vorhof eingebunden. Abschließend wurde der Thorax mit Situationsnähten, jedoch nicht druckdicht, verschlossen.

Zur Druckmessung in der Arteria pulmonalis und im rechten Vorhof wurde zunächst am intakten Tier je ein röntgendichter Herzkatheter (Charrier 8) von der rechten Vena jugularis bzw. Vena brachialis aus unter Röntgenkontrolle in die Arteria pulmonalis klappennahe bzw. in den rechten Vorhof eingelegt.

Zur Messung des Druckes im großen Kreislauf wurde ein Katheter durch einen Seitenast der linken Arteria femoralis in die Aorta vorgeschoben. Die Durchflußmessung im Femoralgebiet wurde nach Freilegung des Hauptastes der rechten Arteria femoralis und Anpassen eines dicht sitzenden Flußmeßkopfes elektromagnetisch durchgeführt. Die i.v. Einzelverabreichungen sowie Infusionen wurden durch einen von der Vena femoralis in die untere Hohlvene vorgeschobenen Polyäthylenkatheter vorgenommen. Sämtliche Druckmessungen wurden elektromanometrisch mittels Hewlett Packard Waltham Transducer, 280 A, sämtliche Flußmessungen elektromagnetisch mittels Statham Multiflo Model M 4000 und sämtliche Registrierungen auf einem Hewlett Packard 8 Kanalschreiber (Typ 7700) durchgeführt. Sämtliche Druck- und Flußmessungen wurden entweder phasisch oder vor allem zur rechnerischen Ermittlung des Gefäßwiderstandes elektrisch gemittelt, registriert.

Aminorex wurde als Fumarat verwendet, wobei die Stammlösung (0,68%ige wäßrige Lösung) jeweils durch einstündiges Schütteln vor jedem Versuch frisch zubereitet wurde[1].

Versuchsergebnisse

I. Versuche mit i.v. Einzeldosierung von Aminorex

Für diese Untersuchungen wurden sechs Tiere verwendet, an denen die Wirkungen von Aminorex auf die Hämodynamik des kleinen Kreislaufes in einem Dosenbereich von 20—160 µg/kg i.v. mit der oben

---

[1] Die benötigten Substanzmengen wurden in dankenswerter Weise von der Fa. Cilag Chemie zur Verfügung gestellt.

angeführten Methodik studiert wurden. Es wurden hierbei die folgenden Ergebnisse erhalten:

Der Mitteldruck in der Arteria pulmonalis stieg unmittelbar nach der Verabreichung von Aminorex dosisabhängig von Ausgangswerten um 15—17 mm Hg auf Maximalwerte von 22—24 mm Hg (20 µg/kg) bis 30—40 mm Hg (160 µg/kg) an, wobei auch die Druckamplitude entsprechend (bei den höheren Dosen um 30—40%) zunahm. Im höheren Dosenbereich wurden die Druckmaxima oft erst nach 8—10 min erreicht. Die Wirkung war im niederen Dosenbereich immer reversibel und klang nach 20—30 min wieder völlig ab. Im höheren Dosenbereich konnte oft innerhalb 1 Std keine völlige Rückkehr zum Ausgangswert beobachtet werden.

Der Druck im linken und rechten Vorhof blieb im gesamten Dosenbereich nach Verabreichung von Aminorex weitgehend unbeeinflußt auf Werten zwischen 5 und 8 mm Hg bzw. zwischen 2 und 4 mm Hg, so daß der mittlere pulmonale Perfusionsdruck (Differenz zwischen $P_{pulm.}$ und $P_{lt.\,vH.}$) weitgehend den gleichen Veränderungen wie der Druck in der Pulmonalarterie unterworfen war.

Der mittlere Blutdurchfluß in der Arteria pulmonalis zeigte als Folge der hämodynamischen Rückwirkungen der Thoraxeröffnung eine sehr große Streuung zwischen den einzelnen Tieren (Ausgangswerte zwischen 1 und 1,5 l/min). Nach Verabreichung von Aminorex sank der Pulmonalfluß in fast allen Fällen um 100—300 ml/min. im Verlaufe von mehreren Minuten ab, wobei keine einwandfreie Dosisabhängigkeit dieses Effektes festgestellt werden konnte. Der Fluß kehrte in der Regel nach 20—30 min wieder auf den Ausgangswert zurück.

Der aus den Perfusionsdruck- und Durchflußwerten errechnete hämodynamische Gefäßwiderstand des Pulmonalstromgebietes stieg auf Grund der Gleichzeitigkeit von Druckanstiegen und Durchflußabnahmen nach Verabreichung von Aminorex relativ stärker als der Pulmonaldruck an. Der zeitliche Verlauf der Widerstandsveränderungen glich dabei weitgehend der Druckkurve.

Die hier geschilderten Beobachtungen sind in Abb. 1 am Beispiel der Wirkung von 20 µg/kg Aminorex auf den pulmonalen Perfusionsdruck, Blutdurchfluß und hämodynamischen Gefäßwiderstand wiedergegeben.

Orientierende, vergleichende Untersuchungen mit i.v. Einzelinjektionen von Noradrenalin (0,5—1,0 µg/kg) sowie Isoproterenol (1,0 µg/kg) ergaben, daß nach Verabreichung von Noradrenalin ähnliche Effekte wie nach Aminorex auftraten, nur daß die Dauer der Druck- und Widerstandssteigerung wesentlich kürzer war. Isoproterenol führte in allen Fällen zu einem 10—15 min lang anhaltenden Anstieg des Pulmonalflusses bei gleichzeitigem kurzen Anstieg des Perfusionsdruckes, wobei der hämodynamische Gefäßwiderstand stets unmittelbar nach der

Injektion bis auf 50% des Ausgangswertes absank. Die Wirkung von Aminorex auf den hämodynamischen Gefäßwiderstand der Pulmonalstrombahn konnte in allen Dosen durch i.v. Verabreichung von 1,0 µg/kg Isoproterenol durchbrochen werden.

II. Versuche mit i.v. Infusionen von Aminorex und Noradrenalin

Die eingangs erwähnten klinischen Berichte betrafen ausschließlich eine perorale Menocil-Medikation. Der unter dieser Verabreichungsform auftretende Verlauf der Blutspiegelkurven ist im akuten Experiment am

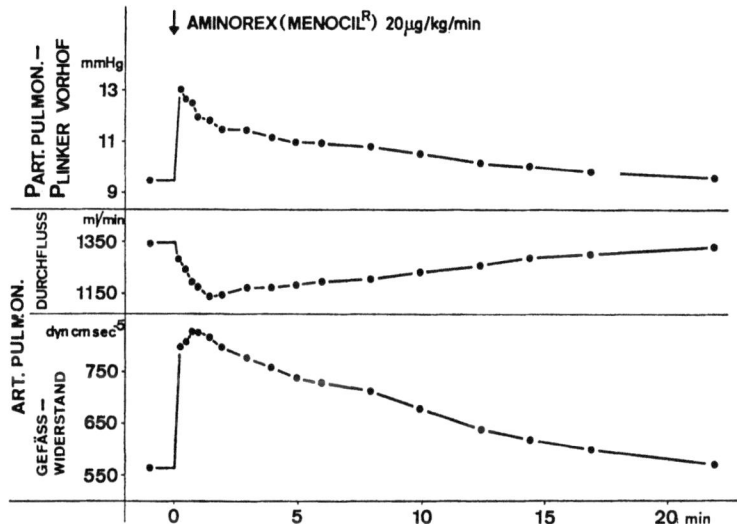

Abb. 1. Hund ♀, 21 kg (Chloralose/N$_2$O); die Wirkung einer Einzeldosis von 20 µg/kg Aminorexfumarat auf den mittleren pulmonalen Perfusionsdruck, — Durchfluß und hämodynamischen Gefäßwiderstand

narkotisierten Tier noch am ehesten durch länger dauernde i.v. Infusionen nachzuahmen. Aus diesem Grunde wurde in weiteren Versuchen Aminorex-fumarat in einer Konzentration von 50 bzw. 100 µg/kg/ml mit verschiedenen Geschwindigkeiten i.v. infundiert und die Veränderungen der Hämodynamik des kleinen und großen Kreislaufes mit derselben Methodik, wie unter I. beschrieben, in der Regel über 40 min lang verfolgt. Bei dieser Verabreichungsart führte Aminorex zu deutlichen Steigerungen der Druck- und Widerstandsgrößen im kleinen Kreislauf, wobei die Wirkung ab einer Dosierung von 5 µg/kg/min anklang. Ab einer Dosierung von 20 µg/kg/min traten bei längerer Infusionsdauer (5—10 min) Störungen durch eine zentralerregende Wirkung in Form von Aufwacherscheinungen (motorische Unruhe, Gegenatmen, Extrasystolen, kurzphasige Blutdruckschwankungen) in Erscheinung. Die weiteren Untersuchungen wurden aus diesem Grunde mit einer Dosierung von 10 µg/kg/min Aminorex i.v. durchgeführt. Insgesamt wurde an fünf Hunden jeweils eine i.v. Infusion von 10 µg/kg/min Aminorex-fumarat durch 40 min hindurch verabreicht. Die dabei in den

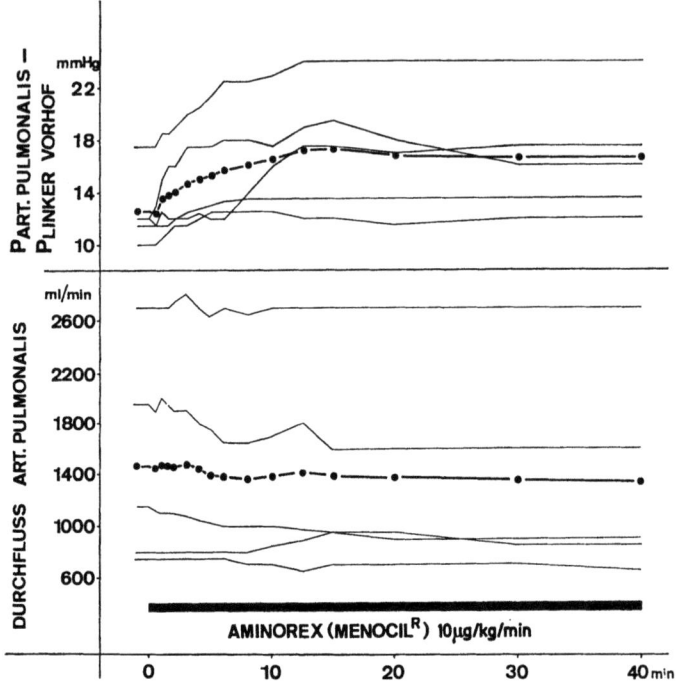

Abb. 2. Einzelkurven und Mittelwertskurve des mittleren pulmonalen Perfusionsdruckes und -Blutdurchflusses von Hunden (Chloralose/N_2O) vor und während einer Infusion von 10 µg/kg/min Aminorexfumarat

Einzelversuchen erhaltenen pulmonalen Perfusionsdruck- und Durchflußveränderungen sowie die daraus errechneten Mittelwertskurven sind in Abb. 2 wiedergegeben. Aus der Abb. 2 kann ersehen werden, daß ähnlich wie bei der i.v. Einzelverabreichung auch nach langsamer i.v. Infusion von Aminorex der pulmonale Perfusionsdruck anstieg und das pulmonale Durchflußvolumen mit einer einzigen Ausnahme geringgradig abfiel. Die Druck- und Flußveränderungen erreichten innerhalb von 10—15 min ihren Maximalwert und blieben dann bis zum Ende der Infusion weitgehend konstant. Nach Absetzen der Infusion kehrten die pulmonalen Druck- und Widerstandswerte in zwei Versuchen nach 60 bzw. 90 min wieder auf den Ausgangswert zurück. In den drei restlichen Versuchen trat eine kontinuierliche Abnahme des Pulmonalflusses bei sinkenden Druckwerten im großen Kreislauf in Erscheinung, die eine Beurteilung der Abklingquoten unmöglich machte. Die Herzfrequenz sank in allen Versuchen im Laufe der Infusion geringgradig kontinuierlich ab.

Für einen Vergleich der beobachteten Wirkungen einer Infusion von Aminorex auf die pulmonale Hämodynamik mit den gleichzeitig in Erscheinung getretenen Veränderungen des arteriellen Blutdruckes (Aorta) bzw. der Hämodynamik in einem Gefäßgebiet des großen Kreislaufes (Arteria femoralis) wurden in Abb. 3 die Relativänderungen (gegenüber dem Ausgangswert vor Aminorex) des mittleren pulmonalen Perfusionsdruckes und des Aortendruckes sowie der mittleren Durchfluß- und Widerstandsgrößen im Pulmonal- und Femoralgebiet aufgetragen. Aus der Abb. 3 ist zunächst zu ersehen, daß die Relativänderungen des mittleren Perfusionsdruckes im kleinen Kreislauf unter Aminorex deutlich stärker ausgeprägt sind. Im Gegensatz hierzu sinkt der Durchfluß in der Arteria femoralis relativ wesentlich stärker als in der Arteria pulmonalis ab. Die gleichzeitige Berücksichtigung der relativen Druck- und Durchflußveränderungen in Form der Berechnung des hämodynamischen Gefäßwiderstandes führt zu folgenden Feststellungen:

1. Da der Pulmonaldurchfluß pro Minute über einen längeren Zeitraum dem Herzminutenvolumen gleichzusetzen ist, ergibt sich als Folge des unterschiedlichen Verlaufes der Perfusionsdruckkurven, daß der periphere Gesamtwiderstand unter Aminorex deutlich (um das 2- bis 3fache) geringer ansteigt als der pulmonale Gefäßwiderstand.

2. Die unter Aminorex in der Strombahn der Arteria femoralis auftretende Erhöhung des Gefäßwiderstandes zeigt jedoch im Gegensatz zum Verhalten des peripheren Gesamtwiderstandes einen zeitlich und größenordnungsmäßig weitgehend ähnlichen Verlauf wie in der Pulmonalstrombahn (Abb. 3/III).

Die Diskrepanz im Verlauf der Veränderungen des peripheren Gesamtwiderstandes bzw. des Femoralgefäßwiderstandes kann nur damit erklärt werden, daß wesentliche periphere Gefäßgebiete durch Aminorex entweder nicht oder geringer als die Femoralstrombahn beeinflußt werden. Eine unterschiedliche pharmakodynamische Beeinflussung der glatten Muskulatur peripherer Gefäßgebiete legt hier den Gedanken an die Gefäßwirkungen der Catechinamine nahe. Es erschien daher von Interesse zu untersuchen, ob die hier beschriebenen kardiovasculären Wirkungen des Aminorex einer der beiden Komponenten der peripheren Gefäßwirkung der Catechinamine zugeordnet werden können. Zu diesem Zwecke wurde in je drei weiteren Versuchen die Wirkung einer Infusion von Aminorex auf den hämodynamischen Widerstand der Pulmonalstrombahn nach

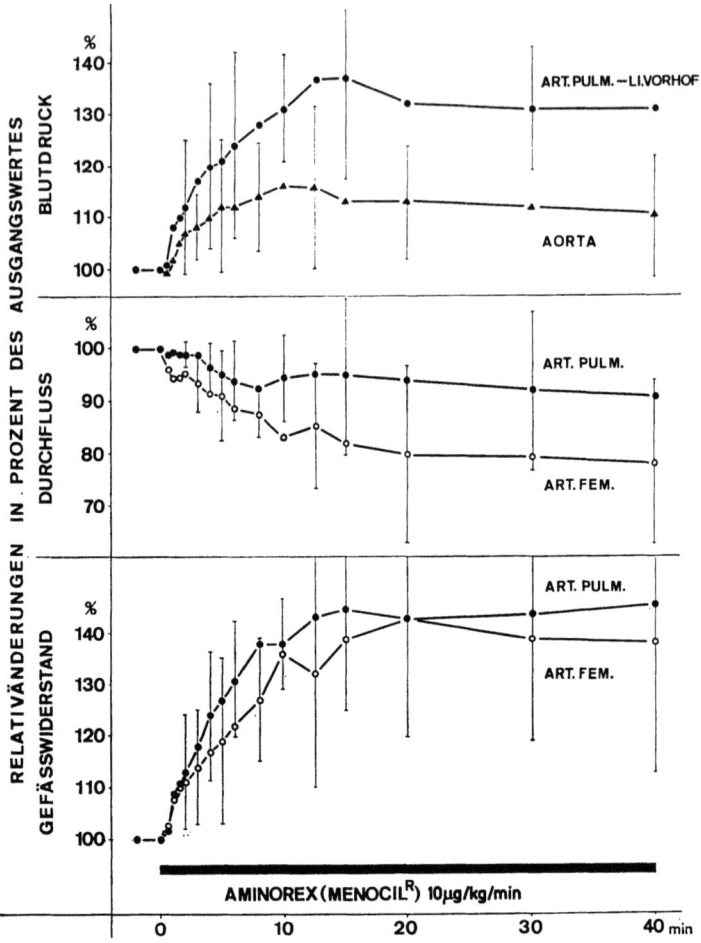

Abb. 3. Mittelwertskurven und Streuung der Relativänderungen des mittleren pulmonalen Perfusionsdruckes, des mittleren Aortendruckes, des Blutdurchflusses durch die A. pulmonalis und femoralis sowie des pulmonalen und femoralen hämodynamischen Widerstandes von fünf Hunden (Chloralose/N_2O). Sämtliche Meßwerte sind in Prozent des Ausgangswertes vor Beginn einer Infusion von 10 µg/kg/min Aminorexfumarat angegeben

Vorbehandlung einerseits mit Propranolol (β-Receptorblockade), andererseits Phentolamin (α-Receptorblockade) studiert. Aus Abb. 4 ist zu ersehen, daß die Wirkung von Aminorex auf den Pulmonalwiderstand durch Phentolamin aufgehoben, durch Propranolol jedoch deutlich verstärkt wurde. Somit muß die Wirkung des Aminorex auf die pulmonale Strombahn vorwiegend dem α-Typ einer sympathomimetischen Gefäß-

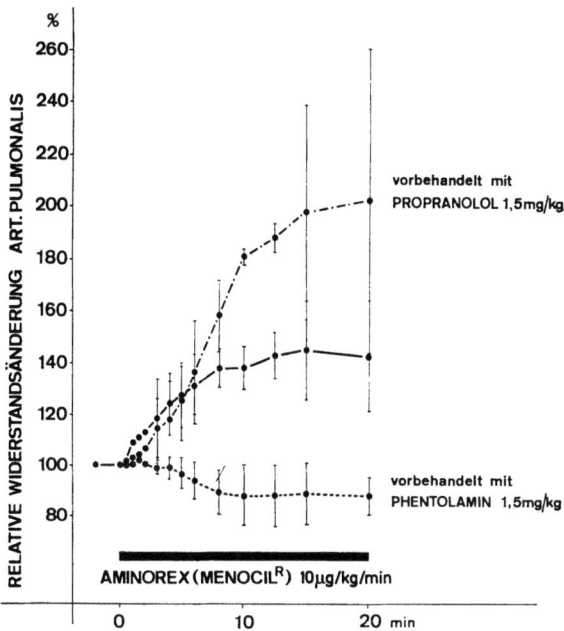

Abb. 4. Mittelwertskurven und Streuung der relativen hämodynamischen Widerstandsänderungen in der A. pulmonalis von je drei Hunden (Chloralose/N_2O) im Verlaufe einer i.v. Infusion von 10 µg/kg/min Aminorexfumarat. (●——●) Tiere ohne Vorbehandlung; (●----●) Tiere nach Vorbehandlung mit 1,5 mg/kg i.v. Phentolamin; (●-·-·-●) Tiere nach Vorbehandlung mit 1,5 mg/kg i.v. Propranolol

wirkung zugeordnet werden. Zu einer ähnlichen Schlußfolgerung kamen YELNOSKY et al. (1966) für die Wirkung von Aminorex auf Grund von Blutdruckmessungen am Hund.

Nach YELNOSKY et al. (1966) soll die kardiovasculäre Wirkung von Aminorex eine indirekt sympathomimetische sein. Es erschien daher von Interesse, die Wirkung von Noradrenalin auf die pulmonale Hämodynamik unter den Bedingungen einer i.v. Infusion mit der des Aminorex zu vergleichen. Zu diesem Zwecke wurde an drei weiteren Tieren jeweils zunächst eine 15 min lang andauernde Infusion von 0,5 µg/kg/min Noradrenalin und nach einem 1stündigen Intervall eine ebenfalls 15 min lang andauernde Infusion von 10 µg/kg/min Aminorex verabreicht und die pulmonalen Druck- und Durchflußwerte laufend bestimmt. Aus den Kurvenverläufen der Abb. 5 ist zu ersehen, daß unmittelbar nach Einsetzen der Noradrenalininfusion in allen drei Fällen der pulmonale Gefäßwiderstand nur vorübergehend anstieg, wobei die Höhe des erreichten Maximums einer großen Streuung unterworfen war. Dieser Widerstandsanstieg klang nach 3—5 min weitgehend ab und erreichte

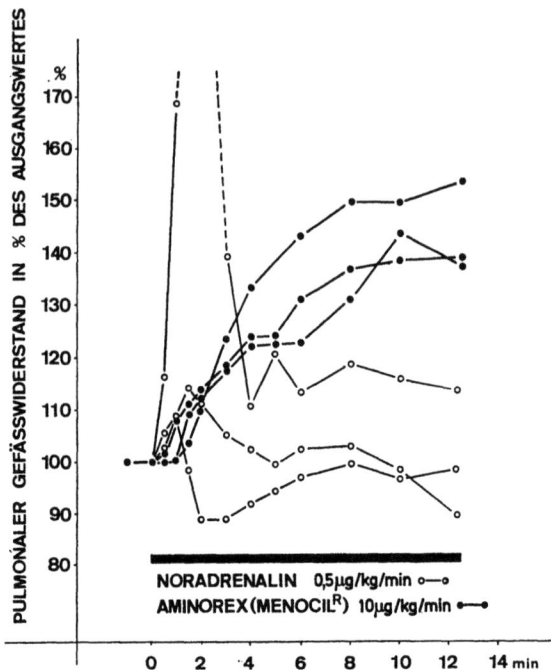

Abb. 5. Einzelkurven der relativen pulmonalen Widerstandsänderungen von drei Hunden (Chloralose/N_2O) im Verlaufe einer Infusion von 0,5 µg/kg/min Noradrenalin (o——o) bzw. 10 µg/kg/min Aminorexfumarat i.v. (•——•). Je eine Noradrenalin- bzw. Aminorexfumarat-Infusion wurde am selben Tier im Abstand von 1 Std durchgeführt

in zwei von den drei Versuchen vorübergehend sogar Werte, die unter dem Ausgangswert lagen, im Gegensatz zu dem am gleichen Tier beobachteten Widerstandsänderungen unter Aminorex, die in allen drei Fällen allmählich einsetzten und nach 15 min einen Maximalwert erreichten.

Die Unterschiede in der Wirkung des Noradrenalins auf den großen und kleinen Kreislauf sind sehr anschaulich an Hand der graphischen Wiedergabe der Mittelwertskurven der Relativänderungen der Mitteldruck-, Fluß- und Widerstandsgrößen von Pulmonal- und Femoralstrombahn der drei Tiere in Abb. 6 zu erkennen. Der hervorstechendste Unterschied scheint die Persistenz der Druck-, Durchfluß- und Widerstandsveränderungen im großen Kreislauf bzw. Femoralstrombahn gegenüber der relativ kurzen Dauer der primären Druck- und Widerstandserhöhung im kleinen Kreislauf zu sein. Auch der durch eine reflektorische Dämpfung der Herztätigkeit hervorgerufene initiale Abfall des Pulmonalflusses dauerte nur 5—10 min lang an, wobei gegen

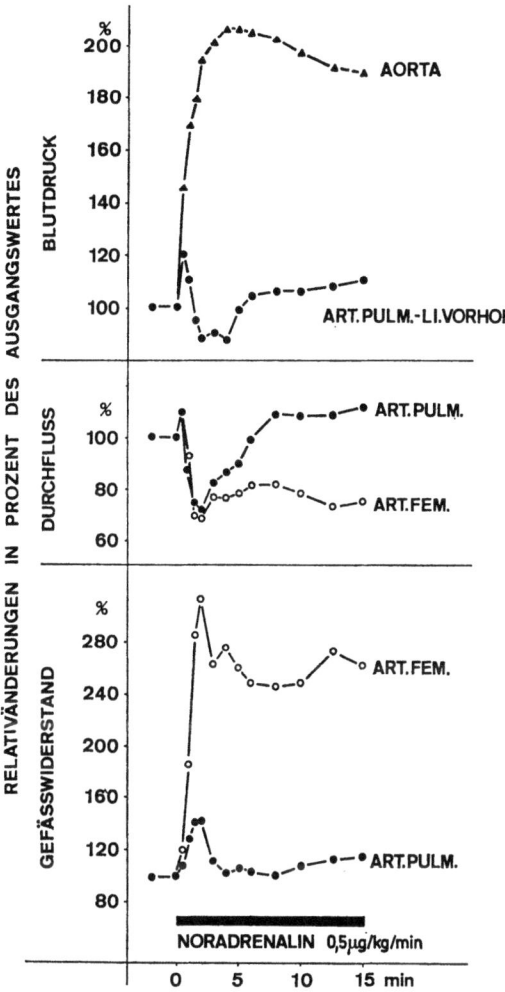

Abb. 6. Mittelwertskurven der Relativänderungen des mittleren pulmonalen Perfusionsdruckes, des mittleren Aortendruckes, des Blutdurchflusses durch die A. pulmonalis und femoralis sowie des hämodynamischen Widerstandes in der A. pulmonalis bzw. A. femoralis von drei Hunden unter der Wirkung einer i.v. Infusion von 0,5 µg/kg/min Noradrenalin. Sämtliche Meßwerte sind in Prozent des Ausgangswertes angegeben

Ende der 15 min dauernden Infusion die pulmonalen Durchflußwerte sogar etwas über dem Ausgangswert lagen. Ein Vergleich der Kurvenverläufe in Abb. 3 mit denen in Abb. 6 läßt nochmals deutlich das stärkere Hervortreten und die größere zeitliche Persistenz der Wirkungen des Aminorex auf die Hämodynamik des kleinen Kreislaufes gegenüber den

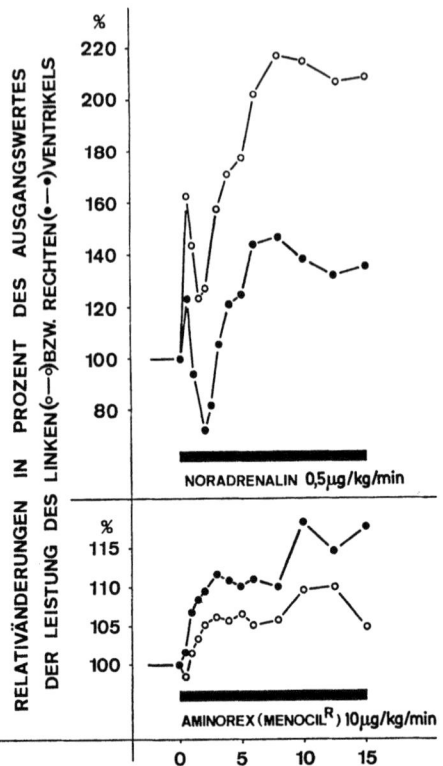

Abb. 7. Mittelwertskurven der Relativänderung der Auswurfleistung des linken (o——o) bzw. rechten (•——•) Ventrikels von je drei Hunden (Chloralose/N$_2$O) vor und während einer i.v. Infusion von 0,5 µg/kg/min Noradrenalin bzw. 10 µg/kg Aminorexfumarat

analogen Wirkungen des Noradrenalins erkennen; das unterschiedliche Verhalten beider Substanzen tritt besonders scharf bei einem Vergleich der Wirkung auf den hämodynamischen Gefäßwiderstand der Femoral- bzw. Pulmonalstrombahn zutage. Pulmonal- und Femoralwiderstand werden durch Aminorex hinsichtlich der Intensität und des zeitlichen Verlaufes der Wirkung in gleicher Weise beeinflußt, während unter der Noradrenalininfusion initial der Femoralwiderstand 6—8fach stärker als der Pulmonalwiderstand erhöht wird.

Diskussion

Die hier mitgeteilten Untersuchungen haben gezeigt, daß Aminorex bei i.v. Einzelverabreichung wie auch bei langsamer i.v. Infusion eine deutliche, dosisabhängige Wirkung auf die pulmonale Hämodynamik im

Sinne einer Erhöhung des Druckes und des hämodynamischen Widerstandes im Stromgebiet der Arteria pulmonalis besitzt. Das Fehlen nachweislich positiver Frequenz- und Schlagvolumswirkungen sowie Versuche mit vorangegangener α- und β-Blockade lassen die Wirkungen des Aminorex auf die pulmonale Hämodynamik überwiegend dem α-sympathomimetischen Typ einer kardiovasculären Wirkung zuordnen. Eine β-sympathomimetische Wirkungskomponente scheint zumindest in dem untersuchten Dosenbereich nur sehr geringgradig vorhanden zu sein. Nach den bisher vorliegenden Berichten scheint die pulmonal-vasculäre Wirkung des Aminorex noch am ehesten mit der von Phenylephrin[2] vergleichbar zu sein, während das pulmonal-hämodynamische Wirkungsmuster von Metaraminol, Noradrenalin und Adrenalin in zunehmendem Maße von dem zusätzlichen Einfluß einer β-sympathomimetischen Wirkungskomponente mitbestimmt wird[3]. In höheren Dosenbereichen wurde von YELNOSKY et al. (1966) auch eine positive ino- und chronotrope Wirkung von Aminorex nachgewiesen und zusammen mit der blutdrucksteigernden Wirkung im großen Kreislauf auf Grund der Aufhebbarkeit durch vorangegangene Reserpinisierung als indirekt sympathomimetisch klassifiziert. In unseren Untersuchungen zeigte Noradrenalin bei gleicher Darreichungsart ein abweichendes Wirkungsmuster, auch war die Wirkung von Aminorex bei i.v. Infusion durch 40 min hindurch unvermindert aufrecht erhaltbar. Beide Ergebnisse müssen nicht unbedingt gegen einen Wirkungsmechanismus über eine Noradrenalinfreisetzung aus den Speichern sprechen, da sicher ein großer Unterschied in der Wirkung von exogen zugeführtem und endogen freigesetztem Noradrenalin besteht. Der Nachweis oder Ausschluß eines indirekt sympathomimetischen Wirkungsmechanismus von Aminorex wird erst durch weitere Untersuchungen (Studium der Wirkung an der chronisch denervierten Nickhaut oder auf den Brenzcatechinamingehalt des Herzens) zu erbringen sein, da die Aufhebbarkeit der Herz- und Blutdruckwirkung durch vorherige Reserpinisierung auch durch die bei chronisch reserpinisierten Tieren stets auftretende kardiale Insuffizienz bedingt sein kann (WITHRINGTON u. ZAIMIS, 1961).

Es ergibt sich nun die Frage, ob die hier beschriebene akute Wirkung des Aminorex auf die pulmonale Hämodynamik ursächlich zur Erklärung eines Kausalzusammenhanges zwischen einer längerdauernden peroralen Einnahme von Aminorexfumarat (Menocil®) und der klinischen Entwicklung eines chronischen pulmonalen Hochdruckes bzw. Cor pulmonale herangezogen werden kann. Unbeschadet der Schwierigkeit einer zeitlichen Integration akut funktioneller reversibler Wirkungen zu einer chronischen irreversiblen mit Änderungen der morphologischen Struktur

---

[2] Literaturübersicht bei AVIADO, Vol. 1, 374—376 (1965).
[3] AVIADO, Vol. 1, 357—374 (1965).

einhergehenden Schädigung, sollen hier folgende Gesichtspunkte diskutiert werden: Zunächst soll die Möglichkeit der Persistenz der funktionell reversiblen Aminorexwirkung auf die pulmonale Hämodynamik unter der in der Anorektika Praeskription eingehaltenen peroralen Dosierung untersucht werden. Zwei Fragen stehen hier im Vordergrund: 1. Die Frage der Möglichkeit einer Substanz- und Wirkungskumulation und 2. die Frage der Entwicklung einer Tachyphylaxie bzw. Toleranz. Zu Frage 1 ist zunächst festzustellen, daß sowohl die Anklingquoten, wie auch die je nach der Dosis im Ausmaß von 1—2 Std nachgewiesenen Abklingquoten auf eine relativ lange Wirkungsdauer der Substanz hinweisen. Nach den Untersuchungen von BRAUN et al. (1965) wurden nach der üblichen peroralen Einzeldosierung am Menschen von 7,5 mg Aminorexfumarat die Plasmaspiegelmaxima erst nach 2 Std erreicht, nach 12 Std wurden 50% der verabreichten Radioaktivität im Harn wiedergefunden, wobei mehr als 20% als unverändertes Aminorex aufschienen. Es ist also anzunehmen, daß unter der üblichen „1mal bzw. 2mal täglich" Dosierung von 7,5 mg Aminorexfumarat eine Wirkung durch Stunden hindurch auftreten kann, was auch zumindest hinsichtlich der zentral erregenden Wirkung von Aminorex der subjektiven klinischen Erfahrung entspricht. Was nun die Frage 2 — Toleranzentwicklung — anbetrifft, so konnten YELNOSKY et al. (1966) hinsichtlich der kardiovasculären Wirkung am Hund in einem Dosenbereich von 0,25 bis 1,0 mg/kg i.v. eine rasch einsetzende Tachyphylaxie feststellen. In dem in den vorliegenden Untersuchungen eingehaltenen wesentlich niedrigeren Dosenbereich von 0,01—0,16 mg/kg bzw. 0,01 mg/kg/min i.v. konnten keine Anhaltspunkte für ein Auftreten einer Tachphylaxie bei der pulmonal vasculären Wirkung von Aminorex gefunden werden. So war es z. B. möglich, an einem Tier in Abständen von je 20 min durch jeweilige Verdoppelung der Dosis (von 10—160 µg/kg) eine eindeutige Wirkungssteigerung zu erzielen (KRAUPP et al., 1968). Die Verhältnisse können natürlich bei der peroralen Medikation anders liegen, so daß diese Frage bis zur Durchführung weiterer Untersuchungen unbeantwortet bleiben muß.

Weitere Gesichtspunkte betreffen die Möglichkeiten einer pathogenetischen Auswirkung der längeren Persistenz einer zunächst als funktionell reversibel aufzufassenden Wirkung auf den pulmonalen Gefäßwiderstand. Hier muß zwischen Rückwirkungen auf die Dynamik und Energetik des rechten Ventrikels und Auswirkungen auf die Struktur der Pulmonalgefäße unterschieden werden. Was nun die unter Aminorex auftretende energetische Mehrbelastung des Herzens anbelangt, so muß darauf hingewiesen werden, daß diese infolge der ungleichen Relativänderungen der Druckgrößen im großen und kleinen Kreislauf (s. Abb. 3) den rechten Ventrikel relativ mehr betrifft. Aus den Kurvenverläufen der Abb. 7 kann ersehen werden, daß unter der Infusion mit Noradrenalin die energetische Mehrbelastung des linken Ventrikels, unter Infusion mit Aminorex jedoch die des rechten Ventrikels relativ größer ist. Die Art der ungleichen Rückwirkung der Aminorex-Infusion auf beide Herzkammern muß demnach zumindest als unphysiologisch bezeichnet werden, da anzunehmen ist, daß eine physiologisch über den Sympathicus hervorgerufene Leistungssteigerung des Herzens durch eine wohl ausgewogene Mischung von α- und β-sympathomimetischen Wirkungskomponenten vorwiegend den linken Ventrikel im Sinne einer Steigerung der Druckkomponente der Auswurfleistung relativ mehr belastet. Dafür sprechen auch die in Abb. 7 wiedergegebenen Kurvenverläufe der relativen Steigerung der linken- bzw. rechtsventrikulären Auswurfleistung unter der Infusion mit dem im Herzen als Transmitter auftretenden Noradrenalin. Ob eine solche über längere Zeitabschnitte aufrechterhaltene relative Mehrbelastung des rechten Ventrikels an vorgeschädigten Herzen klinisch zu einer Rechtsinsuffizienz führen kann, muß aber völlig offenbleiben.

Ebenso schwierig sind die Auswirkungen einer intermittierenden Persistenz einer pulmonalen Drucksteigerung auf den Zustand der Pulmonalgefäße abzuschätzen. Eine persistierende α-sympathomimetische Brenzcatechinaminwirkung kann zu Veränderungen der Struktur der befallenen Gefäßsysteme führen, wie die Erfahrungen bei Phäochromocytompatienten lehren. So wurde von einer Reihe von Autoren bei der Autopsie langjähriger Phäochromocytomträger über Intima- und Mediaveränderungen in verschiedenen Gefäßgebieten des großen Kreislaufes (LEE, 1955; MAIER, 1949; MINNO et al., 1954) und vor allem an den Nierenarterien (HOWARD and BARKER, 1937; SOMMERS, 1959; SHERWIN, 1959; SILVA and SOMMERS, 1958) berichtet. Allerdings scheint ein Großteil solcher Gefäßveränderungen reversibler Natur zu sein, wie dies aus dem prompten Absinken eines vorher fixierten Hochdruckes sowie dem Rückgang von Gefäßveränderungen des Augenhintergrundes (ROBINSON and WILLIAMS, 1965) nach erfolgreich durchgeführter operativer Entfernung des Tumors hervorgeht. Veränderungen an den Pulmonalgefäßen von Phäochromocytomträgern wurden in den hier zitierten klinischen Berichten nicht erwähnt, obwohl ein Fall einer pulmonalen Hypertension bei einem Phäochromocytom in der Literatur aufgefunden werden konnte (PALEY et al., 1954). In diesem Zusammenhang muß auch noch auf die Untersuchungen von GÜNTHER u. SCHMIDT (1958) hingewiesen werden, die nach 3 Monate langer täglich zweimaliger subcutaner Verabreichung von l-Noradrenalin an Ratten autoptisch an den mittelkalibrigen Pulmonalarterien Mediahyperplasien und an den kleinkalibrigen hyaline Wandverquellungen an einem Großteil der Tiere nachweisen konnten, während an den Gefäßen des großen Kreislaufes keine signifikanten Veränderungen nachzuweisen waren. Diese Veränderungen werden von den genannten Autoren als Anpassungsphänomene der arteriellen Pulmonalstrombahn an immer wieder intermittierend auftretende primäre Hypertensionen interpretiert, wobei auch gleichzeitig intermittierenden Phasen einer sekundären pulmonalen Hypertension (Rückstauung durch Linksherzversagen) eine ursächliche pathogenetische Rolle mitzugeschrieben wird.

Literatur

AVIADO, D. M.: The lung circulation. Oxford-Frankfurt: Pergamon Press 1965.
BRAUN, G. A., G. I. POOS, and P. C. JOHNSON: Metabolism of aminorex. Fed. Proc. **24**, 546b (1965).
GÜNTHER, G., u. H. SCHMIDT: Über Befunde an Rattenorganen nach langdauernder Arterenolbehandlung. Z. Kreisl.-Forsch. **48**, 127—135 (1959).
GURTNER, H. P., M. GERTSCH, C. SALZMANN, M. SCHERRER, P. STUCKI u. F. WYSS: Häufen sich die primär vasculären Formen des chron. Cor pulmonale? Schweiz. med. Wschr. **98**, 1579—1589, 1695—1707 (1968).
HARMJANZ, D., K. GAHL, H. S. STENDER, H. FABEL, H. DEICHER u. H. SCHOEN: Zur medikamentös induzierten pulmonalen Hypertonie. Dtsch. med. Wschr. **93**, 2351 (1968).
HOWARD, J. E., and W. H. BARKER: Paroxysmal hypertension and other clinical manifestations associated with benign chromaffin cell tumors (Pheochromocytomata). Bull. Johns Hopk. Hosp. **61**, 371—410 (1937).
KAINDL, F., u. E. KAUTEK-OGRIS: Symposion über prim. pulm. Hypertonie; Wien, 23. Nov. 1968. Z. Ges. inn. Med. (im Druck).
KRAUPP, O., G. RABERGER u. W. STÜHLINGER: Symposion über prim. pulm. Hypertonie; Wien, 23. Nov. 1968. Z. Ges. inn. Med. (im Druck).
LANG, E., E. J. HAUPT, J. A. KÖHLER u. J. SCHMIDT: Cor pulmonale durch Appetitzügler? Münch. med. Wschr. **1969**, 405—412.
LEE, R. E.: Hemodynamic changes in the bulbar conjunctival capillary bed of subjects with hypertension associated with Cushing's syndrome of Pheochromocytoma. Amer. J. Med. **19**, 203—208 (1955).
MAIER, H. C.: Intrathoracic pheochromocytoma with hypertension. Ann. Surg. **130**, 1059—1065 (1949).
MINNO, A. M., W. A. BENNETT, and W. F. KVALE: Pheochromocytoma. New Engl. J. Med. **251**, 959—964 (1954).
PALEY, H. W., S. Y. TSAI, J. E. JOHNSON, JR., W. C. KENNOYER, L. G. MAY, and R. G. GALVESTON: The effects of histamine and regitine on the pulmonary artery pressure in a case of Pheochromocytoma. J. Lab. clin. Med. **44**, 905—906 (1954).
RIVIER, J. L.: Symposion über prim. pulm. Hypertonie; Wien, 23. Nov. 1968. Z. ges. inn. Med. (im Druck).
ROBINSON, M. J., and A. WILLIAMS: Clinical and pathological details of two cases of pheochromocytoma in childhood. Arch. Dis. Childh. **31**, 69—74 (1965).
SCHWINGSHACKL, H., H. AMOR u. F. DIENSTL: Primäre pulmonale Hypertonie bei sieben jüngeren Frauen. Dtsch. med. Wschr. **94**, 639—645 (1969).
SHERWIN, R. P.: Histopathology of pheochromocyioma. Cancer **12**, 861—877 (1959).
SILVA, T. F., and S. C. SOMMERS: Renal biopsy changes with Pheochromocytoma. Amer. J. med. Sci. **236**, 700—704 (1958).

SOMMERS, S. C.: Pathology of the kidney and adrenal gland in relationship to hypertension: Hypertension. First Hahnemann symposion on hypertensive disease. Philadelphia-London: W. B. Saunders Comp. 1959.

WIRZ, P.: Symposion über prim. pulm. Hypertonie; Wien, 23. Nov. 1968. Z. ges. inn. Med. (im Druck).

WITHRINGTON, P., and E. ZAIMIS: The reserpine-treated cat. Brit. J. Pharmacol. **17**, 380—391 (1961).

YELNOSKY, J., R. J. HEWSON, J. MUNDY, and J. MITCHELL: The cardiovascular effects of Aminorex, a new anorexigenic agent. Arch. int. Pharmacodyn. **164**, 412—418 (1966).

Prof. Dr. O. KRAUPP
Pharmakologisches Institut
der Ruhr-Universität Bochum
z. Z. A-1090 Wien, Währingerstr. 13a

Die Bestimmung der intestinalen Resorption von Herzglykosiden durch Messung der ³H-markierten Glykoside im Portalvenenblut und in der Darmlymphe bei Katzen*

W. Forth, E. Furukawa und W. Rummel

unter Mitarbeit von H. Andres

Institut für Pharmakologie und Toxikologie der Universität des Saarlandes

Eingegangen am 3. April 1969

Determination of Intestinal Absorption of Cardiac Glycosides by Measurement of ³H-marked Glycosides in the Blood of the Vena Portae and in the Intestinal Lymphe

Summary. 1. The cardiac glycosides digitoxin, ouabain, digoxin and peruvosid labelled with ³H were injected into tied intestinal loops of anaesthetized cats in situ. The absorbed glycosides were measured in the blood of the portal vein and in the intestinal lymph. At the same time the ³H-activity was measured in the blood of the peripheral circulation, in the bile and in the urine.

2. Calculation of the amount of glycosides totally absorbed from the ³H-concentration in the blood of the portal vein and the circulation volume (bubble-flow-meter) gave the following absorption rates as a percentage of the administered dose per hour: digitoxin 56%, digoxin 42%, peruvosid 26% and ouabain 10%.

3. The amount of glycosides passing into the lymph during 1 hour was found to be only 0.006 to 0.02% of the amount offered. In lymph ³H-activity cannot be measured earlier than 5 min after the administration of the labelled glycosides. The ³H-concentration in the lymph did not equal that measured in the blood of the peripheral circulation until at least 1 hour after the administration and always remained below the ³H-concentration of the blood in the portal vein. This proportion remained unchanged even if digitoxin was administered as an emulsion in oil instead of an aqueous solution. From the time course of ³H-concentration it might be concluded that the glycosides do not pass directly to the lymph after absorption but indirectly by way of the blood.

4. The amount of glycoside excreted in the bile is for peruvosid 15,5% of the amount absorbed, for ouabain 1,9%, for digoxin 1,4% and for digitoxin 0,8%. The ³H-activity excreted in urine is very small and can be disregarded.

5. Chromatographic analyses of the bile revealed, that in the case of digoxin, $^4/_5$ of the amount excreted were unchanged, in the case of digitoxin and ouabain $^2/_3$

---

* Ein Teil der Befunde wurde bereits auf der 32. Tagung der Deutschen Pharmakologischen Gesellschaft in Düsseldorf 1968 [Forth, W., et al. (1969b)] sowie auf der 10. Tagung der Gesellschaft für Nuklearmedizin in Wiesbaden 1968 [Forth, W., et al., (1969a)] vorgetragen.

and in the case of peruvosid only $1/4$. In the lumen of the tied intestinal loops and in the tissue of the small intestine the glycosides were hardly metabolised.

Key-Words: Intestinal Absorption — Cardiac Glycosides — Blood of Portal Vein — Intestinal Lymph — Cat.

Schlüsselwörter: Intestinale Resorption — Herzglykoside — Portalvenenblut — Darmlymphe — Katze.

Auf Grund der im Plasma bzw. Blut bestimmten Konzentration wurden wiederholt Aussagen über die Resorption von Herzglykosiden bei Menschen und Tieren nach oraler bzw. intraduodenaler Verabreichung gemacht, zumal in neuerer Zeit, mit Hilfe radioaktiv markierter Glykoside, ihre Messung keine besonderen Schwierigkeiten mehr bietet (Lit. s. bei DOHERTY, 1968; HERNANDEZ u. GOLDRING, 1965; BUCHTELLA et al., 1968; LAHRTZ, SATTLER u. VAN ZWIETEN, 1968). Da die so gewonnenen Werte von Verteilung, Stoffwechsel und Ausscheidung mit beeinflußt werden, zogen wir es vor, zur direkten Erfassung der Resorption die ^{3}H-markierten Glykoside nicht im Blut des großen Kreislaufs, sondern im *Blut der Vena portae*, d. h. soweit wie möglich unter Vermeidung störender Interferenzen, zu messen. Daneben sollte geprüft werden, welcher Anteil von Herzglykosiden mit der *Lymphe* aufgenommen wird, um damit gleichzeitig ganz allgemein Auskunft über die Bedeutung dieses Weges für die Resorption von Arzneistoffen zu erhalten. Deshalb wurde der Darmlymphgang kanüliert und die auslaufende Lymphe aufgefangen und analysiert.

Die Versuche wurden an Katzen durchgeführt; neben der Bestimmung der ^{3}H-Glykoside im Blut der Vena portae, wurde die Radioaktivität auch im Blut des großen Kreislaufes gemessen und die ausgeschiedene ^{3}H-Aktivität in Galle und Urin erfaßt.

Für die Untersuchungen wurden die bekanntlich gut resorbierbaren Glykoside ^{3}H-Digitoxin und ^{3}H-Digoxin sowie ^{3}H-Peruvosid ausgewählt, das bei Ratten und Meerschweinchen in vitro und in vivo sich hinsichtlich der Resorbierbarkeit von den beiden erstgenannten Glykosiden nur wenig unterschied (FORTH u. RUMMEL, 1968a; FORTH, FURUKAWA u. RUMMEL, 1968b; FORTH, FURUKAWA, LEOPOLD u. RUMMEL, 1968c). Diesen wenig polaren Glykosiden wurde das polare, schlecht resorbierbare ^{3}H-Ouabain gegenübergestellt.

Methoden

1. Versuchsanordnung

Bei Katzen (männliche und weibliche Tiere, 2,2—4 kg Körpergewicht) wurden in Chloralose-Narkose (80 mg/kg in 25%iger Urethan-Lösung i.p.) 16 cm lange (von der Flexura duodenojejunalis an gemessen; $n = 22$; $s_x = 0,9$) Jejunumschlingen mit 2 ml physiologischer NaCl-Lösung gefüllt, die die mit ^{3}H-markierten Glykoside in einer Konzentration von $5 \cdot 10^{-5}$ M/l (= 50 nM/ml) enthielt. Die resorbierten

Glykoside wurden durch Messung der ³H-Konzentration im Blut der Vena portae erfaßt. Das *Stromvolumen* wurde mit einem bubble-flow-Meter gemessen. Die Tiere erhielten zur Verhinderung der Blutgerinnung 10 mg/kg Heparin intraportal. Zur Berechnung der resorbierten Glykosidmenge, wurde die ³H-Aktivität im Blut der Portalvene um die Radioaktivität korrigiert, die im Blut des großen Kreislaufes gemessen wurde (Entnahmestelle: Arteria carotis sinistra; die Blutversorgung zum Gehirn war dabei nicht unterbrochen). Außerdem wurde die ³H-Aktivität in der *Lymphe* des Darmlymphganges und, nach Unterbinden des Zu- und Ausführungsganges der Gallenblase, in der *Galle des Ductus choledochus* und im *Urin*, der in der Harnblase gesammelt wurde, bestimmt. Der Blutdruck wurde in der Arteria carotis dextra gemessen und die Temperatur rectal und intraperitoneal kontrolliert.

2. Herzglykoside

Folgende mit ³H-markierte Glykoside wurden verwendet: ³H-Ouabain (840 mCi/mM), ³H-Digitoxin (700 mCi/mM) und ³H-Digoxin (780 mCi/mM) der Fa. NEN-Corp. Boston (USA) sowie ³H-Digitoxin und ³H-Peruvosid der Fa. E. Merck AG, Darmstadt (270 mCi/mM; hergestellt von der Ges. f. Kernforschung mbH, Karlsruhe). Die radioaktiven Glykoside waren in einem Gemisch aus 9 Teilen Äthanol und 1 Teil Benzol gelöst. Wo nötig, wurden die markierten Glykoside mit nichtmarkierten vermischt, die im Äthanol gelöst waren. Die Äthanolkonzentration in der angebotenen Lösung betrug 4%, die des Benzols 0,17%.

3. Messung der Radioaktivität

Von den zu messenden Flüssigkeiten wurden 0,1 ml mit 2 ml Methanol versetzt, die ausgefallenen Proteine abzentrifugiert und 1,5 ml des Überstandes in 9 ml der üblichen Szintillationsflüssigkeit (Dioxan-Basis) gegeben. Zur Messung der ³H-Aktivität im Gewebe, wurde ein 0,8—1 g schweres Stück des Darmsegments mit 5 ml Methanol in einem Potter-Elvehjem-Homogenisator (1 min) zerkleinert. Die Suspension wurde zentrifugiert und 1,5 ml des Überstandes mit 9 ml Szintillationsflüssigkeit versetzt. Durch Wiederauffindversuche haben wir uns vergewissert, daß auf diese Weise die Flüssigkeiten und Gewebe zugesetzten Glykoside ohne Verlust erfaßt werden. Durch Zugabe eines inneren Standards zu den Meßproben, wurden sogenannte Quench-Effekte korrigiert. Mit Hilfe von Standardproben wurde die gemessene Radioaktivität in Prozent des Angebotes bzw. in Prozent der angebotenen Konzentration umgerechnet. Ein Teil der Proben wurde — wo nötig, nach Zusatz der nichtmarkierten Glykoside — mit Hilfe der Dünnschichtchromatographie analysiert. Proben, die Ouabain enthielten, wurden in einem Gemisch aus Chloroform, Methanol und Wasser (65:30:5) entwickelt; die übrigen Glykoside in wassergesättigtem Methyläthylketon. Die Glykoside wurden auf den Dünnschichtplatten mit TCE-Chloramin-Reagens sichtbar gemacht, ausgekratzt und die im Glykosidfleck gemessene ³H-Aktivität in Prozent der insgesamt aufgetragenen Radioaktivität angegeben.

Ergebnisse und Besprechung

Die radioaktiv markierten Herzglykoside wurden in diesen Versuchen in 2 ml physiologischer NaCl-Lösung gelöst in eine durchschnittlich 16 cm lange Jejunumschlinge injiziert. Am Versuchsende wurde in der Regel in den Schlingen keine Restflüssigkeit mehr gefunden, d. h., die Flüssigkeit wurde restlos resorbiert. Die resorbierten Glykosidmengen (vgl. Tab. 1) wurden aus der ³H-Aktivität des Blutes der Vena portae und der, mit Hilfe eines bubble-flow-Meters gemessenen Stromvolumina berechnet; die ^{3}H-Aktivität pro Milliliter Portalvenenblut wurde vor der Berechnung der insgesamt resorbierten Menge um den Betrag derjenigen ^{3}H-Aktivität korrigiert, die im Blut des großen Kreislaufes gemessen wurde (Arteria carotis sinistra).

Die Lymphe wurde aus dem Darmlymphgang gewonnen. Die über den Lymphweg aufgenommene Glykosidmenge wurde aus der ^{3}H-Aktivität und dem Volumen der Lymphe berechnet und ist in Tab.1 verzeichnet. In dieser Tabelle sind auch die mit der Galle ausgeschiedenen Glykosidmengen enthalten, die ebenfalls aus dem Gehalt der Galle an Radioaktivität berechnet wurden. Die Mittelwerte der Konzentration der ^{3}H-markierten Glykoside im Blut der Vena portae, im Blut der Arteria carotis sinistra und in der Darmlymphe, sowie die Minutenvolumina des Portalblutes und der Darmlymphe sind in den Abb.1—4 dargestellt.

Zur Beurteilung der Resultate ist folgende Überlegung wichtig. Der geringen Radioaktivität im Blut wegen unterblieb die chromatographische Analyse; das bedeutet, daß die gemessene Radioaktivität nicht nur die reinen, unveränderten Glykoside repräsentiert, sondern auch deren Metabolite. Im Blut der Portalvene dürfte der Anteil der Metabolite an der Gesamtradioaktivität gering sein, da durch die chromatographische Analyse der Radioaktivität des Darmgewebes und der Restflüssigkeit der Schlingen praktisch keine Metaboliten nachgewiesen werden konnten (Tab.2). Eine Ausnahme macht in dieser Hinsicht lediglich Peruvosid; in seinem Fall betrug der Anteil der ^{3}H-Aktivität im Glykosidfleck auf der Dünnschichtplatte aber schon von vornherein nur 87%. In der Restflüssigkeit lag der Gehalt noch um weitere ca. 10% und im Darmgewebe um 17% niedriger. Im Blut des großen Kreislaufs dagegen wird der Anteil der Metaboliten an der gesamten Radioaktivität sicherlich stärker ins Gewicht fallen als im Blut der Pfortader.

1. ^{3}H-Aktivität im Blut der Vena portae

a) *Digitoxin*. Aus der Abb.1 geht hervor, daß bereits 1 min nach der Applikation von ^{3}H-Digitoxin Radioaktivität im Blut der Vena portae und im Blut des großen Kreislaufes nachgewiesen werden konnte. Die ^{3}H-Aktivität im Blut der Vena portae steigt rasch an; sie hat bereits nach 3 min ihren höchsten Wert erreicht und fällt dann langsam wieder an. Im Gegensatz dazu steigt die ^{3}H-Aktivität im Blut des großen Kreislaufes allmählich an und hat erst nach etwa 30 min ihren höchsten Wert erreicht. Der Wert nach 60 min liegt nur wenig niedriger. Zu diesem Zeitpunkt ist übrigens noch kein Ausgleich zwischen der ^{3}H-Konzentration im Portalvenenblut und derjenigen im Blut des großen Kreislaufes erreicht.

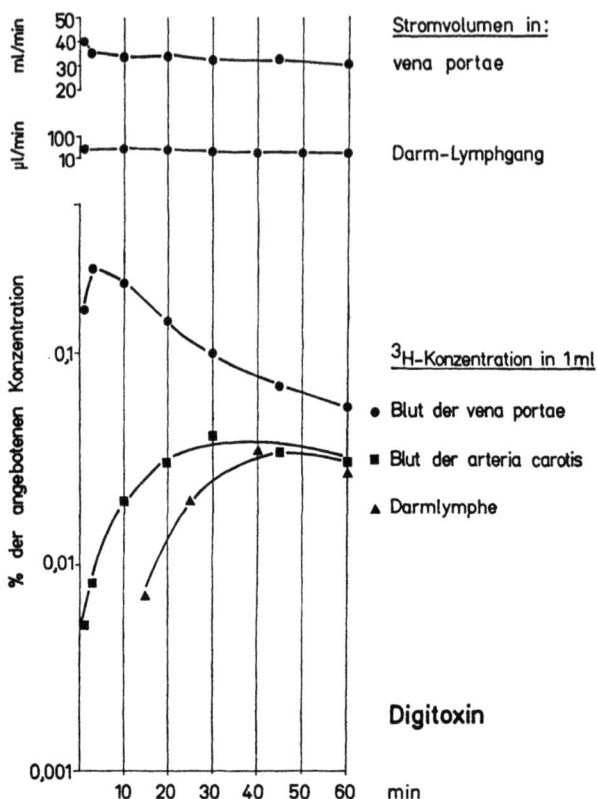

Abb. 1. *Resorption von Digitoxin aus abgebundenen, durchbluteten Jejunumschlingen von Katzen*. Abgebundene Jejunumschlingen: 16 cm lang von der Flexura duodenojejunalis an. Digitoxin-Angebot: 100 nM in 2 ml physiologischer NaCl-Lösung. Mittlerer Blutdruck (Arteria carotis dextra) 170 mm Hg (90—200). Die Punkte sind die Mittelwerte von sieben Tieren

Aus dem unterschiedlichen Verlauf des Anstieges der ^{3}H-Aktivität im Blut des großen Kreislaufes und im Blut der Portalvene geht eindrucksvoll hervor, welche Zurückhaltung am Platz ist, wenn aus der Konzentration im Blut des großen Kreislaufes auf den zeitlichen Verlauf und das Ausmaß der Resorption eines Arzneistoffes geschlossen werden soll. Würde man z. B. einen Annäherungswert für die resorbierte Menge aus der ^{3}H-Aktivität des Blutes des großen Kreislaufes unter Außerachtlassung der Verteilung berechnen, wobei man ein durchschnittliches Gesamtvolumen von ca. 6% des Körpergewichtes zugrunde legen kann (LAHRTZ et al., 1968), so ergäbe die Überschlagsrechnung, daß nur ca. 5% der verabreichten Dosis resorbiert worden sind; so klein ist die am Versuchsende im Blut des großen Kreislaufes kreisende Digitoxinmenge.

Bestimmung von ³H-Glykoside im Blut der Portalvene und in Darmlymphe 411

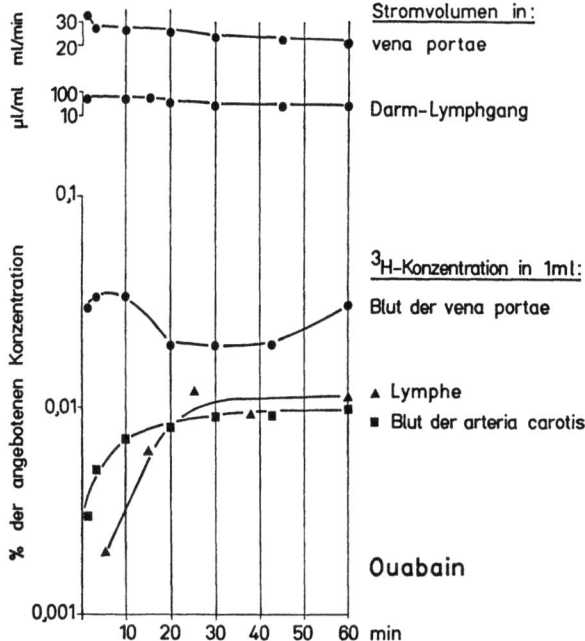

Abb. 2. *Resorption von Ouabain aus abgebundenen, durchbluteten Jejunumschlingen von Katzen.* Ouabain-Angebot: 100 nM in 2 ml physiologischer NaCl-Lösung. Abgebundene Jejunumschlingen: 16 cm lang von der Flexura duodenojejunalis an. Mittlerer Blutdruck (Arteria carotis dextra) 150 mm Hg (120—170). Die Punkte sind die Mittelwerte von fünf Tieren

Der durch die direkte Messung im Blut der Vena portae ermittelte Wert hingegen ist mehr als 10 mal größer (vgl. Tab. 1). So groß ist die Differenz im Fall des Digitoxins, die durch Vernachlässigung vor allem der Verteilung, aber auch der Ausscheidung verursacht wird.

b) Ouabain. (Abb. 2) Im Blut der Vena portae erreicht die ³H-Konzentration nur den sechsten Teil derjenigen, die nach Applikation von Digitoxin gemessen wurde. Bemerkenswert ist der zeitliche Verlauf der ³H-Konzentration im Portalvenenblut während des Versuches: die Radioaktivität steigt zunächst an, sie erreicht zwischen 3 und 10 min nach der Applikation, d. h. später als im Fall des Digitoxins, ihren höchsten Wert, fällt langsam wieder ab und hat nach 20 min etwa ein Plateau erreicht. Gegen Versuchsende steigt die ³H-Aktivität im Blut der Vena portae wieder an. Die Ursache für diesen Verlauf der ³H-Ouabain-Aktivität im Portalvenenblut ist noch nicht bekannt. Bei dem schwer resorbierbaren Ouabain liegt es jedoch nahe anzunehmen, daß für den zweiten Anstieg der ³H-Aktivität im Blut der Vena portae der Anstieg

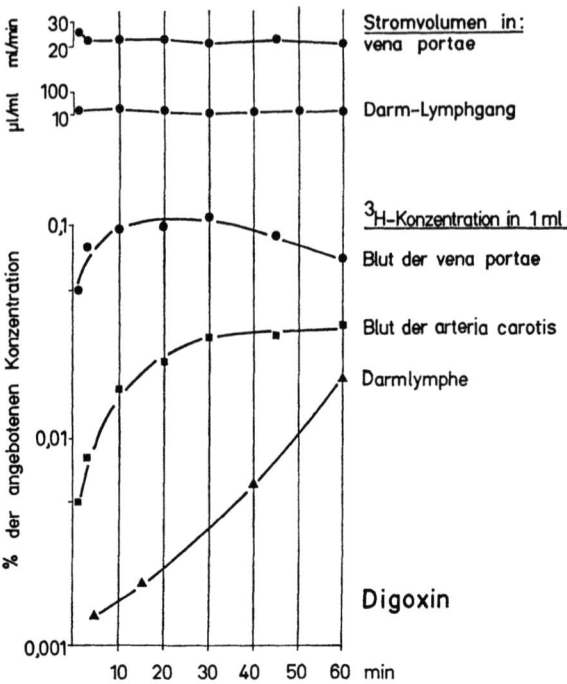

Abb. 3. *Resorption von Digoxin aus abgebundenen, durchbluteten Jejunumschlingen von Katzen.* Digoxin-Angebot: 100 nM in 2 ml physiologischer NaCl-Lösung. Abgebundene Jejunumschlingen: 16 cm lang von der Flexura duodenojejunalis an. Mittlerer Blutdruck (Arteria coarotis dextra) 170 mm Hg (120—220). Die Punkte sind die Mittelwerte von fünf Tieren

der Ouabainkonzentration infolge der resorptionsbedingten Abnahme des Flüssigkeitsvolumens im Darm verantwortlich ist. Da in der Regel in den Schlingen kein meßbares Volumen Restflüssigkeit zurückblieb, konnte auch die ³H-Aktivität nur in einem Fall der Versuche mit Ouabain gemessen werden; die ³H-Konzentration in der Restflüssigkeit war rund 5mal höher als in der zu Versuchsbeginn angebotenen Lösung. Auch bei Ratten steigt bei der Prüfung der Resorption von Ouabain in vivo die Konzentration im Darmlumen an (FORTH u. RUMMEL, 1968).

Der Verlauf der ³H-Aktivität im Blut des großen Kreislaufes entspricht demjenigen bei Digitoxin. Nach 20—30 min ist der höchste Blutspiegel erreicht; er beträgt nur etwa den 5. Teil desjenigen von Digitoxin. Auch hier ist nach 1 Std noch kein Ausgleich zwischen der ³H-Konzentration im Blut der Portalvenen und dem des großen Kreislaufes erfolgt.

Errechnet man aus der ³H-Aktivität im Portalvenenblut die insgesamt resorbierte Menge, dann ergibt sich für Ouabain ein Wert, der etwa ein Fünftel desjenigen von Digitoxin beträgt.

c) Digoxin (Abb. 3). Die maximale ³H-Konzentration im Blut der Vena portae nach Applikation von ³H-Digoxin betrug weniger als die Hälfte derjenigen bei der Digitoxingruppe. Auch der zeitliche Verlauf der Konzentrationskurve unterscheidet sich von dem der Digitoxingruppe. Die höchsten Werte werden erst 10—20 min nach Applikation erreicht. Die ³H-Konzentration bleibt dann bis 45 min auf diesem Niveau und sinkt erst gegen Versuchsende leicht ab. Das besagt, daß Digoxin im Vergleich zu Digitoxin langsamer resorbiert wird. Die insgesamt resorbierte Menge ist um ein Viertel geringer (vgl. Tab. 1). Bei der Ratte verläuft die Digoxin-Resorption ähnlich (FORTH, FURUKAWA u. RUMMEL, 1969b).

Im großen Kreislauf hat die ³H-Konzentration 30 min nach der ³H-Digoxingabe den höchsten Wert erreicht und ist halb so hoch wie die im Portalvenenblut.

Hier sei noch angefügt, daß der von LAHRTZ et al. (1968) beobachtete Unterschied zwischen der Blutkonzentration von Digitoxin und Digoxin — sie verhalten sich wie 2:1 — größer ist, als auf Grund der hier gemessenen Resorptionsraten zu erwarten gewesen wäre. Diese Differenz ist nicht allein mit der unterschiedlichen Ausscheidungsrate der beiden Glykoside zu erklären. Eine unterschiedliche Verteilung der beiden Glykoside ist hierfür sicherlich mitverantwortlich.

Ein weiterer Unterschied zwischen den Ergebnissen von LAHRTZ et al. (1968) und den hier beschriebenen besteht darin, daß in unseren Versuchen mit Digoxin die ³H-Aktivität im Blut des großen Kreislaufes ihren maximalen Wert schon nach ca. 30 min erreicht hat, während bei den Untersuchungen von LAHRTZ et al. (1968) der Konzentrationsanstieg im Plasma erst 90—120 min nach der Applikation beendet war. Bei Digoxin allerdings stieg auch in den Untersuchungen dieser Autoren nach 30 min die Konzentration im Blut kaum mehr weiter an.

d) Peruvosid (Abb. 4). Die ³H-Konzentration im Portalvenenblut erreicht nach Applikation von ³H-Peruvosid maximal nur etwa ein Viertel derjenigen, die nach Gabe von ³H-Digitoxin gemessen wurde. Der Verlauf der Radioaktivität im Portalvenenblut während des Versuches gleicht etwa demjenigen nach Digoxin; der Gipfel der Radioaktivität ist aber schon nach 10 min erreicht. Am Versuchsende ist die ³H-Aktivität im Portalvenenblut etwa doppelt so hoch wie im Blut des großen Kreislaufes. Insgesamt wurde von ³H-Peruvosid im Vergleich mit ³H-Digitoxin gerade etwa die Hälfte resorbiert.

Ordnet man die Glykoside nach den insgesamt resorbierten Mengen, dann ergibt sich die Reihenfolge: Digitoxin, Digoxin, Peruvosid und Ouabain. Diese Folge stimmt weder mit derjenigen, die wie kürzlich für die Resorption dieser Glykoside bei Ratten fanden, noch mit derjenigen bei Meerschweinchen überein (FORTH, FURUKAWA u. RUMMEL, 1969a—c).

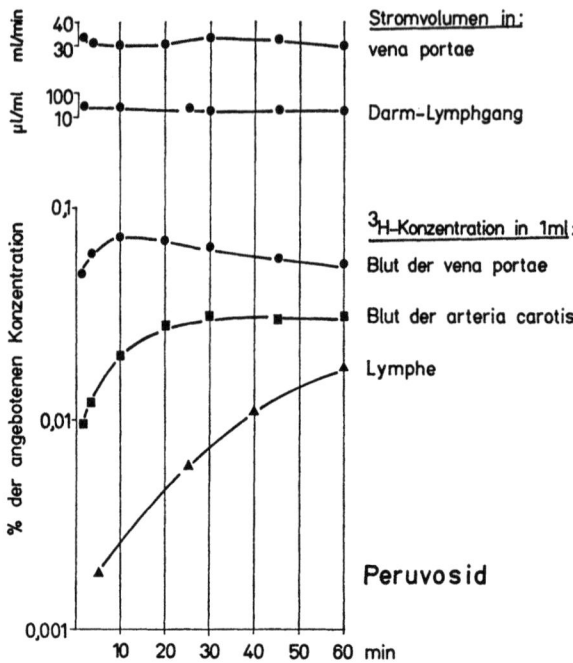

Abb. 4. *Resorption von Peruvosid aus abgebundenen, durchbluteten Jejunumschlingen von Katzen.* Peruvosid-Angebot: 100 nM in 2 ml physiologischer NaCl-Lösung. Abgebundene Jejunumschlingen: 16 cm lang von der Flexura duodenojejunalis an. Mittlerer Blutdruck (Arteria carotis dextra) 150 mm Hg (130—170). Die Punkte sind die Mittelwerte von fünf Tieren

2. ^{3}H-Aktivität in der Darmlymphe

Das Minutenvolumen der Darmlymphe beträgt nur einen Bruchteil dessen der Portalvene; das Verhältnis des Lymphflusses zum Blutdurchfluß des Darmes wird in der Literatur mit 1:600—650 angegeben (zusammenfassende Lit. s. bei WILSON, 1962). Die hier gewonnenen Werte (vgl. Tab. 1—4) ergeben ein durchschnittliches Verhältnis von Lymph- und Blutdurchfluß von 1:700. Auf Grund des geringen Lymphflusses war es nicht zu erwarten, daß dem Lymphweg für die Resorption eine besondere Bedeutung zukommt. Es war deshalb zunächst nicht verwunderlich, daß beispielsweise für Digitoxin, von dem fast 57% der Dosis innerhalb 1 Std durch die Portalvene aufgenommen wurde, nur 0,02% der Dosis auf dem Lymphweg in den Organismus gelangten. Die Werte für die anderen Glykoside liegen noch niedriger (vgl. Tab. 1).

Viel bemerkenswerter ist der *zeitliche Verlauf* des Konzentrationsanstieges der Glykoside in der Darmlymphe (vgl. Abb. 1—4). Meßbare Radioaktivität konnte in der Lymphe des Darmes bei Ouabain, Digoxin

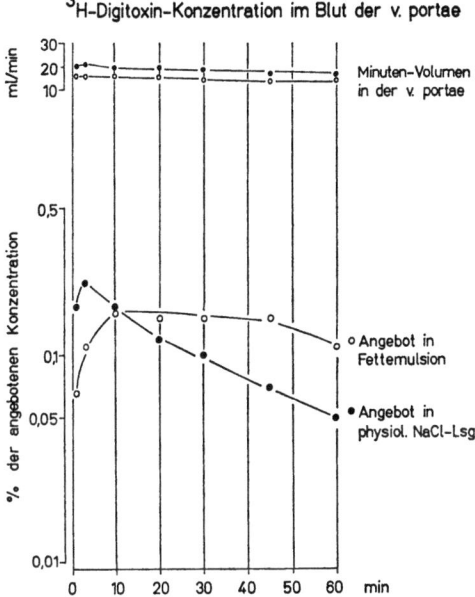

Abb. 5. *Resorption von Digitoxin, gelöst in physiologischer NaCl-Lösung bzw. Ölemulsion aus dem Dünndarm von Katzen.* 100 nM Digitoxin wurden in 2 ml physiologischer NaCl-Lösung (dunkle Symbole) bzw. in einer Emulsion aus Olivenöl und 25% physiologischer NaCl-Lösung (helle Symbole) intraduodenal injiziert. Mittlerer Blutdruck (Arteria carotis dextra) 180 mm Hg (140—200). Die Punkte sind die Mittelwerte von je zwei Tieren

und Peruvosid erst nach 5 min, bei Digitoxin sogar erst nach 15 min erfaßt werden. Die Radioaktivität stieg in der Lymphe während der Versuche langsam an und erreichte am Ende bestenfalls die Konzentration des Blutes des großen Kreislaufes. Wir haben uns davon überzeugt, daß die Radioaktivität des Blutes zum ganz überwiegenden Teil im Plasma enthalten ist; die getrennte Messung der ^{3}H-Aktivität im Plasma und im Vollblut ergab keinen Hinweis darauf, daß unter unseren Versuchsbedingungen nennenswerte Anteile der applizierten Glykoside in den Blutzellen enthalten sind. In einigen Fällen ist die ^{3}H-Konzentration pro Milliliter Lymphe sogar geringer als in 1 ml Blut der Arteria carotis (vgl. Abb. 3, Digoxin und Abb. 4, Peruvosid).

Die Folgerungen, die sich hinsichtlich der *Herkunft* der in der Lymphe gemessenen ^{3}H-Aktivität ergeben, lauten folgendermaßen: Die in die Lymphe übergetretenen Glykoside stammen zum größeren Teil nicht direkt aus dem Darm, sondern vorwiegend, wenn nicht ausschließlich, aus dem Blut des großen Kreislaufes.

Hier erhebt sich die Frage, ob die Resorption von Glykosiden — ins besondere des lipophilen Digitoxins z. B. — über den *Lymphweg* nicht dann zunimmt, wenn gleichzeitig *Fett* resorbiert und mit der Lymphe vom Darm ins Blut transportiert wird. Zur Prüfung dieser Frage injizierten wie bei je zwei Katzen einmal wie bisher Digitoxin in 2 ml physiologischer NaCl-Lösung und zum anderen Digitoxin in 2 ml einer Emulsion aus physiologischer NaCl-Lösung (25%) und Olivenöl (75%) (Ultraschallemulgation). Das Ergebnis dieser Versuchsreihe ist in Abb. 5 dargestellt, wobei jeweils die Mittelwerte beider Tiere für jede Gruppe benutzt wurden.

Der Abb. 5 kann entnommen werden, daß durch die Ölemulsion die Resorption von Digitoxin zwar verzögert wird, aber die insgesamt resorbierte Menge gleich bleibt: In NaCl-Lösung wurde von Digitoxin 36,2% der Dosis resorbiert (33,6% und 38,8%) in Ölemulsion 39% (31% und 47%). Die Resorptionsraten liegen bei der hier angewendeten intraduodenalen Injektion offenbar tiefer, als bei Injektion in abgebundene Jejunumschlingen. Der auf dem Lymphweg resorbierte Anteil betrug 0,03% bzw. 0,017% der Dosis, d. h., daß dem Lymphstrom auch dann, wenn er auf Grund des Fettgehaltes sichtbar milchig trübe ist, keine Bedeutung für die Resorption lipoidlöslicher Arzneimittel zukommt.

Diese Resultate besagen, daß — wenn überhaupt — dann nur sehr wenig von den markierten Glykosiden über den Lymphweg aufgenommen wird. Daraus ist zu schließen — was angesichts der morphologischen Verhältnisse überrascht —, daß nach Passage der Mucosa für die geprüften Glykoside und wahrscheinlich ganz allgemein für Arzneimittel, die Lymphbahnen der Darmzotten offenbar nur sehr schwer direkt zugänglich sind. Das Abtransport der Arzneimittel vom basalen Pol der Mucosazellen erfolgt demnach vorwiegend über das submuköse Blutcapillarsystem.

3. ^{3}H-Aktivität in der Galle

Zur Beurteilung der *Retention*, muß man die *Ausscheidung* der Glykoside kennen. Unter den hier herrschenden Versuchsbedingungen spielt die Ausscheidung mit dem *Urin* keine besondere Rolle: die ausgeschiedenen Mengen betrugen für Digitoxin 0,03% der Dosis ($s = 0,02$), für Ouabain 0,03% ($s = 0,02$), für Digoxin 0,007% ($s = 0,006$) und für Peruvosid 0,006% ($s = 0,005$).

Dagegen fällt die Glykosidausscheidung mit der *Galle* ins Gewicht (vgl. Tab. 1). Bei Ouabain, von dem am wenigsten resorbiert wurde, erschien auch am wenigsten ^{3}H-Aktivität in der Galle. Dann folgen Digitoxin, Digoxin und für Peruvosid ist die ausgeschiedene ^{3}H-Menge — wie bei Ratte und Meerschweinchen (FORTH, FURUKAWA u. RUMMEL, 1969b; FORTH, FURUKAWA, LEOPOLD u. RUMMEL, 1969a) — am höchsten. Stellt man die mit der Galle ausgeschiedenen Mengen in Rechnung, dann

Tabelle 1. *Resorption von Herzglykosiden aus abgebundenen, durchbluteten Jejunumschlingen von Katzen*

Herzglykoside	³H aufgenommen mit:		³H mit der Galle ausgeschieden	
	Blut[a] der V. portae %des Angebots	Darmlymphe %des Angebots	%des Angebots	%der resorb. Menge
Digitoxin	56,5 ± 17,1	0,02 ± 0,01	0,43 ± 0,30	0,8
Ouabain	10,5 ± 5,3	0,01 ± 0,007	0,20 ± 0,11	1,9
Digoxin	42,5 ± 13,0	0,006 ± 0,003	0,58 ± 0,32	1,4
Peruvosid	26,5 ± 15	0,015 ± 0,006	4,1 ± 1,1	15,5

Glykosid-Angebot: 100 nM in 2 ml physiologischer NaCl-Lösung. Länge der Darmschlingen: 16 cm (von der Flexura duodenojejunalis an). Versuchsdauer: 1 Std. Die Zahlen sind die Mittelwerte aus 5—7 Versuchen ± der Standardabweichung s.

[a] Korrigiert um den ³H-Gehalt im Blut der Arteria carotis.

Tabelle 2. *Der prozentuale Anteil der Glykoside an der ³H-Aktivität in der angebotenen und der Restflüssigkeit im Darmlumen, im Darmgewebe und in der Galle von Katzen*

Herzglykoside	angebotene Flüssigkeit	Restflüssigkeit[a]	Darmgewebe	Galle
Digitoxin	98,3 ± 0,5	91,8	96,0 ± 3,4	61,7 ± 15,9
Ouabain	96,6 ± 2,0	97,2	97,8 ± 1,6	60,9 ± 4,8
Digoxin	96,4 ± 0,7	95,2	93,6 ± 3,2	78,2 ± 13,8
Peruvosid	87,2 ± 4,1	78,8	71,7 ± 14,8	21,9 ± 10,0

Die Zahlen sind die Mittelwerte aus 5—7 Bestimmungen ± der Standardabweichung s.

[a] Einzelbestimmungen bzw. Mittelwerte aus zwei Versuchen, da Restflüssigkeit nur in einigen Fällen nach 1 Std im Lumen noch vorgefunden wurde.

ergibt sich für die Glykosid-*Retention* folgende Reihe: Digitoxin (55,7%) der Dosis retiniert), Digoxin (41%), Peruvosid (22,4%) und Ouabain (8,6%).

Mit Hilfe der Dünnschichtchromatographie wurde auch in diesen Untersuchungsreihen der Anteil der ³H-Aktivität bestimmt, der auf das unveränderte Glykosid entfällt (vgl. Tab. 2). In der Galle war Peruvosid

— wie bei Ratte und Meerschweinchen — nur noch zu einem Viertel unverändert vorhanden. Bei Digitoxin, Digoxin und — im Gegensatz zu den Befunden von LAHRTZ u. Mitarb. (1968) — auch bei Ouabain entfielen nur noch zwischen 20 und 40% der Radioaktivität auf das unveränderte Glykosid. Die geringe Versuchszahl und die relativ große Streuung lassen eine Differenzierung der drei Glykoside hinsichtlich des Metabolisierungsgrades nicht zu. Die Metabolite wurden nicht identifiziert. Es liegt auf der Hand, daß ihre Kenntnis, insbesondere die Kenntnis ihrer Eigenschaften hinsichtlich der kardiotonen Wirksamkeit und der Resorbierbarkeit, von ausschlaggebender Bedeutung für die Wirkung einer Glykosiddosis im Organismus ist. Dies trifft vor allem für solche Glykoside zu, die sich durch eine hohe Ausscheidungsrate mit der Galle auszeichnen.

Überblickt man die Resultate dieser Untersuchungen abschließend, dann ist das wichtigste Ergebnis darin zu sehen, daß der Lymphweg für die Resorption von Herzglykosiden, d. h. ganz allgemein von Arzneistoffen offensichtlich keine Bedeutung hat; die Aufnahme in den Organismus erfolgt im Wesentlichen mit dem Blut. Es erscheint sogar fraglich, ob die Herzglykoside in der Darmlymphe auch nur teilweise direkt aus dem Darmlumen stammen; wahrscheinlich sind sie auf dem Umweg über das Blut des großen Kreislaufes dorthin gelangt. Bemerkenswert erscheint noch, daß die Konzentration aller vier untersuchten Glykoside gleichartig im Blut des großen Kreislaufes ansteigt, obgleich der Konzentrationsanstieg im Portalvenenblut sehr unterschiedlich verläuft. Das mag als Hinweis auf die Bedeutung der *Leber* für die Verteilung der Glykoside im Organismus betrachtet werden, jenem Organ, das die Glykoside nach der Resorption zuerst passieren und dessen Fähigkeit, Glykoside aufzunehmen und zu binden schon länger bekannt ist (Lit. s. bei GIERTZ, HAHN u. SCHUNK, 1954; FRIEDMAN, 1957).

Literatur

BUCHTELA, K., K. DREXLER, H. HACKL, M. KÖNIGSTEIN u. J. SCHLÄGER: Resorption, Abbau und Ausscheidung von Acetyldigoxin im Tierversuch. Arzneimittel-Forsch. 18, 295 (1968).

DOHERTY, J. E.: The clinical pharmacology of digitalis glycosides: a review. Amer. J. med. Sci. 255, 382 (1968).

FORTH, W., E. FURUKAWA, G. LEOPOLD u. W. RUMMEL: Vergleichende Untersuchungen über die Resorption ^{3}H-markierter Herzglykoside. Stuttgart: Schattauer 1969a (im Druck).

— — u. W. RUMMEL: Intestinale Resorption von Herzglykosiden in vitro und in vivo. Naunyn-Schmiedebergs Arch. Pharmak. exp. Path. 262, 53 (1969b).

— — — Vergleichende Untersuchungen von Resorption und Ausscheidung ^{3}H-markierter Herzglykoside. Naunyn-Schmiedebergs Arch. Pharmak. 263, 206 (1969c).

FORTH, W., u. W. RUMMEL: Vergleichende Untersuchungen der intestinalen Resorption von ^{3}H-markierten Herzglykosiden in vitro und in vivo. Naunyn-Schmiedebergs Arch. Pharmak. exp. Path. **260**, 112 (1968).
FRIEDMAN, M.: The fate and deposition of Digitoxin in animal and man. In: Digitalis (E. G. Dimond Ed.), p. 40. Springfield, Ill.: Ch. C. Thomas 1957.
GIERTZ, H., F. HAHN u. R. SCHUNK: Über Bindung und Elimination von Herzglykosiden in der Leber und Niere von Meerschweinchen. Naunyn-Schmiedebergs Arch. exp. Path. Pharmak. **221**, 34 (1954).
HERNANDEZ, A., and D. GOLDRING: Tritiated digoxin study in infants and children. Circulation **32**, Suppl. II, 112 (1965).
LAHRTZ, H., R. W. SATTLER u. P. A. ZWIETEN: Über den Blutspiegel und die Ausscheidung radioaktiv markierter Herzglykoside nach deren intraduodenaler Applikation bei der Katze. Z. ges. exp. Med. **148**, 210 (1968).
WILSON, T. H.: Intestinal absorption. Philadelphia: W. B. Saunders 1962.

Dozent Dr. W. FORTH
Institut für Pharmakologie und
Toxikologie der Universität des Saarlandes
6650 Homburg a. d. Saar

Influence of Phenobarbital Pretreatment on the *in Vitro* Ring A Reduction of Δ^4-3-Oxo-Steroids in Rat Liver Microsomes *

CHRISTER VON BAHR, BELISARIO P. LISBOA, and STEN ORRENIUS

Department of Biochemistry, University of Stockholm and Hormonlaboratoriet, Karolinska sjukhuset, Stockholm, Sweden

Received May 16, 1969

Summary. The metabolism of 4-androstene-3,17-dione has been studied in rat liver microsomes. Treatment of the animals with repeated doses of phenobarbital *in vivo* caused an enhanced rate of formation of 5α-androstane-3,17-dione and of polar metabolites from this steroid. On the other hand, no significant increase was found in the 5β-reductase activity present in the soluble cytoplasm after phenobarbital administration to the rats. Carbon monoxide and oxidized cytochrome c abolished the formation of polar metabolites from 4-androstene-3,17-dione but did not inhibit the 5α-reductase activity. The present findings indicate that the hydroxylation and 5α-reduction reactions, although both stimulated by phenobarbital treatment of the animals, do not involve common enzyme components.

Key-Words: Liver — Induction — 5α-reductase.

Introduction

Recent studies on the metabolism of androgens in rat liver indicate that Δ^4-3-oxo-C_{19}-steroids are extensively metabolized in two different ways, i.e. the saturation of the Δ^4-bond and the hydroxylation of the steroid in several positions [22, 24, 18, 7, 8]. Whereas the saturation of the Δ^4-bond involves 5α- and 5β-steroid ring reductases, present in the microsomal and soluble fractions, the hydroxylation reactions are most probably catalyzed by microsomal enzyme systems involving at least two components—the NADPH-cytochrome c reductase and cytochrome P-450 [3, 23].

CONNEY and collaborators [2, 4] have reported an increased activity of androgen hydroxylation in liver microsomes of rats treated with various drugs, e.g. diphenylhydantoin and phenobarbital. Furthermore drugs can inhibit steroid hydroxylation when incubated "in vitro" with liver microsomes in the presence of NADPH [4, 13]. On the other hand, SHOLITON et al. [25] have shown that the addition of diphenylhydantoin

---

* Supported by grants from the Swedisch Cancer Society, Swedish Medical Research Council (Project no. 13X-2525) and from Caroline Andriette Nobel's foundations for experimental medical research.

"in vitro" to rat liver preparations increases the rate of ring A reduction of Δ^4-3-oxosteroids.

The aim of the present work was to study the influence of phenobarbital administration to rats *in vivo* on the 5α- and 5β-reductases of rat liver.

Materials and Methods

In all experiments male Sprague-Dawley rats (200—300 g) were used. The animals were starved over-night prior to decapitation. Phenobarbital was injected intraperitoneally (80 mg of sodium phenobarbital per kg body-weight) once daily for different periods of time.

Liver microsomes were isolated as described by ERNSTER et al. [6] and were washed once with 0.25 M sucrose. Protein was determined according to the method of LOWRY et al. [20].

The incubation system for measuring steroid hydroxylation and 5α-reduction contained in a volume of 2 ml: liver microsomes (2 mg protein), 400 μg androstenedione (including 1 μC ^{14}C-4-androstene-3,17-dione) dissolved in 0.5 ml propyleneglycol, 50 mM tris buffer, pH 7.5, 5 mM $MgCl_2$, 1 mM $NADP^+$, and a NADPH-generating system consisting of 50 mM nicotinamide, 5 mM DL-isocitrate, 0.005 mM $MnCl_2$ and enough isocitric dehydrogenase to reduce 0.32 μmole NADP per minute. The incubation time was 20 minutes and the temperature 37°C. The reaction was stopped by addition of ether-chloroform (3:1) and the steroids were extracted into this medium (3×3 ml) by shaking at room temperature. After evaporation of the ether-chloroform phase, the steroids were dissolved in 2 ml ethanol and an aliquote (0.1 ml) of this was subjected to thin-layer chromatography on silica gel GF (Merck AG, Darmstadt, Germany) using 20×20 cm plates under conditions described previously [16].

Similar experiments were carried out using ^{14}C-19-nor-4-androstene-3,17-dione; this steroid was prepared by enzymatic oxidation of ^{14}C-testosterone using a 17β-hydroxysteroid-oxidoreductase preparation from *P. testosteroni* (Sigma Chemical Co., St. Louis, Mo., USA).

In the present work ascending one-dimensional thin-layer chromatography with single or multiple developments was employed. Ethylacetate-cyclohexane (60:40) was used as a solvent system. Steroid standards were chromatographed together with the extracts and the plates were developed by exposition to iodine vapours or by the anisaldehyde-sulphuric acid reaction (cf. LISBOA [17]).

After chromatography of the radioactive extracts, 2.5 mm wide zones of the silica gel layer along the plates were scraped off, mixed with a scintillation solution and analyzed for radioactivity as previously described [17]. The isolated radioactive 5α-androstane-3,17-dione was characterized by its thin layer chromatographic mobilities in different chromatographic systems.

The purity of the commercially obtained ^{14}C-androstenedione (New England Nuclear Corp., Mass., USA) was controlled by thin-layer chromatography.

Results

After aerobic incubation of 4-androstene-3,17-dione with rat liver microsomes under the conditions described above, 5 to 11 per cent of the added radioactive steroid were recovered as polar metabolites, whereas only 0.3 to 0.8 per cent was found in the fraction exhibiting the chromato-

Table 1. *Effect of carbon monoxide on the hydroxylation and 5α-reduction of 4-androstene-3,17-dione in rat liver microsomes*[a]

Gas phase	Per cent added androstenedione metabolized	
	5α-androstane-3,17-dione	polar metabolites[b]
4% O_2; 96% N_2	0.31 ± 0.07	8.4 ± 1.4
4% O_2; 56% N_2; 40% CO	0.34 ± 0.06	1.0 ± 0.9

[a] The results are given as mean ± standard deviation from 5 experiments.
[b] These steroids are hydroxylated derivaties of testosterone, androstenedione and of their 5α-reduced metabolites.

Table 2. *Effects of various inhibitors on the hydroxylation and 5α-reduction of 4-androstene-3,17-dione in rat liver microsomes*

Exp. no.	Inhibitor added		Per cent added androstenedione metabolized	
			5α-androstanedione	polar metabolites[a]
1	None		0.59	11.2
	Cytochrome c,	10^{-5} M[b]	1.00	1.8
		10^{-4} M	0.83	0.3
2	None		0.57	10.3
	KCN,	10^{-5} M	0.54	9.0
		10^{-4} M	0.67	9.8
3	None		0.76	5.8
	PCMB,	10^{-5} M	0.48	4.0
		10^{-4} M	0.25	1.3

[a] See footnote to Table 1.
[b] Cytochrome oxidase was added in the form of submitochondrial particles (0.2 mg protein) [19].

graphic mobilities of 5α-androstane-3,17-dione. When the incubation was carried out in the presence of 40 per cent carbon monoxide in the gas phase, there was a significant inhibition of the formation of polar metabolites from androstenedione (Table 1). The rate of 5α-reduction of this steroid was not effected by carbon monoxide at this concentration. The inhibition of androstenedione hydroxylation by carbon monoxide agrees with previous results published from this [23] and other laboratories [3].

When the metabolism of androstenedione in rat liver microsomes was assayed under anaerobic conditions there was a more than 90 per cent inhibition of the formation of polar metabolites whereas the production of 5α-androstane-3,17-dione was not markedly changed.

In agreement with the results obtained with testosterone [23] oxidized cytochrome c was found to inhibit the formation of polar metabolites from androstenedione, whereas there was a moderate increase in the rate of formation of 5α-androstane-3,17-dione in the presence of cytochrome c (Table 2).

As also shown in Table 2 potassium cyanide did not markedly influence either the formation of polar metabolites from androstenedione or the production of 5α-androstane-3,17-dione, whereas p-chloromercuribenzoate strongly inhibited both reactions which is in agreement with previous observations [23, 21].

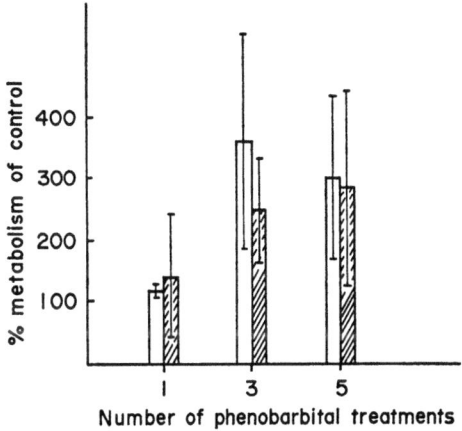

Fig. 1. *Effect of phenobarbital treatment of rats in vivo on the rates of hydroxylation and 5α-reduction of 4-androstene-3,17-dione in isolated liver microsomes.* The open bars represent the amount of 5α-androstanedione formed during incubation, while the filled bars represent the amount of polar metabolites. The results are given as mean ± standard deviation from 5 experiments

Fig. 1 shows a marked stimulation of the rate of formation of polar metabolites from androstenedione as well as of 5α-androstane-3,17-dione in liver microsomes isolated from phenobarbital-treated rats. Although the yield of 5α-androstanedione was low, in a great number of experiments this metabolite was found to be markedly increased after pretreatment of rats with phenobarbital. In other experiments we found no significant effect of phenobarbital treatment on the soluble 5β-reductase activity, as tested with 4-androstene-3,17-dione as substrate, nor was there any significant stimulation of the 5α-reduction of 19-nor-4-androstene-3,17-dione in the liver microsomes.

Discussion

The results obtained in the present investigation show that treatment of rats with repeated doses of phenobarbital does not only cause an enhanced rate of hydroxylation of Δ^4-3-oxosteroids at several positions (cf. ORRENIUS and LISBOA [23]) but also gives rise to an increased 5α-reductase activity, measured with androstenedione as substrate.

Several authors have investigated the effects of various drugs present *in vitro* on both the hydroxylation and ring A reduction of Δ^4-3-oxosteroids. Thus an inhibition of the steroid ring A reduction catalyzed by mammalian liver preparations was shown to occur after addition of phenylbutazone [9,10,12,15], imipramine [15], oestrogens [15], heparin [1,11] and other neutral steroids [17]. Hexobarbital and chlorpromazine inhibit under similar conditions the hydroxylation of Δ^4-3-oxo-C_{19}-steroids [4,13]. As mentioned in the *Introduction*, however, pretreatment of rats *in vivo* with drugs gives rise to an enhanced capacity for steroid hydroxylation in the liver. Furthermore, the ring A reduction of cortisol by male liver homogenates has been reported to be enhanced after oestradiol treatment of the animals [5]. These findings indicate that various drugs—administered to the animals *in vivo* or added to the assay systems *in vitro*—effect both the hydroxylation and ring A reduction of steroids catalyzed by the liver microsomes.

The finding that repeated administration of certain drugs to animals *in vivo* results in an enhanced rate of steroid hydroxylation in the liver microsomes—analogous to the stimulation of drug hydroxylation— was an early indication that common enzyme components are involved in both processes. This hypothesis was further strengthened by the observation that certain drugs and steroid hormones, when incubated together with liver microsomes, inhibit each other's oxidative metabolism in a competitive manner [26]. More recently cytochrome P-450 was clearly shown to participate in both drug and steroid hydroxylations in the liver microsomes [3,23].

The present finding of an enhanced 5α-reductase activity in liver microsomes from phenobarbital-treated rats suggested experiments to investigate whether the NADPH-cytochrome c reductase and/or cytochrome P-450 may be involved also in the microsomal steroid A ring 5α-reduction. These experiments, using various known inhibitors of drug and steroid hydroxylations, were negative and in the present study no indications were obtained for the existence of common enzyme components involved in the hydroxylation as well as steroid A ring reduction reactions, as studied with 4-androstene-3,17-dione as a model compound.

The low yield of 5α-androstane-3,17-dione obtained in the present experiments may be due to the pH used in the assay system (pH 7.5), which favorizes the reduction of the 17-ketone group. Optimal 5α-reductase activity has been reported for pH-values between 5.5 and 7.5 [14]. On the other hand the more appropriate measurement of a 5α-reduced 17β-hydroxylated metabolite could not be accomplished because of difficulties in chromatographic separation.

The mechanism for the phenobarbital-induced increase in steroid A ring 5α-reduction is not known. However, this observation may be of importance since the saturation of the Δ^4-bond has been reported to be one of the reactions leading to the inactivation and excretion of steroids.

References

1. BIGGS, J. T., JR., J. R. CARTER, and R. C. TROOP: Effect of heparin on the metabolism of cortisone by subcellular fractions of rat liver. Europ. J. Pharm. 2, 42—47 (1967).
2. CONNEY, A. H., and A. KLUTCH: Increased activity of androgen hydroxylases in liver microsomes of rats pretreated with phenobarbital and other drugs. J. biol. Chem. 238, 1611—1617 (1963).
3. — W. LEVIN, M. IKEDA, R. KUNTZMAN, D. Y. COOPER, and O. ROSENTHAL: Inhibitory effect of carbon monoxide on the hydroxylation of testosterone by rat liver microsomes. J. biol. Chem. 243, 3912—3915 (1968).
4. — K. SCHNEIDMAN, M. JACOBSON, and R. KUNTZMAN: Drug-Induced Changes in steroid metabolism. Ann. N. Y. Acad. Sci. 123, 98—109 (1965).
5. DECKX, R., J. RAUS, C. DENEF, and P. DE MOOR: Sex difference in the metabolism of Cortisol by rat liver. Steroids 6, 129—141 (1965).
6. ERNSTER, L., P. SIEKEVITZ, and G. E. PALADE: Enzyme-structure relationships in the endoplasmic reticulum of rat liver. A Morphological and Biochemical study. J. Cell Biol. 15, 541—562 (1962).
7. GUSTAFSSON, J.-Å., B. P. LISBOA, and J. SJÖVALL: Studies on the metabolism of C_{19}-steroids in rat liver. 2. Biosynthesis of hydroxylated derivates of 17β-hydroxy-5α-Androstan-3-one in rat liver microsomes. Europ. J. Biochem. 5, 437—443 (1968).
8. — — — Studies on the metabolism of C_{19}-steroids in rat liver. 3. Isolation and biosynthesis of 5α-androstanetriols in rat liver microsomes. Europ. J. Biochem. 6, 317—324 (1968).
9. KERSTEN, H., u. HJ. STAUDINGER: Der Einfluß von Butazolidin auf die Cortisoninaktivierung in Leberhomogenanten. Klin. Wschr. 34, 523—525 (1956).
10. KORUS, W., H. SCHRIEFERS u. W. DIRSCHERL: Über den Stoffwechsel des Cortisons in der Rattenleber unter dem Einfluß von 3,5-Dioxo-1,2-diphenyl-4-n-butyl-pyrazolidin (Butazolidin). Arzneimittel-Forsch. 6, 596—598 (1956).
11. KRZANOWSKI, P. T., and R. C. TROOP: Inhibition of steroid Δ^4 reductase by Heparin: Studies with desoxycorticosterone, progesterone, androstenedione and testosterone. Experientia (Basel) 24, 225—226 (1968).
12. KUMAGAI, A., M. OTOMO, S. YANO, N. TAKEUCHI, K. NISHINO, H. VEDA, S. KO, and M. KUTAMURA: Inhibitors of the corticoid metabolism in vitro. Endocr. jap. 5, 122—126 (1958).
13. KUNTZMANN, R., M. JACOBSON, K. SCHNEIDMAN, and A. H. CONNEY: Similarities between oxidative drug-metabolizing enzymes and steroid hydroxylases in liver microsomes. J. Pharmacol. exp. Ther. 146, 280—285 (1964).

14. LEYBOLD, K., u. HJ. STAUDINGER: Kinetische Untersuchungen über den Steroidstoffwechsel mit Lebermikrosomen weiblicher Ratten. Biochem. Z. 331, 399—409 (1959).
15. — — Wirkung von Pharmaka auf den Steroidstoffwechsel von Rattenlebermikrosomen. Klin. Wschr. 39, 952—953 (1961).
16. LISBOA, B. P.: Chromatographic analysis of lipids, p. 57. Vol. II, G. V. MARINETTI, ed. New York: Dekker 1968.
17. — In: Steroids and terpenoids, R. B. CLAYTON, ed. (Methods in enzymology, S. P. COLOWICK, and M. O. KAPLAN, eds.-in-chief). New York: Acad. Press. Inc. (in press.).
18. — J.-Å. GUSTAFSSON, and J. SJÖVALL: Studies on the Metabolism of C_{19}-steroids in rat liver. 1. Hydroxylation of testosterone in rat liver microsomes. Europ. J. Biochem. 4, 496—505 (1968).
19. LÖW, H., and I. VALLIN: Succinate-linked diphosphopyridine nucleotide reduction in submitochondrial particles. Biochim. biophys. Acta (Amst.) 69, 361—374 (1963).
20. LOWRY, O. H., N. J. ROSEBROUGH, A. L. FARR, and R. J. RANDALL: Protein measurement with the folin phenol reagent. J. biol. Chem. 193, 265—275 (1951).
21. MCGUIRE, J. S., JR., V. W. HOLLIS, JR., and G. M. TOMKINS: Some characteristics of the microsomal Steroid reductases (5α) of rat liver. J. biol. Chem. 235, 3112—3117 (1960).
22. OFNER, P.: A preliminary investigation of the products of the metabolism of testosterone by rat liver *in vitro*. Biochem. J. 61, 287—297 (1955).
23. ORRENIUS, S., and B. P. LISBOA: In: Hydroxylation of drugs and chemical action of their products within the organism, J. WAGNER, ed. London: Acad. Press. Inc. (in press).
24. SCHRIEFERS, H., W. CREMER, u. M. OTTO: Sexualcharakteristika des Stoffwechsels von Testosteron in der perfundierten Rattenleber. Hoppe-Seylers Z. physiol. Chem. 348, 183—193 (1967).
25. SHOLITON, L. J., E. E. WERK, and J. MAC GEE: The *in vitro* effect of 5,5′-Diphenylhydantoin on the catabolism of cortisol by rat liver. Metabolism 13, 1382—1392 (1964).
26. TEPHLY, T. R., and G. J. MANNERING: Inhibition of drug metabolism. V. Inhibition of drug metabolism by steroids. Mol. Pharm. 4, 10—14 (1968).

S. ORRENIUS and C. von BAHR
Kungl. Universitetet i Stockholm
Biokeminska Institutionen
Box 6409
11382 Stockholm/Sweden

B. P. LISBOA
Hormonlaboratoriet
Karolinska sjukhuset
Stockholm 60/Sweden

Effect of Renal Excretion Rate on Intrarenal Distribution of Sulfonamides

PATRICIO SILVA*, MANUEL L. MACIA**, and JORGE TORRETTI

Institute of Physiology and Department "D" of Medicine,
Hospital J. J. Aguirre, University of Chile, Santiago, Chile

Received November 15, 1968

Summary. A study of the distribution of sulfadimethoxine and sulfisoxazole in plasma, kidney cortex and medullopapillary tissue is presented. Equimolar amounts of each sulfonamide were fed to separate groups of hydropenic rats, and measurements carried out after one hour and five hours. Similar plasma concentrations of either drug were encountered one hour after the ingestion. A significant increase in the plasma concentration of sulfadimethoxine and a significant decrease in the plasma concentration of sulfisoxazole were observed five hours after ingestion. There was no change in the kidney tissue/plasma concentration ratios between one and five hours after the ingestion of sulfadimethoxine or sulfisoxazole. However, the ratios were significantly higher for sulfisoxazole, a fact that can be explained by its higher renal excretion rate. Likewise, the significant higher cortico-papillary concentration gradient observed for sulfisoxazole is interpreted to be a result of its slower rate of back diffusion in the distal segments of the nephron (on account of its lower pKa) and in contrast to sulfadimethoxine to the lack of active reabsorption of sulfisoxazole.

Key-Words: Sulfonamides — Plasma Concentration — Kidney — Excretion.

Tissue concentration of antibiotic and chemotherapeutic agents is in general proportional to their concentration in plasma. Therefore, plasma concentration of these agents has often been related to their therapeutic efficacy (WEINSTEIN, 1966). An exception is the relation between the concentration of antibiotic and chemotherapeutic agents in plasma and cerebro-spinal fluid.

The efficacy of a chemotherapeutic agent used in the treatment of pyelonephritis can be expected to bear relation not only to the urinary concentration of the drug, but also to its concentration in the renal tissue, specially in the internal medulla (STAMEY, GOYAN, and PALMER, 1965).

---

* Post-doctoral fellow in Internal Medicine, University of Chile Faculty of Medicine School of Graduates. Present address: Department of Medicine, Hospital Regional, Talca, Chile.
** Post-doctoral fellow in Nephrology, University of Chile Faculty of Medicine School of Graduates. Permanent address: Department of Physiology, University of Carabobo School of Medicine, Valencia, Venezuela.

Normally in hydropenic animals, the concentrations of sodium, chloride, urea and, to a minor extent, of creatinine and amino-acids, increase in kidney tissue along a gradient from cortex to papilla. This gradient is not shared by all urinary compounds (GOTTSCHALK, 1964). Nalidixic acid (JANESON, 1965) and sulfisoxazole (SCHEGEL and BURDEN, 1964) have been found in higher concentrations in the papilla than in the renal cortex.

Renal excretion rate of sulfonamides varies with substitution in the amide NH_2 group, a characteristic which is the basis for different dose schedules.

We have studied the intrarenal distribution of 3,4-dimethyl-5-sulfanilamidoisoxazole or sulfisoxazole, and of 2,4-dimethoxy-6-sulfanilamido 1,3-diazine or sulfadimethoxine, two drugs that differ in their renal excretion rates. For this purpose we administered equimolar amounts of these drugs to hydropenic rats, and measured their concentration in plasma, kidney cortical and medullopapillary tissue, after one and five hours of the ingestion of sulfonamides. We conclude that the concentration of both sulfonamides is higher in medullopapillary tissue than in the renal cortex; but that this gradient is higher for sulfisoxazole than for sulfadimethoxine, a fact that we interpret as due to the different behaviour of these substances in the renal tubule.

Methods

Experimental

Male albino rats weighing 180 g approximately, were fed a synthetic diet low in sodium (TORRETTI, MARUSIC and MARTINEZ, 1968) during the $4^1/_2$ days preceding the experiments. After withholding food and water for 24 hours, they were given small amounts of the synthetic diet in which 0.23 mmole of either sulfisoxazole[1] or sulfadimethoxine[2] had been mixed. One and five hours after ingestion, the animals were anesthetized with Avertine®, and the abdominal aorta punctured through laparotomy. After bleeding the rat into heparinized syringes, both kidneys were removed.

Plasma was separated by centrifugation. Both kidneys were sectioned longitudinally slightly off center so as to leave the papilla intact and freely accessible. The papilla and the internal medulla next to it were removed with scissors, and portions of the cortex were then obtained.

Individual analyses of plasma and kidney cortex were performed for each animal of all the experimental groups. Pools of medullopapillary tissue from two animals were analyzed, and the results rated with the average of the results of plasma and kidney cortex concentration obtained for the same two rats.

---

[1] Sulfisoxazole (Gantrisin®), 3,4-dimethyl-5-sulfanilamidoisoxazole, was supplied generously by Hoffmann-La Roche Laboratories, Santiago, Chile.

[2] Sulfadimethoxine (Madribon®), 2,4-dimethoxy-6-sulfanilamido 1,3-diazone was obtained through the courtesy of Hoffmann-La Roche Laboratories, Santiago, Chile.

Analytical Procedures

Plasma samples were analyzed for free sulfonamide with the method of BRATTON and MARSHALL (1939).

Weighed samples of kidney tissue were placed in graduated centrifuge tubes and brought to a volume of 5 ml with trichloracetic acid of a final concentration of 20%, and occasionally agitated during the next 24 hours. After centrifugation, free sulfonamide was determined in aliquots of 4 ml of the supernatant.

Expression of Results

All results were expressed as µg of sulfanilamide per gram of water. Plasma and tissue sulfonamide concentrations were corrected for recovery according to the results summarized in Table 1. Water content of plasma and tissue samples was considered to be the average of a series of measurements obtained from rats submitted to the same experimental procedures (Table 2); these values are consistent with those reported for hydropenic rats by CIZEK and NOCENTI (1967). Student's "t" test was used in the statistical analysis of the results.

Table 1. *Percentage recovery (mean and S.D.) of sulfonamide added "in vitro" to plasma and renal tissue*

	µmoles added	Plasma 1 ml	Kidney cortex		Medulla and papilla
			150.9 ± 3.5 mg	203 ± 4.9 mg	49.1 ± 5.5 mg
Sulfisoxazole	0.058	94.5 (8.34)	86.3 (5.47)	85.9 (6.22)	101.1 (4.20)
	0.116	96.7 (4.06)	86.7 (4.13)	89.3 (4.66)	102.3 (4.60)
	0.174	98.0 (2.55)	89.2 (4.74)	91.7 (7.85)	100.4 (5.28)
Sulfadimethoxine	0.058	92.0 (6.17)	85.2 (4.31)	85.0 (6.50)	104.1 (10.75)
	0.116	92.2 (4.07)	86.9 (2.11)	83.8 (5.15)	101.8 (5.41)
	0.174	91.0 (6.74)	88.2 (2.88)	83.6 (3.43)	97.8 (1.94)

Table 2. *Water content of plasma and renal tissue of hydropenic rats*

	n	Mean (%)	S.D.
Plasma	7	92.02	0.12
Cortex	16	73.1	0.9
Medulla and pailla	8	80.7	1.1

Results

Table 3 summarizes the results of plasma and tissue concentrations of sulfadimethoxine and sulfisoxazole. A significant decrease in the plasma concentration of sulfisoxazole, and a significant increase in the plasma concentration of sulfadimethoxine were observed between one and five hours after ingestion. This difference could be predicted from the difference in excretion rate of both drugs. As could be expected from their fast rate of intestinal absorption (WEINSTEIN, 1966), the plasma concentration of both sulfonamides after one hour of ingestion was of the same magnitude. These plasma concentrations are within the range of therapeutic efficacy in pyelonephritis (KLEEMAN, HEWITT, and GUZE, 1960). The pattern of concentration changes in plasma with time was similar to that reported by LITCHFIELD (1960) in dogs receiving single doses of the same sulfonamides.

Table 3. *Sulfonamide concentration (in µg of sulfanilamide/g of water) in plasma and renal tissue, one and five hours after the ingestion of 0.23 mmoles of sulfisoxazole or sulfadimethoxine by hydropenic rats*

	1 hour			5 hours			
	n	$\bar{x}$	$S_{\bar{x}}$	n	$\bar{x}$	$S_{\bar{x}}$	p
Plasma							
Sulfisoxazole	21	96.2	3.54	12	70.8	5.05	< 0.001
Sulfadimethoxine	20	106.2	4.71	12	174.7	3.19	< 0.001
Kidney cortex							
Sulfisoxazole	21	114.5	6.28	12	88.6	6.02	< 0.01
Sulfadimethoxine	20	43.8	3.13	12	73.2	4.75	< 0.001
Medulla and papilla							
Sulfisoxazole	10	377.4	23.4	6	276.7	11.67	< 0.001
Sulfadimethoxine	10	108.7	12.5	6	174.8	18.51	< 0.001

Table 4. *Intrarenal distribution of sulfisoxazole and sulfadimethoxine. Concentration ratios between plasma water (Pl) and renal tissue water (C, cortical; MP, medullopapillary) one and five hours after ingestion*

	1 hour			5 hours		
	n	$\bar{x}$	$S_{\bar{x}}$	n	$\bar{x}$	$S_{\bar{x}}$
Sulfadimethoxine						
MP/Pl	10	1.03	0.08	6	1.00	0.13
MP/C	10	2.60	0.21	6	2.45	0.33
C/Pl	20	0.42	0.03	12	0.41	0.03
Sulfisoxazole						
MP/Pl	10	3.99	0.22	6	3.96	0.37
MP/C	10	3.30	0.19	6	3.36	0.29
C/Pl	21	1.19	0.05	12	1.24	0.07

The ratios of tissue to plasma concentration of sulfisoxazole and sulfadimethoxine are presented in Table 4: a) There was no significant difference between these ratios one and five hours after ingestion for each sulfonamide; although the ratios were different for the individual drugs, in spite of the significant change in the concentration of these drugs both in plasma and tissue. b) The concentration of sulfisoxazole in medullopapillary water was almost four times its concentration in plasma water. This ratio for sulfadimethoxine was about one. c) Sulfadimethoxine concentration in kidney cortex was slightly above 0.4 times its concentration in plasma. This ratio is significantly lower than that obtained for sulfisoxazole, the cortical concentration of which was 1.2 times that in plasma.

The average ratio of the concentration in kidney medullo-papillary water to that in cortical water, regardless of the time after ingestion of the drug, was 2.55 ± 0.89 (S. D.) for sulfadimethoxine and 3.34 ± 0.67 (S. D.) for sulfisoxazole ($p<0.01$).

Discussion

We considered our tissue recoveries of sulfonamides satisfactory and sufficiently constant as to warrant the use of average values of "in vitro" recoveries in the correction of our experimental results. There was no significant change in the recoveries of either sulfonamide when added "in vitro" to 150 or 200 mg of kidney tissue. The high "in vitro" recoveries of sulfonamides added to medullo-papillary tissue as compared with their recoveries when added to cortical tissue, is most likely due to the difference in structure of both kidney zones. The recovery of both sulfonamides when added to plasma "in vitro" that we obtained, were in the same order of magnitude as those reported by ANTON (1960).

In most tissues, sulfonamide concentrations reach $50-80\%$ of the plasma concentration (WEINSTEIN, 1966). The concentrations of sulfadimethoxine that we observed in the kidney cortex were slightly below these values, while those of sulfisoxazole were clearly above them. We interpret this difference in kidney cortex/plasma concentration ratio of both sulfonamides studied as due to the high concentration of sulfisoxazole in tubular fluid and cell water, that can be expected on account of the fast renal excretion of this drug.

Sulfonamides reach the proximal tubule in the glomerular filtrate and by tubular secretion. A difference in the protein binding of both sulfonamides could account in part for the difference in their tissue concentration one hour after ingestion, when their plasma levels were similar. The percentage of unbound sulfonamide increases with increasing total plasma concentration (ANTON, 1960; RIEDER, 1963), nevertheless, the ratio of plasma to tissue concentration remained constant for both sulfonamides throughout the period studied, even though the total plasma concentration of sulfisoxazole fell, while that of sulfadimethoxine. rose. In fact, at plasma levels similar to those in our study ANTON (1960) found the binding of sulfisoxazole to be in the rat 84% or more; and in humans, RIEDER (1963) found the binding to be 89.6 for sulfisoxazole, and 92.3% for sulfadimethoxine at total plasma concentrations close to those we found in the rat after 5 hours of ingestion of these drugs. These observations decrease the relevance of a difference in protein binding as a cause of the higher concentration ratio of kidney cortex/plasma for sulfisoxazole as opposed to sulfadimethoxine,

The significant difference in the concentration ratio of both drugs in medullopapillary and cortical tissue can be explained by the difference in tubular handling of sulfadimethoxine and sulfisoxazole. The fact that sulfisoxazole is concentrated in medullo-papillary water 3.3 times its cortical concentration, while sulfadimethoxine is only 2.5 times as concentrated, suggests that the rate of reabsorption of sulfadimethoxine in the distal tubular segments is higher than that of sulfisoxazole.

Renal clearance of weak acids is influenced by urinary pH and/or urine flow according to their polarity and pKa (WEINER and MUDGE, 1964). The clearance of weak acids of pKa in the intermediate range will be influenced by urinary pH in as much as their distal tubular reabsorption changes with it. The influence will be greater, the lower the pKa (WEINER and MUDGE, 1964). In the conditions of antidiuresis in which our experiments were performed, progress of tubular fluid along the collecting ducts is followed by an increasing concentration of sulfonamides as a consequence of water reabsorption taking place in the medulla and papilla (GOTTSCHALK, 1964). The greatest change in urinary pH also takes place in this portion of the nephron (GOTTSCHALK, LASSITER, and MYLLE, 1960), thus changing the ratio of ionized to non-ionized molecules of each drug.

The urine/plasma concentration ratio of weak acids is always above 1, since, due to the flow rates along the collecting ducts and vasa recta, and the diffusibility of most of these molecules, equilibrium between plasma and urine is never attained (WEINER and MUDGE, 1964).

While progressively concentrating along the collecting ducts, the rate of backdiffusion of sulfonamides will be proportional to the concentration of their non-ionized molecules. Sulfadimethoxine can be expected to backdiffuse faster than sulfisoxazole at any given urinary pH, on account of its higher pKa. For example, at pH 6, $50^0/_0$ of the molecules of sulfadimethoxine, of pKa 6, and less than $8^0/_0$ of the molecules of sulfisoxazole, of pKa 4.9, will be non-ionized. Another factor that influences the backdiffusion of weak acids is the rate of urine flow. However, we did not consider this factor in our study because both groups of rats ingested the sulfonamides and were sacrificed while in the antidiuretic state.

In interpreting our results, we feel that the higher cortico-medullary concentration gradient observed for sulfisoxazole as opposed to sulfadimethoxine is due to a greater rate of distal reabsorption of this latter drug. This faster reabsorption has a passive component, the backdiffusion of non-ionized molecules, already mentioned and probably an active component, a system for active distal tubular reabsorption of sulfadimethoxine, recently postulated (SUGITA, SUGITA, FURUKAWA, and ABE, 1967).

The therapeutic implications of these observations can be summarized as follows: a) Sulfonamide concentration in kidney tissue is altered by renal handling of the drug. b) A study of the effect of changes in urinary pH and flow upon the distribution of sulfonamides in kidney tissue is warranted in view of the influence that these factors have upon the renal excretion of these drugs.

This investigation was supported by the Pfizer Institute of Chile for Scientific Research and partially by the Committee for Scientific Research of the Faculty of Medicine, University of Chile, Project no. 67–28.

The authors wish to express their gratitude to Mrs. TATIANA PARRY and Mr. JUAN C. ALVAREZ for their valuable technical assistance, and to Dr. ELISA T. MARUSIC for reviewing the manuscript.

References

ANTON, A. H.: The relation between the binding of sulfonamides to albumin and their antibacterial efficacy. J. Pharmacol. exp. Ther. 129, 282–290 (1960).
BRATTON, A. C., and E. K. MARSHALL, JR.: A new coupling component for sulfonamide determination. J. biol. Chem. 128, 537–550 (1939).
CIZEK, L. C., and M. R. NOCENTI: Electrolyte and water composition of renal tissue in common laboratory animals. Proc. Soc. exp. Biol. (N. Y.) 124, 1263–1265 (1967).
GOTTSCHALK, C. W.: Osmotic concentration and dilution of the urine. Amer. J. Med. 36, 670–685 (1964).
— W. E. LASSITER, and M. MYLLE: Localization of urine acidification in the mammalian kidney. Amer. J. Physiol. 198, 581–585 (1960).
JANESON, R. M.: Tissue concentration of Nalidixic acid in chronic pyelonephritis. Brit. med. J. II, 621–623 (1965).
KLEEMAN, C. R., W. L. HEWITT, and L. GUZE: Pyelonephritis. Medicine (Baltimore) 39, 3–116 (1960).
LITCHFIELD, J. T.: Laboratory experiences with sulfamethoxypiridazine. Antibiot. et Chemother. (Basel) 8, 2–16 (1960).
RIEDER, J.: Physikalisch-chemische und biologische Untersuchungen an Sulfonamiden. Arzneimittel-Forsch. 13, 81–88 (1963).
SCHEGEL, J. U., and J. J. BURDEN: Studies in treatment of acute pyelonephritis. J. Urol. (Baltimore) 9, 127–130 (1964).
STAMEY, T. A., D. E. GOYAN, and J. M. PALMER: The localization and treatment of urinary tract infections: The role of bactericidal urine levels as opposed to serum levels. Medicine (Baltimore) 44, 1–36 (1965).
SUGITA, M., K. SUGITA, T. FURUKAWA, and H. ABE: Studies on the transport mechanism of sulfonamide compounds in renal tubules. Stopflow analysis applied to the excretion of sulfonamide compounds. Japanese Circulat. J. (Ni.) 31, 423–433 (1967).
TORRETTI, J., E. MARUSIC, and R. MARTINEZ: Urinary concentrating ability in rats treated with thyroxine. Nephron 5, 282–289 (1968).
WEINER, I. M., and G. H. MUDGE: Renal tubular mechanisms for excretion of organic acids and bases. Amer. J. Med. 36, 743–762 (1964).
WEINSTEIN, L.: The Sulfonamides. In: The pharmacological basis of therapeutics. Eds.: L. S. GOODMAN and A. GILMAN, 3rd Ed., pp. 1144–1170, New York: The MacMillan Co. 1966.

JORGE TORRETTI, M.D.
Department of Internal Medicine
Yale University
333 Cedar Street
New Haven, Connecticut 06510, U.S.A.

N-Hydroxylierung von p-Phenetidin in vivo und durch isolierte Mikrosomen aus Lebern und Nieren: Stimulierung durch Phenobarbital-Vorbehandlung

H. UEHLEKE

Pharmakologisches Institut der Universität Tübingen

Eingegangen am 16. April 1969

N-Hydroxylation of p-Phenetidine in Vivo and by Isolated Microsomes of Liver and Kidney: Stimulation by Phenobarbital-Pretreatment

Summary. Reactive metabolites are considered to be responsible for toxic effects of phenacetin or p-phenetidine. The velocity of ferri-haemoglobin formation in dogs fed 13.7 mg (0.1 mmole)/kg p-phenetidine was increased by about 100% after phenobarbital (Phb) pretreatment (6×40 mg/kg). N-oxidation metabolites, estimated as the nitroso derivative, reached blood levels of 0.3 µg/ml in control dogs and about 1 µg/ml in phenobarbital pretreated dogs. Nitrosophenetol extracted into CCl_4 from the blood of Phb treated dogs dosed with 0.5 mmoles/kg p-phenetidine was identified by thin layer chromatography, chemical reactions and UV-absorption.

In dogs, the urinary excretion in 8 h of N-oxidation metabolites of p-phenetidine (160—280 µg, estimated in the form of p-nitrosophenetol) increased by 80—100% after Phb treatment. The half life in blood of intraveneously injected p-phenetidine was decreased from 90 to 40 min by Phb pretreatment. Rats given 0.5 mmoles/kg p-phenetidine orally, excreted in 10 h, only about 0.1% of the dose in the form of N-oxidation products.

The excretion of N-oxidation products in the urine of dogs fed 1 mmole/kg phenacetin was very low. In the urines of dogs pretreated with Phb 50—120 µg of N-oxidation products appeared during 8 h.

Isolated microsomal fractions of rabbit liver and kidney catalysed the N-hydroxylation of p-phenetidine in vitro in the presence of O_2 and $NADPH_2$. 10—20% of the substrate (1 µmole/ml) was N-hydroxylated in 10 min by liver microsomes of rabbits pretreated with Phb. Kidney microsomes of the same animals, on the other hand, N-hydroxylated only 3—6% of the substrate in 10 min. N-hydroxylation products formed in the incubation mixtures were extracted in the form of p-nitrosophenetol into CCl_4 after addition of 3 mM $K_3[Fe(CN)_6]$. The nitroso compound was isolated in crystalline form and fully characterized.

In vitro, the formation of ferri-haemoglobin in suspensions of bovine erythrocytes by p-nitrosophenetol is considerably increased by addition of washed microsomes + $NADPH_2$. Therefore, the formation of ferri-haemoglobin in a system of microsomes, p-phenetidine, $NADPH_2$ and erythrocytes cannot be used for a quantitative evaluation of oxidizing metabolites of p-phenetidine.

Key-Words: N-Hydroxylation — p-Phenetidine and Phenacetin — Microsomes — Liver and Kidney — Phenobarbital-Stimulation.

Schlüsselwörter: N-Hydroxylierung — p-Phenetidin und Phenacetin — Mikrosomen — Leber und Niere — Phenobarbital-Stimulierung.

Nach den ersten Berichten über Nierenschäden bei Menschen durch übermäßige Einnahme von analgetisch wirksamen Arzneikombinationen, die Phenacetin enthielten (SPÜHLER u. ZOLLINGER, 1953), häuften sich Mitteilungen über die „Phenacetinnephritis". Übersichten: SARRE et al., 1958; MOOLTEN u. SMITH, 1960; ZEMAN, 1963; PRESCOTT, 1966, PRESCOTT et al., 1968; SHELLEY, 1967.

Ähnliche Nierenschäden wie beim Menschen ließen sich jedoch mit Phenacetin bei Versuchstieren nur selten erzeugen. Neben vielen negativen und zweifelhaften Befunden sahen EISALO u. TALANTI (1961) interstitielle Infiltrate in Nieren von Ratten, denen Phenacetin oder N-Acetyl-p-aminophenol in hohen Dosen über nur wenige Wochen gegeben wurde. Wir haben selber typische Infiltrationen bei Ratten gesehen, die p-Phenetidin und Phenacetin mit dem Trinkwasser erhalten hatten (UEHLEKE, 1962b).

Da Phenacetin schnell und vollständig im Körper metabolisiert wird, könnten Stoffwechselprodukte bei der Auslösung der angeführten Schäden mit beteiligt sein (UEHLEKE, 1962a und b; PRESCOTT et al., 1968). Neben dem hauptsächlichen Umwandlungsprodukt N-Acetyl-p-aminophenol und seinen Conjugaten sind eine ganze Reihe anderer Metaboliten bekannt geworden (vgl. Abb. 1).

Für die Bildung von Ferri-Hämoglobin nach Aufnahme von Phenacetin ist anscheinend das Entacetylierungsprodukt p-Phenetidin verantwortlich. BRODIE u. AXELROD (1949) stellten zuerst fest, daß bei Hunden nach Phenacetinapplikation eine Beziehung zwischen der Konzentration von p-Phenetidin im Blut und in den Organen und der Bildung von Ferri-Hämoglobin besteht. BAADER et al. (1961) fanden beim Hunde nach Verabreichung von Phenetidin eine dosisabhängige Geschwindigkeit der Oxydation des Blutfarbstoffs. p-Phenetidin bildet allerdings in vitro kein Ferri-Hämoglobin. Man hat daher die Bildung wirksamer Metaboliten im Organismus vermutet.

Nach BÜCH et al. (1966, 1967c) wird bei Menschen und auch bei Ratten mehr Phenacetin zu Phenetidin entacetyliert, als das im Blut und Urin vorhandene p-Phenetidin anzeigt. p-Phenetidin wird nämlich z. T. weiter zu 2-Hydroxyphenetidin (KLUTCH et al., 1966) umgewandelt, das überwiegend aus p-Phenetidin entsteht und als Sulfat ausgeschieden wird (8%). 2-Hydroxyphenetidin vermag in vitro Hämoglobin zu oxydieren (SHAHIDI, 1968), während 2-Hydroxyphenacetin in vivo unwirksam war (BURNS u. CONNEY, 1965). BURNS u. CONNEY (1965) sowie KLUTCH et al. (1966) fanden nach Phenacetingaben im Urin von Menschen, Hunden und Katzen ein Stoffwechselprodukt, das sich wie N-Hydroxyphenacetin verhielt. Es wurden aber weniger als $0,5\%$ der Dosis ausgeschieden. N-Hydroxyphenacetin verursachte nach Injektion bei Hunden Oxydation des Blutfarbstoffs.

p-Phenetidin wird wie viele andere aromatische Amine durch Enzymsysteme im endoplasmatischen Reticulum der Leber (UEHLEKE, 1961, 1962a, b und c, 1964; KIESE u. UEHLEKE, 1961) und extrahepatischer Gewebe (UEHLEKE u. GREIM, 1968; UEHLEKE, 1969a; UEHLEKE u. SCHNITGER, 1969) am Stickstoff oxydiert. In diesem Zusammenhang hatten wir schon früher die Frage aufgeworfen, ob die reaktionsfähigen Hydroxylamine auch bei anderen toxischen Wirkungen von Phenacetin bzw. Phenetidin beteiligt sein könnten. Nach Injektionen von Phenacetin und Phenetidin an Meerschweinchen ließen sich mit dem Schultz-Dale-Test Antikörper gegen Phenetidin nachweisen (UEHLEKE, 1962a und b).

Daher war es wichtig, die quantitativen Verhältnisse der Entacetylierung von Phenacetin und der N-Hydroxylierung von p-Phenetidin im Organismus und vergleichsweise in Lebern und Nieren zu überprüfen. Eine Hilfe bei der häufig schwierigen Bestimmung, Isolierung und Charakterisierung der empfindlichen N-Oxydationsmetaboliten war die Beobachtung, daß auch N-Hydroxylierungen bei einigen Tierarten durch Behandlung mit Phenobarbital erheblich beschleunigt werden können (UEHLEKE, 1967; UEHLEKE u. NESTEL, 1967; UEHLEKE u. BRILL, 1968; UEHLEKE, 1969a).

Material und Methoden

Chemikalien

p-Phenetidin wurde durch Destillation unter vermindertem Druck gereinigt. *Phenacetin* wurde als handelsübliche DAB-Qualität benutzt. *p-Nitrosophenetol* stellten wir durch Reduktion von 4-Nitrophenetol mit Zinkstaub her (RISING, 1904). Die Isolierung des Hydroxylamins kann man umgehen, indem nach der Reduktion das Filtrat direkt in eine eiskalte Lösung von $FeCl_3$ eingerührt wird. Der gesammelte Niederschlag wird kurz mit eiskalter 0,2 N H_2SO_4 gewaschen und möglichst schnell mit Wasserdampf destilliert. Die sofort übergehende grüne Fraktion enthält meistens noch etwas p-Nitrophenetol, das durch Säulentrennung und Umkristallisation aus Petroläther entfernt wird. $F = 34,5°$ C. Die Ausbeuten schwanken zwischen 5 und 20%. In Tetrachlorkohlenstoff: λ_{max} 338 mµ, log ε 4,25; schwache Schulter bei 290 mµ. In Methanol: λ_{max} 343 mµ, log ε 4,27 und bei 235 mµ, log ε 3,99; Minimum bei 259 mµ und schwache Schulter bei 290 mµ (s. Abb.5).

Wir haben bei früheren Versuchen (UEHLEKE, 1961, 1962a, b und c) p-Nitrosophenetol auch durch Oxydation von p-Phenetidin mit Peressigsäure unter den bei UEHLEKE (1968) angegebenen Bedingungen gewonnen. Dünnschichtchromatographische Kontrollen des Verlaufs der Oxydation zeigten, daß nach 15—30 min in der Lösung von Phenetidin in Eisessig und H_2O_2 (HOLMES u. BAYER, 1960) die höchsten Konzentrationen des Nitrosoderivates (etwa 10—15%) vorhanden waren. Die Aufarbeitung erfolgte durch Säulenchromatographie, Wasserdampfdestillation und durch Umkristallisation. Die Ausbeute betrug bei diesem Verfahren nur 2—5% an reinem Nitrosophenetol; der Syntheseweg ist aber in Anbetracht des billigen Phenetidins und der Einfachheit gangbar.

Chromatographie

Säulenchromatographie. Zur Abtrennung und Reinigung von p-Nitrosophenetol wurden Säulen aus Kieselgel (Woelm, für die Verteilungschromatographie) benutzt. Eluiert wurde mit n-Hexan oder Petroläther (40—60° C), dem teilweise 2% Benzol zugesetzt wurde, wenn die Elution zu langsam erfolgte.

Dünnschichtchromatographie erfolgte auf Glasplatten 20×20 cm, die mit 0,25 mm Kieselgel H oder Kieselgel HF_{254} (E. Merck AG, Darmstadt) beschichtet wurden. Laufmittel I: Petroläther (40—60° C) + Aceton, 4+1. Laufmittel II: Chloroform + Methanol, 19+1. Rf: Phenetidin I: 0,26; II: 0,48; p-Nitrosophenetol I: 0,57; II: 0,75. Phenetidin und Nitrosophenetol sind durch ihre Absorption im UV-Licht erkennbar. Sprühreagens Pentacyanoamminferrat-Na_3: 5 ml 20%ige NaOH werden mit 15 ml einer 1%igen wäßrigen Lösung von Trinatrium-Pentacyanoamminferrat versetzt und 0,05 ml einer 3%igen wäßrigen Lösung von H_2O_2 zugegeben. Das Reagens ist vor Licht geschützt einige Stunden haltbar. Phenetidin färbt sich grün, Nitrosophenetol prächtig veilchenblau. Nachweisbarkeitsgrenzen: p-Phenetidin 0,2 µg, Nitrosophenetol 0,1 µg.

Bestimmungsmethoden und Nachweise

Phenetidin wurde nach der Methode von BRODIE u. AXELROD (1949), teilweise nach der Modifikation von BERNHAMMER u. KRISCH (1965) gemessen.

p-Hydroxylaminophenetol und *p-Nitrosophenetol.* Das primäre aus p-Phenetidin gebildete N-Hydroxylierungsprodukt p-Hydroxylaminophenetol konnte wegen seiner Unbeständigkeit und Reaktionsfähigkeit nicht direkt quantitativ gemessen werden. Deshalb wurde das Hydroxylamin durch geringe Konzentrationen von Ferricyanid zur Nitrosoverbindung oxydiert. Dann wurden die N-Oxydationsmetaboliten gemeinsam als p-Nitrosophenetol gemessen. *p-Phenetidin selber wird bei den anschließend ausgeführten Arbeitsgängen nicht oxydiert und nicht erfaßt!*

a) Chemische Bestimmung durch Diazotieren und Kuppeln

Prinzip: Blut, Urin oder Mikrosomensuspensionen wurden nach Verdünnen mit Wasser bei pH 4—5 mit Hexacyanoferrat(III) versetzt und mit CCl_4 extrahiert. Nach dem Auswaschen von p-Phenetidin mit verdünnter Säure wurde die Nitrosoverbindung in einem Gemisch aus CCl_4 und Eisessig diazotiert und gekuppelt.

1—5 ml des biologischen Materials wurden auf 10 ml mit Wasser verdünnt, mit 2 N H_2SO_4 auf pH 4—5 eingestellt, mit 0,1 ml einer 10%igen wäßrigen Lösung von $K_3[Fe(CN)_6]$ versetzt und sofort mit 6 ml CCl_4 extrahiert. Es wurde 3 min kräftig geschüttelt. Die Phasen wurden durch Zentrifugieren bei 15000 · g getrennt. Zum Entfernen von p-Phenetidin und phenolischen Metaboliten wurde 3mal mit je 15 ml 0,1 N H_2SO_4 und 1mal mit Wasser kräftig ausgeschüttelt. Restloses Entfernen von Phenetidin wurde an Hand seiner Absorption in CCl_4 bei 304 mµ kontrolliert. 3,0 ml der gewaschenen CCl_4-Phase wurden in einem graduierten 15 ml-Zentrifugenglas mit 2,0 ml Eisessig gemischt und durch Zugabe von 0,1 ml 20%iger $NaNO_2$-Lösung unter häufigem Mischen diazotiert. Nach 20 min wurden 0,2 ml einer 50%igen wäßrigen Lösung von Ammoniumsulfamat zugegeben und gut gemischt. 10 min später wurde mit 0,1 ml 0,5%iger Lösung von Naphthyläthylendiamin in Wasser gekuppelt (HERR u. KIESE, 1959). Der blaue Farbstoff befindet sich in der oberen Schicht aus Essigsäure. Die Phase wurde durch Zugabe von 80%iger Essigsäure auf genau 3,0 ml eingestellt. Die Extinktion wurde nach 14—16 Std (im Dunkeln!) bei 600 mµ abgelesen. 10 µg Nitrosophenetol aus 3,0 ml Mikrosomensuspension extrahiert ergaben nach dem vollen Arbeitsgang eine Extinktion von 0,46 (Schicht 1 cm). Entsprechende Eichkurven aus Blut und Urin wurden aufgestellt.

b) Optischer Nachweis

Bei der Inkubation von p-Phenetidin mit Leber- und Nierenmikrosomen von Kaninchen wurden besonders nach Vorbehandlung der Tiere mit Phenobarbital sehr hohe Konzentrationen von N-Oxydationsprodukten gebildet. Hier wurden 3 ml der Ansätze mit 7,0 ml Wasser verdünnt, auf pH 4—5 eingestellt, mit 0,1 ml einer 10%igen Lösung von $K_3[Fe(CN)_6]$ versetzt und mit 6,0 ml CCl_4 extrahiert. Die UV-Absorption der CCl_4-Extrakte nach 10 bzw. 20 min Inkubation wurde gegen die Extrakte direkt nach Zugabe von p-Phenetidin zu den Mikrosomen registriert. Die Absorptionskurven (Abb. 5) unterschieden sich nur geringfügig von reinem Nitrosophenetol in CCl_4. Die recovery von zugesetztem p-Nitrosophenetol betrug 92—96%.

Identifizierung von Nitrosophenetol aus Mikrosomensuspensionen: 10 ml der Ansätze wurden nach 10 bzw. 20 min Inkubation mit 10 ml Wasser verdünnt und mit 2 N H_2SO_4 auf einen pH von 4—5 gebracht. Dann wurden 0,3 ml einer 10%igen wäßrigen Lösung von $K_3[Fe(CN)_6]$ zugegeben und sofort 10 min lang mit 10 ml CCl_4 ausgeschüttelt. Die organische Phase wurde durch 30 min Zentrifugieren in der Kälte bei 15000 · g abgetrennt. In einem kleinen Teil wurde Nitrosophenetol nach Auswaschen von Phenetidin chemisch durch Diazotieren und Kuppeln bestimmt. 5,0 ml des CCl_4-Extraktes wurden im Rotationsverdampfer unter vermindertem Druck zur Trockne gebracht (Temperatur nicht über 25° C!) und mit 0,5 ml Aceton aufgenommen. Hiervon wurden 0,2—0,3 ml als 5 cm langer Streifen und 0,1 ml als Flecken auf eine Dünnschichtplatte aufgetragen und entwickelt. Die im UV-Licht erkennbare Bande oder der Fleck von p-Nitrosophenetol wurden herausgekratzt, mit 3 ml Methanol eluiert und das Absorptionsspektrum aufgezeichnet. Die Ausbeute betrug mit synthetischem Nitrosophenetol in Mikrosomensuspensionen etwa 50%. Rechromatographie einzeln und im Gemisch mit authentischem Material ergab einen Fleck (vgl. Abb. 6).

Isolierung von p-Nitrosophenetol aus Urin und Mikrosomenansätzen: Zur Isolierung der gesamten N-Oxydationsprodukte aus Urin oder Mikrosomensuspensionen wurden größere Volumen Urin oder Mikrosomenansätze benutzt. Zum Beispiel wurden 50 ml Mikrosomenansatz nach Verdünnung 1:1 mit Wasser und Ansäuerung auf pH 4—5 3mal mit je 30 ml CCl_4 extrahiert. Vor jeder Extraktion wurden 1,0 ml einer 10%igen Lösung von $K_3[Fe(CN)_6]$ zugegeben. Die vereinigten CCl_4-Extrakte wurden 1 mal mit 0,1 N H_2SO_4 und 1 mal mit Wasser gewaschen, kurz mit wasserfreiem Na_2SO_4 getrocknet und im Vakuum auf 2—3 ml eingeengt. Die grüne Lösung in CCl_4 wurde vorsichtig auf eine Säule aus Kieselgel gegeben, die mit n-Hexan gefüllt worden war (Säule 18×200 mm). Nach dem Verschwinden des CCl_4 im Kieselgel wird sofort vorsichtig n-Hexan (oder Petroläther) nachgefüllt. Die grüne Bande bleibt im Kieselgel zurück, während die CCl_4-Schicht schnell durch die Säule wandert. Die grüne Schicht von p-Nitrosophenetol wird dann wie üblich mit n-Hexan weiter entwickelt, eventuell Zugabe von 2% Benzol. Auf diese Weise bekommt man sehr scharfe grüne Banden der Nitrosoverbindung, die aufgefangen und weiter analysiert wurden.

Tiere

Beagle-Hunde (weiblich, 9—12 kg Gewicht) bekamen Phenacetin als Hydrochlorid und Phenetidin in Rapsöl gelöst in Gelatinekapseln oral verabreicht. Futter und Wasser wurde 18 Std vorher entzogen. Nach der Gabe von Phenacetin oder Phenetidin erhielten die Hunde 100 ml Wasser zum Trinken, die gleiche Menge

nach 2 Std noch einmal. Urin wurde mit Hilfe eines Metallkatheters entnommen. Blut erhielten wir aus den Beinvenen.
Zur Stimulierung bekamen die Hunde jeden 2. Tag 40 mg/kg Phenobarbital-Na intraperitoneal verabreicht, insgesamt 6 mal, die letzte Injektion 40 Std vor dem Versuch.

Ratten (FW 40, männlich, 220—260 g Gewicht, Ernährung mit Altromin R-15) erhielten Phenetidin in Rapsöl gelöst mit Hilfe der Schlundsonde verabreicht. Je zwei Tiere wurden zusammen in kleine Stoffwechselkäfige gesetzt, in denen der Urin nicht mit dem Kot in Berührung kam. Der Urin wurde in gekühlten Gläsern aufgefangen. Die stimulierten Ratten erhielten 80 mg/kg Phenobarbital-Na intraperitoneal in Abständen von 2 Tagen, insgesamt 6 mal, die letzte Injektion 40 Std vor dem Versuch. Das Futter wurde zu diesem Zeitpunkt entzogen.

Kaninchen (Mischrassen) wurden jeden 2. Tag mit jeweils 60 mg/kg Phenobarbital-Na intraperitoneal stimuliert, insgesamt 6—8 mal, die letzte Injektion und Futterentzug erfolgten etwa 40 Std vor dem Töten der Tiere. Trinkwasser stand zur Verfügung. Nicht vorbehandelte Tiere ließen wir ebenso hungern.

Präparationen

Mikrosomen von Lebern (KIESE u. UEHLEKE, 1961; UEHLEKE, 1967) und Nieren (UEHLEKE u. GREIM, 1968) wurden wie angegeben hergestellt.

Ansätze zur Hydroxylierung wurden wie bei UEHLEKE, 1967, UEHLEKE u. NESTEL, 1967 und UEHLEKE u. GREIM, 1968 zusammengestellt. Substratkonzentration 1 µMol/ml, Mikrosomenproteine 2—2,5 mg/ml.

Erythrocyten. Rindererythrocyten wurden aus frischem, defibriniertem Rinderblut durch Zentrifugieren abgetrennt, 3 mal mit 10 Volumen 0,9%iger NaCl-Lösung und 1 mal mit Krebs-Ringer-Phosphat-Lösung (THAUER et al., 1965) gewaschen, die 0,1% Glucose enthielt.

Ergebnisse

In Abb. 1 sind die nachgewiesenen und wahrscheinlichen Stoffwechselwege von Phenacetin und p-Phenetidin dargestellt. Außerdem fanden KIESE u. LENK (1969) kürzlich im Urin von Kaninchen nach Verabreichung von 50 mg/kg Phenacetin etwa 0,1% 4-N-Glykol-phenetol.

1. Hunde

a) p-Phenetidin und Ferrihämoglobin im Blute von Hunden nach Verabreichung von p-Phenetidin

Nach oralen Gaben von 13,71 mg (0,1 mMol)/kg p-Phenetidin an drei weibliche Beagle-Hunde wurde das Amin schnell resorbiert. Die Blutkonzentrationen lagen schon nach 60 min mit 9—13 µg/ml am höchsten (Abb. 2a). Nach Behandlung mit Phenobarbital stiegen bei den gleichen Tieren die Phenetidin-Blutspiegel bis 30 min ähnlich schnell an wie vorher ohne Phenobarbital-Stimulierung. Jedoch fielen dann die Konzentrationen im Blute viel schneller ab und betrugen nach 3 Std nur noch 25—35% der Kontrollen (Abb. 2a).

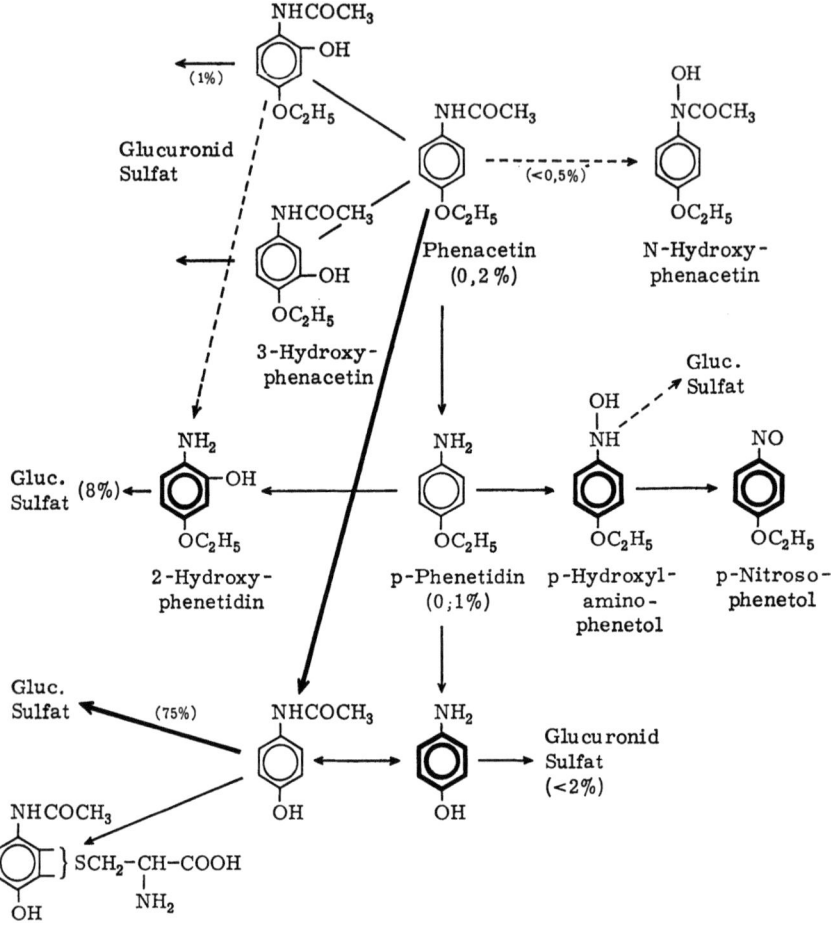

Abb. 1. Schema des Stoffwechsels von Phenacetin. ⟶ nachgewiesene und ---→ wahrscheinliche Stoffwechselwege. Die Zahlen in Klammern geben ungefähre Prozente der im Urin von Menschen erscheinenden Metaboliten nach oralen Gaben von Phenacetin an. Die hervorgehobenen Derivate bilden auch in vitro mit Erythrocyten Ferrihämoglobin. NAPAP = N-Acetyl-p-aminophenol; Gluc. = Glucuronide

Blutspiegel von p-Phenetidin nach oraler und i.v. Verabreichung beim Hund wurden schon von BAADER et al. (1961) ausführlich beschrieben. Deshalb werden diese Ergebnisse hier nicht im einzelnen wiedergegeben. In der Abb. 2 erscheinen nur die Werte einer Hündin vor und nach Phenobarbitalbehandlung. Die Resorption von p-Phenetidin erfolgte bei unseren Versuchen, bei denen es in etwas höherer Dosierung in Rapsöl und in Gelatinekapseln gegeben wurde, ähnlich schnell wie bei BAADER et al. (1961).

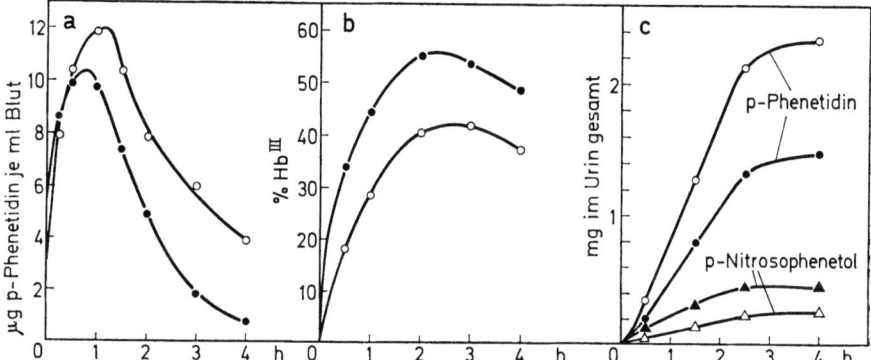

Abb. 2a—c. Orale Verabreichung von 13,72 mg (0,1 mMol)/kg p-Phenetidin an eine Beagle-Hündin von 10,8 kg vor und nach Behandlung mit 6 · 40 mg/kg Phenobarbital. a Konzentrationen von p-Phenetidin im Blute vor ○ und nach ● Behandlung mit Phenobarbital. b Konzentrationen von Ferrihämoglobin im Blut vor ○ und nach ● Stimulierung mit Phenobarbital. Prozente Ferrihämoglobin vom gesamten Blutfarbstoff. c Ausscheidung von p-Phenetidin im Urin vor ○ und nach ● Phenobarbitalbehandlung und gleichzeitige Ausscheidung von N-Oxydationsprodukten vor △ und nach ▲ Stimulierung

Ferrihämoglobin wurde nach Gaben von p-Phenetidin schnell gebildet und erreichte mit 36—44% vom gesamten Blutfarbstoff seine höchsten Konzentrationen. Nach Behandlung mit Phenobarbital bildeten die gleichen Hunde mit erheblich größerer Geschwindigkeit Ferrihämoglobin (s. Abb. 2b). Offensichtlich werden in den vorbehandelten Hunden methämoglobinbildende Stoffwechselprodukte schneller gebildet. Schon 30 min nach Verabreichung von Phenetidin lagen die Konzentrationen von Ferrihämoglobin um 80—100% höher als bei den gleichen Hunden vor der Stimulierung. Da die Blutspiegel von p-Phenetidin 1—2 Std nach Verabreichung bereits 20—40% tiefer lagen als bei den Kontrollen, nahm die Geschwindigkeit der Oxydation des Blutfarbstoffs zwischen 1 und 2 Std nicht mehr viel schneller zu als bei den nicht behandelten Tieren.

Die Unterschiede des Abfalls der Blutkonzentrationen von p-Phenetidin zwischen normalen und vorbehandelten Hunden nach oraler Verabreichung waren nicht so deutlich wie nach i.v. Applikation. Daher werden die Blutkonzentrationen von zwei Tieren nach i.v. Injektion in der

Abb. 3 wiedergegeben. Diese Hunde erhielten 27,42 mg (0,2 mMol)/kg p-Phenetidin i.v. und der Verlauf der Blutkonzentrationen wurde gemessen. Eine Woche später wurde mit der Phenobarbitalbehandlung begonnen (40 mg/kg jeden 2. Tag, insgesamt 6 mal). Zwei Tage nach der letzten Gabe wurde erneut die gleiche Dosis Phenetidin injiziert. Jetzt fielen die Blutkonzentrationen erheblich schneller ab. Die Halbwertszeiten im Blute waren von etwa 90 auf 42 min erniedrigt (Abb. 3).

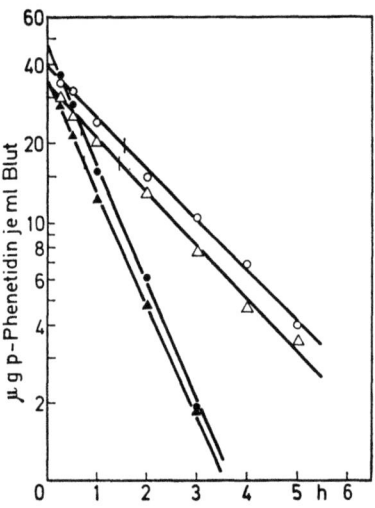

Abb. 3. Blutkonzentrationen von p-Phenetidin bei zwei Hunden nach i.v. Injektion von 27,4 mg (0,2 mMol)/kg p-Phenetidin, o und ▵ vor, • und ▲ nach Behandlung mit 6 · 40 mg/kg Phenobarbital. Die Halbwertszeiten im Blut sind von etwa 90 auf 42 min verringert

Wiederholte Gaben von p-Phenetidin (0,1 mMol/kg) in Abständen von 2 Tagen an Hunde beeinflußten seine Blutkonzentrationen, die Bildung von Ferrihämoglobin und seine Ausscheidung nicht deutlich.

b) Nitrosophenetol im Blute von Hunden nach Verabreichung von p-Phenetidin

Die im Blute nach Gaben von p-Phenetidin vorhandenen Konzentrationen von p-Nitrosophenetol liegen so niedrig, daß sie durch Extraktion, Diazotierung und Kupplung nicht sehr genau gemessen werden können. Bei der Hündin, deren Werte in Abb. 2 erscheinen, waren die Konzentrationen von p-Nitrosophenetol 30 min nach Gabe von p-Phenetidin mit etwa 0,3 µg/ml vor und etwa 1,0 µg/ml nach Stimulierung mit Phenobarbital am höchsten. Da BAADER et al. (1961) das aus dem Blut extrahierte vermeintliche p-Nitrosophenetol nicht näher charakterisiert und identifiziert haben, wurde das Nitrosoderivat jetzt aus dem Blut isoliert und seine Identität bewiesen.

Einem mit Phenobarbital behandelten Hund wurden 68,6 mg (0,5 mMol)/kg p-Phenetidin i.v. langsam (über 4 min) injiziert. Bereits 20 min später waren 64% des Blutfarbstoffs zu Ferrihämoglobin oxydiert. Zu diesem Zeitpunkt wurden je Milliliter Blut 1,8 µg Nitrosophenetol gemessen. (Um den Hund zu retten, wurde nach 25 min Sauerstoff gegeben und Methylenblau injiziert.) Wir haben nach 20 min 20 ml Blut entnommen, bei Gegenwart von Ferricyanid mit CCl_4 ausgeschüttelt, den Extrakt mit verdünnter Säure gewaschen, eingeengt und auf einer Dünnschichtplatte getrennt. Die leicht gelbe und im UV-Licht durch Absorption sichtbare Bande von p-Nitrosophenetol wurde mit Methanol eluiert und die UV-Lichtabsorption registriert. Das Absorptionsspektrum war mit dem von synthetischem p-Nitrosophenetol völlig identisch (vgl. auch Abb. 6). Rechromatographie und Mischchromatographie mit dem synthetischen Produkt ergaben einen Flecken, der sich mit Pentacyanoamminferrat typisch blau färbte.

Bei diesem Hund lagen die Konzentrationen von p-Aminophenol nach 20 min bei 2,1 µg/ml und nach 60 min bei 3,6 µg/ml Blut.

c) *Die Ausscheidung von p-Phenetidin und seinen N-Oxydationsprodukten im Urin von Hunden nach Gaben von Phenetidin*

Innerhalb 8 Std nach oralen Gaben von 13,71 mg (0,1 mMol)/kg p-Phenetidin wurden von vier Hunden im Urin je 1,8—2,7 mg p-Phenetidin ausgeschieden. Nach Behandlung mit Phenobarbital nahm die Ausscheidung von p-Phenetidin bei allen Tieren deutlich um 30—40% ab. Die Abb. 2c zeigt die Verhältnisse bei einer Hündin.

Im Urin dieser vier Hündinnen wurden außerdem innerhalb von 8 Std je 160—280 µg N-Oxydationsprodukte ausgeschieden, die nach Oxydation eventuell vorliegender Hydroxylaminderivate gemeinsam als p-Nitrosophenetol extrahiert und gemessen wurden. Nach Phenobarbitalvorbehandlung stieg die Ausscheidung von N-Oxydationsprodukten auf fast das Doppelte an (s. Abb. 2c). Schon nach Extraktion der Urine mit CCl_4 und Waschen der Extrakte mit Säure wurde das charakteristische UV-Absorptionsmaximum von p-Nitrosophenetol bei 338 mµ sichtbar, obgleich noch einige nicht entfernte Substanzen aus dem Urin vorhanden waren.

Neben der chemischen Bestimmung ließ sich das p-Nitrosophenetol in den Extrakten leicht durch dünnschichtchromatographische Abtrennung rein gewinnen und identifizieren.

Teilweise wurde auch p-Nitrosophenetol aus dem größeren Teil der CCl_4-Extrakte durch Säulenchromatographie abgetrennt, gereinigt und isoliert ($F = 33-34°$ C). Spektren, Mischschmelzpunkt und Rechromatographie auf Dünnschichtplatten zeigten, daß reines p-Nitrosophenetol vorlag.

d) N-Oxydationsprodukte im Urin von Hunden nach Gaben von Phenacetin

BURNS u. CONNEY (1965) fanden nach Verabreichung von Phenacetin bei Hunden und Menschen eine Verbindung im Urin, die sich bei der Chromatographie von Urinextrakten wie N-Hydroxy-N-acetylaminophenetol verhielt. Die Mengen lagen unter $0,5^0/_0$ der verabreichten Dosis. Wir haben daher geprüft, ob von Hunden nach Gaben großer Dosen Phenacetin (179,2 mg = 1 mMol/kg) N-Oxydationsprodukte von p-Phenetidin im Urin ausgeschieden werden. Diese könnten nämlich auch durch Entacetylierung aus N-Hydroxy-Phenacetin entstehen. Hier lagen nach 2 Std die Konzentrationen von Ferrihämoglobin im Blute von drei Hündinnen nach Behandlung mit Phenobarbital erheblich höher als bei den gleichen Tieren vorher. Die Konzentrationen von entacetyliertem Phenacetin (= Phenetidin) waren jedoch bei den nicht vorbehandelten Tieren nach 1 und 2 Std höher als bei den stimulierten Hunden (Tabelle).

Tabelle. *Konzentrationen von Ferrihämoglobin und p-Phenetidin im Blut von drei Hündinnen nach oralen Gaben von 179,2 mg/kg (1 mMol) Phenacetin. n = unbehandelte Tiere; s = die gleichen Tiere nach Behandlung mit 6 · 40 mg/kg Phenobarbital-Na*

Hündin	$^0/_0$ Ferri-Hb		p-Phenetidin µg/ml			
	nach 2 Std		nach 1 Std		nach 2 Std	
	n	s	n	s	n	s
I	23,5	40,6	8,6	5,7	11,7	7,9
II	29,8	54,4	10,7	7,2	13,4	10,6
III	35,1	47,2	13,4	6,9	16,2	6,8

Sie entsprachen bei den nicht vorbehandelten Tieren etwa denen nach oralen Gaben von 13,71 mg (0,1 mMol)/kg p-Phenetidin. Mit dem Urin wurden aber geringere Mengen von N-Oxydationsprodukten als nach Verabreichung von 0,1 mMol/kg Phenetidin ausgeschieden, die sich als Nitrosophenetol erfassen ließen, insgesamt nicht mehr als etwa 50 bis 120 µg in 8 Std.

2. Ratten

Nach Verabreichung von 68,6 mg (0,5 mMol)/kg p-Phenetidin an Ratten mit der Schlundsonde wurden nach 1 Std Konzentrationen von Ferrihämoglobin zwischen 46 und $65^0/_0$ gemessen. Vorbehandlung mit

Phenobarbital (6 mal 80 mg/kg) führte bei den Ratten nur noch zu einer geringen und statistisch nicht sicheren Zunahme der Konzentrationen von Ferrihämoglobin. Wir hatten bei früheren Untersuchungen gefunden, daß durch Phenobarbitalbehandlung von Ratten die spezifische Aktivität der Lebermikrosomen für die N-Hydroxylierung von z. B. p-Chloranilin (UEHLEKE, 1967) und 4-Aminobiphenyl (UEHLEKE u. NESTEL, 1967) nur wenig zunahm (20—30%). Daher haben wir nach Fütterung mit p-Phenetidin die N-Oxydationsmetaboliten aus dem Urin nicht vorbehandelter Ratten extrahiert. Die gesamte Ausscheidung lag so niedrig, daß auch bei gemeinsamer Aufarbeitung der Urine von je zwei Tieren p-Nitrosophenetol nur in geringen Mengen auf den Dünnschichtchromatogrammen durch seine Reaktion mit Pentacyanoamminferrat nachgewiesen werden konnte. Die Tiere von 250 g Gewicht hatten in 10 Std insgesamt nur etwa 15—25 µg N-Oxydationsprodukte ausgeschieden, die mit 30% Ausbeute als p-Nitrosophenetol extrahiert und dünnschichtchromatographisch abgetrennt werden konnten. Das sind annähernd 0,1% der Dosis (17 mg). Wahrscheinlich ebenfalls im Urin ausgeschiedene Conjugate von N-hydroxyliertem p-Phenetidin werden mit unserer Extraktionstechnik nicht erfaßt, sofern sie bei der Extraktion mit CCl_4 nicht gespalten werden. Behandlung des Urins mit β-Glucuronidase führte jedoch zu weiteren Verlusten, da freies p-Hydroxylaminophenetol recht empfindlich und unbeständig ist.

3. N-Hydroxylierung von p-Phenetidin durch isolierte Mikrosomen aus Lebern und Nieren von Kaninchen

Isolierte und gewaschene *Lebermikrosomen* von Kaninchen hydroxylierten p-Phenetidin mit großer Geschwindigkeit am Stickstoff (Abb. 4a), (UEHLEKE et al., 1969). In 10 min wurden hier 30 mµMol/ml N-Oxydationsmetaboliten gebildet (12 mµMol/mg Mikrosomenprotein oder 1,2 mµMol/min/mg Mikrosomenprotein). Die Mikrosomenfraktion der Nieren erreichte 20—25% der Leberaktivität. Nach Stimulierung von Kaninchen mit Phenobarbital stiegen die Umsätze von Leber- und Nierenmikrosomen auf mindestens das dreifache, gelegentlich bis zum sechsfachen an. Nach Vorbehandlung der Tiere wurden in Ansätzen mit solchen Lebermikrosomen innerhalb von 10 min mehr als 10% des vorhandenen Phenetidins (1 µMol/ml) am Stickstoff N-hydroxyliert (Abb. 4b), mit besonders aktiven Mikrosomenpräparationen sogar bis zu 20%. Junge männliche Tiere (etwa 800 g) ließen sich am besten stimulieren (vgl. auch LANGE, 1967).

In den Ansätzen mit Leber- und auch mit *Nierenmikrosomen* lagen nach 10 min Inkubation mit 10^{-3} M p-Phenetidin und $NADPH_2$ bereits so hohe Konzentrationen von N-Oxydationsmetaboliten vor, daß diese direkt nach Oxydation mit Ferricyanid als Nitrosophenetol in den

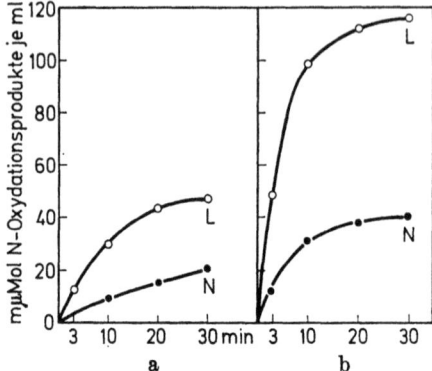

Abb. 4. N-Hydroxylierung von p-Phenetidin durch isolierte Mikrosomen aus Lebern ○ und Nieren ● von Kaninchen. a Kontrollen, b mit Phenobarbital (6 · 60 mg/kg) vorbehandelte Kaninchen. In den Ansätzen: 1 µMol/ml p-Phenetidin, 2,5 mg/ml Mikrosomenproteine und ein $NADPH_2$-regenerierendes System (0,36 µMol/ml NADP). Inkubation bei 37° C unter Luft. Mittelwerte aus drei Versuchen

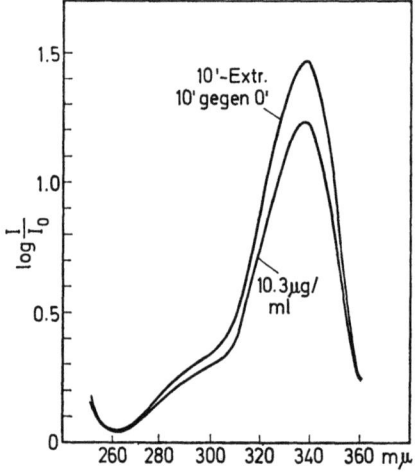

Abb. 5. UV-Absorption der CCl_4-Extrakte von Ansätzen aus Lebermikrosomen Phenobarbital-behandelter Kaninchen, $NADPH_2$ und 10^{-3} M p-Phenetidin. Je 4 ml der Ansätze wurden bei pH 4—5 und Gegenwart von 3 mM Kaliumferricyanid direkt nach Zugabe des Substrates (= 0 min) und nach 10 bzw. 20 min Inkubation mit je 8,0 ml CCl_4 extrahiert und bei 12000 · g zentrifugiert. Gemessen wurde der 10 min-Extrakt gegen den 0-Extrakt. Als Vergleich: Lösung von 10,3 µg/ml p-Nitrosophenetol in CCl_4. Optische Schicht 1 cm

CCl_4-Extrakten gemessen werden konnten. Hierzu wurden einfach die UV-Absorptionen der CCl_4-Extrakte nach 10 bzw. 20 min Inkubation gegen entsprechende Extrakte der Ansätze unmittelbar nach Zugabe von p-Phenetidin registriert. Nach 10 min Inkubation hat zwar die Konzentration von p-Phenetidin in den Ansätzen bereits um etwa 20—30% abgenommen. Da aber bei pH 4—5 nur wenig Phenetidin in den Tetrachlorkohlenstoff extrahiert wird, macht sich dieser Unterschied kaum noch bemerkbar (Abb. 5). Ohnehin beträgt der Extinktionskoeffizient von p-Phenetidin (maximal in CCl_4 bei 305 mµ) nur 16% vom maximalen Extinktionskoeffizienten von Nitrosophenetol (bei 338 mµ). Phenolische Metaboliten werden bei pH 4—5 ebenfalls nur geringfügig extrahiert. Immerhin erkennt man an der etwas geringeren Absorption zwischen 300—310 mµ (Abb. 5), daß nach 10 min Inkubation weniger Phenetidin im CCl_4-Extrakt vorhanden ist als direkt nach Zugabe von p-Phenetidin (0 min).

Aus größeren Ansätzen (50—60 ml) von *Lebermikrosomen* stimulierter Kaninchen haben wir die entstandenen N-Hydroxylierungsmetaboliten als p-Nitrosophenetol extrahiert und nach Abtrennung über eine Kieselgel-Säule isoliert. Aus einem Ansatz von 50 ml mit 10^{-3} M p-Phenetidin und 2,5 mg/ml Mikrosomenprotein wurden nach 10 min Inkubation 1,1 mg p-Nitrosophenetol und aus einem anderen Ansatz von 60 ml mit 3,5 mg/ml Mikrosomenproteinen nach 15 min Inkubation 1,6 mg p-Nitrosophenetol isoliert. Beide Mengen wurden noch einmal über eine Kieselgelsäule gereinigt: $F = 33—33,5°$ C; Mischschmelzpunkt mit synthetischem p-Nitrosophenetol 33,5° C, einheitliches Verhalten bei Dünnschichtchromatographie mit verschiedenen Laufmitteln und identische UV-Spektren in mehreren Lösungsmitteln.

Auch aus dem Ansatz mit p-Phenetidin und *Nierenmikrosomen* vorbehandelter Kaninchen wurde p-Nitrosophenetol extrahiert und über Dünnschichtchromatographie identifiziert, abgetrennt und gereinigt. Die Methanolextrakte solcher Flecken von p-Nitrosophenetol aus den Chromatogrammen zeigten, daß recht reines p-Nitrosophenetol vorlag (Abb. 6).

Die Konzentrationen von Nitrosophenetol in den CCl_4-Extrakten ohne Zugabe eines Oxydationsmittels (Ferricyanid) lagen nur 15—20% so hoch wie bei Extraktion der gleichen Mikrosomenansätze nach Oxydation des N-Hydroxyderivates mit Ferricyanid. CCl_4-Extraktion der Ansätze unter möglichst anaeroben Bedingungen und ohne Ferricyanid verringerte diesen Prozentsatz um fast 50%. Ähnlich lagen die Verhältnisse, wenn p-Hydroxylaminophenetol zu den Mikrosomensuspensionen gegeben wurde. Demnach liegen in den Ansätzen primär die N-Oxydationsmetaboliten als Hydroxylaminophenetol vor. In Ansätzen mit gewaschenen Lebermikrosomen werden unter unseren Bedingungen praktisch keine Conjugate gebildet (z. B. Glucuronide oder Sulfate). Der direkte Nachweis von Hydroxylaminophenetol gelang bis jetzt wegen der Empfindlichkeit der Verbindung nicht mit Sicherheit.

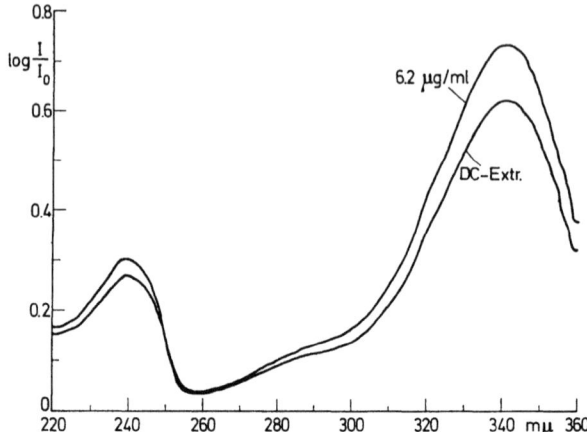

Abb. 6. Absorption des Methanol-Extraktes von dünnschichtchromatographisch abgetrenntem p-Nitrosophenetol aus Ansätzen mit Nierenmikrosomen stimulierter Kaninchen, NADPH$_2$ und 10^{-3} M p-Phenetidin nach 20 min Inkubation. 20 ml Ansatz wurden 2mal mit je 10 ml CCl$_4$ in Gegenwart von 3 mM Ferricyanid extrahiert. Nach dem Abdampfen wurde mit 0,5 ml Aceton aufgenommen und 0,2 ml auf einer Dünnschichtplatte getrennt. Der Flecken von Nitrosophenetol wurde mit 3,0 ml Methanol extrahiert und die Absorption gegen den Extrakt eines gleich großen Areals der gleichen Platte ohne Substanz registriert (DC-Extrakt). Die chemische Bestimmung ergab 5,6 µg/ml p-Nitrosophenetol im Ansatz. Als Vergleich die Absorption einer Lösung von 6,2 µg/ml p-Nitrosophenetol in Methanol. Optische Schicht 1 cm

Die Geschwindigkeit der Ätherspaltung in den bei Abb. 4 wiedergegebenen Ansätzen betrug mit Lebermikrosomen normaler Kaninchen 23 mµMol/ml und mit Lebermikrosomen vorbehandelter Tiere 82 mµMol/ml in 30 min. Außerdem wurde auch 2-Hydroxyphenetidin gebildet, das aber nicht quantitativ gemessen wurde. Die Bildung von 2-Hydroxyphenetidin nahm nach Phenobarbitalbehandlung stark zu.

4. Einfluß von Barbituraten auf die mikrosomale N-Hydroxylierung von p-Phenetidin

Büch et al. (1967a und b) beobachteten, daß die Bildung von Ferrihämoglobin in Ratten und Katzen nach Gaben von Phenacetin oder p-Phenetidin durch gleichzeitige Verabreichung von Barbituraten verlangsamt wurde. Diese Ergebnisse führten zu der Vorstellung, daß hier die N-Hydroxylierung von p-Phenetidin wahrscheinlich gehemmt wird. Wir haben deshalb geprüft, ob in Ansätzen aus Lebermikrosomen, NADPH$_2$ und p-Phenetidin die N-Hydroxylierung von p-Phenetidin durch zugesetzte Barbiturate gehemmt wird. Phenobarbital und Hexobarbital hatten in Konzentrationen von 10^{-3} M keinen Einfluß auf die

Geschwindigkeit der N-Hydroxylierung von p-Phenetidin (ebenfalls 10^{-3} M). Hexobarbital wird selber durch Mikrosomen oxydativ metabolisiert. (Vgl. auch Abschnitt 5.)

5. Bildung von Ferrihämoglobin in vitro bei der Inkubation von p-Phenetidin mit Lebermikrosomen, $NADPH_2$ und Erythrocyten

In Ansätzen aus Lebermikrosomen, $NADPH_2$ und p-Phenetidin gebildete N-Oxydationsmetaboliten oxydieren in gleichzeitig anwesenden Erythrocyten das Hämoglobin. Die roten Zellen fangen das entstehende p-Hydroxylaminophenetol sofort ab und bilden in einem Kreisprozeß Ferrihämoglobin (vgl. BURGER et al., 1967; KIESE, 1966). Mit Hilfe dieses Systems hofften wir entscheiden zu können, ob neben den N-Oxydationsmetaboliten noch andere Stoffwechselprodukte einen wesentlichen Anteil bei der Oxydation des Blutfarbstoffs haben.

Bei der Inkubation von sehr aktiven Lebermikrosomen von stimulierten Kaninchen mit 10^{-3} M p-Phenetidin, einem $NADPH_2$-regenerierenden System und gewaschenen Rindererythrocyten wurde jedoch sogar schneller Ferrihämoglobin gebildet als in Ansätzen aus Erythrocyten und 10^{-3} M p-Nitrosophenetol (Abb. 7). Nach 10 min waren aber in parallel inkubierten Suspensionen gleicher Mikrosomen mit $NADPH_2$ und 10^{-3} M p-Phenetidin nur 30 µg (200 mµMol) p-Phenetidin N-oxydiert worden. Die Konzentration in den ersten Minuten lag sogar viel tiefer (vgl. Abb. 4b). Die Erklärung fand sich schnell: In den eigentlich als Kontrollen dienenden Ansätzen aus p-Nitrosophenetol ($5 \cdot 10^{-4}$ M), Erythrocyten, Mikrosomen und $NADPH_2$ verlief die Bildung von Methämoglobin bereits mehr als dreimal schneller als nur mit Erythrocyten und der gleichen Konzentration p-Nitrosophenetol. Frühere Versuche (KIESE, UEHLEKE u. WEGER, 1961) in unserem Laboratorium hatten gezeigt, daß die Oxydation des Blutfarbstoffs in Erythrocyten durch Phenylhydroxylamin (und gleichermaßen durch Nitrosobenzol) bei Gegenwart löslicher Leberproteine (78000 · g-Überstand von Leberhomogenaten) und $NADPH_2$ stark beschleunigt wird. Diese Beschleunigung ist mit p-Nitrosophenetol noch viel ausgeprägter als mit Nitrosobenzol. Das $NADPH_2$-regenerierende System (0,36 mM NADP) allein beschleunigte in den Ansätzen aus Erythrocyten (etwa 10 g Hämoglobin/100 ml) und Nitrosophenetol die Geschwindigkeit der Bildung von Ferrihämoglobin nicht, sondern führte sogar zu einer Verlangsamung. Zugabe von Mikrosomen (2,5 mg Mikrosomenprotein/ml Ansatz) steigerte die Oxydationsgeschwindigkeit des Blutfarbstoffs gewaltig, noch stärker lösliche Leberproteine (10 mg Protein/ml) (Abb.8). In den ersten 5 min wurden durch 10^{-4} M Nitrosophenetol etwa 3 mg Ferrihämoglobin ($1,8 \cdot 10^{-4}$ M) gebildet (gesamte Hämoglobinkonzentration 100 mg/ml = $6,1 \cdot 10^{-3}$ M), bei Gegenwart von löslichen Leberproteinen und $NADPH_2$

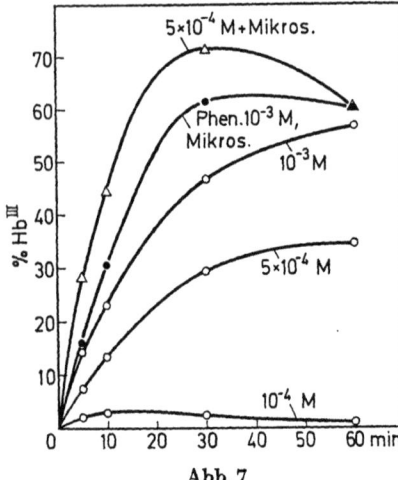
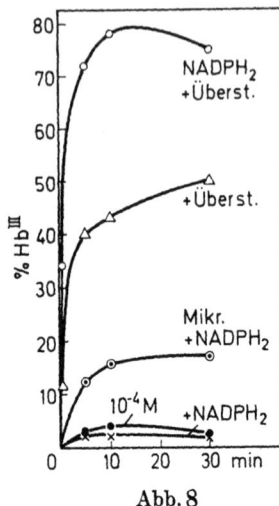

Abb. 7   Abb. 8

Abb. 7. Bildung von Ferrihämoglobin in Suspensionen von gewaschenen Rindererythrocyten, ○ Zugabe von p-Nitrosophenetol in angezeigten Konzentrationen. ● Inkubation von 10^{-3} M p-Phenetidin mit Lebermikrosomen (Mikrosomenprotein: 2,5 mg/ml) stimulierter Kaninchen, einem $NADPH_2$-regenerierenden System und Rindererythrocyten (100 mg Hämoglobin/ml Endkonzentration). In einem parallelen Ansatz mit gleichen Mikrosomen und 10^{-3} M p-Phenetidin waren nach 10 min $2 \cdot 10^{-4}$ M p-Nitrosophenetol (als Summe vorhandener N-Oxydationsprodukte) gemessen worden. ▲ Inkubation von $5 \cdot 10^{-4}$ M p-Nitrosophenetol mit Lebermikrosomen, $NADPH_2$ und Rindererythrocyten

Abb. 8. Beschleunigung der Bildung von Ferrihämoglobin durch 10^{-4} M p-Nitrosophenetol ● bei Gegenwart von nur $NADPH_2$ ×, von Mikrosomen und $NADPH_2$ ⊙, von 78000 · g-Überstand der Leberhomogenate △, sowie von Überstand und $NADPH_2$ ○. Im Ansatz 10 mg/ml Überstandproteine

aber 72 mg ($4{,}4 \cdot 10^{-3}$ M). Die Geschwindigkeit wurde hier also etwa um das 25fache erhöht. Ein Molekül Nitrosophenetol bildete in 5 min 44 Moleküle Ferrihämoglobin.

Diskussion

Umwandlungsprodukte von Phenacetin, die Methämoglobin zu bilden vermögen, stehen als reaktionsfähige Stoffwechselprodukte im Verdacht, auch andere toxische Wirkungen zu verursachen. Bei der Reaktion mit körpereigenen Molekülen können Antigene entstehen. Die Möglichkeit einer immunologischen Beteiligung bei der Auslösung einer „Phenacetinnephritis" wurde zwar von MOESCHLIN (1958) verneint, aber von NISSEN u. FRIIS (1961) und von LORENZEN (1962) in Erwägung gezogen. MCGIBBON et al. (1960) hatten einige Fälle von Phenacetin-bedingten autoimmun-hämolytischen Anämien mit akutem Nierenversagen nachgewiesen. Als wir gefunden hatten, daß p-Phenetidin, genau wie andere Arylamine, durch Enzymsysteme in Lebermikrosomen am Stickstoff hydroxyliert wird (UEHLEKE, 1961, 1962b und c), haben wir geprüft, ob Phenacetin oder p-Phenetidin Immunreaktionen auslösen können. Das gelang jedoch nur unter bestimmten Bedingungen durch Injektionen beim Meerschweinchen und nicht nach Fütterung (UEHLEKE, 1962a und b).

Da der Stoffwechsel von Phenacetin beim Menschen und bei Tieren recht gründlich untersucht wurde, haben wir uns jetzt auf solche Reaktionen konzentriert, die bisher nicht oder unzulänglich verfolgt und nachgewiesen wurden.

Zu 1. BRODIE u. AXELROD (1949) hatten vor 20 Jahren festgestellt, daß nach Verabreichung von größeren Dosen Phenacetin oder p-Phenetidin bei Hunden die Bildung von Methämoglobin in einem Verhältnis zu den Blutkonzentrationen von p-Phenetidin steht. Bei Menschen lagen die Konzentrationen von p-Phenetidin im Blut nach Gaben von 1—2 g Phenacetin so niedrig, daß sie nicht mehr gemessen werden konnten. Dabei entstehen auch nur wenige Prozente Ferrihämoglobin (vgl. KIESE u. MENZEL, 1963). p-Phenetidin selber bildet in vitro kein Methämoglobin, ebenfalls nicht N-Acetyl-p-aminophenol, das überwiegende primäre Stoffwechselprodukt von Phenacetin.

BAADER et al. (1961) haben versucht, N-Oxydationsprodukte von p-Phenetidin im Hund nachzuweisen. Eine Identifizierung und Charakterisierung der N-Oxydationsprodukte erfolgte jedoch nicht und die benutzte analytische Methode ist bei den sehr geringen Konzentrationen (0,1—0,25 µg/ml) recht ungenau. Wir hatten die N-Hydroxylierung von p-Phenetidin zuerst in vitro mit isolierten Lebermikrosomen von Ratten verfolgt. p-Phenetidin wurde etwa 3mal schneller am Stickstoff oxydiert als Anilin (UEHLEKE, 1961, 1962b und c; 1964). Hier ließen sich die höheren Konzentrationen von N-Oxydationsprodukten (einige µg/ml) verläßlicher messen und charakterisieren. Die Geschwindigkeit der N-Hydroxylierung einiger Arylamine in Suspensionen von Lebermikrosomen entsprach recht gut der Bildungsgeschwindigkeit von Ferrihämoglobin in Katzen, denen die betreffenden Amine injiziert worden waren (UEHLEKE, 1961).

Unsere jetzigen Messungen zeigten gute Übereinstimmung sowohl der Blutspiegel von p-Phenetidin als auch der Bildung von Ferrihämoglobin (Abb.2) mit früheren Versuchen von BAADER et al. (1961) bei Hunden unter vergleichbaren Bedingungen. Vorbehandlung der Hunde mit Phenobarbital führte nach oraler Verabreichung von p-Phenetidin zu einer schnelleren Bildung von Ferrihämoglobin. Offenbar verläuft der Stoffwechsel von p-Phenetidin und auch die Entstehung von oxydierenden Metaboliten in den vorbehandelten Tieren schneller. Dementsprechend fielen bei den stimulierten Hunden auch die Blutspiegel von p-Phenetidin schneller ab (Abb.2a). Dies kam nach i.v. Gaben von p-Phenetidin noch deutlicher zum Ausdruck (Abb.3). Hier nahmen die Bluthalbwertszeiten von 90 auf 40 min ab. WELCH et al. (1966) fanden bei Katzen nach Vorbehandlung mit Methylcholanthren eine noch stärkere Verringerung der Plasma-Halbwertszeiten von Phenacetin.

30 min nach i.v. Gaben von p-Phenetidin lagen bei unseren Versuchen die Konzentrationen der N-Oxydationsprodukte (als Nitrosophenetol gemessen) im Blute der mit Phenobarbital vorbehandelten Hunde rund dreimal höher (1,0 µg/ml) als bei den Kontrollen (0,3 µg/ml). Die chemische Bestimmung der Nitrosoverbindung in diesen Konzentrationsbereichen ist allerdings nicht sehr genau ($s_{\bar{x}}$ etwa $\pm 15^0/_0$).

Nach einer i.v. Gabe von 68,6 mg (0,5 mMol)/kg p-Phenetidin haben wir p-Nitrosophenetol aus dem Blut eines mit Phenobarbital vorbehandelten Hundes extrahiert, durch Chromatographie an Kieselgel von anderen Metaboliten abgetrennt und seine Identität durch Vergleich mit der authentischen Verbindung bewiesen.

Hunde, die p-Phenetidin oral erhalten hatten, schieden im Urin nur 1—2$^0/_0$ der Dosis als unverändertes p-Phenetidin aus. Die Ausscheidung von p-Phenetidin verringerte sich nach Behandlung der Hunde mit Phenobarbital, während die Ausscheidung von N-Oxydationsprodukten von etwa 0,1—0,2$^0/_0$ der Dosis auf das Doppelte anstieg. Diese Steigerung war also viel weniger ausgeprägt, als wir sie nach Verabreichung von 2-Naphthylamin bei Hunden gesehen haben (UEHLEKE u. BRILL, 1968). Dort war nach Phenobarbitalgaben die Ausscheidung von N-Oxydationsprodukten im Urin von Hunden bis auf das 8—10fache angestiegen.

Es erhebt sich hier die Frage, in welcher Form die N-Oxydationsmetaboliten von p-Phenetidin (und Phenacetin) im Urin erscheinen. Bei der Extraktion ohne Zugabe von Ferricyanid (das Hydroxylaminderivate schnell zur Nitrosostufe oxydiert) ließen sich nur 10—20$^0/_0$ der N-Hydroxylierungsprodukte als p-Nitrosophenetol in Tetrachlorkohlenstoff extrahieren. Freies Hydroxylaminophenetol ist recht unbeständig, leicht oxydabel und lichtempfindlich. Es könnte als Conjugat, z. B. als Glucuronid, Sulfat oder auch als Phosphat im Urin vorliegen. Solche möglichen Conjugate müßten dann bei der Extraktion mit CCl_4 und Ferricyanid bereits zerfallen. Behandlung der Urine mit Glucuronidase verminderte jedoch die Menge des mit und ohne Ferricyanid extrahierbaren Nitrosophenetols noch weiter.

BURNS u. CONNEY (1965) und KLUTCH et al. (1966) vermuteten, daß auch N-Hydroxy-Phenacetin im Stoffwechsel entsteht. Nach Phenacetingaben schieden die Tiere im Urin eine Verbindung aus (weniger als 0,5$^0/_0$ der Dosis), die sich im Dünnschichtchromatogramm der Urinextrakte wie N-Hydroxy-Phenacetin verhielt. Eine weitere Identifizierung erfolgte nicht.

WELCH, CONNEY u. BURNS (1966) fanden, daß besonders bei Katzen nach Gaben von Phenacetin aber auch nach N-Acetyl-p-aminophenol bis zu 10$^0/_0$ der Dosis als diazotierbare Amine im Urin ausgeschieden wurden. Es handelte sich dabei aber nicht um p-Phenetidin oder Aminophenole. Bei Hunden wurden nur 1$^0/_0$, bei Menschen sehr wenig diazotierbare Verbindungen gefunden. Demnach kann es sich auch nicht um 2-Hydroxyphenetidin bzw. sein Sulfat handeln, da dies gerade bei Menschen bis zu 8$^0/_0$ im Urin erscheint (BÜCH et al., 1966).

Phenacetin bildet in Tieren sehr viel weniger Ferrihämoglobin als p-Phenetidin. Nach oraler Verabreichung von 179,2 mg (1 mMol)/kg Phenacetin an Hunde haben wir weniger N-Oxydationsprodukte im Urin gefunden als nach Verabreichung von nur 13,7 mg (0,1 mMol)/kg p-Phenetidin (Abb. 2c), obgleich die Blutkonzentrationen von p-Phenetidin nach beiden Substanzen nur wenig Unterschied aufwiesen (Tabelle und Abb. 2a).

Nach Stimulierung der Hunde lagen bei gleicher Dosierung von Phenacetin die Blutkonzentrationen von p-Phenetidin tiefer als bei den gleichen unbehandelten Tieren. Die Bildung von Ferrihämoglobin verlief aber deutlich schneller (Tabelle). Die Steigerung der N-Hydroxylierung — und auch der 2-Hydroxylierung — von p-Phenetidin wirkt sich also trotz geringerer Konzentrationen von p-Phenetidin aus. Offensichtlich wird die Entacetylierung von Phenacetin nicht beeinflußt, wie auch Untersuchungen mit Mikrosomenfraktionen zeigten (BERNHAMMER u. KRISCH, 1965; UEHLEKE u. SCHNITGER, 1969).

Bei Katzen, die vorher Methylcholanthren bekommen hatten, sahen WELCH et a.l (1966) nach Gaben von Phenacetin oder N-Acetyl-p-aminophenol keine Änderung der Bildung von Ferrihämoglobin gegenüber Kontrollen. Entacetylierung und N-Hydroxylierung werden offenbar nicht wesentlich beeinflußt (vgl. UEHLEKE, 1967). Schneller ablaufende Conjugationsreaktionen könnten hier aber auch beschleunigte Primärreaktionen kompensieren.

Zu 2. Die Ausscheidung von N-Oxydationsprodukten im Urin von Ratten nach Gaben von p-Phenetidin lag sehr niedrig. Wir haben die Ausscheidung gemessen, da BÜCH et al. (1967b) bei Ratten den Einfluß von Phenobarbital-Vorbehandlung auf die Bildung von Methämoglobin nach Phenacetingaben verfolgt haben. Phenacetin wurde bei den Versuchen von BÜCH et al. in den stimulierten Tieren offensichtlich schneller metabolisiert. Die Konzentrationen von Ferrihämoglobin lagen gegenüber den Kontrollen anfangs erheblich höher, nach 2 Std aber zunehmend niedriger.

Zu 3. Lebermikrosomen von Kaninchen N-hydroxylieren verschiedene Arylamine mit erheblich größerer Geschwindigkeit als Rattenmikrosomen (LANGE, 1967; UEHLEKE u. NESTEL, 1967). Wir haben daher die N-Hydroxylierung von p-Phenetidin durch die Mikrosomenfraktionen von Lebern und Nieren von Kaninchen verglichen und den Einfluß von Phenobarbital-Vorbehandlung untersucht. Gerade beim Mißbrauch analgetisch wirksamer Arzneikombinationen könnten Wirkstoffe neben Phenacetin zu einer Vermehrung des endoplasmatischen Reticulums und der mikrosomalen Enzymsysteme (UEHLEKE, 1967) führen und damit auch die N-Hydroxylierungen beschleunigen.

Unter Umständen wirkt sogar Phenacetin selber stimulierend. Die Versuche von GRANTHAM et al. (1968) und von YAMAMOTO et al. (1968) mit dem analogen Acetanilid lassen mehrere Deutungen zu. Einmal wurde die Toxicität und Carcinogenität von N-Acetylaminofluoren durch gleichzeitige Gaben von Acetanilid herabgesetzt. Zum anderen wurde aber nach einmaliger Gabe von Acetylaminofluoren bei Ratten, die 6 Wochen mit Acetanilid behandelt worden waren, die doppelte Menge N-Hydroxy-N-Acetylaminofluoren im Urin ausgeschieden.

Besonders aktive Lebermikrosomen von stimulierten Kaninchen N-hydroxylierten innerhalb von 10 min bei unseren Versuchen immerhin 20% des p-Phenetidins. Aus solchen Ansätzen wurden die N-Oxydationsmetaboliten als Nitrosophenetol extrahiert, kristallin isoliert und identifiziert. Die Aktivität von Nierenmikrosomen war mit 3—6% N-Oxydation erheblich geringer (vgl. auch UEHLEKE u. GREIM, 1968). Nierenmikrosomen von vorbehandelten Kaninchen erreichten aber fast die Aktivität der Lebermikrosomen unbehandelter Kaninchen (Abb. 4). Nach dünnschichtchromatographischer Trennung der Extrakte von Ansätzen mit Nierenmikrosomen zeigte die UV-Absorption der eluierten Flecken von p-Nitrosophenetol, daß die Nitrosoverbindung rein vorlag.

Nach Verabreichung von Phenacetin fanden BRODIE u. AXELROD (1949) bei Hunden die höchsten Konzentrationen von p-Phenetidin in der Leber und in den Nieren. Da Hunde nur entacetylieren, aber nicht acetylieren, liegen hier andere Verhältnisse als beim Menschen vor. In vitro entacetylierten Nieren-Schnitte, -Homogenate oder -Mikrosomen von Kaninchen auch bei unseren Versuchen (UEHLEKE u. SCHNITGER, 1969) Phenacetin mit ähnlicher Geschwindigkeit wie die entsprechenden Leberpräparationen. Die Säureamidspaltung stieg nach Phenobarbitalbehandlung in Mikrosomensuspensionen nicht an. Die höhere Aktivität im Homogenat erklärt sich durch die größere Konzentration von endoplasmatischem Reticulum nach Fremdstoff-Belastung (REMMER u. MERKER, 1963; UEHLEKE, 1967). Im lebenden Tier könnte also eine schnellere Entacetylierung nach Stimulierung durch Phenobarbital und andere Verbindungen durch vermehrtes endoplasmatisches Reticulum und nicht durch eine Aktivitätssteigerung der Säureamidase zustande kommen.

Durch Phenobarbitalbehandlung stiegen allerdings bei unseren früheren Versuchen (UEHLEKE u. GREIM, 1968) die Nierengewichte von Ratten und Kaninchen sowie die Mikrosomenausbeuten aus Nieren nicht deutlich an (P: 0,08—0,1). Elektronenoptische Untersuchungen von TORHORST et al. (1967a und b) zeigten, daß bei Phenacetinfütterung von Ratten (2,5% in der Nahrung) in den ersten Tagen das glatte endoplasmatische Reticulum der proximalen Tubuluszellen zunahm. Nach einer Woche traten dann Pigmentkörnchen auf. Auch BOLER u. ARHELGER (1966) fanden in proximalen Tubuluszellen normaler Kaninchen überwiegend glattes Reticulum. Nur wenige Ribosomen sind sichtbar.

In den Nieren des lebenden Organismus können die Konzentrationen von p-Phenetidin außerdem durch den Urin-pH beeinflußt werden. Bei neutralem bis leicht alkalischem Urin wird p-Phenetidin wahrscheinlich stark rückresorbiert

(BECKETT, 1966); dadurch können die Konzentrationen in den Nieren höher sein als im Serum. Man hat Spekulationen darüber angestellt, ob solche oder pathologische Faktoren die individuelle Disposition zur „Phenacetinnephritis" bestimmen können (PRESCOTT, 1966). Jedenfalls traten Nierenschäden bei vielen Personen *nicht* auf, die chronisch über lange Zeiten hohe Dosen Phenacetin zu sich genommen hatten.

Aus dem Befund, daß beim Menschen nur etwa $0,1\%$ einer Dosis Phenacetin als p-Phenetidin im Urin erscheint, hat man voreilig den Schluß gezogen, daß tatsächlich nur sehr wenig Phenacetin entacetyliert wird. BÜCH et al. (1966) zeigten, daß etwa 8% einer Dosis Phenacetin als Sulfat von 2-Hydroxyphenetidin (2-Sulfonyloxy-4-äthoxyanilin) im Urin von Menschen erscheinen. Vorher hatten schon SMITH u. WILLIAMS (1949) nach Gaben von p-Phenetidin diesen Metaboliten als Glucuronid im Urin von Kaninchen nachgewiesen. Offenbar wird Phenacetin zuerst entacetyliert und dann unter anderem in 2-Stellung am Ring hydroxyliert. Im Körper entsteht also erheblich mehr p-Phenetidin, als die Ausscheidung oder Konzentrationen in Körperflüssigkeiten vermuten lassen. Nach Verabreichung von Phenacetin ist p-Phenetidin ein typischer Durchgangsmetabolit.

Ob und in welchem Ausmaß Metaboliten von Phenacetin in der Niere gebunden werden, wissen wir nicht. STUDER u. SCHÄRER (1965) fanden bei Hunden nach langer Phenacetinbelastung in den Lebern und Nieren vermehrt eisenhaltige Pigmente, die hauptsächlich aus Lipofuchsin bestehen sollen (BERNEIS u. STUDER, 1967). In diesen Pigmenten sind vermutlich auch Abbauprodukte von Phenacetin enthalten. REBER u. STUDER (1965) fütterten ^{3}H-markiertes Phenacetin an Katzen (50 mg/kg) über 3 Monate und fanden noch 3 Monate nach der letzten Gabe einige Aktivität in diesen Pigmenten. Vielleicht kommt die Färbung auch durch Phenoxazone zustande, die gut lipoidlöslich sind. 2-Hydroxyphenetidin kondensiert im Alkalischen leicht zu einem Phenoxazon.

Zu 4. Unsere Befunde über die Steigerung der mikrosomalen N-Hydroxylierung von p-Phenetidin durch Vorbehandlung der Tiere mit Phenobarbital sowohl in vivo als auch in Leber- und Nierenfraktionen bestätigten frühere Versuche (UEHLEKE u. GREIM, 1968; UEHLEKE, 1969a) über die Stimulierbarkeit oxydativer Reaktionen in Nierenmikrosomen.

BÜCH et al. (1967c) beobachteten, daß die Bildung von Ferrihämoglobin in Katzen nach Gaben von Phenacetin durch Pernocton-Narkosen (Pernocton = 5-(2-Bromallyl)-5-(1-methyl-propyl)-barbitursäure) auf weniger als 50% gegenüber Kontrollen abfällt. Daraufhin durchgeführte Untersuchungen zeigten, daß auch in Ratten nach Verabreichung von Phenacetin oder p-Phenetidin erheblich weniger Methämoglobin gebildet wird, wenn gleichzeitig Barbiturate appliziert wurden. Dabei lagen die Blutspiegel von Phenacetin bzw. Phenetidin sogar höher als bei den Tieren ohne Barbiturate. BÜCH et al. (1967a und b) folgerten aus ihren Ergebnissen, daß wahrscheinlich die N-Hydroxylierung von p-Phenetidin durch anwesende Barbiturate gehemmt wird. Die N-Hydroxylierung wurde jedoch nicht gemessen.

In unserem Labor hatte GIRGIS (1961) bei Untersuchungen über die Methämoglobinbildung durch Anilin bei Hunden gesehen, daß bei Narkosen mit Urethan-Chloralose die Bildung von Ferrihämoglobin auf etwa die Hälfte verringert wird. MCLEAN et al. (1967) fanden ebenfalls eine ausgeprägte Verlangsamung der Methämoglobinbildung nach Injektion von Anilin bei Katzen, die mit Chloralose, Urethan, Äthylchlorid oder Pentobarbital narkotisiert worden waren. Auch MCLEAN u. Mitarb. vermuteten eine Hemmung der N-Hydroxylierung durch die Narkose. Die Methämoglobinbildung durch injiziertes Phenylhydroxylamin wurde nämlich nicht beeinflußt. Auf der anderen Seite zeigte SKF-525 A, ein viel benutzter Hemmstoff für mikrosomale Oxydationen, keinen Einfluß auf die Geschwindigkeit der Methämoglobinbildung nach Anilingaben. Dies ist verständlich, da wir auch in vitro bei der mikrosomalen N-Hydroxylierung von Anilin und einigen Derivaten mit SKF-525A keine Hemmung gesehen hatten (UEHLEKE, 1961).

Unsere jetzigen Untersuchungen zeigten nun, daß Phenobarbital und Hexobarbital in Konzentrationen von 10^{-3} M keinen Einfluß auf die mikrosomale N-Hydroxylierung von p-Phenetidin haben. Auch in Ansätzen aus Lebermikrosomen, NADPH, p-Phenetidin und Erythrocyten sahen wir keine Änderung der Geschwindigkeit der Bildung von Ferrihämoglobin. Ein Einfluß auf die Erythrocyten konnte ebenfalls ausgeschlossen werden: p-Nitrosophenetol bildete in Suspensionen von Erythrocyten bei Gegenwart von Barbituraten mit unveränderter Geschwindigkeit Ferrihämoglobin. Hieraus muß man schließen, daß die untersuchten Narkotica wahrscheinlich über andere Mechanismen — wie z. B. Organdurchblutung und Sauerstoffspannung, Filtration, Sekretion und Rückresorption in den Nieren — wirksam werden, aber nicht direkt durch Konkurrenzhemmung von mikrosomalen Stoffwechselvorgängen.

Zu 5. Die Oxydation des Blutfarbstoffs nach Aufnahme von Phenacetin in den Organismus gab Anlaß zu vielen Untersuchungen. Phenacetin, p-Phenetidin und auch N-Acetyl-p-aminophenol bilden in vitro in Erythrocytensuspensionen kein Ferrihämoglobin. Aber sowohl Phenacetin als auch sein hauptsächliches Stoffwechselprodukt N-Acetyl-p-aminophenol oxydieren im Organismus den Blutfarbstoff. Bei Menschen ist N-Acetyl-p-aminophenol weniger (MENZEL u. KIESE, 1963). bei der Katze aber ebenso wirksam wie Phenacetin, zumindest nach intraperitonealer Verabreichung (DOLL u. HACKENTHAL, 1963; WELCH, CONNEY u. BURNS, 1966).

p-Phenetidin oxydierte in Hunden Hämoglobin etwa 7mal schneller als Phenacetin (BRODIE u. AXELROD, 1949). Welche Metaboliten von Phenacetin bzw. p-Phenetidin sind nun auch in vitro wirksam ? p-Aminophenol tritt besonders nach Gaben von Phenacetin nur in sehr geringen Konzentrationen im Blut und im Urin auf. Nach oralen und i.v. Gaben von 50 mg/kg p-Phenetidin an Hunde fanden BAADER et al. (1961) immerhin 1—2 µg/ml p-Aminophenol im Blut. Wurden die gleichen Blutkonzentrationen — die in vitro völlig ohne Wirkung sind — durch Dauerinfusion bei Hunden eingestellt, so trat deutliche Oxydation des Blutfarbstoffs auf. Die Wirksamkeit von p-Aminophenol ist also im Organismus stärker als in vitro.

p-Nitrosophenetol bildet in vivo und in vitro erheblich langsamer Ferrihämoglobin als z. B. Nitrosobenzol. In vitro lagen bei uns die Anfangsgeschwindigkeiten mit 10^{-3} M p-Nitrosophenetol kaum höher als bei einer Konzentration von 10^{-4} M Nitrosobenzol (vgl. BAADER et al., 1961). p-Phenetidin bildet jedoch in Hunden und Katzen (UEHLEKE, 1961) 2—3mal schneller Methämoglobin als Anilin. Nach Verabreichung von p-Phenetidin entsteht in Tieren viel schneller Ferrihämoglobin als durch Phenacetin. Nur nach Phenetidin-Gaben haben wir bei Hunden N-Oxydationsprodukte in Form von p-Nitrosophenetol im Blut quantitativ messen können. Die gefundenen Konzentrationen reichen aber nicht aus, um die Bildungsgeschwindigkeiten von Ferrihämoglobin zu erklären. BAADER et al. (1961) hatten durch Infusionen von p-Nitrosophenetol ähnliche Blutspiegel bei Hunden eingestellt, wie sie nach Gaben von p-Phenetidin auftraten. Auch hier kam man zu dem Schluß, daß noch andere Metaboliten bei der Oxydation des Blutfarbstoffs beteiligt sein müssen.

Die nach Verabreichung von Phenacetin im Blute von Hunden und Katzen auftretenden Konzentrationen von freiem N-Acetyl-p-aminophenol liegen je nach der Tierart, der Zeit nach Applikation und der Dosis bei etwa $10-80^0/_0$ der Phenacetinkonzentrationen im Blut (vgl. WELCH et al., 1966). Vorbehandlung der Katzen mit Methylcholanthren verringerte die Plasmahalbwertszeit von Phenacetin zwar auf weniger als die Hälfte und ließ gleichzeitig die Plasmakonzentrationen von N-Acetyl-p-aminophenol ansteigen. Aber die Bildungsgeschwindigkeit von Methämoglobin blieb praktisch unbeeinflußt. Bei Hunden (BAADER et al., 1961) und Menschen (KIESE u. MENZEL, 1963) bewirkte N-Acetyl-p-aminophenol nach oralen Gaben jedoch eine erheblich geringere Oxydation des Blutfarbstoffs als Phenacetin.

N-Hydroxyphenacetin, das vermutlich ebenfalls entsteht (KLUTCH et al., 1966; BURNS u. CONNEY, 1965), oxydierte nach intraperitonelaer Verabreichung von 25 mg/kg bei Hunden $25^0/_0$ des Blutfarbstoffs (BURNS u. CONNEY, 1965). 2-Hydroxyphenetidin bildete in Suspensionen gewaschener menschlicher Erythrocyten (etwa 150 mg Hb/ml ?) in Konzentrationen von etwa $2 \cdot 10^{-3}$ M(?) in 2 Std $33^0/_0$ Ferrihämoglobin (SHAHIDI, 1968). Leider sind hier die genauen Bedingungen nicht angegeben. Über die Konzentrationen von 2-Hydroxyphenetidin im Blut nach Verabreichung von Phenacetin oder p-Phenetidin ist nichts bekannt. 2-Hydroxyphenacetin bewirkte bei Hunden nach Injektionen keine Oxydation des Blutfarbstoffs (CONNEY u. BURNS, 1965). Menschen scheiden immerhin bis zu $8^0/_0$ 2-Hydroxyphenetidin, überwiegend als Sulfat, im Urin aus, wenn Phenacetin gegeben wurde. Daneben entsteht auch wenig 3-Hydroxyphenetidin.

Aus diesen Metaboliten könnte durch Ätherspaltung bzw. Entacetylierung 3,4- bzw. 2,4-Dihydroxyanilin entstehen. 3,4-Dihydroxyanilin führte nach Gaben von nur 10 mg/kg bei Hunden unter schwerer Hämaturie zum Tode (PARKE, 1966).

Es ist möglich, daß auftretende Metaboliten von Phenacetin und Folgeprodukte wie o-Hydroxyamine, Chinonimine oder Chinone zu einer Bindung an Proteine führen. Besonders das noch nicht gesichert nachgewiesene N-Hydroxyphenacetin könnte genau wie die gründlich untersuchten N-Hydroxy-N-Acetylarylamine mit Zellbestandteilen reagieren (vgl. MILLER u. MILLER, 1966; UEHLEKE, 1969b). Da Phenacetin und p-Phenetidin in den Nieren metabolisiert werden (UEHLEKE u. SCHNITGER, 1969), sind solche Reaktionen auch in der Niere zu erwarten.

Wir haben schließlich versucht, an Hand der Bildung von Ferrihämoglobin in Ansätzen aus Mikrosomen, p-Phenetidin, $NADPH_2$ und Rindererythrocyten zu entscheiden, ob neben den N-Oxydationsprodukten noch andere Metaboliten einen nennenswerten Anteil bei der Oxydation des Blutfarbstoffs haben. In solchen Ansätzen mit 10^{-3} M p-Phenetidin wurde jedoch sogar schneller Ferrihämoglobin gebildet als bei Gegenwart von 10^{-3} M p-Nitrosophenetol. In Suspensionen gleicher

Mikrosomen mit nur p-Phenetidin und $NADPH_2$ wurden aber in 10 min nur etwa 20% des p-Phenetidins N-hydroxyliert.

Mikrosomen und besonders lösliche Leberproteine beschleunigten bei Gegenwart von $NADPH_2$ die Oxydation des Blutfarbstoffs durch p-Nitrosophenetol in Erythrocyten hier etwa 25 mal. Die Deutung, die einer von uns bei der ersten Beschreibung dieses Vorganges mit Nitrosobenzol gab (KIESE, UEHLEKE u. WEGER, 1961), war schon damals wenig befriedigend. Nitrosophenetol wird wie Nitrosobenzol in roten Zellen sehr schnell angereichert. Bei höheren Konzentrationen (Nitrosobenzol ab $4 \cdot 10^{-5}$ M, Nitrosophenetol ab $4 \cdot 10^{-4}$ M) werden die Erythrocyten undicht und verlieren Kalium (PFLEGER et al., 1962). Wir nehmen heute eher an, daß Elektronen direkt durch die Erythrocytenmembran transportiert werden. Hochzentrifugierter Überstand von Leberhomogenaten mit $NADPH_2$ beschleunigt nämlich auch die Reduktion von Ferrihämoglobin in Erythrocyten (UEHLEKE, 1969c).

Durch diese Komplikationen war es also auch in vitro nicht möglich, die Bildung oxydierender Metaboliten von p-Phenetidin mit der Geschwindigkeit der Oxydation von Hämoglobin quantitativ zu vergleichen.

Die Oxydation des Blutfarbstoffs an sich verursacht noch keine Nierenschäden. Es ist aber möglich, daß die in den Nieren entstehenden reaktionsfähigen Metaboliten sich mit Zellbestandteilen verbinden.

Einige dieser Untersuchungen wurden durch die Deutsche Forschungsgemeinschaft unterstützt. Frl. I. NIETZSCHMANN und Herrn K. H. HELLMER sei für sorgfältige Mitarbeit gedankt.

Literatur

BAADER, H., S. GIRGIS, M. KIESE, H. MENZEL u. L. SKROBOT: Der Einfluß des Lebensalters auf Umsetzungen von Phenacetin, p-Phenetidin, N-Acetyl-p-aminophenol, p-Aminophenol und Anilin im Hunde. Naunyn-Schmiedebergs Arch. exp. Path. Pharmak. 241, 317 (1961).

BECKETT, A. H.: In Symposium: The toxicity of analgesic substances, Discussion. J. Pharm. Pharmacol. 18, 350 (1966).

BERNEIS, K., u. A. STUDER: Vermehrung von Lipofuchsin in der Leber als Folge von Phenacetinabusus. Virchows Arch. path. Anat. 343, 75 (1967).

BERNHAMMER, E., and K. KRISCH: Deacetylation of phenacetin by liver esterase. Biochem. Pharmacol. 14, 863 (1965).

BOLER, R. K., and R. B. ARHELGER: Microtubules in cytosomes and cytosegresomes of rabbit tubule epithelium. Lab. Invest. 15, 302 (1966).

BRODIE, B. B., and J. AXELROD: The fate of acetophenetidin (phenacetin) in man and methods for the estimation of acetophenetidin and its metabolites in biological material. J. Pharmacol. exp. Ther. 97, 58 (1949).

BÜCH, H., W. GEHRHARDS, G. KARACHRISTIANIDIS, K. PFLEGER u. W. RUMMEL: Hemmung der durch Phenacetin und p-Phenetidin verursachten Methämoglobin-Bildung durch Barbiturate. Biochem. Pharmacol. 16, 1575 (1967a).

Büch, H., W. Gehrhards, K. Pfleger, W. Rüdiger u. W. Rummel: Metabolische Umwandlung von Phenacetin und N-Acetyl-p-aminophenol nach Vorbehandlung mit Phenobarbital. Biochem. Pharmacol. 16, 1585 (1967b).
— Häuser, K. Pfleger u. W. Rüdiger: Über die Ausscheidung eines noch nicht beschriebenen Phenacetinmetaboliten beim Menschen und bei der Ratte. Naunyn-Schmiedebergs Arch. exp. Path. Pharmak. 253, 25 (1966).
— K. Pfleger u. W. Rummel: Untersuchungen über den oxydativen Stoffwechsel des Phenacetins bei der Ratte. Biochem. Pharmacol. 16, 2247 (1967c).
Burger, A., J. Wagner, H. Uehleke u. E. Götz: Beeinflussung von Pentosephosphatcyclus und Glykolyse in Erythrocyten während Methämoglobinbildung durch Phenylhydroxylamin. Naunyn-Schmiedebergs Arch. Pharmak. exp. Path. 256, 333 (1967).
Burns, J. J., and A. H. Conney: Biochemical studies with phenacetin and related compounds. Proc. Europ. Soc. Drug Toxicity, Vol. VI, p. 76. Excerpta Medica Found., Amsterdam 1965.
Doll, G., u. E. Hackenthal: Untersuchungen über Phenacetin und einige chemisch verwandte Substanzen. Arzneimittel-Forsch. 13, 68 (1963).
Eisalo, A., and S. Talanti: Observations on the effect of phenacetin and N-Acetyl-p-aminophenol on rat kidneys. Acta med. scand. 169, 655 (1961).
Girgis, S.: Untersuchungen des Einflusses von SKF 525-A auf die Hämiglobinbildung durch Anilin und N-Methylanilin in Hunden. Dissertation, Med. Fak. Tübingen 1961.
Grantham, P. H., L. Mohan, R. S. Yamamoto, E. K. Weisburger, and J. H. Weisburger: Alteration of the metabolism of the carcinogen N-2-fluorenylacetamide by acetanilide. Toxicol. appl. Pharmacol. 13, 118 (1968).
Herr, F., u. M. Kiese: Bestimmung von Nitrosobenzol im Blute. Naunyn-Schmiedebergs Arch. exp. Path. Pharmak. 235, 351 (1959).
Holmes, R. R., u. R. P. A. Bayer: A simple method for the direct oxidation of aromatic amines to nitroso compounds. J. Amer. chem. Soc. 82, 3454 (1960).
Kiese, M.: The biochemical production of ferrihemoglobin-forming derivatives from aromatic amines, and mechanisms of ferrihemoglobin formation. Pharmacol. Rev. 18, 1091 (1966).
—, u. W. Lenk: Induktion der Bildung von 4-Chlorglykolanilid durch 4-Chloranilin und 4-Chloracetanilid beim Kaninchen. Naunyn-Schmiedebergs Arch. Pharmak. (im Druck) (1969).
—, u. H. Menzel: Hämiglobinbildung im Blute des Menschen nach Einnahme von Phenacetin und von N-Acetyl-p-aminophenol. Naunyn-Schmiedebergs Arch. exp. Path. Pharmak. 242, 551 (1962).
—, u. H. Uehleke: Der Ort der N-Oxydation des Anilins im höheren Tier. Naunyn-Schmiedebergs Arch. exp. Path. Pharmak. 242, 117 (1961).
— — u. N. Weger: Extraerythrocytäre Einflüsse auf die Hämiglobinbildung durch Phenylhydroxylamin und Nitrosobenzol in roten Zellen. Naunyn-Schmiedebergs Arch. exp. Path. Pharmak. 242, 130 (1961).
Klutch, A., M. Harfenist, and A. H. Conney: 2-Hydroxyacetophenetidine, a new metabolite of acetophenetidine. J. med. Chem. 9, 63 (1966).
Lange, G.: Verschiedene Induktion der mikrosomalen N- und p-Hydroxylierung von Anilin und N-Äthylanilin bei Kaninchen. Naunyn-Schmiedebergs Arch. Pharmak. exp. Path. 257, 230 (1967).
Lorenzen, I.: Interstitial nephritis and phenacetin abuse. In: Drug induced diseases. Vangorcum, Assen 1962.
MacGibbon, B. H., W. L. Loughridge, O. B. D. Hourihane, and D. W. Boyd: Autoimmune haemolytic anaemia with acute renal failure due to phenacetin and p-aminosalicylic acid. Lancet 1960 I, 7.

McLean, S., J. Robinson, G. A. Starmer, and J. Thomas: The influence of anaesthetic agents on the formation of methaemoglobin induced by aniline in cats. J. Pharm. Pharmacol. 19, 303 (1967).

Miller, E. C., and J. A. Miller: Mechanisms of chemical carcinogenesis: nature of proximate carcinogens and interactions with macromolecules. Pharmacol. Rev. 18, 805 (1966).

Moeschlin, S.: In: Phenacetinabusus und Nierenschädigung, S. 74. Stuttgart: G. Thieme 1958.

Moolton, S. E., and I. B. Smith: Fatal nephritis in chronic phenacetin poisoning. Amer. J. Med. 28, 127 (1960).

Nissen, N. I., and T. Friis: Mekanismen ved erythrocytlevetidsforkortnine hos fenacetin spiserre og denne relation til fenacetinnefropatien. Ugeskr. Laeg. 123, 1056 (1961).

Parke, D. V.: In Symposium: The toxicity of analgesic substances, Discussion. J. Pharm. Pharmacol. 18, 349 (1966).

Pfleger, K., W. Rummel, E. Seifen u. W. Rottmann: Zur Frage nach der Ursache des erhöhten Erythrocytenzerfalls unter Phenacetin. Med. exp. (Basel) 6, 105 (1962).

Prescott, L. F.: The nephrotoxicity of analgesics. J. Pharm. Pharmacol. 18, 331 (1966).

— M. Sansur, W. Levin, and A. H. Conney: The comparative metabolism of phenacetin and N-acetyl-p-aminophenol in man, with particular reference to effects on the kidney. Clin. Pharmacol. Ther. 9, 605 (1968).

Reber, K., u. A. Studer: Autohistoradiographischer Nachweis von Phenacetin oder Phenacetin-Abbauprodukten in Leber- und Nierenpigment Phenacetinbelasteter Katzen. Med. Pharmacol. exp. 13, 257 (1965).

Remmer, H., u. H.-J. Merker: Enzymindunktion und Vermehrung von endoplasmatischem Retikulum in der Leberzelle während der Behandlung mit Phenobarbital. Klin. Wschr. 41, 276 (1963).

Rising, A.: Über die Methyl- und Äthyl-Äther des p-Oxyphenylhydroxylamins und die daraus dargestellten Azoxyverbindungen. Ber. dtsch. chem. Ges. 37, 43 (1904).

Sarre, H., A. Moench u. R. Kluthe: Phenacetinabusus und Nierenschädigung. Stuttgart: G. Thieme 1958.

Shahidi, N. T.: Acetophenetidine-induced methemoglobinemia. Ann. N. Y. Acad. Sci. 151, 822 (1968).

Shelley, I. H.: Phenacetin, through the looking glass. Clin. Pharmacol. Ther. 8, 427 (1967).

Smith, J. N., and R. T. Williams: Studies in detoxication 24. The metabolism of p-phenetidine (p-ethoxyaniline) with some observations on the anisidines (methoxyanilines). Biochem. J. 44, 250 (1949).

Spühler, O., u. H. U. Zollinger: Die chronisch-interstitielle Nephritis. Z. klin. Med. 151, 1 (1953).

Studer, A., u. K. Schärer: Langfristige Phenacetinbelastung am Hund mit Berücksichtigung der Leber- und Nierenpigmentierung. Schweiz. med. Wschr. 95, 933 (1965).

Thauer, R. K., G. Stöffler u. H. Uehleke: p-Hydroxylaminobenzol-sulfonamid als methämoglobinbildendes Stoffwechselprodukt von Sulfanilamid. Naunyn-Schmiedebergs Arch. exp. Path. Pharmak. 250, 286 (1965); 252, 32 (1965).

Torhorst, J., L. Richter u. H. P. Rohr: Entwicklung und Umwandlung lysosomaler Funktionsformen unter besonderer Berücksichtigung des glatten endoplasmatischen Retikulum. Elektronenoptische Untersuchungen am Modell

des proximalen Tubulus nach Phenacetinbelastung. Virchows Arch. path. Anat. **343**, 64 (1967a).
— H. P. ROHR, H. U. ZOLLINGER, A. STUDER u. J. P. TRANZER: Ultrastrukturelle Veränderungen der proximalen Tubuluszelle von Rattennieren nach Phenacetinüberbelastung. Virchows Arch. path. Anat. **342**, 70 (1967b).
UEHLEKE, H.: Relations between structure, velocity of biological N-hydroxylation and toxicity of aromatic amines. Proc. I. Intern. Pharmacol. Meeting, Stockholm, 1961, Vol. **6**, p. 31, und Biochem. Pharmacol. **8**, 23 (1961).
— Biochemische Reaktionen als Ursache erworbener Überempfindlichkeit gegen Fremdstoffe. Z. Immun.-Forsch. **123**, 447 (1962a).
— Biologische N-Hydroxylierung von Phenetidin als Ursache immunologischer Vorgänge. VII. Intern. Kongr. Innere Medizin, München 1962, Bd. 2, S. 538. Stuttgart: G. Thieme 1962b.
— Die Spezifität der Ring- und N-Hydroxylierungen durch Lebermikrosomen. In: Redoxfunktionen cytoplasmatischer Strukturen, S. 97. Wiener Med. Akad. f. ärztl. Fortbildung, Wien 1962c.
— Biologische Oxydation und Reduktion am Stickstoff aromatischer Amino- und Nitroderivate und ihre Folgen für den Organismus. Fortschr. Arzneimittel-Forsch. **8**, 195 (1964).
— Stimulierung einiger mikrosomaler Fremdstoff-Oxydationen durch Phenobarbital, Methylcholanthren und Chlorphenothan, einzeln und in Kombinationen. Naunyn-Schmiedebergs Arch. Pharmak. exp. Path. **259**, 66 (1967).
— Synthesis of 2-nitrosofluorene by peracetic acid oxidation of 2-aminofluorene. Experientia (Basel) **24**, 108 (1968).
— Microsomal drug metabolism in extrahepatic tissues. Proc. Europ. Soc. Study of Drug Toxicity, Vol. X, p. 94. Excerpta Medica Found., Amsterdam 1969a.
— Toxikologische Aspekte der N-Hydroxylierung aromatischer Amine, Naunyn-Schmiedebergs Arch. Pharmak. exp. Path. **263**, 106 (1969b).
— Beschleunigung der Reduktion von Methämoglobin in Erythrocyten durch lösliche Leberproteine und NADPH. (In Vorbereitung) (1969c).
—, and E. BRILL: Increased metabolic N-oxidation of 2-naphthylamine in dogs after phenobarbital pretreatment. Biochem. Pharmacol. **17**, 1459 (1968).
—, u. H. GREIM: Stimulierung der Oxydation von Fremdstoffen in Nierenmikrosomen durch Phenobarbital. Naunyn-Schmiedebergs Arch. Pharmak. exp. Path. **261**, 152 (1968).
—, u. K. NESTEL: Hydroxylamino- und Nitrosobiphenyl: Biologische Oxydationsprodukte von 4-Aminobiphenyl und Zwischenprodukte der Reduktion von 4-Nitrobiphenyl. Naunyn-Schmiedebergs Arch. Pharmak. exp. Path. **257**, 151 (1967).
—, u. F. SCHNITGER: Stoffwechsel von Phenacetin und p-Phenetidin in der Niere. Naunyn-Schmiedebergs Arch. Pharmak. **264**, 319 (1969).
WELCH, R. M., A. H. CONNEY, and J. J. BURNS: The metabolism of acetophenetidine and N-acetyl-p-aminophenol in the cat. Biochem. Pharmacol. **15**, 521 (1966).
YAMAMOTO, R. S., R. M. GLASS, H. H. FRANKEL, E. K. WEISBURGER, and J. H. WEISBURGER: Inhibition of the toxicity and carcinogenicity of N-2-fluorenylacetamide by acetanilide. Toxicol. appl. Pharmacol. **13**, 108 (1968).
ZEMAN, F. D.: Toxic effects ascribed to prolonged abuse of acetophenetidine (phenacetin). J. chron. Dis. **16**, 1085 (1963).

Prof. Dr. H. UEHLEKE
Pharmakologisches Institut
der Universität
7400 Tübingen, Wilhelmstr. 56

Der Einfluß verschiedener Pharmaka auf das Bindungsvermögen einer Albuminlösung für Promazin und Chlorpromazin

J. W. Franz, E. Jähnchen und J. Krieglstein

Pharmakologisches Institut der Universität Mainz

Eingegangen am 16. Juni 1969

The Influence of Several Drugs on the Binding Ability of an Albumin Solution for Promazine and Chlorpromazine

Summary. The influence of several drugs on the binding of promazine and chlorpromazine to bovine serum albumin was studied by means of Sephadex gel filtration. The following results were obtained:

1. Promazine was displaced from its protein binding sites by acidic as well as by basic drugs.
2. Highly bound drugs were not effective or were comparatively less effective as promazine-displacing agents.
3. Suramine, sulfamethoxydiazine, tetracycline, oxytetracycline and chlortetracycline caused an increase of promazine and chlorpromazine binding to albumin.
4. The viscosity of drug-containing albumin solutions suggested an alteration in the structure of the albumin molecule by the drugs.

Different factors were discussed, which may either increase or decrease the binding ability of an albumin solution.

Key-Words: Protein Binding — Phenothiazine Derivatives — Displacement from Protein Binding Sites — Alteration in the Structure of the Albumin Molecule.

Schlüsselwörter: Eiweißbindung — Phenothiazinderivate — Verdrängung aus Eiweißbindungsstellen — Strukturänderung des Albuminmoleküls.

Bisher ist eine gegenseitige Verdrängung aus der Plasmaproteinbindung vorwiegend für anionische Substanzen gefunden worden (z. B. Anton, 1961; Christensen, Hansen u. Kristensen, 1963; Kunin, 1964 und 1965; Brodie, 1965; Keen, 1966; Büttner u. Portwich, 1967; Aggeler u. Mitarb., 1967; Solomon, Schrogie u. Williams, 1968). Man hat daraus den Schluß gezogen, daß Arzneimittel primär durch eine Ionenbindung an Eiweiß fixiert sind (Keen, 1966). Inzwischen konnten wir aber Promazin durch saure Substanzen aus seiner Albuminbindung verdrängen, so daß die Theorie von der primären Ionenbindung der Arzneimittel am Eiweiß sehr zweifelhaft erscheint (Jähnchen, Krieglstein u. Kuschinsky, 1968 und 1969). Einen anderen überraschenden Effekt lieferte Suramin, welches das Bindungsvermögen einer Albuminlösung stark erhöhte (Jähnchen, Krieglstein u. Kuschinsky, 1968).

Um weiteren Aufschluß über die Wechselwirkung von Pharmaka mit Serumeiweißkörpern zu erhalten, untersuchten wir den Einfluß verschiedener Arzneimittel auf die Albuminbindung von Promazin und Chlorpromazin.

Über einen Teil der Ergebnisse wurde auf der 10. Frühjahrstagung der Deutschen Pharmakologischen Gesellschaft in Mainz, März 1969, berichtet (Krieglstein, Franz u. Jähnchen).

Methodik

Mit folgenden Arzneimitteln wurde versucht, die Albuminbindung von Promazin (Verophen®, Farbenfabriken Bayer AG) zu beeinflussen[1]: Amitriptylin (Laroxyl®, Deutsche Hoffmann-La Roche AG), Ampicillin (Binotal®, Farbenfabriken Bayer AG), Barbital-Natrium (Medinal®, Schering AG), Bemegrid (Eukraton®, Nordmark-Werke GmbH), Benzydamin (Tantum®, Troponwerke Dinklage & Co.), Cinchoninhydrochlorid (p. A., E. Merck AG), Chloramphenicol (Chloromycetin®, Parke, Davis & Co.), Chlorimipramin (Anafranil®, Geigy AG), Chlortetracyclin (Aureomycin®, Lederle Arzneimittel), Dibenzepin (Noveril®, Dr. A. Wander GmbH), Dicloxacillin (Dichlorstapenor®, Farbenfabriken Bayer AG), Imipramin (Tofranil®, Dr. Karl Thomae GmbH), Indomethacin (Amuno®, Sharp und Dohme GmbH), Isoniazid (Neoteben®, Farbenfabriken Bayer AG), Kanamycinmonosulfat (Chemie Grünenthal GmbH), Meprobamat (Cyrpon®, Troponwerke Dinklage & Co.), Methamphetamin (Isophen®, Knoll AG), Methicillin (Cinopenil®, Farbwerke Hoechst AG), Methotrexat (Lederle Arzneimittel), Oxytetracyclin (Terramycin®, Pfizer GmbH), Penicillin-G-Kalium (Farbenfabriken Bayer AG), Pentetrazol (Cardiazol®, Knoll AG), Phenindamin (Thephorin®, Deutsche Hoffmann-La Roche AG), Phenprocumarol (Marcumar®, Deutsche Hoffmann-La Roche AG), Phenylbutazon (Butazolidin®, Dr. Karl Thomae GmbH), Probenecid (Benemid®, Sharp und Dohme GmbH), Procain (Novocain®, Farbwerke Hoechst), Propylhexedrin (Eventin®, Knoll AG), Streptomycinsulfat (Farbenfabriken Bayer AG), Succinylbischolinchloriddihydrat (Pantolax®, Dr. Rudolf Reiss Chemische Werke), Sulfadimethoxin (Madribon®, Deutsche Hoffmann-La Roche AG), Sulfafurazol (Gantrisin-Na®, Deutsche Hoffmann-La Roche AG), Sulfamethoxydiazin (Durenat®, Farbenfabriken Bayer AG), Sulfamethoxypyridazin (Lederkyn®, Lederle Arzneimittel), Sulfanilamid (Prontalbin®, Farbenfabriken Bayer AG), Suramin (Germanin®, Farbenfabriken Bayer AG), Tetracyclin (Achromycin®, Lederle Arzneimittel).

Als Albumin wurde Serumalbumin vom Rind (trocken, „reinst"; Behringwerke AG) verwendet. Als Lösungs- und Elutionsmittel diente 0,02 M Phosphatpufferlösung nach Sörensen pH 7,40, die 0,9% Natriumchlorid und 0,05% Natriumthiosulfat enthielt (= Standardpufferlösung).

Die Bestimmung der Eiweißbindung von Promazin erfolgte mit Hilfe der Sephadexgelfiltration (Krieglstein u. Kuschinsky, 1968). Die in Abb.2, 3 und 4 dargestellten Effekte wurden durch Dialyseversuche bestätigt. Die jeweiligen Pharmaka wurden zusammen mit dem Albumin in Standardpufferlösung aufgenommen und der pH-Wert der Lösung potentiometrisch auf 7,40 eingestellt. In den Fraktionen der Gelfiltration sowie in den Proben der Dialyse wurde der Eiweißgehalt refraktometrisch und die Phenothiazinderivate nach Ausschütteln mit isopentanolhaltigem n-Heptan photometrisch bestimmt (Krieglstein u. Kuschinsky, 1968).

---

[1] Wir danken den Herstellerfirmen für Versuchsmengen.

Daneben wurde in der wäßrigen Phase (pH 14) einiger Versuche die Tetracyclinkonzentration gemessen (Beckman Spektrophotometer, Modell DB, Wellenlänge 377 nm). Hohe Arzneimittelkonzentrationen waren in den eiweißfreien Fraktionen refraktometrisch nachweisbar. Nachweis, Extraktion und Gelfiltration der Phenothiazinderivate wurden durch die zugesetzten Pharmaka nicht beeinflußt (s. auch Abb. 1).

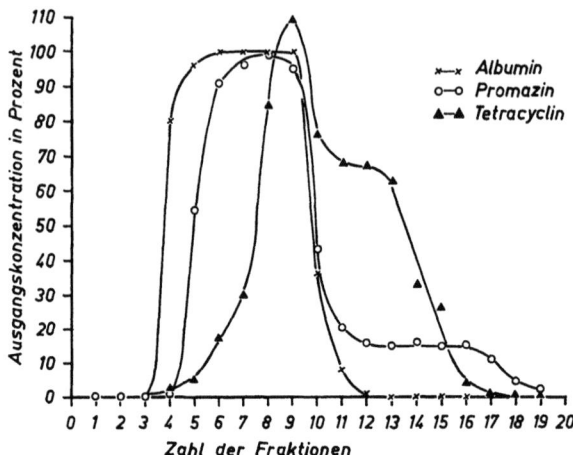

Abb. 1. Gelfiltration einer 4%igen Albuminlösung, die 2,3 · 10^{-3} M Tetracyclin und 1,3 · 10^{-4} M Promazin enthielt. Abszisse: Zahl der Fraktionen (1 Fraktion = 3 ml). Ordinate: % der Ausgangskonzentration von Albumin, Promazin und Tetracyclin

Mit einer Konzentration von jeweils 2—4 · 10^{-3} M der Pharmaka, die hinsichtlich ihrer Wirkung auf den Gleichgewichtszustand zwischen gebundenem und freiem Promazin untersucht werden sollten, wurden zwei orientierende Versuche durchgeführt (Tab. 1). Die Promazinkonzentration war in allen Versuchen 1,3·10^{-4}M (5 mg-%), die Albuminkonzentration 5,8 · 10^{-4} M (4 g-%). Für Suramin, Sulfafurazol, Sulfamethoxypyridazin, Sulfadimethoxin und Sulfamethoxydiazin sowie für Tetracyclin, Oxytetracyclin und Chlortetracyclin wurde die Abhängigkeit der Promazinalbuminbindung von der Konzentration dieser Pharmaka untersucht.

Der Einfluß von Suramin auf die Promazin- und Chlorpromazinalbuminbindung wurde auch in 1%iger Albuminlösung untersucht. Bei konstanter Promazin- bzw. Chlorpromazinkonzentration (5 mg-%) wurde der Albuminlösung Suramin in steigender Konzentration zugesetzt (Abb. 4).

Die Bestimmung der apparenten Bindungskonstanten und Steigungskonstanten von Chlorpromazin nach Scholtan (1962) für den Bereich von 10^{-5} M bis 10^{-3} M erfolgte in 1%iger Albuminlösung vor und nach Zusatz von 1,7 · 10^{-4} M Suramin sowie in 2%iger Albuminlösung (Abb. 5, Tab. 3).

Die Viscosität der Lösungen wurde mittels des Ostwald-Capillarviscosimeters bei 30° C gemessen. Dabei wurde die relative Viscosität als der Quotient aus der Viscosität der Arzneimittel-Albumin-Lösung und der Viscosität des Lösungsmittels berechnet. Als Lösungsmittel ist in diesem Fall die Standardpufferlösung zusammen mit dem betreffenden Arzneimittel in gleicher Konzentration wie in der 2%igen Albuminlösung anzusehen.

Die in den Abbildungen angegebenen Werte stellen Einzelwerte dar.

Ergebnisse

1. Orientierende Versuche

In 10 Versuchen wurde der prozentuale Anteil α an freiem Promazin in einer 4%igen Albuminlösung bestimmt: mittlerer α-Wert: 20,73; Standardabweichung $s_x = 1{,}10$.

Tabelle 1. *Einfluß verschiedener Pharmaka auf das Bindungsvermögen einer 4%igen Rinderserumalbumin-Lösung für Promazin. Angegeben ist α von Promazin als Mittelwert aus Doppelbestimmungen. Der α-Wert von Promazin in einer 4%igen Rinderserumalbuminlösung bei pH 7,40 ohne Zusatz eines anderen Pharmakons beträgt $20{,}7 \pm 1{,}1$ ($\bar{x} \pm s_x$; $n = 10$). Δα ist die Mittelwertsdifferenz. Die mit * bezeichneten Werte sind statistisch signifikant (s. Text)*

Pharmakon	Promazin	
	α	Δα
Ampicillin	20,7	0,0
Methicillin	18,0	− 2,7
Dicloxacillin	17,9	− 2,8
Penicillin-G-Kalium	18,9	− 1,8
Streptomycinsulfat	21,1	+ 0,4
Kanamycinmonosulfat	20,0	− 0,7
Chloramphenicol	21,7	+ 1,0
Isoniazid	22,1	+ 1,4
Sulfanilamid	21,9	+ 1,2
Sulfafurazol	26,9	+ 6,2*
Sulfamethoxypyridazin	25,3	+ 4,6
Sulfadimethoxin	24,8	+ 4,1
Sulfamethoxydiazin	17,2	− 3,5
Tetracyclin	15,3	− 5,4*
Oxytetracyclin	14,5	− 6,2*
Chlortetracyclin	13,4	− 7,3*
Probenecid	21,2	+ 0,5
Indomethacin	22,6	+ 1,9
Phenylbutazon	19,0	− 1,7
Bemegrid	18,6	− 2,1
Meprobamat	18,4	− 2,3
Pentetrazol	20,5	− 0,2
Imipramin	25,8	+ 5,1
Chlorimipramin	23,2	+ 2,5
Amitriptylin	26,8	+ 6,1*
Benzydamin	23,0	+ 2,3
Methamphetamin	21,2	+ 0,5
Barbital	19,1	− 1,6
Propylhexedrin	16,1	− 4,6
Phenindamin	25,4	+ 4,7
Phenprocumarol	25,2	+ 4,5
Methotrexat	19,2	− 1,5
Dibenzepinum-hydrochlorid	21,4	+ 0,7
Procain	22,8	+ 2,1
Succinylbischolinchloriddihydrat	21,2	+ 0,5
Cinchonin	20,3	− 0,4

Es wurden die 10 Einzelbestimmungen des Promazin-α-Werts ohne Einfluß eines weiteren Pharmakons mit den 36 Doppelbestimmungen für α unter Einfluß eines Pharmakons verglichen. Durch eine einfache Varianzanalyse wurde zunächst geprüft, ob sich die 37 Mittelwerte signifikant unterscheiden. Zur Prüfung der Mittelwertsdifferenz ist ein F-Test durchgeführt worden (Tab. 2). Der errechnete F-Wert von 20,81 überschreitet den entsprechenden Tabellenwert bei einer vorgegebenen Irrtumswahrscheinlichkeit von 1% erheblich. Es liegen also signifikante Unterschiede zwischen den verglichenen Mittelwerten vor.

Tabelle 2. *Varianzanalyse: SAQ = Summe der Abweichungsquadrate, FG = Freiheitsgrad, MAQ = mittleres Abweichungsquadrat, F = errechneter F-Wert*

Varianz	SAQ	FG	MAQ	F
zwischen	790,26	36	21,95	20,81
innerhalb	47,47	45	1,05	
gesamt	837,73	81		

Über diesen globalen Nachweis von Unterschieden zwischen den Mittelwerten hinaus interessierte die Frage, welche Pharmaka gegenüber dem Kontrollwert von 20,7 zu statistisch gesicherten Veränderungen des α-Wertes führen.

Diese Frage läßt sich durch multiple paarweise Vergleiche der Mittelwerte von α unter Einfluß eines anderen Pharmakons mit dem Kontrollmittelwert (20,7) prüfen. Die entsprechenden Mittelwertsdifferenzen ($\Delta\alpha$) sind in Tab. 1 aufgeführt. Für die paarweisen Vergleiche wurde der Tukey-Test herangezogen. Dabei werden bei einer vorgegebenen Irrtumswahrscheinlichkeit ($P = 5\%$) Grenzwerte (R) berechnet, bei deren Überschreitung die Abweichung als gesichert gelten kann. Man berechnet

$$R = q_{k,\nu} \cdot s.$$

Dabei bedeutet $q_{k,\nu}$ eine tabellierte Größe (Geigy-Tabellen), die von der Zahl der verglichenen Gruppen k und der Zahl der Freiheitsgrade ν, die der Bestimmung der Fehlervarianz zugrunde liegen, abhängig ist. Zur Schätzung für die Standardabweichung s wird die in der Varianzanalyse erhaltene Fehlervarianz (MAQ innerhalb der Gruppen mit $FG = 45$) benutzt. Man erhält

$$R = 5{,}29 \cdot 1{,}027 = 5{,}433.$$

Bei folgenden Arzneimitteln (Tab. 1), bei denen $\Delta\alpha$ diesen Wert R überschreitet, finden sich demnach signifikante Änderungen des α-Wertes: Sulfafurazol, Tetracyclin, Oxytetracyclin, Chlortetracyclin und Amitriptylin.

2. Einfluß der Sulfonamide, des Suramins und der Tetracycline auf die Promazinalbuminbindung

In Abb. 2 ist der Einfluß von Sulfafurazol, Sulfamethoxypyridazin, Sulfadimethoxin, Sulfamethoxydiazin sowie Suramin auf das Bindungsvermögen einer 4%igen Albuminlösung für Promazin dargestellt.

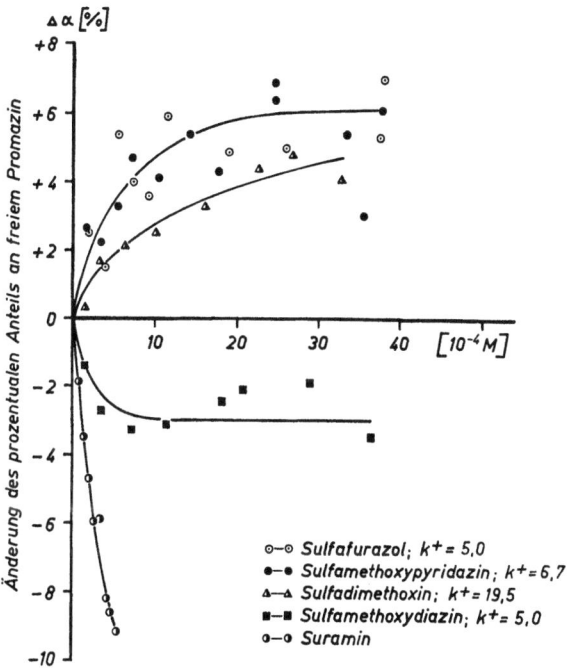

Abb. 2. Einfluß von Sulfafurazol, Sulfamethoxypyridazin, Sulfadimethoxin, Sulfamethoxydiazin und Suramin auf das Bindungsvermögen einer 4%igen Albuminlösung für Promazin ($1{,}3 \cdot 10^{-4}$ M). Abhängigkeit von $\Delta \alpha$ (= Änderung des Promazin-α-Werts, in %, Ordinate) von der Sulfonamid- bzw. Suraminkonzentration (in 10^{-4} M, Abszisse). Die apparenten Bindungskonstanten k^+ der Sulfonamide wurden von Scholtan (1964b) angegeben

Sulfafurazol und Sulfamethoxypyridazin haben etwa die gleiche verdrängende Wirkung auf das albumingebundene Promazin. Das Sulfonamid mit der größten Bindungskonstante, Sulfadimethoxin, ist als verdrängendes Agens weniger wirksam. Sulfamethoxydiazin bewirkt eine geringe Abnahme des freien Promazins. Im Vergleich dazu führt Suramin zu einer sehr massiven Verstärkung der Promazinalbuminbindung. In 1%iger Albuminlösung ist diese Wirkung des Suramins noch ausgeprägter und gleichermaßen auch für Chlorpromazin nachweisbar (Abb. 3). Der Einfluß von Tetracyclin, Oxytetracyclin und Chlor-

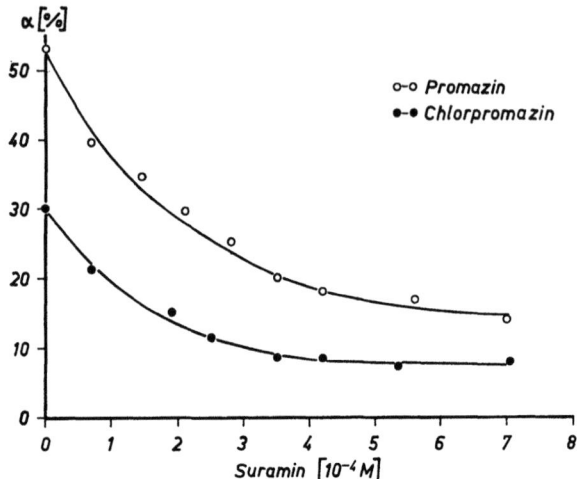

Abb. 3. Einfluß von Suramin auf das Bindungsvermögen einer 1%igen Albuminlösung für Promazin (1,3 · 10⁻⁴ M) und Chlorpromazin (1,4 · 10⁻⁴ M). Abhängigkeit von α (in %, Ordinate) von der Suraminkonzentration (10^{-4} M, Abszisse)

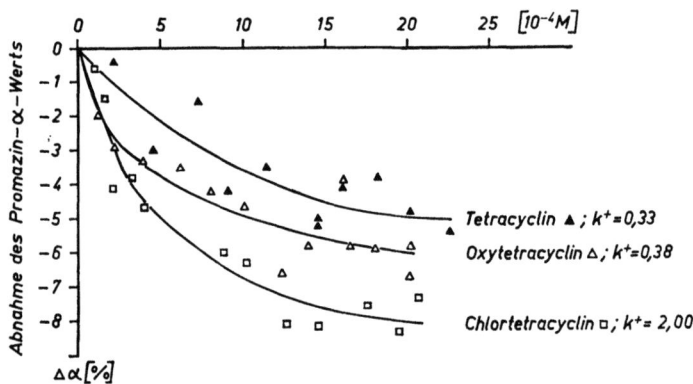

Abb. 4. Einfluß von Tetracyclin, Oxytetracyclin und Chlortetracyclin auf das Bindungsvermögen einer 4%igen Albuminlösung für Promazin (1,3 · 10⁻⁴ M). Abhängigkeit von $\Delta \alpha$ (in %, Ordinate) von der Konzentration der Tetracycline (in 10^{-4} M, Abszisse). Die apparenten Bindungskonstanten k^+ der Tetracycline wurden von Scholtan u. Schmid (1963) angegeben

tetracyclin auf die Promazinalbuminbindung ist in Abb. 4 dargestellt. Die untersuchten Tetracycline bewirken eine Zunahme der Promazineiweißbindung, die den apparenten Bindungskonstanten der Antibiotica korreliert ist.

Das Bindungsvermögen einer 1%igen Albuminlösung für Chlorpromazin nimmt nach Zusatz von 1,7 · 10⁻⁴ M Suramin ebenso wie nach

Einfluß von Pharmaka auf Promazin- und Chlorpromazinalbuminbindung 469

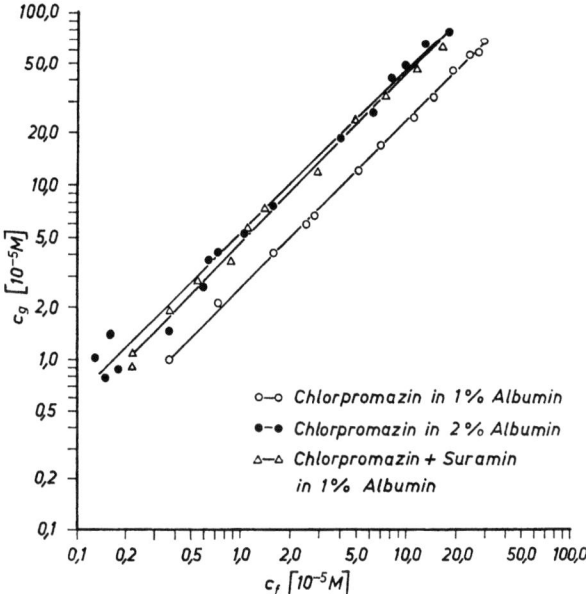

Abb. 5. Bindungsvermögen einer 1%igen und einer 2%igen sowie einer suraminhaltigen (1,7 · 10^{-4} M) 1%igen Albuminlösung für Chlorpromazin. Abhängigkeit der Konzentration c_g an gebundenem Chlorpromazin (in 10^{-5} M, Ordinate) von der Konzentration c_f an freiem Chlorpromazin (in 10^{-5} M, Abszisse). Die für das doppeltlogarithmische System berechneten Gleichungen der Regressionsgeraden sind: $\log y = 0{,}4165 + 0{,}9525 \log x$ ($n = 13$; $r = 0{,}9995$; 1% Albumin), $\log y = 0{,}7212 + 0{,}9304 \log x$ ($n = 16$; $r = 0{,}9932$; 2% Albumin), $\log y = 0{,}6706 + 0{,}9735 \log x$ ($n = 13$; $r = 0{,}9970$; 1% Albumin + Suramin). n = Anzahl der Versuche, r = Korrelationskoeffizient

Tabelle 3. *Bindungsvermögen einer 1%igen und 2%igen Albuminlösung sowie einer 1%igen Albuminlösung mit 1,7 · 10^{-4} M Suramin für Chlorpromazin. Als Charakteristica des Bindungsvermögens sind angegeben die Steigungskonstante m, die apparente Bindungskonstante k^+ (vgl. Abb.5), sowie der prozentuale Anteil α an freiem Chlorpromazin. Berechnung der F-Werte s. Text. n.s. = nicht signifikant. c = Chlorpromazingesamtkonzentration*

Lösung	α in % für $c = 10^{-5}$ M	k^+ [(10^{-5} M)$^{1-m}$]	m		F-Wert	
1% Albumin	27,8	2,6	0,9525		0,05	n.s.
2% Albumin	15,9	5,3	0,9304		0,76	n.s.
1% Albumin + Suramin	17,5	4,7	0,9735		0,17	n.s.

470   J. W. Franz, E. Jähnchen und J. Krieglstein:

Erhöhung der Albuminkonzentration auf 2% gleichermaßen zu. Nach Suraminzusatz bzw. nach Erhöhung der Albuminkonzentration wurde eine höhere apparente Bindungskonstante bei etwa gleichbleibender Steigungskonstante gefunden (Abb. 5, Tab. 3). Die Parallelverschiebung der Bindungsgeraden wurde varianzanalytisch geprüft.

Bei nicht unterschiedlichen Steigungskonstanten sollte der Quotient $F = \dfrac{D}{A}$ nur in dem durch die F-Verteilung gegebenem Bereich schwanken. Die Größen D und A sind nach Linder (1964) wie folgt definiert:

$$D = \frac{(m_1 - m_2)^2 \cdot S'_{xx} \cdot S''_{xx}}{S'_{xx} + S''_{xx}}$$

$$A = \frac{S'_{yy} + S''_{yy} - m_1^2 \cdot S'_{xx} - m_2^2 \cdot S''_{xx}}{n_1 + n_2 - 4}$$

m = Steigungskonstante, S_{xx} = Summe der Abweichungsquadrate von x, S_{yy} = Summe der Abweichungsquadrate von y, n = Anzahl der Versuche.

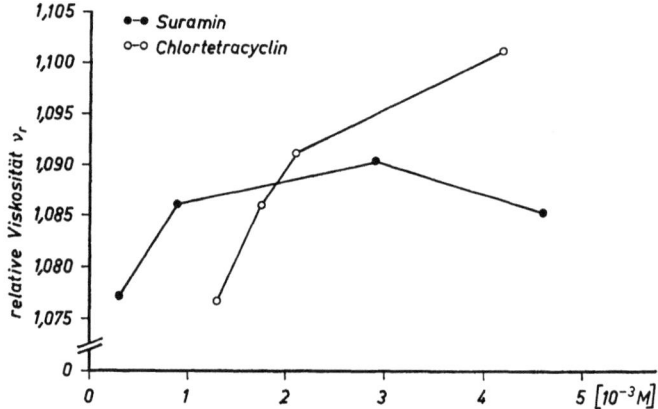

Abb. 6. Einfluß von Suramin und Chlortetracyclin auf die relative Viscosität einer 2%igen Albuminlösung. Abhängigkeit der relativen Viscosität ν_r (Ordinate) von der Suramin- bzw. Chlortetracyclinkonzentration (10^{-3} M, Abszisse)

Die für F erhaltenen Werte sind in Tab. 3 angegeben. Die Unterschiede zwischen den Steigungskonstanten sind nicht signifikant. Somit können die Geraden in Abb. 5 als gegeneinander parallel verschoben betrachtet werden.

3. Viscosität

Die Ergebnisse der Viscositätsmessungen sind für Chlortetracyclin und Suramin in Abb. 6 dargestellt. Nach Zusatz von Tetracyclin, Oxytetracyclin oder eines der angeführten Sulfonamide war eine Veränderung der relativen Viscosität einer 2%igen Albuminlösung nicht sicher nachweisbar.

Diskussion

Die vorliegenden Befunde zeigen, daß sich Arzneimittel nicht nur gegenseitig aus der Eiweißbindung verdrängen, sondern auch gegenseitig ihre Bindung an Eiweiß verstärken können. Dieses zunächst widersprüchlich erscheinende Ergebnis wird verständlich, wenn man die Einzelvorgänge in Betracht zieht, die das Bindungsvermögen einer Albuminlösung nach Zusatz von niedermolekularen Substanzen bestimmen (s. Abb.7). Haben zwei Arzneimittel Affinitäten zu den gleichen

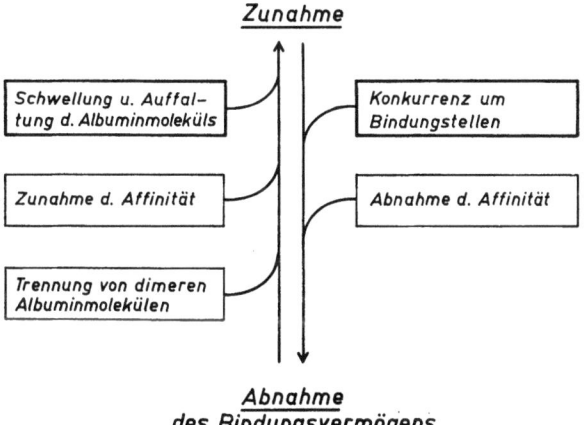

Abb.7. Einige Faktoren, die das Bindungsvermögen einer Albuminlösung für Arzneimittel beeinflussen können. Weitere Erläuterung vgl. Text

Bindungsstellen am Albuminmolekül, so werden sie sich gegenseitig aus ihrer Eiweißbindung verdrängen. Dieser Vorgang würde zu einem Anstieg der freien Substanz führen. Aber die gebundenen Pharmaka können auch die Tertiärstruktur des Albumins und damit dessen Bindungsvermögen beeinflussen (Scholtan, 1964a, c; Scholtan u. Gloxhuber, 1966). Es kann mit steigender Arzneimittelkonzentration zu einer zunehmenden Schwellung und Auffaltung des Albuminmoleküls kommen (Klotz u. Ayers, 1953; Klotz, Burkhard u. Urquart, 1952). Dadurch können weitere Bindungsstellen an die Oberfläche des Proteinmoleküls gelangen, wodurch dessen Bindungsvermögen zunehmen muß. Diese Veränderungen der Proteinstruktur sind mit großer Wahrscheinlichkeit in Form der Viscosität meßbar (Scholtan, 1964a). Nach Zusatz von Suramin bzw. Chlortetracyclin konnten wir eine Erhöhung der relativen

Viscosität der Albuminlösung nachweisen. Die Parallelverschiebung der Bindungsgeraden nach Zusatz von Suramin in gleicher Weise wie nach Erhöhung der Albuminkonzentration (Abb. 5) deutet ebenfalls auf eine Vermehrung der bereits vorhandenen Bindungsstellen durch Suramin hin.

Konkurrenz um Bindungsstellen sowie Änderung der Eiweißstruktur ließen sich bei unseren Untersuchungen z. T. objektivieren. Einige weitere Punkte sind noch in Betracht zu ziehen. Z. B. kann sich die Affinität einer Bindungsstelle in der Nachbarschaft eines gebundenen Arzneimittels ändern (Scholtan, 1964c; Scholtan u. Gloxhuber, 1966). Das könnte zu einer Abnahme oder auch Zunahme des Bindungsvermögens führen. Weiter weiß man, daß die Albuminmoleküle in Lösung z. T. in polymerer Form vorliegen (Foster, 1960; Göing, 1968), d. h., ein Teil der vorhandenen Bindungsstellen wird vom Albumin selbst besetzt. Es wäre vorstellbar, daß unter dem Einfluß von Arzneimitteln der Anteil des dimeren Albumins abnimmt, was mit einer Vermehrung der Bindungsstellen und so mit einer Zunahme des Bindungsvermögens der Albuminlösung verbunden wäre.

Mit dem angegebenen Schema (Abb. 7) lassen sich unsere Ergebnisse ebenso wie die Befunde in der Literatur zwanglos erklären. Besonders stark gebundene Arzneimittel zeigen deshalb keinen oder einen relativ geringeren Verdrängungseffekt, weil sie gleichzeitig die Tertiärstruktur des Albuminmoleküls besonders stark beeinflussen. Die Zunahme der Promazinalbuminbindung mit den Bindungskonstanten der zugesetzten Tetracycline (Abb. 4) zeigt besonders deutlich den Zusammenhang von Bindungsfestigkeit einer Substanz und Änderung des Bindungsvermögens. Ein Verdrängungseffekt kann durch das gleichzeitig zunehmende Bindungsvermögen der Albuminlösung mehr oder weniger maskiert sein. So ist Sulfadimethoxin, obwohl es eine etwa 3—4mal größere Bindungskonstante besitzt als Sulfafurazol oder Sulfamethoxypyridazin, als verdrängendes Agens keinesfalls stärker wirksam als die beiden anderen Sulfonamide. Sulfamethoxydiazin, ein Stellungsisomeres von Sulfamethoxypyridazin, bewirkt sogar eine geringe Abnahme des freien Promazins (Abb. 2). Dabei hat man Grund zu der Annahme, daß Phenothiazinderivate und Sulfonamide gleichartige Bindungsstellen am Albuminmolekül besitzen, da beide Substanzgruppen hydrophob mittels ihrer Benzolringe an Albumin gebunden sind (Jardetzky, 1964; Krieglstein u. Kuschinsky, 1969; Jähnchen, Krieglstein u. Kuschinsky, 1969).

Suramin, für das in der Literatur keine vergleichbare Bindungskonstante angegeben ist, dürfte von den in Abb. 2 angegebenen Substanzen am stärksten an Albumin gebunden sein (Dewey u. Wormall, 1946; Town u. Mitarb., 1950). Es verursachte aber keine Abnahme, sondern eine erhebliche Zunahme der Promazinalbuminbindung (Abb. 2).

Auf diesen Effekt des Suramins haben wir bereits in einer früheren Untersuchung hingewiesen (Jähnchen, Krieglstein u. Kuschinsky, 1968). Inzwischen konnte auch eine Verstärkung der Digitoxineiweißbindung durch Suramin nachgewiesen werden (K. Kuschinsky, 1969).

Vergleichbar mit dem Einfluß der Sulfonamide auf die Promazinalbuminbindung zeigt Chlorimipramin einen geringeren Verdrängungseffekt als Imipramin (Tab.1), obwohl Chlorimipramin eine wesentlich höhere Bindungskonstante besitzt als Imipramin (Glasser u. Krieglstein, 1969). In eine ähnliche Richtung weisen Befunde von Kunin (1965), der mit verschiedenen Verbindungen versuchte, Penicilline aus ihrer Plasmabindung zu verdrängen. Gerade seine stark an Eiweiß gebundenen Testsubstanzen zeigten keinen oder einen vergleichsweise geringeren Verdrängungseffekt. Auch der fehlende Einfluß von Suramin auf die Sulfonamideiweißbindung (Anton, 1961) ebenso wie von Phenylbutazon und Indomethazin auf die Promazinalbuminbindung (Tab.1) wird aus dem angegebenen Schema verständlich. Dem Anteil der dargestellten Einzelvorgänge entsprechend findet man nach Zusatz einer weiteren Substanz zu einer Arzneimittel-Protein-Lösung eine Zunahme, eine Abnahme oder auch gar keine Veränderung des ursprünglichen α-Werts. Demnach kann aus einem unveränderten α-Wert nicht zwingend auf verschiedene Bindungsstellen der Arzneimittel am Eiweißmolekül geschlossen werden.

Promazin konnte sowohl durch saure als auch durch basische Arzneimittel aus seiner Eiweißbindung verdrängt werden (Tab.1). Doch besitzen alle untersuchten, Promazin verdrängenden Pharmaka aromatischen Charakter, so daß auch diese Versuche die Bedeutung der aromatischen Ringe bei der hydrophoben Wechselwirkung der Pharmaka mit dem Albumin unterstreichen (vgl. Jähnchen, Krieglstein u. Kuschinsky, 1969).

Die Arbeit wurde mit Unterstützung der Deutschen Forschungsgemeinschaft durchgeführt. Herrn Priv.-Doz. Dr. L. Horbach vom Institut für Medizinische Statistik der Universität Mainz danken wir für die kritische Beratung und Unterstützung bei der statistischen Auswertung und Fräulein H. Seufert für sorgfältige technische Mitarbeit bei den Versuchen.

Literatur

Aggeler, P. M., R. O. O'Reilly, L. Leong, and P. F. Kowitz: Potentiation of anticoagulant effect of warfarin by phenylbutazon. New Engl. J. Med. 276, 496—501 (1967).

Anton, H. H.: A drug induced change in the distribution and renal excretion of sulfonamides. J. Pharmacol. exp. Ther. 134, 291—303 (1961).

Brodie, B. B.: Displacement of one drug by another from carrier or receptor sites. Proc. roy. Soc. Med. 58, 946—955 (1965).

Büttner, H., u. F. Portwich: Kompetitionsphänomene bei der Bindung von Pharmaka an Albumin. Klin. Wschr. 45, 225—230 (1967).

Christensen, L. K., J. M. Hansen, and M. Kristensen: Sulphaphenazole-induced hypoglycaemic attacks in tolbutamide-treated diabetics. Lancet **1963 II**, 1298—1301.

Dewey, H. M., and A. Wormall: Studies on Suramin (antrypol: Bayer 205) 5. The combination of the drug with the plasma and other proteins. Biochem. J. **40**, 119—124 (1946).

Foster, J. F.: Plasma Albumin. In: The Plasma Proteins, Vol. I, ed. F. W. Putnam, pp. 179—239. London-New York: Academic Press 1960.

Geigy, J. R., A. G.: Pharmazeutische Abteilung: Documenta Geigy, wissenschaftliche Tabellen, 6. Aufl. Basel 1960.

Glasser, H., u. J. Krieglstein: Die Eiweißbindung einiger Psychopharmaka mit trizyklischem Ringsystem in Abhängigkeit von ihrer chemischen Konstitution. In Vorbereitung (1969).

Göing, H.: Unveröffentlicht (1968).

Jähnchen, E., J. Krieglstein u. G. Kuschinsky: Über den Einfluß saurer Substanzen auf die Bindung von Promazin an Rinderserumalbumin. Naunyn-Schmiedebergs Arch. Pharmak. exp. Path. **260**, 147 (1968).

— — — Die Bedeutung der Benzolringe bei der Eiweißbindung von Promazin und Chlorpromazin. Naunyn-Schmiedebergs Arch. Pharmak. exp. Path. **263**, 375—386 (1969).

Jardetzky, O.: The study of specific molecular interactions by nuclear magnetic relaxation measurements. Advanc. Chem. Physics **7**, 499—531 (1964).

Keen, P. M.: The displacement of three anionic drugs from binding to bovine serum albumin by various anionic compounds. Brit. J. Pharmacol. **26**, 704—712 (1966).

Klotz, J. M., and J. Ayers: Protein interactions with organic molecules. Discuss. Faraday Soc. **13**, 189—196 (1953).

— R. K. Burkhard, and J. M. Urquart: Structural specificities in the interactions of some organic ions with serum albumin. J. Amer. chem. Soc. **74**, 202—208 (1952).

Krieglstein, J., u. G. Kuschinsky: Quantitative Bestimmung der Eiweißbindung von Pharmaka durch Gelfiltration. Arzneimittel-Forsch. **18**, 287—289 (1968).

— — Über die Wechselwirkung von Phenothiazinderivaten mit Rinderserumalbumin. Naunyn-Schmiedebergs Arch. Pharmak. exp. Path. **262**, 1—16 (1969).

— J. W. Franz u. E. Jähnchen: Zunahme der Promazin-Albumin-Bindung, bedingt durch andere Pharmaka. Naunyn-Schmiedebergs Arch. Pharmak. **264**, 261 (1969).

Kunin, C. M.: Enhancement of antimicrobial activity of penicillins and other antibiotics in human serum by competitive serum binding inhibitors. Proc. Soc. exp. Biol. (N.Y.) **117**, 69—73 (1964).

— Inhibitors of penicillin binding to serum proteins. J. Lab. clin. Med. **65**, 416—431 (1965).

Kuschinsky, K.: Arzneimittel-Forsch. (im Druck) (1969).

Linder, A.: Statistische Methoden, 4. Aufl. Basel-Stuttgart: Birkhäuser 1964.

Scholtan, W.: Die Bindung der Langzeit-Sulfonamide an die Serumeiweißkörper. Makromolek. Chem. **54**, 24—59 (1962).

— Bestimmungsmethoden und Gesetzmäßigkeiten der Eiweißbindung von Sulfonamiden und Penicillinen. Chemotherapia **12**, 103—134 (1964a).

— Die Bindung der Sulfonamide an Eiweißkörper. 3. Mitteilung: Abhängigkeit der Eiweißbindung vom pH der Lösung, von der Konstitution der Sulfonamide und von der Art des Eiweißkörpers (1. Teil). Arzneimittel-Forsch. **14**, 348—350 (1964b).

Scholtan, W.: Die Bindung der Sulfonamide an Eiweißkörper. 5. Mitteilung: Sulfonamid-Bindungsvermögen und optisches Drehungsvermögen der Serumeiweißkörper. Arzneimittel-Forsch. 14, 1234—1238 (1964c).
—, u. C. Gloxhuber: Die Eiweißbindung von Bilirubin und Bromsulfalein. Arzneimittel-Forsch. 16, 520—528 (1966).
—, u. J. Schmid: Die Bindung der Antibiotica an die Eiweißkörper des Serums. 2. Mitteilung: Eiweißbindung der Tetracycline und anderer Antibiotica mit Ausnahme der Penicilline. Arzneimittel-Forsch. 13, 288—294 (1963).
Solomon, H. W., J. H. Schrogie, and D. Williams: The displacement of phenylbutazone-^{14}C and warfarin-^{14}C from human albumin by various drugs and fatty acids. Biochem. Pharmacol. 17, 143—151 (1968).
Town, B. W., E. D. Wills, E. J. Wilson, and A. Wormall: Studies of Suramin. 8. The action of the drug on enzymes and some other proteins. General considerations. Biochem. J. 47, 149—158 (1950).

Anschrift der Verfasser:
Pharmakologisches Institut der
Universität
6500 Mainz, Langenbeckstr. 1

Zur Frage der Bedeutung des Kininsystems beim thermischen Ödem der Rattenpfote

D. URBANITZ, H. WIEGAND und E. HABERMANN

Pharmakologisches Institut der Justus Liebig-Universität Gießen
(Direktor: Prof. Dr. E. HABERMANN)

Eingegangen am 28. Mai 1969

Investigations of the Significance of the Kinin System in the Thermic Edema of the Rat Paw

Summary. 1. The subcutis of rat paws heated (46,5°C) in situ has been perfused. Kinin activity could be demonstrated regularly in the fluid which was collected in ice. When the solutions were tested immediately after having passed the tissue, only some of the experiments yielded positive results. Native and ^{125}J-labelled kininogen as well as kininogenase and kininase activities passed into the perfusates. The sensitivity to dextran and the kinin release on heating were, in contrast to recent reports, not correlated.

2. The release of the components of the kinin system approximately paralleled that of labelled human albumin. Their concentration rose until about 1 hour after the start of the heating. There was no priority of the components of the kinin system when compared with human albumin which can be regarded as permeability indicator.

3. Intravenously injected carboxypeptidase B, because of its lower molecular weight, entered the interstitial fluid more easily than did the plasma carboxypeptidase N. Its blood level decreased rapidly; but sufficient tissue concentrations could be maintained by intravenous infusions. Neither the volume nor the time dependence of the thermic edema changed during carboxypeptidase B-infusions. The same was true for infusions of trasylol, whereas phenylbutazone inhibited the edema significantly. Edema formed by short heating (30 sec, 55°C) was equally resistant to carboxypeptidase B.

4. In the skin and muscles of the heated rat paw, carbon particles mainly stained the capillary walls. This finding argues against a considerable involvement of "classical" mediators which should induce venular lesions.

5. Infusion of large amounts of bradykinin into the arterial supply did not imitate the thermic edema; neither has bradykinin been found in the perfusate of the subcutis.

6. In the light of these findings, a significant role of the kinin system in the thermic edema of the rat paw is to be doubted.

Key-Words: Kinins — Permeability — Heat — Inflammation.

Schlüsselwörter: Kinine — Permeabilität — Hitze — Entzündung.

Während die Kenntnis der Biochemie des Kininsystems in den letzten Jahren erhebliche Fortschritte gemacht hat, liegen nur wenige gesicherte Befunde über seine physiologische bzw. pathophysiologische

Bedeutung vor. Bei der Suche nach einem Modell zum Studium der Bedeutung des Kininsystems und seiner Inhibitoren bei Gewebsschädigung bot sich das thermisch ausgelöste Ödem der Rattenpfote an. Mit Hilfe des eleganten Verfahrens von ROCHA E SILVA u. ANTONIO (1960) läßt sich das subcutane Gewebe normaler und erhitzter Rattenpfoten perfundieren. Mit dem Auftreten des Ödems bei 44—45°C erschien Kininaktivität im Perfusat, während Histamin erst bei einer Temperatur um 57°C nachgewiesen wurde. Behandlung mit Cocain, Iproniazid, Antihistaminicis und Serotoninantagonisten beeinflußte das Ausmaß des Ödems nicht. Auch STARR u. WEST (1967) fanden Bradykinin bei Temperaturen um 46,5°C, Histamin erst bei höherer Temperatur vermehrt im Perfusat. Der Serotoningehalt stieg nicht an. Bei 60°C dagegen entsprach die Kininmenge im Perfusat den Kontrollwerten, während die Histaminkonzentration verzehnfacht, die von Serotonin verdoppelt war. Nach STARR u. WEST (1967) reagierten allerdings nur dextranempfindliche Ratten auf die erwähnte Weise; Tiere, welche kein Dextranödem entwickelten, sprachen auch auf Hitze schlechter an und gaben weniger Bradykinin ins Perfusat ab.

Bei der Anwendung dieser Methodik auf unsere Fragestellung fanden zwar auch wir Kinin im Perfusat erhitzter Pfoten; zahlreiche Befunde sprechen jedoch gegen eine entscheidende Rolle des Kininsystems. Darüber soll im folgenden berichtet werden. Eine Kurzmitteilung liegt vor (URBANITZ et al., 1969).

Methodik und Substanzen

1. Perfusionsversuche

a) Präparation. Zur Perfusion wurden 220—250 g schwere männliche und weibliche Ratten (Stamm Wistar AF-Han.) mit 1,0—1,2 g/kg Urethan i. p. narkotisiert. An der lateralen Dorsalfläche des rechten Unterschenkels dicht oberhalb des Tarsocruralgelenkes sowie an der Dorsalfläche der Pfote in Nähe der Phalanxgrundgelenke wurde ein kleiner Hautschnitt angelegt. Die Cutis wurde von beiden Seiten her stumpf abgehoben und je ein 1 mm dicker Plastikkatheter dicht eingebunden (Abb. 1). Die Perfusionsflüssigkeit (Warmblütertyrode) floß durch den zuführenden Katheter in den distalen Plantarbereich, strömte in der Subcutanhöhle um die laterale Kante der Pfote in den proximalen Bereich der Dorsalfläche und trat dort in den abführenden Katheter ein. Die Perfusion wurde nur verwertet, wenn nach der Präparation das Perfusat makroskopisch blutfrei war und der Strömungswiderstand nicht mehr als wenige cm Wasser betrug.

b) Perfusion. Die Pfote wurde zunächst 30 min bei Zimmertemperatur, dann 70 min bei 46,5°C im thermokonstanten Wasserbad mit vorgewärmter (s. Abb.) Tyrodelösung durchströmt. Das Perfusat wurde entweder mit einer Kunststoffmikropipette unmittelbar aus dem abführenden Katheter entnommen oder in Abständen von 10 min fraktioniert in Polyäthylengefäßen („Eppendorf") gesammelt, die mit Eis gekühlt waren. Die Perfusionsgeschwindigkeit wurde bei allen Versuchen möglichst konstant gehalten. Sie betrug 1,2—1,5 ml/10 min. Unmittelbar nach dem Auffangen im Eisbad wurde 2 min lang bei 3500 U/min zentrifugiert, um

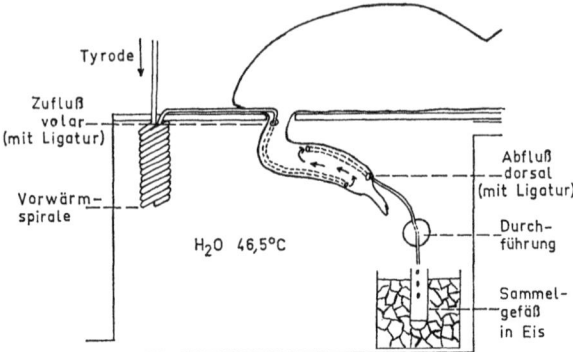

Abb. 1. Versuchsanordnung zur Perfusion der Rattenpfote

während des Erhitzens ausgetretene Erythrocyten zu entfernen. Der Überstand wurde in Eis aufbewahrt. Im wesentlichen entsprachen die Perfusionsbedingungen denjenigen, die ROCHA E SILVA u. ANTONIO (1960) angegeben haben. Nur drei Punkte wurden geändert:

a) Wir hatten in Vorversuchen festgestellt, daß unsere Tiere erst bei 46,5°C statt bei 45,5°C regelmäßig ein Ödem entwickelten; daher wurde diese Temperatur bei allen Versuchen angewandt.

b) Die in der Originalarbeit angegebene koaxiale Perfusion erbrachte bei orientierenden Versuchen eine uns allzu niedrig erscheinende Kininaktivität. Außerdem fiel dabei eine Schwellung unerhitzter Pfoten auf, offenbar durch Verlegung des abführenden Katheters bedingt. Daher erschien uns eine Vergrößerung des subcutanen Perfusionsraumes durch günstigere Lage der Katheter sinnvoll.

c) In der Regel wurde mit Urethan statt mit Barbiturat narkotisiert. — Einige Kontrollen mit Nembutalnarkose und Perfusion nach der Originalprozedur von ROCHA E SILVA u. ANTONIO (1960) bewiesen jedoch, daß diesen geringen Varianten der Versuchsanordnung keine besondere Bedeutung zukommt.

2. Versuche am Ganztier

a) Volumenmessung. Bei der von KALLER (persönliche Mitteilung, 1968) verwendeten Modifikation der Ödemmessung taucht man die Pfote bis zu einer unterhalb des Tarsocruralgelenkes angebrachten Markierung in ein ca. 8 ml 20% Isopropanol fassendes Glasgefäß ein, dem seitlich in einem Winkel von 5° zur Horizontalen eine 2 ml-Pipette aus Glas angeschmolzen ist. Die Volumenänderungen werden an der Pipette abgelesen, die Absolutwerte durch Eichung ermittelt.

b) Auslösung des Ödems. In einem Teil der Versuche wurde die Extremität des narkotisierten Tieres wie bei den Perfusionen dauernd (mit Ausnahme der Ödemmessung) in Wasser von 46,5°C gehalten. Um den Einwand zu entkräften, die reaktiven Prozesse und damit das Kininsystem würden durch die anhaltende Erwärmung bzw. durch die Narkose gebremst, wurde bei weiteren Versuchen kurzzeitig erhitzt und die Narkose unterlassen.

c) Versuche zur Ödemhemmung. Streng paarweise erhielt jeweils eine Ratte die Testsubstanz, das zugehörige Kontrolltier Tyrodelösung. Carboxypeptidase B wurde bei narkotisierten Tieren initial i. v. injiziert (20 mg/kg), woran sich eine

Infusion (50 mg/kg/Std) in die V. jugularis über den Versuchszeitraum hin anschloß. Die entsprechenden Dosierungen von Trasylol waren 50000 KIE/kg bzw. 43000 KIE/kg/Std. 200 mg/kg Phenylbutazon wurden 30 min vor Versuchsbeginn s. c. injiziert. Unnarkotisierte Tiere erhielten durch einen Dauerkatheter (V. jugularis) initial 24 mg/kg Carboxypeptidase B; im Abstand von 40 min über den Versuchszeitraum hin wurde die gleiche Dosis nachinjiziert.

d) Lokalisation der Gefäßveränderungen durch Tuscheinjektionen. Beide Hinterpfoten der Tiere wurden mit Epilierungspaste (15 g Dextrin, 50 g Strontiumsulfid, 35 g Talcum; Wasser q. s.) enthaart. Nach Injektion von 1,0 ml/kg Pelikan-Spezialtusche C 11/1431 a in die V. jugularis wurde die rechte Hinterpfote 20 bzw. 15 min bei 46,5°C erwärmt. 60 min nach der Tuscheinjektion wurden beide Hinterpfoten abgebunden und proximal der Unterbindungsstelle abgesetzt. In einem weiteren Versuch wurde für 70 min erwärmt und 15 min später abgesetzt. Die abgeschnittenen Pfoten wurden in 10% säurefreiem Formalin fixiert. Haut- und Muskelproben wurden zu Häutchenpräparaten verarbeitet, indem sie entwässert und über Xylol in Caedax eingebettet wurden, oder zu Paraffinschnitten, die mit Azan gefärbt wurden.

3. Kininbestimmung am Meerschweinchenileum und Rattenuterus

a) Meerschweinchenileum. Ein 5 cm langes, terminales Darmstück wurde in luftdurchperlter Warmblütertyrode mit 0,1 mg/l Avil und 1,0 mg/l Atropin bei 37°C suspendiert. Das Badvolumen betrug 2,5 ml. Die Austestung erfolgte gegen Lösungen synthetischen Bradykinins mit bekannter Konzentration. Die Nachweisgrenze lag um 10 ng/ml Zusatz.

b) Rattenuterus. 150—180 g schwere, virginelle Ratten erhielten 16—24 Std vor Entnahme des Uterus 0,5 mg/kg Diäthylstilböstrol-Dipropionat i. p. injiziert. Das mittlere Drittel eines Uterushornes wurde in luftdurchperlter De Jalonscher Lösung bei 31°C suspendiert, die 0,5 mg/l Antiserotonin und 1 mg/l Atropin enthielt. Das Badvolumen betrug 2,5 ml. Die mittlere Nachweisgrenze ($n = 13$) lag bei 1,78 ng/ml Zusatz.

4. Bestimmung der Komponenten des Kininsystems

a) Kininogenasen. 0,2 ml Rattenplasma (zuvor 1 Std auf 61°C erhitzt; EISEN, 1963) wurden mit 10 µl einer Phenanthrolinlösung 1:100 versetzt. 10 min später wurden 0,4 ml Perfusat zugegeben. Die Reaktion (60 min bei 37°C) wurde durch Abkühlen im Eisbad gestoppt und das gebildete Kinin am Rattenuterus ausgetestet.

b) Kininogen. 0,2 ml direkt aus dem Katheter entnommenes Perfusat wurden in 0,55 ml 0,04 N HCl überführt und 10 min auf 98°C erhitzt. Dann wurde mit 25 µl 1 N NaOH neutralisiert, mit 0,1 ml 1 M Phosphatpuffer pH 7,8 gepuffert und mit 0,1 ml säurebehandelter Trypsinlösung 1:1000 bei 37°C 30 min lang inkubiert. Die Reaktion wurde durch 10 min dauerndes Erhitzen bei 98°C abgestoppt und der Kiningehalt am Rattenuterus bestimmt. Der Ansatz wurde mit HCl angesäuert, weil die üblicherweise benutzte Essigsäure auch nach Neutralisation den Tonus des Uterus herabsetzte.

c) Kininasen. Bestimmung mit Bradykinin als Substrat:
Zu gleichen Teilen wurden Perfusat und Bradykininlösung (2,0 µg/ml bzw. 0,2 µg/ml in 0,85% NaCl) für 15 min bei 37°C inkubiert. Die Reaktion wurde durch 10 min langes Erhitzen bei 98°C gestoppt und das im Ansatz verbliebene Kinin am Rattenuterus ausgetestet.

Bestimmung mit Hippuryl-L-Arginin als Substrat (modifiziert nach FOLK et al. 1960):

3,0 ml 0,001 M Hippuryl-L-Argininlösung (in 0,025 M Trispuffer pH 7,65 mit 0,1 N NaCl) wurden mit 0,2 ml Perfusat schnell durchmischt. Die Extinktionszunahme nach Zugabe von kininabbauenden Enzymen wurde am Beckman Spektrophotometer DK-2 über 10 bzw. 30 min bei 37°C registriert und die Enzymaktivität anhand einer Eichkurve mit bekannten Konzentrationen an Carboxypeptidase B festgelegt.

5. Proteinbestimmung

Mit Folinschem Reagens nach LOWRY et al. (1951).

6. Herstellung und Messung radioaktiv markierter Proteine

Humanalbumin und Rinderserumkininogen wurden in einer Modifikation der Methode von GREENWOOD et al. (1963) mit ^{131}J bzw. ^{125}J markiert. Die Markierung von Kininogen erfolgte bei + 4°C. Die Tiere erhielten jeweils $2 \cdot 10^6$ cpm 15 min vor Sammlung der Kontrollperfusate in die V. jugularis injiziert. Die Aktivität von 0,5 ml Perfusat wurde im Bohrlochkristall gemessen, zunächst mit dem Gerät FH 421 (Frieseke und Hoepfner, Erlangen), später mit dem Autogamma-Spektrometer (Packard, München).

7. Gelfiltration

Sephadex G 200 wurde nach 24 stündigem Quellen (0,05 M Phosphatpuffer + 0,25 M NaCl pH 7,8) in eine 85 × 2 cm Säule gepackt. Zum Vergleich von hochgereinigtem Rinderserumkininogen mit Rattenplasmakininogen wurde zunächst Rattenplasma (4 ml) bei + 4°C gelfiltriert, der Austritt der Proteine mit dem Uvicord II (LKB, Stockholm) verfolgt und der Kininogengehalt am Meerschweinchenileum nach DINIZ u. CARVALHO (1961) bestimmt. Dann trugen wir auf die gründlich gewaschene Säule 1,07 mg Rinderserumkininogen in 2,2 ml Puffer auf und bestimmten Proteingehalt und Kininogenspiegel (Meerschweinchenileum) der Eluate. Das Maximum des Rattenplasmakininogens erschien mit 128,1 ml, das von Rinderserumkininogen bei 131,15 ml. Der Unterschied ist nicht signifikant. Die Carboxypeptidasen N und B wurden an einer Sephadex G 100-Säule (70 × 1 cm) verglichen. Die Enzymaktivität der Eluate wurde mit Hippuryl-L-Arginin bzw. mit Kinin als Substrat bestimmt.

8. Prüfung auf „Dextran-Reactors" (in Anlehnung an Starr und West, 1967)

220—250 g schwere, männliche und weibliche Ratten erhielten 200 mg/kg Dextran i. p. injiziert. Nach 60 min, 120 min und 180 min wurde der Ödemgrad geschätzt. Tiere ohne jegliche Reaktion wurden als „Non-Reactors" bezeichnet. Als „Reactors" galten Ratten, die zumindest einmal ein angedeutetes Ödem zeigten.

9. Substanzen

Bradykinin: Synthetisches Bradykinin wurde als Lösung 1:10 000 von der Sandoz AG, Basel (BRS 640) bzw. den Farbenfabriken Bayer AG, Leverkusen (Charge Kbg 5827) zur Verfügung gestellt.

Kininogen: Es wurde ein von HABERMANN (1963) hochgereinigtes Präparat aus Rinderserum verwendet, das 17 µg Kinin pro mg Protein lieferte.

Trasylol®: Proteaseninhibitor (6667 E/mg) nach KUNITZ aus Rinderorganen verdanken wir den Farbenfabriken Bayer AG, Leverkusen.

Carboxypeptidase B: Eine Lösung von 11 mg/ml mit 120 E/mg wurde von Fa. Worthington Biochem. Corp., New Jersey (USA) bezogen. Den Farbenfabriken Bayer AG, Leverkusen, verdanken wir das Präparat SK/C 166, das 1:1000 in Tyrodelösung gelöst wurde. Die spezifische Aktivität dieses Materials, nach FOLK et al. (1960) bestimmt, war um ca. 35% geringer als die des amerikanischen Präparates.

Dextran: Dextran-Knoll (Knoll AG, Ludwigshafen am Rhein).

Diäthylstilböstroldipropionat: Cyren B forte® der Farbenfabriken Bayer AG, Leverkusen, mit 2,5 mg/ml Wirkstoff.

Tusche: Pelikan Spezialtusche C 11/1431 a (Fa. Günther Wagner, Hannover).

Sephadex G 100 und G 200: Fa. Pharmacia, Uppsala, Schweden.

Antiserotonin Ro 3-0837 der Fa. Deutsche Hoffmann-La Roche AG, Grenzach.

Trypsin: Kristallisiert (Boehringer & Soehne, Mannheim), zur Inaktivierung von Kininaseaktivität säurebehandelt (1:200 gelöst in 0,05 N HCl, 16 Std bei 37°C inkubiert).

Ergebnisse

1. Komponenten des Kininsystems im Perfusat

Zunächst sammelten wir die Perfusatfraktionen entsprechend dem Vorgehen von ROCHA E SILVA u. ANTONIO (1960) in eisgekühlten Gefäßen, ehe wir sie im Verlauf der nächsten Stunde austesteten (verzögerte Testung). Beim Erhitzen fanden sich regelmäßig gut meßbare Kininmengen. Als wir jedoch die Flüssigkeit mittels Kunststoffpipette unmittelbar dem Katheter entnahmen und ins Uterusbad übertrugen, maßen wir wesentlich niedrigere Kininkonzentrationen; in einem Teil der Versuche wurde die Nachweisgrenze nicht erreicht. Paralleluntersuchungen bei 14 Experimenten zeigten die Signifikanz dieser Beobachtung (Abb. 2).

Bei der Berechnung der in Abb. 2 wiedergegebenen Mittelwerte wurde, falls Kinin nicht meßbar war, die Schwellendosis des jeweiligen Testorgans eingesetzt. Dies fällt bei den verzögert getesteten Perfusaten nicht ins Gewicht. Die Mittelwerte für das direkt aus dem Katheter entnommene Perfusat sind jedoch infolge dieser „pessimistischen" Berechnung sicher zu hoch und damit auch der mittlere Summenwert von 18 ng Kinin pro Versuch. Infolgedessen ist auch die Differenz zwischen den Kininwerten bei sofortiger bzw. verzögerter Testung tatsächlich größer und damit signifikanter als Abb. 2 zeigt.

Der Kiningehalt (verzögerte Testung) stieg mit der Dauer der Schädigung deutlich an bis zu einem Maximum von 4,16 ng Kinin/ml Perfusat bei 60 min Erwärmung (Abb. 2). Auch der Kininase- bzw. Kininogenasegehalt nahm zu (Abb. 3). Ferner trat regelmäßig Kininogen auf; mit zunehmender Erwärmungsdauer stieg sowohl natives als auch ^{125}J-Kininogen an.

Nach STARR u. WEST (1967) sollen Ratten, welche stark auf Dextrangaben reagieren („Reactors"), auch mit verstärkter Kininfreilegung auf die Bedingungen des

482   D. URBANITZ, H. WIEGAND und E. HABERMANN:

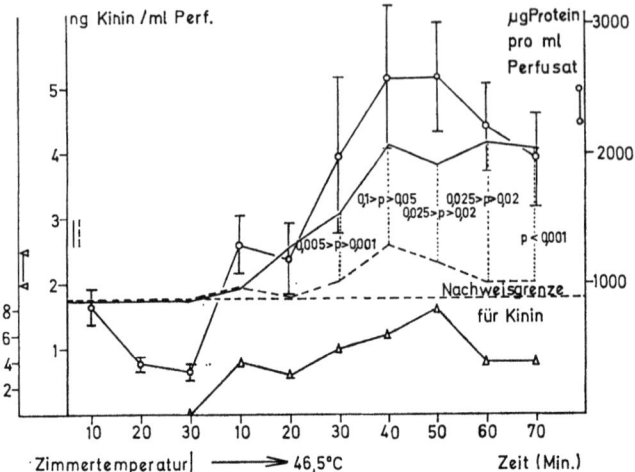

Abb. 2. Kiningehalt des Perfusats bei sofortiger Austestung bzw. nach Aufbewahren in Eis. Ordinate links: ng Kinin/ml Perfusat bei direkter Entnahme aus dem Katheter (------) bzw. nach Aufbewahren in Eis für 60—240 min (———). $n = 14$; Aufzeichnung von x. Errechnung der p-Werte (Paarbildung) nach dem t-Test. Anzahl der Tiere mit positivem Kininnachweis bei sofortiger Testung (△———△). Ordinate rechts: μg Protein/ml Perfusat (○———○); Aufzeichnung von $\bar{x} \pm s\bar{x}$; $n = 11$. Abszisse: Versuchsablauf

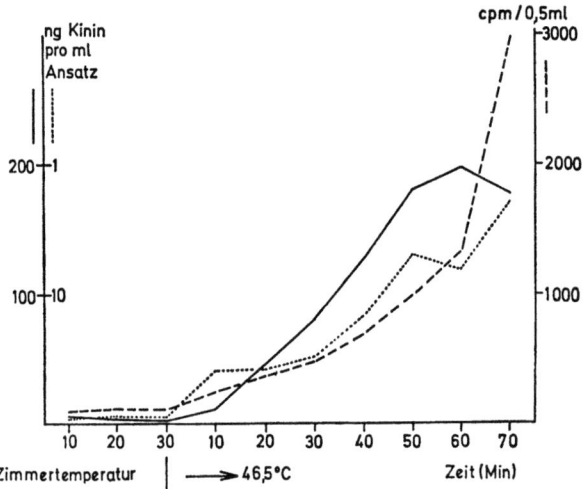

Abb. 3. Kininogenase, Kininase und ^{131}J-Humanalbumin im Perfusat. $n = 2$; Aufzeichnung von $\bar{x}$. Ordinate links: Kininase (········) (Messung der im Ansatz verbliebenen Kininmenge bei Vorlage von 0,1 μg Peptid/ml Ansatz; vgl. Methodik). Kininogenase (———): ng freigelegtes Kinin/ml Ansatz. Ordinate rechts: ^{131}J-Humanalbumin (cpm/0,5 ml Perfusat) (------). Abszisse: Versuchsablauf

thermischen Ödems antworten. Um diesen Unsicherheitsfaktor auszuschalten, ermittelten wir die Dextranempfindlichkeit bei 14 Tieren. Eine Korrelation zwischen Dextranempfindlichkeit und Kininfreilegung ergab sich jedoch nicht (Abb.4).
Auch wenn man sich streng an die Bedingungen von ROCHA E SILVA u. ANTONIO (1960) bezüglich Perfusionstechnik und Narkose hielt, war die Kininaktivität im Perfusat nicht höher als bei unserer Methodik; in jedem Falle stieg die Kininaktivität an, wenn man die Perfusate für 2—3 Std in Eis aufbewahrte.

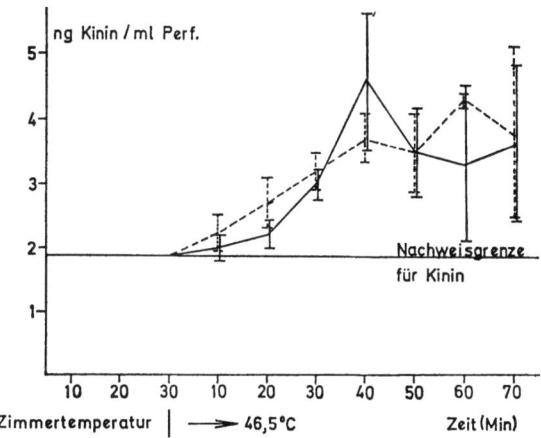

Abb. 4. Kiningehalt des Perfusats (Austestung nach Aufbewahren in Eis) beim Ablauf des thermischen Pfotenödems dextranpositiver und dextrannegativer Tiere. Ordinate: ng Kinin/ml Perfusat bei 7 „Reactors" (------) und 6 „Non-Reactors" (———). Aufzeichnung von $\bar{x} \pm s_{\bar{x}}$. Abszisse: Versuchsablauf

2. Zur Frage der Korrelation zwischen Kininsystem und Ödementstehung

a) Zeitliche Beziehung zwischen dem Gehalt des Perfusats an Protein und Komponenten des Kininsystems. Mit zunehmender thermischer Schädigung stieg der Proteingehalt des Perfusats an. Da sich die volumetrische Messung des Ödems von der Versuchsanordnung her verbot, wurde die Proteinkonzentration als Maß für die Permeabilitätserhöhung verwendet. Sie nahm binnen ca. 40—60 min auf das 5—6fache der Ausgangswerte zu und fiel anschließend leicht ab (Abb. 2). Die Pfoten waren bis zu diesem Zeitpunkt stark cyanotisch geworden. Bei 5 Versuchen diente i. v. verabreichtes, ^{131}J-markiertes Humanalbumin als zusätzlicher Permeabilitätsindicator. Nach Gabe von $2 \cdot 10^6$ cpm/Tier begann der thermisch bedingte Austritt von Gesamtprotein und markiertem Albumin annähernd gleichzeitig. Kininase bzw. Kininogenase traten annähernd gleichzeitig mit ^{131}J-Humanalbumin im Perfusat vermehrt auf. Eine Priorität dieser Komponenten des Kininsystems gegenüber dem Permeabilitätsindicator liegt also nicht vor (Abb.3), genausowenig wie eine Priorität des freien Kinins gegenüber dem Proteingehalt (Abb.2).

In 3 Leerversuchen wurde über 100 min bei Zimmertemperatur perfundiert. Dabei veränderten sich der Proteingehalt, die ^{131}J-Humanalbuminkonzentration und der ^{125}J-Kininogenspiegel im Perfusat nicht. Freies Kinin war nicht nachweisbar.

b) Versuche mit Carboxypeptidase B (CPB). CPB inaktiviert alle bisher bekannten Warmblüterkinine. Nach eigenen Vorversuchen ist die Inaktivierungsrate von Bradykinin und Kallidin gleich. Daher kann dieses Enzym benutzt werden, um eine Beteiligung des Kininsystems an pathophysiologischen Prozessen abzuklären.

So verhinderten ERDÖS et al. (1963) die kininbedingte Blutdrucksenkung am Kaninchen durch vorherige Gabe des Enzyms. WEBSTER et al. (1967) verhüteten den auf Kinininjektion folgenden Abfall des Gefäßwiderstandes im M. gracilis des Hundes. PHELPS et al. (1966) injizierten CPB in den Gelenkspalt des Hundeknies; danach ließ sich der synoviale Druck durch Kinin nicht mehr steigern.

Die Aufhebung der Wirkung von exogen zugeführtem Kinin bedeutet jedoch nicht, daß auch endogen gebildetes Peptid in jedem Fall von CPB erreicht wird. Das Enzym hat ein Molekulargewicht um 34000 und könnte infolgedessen in seinem Diffusionsvermögen gegenüber den Kininen benachteiligt sein. Wenn also CPB zur Aufklärung der Rolle der Kinine beim thermischen Rattenpfotenödem verwendet werden soll, so muß zuvor bewiesen werden, daß das Enzym in genügender Konzentration und über hinreichend lange Zeit aus der Blutbahn in das Perfusat übertritt. Die plasmaeigenen Kininasen erscheinen bei Gelfiltration (YANG u. ERDÖS, 1967) zwischen dem Gipfel der Makroglobuline und dem der 7S-γ-Globuline. Ihr apparentes Molekulargewicht liegt also über 150000. Ihr Permeationsvermögen dürfte daher äußerst gering sein, während CPB infolge ihres erheblich niedrigeren Molekulargewichts die Blutbahn relativ schnell verläßt. Das unterschiedliche Diffusionsvermögen der kininabbauenden Enzyme wird besonders deutlich, wenn man ihr Verhalten bei Gelfiltration an Sephadex G 100 vergleicht: Die Kininasen von Rattenplasma erscheinen nahezu mit der Front der Proteine, während CPB hinter Albumin aus der Säule tritt. In vivo verschwindet das Enzym schnell aus dem Blut, wie ERDÖS et al. (1963) bei der Katze fanden und wir für die Ratte bestätigen können. In unseren Versuchen steigerte i. v. Injektion von 20 mg/kg CPB die Spaltung von Hippuryl-L-Arginin durch Plasma um etwa das 60fache. Die Halbwertzeit betrug jedoch nur 10 min, nach 40 min war die Plasma-Aktivität bereits auf das Doppelte des Ausgangswertes abgesunken. Durch Infusion ließ sich eine annähernd konstante und hinreichend hohe CPB-Aktivität im Blut erzeugen. Bei den folgenden Versuchen injizierten wir zunächst 20 mg/kg Enzym und schlossen eine Infusion von 0,65 mg/kg/min an. Dabei stieg die CPB-Aktivität (gemessen durch Hippuryl-L-Arginin-Spaltung) innerhalb von 10 min auf das 40—80fache der Norm an und fiel im Laufe von 70 min nicht ab (Abb. 5). Die Peptidspaltung durch Rattenplasma, das vor den

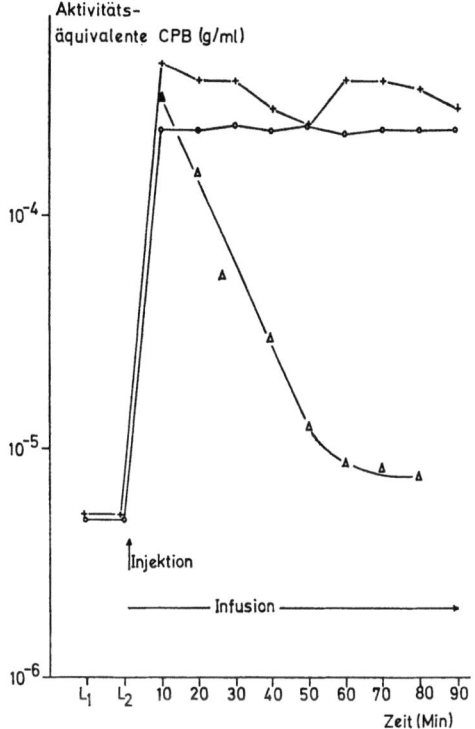

Abb. 5. Spaltung von Hippuryl-L-Arginin durch Rattenplasma bei i.v. Injektion bzw. Infusion von Carboxypeptidase B. Ordinate: Aktivitätsäquivalente für Carboxypeptidase B (g/ml) im Plasma bei Injektion von 20 mg/kg Enzym ohne (△——△) bzw. mit (○——○; +——+) anschließender Infusion von 0,5 mg/kg/min. Abszisse: Zeitliche Folge der Blutentnahmen. L_1 und L_2: Leerwerte vor Enzymapplikation

Infusionen entnommen wurde, war $5 \cdot 10^{-6}$ g/ml unseres CPB-Präparates (Bayer) äquivalent.

Körpereigene Carboxypeptidase trat in unerhitzten Pfoten in gerade noch meßbaren Mengen auf, stieg jedoch im Laufe der Erwärmung erheblich an (Abb. 6); dem entspricht ein Anstieg an Kininaseaktivität (vgl. Abb. 3). Nach einmaliger i. v. Applikation von 20 mg/kg CPB war die Bradykininspaltung durch Perfusat unerwärmter Pfoten zunächst deutlich erhöht. Sie fiel entsprechend der Minderung des Blutspiegels bis zum Beginn der Erwärmungsperiode ab. Der erneute Anstieg bei thermischer Schädigung war nicht stärker als bei den Kontrolltieren, die keine Carboxypeptidase erhalten hatten. — Kombinierte man jedoch Injektion und Infusion des Enzyms (s. Methodik), so stieg die Aktivität im Perfusat massiv an (Abb. 6). Das betraf bereits die Vorperiode, vor

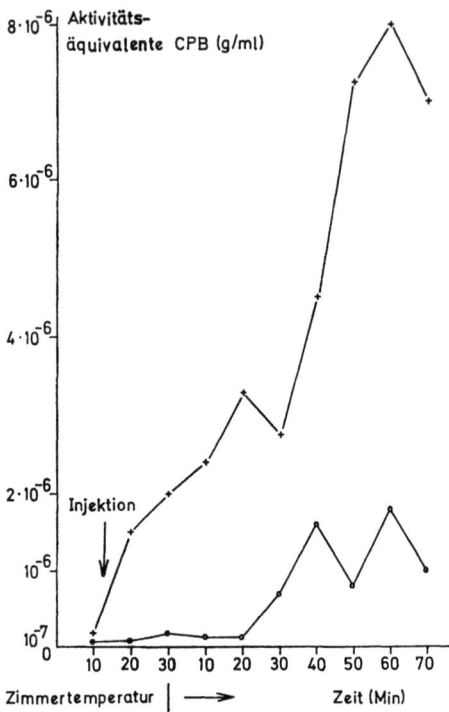

Abb. 6. Verstärkte Spaltung von Hippuryl-L-Arginin durch Perfusat bei Injektion bzw. Infusion von Carboxypeptidase B. Ordinate: Aktivitätsäquivalente (g/ml) für Carboxypeptidase B im Perfusat vor und während Erhitzung der Pfoten ohne Enzymapplikation (o———o) sowie unter Injektion von 20 mg/kg Carboxypeptidase B mit anschließender Enzyminfusion von 0,5 mg/kg/min, begonnen zwischen 10. und 20. min der Vorperiode (+———+). Abszisse: Versuchsablauf. Beginn der thermischen Schädigung nach 30 min langer Vorperiode

allem aber die Periode des Erhitzens. Mit den im Bereich des Maximums erscheinenden Enzymmengen war es möglich, 1,0 µg/ml vorgelegtes Kinin binnen 15 min völlig abzubauen. Dies gelang noch mit 10facher Perfusatverdünnung. Die CPB-Konzentration der Ödemflüssigkeit reichte also hin, um die zu erwartenden Kininmengen zu inaktivieren.

Die Technik der subcutanen Perfusion ist mit einer Reihe von Fehlerquellen behaftet; daher maßen wir bei den folgenden Versuchen (vgl. Abb. 7) das Pfotenödem volumetrisch, zunächst unter länger dauerndem Erhitzen auf 46,5°C. Der Rauminhalt der nicht erwärmten Pfoten blieb während der Versuche konstant. Enzyminfusion verminderte die Ödembereitschaft gegenüber den Kontrolltieren nicht (Abb. 7c). Auch i. v. Trasylol-Infusion (Dosierung s. S. 479) bei sonst gleicher Methodik hemmte das Ödem nicht. Die mit Trasylol behandelten Tiere (Abb. 7a) zeigten

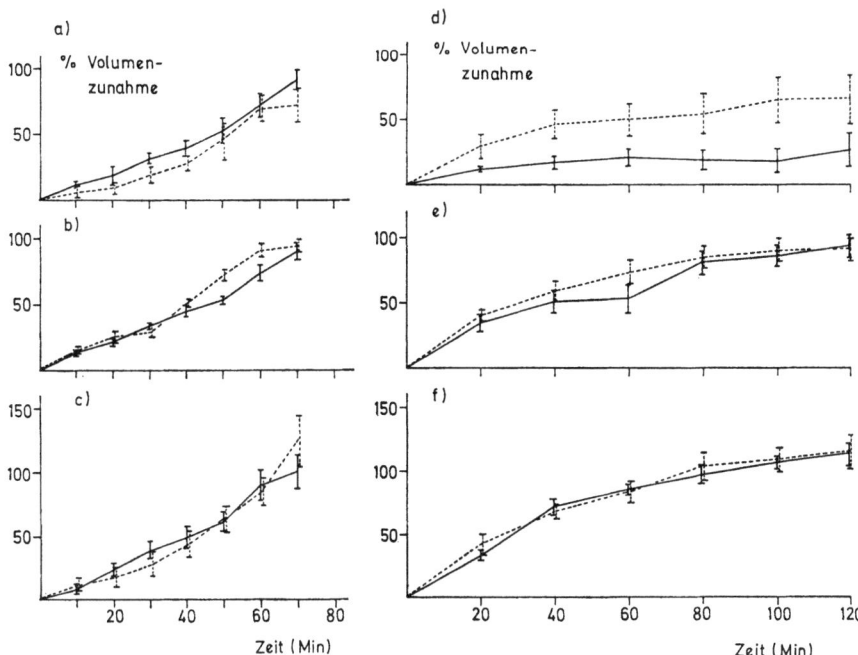

Abb. 7 a—f. Zur Frage der Hemmbarkeit des thermischen Ödems. Versuchsgruppen a—e in Urethannarkose (1,0 g/kg), f ohne Narkose. Ordinate: Prozentuale Volumenzunahme unter Gabe von Pharmakon (———) bzw. Tyrode (------). Abszisse: Zeit (min) nach Beginn des Erhitzens (a—c) bzw. Hitzetrauma (d—f); aufgetragen $\bar{x} \pm s_{\bar{x}}$. Bei allen Versuchen strenge Paarung mit den Kontrollen (n = Zahl der Paare). a) 46,5°C-Ödem unter Trasylol (Dosierung s. S. 479). $n = 4$. b) 46,5°C-Ödem unter Phenylbutazon (Dosierung s. S. 479). $n = 4$. c) 46,5°C-Ödem unter Carboxypeptidase B: Zunächst 20 mg/kg i.v., anschließend wurde die Dauerinfusion angeschlossen (40 mg CPB/kg/Std), 30 min später die thermische Schädigung begonnen. $n = 7$. d) 55°C/30 sec-Ödem unter Phenylbutazon. $n = 5$. e) 55°C/30 sec-Ödem unter Carboxypeptidase B (Dosierung s. S. 479). $n = 9$. f) 55°C/30 sec-Ödem unter Carboxypeptidase B *ohne* Narkose. $n = 4$

gegenüber den Kontrolltieren nach 30 min Erwärmung sogar eine leichte ($0,1 > p > 0,05$) Vermehrung des Pfotenvolumens (4 Versuchstiere). Dagegen hemmte Phenylbutazon das Ödem ($0,005 > p > 0,001$), allerdings nur über einen Teil der Versuchszeit (Abb. 7b). Durch Modifikation der Versuchsbedingungen (30 sec; 55°C) war ein erheblich verbessertes Ansprechen des thermischen Ödems auf Phenylbutazon zu erreichen (Abb. 7d). Doch sprachen auch derart ausgelöste Ödeme nicht auf Carboxypeptidase B an (Abb. 7e). Bei diesen Versuchen störte eine erhebliche Streuung, die sich durch Weglassen der Narkose senken ließ. Auch jetzt war das Enzym ohne Effekt (Abb. 7f).

c) Versuche zur Ödemauslösung durch Infusion bzw. Injektion von Bradykinin. Kinin ist im Perfusat erhitzter Pfoten nachweisbar. Um seine Bedeutung für die thermische Schädigung zu ermitteln, versuchten wir, durch intraarterielle Infusion einen vergleichbaren Kininspiegel im Perfusat herzustellen. In analogen Versuchen wollten wir eine Ödembildung durch intraarteriell appliziertes Kinin erreichen.

Zur Methodik: Ein Katheter wurde retrograd durch die linke A.femoralis in die Bauchaorta vorgeschoben, so daß die Katheterspitze zwischen Bifurcatio iliaca und Abgang der Nierengefäße lag. 500 µg/kg Kinin wurden innerhalb 60 min infundiert, die Subcutis des rechten Hinterbeines in üblicher Weise perfundiert.

Meßbare Kininmengen (Nachweisgrenze zwischen 2—5 ng/ml) waren im Perfusat nicht zu finden, der Proteingehalt änderte sich im Laufe der Infusion nicht. Die Durchblutung der rechten Extremität war nicht durch allgemeine Kreislaufschädigung beeinträchtigt, wie die Kontrolle des Blutdrucks mit Carotisketheter und Statham-Element bei 2 Versuchen zeigte.

In weiteren 3 Versuchen wurde geprüft, ob das Pfotenvolumen der nicht operierten Pfote unter intraarterieller Kininfusion zunahm. Der Blutdruck wurde laufend registriert. Bei Infusion von insgesamt ca. 500 µg/kg binnen 70 min stieg das Pfotenvolumen um maximal 29 °/₀ an. Bei 2 von 3 Versuchen rötete sich die Pfote mit dem Beginn der Kiningabe; daher dürfte die Volumenzunahme mindestens zum Teil durch Hyperämie bedingt sein. Das Pfotenvolumen von Tieren, denen statt Kinin Kochsalzlösung mit der gleichen Geschwindigkeit infundiert wurde, blieb konstant. Da das Blut unserer Ratten maximal 40 µg Bradykinin in Form seiner Vorstufe enthält, liegen die infundierten Kininmengen weit über dem pathophysiologisch möglichen Betrag. Selbst unter diesen Bedingungen war es also nicht möglich, ein dem thermischen Ödem quantitativ oder qualitativ vergleichbares Zustandsbild zu erzeugen.

Schließlich war zu prüfen, ob sich durch s. c. Injektion von Bradykinin das Erscheinungsbild des thermischen Ödems imitieren ließ. 1 µg Bradykinin blieb wirkungslos. 10 µg Bradykinin führten bei Versuchen zu einer Zunahme des Pfotenvolumens um im Mittel 32,3°/₀ (30,1°/₀; 24,6°/₀; 42,3°/₀). Das Maximum war nach 40 min erreicht. Die für das thermische Ödem charakteristische arterielle und venöse Hyperämie war bei diesen Experimenten nicht zu erkennen.

d) Veränderungen der Endstrombahn beim thermischen Ödem der Rattenpfote. Seit den Untersuchungen von MAJNO u. PALADE (1961) ist bekannt, daß sog. ,,Mediatoren", wie Histamin, Serotonin und Bradykinin nicht die Permeabilität sämtlicher Gefäßabschnitte in gleicher Weise erhöhen, sondern nahezu ausschließlich an Venolen angreifen. Wenn Kinine eine wesentliche Rolle bei der thermischen Schädigung der Rattenpfote spielen, sollte die Permeabilitätserhöhung beim thermischen Ödem vorwiegend in den Venolen lokalisiert sein bzw. von dort ausgehen. Zur Klärung dieser Frage erhielten die Ratten in der beschriebenen Weise (s. Methodik) Tuscheinjektionen; anschließend wurde die thermische Schädigung gesetzt. Bei keinem der Tiere wurde eine vorwiegend venoläre Schädigung gefunden, während die Capillarwände in Abhängigkeit von der Dauer des Erhitzens zunehmend Tusche eingelagert hatten. Das galt für den oberflächlichen Capillarplexus der Haut wie auch für die Capillaren der Muskulatur. Bei massiver Schädigung (70 min Erwärmung) waren die Capillaren und Venolen prall mit Erythrocyten gefüllt. Die Tusche lag dann nicht nur in den Gefäßwänden, sondern bildete zum Teil thrombenähnliche, im Schnitt oft halbmondförmige Auflagerungen auf der Lumenseite des Capillarendothels. Bei kurzzeitiger Hitzeeinwirkung (10—15 min) war die Tuscheablagerung nicht gleichmäßig ausgebildet, sondern fleckförmig über die mikroskopischen Präparate verteilt. Stets waren jedoch die Capillaren bevorzugt; eine Markierung der Venolen fehlte an vielen Stellen. Unter der Voraussetzung, daß die Endstrombahn der Rattenpfote sich gegen gefäßaktive Agentien analog verhält wie die bisher untersuchten (s. Diskussion) Hautareale dieses Tieres, spricht die capilläre Lokalisation des thermisch bedingten Gefäßschadens gegen eine Bedeutung der Kinine.

Diskussion

Durch unsere Untersuchungen wird zunächst die Beobachtung (Rocha e Silva u. Antonio, 1960; Starr u. West, 1967) bestätigt, daß Kininaktivität im Perfusat erhitzter Rattenpfoten auftritt. Unsere mittlere Gesamtausbeute an Kinin (2,76 ng pro Versuch) liegt jedoch recht niedrig. So fanden Starr u. West (1967) im Mittel 78,6 ng Kinin bei 30 minütiger Exposition und einer Nachperiode von 60 min. Sie gruppierten ihr Tiermaterial nach der Dextranempfindlichkeit und ordneten Reaktion auf thermischen Reiz, Reaktion auf Dextran und Kininfreilegung einander zu. In unseren Versuchen trat eine solche Beziehung nicht zutage. Die Versuche von Rocha e Silva u. Antonio (1960) sind in quantitativer Hinsicht schlecht vergleichbar, zumal hier die Kininmenge in laborinternen Einheiten angegeben wurde. Bei Umrechnung mit ihrem 1960 angegebenen Faktor wären pro Versuch maximal 28 ng freigesetzt worden, während sich mit Hilfe des bei Rocha e Silva (1962) erwähnten Faktors maximal 170 ng pro Erhitzungsperiode errechnen. Rocha e Silva u. Antonio (1960) steigerten die Temperatur allmählich, während wir selbst wie zum Teil auch Starr u. West (1967) bei konstant erhöhter Temperatur arbeiteten. Bei strenger Befolgung der von Rocha e Silva u. Antonio (1960) und auch von Starr u. West (1967) geübten Methodik kann man jedoch aus den ermittelten Kininwerten nur bedingt auf den Peptidgehalt im frischen Perfusat und damit im subcutanen Gewebe schließen. Bewahrt man nämlich das Perfusat in Eis auf, so tritt regelmäßig eine Zunahme des Kiningehalts ein. Erwartungsgemäß finden sich in den Perfusaten mit zunehmender Schädigung vermehrt Kininogen, Kininogenase und (dies im Gegensatz zu STARR u. WEST, 1967) auch Kininase.

Die Aktivitätsrelation dieser Komponenten bedingt eine, wenn auch sehr geringe Kininfreilegung in der Kälte. Offenbar reicht der Kininasegehalt der Perfusate unter diesen Bedingungen nicht zur sofortigen Inaktivierung der gebildeten Wirkstoffe aus. Eine Analyse des Zusammenwirkens der genannten Komponenten lag außerhalb unserer Thematik.

Mit dem Auftreten des Kininsystems geht die lokale Permeabilitätssteigerung annähernd parallel, wie die gleichzeitige Messung des Austritts von Radioalbumin aus der Gefäßbahn zeigt. Ein zeitliches Primat für die Kininfreilegung gegenüber der Permeabilitätserhöhung läßt sich aus unseren Versuchen nicht ableiten. Zwei Deutungsmöglichkeiten stehen also mit gleichem Gewicht gegenüber:

a) Die Kinine sind im Sinne von ROCHA E SILVA für die thermische Schädigung mit verantwortlich.

b) Eine primäre, in ihren Ursachen noch zu klärende Permeabilitätssteigerung könnte nicht nur den Austritt von Albumin, sondern auch des Kininsystems verursacht haben. Auch in diesem Rahmen könnte immerhin dem Kininsystem eine Verstärkerrolle zukommen.

Freies Kinin nach thermischer Schädigung wurde außerdem von ROCHA E SILVA u. ROSENTHAL (1961) mit dem airpocket-Verfahren gefunden. EDERY u. LEWIS (1962) identifizierten zwar Kininogenaseaktivität in Lymphe von Hundeextremitäten, die bei Verbrühung anstieg. JACOBSEN u. WAALER (1966) konnten jedoch bei Hunden und Kaninchen unter ähnlichen Bedingungen lediglich Kininase, nicht aber Kininogenase oder Kinin finden. Das schließt eine Beteiligung von Kininen bei der thermischen Schädigung nicht aus; denn das aktive Material könnte während des Abflusses und der Aufbewahrung der Lymphe abgebaut worden sein.

Schwerwiegende Argumente gegen eine Bedeutung des Kininsystems beim thermischen Rattenpfotenödem ergeben sich aus den Versuchen mit Carboxypeptidase B. Durch Infusion des Enzyms läßt sich ein konstanter Blutspiegel erzielen. Die Enzymkonzentration im Perfusat unerhitzter Pfoten, noch mehr nach Erhitzen, reicht aus, um die in den vorangegangenen Versuchen gemessenen Kininmengen schnell zu inaktivieren. Dennoch gelingt es nicht, dadurch den zeitlichen Ablauf und das Ausmaß der Ödembildung zu beeinflussen. Auch unsere Versuche zur Ödemhemmung mit Trasylol erbrachten kein positives Resultat; im Gegensatz dazu stehen Befunde von KALLER et al. (1966), die durch curative Gabe von Trasylol das thermische Pfotenödem (20 sec; 53°C) mit einer Signifikanz von $p < 0,05$ um allerdings nur 6,7% hemmen konnten.

Ebensowenig wie das thermische Ödem durch Carboxypeptidase B beeinflußbar ist, läßt es sich durch intraarterielle Infusion selbst hoher Kininmengen reproduzieren. Dagegen läßt sich einwenden, daß pathophysiologisch bedeutende Kininmengen nicht im Blut, sondern erst im

Interstitium frei werden. Für eine solche Anschauung würde auch sprechen, daß die Kinininfusion nicht zu meßbarer Uterusaktivität im Perfusat führte. Ob das infundierte Kinin die Endothelien nicht durchdringt oder auf seinem Wege in die Perfusionsflüssigkeit abgebaut wird, ist eine sekundäre Frage.

Unterstellt man demgegenüber eine pathophysiologische Bedeutung interstitiell gebildeten Kinins, dann sollte subcutane Kinininjektion sehr stark Ödem erzeugen; dies ist jedoch, zumindesten bei den von uns verwendeten Ratten, nicht der Fall. Nach Ausmaß und Aussehen war das durch 10 µg Bradykinin erzeugte Ödem nicht mit dem thermischen Ödem vergleichbar. Als letzte Deutungsmöglichkeit bleibt die Hypothese, daß Kinine in einem Gewebskompartiment entstehen und wirken, das sowohl für Kininase als auch für exogenes Kinin unzugänglich ist.

Auch die histologischen Befunde lassen sich schwerlich im Sinne einer Bedeutung des Kininsystems interpretieren. Es gilt als gesichert, daß sog. Mediatoren wie Histamin, Serotonin und Bradykinin die venoläre Permeabilität erhöhen. Andererseits unterscheiden WILHELM (1962), SPECTOR u. WILLOUGHBY (1963) eine durch Histamin- und Serotoninantagonisten hemmbare Sofort- oder Frühreaktion und eine durch solche Substanzen nicht hemmbare verzögerte Gefäßreaktion nach Gewebstrauma, unter anderem auch nach milder Verbrennung. Die Permeabilitätssteigerung vom Typ der verzögerten Reaktion könnte Ausdruck einer direkt schädigenden Einwirkung der Wärme auf die Gefäßendothelien sein. Ein Indiz dafür sehen RYAN u. HURLEY (1968) in der Hemmbarkeit der verzögerten Phase nach milder Verbrennung durch Substanzen, die Leberparenchymzellen vor Tetrachlorkohlenstoff schützen (z.B. Promethazin 25 mg/kg). Die Schädigung der Leberzellen durch Tetrachlorkohlenstoff bzw. der Gefäßendothelien durch Wärme könnte über einen ähnlichen Mechanismus ablaufen. Während der thermisch bedingten „delayed phase" fand COTRAN (1965) Spalten zwischen den Endothelzellen von Venolen und Capillaren. Er betonte die Ähnlichkeit dieser Veränderungen mit der — allerdings nur venolären — Reaktion auf Histamin, Serotonin und Bradykinin. Nach seiner Hypothese bestimmt ein noch unbekannter, venolär und capillär angreifender Mediator das Schädigungsbild nach milder Verbrennung. Die direkte Endothelzellschädigung soll erst bei stärkeren Verbrennungen in den Vordergrund treten.

Die gleichzeitige Tuschemarkierung von Capillaren und Venolen — wie sie sich uns bei dem nach ROCHA E SILVA (1960) ausgelösten thermischen Ödem zeigte und von COTRAN u. MAJNO (1964) für andere thermische Schädigungen beschrieben wurde — ist nicht nur Indiz gegen eine dominierende Mitwirkung von Kininen; sie paßt, wie die Resistenz des Ödems gegen Antihistaminica und Serotoninantagonisten (ROCHA E SILVA u. ANTONIO, 1960), überhaupt nicht ins Bild der typischen Sofortreaktion. Ob eine direkte Gefäßendothelschädigung oder ein noch unbekannter Mediator mit Wirkung auf Capillaren und Venolen verantwortlich ist, bleibt offen.

Wie immer bei der Frage nach der Bedeutung von Mediatorstoffen, lassen sich aus den an einem einzigen Objekt gewonnenen Resultaten keine strengen Beweise ableiten. Wir haben jedoch durch Verfolgung mehrerer Meßgrößen und Anwendung mehrerer Methoden eine Summe von Indizien angehäuft, deren Gewicht zu schweren Zweifeln an einer maßgeblichen Rolle der Kinine beim thermischen Rattenpfotenödem berechtigt und verpflichtet. Dieser Schlußfolgerung kommt besondere Bedeutung zu, da gerade das verwendete Modell zu den ganz wenigen Beispielen aus der Pathophysiologie zählt, bei denen eine wesentliche Funktion des Kininsystems bisher unwidersprochen akzeptiert wurde.

Herrn Dr. RÄKER danken wir für die Herstellung und Messung der radioaktiven Substanzen, Herrn Dr. TÖRÖK für die Anfertigung der histologischen Präparate. Der Deutschen Forschungsgemeinschaft verdanken wir eine Sachbeihilfe, den Farbenfabriken Bayer AG, Leverkusen, Carboxypeptidase B sowie Hippuryl-L-Arginin.

Literatur

COTRAN, R. S.: The delayed and prolonged vascular leakage in inflammation. II. An electron microscopic study on the vascular response after thermal injury. Amer. J. Path. 46, 583—620 (1965).
—, and G. MAJNO: The delayed and prolonged vascular leakage in inflammation. I. Topography of the leaking vessels after thermal injury. Amer. J. Path. 45, 261—281 (1964).
DINIZ, C. R., J. F. CARVALHO, J. RYAN, and M. ROCHA E SILVA: A micromethod for the determination of bradykininogen in plasma. Nature (Lond.) 192, 1194—1195 (1961).
EDERY, H., and G. P. LEWIS: Plasma kinin forming enzyme activity in lymph after tissue injury. J. Physiol. (Lond.) 163, 48—49 (1962).
EISEN, V.: Observations on intrinsic kinin forming factors in human plasma: the effect of acid, acetone, chloroform, heat, and euglobulin separation on kinin formation. J. Physiol. (Lond.) 166, 496—513 (1963).
ERDÖS, E. G., R. J. WOHLER, and M. I. LEVINE: Blocking of the in vivo effects of bradykinin and kallidin with carboxypeptidase B. J. Pharmacol. exp. Ther. 142, 327—334 (1963).
FOLK, J. E., K. A. PIEZ, W. R. CARROLL, and J. A. GLADNER: Carboxypeptidase B: IV. Purification and characterization of the porcine enzyme. J. biol. Chem. 235, 2272—2277 (1960).
GREENWOOD, F. C., W. M. HUNTER, and J. S. GLOVER: The preparation of [131]J-labelled human growth hormone of high specific radioactivity. Biochem. J. 89, 114—123 (1963).
HABERMANN, E.: Über pH-bedingte Modifikationen und das Molekulargewicht von Kininogen I. Biochem. Z. 337, 440—448 (1963).
JACOBSEN, S., and B. A. WAALER: The effect of scalding on the content of kininogen and kininase in limb lymph. Brit. J. Pharmacol. 27, 222—229 (1966).
KALLER, H., F. HOFFMEISTER u. G. KRONEBERG: Die Wirkung von Trasylol® auf verschiedene Ödemformen der Rattenpfote. Arch. int. Pharmacodyn. 161, 398—409 (1966).
LOWRY, O. H., N. J. ROSEBROUGH, A. L. FARR, and R. J. RANDALL: Protein measurements with the Folin phenol reagent. J. biol. Chem. 193, 265—275 (1951)
MAJNO, G., and G. E. PALADE: Studies on inflammation. I. The effect of histamin and serotonin on vascular permeability: An electron microscopic study. J. biophys. biochem. Cytol 11, 571—605 (1961).

PHELPS, P., D. J. PROCKOP, and D. J. MC CARTY: Crystal induced inflammation in canine joints. III. Evidence against bradykinin as a mediator of inflammation. J. Lab. clin. Med. 68, 433—444 (1966).
ROCHA E SILVA, M.: Definition of bradykinin and other kinins. Biochem. Pharmacol. 10, 3—24 (1962).
—, and A. ANTONIO: Release of bradykinin and the mechanism of a "thermic edema (46.5°C)" in the rats paw. Med. exp. (Basel) 3, 371—382 (1960).
—, and S. R. ROSENTHAL: Release of pharmacologically active substances from the rat skin in vivo following thermal injury. J. Pharmacol. exp. Ther. 132, 110—116 (1961).
RYAN, G. B., and J. V. HURLEY: The drug inhibition of increased vascular permeability. J. Path. Bact. 96, 371—379 (1968).
SPECTOR, W. G., and D. A. WILLOUGHBY: The inflammatory response. Bact. Rev. 27, 117—154 (1963).
STARR, M. S., and G. B. WEST: Bradykinin and oedema formation in heated paws of rats. Brit. J. Pharmacol. 31, 178—187 (1967).
URBANITZ, D., H. WIEGAND u. E. HABERMANN: Thermisches Ödem der Rattenpfote und Kininsystem. Naunyn-Schmiedebergs Arch. Pharmak. exp. Path. 263, 280 (1969).
WEBSTER, M. E., N. S. SKINNER, and W. J. POWELL: Role of the kinins in vasodilatation of the sceletal muscle of the dog. Amer. J. Physiol. 212, 553—558 (1967).
WILHELM, D. L.: The mediation of increased vascular permeability in inflammation. Pharmacol. Rev. 14, 251—280 (1962).
YANG, H. Y. T., and E. G. ERDÖS: Second kininase in human blood. Nature (Lond.) 215, 1402—1403 (1967).

Dr. D. URBANITZ
Pharmakologisches Institut
der Justus Liebig-Universität
6300 Gießen, Wilhelm Buchheim-Str. 4

MIX
Papier aus verantwortungsvollen Quellen
Paper from responsible sources
FSC® C105338

If you have any concerns about our products,
you can contact us on
ProductSafety@springernature.com

In case Publisher is established outside the EU,
the EU authorized representative is:
**Springer Nature Customer Service Center GmbH
Europaplatz 3, 69115 Heidelberg, Germany**

Printed by Libri Plureos GmbH
in Hamburg, Germany

Naunyn Schmiedebergs Archiv für Pharmakologie

Band 265 · 1969/70

Herausgeber   E. Habermann, Gießen · H. Herken, Berlin
P. Holtz, Frankfurt/M. · F. Lembeck, Graz
U. Trendelenburg, Würzburg

Beratende Herausgeber   E. J. Ariëns, Nimwegen · H. Blaschko, Oxford
N. Brock, Brackwede/Westf. · F. Brücke, Wien
H. Coper, Berlin · W. Feldberg, London
F. Gross, Heidelberg · A. Hasselblatt, Göttingen
O. Heidenreich, Aachen · O. Hornykiewicz, Toronto
H. Kewitz, Berlin · H. Konzett, Innsbruck
O. Krayer, Boston · G. Kuschinsky, Mainz
F. Markwardt, Erfurt · H. J. Merker, Berlin
E. Muscholl, Mainz · D. Neubert, Berlin
G. Peters, Lausanne · H. Remmer, Tübingen
W. Rummel, Homburg · H. J. Schümann, Essen
Ch. Stumpf, Wien · M. Vogt, Cambridge
W. Vogt, Göttingen · E. Westermann, Hannover
W. Wilbrandt, Bern · D. Winne, Tübingen

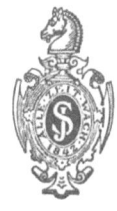

Springer-Verlag Berlin Heidelberg GmbH

Alle Rechte, einschließlich das der Übersetzung in fremde Sprachen und das der fotomechanischen Wiedergabe oder einer sonstigen Vervielfältigung, vorbehalten. Jedoch wird gewerblichen Unternehmen für den innerbetrieblichen Gebrauch nach Maßgabe des zwischen dem Börsenverein des Deutschen Buchhandels e.V. und dem Bundesverband der Deutschen Industrie abgeschlossenen Rahmenabkommens die Anfertigung einer fotomechanischen Vervielfältigung gestattet. Wenn für diese Zeitschrift kein Pauschalabkommen mit dem Verlag vereinbart worden ist, ist eine Wertmarke im Betrage von DM 0,30 pro Seite zu verwenden. *Der Verlag läßt diese Beträge den Autorenverbänden zufließen.*

Die Wiedergabe von Gebrauchsnamen, Handelsnamen, Warenbezeichnungen usw. in dieser Zeitschrift berechtigt auch ohne besondere Kennzeichnung nicht zu der Annahme, daß solche Namen im Sinne der Warenzeichen- und Markenschutz-Gesetzgebung als frei zu betrachten wären und daher von jedermann benutzt werden dürften.

ISBN 978-3-662-38809-9   ISBN 978-3-662-39718-3 (eBook)
DOI 10.1007/978-3-662-39718-3

Copyright © by Springer-Verlag Berlin Heidelberg 1969
Ursprünglich erschienen bei Springer-Verlag Berlin Heidelberg New York 1969.
Softcover reprint of the hardcover 1st edition 1969

Inhaltsverzeichnis

Seite

ABSHAGEN, U., RIETBROCK, N.: Zum Mechanismus der 2-Propanoloxydation. Interferenzversuche mit niederen aliphatischen Alkoholen in vivo und an der isoliert perfundierten Rattenleber 411
BALDAUF, J., GEBHARDT, K.: Ein Substanz P-Standardpräparat 278
BARRY, J. Q., s. BLAKE, D. A., et al. 474
BLAKE, D. A., BARRY, J. Q., CASCORBI, H. F.: A Note on the Effect of Trifluoroacetate on the Growth of Rat Liver. 474
BRUNNER, H., HEDWALL, P. R.: Bedeutung der Nebennierenkatecholamine für die reflektorische kardiovasculäre Gegenregulation bei renal hypertonischen Ratten 387
CALVOER, R., s. LORENZ, W., et al. 81
CASCORBI, H. F., s. BLAKE, D. A., et al. 474
COPER, H., s. KUHLMANN, K., et al. 310
CUBE, B. VON, TESCHEMACHER, HJ., HERZ, A., HESS, R.: Permeation morphinartig wirksamer Substanzen an den Ort der antinociceptiven Wirkung im Gehirn in Abhängigkeit von ihrer Lipoidlöslichkeit nach intravenöser und nach intraventrikulärer Applikation 455
DOMAGK, G. F., s. DOMSCHKE, W., et al. 149
DOMSCHKE, W., MEINECKE, O., DOMAGK, G. F.: Untersuchungen zum Stoffwechsel des Digitaliszuckers Digitoxose in der Ratte. 149
FRIEDBERG, K. D., GARBE, G., GRÜTZMACHER, J.: Untersuchungen über die antianaphylaktische Wirkung des Chlorophyllins 287
GARBE, G., s. FRIEDBERG, K. D., et al. 287
GEBHARDT, K., s. BALDAUF, J. 278
GEIPERT, F., LEMBECK, F., SPRÖSSLER, B.: Differentiation of Substance P and Physalaemin 225
GERVEN, W. VAN, s. JAGENEAU, A. H. M., et al. 16
GLASSER, H., KRIEGLSTEIN, J.: Die Eiweißbindung einiger Psychopharmaka mit tricyclischem Ringsystem in Abhängigkeit von ihrer chemischen Konstitution 321
GRÜTZMACHER, J., s. FRIEDBERG, K. D., et al. 287
GUTSCHOW, K., SCHMID, A.: Wirkung von Dehydrocholsäure und Bromsulfalein auf die Dialysierbarkeit mit der Galle ausgeschiedenen Calciums und Strontiums 359
HAEFELY, W., s. HAEUSLER, G., et al. 260
HAEUSLER, G., HAEFELY, W., HUERLIMANN, A.: On the Mechanism of the Adrenergic Nerve Blocking Action of Bretylium 260
HANSEN, D.: Verteilung und Stoffwechsel von ^{14}C-markiertem Tetracain nach intravenöser Injektion beim Meerschweinchen. 347
HEDWALL, P. R., s. BRUNNER, H. 387
HEITLAND, ST., s. LORENZ, W., et al. 81
HENNEMANN, H.-M., TRENDELENBURG, U.: Effect of the Adrenergic Neurone Blocker, β-TM 10, on the Depletion of Noradrenaline induced by Denervation or Reserpine 363
HERTTING, G., s. PESKAR, B., et al. 335
HERZ, A., s. CUBE, B. VON, et al. 455

Inhaltsverzeichnis

	Seite
HESS, R., s. CUBE, B. VON, et al.	455
HETTICH, R., s. LEMBECK, F.	216
HUERLIMANN, A., s. HAEUSLER, G., et al.	260
JAGENEAU, A. H. M., SCHAPER, W. K. A., GERVEN, W. VAN: Enhancement of Coronary Reactive Hyperemia in Unanaesthetized Pigs by an Adenosine-Potentiator (Lidoflazine)	16
JANATUINEN, M., KORHONEN, L. K.: The Effect of a Substituted Benzylamine (Bisolvon®) on Mucosubstance Production	112
JURNA, I., THERES, C.: The Effect of Phenytoin and Metamphetamine on Spinal Motor Activity	244
KAHL, G.-F., s. NETTER, K. J., et al.	205
KORHONEN, L. K., s. JANATUINEN, M.	112
KRIEGLSTEIN, J., s. GLASSER, H.	321
KUHLMANN, K., ODUAH, M., COPER, H.: Über die Wirkung von Barbituraten bei Ratten verschiedenen Alters	310
LEGE, L., s. VOGT, W., et al.	442
LEMBECK, F., HETTICH, R.: Comparative Study of the Effects of Substance P on Blood Pressure, Salivatory Functions and Intestinal Motility	216
— s. GEIPERT, F., et al.	225
LEODOLTER, S., s. PESKAR, B., et al.	335
LÖFFELHOLZ, K., MUSCHOLL, E.: A Muscarinic Inhibition of the Noradrenaline Release Evoked by Postganglionic Sympathetic Nerve Stimulation	1
LORENZ, W., SCHAUER, A., HEITLAND, ST., CALVOER, R., WERLE, E.: Biochemical and Histochemical Studies on the Distribution of Histamine in the Digestive Tract of Man, Dog and Other Mammals	81
MAGNUSSEN, M. P., s. NETTER, K. J., et al.	205
MAY, B., MENKENS, I., WESTERMANN, E.: Freisetzung von Serotonin und Histamin aus Thrombocyten durch aliphatische und aromatische Amine	24
MEINECKE, O., s. DOMSCHKE, W., et al.	149
MEINERTZ, T., SCHOLZ, H.: Über den Einfluß von Mangan-Ionen auf die positiv inotrope Wirkung von Adrenalin, Theophyllin und Digitoxigenin an isolierten Meerschweinchenvorhöfen	131
MENKENS, I., s. MAY, B., et al.	24
MÜLLER-OEHLINGHAUSEN, B.: Über die gestörte Glucuronidsynthese in der Leber diabetischer Ratten	372
MUSCHOLL, E., s. LÖFFELHOLZ, K.	1
NETTER, K. J., KAHL, G.-F., MAGNUSSEN, M. P.: Kinetic Experiments on the Binding of Metyrapone to Liver Microsomes	205
NIEDERAU, D., s. PFLEGER, K., et al.	118
ODUAH, M., s. KUHLMANN, K., et al.	310
OLDIGS, H.-D., s. VOGT, W., et al.	442
OSSWALD, W.: Über die durch Sympathicomimetica ausgelöste, neurogene Vasodilatation	67
PALM, D., s. QUIRING, K.	397
PATZER, P., s. VOGT, W., et al.	442
PESKAR, B., LEODOLTER, S., HERTTING, G.: Die Wirkung verschiedener blutdrucksenkender Pharmaka auf Wasseraufnahme und -abgabe bei Ratten	335
PFLEGER, K., NIEDERAU, D., VOLKMER, I., STOCK, H.: Ein Beitrag zum Wirkungsmechanismus von Dipyridamol: Hemmung der Adenosinaufnahme in Erythrocyten durch Dipyridamol	118
QUIRING, K., PALM, D.: Inhibition of Amine Oxidases by Nitrofuran Derivatives: Possible Structure-Activity Relations and Criteria of Irreversibility	397
RIETBROCK, N., s. ABSHAGEN, U.	411
RUOFF, J.-H., SEWING, K.-FR.: Histamin, Histidindecarboxylase und Gastrin im oberen Verdauungstrakt des Huhns	301
SCHAPER, W. K. A., s. JAGENEAU, A. H. M., et al.	16
SCHAUER, A., s. LORENZ, W., et al.	81
SCHAUMANN, W., s. ZIELSKE, F., et al.	49
SCHMID, A., s. GUTSCHOW, K.	359

Scholz, H.: Ca-abhängige Membranpotentialänderungen am Herzen und ihre Bedeutung für die elektro-mechanische Kopplung. Versuche mit Tetrodotoxin in Na-haltigen Lösungen 187
— s. Meinertz, T. 131
Schümann, H. J., s. Starke, K., et al. 170
Schüppel, R.: Hemmung der Hydroxylierung von Arzneimitteln in vivo unter Äthanolbelastung 156
— Konjugationsreaktionen im Arzneistoffwechsel der Ratte bei akuter Äthanolbelastung 233
Sewing, K.-Fr., s. Ruoff, H.-J. 301
Sprössler, B., s. Geipert, F., et al. 225
Starke, K.: Interactions of Angiotensin and Cocaine on the Output of Noradrenaline from Isolated Rabbits Hearts 383
— Werner, U., Schümann, H. J.: Wirkung von Angiotensin auf Funktion und Noradrenalinabgabe isolierter Kaninchenherzen in Ruhe und bei Sympathicusreizung 170
Stock, H., s. Pfleger, K., et al. 118
Teschemacher, Hj., s. Cube, B. von, et al. 455
Theres, C., s. Jurna, I. 244
Trendelenburg, U., s. Hennemann, H.-M. 363
Vogt, W., Patzer, P., Lege, L., Oldigs, H.-D., Wille, G.: Synergism between Phospholipase A and Various Peptides and SH-Reagents in Causing Haemolysis 442
Voigtländer, W., s. Zielske, F., et al. 49
Volkmer, I., s. Pfleger, K., et al. 118
Werle, E., s. Lorenz, W., et al. 81
Werner, U., s. Starke, K., et al. 170
Westermann, E., s. May, B., et al. 24
Wiechell, H., s. Zetler, G. 101
Wille, G., s. Vogt, W., et al. 442
Winne, D.: Der Einfluß der Durchblutung auf die Wasser- und Salzresorption im Jejunum der Ratte 425
Zetler, G., Wiechell, H.: Pharmakologisch aktive Lipide in Extrakten aus Tube und Ovar des Menschen 101
Zielske, F., Voigtländer, W., Schaumann, W.: Resorption, Verteilung und Galle-Ausscheidung einiger ^{3}H-markierter Derivate des Helveticosols . . 49

Indexed in Current Contents

A Muscarinic Inhibition of the Noradrenaline Release Evoked by Postganglionic Sympathetic Nerve Stimulation

K. LÖFFELHOLZ and E. MUSCHOLL

Pharmakologisches Institut der Universität Mainz

Received June 20, 1969

Summary. 1. The noradrenaline output from isolated rabbit hearts perfused with Tyrode solution was estimated fluorimetrically. The postganglionic sympathetic nerves of the heart were stimulated (10 shocks/sec; 1 msec) for three 1 min periods with intervals of 10 min.

2. The noradrenaline output evoked by 3 consecutive stimulation periods decreased exponentially.

3. Acetylcholine ($10^{-9} - 10^{-6}$ g/ml) administered continuously one min before to one min after the second stimulation caused a dose-dependent reduction of the noradrenaline output evoked by the second stimulation to as low as 19% of the normal value. Acetylcholine in the concentrations applied did not cause a noradrenaline output by itself.

4. The inhibitory action of acetylcholine 10^{-6} g/ml was fully antagonized by atropine 10^{-6} g/ml, whereas hexamethonium 3×10^{-6} g/ml had no significant antagonistic effect.

5. The noradrenaline output caused by nerve stimulation was not decreased in the presence of DMPP 10^{-6} g/ml. DMPP 10^{-5} g/ml applied 3 min before electrical nerve stimulation caused an output of noradrenaline for 2 min but did not inhibit the noradrenaline release by nerve stimulation.

6. Tyramine 5×10^{-6} g/ml was administered to the rabbit heart for two 6 min periods at an interval of 15 min. Methacholine 7.4×10^{-5} g/ml or atropine 10^{-6} g/ml if present during the second tyramine infusion did not alter the noradrenaline output produced by tyramine.

7. It is concluded that low concentrations of acetylcholine by stimulating muscarinic inhibitory receptors interfere with the noradrenaline release from the postganglionic sympathetic nerve fibres evoked by electrical nerve stimulation. The possibility of a peripheral direct interaction of the cholinergic with the adrenergic nervous system is discussed.

Key-Words: Acetylcholine — Sympathetic Nerve Ending — Release of Noradrenaline — DMPP — Tyramine.

Schlüsselwörter: Acetylcholin — Sympathische Nervenendigung — Noradrenalinfreisetzung — DMPP — Tyramin.

In a previous study on the isolated perfused rabbit heart it was demonstrated that the release of noradrenaline evoked by nicotinic drugs was gradually inhibited by the presence of increasing concentrations of muscarinic drugs (LINDMAR, LÖFFELHOLZ and MUSCHOLL, 1968). This inhibitory muscarinic mechanism, as it was called, was abolished by atropine. Acetylcholine, which possesses both nicotinic and muscarinic properties, became increasingly more effective in liberating noradrenaline as its muscarinic action was antagonized by atropine. The two opposing actions of acetylcholine on the adrenergic nerve fibre were clearly distinguishable since the inhibitory muscarinic mechanism was fully developed at 10^{-6} g/ml whereas the nicotinic noradrenaline release, examined in the presence of an optimum facilitating concentration of atropine, could be elicited only at concentrations of acetylcholine above 10^{-5} g/ml.

The purpose of the present experiments was to examine whether the inhibitory muscarinic mechanism interferes with the noradrenaline release evoked by sympathetic nerve stimulation or by tyramine. Some of the following results have been reported previously (MUSCHOLL, 1968; LÖFFELHOLZ and MUSCHOLL, 1969).

Methods

Preparation and Perfusion

Rabbits of either sex weighing about 1.7 kg were employed. Heparin (about 1500 U/kg) was injected intravenously before the animals were stunned by a blow on the neck and bled from the carotid arteries. The experiments were carried out on the isolated perfused heart with the sympathetic nerve supply intact. The preparation was set up as described previously (HUKOVIC and MUSCHOLL, 1962) except that the right and the left sympathetic nerves were stimulated separately by two different electrodes. The hearts were perfused according to the Langendorff technique with Tyrode solution [concentrations in mEq/l: Na^+ 150.1; K^+ 2.7; Ca^{2+} 3.6; Mg^{2+} 2.1; Cl^- 145.4; HCO_3^- 11.9; $H_2PO_4^-$ 1.2; (+)-glucose 5.6 mM] containing ascorbic acid 10 mg/l. Perfusion was carried out at a pressure of 60 cm H_2O and a temperature of 34°C. The medium was continuously gassed with a mixture of 95% oxygen and 5% carbon dioxide. The apex of the heart was attached to an isotonic lever writing on a smoked drum.

Stimulation

The stimulating electrodes were platinum rings in the wall of a tube which had a relatively wide diameter of 2.5 mm in order to avoid any force when the tissue containing the fine sympathetic nerves leaving the stellate ganglion was pulled through. Stimulation was applied for a period of 1 min using square pulses of 1 msec duration and supramaximal current strength at a frequency of 10 shocks/sec. During that period the sympathetic nerves of the right and left side were stimulated consecutively, each side for 30 sec. This standard stimulation procedure was applied three times at intervals of 10 min. The first stimulation was carried out 15—20 min after the heart had been removed from the animal, i. e. when amplitude and rate of the heart beats were constant. The perfusate was collected during each stimulation period and the following minute. In order to estimate the resting output of noradrenaline the perfusate was collected for 6 min immediately before a stimulation period.

Stimulation of the right as well as the left sympathetic cardiac nerves was carried out in order to reduce the number of impulses applied to each nerve during a stimulation period. A series of 6 experiments was carried out in order to find out how much the stimulation of either cardiac nerve contributes to the total amount of noradrenaline released. The right and the left nerves were stimulated separately for 2 min each (10 shocks/sec; 1 msec) at an interval of 10 min. In 3 experiments the right nerves were stimulated first and the left nerves afterwards. In the remaining 3 experiments the order was reversed. Stimulation of the right nerves caused a release of 82 ± 30 ng/min, whereas the noradrenaline release following stimulation of the left nerves was only 23 ± 5 ng/min. Stimulation of the right nerves was, on the average, 4.0 times as effective to cause a noradrenaline output as stimulation of the left nerves (range 2.0—6.7).

Effect of Drugs

The effect of acetylcholine and dimethylphenyl piperazine (DMPP) on the noradrenaline output evoked by sympathetic nerve stimulation was examined in the second period of stimulation. Thus, the output at the first and the third stimulation period was used as control. By means of a two-way stopcock normal Tyrode solution was quickly replaced by the test solution equilibrated in a second perfusion apparatus. Exactly 1 min before the second period of stimulation either acetylcholine 10^{-9}—10^{-5} g/ml or DMPP 10^{-6} g/ml was applied. The drugs were perfused throughout the periods of stimulation and collection and then replaced by the original Tyrode solution.

If tyramine was used to release noradrenaline Tyrode solution containing 5×10^{-6} g/ml of the drug was administered twice for 6 min with a time interval of 15 min. Previous experiments on the rabbit heart have shown that the noradrenaline outputs following three consecutive doses of 5×10^{-6} g/ml, each administered for 6 min at 15 min intervals, did not differ significantly (LINDMAR et al., 1967).

The drugs used were acetylcholine chloride (Deutsche Hoffmann-La Roche A. G., Grenzach); atropine sulphate and tyramine hydrochloride (C. H. Boehringer Sohn, Ingelheim); 1,1-dimethyl-4-phenylpiperazinium iodide (DMPP; Parke, Davis & Co., Detroit); hexamethonium iodide (Cassella, Frankfurt) and methacholine chloride (Schuchard, München). Concentrations of drugs refer to the salts. Stock solutions of the drugs were added to the Tyrode solution a few minutes before use at volumes not exceeding 1% of the final volume.

Estimation of Noradrenaline

The venous effluents of the heart were collected and immediately acidified with N H_2SO_4 adjusting the pH to about 3. Noradrenaline was estimated fluorimetrically by a modification of the trihydroxyindol method after adsorption on, and elution from, alumina (LINDMAR and MUSCHOLL, 1965). As in previous investigations the recovery of noradrenaline (30, 100, 300 and 1000 ng) added to 50—100 ml of Tyrode solution was repeatedly tested; it ranged from 72—94% with a mean value of 84% obtained in 18 experiments. The quantities of endogenous noradrenaline released into the perfusates were not corrected for the rate of recovery. They were expressed as the weight of the base.

Statistical Analysis

Regression lines were calculated and analyzed according to LINDER (1960). When the significance of data was evaluated Student's t-test was used. Mean values $\pm$ S. E. of means are given throughout the paper; n is the number of estimations.

Results

Effect of Acetylcholine on the Release of Noradrenaline Evoked by Electrical Nerve Stimulation

Immediately before the first stimulation of the cardiac nerves the mean spontaneous rate of the 74 perfused rabbit hearts was 135 beats/min (range 78—180) and the coronary flow was 34 ml/min (range 22—47). In 16 preparations the spontaneous noradrenaline output was 0.91 $\pm$ 0.34 ng/min (mean $\pm$ S.E. of the mean).

When the right and the left sympathetic nerves were each stimulated at 10/sec for 30 sec the mean rise in heart rate was 75 beats/min (range 24—132) and the rise in amplitude 38% (range 11—85) above the control value. These results, which were obtained in the first stimulation period, were indistinguishable from those obtained during the second and third stimulation, which were carried out at 10 min intervals. During sympathetic nerve stimulation the coronary flow was slightly decreased (—4 ± 1.1%). In 17 control experiments the mean amount of noradrenaline appearing in the effluent during the first period of stimulation was 129 ng (range 40—314 ng). In the second and the third period the mean output of noradrenaline was 82 and 61 ng, respectively (Fig. 1, control curve).

The decay in noradrenaline output caused by repetitive stimulation was exponential. When the log. noradrenaline output was plotted against the number of stimulation periods (linear scale), the mean values of the noradrenaline output at each period did not differ significantly from the regression line calculated by the method of least squares (Fig. 2, control curve). The coefficient of regression differed from zero at the 0.1% level (t-test).

When acetylcholine (10^{-6} g/ml) was administered 1 min before and during the second period of stimulation the noradrenaline output measured was greatly decreased if compared with the output to be excepted from the known rate of decay (Fig. 1). Moreover, omission of the acetylcholine from the perfusion fluid at the third stimulation restored the capacity of the nerve fibres to release noradrenaline as shown by the rise in output from the second to the third period.

The dose-dependency of the inhibitory effect of acetylcholine (10^{-9} to 10^{-5} g/ml) on the noradrenaline output is shown in Fig. 3. In each preparation the effect of acetylcholine on noradrenaline output during the second period of stimulation was calculated in two ways, namely as percentages of the output found in the same preparation (a) at the first and, (b) at the third, stimulation periods, respectively. The lowest concentration of acetylcholine tested (10^{-9} g/ml) did not significantly alter the noradrenaline output, but concentrations of 10^{-8}—10^{-6} g/ml

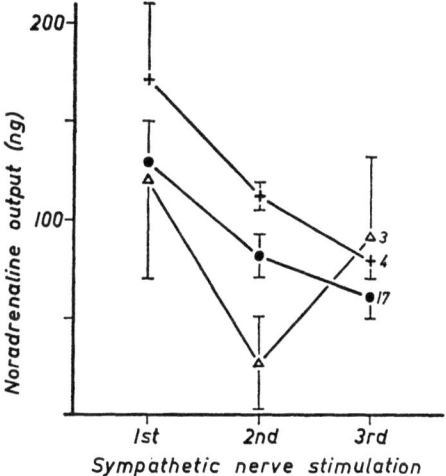

Fig. 1. Rabbit perfused heart. The effects of acetylcholine on the noradrenaline output evoked by sympathetic nerve stimulation in the absence or presence of atropine. Ordinate, noradrenaline output (ng). Abscissa, three successive 1 min stimulation periods (10 shocks/sec; 1 msec) at intervals of 10 min. •——• Controls. △——△ Acetylcholine (10^{-6} g/ml) present during the second stimulation period. +—+ Atropine (10^{-6} g/ml) present throughout the whole experiment and acetylcholine (10^{-6} g/ml) present during the second stimulation period. Vertical bars indicate S. E. of mean and figures the number of experiments

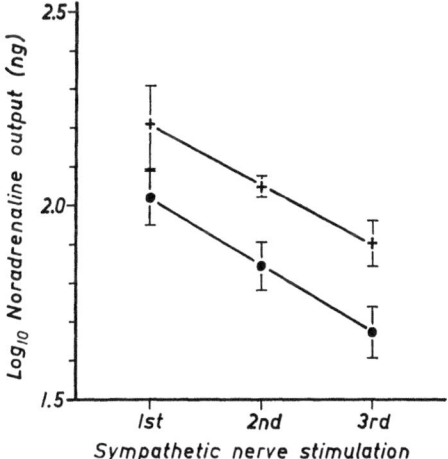

Fig. 2. Exponential decay of noradrenaline output of the rabbit heart evoked by three successive periods of stimulation. Ordinate, $\log_{10}$ noradrenaline output (ng). Abscissa, successive stimulation periods. The data correspond to those of Fig. 1. •——• Control ($y = 2.19 - 0.173\,x$); +—+ atropine (10^{-6} g/ml) present throughout the whole experiment and acetylcholine (10^{-5} g/ml) present during the second stimulation period ($y = 2.36 - 0.155\,x$). Vertical bars indicate S. E. of mean. For details see Fig. 1

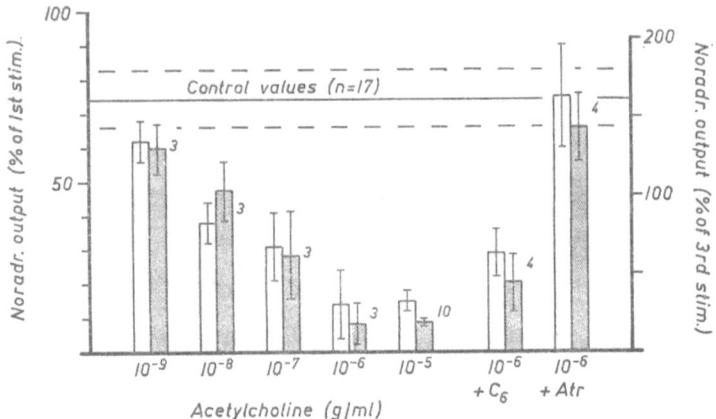

Fig.3. Effect of acetylcholine on the noradrenaline output of the rabbit heart evoked by sympathetic nerve stimulation. The columns indicate noradrenaline output evoked during the second period of stimulation (in the presence of acetylcholine) in percent of the two control values (without acetylcholine) obtained in the first period (ordinate at left margin, open columns) and in the third period (ordinate at right margin, shaded columns). The scale of the ordinate at the right margin was adapted in such a way that the two control values lay on one horizontal line at the top of the graph. The lower broken line indicates the S. E. of the control value corresponding to the left ordinate, the upper broken line shows the S.E. of the control value corresponding to the right ordinate. Vertical bars at the tops of the columns indicate S. E. of the mean and the figures besides the columns the number of experiments. C_6, hexamethonium 3×10^{-6} g/ml; Atr, atropine 10^{-6} g/ml present throughout the experiment

decreased it in a dose-dependent manner. The maximum inhibition was seen after acetylcholine 10^{-6} g/ml, 10^{-5} g/ml being no more effective. Acetylcholine (10^{-9}—10^{-6} g/ml) administered either without atropine (10^{-6} g/ml) or in its presence did not cause a release of noradrenaline into the perfusate. However, in a previous study acetylcholine 10^{-5} g/ml was shown to release a small amount (41 ng) of noradrenaline (LINDMAR et al., 1968). This was confirmed in 6 experiments of the present study. Acetylcholine 10^{-5} g/ml caused an output of 37 ± 15 ng noradrenaline that occurred in the first minute of infusion only. Therefore, the output measured during nerve stimulation (second minute of infusion of acetylcholine) is not obscured by an admixture of noradrenaline derived from an additional release evoked by acetylcholine.

Exposure of the hearts to acetylcholine (10^{-9}—10^{-8} g/ml) neither altered the spontaneous rate ($p > 0.1$) and amplitude of contraction ($p > 0.1$) nor the percent increase in rate ($p > 0.6$) and amplitude ($p > 0.4$) produced by sympathetic nerve stimulation. However, in the three hearts investigated with acetylcholine 10^{-7} g/ml the spontaneous rate decreased by 36 ± 14 beats/min and the amplitude by $11 \pm 5\%$ at the end of the first minute of infusion. When the sympathetic nerves were stimulated during the second minute of the infusion of acetylcholine, the increase in rate and amplitude above the levels attained during the first minute of infusion of acetylcholine did not differ significantly (both $p > 0.5$) from the increase observed in the control experiments in the absence of acetylcholine. All hearts investigated stopped beating after acetylcholine 10^{-6} and 10^{-5} g/ml. In these experiments sympathetic nerve stimulation induced contractions in 2 of 3 (at 10^{-6} g/ml) and in 6 of 10 hearts (at 10^{-5} g/ml). It is obvious that even gross alterations of the noradrenaline output following nerve stimulation in the presence of varying concentrations of acetylcholine (Fig. 3) cannot simply be inferred from the effects of nerve stimulation on the performance of the Langendorff heart.

Table. *Coronary flow during 1st—3rd period of sympathetic nerve stimulation (Stim.)*

Concentration of ACh[a] g/ml	other drugs added	n[b]	Coronary flow during		
			1st Stim. ml/min[c]	2nd Stim. % of 1st Stim.[c]	3rd Stim. % of 1st Stim.[c]
—	—	17	34 ± 2	97 ± 2	93 ± 1
10^{-9}	—	3	27 ± 4	85 ± 12	99 ± 19
10^{-8}	—	3	34 ± 5	88 ± 7	97 ± 10
10^{-7}	—	3	21 ± 7	93 ± 9	77 ± 5
10^{-6}	—	3	28 ± 9	98 ± 7	86 ± 8
10^{-5}	—	10	30 ± 5	90 ± 5	89 ± 5
10^{-6}	Hex.[d]	4	22 ± 3	116 ± 10	107 ± 7
10^{-6}	Atr.[e]	4	34 ± 3	86 ± 8	96 ± 1

[a] Acetylcholine present 1 min before and during 2nd Stim.
[b] Number of hearts.
[c] Mean $\pm$ S. E.
[d] Hexamethonium 3×10^{-6} g/ml present at 1st—3rd Stim.
[e] Atropine 10^{-6} g/ml present at 1st—3rd Stim.

In the presence of varying concentrations of acetylcholine applied during the second period of stimulation the coronary flow tended to be lower than during the first period when no acetylcholine was present (Table). However, in neither experimental group the differences in coronary flow reached the 5% level of significance. Thus the conclusion that acetylcholine causes a dose-dependent decrease in noradrenaline output expressed as ng (Figs. 1 and 3) remains valid also if the output is expressed as concentration of noradrenaline in the perfusate (ng/ml).

Compared with the coronary flow during the first period of stimulation the flow rate during the third period was significantly lower in the control group ($p < 0.01$) as well as in the experimental group in which acetylcholine 10^{-7} g/ml had been infused at the second period ($p < 0.01$). However, the decreases were moderate and did not exceed 23% (Table). There was no correlation between alterations of coronary flow and outputs of noradrenaline since the latter exactly corresponded to the values predicted from the known rate of decay of noradrenaline output from the first to the third period of stimulation (Fig. 2). After all, decreases of the coronary flow of the magnitude observed are unlikely to affect the re-uptake of released noradrenaline. In the isolated rabbit heart perfused under the same conditions as in the present experiments, decreases of the coronary flow up to 37% did not alter the uptake of exogenously administered noradrenaline (MUSCHOLL and WEBER, 1966).

Action of Acetylcholine Antagonists

In a series of experiments atropine or hexamethonium were administered in order to establish whether the inhibitory effect of acetylcholine on the noradrenaline output elicited by electrical stimulation can be assigned to the muscarinic or the nicotinic action of acetylcholine. In the 4 experiments illustrated by Fig. 1 and in 4 additional experiments the noradrenaline output evoked by the first stimulation was slightly but insignificantly higher in the presence (151 ± 27 ng; $n = 8$) than in the absence (129 ± 21 ng; $n = 17$) of atropine (10^{-6} g/ml). Atropine completely abolished the maximum inhibitory effect of acetylcholine (10^{-6} g/ml) administered during the second period of stimulation (Figs. 1 and 3); the coronary flow was not significantly altered if compared with that of the first period (Table). A regression line was calculated from the log. noradrenaline measured in these 4 experiments (Fig. 1) showing that in the presence of atropine the decay of noradrenaline output at repetitive stimulation was exponential and indistinguishable from that of the controls (Fig. 2). Analysis of covariance revealed that the slopes of the two regression lines did not differ significantly ($p > 0.1$) but the vertical distance between the lines was significant with $p < 0.025$.

Hexamethonium was used in a concentration (3×10^{-6} g/ml) which previously was shown to completely antagonize the noradrenaline output from the perfused rabbit heart evoked by the nicotinic drug, DMPP ($2.1-2.7 \times 10^{-5}$ g/ml) (LINDMAR and MUSCHOLL, 1961). Hexamethonium, like atropine, had no significant effect on the noradrenaline output following nerve stimulation. The output evoked by the first stimulation was 104 ± 44 ng ($n = 4$) in the presence and 129 ± 21 ng ($n = 17$) in the absence of hexamethonium. This confirms an earlier observation (HUKOVIC and MUSCHOLL, 1962). Moreover, unlike atropine, hexamethonium did not abolish the inhibitory effect of acetylcholine, 10^{-6} g/ml, on the noradrenaline output. The coronary flow did not differ from that of the first period of stimulation (Table). These results provide evidence that muscarinic rather than nicotinic receptors are involved in the acetylcholine-induced inhibition of noradrenaline output.

Effect of DMPP on the Release of Noradrenaline Evoked by Electrical Stimulation of Sympathetic Nerves

If the inhibition of noradrenaline output produced by acetylcholine is not related to its nicotinic action, a nicotinic drug such as DMPP should not decrease noradrenaline output under conditions which permitted acetylcholine to interfere with the release of adrenergic transmitter.

In 4 initial experiments the effect of DMPP (10^{-6} g/ml) was studied. This concentration caused an output of noradrenaline (9 ± 4 ng/2 min; range: 3—16 ng) which was just detectable with the method employed. When DMPP was administered 1 min before and during the second stimulation period the noradrenaline output following nerve stimulation was $66 \pm 18\%$ of that of the first and $179 \pm 12\%$ of that of the third period. The values to be expected from the control experiments were $74 \pm 8\%$ and $161 \pm 19\%$, respectively. Thus, the noradrenaline output due to the nicotonic action of DMPP described above was less than 10% of the output produced by nerve stimulation; the latter was not affected by DMPP.

The failure of DMPP (10^{-6} g/ml) to act on noradrenaline output following nerve stimulation might be explained by inadequate dosage. Therefore, in two experiments a tenfold higher concentration was administered. DMPP (10^{-5} g/ml) is known to cause a nearly maximum release of noradrenaline from the rabbit heart. This release occurs mainly during the first two min of infusion of the drug (LINDMAR *et al.*, 1967, 1968). For this reason the infusion of DMPP (10^{-5} g/ml) was started 3 min before the second period of stimulation and continued for another 2 min during the stimulation of the nerves and collection of the perfusate. The first of the two experiments is shown by Fig. 4. DMPP released 687 ng noradrenaline during the first two min and only 50 ng in the min preceding stimulation; the noradrenaline output (176 ng) caused by the second nerve stimulation was 123% of that of the first stimulation. The corresponding figures for the second experiment were: 472 ng released by DMPP in the first two min of infusion and 52 ng in the third min; noradrenaline output (215 ng) following second nerve stimulation 103% of that of the first stimulation.

The failure of DMPP to decrease the noradrenaline output caused by electrical stimulation of the sympathetic nerves supports the evidence

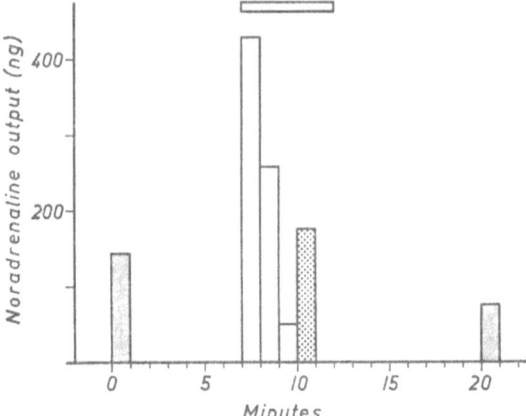

Fig. 4. Effect of DMPP on the noradrenaline output evoked by sympathetic nerve stimulation. Ordinate, noradrenaline output (ng). Abscissa, time (min). Hatched columns, noradrenaline output in response to electrical nerve stimulation (1 min standard stimulation periods; for details see Fig. 1) in the absence of DMPP. Stippled column, noradrenaline output during nerve stimulation in the presence of DMPP (10^{-5} g/ml). Open columns, noradrenaline output evoked by DMPP. The horizontal bar indicates infusion of DMPP

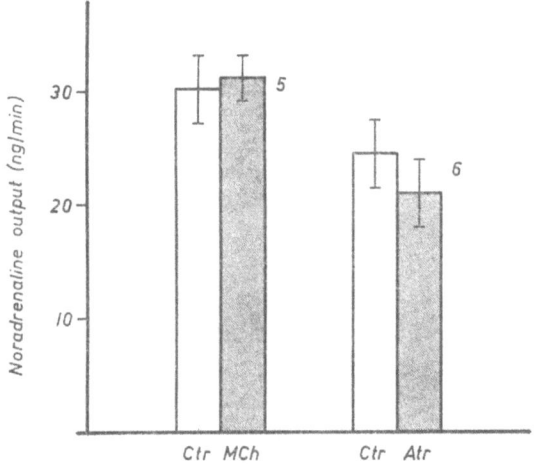

Fig. 5. The effects of methacholine and atropine on the noradrenaline output of the rabbit heart evoked by tyramine. The height of the columns indicates noradrenaline output (ng/min) during two 6 min periods of infusion of tyramine (5×10^{-6} g/ml) separated by an interval of 15 min. Left pair of columns, noradrenaline output in the absence (Ctr, open column) and in the presence (MCh, hatched column) of methacholine (7.4×10^{-6} g/ml). Right pair of columns shows noradrenaline output in a different series of experiments in which atropine (10^{-6} g/ml) was present (Atr, hatched column) during the second infusion of tyramine. The difference between the two control values is discussed in the text. Vertical bars indicate S. E. of mean and figures besides the columns the number of hearts

presented above that nicotinic receptors are not involved in the inhibitory action of acetylcholine ($10^{-8}-10^{-6}$ g/ml) on noradrenaline release.

Failure of Methacholine and Atropine to Influence the Release of Noradrenaline Caused by Tyramine

The following experiments were done in order to find out whether stimulation or blockade of muscarinic receptors would affect the noradrenaline release evoked by an indirectly acting sympathomimetic amine. Tyramine (5×10^{-6} g/ml) was infused in two periods of 6 min each at an interval of 15 min. Previous experiments on the rabbit heart have shown that the output of noradrenaline produced by tyramine under the same conditions (dose, lenght of infusion, time intervals) as in the present study does not differ significantly in any of three consecutive infusion periods (LINDMAR et al., 1967). Thus, in the following experiments the output measured during the first infusion of tyramine was used as control output.

Methacholine (7.4×10^{-6} g/ml) administered simultaneously with the second infusion of tyramine immediately stopped the hearts beating but did not alter the noradrenaline output produced by tyramine (Fig. 5). This dose of methacholine lacks a noradrenaline releasing effect but greatly inhibits the noradrenaline output following DMPP (LINDMAR, et al., 1968). The coronary flow decreased by $20 \pm 6\%$ during infusion of tyramine but was not significantly altered by methacholine plus tyramine ($p > 0.3$). Finally, atropine (10^{-6} g/ml) which was present throughout the interval and the second infusion period of tyramine did not affect the output of noradrenaline. For reasons of economy the atropine experiments were performed on perfused hearts in which the cardiac nerves previously had been stimulated electrically. This might explain the slightly lower output of noradrenaline observed in this series of experiments compared with that of the methacholine experiments.

Discussion

The muscarinic inhibitory mechanism which has been shown to affect noradrenaline release from adrenergic nerve fibres evoked by nicotinic agents (LINDMAR et al., 1968) is also operative when noradrenaline is released by orthodromic electrical stimulation of postganglionic sympathetic fibres, as demonstrated by the present experiments. The evidence for a muscarinic type of inhibition of noradrenaline release is based on the following observations. Infusion of acetylcholine caused a dose-dependent decrease in noradrenaline output following stimulation of the cardiac sympathetic nerves; this decrease was maximal at 10^{-6} g/ml, a dose below the threshold concentration for a noradrenaline release from adrenergic fibres mediated via nicotinic receptors. Atropine fully antagonized the inhibitory action of acetylcholine whereas hexamethonium left it essentially unchanged. The noradrenaline output caused by nerve stimulation was not depressed in the presence of the nicotinic drug, DMPP, regardless whether DMPP was administered at a concentration (10^{-6} g/ml) just at the threshold for a nicotinic noradrenaline release, or at one (10^{-5} g/ml) that caused a nearly maximum release.

On the isolated guinea-pig and rabbit intestine DMPP ($2-50 \times 10^{-7}$ g/ml) has been shown to decrease and finally abolish the effect of adrenergic nerve stimulation (BIRMINGHAM and WILSON, 1965). Obviously under the conditions of our experiments DMPP did not cause an adrenergic neurone blockade.

It is known that drugs may modify noradrenaline output by interfering with its uptake by the axonal membrane. Therefore, the possibility has to be considered that acetylcholine, by increasing the uptake of noradrenaline, and atropine, by inhibiting it, caused the alterations of noradrenaline output shown in Fig. 3. However, this possibility is ruled out by the finding that neither agent affects noradrenaline uptake in the perfused rabbit heart (LINDMAR et al., 1968).

We have found that the liberation of noradrenaline elicited by tyramine was not inhibited by a muscarinic drug. This is just another example of the fundamental differences between tyramine, on the one hand, and electrical nerve stimulation or nicotinic drugs, on the other hand, in producing a noradrenaline release from peripheral adrenergic fibres. The release by tyramine occurs in the absence of calcium ions from the extracellular fluid (LINDMAR et al., 1967; THOENEN, HUERLIMANN and HAEFELY, 1969) whereas the release produced by nervous impulses (HUKOVIC and MUSCHOLL, 1962; BOULLIN, 1967; KIRPEKAR and MISU, 1967) or nicotinic drugs (LINDMAR et al., 1967; LÖFFELHOLZ, 1967) is dependent on the presence of calcium.

Recently, HAEUSLER, THOENEN, HAEFELY and HUERLIMANN (1968) confirmed the muscarinic inhibition of noradrenaline release following infusion of acetylcholine in the perfused cat heart. Moreover, the authors provided electrophysiological evidence for muscarinic receptors on terminal cardiac sympathetic nerve fibres. The amplitude of the antidromic discharges of the fibres elicited by infusion of acetylcholine was decreased by muscarinic drugs. HAEUSLER et al. concluded from indirect evidence that nicotinic agents enhance calcium entry into the terminal adrenergic nerve fibre by a sustained depolarization of the axonal membrane and that stimulation of muscarinic receptors may cause a hyperpolarization of the membrane which counteracts the calcium influx and thus inhibits noradrenaline release. So far, there is no comparable explanation for the muscarinic inhibition of the noradrenaline release caused by orthodromic nervous impulses. However, from our findings it appears that mechanisms of release linked to electrical events on the membrane and to entry of calcium are susceptible to muscarinic inhibition, in contrast to the mechanism involved in the tyramine-induced noradrenaline release.

There are two recent reports which show that on the perfused rat mesenteric artery preparation the vasoconstrictor effect of sympathetic nerve stimulation is decreased or abolished by acetylcholine (2×10^{-9} to 2.5×10^{-6} g/ml: MALIK and LING, 1969; $2-20 \times 10^{-6}$ g/ml: LEACH and ZUMANI, 1969). The inhibitory effect of acetylcholine was reversed by hyoscine, atropine or elevation of the calcium concentration; it was potentiated by physostigmine but unchanged by hexamethonium. This and some further evidence presented by the two groups of workers indicates that the inhibitory action of acetylcholine was caused by a decrease in the amount of noradrenaline released, although the possibility of decreased effectiveness of noradrenaline at the receptor level could not be totally excluded.

In our experiments the cholinergic neurotransmitter caused a nearly half-maximum inhibition of the noradrenaline release elicited by nervous impulses if applied at a concentration as low as 10^{-8} g/ml. The question now arises as to how a muscarinic inhibition might occur under physiological conditions. There is ample morphological evidence for a close apposition of cholinergic and adrenergic terminal axons in some organs which appears to be a prerequisite for an interaction between acetylcholine of neuronal origin and sympathetic fibres. In his fundamental work on the morphology and functional organization of the autonomic innervation apparatus HILLARP (1959) described the autonomic ground plexus in which terminal cholinergic and adrenergic axons are enclosed. A recent confirmatory study on the rat iris is that of EHINGER and FALCK (1966) who used a combination of the fluorescence histochemical and acetylcholine esterase staining techniques. These findings are supplemented by electron microscope studies of the vas deferens of the guinea-pig and cat (THOENEN, TRANZER, HUERLIMANN and HAEFELY, 1966), of the vas deferens and the heart right auricle of the rat (THOENEN and TRANZER, 1968) and of the pancreatic arterioles of the cat (GRAHAM, LEVER and SPRINGS, 1968) which all showed juxtaposed adrenergic and cholinergic terminal axons without the intervention of insulating Schwann cell processes. From the close apposition of the two types of axons GRAHAM et al. have suggested that during a cholinergic impulse flow acetylcholine liberated from the axon may depolarize a juxtaposed adrenergic neuron and thus reinforce adrenergic activity.

In fact, until quite recently the only known action of acetylcholine on the adrenergic nerve terminal was the nicotinic excitation of the noradrenaline release associated with an asynchronous firing. This action, however, is not likely to play a physiological role, because the muscarinic inhibitory response is elicited by much lower concentrations of acetylcholine than the excitatory response. Consequently, there will be an autoinhibition of the acetylcholine-induced noradrenaline release unless a drug blocking muscarine receptors is applied. It has often been maintained that cholinergic activity is associated with an adrenergic withdrawal. For example, vagal excitation of the heart is associated with depressed sympathetic activity (SARNOFF, GILMORE, BROCKMAN, MITCHELL and LINDEN, 1960) which may be due to reciprocal discharges of the medullary centers mediated by reflex mechanisms, or to a peripheral interaction. On the other hand, interactions of sympathetic and parasympathetic responses of the heart have been demonstrated that occurred unequivocally in the periphery (LEVY, NG, MARTIN and ZIESKE, 1966).

PATON and VIZI (1969) have shown that adrenaline and noradrenaline inhibited the output of acetylcholine from the guinea-pig ileum longitudinal muscle evoked by electrical stimulation. These authors discussed the possibility of a direct peripheral adrenergic inhibition of the acetylcholine release. In a complementary way, our experiments have provided evidence for a peripheral cholinergic inhibition of the noradrenaline release.

This work was supported by the Deutsche Forschungsgemeinschaft. The technical assistance of Miss B. HERING is gratefully acknowledged.

References

BIRMINGHAM, A. T., and A. B. WILSON: An analysis of the blocking action of dimethylphenylpiperazinium iodide on the inhibition of isolated small intestine produced by stimulation of the sympathetic nerves. Brit. J. Pharmacol. 24, 375—386 (1965).

BOULLIN, D. J.: The action of extracellular cations on the release of the sympathetic transmitter from peripheral nerves. J. Physiol. (Lond.) 189, 85—99 (1967).

EHINGER, B., and B. FALCK: Concomitant adrenergic and parasympathetic fibres in the rat iris. Acta physiol. scand. 67, 201—207 (1966).

GRAHAM, J. D. P., L. D. LEVER, and T. L. B. SPRIGGS: An examination of adrenergic axons around pancreatic arterioles of the cat for the presence of acetylcholinesterase by high resolution autoradiographic and histochemical methods. Brit. J. Pharmacol. 33, 15—20 (1968).

HAEUSLER, G., H. THOENEN, W. HAEFELY, and A. HUERLIMANN: Electrical events in cardiac adrenergic nerves and noradrenaline release from the heart induced by acetylcholine and potassium chloride. Naunyn-Schmiedebergs Arch. Pharmak. exp. Path. 261, 389—411 (1968).

HILLARP, N.-A.: The construction and functional organization of the autonomic innervation apparatus. Acta physiol. scand. 46, suppl. 157, 1—68 (1959).

HUKOVIC, S., u. E. MUSCHOLL: Die Noradrenalin-Abgabe aus dem isolierten Kaninchenherzen bei sympathischer Nervenreizung und ihre pharmakologische Beeinflussung. Naunyn-Schmiedebergs Arch. exp. Path. Pharmak. 244, 81—96 (1962).

KIRPEKAR, S. M., and Y. MISU: Release of noradrenaline by splenic nerve stimulation and its dependence on calcium. J. Physiol. (Lond.) **188**, 219—234 (1967).

LEACH, G. H. D., and E. C. ZUMANI: The effects of some changes in the perfusion solution on the vasoconstrictor responses of the isolated rat mesentery preparation. Brit. J. Pharmacol. **36**, 209 P—210 P (1969).

LEVY, M. N., M. L. NG, P. MARTIN, and H. ZIESKE: Sympathetic and parasympathetic interactions upon the left ventricle of the dog. Circulat. Res. **19**, 5—10 (1966).

LINDER, A.: Statistische Methoden, 3. Aufl. Basel: Birkhäuser 1960.

LINDMAR, R., K. LÖFFELHOLZ u. E. MUSCHOLL: Unterschiede zwischen Tyramin und Dimethylphenylpiperazin in der Ca^{++}-Abhängigkeit und im zeitlichen Verlauf der Noradrenalin-Freisetzung am isolierten Kaninchenherzen. Experientia (Basel) **23**, 933—934 (1967).

— — — A muscarinic mechanism inhibiting the release of noradrenaline from peripheral adrenergic nerve fibres by nicotinic agents. Brit. J. Pharmacol. **32**, 280—294 (1968).

—, u. E. MUSCHOLL: Die Wirkung von Cocain, Guanethidin, Reserpin, Hexamethonium, Tetracain und Psicain auf die Noradrenalin-Freisetzung aus dem Herzen. Naunyn-Schmiedebergs Arch. exp. Path. Pharmak. **242**, 214—227 (1961).

— — Die Aufnahme von α-Methylnoradrenalin in das isolierte Kaninchenherz und seine Freisetzung durch Reserpin und Guanethidin in vivo. Naunyn-Schmiedebergs Arch. exp. Path. Pharamak. **249**, 529—548 (1965).

LÖFFELHOLZ, K.: Untersuchungen über die Noradrenalin-Freisetzung durch Acetylcholin am perfundierten Kaninchenherzen. Naunyn-Schmiedebergs Arch. Pharmak. exp. Path. **258**, 108—122 (1967).

—, u. E. MUSCHOLL: Die Hemmung der Noradrenalin-Abgabe durch Acetylcholin am sympathisch gereizten, isolierten Kaninchenherzen. Naunyn-Schmiedebergs Arch. Pharmak. exp. Path. **263**, 236—237 (1969).

MALIK, K. U., and G. M. LING: Modification by acetylcholine of the response of rat mesenteric arteries to sympathetic stimulation. Circulat. Res. **25**, 1—9 (1969).

MUSCHOLL, E.: Discussion in "Adrenergic Neurotransmission", eds. WOLSTENHOLME, G. E. W., and M. O'CONNOR, pp. 37—39. London: Churchill, 1968.

—, and E. WEBER: Die Wirkung von Ouabain auf die Elimination von Noradrenalin aus der Perfusionsflüssigkeit des isolierten Kaninchenherzens. Naunyn-Schmiedebergs Arch. Pharmak. exp. Path. **255**, 309—316 (1966).

PATON, W. D. M., and E. S. VIZI: The inhibitory action of noradrenaline and adrenaline on acetylcholine output by guinea-pig ileum longitudinal muscle strip. Brit. J. Pharmacol. **35**, 10—28 (1969).

SARNOFF, S. J., J. P. GILMORE, S. K. BROCKMAN, J. H. MITCHELL, and R. J. LINDEN: Regulation of ventricular contraction by the carotid sinus. Its effect on atrial and ventricular dynamics. Circulat. Res. **8**, 1123—1136 (1960).

THOENEN, H., A. HUERLIMANN, and W. HAEFELY: Cation dependence of the noradrenaline-releasing action of tyramine. Europ. J. Pharmacol. **6**, 29—37 (1969).

THOENEN, H., and J. P. TRANZER: Chemical sympathectomy by selective destruction of adrenergic nerve endings with 6-hydroxydopamine. Naunyn-Schmiedebergs Arch. Pharmak. exp. Path. **261**, 271—288 (1968).

— — A. HUERLIMANN u. W. HAEFELY: Untersuchungen zur Frage eines cholinergischen Gliedes in der postganglionären sympathischen Transmission. Helv. physiol. pharmacol. Acta **24**, 229—246 (1966).

Prof. Dr. E. MUSCHOLL
Pharmakologisches Institut der Universität
6500 Mainz, Langenbeckstr. 1

Enhancement of Coronary Reactive Hyperemia in Unanaesthetized Pigs by an Adenosine-Potentiator (Lidoflazine)

A. H. M. JAGENEAU, W. K. A. SCHAPER, and W. VAN GERVEN

Cardiovascular Research Laboratorium, Janssen Pharmaceutica, Beerse, Belgium

Received June 2, 1969

Summary. The potentiation of coronary reactive hyperemia by oral doses of Lidoflazine after different periods of coronary artery occlusion in non-anaesthetized miniature pigs is described.

Doses varying from 2.5 to 80 mg/kg of Lidoflazine were investigated and occlusion periods from 10 to 80 sec were used.

Coronary blood flow was measured by an electromagnetic flowmeter and the occlusions were performed with a pneumatic occlusive device.

The enhancement of the reactive hyperemic response is believed to result from potentiation of a transmitter substance, probably adenosine, by Lidoflazine.

Key-Words: Coronary Circulation — Reactive Hyperemia — Pig.

Schlüsselwörter: Coronarkreislauf — Reaktive Hyperämie — Schwein.

The increase in coronary blood flow after a temporary coronary artery occlusion is called reactive hyperemia. It is generally believed that this increase in flow is caused by accumulation of vasodilating metabolites during the period of occlusion (OLSON and GREGG, 1962; OLSON, 1964; BERNE et al., 1957; BERNE, 1961 and 1963; GERLACH and DEUTICKE, 1963; GERLACH et al., 1963; BRETSCHNEIDER et al., 1959).

Among possible candidates adenosine, a breakdown product of ATP, has drawn most of the attention in the last years (OLSON, 1964; BERNE et al., 1957; BERNE, 1961 and 1963; GERLACH and DEUTICKE, 1963; GERLACH et al., 1963; BRETSCHNEIDER et al., 1959; AFONSO et al., 1968; AFONSO, 1969; JAGENEAU and SCHAPER, 1969).

The interest in the Adenosine hypothesis as a possible transmitter substance was stimulated by the following observations:

a) Adenosine is a potent coronary vasodilator.

b) ATP is rapidly degraded to adenosine during hypoxia.

c) Adenosine is a specific metabolic intermediate of the heart muscle, it does not appear in skeletal muscle.

In previous publications the potentiation of adenosine by Lidoflazine was described in terms of dose-effect relationships (JAGENEAU and SCHAPER, 1969).

The purpose of the present study was to investigate the influence of Lidoflazine (SCHAPER et al., 1966; JAGENEAU and SCHAPER, 1967) on the induced hypoxia of the myocardium.

The augmentation of reactive hyperemia by an Adenosine-potentiator could be explained as the conservation of a transmitter substance set free during the anoxic state.

Experimental Design

The experiments were performed on five miniature pigs[1] between 25—35 kg. Animals of either sex were selected for good condition and ease of handling.

Electromagnetic flowmeters of our own design (GEIVERS and SCHAPER, 1965; SCHAPER et al., 1965) were implanted around the anterior-descending branch of the left coronary artery.

Distally from the flow-probe, a pneumatic occlusive device of our own construction was placed (JAGENEAU et al., 1969).

The pneumatic occluding cuff was developed to permit reliable determination of zero flow for calibration of implanted flowmeters around small arteries in dogs and miniature pigs and to temporary occlude the artery (Fig.1) for the study of reactive hyperemia.

Between occluder and probe no small arteries were running off the prepared coronary artery and great care was taken to avoid any occlusion of small side branches by suturing the probe and occluder into the myocardium.

After implantation, the animals were trained to accept the cage and the environment of the laboratory and a period of 2—3 weeks was allowed for full recovery before the start of the experiments.

In preliminary trials, occlusion periods varying from 10, 20, 40 and 80 sec were repeatedly applied with intervals of 10 min between each occlusion period during 6 hours.

Periods of occlusion longer than 80 sec were not applied in this investigation because ventricular fibrillation or asystole occurred in 2 animals.

None of the animals showed any reaction of pain or discomfort during the occlusion periods.

No tolerance resulting from the repeated anoxic periods was observed in the pig.

In the principal twenty experiments Lidoflazine was administered orally in doses of 2.5, 10, 40 and 80 mg/kg as a micronized powder in butter.

The occlusion of the coronary artery was performed at times before (0 h) and 1, 2, 3, 4, 5, 6, 7, 8, 24 and 48 h after administration of Lidoflazine.

Results

The excess blood flow during Reactive Hyperemia, its duration (Fig.2) and peak flow (Fig.3) increases with the increasing duration of the arterial occlusion.

The maximum of the peak flow response after release of the occluded coronary artery depends also on the duration of occlusion (Fig.4).

The maximal activity of Lidoflazine on reactive hyperemia was reached 4 to 8 h after the oral administration. Lidoflazine increased

---

[1] Obtained from the Institut für Haustiergenetik, Göttingen, Germany.

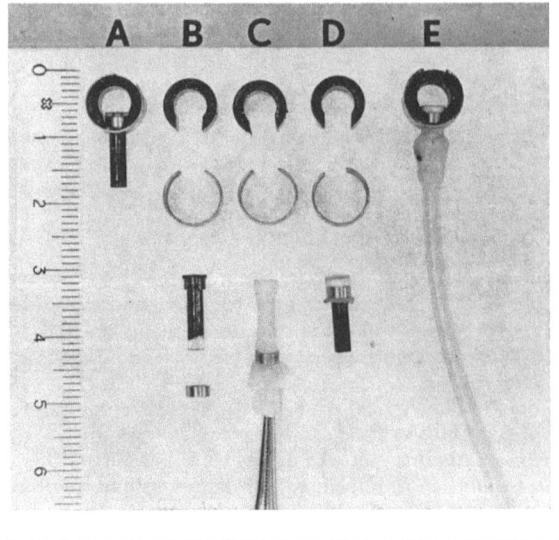

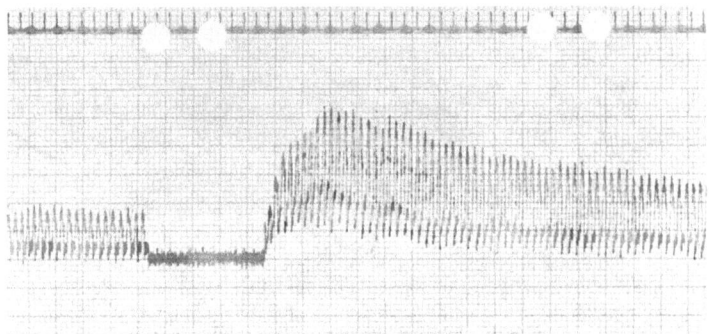

Fig. 1. The upper part shows the pneumatic occlusion cuff in the different states of assembling A-E. The lower part an original record of a reactive hyperemia response after an occlusion period of 20 sec

Fig. 2. Represents the mean values of the duration in seconds of reactive hyperemia responses after occlusion periods of 10, 20, 40 and 80 sec and the ratio $\dfrac{\text{duration}}{\text{occlusion time}}$ which shows a decrease in ratio by lengthening of the occlusion periods

Fig. 3. This graph demonstrates the increase in the excess of coronary blood flow of the reactive hyperemia response above the initial (control flow) A' in 20 control experiments and the ratio A'/A wherein A represents the hypothetical value of coronary blood flow which would have been passed during the occlusion period

Fig. 4. Shows the delay of the appearance of peak flow after release of the occluded coronary artery in 20 control experiments

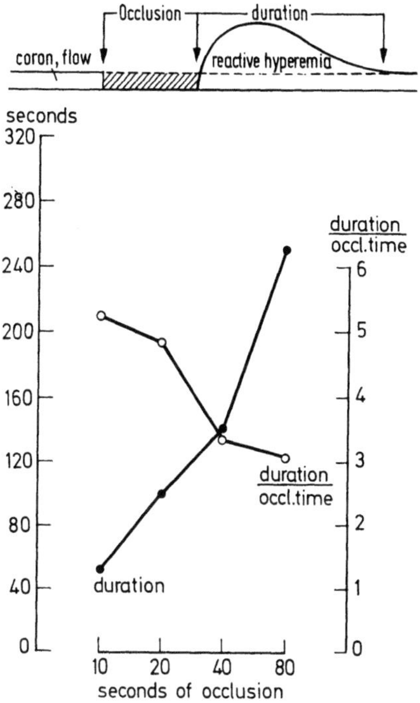

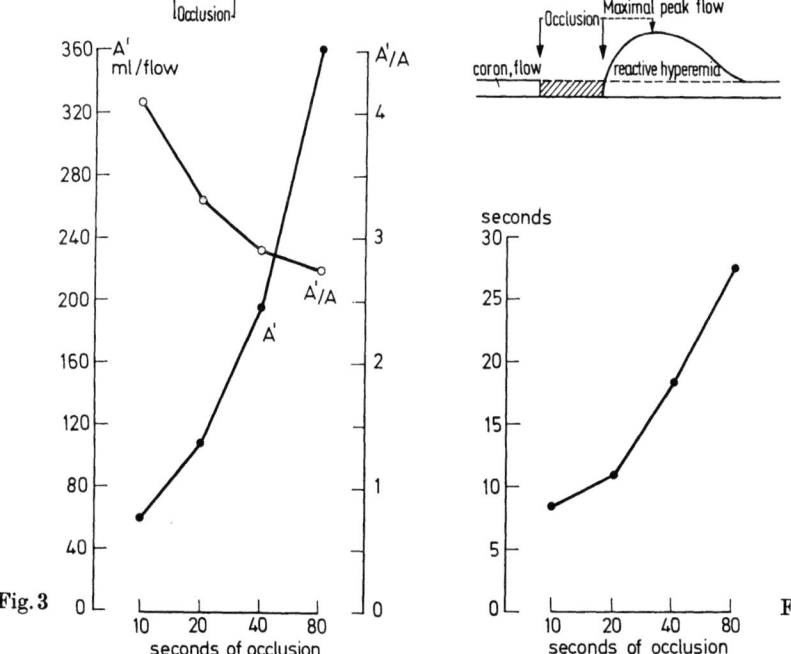

Fig. 2

Fig. 3

Fig. 4

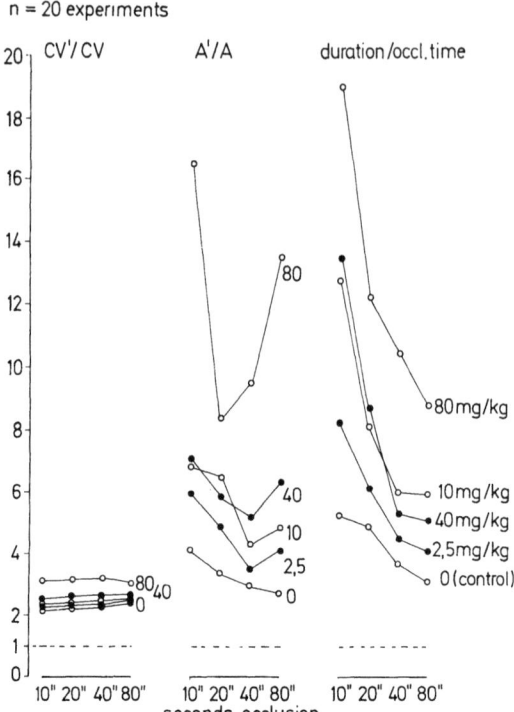

Fig. 5. Shows the mean maximal reactive hyperemia responses in 5 experiments per dose of lidoflazine (2.5, 10, 40 and 80 mg/kg) on coronary flow velocity (CV'/CV), duration $\left(\frac{\text{duration}}{\text{occlusion time}}\right)$ and excess (A'/A) of coronary blood flow after occlusion periods of 10, 20, 40 and 80 sec

slightly the resting coronary blood flow in the dose range of 40 mg/kg and doubled the initial control value after the oral dose of 80 mg/kg.

The vasodilating properties of Lidoflazine were less pronounced in pigs as compared with dogs. Oral doses of 2.5 and 10 mg/kg Lidoflazine do not increase coronary flow in pigs but increase significantly the reactive hyperemia responses as shown in Figs. 5 and 6.

The long duration of action of Lidoflazine (Fig. 6) under this experimental conditions was comparable with the formerly published results on the enhancement of adenosine in dogs (JAGENEAU and SCHAPER, 1969).

Discussion

There are two mechanisms which could be responsible for the potentiation of the reactive hyperemia response:
    a) the potentiation of a transmitter substance or

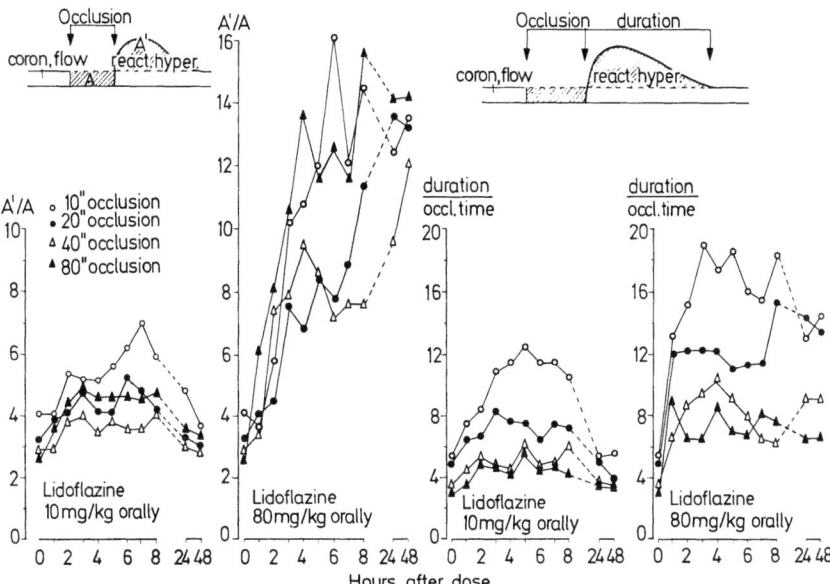

Fig. 6. This graph demonstrates the long action of lidoflazine (10 and 80 mg/kg orally) on the duration and the excess of coronary blood flow after occlusion periods of 10, 20, 40 and 80 sec. Each point represents the mean value of 5 experiments

b) a change in the auto-regulation of coronary blood flow by a mechanism not related to physiological transmitters.

We assume that the intensity and duration of the reactive hyperemia response is dependent on the amount of the vasodilating transmitter which had been formed during anoxia and on the rate of its inactivation (OLSON, 1964).

Adenosine has been shown to be a potential candidate for the role of this transmitter (BERNE et al., 1957; BERNE, 1961 and 1963; GERLACH and DEUTICKE, 1963; GERLACH et al., 1963; BRETSCHNEIDER et al., 1959). It seems therefore feasible that a compound which potentiates and prolongs the actions of adenosine, such as Lidoflazine, can also prolong and intensify reactive hyperemia.

Recently a study has been published on the coronary vasodilator responses to hypoxia and induced tachycardia with and without Lidoflazine (AFONSO, 1969). AFONSO could not detect any changes in the degree of hypoxic coronary dilation under the influence of Lidoflazine. There is, however, no contradiction between our and AFONSO's findings because in the experiments of the latter author the normal physiological range of auto-regulation was studied and the difference between AFONSO's and our studies was only the degree and localization of hypoxia. In the dogs, general hypoxia was induced by breathing 8% oxygen, whereas in our pigs only a part of the myocardium was made severely anoxic by transient coronary artery occlusion. Furthermore we studied only the post-occlusive changes whereas AFONSO studied the coronary circulation during hypoxia. Since AFONSO studied only the normal physiological range of auto-regulation (the dog hearts were not anoxic) we arrive at the following hypothesis:

Adenosine is most probably responsible for anoxic dilatation but its role in physiological auto-regulation is less clear cut.

We believe that our results with regard to above stated hypothesis are of special interest because the potentiation of reactive hyperemia in pigs was observed at dose levels which did not change, or only very slightly at very high dose levels, the normal coronary blood flow.

References

AFONSO, S.: Coronary vasodilator responses to hypoxia and induced tachycardia before and after Lidoflazine. J. Physiol. (Lond.) **216**, 297 (1969).

— G. S. O'BRIEN, and C. W. CRUMPTON: Enhancement of coronary vasodilating action of ATP and adenosine by Lidoflazine. Circulat. Res. **22**, 43 (1968).

BERNE, R. M.: Nucleotide degradation in the hypoxic heart and its possible relation to regulation of coronary blood flow. Fed. Proc. **20**, 101 (1961).

— Cardiac nucleosides in hypoxia. Possible role in regulation of coronary blood flow. Amer. J. Physiol. **204**, 317 (1963).

— J. R. BLACKMAN, and T. H. GARDNER: Hypoxemia and coronary blood flow. J. clin. Invest. **36**, 1101 (1957).

BRETSCHNEIDER, H. J., A. FRANK, U. BERNARD, K. KOCHSIEK u. F. SCHELER: Die Wirkung eines Pyrimidopyrimidin-Derivates auf die Sauerstoffversorgung des Herzmuskels. Arzneimittel-Forsch. **9**, 49 (1959).

GEIVERS, H., and W. K. A. SCHAPER: Ein neues transistorisiertes elektromagnetisches Flowmeter nach dem „Square-Wave"-Prinzip. Z. Kreisl.-Forsch. **54**, 1189 (1965).

GERLACH, E., u. B. DEUTICKE: Bildung und Bedeutung von Adenosin in dem durch Sauerstoffmangel geschädigten Herzmuskel unter dem Einfluß von 2,6-Bis (diaethanolamino)-4,8-dipiperidino-pyrimido (5,4-d) pyrimidin. Arzneimittel-Forsch. **13**, 48 (1963).

— — u. R. H. DREISBACH: Der Nucleotid-Abbau im Herzmuskel bei Sauerstoffmangel und seine mögliche Bedeutung für die Coronardurchblutung. Naturwissenschaften **6**, 228 (1963).

JAGENEAU, A. H. M., and W. K. A. SCHAPER: The effectiveness of Lidoflazine and other coronary vasodilators after oral administration in the trained nonanaesthetized dog. Arzneimittel-Forsch. **17**, 582 (1967).

— — Potentiation of adenosine activity by low oral doses of Lidoflazine. Nature (Lond.) **221**, 184 (1969).

— — and W. RENS: A simple pneumatic cuff for occlusion of small arteries in dogs, pigs and sheep. Pflügers Arch. (in press).

OLSON, R. A.: Kinetics of myocardial reactive hyperemia blood flow in the unanaesthetized dog. Circulat. Res. **14/15**, 1—81 (1964).
—, and D. E. GREGG: Reactive hyperemia characteristics of the myocardium. Fed. Proc. **21**, 106 (1962).
SCHAPER, W. K. A., W. RENS u. A. H. M. JAGENEAU: Konstruktion und Eigenschaften neuer Meßköpfe zur elektromagnetischen Registrierung der Blutströmung. Pflügers Arch. ges. Physiol. **283**, 242 (1965).
— R. XHONNEUX, A. H. M. JAGENEAU, and P. A. J. JANSSEN: The cardiovascular pharmacology of Lidoflazine a longacting coronary vasodilator. J. Pharmacol. exp. Ther. **152**, 265 (1966).

Dr. med. W. SCHAPER
Janssen Pharmaceutica
Cardiovascular Research Laboratorium
Beerse, Belgium

Freisetzung von Serotonin und Histamin aus Thrombocyten durch aliphatische und aromatische Amine***

B. May, I. Menkens und E. Westermann

Institut für Pharmakologie der Medizinischen Hochschule Hannover

Eingegangen am 1. März 1969

The Release of Serotonin and Histamine from Thrombocytes by Aliphatic and Aromatic Amines

Summary. In studies with washed platelets and with platelet-rich plasma of the rabbit the following results were obtained:

1. Incubation of thrombocytes with *aliphatic amines* having different lengths of the carbon chain (C_6–C_{10}) produced a dose-dependent decrease of the serotonin and histamine content of the cells. Amines with a long carbon chain (e.g. C_{10}, C_9) were 10–20 times more effective than those having a short chain length (e.g. C_6, C_7). While C_{10} and lysolecithin lead to an approximative equal decrease in serotonin *and* histamine content of the cells, C_6 mainly induced a liberation of serotonin. Incubation of the cells with C_{10} or lysolecithin induced a very rapid amine liberation, while C_6 and C_7 had a slow amine releasing action upon the platelets.

2. *Aromatic amines* (e.g. phenylethylamine, tyramine) showed a selective and dose-dependent liberation of serotonin from the thrombocytes; only very high concentrations (e.g. 1.2 mg/ml) also reduced the histamine level. Introduction of a second phenolic hydroxyl group in the ring (catechol derivatives) or of an alcoholic hydroxyl group into the side chain diminished the serotonin liberating effect of the amines. Methylation of the amine group or of the alpha-carbon atom of the side chain did not influence their efficacy. — Cocaine or desmethylimipramine had no inhibitory effect upon the serotonin liberation induced by tyramine.

3. It is assumed, that the *histamine liberation* induced by aliphatic amines is the result of a cytolysis,—very similar to the action of lysolecithin; this histamine liberating action corresponds to the hemolytic and surface-active properties of these substances.—In contrast, the selective and preferential *liberation of serotonin* by aromatic amines and by aliphatic amines with a short carbon chain is very likely due to a displacement of serotonin from the storage sites in the intact cells.

Key-Words: Thrombocytes — Serotonin — Histamine — Aliphatic Amines — Amine Liberation.

Schlüsselwörter: Thrombocyten — Serotonin — Histamin — Aliphatische Amine — Aminfreisetzung.

---

* Herrn Professor Dr. G. Kuschinsky zum 65. Geburtstag gewidmet.

** Über einen Teil der Ergebnisse haben wir auf der 8. Frühjahrstagung der Deutschen Pharmakologischen Gesellschaft (May et al., 1967a) sowie in einer kurzen Mitteilung (May et al., 1967c) berichtet.

Thrombocyten der verschiedensten Tierarten enthalten biogene Amine: Serotonin (MINARD, 1941; ZON et al., 1939), Histamin (RAND u. REID, 1951; ZUCKER u. RAPPORT, 1954) und auch Brenzcatechinamine (BORN et al., 1958). Ein besonders hoher Serotonin- und Histamingehalt wurde in den Thrombocyten des Kaninchens nachgewiesen (HUMPHREY u. JAQUES, 1954); er ist bei dieser Tierart 10—30 mal höher als z. B. beim Menschen (Übersichten bei PAASONEN, 1965; GIERTZ, 1966). Bezogen auf den Proteingehalt, enthalten die Thrombocyten des Kaninchens bis zu 1000 mal größere Mengen an Serotonin als z. B. das Gehirngewebe.

Thrombocyten besitzen nicht die Fähigkeit, Amine zu bilden. Nach Ansicht von TOH (1956) entstammt der größte Teil des in ihnen enthaltenen *Serotonins* den enterochromaffinen Zellen des Darmtraktes und wird durch einen aktiven Transportmechanismus (HUGHES u. BRODIE, 1959; BORN u. GILLSON, 1959) aufgenommen und intracellulär gespeichert (Übersicht bei ERSPAMER, 1966). BAKER et al. (1959) nehmen an, daß Serotonin in der Zelle an ATP gebunden ist. BUCKINGHAM u. MAYNERT (1964) vermuten, daß Serotonin in Zellorganellen gespeichert wird und dadurch dem Zugriff der Monoaminoxydase (PAASONEN u. SOLATUNTURI, 1965; SOLATUNTURI u. PAASONEN, 1966) entzogen ist. Neuere biochemische und elektronenoptische Befunde (TRANZER et al., 1966; BAK et al., 1967; MAY et al., 1968) stützen diese Annahme. Ob das in den Thrombocyten nachgewiesene *Histamin* in ähnlicher Weise aufgenommen und gespeichert wird, ist nicht bekannt (GIERTZ, 1966). In elektronenoptischen Untersuchungen an intakten Blutplättchen konnten Speicherorganellen für Histamin nicht identifiziert werden (BAK et al., 1967). Nach Ultrazentrifugation von Thrombocyten-Homogenaten über einem Dichtegradienten fand sich zwar der weitaus größte Teil des Serotonins *und* Histamins in der gleichen Fraktion (SOLATUNTURI u. PAASONEN, 1966; DA PRADA et al., 1967), jedoch ließ sich auch aufgrund elektronenoptischer Beobachtungen (DA PRADA et al., 1967) nicht sicher entscheiden, ob die beiden Amine in denselben subcellulären Organellen gemeinsam gespeichert werden. Experimente mit Tyramin sprechen gegen die Annahme einer gemeinsamen intracellulären Lokalisation (BAK u. MAY, 1968; MAY et al., 1968).

In der vorliegenden Arbeit wurde die Freisetzbarkeit von Histamin und Serotonin aus isolierten Thrombocyten durch verschiedene aliphatische und aromatische Amine untersucht, von denen bekannt ist, daß sie an anderen Testobjekten (Mastzellen, Lungengewebe, Nebennierenmark, sympathisches Nervengewebe) biogene Amine freisetzen können (HÖGBERG u. UVNÄS, 1960; MONGAR u. SCHILD, 1953; PATON, 1957; EADE, 1957; SCHÜMANN u. PHILIPPU, 1961; HOLTZ et al., 1965; HOLTZ u. PALM, 1966). Durch Versuche mit aliphatischen Aminen verschiedener Kettenlänge bzw. aromatischen Aminen verschiedener Konstitution sollten Struktur-Wirkungs-Beziehungen aufgedeckt werden. Die cytolytische Wirkung einiger Amine wurde auch an Erythrocyten und Mastzellen geprüft und mit derjenigen des Lysolecithins verglichen.

Ziel der Untersuchungen war es, den Mechanismus der Speicherung und Freisetzung von Serotonin und Histamin einer Klärung näherzubringen.

Methodik

1. Gewinnung und Inkubation der Zellen

a) Thrombocytenreiches Plasma. Wegen der Fragilität der Blutplättchen bei Kontakt mit Glasflächen (hierzu s. a. HOLL, 1963) verwendeten wir bei Isolierung und Inkubation der Zellen silikonisierte Glassachen.

Die Gewinnung von thrombocytenreichem Plasma erfolgte in Anlehnung an die von WESTERHOLM (1965) beschriebene Methode. Kaninchen beiderlei Geschlechts im Gewicht von 2,5—3,4 kg in Nembutalnarkose (30 mg/kg) erhielten 200 IE/kg Heparin i.v.; die A. carotis wurde freipräpariert, ein Polyäthylenschlauch eingeführt und 30 min später das Blut entnommen. — In einigen Versuchen erhielten die Tiere kein Heparin; statt dessen wurde das Blut durch Zusatz von 3,8%igem Na-Citrat (1:10) ungerinnbar gemacht. — Das Blut wurde in silikonisierten, eisgekühlten Zentrifugengläsern (50 ml) aufgefangen, in denen sich 15 ml eiskalter Tyrodelösung pH 8,0 befanden, und anschließend 15 min bei 600 U/min (125 × g) zentrifugiert (Laborzentrifuge). Danach konnten je 20—25 ml thrombocytenreiches Plasma über den locker sedimentierten Erythrocyten vorsichtig abpipettiert werden. — Nach sorgfältigem Durchmischen in einem 100 ml fassenden Erlenmeyer-Kolben wurden je 2 ml des plättchenreichen Plasmas in silikonisierte Inkubationsgefäße transferiert, die mit den zu testenden Substanzen — gelöst in 1 ml Tyrode pH 8,0 — bereits beschickt worden waren. Gesamtvolumen der Inkubate: 3 ml; die Konzentrationen der zugesetzten Substanzen waren auf das Endvolumen berechnet.

Nach Ablauf der Inkubationszeit (30 min; Amplitude 3 cm; Schüttelgeschwindigkeit 60/min: Dubnoff-Shaker; 37°C) wurden die Suspensionen auf 0°C (Eisbad) abgekühlt, die Inkubate anschließend 25 min lang in der Kühlzentrifuge (0°C; 2500 U/min = 1500 × g) zentrifugiert. 2 ml des zellfreien Überstandes wurden dann mit 4 ml 0,6 N-HClO$_4$ (Endkonzentration 0,4 N) enteiweißt (30 min bei 4°C). Danach wurden die Proben 15 min zentrifugiert (2000 U/min; Laborzentrifuge) und je 5 ml des Überstandes zur Aminextraktion und -bestimmung eingesetzt.

Der Gesamtamingehalt der Thrombocytensuspensionen wurde durch Serotonin- und Histaminbestimmung im Überstand *und* im Zellsediment der einzelnen Inkubate ermittelt. Zu diesem Zwecke wurde nach Entnahme von je 2 ml des Überstandes aus den einzelnen Ansätzen die verbleibende Flüssigkeit (1 ml) vorsichtig dekantiert, das Thrombocytensediment danach während 15 min Inkubation mit 3 ml 0,02 N-HCl bei 37°C lysiert. Je 2 ml des Lysates wurden — wie oben beschrieben — mit HClO$_4$ enteiweißt und nach dem Zentrifugieren je 2—5 ml des klaren Überstandes zur Extraktion bzw. Aminbestimmung eingesetzt. — Der Gesamtamingehalt der Thrombocytensuspensionen ergibt sich aus der Summe der im Zellsediment und im Überstand ermittelten Serotonin- bzw. Histaminmengen.

In jedem Versuch wurde die *Spontan-Freisetzung* von Serotonin bzw. Histamin ohne Zusatz von Liberatoren oder Hemmstoffen geprüft. — Die aminliberierende

Wirkung der untersuchten Substanzen wurde in $^0/_0$ des Gesamt-Amingehaltes (= $100^0/_0$) berechnet, wobei die *Spontan-Freisetzung* in jedem Fall subtrahiert wurde. Die ED_{50}, d. h. diejenige Konzentration der Liberatoren, welche während 30 min langer Inkubation bei 37°C eine $50^0/_0$ige Aminfreisetzung verursachte, wurde mit Hilfe von Dosis-Wirkungskurven graphisch ermittelt. Jeder Dosis-Wirkungs-Kurve liegen mindestens 4 experimentell ermittelte Punkte (Mittelwerte aus 8—16 Einzelbestimmungen pro Einzelwert) zugrunde.

Den absoluten Amingehalt der Thrombocytensuspensionen errechneten wir durch Vergleich mitgeführter Standardmengen an Serotonin bzw. Histamin bei der Extraktion.

In einigen Versuchen wurde die Thrombocytenzahl im plättchenreichen Plasma (Citrat-Plasma) durch Zählung im Phasenkontrast-Mikroskop bestimmt und der Amingehalt auf die Zahl der Thrombocyten bezogen.

b) Gewaschene Thrombocyten. Zur Herstellung einer Suspension gewaschener Thrombocyten wurde das Blut in eisgekühlten, silikonisierten Zentrifugengläsern (50 ml) aufgefangen, in denen sich 10 ml eines NaCl-Acetatpuffers pH 7,5 mit Zusatz von EDTA (200 µg/ml) befanden. Anschließend wurde das Vollblut 3mal mit gepufferter Kochsalzlösung gewaschen, das letzte Zellsediment mit 17 ml eiskalter Tyrodelösung pH 8,0 aufgeschwemmt und sodann 15 min bei 600 U/min (100 × g) zentrifugiert. Die im Überstand suspendierten Thrombocyten wurden anschließend mit einer silikonisierten Pipette vorsichtig abgehebert und — wie unter *1. a)* beschrieben — inkubiert.

c) Erythrocyten. Meerschweinchen-Citratblut wurde 3mal in kaltem NaCl-Acetatpuffer pH 7,5 ($0,81^0/_0$ NaCl; $0,198^0/_0$ Na-Acetat) gewaschen und das Erythrocyten-Sediment anschließend in gepufferter Kochsalzlösung oder Tyrode (pH 8,0) erneut aufgeschwemmt. Die Suspension wurde auf einen Zellgehalt von 500000/mm³ eingestellt (Zählung in einer Neubauer-Kammer im Lichtmikroskop). Je 2 ml der Zellaufschwemmung wurden unter Zusatz der zu untersuchenden Substanz (Endvolumen: 3 ml/Ansatz) bei 37°C 30 min lang inkubiert (Dubnoff-Shaker; Schüttelfrequenz 90/min; Amplitude 3 cm), die Inkubate danach auf 0°C abgekühlt (Eisbad). Nach 15 min langem Zentrifugieren (1150 × g) wurde das freigesetzte Hämoglobin im Überstand als Hämiglobin-Cyanid — nach der Methode von van Kampen u. Zijlstra (1961) — bestimmt. Die in jedem Versuch geprüfte Spontan-Hämolyse lag im Mittel unter $1^0/_0$.

Den Hämolysegrad in den einzelnen Ansätzen berechneten wir in $^0/_0$ der Total-Hämolyse (Lyse der Zellen durch Zusatz von Aqua bidest.). — Die ED_{50} der verschiedenen hämolytisch wirksamen Substanzen wurde mit Hilfe von Dosis-Wirkungs-Kurven ermittelt.

d) Isolierte Mastzellen. Isolierung und Inkubation von Mastzellen der Ratte erfolgten in Anlehnung an die von Padawer u. Gordon (1955) sowie von Garcia-Arocha (1961) beschriebenen Methoden. Einzelheiten der Methode sind an anderer Stelle ausführlich beschrieben (May et al., 1967 b).

2. Chemische Bestimmung von Serotonin und Histamin

a) Die Serotonin-Bestimmung erfolgte fluorometrisch nach der Methode von Bogdanski et al. (1956). *Histamin* wurde ebenfalls fluorometrisch nach dem von Shore et al. (1959) angegebenen Verfahren bestimmt. — Die Ausbeute betrug in unseren Versuchen im Mittel $95,5 \pm 1,5^0/_0$ (Serotonin) bzw. $85,5 \pm 1,2^0/_0$ (Histamin).

b) Kombinierte Extraktion von Serotonin und Histamin. Da wir sowohl die *Serotonin-* als auch die *Histamin-Freisetzung* aus Thrombocyten untersuchen wollten, erschien es uns wünschenswert, *beide Amine gemeinsam* aus demselben Inkubationsansatz zu extrahieren und zu bestimmen. In Anlehnung an die unter *2. a)* zitierten

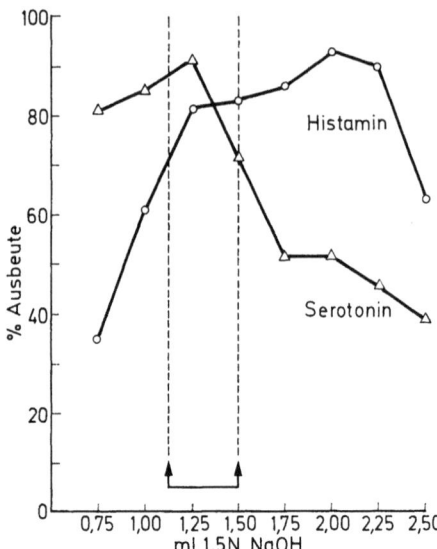

Abb. 1. *Extraktibilität von Serotonin und Histamin in Abhängigkeit von der Alkalität.* Der wäßrigen Phase (2—4 μg Serotonin bzw. 1—2 μg Histamin in 5 ml 0,4 n $HClO_4$ + 6 ml Boratpuffer pH 10,0) wurden ansteigende Mengen 1,5 n NaOH zugegeben (Abszisse) und nach Extraktion der Amine mit Butanol die Ausbeute für Serotonin und Histamin in Prozent bestimmt (Ordinate). Einzelheiten s. Methodik

Methoden entwickelten wir ein Verfahren, bei dem sich beide Amine gleichzeitig extrahieren lassen. — Die Extraktibilität von Serotonin bzw. Histamin ist in hohem Maße vom pH der wäßrigen Phase abhängig: Während Histamin erst bei stark alkalischem Milieu (pH 13) gut in die Butanolphase übertritt (s. a. SHORE et al., 1959), erfolgt eine entsprechend günstige Extraktion für Serotonin schon bei einem pH von ca. 10,0. Der pH-Bereich, in dem sich beide Amine gut extrahieren lassen, ist relativ klein. Es erwies sich deshalb als günstig, die Alkalisierung (in Gegenwart von 0,5 M-Boratpuffer) durch größere Volumina einer relativ schwachen Lauge vorzunehmen, um Pipettierfehler möglichst gering zu halten.

Das Ergebnis unserer methodischen Untersuchungen zeigt Abb. 1. Die Alkalisierung der wäßrigen Phase wurde durch ansteigende Mengen einer 1,5 N-NaOH in Gegenwart einer konstanten Menge von 0,5 M-Boratpuffer vorgenommen (Abszisse). Es ergab sich, daß die Extraktionsausbeute nur in einem engen Bereich für beide Amine 70% und mehr beträgt; bei schwacher Alkalität (0,75 ml 1,5 N-NaOH) wird Histamin, bei starker Alkalität (2,0 ml 1,5 N-NaOH) Serotonin schlecht extrahiert und vice versa.

Wir verfuhren daher bei der Extraktion in folgender Weise: Verschließbare Extraktionsgefäße (60—70 ml) wurden mit 2 g NaCl, 6 ml 0,5 M-Boratpuffer und 15 ml n-Butanol (gewaschen) beschickt, 5 ml perchlorsaurer Extrakt hinzugegeben und mit 1,25 ml einer 1,5 N-NaOH alkalisiert. Die Gefäße wurden 10 min lang in einer Schüttelmaschine geschüttelt und anschließend 10 min zur Phasentrennung zentrifugiert (Laborzentrifuge, 1150 × g). 10 ml der Butanolphase wurden in Extraktionsgefäße transferiert, in denen sich 20 ml n-Heptan (gewaschen) und 4 ml

0,1 N-HCl befanden. Nach erneutem Schütteln (10 min) und Zentrifugieren (5 min) wurden je 1 ml HCl-Phase zur Serotonin- und Histaminbestimmung sowie 1 ml zur Bestimmung des Histaminleerwertes entnommen. Die spektrofluorometrische Bestimmung, wie auch die Behandlung der Standards, entsprachen den unter *1.a)* und *2.a)* aufgeführten Bedingungen.

Bei der *kombinierten Extraktion* der Amine betrug die *Ausbeute* für Serotonin $93{,}0 \pm 0{,}8\%$, für Histamin $77{,}5 \pm 2{,}6\%$. Vergleichende Untersuchungen mit den verschiedenen Extraktionsverfahren zeigten eine gute Übereinstimmung. Histamin wurde auch am isolierten Meerschweinchendarm getestet, wobei sich ebenfalls eine gute Übereinstimmung mit den fluorometrisch ermittelten Werten ergab.

3. Hämoglobin-Bestimmung

Hämoglobin wurde photometrisch als Hämiglobin-Cyanid nach VAN KAMPEN u. ZIJLSTRA (1961) bestimmt.

4. Messung der Oberflächenspannung

Bestimmungen der Oberflächenspannung des Inkubationsmediums wurden mit Hilfe eines *Interfacial-Tensiometers* nach LECOMTE DU NOUY (Fa. Krüss, Modell Nr. K 8600) durchgeführt; Einzelheiten der Methode s. MAY at al. (1967b).

5. Verwendete Substanzen[1]

Aethylendiamintetraessigsäure, Dinatriumsalz (Titriplex III®) (Fa. E. Merck AG, Darmstadt)
Cocainiumchlorid (Fa. E. Merck AG, Darmstadt)
Histaminum dihydrochloricum (Fa. E. Merck AG, Darmstadt)
Mescaliniumsulfat (Fa. E. Merck AG, Darmstadt)
Tyraminiumchlorid (Fa. E. Merck AG, Darmstadt)
l-Nor-Adrenalin. HCl (Arterenol®) (Farbwerke Hoechst AG, Frankfurt-Höchst)
l-α-Methyl-Noradrenalin HCl (Corbasil®) (Farbwerke Hoechst AG, Frankfurt-Höchst)
l(4 Hydroxyphenyl) 2-methylaminopropan. HCl (Suprifen®) (Farbwerke Hoechst AG, Frankfurt-Höchst)
l-Adrenalinbitartrat (Farbwerke Hoechst AG, Frankfurt-Höchst)
Synephrin (Sympatol®) (Fa. C. H. Boehringer Sohn, Ingelheim/Rhein)
Serotonin-Kreatininsulfat (Fa. C. H. Boehringer Sohn, Ingelheim/Rhein)
Kaliumferricyanid (Fa. Haury, Chemische Fabrik, München)
Kaliumcyanid (Fa. Haury, Chemische Fabrik, München)
Decylamin. HCl (Fa. Fluka AG, Buchs/Schweiz)[2]
Dopamin. HCl (Fa. Fluka AG, Basel/Schweiz)
Heptylamin. HCl (Fa. Fluka AG, Buchs/Schweiz)[2]
Hexylamin. HCl (Fa. Fluka AG, Basel/Schweiz)[2]
Iproniazid (Marsilid®) (Fa. Fluka AG, Basel/Schweiz)
Nonylamin. HCl (Fa. Fluka AG, Buchs/Schweiz)[2]
Octylamin. HCl (Fa. Fluka AG, Buchs/Schweiz)[2]
Phenylaethylamin. HCl (Fa. Fluka AG, Buchs/Schweiz)
Metamphetamin. HCl (Pervitin®) (Temmler-Werke, Vereinigte Chemische Fabriken, Marburg)

---

[1] Den Herstellerfirmen danken wir für die Überlassung von Versuchsmengen der verwendeten Substanzen.

[2] Die Basen wurden durch Hydrochlorierung wasserlöslich gemacht.

Amphetamin. HCl (Benzedrin®) (Temmler-Werke, Vereinigte Chemische Fabriken, Marburg)
OPD = o-Phthal-dialdehyd (Fa. Calbiochem, Luzern/Schweiz)
Metaraminol. HCl (Aramin®) (Fa. Merck, Sharp und Dohme, Rahway/N.Y., U.S.A.)
Nor-Ephedrin. HCl (Fa. Riedel-De Haën AG, Seelze und Berlin)
Phenylephrin. HCl (Adrianol®) (Fher-Arzneimittel GmbH, Mainz)
Desmethylimipramin HCl (Pertofran®) (Fa. Thomae GmbH, Biberach/Riss)
Guanethidin (Ismelin®) (Fa. CIBA AG, Wehr/Baden)
Propranolol HCl (Inderal®) (Fa. Rhein-Pharma AG, Heidelberg)
Silikon® (Fa. C. Roth, Karlsruhe)
Pentobarbital-Na (Nembutal®) (Deutsche Abbott GmbH, Ingelheim/Rhein)
Heparin (Liquemin®) (Deutsche Hoffmann-La Roche AG, Grenzach/Baden)
Compound 48/80. Kondensationsprodukt von p-Methoxyphenylaethylamin mit Formaldehyd (Fa. Burroughs-Wellcome u. Co., Tuckahoe/N.Y., U.S.A.)
Nialamid (Niamid®) (Fa. Chas. Pfizer u. Co., New York U.S.A.)
l(3-Hydroxyphenyl) 2-methylaminoaethanol. HCl (Novadral®) (Fa. Diwag, Chemische Fabriken GmbH, Berlin)
Pholedrin-Sulfat (Veritol®) (Fa. Knoll AG, Chemische Fabriken, Ludwigshafen)
Lysolecithin [3]
Tyrodelösung wurde vor jedem Versuch frisch hergestellt; die Endkonzentrationen der einzelnen Bestandteile betrugen: 0,8% NaCl; 0,02% KCl; 0,02% $CaCl_2$; 0,01% $MgCl_2$; 0,05% NaH_2PO_4; 0,1% $NaHCO_3$.

Versuche [4]

1. Amingehalt der Thrombocytensuspensionen

In den Versuchsansätzen mit thrombocytenreichem Plasma fanden sich im Mittel $5{,}12 \pm 0{,}21$ µg/ml Serotonin und $1{,}96 \pm 0{,}19$ µg/ml Histamin. Für das Originalplasma ergaben sich — unter Berücksichtigung der durch den Zusatz von Tyrodelösung bedingten Verdünnung — folgende Werte: 6,81 µg/ml Serotonin bzw. 2,61 µg/ml Histamin.

In den Versuchen, in denen wir die Thrombocytenzahl im plättchenreichen Plasma bestimmten, betrug der Serotoningehalt $7{,}89 \pm 0{,}57$ µg und der Histamingehalt $4{,}11 \pm 0{,}38$ µg pro 10^9 Zellen. Diese Werte liegen innerhalb der von anderen Autoren angegebenen Größenordnungen (HUMPHREY u. JAQUES, 1954; PAASONEN, 1965; MARKWARDT, 1967).

Nach dreimaligem Waschen mit Tyrodelösung enthielten die Thrombocytensuspensionen $2{,}13 \pm 0{,}17$ µg/ml Serotonin und $1{,}36 \pm 0{,}11$ µg/ml Histamin. Während der Serotoningehalt der Suspensionen um mehr als die Hälfte abgenommen hatte, war der Histamingehalt nur um etwa 30% niedriger als im plättchenreichen Plasma.

---

[3] Für die Überlassung von Lysolecithin sind wir Herrn Prof. Dr. W. VOGT (Med. Forschungsanstalt der Max-Planck-Gesellschaft, Göttingen) zum besonderen Dank verpflichtet.

[4] Die Versuche wurden mit Unterstützung durch die Deutsche Forschungsgemeinschaft (We 272) im Pharmakologischen Institut der Universität Frankfurt a. M. durchgeführt.

2. Änderungen des Amingehaltes der Thrombocyten während der Inkubation

Inkubation von thrombocytenreichem Plasma bzw. gewaschenen Thrombocyten in Tyrodelösung (30—60 min bei 37°C) führte zu einer Abnahme des Amingehaltes der Zellen. Diese „Spontan-Freisetzung" betrug für Serotonin 5,0—8,5% (plättchenreiches Plasma) bzw. 6,5 bis 12,0% (gewaschene Thrombocyten), für Histamin 4,0—10,3% bzw. 10,7—16,8%. Während bei Histamin die Abnahme im Zellsediment und Zunahme im Überstand gut korreliert waren, ließ sich die spontane Freisetzung von Serotonin nur durch die Abnahme des Amingehaltes im Thrombocytensediment erfassen; im Überstand gelang es auch nach 1—2 stündiger Inkubation nicht, spontan freigesetztes Serotonin nachzuweisen.

3. Aminfreisetzende und hämolytische Wirkung von Lysolecithin sowie von aliphatischen und aromatischen Aminen

a) Lysolecithin. Bei Inkubation von plättchenreichem Plasma oder gewaschenen Thrombocyten mit ansteigenden Konzentrationen von Lysolecithin kam es zu einer dosisabhängigen Freisetzung von Serotonin und Histamin aus den Zellen; beide Amine wurden im gleichen Prozentsatz freigesetzt (Abb. 2).

Aus Abb. 2 ist weiterhin zu ersehen, daß Lysolecithin in Konzentrationen von 10—30 μg/ml an Erythrocyten von Meerschweinchen hämolytisch wirkte und Histamin auch aus isolierten Mastzellen der Ratte freisetzte. Die experimentell ermittelten Werte für Serotonin- und Histaminfreisetzung aus Thrombocyten, Hämolyse und Histaminfreisetzung aus isolierten Mastzellen liegen in der gleichen Größenordnung und scharen sich um eine S-förmige Dosis-Wirkungs-Kurve (Abb. 2).

b) Aliphatische Amine. Einfache aliphatische Amine mit verschieden langer Kohlenstoffatom-Kette (C_6—C_{10}) führten sowohl im plättchenreichen Plasma als auch an gewaschenen Thrombocyten dosisabhängig zu einer Serotonin- und Histaminfreisetzung. Die beiden Amine wurden jedoch prozentual verschieden stark freigesetzt: Wie aus der Abb. 3 ersichtlich ist, setzten z. B. 200 μg/ml Hexylamin nach 30 min Inkubation bei 37°C im *plättchenreichen Plasma* 46% des Serotonins, aber nur 18,5% des Histamins aus den Thrombocyten frei; 800 μg/ml Hexylamin verursachten eine 90%ige Verarmung der Thrombocyten an Serotonin, verminderten aber ihren Histamingehalt nur um 46,5%.

Diese Dissoziation zwischen Serotonin- und Histaminfreisetzung fand sich auch bei Inkubation von *gewaschenen Thrombocyten* mit den untersuchten aliphatischen Aminen (Abb. 4a und 4b sowie Tab. 1). Darüber hinaus zeigte es sich, daß die aminliberierende Wirksamkeit

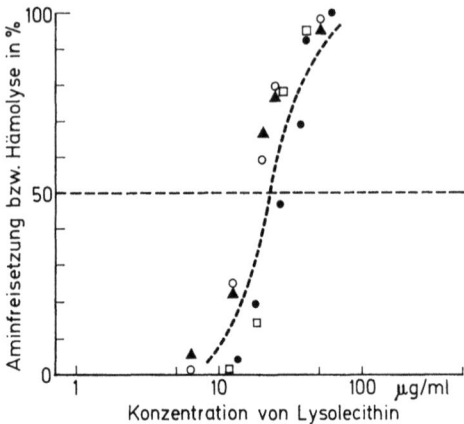

Abb. 2. *Aminfreisetzende und hämolytische Wirkung von Lysolecithin.* Versuche an gewaschenen Kaninchen-Thrombocyten (▲ Serotonin; ○ Histamin), Meerschweinchenerythrocyten (□ Hämolyse) und Mastzellen der Ratte (● Histamin). Inkubation der Zellen in glucosefreier Tyrodelösung (pH 8,0), 30 min lang bei 37°C mit ansteigender Konzentration von Lysolecithin (μg/ml, Abszisse). Bestimmung der Aminfreisetzung bzw. Hämolyse in Prozent (Ordinate). Die punktierte Kurve deutet an, daß die aminfreisetzende und hämolytische Wirkung des Lysolecithins im gleichen Konzentrationsbereich zu beobachten ist

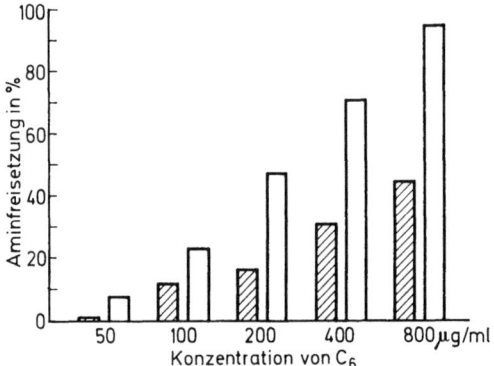

Abb. 3. *Histamin- und Serotoninfreisetzung durch Hexylamin (C_6) aus Thrombocyten.* Plättchenreiches Plasma wurde 30 min lang bei 37°C mit ansteigender Konzentration von C_6 inkubiert (Abszisse) und die Aminfreisetzung in Prozent angegeben (Ordinate). ▨ Freisetzung von Histamin; □ Freisetzung von Serotonin

dieser Substanzen mit Verkürzung der Kohlenstoffatomkette abnahm, d. h., die Dosis-Wirkungs-Kurven wurden nach rechts verschoben (Abb. 4a und 4b). Bemerkenswert ist, daß die Dosis-Wirkungs-Kurven bei der *Serotonin-Freisetzung* (Abb. 4a) mit abnehmender Kettenlänge

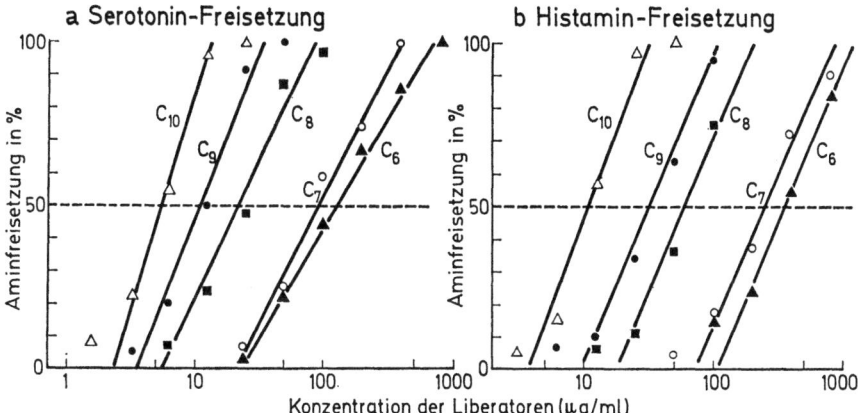

Abb. 4. *Freisetzung von Serotonin (a) und Histamin (b) aus Thrombocyten durch aliphatische Amine.* Isolierte Thrombocyten wurden 30 min lang bei 37°C mit ansteigenden Konzentrationen von Decylamin (C_{10}), Nonylamin (C_9), Octylamin (C_8), Heptylamin (C_7) und Hexylamin (C_6) inkubiert (Abszisse) und die Freisetzung von Serotonin und Histamin in Prozent angegeben (Ordinate)

Tabelle 1. *Freisetzung von Serotonin und Histamin durch aliphatische Amine aus gewaschenen Thrombocyten.* Thrombocytensuspensionen wurden mit ansteigenden Konzentrationen von Decylamin (C_{10}), Nonylamin (C_9), Octylamin (C_8), Heptylamin (C_7) bzw. Hexylamin (C_6) 30 min lang bei 37°C inkubiert und dann der Gehalt der Zellen an Serotonin bzw. Histamin bestimmt (s. Methodik). Mit Hilfe von Dosis-Wirkungs-Kurven wurde diejenige Konzentration der aliphatischen Amine bestimmt, welche 50% des Serotonins bzw. Histamins aus den Thrombocyten freisetzte (ED_{50}). R.W. = Relative Wirksamkeit der aliphatischen Amine; die Wirkung von Decylamin wurde gleich 1,0 gesetzt

Amin	Serotonin-Freisetzung				Histamin-Freisetzung			
	ED_{50} (µg/ml)	R.W.	ED_{50} (Molare Konz.)	R.W.	ED_{50} [µg/ml]	R.W.	ED_{50} (Molare Konz.)	R.W.
C_{10}	5,5	1,0	$2,85 \cdot 10^{-5}$	1,0	11	1,0	$5,70 \cdot 10^{-5}$	1,0
C_9	11,5	0,48	$6,41 \cdot 10^{-5}$	0,44	32	0,35	$1,78 \cdot 10^{-4}$	0,32
C_8	22,0	0,25	$1,33 \cdot 10^{-4}$	0,21	60	0,18	$3,62 \cdot 10^{-3}$	0,16
C_7	95,0	0,06	$6,28 \cdot 10^{-4}$	0,05	250	0,04	$1,65 \cdot 10^{-3}$	0,03
C_6	130,0	0,04	$9,47 \cdot 10^{-4}$	0,03	360	0,03	$2,62 \cdot 10^{-3}$	0,02

etwas flacher verlaufen, während bei der *Histamin-Freisetzung* (Abb. 4 b) die Steilheit der Dosis-Wirkungs-Kurven sich offenbar nicht ändert.

In der Tab. 1 ist die absolute und relative Wirksamkeit verschiedener aliphatischer Amine zusammengefaßt. Um 50% des Serotonins aus den Thrombocyten freizusetzen (ED_{50}) wurden von Decylamin (C_{10}) nur 5,5 µg/ml, d. h. $2,85 \cdot 10^{-5}$ M benötigt, von Octylamin (C_8) jedoch

$1{,}33 \cdot 10^{-4}$ M und von Hexylamin sogar $9{,}47 \cdot 10^{-4}$ M. Setzt man die Wirksamkeit von C_{10} gleich 1,0, dann beträgt die relative Wirksamkeit (R.W.) von C_8 auf molarer Basis 0,21 und diejenige des C_6 nur 0,03. Konzentrationen von Decylamin, welche 50% des Serotonins freisetzten (5,5 µg/ml), setzten nur 10—20% des Histamins aus den Thrombocyten frei. Für eine 50%ige Histaminfreisetzung (ED_{50}) wurden von Decylamin 11 µg/ml ($5{,}7 \cdot 10^{-5}$ M) benötigt, d. h. Konzentrationen, welche bereits 90—100% des Serotonins aus den Zellen freisetzten (vgl. Abb. 4a und 4b). Aus der Tab. 1 ist zu ersehen, daß auch die histaminfreisetzende Wirksamkeit der aliphatischen Amine mit Verkürzung der Kettenlänge graduell abnimmt: die relative Wirksamkeit (R.W.) von Octylamin (C_8) beträgt nur noch 0,16, diejenige von Hexylamin (C_6) 0,02.

Als Maß für die Steilheit der Dosis-Wirkungs-Kurven bestimmten wir den Quotienten $ED_{75}:ED_{25}$, d. h. derjenigen Konzentrationen, welche 75% bzw. 25% der Amine freisetzten. Je größer der Quotient ist, desto flacher verläuft die Dosis-Wirkungs-Kurve. Bei der Serotoninfreisetzung durch aliphatische Amine nahm der Quotient $ED_{75}:ED_{25}$ bei Verkürzung der Kettenlänge von C_{10} auf C_6 von 2,65 auf 5,56 zu; er wurde bei der Histaminfreisetzung aber nur geringfügig von 2,81 auf 3,49 erhöht.

Prinzipiell gleichartige Ergebnisse erhielten wir bei Inkubation von *plättchenreichem Plasma* mit den untersuchten aliphatischen Aminen. Die Verkürzung der Kohlenstoffatom-Kette um 4 Glieder führte hier zu einer Verminderung der aminfreisetzenden Wirksamkeit um das 10- bis 20fache; die Dosis-Wirkungs-Kurven der Serotoninfreisetzung verliefen bei den kurzkettigen Aminen deutlich flacher als bei den langkettigen.

Hämolytische Wirksamkeit. Inkubiert man gewaschene Erythrocyten von Meerschweinchen mit aliphatischen Aminen, so kommt es zu einer dosisabhängigen Hämolyse. Für eine 50%ige Hämolyse (ED_{50}) benötigt man von Decylamin 36 µg/ml (Tab. 2), d. h. fast 7fach höhere Konzentrationen, als für eine 50%ige Freisetzung von Serotonin aus Thrombocyten erforderlich sind (s. Tab. 1). Ähnlich wie die aminfreisetzende Wirkung nahm auch die hämolytische Wirkung der aliphatischen Amine mit Verkürzung der Kohlenstoffatom-Kette ab: Heptylamin war 20mal weniger wirksam als Decylamin (Tab. 2). Hexylamin war selbst in Konzentrationen von 2—4 mg/ml hämolytisch unwirksam. Auch mit Octylamin und Heptylamin gelang es nicht, eine mehr als 80%ige Hämolyse zu verursachen. Die Dosis-Wirkungs-Kurven der geprüften aliphatischen Amine verliefen weitgehend parallel; ihre Steilheit, ausgedrückt durch den Quotienten $ED_{75}:ED_{25}$, lag für alle hämolytisch wirksamen aliphatischen Amine in einem engen Bereich (Quotient zwischen 2,52 und 2,78); der Verlauf der Dosis-Wirkungs-Kurven ent-

Tabelle 2. *Hämolytische Wirksamkeit aliphatischer Amine. Gewaschene Erythrocyten des Meerschweinchens wurden mit ansteigenden Konzentrationen verschiedener aliphatischer Amine 30 min lang bei 37° C inkubiert und dann das Ausmaß der Hämolyse bestimmt (s. Methodik). Mit Hilfe von Dosis-Wirkungs-Kurven wurde diejenige Konzentration der Amine ermittelt, welche eine 50%ige Hämolyse verursachte (ED_{50}). R.W. = Relative Wirksamkeit der Amine; die Wirkung von Decylamin wurde gleich 1,0 gesetzt*

Amin	ED_{50} (µg/ml)	R.W.
Decylamin	36	1,00
Nonylamin	98	0,37
Octylamin	260	0,14
Heptylamin	800	0,05

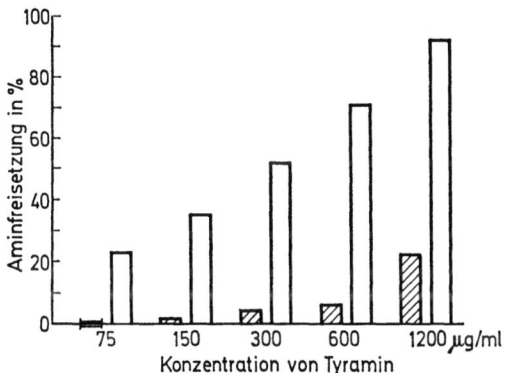

Abb. 5. *Wirkung von Tyramin auf den Serotonin- und Histamingehalt der Thrombocyten.* Plättchenreiches Plasma wurde 30 min lang bei 37°C mit ansteigender Konzentration von Tyramin inkubiert (Abszisse) und die Freisetzung von Serotonin (□) bzw. Histamin (▨) in Prozent angegeben (Ordinate)

sprach somit eher den bei der Histaminfreisetzung aus isolierten Thrombocyten gefundenen Kurven (s. Abb. 4B).

In Untersuchungen an *isolierten Mastzellen* der Ratte ergab sich ebenfalls eine Abhängigkeit der *histaminfreisetzenden* Wirksamkeit aliphatischer Amine von der Länge ihrer Kohlenstoffatom-Kette: während Decylamin schon in einer Konzentration von 6 µg/ml 50% des Histamins aus den Zellen freisetzte (ED_{50}), waren Octylamin und Heptylamin 10—30mal schwächer wirksam. Hexylamin führte selbst in Konzentrationen von 500—1000 µg/ml nicht zu einer Histaminfreisetzung.

c) Aromatische Amine. Inkubiert man isolierte Thrombocyten bzw. plättchenreiches Plasma mit ansteigenden Konzentrationen von *Tyramin*, so kommt es in einem weiten Konzentrationsbereich zu einer dosisabhängigen und selektiven Freisetzung von Serotonin; erst sehr hohe Konzentrationen von Tyramin (z.B. 1200 µg/ml) setzten auch Histamin frei (Abb. 5).

Tyramin hatte in Dosen bis zu 1 mg/ml keine hämolytische Wirkung und führte nicht zu einer Histaminliberation aus isolierten Mastzellen.

Tabelle 3. *Freisetzung von Serotonin aus Thrombocyten durch aromatische Amine. Plättchenreiches Plasma wurde 30 min lang bei 37°C mit $2 \cdot 10^{-3}$ M verschiedener aromatischer Amine inkubiert und die Serotoninfreisetzung in Prozent der Kontrollen bestimmt. Mittelwerte von je 2—5 Versuchen. Erläuterung s. Text*

Vers. Nr.	R_1	R_2	R_3	R_4	R_5	R_6	Freisetzung in %
1.	H	H	H	H	H	H	78,0
2.	OH	H	H	H	H	H	59,0
3.	OH	OH	H	H	H	H	45,0 [a]
4.	H	H	H	H	CH_3	H	80,0
5.	H	H	H	H	CH_3	CH_3	76,5
6.	OH	H	H	H	CH_3	CH_3	68,5
7.	H	OH	H	OH	H	H	17,5
8.	OH	OH	H	OH	H	H	2,5
9.	OH	OH	H	OH	CH_3	H	6,5
10.	H	OH	H	OH	CH_3	H	26,0
11.	H	H	H	OH	CH_3	H	28,0
12.	OH	H	H	H	H	CH_3	31,0
13.	H	OH	H	OH	H	CH_3	36,0
14.	OH	OH	H	OH	H	CH_3	3,5
15.	OH	H	H	OH	CH_3	CH_3	39,0
16.	OCH_3	OCH_3	H	H	H	H	75,5

[a] Oxydationsprodukte?

Eine ähnliche Wirkung wie Tyramin hatten auch andere aromatische Amine, z.B. Phenyläthylamin, Amphetamin und Metamphetamin: In einer Konzentration von $2 \cdot 10^{-3}$ M setzten sie 70—80% des Serotonins aus Thrombocyten frei, ohne den Histamingehalt nennenswert zu vermindern. Die Beziehungen zwischen der chemischen Struktur aromatischer Amine und ihrer serotoninfreisetzenden Wirksamkeit sind in der Tab. 3 zusammengefaßt. In äquimolarer Konzentration ($2 \cdot 10^{-3}$ M) setzte das *Benzol*derivat Phenyläthylamin 78%, das *Phenol*derivat Tyramin 59% des Serotonins frei (Tab. 3, Nr. 1 u. 2). *Brenzcatechin*derivate waren fast wirkungslos (Tab. 3, Nr. 8, 9 u. 14); eine Ausnahme machte lediglich Dopamin, das 45% des Serotonins aus den Thrombocyten freisetzte (Tab. 3, Nr. 3). *Methylierung* der Aminogruppe oder des α-Kohlenstoffatoms beeinflußte die Wirksamkeit nur wenig (Tab. 3, Nr. 4 bis 6). Demgegenüber wurde die serotoninfreisetzende Wirkung der aromatischen Amine durch Einführung einer *alkoholischen Hydroxylgruppe* in β-Stellung stark abgeschwächt (Tab. 3, Nr. 7—15). Brenzcatechinderivate mit einer alkoholischen Hydroxylgruppe in der Seitenkette waren praktisch unwirksam (Tab. 3, Nr. 8, 9 u. 14). — Bemerkenswert ist, daß das in Stellung 3, 4 und 5 am Phenylrest *methoxylierte* Mescalin eine gleichstarke serotoninfreisetzende Wirkung hatte wie das nichtsubstituierte Phenyläthylamin (Tab. 3., Nr. 16 u. 1).

4. Zeitlicher Verlauf der Aminfreisetzung

In den in Abb. 6 A dargestellten Versuchen wurden isolierte Thrombocyten bei 37° C mit *Lysolecithin* (20 µg/ml) bzw. Decylamin (12,5 µg/ml) inkubiert und zu verschiedenen Zeiten der Gehalt der Zellen an Serotonin bzw. Histamin bestimmt. Am schnellsten erfolgte die Aminfreisetzung nach Zugabe von Lysolecithin: Schon nach 2—4 min war der Freisetzungsprozeß im wesentlichen beendet. Zu jedem Zeitpunkt der Inkubation war der Prozentsatz von freigesetztem Serotonin etwa gleich groß.

Auch Decylamin verursachte eine relativ rasch verlaufende Verarmung der Blutplättchen an Serotonin *und* Histamin, wobei jedoch besonders während der ersten 15 min der Inkubation 5-Hydroxytryptamin schneller und bevorzugter freigesetzt wurde: so hatte der Histamingehalt der Zellen nach 15 min erst um 35%, der Serotoningehalt aber bereits um 65% abgenommen. Auch nach 60 min langer Inkubation hatte Decylamin mehr Serotonin als Histamin freigesetzt.

Eine bevorzugte Freisetzung von Serotonin aus Thrombocyten fand sich besonders ausgeprägt bei aliphatischen Aminen mit kürzerer Kohlenstoffkette. So setzten z. B. 100 µg/ml Hexylamin nach 30 min langer Inkubation 50% des Serotonins, aber nur 17% des Histamins frei (Abb. 6B). In dieser Hinsicht hatten die aliphatischen Amine eine ähnliche Wirkung wie aromatische Amine. Wie aus der Abb. 6 B zu ersehen ist, verursachten 300 µg/ml Tyramin eine 60%ige Freisetzung von Serotonin, verminderten den Histamingehalt der Thrombocyten aber nur um 10%.

5. Pharmakologische Beeinflussung der Aminfreisetzung

Äthylendiamintetraacetat (EDTA) hemmte die aminfreisetzende Wirkung aliphatischer und aromatischer Amine, hatte aber keinen Einfluß auf diejenige des Lysolecithins. Am stärksten hemmte EDTA die Wirkung des Decylamins: 40 µg/ml setzten in EDTA-freiem Medium 75% des Serotonins aus den Thrombocyten des plättchenreichen Plasmas frei, in Gegenwart von EDTA (1 mg/ml) aber nur 5%; die Wirkung von Hexyl-

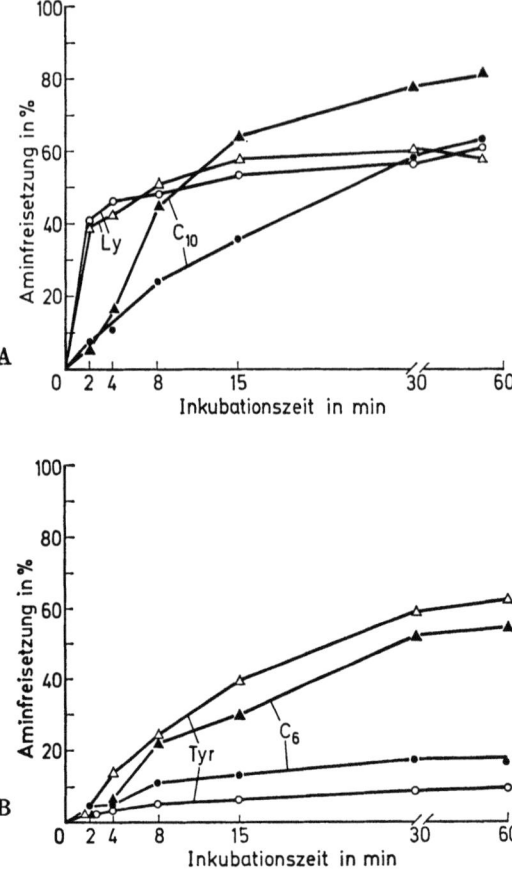

Abb. 6. *Zeitlicher Verlauf der Aminfreisetzung aus Thrombocyten bei Inkubation mit Lysolecithin, Decylamin, Hexylamin bzw. Tyramin.* Thrombocytensuspensionen wurden bei 37° C mit 20 μg/ml Lysolecithin (Ly), 12,5 μg/ml Decylamin (C_{10}), 100 μg/ml Hexylamin (C_6) bzw. 300 μg/ml Tyramin (Tyr) inkubiert. Zu verschiedenen Zeiten nach Beginn der Inkubation (2—60 min; Abszisse) wurde der Gehalt der Zellen an Serotonin (▲) bzw. Histamin (○) bestimmt und die Freisetzung in Prozent angegeben (Ordinate)

amin und Tyramin wurde durch die gleiche EDTA-Konzentration in geringerem Maße gehemmt (Abb. 7).

Ähnlich wie seine aminfreisetzende, ließ sich auch die *hämolytische* Wirkung des Decylamins durch EDTA stark abschwächen: 75 μg/ml verursachten eine 70%ige Hämolyse, in Gegenwart von 1 mg/ml EDTA aber nur eine 30%ige Hämolyse (Abb. 7). Die hämolytische Wirkung des Lysolecithins ließ sich durch EDTA nicht beeinflussen. — Kleinere

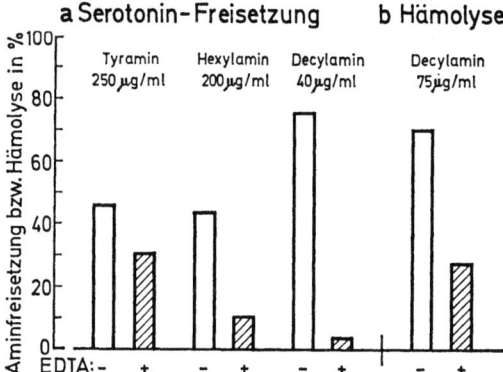

Abb. 7. *Hemmung der Serotoninfreisetzung (a) und Hämolyse (b) durch Äthylendiamintetraacetat (EDTA).* a Thrombocytenreiches Plasma wurde 30 min lang bei 37° C mit Tyramin, Hexylamin bzw. Decylamin inkubiert. In Gegenwart von EDTA (1 mg/ml) wurde die Aminfreisetzung (Ordinate) gehemmt. b Erythrocytensuspensionen wurden 30 min lang bei 37° C mit Decylamin inkubiert. In Gegenwart von EDTA (1 mg/ml) wurde auch die Hämolyse (Ordinate) gehemmt

Konzentrationen von EDTA (z. B. 100 µg/ml) hemmten weder die serotoninfreisetzende noch die hämolytische Wirkung aliphatischer und aromatischer Amine.

Es ist bekannt, daß *Cocain* die Wirkungen des Tyramins an verschiedenen Testobjekten zu hemmen vermag. Cocain war jedoch nicht imstande, die durch Tyramin verursachte Serotoninfreisetzung aus Thrombocyten zu verhindern; in höheren Konzentrationen ($1 \cdot 10^{-3}$ M) setzte es selbst Serotonin frei. Auch mit Desmethylimipramin ($1 \cdot 10^{-5}$ bis $1 \cdot 10^{-3}$ M), Guanethidin ($5 \cdot 10^{-3}$ M) und Propranolol ($1-8 \cdot 10^{-3}$ M) gelang es nicht, die serotoninfreisetzende Wirkung des Tyramins zu verhindern.

Hemmstoffe der Monoaminoxydase (Iproniazid, Nialamid) hatten keine serotoninfreisetzende Eigenwirkung und beeinflußten auch nicht die Wirkung des Tyramins. Auch nach Vorbehandlung der Versuchstiere mit Nialamid ($2 \cdot 100$ mg/kg i. m.) blieb die serotoninfreisetzende Wirkung des Tyramins in vitro unverändert. Durch langdauernde Hemmung der Monoaminoxydase wurde aber der Serotoningehalt des Plasmas erhöht, der Serotoningehalt der Thrombocyten dagegen nicht verändert.

6. Aminfreisetzung und Oberflächenspannung des Inkubationsmediums

Aliphatische Amine sind oberflächenaktiv und setzen die Grenzflächenspannung wäßriger Medien herab. Diese Wirkung ist von der Kettenlänge der Amine abhängig: In einer Konzentration von $2 \cdot 10^{-3}$ M setzten Decylamin und Nonylamin die Oberflächenspannung des Inkubationsmediums um 34,4 bzw. 20,9 dyn/cm herab, Heptylamin und Hexylamin aber nur um 5,6 bzw. 0,8 dyn/cm. *Aromatische Amine* (z.B. Tyramin, Amphetamin) verminderten die Oberflächenspannung nur um 0,3 bzw. 0,5 dyn/cm.

Es ergibt sich somit eine auffallende Parallelität zwischen Oberflächenaktivität und der aminfreisetzenden bzw. hämolytischen Wirkung aliphatischer Amine: kurzkettige Amine (z.B. Hexylamin, Heptylamin) waren wesentlich schwächer wirksam als langkettige Amine (z.B. Nonylamin, Decylamin). Gegen einen kausalen Zusammenhang zwischen Aminfreisetzung und Erniedrigung der Oberflächenspannung sprechen aber die Versuche mit EDTA:

Tabelle 4. *Beeinflussung der Aminfreisetzung und Oberflächenspannung durch Äthylendiamintetraacetat (EDTA). Thrombocytensuspensionen wurden 30 min lang bei 37°C mit Nonylamin bzw. EDTA inkubiert und danach der Serotonin- bzw. Histamingehalt der Zellen bestimmt. In Parallelansätzen wurde die Oberflächenspannung des Inkubationsmediums gemessen (s. Methodik)*

Pharmakon	Freisetzung in %		Oberflächenspannung (dyn/cm)
	Serotonin	Histamin	
Nonylamin (30 µg/ml)	94,5	60,0	−5,5
EDTA (1000 µg/ml)	0	0	±0
Nonylamin + EDTA	3,4	1,5	−6,8

Nonylamin (30 µg/ml) erniedrigte z.B. die Oberflächenspannung des Inkubationsmediums um 5,5 dyn/cm und setzte 94,5% des Serotonins und 60% des Histamins aus den Thrombocyten frei (Tab. 4). In Gegenwart von EDTA (1 mg/ml) wurde die Oberflächenspannung durch Nonylamin mindestens gleich stark erniedrigt (− 6,8 dyn/cm), seine aminfreisetzende Wirkung aber fast vollständig verhindert (Tab. 4).

Diskussion

Der im Vergleich zum plättchenreichen Plasma wesentlich geringere Amingehalt in den Suspensionen mit gewaschenen Thrombocyten beruht sicherlich einerseits auf einem Verlust an Blutplättchen, andererseits aber wahrscheinlich auch auf einer vermehrten Aminabgabe während der Isolierung. Bei dieser relativ *langsamen* „spontanen Serotoninfreisetzung" wird das Amin zum größten Teil intracellulär durch die Monoaminoxydase (MAO) der Thrombocyten (PAASONEN u. SOLATUNTURI, 1965; SOLATUNTURI u. PAASONEN, 1966) zum 5-Hydroxyindolyl-acetaldehyd oxydativ desaminiert, so daß bei der Zellisolierung und bei längerer Inkubation nur geringe Mengen des unveränderten Amins die Zellmembran passieren und im Außenmedium nachweisbar werden (PAASONEN, 1965; PLETSCHER et al., 1966). Entsprechend ließ sich der „Spontanverlust" an Serotonin — im Gegensatz zur Histaminabgabe in unseren Versuchen — nur durch die Aminbestimmung im Thrombocytensediment erfassen.

Auch bei anderen, langsam ablaufenden Liberationsprozessen — z. B. durch Reserpin (CARLSSON et al., 1957; DA PRADA et al., 1965a; PLETSCHER et al., 1966; PLETSCHER, 1968) oder durch Tetrabenazin (PAASONEN, 1961; PAASONEN u. AIRAKSINEN, 1965) ließ sich nur ein Teil des freigesetzten Serotonins im Inkubationsmedium nachweisen. Bei *rasch* erfolgender Freisetzung — z. B. durch Thrombin (DA PRADA et al., 1965a; PLETSCHER et al., 1966) — kann bei langdauernder Inkubation ebenfalls ein Teil des freigesetzten Serotonins durch die Thrombocyten-MAO metabolisiert werden, so daß die Serotoninkonzentration im Außenmedium langsam abnimmt.

Auffällig war, daß bei der Präparation gewaschener Thrombocyten der Serotoningehalt der Suspensionen stärker abnahm als der Histamingehalt. Das könnte für eine verschiedenartige Lokalisation der beiden Amine in den Thrombocyten sprechen: während es offenbar erst bei stärkerer Zell- oder Membranschädigung zur Abgabe von Histamin in das Außenmedium kommt, wird Serotonin schon bei geringerer Traumatisierung der Zellen aus seinen Speicherorten freigesetzt und damit dem Angriff der Monoaminoxydase preisgegeben. Es wäre deshalb zu erwarten, daß bei kurzer Inkubationszeit (30—60 min) nur cytolytisch wirkende Substanzen Histamin und Serotonin zu gleichen Teilen freisetzen, während bei fehlender Cytolyse eine prozentual verschiedene Freisetzung der beiden Amine denkbar wäre.

Das von uns als Prototyp einer cytolytisch wirkenden Substanz verwendete *Lysolecithin* setzte tatsächlich Serotonin und Histamin prozentual im gleichen Verhältnis aus den Blutplättchen von Kaninchen frei und führte im gleichen Konzentrationsbereich auch zur Hämolyse von Meerschweinchenerythrocyten. Während der Inkubation mit Lysolecithin konnte eine Aufhellung der Thrombocytensuspensionen beobachtet werden; ein solcher „Kläreffekt" ist auch von MARKWARDT u. Mitarb. (1966) bei Einwirkung von Lokalanaesthetica auf Blutplättchen beschrieben und als Ausdruck schwerer Zell- bzw. Membranschädigung gedeutet worden. Es ist somit sehr wahrscheinlich, daß die Aminfreisetzung durch Lysolecithin (s. a. HABERMANN u. SPRINGER, 1958; HÖGBERG u. UVNÄS, 1960) die Folge einer Membranzerstörung ist, die aufgrund der oberflächenaktiven Eigenschaften der Substanz zustande kommt. — Für einen derartigen Mechanismus spricht auch der außerordentlich rasche zeitliche Ablauf der Aminfreisetzung sowie die weitgehende Temperaturunempfindlichkeit der Reaktion.

Aminliberierende Wirkungen einfacher *aliphatischer Monoamine* wurden bereits von einer Reihe verschiedener Autoren beschrieben, so z. B. von HOLTZ, PALM u. DURMANOVA (1965) *in vivo* an Katzen und Ratten, von FELDBERG u. MONGAR (1954) an verschiedenen perfundierten Geweben, von MONGAR u. SCHILD (1953) in vitro an Lungengewebe, von EADE (1957) an isolierten chromaffinen Granula, von HÖGBERG u. UVNÄS (1960) sowie von MAY, HOLLER u. WESTERMANN (1967) an isolierten Mastzellen, von MC INTIRE (1957) im Kaninchenblut sowie von WESTERHOLM (1965) im plättchenreichen Plasma.

Wie in den Untersuchungen von MONGAR u. SCHILD (1953) und von EADE (1957), fand sich auch in unseren Versuchen beim Vergleich verschiedener aliphatischer Amine mit Zunahme der Kohlenstoffatom-Kette von C_6 nach C_{10} eine Zunahme der aminliberierenden Aktivität an Thrombocyten und Mastzellen, wie auch eine Zunahme der hämolytischen bzw. cytolytischen Wirksamkeit. Es liegt nahe, dabei an einen Zusammenhang mit der Oberflächenaktivität der untersuchten Substanzen zu denken, zumal sich bei den Messungen der Oberflächenspannung eine entsprechende Parallelität ergab; auch konnte — zumindestens bei Inkubation mit den längerkettigen aliphatischen Aminen — ein „Kläreffekt" in der Thrombocytensuspension beobachtet werden. Bei den kurzkettigen Aminen trat ein solcher Effekt erst bei Verwendung sehr hoher Dosen auf. Ähnliche Korrelationen zwischen oberflächenaktiven, aminliberierenden und hämolytischen Wirkungen einer Substanz konnten kürzlich von GROBECKER et al. (1968) für Prenylamin aufgezeigt werden. Prenylamin besitzt aufgrund seiner chemischen Struktur (N-Diphenylpropyl-substituiertes Amphetamin) stark oberflächenaktive und lipophile Eigenschaften und führt *in vitro* sowohl zur Lyse von menschlichen und Ratten-Erythrocyten, wie auch zu einer Brenzcatechinaminfreisetzung aus isolierten chromaffinen Granula des Nebennierenmarks. Weiterhin wird die Oberflächenspannung wäßriger Medien durch Prenylamin deutlich gesenkt. Elektronenoptische Befunde, in denen sich nach der Inkubation schwere Schädigungen der Granulamembranen nachweisen ließen, sprechen dafür, daß die durch Prenylamin in vitro bewirkte Aminfreisetzung Folge eines im Zusammenhang mit der Oberflächenaktivität der Substanz auftretenden cytolytischen Effektes ist. Für die Deutung der aminfreisetzenden Wirkung *aliphatischer Monoamine* als *cytolytischer Effekt* würde auch der für Decylamin — in Übereinstimmung mit den Ergebnissen von WESTERHOLM (1965) — beobachtete rasche zeitliche Ablauf der Aminfreisetzung sprechen. Die Annahme eines cytolytischen Effektes als *alleinige Ursache* der Serotonin- und Histaminliberation aus den Blutplättchen steht jedoch in einem gewissen Widerspruch zu folgenden Befunden:

1. Für die Lyse gewaschener Erythrocyten wurden etwa 10fach höhere Konzentrationen benötigt als für die Serotoninfreisetzung aus Thrombocyten.
2. In gleich wirksamen Konzentrationen setzten langkettige aliphatische Amine Serotonin wesentlich schneller frei als kurzkettige aliphatische Amine.
3. EDTA hemmte zwar die Aminfreisetzung aus den Thrombocyten, hatte aber keinen Einfluß auf die Oberflächenspannung.
4. Kurzkettige aliphatische Amine setzten prozentual mehr Serotonin als Histamin frei.

Auch die verschiedene Steilheit der Dosis-Wirkungs-Kurven kurz- und langkettiger Amine deutet darauf hin, daß bei ihrer serotonin- und histaminfreisetzenden Wirkung verschiedene Mechanismen beteiligt sind. In diesem Zusammenhang sei erwähnt, daß sich auch in den Versuchen von ATHEE (1966a, 1966b) für Phenothiazine unterschiedlicher chemischer Konstitution keine strenge Korrelation zwischen ihrer Oberflächenaktivität und den aminfreisetzenden sowie anderen — in vivo beobachteten — Wirkungen ergab. Auch MC INTIRE (1957) hat bereits früher darauf hingewiesen, daß sich die histaminliberierende Wirkung aliphatischer Amine nicht allein durch ihre Oberflächenaktivität erklären läßt.

Fand sich schon bei den kurzkettigen *aliphatischen Aminen* eine Dissoziation zwischen serotonin- und histaminliberierender Aktivität, so war die aminliberierende Wirkung *aromatischer Amine* auf die Freisetzung nur *eines Amins* aus den Thrombocyten beschränkt: diese Substanzen setzten in einem weiten Konzentrationsbereich selektiv nur Serotonin frei und ließen den Histamingehalt der Zellen unbeeinflußt. Die geprüften aromatischen Amine wirkten *nicht* hämolytisch, setzten die Oberflächenspannung wäßriger Medien *nicht* herab und führten auch *nicht* zu einer Histaminliberation aus isolierten Mastzellen; sie verursachten auch *keinen* „Kläreffekt" in der Thrombocytensuspension.

In den Versuchen von ROTHSCHILD (1962) setzten aromatische Amine aus Mastzellen ebenfalls kein Histamin frei. Hingegen wurden serotoninliberierende Wirkungen z. B. für Tyramin von DA PRADA et al. (1965b) an isolierten Thrombocyten und von GROBECKER et al. (1966) am Kaninchendarm beschrieben. Die in Abhängigkeit von der chemischen Struktur verschieden starke serotoninfreisetzende Aktivität der von uns untersuchten aromatischen Amine geht mit ihrer Lipoidlöslichkeit parallel und reflektiert offenbar ihre Fähigkeit, Zellmembranen zu durchdringen. Nur die Wirkung des Dopamins läßt sich mit dieser Vorstellung nicht vereinbaren. Es ist jedoch fraglich, ob die beobachtete Wirksamkeit dem intakten Dopaminmolekül zuzuschreiben ist; da sich die dopaminhaltigen Versuchsansätze während der Inkubation schwarz-braun verfärbten, liegt die Annahme nahe, daß die Serotoninfreisetzung in diesem Fall durch oxydativ entstandene Metaboliten des Dopamins vermittelt wurde.

Wie aus den morphologischen und biochemischen Untersuchungen von BAK et al. (1967) hervorgeht, tritt bei der Inkubation von Kaninchen-

Thrombocyten mit Tyramin keine Lyse der Zellen ein. Hingegen kommt es zu einer Abnahme bzw. einem Verschwinden osmiophiler Substanz aus subcellulären Speicherorganellen — granulären Vesikeln von 1700 Å Durchmesser —, die auch von TRANZER et al. (1966) als Serotoninspeicher angesehen werden. Entsprechende Befunde sind neuerdings auch an menschlichen Blutplättchen von Carcinoidkranken erhoben worden (MAY et al., 1968). Da aufgrund der Untersuchungen von SCHÜMANN u. PHILIPPU (1961) angenommen werden darf, daß Tyramin — und auch andere aromatische Amine —, z.B. Brenzcatechinamine aus ihren Gewebsspeichern zu verdrängen vermögen, liegt die Annahme nahe, daß es sich auch bei der Serotoninfreisetzung aus Thrombocyten um einen Verdrängungsmechanismus handelt. Hierfür spricht auch der langsame zeitliche Ablauf des Liberationsvorganges.

Es ist bekannt, daß sich die noradrenalinfreisetzende Wirkung des Tyramins an verschiedenen Testobjekten, z.B. durch Cocain, hemmen läßt (Übersicht bei HOLTZ u. PALM, 1966). Der Befund, daß sich die serotoninfreisetzende Wirkung des Tyramins an Thrombocyten durch Cocain *nicht* hemmen ließ, spricht jedoch nicht gegen einen Verdrängungsmechanismus, denn auch in den Versuchen von LEMBECK u. HELD (1966) sowie von GROBECKER et al. (1966) hatte Cocain keinen Einfluß auf die Serotoninliberation.

Die Versuche mit EDTA deuten darauf hin, daß für die aminfreisetzenden Wirkungen der aromatischen und auch der aliphatischen Amine *Calcium-Ionen* von Bedeutung sind, da EDTA die Liberationsprozesse stark hemmte bzw. unterdrückte. EDTA hemmt auch die z.B. durch Phagocytose von Latex-Partikeln induzierte Plättchen-*Aggregation* (MOVAT et al., 1965).

Für die — z.B. auch durch 5-Hydroxytryptamin induzierbare — *Aggregation* der Blutplättchen sollen nach BAUMGÄRTNER u. BORN (1968) spezifische Receptoren an der Thrombocytenoberfläche verantwortlich sein; die Identität dieser Receptoren mit denjenigen, die beim aktiven Transport von Serotonin durch die Zellmembran eine Rolle spielen, wird von den oben genannten Autoren angenommen. Da nach den Untersuchungen von O'BRIEN (1963) sowie von CLAYTON u. CROSS (1963) viele aromatische Amine ebenfalls eine Thrombocyten-Aggregation bewirken können, könnte bei den aminfreisetzenden Wirkungen der von uns untersuchten aromatischen und aliphatischen Amine auch eine Aggregation der Blutplättchen eine Rolle spielen. Diese Annahme wird durch neuere Untersuchungen (MAY u. HELMSTAEDT, unveröffentlichte Ergebnisse) unterstützt, in denen sich die aminliberierende Wirkung aliphatischer und aromatischer Amine durch verschiedene Aggregationshemmer (Acetylsalicylsäure, Prostaglandin E_1 u.a.) deutlich hemmen ließ.

Die nur gering oberflächenaktiven und schwach hämolytisch wirkenden kurzkettigen aliphatischen Amine verhielten sich in bezug auf ihre aminfreisetzende Aktivität sehr ähnlich wie die aromatischen Amine. Verglichen mit dem langkettigen Decylamin verliefen ihre Dosis-Wirkungs-Kurven für die Serotoninfreisetzung flacher, d.h. „tyraminähnlicher"; auch der zeitliche Ablauf der Serotoninfreisetzung entsprach eher dem bei Tyramin beobachteten. Schließlich war ihre histaminfreisetzende Aktivität im Vergleich zu Decylamin ungleich geringer. Diese Beobachtungen unterstützen die Annahme, daß auch *aliphatische Amine* eine *verdrängende Wirkung* auf gespeicherte biogene Amine zeigen können. Ein solcher Mechanismus wurde auch von HOLTZ, PALM u. DURMANOVA (1965) für die Wirkung aliphatischer Amine auf den Blutdruck angenommen.

Während in unseren Versuchen der *cytolytische*, mit der Oberflächenaktivität zusammenhängende Effekt vor allem bei den langkettigen aliphatischen Aminen ausgeprägt ist, tritt bei den kurzkettigen Aminen der *Verdrängungsmechanismus* in den Vordergrund. Das Vorhandensein zweier Wirkungsmechanismen, durch die diese Substanzen aminliberierend wirken können, und deren einer sich nur auf die Serotoninfreisetzung bezieht, würde die von uns beobachtete bevorzugte Freisetzung dieses Amins aus den Blutplättchen erklären.

Darüber hinaus lassen unsere Versuche den Schluß zu, daß Serotonin und Histamin in Thrombocyten in verschiedener Weise gespeichert werden: Während Serotonin sich aus seinen Speicherorten verdrängen und aus intakten Zellen freisetzen läßt, kann Histamin erst bei starker Schädigung der Membran die Zelle verlassen. Aus den Untersuchungen von TRANZER et al. (1966) sowie BAK et al. (1967) geht hervor, daß es sich bei den Serotonin-Speichern um granuläre Vesikel von 1700 Å Durchmesser handelt. In welchen subcellulären Strukturen jedoch Histamin in den Thrombocyten gespeichert oder gebunden wird, läßt sich aufgrund der bisher bekannten Befunde nicht sicher entscheiden.

Fräulein INGRID GROTH danken wir für ihre Mitarbeit.

Literatur

AHTEE, L.: 5-hydroxytryptamine release from blood platelets and haemolysis of red blood cells of rabbit induced by phenothiazines and related compounds. Ann. Med. exp. Fenn. **44**, 431—452 (1966a).
— Surface activity of phenothiazines and related compounds. Ann. Med. exp. Fenn. **44**, 453—457 (1966b).
BAK, I. J., R. HASSLER, B. MAY, and E. WESTERMANN: Morphological and biochemical studies on the storage of serotonin and histamine in blood platelets of the rabbit. Life Sci. **6**, 1133—1146 (1967).
—, and B. MAY: Electron microscopical observations on a possible releasing mechanism of serotonin from blood platelets. I. Int. Sympos. über Stoffwechsel und Membranpermeabilität von Erythrocyten und Thrombocyten; Wien, 17.—20.6.1968 (im Druck).
BAKER, R. V., H. BLASCHKO, and G. V. R. BORN: The isolation from blood platelets of particles containing 5-hydroxytryptamine and adenosine triphosphate. J. Physiol. (Lond.) **149**, 55 P—56 P (1959).

BAUMGÄRTNER, H. R., and G. V. R. BORN: Effects of 5-hydroxytryptamine on platelet aggregation. Nature (Lond.) 218, 137—141 (1968).
BOGDANSKI, D. F., A. PLETSCHER, B. B. BRODIE, and S. UDENFRIEND: Identification and assay of serotonin in brain. J. Pharmacol. exp. Ther. 117, 82—88 (1956).
BORN, G. V. R., and R. E. GILLSON: Studies on the uptake of 5-hydroxytryptamine by blood platelets. J. Physiol. (Lond.) 146, 472—491 (1959).
— A. HORNYKIEWIEZ, and A. STAFFORD: The uptake of adrenaline and noradrenaline by blood platelets of the pig. Brit. J. Pharmacol. 13, 411—414 (1958).
BUCKINGHAM, S., and E. W. MAYNERT: The release of 5-hydroxytryptamine, potassium and amino acids from platelets. J. Pharmacol. exp. Ther. 143, 332—339 (1964).
CARLSSON, A., P. A. SHORE, and B. B. BRODIE: Release of serotonin from blood platelets by reserpine in vitro. J. Pharmacol. exp. Ther. 120, 334—339 (1957).
CLAYTON, S., and M. J. CROSS: The aggregation of blood platelets by catecholamines an by thrombin. J. Physiol. (Lond.) 169, 82 P—83 P (1963).
DA PRADA, M., G. BARTHOLINI, and A. PLETSCHER: Formation of 5-hydroxytrytophol by blood platelets after thrombin and reserpine. Experientia (Basel) 21, 135—136 (1965a).
— — — Effect of monoamine liberators on the metabolism of 5-hydroxytryptamine in blood platelets. Biochem. Pharmacol. 14, 1721—1726 (1965b).
— A. PLETSCHER, J. P. TRANZER, and H. KNUCHEL: Subcellular localization of 5-hydroxytryptamine and histamine in blood platelets. Nature (Lond.) 216, 1315—1317 (1967).
EADE, N. R.: The release of catecholamines from isolated chromaffine granules. Brit. J. Pharmacol. 12, 61—65 (1957).
ERSPAMER, V.: Occurence of indolealkylamines in nature. In: 5-hydroxytryptamine and related indolealkylamines, S. 132—181. Handbuch d. exp. Pharmakol., Bd. XIX. Berlin-Heidelberg-New York: Springer 1966.
FELDBERG, W., and J. L. MONGAR: Comparison of histamine release by compound 48/80 and octylamine in perfused tissues. Brit. J. Pharmacol. 9, 197—201 (1954).
GARCIA-AROCHA, H.: Release of histamine and 5-hydroxytryptamine from cells of the peritoneal fluid of rats. Canad. J. Biochem. Physiol. 39, 395—402 (1961).
GIERTZ, H.: 4. Bildung und Freisetzung biologisch aktiver Substanzen unter besonderer Berücksichtigung des Histamins. Pathogenese und Therapie allergischer Reaktionen, S. 424—517. Stuttgart: Enke 1966.
GROBECKER, H., P. HOLTZ u. J. JONSSON: Über die Wirkung des Tyramins auf den isolierten Darm. Naunyn-Schmiedebergs Arch. Pharmak. exp. Path. 255, 491—509 (1966).
— — D. PALM, I. J. BAK, and R. HASSLER: In vitro lysis of erythrocytes and chromaffine granules by prenylamine. Experientia (Basel) 24, 701—703 (1968).
HABERMANN, E., u. H. SPRINGER: Serotoninfreisetzung aus Blutplättchen durch Hämolytika, bakterielle und tierische Gifte. Naturwissenschaften 45, 133—134 (1958).
HÖGBERG, B., and B. UVNÄS: Further observations on the disruption of rat mesentery mast cells caused by Compound 48/80, antigen- antibody-reaction, lecithinase A und decylamine. Acta physiol. scand. 48, 133—145 (1960).
HOLL, J.: Ausbreitungsfunktion und Haftfähigkeit der Thrombocyten in Abhängigkeit von den physikalischen Eigenschaften blutfremder Oberflächen. Inaug.-Diss., Frankfurt a. M. 1963.
HOLTZ, P., u. D. PALM unter Mitarbeit von G. DURMANOWA: Über den Mechanismus der sympathikomimetischen Wirkungen einiger aliphatischer Amine. Naunyn-Schmiedebergs Arch. exp. Path. Pharmak. 252, 144—158 (1965).

HOLTZ, P., u. D. PALM: Brenzkatechinamine und andere sypathicomimetische Amine. Biosynthese und Inaktivierung, Freisetzung und Wirkung. Ergebn. Physiol. 58, 1—580 (1966).
HUGHES, B., and B. B. BRODIE: The mechanism of serotonin and catecholamine uptake by platelets. J. Pharmacol. exp. Ther. 127, 96—102 (1959).
HUMPHREY, J. H., and R. JAQUES: The histamine and serotonin content of the platelets and polymorphonuclear leucocytes of various species. J. Physiol. (Lond.) 124, 305—310 (1954).
KAMPEN VAN E. J., and W. G. ZIJLSTRA: Standardization of hemoglobinometry. II. The hemiglobincyanide method. Clin. chim. Acta 6, 538—544 (1961).
LEMBECK, F., u. H. HELD: Serotoninfreisetzung aus isolierten Granula enterochromaffiner Zellen. Naunyn-Schmiedebergs Arch. exp. Path. Pharmak. 253, 409—420 (1966).
MARKWARDT, F.: Studies on the release of biogenic amines from blood platelets. Biochemistry of blood platelets, p. 105—114. London-New York: Academic Press 1967.
— W. BARTHEL u. E. GLUSA: Die Veränderungen des Serotonin- und Histamingehaltes der Blutplättchen unter dem Einfluß von Lokalanaesthetica. Naunyn-Schmiedebergs Arch. exp. Path. Pharmak. 253, 336—344, (1966).
MAY, B., I. J. BAK, E. BÖHLE, and R. HASSLER: Electron microscopical and biochemical studies on the serotonin granules in carcinoid syndrome. Life Sci. 7, 785—800 (1968).
— u. E. WESTERMANN: Biochemische und morphologische Untersuchungen über Speicherung und Freisetzung von Serotonin und Histamin an Thrombocyten. Naunyn-Schmiedebergs Arch. Pharmak. exp. Path. 257, 313 (1967a).
— C. HOLLER u. E. WESTERMANN: Über die Bedeutung der Phospholipase A für die histaminfreisetzende Wirkung des Cobragiftes. Naunyn-Schmiedebergs Arch. Pharmak. exp. Path. 256, 237—256 (1967b).
— I. MENKENS, and E. WESTERMANN: Differential release of serotonin and histamine from blood platelets of the rabbit by aliphatic and aromatic amines. Life Sci. 6, 2079—2085 (1967c).
McINTIRE, F.C.: The mechanism of histamine release in rabbit blood. Int. Arch. Allergy 10, 32—55 (1957).
MINARD, D.: The presence and distribution of histamine in blood. Amer. J. Physiol. 132, 327—335 (1941).
MONGAR, J. L., and H. O. SCHILD: Quantitative measurement of the histamine-releasing activity of a series of monoalkyl-amines using minced guinea-pig lung. Brit. J. Pharmacol. 8, 103—109 (1953).
MOVAT, H. Z., J. F. MUSTARD, N. S. TAICHMAN, and T. URIUHARA: Platelet aggregation and release of ADP, serotonin and histamine associated with phagocytosis of antigen-antibody complexes. Proc. Soc. exp. Biol. (N. Y.) 120, 232—237 (1965).
O'BRIEN, J. R.: Some effects of adrenaline and anti-adrenaline compounds on platelets in vitro and in vivo. Nature (Lond.) 200, 763—764 (1963).
PAASONEN, M. K.: Inactivation of 5-hydroxytryptamine by mammalian blood platelets. Biochem. Pharmacol. 8, 241—244 (1961).
— Release of 5-hydroxytryptamine from blood platelets. J. Pharm. Pharmacol. 17, 681—697 (1965).
—, and M. M. AIRAKSINEN: Metabolism of 5-hydroxytryptamine in blood platelets of the rabbit. Ann. Med. exp. Fenn. 43, 236—240 (1965).
—, and E. SOLATUNTURI: Monoamine oxidase in mammalian blood platelets. Ann. Med. exp. Fenn. 43, 98—100 (1965).

PADAWER, J., and A. S. GORDON: Isolation of mast cells from other cellular elements of rat peritoneal fluid. Proc. Soc. exp. Biol. (N. Y.) 88, 29—31 (1955).
PATON, W. D. M.: Histamine release by compounds of simple chemical structure. Pharmacol Rev. 9, 269—328 (1957).
PLETSCHER, A.: Metabolism, transfer and storage of 5-hydroxytryptamine in blood platelets. Brit. J. Pharmacol. 32, 1—16 (1968).
— G. BARTHOLINI, and M. DA PRADA: Metabolism of monoamines by blood platelets and relation to 5-hydroxytryptamine liberation. Mechanisms of release of biogenic amines. Proc. Int. Wenner-Gren Ctr. Sympos., Stockholm 1965, pp. 165—175. Oxford: Pergamon Press 1966.
RAND, M., and G. REID: Source of "serotonin" in serum. Nature (Lond.) 168, 385 (1951).
ROTHSCHILD, A. M.: Effect of catecholamines and their chloroanalogues on the in vitro release of histamine from cells of rat peritoneal fluid. Biochem. Pharmacol. 11, 979—980 (1962).
SCHÜMANN, H. J., u. A. PHILIPPU: Untersuchungen zum Mechanismus der Freisetzung von Brenzcatechinaminen durch Tyramin. Naunyn-Schmiedebergs Arch. exp. Path. Pharmak. 241, 273—280 (1961).
SHORE, P. A., A. BURKHALTER, and V. H. COHN, JR.: A method for the fluorometric assay of histamine in tissues. J. Pharmacol. exp. Ther. 127, 182—186 (1959).
SOLATUNTURI, E., and M. K. PAASONEN: Intracellular distribution of monoamine oxidase, 5-hydroxytryptamine and histamine in blood platelets of rabbit. Ann. Med. exp. Fenn. 44, 427—430 (1966).
TOH, C. C.: Release of 5-hydroxytryptamine (serotonin) and histamine from platelets by tissue extracts. J. Physiol. (Lond.) 133, 402—411 (1956).
TRANZER, J. P., M. DA PRADA, and A. PLETSCHER: Ultrastructural localization of 5-hydroxytryptamine in blood platelets. Nature (Lond.) 212, 1574—1575 (1966).
WESTERHOLM, B.: Observations on 5-hydroxytryptamine and histamine release from rabbit platelets. Acta physiol. scand. 63, 257—271 (1965).
ZON, L., E. CEDER, and C. W. CRIGLER: The presence of histamine in the platelets in the rabbit. U. S. Publ. Hlth Rept. 54, 1978—1986 (1939).
ZUCKER, M. B., and M. M. RAPPORT: Identification and quantitative determination of serotonin (5-hydroxytryptamine) in platelets, the source of serum serotonin. Fed. Proc. 13, 170—171 (1954).

Prof. Dr. med. ERIK WESTERMANN
Institut für Pharmakologie
der Medizinischen Hochschule
3000 Hannover-Buchholz
Roderbruchstraße 101

Resorption, Verteilung und Galle-Ausscheidung einiger ³H-markierter Derivate des Helveticosols

F. ZIELSKE, W. VOIGTLÄNDER und W. SCHAUMANN

Institut für Nuclearmedizin und spezielle Biophysik
(Direktor: Prof. Dr. H. HUNDESHAGEN)
im Radiologischen Zentrum der Medizinischen Hochschule Hannover
und Forschungsabteilungen der Boehringer Mannheim GmbH
(Direktor: Prof. Dr. W. SCHAUMANN)

Eingegangen am 6. August 1969

Absorption, Tissue Distribution and Biliary Excretion of some ³H-labelled Derivatives of Helveticosol

Summary. Helveticosol (strophanthidol-monodigitoxoside) and some of its esters and ethers were labelled with tritium by reduction of the C_{19}-aldehyde group of helveticoside and the corresponding derivatives. Investigations on absorption, distribution and excretion in anaesthetized guinea-pigs gave the following results:
  1. Absorption was calculated from the percentage of the injected radioactivity which disappeared within two hours from an intestinal loop. With helveticosol as well as its mono- and dimethylether, there was a good agreement between this estunate of absorption and that derived from the relation of equiactive doses on intravenous and intraduodenal application. The absorption of diacetyl- and dipropionyl-helveticosol was less than expected from their activity on enteral application. This was explained by hydrolysis into more active metabolites.
  2. The distribution volume, calculated from the content of the body and the blood level, was lower after intraduodenal than after intravenous application. This was difficult to explain since there was no difference in the distribution coefficients of liver and heart and between the metabolites found in the blood after intravenous infusion or intraduodenal injection. There was no significant difference between the distribution volume after intraportal and intravenous infusion of monomethyl-helveticosol.
  3. Biliary excretion was measured after intravenous and intraduodenal administration and correlated with the mean blood and tissue levels. The glycosides which were best absorbed from the intestine were excreted most rapidly in the bile.

Key-Words: Cardioglycoside — Labelled Compound — Drug Metabolism — Pharmacokinetics — Absorption — Gastrointestinal.

Schlüsselwörter: Herzglykosid — Radioaktive Markierung — Pharmakokinetik — Arzneimittelmetabolismus — Resorption.

In einer vorangegangenen Arbeit (SCHAUMANN u. WEGERLE) wurde die Wirksamkeit verschiedener Ester und Äther von Helveticosid und Helveticosol bei i. v. und intraduodenaler Gabe verglichen. Aus dem Verhältnis der wirksamen Dosen ließ sich die *relative enterale Wirksamkeit* der Glykoside abschätzen. Diese läßt jedoch keine Rückschlüsse auf die *Resorptionsquote* zu, da die Glykoside bei der Passage von Darmwand und Leber verändert werden können, so daß die bei i. v. Infusion bestimmte Wirksamkeit keine brauchbare Bezugsgröße darstellt.

Kardiotone Steroide müssen wegen ihrer hohen Wirksamkeit so niedrig dosiert werden, daß eine genaue Bestimmung von Blut- und Gewebsspiegeln auf chemischem Wege kaum möglich ist. Hierfür ist eine radioaktive Markierung der Glykoside unerläßlich. Meist wird sie nach der Methode von WILZBACH durch Austausch in Tritium-haltiger Atmosphäre durchgeführt. Dieses Verfahren hat den Nachteil, daß durch die erforderliche lange Exposition ein erheblicher Teil der Ausgangssubstanz zerstört wird und dabei schwierig zu entfernende radioaktive Nebenprodukte entstehen.

Die von uns hergestellten 19-^{3}H-markierten Helveticosolderivate wurden nach Segel durch Reduktion der entsprechenden Helveticosidderivate mit Tritium-markiertem Natriumborhydrid (Aktivität ca. 600 mCi/mMol) in 80 % Dioxan erhalten. Der Reduktionsverlauf wurde dünnschichtchromatographisch verfolgt. Nach vollständiger Reduktion erfolgte die Isolierung der markierten Substanzen wie bei Segel beschrieben. Die Rohprodukte wurden durch Säulenchromatographie und präparative Schichtchromatographie bis zur vollständigen Einheitlichkeit und Übereinstimmung der analytischen Daten mit den nicht markierten Substanzen gereinigt.

Im folgenden wird über Versuche berichtet, in denen Resorption, Verteilung und Ausscheidung einiger Tritium-markierter Ester und Äther des Helveticosols beim Meerschweinchen untersucht wurden. Chemische Konstitution, Molekulargewichte und spezifische Aktivitäten sind in Tab. 1 zusammengestellt.

Tabelle 1. *Chemische Konstitution und spezifische Aktivität der untersuchten Derivate von Helveticosol (Strophanthidol-monodigitoxosid)*

Glykosid	Mol.-Gew.	$\dfrac{\mu Ci}{\mu M}$
Helveticosol	536,3	129
3',4'-Diacetyl-Helveticosol	620,7	152
3',4'-Dipropionyl-Helveticosol	648,8	142
Helveticosol-3'-monomethyläther	550,3	154
Helveticosol-3',4'-dimethyläther	564,7	140

Material und Methoden

1. Durchführung der Tierversuche

Beim Meerschweinchen in Urethannarkose wurde je eine Kanüle in eine A. carotis zur Blutentnahme, in eine V. jugularis zur i. v. Infusion und in das Duodenum unterhalb der Einmündung des Gallenganges zur intraduodenalen Gabe eingebunden. Etwa 20 cm oberhalb der Einmündung in den Blinddarm wurde der Dünndarm ebenfalls unterbunden und dadurch der Abschnitt begrenzt, aus dem das Glykosid resorbiert werden konnte. Um die Ausscheidung mit der Galle zu erfassen, wurde das Duodenum beiderseits der Einmündung des Gallenganges abgebunden und bei Versuchsende zusammen mit der Gallenblase herauspräpariert.

Intravenös wurden die Glykoside in 0,05 ml/min physiologischer NaCl-Lösung mit 7% Dimethylacetamid (DMA) als Lösungsmittel infundiert. Alle 4 min wurden 2mal 0,1 ml Blut zur Bestimmung der Radioaktivität entnommen. Nach 20 min wurde die Infusion beendet. In den folgenden 100 min wurden nochmals mehrere Blutproben abgenommen, die Tiere schließlich durch Entbluten getötet und die Radioaktivität in Blut, Herz, Leber und Gallenflüssigkeit bestimmt.

Intraduodenal wurden die Glykoside in 10 ml/kg 1%iger Tyloselösung mit 1% DMA als Lösungsmittel injiziert. Zu denselben Zeiten wie bei i. v. Infusion wurden Blutproben entnommen. Nach 2 Std wurden die Tiere getötet und in gleicher Weise aufgearbeitet wie nach i. v. Infusion. Zusätzlich wurde die restliche Aktivität in dem Darmstück bestimmt, in welches das Glykosid injiziert worden war.

2. Messung der Radioaktivität

Gerät. Die Radioaktivitätsmessungen wurden in einem Packard Tricarb-Liquid Scintillation Spectrometer, Modell 4322, bei optimaler Verstärkerspannung und mit einer Fenstereinstellung von 50—450 Skt vorgenommen. Unter diesen Bedingungen wurde Tritium ungequencht mit einer Effektivität von 26—25% (Toluol-Scintillator) bzw. 19—17% (Dioxan-Scintillator) bestimmt. Die Proben wurden zu einem geringeren Teil in Glasgefäßen (Packard Instrument GmbH), überwiegend aber in Polyäthylengefäßen (Packard Instrument GmbH oder Medipha GmbH) gemessen. Die Quenchkorrektur erfolgte anhand von Quenchkurven durch externe Standardisierung (FLEISHMAN u. GLAZUNOW; HAYES et al.; SHIDI et al.). Die Zählzeiten wurden so gewählt, daß die Irrtumswahrscheinlichkeit zwischen 1% und 5% lag.

Die Aufzeichnung der Radioaktivität auf den Dünnschichtchromatogrammen erfolgte mit einem Packard Radiochromatogram Scanner, Modell 7200, mit einem fensterlosen Geigerdetektor im kontinuierlichen Helium (99,05%)-Butan (0,95%)-Gasstrom). Die Arbeitshochspannung lag im Geigerplateau. Kollimation und andere Meßparameter waren den jeweiligen Meßbedingungen angepaßt. Die Fläche unter den Radioaktivitätskurven wurde durch Triangulation bestimmt.

Reagentien. Von der Packard Instrument GmbH: PPO = 2,5-Diphenyloxazol und Dimethyl-POPOP = 1,4-bis-2-(4-Methyl-5-Phenyl-oxalyl)-Benzol, beides Scintillation Grade. Von der Merck AG, Darmstadt: Methanol, Toluol, Dioxan, Petroleumbenzin (Kp. 40—60°C), Chloroform (etwa 1% Äthanol enthaltend), Natriumsulfat wasserfrei, Essigsäureäthylester, Methyl-Äthyl-Keton und Äthylenglykol, alles zur Analyse, dazu: Äthanol absolut DAB 6, Xylol, Erg. B.6, Formamid für die Chromatographie, 3,5-Dinitrobenzoesäure zur Kreatininbestimmung, Kaliumhydroxid reinst. und Dünnschicht-Fertigplatten, Silicagel F_{254}. Außerdem von der Riedel de Haën AG: Naphthalin, rein, weiß, sublimiert und von C. Schleicher & Schüll GmbH, Dassel: Papierfähnchen 35×70 mm, Nr. 589/2, für Schöniger-Verbrennung.

Die Scintillationsmedien wurden hergestellt durch Auflösen von 2,5 g PPO und 150 mg Dimethyl-POPOP in 1000 ml Toluol (= Toluolscintillator) oder von 2 g PPO, 100 mg Dimethyl-POPOP und 30 g Naphthalin in 50 ml Methanol und 10 ml Äthylenglykol, die mit Dioxan auf 500 ml aufgefüllt wurden (BRAY).

3. Aufarbeitung der Blut- und Organproben

Je 0,1 ml Blut wurden unmittelbar in die Bray-Lösung pipettiert, nachdem sich durch Parallelversuche herausgestellt hatte, daß durch die Schöninger-Verbrennung des Blutes und Verwendung des Toluolscintillators keine abweichenden Ergebnisse erzielt werden konnten.

Die Organe wurden nach Versuchsende sofort herauspräpariert, gewogen und mit einem Ultra-Turrax (Jahnke & Kunkel KG, Staufen/Br.) ohne nennenswerte Wärmeentwicklung homogenisiert. Ein Aliquot von durchschnittlich 50—100 mg Feuchtgewicht wurde auf Papierfähnchen übertragen, gewogen und nach Trocknung der Schöninger-Verbrennung (SCHÖNINGER; KELLY et al.) unterworfen. Durch Rückrechnung wurde der Radioaktivitätsgehalt der Organe ermittelt.

Der größere Teil des Homogenisates (durchschnittlich 10 ml) wurde in 80 ml Methanol aufgenommen, filtriert und dann mit 80 ml Aqua dest. versetzt. Dem Methanol waren vorher 5 mg der nicht markierten Referenzsubstanzen hinzugefügt worden. Das Gemisch wurde anschließend 2 mal mit 50 ml Petroleumbenzin, 3 mal mit 80 ml Chloroform und 3 mal mit 80 ml Chloroform:Äthanol (2:1) ausgeschüttelt. Die vereinigten Chloroform- und Chloroform-Alkoholextrakte wurden über Natriumsulfat getrocknet und im Vakuum bei 37°C auf dem Wasserbad eingeengt. Der Rückstand wurde in 0,3—0,5 ml Chloroform:Methanol (1:1) aufgenommen und davon ein Aliquot (0,005 ml) auf Dünnschichtplatten, 5×20 cm, übertragen. Alle Proben wurden mindestens in 2 Systemen chromatographiert. Als Laufmittel dienten Xylol:Methyl-Äthyl-Keton (2:3) für formamidimprägnierte Platten, Methyl-Äthyl-Keton oder Essigsäureäthylester:Äthanol (8:2) bei unpräparierten Platten. In jedem Chromatogramm liefen die entsprechenden Reinsubstanzen mit. Die Radioaktivitätszonen wurden in dem Radiochromatogramm-Scanner ermittelt. Nach Sichtbarmachung der Cardenolide mit dem Keddereagens (Anfärbereagentien für Dünnschicht- und Papierchromatographie, E. Merck, AG Darmstadt) wurden die Aktivitätsgipfel den Substanzflecken zugeordnet. Die relative prozentuale Quantifizierung der einzelnen Glykoside erfolgte durch Triangulation.

Ergebnisse

1. Metabolische Veränderungen der Glykoside nach i.v. und intraduodenaler Zufuhr

Im Vordergrund der Untersuchungen stand die Frage, ob und in welcher Weise die Glykoside während der Resorption aus dem Darm verändert werden. Dementsprechend sind Unterschiede in der Zusammensetzung der Glykoside im Blut nach i. v. und intraduodenaler Gabe von besonderer Bedeutung. Die entsprechenden Zahlen sind in Tab. 2 gegenübergestellt.

Im Kopf der Tabelle sind die Glykoside angegeben, die den Extrakten in nicht markierter Form zugesetzt wurden. Die Vergleichssubstanzen dienten zur Charakterisierung der Laufgeschwindigkeit der einzelnen Aktivitätsgipfel im Chromatogramm, nicht in jedem Fall zur Identifizierung der Metabolite. Sie wurden in der Reihenfolge zunehmender Lipophilität angeordnet. Bei der Bewertung der Ergebnisse ist zu beachten, daß mit dem geschilderten Extraktionsverfahren stark hydrophile Metabolite wie Glucuronide und Sulfate nicht erfaßt werden. Die

Tabelle 2. *Analyse der Glykoside im Blut 2 Std nach i. v. und intraduodenaler Gabe. Die Zahlen geben die Prozente der extrahierten Aktivität an. Kursiv gesetzte Werte sind der Anteil an unveränderter Substanz. DMH = Dimethyl-Helveticosol. Die R_f-Werte gelten bei Chromatographie mit Xylol-Methyläthylketon 2:3*

Vergleichssubstanz	Glykosid	\	Aktivitätsgipfel im R_f-Bereich von:		
		Start	Helveticosol	Cymarol	DMH
	R_f-Wert		0,14	0,26	0,49
Helveticosol	i.v.	44	*16*		*40*
	i.d.		*32*		*68*
3',4'-Diacetyl-Helveticosol	i.v.	13	28	58	*1*
	i.d.	34		66	
3',4'-Dipropionyl-Helveticosol	i.v.	6	68	26	
	i.d.	22	61	15	*2*
Helveticosol-3'-mono-methyläther	i.v.		25	75	
	i.d.		12	88	
Helveticosol-3',4'-dimethyläther	i.v.	4	13	68	*15*
	i.d.		22	61	*17*

prozentuale Verteilung der extrahierten Metabolite bezieht sich auf den extrahierten Anteil der Radioaktivität.

Die Aktivitätsgipfel nach i. v. Gabe von *Helveticosol* konnten, abgesehen vom Helveticosol selbst, nicht identifiziert werden. Die Entstehung eines lipophilen Stoffwechselproduktes war überraschend, da die Metabolisierung in der Regel in Richtung einer zunehmenden Hydrophilisierung fortschreitet. Es bleibt offen, warum nach intraduodenaler Zufuhr nur der lipophile Metabolit gefunden wurde. Auf eine Veränderung während der Resorption kann man hieraus kaum schließen.

2 Std nach i. v. Infusion von *Diacetyl-helveticosol* waren nur mehr Spuren an unveränderter Substanz im Blut nachweisbar. Sie sind in Tab. 2 ganz rechts aufgeführt. Die größte Menge bestand aus einem Produkt, das gleich schnell wanderte wie Cymarol. Aus den Ergebnissen von KAISER u. SCHAUMANN mit nicht markierter Substanz kann man mit an Sicherheit grenzender Wahrscheinlichkeit schließen, daß es sich um 3'-Monoacetyl-helveticosol handelt. Außerdem entstanden Helveticosol und dessen hydrophiler Metabolit. Ähnlich waren die Ergebnisse mit *Dipropionyl-helveticosol*, nur daß in noch größerem Ausmaß hydrophile Stoffwechselprodukte auftraten. Das war zu erwarten, da die Propionylester besonders leicht hydrolysiert werden (KAISER u. SCHAUMANN).

Monomethyl-helveticosol (Cymarol) war selbst nach 2 Std noch zum größten Teil unverändert nachweisbar. Eine Metabolisierung während

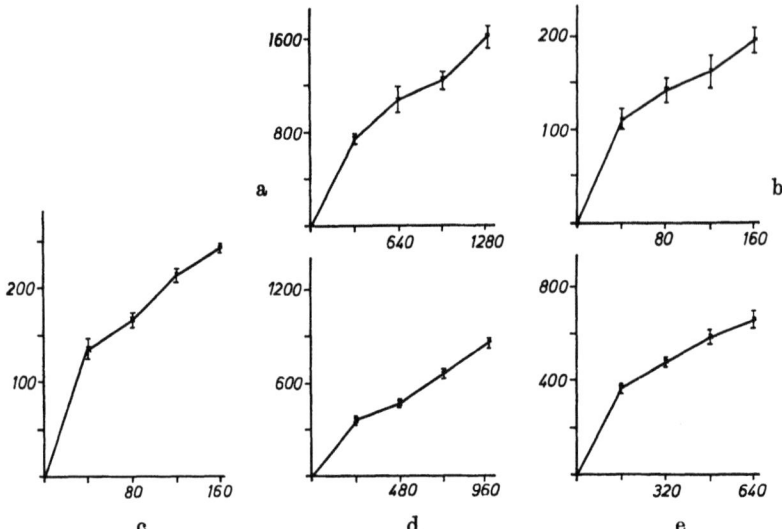

Abb. 1 a—e. *Blutspiegel bei i.v. Infusion.* Ordinate: Blutspiegel in mµM/l, Abszisse: Infundierte Dosis in mµM/kg. Die Infusionsdauer betrug in allen Versuchen 16 min. a Diacetyl-Helveticosol; b Monomethyl-Helveticosol; c Helveticosol; d Dipropionyl-Helveticosol; e Dimethyl-Helveticosol

der Resorption kann ausgeschlossen werden. *Dimethyl-helveticosol* wurde im wesentlichen zu Cymarol demethyliert, und zwar sowohl bei enteraler wie bei parenteraler Zufuhr.

Die Zusammensetzung der Radioaktivität in der *Galle* war ähnlich derjenigen im Blut.

Bei intraduodenaler Gabe wurden auch die nicht resorbierten Reste im *Dünndarm* analysiert. Helveticosol wurde nicht nennenswert verändert. Diacetyl- und Dipropionyl-Helveticosol wurde in gleicher Weise metabolisiert wie im Blut, d.h. es wurden vor allem die Acylgruppen abgespalten. Auch nach intraduodenaler Injektion der Äther wurden im Darm qualitativ und quantitativ die gleichen Stoffwechselprodukte gefunden wie im Blut.

2. Blutspiegel und Gewebsverteilung bei i. v. Infusion

In Tab. 3 sind die Dosen der einzelnen Glykoside angegeben, die innerhalb von 20 min infundiert wurden. Sie richteten sich nach der Wirksamkeit der Glykoside und betrugen für den Dipropionylester knapp 60%, für die übrigen Derivate 30—40% der tödlichen Dosen.

In Abb. 1 sind die Blutspiegel in den ersten 16 min der i. v. Infusion dargestellt. Die Maßstäbe auf den Ordinaten richten sich nach der Infusionsgeschwindigkeit und wurden so gewählt, daß sich bei gleichen

Tabelle 3. *Bilanz der Radioaktivität nach i.v. Infusion. Die angegebenen Mengen wurden in 20 min infundiert. Die Blutspiegel sowie die Aktivität in den Organen wurden 100 min nach Infusionsende gemessen*

Glykosid	Infusion µM/kg	Blutspiegel mµM/l	Gehalt in mµM/kg				Verteilungskoeffizient l/kg		
			Galle	Gesamt-Organ	Herz	Leber	Gesamt-Organ	Herz	Leber
Helveticosol	0,2	84 ± 8	17 ± 5	183 ± 5	470 ± 60	540 ± 80	2,19	5,35	6,55
3',4'-Diacetyl-Helveticosol	1,6	1315 ± 81	230 ± 84	1370 ± 84	1580 ± 160	5100 ± 300	1,04	1,15	3,91
3',4'-Dipropionyl-Helveticosol	1,2	590 ± 45	165 ± 42	1035 ± 42	1270 ± 20	3900 ± 500	1,76	2,17	6,58
Helveticosol-3'-monomethyl-äther	0,2	95 ± 4	45 ± 12	155 ± 12	580 ± 60	390 ± 50	1,64	5,48	4,10
Helveticosol-3',4'-dimethyl-äther	0,8	398 ± 51	230 ± 45	570 ± 45	640 ± 170	2300 ± 690	1,45	1,61	5,78

Verteilungskoeffizienten übereinstimmende Kurven ergeben hätten. Bei allen Glykosiden stieg der Blutspiegel zunächst rasch, dann langsamer an. Das ist darauf zurückzuführen, daß ein Teil des infundierten Glykosids durch Verteilung und Extravasation rasch aus der Blutbahn verschwindet. Es besteht der Eindruck, daß die lipophilen Substanzen wie vor allem Dipropionyl-helveticosol schneller in das Gewebe abwandern als das hydrophilere Helveticosol und sein Monomethyläther.

Die Bilanz der Radioaktivität 100 min nach Infusionsende ist in Tab. 3 zusammengestellt. Meerschweinchen in Urethannarkose setzen so gut wie keinen Harn ab. Man findet somit den Gehalt des Gesamtorganismus bei Versuchsende, indem man die mit der Galle ausgeschiedene Menge von der insgesamt infundierten abzieht. Um auf vergleichbare Dimensionen zu kommen, wurde die Aktivität in Herz und Leber in mµM/kg Feuchtgewicht umgerechnet. Dividiert man die Zahlen durch den gleichzeitig gemessenen Blutspiegel, so erhält man die in den letzten drei Spalten der Tab. 3 angegebenen Verteilungskoeffizienten für Gesamtorganismus, Herz und Leber.

Aufschlußreich ist ein Vergleich der Verteilungskoeffizienten für den Gesamtorganismus bei Versuchsende mit denen, die sich aus den Endpunkten der Blutspiegelkurven in Abb. 1 errechnen lassen. Bei letzteren ist zwar die Galleausscheidung nicht berücksichtigt, doch dürfte sie in den ersten 16 min der Infusion nicht so stark ins Gewicht fallen, daß das Ergebnis dadurch wesentlich verfälscht wird.

Zu erwarten ist in jedem Fall ein Anstieg des Koeffizienten infolge der zunehmenden Gewebsverteilung der Glykoside. Wie groß die hierdurch bedingte Zunahme sein kann, sieht man am besten am Beispiel von Monomethyl-Helveticosol, das metabolisch nicht verändert wurde. Sein Verteilungskoeffizient stieg von 0,82 nach 16 min Infusion auf das Doppelte bei Versuchsende an. Helveticosol ergab im Verhältnis zur infundierten Dosis während der Infusion die höchsten, bei Versuchsende die niedrigsten Blutspiegel. Erklärt wird das durch die oben beschriebene Umwandlung in einen lipophilen Metaboliten. Demgegenüber stiegen die Verteilungskoeffizienten der drei anderen Glykoside weniger stark an als der von Monomethyl-Helveticosol. Bei den Estern ist dies auf die beschriebenen hydrophilen Desacylierungsprodukte zurückzuführen, bei Dimethyl-Helveticosol auf die Desmethylierung zu dem hydrophileren Monoäther.

Die Konzentration im Herzen entsprach im allgemeinen derjenigen im gesamten Organismus. Eine bemerkenswerte Ausnahme waren die hochaktiven Glykoside Helveticosol und Monomethyl-Helveticosol, die im Herzen deutlich angereichert wurden. In der Leber wurden alle Glykoside in rund 3 mal höherer Konzentration gespeichert als im übrigen Organismus.

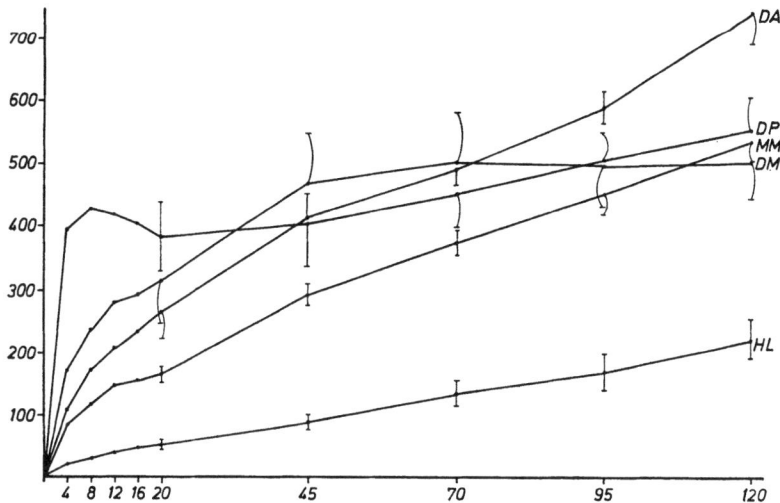

Abb. 2. *Blutspiegel nach intraduodenaler Injektion von 1,5 μM/kg.* Ordinate: Blutspiegel in mμM/l, Abszisse: min nach der Injektion. Der besseren Übersicht wegen wurde $S_{\bar{x}}$ nur ab 20 min und z. T. nur in einer Richtung eingezeichnet. *HL* Helveticosol; *DA* Diacetyl-Helveticosol; *DP* Dipropionyl-Helveticosol; *MM* Monomethyl-Helveticosol; *DM* Dimethyl-Helveticosol

3. Blutspiegel und Gewebsverteilung nach intraduodenaler Injektion

Es ist bekannt, daß die Resorptionsquote mancher Glykoside von der injizierten Dosis abhängt (LAUTERBACH; LAUTERBACH u. VOGEL). Um diesen Faktor auszuschalten, wurden von allen Glykosiden 1,5 μM/kg injiziert.

Abb. 2 zeigt die Blutspiegel nach intraduodenaler Injektion von 1,5 μM/kg während der ganzen Versuchsdauer. Sie stiegen nach Helveticosol und seinem Monomethyläther annähernd linear an. Das ist verständlich, da bei Versuchsende noch immer der überwiegende Teil im Darm wiedergefunden wurde, so daß selbst bei exponentieller Resorption ein nahezu konstanter Zustrom aus dem Darm zu erwarten war. Die höchsten Blutspiegel wurden nach Diacetyl-Helveticosol beobachtet.

Zum Teil ist das darauf zurückzuführen, daß diese Substanz das geringste Verteilungsvolumen hat (Tab. 3). Der Anstieg war in den ersten 20 min deutlich steiler als im weiteren Verlauf des Versuches, was zum Teil auf die Extravasation der Substanz zurückzuführen ist, zum Teil auf einen verminderten Zustrom infolge des abnehmenden Depots im Darm.

Sehr auffallend war der besonders rasche Anstieg des Blutspiegels in den ersten Minuten nach Dipropionyl-Helveticosol. Offenbar wird der

Tabelle 4. *Bilanz der Radioaktivität nach intraduodenaler Injektion. Gehalt in Blut und Organen 120 min nach 1,5 µM/kg i.d.*

Glykosid	Rest im Darm mµM/kg	Galle mµM/kg	Blutspiegel mµM/l	Gehalt in mµM/kg			Verteilungskoeffizient		
				Gesamt-Organ	Herz	Leber	Gesamt-Organ	Herz	Leber
Helveticosol	1400 ± 30	17 ± 4	224 ± 32	83 ± 30	620 ± 60	1550 ± 210	0,37	2,77	6,92
3′,4′-Diacetyl-Helveticosol	1110 ± 50	84 ± 20	745 ± 49	306 ± 54	920 ± 70	3200 ± 300	0,41	1,24	4,30
3′,4′-Dipropionyl-Helveticosol	820 ± 70	149 ± 46	553 ± 56	531 ± 84	1060 ± 60	2700 ± 200	0,96	1,92	4,88
Helveticosol-3′-monomethyläther	1340 ± 20	101 ± 24	538 ± 36	59 ± 30	840 ± 70	2010 ± 260	0,11	1,56	3,73
Helveticosol-3′,4′-dimethyläther	860 ± 70	230 ± 40	503 ± 62	410 ± 80	790 ± 50	2200 ± 150	0,81	1,57	4,37

Diester selbst außerordentlich rasch resorbiert, gleichzeitig aber zu 3′-Monopropionyl-Helveticosol und zu Helveticosol hydrolysiert, die wesentlich schlechter resorbiert werden.

Auch die Resorption von Dimethyl-Helveticosol war zu Beginn sehr rasch, nach 45 min praktisch abgeschlossen. Wahrscheinlich ist schon zu dieser Zeit der größte Teil des im Darm verbliebenen Restes zu dem schlecht resorbierbaren Cymarol demethyliert.

In der zweiten Spalte der Tab. 4 ist angegeben, welche Mengen der Glykoside 2 Std nach der Injektion im Darm wiedergefunden wurden. Die Zahlen beruhen auf der Messung der Radioaktivität und schließen somit alle Stoffwechselprodukte ein. Zieht man diesen Rest von der injizierten Dosis ab, so erhält man die insgesamt resorbierten Mengen.

Die Verteilungskoeffizienten für Gesamtorganismus, Herz und Leber nach intraduodenaler Gabe wurden in gleicher Weise berechnet wie nach i. v. Infusion. Der Gehalt des Gesamtorganismus an Glykosid ergab sich aus der Differenz zwischen der injizierten Menge von 1,5 µM/kg und dem Rest im Darm plus der Ausscheidung mit der Galle.

Es fiel auf, daß die Verteilungskoeffizienten für den Gesamtorganismus um ein Mehrfaches niedriger lagen als bei i. v. Infusion. Das könnte entweder auf einer Umwandlung bei der Passage von Darmwand und Leber beruhen oder auf einem systematischen Versuchsfehler: Es könnten die Werte für den Rest im Darm oder für die Blutspiegel zu hoch liegen.

Ein Fehler bei der Bestimmung der Blutspiegel würde auch in die Verteilungskoeffizienten für Herz und Leber eingehen. Für die Leber lagen die Abweichungen zwischen den Zahlen der Tab. 3 und 4 im Streubereich. Am Herzen wurde nur für Helveticosol und Monomethyl-Helveticosol ein niedrigerer Verteilungskoeffizient gefunden. Als möglicher Versuchsfehler kämen somit nur überhöhte Werte für die Reste im Darm in Frage, woraus sich eine zu geringe Resorption und damit ein zu geringer Gehalt des Gesamtorganismus ergäben.

4. Ausscheidung mit der Galle

Man kann die Ausscheidungsgeschwindigkeit mit der Galle als Clearance berechnen (Tab. 5), indem man die stündlich mit der Galle ausgeschiedene Menge an Radioaktivität durch den mittleren Blutspiegel während der Sammelperiode dividiert. In Abb. 2 sind die Blutspiegel nach intraduodenaler Injektion dargestellt. Planimetriert man die Blutspiegelkurven, so erhält man das Produkt aus Blutspiegel × Zeit und hieraus nach Division durch die Versuchsdauer die mittleren Blutspiegel. Dasselbe Verfahren wurde bei i. v. Gabe der Glykoside angewandt. Zusätzlich zu den in Abb. 1 und Tab. 3 angegebenen Werten

Tabelle 5. *Berechnung der Clearance durch die Galle aus der mit der Galle ausgeschiedenen Radioaktivität und dem mittleren Blutspiegel nach i. v. Infusion verschiedener Dosen (vgl. Tab. 2) und nach intraduodenaler Injektion von 1,5 µM/kg*

Glykosid	Galle-Ausscheidung mµM/kg · Std		mittlerer Blutspiegel mµM/ml		Galle-Clearance ml/kg · Std	
	i.v.	i.d.	i.v.	i.d.	i.v.	i.d.
Helveticosol	8,5	8,5	0,132	0,115	65	74
3′,4′-Diacetyl-Helveticosol	115	42	1,380	0,446	83	94
3′,4′-Dipropionyl-Helveticosol	83	75	0,580	0,440	143	171
Helveticosol-3′-mono-methyläther	22,5	51	0,105	0,328	214	156
Helveticosol-3′,4′-dimethyläther	115	115	0,420	0,430	274	268

während der Infusion und bei Versuchsende wurden die Blutspiegel zu denselben Zeiten gemessen wie nach intraduodenaler Gabe, so daß sich deren Verlauf während der ganzen Versuchsdauer verfolgen ließ.

Im allgemeinen ergab sich eine gute Übereinstimmung zwischen den Ergebnissen bei i.v. und intraduodenaler Gabe. Bei einem mittleren Fehler der Mittelwerte von rund 25% in der Galleausscheidung (Tab. 3 und 4) ist selbst die Differenz bei Monomethyl-Helveticosol nicht signifikant. Es entspricht somit die Galleausscheidung durchaus den hohen nach intraduodenaler Gabe gefundenen Blutspiegeln.

Ohne Kenntnis der Blutspiegel kann man bei parenteraler Zufuhr die Ausscheidungsgeschwindigkeit aufgrund der Gewebsspiegel berechnen. Während der Infusion ergibt sich das Produkt aus Gewebsspiegel × Zeit unter Vernachlässigung der Galleausscheidung als Produkt aus Infusionsdauer × infundierter Menge × 0,5. Nimmt man ferner an, daß die Ausscheidung mit der Galle dem Gewebsspiegel proportional ist, so resultiert die Fläche vom Infusionsende bis zum Töten der Tiere aus der Versuchsdauer von 100 min, multipliziert mit dem logarithmischen Mittelwert aus infundierter Menge und dem Gehalt des Gesamtorganismus nach Abzug der Galleausscheidung bei Versuchsende (Tab. 3). Als durchschnittliche Gewebsspiegel für die gesamte Versuchsdauer von 2 Std ergaben sich die in Tab. 6 angeführten Werte. Dividiert man die stündliche Galleausscheidung durch die mittleren Gewebsspiegel, so erhält man eine Geschwindigkeitskonstante für die Ausscheidung mit der Galle.

5. Berechnung der Resorptionsquote und Vergleich mit der relativen enteralen Wirksamkeit

a) Berechnung der Resorptionsquote aus dem Rest im Darm

Am einfachsten läßt sich die resorbierte Menge berechnen, indem man den bei Versuchsende im Darm wiedergefundenen Rest an Radioaktivität

Tabelle 6
Berechnung der Ausscheidungsgeschwindigkeit mit der Galle nach i. v. Infusion

Glykosid	mittlerer Gewebsspiegel mµM/kg	Ausscheidungs-Geschwindigkeit Std^{-1}
Helveticosol	176	0,049
3′,4′-Diacetyl-Helveticosol	1370	0,084
3′,4′-Dipropionyl-Helveticosol	1020	0,081
Helveticosol-3′-mono-methlyäther	163	0,138
Helveticosol-3′,4′-dimethyläther	630	0,183

(Tab. 4) von der injizierten Dosis abzieht. Voraussetzung ist, daß man so wie in den vorliegenden Versuchen die mit der Galle ausgeschiedenen Mengen getrennt bestimmt.

b) Berechnung der Resorptionsquote aus Blutspiegel und Verteilungsvolumen

Der annähernd lineare Anstieg der Blutspiegel 4—16 min nach Beginn einer i. v. Infusion (Abb. 1) spricht dafür, daß die Glykoside sich rasch im Organismus verteilen. Ist das Gleichgewicht zwischen der Konzentration im Blut und im Gewebe hergestellt, so ist der Gehalt des Organismus an der betreffenden Substanz proportional dem Blutspiegel. Man müßte demnach den Gehalt des Gesamtorganismus 2 Std nach intraduodenaler Injektion berechnen können, indem man den Blutspiegel bei Versuchsende mit dem Verteilungsvolumen nach i. v. Zufuhr multipliziert.

Wie ein Vergleich der beiden ersten Zahlenreihen in Tab. 7 zeigt, wurden nach diesem Verfahren wesentlich höhere Resorptionsquoten errechnet als aus dem Rest im Darm. Besonders groß war der Unterschied bei Monomethyl-Helveticosol. In ergänzenden Untersuchungen

Tabelle 7. *Berechnung der Resorptionsquote und Vergleich mit der relativen enteralen Wirksamkeit. Alle Angaben in Prozent*

Glykosid	Resorptionsquote berechnet aus			relative enterale Wirksamkeit
	dem Rest im Darm	Blutspiegel, Verteilungs-volumen	Blut-spiegel × Zeit	
Helveticosol	6,7	33	33	7,5
3′,4′-Diacetyl-Helveticosol	26	52	57	100
3′,4′-Dipropionyl-Helveticosol	45	65	73	100
Helveticosol-3′-monomethyläther	11	59	68	12
Helveticosol-3′,4′-dimethyläther	42	49	64	45

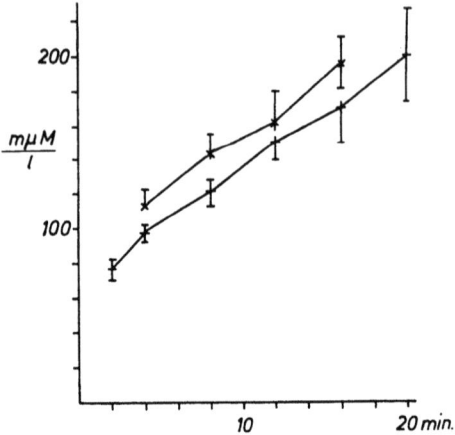

Abb. 3. *Vergleich der Blutspiegel nach i.v. und intraportaler Infusion von Monomethyl-Helveticosol.* Es wurden 10 mµM/kg · min i.v. (×) bzw. intraportal (+) infundiert

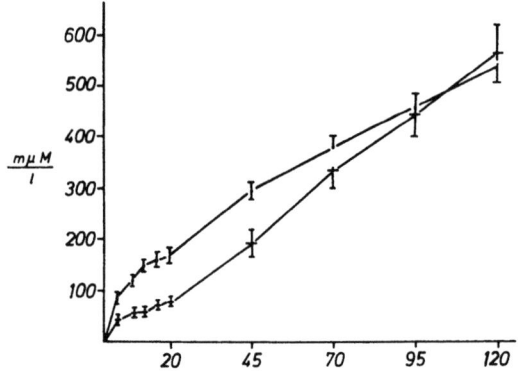

Abb. 4. *Vergleich der Blutspiegel nach intraportaler und intraduodenaler Zufuhr von Monomethyl-Helveticosol.* Intraportale Infusion von 5 mµM/kg · min während der gesamten Infusionsdauer (+) bzw. intraduodenale Injektion von 1,5 µM/kg zu Versuchsbeginn (·)

wurden 10 mµM/kg · min dieser Substanz intraportal und i. v. infundiert, um eine etwaige Veränderung des Verteilungsvolumens bei Passage der Leber festzustellen. Wie Abb. 3 zeigt, bestanden keine signifikanten Unterschiede in den Blutspiegeln. Sie lagen bei intraportaler Infusion sogar geringfügig niedriger als bei intravenöser.

Man kann aus den bei intraportaler Infusion bestimmten Verteilungsvolumina und dem Blutspiegel nach intraduodenaler Injektion die resorbierte Menge zu verschiedenen Zeiten berechnen. Am Ende der intraportalen Infusion von insgesamt 0,2 µM/kg (Abb. 3) wurde ein Verteilungsvolumen von 1,00 l/kg gefunden. Multipliziert mit dem Blutspiegel von 0,166 µM/l 20 min nach intraduodenaler Injektion ergibt sich eine resorbierte Menge von 0,166 µM/kg.

In einem weiteren Versuch wurden 5 mµM/kg · min Monomethyl-Helveticosol 2 Std lang intraportal infundiert. Die Blutspiegel erreichten bei Versuchsende dieselbe Höhe wie 2 Std nach intraduodenaler Injektion von 1,5 µM/kg (Abb. 4). Daraus würde sich eine Resorption von 0,6 µM/kg entsprechend 40% der injizierten Dosis ergeben. Auffallend war, daß die Blutspiegel in den ersten 20 min nach intraduodenaler Injektion signifikant höher lagen als bei der intraportalen Infusion. Offenbar betrug die Resorptionsgeschwindigkeit in den ersten 20 min mehr als 5 mµM/kg · min, gegen Versuchsende weniger. Diese Beobachtung wäre am ehesten durch eine Abnahme des Depots im Darm zu erklären, die weit über eine Resorptionsquote von 11% hinausgehen müßte.

c) Berechnung der Resorptionsquote aus Höhe und Dauer der Blutspiegel

Integriert man die Fläche unter der Blutspiegelkurve über die Zeit bis zum völligen Verschwinden der Substanz, so kann man die dem Körper zugeführten Mengen c_0 eines Arzneimittels aus der Fläche F und der Eliminationskonstanten k_2 nach der Gleichung

$$c_0 = F \cdot k_2$$

berechnen (DOST u. GLADTKE). Da die Glykoside in den vorliegenden Untersuchungen nur durch die Galle eliminiert wurden, kann man für k_2 die Geschwindigkeitskonstanten aus Tab. 6 verwenden. Die Fläche F_1 während des Versuches erhält man, indem man die mittleren Blutspiegel in Tab. 5 mit der Versuchsdauer von 2 Std multipliziert. Die Fläche F_2 vom Versuchsende bis zum völligen Verschwinden der Radioaktivität kann man berechnen, indem man in der obigen Gleichung auf der linken Seite den Blutspiegel bei Versuchsende, für k_2 wiederum die Geschwindigkeitskonstante der Galleausscheidung einsetzt. Man erhält so Werte für c_0 nach i. v. und intraduodenaler Zufuhr, aus denen man unter Berücksichtigung der unterschiedlichen Dosierung die Resorptionsquote errechnen kann (3. Zahlenreihe der Tab. 7).

d) Vergleich zwischen Resorptionsquote und relativer enteraler Wirksamkeit

Die Angaben über die relative enterale Wirksamkeit (reW) stammen aus den Versuchen von SCHAUMANN u. WEGERLE. Bei Helveticosol und den beiden Äthern findet sich eine gute Übereinstimmung mit der aus dem Rest im Darm bestimmten Resorptionsquote. Das ist nicht beweisend für die Überlegenheit dieser Auswertung. Die Resorptionsquote wird immer dann höher sein als die reW, wenn ein Teil der Substanz bei der Passage von Darmwand und Leber inaktiviert wird.

Eindeutig ist, daß die Resorptionsquote der beiden Ester niedriger ist als ihre reW. Diese Diskrepanz ist durch die in vitro nachgewiesene Hydrolyse der Acylgruppen in der Leber zu erklären (KAISER u. SCHAUMANN). Die hierbei entstehenden Metabolite wurden zwar auch 2 Std nach i.v. Infusion nachgewiesen. Es ist jedoch zu erwarten, daß sie bei der Aufnahme aus dem Darm rascher entstehen, da alles Glykosid die Leber passieren muß. Ein ähnlicher, wenn auch nicht so krasser Unterschied zwischen Resorption und reW wurde mit Dipropionyl-Helveticosol beobachtet.

Diskussion

Ein wesentliches Anliegen der beschriebenen Versuche war die Bestimmung der Resorptionsquote. Die hohe spezifische Aktivität der geprüften Glykoside machte es möglich, mit relativ kleinen Mengen auszukommen. So betrugen die i.v. infundierten und die intraduodenal injizierten Mengen höchstens die Hälfte der von SCHAUMANN u. WEGERLE bestimmten tödlichen Dosen. Eine Beeinflussung von Resorption und Gewebsverteilung durch die fortschreitende Vergiftung wurde dadurch vermieden.

Bei intraduodenaler Injektion toxischer Dosen sinkt die Latenzzeit bis zum Auftreten von Vergiftungserscheinungen mit steigender Dosis (SCHAUMANN u. WEGERLE). Neben dieser Dosisabhängigkeit fiel auf, daß Schwellendosen des schlecht resorbierbaren Helveticosols nach viel längerer Zeit zum Herzstillstand führten als bei den gut resorbierbaren Derivaten. Die Erklärung dafür liefern die Blutspiegel nach intraduodenaler Injektion (Abb. 2): Bei einer Resorptionsquote von weniger als $10^0/_0$ enthält der Darm bis zum Schluß nahezu unveränderte Mengen an Glykosid. Dementsprechend wird der Zustrom aus dem Darm weitgehend konstant sein. Bei Gabe gut resorbierbarer Glykoside stiegen die Blutspiegel zu Anfang sehr rasch, in der zweiten Stunde kaum mehr an. Zu diesem Zeitpunkt ist bereits ein Gleichgewicht zwischen der abnehmenden Zufuhr aus dem kleiner werdenden Depot im Darm und der gerade bei diesen Glykosiden besonders raschen Ausscheidung mit der Galle zu erwarten. Dazu kommt, daß die Reste im Darm metabolisch verändert und dadurch schlechter resorbierbar werden. Eine Aussage über die Resorptionsgeschwindigkeit der Glykoside erhält man daher nur während der ersten 20 min.

In Blut, Darm und Galle wurden 2 Std nach i.v. und intraduodenaler Zufuhr eine Reihe von Metaboliten gefunden. Das war nicht überraschend, da selbst Digitoxin beim Meerschweinchen rasch umgebaut wird (REPKE u. HERRMANN). Eine Vorhersage auf die voraussichtliche Stabilität beim Menschen ist somit nicht möglich. Auffallend war, daß dieselben Veränderungen nach i. v. und intraduodenaler Gabe auftraten. Die Analysen wurden jedoch erst 2 Std nach Zufuhr der Glykoside durchgeführt, so daß offenbleibt, ob die Blutspiegel in den ersten Minuten nach enteraler Gabe nicht doch in höherem Maße durch Metabolite zustande kamen als bei i. v. Infusion.

Nach intraduodenaler Injektion war der aus der injizierten Menge abzüglich Gallenausscheidung und Rest im Darm berechnete Glykosidgehalt des Organismus auffallend niedrig im Vergleich zu den Blutspiegeln bei Versuchsende. Gegen einen systematischen Fehler bei der Bestimmung der Blutspiegel sprechen die gute Übereinstimmung der Verteilungskoeffizienten für die Leber, der Galle-Clearance sowie der im Blut nachgewiesenen Metabolite nach i. v. und intraduodenaler Gabe. Ein Hinweis für eine Veränderung bei Passage der Leber konnte nicht gefunden werden, da Monomethyl-Helveticosol bei intraportaler Infusion das gleiche Verteilungsvolumen hatte wie bei intravenöser.

Trotz dieser Unsicherheit kann man sagen, daß die Ergebnisse die Auffassung von MEGGES u. REPKE (1961) bestätigen, wonach die Resorption polarer Glykoside durch den Verschluß freier Hydroxylgruppen gefördert werden kann. Je leichter die Ester- oder Ätherbindungen fermentativ gespalten werden, desto schneller entstehen schlecht resorbierbare Metabolite. Das ist vor allem bei den leicht hydrolysierbaren Estern der Fall, weniger bei den Äthern.

Wir danken Fräulein R. WEGERLE und Fräulein E. TIETZ sowie den Herren E. HOYER und H. GERLACH für ihre Hilfe bei der Durchführung der Versuche.

Literatur

BRAY, G. A.: A simple efficient liquid scintillator for aqueous solutions in a liquid scintillation counter. Analyt. Biochem. 1, 279 (1960).
DOST, F. H., u. E. GLADTKE: Ein Verfahren zur Ermittlung der Bilanz einverleibter Stoffe ohne Kenntnis der Ausscheidung. Z. klin. Chem. 1, 14 (1963).
FLEISHMAN, D. G., and V. V. GLAZUNOW: An external standard as a means of determining the efficiency and background of a liquid scintillator. Pribory i Tekhn. Eksperim. 7, 55 (1962).
HAYES, F. N., A. G. SCHRODT, and J. A. GIBBS: Application of external standardization to automatic liquid scintillation counting, in Advances in Tracer Methodology, Ed. S. ROTHSCHILD, Vol. 3, Proc. 9th and 10th Symp. on Advances in Tracer Methodology, New York: Plenum Publ. Corp. 1966.
KAISER, F., u. W. SCHAUMANN: Stoffwechsel von Derivaten des Helveticosids und Helveticosols. Naunyn-Schmiedebergs Arch. Pharmak. exp. Path. 262, 87 (1969).
KELLY, R. G., E. A. PEETS, S. GORDON, and D. A. BUYSKE: Determination of C-14 and H-3 in biological samples by Schöniger combustion and liquid scintillation techniques. Analyt. Biochem. 2, 267 (1961).

LAUTERBACH, F.: Enterale Resorption, biliäre Ausscheidung und enterohepatischer Kreislauf von Herzglykosiden bei der Ratte. Naunyn-Schmiedebergs Arch. exp. Path. Pharmak. **247**, 391 (1964).
—, u. G. VOGEL: Untersuchungen über den enteralen Transport kardiotoner Steroide in vitro und in vivo. Naunyn-Schmiedebergs Arch. Pharmak. exp. Path. **255**, 37 (1966).
— — Die Abhängigkeit der enteralen Wirkungsquote kardiotoner Steroide von der angebotenen Dosis. Naunyn-Schmiedebergs Arch. Pharmak. exp. Path. **259**, 248 (1968).
MEGGES, R., u. K. REPKE: Über Faktoren, welche die orale Wirksamkeit von Herzglykosiden bestimmen. Naunyn-Schmiedebergs Arch. exp. Path. Pharmak. **241**, 534 (1961).
REPKE, K., u. I. HERRMANN: Speciesunterschiede in der Geschwindigkeit der fermentativen Inaktivierung von Digitoxin. Naunyn-Schmiedebergs Arch. exp. Path. Pharmak. **243**, 331 (1962).
SCHAUMANN, W., u. R. WEGERLE: Verbesserung der Resorption von Helveticosid und Helveticosol durch Substitution der Hydroxylwasserstoffe an der Digitoxose. Naunyn-Schmiedebergs Arch. Pharmak. exp. Path. **262**, 73 (1969).
SCHÖNINGER, E.: Eine mikroanalytische Schnellbestimmung von Halogen in organischen Substanzen. Mikrochim. Acta **1955**, 123.
SEGEL, K. H.: Tritierte Verbindungen. I. Cymarol-(19-^{3}H)(3β, $5\beta,14\beta,19$-Tetraoxycardenol-(19-^{3}H)-D-cymarosid). J. prakt. Chem. 4. Reihe, **13**, 152 (1961).
SHIDI, T., T. HIGASHIMURA, O. YAMADA, and N. NOKARA: External standard method for determination of efficiency in liquid scintillation counting. Int. J. appl. Radiat. **13**, 308 (1962).
WILZBACH, K. E.: Advances in Tracer Methodology, pp. 4—28. Ed. S. ROTHSCHILD. New York: Plenum Press 1963.

Dr. F. ZIELSKE
Klinikum Steglitz
Frauenklinik und -poliklinik
1000 Berlin 45
Hindenburgdamm 30

Dr. W. VOIGTLÄNDER
Prof. Dr. W. SCHAUMANN
Boehringer Mannheim GmbH
6800 Mannheim 31
Sandhofer Str. 112—124

Über die durch Sympathicomimetica ausgelöste, neurogene Vasodilatation *

W. OSSWALD

Pharmakologisches Laboratorium der Medizinischen Fakultät Porto
(Direktor: Prof. Dr. J. GARRETT)

Eingegangen am 10. März 1969

Neurogenic Vasodilatation Caused by Sympathomimetic Amines

Summary. The hindlimb of the anesthetized dog was perfused at a constant flow rate. Intravenous administration of noradrenaline, adrenaline, dopamine, cobefrine, phenylephrine, norphenephrine, octopamine, heptaminol, tyramine, metaraminol, DMPP, m-bromophenyloxycholine and acetylcholine (after atropine) induced vasodilatation in the auto- or hetero-perfused limb. This effect was abolished by surgical interruption of the sympathetic innervation. Isoprenaline, N,N'-hexamethylen-bis-noradrenaline, angiotensin, vasopressin, acetylcholine (without atropinization), 5-hydroxytryptamine and histamine did not cause neurogenic vasodilatation.

The magnitude of the vasodilatation (indicated by decreases in the perfusion pressure ranging from 10 to 120 mm Hg) depended both on the sensitivity of the experimental animal and on the dose of the drug; no correlation was found between the systemic pressor and the neurogenic vasodilator effects and even doses of adrenaline and dopamine which caused depressor effects produced vasodilatation, a response which was also observed after intraaortic administration of suitable drugs.

Ergotamine caused neurogenic vasodilatation but subsequently abolished it; for ergotamine different points of action could be shown (the perfused hindlimb, systemic circulation and central nervous system). Reserpine pretreatment, phentolamine, promethazine and pheniramine reduced or abolished the neurogenic vasodilatation, while propranolol, atropine and methsergide exerted no influence.

It is concluded that neurogenic vasodilatation cannot be accounted for solely by stimulation of baroreceptors and it is essentially abolished by surgical or pharmacological suppression of sympathetic function or impairment of the release and uptake mechanisms of nerve terminals; it appears to be initiated by stimulation of α-adrenergic receptors. The results obtained do not favour the participation of acetylcholine, histamine or 5-hydroxytryptamine as chemical mediators of neurogenic vasodilatation.

Key-Words: Neurogenic Vasodilatation — Sympathomimetic Amines — Ergotamine.

Schlüsselwörter: Neurogene Vasodilatation — Sympathicomimetische Amine — Ergotamin.

---

* Über einen Teil der Ergebnisse wurde auf der 31. Tagung der Deutschen Pharmakologischen Gesellschaft (Düsseldorf, 23. bis 26.9.1968) berichtet.

1927 beschrieben GAYET, GAYET u. GUILLAUMIE beim narkotisierten Hund eine durch i.v. Injektion von Adrenalin verursachte und auf nervalem Wege zustande kommende Dilatation der Gefäße der Hinterextremität. Spätere Untersuchungen (BINET u. BURSTEIN, 1947; DÖRNER, 1954; GRUHZIT, FREYBURGER u. MOE, 1954; DÖRNER u. KUSCHKE, 1955; DÖRNER, FLACKE u. SWAINE, 1957) beschäftigten sich vor allem mit dem Mechanismus dieser Vasodilatation und machten die reflexogene Natur dieser indirekten Wirkung des Adrenalins wahrscheinlich. In den letzten Jahren trugen die Befunde von BECK (1961, 1965) und seiner Arbeitsgruppe (SAKUMA u. BECK, 1961; BRODY, 1966, 1968; BRODY, DU CHARME u. BECK, 1967; LEVIN, BARTLETT u. BECK, 1968) dazu bei, das Interesse an dieser Frage zu erneuern, um so mehr als diese Forscher die aktive Natur der Vasodilatation und eine Rolle des Histamins als Überträgerstoff postulierten; auf der anderen Seite konnte gezeigt werden, daß außer Adrenalin auch die anderen körpereigenen Brenzcatechinamine, Noradrenalin und Dopamin, die neurogene Dilatation auszulösen imstande sind (MC DONALD u. GOLDBERG, 1963; WELLENS u. WAUTERS, 1966; BOGAERT u. SCHAEPDRYVER, 1967).

Es schien daher angebracht, die Wirkung einer Reihe von Sympathicomimetica zu untersuchen sowie die entsprechenden Dosis-Wirkungsbeziehungen zu klären; ferner sollte eine pharmakodynamische Analyse der Vasodilatation unter Zuhilfenahme blockierender Substanzen durchgeführt werden. Schließlich sollten die experimentellen Befunde zu einer Aussage über Angriffspunkte und Wirkungsmechanismus der intervenierenden Pharmaka verhelfen.

Methodik

Verwendet wurden 51 Hunde von 10—16 kg Körpergewicht in Pentobarbital oder Chloralosenarkose (30 mg/kg bzw. 100 mg/kg i. v., als 10%ige Lösung in 1,2-Propandiol). Nach Heparinverabreichung (Initialdosis 5 mg/kg, gefolgt von 3 mg/kg i. v. in Abständen von 1—2 Std) und Einbinden von zwei Kanülen in eine *A. femoralis*, wurde die *Hinterextremität* mittels eines Teflonschlauches und einer Sigmamotorpumpe T 8 unter Konstanthaltung des Volumens (80—150 ml/min) mit Eigenblut perfundiert; die Pumpe wurde so eingestellt, daß der Perfusionsdruck 10—20 mm Hg höher als der Carotisblutdruck lag, und während des Versuches nicht geändert wurde (BECK, 1961). Die distale Kanüle war T-förmig, um intraarterielle Injektionen zu ermöglichen; diese erfolgten nach Verdünnung (und, falls erforderlich, Pufferung) der Stammlösung in isotonischer Kochsalzlösung und in einem Volumen von 0,5 ml. Der Perfusionsdruck ist in dieser Versuchsanordnung dem peripheren Widerstand proportional und wurde simultan mit dem Carotisblutdruck fortlaufend über einem Tournade-Doppelmanometer geschrieben,

Intravenöse Injektionen erfolgten in die kontralaterale *V. femoralis*, intraaortale Injektionen mittels eines in der kontralateralen *A. femoralis* eingebundenen Polyäthylenkatheters, dessen Spitze unterhalb der Nebennieren lag. Intraventriculäre Einspritzungen erfolgten in einem Volumen von 0,2 ml in den linken Lateralventrikel des Gehirns durch eine in das Schädeldach eingeschraubte Collisonkanüle.

Intralumbale Injektionen erfolgten nach operativer Freilegung der *Dura mater* in Höhe von L II—III, Durchstechung und Einlegen eines dünnen Polyäthylenkatheters; anschließend wurde die Incision zugenäht. Die verwendeten Amine wurden stets in geometrisch abgestuften Dosen injiziert.

In einigen Versuchen [6] wurde eine Hinterextremität des Versuchstieres mit dem Blut aus der *A. femoralis* eines Spendertieres über die Sigmamotorpumpe perfundiert und der venöse Abfluß in die *V. femoralis* des Spendertieres zurückgeleitet *(gekreuzter Kreislauf)*; für diese Versuche wurden Tiere mit annähernd gleichem Körpergewicht verwendet. Das Spendertier erhielt Heparin und die perfundierte Hinterexträmität des Versuchstieres wurde nach schonender Präparierung der Nerven *(N. ischiadicus* und *N. femoralis)* derart abgedrosselt, daß sie nur noch auf nervalem Wege mit dem Rest des Körpers verbunden blieb.

Verwendete Substanzen. (—) Adrenalin und (—) Noradrenalin der Farbwerke Hoechst AG, Dopaminhydrochlorid Roche, (—) Cobefrin (Corbasil, α-Methylnoradrenalin) der Farbwerke Hoechst AG, (—) Phenylephrinhydrochlorid[1] Boehringer, Ingelheim, Heptaminolhydrochlorid[1] (6-Amino-2-methyl-heptan-2-ol; Heptamyl Delalande), Norphenephrinhydrochlorid[1] (Norphenylephrin HCl) und (±) Octopaminhydrochlorid[1] der Troponwerke, Tyraminhydrochlorid Fluka AG, Metaraminol[1] Atral, (—) Isoprenalin Cilag AG, N,N'-Hexamethylen-bis-noradrenalinhydrochlorid[1] (ST 1512 der Österreichischen Stickstoffwerke AG), DMPP (Dimethylphenylpiperaziniumjodid Pharmacia), m-Bromophenyloxycholin[1] (Dr. P. Hey, Leeds), Acetylcholin Roche, Angiotensin II[1] (Hypertensin Ciba AG), Phentolaminmethansulfonat[1] (Regitin Ciba AG), Ergotamintartrat Sigma, Reserpin[1] Ciba AG, Atropinsulfat B. P. Oakland, Methsergide[1] (Deseril Sandoz), Propranololhydrochlorid[1] ICI, Promethazin (Phenergan Specia), Pheniramin (Avil Hoechst), 5-Hydroxytryptamin-Kreatininsulfat Koch-Light Labs., Natrium-Pentobarbital Siegfried, Heparin Boots, Pituitrin[1] (Parke-Davis & Co).

Ergebnisse

1. In dem in der Abb. 1 dargestellten Versuchsbeispiel verursacht die i.v. Injektion von Adrenalin in charakteristischer Weise dosisabhängige Blutdrucksteigerungen und Abnahme des Perfusionsdruckes der Hinterextremität *(neurogene Dilatation).* Der Abnahme schließt sich eine Erhöhung des Perfusionsdruckes an, die der Direktwirkung (Constriction!) des mit einer durch die Versuchsanordnung bedingten Latenzzeit die Extremität erreichenden Adrenalins entspricht; deshalb ist diese sekundäre Perfusionsdrucksteigerung der verwendeten Adrenalindosis proportional und tritt bei Versuchen mit gekreuztem Kreislauf nicht auf. Hier wurde nach Adrenalinverabreichung lediglich die Abnahme des Perfusionsdruckes beobachtet, die, ihrem neurogenen Charakter entsprechend, nach Durchschneidung des lumbalen Grenzstranges und/oder des *N. ischiadicus* und *N. femoralis* aufgehoben wurde.

Ähnlich wie *Adrenalin* (0,125—4 µg/kg) verhielten sich die meisten der untersuchten sympathicomimetischen Amine; *Noradrenalin* (0,25—8 µg/kg), *Cobefrin* (0,5—8 µg/kg), *Phenylephrin* (0,4—40 µg/kg), *Heptaminol* (5—10 µg/kg), *Norphenephrin* (10—50 µg/kg), *Octopamin* (40—260µg/

---

[1] Den Herstellerfirmen danken wir für die Überlassung von Versuchsmengen.

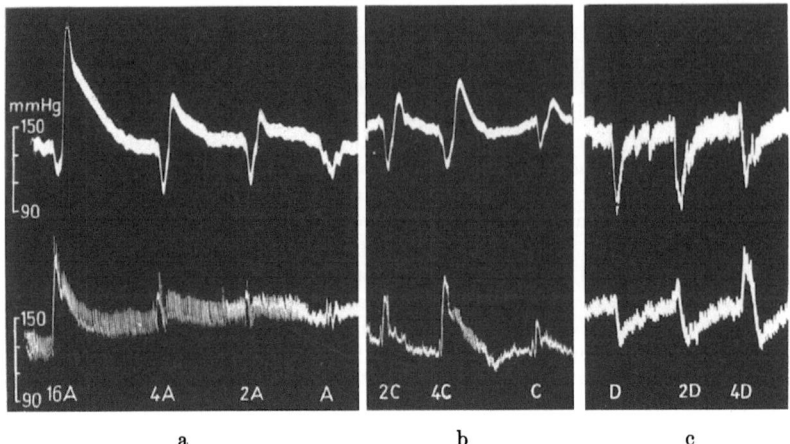

Abb. 1 a—c. Wirkung von Adrenalin, Cobefrin und Dopamin auf Perfusionsdruck der Hinterextremität (oben) und Blutdruck (unten) des narkotisierten Hundes (a und b gehören demselben Versuch an, c einem anderen). *Adrenalin:* 16 A — 2 µg/kg; 4 A — 0,5 µg/kg; 2 A — 0,25 µg/kg; A — 0,125 µg/kg; *Cobefrin:* 2 C — 1 µg/kg; 4 C — 2 µg/kg; C — 0,5 µg/kg; *Dopamin:* D — 10 µg/kg; 2 D — 20 µg/kg; 4 D — 40 µg/kg

kg), *Tyramin* (50—200 µg/kg) und *Metaraminol* (20—80 µg/kg) riefen Blutdrucksteigerungen und neurogene Dilatationen hervor, gefolgt von der sekundären constrictorischen Wirkung (s. Abb. 1 und 3). Die neurogene Dilatation begann mit einer Latenzzeit von 10—15 sec nach der Injektion und erreichte ihren Höchstwert zwischen 18 und 30 sec *post injectionem*; das Ausmaß der Dilatation hing von der auslösenden Substanz, von der verwendeten Dosis und von der Empfindlichkeit des Versuchstieres ab. Eine Korrelation mit dem Ausgangswert des Blutdruckes (und also des Perfusionsdruckes) bestand nicht (Korrelationskoeffizient zwischen Ausgangswert des Blutdruckes und maximale Dilatation $r = -0,06$; $n = 26$, $P > 0,10$); die Reaktivität der Tiere war sehr unterschiedlich, so daß die in einem Versuch beobachtete, maximale Abnahme des Perfusionsdruckes zwischen 30 und 120 mm Hg schwankte.

In jedem Falle bestanden Beziehungen zwischen der Intensität der Vasodilatation und den Dosen der sie auslösenden Substanz. In den meisten Fällen war die Dilatation der Dosis in dem niedrigeren Dosisbereich proportional, um dann, trotz Zunahme der blutdrucksteigernden Wirkung, rasch abzunehmen. Für Adrenalin zeigen Abb. 1 und 2a diese Diskrepanz, die in ähnlicher Weise bei den anderen oben erwähnten Aminen festzustellen war, auch in den Versuchen mit gekreuztem Kreislauf.

Dopamin (Abb. 1 und 6) verursachte bis zu einer Dosis von 40—60 µg/kg dosisabhängige Blutdruck*senkungen* und ausgesprochene Perfusions-

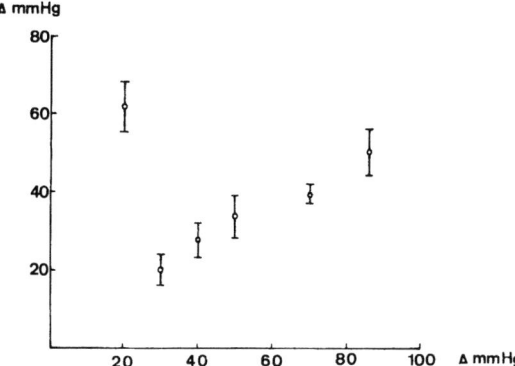

Abb. 2a. Beziehungen zwischen blutdrucksteigernder (Zunahme des Blutdruckes in mm Hg: Ordinate) und neurogendilatatorischer Wirkung (Abnahme des Perfusionsdruckes in mm Hg: Abszisse) von Adrenalin. Die angegebenen Werte sind Mittelwerte aus 10 Einzelversuchen ± mittlerer Fehler des Mittelwertes

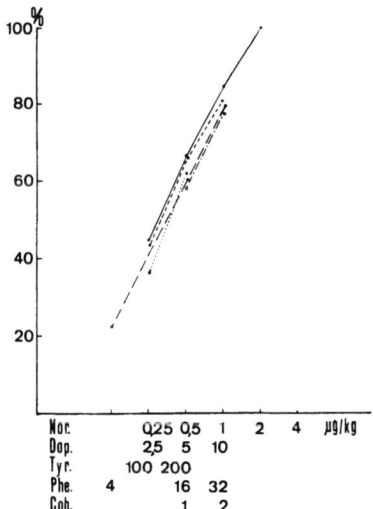

Abb. 2b. Beziehungen zwischen Intensität der neurogenen Vasodilatation, verwendeter Substanz und Dosis; die Abbildung zeigt die Wirkungen von *Noradrenalin* (Nor •—•), *Dopamin* (Dop •···•), *Tyramin* (Tyr •--•), *Phenylephrin* (Phe •-·-•) und *Cobefrin* (Cob •-··-•) an einem Versuchsbeispiel. Ordinate: Abnahme des Perfusionsdruckes in % des an diesem Tier beobachteten Maximalwertes

druckabnahmen; höhere Dosen wirkten pressorisch und hatten keine oder eine nur unbedeutende neurogene Dilatation zur Folge. Abb. 2b zeigt an einem Versuchsbeispiel, daß der Verlauf der Dosis-Wirkungskurven für die verschiedenen untersuchten Amine annähernd gleich ist, wenn man die Größe der Dilatation auf die im Versuch festgestellte maximale

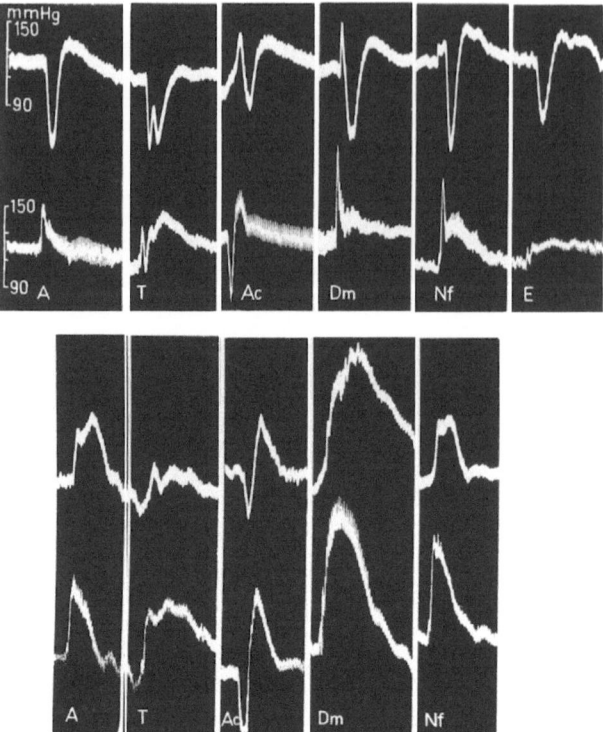

Abb. 3. Die am atropinvorbehandelten Hund durch verschiedene Pharmaka ausgelösten Vasodilatationen werden durch Ergotamin aufgehoben unter gleichzeitiger Verstärkung der Blutdruckwirkungen (Versuchsanordnung wie auf Abb. 1 und allen weiteren Abbildungen). *Adrenalin:* A—1 µg/kg; *Tyramin:* T — 200 µg/kg; *Acetylcholin:* Ac — 400 µg/kg; *DMPP:* Dm — 10 µg/kg; *Norphenephrin:* Nf — 50 µg/kg; *Ergotamin:* E — 5 µg/kg

Abnahme des Perfusionsdruckes bezieht; dieser Befund spricht dafür, daß die Amine die Vasodilatation durch ein und denselben Wirkungsmechanismus verursachen.

Isoprenalin (0,06—1,00 µg/kg) und N,N'-Hexamethylen-bis-noradrenalin-*ST 1512* (0,5—1,0 µg/kg) hatten keine regelmäßige Wirkung auf den Perfusionsdruck der Hinterextremität; meistens wurden keine Veränderungen beobachtet, in einigen Fällen kam es zu geringfügigen Abnahmen, in anderen zu Zunahmen des Perfusionsdruckes. Im letzten Fall handelte es sich wohl um durch den systemischen Blutdruckabfall ausgelöste Constrictionen kompensatorischer Art, die nach Blockierung der blutdrucksenkenden Wirkung durch Propranolol aufgehoben wurden.

DMPP (2,5—20 µg/kg), *m-Bromophenyloxycholin* (1—2 µg/kg) und *Acetylcholin* (0,2—0,8 mg/kg), nach vorheriger Atropingabe — 0,2 mg/kg

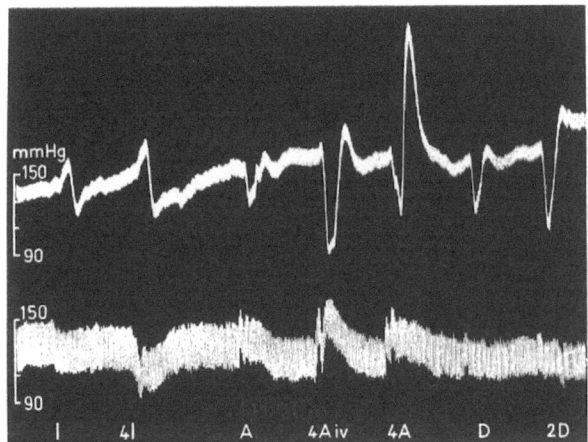

Abb. 4. Isoprenalin löst die neurogene Vasodilatation nicht aus. Adrenalin und Dopamin verursachen diese Dilatation auch nach intraaortaler Einspritzung. *Isoprenalin:* I — 0,2 µg/kg; 4I — 0,8 µg/kg; *Adrenalin:* A — 0,5 µg/kg; 4A — 2 µg/kg; 4A i.v. — 2 µg/kg *intravenös* (alle anderen Einspritzungen erfolgten in die Aorta, unterhalb der Nebennieren); *Dopamin:* D — 10 µg/kg; 2D — 20 µg/kg

waren in der Lage, neurogene Dilatationen auszulösen (Abb. 3) während *Acetylcholin* (5—20 µg/kg, vor Atropin) und *Histamin* (2—16 µg/kg) in 4 bzw. 6 Versuche keine oder nur eine sehr geringfügige Wirkung hatten. *Angiotensin* (0,2—1 µg/kg; 3 Versuche), *5-Hydroxytryptamin* (5—10 µg/kg; 4 Versuche) und *Pituitrin* (0,25—0,5 E/kg; 3 Versuche) verursachten Blutdrucksteigerungen aber eine nur angedeutete Vasodilatation, bei Präparaten, die auf äquipressorische Adrenalindosen (1—2 µg/kg) mit deutlichen Vasodilatationen reagierten.

2. Auch bei *intraaortaler Verabreichung* waren die Amine in der Lage, neurogene Vasodilatationen hervorzurufen, die den systemischen Blutdruckwirkungen vorausgingen. Aus Abb. 4 ist auch ersichtlich, daß die gleiche Adrenalindosis bei i.v. Verabreichung eine stärkere dilatatorische Wirkung hat als nach intraaortaler Einspritzung, während Isoprenalin auch in dieser Versuchsanordnung keine *neurogene* Dilatation verursacht.

3. *Ergotamin* (5—100 µg/kg) war auch in der Lage, die neurogene Dilatation hervorzurufen (Abb. 3), nahm aber unter den untersuchten Substanzen eine Sonderstellung ein, indem es anschließend die neurogendilatatorische Wirkung abschwächte oder aufhob; diese *Blockade der neurogenen Dilatation* erstreckte sich auf alle obenerwähnten Amine sowie auf Ergotamin selbst. Auch nach intraventriculärer oder intralumbaler Verabreichung kleinerer Ergotamindosen (2—5 µg/kg) konnte die neurogene Vasodilatation aufgehoben werden, obwohl sich die

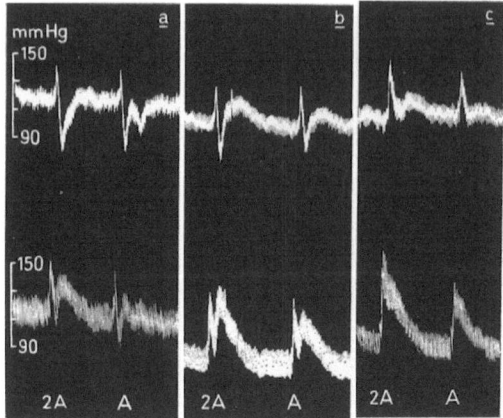

Abb. 5a—c. Auch bei subduraler Verabreichung blockiert Ergotamin die neurogene Dilatation und verstärkt die Blutdruckwirkung von Adrenalin. *Adrenalin* 2A — 1 µg/kg; A — 0,5 µg/kg; α-Kontrolle b — 12 min, c — 50 min nach intralumbaler Einspritzung von Ergotamin 5 µg/kg

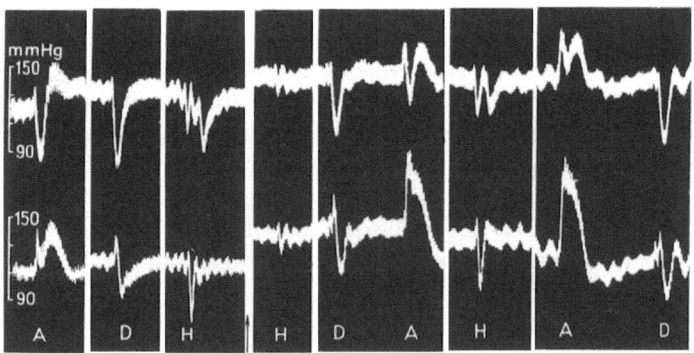

Abb. 6. Pheniramin schwächt die Adrenalindilatation stärker als die Dopamindilatation ab; zwischen dieser blockierenden Wirkung und der Antihistaminwirkung besteht zeitlich keine Korrelation. *Adrenalin:* A—1 µg/kg; *Dopamin:* D — 10 µg/kg; *Histamin:* H — 4 µg/kg. Beim Pfeil Pheniramin 1 mg/kg; die letzten drei Gaben (H, A, D) 43, 46 und 52 min nach Pheniraminverabreichung

Blockade in diesen Fällen erst nach längerer Latenzzeit (20—50 min) voll ausbildete (Abb. 5). Schließlich kam es auch nach intraarterieller Ergotamingabe (0,5—5,0 µg/kg) zur Blockade der neurogenen Dilatation. Bei den Versuchen mit gekreuztem Kreislauf war die blockierende Ergotaminwirkung sowohl nach Verabreichung beim Spendertier wie beim Empfängertier festzustellen.

Bei mit Reserpin (3 mg/kg i.m. 24 Std vor Versuchsbeginn) vorbehandelten Tieren konnte die neurogene Dilatation nicht beobachtet werden.

Phentolamin (2 mg/kg i.v.; 5 Versuche) hob die Dilatation auf; die Antihistaminica Prometazin und Pheniramin (1—2 mg/kg) schwächten die neurogene Vasodilatation gleichfalls ab. Dabei fiel auf, daß Prometazin die pressorischen Wirkungen von Adrenalin und Noradrenalin stark abschwächte, während Pheniramin, das in der erwähnten Dosierung die Blutdruckwirkungen der Brenzcatechinamine eher verstärkte, viel deutlicher die Adrenalin- als die Dopamindilatation abschwächte; diese blockierende Wirkung des Pheniramins war erst zu einem Zeitpunkt voll entwickelt, in dem der Antagonismus gegenüber Histamin sich bereits im Ausklingen befand (Abb. 6). In den 4 Versuchen bei denen Pheniramin in der Dosis von 2 mg/kg benutzt wurde, wurde die maximale Abschwächung der Adrenalindilatation 42 ± 3,9 min nach Pheniraminverabreichung beobachtet; zu diesem Zeitpunkt hatte die Histaminwirkung bereits 80—100% der Kontrollwerte wieder erreicht.

Atropin (0,1—0,3 mg/kg; 5 Versuche), Methsergide (10—50 µg/kg; 3 Versuche), Propranolol (0,5—1 mg/kg; 4 Versuche) sowie Unterbindung der Blutversorgung der Pfote (6 Versuche) übten keinen Einfluß auf die neurogene Dilatation aus.

4. Bei *intraarterieller Darreichung* verursachten Adrenalin (0,05 bis 0,2 µg/kg), Noradrenalin (0,025—1 µg/kg) und Cobefrin (0,1—0,4 µg/kg) ausschließlich dosisabhängige Erhöhungen des Perfusionsdruckes (Vasoconstriction), während Acetylcholin (0,01—0,04 µg/kg) und Isoprenalin (0,007—0,06 µg/kg) eine entgegengesetzte Wirkung hatten. Dopamin (0,5—8 µg/kg) verursachte häufig biphasische Reaktionen — dem initialen Perfusionsdruckanstieg schloß sich eine Drucksenkung an. Reserpinvorbehandlung hatte keinen Einfluß auf die Art der beschriebenen Wirkungen, obwohl bei diesen Versuchstieren die constrictorischen Wirkungen von allen untersuchten Brenzcatechinaminen gegenüber den Kontrollen potenziert zu sein schienen.

Die Injektion von Ergotamin (0,5—5 µg/kg) hatte eine ausgesprochene und länger dauernde Erhöhung des Perfusionsdruckes zur Folge und schwächte die Noradrenalinwirkung ab, während die Adrenalin-, Cobefrin- und Dopamineffekte aufgehoben oder in Dilatationen umgekehrt wurden; diese Dilatationen wurden durch anschließend verabreichtes Propranolol (1 mg/kg i.v.) aufgehoben.

Diskussion

1. Außer den körpereigenen Brenzcatechinaminen Noradrenalin, Adrenalin und Dopamin erwies sich in den beschriebenen Versuchen eine Reihe sympathicomimetischer Amine als fähig, eine auf nervalem Wege

zustande kommende Vasodilatation in der Hinterextremität des narkotisierten Hundes auszulösen. Von den untersuchten Substanzen waren nur diejenigen wirksam, die entweder eine ausgesprochene Affinität zu den α-Receptoren aufweisen (Adrenalin, Noradrenalin, Dopamin, Cobefrin, Phenylephrin; Norphenephrin, Octopamin) oder biogene Brenzcatechinamine aus den Gewebsspeichern freizusetzen imstande sind (Tyramin, Heptaminol, Metaraminol; DMPP, m-Bromophenyloxycholin, Acetylcholin nach Atropingabe); Ergotamin, das die Vasodilatation hervorrief, ist bekanntlich in der Lage, sowohl α-Receptoren zu aktivieren wie die Wiederaufnahme von Noradrenalin ins Gewebe zu blockieren (Übersicht z. B. bei SALZMANN, PACHA, TÄSCHLER u. WEIDMANN, 1968). Vorwiegend auf β-Receptoren wirkende Amine riefen überhaupt keine neurogene Dilatation hervor.

2. Trotz andersartiger Meinung (WELLENS, 1964; WELLENS u. WAUTERS, 1966; BRODY, 1966; BRODY, DU CHARME u. BECK, 1967) ist die neurogene Vasodilatation nicht als ein durch Blutdrucksteigerung und Stimulierung der Baroreceptoren ausgelöstes Reflexphänomen gegenregulatorischer Natur aufzufassen; zu dieser Einstellung waren bereits BINET u. BURSTEIN (1947), DÖRNER, FLACKE u. SWAINE (1957) sowie GRUHZIT, FREYBURGER u. MOE (1954) aufgrund ihrer Denervierungsversuche gekommen, und die vorliegenden Versuchsergebnisse stimmen gut mit dieser Ansicht überein. Tatsächlich wurde die blutdruck*senkende* Wirkung kleiner Adrenalin- und Dopamindosen von Vasodilatationen beträchtlichen Ausmaßes begleitet; es bestand keine Proportionalität zwischen pressorischer und neurogendilatierender Wirkung; verschiedene blutdrucksteigernde Substanzen (Angiotensin, 5-Hydroxytryptamin, Pituitrin), lösten keine neurogene Vasodilatation aus; schließlich trat nach intraaortaler Verabreichung von Adrenalin oder Dopamin die neurogene Dilatation *vor* den Blutdruckwirkungen der Amine ein. Es soll hiermit das Bestehen von durch Erregung der Baroreceptoren ausgelösten Gegenregulationen im Sinne der Dämpfung des Sympathicotonus keineswegs in Frage gestellt werden; die Ergebnisse erlauben aber die Schlußfolgerung, daß von den Baroreceptoren ausgehende Reflexe an der beobachteten Vasodilatation weder ausschließlich noch vorwiegend beteiligt sein können.

3. Unter den Substanzen, die die Vasodilatation antagonistisch beeinflussen, kommt dem Ergotamin eine Sonderstellung zu. In Übereinstimmung mit früheren Ergebnissen (OSSWALD, 1960; WELLENS, 1964; WELLENS u. WAUTERS, 1966; BOGAERT u. SCHAEPDRYVER, 1967; WELLENS, 1968) wurde gefunden, daß Ergotamin die Vasodilatation stark abschwächte oder aufhob; darüber hinaus zeigen die Ergebnisse, daß dem Ergotamin mehr als ein Angriffspunkt zukommt: in der Gefäßperipherie, da kleine intraarteriell injizierte Dosen die Dilatation blockie-

ten und in den Versuchen mit gekreuztem Kreislauf dem Spendertier verabreichtes Ergotamin die Vasodilatation der perfundierten Extremität unterdrückte; sodann außerhalb der perfundierten Extremität, da dem Empfängertier systemisch verabreichtes Ergotamin eine ähnlich blockierende Wirkung aufwies.

Auch nach intraventriculärer oder intralumbaler Gabe kleiner Dosen (5 µg/kg) übte Ergotamin eine vasodilatationsblockierende Wirkung aus, und da das Alkaloid mit Leichtigkeit die Blutliquorschranke durchdringt (ROTHLIN, 1946/47), käme ein zentralnervöser Angriffspunkt nach intravenöser Verabreichung in Betracht.

Das α-Sympathicolyticum Phentolamin blockiert die neurogene Vasodilatation; für andere Sympathicolytica wurden ähnliche Wirkungen verschiedentlich beschrieben (883 F und Opilon — OSSWALD, 1960; Dibenamin und Phenoxybenzamin — BRODY, 1966, 1968; JONES, 1962; GLICK, WECHSLER u. EPSTEIN, 1968). Das β-Sympathicolyticum Propranolol blieb jedoch ohne Einfluß auf die Vasodilatation, wie aus früheren Ergebnissen mit DCI (MC DONALD u. GOLDBERG, 1963) und Pronethalol (WELLENS u. WAUTERS, 1966; BOGAERT u. SCHAEPDRYVER, 1967) vorauszusehen war.

4. Über den Mechanismus der neurogenen Vasodilatation herrscht keine Einstimmigkeit: während verschiedene Autoren (u. a. FOLKOW u. UVNÄS, 1950; JONES, 1962; BOGAERT u. SCHAEPDRYVER, 1967) darin ausschließlich den Ausdruck einer zentral oder peripher bedingten Hemmung des Sympathicotonus sehen möchten, plädiert vor allem die Forschergruppe von BECK für die aktive Natur der Dilatation, die durch Freisetzung eines Übertragerstoffes bedingt sein soll; nach Ansicht der letztgenannten Autoren soll dem Histamin die Rolle des Übertragerstoffes zukommen. Tatsächlich blockieren verschiedene Antihistaminica, insbesondere Tripelennamin, die neurogene Dilatation (BECK, 1965; BRODY, 1966; TUTTLE, 1966; BRODY, DU CHARME u. BECK, 1967; WELLENS, 1968; LEVIN, BARTLETT u. BECK, 1968; GLICK, WECHSLER u. EPSTEIN, 1968), aber die Beweisführung ist nicht überzeugend: es besteht keine Proportionalität zwischen Intensität der Antihistaminwirkung und der Blockade, die Ergebnisse mit Histaminliberatoren sind widersprechlich, und schließlich besteht, wie aus der vorliegenden Untersuchung hervorgeht, keine zeitliche Korrelation zwischen Antihistaminwirkung und Dämpfung der Dilatation. Außerdem wurde die Adrenalindilatation durch Pheniramin stärker als die Dopamindilatation abgeschwächt; Ergotamin, das eine Blockade der Vasodilatation hervorrief, hat bekanntlich keine nennenswerten Antihistaminwirkungen (ROTHLIN u. BIRCHER, 1952).

Auch für andere möglicherweise in Frage kommende Übertragerstoffe gaben unsere Versuche keine Anhaltspunkte. Acetylcholin dürfte als ausgeschlossen gelten, da Atropin die Vasodilatation unbeeinflußt ließ (in Übereinstimmung mit den Ergebnissen von DOERNER, FLACKE u. SWAINE, 1957; BRODY, 1966; BOGAERT u. SCHAEPDRYVER, 1967; BRODY, DU CHARME u. BECK, 1967), während das die Vasodilatation aufhebende Ergotamin die Gefäßwirkung des Acetylcholins nicht nur nicht aufhob, sondern sogar signifikant verstärkte, wohl aufgrund seiner cholinesterasehemmenden Wirkung. Auch scheint es unwahrscheinlich, daß 5-Hydroxytryptamin die Rolle des Überträgerstoffes spielt (wie von WELLENS, 1964 vorgeschlagen), da die intraarterielle Verabreichung des Amins keine Dilatation hervorrief, und Methsergide ohne Einfluß auf die Vasodilatation blieb, obwohl es die Kreislaufwirkungen von 5-Hydroxytryptamin aufhob.

5. Die dargestellten Versuchsergebnisse weisen auf die ausschlaggebende Rolle eines intakten, funktionstüchtigen, sympathischen Nervensystems für das Zustandekommen der neurogenen Dilatation hin. Ausschaltung des Sympathicus durch Durchschneidung oder als Folge pharmakologischer Intervention, sowie Beeinträchtigung der Aufnahme, Speicherung und Freisetzung von Noradrenalin führen zur Blockade der neurogenen Dilatation. Cocain und das Antihistaminicum Tripelennamin, die die Aufnahme von Noradrenalin hemmen, üben eine ähnliche, blockierende Wirkung auf die Vasodilatation aus (GLICK, WECHSLER u. EPSTEIN, 1968). Die Vasodilatation erscheint demnach als eine durch Erregung adrenergischer α-Receptoren ausgelöste und durch Vermittlung sympathischer Nerven in der Gefäßperipherie zum Ausdruck kommende gegenregulatorische orientierte Reaktion, deren terminale Vorgänge (Hemmung des Sympathicotonus, vermehrte Aufnahme des an den Nervenendigungen sezernierten Noradrenalins, Freisetzung eines unbekannten Überträgerstoffes) noch nicht geklärt sind.

Jedenfalls berechtigt die Intensität der beschriebenen neurogenen Vasodilatation zu der Annahme, daß die Blutdruckwirkungen der sie auslösenden Pharmaka durch die Dilatation mitbestimmt werden und diese bei Untersuchungen über Kreislaufwirkungen sympathicomimetischer Amine nicht außer acht gelassen werden sollte; Substanzen wie Ergotamin, Reserpin, Antihistaminica müssen wenigstens zum Teil ihre potenzierende Wirkung auf die Noradrenalinhypertension der beschriebenen Blockade der neurogenen Vasodilatation verdanken.

Literatur

BECK, L.: Active reflex dilatation in the innervated perfused hind leg of the dog. Amer. J. Physiol. **201**, 123–128 (1961).
— Histamine as the potential mediator of active reflex dilatation. Fed. Proc. **24**, 1298–1310 (1965).
BINET, L., et M. BURSTEIN: Sur la vasodilatation péripherique d'origine adrénalinique. C. R. Soc. Biol. (Paris) **141**, 630–638 (1947).
BOGAERT, M. G., and A. F. DE SCHAEPDRYVER: Dopamine-induced neurogenic vasodilation in the hind leg of the dog. Arch. int. Pharmacodyn. **166**, 203–207 (1967).

Brody, M. J.: Neurohumoral mediation of active reflex vasodilatation. Fed. Proc. **25**, 1538—1592 (1966).
— Mechanisms of pharmacologic blockade of reflex vasodilatation. Fed. Proc. **27**, 756 (1968).
— D. W. du Charme, and L. Beck: Active reflex vasodilatation induced by veratrine and dopamine. J. Pharmacol. exp. Ther. **155**, 84—90 (1967).
Dörner, J.: Ist die auf nervalem Wege ausgelöste Gefäßdilatation nach intravenöser Injektion von Adrenalin und Arterenol die Folge einer Hemmung des Sympathicotonus? Naunyn-Schmiedebergs Arch. exp. Path. Pharmak. **221**, 273—285 (1954).
— W. Flacke u. C. R. Swaine: Zur Frage der Beteiligung atropinunempfindlicher Vasodilatatoren bei der neurogenen Gefäßdilatation nach Adrenalin und Noradrenalin. Naunyn-Schmiedebergs Arch. exp. Path. Pharmak. **232**, 306—308 (1957).
—, u. H.-J. Kuschke: Die Beeinflussung der neurogenen Adrenalin- und Arterenoldilatation der Skeletmuskelgefäße durch Novocain, Atropin und Physostigmin, zugleich ein Beitrag zur Frage der Existenz vasodilatatorischer Nerven. Naunyn-Schmiedebergs Arch. exp. Path. Pharmak. **224**, 368—377 (1955).
Folkow, B., and B. Uvnäs: Do adrenergic vasodilator nerves exist? Acta physiol. scand. **20**, 329—337 (1950).
Frumin, M. J., S. H. Ngai, and S. C. Wang: Evaluation of vasodilator mechanisms in the canine hind leg; question of dorsal root participation. Amer. J. Physiol. **173**, 428—463 (1953).
Gayet, R., T. Gayet et M. Guillaumie: Actions vasomotrices de l'adrénaline sur les muscles. Processus péripherique vasoconstricteur et processus central vasodilatateur. C. R. Soc. Biol. (Paris) **97**, 1145—1147 (1927).
Glick, G., A. S. Wechsler, and S. E. Epstein: Mechanisms of reflex vasodilatation: assessment of the role of neural reuptake of norepinephrine and release of histamine. J. clin. Invest. **47**, 511—520 (1968).
Gruhzit, C. C., W. A. Freyburger, and G. K. Moe: The nature of the reflex vasodilatation induced by epinephrine. J. Pharmacol. exp. Ther. **112**, 138—150 (1954).
Jones, J. J.: Inhibition of the vasomotor system of the anesthetized dog by epinephrine and norepinephrine. Circulat. Res. **10**, 156—159 (1962).
Levin, J. A., J. D. Bartlett, Jr., and L. Beck: Active reflex vasodilatation induced by intravenous epinephrine and norepinephrine in primates. J. Pharmacol. exp. Ther. **161**, 262—270 (1968).
McDonald, R. H., Jr., and L. I. Goldberg: Analysis of the cardiovascular effects of dopamine in the dog. J. Pharmacol. exp. Ther. **140**, 60—66 (1963).
Osswald, W.: Reversal of adrenergic vasodepression. Arch. int. Pharmacodyn. **126**, 346—358 (1960).
Rothlin, E.: The pharmacology of the natural and dihydrogenated alkaloids of ergot. Bull. schweiz. Akad. med. Wiss. **2**, 249—272 (1946/47).
—, and R. Bircher: Allergy, the autonomic nervous system and ergot alkaloids. In: Progress in Allergy (Ed. P. Kallós), vol. 3, pp. 434—484. Basel: S. Karger 1952.
Sakuma, A., and L. Beck: Pharmacological evidence for active reflex dilation. Amer. J. Physiol. **201**, 129—133 (1961).
Salzmann, R., W. Pacha, M. Taeschler, and H. Weidmann: The effect of ergotamine on humoral and neuronal actions in the nictitating membrane and the spleen of the cat. Naunyn-Schmiedebergs Arch. Pharmak. exp. Path. **261**, 360—378 (1968).

Tuttle, R. S.: Histaminergic component in the baroreceptor reflex of the pyramidal cat. Fed. Proc. **25**, 1593—1595 (1966).
Uvnäs, B.: Cholinergic vasodilator nerves. Fed. Proc. **25**, 1618—1622 (1966).
Wellens, D.: Inhibition of norepinephrine induced reflex vasodilation in the dog hind limb. Arch. int. Pharmacodyn. **151**, 281—285 (1964).
— Peripheral inhibition of reflexogenic vasodilation induced by veratridine. Arch. int. Pharmacodyn. **172**, 247—250 (1968).
—, and E. Wauters: Norepinephrine-induced reflex vasodilation and adrenergic beta-receptors. Arch. int. Pharmacodyn. **159**, 401—406 (1966).

Prof. Dr. W. Osswald
Laboratório de Farmacologia
Faculdade de Medicina
Porto, Portugal

Biochemical and Histochemical Studies on the Distribution of Histamine in the Digestive Tract of Man, Dog and Other Mammals *

W. LORENZ, A. SCHAUER, ST. HEITLAND, R. CALVOER, and E. WERLE

Institut für Klinische Chemie und Klinische Biochemie and Pathologisches Institut der Universität München

Received May 12, 1969

Summary. 1. The distribution of histamine was determined in tissues of the digestive tract of man, dog, pig, cow, and sheep, especially in the oral mucosa, stomach, gallbladder, and pancreas.

2. After treatment with compound 48/80, histamine was released from the frenulum linguae, soft palate, tongue, and thyroid gland of dogs, but not from the vestibulum oris, hard palate, pharynx, oesophagus, stomach, and pancreas (experiments in the dog). The release of histamine from the tongue showed regional differences and was lowest in the root and highest in the tip.

3. A parallelism could be shown between the histamine content and the mast cell density in different parts of the tongue, stomach and in the soft palate of untreated dogs and dogs treated with 48/80. The mast cells in the gastric mucosa could be characterized by their staining properties as "atypical" mast cells, whereas those in the musculature of the tongue were "typical" mast cells.

4. The histamine content of the single mast cell was similar in all tissues (3.2 pg/cell in the tongue, 3.3 in the stomach, 4.8 in the soft palate and 3.4 in the submaxillary gland). Only the mast cells in the fundic mucosa showed a significantly lower histamine content (1.9 pg/cell). The mast cells of the fundus and body of the stomach of the dog seemed to store histamine which was released by 48/80.

5. A new classification of histamine stores is proposed: "unspecific mast cell stores" and "tissue specific stores".

Key-Words: Histamine — Alimentary Canal — Mammals — Mast Cells.

In the digestive tract of mammals, the histamine content of the tissues has been examined more frequently than of other organ systems (for a survey see LORENZ and WERLE, 1969). But in some of them, like the pancreas, gallbladder, and oral mucosa, nothing or very little is known about its concentration and distribution.

In the dog, cellular localization of the amine had been studied intensely in many tissues of the alimentary canal (FELDBERG and HARRIS, 1953; ARVY and QUIVY, 1955, 1955a; MOTA et al., 1956; LORENZ et al., 1968c; AURES et al., 1968). Nevertheless, the results obtained by bio-

---

* Supported by a grant from Deutsche Forschungsgemeinschaft.

chemical and histochemical methods are not sufficient to characterize various types of histamine stores, which may occur in one single tissue. Especially since ENERBÄCK (1966a—d) had differentiated two kinds of mast cells by their biochemical and histochemical properties, which he had called "typical" and "atypical" mast cells, it seemed necessary to investigate the problem whether histamine is actually localized in two types of stores only: the "mast cell store" and the "nonmast cell store" (BRODIE et al., 1966).

In this study the concentration and distribution of histamine were determined in many tissues of the digestive tract, especially in some parts of the oral mucosa, in the pancreas, gallbladder, and stomach. Furthermore, by the aid of biochemical and histochemical methods we tried to characterize the stores of histamine in different organs of the alimentary canal of the dog.

Methods

Materials. The human tissues were obtained from four men who died of accidents. The tissues of the animals were obtained from a local slaughter house or from our laboratory. Mongrel dogs weighing 8—12 kg were narcotized by 10—15 mg/kg Nembutal ® and bled. The organs were removed immediately after the death of the animals, frozen by CO_2 snow and held at $- 20°C$, until the assay of histamine was performed.

Reagents: o-phthaldialdehyde (recrystallized from ligroin B. P. 50—70°C), histamine dihydrochloride (Fluka, Basle), n-butanol (for chromatography, Riedel de Haën, Seelze), n-heptane, perchloric acid (Uvasol®, Merck, Darmstadt); toluidine blue 0 for microscopy, lead acetate and Entellan (Merck, Darmstadt). We thank very much the Imperial Chemistry Industries, Manchester, for the gift of compound 48/80.

Determination of Histamine. Histamine was measured spectrofluorometrically according to the method of SHORE et al. (1959). Blanks were obtained by omission of the condensation step and by carrying 4 ml of 0.4 N $HClO_4$ through the whole procedure. The recoveries of 0.5—20.0 µg histamine hydrochloride added to the tissue homogenates were 70—80%.

The specifity of the method was proved by comparing the fluorescence spectra of the tissue extracts (in 0,1 N HCl) with that of standard histamine, and by comparing the histamine values obtained by the method of SHORE et al. (1959) with those obtained by the biological assay of histamine on the isolated guinea-pig ileum using the highly specific antihistaminic drug antazoline (LORENZ and WERLE, 1969a) as an antagonist. The results of the two methods corresponded upto a difference of only $\pm$ 5%, the fluorescence spectra of the extracts were identical with those of standard histamine. All histamine values are expressed as µg histamine dihydrochloride/g wet weight.

Treatment of the Dogs with Compound 48/80. Adult mongrel dogs (pairs of the same litter) were treated on three successive days with i.m. injections of increased doses of 48/80 (2.5 mg/kg, 3.5 mg/kg and 4.0 mg/kg daily). Then the animals were sacrificed and the tissues removed, as described under materials.

Staining of the Mast Cells with Toluidine Blue and Estimation of the Mast Cell Density. Specimens of the tissue adjacent to the ones used for the determination of histamine were fixed for 24 hours with 4% basic lead acetate. Then they were embedded in paraffin; 10 μ sections were stained for 30 min with a 0.5% toluidine blue solution at pH 4.0 and mounted in Entellan. For the characterization of the "typical" or, "atypical" mast cells, the same sections or those following immediately on the paraffin block (5 μ thickness) were stained for 30—45 sec or 10 min with 0.1% toluidine blue solution at pH 0.3, 0.5, 1.5 and 4.0, according to the method of ENERBÄCK (1966b). The gastric mucosa was cut vertically to its surface. In each section the number of mast cells was counted in 25 fields of nearly 1 mm² each. 2—3 sections in layers of different depth were examined in each specimen of tissue. Also, cells degranulated to a large extent by the treatment of 48/80 were counted. The density of mast cells is expressed as the number of cells/25 fields (averages of 2—3 sections).

Results

1. Histamine Content of Different Tissues in the Alimentary Tract of Man, Dog and other Mammals

In the digestive tract of the *dog*, the highest histamine concentrations were found in the stomach, duodenum, and palatine tonsils, the lowest in the pancreas, thyroid gland, gallbladder, and mucosa of the hard palate and vestibulum oris (Table 1). In the oral mucosa the histamine

Table 1. *Histamine content of different organs in the digestive tract of the dog*

Organ	Histamine content (μg/g)	
	Mean value ± $s_{\bar{x}}$	Extreme values
Head		
Vestibulum oris	6.2 ± 1.8	3.8— 8.2
Frenulum linguae	16.9 ± 1.6	14.6—18.1
Tongue	14.9 ± 3.8	10.8—21.4
Hard palate	4.1 ± 1.1	3.2— 5.9
Soft palate	26.5 ± 6.5	20.6—90.3
Palatine tonsil	61.5 ± 16.5	7.6—42.4
Pharynx	22.7 ± 14.8	
Neck and thorax		
Oesophagus	14.4 ± 3.0	10.1—17.7
Thyroid gland	6.4 ± 3.1	3.2— 9.9
Thymus	24.9 ± 26.0	6.7—66.4
Lymph node	14.5 ± 12.0	6.2—34.7
Abdomen		
Stomach	66.5 ± 12.3	36.4—101.9
Duodenum	72.3 ± 9.7	62.1— 77.7
Ileum	40.5 ± 10.2	27.0— 50.4
Pancreas	5.4 ± 0.7	3.9— 6.1
Gallbladder	4.8 ± 0.7	3.1— 5.7
Spleen	13.8 ± 6.7	6.2— 24.3

$N = 5$—9 animals. The mucosa of the vestibulum oris was removed from the cheeks.

content increased from oral to aboral. The highest histamine concentrations were found in the soft palate and pharynx (Table 1). Since we obtained the same results in *man* (Table 2), it seems possible that histamine plays a role in the genesis of the inflammatory or allergic oedema of this region (*glottic oedema*).

Table 2. *Histamine content of different tissues of the human mouth and pharynx*

Organ	Histamine content (µg/g)	
	Mean value $\pm s_{\bar{x}}$	Extreme values[a]
Tongue, tip	7.6 $\pm$ 3.6	4.8–12.9
body	5.9 $\pm$ 0.9	4.6– 6.8
root	7.4 $\pm$ 1.0	6.2– 8.5
Mucosa in the region of the isthmus faucium	19.4 $\pm$ 9.5	13.3–30.4
Palatine tonsil	15.4 $\pm$ 2.7	12.7–19.0
Pharynx	16.5 $\pm$ 2.1	13.2–20.3

[a] $N = 4$ (number of human beings tested).

Table 3. *Histamine content of the pancreas and the gallbladder of different mammals*

Organ, species	N	Histamine content (µg/g)	
		Mean value $\pm s_{\bar{x}}$	Extreme values
Pancreas pig	5	5.1 $\pm$ 0.6	4.6– 5.4
cow	6	13.8 $\pm$ 1.5	11.7– 15.8
calf	6	6.7 $\pm$ 2.3	3.8– 10.0
sheep	5	22.6 $\pm$ 6.2	16.8– 33.0
rat	6	8.4 $\pm$ 6.5	3.0– 21.1
Gallbladder pig	4	81.6 $\pm$ 37.0	38.5–114.0
cow	4	30.3 $\pm$ 10.0	22.4– 49.8
sheep	5	8.1 $\pm$ 4.9	2.1– 13.4

N = number of animals tested.

The histamine concentration of the *pancreas* and *gallbladder* varied from one species to another (Table 3). The highest histamine content of the pancreas was found in that of sheep, the lowest in dogs and pigs. The very low density of mast cells in the pancreas of the dog (ARVY and QUIVY, 1955a) can explain this finding. A very high histamine concentration was discovered in the gallbladder of the pig. It could be possible that histamine plays a role in the etiology of *biliary dyskinesia*.

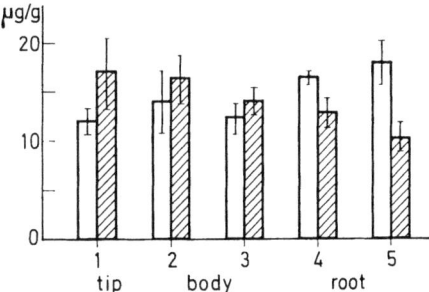

Fig. 1. *Distribution of histamine in the tongue of the dog.* Histamine in µg/g, $\bar{x} \pm s_{\bar{x}}$, 5 animals tested. Strips of the mucosa and musculature were obtained by dissecting the tongue into 5 equal, 2—3 cm large pieces. Strip 1 corresponds to the tip, 2—4 to the body and 5 to the root of the tongue. Differences of the histamine content in the *mucosa:* 4/1 and 5/1 $p < 0.05$, in the *musculature:* 1/5 and 2/5 $p < 0.05$. ▨ mucosa; □ musculature

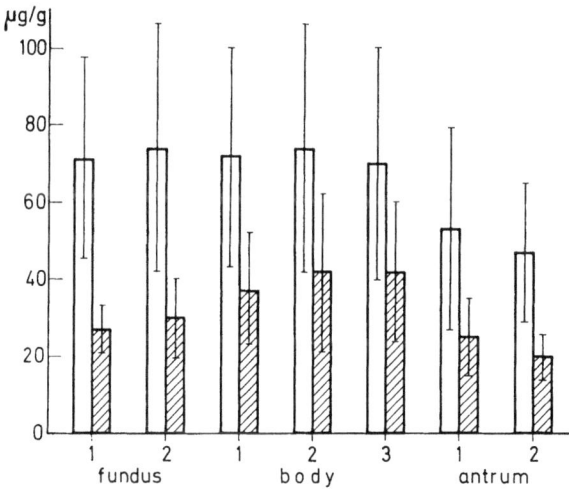

Fig. 2. *Distribution of histamine in the stomach of the dog.* Histamine in µg/g. $\bar{x} \pm s_{\bar{x}}$, 5 animals tested. Strips of the mucosa and musculature were obtained by dissecting the stomach in 7 equal, 3—4 cm large pieces along the circular musculature. The mucosa was separated from the musculature (controlled by microscopy). Correlation between the histamine content of mucosa and musculature: $r = 0{,}77$; $p < 0.05$. ▨ musculature; □ mucosa

2. Distribution of Histamine in the Tongue, Stomach and Pancreas

Histamine is not uniformly distributed in tongue of dogs. In the mucosa the concentration increased from the tip to the root, in the muscular tissue from the root to the tip (Fig. 1), corresponding to the change of the mast cell density (Table 8).

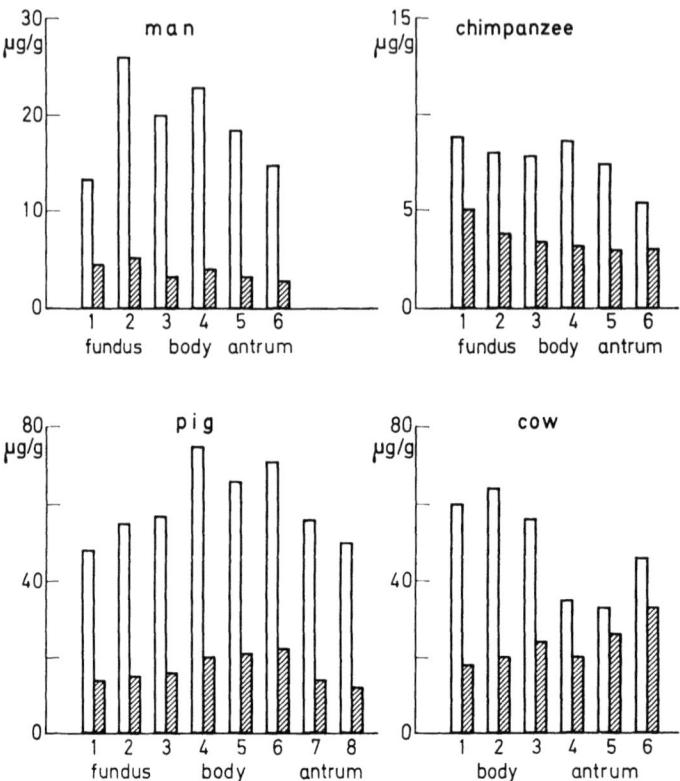

Fig. 3. *Distribution of histamine in the stomach of man, chimpanzee, pig and cow.* Histamine in µg/g, mean values ± $s\bar{x}$., 2 animals tested. Preparation of the mucosa and musculature according to Fig. 2. Correlation between the histamine content of mucosa and musculature: man: $r = 0.97$, $p < 0.001$; chimpanzee: $r = 0.17$; cow: $r = 0.35$; pig: $r = 0.91$, $p < 0.001$. □ mucosa, ▨ musculature

In the *gastric mucosa* of the dog the highest histamine concentrations were found in the fundus and body, the lowest in the antrum (Fig. 2). Also in man, monkey, pig and cow (Fig. 3), the highest histamine content was measured in those regions of the gastric mucosa, showing the highest density of the acid forming parietal cells (ELLENBERGER and BAUM, 1912). Only in the rennet-bag of the cow, the histamine concentration strongly increased immediately at the pylorus, where parietal cells were very seldom (LORENZ and PFLEGER, 1968d). The meaning of this interesting finding is not known, but it may be possible, that histamine in some species plays a role in the sphincter mechanism of the pylorus.

The muscularis propria and serosa of the dog's stomach showed only $48 \pm 8\%$ of the histamine concentration of the mucosa, in the body

58% (Fig. 2). Whether this higher histamine content of the body muscularis has any influence on the blood flow in this region, is not known. But a parallelism could be demonstrated between the histamine content of the mucosa and that of the muscularis propria, not only in dogs (Fig. 2), but also in men and pigs (Fig. 3), whereas this correlation could not be shown in monkeys and cows. The histamine concentration of the muscularis propria was $18 \pm 1\%$ of that of the mucosa in men, 28 ± 3 in pigs, 52 ± 21 in cows and 55 ± 8 in monkeys (Fig. 3). Therefore, the histamine content of the gastric muscularis propria was relatively high in monkeys, cows and dogs and low in men and pigs.

In the pancreas of dogs, cows and calves, histamine was uniformly distributed. If the two limbs of the dog's pancreas (cauda and caput pancreatis) were divided in 3 equal parts, the following histamine concentrations were found as mean values of 6 animals (beginning at the end of the cauda = left limb): 4.1 ± 1.1; 4.1 ± 0.8; 4.3 ± 0.5; 4.4 ± 1.2; 4.3 ± 1.0; 4.8 ± 1.4 (μg/g).

3. Histamine Concentrations in Tissues of the Digestive Tract of Dogs after Treatment with 48/80

In the *tongue* of dogs, histamine was released by compound 48/80 to about $50-60\%$ (Table 4). No significant difference existed between the mucosa and the musculature. However, similar to the histamine concentration, the histamine release by 48/80 was not equal in all parts of the

Table 4. *Histamine release in the tongue of the dog after treatment with compound 48/80*

Tissue	N	Histamine content (μg/g)		Release (%)	Significance (p)
		Untreated	Treated		
Whole tongue	9	14.9 ± 3.8	7.1 ± 4.3	52	< 0.001
Mucosa	5	15.9 ± 1.9	7.0 ± 0.3	56	< 0.001
Musculature	5	14.7 ± 3.8	5.8 ± 0.3	61	< 0.001
Mucosa					
1. strip	9	14.9 ± 5.0	4.0 ± 1.5	73	< 0.001
2. strip	5	15.3 ± 6.1	5.2 ± 2.4	66	< 0.001
3. strip	9	14.1 ± 3.9	5.6 ± 2.2	60	< 0.001
4. strip	5	16.4 ± 1.7	10.1 ± 0.9	35	< 0.025
5. strip	9	18.6 ± 5.0	10.0 ± 3.9	46	< 0.001
Musculature					
1. strip	9	18.4 ± 6.7	6.1 ± 2.5	67	< 0.001
2. strip	5	17.7 ± 9.1	6.6 ± 2.4	63	< 0.001
3. strip	9	14.5 ± 3.2	6.5 ± 2.4	55	< 0.001
4. strip	5	13.0 ± 3.3	6.3 ± 2.0	52	< 0.001
5. strip	9	9.4 ± 3.0	4.3 ± 1.1	64	< 0.001

$\bar{x} \pm s_{\bar{x}}$. N = number of animals tested. Preparation of the tissue strips according to Fig. 1.

mucosa, whereas it showed only insignificant variations in the musculature (Table 4). Contrary to the histamine content, the histamine release by 48/80 decreased in the mucosa from the tip to the root of the tongue (73 ± 14% in the first strip, 35 ± 24% in the fourth strip, $p < 0.02$).

Table 5. *Histamine release in the oral mucosa, pharynx and different organs of neck and thorax in the dog after treatment with compound 48/80*

Organ or tissue	Histamine content (µg/g)		Release (%)	Significance (p)
	Untreated	Treated		
Vestibulum oris	6.2 ± 1.8	7.8 ± 5.7	0	—
Frenulum linguae	16.9 ± 1.6	11.0 ± 4.7	35	< 0.05
Hard palate	4.1 ± 1.1	7.6 ± 3.5	0	—
Soft palate	26.5 ± 6.5	17.0 ± 5.5	36	< 0.02
Pharynx	22.7 ± 14.8	20.5 ± 2.4	10	> 0.05
Thyroid gland	6.4 ± 3.0	2.7 ± 1.4	58	< 0.025
Thymus	24.9 ± 26.0	13.7 ± 6.5	45	> 0.05
Lymph node	14.5 ± 12.0	5.1 ± 1.3	65	> 0.05
Upper oesophagus	12.5 ± 3.8	13.6 ± 4.0	—	—
Lower oesophagus	16.3 ± 2.2	17.2 ± 2.9	—	—

$\bar{x} \pm s_{\bar{x}}$. 5 pairs of animals were tested. The upper oesophagus reaches from the pharynx up to the division of the trachea, the lower part from the division of the trachea up to the cardia.

In the mucosa and the submucosa of the *frenulum linguae* and the *soft palate*, about 35% of histamine was released (Table 5), which was less than in the tongue. No histamine release could be shown in the mucosa and the submucosa of the *vestibulum oris* and the *hard palate*, which contained relatively much solid connective tissue, and in the walls of the *pharynx* (Table 5). In the regions of collum and thorax a significant histamine release could be demonstrated only in the *thyroid gland* (Table 5), which was similar to that of the tongue. No significant change of the histamine content could be observed in the *thymus* and *lymph node*, since the histamine values showed considerable variations in treated and untreated dogs.

Furthermore, no histamine release by 48/80 could be shown in the upper and lower parts of the *oesophagus* and in different parts of the mucosa and musculature of the *stomach* (Table 6). On the contrary, the histamine concentration increased in the mucosa and musculature, but the difference between treated and untreated animals was of no statistical significance. Furthermore, no histamine release could be observed in the pancreas after i.m. injection of 48/80 in dogs.

Table 6
Histamine content of different parts of the dog's stomach after treatment with 48/80

Tissue	Histamine content (µg/g)		Change (%)	Significance (p)
	Untreated	Treated		
Mucosa				
Fundus 1	71.2 ± 26.2	88.4 ± 16.6	+ 25	> 0.05
2	74.3 ± 32.2	83.1 ± 12.7	+ 12	> 0.05
Body 1	71.6 ± 28.1	84.8 ± 12.3	+ 18	> 0.05
2	74.1 ± 31.8	89.2 ± 8.7	+ 20	> 0.05
3	74.8 ± 35.4	89.5 ± 10.8	+ 19	> 0.05
Antrum 1	52.5 ± 25.8	67.7 ± 14.9	+ 30	> 0.05
2	46.7 ± 17.6	46.6 ± 13.7	—	> 0.05
Musculature				
Fundus 1	27.2 ± 6.1	39.9 ± 11.6	+ 48	$0.05 < p < 0.1$
2	29.7 ± 10.2	37.5 ± 11.0	+ 26	$p < 0.1$
Body 1	36.6 ± 15.0	41.5 ± 10.4	+ 13	—
2	43,6 ± 22.6	38.4 ± 6.7	− 12	—
3	41.5 ± 18.0	42.9 ± 6.1	—	—
Antrum 1	26.4 ± 10.2	28.8 ± 11.6	—	—
2	19.4 ± 6.4	17.8 ± 4.8	—	—

$\bar{x} \pm s_{\bar{x}}$. Preparation of the stomach according to Fig. 2. 5 pairs of animals tested.

4. Correlation between the Histamine Content and the Mast Cell Density in Tissues of the Dog

The highest mast cell density of all dog tissues was found in the gastric mucosa, the lowest in the submaxillary gland (Table 7). A highly significant correlation between the mast cell density and the histamine concentration of the tissues could be demonstrated (Fig. 4). Since the regression line passed through the origin, nearly all histamine in these tissues seemed to be localized in mast cells. Only in the submaxillary gland, about 40% of the amine was non-mast cell histamine, as previously shown (LORENZ et al., 1968c). Therefore, the histamine value of the submaxillary gland in Fig. 4 was corrected for mast cell histamine.

After treatment with 48/80, a parallel decrease of the histamine concentration and the mast cell density could be demonstrated in different parts of the mucosa and musculature of the tongue and in the *soft palate* (Table 8). The remaining histamine concentrations and mast cell densities in the tongue showed a correlation, the regression line of which passed through the origin (Fig. 5a). These findings support the statement that nearly all histamine of those tissues was localized in *mast cells*.

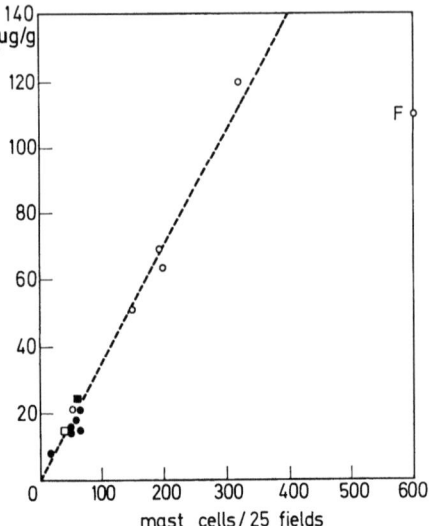

Fig. 4. *Correlation between the histamine content and the mast cell density of different organs in the digestive tract of dogs.* Histamine content in μg/g, mast cell density in number of mast cells/25 fields. The strips 1, 3, 5 according to Fig. 1 were studied in the mucosa and musculature of the tongue, fundus 1, body 2 and antrum 2 in the gastric mucosa and musculature according to Fig. 2. F fundic mucosa. Each point in the graph corresponds to a mean value obtained from determinations in 5 animals. Coefficient of correlation $r = 0.91$, $p < 0.001$. • tongue, ○ stomach, ■ soft palate, □ submaxillary gland. The histamine value of the submaxillary gland was corrected for mast cell histamine (see text)

Table 7. *Mast cell density in different organs or tissues of the dog*

Organ or tissue	N	Mast cell density	
		Mean value ± $s_{\bar{x}}$	Extreme values
Tongue, mucosa	15	60 ± 20	31–103
musculature	15	44 ± 26	13–112
Soft palate	5	51 ± 13	29– 61
Submaxillary gland	5	44 ± 23	17– 68
Stomach, mucosa	15	341 ± 197	55–705
musculature	15	131 ± 89	14–335

Mast cell density given in number of cells/25 fields ≅ number of cells/mm². N = number of tests. In the gastric mucosa and musculature one piece of tissue was removed from the fundus, body and antrum, in the tongue from strip 1, 3 and 5 according to Fig. 1.

In the *gastric* mucosa and musculature of the fundus and body, we found a decrease of the mast cell density after treatment with 48/80, which was significant only in the mucosa of the fundus (Table 8), and

Table 8. *Comparison of the histamine content and the mast cell density in different tissues of the dog after treatment with 48/80*

Tissue	Histamine content (µg/g)		Change (%)	Number of mast cells/ 25 fields		Change (%)
	Untreated	Treated		Untreated	Treated	
Tongue						
Mucosa:						
1. strip	15.7 ± 6.2	3.7 ± 1.7	− 76	50 ± 13	6 ± 6	− 88
3. strip	14.6 ± 4.9	4.1 ± 1.3	− 72	69 ± 29	17 ± 7	− 86
5. strip	20.3 ± 5.4	9.4 ± 4.9	− 56	71 ± 12	36 ± 26 [a]	− 50
Musculature:						
1. strip	17.7 ± 6.3	5.4 ± 2.6	− 70	57 ± 33	16 ± 12	− 72
3. strip	14.6 ± 3.7	5.6 ± 2.5	− 62	49 ± 29	17 ± 13	− 65
5. strip	7.8 ± 2.2	2.9 ± 1.0	− 63	16 ± 11	16 ± 11	− 63
Soft palate	26.5 ± 6.5	17.0 ± 5.5	− 36	51 ± 13	32 ± 13	− 37
Stomach						
Mucosa:						
Fundus 1	137 ± 40	117 ± 47	− 15	545 ± 169	313 ± 62	− 43
Body 2	141 ± 54	143 ± 72	—	323 ± 78	261 ± 88	− 19
Antrum 2	68 ± 31	71 ± 39	—	157 ± 85	172 ± 75	+ 10
Musculature:						
Fundus 1	51 ± 20	56 ± 23	+ 10	148 ± 74	118 ± 45	− 20
Body 2	69 ± 25	66 ± 21	—	196 ± 87	125 ± 46	− 36
Antrum 2	21 ± 7	27 ± 15	+ 29	56 ± 24	88 ± 50	+ 57

$\bar{x} \pm s_{\bar{x}}$. 5 pairs of animals tested. The changes of the histamine content and mast cell density are given in ± per cent, the tissue pieces were named according to Fig. 1 and 2.

Significance: tongue: In all cases $p < 0.001$, in [a] $p < 0.01$. Soft palate: $p < 0.02$. Stomach: With the exception of the number of mast cells in the mucosa of fundus 1 ($p < 0.025$) no significant changes.

an insignificant increase in the antrum. Contrary to these changes of the mast cell density, the histamine concentration of the gastric mucosa and musculature remained by far constant (Table 8, see above). Since the change of the mast cell density was relatively small, a significant correlation between the histamine content and the mast cell density before and after treatment with 48/80 could be shown in different parts of the stomach as well as in the tongue (Fig. 5b). These findings indicated that nearly all histamine in the stomach was localized in *mast cells*. But the decrease of the number of mast cell needs further explanation (see below).

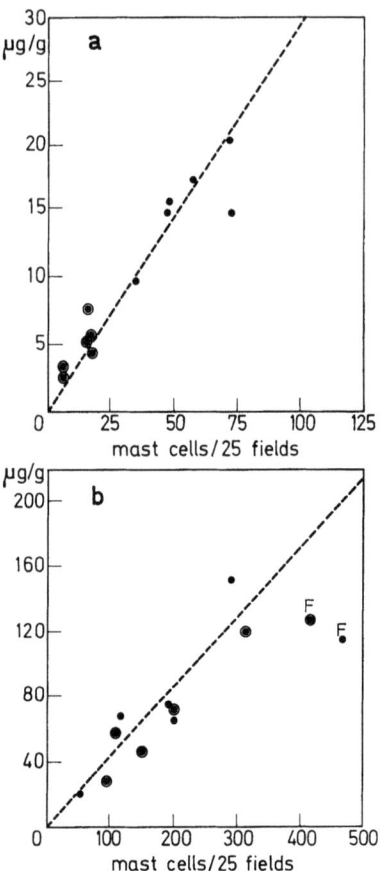

Fig. 5a and b. *Correlation between the histamine content and the mast cell density of the tongue and the stomach in normal dogs and those treated with 48/80.* Histamine content in µg/g, mast cell density in number of mast cells/25 fields. Each point in the graph corrseponds to a mean value obtained from determinations in 5 normal dogs (•) and those treated with 48/80 (⊙). Pieces of tissue in the tongue and stomach according to Fig. 4. F fundic mucosa. a) *tongue:* $r = 0.97$, $p < 0.001$; b) *stomach:* $r = 0.86$, $p < 0.001$

5. Characterization of the Mast Cells in the Tongue and the Stomach by Staining with Toluidine blue at Different pH Values

The mast cells of the gastric mucosa, duodenum and ileum of the rat could be differentiated from those of other tissues (RILEY, 1959; SCHAUER, 1964): They were strongly resistant to 48/80 and stained by 0.1% toluidine blue at pH 4.0, but not at pH 0.3. ENERBÄCK (1966a—d) called these cells "atypical mast cells".

Distribution of Histamine in the Digestive Tract 93

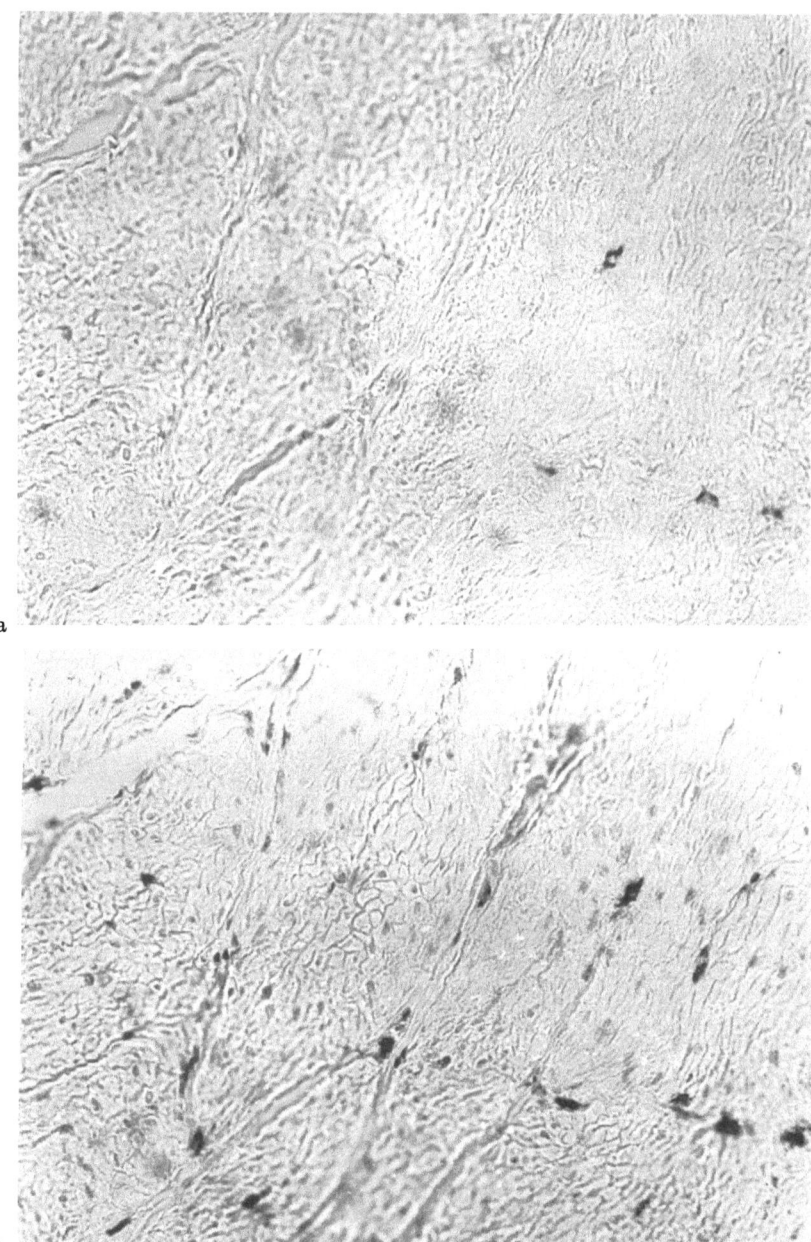

Fig. 6 a and b. *Staining of a section of the gastric musculature of the dog with toluidine blue (0.1%) at pH 4.0 and 0.3.* The same section was stained for 45 sec at pH 4.0 and for 10 min at pH 0.3 according to ENERBÄCK (1966b). It was obtained from body 2 according to Fig. 2. a = pH 0.3, b = pH 4.0. The mast cells appear as deeply black spots, note the great difference between the number of these cells at pH 0.3 and 4.0. Magnification 300 ×

Since the mast cells of some tissues of the dog were resistant to 48/80, we examined the staining behaviour of these cells with 0.1% toluidine blue at pH 4.0; 1.5; 0.5 and 0.3. In all parts of the musculature of the tongue (according to Fig.1) no difference could be fond in the mast cell density at different pH-values before and after treatment with 48/80. In the mucosa, this was only the case in the tip and body of the tongue, but not in the root, where about 40% of the mast cells disappeared at pH 0.3. Therefore, the mast cells of the tongue seemed to be typical mast cells, with the exception of 40% in the mucosa of the radix linguae, which were atypical mast cells. In the *gastric mucosa* and musculature of fundus, body and antrum of untreated dogs, only 39% of the mast cells could be stained with 0.1% toluidine blue at pH 1,5, and only 18% at pH 0.3 (for example see Fig.6a, b). In dogs treated with 48/80, practically no mast cells could be shown in the gastric mucosa at pH 0.3. Thus about 20% of the mast cells of the gastric mucosa seemed to be typical mast cells by their staining properties and their sensitivity towards 48/80 (see above) and *80%* seemed to be „atypical" mast cells. Indeed, the mast cells of the gastric mucosa were much smaller than those in the musculature of the tongue. The increase of the histamine content and the mast cell density in the antrum mucosa after 48/80 was somewhat surprising, but ENERBÄCK (1966c) obtained the same results in the duodenum of rats after the treatment with 48/80.

In the stomach of the rat, the typical mast cells had been found only in the submucosa, while all mucosal mast cells were "atypical" (AURES et al., 1968). In the dog's stomach too, the "typical" mast cells occurred only in the basal layers of the mucosa and in the submucosa. This could be shown by staining of the sections with 0.1% toluidine blue at pH 0.3, and by a reduction of the mast cell density after treatment of the animal with 48/80 (Table 9). In the upper two thirds of the corpus mucosa the number of mast cells/mm² was the same as in the basal third and in the submucosa. Contrary to that, in the fundic mucosa it was in the upper layers about 25% higher than in the basal layers and in the submucosa. In dogs treated with 48/80, this difference was statistically significant ($p < 0.05$).

6. Histamine Content of the Single Mast Cell in Normal Dogs and Those Treated with 48/80

The histamine content of the single mast cell has been calculated from the histamine concentration per g tissue and the number of mast cells per cm³. It was 3.2 ± 0.9 pg (1.4—7.1) in the tongue, 3.3 ± 0.7 pg (1.6—14.1) in the stomach, 4.8 ± 1.4 pg (2.0—8.4) in the soft palate and 3.4 ± 0.9 (1.5—6.7) in the submaxillary gland.

Table. 9. *Mast cell density in different layers of the gastric mucosa and the muscularis mucosae in the fundus and body of the dog after treatment with 48/80*

Layer	Mast cell density (number of cells/25 fields)		Decrease (%)
	Untreated	Treated	
Fundic mucosa			
Upper two thirds	583 ± 215	575 ± 74	—
Basal third and muscularis mucosae	474 ± 66	445 ± 99	6
Body			
Upper two thirds	303 ± 69	299 ± 152	—
Basal third and muscularis mucosae	316 ± 124	261 ± 129	18

$\bar{x} \pm s\bar{x}$. 5 pairs of animals tested, the fundic mucosa corresponded to fundus 1, the body mucosa to body 2 in Fig. 2.

Table 10. *Histamine content of the single mast cell in different tissues of the dog after treatment with 48/80*

Tissue	N	Histamine content (pg/cell)		Increase (%)	Significance (p)
		Untreated	Treated		
Stomach					
Mucosa					
Fundus 1	9	1.9 ± 0.8	3.5 ± 1.0	85	< 0.005
Body 2	9	4.0 ± 1.8	6.2 ± 2.0	55	< 0.05
Antrum 2	9	3.8 ± 2.2	4.0 ± 1.3	—	—
Musculature					
Fundus 1	5	4.5 ± 2.7	5.3 ± 2.5	18	< 0.2
Body 2	5	4.1 ± 2.1	5.4 ± 0.9	32	< 0.1
Antrum 2	5	4.2 ± 2.3	3.8 ± 2.1	—	—
Tongue					
Mucosa (strip 3)	5	2.5 ± 0.8	2.5 ± 1.6	—	—
Musculature (strip 3)	5	3.6 ± 2.3	3.6 ± 1.4	—	—

$\bar{x} \pm s\bar{x}$. Tissue pieces named according to Fig. 1 and 2. Calculation of the histamine content of the single mast cell from the histamine content/g and the number of mast cells/cm^3 = number of mast cells/25 fields × 100000 (thickness of the section 0.01 mm, area of 1 mm^2).

The mean content of at all investigated was 3.7 ± 0.8 pg. For comparison, the values found by other investigators are given: 1.14 pg in the cat skin (RILEY, 1959), 10—15 pg in the mesentery of the rat (UVNÄS and THON, 1966), 1 pg in the basophile granulocyte (VAN ARSDEL and BRAY, 1961), 6.7—15.6 pg in different tissues of the dog (GRAHAM et al., 1955), 18 and 24 pg in the liver capsule of calves and oxes (RILEY, 1959), 25—34 pg in different tissues of the guinea-pig (BORÉUS and CHAKRAVARTY, 1960).

The histamine content of the single mast cell was nearly the same in all tissues studied in the dog. Only the mast cells of the fundic mucosa showed a histamine concentration which was about 50% lower than that of the body mucosa ($p < 0.01$) and that of the other tissues examined (Table 10, cf. Fig. 5b). Since the animals were starved 12 hours before death, an influence of feeding could not explain these findings. But after treatment of the dogs with 48/80, the histamine content of the mast cells of the fundic mucosa increased to about 85%, and was now similar to that of the other tissues. Also, the histamine concentration of the mast cells of the body mucosa increased to about 55% and reached values which were the highest of all mast cells in the dog as far as investigated (Table 10). Furthermore, a small, not significant increase in the histamine content of the single mast cell could be observed in the musculature of the fundus and body after application of 48/80 (Table 10). In the other tissues the histamine content of the mast cells remained unchanged. Since it is known, that the "atypical" mast cells can store monoamines (ENERBÄCK, 1966d), it seems probable that the increase of the histamine content of the single mast cell in the fundus and body is due to an uptake and storage of histamine released from typical mast cells in the whole body by 48/80. An uptake of exogenous histamine by the gastric mucosa of dogs has been described (CODE, 1965). Contrary to the "atypical" mast cells, the typical mast cells cannot take up and store exogenous histamine (SCHAYER, 1956).

Discussion

The studies on a possible physiological rôle of histamine in the digestive tract were focussed on the stimulation of gastric secretion (CODE, 1966; LORENZ and PFLEGER, 1968d). But histamine has probably some other physiological functions in the alimentary tract, too.

For instance, a mediator rôle of this amine was discussed in the *detoxication* mechanisms of the Waldeyer's tonsillar ring by the enhancement of the permeability for different toxins (GASTPAR and LORENZ, 1968). Specific histidine decarboxylase and diamine oxidase were demonstrated in the tonsils (GASTPAR and LORENZ, 1968). The induction of the histidine decarboxylase by the toxins could play a rôle in the focal infection, since the "induced" histamine (SCHAYER, 1966) would enhance the permeability not only in the direction from the blood into the lympoid tissue, but also from this tissue into the blood-stream (GASTPAR and LORENZ, 1968).

Distribution and metabolism of histamine in the *pancreas* have been studied only in the rat (EHINGER et al., 1968; LORENZ et al., 1968a). A release of histamine into the pancreatic juice of dogs during secretion could be shown by LORENZ et al. (1968b). But, contrary to the submaxillary and parotid glands (LORENZ and PFLEGER, 1968d; LORENZ and WERLE, 1969a), the pancreatic secretion induced by histamine and secretin could not be inhibited by several antihistaminic drugs (LORENZ et al., in preparation). Since even high doses of antihistiminics with a strong cholinolytic action (promethazine and piprinhydrinate) were ineffective after injection into the A. pancreaticoduodenalis, the conclusion was that these drugs could penetrate only in small amounts into the pancreatic tissue (LORENZ, 1969). Further studies are necessary to elucidate the function of histamine in this gland.

In all studies on the possible physiological function of histamine, the cellular localization of this amine plays an important rôle. Different methods of solving this problem should be combined, since no biochemical or histochemical assay by its own is able to characterize the histamine stores qualitatively and quantitatively with a complete reliability. The fluorescence microscopical techniques seem to have two sources of error: These methods suffer from a limited sensitivity, and tissue components, like guanidines and thioimidazoles, could inhibit the formation of the complex between o-phthalaldehyde and histamine (LORENZ et al., 1968e). The following procedures were chiefly used: Determination of the correlation between the histamine content and the mast cell density (RILEY and WEST, 1953); estimation of the histamine release by typical liberators, like 48/80 (mast cell histamine) or reserpine (non-mast cell histamine) (MACINTOSH and PATON, 1949; BRODIE et al., 1966); histochemical (SCHAUER and WERLE, 1959) and fluorescence microscopical demonstration of histamine (JUHLIN and SHELLEY, 1966; THUNBERG, 1967; HÅKANSON et al., 1967, 1967a, b); histochemical characterization of the mast cell type (ENERBÄCK, 1966a to d). Other methods, which are not so often used, should be mentioned: Autoradiography after application of ^{14}C-histamine (WEINSHELBAUM and FERGUSON, 1966), the fractionating of cells of the blood (CODE, 1937; MINARD, 1940), and of cell particles of the tissues (MOTA et al., 1954; SNYNDER et al., 1966; KATAOKA and DE ROBERTIS, 1967).

Since the cellular localization of histamine in the gastric mucosa and the musculature of the tongue has been studied with the aid of the four methods chiefly used (FELDBERG and TALESNIK, 1953; LORENZ and PFLEGER, 1968d; AURES et al., 1968; and this paper) complete evidence is presented, that histamine in gastric mucosa (fundus and body) is localized to about $80^0/_0$ in "atypical" and to about $20^0/_0$ in "typical" mast cells and in the musculature of the tongue to about $100^0/_0$ in typical mast cells. In all of the other tissues of the dog further studies seem to be necessary, especially by the fluorescence microscopy.

BRODIE et al. (1966) differentiated two types of histamine stores, mast cell and non-mast cell store. Histamine can be released from the mast cell store by the compound 48/80 and from the non-mast cell store by reserpine and by parasympathetic stimuli. Since the "atypical" mast cells with properties of the non-mast cell stores (ENERBÄCK, 1966d) have been discovered, this classification seems to be questionable. According to the morphology and the functional significance we would prefer the terms "unspecific mast cell" stores and "tissue specific" stores. The former are found in all tissues, the latter only in one or few tissues. The former are localized only in mast cells, the latter in "atypical" mast cells, enterochromaffin and enterochromaffinlike cells (HÅKANSON et al., 1967, 1967a, b), nerve endings (SNYDER et al., 1966; KATAOKA and DE ROBERTIS, 1967) or in a new cell system in the pancreas and hypophysis (EHINGER et al., 1968). The former may have a similar function in all tissues, like regulation of the blood flow, the latter seem to have a specific function, like stimulation of the gastric or salivary secretion (LORENZ et al., 1968b).

References

ARSDEL, P. P. VAN, JR., and R. E. BRAY: On the release of histamine from rat peritoneal mast cells by compound 48/80: Effects of metabolic inhibitors. J. Pharmacol. exp. Ther. **133**, 319 (1961).

ARVY, L., et D. QUIVY: Relation entre la richesse en labrocytes et la teneur en histamine des divers segments du tube digestif chez le chien. C. R. Soc. Biol. (Paris) **149**, 658 (1955).

— — Dormées sur la répartition des labrocytes chez le chien. C. R. Ass. Anat. **42**, 234 (1955a).

AURES, D., R. HÅKANSON, CH. OWMAN, and B. SPORRONG: Cellular stores of histamine and monamines in the dog stomach. Life Sci. **7**, 1147 (1968).

BORÉUS, L. O., and N. CHAKRAVARTY: The histamine content of guinea-pig mast cells. Experientia (Basel) **16**, 192 (1960).

BRODIE, B. B., M. A. BEAVEN, F. ERJEVEC, and H. L. JOHNSON: Uptake and release of H^3-histamine. In: Mechanisms of release of biogenic amines, Wenner-Gren Center International Symposium Series, Vol. 5, p. 401. Oxford: Pergamon Press 1966.

CODE, C. F.: The source in blood of the histamine like contituent. J. Physiol. (Lond.) **90**, 349 (1937).

— Histamine and gastric secretion a later look 1955—1965. Fed. Proc. **25**, 1311 (1965).

EHINGER, B., R. HÅKANSON, CH. OWMAN, and B. SPORRONG: Histochemical demonstration of histamine in paraffin sections by a fluorescence method. Biochem. Pharmacol. **17**, 1997 (1968).

ELLENBERGER, W., u. H. BAUM: Handbuch der vergleichenden Anatomie der Haustiere, S. 419. Berlin: A. Hirschwald 1912.

ENERBÄCK, L.: Mast cells in rat gastrointestinal mucosa. 1. Effects of fixation. Acta path. microbiol. scand. **66**, 289 (1966a).

— Mast cells in rat gastrointestinal mucosa. 2. Dye-binding and metachromatic properties. Acta path. microbiol. scand. **66**, 303 (1966b).

— Mast cells in rat gastrointestinal mucosa. 3. Reactivity towards compound 48/80. Acta path. microbiol. scand. **66**, 313 (1966c).

— Mast cells in rat gastrointestinal mucosa. 4. Monoamine storing capacity. Acta path. microbiol. scand. **67**, 365 (1966d).

FELDBERG, W., and G. W. HARRIS: Distribution of histamine in the mucosa of the gastro-intestinal tract of the dog. J. Physiol. (Lond.) **120**, 352 (1953).

—, and J. TALESNIK: Reduction of tissue histamine by compound 48/80. J. Physiol. (Lond.) **120**, 550 (1953).

GASTPAR, H., u. W. LORENZ: Speicherung, Bildung und Umsatz von Histamin in Speicheldrüsen und Tonsillen. Arch. klin. exp. Ohr.-, Nas.- u. Kehlk. Heilk. **191**, 715 (1968).

GRAHAM, H. T., D. H. LOWRY, N. WAHL, and M. K. PRIEBAT: Mast cells as sources of tissue histamine. J. exp. Med. **102**, 307 (1955).

HÅKANSON, R., B. LILJA, and CH. OWMAN: Properties of a new system of amine-storing cells in the gastric mucosa of the rat. Europ. J. Pharmacol. **1**, 188 (1967a).
— — —, and S. THUNELL: Changes in gastric secretion induced by certain amines, amine precursors and related enzyme inhibitors. Europ. J. Pharmacol. **1**, 425 (1967b).
— CH. OWMAN, and N. O. SJÖBERG: Cellular stores of gastric histamine in the developing rat. Life Sci. **6**, 2535 (1967).
JUHLIN, L., and W. B. SHELLEY: Detection of histamine by a new fluorescent o-phthalaldehyde stain. J. Histochem. Cytochem. **14**, 525 (1966).
KATAOKA, K., and E. DE ROBERTIS: Histamine in isolated small nerve endings and synaptic vesicles of rat brain cortex. J. Pharmacol. exp. Ther. **156**, 114 (1967).
LORENZ, W.: Lokalisation, Stoffwechsel und Frage einer physiologischen Funktion von Histamin in Speicheldrüsen, Schilddrüse und Magen. Habilitationsschrift, München 1969.
— M. GERANT, and E. WERLE: Induction of the specific histidine decarboxylase by TSH and 2-mercaptobenzimidazole-1,3-dimethylol (MBI). Naunyn-Schmiedebergs Arch. Pharmak. exp. Path. **260**, 171 (1968a).
— ST. HALBACH, M. GERANT, and E. WERLE: Specific histidine decarboxylases in the gastric mucosa of man and other mammals: Determination, location and properties. Biochem. Pharmacol. (in press) (1969).
— G. HAUBENSAK, M. HUTZEL u. E. WERLE: Histaminliberierung in Gl. submaxillaris und Pankreas durch Parasympathicomimetica, Peptidhormone, Histamin und Mepyramin. Naunyn-Schmiedebergs Arch. Pharmak. exp. Path. **260**, 416 (1968b).
— ST. HEITLAND, A. SCHAUER, H. GASTPAR u. E. WERLE: Histamin in Speicheldrüsen, Tonsillen und Thymes und adaptative Histaminbildung in der Gl. submaxillaris. Naunyn-Schmiedebergs Arch. Pharmak. exp. Path. **259**, 319 (1968c).
— M. HUTZEL, E. MATEKJA, and E. WERLE: In preparation.
—, u. K. PFLEGER: Stoffwechsel und physiologische Funktion von Histamin im Magen. Klin. Wschr. **46**, 57 (1968d).
— — u. E. WERLE: In vitro-Hemmung der Histidindecarboxylasen durch antithyreoidale Substanzen. Biochem. Pharmacol. **17**, 539 (1968e).
—, and E. WERLE: Inhibition of the salivary secretion by antihistaminic drugs and the question of a physiological rôle of histamine in the submaxillary and parotid glands, p. 362. Abstr. Intern. Congress of Pharmacology, Basel (1969a).
— — Occurrence, cellular distribution and subcellular localization of histamine in man, animals and plants. Int. Encyclopedia of Pharmacology and Therapeutics. Oxford: Pergamon Press 1969 (in press).
MACINTOSH, F. C., and W. D. M. PATON: The liberation of histamine by certain organic bases. J. Physiol. (Lond.) **109**, 190 (1949).
MINARD, D.: The presence and distribution of histamine in blood. Amer. J. Physiol. **132**, 327 (1941).
MOTA, I., W. T. BERALDO, A. G. FERRI, and L. C. U. JUNQUEIRA: Intracellular distribution of histamine. Nature (Lond.) **174**, 698 (1954).
— A. G. FERRI, and S. YONEDA: The distribution of mast-cells in the digestive tract of laboratory animals: its bearings on the problem of the location of histamine in tissues. Quart. J. micr. Sci. **97**, 251 (1956).
RILEY, J. F.: The mast cells. Edinburgh-London: E. &. S. Livingstone 1959.
—, and G. B. WEST: The presence of histamine in tissue mast cells. J. Physiol. (Lond.) **120**, 528 (1953).
SCHAUER, A.: The mast cell. In: Veröffentlichungen aus der morphologischen Pathologie, F. BUCHNER und W. GIESE (Eds.). Stuttgart: G. Fischer 1964.

Schauer, A., u. E. Werle: Zur histochemischen Darstellung des Histamins der Mastzellen. Z. ges. exp. Med. **131**, 100 (1959).
Schayer, R. W.: Formation and binding of histamine by free mast cells of rat peritoneal fluid. Amer. J. Physiol. **196**, 189 (1956).
— Evidence that induced histamine is an intrinsic regulator of the microcirculatory system. Amer. J. Physiol. **202**, 66 (1962).
Selye, H.: The mast cells, p. 95. London: Butterworths 1965.
Shore, P. A., A. Burkhalter, and V. H. Cohn, Jr.: A method for the fluorometric assay of histamine in tissues. J. Pharmacol. exp. Ther. **127**, 182 (1959).
Snyder, S. H., J. Glowinski, and J. Axelrod: The physiological disposition of H^3-histamine in the rat brain. J. Pharmacol. exp. Ther. **153**, 8 (1966).
Thunberg, R.: Localization of cells containing and forming histamine in the gastric mucosa of the rat. Exp. Cell Res. **47**, 108 (1967).
Uvnäs, B., and I. L. Thon: A physico-chemical model of histamine release from mast cells. In: Mechanisms of release of biogenic amines. Proc. International Wenner Gren Center Symposium Series, Vol. 5, p. 361. Oxford: Pergamon Press 1966.
Weinshelbaum, E. J., and D. J. Ferguson: Localization of carbon-14 from histamine in enterochromaffin cells. Gastroenterology **51**, 1028 (1968).

Priv.-Doz. Dr. Wilfried Lorenz
Institut für Klinische Chemie
und Klinische Biochemie
8000 München 15, Nußbaumstr. 20

Pharmakologisch aktive Lipide in Extrakten aus Tube und Ovar des Menschen

G. ZETLER und H. WIECHELL

Institut für Pharmakologie der Medizinischen Akademie Lübeck

Eingegangen am 7. Juli 1969

Pharmacologically Active Lipids in Extracts Made from Human Fallopian Tube and Ovary

Summary. 1. Polypeptides with smooth-muscle stimulating activity are not present in extracts made from isthmus and ampulla of human Fallopian tube, and from human ovary.

2. Prostaglandin-like activity exists in the ampulla but not in the isthmus of the tube or in the ovary.

3. In the ampulla, there are probably two prostaglandin-like compounds which do not seem to be identical with prostaglandins E_1 and $F_{2\alpha}$.

Key-Words: Fallopian Tube — Ovary — Tissue Extracts — Prostaglandins — Polypeptides.

Schlüsselwörter: Tube — Ovar — Gewebsextrakte — Prostaglandine — Polypeptide.

Die menschliche Tube wird durch biogene Substanzen mit pharmakologischer Aktivität stimuliert; in erster Linie existieren in diesem Organ Receptoren für Polypeptide (Tachykinine) und für Prostaglandin $F_{2\alpha}$ (Zetler, Mönkemeier u. Wiechell, 1969). Wir wollten nun untersuchen, ob biogene Substanzen mit pharmakologischer Aktivität im Tubengewebe vorkommen und richteten dabei unsere Aufmerksamkeit in erster Linie auf Peptide und Prostaglandine (PG). Da Euler u. Hammarström (1937) PG-ähnliche Wirksamkeit in Extrakten aus Ovar gefunden hatten, bezogen wir auch das menschliche Ovar in unsere Untersuchungen ein. Ein weiterer Grund für die Untersuchung des Ovars ergab sich aus der Hypothese, die Tube werde zur Zeit der Ovulation durch ein Polypeptid aus dem Follikel aktiviert (Zetler, Mönkemeier u. Wiechell, 1969).

Material und Methodik

1. Organe. 127 Tuben (242 g) und 51 Ovarien (288 g) wurden verarbeitet. Die Organe stammten aus allen Phasen des Sexualcyclus, ein geringer Teil stammte von Patientinnen in der Menopause. Die frischen Operationspräparate[1] wurden sofort bei — 30°C eingefroren und bis zur Verwendung, längstens 3 Monate aufbewahrt.

---

[1] Wir danken dem Direktor der Frauenklinik der Medizinischen Akademie Lübeck, Herrn Prof. Dr. W. Frhr. von Massenbach, und seinen Mitarbeitern für die freundliche Überlassung der Tuben.

Vor der Extraktion wurde das Tubenrohr von der umhüllenden Serosaschicht, angrenzenden Gefäßbündeln und Bindegewebe einschließlich der tubennahen Abschnitte der Mesosalpinx befreit; dieses Anhangsgewebe (weiterhin Hüllgewebe genannt) wurde zunächst gesondert aufgearbeitet und sollte als Kontrollgewebe dienen. Die isthmischen und die ampullären Hälften der Tuben wurden getrennt extrahiert, Fimbria und Infundibulum blieben an der Ampulla.

2. *Extraktionen.* a) Peptidextraktion: Diese Extraktion wurde nach dem Schema der Extraktion von Substanz P aus Gehirn und Darmgewebe nach Euler (1942) durchgeführt.

b) Prostaglandin (PG)-Extraktion: Wir richteten uns nach Änggård (1965), Holmes u. Horton (1968) sowie Vogt et al. (1969). Die PG-Ausschüttelung aus dem Alkoholextrakt nach Holmes u. Horton (1968) modifizierten wir: Die organischen Phasen wurden nicht einmal, sondern zweimal nacheinander mit den wäßrigen Phasen geschüttelt, und umgekehrt wurde auch mit den wäßrigen Phasen verfahren; die Ausschüttelung mit Petroläther wurde jedoch weggelassen. Die beiden ersten sauren Wasserphasen (WS) wurden vereinigt und zur Trockne gebracht.

3. *Biochemische Methoden.* a) Säulenchromatographie an Kieselgel nach Änggård (1965), Holmes u. Horton (1968) sowie nach Vogt et al. (1969): Die Säulen bestanden aus 10 g Kieselgel Mallinckrodt und hatten die Maße 20×70 mm, das Totvolumen betrug etwa 13 ml. Die Elution wurde unter Druck (N_2) mit einer Geschwindigkeit von 5 ml/min durchgeführt, die einzelnen Fraktionen hatten ein Volumen von 45 ml; das Ergebnis der Chromatographie und weitere Einzelheiten zeigt Abb. 2.

b) Dünnschicht-Chromatographie nach Gréen u. Samuelsson (1964), Holmes u. Horton (1968) sowie Vogt et al. (1969): Auf 0,25 mm dicken Schichten aus Kieselgel G nach Stahl (Merck, Darmstadt), die mit 2% Silbernitrat imprägniert waren. Das Laufmittelsystem war Benzol/Dioxan/Eisessig 20:20:1. Alle Platten wurden zweimal nacheinander aufsteigend mit diesem Lösungsmittelsystem in N_2-Atmosphäre entwickelt; es hatte sich nämlich ergeben, daß bei der Chromatographie der Gewebsextrakte in Luft die biologische Aktivität völlig zerstört wurde. Zur Färbung der PG benutzten wir 10%ige Phosphormolybdänsäurelösung in Äthanol (Gréen u. Samuelsson, 1964) und Dragendorffs Reagens. Zur biologischen Auswertung wurde die Kieselgelschicht in 1 cm hohen und 2,5 cm breiten Streifen abgetragen und in 0,5 ml Tyrode-Lösung eluiert, wobei Silber als Silberchlorid gefällt wurde.

c) Enzymatischer Abbau: 300 µg Chymotrypsin (Boehringer, Mannheim) und 4 mg Substrat bzw. 100 µg Pronase (Serva, Heidelberg) und 1 mg Substrat wurden jeweils 1 Std lang bei 37°C inkubiert und danach zur Zerstörung der Enzymaktivität 20 min bei 115°C in einem Sandbad gehalten. Ansätze ohne Enzyme, die völlig gleich behandelt worden waren, dienten in diesen Versuchen als Kontrollen.

d) Chemische Reaktionen: Nach Vogt et al. (1969) zerstörten wir Hydroperoxyde mit Hilfe von Triphenylphosphin und Hydroxylgruppen mit Hilfe von Phenylisocyanat. Proteinbestimmung: Wir benutzten die Biuretreaktion nach Weichselbaum (Keil u. Šormová, 1965).

4. *Biologische Auswertungen.* Die biologische Wirkung der Extrakte und Fraktionen wurde am isolierten Meerschweinchenileum und an isolierten Muskelstreifen der Ampulla (mit Infundibulum) der menschlichen Tube in 5 ml Tyrode-Lösung getestet. Zur Eliminierung möglicher Wirkungen von Acetylcholin, Histamin und 5-Hydroxytryptamin dienten 10^{-6} g/ml Atropinsulfat, 10^{-6} g/ml Mepyraminmaleat und $2 \cdot 10^{-5}$ g/ml Tryptaminhydrochlorid. Als Peptid-Standardpräparat diente die Substanz P-Fraktion Fa aus Rinderhirn (Zetler u. Baldauf, 1967) mit einer darmkontrahierenden Aktivität von 20 Einheiten (E) pro Milligramm Trockengewicht. Von den möglichen PG standen PG-$F_{2\alpha}$ und PG-E_1 zur Verfügung; wir danken Herrn

Dr. J. I. Pike, Upjohn Comp., Kalamazoo/Michigan, für die beiden synthetischen Substanzen. Das synthetische Peptid Physalaemin verdanken wir das Fa. Farmitalia, Milano.

Ergebnisse

Suche nach pharmakologisch aktiven Peptiden

Die Extraktion nach Euler (1942) ergab ein Trockenpulver, dessen Menge und Aktivität Tab. 1 zeigt. Tuben und Ovarien von Patientinnen, die sich in der Menopause befanden, wurden getrennt aufgearbeitet; das Hüllgewebe stammte jedoch von sämtlichen Tuben der Tab. 1. Wie zu erwarten, war das Gewicht der Organe in der Menopause deutlich verringert, nicht jedoch die pro Gramm Feuchtgewicht extrahierte Menge Protein. Das Klimakterium war jedoch nicht von einheitlichem Einfluß auf die Ausbeute an biologischer Aktivität pro Gramm Gewebe; es erhöhte nämlich die Aktivität der Ampulla-Extrakte, aber verminderte die der Isthmus- und Ovarextrakte. Generell war jedoch die Auswirkung des Klimakteriums auf diese Versuchsergebnisse so gering, daß wegen der Knappheit des Materials weiterhin auch klimakterische Tuben und Ovarien verarbeitet wurden; aus den gleichen Gründen wurde in den weiteren Versuchen das als Kontrollgewebe offensichtlich nicht geeignete Hüllgewebe nicht mehr besonders berücksichtigt.

Tabelle 1. *Quantitative Ergebnisse der Extraktion nach Euler (1942)*

Organ	N	Menge g[a]	Trockensubstanz mg/g[a]	Protein mg/g[a]	Darmkontrahierende Aktivität E[b]/g[a]
Ampulla der Tube	30	29,9	11,4	7,2	22
Isthmus der Tube	30	18,2	14,1	3,9	17
Ovar	11	58,6	11,0	10,8	33
Hüllgewebe (s. S. 102)	44	44,6	10,0	8,4	23
Menopausen-Ampulla	14	14,2	20,2	8,3	49
Menopausen-Isthmus	14	7,5	20,6	3,7	4
Menopausen-Ovar	6	11,0	16,4	9,1	25

[a] Feuchtgewicht; [b] E: Substanz P-Einheiten; 1 E $\approx$ 0,1 µg PG-$F_{2\alpha}$.

In deutlichem Gegensatz zu der Wirkung unseres Standardpeptids Fa führten unsere Extrakte zu einer viel langsameren Kontraktion des Meerschweinchenileums (Abb. 1). Aus dieser Abbildung ergibt sich nicht die Tachyphylaxie, die sehr häufig gegen die Extrakte auftrat und die Auswertung sehr erschwerte. Diese Tachyphylaxie erstreckte sich jedoch nicht gleichzeitig auf das Standardpeptid Fa. Eine weitere charakteri-

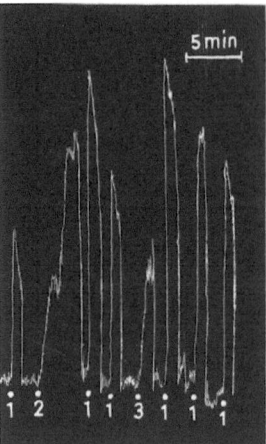

Abb. 1. Isoliertes Meerschweinchenileum. *1* 3 µg/ml SP-Peptid Fa. *2* 160 µg/ml Ampullaextrakt (Wasserphase WS, s. S. 102). *3* dito 80 µg/ml. Nach jeder Kontraktion wurde 5 min lang gewartet

stische Wirkung der Extrakte war die Sensibilisierung des Meerschweinchenileums für Fa (Abb. 1); auch $PG\text{-}F_{2\alpha}$ führte in unseren Versuchen zu einer solchen Sensibilisierung. Die darmkontrahierende Wirksamkeit der in Tab. 1 aufgeführten Extrakte wurde durch Chymotrypsin nicht zerstört; zur Kontrolle gleichfalls mit Chymotrypsin behandeltes Fa-Peptid wurde vollkommen inaktiviert, während $PG\text{-}F_{2\alpha}$ unverändert wirksam blieb. — Diese Ergebnisse sprechen gegen eine Peptidnatur der in den Extrakten vorhandenen darmkontrahierenden Substanz. Die Exaktheit der quantitativen Beurteilung der Extrakte wird durch diese Tatsache vermindert.

Suche nach Prostaglandinen (PG)

Falls die biologische Wirksamkeit der Extrakte auf PG beruht, war die Extraktion nach Euler (1942) möglicherweise unvollkommen; dies wurde auf folgende Weise geprüft. Der letzte Schritt des Euler-Verfahrens besteht in einer Aussalzung mit Ammoniumsulfat, wobei die aktiven Peptide präcipitiert werden. Nach der Abtrennung des Präcipitats schüttelten wir die Mutterlauge bei pH 3 und 8 mit gleichen Volumina Äthylacetat und fanden bei pH 3 wesentlich mehr Aktivität in der organischen Phase als bei pH 8. Analoge Versuche haben wir mit $PG\text{-}F_{2\alpha}$ und mit dem Peptid Physalaemin durchgeführt; $PG\text{-}F_{2\alpha}$ wanderte vorwiegend aus saurem Milieu und Physalaemin vorwiegend aus alkalischem Milieu in die organische Phase. Die in Tab. 1 zusammengestellten Trockenextrakte wurden in dest. Wasser gelöst und ebenfalls bei pH 3 und bei pH 8 mit

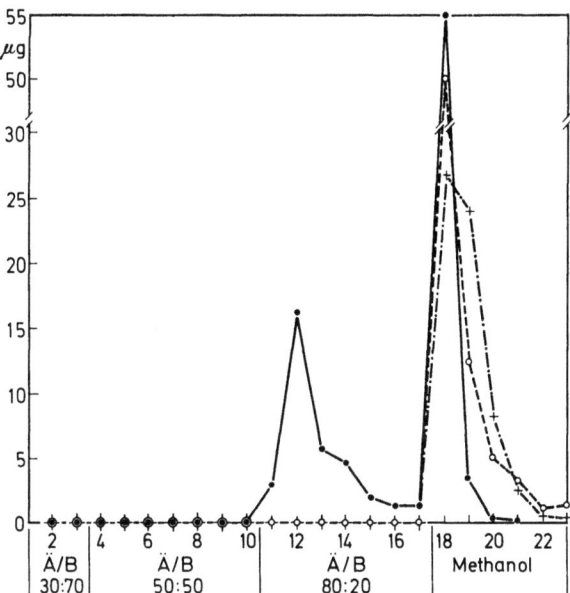

Abb. 2. Kieselgel-Säulenchromatographie der nach Änggård (1965) extrahierten Gewebe. Abszisse: Zahl der 45 ml-Fraktionen und Elutionsmittel ($\ddot{A}/B$ Äthylacetat/Benzol). Ordinate: Darmkontrahierende Aktivität (μg/Fraktion), ausgedrückt als PG-E_1-Äquivalente für die Fraktionen 2—10 und als PG-$F_{2\alpha}$-Äquivalente für die Fraktionen 11—23. •——• Ampulla der Tube; ○----○ Isthmus der Tube; +—·—·+ Ovar

Äthylacetat geschüttelt. Auch in diesen Versuchen wanderte das aktive Material vorwiegend aus saurem Milieu in das Äthylacetat.

Nun prüften wir, ob die in dem Trockenextrakt der Tab. 1 enthaltene Aktivität mit dem PG-Extraktionsverfahren nach Holmes u. Horton (1968) sowie Vogt et al. (1969) extrahiert werden kann. Der so erhaltene Extrakt wurde an einer Kieselgelsäule chromatographiert, wobei die Hauptmenge der Aktivität mit Äthylacetat/Benzol 80:20 sowie mit der anschließenden Methanolelution erhalten wurde. Insgesamt lieferte das Verfahren (Extraktion, Ausschüttelung, Säule) 20% der in dem Trockenpulver enthaltenen darmkontrahierenden Aktivität. — Die pharmakologische Wirksamkeit der in Tab. 1 aufgeführten Extrakte wurde durch die Behandlung mit Triphenylphosphin ebensowenig zerstört wie die des PG-$F_{2\alpha}$, Phenylisocyanat verminderte jedoch die Aktivität der Tuben- und Ovarextrakte ebenso stark wie die des PG-$F_{2\alpha}$.

Diese Befunde zeigten, daß die biologische Aktivität der Extrakte aus Tuben und Ovarien möglicherweise auf PG-ähnlichem Material beruht und daß somit die auf Peptide abzielende Extraktion inadäquat war. Deshalb wurden nun mit dem für PG spezifischen Verfahren 11 Ovarien

(81 g) sowie 18 Tuben getrennt nach Ampulla (41 g) und Isthmus (19 g) extrahiert und die konzentrierten Extrakte auf Kieselgelsäulen chromatographiert (Abb. 2). Da PG des Typs E bei der Elution mit Äthylacetat/Benzol 50:50 und PG-F bei der Elution mit Äthylacetat/Benzol 80:20 zu erwarten sind, und da auf Grund unserer Versuche PG-E_1 auf das isolierte Meerschweinchenileum etwa dreimal stärker kontrahierend wirkt als PG-$F_{2\alpha}$, wurde die Wirksamkeit der Fraktionen 2—10 gegen PG-E_1 und diejenige der Fraktionen 11—23 gegen PG-$F_{2\alpha}$ getestet. Fraktion Nr. 1 ergab nach der Abdampfung des Lösungsmittels eine ölige Flüssigkeit, die nicht ausgewertet werden konnte. Die Extrakte aus Isthmus und Ovar lieferten praktisch keine Aktivität im PG-Bereich. Im Gegensatz dazu ergab der Ampullaextrakt im Bereich der PG-F deutliche Aktivität; insgesamt wurden in den Fraktionen 11—17 34 µg PG-$F_{2\alpha}$-Äquivalente erhalten. Das bedeutet, daß bei der vorangegangenen Säulenchromatographie des Extraktes aus dem Tubentrockenpulver die im Bereich der PG-F erhaltenen Aktivität ausschließlich aus der Ampulla stammte; deshalb können die Ausbeuten beider Säulenchromatographien miteinander verglichen werden. Dieser Vergleich ergibt für das Pulver eine Ausbeute von 0,16 µg PG-$F_{2\alpha}$/g Feuchtgewicht und für die Säule der Abb. 2 eine Ausbeute von 0,83 µg PG-$F_{2\alpha}$/g Feuchtgewicht. Damit bestätigte sich unsere Vermutung, daß die typische PG-Extraktion das in diesem Falle adäquate Verfahren ist. — Die abschließende Durchströmung der Säule mit Methanol ergab nicht nur für die Ampulla, sondern auch für den Isthmus der Tube und für das Ovar beträchtliche Mengen darmkontrahierender Aktivität, die sicher nicht auf PG, sondern auf stärker polare Lipide zurückzuführen ist.

Bei der Dünnschicht-Chromatographie ließ sich die Position von PG-E_1 und PG-$F_{2\alpha}$ mit Hilfe der Auswertung am Meerschweinchenileum sehr gut nachweisen (Tab. 2); der zweite Versuch mit PG-$F_{2\alpha}$ zeigt, daß auch Mengen unter 10 µg genügten. Die biologische Aktivität beider PG wurde durch die Chromatographie in Luft nicht zerstört, wohl aber diejenige der Ampullafraktionen Nr. 12 und Nr. 18, obwohl von Nr. 12 3500 µg und von Nr. 18 6000 µg (PG-$F_{2\alpha}$-Äquivalente; vereinigte Mengen aus mehreren Vorversuchen und den verschiedenen Hauptversuchen) aufgetragen worden waren; von PG-$F_{2\alpha}$ und PG-E_1 genügten auch bei Chromatographie in Luft etwa 10 µg. In N_2-Atmosphäre trat keine Zerstörung mehr ein.

Für PG-E_1 und PG-$F_{2\alpha}$ wurde in je zwei Versuchen immer nur ein einzelner Fleck biologischer Aktivität gefunden. Im Falle des Ampullaextraktes ergaben sich jedoch zwei deutlich ausgeprägte und klar voneinander getrennte Flecke biologischer Aktivität (Abb. 3). Der langsamere Ampullafleck liegt erheblich unter dem Fleck von PG-$F_{2\alpha}$, während der schnellere Ampullafleck den R_f-Wert von PG-E_1 besitzt. Der Ampullaextrakt ergab mit Phosphormolybdänsäure einen Fleck, der zwar nur

Tabelle 2. *Resultate der Dünnschicht-Chromatographie der synthetischen Prostaglandine und des Ampullaextraktes*[a]

Versuch Nr.	Aufgetragene Menge μg	Biologische Aktivität R_f-Wert	Färbbarkeit	
			Phosphormolybdat-Reagens	Dragendorffs Reagens
$PG-E_1$ 1	25	0,80 ⎫ 0,83	+	+
2	20	0,86 ⎭		
$PG-F_{2\alpha}$ 1	20	0,62 ⎫ 0,64	+	+
2	4	0,66 ⎭		
Ampulla	8,3[b]	0,41	−	−
		0,83	+	−

[a] Konzentrat der Fraktionen 12, 13, 14 der Säule von Abb. 2.
[b] $PG-F_{2\alpha}$-Äquivalente.

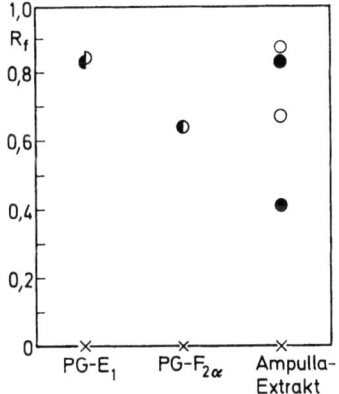

Abb. 3. Dünnschicht-Chromatographie auf Kieselgel G (mit 2% $AgNO_3$ imprägniert); Laufmittel Benzol/Dioxan/Eisessig 20:20:1. Die Platten wurden zweimal nacheinander aufsteigend in N_2-Atmosphäre entwickelt. Voller Kreis: Biologische Aktivität. Leerer Kreis: Färbung mit Phosphormolybdänsäure. Ampullaextrakt: siehe Tab. 2

schwach gefärbt war, aber im Bereich der biologischen Aktivität und dem des $PG-E_1$-Fleckes lag. Mit diesem Reagens färbte sich jedoch noch ein zweiter Fleck deutlich an, dessen Position aber nicht mit der der biologischen Aktivität identisch war, sondern den R_f-Wert 0,67 hatte. Im Bereich des langsamsten Ampullafleckes war sicher keinerlei Färbbarkeit vorhanden. Der schnellste Ampullafleck färbte sich zwar nicht mit Dragendorffs Reagens, dies könnte jedoch an einer zu niedrigen Konzentration des nachzuweisenden Materials liegen. Die beiden PG färbten sich

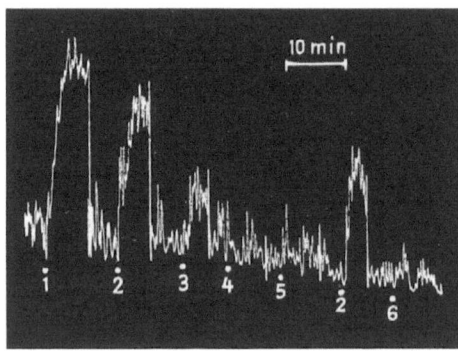

Abb. 4. Isolierter Streifen der menschlichen Tube (Ampulla mit Infundibulum; 51jährige Frau, frühe Sekretionsphase). *1* PG-$F_{2\alpha}$ 10 ng/ml; *2* PG-$F_{2\alpha}$ 5 ng/ml; *3* PG-$F_{2\alpha}$ 2,5 ng/ml; *4, 5, 6* Ampullafraktion Nr. 12 von der Säule der Abb. 2 (*4* 20 ng/ml, *5* 40 ng/ml, *6* 100 ng/ml; PG-$F_{2\alpha}$-Äquivalente). Nach jeder Kontraktion wurde 30 min lang gewartet

mit Dragendorffs Reagens nämlich auch nur schwach, und die Färbbarkeit des Ampullafleckes mit Phosphormolybdänsäure war nur gering. In den Versuchen zum PG-Nachweis mit Phosphormolybdänsäure genügten von beiden PG je 4 µg für einen sehr deutlichen Fleck. — Die biologische Aktivität der Methanolfraktion Nr. 18 blieb am Start liegen.

Das in Tab. 2 erwähnte Ampulla-Eluat wurde auf seine biologische Wirksamkeit auch an der isolierten menschlichen Tube untersucht (Abb. 4). Dieses Präparat kontrahierte sich nach PG-$F_{2\alpha}$ gut in Abhängigkeit von der Konzentration, trotzdem blieb die Ampullafraktion Nr. 12 in den sehr hohen Konzentrationen von 100—500 ng $F_{2\alpha}$-Äquivalent völlig wirkungslos. Dieses Ergebnis spricht eindeutig gegen das Vorhandensein von PG-$F_{2\alpha}$ in der Ampullafraktion Nr. 12. Die durch Methanolelution aus der Kieselgelsäule erhaltenen, am Meerschweinchenileum stark wirksamen Lipide waren an der isolierten menschlichen Tube mindestens 500—1000mal schwächer wirksam als PG-$F_{2\alpha}$.

Die vereinigten und zur Trockne gebrachten sauren ersten Wasserphasen (WS, s. S. 102) enthielten noch darmkontrahierende Aktivität. Diese Aktivität wurde jedoch durch Inkubation mit Pronase nicht vermindert und konnte deshalb nicht auf Peptidmaterial beruhen. Die darmkontrahierende Aktivität (PG-$F_{2\alpha}$-Äquivalente) in dieser Wasserphase entsprach für Ampulla 1,9 µg/g Feuchtgewicht, für Isthmus 1,7 µg/g und für Ovar 5,8 µg/g. Da diese Materialien nicht auf die Kieselgelsäule gelangten, ist ihre Zuordnung zu einer bestimmten Lipidfraktion nicht möglich.

Diskussion

Wir haben keine Anhaltspunkte für das Vorkommen pharmakologisch aktiver Polypeptide im Gewebe der Tube und der Ovarien gefunden, denn die darmkontrahierende Aktivität aller unserer Extrakte und Fraktionen war resistent gegen Chymotrypsin und Pronase und verhielt sich bei der Verteilung zwischen wäßriger und organischer Phase wie ein saures Lipid. Zwar sind kürzlich in der Follikelflüssigkeit des Menschen, des Schafes, des Rindes und des Kaninchens Bradykinin und Kallidin gefunden worden (Ramwell, Shaw u. Jessup, 1969), gerade diese Kinine sind jedoch nach unseren eigenen Untersuchungen praktisch ohne stimulierende Wirkung auf die menschliche Tube (Zetler, Mönkemeier u. Wiechell, 1969). Ramwell, Shaw u. Jessup (1969) hatten in der Tat nur erschlaffende Wirkungen auf die isolierte Tube des Kaninchens gefunden. Es bleibt deshalb noch unbekannt, ob die Peptidreceptoren in der Tube des Menschen und des Kaninchens eine physiologische Rolle spielen. Möglicherweise — und dies wäre funktionell sinnvoll — erscheint ein solches Peptid nur kurz vor der Ovulation in der Follikelflüssigkeit.

Dagegen ergaben sich deutliche Hinweise auf das Vorkommen PG-ähnlichen Materials in der Ampulla der Tube. Hierfür sprechen folgende Argumente: 1. die relativ langsame Kontraktion des Meerschweinchenileums, 2. die leicht auftretende Tachyphylaxie, 3. die Sensibilisierung des Meerschweinchenileums für das Peptid Fa — die Potenzierung anderer Pharmaka ist ein typischer PG-Effekt (Euler u. Elliasson, 1967) —, 4. die Unempfindlichkeit gegenüber Peptidasen, 5. das Verhalten wie eine lipophile Säure, 6. die Empfindlichkeit gegenüber Phenylisocyanat, 7. die Unempfindlichkeit gegenüber Triphenylphosphin, 8. das Verhalten an der Kieselgelsäule, 9. die gute Laufgeschwindigkeit auf der Kieselgel-Dünnschichtplatte in einem für PG geeigneten Lösungsmittelsystem. Die Identität des wirksamen Prinzips mit $PG-E_1$ oder $PG-F_{2\alpha}$ konnte jedoch nicht bewiesen werden. Gegen eine Identität mit beiden PG spricht die Empfindlichkeit für O_2 während der Dünnschicht-Chromatographie, denn nur bei der Chromatographie in N_2-Atmosphäre wurde biologische Aktivität wiedergewonnen; $PG-E_1$ und $PG-F_{2\alpha}$ wurden während der Dünnschicht-Chromatographie durch den Luftsauerstoff nicht beeinflußt. Für ein PG der F-Gruppe spricht lediglich die Elution aus der Kieselgelsäule durch Äthylacetat/Benzol 80:20. Andererseits weisen auf ein PG der E-Gruppe, vielleicht sogar auf $PG-E_1$ die Wirkungslosigkeit an der isolierten menschlichen Tube und der R_f-Wert 0,83 des schnelleren Fleckes während der Dünnschicht-Chromatographie hin. PG-E haben im Gegensatz zu PG-F keine stimulierende Wirkung auf die menschliche Tube (Sandberg, Ingelman-Sundberg u. Rydén, 1967). Gegen eine Einheitlichkeit des biologisch aktiven Ampullamaterials spricht das Ergebnis der Dünnschicht-Chromatographie, bei der sich zwei Flecke mit darmkontrahierender Wirksamkeit ergaben, die nicht nur weit voneinander entfernt waren, sondern sich auch in ihrem färberischen Verhalten unterschieden. Der schnellere dieser beiden Flecke hatte zwar denselben R_f-Wert wie PG-E_1, er färbte sich im Gegensatz zu dem E_1-Fleck jedoch nur schwach mit Phosphormolybdänsäure; die geringe Färbbarkeit stand in auffallendem Wiederspruch zu der erheblichen Menge biologischer Aktivität in diesem Bereich.

Zweifellos ist der isthmische Abschnitt der Tube praktisch frei von PG-ähnlicher Aktivität. In dieser Hinsicht existiert ein drastischer Unterschied zwischen den beiden auch funktionell verschiedenen Tubenabschnitten Isthmus und Ampulla. Man nimmt bekanntlich an, daß der isthmische Abschnitt eine Sphincter-Funktion hat (Brundin, 1967).

Die Methanolelution der Säule lieferte für die drei Gewebe folgende Mengen an darmkontrahierender Aktivität, ausgedrückt als PG-$F_{2\alpha}$-Äquivalente: Ovar 0,77 µg/g, Isthmus 3,9 µg/g, Ampulla 1,4 µg/g. In dieser Hinsicht bestand somit nur eine mäßige Differenz zwischen ampullärer und isthmischer Hälfte der Tube, allerdings zugunsten des Isthmus. Dies unterstreicht den viel stärkeren Unterschied im Vorkommen der PG-ähnlichen Aktivität.

Literatur

Änggård, E.: The isolation and determination of prostaglandins in lungs of sheep, guinea pig, monkey and man. Biochem. Pharmacol. 14, 1507—1516 (1965).

Brundin, J.: The adrenergic innervation of the human Fallopian tube. In: Fertility and sterility, pp. 209—210. Proceedings of the Fifth World Congress, June 16—22 1966, Stockholm. (Eds.: B. Westin and N. Wiqvist.) Amsterdam: Excerpta Medica Foundation 1967.

Euler, U. S. von: Herstellung und Eigenschaften von Substanz P. Acta physiol. scand. 4, 373—375 (1942).

—, and R. Eliasson: Prostaglandins. New York: Academic Press 1967.

—, u. S. Hammarström: Über das Vorkommen des Prostaglandins in Tierorganen. Skand. Arch. Physiol. 77, 96—99 (1937).

Gréen, K., and B. Samuelsson: Prostaglandins and related factors: XIX. Thinlayer chromatography of prostaglandins. J. Lipid Res. 5, 117—120 (1964).

Holmes, S. W., and E. W. Horton: The identification of four prostaglandins in dog brain and their regional distribution in the central nervous system. J. Physiol. (Lond.) 195, 731—741 (1968).

Keil, B., u. Z. Šormová: „Laboratoriumstechnik für Biochemiker". Leipzig: Akad. Verlagsges. 1965.

Ramwell, P. W., J. E. Shaw, and S. J. Jessup: Follicular fluid kinin and its action on Fallopian tube. Endocrinology 84, 931—936 (1969).

Sandberg, F., A. Ingelman-Sundberg, and G. Rydén: The effect of prostaglandins E_1, E_2, E_3, $F_{1\alpha}$, $F_{1\beta}$, $F_{2\alpha}$, and $F_{2\beta}$ on the human uterus and the Fallopian tube. In: Fertility and sterility, pp. 675—677. Proceedings of the Fifth World Congress, June 16—22, 1966, Stockholm (Eds.: B. Westin and N. Wiqvist). Amsterdam: Excerpta Medica Foundation 1967.

Vogt, W., U. Meyer, H. Kunze, E. Lufft u. S. Babilli: Entstehung von SRS-C in der durchströmten Meerschweinchenlunge durch Phospholipase A. Identifizierung mit Prostaglandin. Naunyn-Schmiedebergs Arch. Pharmak. exp. Path. **262**, 124—134 (1969).

Zetler, G., u. J. Baldauf: Chromatographische Analyse eines Substanz P-Präparates aus Gehirn. Naunyn-Schmidebergs Arch. Pharmak. exp. Path. **256**, 86—98 (1967).

— D. Mönkemeier u. H. Wiechell: Peptid-Receptoren für Tachykinine in der Tuba uterina des Menschen. Naunyn-Schmiedebergs Arch. Pharmak. exp. Path. **262**, 97—111 (1969).

Prof. Dr. G. Zetler
Institut für Pharmakologie
der Medizinischen Akademie
2400 Lübeck, Ratzeburger Allee 160

# The Effect of a Substituted Benzylamine (Bisolvon®) on Mucosubstance Production

M. JANATUINEN and L. K. KORHONEN

Department of Anatomy, University of Turku, and II. Department of Pathology, University of Helsinki, Finland

Received June 24, 1969

Summary. Histochemical staining reactions were used to evaluate the effect of N-cyclohexyl-N-methyl-(2-amino-3,5-dibromobenzyl)-ammonium-chloride (Bisolvon®) on the secretory pattern of mucosubstances in the guinea pig's tracheobronchial and duodenal mucosa and submaxillary salivary gland. Treatment with Bisolvon produced an alteration of the synthesis of acid mucosubstances, as a result of which the secretory material in the tracheal mucosa consisted largely of neutral periodate reactive material, with depletion of acid residues. Larger doses of Bisolvon caused a significant decrease in the total number of goblet cells with secretory material in the trachea, and especially in the number of goblet cells containing sulphated mucosubstances. This does not imply any decrease in the amount of the secretion; on the contrary, it may be due to increased mobilization of the secretory products from the cells. The histochemical tests failed to demonstrate any changes in the secretion pattern of the submaxillary salivary glands or duodenal goblet cells.

Key-Words: Expectorants — Secretion — Mucosubstances — Goblet Cells — Carbohydrates.

A substituted benzylamine [N-Cyclohexyl-N-methyl-(2-amino-3,5-dibrombenzyl)-ammonium-chloride], Bisolvon®, originally detected in a plant extract (Adathoda vasica), is known to increase the amount of bronchial secretion and to decrease its viscosity. Bürgi (1967) has suggested that Bisolvon would inhibit the intracellular synthesis of acid mucosubstances and Merker (1966) also observed alterations in the synthesis in the tracheobronchial goblet cells.

More or less selective blockage of the synthesis of certain components in the goblet cells' secretory products would be an interesting effect in experimental studies of the secretory process. Therefore, the present study was undertaken in order to obtain some additional data on the potential effects of Bisolvon on the tracheobronchial goblet cells, and to observe whether there are any changes in mucus producing cells in other organs.

Material and Methods

Fifteen male guinea pigs, aged 3 to 4 months, were divided into five groups of three animals each. The first group served as untreated controls; the animal in the second group received a daily intramuscular injection of 2.0 ml of physiological saline; the third group a single dose of 10 mg/kg of Bisolvon intraperitoneally 4 hours before sacrifice; the fourth group 10 mg/kg Bisolvon subcutaneously during 3 days; and the fifth group was given 5 mg/kg Bisolvon subcutaneoulsy during 7 days.

The animals were killed and bled by rapid decapitation, and pieces of their trachea above the bifurcation, as well as samples from salivary glands and duodenum, were fixed in alcohol-formalin (ethanol 80 ml, 36% formaldehyde 10 ml, distilled water 10 ml). The tissues were processed in conventional manner and embedded in paraffin. Sections of 5 μm thickness were stained with haematoxylin-eosin, and several histochemical staining reactions for the demonstration of mucosubstances were performed; their technical details and interpretation are discussed elsewhere (Korhonen and Mäkelä, 1968, Korhonen et al., 1969).

The number of goblet cells containing secretory material was counted from three random sight fields from each of the tracheal samples, using a 45/0.32 objective and a GF 10× eye-piece (Leitz), giving a sight field 0.33 mm in diameter.

Results and Discussion

The secretory materials in the tracheobronchial goblet cells of the guinea pig consist of acid mucosubstances containing both sulphate and carboxyl groups, and periodate reactive material is present in the same sites. At the outer border of epithelial cells, the mucosubstances show more pronounced reaction of sulphate groups than in the goblet cell material (Korhonen et al., 1969). It cannot be decided on the basis of

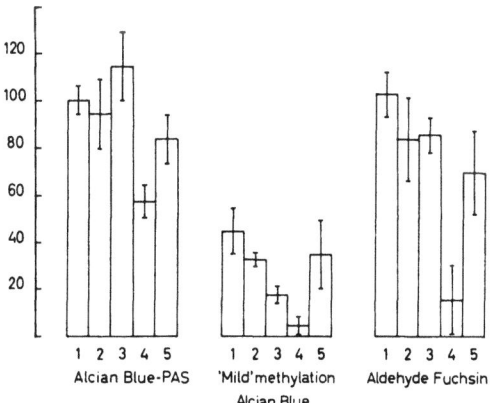

Fig. 1. The effect of Bisolvon treatment on the number of goblet cells with secretory material in the tracheobronchial mucosa of the guinea pig. Each column represents the relative value of the mean from three animals, compared with the number of goblet cells in the samples of the untreated control group, stained with the Alcian Blue-PAS method. The double standard error is indicated by a bar. The numerals refer to the experimental groups: 1 = untreated controls; 2 = 2.0 ml 0.9% NaCl s.c. per day; 3 = one single dose of 10 mg/kg Bisolvon intraperitoneally 4 hours before sacrifying; 4 = 10 mg/kg Bisolvon s.c. for 3 days; 5 = 5 mg/kg Bisolvon s.c. for 7 days. The Alcian Blue-PAS method demonstrates the entire carbohydrate-rich secretory material, while "mild" methylation—Alcian Blue reveals sulphomucins, and Aldehyde Fuchsin, an other type of sulphomucins

histochemical staining reactions whether there is in the epithelial cells only one mucosubstance, or several, with various characteristic residues. Other results obtained with human tracheobronchial mucosa suggest the presence of four acid mucosubstances with different electrophoretic mobilities (Korhonen, unpublished data).

The quantity of the histochemical reaction products from acid residues decreased after treatment with Bisolvon. This was most clearly seen with combined stains such as Alcian Blue pH 2.5-PAS and High Iron Diamine-PAS. In the tracheas of the control animals, these reaction sequences revealed presence both of acidic and of periodate reactive

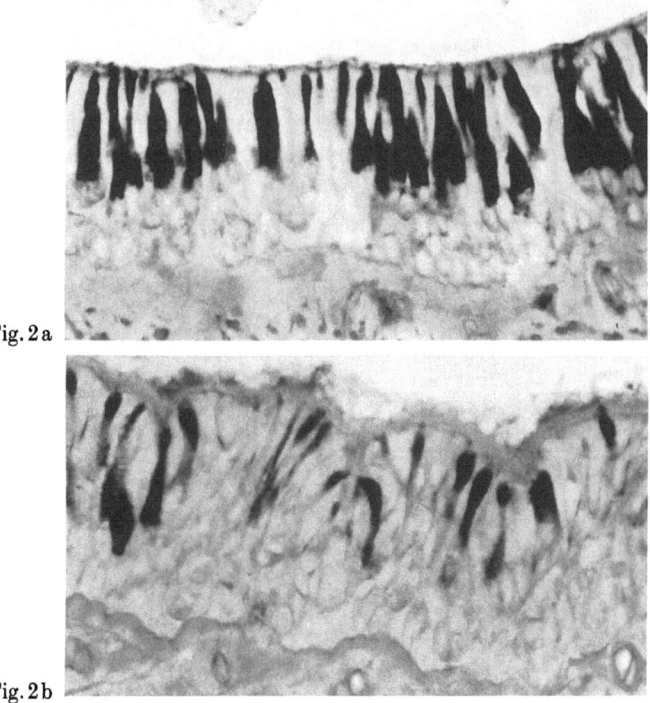

Fig. 2 a

Fig. 2 b

Figs. 2—4. Tracheobronchial epithelia of the guinea pigs, in Figs. a the secretory material in an untreated control, and in Figs. b the same in an animal treated with 10 mg/kg Bisolvon s. c. for 3 days. Figs. 2a and b stained with the Alcian Blue-PAS method for demonstration the entire carbohydrate-rich secretory material; Figs. 3 a and b stained with High Iron Diamine for demonstration of sulphomucins; Figs. 4a and b demonstrates another type of sulphomucins with the use of the Aldehyde Fuchsin reaction. Observe the decreased number of goblet cells with secretory material, especially with sulphomucins in Figs. b, as well as the disappearance of sulphomucins at the outer border of the epithelial cells. The amount of reaction products is also clearly lowered in individual goblet cells in animals treated with Bisolvon

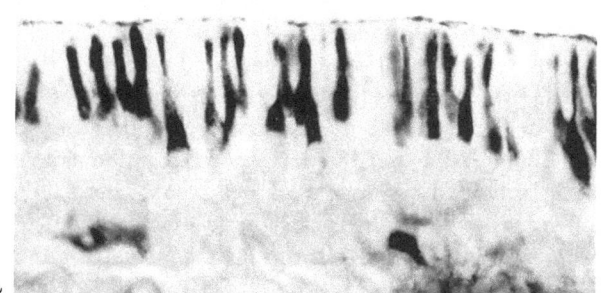
Fig. 3a

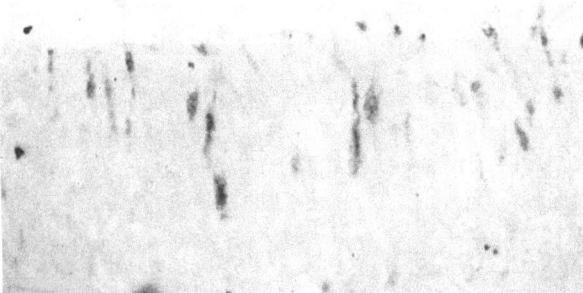
Fig. 3b

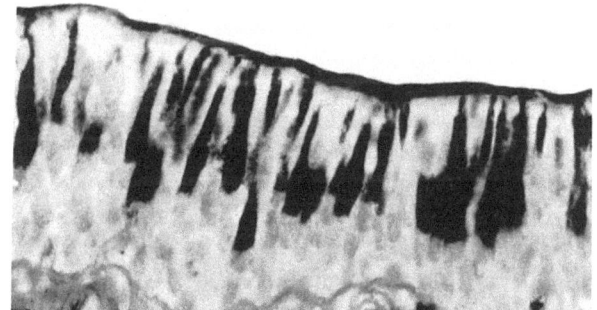
Fig. 4a

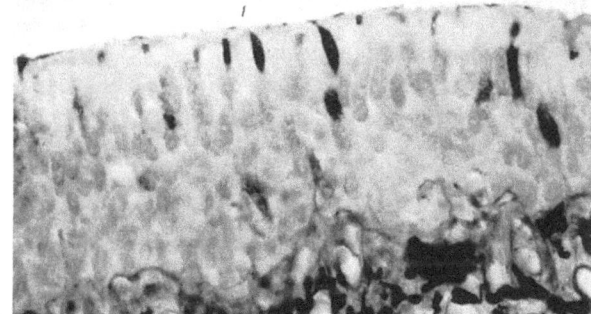
Fig. 4b

material, the first-mentioned reactions prevailing in the goblet cells. After Bisolvon treatment, the magentared colour of the PAS reaction dominated, which indicates periodate-reactive 1,2-glycol groups in carbohydrates, while the blue response of carboxyl and sulphate groups to Alcian Blue pH 2.5 and the dark brown reaction caused by sulphates with High Iron Diamine were weak or absent. The reaction of carboxyl groups (evaluated by High Iron Diamine-Alcian Blue pH 2.5) was weak and its quantity was reduced in the Bisolvon-treated animals in likeness with that of sulphate residues.

The number of goblet cells containing secretory material was significantly decreased after treatment by daily i.m. injection of 10 mg/kg of Bisolvon during three days (Group 4). This decrease ($P < 0.005$) was observed when the goblet cells were counted from the samples stained with Alcian Blue pH 2.5-PAS, which demonstrated the entire secretory material, including both the neutral and acid mucosubstances. The number of goblet cells with sulphated mucosubstances was estimated from three reaction sequences. "Mild" methylation in absolute methanol with 0.1 N HCl as catalyst esterifies the carboxyl groups, thus blocking their reaction with Alcian Blue at pH 2.5, but leaving the sulphate groups reactive (Spicer, 1960). This reaction showed significant decrease in the number of goblet cells containing sulphated mucosubstances in Group 3 ($P < 0.05$) and in Group 4 ($P < 0.01$); in the latter, in particular, the reactive cells could only be found with difficulty. Other tests employed for demonstration of sulphate residues (Aldehyde Fuchsin and High Iron Diamine), too, indicated decrease in number of the reactive goblet cells in Group 4 ($P < 0.005$ and $P < 0.02$, respectively). Some variations in the number of goblet cells with secretory material were also observed in the other groups, but these were within the range of random distribution, as was particularly borne out by comparison with Group 2, which had received saline injections only.

The decrease in number of the goblet cells with secretory material by no means implies decrease of the amount of tracheobronchial secretion; on the contrary, it may also result from increased mobilization of the secretory products from the goblet cells.

After treatment with Bisolvon, the mucus material on the outer border of epithelial cells was also depleted of sulphate groups, showing a weak PAS reaction only.

It is an interesting observation that the histochemical tests failed to demonstrate any changes in the secretion pattern of the submaxillary salivary glands or duodenal goblet cells, both of which contain acid mucosubstances.

The histochemical staining reactions demonstrate only gross changes in the carbohydrate-rich substances. In spite of this, the observation was made that treatment with Bisolvon caused obvious decrease of the reaction of acid mucosubstances in the tracheobronchial goblet cells and on the outer border of epithelial cells. It seems evident that the intracellular synthesis of mucus material was modified to produce relatively more, or exclusively, neutral mucosubstances instead of acid ones. This effect concerned selectively the tracheobronchial epithelium, in that no changes were observed in the secretory pattern of the duodenal mucosa or of the submaxillary salivary gland.

Acknowledgements. This study was supported by a grant from the Sigrid Juselius Foundation. The Bisolvon used in the tests was kindly donated by Oriola Co, Commercial representative of C. H. Boehringer Sohn (Ingelheim) in Finland.

References

Bürgi, H., and J. Regli: Ergänzung zu früher publizierten Befunden über den Wirkungsmechanismus von N-Cyclohexyl-N-methyl-(2-amino-3,5-dibrombenzyl)-ammonium-chlorid. Ther. Umsch. 24, 126—118 (1967).

Korhonen, L. K., E. Holopainen, and M. Paavolainen: Some histochemical characteristics of tracheopronchial tree and pulmonary neoplasms. Acta histochem. (Jena) 32, 57—83 (1969).

—, and V. Mäkelä: Carbohydrate-rich tissue components in lung cancer and normal bronchial tissues: a histochemical study. Histochem. J. 1, 124—150 (1968).

Merker, H. J.: Elektronenmikroskopische Untersuchungen über die Wirkung von N-Cyclohexyl-N-methyl(2-amino-3,5-dibrombenzyl)-ammoniumchlorid auf das Bronchialepithel der Ratte. Arzneimittel-Forsch. 16, 509—516 (1966).

Spicer, S. S.: A correlative study of the histochemical properties of rodent acid mucopolusaccharides. J. Histochem. Cytochem. 9, 18—23 (1960).

— Diamine methods for differentiating mucosubstances histochemically. J. Histochem. Cytochem. 13, 211—234 (1965).

Assoc. Prof. L. K. Korhonen
Department of Human Biology
and Anatomy
University of Sheffield, Western Bank
Sheffield S 10 2 TN, England

Ein Beitrag zum Wirkungsmechanismus von Dipyridamol: Hemmung der Adenosinaufnahme in Erythrocyten durch Dipyridamol *

K. PFLEGER, D. NIEDERAU und I. VOLKMER

unter Mitarbeit von H. STOCK

Institut für Pharmakologie und Toxikologie der Universität des Saarlandes
(Direktor: Prof. Dr. W. Rummel)

Eingegangen am 22. Februar 1969

On the Mode of Action of Dipyridamole: Inhibition by Dipyridamole of the Uptake of Adenosine in Erythrocytes

Summary. $10^{-9}-10^{-6}$ M Dipyridamole, which is used for coronary dilation, lowers the permeability of erythrocytes of guinea pigs to adenosine and inosine. For inhibition of the adenosine deaminase, however, concentrations of 10^{-4} M are necessary. There is a difference of 10^3-10^5 between the concentration of dipyridamole which inhibits the adenosine deaminase and the concentration which decreases the permeability of erythrocytes to adenosine or inosine.

Therefore the inhibition of uptake into the cells should be more important for the pharmacological effects than the inhibition of the adenosine deaminase.

The unchanged deamination of adenosine by a concentration of 10^{-6} M Dipyridamole, which inhibits the uptake of adenosine into the cells completely, indicates, that adenosine is deaminated on the outer surface of the cell membrane.

Key-Words: Dipyridamole — Adenosine — Inosine — Erythrocytes — Mode of Action.

Schlüsselwörter: Dipyridamol — Adenosin — Inosin — Erythrocyten — Wirkungsmechanismus.

Einleitung

Dipyridamol wird wegen seiner coronargefäßerweiternden Wirkung bei Durchblutungsstörungen des Herzmuskels verwendet. Bretschneider et al. [2] vermuteten, daß diese Coronarwirkung nicht direkt vom Dipyridamol ausgeht, sondern über eine Beeinflussung des Nucleotidstoffwechsels des Herzmuskels zustande kommt. In einer späteren Arbeit konnte Bretschneider [3] zeigen, daß Dipyridamol die coronarerweiternde Wirkung von i.v. verabfolgtem Adenosin um das 40fache steigert und

---

* Wir bedanken uns bei der Deutschen Forschungsgemeinschaft für die Überlassung der Isotopenmeßeinrichtung. Unser besonderer Dank gilt Herrn Prof. Dr. Rummel, der durch seine Bereitschaft die Ergebnisse zu diskutieren, wesentlich zur Arbeit beigetragen hat.

diskutierte die Möglichkeit, daß eine Hemmung des Adenosinabbaues Ursache dieser Verstärkung sei. Koss u. Beisenherz [7] wiesen nach, daß Dipyridamol die Permeabilität der Erythrocytenmembran für Adenosin herabsetzt und nehmen an, daß es dadurch zu deinem Adenosinanstau im Blut kommt, der für die Wirkung verantwortlich ist. Kübler u. Bretschneider [9] bestätigen diese Hypothese, indem sie feststellten, daß Dipyridamol den Adenosindurchtritt durch die Erythrocytenmembran und in die Herzmuskelzelle hemmt. Im Gegensatz zu diesen Autoren sind Gerlach u. Deuticke [4—6] jedoch der Ansicht, daß nicht die Hemmung des Adenosindurchtritts durch die Zellmembran, sondern die von ihnen beobachtete Hemmung der Adenosindesaminase durch Dipyridamol die Ursache der coronardilatierenden Wirkung ist. Sie finden unter Dipyridamol einen Adenosinanstieg im ischämischen Herzmuskel, der mit der coronardilatierenden Wirkung zusammenhängen soll. Pfleger u. Schöndorf [12] konnten neuerdings zeigen, daß Dipyridamol die pharmakologische Wirkung von i.v. zugeführtem Adenosin dadurch verstärkt, daß es dessen Elimination aus der Blutbahn hemmt. Sie konnten weiter nachweisen, daß eine Hemmung der Adenosindesaminase für diesen Dipyridamoleffekt aus quantitativen Gründen nicht verantwortlich sein konnte. Die Untersuchungen zeigten nämlich, daß i.v. zugeführtes Adenosin zwar desaminiert, aber noch schneller von der Lunge und andern Organen aus dem Blut aufgenommen wird und daß dieser Eliminationsvorgang durch Dipyridamol verlangsamt wird.

Um die Wirkung des Dipyridamols auf die Aufnahme und Desaminierung *kleiner* Adenosinmengen, wie sie unter physiologischen Bedingungen im Blut zu erwarten sind, unter übersichtlichen Verhältnissen genauer analysieren zu können, wurde in dieser Arbeit mit Hilfe von ^{14}C-Adenosin an Erythrocyten vom Meerschweinchen die Aufnahme und der Abbau von Adenosin verfolgt.

Methodik

Alle Versuche wurden mit Meerschweinchenerythrocyten durchgeführt. Das Blut wurde in Äthernarkose durch Herzpunktion entnommen und heparinisiert.

Versuche in Vollblut

Proben von je 2 ml Blut wurden in Zentrifugengläser von 10 mm Durchmesser und 20 cm Länge gegeben und im Wasserbad bei 37°C inkubiert. Einer Hälfte der Proben wurden 0,05 ml (entsprechend einer Endkonzentration von 10^{-4} Mol/l) Dipyridamol und 0,1 ml (1 µg) ^{14}C-markiertes Adenosin/ml Blut zugegeben, den Kontrollproben 0,05 ml physiologische NaCl-Lösung und 0,1 ml (1 µg) ^{14}C-markiertes Adenosin/ml Blut. Nach 0, 10, 30, 60 und 180 sec wurden die Proben entnommen und sofort durch Zugabe von 2 ml 5%iger Trichloressigsäure enteiweißt.

Versuche in Erythrocytensuspensionen in physiologischer Kochsalzlösung

50 ml Blut wurde 3 mal mit dem gleichen Volumen eiskalter physiologischer NaCl-Lösung gewaschen und mit NaCl-Lösung auf 50 ml aufgefüllt. Erythrocytensuspensionen von 2 ml wurden in Zentrifugengläser von 20 mm Durchmesser gegeben und im Wasserbad bei 17°C inkubiert. Dipyridamol und Adenosin oder Inosin wurden wie bei den Versuchen in Vollblut zugegeben. Nach 0, 30, 90, 190 und 540 sec wurden Proben entnommen und sofort 0,1 ml (entsprechend einer Endkonzentration von 10^{-3} Mol/l) Dipyridamol zur Abstoppung der Adenosinpermeation und Desaminierung zugesetzt. Die Proben wurden weiterhin durch 5 sec Schütteln in einem Methonolbad von — 30 auf 0°C abgekühlt. Dann wurden die Proben bei 4500 U/min und 0°C 1 min lang zentrifugiert. Das Suspensionsmedium wurde mit Hilfe einer 12 cm langen, gebogenen Kanüle in mit 1 ml 5%iger Trichloressigsäure beschickte Reagensgläser abgesaugt und durch kräftiges Schütteln mit der Trichloressigsäure gemischt. Aus der Differenz zwischen dem Gewicht der vorbereiteten Gläser mit und ohne Suspensionsmedium konnte dessen Volumen ermittelt werden. Die zurückgebliebenen Erythrocyten wurden ebenfalls sofort mit 2 ml 5%iger Trichloressigsäure enteiweißt. Dieses Vorgehen ermöglichte innerhalb 90—100 sec nach Versuchsende die Erythrocyten vom Suspensionsmedium abzutrennen und die Enzyme durch Enteiweißung zu inaktivieren.

Bindung von Dipyridamol an Erythrocyten

Zu 4 ml Erythrocytensuspension wurden 0,4 ml NaCl gegeben, das die für die Endkonzentration notwendige Dipyridamolmenge enthielt. Nach 5 min Stehen bei 17°C wurden die Erythrocyten abzentrifugiert, 2 ml des Überstandes entnommen und nach Zusatz von 1 ml Phosphatpuffer von pH 7,0 die Fluorescenz bestimmt. Als Meßgerät diente ein Aminco-Bowman-Spektrofluorometer. Die sich aus einer Anregung bei 300 nm ergebende Emission bei 595 nm wurde für die quantitative Bestimmung verwendet. Da die Fluorescenz bei Bestimmung niedriger Konzentrationen durch Substanzen aus Erythrocyten verändert wird, wurden alle Messungen mit dem Überstand gleichbehandelter Erythrocytensuspensionen verglichen, denen das Dipyridamol erst nach Abzentrifugieren der Erythrocyten zugesetzt wurde.

Bestimmung von Adenosin und Inosin, sowie des ^{14}C-Gehaltes der Proben

Da die Proben nur geringe Mengen Adenosin bzw. Inosin enthielten, wurde die Trägeranalyse angewendet. Zu diesem Zweck wurde den klaren Überständen der enteiweißten Proben so viel inaktives Adenosin und Inosin zugesetzt (200 µg/0,1 ml), daß es später bei der Chromatographie zu lokalisieren war. Die Chromatographie wurde absteigend auf Filterpapier Nr. 2043b Mgl der Fa. C. Schl. & Sch., Dassel, Kr. Einbeck, mit dem von Long [10] angegebenen Verfahren durchgeführt. Die Nucleoside wurden mit Hilfe der Eigenfluorescenz des Papiers im ultravioletten Licht von 260 mµ (Lampe der Ultra-Violett Products, Inc., San Gabriel, Calif.) als dunkle Flecken nachgewiesen. Diese Areale wurden markiert, ausgeschnitten und das enthaltene ^{14}C-Adenosin bzw. ^{14}C-Inosin in 2 ml heißer 5%iger Trichloressigsäure 10 min eluiert. Je 1 ml dieser Lösung wurde in ein Meßgläschen für die ^{14}C-Bestimmung gegeben und 9 ml der von Bray angegebenen [1] Szintillatorflüssigkeit auf Dioxanbasis zugefügt.

Jede Probe wurde 10 min im Tricarb Modell 3002 der Fa. Packard gemessen und die Impulszahl anhand der spezifischen Aktivität des den Blutproben zugesetzten ^{14}C-Adenosins bzw. ^{14}C-Inosins in Mikrogramm Adenosin bzw. Inosin umgerechnet. Eine Quenching-Kontrolle wurde durch Zugabe von 0,1 ml Lösung mit bekanntem ^{14}C-Gehalt durchgeführt.

Verwendete Stoffe und Lösungen

Statistisch markiertes ^{14}C-Adenosin mit einer spezifischen Aktivität von 523 mC/mM und statistisch markiertes ^{14}C-Inosin mit einer spezifischen Aktivität von 264 mC/mM wurden vom Radiochemical Centre, Amersham bezogen. Die Substanzen wurden mit Hilfe von Adenosin und Inosin der Fa. Zellstoffabrik Waldhof, Mannheim, bis auf die gewünschte spezifische Aktivität verdünnt.

Dipyridamol. Persantin®, 20 mg/2 ml der Ampullenlösung der Fa. Dr. K. Thomae G.m.b.H., Biberach/Riss.

Heparin. Liquemin® der Fa. Deutsche Hoffmann-La Roche A.G., Grenzach/Baden.

Ergebnisse

Wird ^{14}C-markiertes Adenosin in einer Konzentration von 1 μg/ml zu Meerschweinchenvollblut von 37°C gegeben, so wird es sehr schnell abgebaut (Abb. 1). Nach 30—40 sec sind nur noch 50 % des zugesetzten Adenosins als Adenosin vorhanden. Gleichzeitig läßt sich das entsprechende Desaminierungsprodukt Inosin nachweisen, das allerdings weniger als dem verschwundenen Adenosin entspricht. Dies wird besonders nach 60 sec deutlich.

Ein Zusatz von 10^{-4} Mol/l Dipyridamol hemmt den Adenosinabbau. Nach 3 min wurde rund 50 % mehr Adenosin nachgewiesen als in den Kontrollansätzen. Gleichzeitig erscheint Inosin. In der Zeit bis 60 sec entsteht etwa gleich viel davon wie bei den Kontrollen. Später wird mehr Inosin nachgewiesen, woraus zu vermuten ist, daß Dipyridamol auch den Abbau von Inosin hemmt, was sich in späteren Versuchen bestätigte.

Die Frage, inwieweit die Permeabilität der Erythrocytenmembran für Adenosin durch Dipyridamol verändert wird, war nur durch Messung der Aufnahme von Adenosin in die Erythrocyten zu entscheiden. Erste Versuche zeigten aber, daß trotz sofortiger Kühlung und Verwendung einer Kühlzentrifuge, nach dem Zentrifugieren der Proben ein großer Teil des zugesetzten Adenosins nur noch als Inosin auffindbar war. Das im methodischen Teil beschriebene Vorgehen führte schließlich zu brauchbaren Ergebnissen. Es ist allerdings zu beachten, daß die Erythrocyten nicht mehrmals gewaschen werden konnten und deshalb noch eine geringe Menge Suspensionsmedium enthalten.

Wird ^{14}C-markiertes Adenosin unter den genannten Versuchsbedingungen einer Suspension von Meerschweinchenerythrocyten zugesetzt, so nimmt der ^{14}C-Gehalt des Suspensionsmediums in Abhängigkeit von der Zeit ab (Abb. 2). Gleichzeitig nimmt der ^{14}C-Gehalt der Erythrocyten zu. In Anwesenheit von 10^{-4} Mol/l Dipyridamol bleibt der ^{14}C-Gehalt des Suspensionsmediums wie der Erythrocyten im gleichen Zeitraum unverändert. Der in den Erythrocyten ohne Inkubation und unter Dipyridamol vorhandene ^{14}C-Gehalt ist zum größten Teil auf das aus methodischen Gründen aufgearbeitete Suspensionsmedium zurückzuführen. Allerdings

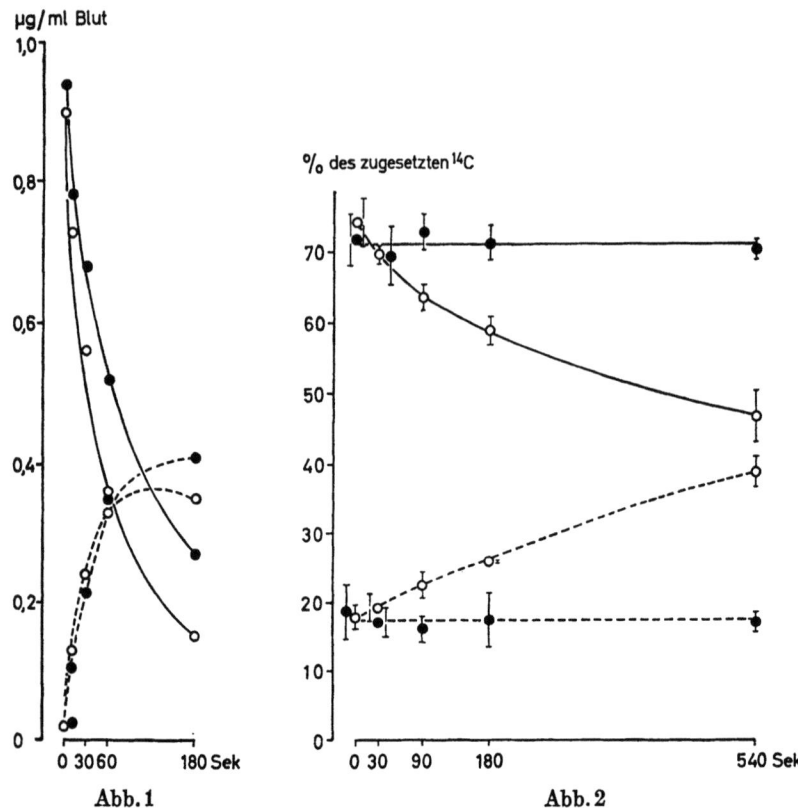

Abb. 1. Der Einfluß von 10^{-4} Mol/l Dipyridamol auf den Abbau von ^{14}C-Adenosin in Meerschweinchenblut bei 37°C. ○────○ Adenosingehalt des Blutes ohne Dipyridamol, ●────● Adenosingehalt des Blutes mit Dipyridamol, ○----○ Inosingehalt des Blutes ohne Dipyridamol, ●----● Inosingehalt des Blutes mit Dipyridamol (jeder Meßpunkt entspricht dem Mittelwert aus 4 Einzelbestimmungen)

Abb. 2. Der Einfluß von 10^{-4} Mol/l Dipyridamol auf die Aufnahme von ^{14}C bei Angebot von ^{14}C-Adenosin durch Meerschweinchenerythrocyten bei 17°. ○────○ Suspensionsmedium ohne Dipyridamol, ●────● Suspensionsmedium mit Dipyridamol, ○----○ Erythrocyten ohne Dipyridamol, ●----● Erythrocyten mit Dipyridamol, $\bar{I} = \sigma$; $n = 4$. Hämatokrit: $0{,}48 \pm 0{,}015$

scheint Adenosin auch an die Zellmembran adsorbiert zu werden, da bei gleichem methodischen Vorgehen der ^{14}C-Gehalt der Erythrocyten zum Zeitpunkt 0 bei Angebot als Inosin niedriger ist (Abb. 4 und 7). Dipyridamol hat auf diese Adsorption keinen Einfluß. 10^{-4} Mol/l Dipyridamol hemmt also die Aufnahme von ^{14}C in die Erythrocyten vollständig, wenn es als ^{14}C-Adenosin angeboten wird.

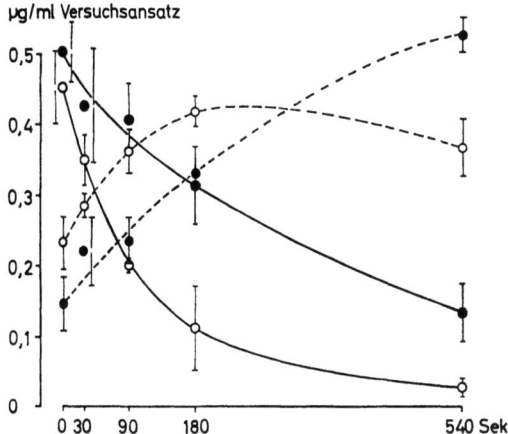

Abb. 3. Chromatographische Auswertung der in Abb. 2 wiedergegebenen Ergebnisse. ○──────○ ^{14}C-Adenosingehalt des Suspensionsmediums ohne Dipyridamol, ●──────● ^{14}C-Adenosingehalt des Suspensionsmediums mit Dipyridamol, ○------○ ^{14}C-Inosingehalt des Suspensionsmediums ohne Dipyridamol, ●------● ^{14}C-Inosingehalt des Suspensionsmediums mit Dipyridamol. $\mathrm{I} = \sigma$

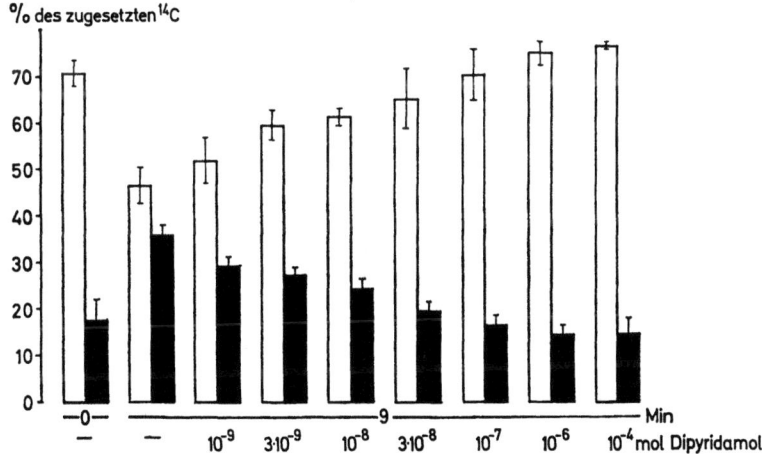

Abb. 4. Der Einfluß verschiedener Dipyridamolkonzentrationen auf die ^{14}C-Verteilung zwischen Erythrocyten und Suspensionsmedium bei Angebot von ^{14}C-Adenosin. Versuchstemperatur: 17°C. Versuchsdauer: 9 min. □ Suspensionsmedium, ■ Erythrocyten, $\mathrm{I} = \sigma$; $n = 6$. Hämatokrit: $0{,}38 \pm 0{,}04$

Eine chromatographische Analyse des Suspensionsmediums zeigt, daß auch bei 17°C Adenosin sehr schnell desaminiert wird (Abb. 3). Die $t/2$ für Adenosin beträgt 90 sec. Gleichzeitig erscheint Inosin, das aber selbst wieder, wie aus dem nach 180 sec wieder fallenden Kurvenverlauf her-

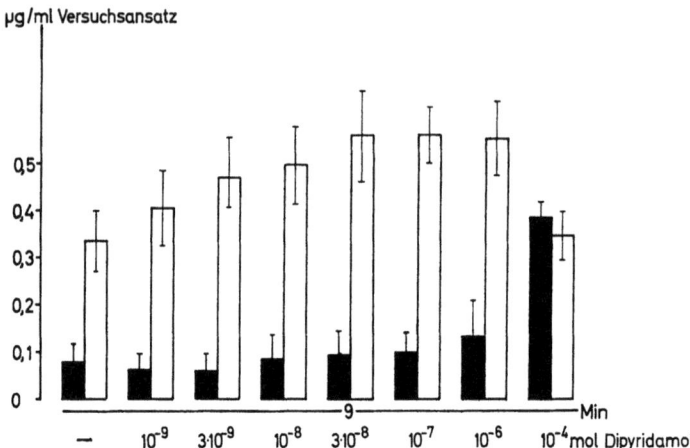

Abb. 5. Chromatographische Auswertung der in Abb. 4 wiedergegebenen Ergebnisse. ■ ^{14}C-Adenosingehalt des Suspensionsmediums, □ ^{14}C-Inosingehalt des Suspensionsmediums

vorgeht, zu weiteren — nicht bestimmten — Folgeprodukten abgebaut wird. Auch die $t/2$ für Adenosin ist in Anwesenheit von 10^{-4} Mol/l Dipyridamol von 90 auf ca. 400 sec verlängert. Wie im Vollblut läßt sich auch bei diesen Versuchen unter Dipyridamol nach 540 sec mehr Inosin nachweisen als in den Kontrollansätzen, was wiederum anzeigt, daß Dipyridamol auch den Abbau von Inosin hemmt.

Die Konzentrationsabhängigkeit des Dipyridamoleffektes ist in Abb. 4 dargestellt. Die beiden ersten Säulen entsprechen dem Analysenergebnis nach sofortiger Aufarbeitung des Versuchsansatzes ohne Inkubation. 9 min nach Zusatz von ^{14}C-Adenosin werden 47% des zugesetzten ^{14}C im Suspensionsmedium und 36% in den Erythrocyten wiedergefunden. Bereits ein Zusatz von 10^{-9} Mol/l Dipyridamol vermindert die Aufnahme in die Erythrocyten. (Dieser Unterschied ist gegenüber den Kontrollansätzen mit einem p-Wert von 0,05 für das Suspensionsmedium und 0,001 für die Erythrocyten gesichert.) Der maximale Dipyridamoleffekt scheint bereits bei einer Konzentration zwischen $3 \cdot 10^{-8}$ und 10^{-7} Mol/l erreicht zu sein, das hier die gleiche ^{14}C-Verteilung zwischen Erythrocyten und Suspensionsmedium gefunden wird, wie vor der Inkubation.

Eine chromatographische Analyse des Suspensionsmediums dieses Versuches zeigt (Abb. 5), daß nach 9 min von 1 μg/ml zugesetzten ^{14}C-Adenosin nur noch 0,06 μg/ml als Adenosin und 0,4 μg/ml als Inosin nachweisbar sind. Bei Dipyridamolkonzentrationen von $3 \cdot 10^{-8}$ bis 10^{-7} Mol/l, die die Aufnahme von ^{14}C vollkommen hemmen, ist nicht der Aufnahmehemmung entsprechend mehr Adenosin vorhanden, sondern nur der

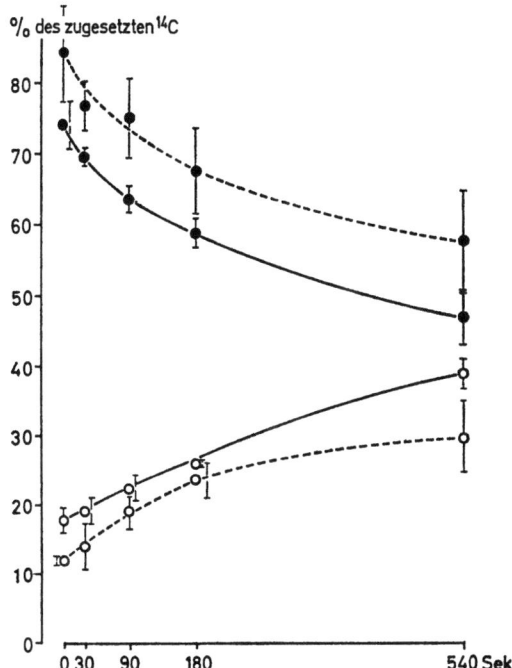

Abb. 6. Die Aufnahme von ^{14}C bei Angebot von ^{14}C-Adenosin bzw. ^{14}C-Inosin durch Meerschweinchenerythrocyten bei 17° C. •———• ^{14}C-Gehalt des Suspensionsmediums nach Angebot von ^{14}C-Adenosin, ○———○ ^{14}C-Gehalt der Erythrocyten nach Angebot von ^{14}C-Adenosin, •----• ^{14}C-Gehalt des Suspensionsmediums nach Angebot von ^{14}C-Inosin, ○----○ ^{14}C-Gehalt der Erythrocyten nach Angebot von ^{14}C-Inosin. $\bar{\text{I}} = \sigma$.
Jeder Meßpunkt entspricht dem Mittelwert aus 4—6 Einzelmessungen

Inosingehalt auf das 1,5fache erhöht. Erst bei der höchsten Dipyridamolkonzentration von 10^{-4} Mol/l wird 4mal mehr Adenosin und entsprechend weniger Inosin gefunden.

In Anbetracht der schnellen Desaminierung von Adenosin taucht die Frage auf, ob Adenosin überhaupt als Adenosin oder erst nach vorheriger Desaminierung zum Inosin in die Zellen aufgenommen wird. Deshalb wurde die Aufnahme von ^{14}C-*Inosin* unter den gleichen Versuchsbedingungen geprüft.

Abb. 6 zeigt, daß ^{14}C, das als Inosin zugesetzt wurde, etwa gleich schnell wie nach Zusatz als Adenosin in die Erythrocyten aufgenommen wird. Zum Zeitpunkt 0 findet sich lediglich etwas weniger ^{14}C in den Erythrocyten, so daß die beiden Kurven annähernd parallel verlaufen.

Eine Prüfung des Einflusses verschiedener Dipyridamolkonzentrationen auf die ^{14}C-Verteilung zwischen Suspensionsmedium und Erythrocyten bei Angebot von ^{14}C-Inosin erbrachte folgende Ergebnisse (Abb. 7): Schon

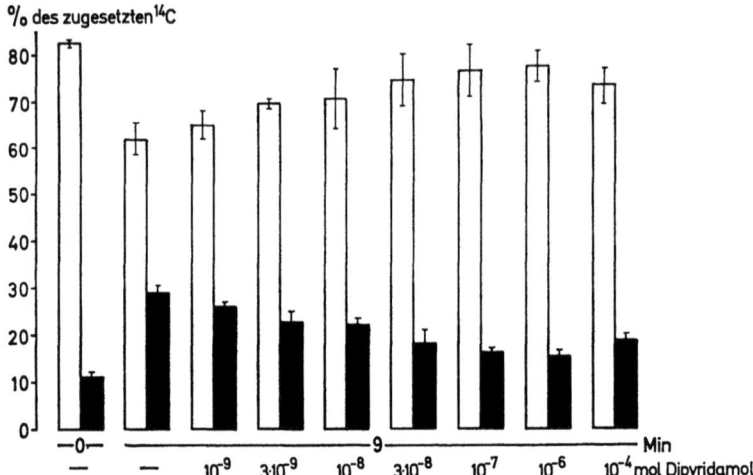

Abb. 7. Der Einfluß der Dipyridamolkonzentration auf die ^{14}C-Verteilung zwischen Erythrocyten und Suspensionsmedium bei Angebot von ^{14}C-*Inosin*. Versuchstemperatur: 17°C. Versuchsdauer: 9 min. □ Suspensionsmedium, ■ Erythrocyten, $\mathrm{I} = \sigma$: $n = 4$; Hämatokrit: $0{,}38 \pm 0{,}02$

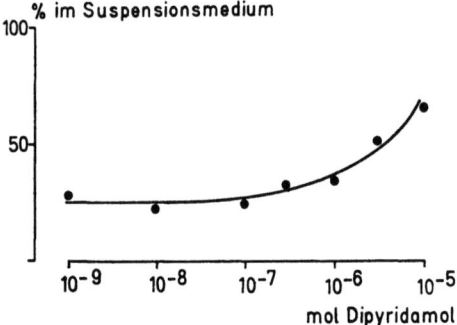

Abb. 8. Bindung von Dipyridamol an Erythrocyten in Abhängigkeit von der Dipyridamolkonzentration. Versuchsbedingungen wie bei den übrigen Versuchen. Jeder Punkt ist der Mittelwert aus 4 Einzelbestimmungen

der Zusatz von 10^{-9} Mol/l Dipyridamol hemmt die ^{14}C-Aufnahme in die Erythrocyten (der Unterschied ist mit einem p-Wert von 0,05 gegenüber den Kontrollen signifikant). Mit steigender Dipyridamolkonzentration nimmt die Hemmung der ^{14}C-Aufnahme zu. Das Maximum der Hemmung dürfte zwischen 10^{-7} bis 10^{-6} Mol/l liegen, jedoch ist die Zunahme der Hemmung mit steigenden Dipyridamolkonzentrationen beim Inosin geringer als beim Adenosin. Sie nimmt sogar bei einer Dipyridamolkonzentration von 10^{-4} Mol/l wieder ab. Dipyridamol hemmt also auch die Aufnahme von Inosin in die Erythrocyten. Das Maximum der Hemmung liegt bei 10^{-6} Mol/l. Eine vollständige Hemmung der Inosinaufnahme in die Zellen kann nicht erreicht werden.

Für die Wirkung eines Stoffes, der an der Zellmembran angreift, ist der Grad der Bindung von Interesse. Dipyridamol wurde deshalb unter den üblichen Versuchsbedingungen den Erythrocytensuspensionen beigemischt und das im Überstand verbleibende Dipyridamol fluorometrisch bestimmt. Es zeigte sich (Abb. 8), daß im Konzentrationsbereich von 10^{-9} bis 10^{-7} Mol/l ca. 75% des zugesetzten Dipyridamols von den Erythrocyten gebunden wird und daß diese Bindung bei 10^{-5} Mol/l auf ca. 25% zurückgeht.

Diskussion

Die vorliegenden Untersuchungen bestätigen, daß Dipyridamol sowohl durch Hemmung der Adenosindesaminase als auch durch Herabsetzung der Permeabilität der Erythrocytenmembran die Elimination von Adenosin aus dem Blut zu hemmen vermag. Die Aufnahmehemmung ist nicht für Adenosin spezifisch, sondern betrifft auch Inosin.

Wird die Konzentrationsabhängigkeit der Dipyridamolwirkungen untersucht, so zeigt sich, daß die Hemmung des Adenosin*abbaues* (Abb. 5), die bei 10^{-4} Mol/l Dipyridamol deutlich hervortritt, bereits bei einer Dipyridamolkonzentration von 10^{-6} Mol/l nichtmehr nachweisbar ist. Bei dieser Konzentration ist aber die Adenosin*aufnahme* in die Erythrocyten noch vollständig gehemmt. Eine Abnahme der Aufnahmehemmung durch Dipyridamol ist erst bei einer Konzentration von 10^{-8} Mol/l festzustellen.

Die Untersuchungen sollten klären, welcher der beiden Dipyridamolwirkungen — Hemmung der Aufnahme in die Zelle oder Hemmung des Abbaues — die größere Bedeutung zukommt. Die quantitativen Verhältnisse sprechen für die Hemmung der Adenosinaufnahme in die Zelle. Gerlach u. Deuticke [5] führen das geringe Ausmaß der Enzymhemmung in vitro auf eine Konkurrenz von Dipyridamol und Adenosin um das desaminierende Enzym zurück. Für die bisher in der Literatur beschriebenen Untersuchungen waren nämlich wegen der geringen Nachweisempfindlichkeit für Adenosin relativ hohe Adenosin- und folglich auch hohe Dipyridamolkonzentrationen notwendig. Gerlach u. Deuticke konnten zeigen, daß mit Zunahme des Verhältnisses Dipyridamol/Adenosin von 1,0 auf 10,0 die Hemmwirkung auf die Adenosindesaminase von 20 auf 50% ansteigt. Stellt man ähnliche Berechnungen aufgrund der Resultate der vorliegenden Untersuchungen an, so ergibt sich, daß bei einem 30fachen Überschuß von Dipyridamol (Abb. 5, Dipyridamolkonzentration 10^{-4} Mol/l), die Adenosin*desaminierung* ähnlich den Versuchen von Gerlach u. Deuticke etwa auf die Hälfte herabgesetzt wird, daß aber eine 50%ige Hemmung der Adenosin*aufnahme* bereits bei weniger als $1/_{10\,000}$ dieses Dipyridamol/Adenosinverhältnisses erreicht wird (Abb. 4, Dipyridamolkonzentration 10^{-8} Mol/l). Zwischen der Konzentration, die die Adenosindesaminase hemmt und derjenigen, welche die Permeabilität der Zelle herabsetzt, liegt also ein Unterschied mit einem Faktor von 10^3 bis 10^5. Nimmt man an, daß sich die Herzmuskelzelle wie der Erythrocyt verhält — und dafür sprechen neuere Untersuchungen [13] — so wird auch verständlich, daß Gerlach u. Deuticke [4] zum Nachweis des Adenosinanstaues im Herzgewebe, den sie auf eine Hemmung des Desaminase zurückzuführen, relativ hohe Dosen Dipyridamol (5 mg/kg) benötigen, während Pfleger u. Schöndorf [12] einen Permeabilitätseffekt in der Lunge bereits mit so geringen Dosen nachweisen konnten, wie sie therapeutische Verwendung finden.

Es war zunächst nicht zu erwarten, daß trotz vollkommener Hemmung der ^{14}C-Aufnahme durch 10^{-6} Mol/l Dipyridamol (Abb. 5) der Adenosinabbau mit unveränderter Geschwindigkeit abläuft. Dies ist nur so zu deuten, daß der Adenosinabbau vom *Eintritt* des Adenosins in die Erythrocyten unabhängig ist, d. h. daß der Adenosinabbau bereits außen an der Erythrocytenmembran stattfindet.

Dieser Befund steht im Widerspruch zu älteren Untersuchungen von Bretschneider [8], der dieses Problem untersuchte und fand, daß in Erythrocytenschatten vom Hundeerythrocyten keine Adenosindesaminaseaktivität nachweisbar ist. Es ist jedoch möglich, daß Hundeerythrocyten im Gegensatz zu Meerschweinchenerythrocyten keine Adenosindesaminase in der Membran besitzen, oder — was wahrscheinlicher ist — daß bei der Präparation der Erythrocytenschatten durch Hämolyse und mehrfaches Waschen die Adenosindesaminaseaktivität verlorengeht. Die letzte Vermutung würde zu der Beobachtung passen, daß selbst nach mehrfachem Waschen unserer Erythrocytenproben immer noch Desaminaseaktivität in der Waschflüssigkeit festgestellt werden konnte, die in keinem Verhältnis zu dem kaum nachweisbaren Hämoglobingehalt stand.

Die Untersuchungen zeigen weiterhin, daß unter den gegebenen Versuchsbedingungen Adenosin schnell in Inosin umgewandelt wird. Da beide Stoffe von Erythrocyten aufgenommen werden und Dipyridamol die Aufnahme beider Stoffe hemmt, ist nicht mit letzterer Sicherheit zu entscheiden, ob nicht das schnell aus Adenosin entstehende Inosin der eigentliche Stoff ist, der in die Erythrocyten eintritt. Der von Anfang an parallele Kurvenverlauf der Adenosin- und Inosinaufnahme (Abb. 6), die unvollständige Hemmbarkeit der Inosinaufnahme, sowie frühere Untersuchungen am intakten Meerschweinchen [12] berechtigen jedoch zu der Annahme, daß Adenosin in die Zellen aufgenommen wird. Es ist zu hoffen, daß weitere Untersuchungen, die das Schicksal von Adenosin und Inosin nach Eintritt in die Zelle zum Gegenstand haben, hier endgültige Klärung bringen werden.

Über den eigentlichen Mechanismus der Adenosinaufnahme wissen wir noch nichts. Da diese Aufnahme aber — wie von Pfleger u. Schöndorf [12] an der Lunge und von Kübler u. Bretschneider [8] am Erythrocyten gezeigt wurde, — durch das chemisch verwandte Inosin hemmbar ist, liegt es nahe anzunehmen, daß Inosin an den gleichen Orten durch die Membran tritt oder mit Hilfe des gleichen Transportsystems in die Zelle geschleust wird, wie Adenosin. Dipyridamol, das einen dem Purinanteil des Adenosinmoleküls räumlich ähnlich gebauten Pyrimido(5,4-d)-Pyrimidinkern besitzt, scheint eine höhere Affinität zu diesem Transportsystem zu haben als Adenosin, so daß dieses blockiert wird. Jedenfalls kann man errechnen, daß im Suspensionsmedium bereits 110 Moleküle Dipyridamol pro Erythrocyt ausreichen, um die Adenosinaufnahme meßbar herabzusetzen. Dipyridamol wird unter den gegebenen Versuchsbedingungen zu 75 $^0/_0$ an die Erythrocyten gebunden (Abb. 8). Das Dipyridamolmolekül ist räumlich in einer Fläche angeordnet. Berechnet man daraus die Flächenbedeckung des Erythrocyten, so ist bei einer Konzentration von 10^{-9} Mol/l nur $1/_{1\,000\,000}$ der Erythrocytenoberfläche bedeckt. Bei der maximalen Dipyridamolwirkung ist die Bedeckung von $1/_{10\,000}$ der Oberfläche immer noch sehr klein. Aus diesen Zahlen geht hervor, daß die Orte, die für den Adenosintransport durch die Zellmembran verantwortlich sind, sehr spärlich auf der Erythrocytenoberfläche verteilt sind. Um so erstaunlicher ist die für Adenosin beobachtete hohe Aufnahmegeschwindigkeit.

Demnach geht aus den vorliegenden Untersuchungen eindeutig hervor, daß niedrige Dipyridamolkonzentrationen auf die Adenosindesaminase ohne Wirkung sind, während sie die Permeabilität der Zelle für Adenosin und Inosin herabsetzen. Wenn auch die Erythrocytenwand aufgrund vieler Besonderheiten nicht als repräsentativ für alle Zellmembranen angesehen werden kann, so sollte doch zur Deutung pharmakologischer Wirkungen derjenige Effekt herangezogen werden, den Dipyridamol schon in Konzentrationen von 10^{-9} Mol/l zeigt, und das ist die Verminderung der Durchlässigkeit der Zellmembran für Adenosin und Inosin. Neuere Untersuchungen am isolierten Warmblüterherz bestätigen diese Überlegungen [13].

Literatur

1. Bray, G. A.: Analyt. Biochem. **1**, 279 (1960).
2. Bretschneider, H. J.: Zur pharmakologischen Behandlung coronarer Durchblutungsstörungen. Dtsch. med. J. **13**, 457 (1962).
3. — A. Frank, U. Bernard, K. Kochsiek u. F. Scheler: Die Wirkung eines Pyrimidopyrimidin-Derivates auf die Sauerstoffversorgung des Herzmuskels. Arzneimittel-Forsch. **9**, 49 (1959).

4. Gerlach, E., u. B. Deuticke: Bildung und Bedeutung von Adenosin in dem durch O_2-Mangel geschädigten Herzmuskel unter dem Einfluß von 2,6-Bis-(diäthylamino)-4,8-dipiperidino-pyrimido-(5,4-d)-pyrimidin. Arzneimittel-Forsch. 13, 48 (1963).
5. — — Kompetitive Hemmung der Adenosindesaminase als mögliche Ursache der coronardilatierenden Wirkung einer Pyrimidopyrimidin-Verbindung. Naunyn-Schmiedebergs Arch. Pharmak. exp. Path. 255, 107 (1966).
6. — — u. R. Dreisbach: Der Nucleotid-Abbau im Herzmuskel bei O_2-Mangel und seine mögliche Bedeutung für die Coronardurchblutung. Naturwissenschaften 50, 228 (1963).
7. Koss, F. W., G. Beisenherz u. R. Maerkisch: Die Eliminierung von Adenosin aus dem Blut unter dem Einfluß von 2,6-Bis(diäthylamino)-4,8-dipiperidino-(5,4-d)-pyrimidin und Papaverin. Arzneimittel-Forsch. 12, 1130 (1962).
8. Kübler, W., u. H. J. Bretschneider: Die Permeation von Adenosin durch die Erythrocytenmembran des Hundes. Pflügers Arch. ges. Physiol. 277, 141 (1963).
9. — — Kompetitve Hemmung der katalysierten Adenosindiffusion als Mechanismus der coronarerweiternden Wirkung eines Pyrimidopyrimidin-Derivates. Pflügers Arch. ges. Physiol. 280, 141 (1964).
10. Long, C.: Biochem. Handbook, p. 154, Tab. 7.
11. Pfleger, K., u. H. Schöndorf: Potenzierung der Adenosinwirkung am Herzen durch Inosin. Biochem. Pharmacol. 18, 43 (1969).
12. — — Ein Beitrag zur Aufklärung des Wirkungsmechanismus von Dipyridamol. Arzneimittel-Forsch. 18, 97 (1969).
13. — I. Volkmer u. N. Kolassa: Hemmung der Adenosinaufnahme und -verstärkung seiner Wirkung am isolierten Warmblüterherzen durch coronarwirksame Substanzen. Arzneimittel-Forsch. 19, Nr. 11 (1969).
14. Rauen, H. M.: Biochem. Taschenbuch, II, S. 73—75. Berlin-Göttingen-Heidelberg: Springer 1964.
15. Schermer, D.: Die Blutmorphologie der Laboratoriumtiere. Leipzig: J. A. Barth 1954.

Dr. K. Pfleger
Inst. für Pharmakologie und Toxikologie
der Universität des Saarlandes
6650 Homburg/Saar

Über den Einfluß von Mangan-Ionen auf die positiv inotrope Wirkung von Adrenalin, Theophyllin und Digitoxigenin an isolierten Meerschweinchenvorhöfen[*]

T. MEINERTZ und H. SCHOLZ

Pharmakologisches Institut der Universität Mainz

Eingegangen am 20. Mai 1969

The Influence of Manganese-Ions on the Positive Inotropic Effect of Adrenaline, Theophylline, and Digitoxigenin in Isolated Guinea-Pig Auricles

Summary. The influence of bivalent manganese ions (Mn^{++}) on the positive inotropic effect of adrenaline, theophylline, and digitoxigenin was studied in isolated, electrically driven left guinea-pig auricles in phosphate-free Tyrode's solutions with different extracellular calcium concentrations ($[Ca]_e$; 0.45; 1.8; 7.2 mM).

Mn^{++} (0.1—50 mM) exerted a dose-dependent negative inotropic effect which was dependent on $[Ca]_e$: Raising $[Ca]_e$ decreased the inhibitory action of Mn^{++}. The negative inotropic effect of Mn^{++} was exclusively due to a decrease in the rate of tension development; the time to peak tension and the duration of contraction remained unchanged.

In a solution containing 0.45 mM Ca, pretreatment with 0.1 mM Mn^{++} significantly diminished the positive inotropic effect of adrenaline (10^{-9}—10^{-5} g/ml) and theophylline (5×10^{-6}—10^{-3} g/ml), but did not influence the effect of digitoxigenin (2×10^{-7}—2×10^{-6} g/ml). The depression of the positive inotropic effect of adrenaline and theophylline with higher concentrations of Mn^{++} (0.35—2.25 mM, producing a negative inotropic effect of about 50%) was influenced by the $[Ca]_e$. The effect of Mn^{++} was most evident at 0.45 mM Ca, less pronounced (but significant) at 1.8 mM Ca and was not observed at 7.2 mM Ca. With the same concentrations of Mn^{++}, however, the positive inotropic effect of digitoxigenin was only slightly decreased at 0.45 mM Ca, was not changed at 1.8 mM Ca and was increased at 7.2 mM Ca.

As Mn^{++} selectively blocks the inward movement of Ca ions across the membrane of the myocardial cell during depolarisation, it is tentatively concluded from these experiments that the positive inotropic effect of adrenaline and theophylline may be due at least partially to an increase of the Ca influx during the excitation

---

[*] Über einige Ergebnisse wurde anläßlich der 10. Frühjahrstagung der Deutschen Pharmakologischen Gesellschaft in Mainz bereits berichtet (Meinertz u. Scholz, 1969).

process, whereas the positive inotropic effect of digitoxigenin seems to be independent of this mechanism.

Key-Words: Ca-Influx and Manganese — Adrenaline — Theophylline — Digitoxigenin — Isolated Guinea-Pig Auricle.

Schlüsselwörter: Ca-Einstrom und Mangan — Adrenalin — Theophyllin — Digitoxigenin — Isolierter Meerschweinchenvorhof.

Für zahlreiche positiv inotrop wirkende Pharmaka wurde mit Hilfe der Isotopentechnik gezeigt, daß sie insbesondere in den Calcium-Stoffwechsel des Herzens eingreifen. So steigern sowohl Katecholamine (Grossman u. Furchgott, 1964c; Reuter, 1965; Reuter u. Wollert, 1967) als auch Xanthinderivate (Nayler, 1963) und Herzglykoside (Übersicht bei Klaus, 1964; Grossman u. Furchgott, 1964c; Govier u. Holland, 1965) die Aufnahme von radioaktiv markiertem Calcium in die Herzmuskelzelle. Dieser Befund wurde hypothetisch mit der positiv inotropen Wirkung dieser Substanzen in Zusammenhang gebracht (s. a. Nayler, 1967). Es ist jedoch nicht sicher bekannt, über welchen Mechanismus die Steigerung der ^{47}Ca- bzw. ^{45}Ca-Aufnahme zustande kommt. Eine Möglichkeit wäre, daß die genannten Substanzen den Einstrom von Ca-Ionen aus dem Extracellulärraum steigern, der an verschiedenen Herzgeweben während des Erregungsprozesses mit elektrophysiologischen Methoden nachgewiesen werden kann (Reuter, 1967; Rougier u. Mitarb., 1968; Mascher u. Peper, 1969, weitere Lit. s. Scholz, 1969) und der von Bedeutung für die Auslösung der Kontraktion des Herzens ist (Reuter u. Scholz, 1968; Reuter u. Beeler, 1969). Diese Frage läßt sich mit Hilfe von zweiwertigen Manganionen (Mn^{++}) untersuchen. Da Mn^{++} den während der *Erregung* fließenden Ca-Einstrom selektiv unterdrückt (Rougier u. Mitarb., 1968; weitere Lit. zur Wirkung von Mn^{++} s. dort), müßte die positiv inotrope Wirkung eines Pharmakons durch Mn^{++} abgeschwächt werden, wenn sie überwiegend auf einer Steigerung dieses Ca-Einstroms beruhen würde. In der vorliegenden Arbeit wurde deshalb an isolierten Herzpräparaten geprüft, ob die positiv inotrope Wirkung von Adrenalin, Theophyllin und Digitoxigenin durch Mn^{++} beeinflußt werden kann. Dadurch sollte versucht werden, weitere Hinweise über die Ursache der kontraktionskraftsteigernden Wirkung dieser Substanzen zu bekommen.

Methode

Die Versuche wurden an isolierten linken Vorhöfen von 350—400 g schweren Meerschweinchen beiderlei Geschlechts durchgeführt. Die Tiere wurden durch Genickschlag getötet, aus den Carotiden entblutet und die Herzen möglichst schnell excidiert. Die Vorhöfe wurden in carbogengesättigter Tyrodelösung bei Zimmertemperatur präpariert, an Platinelektroden befestigt und in 70 ml fassenden Organbädern suspendiert. Die Badlösung konnte innerhalb 1 sec gewechselt werden. Die Vorhöfe wurden mit Rechteckimpulsen gereizt (Grass Reizgerät S 6; Frequenz

3 Hz; Reizdauer 3 msec; doppelte Schwellenstromstärke). Die Registrierung der Kontraktionen erfolgte isometrisch über Dehnungsmeßstreifen (Grass FT 03) auf Direktschreibern (Hellige Helco Scriptor). Die Vorspannung betrug 1 g. Als Badlösung diente Tyrodelösung mit einer KCl-Konzentration von 5,4 mM/l. Die extracelluläre Ca-Konzentration ($[Ca]_e$) wurde ohne osmotischen Ausgleich zwischen 0,45 und 7,2 mM/l variiert. Um das Ausfallen von Mn zu vermeiden, wurden Mn bzw. die Pharmaka mit und ohne Mn in einer Tyrodelösung ohne Phosphatpuffer untersucht. Der pH-Wert der Badlösung und die Kontraktionskraft der Vorhöfe änderten sich durch Weglassen des Phosphatpuffers nicht. Sämtliche Lösungen wurden mit Carbogen (95% O_2 + 5% CO_2) begast. Die Badtemperatur betrug 35°C.

Die Vorhöfe wurden zunächst mindestens 30 min schlagend in Tyrodelösung äquilibriert. Anschließend wurde auf Tyrodelösung ohne Phosphatpuffer mit je nach Fragestellung verschiedenem Ca-Gehalt umgeschaltet. Wenn sich die Kontraktionskraft der Präparate nicht mehr veränderte, wurde der Badlösung $MnCl_2$ bzw. $MnCl_2$ und 5 min später das zu untersuchende Pharmakon oder das Pharmakon allein zugesetzt. Die Kontraktionsamplitude wurde bei $MnCl_2$, Adrenalin und Theophyllin 5 min, bei Digitoxigenin 15 min nach Zugabe ausgemessen und mit den unmittelbar vor Gabe der Substanzen erhaltenen Werten verglichen. Nach jedem Effekt wurden die Substanzen mindestens 15 min lang mit normaler Tyrodelösung ausgespült, wobei die Badlösung dreimal gewechselt wurde. Bei Digitoxigenin (Abb. 4) wurden für jede Konzentration (jeweils mit und ohne Mn) neue Vorhöfe verwendet; bei Theophyllin (Abb. 3) und Mn (Abb. 2) wurden jeweils 3, bei Adrenalin (Abb. 3) alle Konzentrationen an einem Präparat untersucht.

Folgende Substanzen[1] wurden verwendet:
1. Mangan(II)-chlorid p.a. (Merck, Darmstadt). Im folgenden wird die Abkürzung Mn verwendet.
2. Adrenalinbitartrat (Farbwerke Hoechst, Frankfurt/M.-Höchst). Die Konzentrationsangaben beziehen sich auf die Base.
3. Theophyllin. purum (C. H. Boehringer Sohn, Ingelheim).
4. Digitoxigenin (C. F. Boehringer & Soehne, Mannheim).

Adrenalin und $MnCl_2$ wurden in Aqua dest. gelöst und der Badlösung direkt zugesetzt. Das zugesetzte Volumen machte nicht mehr als 1% der Badflüssigkeit aus. Die Adrenalinlösungen wurden durch Zusatz von Ascorbinsäure (Endkonzentration in der Badflüssigkeit $5 \cdot 10^{-5}$ g/ml) stabilisiert. Mittels fluorometrischer Bestimmung (Einzelheiten der Methode s. Lindmar u. Muscholl, 1964) des Adrenalingehalts in der Badlösung wurde sichergestellt, daß $5 \cdot 10^{-5}$ g/ml Ascorbinsäure, die die Kontraktionsamplitude der Vorhöfe nicht beeinflußten, die Zerstörung von Adrenalin auch in Anwesenheit von Mn in den verwendeten Konzentrationen vollständig verhinderten. Digitoxigenin wurde in einer geringen Menge Äthanol (96%) gelöst; durch Verdünnen der alkoholischen Lösung mit Aqua dest. wurde eine Digitoxigenin-Stammlösung von 10^{-5} g/ml hergestellt (Klaus u. Kuschinsky, 1962), die in entsprechender Menge bei der Herstellung der Versuchstyrodelösungen verwendet wurde. Von Theophyllin wurde unter Erwärmen eine wäßrige Stammlösung von 10^{-2} g/ml hergestellt, die bei Konzentrationen bis 10^{-4} g/ml der Badlösung direkt zugesetzt und bei höherer Dosierung wie Digitoxigenin beim Ansetzen der Versuchslösungen mitverwendet wurde.

Alle statistischen Angaben in den Abbildungen und den Tabellen erfolgen als Mittelwerte ± mittlere Fehler der Mittelwerte ($\bar{x} \pm s\bar{x}$); n ist die Anzahl der Einzelwerte. Zum Vergleich zweier Mittelwerte wurden Signifikanzen nach dem t-Test

---
[1] Den Herstellerfirmen danken wir für die Überlassung von Versuchsmengen.

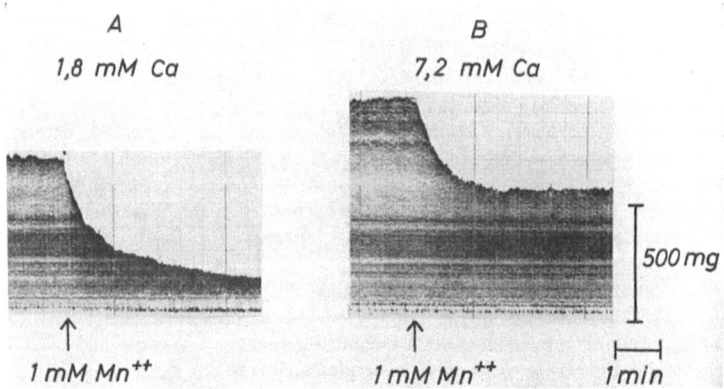

Abb. 1. Wirkung von Mn^{++} auf die Kontraktionskraft eines elektrisch gereizten Meerschweinchenvorhofs bei zwei verschiedenen [Ca]$_e$ (1,8 und 7,2 mM). Bei ↑ Zugabe von 1 mM Mn^{++}

ermittelt. Als Grenze für einen signifikanten Unterschied wurde ein p-Wert von 0,05 angesehen, p-Werte über 0,05 galten als statistisch nicht signifikant (n. s.). Die Berechnungen wurden nach den bei Snedecor (1950) bzw. Documenta Geigy, Wissenschaftliche Tabellen (6. Aufl. 1960) angegebenen Richtlinien durchgeführt.

Ergebnisse

1. Negativ inotrope Wirkung von $MnCl_2$ bei verschiedenen $[Ca]_e$

In phosphatpufferfreier Tyrodelösung wirkte Mn bei elektrisch gereizten linken Meerschweinchenvorhöfen negativ inotrop (Abb. 1). Die Mn-Wirkung setzte sofort nach Zugabe ein; sie war nach etwa 5 min voll ausgeprägt und nach Spülen in normaler Tyrodelösung innerhalb von 10 bis 15 min auch bei hohen Mn-Konzentrationen vollständig reversibel. Eine vorübergehende Zunahme der Kontraktionskraft, die an Meerschweinchenpapillarmuskeln unter dem Einfluß von Ni^{++} und Co^{++} beobachtet wurde (Kaufmann u. Fleckenstein, 1965), trat unter der Einwirkung von Mn nicht auf. Die negativ inotrope Wirkung von Mn war bei niedrigen [Ca]$_e$ stärker ausgeprägt als bei höheren. Bei dem in Abb. 1 dargestellten Versuch nahm die Kontraktionskraft der Vorhöfe nach 1 mM Mn bei 1,8 mM Ca um etwa 75%, bei 7,2 mM Ca dagegen nur um etwa 40% der Ausgangshöhe ab. Aus den in Tab. 1 zusammengestellten Meßwerten geht hervor, daß die negativ inotrope Wirkung von Mn ausschließlich auf einer Abnahme der mittleren Kontraktionsanstiegssteilheit (Gramm/Sekunde) beruht; die Anstiegszeit (Zeit zwischen Beginn und Maximum) und die Gesamtdauer (Zeit zwischen Beginn und Ende) der Kontraktion blieben unter dem Einfluß von Mn unverändert.

Tabelle 1. *Verhalten der Kraft (K), Gesamtdauer (GD), Anstiegszeit (AZ) und mittleren Anstiegssteilheit (AS) der Kontraktion elektrisch gereizter Meerschweinchenvorhöfe unter Kontrollbedingungen und 5 min nach Zugabe von 0,75 mM Mn^{++}. $[Ca]_e$ 1,8 mM. (g = Gramm, msec = Millisekunden, g/sec = Gramm/Sekunde)*

	n	Kontrolle	Mn (0,75 mM)		p
				% d. Kontrollen	
K (g)	12	0,736 ± 0,047	0,385 ± 0,040	50,2 ± 4,01	< 0,001
GD (msec)	12	124,6 ± 4,15	120,8 ± 3,63	97,3 ± 1,74	n. s.
AZ (msec)	12	50,0 ± 1,07	48,8 ± 0,90	97,8 ± 2,00	n. s.
AS (g/sec)	12	14,8 ± 1,00	7,7 ± 0,90	52,0 ± 4,77	< 0,001

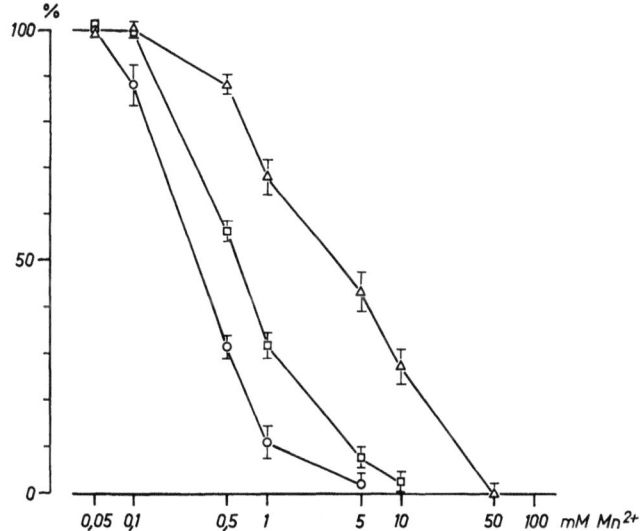

Abb. 2. Wirkung von Mn^{++} (0,05—50 mM) auf die Kontraktionskraft elektrisch gereizter Meerschweinchenvorhöfe bei 3 verschiedenen $[Ca]_e$ (0,45 mM: ○; 1,8 mM: □; 7,2 mM: △). Ordinate: Kontraktionskraft in Prozent der Kontrollen, Kontrolle = 100%. Abszisse: Mn^{++}-Konzentration in Millimol (mM), log. Maßstab. n = 6—12

In Abb. 2 sind die Ergebnisse von mehreren Versuchen zusammengefaßt, bei denen die negativ inotrope Wirkung von Mn in verschiedener Dosierung (0,05—50 mM) bei drei verschiedenen Ca-Konzentrationen (0,45; 1,8; 7,2 mM) untersucht wurde. Jede Mn-Konzentration wurde am gleichen Präparat nacheinander bei einer $[Ca]_e$ von 0,45 bzw. 1,8 und 7,2 mM geprüft. Bei normalem Ca-Gehalt (1,8 mM) wirkten 0,1 mM Mn gerade noch nicht negativ inotrop, während 10 mM Mn die Kontraktion

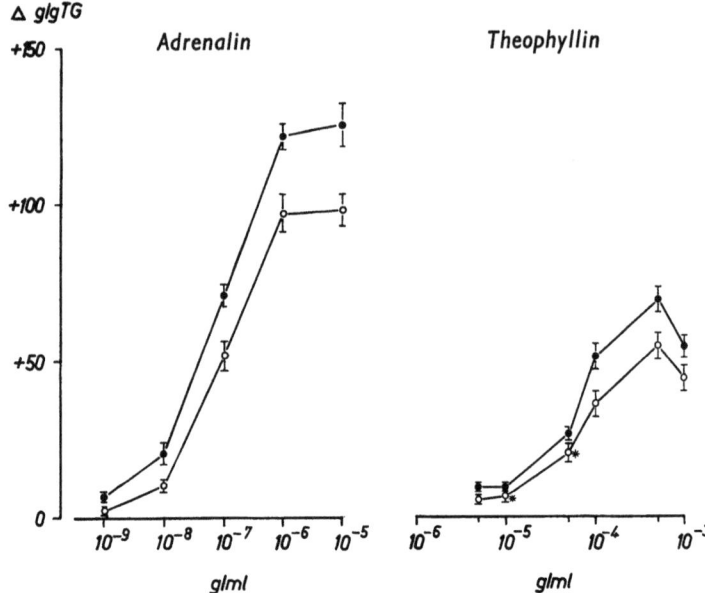

Abb. 3. Wirkung von Adrenalin ($10^{-9}-10^{-5}$ g/ml; links) und Theophyllin ($5 \cdot 10^{-6}$ bis 10^{-3} g/ml; rechts) auf die Kontraktionskraft elektrisch gereizter Meerschweinchenvorhöfe ohne (●) und mit (○) Vorgabe von 0,1 mM Mn^{++}. $[Ca]_e$ 0,45 mM. Ordinate: Zunahme der Kontraktionskraft gegenüber unbehandelten Kontrollen in Gramm/Gramm Trockengewicht ($\varDelta$ g/g TG). Abszisse: Konzentration der untersuchten Substanzen in Gramm/Milliliter (g/ml), log. Maßstab. $n = 9-11$. * bedeutet $p > 0,05$. Ausgangskraft der Kontraktion: $16,0 \pm 2,12$ g/g TG (links; $n = 45$) bzw. $18,8 \pm 1,38$ g/g TG (rechts; $n = 54$)

der Vorhöfe innerhalb 5 min fast vollständig hemmten. Durch Verminderung oder Erhöhung der $[Ca]_e$ um das 4fache wurde die Mn-Dosiswirkungskurve nach links bzw. rechts verschoben, d. h. eine gegebene Mn-Dosis wirkte bei niedriger $[Ca]_e$ stärker negativ inotrop als bei höherer. Es fand sich also für die negativ inotrope Wirkung von Mn prinzipiell die gleiche Abhängigkeit von der $[Ca]_e$, wie sie für einige β-Adrenolytica von Jork u. Mitarb. (1967; Tab. S. 62) beschrieben wurde.

2. *Einfluß von $MnCl_2$ auf die positiv inotrope Wirkung von Adrenalin, Theophyllin und Digitoxigenin*

Abb. 3 zeigt die Ergebnisse von mehreren Versuchen, bei denen der Einfluß von 0,1 mM Mn auf die positiv inotrope Wirkung von Adrenalin ($10^{-9}-10^{-5}$ g/ml) und Theophyllin ($5 \cdot 10^{-6}-10^{-3}$ g/ml) untersucht wurde. Der Ca-Gehalt der Badlösung wurde bei diesen Versuchen auf 0,45 mM/l vermindert, da eine Hemmung des positiv inotropen Effekts beider Substanzen unter dieser Bedingung besonders deutlich werden müßte; denn sowohl Adrenalin (Reiter u. Schöber, 1965; Reuter, 1965) als auch Methylxanthine (Nayler, 1963; de Gubareff u. Sleator, 1965) sind bei niedriger $[Ca]_e$ am stärksten wirksam. Mn selbst bewirkte in der geprüften Konzentration von 0,1 mM bei einer $[Ca]_e$ von 0,45 mM nur eine geringe Abnahme der Kontraktionsamplitude um 11,8 $^0/_0$ (s. Abb. 2) bzw. 4,6 $\pm$ 1,48 g/g Trockengewicht. Bei beiden Substanzen — diese Versuchsanordnung gilt für sämtliche Versuche der vorliegenden Arbeit — wurde jede Konzentration hintereinander mit und ohne Mn untersucht und nach jedem Effekt ausgespült. In den Versuchen mit Mn wurden Adrenalin und Theophyllin jeweils 5 min *nach* Zugabe von Mn gegeben, d.h. nachdem sich die Kontraktionshöhe der Vorhöfe unter Mn auf ein neues Gleichgewicht eingestellt hatte (vgl. Abschnitt 1). Die Effekte der Substanzen in dieser und allen folgenden Abbildungen sind als Zunahme der Kontraktionskraft in Gramm/Gramm Trockengewicht (Δ g/g TG) gegenüber den Kontrollen angegeben. Eine relative Auswertung der Meßwerte (als Zunahme gegenüber Kontrollen in Prozent) würde ein falsches Bild ergeben, da im Laufe eines längeren Versuches die Ausgangslage allmählich kleiner wurde, während sich die unter gleichen Bedingungen erhaltenen Effekte nicht wesentlich veränderten. — Aus der Abbildung geht hervor, daß die positiv inotrope Wirkung nicht nur von Adrenalin (das gleiche gilt unter denselben Versuchsbedingungen für Noradrenalin in Konzentrationen von 10^{-9}—10^{-5} g/ml), sondern auch von Theophyllin über einen weiten Konzentrationsbereich durch Vorgabe von Mn signifikant abgeschwächt wurde. Die Wirkung von Mn war bei beiden Substanzen bei den höheren Konzentrationen am stärksten; die Verschiebung der Kurven erfolgte also nicht parallel. Demnach scheint der Antagonismus zwischen Adrenalin bzw. Theophyllin und Mn nicht kompetitiv zu sein (vgl. Ariens u. Mitarb. 1964).

Offenbar üben die Methylxanthine ihre positiv inotropen und positiv chronotropen Wirkungen an *isolierten* Herzen nicht überwiegend als „indirekte Sympathomimetica" aus, denn beide Effekte werden an isolierten Meerschweinchen- und Rattenherzen durch Vorbehandlung mit Reserpin nicht verändert (Pöch u. Kukovetz, 1963; Strubelt, 1968). Andererseits beruhen nach de Gubareff u. Sleator (1965) an isolierten Meerschweinchenvorhöfen aber doch 11—16 $^0/_0$ der positiv inotropen Wirkung von Coffein auf einer Freisetzung von endogenen Katecholaminen. Es wäre also denkbar, daß Mn in den oben beschriebenen Versuchen nicht die direkte, sondern nur die mögliche indirekte Wirkung von Theophyllin ausschaltet und dadurch den positiv inotropen Effekt dieser Substanz abschwächt. Diese Möglichkeit konnte jedoch ausgeschlossen werden; denn Mn schwächte die Theophyllinwirkung in gleichem Ausmaß auch an Vorhöfen von Meerschweinchen ab, die 48 und 24 Std vor

Tabelle 2. *Wirkung von 5 · 10⁻⁴ g/ml Theophyllin (Einwirkzeit 5 min) ohne (Spalte 3) und mit (Spalte 4) Vorgabe von 0,1 mM Mn an elektrisch gereizten Vorhöfen unvorbehandelter (A) und reserpinisierter (B) Meerschweinchen. Die Zahlenangaben in Spalte 3 und 4 bedeuten Zunahme der Kontraktionskraft in Gramm/Gramm Trockengewicht (Δg/g TG). [Ca]$_e$ 0,45 mM. Kontraktionskraft der unbehandelten Vorhöfe (in g/g TG): 21,2 ± 4,14 (ohne Reserpin) bzw. 37,5 ± 7,34 (mit Reserpin). Die Werte in Reihe A stammen aus den in Abb.3 abgebildeten Versuchen*

1	2	3	4	5	6
	n	Theophyllin	Mn + Theophyllin	p	Abnahme der Theophyllinwirkung nach Mn-Vorgabe in %; 100% = die den Mittelwerten der Spalte 3 zugrunde liegenden Einzelwerte
A Keine Reserpinvorbehandlung	9	68,8 ± 4,28	54,3 ± 4,40	< 0,05	18,3 ± 7,98
B Reserpinvorbehandlung	12	108,2 ± 7,78	79,5 ± 6,17	< 0,01	26,2 ± 2,59

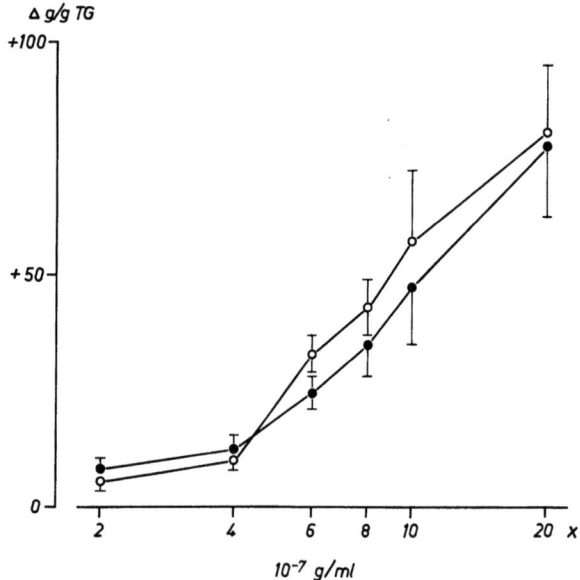

Abb. 4. Wirkung von Digitoxigenin ($2 \cdot 10^{-7}$—$2 \cdot 10^{-6}$ g/ml) auf die Kontraktionskraft von je 9 elektrisch gereizten Meerschweinchenvorhöfen ohne (●) und mit (○) Vorgabe von 0,1 mM Mn^{++}. [Ca]$_e$ 0,45 mM. Koordinaten wie in Abb.3. Ausgangskraft: 27,1 ± 2,51 g/g TG (n = 54)

dem Versuch mit jeweils 5 mg/kg i.p. Reserpin (Serpasil® CIBA) vorbehandelt worden waren (Tab. 2). Nach Reserpinvorbehandlung schien die hemmende Wirkung von Mn sogar etwas größer zu sein als ohne Vorbehandlung (26,2% Abnahme der Theophyllinwirkung mit Reserpin gegenüber 18,3% ohne Reserpin); der Unterschied war jedoch statistisch nicht signifikant. — An den mit Reserpin vorbehandelten Präparaten wirkten $5 \cdot 10^{-6}$ g/ml Tyramin nicht mehr positiv inotrop, so daß angenommen werden darf, daß ihre Katecholaminspeicher in ausreichendem Maße entleert waren.

Ganz andere Ergebnisse als mit Adrenalin und Theophyllin fanden sich mit Digitoxigenin (Abb. 4). Unter den in Verbindung mit Abb. 3 geschilderten Versuchsbedingungen (0,1 mM Mn; $[Ca]_e$ 0,45 mM) wurde die positiv inotrope Wirkung von Digitoxigenin ($2 \cdot 10^{-7} - 2 \cdot 10^{-6}$ g/ml) durch Vorgabe von Mn nicht abgeschwächt. Die mit und ohne Mn erhaltenen Meßwerte waren auch bei hohen Digitoxigeninkonzentrationen, die bei 0,45 mM Ca noch nicht toxisch wirkten, nicht verschieden. Dieser Befund steht im Gegensatz zu kürzlich veröffentlichten Ergebnissen von Sabatini-Smith u. Holland (1969), die an Kaninchenvorhöfen einen kompetitiven Antagonismus zwischen Mn und Ouabain fanden (s. Diskussion).

3. Einfluß von $MnCl_2$ auf die positiv inotrope Wirkung von Adrenalin, Theophyllin und Digitoxigenin in Abhängigkeit von der $[Ca]_e$

Die Kontraktionsamplitude unbehandelter Meerschweinchenvorhöfe betrug bei dieser Versuchsserie $31,8 \pm 2,90$ (0,45 mM Ca; $n = 36$), $112,4 \pm 8,08$ (1,8 mM Ca; $n = 36$) bzw. $163,2 \pm 9,95$ g/g Trockengewicht (7,2 mM Ca; $n = 33$).

In Abb. 5 ist die positiv inotrope Wirkung von 10^{-4} g/ml Theophyllin und 10^{-7} g/ml Adrenalin unter dem Einfluß von Mn in niedriger (0,1 mM) und höherer Konzentration bei drei verschiedenen $[Ca]_e$ (0,45; 1,8; 7,2 mM) dargestellt. Als ,,höhere Konzentration" wurden Mn-Dosen gewählt, die selbst einen negativ inotropen Effekt von etwa 50% der Ausgangshöhe ausübten. Sie waren je nach $[Ca]_e$ verschieden und betrugen 0,35 bzw. 0,75 und 2,25 mM bei 0,45 bzw. 1,8 und 7,2 mM Ca (Werte aus Abb. 2). Bei jeder Substanz wurden alle Effekte an einem Präparat geprüft. Aus der Abbildung geht hervor, daß sowohl Adrenalin als auch Theophyllin allein, d. h. ohne Manganvorbehandlung, bei niedriger $[Ca]_e$ am stärksten wirksam waren. Der hemmende Einfluß, den Mn auf die positiv inotrope Wirkung beider Substanzen ausübte, war dosisabhängig und wurde darüber hinaus durch die $[Ca]_e$ beeinflußt. Er war am deutlichsten bei 0,45 mM Ca (alle Meßwerte gegenüber Kontrollen ohne Mn-Vorbehandlung signifikant verschieden), schwächer bei 1,8 mM Ca und bei 7,2 mM Ca nicht mehr nachzuweisen. Bei normaler $[Ca]_e$ (1,8 mM) führten 10^{-4} g/ml

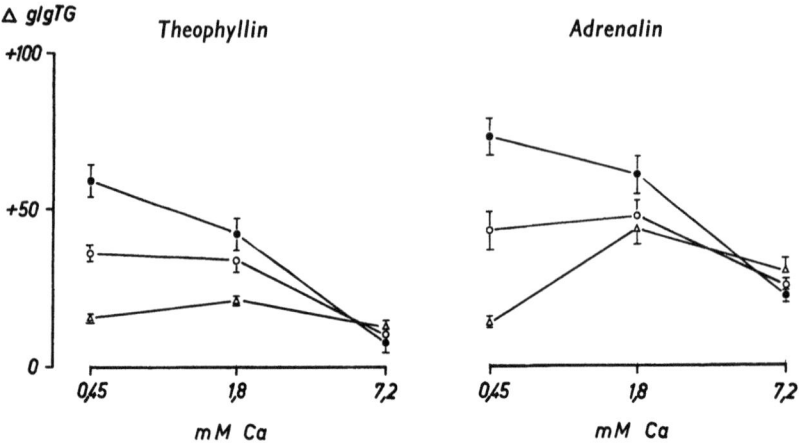

Abb. 5. Wirkung von 10^{-4} g/ml Theophyllin (links) und 10^{-7} g/ml Adrenalin (rechts) auf die Kontraktionskraft elektrisch gereizter Meerschweinchenvorhöfe ohne (•) und mit Vorgabe von 0,1 (o) bzw. 0,35—2,25 mM (△; Einzelheiten s. Text) Mn^{++} bei 3 verschiedenen $[Ca]_e$ (0,45; 1,8; 7,2 mM). Ordinate wie in Abb. 3. Abszisse: $[Ca]_e$ in Millimol (mM). $n = 9$

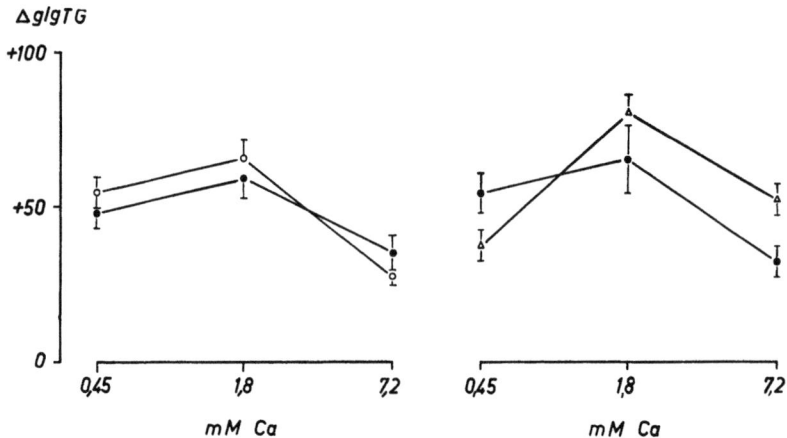

Abb. 6. Wirkung von $6 \cdot 10^{-7}$ g/ml Digitoxigenin auf die Kontraktionskraft elektrisch gereizter Meerschweinchenvorhöfe ohne (•) und mit Vorgabe von 0,1 (o) bzw. 0,35—2,25 mM (△; Einzelheiten s. Text) Mn^{++} bei 3 verschiedenen $[Ca]_e$ wie in Abb. 5. $n = 7—9$

Theophyllin allein zu einer Zunahme der Kontraktionskraft um 42,0 g/g Trockengewicht; der Effekt wurde durch Vorgabe von 0,1 mM Mn auf 34,3 g/g TG reduziert (Unterschied nicht signifikant) und betrug nach 0,75 mM Mn nur noch 21,8 g/g TG ($p < 0,005$). Ähnlich waren die Ergebnisse unter dieser Bedingung bei Adrenalin. Die Steigerung der Kontraktionskraft betrug nach 10^{-7} g/ml Adrenalin allein 60,7, nach Vorgabe von 0,1 mM Mn 47,3 (Unterschied nicht signifikant) und nach 0,75 mM Mn nur noch 41,2 g/g TG ($p < 0,05$).

Auch in dieser Versuchsanordnung wurden mit Digitoxigenin ($6 \cdot 10^{-7}$ g/ml) andere Ergebnisse erzielt (Abb. 6). Die niedrige Mn-Konzentration (0,1 mM) veränderte die Digitoxigeninwirkung bei allen untersuchten $[Ca]_e$ nicht. In hoher Dosierung führte Mn nur bei 0,45 mM Ca zu einer im Vergleich zu Adrenalin und Theophyllin geringen, aber gerade signifikanten Hemmung ($0,025 < p < 0,05$), bei 1,8 mM Ca zu keiner Änderung und bei 7,2 mM Ca zu einer Verstärkung ($p < 0,005$) der positiv inotropen Wirkung von Digitoxigenin. Eine systematische Abhängigkeit der Mn-Wirkung von der $[Ca]_e$, wie sie für Adrenalin und Theophyllin (Abb. 5) zu zeigen war, ließ sich also für Digitoxigenin nicht nachweisen. Beim Vergleich der Abb. 5 und 6 ist besonders auffällig, daß selbst hohe Mn-Dosen unter Bedingungen (1,8 mM Ca), bei denen die Wirkung von Digitoxigenin allein am stärksten war, hier überhaupt nicht wirksam waren, während bei Adrenalin und Theophyllin Mn gerade dann am stärksten wirkte, wenn auch die Wirkung der Pharmaka selbst besonders ausgeprägt war (bei 0,45 mM Ca).

Diskussion

Sowohl am Skeletmuskel (Lit. bei Sandow, 1965) als auch am Herzen (Jenny, 1965; Katz u. Mitarb., 1966; Weber u. Mitarb., 1967) sind Ca-Ionen für die Aktivierung der contractilen Proteine unerläßlich. Hier wie dort kommt es während der Erregung intracellulär zu einer Zunahme an ionisiertem Ca ($[Ca]_i$) und zur Kontraktion, wenn die $[Ca]_i$ einen bestimmten Schwellenwert überschreitet (s. auch Übersicht Ebashi u. Endo, 1968). Diese Steigerung der intracellulären Ca-Ionenkonzentration erfolgt bei beiden Strukturen jedoch offenbar über verschiedene Mechanismen. Am Skeletmuskel wird das für die Kontraktion notwendige Ca aus *intracellulären* Strukturen freigesetzt, während es am Herzen wahrscheinlich noch zusätzlich während der Erregung aus dem *Extracellulärraum* in die Zelle einströmt (s. Übersicht Lüttgau, 1965; Nayler, 1967). Mit dieser Vorstellung in Einklang stehen die Befunde, daß erstens Maßnahmen (Erhöhung der $[Ca]_e$; Erniedrigung der $[Na]_e$; Frequenzerhöhung), die am schlagenden Herzen zu einer Zunahme der Kontraktionskraft führen, in gleichem Maße auch den ^{45}Ca-Influx steigern (Winegrad u. Shanes, 1962; Langer u. Brady, 1963; Niedergerke, 1963; Grossman u. Furchgott, 1964a und b; Langer, 1964) und daß zweitens der während eines einzelnen Erregungsablaufes an Myokardfasern elektrophysiologisch nachweisbare Einstrom von Ca-Ionen von

Bedeutung für die Aktivierung der Kontraktion des Herzens ist (Zitate s. Einleitung).

Man darf annehmen (Nayler, 1967), daß auch die positiv inotrope Wirkung von Pharmaka über eine Steigerung der intracellulär für die Kontraktionsauslösung zur Verfügung stehenden Menge an Ca-Ionen zustande kommt. Als Ursache für eine Zunahme der $[Ca]_i$ sind verschiedene Möglichkeiten denkbar: Zunahme des Ca-Einstroms in Ruhe oder während der Erregung, Hemmung des Ca-Efflux sowie Freisetzung von Ca aus den, oder Hemmung der Ca-Aufnahme in die Strukturen des sarkoplasmatischen Reticulums, das auch am Herzen als Ca-Speicherungssystem wirksam ist (Lit. bei Langer, 1968). In der vorliegenden Arbeit wurde unter Verwendung von zweiwertigen Manganionen nur eine dieser Möglichkeiten geprüft und die Frage untersucht, ob der *Ca-Einstrom während der Erregung* durch die untersuchten Pharmaka beeinflußt werden könnte. Aus den Untersuchungen geht hervor, daß Mn-Ionen an isolierten Meerschweinchenvorhöfen die positiv inotrope Wirkung von Adrenalin und Theophyllin abschwächen, die von Digitoxigenin dagegen nicht in gleichem Maß beeinflussen. Da Mn — wie erwähnt — den Einstrom von Ca^{++}, der am Herzen während des Aktionspotentials fließt, selektiv unterdrückt, sprechen die Versuchsergebnisse dafür, daß bei der positiv inotropen Wirkung von Adrenalin und Theophyllin, nicht aber von Digitoxigenin eine Zunahme dieses Ca-Einstroms während der Erregung von Bedeutung ist. Im folgenden sollen die Ergebnisse im Zusammenhang mit bereits vorliegenden Befunden über den Einfluß der untersuchten Pharmaka auf den Ca-Stoffwechsel des Herzens diskutiert werden.

1. Adrenalin. Schon durch die Untersuchungen, in denen an isolierten Meerschweinchenvorhöfen der ^{45}Ca-Austausch unter dem Einfluß von Adrenalin gemessen wurde, konnte wahrscheinlich gemacht werden, daß die positiv inotrope Wirkung von Adrenalin überwiegend dadurch zustande kommt, daß die Substanz die Membranpermeabilität für Ca-Ionen während der Erregung erhöht (Reuter, 1965; Reuter u. Wollert, 1967). Diese mit Hilfe von radioaktiv markiertem Ca erhaltenen Daten, die eine Zunahme der ^{45}Ca-Umsatzgeschwindigkeit bei unveränderter Markierbarkeit des intracellulären Ca ergaben, wurden durch elektrophysiologische Versuche ergänzt, in denen direkt gezeigt wurde, daß Adrenalin den Einstrom von Ca-Ionen während der Depolarisation an verschiedenen Herzgeweben steigert (Reuter, 1966, 1967; Vassort u. Mitarb., 1968) und daß diese Steigerung des Ca-Einstroms (gemessen an durch Ca-Ionen getragenen Potentialänderungen) der Zunahme der gleichzeitig registrierten Kontraktion parallel geht (Scholz u. Reuter, 1968). Insbesondere die parallele Zunahme von Ca-Einstrom und Kontraktion deuten darauf hin, daß der vermehrte Ca-Einstrom und die verbesserte Kontraktion nach Adrenalin in ursächlichem Zusammenhang stehen. Die vorliegenden Befunde und ihre Interpretation stehen also mit den Daten der Literatur in Einklang. Die Übereinstimmung der Ergebnisse, die durch direkte, elektrophysiologische Messungen und, wie hier, mit indirekten pharmakologischen Methoden erzielt wurden, rechtfertigen umgekehrt die Verwendung von Mangan im Rahmen der vorliegenden Fragestellung. Es sei noch einmal erwähnt (vgl. Methode), daß die nach Vorgabe von Mn beobachtete Abschwächung der Adrenalinwirkung nicht auf einer durch Mn bedingten Zerstörung des Adrenalins beruht, die durch Zusatz von Ascorbinsäure verhindert wurde.

2. *Theophyllin.* Die Untersuchungen über den Einfluß von Xanthinderivaten auf den Ca-Stoffwechsel des Herzens sind nicht sehr zahlreich und wurden in den meisten Fällen mit Coffein durchgeführt. Wir haben in der vorliegenden Arbeit Theophyllin untersucht, da die positiv inotrope Wirkung dieser Substanz an Ventrikel- und Vorhofspräparaten aus Warmblüterherzen stärker ist als die von Coffein (Kuschinsky u. Muscholl, 1956; Rall u. West, 1963). Die Unterschiede zwischen beiden Pharmaka scheinen jedoch nur quantitativ zu sein (Kukovetz u. Pöch, 1967), so daß auch die mit Coffein erhobenen Befunde zur Diskussion unserer Ergebnisse herangezogen werden können.

Elektrophysiologische Versuche, in denen der Einfluß von Methylxanthinen auf den Einstrom von Ca-Ionen während der Erregung direkt untersucht wurde, liegen bisher nicht vor. Ebenso fehlen detaillierte Isotopenversuche mit gleichzeitiger Messung von Ca-Umsatz und intracellulärer Ca-Konzentration, aus denen Rückschlüsse über den Markierungsgrad des intracellulären Ca gezogen werden könnten. Aus Versuchen mit radioaktiv markiertem Ca an schlagenden Krötenherzen läßt sich jedoch schließen, daß Coffein die Ca-Aufnahme und -Abgabe beschleunigt (Nayler, 1963). Dieser Befund würde mit der Interpretation der vorliegenden Ergebnisse in Einklang stehen. Insgesamt gesehen scheint es also möglich zu sein, auch die positiv inotrope Wirkung der Xanthinderivate ähnlich wie die der Katecholamine zumindest teilweise mit einem gesteigerten Einstrom von extracellulärem Ca während des Erregungsprozesses zu erklären, wodurch es vorübergehend zu einer Zunahme der intracellulären Konzentration an freien Ca-Ionen und damit zu einer Verbesserung der Kontraktion kommen würde. Es ist nicht wahrscheinlich, daß der hemmende Einfluß, den Mn auf die Wirkung von Theophyllin ausübt, indirekter Natur ist und nur über eine Ausschaltung der möglicherweise durch Theophyllin freigesetzten endogenen Katecholamine zustande kommt; denn der Antagonismus zwischen Mn und Theophyllin fand sich auch an Vorwürfen solcher Meerschweinchen, deren Katecholaminspeicher mit Reserpin entleert worden waren (Tab.2).

Bei der positiv inotropen Wirkung der Xanthinderivate scheinen aber auch noch andere Mechanismen von Bedeutung zu sein, die sich mit der vorliegenden Versuchsanordnung nicht prüfen lassen. So steigert z. B. Coffein auch an *ruhenden* Herzpräparaten die Aufnahme und Abgabe von ^{45}Ca (Nayler, 1963). Weiterhin bewirkt Coffein, das zumindest am Skeletmuskel die Zellmembran leicht durchdringt (Bianchi, 1962), nicht nur am Skeletmuskel (Herz u. Weber, 1965; Carsten u. Mommaerts, 1965), sondern möglicherweise auch am Herzen eine Freisetzung von Ca aus dem sarkoplasmatischen Reticulum (oder eine Hemmung der Ca-Aufnahme durch diese Strukturen) und damit eine Zunahme der $[Ca]_i$ (Nayler u. Hasker, 1966). Es wäre also denkbar, daß die Xanthinderivate nicht nur dadurch positiv inotrop wirken, daß sie (wie Adrenalin) die Permeabilität der Zellmembran für Ca-Ionen während der Erregungsphase steigern. Möglicherweise bewirken sie auch eine Verschiebung des Gleichgewichts zwischen den verschiedenen intracellulären Ca-Fraktionen zugunsten des für die Auslösung der Kontraktion verfügbaren Ca. Dafür spricht auch, daß Coffein (nicht aber Adrenalin, s. Reuter, 1965) in hoher Konzentration nicht nur am Skeletmuskel (Axelsson u. Thesleff, 1958; Lüttgau u. Oetliker, 1968), sondern auch am Herzen (Nayler, 1963) zu einer Kontraktur führt sowie der Befund, daß die positiv inotrope Wirkung der Xanthinderivate, nicht aber von Katecholaminen unter Hypothermiebedingungen verstärkt wird (Price u. Nayler, 1967; Price, Swann u. Nayler, 1967).

3. Digitoxigenin. Auch für Herzglykoside gibt es bisher keine direkten elektrophysiologischen Untersuchungen über den Einfluß dieser Substanzen auf den Einstrom von Ca-Ionen in die Myokardzelle. Dagegen liegen zahlreiche Arbeiten vor, in denen der celluläre Ca-Umsatz des Herzens mit der Isotopentechnik untersucht worden ist (Übersicht bei Klaus, 1964). Danach besteht die Wirkung von Digitalis in einer Zunahme der austauschbaren myokardialen Ca-Fraktion bei unverändertem Ca-Gehalt (Klaus u. Kuschinsky, 1962; Lüllmann u. Holland, 1962). Als Ursache für die Veränderung der intracellulären Ca-Verteilung wird eine Freisetzung von endogenem Ca aus verschiedenen cellulären Bindungsstellen diskutiert (Klaus, 1967, 1968). In den Versuchen von Klaus u. Kuschinsky (1962) an isolierten, elektrisch gereizten Meerschweinchenvorhöfen kam es allerdings unter dem Einfluß von Digitoxigenin auch zu einer mäßigen Zunahme der initialen ^{47}Ca-Eintrittsgeschwindigkeit und zu einer geringen Steigerung der ^{47}Ca-Abgabegeschwindigkeit. Da der endgültige Markierungsgrad des cellulären Ca nach Digitoxigenin aber beträchtlich höher lag als bei unbehandelten Kontrollen, kommen die genannten Autoren zu dem Schluß, daß eine Ca-Umsatzsteigerung nicht als wesentlichste Wirkung von Digitoxigenin auf den cellulären Ca-Haushalt des Herzens anzusehen ist. Diese Interpretation wird durch die vorliegenden Befunde unterstützt. Wenn die positiv inotrope Wirkung von Digitoxigenin wie beim Adrenalin überwiegend auf einer Steigerung der Membranpermeabilität für Ca-Ionen während des Erregungsprozesses beruhen würde, müßte sie durch Mn auch in Konzentrationen abzuschwächen sein, die die Wirkung von Adrenalin und Theophyllin deutlich hemmen. Ein derartiger Effekt wurde beim Digitoxigenin jedoch nicht beobachtet (Abb. 4). Eine leichte Zunahme des Ca-Einstroms während der Erregung kann jedoch auch für Digitoxigenin nicht völlig ausgeschlossen werden, da Mn in hoher Konzentration bei 0,45 mM Ca die Digitoxigeninwirkung geringfügig hemmte (Abb. 6), auch wenn dieser Effekt, besonders im Vergleich zu Adrenalin und Theophyllin (Abb. 5), nur wenig ausgeprägt war.

Unsere für Digitoxigenin erhobenen Befunde und ihre Interpretation stehen im Gegensatz zu denen von Sabatini-Smith u. Holland (1969). Die Untersuchungen dieser Autoren ergaben bei einer $[Ca]_e$ von 2,4 mM für $10^{-9}-10^{-6}$ M Ouabain einen positiv inotropen Effekt von maximal 20—25%, der durch 10^{-4} M Mn bei 10^{-6} M Ouabain nicht beeinflußt, bei geringeren Ouabaindosen jedoch deutlich abgeschwächt wurde. Daraus schlossen Sabatini-Smith u. Holland auf einen kompetitiven Antagonismus zwischen Mn und Herzglykosiden, der wiederum eine Zunahme des Ca-Einstroms während der Depolarisation unter dem Einfluß von Digitalis wahrscheinlich machen würde. Wir können die Diskrepanz zwischen der genannten und der vorliegenden Arbeit nicht ohne weiteres erklären. Aus der Veröffentlichung von Sabatini-Smith u. Holland läßt sich nicht entnehmen, ob Mn und Ouabain gleichzeitig gegeben oder ob das Herzglykosid nach *Vorgabe* von Mn untersucht wurde. Möglicherweise wurde dort die Abnahme der Ouabainwirkung bei *gleichzeitiger* Ouabain- und Mn-Applikation durch den negativ inotropen Eigeneffekt von Mn bewirkt, der bei einer Mn-Konzentration von 10^{-4} M etwa 10% ausmachte.

Die vorliegenden Ergebnisse lassen selbstverständlich keine direkten Aussagen über den Mechanismus der positiv inotropen Wirkung der untersuchten Substanzen zu. Bei Adrenalin stehen sie jedoch im Einklang mit bereits vorliegenden Befunden aus elektrophysiologischen Arbeiten. Bei Digitoxigenin und Theophyllin bedeuten sie Hinweise auf einen fehlenden bzw. vorhandenen ursächlichen Zusammenhang zwischen gesteigertem Ca-Einstrom während der Erregung und verbesserter Kontraktion, die durch elektrophysiologische Versuche mit gleichzeitiger Messung der Kontraktion ergänzt werden müssen.

Herrn Dr. K. Löffelholz aus unserem Institut sind wir für die fluorometrische Adrenalinbestimmung zu Dank verpflichtet. Außerdem danken wir Fräulein G. Rose für ihre Hilfe bei der Durchführung der Experimente.

Literatur

Ariens, E. J., A. M. Simonis, and J. M. van Rossum: Drug-receptor interaction. Interaction of one or more drugs with different receptor systems. In: Molecular Pharmacology, pp. 287—393. Ed.: E. J. Ariens. New York-London: Academic Press 1964.

Axelsson, J., and S. Thesleff: Activation of the contractile mechanism in striated muscle. Acta physiol. scand. 44, 55—66 (1958).

Bianchi, C. P.: Kinetics of radiocaffeine uptake and release in frog sartorius. J. Pharmacol. exp. Ther. 138, 41—47 (1962).

Carsten, M. E., and W. F. H. M. Mommaerts: The accumulation of calcium ions by sarcotubular vesicles. J. gen. Physiol. 48, 183—197 (1965).

Ebashi, S., and M. Endo: Calcium ion and muscle contraction. In: Progr. Biophys. Mol. Biol. 18, 123—183. Ed.: J. A. V. Butler and D. Noble. Oxford-New York: Pergamon Press 1968.

Govier, W. C., and W. C. Holland: The relationship between atrial contractions and the effect of oubain on contractile strength and calcium exchange in rabbit atria. J. Pharmacol. exp. Ther. 148, 284—289 (1965).

Grossman, A., and R. F. Furchgott: The effects of external calcium concentration on the distribution and exchange of calcium in resting and beating guinea-pig auricles. J. Pharmacol. exp. Ther. 143, 107—119 (1964a).

— The effects of frequency of stimulation and calcium concentration on Ca^{45} exchange and contractility on the isolated guinea-pig auricle. J. Pharmacol. exp. Ther. 143, 120—130 (1964b).

— The effect of various drugs on calcium exchange in the isolated guinea-pig left auricle. J. Pharmacol. exp. Ther. 145, 162—172 (1964c).

Gubareff, T. de, and W. Sleator, Jr.: Effects of caffeine on mammalian atrial muscle, and its interaction with adenosine and calcium. J. Pharmacol. exp. Ther. 148, 202—214 (1965).

Herz, R., and A. Weber: Caffeine inhibition of Ca uptake by muscle reticulum. Fed. Proc. 24, 208 (1965).

Jenny, E.: Physikalisch-chemische und enzymatische Untersuchungen von Kalbsherzmyosin. Helv. physiol. pharmacol. Acta 23, 357—373 (1965).

Jork, K., G. Kuschinsky u. H. Reuter: Der Einfluß der extracellulären Calciumkonzentration auf die Wirkung von Noradrenalin, β-Adrenolytica und Chinidin an isolierten Meerschweinchenvorhöfen. Naunyn-Schmiedebergs Arch. Pharmak. exp. Path. 258, 59—68 (1967).

Katz, A. M., D. I. Repke, and B. R. Cohen: Control of the activity of highly purified cardiac actomyosin by Ca^{2+}, Na^+ and K^+. Circulat. Res. 19, 1062—1070 (1966).

Kaufmann, R., u. A. Fleckenstein: Ca^{++}-kompetitive elektromechanische Entkoppelung durch Ni^{++}- und Co^{++}-Ionen am Warmblütermyokard. Pflügers Arch. ges. Physiol. 282, 290—297 (1965).

Klaus, W., u. G. Kuschinsky: Über die Wirkung von Digitoxigenin auf den cellulären Calcium-Umsatz im Herzmuskelgewebe. Naunyn-Schmiedebergs Arch. exp. Path. Pharmak. 244, 237—253 (1962).

— Neuere Aspekte über den Wirkungsmechanismus der Herzglykoside. Z. naturwiss.-med. Grundlagenforschung 2, 43—117 (1964).

— Comments on the role of cellular calcium in digitalis action. In: Factors influencing myocardial contractility, pp. 533—540. Ed.: R. D. Tanz, F. Kavaler, and J. Roberts. New York: Academic Press 1967.

— Zur Wirkung von Herzglykosiden auf den Elektrolytstoffwechsel. In: Herzinsuffizienz, S. 546—549. Ed.: H. Reindell, J. Keul u. E. Doll. Stuttgart: Thieme 1968.

Kukovetz, W. R., and G. Pöch: The action of imidazol on the effects of methylxanthines and catecholamines on cardiac contraction and phosphorylase activity. J. Pharmacol. exp. Ther. 156, 514—521 (1967).

Kuschinsky, G., u. E. Muscholl: Die Wirkung von Theophyllin, Coffein und Theobromin auf Kontraktionskraft, Erregbarkeit, Refraktärzeit und Spontan-

frequenz des isolierten Herzmuskels der Katze. Naunyn-Schmiedebergs Arch. exp. Path. Pharmak. **229**, 348—359 (1956).
Langer, G. A.: Ion fluxes in cardiac excitation and contraction and their relation to myocardial contractility. Physiol. Rev. **48**, 708—757 (1968).
— Kinetic studies of calcium distribution in ventricular muscle of the dog. Circulat. Res. **15**, 393—405 (1964).
—, and A. J. Brady: Calcium flux in the mammalian ventricular myocardium. J. gen. Physiol. **46**, 703—719 (1963).
Lindmar, R., u. E. Muscholl: Die Wirkung von Pharmaka auf die Elimination von Noradrenalin aus der Perfusionsflüssigkeit und die Noradrenalinaufnahme in das isolierte Herz. Naunyn-Schmiedebergs Arch. exp. Path. Pharmak. **247**, 469—492 (1964).
Lüllmann, H., and W. Holland: Influence of ouabain on an exchangeable calcium fraction, contractile force, and resting tension of guinea-pig atria. J. Pharmacol. exp. Ther. **137**, 186—192 (1962).
Lüttgau, H. C.: Nerven- und Muskel-Elektrophysiologie. Fortschr. Zool. **17**, 272 bis 312 (1965).
—, and H. Oetliker: The action of caffeine on the activation of the contractile mechanism. J. Physiol. (Lond.) **194**, 51—73 (1968).
Mascher, D., and K. Peper: Two components of inward current in myocardial muscle fibers. Pflügers Arch. **307**, 190—203 (1969).
Meinertz, T., u. H. Scholz: Über den Einfluß von Mn^{++}-Ionen auf die positiv inotrope Wirkung einiger Pharmaka an isolierten Meerschweinchenvorhöfen. Naunyn-Schmiedebergs Arch. Pharmak. **264**, 281—282 (1969).
Nayler, W. G.: Effect of caffeine on cardiac contractile activity and radiocalcium movement. Amer. J. Physiol. **204**, 969—974 (1963).
— Calcium exchange in cardiac muscle: a basic mechanism of drug action. Amer. Heart J. **73**, 379—394 (1967).
—, and J. R. Hasker: Effect of caffeine on calcium in subcellular fractions of cardiac muscle. Amer. J. Physiol. **211**, 950—954 (1966).
Niedergerke, R.: Movements of Ca in beating ventricles of the frog heart. J. Physiol. (Lond.) **167**, 551—580 (1963).
Pöch, G., u. W. R. Kukovetz: Über den Einfluß von Serotoninantagonisten auf die Herzwirkung von Theophyllin. Naunyn-Schmiedebergs Arch. exp. Path. Pharmak. **246**, 46—47 (1963).
Price, J. M., and W. G. Nayler: Effect of hypothermia on the response of isolated rat myocardium to xanthine derivates. Arch. int. Pharmacodyn. **166**, 390—397 (1967).
— J. Swann, and W. G. Nayler: Effect of isoproterenol on contractions and phosphorylase activity of normo- and hypothermic cardiac muscle. Arch. int. Pharmacodyn. **168**, 296—303 (1967).
Rall, T. W., and T. C. West: The potentiation of cardiac inotropic responses to norepinephrine by theophylline. J. Pharmacol. exp. Ther. **139**, 269—274 (1963).
Reiter, M., u. H. G. Schöber: Die positive inotrope Adrenalinwirkung auf den Meerschweinchen-Papillarmuskel bei Variation der äußeren Calcium- und Natriumkonzentration. Naunyn-Schmiedebergs Arch. exp. Path. Pharmak. **250**, 9—20 (1965).
Reuter, H.: Über die Wirkung von Adrenalin auf den cellulären Ca-Umsatz des Meerschweinchenvorhofs. Naunyn-Schmiedebergs Arch. exp. Path. Pharmak. **251**, 401—412 (1965).
— Strom-Spannungsbeziehungen von Purkinje-Fasern bei verschiedenen extracellulären Calcium-Konzentrationen und unter Adrenalineinwirkung. Pflügers Arch. ges. Physiol. **287**, 357—367 (1966).

Reuter, H.: The dependence of slow inward current in Purkinje fibres on the extracellular calcium-concentration. J. Physiol. (Lond.) **192**, 479—492 (1967).
—, and G. W. Beeler: Calcium current and activation of contraction in ventricular myocardial fibers. Science **163**, 399—401 (1969).
—, u. H. Scholz: Über den Einfluß der extracellulären Ca-Konzentration auf Membranpotential und Kontraktion isolierter Herzpräparate bei graduierter Depolarisation. Pflügers Arch. ges. Physiol. **300**, 87—107 (1968).
—, u. U. Wollert: Über die Wirkung verschiedener sympathomimetischer Amine auf Kontraktionskraft und ^{45}Ca-Aufnahme isolierter Meerschweinchenvorhöfe. Naunyn-Schmiedebergs Arch. Pharmak. exp. Path. **258**, 288—296 (1967).
Rougier, O., G. Vassort, D. Garnier, Y.-M. Gargouïl et E. Coraboeuf: Données nouvelles concernant le rôle des ions Na$^+$ et Ca^{++} sur les propriétés électrophysiologiques des membranes cardiaques; existence d'un canal lent. C. R. Acad. Sci. (Paris) **266**, 802—805 (1968).
Sabatini-Smith, S., and W. C. Holland: Influence of manganese and ouabain on the rate of action of calcium on atrial contractions. Amer. J. Physiol. **216**, 244—248 (1969).
Sandow, A.: Excitation-contraction coupling in skeletal muscle. Pharmacol. Rev. **17**, 265—320 (1965).
Scholz, H.: Ca-abhängige Membranpotentialänderungen am Herzen und ihre Bedeutung für die elektro-mechanische Kopplung. Versuche mit Tetrodotoxin in Na-haltigen Lösungen. Naunyn-Schmiedebergs Arch. Pharmak. **265**, 187—204 (1969).
—, u. H. Reuter: Über die Beziehung zwischen Membranpotential und Kontraktion am Herzen unter dem Einfluß von Adrenalin. Naunyn-Schmiedebergs Arch. Pharmak. exp. Path. **260**, 196—197 (1968).
Snedecor, G. W.: Statistical Methods. Ames, Iowa: The Iowa State College Press 1950.
Strubelt, O.: Der Einfluß von Reserpin, Propranolol, Hexamethonium und der Adrenalektomie auf die chronotropen Wirkungen von Theophyllin und Coffein. Naunyn-Schmiedebergs Arch. Pharmak. exp. Path. **261**, 176—190 (1968).
Vassort, G., O. Rougier, D. Garnier, M.-P. Sauviat, E. Coraboeuf et Y.-M. Gargouïl: Effets de l'adrénaline sur les courants entrants transmembranaires au cours de l'activité cardiaque. C. R. Acad. Sci. (Paris) **267**, 1762—1765 (1968).
Weber, A., R. Herz, and I. Reiss: The nature of the cardiac relaxing factor. Biochim. biophys. Acta (Amst.) **131**, 188—194 (1967).
Winegrad, S., and A. M. Shanes: Calcium flux and contractility in guinea-pig atria. J. gen. Physiol. **45**, 371—394 (1962).

T. Meinertz und Dr. H. Scholz
Pharmakologisches Institut der Universität
6500 Mainz, Langenbeckstr. 1

Untersuchungen zum Stoffwechsel des Digitaliszuckers Digitoxose in der Ratte

W. DOMSCHKE, O. MEINECKE und G. F. DOMAGK

Physiologisch-chemisches Institut der Universität, Abteilung Enzym-Chemie, Göttingen

Eingegangen am 24. Juni 1969

Metabolism of the Digitalis Sugar Digitoxose in the Rat

Summary. An NAD dependent "digitoxose dehydrogenase" has been demonstrated in extracts from rat liver; the K_m values of this enzyme have been determined. Polyacrylamide disc gel electrophoresis shows that there are at least four different proteins capable of oxidizing digitoxose.

After i.p. injections of digitoxose into normal rats 53.3% of the deoxysugar injected are excreted in the animals' urine as digitoxose, digitoxonic acid or digitoxonic-γ-lactone. The corresponding figure for adrenalectomized rats instead of normal animals is 68.3%. "Digitoxose dehydrogenase" of the rat liver seems to be a constitutive enzyme. The increased excretion of digitoxonic-lactone following adrenalectomy can be interpreted as a "permissive effect" of the adrenal hormones upon digitoxose metabolism beyond the stage of the digitoxonic lactone.

Key-Words: Digitoxose — Metabolism — Liver Enzymes — Excretion — Rat.

Schlüsselwörter: Digitoxose — Stoffwechsel — Leberenzyme — Ausscheidung — Ratte.

Über lange Zeit hatte die Vorstellung bestanden, daß der tierische Organismus körperfremde Zucker, wie z. B. Digitoxose und Cymarose, nicht aus den Herzglykosiden abzuspalten vermöchte (Straub, 1933; Neumann, 1949; Tschesche, 1954; Engler et al., 1958). Neuere Untersuchungen von Repke (1959a, b) erwiesen jedoch, daß Digitoxin (Digitoxigenin-tridigitoxosid) nach i. v. Injektion bei der Ratte unter schrittweiser Verkürzung der Zuckerkette zu Bis- und Monodigitoxosiden metabolisiert werden kann. Diese Reaktion wird nach Repke (1959b) durch eine „Digitoxosid-Hydrolase" katalysiert, ein Enzym, dessen Existenz auch im menschlichen Organismus als gesichert anzunehmen ist, nachdem Repke (1959b) den von Ashley et al. (1958) nach Digitoxin-Applikation im menschlichen Harn gefundenen Metaboliten C als Digoxigenin-bis-digitoxosid identifiziert hatte. 1960 konnten Lauterbach u. Repke in in vitro-Untersuchungen nachweisen, daß D-Digitoxose und andere körperfremde Zucker, wie D-Cymarose und L-Thevetose, aus den entsprechenden Glykosiden durch Inkubation mit Rattenleberschnitten unter Freisetzung der zugehörigen Genine abgespalten werden. Diese Befunde eröffneten neue Vorstellungen über die pharmakodynamische Funktion der Zucker in den Herzglykosiden und regten zur Beschäftigung mit dem Desoxyzuckeranteil der Herzglykoside an. Das Ziel der vorliegenden Arbeit war es, die Kenntnis des Stoffwechselweges der Digitoxose nach ihrer Freisetzung aus glykosidischer Bindung zu erweitern.

Methoden

1. Tiermaterial. Verwendet wurden männliche Sprague-Dawley-NIH/HAN-Ratten (Zentralinstitut für Versuchstierzucht Hannover-Linden) mit einem Gewicht von 150—180 g. Die Tiere erhielten als Standarddiät Altromin©. Den adrenalektomierten Tieren wurde statt Trinkwasser physiologische Kochsalzlösung angeboten.

2. Herstellung der Leberextrakte. Die Lebern wurden in dem doppelten Volumen 0,01 M Phosphatpuffer pH 7,0 mit dem Potter-Elvehjem-Homogenisator aufgeschlossen. Nach 30 min Zentrifugieren bei 35000 · g und 0° C wurde der Überstand mit 0,1 Vol. 1% Protaminsulfat versetzt und der sich bildende Niederschlag verworfen; das klare Dekantat wurde für die Enzymbestimmungs- und Elektrophorese-Ansätze verwendet.

3. Digitoxose-Dehydrogenase-Test. Ein Aliquot der zu messenden Enzymlösung wurde mit 100 μM Digitoxose, 0,5 μM NAD und 45 μM Natriumcarbonat/Natriumbicarbonat pH 9,3 bei 25° C in einem Volumen von 1,0 ml in 1 cm-Cuvetten inkubiert und die Extinktionszunahme bei 366 nm verfolgt (Schiwara et al., 1968a, b).

4. Diskgel-Elektrophorese. Es wurde das von Williams u. Reisfeld (1964) angegebene Gelsystem verwendet; die Elektrophorese lief mit 3 mA pro Röhrchen. Der spezifische Nachweis der Digitoxose-Dehydrierung erfolgte durch 30° C-Inkubation der Gelzylinder in folgender Lösung: 1,5 M Digitoxose in 0,1 M Glycin/NaOH-Puffer pH 8,5; 5 mM NAD bzw. NADP; 0,01% Phenazinmethosulfat und 0,1% p-Nitroblautetrazolium.

5. Digitoxose-Injektionen. Digitoxose wurde nach dem von Eschner (1966) beschriebenen Verfahren aus Mutterlaugen der Digitoxin-Präparation dargestellt. So hergestellte Digitoxose erwies sich papierchromatographisch in mehreren Laufmitteln als einheitlich und zeigte gleiche R_f-Werte wie authentische Digitoxose (Fa. Merck, Darmstadt). — An 3 aufeinanderfolgenden Tagen wurden pro Ratte und Tag jeweils 50 mg Digitoxose (in 1 ml 0,9% NaCl autoklaviert) intraperitoneal injiziert. Der Urin der Tiere wurde in 24 Std-Mengen gesammelt und der Metabolitenanalyse zugeführt.

In mit Digitoxose versetzten Rattenharnproben ist dieser Zucker über mehrere Tage stabil, so daß unsere Resultate nicht durch bakterielle Kontamination erklärt werden können. In früheren Versuchen fanden wir nach intraperitonealer Injektion von Rhamnose im Urin zwischen 83 und 101% der verabfolgten Zuckermengen wieder.

6. Analytische Methoden. a) Digitoxose-Bestimmungen wurden mit der Thiobarbitursäure-Methode von Waravdekar und Saslaw (1959) durchgeführt.

b) Digitoxono-γ-lakton wurde mit der Methode von Hestrin (1949) bestimmt.

c) Digitoxonsäure wurde durch Kochen in 1 N HCl in ihr γ-Lakton übergeführt und als Hydroxamsäure quantitativ erfaßt (Hestrin, 1949). Die erhaltenen Versuchsergebnisse wurden mit Hilfe des „t-Tests bei paarweiser Anordnung der Meßwerte" (Linder, 1960) statistisch aufgearbeitet; als Sicherheitsschwelle legten wir 0,05 fest.

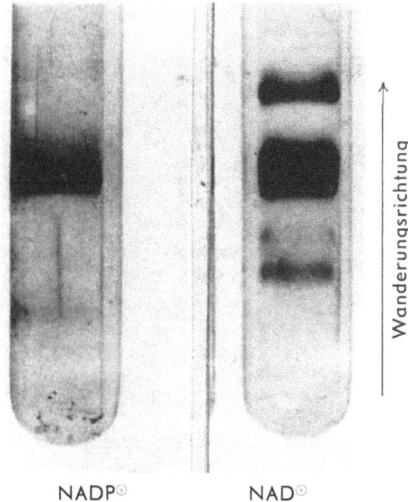

Abb. 1. Disk-Elektrophorese von protaminbehandeltem Rattenleberrohextrakt. Spezifischer Nachweis der Digitoxose-Dehydrogenase durch Inkubation mit Digitoxose, NAD bzw. NADP, Phenazinmethosulfat und p-Nitroblautetrazolium

Ergebnisse

1. Nachweis einer „Digitoxose-Dehydrogenase" in Leber

Domagk u. Flaskamp hatten 1964 beobachtet, daß Digitoxose bei Inkubation mit Rohextrakten aus Rinder- oder Schweineleber verschwindet unter gleichzeitiger Reduktion von NAD. Eine Weiterführung dieser Versuche führte zum Nachweis von Digitoxose oxydierenden Enzymen in der Leber zahlreicher Säugetierarten (Schiwara et al., 1968b). Wir haben jetzt die Michaelis-Konstanten der Digitoxose-Dehydrogenase aus Rattenleber bestimmt und die folgenden Werte erhalten: K_m für NAD $= 9{,}7 \cdot 10^{-6}$ M; K_m für Digitoxose $= 6{,}2 \cdot 10^{-2}$ M. Abb. 1 zeigt die Diskgel-Elektropherogramme des Rattenleberenzyms nach Inkubation mit Digitoxose und NAD bzw. NADP und anschließender Anfärbung. Aus der Abbildung ist ersichtlich, daß das Digitoxose oxydierende Enzym NAD-abhängig ist und sich elektrophoretisch in wenigstens 4 enzymatisch aktive Proteine auftrennen läßt.

Arbeiten zur Anreicherung und enzymologischen Charakterisierung dieser Dehydrogenase sind im Gange. Orientierende Versuche ergaben, daß das Enzym Digitoxose zur Digitoxonsäure oxydiert, die partiell in der Laktonform vorliegt. Aus diesem Grunde bestimmten wir nach der intraperitonealen Verabfolgung von Digitoxose diesen Zucker selbst sowie Digitoxonsäure und deren Lakton im Urin der Versuchstiere.

152   W. Domschke, O. Meinecke und G. F. Domagk:

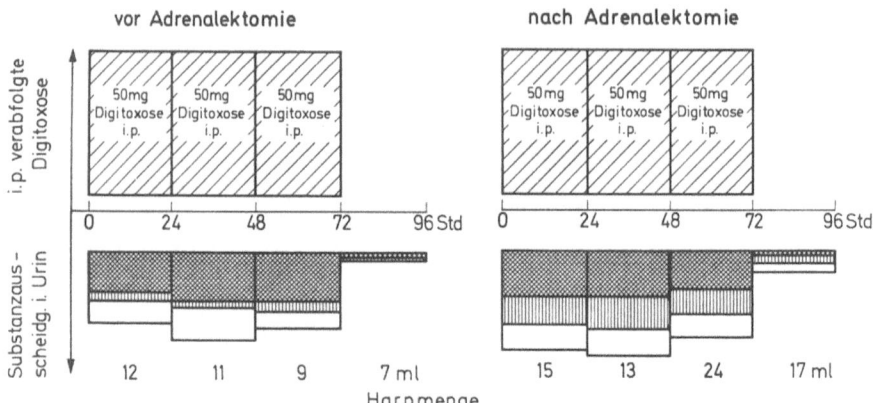

Abb. 2. Ausscheidung an Digitoxose, Digitoxonsäure und Digitoxono-γ-Lakton im Urin normaler (6 Tiere) und adrenalektomierter Ratten (6 Tiere) nach dreimaliger intraperitonealer Injektion von jeweils 50 mg Digitoxose. Aufgetragen sind die in jeweils 24 Std ausgeschiedenen Mengen in Milligramm

Tabelle. *Gesamtausscheidung (mg; Mittelwerte ± Standardabweichung) an Digitoxose Digitoxonsäure und Digitoxono-γ-Lakton im Urin normaler (6 Tiere) und adrenalektomierter Ratten (6 Tiere) nach dreimaliger intraperitonealer Injektion von jeweils 50 mg Digitoxose. Angabe der Irrtumswahrscheinlichkeit (I.W.) für die Differenz zwischen den Gruppen $\bar{A}$ und $\bar{B}$*

Ausgeschiedene Substanz	Gesamtausscheidung im Urin nach 3 · 50 mg Digitoxose intraperitoneal [mg]		I.W. der Differenz
	normale Ratten $\bar{A}$	adrenalektomierte $\bar{B}$	$\bar{A}-\bar{B}$
Digitoxose	47,97 ± 7,67	42,27 ± 5,39	< 0,05
Digitoxono-γ-Lakton	8,09 ± 3,62	32,04 ± 8,59	< 0,001
Digitoxonsäure	23,97 ± 6,79	28,04 ± 9,31	< 0,2
insgesamt	80,34 ± 7,68	102,36 ± 12,29	< 0,01

2. Ausscheidung von Digitoxose und deren Stoffwechselprodukten im Harn

Männlichen Ratten wurden an 3 aufeinanderfolgenden Tagen je 50 mg Digitoxose intraperitoneal injiziert und anschließend in 24 Std-Harnproben die jeweils ausgeschiedenen Mengen an Digitoxose, Digitoxonsäure und deren γ-Lakton quantitativ bestimmt. Diese Versuche wurden an normalen Tieren durchgeführt und in einer späteren Versuchsperiode, nach Adrenalektomie, an denselben Versuchstieren wiederholt. In der Tabelle sind die Ergebnisse dargestellt; Abb. 2 zeigt den Verlauf der Ausscheidung bei normalen und den adrenalektomierten Tieren. Im

Urin normaler Ratten werden 53,3% der intraperitoneael verabfolgten Menge im Harn wiedergefunden, bei adrenalektomierten Tieren hingegen 68,3%. Dieser Unterschied ist mit einer Irrtumswahrscheinlichkeit von < 0,01 statistisch gesichert und beruht auf einer starken Vermehrung der Digitoxono-γ-lakton-Ausscheidung nach Adrenalektomie.

Das Verhältnis von Lakton zu freier Säure ist in seiner Abhängigkeit von pH oder „Laktonase" noch nicht zu übersehen. Die Untersuchung dieses Problems, eventuell unter Verwendung von ^{3}H-markierter Digitoxose steht noch aus.

Diskussion

Über Umsetzungen der Desoxyzucker im tierischen Stoffwechsel ist nur wenig bekannt. Domagk (1964) fand bei Ratten nach intraperitonealen Injektionen des 6-Desoxyzuckers L-Rhamnose im Urin der Tiere zwischen 83 und 101% der verabfolgten Zuckermenge in unveränderter Form wieder und schloß daraus, daß die „normale" Ratte L-Rhamnose gar nicht oder nur in minimalem Ausmaß abzubauen imstande sei. Hingegen scheint eine Metabolisierung des ebenfalls „unphysiologischen" 2,6-Didesoxyzuckers Digitoxose möglich zu sein. Domagk u. Flaskamp konnten 1964 ein NAD-abhängiges, Digitoxose oxydierendes Enzym in verschiedenen Säugetierlebern nachweisen. Diese „Digitoxose:NAD-Dehydrogenase" fanden wir nun auch in Rattenleberhomogenaten und stellten das diskgelelektrophoretische Verteilungsmuster dieses Enzyms dar. Nachdem Schiwara u. Domagk (1967, 1968) über die Oxydation von 3-Desoxy-D-galaktose zu 3-Desoxy-D-galaktonsäure bzw. deren Lakton berichtet hatten, lag es nahe zu untersuchen, ob möglicherweise die „Digitoxose-Dehydrogenase" den Stoffwechsel des Didesoxyzuckers in ähnlicher Weise einleitet. Bei einer 37° C-Inkubation von Rattenleberrohextrakt mit Digitoxose zeigte sich eine enge Korrelation zwischen der Abnahme an Digitoxose und einer Zunahme von Aldonsäure + Aldonolakton. Die unter diesen Bedingungen gebildeten Aldonsäuren ließen sich durch Dowex-1-Ionenaustauscherchromatographie gewinnen und papierchromatographisch (Papier Schl. & Sch., Nr. 2043b; Fließmittel 85% Aceton/15% Wasser) durch Vergleich mit authentischer Digitoxonsäure (hergestellt durch Hypojoditoxydation nach Moore u. Link, 1940) als solche identifizieren. Bei unseren in vivo-Untersuchungen an Ratten wurden nach intraperitonealer Injektion von Digitoxose im Urin normaler Ratten 53,3%, bei adrenalektomierten Tieren 68,3% in Form von Digitoxose + Digitoxonsäure + Digitoxonolakton ausgeschieden. Das in unseren Versuchen erkennbare Ausscheidungsdefizit beruht wahrscheinlich auf einer weiteren Umsetzung von Säure bzw. Lakton zu bisher nicht identifizierten Stoffwechselprodukten. Ein von Eichhorn u. Cynkin (1964) isolierter Pseudomonasstamm oxydiert 2-Desoxyglucose zu 2-Desoxygluconsäure, bei deren weiterem Abbau Glycerinaldehyd gefunden wurde; eine Ketodesoxygluconsäure wurde als mögliches Intermediärprodukt diskutiert. Ein ähnlicher Abbau wäre auch für die Digitoxose im tierischen Organismus diskutabel; weitere Untersuchungen zur Klärung dieser Frage sind im Gange.

Die bei unseren in vivo-Untersuchungen an Ratten nach Adrenalektomie festgestellte signifikante ($p < 0{,}001$) Erhöhung der Harnausscheidung von Digitoxonolakton spricht zusammen mit der gleichzeitig auftretenden Verminderung der Digitoxoseausscheidung für den konstitutiven Charakter der von uns gefundenen Digitoxose-Dehydrogenase in der Rattenleber. Darüber hinaus weist die Erhöhung der Laktonausscheidung auf eine möglicherweise durch die Nebennierenausschaltung bedingte Blockierung oder zumindest Erschwerung des weiteren, über das Lakton hinausgehenden Digitoxoseabbaus (s. o.) hin.

Vielleicht wird neben dem hier aufgezeigten Weg des Digitoxoseabbaus noch ein anderer, phosphorsäurehaltige Intermediärprodukte aufweisender Abbauweg beschritten. Kinase-abhängige Phosphorylierungen sind beim Stoffwechsel der 2-Desoxyzucker mehrfach beobachtet worden (Domagk u. Horecker, 1958; Alvarado, 1960; Sols et al., 1960).

In diesem Zusammenhang ist der Hinweis interessant, daß Eschner (1966) in unserem Laboratorium zeigen konnte, daß der Rohextrakt eines Digitoxose-adaptierten Pseudomonasstammes in Gegenwart von ATP eine wesentlich schnellere Abnahme der Digitoxose im Inkubationsansatz bewirkt als in ATP-Abwesenheit. Entsprechende Untersuchungen für den tierischen Organismus stehen noch aus.

Der Fa. E. Merck A.G., Darmstadt, sind wir sehr dankbar für die großzügige Überlassung von Mutterlaugen aus der Digitoxinproduktion. Unserer technischen Assistentin Frau Ingeborg Vogel danken wir für stets sehr zuverlässige Mitarbeit, Frl. Helga Brod für die Durchführung der Adrenalektomien.

Literatur

Alvarado, F.: Substrate specificity of saccaromyces fragilis galactokinase. Biochim. biophys. Acta (Amst.) **41**, 233 (1960).
Ashley, J. J., Brown, B. T., Okita, G. T., Wright, S. E.: The metabolites of cardiac glycosides in human urine. J. biol. Chem. **232**, 315 (1958).
Domagk, G. F.: Untersuchungen zum Stoffwechsel der Desoxyzucker. Habilitationsschrift, Universität Göttingen 1964.
— Flaskamp, D.: Unveröffentlicht (1964).
— Horecker, B. L.: Pentose fermentation by lactobacillus plantarum. J. biol. Chem. **233**, 283 (1958).
Eichhorn, M. M., Cynkin, M. A.: Microbial metabolism of 2-deoxyglucose. Biochim. biophys. Acta (Amst.) **82**, 204 (1964).

Engler, R., Holtz, P., Raudonat, H. W.: Über die Spaltung herzwirksamer Glykoside im Tierkörper. Naunyn-Schmiedebergs Arch. exp. Path. Pharmak. **233**, 393 (1958).
Eschner, R.: Untersuchungen zum Abbau von L-Rhamnose und Digitoxose durch induzierte Bakterienenzyme. Dissertation, Universität Göttingen 1966.
Hestrin, S.: The reaction of acetylcholine and other carboxylic acid derivatives with hydroxylamine, and its analytical application. J. biol. Chem. **180**, 249 (1949).
Kiesow, L.: Über die Aufnahme von 2-Desoxyglucose durch lebende Zellen. Z. Naturforsch. **14b**, 492 (1959).
Lauterbach, F., Repke, K.: Die fermentative Abspaltung von D-Digitoxose, D-Cymarose und L-Thevetose aus Herzglykosiden durch Leberschnitte. Naunyn-Schmiedebergs Arch. exp. Path. Pharmak. **239**, 196 (1960).
Linder, A.: Statistische Methoden. Basel-Stuttgart: Birkhäuser 1960.
Moore, S., Link, K. P.: Carbohydrate characterization. I. The oxidation of aldoses by hypoiodite in methanol. J. biol. Chem. **133**, 293 (1940).
Neumann, W.: Zur Frage der enzymatischen Spaltung von Digitalisglykosiden im Organismus. Naunyn-Schmiedebergs Arch. exp. Path. Pharmak. **208**, 46 (1949).
Repke, K.: Über Spaltung und Hydroxylierung von Digitoxin bei der Ratte. Naunyn-Schmiedebergs Arch. exp. Path. Pharmak. **237**, 34 (1959a).
— Die Bis- und Mono-digitoxoside des Digitoxigenins und Digoxigenins. Metaboliten des Digitoxins. Naunyn-Schmiedebergs Arch. exp. Path. Pharmak. **237**, 155 (1959b).
Schiwara, H. W., Domagk, G. F.: Der Abbau von 3-Desoxy-D-galaktose und Abequose. Hoppe-Seylers Z. physiol. Chem. **348**, 385 (1967).
— — Vergleichende Untersuchungen über die Oxydation der 3-Desoxy-D-galaktose und der D-Galaktose in einem Pseudomonas-putida-Stamm. Hoppe-Seylers Z. physiol. Chem. **349**, 297 (1968).
— Domschke, W., Domagk, G. F.: Differenzierung verschiedener Zucker-Dehydrogenasen in der Schweineleber durch Disk-Elektrophorese und Ionenaustauschchromatographie. Hoppe-Seylers Z. physiol. Chem. **349**, 1575 (1968a).
— — — Das Verteilungsmuster der Zucker-Dehydrogenasen in der Säugetierleber. Hoppe-Seylers Z. physiol. Chem. **349**, 1582 (1968b).
Sols, A., Heredia, C. F., Ruiz-Amil, M.: 2-Deoxyglucose as metabolic substrate and inhibitor of glycolysis in fungi. Biochem. biophys. Res. Commun. **2**, 126 (1960).
Straub, W.: Bau, Resorption und Bindung der Digitalisstoffe. In: Fraenkel, A.: Der Weg zur rationellen Therapie, S. 50. Leipzig: G. Thieme 1933.
Tschesche, R.: Die Herzgifte. In: Lettré, H., Inhoffen, H. H., Tschesche, R.: Über Sterine, Gallensäuren und verwandte Naturstoffe, 1. Bd., S. 427. Stuttgart: F. Enke 1954.
Waravdekar, V. S., Saslaw, L. D.: A sensitive colorimetric method for the estimation of 2-deoxy sugars with the use of the malonaldehyde-thiobarbituric acid reaction. J. biol. Chem. **234**, 1945 (1959).
Williams, D. E., Reisfeld, R. A.: Disc electrophoresis in polyacrylamide gels: Extension to new conditions of pH and buffer. Ann. N. Y. Acad. Sci. **121**, 373 (1964).

Prof. Dr. G. F. Domagk
Physiologisch-chemisches Institut
der Universität
3400 Göttingen, Humboldtallee 7

Hemmung der Hydroxylierung von Arzneimitteln in vivo unter Äthanolbelastung

R. Schüppel

Institut für Toxikologie der Universität Tübingen

Eingegangen am 19. Mai 1969

Inhibition of Drug Hydroxylation in Vivo by Ethanol Administration

Summary. In the rat, the pharmacokinetic behaviour of phenazone and aminophenazone (amidopyrine) is changed after administration of ethanol (3.2 ml/kg, p.o.). Urinary excretion studies show a biphasic effect on the elimination of certain metabolites formed by N-demethylation and C-hydroxylation.

There is a significant decrease of elimination of these metabolites during the first 5—6 hours after the administration of ethanol. This is followed by a compensatory increase after the ethanol has been metabolized. In contrast, elimination of unchanged phenazone remains unaffected during the first 5 hours after ethanol administration, but is increased later. Correspondingly, the blood level of unchanged phenazone initially shows no difference compared to control but decreases more slowly after ethanol administration. The blood level of the main metabolites of aminophenazone, determined as total aminoantipyrine, is diminished after ethanol and shows considerable delay in reaching its maximum. The observed changes in the pharmacokinetic behaviour of the drugs tested are due to reversible inhibition of microsomal N-demethylation and C-hydroxylation in the liver by ethanol. Such inhibition of microsomal drug metabolism by ethanol may alter the duration and intensity of action of certain drugs when they are given in combination with ethanol.

Key-Words: Ethanol — C-Hydroxylation — N-Demethylation — Pharmacokinetics — Drug Interaction.

Schlüsselwörter: Äthanol — C-Hydroxylierung — N-Demethylierung — Pharmakokinetik — Kombinationswirkung.

Auffällige Kombinationseffekte von Äthanol mit verschiedenen Arzneimitteln sind von der Arzneitherapie bei Menschen sowie aus Tierexperimenten geläufig (z.B. Soehring u. Schüppel, 1966; Zipf u. Hamacher, 1967; Forney u. Hughes, 1968). Sie finden unter praktischen toxikologischen Gesichtspunkten derzeit vermehrt Beachtung, so in der Unfallchirurgie, der Anaethesiologie, der Psychiatrie und Neurologie und besonders in der gerichtlichen Medizin (l. c., Wagner u. Wagner 1958, Editorial Brit. med. J. 1953). Dabei steht der verkehrsmedizinische Aspekt im Vordergrund des Interesses (Goldberg, 1965; Zipf u. Hamacher, 1967; Kielholz u. Pöldinger, 1967; Soehring u. Wolters, 1968; Kielholz et al., 1969).

Zentralwirksame Pharmaka zeigen besonders akzentuierte Wirkungsinterferenzen, was bei den psychopharmakologischen Eigenschaften von Äthanol nicht überrascht (Coper u. Selbach, 1967). Im einzelnen sind die Ursachen für derartige Wirkungsinterferenzen jedoch noch weitgehend unklar. Neben direkten Wechselwirkungen auf der Ebene des ZNS selbst, die nur mit psychotechnischen Testverfahren (z.B. Zipf u. Hamacher, 1967; Kopman u. Hughes, 1959) erfaßt werden dürften, werden auch rein pharmakokinetische Ursachen diskutiert (Olszycka, 1936; Melville et al., 1966; Soehring u. Schüppel, 1966). Unter forensisch-toxikologischer Fragestellung wurde früher besonders die Kinetik des Alkoholumsatzes unter Einwirkung von Arzneimitteln beim Menschen und beim Tier untersucht (Olszycka, 1936; Tipton et al., 1961; Schleyer u. Janitzki, 1963; Fischer u. Oelssner, 1961; Whittlesey, 1954; Seidel u. Soehring, 1965). Das komplementäre Problem der Pharmakokinetik von Arzneimitteln unter Äthanolbelastung wurde nur in Einzelfällen bearbeitet und hat bisher keine systematische Untersuchung erfahren (Ramsay u. Haag, 1946; Graham, 1960, Melville et al., 1966; Seidel, 1967; Magnussen, 1968; Kaplan et al., 1969). Dies ist zum Teil auf die methodischen Schwierigkeiten zurückzuführen, die auch heute noch bei der quantitativen Erfassung der Kinetik therapeutisch oder toxikologisch interessanter Substanzen und ihrer jeweiligen Metaboliten auftreten.

Wir haben daher Modelluntersuchungen an der Ratte mit zwei Arzneimitteln durchgeführt, deren Stoffwechselschicksal und Analytik ausreichend geklärt sind. Die Ergebnisse, die das Verhalten mikrosomaler Oxidationsreaktionen in vivo betreffen, werden im folgenden dargestellt[1].

Tiermaterial und Versuchsmethodik

Als Tiermaterial wurden weiße Ratten (konventionelle Zucht: Stamm Wistar-Ivanovas/Kießlegg), beiderlei Geschlechts (s. Ergebnisse), in den Gewichtsstufen 120—140 sowie 200—400 g benutzt. 10—12 Std vor Versuchsbeginn wurde das Futter (Altromin®-Trockenfutter) für die Gesamtversuchsdauer entzogen, Wasser bis zum Versuchsbeginn ad libitum. Es wurden Bilanzversuche und Blutspiegel-Bestimmungen durchgeführt.

Bilanzversuche

Zu den *Bilanzversuchen* wurden je 6 (bzw. 2mal 6) Tiere gleicher Gewichtsstufe ($\pm$ 10 g) über 24 Std (Gesamtversuchsdauer) in Einzelkäfigen (Plexiglas) gehalten. Ihre Konstruktion erlaubte eine Trennung von Kot und Urin. Die Versuche fanden im klimatisierten Tierstall (etwa 20—22°C, Luftfeuchtigkeit 70—80%) statt.

Allgemeines Versuchsschema. Tieren von 250 $\pm$ 10 bzw. 300 $\pm$ 10 g wurde mit der Magensonde das jeweilige Arzneimittel in wäßriger (Kontrollgruppe) bzw. wäßrig-alkoholischer Lösung (Versuchsgruppe) appliziert (= Versuchsbeginn, jeweils morgens 7—8 Uhr). Die Standarddosis Äthanol betrug 3,2 ml Äthanol 95%

---
[1] Auszugsweise wurde darüber bereits berichtet: Schüppel u. Soehring (1965b); Schüppel (1967); Schüppel et al. (1967).

p.a./kg (*D:* 0,79) entsprechend 2,4 g/kg Äthanol absolut. Einzelheiten sind in den Tabellen und Abbildungen angegeben. Die jeweils produzierten Harnmengen wurden, nach Versuchsperioden getrennt, quantitativ gesammelt und für einen Versuch gemeinsam aufgearbeitet.

Blutspiegelbestimmungen

Phenazon-Plasmaspiegel. In getrennter Versuchsreihe, aber analoger Versuchsanordnung wie die Bilanzversuche bei Phenazon wurde bei Ratten die Elimination von Phenazon (40 mg/kg) aus dem Blut unter Äthonolbelastung 2 und 6 Std nach gemeinsamer oraler Applikation bestimmt. Durch Herzpunktion in leichter Äthernarkose wurden 4—5 ml Blut entnommen (heparinisierte Spritze), daraus 2 ml Plasma gewonnen und darin der Phenazongehalt bestimmt. $n = 4$ mal 6 Tiere (Tab. 2).

Blutspiegelkurve für Gesamt-4-Amino-antipyrin. Nach oraler Gabe von Aminophenazon (20 mg/kg) in wäßriger bzw. wäßrig-alkoholischer Lösung (32 Vol.-$^0/_0$ Äthanol; damit applizierte Volumina $= 1^0/_0$ des Körpergewichtes: 0,01 ml/g KG) wurden bei Ratten (220—270 g, weiblich) für 12 Std die Spiegel der beiden Hauptmetaboliten 4-Amino-antipyrin und 4-Acetyl-amino-antipyrin im Blut als Gesamt-4-Amino-antipyrin bestimmt (Abb. 2).

In leichter Äthernarkose wurden mittels Herzpunktion 2,0 ml Blut entnommen. Jedes Tier wurde nur einmal zur Blutentnahme herangezogen. Entnahmezeiten: 1,5; 3; 6; 9; 12 Std nach Applikation des Arzneimittels. Zahl der Tiere pro Zeitpunkt: mindestens 4 Tiere. Gesamtzahl der benutzten Tiere: 75.

Blutalkoholkurven. Die unter der Äthanoldosis 3,2 ml Äthanol/kg erzielten Blutalkoholkonzentrationen wurden in zwei Serien von Ratten (250 $\pm$ 5 g, $n = 9$ und 300 $\pm$ 5 g, $n = 7$) — repräsentativ für alle äthanolbehandelten Tiergruppen mit dieser Dosis — über die Zeitdauer von 9 Std bestimmt. Dazu wurden am gleichen Tier 1; 3; 6; 9 Std nach Applikation der Alkoholmenge in Äthernarkose mit Herzpunktion je 0,25 ml Blut gewonnen und analysiert. Die Applikation des Alkohols erfolgte in den gleichen Konzentrationen und Volumina wie bei den Bilanzversuchen, nur ohne den Zusatz der hier untersuchten Arzneimittel. Ergebnisse s. Tab. 4.

Chemisch-analytische Methodik

1. 4-Amino-antipyrin und 4-Acetyl-amino-antipyrin wurden im Harn nach Hydrolyse gemeinsam (als Gesamt-4-Amino-antipyrin) nach der Methode von Brodie u. Axelrod (1950b) bei 490 nm bestimmt.

2. 4-Amino-antipyrin und 4-Acetyl-amino-antipyrin im Blut wurden nach Hydrolyse gemeinsam als Gesamt-4-Amino-antipyrin in der Methode von Brodie u. Axelrod (1950b) gemessen.

Zur Extraktion des Azofarbstoffes wurden 1,5 ml Isoamylalkohol verwendet, der in Cuvetten von 5 mm Schichtdicke bei 540 nm gemessen wurde.

3. Norphenazon (1-Phenyl-3-methyl-pyrazolon-5), das durch N-Demethylierung von Phenazon entsteht (Schüppel, 1966), wurde nach Hydrolyse, Extraktion und oxidativer Kopplung an 4-Amino-antipyrin als Methylrubazonsäure colorimetrisch bestimmt (Schüppel, 1968a).

4. 4-Hydroxy-phenazon, durch C-Hydroxylierung aus Phenazon gebildet (Brodie u. Axelrod, 1950a), bestimmten wir nach Umsetzung des isolierten α-Ketols mit Folin-Ciocalteus Reagens colorimetrisch (Schüppel, 1968a).

5. Phenazon im Urin wurde in Anlehnung an die Methode von Brodie u. Axelrod (1950a) bestimmt. Wegen der mäßigen Extraktionsrate des gut wasserlöslichen

Phenazons mit Chloroform aus Urin und wegen der geringen absoluten Mengen, die unverändert im Harn erscheinen, haben wir die Harnproben vor der Extraktion lyophilisiert (Gerät: Phywe E 4) (Schüppel, 1968a).

Norphenazon, das prinzipiell zur gleichen Reaktion mit salpetriger Säure befähigt ist, wird durch Chloroformextraktion abgetrennt und stört daher nicht.

6. Phenazon im Plasma wurde mit einer geringfügig abgewandelten Methode nach Brodie u. Axelrod (1950a) bestimmt (Schüppel, 1968a).

7. Alkoholbestimmung im Blut bzw. Plasma oder Serum wurde mit der enzymatischen Methode (Bücher u. Redetzki, 1951) durchgeführt (ADH-Test Boehringer, Mannheim).

Die statistische Bearbeitung der Ergebnisse erfolgte nach dem t-Testverfahren. Als Signifikanzgrenze wurde $p = 0,05$ angesehen.

Verwendete Arzneimittel, Reagentien und Lösungsmittel

Als Aminophenazon bzw. Phenazon wurde jeweils DAB-Qualität verwendet. 4-Amino-antipyrin wurde von Fluka AG/Buchs SG, Norphenazon (1-Phenyl-3-methyl-pyrazolon-5; techn.) von Th. Schuchardt AG/München bezogen. Letzteres wurde dreimal aus heißem Wasser umkristallisiert, Schmelzpunkt: 125—126°C. 4-Hydroxy-phenazon wurde von Farbwerke Hoechst AG freundlicherweise überlassen. 4-Acetyl-amino-antipyrin wurde aus 4-Amino-antipyrin hergestellt (Schüppel u. Soehring, 1965a), Schmelzpunkt: 197°C. Äthanol wurde als Äthanol absolut p.a., Äthanol 95% p.a. und Äthanol Uvasol® benutzt (jeweils E. Merck AG/Darmstadt). Die übrigen Reagentien und Lösungsmittel waren p.a bzw. purum-Qualitäten. Das zur Extraktion verwendete Chloroform wurde nach Brodie u. Axelrod (1950b) gereinigt und enthielt 1,5 Vol-% (ebenso gereinigten) Isoamylalkohol.

Benutztes Spektralphotometer: PMQ II, Zeiss/Oberkochen.

Ergebnisse

1. Demethylierung von Aminophenazon

a) Ausscheidung von Gesamt-4-Amino-antipyrin im Urin

Unter akuter Äthanoleinwirkung (1. Vers.-Periode: 1.—6. Std), bei Blutalkoholkonzentrationen von maximal $2,3—2,5°/_{00}$, die innerhalb von 6 Std auf etwa $1,0°/_{00}$ abfallen (Tab. 4), vermindert sich die Ausscheidung dieser beiden Hauptmetaboliten auf etwa 34% (— 66%) der entsprechenden Kontrollwerte (Abb. 1). Die Harnmenge ist in dieser Versuchsperiode nur geringfügig erhöht (+ 10%), die Äthanoldiurese kann demnach durch Aminophenazon weitgehend aufgehoben werden (Kahn, 1933).

In der 2. Versuchsperiode (7.—10. Std), in der die Alkoholkonzentration im Blut weiter absinkt (Tab. 4), werden mit gleichen Harnmengen etwa identische Metabolitenmengen ausgeschieden. Erst in der 3. Versuchsperiode (11.—24. Std), nach vollständiger Elimination des anfangs zugeführten Äthanols, steigt die Metabolitenausscheidung auf 158% der Kontrollwerte an. Die Harnmenge ist zudem in dieser Versuchsperiode um 15% gegenüber Kontrollen reduziert. Das Verhältnis von freiem zu acetyliertem 4-Amino-antipyrin bleibt in beiden Versuchsgruppen in allen

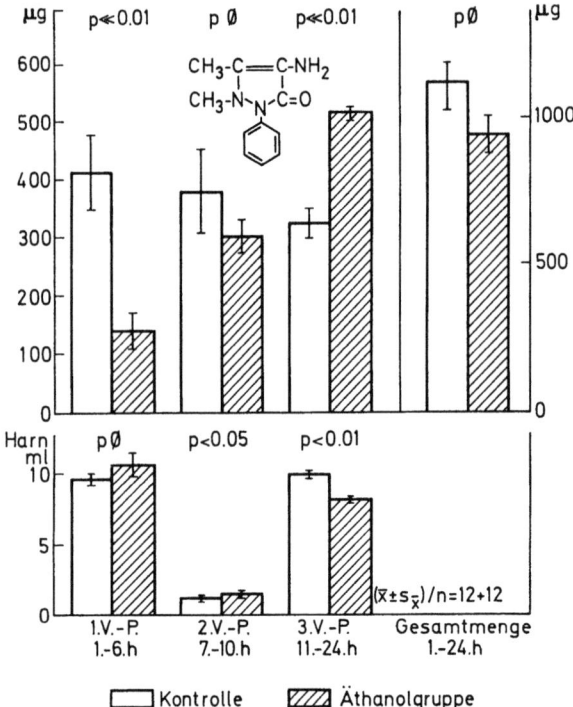

Abb. 1. Ausscheidung von Gesamt-4-Amino-antipyrin (µg, $\bar{x} \pm s\bar{x}$) in drei aufeinanderfolgenden Sammelperioden und entsprechende Harnmengen (ml) nach gemeinsamer Applikation von Aminophenazon (20 mg/kg) und Äthanol (3,2 ml/kg, als 8 Vol.-%-Lösung) bzw. Wasser an Ratten (weiblich, 245—295 g, $n = 2 \times 12$). Nachfütterung nach der 10. Std mit 10 ml Wasser. Innerhalb 24 Std werden in der Kontrollgruppe 18,8% der Dosis Aminophenazon als Gesamt-4-Amino-antipyrin wiedergefunden, in der Äthanolgruppe 15,9%

Tabelle 1. *Ausscheidung von Gesamt-4-Amino-antipyrin (µg) im Harn in verschiedenen Sammelperioden nach 3,2 ml/kg Äthanol (10 ml 10 Vol.-%) bzw. Wasser oral und nach 30 min. Aminophenazon (20 mg/kg i.v. = 0,6 ml der 1% Lösung in 0,9% NaCl). 2 Tiere je Gruppe, 300 $\pm$ 10 g, männlich. Nachfütterung nach der 5. Std: 1×10 ml Wasser*

	Kontrollgruppe Gesamt-4-AA	Versuchsgruppe Gesamt-4-AA
1. Versuchsperiode (1.—4. Std)	1054	657
%	100	62
2. Versuchsperiode (5.—24. Std)	870	1124
%	100	129
Summe	1924	1781
Prozent der Dosis	32	30

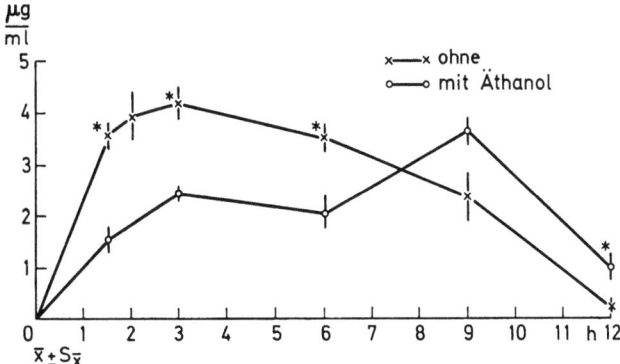

Abb. 2. Blutspiegelkurve von Gesamt-4-Amino-antipyrin (µg/ml, $\bar{x} \pm s_{\bar{x}}$) nach gemeinsamer oraler Applikation von Aminophenazon (20 mg/kg) und Äthanol (3,2 ml/kg) bzw. Wasser. Einzelheiten s. Methodik. * Signifikante Konzentrationsunterschiede

drei Versuchsperioden praktisch unverändert, wie Stichproben ergeben haben. Dies konnte als Hinweis gelten, daß die N-Acetylierung selbst durch Äthanoleinwirkung nicht wesentlich gestört wird. Darüber wird in einer folgenden Arbeit gesondert berichtet (Schüppel, 1969b). In der Gesamtmenge an 4-Amino-antipyrin, das innerhalb von 24 Std aus dem applizierten Aminophenazon gebildet wird, besteht in beiden Gruppen kein signifikanter Unterschied (Abb.1). Wird die Applikation von Äthanol und Aminophenazon nicht gemeinsam oral, sondern getrennt vorgenommen — wird z.B. Äthanol oral, Aminophenazon i.v. gegeben — bleibt die zeitliche Verschiebung in der Metabolitenausscheidung erhalten (Tab.1). Die dabei in 24 Std gebildete und ausgeschiedene Gesamtmenge an 4-Amino-antipyrin ist hier in beiden Gruppen ebenfalls identisch.

b) Blutspiegel von Gesamt-4-Amino-antipyrin

Das Verhalten der Blutspiegelkurve des Hauptmetaboliten Gesamt-4-Amino-antipyrin wurde für die Dauer von 12 Std nach oraler Applikation untersucht (Abb.2). Es zeigte sich, daß unter Äthanolbelastung dieser Blutspiegel für die Dauer von 6 Std bei etwa 42% (90 min-Wert) —57% (180 min-Wert) der entsprechenden Kontrollwerte liegt. Die Konzentrationen von Gesamt-4-Amino-antipyrin im Blut erreichen unter Äthanoleinwirkung ferner erst nach 9 Std p. appl., also mit 6 Std Verzögerung, ein Maximum, das gegenüber dem Kontrollwert (Maximum bei 3 Std p. appl.) deutlich erniedrigt ist. Die zeitliche Verschiebung im Konzentrationsverlauf für die Hauptmetaboliten im Blut korreliert mit den Änderungen der renalen Ausscheidungsverhältnisse dieser Substanzen.

2. Biotransformation von Phenazon

a) Ausscheidung von Norphenazon im Urin

In der 1. Versuchsperiode (1.—5. Std), unter akuter Äthanoleinwirkung, wird eine Verminderung der Norphenazon-Ausscheidung auf 68 $^0/_0$ (— 32 $^0/_0$) der Kontrollen beobachtet (Abb. 3). Dieser erniedrigten Metabolitenausscheidung steht eine um 26 $^0/_0$ erhöhte Urinmenge (1. Versuchsperiode) gegenüber. Diese Dissoziation ist charakteristisch. In der 2. Versuchsperiode (6.—12. Std) steigt die Norphenazonausscheidung der Äthanolgruppe auf das Doppelte der Kontrollgruppe an, dies ebenfalls erst nach Abbau des zu Versuchsbeginn zugeführten Alkohols.

Die 3. Versuchsperiode (12.—24. Std) zeigt ebenfalls eine erhöhte Metabolitenausscheidung in der Äthanolgruppe.

Die Gesamtmenge Norphenazon, die innerhalb von 24 Std im Harn bei beiden Gruppen wiedergefunden wird, ist — wie beim 4-Aminoantipyrin — praktisch identisch. Damit verhält sich die Norphenazonausscheidung unter gleichen Bedingungen prinzipiell analog zu der des Gesamt-4-Amino-antipyrins. Der quantitative Unterschied in der Metabolitenausscheidung der jeweils 1. Versuchsperiode bei beiden beruht z. T. auf der unterschiedlich ausgeprägten Äthanoldiurese in diesem Versuchsabschnitt.

b) Ausscheidung von 4-Hydroxyphenazon im Urin

Die Elimination von 4-Hydroxyphenazon im Urin nach Gabe von Phenazon verhält sich unter gleichen Versuchsbedingungen analog zu der von Norphenazon (Tab. 2).

c) Ausscheidung von unverändertem Phenazon

Parallel zur Elimination von Norphenazon nach Gabe von Phenazon wurde gleichzeitig die Ausscheidung des unveränderten Anteils an Phenazon im Harn bestimmt. Es erscheinen nur 3—5 $^0/_0$ der Dosis unverändert im Harn (Abb. 3).

In der 1. Versuchsperiode (1.—5. Std) werden geringfügig erhöhte Phenazonmengen im Harn gefunden. Diese Steigerung (+ 22 $^0/_0$) entspricht etwa der Zunahme des Urinvolumens in dieser 1. Versuchsperiode (+ 30 $^0/_0$) und kann somit z. T. auf einen Ausschwemmungseffekt bezogen werden. Vermindert ist die Ausscheidung von Phenazon unter Äthanoleinwirkung der 1. Versuchsperiode sicher nicht. Das Ausscheidungsverhalten des unveränderten Phenazons im Urin kontrastiert damit in diesem Versuchsabschnitt deutlich mit dem seiner beiden Hauptmetaboliten Norphenazon und 4-Hydroxyphenazon unter der gleichen Äthanol-

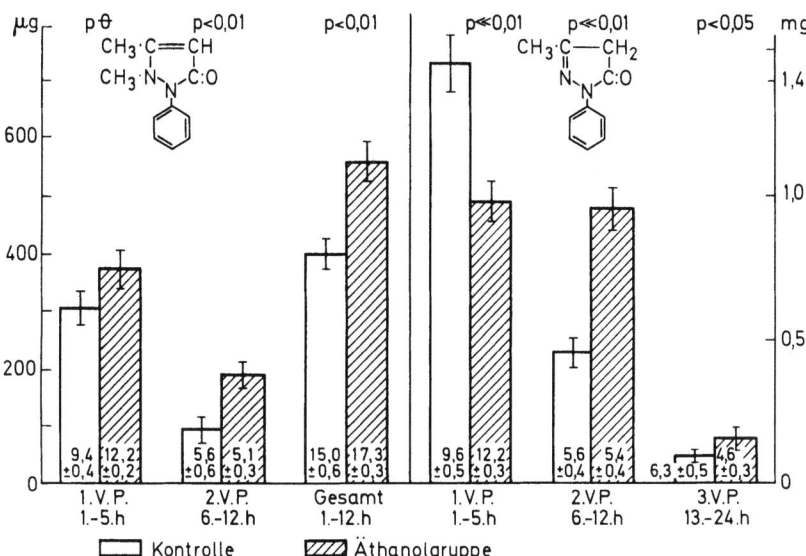

Abb. 3. Gemeinsame Ausscheidung von Phenazon (μg, $\bar{x} \pm s_{\bar{x}}$) und Norphenazon (mg) im Harn über 12 bzw. 24 Std nach gemeinsamer Applikation von Phenazon (40 mg/kg) und Äthanol (3,2 ml/kg als 10 Vol.-%-Lösung) bzw. Wasser an Ratten (männlich, 300 $\pm$ 10 g). $n = 2 \times 12$ (Phenazonbestimmung) bzw. 2×9 (Norphenazonbestimmung). Nachfütterung nach der 5. und 12. Std mit je 5,0 ml Wasser. Die Zahlen am Fuß der Säulen geben die jeweiligen Harnmengen der Sammelperioden an; ihre geringen Differenzen gehen auf die unterschiedliche Tierzahl bei beiden Bestimmungen (Phenazon, Norphenazon) zurück

belastung (Abb. 3 und Tab. 2). Letztere werden in der 1. Versuchsperiode, ungeachtet der Diuresesteigerung, stets vermindert ausgeschieden.

In der 2. Versuchsperiode (6.—12. Std) wird jedoch von der Äthanolgruppe die doppelte Phenazonmenge wie von der Kontrolle eliminiert, dies bei identischen Harnmengen. Die nach 12 Std im Harn wiedergefundene Gesamtmenge an Phenazon ist dementsprechend bei der Äthanolgruppe um 43% gegenüber der Kontrolle erhöht.

d) Phenazonkonzentrationen im Plasma

Nach gemeinsamer, oraler Applikation von Phenazon und Äthanol bzw. Wasser zeigen die 2 Std-Werte des Phenazongehaltes im Plasma keine Unterschiede (Tab. 3). Die Resorption und primäre Verteilung dieses Arzneimittels ist demnach durch Äthanol nicht wesentlich gestört.

Nach 6 Std liegt die Konzentration von Phenazon im Plasma der Äthanol-behandelten Tiere signifikant höher als bei der Kontrollgruppe.

Tabelle 2. *Elimination von 4-Hydroxy-phenazon (mg) und entsprechende Harnmengen (ml) nach gemeinsamer Gabe von 40 mg/kg Phenazon und 3,2 ml/kg Äthanol (als 10 Vol-%-Lösung) bzw. Wasser. Tiergewicht: 300 ± 10 g; n = 2 × 12 Tiere (männlich). Zweimalige Nachfütterung (6. und 12. Std) mit je 5 ml Wasser. Phenazondosis pro Tier 12 mg; daraus die prozentuale Umwandlung zu 4-Hydroxy-phenazon berechnet zu 35% (Wassergruppe) bzw. 31% (Äthanolgruppe)*

	Kontrollgruppe				Äthanolgruppe			
	1. V.P. 1. bis 5. Std	2. V.P. 6. bis 12. Std	3. V.P. 13. bis 24. Std	Gesamt 1. bis 24. Std	1. V.P. 1. bis 5. Std	2. V.P. 6. bis 12. Std	3. V.P. 13. bis 24. Std	Gesamt 1. bis 24. Std
4-Hydroxyphenazon (mg)								
$\bar{x}$	2,22	1,17	0,54	3,93	1,51	1,52	0,73	3,76
$s_{\bar{x}}$	0,15	0,15	0,04	0,09	0,09	0,05	0,08	0,12
p	≪ 0,01	< 0,05	> 0,1	> 0,1	—	—	—	—
% der Kontr.	100	100	100	100	68	130	135	95
Urinvolumen (ml)								
$\bar{x}$	9,0	5,1	6,1	20,2	11,9	5,5	5,5	22,9
$s_{\bar{x}}$	0,50	0,56	0,28	0,50	0,67	0,36	0,28	0,63
p	≪ 0,01	> 0,1	> 0,1	< 0,05	—	—	—	—
% der Kontr.	100	100	100	100	132	108	90	113

Tabelle 3. *Phenazon-Plasma-Spiegel (µg/ml Plasma) nach gemeinsamer oraler Applikation von Phenazon (40 mg/kg) und 3,0 ml/kg Äthanol (als 20 Vol-%-Lösung) bzw. Wasser. Tiergewicht: 290 ± 10 g, männlich. Einmalige Herzpunktion bei jedem Tier (vgl. Methodik). p (6 Std-Wert): < 0,05*

	Kontrollgruppe		Äthanolgruppe	
	2 Std-Wert	6 Std-Wert	2 Std-Wert	6 Std-Wert
$\bar{x} \pm s_{\bar{x}}$	22,0 ± 1,02	10,1 ± 1,13	22,1 ± 2,31	14,3 ± 1,25
n	6	6	6	6

Tabelle 4. *Blutalkoholwerte nach oraler Gabe von 3,2 ml/kg Äthanol*

Std	1,5	3	6	9	1,5	3	6	9
$\bar{x}$	2,27	1,94	1,17	0,36	2,48	1,74	1,01	0,07
n	9	9	9	8	6	7	6	6
$s_{\bar{x}}$	0,1	0,11	0,06	0,08	0,16	0,23	0,12	0,02
	KG: 250 ± 5 g Dosis: 10 ml 8 Vol-% Äthanol				KG: 300 ± 5 g Dosis: 10 ml 10 Vol-% Äthanol			

Die verzögerte Metabolitenelimination im Harn nach Äthanolgabe geht demnach mit einer verzögerten Phenazonelimination aus dem Blut einher.

3. Blutalkoholkurve

Die in getrennten Versuchen an Ratten gleichen Körpergewichtes erzielten Blutalkoholkonzentrationen zeigt Tab. 4. Die Alkohollösungen wurden jeweils ohne Arzneimittel gegeben. Maximale Blutalkoholwerte werden 90 min p. app. gemessen. Sie sind nach 6 Std auf etwa $1,0^0/_{00}$ abgefallen. Nach 9 Std sind nur mehr sehr geringe Alkoholmengen im Blut vorhanden.

Diskussion

An der Störung des pharmakokinetischen Verhaltens zweier Arzneimittel, die im intakten Tier durch einmalige, mäßige Äthanolbelastung hervorgerufen wird, können prinzipiell drei Ursachen beteiligt sein: 1. Störung der Resorption und der primären Verteilung, 2. Störung der Nierenfunktion und der renalen Elimination von Arzneimitteln bzw. Metaboliten und 3. Störung der Biotransformation. Identische initiale Plasmaspiegel (Tab. 3) und übereinstimmende Ausscheidung von Phenazon im Urin in der 1. Versuchsperiode unter Äthanoleinfluß (Abb. 3) schließen eine beträchtliche Resorptionsverzögerung aus. Ferner ließ sich zeigen, daß bei getrennter Applikationsweise von Äthanol und Arzneimittel (Aminophenazon; Tab. 1) die typische Umkehrung der zeitlichen Ausscheidungsverhältnisse für die Metaboliten erhalten bleibt. Magnussen (1968) fand nach vergleichbaren Äthanoldosen bei der Ratte in situ nur eine mäßige Resorptionssteigerung. Resorptionsverminderungen wurden nicht beobachtet.

Besonders in Hinblick auf die diuretischen Eigenwirkungen von Äthanol können auch renale Mechanismen an den beobachteten Störungen beteiligt sein. Wir fanden trotz gesteigerter Diurese (1. Versuchsperiode) eine verminderte Ausscheidung der Metaboliten im gleichen Zeitraum.

Direkte Clearancebestimmungen sind unter den Versuchsbedingungen nicht möglich. Man kann jedoch aus den Blutspiegelkurven für Arzneimittel (Phenazon, Tab. 3) und Metaboliten (Gesamt-4-Amino-antipyrin, Abb. 2) und ihrem Erscheinen im Harn in den entsprechenden Zeitintervallen abschätzen, daß die Clearance unter akuter Äthanoleinwirkung nicht wesentlich gestört ist.

Nach Eggleton (1946) sinkt nach Äthanolbelastung der Urin-pH ab. Es war daraufhin mit einer Störung der passiven Rückdiffusion von schwachen Basen bzw. Säuren zu rechnen (Milne et al., 1958; Braun et al., 1963). Da wir jedoch sowohl basische (Gesamt-4-Amino-antipyrin) als auch saure Metaboliten (Glucuronide von 4-Hydroxyphenazon und Norphenazon) geprüft und diese sich unter Äthanolbelastung stets gleichsinnig verhalten haben, läßt sich diese Möglichkeit einer Bilanzverschiebung ausschließen. Damit haben weder Störungen der Resorption noch die der renalen Elimination wesentliche Bedeutung für die Wirkung von Äthanol auf das pharmakokinetische Verhalten von Arzneimitteln in vivo.

Die beschriebenen Störungen können daher nur auf einer reversiblen Hemmung der Biotransformation der Arzneimittel durch Äthanol beruhen. Diese Auffassung von der metabolischen Genese der nachgewiesenen Störungen stützt sich besonders auf folgende Befunde:

1. Der deutlich biphasische Verlauf der Metabolitenelimination im Harn unter Äthonoleinwirkung: anfangs stets verminderte, später jeweils vermehrte Elimination.

2. Die vollständige Kompensation der Bilanzmengen für die Metaboliten, die innerhalb des gesamten Versuchs eintritt. Dadurch wird der initiale Hemmeffekt nur bei geeigneter Einteilung der Harnsammelperioden erkennbar.

3. Die Störung der Metaboliten-Ausscheidung korreliert mit dem unter Äthanoleinwirkung veränderten Verlauf der Blutspiegelkurve für den Metaboliten.

4. Unter Äthanoleinwirkung sind zwar die initialen Blutspiegel für den zugeführten Arzneistoff nicht verändert, aber die Elimination ist verzögert.

Die damit nachweisbare, metabolische Hemmung durch Äthanol betrifft sowohl die N-Demethylierung wie die C-Hydroxylierung gleichartig. Beide Umsetzungen werden durch die mischfunktionelle Oxidase der Lebermikrosomen katalysiert (Cooper et al., 1965; Remmer et al., 1968).

Der Angriffspunkt von Äthanol ist damit auf diese Zellorganellen lokalisierbar. Diese Auffassung ließ sich inzwischen beweisen. Die mikrosomale N-Demethylierung von Aminophenazon wird in vitro durch Äthanol Dosis-abhängig und kompetitiv gehemmt (Schüppel, 1969a).

Für die mikrosomale Methanoloxydation wurde für Äthanol ein nicht-kompetitiver Hemmungstyp beschrieben (Rietbrock et al., 1968). Bei der allgemeinen Bedeutung, die die hier betroffenen Abbaureaktionen bei der Biotransformation und Entgiftung von Arzneimitteln besitzen (z.B. Netter, 1962; Remmer, 1965; Gillette, 1963), sind analoge Störungen der normalen Pharmakokinetik durch Äthanol bei einer Vielzahl von Arzneimitteln zu erwarten, die diese Abbauwege obligat durchlaufen müssen.

Beim Hunde wurde nach Äthanolgabe eine verzögerte Elimination von Secobarbital und Glutethimid aus dem Blut nachgewiesen (Melville et al., 1966), entsprechende Befunde für Pentobarbital wurden bei der Maus erhoben (Seidel, 1967). Der Stoffwechsel von Chloralhydrat unter Äthanoleinwirkung (Kaplan et al., 1969) kann hier nicht verglichen werden, da andere Enzymsysteme beteiligt sind (Butler, 1949; Cooper u. Friedman, 1958).

Für Pentobarbital haben wir den Zusammenhang von verzögerter metabolischer Elimination nach Äthanolgabe und der Verlängerung der Narkosedauer bei Ratten bereits untersucht (Schüppel et al., 1967; Schüppel, 1968a). An diesem Beispiel eines toxikologisch bedeutsamen Kombinationseffektes zwischen Äthanol und einem Narkoticum ließ sich erkennen, daß der durch Äthanol gehemmte Abbau des Barbiturates für die beobachtete Narkoseverlängerung — in bestimmten Dosisbereichen — eine größere Bedeutung besitzt als die direkten, zentral-depressorischen Eigenwirkungen des Äthanols (Schüppel, 1968b), welche bisher für diese Art von Interferenzwirkungen verantwortlich gemacht wurden.

Literatur

Braun, W., J. Hesse u. G. Malorny: Zur Bedeutung pH-abhängiger Diffusionsvorgänge für die Nierenfunktion. Naunyn-Schmiedebergs Arch. exp. Path. Pharmak. **245**, 457—470 (1963).

Brodie, B. B., and J. Axelrod: The fate of antipyrine in man. J. Pharmacol. exp. Ther. **98**, 97—104 (1950a).

— — The fate of aminopyrine (Pyramidon) in man and methods for the estimation of aminopyrine and its metabolites in biological materials. J. Pharmacol. exp. Ther. **99**, 171—184 (1950b).

Bücher, Th., u. K. Redetzki: Eine spezifische photometrische Bestimmung von Äthylalkohol auf fermentativem Wege. Klin. Wschr. **29**, 615—616 (1951).

Butler, T. C.: Reduction and oxidation of chloral hydrate by isolated tissues in vitro. J. Pharmacol. exp. Ther. **95**, 360—362 (1949).

Cooper, D. Y., S. Levin, S. Narasimhulu, O. Rosenthal, and R. W. Estabrook: Photochemical action spectrum of the terminal oxidase of mixed function oxidase systems. Science **147**, 400—402 (1965).

Cooper, J. R., and P. J. Friedman: The enzymic oxidation of chloral hydrate to trichloroacetic acid. Biochem. Pharmacol. **1**, 76—82 (1958).

Coper, H., u. H. Selbach: Klassifikation sowie pharmakologische und klinische Grundlagen der Psychopharmakotherapie. Internist **8**, 313 (1967).

Dyke, H. B. van, and R. G. Ames: Alcohol diuresis. Acta endocr. (Kbh.) **7**, 110—121 (1951).

Editorial: Alcohol and barbiturates. Brit. Med. J. **1953** I, 1269—1270.

Eggleton, M. G.: Urine acidity in alcohol diuresis in man. J. Physiol. (Lond.) **104**, 312—320 (1946).

Fischer, H. D., u. W. Oelssner: Der Einfluß von Barbituraten auf die Alkoholelimination bei Mäusen. Klin. Wschr. **39**, 1265 (1961).

Forney, R. B., and F. W. Hughes: Combined effects of alcohol and other drugs. Springfield, Ill.: Ch. C. Thomas 1968.

Gillette, J. R.: Metabolism of drugs and other foreign compounds by enzymatic mechanisms. Fortschr. Arzneimittelforsch. **6**, 11—74 (1963).

Goldberg, L.: Alcohol, CNS-active drugs and driving skill. IV. Internat. Kongreß der Internationalen Förderation für Hygiene und Präventivmedizin, Berichte Wien. Medizin. Akad. S. 369—371. Wien: 1965.

Graham, J. D. P.: Ethanol and the absorption of barbiturate. Toxicol. appl. Pharmacol. **2**, 14—22 (1960).

Halberkann, J., u. F. Fretwurst: Die Stoffwechselprodukte des Pyramidons und verwandter Verbindungen beim Menschen. Hoppe-Seylers Z. physiol. Chem. **285**, 97—127 (1950).

Kahn, B. S.: Amidopyrin bei Diabetes insipidus (Referat). Dtsch. med. Wschr. **59**, 1748 (1933).

Kaplan, H. L., N. C. Jain, R. B. Forney, and A. B. Richards: Chloral hydrate-ethanol interaction in the mouse and dog. Toxicol. appl. Pharmacol. **14**, 127 to 137 (1969).

Kielholz, P., L. Goldberg, J. Im Obersteg, W. Pöldinger, A. Ramseyer u. P. Schmid: Fahrversuche zur Beeinträchtigung der Verkehrstüchtigkeit durch Alkohol, Tranquilizer und Hypnotika. Dtsch. med. Wschr. **94**, 301—306 (1969).

—, u. W. Pöldinger: Pharmaka, Drogenabhängigkeit und Verkehr. II. Schweiz. med. Wschr. **97**, 49—54 (1967).

Kopman, E., and F. W. Hughes: Potentiating effect of alcohol on tranquilizers and other central depressants. Arch. gen. Psychiat. **1**, 7—11 (1959).

Magnussen, M. P.: The effect of ethanol on the gastrointestinal absorption of drugs in the rat. Acta pharmacol. (Kbh.) **26**, 130—144 (1968).

Melville, K. J., G. E. Joron, and D. Douglas: Toxic and depressant effects of alcohol given orally in combination with Glutethimide or Secobarbital. Toxicol. appl. Pharmacol. **9**, 363—375 (1966).

Milne, M. D., B. H. Scribner, and M. A. Crawford: Non-ionic diffusion and the excretion of weak acids and bases. Amer. J. Med. **24**, 709—729 (1958).

Netter, K. J.: Prinzipien des Arzneimittel-Abbaus im Organismus. Arzneimittel-Forsch. **12**, 1042—1050 (1962).

Olszycka, L.: Étude quantitative des phénomènes de synergie. Contribution á l'étude du mécanisme des phénomènes de potentialisation de l'action hypnotique chez le rat. C. R. Acad. Sci. (Paris) **202**, 1107—1109 (1936).

Ramsay, H., and H. B. Haag: The synergism between the barbiturates and ethyl-alcohol. J. Pharmacol. exp. Ther. **88**, 313—322 (1946).

Remmer, H.: The fate of drugs in the organism. Ann. Rev. Pharmacol. **5**, 405—428 (1965).

— R. W. Estabrook, J. Schenkman, and H. Greim: Reaction of drugs with microsomal liver hydroxylase: its influence on drug action. Naunyn-Schmiedebergs Arch. Pharmak. exp. Path. **259**, 98—115 (1968).

Rietbrock, N., K.-J. Freundt, and W. Herken: On methanol oxidation by microsomal enzymes. Naunyn-Schmiedebergs Arch. Pharmak. exp. Path. **260**, 191 (1968).

Schleyer, F., u. U. Janitzki: Versuche über die Wirkung des Megaphens auf den Blutalkoholspiegel. Arch. int. Pharmacodyn. **141**, 254—261 (1963).

Schüppel, R.: Die N-Demethylierung am Phenazon (Antipyrin). Naunyn-Schmiedebergs Arch. Pharmak. exp. Path. **255**, 71 (1966).

— Einfluß akuter Äthanoleinwirkung auf die N-Demethylierung zweier Arzneimittel bei der Ratte. Naunyn-Schmiedebergs Arch. Pharmak. exp. Path. **257**, 60 (1967).

— Pharmakokinetische Untersuchungen an der alkoholisierten Ratte — Ein Beitrag zur Analyse der Kombinationswirkungen von Äthanol mit Arzneimitteln. Diss. Math.-Naturwiss. Fakultät, Univ. Tübingen (1968a).

— Alkoholgenuß bei Langzeitbehandlung — Toxikologische Probleme des Alltags. Referat Herbsttagung Deutsche Gesellschaft f. Verkehrs-Medizin, Bad Oeynhausen, Nov. 1968 (1968b) (im Druck).

— Alkohole als Inhibitoren der mikrosomalen N-Demethylierung in vitro. Naunyn-Schmiedebergs Arch. Pharmak. exp. Path. **264**, 302—303 (1969a).

— Das Verhalten einiger Konjugationsreaktionen des Arznei-Stoffwechsel unter akuter Äthanolbelastung bei der Ratte. Naunyn-Schmiedebergs Arch. Pharmak. **265** (im Druck) (1969b).

Schüppel, R., J. Breyer, I. Streller u. K. Soehring: Weitere Untersuchungen zum Arzneistoffwechsel der Ratte unter Äthanolbelastung. Naunyn-Schmiedebergs Arch. Pharmak. exp. Path. **257**, 329 (1967).

—, u. K. Soehring: Qualitative Untersuchungen über den Amidopyrinstoffwechsel beim Menschen. Pharm. Acta Helv. **40**, 105—124 (1965a).

— — Vermehrte Ameisensäure-Ausscheidung: ein Maß für gesteigerte Demethylierungsvorgänge in vivo? Naunyn-Schmiedebergs Arch. exp. Path. Pharmak. **251**, 109 (1965b).

Seidel, G.: Verteilung von Pentobarbital, Barbital und Thiopental unter Äthanol. Naunyn-Schmiedebergs Arch. Pharmak. exp. Path. **257**, 221—229 (1967).

—, u. K. Soehring: Zur Frage der Änderung der Blutalkoholwerte durch Medikamente. Arzneimittel-Forsch. **15**, 472—474 (1965).

Soehring, K., u. R. Schüppel: Wechselwirkungen zwischen Alkohol und Arzneimitteln. Dtsch. med. Wschr. **91**, 1892—1896 (1966).

—, u. H. G. Wolters: Pharmakologische Grundlagen der Wirkung von Arzneimitteln auf die Verkehrstüchtigkeit. Handbuch der Verkehrsmedizin, S. 854—883. Ed. K. Wagner u. H.-J. Wagner. Berlin-Heidelberg-New York: Springer 1968.

Tipton, D. L., V. C. Sutherland, T. N. Burbridge, and A. Simon: Effect of chlorpromazine on blood level af alcohol in rabbits. Amer. J. Physiol. **200**, 1007—1010 (1961).

Wagner, K., u. H.-J Wagner: Nil nocere — Die Gefahren einer medikamentösen Behandlung von alkoholbeeinflußten Unfallverletzten. Münch. med. Wschr. **100**, 1923—1925 (1958).

Whittlesey, P.: The effects of pentobarbital on the metabolism of ethylalcohol in dogs. Bull. Johns Hopk. Hosp. **95**, 81—88 (1954).

Zipf, H. F., u. J. Hamacher: Kombinationseffekte: 4. Mitteilung. Verkehrsmedizinische Probleme des Kombinationseffektes. Arzneimittel-Forsch. **17**, 70—79 (1967).

Dr. med. Dr. rer. nat. R. Schüppel
Institut für Toxikologie der Universität
7400 Tübingen, Wilmhelmstr. 56

Wirkung von Angiotensin auf Funktion und Noradrenalinabgabe isolierter Kaninchenherzen in Ruhe und bei Sympathicusreizung*

K. STARKE, U. WERNER und H. J. SCHÜMANN

Pharmakologisches Institut Klinikum Essen der Ruhr-Universität
(Direktor: Prof. Dr. H. J. Schümann)

Eingegangen am 12. Juni 1969

Effects of Angiotensin on the Function of Isolated Rabbit Hearts and on Noradrenaline Release at Rest and during Sympathetic Nerve Stimulation

Summary. 1. The influence of angiotensin on the isolated rabbit heart perfused at constant pressure or constant flow was investigated at rest and during electrical stimulation of the postganglionic sympathetic nerves.

2. In low concentrations (32—100 ng/min or 1.4—5.3 ng/ml) angiotensin had considerable positive inotropic effects, while its chronotropic effects were weak and variable. High concentrations decreased the rate of beat, and an increase in the height of contraction was preceded by a transient phase of inhibition. In hearts perfused at constant pressure, angiotensin diminished coronary flow. The positive inotropic effect of angiotensin was not accompanied by the appearance of increased amounts of noradrenaline in the venous effluent.

3. Angiotensin caused a dose-dependent increase in the output of noradrenaline induced by sympathetic nerve stimulation. The peptide was most potent in hearts perfused at constant flow; the threshhold dose of angiotensin for this procedure was 3.2 ng/min (128 pg/ml), and maximal effects (i.e., an increase by 81%) were observed with 32 ng/min (1.28 ng/ml). Doses about three times higher were required to obtain similar effects in hearts perfused at constant pressure. The reduction of coronary flow as seen under these conditions may be responsible for the weaker effect of angiotensin. Continuous infusion increased the output of noradrenaline during several successive stimulation periods.

4. In most cases, the increase in output of noradrenaline induced by angiotensin did not lead to an increase in the response of the pacemaker or of the myocardium to sympathetic stimulation. Only in hearts perfused at constant flow during infusion of 32 ng/min of angiotensin the positive inotropic effect of sympathetic stimulation was significantly augmented.

5. The results indicate that angiotensin may modulate the activity of the autonomic nervous system by influencing peripheral sympathetic nerves.

Key-Words: Angiotensin — Noradrenaline Release — Isolated Rabbit Heart — Sympathetic Nerves.

Schlüsselwörter: Angiotensin — Noradrenalinabgabe — Isoliertes Kaninchenherz — Sympathische Nerven.

---
* Ausgeführt mit Unterstützung der Deutschen Forschungsgemeinschaft.

Angiotensin beeinflußt das vegetative Nervensystem auf verschiedenen Ebenen. Es verursacht in vivo und in vitro eine Ausschüttung von Brenzcatechinaminen aus dem Nebennierenmark (Feldberg u. Lewis, 1964). Über Angriffspunkte im Zentralnervensystem soll es den Sympathicustonus erhöhen (Bickerton u. Buckley, 1961; vgl. dagegen Zimmerman, 1967). Es bahnt die Impulsübertragung in sympathischen Ganglien und löst bei entsprechender Dosierung postganglionäre Aktivität aus (Lewis u. Reit, 1965); sehr kleine Dosen hemmen nach einigen Autoren die synaptische Transmission (Haefely et al., 1965).

Auch die Funktionen des Herzens kann Angiotensin auf diesen Wegen beeinflussen. In die A. vertebralis infundiert, führt es zu zentral bedingter Herzbeschleunigung (Cranston et al., 1968). Positiv chronotrope Wirkung durch Ganglienerregung wurde bei Hunden, Katzen und Ratten nachgewiesen (Farr u. Grupp, 1967; Aiken u. Reit, 1968; Hughes, 1968). Aus der Nebenniere liberierte Brenzcatechinamine spielen bei der Reaktion des Katzenherzens eine Rolle (Ross u. White, 1966); beim Hund, dessen Nebennierenmark gegenüber Angiotensin unempfindlicher ist (Staszewska-Barczak u. Vane, 1967), beeinflußt Adrenalektomie die kardiale Wirkung nicht (Krasney et al., 1965). Nach den heutigen Kenntnissen ist nicht sicher, ob den Effekten des Angiotensins auf Nebennierenmark, Zentralnervensystem und sympathische Ganglien eine physiologische Bedeutung zukommt.

Für eine unmittelbare Wirkung des Angiotensins auf postganglionäre sympathische Fasern spricht z. B., daß seine vasoconstrictorische Wirkung bei intraarterieller Injektion durch akute sympathische Denervierung abgeschwächt wird (Zimmerman, 1962) und daß es die Wirkungen von Sympathicusstimulierungen und indirekten Sympathomimetica verstärkt (McCubbin u. Page, 1963). Die Angiotensin-Tachyphylaxie isolierter Gefäßstreifen wurde mit einer Entleerung von Noradrenalinspeichern erklärt, doch werden auch andere Mechanismen diskutiert (Liebau et al., 1966; Schümann u. Güther, 1967; Walter u. Bassenge, 1969). Besonders Krasney et al. (1965, 1966) vertreten die Ansicht, Angiotensin wirke am Herzen im wesentlichen über eine Noradrenalinfreisetzung aus peripheren Nervenendigungen.

Direkte Messungen der Veränderungen von Noradrenalingehalt, -freisetzung und -aufnahme durch Angiotensin hatten widersprüchliche Ergebnisse (s. Diskussion). Soweit Wirkungen festgestellt wurden, waren die verwendeten Dosen sehr hoch. Wir untersuchten deshalb das Peptid an einem weiteren, für die Analyse der Reaktionen sympathischer Nervenendigungen sehr geeigneten Modell: dem isolierten Kaninchenherzen mit erhaltener sympathischer Innervierung (Huković u. Muscholl, 1962). Während Angiotensin allein, soweit mit unserer Methode meßbar, die Noradrenalinabgabe nicht veränderte, erhöhte es die durch Sympathicusreiz induzierte Abgabe schon in einer Konzentration von 128 pg/ml.

Methoden

Präparation und Perfusion der Herzen. Isolierte Kaninchenherzen mit erhaltenen sympathischen Nerven wurden nach Huković u. Muscholl (1962) präpariert. Dazu wurden 1,5—2,0 kg schwere Tiere durch Kopfschlag getötet. Nach Eröffnung des Thorax wurde die Aorta ascendens kanüliert und das Herz sofort mit einer physiologischen Salzlösung von 34° C durchströmt. Die Ganglia stellata wurden präpariert und samt Herz und verbindenden Nervenfasern entnommen. Über Platinelektroden konnten die rechts- und linksseitigen postganglionären Fasern unabhängig voneinander stimuliert werden. Die Kontraktionen des Herzens wurden mit einem 10:1 vergrößernden isotonischen Hebel auf einer Rußtrommel registriert.

Für Versuche mit *druckkonstanter* Perfusion wurde die Höhe des Vorratsgefäßes so reguliert, daß der Coronardurchfluß 20—30 ml betrug. Bei der *volumenkonstanten* Perfusion wurden die Herzen mit 25 ml/min mit Hilfe einer Rollenquetschpumpe (Fa. Desaga, Heidelberg) durchströmt. — Die Perfusionsflüssigkeit enthielt in 1 l: 8,0 g NaCl; 0,2 g KCl; 0,2 g $CaCl_2$; 0,01 g $MgCl_2$; 1,0 g $NaHCO_3$; 0,05 g NaH_2PO_4; 1,0 g Glucose; 0,01 g Ascorbinsäure; 0,01 g Dinatrium-EDTA. Sie wurde mit einem Gemisch von 95% O_2 und 5% CO_2 gesättigt. Zusätzliche Infusionen in die Aortenkanüle hatten ein Volumen von 0,5 ml/min.

Zur Stimulation der sympathischen Nerven wurden abwechselnd die rechts- und die linksseitigen Fasern zweimal für je 15 sec mit Rechteckimpulsen von 3 msec Breite, 5 Hz und 8 mA stimuliert, so daß eine Reizperiode insgesamt 1 min dauerte. Es handelte sich dabei um eine submaximale Stimulierung, da Reizung mit 10 Hz deutlich größere Wirkungen auf Amplitude, Frequenz und Aminabgabe hatte.

Noradrenalin-Bestimmung im Perfusat. Das Perfusat wurde während der Reizperiode und 1 min darüber hinaus, insgesamt also 2 min, gesammelt. Unter der pro *Reizperiode* abgegebenen Noradrenalinmenge wird im folgenden immer die in diesen 2 min-Perfusaten enthaltene Noradrenalinmenge verstanden. Aus den Perfusaten (Volumina 30—60 ml) wurden die Brenzcatechinamine unter Rühren bei pH 8,5 an 0,5 g Al_2O_3 (Aluminiumoxid basisch, Fa. Woelm, Eschwege) adsorbiert und nach einmaligem Waschen mit 0,25 N-HCl eluiert. Die fluorimetrische Bestimmung erfolgte im wesentlichen nach den Angaben von v. Euler u. Floding (1955). Die Adrenalinabgabe des Herzens ist zu vernachlässigen (Huković u. Muscholl, 1962). Für jedes Herz wurde die Ausbeute der Anreicherungsmethode durch Zugabe von 20 oder 50 ng Noradrenalin zu Ruheperfusaten bestimmt. Sie betrug 73,7 ± 1,5% ($N = 46$). Alle angegebenen Werte sind mit der jeweiligen Ausbeute korrigiert. Die Nachweisgrenze lag bei 3 ng Noradrenalin pro Perfusat. Angiotensin beeinflußte Adsorption und fluorimetrische Analyse nicht.

Versuchsanordnungen. Angiotensin (Val^5-Angiotensin II-Asp-β-amid, Hypertensin®[1]) wurde täglich frisch im Perfusionsmedium gelöst. Die Dosen bildeten eine geometrische Reihe mit dem Faktor $\sqrt{10}$. An einem Kaninchenherzen wurde jeweils nur *ein* Versuch mit vier Reizperioden (R_1 bis R_4) durchgeführt.

Anordnung 1. In einer ersten Serie mit konstantem Perfusionsdruck wurden 32 ng bis 1 mg/min Angiotensin nur beim dritten Reiz insgesamt 4 min lang in die

---

[1] Der Fa. CIBA, Basel, danken wir für die großzügige Überlassung von Versuchsmengen.

Aortenkanüle infundiert, und zwar 2 min vor R_3 beginnend, endend mit der Sammelperiode. Der Abstand zwischen zwei Reizperioden betrug 10 min.

Anordnung 2. In einer zweiten Serie mit konstantem Perfusionsdruck begann die Angiotensin-Infusion (10—100 ng/min) 8 min vor R_2 und wurde bis zum Ende der vierten Sammelperiode fortgesetzt. Der Abstand zwischen zwei Reizperioden betrug hier 15 min.

Anordnung 3. In der dritten Serie wurde der Coronardurchfluß mittels Rollenquetschpumpe konstant gehalten. Die Peptid-Infusionen (3,2—320 ng/min) begannen 8 min vor R_3 und dauerten bis zum Ende der vierten Sammelperiode. Der Abstand zwischen zwei Reizperioden betrug 15 min. — Streuungsangaben in $\bar{x} \pm s_{\bar{x}}$. Statistische Vergleiche mit dem t-Test.

Ergebnisse

1. Wirkungen der Reizung sympathischer Nerven

Frequenz, Kontraktionsamplitude und Noradrenalinabgabe der mit *konstantem Druck* perfundierten Kontrollherzen verhielten sich gleich, unabhängig vom Abstand der Reizperioden. Diese Kontrollgruppen sind daher in Tab. 1 gemeinsam ausgewertet. Die Frequenzen wurden während einer Stimulationsperiode 2 mal je 10 sec, 20—30 und 35 bis 45 sec nach Reizbeginn, gezählt. Meist stimmten die beiden Werte überein, seltener waren sie verschieden, wie z. B. in Abb. 5. Für die Tab. 1 und andere Auswertungen wurden in diesen Fällen die höheren Frequenzen verwendet.

Tabelle 1. *Wirkung der elektrischen Reizung sympathischer Nerven auf Frequenz, Kontraktionsamplitude, Coronardurchfluß und Noradrenalinabgabe druckkonstant perfundierter Kaninchenherzen*

	Frequenzzunahme Schläge/10 sec	Amplitudenzunahme mm	Durchfluß ml/2 min	NA-Abgabe ng/2 min	NA-Abgabe %[b]
Ruhe	$(18,3 \pm 0,5)$[a]	$(3,7 \pm 0,4)$[a]	$52,2 \pm 4,6$	$4,0 \pm 2,1$	—
R_1	$6,0 \pm 0,7$	$1,5 \pm 0,2$	$49,4 \pm 4,0$	$41,0 \pm 4,8$	—
R_2	$5,6 \pm 0,6$	$1,4 \pm 0,2$	$49,8 \pm 4,0$	$36,2 \pm 4,5$	$89,0 \pm 5,8$
R_3	$5,5 \pm 0,5$	$1,3 \pm 0,2$	$51,6 \pm 3,8$	$32,7 \pm 4,6$	$89,8 \pm 4,2$
R_4	$5,6 \pm 0,4$	$1,2 \pm 0,2$	$53,4 \pm 4,1$	$31,7 \pm 5,2$	$97,3 \pm 5,2$

Abstände zwischen den Stimulationsperioden 10 oder 15 min. $\bar{x} \pm s_{\bar{x}}$. $N = 8$.

[a] Bei Amplitude und Frequenz in Ruhe handelt es sich um die Ausgangswerte, nicht um Zunahmen.

[b] Noradrenalinabgabe in Prozent der Ausschüttung während der vorangehenden Stimulationsperiode.

Bei der ersten Sympathicusstimulierung (R_1) stieg die Frequenz von im Mittel 18 Schlägen/10 sec um 6, die Kontraktionsamplitude von 3,7 um 1,5 mm. Der Coronardurchfluß sank gegenüber Ruhe im Mittel um 5,5%. Die Noradrenalinabgabe stieg von 4 ng/2 min in Ruhe auf

41 ng. 2 min nach Beginn der Stimulation bzw. 1 min nach ihrem Ende war der Amingehalt des Perfusates wieder auf den Ausgangswert gesunken; die 2minütige, mit der elektrischen Reizung beginnende Sammelperiode erfaßt also die gesamte, während der Reizperiode ins Perfusat gelangende Noradrenalinmenge. Da die Ruheabgabe sehr gering, meist nicht meßbar war, wurde sie nicht von der Abgabe unter Reiz subtrahiert.

Ruhefrequenz und positiv chronotrope Reizwirkung blieben im Verlauf der Kontrollversuche praktisch gleich (Tab. 1). Die Ruheamplitude stieg bei vielen Herzen leicht an, während die positiv inotrope Reizwirkung von R_1 bis R_4 um etwa 20% abnahm. Der Durchfluß änderte sich nicht wesentlich. Die Noradrenalinabgabe sank von 41,0 ng (R_1) auf 31,7 ng (R_4). Die während der 4 Stimulationsperioden abgegebenen Aminmengen stimmten beim einzelnen Herzen, abgesehen von dieser Tendenz zur Verringerung, gut überein; die Schwankungen von Herz zu Herz dagegen waren beträchtlich.

Die mit *konstantem Volumen* durchströmten Kontrollherzen verhielten sich in bezug auf Änderungen der Frequenz, Kontraktionsamplitude und Noradrenalinabgabe ähnlich wie die *druckkonstant* perfundierten.

2. Wirkungen von Angiotensin

10 ng/min Angiotensin verringerten bei Perfusion mit *konstantem Druck* (Anordnung 2) den Durchfluß, 6—8 min nach Infusionsbeginn gemessen, um $4,6 \pm 1,9\%$ ($N = 6$). In diesem Dosisbereich liegt die Schwelle der coronarconstrictorischen Wirkung des Angiotensins. Bei 100 ng/min betrug die Verminderung $22,1 \pm 2,4\%$ ($N = 6$).

Die chronotropen und inotropen Wirkungen des Angiotensins wurden über einen weiten Dosisbereich (Abb. 1) nur nach Anordnung 1 untersucht, bei der die Effekte des Peptids allein nur 2 min zu beobachten waren. Nach 2 min sind die positiv inotropen Wirkungen *großer* Dosen noch nicht vollständig entwickelt; dennoch läßt sich aus Abb. 1 die Dosisabhängigkeit der biphasischen Angiotensinwirkung ablesen. — Bis 100 ng/min hatte Angiotensin keinen signifikanten Einfluß auf die *Frequenz*. Ab 320 ng/min wirkte es negativ chronotrop. Nach einem Minimum in der 1. oder 2. min Infusionsbeginn stieg die Frequenz wieder in Richtung auf den Ausgangswert an, ohne ihn in der Beobachtungszeit zu überschreiten. Für Abb. 1a wurden die maximalen Abweichungen von der Ausgangsfrequenz verwertet. — In kleinen Dosen verbreitert Angiotensin die *Amplitude* (vgl. auch Abb. 5). Ab 3,2 μg/min ging der Verstärkung eine Abschwächung voraus mit einem Amplitudenminimum in der 1. oder 2. Infusionsminute (vgl. auch Abb. 2). Für jede dieser beiden Phasen ist in Abb. 1b eine Dosis-Wirkungs-Kurve gezeichnet. Die negativ inotrope Wirkung wurde vom Ausgangswert

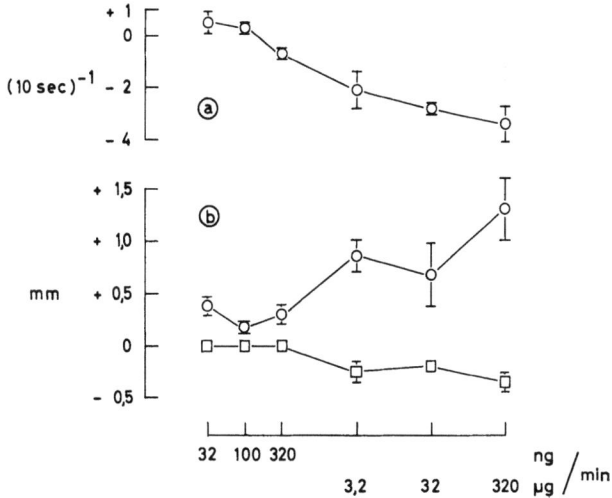

Abb. 1 a und b. *Dosisabhängigkeit der chrono- und inotropen Angiotensin-Wirkungen auf das isolierte Kaninchenherz.* Druckkonstante Perfusion. $\bar{x} \pm s_{\bar{x}}$. $N = 4-9$.
a Änderung der Schlagzahl pro 10 sec. b Änderung der Amplitude in Millimeter. Dem positiven (○) Effekt geht bei größeren Dosen ein negativer (□) voraus

bis zum Amplitudenminimum, die positiv inotrope Wirkung von diesem Minimum bis zum Punkt unmittelbar vor R_3 gemessen. Da am Ende der 2. Infusionsminute der positiv inotrope Effekt meist noch in der Entwicklung war, verläuft die „wahre" Dosis-Wirkungs-Kurve für diesen Effekt steiler als in Abb. 1 b. — Orientierende Versuche haben ergeben, daß auch bei Perfusion mit konstantem *Volumen* höhere Angiotensin-Dosen (320 ng—3,2 μg/min) Verminderungen von Amplitude und Frequenz verursachten.

Zur Untersuchung der Wirkung des Angiotensins auf die Noradrenalin-Spontanfreisetzung wurden analysiert: 1. Die Perfusate während der ersten 2 min jeder Angiotensin-Infusion bei allen 3 Anordnungen (3,2 ng—1 mg/min; N pro Dosis mindestens 3). 2. Die 6—8 min nach Infusionsbeginn, also bei voll entwickelter positiv inotroper Angiotensinwirkung, gesammelten Perfusate bei Anordnung 2 (10—100 ng/min; N pro Dosis mindestens 5). 3. Um auch größere Dosen über längere Zeit zu prüfen, wurden 4 Herzen mit 1 mg/min Angiotensin 8 min lang unter konstantem Druck infundiert; die Perfusate wurden während der gesamten Infusionszeit in 2 min-Portionen gesammelt. — Während der Angiotensin-Infusionen war in den meisten Versuchen, wie bei den Kontrollherzen, kein Noradrenalin im Perfusat nachweisbar. Auch bei Berücksichtigung nur derjenigen Versuche, bei denen der Amingehalt

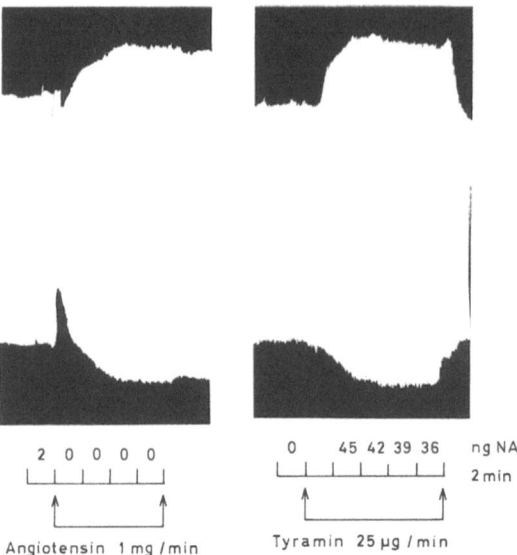

Abb. 2. *Wirkung von Angiotensin und Tyramin auf das isolierte Kaninchenherz.* Druckkonstante Perfusion. Unter dem Mechanogramm der Noradrenalingehalt (NA) der in den markierten Zeiträumen gesammelten 2 min-Perfusate. 0 = Noradrenalin nicht nachweisbar

über der Nachweisgrenze lag, beeinflußte Angiotensin die Aminabgabe nicht signifikant.

Die Wirkung des Angiotensins wurde mit der des Tyramins verglichen. Ein Beispiel zeigt Abb.2. Bei ähnlicher Amplitudenverbreiterung setzte Tyramin erhebliche Mengen Noradrenalin frei, dagegen war während der Angiotensin-Infusion kein Noradrenalin im Perfusat nachzuweisen. Die 4 oben genannten Versuche mit 1 mg/min Angiotensin und 4 Versuche mit 25 µg/min Tyramin wurden gemeinsam ausgewertet. Angiotensin erhöhte die Amplitude gegenüber dem Niveau vor der Infusion im Mittel um 1,07 ± 0,22 mm, Tyramin um 1,00 ± 0,23 mm. In den 16 während der Angiotensin-Infusionen gesammelten Perfusaten war Noradrenalin nicht sicher nachweisbar. Auf dem Gipfel der inotropen Tyraminwirkung, etwa 10 min nach Infusionsbeginn, betrug die mittlere Noradrenalinabgabe 33,7 ± 6,3 ng/2 min.

3. *Angiotensin und Sympathicusreizung*

Bei *druckkonstanter* Durchströmung verringerte Sympathicusreizung allein den Coronardurchfluß im Mittel um 5,5%. Durch zusätzliche Angiotensin-Infusionen wurde er weiter reduziert (Abb. 3a). Bezogen auf das während der vorausgehenden Reizung ohne Angiotensin ge-

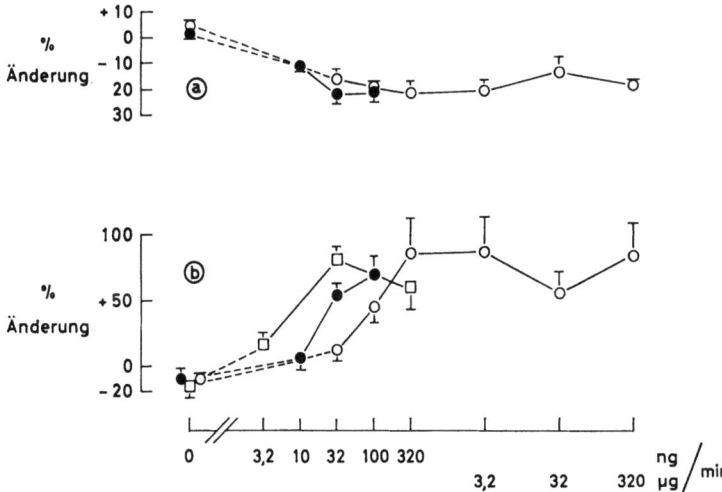

Abb. 3 a und b. *Dosisabhängigkeit der Angiotensin-Wirkung auf Coronardurchfluß und Noradrenalinabgabe des isolierten Kaninchenherzens bei elektrischer Sympathicusreizung.* a Änderung des Perfusatvolumens (2 min) durch Angiotensin, in Prozent des während des vorausgehenden Kontrollreizes gemessenen Volumens. b Änderung der durch Sympathicusstimulierung verursachten Noradrenalinabgabe durch Angiotensin, in Prozent der Abgabe während des vorausgehenden Kontrollreizes. — *Druckkonstante Perfusion:* Beginn der Angiotensin-Infusion 2 min (○) oder 8 min (●) vor dem elektrischen Reiz. *Volumenkonstante Perfusion:* □. — $\bar{x} \pm s_{\bar{x}}$. $N = 3-9$

messene 2 min-Volumen, verminderten 10 ng/min den Durchfluß um $10,6 \pm 1,7^0/_0$ ($N = 6$). Dosissteigerung über 32 ng/min hinaus bewirkte keine weitere signifikante Durchflußverminderung.

In jeder der 3 Versuchsanordnungen erhöhte Angiotensin die durch Sympathicusstimulierung verursachte Noradrenalinabgabe. Die Differenz zwischen der Aminabgabe während der ersten unter der Einwirkung von Angiotensin stattfindenden Sympathicusreizung und der Abgabe beim vorausgehenden Kontrollreiz wurde für jedes Herz in Prozent der Abgabe während des Kontrollreizes berechnet. Diese prozentuale Änderung ist in Abhängigkeit von der Angiotensin-Dosis in Abb. 3b aufgetragen. In den Kontrollversuchen ohne Peptidinfusion sinkt die Aminausschüttung von Reizperiode zu Reizperiode (vgl. auch Tab. 1). Von dieser *Abnahme* unterscheiden sich signifikant ($P < 0{,}05$) die *Steigerungen* durch 32 ng/min (Anordnung 1) bzw. 3,2 ng/min (Anordnung 3), die Steigerung durch 10 ng/min (Anordnung 2) nur mit einer Irrtumswahrscheinlichkeit zwischen 5 und $10^0/_0$.

Vorinfusionen von 8 min wirkten stärker als solche von 2 min; 8 min lange Vorinfusion wirkte stärker bei *volumenkonstanter* als bei *druckkonstanter* Perfusion. Wegen dieser Verschiebung der Kurven

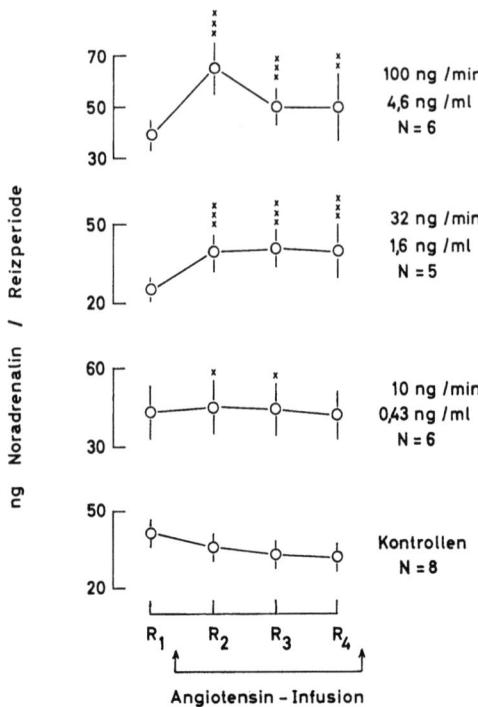

Abb. 4. *Wirkung von Angiotensin auf die durch Sympathicusstimulierungen (R_1 bis R_4) verursachte Noradrenalinabgabe aus dem isolierten Kaninchenherzen. Druckkonstante Perfusion. Beginn der Angiotensin-Infusion 8 min vor R_2. $\bar{x} \pm s_{\bar{x}}$.* Rechts die Angiotensindosen, die mittlere Angiotensin-Konzentration im Perfusionsmedium und die Versuchszahlen. Die prozentuale Änderung der Noradrenalinabgabe gegenüber R_1 wurde auf signifikante Abweichung von den Kontrollen geprüft. * $P < 0{,}1$; ** $P < 0{,}05$; *** $P < 0{,}01$

wurden maximale Steigerungen bei Anordnung 3 schon durch 32 ng/min erzielt, bei Anordnung 2 durch 100 ng/min, bei Anordnung 1 erst durch 320 ng/min. 3,2 ng/min ergeben bei einem Durchfluß von 25 ml/min eine Konzentration im Perfusionsmedium von 128 pg/ml. Schon durch diese Konzentration wird also die Aminabgabe bei Durchströmung mit konstantem Volumen signifikant gesteigert.

In den Versuchen der Anordnung 2 wurde die Angiotensin-Infusion von R_2 bis R_4 fortgesetzt. Abb. 4 zeigt die abgegebenen Noradrenalinmengen als Absolutwerte, außerdem das Signifikanzniveau der Abweichung von den Kontrollen, berechnet mittels der prozentualen Änderung gegenüber R_1. Bei längerer Applikation blieb die Aminabgabe während mehrerer aufeinanderfolgender Sympathicusreize signifikant gesteigert. — Bei den Versuchen mit *konstantem Perfusionsvolumen*

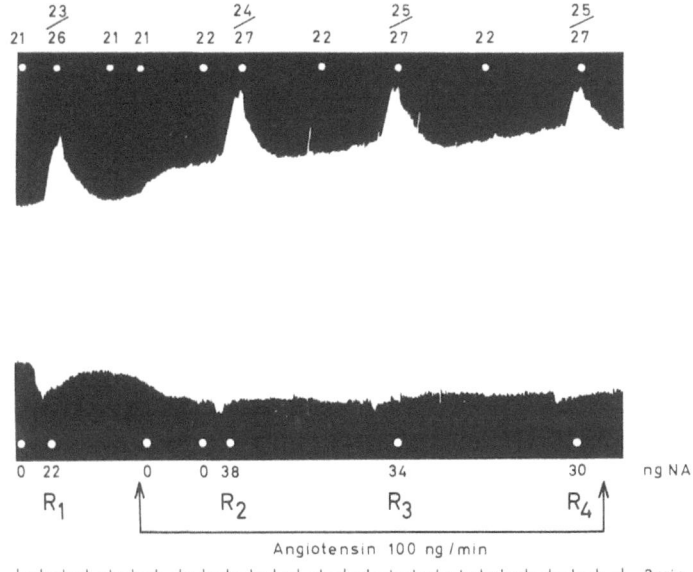

Abb. 5. *Wirkung von Angiotensin auf das isolierte Kaninchenherz bei Sympathicusreizung.* Druckkonstante Perfusion. R_1 bis R_4 = Stimulationsperioden. Über dem Mechanogramm die Frequenzen pro 10 sec, während der Reizung 20—30 und 35—45 sec nach Stimulationsbeginn gezählt. Unten die Noradrenalingehalte (NA) der zu den markierten Zeitpunkten gesammelten 2 min-Perfusate

wurde Angiotensin während R_3 und R_4 infundiert. Auch während der vierten Stimulationsperiode war die Erhöhung der Noradrenalinabgabe noch signifikant.

Trotz vermehrter Aminabgabe war die Wirkung der Sympathicusreize auf Frequenz und Kontraktionsamplitude während der Peptidinfusionen in den meisten Versuchen nicht verstärkt. Im Beispiel der Abb. 5 wurden bei Durchströmung mit konstantem Druck 100 ng/min infundiert (Anordnung 2). Ohne vorübergehende Amplitudenverminderung entwickelt sich während der 8 min Vorinfusion der positiv inotrope Effekt des Angiotensins; die Frequenz bleibt praktisch gleich. Die zusätzliche Amplitudensteigerung durch den Sympathicusreiz R_2 ist kleiner als der Effekt der Sympathicusreizung bei R_1, obwohl die Aminabgabe um 73% größer ist; die durch den Sympathicus bedingte Frequenzzunahme bleibt gleich (5 Schläge/10 sec).

In Tab. 2 werden die Wirkungen des Angiotensins auf die durch Sympathicusstimulierung verursachte Aminabgabe, Frequenz- und Amplitudenzunahme gegenübergestellt und mit Kontrollversuchen

Tabelle 2
Der Einfluß von Angiotensin auf den Effekt der Sympathicusreizung auf Frequenz, Kontraktionsamplitude und Noradrenalinabgabe des isolierten Kaninchenherzens

Angiotensin ng/min	Frequenz %	Amplitude %	Noradrenalinabgabe %	Zahl der Versuche
Druckkonstante Perfusion				
0 (Kontrollen)	95,6 ± 3,1	98,6 ± 3,4	89,0 ± 5,8	8
10	110,0 ± 12,0*	100,1 ± 5,5*	105,6 ± 7,9**	6
32	110,1 ± 9,8*	106,3 ± 5,5*	154,5 ± 6,6***	5
100	109,9 ± 15,0*	93,4 ± 6,5*	170,0 ± 14,2***	6
Volumenkonstante Perfusion				
0 (Kontrollen)	98,9 ± 6,7	91,1 ± 4,1	84,0 ± 8,3	6
3,2	116,7 ± 16,2*	99,6 ± 8,0*	116,0 ± 10,5***	7
32	108,6 ± 8,2*	116,2 ± 3,0***	181,1 ± 10,0***	4
320	97,2 ± 11,9*	77,4 ± 11,7*	159,7 ± 16,0***	3

Die Wirkungen der vorangehenden Sympathicusreizung wurden gleich 100% gesetzt. Unterschiede von den entsprechenden Kontrollen: * nicht signifikant; ** $0,05 < P < 0,1$; *** $P < 0,05$.

verglichen, in denen statt des Peptids physiologische Salzlösung infundiert wurde. Ausgewertet wurden die Versuche nach Anordnung 2 und 3; die dabei verwendeten Dosen genügten für maximale Steigerung der Aminabgabe; während der 8 min Vorinfusion erreichte die durch Angiotensin bewirkte Amplitudenverbreiterung ein konstantes Niveau, das eine gute Abgrenzung der zusätzlichen Wirkung der Sympathicusreize ermöglichte. In den meisten Versuchen veränderte Angiotensin die chronotrope und inotrope Wirkung der Sympathicusreizung, ausgedrückt in Prozent der Wirkung beim vorausgehenden Kontrollreiz ohne Angiotensin, nicht signifikant. Bei einer Versuchsgruppe allerdings, nämlich bei Infusion von 32 ng/min während volumenkonstanter Durchströmung, wurde die Wirkung der Sympathicusreizung auf die Kontraktionsamplitude, verglichen mit den Kontrollherzen, signifikant verstärkt. Die Noradrenalingabe wurde demgegenüber durch sämtliche Peptiddosen erhöht (für 10 ng/min druckkonstant $0,05 < P < 0,1$).

In 3 Versuchen mit druckkonstanter Durchströmung folgte während einer Angiotensin-Infusion von 100 ng/min einer Reizung mit 5 Hz je eine weitere mit 10 Hz Reizfrequenz. Die Wirkungen der 10 Hz-Stimulationsperiode auf Schlagfrequenz, Amplitude und Aminabgabe waren in jedem Falle wesentlich größer als die der vorangehenden 5 Hz-Periode.

Diskussion

1. Wirkungen von Angiotensin

Nach unseren Versuchen am isolierten Kaninchenherzen wirkt Angiotensin in kleinen Dosen positiv inotrop, ohne die Frequenz signifikant zu beeinflussen. Hohe Dosen führten zu einer Senkung der Frequenz und vor der Vergrößerung der Kontraktionsamplitude vorübergehend zu einer Verkleinerung. Die negativen Effekte, die z. T. auch von Bianchi et al. (1960) beobachtet wurden, lassen sich nicht einfach durch einen verminderten Coronardurchfluß erklären, da sie auch bei Perfusion mit konstantem Volumen auftreten.

Meier et al. (1958) und Bianchi et al. (1960) haben eine geringe Erhöhung der Schlagfrequenz des isolierten Herzens durch Angiotensin beschrieben. Wir fanden nur in Einzelfällen eine leichte, nicht signifikante Frequenzzunahme. Keine oder minimale Frequenzerhöhungen verursacht Angiotensin auch am isolierten Vorhof der Katze bzw. bei Injektion in den linken Vorhof in vivo (Kuschinsky u. Lüllmann, 1959; Aiken u. Reit, 1968). Ähnliches gilt für das isolierte Meerschweinchenherz (Heeg u. Meng, 1965). Durch direkte Wirkung auf den Schrittmacher oder auf sympathische Nervenendigungen ausgelöste positiv chronotrope Effekte scheinen demnach bei diesen Species unbedeutend zu sein. Krasney et al. (1965, 1966) kommen allerdings, z. B. auf Grund ihrer Denervierungsversuche am Hundeherzen in situ, zu der Ansicht, daß Angiotensin unmittelbar aus sympathischen Nervenendigungen Noradrenalin freisetze und dadurch die Frequenz erhöhe. Demgegenüber ist nach Farr u. Grupp (1967) die beschleunigende Wirkung nach akuter sympathischer Denervierung weitgehend beseitigt. Eine Frequenzzunahme ließ sich an Hunden mit getrenntem Herz-Lungen- und Körper-Kreislauf bei Injektion in den Herz-Lungen-Kreislauf nicht erzielen (Berry et al., 1964). Nach James (1965) entsteht keine Beschleunigung bei Injektion in die Sinusknotenarterie. Es ist also möglich, daß auch beim Hund Angiotensin nur durch Erregung mehr zentral gelegener sympathischer Strukturen positiv chronotrop wirkt.

Wird nun die positiv inotrope Wirkung, die bei den untersuchten Tierspecies (am isolierten Kaninchenherzen: Meier et al., 1958; Bianchi et al., 1960) auch dann auftritt, wenn übergeordnete nervale Stellen ausgeschaltet sind, durch eine Aminfreisetzung vermittelt, wie es insbesondere Krasney et al. (1965, 1966) diskutieren? Wir haben am nicht durch Sympathicusimpulse stimulierten Herzen die Noradrenalinabgabe nie durch Angiotensin vermehrt gefunden, auch in den Experimenten nicht, in denen die Ruheabgabe verhältnismäßig groß und damit gut meßbar war. Unverändert war die Aminausschüttung auch auf der Höhe der durch Angiotensin bewirkten Amplitudenzunahme, deren Ausmaß oft die positiv inotropen Sympathicuswirkungen übertraf. Infusionen von Tyramin mit vergleichbarer inotroper Wirkung verursachten demgegenüber eine erhebliche Noradrenalinabgabe. Diese Unterschiede sprechen *gegen* die Beteiligung einer Noradrenalinfreisetzung und *für* einen direkten, noradrenalinunabhängigen positiv inotropen Angiotensin-Effekt. Zu diesem Schluß kommen auf indirektem Wege auch Fowler u. Holmes (1964) in Experimenten an Hunden und Koch-Weser (1965) an Katzen; Vorbehandlung der Tiere mit Reserpin beeinflußte z. B. die Herzwirkung des Peptids nicht. — Auf direktem Wege, also durch Noradrenalinmessung, fanden Thoenen et al. (1965) an der isolierten Katzenmilz, Zimmerman u. Whitmore (1967) an Hundeextremitäten und Zimmerman u. Gisslen (1968) an der Hundeniere, daß Angiotensin in Abwesenheit sympathischer Impulse die Aminabgabe *nicht* steigert.

2. Angiotensin und Sympathicusstimulierung

Unsere Befunde zur Wirkung des Sympathicus auf das isolierte Kaninchenherz stimmen mit denen von Huković u. Muscholl (1962) überein. — Im Gegensatz zum Herzen mit ruhender Sympathicusaktivität wurde beim sympathisch gereizten Herzen die Noradrenalinabgabe durch Angiotensin gesteigert. Die Wirkung kann in Prozent der Abgabe während der vorangehenden Kontroll-Stimulationsperiode ohne Angiotensin-Infusion ausgedrückt werden. Die so errechneten Beträge sind etwas kleiner als die „wahren" Angiotensin-bedingten Steigerungen, weil ohne das Peptid die Aminabgabe nicht konstant bleibt, sondern von Reizperiode zu Reizperiode abnimmt.

Die Wirkung des Angiotensins war bei Durchströmung mit *konstantem Volumen* am ausgeprägtesten. Bereits 3,2 ng/min (128 pg/ml) Angiotensin verstärkte die Abgabe nach 8 min dauernder Infusion signifikant um 16%. Nach ebenfalls 8 min dauernder Vorinfusion waren bei Perfusion mit *konstantem Druck*, um gleich große Wirkungen zu erzielen, etwa dreifach höhere Dosen Angiotensin nötig; dabei kam es stets zu einer Verringerung des Coronardurchflusses. Verminderung der Perfusionsgeschwindigkeit, z. B. durch Vasoconstriction, reduziert die Nettoabgabe von freigesetztem Noradrenalin (vgl. Iversen, 1967). Die Vermeidung der Durchflußverminderung trotz des erhöhten Gefäßwiderstandes könnte für die größere Wirkung von Angiotensin bei volumenkonstanter Perfusion verantwortlich sein. — 8 min dauernde Vorinfusion wirkte stärker als 2 minütige. Wahrscheinlich nimmt die Konzentration des Angiotensins an seinen Reaktionsorten nach der zweiten Minute noch zu.

Frühere Untersuchungen stehen nur z. T. in Einklang mit unseren Resultaten. Zimmerman et al. (1967, 1968) fanden die durch Sympathicusreiz verursachte Noradrenalinausschüttung einiger Organe unter Angiotensin erhöht (Hundepfote und -niere, nicht aber M. gracilis). Bei Perfusion der Hirnventrikel von Ratten verstärkte Angiotensin, in einer Konzentration von 5 µg/ml dem Liquor zugesetzt, die durch Vagusreiz ausgelöste ^{3}H-Noradrenalinabgabe aus dem Gehirn (Palaic u. Khairallah, 1968). Dagegen vermehrte es die durch Sympathicusreiz induzierte Aminabgabe aus der isolierten Katzenmilz nicht (Thoenen et al., 1965). Gegenwärtig haben wir keine Erklärung für diese Unterschiede. Ähnliche Differenzen bestehen auch bei den Literaturangaben über die Wirkung des Angiotensins auf den Brenzcatechinamingehalt verschiedener Organe (Buckley, 1965; Liebau et al., 1966; Schümann u. Güther, 1967; Peach u. Ford, 1968).

Die kleinsten Angiotensin-Dosen, die zu einer vermehrten Noradrenalinabgabe führten, haben bisher Zimmerman u. Whitmore (1967) sowie Zimmerman u. Gisslen (1968) in ihren Experimenten an Hunden verwendet (6—12 ng/ml). Das Blut normaler Hunde enthält nach Finkielman et al. (1968) etwa 0,4 ng/ml Angiotensin, im Entblutungsschock wurden 2,0 ng/ml gemessen. Bei gesunden Menschen fanden Massani et al. (1966) mit biologischer Testung in annähernder Übereinstimmung mit immunologischen Methoden 0,095 ng/ml, bei maligner Hypertonie Einzelwerte bis 3,0 ng/ml. Die in unseren Versuchen am Kaninchenherzen wirksamen Konzentrationen liegen in dem in normalen oder krankhaften Zuständen vorkommenden Bereich, die von Zimmerman benutzten Dosen deutlich höher. Angaben über den Angiotensin-Gehalt von Kaninchenblut sind uns nicht bekannt.

Die Vermehrung der Aminabgabe war nur bei einer Versuchsgruppe — konstantes Perfusionsvolumen und 32 ng/min Angiotensin — von einer signifikanten Verstärkung der Wirkung des Sympathicus auf die Kontraktionsamplitude begleitet; in dieser Gruppe war auch die Aminabgabe besonders deutlich, nämlich um 81,1%, erhöht. Das Ausbleiben einer solchen Verstärkung in allen anderen Fällen beruhte nicht darauf, daß mit der durch Angiotensin allein induzierten Amplitudenzunahme die Kontraktionsfähigkeit des Myokards erschöpft gewesen wäre; Verdopplung der Reizfrequenz steigerte nämlich die Amplitudenzunahme auch während der Angiotensin-Infusion weiter. Wir schreiben das Fehlen einer erkennbaren Korrelation von erhöhter Aminabgabe und erhöhter Frequenz- und Amplitudenzunahme der Überlagerung mit den direkten Effekten des Peptids auf diese Herzfunktionen zu. Nur unter besonderen Umständen — Infusion einer Angiotensin-Dosis mit minimalen direkten Wirkungen (32 ng/min) und Wahl einer Anordnung mit starker Wirkung auf die Aminabgabe (volumenkonstante Perfusion) — läßt sich eine funktionelle Auswirkung der erhöhten Aminabgabe demonstrieren.

Den in vivo-Verhältnissen entspricht am ehesten eine kontinuierliche Angiotensin-Infusion über längere Zeit. Daß die Potenzierung der Noradrenalinabgabe nach unseren Versuchen dabei während mehrerer Sympathicusstimulierungen andauert, unterstreicht die mögliche physiologische Bedeutung dieser Wirkung. Wegen der grundsätzlichen Ähnlichkeit des terminalen Sympathicus in verschiedenen Organen schließen wir aus dem Verhalten des Herzens, daß auch anderorts Angiotensin bereits in niedrigen Konzentrationen die Aktivität des adrenergen Systems durch Angriff an den Nervenendigungen beeinflussen kann.

Der Mechanismus der vermehrten Transmitter-Abgabe bleibt zu klären. Hohe Angiotensin-Konzentrationen hemmten in vitro die Aufnahme von Noradrenalin in Rattenaorta, -milz und -hirnstamm (Palaic u. Khairallah, 1967a), in vivo ins Gehirn von Ratten (Palaic und Khairalla, 1967b) und in Mesenterialgefäße von Katzen (Panisset u. Bourdois, 1968). Dagegen wurde durch kleine Konzentrationen (1 ng/ml) die Aufnahme in die isolierte, perfundierte Katzenmilz nicht beeinflußt (Thoenen et al., 1965), ebensowenig durch 30 ng/kg/min i.v. die Aufnahme in Herz, Skeletmuskel, Nieren, Nebennieren und Aorten von despinalisierten Ratten (Pals u. Masucci, 1968). Diese Befunde geben keinen Anhaltspunkt für den Mechanismus der von uns beobachteten Abgabesteigerung aus dem isolierten Kaninchenherzen. — Wir glauben nicht, daß die durch Angiotensin bedingte Coronarconstriction zu einer erhöhten Ausschüttung führt; denn bei Konstanthaltung des Durchflusses war die potenzierende Angiotensin-Wirkung sogar besonders groß. Außerdem wird nach unveröffentlichten eigenen Versuchen durch Adiuretin, das zu vergleichbarer Durchflußverminderung führt, die durch Sympathicusreiz verursachte Aminabgabe eher reduziert.

Frl. B. Rawe und Herrn J. Urban danken wir für ihre sorgfältige Mitarbeit.

Literatur

Aiken, J. W., Reit, E.: Stimulation of the cat stellate ganglion by angiotensin. J. Pharmacol. exp. Ther. **159**, 107—114 (1968).
Berry, W. B., Austen, W. G., Clark, W. D.: Studies on the relative cardiac and peripheral actions of angiotensin. Ann. Surg. **159**, 520—528 (1964).
Bianchi, A., de Schaepdryver, A. F., de Vleeschhouwer, G. R., Preziosi, P.: On the pharmacology of synthetic hypertensin. Arch. int. Pharmacodyn. **124**, 21—44 (1960).
Bickerton, R. K., Buckley, J. P.: Evidence for a central mechanism in angiotensin induced hypertension. Proc. Soc. Exp. Biol. (N. Y.) **106**, 834—836 (1961).
Buckley, J. P.: Effects of synthetic angiotensin II on catecholamine levels and biological activity. Acta physiol. scand. **65**, 273—278 (1965).
Cranston, W. I., Lavery, H., Lowe, R. D., Rosendorff, C.: The central pressor effect of angiotensin in the rabbit. J. Physiol. (Lond.) **198**, 30—31 P (1968).

Euler, U. S. v., Floding, I.: A fluorimetric micromethod for differential estimation of adrenaline and noradrenaline. Acta physiol. scand. 33, Suppl. 118, 45—56 (1955).

Farr, W. C., Grupp, G.: Sympathetically mediated effects of angiotensin on the dog heart in situ. J. Pharmacol. exp. Ther. 156, 528—537 (1967).

Feldberg, W., Lewis, G. P.: The action of peptides on the adrenal medulla. Release of adrenaline by bradykinin and angiotensin. J. Physiol. (Lond.) 171, 98—108 (1964).

Finkielman, S., Worcel, M., Massani, Z. M., Nahmod, V. E., Paladini, A. C., Agrest, A.: Angiotensin blood levels in hypovolemic shock during osmotic diuresis. Amer. J. Physiol. 215, 308—313 (1968).

Fowler, N. O., Holmes, J. C.: Coronary and myocardial action of angiotensin. Circulat. Res. 14, 191—201 (1964).

Haefely, W., Hürlimann, A., Thoenen, H.: Effects of bradykinin and angiotensin on ganglionic transmission. Biochem. Pharmacol. 14, 1393 (1965).

Heeg, E., Meng, K.: Die Wirkung des Bradykinins, Angiotensins und Vasopressins auf Vorhof, Papillarmuskel und isoliert durchströmte Herzpräparate des Meerschweinchens. Naunyn-Schmiedebergs Arch. exp. Path. Pharmak. 250, 35—41 (1965).

Hughes, I. E.: Chronotropic and pressor responses to angiotensin in rats anesthetised with urethane. Eur. J. Pharmacol. 3, 189—195 (1968).

Huković, S., Muscholl, E.: Die Noradrenalin-Abgabe aus dem isolierten Kaninchenherzen bei sympathischer Nervenreizung und ihre pharmakologische Beeinflussung. Naunyn-Schmiedebergs Arch. exp. Path. Pharmak. 244, 81—96 (1962).

Iversen, L. L.: The uptake and storage of noradrenaline in sympathetic nerves. Cambridge: The University Press 1967.

James, T. N.: Absence of direct chronotropic action of angiotensin infused into the sinus node artery. Amer. J. Physiol. 209, 571—576 (1965).

Koch-Weser, J.: Nature of the inotropic action of angiotensin on ventricular myocardium. Circulat. Res. 16, 230—237 (1965).

Krasney, J. A., Hogan, P. M., Lowe, R. F., Youmans, W. B.: Peripheral adrenergic basis for cardioaccelerator action of angiotensin. Amer. J. Physiol. 211, 1447 to 1450 (1966).

— Paudler, F. T., Smith, D. C., Davis, L. D., Youmans, W. B.: Mechanisms of cardioaccelerator action of angiotensin. Amer. J. Physiol. 209, 539—544 (1965).

Kuschinsky, G., Lüllmann, H.: Über die Wirkung von synthetischem Hypertensin auf Kammer- und Vorhofsmuskulatur der Katze. Klin. Wschr. 37, 928—931 (1959).

Lewis, G. P., Reit, E.: The action of angiotensin and bradykinin on the superior cervical ganglion of the cat. J. Physiol. (Lond.) 179, 538—553 (1965).

Liebau, H., Distler, A., Wolff, H. P.: Untersuchungen zur indirekten sympathomimetischen Wirkung von Angiotensin an isolierten Blutgefäßen. Klin. Wschr. 44, 322—326 (1966).

Massani, Z. M., Finkielman, S., Worcel, M., Agrest, A., Paladini, A. C.: Angiotensin blood levels in hypertensive and nonhypertensive diseases. Clin. Sci. 30, 473 to 483 (1966).

McCubbin, J. W., Page, I. H.: Renal pressor system and neurogenic control of arterial pressure. Circulat. Res. 12, 553—559 (1963).

Meier, R., Tripod, J., Studer, A.: Comparaison des propriétés vasculaires périphériques de l'hypertensine synthétique et de divers vasoconstricteurs. Arch. int. Pharmacodyn. 117, 185—196 (1958).

Palaic, D., Khairallah, P. A.: Inhibition of noradrenaline uptake by angiotensin. J. Pharm. Pharmacol. **19**, 396—397 (1967a).
— — Effect of angiotensin on uptake and release of norepinephrine by brain. Biochem. Pharmacol. **16**, 2291—2298 (1967b).
— — Inhibition of norepineprine re-uptake by angiotensin in brain. J. Neurochem. **15**, 1195—1202 (1968).
Pals, D. T., Masucci, F. D.: Effect of cocaine, desipramine, and angiotensin on uptake of noradrenaline in tissues of pithed rats. Nature (Lond.) **217**, 772—773 (1968).
Panisset, J. C., Bourdois, P.: Effect of angiotensin on the responses to noradrenaline and sympathetic nerve stimulation, and on ^{3}H-noradrenaline uptake in cat mesenteric blood vessels. Can. J. Physiol. Pharmacol. **46**, 125—131 (1968).
Peach, M. J., Ford, G. D.: The actions of angiotensin II on canine myocardial and plasma catecholamines. J. Pharmacol. exp. Ther. **162**, 92—100 (1968).
Ross, G., White, F. N.: Role of catecholamines in cardiovascular responses to angiotensin. Amer. J. Physiol. **211**, 1419—1423 (1966).
Schümann, H. J., Güther, W.: Untersuchungen zum Wirkungsmechanismus von Angiotensin am isolierten Aortenpräparat und am Blutdruck von Ratten und Meerschweinchen. Naunyn-Schmiedebergs Arch. Pharmak. exp. Path. **256**, 169—182 (1967).
Staszewska-Barczak, J., Vane, J. R.: The release of catecholamines from the adrenal medulla by peptides. Brit. J. Pharmacol. **30**, 655—667 (1967).
Thoenen, H., Hürlimann, A., Haefely, W.: The effect of angiotensin on the response to postganglionic sympathetic stimulation of the cat spleen: lack of facilitation of norepinephrine liberation. Med. Pharmacol. exp. **13**, 379—385 (1965).
Walter, P., Bassenge, E.: Effect of angiotensin on vascular smooth muscle. Pflügers Arch. **307**, 70—82 (1969).
Zimmerman, B. G.: Effect of acute sympathectomy on responses to angiotensin and norepinephrine. Circulat. Res. **11**, 780—787 (1962).
— Evaluation of peripheral and central components of action of angiotensin on the sympathetic nervous system. J. Pharmacol. exp. Ther. **158**, 1—10 (1967).
— Gisslen, J.: Pattern of renal vasoconstriction and transmitter release during sympathetic stimulation in presence of angiotensin and cocaine. J. Pharmacol. exp. Ther. **163**, 320—329 (1968).
— Whitmore, L.: Effects of angiotensin and phenoxybenzamine on release of norepinephrine in vessels during sympathetic nerve stimulation. Int. J. Neuropharmacol. **6**, 27—38 (1967).

Anschrift der Verfasser:
Pharmakologisches Institut
Klinikum Essen der Ruhr-Universität
4300 Essen, Hufelandstr. 55

Ca-abhängige Membranpotentialänderungen am Herzen und ihre Bedeutung für die elektro-mechanische Kopplung. Versuche mit Tetrodotoxin in Na-haltigen Lösungen

H. Scholz

Pharmakologisches Institut der Universität Mainz

Eingegangen am 24. Januar 1969

Ca-dependent Changes of Membrane Potential and their Significance in Excitation-Contraction Coupling in the Heart. Experiments with Tetrodotoxin in Na-containing Solutions

Summary. 1. Tetrodotoxin (TTX), at a concentration of less than 10^{-6} g/ml, had no effect on membrane potential and contraction of isolated, thin ventricular trabeculae of sheep and calf hearts. 10^{-6} to 2×10^{-5} g/ml TTX decreased the rate of rise, over-shoot, and duration (phase of 90% repolarisation) of the action potential and the amplitude of contraction, without change in the resting potential and the plateau (20% repolarisation phase) of the action potential. Excitation block regularly occurred only with 10^{-5} to 2×10^{-5} g/ml TTX.

2. In a solution containing Na and TTX ($5 \times 10^{-6} - 2 \times 10^{-5}$ g/ml) graded depolarisation was possible if the preparations were stimulated by square wave pulses of 500 msec duration across a sucrose bridge. In Ca-containing solutions the time-course of the electrotonic potentials showed two steps. The second step of depolarisation (SSD) began when the membrane potential reached -60 to -50 mV (threshold), and tension was initiated at the same level. Contractions reached their steady-state values only after about 5 depolarisations of the same size. There was no difference in the amplitude of contractions (steady-state level) elicited in Tyrode and in Tyrode + TTX.

3. SSD and contraction were dependent on the $[Ca]_e$. Rate of rise (V/sec) and amplitude (mV) of SSD and tension increased with increasing $[Ca]_e$. In Ca-free solutions the electrotonic potentials reached their steady-state levels in one step. No SSD and tension were observed in the absence of Ca, even with reversal of membrane potential.

4. In Tyrode + TTX the SSD was identical with the changes in membrane potential which could be observed in Na-free solution without TTX, but in Na-free solutions, contractions already reached their maximum during the first SSD.

5. SSD in Na-free solution was not blocked by TTX.

The results indicate that the second step of depolarization in Na-free as well as in Na-containing solution + TTX is due to a Ca inward current. It is tentatively concluded that not only in Na-free but also in Na-containing solution Ca ions carry charge across the membrane of cardiac muscle during depolarisation and that this Ca inward current is an important factor in excitation-contraction coupling.

Key-Words: Ventricular Trabeculae — Tetrodotoxin — Graded Depolarisation — Ca Inward Current — Excitation-Contraction Coupling.

Schlüsselwörter: Ventrikuläre Trabekel — Tetrodotoxin — Graduierte Depolarisation — Ca-Einstrom — Elektro-Mechanische Kopplung.

Einleitung

Am Herzen ist die Depolarisationsphase des Aktionspotentials vor allem durch einen Einstrom von Na-Ionen bedingt (Weidmann, 1955a; Deck u. Trautwein, 1964; Dudel u. Mitarb., 1966, 1967). Zahlreiche Befunde sprechen jedoch dafür, daß darüberhinaus auch Ca-Ionen während der Erregung aus dem Extracellulärraum in die Herzmuskelzelle einströmen (Hagiwara u. Nakajima, 1966; Niedergerke u. Orkand, 1966a u. b; Reuter, 1966, 1967, 1968; Coraboeuf u. Vassort, 1967; Reuter u. Scholz, 1968). Außerdem konnte gezeigt werden, daß Ca-abhängige Potentialänderungen, die in Abwesenheit von Na elektrophysiologisch nachzuweisen sind und denen offenbar ein Ca-Einstrom zugrunde liegt, von Bedeutung für die Auslösung der Kontraktion des Herzens sind (Reuter u. Scholz, 1968). Die in Na-freien Lösungen gewonnenen Ergebnisse lassen jedoch keine direkten Aussagen darüber zu, ob auch in Na-haltiger Badlösung die Kontraktion von Herzmuskelpräparaten durch von außen einströmende Ca-Ionen aktiviert werden könnte.

In Anwesenheit von Na können durch Ca-Ionen getragene Potentialänderungen nur sichtbar gemacht werden, wenn der den Ca-Strom überdeckende Na-Strom pharmakologisch ausgeschaltet wird. Dazu eignet sich Tetrodotoxin (TTX), das nicht nur am Nerven (Narahashi u. Mitarb., 1964; Nakamura u. Mitarb., 1965; Takata u. Mitarb., 1966), sondern auch am Herzen (Dudel u. Mitarb., 1967; Giebisch u. Weidmann, 1967; Rougier u. Mitarb., 1968) den erregenden Na-Einstrom selektiv blockiert.

Der vorliegenden Arbeit liegen folgende Fragen zugrunde. 1. Ist an isolierten Herzpräparaten auch in Na-haltiger Lösung mit der von Reuter u. Scholz (1968) verwendeten constant-current-Methode ein Ca-Einstrom elektrophysiologisch wahrscheinlich zu machen und hat dieser mögliche Ca-Strom Bedeutung für die elektromechanische Kopplung? 2. Wird der in Na-freier Lösung auftretende Einstrom von Ca-Ionen während der Erregung durch TTX unterdrückt? Einige Ergebnisse wurden bereits während der 31. Tagung der Deutschen Pharmakologischen Gesellschaft in Düsseldorf mitgeteilt (23.—26. 9. 1968).

Methode

Die Versuche wurden an dünnen (Durchmesser 0,3—0,8 mm; Trockengewicht 0,3—1,0 mg) Trabekeln aus dem rechten Ventrikel von Schafs- und Kalbsherzen durchgeführt. Die Präparate wurden über eine Saccharosetrennwand durch rechteckige Stromstöße depolarisiert. Das Membranpotential wurde mit einer intracellulären Mikroelektrode gemessen und die Kontraktion über einen Dehnungsmeßstreifen registriert. Die Versuchsanordnung zur gleichzeitigen Registrierung von Membranpotential und Kontraktion sowie der allgemeine Versuchsablauf wurden von Reuter u. Scholz (1968) ausführlich beschrieben.

Die Tyrode-Lösung, im Vorratsgefäß mit Carbogen (95% O_2, 5% CO_2) gesättigt, hatte folgende Zusammensetzung (mM/l): Na^+ 149,2; K^+ 5,4; Ca^{2+} 1,8; Mg^{2+} 1,05; Cl^- 148; HCO_3^- 11,9; $H_2PO_4^-$ 0,42; Glucose 5,5. In Na-freien Badlösungen wurde NaCl vollständig durch Saccharose ersetzt; das pH wurde hier mit 5 mM/l Tris-Puffer[1] + HCl auf 7,4 eingestellt, die Begasung erfolgte mit 100% O_2. Die Badtemperatur betrug 35°C. Die extracelluläre $CaCl_2$-Konzentration [$(Ca)_e$] wurde unter Konstanthaltung aller übrigen Bestandteile zwischen 0 und 7,2 mM/l verändert. Ca-freie Lösungen enthielten EGTA[2] in einer Endkonzentration von 10^{-5} M. Tetrodotoxin (bezogen von Sankyo Co., Ltd., Tokyo) wurde in einer geringen Menge Aqua dest. gelöst; die Stammlösung (10^{-3} g/ml), die bei 4°C nicht länger als 1 Monat aufbewahrt wurde, wurde mit den jeweiligen Badlösungen zur gewünschten Endkonzentration verdünnt.

Alle statistischen Angaben erfolgen als Mittelwerte ± mittlere Fehler der Mittelwerte ($\bar{x} \pm s_{\bar{x}}$); n ist die Anzahl der Einzelwerte. Bei der Berechnung von Signifikanzen wurde der t-Test angewendet.

Ergebnisse

1. Wirkung von TTX auf Membranpotential und Kontraktion in Tyrode-Lösung

In Tyrode-Lösung hatte TTX in Konzentrationen unter 10^{-6} g/ml keine Wirkung auf das Membranpotential und die Kontraktion von Schafs- und Kalbstrabekeln. Seine Wirkung begann erst bei $10^{-6} - 5 \times 10^{-6}$ g/ml (Abb. 1). Abb. 1 A (Kontrolle) zeigt ein normales Aktionspotential und die Kontraktion eines Kalbstrabekels bei Reizung mit Rechteckimpulsen von 5 msec Dauer und Schwellenstromstärke. TTX (Abb. 1 B), 5×10^{-6} g/ml, bewirkt eine Abnahme der Depolarisationsgeschwindigkeit, des Umkehrpotentials und der Aktionspotentialdauer (90%ige Repolarisationsphase). Die Höhe des Plateaus (20%ige Repolarisationsphase) und das Ruhepotential sind nicht nennenswert verändert. Die Kontraktionsamplitude hat unter dem Einfluß von TTX abgenommen, sowohl aufgrund einer Abnahme der Anstiegsgeschwindigkeit als auch der Kontraktionszeit, also der Zeit zwischen Beginn und Maximum der Kontraktion. Diese Wirkung von TTX war bereits nach 1—2 min voll ausgeprägt. Zu einer vollständigen Hemmung der Erregung kam es jedoch bei diesen TTX-Konzentrationen bei den meisten Versuchen nicht.

In Abb. 2 ist die Wirkung von TTX bei höherer Dosierung dargestellt. Gegenüber der Kontrolle (Abb. 2 A) kommt es nach Zugabe von 10^{-5} g/ml TTX zu einer Abnahme von Depolarisationsgeschwindigkeit, Umkehrpotential, Aktionspotentialdauer (90%ige Repolarisation) und der Kon-

---
[1] Tris (hydroxymethyl)-aminomethan.
[2] Äthylenglycol-bis-(β-aminoäthyläther)-N,N-tetraessigsäure.

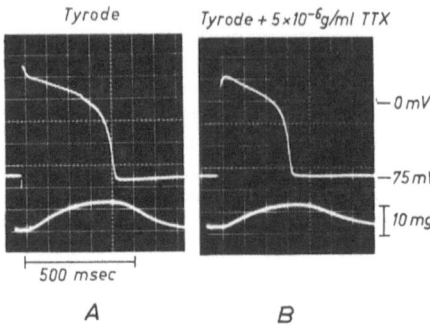

Abb. 1 A und B. Wirkung von TTX auf Aktionspotential (oberer Strahl) und Kontraktion (unterer Strahl) eines Kalbstrabekels. A Kontrolle, B 7 min nach Zugabe von 5×10^{-6} g/ml TTX. Reizdauer 5 msec, Schwellenstromstärke, Reizfrequenz 0,3 Hz. Ruhepotential -75 mV

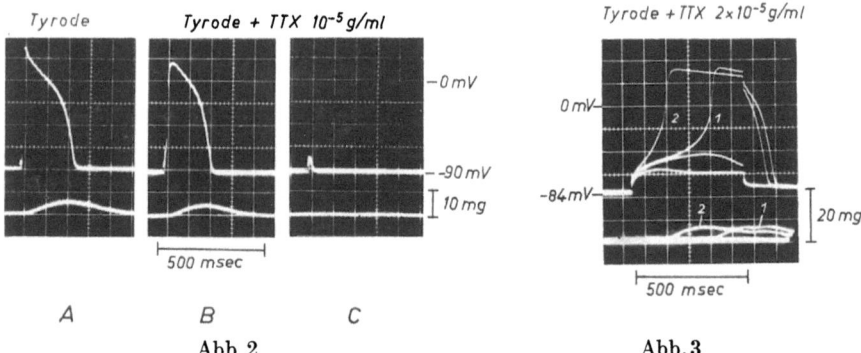

Abb. 2   Abb. 3

Abb. 2 A—C. Wirkung von TTX auf Membranpotential (oberer Strahl) und Kontraktion (unterer Strahl) eines Schafstrabekels bei höherer Dosierung. A Kontrolle, B und C 4 min nach Zugabe von 10^{-5} g/ml TTX. Reizdauer 5 msec, Schwellenstromstärke, Reizfrequenz 0,3 Hz. Ruhepotential -90 mV

Abb. 3. Gleichzeitige Registrierung von vier übereinander projizierten, durch Rechteckimpulse von 500 msec Dauer und verschiedenen Stromstärken (2; 2,2; 2,3; 2,4 µA) hervorgerufenen elektrotonischen Potentialen (oberer Strahl) und den dazugehörigen Kontraktionen (unterer Strahl) in Tyrode-Lösung $+ 2 \times 10^{-5}$ g/ml TTX. Zeitlicher Abstand zwischen den Potentialen ca. 3,3 sec. Schafstrabekel. $[Ca]_e$ 1,8 mM/l. Ruhepotential -84 mV

traktionshöhe; die Höhe des Plateaus (20%ige Repolarisation) und das Ruhepotential sind nicht verändert. Abb. 2C wurde unmittelbar nach 2B aufgenommen; hier war mit der gleichen Stromstärke wie in 2B keine Erregung mehr auszulösen. Der Übergang vom noch gut ausgebildeten Aktionspotential zur vollständigen Hemmung der Erregung erfolgte also sehr schnell und ohne Abnahme des Ruhepotentials, das unter dieser

Bedingung bei 18 Präparaten 86,0 ± 0,98 mV betrug gegenüber 84,8 ± 0,81 mV bei den Kontrollen vor TTX-Zugabe. Durch Erhöhung der Stromstärke ließ sich in den ersten Minuten der TTX-Wirkung noch eine Erregung auslösen. Nach etwa 10 min Einwirkzeit war jedoch auch bei hohen Stromstärken die Erregung völlig gehemmt. Gleiche Ergebnisse wurden an 17 weiteren Präparaten erzielt. In den meisten Versuchen war die TTX-Wirkung voll reversibel.

Nachdem in Tyrode-Lösung + TTX in höherer Dosierung (s.o. Abb. 2C) normale Aktionspotentiale nicht mehr auszulösen waren, ließ sich das Membranpotential unter diesen Bedingungen durch Reizung mit verlängerter Impulsdauer schrittweise depolarisieren. Abb. 3 (oberer Strahl) zeigt vier übereinander projizierte katelektrotonische Potentiale bei Reizung mit Rechteckimpulsen von 500 msec Dauer und schrittweise immer um den gleichen Betrag erhöhter Stromstärke. Durch Impulse mit niedriger Stromstärke wurde das Membranpotential in diesem Versuch auf − 62 bzw. − 49 mV depolarisiert; eine Kontraktion wurde dabei nicht ausgelöst. Bei Erhöhung der Stromstärke trat von einer bestimmten Schwelle an (− 50,1 ± 2,88 mV bei 15 Trabekeln) eine zweite, schnellere Phase der Depolarisation auf; diese Membranpotentialänderung durchlief ein Maximum, das meistens in positivem Potentialbereich lag, und nahm anschließend bis zum Abschalten des Stromes nach 500 msec wieder etwas ab. Die Schwelle für diese Depolarisationsphase wurde um so früher erreicht, je stärker der Strom und die dadurch bedingte Membranpotentialänderung war. Bei gerade überschwelligen Reizimpulsen (bezogen auf die schnelle Depolarisationsstufe) betrug die Amplitude dieser Depolarisationsphase bei einer $[Ca]_e$ von 1,8 mM/l 78,1 ± 3,76 mV ($n = 15$), ihre Anstiegssteilheit 1,82 ± 0,13 V/sec ($n = 15$). Die Abbildung zeigt weiterhin, daß die zweite Phase der Depolarisation die Kontraktion der Trabekel (unterer Strahl) auslöste. Die Kontraktion begann 40—60 msec nach dem Beginn der schnellen Depolarisationsstufe und verschob sich bei zunehmender Reizintensität, wenn also die zweite Depolarisationsphase früher begann, zeitlich parallel zu dieser Phase der Membranpotentialänderung. In der Abbildung sind die Potentialänderungen und die dazugehörigen Kontraktionen mit jeweils gleichen Zahlen markiert.

Die Abb. 4 und 5 erläutern das Verhalten der Kontraktionshöhe unter den bisher geschilderten Versuchsbedingungen. Wenn das Membranpotential in Tyrode-Lösung + 10^{-5} g/ml TTX nach einer Ruheperiode mit Rechteckimpulsen von 500 msec Dauer schrittweise depolarisiert wurde, löste die erste überschwellige, d.h. zweiphasische Depolarisation nur eine relativ geringe Kontraktion aus (Abb. 4A). Während der folgenden Depolarisationen nahm die Kontraktionshöhe von Impuls zu Impuls zu (positives Treppenphänomen), obwohl diese Depolarisationen bei gleicher Reizstärke der ersten vollständig glichen (Abb. 4B). Die Kontraktion

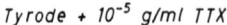

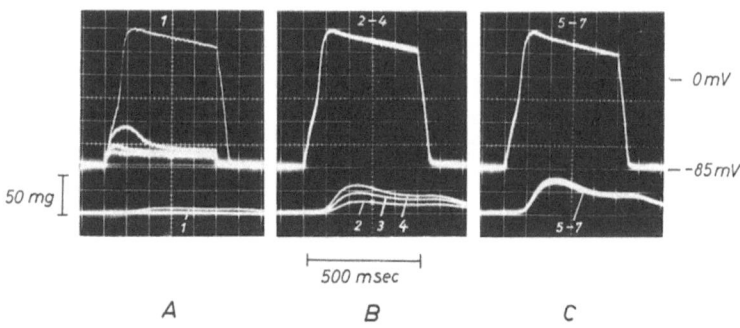

Abb. 4 A—C. Oberer Strahl: Membranpotentialänderungen eines Schafstrabekels bei Reizung mit depolarisierenden Rechteckimpulsen von 500 msec Dauer in Tyrode-Lösung + 10^{-5} g/ml TTX. Reizfrequenz 0,3 Hz. A: Schrittweise Depolarisation (Stromstärke 1,2; 1,3; 1,4; 1,5 µA) bis zur ersten zweiphasischen Potentialänderung. B und C: Registrierung von sechs weiteren aufeinanderfolgenden überschwelligen Depolarisationen. Gleiche Stromstärke bei 1—7 (1,5 µA). Unterer Strahl: Aufzeichnung der Kontraktion. Zusammengehörige überschwellige Depolarisationen und Kontraktionen sind mit gleichen Ziffern markiert. $[Ca]_e$ 1,8 mM/l. Ruhepotential — 85 mV

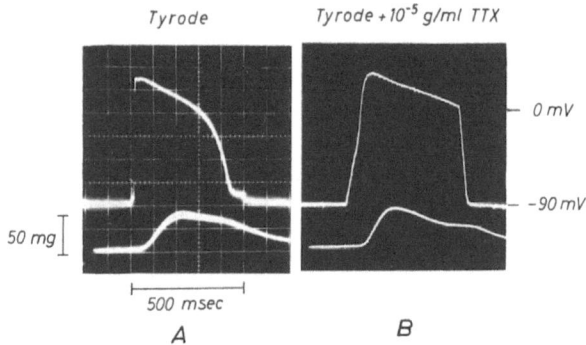

Abb. 5 A und B. Membranpotential (oberer Strahl) und Kontraktion (unterer Strahl) eines Schafstrabekels in Tyrode-Lösung (A) und in Tyrode-Lösung + 10^{-5} g/ml TTX (B). Reizdauer 500 msec. Stromstärke 0,7 µA (A) bzw. 1,0 µA (B). Reizfrequenz 0,3 Hz. Ruhepotential — 86 mV (A) bzw. — 90 mV (B). Die Abbildung zeigt drei übereinander projizierte Aktionspotentiale (A) sowie eine zweistufige Depolarisation (B), gemessen jeweils nach Erreichen des Kontraktionsgleichgewichts

erreichte bei der 5. Depolarisation annähernd ein Gleichgewicht (Abb. 4C). Durch eine unmittelbar nach einer Serie von mehreren überschwelligen Impulsen ausgelöste gerade unterschwellige Depolarisation wurde die Kontraktion nicht mehr aktiviert.

In Na-haltiger Lösung erreichte die Kontraktion also erst nach etwa 5 Depolarisationen einen Gleichgewichtswert, auch wenn bereits die erste Depolarisation voll ausgeprägt war (s.a. Reuter u. Beeler, 1969; Antoni u. Mitarb., 1968). Die Höhe der Kontraktion im Gleichgewicht war abhängig von der Anstiegssteilheit der schnellen Depolarisationsphase sowie von ihrer Amplitude und damit vom durch die Depolarisation erreichten Membranpotential. Eine Zunahme beider Meßgrößen bewirkte eine Zunahme der Kontraktionshöhe.

Die Abb. 5 zeigt Membranpotentialänderungen und Kontraktionen in Tyrode-Lösung (Abb. 5A) und in Tyrode-Lösung nach Zusatz von 10^{-5} g/ml TTX (Abb. 5B), jeweils gemessen im Kontraktionsgleichgewicht. Unter beiden Bedingungen betrug die Reizdauer 500 msec. Das Maximum der Aktionspotentiale in Tyrode-Lösung und der Membranpotentialänderung in Tyrode-Lösung + TTX erreichten etwa den gleichen Potentialbereich. Die Kontraktionshöhe war in beiden Fällen annähernd gleich. Daraus kann geschlossen werden, daß die Kontraktionshöhe unter Normalbedingungen und unter Einwirkung von TTX nicht durch einen Einstrom von Na-Ionen aktiviert wird, der durch TTX ausgeschaltet ist.

2. Abhängigkeit der zweiten Depolarisationsphase und der Kontraktion von der extracellulären Na-Konzentration und Wirkung von TTX in Na-freier Lösung

Die in Tyrode-Lösung + TTX zu beobachtende zweistufige Depolarisation gleicht in ihrem Verlauf der Potentialänderung, die bei schrittweiser Depolarisation zu beobachten ist, wenn in der Versuchslösung Na vollständig durch Saccharose ersetzt wird (Reuter u. Scholz, 1968). Die Tabelle zeigt zusammengefaßt die Ergebnisse von 8 Versuchen, bei denen die Membranpotentialänderungen in Na-haltiger Tyrode + TTX ($5 \times 10^{-6} - 2 \times 10^{-5}$ g/ml) und in Na-freier Badlösung direkt verglichen wurden. Es zeigte sich, daß die Depolarisationsgeschwindigkeit, die Amplitude und das Schwellenpotential der schnellen Depolarisationsstufe unter beiden Bedingungen praktisch gleich waren. Die *Höhe* der Kontraktion ließ sich in diesen Versuchen nicht direkt vergleichen. Denn

Tabelle. *Depolarisationsgeschwindigkeit (Volt/Sekunde), Amplitude (Millivolt) und Schwellenpotential (Millivolt) der zweiten Depolarisationsphase in Tyrode-Lösung + TTX (5×10^{-6} bis 2×10^{-5} g/ml) und in Na-freier Badlösung ohne TTX. Zahlen in Klammern = Anzahl der Präparate*

Bedingung	Depolarisationsgeschwindigkeit (V/sec)	Amplitude (mV)	Schwellenpotential (mV)
Tyrode-Lösung + TTX	1,97 ± 0,15 (8)	74,8 ± 5,60 (8)	− 48,2 ± 4,78 (8)
Na-freie Badlösung	1,94 ± 0,19 (8)	76,7 ± 4,07 (8)	− 46,8 ± 3,95 (8)

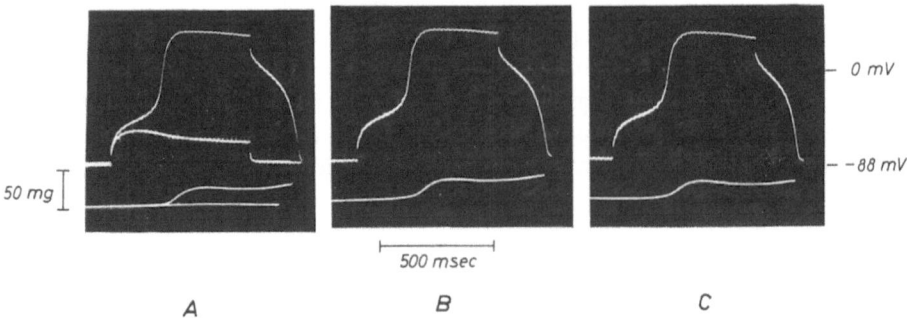

Abb. 6 A—C. Oberer Strahl: Membranpotentialänderungen eines Schafstrabekels in Na-freier, Ca-haltiger Lösung ($[Ca]_e$ 1,8 mM/l). Registrierung von drei aufeinanderfolgenden, durch Rechteckimpulse von 630 msec Dauer und gleicher Stromstärke (3,0 µA) hervorgerufenen zweistufigen Depolarisationen. Ruhepotential — 88 mV. Unterer Strahl: Aufzeichnung der Kontraktion

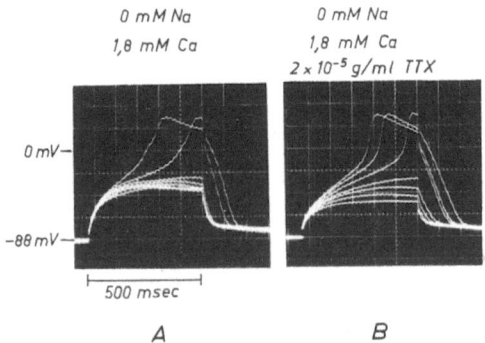

Abb. 7 A und B. Mehrere übereinander projizierte elektrotonische Potentiale (Reizbedingungen wie in Abb. 3) eines Schafstrabekels in Na-freier Badlösung ohne (A) und mit (B) Zusatz von 2×10^{-5} g/ml TTX. $[Ca]_e$ 1,8 mM/l. Ruhepotential — 88 mV

in Na-freier Lösung nimmt die Kontraktion am Anfang gegenüber den Kontrollen zu, im Verlauf einer Na-freien Versuchsperiode jedoch kontinuierlich ab (Reuter u. Scholz, 1968), während sich die Kontraktion in Tyrode-Lösung + TTX im Verlauf einer Versuchsperiode nicht nennenswert veränderte.

Die *Aktivierung* der Kontraktion durch die schnelle Phase der Depolarisation war in Na-freier und Na-haltiger Lösung jedoch verschieden. In Na-freier Lösung erreichte die Kontraktion schon bei der ersten überschwelligen Depolarisation ihren für ein gegebenes Membranpotential typischen Gleichgewichtswert (Abb. 6), der in Na-haltiger Lösung immer erst nach mehreren Depolarisationen gleicher Größe erreicht war (s.o. Abb. 4). Bei dem in Abb. 6 gezeigten Versuch erreichte die Kontraktion bei allen Depolarisationen einen Wert von 23 mg. Auf die unterschiedliche Aktivierung der Kontraktion in Na-haltiger und Na-freier Lösung haben Reuter u. Beeler (1969) als erste hingewiesen. Sie untersuchten an Hundetrabekeln mit der Voltage-clamp-Methode die Abhängigkeit der Spannungsentwicklung vom Ca-Einstrom während der Erregung und fanden auch nur in Na-haltiger Lösung ein positives Treppenphänomen. In Na-freier Lösung dagegen erreichte die Kontraktion schon nach dem ersten Ca-Einstrom ihr vom Membranpotential abhängiges Maximum.

An 6 Trabekeln wurde untersucht, ob die schnelle Phase der Depolarisation in Na-freier Lösung durch TTX gehemmt wird. Dabei wurde TTX in Konzentrationen angewendet ($5 \times 10^{-6} - 2 \times 10^{-5}$ g/ml), die normale Aktionspotentiale innerhalb von 1—2 min vollständig blockierten. Abb. 7 zeigt, daß TTX in Na-freier Badlösung die schnelle Depolarisationsstufe nicht unterdrückte. Auch die Kontraktionsamplitude (nicht dargestellt) wurde in Na-freier Lösung unter dem Einfluß von TTX nicht weiter verändert. Die Ergebnisse waren bei allen untersuchten Präparaten gleich.

Aus den im Abschnitt 2 beschriebenen Ergebnissen kann geschlossen werden, daß die zweite Depolarisationsstufe in Tyrode-Lösung + TTX nicht durch einen Einstrom von Na-Ionen bedingt ist. Da die Potentialänderung, die die Kontraktion auslöst, in Na-freier Lösung andererseits abhängig ist von der $[Ca]_e$ (Reuter u. Scholz, 1968), wurde im weiteren Verlauf der Untersuchungen geprüft, ob Ca-Ionen die zweite Depolarisationsphase auch in Na-haltiger Lösung beeinflussen und ob sich Hinweise dafür finden lassen, daß die 2. Depolarisationsphase wie in Na-freier auch in Na-haltiger Lösung durch einströmende Ca-Ionen getragen werden könnte.

3. *Abhängigkeit von Membranpotentialänderungen und Kontraktion von der extracellulären Calciumkonzentration.*
Versuche in Tyrode-Lösung + TTX

Die Abb. 8 zeigt zwei Versuche (AB und CD), bei denen das Membranpotential bei verschiedenen $[Ca]_e$ (0; 1,8; 7,2 mM/l) wie in Abb. 3 und 4A in Tyrode-Lösung + TTX (AB: 5×10^{-6}; CD: 10^{-5} g/ml) schrittweise depolarisiert wurde. Auch in Na-haltiger Badlösung war die zweite Depolarisationsstufe abhängig von der $[Ca]_e$. Sie war in Ca-freier Lösung (Abb. 8 B) nicht zu beobachten. In Ca-freier Lösung erreichten die katelektrotonischen Potentiale ihr Maximum in einer einzigen Stufe, und es kam nicht zur Kontraktion, selbst bei Depolarisation auf (innen) positive Potentialbereiche. Die Abbildung zeigt weiterhin, daß das Ruhepotential in Ca-freier Lösung in diesem Versuch um 20 mV abgenommen hat. Im

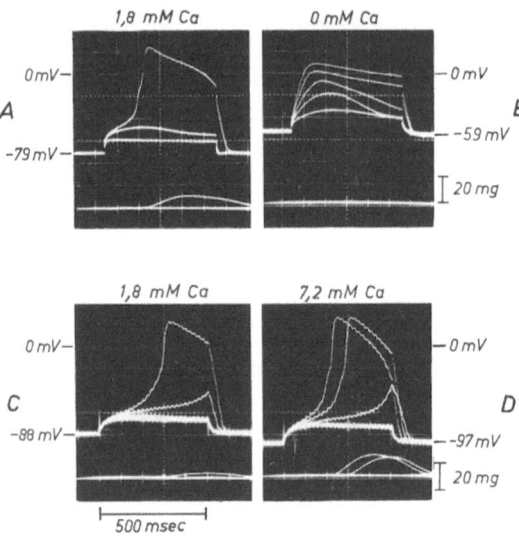

Abb. 8 A—D. Gleichzeitige Registrierung von mehreren übereinander projizierten elektrotonischen Potentialen (oberer Strahl; Reizbedingung wie in Abb. 3) und den dazugehörigen Kontraktionen (unterer Strahl) in Tyrode-Lösung $+ 5 \times 10^{-6}$ g/ml (A und B) bzw. 10^{-5} g/ml (C und D) TTX. Zwei verschiedene Schafstrabekel (AB und CD). $[Ca]_e$ 0 (B), 1,8 (A und C) und 7,2 mM/l (D). Ruhepotentiale -79, -59, -88, -97 mV (A, B, C, D)

Mittel betrug das Ruhepotential bei diesen Versuchen bei Abwesenheit von Ca 71,2 ± 2,72 mV (4 Trabekel) gegenüber 86,0 ± 0,98 mV (18 Trabekel) in einer Lösung mit 1,8 mM Ca. Eine Erhöhung der $[Ca]_e$ von 1,8 auf 7,2 mM/l (Abb. 6 C und D) führte dagegen zu einer Hyperpolarisation auf im Mittel 90,0 ± 2,22 mV (6 Trabekel) sowie zu einer Zunahme der Amplitude und der Anstiegssteilheit der zweiten Depolarisationsstufe, die begleitet waren von einer Zunahme der Kontraktionsamplitude.

Bei der starken Änderung des Ruhepotentials in Abhängigkeit von der $[Ca]_e$ (Abnahme des Ruhepotentials bei Erniedrigung der $[Ca]_e$ auf 0 mM um 20 mV!) muß man sich jedoch die Frage vorlegen, ob die in Tyrode-Lösung + TTX beobachtete Ca-Abhängigkeit der zweiten Depolarisationsstufe nicht indirekt über durch Ca bedingte Veränderungen eines Na-Einstromes, der durch TTX nicht vollständig blockiert wurde, zustande kommt, zumal da eine Erhöhung der $[Ca]_e$ am Herzen und am Nerven den Einstrom von Natrium während der Depolarisationsphase des Aktionspotentials begünstigt (Weidmann, 1955b; Frankenhaeuser u. Hodgkin, 1957). Denn mit der in der vorliegenden Untersuchung verwendeten Versuchsanordnung, bei der nur Potentialänderungen, nicht aber Ionenströme gemessen werden, läßt sich nicht direkt beweisen, daß

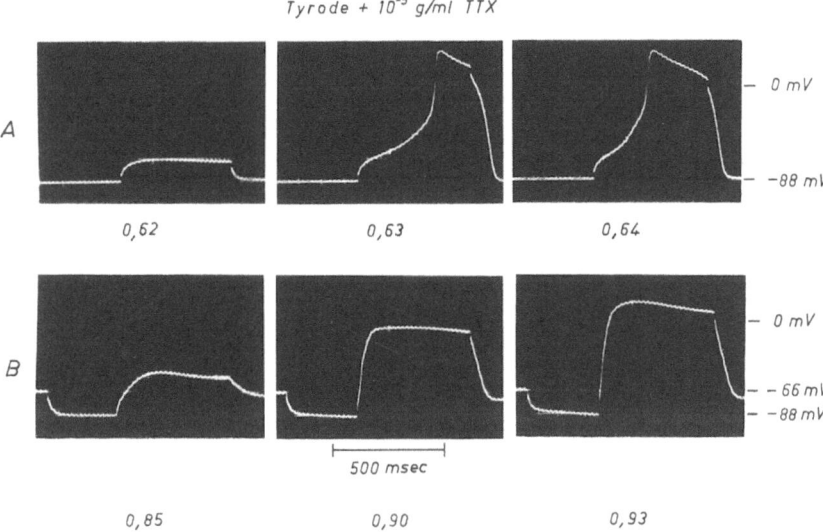

Abb. 9A und B. Membranpotentialänderungen eines Schafstrabekels in Ca-haltiger (A; $[Ca]_e$ 1,8 mM/l) und Ca-freier Tyrode-Lösung (B) $+ 10^{-5}$ g/ml TTX bei Reizung mit depolarisierenden Rechteckimpulsen von 500 msec Dauer und je drei verschiedenen Stromstärken (in mA unter den einzelnen Bildern angegeben). Ruhepotential -88 mV (A) bzw. -66 mV (B). In B wurde das Ruhepotential vor und während der Depolarisation auf -88 mV eingestellt. Gesamtdauer des hyperpolarisierenden Impulses etwa 800 msec

durch TTX der Einstrom von Na-Ionen, der unter Normalbedingungen während der Depolarisationsphase des Aktionspotentials überwiegt, vollständig ausgeschaltet ist. Die Größe des Na-Einstroms aber ist abhängig vom Ruhepotential: eine Hyperpolarisation bewirkt eine Zunahme des Na-Einstromes und damit der Depolarisationsgeschwindigkeit (Weidmann, 1955a). Gegen die Gültigkeit der im vorangehenden Absatz beschriebenen Abhängigkeit der zweiten Depolarisationsphase von der $[Ca]_e$ ließe sich also einwenden, daß die Ca-Empfindlichkeit der zweiten Depolarisationsphase allein durch eine von Zu- oder Abnahme des Ruhepotentials abhängige Veränderung des Na-Einstroms bedingt ist. Um diese Möglichkeit auszuschließen, wurde in drei Versuchen (alle mit identischen Ergebnissen) bei verschiedenen $[Ca]_e$ (0; 0,45; 1,8; 7,2 mM) vor dem depolarisierenden Impuls von 500 msec Dauer das Ruhepotential bei Erniedrigung oder Erhöhung der $[Ca]_e$ durch einen hyper- oder depolarisierenden Vorimpuls (Gesamtdauer etwa 800 msec) auf den bei einer $[Ca]_e$ von 1,8 mM gemessenen Wert eingestellt. Einen solchen Versuch zeigt Abb. 9. Die Abb. 9 A stellt die Potentialänderungen in Tyrode-Lösung + TTX bei schrittweiser Depolarisation bei einer $[Ca]_e$ von 1,8 mM

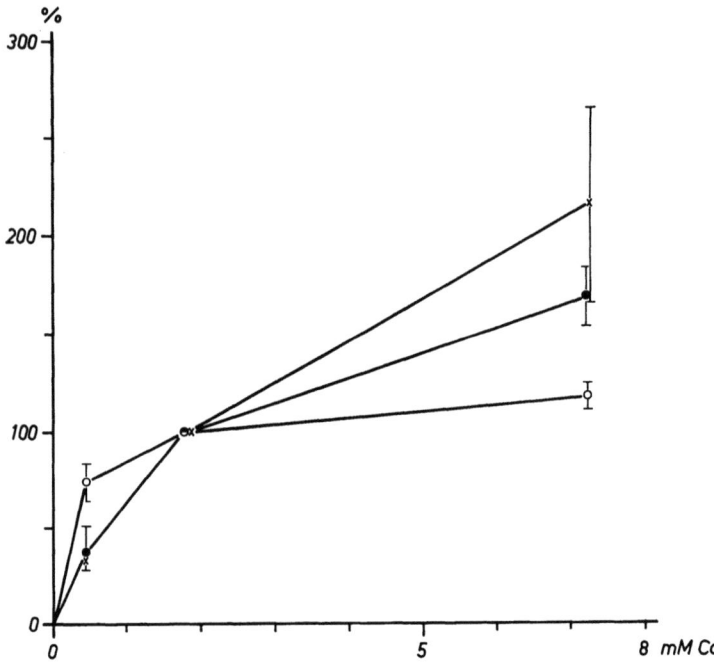

Abb. 10. Abhängigkeit der Amplitude (o———o) und der Anstiegssteilheit (•———•) der schnellen Depolarisationsphase sowie der Kontraktionshöhe (×———×) von der $[Ca]_e$ (0,45; 1,8; 7,2 mM/l). Ordinate: Prozentuale Veränderungen der drei Meßgrößen, Werte bei 1,8 mM Ca = 100%. Abszisse: $[Ca]_e$ in mM. $n = 3—7$

dar; von einer Schwelle bei etwa — 60 mV an verläuft die Depolarisation zweiphasisch (Ruhepotential — 88 mV). In Abwesenheit von Ca hat das Ruhepotential um 22 mV auf — 66 mV abgenommen (Abb. 9B). Bei schrittweiser Depolarisation verliefen die Potentialänderungen auch dann (wie in Abb. 8B) in nur einer Stufe, wenn das Ruhepotential durch einen Vorimpuls hyperpolarisiert wurde und die Depolarisation von einem erzwungenen Membranpotential von — 88 mV aus erfolgte. Qualitativ ähnliche Ergebnisse wurden auch bei Änderung der $[Ca]_e$ im Bereich zwischen 0,45 und 7,2 mM erzielt. Diese Versuche zeigen eindeutig, daß die Ca-Empfindlichkeit der zweiten Depolarisationsphase unabhängig vom Ausgangspotential ist und durch einen direkten Einfluß der $[Ca]_e$ auf die der Potentialänderung zugrundeliegenden Ionenströme erklärt werden kann.

In Abb. 10 sind die Ergebnisse von mehreren Versuchen zusammengefaßt, in denen der Einfluß der $[Ca]_e$ auf die Potentialänderungen und die Kontraktion untersucht wurde. Die Abbildung zeigt die prozentualen Veränderungen von Amplitude und Anstiegssteilheit der zweiten Depolarisationsstufe sowie der Kontraktion in Abhängigkeit von der $[Ca]_e$ (0,45; 1,8; 7,2 mM/l). Dabei wurden, um einen direkten Vergleich zu ermöglichen, die bei einer $[Ca]_e$ von 1,8 mM/l gemessenen Werte gleich 100% gesetzt. Ausgewertet wurde jeweils die erste überschwellige zweistufige Depolarisation und die dazugehörige Kontraktion.

Im Mittel nahmen bei Erniedrigung der $[Ca]_e$ von 1,8 auf 0,45 mM/l Amplitude und Anstiegssteilheit der schnellen Depolarisationsphase auf 74 bzw. 38% sowie die Kontraktionshöhe auf 33% ab. Umgekehrt bewirkte eine Erhöhung der $[Ca]_e$ von 1,8 auf 7,2 mM/l eine Zunahme der Amplitude und der Anstiegssteilheit der zweiten Depolarisationsstufe auf 119 bzw. 169%, während die Kontraktionshöhe gleichzeitig auf 215% zunahm. Bei 10facher Erhöhung der $[Ca]_e$ nahm die Amplitude der zweiten Depolarisationsstufe absolut gesehen im untersuchten Bereich zwischen 0,45 und 7,2 mM Ca um etwa 27 mV zu. Dieser Wert liegt nahe bei dem nach der Nernst-Gleichung ($E = RT/2F \cdot \ln [Ca]_e/[Ca]_i$) für den Fall zu erwartenden Wert von etwa 30 mV, daß die Membran in diesem Potentialbereich ausschließlich für Ca-Ionen durchlässig wäre.

In diesen Versuchen führte eine Zunahme der $[Ca]_e$ außerdem zu einer geringen Verschiebung des Schwellenpotentials für die zweite Depolarisationsstufe und die Kontraktion zu negativeren Potentialen. Das Schwellenpotential betrug im Mittel $- 45,8 \pm 1,65$ mV (0,45 mM Ca, $n = 3$), $- 55,1 \pm 3,56$ mV (1,8 mM Ca; $n = 6$) und $- 62,5 \pm 2,37$ mV (7,2 mM Ca; $n = 5$). Die Unterschiede im Schwellenpotential waren jedoch nur zwischen 0,45 und 7,2 mM Ca signifikant ($p < 0,005$).

Aus den im Abschnitt 3 beschriebenen Ergebnissen geht also hervor, daß die zweite Depolarisationsstufe und die Kontraktion bei Schafs- und Kalbstrabekeln in Na-haltiger Tyrode-Lösung + TTX in gleichem Maße Ca-empfindlich sind wie in Na-freier Lösung. Eine Erhöhung der $[Ca]_e$ beeinflußt beide Größen unter beiden Bedingungen ähnlich wie Adrenalin, unter dessen Einfluß die Anstiegssteilheit und die Amplitude der zweiten Depolarisationsstufe sowie die Kontraktion isolierter Trabekelpräparate in Na-freier Lösung ebenfalls zunehmen (Scholz u. Reuter, 1968).

Diskussion

Die wesentlichen Ergebnisse der vorliegenden Untersuchung sind: a) Nach Ausschaltung des initialen Na-Einstroms durch TTX läßt sich das Membranpotential isolierter Herzpräparate auch in Na-haltiger Tyrode-Lösung schrittweise depolarisieren; die von einer bestimmten Schwelle an auftretende schnelle Phase der Depolarisation, die eine Kontraktion auslöst, ist abhängig von der $[Ca]_e$. b) Die zweistufige Depolarisation in Tyrode-Lösung + TTX entspricht in ihrem Verlauf den Potentialänderungen, die unter sonst gleichen Bedingungen auch in Na-freier

Badlösung zu beobachten sind. c) Die schnelle Depolarisationsstufe in Na-freier Lösung wird durch TTX nicht beeinflußt.

In vorangehenden Arbeiten (Reuter, 1966; Reuter u. Scholz, 1968) wurden die Argumente ausführlich diskutiert, die dafür sprechen, daß der schnellen Phase der Depolarisation bei Purkinje-Fasern und Trabekeln von Schafs- und Kalbsherzen in Na-freier Lösung wahrscheinlich ein Einstrom von Ca-Ionen zugrunde liegt, nicht aber die Abnahme eines Kalium- oder die Zunahme eines Chloridauswärtsstroms, die die beobachteten typischen Potentialänderungen rein formal ebenfalls erklären würden. Zugunsten eines Ca-Einstroms, der an Purkinje-Fasern und an ventrikulären Hundetrabekeln mit der voltage-clamp-Methode direkt nachgewiesen wurde (Reuter, 1967, 1968; Reuter u. Beeler, 1969) wurden insbesondere die Befunde angeführt, daß erstens der relative Membranwiderstand („slope resistance") zu Beginn und während der schnellen Depolarisationsstufe stark abnimmt und daß zweitens diese Potentialänderung abhängig ist von der $[Ca]_e$, d.h., daß ihre Anstiegssteilheit und ihre Amplitude mit steigender $[Ca]_e$ zunehmen und daß sie andererseits in Ca-freier Lösung überhaupt nicht zu beobachten ist. Darüber hinaus ließ sich zeigen, daß Adrenalin, das den ^{45}Ca-Influx erhöht (Reuter, 1965), die Potentialänderungen an Purkinje-Fasern und Trabekeln in gleicher Weise beeinflußt, wie eine Zunahme der $[Ca]_e$ (Reuter, 1966; Scholz u. Reuter, 1968). Hinzu kommt, daß in der vorliegenden Untersuchung die zweite Depolarisationsphase in Na-freier Lösung durch TTX, selbst in hohen Konzentrationen, nicht beeinflußt wurde (Abschnitt 2, Abb. 7). In Verbindung mit der Ca-Empfindlichkeit der beschriebenen Potentialänderungen spricht auch dieser Befund für einen Ca-Einstrom in Na-freier Lösung. Denn auch in zahlreichen anderen Geweben, bei denen die Depolarisationsphase des Aktionspotentials durch Permeabilitätsänderungen für andere Ionen als Natrium, z.B. für Ca^{2+} bedingt ist, blockiert TTX die Erregung nicht. Dazu gehören die glatte Muskulatur (Kuriyama u. Mitarb., 1966; Nonomura u. Mitarb., 1966; Bülbring u. Tomita, 1967; Hashimoto u. Mitarb., 1967), Skeletmuskelfasern von Krebsen oder der Seepocke Balanus nubilus (Ozeki u. Mitarb., 1966; Hagiwara u. Nakajima, 1966) und Riesennervenzellen der Weinbergschnecke (Meves, 1966).

Auch die in Na-haltiger Tyrode-Lösung nach Zusatz von TTX in der vorliegenden Arbeit beobachteten Potentialänderungen lassen sich am besten durch einen Einstrom von Ca-Ionen erklären. Die zweite Phase der Depolarisation entsprach in ihrem Verlauf erstens völlig den in Na-freien Lösungen beobachteten Potentialänderungen (Tabelle). Zweitens war die zweite Depolarisationsphase, unabhängig vom Ruhepotential, auch in Na-haltiger Lösung stark Ca-empfindlich (Abb. 8 und 9). Sie war nur in Ca-haltiger, nicht aber in Ca-freier Lösung auszulösen und sowohl ihre Amplitude als auch ihre Anstiegssteilheit nahmen mit steigender $[Ca]_e$ zu.

Insgesamt lassen die Ergebnisse den Schluß zu, daß Ca-Ionen auch in Anwesenheit von Na während der Erregung in die Herzmuskelzelle einströmen und daß dieser Ca-Einstrom elektrophysiologisch nachgewiesen werden kann, wenn der unter Normalbedingungen überwiegende Na-Einstrom durch TTX ausgeschaltet wird.

Es muß jedoch erwähnt werden, daß die TTX-Konzentration, die zur vollständigen Unterdrückung normaler Aktionspotentiale bei den verwendeten Präparaten notwendig ist, mit etwa 10^{-5} g/ml im Vergleich zum Nerven sehr hoch war. An Purkinje-Fasern und Ventrikelpräparaten von Schafs- und Kalbsherzen wurde für eine Erregungshemmung jedoch auch von anderen Autoren etwa 10^{-5} g/ml TTX benötigt (Dudel u. Mitarb., 1967; Giebisch u. Weidmann, 1967). Schon Takahashi u. Inoko (1890), die als erste einen Extrakt aus Kugelfischrogen systematisch untersucht haben [reines TTX wird aus den Eiern japanischer Kugelfische gewonnen (Kao, 1966)], fanden, daß Herzen von Kaninchen, Katzen und Hunden gegenüber dem Toxin relativ resistent sind. Beim Froschvorhof und -ventrikel sowie beim Meerschweinchenventrikel genügen aber für einen vollständigen Erregungsblock 10^{-9} bis 5×10^{-7} g/ml TTX (Hagiwara u. Nakajima, 1966; Ogura u. Mori, 1966; Kuriyama u. Mitarb., 1966; Rougier u. Mitarb., 1968), eine Konzentration, die der am Nerven für eine Erregungshemmung erforderlichen größenordnungsmäßig entspricht (Narahashi u. Mitarb., 1964). Die TTX-Unempfindlichkeit von Herzpräparaten gilt also offenbar nur für bestimmte Species und nicht für das Herz schlechthin. Man wird also aus den in der vorliegenden und in anderen Untersuchungen (s.o.) für eine Erregungshemmung notwendigen hohen Konzentrationen an TTX nicht von vornherein schließen dürfen, daß TTX am Herzen allgemein den Na-Einstrom nur unvollständig hemmt oder unspezifisch wirksam ist. Die Ursache für die relative TTX-Unempfindlichkeit von Schafs- und Kalbsherzpräparaten ist nicht bekannt. Man darf aber annehmen, daß sie nicht durch Unterschiede der cellulären Depolarisationsvorgänge bedingt ist, die an Herzen verschiedener Species offenbar nicht verschieden sind (vgl. Deck u. Trautwein, 1964; Rougier u. Mitarb., 1968).

Der Befund, daß die zweite Depolarisationsphase und damit der Einstrom von Ca-Ionen während der Erregung in Na-haltiger und Na-freier Lösung identisch waren, d.h., daß der Ca-Einstrom unabhängig war von der extracellulären Natriumkonzentration (s.a. Reuter u. Beeler, 1969), läßt Rückschlüsse zu auf den Mechanismus der positiv inotropen Wirkung, die an Herzen von Kalt- und Warmblütern bei Erniedrigung der extracellulären Natriumkonzentration zu beobachten ist (Clark, 1913; Wilbrandt u. Koller, 1948; Lüttgau u. Niedergerke, 1958; Reiter, 1961, 1963, 1966; Stanley u. Reiter, 1965; Freund, 1967). Die Kontraktionszunahme bei Na-Entzug beruht offenbar nicht darauf, daß in Na-armer Lösung der elektrisch meßbare Einstrom von Calcium-Ionen während der Erregung erhöht ist. Dagegen wäre es denkbar, daß sie überwiegend über Änderungen des carriervermittelten Einwärts- und Auswärtstransports von Calcium zustande kommt. In Na-freier Lösung nimmt der Ca-Influx zu (Niedergerke, 1963a, Langer, 1964), der Ca-Efflux dagegen ab (Reuter u. Seitz, 1968). Dadurch kann die intracellulär für die Aktivierung der Kontraktion zur Verfügung stehende Menge an Ca-Ionen ansteigen, was eine Zunahme der Kontraktionskraft zur Folge hätte.

Als Letztes muß die Frage diskutiert werden, ob auch in Na-haltiger Lösung die Kontraktion der Trabekel durch aus dem Extracellulärraum während der Erregung in die Herzmuskelzelle einströmende Ca-Ionen aktiviert wird, wie es in Na-freier Lösung offenbar der Fall ist (Reuter u. Scholz, 1968). Auch in Tyrode + TTX war die Kontraktion der Präparate abhängig von Beginn und Verlauf der zweiten Depolarisationsphase. In Anwesenheit von Na war das für ein bestimmtes Membranpotential charakteristische Maximum der Kontraktion jedoch erst nach mehreren Depolarisationen gleicher Größe erreicht, während in Na-freier Lösung bereits die erste zweistufige Depolarisation die jeweils maximal mögliche Kontraktion auslöste. Nach Erreichen des Gleichgewichts wurde die Höhe der Kontraktion unter beiden Bedingungen jedoch ausschließlich bestimmt durch den Verlauf der schnellen Depolarisationsphase. Daraus kann geschlossen werden, daß auch in Na-haltiger Lösung die schnelle Depolarisationsphase und damit der Einstrom von Ca-Ionen aus dem Extracellulärraum von entscheidender Bedeutung für die Aktivierung der Kontraktion an den untersuchten Herzpräparaten ist.

Es ist nicht wahrscheinlich, daß darüber hinaus dem initialen Na-Einstrom eine wesentliche Rolle bei der Auslösung der Kontraktion zukommt. Denn die Höhe der Kontraktion war im Gleichgewicht mit und ohne TTX nicht nennenswert verschieden (Abb. 5). Die negativ inotrope Wirkung von TTX bei durch normale Aktionspotentiale ausgelösten Kontraktionen (Abb. 1 und 2) widerspricht dem nicht. Nach TTX hatten, erklärbar durch die Abnahme der Na-Leitfähigkeit, die Depolarisationsgeschwindigkeit ab- und die Repolarisationsgeschwindigkiet des Aktionspotentials zugenommen. Durch die Abnahme der Depolarisationsgeschwindigkeit wird der Ca-Einstrom, der potentialabhängig ist, später aktiviert und damit die Anstiegssteilheit der Kontraktion vermindert. Durch die Verkürzung der Aktionspotentialdauer wird die Anstiegsphase der Kontraktion früher beendet. Die Abnahme sowohl der Kontraktionsanstiegszeit als auch der Kontraktionszeit nach TTX wiederum bewirkt eine Abnahme der Kontraktionshöhe, die sich damit zwanglos allein mit durch Änderungen der Na-Leitfähigkeit bedingten Veränderungen des Aktionspotentialverlaufs erklären läßt.

Herrn Prof. Dr. H. Reuter bin ich für seinen Rat bei der Durchführung der Versuche und für die kritische Durchsicht des Manuskriptes sehr dankbar.

Literatur

Antoni, H., Jacob, R., Kaufmann, R.: Mechanische Reaktionen des Frosch- und Warmblütermyokards bei künstlicher Verkürzung und Verlängerung der Aktionspotentialdauer. Pflügers Arch. ges. Physiol. **300**, 51–52 (1968).

Bülbring, E., Tomita, T.: Properties of the inhibitory potential of smooth muscle as observed in the response to field stimulation of the guinea-pig taenia coli. J. Physiol. (Lond.) **189**, 299–315 (1967).

Clark, A. J.: The action of ions and lipoids upon the frog's heart. J. Physiol. (Lond.) **47**, 66—107 (1913).
Coraboeuf, E., Vassort, G.: Effets de la tétrodotoxine, du tétraéthylammonium et du manganèse sur l'activité du myocarde de Rat et de Cobaye. C. R. Acad. Sci. (Paris) **264**, 1072—1075 (1967).
Deck, K. A., Trautwein, W.: Ionic currents in cardiac excitation. Pflügers Arch. ges. Physiol. **280**, 63—80 (1964).
Dudel, J., Peper, K., Rüdel, R., Trautwein, W.: Excitatory membrane current in heart muscle (Purkinje fibers). Pflügers Arch. ges. Physiol. **292**, 255—273 (1966).
— — — — The effect of tetrodotoxin on the membrane current in cardiac muscle (Purkinje fibers). Pflügers Arch. ges. Physiol. **295**, 213—226 (1967).
Frankenhaeuser, B., Hodgkin, A. L.: The action of calcium on the electrical properties of squid axons. J. Physiol. (Lond.) **137**, 218—244 (1957).
Freund, H.-J.: Die Beeinflussung der bioelektrischen und mechanischen Aktivität des Säugetiermyokards bei stufenweisem Ersatz von extracellulärem Na$^+$ durch Li$^+$. Pflügers Arch. ges. Physiol. **296**, 234—238 (1967).
Giebisch, G., Weidmann, S.: Membrane currents in mammalian ventricular heart muscle fibres using a "voltage-clamp" technique. Helv. physiol. pharmacol. Acta **25**, CR 189 (1967).
Hagiwara, S., Nakajima, S.: Differences in Na and Ca spikes as examined by application of tetrodotoxin, procaine, and manganese ions. J. gen. Physiol. **49**, 793—806 (1966).
Hashimoto, Y., Holman, M. E., McLean, A. J.: Effect of tetrodotoxin on the electrical activity of the smooth muscle of the vas deferens. Nature (Lond.) **215**, 430—432 (1967).
Kao, C. Y.: Tetrodotoxin, saxitoxin and their significance in the study of excitation phenomena. Pharmacol. Rev. **18**, 997—1049 (1966).
Kuriyama, H., Osa, T., Toida, N.: Effect of tetrodotoxin on smooth muscle cells of the guinea-pig taenia coli. Brit. J. Pharmacol. Chemother. **27**, 366—376 (1966).
Langer, G. A.: Kinetic studies of calcium distribution in ventricular muscle of the dog. Circulat. Res. **15**, 393—405 (1964).
Lüttgau, H. C., Niedergerke, R.: The antagonism between Ca and Na ions on the frog's heart. J. Physiol. (Lond.) **143**, 486—505 (1958).
Meves, H.: Das Aktionspotential der Riesennervenzellen der Weinbergschnecke Helix pomatia. Pflügers Arch. ges. Physiol. **289**, R 10 (1966).
Nakamura, Y., Nakajima, S., Grundfest, H.: The action of tetrodotoxin on electrogenic components of squid giant axons. J. gen. Physiol. **48**, 985—996 (1965).
Narahashi, T., Moore, J. W., Scott, W. R.: Tetrodotoxin blockage of sodium conductance increase in lobster giant axons. J. gen. Physiol. **47**, 965—974 (1964).
Niedergerke, R.: Movements of Ca in frog heart ventricles at rest and during contractures. J. Physiol. (Lond.) **167**, 515—550 (1963a).
— Movements of Ca in beating ventricles of the frog heart. J. Physiol. (Lond.) **167**, 551—580 (1963b).
— Orkand, R. K.: The dual effect of calcium on the action potential of the frog's heart. J. Physiol. (Lond.) **184**, 291—311 (1966a).
— — The dependence of the action potential of the frog's heart on the external and intracellular sodium concentration. J. Physiol. (Lond.) **184**, 312—334 (1966b).
Nonomura, Y., Hotta, Y., Ohashi, H.: Tetrodotoxin and manganese ions: effects on electrical activity and tensions in taenia coli of guinea-pig. Science **152**, 97—99 (1966).
Ogura, Y., Mori, Y.: Comparison of crystalline tetrodotoxin sensivity on different sites of the toad heart. III. International Pharmacological Congress, São Paulo. Abstract 499 (1966).

Ozeki, M., Freeman, A. R., Grundfest, H.: The membrane components of crustacean neuromuscular systems. I. Immunity of different electrogenic components to tetrodotoxin and saxitoxin. J. gen. Physiol. 49, 1319—1334 (1966).

Reiter, M.: Über die verschiedene Temperaturabhängigkeit der Wirkung erhöhter Ca^{++}- und verringerter Na^+-Konzentrationen auf die Kontraktionskraft des Rattenherzens. Naunyn-Schmiedebergs Arch. exp. Path. Pharmak. 241, 171—172 (1961).

— Die Beziehung von Calcium und Natrium zur inotropen Glykosidwirkung. Naunyn-Schmiedebergs Arch. exp. Path. Pharmak. 245, 487—499 (1963).

— Der Einfluß der Natriumionen auf die Beziehung zwischen Frequenz und Kraft der Kontraktion des isolierten Meerschweinchenmyokards. Naunyn-Schmiedebergs Arch. Pharmak. exp. Path. 254, 261—286 (1966).

Reuter, H.: Über die Wirkung von Adrenalin auf den cellulären Ca-Umsatz des Meerschweinchenvorhofs. Naunyn-Schmiedebergs Arch. exp. Path. Pharmak. 251, 401—412 (1965).

— Strom-Spannungsbeziehungen von Purkinje-Fasern bei verschiedenen extracellulären Calcium-Konzentrationen und unter Adrenalineinwirkung. Pflügers Arch. ges. Physiol. 287, 357—367 (1966).

— The dependence of slow inward current in Purkinje fibres on the extracellular calcium-concentration. J. Physiol. (Lond.) 192, 479—492 (1967).

— Slow inactivation of currents in cardiac Purkinje fibres. J. Physiol. (Lond.) 197, 233—253 (1968).

— Beeler, G. W.: Calcium current and activation of contraction in ventricular myocardial fibers. Science 163, 399—401 (1969).

— Scholz, H.: Über den Einfluß der extracellulären Ca-Konzentration auf Membranpotential und Kontraktion isolierter Herzpräparate bei graduierter Depolarisation. Pflügers Arch. ges. Physiol. 300, 87—107 (1968).

— Seitz, N.: The dependence of calcium efflux from cardiac muscle on temperature and external ion composition. J. Physiol. (Lond.) 195, 451—470 (1968).

Rougier, O., Vassort, G., Stämpfli, R.: Voltage clamp experiments on frog atrial heart muscle fibres with the sucrose gap technique. Pflügers Arch. ges. Physiol. 301, 91—108 (1968).

Scholz, H., Reuter, H.: Über die Beziehung zwischen Membranpotential und Kontraktion am Herzen unter dem Einfluß von Adrenalin. Naunyn-Schmiedebergs Arch. Pharmak. exp. Path. 260, 196—197 (1968).

Stanley, E. J., Reiter, M.: The antagonistic effects of sodium and calcium on the action potential of guinea pig papillary muscle. Naunyn-Schmiedebergs Arch. exp. Path. Pharmak. 252, 159—172 (1965).

Takahashi, D., Inoko, Y.: Experimentelle Untersuchungen über das Fugugift. Naunyn-Schmiedebergs Arch. exp. Path. Pharmak. 26, 401—418 (1890).

Takata, M., Moore, J. W., Kao, C. Y., Fuhrman, F. A.: Blockage of sodium conductance increase in lobster giant axon by tarichatoxin (tetrodotoxin). J. gen. Physiol. 49, 977—988 (1966).

Weidmann, S.: The effect of the cardiac membrane potential on the rapid availability of the sodium carrying system. J. Physiol. (Lond.) 127, 213—224 (1955a).

— Effects of calcium ions and local anaesthetics on the electrical properties of Purkinje fibres. J. Physiol. (Lond.) 129, 568—582 (1955b).

Wilbrandt, W., Koller, H.: Die Calciumwirkung am Froschherzen als Funktion des Ionengleichgewichts zwischen Zellmembran und Umgebung. Helv. physiol. pharmacol. Acta 6, 208—221 (1948).

Dr. Hasso Scholz
Pharmakologisches Institut der Universität
6500 Mainz, Langenbeckstraße 1

Kinetic Experiments on the Binding of Metyrapone to Liver Microsomes*

K. J. Netter, G.-F. Kahl, and M. P. Magnussen**

Department of Pharmacology, University of Mainz, Section of Chemical Pharmacology, Mainz, Germany

Received August 21, 1969

Summary. Kinetic experiments on the inhibition of oxidative microsomal O- and N-demethylations by metyrapone (2-methyl-1,2-bis(3-pyridyl)-1-propanone, Su 4885) were carried out using mouse liver microsomes as the enzyme source. The model substrates were p-nitroanisole and N-monomethyl-p-nitroaniline. It was shown that the inhibition is competitive. The K_i for metyrapone is 0.42×10^{-4} M and for the reduced metabolite of metyrapone 1.15×10^{-4} M. Their spectral dissociation constants as determined from difference spectra have almost the same values. From this it is concluded that the degree of inhibition is correlated to the amount of metyrapone bound to cytochrome P-450. Metyrapone does not seem to displace naphthalene from its binding to cytochrome P-450. Assuming the simultaneous binding of substrate and inhibitor to different binding sites of the same enzyme, possible mechanisms for explaining competitive inhibition are discussed.

Key-Words: O-, N-demethylation — Liver Microsomes — Drug Metabolism — Metyrapone — Binding Kinetics.

Schlüsselwörter: O-, N-Demethylierung — Lebermikrosomen — Arzneimittelstoffwechsel — Metyrapon — Bindungskinetik.

During the oxidative transformation of drugs by liver microsomes an at least temporary binding of the substrates to the enzyme protein is required. Since the experiments of Remmer et al. (1966) and of Schenkman et al. (1967a) it is known that the binding of substrates to the microsomal enzyme system is accompanied by certain spectroscopic changes. The recording of difference spectra of the microsomal cytochrome P-450 with and without substrate supplied direct evidence for an interaction between enzyme and substrate. It furthermore allowed to distinguish at least two spectroscopically different types of binding.

The microsomal hydroxylation of drugs and other foreign compounds can be inhibited by other drugs (cf. Netter, 1962). According to our present knowledge of the microsomal drug oxidizing system such an inhibition can be conceived of as resulting f. i. from either an interruption of the electron transport from reduced triphosphopyridine

---

* The experiments were carried out with the generous support of the Deutsche Forschungsgemeinschaft, Bad Godesberg, Germany.
** Present address of M. P. M.: Leo Pharmaceutical Products, DK. 2750 Ballerup, Denmark.

nucleotide (NADPH) to the cytochrome P-450 or from a competition for the activated oxygen by the inhibitor. In the latter case the inhibitor would have to function as an oxidizable substrate. Furthermore the inhibition can be the result of a competition for the binding site between the substrate and a non-oxidizable inhibitor, or it can be caused by interference with the binding and utilization of oxygen itself.

The well known inhibitor SKF 525-A (diethylaminoethyl-diphenylpropylacetate-HCl) is largely metabolized by oxidative desalkylation (Anders et al., 1966). It increases the oxygen uptake of drug oxidizing microsomes as well as that of microsomes without exogenous substrates (Kahl and Netter, 1969a, b). It therefore seems to act by competition for the drug binding site and/or the activated oxygen.

A few years ago the steroid hydroxylase inhibitor metyrapone was found to be also a good inhibitor of hepatic drug oxidations (Leibman, 1966, 1969; Netter et al., 1967). Recent experiments (Kahl and Netter, 1969a, b; Kahl, 1969) show that metyrapone does not increase but rather decrease the oxygen uptake of drug metabolizing microsomal suspensions. Furthermore its own metabolic transformation deviates from the usual pattern, for metyrapone apparently is not oxidized but rather reduced instead. It thus seems to act differently from SKF 525-A.

Therefore we tried to elucidate the different mode of action of metyrapone by conducting kinetic and spectroscopic experiments. It is of obvious interest, whether the degree of inhibition of drug oxidation is related to the extent of the binding of metyrapone to cytochrome P-450. The present study shows that the inhibitor constants for the oxidation of model drugs and the binding constant of metyrapone are very similar. There is also suggestive evidence that both metyrapone and type I (see p. 213) substrates are simultaneously bound to two different binding sites of the hydroxylase.

A preliminary report on some of the presently described results has appeared (Kahl et al., 1969).

Materials and Methods

Microsomes were prepared from mouse livers by differential centrifugation. About ten male general purpose mice were killed by a blow on the head and exsanguination, their livers were pooled, chilled, and homogenized in 0.25 M sucrose solution containing TRIS-HCl buffer and EDTA as described previously (Netter, 1960). The microsomal pellet was washed once. For obtaining higher specific activities of the drug oxidizing system all animals were pretreated with sodium phenobarbital intraperitoneally (four times 60 mg/kg within 2 to 3 days).

Metyrapone and the reduced derivative of it (2-methyl-1,2-bis(3-pyridyl)-1-propanol) were a gift of Dr. J. J. Chart of CIBA Pharmaceutical Co., Summit, N. J., U.S.A.[1]. The inhibitors were dissolved in water or phosphate buffer, pH 7.85, and used only when freshly dissolved.

---
[1] We thank Dr. Chart for supplying us with Su 4885 and related substances.

Inhibition of O- and N-Demethylation. The activities of microsomal O- and N-demethylases were measured with the aid of previously published methods (Netter, 1960, 1966), which utilize the changes in optical density resulting from the desalkylation of the model drugs p-nitroanisole (pNA; the reaction product p-nitrophenol is abbreviated pNP) and N-monomethyl-p-nitroaniline (MMpNAn: p-nitroaniline = pNAn), resp. The first serves as a model drug for O-demethylation and the latter for N-demethylation. Initial reaction velocities were measured as optical density changes at 420 nm and 37° C. Besides microsomal protein (biuret) and substrates the reaction mixtures contained phosphate buffer (0.067 M, pH 7.85), a NADPH regenerating system of glucose-6-phosphate (2.45 mM), glucose-6-phosphate dehydrogenase (0.3 Units), and NADP (0.1 mM), and also nicotinamide (20 mM). Metyrapone and reduced metyrapone do not absorb light at 420 nm.

Results were obtained graphically after plotting the experimental data in a 1/v versus [I] plot according to Dixon (1953). This procedure indicates, whether the inhibition is competitive or non-competitive and at the same time allows to determine the inhibitor constant K_i.

Determination of the Spectral Dissociation Constant K_s. Spectral dissociation constants were measured according to Schenkman et al. (1967b) and Kratz and Staudinger (1968). For this purpose the difference spectra between microsomal suspensions (0.375 or 0.75 mg protein/ml) in 0.067 M phosphate buffer pH 7.85 and the same suspensions plus added metyrapone or reduced metyrapone were measured manually in a spectrophotometer at room temperature in air. Additions were carried out in microliter quantities (20 to 40 μl) while the reference cuvette received the same quantities of water. The cells contained 2 ml of microsomal suspension. The difference in optical density between the wavelengths of 425 and 395 nm was taken as the measure of inhibitor-enzyme-complex formation. K_s was determined graphically using a double reciprocal plot. When the difference spectrum of naphthalene was recorded, naphthalene was added in 5 μl of ethanol, while the reference cuvette received ethanol alone.

Results

Inhibition of Drug Demethylations by Metyrapone and Reduced Metyrapone

Kinetic experiments were carried out to determine the degree and the type of the inhibitions. Besides metyrapone also its reduced metabolite was tested, because this compound has been shown to be the main metabolite of metyrapone (Sprunt et al., 1967). The results of the inhibition experiments are shown in Fig. 1 for O-demethylation. A very similar picture is obtained, when MMpNAn is employed as substrate for the microsomal N-demethylase. Dixon diagrams demonstrate that both reactions are inhibited by metyrapone as well as by its reduced congener, the latter being the weaker inhibitor. Inhibitions are competitive in nature. It also should be noted that the inhibitor concentrations necessary for producing inhibition are in the same order of magnitude as those of the substrates.

The Table summarizes the numerical values of the kinetic constants including the Michaelis constants (K_m) for both substrates. It is apparent that the inhibitor constants (K_i) of metyrapone for both demethylation reactions are equal. This applies also to reduced metyrapone. Thus the

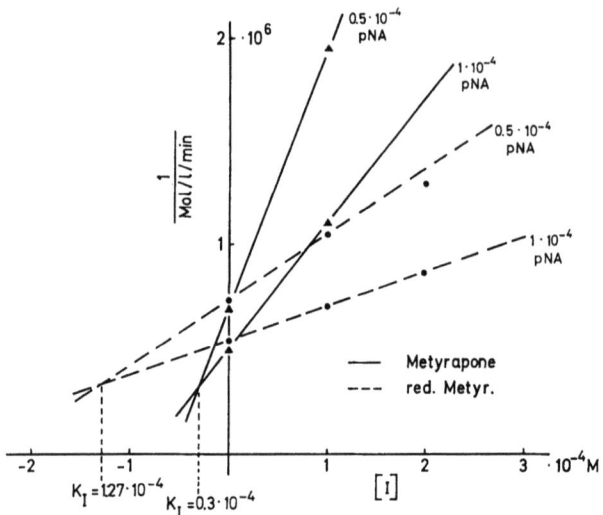

Fig. 1. *Dixon diagram of the inhibition of the p-nitroanisole (pNA) demethylation by metyrapone and reduced metyrapone.* Initial velocities were determined as described in "Methods" and reciprocally plotted versus inhibitor concentrations. When lines are drawn from two points only, these were taken from a previously established Lineweaver-Burk diagram and are therefore more reliable than single observations. Figures on the individual curves represent molar substrate concentrations

Table. *Michaelis and inhibitor constants for O- and N-demethylation*

Reaction	K_m substrate	K_i metyrapone	K_i red. metyrapone
pNA → pNP	0.7 ± 0.09	0.42 ± 0.18	1.32
MMpNAn → pNAn	0.4	0.475	1.15

All values are 10^{-4} M

The given constants are mean values of either two or seven experiments. Standard deviations are calculated only for the figures derived from seven experiments.

metabolic reduction of methyrapone does not cause a principal alteration of its characteristics, f. i. as possibly producing a compound that discriminates between both demethylations.

Binding of the Inhibitors to Liver Microsomes

Since the interruption of the NADPH oxidation has been excluded as a mechanism of inhibition (Netter *et al.*, 1967), binding of the inhibitors to the microsomal cytochrome itself had to be considered. Therefore, difference spectra were recorded. Fig. 2 shows the difference spectra of

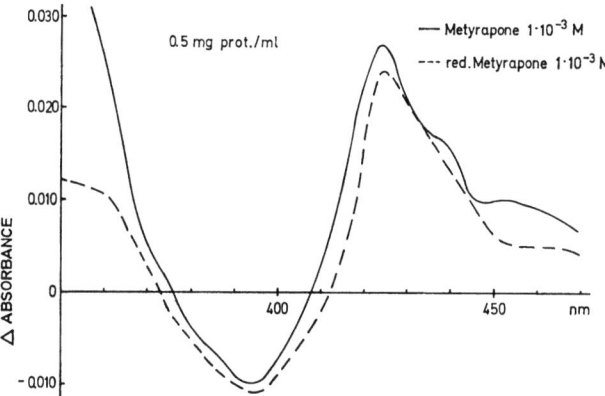

Fig. 2. *Difference spectrum of metyrapone and reduced metyrapone*. 1.0 mg of stimulated mouse liver microsomes in 2 ml of 0.067 M phosphate buffer pH 7.85 in air. The inhibitors were added in a volume of 40 µl, the reference cell received the same amount of water. The previously determined baseline showed minimal deviations of not more than Δ OD of 0.004. The values are corrected for these deviations

microsomes in the presence of the inhibitors exhibiting a trough at 395 and a peak at 425 nm. Accordingly both substances are bound corresponding to type II showing the spectral characteristics typical to aniline (Remmer *et al.*, 1966).

When the amplitudes between 395 and 425 nm are taken as a measure of cytochrome P-450—metyrapone interaction, they can be plotted against inhibitor concentration. Fig. 3 shows the exponential curve resulting from a saturation experiment of this kind. Under the given conditions the change in optical density is very marked already at rather low concentrations of metyrapone and reaches its maximum at about 3×10^{-4} M. The spectral dissociation constant was determined from these experiments by plotting the reciprocal of the amplitude in optical density versus that of the metyrapone concentration. Fig. 4 shows a respective diagram. Also the theoretical maximal change in optical density at infinitesimally high concentrations can be taken from the point of intercept of the curves with the ordinate. For reduced metyrapone a very similar diagram is obtained under the same conditions. K_s is determined for metyrapone as 0.32×10^{-4} M, a value which is in close agreement with the inhibitor constant K_i for O- and N-demethylation (table). For reduced metyrapone K_s is found to be 0.83×10^{-4} M, which also coincides reasonably well with the respective K_i values of 1.32×10^{-4} and 1.15×10^{-4} M for O- and N-demethylation, respectively.

From these results it is apparent that the binding characteristics of the inhibitors to cytochrome P-450 parallel their inhibitory action.

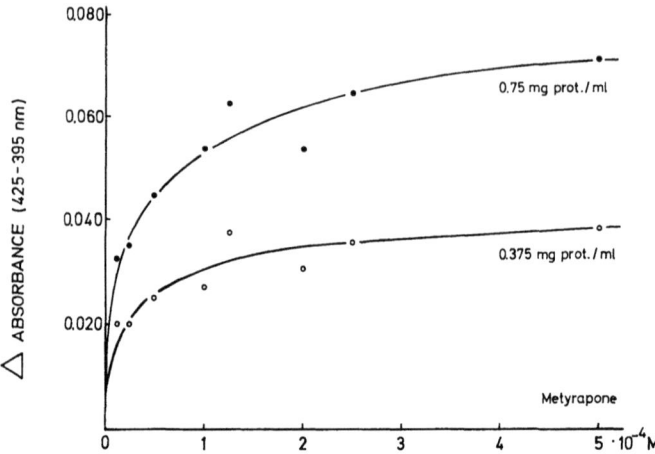

Fig. 3. *Saturation experiment with metyrapone.* The amplitude of difference spectra is plotted against concentration. The irregularity of the points around 1 to 2×10^{-4} M is due to the fact that the successive additions of a diluted metyrapone solution (5×10^{-3} M) to one cuvette was stopped and a new microsomal suspension was titrated with a more concentrated metyrapone solution (5×10^{-2} M). Maximal addition is 80 µl

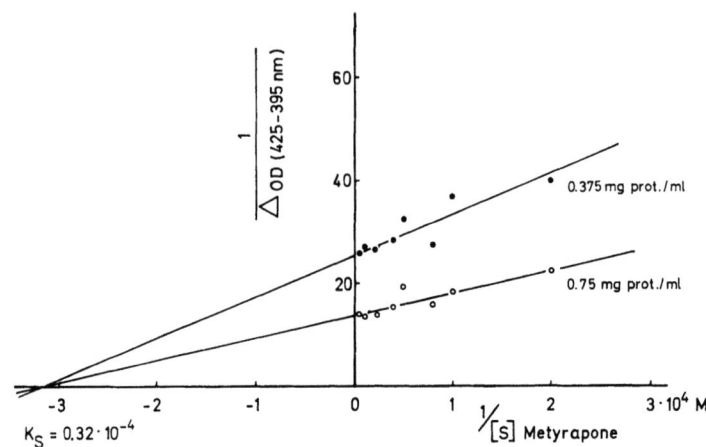

Fig. 4. *Determination of the spectral dissociation constant of metyrapone.* The points represent the mean values of two measurements

Failure of Metyrapone to Displace Type I Substrates from their Binding Site

It has been suggested (Schenkman et al., 1967a) that the characteristic difference spectra of either type I or II are caused by the association of

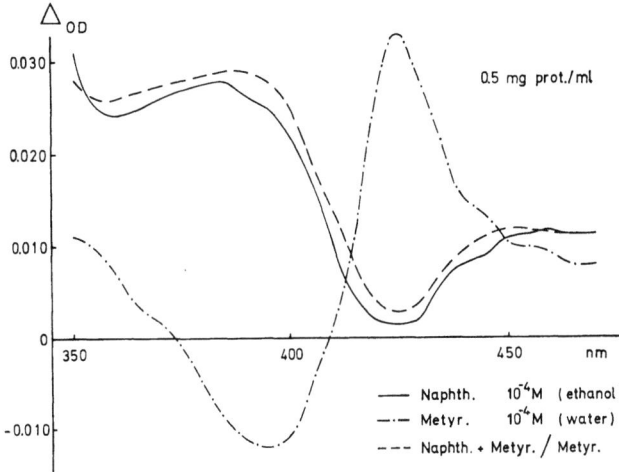

Fig. 5. *Difference spectrum of microsomes with naphthalene before and after the addition of metyrapone.* The experimental conditions were similar to those in Fig. 2. Reference cells contained ethanol, water, or ethanol plus water, respectively

the substrates to different sites of the enzyme complex, whereby a type II spectrum signals an interaction with the hemochrome site. Under the assumption of two different binding sites a ompound such as metyrapone combining with site II should not be able to displace another compound from its binding to site I. That was found to be true, when naphthalene was used as a type I substrate. It was chosen, because naphthalene shows a very marked difference spectrum at low concentrations (Netter, 1969). The hydroxylation of naphthalene (0.1 mM) is inhibited by about 40 per cent in the presence of 0.1 mM metyrapone. Unfortunately, the simultaneous binding of metyrapone and substrates can not be proved for pNA and MMpNAn, because both these compounds posses a strong light absorbance at wavelengths below 400 nm.

Fig. 5 shows a naphthalene induced difference spectrum in the absence and the presence of 0.1 mM metyrapone. Although the naphthalene spectrum is changed considerably, when metyrapone is added, the figure demonstrates that the interaction of naphthalene with binding site I is not abolished by the inhibitor. This result can be taken as evidence that metyrapone has not displaced naphthalene but is rather bound itself to a different binding site of cytochrome P-450. The same was found, when aminopyrine was used as a type I substrate. However, because of the very poor difference spectrum of aminopyrine the result was not quite unambiguous.

Discussion

Kinetic experiments on the inhibition of the microsomal O- and N-demethylation of two model drugs by metyrapone show that this inhibition is competitive in nature. It should be emphasized that the competition takes place between metyrapone and the substrates and not between metyrapone and NADPH or oxygen.

Metyrapone should be expected to be bound to cytochrome P-450. Respective measurements show that it is bound like aniline according to the spectral type II of binding. The spectral dissociation constant K_s, whose determination is a way of assessing the affinity of metyrapone to its binding site, in our experiments corresponds well with the inhibitor constant K_i. This similarity suggests that there is a direct quantitative causal relationship between the binding of metyrapone and the inhibition of O- and N-demethylation. Thus in this case not the relation between binding of substrates and their rate of oxidative metabolism has been measured, as has already been done previously (cf. f.i. Schenkman et al., 1967b), but instead a correspondence between binding of an inhibitor and its inhibitory action on the oxidation of another compound has been established.

Guarino et al. (1969) have given spectral dissociation constants for aniline in rat liver microsomes as being 3.3×10^{-4} in normal and 5.36×10^{-4} M in phenobarbital treated rats, resp. These values are roughly 10 fold larger than the K_s for metyrapone in stimulated mice (0.3×10^{-4} M). Since we employed only microsomes from phenobarbital stimulated mice, there is no information on a possible similar change of K_i for metyrapone in mice. However, in connection with the findings of several authors discussed by Guarino et al. (1969) that on phenobarbital treatment K_m ist not changed for type I compounds, its is of interest that the K_m for pNA also is not changed as has been reported earlier (Netter and Seidel, 1964). This can be taken as suggestive evidence that pNA is a type I compound.

Metyrapone inhibits the microsomal hydroxylation of type I substrates such as aminopyrine, hexobarbital (Netter et al., 1967; Leibman, 1969), and deoxycorticosterone (Williamson and O'Donnell, 1967), although metyrapone itself is bound according to type II. This distinguishes metyrapone clearly from the other inhibitor SKF 525-A, which is bound according to type I and serves as an oxygen consuming substrate (Anders et al., 1966). It may compete with the substrates for the binding site I and the activated oxygen. Unfortunately, a displacement of substrate by SKF 525-A can not be proved spectroscopically, since both produce the same spectrum. Furthermore, SKF 525-A decreases the substrate oxidation but does not decrease the oxygen consumption and sometimes even enhances it, whereas metyrapone always decreases it.

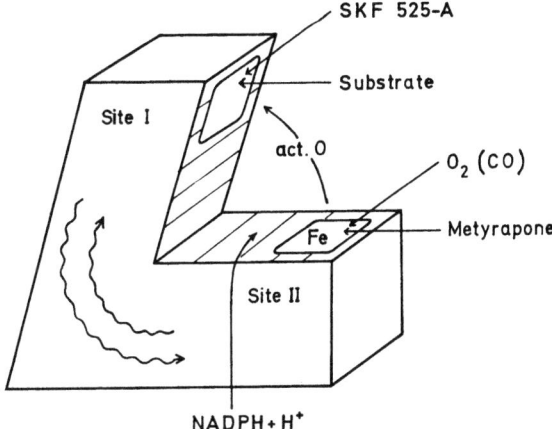

Fig. 6. *Hypothetical structure of the hydroxylating enzyme*

For this reason and the failure to displace type I substrates a different mechanism of inhibition must be considered for metyrapone. Schenkman (1968) has recently pointed out that site II may be a distinctly different binding place, which normally is occupied by oxygen. This has been concluded from the observation that addition of aniline to the cytochrome P-450-CO-complex displaces CO from the complex. Assuming a simultaneous binding of substrate and inhibitor we have to imagine a complex with two binding sites. It should be capable of transferring activated oxygen from the heme iron to the substrate and of allosteric transformations similar perhaps to those of the hemoglobin molecule. Fig. 6 attempts a highly speculative schematic representation of the possible molecular shape of a microsomal hydroxylase, in which converging arrows shall symbolize competition for binding sites. The curved arrows shall denote allosteric interactions, which mutually modify the properties of the binding sites, a phenomenon well in accordance with current thinking. Adopting the concept of different binding sites for substrates and metyrapone (cf. Sweat et al., 1969) it will indeed be difficult to explain a competition between them, unless an allosteric intramolecular transmission of drug effects is postulated. At the same time, however, the results of Sweat et al. (1969) with adrenal mitochondrial preparations show a displacement of the deoxycorticosterone induced difference spectrum (type I) by that of metyrapone, which does not agree with the assumption that metyrapone primarily acts at another binding site but suggests an interaction with site I, at least in adrenal cytochrome P-450. But in any case the concept of the simultaneous binding of metyrapone to both sites meets with the difficulty of explaining why metyrapone alone does not show a type I difference spectrum or at least a mixed form of spectrum.

On the other hand a competition between oxygen and metyrapone or a deviation of the electrons from the NADPH to the carbonyl group of the inhibitor will have to be considered. The latter point has been discussed for the adrenal 11 β-hydroxylase by Williamson and O'Donnell (1967). On the basis of the dual function assigned to NADPH by Sih (1969) metyrapone furthermore could interfere with either the continuous reduction of cytochrome P-450 or the generation of the active hydroperoxo complex $(Fe^{II}-O-OH)^-$.

We thank Mrs. I. Geissler for her skilful and able technical assistance.

References

Anders, M. W., Alvares, A. P., Mannering, G. J.: Inhibition of drug metabolism. II. Metabolism of 2-diethylaminoethyl-2.2-diphenylvalerate-HCl (SKF 525-A). Molec. Pharmacol. 2, 338 (1966).

Dixon, M.: The determination on enzyme inhibitor constants. Biochem. J. 55, 170 (1953).

Guarino, A. M., Gram, T. E., Gigon, P. L., Greene, F. E., Gillette, J. R.: Changes in Michaelis and spectral constants for aniline in hepatic microsomes from phenobarbital-treated rats. Molec. Pharmacol. 5, 131 (1969).

Kahl, G. F.: Zur Wirkung von Metyrapon auf Elektronentransportvorgänge in der Leberzelle. Naunyn-Schmiedebergs Arch. Pharmak. 264, 251 (1969).

— Magnussen, M. P., Netter, K. J.: Wirkungen von Metyrapon auf den Arzneimittelstoffwechsel und einige andere Funktionen der Leberzelle. Naunyn-Schmiedebergs Arch. Pharmak. exp. Path. 263, 225 (1969).

— Netter, K. J.: The effect of metyrapone on cellular respiration and microsomal drug oxidation. Biochem. Pharmacol. (in press) (1969a).

— — unpublished observations (1969b).

Kratz, F., Staudinger, Hj.: Spektrale Änderungen von Kaninchenlebermikrosomen durch Cumarin. Hoppe-Seylers Z. physiol. Chem. 349, 455 (1968).

Leibman, K. C.: Effects of metyrapone on liver microsomal drug oxidations. Fed. Proc. 25, 417 (1966).

— Effects of metyrapone on liver microsomal drug oxidations. Molec. Pharmacol. 5, 1 (1969).

Netter, K. J.: Eine Methode zur direkten Messung der O-Demethylierung in Lebermikrosomen und ihre Anwendung auf die Mikrosomenhemmwirkung von SKF 525-A. Naunyn-Schmiedebergs Arch. exp. Path. Pharmak. 238, 292 (1960).

— Drugs as inhibitors of drug metabolism. Proc. First Internat. Pharmacol. Meeting, Stockholm 1961, Vol. 6, p. 213. London: Pergamon Press 1962.

— Die oxydative N-Demethylierung von N-Monomethyl-p-Nitranilin. Naunyn-Schmiedebergs Arch. Pharmak. exp. Path. 255, 151 (1966).

— Untersuchungen zur mikrosomalen Naphthalinhydroxylierung. Naunyn-Schmiedebergs Arch. Pharmak. exp. Path. 262, 375 (1969).

— Jenner, S., Kajuschke, K.: Über die Wirkung von Metyrapon auf den mikrosomalen Arzneimittelabbau. Naunyn-Schmiedebergs Arch. Pharmak. exp. Path. 259, 1 (1967).

Netter, K. J., Seidel, G.: An adaptively stimulated O-demethylating system in rat liver microsomes and its kinetic properties. J. Pharmacol. exp. Ther. **146**, 61 (1964).
Remmer, H., Schenkman, J. B., Estabrook, R. W., Sasame, H., Gillette, J. R., Cooper, D. Y., Narasimhulu, S., Rosenthal, O.: Drug interaction with hepatic microsomal cytochrome. Molec. Pharmacol. **2**, 187 (1966).
Schenkman, J. B.: Effect of substrates on hepatic microsomal cytochrome P-450. Hoppe-Seylers Z. Physiol. Chem. **349**, 1624 (1968).
— Frey, I., Remmer, H., Estabrook, R. W.: Sex differences in drug metabolism by rat liver microsomes. Molec. Pharmacol. **3**, 516 (1967b).
— Remmer, H., Estabrook, R. W.: Spectral studies of drug interaction with hepatic microsomal cytochrome. Molec. Pharmacol. **3**, 113 (1967a).
Sih, C. J.: Enzymatic mechanism of steroid hydroxylation. Science **163**, 1297 (1969).
Sprunt, J. G., Browning, M. C. K., Hannah, D. M.: Some aspects of the pharmacology of metyrapone. Mem. Soc. Endocr. **17**, 193 (1967).
Sweat, M. L., Young, R. B., Bryson, M. J.: Studies of the oxidation state of partially purified adrenal cortex mitochondrial cytochrome P-450 and difference spectra induced by deoxycorticosterone and metopirone. Arch. Biochem. **130**, 66 (1969).
Williamson, D. G., O'Donnell, V. J.: Mechanism of metopirone inhibition of a soluble adrenal steroid 11 β-hydroxylase. Canad. J. Biochem. **45**, 153 (1967).

Prof. Dr. K. J. Netter
Pharmakologisches Institut
der Universität
6500 Mainz, Langenbeckstr. 1

Comparative Study of the Effects of Substance P on Blood Pressure, Salivatory Functions and Intestinal Motility

F. LEMBECK and R. HETTICH

Pharmakologisches Institut der Universität Tübingen (W.-Germany)

Received June 15, 1969

Summary. 1. The effects of substance P and other tachykinins, on parotid and submaxillary secretion, submaxillary and intestinal blood flow, jejunal and ileal motility and blood pressure were measured in anaesthesized dogs.

2. Vasodilatation (recorded in the submaxillary gland and in the intestine) and a fall of blood pressure were the predominant effects of substance P, physalaemin and a physalaemin-like octapeptide. In higher doses, this was followed by parotid and later also submaxillary secretion. No increase, but merely an occasional decrease, of jejunal tension was observed after high doses of substance P. High doses of physalaemin mainly increased the jejunal tension for 1—2 min.

3. Atropine inhibited the submaxillary secretion elicited by chorda stimulation, but did not alter the concomitant vasodilatation or the vascular and secretory actions of substance P on the salivary gland.

4. Chorda stimulation neither potentiated nor antagonized the salivatory effect of substance P, and substance P failed to affect responses to chorda stimulation. Moreover, there was no development of cross tachyphylaxis to chorda stimulation and substance P. Therefore it is unlikely that chorda stimulation releases endogenous substance P.

Key-Words: Substance P — Physalaemin — Blood Pressure — Chorda Stimulation — Vasodilatation — Salivary Secretion — Intestinal Motility.

Substance P, like the other tachykinins, eledoisin and physalaemin, is known to lower blood pressure by vasodilatation, to contract isolated intestinal muscles, to increase intestinal motility in vivo (Lit. see Lembeck and Starke, 1968b; Lembeck and Zetler, 1962) and to stimulate salivation (Lembeck et al., 1968c; Bertaccini and De Caro, 1965). It is unknown whether any of these actions may be considered as physiological; no conditions are known under which tachykinins are released from their tissue stores. Grossman (1968) defined "physiological" and "pharmacological" effects of possible physiological mediators als follows:

"Physiological actions are seen with intravenous infusions of submaximal doses and are reproducible by endogenous release. Pharmacological actions are seen only with large doses given rapidly intravenously and are not reproducible by endogenous release."

In order to analyse possible physiological and/or pharmacological actions of substance P, simultaneous measurement of haemodynamic changes, salivary gland function and intestinal motility were performed to approach this question with regard to substance P. Furthermore, the effects of stimulation of the chorda tympani was compared with those of tachykinins.

Methods

First Series. In 9 dogs the ducts of both submaxillary and the left parotid glands were cannulated from the mouth. Saliva flowed through polyethylene tubes into saline filled bottles and displaced saline which dropped on drop recorders. Venous outflow from the left submaxillary gland was measured with a phototransistor drop recorder and an impulse counter (B 145, B 146, B 160 Palmer); the collected venous blood was reinfused at intervals.

The chorda tympani of these dogs was placed on shielded bipolar electrodes and stimulated by square wave impulses (0.5 msec, 5 and 30 imp./sec, 2—4 V; H 47 Student stimulator, Palmer). In 3 of these dogs, blood from the femoral artery was pumped into the carotid artery (80 ml/min). A reservoir of 150 ml blood was placed between the femoral outflow and the pump to insure sufficient blood supply during conditions of low femoral outflow due to decreased arterial pressure.

Second Series. In 6 dogs motility of the jejunum and the ileum was recorded, in addition to salivatory gland functions mentioned above. Water-filled balloons were inserted into the gut. Motility was recorded via a water containing bottle of 190 cm^2 surface under a pressure of 25 cm water, which was connected to a piston recorder (C 51, Palmer). In one dog intestinal blood flow was also recorded, according to the method described by Winne (1966) for rats, except that the drop tube was connected to a Gaddum drop timer (B 152, Palmer).

Infusions and injections were given into the carotid artery (retrograde from the thyroid artery) or into the femoral vein. In the second series, infusions and injections were given through a polyethylene tube inserted into the femoral artery up to the level of the aortic arch, or into the femoral vein. Blood pressure was always measured in the femoral artery.

All dogs were fasted for 24 hours prior to the experiment but had free access to water. After the preparation the dogs received heparin (8 mg/kg).

Anaesthesia. 30 mg/kg pentobarbital sodium was given initially, and additional doses were injected during the experiment. Morphine (1 mg/kg) and chloralose (80 mg/kg) were used in two dogs of the 1st series without any observable differences or advantages.

Substances. Substance P from bovine brain was prepared according to Lembeck and Starke (1968a) and contained 1000 u/mg protein.—Physalaemin was generously supplied by Dr. A. Anastasi (Farmitalia, Milano).—Peptide Nr. 30 is a physalaemin-like octapeptide (Lembeck *et al.*, 1968)—Acetylcholine chloride and atropine sulphate were supplied by Merck, Darmstadt.

Results

Blood Flow through the Submaxillary Gland

Simultaneous clamping of both carotid arteries did not appreciably diminish the venous outflow from the gland presumably because of the good retrograde blood supply via the vertebral arteries.

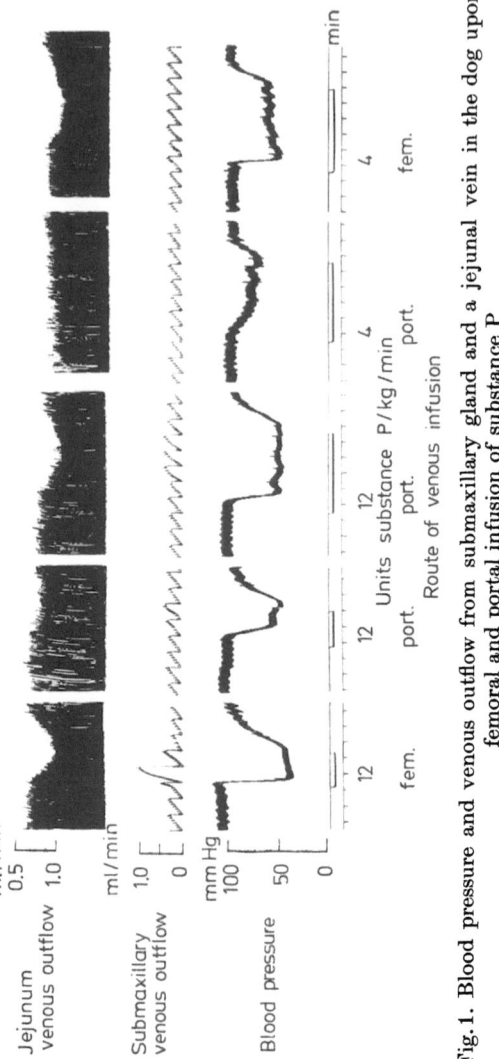

Fig. 1. Blood pressure and venous outflow from submaxillary gland and a jejunal vein in the dog upon femoral and portal infusion of substance P

Intraarterial threshold doses of substance P (about 1 u/kg) increased the venous outflow from the gland without any effect on blood pressure. After *intravenous* threshold doses of substance P (about 10 u/kg) the increase in blood flow was always accompanied by a fall in blood pressure. During continuous i.v. infusion, the initially increased venous outflow soon returned to the control level, even when high doses, up to 200 u/kg/min, were used. The blood pressure remained, however, at a fairly stable low level during the whole course of i.v.

infusion and thereafter returned slowly to control levels. The venous outflow, after the initial increase, later often was decreased to values somewhat lower than before the infusion. That may be due to the haemodynamic changes resulting from low blood pressure or adrenergic reflex reactions (Fig. 1).

Simultaneous measurement of intestinal and of submaxillary blood flow showed that the i.v. infusion of similar doses of substance P increased intestinal and submaxillary blood flow equally. Comparison of the submaxillary vasodilatation produced by infusion of substance P into a branch of the portal vein or the femoral vein showed that 3 times higher doses were required to obtain similar effects when the portal route of administration was used. This suggests inactivation of substance P during the passage through the liver.

Salivation

The intraarterial threshold dose for parotid secretion was around 10—30 u/kg for substance P and 30—100 ng/kg for peptide Nr. 30. On i.v. injection or infusion threshold doses were very variable. Some animals were equally sensitive to intraarterial and i.v. application. In others, i.v. injections of 200 u/kg substance P or 1 µg/kg peptide Nr. 30 were still ineffective. On the average the i.v. doses needed to produce salivation had to be 3 to 10 times higher than intraarterial doses. In four dogs a slight continuous secretion of the submaxillary gland appeared in the course of long lasting experiments when the blood pressure was low (30—50 mm Hg). In these animals the submaxillary and parotid glands were about equisensitive to the peptides, although normally the parotid is more sensitive than the submaxillary gland (Lembeck et al., 1968a).

Atropine (2 mg/kg) did not change the effect of the peptides on the parotid glands but decreased submaxillary secretion.

In experiments in which a constant blood volume was infused into the carotid artery, the salivation elicited by the peptides was accompanied by an unchanged or an increased blood flow. Under conditions of maximal blood flow the peptides failed to cause any further increase in flow. Nevertheless, they were still effective on salivation. Hence, the salivatory effect can hardly be secondary to the local vasodilator action of the peptides.

Chorda Stimulation (Fig. 2)

Chorda stimulation led to submaxillary vasodilatation and secretion; both effects declined only moderately during a 5 min stimulation period. This contrasts with the rapid decline of vasodilatation (see above) and salivation (Lembeck et al., 1968) during peptide infusions. To investigate possible interactions between substance P and chorda stimulation,

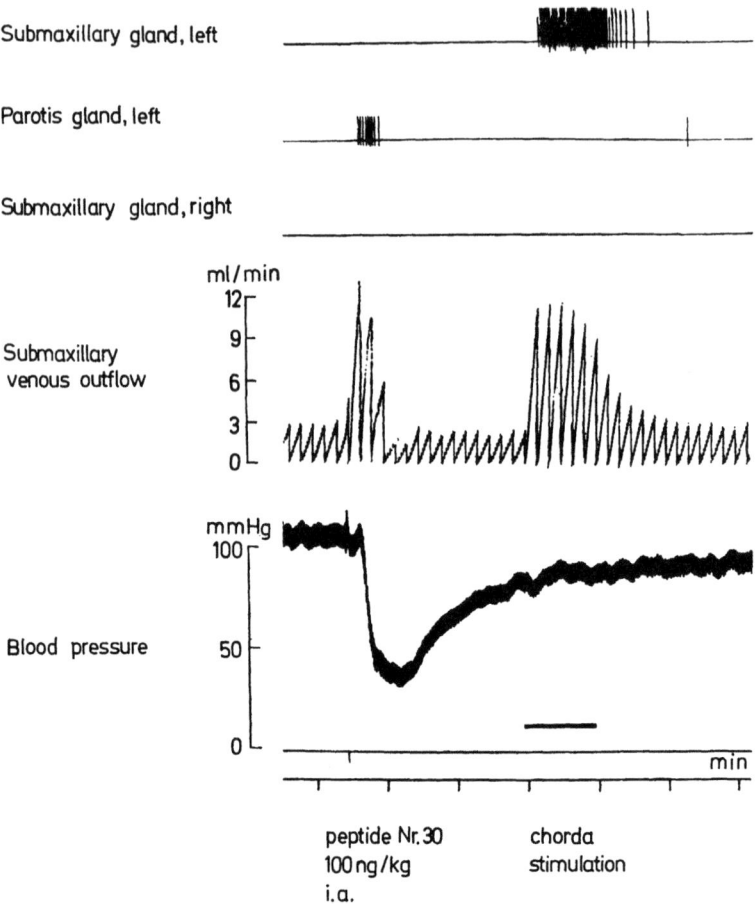

Fig. 2. Blood pressure, submaxillary venous outflow, parotid and submaxillary gland secretion in the dog upon peptid injection and chorda stimulation in the dog

(a) substance P (up to 90 u/kg, intraarterial and i.v.) was injected before, during and shortly after the end of chorda stimulation and (b) chorda stimulation was performed before, during and shortly after the end of an intraarterial infusion of substance P (30 u/kg/min). No interactions were observed, especially none which could be interpreted as crossed tachyphylaxis.

Atropine

Atropine inhibited the effect of chorda stimulation on salivation but had little effect on blood flow, as has been known for a long time (Henderson and Loewi, 1905). There was no influence of atropine on the peptide-

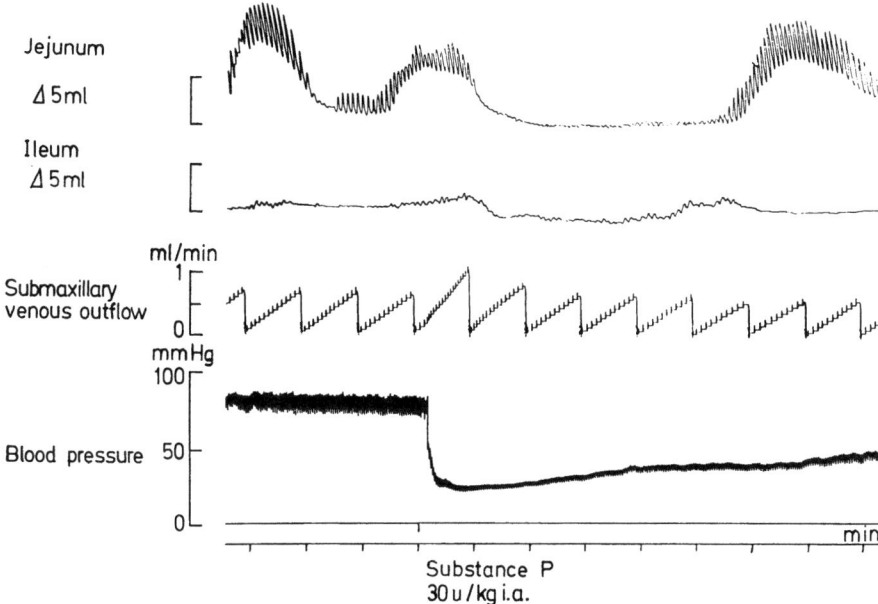

Fig. 3. Blood pressure, submaxillary venous outflow, change (Δ) in intrajejunal pressure in the ileal and jejunal lumen of the dog upon intraarterial injection of substance P in the dog

induced salivation or vasodilatation. The slight continuous submaxillary secretion observed in a few dogs was, however, promptly interrupted by atropine.

Intestinal Motility (Fig. 3)

Spontaneous rhythmic changes in motility occured in cycles of several minutes, mainly in the jejunum. This made the evaluation of effects of peptide injections difficult. Intraaortic injection of 30 u/kg substance P inhibited the intestinal motility in 3 animals which had a relatively high spontaneous motility of the gut. In all 6 dogs even doses as high as 200 u/kg substance P had no stimulant effect. In 2 dogs with little spontaneous activity, increased intestinal motility was induced by i.v. infusion of 0.6 µg/kg/min carbachol. When substance P (50 u/kg intraarterial) was injected during a carbachol infusion, motility was diminished. In contrast to the ineffectiveness of the doses of substance P used, 150 ng/kg of physalaemin or peptide Nr. 30 increased the tone of the jejunum and, to a lesser extent, also of the ileum for 1—2 min. Acetylcholine increased the tone and motility when given intra-aortally (2—6 µg/kg) or i.v. (30—50 µg/kg). When injected high up into the aortic arch some of the peptide directly entered the carotid artery and produced submaxillary salivation and vasodilatation.

Discussion

The predominant effect of small doses of substance P is vasodilatation and fall of blood pressure. When substance P was infused in much higher doses, submaxillary vasodilatation and salivation (Lembeck et al., 1968a, b) soon declined, whereas blood pressure remained low for the entire infusion period and then slowly returned to control values. The rapid decline of salivation can hardly be due to exhaustion of the gland, since at least the submaxillary gland is able to show long lasting secretion and vasodilatation upon chorda stimulation or carbachol infusion. Tachyphylaxis against peptides may be more pronounced on the vessels and secretory cells of the gland than in other vascular areas. Vasodilatation and secretion due to peptides are not necessarily interdependent, since in experiments with maximal blood supply, salivation in response to substance P was observed without any change in the rate of venous outflow.

In confirmation of earlier experiments, 10—30 fold higher doses of substance P and peptide Nr. 30 were needed to stimulate parotid secretion than for increasing blood flow or decreasing blood pressure. Nearly equal effects of substance P on parotid and submaxillary gland secretion were observed in a few dogs with spontaneous salivation. The latter phenomenon could be due to cholinergic stimulation of the submaxillary gland or a sensitization of the submaxillary gland cells by release of catecholamines (Schneyer and Schneyer, 1967). Atropine blocked this continuous secretion without affecting the vasodilator and secretory action of substance P on the parotid gland. Its secretory effect on the submaxillary gland, however, was reduced to the usual, or even subnormal range.

Surprisingly the intestinal motility was hardly affected by substance P, even when intra-aortal injections were made. This contasts to the high sensitivity of almost all kinds of *isolated* intestinal muscle. Signs of increased motility in vivo (vomiting and defecation) have been described after high doses of substance P (up to 90 u/kg; Vogler et al., 1963) in the dog. Possibly the small intestine is less sensitive. Increased intestinal motility has been observed in rabbits (5 u i.v., Gernandt, 1942). These animals are very sensitive to the hypotensive effect of substance P, but show very little salivary secretion upon substance P. Increased intestinal motility has also be shown in man (Liljedahl et al., 1958). High doses of peptide Nr. 30 and of physalaemin were able to increase mainly jejunal tone, whereas substance P had no such effect. In a few dogs with relatively high gut motility it caused a long lasting relaxation. This could perhaps be explained by a reflex adrenergic mechanism.

Chorda stimulation showed actions clearly distinguishable from those of the peptides. Bovine salivary glands, at least, do not contain substance P (Lembeck et al., 1968c). If chorda stimulation does cause the release of substance P, an interaction such as tachyphylaxis could be expected between chorda stimulation and substance P injection. This was, however, not observed.

Nothing is known about the release mechanism of any of the tachykinins and no information exists about liberation of an amount of substance P from the gut large enough to produce distant effects, under normal or pathological conditions. If substance P were released from the intestine into the portal blood it would reach distant organs. It is not destroyed to such extent as serotonin, adrenaline or prostaglandins (see Vane, 1969). At least one third of a small dose of substance P would pass the liver, an even higher proportion when higher doses are present in the circulation (Lembeck et al., 1968a). In any case a vasodilatation of the glands and other organs would be the predominant effect especially where relatively high doses are used which cause parotid salivation. The experiments with constant blood infusions into the carotid artery strongly suggest that salivation and vasodilatation are two independet peptide actions, in the sense that salivation is not secondary to vasodilatation.

The great difference in sensitivity of the blood pressure and salivatory response in various species to tachykinins makes further speculation about physiological functions difficult.

Referring to the earlier mentioned definition of Grossman only the vasodilator effect of substance P could be considered as a possible hormonal (i.e. distant) "physiological" action. The effect on salivation has to be regarded as a "pharmacological" one since vasodilatation is much more pronounced. But, probably not all the possible actions of tachykinins have been elucidated. The intestinal peptide hormones (gastrin, secretin, cholecystokinin) show a considerable spectrum of actions (secretory, secretion-inhibitory, motility stimulating) distant from the site of their release. Secretory actions of substance P besides those on the salivary glands have, however, not been investigated. Grossman's definition cannot be applied to substances which exert their action locally. Effects of substance P close to the site of its storage and possible release have not yet been considered.

The investigation was supported by a grant of the Deutsche Forschungsgemeinschaft. We wish to thank Mrs. G. Frisch and Miss D. Kramer for able technical assistance.

References

Bertaccini, G., de Caro, G.: The effect of physalaemin and related polypeptides on salivary secretion. J. Physiol. (Lond.) **181**, 68 (1965).

Gernandt, B.: Untersuchung über die biologische Wirkung der Substanz P. Acta physiol. scand. **3**, 270 (1942).

Grossman, M. T.: Physiological role of gastrin. Fed. Proc. **27**, 1312 (1968).

Henderson, V. E., Loewi, O.: Über den Einfluß von Philocarpin und Atropin auf die Durchblutung der Unterkieferspeicheldrüse. Arch. exp. Path. Pharmak. **53**, 62 (1905).

Lembeck, F., Geipert, F., Starke, K.: Sialogene Wirkung von Peptiden bei Hühnern. Naunyn-Schmiedebergs Arch. Pharmak. exp. Path. **261**, 422 (1968c).

— Oberdorf, A., Starke, K., Hettich, R.: Sialogene und glattmuskuläre Wirkung von Physalämin-Derivaten und Substanz P. Naunyn-Schmiedebergs Arch. Pharmak. exp. Path. **261**, 338 (1968b).

— Starke, K.: Behandlung von Substanz P-Präparaten mit Aluminiumoxid. Naunyn-Schmiedebergs Arch. Pharmak. exp. Path. **259**, 307 (1968a).

— — Substanz P und Speichelsekretion. Naunyn-Schmiedebergs Arch. Pharmak. exp. Path. **259**, 375 (1968b).

— — Weiss, U.: Sialogene Wirkung von Substanz P und einem physaläminartigen Octapeptid bei Infusion in verschiedene Blutgefäße. Naunyn-Schmiedebergs Arch. Pharmak. exp. Path. **261**, 329 (1968a).

— Zetler, G.: Substance P: A polypeptide of possible physiological significance, especially within the nervous system. Int. Rev. Neurobiol. **4**, 159 (1962).

Liljedahl, S. O., Mattson, O., Pernow, B.: The effect of substance P on intestinal motility in man. Scand. J. clin. Lab. Invest. **10**, 16 (1958).

Schneyer, L. H., Schneyer, C. A.: Secretory mechanism of salivary glands. New York and London: Academic Press 1967.

Vane, J. R.: The release and fate of vaso-active hormones in the circulation. Brit. J. Pharmacol. **35**, 209 (1969).

Vogler, K., Haefely, W., Hürlimann, A., Studer, R. O., Lergier, W., Strässle, R., Berneis, K. H.: New purification procedure and biological properties of substance P. Ann. N. Y. Acad. Sci. **104**, 378 (1963).

Winne, D.: Der Einfluß einiger Pharmaka auf die Darmdurchblutung und die Resorption tritiummarkierten Wassers aus dem Dünndarm der Ratte. Naunyn-Schmiedebergs Arch. Pharmak. exp. Path. **254**, 199 (1966).

Prof. Dr. F. Lembeck
Pharmakologisches Institut
der Universität
A-8010 Graz, Universitätsplatz 4
Österreich

Differentiation of Substance P and Physalaemin

F. GEIPERT and F. LEMBECK

Pharmakologisches Institut der Universität Tübingen

B. SPRÖSSLER

Institut für Mikrobiologie und Molekularbiologie der Universität Stuttgart-Hohenheim

Received August 29, 1969

Summary. 1. The physical and chemical properties of substance P (extracted from bovine brain) and physalaemin were investigated by several methods.
2. During paper electrophoresis at pH 4.95 substance P migrates towards the cathode, physalaemin remains at the starting point.
3. During carrier-free glucose gradient electrophoresis substance P moves to the cathode whereas physalaemin remains at the starting point.
4. Electrofocusing of physalaemin reveals an isoelectric point of pH 7.0 whereas substance P has an isoelectric point of pH 10.0 to 10.5.
5. The biological activity of physalaemin was reduced by $70^0/_0$ after treatment with diazotized p-nitraniline, but that of substance P and eledoisin was not reduced. All three peptides were inactivated by treatment with phenylisocyanate. It was concluded therefore, that phenolic hydroxyl groups are not essential for the biological activity of substance P.

Key-Words: Substance P — Physalaemin — Eledoisin — Gradient Electrophoresis — Electrofocusing — Inactivation Procedures.

Previous investigations (Bertaccini *et al.*, 1965; Lembeck and Fischer, 1967; Lembeck *et al.*, 1968a and b; Starke *et al.*, 1968a and b) demonstrated that in different biological preparations substance P and physalaemin behaved rather similar which made the biological discrimination difficult. In the present experiments physical and chemical methods were used to find differences between substance P and physalaemin.

Methods

1. Paper Chromatography. Ascending paper chromatography (Schl. & Sch., Nr. 4043, 45×15 cm) was performed in an equilibrated n-propanol: glacial acetic acid: H_2O (4:1:2, v/v/v) system (Knabe, 1968). Over a length of 4 cm a sample of 0.05 ml aqueous solution containing 100 units substance P and 400 ng physalaemin was applied. The sheets were chromatographed for 14 hours, dried in a cold air stream and cut into strips (5 mm) for bioassay. This was done by dipping the strips for 45 sec into the organ bath (see below).

2. Paper Electrophoresis. Paper electrophoresis was carried out on filter paper (Schl. & Sch., Nr. 2043b, 27×8 cm) at room temperature for 6 hours at 440 V and

20 mA in a 0.05 M sodium acetate buffer (pH 4.95; 0.05 M ionic strength) (Baldauf et al., 1968).

131 units substance P and 200 or 400 ng physalaemin dissolved in 0.04 ml of this buffer were applied either separately or together over a length of 4 cm on the starting line. The endosmotic migration was determined with 0.02 ml 10% glucose solution, stained with ammoniacal silver nitrate solution. The migration distance of glucose was subtracted from the one of the peptides. Treatment of the paper for bioassay was the same as described above.

3. Carrier-Free Glucose Gradient Electrophoresis. The carrier-free glucose gradient electrophoresis was carried out at 0° C in an apparatus (Fa. Hölzl, München) with a separation column of $30 \times 2,5$ cm diameter. The cathode was surrounded by 1 M aqueous potassium chloride solution, the anode by a 1 M aqueous ammonium sulphate solution. The column was filled up to the inlet valve for the sample with 50% (w/w) glucose in sodium acetate buffer (pH 4.95, 0.05 M and 0.05 M ionic strength). The samples containing one peptide (525 units substance P resp. 5 µg physalaemin) or both dissolved in 45% glucose solution were applied on top of the 50% glucose solution. An approximately linear concentration gradient was arranged by supplying the column from a reservoir containing sodium acetate buffer (pH 4.95) through a mixing vessel containing 40% glucose solution. The bottom of the column, occluded by a semipermeable membrane, was suspended in a buffered 50% sucrose solution. The current passing through the column was mediated by sodium acetate bridges. At a voltage of 350 V and a current of 13—32 mA the carrier-free glucose gradient electrophoresis was applied for 24 hours. The effluent was fractionated into 50 samples of 3.0 ml each. 0.2 ml resp. 0.5 ml of each sample were assayed on the guinea pig ileum. Another aliquot was used for protein estimation (see below). The samples of the experiments in which both peptides together were applied to the column were also assayed on the rabbit blood pressure.

4. Electrofocusing. Electrofocusing was performed for 90 resp. 140 hours at 0° C in an LKB 8100—10 column (volume 110 ml) filled with an Ampholine-carrier-ampholyte (12 ml of an 8% solution) and a sucrose gradient ($0-50\%$). The pH gradient was linear in a range of pH 3—10 (experiments with physalaemin) and in the range of pH 7—10 (experiments with substance P). To arrange this gradient the column was supplied from a reservoir containing 9 ml Ampholine and 26 g sucrose made up with H_2O to a total volume of 55 ml. This solution was passed through a mixing vessel containing 3 ml Ampholine and the peptide sample made up to 55 ml with H_2O.

The anode solution consisted of a mixture of 0.1 ml conc. sulphuric acid and 9.9 ml H_2O, the cathode solution of a mixture of 0.4 ml ethanolamine, 12 g sucrose and 14 ml distilled water.

Current and voltage changed with the time the experiment went on from 1—6 mA resp. 400—1100 V.

5. Coupling of Peptides with Diazotized p-Nitraniline (Lembeck, 1954). 2.0 ml ice cold peptide solutions dissolved in 0.9% saline and diazo reagent (100 ml saturated p-nitraniline solution, 0.26 ml conc. hydrochloric acid, 10 ml 0.69% sodium nitrite solution) were mixed and allowed to stand for 30 min at 0° C. Thereafter, the solution was neutralized by 0.6 ml 1% sodium carbonate and assayed on the guinea pig ileum.

6. Inactivation by Phenylisocyanate (Ambache, 1959). 3 ml peptide solution and 0.06 ml phenylisocyanate were shaken for approximately 1 hour at room temperature until the pungent smell had almost disappeared and were centrifuged for 10 min at $3000 \times g$. The supernatant was filtered and the filtrate centrifuged and filtered again until the smell had disappeared completely. The final solution was added to an equal volume of Tyrode solution containing glucose and bioassayed.

7. Enzymatic Inactivation by Chymotrypsin. 5 resp. 25 ng physalaemin dissolved in 1 ml Tyrode solution were incubated for 1 hour at 37° C with 1 ml α-Chymotrypsin (1 mg/ml Tyrode solution).

8. Protein Estimation. Protein estimations were performed by the methods of Lowry et al. (1951) and of Groves et al. (1968).

9. Bioassays. a) Guinea pig ileum: The activity was tested on the guinea pig isolated ileum at 37° C in Tyrode solution containing 0.1 µg/ml atropine, 1 µg/ml mepyramine and 20 µg/ml methysergide.

b) Rabbit blood pressure: Blood pressure of rabbits anaesthetized with urethane (1.25 g/kg i.v.) and arteficially ventilated was recorded in the carotid artery with a Condon-mercury manometer.

10. Substances. a) Substance P-extract from bovine brain (fraction Fa, Zetler, 1961; Zetler and Baldauf, 1967) was prepared according to Lembeck and Starke (1968a). The biological activity bioassayed on the guinea pig isolated ileum was 65.5 units/mg extract (1,000 units/mg protein).

b) A substance P preparation from bovine intestine (13.2 units/mg extract: Sanabo, Vienna) was carried through the methanol stage (Lembeck and Starke, 1968a), resulting in a preparation of 25 units/mg. It was used as standard.

Physalaemin (a preparation of 70% purity) was kindly donated by Dr. Anastasi (Farmitalia, Milano), eledoisin by Dr. Schröder (Schering, Berlin), and α-chymotrypsin by C. F. Boehringer, Mannheim.

Results

1. Paper Chromatography. The R_f values were found to be 0.79 for substance P and 0.91 for physalaemin when chromatographed on separate sheets of paper. Application of both compounds to one sheet gave however only one biologically active zone with an R_f value of 0.91. This reminds of a finding of Vogler et al. (1963) that substance P and tryptophan although having different R_f values could not be separated when chromatographed in combination.

2. Paper Electrophoresis. Physalaemin did not migrate from the starting point. Substance P, however, migrated 30—50 mm towards the cathode (Fig. 1).

3. Carrier-Free Glucose Gradient Electrophoresis. Substance P moved to the cathode and gave only one biologically active zone between fraction Nr. 24—30. A bulk of proteins was left behind of substance P resulting in an about 4 fold purification of the substance P extract (4,000 units/mg protein) (Fig. 2). Changing the flow of current (anode on top) no migration of active fractions was observed within 12 hours.

When physalaemin was applied to the column only 10% were recovered. Most of the biological activity was retained in the first three fractions. However in fractions around Nr. 9 and 17 resp. 5 and 10 (depending on the current applied) two minor active fractions were detected. All three zones were identified as peptides by inactivation of chymotrypsin.

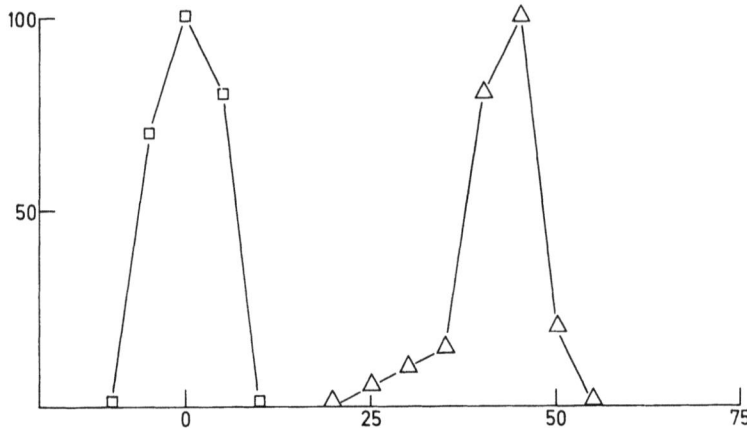

Fig. 1. Paper electrophoresis of substance P △ (132 units) and physalaemin □ (400 ng). Abscissa: distance from start (mm); Ordinate: biological activity in percent of the fraction with the highest activity

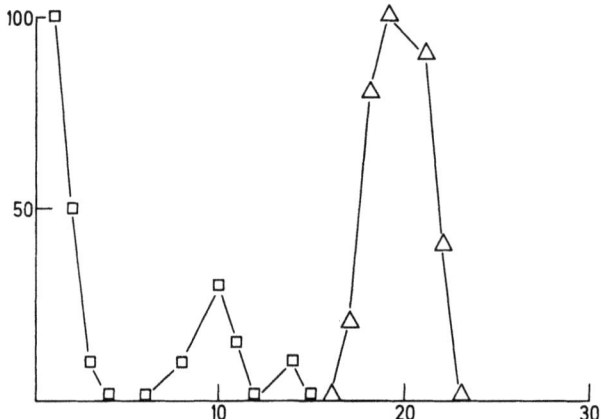

Fig. 2. Carrier-free glucose gradient electrophoresis of substance P △ (525 units) and physalaemin □ (5 µg). Abscissa: number of fractions; Ordinate: biological activity as percentage of the fraction with the highest activity

When substance P *and* physalaemin were applied to the same column the fraction of substance P could be definitely separated from the three physalaemin fractions, as described above (Fig. 2).

The hypotensive activity on the rabbit blood pressure was found in those fractions displaying also the smooth muscle contracting activity on the ileum.

Table. *Coupling with diazotated p-nitraniline (see text)*

Substance P

Subst. P units/ml	saline ml	diazo reagent ml	Na$_2$CO$_3$(1%) ml	before addition of diazo reagent units	after addition of diazo reagent units
300/2.0	1.0	—	—	300	300
—	2.0	0.4	0.6	—	—
300/2.0	—	0.4	0.6	300	300

Physalaemin

Physalaemin µg/ml	saline ml	diazo reagent ml	Na$_2$CO$_3$(1%) ml	before addition of diazo reagent µg	after addition of diazo reagent µg
3/0.3	2.7	—	—	3	3
—	2.0	0.4	0.6	—	—
3/0.3	1.7	0.4	0.6	3	1

Eledoisin

Eledoisin µg/ml	saline ml	diazo reagent ml	Na$_2$CO$_3$(1%) ml	before addition of diazo reagent µg	after addition of diazo reagent µg
3/0.3	2.7	—	—	3	3
—	2.0	0.4	0.6	—	—
3/0.3	1.7	0.4	0.6	3	3

4. Electrofocusing. With electrofocusing the isoelectric point for substance P from bovine brain was determined to be between pH 9.9 to 10.1 and in the substance P preparation from bovine intestine between pH 10.4—10.7. The physalaemin preparation revealed two biologically active fractions, about 70% with an isoelectric point of 7.0 ± 0.2 and about 30% 9.2 ± 0.2. From the kymograph tracings it could be assumed that the small fraction with an isoelectric point of 9.2 is a mixture of two not clearly separable components.

5. By coupling with diazotized p-nitraniline only physalaemin was inactivated by 70% (Table). The biological activity of substance P and eledoisin remained unchanged. With the 3.3 fold concentration of diazo reagent the onset of contraction of the guinea pig ileum after addition of all these peptides was slowed. The components of the diazo reagent separately added to the peptide solution or in combination of only two components had no effect on the gut.

6. Inactivation by Phenylisocyanante. The smooth muscle contracting effect of substance P, physalaemin and eledoisin was completely abolished by treatment of the peptides with phenylisocyanate.

Discussion

The results demonstrate that substance P and physalaemin are two different compounds. From the isoelectric point of substance P (9.9—10.1 of preparation from bovine brain and 10.4—10.7 of an extract from bovine intestine) and its electrophoretic migration properties it can be seen that substance P is a fairly alkaline peptide. The small difference of the isoelectric point between "brain" and "intestinal" substance P does not bear much significance since the pH gradient is not linear above 10.0. Our results differ from those obtained by Vogler et al. (1963) with a highly purified preparation from bovine intestine which had an isoelectric point of 8.6 ± 0.2 and an identical amino acid composition with a substance P preparation made from the horse intestine.

Physalaemin and its contaminating fractions, however, are of less alkaline nature than substance P, since their isoelectric points were 7.0 ± 0.2 (main fraction) and 9.2 ± 0.2. It can be concluded that the fraction containing 70% of the biologically active material is authentic physalaemin. This agrees with Erspamer's findings on physalaemin (1964).

Neither substance P nor eledoisin were inactivated by diazotized p-nitraniline, suggesting the absence of phenolic hydroxyl groups also in the active center of substance P.

Most of the investigators failed to detect tyrosine in their substance P preparations made from different organs. Only Zuber (1966) and Meinardi and Craig (1966) described the presence of tyrosine in substance P preparations obtained from bovine brain and horse intestine. The failure of the coupling procedure to inactivate substance P suggests either an absence of tyrosine or at least that tyrosine is not essential for the activity of substance P. The same applies to eledoisin which does not contain tyrosine. The working of the coupling reaction is demonstrated by its ability to inactivate physalaemin which contains tyrosine. The only partial inactivation of physalaemin by coupling confirms Bernardi's view (1966) that tyrosine is essential for the quantitative activity. On the other hand it may be possible that the larger fraction (70%) of "physalaemin" is inactivated, whereas the others (30%) can not be attacked because of the lack of tyrosine. Higher concentrations of the diazo reagent caused a reduction and a delay in onset of the smooth muscle contraction. A similar phenomenon was described by Paton (1968) for the response of the rabbit detrusor muscle when 2,4-dinitrophenol was added to the bath.

Substance P, physalaemin and eledoisin were destroyed completely by phenylisocyanate, an agent reacting with free hydroxyl groups. In all three compounds free hydroxyl groups seem therefore to be essential for the biological activity.

The authors are very grateful to Prof. Lingens for valuable suggestions and thank Mrs. G. Frisch, Miss D. Kramer and Mrs. C. Altendorf for skilful technical assistance. The investigation was supported by a grant of the Deutsche Forschungsgemeinschaft.

References

Ambache, N.: Further studies on the preparation, purification and nature of irin. J. Physiol. (Lond.) **146**, 255 (1959).

Bernardi, L.: Synthetic peptides related to physalaemin and eledoisin. In: Hypotensive peptides. Hrsg. v. E. G. Erdös, N. Back, F. Sicuteri. Berlin-Heidelberg-New York: Springer 1966.

Bertaccini, G., Cei, J. M., Erspamer, V.: Occurence of physalaemin in extracts of the skin of physalaemus fuscumaculatus and its pharmacological actions on extravascular smooth muscle. Brit. J. Pharmacol. **25**, 363 (1965).

Boissonnas, R. A., Franz, J., Stürmer, E.: Chemical characterization of substance P. Ann. N. Y. Acad. Sci. **104**, 376 (1963).

Ersparmer, V., Anastasi, A., Bertaccini, G., Cei, J. M.: Structure and pharmacological actions of physalaemin, the main active polypeptide of the skin of physalaemus fuscumaculatus. Experientia (Basel) **20**, 489 (1964).

Groves, W. E., Davis, F. C., Jr., Sells, B. H.: Spectrophotometric determination of microgram quantities of protein without nucleic acid interference. Analyt. Biochem. **22**, 195 (1968).

Knabe, U. H.: Ausbeute an Substanz P aus dem Hirn verschiedener Tierspezies bei Anwendung zweier Extraktionsverfahren. Inaug.-Diss., Eberh.-Karls-Univ., Tübingen 1968.

Lembeck, F.: Über den Nachweis von 5-Oxytryptamin (Enteramin, Serotonin) in Carcinoidmetastasen. Naunyn-Schmiedebergs Arch. exp. Path. Pharmak. **221**, 50 (1954).

— Fischer, G.: Gekreuzte Tachyphylaxie von Peptiden. Naunyn-Schmiedebergs Arch. Pharmak. exp. Path. **258**, 452 (1967).

— Geipert, F., Starke, K.: Sialogene Wirkung von Peptiden bei Hühnern. Naunyn-Schmiedebergs Arch. Pharmak. exp. Path. **261**, 422 (1968a).

— Oberdorf, A., Starke, K., Hettich, R.: Sialogene und glattmuskuläre Wirkung von Physalämin-Derivaten und Substanz P. Naunyn-Schmiedebergs Arch. exp. Path. Pharmak. **261**, 338 (1968b).

— Starke, K.: Behandlung von Substanz P-Präparaten mit Aluminiumoxid. Naunyn-Schmiedebergs Arch. Pharmak. exp. Path. **259**, 307 (1968).

Lowry, O. H., Rosebrough, N. Y., Farr, A. L., Randall, R. J.: Protein measurement with the folin phenol reagent. J. biol. Chem. **193**, 265 (1951).

Meinardi, H., Craig, L. C.: Studies on substance P. In: Hypotensive peptides. Hrsg. v. E. G. Erdös, N. Back, F. Sicuteri. Berinl-Heidelberg-NewYork: Springer 1966.

Paton, D. M.: Effects of metabolic inhibitors on contraction of rabbit detrusor muscle. Brit. J. Pharmacol. **34**, 493 (1968).

Starke, K., Lembeck, F., Lorenz, W., Weiss, U., Geipert, F.: Die Wirkung Substanz P-ähnlicher Peptide auf die Speichelsekretion. Naunyn-Schmiedebergs Arch. Pharmak. exp. Path. **260**, 204 (1968).

Vogler, K., Haefely, W., Hürlimann, A., Studer, R. O., Lergier, W., Strässle, R., Berneis, K. H.: New purification procedure and biological properties of substance P. Ann. N. Y. Acad. Sci. **104**, 378 (1963).

Zetler, G.: Zwei neue pharmakologisch aktive Polypeptide in einem SP-haltigen Hirnextrakt. Naunyn-Schmiedebergs Arch. exp. Path. Pharmak. **242**, 330 (1961).
— Baldauf, J.: Chromatographische Analyse eines Substanz P-Präparates aus Gehirn. Naunyn-Schmiedebergs Arch. Pharmak. exp. Path. **256**, 86 (1967).
Zuber, H.: Purification of substance P. In: Hypotensive peptides. Hrsg. v. E. G. Erdös, N. Back, F. Sicuteri. Berlin-Heidelberg-New York: Springer 1966.
— Jaques, R.: Isolierung von Substanz P aus Rinderhirn. Angew. Chem. **74**, 216 (1962).

          Prof. Dr. med. F. Lembeck
          Pharmakologisches Institut
          der Universität
          A- 8010 Graz, Universitätsplatz 4
          Österreich

Konjugationsreaktionen im Arzneistoffwechsel der Ratte bei akuter Äthanolbelastung *

R. Schüppel

Toxikologisches Institut der Universität Tübingen

Eingegangen am 22. Juli 1969

The Influence of Acute Ethanol Administration on Drug Conjugation in the Rat

Summary. Several conjugation reactions involved in drug metabolism were studied in the rat up to 12 hours after an acute dose of ethanol (3.2 ml/kg). N-acetylation was investigated using sulfanilamide and 4-amino-antipyrine, O-glucuronidation was studied using norphenazone and 4-hydroxyphenazone.

The excretion of the conjugates of sulfanilamide and norphenazone in the urine was not affected by ethanol. However, there was an increase in the formation and excretion of the conjugates of 4-amino-antipyrine and 4-hydroxy-phenazone after ethanol. The increase in the conjugation of these two drugs is due to the inhibition of other pathways of their metabolism by ethanol. The contribution of the oxidative pathways to the metabolism of 4-amino-antipyrine decreased from the normal value of 59% to 47% after ethanol, while for 4-hydroxy-phenazone there was a decrease from 33% to 17%, under the same conditions.

By this compensatory mechanism ethanol causes a shift from an oxidative to a predominantly conjugative metabolic pattern with drugs that have such alternative pathways. These results show a highly selective type of interaction between ethanol and the pharmakokinetics of drugs. This may contribute to a better understanding of mechanisms underlying drug-ethanol-interaction.

Key-Words: Ethanol — N-Acetylation — O-Glucuronidation — Drug Hydroxylation.

Schlüsselwörter: Äthanol — N-Acetylierung — O-Glucuronidierung — Arzneimittelhydroxylierung.

Einleitung

Äthanol wirkt bereits bei mäßiger, einmaliger Dosierung (3,2 ml/kg) in vivo als reversibler Inhibitor mikrosomaler Hydroxylierungsreaktionen im Arzneistoffwechsel (Schüppel, 1967, 1969b). Dieser Hemmeffekt wurde in vitro, bei vergleichbaren Äthanolkonzentrationen ($0{,}5-1{,}0^0/_{00} = 11-22$ mM), als kompetitiv erkannt (Schüppel, 1969a). Am Tier werden dadurch Störungen im pharmakokinetischen Verhalten besonders von solchen Arzneimitteln ausgelöst und nachweisbar, deren Biotransformation ausschließlich oder ganz überwiegend über diese betroffenen Reaktionen abläuft.

---

* Auszugsweise wurde bereits darüber berichtet: Schüppel, R., 1966; Schüppel, R., 1968a.

In diesem Zusammenhang war das Verhalten anderer Reaktionstypen des Arzneistoffwechsels unter gleicher Äthanolbelastung von Interesse. Dies gilt besonders für Konjugationsreaktionen, die bei der metabolischen Elimination sehr vieler Arzneimittel direkt wirken, da kopplungsfähige funktionelle Gruppen bereits vorhanden sind. Ferner unterliegen primäre Metaboliten, die z. B. bei Hydroxylierungen entstehen, in weitem Umfang Konjugationen als Folgereaktionen, die ihre Harngängigkeit weiter erhöhen. Es war die Frage zu prüfen, ob Äthanol auch diese Konjugationsreaktionen direkt zu stören vermag.

Es wurden in Bilanzuntersuchungen die Konjugationsleistungen gegenüber verschiedenen Arzneimitteln bzw. anderen geeigneten Substraten, die obligat konjugiert werden, bei der Ratte unter akuter, mäßiger Äthanolbelastung geprüft. Zur Erfassung der N-Acetylierung wurde Sulfanilamid und 4-Amino-antipyrin, für die O-Glucuronidierung 4-Hydroxy-phenazon und Norphenazon angeboten. Es wurden die nach oraler Applikation der Substrate innerhalb bestimmter Versuchsperioden im Harn wieder ausgeschiedenen Konjugatmengen bestimmt, und soweit erforderlich, auch das frei eliminierte, unveränderte Substrat (N-Acetylierung).

Methodik

1. Tiermaterial und Versuchsmethodik

Es wurden weiße Ratten (männlich) im Gewicht von 300 ± 10 g benutzt (Lieferant: Ivanovas, Kießlegg/Allgäu, Stamm Wistar, konventionelle Zucht). Futter (Altromin®-Trockenfutter) wurde 10—12 Std vor Versuchsbeginn entzogen, Wasser bis zum Versuchsbeginn ad libitum.

2. Allgemeine Versuchsbedingungen

Bilanzversuche wurden nach dem angegebenen Muster (Schüppel, 1969b) unter gleichen Bedingungen durchgeführt. Die Äthanoldosis betrug einheitlich 3,2 ml/kg (= 2,4 g/kg Äthanol absolut), die als 8—10 Vol-%-Lösung oral, gemeinsam mit dem jeweiligen Arzneimittel, appliziert wurde (Versuchsbeginn). Kontrollgruppen erhielten entsprechende Mengen in wäßriger Lösung. Die Einteilung der Versuchsperioden (Harnsammelperioden) war folgende: 1. Versuchsperiode: 1.—5. Std; 2. Versuchsperiode: 6.—12. Std. Eine Nachfütterung zur Erzielung ausreichender Diurese wurde mit 5,0 ml Wasser bei allen Tieren nach der 5. Std vorgenommen.

3. Versuche zur N-Acetylierung

Nach Gabe von Sulfanilamid bzw. von 4-Amino-antipyrin wurde im Harn der beiden Versuchsperioden das freie und das Gesamtamin (nach Hydrolyse) bestimmt. Die Differenz ergibt den acetylierten Anteil. Bei Störungen der Acetylierungsreaktion wären Störungen der Elimination sowie geänderte Mengenverhältnisse von freiem zu acetyliertem Amin zu erwarten. Während Sulfanilamid bei der Ratte obligat und praktisch ausschließlich acetyliert wird (Williams, 1959), gilt dies für 4-Amino-antipyrin nicht (Brodie u. Axelrod, 1950b; Halberkann u. Fretwurst, 1950; Večercova et al., 1967). Neben der Konjugation unterliegt

4-Amino-antipyrin in größerem Umgang anderen, zum größten Teil oxydativen Nebenreaktionen, so z. B. der oxydativen Desaminierung und der N-Demethylierung. Der Anteil dieser Nebenreaktionen beträgt etwa 40—50%; nur der Rest steht für die Acetylierung zur Verfügung.

a) Bilanzversuche mit Sulfanilamid. Männliche Ratten (300 ± 10 g) erhalten mit der Schlundsonde Sulfanilamid (20 mg/kg) in 33 ml/kg Wasser bzw. 10 Vol.-% Äthanol (3,2 ml/kg). $n = 2 \times 6$. Zur Korrektur der Harnleerwerte (Diazoreaktion) werden in den Gruppen Kontrolltiere mitgeführt, die nur Wasser bzw. Äthanol erhalten ($n = 2 \times 2$). Die daraus ermittelten Leerwerte werden von den jeweiligen Versuchsergebnissen abgezogen.

b) Bilanzversuche mit 4-Amino-antipyrin. Tiermaterial, Dosierung (20 mg/kg) und übrige Versuchsanordnung wie 3 a, jedoch ohne Leertiergruppe.

4. Versuche zur O-Glucuronidierung

Es wurde 4-Hydroxy-phenazon bzw. Norphenazon angeboten. Beide Substanzen sind selbst Hauptmetaboliten im Phenazon- bzw. Amino-phenazon-Stoffwechsel. Sie werden jeweils obligat glucuronidiert (Halberkann u. Fretwurst, 1950; Brodie u. Axelrod, 1950a; Schüppel, 1966). In freier Form kommen sie im Harn primär nicht vor, auch wenn sie als solche appliziert werden (Schüppel, 1968b).

a) Bilanzversuche mit 4-Hydroxy-phenazon. Tiermaterial, Dosierung (20 mg/kg) und übrige Versuchsanordnung wie 3 a, jedoch ohne Leertiergruppe.

b) Bilanzversuche mit Norphenazon. Tiermaterial, Dosierung (20 mg/kg) und übrige Versuchsanordnung wie 3 a, jedoch ohne Leertiergruppe.

5. Blutalkoholkonzentrationen

Sie wurden bei Kontrollgruppen außerhalb der Bilanzversuche repräsentativ ermittelt und bereits früher dargestellt (Schüppel, 1969b). Die dabei erhaltenen Blutalkoholkonzentrationen betragen nach 60 min: 2,3—2,5‰; nach 180 min: 1,9—1,7‰; nach 360 min: 1,2—1,0‰; nach 540 min: 0,4—0,07‰.

6. Chemisch-analytische Methodik

Sulfanilamid und Acetyl-sulfanilamid wurden in einer Modifikation nach Bratton u. Marshall (1939) sowie nach Krebs u. Franke (1939) direkt aus dem Harn (ohne Extraktion) bestimmt. Harnleerwerte wurden durch entsprechende Leertier-Harnanalysen korrigiert.

Freies Sulfonamid. 0,5 ml Harn mit 2 ml kalter TCE-Lösung (20%) im Zentrifugenglas mischen (Verdünnung 1:5). Nach 15 min scharf zentrifugieren, 0,5 ml des klaren Überstandes mit 0,5 ml Na-nitrit-Lösung (0,2%) mischen und 10 min bei 4° C belassen. Dann 0,5 ml Amidosulfonsäure-(NH_4-Salz)-Lösung (1,0%) zugeben und kräftig schütteln. Nach 3 min 0,5 ml N-(Naphthyl-1-)-äthylen-diamin-di-HCl-Lösung (0,1%) zugeben und mit 3,0 ml Wasser auf 5,0 ml Endvolumen auffüllen (Endverdünnung 1:50). Die Extinktion wird nach 15 min bei 540 nm gemessen. Referenz: Reagentienleerwert (0,5 ml TCE-Lösung statt der Harnverdünnung 1:5).

Gesamt-Sulfanilamid. 0,5 ml Harn mit 0,5 ml 10-N-NaOH (etwa 40%) in graduierten Zentrifugengläsern (12 ml) für 60 min bei 95° C erhitzen. Nach Abkühlen vorsichtig tropfenweise 1,0 ml H_2SO_4 (50 Gew.-%) zugeben und abkühlen. Mit Wasser (3 ml) auf 5,0 ml auffüllen (Verdünnung 1:10). Vom Hydrolysat werden 0,5 ml wie oben diazotiert und gekuppelt (Endvolumen 5,0 ml, Endverdünnung 1:100). Messung wie oben bei 540 nm.

Bestimmung von 4-Amino-antipyrin und 4-Acetyl-amino-antipyrin. Es wurde die Methode von Brodie u. Axelrod (1950b) benutzt. Freies und Gesamtamin im Harn wurden vor bzw. nach Hydrolyse bestimmt. Der gebildete Azofarbstoff wurde bei 490 nm gemessen.

Bestimmung von 4-Hydroxy-phenazon-Glucuronid im Harn. Es wurde eine colorimetrische Methode benutzt, die nach Hydrolyse und Extraktion aus Harn das Reduktionsvermögen des α-Ketols 4-Hydroxy-phenazon gegenüber Folins Reagens ausnutzt (Schüppel, 1968b). Freies 4-Hydroxy-phenazon wird im frischen Harn nicht gefunden.

Bestimmung von 1-Phenyl-3-methyl-pyrazolon-5 (Norphenazon). Es wurde eine colorimetrische Methode benutzt, mit der Norphenazon nach Hydrolyse und Extraktion aus Harn in Methylrubazonsäure überführt wird. Messung bei 510 nm (Schüppel, 1968b). Die ausgeprägte Säurelabilität des Norphenazonkonjugates weist auf die enolische Natur der Glucuronidbindung hin, die am C-5 des Pyrazolonringes ansetzen dürfte. Die früher geäußerte Auffassung, daß es sich um ein labiles N_2-Glucuronid handeln könnte, ist mit der Elektronenkonfiguration des Pyrazolonringes schlecht vereinbar. Die Enolisierungstendenz der 5-Pyrazolone ist dagegen ausgeprägt (Krohs u. Hensel, 1961).

Bestimmung des Blutalkoholgehaltes. Wie bereits beschrieben (Schüppel, 1969b) wurde die enzymatische Methode verwendet (Bücher u. Redetzki, 1951).

Verwendete Chemikalien. Siehe Schüppel (1969b).

Die statistische Bearbeitung der Ergebnisse wurde nach dem t-Test vorgenommen. Signifikanzgrenze: $P = 0,05$.

Ergebnisse

1. N-Acetylierung

Die Elimination von freiem und acetyliertem Sulfanilamid zeigt bei der verwendeten Äthanoldosis weder in den einzelnen Versuchsperioden, noch in der 12 Std-Gesamtmenge eine Änderung gegenüber der Kontrollgruppe (Abb.1). Damit bleibt auch das Verhältnis von freiem zu acetyliertem Sulfanilamid unter den Versuchsbedingungen praktisch unverändert. Die Elimination der zugeführten Sulfanilamiddosis ist nach 12 Std praktisch abgeschlossen. Hervorzuheben ist die ausgeprägte Diuresesteigerung bei gemeinsamer Einwirkung von Sulfanilamid und Äthanol: sie beträgt $+ 29\%$ (1. Versuchsperiode) gegenüber der Kontrolle. Die darin eliminierte Menge Sulfanilamid bzw. seines Acetylderivates ist jedoch nicht erhöht. Der in 12 Std wiedergefundene Anteil für das Gesamtamin beträgt übereinstimmend 57 bzw. 64% der Dosis.

Unter gleichen Bedingungen verhält sich 4-Amino-antipyrin bei der Acetylierung deutlich verschieden von Sulfanilamid (Abb.2). In der 1. Versuchsperiode (1.—5. Std), unter akuter Äthanoleinwirkung, bleibt die Elimination von freiem und von acetyliertem Amin, und damit ihr gegenseitiges Mengenverhältnis gegenüber der Kontrolle unverändert. Erst in der 2. Versuchsperiode (6.—12. Std), bei Blutalkoholkonzentrationen von $1,0\%_{00}$ und darunter, wird eine um 80% gesteigerte Bildung und Ausscheidung von 4-Acetyl-amino-antipyrin beobachtet. Die ent-

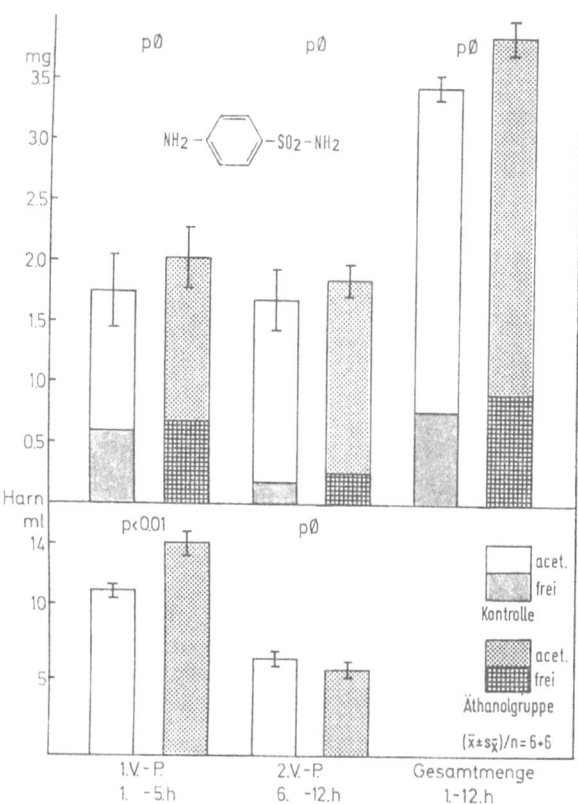

Abb. 1. Ausscheidung von freiem und acetyliertem Sulfanilamid im Harn (mg; $\bar{x} \pm s_{\bar{x}}$) und entsprechende Harnmengen (ml) nach gemeinsamer oraler Applikation von Sulfanilamid (20 mg/kg) und Äthanol (3,2 ml/kg) bzw. Wasser an Ratten. Einzelheiten s. Methodik

sprechenden Harnmengen (2. Versuchsperiode) sind dabei jedoch identisch. In der 12 Std-Gesamtbilanz führt diese Mehrausscheidung in der 2. Versuchsperiode zu einem erheblichen Bilanzüberschuß des Acetylierungsproduktes ($+34\%$) bei der Äthanol-belasteten Versuchsgruppe. Es werden dabei nach Äthanolgabe 53% der applizierten Dosis 4-Amino-antipyrin (6 mg/Tier = 100%) als freies und acetyliertes 4-Amino-antipyrin im Harn wiedergefunden gegenüber nur 41% bei der Kontrollgruppe ($p < 0{,}01$). Die Äthanoldiurese, die in der 1. Versuchsperiode gewöhnlich beobachtet wird (Schüppel, 1969b, s. ferner Sulfanilamid-Versuch Abb. 1), wird durch das gleichzeitig applizierte 4-Aminoantipyrin vollständig unterdrückt.

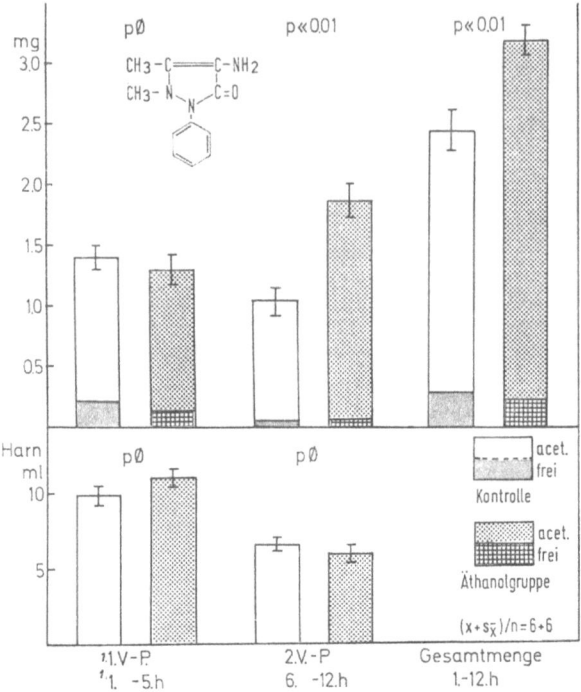

Abb. 2. Ausscheidung von freiem und acetyliertem 4-Amino-antipyrin im Harn (mg; $\bar{x} \pm s_{\bar{x}}$) und entsprechende Harnmengen (ml) nach gemeinsamer oraler Applikation von 4-Amino-antipyrin (20 mg/kg) und Äthanol (3,2 mg/kg) bzw. Wasser an Ratten. Einzelheiten s. Methodik

2. O-Glucuronidierung

Die Elimination von Norphenazon-Glucuronid zeigt in der 1. Versuchsperiode (1.—5. Std) unter akuter Äthanoleinwirkung keine Veränderungen gegenüber der Kontrolle (Tab. 1). Eine Äthanoldiurese tritt hier ebenfalls nicht auf. Erst in der 2. Versuchsperiode (6.—12. Std) kommt es zu einer Steigerung der Elimination des Konjugates bei der Äthanolgruppe um $+26\%$. Ihr absoluter Beitrag zur 12 Std-Gesamtbilanz des umgesetzten Norphenazons ist gering. Diese zeigt daher für Versuchs- und Kontrollgruppe keine Unterschiede; der wiedergefundene Anteil Norphenazon beträgt übereinstimmend 52 bzw. 54% der Dosis und wird damit durch die Äthanolbelastung der Versuchsgruppe nicht beeinflußt.

Die Elimination von 4-Hydroxy-phenazon als Glukuronid im Harn ist dagegen unter Äthanolbelastung bereits in der 1. Versuchsperiode (1.—5. Std) deutlich gesteigert ($+25\%$, Tab. 2). Gleichzeitig tritt jedoch

Tabelle 1. *Ausscheidung von Norphenazon-Glucuronid (mg) im Harn nach Gabe von Norphenazon (20 mg/kg) an Ratten (300 ± 10 g, männlich). 6 mg Norphenazon/Tier in 10 ml Äthanollösung (10 Vol-% ≙ 3,2 ml Äthanol/kg) bzw. in 10 ml Wasser. Nachfütterung mit 5 ml Wasser nach der 5. Std (Ende der 1. Versuchsperiode)*

Norphenazon-Glucuronid (mg)

	Kontrollgruppe			Äthanolgruppe		
	1. Versuchsperiode 1.–5. Std	2. Versuchsperiode 6.–12. Std	Gesamt	1. Versuchsperiode 1.–5. Std	2. Versuchsperiode 6.–12. Std	Gesamt
$\bar{x} \pm s_{\bar{x}}$	3,07 ± 0,19	0,16 ± 0,03	3,24 ± 0,16	2,70 ± 0,11	0,42 ± 0,09	3,13 ± 0,11
%	100	100	100	88	260	97
n	6	6	6	6	6	6
p	> 0,1	< 0,05	> 0,1	—	—	—
% der Dosis (6 mg/Tier)	—	—	54	—	—	52

Harnvolumen (ml)

$\bar{x} \pm s_{\bar{x}}$	9,0 ± 0,26	5,4 ± 0,27	14,4 ± 0,35	9,4 ± 0,61	4,8 ± 0,53	14,2 ± 1,0

Tabelle 2. *Ausscheidung von 4-Hydroxy-phenazon-Glucuronid (mg) im Harn nach Gabe von 4-Hydroxy-phenazon (20 mg/kg, oral) an Ratten (300 ± 10 g, männlich). 6 mg 4-Hydroxy-phenazon/Tier in 10 ml Äthanollösung (10 Vol-% ≙ 3,2 ml Äthanol/kg) bzw. in 10 ml Wasser. Nachfütterung mit 5 ml Wasser nach der 5. Std (Ende der 1. Versuchsperiode)*

4-Hydroxy-phenazon-Glucuronid (mg)

	Kontrollgruppe			Äthanolgruppe		
	1. Versuchsperiode 1.–5. Std	2. Versuchsperiode 6.–12. Std	Gesamt	1. Versuchsperiode 1.–5. Std	2. Versuchsperiode 6–12. Std	Gesamt
$\bar{x} \pm s_{\bar{x}}$	2,61 ± 0,08	1,43 ± 0,24	4,05 ± 0,27	3,27 ± 0,08	1,72 ± 0,34	5,00 ± 0,09
%	100	100	100	125	120	124
n	6	6	6	6	6	6
p	< 0,01	> 0,1	< 0,01	—	—	—
% der Dosis (6 mg/Tier)	—	—	67	—	—	83

Harnvolumen (ml)

$\bar{x} \pm s_{\bar{x}}$	9,0 ± 0,43	7,3 ± 0,66	16,4 ± 1,04	11,6 ± 0,46	6,9 ± 0,27	18,5 ± 0,68
%	100	100	100	128	94	110
p	< 0,01	> 0,1	> 0,1	—	—	—

nach Äthanol eine Diuresesteigerung um 28%, auf. Die Steigerung der Diurese entspricht damit recht genau der gesteigerten Konjugatelimination während dieser 1. Versuchsperiode. Nach Abklingen der akuten Äthanolwirkung (2. Versuchsperiode: 6.—12. Std) erscheinen im Harn beider Versuchsgruppen jeweils identische Konjugatmengen. Die 12 Std-Gesamtmenge 4-Hydroxy-phenazon, die als Glucuronid von der Äthanol-belasteten Versuchsgruppe eliminiert wird, übertrifft die der Kontrollgruppe um 24%. Der damit wiedergefundene Anteil 4-Hydroxyphenazon beträgt für die Äthanolgruppe 83% der Dosis, während in der Kontrollgruppe nur 67% wiedergefunden werden ($P < 0{,}01$).

Diskussion

Die N-Acetylierung und die O-Glucuronidierung, jeweils an zwei Substraten geprüft, verhalten sich unter akuter, mäßiger Äthanolbelastung, gemessen an der Elimination der Konjugate und deren zeitlichem Verlauf, grundsätzlich gleichartig: Äthanol hemmt diese Konjugationsreaktionen in vivo nicht. Bei zwei Substraten werden vielmehr auch Steigerungen in der Konjugatbildung und -elimination gefunden. Sulfanilamid (für die N-Acetylierung) und Norphenazon (für die O-Glucuronidierung) zeigen sowohl in der 1. Versuchsperiode (1.—6. Std, akute Äthanoleinwirkung) als auch in der 12 Std-Gesamtmenge keine Unterschiede zwischen Versuchs- und Kontrollgruppen bei der Elimination der Konjugate. Damit hat sich der konjugierte Anteil dieser Arzneistoffe unter Äthanolbelastung nicht geändert.

Anders verhalten sich dabei die beiden Substrate 4-Hydroxy-phenazon bzw. 4-Amino-antipyrin: Äthanol verursacht hier eine Steigerung der 12 Std-Gesamtmenge an Konjugaten im Harn gegenüber den Kontrollgruppen. So erhöht sich für 4-Hydroxy-phenazon der glucuronidierte Anteil der Dosis signifikant von 67% auf 83% ($P < 0{,}01$), der acetylierte für 4-Aminoantipyrin von 41% auf 53% der Dosis ($P < 0{,}01$). Die Vermehrung der Konjugationsreaktionen unter Äthanoleinwirkung geht einher mit einer entsprechenden Verminderung alternativer Stoffwechselwege bei diesen beiden Substraten.

Die selektive Steigerung der Konjugationsleistungen bei diesen Substraten ist damit weder auf eine direkte Aktivierung der Konjugationsreaktionen selbst durch Äthanol noch auf ein vermehrtes Angebot z. B. von Acetat (bzw. Acetyl-Co-A) aus der Äthanoloxydation zurückzuführen: in diesen Fällen müßten alle Substrate eine derartige Steigerung der Konjugationen aufweisen. Sie muß vielmehr durch die Hemmung oxydativer Nebenwege im Gesamtstoffwechsel von 4-Hydroxyphenazon bzw. von 4-Amino-antipyrin durch Äthanol erklärt werden. Der früher beschriebene Hemmeffekt von Äthanol auf mikrosomale

Hydroxylierungsreaktionen (Schüppel, 1967, 1969b) wirkt sich hier indirekt, durch eine Verschiebung von einem oxydativen zu einem überwiegend konjugativen Stoffwechselmuster solcher Arzneistoffe aus, die über alternative Stoffwechselwege metabolisiert werden können. Damit ist das Ausmaß dieser kompensatorischen Verschiebungen im Stoffwechselmuster eines Arzneistoffes — neben der Äthanoldosis — in erster Linie abhängig von seinem normalen Stoffwechselschicksal im Organismus, d. h. von dem Anteil der oxydativen (Neben-)Reaktionen. Für 4-Amino-antipyrin und 4-Hydroxy-phenazon ist gemeinsam die N-Demethylierung an N-2 (Jaffe, 1901; Halberkann u. Fretwurst, 1950; Pechtold, 1964; Schüppel u. Soehring 1965; Schüppel u. Wittemann, 1968) sowie die C-3-Methyl-Oxydation (Hidetoshi et al., 1968) gesichert bzw. wahrscheinlich, für 4-Amino-antipyrin ferner noch die oxydative Desaminierung (Halberkann u. Fretwurst, 1950).

Zeitliche Unterschiede im Eliminationsverhalten zwischen 4-Hydroxyphenazon und 4-Amino-antipyrin, d. i. Steigerung der Elimination in der 1. Versuchsperiode (4-Hydroxy-phenazon) oder erst in der 2. Versuchsperiode (4-Amino-antipyrin), dürfte auf die unterschiedliche Diurese in diesen Versuchsperioden bei beiden Substraten zurückgehen.

Die Ergebnisse bei der Acetylierung unter Äthanolbelastung in vivo zeigen ferner, daß ein vermehrtes Acetat- bzw. Acetyl-Co-A-Angebot, wie es die Äthanoloxydation bedingt (Lundquist et al., 1962; Forsander et al., 1960), keine gesteigerte Acetylierung zur Folge hat, ungeachtet der Tatsache, daß auch Acetatreste aus (markiertem) Äthanol für die Acetylierung verwendet werden (Bernhard, 1940). Eine Verminderung der Acetylierung, die nach Befunden einer stark verminderten Acetyl-Co-A-„Aktivität" in der Leber der Alkohol-vergifteten Maus (4,1 g/kg i.v.) nahegelegt wird (Ammon et al., 1966), ist bei der benutzten Äthanoldosis in vivo hier nicht nachweisbar. Es ist nicht auszuschließen, daß beide genannten Faktoren, d. h. vermehrtes Acetatangebot und verminderte Acetylierungsaktivität durch Äthanol sich in vivo kompensieren und eine ausgeglichene Bilanz ergeben.

Bei der Glucuronidierung von p-Nitrophenol in vitro wird für Äthanol (2,5—10 mM) ein kompetitiver Hemmeffekt beschrieben (Hänninen u. Alanen, 1966); bei relativ hohen Äthanolkonzentrationen (0,17 bis 2,58 mmol/3 ml = 0,25—3,9 Gew.-%) auch für die „Konjugation" von Progesteron in vitro (Cooke u. Taylor, 1963). Beide Hemmeffekte auf die Glucuronidierung werden auf die Konkurrenz mit Äthanol zurückgeführt, da beim Kaninchen Äthyl-Glucuronid in sehr geringen Mengen als normaler Metabolit von Äthanol beschrieben wurde (Kamil et al., 1953). Diese Hemmeffekte von Äthanol auf Glucuronidierungsreaktionen in vitro können auf Grund unserer Versuche in vivo nicht bestätigt werden.

Schließlich sei darauf hingewiesen, daß die ungestörte Elimination von 4-Amino-antipyrin, Norphenazon und Sulfanilamid und ihren entsprechenden Konjugaten — wie sie jeweils in der 1. Versuchsperiode übereinstimmend beobachtet wird — den Schluß bestätigt, daß Äthanol die Resorption und die primäre Verteilung von Arzneimitteln nicht entscheidend stört (Schüppel, 1969b). Die Störungen der Pharmakokinetik nach Äthanolgabe sind vielmehr, direkt oder indirekt, die Folgen einer metabolischen Interferenz mit Äthanol.

Literatur

Ammon, H. P. T., Estler, C.-J., Heim, F.: Akute Äthanolvergiftung und Leberstoffwechsel. Arch. int. Pharmacodyn. **159**, 258—268 (1966).

Bernhard, K.: Das Schicksal des Alkohols im Tierkörper. Hoppe-Seylers Z. physiol. Chem. **267**, 99—102 (1940).

Bratton, A. C., Marshall, E. K.: A new coupling component for sulfanilamide determination. J. biol. Chem. **128**, 537—550 (1939).

Brodie, B. B., Axelrod, J.: The fate of antipyrine in man. J. Pharmacol. exp. Ther. **98**, 97—104 (1950a).

— — The fate of aminopyrine (Pyramidon) in man and methods for the estimation of aminopyrine and its metabolites in biological materials. J. Pharmacol. exp. Ther. **99**, 171—184 (1950b).

Bücher, Th., Redetzki, K.: Eine spezifische photometrische Bestimmung von Äthylalkohol auf fermentativem Wege. Klin. Wschr. **29**, 615—616 (1951).

Cooke, B. A., Taylor, W.: The metabolism of progesterone by animal tissues in vitro. 5. Inhibition of conjugate formation by ethanol and propylene glycol during metabolism of 4-^{14}C-progesterone by rat liver in vitro. Biochem. J. **87**, 214—218 (1963).

Forsander, O. A., Räihä, N., Suomalainen, H.: Oxidation des Äthylalkohols in isolierter Leber und isoliertem Hinterkörper der Ratte. Hoppe-Seylers Z. physiol. Chem. **318**, 1—5 (1960).

Hänninen, O., Alanen, K.: The competitive inhibition of p-nitrophenyl-β-D-glucopyranosiduronic acid synthesis by aliphatic alcohols in vitro. Biochem. Pharmacol. **15**, 1465—1467 (1966).

Halberkann, J., Fretwurst, F.: Die Stoffwechselprodukte des Pyramidons und verwandter Verbindungen beim Menschen. Hoppe-Seylers Z. physiol. Chem. **285**, 97—127 (1950).

Hidetoshi, Y., Shimeno, H., Tsukamato, H.: Metabolism of drugs, 49. A new metabolite of antipyrine. Biochem. Pharmacol. **17**, 1511—1516 (1968).

Jaffe, M.: Über den nach Pyramidongebrauch im Harn auftretenden rothen Farbstoff. Ber. dtsch. chem. Ges. **34**, 2737—2740 (1901).

Kamil, I. A., Smith, J. N., Williams, R. T.: Studies in detoxication. 50. The isolation of methyl- and ethyl-glucuronides from the urine of rabbits receiving methanol and ethanol. Biochem. J. **54**, 390—392 (1953).

Krebs, K. G., Franke, H.: Zur Bestimmung der „Sulfonamide". Klin. Wschr. **18**, 1248—1251 (1939).

Krohs, W., Hensel, O.: Pyrazolone und Dioxo-Pyrazolidine. Aulendorf: Cantor 1961.

Lundquist, F., Tygstrup, N., Winkler, K., Mellemgaard, K., Munck-Petersen, S.: Ethanol metabolism and production of free acetate in the human liver. J. clin. Invest. **41**, 955—961 (1962).

Pechtold, F.: Zur Kenntnis des Abbaues von Dimethylaminophenyldimethylpyrazolon im Organismus. Arzneimittel-Forsch. 14, 972—974 (1964).
Schüppel, R.: Die N-Demethylierung am Phenazon (Antipyrin®). Naunyn-Schmiedebergs Arch. Pharmak. exp. Path. 255, 71 (1966).
— Einfluß akuter Äthanoleinwirkung auf die N-Demethylierung zweier Arzneimittel bei der Ratte. Naunyn-Schmiedebergs Arch. Pharmak. exp. Path. 257, 60 (1967).
— Untersuchungen zur Spezifität äthanolbedingter Arzneistoffwechselstörungen. Naunyn-Schmiedebergs Arch. Pharmak. exp. Path. 260, 197 (1968a).
— Pharmakokinetische Untersuchungen an der alkoholisierten Ratte. — Ein Beitrag zur Analyse der Kombinationswirkungen von Äthanol mit Arzneimitteln. Diss. Math.-Naturwiss. Fakultät Univ. Tübingen (1968b).
— Alkohole als Inhibitoren der mikrosomalen N-Demethylierung in vitro. Naunyn-Schmiedebergs Arch. Pharmak. 264, 302 (1969a).
— Hemmung der Hydroxylierung von Arzneimitteln in vivo unter Äthanolbelastung. Naunyn-Schmiedebergs Arch. Pharmak. exp. Path. 265, 156—169 (1969b).
— Soehring, K.: Qualitative Untersuchungen über den Amidopyrin-Stoffwechsel beim Menschen. Pharmaceut. Acta Helvet. 40, 105—124 (1965).
— Wittemann, G.: Nachweis eines gemeinsamen, reaktiven Metaboliten für Pyrazolonderivate der Phenazon- und Aminophenazonreihe. Referat: JUPAC-Symposion ,,Pharmazeutische Chemie", Münster, 24. 7. 1968.
Večerková, J., Kakáč, B., Večerek, B., Ledvina, M.: Die Anwendung papierchromatographischer Methoden zum toxikologischen Nachweis von Arzneimitteln. 8.: Neue Erkenntnisse über den Abbau des Aminophenazons. Pharmazie 22, 30—38 (1967).
Williams, R. T.: Detoxication mechanisms. 2. edition. London: Chapman and Hall Ltd., 1959.

Dr. med. Dr. rer. nat. R. Schüppel
Institut für Toxikologie der Universität
7400 Tübingen, Wilhelmstr. 56

The Effect of Phenytoin and Metamphetamine on Spinal Motor Activity [*]

I. JURNA and C. THERES

Institut für Pharmakologie und Toxikologie der Universität des Saarlandes
Homburg a. d. Saar

Received June 19, 1969

Summary. The investigation was initiated by the idea that reserpine might exert its action on spinal motor activity through facilitatory impulses in descending pathways to the spinal motoneurones. Therefore, the effect of conditioning by repetitive stimulation of descending and segmental pathways on α and γ reflex discharges was studied in the rat. Conditioning by stimulation of the dorsolateral funiculus increased α and decreased γ reflex discharge. Conditioning by stimulation of the dorsal funiculus increased α reflex discharge without changing γ reflex activity. In partially or totally spinalized preparations, conditioning by repetitive stimulation of the same dorsal root to which the test stimulus was applied, produced an increase in α reflex activity which was associated with a decrease in γ motor activity. In the preparations with an intact neuraxis, repetitive stimulation of the dorsal root facilitating α reflex discharge did not change γ motor activity. α motor activity also remained unchanged when α reflex discharge was inhibited by repetitive stimulation of the dorsal root in the intact or totally spinalized preparation.

Phenytoin 50 mg/kg increased the unconditioned α response in all types of preparations, apart from that in which the dorsal funiculus was isolated. Facilitation of α reflex discharge elicited by repetitive stimulation of segmental and descending pathways was depressed by phenytoin, whereas inhibition remained unchanged.

Metamphetamine 2 mg/kg increased the unconditioned α reflex discharge in all types of preparations, and decreased the γ response in the preparations with an intact neuraxis and also in those in which the dorsal funiculus was isolated. Metamphetamine did not depress the facilitatory or inhibitory effects produced by repetitive stimulation of descending or segmental pathways.

From the results obtained it is concluded that reserpine rigidity in the rat may be mediated by an increased facilitatory impulse input reaching the α motoneurones by way of descending pathways in the dorsolateral column of the spinal cord, and that phenytoin may antagonize, at least in part, the effect of reserpine by a depressant action on facilitatory processes at the spinal level, whereas abolition of reserpine rigidity produced by metamphetamine must be due to a supraspinal site of action of this drug.

Key-Words: Spinal Motor Activity — Dorsolateral Funiculus — Dorsal Funiculus — Phenytoin — Metamphetamine.

Schlüsselwörter: Spinalmotorische Aktivität — Seitenstrang — Hinterstrang — Phenytoin — Metamphetamin.

---

[*] Supported by a grant of the Deutsche Forschungsgemeinschaft.

An intravenous injection of reserpine, tetrabenazine or physostigmine induces rigidity in the intact rat, which has been attributed to an increased α-motor activity (Roos and Steg, 1964; Arvidsson et al., 1966; Jurna and Lanzer, 1969; Jurna et al., 1969). During reflex activation, the number of α-motor discharges was found to be augmented, the latency of α-discharge reduced, and the number of γ-motor discharges decreased. The changes in α-motor activity are similar to the facilitation brought about by a preceding conditioning volley in the dorsal root (Steg, 1964). Reserpine rigidity is abolished by a lesion in the dorsal part of the lateral funiculi (Arvidsson et al., 1967), suggesting that it may be due to facilitatory impulses reaching the α-motoneurones by way of descending pathways located in this part of the spinal cord. In the present study, an attempt has been made to imitate the effect of reserpine by facilitation of α-motoneurones through repetitive stimulation of the isolated ipsilateral dorsalateral funiculus.

Although cutting the dorsal columns, which in the rat contain a portion of the pyramidal tract (Linowiecki, 1914), did not abolish reserpine or physostigmine rigidity (Arvidsson et al., 1967), experiments were carried out in which the effect on α-motor activity of conditioning by repetitive stimulation of the dorsal funiculus was also analysed.

Rigidity and hyperactivity of the α-motor system is depressed by monoaminergic agents. v.g. metamphetamine, by antiparkinson drugs with cholinolytic properties, and by the anticonvulsant agent phenytoin (Jurna, 1968; Jurna and Lanzer, 1969; Jurna et al., 1969). The motor disturbance produced by reserpine, tetrabenazine or physostigmine is probably due to an imbalance between monoaminergic and cholinergic mechanisms in the brain, and normalization is achieved by reactivating monoaminergic or depressing cholinergic activities. Accordingly, the effect of metamphetamine on α-motor hyperactivity in reserpine rigidity may be explained in terms of an action on supraspinal structures. However, the inhibitory effect of the anticonvulsant agent phenytoin, which has been shown to antagonize facilitatory processes in the cat stellate ganglion and spinal cord (Esplin, 1957; Raines and Standaert, 1967) could result from a less specific action at the spinal level. To test these hypotheses, the influence of phenytoin and metamphetamine on the reflex discharge of α-motoneurones as conditioned by segmental and descending pathways was studied in intact, and in partially or totally spinalized rats as well.

Methods

The experiments were performed on 75 Wistar rats weighing 200—300 g. The animals were operated under deep halothane or divinyl ether anesthesia. After the operation, anesthesia was continued throughout the experiment at a level that reduced spontaneous movements to a minimum. To test the question whether reflex activity was influenced by this depth of anesthesia, in some experiments on spinal preparations the surgical wounds were instilled with procaine and the animals were allowed to recover for a short period; under this condition, no change in reflex activity could be detected. The spinal cord was exposed from the lower thoracic to the lower sacral region. A thin filament was isolated from a ventral root supplying the calf muscles of the left hind leg. Activity of α and γ motor axons was led off with two pairs of electrodes about 5 mm apart and displayed with two beams on a cathode ray oscilloscope (Tektronix Type 565). α and γ units were identified by the difference in conduction velocity, amplitude and shape of the potentials. Reflex activity was elicited by electrical stimulation of the corresponding dorsal root with single rectangular pulses of 0.1 msec duration and supramaximal strength. Segmental conditioning was performed by repetitive stimulation of the same dorsal root with trains of two to four pulses of subthreshold strength (duration of pulses 0.1 msec at intervals of 2—4 msec). The interval between the conditioning train and the test stimulus was chosen in such a way that the reflex discharge from the α motoneurones was activated or inhibited. The test and conditioning pulses were displayed on the oscilloscope with a third beam running at lower speed.

In one series of partially spinalized preparations, the dorsal part of the left lateral funiculus was cut at the ninth thoracic segment, sectioned longitudinally down to the first or second lumbar level so that a free end about 10 mm long was dissected and mounted on a pair of stimulating electrodes. In the other series, the dorsal funiculi were cut at the ninth thoracic level and a strip with a wedge-shaped cross section was isolated by longitudinal sections down to the first or second lumbar level, which also was used for conditioning stimulation. The stimulation parameters were of the same order as for segmental conditioning. However, with both types of descending conditioning only facilitatory effects on α motoneurones were tested. In the totally spinalized preparations, the spinal cord was transected at the tenth thoracic segment.

Before the injection of the drugs, and 10 and 30 min after the injection, 20 recordings of the unconditioned and 20 recordings of the conditioned responses were made each time. The number of α and γ reflex discharges per sweep was counted and pooled for calculations. Additionally, the latencies of the first α discharge were measured and their distributions plotted.

Phenytoin (diphenylhydantoin-Na) and metamphetamine (D-metamphetamine hydrochloride) were administered by a cannula inserted into one of the tail veins. Phenytoin was applied in a dose of 50 mg/kg, and metamphetamine in a dose of 2 mg/kg.

Results

I. Intact Preparation

In 16 experiments, the number of α discharges elicited by a supramaximal test stimulus applied to the dorsal root was 5.61 ± 3.18 per sweep (mean $\pm$ standard deviation), and the number of γ discharges 8.56 ± 2.28 per sweep. The distribution of the latencies of the first α motor discharge shows two peaks, one at 2.5 msec and the other at about 3.7 msec (Fig. 1A, faint lined—shaded area).

Facilitation or inhibition of α motoneurone discharge was brought about by repetitive stimulation of the same dorsal root. Facilitatory conditioning increased significantly the number of α motor discharges by 1.91 ± 1.24 ($p < 0.001$; 9 experiments) and shortened the latencies of

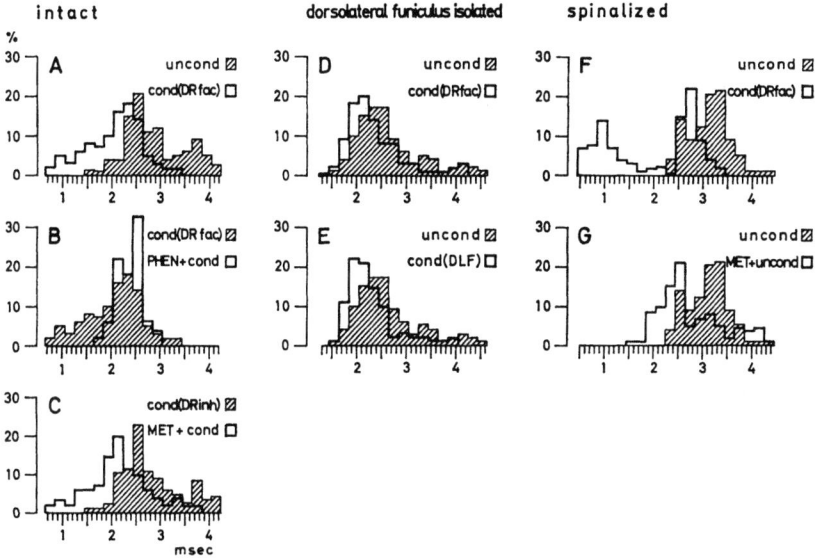

Abb. 1 A—G. Distribution of the interval between stimulus artifact and the first α discharge. The interval is plotted in msec against the frequency of distribution in per cent of the total number of determinations (n). A—C: intact neuraxis. D and E: dorsolateral funiculus isolated. F and G: spinalized preparations. A: unconditioned response ($n = 200$) and facilitated response ($n = 225$). B: facilitated response and response facilitated after phenytoin 50 mg/kg ($n = 86$). C: inhibited response ($n = 96$) and response inhibited after metamphetamine ($n = 72$). D: unconditioned response ($n = 533$) and response facilitated by dorsal root stimulation ($n = 399$). E: unconditioned response and response facilitated by stimulation of dorsolateral funiculus ($n = 507$). F: unconditioned response ($n = 287$) and facilitated response ($n = 190$). G: unconditioned response and unconditioned response after metamphetamine 2 mg/kg ($n = 150$)

the first α discharge (Fig. 1 A, heavy lined area). Inhibitory conditioning reduced the number of α discharges by 3.33 ± 2.10 ($p < 0.001$; 7 experiments). The distribution of the latencies was essentially the same as in the unconditioned response (compare faint lined—shaded areas in Fig. 1 A and C). No changes in γ motor discharge were observed during facilitation or inhibition of α reflex activity.

Phenytoin was injected intravenously in a dose of 50 mg/kg. An illustration of an experiment performed with phenytoin is given in Fig. 2. The facilitated response shows a tendency to synchronization of α discharges (Fig. 2 B). 30 min after the injection of phenytoin 50 mg/kg, at which time the effects of the drug were maximally developed, the α response to the test stimulus alone was increased without shortening of the latency of the first α discharge (Fig. 2 D). Facilitatory conditioning

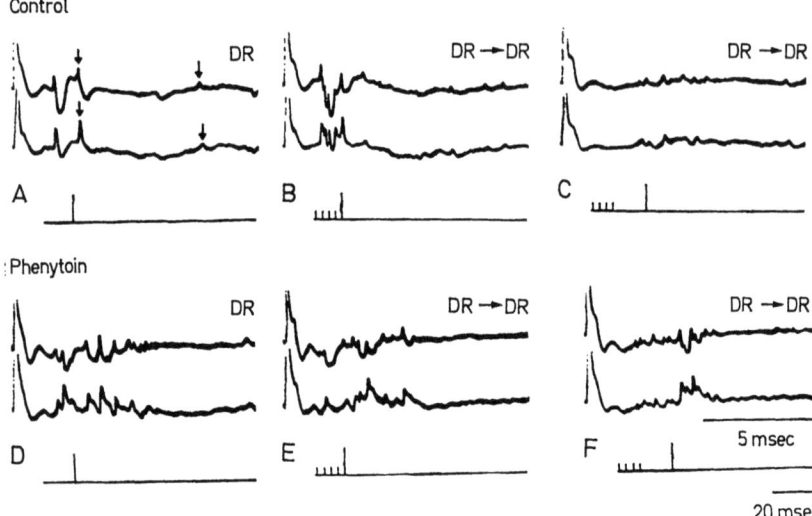

Fig. 2 A—F. Effect of facilitatory and inhibitory conditioning on α and γ motor discharge led off from ventral root filament in a preparation with intact neuraxis. Test stimulus and conditioning stimuli were applied to corresponding dorsal root. Upper and middle traces: motor discharge recorded with two pairs of electrodes. Lower trace: test and conditioning stimuli. A and D: motor discharges elicited by test stimulus alone (DR). B and E: motor discharge elicited by test stimulus following facilitatory conditioning (DR → DR). C and F: motor discharge elicited by test stimulus following inhibitory conditioning (DR → DR). A, B and C: discharges recorded before the application of phenytoin (Control). D, E and F: discharges recorded 30 min after the application of phenytoin 50 mg/kg (Phenytoin). The first arrows indicate an α discharge, the second arrows a γ discharge

did not increase the α reflex discharge when compared with the corresponding response obtained during the control period (Fig. 2B and E) and with the effect of the test stimulus alone after phenytoin (Fig. 2D and E), nor was the latency of the first α discharge shortened. Inhibitory conditioning failed to suppress the α reflex activity to the same extent as in the control period (Fig. 2C and F). However, if comparison is made between the unconditioned and the conditioned response, repetitive stimulation is still effective in producing inhibition (Fig. 2D and F).

Since the effects of phenytoin were maximal at 30 min after the injection, calculations were made on the values obtained at this time. The drug increased the unconditioned α reflex discharge by 1.72 ± 1.42 ($p < 0.005$; 7 experiments) without influencing γ motor activity. This is in accordance with a previous observation (Jurna and Lanzer, 1969).

Facilitation was abolished by phenytoin (Table 1). Before phenytoin, dorsal root conditioning increased the α reflex response to the test

Table 1. *Intact preparation*

Difference in number of α discharges between unconditioned and conditioned response	n	Before phenytoin $\bar{x} \pm s$	p	After phenytoin 50 mg/kg $\bar{x} \pm s$	p
Facilitation by stimulation of dorsal root	7	2.26 ± 1.40	< 0.005	0.98 ± 1.41	n. s.
		$p < 0.05$*			
Inhibition by stimulation of dorsal root	7	-2.54 ± 1.68	< 0.01	-1.62 ± 1.88	n. s.
		n. s.*			

Difference in number of α discharges between unconditioned and conditioned response	n	Before metamphetamine $\bar{x} \pm s$	p	After metamphetamine 2 mg/kg $\bar{x} \pm s$	p
Facilitation by stimulation of dorsal root	7	1.86 ± 1.01	< 0.005	1.65 ± 1.74	< 0.05
		n. s.*			
Inhibition by stimulation of dorsal root	7	-4.11 ± 2.29	< 0.005	-3.10 ± 1.89	< 0.005
		$p < 0.05$*			

n = Number of experiments.
$\bar{x}$ = Mean value.
s = Standard deviation.
n. s. = Not significant.
* = Difference between the corresponding mean values.

stimulus by 2.26 ± 1.40 (difference in α discharge between unconditioned and conditioned response), whereas no increase of the α motor discharge could be be ascertained after the injection of phenytoin. The difference between the mean values before and after phenytoin is statistically significant ($p < 0.05$), indicating a depression of facilitation.

Inhibitory conditioning by dorsal root stimulation proved to be less sensitive than facilitatory conditioning to the action of phenytoin (Table 1). Before the application of the drug, α reflex discharge following the test stimulus was diminished by 2.54 ± 1.68 ($p < 0.01$) whereas after phenytoin α reflex discharge decreased by 1.62 ± 1.88. Although the inhibitory conditioning did not produce a significant effect under the influence of phenytoin, the comparison of the mean values before and after phenytoin did not yield a significant effect either. This suggests that some inhibition is still present after phenytoin.

Only in the experiments with facilitatory conditioning, a marked effect of phenytoin on the latencies of the first α discharge could be observed. The latency after the test stimulus alone was reduced by facilitatory conditioning (Fig. 1 A), and the effect of facilitatory stimulation was antagonized by phenytoin in such a way that latencies were longer (Fig. 1 B).

Metamphetamine was injected intravenously in a dose of 2 mg/kg. Although its effects developed very rapidly after the injection, calculations were made on the values obtained at 30 min after the injection. Metamphetamine increased the unconditioned α motor discharge by 3.35 ± 1.86 and decreased the γ motor discharge by 1.18 ± 1.02. These changes were statistically significant ($p < 0.005$; 7 experiments) and are in accordance with a previous finding (Jurna and Lanzer, 1969). Moreover, metamphetamine increased the facilitated α response by 3.19 ± 2.06, and the inhibited α response by 4.15 ± 1.51 ($p < 0.005$; 7 experiments each).

Facilitatory and inhibitory conditioning were not altered by metamphetamine (Table 1). There was no significant difference between the mean values of the unconditioned and the facilitated α response before and after the application of metamphetamine, whereas a significant difference exists between the uncoditioned and the inhibited responses before and after the injection of the drug. This difference, however, may be attributed not to a depressant action on inhibitory processes, but to the activation of α motor discharge.

The sole distinct effect which metamphetamine exerted on the latencies of α discharge was seen in the experiments with inhibitory conditioning (Fig. 1 C). The latencies were shortened, so that their distribution during inhibitory conditioning after metamphetamine (Fig. 1 C, heavy lined area) ressembled that of latencies during facilitatory conditioning (Fig. 1 B, faint lined—shaded area).

II. Dorsolateral Funiculus Isolated

In 36 experiments, in which the left dorsolateral funiculus was isolated, the number of α reflex discharges produced by the test stimulus was 5.08 ± 2.62 per sweep, and the number of γ discharges 8.35 ± 3.20 per sweep. The distribution of the latencies of the first α discharge was similar to the one obtained in the experiments on the intact preparation; it shows a peak at 2.4 msec (Fig. 1 D, faint lined—shaded area).

Repetitive stimulation of the isolated ipsilateral dorsolateral funiculus facilitated the α motor response to stimulation of the dorsal root. Facilitatory conditioning through the dorsolateral funiculus increased the

Table 2. *Dorsolateral funiculus isolated*

Difference in number of α discharges between unconditioned and conditioned response	n	Before phenytoin $\bar{x} \pm s$	p	After phenytoin 50 mg/kg $\bar{x} \pm s$	p
facilitation by stimulation of dorsal root	12	2.46 ± 1.32	< 0.001	*0.81* ± 1.32	n. s.
		$p < 0.005$*			
Facilitation by stimulation of dorsolateral funiculus	11	1.34 ± 0.89	< 0.001	*0.28* ± 0.62	n. s.
		$p < 0.005$*			

Difference in number of α discharges between unconditioned and conditioned response	n	Before metamphetamine $\bar{x} \pm s$	p	After metamphetamine 2 mg/kg $\bar{x} \pm s$	p
Facilitation by stimulation of dorsal root	8	*2.55* ± 1.38	< 0.005	*1.22* ± 0.53	< 0.05
		$p < 0.05$*			
Facilitation by stimulation of dorsolateral funiculus	8	*1.74* ± 1.33	< 0.01	*1.13* ± 1.37	< 0.05
		n. s.*			

n = Number of experiments.
$\bar{x}$ = Mean value.
s = Standard diviation.
n. s. = Not significant.
* = Difference between the corresponding mean values.

number of α motor discharges by 1.61 ± 1.14, and decreased the number of γ motor discharges by 0.69 ± 1.04. These changes were statistically significant ($p < 0.001$; 32 experiments).

Facilitatory conditioning by repetitive stimulation of the same dorsal root which was used for applying the test stimulus, induced an increase of α motor discharge by 2.68 ± 1.97, and a decrease of γ motor discharge by 0.91 ± 1.41. Also these changes were statistically significant ($p < 0.001$; 32 experiments).

Facilitatory conditioning by way of the descending or the segmental pathways reduced the latencies of the first α discharge only slightly (Fig. 1 D and E, thick lined areas).

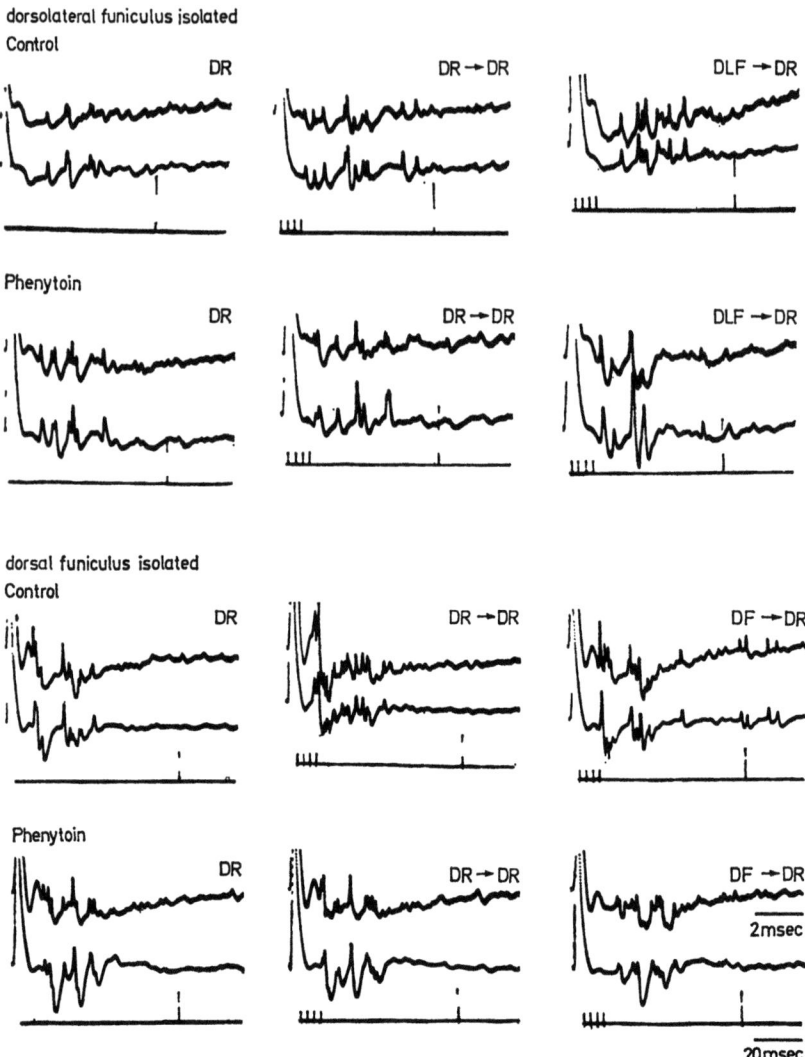

Fig. 3. Effect of facilitatory conditioning brought about by repetitive stimulation of dorsal root and isolated dorsolateral or dorsal funiculi. Traces as in Fig. 2. First column: motor discharges elicited by test stimulus alone (DR). Second column: motor discharge elicited by test stimulus following conditioning by dorsal root stimulation ($DR \to DR$). Third column: motor discharge elicited by test stimulus following conditioning by stimulation of dorsolateral funiculus (upper two rows of recordings, $DLF \to DR$) or of dorsal funiculus (lower two rows of recordings, $DF \to DR$). First and third row of recordings: discharges recorded before application of phenytoin (Control). Second and fourth row of recordings: discharges recorded after application of phenytoin 50 mg/kg (Phenytoin). The recordings were taken from two different experiments

Phenytoin 50 mg/kg increased the unconditioned α motor discharge to the test stimulus by 0.58 ± 0.61 ($p < 0.02$; 11 experiments) without changing γ motor activity. It depressed the effect of repetitive stimulation of the dorsolateral funiculus and of the dorsal root as well (Table 2 and Fig. 3, upper two rows of recordings). The mean values of the differences in α discharge between the unconditioned and the conditioned responses before and after the application of the drug are significantly different ($p < 0.005$). No change in the latencies of the first α discharge was produced by phenytoin in the unconditioned or conditioned responses.

Metamphetamine 2 mg/kg increased the unconditioned α motor discharge by 1.93 ± 1.27, and the α motor discharge conditioned from the dorsal root by 1.40 ± 0.51 ($p < 0.01$; 8 experiments each). In contrast to the observation made in the experiments performed on the preparations with an intact neuraxis, γ motor discharge of the unconditioned response was not reduced by metamphetamine.

The facilitatory effect of conditioning by repetitive stimulation of the dorsolateral funiculus or the dorsal root was not abolished by metamphetamine (Table 2). After metamphetamine, facilitation still increased significantly the number of α motor discharges. The increase is less pronounced than before the application of metamphetamine— there is even a significant difference between the mean values of the response conditioned by dorsal root stimulation—, but this results probably from the activation of the unconditioned response induced by metamphetamine.

III. Dorsal Funiculus Isolated

In 30 experiments carried out on preparations with the dorsal funiculus isolated, the number of α reflex discharges to the test stimulus was 5.10 ± 2.63 per sweep, and the number of γ discharges 8.34 ± 2.71 per sweep. The distribution of the latencies of the first α discharge did not differ from that of the intact preparation.

Facilitatory conditioning by the dorsal funiculus increased the number of α motor discharge by 1.05 ± 0.79 ($p < 0.001$; 30 experiments); γ motor activity remained unchanged. Repetitive stimulation of the dorsal funiculus was less effective in facilitating α reflex activity than was the stimulation of the dorsolateral funiculus, which increased α motor discharge by 1.61 ± 1.14. The difference between both values is statistically significant ($p < 0.05$).

Repetitive stimulation of the dorsal root increased the α response to the test stimulus by 3.27 ± 2.88 discharges ($p < 0.001$), and increased the number of γ discharges by 0.70 ± 1.42 ($p < 0.02$; 28 experiments).

Phenytoin 50 mg/kg did not influence the unconditioned α or γ motor response. However, it depressed significantly the facilitatory effect of

Table 3. *Dorsal funiculus isolated*

Difference in number of α discharges between unconditioned and conditioned response	n	Before phenytoin $\bar{x} \pm s$	p	After phenytoin 50 mg/kg $\bar{x} \pm s$	p
Facilitation by stimulation of dorsal root	7	4.11 ± 1.99 $p < 0.001^*$	< 0.001	0.90 ± 1.11	n. s.
Facilitation by stimulation of dorsal funiculus	7	1.43 ± 0.98 $p < 0.001^*$	< 0.005	0.11 ± 0.72	n. s.

Difference in number of α discharges between unconditioned and conditioned response	n	Before metamphetamine $\bar{x} \pm s$	p	After metamphetamine 2 mg/kg $\bar{x} \pm s$	p
Facilitation by stimulation of dorsal root	8	2.34 ± 1.38 n. s.*	< 0.001	1.58 ± 1.45	< 0.005
Facilitation by stimulation of dorsal funiculus	8	0.95 ± 0.55 n. s.*	< 0.001	0.66 ± 1.41	n. s.

n = Number of experiments.
$\bar{x}$ = Mean value.
s = Standard deviation.
n. s. = Not significant.
*   = Difference between the corresponding mean values.

conditioning by repetitive stimulation of the dorsal funiculus or the dorsal root (Table 3; Fig. 3, lower two rows of recordings).

Metamphetamine. 2 mg/kg increased the unconditioned α discharge by 1.20 ± 1.24, and diminished the γ discharge by 1.54 ± 0.34 ($p < 0.05$; 8 experiments). The facilitatory effect of repetitive stimulation of the dorsal funiculus or the dorsal root were not depressed by metamphetamine (Table 3), although the mean values of the difference in α discharge between unconditioned and conditioned responses were lower after metamphetamine than before the application of the drug. Again, this may be attributed to the excitatory action of metamphetamine on the unconditioned response.

Table 4. *Spinal preparation*

Difference in number of α discharges between unconditioned and conditioned response	n	Before phenytoin $\bar{x} \pm s$	p	After phenytoin 50 mg/kg $\bar{x} \pm s$	p
Facilitation by stimulation of dorsal root	7	1.47 ± 0.55 $p < 0.001$*	< 0.001	-0.67 ± 0.60	< 0.05
Inhibition by stimulation of dorsal root	6	-3.24 ± 2.30 $p < 0.05$*	< 0.02	-5.42 ± 1.62	< 0.001

Difference in number of α discharges between unconditioned and conditioned response	n	Before metamphetamine $\bar{x} \pm s$	p	After metamphetamine 2 mg/kg $\bar{x} \pm s$	p
Facilitation of stimulation of dorsal root	6	2.10 ± 1.19 n. s.*	< 0.01	2.17 ± 1.44	< 0.02
Inhibition by stimulation of dorsal root	6	-2.44 ± 1.08 n. s.*	< 0.005	-2.74 ± 1.87	< 0.02

n = Number of experiments.
$\bar{x}$ = Mean value.
s = Standard deviation.
n. s. = Not significant.
* = Difference between the corresponding mean values.

IV. Spinal Preparations

In 16 experiments performed on totally spinalized preparations, the number of α discharges to the test stimulus was 6.10 ± 3.98 per sweep, and the number of γ discharges 8.39 ± 2.58 per sweep. The distribution of the latencies of the first α discharge shows a peak at 2.5 msec and another at about 3.3 msec (Fig. 1F, faint lined-shaded area).

As in the experiments on preparations with an intact neuraxis, α motor discharge was facilitated or inhibited by dorsal root conditioning. Facilitatory conditioning increased the number of α discharges by 2.16 ± 1.91 ($p < 0.005$), decreased the number of γ discharges by 0.75 ± 0.90 ($p < 0.02$) and markedly reduced the latencies of the first α discharge (Fig. 1F, heavy lined area). Inhibitory conditioning decreased the number of α discharge by 2.89 ± 1.85 ($p < 0.001$); γ motor activity as

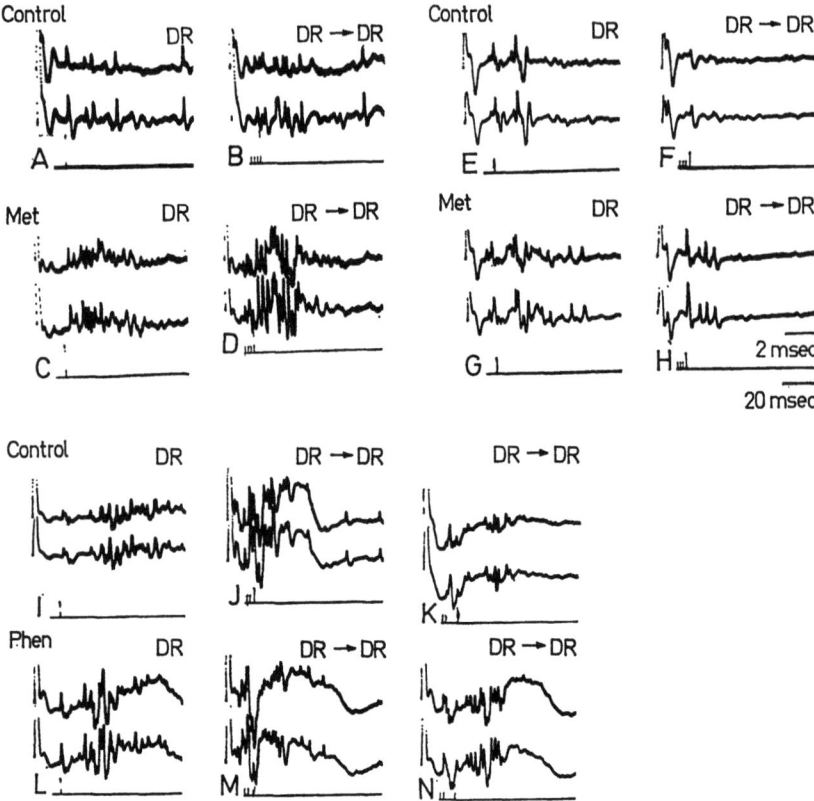

Fig. 4A—N. Effect of facilitatory and inhibitory conditioning by stimulation of dorsal root in spinal preparations. Traces as in Fig. 2. A, C, E, G, I and L: motor discharges elicited by test stimulus alone (DR). B, D, J and M: motor discharges elicited by test stimulus following facilitatory conditioning ($DR \to DR$). F, H, K and N: motor discharges elicited by test stimulus following inhibitory conditioning ($DR \to DR$). A, B, E and F: discharges recorded before application of metamphetamine (Control). C, D, G and H: discharges recorded after application of metamphetamine 2 mg/kg (Met). I, J and K: discharges recorded before application of phenytoin (Control). L, M and N: discharges recorded after application of phenytoin 50 mg/kg (Phen). The recordings were taken from three different preparations

well as the latencies of the first α discharge remained unchanged. The number of experiments in each series was 11.

Phenytoin 50 mg/kg increased the unconditioned α response by 2.16 ± 1.14 ($p < 0.005$; 7 experiments) without changing γ motor activity. The effect of facilitatory conditioning was not only abolished by the drug, but even a slight inhibition became apparent (Table 4). Inhibition of the α motor discharge was not depressed, but rather enhanced by phenytoin.

Fig. 4 I—N illustrates an experiment on a spinal preparation. Phenytoin increased the unconditioned response to the test stimulus (Fig. 4 L) and depressed the effect of facilitatory conditioning without changing the latency of the first α discharge (Fig. 4 M). The response to inhibitory conditioning shows more α discharge after phenytoin than before (Fig. 4 K and N). but less α discharge when compared with the unconditioned response after phenytoin (Fig. 4 L and N).

Metamphetamine 2 mg/kg increased the unconditioned α response also in the spinal preparation. After metamphetamine, the unconditioned α response was augmented by 2.98 ± 1.28 ($p < 0.005$), and the facilitated α response by 2.97 ± 2.34 ($p < 0.05$); γ motor activity remained unchanged. In each case the number of experiments was 6. The latencies of the first α discharge were reduced by metamphetamine. Facilitatory and inhibitory conditioning were still effective under the influence of metamphetamine (Table 4; Fig. 4 A—H).

Discussion

It has been one of the aims of the present study to find out whether repetitive stimulation of descending pathway induces a change of spinal motor activity. The dorsolateral funiculi have been shown to be a structure essential for the maintenance of reserpine or physostigmine rigidity (Arvidsson *et al.*, 1967). In accordance with this observation, stimulation of the dorsolateral funiculus facilitated α reflex discharge and inhibited γ motor activity, which is quite similar to the effect of reserpine. The facilitatory effect on the α reflex response of conditioning by way of the dorsolateral funiculus was less pronounced than the effect of conditioning by repetitive stimulation of the dorsal root or the action of reserpine or physostigmine (Jurna and Lanzer, 1969; Jurna *et al.*, 1969). However, reserpine or physostigmine rigidity is only diminished when one dorsolateral funiculus is cut, whereas abolition of rigidity is achieved by a lesion of both funiculi. Therefore, stronger facilitation may be expected when both dorsolateral funiculi are stimulated repetitively.

For comparison, also the dorsal funiculi were tried for facilitatory conditioning. This led to an increase of α reflex discharge. In contrast to the effect of conditioning by the dorsolateral funiculus, repetitive stimulation of the dorsal funiculi left γ motor activity unchanged. Moreover, facilitation of α reflex discharge by stimulation of the dorsal funiculi is less effective than facilitation through the dorsolateral funiculus, which may be due to a comparatively lesser developed system of descending fibres.

Furthermore, the investigation was made to test the hypothesis that phenytoin and metamphetamine may antagonize the action of reserpine on motor control by a different site of action. It has been proposed that phenytoin inhibits reserpine rigidity by depressing facilitatory effects at the spinal level (Jurna and Lanzer, 1969). This assumption finds corroboration by the results obtained: facilitation produced by repetitive subthreshold stimulation of the dorsal root in the intact preparation or in the partially or totally spinalized preparations as well as of the dorsolateral or dorsal funiculi is depressed by phenytoin. Metamphetamine, on the other hand, did not inhibit facilitatory conditioning by segmental or descending pathways. It might be argued that conditioning fails to facilitate α reflex discharge after phenytoin because the drug activates the α response to the test stimulus and facilitation will be less readily produced on a level of high than of low activity. But also metamphetamine activates the α reflex discharge to the test stimulus, however without diminishing facilitation.

The depressant effect of phenytoin on facilitatory processes has been attributed to an action on the afferent terminals (Raines and Standaert, 1967), in which a posttetanic hyperpolarization is produced by repetitive stimulation (Eccles and Krnjević, 1959). Such an effect could well account for the depression of facilitatory conditioning in the experiments described above, but then it is necessary to postulate that the terminals in inhibitory pathways are less sensititive to phenytoin than facilitatory pathways, because inhibitory conditioning is not depressed in the intact preparation, and even enhanced after spinalization.

Both phenytoin and metamphetamine increased α reflex activity in the unconditioned response, as has already been observed previously (Jurna and Lanzer, 1969). The excitatory effect of the two drugs must be due to a spinal site of action, because it was also present in the spinal preparation. In contrast to phenytoin, metamphetamine not only increased the α reflex response, but also diminished γ motor activity in the intact preparation and in the preparations with the dorsal funiculus isolated. Since metamphetamine does not inhibit γ motor discharge after spinalization or after cutting the dorsal funiculus, inhibition of γ motor activity must be operated from supraspinal structures through descending pathways in the dorsolateral funiculus. The hypothesis is favoured by the observation that repetitive stimulation of the dorsolateral funiculus facilitates α and inhibits γ motor discharge to the test stimulus, whereas stimulation of the dorsal funiculi facilitates α motor discharge without changing γ motor activity. Besides, some coupling between α and γ motor neurones seems to exist at the spinal level, because in partially and totally spinalized preparations, facilitation of α motor activity was associated with inhibition of γ motor discharge.

From the results presented, it is concluded that hyperactivity in reserpine or physostigmine rigidity may derive from a facilitatory impulse input mediated by descending pathways in the dorsolateral funiculi. The inhibitory effect of phenytoin on reserpine rigidity can be explained in terms of a spinal site of action on facilitatory processes, whereas the effect of metamphetamine on motor control as disturbed by reserpine must be attributed to an influence on supraspinal structures.

References

Arvidsson, J., Jurna, I., Steg, G.: Striatal and spinal lesions eliminating reserpine and physostigmine rigidity. Life Sci. 6, 2017—2020 (1967).
— Roos, B.-E., Steg, G.: Reciprocal effects on α- and γ-motoneurones of drugs influencing monoaminergic and cholinergic transmission. Acta physiol. scand. 67, 398—404 (1966).
Eccles, J. C., Krnjević, K.: Presynaptic changes associated with posttetanic potentiation in the spinal cord. J. Physiol. (Lond.) 149, 274—287 (1959).
Esplin, D. W.: Effects of diphenylhydantoin on synaptic transmission in cat spinal cord and stellate ganglion. J. Pharmacol. exp. Ther. 120, 301—323 (1957).
Jurna, I.: Depression by antiparkinson drugs of reserpine rigidity. Naunyn-Schmiedebergs Arch. Pharmak. exp. Path. 260, 80—88 (1968).
— Lanzer, G.: Inhibition of the effect of reserpine on motor control by drugs which influence reserpine rigidity. Naunyn-Schmiedebergs Arch. Pharmak. exp. Path. 262, 309—324 (1969).
— Theres, C., Bachmann, T.: The effect of physostigmine and tetrabenazine on spinal motor control and its inhibition by drugs which influence reserpine rigidity. Naunyn-Schmiedebergs Arch. Pharmak. exp. Path. 263, 427—438 (1969).
Linowiecki, A. J.: The comparative anatomy of the pyramidal tract. J. comp. Neurol. 24, 509—530 (1914).
Raines, A., Standaert, F.: An effect of diphenylhydantoin on posttetanic hyperpolarization of intramedullary nerve terminals. J. Pharmacol. exp. Ther. 156, 591—597 (1967).
Roos, B.-E., Steg, G.: The effect of L-PDOA and 5-HTP on rigidity and tremor induced by reserpine, chlorpromazine and phenoxybenzamine. Life Sci. 3, 351—360 (1964).
Steg, G.: Efferent muscle innervation and rigidity. Acta physiol. scand. 61, suppl. 225 (1964).

Prof. Dr. I. Jurna
Institut für Pharmakologie
und Toxikologie der
Universität des Saarlandes
6650 Homburg (Saar)

On the Mechanism of the Adrenergic Nerve Blocking Action of Bretylium*

G. HAEUSLER, W. HAEFELY, and A. HUERLIMANN

Department of Experimental Medicine of F. Hoffmann-La Roche & Co. Ltd., Basle, Switzerland

Received July 22, 1969

Summary. Bretylium and tetracaine when perfused at increasing concentrations inhibited and finally blocked discharges elicited by acetylcholine and KCl in adrenergic nerve endings of the isolated perfused heart and less regularly in the isolated perfused spleen of the cat.

There was a direct correlation between the inhibition of the effects of sympathetic nerve stimulation and the inhibition of KCl-induced discharges by bretylium and tetracaine in the heart with regard to both intensity and time course. Acetylcholine-induced release of noradrenaline in the heart was somewhat more resistant to the action of bretylium than acetylcholine-induced antidromic discharges in cardiac adrenergic nerves.

Bretylium and tetracaine inhibited and blocked discharges in sinus nerve afferents elicited by rises in the perfusion pressure and by injection of KCl.

The concentration for complete block in the perfused carotid sinus preparation was 800—1,000 times higher for bretylium than for tetracaine, whereas bretylium was equally or more potent (depending on the time of interaction) than tetracaine in the isolated perfused heart. Moreover, the effect of bretylium in the heart and spleen developed slowly, increased continuously during the perfusion period and was very resistant to washing out. In contrast, tetracaine achieved its maximum effect on heart, spleen and carotid sinus preparations very rapidly and was readily washed out. The time course and reversibility of the effect of bretylium on baroreceptor afferents were not drastically different from those of tetracaine.

All observations may be explained by the fact that bretylium is a very weak local anaesthetic causing, however, a marked selective local anaesthesia of adrenergic nerve terminals because of its high accumulation in these endings. The adrenergic nerve blocking effect of bretylium seems to be adequately explained by its stabilizing effect on the membrane of the nerve terminals.

Key-Words: Bretylium — Adrenergic Nerve Blockade — Local Anaesthetic Action — Adrenergic Nerve Ending — Asynchronous Discharge.

Schlüsselwörter: Bretylium — Blockade der adrenergen Nervenendigungen — Lokalanaesthetische Wirkung — Adrenerge Nervenendigungen — Asynchrone Entladungen.

---

* Preliminary results of this report have been communicated to the German Pharmacological Society in Mainz at the Spring Meeting 1969 (Haeusler, G., W. Haefely and A. Huerlimann, 1969).

Bretylium was the first clinically used representative of a group of agents which have in common the property of producing a more or less selective block of adrenergic neurons. Since its first description by Boura and Green (1959), a number of investigations have dealt with the possible mechanism by which the drug inhibits the release of noradrenaline elicited by stimulation of adrenergic nerves. Exley (1960) observed that bretylium does not block axonal conduction and there can be little doubt that its site of action is the terminal part of the adrenergic nerves. However, very conflicting opinions and experimental findings exist as to the possible interaction of bretylium with either transmitter storage, excitation-secretion coupling or membrane excitability. Since bretylium at a dose causing adrenergic blockade does not affect the tissue content of noradrenaline (Brodie and Kuntzman, 1960; Cass and Spriggs, 1961; Davey and Farmer, 1963; Spriggs, 1966), the impaired adrenergic function cannot be correlated with the total content of noradrenaline of adrenergic nerves as was suggested for guanethidine (Cass, Kuntzman, and Brodie, 1960). Chang, Chang, and Su (1967) reported that bretylium did not change the pattern of subcellular distribution of noradrenaline in the vas deferens while guanethidine rapidly decreased the amine content of the particulate fraction. However, the possibility remains—as suggested by Abbs (1966)—that bretylium may deplete only a small but functionally important fraction of the total noradrenaline store.

The experiments of Cabrera, Torrance, and Viveros (1966) point to a possible effect of bretylium on the excitability of the terminal axon membrane, since the agent was found by these authors to inhibit in cardiac sympathetic nerves acetylcholine-induced antidromic discharges most probably originating in terminal parts of C fibres. A different mode of action was proposed by Davey, Hayden, and Scholfield (1968) who concluded from their experiments on the cat spleen that bretylium interfered with stimulus-transmitter release coupling.

There is evidence of a weak local anaesthetic action of bretylium (Boura, Copp, Duncombe, Green, and McCoubrey, 1960; Boura and Green, 1959; Boyd, Chang, and Rand, 1961). Furthermore, the compound seems to have a high affinity for adrenergic nerves as evidenced by its accumulation in these structures (Boura, Copp, Duncombe, Green, and McCoubrey, 1960; Furchgott and Sanchez-Garcia, 1966) by its indirect sympathomimetic action (Abbs, 1966; Bhagat and Shideman, 1963; Boura and Green, 1959; Dhalla, Gandhi, and Bhagat, 1968; Kirpekar and Furchgott, 1964) and by its selective inhibition of intraneuronal monoamine oxidase (Furchgott and Sanchez-Garcia, 1966). The present investigation was carried out to test the hypothesis that the combination of the two aforementioned properties of bretylium could explain its selective adrenergic neuron blocking action.

Methods

The experiments were performed on cats of either sex weighing 1.6 to 2.8 kg.

Isolated Perfused Heart. The heart and adjoining vertebral column were removed from the animal and perfused by the Langendorff technique at a constant pressure. Details of the isolation and the perfusion of the heart as well as of the measurement of heart rate and intraventricular pressure have been described earlier (Haeusler, Thoenen, Haefely, and Huerlimann, 1968c). For electrical stimulation, all branches leaving the right stellate ganglion were placed on bipolar platinum wire electrodes and stimulated with square pulses of 1 mA and 1 msec duration. The frequencies of stimulation are mentioned in the text. Antidromic discharges in cardiac sympathetic nerves were elicited by the infusion of acetylcholine or by the injection of KCl into the aortic cannula in the close vicinity of the aortic valves. The discharges were picked up by bipolar platinum electrodes from strands of the right inferior cardiac nerve and were amplified, recorded and integrated as described previously (Haeusler, Thoenen, Haefely, and Huerlimann, 1968c). In some of the experiments, the coronary perfusate, which varied between 20 and 30 ml/min, was collected for the determination of noradrenaline.

Isolated Perfused Spleen. The spleens were isolated and perfused with Krebs-Henseleit solution at a constant rate of 10 ml/min (Thoenen, Huerlimann, and Haefely, 1963). Only changes of the perfusion pressure but not those of the splenic volume were recorded in this investigation. The splenic nerves were stimulated through bipolar platinum electrodes. Additionally, strands of the splenic nerves were prepared for the recording of drug-induced antidromically conducted discharges. They were amplified, recorded and integrated in the same way as described for the heart. The venous effluent was collected for the determination of noradrenaline. Some experiments were carried out on spleens of cats which had been pretreated with 6-hydroxydopamine in order to destroy adrenergic nerve endings.

Isolated Perfused Carotid Sinus. Cats were anaesthetized with sodium pentobarbitone (Nembutal®, 45 mg/kg i.p.). After removal of the larynx and pharynx, access was gained to the glossopharyngeal and carotid sinus nerve. The glossopharyngeal nerve was divided, cranial and caudal, from the point where it is joined by the carotid sinus nerve. The latter was carefully cleaned and placed on bipolar platinum electrodes. Approximately 2 cm below the bifurcation, a polyethylene catheter (inflow catheter) was introduced into the common carotid artery and a second one (outflow catheter) into the central stump of the lingual artery. After ligation of all branches of the common carotid artery between inflow and outflow catheter (external and internal carotid arteries, occipital artery, art. pharyngica ascendens and varying muscle branches), the carotid sinus was perfused with Krebs-Henseleit solution (equilibrated with a 95% O_2 and 5% CO_2 mixture) at a constant rate of 10 ml/min. A variable mechanical resistance on the outflow catheter was adjusted to set the perfusion pressure at 100 mm Hg. Short-lasting pressure rises up to 140—160 mm Hg were produced by rhythmic compression of the inflow catheter at a rate of 60—70/min. With this procedure, a reproducible phasic excitation of the baroreceptors of the sinus region was obtained during the whole course of an experiment as judged from the constancy of the induced bursts of activity recorded from the sinus nerve. These discharges were amplified, recorded and photographed in the same manner as those of the cardiac and splenic sympathetic nerves. The shape and intensity of the burst of discharges evoked by the rhythmic compression of the inflow catheter were very similar to those caused by the pulse wave in the intact sinus preparation. Furthermore, discharges were induced by injection of KCl (0.16 mmoles) into the inflow catheter.

Estimation of Noradrenaline in the Perfusion Fluid of the Isolated Heart and Spleen. The perfusion fluid was collected in ice-cooled beakers, gassed with nitrogen and deproteinized by adding 0.2 ml of concentrated (70%) $HClO_4$ to 10 ml of the perfusate. Isolation and fluorimetric determination of noradrenaline were performed according to Haeggendal (1963).

Chemical Sympathectomy of Cats by 6-Hydroxydopamine (6-OH-DA). For destruction of adrenergic nerve endings, the same schedule of treatment was used as described previously (Haeusler, Haefely, and Thoenen, in press; Haeusler, Thoenen, and Haefely, 1968a; Thoenen and Tranzer, 1968; Tranzer and Thoenen, 1968). Cats were intravenously given 2×20 mg/kg of 6-OH-DA hydrobromide (corresponding to 2×14 mg/kg of 6-OH-DA) on the first day and one week later 2×50 mg/kg of 6-OH-DA hydrobromide (corresponding to 2×34 mg/kg of 6-OH-DA).

Statistical analysis. For statistical evaluation of data, Student's t-test was used. Throughout the paper, mean values are given together with the standard error of the mean (S. E.); n is the number of estimations.

Drugs used. Acetylcholine chloride (F. Hoffmann-La Roche & Co. Ltd., Basle); bretylium tosylate (Burroughs Wellcome & Co., London); tetracaine hydrochloride (Siegfried AG., Zofingen); 2,4,5-Trihydroxyphenethylamine hydrobromide (6-hydroxydopamine) was synthetized by Dr. A. Langemann of the Chemical Research Department of F. Hoffmann-La Roche & Co. Ltd., Basle.

Results

1. Isolated Perfused Heart

a) Effect of Bretylium on Antidromic Discharges Caused by Acetylcholine and KCl

Acetylcholine infused at a final concentration of 5×10^{-5} M into the aortic cannula induced in the inferior cardiac nerve antidromically conducted discharges which persisted during the entire infusion period of one minute; the rapid injection of KCl (0.4 mmoles) evoked a short burst of discharges (Fig. 1). These discharges are known to be recorded from adrenergic nerve fibres and to originate in all probability in their terminal parts (Haeusler, Thoenen, Haefely, and Huerlimann, 1968c).

Bretylium, added to the perfusion fluid of the isolated heart at a concentration of 10^{-5} M, abolished the effect of sympathetic nerve stimulation on heart rate and on intraventricular pressure within 30 to 40 min (Fig. 1). At that time neither acetylcholine nor KCl were able to elicit antidromic activity (Fig. 1). Bretylium itself never produced discharges when injected into the aortic cannula in amounts up to 0.1 mmoles.

Fig. 2 depicts an experiment in which acetylcholine was infused at two different concentrations for one minute. The lower concentration (5×10^{-5} M) induced sustained antidromic activity (Fig. 2a), the higher one (2.5×10^{-3} M) elicited discharges only during the first few seconds of the infusion (Fig. 2b). Subsequently, bretylium (3×10^{-6} M) was added to the perfusion fluid and after the effect of sympathetic nerve stimu-

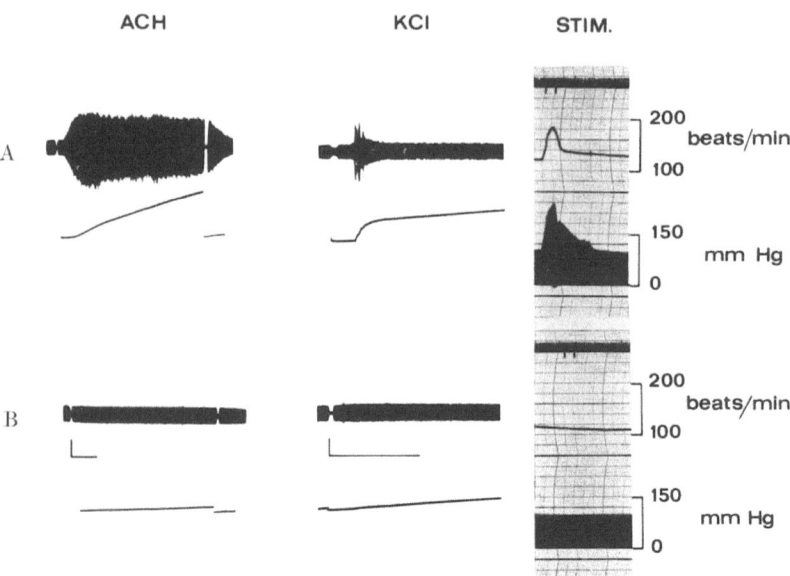

Fig. 1. The influence of bretylium in the isolated perfused cat heart on acetylcholine- and KCl-induced antidromic discharges and on the effect of sympathetic nerve stimulation on heart rate and left intraventricular pressure (typical experiment). The *top half* of the figure (A) shows the control responses before bretylium and the *bottom half* (B) the responses 30 min after perfusing the heart with bretylium 10^{-5} M. On the *left* (ACH) are shown the responses to acetylcholine infused over one minute at a concentration of 5×10^{-5} M, in the *middle* (KCl) the responses to the injection of 0.4 mmoles of KCl. In this and the following Figures the upper tracings indicate electrical activity in the inferior cardiac nerve. All calibrations are 20 μv (vertical) and 10 sec (horizontal). The beginning and end of the infusions and the start of injections are indicated by a break in the tracings. The tracings below the records of electrical activity are the curves representing the integrated electrical activity. The slope at any point of these integration curves is a function of the momentary electrical power (amplitude, duration and number of action potentials). The distance of the integration curve from the baseline at the end of the infusion or injection represents the sum of discharges evoked during the entire infusion or injection plus the small part due to integrated amplifier noise and other disturbances. The sensitivity of the integrator was higher during the injection of KCl than during infusion of acetylcholine. On the *right* (STIM.) are shown the responses (increase in heart rate and left intraventricular pressure) of the isolated perfused heart to electrical stimulation of all nerve branches leaving the right stellate ganglion during 30 sec with supramaximal stimuli at a frequency of 1.6/sec

lation had disappeared, acetylcholine was again infused. As expected, no discharges occurred when acetylcholine was infused at the lower concentration (Fig. 2c). The higher concentration, however, produced discharges which persisted over the whole period of infusion (Fig. 2d). These

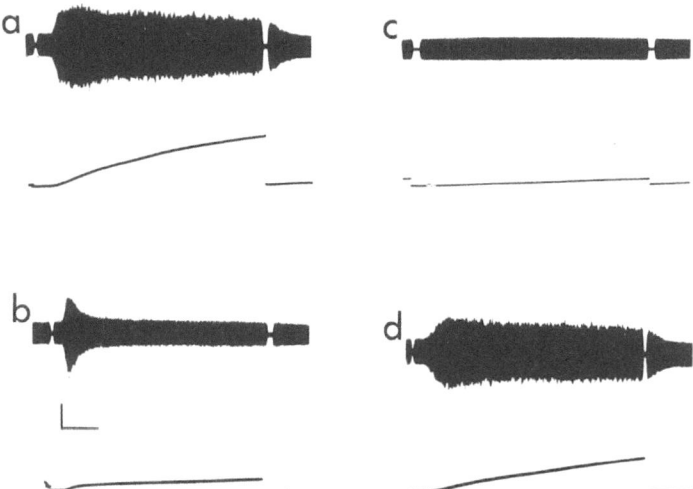

Fig. 2. The effect of bretylium on the pattern of discharges produced by acetylcholine infused for 1 min at two different concentrations into the aortic cannula of the perfused heart. In a, the final concentration of acetylcholine was 5×10^{-5} M, in b 2.5×10^{-3} M. After 40 min of perfusion with bretylium (3×10^{-6} M) and when the effect of sympathetic nerve stimulation had disappeared, acetylcholine was infused in the same concentrations as before (c and d). For calibrations see Fig. 1

observations make it very probable that bretylium inhibited antidromic discharges by stabilizing the membrane potential of the adrenergic nerve terminals.

b) Correlation between Adrenergic Neuron Blockade and Inhibition of Antidromic Activity Produced by Bretylium

At a given concentration of bretylium in the perfusion fluid, the adrenergic blockade gradually increased with perfusion time. When the decrease of the response to sympathetic nerve stimulation, produced by three different concentrations of bretylium, is expressed in percent of the control value and plotted against time, a virtually straight line was always obtained (Fig. 3). The rate at which adrenergic blockade developed was roughly proportional to the concentration of bretylium in the perfusion fluid (Fig. 3). These observations are compatible with the earlier finding of uptake and accumulation of bretylium in adrenergic nerve terminals (Boura, Copp, Duncombe, Green and McCoubrey, 1960; Boura and Green, 1959). The inhibitory effect of bretylium (10^{-6} M) on the response to sympathetic nerve stimulation was more pronounced when stimulation was performed at a high frequency (12 shocks/sec) than at

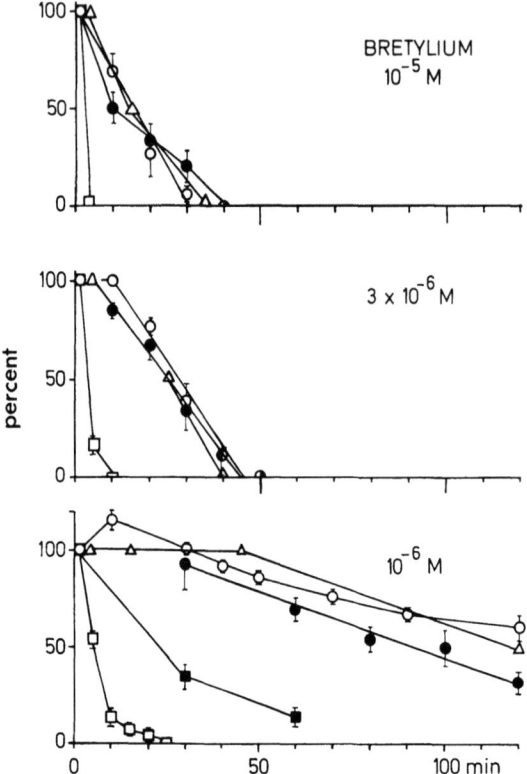

Fig. 3. The effect of bretylium infused at three different concentrations on the chronotropic response of the isolated heart to sympathetic nerve stimulation and on the antidromic discharges induced by acetylcholine and KCl. The responses (maximum increase in heart rate and total integrated electrical activity) obtained before the addition of bretylium to the perfusion fluid were taken as 100%. Sympathetic stimulation at 1.6/sec (○) and at 12/sec (●) for 30 sec. Antidromic discharges induced by infusion of acetylcholine 5×10^{-5} M (□), acetylcholine 5×10^{-4} M (■) and by injections of KCl 0.4 mmoles (△). Mean values of 5 experiments are shown with standard errors

the lower frequency of 1.6 shocks/sec (Fig. 3). With higher concentrations of bretylium (3×10^{-6} M and 10^{-5} M) this difference could not be observed (Fig. 3).

As Fig. 3 demonstrates, the increase of adrenergic block was strictly correlated with the decrease of the KCl-induced discharges both with regard to time course and to intensity. Antidromic activity evoked by acetylcholine seemed at first sight to be more strongly affected by bretylium than that produced by KCl (Fig. 3). This, however, depends largely on the concentration of acetylcholine used (Figs. 2 and 3).

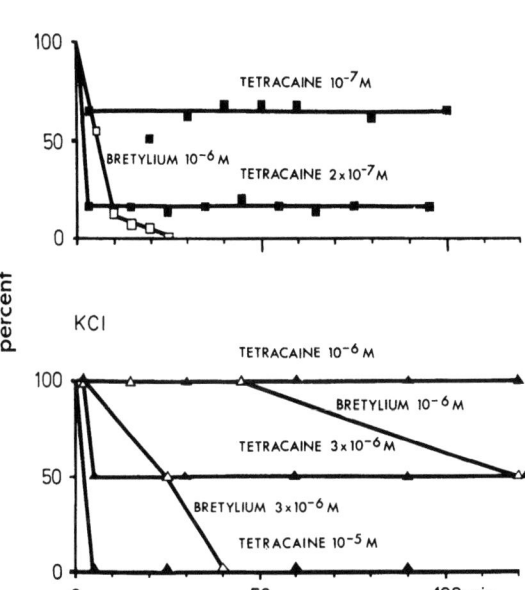

Fig. 4. Comparison of the effect of bretylium and tetracaine on acetylcholine- (5×10^{-5} M) and KCl- (0.4 mmoles) evoked discharges. The values obtained before adding bretylium or tetracaine to the perfusion fluid of the isolated heart were taken as 100%. The mean values of the integrals of the antidromic discharges are shown. The number of experiments was 5 with bretylium and 2 with tetracaine for each concentration. Note the difference in onset and time course of action of the two compounds. Bretylium = open symbols, tetracaine = closed symbols

The reversibility of the adrenergic block produced by bretylium (10^{-5} M) was studied in 5 experiments. After full establishment of the bretylium induced block, the perfusion was switched to bretylium-free solution. Even after 3 hours of bretylium-free perfusion, the effects of sympathetic nerve stimulation and the acetylcholine- and KCl-induced discharges had not yet reappeared.

c) Comparison of the Effect of Bretylium and Tetracaine on Antidromic Discharges

The inhibitory effect of bretylium on antidromic discharges began after a latent period (when lower concentrations of bretylium were used) and increased with perfusion time (Figs. 3 and 4). In contrast to this, the blocking action of a given concentration of tetracaine already reached its maximum after 2—3 min of perfusion and remained at this level for up to two hours. This is true for both acetylcholine- and KCl-evoked discharges (Fig. 4). There seems to be no experimental evidence for an accumulation of tetracaine in adrenergic nerve terminals.

As already described for bretylium, the concentrations of tetracaine, sufficient to inhibit the discharges produced by acetylcholine (5×10^{-5} M), seemed to be lower than those which blocked the KCl-evoked antidromic activity (Fig. 4). But here again, this was a function of the concentration of acetylcholine used to induce discharges. At a concentration of 10^{-5} M, tetracaine completely blocked the discharges evoked by KCl (Fig. 4). At this concentration of tetracaine, heart rate and intraventricular pressure were reduced to approximately 20 to 30% of the control values, and sympathetic nerve stimulation had no positive chronotropic and only a negligible positive inotropic effect. Smaller concentrations of tetracaine (10^{-6} M and 3×10^{-6} M) led to a dose-dependent reduction of the effect of sympathetic nerve stimulation.

d) Effect of Bretylium on Noradrenaline Release Induced by Acetylcholine

In these experiments, liberation of noradrenaline was induced by a one-minute infusion of acetylcholine (final concentration 5×10^{-5} M) immediately before starting the perfusion with bretylium and again after bretylium had acted upon the heart for either 30 to 40 min or for 60 to 70 min. Three different concentrations of bretylium (10^{-6} M, 3×10^{-6} M and 10^{-5} M) were employed. In every heart, acetylcholine was applied only twice. Therefore, the noradrenaline values obtained after 30 to 40 min and after 60 to 70 min perfusion with bretylium were measured in different preparations. The coronary perfusate was collected during the infusion of acetylcholine and for one minute following the termination of the infusion. The average amount of noradrenaline released by the first infusion of acetylcholine under control conditions was 95 ± 18 ng ($n = 30$). The changes of the noradrenaline output under the influence of bretylium are summarized in the Table. The decrease of the acetylcholine-induced noradrenaline output depended both on the concentration of bretylium in the perfusion fluid and on the duration of the perfusion, thus indicating a parallel to the reduction of the effect of sympathetic nerve stimulation produced by bretylium. A comparison of the values of Fig. 3 with those of the Table shows that somewhat higher concentrations of bretylium are necessary to inhibit the acetylcholine-induced noradrenaline output to the same degree as the effect of sympathetic nerve stimulation or that, at a given concentration of bretylium, the duration of the perfusion must be increased for an equal inhibition.

In the lowest concentration used (10^{-6} M), bretylium slightly enhanced the acetylcholine-induced noradrenaline output after 30 to

Table. *The effect of bretylium on the output of noradrenaline from the isolated heart in response to acetylcholine (5×10^{-5} M) infused for one minute. The mean changes ($\pm$ S.E.) are expressed in percent of the output before bretylium. n = 5. See text for further details*

Conc. of bretylium	Duration of perfusion	
	30—40 min	60—70 min
10^{-6} M	122.4 $\pm$ 25.5	79 $\pm$ 14.2
3×10^{-6} M	55.8 $\pm$ 8.1	19 $\pm$ 4.4
10^{-5} M	30.6 $\pm$ 4.8	< 5

40 min. The difference, however, was not statistically significant. Only in some of the experiments described in this chapter were acetylcholine-evoked antidromic discharges recorded. It was found that bretylium reduced the integral of the asynchronous discharges much more than the release of noradrenaline, when changes in percent of control values are considered.

2. Isolated Perfused Spleen

The increase of the perfusion pressure induced by stimulation of the splenic nerves and the release of noradrenaline evoked by infusion of acetylcholine into the splenic artery were reduced or abolished by approximately the same concentrations of bretylium as found active in the isolated perfused heart. Erratic results, however, were obtained with regard to the acetylcholine-evoked antidromic discharges.

Fig. 5a and b show the antidromic firing recorded in two different strands of the splenic nerves during a one-minute infusion of acetylcholine (5×10^{-5} M). After the spleen had been perfused for 50 min with Krebs-Henseleit solution containing bretylium (10^{-5} M), no antidromic discharges could be recorded in the one strand upon infusion of acetylcholine (Fig. 5c) while in a second one, the discharges were only slightly reduced in amplitude (Fig. 5d). At that time, the spleen did not respond to stimulation of the splenic nerves and no noradrenaline was released by acetylcholine. Similar observations were made in three further experiments of the same kind.

A possible explanation for these findings was obtained when five spleens of cats which had previously been chemically sympathectomized with 6-OH-DA, were investigated. In each spleen 7 to 9 different strands of the splenic nerves were placed on electrodes and examined for acetylcholine-evoked discharges. Antidromic activity could be recorded in at least one strand out of 4, of the 5 spleens investigated (Fig. 6). However, none of these spleens did respond to stimulation of the splenic nerves (25 shocks/sec for 30 sec) and their noradrenaline content was reduced to

270   G. Haeusler, W. Haefely, and A. Huerlimann:

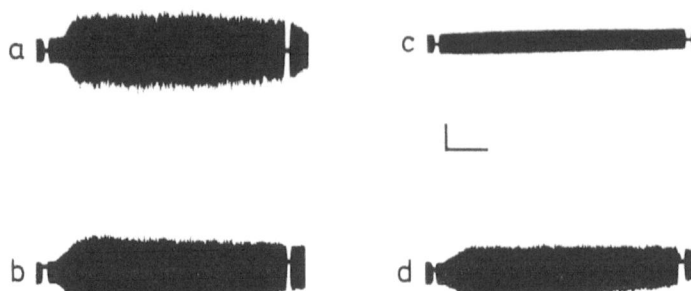

Fig. 5. The influence of bretylium on acetylcholine-evoked discharges in the isolated cat spleen. Retrograde firing was always elicited by the infusion of acetylcholine (5×10^{-5} M) for 1 min. In a and b control responses were recorded from two different strands of the splenic nerves. 50 min after perfusion of the spleen with bretylium (10^{-5} M) discharges were absent in one strand (c) while there still was marked activity in another (d). For calibrations see Fig. 1

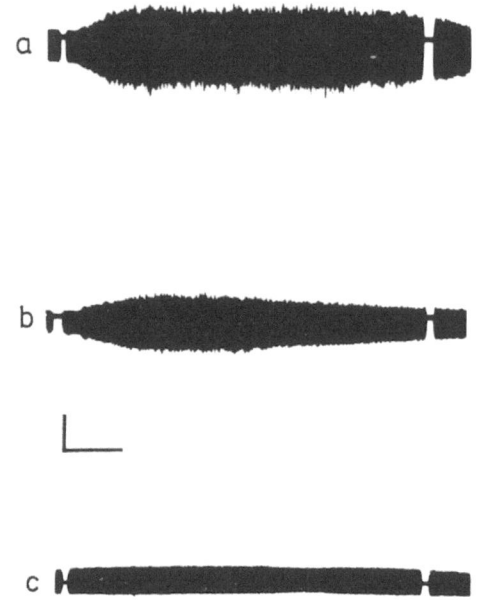

Fig. 6. The effect of treatment with 6-OH-DA on acetylcholine-evoked discharges (one minute infusion, 5×10^{-5} M) in the isolated cat spleen. Despite virtually complete chemical sympathectomy, discharges were recorded in two different strands of the splenic nerves a and b. No discharges was observed in four further strands, of which c is an example. For calibrations see Fig. 1

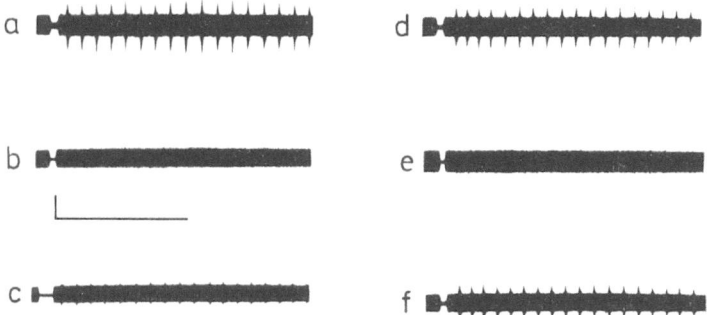

Fig. 7. The effect of bretylium and tetracaine on pressure-induced discharges in the carotid sinus nerve. a and d control responses. Complete abolishment of the discharges after perfusion with bretylium (10^{-2} M) for 20 min (b) or with tetracaine (10^{-5} M) for 8 min (e). The effect of bretylium wears off during perfusion of the carotid sinus with bretylium-free solution for 60 min (c); that of tetracaine is completely reversible within 20 min (f). For calibrations see Fig. 1

0.19 ± 0.005 µg/g ($n = 5$), i.e. to 4.5% of the control value of 4.28 ± 0.55 µg/g ($n = 8$). These findings indicate that acetylcholine-evoked antidromic discharges which are recorded from splenic nerves occur mainly but not exclusively in adrenergic nerves.

3. Isolated Perfused Carotid Sinus

Sensory fibres from the baroreceptors of the carotid sinus were chosen for investigating the action of bretylium on sensory nerve endings. The smallest concentration of bretylium which just abolished the discharges produced by phasic elevation of the perfusion pressure was found to be 8×10^{-3} to 10^{-2} M and the time which was required for the development of local anaesthesia was approximately 15 to 20 min (Figs. 7a and b). There was, however, no indication of an increase of the local anaesthetic action when continuing perfusion and hence of an accumulation of bretylium in the sensory nerve endings. For instance, bretylium, when applied in a concentration of 5×10^{-3} M did not influence the discharges even after perfusion times of up to one hour. In contrast to the blockade of adrenergic nerve endings, the local anaesthesia produced by bretylium in the baroreceptor afferents was partially reversed within 60 min and completely within 100 min by washing out (Fig. 7c). The smallest concentration of tetracaine which completely inhibited the discharges was 10^{-5} M (Figs. 7d and e). The effect was fully developed within 8 min and was removed by washing out within 10 to 15 min (Fig. 7f). Based on these data, the local anaesthetic activity of bretylium is $1/800$ to $1/1{,}000$ that of tetracaine.

With both substances, disappearance and reappearance of pressure-induced discharges paralleled those of KCl-evoked discharges.

Discussion

The selective adrenergic nerve blocking effect of bretylium may be explained by its local anaesthetic property which is very weak indeed but becomes exceedingly marked in the adrenergic nerve terminals as the result of its intraneuronal accumulation. The present experiments show that the effects of bretylium at the adrenergic nerve endings studied are in fact compatible with a membrane stabilizing effect. The latter develops and declines as expected from the intraneuronal accumulation of the drug and satisfactorily explains the blockade of transmitter release caused by nerve activity.

Unfortunately, the terminal part of the adrenergic neuron does not lend itself to direct electrophysiological investigation. An indirect approach, however, permits one to obtain some information about the membrane properties of these endings under the influence of bretylium. It has been shown that acetylcholine and potassium ions excite adrenergic nerve endings to generate action potentials conducted antidromically along the splenic nerves (Ferry, 1963; Thoenen, Haefely, and Staehelin, 1967) and the cardiac sympathetic fibres of the cat (Cabrera, Torrance, and Viveros, 1966). According to Haeusler, Thoenen, Haefely, and Huerlimann (1968c), acetylcholine- and potassium-induced antidromic discharges are absent after chemical sympathectomy with 6-OH-DA which selectively destroys the terminal part of adrenergic neurons (Tranzer and Thoenen, 1968). Since acetylcholine and potassium ions also excite sensory nerve endings (Brown and Gray, 1948; Brown and MacIntosh, 1939; Douglas, 1952; Douglas and Gray, 1953), the effect of bretylium on evoked discharges was studied both in adrenergic nerves of the heart and the spleen and in afferent fibres from the baroreceptors of the carotid sinus and was compared with the effect of a typical local anaesthetic, tetracaine. Furthermore, these effects were correlated with the adrenergic neuron block.

Bretylium, perfused through the isolated cat heart, inhibited in a concentration-dependent manner the ability of acetylcholine and KCl to induce antidromic discharges in adrenergic nerves. Two observations indicate that this block is not due to a local depolarization, but is compatible with a stabilization of the membrane: first, bretylium itself never produced antidromic firing; second, when a given concentration of bretylium had blocked the firing normally induced by a lower concentration of acetylcholine, antidromic discharges could still be obtained by a higher concentration of acetylcholine which, in the absence of bretylium, produced only a transient firing followed by electrical silence which is at least initially due to depolarization. An antagonism at the nicotinic receptors of adrenergic nerve endings may be involved as can be concluded from the weak ganglion blocking action of bretylium (Boura and Green, 1959; Kosterlitz and Lees, 1961; Rand and Wilson, 1967), but this seems to be of minor importance, as bretylium also blocked KCl-induced discharges.

From a comparative study of the adrenergic blockade and the suppression of drug-induced discharges by bretylium emerged the important finding that adrenergic blockade was strictly correlated with the disappearance of KCl-induced firing with respect to both intensity and time course of development. Thus, when adrenergic blockade was complete, the membrane of the terminals seemed to be stabilized to such an extent that both the increase of extracellular potassium and the local ion fluxes during the action potential were unable to depolarize the membrane. As a result of this, orthodromic action potentials were no longer conducted into those parts of the adrenergic neuron where they normally initiate the release of noradrenaline. Tetracaine, a typical local anaesthetic, had essentially the same action at the cardiac adrenergic nerve terminals, although the concentration necessary for a complete block made the estimation of the above correlations more difficult, due to its direct effect on the myocardium. Tetracaine blocks acetylcholine-evoked release of norepinephrine (Haeusler *et al.*, 1969 b) and the release of noradrenaline by nerve stimulation (Huković and Muscholl, 1962).

Differences between tetracaine and bretylium and the selective action of the latter are illustrated by the following findings: Discharges induced in *sensory nerves* from the baroreceptors of the carotid sinus by rises of the perfusion pressure and by KCl were blocked by both agents. The minimal concentration for a complete block were 10^{-5} M for tetracaine and 8×10^{-3} to 10^{-2} M for bretylium. The onset of the tetracaine effect was rapid and the inhibition remained at a given level throughout the infusion period. The same was true for bretylium, except that the time to obtain a maximal effect was somewhat longer, probably because of the slower diffusion for the highly polar molecule. The effect of tetracaine was completely reversible within 8 min, that of bretylium within 100 min after the start of perfusion with drug-free solution. At the endings of *cardiac adrenergic nerves*, tetracaine blocked the evoked firing and the release of noradrenaline in the same concentration as was necessary for the sensory fibres. Time course of action and reversibility were virtually identical in both nerve types. With bretylium, however, the concentration producing a complete block of evoked firing and noradrenaline release was 1,000 to 3,000 times smaller than that which blocked firing induced by physiological baroreceptor stimulation. Moreover, the effect of bretylium began after a latent period and increased slowly and continuously during perfusion. These findings, together with the lack of reversibility of the bretylium effect after 3 hours perfusion with drug-free solution seem to be best explained by the accumulation of the drug in adrenergic nerve endings. In contrast to this, the same concentration of tetracaine not only blocked endings of sensory and adrenergic fibres but also depressed myocardial cells.

The experiments on the carotid sinus indicate that the local anaesthetic activity of bretylium is $^1/_{1,000}$ that of tetracaine.

Assuming that the concentration of bretylium at or in the membrane for maximal stabilization is the same in sensory and adrenergic nerve terminals, and there is no accumulation in sensory nerve endings, the accumulation in the adrenergic nerve terminals may be estimated to be 1,000 to 3,000 fold as compared to the concentration in the extracellular space. Bretylium seems not to be retained in those sites where noradrenaline is stored (Brodie, Chang, and Costa, 1965; Chang, Chang, and Su, 1967) and in this respect resembles tyramine which is transported through the nerve membrane but not stored in vesicles and therefore is largely deaminated. Bretylium, which is resistant to metabolic breakdown (Boura, Copp, Duncombe, Green, and McCoubrey, 1960), could, however, accumulate in the cytoplasm without being bound to subcellular structures. Along the resulting concentration gradient, it would leak out of the nerve ending and be taken up again by the membrane. This cycle may build up the high amounts of bretylium in the membrane which were estimated to be necessary for effective stabilization, and which could be much higher than the concentration within the nerve terminal.

Our experimental results seem to contradict those of Davey, Hayden, and Scholfield (1968). These authors found that at a time when bretylium had blocked the acetylcholine-induced liberation of noradrenaline from the cat spleen, acetylcholine still induced antidromic firing in splenic C-fibres and they concluded that bretylium impaired stimulus-transmitter release coupling. We made similar observations in the isolated perfused cat spleen but interpret them differently. We found that acetylcholine still induced firing in some strands of the splenic nerves after treatment of the animals with 6-OH-DA had produced virtually complete chemical sympathectomy of the spleen. It must be concluded that nonadrenergic C-fibres—probably sensory fibres—are present in splenic nerves in much higher numbers than in cardiac sympathetic nerves. These fibres would not be affected by concentrations of bretylium blocking adrenergic neurons. So there is no need to assume an effect of bretylium on excitation-secretion coupling in adrenergic nerve terminals.

From the results of the present investigation, we conclude that the adrenergic nerve blocking effect of bretylium may well be explained by the combination of two properties of the drug: its weak local anaesthetic action and its accumulation in adrenergic nerve terminals. The result would be the observed selective local anaesthesia of adrenergic nerve endings. An essentially similar mode of action has been described for guanethidine (Haeusler, Haefely, and Huerlimann, 1969a; Haeusler, Thoenen, Haefely and Huerlimann, 1968b). Minor differences between the actions of various adrenergic neuron blocking agents on the one hand, and the peculiar effect of their specific antagonists on the other, may be due to differences in their local anaesthetic potencies or their affinities for adrenergic nerve terminals. Furthermore, differences in the intraneuronal localization and in various additional actions on intraneuronal structures may explain individual variabilities within the group of adrenergic neuron blocking agents.

References

Abbs, E. T.: The release of catechol amines by choline 2,6-Xylylether, bretylium and guanethidine. Brit. J. Pharmacol. **26**, 162—171 (1966).

Bhagat, B., Shideman, F. E.: Mechanism of the positive inotropic responses to bretylium and guanethidine. Brit. J. Pharmacol. **20**, 56—62 (1963).

Boura, A. L. A., Copp, F. C., Duncombe, W. G., Green, A. F., McCoubrey, A.: The selective accumulation of bretylium in sympathetic ganglia and their postganglionic nerves. Brit. J. Pharmacol. **15**, 265—270 (1960).

— Green, A. F.: The actions of bretylium: Adrenergic neurone blocking and other effects. Brit. J. Pharmacol. **14**, 536—548 (1959).

Boyd, H., Chang, W., Rand, M. J.: The local anaesthetic activity of bretylium in relation to its action in blocking sympathetic responses. Arch. int. Pharmacodyn. **131**, 10—23 (1961).

Brodie, B. B., Chang, C. C., Costa, E.: On the mechanism of action of guanethidine and bretylium. Brit. J. Pharmacol. **25**, 171—178 (1965).

— Kuntzman, R.: Pharmacological consequences of selective depletion of catechol amines by antihypertensive agents. Ann. N. Y. Acad. Sci. **88**, 939—943 (1960).

Brown, G. L., Gray, J. A. B.: Some effects of nicotine-like substances and their relation to sensory nerve endings. J. Physiol. (Lond.) **107**, 306—317 (1948).

— MacIntosh, F. C.: Discharges in nerve fibres produced by potassium ions. J. Physiol. (Lond.) **96**, 10 P (1939).

Cabrera, R., Torrance, R. W., Viveros, H.: The action of acetylcholine and other drugs upon the terminal parts of the postganglionic sympathetic fibre. Brit. J. Pharmacol. **27**, 51—63 (1966).

Cass, R., Kuntzman, R., Brodie, B. B.: Norepinephrine depletion as a possible mechanism of action of guanethidine (Su 5864), a New Hypotensive Agent. Proc. Soc. exp. Biol. (N. Y.) **103**, 871—872 (1960).

— Spriggs, T. L. B.: Tissue amine levels and sympathetic blockade after guanethidine and bretylium. Brit. J. Pharmacol. **17**, 442—450 (1961).

Chang, C. C., Chang, J. C., Su, C. Y.: Studies on the interactions of guanethidine and bretylium with noradrenaline stores. Brit. J. Pharmacol. **30**, 213—223 (1967).

Davey, M. J., Farmer, J. B.: The mode of action of tyramine. J. Pharm. Pharmacol. **15**, 178—182 (1963).

Davey, M. J., Hayden, M. L., Scholfield, P. C.: The effects of bretylium on C fibre excitation and noradrenaline release by acetylcholine and electrical stimulation. Brit. J. Pharmacol. **34**, 377—387 (1968).

Dhalla, N. S., Gandhi, S. S., Bhagat, B.: Studies on the mechanism of positive inotropic and chronotropic actions of bretylium and tyramine. Pharmacology **1**, 246—252 (1968).

Douglas, W. W.: The effect of a ganglion-blocking drug, hexamethonium, on the response of the cat's carotid body to various stimuli. J. Physiol. (Lond.) **118**, 373—383 (1952).

— Gray, J. A. B.: The excitant action of acetylcholine and other substances on cutaneous sensory pathways and its prevention by hexamethonium and D-tubocurarine. J. Physiol. (Lond.) **119**, 118—128 (1953).

Exley, K. A.: The persistence of adrenergic nerve conduction after TM 10 or bretylium in the cat. In Adrenergic Mechanisms, CIBA Foundation 158—161. London: Churchill 1960.

Ferry, C. B.: The sympathomimetic effect of acetylcholine on the spleen of the cat. J. Physiol. (Lond.) **167**, 487—504 (1963).

Furchgott, R. F., Sanchez-Garcia, P.: Inhibition of monoamine oxidase of adrenergic nerve terminals of bretylium. Pharmacologist **8**, 176 (1966).

Haeggendal, J.: An improved method for fluorimetric determination of small amounts of adrenaline and noradrenaline in plasma and tissues. Acta physiol. scand. **59**, 242—254 (1963).

Haeusler, G., Haefely, W., Huerlimann, A.: Zum Mechanismus der adrenerg blockierenden Wirkung von Bretylium und Guanethidin. Naunyn-Schmiedebergs Arch. Pharmak. **264**, 241—243 (1969a).

— — Thoenen, H.: Chemical sympathectomy of the cat with 6-hydroxydopamine. J. Pharmacol. exp. Ther. (in press).

— Thoenen, H., Haefely, W.: Chemische Sympathektomie der Katze mit 6-Hydroxydopamin: Veränderungen von Sympathicusreizeffekten und Noradrenalinempfindlichkeit. Helv. physiol. pharmacol. Acta **26**, CR 223—CR 225 (1968a).

— — — Huerlimann, A.: Durch Acetylcholin hervorgerufene antidrome Aktivität im kardialen Sympathicus und Noradrenalinfreisetzung unter Guanethidin. Helv. physiol. pharmacol. Acta **26**, CR 352—CR 354 (1968b).

— — — — Electrical events in cardiac adrenergic nerves and noradrenaline release from the heart induced by acetylcholine and KCl. Naunyn-Schmiedebergs Arch. Pharmak. exp. Path. **261**, 389—411 (1968c).

— — — — Elektrosekretorische Koppelung bei der Noradrenalinfreisetzung aus adrenergen Nervenfasern durch nicotinartig wirkende Substanzen. Naunyn-Schmiedebergs Arch. Pharmak. exp. Path. **263**, 217—218 (1969b).

Huković, A., Muscholl, E.: Die Noradrenalinabgabe aus dem isolierten Kaninchenherzen bei sympathischer Nervenreizung und ihre pharmakologische Beeinflussung. Naunyn-Schmiedebergs Arch. Pharmak. exp. Path. **244**, 81—96 (1962).

Kirpekar, S. M., Furchgott, R. F.: The sympathomimetic action of bretylium on isolated atria and aortic smooth muscle. J. Pharmacol. exp. Ther. **143**, 64—76 (1964).

Kosterlitz, H. W., Lees, G. M.: Action of bretylium on the isolated guinea pig ileum. Brit. J. Pharmacol. **17**, 82—86 (1961).

Rand, M. J., Wilson, J.: The actions of some adrenergic neurone blocking drugs at cholinergic junctions. Europ. J. Pharmacol. **1**, 210—221 (1967).

Spriggs, T. L. B.: Peripheral noradrenaline and adrenergic transmission in the rat. Brit. J. Pharmacol. **26**, 271—281 (1966).

Thoenen, H., Haefely, W., Staehelin, H.: Potentiation by tetraethylammonium of the response of the cat spleen to postganglionic sympathetic nerve stimulation. J. Pharmacol. exp. Ther. 157, 532—540 (1967).
— Huerlimann, A., Haefely, W.: The effect of postganglionic sympathetic stimulation on the isolated, perfused spleen of the cat. Helv. physiol. pharmacol. Acta 21, 17—26 (1963).
— Tranzer, J. P.: Chemical sympathectomy by selective destruction of adrenergic nerve endings with 6-hydroxydopamine. Naunyn-Schmiedebergs Arch. Pharmak. exp. Path. 261, 271—288 (1968).
Tranzer, J. P., Thoenen, H.: An electron microscopic study of selective, acute degeneration of sympathetic nerve terminals after administration of 6-hydroxydopamine. Experientia (Basel) 24, 155—156 (1968).

Dr. G. Haeusler
Department of Experimental Medicine
of F. Hoffmann-La Roche & Co. Ltd.
CH-4000 Basle, Schwitzerland

Ein Substanz P-Standardpräparat

J. Baldauf und K. Gebhardt

Institut für Pharmakologie der Medizinischen Akademie Lübeck
(Direktor: Prof. Dr. med. G. Zetler)

Eingegangen am 3. Mai 1969

A Standard Preparation of Substance P

Summary. 1. Fraction Fa of crude substance P (SP), made from brain and gut, causes, in contrast to the SP peptide Fb, a relaxation of the isolated rat duodenum. Fraction Fa is therefore not a suitable SP standard preparation.

2. By means of sephadex gel filtration, a relaxing component can be separated from the contracting Fa peptide.

3. The relaxing Fa component is acidic, but is neither a peptide nor prostaglandin $F_{2\alpha}$.

4. Purified Fa material from brain is recommended as SP standard preparation.

Key-Words: Substance P-Standard Preparation — Brain Peptide.

Schlüsselwörter: Substanz P-Standardpräparat — Hirnpeptid.

Untersuchungen über Substanz P (SP) und seine pharmakologischen Wirkungen erfordern ein Standardpräparat, da die Struktur des SP-Peptids bisher nicht bekannt ist. Leider werden deshalb nur mehr oder weniger gereinigte SP-Präparate aus Hirn und Darm als Standard benutzt. Die synthetischen Peptide Eledoisin und vor allem Physalaemin haben große chemische und pharmakologische Ähnlichkeit mit SP (Bertaccini, Cei u. Erspamer, 1965; Erspamer u. Anastasi, 1966; Lembeck u. Fischer, 1967; Lembeck u. Starke, 1968a; Zetler, Mönkemeier u. Wiechell, 1969) und bieten sich deshalb als Standard an; allerdings kommen diese Peptide im Warmblüterorganismus nicht vor. Es ist deshalb für viele Untersuchungen sinnvoll, einen ausreichend definierten echten SP-Standard zur Verfügung zu haben.

Rohe SP-Präparate aus Gehirn und Darm liefern nach Al_2O_3-Chromatographie die darmkontrahierenden Peptidfraktionen Fa und Fb (Zetler, 1961). Fb kann durch mehrmalige Chromatographie vollständig in Fa übergeführt werden (Zetler u. Baldauf, 1967; Lembeck u. Starke, 1968b); Fa kommt im Hirngewebe in freier Form vor (Shaw u. Ramwell, 1968; Baldauf, Dobek u. Zetler, 1969). Aus diesen Gründen kann das Peptid Fa als SP selbst angesehen werden (Lembeck u. Starke, 1968b; Baldauf u. Zetler, 1968); die Peptidfraktion aus Gehirn wurde deshalb von Lembeck u. Starke (1968b) als SP-Standard vorgeschlagen. Von einem Standardpräparat ist allerdings zu verlangen, daß es in allen Testen die gleichen pharmakologischen Wirkungen hat wie das Ausgangsmaterial. Dies ist aber bei der Fa-Fraktion aus Gehirn nicht der Fall, denn rohe SP-Präparate aus Gehirn und Fb wirken auf das Rattenduodenum kontrahierend, Fa jedoch relaxierend (Zetler, 1961). Hori (1968) erhielt mit Fa aus Hinterwurzeln des Rindes den gleichen Effekt. Auch Fa aus Darm-SP führte am Rattenduodenum zur Relaxation (Zetler, unveröffentlicht). Die relaxierende Wirkung von Fa am Rattenduodenum, die der von Bradykinin gleicht, war im Gegensatz zu der kontrahierenden Wirkung von Fb und SP resistent gegen Chymotrypsin und beruhte deshalb sehr wahrscheinlich auf einer Verunreinigung durch ein Nicht-Peptid (Zetler, 1961). Es sollte nun versucht werden, diesen störenden Faktor von dem eigentlichen Fa-Peptid abzutrennen und so zu einem befriedigenden Standardpräparat zu kommen.

Material und Methodik

1. Substanzen

Aktive SP-Peptide stellten wir her durch Al_2O_3-Chromatographie (Zetler, 1961; Zetler u. Baldauf, 1967) von SP-Präparaten aus Gehirn nach Euler (1942). a) Als „Labor-Standard" diente ein Fb-Präparat aus Rindersubcortex (Fb_{sc}) mit einer Aktivität von 543 E (E)/mg Trockenpulver. b) Weiterhin benutzten wir ein Fa-Präparat aus Rindersubcortex (Fa_{sc}) mit 36,5 E/mg und c) ein Fa-Präparat aus Rinderhirn (Fa_R) mit 6,5 E/mg. d) Ein nach Lembeck u. Starke (1968b) hergestelltes Fa-Präparat aus Rinderhirn (Fa_L) mit 83,6 E/mg wurde uns von Herrn Prof. Lembeck, Graz, zur Verfügung gestellt. Eledoisin und Kallidin verdanken wir Herrn Dr. E. Stürmer, Basel, Prostaglandin $F_{2\alpha}$ Herrn Dr. J. E. Pike, Kalamazoo, Mich.; α-Chymotrypsin: Boehringer & Soehne GmbH, Mannheim; Pronase P: Serva-Entwicklungslabor Heidelberg.

2. Sephadex-Gelfiltration von Fa

250 mg Fa_{sc} und 250 mg Fa_R (10800 E) wurden zusammen in 15 ml 0,05 M Ammoniumformiatpuffer (pH 5,5) gelöst und 30 min bei 2° C belassen. Der entstandene Niederschlag wurde abzentrifugiert. Das gelöste Fa-Material wurde an einer Sephadex-Säule gelfiltriert (Sephadex G-25f, Säulenmaße 30 × 1000 mm). Die Bedingungen waren die gleichen wie bei Zetler u. Baldauf (1967). In jeder Fraktion des Eluats wurden Proteingehalt, UV-Absorption bei 254 nm und die biologische Aktivität bestimmt.

3. Ionenaustauscherchromatographie

20 g DEAE-Cellulose (Serva, Heidelberg, Kapazität 0,6 mäq/g) wurden mehrmals in Wasser dekantiert, anschließend auf einem Faltenfilter nacheinander und jeweils mehrfach mit 0,2 M HCO_2H, Wasser, 0,2 M NH_3, Wasser und abschließend mit 0,05 M Ammoniumformiatpuffer (bezüglich $HCOO^-$) pH 7,5 gewaschen. Der Austauscher wurde mehrmals in diesem Puffer sedimentiert und bei 4° C aufbewahrt. Zur Chromatographie dienten Säulen von 7 × 100 mm bei 2° C. Die zu

untersuchenden Präparate wurden in 2—3 ml Puffer gelöst und durch leichten Überdruck in die Säulen eingebracht. Es wurde zunächst mit dem Ausgangspuffer eluiert und Fraktionen von je 5 ml gesammelt. Nach einem „Vorlauf" von etwa 20 Fraktionen wurde ein linearer Gradient angeschlossen, der mit Hilfe eines 50 ml-Erlenmeyer-Mischgefäßes hergestellt wurde, das mit Ausgangspuffer gefüllt war und dem 0,5 M Ammoniumformiatpuffer (pH 7,5) zugeführt wurde.

4. Biologische Tests

a) Meerschweinchenileum. Die Ilea wurden bei 31° C in einem 3 ml-Bad eingehängt, das mit Tyrode-Lösung gefüllt war. Die Tyrode-Lösung enthielt als Antagonisten gegen Acetylcholin, Serotonin und Histamin 10^{-7} g/ml Atropinsulfat, $2 \cdot 10^{-5}$ g/ml Tryptaminhydrochlorid und 10^{-6} g/ml Mepyraminmaleat. Die Registrierung der Kontraktionen erfolgte isotonisch auf einem Kymographion, die Vorspannung betrug 0,5 g.

b) Rattenduodenum. 5 cm lange Stücke wurden direkt distal vom Magen entnommen und bei 31° C in ein 5 ml-Bad eingehängt; das Bad enthielt de Jalon-Lösung ohne Antagonisten. Die Registrierung erfolgte isotonisch auf einem Kymographion, die Vorspannung betrug 0,5 g.

c) Hühnercaecum. 3 cm lange Stücke wurden bei 37° C in ein 5 ml-Bad eingehängt, das nach Cleugh u. Mitarb. (1961) modifizierte Tyrode-Lösung enthielt. Die Kontraktionen registrierten wir isometrisch über einen Dehnungsmeßstreifen nach Verstärkung auf einem Schnellschreiber der Fa. Hellige; die Vorspannung betrug 2 g.

5. Biochemische Methoden

Die Proteinbestimmung erfolgte nach Lowry, Rosebrough, Farr u. Randall (1951). Der enzymatische Abbau mit Chymotrypsin ist eingehend beschrieben bei Zetler u. Baldauf (1967), die gleichen Bedingungen wurden für die Versuche mit Pronase gewählt (pH 7,3). Die Prüfung auf Lipidcharakter erfolgte durch 20 min langes Schütteln der in destilliertem Wasser gelösten Substanzen mit 20 Vol. wassergesättigtem Äther bei pH 1,5 und 8,5.

Ergebnisse

Zunächst konnte die früher beschriebene relaxierende Fa-Wirkung auf das Rattenduodenum bestätigt werden. Alle untersuchten Fa-Präparate führten nämlich zu einer dosisabhängigen Relaxation der Präparate, wie sie auch nach Bradykinin und Kallidin eintritt. Nach Fb kam es dagegen immer zu einer Kontraktion.

1. Sephadex-Gelfiltration von Fa

Die Hauptmenge der biologischen Aktivität war gut abgesetzt gegen biologisch inertes Proteinmaterial (Abb.1), hatte den zentralen R_f-Wert 0,55, ein weiteres, aber viel schwächer ausgeprägtes Aktivitätsmaximum folgte mit dem R_f-Wert 0,48; dies entspricht früheren Befunden (Zetler u. Baldauf, 1967). Bei 254 nm absorbierendes Material wurde vorwiegend in den biologisch inaktiven Fraktionen eluiert, wobei fünf deutlich von-

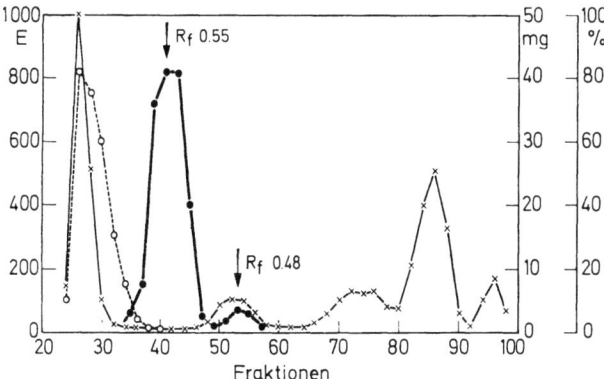

Abb. 1. Ergebnis der Sephadex-Gelfiltration der SP-Fraktion Fa (Mischung aus Fa_{sc} und Fa_R). Abszisse: Nummern der Fraktionen (je 10,0 ml). Linke Ordinate: Darmkontrahierende Aktivität in Einheiten (E; s. Lembeck u. Zetler, 1962). Rechte Ordinaten: Proteingehalt in Milligramm und UV-Absorption bei 254 nm in Prozent. •——• darmkontrahierende Aktivität, ○——○ Protein; ×——× UV-Absorption

Tabelle 1. *Zusammengefaßte Fraktionen der in Abb.1 dargestellten Sephadex-Gelfiltration von Fa*

Zusammen-gefaßte Fraktionen	Benennung	Trockensubstanz mg	Darmkontrahierende Aktivität[a] Einheiten (E)
Nr. 20—34	Fraktion 1	388	< 10
Nr. 36—47	Fraktion 2 (Fa_{Seph})	64	6100
Nr. 49—66	Fraktion 3	< 1	480
Nr. 68—77	Fraktion 4	< 1	< 10
Nr. 79—91	Fraktion 5	< 1	< 10
Nr. 93—100	Fraktion 6	< 1	< 10

[a] Am Meerschweinchenileum.

einander getrennte Absorptionsmaxima auftraten. Für weitere Untersuchungen wurden die in Tab. 1 angegebenen Fraktionen dieses Versuches zusammengefaßt, konzentriert und lyophylisiert. Fraktion 3 bis Fraktion 6 ergaben nach dem Lyophilisieren keine sicher wägbaren Mengen an Trockensubstanz und wurden deshalb in je 4 ml destillierten Wassers gelöst. Die in Fraktion 2 zusammengefaßte biologische Aktivität, bei der es sich um die eigentliche Fa-Aktivität handelt, wurde als

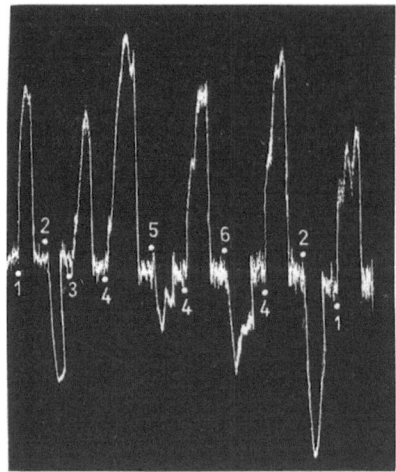

Abb. 2. Vergleich von Fa_{Seph} und Fa_L am isolierten Rattenduodenum. *1* Eledoisin (2 ng/ml); *2* Kallidin (20 ng/ml); *3* Fb_{sc} (6 µg/ml); *4* Fa_{Seph} (24 µg/ml); *5* Fa_L (40 µg/ml); *6* Fa_L (80 µg/ml)

„Fa_{Seph}" bezeichnet, was „an Sephadex gereinigtes Fa" bedeuten soll. In Fa_{Seph} waren 6100 E enthalten, was etwa 60% der eingesetzten Menge entspricht. Diese Ausbeute stimmt mit früheren Ergebnissen gut überein (Zetler u. Baldauf, 1967).

2. Vergleich von Fa_L und Fa_{Seph} am Rattenduodenum

Um zu prüfen, ob durch die Sephadex-Gelfiltration eine Reinigung erreicht worden war, wurde Fa_{Seph} mit Fa_L, Fb_{sc}, Eledoisin und Kallidin am Rattenduodenum qualitativ verglichen (Abb. 2). Eledoisin und Fb_{sc} führten zu einer Kontraktion, Kallidin zu einer Relaxation. Während das Rattenduodenum nach Fa_L, wie schon eingangs beschrieben, relaxierte, kontrahierte es sich nach Fa_{Seph} (die relaxierende Wirkung des Ausgangsmaterials Fa_{sc} und Fa_R ist in Abb. 2 nicht dargestellt). Durch die Gelfiltration war somit der am Rattenduodenum relaxierend wirkende Faktor von Fa selbst abgetrennt worden.

3. Quantitativer Vergleich der biologischen Aktivität von Fa_{Seph}, Fb_{sc}, Fa_L und Fa_{sc} an drei verschiedenen Testorganen

Die biologische Aktivität dieser vier SP-Fraktionen wurde mit Hilfe von Vierpunkteversuchen am Meerschweinchenileum, Rattenduodenum und Hühnercaecum bestimmt (Tab. 2). als „Labor-Standard" diente immer das Fb_{sc}-Präparat. Fb_{sc} und Fa_{Seph} zeigten an den drei Test-

Tabelle 2. *Quantitativer Vergleich der biologischen Aktivität von* Fa_{Seph}, Fa_L *und* Fa_{sc}. *Die Zahlen sind die Mengen in Milligramm, die der darmkontrahierenden Wirkung von 1 mg* Fb_{sc} *entsprechen. Relax.: relaxierende Wirkung*

Isoliertes Organ	Fa_{Seph}	Fa_L	Fa_{sc}
Meerschweinchenileum	5,7	8,3	14,5
Rattenduodenum	4,8	Relax.	Relax.
Hühnercaecum	4,7	6,7	3,3

organen praktisch die gleiche Aktivitätsrelation, wenn man berücksichsichtigt, daß nur Dosisunterschiede von mehr als 20% sicher erfaßt werden können. Dagegen wirkten Fa_L und Fa_{sc} am Rattenduodenum relaxierend. Ferner ergab sich bei Fa_{sc} zwischen Meerschweinchenileum und Hühnercaecum ein erheblicher Unterschied in der Aktivitätsrelation zu Fb_{sc}. Dies weist darauf hin, daß in Fa_{sc} neben der eigentlichen SP-Aktivität noch andere interferierende Substanzen enthalten sind. Aus Tab. 2 geht nicht hervor, daß die Empfindlichkeit des Hühnercaecums für SP-Präparate etwa 10mal und die des Rattenduodenums etwa 20mal niedriger als die des Meerschweinchenileums war.

4. Die von Fa_{Seph} abgetrennte relaxierende Komponente

Nach Gelfiltration wirkte Fa am Rattenduodenum im Gegensatz zum Ausgangsmaterial Fa_{sc} nicht mehr relaxierend, sondern ebenso kontrahierend wie Fb_{sc}. Es sollte geprüft werden, welche der anderen Fraktionen aus Tab. 1 am Rattenduodenum relaxierend wirkt. Dazu wurden von Fraktion 1 100 mg/ml und die Fraktionen 3—6 in toto in jeweils 4 ml H_2O gelöst. Fraktion 1 führte in hohen Dosen (10 mg/ml Badflüssigkeit) zu einer geringen Relaxation (die insgesamt in das Organbad gegebene Menge entspricht mit 50 mg etwa 15% des Trockenmaterials von Fraktion 1). Dagegen führte von Fraktion 3 eine Endkonzentration von 0,01 ml/ml, d. h. 0,25% der Gesamtmenge von Fraktion 3, zu einer maximalen Relaxation des Rattenduodenums. Eine halbmaximale Relaxation trat nach 0,004 ml/ml ein, d. h. nach etwa 0,1% der Gesamtmenge von Fraktion 3. Die Fraktionen 4, 5 und 6 wirkten in höheren Konzentrationen (5—10% der Gesamtmenge) schwach kontrahierend.

5. Biochemische Charakterisierung der relaxierenden Fraktion 3

Im Gegensatz zu Fa_{Seph} und allen anderen aktiven SP-Peptiden wurde Fraktion 3 durch Inkubation mit Chymotrypsin oder Pronase nicht inaktiviert, was mit früheren Befunden übereinstimmt (Zetler, 1961; Zetler u. Baldauf, 1967). Während Fa_{Seph} bei pH 7,5 an DEAE-Cellulose nicht adsorbiert wurde, wurde Fraktion 3 adsorbiert und bei einer Puffermolarität von 0,29 quantitativ eluiert. Während der Papierelektrophorese bei pH 4,95 wanderte Fa_{Seph} zur Kathode, Fraktion 3 dagegen zur Anode. Beim Schütteln mit Äther trat die Aktivität von Fraktion 3 weder bei pH 1,5 noch bei pH 8,5 in die Ätherphase über.

Diskussion

Diese Untersuchung hat gezeigt, daß ein Fa-Präparat nur dann als SP-Standard geeignet ist, wenn die pharmakologisch interferierende, nämlich das Rattenduodenum relaxierende Substanz abgetrennt worden ist. Außer der Gelfiltration eines Fa-Präparates sollte auch die Al_3O_3-Chromatographie der Fb-Fraktion zu einem geeigneten Standardpräparat führen, da das interferierende Material in Fb nicht vorkommt. Die Passage von Fb durch eine Al_2O_3-Säule würde zu einer Freisetzung von Fa (d. h. von SP selbst) aus dem komplexen Fb-Material führen (Zetler u. Baldauf, 1967; Lembeck u. Starke, 1968b). Wir schlagen vor, SP-Standardpräparate nur aus Gehirn herzustellen, da die SP-Fraktionen Fa und Fb aus Darmgewebe sich in ihrer Zusammensetzung stark von denen aus Hirngewebe unterscheiden (Zetler, 1964).

Die Menge des relaxierenden Faktors in einem rohen Fa-Präparat reicht in der Tat aus, um die kontrahierende Wirkung des Fa-Peptids völlig zu unterdrücken, so daß eine Relaxation resultiert: Wie oben angegeben, führte 0,1% des in Fraktion 3 zusammengefaßten Materials zu einer halbmaximalen Relaxation des Rattenduodenums. Für eine halbmaximale Kontraktion waren etwa 100 E Fa_{Seph} nötig, d. h. etwa 2% der Gesamtmenge von 6200 E in Fa_{Seph}. Wir fanden nun, daß am Rattenduodenum 2 ng/ml Eledoisin zu einer halbmaximalen Kontraktion führten, während 20 ng/ml Kallidin eine halbmaximale Relaxation bewirkten, und daß beide Peptide, in diesen Dosen gleichzeitig gegeben, wirkungslos blieben. Wie oben ausgeführt, kommen in einem rohen Fa-Präparat auf eine halbmaximal kontrahierende Dosis von Fa_{Seph} etwa 20 halbmaximal relaxierende Dosen von Fraktion 3, womit die relaxierende Wirkung roher Fa-Präparate erklärt ist. Fraktion 1 führte am Rattenduodenum zu einer geringgradigen Relaxation. Da diese Wirkung erst nach 15—20% des insgesamt in dieser Fraktion enthaltenen Materials eintrat, kann sie bei der quantitativen Betrachtung vernachlässigt werden.

Das relaxierende Prinzip in Fraktion 3 ist resistent gegen Pronase und Chymotrypsin und kann deshalb kein Peptid sein. Andererseits kann an der Peptidnatur von Fa_{Seph} kein Zweifel bestehen. Die Ansichten von Hori (1968), Fa habe eine starke Ähnlichkeit mit Bradykinin, müssen wir aufgrund unserer Befunde sowohl für Fa_{Seph} wie auch für Fraktion 3 zurückweisen. Das Verhalten von Fraktion 3 während der Papierelektrophorese und der Anionenaustauscherchromatographie deutet auf eine saure Natur hin. Auch die Cortex-spezifische SP-Fraktion Fc ist saurer Natur, kann aber als Peptid mit starker Adsorbierbarkeit an Al_2O_3 und an Sephadex G-25 sowie wegen seiner kontrahierenden Wirkung auf das Rattenduodenum von Fraktion 3 unterschieden werden. Die Wirksamkeit von Fraktion 3 beruht nicht auf einem Prostaglandin. Das uns zur Verfügung stehende Prostaglandin $F_{2\alpha}$, das im Zentralnervensystem vorkommt (Holmes u. Horton, 1968), wirkte in unseren Versuchen am Rattenduodenum kontrahierend und trat bei pH 1,5 aus der wäßrigen Phase in Äther über. Das relaxierende Prinzip von Fraktion 3 ging aber weder im sauren noch im alkalischen Bereich aus der Wasserphase in den Äther.

Literatur

Baldauf, J., Dobek, W., Zetler, G.: Freie und gebundene Substanz P-Peptide in Cortex und Subcortex des Rinderhirns. Naunyn-Schmiedebergs Arch. Pharmak. exp. Path. (im Druck) (1969).
— Zetler, G.: Darmkontrahierende Hirnpeptide in Cortex und Subcortex. Naunyn-Schmiedebergs Arch. Pharmak. exp. Path. 260, 242—253 (1968).
Bertaccini, G., Cei, K. M., Erspamer, V.: The action of Physalaemin on the systemic arterial blood pressure of some experimental animals. Brit. J. Pharmacol. 25, 380—391 (1965).
Cleugh, J., Gaddum, J. H., Holton, P., Leach, E.: Assay of substance P on the fowl rectal caecum. Brit. J. Pharmacol. 17, 144—158 (1961).
Erspamer, V., Anastasi, A.: Polypeptides active on plain muscle in the amphibian skin: In: Hypotensive peptides. Hrsg. von E. G. Erdös, N. Back, F. Sicuteri, S. 63. Berlin-Heidelberg-New York: Springer 1966.
Euler, U. S. v.: Herstellung und Eigenschaften von Substanz P. Acta physiol. scand 4, 373—385 (1942).
Holmes, S. W., Horton, E. W.: The identification of four prostaglandins in dog brain and their regional distribution in the central nervous system. J. Physiol. (Lond.) 195, 731—741 (1968).
Hori, S.: The presence of bradykinin-like polypeptide, kinin-releasing and destroying activity in brain. Jap. J. Physiol. 18, 746—771 (1968).
Lembeck, F., Fischer, G.: Gekreuzte Tachyphylaxie von Peptiden. Naunyn-Schmiedebergs Arch. Pharmak. exp. Path. 258, 452—456 (1967).
— Starke, K.: Substanz P und Speichelsekretion. Naunyn-Schmiedebergs Arch. Pharmak. exp. Path. 259, 375—385 (1968a).
— — Behandlung von Substanz P-Präparaten mit Aluminiumoxid. Naunyn-Schmiedebergs Arch. Pharmak. exp. Path. 259, 307—313 (1968b).
— Zetler, G.: Substance P. A polypeptide of possible physiological significance, expecially within the nervous system. Int. Rev. Neurobiol. 4, 159—215 (1962).
Lowry, O. H., Rosebrough, N. J., Farr, A. L., Randall, R. J.: Protein measurements with the Folin phenol reagent. J. biol. Chem. 193, 265 (1951).
Shaw, J. E., Ramwell, P. W.: Release of a substance P polypeptide from the cerebral cortex. Amer. J. Physiol. 215, 262—267 (1968).

Zetler, G.: Zwei neue pharmakologisch aktike Polypeptide in einem Substanz P-haltigen Hirnextrakt. Naunyn-Schmiedebergs Arch. exp. Path. Pharmak. **242**, 330—352 (1961).
— Über das Vorkommen pharmakologisch aktiver Substanzen mit Polypeptid-Charakter in Extrakten aus Darm und Gehirn. Naunyn-Schmiedebergs Arch. exp. Path. Pharmak. **246**, 504—518 (1964).
— Baldauf, J.: Chromatographische Analyse eines Substanz P-Präparates aus Gehirn. Naunyn-Schmiedebergs Arch. Pharmak. exp. Path. **256**, 86—98 (1967).
— Mönkemeier, D., Wiechell, H.: Peptid-Rezeptoren für Tachykinine in der Tuba uterina des Menschen. Naunyn-Schmiedebergs Arch. Pharmak. exp. Path. **262**, 97—111 (1969).

Dr. J. Baldauf
Institut für Pharmakologie und
Toxikologie der Universität
des Saarlandes
6650 Homburg (Saar)

Untersuchungen über die antianaphylaktische Wirkung des Chlorophyllins *

K. D. FRIEDBERG, G. GARBE und J. GRÜTZMACHER

Institut für Pharmakologie und Toxikologie der Universität Göttingen

Eingegangen am 4. Juli 1969

The Antianaphylactic Effect of Chlorophyllin

Summary. 1. In guinea pigs an acute and a prolonged anaphylactic shock is inhibited by Cu-chlorophyllin. This inhibitory effect was less prominent in a shock induced by anaphylatoxin.

2. In all three kinds of shock Cu-chlorophyllin reduced mortality and the liberation of histamine into the plasma. This protective effect was maximal 4 hours after the agent had been injected intravenously.

3. The complement-inhibiting effect of Cu-chlorophyllin is most prominent immediately following its intravenous injection. As this effect is almost completely reversed within an hour it cannot be responsible for the antianaphylactic effect observed.

4. The protective effect of Cu-chlorophyllin against death in the various kinds of shock is not correlated to the inhibition of histamine release. It is concluded that additional factors, independent of histamine participate in all three forms of shock.

Key Words: Acute and Prolonged Anaphylactic Shock — Anaphylatoxin-Shock — Cu-Chlorophyllin — Liberation of Histamine — Activity of Complement in vivo.

Schlüsselwörter: Akuter und protrahierter anaphylaktischer Schock — Anaphylatoxinschock — Cu-Chlorophyllin — Histaminfreisetzung — Komplementaktivität in vivo.

Chlorophyllin entsteht durch Hydrolyse von Chlorophyll. Es handelt sich um ein Gemisch von strukturell verwandten Carbonsäuren, um Chlorine und Isochlorine, deren Salze gut wasserlöslich sind (Strell u. Mitarb., 1956). Am meisten verwendet werden Präparate, die durch Einlagerung von Kupfer stabilisiert sind, z. B. das Natriumkupferchlorophyllin der Fa. Merck.

In verschiedenen biologischen Systemen entfaltet Chlorophyllin auffällige Wirkungen. Am bekanntesten ist wohl seine desodorierende Eigenschaft, die zu einer vielseitigen, nicht immer kritischen Anwendung geführt hat. Als Wirkungsmechanismus wurde die direkte Hemmbarkeit verschiedener Fermentsysteme durch Chloro-

---

* Ein Teil der hier mitgeteilten Ergebnisse wurde im September 1968 in Düsseldorf auf der 32. Tagung der Deutschen Pharmakologischen Gesellschaft vorgetragen (vgl. Friedberg u. Garbe, 1969).

phyllin diskutiert (Zirm u. Mitarb., 1953; Marotta, 1955; Struve, 1956). Aufgrund eingehender Studien von v. Wasielewski u. Albrecht (1952 und 1953) an Bacterium proteus beruht der desodorierende Effekt von Chlorophyllin eher auf einer verminderten Abgabe von proteolytischen Ektofermenten.

Chlorophyllin hat weiterhin eine stimulierende Wirkung auf die Hämatopoese (vgl. Bürgi, 1947), besonders auf die Erythropoese, wie es erst kürzlich wieder von Lietz u. Matthies (1966) bestätigt wurde. Außerdem übt Chlorophyllin eine wachstumsfördernde Wirkung auf Fibroblasten in vitro aus (Smith, 1944). Während des letzten Weltkrieges wurde Chlorophyllin in der Chirurgie sehr häufig angewandt, sowohl zur Geruchsbindung bei eiternden Wunden wie auch zur besseren Wundheilung (Bowers, 1947).

Damals wurde auch schon beobachtet, daß Hauttransplantate unter dem Einfluß von Chlorophyllin länger überleben. Weber (1966) und ebenso Fujii u. Mitarb. (1966) haben dieses Problem aufgegriffen und die alten Befunde wesentlich erweitert. Es wird vermutet, daß diese Wirkung des Chlorophyllins über eine Beeinflussung immunologischer Reaktionen, besonders durch eine Störung des Komplementsystems, zustande kommt.

In enger Beziehung dazu werden die Wirkungen von Chlorophyllin auf anaphylaktische Reaktionen gesehen. Büsing (1957) hat als erster unter dem Einfluß des Wirkstoffs eine Hemmung des anaphylaktischen Schocks beim Meerschweinchen beobachtet. Ähnliche Befunde wurden im gleichen Jahr von Lorenz u. Uebel (1957) und später von Uebel u. Lorenz (1958) sowie von Sindo u. Mitarb. (1966) mitgeteilt. Auch diese Autoren haben für die antianaphylaktische Wirkung des Chlorophyllins den hemmenden Einfluß auf das Komplementsystem verantwortlich gemacht, obwohl dieses Phänomen bisher nur in vitro nachgewiesen worden war (Büsing 1957; Sindo u. Mitarb., 1966) und andererseits die obligatorische Beteiligung von C'-Faktoren an anaphylaktischen Reaktionen des Meerschweinchens zweifelhaft ist (vgl. z. B. Giertz, 1966).

Wir legen jetzt Untersuchungen zu der Frage vor, ob für die antianaphylaktische Wirkung des Chlorophyllins beim Meerschweinchen eine Hemmung des Komplementsystems verantwortlich ist. Dabei haben wir die Änderungen des Gesamtkomplementtiters nach i.v. Applikation von Chlorophyllin über einen Zeitraum von 24 Std verfolgt. Im Vergleich dazu wurde unter entsprechenden zeitlichen Bedingungen der Einfluß des Wirkstoffs auf die Histaminausschüttung und die Letalität bei verschiedenen Schockarten des Meerschweinchens untersucht.

Methode

Alle Versuche wurden an Meerschweinchen beiderlei Geschlechts ausgeführt. Das Gewicht der Tiere lag im Mittel zwischen 300 und 400 g.

Die i.v. Vorbehandlung der Tiere mit Cu-Chlorophyllin erfolgte durch die Vena saphena magna. Dazu wurde die Vene am dorsalen Teil des Unterschenkels oberflächlich freigelegt und mit einer feinen Kanüle (Nr. 22) punktiert. Für die Blutentnahme wurde in Lokalanaesthesie (0,5 ml einer 2%igen Procainlösung) die linke A. carotis präpariert und ein Polyäthylenkatheter eingebunden. In diesem

Versuchsstadium erfolgten die weiteren i.v. Injektionen in die rechte Vena jugularis, die wir ebenfalls mit einem Polyäthylenkatheter versehen hatten.

Jeweils 30 sec vor Auslösung eines anaphylaktischen oder Anaphylatoxinschocks erhielten die Tiere 10 mg/kg Aminoguanidin i.v. zur Hemmung der Histaminase. Wenn der akute anaphylaktische Schock unterdrückt werden sollte, erhielten die Tiere außerdem 1 min vor der Antigengabe 100 µg/kg Mepyraminmaleat (Neobridal®) als Antihistaminicum.

Für die Plasmahistaminbestimmungen wurden jeweils 1,5 min nach Auslösung des Schocks 4—5 ml Blut mit einer silikonisierten Spritze entnommen und nach Zusatz von Natriumoxalat (4 mg/ml) und Aminoguanidin (2 µg/ml) zentrifugiert (2 · 20 min bei 370 g). Für die fluorometrische Histaminbestimmung nach Shore u. Mitarb. (1959) wurden die Plasmaproteine durch Perchlorsäurezusatz gefällt (Endkonzentration 0,4 n). Die Messung des Komplementtiters (hämolytisches Gesamtkomplement = C') erfolgte photometrisch nach Siedentopf u. Mitarb. (1965) und Brade (1968). Die Ermittlung der Chlorophyllinkonzentration im Blutplasma wurde ebenfalls photometrisch durch Absorptionsmessungen bei 630 nm durchgeführt.

Die Sensibilisierung der Meerschweinchen gegen natives Hühnereiweiß erfolgte nach Friedberg u. Mitarb. (1964), ebenso die Herstellung des mit Sephadex G 75 aktivierten Anaphylatoxinserums.

Ergebnisse
A. Hemmung der Komplementaktivität

Unsere Untersuchungen hatten das Ziel, den Gesamttiter des Komplements in vivo nach i.v. Gabe von Cu-Chlorophyllin zu bestimmen und diesen Titer über einen längeren Zeitraum zu verfolgen. In Abb. 1 sind die Ergebnisse zusammengefaßt. Jeweils kurz nach der Injektion (Injektionszeit: 2 min, erste Blutentnahme nach 7 min) wurde die stärkste C'-Hemmung gefunden, und zwar wurden im Mittel 60% der Ausgangsaktivität gemessen. Im Verlauf der 1. Stunde wurde dann eine erhebliche Reaktivierung beobachtet.

Bei vier Meerschweinchen, deren Daten nicht in Abb. 1 mit aufgenommen sind, injizierten wir das Cu-Chlorophyllin innerhalb von 5 sec. Nach dieser schnellen Injektion zeigte sich bei der ersten Messung nach 7 min eine noch stärkere Senkung des C'-Titers; im Mittel wurden 40% des Ausgangswertes gemessen. 30 min nach schneller oder langsamer Injektion waren die Kurvenverläufe für den Komplementtiter statistisch nicht mehr voneinander verschieden.

In Kontrollversuchen an fünf Meerschweinchen mit Injektionen von 0,9%iger Kochsalzlösung wurde nur eine schwache Senkung des C'-Titers gefunden, die erst 6 Std nach der Präparation der Tiere am stärksten ausgeprägt war. Die Werte fielen etwa auf 90% der Ausgangsaktivität. Danach machte sich eine leichte Erholung bemerkbar.

Die Differenzwerte zwischen den C'-Aktivitäten nach Cu-Chlorophyllin- und nach NaCl-Injektion (vgl. den unteren Teil der Abb. 1) zeigen noch deutlicher, daß die sofort einsetzende Hemmung des C' auf

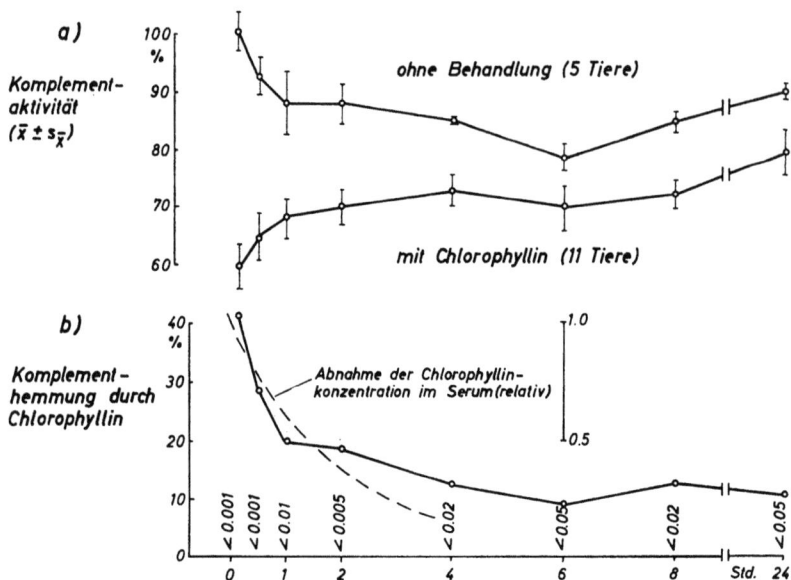

Abb. 1a und b. Zeitabhängigkeit des Komplementtiters in vivo. a Verlust an Komplementaktivität ohne Behandlung und mit Chlorophyllinbehandlung (20 mg/kg i.v.); b Hemmung des Komplements durch Chlorophyllin; Differenzwerte aus den beiden oben dargestellten Kurven. (Die p-Werte beziehen sich auf den statistischen Vergleich zwischen Haupt- und Kontrollwerten.) Gestrichelte Kurve: relative Serumkonzentration von Chlorophyllin (vgl. eingezeichnete Ordinate)

Cu-Chlorophyllin bezogen werden muß und diese schon etwa nach 1 Std nahezu überwunden ist. Eine Resthemmung zwischen 10 und 15% bleibt allerdings noch länger bestehen. Aus Abb. 1 ist weiterhin ersichtlich, daß sich die Senkung der C'-Aktivität weitgehend parallel zum Cu-Chlorophyllinspiegel im Plasma verhält (gestrichelte Kurve im unteren Teil der Abb. 1).

In vier weiteren Kontrollversuchen mit nur zwei Blutentnahmen unmittelbar und 4 Std nach der Operation ergab sich, daß eine entsprechende Senkung des C'-Titers wie bei den oben beschriebenen Kontrollen auftritt. Dieser Effekt muß daher hauptsächlich auf den Operationsstress und nicht auf die laufenden Blutentnahmen zurückgeführt werden.

B. Hemmung anaphylaktischer Schockreaktionen

Schon in früheren Arbeiten finden sich Hinweise darauf, daß sich eine maximale Hemmung anaphylaktischer Reaktionen erst 30 min (Büsing, 1957) bzw. 2,5—4 Std (Uebel u. Lorenz, 1958) nach der Applikation von Cu-Chlorophyllin ausbildet. Wir wollten prüfen, inwieweit ein zeitlicher Zusammenhang zwischen der Senkung des Komplementtiters und der Bereitschaft zu anaphylaktischen Reaktionen besteht. Deren Stärke

Untersuchungen über die antianaphylaktische Wirkung des Chlorophyllins 291

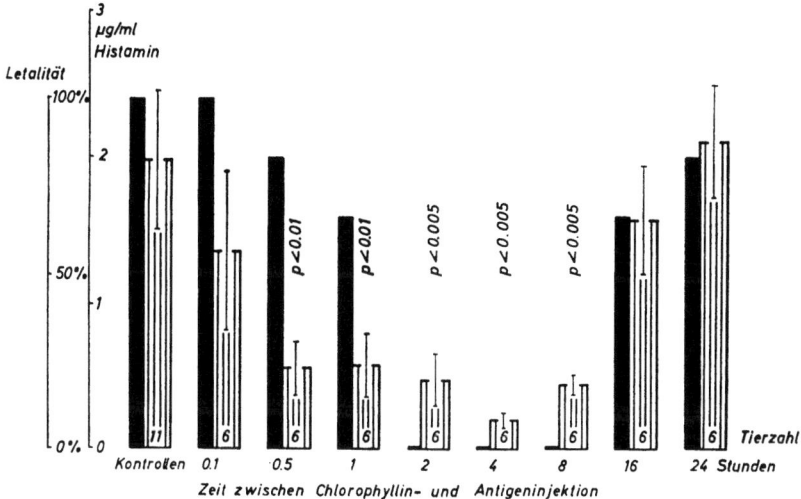

Abb. 2. Protrahierter anaphylaktischer Schock zu verschiedenen Zeiten nach i.v. Injektion von 20 mg/kg Cu-Chlorophyllin. ■ Letalität; ▥ Plasmahistamingehalt in µg/ml ($\bar{x} \pm s_{\bar{x}}$), 1,5 min nach Antigeninjektion

wurde in erster Linie aufgrund des Histaminanstiegs im Blutplasma beurteilt. Außerdem registrierten wir die Letalität im akuten Schock, wenn wir auf eine Vorbehandlung der Tiere mit dem Antihistaminicum Mepyramin verzichteten. Der größte Teil der Versuche wurde aber mit Antihistaminschutz durchgeführt; so ergab sich zusätzlich die Möglichkeit, die Letalität im protrahierten Schock unter dem Einfluß von Cu-Chlorophyllin zu erfassen.

Die unter Antihsitaminschutz bei Vorgabe von 20 mg/kg Cu-Chlorophyllin gewonnenen Ergebnisse sind in Abb. 2 dargestellt. Bei der immer verwendeten Antigendosis (1 ml/kg einer 20%igen Lösung nativen Hühnereiereiweißes entsprechend ca. 20 mg/kg Ovalbumin) kam der protahierte Schock bei den Kontrollen stets voll zur Ausbildung; alle Tiere starben nach 1—2 Std. Bei Auslösung des Schocks 30 min nach Cu-Chlorophyllininjektion war eine Hemmung der Letalität nur schwach angedeutet. Aber 2, 4 und 8 Std nach Applikation des Wirkstoffes wurde der protahierte Schock von allen Meerschweinchen überlebt. Lagen Cu-Chlorophyllin- und Antigeninjektion länger als 8 Std auseinander, so nahm die Todesrate wieder deutlich zu. 24 Std nach der Chlorophyllininjektion war die Hemmung des protrahierten anaphylaktischen Schocks fast ganz abgeklungen.

Bei denselben Tieren wurde die Histaminkonzentration im Plasma 1,5 min nach Antigenapplikation untersucht (vgl. Abb. 2). Bereits

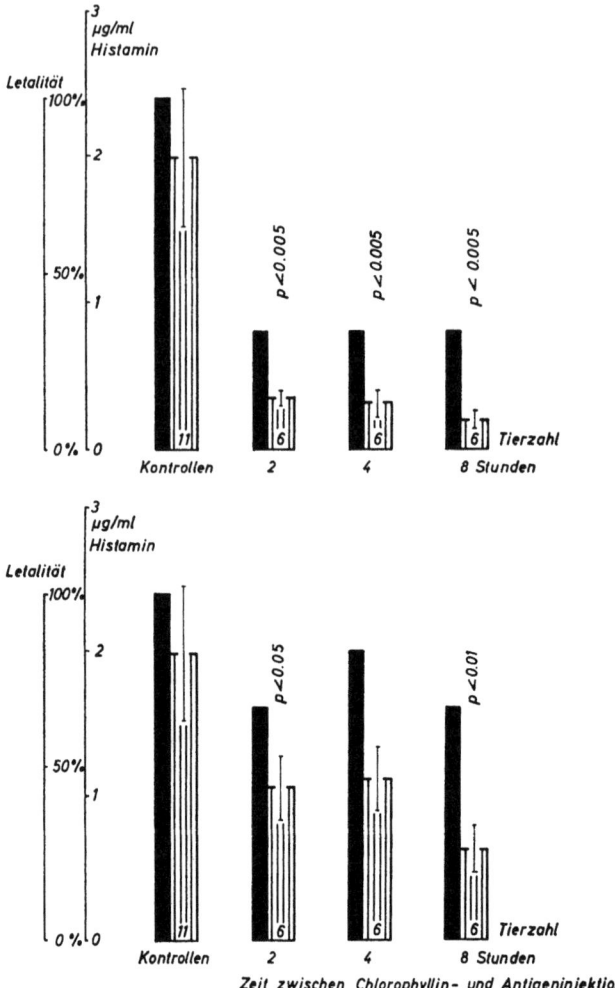

Abb. 3. Protrahierter anaphylaktischer Schock zu verschiedenen Zeiten nach i.v. Injektion von 10 mg/kg (obere Serie) und 5 mg/kg Cu-Chlorophyllin (untere Serie). ■ Letalität; ▦ Plasmahistamingehalt in µg/ml ($\bar{x} \pm s_{\bar{x}}$), 1,5 min nach Antigeninjektion

30 min nach der Cu-Chlorophyllinbehandlung war die Histaminausschüttung im Plasma signifikant vermindert. Den geringsten Histaminspiegel fanden wir 4 Std nach Cu-Chlorophyllinapplikation. Es fiel auf, daß die Hemmung der Histaminfreisetzung relativ früh einsetzte, bereits zu einer Zeit, bei der die Letalitätshemmung gerade erst angedeutet war. Bei etwa gleichstarker Histaminausschüttung bildeten sich stark

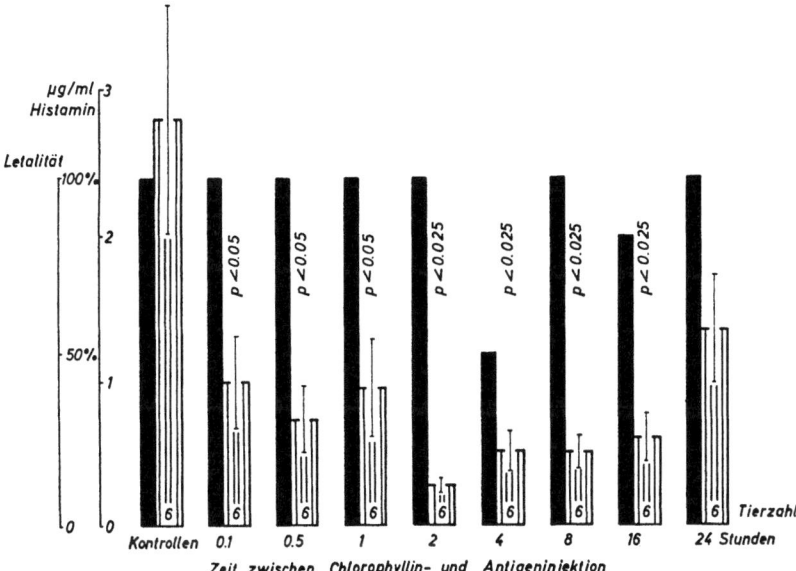

Abb. 4. Akuter anaphylaktischer Schock zu verschiedenen Zeiten nach i.v. Injektion von 20 mg/kg Cu-Chlorophyllin. ■ Letalität; ▥ Plasmahistamingehalt in µg/ml ($\bar{x} \pm s_{\bar{x}}$), 1,5 min nach Antigeninjektion

unterschiedliche Todesraten aus (0,5 Std: 83%, 2 Std: 0% Letalität). Aus Abb. 2 ist weiterhin ersichtlich, daß die Histaminausschüttung 16 Std nach Cu-Chlorophyllinapplikation nicht mehr signifikant vermindert war. Trotzdem überlebten zu diesem Zeitpunkt noch zwei von sechs Tieren den Schock. Daraus wird deutlich, daß Histaminausschüttung und Letalität kein paralleles Verhalten zeigen.

Um zu prüfen, wie stark die antianaphylaktische Wirkung von der Cu-Chlorophyllindosis abhängig ist, wurde ein Teil der Versuche mit 10 bzw. 5 mg/kg Cu-Chlorophyllin wiederholt (vgl. Abb. 3). Wir wählten Zeiten von 2, 4 bzw. 8 Std zwischen Cu-Chlorophyllin- und Antigeninjektion, da in der Versuchsserie mit 20 mg/kg Cu-Chlorophyllin bei diesen Intervallen alle Tiere den Schock überlebt hatten. Bei Anwendung von 10 mg/kg Cu-Chlorophyllin ließ sich eine Senkung der Letalität auf 0 nicht mehr erreichen; es war aber eine deutlich verminderte Todesrate zu beobachten. Die Histaminwerte im Plasma waren im Vergleich zu den Kontrollen stark erniedrigt und von den Histaminwerten nach 20 mg/kg Cu-Chlorophyllin nicht signifikant verschieden. Nach Applikation von nur 5 mg/kg Cu-Chlorophyllin stiegen erwartungsgemäß Letalität und Histaminausschüttung wieder an. Trotzdem blieben die Histaminwerte, verglichen mit den Kontrollen, noch teilweise signifikant vermindert.

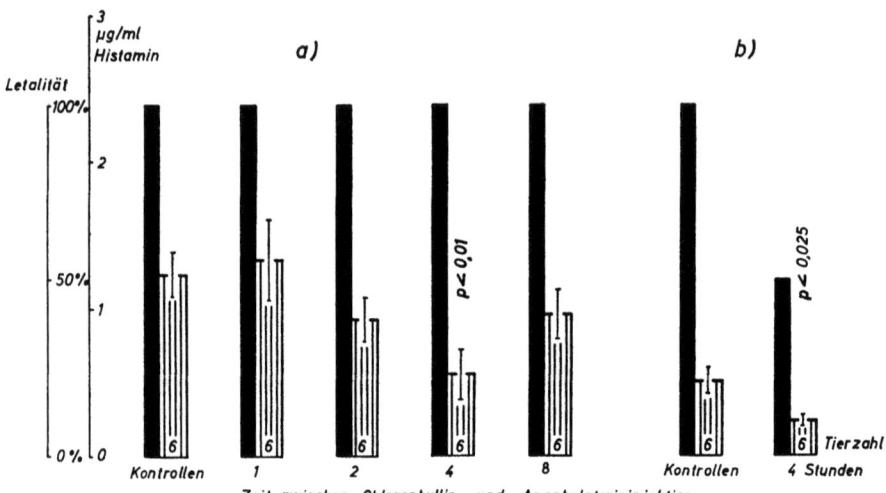

Abb. 5a und b. Anaphylatoxinschock zu verschiedenen Zeiten nach i.v. Injektion von 20 mg/kg Cu-Chlorophyllin. a Schock mit 9 ml/kg Anaphylatoxinserum; b Schock mit 3 ml/kg Anaphylatoxinserum; ■ Letalität; ▦ Plasmahistamingehalt in µg/ml ($\bar{x} \pm s_{\bar{x}}$), 1,5 min nach Anaphylatoxininjektion

Auch der akute anaphylaktische Schock ließ sich durch Vorgabe von 20 mg Cu-Chlorophyllin pro Kilogramm deutlich beeinflussen, aber nicht in gleichstarkem Ausmaß wie der protrahierte Schock (vgl. Abb. 4). Wiederum bildete sich ein zeitliches Optimum aus. 4 Std nach Cu-Chlorophyllininjektion war die Letalitätsrate auf 50% vermindert, bei einem Intervall von 2 und 8 Std starben alle Tiere. Verglichen mit der Situation beim protrahierten Schock wurde also hier keine so starke und zeitlich ausgedehnte Senkung der Letalität erreicht. Dagegen war ebenso wie beim protrahierten Schock die Histaminausschüttung 0,1—16 Std nach der Cu-Chlorophyllininjektion signifikant vermindert. Der geringste Wert wurde 2 Std nach Cu-Chlorophyllingabe gemessen. Bei diesem Versuch zeigte sich besonders deutlich, daß keine Parallelität zwischen Histaminspiegel und Letalität besteht.

C. Hemmung des Anaphylatoxinschocks

Im Vergleich zu den Versuchen am anaphylaktischen Schock untersuchten wir den Einfluß von Cu-Chlorophyllin auch auf den Anaphylatoxinschock (vgl. Abb. 5). Zunächst wurde Anaphylatoxinserum in einer Dosis von 9 ml/kg angewandt. Das entsprach etwa der dreifach tödlichen Dosis. Auch unter Cu-Chlorophyllin überlebte kein Tier den Anaphylatoxinschock. 4 Std nach der Injektion des Wirkstoffes fanden wir aber eine signifikante Einschränkung der Histaminfreisetzung um mehr als 50%; 2 und 8 Std nach Cu-Chlorophyllin war dieser Effekt nur schwach ausgeprägt. Mit der einfach tödlichen Anaphylatoxindosis (3 ml/kg) überlebten 4 Std nach Cu-Chlorophyllin 50% der Tiere den Schock. Gleichzeitig wurde der Anstieg der Histaminkonzentration im Blutplasma signifikant reduziert; sie erreichte nur einen Mittelwert von 0,24 µg/ml.

D. Versuche mit $CuSO_4$

Zur Kontrolle prüften wir, ob die von uns beobachtete Schockhemmung durch das in unserem Chlorophyllinpräparat enthaltene Cu bedingt sein könnte. Je zwei Meerschweinchen erhielten 4 und 8 Std vor dem protrahierten anaphylaktischen Schock 2 mg/kg $CuSO_4$ i.v. Alle Tiere starben; die Histaminausschüttung im Schock erreichte Werte zwischen 1,27 und 3,38 µg/ml Plasma. Unter Cu-Chlorophyllin hatten bei den gleichen Bedingungen alle Tiere den Schock überlebt mit Mittelwerten von 0,20 bzw. 0,45 µg Histamin/ml Plasma. Die Schockhemmung kann also nicht mit einer Eigenwirkung des Kupferions erklärt werden.

Diskussion

Ausgehend von der Frage, ob die antianaphylaktische Wirkung des Cu-Chlorophyllins durch seine komplementhemmende Wirkung bedingt ist, wurden beide Phänomene an Meerschweinchen in vivo vergleichend untersucht. Ähnlich wie in früheren Arbeiten von Uebel u. Lorenz (1958) und auch schon angedeutet bei Büsing (1957) zeigte sich, daß die antianaphylaktische Wirkung des Cu-Chlorophyllins erst mit einer erheblichen zeitlichen Latenz nach der Injektion von Cu-Chlorophyllin auftritt. 5—10 min nach der Vorbehandlung war eine derartige Wirkung nicht nachzuweisen; die optimale Hemmung der anaphylaktischen Schockreaktion beobachteten wir meist nach 4 Std. Das entspricht den Befunden von Uebel u. Lorenz (1958) beim anaphylaktischen Asthma von Meerschweinchen. Diese Autoren beobachteten ein langsames Abklingen der Schutzwirkung im Verlauf von mehreren Tagen; wir dagegen fanden ein schnelleres Nachlassen der antianaphylaktischen Wirkung; schon nach 24 Std war der Effekt weitgehend verschwunden (vgl. Abb.2).

Zur Deutung des Wirkungsmechanismus der Anaphylaxiehemmung durch Cu-Chlorophyllin wurde in der Literatur bisher immer wieder auf die komplementhemmenden Eigenschaften der Substanz verwiesen (Büsing, 1957; Lorenz u. Uebel, 1957; Uebel u. Lorenz,1958 und Sindo u. Mitarb., 1966). Büsing konnte an sogenannten R-Seren nachweisen, daß Cu-Chlorophyllin ein starker Komplementinhibitor ist. Sindo u. Mitarb. (1966) haben diese Befunde bestätigt und fanden, daß dem Cu-Chlorophyllin unter den von ihnen untersuchten Komplementhemmstoffen die stärkste Wirksamkeit zukommt. Die Forschungen über die

Komponenten des Komplementsystems haben in letzter Zeit erhebliche Fortschritte gemacht; aber der Angriffspunkt des Cu-Chlorophyllins im Komplementsystem konnte noch nicht eindeutig festgelegt werden. Nach den Befunden von Büsing (1957) handelt es sich um die Komponente $C'1$, nach den Befunden von Sindo u. Mitarb. (1966) wurde dafür $C'3_b$ ($= C'5$ nach Linscott u. Nishioka, 1963) diskutiert; Götze u. Mitarb. (1968) haben eine Hemmung von $C'9$ unter dem Einfluß von Cu-Chlorophyllin beobachtet.

Alle diese Studien wurden in vitro durchgeführt. Unsere Untersuchungen über den Komplementgehalt in vivo zeigten nun, daß die stärkste Senkung des Komplementtiters sofort nach Injektion von Cu-Chlorophyllin zu beobachten war, zu einem Zeitpunkt also, zu dem die Anaphylaxiehemmung noch gar nicht auftritt. Da die beiden Kurvenverläufe für den Komplementtiter und die Anaphylaxiehemmung völlig verschiedene Wirkungsoptima aufweisen, kann unseres Erachtens die Komplementsenkung nicht als Erklärung für die Anaphylaxiehemmung herangezogen werden.

Zu fragen bliebe noch, ob der beobachteten langfristigen Resthemmung des Komplements von $10-15\%$ eine Bedeutung zukommt. Wir halten das für unwahrscheinlich, da diese Resthemmung im Zeitraum zwischen 4 und 24 Std nach der Cu-Chlorophyllininjektion gleich bleibt, die Anaphylaxiehemmung aber schon nach 8 Std wieder abnimmt und nach 24 Std nicht mehr faßbar ist.

Gleich nach der Cu-Chlorophyllininjektion wurde, wie gesagt, die stärkste Komplementhemmung beobachtet. Der anaphylaktische Schock bleibt aber zunächst völlig unbeeinflußt. Es kann daher als wahrscheinlich angenommen werden, daß er von der vollen Aktivität der intakten Reaktionskette des Komplements ($C'1-C'9$) unabhängig ist. Ob vielleicht ungehemmte Aktivitäten einzelner Komponenten des Komplements für den anaphylaktischen Schock essentiell sind, läßt sich nicht entscheiden. Diese Befunde stehen im Einklang mit den Vorstellungen, daß die Meerschweinchenanaphylaxie komplementunabhängig ist (vgl. die Übersicht von Giertz, 1966).

Die von uns durchgeführten Messungen des Plasmahistaminspiegels führten zu dem Ergebnis, daß nach Cu-Chlorophyllin der Anstieg des Plasmahistamins im Schock stark eingeschränkt wird. Dies war bei allen von uns untersuchten Schockarten der Fall (protrahierter und akuter anaphylaktischer Schock sowie Anaphylatoxinschock). Das Optimum dieser Wirkung lag wiederum bei 4 Std. Bei drei von fünf untersuchten Serien wurden im Mittel die geringsten Histaminspiegel im Plasma 4 Std nach Cu-Chlorophyllin gemessen, einmal nach 2 Std und einmal erst nach 8 Std. Durch den Wirkstoff läßt sich also eine starke Verminderung der Histaminausschüttung erreichen.

In diesem Zusammenhang sind die schon erwähnten Arbeiten von v. Wasielewski u. Albrecht (1952 und 1953) von Bedeutung. Sie hatten gefunden, daß Proteusbakterien unter dem Einfluß von Cu-Chlorophyllin weniger Ektoenzyme ins Kulturmedium abgeben. Neuerdings haben auch Hegner u. Mitarb. (1969) zeigen können, daß Cu-Chlorophyllin die durch Lysolecithin bewirkte Lyse von isolierten lysosomalen Granula zu hemmen vermag. Offenbar hat also Cu-Chlorophyllin in vitro an bestimmten Membranen einen stabilisierenden Effekt. In vivo-Befunde über eine membranstabilisierende bzw. abdichtende Wirkung von Cu-Chlorophyllin sind aber widersprüchlich. Uebel u. Lorenz (1958) fanden bei keiner der von ihnen untersuchten Ödemreaktionen (Rattenpfotenödeme) eine Hemmung durch Cu-Chlorophyllin. Hegner u. Mitarb. (1969) konnten dagegen nachweisen, daß das UV-Ödem der Kaninchenhaut durch Cu-Chlorophyllin dosisabhängig gehemmt wird. Eine membranabdichtende Wirkung des Cu-Chlorophyllins kann also auch am Ganztier beobachtet werden. Auf unsere Versuche übertragen könnte das bedeuten, daß Cu-Chlorophyllin die Histaminspeicher im Meerschweinchen, besonders in der Meerschweinchenlunge stabilisiert, so daß es im Schock zu einer verminderten Histaminausschüttung kommt.

Aber die Hemmung der Letalität bei den verschiedenen Schockreaktionen nach Cu-Chlorophyllin kann wohl nur z. T. auf eine verminderte Freisetzung von Histamin zurückgeführt werden. Im Hinblick auf den protrahierten anaphylaktischen Schock wird gerade den Histamin-unabhängigen Mechanismen eine besondere Bedeutung zugesprochen (vgl. u. a. Hahn u. Giertz, 1960; Cîrstea, 1962; Giertz, 1963; Giertz, 1965). Es besteht Einigkeit darüber, daß die Letalität im protrahierten Schock auch durch sehr hohe Antihistamindosen nicht vermindert werden kann (vgl. z. B. Giertz u. Mitarb., 1961; Giertz u. Hahn, 1967). Als mögliche Mediatoren werden u. a. von Greeff u. Mitarb. (1966) und von Collier u. James (1967) auf die Kinine und die SRS-A hingewiesen. Mattes u. Felix (1966) vermuteten die Beteiligung nerval bedingter Gefäßkontraktionen am Schock. Bei unseren Untersuchungen zur Hemmung des protrahierten Schocks ergab sich keine durchgehende Parallelität in bezug auf eine verminderte Todesrate und die geringere Histaminausschüttung (vgl. Abb. 2), ein Befund, der als Hinweis auf die Beteiligung histaminunabhängiger Mechanismen gewertet werden muß. Auch derartige histaminunabhängige Reaktionen werden durch Cu-Chlorophyllin gehemmt.

Von besonderem Interesse erscheint nun, daß dieses Phänomen auch bei unseren Untersuchungen am akuten, anaphylaktischen Schock nachzuweisen war. So wurden hier 4, 8 und 16 Std nach Cu-Chlorophyllin etwa gleich hohe Histaminspiegel im Blutplasma gefunden, aber eine herabgesetzte Letalität fand sich nur 4 Std nach Injektion des Wirkstoffes.

Beim Anaphylatoxinschock mit der etwa dreifach tödlichen Dosis (9 ml/kg) konnte ebenfalls die Histaminausschüttung durch Vorgabe von Cu-Chlorophyllin vermindert werden. Trotzdem ließ sich keine Senkung der Todesrate erreichen. Der Histaminspiegel war, verglichen mit dem im akuten anaphylaktischen Schock, 4 Std nach einer entsprechenden Cu-Chlorophyllingabe etwa gleich hoch. Dort hatten aber 50% der Tiere den Schock überlebt, hier starben alle Tiere. Beim Schock mit 3 ml/kg Anaphylatoxin ließ sich der Histaminspiegel durch Cu-Chlorophyllin erwartungsgemäß weiter senken: 4 Std nach Gabe des Wirkstoffs wurden im Mittel 0,24 µg Histamin/ml Plasma gemessen. Das entspricht nach Giertz u. Hahn (1955) und Mota u. Vugman (1956) bereits der oberen Grenze des Normal-Histamingehaltes im Plasma unbehandelter Meerschweinchen. Trotzdem überlebten nur 50% der Tiere den Schock. Die Befunde mit Anaphylatoxin berechtigen daher zu der Annahme, daß auch bei diesem Schock histaminunabhängige Faktoren eine Rolle spielen müssen.

Schließlich ist noch auf die Frage einzugehen, ob die Anaphylaxiehemmung nicht ein Effekt des mitinjizierten Kupfers sein könnte. Nach Auskunft der Fa. Merck enthält Na-Cu-Chlorophyllin (100% NNR) 3—4% Kupfer; davon liegen aber nur 0,02% als ionogenes Kupfer vor. Der Hauptteil ist fest im Komplex verankert. Mit 20 mg/kg Cu-Chlorophyllin wurden also etwa 4 µg/kg ionogenes Kupfer verabreicht. Unsere Versuche mit Kupfersulfat, bei denen vielfach höhere Dosen von Kupferionen verabreicht wurden, zeigten keinen Einfluß auf die Histaminausschüttung und Letalität im Schock. Außerdem muß in diesem Zusammenhang darauf hingewiesen werden, daß nach Sindo u. Mitarb. (1966) auch kupferfreies Chlorophyllin einen hemmenden Einfluß auf anaphylaktische Reaktionen ausübt.

Wir danken der Deutschen Forschungsgemeinschaft für die Unterstützung unserer Arbeit.

Literatur

Bowers, W. F.: Chlorophyllin in woundhealing and suppurative disease. Amer. J. Surg. **73**, 37—50 (1947).

Brade, V.: Methode zur serienmäßigen Bestimmung von Gesamtkomplement durch Messung der 50% Hämolysezeit. Diss., Göttingen 1968.

Bürgi, E.: Über pharmakologische und physiologische Wirkungen des Chlorophylls. Schweiz. med. Wschr. **77**, 11—13 (1947).

Büsing, K. H.: Die Hemmbarkeit des Komplements bei Antigen-Antikörper-Reaktionen in vitro und anaphylaktischen Reaktionen in vivo. Allergie u. Asthma **3**, 15—22 (1957).

Cîrstea, M.: Über den Entstehungsmechanismus des Spättodes im anaphylaktischen Schock beim Meerschweinchen. Int. Arch. Allergy **21**, 111—127 (1962).

Collier, H. O. J., James, G. W. L.: Humoral factors affecting pulmonary inflation during acute anaphylaxis in the guinea-pig in vivo. Brit. J. Pharmacol. Chemother. **30**, 283—301 (1967).

Friedberg, K. D., Engelhardt, G., Meineke, F.: Untersuchungen über die Anaphylatoxin-Tachyphylaxie und ihre Bedeutung für den Ablauf echter anaphylaktischer Reaktionen. Int. Arch. Allergy **25**, 154—181 (1964).

— Garbe, G.: Zur Hemmung des anaphylaktischen Schocks durch Chlorophyllin. Naunyn-Schmiedebergs Arch. Pharmak. exp. Path. **263**, 209—210 (1969).

Fujii, G., Suzuki, M., Hirose, Y., Goto, S., Ishibashi, Y., Haga, K., Sindo, T.: Effect of sodium-copper-chlorophyllin as a complement inhibitor on the allograf reaction. Jap. J. exp. Med. **36**, 449—507 (1966).

Giertz, H.: Wirkstoffbeteiligung an allergischen Reaktionen. Int. Arch. Allergy 22, 170—186 (1963).
— Über die Rolle des Histamins bei der Meerschweinchenanaphylaxie. Naunyn-Schmiedebergs Arch. exp. Path. Pharmak. 250, 150—161 (1965).
— Pathogenese und Therapie allergischer Reaktionen. 4. Bildung und Freisetzung biologisch aktiver Substanzen unter besonderer Berücksichtigung des Histamins. Hrsg.: G. Filipp. Stuttgart: F. Enke 1966.
— Hahn, F.: Die inverse Anaphylaxie vom Standpunkt der Histamintheorie der Anaphylaxie. Int. Arch. Allergy 6, 23—44 (1955).
— — Über die Wirkung von Mepyramin und Papaverin auf den anaphylaktischen Schock des Meerschweinchens mit besonderer Berücksichtigung des protrahierten Schocks. Naunyn-Schmiedebergs Arch. Pharmak. exp. Path. 258, 11—23 (1967).
— — Jurna, J., Schmutzler, W.: Vergleichende Untersuchungen über den anaphylaktischen Schock und den Anaphylatoxinschock am intakten Meerschweinchen. Naunyn-Schmiedebergs Arch. exp. Path. Pharmak. 242, 65—75 (1961).
Götze, O., Haupt, I., Fischer, H.: Immune haemolysis: Action of the terminal complement component. Nature (Lond.) 217, 1165—1167 (1968).
Greeff, K., Scharnagel, K., Lühr, R., Strobach, H.: Die Abnahme des Kininogengehaltes des Plasmas beim toxischen, anaphylaktischen und anaphylaktoiden Schock. Naunyn-Schmiedebergs Arch. exp. Path. Pharmak. 253, 235—245 (1966).
Hahn, F., Giertz, H.: Die theoretischen Grundlagen der Allergie. Arch. Ohr.-, Nas.- u. Kehlk.-Heilk. 176, 1—81 (1960).
Hegner, D., Lutz, F., Schischke, B., Frimmer, M.: Zur pharmakologischen Wirkung von Cu-Chlorophyllin. Frühjahrstagung, Mainz 1969.
Lietz, W., Matthies, H.: Zur Wirkung von Kupfer-Chlorophyllkomplexen auf die Erythropoese. Dtsch. Gesundh.-Wes. 21, 1762—1765 (1966).
Linscott, W. D., Nishioka, K.: Components of guinea-pig complement. II. Separation of serum fractions essential for immune hemolysis. J. exp. Med. 118, 795—815 (1963).
Lorenz, D., Uebel, H.: Die Wirkung von Chlorophyll auf Sensibilisierungsvorgänge. 1. Mitteilung: Wirkung im aktiven Anaphylaxieversuch. Arzneimittel-Forsch. 7, 357—360 (1957).
Marotta, U.: Some pharmacological properties of chlorophyllin. Zitiert nach: Chemical abstracts 49, 11896 (1955). Profilassi carie dentale, 1° Simposio intern. 1955, pp. 199—210.
Mattes, P., Felix, W.: Die Bedeutung der thorakalen Gefäße für die Blutdrucksenkung durch Histamin. Naunyn-Schmiedebergs Arch. exp. Path. Pharmak. 253, 73 (1966).
Mota, I., Vugman, I.: Actions of compound 48/80 on the mast cells and histamine content of guinea-pig tissues. Brit. J. Pharmacol. 11, 304—307 (1956).
Shore, P. A., Burkhalter, A., Cohn, V. H.: A method for the fluorometric assay of histamine in tissues. J. Pharmacol. exp. Ther. 127, 182—186 (1959).
Siedentopf, H. G., Lauenstein, K., Fischer, H.: Über die automatische Registrierung der Hämolyse durch Serumkomplement und Lysolecithin. Z. Naturforsch. 20b, 569—574 (1965).
Sindo, T., Haga, K., Fujii, G., Nishioka, K.: Studies on the inhibition of chlorophyllin derivates against complement activities and anaphylactic reaction. Jap. J. exp. Med. 36, 489—498 (1965).
Smith, L. W.: Chlorophyll: an experimental study of its water-soluble chlorophyll derivatives and other agents upon the growth of fibroblasts in tissue culture. J. Lab. clin. Med. 29, 241—246 (1944).

Strell, M., Kalojanoff, A., Zuther, F.: Zur Analytik von Chlorophyllpräparaten des Handels. Arzneimittel-Forsch. **5**, 640—642 (1955).

Struve, G.: Zur Frage der Desodoration durch wasserlösliche Derivate des Chlorophylls. Arzneimittel-Forsch. **6**, 752—756 (1956).

Uebel, H., Lorenz, D.: Die Wirkung von Chlorophyll auf Sensibilisierungsvorgänge. 2. Mitteilung: Prüfung im passiven Anaphylaxieversuch und weitere Untersuchungen zur Aufklärung des Wirkungsmechanismus. Arzneimittel-Forsch. **8**, 696—700 (1958).

Wasielewski, E. v., Albrecht, A.: Der Wirkungsmechanismus des Chlorophylls bei der Desodorierung. Arzneimittel-Forsch. **2**, 448—449 (1952).

— — Bakteriologischer Beitrag über den Wirkungsmechanismus des Chlorophylls bei der Desodoration. Z. Hyg. Infekt.-Kr. **136**, 141—158 (1953).

Weber, H. G.: Der Einfluß antiproteolytischer Substanz auf homologe Hauttransplantate. Habilitationsschrift, Göttingen 1966.

Zirm, K. L., Pongratz, A., Polesofsky, W.: Über die Bildung von Assoziations-Komplexen des Chlorophyllins mit Eiweißkörpern. Biochem. Z. **324**, 536—543 (1953).

Prof. Dr. K. D. Friedberg
Institut für Pharmakologie und
Toxikologie der Universität
3400 Göttingen, Geiststraße 9

Histamin, Histidindecarboxylase und Gastrin im oberen Verdauungstrakt des Huhns*

H.-J. RUOFF und K.-FR. SEWING

Pharmakologisches Institut der Universität Tübingen

Eingegangen am 24. August 1969

Histamine, Histidine Decarboxylase and Gastrin in the upper Gastrointestinal Tract of Chickens

Summary. 1. The histamine, histidine decarboxylase and gastrin content of the oesophagus, crop, glandular stomach, gizzard and duodenum was determined in chickens.
2. Only minute amounts of histamine were found in the oesophagus (0.8 µg/g) and crop (0.5 µg/g). In the glandular stomach (7.7 µg/g), however, the gizzard (4.8 µg/g) and the duodenum (12.9 µg/g) the histamine content was considerably higher.
3. Measurable amounts of the specific histidine decarboxylase activity were found only in the glandular stomach (25.3 nMole newly formed histamine/g · hr^{-1}).
4. In none of the organs investigated, could any gastrin activity be definitely detected.
5. From the experiments it was concluded that gastric acid secretion in chickens may be controlled by systems other than gastrin. The role of histamine in this process is uncertain.

Key-Words: Chicken — Gastrointestinal Tract — Histamine — Histidine Decarboxylase — Gastrin.

Schlüsselwörter: Huhn — Gastrointestinaltrakt — Histamin — Histidindecarboxylase — Gastrin.

Der Verdauungstrakt der Vögel weist gegenüber dem der Säugetiere bemerkenswerte Unterschiede auf. Die Nahrung gelangt beim Haushuhn aus der Mundhöhle in den Oesophagus, welcher auf seinem Weg zum Magen eine Ausstülpung, den Kropf, besitzt, der ständig mit Nahrung gefüllt ist. Der Magen selbst ist kein einheitliches Gebilde, sondern setzt sich aus zwei makroskopisch und mikroskopisch unterschiedlichen Abschnitten zusammen: 1. einem Drüsenmagen, der Salzsäure und Pepsin produziert und 2. dem nachfolgenden Hornmagen, in dem die Nahrung zerrieben und mit den Verdauungssäften des Drüsenmagens vermischt wird.

Im Drüsenmagen kommt im Unterschied zum Säugetiermagen nur ein Drüsenzelltyp vor, der sowohl für die Salzsäure- als auch für die

---

* Mit Unterstützung der Deutschen Forschungsgemeinschaft.

Pepsinbildung verantwortlich gemacht wird. Ob die Magensäuresekretion bei Hühnern physiologischerweise durch Gastrin gesteuert wird, ist unbekannt.

Nach Untersuchungen von Long (1967) haben Hühner, welche ständig Nahrung aufnehmen, auch im Nüchternzustand eine hohe Basalsekretion (0,78 mÄq/kg · h^{-1}) gegenüber Einmalfressern wie Hunden, die nur eine geringe Basalsekretion aufweisen (0—0,004 mÄq/kg · h^{-1}). Es erschien nun von Interesse, bei Hühnern, die zu einer so ausgeprägten Säurebildung fähig sind, Daten über den Gehalt des Gastrointestinaltrakts an solchen Stoffen zu gewinnen, die beim Säugetier erwiesenermaßen bei der Stimulierung der Magensäuresekretion beteiligt sind (Gastrin) oder als physiologisches Regulierungssystem dabei diskutiert werden (Histamin und Histidindecarboxylase = HD).

Methodik

Die Versuche wurden an 13 Monate alten weißen Hybrid-Legehennen (1,1 bis 1,8 kg), die in ihrer Nahrungsaufnahme (Hühnermischfutter: Weizen, Gerste, Mais mit Muschelzusatz) nicht eingeschränkt waren, durchgeführt. Die Tiere wurden mit Äther betäubt und die zu untersuchenden Anteile zusammenhängend bei +4° C entnommen. Der eröffnete Verdauungskanal wurde mit kaltem Leitungswasser von den Nahrungsbestandteilen gereinigt, anschließend die Mucosa von der Muskelschicht abgeschabt.

1. Histaminbestimmung

Bei sechs Hühnern wurde zur Histaminbestimmung die Schleimhaut von Oesophagus, Kropf, Drüsenmagen, Hornmagen und oberem Duodenum (vom Hornmagen ausgehend in einer Länge von 12—14 cm) mit neun Gewichtsteilen 0,4 N Perchlorsäure im Glashomogenisator (Ausnahme Hornmagen: Ultraturrex) homogenisiert. Nach Zentrifugation (5 min bei 1400 · g) wurde der Histamingehalt im Überstand fluorometrisch nach der Methode von Shore et al. (1959) gemessen. Die erhaltenen Werte wurden in Mikrogramm Histamin pro Gramm Schleimhautgewebe ausgedrückt.

2. Histidindecarboxylase-Aktivität

Bei sieben Hühnern wurden die einzelnen Schleimhäute mit drei Volumen destilliertem Wasser homogenisiert. Zur weiteren Verarbeitung wurde bei Speiseröhre und Kropf das Homogenat verwendet, während die Homogenate der übrigen drei Organabschnitte zentrifugiert (5 min bei 1400 · g) und der Überstand benutzt wurden. Die HD-Aktivität errechnete sich aus der Differenz des Histamingehalts zwischen Hauptwert und Nullwert (nach 1stündiger Inkubation in der Warburg-Apparatur bei 37° C und N_2-Atmosphäre) der in Tab. 1 angeführten Ansätze. Sie waren in Anlehnung an Lorenz et al. (1967) bereitet worden.

Dabei waren die Endkonzentrationen der verwendeten Substanzen: Aminoguanidin 2,5 · 10^{-4} M, Nicotinamid 1 · 10^{-2} M, Pyridoxalphosphat 2 · 10^{-5} M, p-Chlormercuribenzoat 5 · 10^{-4} M, L-Histidin 1 · 10^{-2} M. Sämtliche Reagentien waren in Aqua dest. gelöst. Am Ende der Inkubationsperiode wurde die Reaktion der Hauptwerte durch Zugabe von 0,5 ml 3 N HClO$_4$ gestoppt (zum Volumen-

Tabelle 1. *Zusammensetzung des Inkubationsmediums zur Aktivitätsbestimmung der Histidindecarboxylase*

	Nullwert	Hauptwert
Hauptgefäß	0,8 ml Homogenat bzw. Überstand 0,2 ml HClO$_4$ (6 N) 1,1 ml Phosphatpuffer (0,4 M; pH 7,0) 0,1 ml Aminoguanidin 0,1 ml Nicotinamid 0,1 ml Pyridoxalphosphat 0,1 ml p-Chlormercuribenzoat	0,8 ml Homogenat bzw. Überstand — 1,3 ml Phosphatpuffer (0,4 M; pH 7,0) 0,1 ml Aminoguanidin 0,1 ml Nicotinamid 0,1 ml Pyridoxalphosphat 0,1 ml p-Chlormercurirbenzoat
Seitengefäß	0,5 ml L-Histidin	0,5 ml L-Histidin
Endvolumen	3 ml	3 ml

ausgleich wurde den Nullwerten 0,5 ml Aqua dest. zugegeben) und der Histamingehalt in beiden Gefäßen fluorometrisch nach der Methode von Shore et al. (1959) bestimmt. Die HD-Aktivität wurde in nMol/g Schleimhaut · h^{-1} angegeben. Die Ergebnisse über Histamingehalt und HD-Aktivität wurden statistisch mit dem t-Test für Paare analysiert.

3. Gastrinextraktion

a) Zur Gastringewinnung wurde die Methode von Blair et al. (1961) geringfügig modifiziert. Von jeweils drei dekapitierten Hühnern wurde die Schleimhaut zerschnitten und mit 4 Volumen Aqua dest. 1,5 min homogenisiert. Das Homogenat wurde 10 min lang gekocht und nach Abkühlung 30 min bei 2000 · g zentrifugiert, der Überstand filtriert und mit 20 Volumen Aceton in einem Scheidetrichter präcipitiert. So konnte der sich absetzende Teil des Präcipitats abgelassen werden, der verbleibende geringe Rest wurde durch Zentrifugation gewonnen. Das Präcipitat wurde mit Aceton gewaschen, mit Äther entfettet und getrocknet. Insgesamt wurden auf diese Weise zwölf Hühner verarbeitet und somit vier Fraktionen von je drei Hühnern von Drüsenmagen, Hornmagen und Duodenum hergestellt. Da die anfallenden Schleimhautmengen von Oesophagus und Kropf sehr gering waren, wurden sie auf einmal zusammen zu je einer Fraktion verarbeitet.

b) Von einem Huhn wurden rohe Extrakte aus den verschiedenen Schleimhautgeweben hergestellt. Die Schleimhaut wurde mit 0,01 N HCl homogenisiert, 1 min auf 100° C erhitzt und nach Abkühlung zentrifugiert (5 min bei 1400 · g). Der Überstand wurde mit 0,01 N NaOH auf pH 7,4 eingestellt.

4. Gelfiltration

Durch Untersuchungen von Johnson u. Grossmann (1968) an Hunden ist bekannt, daß Sekretin die gastrininduzierte Magensekretion hemmt. Da nach Untersuchungen von Blair et al. (1967) Sekretin bei Vögeln in den gleichen Dünndarmabschnitten vorkommt, in denen die Autoren auch Gastrinaktivität nachgewiesen haben, wurde ein Teil des Materials aus Drüsenmagen und Duodenum in 0,4% Ammoniumhydrogencarbonat aufgeschwemmt und durch Gelfiltration an Sephadex G-25 nach dem Verfahren von Gregory u. Tracy (1964) fraktioniert, um eventuell die Magensekretion hemmendes Sekretin auszuschließen. Mit 10 mg Extrakt, gelöst in 2 ml 0,4% Ammoniumhydrogencarbonat, wurde die Säule (30 · 1,5 cm) beschickt und mit einer Geschwindigkeit von 2—3 ml/15 min eluiert. Die kontinuierliche Kontrolle der UV-Absorption bei 280 nm der in 2 ml aufgefangenen Eluate erfolgte mit Hilfe des LKB-Uvicord. Die Fraktionen lagerten bis zu ihrer Austestung bei —18° C.

5. Bestimmung der biologischen Gastrinaktivität

Die pulverförmigen Extrakte und die einzelnen bei der Gelfiltration gewonnenen Fraktionen wurden auf ihren Gastringehalt an nach Lai (1964) präparierten Ratten zur quantitativen Bestimmung der Säuresekretion geprüft. In Abänderung der Originalmethode wurde bei der titrimetrischen Bestimmung der Säuresekretion Bromthymolblau als Indicator verwendet. Die zu untersuchenden Extrakte wurden in verschiedenen Konzentrationen von 1—10 mg in 5 ml physiologischer Kochsalzlösung gelöst und für jeweils 15 min mit zwei verschiedenen Infusionsgeschwindigkeiten (0,06 ml/min und 0,015 ml/min) am gleichen Tier im Abstand von 70 min infundiert.

6. Verwendete Materialien

Aminoguanidinsulfat (Fluka, Buchs), Nicotinamid (Schuchardt, München), L-Histidin (Schuchardt, München), p-Chlormercuribenzoesäure-Natriumsalz (Schuchardt, München), Pyridoxal-5-phosphat (EGA Chemie, Steinheim), o-Phtal-(di)aldehyd (Fluka, Buchs), Sephadex G-25 (Pharmacia, Uppsala).

Ergebnisse

1. Histamingehalt

Abb. 1 zeigt den Histamingehalt der Schleimhaut von Oesophagus, Kropf, Hornmagen, Drüsenmagen und Duodenum in µg/g Feuchtgewicht.

Am niedrigsten war der Histamingehalt im Kropf (0,48 ±0,05). Wenig, jedoch signifikant höher war er im Oesophagus (0,84 ±0,16). Im Drüsenmagen lag der Histaminspiegel wesentlich höher (7,73 ±0,93), auch höher als im anschließenden Hornmagen (4,81 ±0,44), von dessen Gehalt er sich signifikant unterschied. Den höchsten Histamingehalt fanden wir im Duodenum (12,95 ±1,98). Der gefundene Unterschied zum Drüsenmagen ließ sich statistisch nicht sichern.

2. Histidindecarboxylase-Aktivität

Die unter den beschriebenen Versuchsbedingungen gewonnenen HD-Aktivitäten (nMol/g · h^{-1}) sind in Tab. 2 dargestellt. Daraus ergibt sich, daß nur der Drüsenmagen eine meßbare HD-Aktivität von etwa 25 nMol/g · h^{-1} enthält[1].

---

[1] Daß die Histaminwerte der Nullwerte in Tab. 2 höher sind als die Histaminwerte in Abb. 1, erklärt sich dadurch, daß Histidin die Bestimmung stört. Das betrifft aber Haupt- und Nullwert gleichermaßen, so daß die Decarboxylierungsrate (Differenz zwischen Haupt- und Nullwert) davon nicht beeinflußt wird.

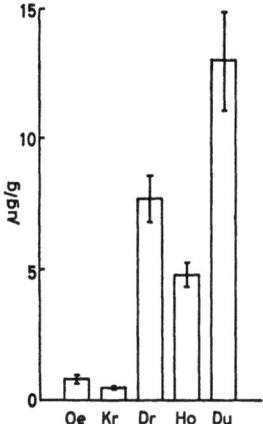

Abb. 1. Histamingehalt der Schleimhaut von Oesophagus (*Oe*), Kropf (*Kr*), Drüsenmagen (*Dr*), Hornmagen (*Ho*) und Duodenum (*Du*) von Hühnern in µg/g Feuchtgewicht ($N = 6$, Werte: $\bar{x} \pm s_{\bar{x}}$)

Tabelle 2. *Histidindecarboxylase-Aktivität in den Schleimhautgeweben des oberen Verdauungstraktes des Huhnes, ausgedrückt als Differenz zwischen „Hauptwert" und „Nullwert" in* $nMol/g \cdot h^{-1}$ *($N = 7$, Werte: $\bar{x} \pm s_{\bar{x}}$)*

Gewebe	Hauptwert	Nullwert	Differenz
Oesophagus	58,23 ± 4,18	63,08 ± 4,50	− 4,85 ± 3,69
Kropf	63,43 ± 4,26	56,19 ± 4,87	+ 7,24 ± 5,51
Drüsenmagen	207,96 ± 14,29	182,71 ± 11,06	+ 25,25 ± 5,61 [a]
Hornmagen	98,49 ± 8,32	100,15 ± 9,01	− 1,66 ± 4,53
Duodenum	199,31 ± 39,60	189,55 ± 32,27	+ 9,76 ± 9,88

[a] $P < 0,01$.

3. Gastrinextraktion und biologische Aktivität

Die Menge des Ausgangsmaterials und der mit der Methode von Blair et al. (1961) gewonnenen Extrakte der verschiedenen Organe sind in Tab. 3 und 4 dargestellt. Nur mit dem Duodenalextrakt konnten wir andeutungsweise eine säurestimulierende, nicht dosisabhängige Wirkung feststellen. Alle anderen Extrakte waren biologisch inaktiv. Zum Vergleich durchgeführte Austestung eines mit der gleichen Extraktionsmethode aus Schweineantrum gewonnenen Gastrinextrakts führte zu einer deutlichen HCl-Sekretion.

Die mit Hilfe der Gelfiltration durchgeführte Auftrennung des Drüsenmagen- und Duodenalextrakts ergab keine Fraktionen, die die HCl-Sekretion stimulierten. Ebensowenig ließ sich mit den durch Kochen der Schleimhaut im sauren Milieu gewonnenen Extrakten eine HCl-Sekretion bei Ratten erzielen.

Tabelle 3. *Mengen des Ausgangsmaterials (g), des gewonnenen Extrakts (mg) und der Extraktionsausbeute (mg/g) aus Oesophagus und Kropf von zwölf Hühnern*

N	Oesophagus			Kropf		
	Schleimhaut	Extrakt	Extrakt-ausbeute	Schleimhaut	Extrakt	Extrakt-ausbeute
	g	mg	mg/g	g	mg	mg/g
12	5,50	49,00	8,90	15,85	49,00	3,09

Tabelle 4. *Menge des Ausgangsmaterials (g), des gewonnenen Extrakts (mg) und der Extraktionsausbeute (mg/g) aus Drüsenmagen, Hornmagen und Duodenum in vier Gruppen zu je drei Hühnern*

	Drüsenmagen			Hornmagen			Duodenum		
	g	mg	mg/g	g	mg	mg/g	g	mg	mg/g
I	13,62	210	15,41	25,76	220	8,54	14,63	190	12,98
II	10,40	185	17,78	22,90	238	10,39	16,42	148	9,01
III	14,46	180	12,44	27,70	226	8,15	11,71	193	16,22
IV	10,12	183	19,76	19,96	212	10,52	10,00	130	13,00
$\bar{x} \pm s_{\bar{x}}$	12,15	189,5	16,34	24,08	224	9,40	13,19	165,2	12,80
	± 1,1	± 6,9	± 1,6	± 1,7	± 5,5	± 0,6	± 1,4	± 15,6	± 1,4

Diskussion

Über den HD-Gehalt des oberen Gastrointestinaltrakts von Hühnern liegen bisher keinerlei Untersuchungen vor. Für den Histamingehalt des Magens gibt Misrahy (1946) einen Wert von 14,7 µg/g Histamindiphosphat (gleich 5,3 µg/g Histaminbase) und für den nicht näher definierten Dünndarm einen Wert von 76,3 µg/g Histamindiphosphat (gleich 27,6 µg/g Histaminbase) an. Aus der Arbeit geht nicht hervor, um welchen Teil des Magens es sich handelt, jedoch stimmen Misrahys Daten relativ gut mit dem von uns für den Drüsen- und Hornmagen gefundenen Histamingehalt überein. Sein Dünndarmwert liegt etwas höher als der von uns für das Duodenum gefundene. Ein Vergleich mit anderen Species ist nur für den Oesophagus, für das Duodenum und bedingt für den Drüsenmagen möglich. Mit etwa 0,8 µg/g lag der Wert für den Oesophagus beträchtlich unter denen des Hundes (10—24 µg/g, Douglas et al., 1951; 14—18 µg/g, Lorenz et al., 1967). Ein Vergleich des Drüsenmagens mit dem Fundus von Säugern ergibt, daß nur bei Meerschweinchen (5—10 µg/g, Werle u. Zeisberger, 1952; Heisler u. Kovacs, 1967; Lorenz et al., 1967) und Kaninchen (ca. 8 µg/g, Werle u. Lorenz, 1964) dem Drüsenmagen des Huhnes vergleichbar niedrige Histaminwerte gefunden wurden. Bei den anderen untersuchten Species wurden teilweise wesentlich höhere Histaminkonzentrationen gemessen (Hund: bis zu 180 µg/g, Emmelin u. Kahlson, 1944; Douglas et al., 1951; Lorenz et al., 1967; Schwein: 49 µg/g, Werle u. Zeisberger, 1952; Ratte: 8 bis 44 µg/g, Waton, 1956; Telford u. West, 1961; Lorenz et al., 1967). Der für das Duodenum gewonnene Histaminwert lag an der unteren Grenze der für andere Species gewonnenen Werte (Mensch: 14 µg/g, Stone et al., 1955; Katze: 29—50 µg/g, Smith, 1953; Ratte: 25,2 µg/g, Telford u. West, 1961).

Die gemessene HD-Aktivität des Drüsenmagens liegt etwa in der gleichen Größenordnung wie die im Fundus von verschiedenen untersuchten Säugern (Meerschweinchen: 31,7 nMol/g · 3 h^{-1}, Lorenz et al., 1967; Kaninchen: 21,3 nMol/g · 3 h^{-1}, Werle u. Lorenz, 1964; Schwein: 31,8 nMol/g · 3 h^{-1}, Lorenz u. Pfleger, 1968). Nur der HD-Gehalt des Rattenmagens liegt beträchtlich höher (um 160 nMol/g · h^{-1}, Code u. Hallenbeck, 1961). Eine Korrelation zwischen der HD und dem Histamingehalt läßt sich nicht herleiten, da für den Histamingehalt im Gewebe verschiedene andere Faktoren, wie dessen Stoffwechsel, eine entscheidende Rolle spielen.

Mit unserer Methode wurde nur die spezifische HD erfaßt. Es läßt sich daher nicht abschätzen, wie hoch die unspezifische HD-Aktivität und damit der gesamte Histidinumsatz durch Decarboxylasen ist.

Die Zuverlässigkeit der HD-Bestimmungsmethode hängt weitgehend von der Kenntnis der Abbauwege des gebildeten Histamins ab, weswegen bei der genauen quantitativen HD-Bestimmung den Hemmstoffen der histaminabbauenden Enzyme eine große Bedeutung zukommt. Da über den Histamin-Stoffwechsel im Gastrointestinaltrakt von Hühnern keine Angaben vorliegen, haben wir in orientierenden Versuchen die einzelnen Bestandteile des Inkubationsmediums quantitativ wie qualitativ variiert, ohne zu entscheidend anderen Ergebnissen über den HD-Gehalt der einzelnen Organe zu kommen.

Gastrin, das bei Säugern der physiologische Reiz für die Säuresekretion des Magens ist, ließ sich bei Hühnern nicht mit Sicherheit nachweisen. Wir versuchten, die fraglich gastrinhaltigen Extrakte, z. B. aus Duodenum, aufzutrennen, um bei der biologischen Austestung möglicherweise störendes Sekretin zu entfernen. Auch dann waren die einzelnen Fraktionen biologisch inaktiv. Diese Ergebnisse stimmen mit Untersuchungen von Gregory (persönliche Mitteilung, 1969) überein, der bei Hühnern nur im Hornmagen und im Duodenum sehr geringe Mengen Gastrinaktivität gefunden hat. Dem gegenüber konnten Blair et al. (1967) in Extrakten der Mitochondrienfraktion der Duodenalschleimhaut von Hühnern Gastrin nachweisen. In früheren Versuchen von Collip (1922) wurde mit Extrakten von Drüsenmagen und Duodenum vom Huhn die Säuresekretion bei Hühnern stimuliert. Dabei muß allerdings offenbleiben, ob Histamin oder Gastrin das stimulierende Agens war.

Die Tatsache, daß in den untersuchten Organen von Hühnern kein Gastrin sicher nachzuweisen war, läßt zwei Schlußfolgerungen zu:

1. Gastrin ist in anderen als den untersuchten Organen lokalisiert und übernimmt von dort aus seine Steuerfunktion oder
2. die Magensäuresekretion bei Hühnern unterliegt nicht der physiologischen Steuerung durch Gastrin.

Für letztere Annahme sprechen neben den jetzt vorliegenden auch die Ergebnisse anderer, teilweise älterer Untersuchungen:

1. Aus Befunden von Collip (1922) und Farner (1941 und 1942, zit. bei Farner, 1960) ist zu entnehmen, daß bei den Vögeln der Kropf nicht nur als Nahrungsreservoir dient, sondern auch für die Stimulierung der Magensekretion wichtig ist: Scheinfütterung führt bei Hühnern nur dann zu einer Magensekretion, wenn die Oesophagusfistel unterhalb des Kropfes angebracht ist, d. h., wenn sich der Kropf mit Nahrung auffüllen kann. Es ist noch zu prüfen, ob dieses System einer cholinergen Steuerung unterliegt.
2. Bei Säugern sind Gastrin und dessen Analoga (Pentagastrin, Tetragastrin) auf molarer Basis mehrere 100—1000 mal wirksamer als unter gleichen Bedingungen zugeführtes Histamin. Bei Hühnern ist nach Untersuchungen von Burhol u. Hirschowitz (1969) Pentagastrin nur etwa zehnmal wirksamer als Histamin und wesentlich unwirksamer als beim Menschen: Zur Erzielung der maximalen Säuresekretion sind beim Menschen 6 µg/kg, beim Huhn dagegen 200—400 µg/kg subcutan verabreicht, erforderlich.

Wie letztlich die physiologische Steuerung der Magensekretion bei Hühnern vor sich geht und ob sich das Histamin sinnvoll in dieses System einordnen läßt, bedarf weiterer Untersuchungen.

Herrn W. Beer danken wir für die Hilfe bei der Durchführung der Untersuchungen.

Literatur

Blair, E. L., Harper, A. A., Lake, H. J., Reed, J. D., Scratcherd, T.: A simple method of preparing gastrin. J. Physiol. (Lond.) **156**, 11P—12P (1961).
— Sherratt, H. S. A., Wood, D. D.: The subcellular distribution of gastrin and secretin activity in the mucosa of the small intestine. Biochem. J. **104**, 54P (1967).
Burhol, P. G., Hirschowitz, B. I.: Basal and dose responsive gastric secretion in fistula chickens using single subcutaneous doses of histamine and pentagastrin. Gastroenterology **56**, 1141 (1969).
Code, C. F., Hallenbeck, G. A.: Effect of pregnancy on the histidine decarboxylase activity of the rat stomach. J. Physiol. (Lond.) **159**, 66P—67P (1961).
Collip, J. B.: The activation of the glandular stomach of the fowl. Amer. J. Physiol. **59**, 435—438 (1922).
Douglas, W. W., Feldberg, W., Paton, W. D. M., Schachter, M.: Distribution of histamine and substance P in the wall of the dogs digestive tract. J. Physiol. (Lond.) **115**, 163—176 (1951).

Emmelin, N., Kahlson, G. S.: Histamine as a physiological excitant of acid gastric secretion. Acta physiol. scand. 8, 289—304 (1944).
Farner, D. S.: Digestion and the digestive system, Chapter XI. In: Marshall, A. J. (Ed.): Biology and comperative physiology of birds, Vol. I, pp. 411—467. New York-London: Academic Press 1960.
Gregory, R. A., Tracy, H. J.: The constitutions and properties of two gastrins extracted from hog antral mucosa. Gut 5, 103—117 (1964).
Heisler, S., Kovacs, E. M.: The effect of cortisone on gastric histamine content and gastric secretion in pylorus ligated guinea-pig. Brit. J. Pharmacol. Chemother. 29, 329—334 (1967).
Johnson, L. R., Grossman, M. I.: Secretin: the enterogastrone released by acid in the duodenum. Amer. J. Physiol. 215, 885—888 (1968).
Lai, K. S.: Studies on gastrin. Gut 5, 327—341 (1964).
Long, J. F.: Gastric secretion in unanesthetized chickens. Amer. J. Physiol. 212, 1303—1307 (1967).
Lorenz, W., Pfleger, K.: Stoffwechsel und physiologische Funktion von Histamin im Magen. Klin. Wschr. 46, 57—71 (1968).
— — Werle, E.: Histamin und Histidindecarboxylasen im oberen Verdauungstrakt von Mensch, Hund, Meerschweinchen und Ratte. Naunyn-Schmiedebergs Arch. Pharmak. exp. Path. 258, 150—159 (1967).
Misrahy, G. A.: The metabolism of histamine and adenylic compounds in the embryo. Amer. J. Physiol. 147, 462—470 (1946).
Shore, P. A., Burkhalter, A., Cohn, V. H.: A method for the fluorometric assay of histamine in tissues. J. Pharmacol. exp. Ther. 127, 182—186 (1959).
Smith, A. N.: The effect of compound 48/80 on acid gastric secretion in the cat. J. Physiol. (Lond.) 119, 233—243 (1953).
Stone, J. L., Merrill, J. M., Meneely, G. R.: Distribution of histamine in human tissues. Fed. Proc. 14, 147—148 (1955).
Telford, J. M., West, G. B.: The formation of histamine in the rat. J. Pharm. Pharmacol. 13, 75—82 (1961).
Waton, N. G.: Studies on mammalian histidine decarboxylase. Brit. J. Pharmacol. Chemother. 11, 119—127 (1956).
Werle, E., Lorenz, W.: Histamin und Histidindecarboxylase in Speicheldrüsen und Magengewebe. Hoppe-Seylers Z. physiol. Chem. 338, 251—259 (1964).
— Zeisberger, H.: Über das Histamin der Magenschleimhaut. Klin. Wschr. 30, 45—46 (1952).

Privatdozent Dr. K.-Fr. Sewing
Pharmakologisches Institut
der Universität
7400 Tübingen, Wilhelmstr. 56

Über die Wirkung von Barbituraten bei Ratten verschiedenen Alters

K. Kuhlmann, M. Oduah und H. Coper

Psychiatrische und Neurologische Klinik und Poliklinik,
Institut für Neuropsychopharmakologie der Freien Universität Berlin

Eingegangen am 2. Juli 1969

The Effect of Barbiturates on Rats of Different Ages

Summary. In rats of two age-groups the effects and concentrations in blood and brain of hexobarbital, barbital and thiopental have been studied.

The sleeping time after hexobarbital is longer in old rats than in just matured animals (3 months of age) because the enzymatic oxidation of hexobarbital in old rats is slower.

After barbital which is eliminated chemically unchanged, the duration of anaesthesia is equal in both age groups.

The duration of thiopental anaesthesia with small doses is not different in the two age groups. At a higher dose, however, the larger extracerebral volume in the older animals becomes significant so that the older rats do not sleep as long as the younger ones.

When 45 mg/kg or more of thiopental has been given, the drug concentration in the brain remains above the anaesthetic level, even after the extracerebral volume has been filled up. Therefore as a first approximation sleeping time becomes a function of metabolic degradation of thiopental which is slower in old than in young rats as with hexobarbital.

Regarding the time course of the fall and recovery of body temperature during narcosis at 22° C there was no significant difference between the two age groups.

Key-Words: Narcosis — Body Temperature — 3 Barbiturates — Concentration in Blood and Brain — Age Differences.

Schlüsselwörter: Narkose — Körpertemperatur — Barbiturate — Konzentration in Blut und Gehirn — Altersdifferenzen.

Experimentell belegte Befunde, warum der ältere Organismus zumindest quantitativ anders reagiert als der jüngere, sind in der Literatur nur sehr vereinzelt zu finden (Carmichael, 1938, 1948; Farner, 1961, 1962; Munde u. Viamonte, 1967).

Für 3 Barbiturate (Hexobarbital, Barbital, Thiopental) als Na-Salze haben wir geprüft, ob eine Altersdifferenz in der pharmakologischen Wirkung vorhanden ist und wie diese im positiven Fall zu erklären wäre.

Mit Hexobarbital soll die Elimination durch Metabolisierung gemessen werden, mit Barbital die Ausscheidungsgeschwindigkeit der im Organismus nicht verstoffwechselten Substanz. Mit Thiopental soll ein

Anhalt dafür gewonnen werden, ob die Durchblutung oder die Verteilung des Pharmakons für einen im Alter veränderten pharmakologishen Effekt verantwortlich sein kann.

Material und Methoden

1. Tiermaterial. Verwendet wurden weibliche Albinoratten vom Stamme Wistar (Züchter: Hoffmann, Berlin). Sie erhielten Altromin-Standarddiät und Leitungswasser ad libitum und wurden in 2 Altersklassen eingeteilt, die nach den Kriterien gebildet wurden, die Verzar (1963) vorgeschlagen hatte.

Das Kollektiv der „jungen" Ratten bestand aus 3 Monate alten, ca. 160 g schweren virginellen Weibchen. Demgegenüber hatten die „alten" Tiere ein Mindestalter von 12 Monaten (12—14) und ein Gewicht von etwa 300 g. Außerdem hatten sie 5—6mal geworfen.

2. Bestimmung der Schlafzeit. Alle Schlafversuche wurden in einem ruhigen Raum bei einer Temperatur von 22° C durchgeführt. Als Beginn der Narkose galt für alle 3 Barbiturate der Zeitpunkt der Injektion, obwohl beim Barbital bis zum Eintritt der Narkose eine relativ lange Zeit vergeht und die angegebenen Werte in diesem Fall nicht die echte Schlafzeit anzeigen. Doch lassen sich die Ergebnisse auch bei dieser Festlegung gut vergleichen, zumal bei Voruntersuchungen kein wesentlicher Unterschied in der Latenzzeit bis zum Eintritt der Narkose zwischen den 2 Kollektiven festzustellen war. Als Ende der Narkose galt der Zeitpunkt, bei dem die Funktion der Stellreflexe wieder sichtbar wurde, d. h. Umdrehen aus der Rücken- oder Seitenlage in die physiologische Position erfolgte.

3. Bestimmung der ED 50. Als Maß für die Empfindlichkeit der Tiere auf die Barbiturat-Wirkung wurde die Dosis gewertet, die bei 50% der Tiere einen narkotischen Effekt erzeugt. Dabei galt als narkotischer Effekt, wenn innerhalb von 10 min nach i.v.- oder i.p.-Applikation das behandelte Tier für mindestens 1 min die Stellreflexe verliert und in Rückenlage verbleibt. Nach Behandlung mit Barbital mußte dieses Verhalten innerhalb von 60 min nach der Applikation eingetreten sein.

Die Berechnung der ED 50 erfolgte nach der Methode von Kärber (1935). Da dieses Verfahren jedoch nichts über die Streuung vom Mittelwert aussagt, wurde auf Wahrscheinlichkeitspapier die prozentuale Häufigkeit des Effektes in Abhängigkeit vom Logarithmus der Dosis eingetragen. Durch die einzelnen Punkte läßt sich eine Gerade legen, aus der bei 50% die ED 50 und bei 16% (15,87%) die 1 σ-Grenze abgelesen werden kann (Trevan, 1927). Die mit den beiden Methoden ermittelten Werte für die ED 50 stimmten gut überein.

4. Bestimmung der Konzentration der Pharmaka. Die Konzentration der Pharmaka wurde im Vollblut und im Gehirn gemessen. Die Bestimmung der Hexobarbitalkonzentration erfolgte 10, 60, 120 und 180 min nach der Applikation, die von Barbital nach 70, 190, 250 und 310 min, die von Thiopental nach 10 min, nach 2, nach 5 und nach 16 Std.

Bei den Untersuchungen mit der ED 50 wurde die Barbituratkonzentration des Gehirns 10 min nach der Applikation bestimmt.

a) Blut. Die Tiere wurden zu den oben angegebenen Zeiten dekapitiert und das Blut in Heparin enthaltenden Porzellanschalen aufgefangen. Die Extraktion aus dem Blut und die Bestimmung des nicht metabolisierten Anteils von Hexobarbital erfolgte nach dem von Brodie et al. 1953 angegebenen und von Remmer 1958 modifizierten Verfahren. Als Bestimmungsgrundlage für die Konzentration diente die Extinktionsdifferenz zwischen 244 und 255 nm, deren Einzelwerte aus einer Eichkurve entnommen wurden.

Die Extraktion von Thiopental und Barbital erfolgte nach dem gleichen Prinzip (Brodie et al., 1950). Auf den Zusatz von Amylalkohol zum Extraktionsmedium wurde verzichtet. Als Maß für die Thiopentalkonzentration diente die Extinktionsdifferenz zwischen 305 und 290 mµ.

Die spektrophotometrische Bestimmung von Barbital erfolgte bei einer Wellenlänge von 240 und 260 nm. Unter Verwendung einer Eichkurve ergibt sich auch hier aus den Extinktionsdifferenzen die aktuelle Konzentration der verwendeten Narkotica.

b) *Gehirn.* Sofort nach Dekapitation wurden zu jedem Gehirn 4 ml einer Lösung gegeben, die aus Phosphatpuffer m/15, pH 7,4 und gesättigter NaCl im Verhältnis 1:4 bestand, und mit dem Ultraturrax homogenisiert. 3 ml des Homogenates wurden in Schliffstopfengläser übergeführt und die 3 Barbiturate auf die gleiche Weise wie oben angegeben extrahiert und spektrophotometrisch bestimmt.

5. In vitro Abbau von Hexobarbital. Je 2 g Leber kurz vorher getöteter Tiere wurden mit 6 ml Standardlösung (1,1%ige KCl = 77 Teile, 5,5%ige Glucose = 3 Teile, Phosphatpuffer m/15, pH 7,4 = 20 Teile) homogenisiert und danach 10 min bei 9500 U/min zentrifugiert.

2 µMol Hexobarbital, 100 µMol Nicotinsäureamid, 12,2 µMol $MgSO_4$, 0,47 µMol NADP, m/15 Phosphatpuffer nach Sörensen, pH 7,4, wurden mit kern- und mitochondrienfreiem Überstand (entsprechend 0,66 g Frischleber) in einem Ansatz von 5,0 ml 30 min bei 37° C inkubiert und der nicht verstoffwechselte Anteil des Hexobarbitals anschließend nach der von Remmer (1958, 1959) angegebenen Methode spektralphotometrisch bestimmt.

6. Bestimmung der Körpertemperatur. Die Körpertemperatur jedes Tieres wurde 2—3 mal rectal gemessen, Tiefe 3 cm, Gerät: Sekundenthermometer Atmos der Fa. Fritsching.

7. Statistische Auswertung. Die Darstellung der Meßergebnisse erfolgte durch den Mittelwert $\bar{x}$ und die Standardabweichung der Einzelwerte s_x.

Ergebnisse

Wie Streicher u. Garbus schon 1955 fanden, schlafen ältere Tiere nach Injektion von 100 mg/kg Hexobarbital-Na i.p. länger als jüngere (Abb.1). Die längere Narkosedauer beruht offenbar darauf, daß Hexobarbital beim älteren Tier langsamer aus Blut und Gehirn eliminiert wird, wie die steilere Eliminationskurve und die daraus errechnete kürzere Halbwertzeit der jüngeren Ratten zeigen (Abb.2).

Da die Elimination von Hexobarbital durch Metabolisierung in den mikrosomalen Enzymsystemen der Leber erfolgt, muß gefolgert werden, daß die fermentative Umsetzung des Barbiturates bei alten Ratten langsamer erfolgt. Tatsächlich läßt sich nachweisen, daß unter gleichen Bedingungen der in vitro Abbau von Hexobarbital durch Lebersupernatant älterer Tiere deutlich geringer ist (Abb.3).

Dieser Befund ergänzt und bestätigt Untersuchungen von Kato et al. (1964), nach denen die Enzymaktivität der Lebermikrosomen von Ratten im Laufe des Lebens abnimmt. Sie beträgt nach 150 Tagen nur noch 50% von der, die nach 30 Tagen gemessen wurde. Im Gegensatz zu den Ergebnissen von Farner u. Verzar (1960) ließ sich bei der hier gewählten

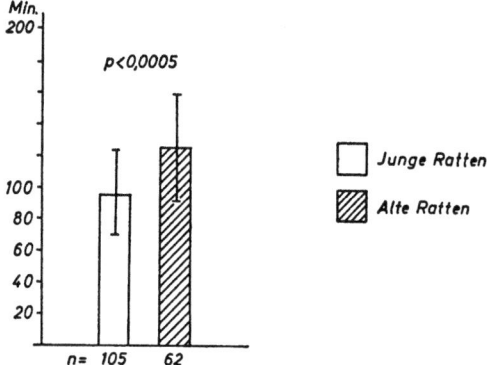

Abb. 1. Narkosedauer bei jungen und alten Ratten nach i.p. Injektion von 100 mg/kg Hexobarbital-Na

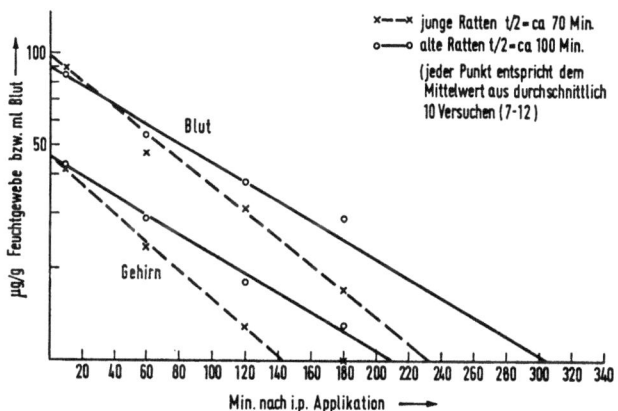

Abb. 2. Verlauf der Hexobarbitalkonzentration im Blut und Gehirn nach i.p. Injektion von 100 mg/kg Hexobarbital-Na (halblogarithm. Darstellung)

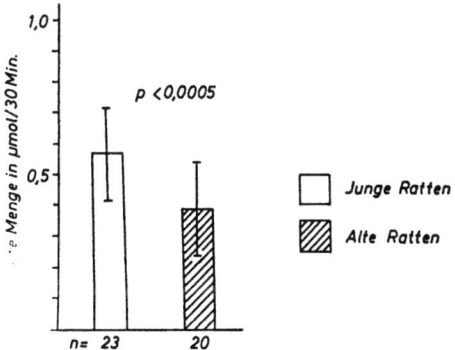

Abb. 3. In vitro-Abbau von Hexobarbital durch Lebersupernatant

Versuchsanordnung zwischen den 2 Altersklassen keine signifikant veränderte Empfindlichkeit feststellen (Tab. 1).

Tabelle 1. *ED 50 von Hexobarbital bei jungen und alten Tieren in mg/kg*

	Zahl der Versuche	Berechn. nach Kärber	Bestimmung nach Trevan
a) nach i.p. Injektion:			
junge Ratten	5 (mit je 6 Tieren)	33,5	34 ± 2
alte Ratten	5 (mit je 6 Tieren)	40,0	40 ± 5
b) nach i.v. Injektion:			
junge Ratten	5 (mit je 6 Tieren)	19,2	20 ± 7
alte Ratten	6 (mit je 6 Tieren)	19,6	18 ± 5,5

Auch die Barbituratkonzentration im Gehirn war nach Applikation der ED 50 gleich hoch (Tab. 2).

Tabelle 2. *Hexobarbitalkonzentration im Gehirn 10 min nach Injektion der ED 50*

	Zahl der Versuche	Hexobarb. konz., in γ/g Feuchtgewebe
junge Ratten	10	15,3 ± 2,9
alte Ratten	10	16,4 ± 2,2

Barbital

Nach i.p. Gabe von Barbital-Na ist zwischen alten und jungen Ratten kein Unterschied in der Narkosedauer vorhanden. Auch die Eliminationsgeschwindigkeit ist nahezu gleich (Abb. 4). Offensichtlich ist die Ausscheidung von Barbital bei den alten Ratten nicht anders als bei jüngeren. Auch eine veränderte Empfindlichkeit gegenüber Barbital-Na ließ sich nicht feststellen.
Die ED 50 betrug bei
jüngeren Tieren 140 ± 10 mg/kg i.p.
älteren Tieren 145 ± 10 mg/kg i.p.

Thiopental

Wesentlich komplizierter liegen die Verhältnisse bei der Reaktion der Ratten auf Thiopental. Diese Substanz wird bekanntlich als i.v. Kurznarkoticum verwandt. Das rasche Abklingen der Wirkung beruht auf der schnellen Abgabe des Thiobarbiturates aus dem gut durchbluteten und daher anfangs viel Substanz enthaltenden Gehirn in Organe mit größerer Aufnahmekapazität, aber geringerer Durchblutung, wie Fettgewebe und Muskulatur, die das Thiopental allmählich aufnehmen.

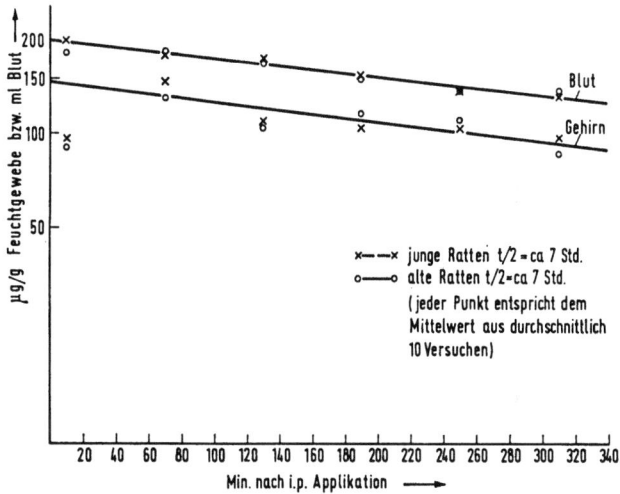

Abb. 4. Verlauf der Barbitalkonzentration im Blut und Gehirn nach i.p. Injektion von 170 mg/kg Barbital-Na (halblogarithm. Darstellung)

Bei i.v. Injektion ist deshalb im Gehirn nur für verhältnismäßig kurze Zeit eine narkotisch wirksame Konzentration vorhanden. Für die Dauer der Narkose ist unter diesen Bedingungen die Elimination durch chemische Veränderungen ohne Bedeutung, weil dieser Vorgang im Vergleich zur Umverteilung viel langsamer abläuft.

Bei der Untersuchung über Altersdifferenzen in der Reaktion auf Thiopental sind daher mindestens 3 Faktoren (Durchblutung, Verteilung, Metabolismus) zu berücksichtigen. Um sie getrennt voneinander erfassen zu können, ist es notwendig, Versuchsbedingungen zu wählen, unter denen sich die ermittelten Werte quantitativ deutlich voneinander unterscheiden. Das ist z. B. bei Untersuchungen mit verschieden hohen Dosen der Fall. Für die Narkosedauer bei der i.v. Applikation ist vorwiegend die Durchblutung des Gehirns bestimmend. Bei der i.p. Injektion höherer Dosen bestimmt in erster Linie die Größe des Verteilungsraumes die Dauer des Effektes. Vergleichende Untersuchungen zwischen den 2 Altersklassen werden also nur unter bestimmten Voraussetzungen aussagekräftig.

Die ED 50 ist bei jüngeren Tieren und i.v. Injektion deutlich höher als bei älteren, d. h. zur Erzielung eines narkotischen Effektes benötigen jüngere Tiere bezogen auf das Körpergewicht eine größere Dosis als ältere. Bei der i.p. Injektion ist das nicht der Fall (Abb. 5), da ein wesentlich höherer Anteil des Thiopentals von vornherein in den größeren extracerebralen Verteilungsraum eintritt, denn das Verhältnis von Körper-

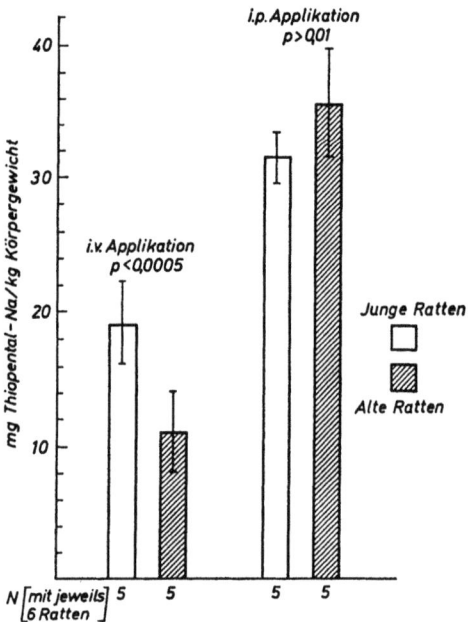

Abb. 5. ED$_{50}$ für Thiopental in Abhängigkeit von der Applikationsart

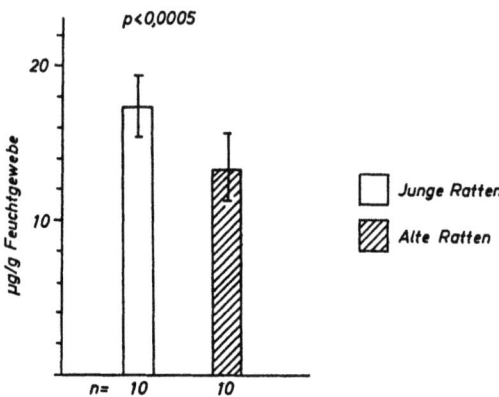

Abb. 6. Thiopentalkonzentration im Gehirn 10 min nach i.p. Applikation der ED$_{50}$

gewicht zu Hirngewicht beträgt bei älteren Tieren ca. 200/1, bei jüngeren dagegen 100/1. Infolgedessen ist bei den alten Ratten trotz der größeren Empfindlichkeit zur Erzielung des gleichen Effektes eine höhere Dosis erforderlich. Daß die älteren Tiere aber tatsächlich empfindlicher reagieren, ergibt sich aus der Konzentration im Gehirn nach der Injektion der für beide Altersklassen ermittelten ED 50. Die 10 min

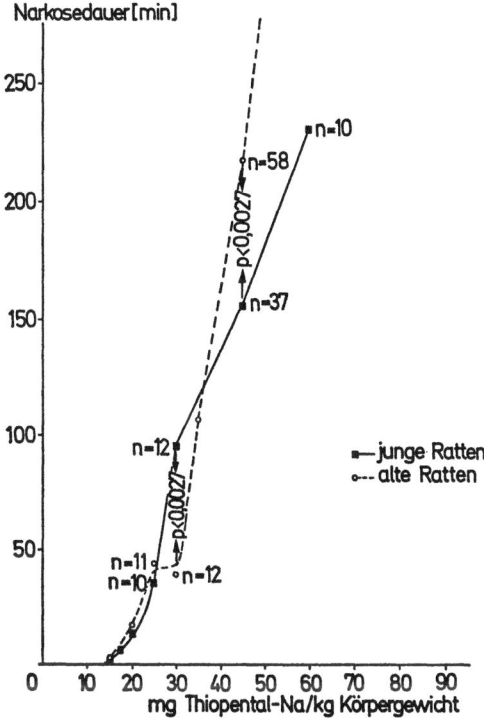

Abb. 7. Dosiswirkungsdauerbeziehung für Thiopental bei jungen und alten Ratten

nach der Applikation gemessenen Werte liegen bei den älteren Tieren deutlich niedriger als bei den jüngeren (Abb. 6). Prüft man nun die Narkosedauer, so läßt sich hinsichtlich der i.v. Kurznarkose kein Unterschied zwischen den hier verglichenen Altersklassen feststellen. Offenbar ist die pro Minute durch das Gehirn fließende Blutmenge bei den beiden Gruppen nicht wesentlich verschieden (Abb. 7). Mit Erhöhung der Dosis wird die Größe des extracerebralen Verteilungsraumes relevant. Nach Abströmen des Thiopentals in die weniger gut durchbluteten Organe bleibt bei den jüngeren Tieren die Barbituratkonzentration im Gehirn hoch genug, um narkotisch zu wirken. Die wie erwähnt wesentlich größere Muskel- und Fettgewebsmasse der alten Ratten kann jedoch mehr Substanz aufnehmen, so daß der narkotisch wirksame Grenzwert im Gehirn unterschritten wird. Demzufolge schlafen ältere Tiere bei dieser Dosis kürzer als jüngere, wenngleich der Effekt nichts mit Altersveränderungen zu tun hat. Bei weiterer Dosissteigerung (45 mg/kg und mehr) kehren sich die Verhältnisse, unabhängig von der Applikationsart, wieder um, da nun die Narkosedauer vorwiegend von der Geschwindig-

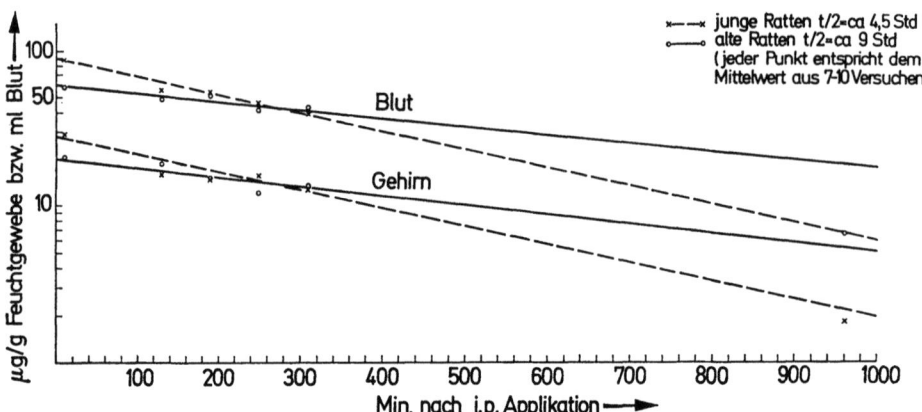

Abb. 8. Verlauf der Thiopentalkonzentration im Blut und im Gehirn nach i.p. Injektion von 45 mg/kg Körpergewicht Thiopental-Na (halblogarithm. Darstellung)

keit der Elimination durch Metabolisierung abhängig ist. Dies läßt sich beweisen, indem die Konzentration von Thiopental nicht nur nach 10 min, sondern auch nach 2, nach 5 und nach 16 Std im Blut und im Gehirn bestimmt wird. Im halblogarithmischen Maßstab aufgetragen, verläuft die Eliminationskurve im Blut und im Gehirn der jüngeren Ratten analog zu den Verhältnissen beim Hexobarbital deutlich steiler als die der älteren (Abb. 8).

Temperatur

Eine der empfindlichsten Regulationen, die im Tierexperiment speziell bei kleinen Nagern geprüft werden kann, ist die der Körpertemperatur. Sie ist im Alter nur noch unvollkommen intakt. Besonders die Gegenregulation, die auf Wärme- oder Kältereiz einsetzt, ist geringer und langsamer (Hügin u. Verzar, 1957). Dieser Effekt tritt bei Anwendung von Pharmaka, die in die Temperaturregulation eingreifen, verstärkt in Erscheinung (Verzar u. Farner, 1960; Fähndrich u. Hadass, 1969). In der Narkose sinkt bei Ratten die Körpertemperatur schon bei einer Umgebungstemperatur von 22° C ab. Dabei reagieren jüngere und ältere Ratten nahezu gleich stark. Lediglich die Wiedererlangung des Ausgangswertes ist bei alten Tieren verzögert (Abb. 9). Narkosedauer und Temperaturabfall sind offenbar voneinander unabhängig. Nach Hexobarbital und Thiopental beginnt die erniedrigte Körpertemperatur vor dem Erwachen aus der Narkose anzusteigen, während nach Barbital der Beginn der Normalisierung der Körpertemperatur eher nach dem Aufwachen liegt.

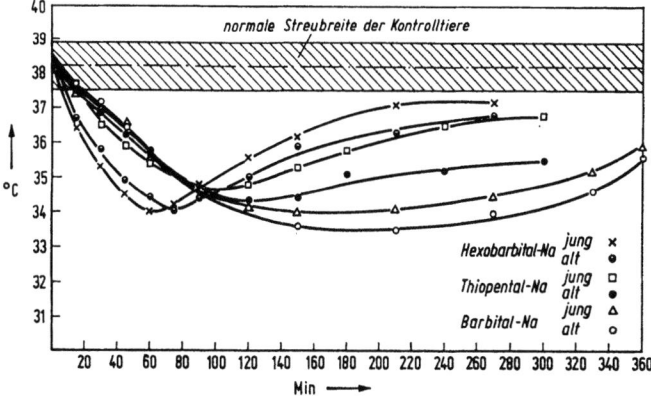

Abb. 9. Körpertemperatur von jungen und alten Ratten nach Einwirkung von Hexobarbital-Na (100 mg/kg), Thiopental-Na (45 mg/kg) und Barbital-Na (170 mg/kg), Umgebungstemperatur 22° C

Die vorliegende Untersuchung zeigt, daß sich quantitative Unterschiede in der Reaktion auf Pharmaka bei verschiedenen Altersgruppen durch eine Änderung in der Pharmakokinetik erklären lassen, qualitative Unterschiede hingegen zunächst noch unklar bleiben. Eine Störung der renalen Exkretionsgeschwindigkeit im Alter ist bei Ratten zumindest für Barbital nicht festzustellen. Bestätigt wird dagegen, daß mit zunehmendem Alter die Geschwindigkeit, mit der bestimmte Arzneimittel durch mikrosomale Enzymsysteme in der Leber oxydiert werden, geringer wird (Kato et al., 1964). Ob diese durch absolute Verminderung funktionstüchtiger Zellelemente oder veränderte Fermentaktivität bedingt ist, muß noch geklärt werden. Wie Oduah 1969 bei Untersuchungen am Menschen feststellen konnte, schlafen alte Patienten auf die gleiche Dosis Thiopental wesentlich länger als junge. Dieser Effekt ist jedoch im Gegensatz zu den Tierexperimenten wahrscheinlich kreislaufbedingt (Oldendorf u. Kitano, 1965; Held u. Gottstein, 1966). Das Narkoticum wird von den alten Menschen mit der gleichen Geschwindigkeit verstoffwechselt wie von jungen. Alle 3 untersuchten Hypnotica setzen bei Ratten während der Narkose die Körpertemperatur herab. Dieser Effekt zeigt nur eine geringe Altersdifferenz und auch keine einfache Korrelation zur Narkosedauer.

Ungeklärt ist, warum sowohl beim Menschen als auch bei der Ratte mit zunehmendem Alter eine Änderung der Empfindlichkeit gegenüber Thiopental eintritt, die gegenüber Barbital und Hexobarbital nicht beobachtet werden konnte.

Literatur

Brodie, B. B., Burns, J. J., Mark, L. C., Lief, P. A., Bernstein, E., Papper, E. M.: The fate of pentobarbital in man and dog and a method for its estimation in biological material. J. Pharmacol. exp. Ther. 109, 26 (1953).
— Mark, L. C., Papper, E. M., Lief, P. A., Bernstein, E., Rovenstine, E.: The fate of thiopental in man and a method for its estimation in biological material. J. Pharmacol. exp. Ther. 98, 85 (1950).
Carmichael, E. B.: The median lethal dose of pentobarbital sodium for both young and old rats, J. Pharmacol. exp. Ther. 62, 284 (1938).
— The median lethal dose (LD 50) of penthotal sodium for both young and old guinea pigs and rats. Anaesthesiology 8, 589 (1948).
Fähndrich, E., Hadass, H.: Relationship between the perazine concentration in the liver, brain and blood and the pharmacologic effects and chronic perazine medication in rats of different age. Pharmakopsychiat. 2, 109 (1969).
Farner, D.: Untersuchungen über Wirkungen von Pharmaka auf Tiere verschiedenen Alters. Gerontologia (Basel) 5, 35—54 (1961).
— Untersuchungen über die Wirkung von Pharmaka auf Tiere verschiedenen Alters. V. Mitteilung. Gerontologia (Basel) 6, 163—167 (1962).
— Verzar, F.: The age parameter of pharmacologic activity. Gerontologia (Basel) 4, 147 (1960).
Held, K., Gottstein, U.: Die Hirndurchblutung im Alter. Aus: Schlafstörungen im Alter und ihre Behandlung, S. 10—17. Symposium am 19. 3. 1966 in Oberstdorf.
Hügin, F., Verzar, F.: Versagen der Wärmeregulation bei alten Tieren. Gerontologia (Basel) 1, 91—106 (1957).
Kärber, G.: Beitrag zur kollektiven Behandlung pharmakologischer Reihenversuche. Naunyn-Schmiedebergs Arch. exp. Path. Pharmak. 162, 480 (1935).
Kato, R., Vassanelli, P., Frontino, G., Chiesara, E.: Variation in the activity of liver microsomal drug metabolizing enzymes in rats in relation to age. Biochem. Pharmacol. 13, 1037—1044 (1964).
Munde, T. J., Viamonte, L.: Studies on chloral-hydrate and camphor sensitivity in rats of different ages. Gerontologia (Basel) 13, 165—172 (1967).
Oduah, M.: Die Effektivität und Wirkungsdauer von Thiopental beim Menschen in Abhängigkeit vom Alter. Anaesthesist 18, 308—310 (1969).
Oldendorf, W. H., Kitano, M.: Isotope study of brain blood turnover in vascular disease. Arch. Neurol. (Chic.) 12, 30 (1965).
Remmer, H.: Geschlechtsspezifische Unterschiede in der Entgiftung von Evipan und Thiopental bei Ratten. Naunyn-Schmiedebergs Arch. exp. Path. Pharmak. 233, 173 (1958).
— Der beschleunigte Abbau von Pharmaka in den Lebermikrosomen unter Einfluß von Luminal. Naunyn-Schmiedebergs Arch. exp. Path. Pharmak. 235, 279 (1959).
Streicher, E., Garbus, J.: The effect of age and sex on the duration of hexobarbital anaesthesia in rats. J. Geront. 10, 441—444 (1955).
Trevan, I. W.: The error or determination of toxicity. Proc. roy. Soc. B 101, 483 (1927).
Verzar, F.: Einfluß von Graviditäten auf das biologische Alter der Ratte. Gerontologia (Basel) 7, 77 (1963).

Prof. Dr. H. Coper
Freie Universität Berlin
Psychiatrische und Neurologische
Klinik und Poliklinik
Institut für Neuropsychopharmakologie
1000 Berlin 19, Ulmenallee 30

Die Eiweißbindung einiger Psychopharmaka mit tricyclischem Ringsystem in Abhängigkeit von ihrer chemischen Konstitution

H. GLASSER und J. KRIEGLSTEIN

Pharmakologisches Institut der Universität Mainz

Eingegangen am 16. August 1969

The Protein Binding of some Psychoactive Drugs with a Tricyclic Ring System in Relation to their Chemical Constitution

Summary. 1. The binding of imipramine, chlorimipramine, desipramine, dosulepine, amitriptyline and prothipendyl to bovine serum albumin was determined by means of sephadex gel filtration and equilibrium dialysis.

2. The albumin binding of the drugs was characterized by the following parameters: the free drug percentage (α), percentage of drug bound (β), the binding constants K_1, k^+ and m as well as the free energy $\Delta F°$.

3. The partition coefficient P between n-octanol and buffer solution was determined for the above mentioned drugs as well as for promazine, triflupromazine, chlorpromazine, methopromazine, and acepromazine.

4. The substituent constant π was calculated for the $-CF_3, -Cl, -OCH_3$, and $-OCCH_3$ functions.

5. The free drug percentage α calculated with the aid of π and $\Sigma\pi$ values agreed very well with values determined experimentally except for the α values of desipramine.

6. It was concluded that the hydrophobic interaction of the drugs with the albumin plays the main role, but evidence for steric effects and ionogenic binding was also found.

Key-Words: Psychoactive Drugs — Protein Binding — Partition Coefficients — Substituent Constants.

Schlüsselwörter: Psychopharmaka — Eiweißbindung — Verteilungskoeffizienten — Substituentenkonstanten.

Von verschiedenen Autoren konnte eine Korrelation zwischen Hydrophobie und Eiweißbindung von niedermolekularen, organischen Substanzen nachgewiesen werden (Bird u. Marshall, 1967; Fujita u. Mitarb., 1964; Hansch, 1968; Hansch u. Mitarb., 1962, 1964, 1965; Scholtan, 1968; Scholtan u. Mitarb., 1968), wenn der hydrophobe Charakter der Substanzen nach Hansch u. Mitarb. (1962) durch Verteilungsversuche zwischen n-Octanol und Wasser charakterisiert wurde. Diese Befunde sprechen für eine maßgebliche Beteiligung hydrophober Wechselbeziehungen (Nemethy, 1967) bei der Eiweißbindung von niedermolekularen Verbindungen. Jedoch nur innerhalb einer einheitlichen Substanzgruppe ist eine lineare Beziehung zwischen dem Logarithmus einer Größe der Eiweißbindung und dem Logarithmus des Verteilungskoeffizienten zu erwarten (Scholtan, 1968). Demnach können bei der Eiweißbindung von Arzneimitteln nicht nur hydrophobe Wechselbeziehungen vorliegen, sondern es ist auch mit anderen Bindungskräften, wie ionogenen Bindungen, Wasserstoffbrückenbindungen, sterischen Effekten etc. zu rechnen.

Um weiteren Aufschluß über die Anteile der einzelnen Bindungsmechanismen zu erhalten, untersuchten wir im folgenden die Albuminbindung von Psychopharmaka mit verschiedenartigen Substituenten und unterschiedlichem, tricyclischen Ringsystem sowie den Verteilungskoeffizienten dieser Substanzen zwischen n-Octanol und Pufferlösung.

Methodik

Die im folgenden untersuchten Pharmaka sind in Tab. 1 zusammengestellt. Nr. 1—6 wurden hinsichtlich ihrer Wechselwirkung mit Rinderserumalbumin charakterisiert. Die Albuminbindung der Phenothiazinderivate (Nr. 7—11) wurde in einer früheren Arbeit beschrieben (Krieglstein u. Kuschinsky, 1969). Von allen Substanzen wurde der Verteilungskoeffizient zwischen n-Octanol und Pufferlösung bestimmt.

Als Albumin wurde Serumalbumin vom Rind (trocken, „reinst"; Behringwerke, Marburg) verwendet. Als Lösungs- und Elutionsmittel diente 0,02 M Phosphatpufferlösung pH 7,40 nach Sörensen, die zusätzlich 0,9% Natriumchlorid enthielt (Standardpufferlösung).

Die Eiweißbindung der Pharmaka wurde in 1%iger Albuminlösung ($1{,}45 \cdot 10^{-4}$ M) untersucht, die jeweils $5 \cdot 10^{-6}$ M bis 10^{-3} M eines der angegebenen Arzneimittel enthielt. Vor der Bestimmung der Eiweißbindung wurde der pH-Wert dieser Lösung potentiometrisch kontrolliert und gegebenenfalls mit 0,1 N Natronlauge bzw. 0,1 N Salzsäure auf pH 7,40 gebracht.

Quantitative Bestimmung der Eiweißbindung. Die Eiweißbindung der Pharmaka wurde mit Hilfe der Sephadexgelfiltration bei Zimmertemperatur bestimmt (Krieglstein u. Kuschinsky, 1968). Sollten die Pharmaka direkt im Eluat der eiweißfreien Zone durch UV-Absorption gemessen werden, wurden Sephadex-G-25-Säulen von 30 cm Länge und 1,2 cm Durchmesser verwendet. Bei nachfolgender Extraktion der Substanzen aus den einzelnen Fraktionen (siehe Bestimmung der Bestandteile) dienten Säulen von 20 cm Länge.

Außerdem wurden Dialyseversuche durchgeführt (Kurz, 1967). Dazu wurden 5 ml einer Arzneimittel-Albumin-Lösung in Visking-Dialysierschläuche gefüllt und die so entstandenen 7 mm breiten Säckchen in Glasröhren von 8 mm lichter Weite, die 5 ml Standardpufferlösung enthielten, maschinell auf und ab bewegt (15 Std, 22° C). Danach wurde die Konzentration der Pharmaka in den Dialysesäckchen und in der Pufferlösung bestimmt.

Bestimmung der Bestandteile. Der Eiweißgehalt in den Fraktionen der Gelfiltration und in den Proben der Dialyseversuche wurde refraktometrisch bestimmt.

Nach Gelfiltration auf einer 30 cm langen Sephadex-G-25-Säule wurde die Arzneimittelkonzentration mit einem Beckman-Spektralphotometer, Modell DB, unmittelbar im Eluat durch UV-Absorption bei folgenden Wellenlängen gemessen: Imipramin sowie Desipramin bei 245 mµ, Chlorimipramin bei 248 mµ, Amitriptylin bei 235 mµ, Dosulepin bei 255 mµ und Prothipendyl bei 245 mµ.

Da Spuren von Eiweiß die photometrische Bestimmung der Pharmaka im UV-Bereich stören könnten, wurden die arzneimittelhaltigen Lösungen bei pH 14 mit isopentanolhaltigem (1,5 Vol-%) n-Heptan ausgeschüttelt. Nach dem Zentrifugieren wurde ein aliquoter Teil der organischen Phase mit 1 N Salzsäure extrahiert und in diesem Extrakt die Arzneimittelkonzentration durch UV-Absorption bestimmt. Als Leerwert diente entsprechend behandelte Standardpufferlösung. Die beiden Verfahren ergaben übereinstimmende Werte. Die Arzneimittelkonzentration in den Proben der Dialyseversuche wurde durch die Ausschüttelmethode bestimmt.

Bestimmung der Verteilungskoeffizienten. Für die Verteilungsversuche wurde nur octanolgesättigte Standardpufferlösung und puffergesättigtes Octanol verwendet. Die Pharmaka wurden in einer Konzentration von jeweils 10^{-4} M der Pufferlösung zugesetzt (Ausgangskonzentration). 1, 2 oder 3 ml Octanol wurden zusammen mit 30 ml Standardpufferlösung 1 Std maschinell geschüttelt. Nach Zentrifugation wurde die organische Phase abgesaugt und die Pharmakonkonzentration in der wäßrigen Phase durch UV-Messung bestimmt. Folgende Wellenlängen wurden benutzt: 238 mµ für Acepromazin, 246 mµ für Methopromazin, 248 mµ für Promazin sowie 250 mµ für Chlorpromazin und Triflupromazin (übrige Pharmaka siehe „Bestimmung der Bestandteile"). Die Konzentration des Pharmakons in der organischen Phase wurde als Differenz zwischen der Ausgangskonzentration und der Konzentration in der wäßrigen Phase ermittelt. Der Verteilungskoeffizient P wurde als Quotient aus der Arzneimittelkonzentration in der organischen Phase c_0 und der Konzentration in der wäßrigen Phase c_w ermittelt: $P = \dfrac{c_0}{c_w}$. Die angegebenen Verteilungskoeffizienten stellen Mittelwerte aus 6—12 Einzelbestimmungen dar (s. Tab.4).

Ergebnisse

1. Charakterisierung der Eiweißbindung

Die Eiweißbindung der untersuchten Pharmaka wurde durch folgende Größen charakterisiert: prozentualer Anteil α bzw. β an freier bzw. gebundener Substanz (Abb.1), die Steigungskonstante m, die apparente Bindungskonstante k^+ (Abb.3), die Gesamtbindungskonstante K_1 (Abb.2) und die freie Reaktionsenergie $\Delta F°$. Diese Ergebnisse sind in Tab.2 zusammengefaßt.

Die Einführung eines Chloratoms in Stellung 3 des Imipraminmoleküls (Imipramin → Chlorimipramin) verstärkte die Bindung des Pharmakons an Albumin erheblich. Die Monodemethylierung des Imipraminmoleküls (Imipramin → Desipramin) hatte eine geringe Zunahme der Eiweißbindung zur Folge. Der Austausch einer Methylengruppe gegen ein Schwefelatom (Amitriptylin → Dosulepin) hatte keinen sicher nachweisbaren Effekt auf die Eiweißbindung dieser Pharmaka. Amitriptylin und Dosulepin sind etwa gleich stark an Albumin gebunden. Dagegen führte der Stickstoff in Stellung 5 des Ringgerüsts (Amitriptylin → Imipramin) zu einer deutlichen Abnahme der Eiweiß-

Tabelle 1

Zusammenstellung der untersuchten Pharmaka. Die Molekulargewichte gelten außer bei Methopromazin für die Salze der aufgezeichneten Verbindungen. Die mit G bezeichneten pK-Werte sind von Green (1967) und die mit F bezeichneten von den Herstellerfirmen angegeben

Nr.	Strukturformel	Chemische Bezeichnung	Freiname und Firmenname	Molekular-gewicht	pK-Wert
1	$CH_2-CH_2-CH_2-N{<}^{CH_3}_{CH_3}$	5-(3′-Dimethylaminopropyl)-10,11-dihydro-5H-dibenz-(b,f)-azepinhydrochlorid	Imipramin Tofranil®	316,9	9,5 (G)
2	$CH_2-CH_2-CH_2-N{<}^{H}_{CH_3}$	5-(3′-Methylaminopropyl)-10,11-dihydro-5H-dibenz-(b,f)-azepinhydrochlorid	Desipramin Pertofran®	302,9	10,2 (G)
3	Cl, $CH_2-CH_2-CH_2-N{<}^{CH_3}_{CH_3}$	3-Chlor-5-(3′-dimethylaminopropyl)-10,11-dihydro-5H-dibenz-(b,f)-azepinhydrochlorid	Chlorimipramin Anafranil®	351,3	7,96 (F)
4	$CH-CH_2-CH_2-N{<}^{CH_3}_{CH_3}$	5-(3′-Dimethylaminopropyliden)-dibenz-(a,d)-(1,4)-cycloheptadienhydrochlorid	Amitriptylin Laroxyl®	313,9	9,4 (G)

Nr.	Struktur	Chemischer Name	Handelsname	MG	Wert	
5	S, CH-CH₂-CH₂-N(CH₃)₂	5-(3'-Dimethylaminopropyliden)-10,11-dihydro-11-thiadibenzo-(a,c)-cycloheptenhydrochlorid	Dosulepin IZ-914 „Sandoz"	331,5	8,6	(F)
6	S, N, CH₂-CH₂-CH₂-N(CH₃)₂	10-(3'-Dimethylaminopropyl)-1-azaphenothiazinhydrochloridmonohydrat	Prothipendyl Dominal®	339,9	—	
7	R, S, N, CH₂-CH₂-CH₂-N(CH₃)₂ R = H	10-(3'-Dimethylaminopropyl)-phenothiazinphosphat	Promazin Verophen®	382,4	9,4	(G)
8	R = OCCH₃	2-Acetyl-10-(3'-dimethylaminopropyl)-phenothiazinmaleat	Acepromazin Plegicin®	442,5	—	
9	R = OCH₃	2-Methoxy-10-(3'-dimethylaminopropyl)-phenothiazin	Methopromazin Mopazine®	314,5	9,8	(F)
10	R = Cl	2-Chlor-10-(3'-dimethylaminopropyl)-phenothiazinhydrochlorid	Chlorpromazin Megaphen®	355,4	9,3	(G)
11	R = CF₃	2-Trifluormethyl-10-(3'-dimethylaminopropyl)-phenothiazinhydrochlorid	Triflupromazin Psyquil®	388,9	9,2	(G)

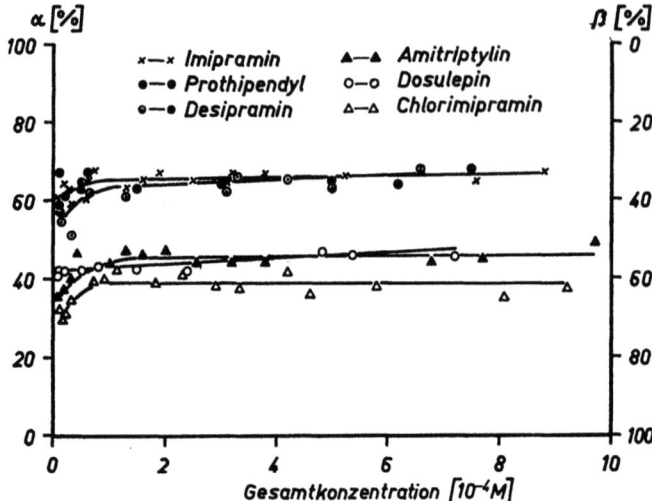

Abb. 1. Bindungsvermögen einer 1%igen Albuminlösung für tricyclische Psychopharmaka. Abhängigkeit des prozentualen Anteils α bzw. β an freiem bzw. gebundenem Arzneimittel (in Prozent, Ordinate) von der Arzneimittelgesamtkonzentration (in 10^{-4} M, Abszisse). Die Punkte auf den Kurven stellen Einzelwerte dar

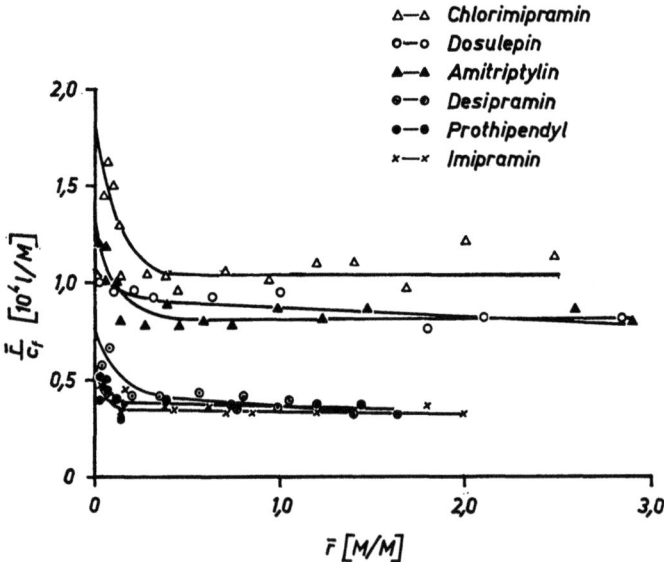

Abb. 2. Darstellung der Versuchsergebnisse nach Scatchard (1949) zur Ermittlung der Gesamtbindungskonstanten K_1 (vgl. Tab. 2). Abhängigkeit des Quotienten $\bar{r}/c_f$ (in 10^4 l/M, Ordinate) von dem spezifischen Bindungsvermögen $\bar{r}$ (in M/M, Abszisse). Die Punkte auf den Kurven stellen Einzelwerte dar

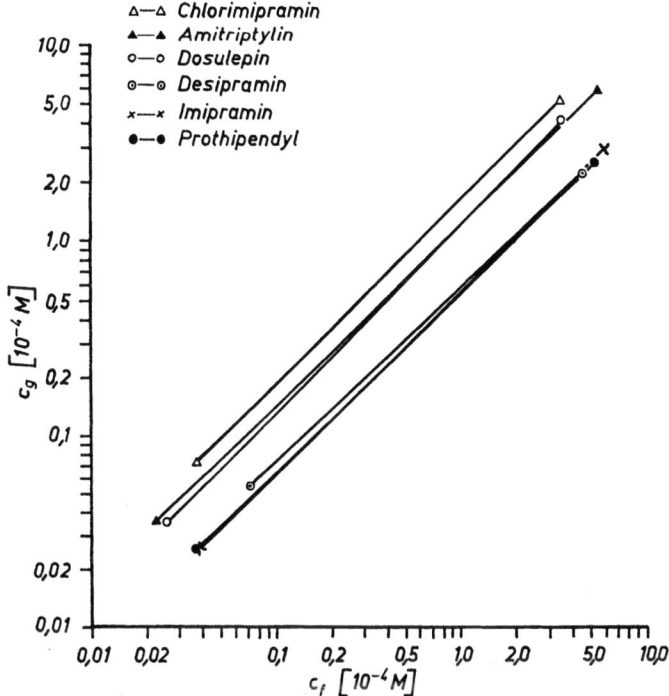

Abb. 3. Darstellung der Versuchsergebnisse nach Scholtan (1962) zur Ermittlung der Bindungskonstanten m und k^+ (vgl. Tab. 2). Abhängigkeit der Konzentration c_g an gebundenem Arzneimittel (in 10^{-4} M, Ordinate) von der Konzentration c_f an freiem Arzneimittel (in 10^{-4} M, Abszisse). Die Punkte an den Regressionsgeraden begrenzen den untersuchten Konzentrationsbereich. Die Gleichungen für die im doppeltlogarithmischen System angegebenen Regressionsgeraden sind für Chlorimipramin: $\log c_g = 0{,}2094 + 0{,}9390 \log c_f$ ($n = 17$; $r = 0{,}996$), Dosulepin: $\log c_g = 0{,}1019 + 0{,}9643 \log c_f$ ($n = 10$; $r = 0{,}999$), Amitriptylin: $\log c_g = 0{,}0857 + 0{,}9258 \log c_f$ ($n = 18$; $r = 0{,}998$), Desipramin: $\log c_g = -0{,}2255 + 0{,}9004 \log c_f$ ($n = 12$; $r = 0{,}997$), Prothipendyl: $\log c_g = -0{,}2493 + 0{,}9364 \log c_f$ ($n = 10$; $r = 0{,}999$), Imipramin: $\log c_g = -0{,}2575 + 0{,}9420 \log c_f$ ($n = 20$; $r = 0{,}998$). $n =$ Anzahl der Versuche, $r =$ Korrelationskoeffizient

bindung. Auch der Stickstoff im aromatischen Ring des Prothipendyls (Promazin → Prothipendyl) verminderte die Affinität des Moleküls zum Albumin deutlich.

2. Die Beziehung zwischen Eiweißbindung und Hydrophobie der untersuchten Pharmaka

Durch die Bestimmung des Verteilungskoeffizienten P zwischen n-Octanol und Standardpufferlösung sollte der hydrophobe Charakter der Substanzen charakterisiert werden. Wir haben darauf verzichtet,

Tabelle 2. *Der Einfluß der molekularen Struktur auf den prozentualen Anteil β an gebundener Substanz, die Steigungskonstante m, die apparente Bindungskonstante k^+ (vgl. Abb.3), die Gesamtbindungskonstante K_1 (vgl. Abb.2) und die freie Reaktionsenergie ΔF° der untersuchten Psychopharmaka.* c = Arzneimittelgesamtkonzentration

Pharmakon	β [%] für $c = 10^{-4}$ M	m	k^+ [$(10^{-4}$ M$)^{1-m}$]	$K_1 \cdot 10^{-4}$ [l/M]	$-\Delta F^\circ$ [cal/M]
Chlorimipramin	61	0,94	1,62	1,8	5700
Amitriptylin	54	0,93	1,22	1,3	5510
Dosulepin	57	0,96	1,26	1,1	5420
Desipramin	38	0,90	0,60	0,8	5230
Prothipendyl	37	0,94	0,56	0,6	5060
Imipramin	35	0,94	0,55	0,5	4960

den ermittelten Verteilungskoeffizienten mit dem Dissoziationsgrad des jeweiligen Pharmakons zu korrigieren. Da die Mehrzahl der untersuchten Verbindungen bei pH 7,4 zu etwa 99% dissoziiert ist, würde man sehr große Korrekturfaktoren erhalten und die Streuung der Werte erheblich vergrößern (vgl. Scholtan, 1968). Außerdem hatten wir Zweifel an der Vergleichbarkeit der von verschiedenen Untersuchern angegebenen pK-Werte.

a) Berechnung der Substituentenkonstanten π. Ein Maß für die Änderung des hydrophoben Charakters einer Substanz nach Substitution eines H-Atoms ist der von Hansch u. Mitarb. (1962) definierte π-Wert. Bezeichnet man den Verteilungskoeffizienten der Grundsubstanz zwischen n-Octanol und Pufferlösung mit P und den Verteilungskoeffizienten der substituierten Verbindung mit P_s, dann erhält man die Substituentenkonstante π aus der Beziehung

$$\pi = \log P_s - \log P.$$

Die an substituiertem Promazin und Imipramin gewonnenen Substituentenkonstanten für $-CF_3$, $-Cl$, $-OCH_3$ und $-OCCH_3$ sind in Tab.3 aufgeführt. Sie sind von den Werten, die mit Phenoxyessigsäurederivaten erhalten wurden (Fujita, Jwasa u. Hansch, 1964), nicht wesentlich verschieden.

b) Berechnung des $\Sigma \pi$-Wertes aus Substituentenkonstanten π. Der Logarithmus des Verteilungskoeffizienten P einer Substanz wird mit $\Sigma \pi$ bezeichnet. Der Wert $\Sigma \pi$ kann aus dem experimentell ermittelten Verteilungskoeffizienten P ($= \Sigma \pi_E$) oder auch mit Hilfe von in der Literatur angegebenen Substituentenkonstanten π errechnet werden ($\Sigma \pi_L$). Fujita, Jwasa u. Hansch (1964) haben an verschiedenen Benzolabkömmlingen π-Werte für eine Reihe von Substituenten bestimmt. Diese Werte haben wir zur Berechnung von $\Sigma \pi_L$ für einige unserer Verbindungen herangezogen (Tab.4).

Tabelle 3. *Vergleich der an Phenothiazin- (Nr. 1, 2, 4 und 5) und Iminodibenzylderivaten (Nr. 3) gewonnenen Substituentenkonstanten π_E mit Literaturwerten π_L (Substituenten an C—3 der Phenoxyessigsäure; Fujita, Jwasa u. Hansch, 1964)*

Nr.	Substituent	π_E	π_L
1	CF_3	+ 0,84	+ 1,07
2	Cl	+ 0,71	+ 0,76
3	Cl	+0,81	
4	OCH_3	− 0,05	+ 0,12
5	$OCCH_3$	− 0,21	− 0,28

Tabelle 4. *Der Einfluß der Molekülstruktur auf den Quotienten $\frac{\beta}{\alpha}$ und den Verteilungskoeffizienten P der untersuchten Pharmaka. Vergleich der experimentell ermittelten Größe $\Sigma \pi_E$ mit einem aus Literaturangaben berechneten Wert $\Sigma \pi_L$ (Berechnung von $\Sigma \pi_L$ s. Text). Die Verteilungskoeffizienten P sind angegeben als $\bar{x} \pm s_{\bar{x}}$ mit der Anzahl der Versuche in Klammern*

Pharmakon	$\frac{\beta}{\alpha}$	P	$\log P = \Sigma \pi_E$	$\Sigma \pi_L$
Triflupromazin	3,35	2461 ± 257 (10)	3,39	3,62
Chlorpromazin	2,33	1814 ± 107 (12)	3,26	3,31
Methopromazin	1,22	317 ± 21 (8)	2,50	2,67
Promazin	0,89	357 ± 16 (8)	2,55	—
Acepromazin	0,82	218 ± 4 (9)	2,34	2,27
Dosulepin	1,33	571 ± 51 (7)	2,76	—
Amitriptylin	1,17	834 ± 37 (8)	2,92	—
Prothipendyl	0,59	143 ± 6 (8)	2,16	—
Chlorimipramin	1,56	2105 ± 157 (10)	3,32	3,27
Imipramin	0,54	327 ± 11 (10)	2,51	—
Desipramin	0,61	30 ± 1 (6)	1,48	1,80

Beispiel:

$\Sigma \pi_{L,\text{Chlorpromazin}} = \Sigma \pi_{E,\text{Promazin}} + \pi_{Cl} = 2{,}55 + 0{,}76 = 3{,}31$

c) Berechnung der Eiweißbindung der Pharmaka aus ihren Verteilungskoeffizienten. In Abb. 4 wurde die Funktion $\log \frac{\beta}{\alpha}$ in Abhängigkeit von $\log P = \Sigma \pi_E$ dargestellt. Der Quotient $\frac{\beta}{\alpha}$ (Verteilung des Pharmakons zwischen Albumin und Standardpufferlösung bei einer Gesamtkonzentration $c = 10^{-4}$ M) wurde in Analogie zum Verteilungskoeffizienten zwischen n-Octanol und Standardpufferlösung gewählt. Eine lineare Beziehung zwischen diesen beiden Größen im doppeltlogarithmischen System kann nur für eine einheitliche Substanzgruppe erhalten werden, bei den hier verwendeten Substanzen z. B. für die Phenothiazinderivate. Dagegen ist für die Iminodibenzylderivate eine andere, wahrscheinlich

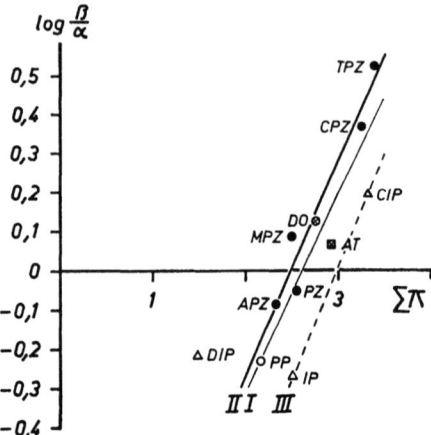

Abb. 4. Beziehung zwischen Eiweißbindung und hydrophobem Charakter verschiedener tricyclischer Psychopharmaka. Abhängigkeit der Funktion $\log \frac{\beta}{\alpha}$ (Ordinate) von dem $\Sigma\pi$-Wert (Abszisse). *TPZ* Triflupromazin; *CPZ* Chlorpromazin; *CIP* Chlorimipramin; *AT* Amitriptylin; *DO* Dosulepin; *MPZ* Methopromazin; *PZ* Promazin; *APZ* Acepromazin; *DIP* Desipramin; *PP* Prothipendyl; *IP* Imipramin. Gleichungen der Regressionsgeraden (1), (2) und (3) siehe Text

dazu parallel verlaufende Gerade zu erwarten, wie das von Scholtan (1968) für verschiedene Verbindungsklassen gezeigt wurde.

Bei Berücksichtigung aller (außer Desipramin) hier untersuchten Substanzen ergibt sich folgende Regressionsgleichung:

$$\log \frac{\beta}{\alpha} = -1{,}318 + 0{,}502\ \Sigma\pi;\ n = 10;\ r = 0{,}878 \tag{1}$$

(n = Anzahl der Substanzen, r = Korrelationskoeffizient).

Für die Phenothiazinderivate allein erhält man die Beziehung

$$\log \frac{\beta}{\alpha} = -1{,}348 + 0{,}540\ \Sigma\pi;\ n = 5;\ r = 0{,}969. \tag{2}$$

Eine durch Imipramin und Chlorimipramin gelegte Gerade hätte folgende Gleichung:

$$\log \frac{\beta}{\alpha} = -1{,}700 + 0{,}570\ \Sigma\pi. \tag{3}$$

Gleichung (1) stellt eine grobe Näherung dar, weil hier Pharmaka verschiedener Grundstruktur berücksichtigt wurden. Gegen die für die Phenothiazinderivate angegebene Gl. (2) können derartige Einwände nicht erhoben werden. Unter den angegebenen Beziehungen erscheint deshalb Gl. (2) am sichersten. Gl. (3) kann als Parallele zur Geraden für die Phenothiazinderivate als wahrscheinlich betrachtet werden. Mit Hilfe der angegebenen Gln. (1)—(3) und der Größen $\Sigma \pi_E$ oder $\Sigma \pi_L$ aus Tab. 4 läßt sich die Eiweißbindung der Pharmaka berechnen (Tab. 5). Demnach kann unter Zuhilfenahme von $\Sigma \pi_L$ ohne ein einziges Experiment die Eiweißbindung einer substituierten Verbindung einer bereits untersuchten Substanzgruppe ziemlich genau vorausgesagt werden, wenn die Substitution nur den hydrophoben Charakter der Substanz beeinflußt.

Tabelle 5. *Vergleich der experimentell ermittelten α-Werte mit den aus $\Sigma \pi_E$ und $\Sigma \pi_L$ berechneten. Die zur Berechnung verwendete Beziehung (s. Text bzw. Abb. 4) ist in Klammern angegeben*

	α [%] experim. best.	α [%] berechnet aus $\Sigma \pi_E$	α [%] berechnet aus $\Sigma \pi_L$
Triflupromazin	23	25 (2)	20 (2)
Chlorpromazin	30	28 (2)	27 (2)
Methopromazin	45	50 (2)	45 (2)
Promazin	53	48 (2)	—
		52 (1)	—
Acepromazin	55	55 (2)	57 (2)
Amitriptylin	46	42 (1)	—
Dosulepin	43	46 (1)	—
Prothipendyl	63	63 (1)	—
		60 (2)	—
Chlorimipramin	39	39 (3)	41 (3)
		31 (1)	32 (1)
Imipramin	65	65 (3)	—
		53 (1)	—
Desipramin	62	88 (3)	83 (3)
		79 (1)	72 (1)

Der hydrophobe Charakter des Imipramins nimmt durch Demethylierung stark ab, während die Eiweißbindung des Desipramins keinesfalls geringer als die des Imipramins ist (Tab. 4, Abb. 4). Die aus $\Sigma \pi_E$ und $\Sigma \pi_L$ errechneten α-Werte von Desipramin weichen deshalb stark von den experimentell ermittelten ab (Tab. 5).

Diskussion

Für zahlreiche aromatische Verbindungen und an verschiedenen Eiweißkörpern konnte nach Chlorsubstitution eine Verstärkung der Eiweißbindung nachgewiesen werden (z. B. Bird u. Marshall, 1967;

Fujita u. Mitarb., 1964; Hansch u. Mitarb., 1962, 1965; Krieglstein u. Kuschinsky, 1969; Kuntzmann u. Mitarb., 1967; Scholtan, 1964, 1968). Die Chlorsubstitution des Imipraminmoleküls führte in 1%iger Albuminlösung ebenfalls zu einer Erhöhung der freien Reaktionsenergie (Tab. 2). Die bei Chlorimipramin gefundene Konstante π des Chlorsubstituenten stimmt annähernd mit den bei Chlorpromazin und 3-Chlorphenoxyessigsäure gefundenen überein (Tab. 3). Damit kann, wie für Phenothiazinderivate gezeigt (Jähnchen u. Mitarb., 1969; Franz u. Mitarb., 1969) auch für Iminodibenzylderivate eine hydrophobe Bindung durch ihre aromatischen Ringe angenommen werden.

Die Ringgerüste von Imipramin, Amitriptylin und Dosulepin unterscheiden sich von dem des Phenothiazins durch den mittleren Siebenring und die „Verwinkelung und Verdrehung" der aromatischen Ringebenen, die beim Phenothiazin nahezu in einer Ebene liegen (Stach u. Pöldinger, 1966). Die im Vergleich zu Promazin unterschiedliche Eiweißbindung dieser Pharmaka könnte deshalb sowohl auf Veränderungen der Elektronenverteilung in den Phenylkernen (Varga u. Nador, 1968) als auch auf sterische Effekte zurückgeführt werden. Insbesondere die unterschiedliche Albuminbindung von Imipramin und Promazin (Tab. 5) liefert starke Anhaltspunkte für sterische Effekte, da beide Pharmaka annähernd den gleichen hydrophoben Charakter (Tab. 4) und die gleichen pK-Werte besitzen (Tab. 1). Dabei scheint die Rückwirkung des Schwefelatoms auf die Eiweißbindung der hier untersuchten Pharmaka von den sterischen Effekten überlagert zu sein. Denn während Promazin wesentlich stärker an Albumin gebunden ist als Imipramin (Tab. 4, 5 und 2), ist die Bindung von Amitriptylin und Dosulepin an Albumin nicht wesentlich verschieden (Abb. 1, 2 und 3, Tab. 2).

Dagegen führte ein Stickstoff im Ringgerüst in jedem Fall zu einer Abnahme der Eiweißbindung der betreffenden Pharmaka. Sowohl der Stickstoff im aromatischen (Promazin → Prothipendyl) als auch im nichtaromatischen Ring (Amitriptylin → Imipramin) verursachte eine Abnahme der Eiweißbindung, die der Abnahme des hydrophoben Charakters der Pharmaka korreliert war (Abb. 4, Tab. 4).

Für verschiedene Arzneimittel konnte gezeigt werden, daß mit jedem weiteren Kohlenstoffatom im Molekül die Bindung an Eiweißkörper zunimmt (Fredericq, 1955; Scholtan, 1964, 1968; Hofmann u. Mitarb., 1969). Insbesondere nach Methylierung der Monomethylaminogruppe wäre eine Verstärkung der Eiweißbindung dieser Substanz zu erwarten (vgl. Scholtan, 1964). Für Desipramin wäre also mit einer wesentlich geringeren Albuminbindung als für Imipramin zu rechnen. Doch ist Desipramin eher stärker als Imipramin an Albumin gebunden (Abb. 1, 2 und 3, Tab. 2), obwohl der Verteilungskoeffizient des Desipramins erwartungsgemäß erheblich geringer ist (Tab. 4). Diese Diskrepanz von Eiweißbindung und hydrophobem Charakter nach Demethylierung des Imipramins kommt auch in der Berechnung der α-Werte in Tab. 5 zum Ausdruck. Man erhält für Desipramin von den experimentell ermittelten stark abweichende Werte, während die Eiweißbindung aller übrigen Pharmaka aus den verwendeten Beziehungen erstaunlich genau berechnet werden kann. Demnach müssen bei der Bindung der Seitenkette in Stellung 10 andere als hydrophobe Wechselwirkungen im Vordergrund stehen. Die Struktur dieser Seitenkette läßt in erster Linie an ionogene Bindungskräfte denken. Unterstützt wird diese Annahme durch den höheren pK-Wert des Desipramins (Tab. 1). Das stärker dissoziierte Desipramin könnte durch verstärkte ionogene Bindungskräfte seiner Seitenkette die abnehmende hydrophobe Bindung ausgleichen.

Zusammenfassend könnte die Bindung der untersuchten Psychopharmaka an Albumin folgendermaßen interpretiert werden: Im Vordergrund stehen hydrophobe Wechselbeziehungen, die zu einem großen Teil von den aromatischen Ringen auszugehen scheinen und durch die Konstitution des tricyclischen Ringsystems beeinflußt werden können. Daneben scheint der basische Stickstoff der Seitenkette vorwiegend durch ionogene Kräfte an der Bindung beteiligt zu sein.

Die Arbeit wurde mit Unterstützung der Deutschen Forschungsgemeinschaft durchgeführt. Fräulein H. Seufert danken wir für sorgfältige technische Mitarbeit.

Literatur

Bird, A. E., Marshall, A. C.: Correlation of serum binding of penicillins with partition coefficients. Biochem. Pharmacol. 16, 2275—2290 (1967).
Franz, J. W., Jähnchen, E., Krieglstein, J.: Der Einfluß verschiedener Pharmaka auf das Bindungsvermögen einer Albuminlösung für Promazin und Chlorpromazin. Naunyn-Schmiedebergs Arch. Pharmak. 264, 462—475 (1969).
Fredericq, E.: Interactions de protéines et d'ions en solution. II. Energie d'association de la sérumalbumine et d'anions organiques. Bull. Soc. chim. Belg. 64, 639—657 (1955).
Fujita, T., Jwasa, J., Hansch, C.: A new substituent constant, π, derived from partition coefficients. J. Amer. chem. Soc. 86, 5175—5180 (1964).
Green, A. L.: Ionization constants and water solubilities of some aminoalkylphenothiazine tranquillizers and related compounds. J. Pharm. Pharmacol. 19, 10—16 (1967).
Hansch, C.: The use of homolytic, steric, and hydrophobic constants in a structure-activity study of 1,3-Benzodioxole synergists. J. med. Chem. 11, 920—924 (1968).
— Kiehs, K., Lawrence, G. L.: The role of substituents in the hydrophobic bonding of phenole by serum and mitochondrial proteins. J. Amer. chem. Soc. 87, 5770—5773 (1965).
— Maloney, P. P., Fujita, T.: Correlation of biological activity of phenoxyacetic acids with Hammett substituent constants and partition coefficients. Nature (Lond.) 194, 178—180 (1962).
— Steward, A. R.: The use of substituent constants in the analysis of the structure-activity relationship in penicillin derivatives. J. med. Chem. 7, 691—694 (1964).

Hofmann, P., Krieglstein, J., Mutschler, E., Wollert, U.: Die Bestimmung der Eiweißbindung einiger Guanylhydrazone mit Hilfe der Sephadexgelfiltration. Arzneimittel-Forsch. (im Druck) (1969).

Jähnchen, E., Krieglstein, J., Kuschinsky, G.: Die Bedeutung der Benzolringe bei der Eiweißbindung von Promazin und Chlorpromazin. Naunyn-Schmiedebergs Arch. Pharmak. exp. Path. 263, 375—386 (1969).

Krieglstein, J., Kuschinsky, G.: Quantitative Bestimmung der Eiweißbindung von Pharmaka durch Gelfiltration. Arzneimittel-Forsch. 18, 287—289 (1968).

— — Über die Wechselwirkung von Phenothiazinderivaten mit Rinderserumalbumin. Naunyn-Schmiedebergs Arch. Pharmak. exp. Path. 262, 1—16 (1969).

Kuntzmann, R., Isai, I., Burns, J. J.: Importance of tissue and plasma binding in determining the retention of norchlorcyclizine and norcyclizine. J. Pharmacol. exp. Ther. 158, 332—339 (1967).

Kurz, H.: persönliche Mitteilung (1967).

Némethy, G.: Hydrophobe Wechselwirkungen. Angew. Chem. 79, 260—271 (1967).

Scatchard, G.: The attractions of proteins for small molecules and ions. Ann. N. Y. Acad. Sci. 51, 660—672 (1949).

Scholtan, W.: Über die Bindung der Langzeitsulfonamide an die Serumeiweißkörper. 1. Mitteilung. Makromol. Chem. 54, 24—59 (1962).

— Die Bindung der Sulfonamide an Eiweißkörper. 3. Mitteilung: Abhängigkeit der Eiweißbindung vom pH-Wert der Lösung, von der Konstitution der Sulfonamide und von der Art des Eiweißkörpers. (1. Teil). Arzneimittel-Forsch. 14, 348—356 (1964).

— Die hydrophobe Bindung der Pharmaka an Humanalbumin und Ribonucleinsäure. Arzneimittel-Forsch. 18, 505—517 (1968).

— Schlossmann, K., Rosenkranz, H.: Die Bindung von Steroidhormonen und von Steroidguanylhydrazonen an Serumalbumin. Arzneimittel-Forsch. 18, 767—780 (1968).

Stach, K., Pöldinger, W.: Strukturelle Betrachtungen der Psychopharmaka: Versuch einer Korrelation von chemischer Konstitution und klinischer Wirkung. Fortschritte der Arzneimittelforschung (Hrsg. E. Jucker), Bd. 9, S. 130—190. Basel-Stuttgart: Birkhäuser 1966.

Varga, E., Nador, K.: Die heutige Auffassung vom Begriff des aromatischen Charakters und seine Bedeutung für die Arzneimittelforschung. Arzneimittel-Forsch. 18, 633—645 (1968).

Dr. med. Dr. rer. nat. J. Krieglstein
Pharmakologisches Institut
der Universität
6500 Mainz, Langenbeckstr. 1

Die Wirkung verschiedener blutdrucksenkender Pharmaka auf Wasseraufnahme und -abgabe bei Ratten*

B. PESKAR, S. LEODOLTER und G. HERTTING

Pharmakologisches Institut der Universität Wien (Direktor: Prof. Dr. F. Brücke)

Eingegangen am 30. August 1969

Influence of Some Blood Pressure Lowering Agents on the Water Balance of Rats

Summary. Hydrazinophthalazines, Phentolamine, Phenoxybenzamine, Nylidrine and Isoxsuprine elicit a drinking response and simultaneous antidiuresis in rats. The effect of Hydralazine and Phentolamine on drinking is potentiated by the neuronal sympathetic blocking agents, Bretylium and Guanethidine. If Guanethidine or Bretylium was administered alone in the same dosage, only minor effects on drinking and diuresis were observed. Control animals given 8 ml water by tube excreted 80% of the fluid load within 2 hours, whilst animals pretreated with the combination of Bretylium and Hydralazine showed complete antidiuresis. The plasma volume was increased by 15% in the pretreated group. Since on examination of the intestines it was apparent that the water had been entirely absorbed, it must be assumed that the major part of the fluid had been transferred to the extravascular compartment. Propranolol blocked the effect of both Phentolamine and Hydralazine on drinking.

Key-Words: Drinking — Antidiuresis — Hypotensive Drugs.

Schlüsselwörter: Trinken — Antidiurese — Blutdrucksenkende Pharmaka.

Lehr et al. (1967) fanden, daß Isoproterenol, ein β-Sympathicomimeticum, bei Ratten in den ersten 3 Std nach der Verabreichung zu einem dosisabhängigen Trinken führte, während in diesem Zeitraum keine Harnausscheidung zu beobachten war. Andererseits steigerte das α-Sympathicomimeticum Metaraminol die Harnausscheidung, wobei aber kaum eine Wasseraufnahme stattfand. Erst 5—7 Std nach der Verabreichung dieser Substanzen war die Wasserbilanz wieder ausgeglichen. Lehr konnte das durch Isoproterenol induzierte Trinken mit β-Blockern und die durch Metaraminol hervorgerufene Harnausscheidung mit α-Blockern hemmen. Adrenalin löste Trinken aus, wenn es gleichzeitig mit einem α-Receptorenblocker verabreicht wurde, und steigerte die Harnausscheidung, wenn es mit einem β-Receptorenblocker kombiniert wurde. Dabei hatten die blockierenden Substanzen in der verwendeten Dosierung keine Eigenwirkung auf die Wasseraufnahme oder Harnausscheidung.

---

* Auszugsweise vorgetragen auf der Tagung der Deutschen Pharmakologischen Gesellschaft vom 16.—19. 3. 1969 in Mainz.

Diese charakteristischen Wirkungen der α- und β-Sympathicomimetica auf Trinken und Diurese waren auch bei hypophysektomierten Ratten auslösbar. Lehr postuliert für alle diese Substanzen einen zentralen Angriffspunkt, ohne dafür einen Beweis erbringen zu können.

Da uns eine Beziehung zwischen der blutdrucksenkenden Wirkung des Isoproterenols und dem induzierten Trinken nicht ausgeschlossen schien, untersuchten wir den Einfluß einer Reihe anderer blutdrucksenkender Pharmaka auf die Wasseraufnahme und -abgabe bei Ratten.

Methode

Für unsere Versuche verwendeten wir männliche Wistarratten im Gewicht von 200—300 g. Sowohl die spontane als auch die durch Pharmaka modifizierte Trink- und Harnmenge ist vom Tiergewicht abhängig. Für die einzelnen Versuchsansätze wurden immer Tiere gleichen Alters und Gewichtes genommen. Somit sind Vergleiche der beiden untersuchten Parameter nur innerhalb eines in einer Abbildung zusammengefaßten Versuches möglich. Die quantitativen Unterschiede der Trink- und Harnmengen gleich behandelter Gruppen in den verschiedenen Abbildungen sind auf die Unterschiede der verwendeten Tierkollektive zurückzuführen. Die Ernährung bestand aus Ratten-Standardfutter (Fa. Tagger) und Wasser ad libitum. 16 Std vor dem Versuchsbeginn wurde den Tieren das Futter entzogen, Wasser blieb frei zugänglich. Im eigentlichen Versuch saßen die Ratten einzeln in Diuresetrichtern, wo sie aus graduierten Büretten trinken konnten. Der Harn wurde in Meßzylindern aufgefangen und die Trink- und Harnmengen stündlich abgelesen.

Die Substanzen waren in Aqua dest. gelöst, mit der Ausnahme von Phenoxybenzamin, welches in einer 5%igen Ascorbinsäurelösung gelöst wurde. Die entsprechenden Dosen wurden in einem Volumen von 0,1 ml/100 g Tier intramuskulär verabreicht. Die Kontrollen erhielten nur das Lösungsmittel. Die angeführten Dosen verstehen sich als Base.

Für die in einigen Fällen durchgeführte Plasmavolumsbestimmung verwendeten wir J^{131}-markiertes Albumin. Dabei wurde das J^{131}-Albumin i.v. verabreicht und die Tiere 30 min später in Äthernarkose aus der Aorta entblutet. Nach Zentrifugation wurde die Radioaktivität im Plasma bestimmt. Die Signifikanz der Unterschiede der Plasmavolumina wurde durch den t-Test geprüft. Da die in den ersten Stunden ermittelten Trink- und Harnmengen keine Normalverteilung zeigten, erfolgte die statistische Auswertung nach dem Wilcoxon-Test. Nur dort, wo eine Normalverteilung gegeben war, sind in den Abbildungen die mittleren Fehler der Mittelwerte angegeben.

Verwendete Substanzen: Guanethidin-Sulfat, Hydralazin-HCl, Dihydralazin-HCl und Phentolamin-Methansulfonat (CIBA), Phenoxybenzamin-HCl (Smith, Kline & French), Nylidrin-HCl (Troponwerke), Isoxsuprin-HCl (Philips-Duphar), Bretylium-Tosylat (Burroughs & Wellcome), Propranolol-HCl (I.C.I.). Für die Überlassung der Versuchsmengen danken wir den Firmen.

Ergebnisse

Die Abb. 1 zeigt die Wirkung von Hydralazin und Dihydralazin auf die Flüssigkeitsaufnahme und -abgabe von Ratten.

Beide Substanzen verursachen in einem Dosisbereich von 5 bis 20 mg/kg eine signifikante Zunahme des Trinkens, wobei die größte

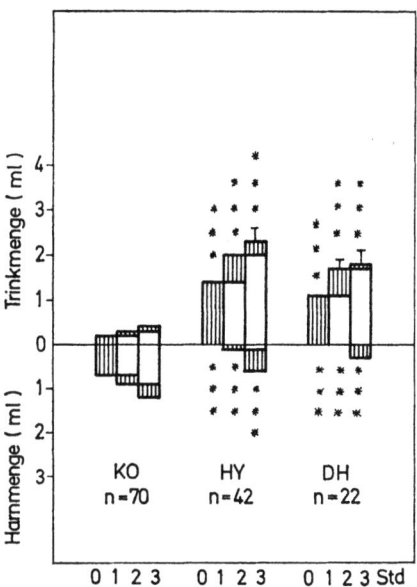

Abb. 1. Wirkung von Hydralazin und Dihydralazin auf Trinken und Diurese von Ratten. Auf der positiven Ordinatenachse sind die Trinkmengen, auf der negativen Ordinatenachse die Harnmengen in Milliliter/Ratte angegeben. Dabei repräsentiert die schraffierte Fläche die während der angegebenen Stunde getrunkene bzw. ausgeschiedene Flüssigkeitsmenge, die Gesamthöhe der Säulen entspricht der Summe der bis zum angegebenen Zeitpunkt gemessenen Trink- bzw. Harnmenge. Auf der Abszisse ist die Zeit in Stunden nach der i.m. Verabreichung der Substanzen angeführt. Die Signifikanz der Unterschiede zwischen den Gruppen wurde nach dem Wilcoxon Test berechnet und bezieht sich auf die kumulierten Werte. *** $P < 0,01$; ** $P < 0,02$; * $P < 0,05$. In den Fällen, wo eine Normalverteilung gegeben war, ist auch der mittlere Fehler des Mittelwertes angeführt. *KO* Kontrolle, *HY* Hydralazin 10 mg/kg, *DH* Dihydralazin 10 mg/kg

Menge in der 1. Std nach Verabreichung getrunken wird. Diese Wirkung ist auch in der 2. und 3. Std, allerdings in geringerem Ausmaß, zu beobachten. Es fiel auf, daß immer wieder einzelne Tiere in ihrer Trinkmenge weit hinter der Trinkleistung anderer, mit der gleichen Dosis behandelter Tiere zurückblieben. Dies hat eine relativ große Streuung zur Folge. Dieses Trinkverhalten war bei Dihydralazin häufiger zu beobachten als nach gleichen Dosen Hydralazin. So ließ sich für Dihydralazin bei der pro Dosis verwendeten Tierzahl kaum eine sichere Dosis-Wirkungsbeziehung nachweisen. Die behandelten Tiere zeigten im Vergleich zu den Kontrollen eine signifikante Verminderung der Harnausscheidung. In den ersten 2 Std nach der Verabreichung wurde fast ausnahmslos kein Harn entleert. Wurden die Tiere in diesem Zeitraum getötet, konnte in

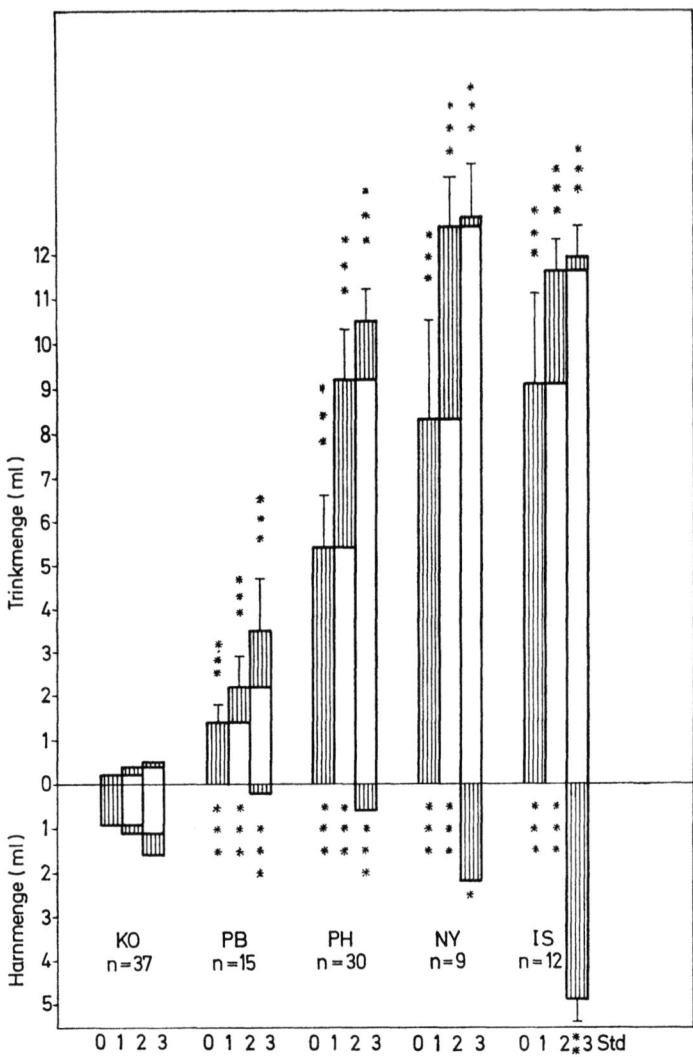

Abb. 2. Wirkung von Phenoxybenzamin, Phentolamin, Nylidrin und Isoxsuprin auf Trinken und Diurese von Ratten. *KO* Kontrolle, *PB* Phenoxybenzamin 10 mg/kg, *PH* Phentolamin 10 mg/kg, *NY* Nylidrin 10 mg/kg, *IS* Isoxsuprin 10 mg/kg. Erklärung der Darstellung siehe Abb. 1

der Blase auch keine retinierte Harnmenge nachgewiesen werden. Demnach scheint die Harnproduktion gehemmt zu sein. Erst in den nachfolgenden Stunden setzt die Harnsekretion verstärkt ein; die Wasserbilanz findet man erst in der 5.—7. Std ausgeglichen. Diese Anurie

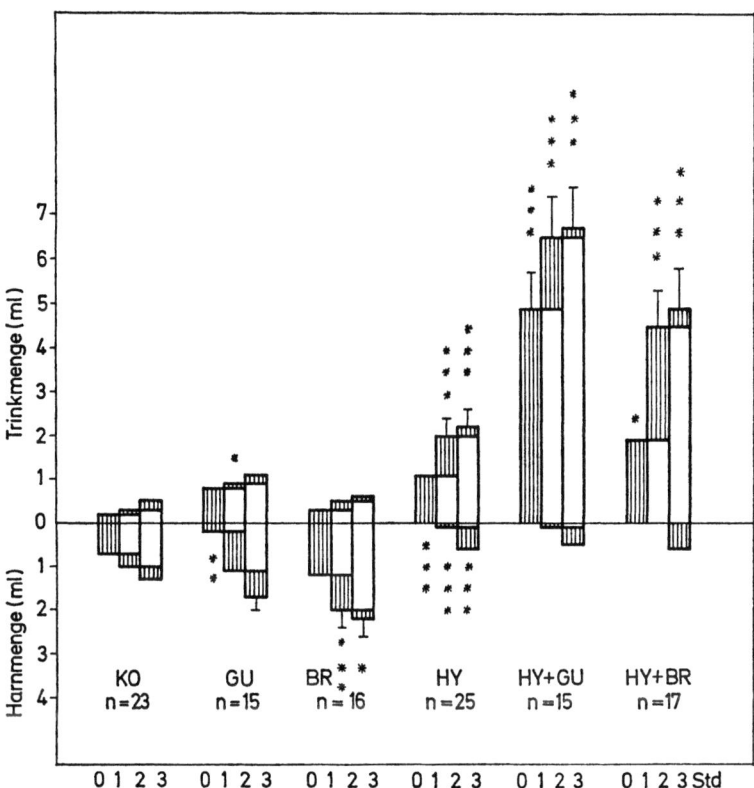

Abb. 3. Potenzierung des durch Hydralazin induzierten Trinkens durch die neuronalen Sympathicusblocker Bretylium und Guanethidin. Erklärung der Darstellung siehe Abb. 1. Die Signifikanz der Resultate von Guanethidin, Bretylium und Hydralazin ist auf den Unterschied gegenüber den Kontrollen bezogen, kombiniert behandelte Gruppen wurden mit Hydralazin verglichen. *KO* Kontrolle, *GU* Guanethidin 20 mg/kg, *BR* Bretylium 20 mg/kg, *HY* Hydralazin 10 mg/kg

wurde bei allen behandelten Tieren beobachtet, gleichgültig, ob das Einzeltier wenig oder viel trank. Wir haben die Versuche in der Regel bis zum Zeitpunkt, wo die Diurese einsetzte und das Trinken aufhörte, durchgeführt, nur in einigen Fällen, wenn ein neuer Versuchskörper oder eine neue Kombination getestet wurde, führten wir den Versuch bis zum Ausgleich der Wasserbilanz weiter.

Auch die α-Receptorblocker Phentolamin und Phenoxybenzamin sowie die β-mimetisch wirksamen Vasodilatantien Nylidrin und Isoxsuprin zeigen einen der Hydralazinwirkung analogen Effekt (Abb. 2). Nach 10 mg/kg Phentolamin, Nylidrin oder Isoxsuprin tranken die Tiere wesentlich mehr als nach derselben Dosis von Phenoxybenzamin oder

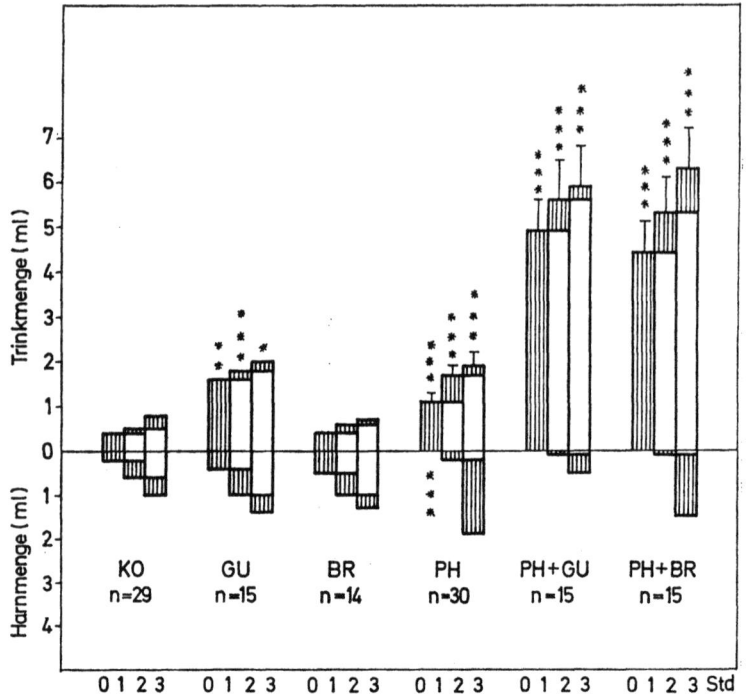

Abb. 4. Potenzierung des durch Phentolamin induzierten Trinkens durch Bretylium und Guanethidin. Erklärung der Darstellung siehe Abb. 1. Die Signifikanz der Resultate von Bretylium, Guanethidin und Phentolamin ist auf den Unterschied gegenüber den Kontrollen bezogen, die kombiniert behandelten Gruppen wurden mit Phentolamin verglichen. *KO* Kontrolle, *GU* Guanethidin 20 mg/kg, *BR* Bretylium 20 mg/kg, *PH* Phentolamin 2 mg/kg

den Hydrazinophthalazinen. Während nach Phentolamin die Antidiurese trotz der beträchtlichen Trinkmenge von über 10 ml auch in der 3. Std noch anhält, beginnt bei den mit Isoxsuprin bzw. Nylidrin behandelten Tieren bereits die Ausscheidung. Um die Erregung der β-Receptoren als Ursache dieser Effekte auszuschließen, wählten wir Hydralazin, einen Stoff mit direktem Angriffspunkt an der Gefäßmuskulatur sowie Phentolamin, ein α-Lyticum, für die weiteren Versuche aus.

Wie die Abb. 3 und 4 zeigen, wird das durch Hydralazin oder Phentolamin induzierte Trinken durch die gleichzeitige Gabe der neuronal sympathicusblockierenden Stoffe Bretylium und Guanethidin signifikant gesteigert. Die Antidiurese bleibt bestehen. Dabei zeigte Guanethidin in der verwendeten Dosierung, wenn allein verabreicht, eine leichte Steigerung der Trinkmenge und anfängliche Einschränkung der Diurese. Bre-

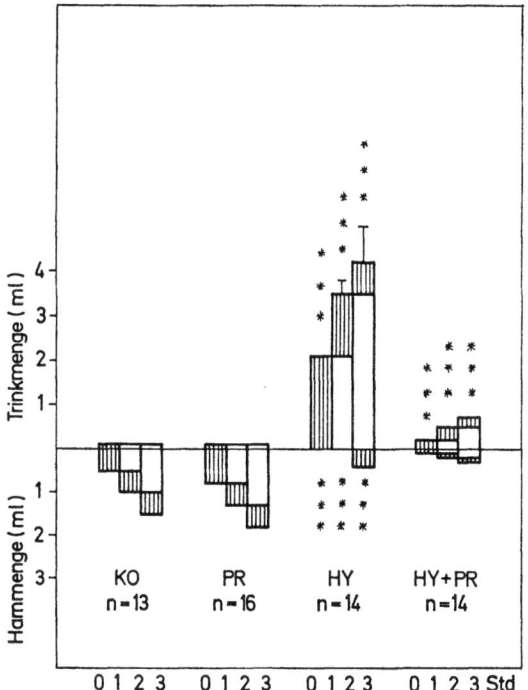

Abb. 5. Hemmung des durch Hydralazin induzierten Trinkens durch Propranolol. Erklärung der Darstellung siehe Abb. 1. Die Signifikanz der Resultate von Propranolol und Hydralazin ist auf den Unterschied gegenüber den Kontrollen bezogen, die kombiniert behandelte Gruppe wurde mit Hydralazin verglichen. *KO* Kontrolle, *PR* Propranolol 1 mg/kg, *HY* Hydralazin 20 mg/kg

tylium allein verabreicht hatte keinen signifikanten Einfluß auf die Trinkmenge, jedoch war die Diurese in einigen Fällen signifikant erhöht. Das β-Sympathicolyticum Propranolol hatte in der Dosis von 1 mg/kg keinen Einfluß auf die Trinkmenge, die Harnmenge einer Versuchsgruppe war in der 3. Std signifikant erhöht. In Kombination mit Hydralazin (Abb. 5) oder Phentolamin (Abb. 6) verabreicht, bewirkte Propranolol eine signifikante Herabsetzung der durch diese Substanzen gesteigerten Trinkmenge.

In einem weiteren Versuch wurde nun das Plasmavolumen von Kontrollen und einer Gruppe, welche die Kombination von Hydralazin und Bretylium erhalten hatte, bestimmt. Sowohl Kontrollen als auch behandelte Tiere erhielten mittels Schlundsonde 8 ml Wasser verabreicht. Die Tiere wurden 2 Std nach der Wassergabe getötet und das Plasmavolumen bestimmt. Während der Beobachtungszeit schieden die Kontrollen den Großteil der verabreichten Wassermenge wieder aus, die

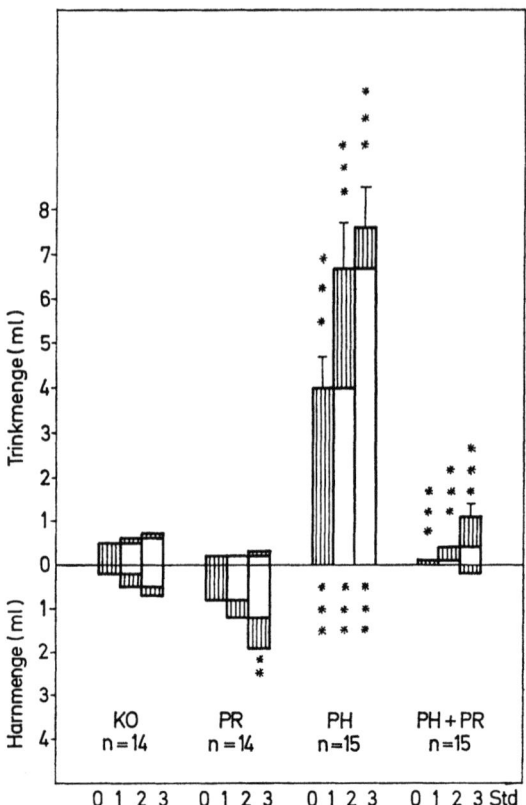

Abb. 6. Hemmung des durch Phentolamin induzierten Trinkens durch Propranolol. Erklärung der Darstellung siehe Abb. 1. Die Signifikanz der Resultate von Propranolol und Phentolamin ist auf den Unterschied gegenüber den Kontrollen bezogen, die kombiniert behandelte Gruppe wurde mit Phentolamin verglichen. *KO* Kontrollen, *PR* Propranolol 1 mg/kg, *PH* Phentolamin 10 mg/kg

behandelten Tiere hingegen zeigten über die 2 Std keine Diurese. Eine Inspektion des Dünn- und Dickdarmes zeigte, daß die verabreichte Wassermenge in beiden Gruppen vollständig resorbiert worden war.

Obwohl das Plasmavolumen der behandelten Gruppe signifikant höher ist als das der Kontrollen, entspricht das Ausmaß der Plasmavolumenerhöhung nur 15% der verabreichten Wassermenge. Demnach ist anzunehmen, da kein Wasser in der Zwischenzeit ausgeschieden wurde, daß dieses in den extravasalen Raum übergetreten ist.

Diskussion

Wie unsere Versuche zeigen, führen nicht nur β-sympathicomimetisch wirkende Pharmaka wie Isoproterenol, Nylidrin und Isoxsuprin

Tabelle. *Einfluß einer Kombination von Hydralazin und Bretylium auf Harnmenge und Plasmavolumen von Ratten. Alle Tiere erhielten 8,0 ml Wasser mittels Schlundsonde. Gleichzeitig wurde der Versuchsgruppe 10 mg/kg Hydralazin und 20 mg/kg Bretylium i.m. injiziert; die Kontrollen erhielten die entsprechende Lösungsmittelmenge. 90 min später wurde i.v. das J^{131}-markierte Albumin injiziert und die Tiere nach weiteren 30 min in Äthernarkose aus der Aorta entblutet (n = 5). Auf der Tabelle sind die Mittelwerte ± Mittlerer Fehler angeführt*

	Anzahl der Tiere	Körpergewicht g	Harnmenge in 2 Std ml	Plasmavolumen/100 g ml
Kontrollen 2 ml/kg H$_2$O i.m.	5	200 ± 8	6,4 ± 0,6	4,20 ± 0,11
10 mg/kg Hydralazin + 20 mg/kg Bretylium	5	202 ± 10 g	0	4,80 ± 0,08 $p < 0,005$

zu einer Steigerung der Wasseraufnahme bei gleichzeitiger Antidiurese, sondern auch die Hydrazinophthalazine und die α-Blocker Phentolamin und Phenoxybenzamin. Eine gemeinsame Wirkung dieser drei Substanzen ist die durch periphere Gefäßerweiterung ausgelöste Blutdrucksenkung. Diese wird bei den β-Sympathicomimetica über eine Reizung der β-Receptoren ausgelöst, die zu einer Erschlaffung der glatten Muskulatur der Widerstandsgefäße führt. Die Hydrazinophthalazine senken den peripheren Gefäßwiderstand durch eine direkt ausgelöste Erschlaffung der Gefäßmuskulatur. Durch die Blockade der α-Receptoren wird die konstringierende Komponente der sympathischen Gefäßinnervation gehemmt, woraus ebenfalls eine Senkung des peripheren Widerstandes und Blutdruckabfall resultiert.

Lehr et al. (1967) nahmen einen direkten Angriffspunkt des Isoprenalins an zentralen Strukturen an. Sympathicomimetische Katecholamine können zwar die Blut-Gehirnschranke im allgemeinen nur schlecht passieren (Weil-Malherbe et al., 1959; Weil-Malherbe et al., 1961), aber sie gelangen doch in den Hypothalamus, also in ein Gebiet, wo eine Wirkung auf den Wasserhaushalt durchaus denkbar wäre. Lehr vermochte jedoch nicht durch lokale Applikation von Isoproterenol in den Hypothalamus ein Trinken zu induzieren. Vielmehr scheinen die dort lokalisierten Strukturen, deren Reizung eine Art Zwangstrinken auslöst, cholinerg zu sein (Miller, 1965).

Für einen zentralen Angriffspunkt der Hydrazinophthalazine gibt es kaum einen Hinweis, auch die pharmakologische Wirkung von Phentolamin und Phenoxybenzamin ergibt keine Annahme für einen zentralen

Mechanismus. Wir nehmen deshalb an, daß das Trinken reflektorisch von der Peripherie her, wahrscheinlich mit dem Ziel einer Blutvolumenregulation, ausgelöst wird. Åblad (1963) fand, daß Hydralazin die Widerstandsgefäße mehr als die kapazitiven Gefäße erweitert. Daraus resultiert ein Nettoausstrom von Flüssigkeit aus der Blutbahn, da der hydrostatische Druck in den Capillaren erhöht wird. So konnte Åblad nach einer i.v. Infusion von 0,2 mg/kg Hydralazin beim Menschen parallel mit der Blutdrucksenkung eine Erhöhung des Hämatokrites feststellen. Es ist durchaus vorstellbar, daß ein solcher Effekt bei allen von uns untersuchten Substanzen zustande kommt, denn allen gemeinsam ist letzten Endes die Senkung des peripheren Widerstandes.

Wie der in der Tabelle dargestellte Versuch zeigt, wird die verabreichte und resorbierte Wassermenge von 8 ml innerhalb von 2 Std bei den Kontrollen zu 80% wieder ausgeschieden. Demgegenüber haben die mit der Kombination von Hydralazin und Bretylium behandelten Tiere im gleichen Zeitraum keine Harnausscheidung, ihr Plasmavolumen ist zwar vermehrt, der Großteil der resorbierten Wassermenge muß aber in den extravasalen Raum übergetreten sein, da die Vermehrung des Plasmavolumens nur 15% der verabreichten Wassermenge beträgt. Dieser Versuch zeigt, daß auch eine zusätzlich zugeführte Wassermenge, wahrscheinlich durch das geänderte Druckgefälle im capillären Anteil des Kreislaufes, rasch in den extravasalen Raum übergeführt wird.

Umgekehrt sinkt bei der Kontraktion der peripheren Widerstandsgefäße der Druck in den Capillaren, was zu einem Nettoausstrom von Flüssigkeit aus dem Gewebe in die Blutbahn führt (Mellander u. Johansson, 1968).

Im Niederdrucksystem des Kreislaufes, wie in den großen Venen und Vorhöfen, wird die Existenz von Volumenreceptoren postuliert. Zunahme des Blutvolumens in diesem Gefäßabschnitt führt über eine Wanddehnung zu einer Erregung dieser Receptoren, wodurch eine Diurese ausgelöst wird (Gauer u. Henry, 1963). Dieser Wirkungsmechanismus kann für den diuretischen Effekt der α-Sympathicomimetica verantwortlich sein. Man könnte nun auf Grund unserer Befunde eine Volumenregulation auch nach der anderen Richtung annehmen: Die Verminderung des Blutvolumens im Niederdrucksystem durch den Abstrom von Flüssigkeit aus dem Gefäßbett entsprechend dem geänderten Druckgradienten löst das Trinken aus. Die immer parallelgehende Hemmung der Diurese ist sinngemäß.

Fitzsimons fand, daß Renin (1969a) bzw. Angiotensin (1969b) bei Ratten mit ausgeglichener Flüssigkeitsbilanz Trinken induziert. Es erscheint somit durchaus möglich, daß das Renin-Angiotensinsystem in den Ablauf des durch verschiedene blutdrucksenkende Pharmaka ausgelösten Trinkens eingeschaltet ist.

Füllgraf et al. (1969) haben die Wirkung der Sympathicomimetica auf die Diurese untersucht. Diese Autoren erklären den antidiuretischen Effekt der β-Mimetica als eine direkte Wirkung auf die Nierentubuli. Sicherlich kann die Diurese durch eine Wirkung blutdrucksenkender Stoffe auf die glomeruläre Filtration oder tubuläre Rückresorption beeinflußt werden, die sinnvolle Koppelung von Trinken und Antidiurese läßt aber eher einen gemeinsamen, übergeordneten Mechanismus vermuten.

Die Hydrazinophthalazine und Phentolamin führen durch die Senkung des peripheren Gefäßwiderstandes zum Blutdruckabfall. Am Herzen kommt es zu einer Steigerung der Frequenz (Bein et al., 1953; Gross et al., 1951), die die Folge einer reflektorisch ausgelösten gesteigerten Aktivität des Sympathicus ist (Åblad, 1963; Taylor et al., 1965). Die Wirkung der gesteigerten sympathischen Aktivität an den peripheren Gefäßen wird wenigstens teilweise durch die Substanzen selbst wieder antagonisiert. Die Kombination der neuronalen Sympathicusblocker Bretylium bzw. Guanethidin mit den Hydrazinophthalazinen oder Phentolamin schaltet die sympathische Gegenregulation aus und verstärkt dadurch deren Einfluß auf Trinken und Diurese. Dies zeigt sich auch deutlich in der nun gleichmäßigeren Trinkmenge innerhalb einer Dosis. In Kombination mit Bretylium war auch eine gute Dosis-Wirkungsbeziehung bei Dihydralazin nachzuweisen.

Lehr konnte die Wirkung des β-Mimeticums Isoproterenol auf Trinken und Diurese mit dem β-Lyticum Propranolol hemmen. Unsere Versuche zeigen, daß Propranolol auch das durch Hydrazinophthalazine bzw. die α-Blocker Phentolamin und Phenoxybenzamin ausgelöste Trinken zu hemmen vermag. Dies läßt sich nun sicherlich nicht mit einer einfachen spezifischen Agonist-Antagonistbeziehung im ZNS erklären.

Pronethalol und Propranolol antagonisieren eine an renalen Hochdruckratten durch Hydralazin ausgelöste Blutdrucksenkung (Brunner et al., 1965; Bein u. Brunner, 1966). An wachen Hunden vermindert Propranolol die durch Hydralazin reflektorisch ausgelöste Steigerung des Herzminutenvolumens, der Blutdruck wird aber durch die gleichzeitige Erhöhung des peripheren Widerstandes konstant gehalten (Brunner et al., 1967). In eigenen, bisher unveröffentlichten Versuchen konnte am Hund die durch Phentolamin (2 mg/kg) hervorgerufene Senkung des peripheren Widerstandes mit 2—4 mg/kg Propranolol antagonisiert werden. Durch die Blockade von β-Receptoren in der Kreislaufperipherie wird die gefäßerweiternde, β-mimetische Komponente des nach Hydralazin (Brunner et al., 1967) bzw. Phentolamin gesteigerten Sympathicotonus ausgeschaltet. Die gleichzeitige Hemmung der Tachykardie kann zusätzlich eine reflektorische Vasoconstriction auslösen.

Durch die Steigerung des peripheren Widerstandes nach Propranolol sollte die Wirkung von Phentolamin bzw. Hydralazin auf den Capillardruck weitgehend gehemmt und dadurch ein Nettoabstrom von Flüssigkeit aus dem Kreislauf in den extravasalen Raum verhindert werden. Das kompensatorische Trinken wird daher nicht ausgelöst.

Literatur

Åblad, B.: A study of the mechanism of the hemodynamic effects of hydralazine in man. Acta pharmacol. (Kbh.) 20, Suppl. 1, 1—53 (1963).

Bein, H. J., Brunner, H.: Mode of action of antihypertensive drugs. Antihypertensive therapy, F. Gross, ed., p. 15. Berlin-Heidelberg-New York: Springer 1966.

— Gross, F., Tripod, J., Meier, R.: Experimentelle Untersuchungen über die Kreislaufwirkung der blutdrucksenkenden Hydrazinophthalazinderivate Apresolin und Nepresol. Schweiz. med. Wschr. 83, 336—340 (1953).

Brunner, H., Hedwall, P. R., Meier, M.: Influence of an adrenergic β-receptor blocking agent on the effect of various hypotensive agents in the hypertensive rat. Experientia (Basel) 21, 231—234 (1965).

— — — Influence of adrenergic beta-receptor blockade on the acute cardiovascular effects of hydralazine. Brit. J. Pharmacol. 30, 123—133 (1967).

Fitzsimons, J. T.: The role of a renal thirst factor in drinking induced by extracellular stimuli. J. Physiol. (Lond.) 201, 349—368 (1969a).

— Simons, B. J.: The effect on drinking in the rat of intravenous infusion of angiotensin, given alone or in combination with other stimuli of thirst. J. Physiol. (Lond.) 203, 45—58 (1969b).

Füllgraff, G., Heidenreich, O., Heintze, K., Osswald, H.: Die Wirkung von α- und β-Sympathomimetica und Sympatholytica auf die renale Excretion und Resorption von Flüssigkeit und Elektrolyten in Ausscheidungs- und Mikropunktionsversuchen an Ratten. Naunyn-Schmiedebergs Arch. Pharmak. exp. Path. 262, 295—308 (1969).

Gauer, O. A., Henry, J. E.: Circulatory basis of fluid volume control. Physiol. Rev. 43, 423—481 (1963).

Gross, F., Tripod, J., Meier, R.: Regitin (Präparat C 7337), ein neues Imidazolinderivat mit spezifischer sympathicolytischer Wirkung. Schweiz. med. Wschr. 81, 352—357 (1951).

Lehr, D., Mallow J., Krukowski, M.: Copious drinking and simultaneous inhibition of urine flow elicited by beta-adrenergic stimulation and contrary effect of alpha-adrenergic stimulation. J. Pharmacol. exp. Ther. 158, 150—163 (1967).

Mellander, S., Johansson, B.: Control of resistance, exchange, and capacitance functions in the peripheral circulation. Pharmacol. Rev. 20, 117—196 (1968).

Miller, N.: Chemical coding of behavior in brain. Science 148, 328—338 (1965).

Taylor, S. H., Sutherland, G. R., MacKenzie, G. J., Staunton, H. P., Donald, K. W.: The circulatory effects of intravenous phentolamine in man. Circulation 31, 741—754 (1965).

Weil-Malherbe, H., Axelrod, J., Tomchick, R.: Blood-brain barrier for adrenaline. Science 129, 1226—1227 (1959).

— Whitby L. G., Axelrod, J.: The uptake of circulating (^{3}H) norepinephrine by the pituitary gland and various areas of the brain. J. Neurochem. 8, 55—64 (1961).

Anschrift der Autoren:
Pharmakologisches Institut
der Universität
A-1090 Wien
Währingerstr. 13a

Verteilung und Stoffwechsel von ¹⁴C-markiertem Tetracain nach intravenöser Injektion beim Meerschweinchen*

D. HANSEN

Hals-Nasen-Ohrenklinik und Institut für Pharmakologie der Universität Kiel

Eingegangen am 14. Oktober 1969

Distribution and Metabolism of ¹⁴C-Tetracaine after Intravenous Injection in Guinea-Pig

Summary. The distribution and metabolism of intravenously injected ¹⁴C-tetracaine were studied in guinea pigs. Initially, the injected drug accumulated in various organs. An especially high concentration of radioactive material was found in the lungs. Probably, the drug is retained by pulmonary tissue as a kind of depot, owing to unknown haemodynamic current mechanisms. The redistribution takes place rather quickly. 90 min after the injection, a radioactivity level higher than that in the serum was found only in the liver, kidneys and adrenals. The excretion via the bile starts more quickly and is quantitatively more important than that in the urine.

Metabolic degradation of tetracaine in the living organism occurs rapidly. As a result of hydrolysis 4-n-butylaminobenzoic acid and 2-dimethylaminoethanol are formed. Apart from these two compounds other metabolites were found in the blood 90 min after the application of the drug.

Key-Words: Tetracaine — Distribution — Metabolism — Guinea-Pig.

Schlüsselwörter: Tetracain — Verteilung — Stoffwechsel — Meerschweinchen.

In der vorliegenden Arbeit wird das Verteilungsverhalten von ¹⁴C-markiertem Tetracain (4-Butylamino-benzoyl-2-dimethylaminoäthanol-hydrochlorid) nach i.v. Injektion am intakten Meerschweinchen untersucht. Das Pharmakon wurde zuerst von Fussgänger u. Schaumann (1931) auf seine pharmakologischen Eigenschaften geprüft und von Runge u. Schmidt (1931) mit dem seinerzeit gebräuchlichsten Oberflächenanaestheticum Cocain verglichen. Die Wirkung und vor allem die Toxicität prüften in der Folgezeit zahlreiche Autoren in pharmakologischen und klinischen Studien. Über die Organverteilung von Tetracain am intakten Tier finden sich in der Literatur keine Angaben. Bisher untersuchten verschiedene Autoren das Verteilungsverhalten anderer Lokalanaesthetica, so z. B. Sung u. Truant (1954) das von Prilocain und

---

* Der Deutschen Forschungsgemeinschaft sei für die gewährte Sachbeihilfe gedankt.

Lidocain mit einer colorimetrischen Methode nach i.v. Injektion bei Ratten. In jüngerer Zeit prüften Åkerman et al. (1966) die Verteilung von ^{14}C-markiertem Lidocain und Prilocain nach i.m., Hansen et al. (1968) nach i.v. Applikation.

Methodik

Tetracainhydrochlorid stand uns in ^{14}C-markierter Form zur Verfügung. Es war am Alkylrest des Stickstoffs in 4-Stellung und zwar an dem dem Stickstoff benachbarten C-Atom markiert. Die spezifische Aktivität der Substanz (Mol.-Gew. 302,8 g) betrug 1 µCi/µMol (= 3,31 µCi/mg). Von dem Anaestheticum injizierten wir jeweils 2 mg/kg Körpergewicht (= 6,62 µMol = 6,62 µCi), gelöst in 0,5 ml 0,9% NaCl-Lösung. In Vorversuchen konnten wir feststellen, daß bei dieser Dosierung keine toxische Wirkung auf das Herz, den Blutdruck und die Atmung besteht.

An männlichen Meerschweinchen mit Gewichten um 500 g untersuchten wir in Urethannarkose (1,25 g/kg intraperitoneal) die Verteilung im Blutserum, in verschiedenen Organen sowie in den Ausscheidungsprodukten Galle und Urin. Die Substanz wurde über einen Polyäthylenschlauch innerhalb von 3—5 sec in die freigelegte linke V. jugularis injiziert. Blut entnahmen wir während der Versuche aus der linken A. carotis mittels eines eingebundenen PVC-Katheters und zwar 1, 3, 6, 10, 20, 30, 45, 60 und 90 min nach der Verabfolgung des Mittels. Um den Zeitverlauf der Verteilung im Organismus verfolgen zu können, untersuchten wir außerdem mehrere Organe und die Ausscheidungsprodukte auf ihren Gehalt an Radioaktivität. Hierzu wurden die Tiere 3, 30 und 90 min nach der Applikation des Stoffes getötet, entblutet und die Organe aufgearbeitet.

Vom Serum, von den Organen sowie von den Ausscheidungsprodukten wurden jeweils Proben mit einem Gewicht von 50—100 mg benutzt. Nach Bestimmung der Feuchtgewichte wurden diese mit 3 ml Hyaminhydroxyd (Packard Instrument Com., Inc.) im Brutschrank bei 70° C für 6—8 Std inkubiert und dadurch gelöst. 2 ml der auf diese Weise gewonnenen Lösung wurden mit 10 ml Szintillationsflüssigkeit (4 g PPO = Diphenyloxazol und 0,1 g POPOP = 1,4-bis 2-4-Methyl-5-Phenyloxazolyl-benzol in 1000 ml Toluol) überführt und die Radioaktivität in einem Tricarb-Flüssigkeitsszintillationszähler (Modell 3002, Fa. Packard) gemessen. Der Löscheffekt (quenching) wurde für jede Probe durch Zusatz eines inneren Standard korrigiert. Für jeden Verteilungszeitraum verarbeiteten wir das Blutserum und die Organe von jeweils 6—9 Tieren. Bei einem Versuch wurden über eine Dauer von 60 min die Vollblutproben nach der Methode von Beisenherz et al. (1966) analysiert und die Ergebnisse mit den der Entnahmezeit entsprechenden Serumwerten verglichen. Die gewogenen Blutproben wurden zunächst mit 0,05 ml Perhydrol gebleicht, die weitere Aufarbeitung erfolgte wie beim Serum.

Zur Untersuchung der Stoffwechselprodukte entnahmen wir nach i.v. Injektion der gleichen Tetracaindosis 3, 10, 30 und 90 min nach der Applikation Blut, Galle und Urin. Das Blut wurde sofort mit dem gleichen Teil 96% Äthanol homogenisiert (Homogenisator Braun, Nr. 367) und anschließend bei 3200 U/min für 10 min zentrifugiert. Der Überstand wurde nochmals mit der fünffachen Menge Äthanol versetzt und die ausfallenden Eiweißkörper unter gleichen Bedingungen abgeschleudert. Der Überstand davon wurde im Vakuum eingeengt. Den so erhaltenen Rückstand extrahierten wir mit 5 ml 96% Äthanol und bestimmten aus dieser Lösung zur Orientierung die Radioaktivität im Tricarb-Flüssigkeitsszintillationszähler, indem wir 0,1 ml in üblicher Weise aufarbeiteten. Galle und Urin dagegen wurden zur Denaturierung der Eiweißkörper nur einmal nach der Gewinnung kurz aufgekocht und die Radioaktivität von 0,1 ml in gleicher Weise gemessen. Diese Zählungen waren erforderlich, um in jedem Fall eine solche Menge auf das Dünnschichtchromatogramm zu bringen, daß deren Radioaktivität groß genug war, um 5% davon noch sicher nachweisen zu können. Um diese Bedingungen zu erfüllen, mußten wir von den Seren wegen ihres geringen Gehaltes an Radioaktivität bis zu 1 ml auftragen.

Die Platten zur Dünnschichtchromatographie stellten wir durch Ausstreichen einer Anreibung von 25 g Kieselgel G mit 50 ml 0,5 n NaOH (Gänshirt, 1962) her. Die Schichtdecke war 0,2 mm. Als Fließmittel diente Chloroform-Methanol im Verhältnis 80:20. Die Steighöhe betrug etwa 10 cm. Die Chromatogramme wurden im Dünnschicht-Scanner (Berthold, Nr. LB 2721) ausgewertet. Bei konstanter Vorschubgeschwindigkeit der Platte (0,5 cm/min) wurde die Summe der gemessenen Impulse in Abständen von 1 min abgefragt. Die erhaltenen Einzelergebnisse trugen wir in Form einer gleitenden Skala in ein Koordinatensystem ein. Zur Auswertung setzten wir dann die Summe aller Impulse nach Abzug der Nullwerte (6 bis 8 Imp./min). Zur Kontrolle dienten gleichartige Chromatogramme mit nicht markiertem Tetracain und der 4-n-Butylaminobenzoesäure. Die Flecken konnten sowohl durch Besprühen mit Kaliumpermanganatlösung (Sprühreagens Nr. 86a, E. Stahl, 1962, S. 507) oder durch Einstellen der Chromatogramme in eine Jodatmosphäre sichtbar gemacht werden.

Die statistischen Berechnungen erfolgten mit Hilfe des t-Testes nach Student.

Ergebnisse

1. Organverteilung von ^{14}C-Tetracain nach i.v. Injektion

Die Ergebnisse der Versuche sind in den Abb. 1 und 2 und in der Tab. 1 zusammengefaßt dargestellt. Dabei sind jeweils die Mittelwerte ($\bar{x}$) und deren mittlere Fehler ($S\bar{x}$) der zu den Entnahmezeiten gemessenen Radioaktivität in nCi pro Milliliter Flüssigkeit bzw. pro Gramm Organgewicht wiedergegeben.

Abb. 1 zeigt den zeitlichen Verlauf des Serumspiegels nach der i.v. Injektion des Tetracain. Zwischen der 1. (6,5 nCi/ml) und der 3. min nach der Applikation 5,8 nCi/ml) tritt ein geringer Abfall des Serumspiegels ein. Es folgt dann bis zur 10. min (6,7 nCi/ml) ein erneuter steiler Anstieg bis zum Niveau des 1 min-Wertes. Bis zur 30. min (6,2 nCi/ml) verändert sich der Serumspiegel nur wenig, fällt dann aber bis zum Versuchsende gleichmäßig ab. Die Untersuchungen des Vollblutes nach der Methode nach Beisenherz et al. zeigten, daß sich der Gehalt an Radioaktivität nicht von dem im Serum unterscheidet. Entsprechend diesem Ergebnis kann der Blutserumspiegel auch als Ausdruck der Vollblutkonzentration gelten.

In Abb. 2 sind die Mittelwerte auf den jeweiligen Serumgehalt zum Zeitpunkt der Entnahme bezogen. Tab. 1 zeigt zusammenfassend die absoluten Serum- und Organkonzentrationen 3, 30 und 90 min nach der Applikation. Sofort nach der Injektion reichert sich die Radioaktivität in zahlreichen Organen in unterschiedlicher Menge an.

a) Lunge. In der Lunge ist, verglichen mit den anderen Organen, die Radioaktivität am größten. Die weitaus höchste Konzentration wird

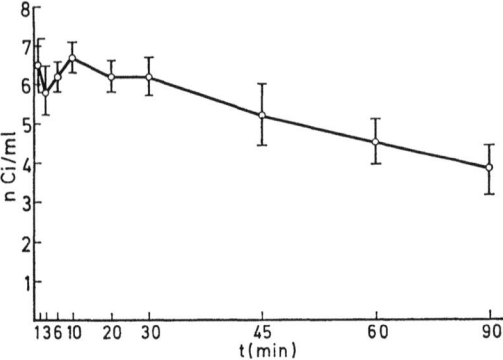

Abb. 1. Radioaktivität im Blutserum nach i.v. Injektion von 2 mg ^{14}C-Tetracain/kg (= 6,62 µCi/kg). Abszisse: Zeit in Minuten. Ordinate: Radioaktivität in nCi/ml

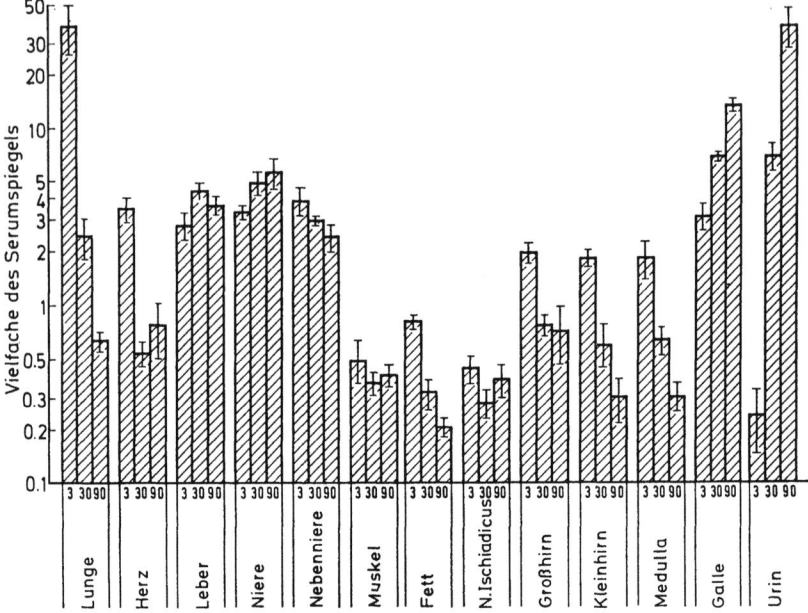

Abb. 2. Verteilung der Radioaktivität in Organen, bezogen auf den Serumspiegel (= 1) 3, 30 und 90 min nach i.v. Injektion von 2 mg ^{14}C-Tetracain/kg (= 6,62 µCi/kg). Abszisse: Organe und Zeit nach der Applikation in Minuten. Ordinate: Logarithmisch geteilt. Vielfache des Serumspiegels

3 min nach der Injektion erreicht und beträgt im Mittel 219 nCi/g. Dieser Wert entspricht dem 38fachen des Serumspiegels. Bereits 30 min nach Versuchsbeginn ist aber die Konzentration wieder auf 15 n Ci/g

Tabelle 1. *Versuche an Meerschweinchen. Gehalt an Radioaktivität in nCi/g F. G. Mittelwerte und deren mittlere Streuung der Serum- und Organkonzentrationen 3, 30 und 90 min nach i.v. Injektion von 2 mg ^{14}C-Tetracain/kg (= 6,62 µCi/kg)*

Organ	3 min	30 min	90 min
Blutserum	5,8 ± 0,6	6,2 ± 0,5	3,8 ± 0,6
Lunge	219,0 ± 66,0	15,0 ± 3,9	2,4 ± 0,3
Herz	20,0 ± 3,1	3,3 ± 0,5	2,9 ± 1,0
Leber	16,0 ± 2,7	27,0 ± 2,7	13,5 ± 1,8
Niere	19,0 ± 1,9	30,0 ± 4,7	21,0 ± 4,6
Nebenniere	22,0 ± 4,0	18,0 ± 1,1	9,0 ± 1,5
Muskel	2,8 ± 0,8	2,2 ± 0,3	1,5 ± 0,2
Fett	4,6 ± 1,6	1,9 ± 0,4	0,7 ± 0,1
N. ischiadicus	2,5 ± 0,5	1,7 ± 0,3	1,4 ± 0,3
Großhirn	11,0 ± 1,3	4,6 ± 0,6	2,6 ± 0,8
Kleinhirn	10,0 ± 1,0	3,5 ± 0,7	1,1 ± 0,3
Medulla oblongata	10,0 ± 2,3	3,7 ± 0,6	1,1 ± 0,2
Galle	17,0 ± 2,9	40,0 ± 1,6	48,0 ± 3,7
Urin	1,3 ± 0,5	40,0 ± 7,5	133,0 ± 33,0

(= 6,8 % des Ausgangswertes) abgefallen und nur noch ca. 2,5mal höher als im Serum. 90 min nach der Injektion ist die Radioaktivität in der Lunge mit 2,4 n Ci/g bereits niedriger als im Serum.

b) Herzmuskel. Die Muskulatur des Herzmuskels enthält 3 min nach der Injektion 20 nCi/g, entsprechend einer 3,5fachen Anreicherung gegenüber dem Serum. Nach 30 (3,3 nCi/g) und 90 min (2,9 nCi/g) findet sich im Herzmuskel weniger Radioaktivität als im Serum.

c) Leber. Die Leber enthält 3 min nach der Applikation 16 nCi/g. Das bedeutet eine fast 3mal höhere Konzentration als im Serum. Die höchsten Werte finden wir in der Leber nach 30 min (27 nCi/g). Danach tritt bis zur 90. min (13,5 nCi/g) auch in diesem Organ ein Abfall ein. Bezogen auf den Serumspiegel sind die Konzentrationen nach 30 min etwa 4,5, nach 90 min 3,5mal so hoch.

d) Niere und Nebenniere. Ähnlich verhält sich die Niere. Nach 3 min finden wir hier mit 19 nCi/g eine ca. 3,5fache Anreicherung gegenüber dem Serum. Nach 30 min (30 nCi/g) werden die höchsten absoluten Werte erreicht; sie sind etwa 5mal höher als im Serum. Danach tritt ein geringer Konzentrationsabfall ein. Nach 90 min (21 nCi/g) ist der Gehalt an Radioaktivität aber noch 5,5mal höher als im Serum. In der Nebenniere sind die höchsten Konzentrationen bereits 3 min nach der Injektion (22 nCi/g) erreicht und um das 4fache des Serumspiegels angereichert. Nach 30 (18 nCi/g) und 90 min (9 nCi/g) sind sie noch fast 3- bzw. 2,5mal höher als im Serum.

e) Quergestreifte Muskulatur und Fett. Von den quergestreiften Muskeln untersuchten wir den M. quadriceps, Fett entnahmen wir aus dem Unterhautgewebe des Bauches.

Quergestreifte Muskulatur und Fett nehmen nur sehr wenig Radioaktivität auf. Die höchste Konzentration finden wir für die Muskulatur (2,8 nCi/g) und das Fettgewebe (2,0 nCi/g) 3 min nach der Injektion. Zu keiner der untersuchten Entnahmezeiten wird jedoch der Serumspiegel erreicht.

f) Peripheres und zentrales Nervensystem. Als Repräsentanten für das periphere Nervensystem wählten wir den N. ischiadicus. Ähnlich wie bei der Muskulatur und dem Fett sind die Konzentrationen hier sehr niedrig. Die Mittelwerte betragen zu den verschiedenen Entnahmezeiten 2,5 (3 min), 1,7 (30 min) und 1,4 nCi/g (90 min) und bleiben damit stets unter dem Serumspiegel. Vom Zentralnervensystem untersuchten wir folgende Teile: Großhirn, Kleinhirn und Medulla oblongata. Zu allen Zeiten finden sich im Großhirn etwas höhere absolute Werte als in den übrigen Hirnabschnitten; der Gehalt im Kleinhirn und in der Medulla oblongata ist ungefähr gleich groß. 3 min nach der Injektion beträgt die Radioaktivität im Großhirn 11, im Kleinhirn und in der Medulla oblongata je 10 nCi/g. Diese Werte sind nicht ganz doppelt so hoch wie im Serum. In allen drei Abschnitten des Gehirns fällt die Konzentration rasch wieder ab und liegt bereits nach 30 min unter dem Niveau des Serumspiegels. In dieser Zeit ist die Radioaktivität im Großhirn auf 4,6, im Kleinhirn auf 3,5 und in der Medulla auf 3,7 nCi/g abgesunken. 90 min nach der Injektion finden wir im Großhirn 2,6, im Kleinhirn und in der Medulla 1,1 nCi/g.

g) Ausscheidungsprodukte. In der Galle setzt die Ausscheidung von Radioaktivität früher ein als im Urin. Bereits 3 min nach Versuchsbeginn sind in der Galle erhebliche Mengen an Radioaktivität nachweisbar. Sie betragen mit 17 nCi/ml etwa das 3fache des Serumspiegels. Im weiteren Verlauf steigt die Konzentration an und ist nach 30 min (40 nCi/ml) 6,5-, nach 90 min (48 nCi/ml) 12,5mal höher als im Serum.

Im Urin sind dagegen 3 min nach der Injektion nur Spuren an Radioaktivität vorhanden. 30 min nach Versuchsbeginn hat bereits eine beträchtliche Ausscheidung eingesetzt. Mit 40 nCi/ml entspricht der Gehalt an Radioaktivität zu diesem Zeitpunkt dem der Galle. Die höchste Konzentration wird im Urin nach 90 min gemessen. Mit 133 nCi/ml beträgt sie das 33fache des Serumspiegels.

2. *Stoffwechsel von ^{14}C-Tetracain nach i.v. Injektion*

Es mußte geklärt werden, in welcher Weise und in welchem Ausmaß das Tetracain während der Versuchsdauer im Organismus abgebaut wird. Das Tetracain wird hydrolytisch in die 4-n-Butylaminobenzoesäure, die

Verteilung und Stoffwechsel von Tetracain 353

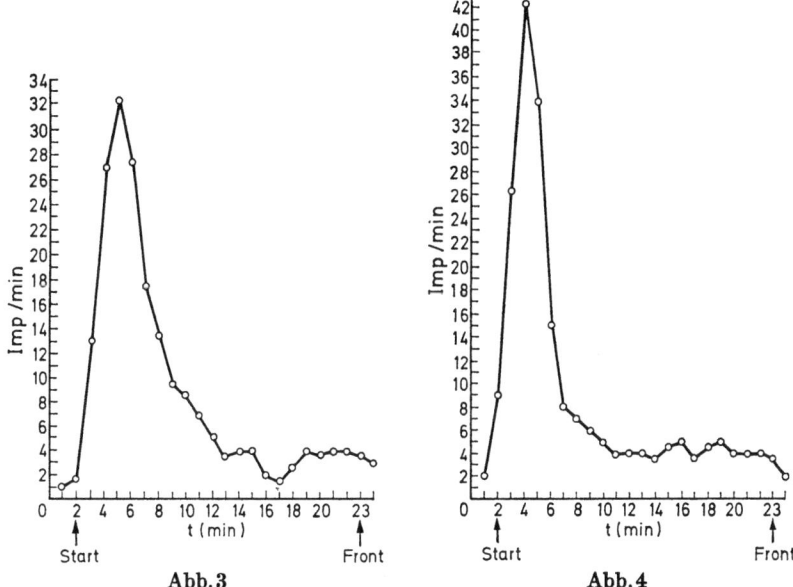

Abb. 3.   Abb. 4

Abb. 3. Radio-D.C. von Galle 90 min nach Injektion von 2 mg ^{14}C-Tetracain/kg (= 6,62 µCi/kg). Kieselgel alkalisch, Fließmittel: Chloroform/Methanol 80/20, Fließstrecke ca. 20 cm. Abszisse: Zeit bei Vorschubgeschwindigkeit von 0,5 cm/min. Ordinate: Imp./min; R_f 4-n-Butylaminobenzoesäure 0,25

Abb. 4. Radio-D.C. von Urin 90 min nach Injektion von 2 mg ^{14}C-Tetracain/kg (= 6,62 µ Ci/kg). Kieselgel alkalisch, Fließmittel: Chloroform/Methanol 80/20, Fließstrecke ca. 10 cm. Abszisse: Zeit bei Vorschubgeschwindigkeit von 0,5 cm/min. Ordinate: Imp./min; R_f 4-n-Butylaminobenzoesäure 0,25

wir nachweisen konnten, und in 2-Dimethylaminoäthanol gespalten. Da das Anaestheticum mit dem ^{14}C-Isotop am Säureteil markiert war, konnte die Alkoholkomponente nicht erfaßt werden. Nur mit der 4-n-Butylaminobenzoesäure, die durch alkalische Verseifung von Tetracain gewonnen wurde, konnten wir die Identität beweisen. Wie bereits erwähnt, wurde die Chromatographie auf alkalischen Platten vorgenommen. Auf diesen wandert die 4-n-Butylaminobenzoesäure nur ganz geringfügig (R_f 0,25), während das Tetracain mit der Front läuft. Wie bereits im methodischen Teil hervorgehoben, ergibt sich aus dem niedrigen Gehalt an Radioaktivität in den Seren die Schwierigkeit, genügend Aktivität auf das Chromatogramm zu bringen. Die relativ große Menge des aufgetragenen Materials kann nämlich die Trennungsschärfe des Chromatogramms beeinträchtigen. Deswegen haben wir die Wahl des Fließmittels so getroffen, daß ein möglichst großer Unterschied der R_f-Werte erreicht wird. Die Abb. 3—7 geben die bei der Auswertung der Gallen-, Urin- und Serumchromatogramme erhaltenen Kurven wieder.

354 D. Hansen:

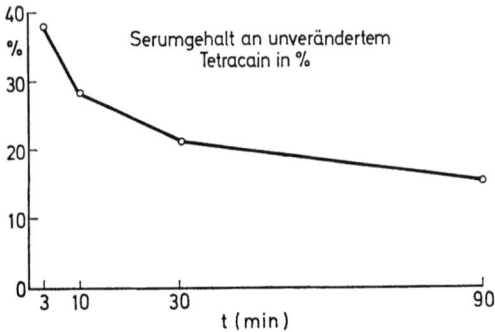

Abb. 5. Serumgehalt an unverändertem Tetracain 3, 10, 30 und 90 min nach Injektion von 2mg ^{14}C-Tetracain/kg (= 6,62 µCi/kg). Abszisse: Zeit in Minuten. Ordinate: Prozentualer Anteil an unverändertem Tetracain

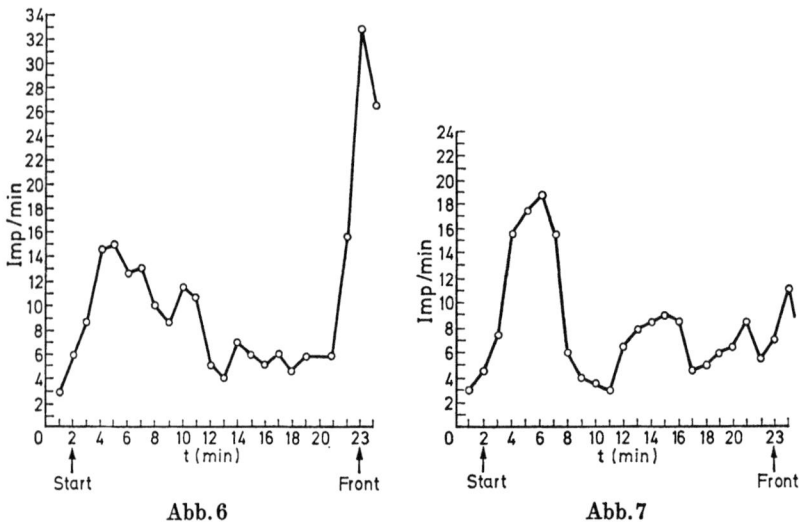

Abb. 6.   Abb. 7

Abb. 6. Radio-D.C. von Serum 3 min nach Injektion von 2 mg ^{14}C-Tetracain/kg, (= 6,62 µCi/kg). Kieselgel alkalisch, Fließmittel: Chloroform/Methanol 80/20, Fließstrecke ca. 10 cm. Abszisse: Zeit bei Vorschubgeschwindigkeit von 0,5 cm/min. Ordinate: Imp./min R_f 4-n-Butylaminobenzoesäure 0,25

Abb. 7. Radio-D.C. von Serum 90 min nach Injektion von 2 mg ^{14}C-Tetracain/kg (= 6,62 µCi/kg). Kieselgel alkalisch, Fließmittel: Chloroform/Methanol 80/20, Fließstrecke ca. 10 cm. Abszisse: Zeit bei Vorschubgeschwindigkeit von 0,5 cm/min. Ordinate: Imp./min R_f 4-n-Butylaminobenzoesäure 0,25

In der Galle und im Urin kommt es während der Versuchsdauer zu einer gleichmäßig zunehmenden Ausscheidung von Radioaktivität. Nach 3 min sind im Urin noch keine meßbaren radioaktiven Stoffe erfaßbar.

Zu keinem untersuchten Zeitpunkt konnte in beiden Ausscheidungsprodukten unverändertes Tetracain nachgewiesen werden; es fand sich stets nur 4-n-Butylaminobenzoesäure.

Im Blutserum finden wir 3, 10 und 30 min nach der Injektion nur Tetracain und 4-n-Butylaminobenzoesäure. Nach 3 min sind im Serum nur noch etwa $40^0/_0$ unverändertes Tetracain vorhanden. Nach 10 und 30 min ist der Gehalt an Stoffwechselprodukten weiter angewachsen; es finden sich nur noch ca. 30 bzw. $20^0/_0$ reines Tetracain. 90 min nach der Applikation ist der Gehalt an Tetracain auf $15^0/_0$ abgesunken. Bemerkenswert ist, daß nach 90 min die 4-n-Butylaminobenzoesäure nicht mehr der einzige erfaßbare Metabolit ist. Es treten bei der Auswertung der Radioaktivität auf dem Dünnschichtchromatogramm jetzt mehrere Peaks auf, die zu identifizieren nicht mehr im Rahmen dieser Untersuchungen liegt.

Diskussion

In den vorliegenden Untersuchungen haben wir die Verteilung von ^{14}C-Tetracain in einigen Organen und den Metabolismus des Anaestheticums nach i.v. Injektion geprüft. Eine Gesamtbilanz war nicht beabsichtigt; sie wäre auch nicht möglich gewesen, da mehrere Gewebe, wie besonders Knochen und Haut, mit der angewandten Methode nicht analysiert werden können. Wir haben aber bei einem Tier eine Teilbilanz aufgestellt, indem wir einem 520 g schweren Meerschweinchen $1,04 \cdot 10^{-3}$ g = (= 3,44 µCi) ^{14}C-Tetracain i.v. injizierten, das Tier 3 min nach der Applikation töteten und den Gesamtgehalt an Radioaktivität in einigen Organen bestimmten. Wie Tab. 2 zeigt, enthielten $14^0/_0$ des Tierkörpers (= 72 g) $44^0/_0$ der injizierten Radioaktivität

Tabelle 2. *Ein Meerschweinchen von 520 g Gewicht erhält eine Dosis von $1,04 \cdot 10^{-3}$ g (= 3,44 µCi) ^{14}C-Tetracain i.v. injiziert*

Organ	Gewicht (g)	Gehalt an Radioaktivität in nCi/g F.G.	Gesamtgehalt des Organes an Radioaktivität in nCi
Lunge	4,4	171	752
Herz	2,3	25	57
Leber	19,7	9	177
Niere und Nebenniere	4,3	38	163
Gehirn	3,3	32	106
Blut	38,0	7	266
Gesamtgewicht	72,0	Gesamtgehalt: 1521	

$14^0/_0$ des Tierkörpers (72,0 g) enthalten $44^0/_0$ der injizierten Radioaktivität (= 1,52 µCi).

(= 1,52 μCi). Demnach wurde offenbar kein für die Verteilung der Substanz wichtiges Organ bei der Auswahl vergessen. Die Gewebe, die wesentlich zum Körpergewicht beitragen wie z. B. Muskulatur, Knochen, Haut, müssen eine Radioaktivität besitzen, die erheblich unter dem Durchschnitt liegt.

Unter der wohl zutreffenden Voraussetzung, daß auch in den Organen nicht nur unverändertes Tetracain nachgewiesen wird, haben wir bei sämtlichen Untersuchungen die jeweiligen Konzentrationen in nCi angegeben.

Nach i.v. Injektion reichert sich Tetracain sofort in zahlreichen Organen an, so besonders in der Lunge, der Nebenniere, dem Herzen, der Niere und der Leber. Gering ist gegenüber dem Serum der Gehalt an Radioaktivität im Zentralnervensystem. Im N. ischiadicus, der quergestreiften Muskulatur sowie im Fett wird der Serumspiegel zu keinem untersuchten Zeitpunkt erreicht. Die Rückverteilung aus den Organen erfolgt rasch. 30 min nach der Applikation ist die Konzentration lediglich in der Lunge und in den Ausscheidungsorganen Leber und Niere sowie in der Nebenniere noch höher als im Serum. Die Ausscheidung setzt in der Galle früher und stärker ein als im Urin.

Überraschend sind die anfänglich sehr hohen Konzentrationen in der Lunge, die etwa 38mal höher sind als im Serum. Zur Erklärung nehmen wir neben einer besonderen Affinität des Organes an, daß das Anaestheticum sich zunächst nicht gleichmäßig im gesamten Blutvolumen verteilen kann, sondern in hoher Konzentration über das rechte Herz und die A. pulmonalis in die Lunge flutet. Erst nach Passieren dieses Organes gelangt es in das linke Herz, um sich von dort im Organismus verteilen zu können. Die Anreicherung, die wir angeben, besteht also nur gegenüber der Serumkonzentration im großen, nicht aber gegenüber der im kleinen Kreislauf. Darüber hinaus muß auch an die Möglichkeit einer Absorption der Substanz an der großen Oberfläche des Lungencapillarendothels gedacht werden. Hierfür sprechen auch Befunde, die bei der Untersuchung über die Organverteilung anderer Stoffe erhoben wurden. So fanden Åkerman et al. (1966) sowie Hansen et al. (1968) für die Lokalanaesthetica vom Säureamidtyp Prilocain (Citanest®) und Lidocain (Xylocain®) die höchsten Konzentrationen unmittelbar nach der Applikation ebenfalls in der Lunge.

In der Literatur finden sich keine Angaben über die Organverteilung von Tetracain am intakten Tier. Verschiedene Autoren untersuchten aber das Verteilungsverhalten anderer Lokalanaesthetica, so z. B. Sung u. Truant (1954) das von Procain und Lidocain, Åkerman et al. (1966) sowie Hansen et al. (1968) das von Prilocain und Lidocain. Vergleicht man diese Ergebnisse mit denen des Tetracain, so scheint es, daß sich das

Tetracain in den meisten Organen weniger stark anreichert und auch rascher ausgeschieden wird als die anderen Lokalanaesthetica.

Beobachtungen über den Tetracainmetabolismus am intakten Tier sind in der Literatur nicht bekannt. Mit biologischen Methoden haben aber in früheren Jahren zahlreiche Autoren die Abbauvorgänge der Lokalanaesthetica vom Estertyp untersucht. Sie fanden ausnahmslos, daß sowohl Procain als auch Cocain sehr schnell und vornehmlich in der Leber abgebaut und entgiftet werden. Für Tetracain bestimmten Heim u. Haas (1950) die Abbaugeschwindigkeit in der Leber, der Niere, dem Gehirn und der Muskulatur des Meerschweinchens. Sie prüften den Ansatz aus Organextrakt und Anaestheticum zu verschiedenen Zeiten am Nerv-Muskelpräparat des Frosches auf seine Fähigkeit, die Erregbarkeit des Nerven aufzuheben. Dabei stellten sie fest, daß sich das Esterspaltungsvermögen der Niere zu dem der Leber wie 1:25 verhält. Vom Gehirn und Muskel wird dagegen nur verhältnismäßig wenig Tetracain zerstört. Auf die hohe Hydrolysegeschwindigkeit für Tetracain wird von den genannten Autoren, wie auch von Williams (1959), hingewiesen.

In unseren Versuchen fanden wir bereits kurz nach der Applikation einen sehr hohen Abbau von Tetracain. Dieser Verlauf bedeutet aber, daß unsere Werte für unverändertes Tetracain im Serum kurz nach der Injektion wahrscheinlich zu niedrig sind, da die Zeit, die bei der Aufarbeitung bis zur Unterbrechung der Fermenttätigkeit verstreicht (1,5—2 min), kurz nach der Applikation relativ größer ist als später. Bemerkenswert scheint fernerhin, daß weder im Urin noch in der Galle mit der angewandten Methode unverändertes Tetracain nachgewiesen werden konnte. Demgegenüber scheinen aber 90 min nach der Applikation im Serum bereits mehrere Metaboliten vorhanden zu sein.

Literatur

Åkerman, B., Åstrom, A., Ross, S., Telc, A. A.: Studies on the absorption, distribution and metabolism of labelled Prilocaine and Lidocaine in some animal species. Acta pharmacol. (Kbh.) 24, 389 (1966).

Beisenherz, G., Koss, F. W., Klatt, L., Binder, B.: Distribution of radioactivity in the tissue and excretory products of rats and rabbits following administration of ^{14}C-Hygroton. Arch. int. Pharmacodyn. 161, 76 (1966).

Fussgänger, R., Schaumann, O.: Über ein neues Lokalanaesthetikum der Novocainreihe (Pantocain). Naunyn-Schmiedebergs Arch. exp. Path. Pharmak. 160, 53 (1931).

Gänshirt, H.: In: E. Stahl: Dünnschicht-Chromatographie, S. 329. Berlin-Göttingen-Heidelberg: Springer 1962.

Hansen, D., Ohnesorge, F. K., Palisaar, R.: Die Verteilung von ^{14}C-markiertem Lidocain und Prilocain nach intravenöser Applikation beim Meerschweinchen. Anaesthesist 17, 168 (1968).

Heim, F., Haas, A.: Über den fermentativen Abbau von Pantokain, Novokain und Kokain durch Extrakte aus Meerschweinchenleber, -niere, -gehirn und muskulatur. Naunyn-Schmiedebergs Arch. exp. Path. Pharmak. **211**, 458 (1950).

Runge, H. G., Schmidt, S.: Pantocain, ein vollwertiger Kokainersatz. Arch. Ohr.-, Nas.- u. Kehlk.-Heilk. **128**, 232 (1931).

Sung, C. J., Truant, A. P.: The physiological disposition of lidocaine and its comparison in some respects with procaine. J. Pharmacol. exp. Ther. **113**, 433 (1954).

Stahl, E.: Dünnschicht-Chromatographie, S. 507. Berlin-Göttingen-Heidelberg: Springer 1962.

Williams, T. R.: Detoxication mechanisms, 2. Edit., p. 451. London: Chapman-Hall Ltd. 1959.

Priv.-Doz. Dr. D. Hansen
Universitäts-Hals-Nasen-Ohrenklinik
2300 Kiel, Hospitalstr. 20

Wirkung von Dehydrocholsäure und Bromsulfalein auf die Dialysierbarkeit mit der Galle ausgeschiedenen Calciums und Strontiums

K. GUTSCHOW und A. SCHMID

Institut für Pharmakologie, Toxikologie und Pharmazie der Tierärztlichen Fakultät der Universität München

Eingegangen am 31. Juli 1969

Effect of Dehydrocholic Acid and Bromsulfalein on the Dialysability of Calcium and Strontium Excreted with the Bile

Summary. The effect of dehydrocholic acid and bromsulfalein on the dialysis behaviour of strontium and calcium present in the bile of chronically strontium-burdened, growing rats has been studied.

Dehydrocholic acid reduces those fractions of the bile in which the calcium and strontium are associated with substances of high molecular weight (> 5000); bromsulfalein increases the diffusable fraction containing strontium and calcium.

The effects are related to the choleretic property of the dehydrocholic acid and the anticholeretic property of bromsulfalein.

Key-Words: Bile — Strontium — Calcium — Dehydrocholic Acid — Bromsulfalein.

Schlüsselwörter: Galle — Strontium — Calcium — Dehydrocholsäure — Bromsulfalein.

Dehydrocholsäure und Bromsulfalein gehören zwei Stoffgruppen an, welche bei der Ratte nach *akuter* subcutaner Strontiumbelastung eine Steigerung der Strontiumsekretion mit der Galle verursachen [1]. Für das Zustandekommen der Wirkung wurde bei der einen, choleretisch wirkenden Gruppe (Dehydrocholsäure, 1-Phenylpropanol, Bernsteinsäure-mono-α-[2,5-endomethylen-cyclohexyl]-äthylester) eine Bindung von Strontium an hochmolekulare organische Gallebestandteile, bei der anderen, anticholeretisch wirkenden Gruppe (Bromsulfalein, D-Penicillamin, 6,8-Thioctsäure) eine Bindung an die niedermolekularen Pharmaka selbst verantwortlich gemacht.

Um weitere Aufschlüsse über die Wirkung beider Stoffgruppen auf die Erdalkalisekretion mit der Galle zu erhalten, wurde der Effekt je einer repräsentativen Verbindung beider Gruppen: Dehydrocholsäure und Bromsulfalein, auf die Dialysierbarkeit des mit der Galle ausgeschiedenen Strontiums und Calciums untersucht.

Methodik

Bei 29, $60{,}0 \pm 5{,}0$ g ($\bar{x} \pm s_{\bar{x}}$) schweren, 5—6 Wochen alten, männlichen Sprague Dawley Ratten eigener Zucht wurde das Skelet 28 Tage lang, wie früher angegeben [3], mit Strontium angereichert, um eine konstante Strontiumsekretion mit der Galle zu erzeugen. Dann wurden die Tiere 2 Tage lang auf Normalfutter („altromin® R-8" der Fa. Altrogge, Lage/Lippe) gehalten und nach 15stündigem Futterentzug zur Gallegewinnung verwendet. Sie erfolgte in zwei 3 Std-Fraktionen mittels Gallengangsfistel in Äthylurethannarkose.

Nach Gewinnung der ersten Fraktion (Kontrollfraktion) erhielten die Versuchstiere entweder 250 mg Dehydrocholsäure i.m. (14 Tiere) oder 50 mg Bromsulfalein subcutan (15 Tiere) pro Kilogramm Körpergewicht verabreicht. Die zweite Fraktion wurde somit unter Substanzwirkung gewonnen (Testfraktion).

Zur Bestimmung des gebundenen bzw. dialysierbaren Strontiums und Calciums wurden gleiche Volumina Galle von je 2 oder 3 Tieren gemischt und 2 ml Mischgalle, wie an anderer Stelle für Serum beschrieben [4], 5 Std. lang gegen Aqua dest. bei Zimmertemperatur dialysiert. Dabei wurden nach Angabe des Herstellers der Dialysiermembranen (Fa. Kalle AG., Wiesbaden-Biebrich), Gallebestandteile mit einem Molekulargewicht von etwa 5000 und weniger von höhermolekularen getrennt. Nach 5 Std war der Dialysiervorgang, wie Vorversuche ergaben, praktisch beendet.

Dialysat und nicht dialysierbarer Rückstand wurden flammenspektrophotometrisch auf Strontium und Calcium untersucht [5].

Ergebnisse

Die erhaltenen Untersuchungsergebnisse sind in der folgenden Tabelle zusammengestellt ($\bar{x} \pm s_{\bar{x}}$).

Tabelle. *Beeinflussung der dialysierbaren (d) und gebundenen (g) Strontium- und Calciumanteile der Galle durch Dehydrocholsäure (D) und Bromsulfalein (B) (in µg/ml Galle)*

		Kontrollfraktion			Testfraktion		
		d	g	d+g	d	g	d+g
D	Sr	17,15	28,76	45,91	15,68	17,79[b]	33,47[b]
		± 2,03	± 2,43	± 1,80	± 0,69	± 2,76	± 1,24
	Ca	26,87	55,68	82,55	25,96	42,21[b]	68,17[b]
		± 1,29	± 1,97	± 1,96	± 2,01	± 1,52	± 3,29
B	Sr	16,95	29,33	46,28	23,38[a]	31,76	55,14
		± 2,04	± 4,62	± 5,81	± 0,87	± 3,33	± 1,37
	Ca	24,81	58,94	83,75	33,22[a]	56,62	89,84
		± 2,29	± 8,83	± 7,64	± 1,77	± 4,72	± 4,28

Signifikanter Unterschied zum Kontrollwert: [a] $p < 0{,}01$; [b] $p < 0{,}0027$.

Aus der Tabelle läßt sich entnehmen, daß Dehydrocholsäure die Konzentration der nicht dialysablen Strontium- und Calciumfraktion erniedrigt und die der dialysablen Fraktionen unbeeinflußt läßt, während

Bromsulfalein die Konzentrationen der dialysablen Erdalkalifraktionen erhöht ohne jene der nicht dialysablen zu verändern.

Diskussion

Für eine Erläuterung der Untersuchungsergebnisse scheint die früher festgestellte [1] Beeinflussung der Gallesekretion durch Dehydrocholsäure und Bromsulfalein von Bedeutung zu sein: Dehydrocholsäure steigert bei der gewählten Versuchsanordnung den Gallefluß um den Faktor 1,59, Bromsulfalein macht eine Sekretionsminderung um den Faktor 0,66.

Diesen Änderungen des Gallevolumens steht, wie sich aus der vorstehenden Tabelle errechnen läßt, eine Konzentrationsabnahme der nicht dialysablen Strontium- und Calciumfraktion nach Dehydrocholsäure um den Faktor 1/1,62 und 1/1,32 bzw. eine Konzentrationserhöhung der dialysablen Strontium- und Calciumfraktion nach Bromsulfalein um den Faktor 1/0,72 und 1/0,75 gegenüber.

Da sich die reziproken Konzentrationsänderungen in keinem Fall signifikant von den entsprechenden Änderungen des Gallevolumens unterscheiden ($p > 0{,}05$), ist die Annahme eines ursächlichen Zusammenhanges zwischen den qualitativ und quantitativ auffällig korrelierten Volumen- und Konzentrationsänderungen gerechtfertigt. Das heißt, daß die Konzentrationsabnahme der nicht dialysierbaren Strontium- und Calciumfraktion nach Dehydrocholsäure und die Konzentrationszunahme der dialysablen Erdalkalifraktionen der Galle nach Bromsulfalein als Folge der choleretischen bzw. anticholeretischen Wirkung dieser Substanzen angesehen werden müssen.

Als unabhängig vom Gallevolumen erwiesen sich die Konzentrationen der dialysablen Strontium- und Calciumfraktion bei Verabreichung von Dehydrocholsäure bzw. der nicht dialysablen Fraktionen nach Applikation von Bromsulfalein. Für Dehydrocholsäure liegt es nahe, dies mit osmotischen Gründen zu erklären, da Wasser im Organismus nicht ohne Elektrolyte transportiert wird. Für Bromsulfalein kann daraus gefolgert werden, daß mit der Einschränkung des Gallevolumens auch eine Sekretionseinschränkung der in der Galle vorliegenden hochmolekularen Bindungspartner von Strontium und Calcium (in Frage kommen α_1-Biliprotein, Bilipräalbumin, Biliproalbumin [6], eventuell auch ein von Nesterin et al. [2] beschriebener Lipoproteidkomplex) einhergeht. Es entsteht der Eindruck, daß Dehydrocholsäure das Gallevolumen durch Vermehrung des Wasser- und Elektrolytanteils steigert, während Bromsulfalein eine Minderproduktion der Gesamtgalle bewirkt.

Hinsichtlich der *absoluten* Sekretion von Strontium und Calcium mit der Galle zeigen die Untersuchungsergebnisse in Verbindung mit früheren Untersuchungen [1], daß Dehydrocholsäure die absolute Ausscheidung dialysablen Strontiums und Calciums via Vermehrung des Gallevolumens steigert. Die Gesamtausscheidung wird, trotz Erniedrigung der Erdalkalikonzentrationen in der Galle, leicht vermehrt. Bromsulfalein vermindert die absolute Sekretion hochmolekular gebundenen Strontiums und Calciums mit der Galle und bewirkt eine leichte Reduktion der Gesamtausscheidung auf diesem Weg. Da in früheren Versuchen mit *akuter* Strontiumbelastung der Versuchstiere eine signifikante Steigerung der absoluten Gesamtsekretion von Strontium durch Bromsulfalein beobachtet wurde [1], muß angenommen werden, daß die Bromsulfaleinwirkung vom Angebot akut verfügbaren Erdalkalis im Blut abhängt.

Literatur

1. Gutschow, K., Schmid, A.: Über die pharmakologische Beeinflussung der hepato-enteralen Strontium-Passage. Naunyn-Schmiedebergs Arch. Pharmak. exp. Path. **255**, 19 (1966).
2. Nesterin, M. F., Narodetskaya, R. V., Shlygin, G. K.: Hepatic secretion of a lipoprotein complex in the bile. Fiziol. Zh. SSSR Im. I. M. Sechenova **51**, 1487 to 1494 (1965).
3. Schmid, A.: Über Gesetzmäßigkeiten des Strontium-Stoffwechsels im Skelet und den Mechanismus der „Fixierung" von Strontium im Knochensystem. Hoppe-Seylers Z. physiol. Chem. **326**, 177—196 (1961).
4. — Gutschow, K.: Beziehungen zwischen chronisch-toxischer Knochenschädigung und Fremdmetallbindung an Serumproteine. Arch. Toxikol. **23**, 245—249 (1968).
5. — Zipf, K.: Flammenspektrophotometrische Bestimmung von Strontium und Calcium im Serum. Biochem. Z. **333**, 84—87 (1960).
6. Yoon, D.-S., Shim, B.-S., Kil, T.-S.: Bile-specific protein components in human hepatic bile. J. Lab. clin. Med. **67**, 640—649 (1966).

Dr. K. Gutschow
Prof. Dr. A. Schmid
Institut für Pharmakologie, Toxikologie
und Pharmazie der Universität
8000 München 22, Veterinärstr. 13

Effect of the Adrenergic Neurone Blocker, β-TM 10, on the Depletion of Noradrenaline induced by Denervation or Reserpine

HANS-MARTIN HENNEMANN and U. TRENDELENBURG

Institut für Pharmakologie und Toxikologie der Universität Würzburg

Received October 30, 1969

Summary. The noradrenaline content of the rat submaxillary gland was determined fluorimetrically as various times after sympathetic denervation as well as after the subcutaneous injection of reserpine (300 µg/kg). The effect of an adrenergic neurone blocker (β-TM10) was compared with that of an inhibitor of monoamine oxidase (pargyline).

2. Both βTM10 (50 mg/kg s.c. given 6 hours and repeated 12 hours after the operation) and pargyline (100 mg/kg i.p. at the operation) delayed the decline of endogenous noradrenaline observed after denervation; the delay was similar for both treatments.

3. Both, β-TM10 (50 mg/kg s.c. 2 hours before reserpine) and pargyline (100 mg/kg s.c. 6 hours before reserpine), caused a similar delay in the reserpine-induced decline of endogenous noradrenaline in the sympathetically decentralized gland.

4. Reserpine induced a higher rate of depletion in normal than in decentralized glands of untreated or pargyline-pretreated rats. However, the relation of depletion rates was reversed after β-TM10.

5. It is concluded that the last mentioned effect is at least partly due to the adrenergic neurone blocking effect of β-TM10. The antagonism by β-TM10 of the depleting effect of sympathetic denervation and of reserpine, on the other hand, is attributed to the ability of adrenergic neurone blocking agents to block monoamine oxidase. The results confirm earlier studies and indicate that the ability of adrenergic neurone blocking agents to block intraneuronal monoamine oxidase accounts for effects which up to now have been ascribed to their ability to prevent the release of noradrenaline by nerve impulses.

Key-Words: β-TM10 — Adrenergic Neurone Blocker — Sympathetic Denervation — Noradrenaline Depletion by Reserpine — Monoamine Oxidase Inhibition — Pargyline.

Adrenergic neurone blocking agents delay the loss of noradrenaline from peripheral nerve endings after sympathetic denervation (bretylium: Benmiloud and von Euler, 1963; Malmfors and Sachs, 1965; β-TM10: Pluchino et al., 1970) or after administration of reserpine (bretylium: Callingham and Cass, 1962; Hertting et al., 1962; Ryd, 1962; Benmiloud and von Euler, 1963; β-TM10: Bhagat, 1963). In the past this effect of adrenergic neurone blocking agents has been ascribed to their ability to prevent the release of noradrenaline by nerve impulses. However, it is difficult to see how nerve impulses can elicit a loss of noradrenaline after sympathetic denervation when the connections to the central nervous system have been severed. Moreover, since adrenergic neurone blocking agents also block monoamine oxidase (MAO) (bretylium: Furchgott and Sachez-Garcia, 1966; Giachetti and Shore, 1967; β-TM 10: Pluchino et al., 1970), and since inhibition of MAO antagonizes the noradrenaline-depleting effect of reserpine (Axelrod et al., 1961), it is possible that the adrenergic neurone blocking agents delay the loss of noradrenaline by inhibiting MAO.

In order to test this working hypothesis, the loss of endogenous noradrenaline from the submaxillary gland of the rat was studied after sympathetic denervation and also after the administration of reserpine. Untreated animals were compared with rats treated with the adrenergic neurone blocker, β-TM10, or with the inhibitor of MAO, pargyline. A further possibility to differentiate the adrenergic neurone blocking effects of β-TM10 from its ability to block MAO, was offered by the observation that decentralization (i.e., preganglionic sympathetic denervation) antagonizes the noradrenaline-depleting effect of reserpine (Sedvall, 1964), presumably because the normal flow of impulses from the central nervous system to the effector organ accelerates the depleting effect of reserpine. Because of its adrenergic neurone blocking effect, β-TM 10 should abolish this difference between normal and decentralized glands, while pargyline should not have this effect.

Methods

Rats of 200—350 g b.w. and of either sex were used. Under ether anaesthesia (and after pretreatment with 100 µg/kg of atropine sulfate) the right superior cervical ganglion was excised (denervation) or the right preganglionic fibers were cut (decentralization). After various time intervals (see Results) the rats were killed by a blow on the head, and both submaxillary glands were quickly removed. They were dissected free, blotted and weighed.

Noradrenaline Assay. Each gland was homogenized in 4 ml of ice-cold 0.4 M perchloric acid, the homogenate transferred to a centrifuge tube and the homogenizer tube washed with 2 ml af 0.2 M perchloric acid which was added to the homogenate. The homogenate was centrifuged at about $560 \times g$ for 15 min, the supernatant fluid was decanted and the protein precipitate was washed with 1 ml of 0.2 M perchloric acid. The washing of the protein precipitate was added to the the original supernatant fluid. This acid extract was chromatographed on alumina according to Crout (1961). The noradrenaline content of the alumina eluates was determined spectrophotofluorimetrically with the trihydroxyindole method (Crout, 1961). With each determination known amounts of l-nordrenaline were carried through the same process to determine the loss during the purification procedure ($< 25\%$). The noradrenaline content of the samples was corrected accordingly.

Treatment. There were three groups of denervated rats: untreated animals, rats which received β-TM10 (two s.c. injections of 50 mg/kg each 6 and 12 hours after the operation) and rats which received pargyline (100 mg/kg i.p. immediately after the operation).

The decentralized rats received a subcutaneous injection of 300 µg/kg of reserpine. Some rats received 100 mg/kg of pargyline 6 hours prior to the reserpine, while another group received 50 mg/kg of β-TM 10 (s.c.) 2 hours prior to the reserpine.

Statistics. The noradrenaline depletion after denervation follows an unknown, probably non-algebraic, function. Differences in the time courses of noradrenaline depletion were verified by analysis of variance (Winne, 1965) by means of F-test, since the number of values did not allow analysis of the factual functions. For the analysis of noradrenaline depletion after treatment with reserpine regression analysis was preferred. The parameters of regression lines for control, β-TM 10- and pargyline-pretreated rats, were compared with each other for the scope of nearly linear decline of endogenous noradrenaline. The comparison of slopes and intercepts was performed by means of t-test, that of standard errors of estimate by means of F-test.

Agents Used in this Study. Atropine sulfate, reserpine (Serpasil®) (stock solution of 10 mg/ml dissolved in 20% ascorbic acid solution), pargyline hydrochloride, β-TM 10 [(2(2.6-dimethylphenoxy)-propyl)-trimethylammonium chloride monohydrate]. Weights refer to the salts of the agents.

Results

1. The Effect of Sympathetic Denervation on the Weight of the Gland

Twelve hours after the operation, the denervated gland was heavier than the contralateral control gland ($+6.5\pm2.5\%$, $n=5$). The weight declined during subsequend hours, and denervated glands were lighter than controls at 24 hours ($-2.4\pm0.7\%$, $n=4$). The same trend was seen after treatment with β-TM 10 or pargyline. These observations agree with the time course of weight changes reported by Benmiloud and von Euler (1963), although the changes observed by these authors were considerably more pronounced ($+33\%$ at 8 hours after denervation). In addition, Nordenfelt (1968) also reported a loss of weight of the glands several days after denervation.

Changes in weight probably reflect different states of activity (Benmiloud and von Euler, 1963). When the transmitter is being lost from degenerating adrenergic nerves, the glands are probably hyperactive, since the lost transmitter is able to stimulate the effector organ (Langer, 1966; Lundberg, 1969); the hyperactivity probably accounts for the gain in weight. The eventual loss in weight, on the other hand, may well be due to the hypoactivity which must result after the transmitter has been lost from the degenerated nerves. Alternatively, the early increase in weight might be due to a piling up of saliva because of the loss of some of the secretory reflexes. In order to correct the changes in the weight of denervated glands, their noradrenaline content was related to the weight of the contralateral normal glands.

2. The Effect of Sympathetic Denervation on the Noradrenaline Content of the Gland

The noradrenaline content of normal glands showed no significant difference in untreated rats (1.42 ± 0.06 μg/g; mean ± S.E.; $n = 24$) and in rats pretreated with β-TM10 (1.32 ± 0.08 μg/g; $n = 18$) or pargyline (1.46 ± 0.05 μg/g; $n = 21$). The results show good agreement with those found by Benmiloud and von Euler (1963), whose control glands had a similar weight and a noradrenaline content of 1.56 μg/g. The time interval between the injection of the agents and the death of the animals had no influence on the noradrenaline content of the glands.

Denervated glands from control animals lost their endogenous noradrenaline gradually from the 12th to the 24th postoperative hour (Fig. 1).

Both β-TM10 and pargyline caused a significant delay in the loss of the transmitter. Analysis of variance according to Winne (1965) gave P values of < 0.05 for controls vs. β-TM10, and of < 0.01 for controls vs. pargyline. If the 24 hour values (which were uniformely low for all three groups, see Fig. 1) are omitted, $P < 0.001$ for both comparisons. Moreover, there was no significant difference between the delaying effect of β-TM10 and that of pargyline. Apparently, for the doses employed here, the effects of β-TM10 and of pargyline are quantitatively similar.

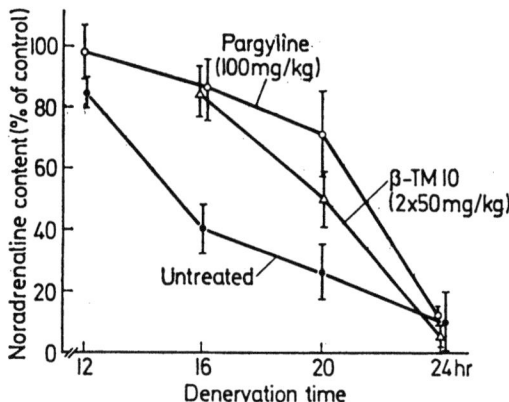

Fig. 1. The effect of β-TM10 and of pargyline on the loss of noradrenaline from the denervated submaxillary gland of the rat. Ordinates: noradrenaline content in percent of contralateral control side. Abscissae: time after denervation in hours. Shown are means (± S.E. as vertical bars) for groups of 6 to 7 animals per point. • untreated animals. ▵ after treatment with β-TM10 (50 mg/kg s.c. each at 6 and 12 hours). ○ after treatment with pargyline (100 mg/kg i.p. at zero hour). Note the delay in decline of endogenous noradrenaline after β-TM10 and after pargyline

3. The Effect of Reserpine on the Weight of the Glands

Differences in weight between the normal and the decentralized glands were not significant and failed to show any significant trend with time. Hence, results for decentralized glands were not corrected for differences in weight.

The rats used in this second series of experiments were smaller and their glands were lighter than those of the first series (first series: 241 ± 4.9 mg, $n = 63$; second series: 216 ± 5.2 mg, $n = 68$; means $\pm$ S.E.; $P < 0.01$). This difference in weight is unrelated to the treatment

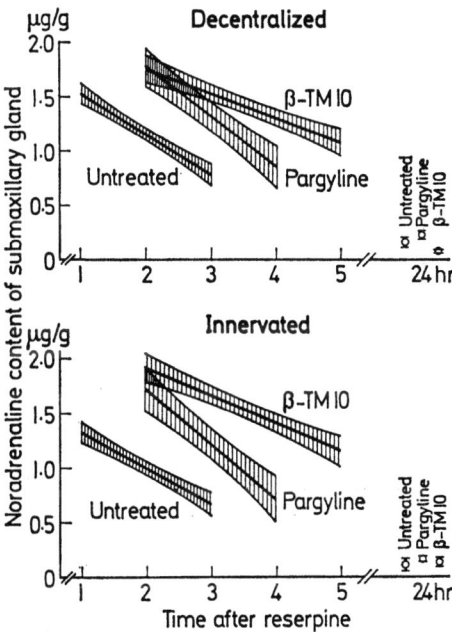

Fig. 2. The effect of β-TM 10 and of pargyline on the loss of noradrenaline from the submaxillary gland of the rat after reserpine (0.3 mg/kg s.c.). Ordinates: noradrenaline content in µg/g of decentralized (above) and innervated (below) glands. Abscissae: time in hours after treatment with reserpine. Shown are regression lines (with confidence limits at the 80 percent level: shaded areas) which extend over the range of observations. Numbers of experiments: untreated rats: $N = 15$ (5 each at 1, 2, and 3 hours); after β-TM 10 (50 mg/kg s.c. 2 hours prior to reserpine): $N = 21$ (5—6 each at 2, 3, 4 and 5 hours); after pargyline (100 mg/kg s.c. 6 hours prior to reserpine): $N = 15$ (5 each at 2, 3, and 4 hours). Correlation coefficients: decentralized glands, untreated: $r = -0.79$; β-TM 10: $r = -0.57$; pargyline: $r = -0.61$; innervated glands, untreated: $r = -0.70$; β-TM 10: $r = -0.57$; pargyline: $r = -0.60$. The symbols at the 24 hours point represent the means $\pm$ standard deviations of 5 values each. Note that pargyline was equieffective in innervated and decentralized glands, while β-TM 10 was more effective on normal than on decentralized glands

with reserpine and due to a change in the supply of rats. It is likely that the decrease in average weight accounts for the increase in noradrenaline content apparent from Fig. 2.

4. The Effect of Reserpine on the Noradrenaline Content of the Glands

The subcutaneous injection of 0.3 mg/kg of reserpine resulted in a gradual decline in the noradrenaline stores which reached very low levels after 24 hours (Fig. 2). Pretreatment with β-TM 10 or pargyline caused a considerable delay in the depleting effect of reserpine. For decentralized glands, the regression analysis indicated a significant difference between untreated preparations (β-TM 10: slopes: $P > 0.2$; intercepts: $P < 0.01$; standard errors of estimate: $P > 0.05$; pargyline: slopes: $P > 0.8$; intercepts: $P < 0.001$; standard errors of estimate: $P < 0.05$) with no significant difference between β-TM 10 and pargyline-treated rats (slopes: $P > 0.1$; intercepts: $P > 0.1$; standard errors of estimate: $P > 0.05$). Essentially similar results were obtained with innervated glands: both β-TM 10 ($P < 0.001$) and pargyline ($P < 0.05$) delayed the loss of the transmitter (Fig. 2); however, in contrast to the results with decentralized glands, β-TM 10 was significantly more effective than pargyline ($P < 0.05$).

Comparison of the innervated with the decentralized glands shows that decentralization delayed the decline in endogenous noradrenaline after reserpine. This rather small effect is not easily seen when the mean values of groups are compared (Fig. 2). However, statistical analysis of

Table. *Effect of decentralization on the noradrenaline content of submaxillary glands of rats treated with reserpine*

Treatment	Difference in noradrenaline content between normal and decentralized side							
	N in % of Dec				N-Dec (in ng/g)			
	mean	S.E.	n	P	mean	S.E.	n	P
none	87.5	4.3	15	< 0.02	− 110	39	22	< 0.01
pargyline[a]	83.9	5.4	15	< 0.01	− 115	38	20	< 0.01
β-TM 10[b]	113.2	3.9	21	< 0.001	+ 171	52	26	< 0.01

Rats received 0.3 mg/kg of reserpine s.c. Shown are values for paired observations. Percentage values (noradrenaline content of normal gland in percent of contralateral decentralized gland) exclude observations made 24 hours after the injection of reserpine, since noradrenaline levels were too low for meaningful percentage values (Noble, 1964). Absolute differences between the two sides (noradrenaline content of normal side minus that of decentralized gland, in ng/g) include all experiments. P values show the significance of difference from 100% (left) or from zero (right).

[a] 100 mg/kg s.c. 6 hours prior to reserpine.
[b] 50 mg/kg s.c. 2 hours prior to reserpine.

all individual differences between pairs of normal and contralateral decentralized glands shows a highly significant difference between the two sides for both untreated and pargyline-treated rats (Table). Treatment with β-TM 10, on the other hand, reversed the difference (Table). Comparison of the groups of animals shows that untreated and pargyline-treated rats had the same difference between normal and decentralized glands ($P > 0.9$), while β-TM 10-treated rats differ from the others ($P < 0.001$).

It is concluded that β-TM 10 and pargyline had identical effects on decentralized glands, while β-TM 10 was significantly more effective on normal glands.

Discussion

In confirmation of earlier reports (Sedvall, 1964), the rate of reserpine-induced depletion of noradrenaline was found to be greater in innervated than in decentralized tissues. It is likely that the flow of impulses through the sympathetic nerves accelerates the depleting effect of reserpine. Although block of monoamine oxidase (MAO) by pargyline delayed the reserpine-induced loss of endogenous noradrenaline, it did not alter the difference in rate of depletion between the normal and the decentralized submaxillary gland. Presumably, pargyline does not decrease the flow of impulses through sympathetic nerves. An adrenergic neurone blocker like β-TM 10, on the other hand, should abolish this difference, because it prevents the release of noradrenaline by nerve impulses (McLean et al., 1960). In fact, the difference was not only abolished by β-TM 10, but reversed; the reason for the reversal is unknown.

Thus, the observed delay by β-TM 10 of the reserpine-induced depletion of the transmitter of the innervated gland can be ascribed at least partly to its adrenergic neurone blocking effect. However, this explanation cannot be applied to the ability of β-TM 10 to delay the depletion of noradrenaline in reserpine-treated decentralized or denervated glands, whose connections with the central nervous system have been severed. In both cases the effect of β-TM 10 was identical with that of an inhibitor of MAO, pargyline. β-TM 10 is known to block MAO (Pluchino et al., 1970), an effect which is shared by other adrenergic neurone blockers (bretylium: Furchgott and Sanchez-Garcia, 1966; Giachetti and Shore, 1967; debrisoquin: Giachetti and Shore, 1967). Hence, inhibition of MAO provides the most likely explanation for the antagonism of β-TM 10 to the depleting effect of reserpine (decentralized glands) and to that of denervation. Any other explanation fails to account for the remarkable similarity between the effects of β-TM 10 and of pargyline.

The present results are in good agreement with observations indicating that β-TM10 delays the loss of noradrenaline from the denervated nictitating membrane of the cat (Pluchino et al., 1970) as well as with the same effect of bretylium in sympathetically denervated rat submaxillary glands (Benmiloud and von Euler, 1963). In the nictitating membrane of the conscious cat, β-TM10 also delays the onset of the degeneration contraction, i.e., of the contraction of the denervated muscle which coincides with the loss of endogenous transmitter from the muscle (Pluchino et al., 1970). The dose required for this effect was 10 mg/kg. In preliminary experiments of the present study this low dose was ineffective in rats, and it had to be increased to 50 mg/kg. A species difference seems to be responsible for this difference in potency, since Lundberg (1969) found 50 mg/kg of β-TM10 effective in delaying the onset of the degeneration contraction of orbital smooth muscle of the rat, while 10 mg/kg were as ineffective as in our experiments.

Haeusler et al. (1969) recently obtained evidence for the view that bretylium exerts its adrenergic neurone blocking effect because of its nearly 1000-fold accumulation in adrenergic nerve endings. These results support the postulate of Furchgott and Sanchez-Garcia (1966) that, because of pronounced intraneuronal accumulation, bretylium inhibits intraneuronal MAO in spite of its low activity as enzyme inhibitor. By analogy, it may be assumed that this also applies to β-TM10.

Acknowledgments. The authors are indebted to Miss Roneen D. Hobbs and to Miss Helga Damm for careful technical assistance. They are grateful to Dr. R. A. McLean of Smith Kline French Laboratories, Philadelphia, Pa., for the β-TM10, to Dr. G. M. Everett of the Abbott Laboratories, North Chicago, Ill., for the pargyline, and to Dr. A. J. Plummer of Ciba Pharmaceutical Products, Inc., Summit, N. J., for the reserpine.

References

Axelrod, J., Hertting, G., Patrick, R. W.: Inhibition of H^3-norepinephrine release by monoamine oxidase inhibitors. J. Pharmacol. exp. Ther. **134**, 325—328 (1961).

Benmiloud, M., Euler, U. S., von: Effects of bretylium, reserpine, guanethidine and sympathetic denervation on the noradrenaline content of the rat submaxillary gland. Acta physiol. scand. **59**, 34—42 (1963).

Bhagat, B.: The effect of adrenergic neurone blocking agents on the release and uptake of catecholamines by the rat heart. Arch. int. Pharmacodyn. **146**, 231—237 (1963).

Callingham, B. A., Cass, R.: The effect of bretylium and cocaine on noradrenaline depletion. J. Pharmacol. exp. Ther. **14**, 385—389 (1962).

Crout, J. R.: Catechol amines in urine. In: Standard Methods of Clinical Chemistry, Vol. 3, pp. 62—80. Ed.: D. Seligson. New York: Academic Press 1961.

Furchgott, R. F., Sanchez-Garcia, P.: Inhibition of monoamine oxidase of adrenergic nerve terminals by bretylium. Pharmacologist 8, 176 (1966).

Giachetti, A., Shore, P. A.: Monoamine oxidase inhibition in the adrenergic neuron by bretylium, debrisoquin, and other adrenergic neuronal blocking agents. Biochem. Pharmacol. 16, 237—238 (1967).
Haeusler, G., Haefely, W., Huerlimann, A.: On the mechanism of the adrenergic nerve blocking action of bretylium. Naunyn-Schmiedebergs Arch. Pharmak. 265, 260—277 (1969).
Hertting, G., Axelrod, J., Patrick, R. W.: Action of bretylium and guanethidine on the uptake and release of H^3-noradrenaline. Brit. J. Pharmacol. 18, 161—166 (1962).
Langer, S. Z.: The degeneration contraction of the nictitating membrane in the unanesthetized cat. J. Pharmacol. exp. Ther. 151, 66—72 (1966).
Lundberg, D.: Adrenergic neuron blockers and transmitter release after sympathetic denervation studied in the conscious rat. Acta physiol. scand. 75, 415 to 426 (1969).
Malmfors, T., Sachs, C.: Direct studies on the disappearance of the transmitter and changes in the uptake—storage mechanism of degenerating adrenergic nerves. Acta physiol. scand. 64, 211—223 (1965).
McLean, R. A., Geus, R. G., Pasternack, J., Mattis, P. A., Ullyot, G. E.: Pharmacology of trimethyl[2-(2.6-dimethylphenoxy)propyl]trimethylammonium chloride monohydrate; compound 6890 or β-TM 10. J. Pharmacol. exp. Ther. 129, 17—23 (1960).
Noble, B.: Numerisches Rechnen, Bd. 88, S. 94—100. Mannheim: Bibl. Institut 1964.
Nordenfelt, I.: Cholinesterase in the submaxillary gland of the rat after sympathetic denervation. Quart. J. Physiol. 53, 6—9 (1968).
Pluchino, S., Orden III, L. S., van, Draskoczy, P. R., Langer, S. Z., Trendelenburg, U.: The effect of β-TM 10 on the pharmacological, biochemical and morphological changes induced by denervation of the nictitating membrane of the cat. J. Pharmacol. exp. Ther. (in press).
Ryd, G.: Protective effect of bretylium on noradrenaline stores in organs. Acta physiol. scand. 56, 90—93 (1962).
Sedvall, G.: Short term effects of reserpine on noradrenaline levels in skeletal muscle. Acta physiol. scand. 62, 101—108 (1964).
Winne, D.: Zur Auswertung von Versuchsergebnissen: Die Prüfung, ob Kurven sich in ihrem Verlauf unterscheiden. Naunyn-Schmiedebergs Arch. exp. Path. Pharmak. 250, 383—396 (1965).

Prof. Dr. U. Trendelenburg
Institut für Pharmakologie und
Toxikologie der Universität
8700 Würzburg, Koellikerstr. 2

Über die gestörte Glucuronidsynthese in der Leber diabetischer Ratten[*]

B. MÜLLER-OERLINGHAUSEN

Institut für Pharmakologie und Toxikologie der Universität Göttingen

Eingegangen am 28. Juli 1969

Impaired Formation of Glucuronic Acid Conjugates in Liver Tissue of Diabetic Rats

Summary. The synthesis in vitro of o-aminophenol-glucuronide by liver tissue has been investigated in diabetic rats. Insulin deficiency was induced by withdrawal of insulin in alloxan treated, insulin substituted rats or by injection of anti-insulin-serum. The hepatic formation of o-aminophenol-glucuronide was strongly reduced under these conditions. This result could not be explained by differences in the activity of the UDP-glucuronyl-transferase. However, the concentration of UDP-glucuronic acid in liver tissue of the diabetic rats was also decreased to 50% of control values whereas the amount of UDPG was augmented. These findings are consistent with the observation that the activity of UDPG-dehydrogenase, the enzyme catalyzing the formation of UDP-glucuronic acid from UDPG, is reduced in the liver of diabetic or fasting rats. The activity of the UDPGA-pyrophosphatase which is responsible for inactivation of the nucleotide, has been found to be unchanged in the diabetic animals.

Key-Words: Diabetes — Glucuronates — Insulin — Liver — Uridine-Diphosphateglucuronic acid.

Schlüsselwörter: Diabetes — Glucuronide — Insulin — Leber — Uridindiphosphat-Glucuronsäure.

Ein großer Teil von Arzneimitteln, aber auch von endogenen Stoffwechselprodukten, wird in Form von Glucuroniden ausgeschieden. Der für die Glucuronidsynthese benötigte Reaktionspartner muß in Form eines energiereichen Nucleotids, nämlich als Uridindiphosphat-Glucuronsäure (UDPGA) vorliegen (Dutton u. Storey, 1954), um durch die UDP-Glucuronyltransferase an den jeweiligen Acceptor gekoppelt werden zu können. Über die Regulation dieser Vorgänge unter physiologischen Bedingungen ist bislang wenig bekannt. Es ist wahrscheinlich, daß in diesem Zusammenhang nicht nur der Aktivität der Transferase, sondern auch dem intracellulären Angebot von UDPGA eine entscheidende Rolle zukommt.

---

[*] Ein Teil der Ergebnisse wurde auf der 8. Frühjahrstagung der Deutschen Pharmakologischen Gesellschaft in Mainz, 1967, vorgetragen und in Form einer kurzen Mitteilung veröffentlicht (Müller-Oerlinghausen et al., 1967).

Abkürzungen. AIS = Anti-Insulin-Serum; ATP = Adenosin-triphosphat; NAD$^+$ = Nicotinamid-Adenin-Dinucleotid; oAP = o-Aminophenol; UDPG = Uridin-diphosphat-glucose; UDPGA = Uridindiphosphat-Glucuronsäure.

Die Glucuronidsynthese ist im Hunger vermindert und kann durch Glucosegabe gesteigert werden (Lipschitz u. Bueding, 1939; Miettinen u. Leskinen, 1963). Es ist jedoch nicht anzunehmen, daß dieser Effekt nur dadurch zustande kommt, daß der Leber Glucose in verschiedenem Maße angeboten wird. Vielmehr konnten in vorangegangenen Untersuchungen (Müller-Oerlinghausen et al., 1968) schon Hinweise dafür gewonnen werden, daß Insulin auch in diesem Seitenweg des UDP-Glucosestoffwechsels, der in enger Verbindung mit dem Glykogen- und Bindegewebsstoffwechsel steht, regulierend eingreift. Im folgenden soll nun gezeigt werden, welche Auswirkungen ein Insulinmangel, also ein experimenteller Diabetes, auf die Glucuronidsynthese in vitro besitzt.

Methodik

1. Tiermaterial und Versuchsbedingungen

Es wurden im allgemeinen männliche Wistar-Ratten des Stammes FW 49 (Züchter Böhlen, Bremke) im Gewicht von 180—200 g verwendet. — Bei den alloxandiabetischen Tieren und den dazugehörigen Kontrollen handelt es sich um weibliche Sprague-Dawley-Ratten (Züchter Schwenke, Nauheim). Diese Tiere nehmen während der Behandlung mit Insulin weniger und gleichmäßiger an Gewicht zu, so daß die Ausgangsgewichte, wenn die Tiere in den Versuch genommen werden, weniger streuen. — Alle Tiere wurden bis zum Versuch bei 25° C in Makrolonkäfigen gehalten und hatten freien Zugang zu Standardfutter („Sniff") und Leitungswasser.

2. Erzeugung eines Insulinmangels

a) Alloxandiabetes (vgl. Steiner et al., 1961). Weibliche Sprague-Dawley-Ratten im Gewicht von 100—110 g wurden 24 Std vom Futter abgesetzt und mit Pentobarbital (35 mg/kg) narkotisiert. Alloxantetrahydrat wurde in einer Dosis von 80 mg/kg in einer angesäuerten 0,9%igen NaCl-Lösung i.v. injiziert. Für jedes Tier wurde die Injektionslösung neu angesetzt und bis zur Injektion in Eis gehalten. Die entsprechenden Kontrolltiere wurden ebenfalls narkotisiert. Am 2. Tag nach der Injektion erhielten die Tiere 2 I.E. Long-Insulin (Hoechst)[1], ab dem 3. Tag täglich 2×2 I.E. subcutan. Nach Ablauf von 4 Wochen wurde die Dosis erhöht auf 2 I.E. morgens und 4 I.E. Long-Insulin abends. 6 Wochen nach der Alloxaninjektion kamen die Tiere in den Versuch. Die Insulininjektionen wurden 48—64 Std vor der Tötung der Tiere abgesetzt.

b) Diabetes durch Anti-Insulin-Serum (vgl. Arnim et al., 1960). Die für die Gewinnung des Antiserums benutzten Meerschweinchen (350—450 g Ausgangsgewicht) beiderlei Geschlechts wurden 12mal im monatlichen Abstand mit 2 ml einer Emulsion aus 1 Teil Adeps lanae, 2 Teilen Paraffinöl (dickflüssig) und 3 Teilen einer Lösung von Rinder-Insulin (40 I.E./ml) sensibilisiert (subcutane Injektion). Vom 4. Monat an wurde den Tieren jeweils 2—3 Wochen nach der Insulininjektion in Pentobarbitalnarkose ca. 10 ml Blut durch Herzpunktion abgenommen. Das monatlich gewonnene Serum wurde gemischt und in einzelnen Portionen zu 10 ml bei —15° C aufbewahrt.

Den Ratten wurde diejenige Menge Serum (8—12 ml) intraperitoneal injiziert, die ausreichte, um nach 10 Std eine Blutzuckerkonzentration von 200—300 mg-% zu erreichen. Kontrolltiere erhielten die gleiche Menge Serum von normalen Meerschweinchen.

---

[1] Wir danken den Farbwerken Hoechst AG für die Überlassung entsprechender Versuchsmengen.

3. Bestimmungsmethoden

Die Tiere wurden durch Nackenschlag betäubt und durch Carotisschnitt entblutet. Ein Leberlappen wurde schnell entnommen und wie nachstehend beschrieben aufgearbeitet. Die einzelnen Bestimmungen wurden an jeweils gesonderten Tierkollektiven durchgeführt. Die Konzentration der Blutglucose wurde immer, die der Lebertriglyceride nur gelegentlich zur Kontrolle des diabetischen Status bestimmt.

a) Messung der Glucuronidsynthese in vitro. Die Glucuronsäurekonjugation mit o-Aminophenol als Acceptor durch Lebergewebe wurde in Anlehnung an die von Levvy u. Storey (1949) angegebene Methode untersucht. Ein Leberlappen wurde durch ein feines PVC-Sieb (24 Bohrungen à 1 mm ⌀; vgl. Jagow et al., 1965) gepreßt. 100 µl des Leberbreis, entsprechend einem Trockengewicht von $37{,}95 \pm 1{,}12$ mg ($n = 11$), wurden sofort in die fertig vorbereiteten und gekühlten Inkubationsgefäße (Szintillationszählgläser, Fa. Packard) eingebracht. Von jeder Leber wurden drei Ansätze inkubiert. Der Inkubationsansatz bestand aus 0,45 ml 1,5 mM o-Aminophenol (frisch sublimiert und in 1 mM Ascorbinsäure gelöst), 0,5 ml 0,2 M Kaliumphosphatpuffer pH 7,4, 0,1 ml 0,3 M $MgCl_2$ und 1,95 ml Wasser. Die Gasphase war Luft. Es wurde 60 min bei 37° C und einer hohen Schüttelfrequenz (150/min) inkubiert. Als Leerwert wurde das komplette Medium ohne Lebergewicht inkubiert.

b) Bestimmung von UDP-Glucose (UDPG) und UDP-Glucuronsäure (UDPGA). UDPG wurde nach den Angaben von Mills u. Smith (1962) mittels UDPG-Dehydrogenase und NAD^+ im optischen Test bestimmt. Das Lebergewebe wurde dazu mit der in flüssigem Stickstoff gekühlten Frierstopzange entnommen und zusammen mit eiskalter Perchlorsäure (0,6 n) im Verhältnis 1:6 in flüssigem Stickstoff eingefroren. Die gerade auftauende Probe wurde mit dem Ultra-Turrax bei 0° C kurz homogenisiert.

UDPGA wurde nach den Angaben von Wong u. Sourkes (1967; 1968) bestimmt. Dabei wird der hitzedenaturierte Leberextrakt zusammen mit Harmol als Acceptor und einer UDP-Glucuronyltransferase-enthaltenden Mikrosomensuspension inkubiert und nach dünnschichtchromatographischer Trennung das entstandene Harmolglucuronid fluorometrisch bestimmt. Genaue Angaben zur Methodik finden sich bei Künzel u. Müller-Oerlinghausen (1969).

c) Bestimmung der Aktivität der UDP-Glucuronyltransferase, der UDPG-Dehydrogenase und der UDPGA-Pyrophosphatase. Die *UDP-Glucuronyltransferase*-Aktivität wurde mit zwei verschiedenen Aglyconen bestimmt: p-Nitrophenol und o-Aminophenol. Bei Verwendung von p-Nitrophenol wurde nach den Angaben von Pogell u. Leloir (1961) vorgegangen. Mikrosomensuspension: das Lebergewebe wurde durch eine PVC-Presse gedrückt und im Verhältnis 1:4 in eiskalter 0,154 M KCl-Lösung mit einem Potter-Elvehjem-Homogenisator mit ganz lose sitzendem Glasstempel kurz suspendiert. Die Suspension wurde 20 min bei $11\,300 \cdot g$ und 0° C, der Überstand 90 min bei $100\,000 \cdot g$ und 0° C zentrifugiert. Das Präcipitat wurde zweimal mit 0,154 M KCl gewaschen, zentrifugiert und anschließend in 35% des ursprünglichen Volumens wieder suspendiert. 0,4 ml dieser Suspension wurden zum Test eingesetzt. Das Endvolumen betrug 1,5 ml, die UDPGA-Konzentration 2,4 mM. — Bei Verwendung von o-Aminophenol als Acceptor wurde im wesentlichen nach Levvy u. Storey (1949) vorgegangen. Das Inkubationsmedium bestand aus 0,5 ml Trispuffer (0,5 M, pH 8,0), 0,2 ml o-Aminophenol (1,5 mM in 1 mM Ascorbinsäure), 0,5 ml der oben beschriebenen Mikrosomensuspension und Wasser ad 2,0 ml. Die UDPGA-Konzentration betrug ebenfalls 2,4 mM. Es wurde 30 min unter Luft bei 37° C und einer Schüttelfrequenz von 80/min inkubiert. Anschließend wurde die Bestimmung des o-Aminophenolglucuronids wie oben angegeben durchgeführt.

Die Aktivität der *UDPG-Dehydrogenase* in der *Leber* wurde im wesentlichen nach den Angaben von Miettinen u. Leskinen (1963) bestimmt. Das Lebergewebe wurde im Verhältnis 1:10 in eiskalter 0,154 M KCl-Lösung mit dem Ultra-Turrax bei 0° C homogenisiert, das Homogenat 10 min bei 3000 · g und 0° C zentrifugiert. 4 ml des Überstandes wurden mit 40 ml kaltem Aceton (—15° C) versetzt. Das Präcipitat wurde zweimal mit kaltem Aceton gewaschen, nach Überblasen mit Stickstoff im Vakuum von Acetonresten befreit und schließlich mit 4 ml Aqua bidest. 10 min bei 0° C gerührt. Die Suspension wurde 20 min bei 16000 · g und 0° C zentrifugiert und der klare Überstand zum Test eingesetzt. Der Ansatz enthielt 100 µMol Glycinpuffer (pH 8,7), 1 µMol NAD^+, 0,16 µMol UDPG und 100 µl Überstand in einem Testvolumen von 1,0 ml.

Die Messung der *UDPGA-Pyrophosphatase-Aktivität* wurde in folgender Weise durchgeführt: Die Leber wurde durch ein PVC-Sieb gepreßt. Je 50 µl des entstandenen Leberbreis wurden sofort in die fertig vorbereiteten und gekühlten Inkubationsgefäße eingebracht. Das Medium entsprach demjenigen, in dem auch die Glucuronidsynthese gemessen wurde (vgl. oben), jedoch wurde o-Aminophenol weggelassen und das ursprüngliche Volumen halbiert. UDPGA wurde in einer Konzentration von 0,33 mM zugesetzt. Es wurde bei 37° C und unter Schüttelfrequenz von 80/min unter Luft inkubiert. Nach 5, 10, 20 bzw. 30 min wurde die Inkubation durch schnelles Erhitzen im kochenden Wasserbad (1 min) unterbrochen, zentrifugiert und UDPGA im Überstand nach der angegebenen Methode fluorometrisch bestimmt. Aus der Abnahme der Konzentration an UDPGA wurde die Aktivität des UDPGA-abbauenden Enzyms berechnet. Als Null-Wert wurde ein nicht inkubierter Ansatz mit der gleichen Menge Gewebe, der sofort hitzedenaturiert wurde, eingesetzt. Bei Inkubation des kompletten Mediums ohne Gewebe war über 30 min keine Veränderung des UDPGA-Gehaltes zu beobachten.

Der *Proteingehalt* von Leberextrakten wurde nach Lowry in der von Rieder (1966) beschriebenen Modifikation bestimmt.

d) *Glucose* im Blut wurde mit der Glucose-Oxidase-Methode (Biochemica-Test, Boehringer) bestimmt. Die Extraktion und Bestimmung der *Triglyceride* in der Leber erfolgte nach den von Folch et al. (1957) und van Handel (1961) angegebenen Methoden.

4. Chemikalien

o-Aminophenol (Fa. Fluka, Basel) wurde vor Gebrauch jeweils frisch sublimiert. o-Aminophenol-Glucuronid zur Standardisierung der Methode lieferte die Fa. Aldrich, Milwaukee, Wisconsin, USA.

Für die großzügige Überlassung von Versuchsmengen zahlreicher Enzyme und Substrate danken wir Herrn Dr. F. H. Schmidt, Biochemische Abteilung der Fa. Boehringer, Mannheim.

5. Statistik

Alle Ergebnisse werden als $\bar{x} \pm s_{\bar{x}}$ angegeben. Die Berechnung der Signifikanz erfolgte mit dem Student-Test. Werden prozentuale Zuwachsraten angegeben, so wurde deren Standardabweichung nach dem Gaußschen Fehlerfortpflanzungsgesetz berechnet.

Ergebnisse

Wir untersuchten die Glucuronidsynthese in einer Präparation, bei der die intracelluläre UDPGA-Konzentration limitierend für die Glucuronidbildung ist (vgl. Müller-Oerlinghausen et al., 1969). Die Syntheserate betrug im Mittel ca. 350 nMol Glucuronid/g Leber ($356 \pm 8{,}8$ µg oAP-Glucuronid/g; $n = 21$). Da die physiologische UDPGA-Konzentration nach Untersuchungen von Wong u. Sourkes (1967) und eigenen

Messungen zwischen 200 und 300 nMol/g Feuchtgewicht Leber liegt, ist anzunehmen, daß während der Inkubation noch zusätzlich UDPGA gebildet wird. Dafür spricht auch, daß sich die Ausbeute an Glucuronid durch Zusatz von NAD$^+$ (1,2 mM) und UDPG (0,4 mM) in optimaler Konzentration zum Inkubationsmedium um 127% steigern ließ.

Wir bestimmten die *Glucuronidsynthese* in der Leber chronisch alloxandiabetischer Ratten und akut durch Injektion Insulin-bindender Antikörper diabetisch gemachter Tiere (AIS-Diabetes). Die Bildung von oAP-Glucuronid war in beiden Fällen signifikant vermindert, bei den AIS-diabetischen Tieren auf 41%, bei alloxandiabetischen auf 78% der Kontrollwerte. Lebergewebe nicht vom Insulin abgesetzter alloxan- „diabetischer" Tiere (vgl. Methodik) zeigte dagegen eine um 27% erhöhte Syntheserate. Wurde alloxandiabetischen Tieren, bei denen zunächst die Insulin-Substitution ausgesetzt worden war, 13 Std vor der Tötung Long-Insulin® injiziert, so war die Glucuronidsynthese um 40% erhöht gegenüber den Tieren, die kein Insulin erhalten hatten (Tab. 1).

Die Aktivität der *UDP-Glucuronyltransferase* in der Mikrosomenfraktion von Lebern alloxandiabetischer Tiere war nicht verändert (Tab. 2); sie wurde angesichts des ungelösten Problems der Substratspezifität der Transferase (vgl. Isselbacher, 1968; Temple et al., 1968) gegenüber zwei verschiedenen Acceptoren bestimmt.

Der Befund der verminderten oAP-Glucuronidbildung in vitro deutet somit auf ein vermindertes Angebot an UDPGA in der Leber der diabetischen Tiere hin. Tatsächlich fand sich bei der Bestimmung des UDPGA-Gehaltes im hitzedenaturierten Leberextrakt sowohl bei

Tabelle 1. *Wirkung eines Insulinmangels auf die Glucuronidierung von o-Aminophenol in vitro ($\bar{x} \pm s_{\bar{x}}$). Anti-Insulin-Serum wurde 13 Std vor dem Versuch injiziert. Alloxandiabetische Tiere erhielten 42 Std vor dem Versuch die letzte Insulininjektion. Ein Teil dieser Tiere erhielt 13 Std vor dem Versuch 6 I.E. Long-Insulin subcutan*

	n	µg oAP-Gluc. / g Tr.-Gew.	p	Blutzucker mg-%	Lebertriglyceride mg/g F.-Gew.
Kontrolle	6	376,0 ± 30,6		87,5 ± 5,3	14,2 ± 2,7
AIS-Diabetes	6	153,0 ± 22,5	< 0,0005	240,0 ± 22,0	31,9 ± 2,9
Kontrolle	9	192,1 ± 17,3		87,0 ± 3,2	14,7 ± 3,5
Alloxan „diabetes" (Insulin nicht entzogen)	6	244,3 ± 20,4	< 0,05	23,7 ± 5,6	—
Alloxandiabetes (Insulin entzogen)	9	149,0 ± 17,8	< 0,05	462,0 ± 18,5	50,8 ± 11,0
Alloxandiabetes (6 I.E. Insulin)	8	208 ± 15,6	n.s.	272,0 ± 49,3	17,1 ± 4,3

Tabelle 2. *Aktivität der mikrosomalen UDP-Glucuronyltransferase gegenüber p-Nitrophenol und o-Aminophenol als Aglycon bei normalen und alloxandiabetischen Ratten. Insulinentzug 64 Std;* $\bar{x} \pm s_{\bar{x}}$

	Kontrolle	Alloxan	p
p-Nitrophenol			
nMol/g F.-Gew. · 30 min	106,8 ± 9,00 n = 9	92,9 ± 8,86 n = 9	n.s.
o-Aminophenol			
nMol/g F.-Gew. · 30 min	54,1 ± 1,77	45,9 ± 3,78	< 0,05
nMol/mg N · 30 min	43,0 ± 3,64 n = 6	42,8 ± 2,68 n = 6	n.s.

Tabelle 3. *Verminderung des UDPGA-Gehaltes der Leber bei Diabetes* ($\bar{x} \pm s_{\bar{x}}$)

	n	nMol UDPGA / g F.-Gew.	p
Kontrolle	4	243,8 ± 27,8	
AIS-Diabetes	4	116,6 ± 9,98	< 0,005
Kontrolle	6	217,3 ± 39,2	
Alloxandiabetes	6	135,8 ± 19,1	< 0,05

Tabelle 4. *Einfluß eines akuten Insulinmangels auf die UDPG-Konzentration in der Rattenleber* ($\bar{x} \pm s_{\bar{x}}$)

	n	nMol UDPG / g F.-Gew.	p
Kontrolle	6	222,0 ± 27,3	
AIS-Diabetes	6	384,5 ± 37,5	< 0,005

AIS-diabetischen als auch alloxandiabetischen Ratten eine Verminderung der UDPGA-Konzentration auf 48 bzw. 63% der jeweils zugehörigen Kontrollwerte (Tab. 3).

Dieser Effekt des Insulinmangels könnte sowohl auf einer gestörten Synthese als auch auf einer erhöhten Abbaurate von UDPGA beruhen. Entscheidend für die *Synthese* von UDPGA in vivo sind das Angebot an UDP-Glucose und die Aktivität der UDPG-Dehydrogenase.

Die Konzentration von *UDP-Glucose*, der direkten Vorstufe von UDPGA, im Lebergewebe AIS-diabetischer Tiere war nicht vermindert, sondern um 79% erhöht gegenüber nur mit Kontrollserum behandelten Tieren (Tab. 4).

Die Aktivität der UDPG-Dehydrogenase, welche die Oxydation von UDPG zu UDPGA katalysiert, war dagegen in der diabetischen Leber hoch signifikant vermindert (Tab. 5).

Die Freisetzung von Insulin aus dem Pankreas ist auch im Hunger vermindert; deshalb wurde bei Tieren, denen 48 Std das Futter entzogen worden war, die Aktivität der UDPG-Dehydrogenase bestimmt. Auch unter diesen Bedingungen war die Enzymaktivität, bezogen auf den

Tabelle 5. *Einfluß des Insulinmangels auf die Aktivität der UDPG-Dehydrogenase in der Rattenleber* ($\bar{x} \pm s_{\bar{x}}$)

	n	nMol UDPG / g F.-Gew. · min	p
Kontrolle	9	77,55 ± 3,01	
Alloxandiabetes (Insulin entzogen)	10	40,96 ± 7,76	< 0,0005
Kontrolle	6	68,05 ± 1,46	
AIS-Diabetes	5	31,94 ± 3,36	< 0,0005

Tabelle 6. *Aktivität der UDPG-Dehydrogenase in der Leber von hungernden Ratten (Wistar♂); 48 Std Futterentzug* ($\bar{x} \pm s_{\bar{x}}$)

	n	nMol UDPG / mg N · min	p
gefüttert	6	14,93 ± 0,98	
gehungert	6	7,59 ± 0,49	< 0,0005

Proteingehalt, auf 51% der bei gefütterten Tieren gefundenen Werte reduziert (Tab. 6) — ein Befund, den auch Miettinen u. Leskinen (1963) erhoben haben.

Der Unterschied der Enzymaktivität blieb erhalten, wenn die aus dem Leberacetontrockenpulver gewonnenen, wäßrigen Extrakte 12 Std bei 3° C gegen 0,154 M KCl (das Enzym ist zwischen pH 6,0 und 8,7 stabil; vgl. Goldberg, 1963) dialysiert und anschließend erneut die Aktivität der UDPG-Dehydrogenase hierin bestimmt wurde. Die Aktivität war im Mittel ($n_K = 3$; $n_{AIS} = 3$) auf 62,1% der Kontrollwerte vermindert. Der ermittelte k_m-Wert für UDPG in dieser Präparation lag im Mittel bei $1,4 \cdot 10^{-5}$ M, was in guter Übereinstimmung mit Goldbergs Befunden (1963) steht.

Nach den beschriebenen Ergebnissen kann es als wahrscheinlich gelten, daß die erniedrigte UDPGA-Konzentration in der Leber diabetischer Tiere durch die im Insulinmangel verminderte UDPG-Dehydrogenase-Aktivität verursacht ist. Denkbar wäre freilich auch eine Beschleunigung des *UDPGA-Abbaus* unter unseren Versuchsbedingungen. Um diese Möglichkeit zu prüfen, haben wir die Aktivität der *UDPGA-Pyrophosphatase* unter den gleichen Bedingungen bestimmt, unter denen auch die Glucuronidsynthese in vitro gemessen wurde (vgl. Methodik). Es wurde in dem mit UDPGA versetzten Inkubationsmedium die Abnahme des UDPGA-Gehalts über eine Inkubationszeit von 30 min verfolgt. Eine Reaktionskinetik nullter Ordnung wurde nicht angestrebt, um auch eine eventuelle kompetitive Hemmung des Enzyms erfassen zu können. Wie Abb. 1 zeigt, wurde UDPGA durch Lebergewebe von AIS-diabetischen Ratten und Kontrolltieren mit gleicher Geschwindigkeit abgebaut.

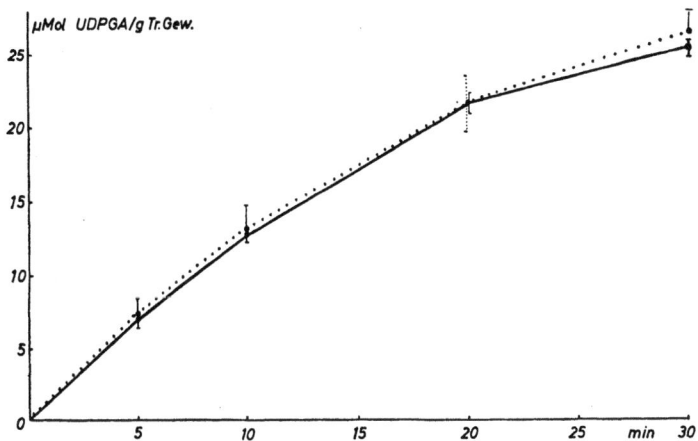

Abb. 1. Aktivität der UDPGA-Pyrophosphatase in der Leber von AIS-diabetischen ($n = 4$) und mit Kontrollserum behandelten ($n = 6$) Ratten. Angegeben ist die zu den jeweiligen Zeiten abgebaute Menge UDPGA ($\bar{x} \pm s_{\bar{x}}$) AIS ·····; K ——

Diskussion

Die UDP-Glucuronsäure (UDPGA) wurde 1954 von Dutton u. Storey gefunden und wird auch als „Kofaktor" der Glucuronidbildung bezeichnet, was insofern irreführend ist, als die Glucuronsäure, die in einer energiereichen Nucleotidbindung vorliegt, mit dem Aglycon zusammen ausgeschieden wird und somit für Entgiftungsvorgänge vom Organismus ständig neu bereitgestellt und aktiviert werden muß. UDPGA kommt in der Leberzelle nur in sehr geringer Konzentration vor; sie ist um den Faktor 10 niedriger als etwa die Konzentration von ATP. Die Umsatzrate dieser Verbindung muß also sehr hoch sein.

UDPGA entsteht durch Oxydation von UDPG unter Vermittlung der UDPG-Dehydrogenase (Strominger et al., 1954). Von der UDPG führt ein Hauptstoffwechselweg zum Glykogenaufbau, der von der Aktivität der „Glykogensynthetase" (UDP-Glucose-Glykogen-Glykosyltransferase) abhängig ist. Es muß also Regulationen geben, wodurch der Abfluß von UDPG mehr in diese oder jene Richtung (Glykogen oder UDPGA) gelenkt wird. Inwieweit in diesem Zusammenhang hormonale Einflüsse eine Rolle spielen, ist bis jetzt nicht bekannt. In vorangegangenen Untersuchungen (Jahns, 1969; Müller-Oerlinghausen et al., 1969) war darüber berichtet worden, daß Cortison einen fördernden Einfluß auf die Glucuronidsynthese bzw. den UDPGA-Gehalt der Leber besitzt. Unsere oben dargestellten Ergebnisse zeigen, daß auch Insulin für den normalen Aufbau von UDPGA notwendig ist. Schriefers et al. (1965) hatten in Übereinstimmung damit gesehen, daß die Bildung von Testosteronglucuronid in Leberschnitten alloxandiabetischer Ratten vermindert ist.

Diese Befunde haben einen gemeinsamen Berührungspunkt; denn sowohl Insulin als auch Cortison erhöhen nach vorliegenden Befunden (Steiner et al., 1951b; Hornbrook et al., 1966) die Aktivität der I-Form der ,,Glykogensynthetase", begünstigen also den Aufbau von Glykogen aus UDPG. Offenbar wird also dadurch nicht UDPG von dem Nebenweg UDPG → UDPGA abgezogen, sondern es kann in einer Stoffwechselsituation, in der vermehrt Glucose-1-P über UDPG in Glykogen eingebaut wird, auch die Bildung von UDPGA aus UDPG normal oder beschleunigt ablaufen, sofern eine ausreichende Aktivität der UDPG-Dehydrogenase vorhanden ist. Wie die Beeinflussung dieses Enzyms durch Insulin zustande kommt, muß noch offen bleiben. Für die Annahme, daß die Verminderung der Aktivität beim hungernden Tier durch die gleichzeitige Abnahme des Leberglykogens und damit auch von UDPG verursacht sei (Miettinen u. Leskinen, 1963), gibt es keinen experimentellen Beweis. In unseren Versuchen war die UDPG-Konzentration in der Leber der diabetischen Tiere auch nicht vermindert, sondern im Gegenteil erhöht, was sowohl durch die Hemmung der ,,Glykogensynthetase" als auch durch die erniedrigte Aktivität der UDPG-Dehydrogenase erklärt werden könnte: beide Veränderungen müßten zu einem Aufstau von UDPG führen. — Der Befund der erhöhten UDPG-Konzentration im Insulinmangel läßt es auch zweifelhaft erscheinen, daß die verminderte Energiebereitstellung im intermediären Stoffwechsel der diabetischen Tiere (Hohorst et al., 1964; Söling et al., 1966) zu einer Hemmung der Rephosphorylierung von UDP oder UMP und damit verminderten Bildung von UDPG führen kann.

Unsere Befunde sprechen dafür, daß die Aktivität der UDPG-Dehydrogenase für die UDPGA-Synthese limitierend ist. Damit im Einklang steht eine theoretische Überlegung: Wenn man in Betracht zieht, daß der K_m-Wert der UDPG-Dehydrogenase für UDPG bei physiologischem pH ca. $9 \cdot 10^{-6}$ M beträgt (Goldberg, 1963; vgl. auch Salitis u. Oliver, 1964), so dürfte das im Cytoplasma lokalisierte Enzym unter Zugrundelegung einer stationären Konzentration von 0,2—0,3 µM UDPG/g Feuchtgewicht (vgl. Hornbrook et al., 1966) in vivo unter Sättigungsbedingungen stehen. Die Geschwindigkeit der irreversiblen Reaktion UDPG → UDPGA wäre also von der UDPG-Konzentration nicht abhängig, wohl aber bestimmt durch die Aktivität der Dehydrogenase. Im Gegensatz dazu liegt die Michaelis-Menten-Konstante für Präparationen der UDP-Glucuronyltransferase sehr viel höher, nämlich bei ca. $5-7 \cdot 10^{-4}$ M (vgl. Isselbacher, 1962; Goldberg, 1963). Falls dieser Wert auch unter in vivo-Bedingungen gelten sollte, würde sich bei Annahme einer gleichmäßigen Verteilung des UDPGA-Gehaltes in der Zelle ergeben, daß die UDP-Glucuronyltransferase noch nicht halbgesättigt ist, ihre Aktivität bei maximaler Belastung mit einem Aglycon also von der vorhandenen UDPGA-Konzentration abhängig ist.

Die Aktivität der Transferase war bei den diabetischen Tieren nicht vermindert. Damit unterscheidet sich die UDP-Glucuronyltransferase von anderen mikrosomalen Enzymen des Arzneimittelabbaus, deren Aktivität in der Leber alloxandiabetischer Ratten vermindert gefunden wurde (Dixon et al., 1961). Da die Aktivitätsabnahme direkt korreliert war mit der Abnahme des Leberglykogens und andererseits die „smooth surface fraction" der Mikrosomen auffällig glykogenhaltig ist, wurde von den Autoren ein kausaler Zusammenhang zwischen den beiden Parametern postuliert. Unsere Befunde können die These nicht stützen, daß die Glycogenverarmung zu einer Hemmung der Enzymaktivität führt; dabei ist jedoch zu bedenken, daß sich nach neueren Befunden eine hohe Transferaseaktivität auch in der „rough surface fraction" der Mikrosomen hat nachweisen lassen (Gram et al., 1968).

Ob sich eine Verminderung des UDPGA-Angebots bei nicht veränderter Aktivität der UDP-Glucuronyltransferase auf die Bildung von Glucuroniden *in vivo* auswirkt, kann nach den vorgelegten Ergebnissen nicht gesagt werden. Hierzu sind Versuche am intakten Tier oder isolierten Organ notwendig, über die demnächst berichtet werden soll.

Literatur

Arnim, J., Grant, R. T., Wright, P. H.: Experimental diabetes in rats produced by parenteral administration of anti-insulinserum. J. Physiol. (Lond.) 153, 146 (1960).

Dixon, R., Hart, L. G., Fouts, J. R.: The metabolism of drugs by liver microsomes from alloxan-diabetic rats. J. Pharmacol. exp. Ther. 133, 7 (1961).

Dutton, G. J., Storey, I. D. E.: Uridine compounds in glucuronic acid metabolism. I. The formation of glucuronides in liver suspensions. Biochem. J. 57, 275 (1954).

Folch, J., Lees, M., Sloanestanley, G. H.: A simple method for the isolation and purification of total lipides from animal tissues. J. biol. Chem. 226, 497 (1957).

Goldberg, N. D.: The effects of nucleotide substrates containing 5-fluorouracil and 6-azauracil on certain kinetic parameters of UDPG-dehydrogenase and UDP-glucuronyl-transferase. Ph. D. Thesis, University of Wisconsin 1963.

Gram, T. E., Hansen, A. R., Fouts, J. R.: The submicrosomal distribution of hepatic uridine diphosphate glucuronyltransferase in the rabbit. Biochem. J. 106, 587 (1968).

Handel, E. van: Suggested modifications of the micro determination of triglycerides. Clin. Chem. 7, 249 (1961).

Hohorst, H. J., Stratman, D., Bartels, H.: Über die Wirkung von Insulin auf den Reduktionszustand des DPN-Systems und die Phosphorylierung der Adeninnukleotide in der Leber. Klin. Wschr. 42, 245 (1964).

Hornbrook, K. R., Burch, H. B., Lowry, O. H.: The effect of adrenalectomy and hydrocortisone on rat liver metabolites and glycogen synthetase activity. Molec. Pharmacol. 2, 106 (1966).

Isselbacher, K. J.: Evidence for the multiplicity of glucuronyl transferases. In: Ikterus, ed. K. Beck. Stuttgart-New York: F. K. Schattauer 1968.

— Chrabas, M. F., Quinn, R. C.: The solubilization and purification of a glucuronyl transferase from rabbit liver microsomes. J. biol. Chem. 237, 3033 (1962).

Jagow, R., von, Kampfmeyer, H., Kiese, M.: The preparation of microsomes. Naunyn-Schmiedebergs Arch. exp. Path. Pharmak. 251, 73 (1965).

Jahns, R.: Die Wirkung von Tolbutamid auf Blutglucose und Glucuronsäurekonjugation im Lebergewebe normaler, adrenalektomierter und mit Cortison behandelter Mäuse. Dissertation, Göttingen 1969.
Künzel, B., Müller-Oerlinghausen, B.: Wirkung von Testosteron und einem Anti-Androgen (Cyproteronacetat) auf die Glucuronidbildung in der Rattenleber. Naunyn-Schmiedebergs Arch. Pharmak. exp. Path. 262, 112 (1969).
Levvy, G. A., Storey, I. D. E.: The measurement of glucuronide synthesis by tissue preparations. Biochem. J. 44, 295 (1949).
Lipschitz, W. L., Bueding, E.: Mechanism of the biological formation of conjugated glucuronic acids. J. biol. Chem. 129, 333 (1939).
Miettinen, T. A., Leskinen, E.: Enzyme levels of glucuronic acid metabolism in the liver, kidney and intestine of normal and fasted rats. Biochem. Pharmacol. 12, 565 (1963).
Mills, G. T., Smith, E. E. B.: In: H. U. Bergmeyer: Methoden der enzymatischen Analyse. Weinheim: Verlag Chemie 1962.
Müller-Oerlinghausen, B., Hasselblatt, A., Jahns, R.: Impaired hepatic synthesis of glucuronic acid conjugates in diabetic rats. Life Sci. 6, 1529 (1967).
− − − Vermehrte Bildung von Bilirubinglucuronid in der Leber während der Insulin-Sulfonylharnstoff-Hypoglykämie. Naunyn-Schmiedebergs Arch. Pharmak. exp. Path. 260, 254 (1968).
− Jahns, R., Künzel, B., Hasselblatt, A.: Die Wirkung von Tolbutamid auf Blutglucose und Glucuronsäurekonjugation in Lebergewebe normaler und adrenalektomierter Mäuse. Naunyn-Schmiedebergs Arch. Pharmak. exp. Path. 262, 17 (1969).
Pogell, B. M., Leloir, L. F.: Nucleotide activation of liver microsomal glucuronidation. J. biol. Chem. 236, 293 (1961).
Rieder, H. P.: Eine neue Modifikation der Cu-Folin-Methode zur Bestimmung des Totalproteins im Liquor cerebrospinalis. Klin. Wschr. 44, 1036 (1966).
Salitis, G., Oliver, I. T.: Inhibition of uridine diphosphate glucose dehydrogenase by metabolic intermediates of galactose. Biochim. biophys. Acta (Amst.) 81, 55 (1964).
Schriefers, H., Keck, B., Otto, M.: Biosynthese von Steroidglucuroniden bei verschiedenen Stoffwechselzuständen. Acta endocr. (Kbh.) 50, 25 (1965).
Söling, H. D., Kattermann, R., Schmidt, H., Kneer, P.: The redox state of NAD^+/NADH-systems in rat liver during ketosis, and the so called "triosephosphate block". Biochim. biophys. Acta (Amst.) 115, 1 (1966).
Steiner, D. F., Rauda, V., Williams, R. H.: Severe ketoacidosis in the alloxan diabetic rat. Endocrinology 68, 809 (1961).
− − − Effects of insulin, glucagon, and glucocorticoids upon hepatic glycogen synthesis from uridine diphosphate glucose. J. biol. Chem. 236, 299 (1961b).
Strominger, J. L., Kalckar, H. M., Axelrod, J., Maxwell, E. S.: Enzymatic oxidation of uridine diphosphate glucose to uridine diphosphate glucuronic acid. J. Amer. chem. Soc. 76, 6411 (1954).
Temple, A. R., Clement, M. S., Done, A. K.: Studies of glucuronidation. IV. Evidences of different processes for o-aminophenol and p-nitrophenol. Proc. Soc. exp. Biol. (N. Y.) 128, 307 (1968).
Wong, K. P., Sourkes, T. L.: Determination of UDPG and UDPGA in tissues. Analyt. Biochem. 21, 444 (1967).
− − Glucuronidation of 3-o-methylnoradrenaline, Harmalol and some related compounds. Biochem. J. 110, 99 (1968).

Priv.-Doz. Dr. med. B. Müller-Oerlinghausen
c/o Dept. of Medical Sciences,
Ministry of Public Health
Yod-se/Bangkok (Thailand)

Short Communication

Interactions of Angiotensin and Cocaine on the Output of Noradrenaline from Isolated Rabbit Hearts

K. STARKE

Pharmakologisches Institut, Klinikum Essen der Ruhr-Universität

Received November 17, 1969

Summary. The output of noradrenaline from isolated rabbit hearts during sympathetic nerve stimulation is increased by angiotensin (1.3 ng/ml) to 176% of the preceding control stimulation period. During inhibition of noradrenaline re-uptake by cocaine (5 or 15 µg/ml), the augmentation caused by the peptide is unchanged (181 and 171%, respectively). The result favours the assumption that angiotensin enhances the output of noradrenaline by an increase of the amount of transmitter liberated from the nerve terminals rather than by interfering with transmitter inactivation.

Key-Words: Angiotensin — Cocaine — Isolated Rabbit Heart — Sympathetic Nerves — Noradrenaline Release.

The outflow of noradrenaline from isolated rabbit hearts caused by stimulation of the sympathetic cardiac nerves is enhanced by angiotensin, whereas resting output is not influenced (Starke et al., 1969). This enhancement is not due to coronary constriction (Starke et al., in press). In order to investigate further the mechanism of this potentiation, we tested the interaction of angiotensin and cocaine on the output of noradrenaline.

Methods

Preparation of hearts, perfusion, stimulation, and amine determination were performed as previously described (Starke et al., 1969). In principle, isolated rabbit hearts with intact sympathetic nerve supply were perfused at a constant rate of 25 ml/min with modified Tyrode solution. The sympathetic nerves were stimulated for 1 min-periods separated by 14 min-intervals (Stimulator II, Sachs, Hugstetten; 5 pulses/sec, 3 msec, 8 mA). Four stimulation periods (S_1-S_4) were applied in each experiment. The noradrenaline content of 2 min-perfusate samples is given throughout this paper. To measure the output during sympathetic nerve stimulation, collection of the 2 min-samples started with the onset of the stimulation. Val^5-angiotensin II-Asp^1-β-amide (Hypertensin®, CIBA AG., Basel) and cocaine were infused into the aortic cannula. — Means ± S.E. are given throughout this paper. Student's *t*-test was used to calculate significance.

Results

In untreated hearts, the output of noradrenaline evoked by sympathetic nerve stimulation declined from the first (S_1) to the last stimulation period (S_4; Table). Angiotensin infusions started 8 min before S_4. Amine outflow caused by S_4 was 88.1% of that caused by S_3 in control hearts. During perfusion with 1.3 ng/ml angiotensin it was increased to 175.7% (group 2; $P < 0.002$).

Table. *Influence of angiotensin and cocaine on the output of noradrenaline from isolated rabbit hearts during sympathetic nerve stimulation*

Drug (concentration in the perfusion medium)	Noradrenaline output in % of the preceding stimulation period; *italics: absolute values in ng*				N
	S_1	S_2	S_3	S_4	
1. None		97.8 ± 5.7	84.0 ± 8.3	88.1 ± 4.5	6
	38.0 ± 5.6	*37.1 ± 6.1*	*31.6 ± 7.4*	*28.4 ± 7.3*	
2. Angiotensin 1.3 ng/ml		83.4 ± 5.3	87.0 ± 5.2	175.7 ± 21.7	4
	33.2 ± 3.8	*27.3 ± 2.6*	*24.0 ± 3.3*	*44.0 ± 10.6*	
3. Cocaine 5 µg/ml		205.8 ± 10.6	93.4 ± 5.1	92.8 ± 6.8	3
	30.0 ± 3.4	*62.4 ± 10.4*	*58.4 ± 10.7*	*55.3 ± 13.7*	
4. Cocaine 5 µg/ml Angiotensin 1.3 ng/ml		202.9 ± 13.6	94.6 ± 3.7	181.2 ± 22.5	5
	33.5 ± 13.8	*66.4 ± 28.1*	*62.7 ± 27.2*	*101.8 ± 34.1*	
5. Cocaine 15 µg/ml		162.5 ± 36.1	94.5 ± 5.5	88.0 ± 4.0	3
	33.3 ± 7.5	*51.4 ± 12.4*	*48.8 ± 13.2*	*43.4 ± 12.9*	
6. Cocaine 15 µg/ml Angiotensin 1.3 ng/ml		140.8 ± 14.7	83.3 ± 10.1	171.3 ± 16.9	4
	46.1 ± 6.7	*64.9 ± 12.5*	*54.8 ± 13.1*	*94.2 ± 21.9*	

The sympathetic nerves were stimulated for 1 min-periods (S_1–S_4) separated by 14 min-intervals. Cocaine was infused into the aortic cannula from 8 min before S_2, angiotensin from 8 min before S_4 until the end of the experiment.

Cocaine infusions started 8 min before S_2. During perfusion with 5 µg/ml cocaine, the amine outflow caused by S_2 was augmented to 204.0 ± 8.9% of S_1 (groups 3 and 4 combined; $N = 8$; $P < 0.0001$), during perfusion with 15 µg/ml to 150.1 ± 16.3% (groups 5 and 6; $N = 7$; $P < 0.02$). The increase by the lower concentration of cocaine is significantly greater than that by the higher one ($P < 0.02$).

If the infusion of cocaine was continued until S_4, the output of noradrenaline remained elevated, except for a small decline comparable to that observed in untreated hearts. In the presence of 5 µg/ml cocaine, amine output caused by S_4 was 92.8% of that caused by S_3. During additional infusion of angiotensin, however, it was increased to 181.2% ($P < 0.05$). In the presence of 15 µg/ml cocaine, amine output caused by S_4 was 88.0% of that caused by S_3. An infusion of angiotensin increased it to 171.3% ($P < 0.01$).

Compared with the preceding stimulation period, the percentage increase of amine outflow caused by angiotensin is nearly the same in the absence as well as in the presence of cocaine. However, the *absolute* quantity of noradrenaline delivered by the preceding stimulation period is already greatly elevated by cocaine pretreatment. The additional amount of transmitter released under the influence of angiotensin is, therefore, even greater in the presence than in the absence of cocaine.

The resting output of noradrenaline was determined in the intervals between the stimulation periods. During perfusion with 5 µg/ml cocaine, the resting output was 2.0 ± 1.0 ng/2 min; during additional infusion of angiotensin in the same hearts, it was 3.1 ± 1.9 ng/2 min ($N = 5$). Similarly, the resting output was not significantly different during perfusion with 15 µg/ml cocaine and with 15 µg/ml cocaine + 1.3 ng/ml angiotensin.

Discussion

Noradrenaline released from the sympathetic nerve terminals is mainly inactivated by re-uptake (Folkow et al., 1967). An inhibition of the uptake of dl-^{3}H-noradrenaline by angiotensin has been demonstrated in several organs (e.g. Peach et al., 1969). It seemed possible, therefore, that an impairment of re-uptake could be responsible for the increase of the output of noradrenaline during sympathetic nerve stimulation caused by angiotensin. Previous blockade of re-uptake by a second agent should, in this case, prevent any further elevation of transmitter output by angiotensin. In the present experiments, we used cocaine as a blocker of the transport of noradrenaline across the neuronal membrane. Cocaine alone augmented the outflow of noradrenaline; 15 µg/ml were less effective than 5 µg/ml, probably because of interference with transmitter liberation by the higher dose (Huković and Muscholl, 1962). Cocaine pretreatment did not impede a further augmentation of noradrenaline output by angiotensin.

It may be argued that blockade of amine uptake is not complete in the presence of cocaine. The cocaine doses used are, however, rather large (cf. for instance Hedquist and Stjärne, 1969). Moreover, even if the blockade is only partial, the effect of angiotensin should at least be reduced. This was not the case. The *percentage* increase of amine output caused by angiotensin was not diminished by cocaine, whereas the *absolute* amount released additionally under the influence of the peptide was even higher in the presence of cocaine. The supposition that the effect of angiotensin is not caused by inhibition of re-uptake is further strengthened by the fact that the peptide in doses which increase noradrenaline output does not influence the removal of infused noradrenaline from the perfusion medium (Schümann et al., to be published). These results favour the assumption, proposed by Zimmerman and Gisslen (1968), that angiotensin increases the amount of noradrenaline liberated from the nerve endings during electrical stimulation.

References

Folkow, B., Häggendal, J., Lisander, B.: Extent of release and elimination of noradrenaline at peripheral adrenergic nerve terminals. Acta physiol. scand., Suppl. 307 (1967).

Hedquist, P., Stjärne, L.: The relative role of recapture and of de novo synthesis for the maintenance of neurotransmitter homeostasis in noradrenergic nerves. Acta physiol. scand. 76, 270—283 (1969).

Huković, S., Muscholl, E.: Die Noradrenalin-Abgabe aus dem isolierten Kaninchenherzen bei sympathischer Nervenreizung und ihre pharmakologische Beeinflussung. Naunyn-Schmiedebergs Arch. exp. Path. Pharmak. 244, 81—96 (1962).

Peach, M. J., Bumpus, F. M., Khairallah, P. A.: Inhibition of norepinephrine uptake in hearts by angiotensin II and analogs. J. Pharmacol. exp. Ther. 167, 291—299 (1969).

Schümann, H. J., Starke, K., Werner, U., Hellerforth, R.: The influence of angiotensin on the elimination and uptake of noradrenaline by isolated rabbit hearts. (To be published.)

Starke, K., Werner, U., Hellerforth, R., Schümann, H. J.: Influence of peptides on the output of noradrenaline from isolated rabbit hearts. Europ. J. Pharmacol. (in press).

— — Schümann, H. J.: Wirkung von Angiotensin auf Funktion und Noradrenalinabgabe isolierter Kaninchenherzen in Ruhe und bei Sympathicusreizung. Naunyn-Schmiedebergs Arch. Pharmak. 265, 170—186 (1969).

Zimmerman, B. G., Gisslen, J.: Pattern of renal vasoconstriction and transmitter release during sympathetic stimulation in presence of angiotensin and cocaine. J. Pharmacol. exp. Ther. 163, 320—329 (1968).

Dr. K. Starke
Pharmakologisches Institut
Klinikum Essen der Ruhr-Universität
4300 Essen, Hufelandstr. 55

Bedeutung der Nebennierenkatecholamine für die reflektorische kardiovasculäre Gegenregulation bei renal hypertonischen Ratten

H. BRUNNER und P. R. HEDWALL

Biologische Laboratorien der CIBA Aktiengesellschaft Basel,
Pharmazeutische Abteilung

Eingegangen am 15. September 1969

Role of Adrenal Catecholamines in Reflex Cardiovascular Adjustment in the Renal Hypertensive Rat

Summary. The antihypertensive effects of oxprenolol, an adrenoceptive beta-receptor blocking agent, hydralazine or a combination of both compounds were compared in intact and adrenal demedullated rats. Blood pressure in the conscious animal was measured according to the method of Gerold, et al., and in the anaesthetized rat according to the method of Byrom and Wilson.

Although oxprenolol had no influence on blood pressure in the intact rat, an antihypertensive effect was seen in conscious or anaesthetized, demedullated animals. The antihypertensive effect of hydralazine was more pronounced in conscious, intact rats than in conscious, demedullated rats, while its effect was similar in anaesthetized, intact or demedullated rats.

An antagonism of the effect of hydralazine by oxprenolol was seen in intact, but not in demedullated animals. In the conscious, demedullated animal oxprenolol enhanced the antihypertensive effect of hydralazine.

It can be concluded that adrenal catecholamines play a major role in reflex adjustment to a fall in blood pressure and that this effect can be enhanced by adrenergic beta-receptor blockade.

Key-Words: Cardiovascular Reflexes — Adrenal Medulla — Catecholamines — Sympatholytics — Hypertensive Rat.

Schlüsselwörter: Kreislaufreflexe — Nebennierenmark — Catecholamine — Sympathicolytica — Hypertonische Ratte.

In früheren Untersuchungen wurde gezeigt (Brunner, Hedwall u. Meier, 1965a; Bein u. Brunner, 1966), daß an der renal hypertonischen Ratte im Gegensatz zum Menschen (Srivastava, Dewar u. Newell, 1964; Prichard u. Gillam, 1966) und Hund (unveröffentlichte Versuche) die blutdrucksenkende Wirkung verschiedener Antihypertensiva durch adrenergische Betareceptorenblocker aufgehoben werden kann. Dieses Phänomen wurde speziell für Hydralazin näher untersucht. In akuten Versuchen an normotonen Ratten und Hunden konnte wahrscheinlich gemacht werden, daß die Abschwächung der hypotensiven Wirkung z. T.

auf der Hemmung einer indirekten Hydralazinwirkung beruht: Der durch Hydralazin bedingte Blutdruckabfall löst am wachen Tier als Gegenregulation eine Aktivierung des sympathischen Systems aus, wobei sowohl Noradrenalin aus den Nervenendigungen wie auch Adrenalin aus der Nebenniere freigesetzt werden (Linet, Van Zwieten u. Hertting, 1969; Sanbar u. de Romero, 1969). Nach Hydralazin überwiegen die Symptome der Betareceptorenerregung, da es selbst an den Gefäßen alpha-Receptoren-blockierende Eigenschaften hat. Demnach wirkt Hydralazin durch einen direkten Effekt auf die Gefäßmuskulatur primär vasodilatierend, und zusätzlich wird seine Wirkung durch eine reflektorische Steigerung des Herzminutenvolumens und durch eine zusätzliche, reflektorische Vasodilatation modifiziert (Brunner, Hedwall u. Meier, 1967).

Eine Blockade adrenergischer Betareceptoren würde daher einerseits — durch eine Reduktion der kompensatorischen Herzminutenvolumenssteigerung — eine Verstärkung, andererseits — durch eine Hemmung der reflektorischen Vasodilatation — eine Verminderung der hypotensiven Wirkung von Hydralazin zur Folge haben. Weiterhin sollen Betareceptorenblocker in hohen Konzentrationen kompetitiv adrenergische Alphareceptorenblocker von den Alphareceptoren verdrängen können (Brunner, Hedwall u. Meier, 1965b; Olivares, Smith u. Aronow, 1967). Wenn diese Hypothese zutrifft, würde aus einer derartigen Verdrängung von Hydralazin von den Alphareceptoren eine zusätzliche Abschwächung seines hypotensiven Effekts resultieren.

Bei anderen Substanzen, wie Guanethidin, Reserpin und alpha-Methyldopa, deren antihypertensive Wirkungen ebenfalls durch Betareceptorenblocker gehemmt wurden (Brunner, Hedwall u. Meier, 1965a; Bein u. Brunner, 1966), ist der Anteil der Betareceptorenerregung an der Gegenregulation weitaus weniger deutlich als bei Hydralazin. Jedoch konnten Grewal u. Kaul demonstrieren, daß nach Entfernung des Nebennierenmarks bei renal hypertonischen Ratten eine Hemmung des antihypertensiven Effekts von Guanethidin durch Propranolol nicht mehr nachweisbar war (Grewal u. Kaul, im Druck). Sie schlossen daraus auf eine Verstärkung der pressorischen Wirkung von Adrenalin durch eine Hemmung seiner Betareceptoren-stimulierenden Wirkung und damit auf eine Korrelation zwischen betablockierendem Effekt und Hemmung der blutdrucksenkenden Wirkung.

Um abzuklären, ob die in akuten Experimenten an normotonen Tieren festgestellten Modifikationen der Hydralazinwirkung auch an hypertonischen Tieren eine Rolle spielen und um die relative Bedeutung der einzelnen Faktoren bei der Aufhebung der antihypertensiven Hydralazinwirkung zu erfassen, wurden Versuche an intakten und demedullierten hypertonischen Ratten angestellt.

Methodik

In Äthernarkose wurde bei männlichen Ratten im Gewicht von 120—150 g die linke Nierenarterie mit einer Silberklammer eingeengt. (Methodische Einzelheiten s. Brunner, Hedwall, Maître u. Meier, 1967.) Die Tiere wurden 4—6 Wochen nach der Operation, nachdem sich stabile Blutdruckwerte über 180 mm Hg eingestellt hatten, für die Versuche verwendet. Aus einem großen Kollektiv hypertonischer Ratten wurde in Äthernarkose eine Hälfte der Tiere 2—3 Wochen vor dem eigentlichen Versuch einseitig adrenalektomiert und auf der Gegenseite demedulliert.

Der Blutdruck wurde nach 2 verschiedenen Methoden gemessen:
a) in leichter Äthernarkose plethysmographisch nach Byrom u. Wilson (1938),
b) in wachem Zustand nach der Methode von Gerold, Hürlimann u. von Planta (1966). Diese Methode gestattet, im Gegensatz zur Methode a), auch die Registrierung der Herzfrequenz.

In Voruntersuchungen wurde die Vergleichbarkeit der beiden Methoden und der Einfluß der Äthernarkose an intakten, hypertonischen Ratten geprüft.

Die antihypertensive Wirkung von Hydralazin (3, 12 oder 24 mg/kg p.o.), Oxprenolol 10 mg/kg s.c. und einer Kombination dieser Substanzen wurde in Parallelversuchen mit Blutdruckmessung nach beiden aufgeführten Methoden geprüft. Dazu wurden Gruppen von 13—16 intakten bzw. demedullierten Ratten mit ähnlichem Ausgangsdruck (gemessen nach Methode a) zusammengestellt. Zur Erfassung der antihypertensiven Wirkung wurde der Blutdruck zuerst nach Methode a) bestimmt, 2 Std später, nach Erholung von der Äthernarkose, nach Methode b). Anschließend wurden die Tiere behandelt, 2 Std, später der Blutdruck nach Methode b) und anschließend nach a) gemessen. Parallele Gruppen von Kontrolltieren wurden mit physiologischer Kochsalzlösung behandelt.

Die statistischen Methoden von Lord (1947) und Hogben (1964) wurden verwendet.

Resultate

Vor der Behandlung wurde am gleichen Tier unmittelbar nacheinander mit beiden Methoden der Blutdruck gemessen. Ein Vergleich der Werte aller Tiere der einzelnen Gruppen zeigte, daß der Blutdruck in wachem Zustand höher war. Diese Diskrepanz war bei intakten ($n = 119$) Tieren deutlicher (38 mm Hg) als bei den demedullierten Ratten ($n = 117$) (24 mm Hg), ($p < 0,001$) (Tab. 1).

Nach Untersuchungen an einem anderen Tierkollektiv ist dieser Unterschied ausschließlich auf die Äthernarkose und nicht auf die differenten Registrierungsmethoden zu beziehen: Bei vergleichender Messung an identischen, intakten, hypertonischen Ratten fand sich nach der Methode von Gerold (1966) eine Blutdruckdifferenz zwischen wachem und narkotisiertem Zustand von $40,6 \pm 6,1$ mm Hg ($p < 0,001$, $n = 17$). An diesen Tieren betrug gleichzeitig die Differenz der Blutdruckwerte, die mit beiden Methoden in Narkose gemessen wurden, nur $2,6 \pm 3,4$ mm Hg. Die relative Streuung war bei den wachen Tieren mit 15% größer als bei der Messung in Äthernarkose (8%; $p < 0,001$).

Bei den mit Kochsalzlösung behandelten Kontrolltieren fand sich unter keiner Bedingung eine Änderung des Blutdrucks oder der Herzfrequenz (Tab. 2).

Tabelle 1. *Ausgangswerte für Blutdruck und Herzfrequenz und Einfluß von Hydralazin oder einer Kombination von Hydralazin und Oxprenolol auf die Herzfrequenz. Die angegebenen Werte sind $\bar{x} \pm s_{\bar{x}}$, n = Anzahl der Tiere*

Behandlung	Meß-methodik	Gruppe	n	Blutdruck Ausgangswert mm Hg	Herzfrequenz Ausgangswert Schläge/min	Änderung Δ Schläge/min
Hydralazin 3 mg/kg p.o.	nark.	demed.	16	204,7 ± 3,9		
		intakt	16	200,3 ± 3,5		
	wach	demed.	16	218,1 ± 8,8	298,1 ± 8,5	+ 26,6 ± 9,6
		intakt	16	243,8 ± 10,3	321,6 ± 13,3	+ 12,8 ± 19,8
Hydralazin 3 mg/kg p.o. + Oxprenolol 10 mg/kg s.c.	nark.	demed.	13	216,9 ± 6,2		
		intakt	14	208,2 ± 4,7		
	wach	demed.	13	259,2 ± 9,1	304,2 ± 16,6	− 32,7 ± 17,5
		intakt	14	247,9 ± 6,3	311,1 ± 10,6	− 32,9 ± 10,6
Hydralazin 12 mg/kg p.o.	nark.	demed.	15	205,7 ± 4,5		
		intakt	16	201,9 ± 3,5		
	wach	demed.	15	215,0 ± 9,7	309,2 ± 9,7	+ 21,7 ± 14,9
		intakt	16	238,8 ± 9,2	318,1 ± 12,0	+ 37,8 ± 12,4
Hydralazin 12 mg/kg p.o. + Oxprenolol 10 mg/kg s.c.	nark.	demed.	14	217,5 ± 5,5		
		intakt	15	214,0 ± 3,7		
	wach	demed.	14	259,6 ± 7,1	261,4 ± 9,4	+ 3,2 ± 7,8
		intakt	15	254,0 ± 8,6	300,0 ± 11,2	− 40,0 ± 12,6
Hydralazin 24 mg/kg p.o.	nark.	demed.	16	206,3 ± 4,2		
		intakt	16	200,9 ± 2,8		
	wach	demed.	16	223,1 ± 7,8	319,1 ± 9,9	+ 15,4 ± 17,3
		intakt	16	234,4 ± 8,1	320,6 ± 11,0	+ 29,1 ± 11,0
Hydralazin 24 mg/kg p.o. + Oxprenolol 10 mg/kg s.c.	nark.	demed.	14	215,4 ± 4,3		
		intakt	14	208,2 ± 4,7		
	wach	demed.	14	238,2 ± 7,5	296,8 ± 13,7	− 25,0 ± 12,2
		intakt	14	246,8 ± 7,1	327,9 ± 10,2	− 55,4 ± 14,1

Tabelle 2. *Einfluß von Oxprenolol auf Blutdruck und Herzfrequenz.*
Die angegebenen Werte sind $\bar{x} \pm s_{\bar{x}}$, n = Anzahl Tiere

Behandlung	Meß-methodik	Gruppe	n	Blutdruck		Herzfrequenz	
				Ausgangswert mm Hg	Änderung Δ mm Hg	Ausgangswert Schläge/min	Änderung Δ Schläge/min
Kontrollen	nark.	demed.	16	206,6 ± 4,6	− 4,4 ± 3,5		
		intakt	13	199,6 ± 2,9	+ 1,2 ± 3,3		
	wach	demed.	16	233,4 ± 8,8	− 6,9 ± 3,5	295,9 ± 9,9	− 15,0 ± 8,8
		intakt	13	250,4 ± 9,6	− 3,0 ± 5,8	301,5 ± 13,3	− 5,8 ± 7,1
Oxprenolol 10 mg/kg s.c.	nark.	demed.	13	215,0 ± 4,6	− 22,3 ± 2,9		
		intakt.	15	210,0 ± 3,7	+ 0,3 ± 2,2		
	wach	demed.	13	244,2 ± 10,8	− 25,8 ± 11,2	293,1 ± 12,5	− 6,2 ± 13,3
		intakt	15	250,3 ± 6,7	+ 9,7 ± 8,2	297,0 ± 9,7	− 13,3 ± 8,2

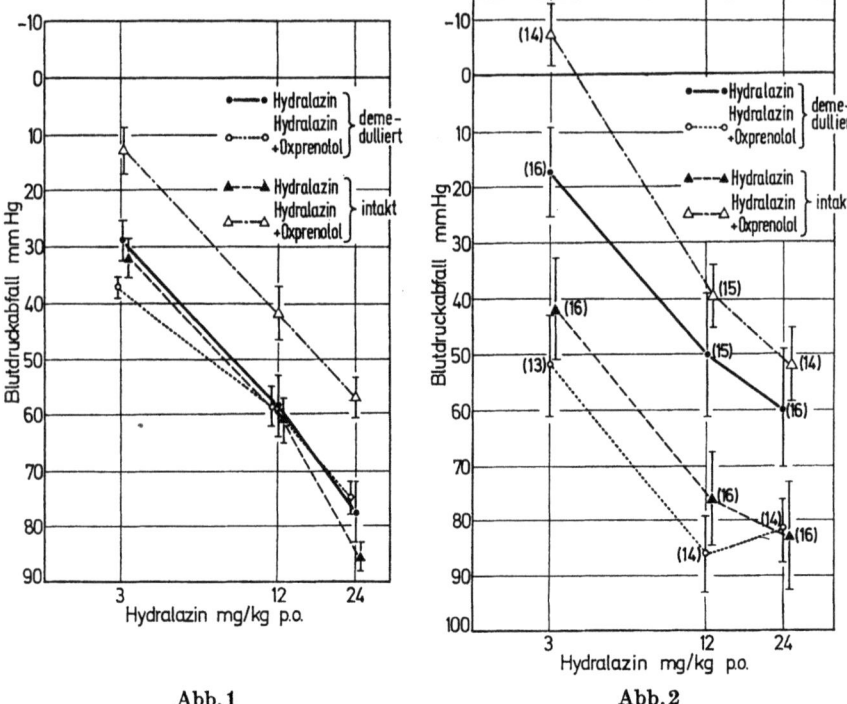

Abb. 1. Einfluß von Hydralazin oder einer Kombination von Hydralazin und Oxprenolol auf den Blutdruck an der narkotisierten Ratte. Die Punkte entsprechen $\bar{x}$; die Querbalken $s_{\bar{x}}$. Anzahl der Versuchstiere wie in Abb. 2

Abb. 2. Einfluß von Hydralazin oder einer Kombination von Hydralazin und Oxprenolol auf den Blutdruck an der wachen Ratte. Die Punkte entsprechen $\bar{x}$; die Querbalken $s_{\bar{x}}$. In Klammern = Anzahl der Versuchstiere

An intakten Ratten änderte Oxprenolol Blutdruck und Herzfrequenz nicht. Bei den demedullierten Tieren hingegen wurde eine Blutdrucksenkung beobachtet. Das Ausmaß dieser Senkung war bei Druckmessung in Äthernarkose (-22 mm Hg, $p < 0{,}01$) gleich wie am wachen Tier (-26 mm Hg, $p < 0{,}05$). Die Herzfrequenz wurde nicht signifikant verändert (Tab. 2).

Bei Blutdruckmessung in Äthernarkose senkte Hydralazin den Blutdruck dosisabhängig. Die Intensität der Wirkung und die Ausgangswerte waren bei intakten und demedullierten Ratten gleich (Abb. 1). Durch gleichzeitige s.c. Injektion von 10 mg/kg Oxprenolol wurde bei intakten Tieren, ähnlich wie das früher beschrieben wurde, die blutdrucksenkende Hydralazinwirkung abgeschwächt. Bei demedullierten Ratten hingegen wurde durch Oxprenolol der Hydralazineffekt nicht vermindert (Abb. 1).

Vergleicht man die Intensität der Hydralazinwirkung an intakten und demedullierten Ratten in wachem Zustand, so findet sich eine stärkere Wirkung bei den intakten Tieren (Abb. 2, $p < 0{,}05$). Das Ausmaß dieser Differenz bleibt jedoch im untersuchten Dosenbereich gleich und entspricht etwa dem Unterschied der Ausgangswerte. An den gleichen Tieren fand sich, wie oben erwähnt, dieser Unterschied in Narkose nicht.

Werden jeweils die durch Hydralazin bedingten Blutdrucksenkungen, die an intakten Ratten in wachem bzw. narkotisiertem Zustand gemessen wurden, verglichen, so ergibt sich kein signifikanter Unterschied. Die Ausgangswerte waren allerdings in diesen Versuchen bei den intakten Ratten um 38 mm Hg ($p < 0{,}001$) höher als bei den gleichen Ratten in Äthernarkose. An demedullierten Ratten war der Effekt von Hydralazin bei Blutdruckmessung am wachen oder narkotisierten Tier annähernd gleich stark. Auch hier unterschieden sich die Ausgangswerte um 13 mm Hg ($p < 0{,}05$).

Die Zugabe des Betablockers bedingte an intakten Tieren in wachem Zustand wie an narkotisierten Ratten eine Abschwächung der antihypertensiven Hydralazinwirkung. Im Gegensatz dazu wurde durch Oxprenolol an demedullierten Ratten der blutdrucksenkende Hydralazineffekt verstärkt (Abb. 2).

Hydralazin verursachte mit allen drei verwendeten Dosen bei intakten und demedullierten Tieren in wachem Zustand eine Herzfrequenzzunahme. Dieser Effekt war jedoch nicht dosisabhängig und nicht bei allen Gruppen signifikant (Tab. 1). Durch Kombination mit Oxprenolol wurde nicht nur die Tachykardie unterdrückt, sondern es trat — mit Ausnahme einer Versuchsgruppe — eine Abnahme der Herzfrequenz auf (Tab. 1).

Diskussion

In Bestätigung früherer Befunde (Brunner, Hedwall u. Meier, 1965; Bein u. Brunner, 1966) war es mit dem Betablocker Oxprenolol an intakten Tieren nicht möglich, einen antihypertensiven Effekt nachzuweisen. Hingegen senkte Oxprenolol an Ratten ohne Nebennierenmark den Blutdruck in geringem Umfang, wobei das Ausmaß dieses Effekts bei beiden zur Blutdruckmessung verwendeten Methoden gleich war. Es ist daher anzunehmen, daß ein durch Oxprenolol bedingter Blutdruckabfall reflektorisch am intakten Tier durch Adrenalin, das aus dem Nebennierenmark freigesetzt wird, kompensiert werden kann. Oxprenolol, wie andere Betablocker auch, verstärkt die pressorische Wirkung von Adrenalin. Relativ geringe Mengen von Adrenalin könnten daher genügen, um einen antihypertensiven Effekt zu maskieren.

Wie schon früher beschrieben (Brunner, Hedwall u. Meier, 1965a; Bein u. Brunner, 1966), war es durch kombinierte Gabe von Hydralazin und Oxprenolol an intakten Ratten möglich, den antihypertensiven Effekt von Hydralazin zu vermindern. Nach Demedullation fand sich bei Blutdruckmessung am narkotisierten Tier diese Reduktion der Hydralazinwirkung nicht, und am wachen Tier wurde sogar die antihypertensive Wirkung von Hydralazin durch Oxprenolol verstärkt. Dabei dürfte es sich nicht um eine einfache Addition der Wirkungen handeln, da eine derartige Verstärkung am narkotisierten Tier nicht beobachtet wurde. Möglicherweise handelt es sich um eine Beeinflussung der Herzleistung: An normotensiven Ratten und Hunden wurde die hypotensive Hydralazinwirkung am wachen, jedoch nicht am narkotisierten Tier z. T. durch eine Steigerung der Herzleistung kompensiert (Brunner, Hedwall u. Meier, 1967). In den vorliegenden Versuchen wurde nach Hydralazin eine angedeutete Tachykardie beobachtet; nach der kombinierten Behandlung aber eine Bradykardie.

Die Wirkung des Betablockers, allein oder mit einem Antihypertensivum verabreicht, ähnelt damit am demedullierten, wachen Tier der, die Srivastava, Dewar u. Newell (1964) und Prichard u. Gillam (1966) am Menschen mit anderen Substanzen beobachtet haben.

Hydralazin senkte den Blutdruck am wachen intakten Tier stärker als bei wachen, demedullierten Ratten. Ein Vergleich der Wirkungen ist jedoch dadurch erschwert, daß die Ausgangswerte differieren. Eine einfache Abhängigkeit der antihypertensiven Hydralazinwirkung von den Ausgangswerten des Blutdrucks scheint aber nicht zu bestehen, denn am narkotisierten Tier waren die Ausgangswerte deutlich niedriger als am wachen demedullierten Tier und trotzdem wurde in diesen Fällen eine identische Blutdrucksenkung beobachtet. Möglicherweise stellt die Diskrepanz zwischen der Hydralazinwirkung an wachen intakten und wachen demedullierten Ratten den Anteil einer reflektorischen Vasodilatation an der hypotensiven Hydralazinwirkung dar (Brunner, Hedwall u. Meier, 1967).

Der operative Eingriff an den Nebennieren, nämlich einseitige Adrenalektomie mit kontralateraler Demedullation, entspricht dem, der zur Erzeugung des Nebennierenregenerationshochdrucks nach Skelton (1956) durchgeführt wird. Allerdings wurde zur Erzeugung dieser Art von Hochdruck — im Gegensatz zu den vorliegenden Versuchen — zusätzlich einseitig nephrektomiert und den Tieren 1 $^0/_0$ NaCl-Lösung als Trinkflüssigkeit angeboten. Diese excessive Natriumzufuhr ist nach Skelton (1959) zur Auslösung der Hypertonie unerläßlich. Außerdem sprachen narkotisierte, demedullierte und intakte Tiere identisch auf Hydralazin an. Insgesamt ist es damit wenig wahrscheinlich, daß Unterschiede zwischen demedullierten und intakten Ratten auf einer Modifikation der Hypertonieform beruhen.

Bei einem Vergleich der Blutdruckwerte vor einer Behandlung bei wachen und narkotisierten Tieren können die Differenzen auf die Narkose zurückgeführt werden, obwohl verschiedene Registrierungsmethoden verwendet wurden. Die blutdrucksenkende Wirkung einer Narkose an hypertonischen Ratten ist seit langen bekannt.

Die gleichen Faktoren scheinen an der hypertensiven Ratte wie am normotonen Tier (Brunner, Hedwall u. Meier, 1967) bei der Reduktion der antihypertensiven Hydralazinwirkung durch Betablocker eine Rolle zu spielen.

Die Unterschiede im Verhalten von intakten und demedullierten Tieren bezüglich Antagonismus von Hydralazin durch Betablocker entsprechen denjenigen, die Grewal u. Kaul (im Druck) mit Guanethidin und Propranolol an renal hypertonischen Ratten bei Blutdruckmessung in leichter Äthernarkose beobachteten. Propranolol antagonisierte die antihypertensive Wirkung von Guanethidin an intakten Ratten, jedoch nicht an demedullierten Ratten. Diese Befunde wurden von Grewal u. Kaul dahingehend erklärt, daß bei Bestehen einer Betareceptorenblockade die pressorische Wirkung von Adrenalin durch eine Hemmung seiner vasodilatatorischen Wirkungskomponente verstärkt wird. Hinsichtlich des Mechanismus der antagonistischen Wirkung von Oxprenolol und Hydralazin sind die gleichen Schlußfolgerungen zu ziehen: Entscheidend ist vermutlich die Verstärkung der vasoconstrictorischen Wirkung von Adrenalin. Dadurch wird die Gegenregulation instand gesetzt, nicht nur die geringe antihypertensive Wirkung von Oxprenolol, sondern auch den weitaus stärkeren Effekt von Hydralazin zu kompensieren.

Nach Befunden an Katzen (Celander, 1954) war eine Beteiligung des Nebennierenmarks an einer kardiovasculären Gegenregulation nur unwesentlich: Obwohl eine Freisetzung erheblicher Mengen von Katecholaminen aus den Nebennieren als solche nachgewiesen werden konnte, war die funktionelle Bedeutung dieses hormonalen Anteils kaum erfaßbar, und auch unter extremen Bedingungen dominierte die neurogene Komponente. Im Gegensatz dazu scheinen nach den vorliegenden Untersuchungen an der Ratte die Nebennieren bei der Blutdruckregulation eine erhebliche funktionelle Rolle zu spielen. Dies könnte gewisse Unterschiede in der Reaktion der Ratte im Gegensatz zu anderen Tierarten auf verschiedene Antihypertensiva erklären.

Literatur

Bein, H. J., Brunner, H.: Mode of action of antihypertensive drugs. In: Antihypertensive Therapy, ed. F. Gross, pp. 15—28. Berlin-Heidelberg-New York: Springer 1966.

Brunner, H., Hedwall, P. R., Meier, M.: Influence of an adrenergic β-receptor blocking agent on the effect of various hypotensive agents in the hypertensive rat. Experientia (Basel) 21, 231 (1965a).

— — — Beeinflussung der Blutdruckwirkungen von Catecholaminen durch kombinierte Blockade adrenergischer α- und β-Rezeptoren. Helv. physiol. pharmacol. Acta 23, C 13—C 17 (1965b).

— Hedwall, P. R., Maître, L., Meier, M.: Antihypertensive effects of α-methylated catecholamine analogues in the rat. Brit. J. Pharmacol. 30, 108—122 (1967).

— — Meier, M.: Influence of adrenergic, β-receptor blockade on the acute cardiovascular effects of hydralazine. Brit. J. Pharmacol. 30, 123—133 (1967).

Byrom, F. B., Wilson, C.: A plethysmographic method of measuring systolic blood pressure in the intact rat. J. Physiol. (Lond.) 93, 301—304 (1938).

Celander, O.: The range of control exercised by the "sympathicoadrenal system". Acta physiol. scand. 32, Suppl. 116 (1954).

Gerold, M., Hürlimann, A., Planta, C. von: Eine einfache Methode zur unblutigen Messung von Blutdruck und Herzfrequenz an Ratten in akuten und chronischen Versuchen. Helv. physiol. pharmacol. Acta 24, 58—69 (1966).

Grewal, R. S., Kaul, C. L.: Mechanism of the block of hypotensive response of guanethidine by propranolol. Brit. J. Pharmacol. (im Druck).

Hogben, C. A.: A practical and simple equivalent for Student's t-test of statistical significance. J. Lab. clin. Med. 64, 815—819 (1964).

Linet, O., Van Zwieten, P. A., Hertting, G.: Effect of hydrazinophthalazines on catecholamines in rats. Europ. J. Pharmacol. 6, 121—124 (1969).

Lord, E.: The use of range in place of standard deviation in the t-test. Biometrika 34, 41—67 (1947).

Olivares, G. J., Smith, N. T., Aronow, L.: Effect of propranolol on α-adrenergic blockade in the dog and isolated rabbit aortic strip. Brit. J. Pharmacol. 30, 240—250 (1967).

Prichard, B. N. C., Gillam, P. M. S.: Propranolol in hypertension. Amer. J. Cardiol. 18, 387—393 (1966).

Sanbar, S. S., Romero, S. A. D. de: Action of hydralazine on glucose turnover and plasma lipids in dogs. Metabolism 18, 292—299 (1969).

Skelton, F. R.: Adrenal-regeneration hypertension and factors influencing its development. Arch. Intern. Med. 98, 449—462 (1956).

— Adrenal regeneration and adrenal-regeneration hypertension. Physiol. Rev. 39, 162—182 (1959).

Srivastava, S., Dewar, H. A., Newell, D. J.: Double-blind trial of propranolol (Inderal) in angina of effort. Brit. med. J. 1964 II, 724—725.

Prof. Dr. H. Brunner
CIBA Aktiengesellschaft
Basel (Schweiz)

Inhibition of Amine Oxidases by Nitrofuran Derivatives: Possible Structure-Activity Relations and Criteria of Irreversibility *

K. QUIRING and D. PALM

Pharmakologisches Institut der Universität Frankfurt a. M.
(Direktor: Prof. Dr. P. Holtz)

Received October 2, 1969

Summary. Four bacteriostatically active nitrofurfurylidene compounds and their respective hydrazine moieties were administered to male Wistar rats. MAO activity was measured in vivo by different methods in liver, brain, and small intestine. Inhibition of DAO activity was determined in small intestine of rats and, in in-vitro experiments, in a partially purified pig kidney enzyme preparation.

1. Only those nitrofuran derivatives, which contain a hydrazine moiety that also inhibited the enzyme, were MAO inhibitors. The same was true for DAO; both enzymes were inhibited irreversibly. It is concluded that a hydrazine derivative with a free NH_2-group as produced by metabolic transformation of the parent compound must be responsible for the amine oxidase inhibiting action of nitrofuran derivatives in vivo. Thus, both N-(5-nitro-2-furfurylidene)-3-amino-2-oxazolidinone and 3-amino-2-oxazolidinone were MAO inhibitors, the latter being 30—60 times more potent. N-(5-nitro-2-furfurylidene)-3-amino-5-methylmercaptomethyl-2-oxazolidinone was not an MAO inhibitor, although 3-amino-5-methylmercaptomethyl-2-oxazolidinone did inhibit the enzyme. In this case, the parent compound is possibly not metabolized to an active substance. In regard to 5-nitro-2-furfurylidene-4-hydroxybenzoyl-hydrazide and N-(5-nitro-2-furfurylidene)-1-amino-hydantoin, both the parent compounds and their respective hydrazine moieties — 4-hydroxybenzoyl-hydrazide and 1-amino-hydantoin—were not inhibitors of MAO.

2. The steepness of the dose-response curves of MAO inhibition decreased in the order brain—liver—small intestine. These differences are explained by different turnover rates of enzyme protein as reflected by different half-life times of enzyme reactivation in the respective organs (10, 3, and 1.8 days for brain, liver, and small intestine, respectively). Consequently, duration and also degree of an irreversible MAO inhibition depend not only on the local concentration of the inhibiting drug, but also on the rate of protein turnover in the respective organ.

It is stated that, inter alia, accordance between enzyme reactivation rate and enzyme protein turnover rate is a criterion for an irreversible MAO inhibitor.

Key-Words: Monoamine Oxidase — MAO Inhibitors — Nitrofurans — Hydrazines — Enzyme Inhibition (Irreversible).

---

* This work was supported by a grant from the Deutsche Forschungsgemeinschaft.

Previous investigations had shown that furazolidone (Furoxon®), a bacteriostatically active nitrofuran derivative, is an inhibitor of monoamine oxidase (MAO E.C. 1.4.3.4) in animals (rats) and, under a therapeutic dosage regimen, in man, too (Palm et al., 1967; Stern et al., 1967; Palm and Magnus, 1968; Pettinger et al., 1968).

According to its chemical structure, furazolidone can be classified as an N_1,N_2-disubstituted hydrazine derivative, or as an N_2-disubstituted hydrazone of nitrofuraldehyde. Furazolidone did not inhibit MAO *in vitro* (Palm et al., 1967; Stern et al., 1967). Therefore it had to be assumed that furazolidone is metabolized *in vivo* yielding an active inhibitor molecule, presumably a hydrazine derivative containing the structure elements

$$R = N-NH-R$$

essential for MAO inhibition as postulated by E. A. Zeller et al. (1955). Hydrazine derivatives of a

$$R = N-N\begin{smallmatrix}R_1\\R_2\end{smallmatrix}$$

structure do not inhibit the enzyme (Anderson et al., 1962; McGrath and Horita, 1962). In addition, the presence of a metabolite bearing a *free* hydrazine group, e.g.,

$$H_2N-NH-R$$

could be assumed because of the inhibitor action of furazolidone upon human blood plasma diamine oxidase (DAO E.C. 1.4.3.6; Palm and Magnus, 1968): Diamine oxidizing enzymes are more or less efficiently inhibited by all carbonyl reagents (E. A. Zeller, 1963; Buffoni, 1966).

Nitrofurantoine, containing an aminohydantoine instead of the aminooxazolidinone structure (see Fig.1), is not an MAO inhibitor (Palm et al., 1967). Therefore, the enzyme inhibiting action of any "nitrofuran derivative" should depend on the structure of the hydrazine-containing part of the molecule.

The investigations to be described beyond were performed in order to gain more information on these structural relations. Four "nitrofurfurylidene derivatives" and their respective hydrazine moieties (see Fig. 1) were examined for their MAO and DAO inhibiting properties.

Material and Methods

In all in-vivo experiments, male Wistar rats (140 to 180 g body weight) were used. The nitrofuran derivatives, practically insoluble in water, were given orally in an aqueous suspension (2 ml/100 g body weight). When the experimental period

nitrofuran derivative

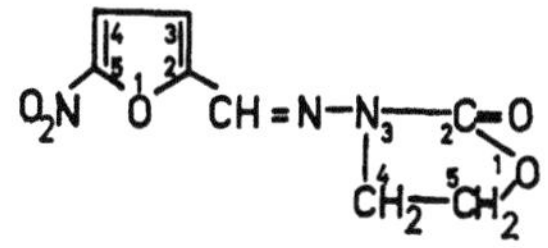

M.W. 225
N-(5-nitro-2-furfurylidene)-3-amino-2-oxazolidinone
furazolidone (Furoxon^R)

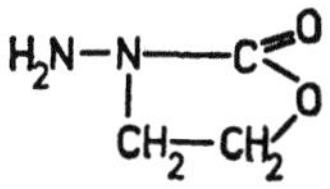

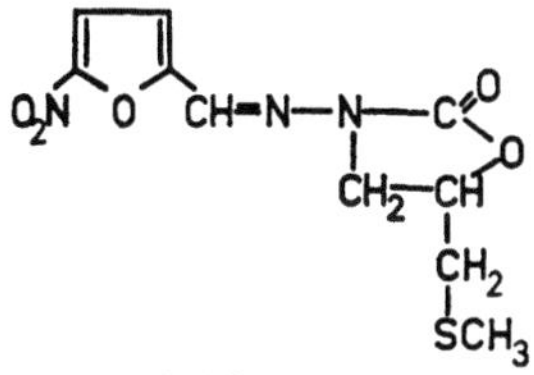

M.W. 285
N-(5-nitro-2-furfurylidene)-3-amino-5-methyl-
mercaptomethyl-2-oxazolidinone
methylmercadone (Macmiror^R)

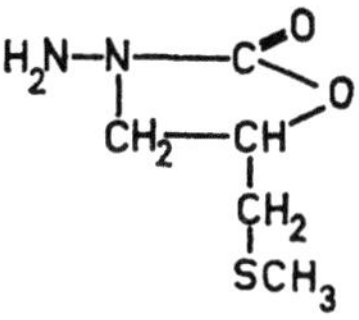

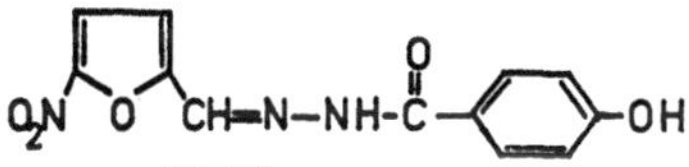

M.W. 275
5-nitro-2-furfurylidene-4-hydroxybenzoyl-hydrazide
nitrofuroxazide

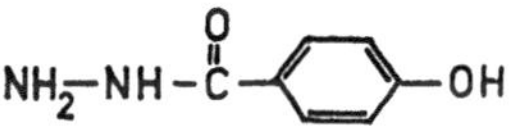

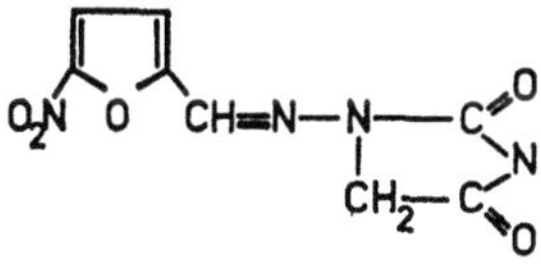

M.W. 238
N-(5-nitro-2-furfurylidene)-1-amino-hydantoin
nitrofurantoine (Furadantin^R)

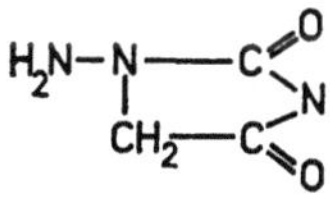

hydrazine moiety

M.W. 139
3-amino-2-oxazolidinone

M.W. 163
3-amino-5-methylmercaptomethyl-
2-oxazolidinone

M.W. 198
4-hydroxybenzoyl-hydrazide

M.W. 152
1-amino-hydantoine

Fig. 1

did not exceed 24 hours, the animals were fasted from 12 hours before the administration of the drug until they were sacrificed. Otherwise, the animals had free access to food from the 6th hour after application until 12 hours before sacrifice. Control and experimental animals were kept under the same experimental conditions. After decapitation and exsanguination brain, liver, and small intestine were removed and separately homogenized immediately (see below).

1. *MAO activity in liver and brain* was determined by a slightly modified spectrophotometrical method described by V. Zeller et al. (1965). Liver (1:20 w/v) and brain (1:10 w/v) were homogenized with cold 0.067 M phosphate buffer pH 7.2 containing 4% Cutscum® (Fisher Scientific Company, New Jersey) in all-glass homogenizers. After centrifugation (12,000×g, 30 min), the supernatant was carefully removed with a syringe and then kept at 4° C until the beginning of the

assay. The incubation system in a 10 mm quartz cuvette thermostated at 37° C contained 0.2 ml of the enzyme preparation, 2.4 ml of 0.067 M phosphate buffer pH 7.2 saturated with oxygen, 0.4 ml of the substrate solution (2.48×10^{-3} M solution of m-iodobenzylamine in the buffer) to start the reaction. The content of the cuvette was gently mixed for 20 sec; the increase in absorbance at 253 nm as a measure of reaction rate (Zeiss PMQ II) was continuously recorded (Hartmann & Braun Linecomp) for the following 2—4 min. In control animals, the reaction velocity (ΔE/min/g w.w.) amounted to 4.43 ± 0.11 for liver MAO and 0.81 ± 0.04 for the brain enzyme after subtraction of blank values (samples incubated without substrate).

In several experiments, liver mitochondria prepared according to Schneider (1948) were used as an enzyme source. The $12{,}000 \times g$ sediment washed twice with 0.88 M sucrose solution was resuspended in Cutscum®-buffer (19 ml/g liver w.w.), homogenized, and centrifuged ($12{,}000 \times g$, 30 min) again; the supernatant was used as enzyme preparation.

2. For determination of *MAO activity in small intestine*, a modification of the method described by Wurtman and Axelrod (1963) was used. ^{14}C-tryptamine (specific activity 10.3 mC/mM; New England Nuclear Corporation, Boston) served as substrate. After rinsing with 0.9% NaCl solution and subsequent blotting dry, 1 g of the oral part of small intestine was homogenized with 9 parts (w/v) of cold 0.067 M phosphate buffer pH 7.4 by means of an Ultra-Turrax homogenizer for 40 sec. The homogenate was diluted 1:10 in phosphate buffer and kept at 4° C until incubation. Incubations were performed in 40 ml extraction tubes. 0.03 ml ^{14}C-tryptamine solution (4.4×10^5 dpm) and 0.3 ml 0.067 M phosphate buffer pH 7.4 were pre-incubated for 10 min at 37° C in a water bath. The assay was initiated with 0.1 ml of the diluted intestine homogenate. The reaction velocity was determined after 5 and 10 min of incubation at 37° C; the assay was terminated by addition of 0.2 ml 2 N HCl and cooling in an ice bath. After shaking the incubate with 6 ml of toluene for 10 min and subsequent centrifugation, 4 ml of the organic phase containing the reaction product were added to 10 ml of scintillation solution (4 g PPO and 10 mg POPOP—Packard Instrument Corporation—per liter toluene). Radioactivity was measured in a Tricarb X 13 liquid scintillation counter(Packard); the counts were corrected for efficiency by use of an internal standard (^{14}C-toluene).

3. Determinations of *DAO activity in small intestine* were performed by means of the slightly modified method of Okuyama and Kobayashi (1961) using ^{14}C-putrescine (specific activity 23.7 mC/mM; Radiochemical Centre, Amersham) as substrate. The original homogenate (see above) was centrifuged at $25{,}000 \times g$ for 30 min; the supernatant was used as enzyme preparation. Into the extraction tubes 0.8 ml of 0.067 M phosphate buffer pH 7.4 saturated with octanol (Heim, 1950) and 0.3 ml of a 9.3×10^{-4} M putrescine solution (3×10^5 dpm) were pipetted. After pre-incubation at 37° C for 10 min the assay was initiated by addition of 0.3 ml of the enzyme preparation. The reaction velocity was determined after 10 and 20 min of incubation; the assay was terminated by addition of 200 mg NaHCO$_3$ and 1 mg ^{12}C-putrescine and cooling in an ice bath. The reaction product was extracted into 15 ml of toluene scintillator solution (as described above). After centrifugation and subsequent freezing of the lower aqueous phase, radioactivity was measured in 10 ml of the organic phase as described above. Under these experimental conditions, DAO activity in the intestine of control animals amounted to about 10 µg/min/g w.w.

4. In *in-vitro* experiments, the inhibitor action of nitrofuran derivatives on *DAO* was investigated using a pig kidney DAO preparation partially purified according to Mondovi et al. (1964; purification step 4). Enzyme activity was meas-

ured manometrically in the Warburg apparatus. The incubation system was as follows: Flask: 1 ml of the enzyme preparation, 0.8 ml 0.1 M phosphate buffer pH 7.6, 0.2 ml of an aqueous solution or suspension of the inhibitor to be investigated. Centre well: 0.2 ml 25% NaOH soaked into filter paper. Side-arm: 10 µM cadaverine-HCl (Deutsche Hoffmann-La Roche, Grenzach) in 0.2 ml buffer as substrate. Enzyme activity was calculated from the oxygen consumption between the 10th and the 30th min after addition of the substrate which was 6.8 ± 0.9 µM/hour/ml enzyme ($n = 10$).

5. For statistical evaluations the t-test was used. All experimental results described in text and figures are average values from n individual experiments $\pm$ mean standard error of the mean ($\bar{x} \perp s_{\bar{x}}$). ID_{50} values were determined graphically.

6. The following substances were used: Furazolidone [1] (Furoxon®, Boehringer Mannheim GmbH.) and 3-amino-2-oxazolidinone [1] (Eaton Laboratories, New York); methylmercadone [1] (Macmiror®, BYK-Gulden, Konstanz) and 3-amino-5-methylmercaptomethyl-2-oxazolidinone [1] (BYK-Gulden, Konstanz); nitrofuroxazide [1] (BYK-Gulden, Konstanz) and 4-hydroxybenzoyl-hydrazide [1] (BYK-Gulden, Konstanz); nitrofurantoine [1] (Furadantin®, Boehringer Mannheim GmbH.) and 1-amino-hydantoin [1] (Eaton Laboratories, New York) (see Fig. 1).

Results

1. Comparing the *MAO inhibiting potencies* of *furazolidone* and its hydrazine moiety, *3-amino-2-oxazolidinone* (Fig. 2), it is evident that the latter substance, and not the nitrofuran ring, is responsible for the inhibiting action of the total molecule. 3-Amino-2oxazolidinone, having been ineffective *in vitro* (Stern et al., 1967), proved to be a much more potent inhibitor *in vivo* than furazolidone itself. The ID_{50} values, determined 24 hours after oral administration, were 0.004 mM/kg (0.5 mg/kg) for liver and 0.0055 mM/kg (0.8 mg/kg) for brain MAO.

Under identical experimental conditions, the intestinal enzyme was inhibited only half as strongly ($ID_{50} = 0.009$ mM/kg = 1.3 mg/kg). Consequently, the hydrazine moiety is an MAO inhibitor more than 30 times stronger in liver and brain, and more than 60 times stronger as regards the intestinal MAO, as compared to the parent molecule: The respective doses necessary to achieve a 50% inhibition of liver, brain, and small intestine MAO by furazolidone amounted to 0.13 mM/kg (30 mg/kg), 0.19 mM/kg (44 mg per kg), and 0.55 mM/kg (124 mg/kg).

2. As can be seen from Fig. 2, not only the *degree of enzyme inhibition* in different organs, especially as produced by high inhibitor doses, but also the *slopes of the dose-response curves* differed significantly: The steepness of the respective curves, and also the maximum inhibition attained, decreased in the order brain—liver—small intestine. The dose-effect curve of MAO inhibition in the small intestine as produced by furazolidone seems to be shifted to the right. This weaker inhibition (as compared with that in liver and brain) is also due to the time course

---

[1] We are grateful for samples kindly supplied by the respective firms.

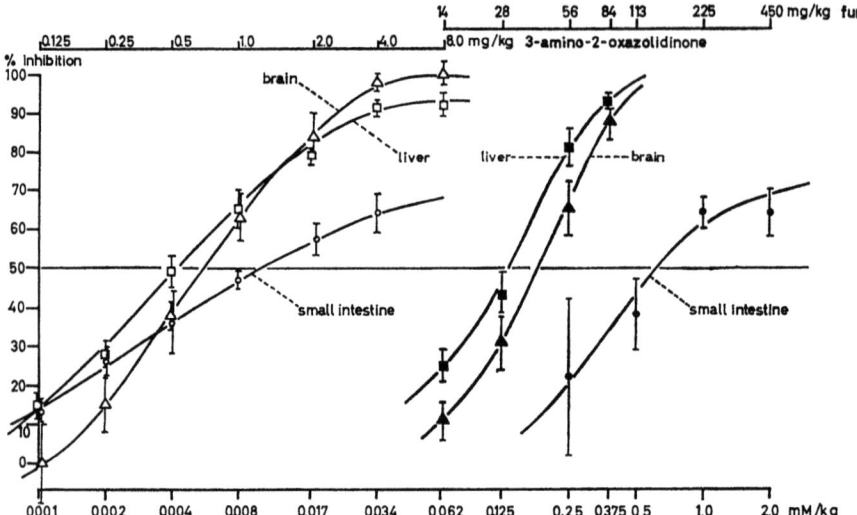

Fig. 2. *Inhibition of MAO activity* in liver, brain, and small intestine of rats 24 hours after oral administration of *furazolidone* and *3-amino-2-oxazolidinone*. Dose-response curves ($n = 3-8$). Left: 3-amino-2-oxazolidinone; right: furazolidone

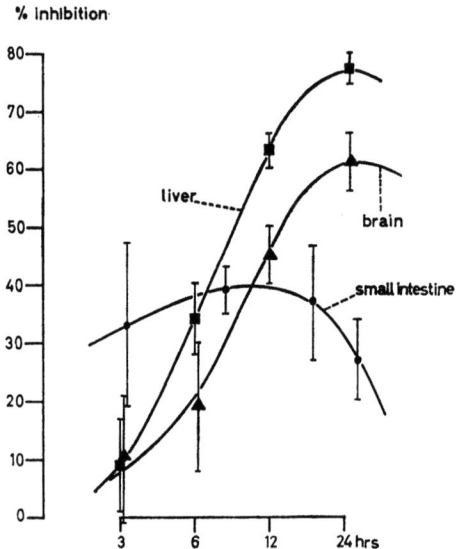

Fig. 3. *Onset of inhibition of MAO activity* in liver, brain, and small intestine after a single oral dose of 0.25 mM/kg (56 mg/kg) of *furazolidone* ($n = 4-12$)

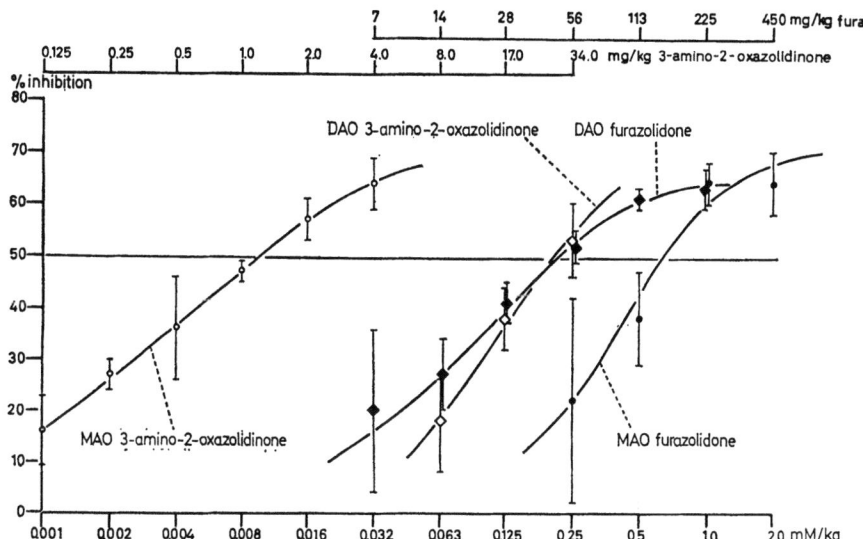

Fig. 4. *Inhibition of DAO activity* in the small intestine 24 hours after single oral doses of *furazolidone* and *3-amino-2-oxazolidinone*. Dose-response curves ($n = 4$ to 20). For comparison, dose-response curves of intestinal MAO (from Fig. 2) are included

characteristic for intestinal MAO inhibition (see Fig. 3): The latency of inhibition onset is shorter and the degree of inhibition already declining (12th to 24th hour) in intestine, while that in brain and liver is still increasing, the latter effect reaching a maximum 24 hours after administration of the drug (for further details, see discussion).

3. Like other MAO inhibitors of the hydrazine type, furazolidone and 3-amino-2-oxazolidinone proved to be *inhibitors of DAO*, too. As can be seen from Fig. 4, oral application of either substance resulted in a dose-dependent inhibition of small intestine DAO after 24 hours. However, both substances were equi-effective inhibitors of DAO ($ID_{50} = 0.2$ mM/kg), whereas their respective MAO inhibiting potencies differed as described above.

As in the case of intestinal MAO, inhibition of intestinal DAO was only *short-lasting*: As can be seen from Fig. 5, a maximum degree of inhibition was reached between 12 and 24 hours after a single dose of 0.5 mM/kg (113 mg/kg) of furazolidone. The inhibition vanished completely within 48 hours. Subsequently, the enzymic activity was significantly enhanced above the control level on the 4th and 6th day after application of the drug.

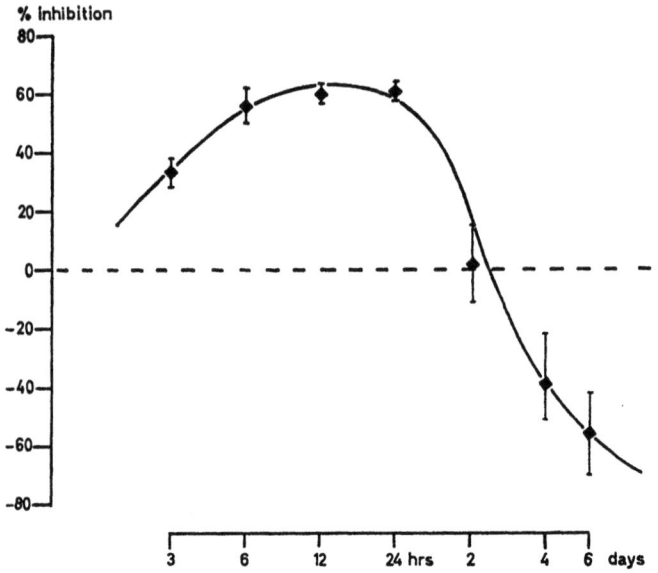

Fig. 5. *Time course of DAO inhibition* and reactivation in the small intestine after single oral doses of 0.5 mM/kg (113 mg/kg) of furazolidone ($n = 8-20$)

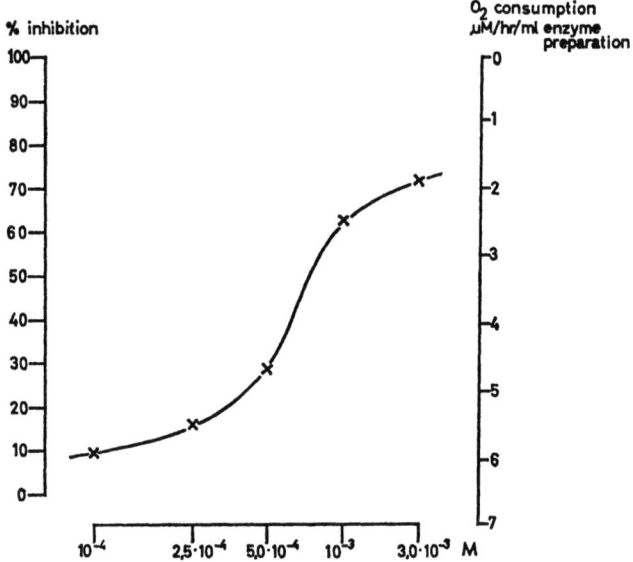

Fig. 6. *Inhibition of DAO activity by 3-amino-2-oxazolidinone in vitro* (purified pig kidney preparation; for details, see text)

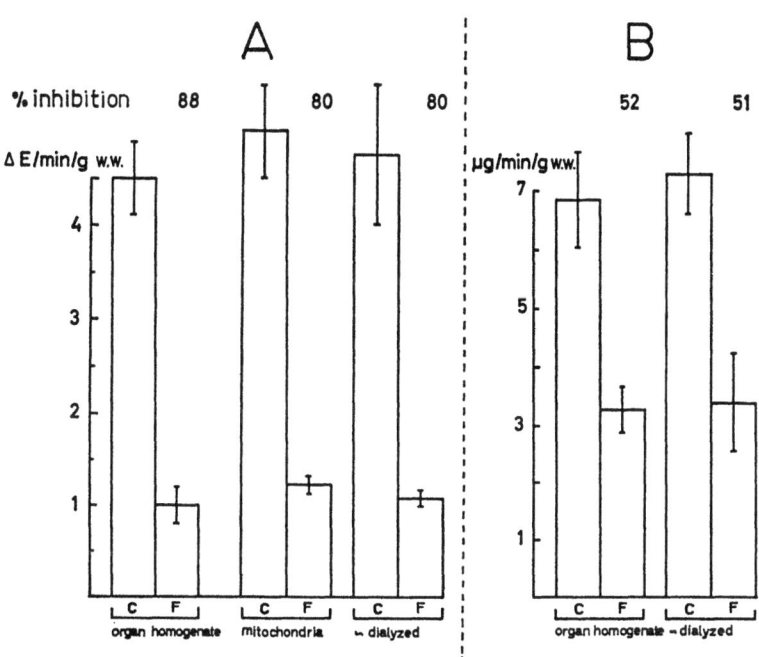

Fig. 7. *Irreversible inhibition* of liver MAO (*A*) and intestinal DAO (*B*) activity 24 hours after a single oral dose of 62 mg/kg of furazolidone. Exhaustive dialysis of the respective enzyme preparation did not lower the degree of inhibition. *C* control; *F* furazolidone-treated animals

4. As mentioned above, furazolidone and 3-amino-2-oxazolidinone did not inhibit MAO *in vitro*. As regards *DAO*, furazolidone also did not affect the enzyme in vitro; 3-amino-2-oxazolidinone, however, dose-dependently lowered the enzymic activity of the partially purified DAO preparation (pig kidney). The enzyme was inhibited by 50% at a final concentration of 7.3×10^{-4} M of the substance (Fig. 6). Accordingly, 3-amino-2-oxazolidinone is only a weak inhibitor of DAO in vitro in comparison with aminoguanidine sulphate, which led to a 100% inhibition of the preparation in a final concentration of 10^{-3} M.

5. The rather slow course of MAO reactivation in liver and brain (see discussion) and the cumulative effect of small doses individually nearly ineffective (Palm *et al.*, 1967) indicate an *irreversible inhibition* of the enzyme. This assumption was confirmed in in-vivo experiments. Preparations of liver mitochondria from animals which had received 62 mg/kg furazolidone orally 24 hours before sacrifice showed an 80% MAO inhibition; this degree of inhibition could not be lowered by means of a 48 hours' dialysis against phosphate buffer (see Fig. 7A). Moreover, as

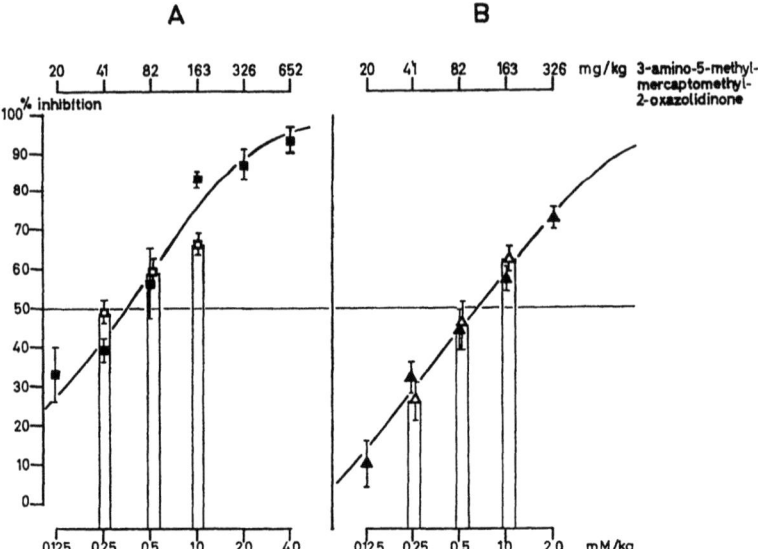

Fig. 8. *Inhibition of MAO activity* in liver (*A*) and brain (*B*) 24 hours after single doses of *3-amino-5-methylmercaptomethyl-2-oxazolidinone*. Dose-response curves ($n = 4$). Curves = oral, columns = intraperitoneal administration

can be seen from the figure, the degree of enzyme inhibition as measured in the homogenate could not have been affected by free inhibitor substance still present in the organ: The degree of inhibition was the same in the organ homogenate as well as in the mitochondrial fraction repeatedly washed.

Inhibition of DAO in homogenates of small intestine as produced by furazolidone was also irreversible: The degree of inhibition could not be lowered by exhaustive dialysis (Fig. 7B).

6. *Methylmercadone*, also used in the treatment of gastrointestinal infections, was investigated for its MAO inhibiting properties because its chemical structure is closely related to furazolidone (see Fig. 1). After administration of the drug by gastric intubation, doses up to 1 g/kg did not inhibit MAO activity in brain and liver. This lack of inhibitor property could not be due to an insufficient absorption from the intestine since after intraperitoneal application a dose of 0.75 mM/kg (214 mg/kg) was also practically ineffective.

3-Amino-5-methylmercaptomethyl-2-oxazolidinone, the respective hydrazine moiety, inhibited the activity of liver and brain enzymes by either mode of application (Fig. 8). The 50% inhibitor doses, determined 24 hours after a single administration, were 0.36 mM/kg (57 mg/kg) for liver MAO ad 0.66 mM/kg (108 mg/kg) for the brain enzyme. Thus, 3-amino-5-methyl-mercaptomethyl-2-oxazolidinone proved to be an MAO inhibitor about 100 times less potent than 3-amino-2-oxazolidinone.

7. *Nitrofurantoine* did not influence *MAO* activity in doses up to 2 mM/kg/day, a dosage which produced definite toxic symptoms in the animals. Also its hydrazine moiety, *1-amino-hydantoine*, proved to be ineffective. Intestinal *DAO*, though readily inhibited by furazolidone and 3-amino-2-oxazolidinone, showed no loss of activity after oral application of either nitro-furantoine or 1-amino-hydantoin. *In vitro*, the latter substances were also completely ineffective.

As regards the fourth nitrofuran derivative under investigation — *nitrofuroxazide* — and its hydrazine moiety — *4-hydroxybenzoyl-hydrazide* (see Fig.1) — no MAO inhibiting qualities could be demonstrated after oral or intraperitoneal application of the respective drugs in doses up to 1 g/kg.

Discussion

1. The main result of our investigations was that *only those nitrofuran derivatives proved to be inhibitors of MAO*, and also of *DAO*, the *hydrazine moieties of which were inhibitors* of the respective enzymes also. It is therefore the hydrazone structure of these "nitrofurfurylidene compounds" which is the active group responsible for enzyme inhibition. Furazolidone, for instance, presumably is metabolized to 3-amino-2-oxazolidinone, and, subsequently, to a free hydrazone compound (see introduction) bearing only one alkyl substituent (as previously suggested by Palm et al., 1967; and Stern et al., 1967). Consequently, *nitrofurantoine* and *nitrofuroxazide* proved *not to be inhibitors* of the respective enzymes as their hydrazine moieties were ineffective. This correlation, however, can only be expected if the nitrofuran derivative is transformed to an active metabolite in vivo: either by hydrolysis of the hydrazone bond with subsequent metabolic decomposition of the oxazolidinone ring structure yielding a hydrazine compound as mentioned above, or vice versa. This seems not to be true for *methylmercadone*. Though its hydrazine moiety, 3-amino-5-methylmercapto-methyl-2-oxazolidinone, was an MAO inhibitor after both oral or intraperitoneal administration, the parent compound was completely ineffective by either mode of application. The presence of a *methylmercaptomethylene substituent* in the 5-position of the oxazolidinone moiety (see Fig.1) might have two different consequences: a) It might hinder the metabolism of nitrofuran derivatives, and of the aminooxazolidinone structure as well, to an active hydrazine metabolite; b) it might alter the affinity of the active hydrazine metabolite for the active centre of the enzyme.

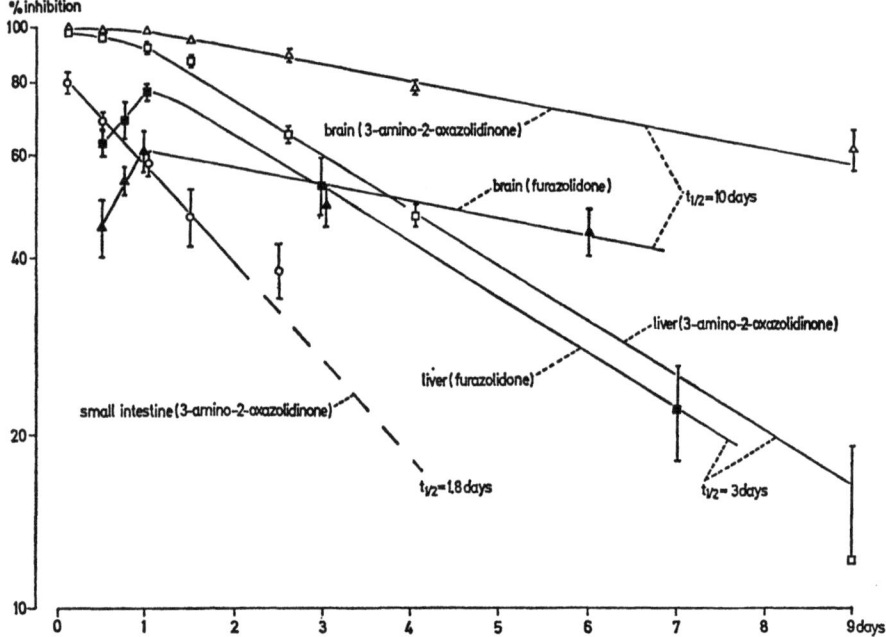

Fig. 9. *Time course of reactivation of MAO activity* in brain, liver, and small intestine after single oral doses of 0.25 mM/kg (56 mg/kg) of furazolidone, and of 0.034 mM/kg (4 mg/kg) of 3-amino-2-oxazolidinone, respectively ($n = 4-12$)

2. As can be seen from Fig. 2, 3-amino-2-oxazolidinone was an inhibitor of MAO about 30—60 times more potent than furazolidone in liver, brain, and small intestine. Whether this difference is due only to the rates of metabolic degradation steps or to different absorption rates, cannot be decided from the results presented here.

As can be seen from Fig. 2 and Fig. 3, *inhibition of MAO* activity *in the small intestine* as produced by both substances was substantially *weaker* than MAO inhibition in liver and brain; in addition, the small intestine *dose-response curves* were *less steep*. Both results are easily explained by the *different turnover rates of the enzymic protein* in the three organs mentioned above. As illustrated by Fig. 9, the respective *half-life times of reactivation of the enzyme* inhibited by 3-amino-2-oxazolidinone in brain, liver, and small intestine amounted to 10, 3, and 1.8 days, respectively. Nearly the same half-life times have been found in case of other MAO inhibitors of the hydrazine type, e.g., 1-α-methyl-benzyl-2-benzoylhydrazine, independently of the degree of inhibition (Palm and Quiring, unpublished results). The assumption that these half-life times reflect the rates of protein turnover in the respective organs is supported by preliminary results: Measuring the turnover of mitochondrial protein by means of ^{14}C-labelled leucine, nearly the same halflife times were also found.

Consequently, an irreversible MAO inhibitor is not only characterized by the *lack of reactivation in vitro* on exhaustive dialysis of the inhibited enzyme, but also by the *rate of reactivation in vivo*, which only depends on the *rate of enzymic protein turnover* in the organ investigated. That is, the degree of enzyme inhibition depends not only on the drug concentration in the respective organ, but also on the rate of enzyme resynthesis. Therefore, measuring the degree of MAO inhibition in a single organ — for instance, in intestinal mucosa specimens in man (Pettinger et al., 1968) — might lead to erroneous interpretations as regards clinical significance of MAO inhibition.

3. *DAO activity in the small intestine* was also inhibited by furazolidone in vivo and by 3-amino-2-oxazolidinone in vitro as well as in vivo. This inhibition, presumably depending on the presence of the free hydrazine moiety of 3-amino-2-oxazolidinone and/or of its metabolite(s), was also *short-lasting*. In contrast to MAO inhibition, however, normalization of enzyme activity was followed by a *rebound effect*. As can be seen from Fig. 5, a high turnover of this enzyme must be assumed ($t_{1/2} < 1$ day). This finding is in accordance with results published by Schmutzler (1966), who observed a complete renewal of intestinal DAO in the guinea pig within 24 hours after total depletion of the enzyme by means of heparin. As previously described (Kobayashi, 1966; Palm and Magnus, 1968; Palm et al., 1969), inhibition of *plasma MAO* by several inhibitors of the hydrazine type is also followed by a rebound like the one described above for DAO. Plasma MAO is actually an enzyme of DAO character (Buffoni, 1966; Robinson et al., 1968). Such rebound phenomena seem to indicate an enzyme induction after preceding inhibition; this is typical for microsomal enzymes (see, for instance, Remmer, 1964; Remmer and Merker, 1965; Conney, 1967). Therefore, a rebound phenomenon is not found in the case of intestinal MAO.

Acknowledgement. The authors are indebted to Miss E. Langer for excellent technical assistance.

References

Anderson, F. E., Kaminsky, D., Dubnick, B., Klutchko, S. R., Cetenko, W. A., Gylys, J., Hart, J. A.: Chemistry and pharmacology of monoamine oxidase inhibitors: hydrazine derivatives. J. med. pharm. Chem. 5, 221—230 (1962).

Buffoni, F.: Histaminase and related amine oxidases. Pharmacol. Rev. 18, 1163 to 1199 (1966).

Conney, A. H.: Pharmacological implications of microsomal enzyme induction. Pharmacol. Rev. 19, 317—366 (1967).

Heim, F.: Über den Einfluß von Alkoholen auf den enzymatischen Abbau des Tyramins. Naunyn-Schmiedebergs Arch. exp. Path. Pharmak. 210, 16—20 (1950).
Kobayashi, Y.: The effect of three monoamine oxidase inhibitors on human plasma monoamine oxidase activity. Biochem. Pharmacol. 15, 1287—1294 (1966).
McGrath, W. R., Horita, A.: The interaction between reversible and irreversible monoamine oxidase inhibitors. Toxicol. appl. Pharmacol. 4, 178—186 (1962).
Mondovi, B., Rotilio, G., Finazzi, A., Scioscia-Santoro, A.: Purification of pig-kidney diamine oxidase and its identity with histaminase. Biochem. J. 91, 408—415 (1964).
Okuyama, T., Kobayashi, Y.: Determination of diamine oxidase activity by liquid scintillation counting. Arch. Biochem. 95, 242—250 (1961).
Palm, D., Magnus, U.: Hemmung der Monoaminoxydase und der Diaminoxydase durch Furazolidon (Furoxon®). Klin. Wschr. 46, 720—728 (1968).
— — Grobecker, H., Jonsson, J.: Hemmung der Monoaminoxydase durch bakteriostatisch wirksame Nitrofuranderivate. Naunyn-Schmiedebergs Arch. Pharmak. exp. Path. 256, 281—300 (1967).
— Quiring, K., May, B., Lemmer, B., Böhle, E.: Pharmacological and biochemical criteria of MAO inhibition in animals and man. Abstr. IVth Int. Congr. Pharmacol. Basel, 1969.
Pettinger, W. A., Soyangco, F. G., Oates, J. A.: Inhibition of monoamine oxidase in man by furazolidone. Clin. Pharmacol. Ther. 9, 442—447 (1968).
Remmer, H.: Drug-induced formation of smooth endoplasmic reticulum and of drug metabolizing enzymes. Proc. Europ. Soc. for the Study of Drug Toxicity, vol. IV. Excerpta Medica International Congress Series No. 81, 1964.
— Merker, H. J.: Effect of drugs on the formation of smooth endoplasmic reticulum and drug-metabolizing enzymes. Ann. N. Y. Acad. Sci. 123, 79—97 (1965).
Robinson, D. S., Lovenberg, W., Keiser, H., Sjoerdsma, A.: Effects of drugs on human blood platelet and plasma amine oxidase activity in vitro and in vivo. Biochem. Pharmacol. 17, 109—119 (1968).
Schmutzler, W.: Studien über die Histaminase-Freisetzung beim Meerschweinchen im anaphylaktischen Schock und durch Histaminase Liberatoren. Habilitationsschr., Freiburg 1966.
Schneider, W. C.: Intracellular distribution of enzymes. III. The oxidation of octanoic acid by rat liver fractions. J. biol. Chem. 176, 259—266 (1948).
Stern, I. J., Hollifield, R. D., Wilk, S., Buzard, J. A.: The anti-monoamine oxidase effects of furazolidone. J. Pharmacol. exp. Ther. 156, 492—499 (1967).
Wurtman, R. J., Axelrod, J.: A sensitive and specific assay for the estimation of monoamine oxidase. Biochem. Pharmacol. 12, 1439—1440 (1963).
Zeller, E. A.: Monoamine and polyamine analogues. In: Metabolic inhibitors, vol. II (eds. R. M. Hochster and J. H. Quastel), pp. 53—78. New York: Academic Press 1963.
— Barsky, J., Fouts, R., Lazanas, E. J.: Structural requirements for the inhibition of amine oxidases. Biochem. J. 60, 5 (1955).
Zeller, V., Ramachander, G., Zeller, E. A.: Amine oxidases. XXI. A rapid method for the determination of the activity of monoamine oxidase and monoamine oxidase inhibitors. J. med. Chem. 8, 440—443 (1965).

Pharmakologisches Institut
der Universität
6 Frankfurt a. M. 70, Ludwig Rehn-Str. 14

Zum Mechanismus der 2-Propanoloxydation

Interferenzversuche mit niederen aliphatischen Alkoholen in vivo und an der isoliert perfundierten Rattenleber *

U. ABSHAGEN und N. RIETBROCK

Institut für Pharmakologie und Toxikologie der Universität Würzburg

Eingegangen am 8. September 1969

On the Mechanism of the Oxidation of 2-Propanol
The Effect of Lower Aliphatic Alcohols in Vivo and on the Perfused Isolated Rat Liver

Summary. The elimination of 2-propanol from the blood of rats as well as from the isolated perfused rat liver is inhibited by ethanol and 1-propanol, whereas methanol and tert. butanol have no effect on the elimination of 2-propanol. Vice versa, 2-propanol delays ethanol elimination. 2-propanol has no influence on the elimination of 1-propanol in the concentration range examined. The results show that 2-propanol is metabolized by ADH. The change in the kinetics of the elimination of ethanol caused by 2-propanol and 1-propanol from zero to first and higher orders demonstrates a competition for ADH.

Key-Words: Mechanism of 2-Propanol Oxidation — Oxidation by ADH — Influence of 1- and 2-Propanol on Ethanol Elimination.

Schlüsselwörter: Mechanismus der 2-Propanoloxydation — Umsatz durch ADH — Einfluß von 1- und 2-Propanol auf die Äthanolelimination.

In vorhergehenden Untersuchungen wurde die Eliminationskinetik von 2-Propanol und seines Metaboliten Aceton festgelegt (Abshagen u. Rietbrock, 1969). Bis heute ist die Frage nicht eindeutig beantwortet, welches Enzym für die Oxydation von 2-Propanol zu Aceton verantwortlich ist. Nach in vitro Untersuchungen mit gereinigter Leberalkoholdehydrogenase verschiedener Species herrscht die Meinung vor, daß 2-Propanol von Alkoholdehydrogenase (ADH) nicht umgesetzt wird (Winer, 1958; Merrit u. Tomkins, 1959). 2-Propanol ändert im Gegensatz zu den Alkoholen, die mit Hilfe von ADH umgesetzt werden, auch nicht den Lactat/Pyruvat-Quotienten, wie aus Untersuchungen von Forsander (1967) an Leberschnitten hervorgeht. Andererseits wird von einigen Autoren die Möglichkeit eines Umsatzes von 2-Propanol durch ADH in Betracht gezogen. Burton u. Wilson (1953) fanden mit Hefe-ADH einen geringen Umsatz von 2-Propanol. Witter (1960) gibt für 2-Propanol eine Michaelis-Konstante von $9{,}2 \cdot 10^{-3}$ M an. Papenberg, v. Wartburg

---

* Auszugsweise vorgetragen auf der Frühjahrstagung der Deutschen Pharmakologischen Gesellschaft 1969.

u. Aebi (1965) sowie v. Wartburg u. Papenberg (1966) wiesen mit dem Isoenzym ADH II aus Menschenleber eine deutliche Affinität zu 2-Propanol nach. Versuche, einen Umsatz von 2-Propanol mit Mikrosomenpräparationen zu erhalten, verliefen negativ (Orme-Johnson u. Ziegler, 1965).

Die Arbeit ist ein Beitrag zur Aufklärung des enzymatischen Mechanismus der 2-Propanoloxydation durch Interferenzversuche mit niederen aliphatischen Alkoholen bei der Ratte in vivo und an der isoliert perfundierten Rattenleber.

Methodik

1. Versuchstiere und Versuchsablauf

Als Versuchstiere dienten weibliche Ratten des Stammes Wistar AF/Han von 180—200 g Körpergewicht. Die Tiere wurden mit Trockenfutter („Altromin") und Leitungswasser ad libitum ernährt. Sie erhielten die Alkohole in 0,9% Kochsalzlösung intraperitoneal bzw., falls es die Versuchsanordnung erforderte, mittels der Schlundsonde verabreicht. In definierten Zeitabständen wurde 0,5—1,0 ml Blut durch Herzpunktion gewonnen. In den Versuchen mit isoliert perfundierten Lebern verwandten wir weibliche Ratten von 300—350 g Gewicht. Die Tiere erhielten zur Narkose 0,6 ml/100g 20% Urethan i.p., zur Herabsetzung der Gerinnungsfähigkeit des Blutes 0,25 mg/100 g Heparin i.v. und weitere 0,125 mg/100 g Heparin i.p.

Präparation: Durch einen Medianschnitt wurde die Bauchhöhle von der Symphyse bis zum Sternum eröffnet und in den ductus choledochus ein Katheter eingebunden. Danach wurde die v. cava inferior oberhalb des Abganges der Nierenvenen angeschlungen, des weiteren die a. hepatica. Nun erfolgte die Katherisierung der v. portae. Sofort nach einwandfreier Lage des Katheters wurde der Thorax schnellstmöglich eröffnet, das Herz freigelegt, das rechte Herzohr angeschnitten und durch den rechten Vorhof hindurch in die v. cava inferior ein Katheter gelegt und fixiert. Nun wurden die zuvor angeschlagene v. cava inferior und die a. hepatica ligiert. Die Zeit zwischen Legen des Pfortaderkatheters und Anschluß der Leber an den Perfusionskreislauf (Ischämiephase der Leber) betrug bei der von uns durchgeführten Präparationstechnik äußerstenfalls 5 min.

Wir durchströmten das Organ zunächst ca. 20—30 min lang, um den „anaeroben (alterierten) Status" (Hohorst u. Mitarb., 1959) nach der Präparation zu überwinden und ein hämodynamisches Gleichgewicht einzustellen. Dann wurde der Durchfluß gemessen und eine Kontrollprobe entnommen, ehe die zu untersuchenden Substanzen dem Perfusionsmedium zugesetzt wurden. In Zeitabständen wurde nach Bestimmung des jeweiligen Durchflusses Blut zur Analyse entnommen.

Der Aufbau der von uns verwandten Perfusionsapparatur entsprach der Anordnung von Schimassek (1963). Das Perfusionsmedium (37° C, pH 7,4) bestand aus 60 ml Nährlösung nach Krebs-Henseleit mit einem Zusatz von 5 Teilen 5,4%iger Glucose und 1,5 g Serumalbumin vom Rind sowie aus weiteren 40 ml frischen, gewaschenen Rindererythrocyten.

Der Perfusionsfluß bewegte sich zwischen 1,0 und 1,7 ml/min/g Leber. Der Gallefluß betrug im Mittel 1—1,2 g/3 Std. Der Sauerstoffdurchfluß durch das System lag bei 0,25 l/min, der Hämatokrit zwischen 30—35%. Der Hämoglobingehalt betrug 11,0—12,0 g-%. Die Lactat/Pyruvat-Quotienten lagen bei den Perfusionen mit 2-Propanol, Methanol/2-Propanol und tert. Butanol/2-Propanol zwischen 10 und 20. Bei den Versuchen mit Äthanol und 1-Propanol stiegen die Quotienten von 10 bei Versuchsbeginn auf Werte über 80 an und fielen nach Elimination der betreffenden Alkohole wieder ab. Dabei sind diese hohen Quotienten nicht Ausdruck einer Schädigung des Präparates, sondern stellen eine für den Abbau der genannten Alkohole spezifische Änderung des Redoxsystems Lactat/Pyruvat dar (Forsander, 1967; 1968).

2. Analytische Methoden

Die *Lactat*bestimmung erfolgte nach Hohorst (1962) (UV-Test mit LDH, Boehringer, Mannheim, Best. Nr. 15972 TLAA). Die *Pyruvat*bestimmung basiert auf der von Kubowitz u. Mitarb. (1943) angegebenen Methode (UV-Test mit LDH, Boehringer, Mannheim, Best. Nr. 15973 TPAA). *Hämoglobin* wurde mit der Cyanhämiglobinmethode, der *Hämatokrit* nach der Methode von Hedin bestimmt.

Tabelle 1. *Absolute Retentionszeiten sowie Retentionswerte der untersuchten Substanzen. I: Kolonnenraum 75° C, Detektorraum 140° C. II: Kolonnenraum 100° C, Detektorraum 140° C. I_r und II_r: Verhältnis der Retentionszeiten der einzelnen Substanzen zu der Retentionszeit der Bezugssubstanz Benzol (= 1) bei den unter I und II genannten Bedingungen*

Substanz	I min	II min	I_r	II_r
Methanol	1,23	—	0,25	—
Äthanol	1,85	1,05	0,38	0,39
1-Propanol	—	2,00	—	0,76
2-Propanol	2,40	1,35	0,49	0,51
tert. Butanol	2,95	—	0,60	—
Aceton	1,50	0,99	0,31	0,37

Tabelle 2. *Mittlere relative Abweichung der Einzelwerte der Peakflächen (σ) sowie mittlere relative Abweichung der Mittelwerte (ε) nach 10 Injektionen eines konstanten Volumens konstanter Konzentration. Einwaage: 0,1 g/100 ml*

Substanz	σ (%)	ε (%)
Methanol	1,04	0,33
Äthanol	0,76	0,24
1-Propanol	1,70	0,54
2-Propanol	2,18	0,69
tert. Butanol	1,29	0,41
Aceton	1,95	0,62

Gaschromatographische Bestimmung der *Alkohole* und des *Acetons*. Gaschromatograph Modell GC-M mit Mengenregler und Doppelflammenionisationsdetektor der Fa. Beckman Instruments (München). Trennsäule: 1,8 m lange Kolonne von $1/4''$ ⌀ mit 4% Dioctylsebacinat/1% Behensäure als flüssiger stationärer Phase auf Chromosorb-GNAW, 45—60 mesh. Trägergas: nachgereinigter N_2 mit einem Durchfluß von 70 ml/min, H_2-Durchfluß 50 ml/min bei 3,5 atü Eingangsdruck der synthetischen Luft, Type L (Linde). Temperatur des Injektionsblockes 180° C, Temperatur des Detektorraumes 140° C. Temperatur des Kolonnenraumes zur gleichzeitigen Trennung von Aceton, 2-Propanol, 1-Propanol und 1-Butanol bei 100° C,

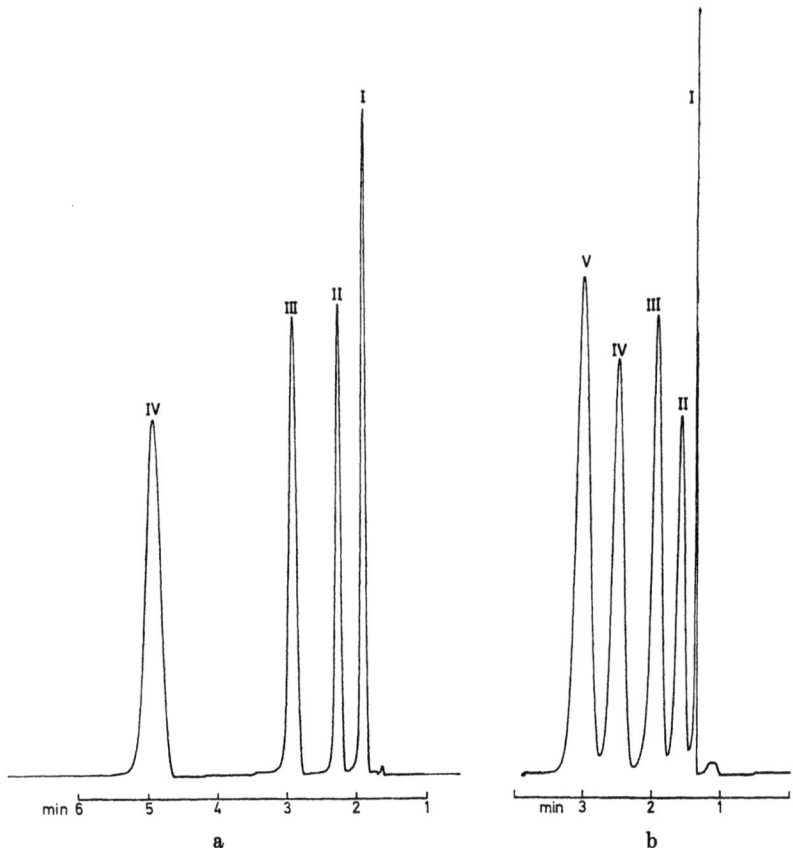

Abb. 1 a und b. Gaschromatische Trennung von Alkoholen und Aceton. Kolonne: 4% Dioctylsebacinat/1% Behensäure auf Chromosorb GNAW 45—60 mesh; 1,8 m; $1/4''$; 70 ml/min N_2; 50 ml/min H_2; 1 inch/min. Empfindlichkeit $5 \cdot 10^3$ (Verhältniszahl bezogen auf $1 \cdot 10^{-12}$ (Amp) bei der Maximalempfindlichkeit). a Kolonnenraum 100° C, Detektorraum 140° C. *I* Aceton; *II* 2-Propanol; *III* 1-Propanol; *IV* 1-Butanol. b Kolonnenraum 75° C, Detektorraum 140° C. *I* Methanol; *II* Aceton; *III* Äthanol; *IV* 2-Propanol; *V* tert. Butanol

zur gleichzeitigen Trennung von Aceton, 2-Propanol, Methanol, Äthanol und tert. Butanol bei 75° C. Gaschromatogramme und Retentionszeiten s. Abb. 1 und Tab. 1. Zur Analyse gelangten Proben von 2 µl Plasma mittels einer Präzisionsspritze Hamilton CR 700—20. Die Analyse der untersuchten Substanzen wurde durch keine anderweitigen Komponenten des Leerplasmas gestört.

Fehlerbestimmung. Hierzu wurden die Flächen der peaks nach 10 Injektionen eines stets konstanten Volumens von 2 µl derselben Lösung (0,1 g/100 ml) für jede der von uns untersuchten Substanzen nach der Methode Höhe × Halbwertbreite bestimmt. Aus Tab. 2 sind die relativen mittleren Abweichungen der Einzelwerte vom Mittelwert und die relativen mittleren Fehler der Mittelwerte für die einzelnen Substanzen ersichtlich.

Ergebnisse

1. Beeinflussung der 2-Propanolelimination durch Methanol, tert. Butanol, Äthanol und 1-Propanol

a) *2-Propanolelimination unter Methanol.* Wir verabreichten hierzu 20 Ratten Methanol p.o. und kurz darauf 2-Propanol i.p. Zu bestimmten Zeiten wurden jeweils 4 Tiere des Kollektivs herzpunktiert. Die Halbwertzeit (HWZ) des 2-Propanols mit 2,5 Std, das Acetonmaximum von 12,7 mMol/l nach 5 Std waren gegenüber einer bereits früher mitgeteilten Kontrollgruppe mit einer HWZ von 2,0 Std und einem Acetonmaximum von 12,7 mMol/l nach 5,02 Std (Abshagen u. Rietbrock, 1969) praktisch unverändert (Abb. 2).

Analoge Kombinationsversuche mit Methanol und 2-Propanol wurden an der isoliert perfundierten Rattenleber durchgeführt. Dem Perfusat wurden 30 min nach Perfusionsbeginn 100 mg Methanol/100 ml und weitere 5 min später 100 mg 2-Propanol/100 ml Perfusat zugesetzt. Unter diesen Bedingungen zeigte sich keine Änderung der Elimination von 2-Propanol. Die HWZ für 2-Propanol betrug wie in einem Kontrollversuch mit 100 mg 2-Propanol/100 ml Perfusat 50 min. Das Acetonmaximum lag nach 120 min bei 4,3 mMol/l, während im parallel durch-

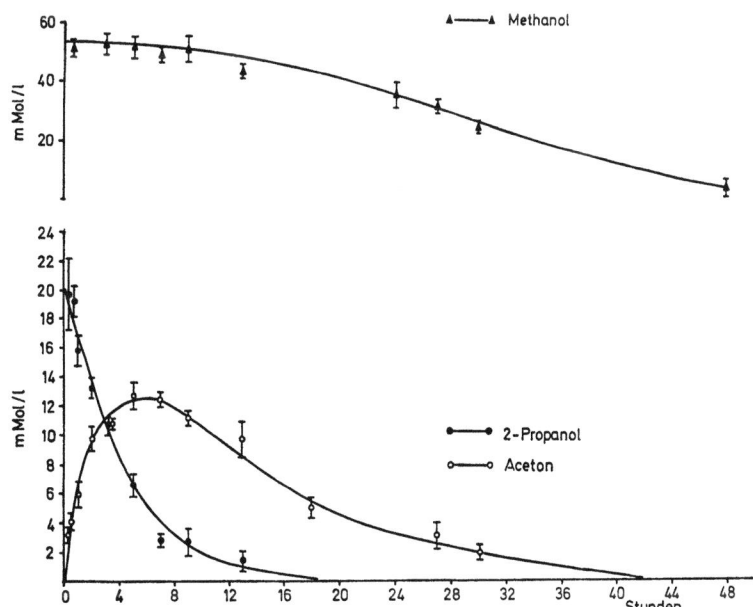

Abb. 2. Elimination von 2-Propanol und Aceton in vivo (Ratte; $n = 4$) nach Gabe von 1 g/kg 2-Propanol 30%ig i.p. Die Versuchsgruppe hatte 30 min vorher 2 g/kg Methanol 30%ig p.o. erhalten. Zeitpunkt der 2-Propanolgabe = Nullpunkt. $\bar{x} \pm s_{\bar{x}}$

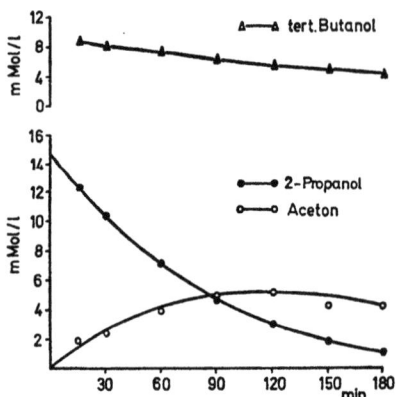

Abb. 3. Elimination von 2-Propanol und Aceton bei Leberperfusion. Dem Perfusat waren zunächst 100 mg tert. Butanol/100 ml zugesetzt worden. 5 min später wurde 100 mg/100 ml 2-Propanol zugegeben. Zeitpunkt der 2-Propanolgabe = Nullpunkt

geführten Kontrollversuch zum gleichen Zeitpunkt eine Acetonkonzentration von 5,25 mMol/l gemessen wurde.

b) 2-Propanolelimination unter tert. Butanol. 20 Ratten erhielten 2 g/kg tert. Butanol als 30%ige wäßrige Lösung mit der Schlundsonde p.o. und 30 min später 1 g/kg 2-Propanol i.p. Die HWZ für 2-Propanol blieb mit 2,4 Std gegenüber Kontrolltieren mit 2,0 Std praktisch unverändert, ebenso das nach 5,5 Std erreichte Acetonmaximum von 12,6 mMol/l. Die Konzentration des tert. Butanols fiel während der Versuchsdauer von 48 Std nur ganz langsam von 15 mMol/l zu Beginn auf 10 mMol/l zu Ende ab.

Interferenzversuche mit diesen beiden Alkoholen wurden ebenfalls an der isolierten Rattenleber, in analoger Anordnung wie für Methanol/2-Propanol bereits beschrieben, wiederholt. Auch hier blieb die HWZ für 2-Propanol mit 50 min unverändert, das Acetonmaximum von 5,1 mMol/l wurde nach 120 min erreicht (Abb. 3).

c) 2-Propanolelimination unter Äthanol. Ein Kollektiv Ratten erhielt Äthanol p.o. und kurz darauf 2-Propanol i.p. Um ständig ausreichende Äthanolspiegel aufrecht zu erhalten, wurden während der Versuchsdauer von 24 Std in Abständen nochmals insgesamt 5×2 g/kg Äthanol p.o. nachgegeben. Unter diesen Bedingungen zeigte sich ein deutlicher Hemmeffekt der 2-Propanoloxydation: Die HWZ für 2-Propanol war auf 10,5 Std verlängert, das Acetonmaximum von 6,7 mMol/l wurde erst nach ca. 11 Std erreicht (Abb. 4a).

Bei den Interferenzversuchen an der isoliert perfundierten Rattenleber (Bedingungen s. Legende) sank die Äthanolkonzentration von 14,4 mMol/l (nach 15 min) auf 1,05 mMol/l (nach 90 min) ab. Der Abfall

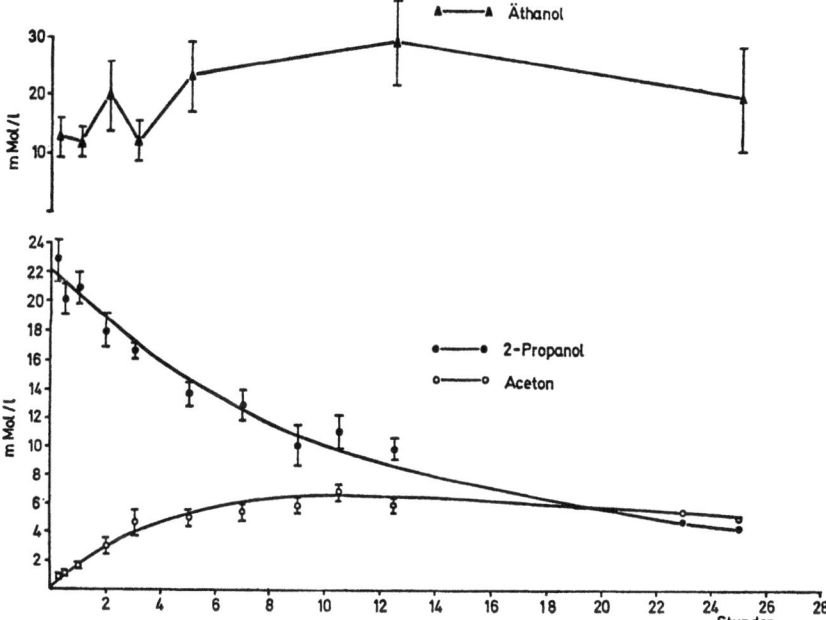

Abb. 4a. Elimination von 2-Propanol und Aceton in vivo (Ratte; $n = 5$) nach Gabe von 1 g/kg 2-Propanol 30%ig i.p. Die Tiere hatten 20 min zuvor 2 g/kg Äthanol 30%ig p.o., dann zur Aufrechterhaltung des Äthanolspiegels noch 5×2 g/kg Äthanol p.o. binnen 24 Std erhalten. Zeitpunkt der 2-Propanolgabe = Nullpunkt.
$\bar{x} \pm s_{\bar{x}}$

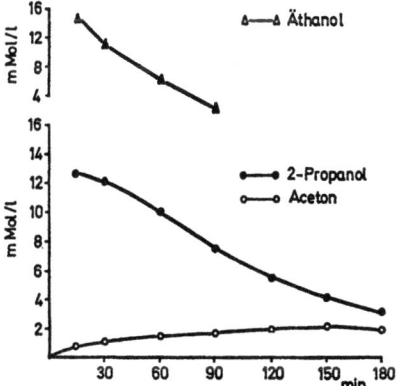

Abb. 4b. Elimination von 2-Propanol und Aceton bei Leberperfusion. Dem Perfusat waren zunächst 100 mg Äthanol/100 ml, dann nach 5 min 100 mg 2-Propanol/100 ml zugesetzt worden. Zeitpunkt der 2-Propanolgabe = Nullpunkt

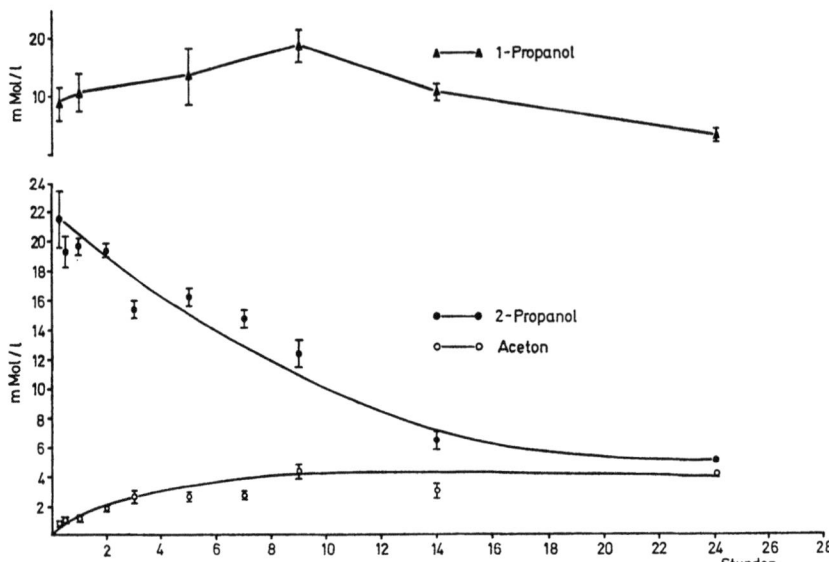

Abb. 5a. Elimination von 2-Propanol und Aceton in vivo (Ratte; $n = 4$) nach Gabe von 1 g/kg 2-Propanol 30%ig i.p. Die Tiere hatten 20 min zuvor 3 g/kg 1-Propanol 30%ig p.o., dann zur Aufrechterhaltung des 1-Propanolspiegels noch 3×1 g/kg 1-Propanol binnen 24 Std erhalten. Zeitpunkt der 2-Propanolgabe = Nullpunkt.
$\bar{x} \pm s_{\bar{x}}$

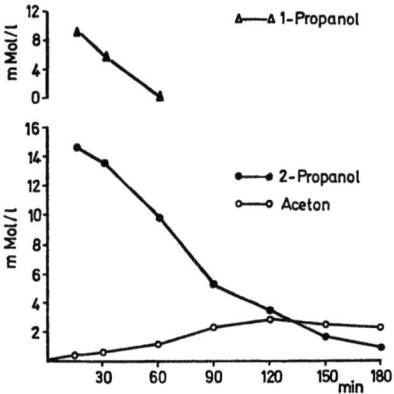

Abb. 5b. Elimination von 2-Propanol und Aceton bei Leberperfusion. Dem Perfusat waren zunächst 100 mg 1-Propanol/100 ml, 5 min später dann 100 mg 2-Propanol/100 ml zugesetzt worden. Zeitpunkt der 2-Propanolgabe = Nullpunkt

der 2-Propanolkonzentration verlief deutlich S-förmig infolge einer Verzögerung der Elimination während der gleichzeitigen Anwesenheit des Äthanols in den ersten 90 min. Der Acetonspiegel stieg während der ganzen Versuchsdauer nur ganz langsam an und erreichte maximal nur 2,04 mMol/l nach 150 min (Abb. 4b).

d) 2-Propanolelimination unter 1-Propanol. Wir gaben den Ratten 1-Propanol p.o. und anschließend 2-Propanol i.p. Auch hier mußte während der Versuchsdauer von 24 Std noch dreimal 1-Propanol p.o. nachgegeben werden. Unter diesen Bedingungen zeigte sich ein noch deutlicherer Hemmeffekt als unter Äthanol. Die 2-Propanol-HWZ wurde auf 11,5 Std verlängert, die Acetonkonzentrationen erreichten nur 4,1 mMol/l, wobei sich kein eigentliches Maximum ausbildete (Abb. 5a).

Die Hemmung der 2-Propanolelimination durch 1-Propanol lieferte in vitro ein ähnliches Bild (Abb. 5b). Die 2-Propanolkonzentrationen im Perfusat fielen infolge der anfänglichen Hemmung in einer deutlichen S-förmigen Kurve ab. Der Acetonspiegel erreicht maximal nur 2,96 mMol/l nach 120 min.

2. Beeinflussung der Äthanol- und 1-Propanolelimination durch 2-Propanol

Äthanol und 1-Propanol hatten die 2-Propanoloxydation gehemmt. Daher interessierte, ob 2-Propanol seinerseits die Elimination von Äthanol und 1-Propanol beeinflußt.

a) Äthanolelimination unter 2-Propanol. Die Ratten erhielten hierzu 2-Propanol p.o. und anschließend Äthanol i.p. Die Äthanolelimination war deutlich verlangsamt. Während Kontrolltiere die gleiche Dosis innerhalb von 150 min mit einer Geschwindigkeit von 8,4 mMol/l/Std eliminierten, war Äthanol unter 2-Propanol noch nach 210 min im Plasma nachweisbar. Außerdem war die Eliminationscharakteristik des Äthanols verändert. Sie folgte nicht mehr einer linearen Funktion (entsprechend $c_t = c_0 - \beta t$), sondern ließ sich jetzt mit einer Exponentialfunktion höheren Grades beschreiben (Abb. 6a).

Der perfundierten Leber wurde 2-Propanol und 5 min später Äthanol angeboten. Während der Versuchsdauer von 120 min gaben wir zur Erzielung konstanter 2-Propanolspiegel noch zweimal 2-Propanol nach. Die Äthanolelimination war gegenüber dem Kontrollversuch verzögert und, wie in vivo, nicht mehr mit der bekannten linearen Funktion zu beschreiben (Abb. 6b).

b) 1-Propanolelimination unter 2-Propanol. 16 Ratten gaben wir 3 g/kg 2-Propanol mit der Schlundsonde und 30 min später 1 g/kg 1-Propanol i.p. Die 2-Propanolkonzentrationen lagen dabei im Mittel zwischen 12—16 mMol/l. Die Elimination des 1-Propanols zeigte sich unter den

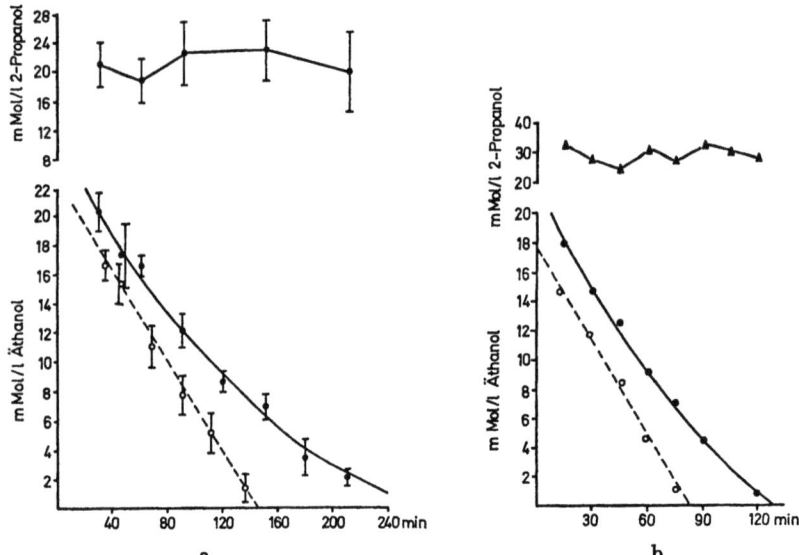

Abb. 6a. Elimination von Äthanol in vivo (Ratte; $n = 5$; 1 g/kg Äthanol 30%ig i.p.). Die Tiere hatten 30 min zuvor 3 g/kg 2-Propanol 30%ig p.o. erhalten. Zum Vergleich ist eine Kontrollgruppe ($n = 5$) wiedergegeben, die nur 1 g/kg Äthanol 30%ig i.p. erhalten hatte (gestrichelte Kurve). Zeitpunkt der Äthanolgabe = Nullpunkt. $\bar{x} \pm s_{\bar{x}}$

Abb. 6b. Elimination von Äthanol bei Leberperfusion. Dem Perfusat wurden zunächst 200 mg 2-Propanol/100 ml und 5 min später 100 mg Äthanol/100 ml zugesetzt. Zur Erzielung konstanter 2-Propanolspiegel wurden nach 55 min 50 mg und nach 85 min 40 mg 2-Propanol nachgegeben. Zeitpunkt der Äthanolgabe = Nullpunkt. Zum Vergleich ist ein Kontrollversuch ohne 2-Propanol angegeben (gestrichelte Kurve)

gewählten Bedingungen gegenüber einer Kontrollgruppe unverändert, die HWZ von 1-Propanol betrug für beide Rattenkollektive 45 min.

Dem Perfusat der isolierten Leber wurden 200 mg 2-Propanol und 5 min später 100 mg 1-Propanol zugesetzt. Eine Änderung der Elimination von 1-Propanol wurde durch die Vorbehandlung auch hier nicht herbeigeführt.

3. Beeinflussung der Elimination von Äthanol durch 1-Propanol

Im Zusammenhang mit der Abänderung der Eliminationskinetik des Äthanols durch 2-Propanol untersuchten wir schließlich, wie sich die Eliminationskinetik des Äthanols unter dem Einfluß von 1-Propanol verhält.

Wir verabfolgten Ratten 1-Propanol p.o. und anschließend Äthanol i.p. 1 bzw. 2,5 Std nach Versuchsbeginn gaben wir nochmals 1-Propanol.

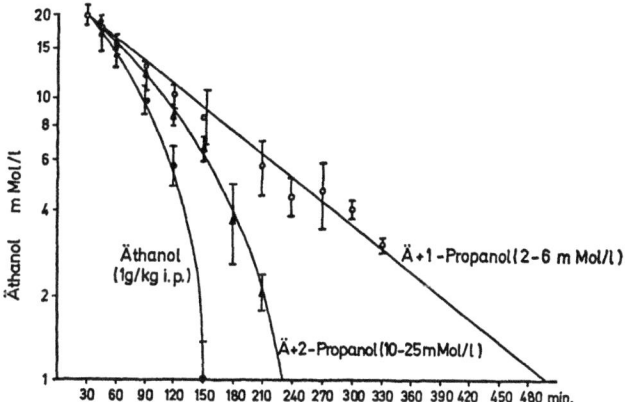

Abb. 7. Elimination von Äthanol (1 g/kg 30%ig i.p.) in vivo. (●) Kontrollreihe (Ratte; $n = 5$); (▲) nach 3 g/kg 2-Propanol p.o. 30 min vor Äthanolgabe ($n = 5$; Werte aus Abb. 6a); (○) nach 3 g/kg 1-Propanol 20 min vor Äthanolgabe und bei späterer Zufuhr von $2 \times 1{,}5$ g/kg p.o. ($n = 4$); Zeitpunkt der Äthanolgabe = Nullpunkt. Halblogarithmisches Raster. $\bar{x} \pm s_{\bar{x}}$

Die 1-Propanolspiegel lagen zwischen 2 und 6 mMol/l. Es zeigte sich, daß die Charakteristik der Äthanolelimination in eine einfache Exponentiale überging (Abb. 7).

Diskussion

Die 2-Propanoloxydation wird in vivo und an der isoliert perfundierten Rattenleber durch Äthanol und 1-Propanol, die nach Übereinstimmung zahlreicher in vitro-Untersuchungen (Theorell u. Bonnichsen, 1951; Winer, 1958) durch ADH umgesetzt werden, eindeutig gehemmt. Tert. Butanol und Methanol, die nach in vitro-Untersuchungen (Theorell u. Bonnichsen, 1951; v. Wartburg u. Papenberg, 1966) nicht bzw. nur in geringem Ausmaß durch ADH umgesetzt werden, lassen die 2-Propanoloxydation dagegen unbeeinflußt. Die Annahme liegt also nahe, daß 2-Propanol in vivo durch ADH umgesetzt wird. Hierauf weist auch unser Befund hin, daß 2-Propanol die Äthanolelimination verlangsamt. Daß 2-Propanol nicht die 1-Propanolelimination verzögert, kann dadurch erklärt werden, daß 1-Propanol eine sehr hohe Affinität zu ADH hat ($Km = 2{,}3 \cdot 10^{-4}$ M) — eine noch höhere als Äthanol ($Km = 2{,}0 \cdot 10^{-3}$ M); daher wären zur Erzielung einer nachweisbaren Hemmung Konzentrationen von 2-Propanol nötig, die in vivo infolge der additiven Toxizität von 2-Propanol nicht erreichbar sind. Auch bei den Versuchen an der isoliert perfundierten Leber waren die 2-Propanolkonzentrationen wohl noch zu niedrig.

Allerdings geben die in vitro mit gereinigter ADH gemessenen Aktivitäten nur einen ungefähren Anhaltspunkt für das Verhalten in vivo (Wilson, 1967; Moser, Papenberg u. v. Wartburg, 1968). Daher ist bei einfacher Übertragung von in vitro gewonnenen Ergebnissen auf in vivo-Verhältnisse bezüglich des Umsatzes von Alkoholen mit ADH Vorsicht geboten.

Der Lactat/Pyruvat-Quotient in der isolierten Leber bleibt bei der Oxydation des 2-Propanols unverändert. Forsander (1967) betonte, daß der Lactat/Pyruvat-Quotient nur unter ADH-empfindlichen Alkoholen ansteigt. Seiner Folgerung, daß 2-Propanol demgemäß nicht durch ADH umgesetzt werde, muß jedoch widersprochen werden.

Die Erhöhung des Lactat/Pyruvat-Quotienten beim Umsatz der Alkohole kommt dadurch zustande, daß dieses Redoxsystem als Wasserstoffakzeptor bei der Dehydrierung der Alkohole dient und so das Verhältnis der Redoxpartner verschoben wird. Der Vorgang darf jedoch nicht stationär betrachtet werden, da die bei der Oxydation anfallenden Wasserstoffionen über weitere Ketten von Redoxpaaren verlaufen. Zur Anhäufung eines Zwischenproduktes, z. B. Lactat, kommt es dabei nur, wenn dessen Bildungsgeschwindigkeit die Geschwindigkeit seiner Weiterreaktion übersteigt. Für die Abnahme eines Zwischenproduktes, in diesem Fall des Pyruvats, gilt das gleiche in umgekehrten Sinne. Nun werden aber alle n-Alkohole (Methanol ausgenommen), von welchen ein Umsatz durch ADH allgemein angenommen wird, schneller umgesetzt als 2-Propanol (Abshagen, 1969). Die bei der Oxydation dieser Alkohole anfallende Menge an Wasserstoff wird in der gleichen Zeiteinheit daher größer sein als bei der Oxydation des 2-Propanols. Hinzu kommt, daß die Oxydation des 2-Propanols nur bis zum Aceton verläuft, während die n-Alkohole mit großer Geschwindigkeit bis zur entsprechenden Säure oxydiert werden. Unter der Annahme, daß für den Dehydrierungsschritt Aldehyd → Säure ebenfalls das System Lactat/Pyruvat als Wasserstoffakzeptor dienen kann, fällt somit bei der Oxydation eines Mols der n-Alkohole die doppelte Menge Wasserstoffionen an als bei der Oxydation eines Mols 2-Propanol. Es ist daher durchaus vorstellbar, daß bei der von uns angenommenen Oxydation des 2-Propanols durch ADH die Geschwindigkeit der Lactatbildung die Geschwindigkeit seiner Weiterreaktion nicht übersteigt, so daß sich der Lactat/Pyruvat-Quotient nicht ändert.

Des weiteren läßt sich die Abänderung der linearen, konzentrationsabhängigen Eliminationskinetik des Äthanols zu einem konzentrationsabhängigen, exponentiellen Verlauf durch 2-Propanol und 1-Propanol durch eine Konkurrenz um das gleiche Enzymsystem befriedigend erklären. Bei der Konkurrenz zweier Stoffe um das gleiche Enzym hängt die Oxydationsrate der Stoffe bekanntlich von ihren Konzentrationen am Ort des Umsatzes und von ihrer jeweiligen Affinität zum Enzym ab.

Wenn nun die Konzentration des einen Stoffes konstant gehalten wird, wie dies in unseren Experimenten für 2-Propanol und 1-Propanol der Fall war, während die Konzentration von Äthanol absinkt, hängt die Oxydationsrate dieses Stoffes nur noch von seiner Konzentration am Ort des Umsatzes ab. Bei einem Stoff, der schon normalerweise konzentrationsabhängig, exponentiell eliminiert wird, macht sich eine kompetitive Hemmung nur durch eine Verlängerung der HWZ bemerkbar, wie z. B. die Hemmung der 2-Propanoloxydation durch Äthanol oder 1-Propanol. Bei Äthanol jedoch, welches konzentrationsunabhängig eliminiert wird, muß eine Konkurrenzhemmung unter den beschriebenen Bedingungen zu einer konzentrationsabhängigen Eliminationscharakteristik führen.

Eine eindeutige Abänderung der Eliminationskinetik des Äthanols von einer linearen zu einer exponentiellen Charakteristik unter dem Einfluß eines kompetitiven Hemmstoffes bei Ratten geht auch aus kürzlich veröffentlichten Befunden von Goldberg u. Rydberg (1969) hervor. Diese Autoren fanden, wie auch wir, bei Kontrolltieren stets eine lineare Elimination des Äthanols. Unter Pyrazol wurde jedoch eine dosisabhängige, als kompetitiv charakterisierte Hemmung des Äthanols beobachtet, wobei die Eliminationskinetik in einen exponentiellen Verlauf überging. Diese von den Autoren ohne Diskussion mitgeteilte Änderung der Eliminationskinetik des Äthanols paßt zu unseren Ergebnissen und unserer Interpretation. Eine von Kaplan, Jain, Forney u. Richards (1969) beschriebene, nicht als kompetitiv bezeichnete Hemmung der Äthanolelimination bei Mäusen unter Chloralhydrat führt dagegen nicht zu einer Änderung der Eliminationscharakteristik des Äthanols. Die Äthanolelimination ist unter Chloralhydrat zwar verlangsamt, aber rein linear.

Die Änderung der Eliminationskinetik des Äthanols durch 2-Propanol und 1-Propanol nach Genuß verunreinigter Alkoholika könnte in bezug auf die Rückrechnung, der ja bekanntermaßen eine lineare Funktion zugrunde liegt, forensische Bedeutung haben.

Fräulein J. Ahamer und Frau S. Löbel danken wir für sorgfältige und gewissenhafte Mitarbeit.

Mit Unterstützung der Deutschen Forschungsgemeinschaft.

Literatur

Abshagen, U.: Dissertation, Würzburg 1969.
— Rietbrock, N.: Kinetik der Elimination von 2-Propanol und seines Metaboliten Aceton bei Hund und Ratte. Naunyn-Schmiedebergs Arch. Pharmak. 264, 110—118 (1969).
Burton, K., Wilson, T. H.: Free energy data for dehydrogenase system. Biochem. J. 54, 86 (1953).
Forsander, O. A.: Influence of some aliphatic alcohols on the metabolism of rat liver slices. Biochem. J. 105, 93 (1967).
— Stoffwechsel der isoliert perfundierten Leber. Hrsg.: W. Staib u. R. Scholz. Berlin-Heidelberg-New York: Springer 1968.
Goldberg, L., Rydberg, U.: Inhibition of ethanol metabolism in vivo by administration of pyrazol. Biochem. Pharmacol. 18, 1749 (1969).

Hohorst, H. I.: In: Methoden der enzymatischen Analyse. Hrsg. H. U. Bergmeyer. Weinheim: Verlag Chemie 1962.
— Kreutz, F. H., Bücher, T.: Über Metabolitgehalte und Metabolitkonzentrationen in der Leber der Ratte. Biochem. Z. **332**, 18 (1959).
Kaplan, H. L., Jain, N. L., Forney, R. B., Richards, A. B.: Chloral hydrate-ethanol interactions in the mouse and dog. Toxicol. appl. Pharmacol. **14**, 127 (1969).
Kubowitz, F., Ott, P.: Isolierung und Kristallisation eines Gärungsfermentes aus Tumoren. Biochem. Z. **314**, 94 (1943).
Merrit, A. D., Tomkins, G. M.: Reversible oxidation of cyclic secondary alcohols by liver alcohol dehydrogenase. J. biol. Chem. **234**, 778 (1959).
Moser, K., Papenberg, J., Wartburg, I. P. v.: Heterogenität und Organverteilung der Alkoholdehydrogenase bei verschiedenen Species. Enzym. biol. clin. **9**, 447 (1968).
Orme-Johnson, W. H., Ziegler, D. M.: Alcohol mixed function oxidase activity of mammalian liver microsomes. Biochem. biophys. Res. Commun. **21**, 78 (1965).
Papenberg, J., Wartburg, I. P. v., Aebi, H.: Die Heterogenität der Alkoholdehydrogenase aus Rhesusaffenleber. Biochem. Z. **342**, 95 (1965).
Schimassek, H.: Metabolite des Kohlenhydratstoffwechsels der isoliert perfundierten Rattenleber. Biochem. Z. **336**, 460 (1963).
Theorell, T., Bonnichsen, R.: Studies on liver alcohol dehydrogenase. I. Equilibria and initial reaction velocites. Acta chem. scand. **5**, 1105 (1951).
Wartburg, I. P. v., Papenberg, J.: ADH in ethanol metabolism. Psychosom. Med. **28**, 405 (1966).
Wilson, E. C.: Ethanol metabolism in mice with different levels of hepatic alcohol dehydrogenase. In: Biochemical factors in alcoholism. Oxford: Pergamon Press 1967.
Winer, A. D.: A note on the substrate specifity of horse liver alcohol dehydrogenase. Acta chem. scand. **12**, 1695 (1958).
Witter, A.: The binding of DPN-H by liver alcohol dehydrogenase. Acta chem. scand. **14**, 1717 (1960).

Prof. Dr. N. Rietbrock
Institut für Klinische Pharmakologie im
Klinikum Steglitz
der Freien Universität Berlin
1000 Berlin 45, Hindenburgdamm 30

Der Einfluß der Durchblutung auf die Wasser- und Salzresorption im Jejunum der Ratte

D. WINNE

Pharmakologisches Institut der Universität Tübingen

Eingegangen am 20. November 1969

The Influence of Blood Flow on Water and Solute Absorption in the Jejunum of the Rat

Summary. 1. The lumen of jejunal loops in rats anaesthetised with urethane were perfused with hypo-, iso- and hypertonic ringer, mannitol or glucose ringer solution. The blood flow (venous outflow), water, solute and glucose net flux were measured in the loop.
2. Lowering the blood flow from 1 ml/min/g wet tissue to 0.2—0.3 ml/min/g caused the solute and glucose net flux to decrease; the water net flux (positive or negative) was also decreased if non-isotonic solutions were used, but remained unchanged when isotonic solutions were perfused.
3. When the blood flow was raised from 0.2—0.3 ml/min/g to 1 ml/min/g the net flux of glucose, solute and water usually remained low. Using hypotonic solutions the water net flux changed to negative values, that is, fluid was passing into the lumen.
4. The influence of intestinal blood flow on water, solute and glucose absorption can be referred to 3 factors: a) drainage by blood, b) inhibition of active transport mechanisms by anoxia during low blood flow, and c) damage to the villi as a result of insufficient blood flow.

Key-Words: Intestinal Blood Flow — Water Absorption — Solute Absorption — Jejunum — Rat.

Schlüsselwörter: Darmdurchblutung — Wasserresorption — Salzresorption — Jejunum — Ratte.

Der Mechanismus der enteralen Resorption wird vorwiegend in vitro untersucht. Bei in vivo Versuchen achtet man auf eine „ungestörte Blutversorgung". Die gleichzeitige Untersuchung von Darmdurchblutung und enteraler Resorption ist bisher nur für einige Zucker, Glykokoll, Eisen und Kobalt vorgenommen worden (Forth, 1967; Gellhorn u. Northup, 1934; Varro, 1966; Varro u. Mitarb., 1965a, b, 1967; Williams u. Mitarb., 1964).

Um die quantitativen Beziehungen zwischen der Durchblutung und der enteralen Wasser- und Salzresorption zu klären, wurden diese bei der Ratte unter Verwendung einer Ringer-, Mannit- und Glucose-Ringer-Lösung verschiedener Osmolarität untersucht. Die theoretisch-mathematischen Aspekte werden an anderer Stelle veröffentlicht (Winne, 1970).

Gleichzeitig liefen Untersuchungen über den Einfluß der Durchblutung auf die enterale Resorption von Arzneimitteln; die Ergebnisse sind bereits in dieser Zeitschrift publiziert worden (Ochsenfahrt u. Winne, 1969).

Methodik

Versuchstiere. Männliche Ratten (Stamm Wistar aus institutseigener Zucht [konventionell]), durchschnittliches Gewicht 291 g ($s = 37$ g, $N = 180$). Ernährung mit Altromin R und Wasser ad libitum, 16—21 Std vor den Versuchen Futterentzug.

Präparation. Da die Methodik bereits ausführlich beschrieben wurde (Ochsenfahrt u. Winne, 1969), werden nur das Grundsätzliche und Unterschiede mitgeteilt. In Urethannarkose wurde eine Jejunalschlinge (Abstand von der Flexura duodenojejunalis 19 cm, $s = 8$ cm; Länge 10,0 cm, $s = 2,4$ cm; Feuchtgewicht 418 mg, $s = 10,2$ mg; Trockengewicht 107 mg, $s = 27$ mg) mit der interessierenden Lösung perfundiert, hier abweichend 0,05 ml/min. Nach Heparinisierung wurde die abführende V. jejunalis punktiert und das Blut über einen Tropfenzähler aufgefangen und gewogen. Der Blutverlust wurde durch eine Infusion von heparinisiertem Blut in die V. jugularis ersetzt. Blutdruckregistrierung in der A. carotis.

Perfusionslösungen. (Modifiziert nach Berger u. Mitarb., 1959.) Ringer-Lösungen KCl 4 mM, NaHCO$_3$ 39 mM, MgSO$_4$ 1 mM, NaCl 31 mM ($= R_1$) bzw. 106 mM ($= R_2$) bzw. 256 mM ($= R_3$); Mannitlösungen Mannit 113 mM ($= M_1$), 303 mM ($= M_2$) bzw. 492 mM ($= M_3$); Glucose-Ringer-Lösung KCl 2 mM, NaHCO$_3$ 19,5 mM, MgSO$_4$ 0,5 mM, NaCl 26 mM, Glucose 25 mM ($= G_1$); KCl 4 mM, NaHCO$_3$ 39 mM, MgSO$_4$ 1 mM, Glucose 50 mM, NaCl 106 mM ($= G_2$) bzw. 226 mM ($= G_3$). Die Ringer- und Mannitlösungen enthielten Inulin-Carboxyl-^{14}C, die Glucose-Ringer-Lösungen Polyäthylen-1,2-^{14}C-glykol als nicht resorbierbare Markierungssubstanzen in der Konzentration von etwa 50 nCi/ml (spezifische Aktivität: Inulin-carboxyl-^{14}C 2,68 mCi/g, Polyäthylenglykol 0,18 mCi/g). Die Osmolalität betrug (in mosm/kg) $R_1 = 148$, $R_2 = 283$, $R_3 = 526$, $M_1 = 120$, $M_2 = 327$, $M_3 = 530$, $G_1 = 123$, $G_2 = 329$, $G_3 = 526$, der pH der Mannitlösungen lag bei 5,8, der der Ringer- und Glucose-Ringer-Lösungen bei 8,6. Die Lösungen R_1, M_1, G_1 werden als hypoton R_2 als schwach hypoton, M_2, G_2 als isoton und R_3, M_3, G_3 als hyperton bezeichnet. Das Plasma der Ratten hatte eine Osmolalität von 323 ± 3 mosm/kg, $N = 7$.

Analysen. Die Inulin-carboxyl-^{14}C- und Polyäthylen-1,2-^{14}C-glykolkonzentration in den Perfusionslösungen und Perfusaten wurde durch Flüssigkeits-Szintillationszählung (vgl. Winne, 1966), die Glucosekonzentration enzymatisch (Biochemica Test Combination, Bluztucker Farbtest, C. F. Boehringer & Soehne, Mannheim) und die Osmolalität aus der Gefrierpunktserniedrigung (Osmometer, Fa. H. Knauer, Berlin) bestimmt (Doppelbestimmungen jeweils).

Versuchsanordnungen. Blut und Perfusat wurden in 4 Perioden zu je 15 min aufgefangen. Nach Beginn der Darmperfusion folgte eine Vorperiode von 15 min und anschließend 4 Versuchsperioden nach einer der folgenden Anordnungen:

Schema 1: 1.—4. Periode mit mittlerer Durchblutung.

Schema 2: 1.—4. Periode mit niedriger Durchblutung.

Schema 3: 1. Periode mit mittlerer Durchblutung, 2. (Zwischen-) Periode, 3. und 4. Periode mit niedriger Durchblutung.

Schema 4: 1. Periode mit niedriger Durchblutung, 2. (Zwischen-) Periode, 3. und 4. Periode mit mittlerer Durchblutung.

In der Zwischenperiode wurde die Durchblutung auf ein anderes Niveau eingestellt. Eine niedrige Durchblutung wurde durch Entbluten und einer kleinen Blutinfusionsgeschwindigkeit und eine mittlere Durchblutung durch eine mittlere Blutinfusionsgeschwindigkeit erhalten. Die durch den Tropfenzähler angezeigte Durchblutung diente dabei als Kontrolle. Der Blutdruck lag bei mittlerer Durchblutung um 75 mm Hg ($s = 13$ mm Hg) und bei niedriger um 50 mm Hg ($s = 15$ mm Hg). Die mittlere Durchblutung im Schema 1 und 3 wurde mit Hilfe der Blutinfusion so eingestellt, daß die Anfangsdurchblutung nach Punktion der V. jejunalis und der Blutdruck möglichst unverändert gehalten wurde. Es ist möglich, durch eine große Blutinfusionsgeschwindigkeit eine noch höhere Durchblutung bei erhöhtem Blutdruck zu erzielen. In diesen Versuchen wurde eine solche Durchblutung nicht untersucht.

Bei der beschriebenen Versuchsanordnung konnten Perioden verschiedener Durchblutung am *gleichen* Tier verglichen werden, während die unterschiedlichen Perfusionslösungen bei *verschiedenen* Tieren untersucht wurden. Die biometrische Auswertung berücksichtigte diese Versuchsanordnung.

Die Versuche wurden in folgender Reihenfolge durchgeführt: zunächst sämtliche Versuche mit den Ringer-Lösungen, dann mit den Mannitlösungen, gefolgt von denen mit den Glucose-Ringer-Lösungen. Dabei wurden jeweils die Untersuchungen mit Schema 3 begonnen und mit Schema 4, 1 und 2 fortgesetzt. Innerhalb einer Serie mit dem gleichen Schema wurde die Reihenfolge der Perfusionslösungen unterschiedlicher Osmolalität randomisiert.

Darstellung und biometrische Bearbeitung der Ergebnisse. Die Durchblutung der untersuchten Darmschlinge wurde durch Wägung der aus der V. jejunalis austretenden Blutmenge bestimmt. Das Gewicht wurde mittels der Dichte (1,025 g/ml, Spector, 1956) in ml umgerechnet und auf das Darmfeuchtgewicht und die Zeiteinheit bezogen: ml/min · g.

Inulin und Polyäthylenglykol werden im Darm praktisch nicht resorbiert, so daß sie als Markierungssubstanzen für eine Volumensänderung dienen können (Jacobson u. Mitarb., 1963; Schanker u. Mitarb., 1958; Schedl, 1966a, b; Whalen u. Mitarb., 1966). Bei Überprüfung in der eigenen Versuchsanordnung wurden vom perfundierten Polyäthylen-1,2-^{14}C-Glykol 97,4 ± 0,9% und vom Inulin-carboxyl-^{14}C 100,4 ± 3,4% wiedergefunden. Aus der Differenz der Konzentration in der Perfusionslösung und dem Perfusat erhält man die Volumensänderung, die als Maß für den Wassernettoflux angesehen wird. Ein positiver Nettoflux ist aus dem Darmlumen in den Körper gerichtet. Der Wassernettoflux wird ebenfalls auf das Darmfeuchtgewicht und die Zeiteinheit bezogen: µl/min · g.

Die Osmolalität (Maßeinheit mosm/kg) charakterisiert die „osmotische Aktivität" sämtlicher gelöster Substanzen und soll hier als ein Maß für die mittlere Salzkonzentration aufgefaßt werden, wobei 1 kg Lösungsmittel 1 l Lösung gleichgesetzt werden. Da die Natrium- und Chloridionen in der Perfusionslösung den Hauptanteil ausmachen, spiegeln Änderungen der Osmolalität im wesentlichen Änderungen der Kochsalzkonzentration wieder. Wenn im folgenden von der „Salz"-konzentration und der „Salz"-resorption gesprochen wird, so beruhen die Angaben auf die Osmolalitätsbestimmungen im Perfusat. Aus der Differenz der Osmolalität in der Perfusionslösung und dem Perfusat und der Volumensänderung (s. o.) wurde der Salznettoflux erhalten, der auf das Darmfeuchtgewicht und die Zeiteinheit bezogen wird: µosm/min · g. In den glucosehaltigen Perfusionslösungen wurde bei der Osmolalitätsbestimmung die Glucose mit erfaßt. Die Glucosekonzentration wurde gesondert bestimmt und von der gemessenen Osmolalität abgezogen (osmotischer Koeffizient fast gleich 1, daher 1 mMol Glucose = 1 mosm gesetzt, Geigy, 1960), um den Osmolalitätsanteil der Salze zu erhalten.

Die Differenz der Glucosekonzentration in Perfusionslösung und Perfusat lieferte zusammen mit der Volumensänderung den Glucosenettoflux, der ebenfalls auf das Darmfeuchtgewicht und die Zeiteinheit bezogen wird: µMol/min · g.

In diesen Versuchen wurde der Nettoflux der Substanzen aus Konzentrations- und Volumensänderungen der Perfusionslösung im Darm berechnet. Der Nettoflux stellt demnach ein „Verschwinden" aus dem oder „Erscheinen" im Darmlumen dar. In der Untersuchung mit Arzneimitteln (Ochsenfahrt u. Winne, 1969) wurde dagegen das „Erscheinen im Blut" verfolgt.

Die Ergebnisse wurden einer Varianz- und Covarianzanalyse unterzogen (Linder, 1960; Quenouille, 1953; Weber, 1961). Die Summe der Abweichungsquadrate (SAQ) „insgesamt" wurde in die SAQ „zwischen den Tieren", die SAQ „zwischen den Perioden" und die SAQ „Rest" zerlegt. Daraus folgten die entsprechenden Varianzen und mittleren Fehler der Mittelwerte ($s_{\bar{x}}$, standard errors) „zwischen den Tieren" und „Rest". In den Tabellen werden beide mittleren Fehler angegeben, der aus der Restvarianz berechnete mit dem $\pm$ Zeichen nach dem Mittelwert der 1. Periode, der aus der Varianz „zwischen den Tieren" berechnete in Klammern darunter. Beide mittleren Fehler gelten für alle Perioden einer Versuchsserie. Vergleicht man die Perioden der gleichen Serie untereinander, ist der mittlere Fehler „Rest" heranzuziehen, werden Perioden aus Versuchen mit verschiedener Perfusionslösungen oder mit verschiedenem Versuchsschema verglichen, ist der mittlere Fehler „zwischen den Tieren" zu verwenden. Standardabweichungen werden immer in der Form $s = \ldots$ angegeben.

In den Versuchen nach Schema 3 und 4 wurde die Durchblutung willkürlich in der 2. Periode geändert. Es interessiert daher, ob zwischen der 1. Periode einerseits und der 3. und 4. Periode anderseits ein Unterschied bei den untersuchten Faktoren besteht. Zur statistischen Prüfung wurde die SAQ „zwischen den Perioden" weiter in die SAQ „zwischen 3. und 4. Periode" und die SAQ „zwischen 1. und 3./4. Periode" zerlegt. Die Varianz der letztgenannten SAQ wurde mit Hilfe des F-Testes gegen die Restvarianz auf Signifikanz geprüft. Das Unterschreiten des Signifikanzniveaus von $\alpha = 0,05$ bzw. 0,01 wird in Tab. 3 und 4 mit P_1^* bzw. P_1^{**} angezeigt, andernfalls erfolgte keine Eintragung.

In den Versuchen nach Schema 1 und 2 wurde die Durchblutung vom Experimentator nicht willkürlich geändert. Unterschiede zwischen den Perioden wurden durch Vergleich der Varianz „zwischen den Perioden" mit der Restvarianz im F-Test untersucht. Das Ergebnis dieser Prüfung wird in Tab. 1 und 2 mit P_1^* bzw. P_1^{**} gekennzeichnet. Da sich bei einigen dieser Versuche sowohl die Durchblutung als auch die Nettofluxe und Perfusatkonzentrationen von Periode zu Periode änderten, wurde eine Korrelation zwischen Durchblutung und den anderen gemessenen Werten mit Hilfe der Covarianzanalyse rechnerisch eliminiert. Damit konnte geprüft werden, ob über den Einfluß der Durchblutung hinaus, *zusätzlich* Änderungen auftraten, die auf andere Ursachen bezogen werden müssen. Das Unterschreiten der entsprechenden Signifikanzniveaus beim F-Test wird in Tab. 1 und 2 mit P_2^* bzw. P_2^{**} angezeigt.

Ergebnisse

1. Konstante mittlere Durchblutung

Sämtliche Durchblutungsmeßwerte ($N = 108$) bei Einstellung der mittleren Durchblutungsstufe (s. Methodik) ergaben einen Mittelwert von 0,99 ml/min · g, der etwa im Bereich einer normalen Durchblutung liegt (vgl. Diskussion). Die Variabilität war aber beträchtlich: $s = 0,30$ ml/min · g. In einigen Versuchsserien sank die Durchblutung im Laufe

Tabelle 1. *Durchblutung, Wasser-, Salz-, Glucosenettoflux, Osmolalität und Glucosekonzentration im Perfusat bei konstanter mittlerer Durchblutung (Schema 1) einer Jejunalschlinge der Ratte. Bemerkungen s. Tab.2*

Lösung	Periode	Durchblutung ml/min·g	Nettoflux Wasser µl/min·g	Salz µosm/min·g	Glucose µMol/min·g	Perfusat Osmolal. mosm/kg	Glucosekonz. mmolar
R1	1	0,91±0,03	+32,5±2,6	− 5,2±0,4		263±3	
	2	0,82 (0,16)	+34,3 (4,3)	− 4,0 (1,1)		259 (15)	
	3	0,77 P_1^{**}	+28,9	− 4,4		249 P_1^{**}	
	4	0,79	+24,8	− 4,6		242 P_2^*	
R2	1	0,85±0,07	+14,6±1,3	− 0,1±0,5		318±2	
	2	0,79 (0,09)	+15,9 (3,0)	+ 0,6 (1,1)		317 (3)	
	3	0,83	+14,8 P_1^*	+ 0,2		317	
	4	0,87	+ 9,5 P_2^*	− 1,3		317	
R3	1	0,81±0,05	−25,1±1,7	+ 0,2±0,7		420±5	
	2	0,75 (0,21)	−19,7 (4,8)	− 0,3 (2,1)		443 (6)	
	3	0,72 P_1^{**}	−20,2	− 0,2		442 P_1^{**}	
	4	0,70	−20,2	− 1,8		454	
M1	1	1,06±0,05	+ 4,2±1,3	−15,5±0,6		261±4	
	2	1,02 (0,07)	+ 5,3 (1,9)	−13,2 (0,6)		246 (5)	
	3	0,95 P_1^{**}	+ 2,8	−13,8 P_1^*		243 P_1^{**}	
	4	0,82	+ 2,3	−12,5		231 P_2^{**}	
M2	1	0,82±0,04	−33,3±0,9	−14,2±0,3		351±2	
	2	0,77 (0,06)	−30,8 (3,3)	−13,3 (1,4)		352 (2)	
	3	0,75	−30,4	−13,0		350	
	4	0,73	−32,2	−13,5		349	
M3	1	0,85±0,04	−42,7±2,5	−13,0±0,4		473±4	
	2	0,78 (0,09)	−39,2 (4,4)	−13,1 (1,3)		478 (9)	
	3	0,67 P_1^*	−41,5	−15,1 P_1^*		484	
	4	0,65	−41,3	−15,1		484	
G1	1	1,03±0,03	+36,7±2,6	−10,4±0,4	+2,0±0,1	266±5	12,8±1,0
	2	0,95 (0,15)	+44,0 (7,1)	− 6,6 (1,4)	+1,9 (0,3)	249 (6)	14,2 (2,5)
	3	0,91 P_1^{**}	+41,0	− 6,3 P_1^{**}	+1,6 P_1^{**}	238 P_1^{**}	17,4 P_1^{**}
	4	0,86	+37,7	− 5,6 P_2^{**}	+1,3 P_2^{**}	228 P_2^{**}	20,4 P_2^{**}
G2	1	0,89±0,05	+17,6±2,3	+ 0,9±0,8	+3,8±0,2	341±2	21,2±1,2
	2	0,77 (0,03)	+22,8 (5,7)	+ 3,5 (1,7)	+3,7 (0,4)	337 (1)	22,3 (3,2)
	3	0,83	+21,3	+ 2,9	+3,3 P_1^*	337 P_1^*	25,9 P_1^{**}
	4	0,87	+20,4 P_2^{**}	+ 2,8 P_2^*	+3,1 P_2^*	336	27,3 P_2
G3	1	0,93±0,04	−24,6±4,7	− 0,4±0,8	+2,5±0,2	426±5	25,3±3,4
	2	0,86 (0,10)	−16,3 (3,8)	+ 2,4 (1,0)	+2,5 (0,2)	433 (4)	27,4 (1,1)
	3	0,86	−14,4	+ 2,3	+2,1 P_1^*	442 P_1^{**}	30,0 P_1^{**}
	4	0,87	−15,4	+ 0,4 P_2^*	+1,8	449 P_2^{**}	31,7 P_2^{**}

des 1stündigen Versuches um 10—20% ab (Tab. 1). Dieses beruhte nicht auf einer mangelnden Blutinfusion, sondern auf einer sympathischen Reaktion mit Blutdruckanstieg bei abnehmender Durchblutung. Eine Sympathicusblockade mit Sympatholytica wurde erwogen, aber nicht durchgeführt, um die Versuchsanordnung nicht zu komplizieren.

Bei den Versuchen G_1 bis G_3 sank die Glucosekonzentration im Darmlumen teilweise bis auf die Hälfte ab. Diese Abnahme verringerte sich von der 1. zur 4. Periode: Die Glucoseresorption nahm mit der Zeit ab. Auch nach Ausschaltung des Einflusses der Durchblutung (Covarianzanalyse, s. Methodik) blieb der Unterschied zwischen den Perioden signifikant ($P_2 > 0{,}05$, s. Tab. 1). Er kann daher nicht auf die Durchblutungsabnahme zurückgeführt werden. Die Osmolalität der Perfusionslösung beeinflußte die Glucoseresorption. Bei gleicher Glucosekonzentration war die Resorption aus der hypertonen Lösung geringer.

Während der Perfusion mit nicht isotonischen Lösungen verschob sich die Osmolalität der Perfusionslösung in Richtung Isotonie. Diese Verschiebung nahm im Laufe des Versuches von der 1. zur 4. Periode signifikant ab. Die Covarianzanalyse zeigte nur einen geringen Einfluß der Durchblutung an. Der Salznettoflux war bei Verwendung der hypotonen Ringer- und Glucose-Ringer-Lösung sowie aller Mannitlösungen in das Darmlumen gerichtet (= Enterosorption nach Code, 1960), weil die Salzkonzentration unter der des Plasmas lag. Die Perfusion von iso- und hypertoner Glucose-Ringer-Lösung führte zu einer Salzresorption, bei den entsprechenden Ringer-Lösungen lag der Salznettoflux bei Null. Eine signifikante Abnahme des Salznettofluxes mit der Zeit war nur bei der hypotonen Glucose-Ringer-Lösung festzustellen.

Die Wasserresorption ist mit der Salz- und Glucoseresorption gekoppelt (Crane, 1965; Curran, 1965; Diamond u. Bossert, 1967; Fordtran u. Dietschy, 1966; Tormey u. Diamond, 1967). Darum spielen die Zusammensetzung der Perfusionslösung als auch ihre Osmolalität bei der Wasserresorption eine wesentliche Rolle. Die hypotone und schwach hypotone Ringer-Lösung führten zu einer starken bzw. weniger starken Wasserresorption, bei der entsprechenden hypertonen Lösung gab es eine Enterosorption. Bei der Verwendung der Mannitlösungen war der Wassernettoflux zu negativen Werten verschoben: geringe Resorption bei der hypotonen Lösung, Enterosorption bei den beiden anderen. Die Anwesenheit von Glucose verursachte eine leichte Verschiebung des Wassernettofluxes in Richtung positiver Werte. Die Abnahme des Nettofluxes mit der Zeit war zu erkennen, wegen der nicht kleinen Streuung aber nur in einer Serie signifikant.

In nur einigen histologischen Präparaten dieser Serie zeigten sich geringe Veränderungen im perfundierten Darmabschnitt: Das Epithel der Zottenspitzen war

Tabelle 2. *Durchblutung, Wasser-, Salz-, Glucosenettoflux, Osmolalität und Glucosekonzentration im Perfusat bei konstanter, niedriger Durchblutung (Schema 2) einer Jejunalschlinge der Ratte. Mittelwerte aus 6 Einzelwerten mit mittlerem Fehler aus Restvarianz, in Klammern mittlerer Fehler aus Varianz „zwischen den Tieren". Positiver Nettoflux in Richtung aus dem Darm in das Blut. P_1 Signifikanzniveau für den Vergleich zwischen den Perioden, P_2 desgl. nach Elimination des Durchblutungseinflusses (Covarianzanalyse, s. Methodik), $P^* = 0{,}05 > P > 0{,}01$, $P^{**} = P < 0{,}01$*

Lösung	Periode	Durch-blutung ml/min·g^a	Nettoflux Wasser μl/min·g^a	Salz μosm/min·g^a	Glucose μMol/min·g^a	Perfusat Osmolal. mosm/kg	Glucose-konz. mmolar
R1	1	0,31±0,02	+22,1±1,9	− 4,9±0,4		214±3	
	2	0,32 (0,02)	+16,3 (2,5)	− 5,2 (0,6)		208 (4)	
	3	0,36 P_1^*	+17,3 P_1^*	− 4,7		204 P_1^{**}	
	4	0,39	+11,4	− 5,2		199 P_2^*	
M1	1	0,24±0,01	− 6,8±1,6	−12,2±0,6		212±4	
	2	0,27 (0,01)	−10,9 (4,8)	−12,1 (1,1)		205 (5)	
	3	0,28 P_1^*	−12,3	−12,3		205	
	4	0,29	−11,1	−11,6		201 P_2^{**}	
G1	1	0,32±0,01	+41,2±3,0	− 2,9±0,7	+1,4±0,1	183±2	21,4±0,5
	2	0,28 (0,03)	+23,2 (4,5)	− 3,9 (0,9)	+1,1 (0,1)	171 (4)	20,8 (0,8)
	3	0,28	+20,4 P_1^{**}	− 2,7	+1,0 P_1^{**}	159 P_1^{**}	21,2
	4	0,30	+ 8,5 P_2^{**}	− 4,5	+0,8 P_2^{**}	160 P_2^{**}	21,3

^{a} g Feuchtgewicht.

geringer angefärbt und manchmal von der Lamina propria abgelöst. Einzelne Epithelzellen waren aus dem Verband gelöst und lagen im Lumen, so daß schmale Defekte an der Zottenspitze entstanden waren.

2. Konstante niedrige Durchblutung

Diese Untersuchungen wurden nur mit den hypotonen Lösungen durchgeführt. Die Durchblutung war auf durchschnittlich 0,29 ml/min·g eingestellt, das sind 30% der mittleren Durchblutung (Tab. 2). Zum Teil nahm die Durchblutung gering im Laufe der Zeit zu.

Der Vergleich mit Tab. 1 zeigt die geringere Verschiebung der Osmolalität zur Isotonie und die geringere Glucosekonzentrationsabnahme im Perfusat bei der niedrigen Durchblutung. Mit der Zeit nahm auch diese geringere Verschiebung der Osmolalität noch weiter ab.

Der Salzeinstrom in das Darmlumen war etwas geringer als bei mittlerer Durchblutung, die Wasserresorption aus Ringer- und Glucose-Ringer-Lösung ebenfalls. Bei der letzten Lösung fiel ein besonders starker Abfall der Wasser- und Glucoseresorption mit der Zeit auf. Die Mannit-

Tabelle 3. *Durchblutung, Wasser-, Salz-, Glucosenettoflux, Osmolalität und Glucosekonzentration im Perfusat bei mittlerer und anschließend niedriger Durchblutung (Schema 3) einer Jejunalschlinge der Ratte. P_1 Signifikanzniveau für den Vergleich der 1. Periode mit der 3. und 4. (gemeinsam). Weitere Bemerkungen s. Tab. 2*

Lösung	Periode	Durchblutung ml/min·g	Nettoflux Wasser µl/min·g	Nettoflux Salz µosm/min·g	Nettoflux Glucose µMol/min·g	Perfusat Osmolal. mosm/kg	Perfusat Glucosekonz. mmolar
R1	1	1,31±0,04	+44,5±2,7	− 8,2±1,3		239±4	
	3	0,29 (0,06)	+37,9 (5,6)	− 3,5 (1,4)		204 (7)	
	4	0,22 P_1**	+22,0 P_1**	− 4,7 P_1*		190 P_1**	
R2	1	1,21±0,02	+16,0±2,3	− 0,3±1,0		311±1	
	3	0,35 (0,05)	+23,6 (3,3)	+ 2,4 (0,7)		307 (1)	
	4	0,31 P_1**	+17,3	− 0,1		307 P_1**	
R3	1	1,42±0,08	−36,8±1,9	+ 5,0±1,4		444±5	
	3	0,36 (0,09)	−19,5 (3,5)	+ 0,7 (2,0)		485 (3)	
	4	0,31 P_1**	−15,6 P_1**	+ 0,2 P_1*		498 P_1**	
M1	1	1,08±0,06	+ 5,1±2,1	−14,1±1,5		264±3	
	3	0,20 (0,03)	− 0,3 (4,1)	−11,3 (1,3)		211 (7)	
	4	0,24 P_1**	−10,3 P_1**	−12,2		202 P_1**	
M2	1	0,84±0,04	−24,2±2,8	−11,9±1,4		354±5	
	3	0,19 (0,02)	−24,0 (2,9)	−11,7 (1,5)		356 (3)	
	4	0,21 P_1**	−24,3	−11,8		354	
M3	1	1,00±0,03	−37,0±1,9	− 8,7±1,3		456±10	
	3	0,18 (0,04)	−24,3 (3,1)	− 8,5 (1,7)		496 (3)	
	4	0,21 P_1**	−26,4 P_1**	−11,2		508 P_1**	
G1	1	1,01±0,03	+40,8±2,4	− 5,6±0,5	+1,7±0,1	270±9	13,1±0,9
	3	0,18 (0,02)	+39,2 (5,0)	− 1,1 (0,5)	+1,2 (0,1)	201 (5)	21,7 (1,3)
	4	0,20 P_1**	+30,5	− 1,3 P_1**	+0,9 P_1**	187 P_1**	22,3 P_1**
G2	1	0,92±0,05	+ 7,7±1,5	− 0,5±0,7	+2,7±0,2	327±2	28,2±2,0
	3	0,18 (0,02)	+17,3 (2,3)	+ 4,8 (0,8)	+1,8 (0,3)	337 (4)	39,6 (2,3)
	4	0,21 P_1**	+17,0 P_1**	+ 4,7 P_1**	+1,9 P_1**	338 P_1**	40,1 P_1**
G3	1	1,01±0,08	−18,6±2,0	+ 3,9±1,2	+2,1±0,1	409±4	27,3±1,0
	3	0,24 (0,06)	− 7,8 (4,7)	+ 3,6 (1,9)	+1,4 (0,4)	453 (4)	35,6 (2,1)
	4	0,24 P_1**	−10,8 P_1**	− 0,6	+0,9 P_1**	471 P_1**	38,9 P_1**

Tabelle 4. *Durchblutung, Wasser-, Salz-, Glucosenettoflux, Osmolalität und Glucosekonzentration im Perfusat bei niedriger und anschließend mittlerer Durchblutung (Schema 4) einer Jejunalschlinge der Ratte. Bemerkungen s. Tab.2 und 3*

Lösung	Periode	Durchblutung ml/min·g	Nettoflux Wasser µl/min·g	Nettoflux Salz µosm/min·g	Nettoflux Glucose µMol/min·g	Perfusat Osmolal. mosm/kg	Perfusat Glucosekonz. mmolar
R1	1	0,21±0,06	+12,0±3,0	− 5,5±0,6		196±1	
	3	0,77 (0,05)	± 0,0 (2,6)	− 7,9 (0,9)		195 (4)	
	4	0,83 P_1**	− 2,0 P_1**	− 7,9 P_1**		192	
R2	1	0,25±0,12	+ 9,0±2,9	− 2,0±0,8		311±1	
	3	1,11 (0,13)	− 2,8 (3,5)	− 5,6 (1,2)		312 (2)	
	4	1,18 P_1**	− 2,0 P_1**	− 4,9 P_1**		320	
R3	1	0,25±0,12	−17,9±1,4	+ 1,1±0,7		466±1	
	3	0,95 (0,13)	−15,2 (1,6)	+ 0,2 (1,1)		479 (2)	
	4	0,94 P_1**	−17,8	− 0,4		476 P_1*	
M1	1	0,17±0,04	− 1,2±3,0	− 9,5±0,8		198±5	
	3	0,90 (0,05)	− 5,8 (3,0)	−13,2 (1,0)		223 (6)	
	4	0,97 P_1**	−12,9 P_1*	−14,8 P_1**		221 P_1**	
M2	1	0,19±0,03	−33,9±1,7	−14,5±0,9		351±5	
	3	0,91 (0,04)	−36,4 (3,2)	−16,3 (1,3)		357 (3)	
	4	0,93 P_1**	−32,3	−14,4		353	
M3	1	0,19±0,06	−43,4±2,8	−16,7±1,6		495±3	
	3	1,03 (0,07)	−39,9 (7,3)	−17,7 (3,7)		510 (4)	
	4	1,09 P_1**	−45,1	−20,6		511 P_1**	
G1	1	0,23±0,07	+18,2±3,6	− 4,9±0,6	+0,7±0,1	181±3	22,5±0,4
	3	0,89 (0,99)	+ 4,8 (2,5)	− 8,4 (0,9)	+0,5 (0,1)	193 (6)	21,7 (0,6)
	4	1,00 P_1**	+ 5,5 P_1*	− 8,1 P_1**	+0,5	186 P_1*	22,0
G2	1	0,19±0,05	+26,2±1,3	+ 5,1±0,5	+2,8±0,1	339±3	33,2±0,9
	3	1,04 (0,08)	+22,7 (4,9)	+ 3,8 (1,4)	+2,7 (0,4)	341 (2)	33,2 (1,7)
	4	1,01 P_1**	+20,2 P_1**	+ 3,6 P_1*	+2,3	338	34,9
G3	1	0,22±0,04	− 2,8±2,2	+ 5,1±1,1	+1,6±0,2	454±5	34,7±1,1
	3	1,04 (0,05)	− 9,2 (1,9)	+ 4,3 (0,6)	+1,3 (0,4)	439 (6)	35,6 (3,1)
	4	1,06 P_1**	− 8,4	+ 4,7	+1,4	439 P_1*	35,4

lösung verursachte bei der niedrigen Durchblutung eine Wasserenterosorption im Gegensatz zu den Versuchen mit mittlerer Durchblutung, wo eine Resorption beobachtet wurde.

3. Mittlere mit folgender niedriger Durchblutung

Wurde die Durchblutung von etwa 1 ml/min · g in der 1. Periode auf 0,23 ml/min · g in der 3. und 4. Periode gesenkt, verschob sich der positive bzw. negative Wasser-, Salz- und Glucosenettoflux in Richtung auf Null bei Verwendung der hypo- und hypertonen Perfusionslösungen (Tab. 3). Entsprechend war die Abnahme der Glucosekonzentration und die Angleichung der Osmolalität an die Isotonie im Perfusat vermindert. Die Änderungen gingen über die zeitlichen Änderungen, die bei konstanter Durchblutung gemessen wurden, hinaus. Bei der schwach hypotonen Ringer-Lösung und isotonen Mannitlösung konnten dagegen keine Änderungen bei der Durchblutungssenkung festgestellt werden. Bei der isotonen Glucose-Ringer-Lösung wurde die Glucoseresorption und die Abnahme der Glucosekonzentration im Perfusat bei niedriger Durchblutung geringer, die Wasser- und Salzresorption dagegen erhöht.

4. Niedrige mit folgender mittlerer Durchblutung

Bei Erhöhung der Durchblutung von 0,23 ml/min · g in der 1. Periode auf 1 ml/min · g in der 3. und 4. Periode (Schema 4) wurden nicht die analogen Ergebnisse von Schema 3 erhalten (Tab. 4). Die Glucosekonzentration und Osmolalität im Perfusat änderten sich wenig oder gar nicht nach Steigerung der Durchblutung. Die Glucoseresorption blieb auf dem niedrigen Niveau der 1. Periode stehen. Auffallend war das Verhalten der Wasserresorption. In der 3. und 4. Periode bei mittlerer Durchblutung sank die Resorption aus hypo- und isotoner Glucose-Ringer-Lösung weiter ab. Bei der hypotonen und schwach hypotonen Ringer-Lösung sowie hypotonen Mannitlösung wurde dabei ein negativer Wassernettoflux erreicht, d. h. es strömte Wasser in das Darmlumen. Bei den anderen Lösungen blieb der Wassernettoflux unverändert. Der Salznettoflux verhielt sich entsprechend.

Die histologischen Bilder zeigten in den Fällen, bei denen eine kürzere oder längere Periode mit verminderter Durchblutung voranging (Schema 2—4) auch stärkere Veränderungen: Die Epitheldefekte an den Zottenspitzen waren ausgedehnter, bisweilen fehlten ganze Zotten oder sie waren in der Struktur zerstört. In einigen Schnitten waren die Zotten von der Unterlage gelöst und lagen ohne Stroma im Darmlumen, das häufig Zellen und Zellbestandteile enthielt. Auffällig war, daß am Mesenterialansatz die Schleimhaut unverändert war, während auf der gegenüberliegenden Seite die geschilderten Veränderungen in wechselnder Stärke beobachtet wurden. Die nicht perfundierte Schlinge zeigte nach einer Minderdurchblutung das gleiche histologische Bild. Damit erscheint die Minderdurch-

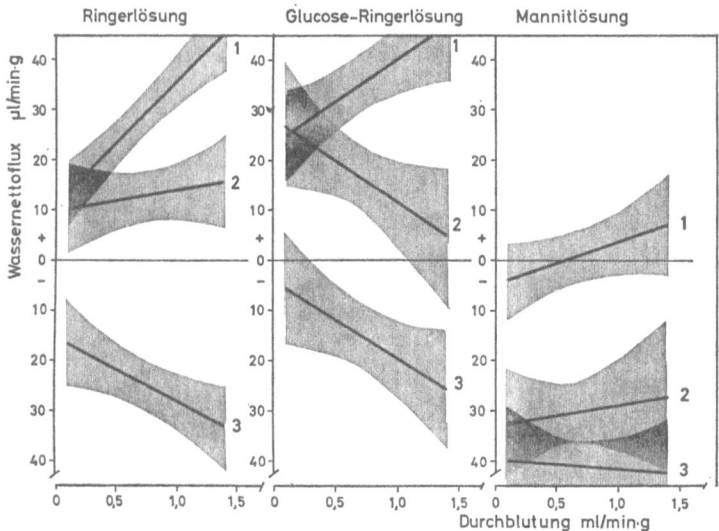

Abb. 1. Abhängigkeit des Wassernettofluxes im Jejunum der Ratte von der Durchblutung bei unterschiedlichen Perfusionslösungen und verschiedener Osmolalität. Positiver Nettoflux: Richtung vom Lumen in die Darmwand. Verwendet wurden nur die Meßergebnisse der 1. Perioden. Konfidenzbereiche der Geraden für $\alpha = 0{,}05$ eingezeichnet. *1* hypoton, *2* isoton (schwach hypoton bei Ringer-Lösung), *3* hyperton

blutung als Ursache der Schäden sehr wahrscheinlich. Ähnliche morphologische Veränderungen fanden Robinson u. Mitarb. (1966) bei einer 20—30 min dauernden Ischämie des Darmes.

5. Die Abhängigkeit des Wassernettofluxes von der Durchblutung

Um ein zusammenfassendes Bild der Abhängigkeit des Wassernettofluxes von der Durchblutung zu geben, wurden die Regressionsgeraden aus den Meßergebnissen der 1. Perioden berechnet (Abbildung). Diese Auswahl erfolgte, um Zeiteffekte weitgehend auszuschalten. Wie theoretisch vorausgesagt (Winne, 1970) wurde bei Verwendung einer Ringer-Lösung die Durchblutungsabhängigkeit nur bei nicht-isotonen Lösungen beobachtet. Das gleiche Bild fand sich bei der Perfusion mit nicht-isotonen Glucose-Ringer-Lösungen und der hyptonen Mannitlösung. Der Anstieg der Wasserresorption mit abnehmender Durchblutung bei Verwendung der isotonen Glucose-Ringer-Lösung kann ein zufälliger Befund sein (s. Konfidenzbereich). Es ist aber denkbar, daß bei niedriger Durchblutung der Abtransport der Glucose stärker beeinträchtigt ist als der Durchtritt durch das Darmepithel (Darmlumenkonzentration etwa 8mal höher als Plasmakonzentration), so daß die Glucosekonzentration im Interstitium dann ansteigt. Die osmotische

Druckdifferenz wird dadurch so verschoben, daß eine stärkere Wasserresorption erfolgt. In der Abbildung ist die Durchblutungsabhängigkeit bei Perfusion einer hypertonen Mannitlösung nicht zu erkennen. Bei den Versuchen nach Schema 3 (Tab. 3) war sie deutlicher zu demonstrieren.

Diskussion

Resorbiertes Wasser wird teilweise auf dem Lymphweg abtransportiert, da die enterale Zufuhr von Wasser und Salzlösungen den intestinalen Lymphfluß erhöht (Barrowman u. Roberts, 1966, 1967; Crandall u. Mitarb., 1943; Noyan, 1964; Watkins u. Fulton, 1938). Die Motorik der Villi kann dabei eine Rolle spielen (Verzar u. Kokas, 1927). Der Venendruck ist entscheidend für die Route des Abtransportes: bei 20 mm Hg Venendruck der Lymphweg, bei 0 mm Hg Venendruck der Blutweg (Lee u. Duncan, 1968). Da in den geschilderten Versuchen der Austritt des Venenblutes 10 cm unterhalb der Punktionsstelle lag, war der Venendruck im Darm negativ, und der Abtransport der resorbierten Flüssigkeit sowie der Salze und Glucose erfolgte daher auf dem Blutwege. Die Lymphe konnte in diesen Versuchen nicht gesammelt werden.

Die Durchblutung kann die Resorption einer Substanz auf mehreren Wegen beeinflussen:

1. *„mechanisch"*. Damit ist hier die Wirkung der Dränage durch das Blut gemeint. Ein verminderter Blutfluß muß einen Rückstau, eine Abnahme des Konzentrationsgradienten und damit eine verminderte Resorptionsrate verursachen. Dieser „mechanische" Faktor spielt besonders bei den Substanzen eine Rolle, die passiv durch Diffusion das Darmepithel passieren, wie z. B. Pharmaka und Tritiumwasser (Ochsenfahrt u. Winne, 1969; Winne, 1966). Für diesen Fall ist die mathematische Beschreibung der Abhängigkeit der Resorptionsrate von der Durchblutung relativ einfach (Winne u. Ochsenfahrt, 1967).

2. *„biochemisch"*. Bei Substanzen, die mittels eines aktiven Transportmechanismus die Epithelbarriere passieren, ist eine genügende Sauerstoffversorgung zur Aufrechterhaltung dieses Transportweges notwendig (Sanford, 1967; Wiseman, 1964). Sinkt der Blutfluß unter eine kritische Grenze, wird die Resorption auf diesem Wege sistieren. Zum Beispiel vermindert eine vollständige Blockierung der Durchblutung für 10 min Dauer die Anreicherung von Phenylalanin in Darmstückchen (Guthrie u. Quastel, 1956; Robinson, 1966; Robinson u. Mitarb., 1964, 1965). Diese Hemmung des aktiven Transportes hält 1—2 Tage an (Robinson u. Mitarb., 1966). Passive Mechanismen, soweit sie daneben bestehen, werden durch den Sauerstoffmangel direkt nicht beeinflußt. Ein indirekter Einfluß über eine Änderung der Membranstrukturen durch Sauerstoffmangel ist denkbar.

3. „*durch sekundäre morphologische Änderungen*". Ein Sauerstoffmangel durch verminderten Blutfluß hat schließlich auch Auswirkungen auf die morphologische Struktur des Darmepithels, wie die histologischen Stichproben zeigten. Eine Durchblutung von 20—30% der Norm, etwa 25 min lang, konnte sogar die Zerstörung von Zotten verursachen und hatte etwa den gleichen Effekt wie eine Ischämie von 20—30 min Dauer (Robinson u. Mitarb., 1966). Diese morphologischen Veränderungen beeinträchtigen aber die passive Resorption kaum: In analogen Versuchen mit Antipyrin und Anilin sank die Resorptionsrate mit abfallender Durchblutung (Schema 3), stieg aber wieder auf die ursprünglichen Werte bei ansteigender Durchblutung (Schema 4) an, obwohl die Mangeldurchblutung die gleichen histologischen Veränderungen wie in diesen Versuchen verursachte (Ochsenfahrt u. Winne, 1969).

Bei einem osmotischen Gradienten zwischen Blut und Darmlumen wird Wasser passiv resorbiert oder in den Darm ausgeschieden (Hindle u. Code, 1962; Visscher u. Mitarb., 1944). Daneben ist die Wasserresorption über einen stehenden osmotischen Gradienten (standing osmotic gradient; Diamond u. Bossert, 1967) mit der aktiven Resorption von Natrium gekoppelt. Dieser Vorgang ist an die Struktur des Epithels gebunden. Daher ist der Einfluß der Durchblutung auf die Wasserresorption auf den 3 oben genannten Wegen möglich. Es macht Schwierigkeiten, diese 3 Komponenten quantitativ in diesen Versuchen auseinanderzuhalten.

Vergleichbare quantitative Daten über die normale Darmdurchblutung bei der Ratte sind nur spärlich vorhanden. Ross u. Mitarb. (1966) maßen elektromagnetisch eine Durchblutung von 0,7 ml/min · g, während Csernay u. Mitarb. (1965) mit der ^{86}Rb-Extraktionsmethode den Wert 1,5 ml/min · g und Takacs u. Vajda (1963) den Wert 0,82 ml/min · g erhielten. Damit kann man wohl die in dieser Versuchsanordnung gemessene mittlere Durchblutung von 1 ml/min · g als eine normale Durchblutung bezeichnen.

Trotz schonendster Behandlung des Darmes zeigte sich bei der konstanten mittleren Durchblutung eine Abnahme der Glucose- und Wasserresorption, die über einen möglichen Durchblutungseinfluß hinausging. Ob die geringen morphologischen Veränderungen zur Erklärung ausreichen, ist schwierig zu beurteilen. Eine Abnahme der Transportkapazität ist auch ohne sichtbare Schäden denkbar. Bei unveränderter Gesamtdurchblutung kann sich aber das Durchblutungsmuster des Darmes geändert haben, so daß die epithelnahen Gebiete der Mucosa zugunsten tieferer Schichten weniger durchblutet wurden. Gemessen wurde nur die Gesamtdurchblutung. Eine unterschiedliche Verteilung der Durchblutung wurde daher weder in den experimentellen Daten noch rechnerisch mit der Covarianzanalyse erfaßt. Unter anderen Versuchsbedingungen wurden solche Änderungen des Durchblutungsmusters beobachtet (Folkow u. Mitarb., 1964b; Jacobson u. Mitarb., 1966, 1967;

Varro, 1966). Damit wäre eine relative Sauerstoffmangel — die Perfusionslösungen waren nicht mit Sauerstoff gesättigt — und eine schlechtere Dränage der Villi bei unveränderter bzw. leicht abnehmender Gesamtdurchblutung möglich. Die Umverteilung der Durchblutung müßte aber so gering sein, daß sie auf den Abtransport keinen wesentlichen Einfluß hat, da in analogen Versuchen nach Schema 1 mit Antipyrin und Anilin (Ochsenfahrt u. Winne, 1969) die Resorption dieser Substanzen praktisch zeitlich konstant blieb. Auf der anderen Seite kann diese geringe Umverteilung einen Sauerstoffmangel an der Spitze der Villi verursachen, insbesondere weil der extravasculäre Shunt des Sauerstoffs an der Basis der Villi diesen Zustand fördert (Kampp u. Mitarb., 1968). Eine Beeinträchtigung der Transportkapazität durch den Sauerstoffmangel wäre dann die Ursache der Resorptionsabnahme mit der Zeit.

Eine niedrige Durchblutung von 0,2—0,3 ml/min · g, die außerhalb des normalen Bereiches liegt, verursachte beträchtliche morphologische Schäden. Man ist geneigt, diese Schäden zusammen mit einer Blockierung der aktiven Transportmechanismen durch Sauerstoffmangel für die Abnahme des Wasser-, Salz- und Glucosenettofluxes bei Senkung der Durchblutung verantwortlich zu machen. Da aber bei Verwendung isotoner Lösungen der Wasser- und Salznettoflux sich nicht änderten, bei der isotonen Glucose-Ringer-Lösung sogar bei verminderter Durchblutung zunahmen, ist eine so einfache Erklärung nicht möglich. Da die Durchblutungsabhängigkeit gerade bei Verwendung der nicht isotonen Perfusionslösungen beobachtet wurde, bei denen der passive Austausch von Wasser und Salzen im Vordergrund steht, erscheint die Dränage der Darmmucosa durch das Blut mit dem Zu- und Abtransport von Wasser und Salzen doch ein wesentlicher Faktor zu sein. Theoretische Überlegungen stützen diese Ansicht (Winne, 1970). Die Abnahme der Glucoseresorption mag teilweise oder ganz auf eine Beeinträchtigung der aktiven Transportmechanismen beruhen. Varro u. Mitarb. (1965a) fanden eine Abnahme der Glucoseresorption erst nach Senkung der Durchblutung unter 50% des Normalwertes. Parallel dazu fiel der Sauerstoffverbrauch ab.

Wurde nach einer Periode niedriger Durchblutung die Gesamtdurchblutung auf normale Größe erhöht, stellten sich normale Resorptionswerte nicht wieder ein. Ähnlich fanden Nelson u. Beargie (1965a, b) nach Einengung der Aorta beim Hund eine Abnahme der Wasser-, Glucose- und Natriumresorption. Bei anschließendem normalen Blutfluß wurden aber die Ausgangswerte nicht wieder erreicht. In den hier geschilderten Versuchen blieb die Glucoseresorption niedrig, vermutlich durch bleibende Blockierung des aktiven Transportes, ausgelöst durch den Sauerstoffmangel in der Periode niedriger Durchblutung (vgl. Punkt 2 des 2. Absatzes). Die verstärkte Enterosorption von Wasser und Salzen in die hypotonen und isotonen Perfusionslösungen nach Durchblutungserhöhung ist wohl auf den Austritt von Flüssigkeit aus den nun gefüllten Capillaren durch die Epitheldefekte, die durch die Periode niedriger Durchblutung entstanden waren, zurückzuführen. Dieser Vorgang überdeckt die Resorption an nicht geschädigten Zotten. Bei gleicher Versuchsanordnung steigt dagegen die Resorption von Antipyrin und Anilin wieder auf normale Werte an (Ochsenfahrt u. Winne, 1969). Die passive Resorption anderer Substanzen wird durch die Schäden nicht beeinträchtigt.

Der Blutdruck war mit der Durchblutung korreliert. Bei geringer Durchblutung wurde ein geringer Carotisdruck gemessen. Die Auswirkung des allgemeinen Blutdruckes auf den mittleren Capillardruck im Darm ist aber gering, da nach Folkow u. Mitarb. (1964a, b) und Öberg (1964) ein erhöhter Vasoconstrictortonus das Flüssigkeitsgleichgewicht an den Darmcapillaren nicht ändert. Außerdem würde man bei einer wirksamen Capillardruckerniedrigung eine vermehrte Wasserresorption bei niedrigem Blutdruck, d. h. niedriger Durchblutung erwarten, was aber nicht beobachtet wurde. Damit ist der Einfluß des Systemblutdruckes in diesen Versuchen nicht wahrscheinlich.

Der Autor möchte Frau G. Heinrich für ihre sorgfältige Mitarbeit danken.

Literatur

Barrowman, J., Roberts, K. B.: Water absorption by mesenteric lymphatics of conscious rats. J. Physiol. (Lond.) 182, 33—34 P (1966).
— — The role of the lymphatic system in the absorption of water from the intestine of the rat. Quart. J. exp. Physiol. 52, 19—30 (1967).
Berger, E. Y., Kanzaki, G., Steele, J. M.: Simultaneous flux of potassium into and out of the dog intestine. Amer. J. Physiol. 196, 1270—1273 (1959).
Code, C. F.: The semantics of the process of absorption. Perspect. Biol. Med. 3, 560—562 (1960).
Crandall, L. A., Jr., Barker, S. B., Graham, D. G.: A study of the lymph flow from a patient with thoracic duct fistula. Gastroenterology 1, 1040—1048 (1943).
Crane, R. K.: Na$^+$-dependent transport in the intestine and other animal tissues. Fed. Proc. 24, 1000—1006 (1965).
Csernay, L., Wolf, F., Varro, V.: Der Kreislaufgradient im Dünndarm. Z. Gastroenterol. 3, 261—265 (1965).
Curran, P. F.: Ion transport in intestine and its coupling to other transport processes. Fed. Proc. 24, 993—999 (1965).
Diamond, J. M., Bossert, W. H.: Standing-gradient osmotic flow. A mechanism for coupling of water and solute transport in epithelia. J. gen. Physiol. 50, 2061 to 2083 (1967).
Folkow, B., Lewis, D. H., Lundgren, O., Mellander, S., Wallentin, I.: The effect of graded vasoconstrictor fibre stimulation on the intestinal resistance and capacitance vessels. Acta physiol. scand. 61, 445—457 (1964a).
— — — — — The effect of the sympathetic vasoconstrictor fibres on the distribution of capillary blood flow in the intestine. Acta physiol. scand. 61, 458—466 (1964b).
Fordtran, J. S., Dietschy, J. M.: Water and electrolyte movement in the intestine. Gastroenterology 50, 263—285 (1966).

Forth, W.: Eisen- und Kobalt-Resorption am perfundierten Dünndarmsegment In: Staib, W., u. R. Scholz: Stoffwechsel der isoliert perfundierten Leber, S. 242—250. Berlin-Heidelberg-New York: Springer 1967.

Geigy, J. R., AG.: Pharmazeutische Abteilung. Documenta Geigy, Wissenschaftliche Tabellen, 6. Aufl., Basel 1960.

Gellhorn, E., Northup, D.: The relation between circulatory rate and absorption in the gut. Amer. J. Physiol. 108, 469—475 (1934).

Guthrie, J. E., Quastel, J. H.: Absorption of sugars and amino acids from isolated surviving intestine after experimental shock. Arch. Biochem. 62, 485—496 (1956).

Hindle, W., Code, C. F.: Some differences between duodenal and ileal sorption. Amer. J. Physiol. 203, 215—220 (1962).

Jacobson, E. D., Bondy, D. C., Broitman, S. A., Fordtran, J. S.: Validity of polyethylenglycol in estimating intestinal water volume. Gastroenterology 44, 761—767 (1963).

— Linford, R. H., Grossman, M. I.: Gastric secretion in relation to mucosal blood flow studied by a clearance technic. J. clin. Invest. 45, 1—13 (1966).

— Swan, K. G., Grossman, M. I.: Blood flow and secretion in the stomach. Gastroenterology 52, 414—420 (1967).

Kampp, M., Lundgren, O., Nilsson, N. J.: Extravascular shunting of oxygen in the small intestine of the cat. Acta physiol. scand. 72, 396—403 (1968).

Lee, J. S., Duncan, K. M.: Lymphatic and venous transport of water from rat jejunum: A vascular perfusion study. Gastroenterology 54, 559—567 (1968).

Linder, A.: Statistische Methoden für Naturwissenschafter, Mediziner und Ingenieure, 3. Aufl. Basel: Birkhäuser 1960.

Nelson, R. A., Beargie, R. J.: Effect of reduced arterial pressure and flow on intestinal function. Surg. Gynec. Obstet. 120, 1221—1224 (1965a).

— — Relationship between sodium and glucose transport in canine jejunum. Amer. J. Physiol. 208, 375—379 (1965b).

Noyan, A.: Water absorption from the intestine via portal and lymphatic pathways in rats. Proc. Soc. exp. Biol. (N. Y.) 117, 317—320 (1964).

Ochsenfahrt, H., Winne, D.: Der Einfluß der Durchblutung auf die Resorption von Arzneimitteln aus dem Jejunum der Ratte. Naunyn-Schmiedebergs Arch. Pharmak. 264, 55—75 (1969).

Öberg, B.: Effects of cardiovascular reflexes on net capillary fluid transfer. Acta physiol. scand. 62, Suppl. 229 (1964).

Quenouille, M. N.: The design and analysis of experiments. London: Griffin 1953.

Robinson, J. W. L.: Certain aspects of intestinal amino-acid absorption. Thèse de doctorat, l'Université de Lausanne (1966).

— Antonioli, J.-A., Mirkovitch, V.: The intestinal response to ischaemia. Naunyn-Schmiedebergs Arch. Pharmak. exp. Path. 255, 178—191 (1966).

— Jéquier, J.-Cl., Felber, J.-P., Mirkovitch, V.: Amino-acid absorption of the intestinal mucosa, its dependence on the blood supply and its recovery after ischemia. J. surg. Res. 5, 150—152 (1965).

— — Taminelli, F.: The measurement of amino-acid absorption in vitro. Experimental studies and clinical perspectives. Gastroenterologia (Basel) 102, 292—299 (1964).

Ross, G., White, F. N., Brown, A. W., Kolin, A.: Regional blood flow in the rat. J. appl. Physiol. 21, 1273—1275 (1966).

Sanford, P. A.: Inhibition of intestinal absorption. Brit. med. Bull. 23, 270—274 (1967).

Schanker, L. S., Tocco, D. J., Brodie, B. B., Hogben, C. A. M.: Absorption of drugs from the rat small intestine. J. Pharmacol. exp. Ther. **123**, 81—88 (1958).
Schedl, H. P.: Use of polyethylene glycol and phenol red as unabsorbed indicators for intestinal absorption studies in man. Gut **7**, 159—163 (1966a).
— Poorly absorbed markers. Gastroenterology **51**, 1095 (1966b).
Spector, W. S.: Handbook of biological data. Philadelphia: Saunders 1956.
Takacs, L., Vajda, V.: Effect of serotonin on cardiac output and organ blood flow of rats. Amer. J. Physiol. **204**, 301—303 (1963).
Tormey, J. McD., Diamond, J. M.: The ultrastructural route of fluid transport in rabbit gall bladder. J. gen. Physiol. **50**, 2031—2060 (1967).
Varro, V.: Die Beziehungen zwischen Resorption und Blutzirkulation im Dünndarm. Internist **7**, 250—255 (1966).
— Blaho, G., Csernay, L., Jung, I., Szarvas, F.: Effect of increased local circulation on the absorptive capacity of a small intestine loop in the dog. Amer. J. dig. Dis. **10**, 170—177 (1965a).
— Jung, I., Szarvas, F., Csernay, L.: Glucose absorption in relation to ATP content of the small intestine mucosa in the dog. Amer. J. dig. Dis. **10**, 178—182 (1965b).
— — — — Savay, G., Ökrös, J.: The effect of vasoactive substances on the circulation and glucose absorption of an isolated jejunal loop in the dog. Amer. J. dig. Dis. **12**, 46—59 (1967).
Verzár, F., Kokas, E. v.: Die Rolle der Darmzotten bei der Resorption. Pflüg. Arch. ges. Physiol. **217**, 397—412 (1927).
Visscher, M. B., Fetcher, E. S., Jr., Carr, Ch. W., Gregor, H. P., Bushey, M. S., Barker, D. E.: Isotopic tracer studies on the movement of water and ions between intestinal lumen and blood. Amer. J. Physiol. **142**, 550—575 (1944).
Watkins, A. L., Fulton, M. N.: The effect of fluids given intraperitoneally, intravenously and by mouth on the volume of thoracic duct lymph in dogs. Amer. J. Physiol. **122**, 281—287 (1938).
Weber, E.: Grundriß der biologischen Statistik, 4. Aufl. Jena: Fischer 1961.
Whalen, G. E., Harris, J. A., Geenen, J. E., Soergel, K. H.: Sodium and water absorption from the human small intestine. Gastroenterology **51**, 975—984 (1966).
Williams, J. H., Mager, M., Jacobson, E. D.: Relationship of mesenteric blood flow to intestinal absorption of carbohydrates. J. Lab. clin. Med. **63**, 853—863 (1964).
Winne, D.: Der Einfluß einiger Pharmaka auf die Darmdurchblutung und die Resorption tritiummarkierten Wassers aus dem Dünndarm der Ratte. Naunyn-Schmiedebergs Arch. Pharmak. exp. Path. **254**, 199—224 (1966).
— The formal kinetics of water and solute absorption with regard to intestinal blood flow. J. theoret. Biol. (in Druck).
— Ochsenfahrt, H.: Die formale Kinetik der Resorption unter Berücksichtigung der Darmdurchblutung. J. theoret. Biol. **14**, 293—315 (1967).
Wiseman, G.: Absorption from the intestine. New York: Academic Press 1964.

Priv.-Doz. Dr. med. Dietrich Winne
Pharmakologisches Institut
der Universität Tübingen
7400 Tübingen, Wilhelmstr. 56

Synergism between Phospholipase A and Various Peptides and SH-Reagents in Causing Haemolysis

W. VOGT, P. PATZER, LOTTE LEGE, H.-D. OLDIGS, and GABRIELE WILLE

Max-Planck-Institut für experimentelle Medizin
Abteilung Biochemische Pharmakologie, Göttingen

Received December 12, 1969

Summary. The haemolytic action on washed guinea-pig red cells of the following substances has been studied: the direct lytic factor (DLF) of cobra venom, melittin and an apamin-containing fraction of bee venom, anaphylatoxin (AT), angiotensin, vasopressin, saponin, p-chloro-mercuribenzoate (p-CMB) and N-ethylmaleimide (NEM). Further the synergism of these substances with phospholipase A in causing haemolysis has been investigated.

In regard to the lytic effects, the substances studied can be classified as follows. 1. Substances which react with SH-groups, either by means of $-S-S-$ bonds (DLF, apamin-fraction, AT, vasopressin) or by other structures (p-CMB, NEM) produce weak or no direct haemolysis, but strongly potentiate haemolysis caused by phospholipase A. Their effect is increased by Ca^{++}, inhibited by EDTA, and strongly dependent on temperature (as far as has been investigated). 2. Angiotensin, a peptide without disulfide groups, is not haemolytic, neither directly nor in combination with phospholipase A. Saponin, which does not react with SH-groups, also does not show potentiated haemolysis with phospholipase A in spite of being haemolytic itself. 3. Melittin, though not containing disulfide structures, does produce potentiated haemolysis with phospholipase A, even at concentrations which are not lytic when acting alone.

It is concluded that more than one mechanism of potentiating phospholipase A haemolysis exists. One possibility is the reaction of potentiating agents with SH-groups of membrane constituents (enzymes?) of the red cells. This mechanism applies to p-CMB, NEM and to disulfide-containing peptides. It is independent of detergent effects. Another mechanism may be membrane changes due to a lowering of surface tension such as that produced by melittin. It seems doubtful, however, whether this is the only molecular property responsible for the potentiation, as the detergent saponin does not have such an effect. Possibly melittin, in addition to having detergent effects interferes with the same membrane properties which are altered by the SH-reactants.

Key-Words: Haemolysis — Phospholipase A — Direct Lytic Factor — Polypeptides — Toxins.

Schlüsselwörter: Hämolyse — Phospholipase A — Direkt lytischer Faktor — Polypeptide — Toxine.

Abbreviations used. DLF = direct lytic factor (cobra venom); p-CMB = p-chloro-mercuri-benzoate; NEM = N-ethyl-maleimide; EDTA = ethylene-diamine-tetra-acetic acid; AT = anaphylatoxin.

The haemolytic effect of the "direct lytic factor" (DLF) of cobar venom is greatly enhanced by phospholipase A (Condrea et al., 1964). As a possible explanation it was assumed that DLF somehow makes available to cleavage the phospholipids of the red cell membrane which otherwise are resistant to phospholipase A. For this effect the simultaneous presence of cationic groups and surface activity seemed to be important (Klibansky et al., 1968). The findings that the biological activity of DLF depends on intact disulfide groups (see below) which react with sulfhydryls, that synthetic SH-reagents such as p-chloromercuribenzoate (p-CMB) and N-ethyl-maleimide (NEM) are haemolytic (Sheets et al., 1956; Jacob and Jandl, 1962) and that p-CMB increases the lytic effect of lysolecithin (Munder et al., 1965) raised the question whether reactivity with SH-groups of red cell membrane constituents is a general property of compounds which potentiate lysis by phospholipase A.

In order to test this hypothesis several naturally occurring peptides and synthetic SH-reagents have been investigated with respect to their direct haemolytic action and synergism with phospholipase A, and the effect of reduction on these actions was studied. The substances investigated are: DLF of cobra venom; anaphylatoxin (AT); melittin and an apamin-containing fraction of bee venom; angiotensin; vasopressin; p-CMB; NEM; and for comparison saponin. Short communications on some of the results have been presented earlier (Wille and Vogt, 1965; Patzer and Vogt, 1967).

Material and Methods

Compounds. Highly purified DLF was prepared from 1.8 g lyophilized Naja naja venom (Celo, Zweibrücken). The venom was first chromatographed on CM-cellulose using the elution scheme described by Larsen and Wolf (1968). The main DLF activity was found to reside in a large peptide peak which may correspond to cobramine B. It was passed through Sephadex G-10 with water, for desalting. Then the material was chromatographed on Sephadex G-100 in water, and once more on Sephadex G-10, in 0.02 N acetic acid. After lyophilization 404 mg were obtained.

In disc electrophoresis the DLF preparation showed a single band. It appeared also pure in immune electrophoresis on agarose giving one precipitation arc only with whole anticobra serum. The toxicity was low. None of 6 mice died after 300 μg/100 g; all of 6 died after 450 μg/100 g.

Anaphylatoxin was prepared from hog serum activated with yeast, and was purified as described earlier (Vogt, 1968).

Phospholipase A, melittin and the apamin-containing fraction of bee venom were separated from bee venom according to the procedure described by Habermann and Reiz (1965). Essentially, the crude venom was fractionated first on Sephadex G-50. The phospholipase-containing fraction was further purified on Amberlite IRC 50, and the melittin- and apamin-containing fractions each in a separate run on CM cellulose.

In some additional experiments a phospholipase A preparation obtained from cobra venom was used instead of the bee venom preparation. It consisted of the large molecular weight fraction obtained after Sephadex G-100 gel chromatography of Naja naja venom. Except for quantitative differences (the cobra venom enzyme preparation had less than one tenth of the activity) the same results were obtained as with bee venom phospholipase.

Lys^8-vasopressin (Sandoz) was obtained as a solution (370 µg/ml) in dilute acetate buffer containing trichloroisobutanol. It was lyophilized and redissolved in water before use. Other preparations were used as supplied: val^5-angiotensin II-asparaginylamide (Ciba); oxidized and reduced glutathion (Boehringer); l-cystine (Merck); dithiothreitol (Calbiochem); NEM (Serva); p-CMB (Sigma); saponin (Merck). EDTA was used as a neutralized Na-salt solution, Ca^{++} as chloride. The final concentrations were 2.7×10^{-3} M (EDTA) or 4.5×10^{-4} M (CaCl$_2$), respectively, if not stated otherwise.

Reduction of Peptides (Anfinsen and Haber, 1961). The peptides were dissolved in 0.05 M Tris buffer pH 8.5 and the pH adjusted to 8.6 with methylamine. Mercaptoethanol was added (1 µl/mg peptide) and the mixture was left in a nitrogen atmosphere for 4 to 5 hours at room temperature. Then the mixtures were acidified with acetic acid and lyophilized to evaporate the mercaptoethanol. Control samples were incubated in Tris buffer pH 8.5 and methylamine for the same time.

Haemolysis. Guinea-pig blood (heparinized) was centrifuged and the packed red cells were washed three times with 0.9% NaCl solution (40 volumes per original volume of blood). The cells were finally suspended in 20 times the original volume. The suspension fluid consisted either of one part 0.07 M phosphate buffer pH 7.2 mixed with two parts of 0.9% NaCl solution or of one part 0.1 M phosphate buffer pH 7.3 mixed with nine parts 1.0% NaCl solution. The latter fluid was used for most experiments; no significant differences were noted in comparative experiments.

Direct haemolytic activity was assayed by two methods. For detection of haemolytic fractions in chromatographical separations 0.01—0.05 ml of each fraction was incubated with 0.1 ml red cell suspension at 37°; time until complete transparency of the mixture was measured. For assessing the time course of haemolysis one part of test solution was mixed with 9 volumes of red cell suspension and incubated at the desired temperature. At various times portions of 1 ml were taken, rapidly cooled in ice water and centrifuged. From the supernatant 0.3 ml were mixed with 3 ml transformation reagent to convert the liberated haemoglobin to cyano-methaemoglobin which was measured photometrically at 540 nm. The effects were estimated as % haemolysis. 100% haemolysis was induced by lysolecithin prepared as described earlier (Vogt, 1960).

Potentiated haemolysis was measured by the same two methods. Test suspensions contained DLF (usually 3 µg/ml) when phospholipase A was assayed, or phospholipase (1—10 µg/ml of the bee venom preparation, 10—100 µg/ml of the cobra enzyme) when DLF activity was tested in chromatographical fractions. In the studies on synergism between phospholipase A and peptides etc., the concentration of phospholipase A (bee venom) was 1 µg/ml.

Composition of the transformation reagent: K$_3$Fe(CN)$_6$ 0.2 g; KCN 0.05 g; NaHCO$_3$ 1.0g; water to 1 l.

Results

DLF. The weak direct haemolysis and powerfully potentiated effect at combined action with phospholipase A observed by several authors was also seen with our DLF preparation. Except for high doses of DLF

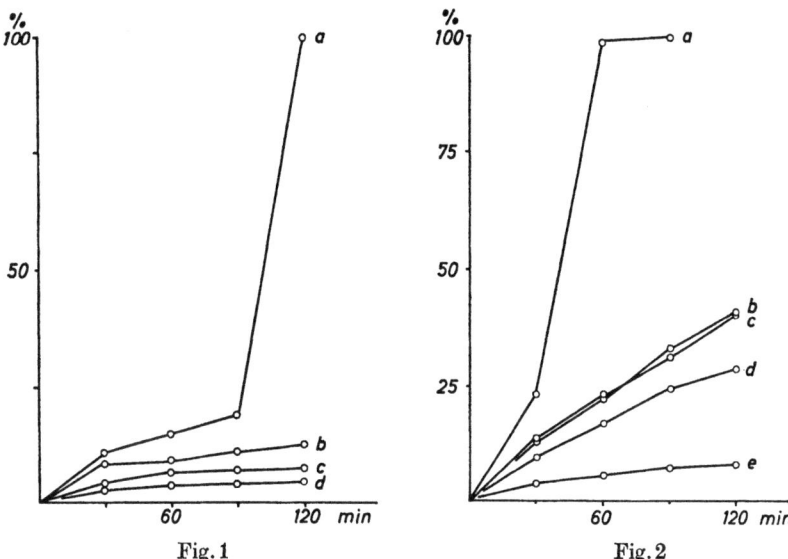

Fig. 1. Synergistic effect of DLF and phospholipase A (bee venom) on haemolysis (37°) of guinea-pig red cells. Suspension medium: 0.01 M phosphate buffer pH 7.3 in 0.154 M NaCl solution with or without 4.5×10^{-4} M $CaCl_2$. To 9 volumes of cell suspension was added 1 volume of the test solution under investigation. Final concentrations of phospholipase 1 µg/ml; of DLF 1 µg/ml. a) Haemolysis by DLF + phospholipase in the presence of Ca^{++}. b) same as a) but in the absence of added Ca^{++}. c) DLF alone, with Ca^{++}. d) Phospholipase alone, with Ca^{++}

Fig. 2. Effect of divalent cations on the direct lytic effect (37°) of DLF. Cell suspension as in Fig. 1. Final concentration of DLF 40 µg/ml. a) DLF + 4.5×10^{-4} M $CaCl_2$. b) DLF without added divalent cations. c) DLF + 5.3×10^{-4} M $MgCl_2$. d) DLF + 2.7×10^{-3} M EDTA. e) No DLF added (same values for cell suspensions with Ca^{++}, Mg^{++} or without divalent cations)

which in the presence of phospholipase A led to full haemolysis rather quickly, the time course of potentiated lysis showed a pronounced latency (Fig. 1).

Ca ions strongly enhanced the effect of DLF in direct (Fig. 2) as well as potentiated haemolysis (Fig. 1). Maximal activation was obtained by a concentration of 6 mM Ca^{++}. Mg^{++} was quite different; it caused no enhancement (Fig. 2), but sometimes rather reduced slightly the lytic effect of DLF. EDTA inhibited both direct and potentiated lysis (Figs. 2 and 3). Ca-EDTA had no inhibitory action. The direct lytic action was dependent on temperature (Fig. 3) and on pH, increasing from pH 6.5 to 8.0. DLF reduced with mercaptoethanol produced neither direct nor potentiated haemolysis with phospholipase A (Fig. 4).

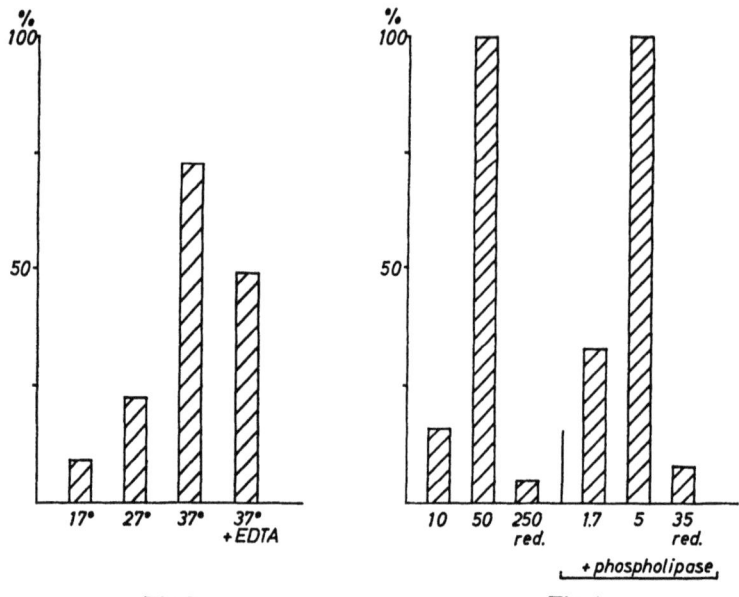

Fig. 3   Fig. 4

Fig. 3. Effect of temperature and of EDTA (2.7×10^{-3} M) on the direct lytic action of DLF. Cell suspensions as in Fig. 1, incubated with 200 µg/ml DLF, without Ca^{++}, for 240 min at the indicated temperature

Fig. 4. Effect of reduction of DLF on direct and potentiated haemolysis. Cell suspensions as in Fig. 1, Ca^{++} present. The figures indicate the concentration of DLF (in µg/ml) or equivalent of reduced DLF (red.). Three columns to the left: direct haemolysis (120 min; 37°). Three columns to the right: potentiated haemolysis in the presence of 1 µg/ml phospholipase A (60 min; 37°)

DLF lowered the surface tension of water or buffer solutions (Table). The effect was less marked than that of melittin; it was not abolished after reduction.

Table. *Surface tension of solutions of DLF, DLF reduced with mercaptoethanol, and melittin (in dyn/cm). The tension was measured with a glass thread of 0.2 mm ⌀ hanging on a torsion balance and dipping in the test solution, according to Lenard et al. (1924). Solvent 1: water. Solvent 2: 0.012 M Tris buffer, pH 6.9*

Solvent	DLF		reduced DLF			
1	10^{-3} g/ml	49.0	10^{-3} g/ml	52.3	melittin 10^{-4} g/ml	47.3
1	2×10^{-4} g/ml	63.0	2×10^{-4} g/ml	58.3	solvent alone	68.0
2	6.2×10^{-4} g/ml	54.1	6.2×10^{-4} g/ml	45.7	solvent alone	58.6

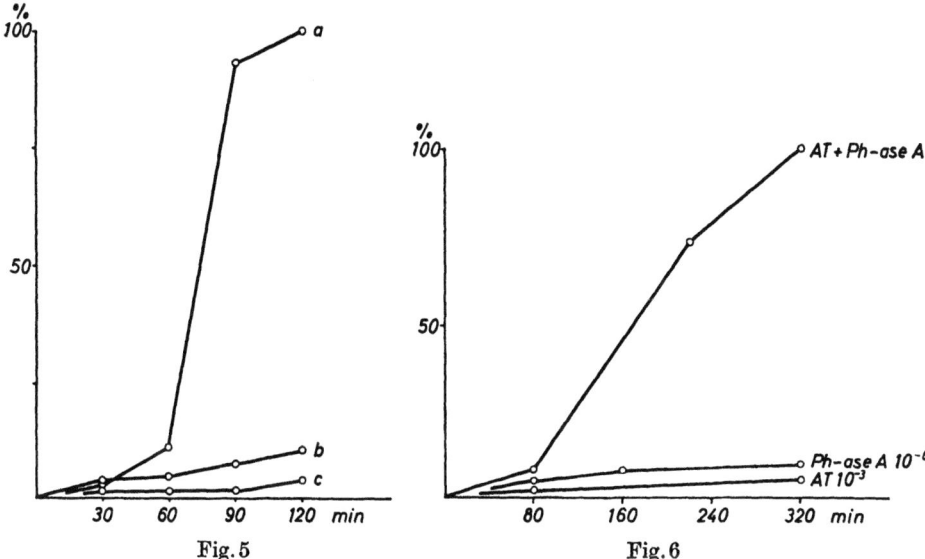

Fig. 5. a) Haemolytic effect of vasopressin (18 µg/ml) in combination with phospholipase A (1 µg/ml) on guinea-pig red cells in Ca^{++}-containing medium, at 37°. b) Phospholipase alone; c) Vasopressin alone

Fig. 6. Haemolytic effect (37°) of anaphylatoxin (AT), alone and in combination with phospholipase A (Ph-ase A). Suspension medium: One volume of 0.07 M phosphate buffer pH 7.2 mixed with two volumes of 0.154 M NaCl. No Ca^{++} added

Vasopressin. In the concentrations which could be tested (maximally 18 µg/ml) Lys^8-vasopressin had no direct lytic effect. It strongly potentiated, however, the lysis by phospholipase A, after a considerable latency (Fig. 5). The effect was only seen in the presence of Ca^{++}.

Anaphylatoxin. AT had no direct haemolytic effect. Even at concentrations of 10^{-3} g/ml haemolysis did not amount to more than 5% in five hours at 37°. In combination with phospholipase A (10^{-6} g/ml), however, 10^{-4} g/ml AT showed a slightly increased effect and 10^{-3} g/ml induced complete haemolysis in the same time. As seen from Fig. 6 the haemolytic action started only after a latency of about 80 min. Ca^{++} increased the effect. Reduction abolished the lytic activity.

Melittin. This bee venom peptide is markedly haemolytic by itself (Neumann and Habermann, 1954; originally termed F I). In combination with phospholipase A the effect of melittin was much stronger, confirming earlier results of Neumann and Habermann (1954). Full haemolysis occurred even when concentrations of melittin were used which in the absence of phospholipase were not active at all. There was no

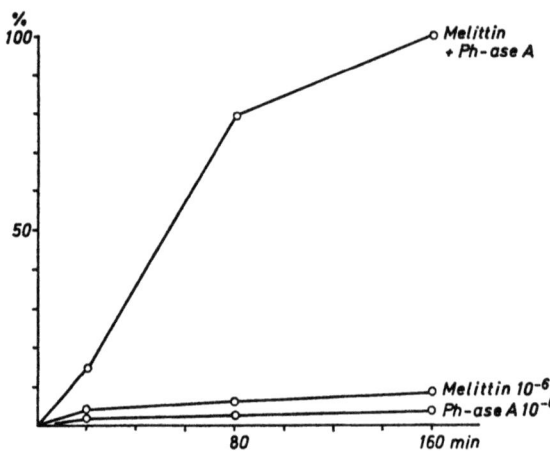

Fig. 7. Haemolytic effect (37°) of melittin, alone and in combination with phospholipase A. Suspension medium as in Fig. 6

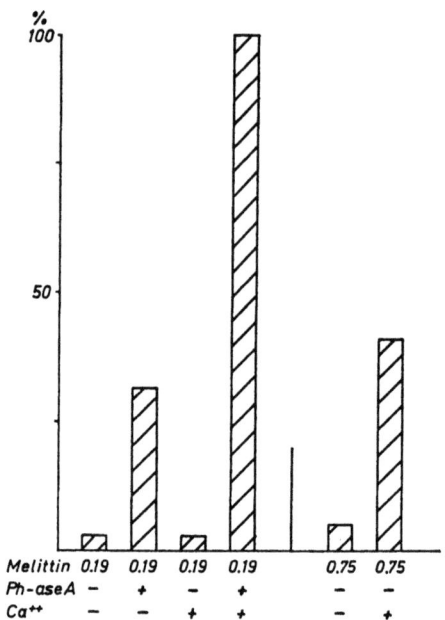

Fig. 8. Effect of Ca^{++} (4.5 × 10^{-4}M) on the lytic action of melittin, alone and in combination with phospholipase A (bee venom, 1 µg/ml). Incubation in medium as in Fig. 1, for 80 min at 37°. Concentration of melittin as indicated by the figures (in µg/ml). Presence (+) or absence (−) of Ca^{++} and phospholipase as indicated

clear lag period; rather the haemolysis proceeded from the very beginning of the incubation (Fig. 7).

The rate of direct lysis was reduced by lowering the temperature or by addition of EDTA, but these effects were less pronounced than in the case of DLF. Thus, in one experiment 5×10^{-6} g/ml melittin produced 6%; 34%; and 56% haemolysis at $0°$; $20°$; and $37°$ in five hours. When EDTA was present the haemolysis reached 4%; 27%; and 29%. Ca^{++} enhanced the direct and potentiated activity of melittin (Fig. 8).

As was to be expected treatment of melittin with mercaptoethanol did not change its activity.

Apamin-Containing Fraction. This fraction of bee venom caused direct haemolysis. At a concentration of 3×10^{-6} g/ml lysis was complete in three hours at $37°$. The activity was dependent on temperature, inhibited by EDTA and enhanced by Ca^{++} in a similar manner as DLF. In combination with phospholipase A potentiated haemolysis occurred, it was observed only after a latency of about 80 min. Reduction abolished both direct and potentiated lytic effects.

The finding of a haemolytic action is at variance with observations of Habermann regarding highly purified apamin (personal communication). It may be that an unknown disulfide-containing peptide was present in this fraction of bee venom and caused the haemolytic effects observed.

Angiotensin II. In concentrations of up to 100 µg/ml Val^5-angiotensin had neither a direct nor any synergistic effect with phospholipase A, even not in the presence of Ca^{++}.

p-CMB. The slowly proceeding direct haemolytic action of p-CMB first observed by Sheets et al. (1956) was confirmed. The activity was strongly reduced by lowering the temperature or by adding EDTA. This is illustrated by the following figures taken from a typical experiment. The percent haemolysis induced by 10^{-4} g/ml in 320 min at $0°$; $20°$; $37°$; (in brackets with EDTA added) was: 1.2 (1.2); 2.0 (1.5); 70 (18). Ca^{++} increased the lytic potency.

In combination with phospholipase A the haemolysis was potentiated. As in the case of DLF and AT the synergistic effect became apparent only after a lag of about 80 min, under the conditions chosen (Fig. 9).

NEM. The lytic effects of NEM resembled that of p-CMB, except that higher doses were necessary ($> 10^{-4}$ g/ml) to induce a slowly beginning direct haemolysis. This is in accordance with earlier observations of Jacob and Jandl (1962). Ca^{++} had a very slight but regularly observed enhancing effect. Potentiated haemolysis occurred in combination with phospholipase A, after some latency (Fig. 10).

Saponin. The direct haemolytic effect of saponin was little affected by lowering the temperature to $20°$. Whereas 4×10^{-5} g/ml produced 85% lysis in 320 min, at $37°$, the percentage reached at $20°$ was 74%.

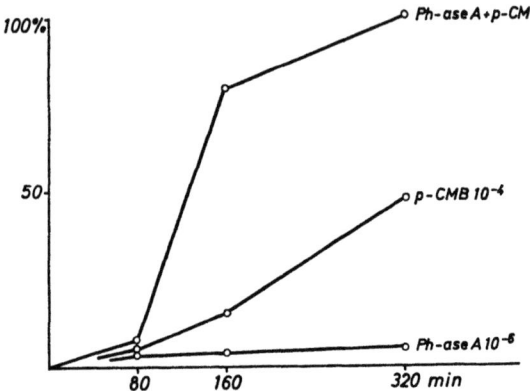

Fig. 9. Haemolytic effect (37°) of p-chloromercuribenzoate (p-CMB), alone and in combination with phospholipase A. Suspension medium as in Fig. 6

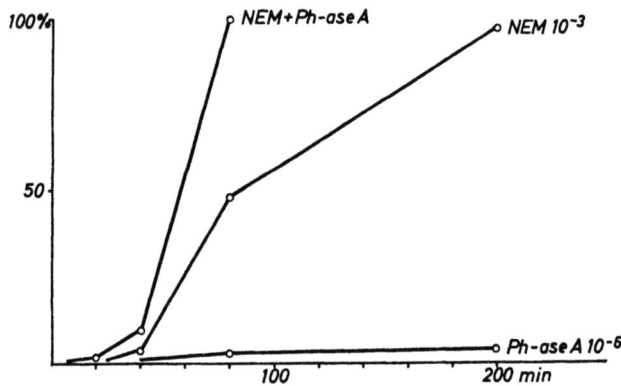

Fig. 10. Haemolytic effect (37°) of N-ethyl-maleimide (NEM) alone and in combination with phospholipase A. Suspension medium as in Fig. 6

At 0° the effect was comparatively weak, amounting only to 13% in the same time. EDTA had no inhibitory effect whatsoever, it rather increased the rate of haemolysis slightly. Ca^{++} did not enhance the lytic activity and no potentiation was seen in combination with phospholipase A (Fig. 11).

Glutathion, Cystine, Dithiothreitol. None of these compounds had any direct nor potentiated haemolytic effect in combination with phospholipase A. Glutathion was tried in the oxidized as well as in the reduced state. The maximal concentrations used were 10 µg/ml (glutathion; cystine) and 120 µg/ml (DTT).

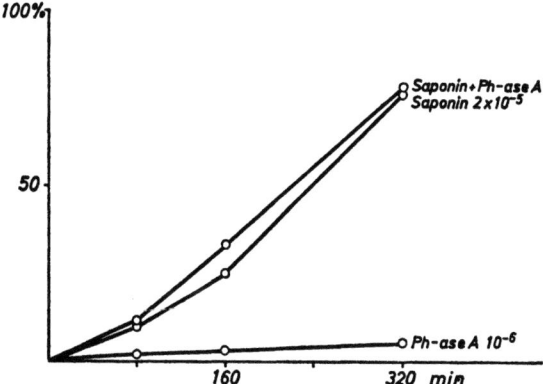

Fig. 11. Haemolytic effect (37°) of saponin, alone and in combination with phospholipase A. Suspension medium as in Fig. 6

Discussion

The work of Condrea et al. (1964) suggests that haemolysis by combined action of DLF and phospholipase A is to be understood as an effect of the phospholipase, facilitated only by the potentiating agent. If this is so then the enhancing effect of Ca^{++} and inhibition by EDTA or lowering the temperature seem plausible. Phospholipase A of venoms is known to be dependent on Ca^{++} (Long and Penny, 1957). However, the direct action of DLF shows the same dependency. This led earlier to the suggestion that DLF might activate a phospholipase endogenous to red cells (Wille and Vogt, 1965). In view of the fact that all attempts at demonstrating phospholipase A in red cells have failed so far, it seems more probable that other enzymic processes are acted upon by DLF in which Ca ions are also involved.

The SH-reagents p-CMB and NEM react with SH-groups of proteins, possibly enzymes at the red cell surface. This interaction eventually leads to haemolysis (Sheets et al., 1956; Jacob and Jandl, 1962). Four of the investigated peptides contain disulfide bonds which are essential for their biological activity, as judged from their reaction with and inactivation by mercaptoethanol. By disulfide-SH interchange they might react with the same sulfhydryls of cell membrane proteins as do p-CMB and NEM. In fact the same characteristics of haemolysis apply to these peptides—DLF, AT, apamin fraction, vasopressin—and to p-CMB and NEM. Direct haemolysis is weak (or even practically absent) and proceeds only slowly. It is strongly dependent on temperature, enhanced by Ca^{++}, and inhibited by EDTA, as far as has been investigated. All these substances induce markedly potentiated haemolysis in combination with phospholipase A, even at doses which hardly produce any lysis when acting alone.

The disulfide structure alone is not sufficient to induce potentiated haemolysis with phospholipase A. Oxidized glutathion and cystine are ineffective. DLF is much more potent than AT or vasopressin. Apparently other structural features contribute to the lytic effect, possibly cationic charges. Still, the essential structural element common to all lytic peptides mentioned above is the disulfide bond.

With respect to the absence of haemolytic effects found in pure apamin by Habermann (see results) it is probable that a not identified basic peptide in our apamin fraction is responsible for the effects observed. This is of interest, principally, but of no relevance to the general relation between SH-reactants and phospholipase A haemolysis. Whatever the identity of the active principle it is a basic compound with reactive $-S-S-$ groups as shown by the inactivation after treatment with mercaptoethanol.

Sheets et al. (1956) and Angelone (1965) reported that NEM did not cause haemolysis of rat and human red cells, respectively, although p-CMB was found to be active. In view of the own findings and those of Jacob and Jandl (1962) the doses used by these authors were probably too low for lytic effects to be observed.

In contrast to the group mentioned above the basic peptide angiotensin II which is devoid of disulfide linkages causes neither direct nor potentiated haemolysis. Also saponin, not containing $-S-S-$ groups fails to act synergistic with phospholipase A in haemolysis although it is a potent haemolysin itself. Its action is not dependent on divalent cations and largely unaffected by changes in temperature between 20 and 37°.

The fact that the lysis induced by saponin is strongly reduced at 0° may be due to alterations in the physical state and solubility of membrane lipids. At 20° it is nearly as strong as at 37°.

One exception was found among the substances investigated, melittin. This peptide cannot be easily correlated to one of the classes distinguished above. Though not containing disulfide bonds or other groups that might react with SH-groups (Habermann and Jentsch, 1967), it does cause potentiated haemolysis with phospholipase A, its effects are enhanced by Ca^{++}, inhibited by EDTA and reduced at low temperatures. There are, however, differences apparent between melittin and the SH-reactants: melittin is strongly haemolytic by itself; the time course of its effect on red cells does not show a lag period comparable to that of the SH-reactants. Also the effects of Ca^{++}, EDTA and temperature appear to be less pronounced than in the case of e.g. DLF. The haemolytic action of melittin has been explained as being due to the high surface activity of this peptide, i.e. a physical effect on the cell membrane (Habermann and Jentsch, 1967). Klibansky et al. (1968) found that several synthetic surface-active basic peptides (without $-S-S-$ groups) enabled phospholipase A to cleave phospholipids of red cell ghosts, and Condrea et al. (1964) observed that phospholipid cleavage and haemolysis ran parallel in incubates of red cells with cobra venom (i.e. solutions containing phospholipase A and DLF). These findings do not contradict the postulated correlation between SH-reactivity and potentiation of haemolysis, although the action of DLF has been tentatively explained also as a detergent effect. Klibansky et al. (1968) stated already one main difference between the synthetic peptides and DLF: the former were all strongly haemolytic, directly, like melittin but unlike DLF.

Apparently several possibilities of facilitating haemolysis and phospholipid cleavage by phospholipase A have to be envisaged. One is damage to the cell membranes by detergents as exerted by melittin or the synthetic peptides of Klibansky et al. (1968). Another one probably is the reaction with SH-groups of cell membrane proteins, which eventually, by unknown steps, interferes with the integrity or natural structure of the cell membrane and allows access of phospholipase A to membrane phospholipids. For the action of DLF and probably also of the other disulfide-peptides the surface activity is non-essential. Whether melittin acts solely by its detergent effect remains doubtful. Possibly it has two actions. One, effective only at comparatively high concentrations may be the detergent effect which, similar to saponin, leads to direct haemolysis. The other one, effective already at lower concentrations which are not lytic directly, is the synergism with phospholipase A. This action may be directed against the same cellular processes which are attacked by the SH-reactants, but it would be brought about by a different chemical mechanism.

Our thanks are due to Dr. K. A. Forster of Mack, Illertissen, for generous supply of bee venom, to Dr. E. Stürmer, Sandoz, Basel, for vasopressin, to Mr. W. Nüsse, Department of Physiology at this Institute, who kindly estimated the surface tension of solutions, and to Mrs. Elke Lufft for skilful technical assistance.

References

Anfinsen, C. B., Haber, E.: Studies on the reduction and re-formation of protein disulfide bonds. J. biol. Chem. 236, 1361—1363 (1961).
Angelone, L.: Hemolysis of rat erythrocytes by p-hydroxy mercuribenzoate and N-ethyl maleimide. Arch. Biochem. 112, 288—293 (1965).
Condrea, E., Vries, A. de, Mager, J.: Hemolysis and splitting of human erythrocyte phospholipids by snake venoms. Biochim. biophys. Acta (Amst.) 84, 60—73 (1964).
Habermann, E., Jentsch, J.: Sequenzanalyse des Melittins aus den tryptischen und peptischen Spaltstücken. Hoppe-Seylers Z. physiol. Chem. 348, 37—50 (1967).
— Reiz, K. G.: Ein neues Verfahren zur Gewinnung der Komponenten von Bienengift, insbesondere des zentralwirksamen Peptids Apamin. Biochem. Z. 341, 451—466 (1965).
Jacob, H. S., Jandl, J. H.: Effects of sulfhydryl inhibition on red blood cells. I. Mechanism of hemolysis. J. clin. Invest. 41, 779—792 (1962).

Klibansky, C., London, Y., Frenkel, A., Vries, A. de: Enhancing action of synthetic and natural basic polypeptides on erythrocyte-ghost phospholipid hydrolysis by phospholipase A. Biochim. biophys. Acta (Amst.) 150, 15—23 (1968).

Larsen, P. R., Wolf, J.: The basic proteins of cobra venom. I. Isolation and characterization of cobramines A and B. J. biol. Chem. 243, 1283—1289 (1968).

Lenard, P., Dallwitz-Wegener, R. v., Zachmann, E.: Ann. Physik 74, 381 (1924); quoted from K. L. Wolf: Physik und Chemie der Grenzflächen, vol. 1, p. 100. Berlin-Göttingen-Heidelberg: Springer 1957.

Long, C., Penny, I. F.: The structure of naturally occurring phosphoglycerides. 3. Action of moccasin-venom phospholipase A on ovolecithin and related substances. Biochem. J. 65, 382—389 (1957).

Munder, P. G., Ferber, E., Fischer, H.: Untersuchungen über die Abhängigkeit der cytolytischen Wirkung des Lysolecithins von Membranenzymen. Z. Naturforsch. 20b, 1048—1061 (1965).

Neumann, W., Habermann, E.: Beiträge zur Charakterisierung der Wirkstoffe des Bienengiftes. Naunyn-Schmiedebergs Arch. exp. Path. Pharmak. 222, 367—387 (1954).

Patzer, P., Vogt, W.: Hämolyse und Potenzierung der Phospholipase A-Wirkung durch einige tierische Gifte. Naunyn-Schmiedebergs Arch. Pharmak. exp. Path. 257, 320 (1967).

Sheets, R. F., Hamilton, H. E., Degowin, E. L., King, R. L.: Failure of N-ethyl maleimide to react with sulfhydryl groups of intact human erythrocytes. J. appl. Physiol. 9, 145—146 (1956).

Vogt, W.: Darmerregende Aktivität verschiedener Phosphatide und Glykolipide. Naunyn-Schmiedebergs Arch. exp. Path. Pharmak. 240, 134—139 (1960).

— Preparation and some properties of anaphylatoxin from hog serum. Biochem. Pharmacol. 17, 727—733 (1968).

Wille, G., Vogt, W.: Über die Wirkungsbedingungen des direkt und indirekt lysierenden Prinzips aus Cobragift. Naunyn-Schmiedebergs Arch. exp. Path. Pharmak. 251, 193 (1965).

Prof. Dr. W. Vogt
Max-Planck-Institut
für experimentelle Medizin
Abteilung Biochemische Pharmakologie
3400 Göttingen, Hermann Rein-Str. 3

Permeation morphinartig wirksamer Substanzen an den Ort der antinociceptiven Wirkung im Gehirn in Abhängigkeit von ihrer Lipoidlöslichkeit nach intravenöser und nach intraventrikulärer Applikation* **

B. VON CUBE, HJ. TESCHEMACHER, A. HERZ und R. HESS

Max-Planck-Institut für Psychiatrie München

Eingegangen am 20. November 1969

Permeation of Morphine-like Acting Substances to their Sites of Antinociceptive Action in the Brain after Intravenous and Intraventricular Application and Dependence upon Lipid-Solubility

Summary. The antinociceptive action of morphine and of a series of similar substances following intravenous and intraventricular administration was investigated by means of the tooth-pulp-test in rabbits; the relative effectiveness of the substances after the two methods of administration was compared with their lipid-solubility.

1. Morphine was about 900 times as effective when administered intraventricularly than when injected intravenously; this difference was even more pronounced in the case of normorphine and (quaternary) N-methylmorphine, but was slightly less for dihydromorphine and hydromorphone. In the case of levorphanol, pethidine, etorphine, fentanyl and other synthetic analgesics, the difference in effectiveness between the two methods of administration was incomparably smaller (in the range of 1:10).

2. The quotient effectiveness intravenous administration/effectiveness intraventricular administration bore a close relation to the lipid solubility of the substances derived from the partition coefficient (Pc) heptane/water and dichlorethane/water at pH 7.4. A similar correlation between R_f-values from thin-layer chromatographie and this quotient was found. Morphine and its derivatives showed very low lipid-solubility (Pc heptane/water < 0.00001); that of the synthetic analgesics was higher, reaching Pc-values above 10. Thus it is concluded that the permeation of morphine and its hydrophilic derivatives into the CNS is impeded, whereas no important hindrance exists for permeation of the more lipophilic compounds having Pc's above 0.01.

3. Determination of the concentration of labelled substances in the brain (^{14}C-morphine, ^3H-dihydromorphine, ^3H-fentanyl and ^3H-etorphine) at the time of

---

* Über einen Teil der Ergebnisse wurde auf der Tagung der Deutschen Pharmakologischen Gesellschaft in Düsseldorf 1968 berichtet [Naunyn-Schmiedebergs Arch. exp. Path. Pharmak. **263**, 199 (1969)].
** Die Untersuchungen wurden von der Weltgesundheitsorganisation finanziell unterstützt.

a defined antinociceptive effect confirmed this interpretation. In the case of morphine and dihydromorphine, brain concentrations were only 1/20 of the plasma level, while fentanyl and etorphine reached brain concentrations which were up to 10 times that in the plasma. Furthermore, the studies of concentration in the brain showed the gradation of effectiveness of the substances after intraventricular administration to be approximately equal to the gradation of their "intrinsic activity".

4. There was a close correlation between the lipid solubility of the substances and the rate of onset of their effect following intraventicular administration. This relation was much less pronounced after intravenous injection.

5. The results are discussed in view of differences in the kinetics of distribution of the substances after intravenous and intraventricular application.

Key-Words: Morphine-Like Substances — Permeation into Brain — Intraventricular Application — "Intrinsic Activity" — Lipid-Solubility.

Schlüsselwörter: Morphinartige Substanzen — Permeation in das Gehirn — Intraventrikuläre Applikation — „Intrinsic activity" — Lipoidlöslichkeit.

Eine ganze Anzahl von Arbeiten beschäftigt sich mit den Zusammenhängen zwischen Konstitution und Wirkung morphinartiger Substanzen (Braenden et al., 1955; Janssen, 1968; Portoghese, 1965). Hierbei wird im allgemeinen von der analgetischen Wirkung nach peripherer Applikation ausgegangen und diese auf Morphin bezogen. Die Frage, welche Bedeutung bei einem solchen Vergleich Unterschieden in der Permeation der Substanzen an den Ort der Wirkung im ZNS zukommt, wird hier meist wenig beachtet, obwohl eine Reihe von Daten darauf hinweisen, daß Morphin nur mit Schwierigkeit in das ZNS eindringt (cf. Way u. Adler, 1960; Mellet u. Woods, 1963; Kupfferberg u. Way, 1963; Way, 1967; Johannesson, 1967). Mittels intraventrikulärer (bzw. intracisternaler) Injektion wurde versucht, näher an den Wirkort im ZNS heranzukommen und damit zutreffendere Daten über die „intrinsic activity" zu gewinnen (Lockett u. Davis, 1958; Horlington u. Lockett, 1959; Adler, 1963). Diese Untersuchungen beschränken sich aber auf Morphin und seine nächsten Derivate und Daten über das Verhalten anderer morphinartig wirksamer Substanzen liegen offenbar nicht vor.

In eigenen Untersuchungen über Angriffspunkte der antinociceptiven Wirkung morphinartiger Substanzen (Herz et al., 1968; 1970) stellte sich die Frage der Diffusion des Morphins an den Receptor bei verschiedenen Applikationsweisen — und damit auch die Frage nach der vom Verteilungs- und Permeationsverhalten unabhängigen „intrinsic activity" der Substanzen am Ort der Wirkung. In der vorliegenden Untersuchung wird an Hand einer größeren Zahl morphinartiger Substanzen geprüft, inwieweit die Wirksamkeit bei intraventrikulärer Applikation die „intrinsic activity" dieser Substanzen wiedergibt und welche Bedeutung ihre Lipoidlöslichkeit für die Wirksamkeit bei den verschiedenen Applikationsweisen besitzt.

Methodik

Bestimmung der Verteilungskoeffizienten

Es wurde die Verteilung der Substanzen zwischen n-Heptan, bzw. Dichloräthan und 0,2 mol Phosphatpuffer von pH 7,4 bestimmt. Nachdem in Vorversuchen die ungefähren Verteilungskoeffizienten (VK) ermittelt worden waren, wurden in den Hauptversuchen die Volumina der beiden Phasen so gewählt, daß sich nach Einstellung des Verteilungsgleichgewichtes in jeder Phase nach Möglichkeit gleiche Substanzmengen befanden. In der wäßrigen Phase wurde die Konzentration der Substanz vor und nach 2stündigem Schütteln mit der Lipoidphase spektrophotometrisch bestimmt. Der Übertritt der Substanzen in die Lipoidphase wurde kontrolliert, indem die Lipoidphase erneut mit Puffer geschüttelt und in diesem die Substanzkonzentration gemessen wurde. Die spektrophotometrische Konzentrationsbestimmung erfolgte im UV-Bereich bei zwei Wellenlängen, die zumeist Extinktionsmaxima oder -minima entsprachen. Von den wenig lipoidlöslichen Verbindungen, bei denen für die Heptan/Wasser-Koeffizienten nur Maximalwerte angegeben werden konnten, wurde auch die Verteilung zwischen Phosphatpuffer und dem weniger apolaren Dichloräthan bestimmt. Die Versuche wurden bei Zimmertemperatur durchgeführt, als Meßgerät diente ein Beckman-Spektrophotometer vom Typ DU (ausführliche Beschreibung der Methodik siehe von Cube, 1969).

Dünnschichtchromatographie

Als stationäre Phase diente Kieselgel G (nach Stahl), dem 6% Leuchtpigment (ZS Super, Riedel de Haen) zugesetzt waren. Die Schichtdicke betrug 0,5 mm. Die mobile Phase setzte sich wie folgt zusammen: Äthylacetat (6): Isoamylalkohol (8): Isopropanol (6): 25%igem Ammoniak (3): Aqua dest (1). Die Substanzen wurden nach Lösung in 0,2 mol Phosphatpuffer, bzw. 0,9%igem NaCl aufgetragen. Sie stellten sich im UV-Licht als blauviolette Flecke auf grün fluorescierendem Untergrund dar.

Tierversuche

Die antinociceptive Wirksamkeit der Substanzen wurde an Kaninchen beiderlei Geschlechts (Gewicht 2,5—3,5 kg) durch elektrische Reizung der Zahnpulpa geprüft. Mindestens 1 Std vor Beginn der Messungen wurde in die laterale Kante der oberen Schneidezähne ein bis an die Pulpa reichendes Loch von ca. 1 mm $\varnothing$ gebohrt. Die beiden Löcher dienten der Aufnahme je eines Poles der zangenförmigen Reizelektrode. Mittels eines „constant current" Gerätes (Disa-Stimulator, Typ 13 GO 4) wurden Rechteckimpulse von 10 msec Dauer appliziert. Bei einer Reizfrequenz von 3 Hz wurde die Schwelle (maximal 20 mA) für die Auslösung der Leckreaktion (wiederholtes seitliches Herausstrecken der Zunge und Leckbewegungen) bestimmt (s. Hoffmeister, 1968). Im Abstand von jeweils etwa 5 min wurde mehrmals die Ausgangsschwelle ermittelt und, nach Applikation der Substanz, in der Wirkungsdauer der Substanz angepaßten Abständen wiederholt gemessen.

Applikation der Substanzen

Die intraventrikuläre Applikation erfolgte in Anlehnung an die Methode von Feldberg u. Sherwood (1954) durch chronisch im Vorderhorn des Seitenventrikels implantierte Kanülen. Die Implantation an den mit Pentobarbital narkotisierten Tieren erfolgte nach umschriebener Freilegung der Schädelkalotte 2,5 mm posterior und 3 mm lateral vom Bregma. Die Kanüle wurde in die Kalotte eingeschraubt und mit Zahnzement befestigt. Bei richtigem Sitz zeigte sich in ihrem Lumen atemsynchron pulsierender Liquor. Die in 0,1 ml 0,9%igem Kochsalz gelöste Substanz wurde langsam durch das die Kanüle oben abschließende Gummiplättchen injiziert; zur Spülung wurden weitere 0,1 ml NaCl-Lösung nachinjiziert. Zwischen den einzelnen Versuchen war in die Kanüle ein Mandrin eingeführt.

Nach mehreren, im Abstand von mindestens 8 Tagen, durchgeführten Versuchen wurden die Tiere getötet, 0,2 ml Trypanblau-Lösung (1%) durch die Ventrikelkanüle injiziert und später an dem mit Formol fixierten Gehirn die Farbstoffverteilung im Ventrikelsystem kontrolliert.

Bei i.v. Injektion wurden die in 2,5—3,5 ml NaCl-Lösung gelösten Substanzen innerhalb 30 sec in die Ohrvene injiziert. Bei mehrmaliger Applikation im Abstand von je etwa 8 Tagen wurde eine leichte Abschwächung der Wirkung (Gewöhnung) beobachtet; die Versuche wurden daher so verteilt, daß erstmalige Injektion und nachfolgende Injektionen bei den einzelnen Substanzen etwa gleichmäßig vertreten waren.

Versuche mit radioaktiv markierten Substanzen

Bei vier Substanzen, welche radioaktiv markiert zur Verfügung standen (^{14}C-Morphin, ^{3}H-Dihydromorphin, ^{3}H-Fentanyl, ^{3}H-Etorphin) wurde die antinociceptive Wirkung mit der jeweiligen Gehirnkonzentration in Beziehung gesetzt. Nach i.v. Injektion der Substanz in einer nach Möglichkeit submaximal wirksamen Dosis wurde die Schwelle für die Auslösung der Leckreaktion im Abstand von je 1 min bestimmt; 3—5 min nach der Injektion wurden die Tiere durch i.v. Injektion einer sofort tödlichen Pentobarbitaldosis getötet, durch Herzpunktion Blut gewonnen, das Gehirn so schnell als möglich entnommen und tiefgefroren. Die Konzentrationen der Substanzen in Plasma und Gehirn wurden durch Flüssigkeitsszintillationsmessung bestimmt. Zitratplasma (0,5 ml) wurde zu 10 ml Brayscher Lösung (Bray, 1960) gegeben und die Aktivität direkt gemessen. Die Bestimmung der Gehirnkonzentration erfolgte nach der von Mahin u. Lofberg (1966) angegebenen Methode der nassen Oxydation. Die Aktivität folgender Gehirngebiete (je Probe 200 mg) wurde getrennt bestimmt: Graue Substanz des Stirnhirns, weiße Substanz aus dem Marklager, Corpora quadrigemina, Medulla oblongata und Cerebellum. Die gefundenen Unterschiede in der Substanzkonzentration der verschiedenen Hirnareale waren bei der geringen Anzahl von Versuchen nicht signifikant. Daher werden später die Mittelwerte aus allen Bestimmungen als „Gehirnkonzentration" angegeben.

Verwendete Substanzen[1]

Morphin HCl (Merck, Darmstadt); N-Methylmorphiniumchlorid (Prof. Jenden, Ucla, Los Angeles); Normorphin HCl (Janssen Pharmaceutica, Beerse, Belgien, und Dr. Wick, Boehringer & Sohn, Ingelheim); Dihydromorphin HCl (Prof. Haas, Knoll AG, Ludwigshafen); Hydromorphon HCl (Dilaudid®, Prof. Haas, Knoll AG, Ludwigshafen); Ketobemidon HCl (Cliradon®, CIBA AG, Basel); Levorphanol tartrat (Dromoran®, Hoffmann-La Roche AG, Basel); (—)-3 Hydroxy-N-(β-furyl)-(2')-äthyl-morphinan HCl, als „Furyl-morphinan" bezeichnet (Hoffmann-La Roche AG, Basel); Etorphin HCl (Reckitt & Sons, Ltd., Hull, England); Pethidin HCl (Dolantin®, Farbwerke Hoechst AG, Frankfurt); Fentanyl (Janssen Pharmaceutica, Beerse, Belgien); Methadon HCl (Polamidon®, Farbwerke Hoechst AG, Frankfurt).

---

[1] Herrn Prof. Dr. Jenden, Herrn Prof. Haas, Herrn Dr. Wick, Herrn Dr. Hug, Herrn Dr. Janssen, Herrn Dr. Dobbs, sowie den herstellenden Firmen danken wir für die großzügige Überlassung der Substanzen.

Ferner wurden folgende radioaktiv markierte Substanzen verwendet:
^{14}C-Morphin HCl, spezifische Aktivität 16,5 mCi/mM (The Radiochemical Center, Amersham, England); ^{3}H-Dihydromorphin HCl, spezifische Aktivität 673,5 mCi/mM (Dr. C. Hug, Department of Pharmacology, University of Michigan, Ann Arbor, USA); ^{3}H-Fentanyl, spezifische Aktivität 100 mCi/mM (Dr. P. Janssen, Janssen Pharmaceutica, Beerse, Belgien); ^{3}H-Etorphin, spezifische Aktivität 222,5 mCi/mM (Dr. E. Dobbs, Reckitt & Sons Ltd., Hull, England).

Die Dosenangaben beziehen sich auf die jeweiligen Basengewichte. Bei i.v. Applikation wurde nach dem Körpergewicht dosiert, nicht jedoch bei intraventrikulärer Applikation. Beim Wirkungsvergleich beider Applikationsweisen wurde ein Gewicht der Tiere von 3 kg zugrundegelegt.

Ergebnisse

1. Lipoidlöslichkeit der Substanzen

Tab. 1 zeigt das Ergebnis der Bestimmung der Verteilungskoeffizienten. Von praktisch lipoidunlöslichen Körpern wie N-Methylmorphin bis zu stark lipophilen Substanzen wie Fentanyl und Methadon sind in der Substanzreihe alle Abstufungen der Lipoidlöslichkeit vertreten. Bei den nur wenig lipoidlöslichen Substanzen, zu denen auch Morphin gehört, ist bei Verwendung von Heptan als Lipoidphase nur die Angabe eines Maximalwertes möglich. Die Verteilung zwischen Dichloräthan und Wasser ermöglicht aber die Differenzierung auch dieser Substanzen. Die in der letzten Spalte der Tabelle aufgeführten R_f-Werte der Dünnschichtchromatographie zeigen eine sehr ähnliche Abstufung wie die Verteilungskoeffizienten (s. Diskussion).

Tabelle 1. *Verteilungskoeffizienten Heptan/Wasser bzw. Dichloräthan/Wasser bei pH 7,4, sowie R_f-Werte der Dünnschichtchromatographie (Fließmittelsystem, s. Methodik). Mittelwerte aus jeweils mindestens sechs Bestimmungen, Standardabweichung in Klammern*

	Verteilungskoeffizienten		Dünnschicht-chromatographie R_f-Werte
	Heptan/Wasser	Dichloräthan/Wasser	
N-Methylmorphin	< 0,00001	< 0,0001	0,012
Normorphin	< 0,00001	0,0072 ($\pm$ 0,00018)	0,38
Dihydromorphin	< 0,00001	0,012 ($\pm$ 0,002)	0,49
Morphin	< 0,00001	0,042 ($\pm$ 0,0029)	0,45
Hydromorphon	< 0,0001	0,35 ($\pm$ 0,06)	0,48
Ketobemidon	0,00088 ($\pm$ 0,000018)	0,25 ($\pm$ 0,05)	0,75
Levorphanol	0,0092 ($\pm$ 0,00041)	0,43 ($\pm$ 0,06)	0,76
Etorphin	1,42 ($\pm$ 0,19)		0,82
„Furyl-Morphinan"	1 76 ($\pm$ 0,39)		0,84
Pethidin	3,4 ($\pm$ 0,49)		0,90
Fentanyl	19,35 ($\pm$ 1,9)		1,00
Methadon	44,9 ($\pm$ 1,9)		1,00

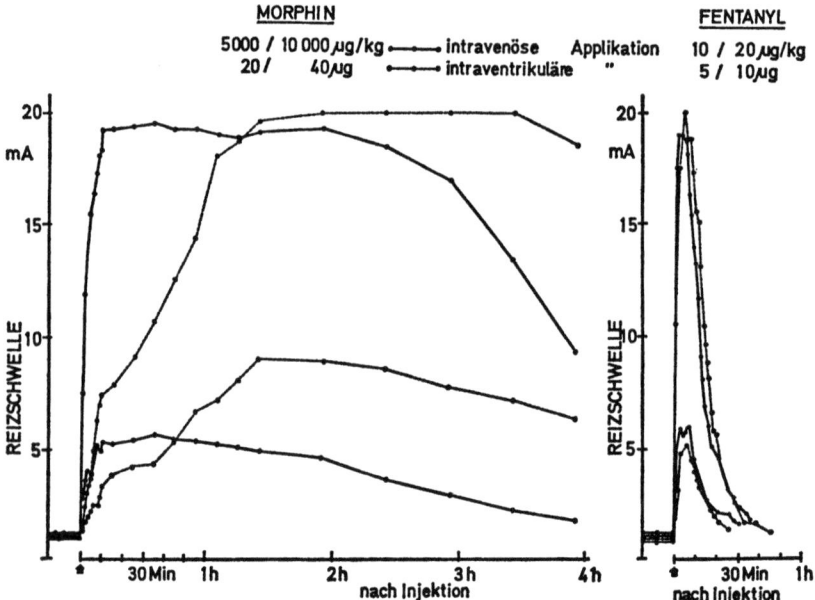

Abb. 1. Schwelle für die Auslösung der Leckreaktion bei elektrischer Reizung der Zahnpulpa nach i.v. und intraventrikulärer Applikation von Morphin (links) und Fentanyl (rechts). Mittelwerte aus jeweils acht Versuchen

2. Antinociceptive Wirksamkeit

Bei der Hemmung der Leckreaktion zeigten die Substanzen große Unterschiede in den bei beiden Applikationsarten benötigten Dosen, in der Dauer der Wirkung und in der Geschwindigkeit des Wirkungseintritts. Als extreme Beispiele dieser Unterschiede zeigt Abb. 1 die Wirkung von Morphin und Fentanyl. Um bei Morphin nach i.v. und intraventrikulärer Applikation vergleichbare Wirkungen zu erzielen muß, bezogen, auf das Körpergewicht, bei i.v. Applikation annähernd das Tausendfache der bei intraventrikulärer Injektion erforderlichen Dosis gegeben werden. Bei i.v. Verabfolgung ist Fentanyl viel wirksamer als Morphin, durch Applikation in das Ventrikelsystem ist seine Wirksamkeit aber nur mäßig zu erhöhen. Morphin wirkt bei beiden Applikationsweisen 4—5 Std lang, die Wirkung von Fentanyl hingegen ist in beiden Fällen schon nach 30 min weitgehend abgeklungen. Nach intraventrikulärer Applikation setzt die Wirkung von Morphin nur sehr langsam ein — das Wirkungsmaximum wird erst nach mehr als 1 Std erreicht — bei Fentanyl hingegen tritt die Wirkung bei beiden Applikationsweisen sehr schnell ein.

Eine ähnlich steile Dosiswirkungsbeziehung, wie sie für Morphin und Fentanyl aus Abb. 1 ersehen werden kann, zeigte sich bei beiden Appli-

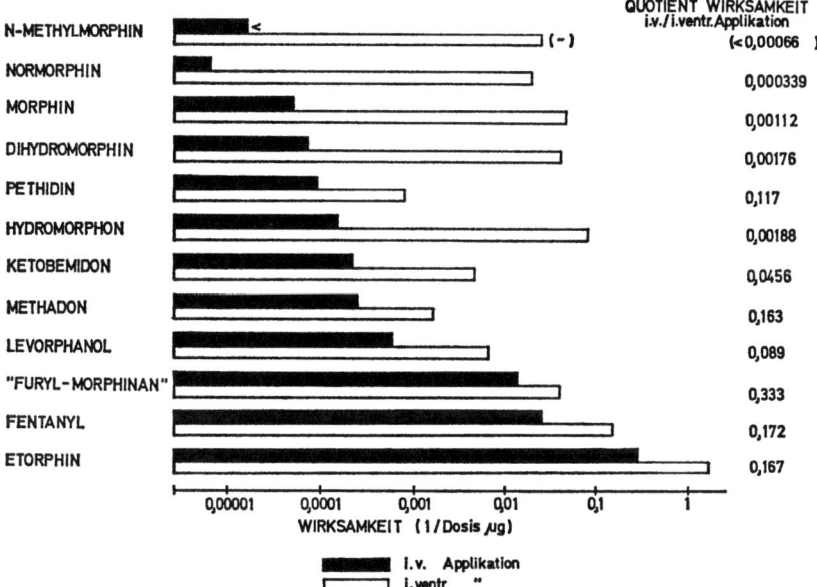

Abb. 2. Vergleich der antinociceptiven Wirksamkeit der Substanzen (1/Dosis in µg/Tier) nach i.v. und nach intraventrikulärer Applikation. Die einer Reizschwellenerhöhung auf 10 mA entsprechenden Dosen sind durch Interpolation aus den Dosenwirkungskurven (mindestens sechs Tiere je Dosis) gewonnen. Die Substanzen sind nach zunehmender Wirksamkeit bei i.v. Applikation geordnet. (∼) Annäherungswert s. Text

kationsweisen auch bei den anderen Substanzen. Das Verhältnis der bei i.v. und intraventrikulärer Applikation etwa gleich wirksamen Dosis wies aber von Substanz zu Substanz große Unterschiede auf. Dies veranschaulicht Abb. 2, in der die Substanzen nach steigender Wirksamkeit bei i.v. Applikation geordnet sind.

Bei (quarternärem) N-Methylmorphin war nach i.v. Injektion der höchsten noch tolerierten Dosis (20 mg/kg) keine sichere Hemmung der nociceptiven Reaktion festzustellen. Bei höheren Dosen traten Atemstörungen auf und ein Teil der Tiere kam ad exitum. Nach intraventrikulärer Applikation von 40 µg N-Methylmorphin kam es zu einer zunehmenden Hemmung der Leckreaktion; gleichzeitig entwickelte sich meist auch eine gewisse Krampfsymptomatik (Opisthotonus, Tremor, anfallsweise Zuckungen) so daß nicht ganz sicher entschieden werden konnte, inwieweit die Hemmung der Leckreaktion durch letztere Wirkung mitbedingt war. (Ähnliche, aber sehr schnell nach Injektion einsetzende und in der Regel höchstens einige Minuten anhaltende Krampfäquivalente wurden gelegentlich auch bei i.v. und intraventrikulärer Appli-

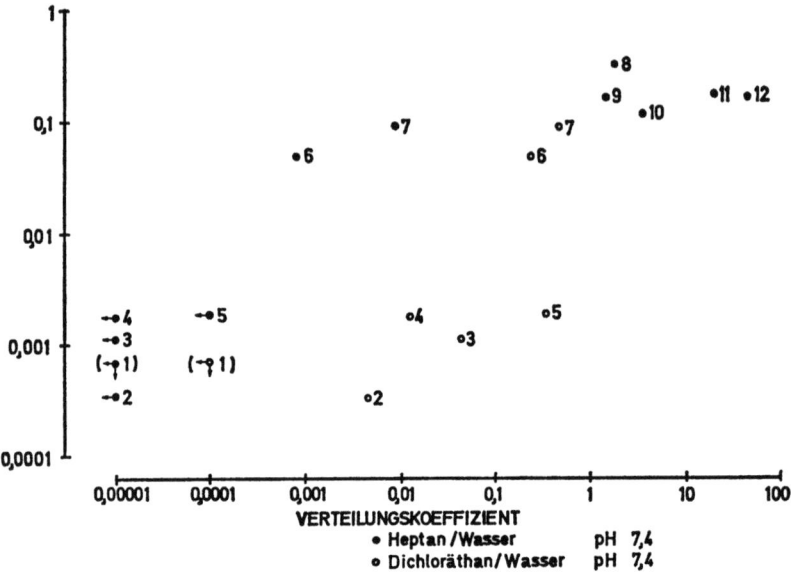

Abb. 3. Beziehung zwischen dem Quotienten Wirksamkeit i.v./Wirksamkeit intraventrikuläre Applikation (Ordinate) und dem Verteilungskoeffizienten Heptan/Wasser, bzw. Dichloräthan/Wasser bei pH 7,4 (Abszisse) bei den verschiedenen Substanzen. ← Maximalwerte; () nicht genau bestimmbar

1 N-Methylmorphin	5 Hydromorphon	9 Etorphin
2 Normorphin	6 Ketobemidon	10 Pethidin
3 Morphin	7 Levorphanol	11 Fentanyl
4 Dihydromorphin	8 „Furyl-Morphinan"	12 Methadon

kation höherer Dosen der anderen Substanzen beobachtet. (Am deutlichsten waren diese bei Pethidin, besonders bei i.v. Applikation). Normorphin zeigte bei Zufuhr über den Blutkreislauf nur eine geringe antinociceptive Wirksamkeit, war aber wirksam bei intraventrikulärer Verabfolgung. Die hydrierten Morphinderivate unterschieden sich nur wenig vom Morphin. In der Mitte der Aufstellung steht eine Reihe der bekannten synthetischen, auch klinisch verwendeten Substanzen. Intravenös injiziert wirken sie, verglichen mit Morphin, deutlich stärker als diese, hingegen sind sie nach intraventrikulärer Applikation meist deutlich schwächer wirksam. Ganz unten stehen bei beiden Applikationsweisen hochwirksame Körper. Etorphin wirkt, i.v. verabfolgt, fast 10000mal stärker als Morphin. Der aufgeführte Quotient i.v./intraventrikuläre Wirksamkeit macht deutlich, wie, von wenigen Ausnahmen abgesehen, mit zunehmender Wirksamkeit bei peripherer Applikation der Unterschied zur Wirksamkeit bei i.v. Applikation immer kleiner wird.

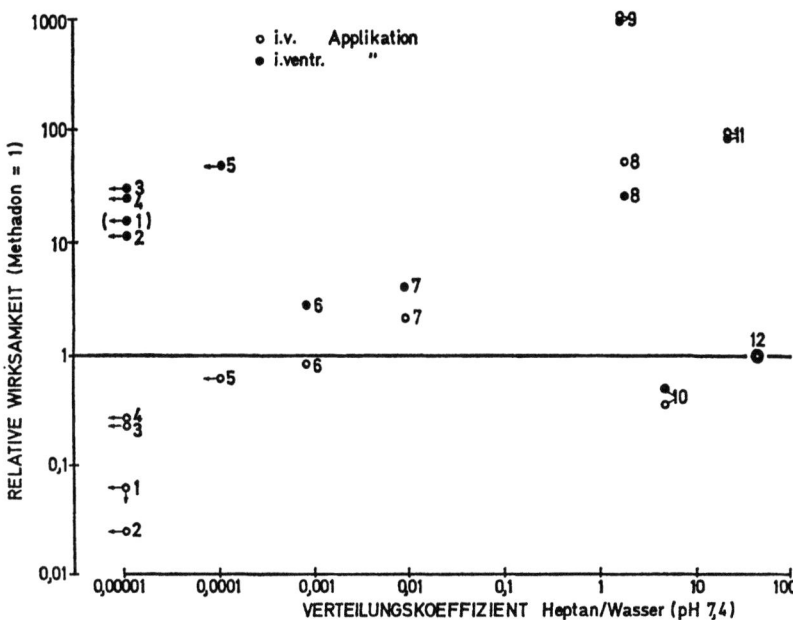

Abb. 4. Wirksamkeit der Substanzen bei i.v. und bei intraventrikulärer Applikation bezogen auf Methadon = 1 (Ordinate) in Abhängigkeit vom Verteilungskoeffizienten Heptan/Wasser (Abszisse). ← Maximalwerte; () nicht genau bestimmbar. Erklärungen s. Legende von Abb. 3

3. Beziehung zur Lipoidlöslichkeit

Das Verhältnis der Wirksamkeit nach peripherer Applikation zur Wirksamkeit nach intraventrikulärer Applikation ist in Abb. 3 zum Verteilungskoeffizienten der Substanzen in Beziehung gesetzt. Wenig lipoidlösliche Verbindungen wie Morphin und strukturell ähnliche Substanzen weisen die kleinsten Quotienten auf. Mit zunehmender Lipoidlöslichkeit wird dann auch dieser Quotient größer. Übersteigt der VK jedoch einen bestimmten Wert, so hat dies keine weitere Erhöhung des Quotienten zur Folge. Die Aufgliederung der Lipoidlöslichkeit mittels Dichloräthan macht diese Beziehung auch für die Gruppe der hydrophilen Substanzen deutlich.

Dieselben experimentellen Daten gibt in anderer Darstellung Abb. 4 wieder. Hier ist für beide Applikationsarten die Wirkung des Methadons gleich 1 gesetzt und die Wirksamkeit der anderen Substanzen auf Methadon bezogen. Dieses Vorgehen gründet sich auf die Annahme, daß für Methadon, der Substanz mit dem höchsten VK, die Blut-Gehirn-Schranke kein Hindernis für die Permeation in das ZNS darstellen dürfte. Bei den lipophilen Substanzen (rechter Teil der Abbildung) liegt die auf

Methadon bezogene Wirksamkeit für beide Applikationsweisen nahe beieinander. Deutlich wird auch, daß, verglichen mit Methadon, Fentanyl und besonders Etorphin sehr viel stärker, Pethidin dagegen deutlich schwächer wirksam sind. Bei Substanzen mit kleinerem VK, etwa ab Ketobemidon, rücken die den beiden Applikationsweisen entsprechenden Meßpunkte immer weiter auseinander. Dies ist Ausdruck dafür, daß bei diesen Substanzen, parallel mit der Verringerung der Lipoidlöslichkeit, die Wirksamkeit bei peripherer Applikation immer mehr abnimmt und schließlich bei N-Methylmorphin nicht mehr bestimmbar ist (s. Abb. 2). Die hohe Wirksamkeit der hydrophilen Substanzen bei intraventrikulärer Applikation zeigt, daß dies nicht auf unzureichende „intrinsic activity" zurückzuführen ist. Vielmehr dürften Schwierigkeiten bei der Permeation dieser hydrophilen Substanzen in das ZNS die Ursache dieses Wirkungsverlustes bei peripherer Applikation darstellen (s. Diskussion).

4. Zeitpunkt des Wirkungsmaximums

Die Geschwindigkeit des Eintritts maximaler Wirkung war bei den verschiedenen Substanzen nach intraventrikulärer Applikation sehr unterschiedlich. Dies zeigt schon der Vergleich von Morphin und Fentanyl in Abb. 1. In Abb. 5 ist der Zeitpunkt des Eintritts des Wirkungsmaximums bei den verschiedenen Substanzen zur Lipoidlöslichkeit in Beziehung gesetzt. Bei intraventrikulärer Applikation zeigt sich ein deutlicher Zusammenhang beider Größen: Während bei den hydrophilen Substanzen, z. B. Morphin, das Wirkungsmaximum erst nach 1—2 Std erreicht ist, ist dies bei den lipophilen Substanzen schon nach wenigen Minuten der Fall. Bei der i.v. Applikation ist eine solche Beziehung zwar ebenfalls erkennbar, doch viel weniger ausgeprägt; auch bei den wenig lipophilen Substanzen ist hier das Wirkungsmaximum nach kaum mehr als einer $^{1}/_{4}$ Std erreicht. Diese Ergebnisse sind von Interesse in Hinblick auf die unterschiedliche Kinetik der Permeation an den Receptor bei beiden Applikationsweisen (s. Diskussion).

5. Beziehung zwischen „intrinsic activity" und Wirksamkeit bei intraventrikulärer Applikation

In diesen Versuchen wurden die bei einer bestimmten antinociceptiven Wirkung vorliegenden Substanzkonzentrationen mit Hilfe radioaktiv markierter Verbindungen im Gehirn bestimmt. Die hierbei erhaltenen Maßzahlen der „intrinsic activity" lieferten die Grundlage für einen Vergleich der Effektivität der Substanzen bei beiden Applikationsweisen. [Die hier als „intrinsic activity" bezeichnete Maßzahl kann Verteilungsunterschiede im cellulären Bereich nicht erfassen, und auch zwischen „affinity" zum Receptormolekül und „intrinsic activity" (Ariens, 1966)

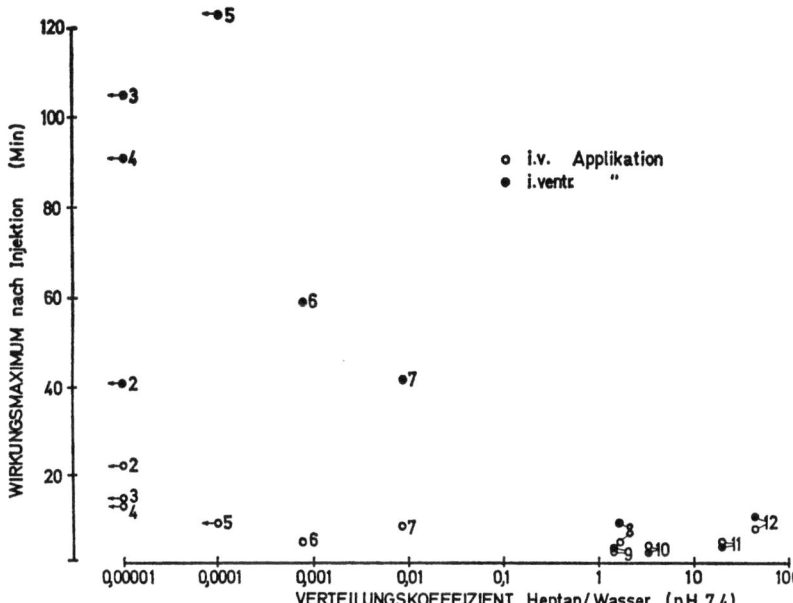

Abb. 5. Beziehung zwischen dem Zeitpunkt des Wirkungsmaximums nach i.v. und nach intraventrikulärer Applikation der Substanzen und ihrer Lipoidlöslichkeit. ← Maximalwerte. Substanz 1 (N-Methylmorphin) nicht aufgeführt, da keine genauen Werte bestimmbar. Erklärungen s. Legende von Abb. 3

des Pharmakon-Receptor-Komplexes kann nicht unterschieden werden. Solange man jedoch die Receptorstrukturen selbst nicht kennt, sind diese Daten experimentell nicht zu gewinnen.] Um mögliche Metabolisierung der Substanzen außer acht lassen zu können, wurde eine möglichst kurze Versuchszeit (3—5 min) nach i.v. Injektion gewählt. Da zwischen den verschiedenen Gehirnarealen (s. Methodik) keine im Rahmen dieser Fragestellung ins Gewicht fallenden Unterschiede in der Substanzkonzentration gefunden wurden, ist der Auswertung die jeweilige mittlere Gehirnkonzentration zugrunde gelegt.

Tab. 2 gibt die in Plasma und Gehirn gemessenen Substanzkonzentrationen für eine Reizschwellenerhöhung auf 10 mA wieder. Der Berechnung dieser Werte wurden die bei i.v. Applikation erhaltenen Dosiswirkungskurven zugrundegelegt. Bei den Gehirnkonzentrationen war es hierbei sinnvoll, sowohl die jeweils applizierte Dosis, als auch die gemessene Reizschwellenerhöhung zur Grundlage der Berechnung zu machen. Aus der Tabelle ist zu ersehen, daß beide Wege zu ähnlichen Ergebnissen führen. Die letzte Spalte zeigt den Quotienten Konzentration im Gehirn/Konzentration im Plasma. Als Gehirnkonzentration ist hier

Tabelle 2. *Konzentration morphinartiger Substanzen in Gehirn und Plasma bei Vorliegen einer bestimmten antinociceptiven Wirkung. Zugrundegelegt ist eine Erhöhung der Reizschwelle für die Auslösung der Leckreaktion auf 10 mA („Wirkung 10"). Als Berechnungsbasis diente entweder die applizierte Dosis oder die beobachtete Wirkung (siehe Text). Mittelwerte aus N-Versuchen und deren Standardabweichung*

Substanz	N	Verabreichte Dosis	Effektivdosis für „Wirkung 10"	Substanzkonzentration auf „Wirkung 10" berechnet					Quotient Konz. Gehirn / Konz. Plasma
				Plasma		Gehirn			
				Berechnungsbasis Dosis	Berechnungsbasis Wirkung	Berechnungsbasis Dosis	Berechnungsbasis Wirkung		
		mg/kg	mg/kg	µg/ml	µg/ml	µg/g	µg/g		
Morphin	4	5—10	6,2	12,41 ± 5,3		0,61 ± 0,17	0,54 ± 0,097		0,046
Dihydromorphin	5	2,5—5	4,5	7,53 ± 1,37		0,485 ± 0,077	0,314 ± 0,0725		0,053
Fentanyl	4	0,016—0,02	0,0128	0,00364 ± 0,000825		0,0298 ± 0,00316	0,04725 ± 0,0137		10,58
Etorphin	4	0,001—0,002	0,0012	0,000877 ± 0,00074		0,00745 ± 0,0046	0,0078 ± 0,00576		8,69

das Mittel der auf beiden Wegen berechneten Werte genommen. Der Quotient macht den Unterschied zwischen dem hydrophilen Morphin und Dihydromorphin einerseits und dem lipophilen Fentanyl und Etorphin andererseits deutlich. Die hydrophilen Substanzen erreichen im Gehirn nur etwa $^1/_{20}$ der Plasmakonzentration, während die lipophilen Verbindungen auf etwa den 10fachen Wert der Plasmakonzentration ansteigen. Vergleichbare Unterschiede zwischen Dihydromorphin und Etorphin fanden Blane u. Dobbs (1967) an Ratten. Als Ursache für die geringe Wirkung der hydrophilen Substanzen bei i.v. Injektion ist damit ihre ungenügende Permeationsfähigkeit in das Gehirn anzusehen. Die Konzentrationsbestimmungen bestätigen somit unmittelbar die aus den vorangegangenen Versuchen gezogenen Schlüsse.

Die reziproken Werte der auf eine bestimmte Wirkung bezogenen Gehirnkonzentrationen der Tab. 2 können als ein Maß für die „intrinsic activity" der Substanzen angesehen werden. Damit läßt sich prüfen, inwieweit aus der Wirksamkeit bei intraventrikulärer Injektion auf die von der Permeation unabhängige Wirksamkeit am Receptor geschlossen werden kann.

Tab. 3 zeigt den Quotienten intraventrikuläre Wirksamkeit/„intrinsic activity" in Vergleich zum Quotienten i.v. Wirksamkeit/„intrinsic activity". Während im ersteren Falle die Werte recht nahe bei-

Tabelle 3. *Vergleich der „intrinsic activity" der Substanzen mit ihrer Wirksamkeit bei intraventrikulärer und bei i.v. Applikation. Zugrundegelegt sind die einer Reizschwellenerhöhung auf 10 mA entsprechenden Gehirnkonzentrationen und Effektivdosen*

Substanz	Quotient Wirksamkeit intraventrikuläre Applikation / „intrinsic activity"	Quotient Wirksamkeit intravenöse Applikation / „intrinsic activity"
Morphin	28,0	0,0312
Dihydromorphin	16,6	0,0295
Fentanyl	5,8	1,0
Etorphin	12,6	2,1

einander liegen (größter Unterschied Morphin-Fentanyl Faktor 4.8) unterscheiden sich im letzteren Falle die Quotienten der lipophilen Substanzen von denen der hydrophilen Körper fast um 2 Zehnerpotenzen. Abb. 6 vergleicht die Abstufung der „intrinsic activity" der Substanzen mit ihrer Wirksamkeit bei beiden Applikationsweisen, bezogen auf Morphin = 1. Die Abbildung veranschaulicht, daß bei intraventrikulärer Applikation die Wirksamkeit der lipophilen Substanzen gegenüber der „intrinsic activity" etwas abfällt; in Vergleich zur i.v. Applikation kommt die Wirkungsabstufung der Substanzen bei intraventrikulärer Applikation der „intrinsic activity" aber recht nahe (s. Diskussion).

Diskussion

1. Die Ergebnisse zeigen, daß die verwendeten Heptan/Wasser, bzw. Dichloräthan/Wasser-Systeme brauchbare Modelle darstellen, um biologisch bedeutsame Unterschiede in der Lipoidlöslichkeit der Substanzen zu erfassen. Bisher liegen offenbar nur vereinzelte Daten über VK morphinartiger Substanzen vor (Casy u. Wright, 1966; Blane u. Dobbs, 1967; Boura u. Fitzgerald, 1966). Teilweise wurde dort Chloroform als Lipoidphase verwendet. Da sich aber fast alle Opiate in Chloroform gut lösen, ist dieses Medium wenig geeignet, um Unterschiede zwischen den Substanzen deutlich zu machen. Variieren die Lösungseigenschaften in einem so weiten Bereich wie bei den hier untersuchten Substanzen, dann ist es zweckmäßig, mehrere Systeme zu verwenden, um auch Substanzen mit extremen Lösungseigenschaften differenzieren zu können.

Da Ionen im allgemeinen lipoidunlöslich sind, könnten die Unterschiede im VK auch auf unterschiedlicher Dissoziation bei pH 7,4 beruhen. Die von Beckett (1956) für Morphin und einige andere morphinähnliche Substanzen wie Pethidin, Methadon und Levorphanol bestimmten Dissoziationskonstanten (pk_a) sind aber einander recht ähnlich und

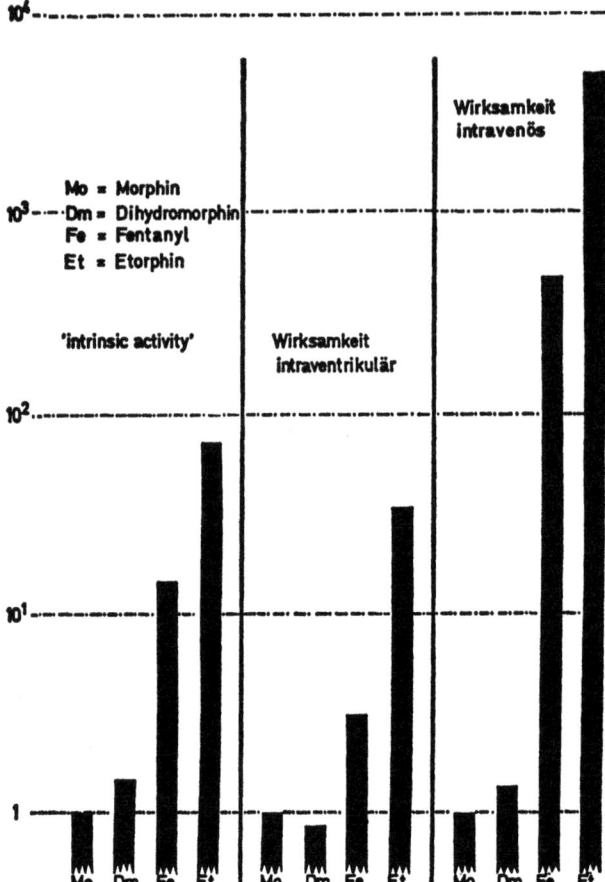

Abb. 6. Vergleich der Wirksamkeiten von Morphin, Dihydromorphin, Fentanyl und Etorphin bei i.v. und intraventrikulärer Applikation mit der aus der wirksamen Gehirnkonzentration (s. Tab. 2) abgeleiteten „intrinsic activity". [Morphin jeweils gleich 1 gesetzt.] Die Säulenhöhe entspricht der auf Morphin = 1 bezogenen Wirksamkeit, bzw. „intrinsic activity"

liegen zwischen 8,05 und 8,72, was bedeutet, daß bei pH 7,4 nur ein relativ kleiner Teil der Substanz in nicht ionisierter Form vorliegt. Daraus kann gefolgert werden, daß die hier gefundenen großen Unterschiede in der Lipoidlöslichkeit zum wesentlichen Teil strukturelle Eigenschaften der Substanzen widerspiegeln, welche unabhängig von der Ionisationstendenz des Stickstoffes sind. Die beobachtete, ganz ähnliche Abstufung von VK und R_f-Werten der Chromatographie bestätigt dies, da bei dem stark alkalischen Milieu der Chromatographie alle Substanzen in praktisch nicht ionisiertem Zustand vorliegen dürften.

2. Die Abb. 3 und 4 veranschaulichen die Bedeutung der Lipoidlöslichkeit für die Manifestation der zentralen Wirksamkeit bei Zuführung der Substanzen über den Blutkreislauf. In vergleichbaren eigenen Untersuchungen ist dies für Cholinolytica (Herz et al., 1965), Cholinomimetica (Herz et al., 1966) und Xanthinderivate (Hess et al., 1968) gezeigt worden. Sinkt die Lipoidlöslichkeit unter einen gewissen Wert, so stellt offenbar die Blut-Gehirn-Schranke ein immer deutlicher in Erscheinung tretendes Permeationshindernis dar. In Abb. 4 zeigt sich dies in der etwa ab Ketobemidon sich zunehmend stärker ausprägenden Divergenz der intraventrikulärer und i.v. Applikation entsprechenden Meßpunkte. Unmittelbar zeigt dies der sehr kleine Quotient Gehirn/Plasma-Konzentration bei Morphin und Dihydromorphin (Tab. 2). Andererseits bringt Erhöhung der Lipophilie über eine gewisse Größe — einem VK Heptan/Wasser von etwa 0,01 (etwa Levorphanol) entsprechend — keine weitere effektive Verbesserung der Aufnahme in das ZNS mit sich. Unterschiede in der Wirksamkeit der Substanzen bei i.v. Applikation dürften dann im wesentlichen Unterschiede ihrer „intrinsic activity" wiederspiegeln (s. unten). Als Ursache der weit über den Plasmaspiegel hinausgehenden Konzentration von Fentanyl und Etorphin im Gehirn wenige Minuten nach i.v. Applikation (Tab. 2) dürfte sowohl hohe Bindung als auch besonders die starke Durchblutung des Gehirns in Frage kommen.

Die hohe Toxicität des N-Methylmorphins, welche eine Testung höherer Dosen bei i.v. Applikation verhinderte, dürfte auf die durch neuromuskulären Block bewirkte Lähmung der Atemmuskulatur zurückzuführen sein (Foster et al., 1967). Die bei intraventrikulärer Applikation von N-Methylmorphin mit fortschreitender Zeit immer deutlicher in Erscheinung tretende Krampfsymptomatik ist wohl recht unspezifisch und vergleichbar mit ähnlichen Wirkungen quarternärer Substanzen aus anderen Substanzgruppen bei intraventrikulärer Applikation (Hayashi et al., 1965).

3. Die Beobachtung, daß wenig lipoidlösliche Substanzen bei intraventrikulärer Applikation nur sehr langsam das Maximum der Wirkung erreichen (Abb. 5) ist dadurch zu erklären, daß die betroffenen Receptoren, zumindest in ihrer Mehrzahl, nicht unmittelbar an der Oberfläche der Ventrikelwandung zu suchen sind, sondern sich über eine gewisse Tiefe erstrecken (s. auch Herz et al., 1970). Bei der i.v. Applikation treten die zeitlichen Unterschiede im Erreichen des Wirkungsmaximums viel weniger deutlich zutage. Die Ursache liegt einerseits wohl darin, daß bei der starken Capillarisierung des Gehirns die durchschnittlichen Diffusionsstrecken hier sehr klein sind. (Mittlerer Abstand der Capillaren im Cortex um 30 μ [Diemer u. Henn, 1965]. Obwohl über das anatomische Substrat der Blut-Gehirn-Schranke weiterhin keine Klarheit besteht, (Dobbing, 1961), haben wir es hier mit einer echten Barriere zu tun, die

nur von Substanzen mit einer gewissen Lipoidlöslichkeit — wenn man von aktiven Transportvorgängen absieht — überwunden werden kann. Hierzu kommen grundsätzliche Unterschiede beider Applikationsweisen: Während bei intraventrikulärer Applikation ein allerdings sehr unterschiedlich lang aufrechterhaltenes Depot gesetzt wird (s. unten), das für einen steilen Konzentrationsgradienten an der Ventrikelwand sorgt, fällt bei i.v. Applikation die Konzentration der nicht gebundenen, diffusionsfähigen Substanz im Blut nach Injektion meist schnell ab und steht dann nicht mehr zur Verfügung (Dobbing, 1961). Es ist jedoch zweifelhaft, ob dadurch die sehr unterschiedlichen Konzentrationen in Blut und Gehirn voll erklärt werden können.

4. Die bei intraventrikulärer Applikation wirksamen Morphindosen sind, gemessen an den bei i.v. Applikation benötigten Dosen, recht klein. Verglichen mit den nach peripherer Applikation analgetisch wirksamer Dosen im ZNS nachgewiesenen Morphinkonzentrationen (Tab. 2, s. auch Johannesson, 1967; Way u. Adler, 1960), sind diese intraventrikulären Dosen aber noch sehr groß. Dies ist wohl dadurch bedingt, daß ein genügend steiler Konzentrationsgradient vorhanden sein muß, damit die in der Tiefe der Ventrikelwandung liegenden Receptoren überhaupt erreicht werden. Trotzdem spiegelt die Wirksamkeit bei intraventrikulärer Applikation die „intrinsic activity" der Substanzen in ungleich besserer Weise wieder, als die i.v. Applikation. Die relativ etwas zu geringe Wirksamkeit unserer lipophilen Substanzen bei intraventrikulärer Applikation ist dadurch zu erklären, daß diese schneller als hydrophile Substanzen aus dem Ventrikellumen und aus dem Gehirn selbst in den Blutkreislauf übertreten (Teschemacher, 1970). Dies zeigen auch autoradiographische Versuche mit hydrophilem Morphin und lipophilem Fentanyl (Schubert et al., 1970). Für die lipophilen Substanzen stellt die intraventrikuläre Applikation, in Vergleich zur Zuführung über den Blutkreislauf, eine nur wenig effektivere Applikationsweise dar, während bei den hydrophilen Körpern gerade das umgekehrte der Fall ist (Tab. 3). Allgemein gültige Angaben über äquipotente Dosen bei systemischer und intraventrikulärer Applikation, wie sie von Tanaka u. Kadowaki (1964) diskutiert werden, sind damit nicht möglich.

5. Aus den Untersuchungen ist zu folgern, daß bei Überlegungen über Struktur — Wirksamkeitsbeziehungen morphinartiger Substanzen (s. Einleitung) nicht von der bei peripherer Applikation, sondern zumindest von der bei intraventrikulärer Applikation festgestellten Wirkung ausgegangen werden sollte. (Die wohl noch zuverlässigere unmittelbare Bestimmung der effektiven Gehirnkonzentration, wie sie hier mit Hilfe markierter Substanzen erfolgte, dürfte in größeren Serien wohl kaum möglich sein). Es erscheint auch unzweckmäßig, wenn — wie es meist

geschieht — in Wirksamkeitsvergleichen das schwer in das ZNS permeierende Morphin als Vergleichssubstanz herangezogen wird.

6. Wie zu zeigen versucht wurde, vermögen Unterschiede in der Lipoidlöslichkeit der Substanzen und die daraus ableitende passive Permeationsfähigkeit die beobachteten Wirkungsunterschiede bei den verschiedenen Applikationsweisen weitgehend zu erklären. Es erhebt sich hier die Frage, welche Bedeutung der in vitro am Plexus chorioideus (Takemori u. Stenwick, 1966; Hug, 1967) und an Hirnschnitten (Scrafani u. Hug, 1968) nachgewiesene aktive Transport morphinartiger Substanzen in vivo besitzt. Unsere Ergebnisse machen es sehr unwahrscheinlich, daß die niedrige Morphinkonzentration im Gehirn (Way u. Adler, 1960) eine unmittelbare Folge etwaiger aktiver Eliminationsvorgänge sein könnte. Die Beobachtung, daß lipophile Analgetica stärker als die hydrophilen in Abhängigkeit vom Stoffwechsel in Gehirnschnitten akkumuliert werden (Scrafani u. Hug, 1968) ist schwer zu deuten. Da für diese lipophilen Körper die Blut-Gehirn-Schranke sicher kein Permeationshindernis darstellt, bleibt die funktionelle Bedeutung unklar. Versuche zur weiteren Klärung dieser Frage sind im Gange.

Frau I. Niedner und Frl. S. Hoppe danken wir für ihre wertvolle Mitarbeit.

Literatur

Adler, T. K.: The comparative potencies of codeine and its demethylated metabolites after intraventricular injection in the mouse. J. Pharmacol. exp. Ther. 140, 155 (1963).
Ariens, E. J.: Receptor theory and structure-action-relationships. Advanc. Drug Res. 3, 235—285 (1966).
Beckett, A. H.: Analgesics and their antagonists: some steric and chemical considerations. J. Pharm. Pharmacol. 8, 848—859 (1956).
Blane, G. F., Dobbs, H. E.: Distribution of tritium labelled etorphine (M 99) and dihydromorphine in pregnant rats at term. Brit. J. Pharmacol. 30, 166—172 (1967).
Boura, A. L. A., Fitzgerald, A. E.: The pharmacology of N-(-cyclopropyl-methyl)-19-isopentyl-norovinol hydrochloride. A potent and long lasting central depressant. Brit. J. Pharmacol. 26, 301—321 (1966).
Braenden, O., Eddy, N., Halbach, H.: Synthetic substances with morphine-like effect. Relationship between chemical structure and analgesic action. Bull. Wld Hlth Org. 13, 923 (1955).
Bray, G. A.: A simple liquid scintillator for counting aqueous solutions in a liquid scintillation counter. Analyt. Biochem. 1, 279—285 (1960).
Casy, A. F., Wright, J.: Ionisation constants and partition coefficients of some analgesically active 2-benzylbenzimidazole derivatives and related components. J. Pharm. Pharmacol. 18, 677—683 (1966).
Cube, B. von: Vergleich der analgetischen Wirkung morphinartiger Substanzen bei intravenöser und bei intraventrikulärer Applikation in Hinblick auf ihre Lipoidlöslichkeit. Inaug. Diss., Med. Fak. München 1969.
Diemer, K., Henn, R.: Kapillarvermehrung in der Hirnrinde der Ratte unter chronischem Sauerstoffmangel. Naturwissenschaften 6, 135—136 (1965).

Dobbing, J.: The blood-brain-barrier. Physiol. Rev. 41, 130 (1961).
Feldberg, W., Sherwood, S. C.: Behaviour of rats after intraventricular injection of eserine and DFP. J. Physiol. (Lond.) 125, 488 (1954).
Foster, R. S., Jenden, D. J., Lomax, P.: A comparison of the pharmacological effects of morphine and N-methylmorphine. J. Pharmacol. exp. Ther. 167, 185—195 (1967).
Hayashi, T., Karahashi, Y., Takeuchi, S.: Seizure action of quaternary ammonium compounds applied into cerebrospinal fluid of dogs. Keio J. Med. 14, 13—18 (1965).
Herz, A., Albus, K., Metyš, J., Schubert, P., Teschemacher, Hj.: On the central sites of the antinociceptive action of morphine-like substances. In Vorbereitung (1970).
— Holzhäuser, H., Teschemacher, Hj.: Zentrale und periphere Wirkungen von Cholinomimetika und ihre Abhängigkeit von der Lipoidlöslichkeit. Naunyn-Schmiedebergs Arch. exp. Path. Pharmak. 253, 280—297 (1966).
— Metyš, J., Schöndorf, N., Hoppe, S.: Über den Angriffspunkt der analgetischen Wirkung von Morphin. Naunyn-Schmiedebergs Arch. Pharmak. exp. Path. 260, 143 (1968).
— Teschemacher, Hj., Hofstetter, A., Kurz, H.: The importance of lipid solubility for the central action of cholinomimetic drugs. Int. J. Neuropharmacol. 4, 207 (1965).
Hess, R., Teschemacher, Hj., Herz, A.: Über die Permeation von Xanthinderivaten in Gehirn und Liquor in Abhängigkeit von Lipoidlöslichkeit, Gewebsbindung und Stoffwechsel. Naunyn-Schmiedebergs Arch. exp. Path. Pharmak. 261, 469—485 (1968).
Hoffmeister, F.: Tierexperimentelle Untersuchungen über den Schmerz und seine pharmakologische Beeinflussung. Aulendorf: Edition Cant. 1968.
Horlington, M., Lockett, M.: Antagonism between alkylated norcompounds of the morphine group injected intraventricularly to mice. J. Pharm. Pharmacol. 11, 415—420 (1959).
Hug, C. C.: Transport of narcotic analgesics by choreoid plexus and kidney in vitro. Biochem. Pharmacol. 16, 345—359 (1967).
Janssen, P.: Chemical structure and morphinomimetic activity. In: Pain, A. Soulairac, J. Cahn, and J. Charpentier, Eds. London: Academic Press 1968.
Johannesson, T.: Morphine and codeine. The analgesic effect in tolerant and nontolerant rats. Acta pharmacol. (Kbh.) 29, Supp. 3 (1967).
Kupfferberg, H. J., Way, E. L.: Pharmacologic basis for the increased sensitivity of the newborn rat to morphine. J. Pharmacol. exp. Ther. 141, 105—112 (1963).
Lockett, M., Davis, M. M.: The analgesic action of normorphine administered intracisternally to mice. J. Pharm. Pharmacol. 10, 80—85 (1958).
Mahin, D. T., Lofberg, R. T.: A simplified method of sample preparation for determination of tritium, carbon 14 and sulfur 35 in blood or tissue by liquid scintillation counting. Analyt. Biochem. 16, 500—509 (1966).
Mellet, L., Woods, L.: Analgesia and addiction. Drug Res. 5, 159—267 (1963).
Portoghese, P. S.: A new concept on the mode of interaction of narcotic analgesics with receptors. J. Med. Chem. 8, 609—616 (1965).
Schubert, P., Teschemacher, Hj., Kreutzberg, G. H., Herz, A.: Autoradiographische Darstellung ^{14}C-markierten Morphins nach intraventrikulärer und intracerebraler Injektion. Naunyn-Schmiedebergs Arch. Pharmak. exp. Path. 260, 221 (1968).
— — — — Intracerebral distribution patterns of morphine and morphine-like substances after intraventricular and local injection. In Vorbereitung (1970).

Scrafani, J. T., Hug, C. C.: Active uptake of dihydromorphine and other narcotic analgesics by cerebral cortical slices. Biochem. Pharmacol. 17, 1557—1566 (1968).

Takemori, A. E., Stenwick, M. W.: Studies on the uptake of morphine by choreoid plexus in vitro. J. Pharmacol. exp. Ther. 154, 586—594 (1966).

Tanaka, K., Kadowaki, Y.: The inhibitory effect of local anaesthetics on the excitement elicited by intraventricularly injected morphine. Naunyn-Schmiedebergs Arch. exp. Path. Pharmak. 248, 9—14 (1964).

Teschemacher, Hj.: Permeationsverhalten morphinartiger Substanzen nach intraventrikulärer und intracerebraler Injektion (In Vorbereitung).

Way, E. L.: Brain uptake of morphine: Pharmacologic implications. Fed. Proc. 26, 1115—1118 (1967).

— Adler, T. K.: The pharmacologic implications of the fate of morphine and its surrogates. Pharmacol. Rev. 12, 383—446 (1960).

Prof. Dr. A. Herz
Max-Planck-Institut für Psychiatrie
8000 München 23, Kraepelinstr. 2

Short Communication

A Note on the Effect of Trifluoroacetate on the Growth of Rat Liver

D. A. BLAKE, J. Q. BARRY, and H. F. CASCORBI

Department of Pharmacology, University of Maryland
School of Pharmacy, Baltimore, Maryland 21201

Received January 5, 1970

Summary. The influence of trifluoroacetic acid (TFAA) and sodium trifluoroacetate (TFA) on the liver weight to body weight ratio was measured in rats by two methods. When TFA or TFAA were added to the drinking water at a concentrate of 1 Normal, rats became dehydrated and a slight increase in the ratio was noted after ten days. However, when these substances were administered to rats (1 ml per day) by gastric intubation no change in the ratio was noted after eight days.

Key-Words: Trifluoroacetic Acid — Trifluoroacetate — Rat — Liver Weight.
Schlüsselwörter: Trifluoressigsäure — Trifluoroacetat — Ratte — Lebergewicht.

Introduction

Schimassek and coworkers [3] reported in this journal that marked liver enlargement occurs in rat following ingestion of sodium trifluoroacetate in drinking water. We have previously reported elsewhere [1] that a single administration of very large doses of this organic acid or its salts up to 5000 mg/kg produced no discernable effect in mice. Consequently an attempt was made to duplicate the work of Schimassek *et al.*

Methods

Male, Sprague-Dawley rats weighing from 90 to 150 g were fed Purina Rat Chow *ad libitum* and give free access to drinking water. Test chemicals were added to drinking water or administered by gastric intubation to groups of 5—6 rats per compound. On the last day of the experiment, the rats were sacrificed and their liver and body weights determined. The results of a t-test statistical analysis are included when significant differences from control values were found. In one experiment the duration of sodium hexobarbital-induced hypnosis (100 mg, i.p.) was determined just prior to sacrifice.

Results and Discussion

When test compounds were added to drinking water for 10 days, the average percentage liver/body weight on the 10th day was as follows:

distilled water, 6.5 ± 0.58[1]; trifluoroacetic acid (1 N), 8.5 ± 0.41[2]; sodium trifluoroacetate (1 N), 7.5 ± 0.45; acetic acid (1 N), 6.1 ± 0.29; and sodium acetate (1 N), 6.3 ± 0.51. The increase in the percentage seen in groups receiving trifluoroacetic acid and its sodium salt could be explained by the marked loss of body weight occurring because of rejection of the drinking water. Body weights and liver weights were 30—40 percent less in these groups than in the distilled water, acetic acid and sodium acetate control groups.

In order to avoid the influence of dehydration, a second experiment was performed using daily administration of 1 ml of the test solutions by stomach tube for 8 days. The liver to body weight percentages were as follows: distilled water, 5.1 ± 0.56; sodium trifluoroacetate (0.5 N), 5.9 ± 0.58; sodium trifluoroacetate (1.0 N), 5.5 ± 0.56 %. The hexobarbital induced hypnosis lasted for an average of 51 ± 34 min in the distilled water control groups and 58 ± 16.5 min in the 1 N trifluoroacetate group. These results suggest no change in the metabolic activity of the liver. On the other hand an increase in liver weight induced by a chemical normally results in an increase in metabolic activity in the liver and a concomitantly shortened hypnotic period [2].

Conclusions

When trifluoroacetic acid or sodium trifluoroacetate were added to drinking water at a conc. of 1 N, rats rejected the water and the resulting dehydration and weight loss produced a slight increase (less than 30 %) in the liver to body weight ratio in 10 days. This effect of trifluoroacetate can be misleading since daily administration of these substances by gastric intubation did not produce dehydration or loss in body weight nor did it produce any significant effect on the liver/body weight ratio.

References

1. Blake, D. A., Cascorbi, H. F., Rozman, R. S., Meyer, F. J.: Animal toxicity of 2,2,2-Trifluoroethanol. Toxicol. appl. Pharmacol. **15**, 83—91 (1969).
2. Remmer, H., Merker, H. J.: Enzyminduktion und Vermehrung von endoplasmatischem Reticulum in der Leberzelle während der Behandlung mit Phenobarbital (Luminal). Klin. Wochensch. **41**, 276 (1963).
3. Schimassek, H., Helms, J., Kunz, W., Stier, A.: Lebervergrößerung unter Trifluoressigsäure, Spaltprodukt des Halothan. Naunyn-Schmiedebergs Arch. Pharmak. exp. Path. **255**, 67 (1966).

Prof. Dr. D. A. Blake
Department of Pharmacology
University of Maryland, School of Pharmacy
636 West Lombard Street
Baltimore, Maryland 21201

---

1 Values are ± standard deviation. — 2 $p. < 0.05$ (t-test).

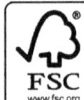

MIX
Papier aus verantwortungsvollen Quellen
Paper from responsible sources
FSC® C105338

If you have any concerns about our products,
you can contact us on
ProductSafety@springernature.com

In case Publisher is established outside the EU,
the EU authorized representative is:
Springer Nature Customer Service Center GmbH
Europaplatz 3, 69115 Heidelberg, Germany

Printed by Libri Plureos GmbH
in Hamburg, Germany